DUDEN

Das Wörterbuch medizinischer Fachausdrücke

DUDEN

Das Wörterbuch medizinischer Fachausdrücke

6., vollständig überarbeitete und ergänzte Auflage
Herausgegeben und bearbeitet von der
Redaktion Naturwissenschaft und Medizin
Unter der Leitung von Volker Kaeppel
und Dr. Joachim Weiß

Aufgrund einer Materialsammlung von
Hermann Lichtenstern, Lektor für Medizin
und Naturwissenschaften, München

DUDENVERLAG
Mannheim · Leipzig · Wien · Zürich

Redaktion:
Volker Kaeppel und Dr. Joachim Weiß

Herstellung:
Monika Schoch

Die Deutsche Bibliothek-CIP-Einheitsaufnahme
Duden, Das Wörterbuch medizinischer Fachausdrücke:
[in neuer Rechtschreibung verfasst] / hrsg. und bearb. von der
Redaktion Naturwissenschaft und Medizin.
Leitung: Volker Kaeppel.
Aufgrund einer Materialsammlung von Hermann Lichtenstern. –
6., vollst. überarb. und erg. Aufl. –
Mannheim; Leipzig; Wien; Zürich: Dudenverl., 1998
ISBN 3-411-04616-3

Das Werk wurde in neuer Rechtschreibung verfasst.

Satz: Bibliographisches Institut & F.A. Brockhaus AG (PageOne Siemens)
Druck und Bindearbeit: Graphische Betriebe Langenscheidt KG,
Berchtesgaden
Printed in Germany
ISBN 3-411-04616-3

Vorwort zur sechsten Auflage

Die medizinische Fachsprache befindet sich in einer ständigen Expansion, was nicht zuletzt auf die immer weiter um sich greifende Spezialisierung zurückzuführen ist. Jede Unterdisziplin schafft sich ihre eigene Terminologie, deren Termini oft bereits die Nachbardisziplin nicht mehr versteht. Hinzu kommen die nach wie vor in großer Anzahl einströmenden angloamerikanischen Fachausdrücke, die oftmals unverändert übernommen werden, weil im Deutschen keine gleichwertigen Ausdrücke zur Verfügung stehen.
So ist es unvermeidbar, dass nach einer gewissen Zeit der Medizin-Duden um eine große Anzahl von Neuwörtern und neuen Bedeutungen erweitert werden muss. Darüber hinaus bedarf manche Definition der Ergänzung oder Aktualisierung. In einzelnen Fällen schließlich sind auch Korrekturen erforderlich, die sich aus dem veränderten Wissensstand ergeben.
Diese auf der Grundlage der neuen amtlichen Rechtschreibregeln bearbeitete Neuauflage repräsentiert – wie zuvor schon die zweite Auflage von 1973, die dritte Auflage von 1979, die vierte Auflage von 1985 und die fünfte Auflage von 1992 – die aktuelle Situation in der medizinischen Fachsprache. Sie will u. a. dazu beitragen, die Kommunikation zwischen den einzelnen medizinischen Spezialgebieten zu erleichtern.
Die Anwendung der Rechtschreibreform wurde behutsam unter Berücksichtigung des eingebürgerten fachsprachlichen Gebrauchs und der vorauszusetzenden Grundkenntnis des klassischen Sprachbestands vorgenommen.

Mannheim, im Herbst 1998 — Verlag und Herausgeber

Vorwort zur ersten Auflage

Der vorliegende Medizin-Duden ist eine Gemeinschaftsarbeit des Bibliographischen Instituts und des Georg Thieme Verlags. Er basiert auf einer Materialsammlung, die *Hermann Lichtenstern* im Rahmen seiner Tätigkeit als wissenschaftlicher Lektor innerhalb eines Zeitraums von fast 20 Jahren angelegt hat.
Die einzelnen Wortartikel wurden in kollegialer Zusammenarbeit zwischen Medizinern und Philologen ausgearbeitet. Die Zusammenarbeit stand immer unter dem Leitgedanken, in diesem Buch die langjährige Erfahrung des Georg Thieme Verlags auf medizinisch-fachsprachlichem Gebiet und die reiche philologische Erfahrung der Dudenredaktion zum Vorteil des Benutzers miteinander zu verbinden.
Das Buch ist für einen breiten Personenkreis gedacht. Es soll sowohl den erfahrenen Arzt als auch den medizinisch interessierten Laien ansprechen. Das aber bringt eine gewisse Schwierigkeit mit sich. Das Buch muss nämlich einerseits dem Arzt über den selbstverständlichen Umfang seines Fachwissens hinaus jederzeit zusätzliche Informationen liefern können, ohne sich in die beschreibende Einzeldarstellung eines Speziallexikons zu verlieren. Es soll andererseits ein geeignetes Nachschlagewerk für den Laien sein, das medizinische Fachausdrücke, denen er im täglichen Leben begegnet, in knapper und leicht verständlicher Form erklärt.
Aus dieser doppelten Zielsetzung ergeben sich auch die verschiedenen anderen Ansprüche, die dieser Band zu erfüllen hat, wenn er sich wesentlich von anderen medizinischen Wörterbüchern unterscheiden soll. Dabei ist in erster Linie auf eine im Allgemeinen stark vernachlässigte Seite des Fachsprachenproblems hinzuweisen, die hier mit besonderer Sorgfalt behandelt wurde: die *Betonung,* die *Aussprache* und die *Trennung* der Fachwörter. Gerade die zahlreichen

Helfer des Arztes - allen voran die Arztsekretärinnen, aber z. B. auch Sprechstundenhilfen, Krankenschwestern und medizinisch-technische Assistentinnen - werden es begrüßen, dass den einzelnen Stichwörtern wie in anderen Dudenbänden die Betonungszeichen beigegeben wurden, den Fremdwörtern ferner für alle schwierigen Silben- und Wortfugen Trennungszeichen und, wo immer es angebracht war, Ausspracheangaben in populärer Lautschrift. Wertvolle Einblicke in die terminologischen Zusammenhänge gewinnt der sprachlich Interessierte, und zwar der Mediziner wie der Laie gleichermaßen, aus den etymologischen Angaben.

Vorwiegend den Fachmann hingegen und seine Sekretärin berührt das zentrale Anliegen dieses Buches: *die Rechtschreibung der medizinischen Fachwörter.* Wer die Verwirrung und die Unsicherheit kennt, die hier in der medizinischen Literatur herrschen, weiß, mit welchen Schwierigkeiten und Vorurteilen sich die Bearbeiter auseinander setzen mussten. Dennoch, so glauben wir, ist es hier zum ersten Mal gelungen, klare und vernünftige Richtlinien für eine einheitliche Rechtschreibung der medizinischen Fachwörter aufzustellen. Die dafür maßgebenden Grundsätze werden in der von *Karl-Heinz Ahlheim* zusammengestellten Einleitung des Buches dargelegt.

Im Übrigen sei noch einmal nachdrücklich darauf hingewiesen: Dieses Wörterbuch will kein Sachlexikon oder Handbuch der Medizin sein. Und es kann deshalb auch kein Lehrbuchwissen vermitteln. Wer sich also beispielsweise über die Ätiologie von Krankheiten, über Differenzialdiagnose oder Therapie informieren will, der muss die einschlägigen medizinischen Werke zurate ziehen.

Wir geben der Hoffnung Ausdruck, dass der Benutzer dieses Buches aufgeschlossen genug sein wird, sich in seinem persönlichen Sprachgebrauch an diesem Band zu orientieren. Nur dann, wenn jeder Berufene, Arzt und Lexikograph, seinen Beitrag zur Vereinheitlichung der medizinischen Fachterminologie leistet, wird letztlich eine sinnvolle und gebrauchsfähige Nomenklatur zustande kommen.

Allen Ärzten und Fachärzten, die an der Gestaltung dieses Wörterbuches mitgewirkt haben, möchten wir an dieser Stelle unseren Dank aussprechen, vor allem:
Dr. med. Albert Braun, Obermedizinalrat, Mettlach/Saar. – Dr. med. Anton Bungartz, Chefarzt der Inneren Abteilung des Kreiskrankenhauses Wangen/Allgäu. – Dr. med. Herbert Günther, Staatliches Chemisches Untersuchungsamt, Augsburg. – Dr. med. Walter A. Müller, Chefarzt der II. Inneren Abteilung des Robert-Bosch-Krankenhauses, Stuttgart. – Prof. Dr. med. habil. Walter Saleck Obermedizinaldirektor a. D., Stuttgart. – Dr. med. Ilse Schollmeyer, Tübingen. – Prof. Dr. med. Richard Suchenwirth, Chefarzt der Neurologischen Klinik des Stadtkrankenhauses, Kassel. – Dr. med. Berthold Winckelmann, Chefarzt des Krankenhauses für Sportverletzte, Stuttgart.

Mannheim und Stuttgart, im Frühjahr 1968

Inhaltsverzeichnis

Inhaltsverzeichnis (Fortsetzung)

Im Wörterverzeichnis verwendete Abkürzungen

Abk.	Abkürzung
afrik.	afrikanisch
ahd.	althochdeutsch
Akk.	Akkusativ
allg.	allgemein
amerik.	amerikanisch
anat.	anatomisch
Anat.	Anatomie
angloind.	angloindisch
Anthropol.	Anthropologie
arab.	arabisch
argentin.	argentinisch
Bed.	Bedeutung
belg.	belgisch
bes.	besonders
Bez.	Bezeichnung
Biochem.	Biochemie
Biol.	Biologie
biolog.	biologisch
bras.	brasilianisch
bzw.	beziehungsweise
chem.	chemisch
Chem.	Chemie
dän.	dänisch
dgl.	dergleichen
d. h.	das heißt
dt.	deutsch
eigtl.	eigentlich
engl.	englisch
estn.	estnisch
fachspr.	fachsprachlich
frühnhd.	frühneuhochdeutsch
frz.	französisch
FW	Fremdwort
geb.	geboren
Geburtsh.	Geburtshilfe
Gen.	Genitiv
geometr.	geometrisch
Ggs.	Gegensatz
gleichbed.	gleichbedeutend
gr., griech.	griechisch
Griech.	Griechische
haupts.	hauptsächlich
insbes.	insbesondere
ir.	irisch
ital.	italienisch
jap.	japanisch
Jh.	Jahrhundert
kanad.	kanadisch
Kunstw.	Kunstwort
Kurzbez.	Kurzbezeichnung
Kurzw.	Kurzwort
lat.	lateinisch
Lat.	Lateinische
m	männlich, männliches Substantiv
malai.	malaiisch
Med.	Medizin
medizin.	medizinisch
mhd.	mittelhochdeutsch
mlat.	mittellateinisch
Nf.	Nebenform
niederl.	niederländisch
nlat.	neulateinisch
norw.	norwegisch
o. Ä.	oder Ähnliche[s]
od.	oder
organ.	organisch
österr.	österreichisch
Pathol.	Pathologie
Pharm.	Pharmazie
Phys.	Physik
Pl.	Plural
port.	portugiesisch
Psychol.	Psychologie
räuml.	räumlich
russ.	russisch
s	sächlich, sächliches Substantiv
s.	siehe
Sammelbez.	Sammelbezeichnung
sanskr.	sanskritisch
schott.	schottisch

Abkürzungen / Fortsetzung

schwed.	schwedisch	usw.	und so weiter
schweiz.	schweizerisch	veralt.	veraltet
Sg.	Singular	vgl.	vergleiche
span.	spanisch	vlat.	vulgärlateinisch
spätlat.	spätlateinisch	*w*	weiblich, weibliches Substantiv
tschech.	tschechisch		
u.	und	Zahnmed.	Zahnmedizin
u. a.	und andere[s]; unter anderem	z. B.	zum Beispiel
		zeitgen.	zeitgenössisch
u. Ä.	und Ähnliche[s]	zeitl.	zeitlich
ugs.	umgangssprachlich	zool.	zoologisch
Ugs.	Umgangssprache	Zool.	Zoologie
ung.	ungarisch	Zus.	Zusammensetzung[en]

Einleitung

A. Zur Einrichtung des Wörterverzeichnisses

I. Zeichen von besonderer Bedeutung

. Untergesetzter Punkt kennzeichnet die kurze und betonte Silbe.

arteriẹll

_ Untergesetzter Strich kennzeichnet die lange und betonte Silbe.

Arthri̱tis

| Der senkrechte Strich besonders in Fremdwörtern kennzeichnet die korrekte Trennung der Wörter.

Gan|glion, Arteri|ek|tasie

- Der waagerechte Strich bei den Geschlechts- und Beugungsangaben vertritt das Stichwort buchstäblich.

Divertikel *s;* -s, -

... Drei Punkte stehen bei Auslassung von Teilen eines Wortes.

Anämie *w;* -, ...ien

[ ] Die eckigen Klammern schließen Aussprachebezeichnungen (vgl. S. 20 ff.), etymologische Angaben (vgl. S. 22 ff.), Worterklärungen sowie Wortteile oder einzelne Buchstaben, die ausgelassen werden können, ein.

Cholelith *m;* -s od. -en, -e[n]

( ) Die runden Klammern schließen erläuternde Zusätze ein.

Caput: Kopf; Gelenkkopf; Muskelkopf (Ursprungsteil eines Muskels; bes. Anat.)

* Der Asteriskus kennzeichnet bei etymologischen Angaben sprachgeschichtlich erschlossene, nicht belegte Wortformen.

Biliverdin [zu lat. *bilis* = Galle u. lat. viridis (roman. *verdis) = grün]

< Das rechts offene Winkelzeichen gibt an, dass das vor ihm stehende Wort sprachgeschichtlich aus dem folgenden entstanden ist.

Adnex [zu lat. *annectere* (< *adnectere*) = anknüpfen, anfügen]

= Das Gleichheitszeichen steht:
a) vor den Bedeutungsangaben des in eckigen Klammern hinter dem Stichwort aufgeführten Etymons;

Affekt [aus lat. *affectus* = Gemütsbewegung, Leidenschaft]

b) hinter dem Doppelpunkt, dem die eigentliche Begriffsbestimmung zu einem Stichwort folgt, zur Feststellung, dass das aufgeführte Stichwort mit dem hinter dem Gleichheitszeichen genannten bedeutungsgleich ist. Das Gleichheitszeichen ersetzt in diesen Fällen gleichsam das Verweiszeichen.

basisch: = alkalisch

↑ Der senkrechte Pfeil steht im fortlaufenden Text und bei den etymologischen Angaben anstelle des Verweiszeichens *vgl.* (= vergleiche!)

Kondylus *m;* -, ...li od. ...dylen: eindeutschende Form für ↑ Condylus

[1] In neulateinischen Termini, die auf ...ia enden, ist neben der streng wissenschaftlichen Bẹtonung auf der drittletzten Silbe oft auch die Betonung ...i̲a gebräuchlich.

Angiopa̲thia, auch: Angiopathi̲a

II. Auswahl, Anordnung und Behandlung der Stichwörter

1. Auswahl der Stichwörter

Das Wörterverzeichnis umfasst den Grundwortschatz der medizinischen Wissenschaft. Es enthält ohne Anspruch auf Vollständigkeit sowohl das traditionelle Fachwortgut, darunter teilweise auch veraltete Wörter, denen man jedoch gelegentlich noch in der Fachliteratur begegnet, als auch die neuesten Fachwörter, speziell Fremdwörter aus dem angloamerikanischen Sprachraum. Es basiert auf einer systematischen Wortsammlung, die vor über 40 Jahren begonnen und im Laufe der Jahre ergänzt und modernisiert wurde.

a) Den Hauptteil der Sammlung bilden die speziellen Termini der Nosologie und der Anatomie. In diesen Bereichen ist die Fluktuation innerhalb der Terminologie besonders augenfällig.

α) In der Nosologie hängt das nicht zuletzt damit zusammen, dass der Arzt ständig neue Erkenntnisse und Aspekte in der Erkennung, Abgrenzung, Beschreibung und Zuordnung von Krankheiten gewinnt und dass er diese Erkenntnisse durch Schaffung neuer Begriffe konserviert. Häufig übersieht er dabei, dass für die gleiche Krankheit bereits ältere synonyme, teils auch in der Bedeutung differenziertere Bezeichnungen vorliegen. Er tut das gelegentlich aber auch ganz bewusst, etwa um einen weniger eindeutigen durch einen prägnanteren Begriff zu ersetzen. So entstehen nicht selten verwirrende Begriffsüberlagerungen und Begriffsüberschneidungen. Dazu kommen die zahlreichen, für den medizinischen Alltag unentbehrlichen Trivialbezeichnungen und volkstümlichen Krankheitsnamen. Die einen wie die anderen werden im Wörterverzeichnis registriert. Durch ein umfassendes Verweissystem wird sichergestellt, dass die begrifflichen und formalen Beziehungen zwischen den Termini technici und ihren bedeutungsverwandten Trivialbezeichnungen oder volkstümlichen Bezeichnungen ablesbar sind (vgl. z. B. die inhaltlich zusammengehörenden Stichwörter: Appendizitis, Blinddarmentzündung, Typhlitis, Wurmfortsatzentzündung).

β) Die Terminologie der Anatomie wurde zum ersten Mal im Jahre 1895 von der anatomischen Gesellschaft auf ihrer 9. Versammlung in Basel international einheitlich festgelegt und kodifiziert. Die daraus resultierenden „Baseler Nomina anatomica“ (Kurzform: BNA), im Jahre 1935 durch die „Jenaer Nomina anatomica“ (Kurzform: JNA) und im Jahre 1955 durch die „Pariser Nomina anatomica“ (Kurzform: PNA) verbessert, ergänzt und erweitert, bilden das Fundament der modernen internationalen Terminologie der Anatomie. Das Wörterverzeichnis des Medizindudens verwendet als Hauptstichwörter grundsätzlich die in den PNA empfohlenen anatomischen Namen, ohne jedoch ältere Synonyme ganz zu eliminieren; denn erfahrungsgemäß setzen sich neue Termini technici nur zögernd gegen überkommene Bezeichnungen durch. Weitgehend berücksichtigt wurden die wiederholten Nomenklaturänderungen der anatomischen Gesellschaft.

b) Der übrige Teil des Wörterverzeichnisses enthält neben den allgemeinen (in Form von Substantiven, Adjektiven und Verben vorkommenden) Fachwörtern und neben den Fachwörtern aus den übrigen medizinischen Spezialgebieten, wie Therapie, Diagnostik, Ätiologie, eine Auswahl von Termini und Trivialbezeichnungen aus verschiedenen naturwissenschaftlichen Disziplinen, die in der medizinischen Literatur oder in der ärztlichen Praxis eine Rolle spielen. Dazu gehören vor allem: Biologie, Botanik, Zoologie, Bakteriologie, Zytologie, Genetik, Anthropologie, Psychologie, Soziologie, Pädagogik, Chemie, Biochemie, Physik.

Die Bezeichnungen klinischer Syndrome und warenzeichenrechtlich geschützte Begriffe sind, von wenigen Ausnahmen abgesehen, nicht aufgenommen worden. Abkürzungen sind nur insoweit berücksichtigt worden, als sie international gebräuchlich und verständlich sind.

2. Alphabetische Anordnung der Stichwörter

Die Stichwörter sind in alphabetischer Reihenfolge angeordnet. Die alphabetische Ordnung erstreckt sich dabei auf alle Teile eines Stichwortes. Mehrgliedrige Stichwörter werden also nach den einzelnen Wortgliedern alphabetisiert. Auch die in einem Wortartikel vorkommenden unselbstständigen Unterstichwörter sind in sich alphabetisch geordnet. Innerhalb größerer Wortnester wie *Arterie, Vene, Muskel* werden die Pluralformen mehrgliedriger Unterstichwörter wie Einzahlformen alphabetisiert.

Arteria cerebelli superior ...
Arteriae cerebri ...
Arteria cerebri anterior ...

Die Umlaute ä, ö, ü und äu werden wie die nicht umgelauteten Vokale (Selbstlaute) a, o, u, au behandelt.

Kasein
Käseschmiere
Kaskadenmagen

Die Umlaute ae, oe, ue hingegen werden entsprechend der Buchstabenfolge eingeordnet:

Fadenwürmer
Faeces
Faex
Fagopyrismus

3. Schriftart der Stichwörter

Alle Stichwörter sind **halbfett** gedruckt. Für die Hauptstichwörter, die in der Regel am Zeilenanfang eines neuen Wortartikels, seltener auch innerhalb eines Wortnestes im Zeileninneren stehen, ist eine **halbfette Groteskschrift** gewählt worden, die diese Stichwörter besonders hervorhebt. Die Schriftart der übrigen Stichwörter, die als unselbstständige, meist in mehrgliedrigen Fügungen vorkommende Wörter immer im fortlaufenden Text stehen, ist die **halbfette Grundschrift.**

Atri|chie̳ [zu [1]a... u. gr. *ϑϱιξ,* Gen.: *τϱιχός* = Haar] *w;* -, ...i̲en, in fachspr. Fügungen: **Atri̲|chia,** *Pl.:* ...iae; auch: **Atri|cho̲se** *w;* -, -n ...

4. Aufbau der Stichwortartikel

Das Wörterverzeichnis setzt sich aus vielen Wortartikeln zusammen, die in sich abgeschlossen sind und ohne Schlusspunkt auslaufen. Ein Wortartikel kann ein oder mehrere Hauptstichwörter enthalten, außerdem beliebig viele unselbstständige Unterstichwörter (s.o., Abschnitt 3). Wenn auch die meisten Wortartikel aus Einzelstichwörtern bestehen, so kommt es doch nicht selten vor, dass mehrere im Alphabet aufeinander folgende Hauptstichwörter zu sog. „Wortnestern" (Wortgruppen) zusammengefasst wurden. Die Voraussetzung dafür war die enge etymologische Verwandtschaft und sachliche Zusammengehörigkeit dieser Stichwörter. Die einzelnen in einem Wortnest behandelten Stichwörter sind voneinander und von den Unterstichwörtern durch Satzpunkte getrennt.

Bow|man-Drüsen [*bo̱ᵘmᵉⁿ...;* nach dem engl. Anatomen u. Arzt William Bowman, 1816–1892]: = Glandulae olfactoriae. **Bow|man-Kapsel:** becherförmige Einstülpung der Harnkanälchen. **Bow|man-Mem|bran:** äußere Grenzschicht der Augenhornhaut

5. Unterscheidung gleicher Stichwörter

Stichwörter, die gleich geschrieben werden, aber in der Herkunft und in der Bedeutung (mitunter auch in der Aussprache) voneinander verschieden sind, sind durch hochgestellte Zahlen (vor dem Stichwort) gekennzeichnet.

^{1}Dermatom
^{2}Dermatom
^{3}Dermatom

6. Geschlechts- und Beugungsangaben

Die Geschlechts- und Beugungsangaben zu den Substantiven beziehen sich auf den Genitiv Singular und den Nominativ Plural (soweit dieser gebräuchlich oder zumindest bildbar ist). Sie stehen:

a) bei allen einfachen (nicht zusammengesetzen) substantivischen Fremdwörtern;

Angulus *m;* -, ...li

b) bei den mit fremden (besonders griechischen und lateinischen) Wortelementen gebildeten zusammengesetzten Fremdwörtern;

Dyssplenie *w;* -, ...i̱en

c) bei deutschen Substantiven, wenn das Geschlecht oder die Beugungsformen ungewöhnlich oder wenn die Pluralformen gemeinsprachlich nicht bekannt sind.

Friesel *m* od. *s;* -s, -n (meist *Pl.*)
Blut *s;* -[e]s, -e

Bei den übrigen deutschen Substantiven und bei den zusammengesetzten substantivischen Fremdwörtern, deren Bestandteile als selbstständige Wörter gebräuchlich sind, ferner bei den mit einem Eigennamen als Bestimmungswort gebildeten Zusammensetzungen stehen keine Geschlechts- und Beugungsangaben. Sie stimmen mit denen des Grundwortes überein und können dort nachgesehen werden.

Abdominalreflex
Bauhin-Klappe

7. Bedeutung und Geltungsbereich der Wörter

a) Die Angaben zur Bedeutung und zum Geltungsbereich der Stichwörter stehen hinter dem Doppelpunkt, der dem Stichwort, den etymologischen Angaben oder den Genus- und Beugungsangaben folgt. Mehrere Bedeutungen eines Stichwortes sind, je nach dem Grad ihrer Verschiedenheit, mehr oder weniger stark voneinander abgetrennt, und zwar durch ein Semikolon zwischen den einzelnen Bedeutungsangaben oder durch untergliedernde Buchstaben (mit runder Klammer), wenn es sich lediglich um verschiedene Aspekte der gleichen Grundbedeutung oder um verschiedene Verwendungsweisen im gleichen Geltungsbereich handelt; durch untergliedernde halbfette Zahlen (mit runder Klammer) hingegen, wenn die Bedeutungen stark voneinander abweichen und besonders, wenn sie verschiedenen Geltungsbereichen zugeordnet sind.

Nodus [aus lat. *nodus,* Gen.: *nodi* = Knoten] *m;* -, ...di: „Knoten“: a) knotenförmiges, physiologisches Gebilde im menschlichen Körper (Anat.); b) krankhafte knotenförmige u. als solche tastbare Gewebsverdickung von fester Konsistenz (z. B. Gichtknoten)

Aktivierung *w;* -, -en: 1) Steigerung der Wirksamkeit eines Stoffes (z. B. eines Enzyms); Überführung eines Stoffes in eine wirksame Form (Biochemie). 2) Beschleunigung eines chemischen Prozesses oder Stoffwechselvorgangs (Chem., Biochemie). 3) Leistungssteigerung, Verfügbarmachen von Energiereserven (Biol., Med.) ...

b) Erklärende und erläuternde Zusätze zu den Bedeutungsangaben sowie die Namen der Fachbereiche, denen die Stichwörter angehören, stehen in runden Klammern.

Babinski-Reflex [nach dem poln.-frz. Neurologen Joseph Babinski, 1857–1932]: reflektorische Rückwärtsbeugung der großen Fußzehe beim Bestreichen des seitlichen Fußsohlenrandes (beweisend für Pyramidenbahnschädigung)

Amphimixis [↑amphi... u. gr. *μῖξις* = Vermischung; Beischlaf] *w;* -: Vermischung der Erbanlagen bei der Befruchtung (Biol.)

Wörter, die nicht unbedingt zur Bedeutungsangabe gehören, die also nicht mitgelesen werden müssen, ohne dass der Textzusammenhang gestört ist, stehen in eckigen Klammern.

Miosis, *Pl.:* ...oses: [abnorme] Verengung der Pupille

III. Worttrennung

1. Deutsche Wörter

Die Worttrennung der deutschen Wörter richtet sich nach den üblichen Trennungsregeln der Duden-Rechtschreibung. Die Trennfugen werden deshalb in den Stichwörtern nicht gekennzeichnet.

Blutkreislauf, Blutpfropf

Nach der Neuregelung der deutschen Rechtschreibung gibt es das frühere Verbot der Trennung von st nicht mehr; die Konsonantenverbindung ck wird nunmehr als einfacher Laut behandelt, der ungetrennt bleibt; auch ein einzelner Vokal am Wortanfang kann jetzt abgetrennt werden.

Kas-tenwirbel, Glo-ckenthoras, O-berarm

2. Einfache (nicht zusammengesetzte) Fremdwörter

Mehrsilbige einfache und abgeleitete Fremdwörter werden grundsätzlich wie einfache deutsche Wörter nach Sprechsilben getrennt; auch hier gelten die oben genannten Neuregelungen. Insoweit werden die Trennfugen nicht gekennzeichnet, mit Ausnahme einiger Konsonantenverbindungen, bei denen deshalb Unsicherheit besteht, weil sie gelegentlich auch in der Wortfuge von zusammengesetzten Fremdwörtern vorkommen und dementsprechend auf verschiedene Weise getrennt werden (vgl. III, 3).

Bagassose, Canaliculus; aber: Laryn-gitis gegenüber Laryng-ektomie

Abweichungen von der normalen Trennung ergeben sich, wenn bestimmte Konsonanten oder Vokale an der Silbengrenze zusammentreffen. Diese im Folgenden aufgeführten Sonderfälle wurden in den Stichwörtern durch einen senkrechten Strich (|) gekennzeichnet.

a) **ch, ph, rh, sh, th** stellen einfache Laute dar und bleiben daher ungetrennt:

Ta-chykardie, Ty-phus, Szir-rhus, Cu-shing-Syndrom, Le-thargie

b) Nach dem Vorbild der klassischen Sprachen bleiben in einfachen und abgeleiteten Fremdwörtern folgende Lautverbindungen üblicherweise ungetrennt: **bl, pl, fl, phl, gl, cl, kl; br, pr, fr, phr, dr, tr, gr, cr, kr, thr; gn, kn**

Lam-bliose, Du-plikatur, Ty-phlitis, Gan-glion, Cer-clage, Zy-klitis; Em-bryo, Le-pra, Sa-franlebern, Ne-phritis, Hy-drom, Ely-tritis, Hy-grom, Ne-crosis, Ne-krose, Ery-throse; Sta-gnation, Py-kniker

Nach der Rechtschreibreform gilt dies als „Kannregel“, eine Trennung ist jetzt also zulässig.

c) Vokalverbindungen, die eine Klangeinheit darstellen, dürfen nicht getrennt werden. Dazu gehören vor allem die folgenden:

> **ae** [gesprochen: *ä*], **ai** [gesprochen: *ai*], **ai** [gesprochen: *ä*], **au** [gesprochen: *au*], **au** [gesprochen: *o*], **ea** [gesprochen: *i*], **ea** [gesprochen: *ä*], **ee** [gesprochen: *i*], **ei**, **eu** [gesprochen: *oi*], **eu** [gesprochen: *ö*], **ie** [gesprochen: *i*], **oe** [gesprochen: *ö*], **oi** [gesprochen: *oa*], **ou** [gesprochen: *u*], **oo** [gesprochen: *u*]
>
> Blae-sitas [*blä̱...*], Frai-sen [*fra̱i...*], Drai-nage [*drä...*], Fau-ces [*fa̱u̱...*], Gaucher-Krankheit [*gosche̱...*], Clea-rance [*kli̱renß*], rheu-matisch, Chei-litis [*schai...*], Couveu-se [*kuwö̱s*^{e}], inzidie-ren [*...di̱r*^{e}*n*], coe-ruleus [*zö...*], Troi-cart [*troaka̱r*], Bou-tonniere [*bu...*], Boo-ster-effekt [*bu̱...*]

3. Zusammengesetzte Fremdwörter

Zusammengesetzte oder mit einer Vorsilbe gebildete Fremdwörter werden grundsätzlich nach ihren Wortbestandteilen, also nach Sprachsilben, getrennt. Die einzelnen Wortbestandteile werden ihrerseits nach den vorstehenden Richtlinien für einfache Fremdwörter getrennt. Die Wortfugen bei den Stichwörtern sind im Wörterverzeichnis durch senkrechte Striche gekennzeichnet.

> Ab-dominal-epi-lep-sie, adeno-id, An-osteo-genese, Ex-itus

Die Neuregelung der Rechtschreibung sieht allerdings ausdrücklich vor, dass auch eine Trennung nach Sprechsilben korrekt ist, wenn ein Wort nicht mehr als Zusammensetzung erkannt oder empfunden wird.

IV. Aussprache der Wörter

1. Betonung und Betonungszeichen

Alle Stichwörter des Wörterverzeichnisses, soweit es sich nicht um reine Verweisformen handelt, die an anderer Stelle des Alphabets abgehandelt werden, tragen Betonungszeichen: den untergesetzten Punkt zur Kennzeichnung einer kurzen und betonten Silbe oder den untergesetzten Strich zur Kennzeichnung einer langen und betonten Silbe (vgl. Zeichen von besonderer Bedeutung, S. 13).

a) Die Betonungszeichen stehen in der Regel unmittelbar unter dem Stichwort.

> Abdomina̱lreflex, Ạbtreibung

b) Wenn aus bestimmten Gründen die phonetische Umschreibung eines Stichwortes (s. u.) angezeigt war, wurden die Betonungszeichen in die Lautschrift hineingenommen.

Bäfverstedt-Krankheit [*bäw...*]

c) Die korrekte phonetische Umschreibung eines Stichwortes erforderte gelegentlich die Kennzeichnung zweier vorhandener langer oder kurzer Tonsilben. In diesen Fällen wurde die Silbe, die den Hauptton trägt, in der Lautschrift durch ein zusätzliches Akzentzeichen hervorgehoben.

Aloe [*álo-e*]

2. Aussprache und Lautschrift

Die richtige Aussprache eines fremden Fachwortes bereitet, wenn man weiß, wie und an welcher Stelle es betont wird, im Allgemeinen keine Schwierigkeiten; vorausgesetzt natürlich, dass die Aussprache nicht oder unwesentlich von der Schreibung abweicht. Ausspracheangaben stehen deshalb nur hinter solchen Wörtern, deren Aussprache erheblich von ihrem Lautbild abweicht, d. h. generell hinter allen Fachwörtern, deren Aussprache dem Laien Schwierigkeiten bereiten könnte. Dazu gehören in erster Linie die zahlreichen Fremd- und Lehnwörter aus lebenden Sprachen (besonders aus dem Englischen und Französischen), ferner die mit fremden Eigennamen gebildeten zusammengesetzten Gattungsbezeichnungen.

Drainage [*dränasch*[e]], Diday-Spülung [*didä...*], Dick-Read-Methode [*dikrid...*]

Die Angaben zur Aussprache eines Wortes stehen (zusammen mit den etymologischen Angaben, vgl. S. 22 ff.) in eckigen Klammern, jeweils unmittelbar hinter dem Stichwort. Die für die Umschreibung gewählte Lautschrift ist die in der Duden-Rechtschreibung und im Duden-Fremdwörterbuch bewährte phonetische Schrift (eine sog. populäre Lautschrift), die sich der allgemein bekannten Schriftzeichen des lateinischen Alphabets bedient. Auf die im Ganzen genauere „internationale Lautschrift" wurde verzichtet; denn diese ist zwar reich differenziert und bietet die Gewähr, dass die meisten Aussprachenuancen der einzelnen Laute eingefangen werden können. Sie stellt aber von vornherein ein eigenes, sehr umfassendes System von schwierigen Sonderzeichen dar, die besonders der Laie erfahrungsgemäß nicht kennt. Sie ist darum weniger praktikabel als die hier verwendete populäre Lautschrift, die mit den folgenden wenigen zusätzlichen Sonderzeichen auskommt.

å ist das dem *o* angenäherte *a:*
Galton-Pfeife [*gạ̊lt^{e}n...*]

ch ist der am Vordergaumen gezeugte Ichlaut (Palatal):
Palatoschisis [*...ß-ch...*]

~~*ch*~~ ist der am Hintergaumen gezeugte Achlaut:
Cajal-Silberimprägnation [*ka~~ch~~ạl...*]

^{e} ist das schwache *e:*
Gifford-Zeichen [*gif^{e}d...*]

^{i} ist das nur angedeutete *i:*
Bainbridge-Reflex [*be̱^{i}nbrid~~sch~~...*]

~~*ng*~~ ist das am Hintergaumen erzeugte *n:*
Ballottement [*balot^{e}ma̱~~ng~~*]

^{r} ist das nur angedeutete *r:*
Hirst-Test [*hö̱^{r}ßt...*]

s ist das stimmhafte (weiche) *s:*
Duroziez-Krankheit [*dürosiạs...*]

ß ist das stimmlose (harte) *s:*
Cerclage [*ßärkla̱~~sch~~^{e}*]

~~*sch*~~ ist das stimmhafte (weiche) *sch:*
Drainage [*dräna̱~~sch~~^{e}*]

~~*th*~~ ist der mit der Zungenspitze hinter den oberen Vorderzähnen erzeugte stimmlose Reibelaut:
Keith-Flack-Knoten [*kị~~th~~-flạk...*]

^{u} ist das nur angedeutete *u:*
Bowman-Drüsen [*bo̱^{u}m^{e}n...*]

V. Herkunft der Wörter

1. Herkunftsangaben

a) Herkunftsangaben (Angaben zur Etymologie) stehen in eckigen Klammern hinter allen selbstständigen Stichwörtern, die ein Wortnest eröffnen, sofern es sich um einfache oder abgeleitete Fremdwörter handelt. Bei zusammengesetzten Fremdwörtern stehen sie nur dann, wenn die einzelnen Bestandteile nicht als selbstständige Wörter vorkommen. Die zugrunde liegenden Etyma sind kursiv gesetzt.

Angulus [aus lat. *angulus,* Gen.: *anguli* = Ecke, Winkel]
anisodont [zu gr. *ἄνισος* = ungleich u. gr. *ὀδούς,* Gen.: *ὀδόντος* = Zahn]
Embryotomie [↑ Embryo u. ↑ ...tomie]
Aber ohne Etymologie: Embryonalkatarakt

b) Deutsche Wörter erhalten nur in Ausnahmefällen etymologische Angaben, wenn nämlich das betreffende Wort in der Gemeinsprache unbekannt ist oder nicht zugeordnet werden kann.

Fraisen [von ahd. *freisa* = Gefahr, Schrecken]

c) Bei Zusammensetzungen, die mit einem Eigennamen (v.a. Personennamen) als Bestimmungswort gebildet sind, stehen kurze Erläuterungen über den Namensträger (bei Personen mit Lebensdaten).

Banti-Krankheit [nach dem ital. Pathologen Guido Banti, 1852–1925]

d) Die unselbstständigen, im fortlaufenden Text eines Wortartikels halbfett gedruckten Unterstichwörter, im Allgemeinen aus mehrgliedrigen Fügungen bestehend, werden nicht etymologisiert, wenn die einzelnen Bestandteile an ihrer alphabetischen Stelle im Wörterverzeichnis als selbstständige Stichwörter behandelt sind.

Punctum [zu lat. *pungere, punctum* = stechen] *s;* -s, Puncta: ... Punctum dolorosum: ... dolorosus, ...osa, osum [zu lat. *dolor* = Schmerz]: ...

e) Ausnahmsweise finden sich etymologische oder erläuternde Hinweise auch bei Unterstichwörtern:

α) Wenn der zweite oder folgende Bestandteil einer fachsprachlichen Fügung sonst nicht vorkommt oder ziemlich ungebräuchlich ist.

Corona [aus lat. *corona,* Gen.: *coronae* = Kranz; Krone] *w;* -, ... nae: ...Corona radiata ... Corona veneris [zum Namen der röm. Liebesgöttin *Venus*]: ...

β) Wenn ein Glied einer fachsprachlichen Fügung in der Form eines obliquen lateinischen Kasus erscheint, die den Rückschluss auf die Form des Nominativs nicht ohne weiteres zulässt.

Corpus [aus lat. *corpus,* Gen.: *corporis* = Körper] *s;* -, Corpora: ... Corpus albicans ... Corpus fornicis [↑ Fornix]: ...

f) Für selbstständige Stichwörter, die innerhalb eines Wortnestes stehen, gelten im Allgemeinen die etymologischen Angaben zum Hauptstichwort sinngemäß mit. Kurze etymologische Hinweise erscheinen bei diesen Wörtern nur dann, wenn stärkere Abweichungen in den etymologischen Zwischenstufen oder im Wortbildungstypus aufgezeigt werden sollen.

anabol [zu ↑ ana... u. gr. *βάλλειν* = werfen]: ... Anabolie *w;* -, ...ien: ... Anabolikum *s;* -s, ...ka: ... anabolisch: ... Anabolismus *m;* -; ...men: ...

Aber:

Angiogramm [↑ angio... u. ↑ ...gramm] *s;* -s, -e: ... Angiographie [↑ ...graphie] *w;* -; ...ien: ...

geniculatus, ...ta, ...tum [aus lat. *geniculatus* = mit Knoten versehen, knotenförmig]: ... Geniculum [aus lat. *geniculum,* Gen.: *geniculi* = kleines Knie; auch = knotige Verdickung (an Halmen)] *s;* -s, ...la: ...

2. Form der Herkunftsangaben

a) Bei echten und unmittelbaren Entlehnungen aus einer lebenden Sprache oder bei gelehrten Entlehnungen aus dem Griechischen oder Lateinischen bzw. Mittellateinischen wird das zugrunde liegende fremde Wort mit seiner durch das Gleichheitszeichen (=) angeschlossenen Bedeutung in Kursivschrift aufgeführt. Der Entlehnungsvorgang wird grundsätzlich durch die Präposition „aus" gekennzeichnet.

Fovea [aus lat. *fovea*, Gen.: *foveae* = Grube; Lücke]

Flush [aus engl. *flush* = Erröten, Aufwallung]

Liegt nur eine mittelbare, durch eine Zweitsprache vermittelte Entlehnung vor (z. B. bei Wörtern aus dem Griechischen, die durch die lateinische Sprache vermittelt wurden), wird der Entlehnungsvorgang durch die Präposition „von" gekennzeichnet.

Arterie [von gr. *ἀρτηρία* = Schlagader]

b) Die meisten medizinischen Fremdwörter stellen keine echten Entlehnungen dar, sondern vielmehr gelehrte Neubildungen. Das sind Wörter, die in der Neuzeit mit charakterisierenden Suffixen oder Präfixen aus Wortelementen insbesondere der klassischen Sprachen, Griechisch oder Latein, gebildet wurden. Bei den Herkunftsangaben dieser Wörter sind diejenigen Stammwörter (vorwiegend Substantive oder Verben) aufgeführt, auf die die jeweils zugrunde liegenden Wortformen (Wortelemente) am augenfälligsten bezogen werden können. Der Bildungsvorgang ist durch die Präposition „zu", das für „gehört zu ..." steht, gekennzeichnet.

Gastritis [zu gr. *γαστήρ*, Gen.: *γαστρός* = Bauch; Magen]

Defeminatio, Defemination [zu ↑ de... u. lat. *femina* = Frau]

c) Bildungen aus mehreren fremden Wortelementen, die alle oder teilweise als selbstständige Fachwörter nicht mehr vorkommen, werden folgendermaßen etymologisiert:

α) Die den fremden Wortelementen zugrunde liegenden Wortformen werden ohne weitere Zuordnung nebeneinander aufgeführt, wenn sie eine Zusammensetzung bilden.

Clonorchis [gr. *κλών* = Schössling, Zweig u. gr. *ὄρχις* = Hoden]

β) Die den fremden Wortelementen zugrunde liegenden Wortformen werden wie die unter Abschnitt b) genannten Neubildungen etymologisiert, wenn sie die Grundlage einer Ableitung (mithilfe von Suffixen oder Präfixen) bilden.

Alphodermie [zu gr. *ἀλφός* = weißer Fleck auf der Haut u. gr. *δέρμα* = Haut]

d) Unabhängig davon, ob ein einfaches oder abgeleitetes Fremdwort, eine Zusammensetzung oder Zusammenfügung vorliegt, gelten für die Herkunftsangaben folgende Besonderheiten:

α) Geht die Bildung eines Fachwortes oder wenigstens von Teilen desselben nicht so sehr von zugrunde liegenden fremden Wortelementen aus, sondern vielmehr von selbstständigen, in der Fachsprache gebräuchlichen Fremdwörtern oder von einem allgemeinen Fremdwort, dann werden statt der Etyma die entsprechenden Fach- oder Fremdwörter aufgeführt. Die Kennzeichnung der Bildung entspricht im Übrigen den unter Abschnitt c) aufgeführten Typen.

Clownismus [zum FW *Clown*]
Allergose [zu ↑ Allergie]
Amylolyse [zu ↑ Amylum u. gr. *λύειν* = lösen, auflösen]

β) Wenn das einem Wort zugrunde liegende Etymon als fruchtbares Wortbildungselement (Vorsilbe, Nachsilbe, Bestimmungswort, Grundwort) in das Wörterverzeichnis als Stichwort aufgenommen worden ist, wird das betreffende Wortbildungselement bei den Herkunftsangaben aufgeführt. Die Kennzeichnung entspricht im Übrigen den unter Abschnitt c) dargestellten Typen.

Abasie [zu ↑ ^{1}a... u. gr. *βάσις* = Tritt, Gang]
Angiogramm [zu ↑ angio... u. ↑ ...gramm]
Chondroporose [zu ↑ chondro... u. gr. *πόρος* = Durchgang; Loch, Pore]

γ) Einfache, abgeleitete oder zusammengesetzte Bildungen, die von der verkürzten oder verstümmelten Form eines Wortes oder Wortelementes ausgehen, sind als solche gekennzeichnet, und zwar als K u r z b i l d u n g e n, wenn sie ganz oder teilweise von der fremden Form eines Wortbildungselementes ausgehen;

Erythromit [Kurzbildung aus ↑ Erythroblast u. gr. *μίτος* = Faden]

oder als K u r z w ö r t e r, wenn sie von selbstständigen Fremdwörtern oder von solchen Wortbildungselementen, die im Wörterverzeichnis als Stichwörter erscheinen, ausgehen.

Erythropathie [Kurzw. aus ↑ Erythrozyt u. ↑ ...pathie]

e) Willkürliche Wortschöpfungen aus beliebig ausgewählten, mehr oder weniger stark veränderten oder verkürzten Wörtern bzw. Wortbildungselementen werden im Allgemeinen, wenn ihre Bildung noch überschaubar ist, als K u r z b i l d u n g e n bezeichnet.

Thyroxin [Kurzbildung zu ↑ thyreoideus (in der Fügung ↑ Glandula thyreoidea) u. gr. *ὀξύς* = scharf, spitz; sauer (in ↑ Oxygenium)]

Bei undurchsichtigen oder schwer darstellbaren Wortbildungen sprechen wir der Einfachheit halber von K u n s t w ö r t e r n.

Pelidisizahl [Kunstw.]
Kresol [Kunstw.]

B. Zur Rechtschreibung der medizinischen Fachwörter

I. Allgemeine Begriffsdifferenzierung: Terminus – Trivialbezeichnung – volkstümliche Bezeichnung

Jede Fachsprache benötigt für die Kommunikation ihres Wissensstoffes eine bestimmte Mindestzahl von vereinbarten Informationseinheiten. Diese Informationseinheiten, die wir als Fachwörter im weitesten Sinne bezeichnen, sind im funktionellen Sinne uneinheitlich. Es gibt solche, deren Begriffsinhalt und deren Form definitiv, meist auch international verbindlich, festgelegt sind. Diese sind im engeren Sinn als Termini technici (übliche Kurzform: Termini) anzusehen, und zwar ohne Rücksicht darauf, ob die an ihnen vollzogene Normung korrekt ist. Sie sind zugleich diejenigen Fachwörter, die am ehesten literaturfähig sind, weil sie vornehmlich der schriftlichen Kommunikation zwischen Fachleuten untereinander dienen. In der gesprochenen Fachsprache werden sie selten oder gar nicht verwendet.

Diesen Termini stehen die im Allgemeinen weniger zahlreichen volkstümlichen Bezeichnungen (deutsche Wörter) gegenüber. Sie stellen gleichsam die unterste Kategorie der Fachwörter dar, die am wenigsten literaturfähig sind. Sie gehören mehr der gesprochenen Sprache an und bilden eine Art Verständigungsbrücke zwischen Fachmann und Laien. Etwa in der Mitte zwischen diesen beiden Kategorien von Fachwörtern stehen die sog. Trivialbezeichnungen. Sie nehmen nicht nur zahlenmäßig eine bedeutsame Stellung innerhalb der Fachterminologien ein. Die meisten Trivialbezeichnungen sind eingedeutschte Fremdwörter, die nicht wie die Termini hinsichtlich einer sprachlich geforderten Informationsleistung genormt sind. Ihre äußere Form schwankt, ihr Begriffsinhalt ist häufig nicht einheitlich oder eindeutig definiert. An ihnen entzündeten sich daher Diskussionen verschiedenster Art, nicht nur unter Medizinern, sondern auch zwischen Medizinern und Philologen.

II. Richtlinien für die Aufstellung von Rechtschreibgrundsätzen in der Medizin

Die medizinische Fachsprache ist außerordentlich anfällig für terminologische Änderungen und Formwandlungen. Der Grund dafür dürfte vor allem darin liegen, dass der Arzt immer in erster Linie

Praktiker ist und dass ihn die theoretischen Voraussetzungen des terminologischen Systems seiner Fachsprache nur am Rande interessieren. Die daraus resultierende Unsicherheit in der Schreibung der Fachwörter ist insofern besonders bedenklich, als dieser Zustand aufgrund der Volksnähe, die heute der Medizin vor allen anderen naturwissenschaftlichen Disziplinen zukommt, in der Gemeinsprache weithin offenbar wird. Einer Rechtschreibnormung der medizinischen Fachwörter kommt deshalb besonderes Gewicht zu.

Die Dudenredaktion hat eine Art Vorleistung zur Lösung dieses Problems erbracht, indem sie versuchte, das Wörterverzeichnis dieses Buches in diesem Sinne für die Medizin zu standardisieren. Die Richtlinien, nach denen im Einzelnen verfahren wurde, sollen im Folgenden näher erläutert werden.

Unter Rechtschreibnormung wird hierbei vor allem die einheitliche Behandlung der *c*-Schreibung bzw. der eindeutschenden *k/z*-Schreibung bei Fremdwörtern verstanden, in denen ein lateinisches (neulateinisches) *c* oder ein latinisiertes griechisches *κ* (Kappa) vorkommt, und in Analogie dazu die einheitliche Behandlung der Umlaute *ä, ö* bzw. *ae, oe.*

Eine solche Normung dürfte jedoch nur praktikabel sein, wenn man die medizinischen Fachwörter zuvor in geeignete terminologische Einheiten gliedert.

Die oben im Abschnitt I versuchte generelle Differenzierung von Fachwörtern in Termini, Trivialbezeichnungen und volkstümliche Bezeichnungen bildet, in spezieller Anwendung auf die medizinische Fachsprache, die unentbehrliche Grundlage für diese Maßnahmen. Selbstverständlich sind nur die Termini und die Trivialbezeichnungen normierbar. Die Schreibung der volkstümlichen medizinischen Bezeichnungen reguliert sich ausschließlich nach den Rechtschreibgrundsätzen der Allgemeinsprache. Sie ist insofern der Zuständigkeit der Fachsprache entzogen und deshalb für unsere Untersuchungen irrelevant.

Die beiden anderen Kategorien hingegen müssen sehr genau darauf geprüft werden, inwieweit sich an den in ihnen vertretenen Fachwörtern gemeinsame Merkmale feststellen lassen, die als zwingende Kriterien für bestimmte Rechtschreibnormungen gelten können. Es wird sich dabei herausstellen, dass die Begriffe „Terminus" und „Trivialbezeichnung" nicht einheitlich für die gesamte Medizin definiert werden können, sondern dass die Zuordnungsmaßstäbe von Fall zu Fall neu gewonnen werden müssen. Eine gesonderte Untersuchung nach den Spezialgebieten „Fachwörter der Anatomie", „Fachwörter der Nosologie" und „Sonstige medizinische Fachwörter" erschien deshalb angebracht.

1. Fachwörter der Anatomie

Die terminologischen Verhältnisse in der Anatomie sind einigermaßen übersichtlich, sodass es keine großen Schwierigkeiten bereitet, die echten Termini von den Trivialbezeichnungen zu unterscheiden. Zu den Termini gehören fraglos alle in einer der international vereinbarten Nomenklaturen (vgl. hierzu S. 15) systematisch zusammengestellten allgemeinen Körperteilbezeichnungen, ferner die Namen der einzelnen Knochen, Sehnen, Muskeln, Nerven, Arterien, Venen usw., und zwar unabhängig davon, ob die Bezeichnungen allgemein üblich, noch nicht üblich oder gar veraltet sind. Unabdingbare Voraussetzung ist lediglich die lateinische oder neulateinische Form der Wörter, d. h. vor allem das Vorhandensein einer charakteristischen lat. Wortendung, die auch im Nominativ Plural nur nach den strengen Deklinationsregeln der lateinischen Grammatik verändert wird. Es spielt dabei keine Rolle, ob es sich um eingliedrige (z. B. *Brachium* = Oberarm) oder um mehrgliedrige (z. B. *Brachium* = armförmiges Gebilde, etwa in der Fügung: *Brachium colliculi superioris*) Bezeichnungen handelt.

Allerdings kann nicht jede eingliedrige Bezeichnung mit lateinischer Endung ohne weiteres als Terminus angesehen werden. Sie muss vielmehr eine im Sinne der Nomenklatur hinreichende und eindeutige anatomische Begriffsbestimmung gewährleisten. Das von ihr Bezeichnete muss demnach in seiner Eigenart auch ohne nähere attributive Bestimmung als solches unverwechselbar gekennzeichnet sein. In dem oben erwähnten Beispiel stellt das Fachwort *Brachium* nur in der Bedeutung „Oberarm" einen eingliedrigen Terminus dar, weil es eben normalerweise nur einen (den linken oder rechten) Oberarm im funktionellen Sinn am menschlichen Körper gibt. Wird dagegen das Fachwort *Brachium* im Sinne von „armförmiges Gebilde" verwendet, dann bedarf es zunächst einer näheren Bestimmung, die eindeutig sicherstellt, welche anatomische Struktur der bezeichneten Art denn gemeint ist (z. B. *Brachium colliculi superioris*). Ohne diese nähere Bestimmung muss dem Wort *Brachium* für diesen Fall das Prädikat „Terminus" abgesprochen werden.

Wenn nun das Vorhandensein solcher charakteristischer Merkmale bei einem anatomischen Fachwort den Schluss zulässt, dass ein Terminus vorliegt, dann liefert andererseits das Fehlen dieser Merkmale wichtige Indizien für die Zuordnung eines Wortes zur Kategorie der Trivialbezeichnungen.

Daraus folgt: Anatomische Trivialbezeichnungen sind alle nicht im System einer anatomischen Nomenklatur erfassten Fachwörter, auch sog. Eindeutschungen (wie „Rabenschnabelfortsatz" für *Processus coracoideus*), die jedoch ebenso wie die nicht unmittelbar hier-

her gehörenden volkstümlichen Bezeichnungen hinsichtlich ihrer Rechtschreibung für uns irrelevant sind.
Als Trivialbezeichnungen sind ferner auch Nomenklaturwörter anzusehen, wenn sie entweder (wie im Falle *Brachium*) als eingliedrige Wörter die von ihnen geforderte Benennungsfunktion unzureichend erfüllen oder wenn sie in den Endungen eingedeutscht sind. Für die Beurteilung sind im Zweifelsfalle auch die Pluralformen mit heranzuziehen.

Arterie, Pl.: *Arterien* (Trivialbez.)
Arteria, Pl.: *Arteriae* (Trivialbez.!)
Arteria radialis (Terminus)

Aus diesen Überlegungen resultiert die Forderung, den Unterschied zwischen Terminus und Trivialbezeichnung auch in der äußeren Wortform, d. h. in der Rechtschreibung, deutlich zum Ausdruck zu bringen.

a) Die echten Termini sollten deshalb, wie im Wörterverzeichnis dieses Buches praktiziert, ausschließlich mit lateinischen bzw. neulateinischen Buchstaben geschrieben werden. Ursprüngliches lateinischen *c* oder ein zu *c* latinisiertes griech. *κ* (Kappa) sollte immer beibehalten und nicht zu *k* oder *z* eingedeutscht werden.

Cubitus, Crus cerebri, Capitulum humeri

Desgleichen sollten die Umlaute *ae* und *oe* in ihrer ursprünglichen, nicht eingedeutschten Form erscheinen.

Arteriae ciliares anteriores

b) Die Trivialbezeichnungen sollten nur in eingedeutschter Form geschrieben werden (also: *k/z* statt *c* und *ä, ö* statt *ae, oe*).

Faszie gegenüber: *Fascia,* etwa in der Fügung: *Fascia axillaris*
Faszikel gegenüber: *Fasciculus,* etwa in der Fügung: *Fasciculus gracilis*
zerebral gegenüber: *cerebralis, ...le*

Von zahlreichen Substantiven kennt die Fachsprache neben der Terminusform die Trivialform, ohne dass die Eindeutschung an der Endung erkennbar wäre. Dass aber gleichwohl Trivialformen gemeint sind, erweist, wie schon oben gesagt, u. a. die eingedeutschte Pluralform.

Condylus, Pl.: *Condyli,* etwa in der Fügung: *Condylus humeri*
aber: *Kondylus,* Pl.: *Kondyli* oder *Kondylen*
Concha, Pl.: *Conchae,* etwa in der Fügung: *Concha auriculae*
aber: *Koncha,* Pl.: *Konchen*

Die Trivialform eines Wortes darf wohl auch dann als gesichert gelten, wenn sie gelegentlich als Bestimmungs- oder Grundwort in Zusammensetzungen vorkommt.

Cervix, etwa in der Fügung: *Cervix dentis*
aber: *Zervix – Zervixkatarrh*

Schließlich wird man solchen Fachtermini trivialsprachliche Nebenformen zubilligen müssen, die in der Allgemeinsprache eine gewisse Verbreitung und Popularität gefunden haben, und sei es auch nur mit einer anderen, nicht fachsprachlichen Bedeutung.

Oesophagus neben: *Ösophagus*
Caecum neben: *Zäkum*
Corpus neben: *Korpus*
Conus neben: *Konus*

Merke: Ursprüngliches griechisches ζ (Zeta) wird auch im Lateinischen und dementsprechend in Termini immer nur mit *z* (nicht mit *c*!) wiedergegeben.

Zone – Zona

2. Fachwörter der Nosologie

Mit Ausnahme der Anatomie gibt es in der medizinischen Fachsprache keine systematischen Nomenklaturen – ein Zustand, der vornehmlich im Hinblick auf die Rechtschreibproblematik bei den unzähligen Krankheitsbezeichnungen der Nosologie zu beklagen ist. Von vagen und uneinheitlichen Tendenzen zu bestimmten Schreibweisen abgesehen, ist eigentlich nur noch die generelle Vorliebe der Mediziner für die *c*-Schreibung bemerkenswert, was der Lexikograph nicht ohne Unbehagen registriert.

Dabei sollten Orientierungshilfen für eine Entscheidung zwischen lateinischer und eindeutschender Schreibweise der Krankheitsbezeichnungen gar nicht schwer zu finden sein. Wenn wir davon ausgehen, dass auch in der Nosologie ein Teil der Fachwörter als Termini, ein anderer als Trivialbezeichnungen fungiert (die volkstümlichen Bezeichnungen wollen wir aus den früher angeführten Gründen ausklammern), und wenn wir andererseits klären, welche klinischen Fachwörter als Termini anzusehen sind, dann können wir mit der schon für die Anatomie aufgestellten These operieren: Termini sind lateinisch (*c* statt *k/z; ae, oe* statt *ä, ö*), Trivialbezeichnungen dagegen eindeutschend zu schreiben.

Die Begründung für diese unterschiedliche Behandlung der beiden Wortkategorien stützt sich (ähnlich wie bei den Fachwörtern der Anatomie) auf die notwendige terminologische Leistung, die ein Terminus in einem System von Krankheitsbezeichnungen zu erfüllen hat. Mit Recht sollten wir wohl von einem solchen Terminus verlangen dürfen, dass er einen Krankheitszustand oder einen Krankheitsprozess in seiner charakteristischen, spezifischen Eigenart und Verlaufsform kennzeichnet. Allgemeine Krankheitsnamen (darunter besonders die klassenbildenden auf *-itis, -osis [-ose], -iasis [-iase], -oma*

[-om], -pathia [-pathie]) wie *Appendizitis* oder *Kolpitis* haben einen unzureichenden fachlichen Aussagewert, weil ihnen infolge ihres nicht genügend differenzierten Bedeutungsinhaltes entsprechende Sachverhalte bzw. Objekte nicht eindeutig zugeordnet werden können. Sie sind deshalb keine Termini, sondern Trivialbezeichnungen. Zu Termini werden sie erst dann, wenn sie sich mit weiteren Bedeutungsträgern (näheren Bestimmungen, im Allgemeinen in Form von Adjektiven mit lateinischen Endungen) zu übergeordneten und funktionell eindeutigen Informationseinheiten verbinden. Daraus folgt, dass (im Gegensatz zur Anatomie) eine Krankheitsbezeichnung als Terminus niemals eingliedrig sein, sondern immer aus mehreren Wörtern mit jeweils vollständiger lateinischer Endung bestehen sollte. Eingliedrige Krankheitsbezeichnungen, auch wenn sie im Übrigen eine lateinische oder neulateinische Form haben, stellen lediglich Trivialbezeichnungen dar und sollten als solche, wenn sie isoliert stehen, nur eindeutschend geschrieben werden.

Appendizitis gegenüber: *Appendicitis gangraenosa*
Akne gegenüber: *Acne vulgaris*
Ikterus gegenüber: *Icterus haemolyticus*
Karies gegenüber: *Caries dentium*
Ulkus gegenüber: *Ulcus molle*

Die genaue Unterscheidung wird im Allgemeinen dadurch erleichtert, dass die Trivialformen in der Endung eingedeutscht sind.

Karzinom gegenüber: *Carcinoma,* etwa in der Fügung: *Carcinoma asbolicum*
Anämie gegenüber: *Anaemia,* etwa in der Fügung: *Anaemia perniciosa*
Akropathie gegenüber: *Acropathia,* etwa in der Fügung: *Acropathia ulceromutilans*

Häufig geben auch die Pluralformen bereits nähere Aufschlüsse.

Appendizitis, Pl.: *Appendizitiden* gegenüber: *Appendicitis (acuta),* Pl.: *Appendicitides (acutae)*
Elefantiasis, Pl.: *Elefantiasen* gegenüber: *Elephantiasis,* Pl.: *Elephantiases (congenitae)*

Merke: Ursprüngliches griechisches ζ (Zeta) wird auch im Lateinischen und dementsprechend in Termini immer mit *z* (nicht mit *c*!) wiedergegeben.

Ekzem gegenüber: *Eczema (nummulare),* nicht: *Eccema (nummulare)*

3. Sonstige medizinische Fachwörter

Die übrigen medizinischen Fachwörter bilden zusammen ein sehr heterogenes Feld, das sich aus vielen kleineren Sondergruppen zusammensetzt. Da die entscheidenden Merkmale, die den Terminus- bzw. Trivialcharakter und damit die Schreibweisen der einzelnen Fachwörter integrieren, von Gruppe zu Gruppe nicht immer in der gleichen Weise begründbar und selten gleich gewichtig sind, ist eine generelle und pauschale Regelung angebracht. Nach dem Vorbild der im Abschnitt 2 behandelten Fachwörter der Nosologie sollte man alle mehrgliedrigen Begriffe, sofern die einzelnen Wörter vollständige lateinische Endungen aufweisen, als Termini behandeln und in lateinischer Form (also bes. *c* statt *k/z, ae* und *oe* statt *ä* und *ö*) schreiben. Alle eingliedrigen, also nur aus einem Einzelwort bestehenden Fachausdrücke, ferner alle in der Endung eingedeutschten Fachwörter sollte man ausschließlich in eingedeutschter Form (also bes. *k/z* statt *c, ä* und *ö* statt *ae* und *oe*) schreiben. Im Folgenden seien zum besseren Verständnis einige wichtige Sondergruppen mit Beispielen aufgeführt.

a) Therapeutika im weitesten Sinne, wie *Antemetikum, Antibiotikum, Antiskabiosum, Antihistaminikum, Tonikum* (nicht: *Antemeticum, Antibioticum* usw.), die im Allgemeinen als elliptische Formen angesehen werden können, die aus den entsprechenden mehrgliedrigen (in der Fachsprache kaum mehr gebräuchlichen) Ausdrücken (*Remedium antemeticum, Remedium antibioticum* usw.) verselbstständigt wurden.

b) Operative Eingriffe, Operationsverfahren, Operationstechniken: *Akiurgie, Antrektomie, Gastrektomie, Resektion, Sektion* (nicht: *Aciurgie, Antrectomie* usw.); aber: *Sectio alta, Sectio caesarea, Venae sectio* u.a.

c) Ärztliche Instrumente: *Forzeps* (gegenüber *Forceps* als anatomischem Terminus), *Kauter* (aber: *Cauterium acutale*).

d) Normale oder abnorme physiologische Vorgänge im Organismus: *Akkommodation, Hämatopoese, Konglutination* (aber: *Conglutinatio orificii externi*), *Konsolidierung, Krepitation* (aber: *Crepitatio indux*).

e) Hormone, Enzyme u.dgl.: *Akzeptor, Katalase* (nicht: *Acceptor, Catalase*).

f) Kurzbezeichnungen verschiedener Art: *Abduzens* (für: *Nervus abducens*), *Adduktor* (für: *Musculus adductor...*), *Inzisiv[us]* (für: *Dens incisivus*), *Sympathikus* (für: *Truncus sympathicus*), *Expektorans* (verselbstständigt aus der Fügung *Remedium expectorans*), *Exsikkans* (verselbstständigt aus der Fügung *Remedium exsiccans*).

Vgl. hierzu auch den Abschnitt über Sonderfälle S. 33ff.

g) Allgemeine Fachwörter der Medizin, darunter zahlreiche Substantive wie: *Koitus* (aber: *Coitus à la vache, Coitus reservatus* u.a.), *Suizid, Kardiologie, Inkorporation, Inkrustation, Inklination* (aber: *Inclinatio pelvis*), *Infektion, Indikation* (aber: *Indicatio vitalis*).

Ferner adjektivische Fremdwörter wie: *akut* (aber: *Appendicitis acuta*), *apikal* (aber: *Segmentum apicale*), *ziliar* (aber: *Musculus ciliaris*), *kranial* (aber: *Nervi craniales*) und die nur in eingedeutschter Form gebräuchlichen Verben wie: *inzidieren* (nicht: *incidieren*), *auskultieren* (nicht: *auscultieren*), *infizieren* (nicht: *inficieren*), *koagulieren* (nicht: *coagulieren*), *kompensieren* (nicht: *compensieren*), *lazerieren* (nicht: *lacerieren*).

4. Sonderfälle

a) k-Schreibung in Termini

Abweichend von den in den vorhergehenden Abschnitten zusammengestellten Rechtschreibgrundsätzen für Termini, hält die Medizin bei einigen Fachwörtern an der *k*-Schreibung fest, und zwar auch dann, wenn diese Wörter im Übrigen eine lateinische oder neulateinische Form mit vollständiger lateinischer Endung aufweisen. Es handelt sich im Wesentlichen um Fachwörter der Nosologie, die aus dem Griechischen kommen bzw. aus griechischen Wortelementen gebildet sind und in denen ein ursprüngliches, vor einem hellen Vokal *(e, i, y)* stehendes griechisches *κ* (Kappa) wie *k* (statt *z*) ausgesprochen wird.

Keratitis – Keratitis disciformis
Keratom – Keratoma senile
Akrokeratose – Acrokeratosis verruciformis
Ankyloblepharon – Ankyloblepharon totale
In der Anatomie: *Skelet[t] – Skeleton*

Dieses phonetische Prinzip, das wohl in keiner anderen naturwissenschaftlichen Fachsprache angewandt wird (vgl. z. B. aus der Zoologie *Ancylostoma duodenale* gegenüber der Krankheitsbezeichnung *Ankylostomiasis*) ist eigentlich nicht zu rechtfertigen. Denn griechische Fremdwörter oder Wortelemente werden kaum unmittelbar aus dem Griechischen entlehnt, sondern durch direkte Vermittlung des Lateinischen aufgenommen oder aber in irgendeiner Form, sei es hinsichtlich der Betonung oder der Quantität der Vokale oder auch hinsichtlich der Wortbeugung u. a., latinisiert. Wir haben es also zunächst einmal mit lateinischen oder neulateinischen Wörtern zu tun. Wörter wie *Keratitis* oder *Ankyloblepharon* sollten deshalb, wenn sie als Termini fungieren, richtiger mit *c* geschrieben werden: *Ceratitis, Ancyloblepharon*. Man sollte dabei die Aussprache, wenn sie wirklich als störend empfunden wird, überprüfen. Es ist schließlich nur eine Sache der Gewohnheit, ob man [*kärati̱tiß* bzw. *angküloble̱faron*] oder [*zärati̱tiß* bzw. *anzyloble̱faron*] spricht. Eine derartige Handhabung dieser *k*-Formen würde allerdings im Gegensatz zum allgemein üblichen Gebrauch stehen, weshalb der Medizinduden von einer solchen, wenngleich konsequenten, Normierung absieht.

b) c-Schreibung in Trivialnamen

Bei einigen Fachwörtern ist die *c*-Schreibung auch für die eingedeutschte Trivialform gerechtfertigt, nämlich bei Wörtern, die von Eigennamen, vor allem Personennamen, abgeleitet sind, die ihrerseits schon mit *c* geschrieben werden.

Nocardiose, Brucellose

Die eindeutschende Schreibweise (mit *k* bzw. *z*) dieser Wörter darf allerdings nicht als falsch angesehen werden, besonders dann nicht, wenn es sich um häufig gebrauchte Fachwörter handelt.

c) Substantive auf -rrhö, -rrhöe

Ein Rechtschreibproblem eigener Art stellt sich bei einer kleineren Gruppe zusammengesetzter oder abgeleiteter medizinischer Fachwörter, deren letzter Wortteil auf griech. *-ϱϱοια* (latinisiert zu: *-rrhoea*) = „das Fließen, der Fluss, der Ausfluss" zurückgeht. Als echte Termini in fachsprachlichen Fügungen bereiten diese Wörter keine Schwierigkeiten *(Diarrhoea pardoxa).* Als Trivialnamen aber begegnen sie in der Literatur und in Wörterbüchern jeweils in zwei verschiedenen Schreibungen, einmal mit auslautendem *-öe,* zum anderen mit auslautendem *-oe,* beide Formen mit der gleichen Aussprache [-ö̱].

Diarrhöe – Diarrhoe, Gonorrhöe – Gonorrhoe, Menorrhöe – Menorrhoe, Pyorrhöe – Pyorrhoe

Von diesen Doppelformen ist zumindest die zweite (auf *-oe*) fragwürdig, weil sie auf einem inkonsequenten Eindeutschungsvorgang beruht (Abfall des lat. Endungs-*a,* jedoch Beibehaltung des lat. Umlautes *-oe*). Die erste Form auf *-öe* ist zwar lautgeschichtlich folgerichtig entwickelt (der lat. Umlaut *oe* wird zu *ö,* das lat. Endungs-*a* wird zu *-e* abgeschwächt), aber sie wirkt schwerfällig und unübersichtlich. Dazu kommt, dass ihre Aussprache [...ö̱] mit der Schreibung nicht übereinstimmt.

Wir haben uns deshalb im Einvernehmen mit maßgebenden Medizinern entschlossen, die Zweitformen dieser Wörter ganz zu tilgen und an die Stelle der bisherigen Erstformen, die jetzt nur noch als Nebenformen fungieren sollen, neue einheitliche Hauptformen auf *-rrhö* zu setzen. Diese Formen sind korrekt gebildet und sie sind trotz ihres ungewöhnlichen Auslautes (vgl. aber das deutsche Substantiv *Bö!*) leichter auszusprechen und zu schreiben als die früheren Formen.

Diarrhö – Diarrhöe, Gonorrhö – Gonorrhöe, Menorrhö – Menorrhöe, Pyorrhö – Pyorrhöe

d) Substantive, die von lateinischen Partizipien auf -[i]ans bzw. -[i]ens ausgehen

Die in der medizinischen Terminologie zahlreich vertretenen Substantive auf *-[i]ans* und *-[i]ens* stellen Gattungsbezeichnungen für Heilmittel dar. Sie gehen mittelbar auf lateinische Präsenspartizipien zurück, sind jedoch unmittelbar aus mehrgliedrigen Fügungen mit „*Remedium*..." verselbstständigt.

Adjuvans – Remedium adjuvans
Adstringens – Remedium adstringens
Desinfiziens – Remedium desinficiens

Die Einzahlform dieser Wörter ist unproblematisch, abgesehen davon, dass gelegentlich infolge falscher Rückbildung aus der Pluralform (auf *-[i]antia* bzw. *-[i]entia*) auch Nebenformen auf *-[i]antium, -[i]entium* vorkommen (z.B. *Temperantium*). Diese Formen sind zwar nicht als falsch anzusehen, aber man sollte sich im Interesse einer einheitlichen Terminologie doch besser auf die Standardformen beschränken.

Die umstrittenen Pluralformen dagegen sollten grundsätzlich entweder die charakteristische lateinische Endung *-[i]antia* bzw. *-[i]entia* aufweisen *(Laxantia, Adstringentia, Desinfizientia)* oder aber die eingedeutschte Endung *-[i]anzien* bzw. *-[i]enzien (Laxanzien, Adstringenzien, Desinifizienzien).* Mischformen auf *-[i]anzia* bzw. *-[i]enzia* oder *-[i]enzia* oder *-[i]antien* bzw. *-[i]entien,* wie man sie immer wieder in der Fachliteratur findet, sollten vermieden werden. Die Dudenredaktion hat das Wörterverzeichnis des Medizindudens in diesem Sinne vereinheitlicht.

Adjuvanzien oder *Adjuvantia,* nicht: *Adjuvantien* oder *Adjuvanzia*
Adsorbenzien oder *Adsorbentia,* nicht: *Adsorbentien* oder *Adsorbenzia*

III. Mit einem Personennamen gebildete mehrgliedrige Gattungsbezeichnungen

Personennamen spielen eine bedeutsame Rolle in der medizinischen Terminologie. Sie sind für den Fachmann unentbehrlich, weil sie oft das geeignetste sprachliche Instrument darstellen, in Verbindung mit allgemeinen Fachwörtern (Substantiven) eine Sache, einen Vorgang, eine physiologische Erscheinung, einen Krankheitsprozess, ein Syndrom, ein ärztliches Instrument, eine Operationstechnik u. v. a. m. in einer für den Arzt anschaulichen und einprägsamen Weise zu benennen.

Basedow-Krankheit, Sauerbruch-Hand, Dick-Read-Methode, Küntscher-Nagelung

Diese Gattungsbezeichnungen haben zugleich den Vorzug, dass sie den Namensträger für seine Verdienste, die er sich als Arzt oder Forscher um die benannte Sache erworben hat, gebührend ehren.

Was nun die Schreibung dieser Bezeichnungen betrifft, so scheinen sie auf den ersten Blick unproblematisch zu sein. Und doch gehören sie zu den umstrittensten Formen der medizinischen Fachterminologie. Früher war es allgemein üblich, anstelle der Zusammensetzung mit dem Personennamen als Vorderglied eine attributive Fügung mit einem vom Eigennamen abgeleiteten Adjektiv auf *-scher, -sche, -sches* zu setzen.

> *basedowsche Krankheit, kußmaulsche Atmung, gärtnerscher Bazillus, ortnersches Zeichen*

Diese Fügungen sind heute aus der Fachliteratur, nicht hingegen aus der Umgangssprache des Arztes weitgehend verschwunden, obwohl weder vom Inhalt noch von der Form, noch von der geltenden Rechtschreibung her etwas gegen sie einzuwenden ist. Es besteht stattdessen die Tendenz, aus diesen korrekten attributiven Fügungen eigenartige neue Formen zu entwickeln, indem man ohne zwingenden Grund und vermutlich nur wegen der damit erzielten Knappheit des Ausdrucks die Adjektivendung *-sche[r]* bzw. *-sches* einfach weglässt und durch einen Apostroph ersetzt.

> *Basedow' Krankheit, Kußmaul' Atmung, Gärtner' Bazillus, Hessing' Korsett*

Diese Formen sind orthographisch nicht vertretbar und können darum von der Dudenredaktion nicht registriert werden.

Die zuweilen versuchte Alternativlösung, das vorangestellte Adjektiv durch den Genitiv (auf -s) des betreffenden Personennamens zu ersetzen *(Basedows Krankheit, Kußmauls Atmung)* ist zwar formal nicht anfechtbar, aus inhaltlichen Gründen jedoch nur bei Krankheiten vertretbar, die nach Patienten benannt sind.

Auch die unverbundene Aneinanderreihung mit vorangestelltem ungebeugtem Eigennamen *(Basedow Krankheit, Sauerbruch Hand)* ist nicht zu empfehlen, obwohl dieser Typ in der modernen Werbe- und Wirtschaftssprache gang und gäbe ist; denn in dieser Form stehen die beiden Nomina, die doch eine Begriffseinheit bilden sollen, beziehungslos nebeneinander. Ein appositionelles oder attributives Verhältnis zwischen den beiden Gliedern kann hier genauso wenig unterstellt werden wie bei der Umstellung der Nomina *(Krankheit Basedow, Hand Sauerbruch)*. Letzteres würde dabei eine Art Latinismus darstellen, der im Deutschen nur vertretbar ist, wenn das Vorderglied ein lateinisches Substantiv ist *(Morbus Basedow, Morbus Bechterew)*.

Die unseres Erachtens einzige brauchbare Lösung des Problems liegt in der Schreibung mit Bindestrich, wie sie in solchen Fällen ja auch in anderen Fachsprachen und in der Allgemeinsprache üblich ist.

Basedow-Krankheit, Sauerbruch-Hand, Bassini-Operation, Kußmaul-Atmung

Wir haben uns entschlossen, im Wörterverzeichnis ausschließlich diese Formen aufzuführen, weil wir sie für übersichtilich und prägnant halten und weil sie u. E. als echte Zusammensetzungen den geforderten Begriffsinhalt am klarsten vermitteln.

Die Gültigkeit der Formen mit vorausgehendem vollständigem Namensadjektiv auf *-scher, -sche, -sches* wird dadurch nicht angetastet. Gleichwohl wäre es im Interesse der Terminologie zu begrüßen, wenn die Bindestrichschreibung sich allgemein durchsetzte. Selbstverständlich ist auch die Zusammenschreibung der Nomina statthaft. Sie ist sogar vorzuziehen, wenn es sich um häufig gebrauchte Zusammensetzungen handelt (z. B. *Röntgenstrahlen*); von der reformierten Rechtschreibung wurde sie als regelrecht festgelegt, wobei jedoch die Bindestrichschreibweise zur Hervorhebung eines Namens grundsätzlich akzeptiert wird. Da dies als Absicht solcher Namensgebungen vorausgesetzt werden kann, ist sie bis auf weiteres als Norm vertretbar.

IV. Ausblicke auf die Fachwörter der Chemie und der Biologie

Ein Wörterbuch der medizinischen Fachausdrücke muss notwendigerweise auch eine ganze Reihe von Fachwörtern aus anderen, insbesondere naturwissenschaftlichen Disziplinen einbeziehen, in dem Maße, wie sich ja auch der Arzt bei seiner täglichen Arbeit ständig die Erkenntnisse anderer Wissenschaften zunutze macht. Im Vordergrund des Interesses stehen dabei die Fachwörter der Chemie (u. a. mit Biochemie) und der Biologie (u. a. mit Botanik, Zoologie, Bakteriologie, Genetik). Für diese beiden Disziplinen wollen wir daher kurz die Leitgedanken formulieren, nach denen die Schreibung der im Wörterverzeichnis dieses Buches vorkommenden Fachwörter festgelegt wurde.

1. Chemie

Die Schreibung chemischer Fachwörter richtet sich nach der wissenschaftlichen Nomenklatur[1].

---

[1] Nomenklatur der Anorganischen Chemie, hg. von W. Liebscher (Weinheim 1995); Nomenklatur der Organischen Chemie, hg. von Gerlinde Kruse (Weinheim 1997).

Im Einzelnen gilt Folgendes:

a) Die Namen der chemischen Elemente schreiben wir im Sinne der Nomenklaturvorschriften für die anorganische Chemie, d.h. z.B. grundsätzlich mit lateinischem *c* statt *k/z* (z. B.: *Actinium, Caesium*), ausgenommen die Namen: *Kalium* und *Krypton.* Wo jedoch berechtigte Interessen der Allgemeinsprache im Spiele sind, geben wir der eingedeutschten Form (als Hauptform) den Vorzug (z. B. *Kadmium/Cadmium, Kalzium/Calcium, Kobalt/Cobalt*).

b) Lateinisch bzw. (hinsichtlich der *c/k/z*-Schreibung) latinisiert erscheinen auch die von den Namen der Elemente abgeleiteten Namen chemischer Verbindungen, ferner die sog. systematischen Namen (zusammengesetzte Bezeichnungen, die durch die einzelnen Wortglieder den Aufbau einer chemischen Verbindung erkennen lassen) und schließlich auch solche Trivialnamen, die als Glieder in systematischen Namen vorkommen können oder von deren Wortstamm systematische Namen abgeleitet sind.

Selbstverständlich sind von dieser Regelung wiederum alle diejenigen Namen ausgenommen, die weitgehend popularisiert sind (z. B.: *Zitronensäure,* nicht: *Citronensäure,* neben: *Acidum citricum; Nikotin,* nicht: *Nicotin*).

c) Das Substantiv *Oxyd* wird in der chem. Fachsprache nur in der Form *Oxid* geführt, weil es zur Klasse der durch das Suffix *-id* gekennzeichneten Namen binärer chemischer Verbindungen gehört. Sie gilt inzwischen auch im allgemeinen Gebrauch als Hauptform.

d) Die Trivialnamen chemischer Verbindungen (insbes. Namen von Heilmitteln) werden eindeutschend geschrieben, es sei denn, dass sie in Verbindung mit anderen Zusätzen als Warenzeichennamen gekennzeichnet sind (z. B.: *Penizillin,* aber: *Penicillin »Bayer«*).

e) Die *c*-Schreibung ist in Trivialbezeichnungen auch dann gerechtfertigt, wenn mit der Schreibung eine semantische oder etymologische Differenzierung ähnlich klingender Wörter verbunden ist.

Acidimetrie, Acidität (beide zu lat. *acidus* = scharf; sauer); *Aceton, Acetyl* (beide zu lat. *acetum* = saurer Wein, Weinessig) gegenüber unverwandten chem. Fachwörtern wie: *Azine, azotieren* (vgl. Duden-Fremdwörterbuch).

2. Biologie

Die Rechtschreibschwierigkeiten im Bereich der Biologie erstrecken sich eigentlich nur auf allgemeine biologische Fachwörter. Denn die Schreibung der wissenschaftlichen Tier- und Pflanzennamen ist durch einheitliche Nomenklaturvorschriften geregelt. Danach sind alle einer der verschiedenen Ordnungsklassen (Art, Gattung, Familie usw.) angehörenden wissenschaftlichen Pflanzen- oder Tiernamen lateinisch, d. h. mit *c* statt *k/z* und mit *ae* bzw. *oe* statt *ä* bzw. *ö,* zu schreiben, sofern sie im Übrigen sowohl in den Singularformen als auch in den Pluralformen vollständige lateinische Kasusendungen aufweisen. Das gilt gleichermaßen für ein- und mehrgliedrige Namen. Die eindeutschende Schreibung (mit *k/z* statt *c* und mit *ä* bzw. *ö* statt *ae* bzw. *oe*) ist immer dann angebracht und zugleich auch unerlässlich, wenn die Namen eingedeutschte Singular- oder Pluralendungen haben.

Echinokokkus, Pl.: *Echinokokken* gegenüber: *Echinococcus,* Pl.: *Echinococci*
Basidiomyzeten (nicht: *Basidiomyceten*) gegenüber: *Basidiomycetes*
Kokzidie (nicht: *Coccidie*) gegenüber: *Coccidium*
Zestoden (nicht: *Cestoden*) gegenüber: *Cestodes*
Askaris, Pl.: *Askariden* gegenüber: *Ascaris,* Pl.: *Ascarides*
Bacterium, Pl.: *Bacteria*

Die allgemeinen Fachwörter der Biologie, seien es nun Bezeichnungen für Vorgänge im Organismus, für Verhaltensweisen, Eigenschaften u. dgl., seien es Bezeichnungen für physiologische Strukturen, Zellen, Organellen u. a., sind von ihrer terminologischen Funktion her zu wenig differenziert, als dass man sie den echten Termini gleichsetzen könnte. Sie sollten demnach grundsätzlich eindeutschend geschrieben werden, d. h., die eindeutschende Schreibung ist unumgänglich, wenn die Wörter in den Kasusendungen eingedeutscht sind.

Astrozyt (nicht: *Astrocyt*), *Bakteriozyt* (nicht: *Bacteriocyt*), *Biozönose* (nicht: *Biocoenose*), *Erythrozyt* (nicht: *Erythrocyt*), *Katabiose* (nicht: *Catabiose*), *Karyosom* (nicht: *Caryosom*), *Karyogamie* (nicht: *Caryogamie*), *interzellular* (nicht: *intercellular*), *Inkubation* (nicht: *Incubation*), *Hämokonien* (nicht: *Haemoconien*), *Zentralkörperchen* (nicht: *Centralkörperchen*)

Die lateinische Schreibung ist eigentlich nur sinnvoll, wenn ein mehrgliedriger Ausdruck mit vollständiger lateinischer Endung vorliegt. Ausnahmsweise wird man auch einen eingliedrigen Ausdruck mit lateinischer Endung in lateinischer Form schreiben, wenn dieser von seiner terminologischen Funktion her, in Analogie zu den Fachwörtern der Anatomie, als eine Art Hilfsterminus angesehen werden kann.

Kotyledone (nicht: *Cotyledone*) gegenüber: *Cotyledo,* Pl.: *Cotyledones*
Kopulation (nicht: *Copulation*) gegenüber: *Copulatio,* Pl.: *Copulationes*
Zelle (nicht: *Celle*) gegenüber: *Cellula,* Pl.: *Cellulae*
Zentriol (nicht: *Centriol*) gegenüber: *Centriolum*

C. Deklinationstabellen

Die in das Wörterverzeichnis dieses Buches aufgenommenen Stichwörter stehen, soweit es sich um Substantive oder Adjektive handelt, jeweils in der Form des Nominativs Singular. Die den substantivischen Fremdwörtern beigefügten grammatischen Angaben (in der Reihenfolge: Geschlechtsangabe, Form des Genitivs Singular, Form des Nominativs Plural) beziehen sich in erster Linie auf die Trivialbezeichnungen, d. h. in der Regel auf die in der Endung oder in der Schreibung eingedeutschten Formen der Wörter.

Arterie *w;* -, -n

Die grammatischen Angaben zu den Termini, die im Allgemeinen (in halbfetter Schrift) in Zweitstellung hinter den eingedeutschten Formen aufgeführt werden, beschränken sich – bei gleich bleibendem Geschlecht – auf die Form des Nominativs Plural.

Avulsion *w;* -, -en, in fachspr. Fügungen: **Avulsio,** Pl.: ...iones
Aber: **Labyrinth** *s;* -[e]s, -e, in fachspr. Fügungen: **Labyrinthus** *m;* -, ...thi

Es erschien uns zweckmäßig, die Formen des Genitivs Singular in diesen Fällen nicht regelmäßig aufzuführen. Denn diese Formen sind von Fall zu Fall verschieden:

a) Steht der Terminus isoliert, dann folgt er im Genitiv der eindeutschenden Beugung der Trivialbezeichnungen.

Labium, Gen.: des Labiums

b) Steht er als Vorderglied (in der Form des lateinischen Nominativs) einer fachsprachlichen Fügung, dann bleibt er als Teil der mehrgliedrigen Einheit unverändert, wenn die ganze Fügung in den Genitiv tritt.

Labium inferius, Gen.: des Labium inferius

c) Steht er innerhalb einer fachspr. Fügung als Hinterglied (seltener als Vorderglied) in attributiver Abhängigkeit von einem anderen lateinischen oder neulateinischen Wort (Terminus), dann wird er nach den Regeln der lateinischen Grammatik gebeugt und erhält dementsprechend die lateinische Genitivform.

Sulcus corporis callosi, gegenüber: Corpus callosum, Gen.: des Corpus callosum; Venae sectio, gegenüber: Vena, Gen.: der Vena

Aus der Erkenntnis, dass das Wörterverzeichnis diese komplizierten grammatischen Informationen beim einzelnen Stichwort mit den üblichen Symbolen und Kurzzeichen nicht oder nicht übersichtlich genug vermitteln kann, haben wir grundsätzlich auf die Registrierung der unter b) und c) dargestellten Beugungsformen verzichtet. Stattdessen geben wir im Folgenden, getrennt nach Substantiven und Adjektiven, eine je nach den charakteristischen Auslautgruppen oder Suffixen alphabetisch geordnete Liste mit tabellarischen Übersichten über die lat. Beugungsformen der im Wörterverzeichnis vorkommenden Klassen von Substantiven und Adjektiven innerhalb fachsprachlicher Fügungen.

I. Substantive

-a: Suffix *weiblicher* Substantive bes. aus dem Lat. oder aus dem Griech., die nach der lat. ersten oder a-Deklination gebeugt werden; z. B. *Plica,* Lympha, Pella, Lepra, Prostata, Orbita, Aorta.

Nom. Sing.:	plica	Nom. Plur.:	plicae
Gen. Sing.:	plicae	Gen. Plur.:	plicārum

Vgl. auch die Auslautgruppen -ia, [1]-ma, [2]-ma, -oma

-ar: 1. Auslautgruppe *sächlicher* Substantive aus dem Lat., die nach der lat. dritten Deklination (i-Stämme) gebeugt werden; z. B.: *Calcar,* Pulvinar.

Nom. Sing.:	calcar	Nom. Plur.:	calcāria
Gen. Sing.:	calcāris	Gen. Plur.:	calcārium

2. Auslautgruppe *sächlicher* Substantive aus dem Griech., die nach der lat. konsonantischen Deklination (t-Stämme) gebeugt werden; z. B.: *Hepar.*

Nom. Sing.:	hepar	Nom. Plur.:	hepata
Gen. Sing.:	hepatis	Gen. Plur.:	hepatum

[1]-as: Suffix *männlicher* oder *weiblicher* Substantive aus dem Griech., die nach der lat. ersten oder a-Deklination gebeugt werden; z. B.: *psoas* (in ↑Musculus psoas).

Nom. Sing.:	psoas	Nom. Plur.:	psoae
Gen. Sing.:	psoae	Gen. Plur.:	psoārum

[2]-as: Suffix *sächlicher* Substantive aus dem Griech., die nach der lat. konsonantischen Deklination (t-Stämme) gebeugt werden; z. B.: Erysipelas, *Pancreas.*

Nom. Sing.:	pancreas	Nom. Plur.:	pancreata
Gen. Sing.:	pancreatis	Gen. Plur.:	pancreatum

[3]-as: Suffix *männlicher* Substantive aus dem Griech., die nach der lat. konsonantischen Deklination (nt-Stämme) gebeugt werden; z. B.: *Atlas.*

Nom. Sing.:	atlas	Nom. Plur.:	atlantes
Gen. Sing.:	atlantis	Gen. Plur.:	atlantum

[4]-as: vgl. -tas.

[5]**-as**: Auslautgruppe des *sächlichen* Substantivs *Vas,* das im Sing. nach der lat. konsonantischen Deklination, im Plur. dagegen nach der lat. zweiten oder o-Deklination gebeugt wird.

Nom. Sing.:	vas	Nom. Plur.:	vasa
Gen. Sing.:	vasis	Gen. Plur.:	vasōrum

-ax: Suffix *männlicher* oder *weiblicher* Substantive aus dem Lat. oder Griech., die nach der lat. dritten Deklination (k-Stämme, z. T. mit i-Stämmen vermischt) gebeugt werden; z. B.: *Thorax.*

Nom. Sing.:	thorāx	Nom. Plur.:	thorāces
Gen. Sing.:	thorācis	Gen. Plur.:	thorācum[1]

-do: Suffix *weiblicher* und (seltener) *männlicher* Substantive aus dem Lat., die nach der lat. konsonantischen Deklination (n-Stämme) gebeugt werden, und zwar:

a) meist mit Vokalwechsel; z. B.: Oscedo, *Tendo.*

Nom. Sing.:	tendo	Nom. Plur.:	tendines
Gen. Sing.:	tendinis	Gen. Plur.:	tendinum

b) seltener ohne Vokalwechsel; z. B.: *Comedo.*

Nom. Sing.:	comedo	Nom. Plur.:	comedōnes
Gen. Sing.:	comedōnis	Gen. Plur.:	comdōnum

-e: 1. Suffix *weiblicher* Substantive aus dem Griech., die nach der lat. ersten od. a-Deklination (↑-a) gebeugt werden; z. B.: *Acne,* Aerocele.

Nom. Sing.:	acne	Nom. Plur.:	acnae
Gen. Sing.:	acnae	Gen. Plur.:	acnārum

2. Suffix *sächlicher* Substantive aus dem Lat. (vgl. das Musterbeispiel *Ile* in der Gruppe der unregelmäßigen Substantive).

-en: 1. Suffix *männlicher* Substantive aus dem Lat. od. Griech. mit langem Suffixvokal (-ēn), die nach der lat. konsonantischen Deklination (n-Stämme) gebeugt werden; z. B.: *Lien,* Ren, Splen.

Nom. Sing.:	liēn	Nom. Plur.:	liēnes
Gen. Sing.:	liēnis	Gen. Plur.:	liēnum

Vgl. aber: -men (2).

2. Suffix *sächlicher* Substantive aus dem Lat. mit kurzem Suffixvokal (-en), die nach der lat. konsonantischen Deklination (n-Stämme) gebeugt werden; z. B.: *Inguen.*

Nom. Sing.:	inguen	Nom. Plur.:	inguina
Gen. Sing.:	inguinis	Gen. Plur.:	inguinum

Vgl. auch: -men.

---

[1]In anderen Fällen lautet der Gen. Plur. auch auf -ium.

3. Suffix *männlicher* Substantive aus dem Lat. mit kurzem Suffixvokal (-en), die nach der lat. konsonantischen Deklination (n-Stämme) gebeugt werden; z. B.: *Pecten.*

Nom. Sing.:	pecten	Nom. Plur.:	pectines
Gen. Sing.:	pectinis	Gen. Plur.:	pectinum

-er: 1. Auslautgruppe *männlicher* Substantive aus dem Lat., die nach der lat. konsonantischen Deklination (r-Stämme) gebeugt werden; z. B.: *Agger,* Vomer.

Nom. Sing.:	agger	Nom. Plur.:	aggeres
Gen. Sing.:	aggeris	Gen. Plur.:	aggerum

2. Auslautgruppe *männlicher* Substantive aus dem Lat., die nach der lat. zweiten oder o-Deklination gebeugt werden; z. B.: *Cancer.*

Nom. Sing.:	cancer	Nom. Plur.:	cancri
Gen. Sing.:	cancri	Gen. Plur.:	cancrōrum

3. Auslautgruppe *männlicher* Substantive aus dem Griech., die nach der lat. konsonantischen Deklination (r-Stämme) gebeugt werden; z. B.: *Aether.*

Nom. Sing.:	aether	Nom. Plur.:	aetheres[1]
Gen. Sing.:	aetheris	Gen. Plur.:	aetherum[1]

Vgl. hierzu die unter ↑-ter (2) dargestellten Wörter.

[1]-es: Suffix *weiblicher* Substantive aus dem Lat., die nach der lat. dritten Deklination (i-Stämme, z. T. mit konsonantischen Stämmen vermischt) gebeugt werden; z. B.: Lues, *Pubes,* Tabes.

Nom. Sing:	pubes	Nom. Plur.:	pubes
Gen. Sing.:	pubis	Gen. Plur.:	pubium[2]

[2]-es: 1. Suffix *männlicher* Substantive aus dem Lat., die nach der lat. konsonantischen Deklination (t-Stämme) gebeugt werden, und zwar:

a) mit Vokalwechsel; z. B.: *Poples.*

Nom. Sing.:	poples	Nom. Plur.:	poplites
Gen. Sing.:	poplitis	Gen. Plur.:	poplitum

b) ohne Vokalwechsel; z. B.: *Paries.*

Nom. Sing.:	paries	Nom. Plur.:	parietes
Gen. Sing.:	parietis	Gen. Plur.:	parietum

2. Suffix *männlicher* Substantive aus dem Griech. mit langem Suffixvokal, die nach der lat. konsonantischen Deklination (t-Stämme) gebeugt werden; z. B.: *Herpes,* Actinomyces (vgl. Aktinomyzet).

Nom. Sing.:	herpes	Nom. Plur.:	herpētes
Gen. Sing.:	herpētis	Gen. Plur.:	herpētum

[1] Die Pluralformen von „Aether" sind fachspr. ungebräuchlich.
[2] Der Gen. Plural wird bei den Substantiven dieses Typs gelegentlich auch nach dem Muster der s-Stämme auf -um gebildet.

³-es: Auslautgruppe *männlicher* Substantive aus dem Lat., die nach der lat. konsonantischen Deklination (d-Stämme) gebeugt werden; z. B.: *Pes,* Stapes.

Nom. Sing.:	pes	Nom. Plur.:	pedes
Gen. Sing.:	pedis	Gen. Plur.:	pedum

⁴-es: vgl. -tes.

⁵-es: vgl. ¹-ies.

-ex: Suffix meist *männlicher* (selten auch *weiblicher*) Substantive aus dem Lat., die mit Vokalwechsel nach der lat. konsonantischen Deklination (k-Stämme) gebeugt werden; z. B.: *Apex,* Cimex, Cortex, Culex, Index, Obex, Pollex, Pulex, Vertex.

Nom. Sing.:	apex	Nom. Plur.:	apices
Gen. Sing.:	apicis	Gen. Plur.:	apicum

Vgl. auch: -ix.

-go: Suffix *weiblicher* und (seltener) *männlicher* Substantive aus dem Lat., die nach der lat. konsonantischen Deklination (n-Stämme) gebeugt werden; z. B.: Albugo, *Cartilago,* Fuligo, Imago, Impetigo, Margo, Mucilago.

Nom. Sing.:	cartilago	Nom. Plur.:	cartilagines
Gen. Sing.:	cartilaginis	Gen. Plur.:	cartilaginum

-ia: Suffix *weiblicher* Substantive aus dem Lat. od. Griech., die nach der lat. ersten od. a-Deklination gebeugt werden; z. B.: *Arteria,* Cardia.

Nom. Sing.:	arteria	Nom. Plur.:	arteriae
Gen. Sing.:	arteriae	Gen. Plur.:	arteriārum

-iasis: charakteristisches, einen Krankheitsprozess oder -zustand kennzeichnendes Suffix *weiblicher* Substantive aus dem Griech., die nach der lat. dritten Deklination (i-Stämme) gebeugt werden (vgl. -sis); z. B.: *Acariasis,* Elephantiasis.

Nom. Sing.:	acariasis	Nom. Plur.:	acariases
Gen. Sing.:	acariasis	Gen. Plur.:	acariasium

¹-ies: Suffix *weiblicher* Substantive aus dem Lat., die nach der lat. fünften od. e-Deklination gebeugt werden; z. B.: Caries, *Facies,* Mollities.

Nom. Sing.:	faciēs	Nom. Plur.:	faciēs
Gen. Sing.:	faciēi	Gen. Plur.:	faciērum

²-ies: vgl. ²-es (b).

-io: Suffix fast ausschließlich *weiblicher* Substantive aus dem Lat., die nach der lat. konsonantischen Deklination (n-Stämme) gebeugt werden; z. B.: *Ablatio,* Anteflexio, Contorsio, Laesio.

Nom. Sing.:	ablatio	Nom. Plur.:	ablatiōnes
Gen. Sing.:	ablatiōnis	Gen. Plur.:	ablatiōnum

Merke: Immer *weiblich* sind die Substantive auf ↑-tio.

-ion: Suffix (nicht endbetonter) *sächlicher* Substantive aus dem Griech., die nach der lat. zweiten od. o-Deklination gebeugt werden (vgl. -on); z. B.: Acromion, *Ganglion.*

Nom. Sing.:	ganglion	Nom. Plur.:	ganglia
Gen. Sing.:	ganglii	Gen. Plur.:	gangliōrum

¹-is: Suffix *männlicher* und *weiblicher* Substantive, die nach der lat. dritten Deklination (i-Stämme) gebeugt werden, und zwar:

a) bei Wörtern aus dem Lat.; z. B.: *Auris,* Axis, Clunis, Crinis, Penis, Testis, Unguis.

Nom. Sing.:	auris	Nom. Plur.:	aures
Gen. Sing.:	auris	Gen. Plur.:	aurium

b) bei Fremd- und Lehnwörtern aus dem Griech.; z. B.: *Orchis.*

Nom. Sing.:	orchis	Nom. Plur.:	orches
Gen. Sing.:	orchis	Gen. Plur.:	orchium

Vgl. hierzu die unter ↑-sis u. ↑-xis aufgeführten Fremdwörter aus dem Griechischen.

²-is: 1. Suffix *männlicher* oder *weiblicher* Substantive aus dem Lat., die nach der lat. konsonantischen Deklination (d-Stämme) gebeugt werden; z. B.: *Cuspis,* Lapis.

Nom. Sing.:	cuspis	Nom. Plur.:	cuspides
Gen. Sing:	cuspidis	Gen. Plur.:	cuspidum

2. Suffix *weiblicher* Substantive aus dem Griech., die nach der lat. konsonantischen Deklination (d-Stämme) gebeugt werden; z. B.: Ascaris, carotis (in ↑Arteria carotis), Clitoris, Epidermis, Epididymis, Epulis, Glottis, Iris, *Pyramis.*

Nom. Sing.:	pyramis	Nom. Plur.:	pyramides
Gen. Sing.:	pyramidis	Gen. Plur.:	pyramidum

Vgl. auch: -itis.

³-is: Auslautgruppe des unregelmäßigen männlichen Substantivs *Sanguis.* Vgl. hierzu die Gruppe der unregelmäßigen Substantive.

-itis: charakteristisches, entzündliche Erkrankungen kennzeichnendes Suffix *weiblicher* Substantive, speziell aus dem Griech., die nach der lat. konsonantischen Deklination (d-Stämme) gebeugt werden; z. B.: Angiitis, Appendicitis, Bursitis, Ileitis, *Colitis.*

Nom. Sing.:	colitis	Nom. Plur.:	colitides
Gen. Sing.:	colitidis	Gen. Plur.:	colitidum

Vgl. auch: ²-is (2).

-ium: Suffix *sächlicher* Substantive aus dem Lat. od. Griech., die nach der lat. zweiten oder o-Deklination gebeugt werden (↑-um); z. B.: *Cilium,* Cranium, Labium.

Nom. Sing.:	cilium	Nom. Plur.:	cilia
Gen. Sing.:	cilii	Gen. Plur.:	ciliōrum

-ix: 1. Suffix *männlicher* und *weiblicher* Substantive mit kurzem Suffixvokal aus dem Lat. u. Griech., die nach der lat. konsonantischen Deklination (k-Stämme) gebeugt werden; z. B.: Anthelix, Appendix, *Calix,* Fornix, Helix, Vernix.

Nom. Sing.:	calix	Nom. Plur.:	calices
Gen. Sing.:	calicis	Gen. Plur.:	calicum

2. Suffix *weiblicher* Substantive mit langem Suffixvokal aus dem Lat., die nach der lat. konsonantischen Deklination gebeugt werden; z. B.: *Cervix,* Matrix, Radix.

Nom. Sing.:	cervīx	Nom. Plur.:	cervīces
Gen. Sing.:	cervīcis	Gen. Plur.:	cervīcum

Vgl. auch: -ex.

¹-ma: Auslautgruppe (kein eigentliches Suffix) *weiblicher* Substantive aus dem Lat. od. Griech., die nach der lat. ersten od. a-Deklination gebeugt werden; z. B.: *Lacrima,* Palma.

Nom. Sing.:	lacrima	Nom. Plur.:	lacrimae
Gen. Sing.:	lacrimae	Gen. Plur.:	lacrimārum

Nicht zu verwechseln mit ↑²-ma.

²-ma: Suffix *sächlicher* Substantive aus dem Griech., die nach der lat. konsonantischen Deklination (t-Stämme) gebeugt werden; z. B.: *Aneurysma,* Asthma, Bregma, Chasma, Chiasma, Chloasma, Diaphragma, Ecthyma, Eczema, Emphysema, Empyema, Enanthema, Erythema, Erythrasma, Gelasma, Hyphaema, Oedema, Smegma, Trauma.

Nom. Sing.:	aneurysma	Nom. Plur.:	aneurysmata
Gen. Sing.:	aneurysmatis	Gen. Plur.:	aneurysmatum

Vgl. auch: -oma.

-men: 1. Suffix *sächlicher* Substantive aus dem Lat., die nach der lat. konsonantischen Deklination (n-Stämme) gebeugt werden; z. B.: Abdomen, Cerumen, Culmen, *Foramen,* Limen, Putamen, Tegmen.

Nom. Sing.:	foramen	Nom. Plur.:	foramina
Gen. Sing.:	foraminis	Gen. Plur.:	foraminum

Vgl. auch: -en (2).

2. Suffix *männlicher* Substantive aus dem Griech. mit langem, im Genitiv gekürztem Suffixvokal (-ēn, -enis), die nach der lat. konsonantischen Deklination (n-Stämme) gebeugt werden; z. B.: *Hymen.*

Nom. Sing.:	hymen	Nom. Plur.:	hymenes[1]
Gen. Sing.:	hymenis[1]	Gen. Plur.:	hymenum[1]

Vgl. auch: -en (1).

-n: vgl. -en, -men, -on, -ion.

-ns: Auslautgruppe *männlicher* und *weiblicher* Substantive, die nach der lat. dritten Deklination (konsonantische Stämme, vermischt mit i-Stämmen) gebeugt werden, und zwar:

a) nd-Stämme; z. B.: *Glans.*

Nom. Sing.:	glans	Nom. Plur.:	glandes
Gen. Sing.:	glandis	Gen. Plur.:	glandium

b) nt-Stämme; z. B.: *Dens,* Frons, Lens, Pons.

Nom. Sing.:	dens	Nom. Plur.:	dentes
Gen. Sing.:	dentis	Gen. Plur.:	dentium

-nx: Suffix *männlicher* und *weiblicher* Substantive aus dem Griech., die nach der lat. konsonantischen Deklination (g-Stämme) gebeugt werden; z. B.: Larynx, Meninx, Myrinx, *Phalanx,* Pharynx, Salpinx.

Nom. Sing.:	phalanx	Nom. Plur.:	phalanges
Gen. Sing.:	phalangis	Gen. Plur.:	phalangum

-o: Suffix *männlicher* und *weiblicher* Substantive aus dem Lat. und (seltener) aus dem Griech., die nach der lat. konsonantischen Deklination gebeugt werden, und zwar:

a) ohne Vokalwechsel; z. B.: Carbo, Embryo, *Pulmo.*

Nom. Sing.:	pulmo	Nom. Plur.:	pulmōnes
Gen. Sing.:	pulmōnis	Gen. Plur.:	pulmōnum

Vgl. auch: -io u. -tio.

b) mit Vokalwechsel; vgl. hierzu die unter ↑-do (a) und ↑-go dargestellten Wörter.

c) mit Vokalschwund; z. B.: *Caro.*

Nom. Sing.:	caro	Nom. Plur.:	carnes
Gen. Sing.:	carnis	Gen. Plur.:	carnium

-oma: Suffix *sächlicher* Substantive bes. aus dem Griech., die nach der lat. konsonantischen Deklination (Dentalstämme) gebeugt werden. Charakteristische Erweiterung der Nachsilbe ↑²-ma, im heutigen medizinischen Sprachgebrauch im Allgemeinen zur Bezeich-

[1] Die obliquen Formen müssten nach lat. Vorbild streng genommen *hyminis, hymines* u. *hyminum* lauten. Die im Vokalismus abweichenden e-Formen haben sich jedoch im anatomisch-medizinischen Sprachgebrauch eingebürgert.

nung von Geschwulstbildungen; z. B.: Acanthoma, Adamantinoma, Basalioma, *Carcinoma,* Myeloma.

Nom. Sing.:	carcinōma	Nom. Plur.:	carcinōmata
Gen. Sing.:	carcinōmatis	Gen. Plur.:	carcinōmatum

-on: Suffix (nicht endbetonter) *sächlicher* Substantive aus dem Griech., die nach der lat. zweiten oder o-Deklination gebeugt werden; z. B.: Encephalon, *Colon,* Enteron, Epoophoron.

Nom. Sing.:	colon	Nom. Plur.:	cola
Gen. Sing.:	coli	Gen. Plur.:	colōrum

Vgl. auch: -ion.

[1]-or: Suffix meist *männlicher* (selten *weiblicher*) Substantive aus dem Lat., die nach der lat. konsonantischen Deklination (r-Stämme) gebeugt werden; z. B.: *Dolor,* [1]Fluor, Humor, Labor, Rubor.

Nom. Sing.:	dolor	Nom. Plur.:	dolōres
Gen. Sing.:	dolōris	Gen. Plur.:	dolōrum

Vgl. hierzu auch die unter ↑-tor aufgeführten Wörter. Vgl. aber: [2]-or.

[2]-or: Auslautgruppe des *sächlichen* Substantivs *Cor,* das nach der lat. konsonantischen Deklination (d-Stämme) gebeugt wird.

Nom. Sing.:	cor	Nom. Plur.:	corda
Gen. Sing.:	cordis	Gen. Plur.:	cordum

Vgl. aber: [1]-or.

-os: seltenes Suffix *männlicher* Substantive aus dem Griech., die nach der lat. zweiten oder o-Deklination gebeugt werden; z. B.: *Proctos.*

Nom. Sing.:	proctos	Nom. Plur.:	procti
Gen. Sing.:	procti	Gen. Plur.:	proctōrum

-osis: Suffix *weiblicher* Substantive aus dem Griech., die nach der lat. dritten Deklination (i-Stämme) gebeugt werden (vgl. -sis), in der Medizin speziell zur Bezeichnung eines (meist nichtentzündlichen) Krankheitszustandes od. -prozesses; z. B.: Acanthosis, Acauliosis, *Anastomosis,* Elastoidosis, Ichthyosis, Lipomatosis, Meiosis, Nephrosis.

Nom. Sing.:	anastomōsis	Nom. Plur.:	anastomōses
Gen. Sing.:	anastomōsis	Gen. Plur.:	anastomōsium

-ps: Auslautgruppe *männlicher* oder *weiblicher* Substantive aus dem Lat., die nach der lat. konsonantischen Deklination (Labialstämme) gebeugt werden; z. B.: *Forceps.*

Nom. Sing.:	forceps	Nom. Plur.:	forcipes
Gen. Sing.:	forcipis	Gen. Plur.:	forcipium

-r: Auslaut verschiedenartiger *männlicher, weiblicher* und *sächlicher* Substantive aus dem Lat. u. Griech., die unter den folgenden charakteristischen Suffixen und Auslautgruppen zusammengefasst sind: -ar, -er, -ter, [1]-or, [2]-or, -tor, -ur (s. die einzelnen Suffixe).

-rs: seltene Auslautgruppe *weiblicher* Substantive aus dem Lat., die nach der lat. dritten Deklination (i-Stämme) gebeugt werden: ars (in ↑lege artis), *Pars* und Mors.

Nom. Sing.:	pars	Nom. Plur.:	partes
Gen. Sing.:	partis	Gen. Plur.:	partium

-s: Auslaut verschiedenartiger *männlicher, weiblicher* und *sächlicher* Substantive aus dem Lat. u. Griech., die unter den folgenden charakteristischen Suffixen und Auslautgruppen zusammengefasst sind. Vgl. hierzu im Einzelnen: [1]-as, [2]-as, [3]-as, [4]-as, [5]-as, [1]-es, [2]-es, [3]-es, -iasis, [1]-ies, [2]-ies, [1]-is, [2]-is, [3]-is, -itis, -ns, -os, -osis, -ps, -rs, -sis, -tas, -tes, -tus, [1]-us, [2]-us, [3]-us, [4]-us, -xis. Vgl. ferner die Substantive [1]Os und [2]Os unter der Gruppe der unregelmäßigen Substantive.

-sis: Suffix *weiblicher* Substantive aus dem Griech., die nach der lat. dritten Deklination (i-Stämme) gebeugt werden (vgl. [1]-is); z. B.: Acantholysis, *Basis,* Crisis, Epiphysis, Hypophysis, Paralysis, Ptosis.

Nom. Sing.:	basis	Nom. Plur.:	bases
Gen. Sing.:	basis[1]	Gen. Plur.:	basium

Vgl. auch die hierher gehörenden Suffixe -xis, -osis und -iasis.

-tas: Suffix *weiblicher* Substantive aus dem Lat., die nach der lat. konsonantischen Deklination (t-Stämme) gebeugt werden; z. B.: Anxietas, *Cavitas,* Graviditas, Monstrositas.

Nom. Sing.:	cavitas	Nom. Plur.:	cavitates
Gen. Sing.:	cavitatis	Gen. Plur.:	cavitatum

-ter: 1. Suffix *männlicher* oder *weiblicher* Substantive aus dem Lat., die nach der lat. konsonantischen Deklination gebeugt werden, und zwar:

a) r-Stämme; z. B.: *mater* (vgl. Pia mater).

Nom. Sing.:	mater	Nom. Plur.:	matres
Gen. Sing.:	matris	Gen. Plur.:	matrum

b) i-Stämme; z. B.: *Venter.*

Nom. Sing.:	venter	Nom. Plur.:	ventres
Gen. Sing.:	ventris	Gen. Plur.:	ventrium

[1] Im Gen. Sing. kommt, bes. in der anatomischen Fachsprache, bei einigen Wörtern dieses Typs noch die veraltete griech. Form auf -eos vor; z. B.: baseos, epiphyseos.

2 MED IHGF

2. Suffix *männlicher* und (selten) *weiblicher* Substantive aus dem Griech., die nach der lat. konsonantischen Deklination (r-Stämme) gebeugt werden; z. B.: cremaster (in ↑Musculus cremaster), *masseter* (in ↑Musculus masseter), *Ureter,* zoster (in ↑Herpes zoster).

Nom. Sing.:	urēter	Nom. Plur.:	urēteres
Gen. Sing.:	urēteris	Gen. Plur.:	urēterum
Nom. Sing.:	massētēr	Nom. Plur.:	massētēres
Gen. Sing.:	massētēris	Gen. Plur.:	massētērum

-tes: Suffix *männlicher* Substantive aus dem Griech., die nach der lat. ersten oder a-Deklination gebeugt werden; z. B.: *Ascites,* Diabetes.

Nom. Sing.:	ascites	Nom. Plur.:	ascitae[1]
Gen. Sing.:	ascitae	Gen. Plur.:	ascitārum[1]

-tio: Suffix *weiblicher* Substantive aus dem Lat., die nach der lat. konsonantischen Deklination (n-Stämme) gebeugt werden (vgl. auch: -io); z. B.: Evolutio, Fragmentatio, *Functio,* Portio.

Nom. Sing.:	functio	Nom. Plur.:	functiōnes
Gen. Sing.:	functiōnis	Gen. Plur.:	functiōnum

-tor: Suffix *männlicher* Substantive aus dem Lat. (selten auch aus dem Griech.), die nach der lat. konsonantischen Deklination gebeugt werden (vgl. auch: ¹-or); z. B.: abductor (in ↑Musculus abductor), *Aequator,* erector (in ↑Musculus erector).

Nom. Sing.:	aequator	Nom. Plur.:	aequatōres
Gen. Sing.:	aequatōris	Gen. Plur.:	aequatōrum

-tus: Suffix *männlicher* Substantive aus dem Lat., die nach der lat. vierten oder u-Deklination gebeugt werden (vgl. ²-us); z. B.: Abortus, Aditus, Coitus, *Ductus,* Fetus, Hiatus, Ictus, Meatus, Partus, Pruritus.

Nom. Sing.:	ductus	Nom. Plur.:	ductūs
Gen. Sing.:	ductūs	Gen. Plur.:	ductuum

-u: seltener Auslaut *sächlicher* Substantive aus dem Lat., die nach der lat. vierten oder u-Deklination gebeugt werden (vgl. ²-us); z. B.: *Cornu,* Genu.

Nom. Sing.:	cornu	Nom. Plur.:	cornua
Gen. Sing.:	cornūs	Gen. Plur.:	cornuum

-um: Suffix *sächlicher* Substantive aus dem Lat. od. Griech., die nach der lat. zweiten oder o-Deklination gebeugt werden; z. B.: *Cingulum,* Claustrum, Centrum, Sternum.

Nom. Sing.:	cingulum	Nom. Plur.:	cingula
Gen. Sing.:	cinguli	Gen. Plur.:	cingulōrum

Vgl. auch: -ium.

[1] Die Pluralformen der Substantive dieses Typs sind im Allgemeinen gebräuchlich.

-ur: 1. Auslautgruppe unregelmäßiger *sächlicher* Substantive aus dem Lat., die nach der lat. konsonantischen Deklination (r-Stämme) gebeugt werden, und zwar regelmäßig mit Vokalwechsel; z. B.: *Femur,* Jecur.

Nom. Sing.: femur	Nom. Plur.: femora
Gen. Sing.: femoris	Gen. Plur.: femorum

2. Auslautgruppe unregelmäßiger *männlicher* Substantive aus dem Lat., die nach der lat. konsonantischen Deklination (r-Stämme) gebeugt werden, und zwar regelmäßig ohne Vokalwechsel; z. B.: *Furfur.*

Nom. Sing.: furfur	Nom. Plur.: furfures
Gen. Sing.: furfuris	Gen. Plur.: furfurum

[1]**-us**: Suffix fast ausschließlich *männlicher* Substantive aus dem Lat. od. Griech., die nach der lat. zweiten oder o-Deklination gebeugt werden; z. B.: Icterus, Labyrinthus, Porus, *Talus.*

Nom. Sing.: talus	Nom. Plur.: tali
Gen. Sing.: tali	Gen. Plur.: talōrum

[2]**-us**: 1. vgl. -tus.

2. Suffix *männlicher* (selten auch *weiblicher*) Substantive aus dem Lat., die nach der lat. vierten oder u-Deklination gebeugt werden; z. B.: Abscessus, Arcus, Manus, Plexus, *Sinus.*

Nom. Sing.: sinus	Nom. Plur.: sinūs
Gen. Sing.: sinūs	Gen. Plur.: sinuum

Vgl. auch: -u.

[3]**-us**: Auslautgruppe *sächlicher* Substantive aus dem Lat. die nach der lat. konsonantischen Deklination (s-Stämme, mit Wechsel des -s- zu -r- in den obliquen Kasus) gebeugt werden, und zwar:

a) ohne Vokalwechsel; z. B.: *Crus,* Pus.

Nom. Sing.: crus	Nom. Plur.: crura
Gen.Sing: cruris	Gen. Plur.: crurum

b) mit e-Vokalismus in den obliquen Kasus; z. B.: Genus, Glomus, Latus, *Ulcus,* Vulnus.

Nom. Sing.: ulcus	Nom. Plur.: ulcera
Gen. Sing.: ulceris	Gen. Plur.: ulcerum

c) mit o-Vokalismus in den obliquen Kasus; z. B.: *Corpus,* Pectus, Stercus, Tempus.

Nom. Sing.: corpus	Nom. Plur.: corpora
Gen. Sing.: corporis	Gen. Plur.: corporum

[4]**-us**: Auslautgruppe des *weiblichen* Substantivs ↑*Incus,* das nach der lat. konsonantischen Deklination (d-Stämme) gebeugt wird.

Nom. Sing.: incus	Nom. Plur.: incūdes
Gen. Sing.: incūdis	Gen. Plur.: incūdum

-ut: Auslautgruppe der *sächlichen* Substantive *Caput,* Occiput und Sinciput, die nach der lat. konsonantischen Deklination (t-Stämme, mit Vokalwechsel) gebeugt werden.

Nom. Sing.: caput	Nom. Plur.: capita
Gen. Sing.: capitis	Gen. Plur.: capitum

-ux: Auslautgruppe des *männlichen* Substantivs *Hallux,* das nach der lat. konsonantischen Deklination (k-Stämme) gebeugt wird.

Nom. Sing.: hallux	Nom. Plur.: halluces
Gen. Sing.: hallucis	Gen. Plur.: hallucum

-x: 1. Auslaut verschiedener einsilbiger *weiblicher* Substantive aus dem Lat. (Wurzelnomina), die nach der lat. dritten Deklination gebeugt werden, und zwar:

a) reine k-Stämme; z. B.: *Crux,* Faex.

Nom. Sing.: crux	Nom. Plur.: crūces
Gen. Sing.: crūcis	Gen. Plur.: crūcum

b) k-Stämme mit i-Stämmen vermischt; z. B.: Calx, *Falx,* Fauces (nur Plur.).

Nom. Sing.: falx	Nom. Plur.: falces
Gen. Sing.: falcis	Gen. Plur.: falcium

2. Vgl. die Suffixe und Auslautgruppen -ax, -ex, -ix, -nx, -ux, -yx.

-xis: Suffix *weiblicher* Substantive aus dem Griech., die nach der lat. dritten Deklination (i-Stämme) gebeugt werden (vgl. [1]-is); z. B.: *Blepharonyxis.*

Nom. Sing.: blepharonyxis	Nom. Plur.: blepharonyxes
Gen. Sing.: blepharonyxis	Gen. Plur.: blepharonyxium

-yx: Suffix *männlicher* und *weiblicher* Substantive aus dem Griech., die nach der lat. konsonantischen Deklination gebeugt werden; z. B.: *Calyx.*

Nom. Sing.: calyx	Nom. Plur.: calyces
Gen. Sing.: calycis	Gen. Plur.: calycum

Gruppe unregelmäßiger Substantive aus dem Lateinischen

1. *Fel (sächlich)*

Nom. Sing.: fel	Nom. Plur.: fella
Gen. Sing.: fellis	Gen. Plur.: fellium

2. *Ile (sächlich)*

Nom. Sing.: ile	Nom. Plur.: ilia
Gen. Sing.: ilis	Gen. Plur.: ilium

3. [1]*Os (sächlich)* = Knochen

Nom. Sing.: os	Nom. Plur.: ossa
Gen. Sing.: ossis	Gen. Plur.: ossium

4. *²Os (sächlich)* = Mund

Nom. Sing.: ōs	Nom. Plur.: ōra
Gen. Sing.: ōris	Gen. Plur.: ōrium

5. *Sanguis (männlich)*

Nom. Sing.: sanguis	ohne Pluralformen
Gen. Sing.: sanguinis	

II. Adjektive

-a: vgl. -us, ¹-er.

-alis, -alis, -ale: Suffix von Adjektiven aus dem Lat. oder Griech., die nach dem unter ↑-is dargestellten Typus gebeugt werden; z. B.: acralis, *analis,* episcleralis, epiphysialis, ethmoidalis, gingivalis, inguinalis.

Nom. Sing.: analis, analis, anale	Nom. Plur.: anales, anales, analia
Gen. Sing.: analis, analis, analis	Gen. Plur.: analium, analium, analium

-ans: Suffix von Partizipialadjektiven, die zu den unter ↑-ns zusammengefassten Deklinationstypen gehören; z. B.: accelerans, agitans, albicans, decalvans, deformans, *migrans,* praeparans.

Nom. Sing.: migrans, migrans, migrans
Gen. Sing.: migrantis, migrantis, migrantis

Nom. Plur.: migrantes, migrantes, migrantia
Gen. Plur.: migrantium, migrantium, migrantium

-ar: Auslautgruppe des aus dem Lat. stammenden Adjektivs *impar*[1] (= ungleich), das im Nom. Sing. für alle drei Geschlechter gleich lautet und nach der lat. i-Deklination gebeugt wird.

Nom. Sing.: impar, impar, impar
Gen. Sing.: imparis, imparis, imparis

Nom. Plur.: impares, impares, imparia
Gen. Plur.: imparium, imparium, imparium

-ax: charakteristisches Suffix von Adjektiven aus dem Lat., die im Nom. Sing. für alle drei Geschlechter nur eine gemeinsame Form aufweisen und nach der lat. dritten Deklination (ursprünglich k-Stämme, sekundär den i-Stämmen angeglichen) gebeugt werden; z. B.: efficax, *fugax,* vivax.

Nom. Sing.: fugax, fugax, fugax
Gen. Sing.: fugacis, fugacis, fugacis

Nom. Plur.: fugaces, fugaces, fugacia
Gen. Plur.: fugacium, fugacium, fugacium

Vgl. auch: -x.

---

[1] Das einfache lat. Adjektiv *par* (= gleich) kommt in der Medizin nicht vor.

-ens: Suffix von Partizipialadjektiven, die zu den unter ↑-ns zusammengefassten Deklinationstypen gehören; z. B.: *abducens,* adolescens, arborescens, confluens, imminens, permanens, reccurens.

Nom. Sing.: abducens, abducens, abducens
Gen. Sing.: abducentis, abducentis, abducentis

Nom. Plur.: abducentes, abducentes, abducentia
Gen. Plur.: abducentium, abducentium, abducentium

¹-er: charakteristisches Suffix von Adjektiven vorwiegend aus dem Lat., die im Nom. Sing. für die drei Geschlechter verschiedene Endungen aufweisen und nach der lat. o-Deklination (männliche und sächliche Form) bzw. a-Deklination (weibliche Form) gebeugt werden, und zwar:

a) **-er, -era, -erum:** mit Erhaltung des Endungs-e in den einzelnen Flexionsformen; z. B.: *lacer,* lactifer, oviger.

Nom. Sing.: lacer, lacera, lacerum
Gen. Sing.: laceri, lacerae, laceri

Nom. Plur.: laceri, lacerae, lacera
Gen. Plur.: lacerōrum, lacerārum, lacerōrum

b) **-er, -ra, -rum:** Mit Ausfall des Endungs-e in den anderen Flexionsformen; z. B.: *dexter,* niger, ruber, sacer.

Nom. Sing.: dexter, dextra, dextrum
Gen. Sing.: dextri, dextrae, dextri

Nom. Plur.: dextri, dextrae, dextra
Gen. Plur.: dextrōrum, dextrārum, dextrōrum

²-er, -eris, -ere: selten vorkommendes Suffix von Adjektiven aus dem Lat., die im Nom. Sing. für die drei Geschlechter verschiedene Endungen aufweisen und nach der lat. dritten Deklination (i-Stämme, z. T. mit konsonantischen Stämmen vermischt) gebeugt werden; z. B.: *celer.*

Nom. Sing.: celer, celeris, celere
Gen. Sing.: celeris, celeris, celeris

Nom. Plur.: celeres, celeres, celeria
Gen. Plur.: celerum[1], celerum, celerum

-era: vgl. ¹-er.

-ere: vgl. ²-er.

-eris: vgl. ²-er.

-erum: vgl. ¹-er.

¹-es: charakteristisches Suffix von Adjektiven aus dem Griech., die im Nom. Sing. für alle drei Geschlechter eine gemeinsame Form aufweisen und nach der lat. dritten Deklination (konsonantische Stäm-

[1] In anderen Fällen endet der Gen. Plur. auf -erium.

me, vermischt mit i-Stämmen) gebeugt werden; z.B.: *adenoides,* areogenes, oryzoides, sphenoides, staphylogenes, thyreoides.

Nom. Sing.: adenoides, adenoides, adenoides
Gen. Sing.: adenoidis, adenoidis, adenoidis

Nom. Plur.: adenoides, adenoides, adenoidia
Gen. Plur.: adenoidium, adenoidium, adenoidium

²-es: Suffix des aus dem Lat. stammenden Adjektivs *teres,* das im Nom. Sing. für alle drei Geschlechter nur eine gemeinsame Form aufweist und nach der lat. dritten Deklination (t-Stämme, mit Formen der i-Stämme vermischt) gebeugt wird.

Nom. Sing.: teres, teres, teres   Nom. Plur.: teretes, teretes, teretia
Gen. Sing.: teretis, teretis, teretis   Gen. Plur.: teretium, teretium, teretium

-ex: Auslautgruppe seltener Adjektive aus dem Lat., die im Nom. Sing. für alle drei Geschlechter nur eine gemeinsame Form aufweisen und nach der lat. dritten Deklination (urspr. k-Stämme, sekundär den i-Stämmen angeglichen) gebeugt werden; z.B.: duplex, *simplex.*

Nom. Sing.: simplex, simplex, simplex
Gen. Sing.: simplicis, simplicis, simplicis

Nom. Plur.: simplices, simplices, simplicia
Gen. Plur.: simplicium, simplicium, simplicium

Vgl. auch: -x.

-ians: Suffix von Partizipialadjektiven, die zu den unter ↑-ns zusammengefassten Deklinationstypen gehören; z.B.: *luxurians.*

Nom. Sing.: luxurians, luxurians, luxurians
Gen. Sing.: luxuriantis, luxuriantis, luxuriantis

Nom. Plur.: luxuriantes, luxuriantes, luxuriantia
Gen. Plur.: luxuriantium, luxuriantium, luxuriantium

-iens: Suffix von Partizipialadjektiven, die zu den unter ↑-ns zusammengefassten Deklinationstypen gehören; z.B.: *incipiens,* praesagiens.

Nom. Sing.: incipiens, incipiens, incipiens
Gen. Sing.: incipientis, incipientis, incipientis

Nom. Plur.: incipientes, incipientes, incipientia
Gen. Plur.: incipientium, incipientium, incipientium

-ilis, -ilis, -ile: Suffix von Adjektiven aus dem Lat., die nach dem unter ↑-is dargestellten Typus gebeugt werden; z.B.: debilis, gracilis, juvenilis, *mobilis.*

Nom. Sing.: mobilis, mobilis, mobile
Gen. Sing.: mobilis, mobilis, mobilis

Nom. Plur.: mobiles, mobiles, mobilia
Gen. Plur.: mobilium, mobilium, mobilium

-ior, -ius: charakteristisches Komparativsuffix von Adjektiven aus dem Lat., die im Nom. Sing. für die drei Geschlechter zwei Endungen aufweisen (männliche und weibliche Form: -ior, sächliche Form: -ius) und nach der lat. konsonantischen Deklination gebeugt werden; z. B.: *anterior,* inferior, interior, major, superior.

Nom. Sing.: anterior, anterior, anterius
Gen. Sing.: anterioris, anterioris, anterioris
Nom. Plur.: anteriores, anteriores, anteriora
Gen. Plur.: anteriorum, anteriorum, anteriorum

In Analogie zu den Adjektiven auf -ior, -ius wird auch das komparativisch verwendete Adjektiv *minor* gebeugt.

Nom. Sing.: minor, minor, minus
Gen. Sing.: minōris, minōris, minōris
Nom. Plur.: minōres, minōres, minōra
Gen. Plur.: minōrum, minōrum, minōrum

-is, -is, -e: charakteristisches Suffix zahlreich vertretener Adjektive aus dem Lat., seltener aus dem Griech., die im Nom. Sing. für die drei Geschlechter zwei verschiedene Formen aufweisen (männliche und weibliche Form: -is, sächliche Form: -e) und nach der lat. dritten Deklination (i-Stämme) gebeugt werden; z. B.: acneiformis, angularis, bicornis, *brevis,* cochlearis, communis, gravis, levis, tenuis.

Nom. Sing.: brevis, brevis, breve
Gen. Sing.: brevis, brevis, brevis
Nom. Plur.: breves, breves, brevia
Gen. Plur.: brevium, brevium, brevium

Vgl. auch: -alis, -ilis.

¹-ius: vgl. -us.

²-ius: vgl. -ior.

-lis, -le: vgl. -alis und -ilis.

-ns: Suffix zahlreicher Partizipialadjektive aus dem Lat. (selten auch aus dem Griech.), die im Nom. Sing. für alle drei Geschlechter nur eine gemeinsame Form aufweisen und nach der lat. dritten Deklination (eigentlich Partizipien mit konsonantischem nt-Stamm, als Adjektive sekundär den i-Stämmen angeglichen) gebeugt werden. Vgl. hierzu im Einzelnen die unter -ans, -ians, -ens, -iens aufgeführten Partizipialadjektive.

-or: vgl. -ior.

-ps: Auslautgruppe weniger Adjektive aus dem Lat., die im Nom. Sing. für alle drei Geschlechter nur eine gemeinsame Form aufweisen und nach der lat. dritten Deklination (konsonantische Stämme, teilweise den i-Stämmen angeglichen) gebeugt werden, und zwar:

a) p-Stämme, z. B.: *princeps.*

Nom. Sing.: princeps, princeps, princeps
Gen. Sing.: principis, principis, principis
Nom. Plur.: principes, principes, *principa
Gen. Plur.: principum, principum, principum[1]

[1] Der Gen. Plur. kommt auch mit der Endung -ium vor.

b) t-Stämme; z. B.: *anceps,* biceps, triceps.

Nom. Sing.: anceps, anceps, anceps
Gen. Sing.: ancipitis, ancipitis, ancipitis
Nom. Plur.: ancipites, ancipites, ancipitia
Gen. Plur.: ancipitium, ancipitium, ancipitium

-r: vgl. -ar, [1]-er, [2]-er, -or, -ior.

-ra: vgl. [1]-er.

-rum: vgl. [1]-er.

-s: vgl. [1]-es, [2]-es, -is, -ns, -ans, -ians, -ens, -iens, -ps, -us.

-um: vgl. -us, [1]-er.

-us, -a, -um: charakteristisches Suffix von Adjektiven aus dem Lat., seltener aus dem Griech., die im Nom. Sing. für die drei Geschlechter verschiedene Endungen (männlich: -us, weiblich: -a, sächlich: -um) aufweisen und nach der lat. o-Deklination (männliche u. sächliche Form) bzw. a-Deklination (weibliche Form) gebeugt werden; z. B.: acusticus, benignus, *latus,* motorius, osseus.

Nom. Sing.:	latus, lata, latum	Nom. Plur.:	lati, latae, lata
Gen. Sing.:	lati, latae, lati	Gen. Plur.:	latōrum, latārum, latōrum

-ux: Auslautgruppe der aus dem Lat. stammenden Adjektive *indux* und redux, die im Nom. Sing. für alle drei Geschlechter nur eine gemeinsame Form aufweisen und nach der lat. konsonantischen Deklination (k-Stämme) gebeugt werden.

Nom. Sing.:	indux, indux, indux	Pluralformen fehlen
Gen. Sing.:	inducis, inducis, inducis	

Vgl. auch: -x.

-x: vgl. -ax, -ex, -ux.

Das griechische Alphabet[1]

Buchstabe Groß	Buchstabe Klein	Name	Schulaussprache
Α	*α*	Alpha	ă, ā
Β	*β*	Beta	b
Γ	*γ*	Gamma	g
Δ	*δ*	Delta	d
Ε	*ε*	Epsilon	e
Ζ	*ζ*	Zeta	z
Η	*η*	Eta	ǟ
Θ	*ϑ*	Theta	th
Ι	*ι*	Jota	ĭ, ī
Κ	*ϰ*	Kappa	k
Λ	*λ*	Lambda	l
Μ	*μ*	My	m
Ν	*ν*	Ny	n
Ξ	*ξ*	Xi	x
Ο	*ο*	Omikron	ŏ
Π	*π*	Pi	p
Ρ	*ϱ*	Rho	r
Σ	*σ*[2], *ς*[3]	Sigma	s
Τ	*τ*	Tau	t
Υ	*υ*	Ypsilon	ü̆, ǖ
Φ	*φ*	Phi	f
Χ	*χ*	Chi	ch
Ψ	*ψ*	Psi	ps
Ω	*ω*	Omega	ō

[1] Das griechische Hauchzeichen (῾), der so genannte *Spiritus asper* (= rauer Hauch), steht im absoluten Wortanlaut bei den Selbstlauten und bei Rho, und zwar bei den kleinen Buchstaben jeweils über (z. B. *ἁ*, *ῥ*), bei den großen Buchstaben jeweils vor den betreffenden Buchstaben (z. B. *Ἁ*, *Ῥ*). Der Spiritus asper wird im Deutschen durch h (H) wiedergegeben (z. B. griech. *ὕδωϱ* = Wasser, transkribiert: hýdor; griech. *ῥυϑμός* = Gleichmaß der Bewegung, transkribiert: rhythmós). Alle nicht aspirierten Vokale erhalten im Wortlaut das Hilfszeichen (’), den so genannten *Spiritus lenis* (= sanfter Hauch), der keinen eigenen Lautwert hat (z. B. *ἀ*, *Ἀ*). Bei den Diphthongen steht der Spiritus asper bzw. lenis stets auf dem zweiten Vokal (z. B. *αἱ*, *Αἱ*, *αἰ*, *Αἰ*).

[2] *σ* wird nur im Wortlaut und im Wortinlaut geschrieben.

[3] *ς* steht nur am absoluten Wortende (bei zusammengesetzten Wörtern gelegentlich auch am Wortende der einzelnen Bestandteile).

A

A: **1)** = Ampere. **2)** = Ångström[einheit]

Å = Ångström[einheit]

A. = Arteria

[1]**a..., A...** [aus der verneinenden gr. Vorsilbe *ἀ-, ἀν-*], vor Vokalen u. h erweitert zu: **an..., An...**; vor rh (= gr. *ρ*) angeglichen zu: **ar..., Ar...**: Alpha privativum, verneinende Vorsilbe; z. B. in: Abasie, anaerob, Anämie, Arrhythmie

[2]**a..., A...** vgl. ab..., Ab...

Aa. = Arteriae *(Pl.)*

aa, aa. pt. aequ.: = ana partes aequales

AAI-Herzschrittmacher: Kurzbez. für einen Herzschrittmacher, der seine Sonde im rechten Herzvorhof (Atrium) hat und dort sowohl stimuliert (engl. *a*trial pacing) als auch Signale wahrnimmt (engl. *a*trial sensing); der dritte Buchstabe der Abk. AAI kennzeichnet dabei den Funktionsmodus (engl. *i*nhibited mode = negativ gesteuerte Bedarfsfunktion)

AAR = Antigen-Antikörper-Reaktion

ab..., Ab... [aus der gleichbed. lat. Vorsilbe *ab-*], vor c, q, t, z: **abs..., Abs...**; vor b, f, p, v: **a..., A...**: Vorsilbe mit der Bedeutung „weg-, ab-, ent-; miss-"; z. B. in: Abusus, abszedieren, Avulsion

abakteriell [↑[1]a... u. ↑bakteriell]: nicht durch Bakterien verursacht (von Krankheiten)

Abakteri|urie [↑[1]a..., ↑Bakterie u. ↑...urie] *w;* -, ...ien: Keimfreiheit des Harns

Abasie [zu ↑[1]a... u. gr. *βάσις* = Tritt, Gang] *w;* -, ...ien, in fachspr. Fügungen: **Abasia**[1], *Pl.:* ...iae: Unfähigkeit zu gehen. **Abasia atactica:** Gehstörung infolge mangelnder Bewegungskoordination. **Abasia choreiformis** [-...*e-i*...]: Gehstörung mit choreiformen Beinbewegungen infolge Nervenerkrankung. **Abasia paralytica:** vollständige Lähmung des Bewegungsapparates. **Abasia psy|cho|genica:** psychisch bedingte Gehstörung

abatisch [zu ↑Abasie]: unfähig zu gehen (trotz Funktionstüchtigkeit des Bewegungsapparates)

Abbau: Zerlegung von Stoffen (z. B. Nahrungsmittel, Medikamente) in ihre Grundbestandteile durch Einwirkung von Enzymen und Körpersäften

Abbau|en|zyme *Pl.:* Enzyme des Organismus, die körperfremde Eiweißstoffe abwehren, indem sie sie chemisch abbauen

Abbau|in|toxikation: Selbstvergiftung des Organismus durch den chem. Abbau von körpereigenem Gewebe (z. B. von Krebsgewebe)

Abbau|pig|mente *Pl.:* gelbliche oder bräunliche ↑Pigmente, die sich im Alter oder bei Stoffwechselstörungen z. B. in den Zellen von Nerven, Herz, Schilddrüse ablagern

abbinden: **1)** eine blutende Gliedmaße zur vorläufigen Blutstillung oberhalb der Verletzungsstelle (herzwärts) abschnüren. **2)** eine Geschwulst umschnüren, um sie anschließend operativ zu entfernen

Abblassung, temporale: weißliche Verfärbung der äußeren Hälfte der Sehnervenpapille infolge ↑Atrophie des ↑papillomakulären Bündels bei verschiedenen Krankheiten (z. B. bei ↑multipler Sklerose) und Intoxikationen (Alkohol-, Nikotinvergiftung)

Abbruchblutung, auch: **Follikel|abbruchblutung:** ↑Menstruation ohne vorausgegangene ↑Ovulation durch Absinken der Hormonkonzentration (vgl. anovulatorischer Zyklus), bei der die Schleimhaut der Gebärmutter nur unvollständig abgestoßen wird

ABCD-Therapie: Therapie zur Reanimation bei akutem Herzstillstand; dabei bedeuten: A = Atemwege freimachen, B = Beatmung, C= Zirkulation (Herzmassage), D = Drogen (Medikamente)

Ab|domen [aus gleichbed. lat. *abdomen*, Gen.: *abdominis*] *s;* -s, - u. (in fachspr. Fügungen nur:) ...mina: Bauch, [Unter]leib. **akutes Ab|domen:** plötzlich auftretende heftige Beschwerden im Bauch, die auf eine gefährliche Erkrankung von Bauchorganen hindeuten

Ab|domen|leeraufnahme: röntgenographische Darstellung der im Unterleib gelegenen Organe (z. B. Leber, Niere, Milz) ohne Kontrastmittel

ab|dominal, in fachspr. Fügungen: **abdominalis, ...le** [zu ↑Abdomen]: zum Bauch, Unterleib gehörend; im Unterleib gelegen; z. B. in den Fügungen ↑Aorta abdominalis u. ↑Angina abdominalis

Ab|dominal|atmung: auf die Zwerchfellbewegung eingeschränktes, nur an den Bewegungen der Bauchwand erkennbares Atmen, normal beim Säugling, abnorm bei Interkostalparalyse (z. B. bei ↑Poliomyelitis od. in der Narkose)

Ab|dominal|epi|lep|sie: Bauchepilepsie, plötzlich auftretende Schmerzanfälle im Abdomen als Folge von Darmhypermotilität od. Krämpfen (wobei die epileptische Erregung auf die vegetativen Hirnstammzentren beschränkt ist)

Ab|dominal|gan|glien vgl. Plexus coeliacus

Ab|dominal|gravidität: = Graviditas abdominalis

abdominalis vgl. abdominal

Ab|dominalisation [zu ↑Abdomen] *w;* -, -en: operative Spaltung des Zwerchfells im sehnigen Teil zur Schaffung gleicher Druckverhältnisse im Brustfellraum und Bauchfellraum (Eingriff zur Erleichterung der Herztätigkeit bei ↑Angina pectoris)

Ab|dominal|re|flex: Bauchdeckenreflex, reflektorische Zusammenziehung der Bauchmuskulatur auf mechan. Reiz hin (fehlend oder abgeschwächt bei mit Lähmungen einhergehenden Erkrankungen)

Ab|dominal|tumor: Bauchgeschwulst (kann ausgehen vom Magen, Darm, von der Leber, der Milz, vom Netz oder von den inneren Genitalorganen)

Ab|dominal|ty|phus: = Typhus abdominalis

Ab|domino|skopie [↑Abdomen u. ↑...skopie] *w;* -, ...ien: = Laparoskopie

ab|ducens [zu lat. *abducere* = ab-, wegziehen, wegführen]: abziehend, nach außen ziehend; z. B. in der Fügung ↑Nervus abducens. **ab|ductor,** *Gen.:* ...toris, *Pl.:* ...tores: erläuternder Bestandteil von fachsprachl. Fügungen mit der Bed. „Abzieher, abduzierender Muskel"; z. B. in der Fügung ↑Musculus abductor hallucis. **ab|ductus:** vom Körper weggeführt; z. B. in der Fügung ↑Pes abductus. **Ab|duktion** *w;* -, -en: Abziehen, Bewegung von der Mittellinie des Körpers nach außen. **Ab|duktor** *m;* -s, ...toren: übliche Kurzbezeichnung für: Musculus abductor ... **Ab|duktoren|lähmung:** Lähmung abduzierender Muskeln; im engeren Sinne: Lähmung des Stimmritzenmuskels (↑Musculus cricoarytaenoideus posterior). **Ab|duzens** *m;* -, ...zenten: übliche Kurzbezeichnung für ↑Nervus abducens. **Ab|duzens|lähmung:** Lähmung des ↑Nervus abducens, die den Ausfall der Auswärtsbewegung des Augapfels zur Folge hat. **ab-duzie|ren:** von der Mittellinie des Körpers nach außen bewegen

ab|errant, in fachspr. Fügungen: **ab|errans** [zu lat. *aberrare* = abirren]: abweichend; z. B. in der Fügung ↑Ductulus aberrans. **Ab|erration** *w;* -, -en: **1)** in fachspr. Fügungen: **Ab|erratio,** *Pl.:* ...io|nes: „Abweichung", Lage- od. Entwicklungsanomalie (bezogen auf Organe od. Gewebe). **2)** vgl. chromatische Aberration. **3)** vgl. sphärische Aberration. **4)** vgl. Chromosomenaberration. **Ab|erratio loci:** Lageanomalie. **Aberratio temporis** [lat. *tempus* = Zeit]: Entstehung von Gewebe zu einer Zeit, in der es normalerweise noch nicht vorhanden ist. **Ab|erratio testis:** Verlagerung des Hodens. **ab|errie|ren:** abweichen. **ab|errie|rend:** = aberrant

Abeta|lipo|protein|ämie [zu ↑[1]a..., ↑beta..., ↑Lipoprotein u. ↑...ämie] *w;* -, ...ien: rezessiverbliches Krankheitsbild, das durch Mangel der im Serum an Eiweiß gebundenen Lipoidfraktion charakterisiert ist

abführen: eine Darmentleerung (durch medikamentöse oder physikalische Maßnahmen) herbeiführen. **Abführmittel:** die Darmentleerung anregende oder beschleunigende Mittel; nach der Stärke ihrer Wirkung eingeteilt in: ↑Aperitiva (1), ↑Laxantia, ↑Purgantia, ↑Purgativa, ↑Drastika

Abhängigkeit: neuere Bez. für: Sucht und Gewöhnung an Arzneimittel

Abio|genese und **Abio|genesis** [↑[1]a..., gr. *βίος* = Leben u. gr. *γένεσις* = Entstehung] *w;* -: Urzeugung, die hypothetische Entstehung des Lebens aus unbelebter Materie

Abio|se [zu ↑[1]a... u. gr. *βίος* = Leben] *w;* -: **1)** Fehlen der Lebensvorgänge, Aufhören der Lebensfunktion (z. B. bei Körpergeweben als Folge einer ↑Abiotrophie). **2)** = Abiotrophie. **abio|tisch:** die Abiose betreffend, mit Abiose verbunden

Abio|tro|phie [zu ↑[1]a..., gr. *βίος* = Leben u. gr. *τροφή* = Ernährung] *w;* -, ...ien: Bez. für die angeborene Minderwertigkeit oder ↑trophische Degeneration von Organen

Abkochung vgl. Dekokt

Ab|laktation [zu ↑ab... u. lat *lac,* Gen.: *lactis* = Milch] *w;* -, -en: Abstillen, Entwöhnung des Säuglings von der Mutterbrust

Ab|laktations|dys|pep|sie: Verdauungsstörung des Säuglings als Folge der Ernährungsumstellung beim Abstillen

Ab|lation [zu lat. *ablatus* = hinweg-, fortgetragen, fortgetan] *w;* -, -en, in fachspr. Fügungen: **Ab|latio,** *Pl.:* ...io|nes: **1)** operative Entfernung eines Organs od. Körperteils; vgl. Amputation. **2)** Ablösung, [krankhafte] Loslösung eines Organs vom anderen. **Ab-latio chorio|ideae:** Ablösung der Aderhaut des Auges (von der Lederhaut). **Ab|latio falci|formis retinae:** sichelförmige Ablösung der Netzhaut des Auges von der Aderhaut. **Ab|latio inter|ilio|ab|dominalis:** = Hemipelvektomie. **Ab|latio mammae:** operative Entfernung der weibl. Brust. **Ab|latio placentae:** vorzeitige Lösung der normal sitzenden ↑Plazenta im Uterus nach der 20.–28. Schwangerschaftswoche bzw. vor der Geburt eines (mindestens 1 000 g schweren) Kindes. **Ab|latio retinae:** Ablösung der Netzhaut vom Augenhintergrund

Ab|lations|hypnose: Hypnoseart, bei der die Rolle des Hypnotiseurs nach entsprechender Einübung von einer Schallplatte, einem Tonband o. Ä. übernommen wird

ab|lativ [...*tif;* zu lat. *ablatus* = hinweg-, fortgetragen, fortgetan]: die operative Entfernung eines Organs betreffend

Ableitung *w;* -, -en: **1)** Abnahme der Herzaktionsströme an bestimmten Punkten der Körperoberfläche mittels Elektroden. **2)** Ablenkung des Blut- und Säftestroms von entzündlich erkrankten Körperteilen durch Hervorrufung von Entzündungen oder ↑Hyperämien an anderen Stellen (z. B. an der Haut) durch Aderlass u. a.

Able|pharie [zu ↑¹a... u. gr. *βλέφαρον* = Augenlid], in fachspr. Fügungen: **Able|pharia¹** *w;* -: angeborenes Fehlen oder Verlust (z. B. durch ↑Karzinom, ↑Lupus) des Augenlids; auch: unvollständige Ausbildung oder Verstümmelung des Augenlids

Ablep|sie [zu ↑¹a... u. gr. *βλέπειν* = sehen]: ältere Bez. für ↑Amaurose

Ablösung vgl. Ablation (2)

Abnabeln *s;* -s: Abbinden oder Abklemmen und Durchtrennen der Nabelschnur nach der Geburt des Kindes

ab|norm [aus gleichbed. lat. *abnormis*]: von der Norm (im krankhaften Sinne) abweichend. **Ab|normität** *w;* -: stärkster Grad der Abweichung von der Norm ins Krankhafte (z. B. Missbildung)

ab|normal [zu ↑ab... u. lat. *norma* = Richtschnur]: in der Medizin nicht erwünschte Bez. für: **a)** abnorm; **b)** anomal

AB0-System [*abenúl...*]: System zur Einteilung der ↑Blutgruppen

Abnutzungs|pigmente *Pl.:* = Abbaupigmente

ab|oral [zu ↑ab... und lat. *os,* Gen.: *oris* = Mund]: vom Mund entfernt liegend, zum After hin liegend (von einzelnen Teilen des Verdauungstraktes im Verhältnis zu anderen)

Ab|ort [aus lat. *abortus* = Fehl-, Frühgeburt] *m;* -[e]s, -e, in fachspr. Fügungen: **Ab|ortus,** *Pl.:* Abortus [*abórtuß*]: Schwangerschaftsabbruch; Fehlgeburt, Abgang der nicht lebensfähigen Frucht (bis einschließlich 28. Schwangerschaftswoche und 35 cm Fruchtlänge). **Ab|ortus arti|ficia|lis:** künstliche Schwangerschaftsunterbrechung aus medizin. Gründen. **Ab|ortus cervicalis:** Fehlgeburt, bei der die tote Frucht im Gebärmutterhals zu fühlen ist, während der äußere Muttermund sich noch nicht geöffnet hat. **Ab|ortus com|pletus:** vollständige Fehlgeburt. **Ab|ortus criminalis:** Abtreibung, strafbare vorsätzliche Herbeiführung einer Fehlgeburt. **Ab|ortus fe|brilis:** mit Fieber verbundene Fehlgeburt (z. B. bei Abtreibung). **Ab|ortus habitua|lis:** = habitueller Abort. **Ab|ortus im|minens:** drohende Fehlgeburt (bei schwächeren Blutungen ohne Wehen). **Ab|ortus in|cipiens** [- ...*i-änß*]: beginnende Fehlgeburt, Anfangsstadium einer Fehlgeburt. **Ab|ortus in|com|pletus:** unvollständige Fehlgeburt, bei der Teile der Frucht oder der Plazenta nicht ausgestoßen werden. **Ab|ortus in|com|plicatus:** ohne Komplikationen verlaufende Fehlgeburt. **Ab|ortus pu|tridus:** mit Vereiterung der Gebärmutter verbundener Abort. **Ab|ortus sponta|ne|us:** ohne äußere Einwirkung eintretende Fehlgeburt. **Ab|ortus tubaris:** Ausstoßung der Frucht in den Uterus oder in die Bauchhöhle bei ↑Graviditas tubarica. **habitueller Ab|ort:** wiederholt vorkommende Fehlgeburt (krankhafte Veranlagung der Mutter)

¹ab|ortiv [...*tif*], in fachspr. Fügungen: **ab|ortivus, ...va, ...vum** [...*w...;* zu lat. *aboriri* = untergehen]: abgekürzt, leicht verlaufend, nicht zur vollen Entwicklung kommend (von Krankheiten)

²ab|ortiv [...*tif*], in fachspr. Fügungen: **ab|ortivus, ...va, ...vum** [...*w...;* zu ↑Abort]: abtreibend, einen ↑Abort bewirkend; den Abort betreffend. **Ab|ortiv|ei** [...*tif...*]: Frucht, die durch eine genetische Störung oder eine frühe Schädigung nicht voll entwicklungsfähig ist

¹Ab|ortivum [zu ↑¹abortiv] *s;* -s, ...va: Mittel, das den Verlauf einer Krankheit abkürzt oder ihren völligen Ausbruch verhindert

²Ab|ortivum [zu ↑²abortiv] *s;* -s, ...va: Abtreibungsmittel, Mittel zur Herbeiführung einer Fehlgeburt. **Ab|ort|pille:** Medikament, das zur Ausstoßung der Leibesfrucht führt. **Abortus** vgl. Abort

AB0-System s. im Alphabet unter abn...

Abra|chie [zu ↑¹a... u. lat. *brachium* = Arm] *w;* -, ...ien, in fachspr. Fügungen: **Abra|chia¹**, *Pl.:* ...iae: angeborenes Fehlen der Arme

Abra|chio|ze|phalie [zu ↑¹a..., lat. *brachium* = Arm u. gr. *κεφαλή* = Kopf] *w;* -, ...ien, in fachsprachl. Fügungen: **Abra|chio|ze|phalia¹**, *Pl.:* ...iae: angeborenes Fehlen von Kopf und Armen. **Abra|chio|ze|phalus** *m;* -, ...li: Missbildung mit Abrachiozephalie

Abra|chius [zu ↑¹a... u. lat. *brachium* = Arm] *m;* -, ...ien [...*iᵉn*] u. (in fachspr. Fügungen nur:) ...chii: Missbildung, bei der ein Arm oder beide Arme fehlen. **Abra|chius acephalus:** Missbildung, bei der Arme und Kopf fehlen. **Abra|chius acormus:** Missbildung, bei der Arme und Rumpf fehlen. **Abra|chius amor|phus:** formlose, gestaltlose Missbildung ohne Arme

Ab|radat [zu lat. *abradere, abrasum* = abkratzen, abschaben] *s;* -[e]s, -e: das bei einer Abrasion gewonnene Material. **ab|radieren:** eine Abrasion vornehmen. **Ab|rasion** *w;* -, -en, in fachspr. Fügungen: **Ab|rasio,** *Pl.:* ...io|nes: **1)** Ab- oder Ausschabung, Auskratzung. **2)** Abnutzung. **Ab|rasio con-**

junctivae: Abschabung der Augenbindehaut (zur Diagnostik oder z. B. bei ↑Trachom). **Ab|rasio corneae:** Abschabung der Hornhaut. **Ab|rasio dentium** [↑Dens]: Abnutzung der Zähne durch den Kauvorgang. **Ab|rasio uteri:** Ausschabung der Gebärmutter. **abrasiv,** in fachspr. Fügungen: **ab|rasivus, ...va, ...vum:** eine Abrasion, eine Abnutzung bewirkend, abschleifend, abätzend, abtragend; z. B. ↑Cheilitis abrasiva

Abriss|fraktur: Abreißen von Knochenteilen infolge abnormer Zugbeanspruchung (bes. an den Ansatzstellen von Bändern und Sehnen), auch als Abnutzungserscheinung bei Dauerbeanspruchung (z. B. Abreißen eines Wirbeldornfortsatzes bei ↑Schipperkrankheit)

Ab|ruptio [zu lat. *abrumpere, abruptum* = abreißen] *w;* -, ...io|nes; in der Fügung: **Abruptio placentae:** = Ablatio placentae

abs..., Abs... vgl. ab..., Ab...

Abscessus vgl. Abszess

Abschabung vgl. Abrasion

Abscheidungs|thrombus: weißer Thrombus, der durch Agglutination von Thrombozyten an einer geschädigten Gefäßwand entsteht

Abschilferung: = Defurfuration

Abschirmung: Absicherung bestimmter Körperstellen gegen Streustrahlen bes. bei Röntgenaufnahmen mittels geeigneter Vorrichtungen (z. B. Bleischurz des Arztes, Gonadenschutz des Patienten bei Unterleibsbestrahlungen)

Ab|sence [*...ßangß;* aus gleichbed. frz. *absence* (von lat. *absentia*), eigtl. = Abwesenheit] *w;* -, -n [*...ßangßen*], in fachspr. Fügungen: **Ab|sentia,** *Pl.:* ...tiae: kurz dauernde anfallartige Bewusstseinstrübung (bei ↑Epilepsie)

Absentia vgl. Absence

absetzen: 1) vgl. amputieren. **2)** ein Arzneimittel nicht mehr verabreichen

Absinth [von gr. ἀψίνθιον = Wermut] *m;* -[e]s, -e: grünlicher Branntwein mit Zusätzen von Wermut (enthält ein Gift, das das Zentralnervensystem schädigt). **Absinthismus** *m;* -: Krämpfe, Lähmungen und Verwirrungszustände infolge übermäßigen Absinthgenusses

ab|solut, in fachspr. Fügungen: **ab|solutus, ...ta, ...tum** [aus gleichbed. lat. *absolutus*]: vollkommen, abgeschlossen, unabhängig; z. B. in der Fügung ↑Glaucoma absolutum

Absonderung vgl. Sekret und Sekretion

Ab|sorbens [zu lat. *absorbere* = hinunterschlürfen, verschlucken] *s;* -, ...benzien [*...ien*] u. ...bentia: Gase oder Flüssigkeiten aufsaugender (und damit schädliche Substanzen neutralisierender) Stoff (Phys.). **ab|sorbie|ren:** aufsaugen; verschlucken. **Ab|sorption** *w;* -, -en: **1)** Aufsaugen von Gasen oder Dämpfen durch Flüssigkeiten oder feste Stoffe (durch Lösung bzw. Anlagerung an die Stoffteilchen mithilfe der Molekularkräfte; Phys.). **2)** Aufnahme von Flüssigkeiten oder Gasen durch Schleimhäute u. a. Körperzellen (Med.). **3)** Verschluckung von Strahlungsenergie beim Durchgang von Strahlen (z. B. Röntgenstrahlen) durch feste Stoffe (Phys.)

Abstillen vgl. Ablaktation

abs|tinent [zu lat. *abstinere* = sich enthalten]: enthaltsam. **Abs|tinenz,** in fachspr. Fügungen: **Abs|tinentia** *w;* -: Enthaltsamkeit; bes.: Enthaltung von Alkoholgenuss od. Geschlechtsverkehr

Abs|tinenz|erscheinungen: bei Süchtigen nach plötzlichem Entzug des Rauschmittels auftretende Reiz- und Erregungszustände mit ↑Delirium, vegetativen Störungen u. Ä.

Abstrich *m;* -[e]s, -e: Entnahme von Haut- oder Schleimhautbelag (auch von Sekreten, Geschwulstgewebezellen u. Ä.) zur bakteriologischen oder histologischen Untersuchung

Absud [zu *absieden;* mhd. *sut* = Absieden; Gekochtes] *m;* -[e]s, -e: = Dekokt

AB0-System s. im Alphabet unter abn...

abs|zedie|ren [aus lat. *abscedere* = weggehen, sich absondern]: eitern; in Eiter übergehen

Abs|zess [aus lat. *abscessus* = Weggang; später = Eitergeschwür] *m;* -es, -e, in fachspr. Fügungen: **Abs|cessus,** *Pl.:* Abscessus [*...ßzäßuß*]: Eiterherd, abgegrenzte Eiteransammlung in einem durch Gewebseinschmelzung entstandenen, nicht vorgebildeten Gewebshohlraum, im fortgeschrittenen Stadium von einer Membran od. Kapsel aus entzündlichem ↑Granulationsgewebe (2) umgeben. **Abs|cessus frigidus:** „kalter", nicht mit Fieber verbundener Abszess (eine tuberkulöse, chronische Entzündung). **Abs|cessus stercoralis:** Abszess in der Darmwand mit kotigem Inhalt. **Abscessus sudori|parus:** durch Entzündung der Schweißdrüsen entstehender Eiterherd in der Achselhöhle. **appendizitischer Abs|zess:** Eiteransammlung in der Wand des Wurmfortsatzes bei fortschreitender ↑Appendizitis. **hepatischer Abs|zess:** Abszess in der Leber. **ilia|kaler Abs|zess:** Abszess, der dem Darmbeinmuskel folgt und unter dem Leistenband zum Vorschein kommt. **is|chiorektaler Abs|zess:** Eiterherd, der sich in der ↑Fossa ischiorectalis ausbildet. **kalter Abszess** vgl. Abscessus frigidus. **oto|gener Abszess:** von entzündlichen Prozessen im Innenohr ausgehender Abszess. **para|metraner Abs|zess:** Eiterherd in dem der Gebärmutter benachbarten Beckenbindegewebe. **para|ne|phritischer Abs|zess:** = perinephritischer Abszess. **para|tonsillärer Abszess:** = peritonsillärer Abszess. **para|urethraler Abs|zess:** = periurethraler Abszess.

para|verte|bra̱ler Abs|zẹss: an den Wirbeln lokalisierter Abszess. **pelvi|rekta̱ler Abs|zẹss:** Eiteransammlung im Becken-Mastdarm-Raum. **peri|ana̱ler Abs|zẹss:** = periproktischer Abszess. **peri|chole|zy̱stischer** (oder: **peri|chole|zysti̱tischer**) **Abs|zẹss:** Eiteransammlung in der Umgebung der Gallenblase, zu meist von einem Gallenblasenempyem ausgehend. **peri|ne|phri̱tischer Abs|zẹss:** Eiterherd in der Fettkapsel und dem umgebenden Bindegewebe der Niere. **peri|prọktischer** (oder: **peri|prokti̱tischer**) **Abs|zẹss:** Eiterherd im Binde- und Fettgewebe um Mastdarm und After. **peri|salpin|gitischer Abs|zẹss:** Eiterherd in der Umgebung des Eileiters. **peri|tonsillä̱rer Abs|zẹss:** Abszess in dem die Gaumenmandeln umgebenden Gewebe. **peri|ty|phli̱tischer Abs|zẹss:** Eiterherd in der Umgebung des Wurmfortsatzes, meist nach einer ↑perforierenden ↑Appendizitis. **peri|ure|thra̱ler Abs|zẹss:** Eiterherd im Bindegewebe um die Harnröhre herum. **pulmona̱ler Abs|zẹss:** = Lungenabszess. **retro|mammä̱rer Abs|zẹss:** = submammärer Abszess. **retro|pharyn|gea̱ller Abs|zẹss:** Eiteransammlung zwischen der hinteren Rachenwand u. der Halswirbelsäule. **sub|areo|lä̱rer Abs|zẹss:** unter dem Warzenhof der weibl. Brust liegender Eiterherd (bei ↑Mastitis puerperalis). **sub|dura̱ler Abs|zẹss:** unter der harten Hirnhaut (vgl. Dura mater) liegender Abszess. **sub|hepa̱tischer Abs|zẹss:** unterhalb der Leber liegender Eiterherd bei Erkrankungen des Bauchfells. **sub|mammä̱rer Abs|zẹss:** Eiterherd in der weibl. Brust, unter der Brustdrüse liegend. **sub|peri|osta̱ler Abs|zẹss:** unter der Knochenhaut (vgl. Periost) liegender Abszess. **sub|phrẹnischer Abs|zẹss:** unter dem Zwerchfell liegender Abszess (eigentlich ein ↑Empyem, da in einem natürlichen Hohlraum gebildet) infolge Vereiterung der Oberbauchorgane. **tubo|ovaria̱ller Abs|zẹss:** Eiteransammlung in Eileiter und Eierstock

Abs|zẹss|mem|bran: Bez. für die einen Abszess umgebende Wand aus ↑Granulationsgewebe (2)

Ạbtreibung vgl. Abortus criminalis. **Ạbtreibungsmittel** vgl. ²Abortivum

Ạbtropf|meta|stase: Metastasenbildung durch Abgleiten bösartiger Zellen auf der Serosa

Abuli̱e [zu ↑¹a... u. gr. *βουλή* = Wille, Entschluss] *w;* -, ...i̱en, in fachspr. Fügungen: **Abu̱lia¹**, *Pl.:* ...iae: krankhafte Willensschwäche, Willenslähmung, Unfähigkeit, sich zu entschließen (bei Depressionen u. Ä., auch bei organischen Hirnkrankheiten)

ab|undạnt [zu lat. *abundare* = überfluten]: übermäßig, reichlich. **Ab|undạnz,** in fachspr. Fügungen: **Ab|undạntia** *w;* -: Übermaß, Überfluss (z. B. von Körpersäften oder Geweben)

Ab|u̱sus [zu lat. *abuti, abusum* = missbrauchen, im Übermaß gebrauchen] *m;* -, - [...*ụ́suß*]: Missbrauch, übermäßiger Gebrauch (z. B. von bestimmten Arznei- oder Genussmitteln)

Ạbwehr|phase, mono|zytä̱re: bestimmte Phase des Verhaltens der ↑Leukozyten bei Infektionsprozessen, die durch eine Vermehrung der ↑Monozyten gekennzeichnet ist und entweder auf eine günstige Wendung im Infektionsverlauf oder auf einen Rückfall hindeutet

Ạbwehr|re|flex: unwillkürliche reflektorische Bewegung, mit der der Körper auf einen schädigenden Reiz reagiert und sich ihm zu entziehen oder ihn abzuwehren sucht, z. B. Lidschlussreflex

Ạbwehrspannung: krampfartige Spannung der Bauchdeckenmuskulatur bei akutem ↑Abdomen als Reflex auf die von den entzündeten Organen ausgehende Reizung

Ạbwehrstoffe, humora̱le vgl. Antikörper

Ạbzehrung vgl. Kachexie und Phthise

ạbziehender Mụskel, Ạbzieher vgl. abductor

Ab|zy̱m [Kurzbildung aus engl. *a*nti*b*ody = Antikörper u. ↑Enzym] *s;* -s, -e: künstlich hergestelltes Enzym

Ac: chem. Zeichen für ↑Actinium

ac..., Ac... vgl. ad..., Ad...

Acanthamoeba vgl. Akanthamöbe

Acan|tho|ce̱|phala [zu gr. *ἄκανθα* = Stachel, Dorn u. gr. *κεφαλή* = Kopf] *Pl.:* Klasse meist 1–2 cm langer Schlauchwürmer (Eingeweidewürmer) mit hakenbewehrtem Vorderende

Acantholysis vgl. Akantholyse. **acantholyticus** vgl. akantholytisch

Acanthoma vgl. Akanthom

Acanthopelvis vgl. Akanthopelvis

Acanthosis vgl. Akanthose

Acarbia vgl. Akarbie

Acarbose vgl. Akarbose

Acardiacus vgl. Akardiakus

Acardius vgl. Akardius

Acariasis vgl. Akariase

Acari̱na [zu gr. *ἀκαρί* = Milbe] *Pl.:* „Milben", Ordnung der Spinnentiere (darunter zahlreiche Schmarotzer; Zool.)

Acarinosis vgl. Akarinose

Acauliosis vgl. Akauliose

Aca̱u̱|lium [zu ↑¹a... u. lat. *caulis* = Stängel, Stiel] *s;* -s: Gattung der Fadenpilze (dem ↑Penicillium verwandt)

ac|ce̱lerans [zu lat. *accelerare* = beschleunigen]: beschleunigend; z. B. in der Fügung ↑Nervus accelerans

Ac|cep|table dai|ly In|take [*ᵉkßặptibᵉl de̱ⁱli ịnteⁱk;* engl. *acceptable* = annehmbar, engl. *daily* = täglich u. engl. *intake* = Aufnahme] *s;* - - -s, - - -s: erlaubte und für die Gesundheit unschädliche Menge eines Zusatzstoffs zu Nahrungsmitteln pro Tag; Abk.: ADI

accessorius vgl. akzessorisch

Ac|cou|chement [*akuschmang;* zu frz. *accoucher* = niederkommen; entbinden] *s;* -s, -s: = Entbindung

Ac|cretio [zu lat. *accrescere, accretum* = zuwachsen; anwachsen] *w;* -, ...io|nes: Anwachsen, Verwachsung. **Ac|cretio pericardii:** Verwachsung des Herzbeutels mit seiner Umgebung (z. B. den Lungen, dem Zwerchfell, dem Brustbein) infolge ↑Perikarditis. **ac|cretus, ...ta, ...tum:** angewachsen; z. B. in der Fügung ↑Placenta accreta

ACD-Stabilisator: Lösung aus Acidum citricum und Dextrose zur Konservierung von Frischblut

ACE: Abk. für engl. *a*ngiotensin-*c*onverting *e*nzyme = Angiotensinkonversionsenzym. **ACE-Hemmer:** Kurzbez. für ↑Angiotensinkonversionsenzym-Hemmer

Acephalopodia vgl. Azephalopodie

Acephalorrhachia vgl. Azephalorrhachie

acephalus vgl. azephal

Acervulus cere|bri [Verkleinerungsbildung zu lat. *acervus* = Haufen; ↑Cerebrum] *m;* --: Gehirnsand. Ablagerung von Kalk u. Ä. in verschiedenen Teilen des Gehirns und der Zirbeldrüse, den ↑Plexus chorioidei u. a.; vgl. Azervulus

acetabularis, ...re [zu ↑Acetabulum]: zum ↑Acetabulum gehörend; z. B. in der Fügung ↑Labrum acetabulare (Anat.). **Acetabulum** [aus lat. *acetabulum,* Gen.: *acetabuli* = Essignäpfchen; auch = Hüft-, Gelenkpfanne] *s;* -s, ...la: Gelenkpfanne des Hüftgelenks, Gelenkgrube für den Oberschenkelkopf im Hüftbein (Anat.)

Acet|essigsäure: zu den Ketonkörpern gehörende chem. Verbindung, die bei Diabetes im Harn auftritt

Aceton [zu ↑Acetum] *s;* -s, -e: saures Stoffwechselendprodukt (chem.: Dimethylketon, das bei unvollständiger Verbrennung von Fetten und Aminosäuren entsteht (Vorkommen im Urin vor allem beim Diabetes mellitus, auch während der Schwangerschaft und im Hungerzustand; Chem., Med.)

Aceton|ämie [↑Aceton u. ↑...ämie] *w;* -, ...ien, in fachspr. Fügungen: **Aceton|aemia**[1], *Pl.:* ...iae: Auftreten von ↑Aceton im Blut bei bestimmten Krankheiten. **aceton|ämisch:** auf Acetonämie beruhend

Aceton|urie [↑Aceton u. ↑...urie] *w;* -, ...ien, in fachspr. Fügungen: **Aceton|uria**[1], *Pl.:* ...iae: Ausscheidung von ↑Aceton mit dem Harn (bei bestimmten Stoffwechselstörungen)

Acetum [aus gleichbed. lat. *acetum*] *s;* -s: „Essig“, bes. als Konservierungsmittel verwendete, mehr oder weniger verdünnte wässrige Lösung von Essigsäure, die durch biologische Vergärung (Essigsäurebakterien) des in Wein, Branntwein u. a. enthaltenen Alkohols entsteht (Chem.). **Acetum glaciale:** „Eisessig“, konzentrierte Essigsäure

Acetyl [zu ↑Acetum u. ↑...yl] *s;* -s: Säurerest der Essigsäure (Chem.)

Acetyl|cholin *s;* -s: Wirkstoff des ↑cholinergischen Systems, gefäßerweiternde Substanz von sehr flüchtiger Wirkung (chem.: Acetylester des ↑Cholins; auch als Gewebshormon bezeichnet)

acetylie|ren: eine Acetylgruppe einfügen

Acetyl|salicyl|säure, eindeutschend auch: **Azetyl|salizyl|säure:** synthetisch hergestellte farblose Kristalle von saurem Geschmack; dient u. a. als Analgetikum, Antirheumatikum und zur Behandlung der koronaren Herzkrankheit; Abk.: ASS

Achalasie [zu ↑[1]a... u. gr. *χάλασις* = Erschlaffung] *w;* -, ...ien, in fachspr. Fügungen: **Achalasia**[1], *Pl.:* ...iae: Unfähigkeit der glatten Muskulatur, sich zu entspannen (infolge Störung der ↑Innervation oder infolge Degeneration des ↑Plexus myentericus), was zu krampfartigen Verengerungen von Hohlorganen und Gefäßen (z. B. ↑Kardiospasmus) führt

Achei|lie, auch: **Achilie** [zu ↑[1]a... u. gr. *χεῖλος* = Lippe] *w;* -, ...ien, in fachspr. Fügungen: **Achei|lia**[1], **Achilia**[1], *Pl.:* ...iae: angeborenes Fehlen einer oder beider Lippen

Acheirie vgl. Achirie

Acheiropodie vgl. Achiropodie

Achilie vgl. Acheilie

Achillessehne [nach dem altgr. Helden Achilles, der als nur an der Ferse verwundbar galt u. durch einen Pfeilschuss in die Ferse getötet worden sein soll]: = Tendo calcaneus (Achillis). **Achillessehnen|reflex:** reflektorische Verkürzung des Wadenmuskels beim Beklopfen der (leicht angespannten) Achillessehne, durch die der Fuß sohlenwärts gebeugt wird (Fehlen bzw. Übersteigerung des Reflexes deuten auf Schädigungen des Zentralnervensystems hin); Abk.: ASR

Achillo|bursitis [Kurzbildung aus ↑Achillessehne u. ↑Bursitis] *w;* -, ...itiden (in fachsprachl. Fügungen: ...itides): Entzündung des zwischen Achillessehne und Fersenbein liegenden Schleimbeutels

Achill|odynie [Kurzbildung aus ↑Achillessehne u. ↑...odynie] *w;* -, ...ien: Fersenschmerz, zusammenfassende Bezeichnung für hauptsächlich beim Gehen und Stehen auftretende Schmerzen (aus verschiedenen Ursachen) an der Achillessehne

Achillor|rha|phie [Kurzbildung zu ↑Achillessehne u. gr. *ῥαφή* = Naht] *w;* -, ...ien: chirurgische Vernähung u. (damit verbundene) Verkürzung der Achillessehne (bei altem Achillessehnenriss oder zur Straffung der Sehne)

Achillo|teno|tomie [Kurzbildung aus ↑Achillessehne und ↑Tenotomie] *w;* -, ...ien: operative Durchtrennung der Achillessehne (zur Korrektur von Anomalien der Fußstellung)

Achillo|tomie [Kurzbildung aus ↑Achillessehne u. ↑...tomie] *w;* -, ...ien: = Achillotenotomie

Achirie, auch: **Achei|rie** [zu ↑[1]a... u. gr. *χείρ* = Hand] *w;* -, ...ien, in fachspr. Fügungen: **Achiria[1]**, **Acheiria[1]**, *Pl.:* ...iae: angeborenes Fehlen einer oder beider Hände

Achiro|podie, auch: **Achei|ro|podie** [zu ↑[1]a..., gr. *χείρ* = Hand u. gr. *πούς*, Gen.: *ποδός* = Fuß] *w;* -, ...ien, in fachspr. Fügungen: **Achiro|podia[1]**, **Achei|ro|podia[1]**, *Pl.:* ...iae: (rezessiv erbliche) angeborene Rückbildung der Gliedmaßen (bis zur Stummelbildung)

Achlor|hy|drie [zu ↑[1]a..., ↑Chlor u. gr. *ὕδωρ* = Wasser] *w;* -: [vollständiges] Fehlen der Salzsäure im Magensaft

Achlor|op|sie [zu ↑[1]a..., gr. *χλωρός* = grüngelb u. gr. *ὄψις* = das Sehen, die Wahrnehmung] *w;* -: = Deuteranopie

Ach|lys [aus gr. *ἀχλύς* = Dunkel] *w;* -: Trübung der Sehschärfe durch Geschwüre oder Narben der Augenhornhaut

Acholie [zu ↑[1]a... u. gr. *χολή* = Galle] *w;* -: mangelhafte Absonderung von Gallenflüssigkeit (als Folge von Leberkrankheiten oder eines Gallengangverschlusses). **acholisch:** ohne Gallenfarbstoffe (infolge einer Acholie; vom Stuhl)

Achon|dro|dys|plasie [zu ↑[1]a..., ↑chondro... u. ↑Dysplasie] *w;* -, ...ien, in fachspr. Fügungen **Achon|dro|dys|plasia[1]**, *Pl.:* ...iae: = Chondrodystrophia fetalis

Achon|dro|plasie [zu ↑[1]a..., ↑chondro... u. gr. *πλάσσειν* = bilden, formen] *w;* -, ...ien, in fachspr. Fügungen: **Achon|dro|plasia[1]**, *Pl.:* ...iae: angeborene Störung des Knorpelwachstums, die erblich bedingt ist. **achondro|plastisch:** mit Störung der Knorpelbildung einhergehend

Achorion [zu gr. *ἀχώρ* = Grind, Schorf] *s;* -s: Gattung der Schlauchpilze, Haut- u. Haarpilze bei Mensch und Tier

Achromasie [zu ↑[1]a... u. gr. *χρῶμα* = Haut; Hautfarbe; Farbe] *w;* -: **1)** = Achromie. **2)** erbliche Zapfenblindheit, Ausfall des Zapfenapparats der Netzhaut als Ursache für Farbenfehlsichtigkeit oder Farbenblindheit

Achromatin [zu ↑[1]a... und gr. *χρῶμα*, Gen.: *χρώματος* = Haut; Hautfarbe; Farbe] *s;* -s: mit spezifischen Chromosomenfärbemethoden nicht färbbarer Zellkernbestandteil. **achromatisch:** **1)** mit zytologischen Färbemethoden nicht anfärbbar. **2)** das Licht ohne Zerlegung in Farben brechend (Phys.)

Achromat|op|sie [zu ↑[1]a..., gr. *χρῶμα*, Gen.: *χρώματος* = Haut; Hautfarbe; Farbe u. gr. *ὄψις* = das Sehen, die Wahrnehmung] *w;* -, ...ien, in fachspr. Fügungen: **Achromat|op|sia[1]**, *Pl.:* ...op|siae: vollständige, auf ↑Achromasie (2) beruhende (auch nervös bedingte) Farbenblindheit. **Achromat|op|sia con|genita:** angeborene vollständige Farbenblindheit

Achromatose [zu ↑[1]a... u. gr. *χρῶμα*, Gen.: *χρώματος* = Haut; Hautfarbe; Farbe] *w;* -, -n: = Achromie

Achromie [zu ↑[1]a... u. gr. *χρῶμα* = Haut; Hautfarbe; Farbe] *w;* -, ...ien, in fachspr. Fügungen: **Achromia[1]**, *Pl.:* ...iae: angeborenes oder erworbenes Fehlen von ↑Pigmenten in der Haut; vgl. Albinismus

Achromo|bacter [↑[1]a..., ↑chromo... u. gr. *βάκτρον* = Stab] *s;* -s: Gattung gramnegativer aerober Stäbchenbakterien; Erreger v. a. von Harnwegsinfektionen

Achromo|retikulo|zyt [↑[1]a..., ↑chromo... u. ↑Retikulozyt] *m;* -en, -en (meist *Pl.*): hämoglobinarme oder -freie ↑Retikulozyten, die sich schlecht anfärben lassen (Vorkommen in der Blutbahn umstritten)

Achromo|trichose [↑[1]a..., ↑chromo... und ↑Trichose] *w;* -, -n, in fachspr. Fügungen: **Achromo|trichosis**, *Pl.:* ...oses: Pilzkrankheit der Haare, die zum Verlust des Haarpigments führt

Achromo|zyt [↑[1]a..., ↑chromo... u. ↑...zyt] *m;* -en, -en (meist *Pl.*); = Achromoretikulozyt

Achroo|zytose [zu ↑[1]a..., gr. *χρῶς* = Farbe u. gr. *κύτος* = Höhlung, Wölbung, Hohlraum] *w;* -, -n: krankhafte Vermehrung der ↑Lymphozyten

Achse vgl. Axis

Achselbogen vgl. Fascia axillaris

Achselfalte vgl. Plica axillaris anterior und Plica axillaris posterior

Achselhaare vgl. Hirci

Achselhöhle vgl. Axilla

Achsellücken: in der Achselhöhle liegende Muskellücken von viereckiger (laterale Lücke) bzw. dreieckiger (mediale Lücke) Gestalt, Durchtrittsstellen für die Nerven und Blutgefäße des Arms

Achsen|ame|tropie: zusammenfassende Bezeichnung für Sehfehler, deren Ursache in Abweichungen von der normalen Länge der Augenachse liegt; z. B. ↑Achsenhyperopie und ↑Achsenmyopie; vgl. Ametropie

Achsenband vgl. Ligamentum mallei laterale

Achsenfibrillen vgl. Neurofibrillen

Achsen|hyper|opie: Weitsichtigkeit, bedingt durch zu kurze Augenachse; vgl. Hypermetropie

Achsen|my|opie: Kurzsichtigkeit, bedingt durch zu lange Augenachse; vgl. Myopie

Achsenzylinder, Achsenzylinderfortsatz vgl. Neurit

achylicus vgl. achylisch. **Achylie** [zu ↑[1]a... u. gr. *χυλός* = Saft] *w;* -, ...ien, in fachspr.

Fügungen: **Achylia**[1], *Pl.:* ...iae: Fehlen der zur Verdauung nötigen Sekrete. **Achylia gastrica:** Fehlen der Magensäfte, insbes. Mangel an Salzsäure und Enzymen im Magensaft. **Achylia pan|crea|tica:** Fehlen des Bauchspeicheldrüsensekrets. **achylisch,** in fachspr. Fügungen: **achylicus, ...ca, ...cum:** mit ↑Achylie verbunden, durch Achylie bedingt; z. B. in der Fügung ↑Anaemia achylica

Acid|ämie [↑Acidum u. ↑...ämie] *w;* -, ...ien, in fachspr. Fügungen: **Acid|aemia**[1], *Pl.:* ...iae: = Acidose

Acidi|me|trie [↑Acidum u. ↑...metrie] *w;* -, ...ien: analytische Methode zur Bestimmung der Konzentration von Säuren durch portionsweisen Zusatz von Lauge bis zum Farbumschlag eines Indikators (Chem.)

Acidität [zu ↑Acidum] *w;* -: Säuregrad einer Lösung (Chem.)

Acido|genese [↑Acidum u. gr. *γένεσις* = Entstehung] *w;* -: Regulationsmechanismus in der Niere zur Erhaltung des Säure-Basen-Gleichgewichts (wobei überschüssige Säureäquivalente ausgeschieden oder gegen Basen ausgetauscht werden)

acido|phil, in fachspr. Fügungen: **acidophilus, ...la, ...lum** [↑Acidum u. gr. *φίλος* = lieb; Freund]: mit sauren Farbstoffen färbbar (von Zellen und Geweben). **Acidophilie** *w;* -: Färbbarkeit von Zellen und Geweben mit sauren Farbstoffen. **Acidophilus** *m;* -: übliche Kurzbezeichnung für ↑Lactobacterium acidophilum

Acidose [zu ↑Acidum] *w;* -, -n, in fachspr. Fügungen: **Acidosis,** *Pl.:* ...oses: auf einem Überschuss sauer reagierender Stoffe im Blut beruhendes Krankheitsbild (z. B. bei bestimmten Stoffwechselstörungen oder -erkrankungen)

Acidum [zu lat. *acidus* = sauer] *s;* -s, ...da: Säure, Stoff, der Wasserstoffionen (Protonen) abgibt (Gegensatz: ↑Base). **Acidum aceticum:** „Essigsäure", Zwischenprodukt des Stoffwechsels. **Acidum agaricinicum:** = Agarizinsäure. **Acidum boricum solutum:** „Borwasser" (zur Augenspülung und zu Umschlägen verwendet). **Acidum carbolicum:** „Karbolsäure" (zur Desinfektion verwendet). **Acidum ci|tricum:** „Zitronensäure" (wird z. B. zur Ansäuerung von Kuhmilch in der Säuglingsernährung verwendet). **Acidum hy|dro|chloricum:** Salzsäure. **Acidum lacticum:** „Milchsäure", bei Muskelarbeit auftretendes Stoffwechselprodukt. **Acidum tannicum:** „Gerbsäure" (wird in Arzneimitteln als ↑Adstringens verwendet). **Acidum uricum:** „Harnsäure", Endprodukt des Nukleinstoffwechsels

Acid|urie [↑Acidum u. ↑...urie] *w;* -, ...ien: vermehrte Ausscheidung von Harnsäure mit dem Urin

acidus, ...da, ...dum [lat. = sauer]: sauer; durch Säure hervorgerufen (z. B. in der Fügung ↑Gastromalacia acida)

Acineto|bacter [gr. *ἀκίνητος* = unbeweglich u. gr. *βάκτρον* = Stab] *s;* -s: Gattung gramnegativer pathogener Mikroorganismen, die v. a. bei Sepsis und Meningitis vorkommen

acinosus vgl. azinös

Acinus [aus lat. *acinus* = Weinbeere] *m;* -, ...ni: trauben-, beerenförmiges Endstück seröser Drüsen (Anat.)

Acne vgl. Akne

acneiformis vgl. akneiform

Acnemia vgl. Aknemie

Acnitis vgl. Aknitis

Aconitin [zu ↑Aconitum] *s;* -s: aus den Wurzeln des Eisenhuts gewonnenes, sehr giftiges ↑Alkaloid

Aconitum [von gr. *ἀκόνιτον* (Name einer Giftpflanze)] *s;* -s: Gattung der Eisenhut- oder Sturmhutgewächse (Stauden, die in den Wurzelknollen verschiedene giftige ↑Alkaloide enthalten). **Aconitum napellus** [Verkleinerungsbildung zu lat. *napus* = Steckrübe]: Eisenhut, Sturmhut, in Europa, Asien u. Amerika heimische Giftpflanze, aus deren Wurzeln ↑Aconitin gewonnen wird

Acoria vgl. [1]Akorie

acormus, ...ma, ...mum [zu ↑[1]a... u. gr. *κορμός* = Rumpf]: rumpflos, ohne Rumpf (von Missbildungen); z. B. in der Fügung ↑Abrachius acormus

ac|qui|situs, ...ta, ...tum [zu lat. *acquirere, acquisitum* = dazu erwerben]: erworben, nicht angeboren, durch einen krankhaften Prozess entstanden (von Leiden, körperlichen Schäden u. a.; vgl. akquiriert)

Acra vgl. Akren. **acralis** vgl. akral

Acrania vgl. Akranie. **acranius, ...ia, ...ium** [zu ↑[1]a... u. ↑Cranium]: ohne Schädeldach od. ohne Kopf (von Missbildungen)

Acremoniosis vgl. Akremoniose

Acremonium [zu gr. *ἀκρεμών* = Ast, Astspitze] *s;* -s: Gattung der Schimmelpilze

Acrencephalon vgl. Akrenzephalon

Acridin [zu lat. *acer* = scharf, stechend] *s;* -s: aromatischer heterozyklischer Kohlenwasserstoff, Grundbestandteil verschiedener ↑Chemotherapeutika (Chem.)

acro..., Acro... vgl. akro..., Akro...

acroasphycticus vgl. akroasphyktisch

Acroasphyxia vgl. Akroasphyxie

Acrocalcinosis vgl. Akrokalzinose

Acrocephalia vgl. Akrozephalie

Acrocephalopolydactylia vgl. Akrozephalopolydaktylie

Acrocephalosyndactylia vgl. Akrozephalosyndaktylie

Acrocrania vgl. Akrokranie

Acrocyanosis vgl. Akrozyanose

Acrodermatitis vgl. Akrodermatitis

Acrodynia vgl. Akrodynie

Acrodystonia vgl. Akrodystonie
Acroerythrosis vgl. Akroerythrose
Acrogeria vgl. Akrogerie
Acrokeratosis vgl. Akrokeratose
Acromegalia vgl. Akromegalie
Acromelalgia vgl. Akromelalgie
acromialis vgl. akromial
Acromicria vgl. Akromikrie
acromio|clavicularis, ...re [zu ↑Acromion und ↑Clavicula]: zu Acromion und Schlüsselbein gehörend; z. B. in der Fügung: ↑Articulatio acromioclavicularis
Acromion [aus gr. ἀκρώμιον = Schulterknochen] *s;* -s, ...mia: Schulterhöhe, äußeres Ende der ↑Spina scapulae (Anat.); eindeutschend auch: ↑Akromion
Acroosteolysis vgl. Akroosteolyse
Acropathia vgl. Akropathie
Acropigmentatio vgl. Akropigmentation
Acrosclerosis vgl. Akrosklerose
ACTH [Abk. für engl. *a*drenocorti*co*t*r*opic *h*ormone]: = Kortikotropin
actinicus vgl. aktinisch
Actinium [zu gr. ἀκτίς, Gen.: ἀκτῖνος = Strahl] *s;* -s: radioaktives chem. Element, seltene Erde; Zeichen: Ac
Actino|myces [zu gr. ἀκτίς, Gen.: ἀκτῖνος = Strahl u. gr. μύκης = Pilz] *m;* -: Gattung der Strahlenpilze, der verschiedene Krankheitserreger angehören. **Actinomycetes** vgl. Aktinomyzet. **Actinomycosis** vgl. Aktinomykose
actualis vgl. aktuell
acuminatus, ...ta, ...tum [zu lat. *acumen,* Gen.: *acuminis* = Spitze]: spitz, hervorragend, gipfelnd; z. B. in der Fügung ↑Condyloma acuminatum
acusticus vgl. akustisch
acutus vgl. akut
Acyanoblepsia vgl. Azyanoblepsie
Acyanopsia vgl. Azyanopsie
Acyl|ure|ido|penicillin eingedeutscht: **Acyl|ure|ido|penizillin** [zu ↑Acidum, ↑...yl, ↑Urea, ↑...id u. ↑Penicillin] *s;* -s, -e (meist *Pl.*): synthetisch hergestellte Penicilline, die durch eine azetylierte Harnstoffverbindung charakterisiert sind
Acystia vgl. Azystie
Acythaemia vgl. Azythämie
ad [aus gleichbed. lat. *ad*]: Verhältniswort mit der Bedeutung „zu, in, in – hinein"; z. B. in der Fügung ↑Aditus ad antrum
ad..., Ad... [aus der gleichbed. lat. Vorsilbe *ad-*], vielfach oder stets einem folgenden Konsonanten angeglichen zu: **ac..., af..., ag..., ak..., al..., an..., ap..., ar..., as..., at...:** Vorsilbe mit der Bedeutung „zu-, hinzu-, bei-, an-"; z. B. in: adsorbieren, affizieren, Akkommodation
Adaktylie [zu ↑[1]a... u. gr. δάκτυλος = Finger; Zehe] *w;* -: Fehlen der Finger oder Zehen als angeborene Missbildung. **Adaktylus** *m;* -, ...tylen, in fachspr. Fügungen: **Adactylus,** *Pl.:* ...tyli: Behinderter, dem die Finger oder Zehen fehlen
Adamantin [zu gr. ἀδάμας, Gen.: ἀδάμαντος = Stahl] *s;* -s: = Enamelum
Adamantinom [zu ↑Adamantin] *s;* -s, -e, in fachspr. Fügungen: **Adamantinoma,** *Pl.:* -ta: Kiefergeschwulst, von Resten des Schmelzepithels des Zahnkeims ausgehend. **Adamantinoma cys|ticum:** bestimmte Form des Adamantinoms, bei der sich Hohlräume bilden. **Adamantinoma solidum:** in festen Epithelsträngen wachsendes Adamantinom
adamantinus, ...na, ...num [zu gr. ἀδάμας, Gen.: ἀδάμαντος = Stahl]: stahlhart; z. B. in der Fügung: Substantia adamantina (ältere Bez. für ↑Enamelum); zum Zahnschmelz gehörend
Adamanto|blast [gr. ἀδάμας, Gen.: ἀδάμαντος = Stahl und ↑...blast] *m;* -en, -en (meist *Pl.*): längliche, sechseckige Zellen, die den Zahnschmelz bilden
Adams|apfel [nach der volkstüml. Vorstellung, dass Adam ein Stück des verbotenen Apfels im Halse stecken geblieben sei]: volkstümliche Bezeichnung für ↑Prominentia laryngea
Adams-Stokes-Anfälle [*ädᵉmß-ßtoᵘkß...;* nach den irischen Ärzten Robert Adams (1781–1875) und William Stokes (1804 bis 1878)] *Pl.:* anfallsweises Auftreten einer starken Verlangsamung des Herzschlags, verbunden mit Bewusstseinsstörungen und Krämpfen
Ad|aptabilität [zu lat. *adaptare* = gehörig anpassen] *w;* -: Adaptationsvermögen, Fähigkeit eines Organismus oder Organs zur Adaptation (1 u. 2). **Ad|aptation,** auch: **Ad|aption** *w;* -, -en: **1)** (physiologische) Anpassung von Lebewesen, auch von Organen, an bestimmte [Umwelt]einflüsse, bes. Reize (Biol.). **2)** Anpassung des Auges (durch Veränderung der Netzhautempfindlichkeit und der Pupillengröße) an die herrschenden Lichtverhältnisse (Optik, Med.). **3)** operatives Aneinanderfügen von Wundrändern (Med.)
Ad|aptations|krankheiten: zusammenfassende Bezeichnung für Krankheiten, die (als krankhafte Steigerung eines ↑Adaptationssyndroms) infolge ungenügender oder abnormer Reaktion des Organismus auf krank machende Reize entstanden sind
Ad|aptations|syn|drom: krankhafte Erscheinung, die ihrem Wesen nach Anpassungsreaktion des Organismus auf krank machende Reize ist; vgl. Stress
ad|aptie|ren [aus lat. *adaptare* = gehörig anpassen]: **1)** sich oder etwas (Umwelteinflüssen, Bedingungen, Reizen u. Ä.) anpassen, sich auf etwas einstellen (von Organen u. Organismen). **2)** Wundränder operativ aneinander fügen. **Adaption** vgl. Adaptati-

on. **ad|aptiv** [...*tif*]: Anpassung bewirkend, zur ↑Adaptation führend

Ad|apto|gen [zu lat. *adaptare* = gehörig anpassen u. ↑...gen] *s;* -s, -e: pflanzliches Mittel, das den Organismus vor Stresssituationen schützt und seine Abwehrkräfte stärkt (z. B. Ginseng)

Ad|apto|meter [zu lat. *adaptare* = gehörig anpassen u. ↑...meter] *s;* -s, -: Messgerät zur Prüfung der Dunkeladaptationsfähigkeit (vgl. Adaptation 2), mit dem der Schwellenwert (geringste noch wahrgenommene Lichtintensität) des Lichtsinnes in Abhängigkeit von der Adaptationsdauer ermittelt wird. **Ad|apto|me|trie** [↑...metrie] *w;* -: Messung der Adaptationsfähigkeit des Auges mit dem Adaptometer

ad|äquat [zu lat. *adaequare* = gleichmachen; gleichkommen]: [einer Sache] angemessen, entsprechend; in seiner Wirkung spezifisch (z. B. von Reizen hinsichtlich der empfangenden Organe)

ADD: Abk. für ↑Attention-Deficit-Disorder

Addison-An|ämie [*ädißᵉn...;* nach dem engl. Arzt Thomas Addison, 1793–1860]: = Anaemia perniciosa. **Addisonismus** *m;* -: leichterer Grad der Addison-Krankheit (Nebenniereninsuffizienz, die nicht auf Erkrankung, sondern z. B. auf funktioneller Störung der Nebennieren beruht). **Addison-Krankheit:** durch Verminderung oder Ausfall der Produktion von Nebennierenrindenhormon (infolge Schädigung der Nebennieren) bedingte schwere Allgemeinerkrankung, deren charakteristischstes Symptom die bronzeartige Verfärbung der Haut (Bronzekrankheit) ist

Ad|ditions|diät: bei Allergie angewandte Kostform, bei der zu jeder Mahlzeit so lange ein neues Nahrungsmittel zugesetzt wird, bis die erforderliche Kalorienzahl ohne Auftreten allergischer Erscheinungen erreicht ist

ad|ditiv [zu lat. *addere, additum* = hinzutun, hinzufügen]: hinzukommend; sich summierend (z. B. von der Wirkung gleichzeitig angewandter Arzneimittel). **Ad|ditivum** *s;* -s, ...va: Farbstoff, Duftstoff, Geschmacksstoff oder Konservierungsstoff, der Lebensmitteln, Genussmitteln oder Kosmetika zugesetzt wird

ad|ducens [zu lat. *adducere, adductum* = heranführen; anziehen]: heranführend; zur Mittellinie [des Körpers] hinziehend. **adductor,** *Gen.:* ...toris, *Pl.:* ...tores: erläuternder Bestandteil von fachspr. Fügungen mit der Bedeutung „Anzieher, Anziehmuskel"; z. B. in der Fügung ↑Musculus adductor pollicis. **ad|ductorius, ...ia, ...ium:** heranführend, zur Mittellinie [des Körpers] hinziehend; zu den Adduktoren gehörend; z. B. in der Fügung ↑Canalis adductorius. **Ad|duktion** *w;* -, -en: heranziehende Bewegung eines Gliedes [zur Mittellinie des Körpers hin], der ↑Abduktion entgegengesetzte Bewegung eines Gliedes. **Ad|duktor** *m;* -s, ...toren: übliche Kurzbez. für ↑Musculus adductor ...

Ad|duktoren|falten: Speckfalten, Querfalten an der Innenseite des Oberschenkels beim Säugling (über den Oberschenkeladduktoren), die bei auffällig unsymmetrischer Lage auf eine Hüftgelenksluxation hinweisen

Ad|duktoren|kanal vgl. Canalis adductorius

Ad|duktoren|kon|traktur: Zustand einer abnormen Zusammenziehung der Adduktoren des Beines und dadurch bewirkte Anspreizstellung des Beines, die verschiedene Ursachen haben kann

Ad|duktoren|lähmung: Lähmung der den Stimmritzenverschluss bewirkenden Muskeln (↑Musculus arytaenoideus obliquus, ↑Musculus arytaenoideus transversus, ↑Musculus cricoarytaenoideus lateralis)

Ad|duktoren|re|flex: reflektorische ↑Adduktion des Oberschenkels bei Schlag auf den mittleren Gelenkknorren des Oberschenkelknochens

Ad|duktoren|schlitz vgl. Hiatus tendineus (adductorius)

ad|duzie|ren [zu lat. *adducere;* vgl. adducens]: zur Mittellinie des Körpers heranziehen

Adenase [↑Adenin u. ↑...ase] *w;* -: Enzym, das Adenin desaminiert

Adenie [zu gr. ἀδήν = Drüse] *w;* -, ...ien: ältere Bez. für: Pseudoleukämie

Adenin [zu gr. ἀδήν = Drüse] *s;* -s: in vielen Naturprodukten und in der Muskel- u. Lebersubstanz enthaltene ↑Purinbase, Baustein der ↑Nukleinsäuren

Adenitis [zu gr. ἀδήν = Drüse] *w;* -, ...itiden (in fachspr. Fügungen: ...itides): **1)** allg. Bez. Für: Drüsenentzündung. **2)** übl. Kurzbez. für ↑Lymphadenitis

adeno..., Adeno... [aus gr. ἀδήν, Gen.: ἀδένος = Drüse]: Bestimmungswort von Zusammensetzungen mit der Bed. „Drüse"; z. B. adenoid, Adenolipom

Adeno|akan|thom [↑adeno... und ↑Akanthom] *s;* -s, -e, in fachspr. Fügungen: **Adeno|acan|thoma,** *Pl.:* -ta: = Adenokankroid

Adenocarcinoma vgl. Adenokarzinom

Adenocystoma vgl. Adenozystom

Adeno|hypo|physe [↑adeno... u. ↑Hypophyse] *w;* -: = Lobus anterior

adeno|id [↑adeno... u. ↑...id], in fachspr. Fügungen: **adeno|ides,** auch: **adeno|ide|us, ...dea, ...de|um:** drüsenähnlich (bes. von Wucherungen der Rachenmandel); z. B. in der Fügung ↑Facies adenoidea; auch für: lymphoid. **Adeno|ide** *Pl.:* Kurzbez. für adenoide Vegetationen. **adeno|ide Vegetatio|nen** *Pl.:* drüsige Wucherungen der Rachenmandel, ↑Hyperplasie der Rachenmandel

Adeno|idismus [zu ↑adenoid] *m;* -, ...men: Gesamtheit der auf das Vorhandensein von ↑Adenoiden zurückgehenden krankhaften Erscheinungen (behinderte Nasenatmung, Neigung zu Katarrhen, auch Untergewicht, Entwicklungsverzögerung u. a.)

Adeno|iditis [zu ↑adenoid] *w;* -, ...itiden (in fachspr. Fügungen: ...itides): bes. bei Kleinkindern vorkommende Entzündung der ↑Folliculi linguales, meist im Rahmen einer ↑Epipharyngitis

Adeno|kan|kro|id [↑adeno... u. ↑Kankroid] *s;* -[e]s, -e: von Schleimhäuten ausgehender Drüsenkrebs (der teils Zylinderzellen, teils Plattenepithel aufweist) hauptsächlich des ↑Corpus uteri

Adeno|karzinom [↑adeno... u. ↑Karzinom] *s;* -s, -e, in fachspr. Fügungen: **Adeno|carcinoma,** *Pl.:* -ta: in Drüsensträngen wachsendes Karzinom

Adeno|lipom [Kurzw. aus ↑adeno... u. ↑Lipom] *s;* -s, -e, in fachspr. Fügungen: **Adenolipoma,** *Pl.:* -ta: gutartige Geschwulst aus Drüsen- und Fettgewebe. **Adeno|lipomatose** *w;* -, -n, in fachspr. Fügungen: **Adenolipomatosis,** *Pl.:* ...oses: vermehrte Bildung von Adenolipomen an verschiedenen Körperstellen. **Adeno|lipomatosis sym|me|trica:** vermehrte Bildung von Adenolipomen an beiden Seiten des Halses

Adeno|lym|phom [Kurzw. aus ↑Adenom u. ↑Lymphom] *s;* -s, -e, in fachspr. Fügungen: **Adeno|lym|phoma,** *Pl.:* -ta: gutartige Mischgeschwulst (aus Drüsen- und lymphatischem Gewebe) der Ohrspeicheldrüse

Adenom [zu gr. ἀδήν, Gen.: ἀδένος = Drüse]: *s;* -s, -e, in fachspr. Fügungen: **Adenoma,** *Pl.:* -ta: meist gutartige, vom Drüsenepithel ausgehende Geschwulst. **Adenoma mali|gnum:** bösartige, im Gewebsbild einem normalen gutartigen Adenom gleichende Drüsengeschwulst, eigtl. ein ↑Adenokarzinom. **Adenoma polyposum:** Drüsenpolyp, gestielte Drüsengeschwulst. **Adenoma sebace|um:** von den Talgdrüsen im Bereich der Nase ausgehendes Adenom mit kleinen, gelbroten Wucherungen, zum Erscheinungsbild der ↑Pringle-Krankheit gehörend. **Adenoma sudori|parum cys|ticum:** Zysten bildende Geschwulst der Schweißdrüsen. **Adenoma tubulare ovarii,** auch: **Adenoma testiculare ovarii:** gutartige epitheliale Eierstocksgeschwulst, zu den ↑Arrhenoblastomen gehörend. **Adenoma umbilicale:** Adenom des Nabels, bei ↑Endometriosis externa vorkommend. **eo|sino|philes Adenom:** Geschwulst des Hypophysenvorderlappens (mit Vermehrung der eosinophilen Zellen), das zu ↑Gigantismus oder (nach Schließung der Epiphysenfugen) zu ↑Akromegalie führt

Adeno|malazie [↑adeno... u. ↑Malazie] *w;* -, ...ien, in fachsprachl. Fügungen: **Adenomalacia**[1], *Pl.:* ...iae: Drüsenerweichung, krankhafte Einschmelzung einer Drüse

adeno|matös, in fachspr. Fügungen: **adenomatosus, ...osa, ...osum** [zu ↑Adenom]: zur ↑Adenomatose gehörend; mit der Bildung von ↑Adenomen verbunden, adenomartig. **Adeno|matose** *w;* -, -n, in fachspr. Fügungen: **Adeno|matosis,** *Pl.:* ...oses: Bildung zahlreicher ↑Adenome (und das dadurch gekennzeichnete Krankheitsbild). **Adeno|matosis pro|statae:** ↑Hyperplasie der ↑Prostata, eigentlich eine Adenomatose der ↑periurethralen Drüsen im Bereich der Prostata.

adenomatosus vgl. adenomatös

Adeno|meren [↑adeno... u. gr. μέρος = Teil] *Pl.:* teilungsfähige Drüsenteile, aus denen sich neue Drüseneinheiten bilden können

Adeno|myo|epi|theliom [zu ↑adeno..., ↑myo... u. ↑Epithel] *s;* -s, -e, in fachspr. Fügungen: **Adeno|myo|epi|thelio|ma,** *Pl.:* -ta: Mischgeschwulst der Speicheldrüsen aus Drüsen- u. Muskel[epithel]zellen

Adeno|myom [Kurzw. aus ↑Adenom u. ↑Myom] *s;* -s, -e, in fachspr. Fügungen: **Adeno|myo|ma,** *Pl.:* -ta: gutartige Mischgeschwulst aus Drüsen- u. Muskelgewebe, vorwiegend in der Gebärmutter

Adeno|myo|sarkom [Kurzw. aus ↑Adenosarkom und ↑Myosarkom] *s;* -s, -e, in fachspr. Fügungen: **Adeno|myo|sarcoma,** *Pl.:* -ta: bösartige Mischgeschwulst aus Drüsen- und Muskelgewebe

Adeno|myo|se [zu ↑adeno... u. gr. μῦς, Gen.: μυός = Maus; Muskel] *w;* -, -n, in fachspr. Fügungen: **Adeno|myo|sis,** *Pl.:* ...oses, bes. in der Fügung: **Adeno|myo|sis uteri interna:** = Endometriose

Adeno|pa|thie [↑adeno... u. ↑...pathie] *w;* -, ...ien, in fachspr. Fügungen: **Adeno|pa|thia**[1], *Pl.:* ...iae: **1)** allg. Bez. für: Drüsenerkrankung. **2)** = Lymphadenose

adenös [zu gr. ἀδήν, Gen.: ἀδένος = Drüse], in fachspr. Fügungen: **adenosus, ...osa, ...osum:** drüsig; die Drüsen betreffend

Adeno|sarkom [↑adeno... u. ↑Sarkom] *s;* -s, -e, in fachspr. Fügungen: **Adeno|sarcoma,** *Pl.:* -ta: bösartiger Mischtumor aus Drüsen- und Mesenchymgewebe

Adenosclerosis vgl. Adenosklerose

Adenose [zu gr. ἀδήν, Gen.: ἀδένος = Drüse] *w;* -, -n: durch Adenome hervorgerufene Erkrankung

Adenosin [Kunstw. aus ↑*Aden*in u. ↑Rib*ose*] *s;* -s: Adeninribosid, glykosidartige Verbindung (Nukleosid) aus Adenin und Ribose, Bestandteil von Verbindungen, die für den Stoffwechsel der Zellen wichtig sind (wirkt gefäßerweiternd und ↑vagotrop)

Adenosin|di|phos|phat [↑Adenosin, ↑[1]di... u. ↑Phosphat] *s;* -[e]s, -e: aus Adenin, Ribose und zwei Phosphorsäuren aufgebautes

Nukleotid, das bei der Energieübertragung im lebenden Organismus eine wichtige Rolle spielt; Abk.: ADP

Adenosin|mono|phos|phat [↑Adenosin, ↑mono... u. ↑Phosphat] *s;* -[e]s, -e: aus Adenin, Ribose und einer Phosphorsäure aufgebautes Nukleotid, das im Energiestoffwechsel des lebenden Organismus eine wichtige Rolle spielt; Abk.: AMP

Adenosin|tri|phos|phat [↑Adenosin, ↑tri... u. ↑Phosphat] *s;* -[e]s, -e: aus Adenin, Ribose und drei Phosphorsäuren aufgebautes Nukleotid, das der wichtigste Energiespeicher und Energieüberträger im lebenden Organismus ist; Abk.: ATP

Adeno|sklerose [↑adeno... u. ↑Sklerose] *w;* -, -n, in fachspr. Fügungen: **Adeno|sclerosis,** *Pl.:* ...oses: bindegewebige Verhärtung einer Drüse

adenosus vgl. adenös

Adeno|tom [zu ↑adeno... u. gr. *τέμνειν* = schneiden (*τομός* = schneidend)] *s;* -s, -e: ringförmiges Messer zur operativen Entfernung adenoider Wucherungen der Rachenmandel bzw. der Rachenmandel selbst. **Adeno|tomie** *w;* -, ...ien: operative Entfernung von drüsigen Wucherungen der Rachenmandel (adenoide Wucherungen) oder der Rachenmandel selbst

Adeno|tonsill|ek|tomie [↑adeno..., ↑Tonsille u. ↑Ektomie] *w;* -, ...ien: operative Entfernung der ↑Adenoide und der ↑Tonsillen

adeno|trop [↑adeno... u. ↑...trop]: vgl. glandotrop

Adeno|virus [↑adeno... u. ↑Virus] *s;* -, ...viren (meist *Pl.*): z.T. in ↑adenoiden Tonsillen lokalisierte Gruppe von Viren, die v.a. Krankheiten der Atemwege verursachen

Adeno|zys|tom [zu ↑adeno... u. gr. *κύστις* = Blase, Beutel] *s;* -s, -e, in fachspr. Fügungen: **Adeno|cys|toma,** *Pl.:* -ta: = Zystadenom

Ade|phagie [aus gleichbed. gr. *ἀδηφαγία*] *w;* -: „Gefräßigkeit", krankhaft gesteigerte Esslust, übermäßige Nahrungsaufnahme, organisch (z.B. durch Hirnerkrankungen) oder neurotisch (als Ersatzbefriedigung) bedingt

Adeps [aus gleichbed. lat. *adeps,* Gen.: *adipis*] *w* od. *m;* -, Adipes: [tierisches] Fett, das in der Heilkunde, Kosmetik u.a. verwendet wird. **Adeps lanae** [lat. *lana* = Wolle]: Wollfett, Lanolin (findet als Salbengrundlage Verwendung)

Ader *w;* -, -n: zusammenfassende Bez. für alle Blutgefäße (↑Arterien, ↑Venen, ↑Kapillaren)

Aderhaut vgl. Chorioidea

Aderlass *m;* -es, ...lässe: Entnahme größerer Mengen Blut aus einer durch ↑Punktion oder ↑Venae sectio eröffneten Armvene (z.B. um den Kreislauf zu entlasten)

Adermin [zu ↑¹a... u. gr. *δέρμα* = Haut] *s;* -s: = Vitamin B_6

Adern|egel vgl. Schistosomum

Aderverkalkung vgl. Arteriosklerose

ad ex|itum [↑ad u. lat. *exitus* = Ausgang]: zum Tode (führen, kommen)

ADH: Abk. für ↑antidiuretisches Hormon

adhaerens vgl. adhärent. **Adhaesio** vgl. Adhäsion. **adhaesivus** vgl. adhäsiv. **ad|härent** [zu lat. *adhaerere; adhaesum* = anhaften, anhängen], in fachspr. Fügungen: **ad|haerens:** anhaftend, verwachsen [mit etw.]. **ad|härie|ren:** anhaften, verwachsen sein [mit etwas]

Ad|häsio|lyse [zu ↑Adhäsion u. gr. *λύειν* = lösen, auflösen] *w;* -, -n: operative Lösung von Verwachsungen

Ad|häsion [zu lat. *adhaerere, adhaesum* = anhaften, anhängen] *w;* -, -en, in fachspr. Fügungen: **Ad|hae|sio,** *Pl.:* ...io|nes: Verwachsung, Verklebung von Organen, Geweben, Eingeweiden u.a. nach Operationen oder Entzündungen. **Ad|hae|sio interthalamica:** unregelmäßig vorkommende Verwachsung der Thalamushälften. **ad|häsiv,** in fachspr. Fügungen: **ad|hae|sivus, ...va, ...vum:** = adhärent; z.B. in der Fügung ↑Arachnitis adhaesiva

ADI: Abk. für ↑Acceptable daily Intake

Adia|docho|kinese [↑¹a... u. ↑Diadochokinese] *w;* -, -n: Unfähigkeit, entgegengesetzte Muskelbewegungen, z.B. Beugen u. Strecken der Finger, schnell hintereinander auszuführen (bei Kleinhirnerkrankungen); vgl. Dysdiadochokinese

Adipo|cire [*adipoßir;* aus gleichbed. frz. *adipocire*] *w;* -: Leichenwachs, im Fett- (u. Muskel-)Gewebe von Leichen, die luftabgeschlossen im Wasser oder im feuchten Boden liegen, entstehendes wachsähnl., verseiftes Fett

Adipo|kinin [zu ↑Adeps u. ↑Kinin] *s;* -s, -e: Hormon des Hypophysenvorderlappens, das Depotfett mobilisiert

Adipom [zu ↑Adeps] *s;* -s, e, in fachspr. Fügungen: **Adipoma,** *Pl.:* -ta: seltene Bez. für ↑Lipom

Adipo|ne|krose [zu ↑Adeps u. ↑Nekrose] *w;* -, -n, in fachspr. Fügungen: **Adipo|ne|crosis,** *Pl.:* ...oses: ↑Nekrose des Unterhautfettgewebes. **Adipo|ne|crosis sub|cutanea neonatorum:** Nekrose des Unterhautfettgewebes bei Neugeborenen mit hohem Geburtsgewicht (infolge Gewalteinwirkung bei der Geburt), die sich in der Bildung von Knötchen und Verhärtungen, vorwiegend in der oberen Rückengegend, äußert

adipös, in fachspr. Fügungen: **adiposus, ...osa, ...osum** [zu lat. *adeps,* Gen.: *adipis* = Fett]: fetthaltig; fettleibig, verfettet; z.B. in der Fügung ↑Capsula adiposa

Adipos|algie [↑adipös u. ↑...algie] *w;* -, ...ien, in fachspr. Fügungen: **Adipos|algia**[1], *Pl.:* ...iae: Schmerzen durch krankhaft vermehrte Fettablagerungen im Unterhautgewebe

Adipositas [zu ↑adipös] *w;* -: Fettsucht, Fettleibigkeit, übermäßige Vermehrung oder Bildung von Fettgewebe (auch in Organen u. a.); vgl. Lipomatose. **Adipositas cordis** [↑Cor]: Herzverfettung, Fettherz, Anlagerung von Fett am und im Herzmuskel. **Adipositas dolorosa:** schmerzhafte, umschriebene Wucherung des Unterhautfettgewebes, verbunden mit nervalen Störungen, vorwiegend bei Frauen auftretend. **Adipositas hypo|genitalis:** = Dystrophia adiposogenitalis

adiposo|genitalis, ...le [zu ↑adipös u. ↑genital]: fettleibig (im Zusammenhang mit Keimdrüsenstörungen); z. B. in der Fügung ↑Dystrophia adiposogenitalis

Adiposo|gigantismus [zu ↑adipös u. ↑Gigantismus] *m;* -: Pubertätsfettsucht, die zusammen mit ↑Gigantismus auftritt

Adiposo|gyn|an|drismus [zu ↑adipös u. ↑Gynander] *m;* -: durch Fettsucht hervorgerufenes Erscheinungsbild der ↑Gynandrie in der Vorpubertät

Adiposo|gynismus [zu ↑adipös u. gr. *γυνή* = Weib] *m;* -: = Adiposogynandrismus

adiposus vgl. adipös

Adipo|zele [zu ↑Adeps u. ↑...zele] *w;* -, -n: „Fettbruch", Eingeweidebruch, der nur Fettgewebe enthält

Adip|sie [zu ↑[1]a... u. gr. *δίψος* = Durst] *w;* -: Durstlosigkeit, mangelndes Durstgefühl

Aditus [aus gleichbed. lat. *aditus*] *m;* -, - [*áditus*]: Zugang, Eingang (Anat.). **Aditus ad antrum:** Eingang (knöcherner Kanal) zum ↑Antrum mastoideum. **Aditus laryn|gis** [↑Larynx]: obere Kehlkopföffnung. **Aditus orbitae:** Öffnung der Augenhöhle im Gesichtsschädel. **Aditus pelvis:** ältere Bez. für ↑Apertura pelvis minoris superior

Adi|uretikum [↑[1]a... u. ↑Diuretikum] *s;* -s, ...ka: Mittel, das den [übermäßigen] Harnfluss hemmt. **adi|uretisch,** in fachspr. Fügungen: **adi|ureticus, ...ca, ...cum:** [übermäßigen] Harnfluss hemmend (von Arzneimitteln)

Adi|uretin [zu ↑adiuretisch] *s;* -s: = Vasopressin

Ad|juvans [auch: *...ju...;* zu lat. *adiuvare* = unterstützen] *s;* -, ...anzien [...*i^e^n*] u. ...antia: **1)** Bestandteil eines Arzneimittels, der selbst nicht therapeutisch wirksam ist, aber die Wirkung des Hauptbestandteils unterstützt. **2)** Stoff, der die Fähigkeit eines Antigens, eine spezifische Antikörperbildung auszulösen, steigert (Immunbiol.). **adjuvant:** unterstützend (von Medikamenten)

ad libitum [zu ↑ad u. lat. *libere, libitum* = belieben]: „nach Belieben", Hinweis auf ärztl. Verordnungen, der besagt, dass ein bestimmter Stoff keiner Beschränkung unterworfen ist

ad manum medici [↑ad, lat. *manus* = Hand u. lat. *medicus* = Arzt]: zu Händen des Arztes (Hinweis auf Rezepten oder Arzneimitteln)

Ad|miniculum [aus lat. *adminiculum,* Gen.: *adminiculi* = Stütze] *s;* -s, ...la: Sehnenverbreiterung, -verstärkung (an Muskelansatzstellen). **Ad|miniculum lineae albae:** dreieckiges, an der ↑Symphyse entspringendes Sehnenband, das die ↑Linea alba verstärkt

Ad|nek|tomie *w;* -, ...ien: Kurzform für ↑Adnexektomie

Ad|nex [zu lat. *annectere* (< *adnectere*), *annexum* = anknüpfen, anfügen] *m;* -es, -e (meist *Pl.*), in fachspr. Fügungen: **Ad|nexum** *s;* -, ...xa (meist *Pl.*): Anhangsgebilde von Organen des menschl. Körpers; im engeren Sinne: Anhangsgebilde (Eierstöcke u. Eileiter) der Gebärmutter

Ad|nex|ek|tomie [↑Adnex u. ↑Ektomie] *w;* -, ...ien: operative Entfernung der Gebärmutteranhänge (Eierstöcke und Eileiter)

Ad|nexitis [zu ↑Adnex] *w;* -, ...itiden (in fachspr. Fügungen: ...itides): Entzündung der Gebärmutteradnexe (nämlich: der Eierstöcke und Eileiter)

Ad|nex|tumor: entzündliche oder echte Geschwulst der Gebärmutteranhänge

Adolescens vgl. Adoleszent. **Adolescentia** vgl. Adoleszenz. **Adoles|zent** [zu lat. *adolescere* = heranwachsen] *m;* -en, -en, in fachspr. Fügungen: **Adoles|cens** *m;* -, ...entes: Heranwachsender, Jugendlicher

Adoles|zenten|albumin|urie, auch: **orthostatische** od. **lordotische Albumin|urie:** harmlose Eiweißausscheidung im Urin bei Jugendlichen mit Haltungsschwäche (↑lordotische Wirbelsäulenhaltung) nach längerem Stehen, wahrscheinlich infolge mangelnder Durchblutung der Nieren

Adoles|zenten|ky|phose: = Scheuermann-Krankheit

Adoles|zenten|struma: Adoleszentenkropf, harmlose Schilddrüsenvergrößerung in der Pubertät, vorwiegend bei Mädchen

Adoles|zenz [zu lat. *adolescere* = heranwachsen] *w;* -, in fachspr. Fügungen: **Adoles|centia** *w;* -: Jugendalter, Lebensabschnitt zwischen Pubertätsbeginn und Erwachsenenalter

ad|olfactorius, ...ia, ...ium [zu ↑ad... und lat. *olfacere* = riechen]: zum ↑Lobus olfactorius gehörend

Adonidin [zu ↑Adonis] *s;* -s: in ↑Adonis vernalis enthaltenes Herzgift (Glykosidgemisch)

Adonis [nach Adonis, einem von der Göttin Aphrodite wegen seiner Schönheit geliebten Jüngling der gr. Sage, dem Sinnbild für Werden u. Vergehen in der Natur] *w;* -, auch in der verdeutlichenden Zus.: **Adonisröschen,** bot. Bezeichnung: **Adonis vernalis** [lat. *vernalis* = zum Frühling gehörend]: zu den Hahnenfußgewächsen gehörende Blütenpflanze, die verschiedene herzwirksame Stoffe, darunter ↑Adonidin, enthält

ad|oral [zu ↑ad... u. ↑²Os]: zum Mund hin, um den Mund herum, im Bereich des Mundes

ADP: Abk. für ↑Adenosindiphosphat

ad|renal, in fachspr. Fügungen: **ad|renalis, ...le** [zu ↑ad... u. ↑Ren]: die Nebennieren betreffend

Ad|renal|ek|tomie, auch: **Ad|ren|ek|tomie** [↑adrenal u. ↑Ektomie] *w;* -, ...ien: operative Entfernung einer oder beider Nebennieren oder Drosselung ihrer Funktion durch hohe Kortison- oder Prednisongaben (sog. „unblutige Adrenalektomie")

Ad|renalin [zu ↑adrenal] *s;* -s: Hormon des Nebennierenmarks, Reizstoff der sympathischen Nervenfasern (wirkt hauptsächlich gefäßverengend, als Gegenhormon des ↑Insulins, schwemmt Blutzellen aus der Milz aus; vgl. Adrenalinleukozytose u. Adrenalinpolyglobulie)

Ad|renalin|dia|betes: unkorrekte Bezeichnung für: Adrenalinhyperglykämie

Ad|renalin|glukos|urie: Ausscheidung von Traubenzucker im Harn nach Injektion von Adrenalin

Ad|renalin|hyper|glyk|ämie: erhöhter Blutzuckergehalt nach vermehrter Ausschüttung bzw. Injektion von Adrenalin

Ad|renalin|leu|ko|zytose: Vermehrung der ↑Leukozyten im Blut infolge vermehrter Ausschüttung von Adrenalin bzw. nach einer Adrenalininjektion

Ad|renalin|oxidase: Enzym, das Adrenalin oxidiert (und damit z. T. zerstört)

Ad|renalin|poly|globulie: Vermehrung der roten Blutkörperchen als Wirkung des Adrenalins, besonders bei Nebennierenerkrankungen

adrenalis vgl. adrenal

ad|renalo|trop [↑adrenal u. ↑...trop]: die Nebennieren, besonders das Nebennierenmark, betreffend

Ad|renal|sys|tem, auch: **chrom|affines System**: Gesamtheit der Adrenalin erzeugenden Organe mit ↑chromaffinen Zellen (sympathische Paraganglien, die sich beim Menschen bald nach der Geburt bis auf Nebennierenmark u. Zuckerkandl-Organ zurückbilden)

Ad|ren|ar|che [↑adrenal u. gr. *ἀρχή* = Anfang] *w;* -: Zeitraum vom 8. Lebensjahr bis zum Eintritt der ↑Menarche, in dem eine verstärkte Tätigkeit der Nebennierenrinde einsetzt und die Follikel heranreifen

Ad|ren|ek|tomie vgl. Adrenalektomie

Ad|ren|ergikum [zu Adrenalin u. gr. *ἔργον* = Werk; Tätigkeit] *s;* -s, ...ka = Sympathikomimetikum. **ad|ren|ergisch**, auch: **ad|ren|erg**: durch Adrenalin bewirkt; auf Adrenalin ansprechend; vgl. sympathisch

Ad|reno|chrom [zu ↑Adrenalin u. gr. *χρῶμα* = Haut; Hautfarbe; Farbe] *s;* -s: Oxidationsprodukt des Adrenalins, rote Substanz, die vielfach wirksam ist (haupts. oxidationssteigernd)

ad|reno|genital [↑adrenal u. ↑genital]: Nebenniere und Keimdrüsen betreffend. **ad|reno|genitales Syn|drom**: endokrine Erkrankung, die sich (bei Kindern) in vorzeitigem Auftreten der Pubertät, beschleunigtem Wachstum und Überentwicklung der [sekundären] Geschlechtsmerkmale äußert und durch Störungen im Hormonhaushalt der Nebennierenrinde verursacht wird; Abk.: AGS

ad|reno|kortiko|trop [zu ↑adrenal, ↑Kortex und ↑...trop]: = kortikotrop

Ad|reno|lytikum [zu ↑Adrenalin u. gr. *λύειν* = lösen, auflösen] *s;* -s, ...ka: Substanz, die die Wirkung des Adrenalins aufhebt. **ad|reno|lytisch**: die Wirkung von Adrenalin aufhebend

ad|reno|mimetisch [zu ↑Adrenalin u. gr. *μιμεῖσθαι* = nachahmen]: = adrenergisch

Ad|reno|pau|se [zu ↑adrenal u. gr. *παύειν* = aufhören machen, beendigen] *w;* -, -n: Aufhören der Produktion von ↑Androgenen in der Nebennierenrinde im Anschluss an den Ausfall der Keimdrüsenfunktion (im Klimakterium)

Ad|reno|steron [Kurzbildung zu ↑adrenal u. ↑Steroid] *s;* -s: Hormon der Nebennierenrinde, in der Wirkung dem männlichen Keimdrüsenhormon ähnlich

ad|reno|trop [↑adrenal u. ↑...trop]: = adrenalotrop

Ad|reno|tropin [zu ↑adrenotrop] *s;* -s: = Kortikotropin

Ad|reno|zeptor [Kurzbildung aus ↑adrenergisch u. ↑Rezeptor] *m;* -s, ...oren: Rezeptor, der durch postganglionäre adrenerge Fasern des sympathischen Nervensystems innerviert wird

Adson-Test [*ädßᵉn...;* nach dem amer. Chirurgen Alfred W. Adson, 1887–1951]: Test zur Diagnose funktioneller Schultergürtelsyndrome: Bei Streckung des Kopfs nach der Seite und nach extremer Zurücknahme der Schultern verschwinden auf der gegenüberliegenden Seite die distalen Arterienpulse

Ad|sorbens [zu ↑ad... u. lat. *sorbere* = schlürfen, etwas Flüssiges zu sich nehmen] *s;* -, ...enzien [...*iᵉn*] u. ...entia: Stoff, der infolge seiner Oberflächenaktivität gelöste Substanzen und Gase (physikalisch) an sich bindet (u. a. zur Entgiftung des Magen-Darm-Traktes verwendet). **ad|sorbie|ren**: Gase oder gelöste Stoffe an seiner Oberfläche anlagern, festhalten (von Stoffen). **Ad|sorp|tion** *w;* -, -en: Anlagerung, physikalische Bindung von Gasen oder gelösten Stoffen an oberflächenaktive Feststoffe (oder Flüssigkeiten); Gegensatz: ↑Desorption.

Ad|sorp|tions|ana|lyse: ↑chromatographisches Verfahren, Stoffe aufgrund ihrer unterschiedlichen Adsorptionsfähigkeit zu trennen

Ad|strin|gens [zu lat. *astringere* (< *adstringere*) = straff anziehen; zusammenziehen] *s;* -, ...genzien [...i^{e}n] u. ...gentia: (durch Eiweißkoagulation) auf Schleimhäute oder Wunden zusammenziehend wirkendes (entzündungshemmendes, blutstillendes) Mittel. **ad|strin|gie|ren:** als Adstringens wirken (von Arzneimitteln)

adult [zu lat. *adolescere, adultum* = heranwachsen], in fachspr. Fügungen: **adultus, ...ta, ...tum:** erwachsen

ad|umbilicalis, ...le [zu ↑ad...u. ↑Umbilicus]: in der Nabelgegend gelegen; z. B. in der Fügung ↑Venae adumbilicales (Anat.)

ad usum pro|prium [↑ad, lat. *usus* = Gebrauch und ↑proprius]: „zum eigenen Gebrauch" (Hinweis auf ärztlichen Rezepten)

Ad|ventitia *w;* -, ...titiae: übliche Kurzbez. für ↑Tunica adventitia. **Ad|ventitia|zellen** *Pl.:* spindelförmige Bindegewebszellen, die den Blutkapillaren außen aufliegen und sie mit langen Fortsätzen umschlingen. **ad|ventitius, ...ia, ...ium** [aus lat. *adventicius* = von außen kommend, hinzukommend, äußerer]: äußerer, außen umgebend, hinzukommend: z. B. in der Fügung ↑Tunica adventitia (Anat.)

adynamicus vgl. adynamisch. **Adynamie** [zu ↑[1]a... u. gr. *δύναμις* = Kraft] *w;* -, ...ien, in fachspr. Fügungen: **Adynamia**[1], *Pl.:* ...iae: Kraftlosigkeit, Muskel-, Körperschwäche. **Adynamia ep|isodica hereditaria:** (erblich bedingte) periodische Extremitätenlähmung (vgl. periodische Extremitätenlähmung) infolge Störung des Kaliumstoffwechsels. **adynamisch,** in fachspr. Fügungen: **adynamicus, ...ca, ...cum:** kraftlos, schwach

AE: **1)** Abk. für ↑Antitoxineinheit. **2)** ältere Abk. für ↑Ångström[einheit]

ÅE: ältere Abk. für ↑Ångström[einheit]

A. E.: Abk. für ↑Antitoxineinheit

Aedes [*a-e...;* zu gr. *ἀηδής* = unangenehm, widrig] *w;* -: weit verbreitete Stechmückengattung, deren tropische Arten z. T. Krankheitsüberträger sind. **Aedes aegypti:** Gelbfiebermücke, in bestimmten trop. und subtrop. Gebieten heimische Überträgerin des Gelbfiebers

...aemia vgl. ...ämie

aequa|lis, ...le [aus lat. *aequalis* = gleich beschaffen, gleich]: gleich, gleich bleibend; gleichwertig; z. B. in der Fügung ↑ana partes aequales

Aequator vgl. Äquator

aer..., Aer... vgl. aero..., Aero...

Aer|ämie [*a-er...;* ↑aero... u. ↑...ämie] *w;* -, ...ien: Bildung von Stickstoffbläschen im Blut bei plötzlichem Abnehmen des äußeren Luftdrucks, Ursache der ↑Caissonkrankheit (Taucherkrankheit)

aero..., Aero..., vor Vokalen meist: **aer..., Aer...** [*a-er...;* aus gr. *ἀήρ* = Luft]: Bestimmungswort von Zus. mit der Bed. „Luft, Gas, Sauerstoff"; z. B.: Aeroatelektase, Aerämie

Aero|allergen [a-er...; ↑aero... u. ↑Allergen] *s;* -s, -e: mit der Luft aufgenommenes Allergen pflanzlichen (z. B. Blütenpollen), tierischen (z. B. Säugetierepithelien) oder chemischen (z. B. Arzneimittelstaub) Ursprungs. **Aero|allergie** *w;* -, ...ien: durch Aeroallergene ausgelöste Allergie

Aero|atel|ek|tase [*a-er...;* ↑aero... u. ↑Atelektase] *w;* -, -n: reversibler Kollaps von Lungengewebe infolge reiner Sauerstoffatmung unter Druck und mechanischer Einengung des Brustkorbs (z. B. bei Führern von Hochleistungsflugzeugen)

aerob [*a-erob;* ↑aero... u. gr. *βίος* = Leben]: Sauerstoff zum Leben brauchend (von Organismen; Biol.)

Aero|bacter [*a-ero...;* zu ↑aero... u. gr. *βάκτρον* = Stab] *s;* -s: Gattung von ↑gramnegativen, z. T. kapselbildenden, weit verbreiteten Bakterien (z. B. in der Darmflora; auch Krankheitserreger)

Ae|robic [*ärobik;* aus gleichbed. engl.-amer. *aerobics,* zu engl. *aerobic* = unter Einfluss von Sauerstoff stattfindend] *s;* -s: Fitnesstraining, bei dem durch tänzerische und gymnastische Übungen der Umsatz von Sauerstoff im Körper gesteigert wird

Aero|bier [*a-erobi^{e}r;* zu ↑aerob] *m;* -s, -, auch: **Aero|biont** *m;* -en, -en: Organismus (Bakterie), der zum Leben Luftsauerstoff benötigt (Biol.)

Aerocele vgl. Aerozele

Aero|cholie [*a-er...;* zu ↑aero... u. gr. *χολή* = Galle] *w;* -, ...ien: Füllung der Gallenwege mit Luft, Lufteinbruch in die Gallenwege (z. B. nach Durchbruch eines ↑Ulcus duodeni in den Gallenbereich)

Aero|epi|thel [*a-ero...;* ↑aero... u. ↑Epithel] *s;* -s, ...ien [...i^{e}n]: Luft enthaltendes Epithel (z. B. die Zellen des ergrauenden Haares)

aero|gen, in fachspr. Fügungen: **aero|genes** [*a-er...;* ↑aero... u. ↑...gen]: **1)** gasbildend (z. B. von Bakterien). **2)** durch die Luft übertragen (z. B. von Infektionen)

Aero|kolie [*a-er...;* zu ↑aero... u. ↑Kolon] *w;* -, ...ien: Gasansammlung im Grimmdarm

Aero|monas [*a-er...;* ↑aero... u. gr. *μονάς* = Einheit] *m;* -, ...naden: Gattung gramnegativer anaerober Stäbchenbakterien; Erreger v. a. von Durchfall

Aero|otitis [*a-er...;* ↑aero... u. ↑Otitis] *w;* -, ...itiden (in fachspr. Fügungen: ...itides): Mittelohrentzündung als Folge extremer Luftdruckschwankungen

Aero|phagie [*a-er...;* zu ↑aero... u. gr. *φαγεῖν* = essen] *w;* -, ...ien: (unbewusstes, krankhaftes) Verschlucken von Luft (bes. bei ↑Hysterie u. bestimmten Magenleiden)

Aero|phobie [*a-er...;* zu ↑aero... u. gr. *φόβος* = Furcht] *w;* -, ...ien: krankhafte Luftscheu, der Wasserscheu entsprechende Angst vor frischer Luft (z. B. bei Tollwutkranken)

Aero|plankton [*a-er...;* ↑aero... u. ↑Plankton] *s;* -s: Gesamtheit der im Luftraum schwebenden Kleinlebewesen (Bakterien, Sporen, Protozoen u. a.; Biol.)

Aero|sol [*a-er...;* Kurzw. aus ↑aero... u. lat. *solutio* = Lösung] *s;* -s, -e: in Luft oder Gasen schwebende, feinstverteilte Stoffe, koloidale Dispersion von festen Stoffen oder Flüssigkeiten in Luft oder Gasen (z. B. von ↑Bakteriziden zur Anwendung in Form von Sprühnebeln, von Arzneimitteln zur Inhalation u. Ä.)

Aero|therapie [*a-er...;* ↑aero... u. ↑Therapie] *w;* -, ...ien: zusammenfassende Bez. für Heilverfahren, bei denen (speziell: künstlich verdichtete od. verdünnte) Luft eine Rolle spielt (z. B. Inhalationen)

Aero|thorax [*a-er...;* ↑aero... u. ↑Thorax] *m;* -[es], -e: ältere Bez. für ↑Pneumothorax

Aero|zele [*a-er...;* ↑aero... u. ↑...zele] *w;* -, -n, in fachspr. Fügungen: **Aero|cele,** *Pl.:* ...lae: zystenartige, Luft enthaltende Geschwulst (z. B. der Rachenschleimhaut). **Aerocele colli:** = Laryngozele

Aes|culus [aus lat. *aesculus* (Name einer Eichenart)] *w;* -: Gattung der Rosskastanien. **Aes|culus hippo|castanum** [zu gr. *ἵππος* = Pferd u. gr. *κάστανον* = Kastanie]: Rosskastanie, Laubbaum mit bitteren Früchten, der verschiedene auf Kreislauf und Gefäßwände wirkende Stoffe liefert, z. B. ↑Äskulin

aestivus, ...va, ...vum [aus gleichbed. lat. *aestivus*]: im Sommer vorkommend; z. B. in der Fügung ↑Cholera aestiva

Aether vgl. Äther

af..., Af... vgl. ad..., Ad...

A-Fasern: Fasern der peripheren Nerven, die die Reize am schnellsten weiterleiten

afe|bril, in fachspr. Fügungen: **afe|brilis, ...le** [↑[1]a... u. ↑febril]: fieberfrei

Affekt [aus lat. *affectus* = Gemütsbewegung, Leidenschaft] *m;* -[e]s, -e: **1)** starke Gefühlserregung, die meist das vegetative Nervensystem in Mitleidenschaft zieht und bei krankhafter Steigerung von Bewusstseinseinengung, Fortfall von Hemmungen u. Ä. begleitet ist; im weiteren Sinne zusammenfassende Bezeichnung für emotionale Regungen jeder Art (z. B. Lust-, Unlustgefühle). **2)** = Affektion (vgl. Primäraffekt)

affektbetont vgl. affektiv

Affekt|handlung: Kurzschlusshandlung, im Affekt (unter weitgehender Ausschaltung der Bewusstseinskontrolle) begangene [strafbare] Handlung

Affekt|illusion: durch starke Gemütserregung bedingte Verkennung (z. B. unrealistische Überbewertung) von Fakten; vgl. Illusion

Affekt|in|kontinenz: Unvermögen, Affekte unter Kontrolle zu halten bzw. Affektausbrüche zu hemmen (bei organischen Hirnerkrankungen)

Affektion [zu lat. *afficere, affectum* = einwirken; befallen] *w;* -, -en: Ergriffenwerden von einer Krankheit; Erkrankung

affektiv [zu ↑Affekt]: gefühls-, affektbetont, auf einen Affekt bezogen, durch heftige Gefühlsäußerungen gekennzeichnet (Psychol.). **Affektivität** *w;* -, -en: Gefühlsansprechbarkeit eines Menschen; im weiteren Sinne Bez. für die Gesamtheit des Gefühlslebens

Affekt|krampf: krampfartig übersteigerter Affektausbruch, z. B. Lach-, Schrei-, Weinkrampf (hauptsächlich bei Hysterie)

Affekt|labilität: Unausgeglichenheit des Gefühlslebens, die sich in raschem Wechsel der Gemütsbewegungen äußert

Affekt|psy|chose: ↑Psychose, die sich hauptsächlich im Affektverhalten, im krankhaft veränderten Gefühlsleben eines Menschen äußert, z. B. manisch-depressives Irresein

Affekt|störung: krankhafte Veränderung des Gemütslebens, abnorme gefühlsmäßige Reaktion, zusammenfassende Bez. für: Affektinkontinenz, Affektlabilität u. dgl.

Affekt|verdrängung: Verlagerung von Affekten, deren Entladung konventionale, soziale u. a. Hemmungen entgegenstehen, in andere Erlebnisbereiche (in denen diese Hemmungen fehlen) oder ins Unbewusste (Ursache von Neurosen)

Affekt|verhaltung: Verhinderung des Ausbruchs, der Entladung einer starken emotionalen Erregung (kann zu psychischen Spannungszuständen infolge Affektstauung führen)

Affekt|verödung: Minderung bzw. Verlust der Gefühlsansprechbarkeit, starke Abstumpfung des Gemüts (bei ↑Schizophrenie; Psychol., Med.)

Affekt|zerfall: Zerfall des Gemütslebens, Unfähigkeit zu normalen (und Neigung zu paradoxen) Gefühlsreaktionen (bei Schizophrenie; Psychol., Med.)

Affenfurche: selten vorkommende Handlinie der Hohlhand, unterhalb der Fingergrundgelenke quer über die ganze Hand verlaufend (Erscheinung u. a. bei ↑Mongolismus)

Affenhand: Fehlstellung der Hand, bei der der Daumen in der Ebene der anderen Finger steht u. nicht opponiert werden kann (meist infolge Lähmung des ↑Nervus medianus)

Affenspalte vgl. Sulcus lunatus (cerebri)

afferent, in fachspr. Fügungen: **afferens** [zu

lat. *afferre* = hinbringen]: zuführend, [zu einem Organ] hinführend; z. B. in der Fügung ↑Vas afferens

Afferento|pa|thie [zu ↑afferent u. ↑...pathie] *w;* -, ...ien: krankhafte Störungen im Bereich der zuführenden Darmschlingen nach Magenresektion oder nach einer Gastroenterostomie (Syndrom mit Krämpfen, Erbrechen und Gewichtsabnahme)

affin [aus lat. *affinis* = angrenzend, verwandt]: die Affinität betreffend. **Affinität** *w;* -, -en: Neigung eines Stoffs, mit einem anderen eine Verbindung einzugehen (Chem.)

affixus, ...xa, ...xum [zu lat. *affigere, affixum* = anheften]: angeheftet, befestigt; z. B. in der Fügung ↑Lamina affixa

affizie|ren [aus lat. *afficere* = einwirken; befallen]: reizen, befallen, krankhaft verändern. **affiziert**: befallen, ergriffen (bezogen auf Krankheiten)

Afi|brino|gen|ämie [↑^{1}a..., ↑Fibrinogen u. ↑...ämie] *w;* -, ...ien, in fachspr. Fügungen: **Afibrino|gen|aemia**^{1}, *Pl.:* ...iae: Fehlen des ↑Fibrinogens bzw. Mangel an Fibrinogen im Blut (wodurch die Blutgerinnung verzögert wird bzw. nicht möglich ist)

AFL: Abk. für ↑Antifibrinolysin

Afla|toxin [Kurzw. aus *A*spergillus *fla*vus u. ↑Toxin] *s;* -s, -e: giftiges Stoffwechselprodukt des Schimmelpilzes Aspergillus flavus (ruft wahrscheinlich Leberkrebs hervor). **Aflatoxikose** *w;* -, -n: durch Aflatoxin hervorgerufene Erkrankung

AFP: Abk. für ↑Alphafetoprotein

AFT: Abk. für ↑Antifibrinolysintest

After vgl. Anus. **künstlicher After** vgl. Anus praeternaturalis

Afterentzündung vgl. Anitis

Afterfurche vgl. Crena ani

Aftergegend vgl. Regio analis

Afterjucken vgl. Pruritus ani

After|load [*áft^{e}rlo^{u}d;* Neubildung aus engl. *after* = nach u. engl. *load* = Last, Druck] *s;* -s, -s: „Nachlast“, Belastung, gegen die sich ein Muskel verkürzt (für das Herz der Aorten- bzw. Pulmonaldruck)

Aftermade vgl. Enterobius vermicularis

Afterschrunde vgl. Fissura ani

Afterverschluss vgl. Atresia ani

Aftervorfall vgl. Prolapsus ani

Ag: chem. Zeichen für ↑Silber

ag..., Ag... vgl. ad..., Ad...

Agalaktie [zu ↑^{1}a... u. gr. *γάλα*, Gen.: *γάλακτος* = Milch] *w;* -, ...ien, in fachspr. Fügungen: **Agalactia**^{1}, *Pl.:* ...iae: Fehlen der Milchsekretion bei Wöchnerinnen

A-Galle: Lebergalle, der von den Leberzellen ausgeschiedene Verdauungssaft, der über die Gallengangskapillaren in die Gallengänge und von dort in die Gallenblase und den Zwölffingerdarm gelangt

Agamet [↑^{1}a... u. ↑Gamet] *m;* -en, -en (meist *Pl.*): geschlechtlich nicht differenzierte Zelle niederer Lebewesen, die sich durch Teilung fortpflanzt (Biol.). **agametisch**: sich durch Teilung fortpflanzend

Agamma|globulin|ämie [↑^{1}a..., ↑Gammaglobulin u. ↑...ämie] *w;* -, ...ien, in fachspr. Fügungen: **Agamma|globulin|aemia**^{1}, *Pl.:* ...iae: angeborenes oder erworbenes Fehlen von ↑Gammaglobulin im Blutserum (bedingt Anfälligkeit gegenüber Infektionen infolge verhinderter Antikörperbildung)

Agamo|genese [↑^{1}a... u. ↑Gamogenese] *w;* - u. **Agamo|gonie** [↑Gamogonie] *w;* -: ungeschlechtliche Fortpflanzung niederer Lebewesen durch ↑Agameten (Biol.)

agan|glio|när [zu ↑^{1}a... u. ↑Ganglion]: ohne Ganglienzellen

Agan|glio|nose [↑^{1}a..., ↑Ganglion u. gr. *νόσος* = Krankheit] *w;* -, -n: Krankheitsbild, das durch einen Defekt der Darmganglien charakterisiert ist

Agar-Agar [von malai. *agar-agar* (Name einer Seetangart)], Kurzbez.: **Agar** *m* od. *s;* -s: aus verschiedenen Rotalgenarten gewonnener Gallertstoff, der u. a. als mildes Abführmittel u. in der Bakteriologie zu Nährböden für Bakterienkulturen verwendet wird

agaricinicus, ...ca, ...cum [zu ↑Agarizin]: zum Agarizin gehörend; z. B. in der Fügung ↑Acidum agaricinicum

Agaricus [von gr. *ἀγαρικόν* = Baumschwamm] *m;* -: Gattung der Blätterpilze. **Agaricus albus:** Lärchenschwamm, Blätterpilz, aus dem ↑Agarizin gewonnen wird

Agarizin [zu ↑Agaricus] *s;* -s: aus Agaricus albus gewonnene schweißhemmende Droge. **Agarizin|säure:** aus ↑Agaricus albus gewonnene Verbindung

Agast|rie [zu ↑^{1}a... u. gr. *γαστήρ*, Gen.: *γαστρός* = Magen] *w;* -, in fachspr. Fügungen: **Agast|ria**^{1}: angeborenes oder (durch Operation) erworbenes Fehlen des Magens. **agast|risch**, in fachspr. Fügungen: **agastricus, ...ca, ...cum:** ohne Magen (z. B. nach Magenresektion); durch das Fehlen des Magens bedingt. **agast|rische An|ämie:** ↑Anämie, die nach operativer Entfernung von Teilen des Magens oder Zwölffingerdarms auftreten kann (infolge Fehlens des von den entfernten Magen- oder Duodenumteilen ausgeschiedenen ↑Intrinsic Factor). **agastrisches Syn|drom:** schwerwiegende Störungen im Verdauungssystem als Folge einer ↑Gastrektomie oder Magenresektion, bedingt durch den Ausfall der Magenfunktion

A-Gast|ritis: Kurzbez. für ↑Autoimmungastritis

Agenesie [zu ↑^{1}a... u. gr. *γένεσις* = Entstehung] *w;* -, in fachspr. Fügungen: **Agenesia**^{1}: Fehlen einer Organanlage (gelegentlich auch: rudimentäre Entwicklung eines Organs; vgl. Aplasie, Hypoplasie). **Agenesia corticalis:** Fehlen bzw. rudimentäre Anlage der [Pyramiden]zellen der Großhirnrinde. **Agenesia ovarii:** angeborenes Fehlen der weibl. Keimdrüsen, verbunden mit ↑Hypoplasie des Genitalapparates. **Agenesia pilaris:** anlagebedingtes Fehlen der Behaarung. **Agenesia verte|bralis cervicalis:** angeborenes Fehlen bzw. rudimentäre Ausbildung von Halswirbeln (und dadurch bedingte abnorme Kürze des Halses)

Agenitalismus [zu ↑[1]a... u. ↑Genitale] *m;* -: Fehlen (bzw. mangelhafte Ausbildung) der männlichen oder weiblichen Geschlechtsorgane und das dadurch, besonders durch den Ausfall der Geschlechtshormone, bedingte abnorme körperliche Erscheinungsbild

Agens [zu lat. *agere* = handeln; wirken] *s;* -, Agenzien [...i^{e}n] od. Agentia: medizinisch wirksamer Stoff; wirksames Prinzip, krank machender Faktor

Ageu|sie [zu ↑[1]a... u. gr. *γεῦσις* = Geschmack] *w;* -, ...ien, in fachspr. Fügungen: **Ageu|sia**[1], *Pl.:* ...iae: Verlust der Geschmacksempfindung (bei Störungen in den Nervenbahnen oder im Bereich der Geschmacksknospen)

Agger [aus lat. *agger* = Damm] *m;* -s, -es: Damm, [Schleimhaut]wulst (Anat.). **Agger nasi:** Schleimhautwulst der seitlichen Nasenwand vor der mittleren Nasenmuschel

Ag|glo|id [Kurzbildung aus ↑Agglutination u. ↑...id] *s;* -[e]s, -e: unvollständiger ↑Antikörper, der sich an ein entsprechendes ↑Antigen zu binden vermag, aber nur unter besonderen äußeren Bedingungen (Blutplasma) eine ↑Agglutination herbeiführt

Ag|glomerat [zu lat. *agglomerare, agglomeratum* = fest aneinander schließen, aneinander drängen] *s;* -[e]s, -e: Haufen von zusammengeballten [Blut]zellen. **Ag|glomeration** *w;* -, -en: Vorgang der Zusammenballung von [Blut]zellen (z. B. „Geldrollenbildung" der Erythrozyten), von Blutzellen mit Erregern u. Ä. **Ag|glomerin** *s;* -s, -e: spezifischer Plasmafaktor, der für den Ausfall der Blutkörperchensenkungsgeschwindigkeit verantwortlich ist

ag|glutinabel [zu lat. *agglutinare* = ankleben]: zur Verklumpung, Zusammenballung fähig. **Ag|glutination** *w;* -, -en: Verklebung, Verklumpung von Zellen, Blutkörperchen, Erregern u. Ä. als Wirkung von ↑Antikörpern

Ag|glutinations|hemmung: Verringerung oder Verhinderung der Agglutination von Blutzellen, die von bestimmten Erregern (Viren) bewirkt wird, durch spezifische ↑Antikörper, Grundlage verschiedener Tests zur Identifizierung von Erregern, zum Nachweis von Antikörpern im Serum u. a.

Ag|glutinations|titer: Grad der Verdünnung eines Serums, bei dem das Serum eben noch ein bestimmtes (dem Agglutiningehalt des Serums entsprechendes) ↑Antigen zu agglutinieren vermag

ag|glutinie|ren [aus lat. *agglutinare* = ankleben]: zur Verklumpung bringen, eine ↑Agglutination herbeiführen. **Ag|glutinin** *s;* -s, -e (meist *Pl.*): ↑Antikörper, Abwehrstoffe des Blutserums, die Blutkörperchen fremder Blutgruppen oder Erreger agglutinieren und damit unschädlich machen

Ag|glutino|gen [↑Agglutinin u. ↑...gen] *s;* -s, -e (meist *Pl.*): ↑Antigene, die die Bildung von Agglutininen anregen

Ag|glutino|id [↑Agglutinin u. ↑...id] *s;* -[e]s, -e (meist *Pl.*): ↑Agglutinine, die sich an ↑Agglutinogene binden, aber keine Agglutination herbeiführen können (infolge Verlustes der agglutinierenden Eigenschaften, z. B. durch Erhitzen)

ag|glutino|phil [zu ↑agglutinieren u. gr. *φίλος* = lieb; Freund]: zur ↑Agglutination neigend (z. B. von Blutkörperchen verschiedener Blutgruppen)

Ag|glutino|skop [zu ↑agglutinieren und ↑...skop] *s;* -s, -e: optisches Instrument zur Beobachtung der Agglutination von Blutkörperchen od. Bakterien

Ag|gravation [zu lat. *aggravare* = schwerer machen] *w;* -, -en: **1)** Verschlimmerung einer Krankheit. **2)** Übertreibung von subjektiven Krankheitserscheinungen. **ag|gravie|ren:** die subjektiven Beschwerden einer Krankheit übertreibend darstellen; vgl. exaggerieren

Ag|gregation [zu lat. *aggregare, aggregatum* = zugesellen; anhäufen] *w;* -, -en: = Agglomeration. **Ag|gregations|hemmer:** Arzneimittel, das die Zusammenballung von Blutkörperchen hemmt oder verhindert. **ag|gregatus, ...ta, ...tum:** zusammengeschlossen, geschart, angehäuft; z. B. in der Fügung ↑Acne aggregata

Ag|gressine [zu lat. *aggredi, aggressum* = angreifen] *Pl.:* angeblich Stoffe, die Bakterien das Eindringen in gesunde Gewebe ermöglichen (durch Bindung der Schutzkräfte des Blutes, Leukozytenzerstörung u. a.). **Ag|gressor|zelle:** Zelle, die Fremdgewebe (z. B. bei Transplantationen) angreift

agitans [zu lat. *agitare* = antreiben; aufregen]: **1)** Erregung od. körperliche Unruhe bewirkend; z. B. in der Fügung ↑Paralysis agitans. **2)** = agitatus. **Agitatio** *w;* -, ...iones: körperliche Unruhe. Erregtheit des Kranken. **agitatus, ...ta, ...tum:** erregt, unruhig (von Kranken). **agitiert:** = agitatus

aglandulär [↑[1]a... u. ↑glandulär]: nicht die Drüsen betreffend, nicht von Drüsen erzeugt. **aglanduläre Hormone** *Pl.:* Gewebshormone, von den Zellen der verschiedenen Körpergewebe produzierte Hormone

Aglobulie [zu ↑[1]a... u. lat. *globulus* = Kügelchen] *w;* -, ... ien: selten für: Verminderung der Zahl der roten Blutkörperchen im Blut

Aglossie [zu ↑ [1]a... u. gr. *γλῶσσα* = Zunge] *w;* -, ...ien, in fachspr. Fügungen: **Aglossia**[1], *Pl.:* ...iae: angeborenes Fehlen der Zunge

Aglukosurie [↑ [1]a..., ↑ Glucose u. ↑ ...urie] *w;* -, ...ien, in fachspr. Fügungen: **Aglucosuria**[1], *Pl.:* ...iae: fehlende Ausscheidung von Traubenzucker im Harn (= Normalzustand). **aglukosurisch**: keinen Traubenzucker im Harn ausscheidend

Aglutition [zu ↑ [1]a... u. lat. *glut[t]ire* = verschlucken] *w;* -: Unfähigkeit zu schlucken

Aglykon [zu ↑ [1]a... u. gr. *γλυκύς* = süß] *s;* -s, -e: zuckerfreier Bestandteil eines ↑ Glykosids

Agnathie [zu ↑ [1]a... u. gr. *γνάθος* = Kinnbacken, Backen] *w;* -, ... ien: angeborenes Fehlen des Ober- oder Unterkiefers

Agnosie [zu ↑ [1]a... u. gr. *γνῶσις* = Erkennen] *w;* -, ...ien, in fachspr. Fügungen: **Agnosia**[1], *Pl.:* ...iae: Unvermögen, Sinneswahrnehmungen als solche zu erkennen, trotz erhaltener Funktionstüchtigkeit des betreffenden Sinnesorgans (durch lokale Störungen in der Hirnrinde bedingt). **Agnosia acustica:** „Seelentaubheit", Unfähigkeit, Gehörtes bewusst wahrzunehmen u. zu verstehen. **Agnosia optica:** „Seelenblindheit", Unvermögen, gesehene Gegenstände als solche zu erkennen. **Agnosia tactica:** Unfähigkeit, Gegenstände mithilfe des Tastsinns zu identifizieren. **Agnosis** *w;* -: Unmöglichkeit, in einem vorliegenden Krankheitsfall eine eindeutige Diagnose zu stellen; [↑ symptomatische Behandlung unter] Verzicht auf eine exakte Diagnose. **agnostisch**: die ↑ Agnosie betreffend. **agnostische Störung:** = Agnosie

Agonadismus [zu ↑ [1]a... u. ↑ Gonaden] *m;* -: Fehlen bzw. fehlende hormonale Funktion der Keimdrüsen u. das dadurch bedingte abnorme körperliche Erscheinungsbild

agonal [zu ↑ Agonie]: zur Agonie gehörend, im Verlauf einer Agonie auftretend. **agonicus, ...ca, ...cum:** = agonal. **Agonie** [von gr. *ἀγωνία* = [Wett]kampf; Anstrengung, Angst; Todesfurcht] *w;* -, ...ien: „Todeskampf", Gesamtheit der vor dem Eintritt des klinischen Todes eines Kranken auftretenden typischen Erscheinungen wie ↑ Facies hippocratica, Bewusstseinsverlust, Verlöschen des Pulses u. a.

Agonist [von gr. *ἀγωνιστής* = [Wett]kämpfer] *m;* -en, -en: **1)** einer von paarweise wirkenden Muskeln; Muskel, der eine Bewegung bewirkt, die der des ↑ Antagonisten entgegengesetzt ist. **2)** wirksame Substanz, deren Wirkung von einem ↑ Antagonisten aufgehoben wird. **agonistisch**: wirksam (von Substanzen gesagt)

Ägophonie [gr. *αἴξ*, Gen.: *αἰγός* = Ziege u. ↑ ...phonie] *w;* -: „Meckerstimme", „Ziegenmeckern", ↑ Bronchophonie mit hohem, meckerndem Stimmklang, bei der Auskultation an der Grenze von ↑ Pleuraergüssen hörbar

Agoraphobie [zu gr. *ἀγορά* = Markt u. gr. *φόβος* = Furcht] *w;* -, ...ien: „Platzangst", zwanghafte (mit Schwächegefühl oder Schwindel verbundene) Angst, freie Plätze o. Ä. zu überqueren

Agrammatismus [zu gr. *ἀγράμματος* = ungelehrt, nicht lesen u. schreiben könnend] *m;* -: Unvermögen, Wörter grammatisch richtig im sinnvollen Satz aneinander zu reihen (bei Schwachsinn u. motorischer oder sensorischer ↑ Aphasie)

agranulocytoticus vgl. agranulozytotisch

Agranulozytose [zu ↑ [1]a... u. ↑ Granulozyt] *w;* -, -n, in fachspr. Fügungen: **Agranulocytosis,** *Pl.:* ...oses: durch Fehlen oder starke Abnahme der ↑ Granulozyten im Blut bedingte schwere, häufig tödliche Krankheit. **Agranulocytosis aplastica:** Form der Agranulozytose, die durch die Zerstörung der Granulozyten im Knochenmark gekennzeichnet ist. **Agranulocytosis plastica:** Form der Agranulozytose, bei der Granulozyten zwar gebildet werden, infolge Knochenmarksblockade aber nicht ins Blut gelangen. **agranulozytotisch,** in fachspr. Fügungen: **agranulocytoticus, ...ca, ...cum:** die Agranulozytose betreffend, mit Agranulozytose einhergehend; z. B in der Fügung ↑ Angina agranulocytotica

Agraphie [zu ↑ [1]a... u. gr. *γράφειν* = schreiben] *w;* -, ...ien, in fachspr. Fügungen: **Agraphia**[1], *Pl.:* ...iae: Unvermögen zu schreiben bei normaler Intelligenz und uneingeschränkter Bewegungsfähigkeit von Arm und Hand (infolge lokaler Störungen oder Läsionen im Bereich des linken ↑ Gyrus angularis; zur ↑ Apraxie gehörend). **Agraphia literalis:** Unfähigkeit, einzelne Buchstaben zu schreiben. **Agraphia verbalis:** Unfähigkeit, Wörter zu schreiben

Agrypnie [von gleichbed. gr. *ἀγρυπνία*] *w;* -, ...ien, in fachspr. Fügungen: **Agrypnia**[1], *Pl.:* ...iae: = Asomnie

AGS: Abk. für ↑ adrenogenitales Syndrom

ägyptische Augenkrankheit vgl. Trachom

Agyrie [zu ↑ [1]a... u. ↑ Gyrus] *w;* -, ...ien: Fehlen von (einigen oder allen) Hirnwindungen in der Großhirnrinde

aheredität [↑ [1]a... u. ↑ hereditär]: nicht erblich (bes. von Krankheiten)

AHG: Abk. für ↑ antihämophiles Globulin

Ahornsirupkrankheit: autosomal-rezessiver Enzymdefekt infolge Blockierung des Abbaus von Valin, Leucin und Isoleucin, die sich im Blut anhäufen und im Harn nachweisbar sind (Geruch von Ahornsirup)

AHP: Abk. für ↑ antihämophiles Plasma

Ahylo|gnosie [zu ↑¹a..., gr. ὕλη = Wald; Holz; Stoff u. gr. γνῶσις = Erkennen] *w;* -: Unfähigkeit, die stoffliche Zusammensetzung eines getasteten Gegenstandes zu erkennen

Aich|mo|phobie [zu gr. αἰχμή = Lanzenspitze, Spitze u. gr. φόβος = Furcht] *w;* -, ...ien: krankhafte Angst (Zwangsvorstellung), sich oder andere mit spitzen Gegenständen verletzen zu können

AID: Abk. für ↑Artificial Insemination by Donor

Aidio|rhyth|mus [*a-i...,* auch: *a-i...; gr.* ἀΐδιος = immer während u. ↑Rhythmus] *m;* -, ...men: ständiger abnormer (langsamer) Rhythmus der Wellen im Hirnstrombild

Aids, AIDS [*eⁱds;* Abk. für engl. *a*cquired *i*mmune *d*eficiency *s*yndrome]: = Immundefektsyndrom, erworbenes. **Aids-related Complex** [*eⁱdsrileⁱtid* ..., engl. = aidsverbundener Komplex] *m;* - -: nach der Latenzphase auftretendes Stadium von Aids mit ausgeweiteter Symptomatik (z. B. Nachtschweiß, Gewichtsverlust, Durchfall); Abk.: ARC

Ain|hum [in port. Ausspr.: *ainjung;* afrik.-port.] *s;* -s: bei afrik. und südamer. Schwarzen vorkommende Erkrankung unerkannter Ursache, die zur ringförmigen Abschnürung und Abstoßung von Finger- oder Zehengliedern (bes. der Kleinzehe) führt

ak..., Ak... vgl. ad..., Ad...

Akalkulie [zu ↑¹a... u. lat. *calculus* = Rechenstein; Rechnung] *w;* -, ...ien: Unvermögen, [einfachste] Rechnungen auszuführen (trotz normaler Intelligenz), zum Symptomenkomplex der ↑Aphasie gehörend

akalorisch [zu ↑¹a... u. ↑Kalorie]: keine Kalorien enthaltend (z. B. von Vitaminen)

Akanth|amöbe [gr. ἄκανθα = Stachel, Dorn u. ↑Amöbe] *w;* -, -n, fachspr. **Acanthamoeba** *w;* -, ...bae [...*bä*]: kleine, frei lebende Amöbe, die in feuchter Erde und in stehenden Gewässern vorkommt und zu verschiedenen Erkrankungen (z. B. Kontaktlinsenkeratitis) führt

Akan|tho|lyse [zu gr. ἄκανθα = Stachel, Dorn u. gr. λύειν = lösen, auflösen] *w;* -, -n, in fachspr. Fügungen: **Acan|tho|lysis,** *Pl.:* ...lyses: Auflösung der Stachelzellenschicht der Oberhaut (bei ↑Pemphigus). **akan|tho|lytisch,** in fachspr. Fügungen: **acan|tho|lyticus, ...ca, ...cum:** die ↑Akantholyse betreffend; z. B. in der Fügung ↑Bulla acantholytica

Akan|thom [zu gr. ἄκανθα = Stachel, Dorn] *s;* -s, -e, in fachspr. Fügungen: **Acan|thoma,** *Pl.:* ...ta: Geschwulst aus Stachelzellen der Haut. **Acan|thoma adeno|ides cysticum:** = Epithelioma adenoides cysticum. **Acan|thoma callosum:** entzündliche Wucherung der Stachelzellenschicht im Bereich der Haut der ↑Glans penis

Akan|tho|pelvis [gr. ἄκανθα = Stachel, Dorn u. ↑Pelvis] *w;* -: „Stachelbecken", rachitisch verformtes Becken mit scharfen Rändern oder Gelenkvorsprüngen

Akan|those [zu gr. ἄκανθα = Stachel, Dorn] *w;* -, -n, in fachspr. Fügungen: **Acan|thosis,** *Pl.:* ...oses: krankhafte Vermehrung bzw. Wucherung der Stachelzellen der Oberhaut. **Acan|thosis ni|gricans:** seltene ↑Dermatose mit stachelartiger, schwärzlicher Wucherung der Haut (bes. im Nacken, in den Achselhöhlen u. in der Leistengegend), gelegentlich auch der Schleimhäute. **Acan|thosis verrucosa senilis:** im Alter auftretende warzenartige Hautwucherungen

Akan|tho|zyt [gr. ἄκανθα = Stachel, Dorn u. ↑...zyt] *m;* -en (meist *Pl.*): rote Blutkörperchen mit dornartigen Fortsätzen. **Akan|tho|zytose** *w;* -, -n: Auftreten von Akanthozyten im Blut (z. B. bei ↑Abetalipoproteinämie)

Akapnie [zu ↑¹a... u. gr. καπνός = Rauch, Dampf] *w;* -: Fehlen von Kohlendioxid im Blut; häufig auch für: ↑Hypokapnie

Akarbie [zu ↑¹a... u. lat. *carbo* = Kohle] *w;* -, ...ien, in fachspr. Fügungen: **Acarbia¹**, *Pl.:* ...iae: Fehlen von Karbonat im Blut, z. B. bei ↑Acidose. **Akarbose** *w;* -, -n, fachspr.: **Acarbose** *w;* -, -n: oligosaccharidähnliche Substanz, die durch Enzymblockade die Resorption von Kohlenhydraten im Dünndarm hemmt (zur Behandlung des Diabetes mellitus)

Akardia|kus [zu ↑¹a... u. ↑Kardia] *m;* -, ...diazi, in fachspr. Fügungen: **Acardia|cus,** *Pl.:* ...ci: Fehlbildung bei Zwillingen, bei der einem Zwilling das Herz fehlt. **Acardia|cus ace|phalus:** Akardiakus, bei dem einem Zwilling die obere Körperhälfte, einschließlich des Kopfes, fehlt. **Acardia|cus amorphus:** völlig gestaltlose Form eines Akardiakus. **Acardia|cus an|ceps:** verdeutlichende Bez. für: Akardiakus. **Akardius** *m;* -, Akardien [...*iᵉn*], in fachspr. Fügungen: **Acardius,** *Pl.:* ...dii: = Akardiakus

Akaria|se [zu gr. ἀκαρί = Milbe] *w;* -, -n, in fachspr. Fügungen: **Acaria|sis,** *Pl.:* ...iases: = Akarinose

Akari|nose [zu gr. ἀκαρί = Milbe u. gr. νόσος = Krankheit] *w;* -, -n, in fachspr. Fügungen: **Acari|nosis,** *Pl.:* ...oses: durch Milben bedingte Hauterkrankung

akari|zid [zu gr. ἀκαρί = Milbe u. lat. *caedere* (in Zus. *-cidere*) = niederhauen, töten]: Milben und Zecken abtötend (von chem. Substanzen). **Akari|zid** *s;* -[e]s, -e: chemisches Mittel gegen Milben und Zecken

Akaro|phobie [zu gr. ἀκαρί = Milbe u. gr φόβος = Furcht] *w;* -, ...ien: krankhafte Angst vor Milben bzw. Milbenkrankheiten; Wahnvorstellung, von Milben o. Ä. befallen zu sein (Psychol., Med.)

Akatalasie [zu ↑¹a... u. ↑Katalase] *w;* -,

...ien: durch Fehlen der Katalase im Blut hervorgerufenes Krankheitsbild (z. B. Gangrän der Zahnalveolen)

Akalthisie [zu ↑[1]a... u. gr. κάϑισις = Sitzen] *w;* -, ...ien: Unfähigkeit, längere Zeit die gleiche Körperhaltung, bes. im Sitzen, beizubehalten (auch: krankhafte Angst vor solchen Körperhaltungen); neurotischer Bewegungsdrang oder Symptom des ↑Parkinsonismus

Akaulliolse [zu ↑Acaulium] *w;* -, -n, in fachspr. Fügungen: **Acaulliolsis,** *Pl.:* ...oses: durch Fadenpilze hervorgerufene gummöse ↑Dermatomykose

Akinesie [zu ↑[1]a... u. gr. κίνησις = Bewegung] *w;* -, ...ien, in fachspr. Fügungen: **Akinesia[1]**, *Pl.:* ...iae: Bewegungshemmung im Bereich der Rumpf-, Glied- und Gesichtsmuskeln (Zeichen einer Mittelhirnerkrankung). **Akinesia algera:** schmerzhafte Akinesie, Bewegungsunfähigkeit infolge des Auftretens von (nicht organisch bedingten) Schmerzen bei Bewegungen. **Akinesia amneslitica:** Bewegungsunfähigkeit eines Körperteils infolge Nichtgebrauchs während eines längeren Zeitraums. **akinetisch:** die Akinesie betreffend

Akinolspermie [zu ↑[1]a..., gr. κινεῖν = bewegen u. ↑Sperma] *w;* -, ...ien: Unbeweglichkeit der ↑Spermien (bei der mikroskopischen Untersuchung)

Akilurgie [zu gr. ἀκίς = Spitze, Stachel u. gr. ἔργον = Werk; Tätigkeit] *w;* -, ...ien: **1)** an Leichen (zu Übungszwecken) ausgeübte Chirurgie. **2)** operative Chirurgie unter Benutzung nadelartiger Instrumente

Aklklimatisation [zu ↑ad... u. ↑Klima] *w;* -, -en: Anpassung eines Lebewesens an veränderte Umweltbedingungen, Gewöhnung an ein verändertes Klima. **aklklimatisielren, sich:** sich an verändertes Klima od. veränderte Umweltbedingungen gewöhnen

Akkommodation [zu lat. *accommodare* = anpassen] *w;* -, -en: Anpassung, Einstellung eines Organs auf die zu erfüllende Aufgabe; im engeren Sinne: Einstellung des Auges auf die jeweilige Sehentfernung durch Veränderung der Brechkraft der Linse

Akkommodationslbreite: der sich aus dem Unterschied zwischen der größten und kleinsten Sehweite ergebende Bereich der Akkommodationsfähigkeit des Auges (in ↑Dioptrien gemessen)

Akkommodationslkrampf: Krampf des ↑Musculus ciliaris (der durch mehr oder weniger starke Linsenwölbung die Brechkraft der Linse regelt), wodurch ↑Pseudomyopie, evtl. Einwärtsschielen eintritt

Akkommodationsllähmung: Lähmung des die Brechkraft der Linse durch mehr oder weniger starke Linsenwölbung regelnden ↑Musculus ciliaris, meist infolge organischer Schädigung im Kerngebiet oder an der Hirnbasis (bedingt Unfähigkeit zur Nahakkommodation)

Akkommodationslmuskel vgl. Musculus ciliaris

Akkommodationslparese: weniger stark ausgeprägte ↑Akkommodationslähmung

Akkommodationslphoslphen: subjektive Lichtwahrnehmung in Form eines das Gesichtsfeld umgebenden hellen Ringes bei plötzlicher Veränderung der Akkommodation

Akkommodationslstrecke: Abstand zwischen Nah- und Fernpunkt des Auges (also zwischen kleinster und größter Sehweite, auf die sich das Auge akkommodieren kann)

Akkommodationslzenltrum: die Akkommodation regelndes zentralnervöses Zentrum im mittleren Kern des ↑Nucleus nervi oculomotorii

akkommodielren, sich [aus lat. *accommodare* = anpassen]: sich anpassen, sich einstellen (von Organen, bes. vom Auge)

Akkumulation [zu lat. *accumulare* = anhäufen] *w;* -, -en: Häufung, Anhäufung; vgl. Kumulation

Akme [aus gr. ἀκμή = Spitze, Gipfel] *w;* -: Höhepunkt, Kulminationspunkt (z. B. einer Krankheit, einer Fieberkurve, des Orgasmus)

Akne [vermutlich beruhend auf einer falschen Lesart von gr. ἀκμή = Spitze, Gipfel, auch = Hautausschlag, bezeugt als Akk. *Pl.:* ἀκνάς] *w;* -, -n, in fachspr. Fügungen: **Acne,** *Pl.:* Acnae: Finnenausschlag der Haut; zusammenfassende Bezeichnung für mit Knötchen- und Pustelbildung einhergehende Erkrankungen (Entzündungen) der Talgdrüsen. **Acne aglgregata:** Form der Akne, bei der sich zahlreiche größere Abszesse bilden. **Acne allergica:** durch eine ↑Allergie hervorgerufene Akne. **Acne atrophica:** Form der Akne, bei der die Knötchen vernarben und ↑atrophische Hautstellen hinterlassen. **Acne bromica:** durch [Einnahme von] Brom ausgelöster akneartiger Hautausschlag. **Acne cachlecticorum:** bei an ↑Kachexie leidenden Personen auftretende Akne. **Acne chlorica:** durch Einwirkung von Chlor (auf die Haut) ausgelöste Akne. **Acne conlglobata:** Form der Akne mit großen eitrigen Knoten unter der Haut, von gruppierten Mitessern (Komedonen) ausgehend. **Acne delcalvans:** = Folliculitis decalvans. **Acne dialbeticorum:** bei Zuckerkranken auftretende bzw. infolge des Diabetes verstärkt auftretende ↑Acne vulgaris. **Acne excoriata:** ↑Acne vulgaris, bei der die Akneknötchen in runde ↑Exkoriationen übergegangen sind (durch das Ausdrücken von Komedonen). **Acne indurata:** ↑Acne vulgaris mit verhärteten, Narben hinterlassenden Knoten. **Acne intesltinalis:** ↑Acne vulgaris im Zusammenhang mit bestimmten Magen-

Darm-Störungen. **Acne jodica:** durch innerliche oder äußerliche Anwendung von Jod hervorgerufene Akne. **Acne juvenilis:** in den Entwicklungsjahren auftretende ↑Acne vulgaris. **Acne medicamentosa:** durch bestimmte Medikamente (z.B. Kortisonpräparate) hervorgerufene Akne. **Acne menst|rua|tionis:** periodisch während der Regelblutungen auftretende Akne bei Frauen. **Acne mentagra:** = Folliculitis barbae. **Acne ne|croticans vario|li|formis:** blatternähnliche, Narben hinterlassende Entzündung der Haarbälge, meist an der Stirnhaargrenze. **Acne papulosa:** ↑Acne vulgaris, bei der sich vorwiegend ↑Papeln bilden. **Acne picea:** durch Einwirkung von teerhaltigen Stoffen auf die Haut entstehende Akne. **Acne punctata:** Akne mit punktförmigen Entzündungsherden über Mitessern, Anfangsstadium der ↑Acne vulgaris. **Acne pu|stulosa:** Form der Akne, bei der sich vorwiegend ↑Pusteln bilden. **Acne rosacea:** inkorrekte Bezeichnung für ↑Rosazea. **Acne scrofulosorum:** Finnenausschlag bei Tuberkulose im Kindesalter (↑Skrofulose). **Acne syphilitica:** Akne im Zusammenhang mit Syphilis, Bildung von papulösen oder pustulösen ↑Syphiliden. **Acne thyreo|genes:** Akne im Zusammenhang mit Erkrankungen der Schilddrüse. **Acne urticata:** bei Nesselsucht auftretende Akne. **Acne venenata** [zu lat. *venenum* = Saft; kleiner Trank; Gift]: durch äußerlich angewandte Medikamente oder Kosmetika oder durch Berufsnoxen hervorgerufene Akne. **Acne vermiculata:** = Atrophia vermiculata. **Acne vulgaris:** gewöhnliche Form der Akne (bes. bei Jugendlichen), bei der sich durch Mitesser (↑Komedonen) verstopfte Haarbälge im Gesicht, an Brust und Rücken (durch eindringende Bakterien) eitrig entzünden

aknei|form, in fachspr. Fügungen: **acneiformis, ...me** [*...e-i...;* zu ↑Akne u. lat. *forma* = Form, Gestalt]: akneartig, akneähnlich (von Hautausschlägen)

aknei|gen [*...e-i...;* ↑Akne u. ↑...gen]: Akne hervorrufend (von Substanzen)

Akne|kelo|id: = Folliculitis nuchae scleroticans

Aknemie [zu ↑[1]a... u. gr. *κνήμη* = Unterschenkel] *w;* -, ...ien, in fachspr. Fügungen: **Acnemia**[1], *Pl.:* ...iae: angeborenes Fehlen der Beine

Akne|pha|skopie [↑[1]a..., gr. *κνέφας* = Finsternis, Dämmerung u. ↑...skopie] *w;* -, ...ien: Schwäche des Dämmerungssehens, eingeschränkte Sehfähigkeit bei Dämmerung (auf einem Mangel an Vitamin B_2 beruhend)

Aknitis [zu ↑Akne] *w;* -, ...itiden, in fachspr. Fügungen: **Acnitis,** *Pl.:* ...itides: akneartige Form der Hauttuberkulose

Akoasma [entstellt aus gr. *ἄκουσμα* = das Gehörte] *s;* -, ...men: krankhafte Gehörshalluzination, subjektiv wahrgenommenes Geräusch (Dröhnen, Rauschen u.Ä.)

Akonitase [zu ↑Aconitum u. ↑...ase] *w;* -, -n: Enzym des Zitronensäurezyklus

Akonitin vgl. Aconitin

[1]**Akorie** [zu ↑[1]a... u. gr. *κόρη* = Mädchen; Pupille] *w;* -, ...ien, in fachspr. Fügungen: **Acoria**[1], *Pl.:* ...iae: „Pupillenlosigkeit", Fehlen der Pupille als angeborene Irismissbildung oder als Folge einer Verletzung

[2]**Akorie** [zu gr. *ἄκορος* = unersättlich] *w;* -: krankhaft gesteigerter Appetit, Gefräßigkeit (durch Verlust des Sättigungsgefühls)

Akormus *m;* -, ...men: übliche Kurzbezeichnung für ↑Abrachius acormus

ak|qui|riert [zu lat. *acquirere* = dazu erwerben]: = acquisitus

akral, in fachspr. Fügungen: **acralis, ...le** [zu ↑Akren]: die Akren betreffend

Akranie [zu ↑[1]a... u. ↑Cranium] *w;* -, ...-ien, in fachspr. Fügungen: **Acrania**[1], *Pl.:* ...iae: angeborene Missbildung mit Fehlen des Schädels od. des Schädeldaches. **Akranius** *m;* -, ...nien [*...i*ᵉ*n*]: fehlgebildetes Lebewesen, bei dem Schädel od. Schädeldach fehlen

Akrato|pege [gr. *ἄκρατος* = ungemischt, rein u. gr. *πηγή* = Quelle] *w;* -, -n: mineralarme Heilquelle mit einem Mineralsalzgehalt unter 1 ‰ u. einer natürlichen Temperatur unter 20 °C

Akrato|therme [gr. *ἄκρατος* = ungemischt, rein u. ↑Therme] *w;* -, -n: mineralarme ↑Heilquelle mit einem Mineralsalzgehalt unter 1 ‰ u. einer natürl. Temperatur über 20 °C

Akremonio|se [zu ↑Acremonium] *w;* -, -n, in fachspr. Fügungen: **Acremonio|sis,** *Pl.:* ...oses: durch Pilzarten der Gattung ↑Acremonium hervorgerufene seltene Pilzkrankheit der Haut

Akren [zu gr. *ἄκρος* = Spitze, äußerstes Ende], latinisiert: **Acra** *Pl.:* die endenden, gipfelnden Körperteile, z.B. Nase, Kinn, Extremitäten, bes. Finger und Zehen (bzw. deren Endglieder)

Akren|ze|phalon [↑akro... und ↑Encephalon] *s;* -s, ...la: = Telencephalon

Akridin vgl. Acridin

akro..., Akro..., vor Selbstlauten gelegentlich: **akr..., Akr...,** latinisiert: **acr[o]..., Acr[o]...** [zu gr. *ἄκρος* = Spitze, äußerstes Ende]: Bestimmungswort von Zusammensetzungen mit den Bedeutungen: **1)** „spitz, hoch; End..."; z.B.: Akrozephalie, Akrenzephalon. **2)** „die ↑Akren betreffend"; z.B.: Akromegalie

Akro|an|äs|thesie [↑akro... u. ↑Anästhesie] *w;* -: Empfindungslosigkeit, Störung der Gefühlswahrnehmung in den ↑Akren (als Folge von Durchblutungsstörungen)

akro|asphyktisch, in fachspr. Fügungen: **acro|asphycticus, ...ca, ...cum** [zu ↑Akroasphyxie]: die Akroasphyxie betreffend, bei

Akroasphyxie auftretend; z. B. in der Fügung ↑Angiokeratoma digitorum acroasphycticum.

Akro|asphyxie [zu ↑akro..., ↑¹a... u. gr. *σφύξις* = Puls] *w;* -, ...ien, in fachspr. Fügungen: **Acro|asphyxia**[1], *Pl.:* ...iae: anfallsweise auftretende schmerzhafte Gefäßkrämpfe in den ↑Akren, die zu Durchblutungsstörungen und evtl. zu ↑Akrozyanose führen. **Acroasphyxia hyper|trophicans:** mit Weichteilschwellungen verbundene Akroasphyxie

Akro|blast [↑akro... u. ↑...blast] *m;* -en, -en: Vorstufe des ↑Akrosoms, bei der ↑Spermiogenese entstehend

Akro|chordon [zu ↑akro... u. gr. *χορδή* = Darm; Darmsaite; Wurst] *s;* -s, ...da: gestielte Warze (vorwiegend am Hals oder an den Augenlidern), die sich an der Spitze auffasert

Akro|dermatitis [↑akro... u. ↑Dermatitis] *w;* -, ...itiden, in fachspr. Fügungen: **Acrodermatitis,** *Pl.:* ...itides: zusammenfassende Bezeichnung für verschiedene Formen von Hautentzündungen an den ↑Akren. **Acrodermatitis chronica atro|phicans:** chronische Hautentzündung an den Akren, verbunden mit Atrophie der Haut und des Unterhautfettgewebes (eine Infektionskrankheit). **Acro|dermatitis entero|pa|thica:** Hautentzündung an Akren und Körperöffnungen im Zusammenhang mit Magen-Darm-Störungen (bes. bei Kleinkindern). **Acro|dermatitis sup|purativa continua:** ekzemartige chronische Hautentzündung an den Akren, bes. an Fingern und Zehen, mit Bildung von Eiterbläschen, Abhebung der Nagelplatten (evtl. Nagelausfall) und Hautatrophie

Akro|dynie [↑akro... u. ↑...odynie] *w;* -, ...ien, in fachspr. Fügungen: **Acro|dynia**[1], *Pl.:* ...iae: Schmerzen an den ↑Akren infolge trophischer Störungen

Akro|dys|tonie [↑akro... u. ↑Dystonie] *w;* -, ...ien, in fachspr. Fügungen: **Acro|dystonia**[1], *Pl.:* ...iae: ↑Dystonie der Extremitätenmuskeln, bes. nach Verletzungen, infolge chronischer Reizung eines Nervenstammes durch Traumen bzw. durch Vernarbungen

Akro|ery|throse [↑akro... u. ↑Erythrose] *w;* -, -n, in fachspr. Fügungen: **Acro|erythrosis,** *Pl.:* ...oses: chronische Hautrötung an den ↑Akren. **Acro|ery|throsis par|aesthetica:** mit ↑Parästhesie verbundene [schmerzhafte] Rötung der Haut über den Akren

Akro|gerie [zu ↑akro... u. gr. *γέρων* = Greis] *w;* -, ...ien, in fachspr. Fügungen: **Acrogeria**[1], *Pl.:* ...iae: auf die ↑Akren beschränkte Form der ↑Progerie

Akro|hyper|hi|drose [↑akro... u. ↑Hyperhidrose] *w;* -, -n: abnorm starke Schweißabsonderung an Händen und Füßen (bedingt durch vegetative ↑Dystonie)

Akro|kalzinose [↑akro... u. ↑Kalzinose] *w;* -, -n, in fachspr. Fügungen: **Acro|calcinosis,** *Pl.:* ...oses: Ablagerung von Kalk in Haut und Unterhaut der ↑Akren (als Folge hormoneller Störungen)

Akro|keratose [↑akro... u. ↑Keratose] *w;* -, -n, in fachspr. Fügungen: **Acro|keratosis,** *Pl.:* ...oses: abnorme Verhornung der Haut über den Akren. **Acro|keratosis verruciformis:** Auftreten von hornigen, warzenähnlichen Knötchen an Hand- und Fußrücken

Akro|kranie [zu ↑akro... u. ↑Cranium] *w;* -, ...ien, in fachspr. Fügungen: **Acro|crania**[1], *Pl.:* ...iae: zusammenfassende Bez. für Anomalien des Schädelbaus, die durch abnorme Höhe des Schädels gekennzeichnet sind, wie ↑Akrozephalie, ↑Turrizephalie u. a.

Akro|kranio|dys|hämie [↑akro..., ↑Cranium, ↑dys... u. ↑...ämie] *w;* -, ...ien: ↑Akrozephalie, kombiniert mit einer Anomalie der Blutbildung

Akro|kranio|dys|op|sie [↑akro..., ↑Cranium u. ↑Dysopsie] *w;* -, ...ien: ↑Akrozephalie, kombiniert mit Atrophie des Sehnervs

Akro|kranio|dys|phalan|gie [zu ↑akro..., ↑Cranium, ↑dys... u. ↑Phalanx] *w;* -, ...ien: veralt. Bez. für ↑Akrozephalosyndaktylie

Akro|lyse [zu ↑akro... und gr. *λύειν* = lösen, auflösen] *w;* -, -n: Knochenschwund im Bereich der Akren

akro|megal [aus Akromegalie rückgebildet]: riesenwüchsig. **Akro|megalie** [zu ↑akro... u. gr. *μέγας* (mit Stammerweiterung: *μεγαλο-*) = groß] *w;* -, ...ien, in fachspr. Fügungen: **Acro|megalia**[1], *Pl.:* ...iae: abnorme Vergrößerung der ↑Akren, verursacht durch einen Tumor (ein eosinophiles ↑Adenom) des Hypophysenvorderlappens

akro|megalo|id [zu ↑Akromegalie u. ↑...id]: **1)** der ↑Akromegalie ähnlich (von Krankheiten). **2)** Erscheinungen der Akromegalie als Konstitutionseigentümlichkeit (nicht als krankhafte Veränderungen) zeigend

Akro|mel|algie [↑akro..., gr. *μέλος* = Glied u. ↑...algie] *w;* -, ...ien, in fachsprachl. Fügungen: **Acro|mel|algia**[1], *Pl.:* ...iae: Schmerzen an den Gliedmaßenenden, verbunden mit Schwellung und Rötung der betroffenen Partien (vasomotorisch-neurotische Störungen, bes. bei Bluthochdruck)

akro|mial, in fachspr. Fügungen: **acromialis, ...le** [zu ↑Acromion]: zum Acromion gehörend; z. B. in der Fügung ↑Angulus acromialis

Akro|mi|krie [zu ↑akro... u. gr. *μικρός* = klein] *w;* -, ...ien, in fachspr. Fügungen: **Acro|mi|cria**[1], *Pl.:* ...iae: abnorme Kleinheit der Gliedmaßenenden, Begleiterscheinung verschiedener mit Zwergwuchs verbundener Krankheiten (hauptsächlich Hypophysenerkrankungen)

akromio|klavikular: eindeutschend für ↑acromioclavicularis. **Akromio|klaviku-**

largelenk: = Articulatio acromioclavicularis. **Akromion:** eindeutschende Schreibung für ↑Acromion

Akro|neu|rose [↑akro... u. ↑Neurose] *w;* -, -n: zusammenfassende Bez. für ↑angioneurotische Durchblutungsstörungen in den ↑Akren (z. B. ↑Akroparästhesie, ↑Erythromelalgie)

Akro|osteo|lyse [↑akro... u. ↑Osteolyse] *w;* -, -n, in fachspr. Fügungen: **Acro|osteo|lysis,** *Pl.:* ...yses: fortschreitende Auflösung des Knochengewebes der ↑Akren (bes. an Fingern und Zehen), ein meist im Jugendalter auftretendes (seltenes) erbliches Knochenleiden

Akro|pa|chie [zu ↑akro... u. gr. *παχύς* = dick] *w;* -, ...ien: = Osteoarthropathia hypertrophicans

Akro|par|äs|thesie [↑akro... u. ↑Parästhesie] *w;* -, ...ien: vasomotorisch oder neurotisch bedingte Störung der Sensibilität an Händen und Füßen (Kribbeln, Taubheitsgefühl, Schmerzen u. Ä.)

Akro|pa|thie [↑akro... u. ↑...pathie] *w;* -, ...ien, in fachspr. Fügungen: **Acro|pa|thia**[1], *Pl.:* ...iae: allg. Bez. für Krankheiten im Bereich der Extremitäten schlechthin; außerdem Bez. für trophische Störungen vor allem an den oberen Extremitäten (z. B. bei Syringomyelie). **Acro|pa|thia ulcero|mutilans:** erbliche Erkrankung mit Geschwürbildungen und Verstümmelungen an den Extremitäten, Sensibilitätsstörungen und Areflexie

Akro|phobie [zu ↑akro... u. gr. *φόβος* = Furcht] *w;* -, ...ien: mit Schwindel verbundene krankhafte Angst vor großen Höhen (z. B. Flugzeug, Berggipfel, Talbrücken)

Akro|pig|mentation [↑akro... u. ↑Pigmentation] *w;* -, -en, in fachspr. Fügungen: **Acro|pig|mentatio,** *Pl.:* ...io|nes: erbliche Pigmentanomalie (meist: Überpigmentation) an den ↑Akren. **Acro|pig|mentatio symme|trica:** bei Japanern vorkommende erbliche Pigmentanomalie mit vermehrter Melanineinlagerung im Gesicht und an Hand- und Fußrücken

Akrosin [zu ↑Akrosom] *s;* -s, -e: Enzym, das den Samenfaden befähigt, die innere Eihülle der Eizelle zu durchstoßen

Akro|sklerose [↑akro... u. ↑Sklerose] *w;* -, -n, in fachspr. Fügungen: **Acro|sclerosis,** *Pl.:* ...oses: ↑Sklerodermie der Finger oder Zehen

Akro|som [↑akro... u. ↑...som] *s;* -s, -en: aus ↑Akroblasten entstehendes, den ↑Apikalkörper des Spermienfadens umgebendes Gebilde, dessen Enzyme das Eindringen des Samenfadens in das Zytoplasma der Eizelle ermöglichen (Biol.)

Akro|spheno|syn|daktylie [↑akro..., gr. *σφήν*, Gen.: *σφηνός* = Keil u. ↑Syndaktylie] *w;* -, ...ien: = Akrozephalosyndaktylie

Akrotismus [zu ↑[1]a... u. gr. *κροτεῖν* = schlagen, klopfen] *m;* -, ...men: Pulslosigkeit, Zustand des Organismus, in dem der Puls nicht mehr gefühlt werden kann

Akro|tro|pho|neu|rose [↑akro..., ↑tropho... u. ↑Neurose] *w;* -, -n: ↑Akroneurose mit v. a. ↑trophischen Störungen

akro|zen|trisch [zu ↑akro... u. ↑Zentrum]: nennt man ein Chromosom, dessen ↑Zentromer sehr nahe an dessen Ende liegt und das Chromosom in einen langen und einen kurzen Arm teilt (Genetik)

akro|ze|phal [zu ↑akro... u. gr. *κεφαλή* = Kopf]: „hochköpfig", mit der Wachstumsanomalie der Hochköpfigkeit behaftet. **Akro|ze|phale** *m* od. *w;* -n, -n: an Akrozephalie Leidende[r]. **Akro|ze|phalie** *w;* -, ...ien, in fachspr. Fügungen: **Acro|ce|phalia**[1], *Pl.:* ...iae: „Hochköpfigkeit", Wachstumsanomalie, bei der sich eine abnorm hohe und spitze Schädelform (infolge vorzeitiger Verknöcherung der Nähte) ausbildet

Akro|ze|phalo|poly|daktylie [↑Akrozephalie u. ↑Polydaktylie] *w;* -, ...ien, in fachspr. Fügungen: **Acro|ce|phalo|poly|dactylia**[1], *Pl.:* ...iae: mit Vielfingrigkeit bzw. -zehigkeit kombinierte Akrozephalie

Akro|ze|phalo|syn|daktylie [↑Akrozephalie u. ↑Syndaktylie] *w;* -, ...ien, in fachspr. Fügungen: **Acro|ce|phalo|syn|dactylia**[1], *Pl.:* ...iae: mit ↑Syndaktylie kombinierte Form der Akrozephalie

Akro|ze|phalus [zu ↑akro... u. gr. *κεφαλή* = Kopf] *m;* -, ...li: Schädel, der die Merkmale der ↑Akrozephalie aufweist

Akro|zya|nose [↑akro... u. ↑Zyanose] *w;* -, -n, in fachspr. Fügungen: **Acro|cya|nosis,** *Pl.:* ...oses: bläuliche Verfärbung der ↑Akren bei Kreislaufstörungen. **Acro|cyanosis an|aes|thetica:** mit Störung der Sensibilität, bes. der Wärme- und Kälteempfindung, verbundene Akrozyanose. **Acro|cyanosis juvenilis:** bläuliche Verfärbung der Akren bei Jugendlichen infolge zentraler Fehlsteuerung des venösen Kapillargebiets. **Acro|cya|nosis senilis:** bläuliche Verfärbung der Akren im Alter infolge Verlangsamung des venösen Rückflusses

Akrylose [Kunstw.] *w;* -, -n: Fremdkörperreaktion auf Prothesen aus Polyakrylharzen

Aktin [zu lat. *agere, actum* = handeln; tätig werden] *s;* -s, -e: Teilsubstanz des Aktinomyosins, ein Globulinkörper; fibrilläres Protein des Muskels

aktinisch, in fachspr. Fügungen: **actinicus, ...ca, ...cum** [zu gr. *ἀκτίς*, Gen.: *ἀκτῖνος* = Strahl]: **1)** durch Strahlen verursacht (von Krankheiten; z. B. in der Fügung ↑Bulla actinica). **2)** radioaktiv (von Heilquellen)

Aktinium vgl. Actinium

Aktino|gramm [gr. *ἀκτίς*, Gen. *ἀκτῖνος* = Strahl u. ↑...gramm] *s;* -s, -e: veralt. Bez. für: Röntgenbild

Aktino|kardio|gra|phie [gr. *ἀκτίς*, Gen.: *ἀκτῖνος* = Strahl u. ↑Kardiographie]: zusammenfassende Bez. für Methoden zur röntgenolog. Untersuchung des Herzens

Aktino|mykom [zu ↑Actinomyces] *s;* -s, -e: brettharte, geschwulstartige Infiltration, meist an der Mundschleimhaut, bei Strahlenpilzerkrankung. **Aktino|mykose** *w;* -, -n, in fachspr. Fügungen: **Actino|mycosis,** *Pl.:* ...oses: Strahlenpilzkrankheit, durch bestimmte (normalerweise zur Mundflora gehörende) Arten von ↑Actinomyces hervorgerufene Infektionskrankheit, bei der sich ↑Granulationen u. Geschwülste (mit Fisteln) im Mund und in der Lunge, seltener an anderen Stellen (Knochen, Urogenitalsystem) bilden. **Aktino|myzet** *m;* -en, -en: **1)** Strahlenpilz (Fadenbakterie). **2)** nur *Pl.*, in der bot. Nomenklatur: **Actino|mycetes:** Klasse der Strahlenpilze, der u. a. die Gattung ↑Actinomyces angehört

Aktino|skopie [gr. *ἀκτίς*, Gen. *ἀκτῖνος* = Strahl u. ↑...skopie] *w;* -, ...ien: = Elektrokymographie

Aktion [zu lat. *agere, actum* = handeln; tätig sein] *w;* -, -en: funktionelle Leistung eines Organs od. Körperteils

Aktions|potenzial: bioelektr. Spannungsgefälle zwischen erregten und nicht erregten Stellen der Nervenzellmembran (Voraussetzung für das Auftreten des erregungsleitenden ↑Aktionsstroms)

Aktions|strom: erregungsleitender bioelektrischer Strom, der in Nerven- oder Muskelfasern auftritt

Aktions|sub|stanzen *Pl.:* Stoffe, die nach Reizung eines Nervs an den Nervenendigungen und ↑Synapsen frei werden und deren Chemismus zur Reizübertragung vom Nerv auf das Ausführungsorgan (Muskel) dient (z. B. Acetylcholin, Adrenalin u. a.)

aktiv [zu lat. *agere, actum* = handeln; tätig sein]: handelnd; wirksam; tätig. **Aktivator** *m;* -s, ...toren: **1)** bei Enzymreaktionen anwesender, die Wirksamkeit des Enzyms erhöhender bzw. die Reaktion auslösender Stoff (Biochemie). **2)** im Serum vorkommender, die Bildung von ↑Antikörpern aktivierender Stoff (Med.). **3)** kieferorthopädisches Gerät zur Korrektur der Zahnstellung (Med.). **aktivieren:** im Sinne einer ↑Aktivierung wirken. **Aktivie|rung** *w;* -, -en: **1)** Steigerung der Wirksamkeit eines Stoffes (z. B. eines Enzyms); Überführung eines Stoffes in eine wirksame Form (Biochemie). **2)** Beschleunigung eines chemischen Prozesses oder Stoffwechselvorgangs (Chem., Biochemie). **3)** Leistungssteigerung, Verfügbarmachen von Energiereserven (Biol., Med.). **4)** Aktivwerden von Krankheitserregern (z. B. Viren), die im Körper latent vorhanden sind. **Aktivität** *w;* -: Wirksamkeit, Wirkungsvermögen (z. B. von Enzymen, Insulin; Biol., Med.)

Aktivitäts|hyper|tro|phie: Arbeitshypertrophie, Größenzunahme eines Organs od. Muskels (z. B. des Herzmuskels) bei ständiger starker Beanspruchung

Akto|myo|sin [zu ↑Aktin u. ↑Myosin] *s;* -s, -e: molekularer Komplex aus den Proteinen Aktin und Myosin, die als wichtigste kontraktile Elemente in den Muskelfasern vorkommen

aktuell, in fachspr. Fügungen: **actua|lis, ...le** [von spätlat. *actualis* = tätig, wirksam; wirklich; praktisch]: im Augenblick gegeben, vorliegend, tatsächlich vorhanden

Akui|tät [zu lat. *acutus* = spitz, scharf] *w;* -: ↑akuter Verlauf einer Krankheit, akutes Krankheitsbild; Gegensatz: ↑Chronizität

Akulea|ten [zu lat. *aculeatus* = stachelig] *Pl.:* Bez. für alle mit einem Giftstachel bewehrten Insekten (z. B. Bienen, Wespen)

Aku|meter [zu gr. *ἀκούειν* = hören u. ↑...meter] *s;* -s, -: geräuscherzeugendes Gerät zur Prüfung des Hörvermögens (durch das ↑Audiometer abgelöst)

Aku|päde [zu gr. *ἀκούειν* = hören u. gr. *παίς, παιδός* = Kind; Analogiebildung nach ↑Orthopäde] *m;* -n, -n: „Hörtherapeut", medizinischer Assistenzberuf für die Behandlung von Hörstörungen. **Aku|pädie** *w;* -: Fachbereich des Akupäden

Aku|pressur [Analogiebildung zu ↑Akupunktur, zu lat. *premere, pressum* = drücken] *w;* -, -en: mit der Akupunktur verwandtes Verfahren, bei dem durch kreisende Bewegungen der Fingerkuppen (unter leichtem Druck) über bestimmten Körperpunkten manche Schmerzen oder Beschwerden, die auf einer nervalen Fehlsteuerung beruhen, beeinflussbar sein sollen

Aku|punktur [zu lat. *acus* = Nadel u. lat. *pungere, punctum* = stechen] *w;* -, -en: alte asiatische Heilmethode, bei der durch Einführung von Nadeln aus Edelmetall in bestimmte Hautstellen die den Hautstellen „zugeordneten" Organe geheilt werden sollen (in moderner Form im Sinne einer Reiztherapie bei Schmerzzuständen verschiedener Art, z. B. bei Neuralgien, Migräne, Rheumatismus, ferner bei Operationen und Entbindungen angewandt)

Akustikus *m;* -, ...tizi: übliche Kurzbezeichnung für ↑Nervus acusticus (neuere anatom. Bez.: ↑Nervus vestibulocochlearis)

Akustikus|neu|rinom: von den Schwann-Zellen ausgehende Nervenfasergeschwulst des Hörnervs am ↑Kleinhirnbrückenwinkel

Akustikus|tumor: = Akustikusneurinom

akustisch, in fachspr. Fügungen: **acusticus, ...ca, ...cum** [zu gr. *ἀκούειν* = hören]: das Gehör betreffend; hörbar; z. B. in der Fügung ↑Agnosia acustica

akut, in fachspr. Fügungen: **acutus, ...ta, ...tum** [aus gleichbed. lat. *acutus*, eigtl. = geschärft, scharf, spitz]: plötzlich auftretend, von heftigem und kurz dauerndem Verlauf (von Krankheiten gesagt, im Gegensatz zu ↑chronisch; z. B. in der Fügung ↑Appendicitis acuta)

Ak|zelerans *m;* -, ...ranten: übliche Kurzbezeichnung für ↑Nervus accelerans. **Akzeleration** [zu lat. *accelerare* = beschleunigen] *w;* -, -en: Beschleunigung (bes. der körperlichen Entwicklung, der Geschlechtsreife)

Ak|zelerin [zu lat. *accelerare* = beschleunigen] *s;* -s: Faktor VI der Blutgerinnung, Enzym, das den Gerinnungsprozess beschleunigt

Ak|zelero|me|trie [zu lat. *accelerare* = beschleunigen u. ↑...metrie] *w;* -, ...ien: Beschleunigungsmessung; Berechnung der Muskelkraft aus der Strecke, über die man ein Gewicht von bekannter Größe in einer bestimmten Zeit bewegen kann

Ak|zentua|tion [zu lat. *accentus* = Ton, Betonung] *w;* -, -en: Betonung, Verstärkung von Herztönen (z. B. bei Blutdruckerhöhung auftretend). **ak|zentu|iert:** verstärkt hörbar, hervorgehoben (von bestimmten Herztönen)

Ak|zeptor [zu lat. *accipere, acceptum* = empfangen, annehmen] *m;* -s, ...toren: Stoff, der bei chemischen und biochemischen Reaktionen andere Stoffe aufnimmt, sie sich anlagert und (in veränderter Form) wieder abgibt (Chem., Biol.)

ak|zessorisch, in fachspr. Fügungen: **accessorius, ...ia, ...ium** [zu lat. *accedere, accessum* = hinzutreten, hinzukommen]: hinzukommend, zusätzlich; z. B. in der Fügung ↑Nervus accessorius. **Ak|zessorius** *m;* -, ...orien [...*iᵉn*]: übliche Kurzbezeichnung für ↑Nervus accessorius

Ak|zessorius|lähmung: Lähmung des ↑Nervus accessorius, wodurch der ↑Musculus sternocleidomastoideus und der ↑Musculus trapezius ausfallen (erkennbar an der typischen Kopf- und Schulterhaltung des Patienten)

ak|zidentell u. **ak|zidentiell** [zu lat. *accidere* = anfallen; zufällig vorkommen]: zufällig, unwesentlich; nicht zur Krankheit gehörend. **ak|zident[i]elle Herzgeräusche:** nicht auf eine organische Veränderung am Herzen zurückführbare Herzgeräusche. **akzident[i]elle Vergiftung:** unbeabsichtigte, auf Verwechselung einer Substanz beruhende Vergiftung

Al: chem. Zeichen für ↑Aluminium

al..., Al... vgl. ad..., Ad...

Ala [aus lat. *ala*, Gen.: *alae* = Flügel] *w;* -, Alae: anatom. Bez. für flügelähnlich gestaltete Körperteile. **Ala cinerea:** ältere Bez. für ↑Trigonum nervi vagi. **Ala cristae galli:** flügelähnlicher Fortsatz an einem kleinen Knochenkamm des Siebbeins. **Ala lobuli cen|tralis:** flügelartiger Fortsatz des ↑Lobulus centralis des ↑Vermis des Kleinhirns. **Ala major:** „großer Keilbeinflügel“, Seitenteil des Keilbeins (↑Os sphenoidale), mit dem dieses an Stirnbein, Scheitelbein und Schläfenbeinschuppe grenzt. **Ala minor:** „kleiner Keilbeinflügel“, seitlich vorn am Keilbeinkörper sitzender Knochenteil, der einen der Sehnervenkanäle umschließt und an die Augenhöhlenplatte des Stirnbeins grenzt. **Ala nasi:** „Nasenflügel“, unterer Teil der seitlichen Nasenwand. **Ala ossis ilii:** Darmbeinschaufel, schaufelförmiger, seitlich ausladender Teil des Darmbeins (↑Os ilium), der die Beckenorgane trägt. **Ala parva** = Ala minor. **Ala sa|cralis:** flügelähnlicher Teil seitlich vom Kreuzbeinwirbelkörper. **Ala vomeris** [↑Vomer]: „Pflugscharbeinflügel“, oberer Teil des Pflugscharbeins, mit dem dieses an das Keilbein grenzt

Alakto|flavinose [zu ↑[1]a... u. ↑Laktoflavin] *w;* -, -n: = Ariboflavinose

Alalie [zu ↑[1]a... u. gr. *λαλεῖν* = schwatzen, reden] *w;* -, ...ien, in fachspr. Fügungen: **Alalia**[1], *Pl.:* ...iae: Unfähigkeit, artikulierte Laute zu bilden (infolge organischer Störungen bzw. mangelnder Koordination der Sprechwerkzeuge). **Alalia idio|pa|thica:** „Hörstummheit“, Stummheit trotz intakten Hörvermögens (und richtigen Verständnisses der Sprachlaute). **Alalia mentalis:** „Sprachscheu“, scheinbare Stummheit bei Kleinkindern, die Schwierigkeiten mit der Spracherlernung haben oder stottern. **Alalia relativa:** = Alalia mentalis

Alanin [Kunstw.] *s;* -s: α-Aminopropionsäure (auch in β-Form vorkommend), eine nicht essenzielle Aminosäure, Bestandteil aller natürlichen Eiweißstoffe

alaris, ...re [zu ↑Ala]: flügelförmig, eine Ala betreffend; z. B. in der Fügung ↑Cartilago alaris (Anat.)

Alarm|re|aktion: erstes Stadium (Schock- und Gegenschockphase) eines ↑Adaptationssyndroms

Alast|rim [zu port. *alastrarse* = sich ausbreiten, um sich greifen] *s;* -s: weiße Pocken, Milchpocken, Form der Pockenerkrankung mit (im Unterschied zu den echten Pocken, ↑Variola major) gutartigem Charakter und leichtem Verlauf

alatus, ...ta, ...tum [zu ↑Ala]: = alaris

Alaun [aus gleichbed. lat. *alumen*] *m;* -s, -e: Kalium-Aluminium-Sulfat (wirkt blutstillend und adstringierend)

Albdrücken [nach der Dämonengestalt des Albs (Nachtmahrs) im german. Volksglauben] *s;* -s, -: Angst- und Beklemmungsgefühl beim Einschlafen oder im Traum, Atembehinderung (meist durch Druck vom Magen her, z. B. nach zu üppigen Mahlzeiten), die sich im Traum als beängstigendes Erlebnis verbildlicht

Albee-Operation [*ålbi...;* nach dem amer. Orthopäden F. H. Albee, 1876–1945]: operative Knochenspaneinpflanzung

albicans [zu lat. *albicare* = weiß machen]: weißlich, weiß schimmernd; z. B. in der Fügung ↑Corpus albicans

Albinismus [zu ↑Albino] *m;* -: anlagebedingtes (meist rezessiv) erbliches Fehlen der Pigmentbildung (Melaninbildung) in den Augen, den Haaren, der Haut. **Albinismus circumscriptus:** Weißscheckung, Fehlen des Pigments in kleineren oder größeren umschriebenen Hautbezirken. **Albinismus completus:** = Albinismus totalis. **Albinismus generalisatus:** = Albinismus totalis. **Albinismus localisatus:** = Albinismus partialis. **Albinismus oculi:** Fehlen der Pigmentbildung im Augenhintergrund. **Albinismus partialis:** Fehlen des ↑Melanins in umschriebenen, häufig symmetrisch angeordneten Hautbezirken oder an einzelnen Stellen des Auges oder der Behaarung; auch für ↑Albinismus circumscriptus. **Albinismus solum bulbi:** Albinismus, der auf den Augapfel beschränkt ist. **Albinismus solum fundi:** Albinismus, der auf den Augenhintergrund beschränkt ist. **Albinismus totalis:** seltene, mit anderen Gebrechen (Augenfehlern, Taubheit) gekoppelte Form des Albinismus, bei der das Pigment vollständig oder weitgehend fehlt (extreme Hellhäutigkeit, Weißhaarigkeit, rötlich schimmernde ↑Iris). **Albinismus totalis incom|pletus:** rezessiv oder unvollständig-dominant erblicher ↑Albinismus totalis, bei dem die Pigmentbildung nicht vollständig fehlt, jedoch stark vermindert ist. **Albinismus universalis:** = Albinismus totalis

Albino [aus gleichbed. span. *albino* (zu lat. *albus* = weiß)] *m;* -s, -s: Mensch oder Tier mit [vollständigem] ↑Albinismus (Biol.)

Albino|idismus [zu ↑Albino u. gr. *-ειδής* = gestaltet, ähnlich] *m;* -: = Albinismus totalis incompletus

Alb|traum [mhd., ahd. *alp, alb* = Name eines koboldhaften Wesens im alten Volksglauben]: Druckgefühl in der Brust mit Atemschwierigkeiten und Gefühlen von Hilflosigkeit und Lähmung, das nachts im Schlaf auftritt

Albuginea *w;* -: übliche Kurzbezeichnung für ↑Tunica albuginea

Albugineo|tomie [↑Albuginea u. ↑...tomie] *w;* -, ...ien: operative Spaltung der Bindegewebshülle des Hodens oder Eierstockes

albugine|us, ...ea, ...e|um [zu lat. *albugo,* Gen.: *albuginis* = weißer Fleck]: weißlich; z. B. in der Fügung ↑Tunica albuginea

Albugo [aus gleichbed. lat. *albugo,* Gen.: *albuginis*] *w;* -, ...gines: weißer Fleck der Augenhornhaut

Albumen [aus lat. *albumen,* Gen.: *albuminis* = das Weiße; das Eiweiß] *s;* -s: Hühnereiweiß

Albumin [zu ↑Albumen] *s;* -s, -e: einfacher, wasserlöslicher Eiweißkörper (Protein), hauptsächlich in Eiern, in der Milch, im Urin und im Blutserum vorkommend

Albumin|anti|körper *Pl.:* inkomplette ↑Antikörper, die nur bei Anwesenheit von Albuminen agglutinationsfähig sind

Albuminat [zu ↑Albumin] *s;* -[e]s, -e: alkalisches Umwandlungsprodukt eines Albumins; im weiteren Sinne auch Bez. für saure Albuminverbindungen

Albumini|meter [↑Albumin u. ↑...meter] *s;* -s, -: graduiertes Röhrchen zur quantitativen Bestimmung des Eiweißes im Harn

Albumino|cholie [zu ↑Albumin u. gr. *χολή* = Galle] *w;* -, ...ien: = Proteinocholie

Albumino|id [↑Albumin u. ↑...id] *s;* -[e]s, -e (meist *Pl.*): den echten Eiweißkörpern nahe stehende, wasserunlösliche und unverdauliche Eiweißstoffe, die in den Schutz- und Gerüstsubstanzen vorkommen, z. B. Faserstoffe, Kollagen, Keratin, Fibrin u. a.

albuminös [zu ↑Albumin]: eiweißhaltig (von Flüssigkeiten)

albumin|uricus, ...ca, ...cum: auf einer Albuminurie beruhend, mit Albuminurie verbunden

Albumin|urie [↑Albumin u. ↑...urie] *w;* -, ...ien: Ausscheidung von Eiweiß im Harn.

Albumose [zu ↑Albumin] *w;* -, -n (meist *Pl.*): Spaltprodukte der Eiweißkörper, Zwischenstufen zwischen Eiweiß und Polypeptiden (Vorkommen z. B. im Harn bei fieberhaften Infektionskrankheiten)

Albumos|urie [↑Albumose u. ↑...urie] *w;* -, ...ien: = Peptonurie

albus, ...ba, ...bum [aus gleichbed. lat. *albus*]: weiß; z. B. in der Fügung ↑Linea alba

Alcali|genes, auch: **Alkali|genes** [↑Alkali u. gr. *-γενής* = hervorbringend, verursachend; hervorgebracht, verursacht] *w;* -: Gruppe gramnegativer Stäbchenbakterien; normal im Verdauungstrakt vorkommend, außerhalb des Verdauungstrakts Erreger v. a. von Harnwegsinfektionen

al|capton|uricus, ...ca, ...cum [zu ↑Alkaptonurie]: die Alkaptonurie betreffend; z. B. in der Fügung ↑Arthritis alcaptonurica

Alcohol[us] vgl. Alkohol

Al|dehyd [Kurzw. aus *Al*cohol[us] *dehyd*rogenatus] *m;* -s, -e: Oxidations- (genauer: Dehydrierungs-)Produkt primärer Alkohole, sehr reaktionsfähige und für biochemische Vorgänge wichtige Gruppe chem. Verbindungen

Al|dehyd|oxidase: in der Leber vorkommende ↑Oxidase, die verschiedene Aldehyde zu den entsprechenden Karbonsäuren oxidiert, u. a. auch Xanthin zu Harnsäure; vgl. Xanthinoxidase

Aldehydzucker vgl. Aldose

Aldo|hexose [Kurzw. aus ↑*Aldo*se u. ↑*Hexose*] *w;* -, -n: ↑Aldose mit 6 Sauerstoffatomen im Molekül, z. B. ↑Glucose, ↑Galaktose

Aldol [Kurzw. aus ↑*Ald*ehyd u. ↑Alkoh*ol*] *m;* -s, -e: Verbindung von zwei ↑Aldehyden bzw. von Aldehyd und ↑Keton (biochem. wichtig für den Zuckeraufbau)

Aldolase [zu ↑Aldol] *w;* -, -n: für den Kohlenhydrataufbau, z. B. die Aldolkondensation, wichtiges Enzym

Aldose [zu ↑Aldehyd] *w;* -, -n: Aldehydzucker, Zuckerverbindung mit einer Aldehydgruppe

Aldo|sterom [Kurzbildung zu ↑Aldehyd u. ↑Steroid] *s;* -s, -e: Tumor od. Wucherung der Nebennierenrinde infolge Aldosteronismus. **Aldo|steron** *s;* -s: den Mineralstoffwechsel (Natriumrückresorption) regelndes Hormon der Nebennierenrinde. **Aldo|steronismus** *m;* -: vermehrte Produktion von ↑Aldosteron in der Nebennierenrinde (bzw. mangelnder Aldosteronabbau in der Leber) u. das dadurch bedingte Krankheitsbild (Hypokaliämie, Hypernatriämie, Ödembildung)

Aleppobeule vgl. Leishmaniosis furunculosa

Aleuk|ämie [↑[1]a... u. ↑Leukämie] *w;* -, ...ien: Leukämieform mit Auftreten von unreifen weißen Blutkörperchen, aber ohne Vermehrung derselben (sonst typische Organveränderungen). **aleuk|ämisch**: das Erscheinungsbild der Aleukämie zeigend, leukämieähnlich (von Blutkrankheiten)

Aleu|kie [zu ↑[1]a... u. gr. λευκός = weiß] *w;* -, ...ien, in fachspr. Fügungen: **Aleu|kia**[1], *Pl.:* ...iae: schwere Bluterkrankung mit hochgradigem Schwund der ↑Granulozyten und ↑Thrombozyten, ↑Panmyelophthise u. a.

Aleu|ron [aus gr. ἄλευρον = Weizenmehl] *s;* -s: in Form von festen Körnern oder im Zellsaft gelöst vorkommendes Reserveeiweiß der Pflanzen (bes. in Samen; Biol.)

Aleuronat [zu ↑Aleuron] *s;* -[e]s: kohlenhydratarmes und eiweißreiches (aleuron- u. kleberhaltiges) Weizenmehl, zu Backwaren für Diabetiker verarbeitet

Alexander-Adams-Operation [*äligsandᵉrädᵉmß...;* nach den britischen Gynäkologen W. Ch. Alexander (1815–1902) und J. A. Adams (1818–1899)]: Operation zur Beseitigung einer Abknickung oder Verlagerung der Gebärmutter

Alexander-Technik [nach dem amer. Heilpraktiker F. M. Alexander, 1869–1955]: Haltungs- und Bewegungskorrektur durch Selbsterkennen (alternative Heilmethode)

Alexie [zu ↑[1]a... u. gr. λέξις = Sprechen; Rede; Wort] *w;* -, ...ien, in fachspr. Fügungen: **Alexia**[1], *Pl.:* ...iae: Buchstabenblindheit, Wortblindheit, Unfähigkeit, Geschriebenes trotz erhaltenen Sehvermögens zu lesen, häufig mit ↑aphasischen und ↑apraktischen Störungen kombiniert. **Alexia linealris:** Unfähigkeit, Zeilen fortlaufend zu lesen. **Alexia literalis:** „Buchstabenblindheit“, Unfähigkeit, Buchstaben zu erkennen. **Alexia verbalis:** „Wortblindheit“, Unfähigkeit, geschriebene Wörter zu erkennen

Alexine [zu gr. ἀλέξειν = abwehren] *Pl.:* natürliche (nicht durch Immunisierung erworbene) unspezifische Abwehrstoffe im Blutserum

Alexi|thymie [zu ↑[1]a..., gr. λέξις = Sprechen; Rede; Wort u. gr. θυμός = Gemüt] *w;* -, ...ien, in fachspr. Fügungen: **Alexithymia**[1], *Pl.:* ...iae: Unvermögen, Gefühle richtig zu beschreiben. **Alexi|thymiker** *m;* -s, -: jemand, der an Alexithymie leidet

ALG: Abk. für ↑Antilymphozytenglobulin

algerus, ...ra, ...rum [aus gleichbed. gr. ἀλγηρός]: schmerzhaft; z. B. in der Fügung ↑Akinesia algera

Algesie [zu gr. ἄλγησις = Schmerz] *w;* -, ...ien, in fachspr. Fügungen: **Algesia**[1], *Pl.:* ...iae: Schmerz; Schmerzempfindlichkeit (vorwiegend als Grundwort von Zusammensetzungen gebräuchlich)

Algesi|meter [↑Algesie u. ↑...meter] *s;* -s, -: Gerät zur Messung der Schmerzempfindlichkeit. **Algesi|me|trie** [↑...metrie] *w;* -: Messung der Schmerzempfindung

Algesio|loge [↑Algesie u. ↑...loge] *m;* -n, -n: Arzt mit besonderen Kenntnissen auf dem Gebiet der Schmerzbehandlung. **Al|gesiologie** [↑...logie] *w;* -: Wissenschaft und Lehre, die sich mit der Entstehung und Behandlung von Schmerzen befasst

...algie, latinisiert: **...algia**[1] [zu gr. ἄλγος = Schmerz]: Grundwort von Zus. mit der Bed. „Schmerz; Schmerzzustand“; z. B.: Neuralgie

Alginat [zu lat. *alga* = Seegras, Tang] *s;* -[e]s, -e: das Salz der in Algen enthaltenen Alginsäure, das zu Abmagerungskuren verwendet wird (es ist kalorienfrei, erzeugt aber Sättigungsgefühl)

Algo|dys|tro|phie [gr. ἄλγος = Schmerz u. ↑Dystrophie] *w;* -, ...ien: Schmerzen infolge mangelhafter Versorgung eines Organs mit Nährstoffen

Algo|la|gnie [zu gr. ἄλγος = Schmerz u. gr. λαγνός = geil, wollüstig] *w;* -, ...ien: sexuelle Lustempfindung beim Erleiden oder Zufügen von Schmerzen, Oberbegriff für ↑Masochismus und ↑Sadismus (Psychol.)

Algo|menor|rhö, auch: **Algo|menor|rhöe** [*...rö;* gr. ἄλγος = Schmerz u. ↑Menorrhö] *w;* -, ...rrhöen, in fachspr. Fügungen: **Algomenor|rhoea,** *Pl.:* ...rrhoeae: = Dysmenorrhö

Algo|par|eu|nie [zu gr. ἄλγος = Schmerz, ↑para... u. gr. εὐνή = Lager, Bett] *w;* -, ...ien: mit Schmerzempfindung verbundener Geschlechtsverkehr

Algo|phobie [gr. ἄλγος = Schmerz u. ↑Phobie] *w;* -, ...ien: krankhafte Angst vor Schmerzen

Algor [aus gleichbed. lat. *algor*] *m;* -s: Kälte. **Algor mortis** [↑Mors]: „Totenkälte", Abnahme der Körpertemperatur nach Eintritt des Todes (nicht immer sicheres Todeszeichen)

Algose [zu lat. *alga* = Seetang, Alge] *w;* -, -n, in fachspr. Fügungen: **Algosis,** *Pl.:* ...oses: durch Algen hervorgerufene Erkrankung. **Algosis fau|cium:** = Pharyngitis keratosa

Algo|spasmus [gr. ἄλγος = Schmerz u. ↑Spasmus] *m;* -, ...men: mit Schmerzen einhergehender Krampf

Alg|urie [gr. ἄλγος = Schmerz u. ↑...urie] *w;* -, ...ien, in fachspr. Fügungen: **Alg|uria**[1], *Pl.:* ...iae: schmerzhafte Harnentleerung

alibidinös [zu ↑[1]a... u. lat. *libido* = Lust, Gelüste, Trieb]: nicht triebhaft

Alie|nation [*ali-e...;* zu lat. *alienare* = entfremden] *w;* -, -en; meist in der gleichbed. fachspr. Fügung: **Alie|natio mentis** [lat. *mens,* Gen.: *mentis* = Inneres, Gemüt, Denkvermögen], *Pl.:* ...io|nes -: seltene Bez. für ↑Psychose

Alie|nie [*ali-e...;* zu ↑[1]a... u. ↑Lien] *w;* -, ...ien: angeborenes Fehlen der Milz

alie|nus, ...na, ...num [aus gleichbed. lat. *alienus*]: fremd, nicht dazugehörend; z. B. in der Fügung ↑Corpus alienum

alimentär, in fachspr. Fügungen: **alimentarius, ...ria, ...rium** [zu lat. *alimentum* = Nahrungsmittel]: mit der Ernährung zusammenhängend, durch die Ernährung bedingt; z. B. in der Fügung ↑Canalis alimentarius. **alimentäre In|toxikation:** durch fehlerhafte Ernährung hervorgerufene Stoffwechselstörung des Säuglings oder Kleinkindes

Alimentär|psa|thyrose: Brüchigkeit der Knochen als Folge unzureichender Ernährung

ali|phatisch [zu gr. ἄλειφαρ = Salböl, Fett]; in der Fügung: **ali|phatische Verbindungen:** chem. Verbindungen mit offenen Kohlenstoffketten in der Strukturformel, zu denen viele Fette und Öle gehören

Aliquor|rhö, auch: **Aliquor|rhöe** [...*rö;* ↑[1]a... u. ↑Liquorrhö] *w;* -, ...rrhöen: mangelnde Liquorproduktion und das durch den Liquorunterdruck bedingte Syndrom: Kopfschmerzen, Schwindel, Übelkeit (bei aufrechter Körperhaltung)

Alizarin [zu arab. (mit Artikel) *al-asira* = (ausgepresster) Saft] *s;* -s: aus der Krappwurzel gewonnener (jetzt synthetisch hergestellter) roter Farbstoff, der als Indikator z. B. für den pH-Wert des Harns verwendet wird

Alkales|zens|bakterien [zu ↑Alkali] *Pl.:* stäbchenförmige Bakterien aus der Gruppe der ↑Escherichia (Vorkommen im Stuhl kranker und gesunder Personen, z. B. bei ↑Gastroenteritiden u. ↑Zystopyelitiden)

Alkales|zenz [zu ↑Alkali] *w;* -: Gehalt des Blutes an gebundenem ↑Alkali

Alkali [von arab. *al-kalij* = kalzinierte Asche] *s;* -s, ...alien [...*i*[e]*n*]: zusammenfassende Bez. für die Hydroxide der Alkalimetalle, die in wässriger Lösung alkalisch reagieren

Alkali|ämie [↑Alkali u. ↑...ämie] *w;* -, ...ien: Überschuss an Alkali (erhöhte ↑Alkalireserve) im Blut bei Säuremangel und die damit zusammenhängenden Krankheitserscheinungen (Erregbarkeit, Krämpfe u. a.)

Alkalibelastung: Zufuhr von Bikarbonat in den Kreislauf (durch orale Gaben) zur Diagnostik von Störungen der Nierenfunktion bzw. zum Nachweis einer ↑Acidose

Alkaligenes vgl. Alcaligenes

Alkalimetalle *Pl.:* die Elemente der ersten Hauptgruppe des chem. Periodensystems: Lithium, Natrium, Kalium, Rubidium, Caesium und Francium

Alkali|me|trie [↑Alkali u. ↑...metrie] *w;* -: Methode zur quantitativen Bestimmung des Laugengehalts von Flüssigkeiten durch ↑Titrierung mit Säure (Chem.)

Alkali|re|serve: die im arteriellen Blut zur Bindung des Kohlendioxids und zur Erhaltung des Säure-Basen-Gleichgewichts (vgl. pH-Wert) vorhandene Menge von Puffersubstanzen (Natriumbikarbonat u. -phosphat)

alkalisch [zu ↑Alkali]: basisch reagierend, Lackmuspapier blau färbend (von Chemikalien, insbes. Lösungen). **alkalische Phosphatase:** aus verschiedenen Phosphataseisoenzymen zusammengesetztes Exkretionsenzym, das von den Leberzellen in die Galle ausgeschieden wird (Abk.: AP). **alkalisie|ren:** Lösungen durch Zusatz von Alkalien alkalisch machen. **alkalisie|rende Kost:** Diät mit alkalireichen Nahrungsmitteln (Gemüse), bei ↑Acidose angewandt

Alkali|urie [↑Alkali u. ↑...urie] *w;* -, ...ien: Ausscheidung von alkalischem Harn

Alkalo|id [↑Alkali u. ↑...id] *s;* -[e]s, -e (meist *Pl.*): alkalische, vorwiegend giftige Stickstoffverbindungen der Pflanzen (mit spezifischer Wirkung auf das Nervensystem)

Alkalo|penie [zu ↑Alkali u. gr. πένης = arm] *w;* -, ...ien: Mangel an Alkali, verringerte ↑Alkalireserve des Blutes

Alkalose [zu ↑Alkali] *w;* -, -n: = Alkaliämie

Alkalotikum [zu ↑Alkalose] *s;* -s, ...ka: Mittel zur Behebung einer Alkalose

Alk|apton|urie [zu ↑Alkali, gr. ἅπτειν = ergreifen u. ↑...urie] *w;* -, ...ien: Ausscheidung von Alkali „erfassendem" Harn, Störung des Eiweißstoffwechsels, hauptsächlich charakterisiert durch die Ausscheidung von Homogentisinsäure (entstehend durch den unvollständigen Abbau der Aminosäuren Phenylalanin und Tyrosin) mit dem Harn

Al|ko|hol [von arab. *al-kuhl* = Antimon, Pulver zum Färben der Augenlider; später alchemist. Bez. für: feines Pulver, Weingeist] *m;* -s, -e, in fachspr. Fügungen: **Al|co|hol[us],** *Pl.:* ...li: Hydroxylderivat eines Kohlenwasserstoffes; im engeren Sinne Kurzbez. für ↑Äthylalkohol, Weingeist, Bestandteil aller alkohol. Getränke. **Al|co|hol[us] ab|solutus:** med. Bez. für: absoluter (d.i. wasserfreier) Äthylalkohol. **Al|co|hol[us] de|hy|dro|genatus:** = Aldehyd

Al|ko|holase [↑Alkohol u. ↑...ase] *w;* -: = Alkoholdehydrogenase

Al|ko|hol|dehy|dro|genase: Alkohol oxidierendes Enzym (in der Leber und in Hefe vorkommend)

Al|ko|hol|halluzinose: Psychose bei chronischem Alkoholismus, charakterisiert durch akustische Halluzinationen (bei klarem Bewusstsein)

al|ko|holisch [zu ↑Alkohol]: Alkohol enthaltend; durch Alkohol bewirkt; Alkohole betreffend. **Al|ko|holismus** *m;* -: zusammenfassende Bezeichnung für verschiedene Formen der Alkoholintoxikation; Trunksucht und das durch sie bedingte körperliche und psychische Erscheinungsbild

Al|ko|hol|neu|ritis: ↑Polyneuritis bei Trinkern

Al|kyl [Kurzw. aus ↑*Alk*ohol u. ↑*...yl*] *s;* -s, -e: einwertiger Kohlenwasserstoffrest, dessen Verbindung z.B. mit einer Hydroxylgruppe einfache Alkohole liefert (Chem.). **Al|kylanzien,** auch: **Al|kylantia** [Kunstw.] *Pl.:* Substanzen mit Alkylgruppen, die mit Phosphatgruppen oder Karboxylgruppen reagieren und Moleküle inaktivieren (zur Krebsbehandlung). **al|kylie|ren:** eine Alkylgruppe in eine chem. Verbindung einführen

all..., All... vgl. allo..., Allo...

Allaitement mixte [*alätmang mikßt;* aus frz. *allaitement mixte* = gemischtes Stillen] *s;* - -: = Zwiemilchernährung

Allantia|sis [zu gr. ἀλλᾶς, Gen.: ἀλλᾶντος = (Knoblauch)wurst] *w;* -: = Botulismus

Allantoin [zu ↑Allantois] *s;* -s: Produkt des Harnstoffwechsels (Purinabbaus), in vielen Pflanzen und im Säugetierharn vorkommender Naturstoff

Allantois [*...o-iß;* zu gr. ἀλλᾶς, Gen.: ἀλλᾶντος = (Knoblauch)wurst] *w;* -: Urharnsack, Ausstülpung des Enddarms im frühembryonalen Stadium der Wirbeltiere

Allanto|toxin [gr. ἀλλᾶς, Gen.: ἀλλᾶντος = (Knoblauch)wurst u. ↑Toxin] *s;* -s: veralt. Bez. für: Toxin des Clostridium botulinum

All|äs|thesie [zu ↑allo... u. gr. αἴσθησις = Sinneswahrnehmung] *w;* -, ...ien: Abschwächung der Oberflächensensibilität derart, dass ein Empfindungsreiz an eine andere Stelle lokalisiert wird

Allel [zu gr. ἀλλήλων = einander, gegenseitig] *s;* -s, -e (meist *Pl.*): die einander entsprechenden Erbanlagen homologer ↑Chromosomen (Biol.)

Allelie [zu ↑Allel] *w;* -, ...ien: Zusammengehörigkeit von Allelen; Kombinationsmöglichkeit von (mutativ veränderten) Allelen (Biol.)

Allen-Test [*äl^en...;* nach dem amer. Physiologen E. A. Allen, 1892–1943]: Funktionsprüfung des Kollateralkreislaufs bei organischen Durchblutungsstörungen

All|en|these [↑allo... u. gr. ἔνθεσις = das Hineinsetzen] *w;* -, -n: **a)** operatives Einbringen einer körperfremden Substanz ins Gewebe; **b)** das so eingebrachte Implantat

All|ergen [Kurzw. aus ↑*Aller*gie u. ↑*...gen*] *s;* -s, -e (meist *Pl.*): Stoffe, die eine ↑Allergie hervorrufen, körperfremde Substanzen, die die Bildung spezifischer ↑Antikörper in den Zellen auslösen

allergicus vgl. allergisch. **All|ergie** [zu ↑allo... u. gr. ἔργον = Werk; Tätigkeit; formal an ↑Energie angelehnt] *w;* -, ...ien, in fachspr. Fügungen: **All|ergia**[1], *Pl.:* ...iae: von körperfremden Substanzen ausgelöste ↑Antikörperbildung und die dadurch bedingte krankhaft veränderte Reaktion des Organismus, ausgeprägt als Überempfindlichkeit z.B. gegen die Berührung von Haut oder Schleimhaut mit gewissen Stoffen wie Eiweiße, Blütenpollen u.a., gegen Nahrungsmittel, als Arzneimittelunverträglichkeit u.a. **All|ergiker** *m;* -s, -: an ↑Allergie Leidender, jemand, der für Allergien anfällig ist. **all|ergisch,** in fachspr. Fügungen: **all|ergicus, ...ca, ...cum:** die ↑Allergie betreffend, auf Allergie beruhend (z.B. in der Fügung ↑Acne allergica); krankhaft auf von körperfremden Stoffen ausgehende Reize reagierend, überempfindlich. **all|ergisieren:** einen Organismus allergisch machen (von ↑Allergenen). **All|ergisie|rung** *w;* -, -en: Vorgang der aktiven Sensibilisierung oder Umstimmung des Organismus durch ein ↑Allergen bzw. durch Aufnahme eines Allergens in den Körper

All|ergo|id [zu ↑Allergie u. ↑...id] *s;* -[e]s, -e (meist *Pl.*): chemisch veränderte Allergene zur Behandlung einer Allergie

All|ergo|loge [↑Allergie u. ↑...loge] *m;* -n, -n: Arzt mit besonderen Kenntnissen auf dem Gebiet der Allergologie. **All|ergo|logie** [↑...logie] *w;* -: Wissenschaft u. Lehre von der Allergie. **all|ergo|logisch:** die Allergologie betreffend

All|ergo|me|trie [zu ↑Allergie u. ↑...metrie] *w;* -, ...ien: Prüfung der Stärke einer allergischen Reaktion durch dosierte Zufuhr von ↑Allergenen (z.B. im Tuberkulin-Hauttest)

All|ergose [zu ↑Allergie] *w;* -, -n: Sammelbezeichnung für allergische (durch ↑Allergene ausgelöste) Krankheiten

Allgemein|arzt: offizielle Bez. für den auf dem Gebiet der ↑Allgemeinmedizin tätigen Arzt

Allgemein|in|fektion: den ganzen Organismus ergreifende Infektion, z. B. ↑Sepsis

Allgemein|medizin: offiziell anerkannter Facharztbereich für die Erkennung und Behandlung jeder Art von Erkrankung, für die Krankheitsvorsorge und die gesunde Lebensführung sowie für die Integration der medizinischen, sozialen und psychischen Hilfen. **Allgemein|mediziner:** inoffizielle Bez. für den Arzt für Allgemeinmedizin

Allgemein|re|aktion: Reaktion des Gesamtorganismus auf einen [krank machenden] Reiz im Gegensatz zur lokalen oder Herdreaktion

Allium [aus lat. *allium* = Knoblauch] *s;* -s: Lauch, Gattung der Zwiebelgewächse. **Allium sativum:** Knoblauch

allo..., Allo..., vor Vokalen meist: **all..., All...** [aus gr. *ἄλλος* = anderer; fremd]: Bestimmungswort von Zus. mit folgenden Bed.: **a)** anders beschaffen; dem Organismus fremd, nicht vom Organismus selbst herkommend; z. B.: Alloplastik, Allergie; **b)** von der Norm abweichend; andersartig; z. B.: Allobiose

Allo|albumin|ämie [↑allo..., ↑Albumin u. ↑...ämie] *w;* -, ...ien: zusammenfassende Bez. für die verschiedenen Formen einer Eiweißanomalie

Allo|ar|thro|plastik [↑allo..., ↑arthro... u. ↑Plastik] *w;* -, -en: operativer Ersatz eines Gelenks durch körperfremdes Material

Allo|bio|se [zu ↑allo... u. gr. *βίος* = Leben] *w;* -, -n: Änderung des normalen Verhaltens von Organismen unter dem Einfluss veränderter innerer oder äußerer Bedingungen (Biol.)

Allo|chei|rie [zu ↑allo... u. gr. *χείρ* = Hand] *w;* -, ...ien: Empfindungsstörung, bei der Berührungs-, Schmerz- oder Temperaturreize bes. an den Extremitäten (Händen) jeweils an der anderen (als der betroffenen) Extremität bzw. der anderen Körperhälfte lokalisiert werden (bei ↑Tabes dorsalis, ↑multipler Sklerose, ↑Hysterie)

Allo|chezie [zu ↑allo... u. gr. *χέζειν* = seine Notdurft verrichten] *w;* -, ...ien: **1)** Stuhlentleerung durch eine Fistel (z. B. Blasenfistel) statt aus dem Anus. **2)** Entleerung von nicht fäkalen Massen (z. B. Blut, Schleim, Urin) aus dem Anus

Allo|chromasie [zu ↑allo... u. gr. *χρῶμα* = Haut; Hautfarbe; Farbe] *w;* -, ...ien: **1)** unterschiedliche Färbung eines histologischen Präparates, das mit einem Farbstoff gefärbt wird, der nicht auf eine einheitliche chemische Substanz zurückgeht. **2)** Färbung an sich farbloser Stoffe durch farbige Substanzen

Allo|dromie [zu ↑allo... u. gr. *δρόμος* = Lauf] *w;* -, ...ien: = Allorrhythmie

allo|gen [↑allo... u. ↑...gen]: = alloplastisch

Allo|kinesie [zu ↑allo... u. gr. *κίνησις* = Bewegung] *w;* -, ...ien: Ausführung einer anderen Bewegung als der beabsichtigten; unbeabsichtigte Bewegung eines Gliedes anstelle einer beabsichtigten Bewegung der entsprechenden Extremität der anderen Körperhälfte (bei Störungen im Bewegungszentrum)

Allo|kortex [↑allo... u. ↑Kortex] *m;* -[es]: stammesgeschichtlich ältester, nicht oder nur in wenige Schichten aufgegliederter Abschnitt der Großhirnrinde wie z. B. das Riechhirn

Allo|lalie [zu ↑allo... u. gr. *λαλεῖν* = schwatzen, reden] *w;* -, ...ien: veralt. Bez. für das Fehlsprechen bei Geisteskrankheiten

Allo|me|trie [↑allo... u. ↑...metrie] *w;* -, ...ien: verschieden große Wachstumsgeschwindigkeit der Körperorgane (im Verhältnis zu anderen Organen bzw. im Verhältnis zur Wachstumsgeschwindigkeit des ganzen Organismus)

Allo|mor|phie [zu ↑allo... u. gr. *μορφή* = Gestalt] *w;* -, ...ien: Gestaltänderung der Zellen unter bestimmten Bedingungen, z. B. die Abrundung der ↑Fibrozyten in ödematösen Geweben

Allo|par|algie [↑allo..., ↑para... u. ↑...algie] *w;* -, ...ien: Übergreifen von Schmerzen auf das dem Erkrankungsherd entsprechende Gebiet der anderen Körperhälfte

Allo|pa|thie [↑allo... u. ↑...pathie] *w;* -: Bezeichnung für die herkömmliche Heilkunst (Schulmedizin; auf der Basis solcher Heilmittel, deren Wirkung den Krankheiten entgegengerichtet ist), im Gegensatz zur ↑Homöopathie

Allo|phlogistie [zu ↑allo... u. gr. *φλογιστός* = verbrannt] *w;* -, ...ien: Änderung (Steigerung oder Minderung) der Entzündungsbereitschaft des Organismus, die nicht durch eine Antigen-Antikörper-Reaktion, sondern durch gleichzeitig ablaufende andere entzündliche Prozesse bedingt ist. **allo|phlogistisch:** die Allophlogistie betreffend

Allo|plasie [zu ↑allo... u. gr. *πλάσσειν* = bilden, formen] *w;* -, ...ien: = Heteroplasie

Allo|plastik [↑allo... u. ↑Plastik] *w;* -, -en: Verwendung von körperfremden, künstlichen Materialien bei plastischen Operationen. **allo|plastisch:** aus körperfremden, künstlichen Materialien bestehend (bes. von Transplantaten gesagt)

Allo|protein [↑allo... u. ↑Protein] *s;* -s, -e (meist *Pl.*): Sammelbez. für die in geringen Mengen vorkommenden blutfremden oder pathologisch veränderten Serumproteine

Allo|psy|chose [↑allo... u. ↑Psychose] *w;* -, -n: veralt. Bez. für eine Psychose, bei der die Orientierung des Bewusstseins über die Außenwelt gestört ist

Allor|rhyth|mie [zu ↑allo... u. ↑Rhythmus] *w;* -, ...ien: Störung des Herzrhythmus mit regelmäßig eintretenden ↑Extrasystolen

Allo|som [↑allo... u. ↑...som] *s;* -s, -en: **1)** = Heterochromosom. **2)** zellfremder, von außen eingedrungener od. von den Nukleolen bei der Zellteilung abgesprengter, normalerweise nicht vorkommender Bestandteil des Zytoplasmas (Biol.)

Allo|sterie [zu ↑allo... u. gr. *στερεός* = starr, hart; fest (bes. von geometrischen Körpern)] *w;* -, ...ien: Änderung der räumlichen Anordnung eines Eiweißmoleküls unter dem Einfluss niedermolekularer Verbindungen (Biochemie). **allo|sterisch:** die Allosterie betreffend, mit Allosterie verbunden.

Allo|topie [zu ↑allo... u. gr. *τόπος* = Ort, Stelle] *w;* -, ...ien: = Dystopie

Allo|trans|plantat [↑allo... u. ↑Transplantat] *s;* -[e]s, -e: Transplantat, das zwischen zwei Individuen der gleichen Art ausgetauscht wird

Allo|trio|geu|sie [zu gr. *ἀλλότριος* = fremd, fremdartig u. gr. *γεῦσις* = Geschmack] *w;* -, ...ien: veralt. Bez. für: Halluzination des Geschmackssinnes, Täuschung in der Geschmackswahrnehmung

Allo|trio|phagie [zu gr. *ἀλλότριος* = fremd, fremdartig u. gr. *φαγεῖν* = essen] *w;* -, ...ien: krankhafte Begierde oder Gewohnheit, ungewöhnliche, zur Nahrung nicht geeignete Stoffe zu verzehren; vgl. Geophagie

Allo|tri|osmie [zu gr. *ἀλλότριος* = fremd, fremdartig u. gr. *ὀσμή* = Geruch] *w;* -, ...ien: = Heterosmie

All|oxan [Kunstw. aus *All*antoin u. *Ox*alsäure] *s;* -s: Spaltungsprodukt der Harnsäure von vielseitiger biochemischer Wirkung (nicht natürlich vorkommend)

Aloe [*álo-e;* von gr. *ἀλόη* = Aloe] *w;* -, Aloen [*aloᵉn*]: **1)** Gattung der Liliengewächse mit Zier- und Heilpflanzen. **2)** eingedickter Saft aus den Blättern verschiedener trop. Aloearten (als Abführmittel verwendet)

Alogie [zu ↑[1]a... u. gr. *λόγος* = Wort; Rede] *w;* -, ...ien: = Aphasie

Aloin [zu ↑Aloe] *s;* -s: abführend wirkender Hauptbestandteil der Aloe, ein Anthracenderivat

Aloin|probe: Methode zum Nachweis von Blut in Urin, Stuhl, Mageninhalt u. a mittels Aloin und einem Sauerstoff liefernden Zusatz (Terpentinöl, Wasserstoffperoxid), dessen Sauerstoff das Aloin bei Anwesenheit von Blut zu rotem Farbstoff oxidiert

Alopezie [von gr. *ἀλωπεκία* = Fuchsräude; krankhafter Haarausfall] *w:* -, ...ien, in fachsprachl. Fügungen: **Alopecia**[1], *Pl.:* ...iae: Glatzenbildung, Glatze, zusammenfassende Bez. für alle Formen krankhaften Haarausfalls und angeborenen oder erworbenen Haarmangels. **Alopecia area|ta:** Glatzenbildung mit kreisförmig umschriebenen kahlen Stellen. **Alopecia climacterica:** im Klimakterium auftretender, endogen bedingter Haarausfall bei Frauen. **Alopecia congenita:** angeborene, vollständige oder partielle Haarlosigkeit. **Alopecia de|calvans:** = Folliculitis decalvans. **Alopecia diffusa:** allgemeiner Haarausfall, der nicht zur Bildung umschriebener Kahlstellen führt. **Alopecia liminaris frontalis:** Haarausfall an der Haargrenze der Stirn (bei Frauen infolge Zugbeanspruchung bei ungeeigneter Haartracht, durch Lockenwickler u. Ä. auftretend). **Alopecia lui|ca:** = Alopecia syphilitica. **Alopecia marginalis trau|matica:** Haarausfall an der Haargrenze (infolge mechan. Zugbeanspruchung; vgl. Alopecia liminaris frontalis). **Alopecia me|chanica:** durch Einwirkung mechanischer Kräfte (Zug, Druck, Reibung u. a.) hervorgerufener Haarausfall, der zu irreversibler Kahlheit führen kann. **Alopecia parvimaculata:** Haarausfall, der zur Bildung kleiner, umschriebener Kahlstellen führt. **Alopecia pityro|ides:** im Zusammenhang mit ↑Pityriasis capitis auftretender Haarausfall. **Alopecia prae|matura:** frühzeitige idiopathische, irreversible Glatzenbildung, an der Stirnseite und an den Schläfen beginnend. **Alopecia sebor|rhoi|ca:** durch ↑Seborrhö verursachter Haarausfall (bei Frauen diffus bleibend, bei Männern zur Glatzenbildung führend). **Alopecia senilis:** Haarausfall infolge altersbedingter Degeneration des Haars, vorwiegend bei Männern. **Alopecia sim|plex:** = Alopecia praematura. **Alopecia speci|fica:** = Alopecia syphilitica. **Alopecia stria|ta trans|versalis:** Alopezie mit Bildung von Kahlstellen in Form von Querstreifen (hervorgerufen durch schädigende Dauerwellenverfahren). **Alopecia sym|ptomatica:** nicht idiopathischer, als Begleiterscheinung anderer Erkrankungen auftretender Haarausfall. **Alopecia sym|ptomatica dif|fusa:** ↑Alopecia diffusa, die im Zusammenhang mit anderen krankhaften Prozessen auftritt. **Alopecia sy|philitica:** reversible Alopezie als Begleiterscheinung der Syphilis (auch Augenbrauen und Wimpern erfassend). **Alopecia totalis:** akute, sich über den ganzen Kopf verbreitende Alopezie, die zu vollständiger Kahlheit (auch zu Verlust der Wimpern, Brauen, Achsel- und Schamhaare und zu Dystrophie der Nägel) führt

al|pha..., Al|pha... [gr. *α (ἄλφα)* = erster Buchstabe des gr. Alphabets]: Bestimmungswort von Zus. zur Kennzeichnung des ersten von mehreren vergleichbaren Dingen, Personen oder Vorgängen, und zwar sowohl rein numerisch gesehen als auch im Sinne einer Stufung; z. B. Alphawellen, Alphaalkoholiker

Al|pha|aktivierung: Aktivierung des ↑Alpharhythmus

Al|pha|alkoholiker [↑alpha... u. ↑Alkoholiker]: Konflikttrinker bzw. Erleichterungstrinker ohne Kontrollverlust, jedoch mit einer gewissen psychischen Abhängigkeit

Al|pha|blocker, α-Blocker: Kurzbez. für ↑Alpharezeptorenblocker

Al|pha|feto|prote|in [↑alpha..., ↑Fetus u. ↑Protein] *s;* -s, -e: Glykoproteid, das in Dottersack, fetaler Leber und fetalem Gastrointestinaltrakt als intrazytoplasmatisches Antigen gebildet wird (Abk.: AFP)

Al|pha|lipo|proteine [↑alpha... u. ↑Lipoproteine] *Pl.:* ältere Bez. für ↑High-density Lipoproteins

Al|pha|mimetikum [zu ↑Alpharezeptor u. gr. μιμεῖσθαι = nachahmen] *s;* -s, ...ka: Substanz, die im Körper die gleichen Erscheinungen hervorruft, wie sie durch Alpharezeptoren ausgelöst werden. **al|pha|mimetisch:** ein Alphamimetikum betreffend

Al|pha|re|duktion [↑alpha...]: Verminderung des ↑Alpharhythmus

Alpha|rezeptor, α-Rezeptor [↑alpha... u. ↑Rezeptor]: Rezeptor des sympathischen Nervensystems, der Vasokonstriktion, Kontraktion der Gebärmutter, der Harnleiter und des Musculus dilatator pupillae sowie die Erschlaffung des Darms vermittelt

Al|pha|rezeptoren|blocker, α-Rezeptoren-Blocker, Kurzbez.: **Alpha|blocker, α-Blocker:** chemische Substanz, die die Wirkung auf die Alpharezeptoren blockiert

Al|pha|rhythmus: im normalen Hirnstrombild vorherrschender Rhythmus (8–13 Hz) von ↑Alphawellen

Al|pha|strahlen, α-Strahlen *Pl.:* aus ↑Alphateilchen bestehende Korpuskularstrahlung (in der Strahlentherapie angewandt)

Al|pha|sym|pa|thiko|lyse [Kurzbildung zu ↑Alpharezeptor, ↑Sympathikus u. gr. λύειν = lösen, auflösen] *w;* -, -n: Hemmung der Alpharezeptoren sympathischer Nerven durch Arzneimittel. **Al|pha|sym|pa|thiko|lytikum** *s;* -s, ...ka: Arzneimittel, das die Alpharezeptoren sympathischer Nerven hemmt

Al|pha|sym|pa|thiko|mimetikum, auch **Alphasympathomimetikum** [↑alpha... u. ↑Sympathikomimetikum] *s;* -s, ...ka: Arzneimittel, das die Wirkung der Alpharezeptoren sympathischer Nerven steigert

Al|pha|teilchen, α-Teilchen *Pl.:* Heliumatomkerne, aus denen die Alphastrahlen bestehen (Phys.)

Al|pha|wellen, α-Wellen [↑alpha...] *Pl.:* normale Wellenform der (im Elektroenzephalogramm aufgezeichneten) Hirnströme (Frequenz von 8–13 pro Sekunde)

Al|pha|zellen, α-Zellen [↑alpha...] *Pl.:* **1)** ↑acidophile Zellen des Hypophysenvorderlappens. **2)** andere Bez. für die ↑A-Zellen der Langerhans-Inseln des Pankreas

Al|pho|dermie [zu gr. ἀλφός = weißer Fleck auf der Haut u. gr. δέρμα = Haut] *w;* -, ...ien: = Albinismus

ALS: Abk. für ↑Antilymphozytenserum

Alterans [zu lat. *alterare* = anders machen] *s;* -, ...anzien [...iᵉn] *od.* ...antia (meist *Pl.*): Mittel zur Umstimmungsbehandlung (Reizkörperbehandlung), z. B. das eigene Blut bei Eigenblutinjektionen. **Alteration** *w;* -, -en: **1)** krankhafte Veränderung, Verschlimmerung eines Zustandes. **2)** Gemütserregung, Aufregung

alternans vgl. alternierend.

Alternativ|medizin [aus frz. *alternatif* = abwechselnd, umgehend, zu frz. *alterne* = abwechselnd, von gleichbed. lat. *alternus*]: = Außenseitermedizin

alternie|ren [zu lat. *alternare* = abwechseln]: abwechseln, sich [in regelmäßigem Wechsel] ablösen. **alternie|rend,** in fachspr. Fügungen: **alternans:** sich abwechselnd, zeitweilig mit etwas anderem wechselnd; z. B. in der Fügung ↑Pulsus alternans. **alternus, ...na, ...num** [aus gleichbed. lat. *alternus*]: einer um den anderen, abwechselnd, wechselseitig

Altersblödsinn vgl. Dementia senilis

Altersbrand vgl. Gangraena arteriosclerotica

Altersflecke vgl. Keratoma senile

Altersheilkunde vgl. Geriatrie

Alters|krebs: zusammenfassende Bez. für Dickdarm- und Lungenkrebs (da diese beiden Krebsformen im Alter gehäuft vorkommen)

Altersschwäche vgl. Marasmus

Alterssichtigkeit vgl. Presbyopie

altus, ...ta, ...tum [aus gleichbed. lat. *altus*]: hoch; tief; z. B. in der Fügung ↑Sectio alta

Aluminium [zu lat. *alumen,* Gen. *aluminis* = Alaun] *s;* -s: chem. Grundstoff, Leichtmetall; Zeichen: Al

Aluminiumlunge vgl. Aluminosis pulmonum

Aluminose [zu ↑Aluminium] *w;* -, -n, in fachspr. Fügungen: **Aluminosis,** *Pl.:* ...oses: krankhafte Veränderung der oberen Luftwege und der Lunge durch eingeatmeten Aluminiumstaub (Berufskrankheit). **Aluminosis pulmonum:** Aluminium[staub]lunge, das durch Ablagerung eingeatmeten Aluminiumstaubes in den unteren Lungenabschnitten hervorgerufene Krankheitsbild

alveo|lär, auch: **alveo|lar,** in fachspr. Fügungen: **alveo|laris, ...re** [zu ↑Alveole]: mit kleinen Fächern oder Hohlräumen versehen, die Alveolen (↑Alveoli dentales u. pulmonis) betreffend; z. B. in der Fügung ↑Arteria alveolaris

Alveo|lar|ek|tasie: Erweiterung der Lungenbläschen, die zu einem Lungenemphysem führt

Alveo|lar|epi|thel: das die Lungenbläschen auskleidende einschichtige Epithel

Alveo|la̲r|fortsatz vgl. Processus alveolaris

alveolaris vgl. alveolär

Alveo|la̲r|luft: die in den Lungenbläschen enthaltene Atemluft (dient dem Gasaustausch zwischen freier Atmosphäre und Lungenblut)

Alveo|la̲r|peri|ost: Knochenhaut der Zahnfächer im Unter- und Oberkiefer

Alveo|la̲r|pyor|rhö, auch: **Alveo|la̲r|pyorrhöe:** veralt. Bez. für: Parodontopathie

Alveo|la̲r|zellen|karzinom: ↑Adenomatose der Lunge, von den Alveolarepithelien ausgehend

Alveo̲|le [aus lat. *alveolus,* Gen.: *alveoli* = kleine Mulde, Wanne] *w;* -, -n (meist *Pl.*), in fachspr. Fügungen: **Alve̲o|lus** *m;* -, ...li (meist *Pl.*): kleiner Hohlraum; zusammenfassende Bez. für: **a)** Lungenbläschen; **b)** Zahnfächer. **Alve̲o|li denta̲les:** Zahnfächer, die Knochenmulden des Ober- und Unterkiefers, die die Zahnwurzeln aufnehmen. **Alve̲o|li pulmo̲nis:** „Lungenbläschen", dünnwandige Bläschen an den ↑Bronchiolen, durch deren Wände der Gasaustausch zwischen Atemluft und Lungenblut stattfindet

Alveo|li̲tis [zu ↑Alveole] *w;* -, ...iti̲den (in fachspr. Fügungen: ...i̲tides): **1)** Knochenhautentzündung an den Zahnfächern. **2)** Entzündung der Lungenbläschen

A̧lve|us [aus lat. *alveus,* Gen.: *alvei* = Mulde, Wanne] *m;* -, A̧lvei [*...e-i*]: Höhlung, Ausbuchtung in einem Organ. **A̧lve|us hippo|ca̧mpi:** dünne Schicht weißer Substanz, die in den ↑Hippocampus eingelagert ist

A̧lvus [aus gleichbed. lat. *alvus,* Gen.: *alvi*] *m;* -, A̧lvi: seltene Bez. für: Unterleib, Gesamtheit der Eingeweide (insbes. Darmtrakt)

Alym|pho|zyto̲se [zu ↑¹a... u. ↑Lymphozyt] *w;* -, -n: seltene, der ↑Agranulozytose entsprechende, durch das Fehlen bzw. den Schwund der ↑Lymphozyten im Blut bedingte Krankheit

A̧lzheimer-Krankheit [nach dem dt. Neurologen Alois Alzheimer, 1864–1915]: präsenile (um das 50. Lebensjahr auftretende), unaufhaltsam fortschreitende ↑Demenz (erblich bedingte degenerative Erkrankung der Großhirnrinde). **A̧lzheimer-Zellen** *Pl.:* entartete Gliazellen mit großen Kernen, bei ↑hepatolentikulärer Degeneration auftretend

Am: chem. Zeichen für ↑Americium

am..., Am... vgl. amb..., Amb...

a. m.: = ante mortem

ama|kri̲n [zu ↑¹a..., gr. *μακρός* = groß u. gr. *ἴς,* Gen.: *ἰνός* = Muskel; Sehne, Faser]: ohne lange Fortsätze, ohne lange Fasern; z. B. in der Fügung: **amakri̲ne Zellen,** *Pl.:* in der ↑Retina vorkommende Nervenzellen mit nur kurzen Fortsätzen, deren Bedeutung noch nicht bekannt ist

Amalga̲m [aus gleichbed. mlat. *amalgama*] *s;* -s, -e: Legierung eines Metalls mit Quecksilber; im engeren Sinne: Silber- oder Kupferamalgam (zu Zahnfüllungen verwendet)

Amani̲ta [aus gr. *ἀμανῖται* = Erdschwämme] *w;* -: Gattung der Blätterpilze. **Amani̲ta mus|ca̲ria** [zu lat. *musca* = Fliege]: „Fliegenpilz" (enthält u. a. das giftige ↑Muskarin). **Amani̲ta phallo|i̲des:** grüner Knollenblätterpilz (enthält u. a. das giftige ↑Amanitin)

Amaniti̲n [zu ↑Amanita] *s;* -s: Alkaloid des Knollenblätterpilzes (die Leber und andere Organe schädigendes Zellgift)

Ama̲rum [zu lat. *amarus* = bitter] *s;* -s, ...ra (meist *Pl.*): Bittermittel, pflanzliche Drogen, die Bitterstoffe enthalten und anregend auf die Magensaft- und Speichelsekretion wirken

Amasti̲e [zu ↑¹a... u. gr. *μαστός* = (Mutter)brust] *w;* -, ...i̲en: angeborenes Fehlen einer oder beider Brustdrüsen (bei Frauen)

Ama|toxi̲n [zu ↑Amanita (in der Fügung Amanita phalloides) u. ↑Toxin] *s;* -s, -e: vorwiegend die Leber schädigendes Gift des Knollenblätterpilzes

Amau|ro̲se [zu gr. *ἀμαυρός* = dunkel; blind] *w;* -, -n, in fachspr. Fügungen: **Amauro̲sis,** *Pl.:* ...o̲ses: Sammelbez. für die verschiedenen Formen völliger oder weitgehender Erblindung; im engeren Sinne: „schwarzer Star", bei dem jede Lichtempfindung des Auges erloschen ist. **Amau|ro̲sis fu̲gax:** einseitige Verminderung des Sehvermögens wechselnden Ausmaßes. **amau|ro̲tisch:** blind, ohne Sehvermögen; die Amaurose betreffend, mit ihr zusammenhängend. **amau|ro̲tische Idio|ti̲e:** erbliche Krankheit des Zentralnervensystems (mit Vermehrung der ↑Ganglioside im Gehirn), die zu Erblindung und ↑Demenz führt (in verschiedenen Typen ausgeprägt). **amau|ro̲tisches Ka̧tzenauge:** infolge eines Netzhauttumors erblindetes Auge, dessen Hintergrund das Licht gelblich reflektiert

Amazi̲e [zu ↑¹a... u. gr. *μαζός* = Brustwarze] *w;* -, ...i̲en: = Amastie

amb..., Amb... [aus der gleichbed. lat. Vorsilbe *amb..., ambi...*], vor Konsonanten: **ambi..., Ambi...** oder **am..., Am...:** Vorsilbe mit der Bedeutung „um – herum, ringsum; beidseitig; allseitig; verschieden; gegensätzlich"; z. B.: ambidexter, Ambivalenz, Ambustio

ambi..., Ambi... vgl. amb..., Amb...

ambi|dȩxter [aus gleichbed. lat. *ambidexter* = auf beiden Seiten eine rechte Hand (habend)]: mit beiden Händen gleich geschickt. **Ambi|dȩxter** *m;* -s, -: jmd., der mit beiden Händen gleich geschickt, nicht ausschließlich Rechts- oder Linkshänder ist. **Ambidex|tri̲e** *w;* -, ...i̲en: Beidhändigkeit, gleich ausgeprägte Geschicklichkeit beider Hände

ambi|gu|us, ...gua, ...gu|um [aus gleichbed. lat. *ambiguus*]: nach zwei Richtungen tendierend; zweifelhaft, doppeldeutig; z. B. in der Fügung ↑Nucleus ambiguus

ambi|phil [zu ↑amb... u. gr. *φίλος* = lieb, Freund]: weder eine reine Öl-Wasser-, noch eine Wasser-Öl-Emulsion darstellend (von Salben gesagt)

Ambi|tendenz *w;* -, -en: Neigen des Wollens nach entgegengesetzten Richtungen; Willensstörung, bei der ein Antrieb durch einen gegensätzlichen aufgehoben wird (bei Schizophrenie; Psychol., Med.)

Ambi|valenz *w;* -, -en: Doppelwertigkeit des Gefühls-, Willens- oder Trieblebens, Nebeneinanderbestehen gegensätzlicher Antriebe (z. B. Liebe–Hass, in gesteigerter Form bei Schizophrenie; Psychol., Med.)

Am|bly|aphie [zu gr. *ἀμβλύς* = stumpf u. gr. *ἁφή* = Berühren; Tastsinn] *w;* -, ...ien: Stumpfheit des Tastsinns

Am|bly|omma [gr. *ἀμβλύς* = stumpf u. gr. *ὄμμα* = Auge] *s;* -[s]: Gattung der Buntzecken (Überträger von Fieberkrankheiten)

am|bly|op [zu gr. *ἀμβλύς* = stumpf u. gr. *ὤψ*, Gen.: *ὠπός* = Auge; Gesicht]: schwachsichtig. **Am|bly|opie** *w;* -, ...ien, in fachspr. Fügungen: **Am|bly|opia**[1], *Pl.:* ...iae: Sammelbez. für die verschiedenen Formen der Schwachsichtigkeit, bes. diejenigen, die nicht auf organische Veränderungen am Auge zurückzuführen sind

Am|blyo|skop [zu ↑Amblyopie u. ↑...skop] *s;* -s, -e: Gerät zur Behandung des Schielens

Amboss vgl. Incus

Ambo|zeptor [zu lat. *ambo* = beide zusammen u. lat. *capere, captum* = ergreifen] *m;* -s, ...toren: ↑Antikörper mit zwei ↑Antigene (bzw. ein Antigen und dessen Komplement) bindenden Gruppen; vgl. haptophore Gruppen

ambulant [zu lat. *ambulare* = umhergehen]: in der Fügung: **ambulante Behandlung:** Durchgangsbehandlung in der Praxis oder Klinik ohne Aufnahme des Patienten in eine Bettenstation; Behandlung, bei der der Patient den Arzt aufsucht (u. nicht umgekehrt), im Gegensatz zur ↑stationären Behandlung. **Ambulanz** *w;* -, -en: **1)** veralt. für: bewegliches Feldlazarett. **2)** fahrbare ärztliche Untersuchungs- und Behandlungsstation. **3)** Rettungswagen, Krankentransportwagen. **4)** kleinere poliklinische Station für ambulante Behandlung. **ambulatorisch,** in fachspr. Fügungen: **ambulatorius, ...ria, ...rium:** = ambulant. **Ambulatorium** *s;* -s, ...ien [...*i*e*n*]: = Ambulanz (4)

Amb|ustio [zu lat. *amburere, ambustum* = ringsherum verbrennen, versengen] *w;* -, ...iones: = Kombustion

amelanotisch [zu ↑[1]a... u. ↑Melanin]: ohne Melanin, nicht pigmentiert (von Tumoren gesagt)

Amelie [zu ↑[1]a... u. gr. *μέλος* = Glied] *w;* -, ...ien, in fachspr. Fügungen: **Amelia**[1], *Pl.:* ...iae: angeborenes Fehlen einer oder mehrerer Extremitäten

Amelo|blast [Kurzbildung aus ↑Enamelum u. ↑...blast] *m;* -en, -en (meist *Pl.*): = Adamantoblast

Amelo|blas|tom [zu ↑Ameloblast] *s;* -s, -e: = Adamantinom

Amelo|genesis [Kurzbildung aus ↑Enamelum u. gr. *γένεσις* = Entstehung] *w;* -, ...genesen (in fachspr. Fügungen: ...geneses): Bildung des Zahnschmelzes. **Amelo|genesis imperfecta** [lat. *imperfectus* = unvollendet, unvollständig]: erblich bedingte unvollständige Ausbildung od. Fehlen des Zahnschmelzes mit bräunlicher Verfärbung (Kupfereinlagerung) der Zähne

Amelus [zu ↑[1]a... u. gr. *μέλος* = Glied] *m;* -, ...li: Missbildung, bei der eine oder alle Extremitäten fehlen

Amenor|rhö, auch: **Amenor|rhöe** [...*rö;* ↑[1]a... u. ↑Menorrhö] *w;* -, ...rrhöen, in fachspr. Fügungen: **Amenor|rhoea,** *Pl.:* ...oeae: Ausbleiben bzw. Fehlen der Menstruationsblutung infolge Dysfunktion der Ovarien (auch während einer Schwangerschaft). **amenorrhoisch:** die Amenorrhö betreffend

amenti|ell [zu lat. *amens* = nicht bei Sinnen]: die Amenz betreffend, mit Amenz einhergehend. **Amenz** *w;* -, -en, in fachspr. Fügungen: **Amentia,** *Pl.:* ...iae: Geistes- und Bewusstseinsstörung mit Desorientierung und Inkohärenz des Denkens, Ratlosigkeit und Sinnestäuschungen (bei symptomatischen Psychosen auftretend)

Americium [nach dem Erdteil Amerika (in Analogie zu ↑Europium gebildet, das im Periodensystem über dem Americium steht)] *s;* -s: künstlich hergestelltes metallisches Element; Zeichen: Am

Ames-Test [*e*i*ms...;* nach dem zeitgenössischen amer. Biochemiker Bruce N. Ames]: Schnelltest zur Prüfung chemischer Substanzen auf Mutagenität mithilfe des Bakteriums Salmonella typhimurium

Ame|tropie [zu ↑[1]a..., gr. *μέτρον* = Maß u. gr. *ὤψ*, Gen.: *ὠπός* = Auge; Gesicht] *w;* -, ...ien: zusammenfassende Bez. für die Formen der durch Brechungsanomalien der Augenlinse bedingten Fehlsichtigkeit

Ami|cro|bio|sis intestinalis [zu ↑[1]a..., gr. *μικρός* = klein und gr. *βίος* = Leben; ↑intestinal] *w;* - -: vollständiges Fehlen von Darmbakterien, z. B. nach antibiotischer Behandlung (kann zu Vitaminmangelzuständen führen)

Amid [mit charakterisierendem Suffix zu ↑Ammoniak gebildet] *s;* -[e]s, -e: chem. Verbindung des Ammoniaks, bei der ein Wasserstoffatom des Ammoniaks durch ein Metall (Metallamid) oder ein Säureradikal (Säureamid) ersetzt ist

Amidase [↑Amid u. ↑...ase] *w;* -, -n: Enzym, das Säureamide spaltet

...ämie [zu gr. *αἷμα* = Blut], bes. nach Selbstlauten auch: **...hämie,** in fachspr. Fügungen: **...[h]aemia:**[1] Grundwort von substantivischen Zusammensetzungen mit der Bedeutung [anomaler, krankhafter] Zustand, Beschaffenheit des Blutes; Blutkrankheit

Amimie [zu ↑[1]a... u. gr. *μιμεῖσθαι* = nachahmen] *w;* -, ...ien: **1)** fehlendes Mienenspiel, maskenhafte Starre des Gesichts (bei ↑Parkinsonismus). **2)** ältere Bez. für: Verlust des mimischen Ausdrucksvermögens bzw. Nichtverstehen der Mimik anderer

Amin [mit charakterisierendem Suffix zu ↑Ammoniak gebildet] *s;* -s, -e: chem. Verbindung, die durch Ersatz von einem oder mehreren Wasserstoffatomen durch ↑Alkyle aus Ammoniak entsteht

amin|erg [zu ↑Amin u. gr. *ἔργον* = Werk; Arbeit]: Eigenschaft des Nervensystems, auf ein Amin anzusprechen

Amino|acid|urie [↑Amin, ↑Acidum und ↑...urie] *w;* -, ...ien: vermehrte Ausscheidung von Aminosäuren im Harn (u.a. bei Vergiftungen, Stoffwechselstörungen)

Amino|glykosid [↑Amin u. ↑Glykosid] *s;* -[e]s, -e: Aminoderivat eines Zuckers, das mit einem Glykosid verknüpft ist

Amino|säuren [zu ↑Amin] *Pl.:* Karbonsäuren, bei denen ein Wasserstoffatom durch eine Aminogruppe ersetzt ist, wichtigste Bausteine der Eiweißkörper

Amin|urie [↑Amin u. ↑...urie] *w;* -, ...ien: Ausscheidung von Aminosäuren im Harn (bei Stoffwechselstörungen)

...ämisch, bes. nach Selbstlauten auch: **...hämisch,** in fachspr. Fügungen: **...[h]aemicus, ...ca, ...cum** [zu ↑...ämie]: Grundwort von adjektivischen Zusammensetzungen mit der Bedeutung: einen abnormen, krankhaften Zustand des Blutes betreffend

Amitose [↑[1]a... u. ↑Mitose] *w;* -, -n: Zellkernteilung ohne vorausgegangene Ausbildung und Spaltung von Chromosomen (z.B. bei pathologisch veränderten Kernen und bei niederen Organismen vorkommend)

Ammon vgl. Ammonium

Ammon|ämie [↑Ammonium u. ↑...ämie] *w;* -, ...ien: vermehrtes Vorkommen von Ammonium im Blut

Ammoniak [...ak, auch: am...; aus lat. *sal ammoniacum* = Ammonssalz (nach dem ägypt. Gott Ammon)] *s;* -s: stechend riechende gasförmige Verbindung von Stickstoff und Wasserstoff

Ammonium, auch: **Ammon** [zu ↑Ammoniak] *s;* -s: von Ammoniak abgeleitete Atomgruppe, die sich in vielen Verbindungen wie ein einwertiges Metall verhält (Chem.)

Ammonshorn [nach dem ägypt. Gott Ammon], anat.: **Cornu ammonis** *s;* - -; ältere Bez. für ↑Pes hippocampi

Amnemie [zu ↑[1]a... u. gr. *μνήμη* = Gedächtnis] *w;* -, ...ien, in fachspr. Fügungen: **Amnemia**[1], *Pl.:* ...iae: Unfähigkeit des Organismus, auf die Zufuhr eines Antigens mit der Bildung von Immunglobulinen zu antworten

Amnesie [zu ↑[1]a... u. gr. *μνῆσις* = Erinnerung] *w;* -, ...ien, in fachspr. Fügungen: **Amnesia**[1], *Pl.:* ...iae: Erinnerungslücke, Gedächtnisschwund, Ausfall des Erinnerungsvermögens bezüglich eines bestimmten Zeitraums vor oder während einer Bewusstseinsstörung (bei epileptischem Anfall, Gehirnerschütterung, Hypnose u.a.). **Amnesia acustica:** Seelentaubheit, Unvermögen, bestimmte gesprochene Wörter zu verstehen. **Amnesia verbalis:** Vergessen eines Wortes, Unvermögen, sich an bestimmte Wörter zu erinnern. **amnestisch,** in fachspr. Fügungen: **amnesticus, ...ca, ...cum:** die Amnesie betreffend, auf Amnesie beruhend; z.B. in der Fügung ↑Akinesia amnestica

amnia|lis, ...le [zu ↑Amnion]: das ↑Amnion betreffend; z.B. in der Fügung ↑Hydrorrhoea amnialis

Amnion [aus gr. *ἀμνίον* = Schafshaut; Haut, die die Leibesfrucht umgibt] *s;* -s: Eihaut, Schafshaut, Wasserhaut, Embryonalhülle der höheren Wirbeltiere und des Menschen (enthält das Fruchtwasser)

Amnio|skop [↑Amnion u. ↑...skop] *s;* -s, -e: konisch geformtes Rohr mit Beleuchtungsvorrichtung zur Durchführung der Amnioskopie. **Amnio|skopie** [↑...skopie] *w;* -, ...ien: Betrachtung des Fruchtwassers durch die unversehrten Eihäute hindurch am unteren Eipol mit einem in den Gebärmutterhalskanal eingeführten Amnioskop

Amnio|tomie [↑Amnion u. ↑...tomie] *w;* -, ...ien: instrumentelle Sprengung der Fruchtblase zur Geburtsbeschleunigung

Amnio|zentese [↑Amnion u. gr. *κέντησις* = das Stechen] *w;* -, -n: Durchstechen der Eihaut zur Gewinnung von Fruchtwasser für diagnostische Zwecke

Amöbe [zu gr. *ἀμοιβός* = wechselnd] *w;* -, -n, in der zoolog. Nomenklatur: **Amoe|ba,** *Mehrz:* ...bae: „Wechseltierchen", Einzeller der Klasse der Wurzelfüßer

Amöben|dys|enterie: „Amöbenruhr", durch ↑Entamoeba histolytica hervorgerufene katarrhalische Entzündung der Dickdarmschleimhaut, oft verbunden mit Abszessbildung in anderen Organen (z.B. in der Leber) infolge Perforation der Darmschleimhaut und Verschleppung der Erreger

Amöbenruhr vgl. Amöbendysenterie

Amöbia|sis [zu ↑Amöbe] *w;* -, ...biasen: Erkrankung durch Amöbenbefall; zusammenfassende Bez. für die durch Amöben hervorgerufenen krankhaften Prozesse (z.B. Abszesse) in Leber, Lunge, Harnwegen u.a.

Amöbi|zid [zu ↑Amöbe u. lat. *caedere* (in

Zus. *-cidere*) = niederhauen, töten] *s;* -[e]s, -e: chemisches Mittel zur Vernichtung von Amöben

amöbolid [↑Amöbe u. ↑...id]: amöbenartig (z. B. vom Aussehen und von der Bewegung der weißen Blutkörperchen)

Amöbom [zu ↑Amöbe] *s;* -s, -e, in fachsprachl. Fügungen: **Amoelboma** *s;* -, -ta: durch Amöben hervorgerufener Tumor

Amoeba vgl. Amöbe

Amoeboma vgl. Amöbom

Amok [auch: ...ok; aus malai. *amuk* = wütend, rasend] *m;* -s: Anfall von Geistesgestörtheit, Zustand der Besessenheit mit Auftreten blindwütiger Angriffs- und Mordlust bei einem scheinbar gesunden Menschen; meist in der festen Verbindung: **Amok laufen**

Amor leslbicus [aus lat. *amor* = Liebe; nach der Insel Lesbos] *m;* - -: lesbische Liebe, Geschlechtsbeziehung zwischen Frauen

amorph [zu ↑[1]a... u. gr. *μορφή* = Gestalt]: **1)** in fachspr. Fügungen: **amorphus, ...pha, ...phum:** ungestaltet, formlos (z. B. von Fehlbildungen; Med.). **2)** nicht kristallin (von Stoffen; Chem.)

Amorlpholgnosie [zu ↑[1]a..., gr. *μορφή* = Gestalt u. gr. *γνῶσις* = Erkennen] *w;* -, ...ien: Unfähigkeit, die Form eines getasteten Gegenstandes zu erkennen

Amorlphus *m;* -, ...phi: völlig gestaltlose Fehlbildung; meist Kurzbez. für ↑Acardiacus amorphus

Amotio [zu lat. *amovere, amotum* = wegbewegen, -schaffen, entfernen] *w;* -, ...iolnes: = Ablation (2)

AMP: Abk. für ↑Adenosinmonophosphat

Ampere [...*pär;* nach dem frz. Physiker A. M. Ampère, 1775–1836] *s;* -[s], -: Einheit der elektrischen Stromstärke; Zeichen: A (Phys.)

Amlphetlamin [aus gleichbed. engl. *amphetamine,* Kunstwort aus *a*(lpha), *m*(ethyl), *ph*(enyl), *et*(hyl) u. engl. *amine*] *s;* -s, -e: zu den ↑Sympathikomimetika gehörende Substanz, die das Zentralnervensystem anregt und die Stimmungslage bis zur Euphorie hebt; bei länger dauernder Anwendung kommt es zu Erschöpfung, es tritt Gewöhnung ein, die mit Dosissteigerung beantwortet wird, und schließlich zur Sucht

amlphi..., Amlphi... [aus gr. *ἀμφί* = auf beiden Seiten; doppelt; um – herum]: Vorsilbe mit der Bedeutung „um, um – herum; beidseitig, doppelt"; z. B.: Amphikranie

Amlphilarlthrose u. **Amlphilarlthrosis** [zu ↑amphi... u. gr. *ἄρθρον* = Gelenk] *w;* -, ...osen: Wackelgelenk, Gelenk mit nur geringer Beweglichkeit (z. B. die Gelenke zwischen Handwurzel und Mittelhand)

amlphilbol [aus gleichbed. gr. *ἀμφίβολος*]: ungewiss, zweideutig, schwankend (von Symptomen, Krankheitsstadien u. a.)

Amlphilgonie [zu ↑amphi... u. gr. *γονή* = Erzeugung] *w;* -: zweigeschlechtliche Fortpflanzung (durch Vereinigung männlicher und weiblicher Geschlechtszellen)

Amlphilkranie [zu ↑amphi... u. ↑Cranium] *w;* -, ...ien: Kopfschmerz in beiden Kopfhälften im Gegensatz zur ↑Migräne

Amlphilmixis [↑amphi... u. gr. *μῖξις* = Vermischung; Beischlaf] *w;* -: Vermischung der Erbanlagen bei der Befruchtung (Biol.)

Amlphiolle [Kurzw. aus ↑*Am*pulle u. dem FW *Phiole* (von gr. *φιάλη* = Schale, Trinkschale)] *w;* -, -n: Kombination aus Serum- oder Heilmittelampulle und Injektionsspritze (für eine einmalige Injektion)

amlphiltrich [zu ↑amphi... u. gr. *ϑρίξ,* Gen.: *τριχός* = Haar]: an beiden Seiten, an beiden Körperpolen begeißelt (von Bakterien; Biol.). **Amlphiltricha** *Pl.:* an beiden Körperpolen begeißelte Bakterien (Biol.)

Amlpholcholeretikum [↑amphotrop u. ↑Choleretikum] *s:* -s, ...ka: Arzneimittel, das den krankhaften Veränderungen des Gallenflusses entgegenwirkt

amlphorisch [zu gr. *ἀμφορεύς* = Amphore, Krug]: metallisch, hohl [klingend]. **amphorischer Klang:** bei der Auskultation hörbarer metallischer Stimmklang, z. B. bei ↑Pneumothorax. **amlphorisches Atmen:** hohl klingendes Atemgeräusch über Hohlräumen der Lunge

amlphoter [aus gr. *ἀμφότερος* = beide]: sich teils als Säure, teils als Base verhaltend (je nach dem pH-Wert ihrer Lösung; von chem. Stoffen)

amlpholtrop [gr. *ἄμφω* = beide und ↑...trop]: von entgegengesetzter Wirkung auf verschiedene Organe (z. B. peripher gefäßerweiternd, zentral gefäßverengend; von Arzneimitteln). **Amlpholtropie** *w;* -, ...ien: unterschiedliche Wirkungsweise eines Medikaments auf verschiedene Organe (oder auch: in verschiedenen Dosierungen)

Amlplilfikation [zu lat. *amplificare* = erweitern] *w;* -, -en, in fachspr. Fügungen: **Amlplificatio,** *Pl.:* ...iolnes: **1)** operative Erweiterung eines Hohlorgans. **2)** Vermehrung von ↑Onkogenen. **Amlplilficatio vaginae:** operative Erweiterung der Scheide, insbes. des Scheideneingangs

Amlplitude [aus lat. *amplitudo* = Größe, Weite, Umfang] *w;* -, -n: Schwingungsweite, größter Ausschlag, Wellenhöhe eines schwingenden Systems (z. B. eines Pendels) bzw. einer wellenförmigen Bewegung (Phys.)

Ampulla vgl. Ampulle (2)

ampullar, ampullär, in fachspr. Fügungen: **ampullaris, ...re** [zu ↑Ampulle]: zu einem Hohlorgan gehörend; z. B. in der Fügung ↑Crista ampullaris

Ampulle [aus lat. *ampulla,* Gen.: *ampullae* = kolbenförmiges Gefäß, kleine (Salben-

oder Öl)flasche] *w;* -, -n: **1)** kleiner, steril verschlossener (zugeschmolzener) Glasbehälter für Injektionslösungen. **2)** in anatom. fachspr. Fügungen: **Am|pulla,** *Pl.:* ...llae: Ausbuchtung, blasenförmige Erweiterung eines röhrenförmigen Hohlorgans. **3)** neue Bez. für ↑Bulbus duodeni. **Ampulla canaliculi lacrimalis:** Ausbuchtung des Tränenkanälchens. **Ampulla ductus de|ferentis:** Erweiterung des Samenleiters. **Ampulla ductus la|crimalis:** = Ampulla canaliculi lacrimalis. **Ampulla hepato|pan|crea|tica:** Erweiterung an der Einmündung des ↑Ductus choledochus und ↑Ductus pancreaticus in den Zwölffingerdarm. **Ampulla mem|branacea anterior, Ampulla mem|branacea lateralis, Ampulla membranacea posterior:** die Ausbuchtungen der drei Bogengänge des häutigen Labyrinths des Innenohrs. **Ampulla mem|branacea superior:** = Ampulla membranacea anterior. **Ampulla ossea anterior, Ampulla ossea lateralis, Ampulla ossea posterior:** die den Ampullae membranaceae entsprechenden Ausbuchtungen des knöchernen Labyrinths. **Ampulla ossea superior:** = Ampulla ossea anterior. **Ampulla recti:** Ausbuchtung des Mastdarms. **Ampulla tubae uterinae:** Ausbuchtung des Eileiters. **Ampulla urethrae:** Ausbuchtung des dorsalen Teils der männlichen Harnröhre

Amputation [zu lat. *amputare* = ringsherum wegschneiden] *w;* -, -en, in fachspr. Fügungen: **Amputatio,** *Pl.:* ...io|nes: operative Abtrennung, Absetzung eines endständigen Körperteils (bei Gliedmaßen: Absetzung mit Durchtrennung des Knochens zum Unterschied von der ↑Exartikulation). **Amputatio ante|bra|chii:** operative Abtrennung der Hand hinter dem Handgelenk. **Amputatio corporis uteri:** operative Entfernung des Gebärmutterkörpers. **Amputatio cruris** [↑Crus]: Amputation des Unterschenkels. **Amputatio femoris** [↑Femur]: Amputation des Oberschenkels. **Amputatio humeri:** operative Abtrennung des Oberarms. **Amputatio inter|scapulo|thoracalis:** Amputation des Arms samt Schulterblatt und äußerem Teil des Schlüsselbeins

Amputations|neu|rom: am Ende eines Amputationsstumpfes (im Bereich durchtrennter Nerven) auftretendes ↑Neurom

amputieren [aus lat. *amputare* = ringsherum wegschneiden]: einen endständigen Körperteil operativ entfernen

Amusie [zu gr. *ἄμουσος* = von Musik nichts verstehend, unmusisch] *w;* -, ...ien: Fehlen bzw. Verlust der (ursprünglich vorhandenen) Musikalität als Symptom einer Erkrankung der Großhirnrinde

AMV: Abk. für ↑Atemminutenvolumen

Amyel|ämie, auch: **Amyel|hämie** [↑[1]a..., gr. *μυελός* = Mark u. ↑...ämie] *w;* -, ...ien: seltene Bez. für: Knochenmarksschwund

Amyel|en|ze|phalie [zu ↑[1]a... u. ↑Myelencephalon] *w;* -, ...ien: angeborenes Fehlen von Gehirn und Rückenmark

Amyelie [zu ↑[1]a... u. gr. *μυελός* = Mark] *w;* -, ...ien: angeborenes Fehlen des Rückenmarks

Amygdala [von gr. *ἀμυγδάλη* = Mandel] *w;* -, ...lae: Mandel, Frucht des Mandelbaums

Amygdalin [zu ↑Amygdala] *s;* -s: blausäurehaltiges Glykosid in bitteren Mandeln und Obstkernen

amygdalo|ide|us, ...idea, ide|um [zu gr. *ἀμυγδάλη* = Mandel u. gr. *-ειδής* = gestaltet, ähnlich]: mandelförmig; z. B. in der Fügung ↑Corpus amygdaloideum (Anat.)

Amygdalo|tomie [zu ↑amygdaloideus (in der Fügung ↑Corpus amygdaloideum) u. ↑...tomie] *w;* -, ...ien: operative Eröffnung des Corpus amygdaloideum

Amylacea [zu ↑Amylum] *Pl.:* stärkereiche Nahrungsmittel

Amylas|ämie [↑Amylase u. ↑...ämie] *w;* -, ...ien: Auftreten von Amylase im Blut

Amylase [zu ↑Amylum] *w;* -, -n: Enzym, das Stärke und ↑Glykogen spaltet

amylo|id [↑Amylum u. ↑...id]: stärkeähnlich. **Amylo|id** *s;* -[e]s, -e: stärkeähnlicher Eiweißkörper (↑Antikörper), der durch krankhafte Prozesse im Organismus entsteht und sich im Bindegewebe der Blutgefäße ablagert

Amylo|id|ne|phrose: degenerative Erkrankung der Nieren, Zerstörung des Nierengewebes infolge Ablagerung von Amyloid an den Blutgefäßwänden

Amylo|idose [zu ↑Amyloid] *w;* -, -n: Gewebsentartung (bes. in Leber, Milz, Nieren) infolge Ablagerung von Amyloid, wodurch das Gewebe sich verhärtet und ein glänzendes, speckartiges Aussehen bekommt (im Anschluss an krankhafte Prozesse mit starkem Gewebszerfall – Entzündungen, Tuberkulose, Lues u. a. – auftretend)

Amylo|id|tumor: durch Einlagerung von Amyloid entstehender Tumor in Geweben, die normalerweise nicht von ↑Amyloidose befallen werden; vgl. Paramyloidose

Amylo|lyse [zu ↑Amylum u. gr. *λύειν* = lösen, auflösen] *w;* -, -n: Stärkeabbau im Stoffwechselprozess, Überführung der Stärke in Dextrin, Maltose oder Glykose. **amylo|lytisch:** Stärke abbauend, die Amylolyse betreffend

Amylo|pektin [↑Amylum u. ↑Pektin] *s;* -s: Stärkebaustein, ein ↑Polysaccharid, das hauptsächlich in der Hüllsubstanz des Stärkekorns vorkommt (Biol.)

Amylor|rhexis [↑Amylum u. gr. *ῥῆξις* = Reißen; Durchbrechen] *w;* -: Auflösung der Kleberstoffe in den Stärkekörnern durch Enzyme (Biol.)

Amylor|rhö, auch: **Amylor|rhöe** [...*rö;* zu ↑Amylum u. gr. *ῥεῖν* = fließen] *w;* -, ...rrhöen: Ausscheidung unverdauter Stärke im Stuhl

Amylose [zu ↑Amylum] *w;* -, -n: Stärkebaustein, innerer, wasserlöslicher Bestandteil der Stärkekörner (Biol.)

Amylum [von gr. ἄμυλον = Kraftmehl, Stärke] *s;* -s: pflanzliche Stärke

Amyo|plasia[1] con|genita [zu ↑[1]a..., ↑myo... u. gr. πλάσσειν = bilden; ↑congenitus] *w;* - -: angeborene Fehlbildung der Muskulatur mit Gelenkkontrakturen

amyo|statisch [↑[1]a... u. ↑myostatisch], in der Fügung: **amyo|statischer Sym|ptomenkom|plex:** Störungen des statischen Zusammenwirkens von Muskeln

Amyo|sthenie [zu ↑[1]a..., ↑myo... u. gr. σθένος = Kraft] *w;* -, ...ien: = Myasthenie

Amyo|taxie [zu ↑[1]a..., ↑myo... u. gr. τάξις = Ordnung; Aufstellung] *w;* -, ...ien: = muskuläre Ataxie

Amyo|tonie [zu ↑[1]a..., ↑myo... u. gr. τόνος = das Spannen; die Anspannung] *w;* -, ...ien: = Myatonie

Amyo|tro|phie [zu ↑[1]a..., ↑myo... u. gr. τροφή = Nahrung] *w;* -, ...ien: = Myatrophie. **amyo|tro|phisch:** = myatrophisch

Amyxie [zu ↑[1]a... u. gr. μύξα = Schleim] *w;* -, ...ien: fehlende oder ungenügende Schleimabsonderung

[1]an..., An... vgl. [1]a..., A...

[2]an..., An... vgl. ad..., Ad...

[3]an..., An... vgl. ana..., Ana...

ana: Abk. für ↑ana partes aequales

ana..., Ana... [aus gr. ἀνά = auf, hinauf], vor Selbstlauten: **an..., An...:** Vorsilbe mit folgenden Bedeutungen: „auf, hinauf, aufwärts“ (z.B. Anaphorese); „auseinander; voneinander“ (z.B. Anaphase); „zusammen“ (z.B. Anastomose); „wieder, erneut“ (z.B. analeptisch); „gegen“ (z.B. Anaphylaxie, Anatoxin); „gemäß, entsprechend“ (z.B. analog)

ana|bol [zu ↑ana... u. gr. βάλλειν = werfen]: die Anabolie betreffend. **Ana|bolie** *w;* -, ...ien: Aufbauphase des Stoffwechsels (↑Metabolie), Aufbau komplizierter Körperbaustoffe u.Ä. aus einfachen Ausgangsmaterialien (Biochemie). **Ana|bolikum** *s;* -s, ...ka (meist *Pl.*): synthetisch hergestellte ↑Steroide, die die Eiweißsynthese fördern und von geringer androgener Wirkung sind. **ana|bolisch:** = anabol. **Ana|bolismus** *m;* -, ...men: = Anabolie

Ana|chorese [zu gr. ἀναχωρεῖν = zurückweichen; sich zurückziehen] *w;* -, -n: Sammlung von im Blutstrom kreisenden Erregern in vorhandenen, vorher sterilen, chronischen Entzündungsherden, die dadurch zu Infektionsherden werden

An|acidität, auch: **An|azidität** [zu ↑[1]a... u. ↑Acidum] *w;* -: Fehlen von freier Salzsäure im Magensaft

An|adenie [zu ↑[1]a... u. gr. ἀδήν, Gen.: ἀδένος = Drüse] *w;* -, ...ien: angeborenes Fehlen oder Schwund von Drüsen (z.B. von Magendrüsen bei ↑Achylia gastrica)

Ana|didymus [↑ana... u. gr. δίδυμος = doppelt; zusammengewachsen; Zwilling] *m;* -, ...mi: Zwillinge mit zusammengewachsenen unteren Körperhälften

Anaemia vgl. Anämie

an|aerob [*an-a-er...;* ↑[1]a... u. ↑aerob]: sich ohne Anwesenheit von Luftsauerstoff abspielend, keinen Luftsauerstoff benötigend (von Stoffwechselvorgängen bzw. niederen Organismen; Biol.). **An|aero|bier** [*...biᵉr*] *m;* -s, -, auch: **An|aero|biont** *m;* -en, -en: niederes Lebewesen, das im Gegensatz zum Aerobier ohne Sauerstoff leben kann (Biol.). **An|aero|bio|se** *w;* -, -n: Bezeichnung für Lebensvorgänge, die vom Sauerstoff unabhängig sind (Biol.)

An|aero|stat [*an-a-er...;* zu ↑[1]a..., ↑aero... u. gr. στατός = stehend, fest stehend] *m;* -[e]s u. -en, -e[n]: Apparat zur Züchtung von anaeroben Bakterien im Vakuum

Anaesthesia vgl. Anästhesie. **anaestheticus** vgl. anästhetisch

Ana|hämin [zu ↑ana... u. gr. αἷμα = Blut] *s;* -s: für den Aufbau der roten Blutkörperchen wichtige Enzym-Vitamin-Verbindung (Vereinigung des ↑Intrinsic Factor mit dem ↑Extrinsic Factor, Antiperniziosastoff), bei deren Fehlen ↑Anaemia perniciosa auftritt

Ana|kata|di|dymus [Kurzw. aus ↑Anadidymus u. ↑Katadidymus] *m;* -, ...mi: Fehlbildung bei Zwillingen, bei der die Feten in der Mitte zusammengewachsen sind

ana|krot [zu ↑ana... u. gr. κροτεῖν = schlagen, klopfen]: den ansteigenden ersten Gipfel der Pulswelle betreffend. **Ana|krotie** *w;* -, ...ien: erster Gipfel der Pulskurve

An|aktinose [zu ↑[1]a... u. gr. ἀκτίς, Gen.: ἀκτῖνος = Strahl] *w;* -, -n: Erkrankung, die bei fehlender oder ungenügender Bestrahlung des Organismus mit ultraviolettem Licht auftritt (z.B. ↑Rachitis)

An|akusis [zu ↑[1]a... u. gr. ἀκούειν = hören] *w;* -: Taubheit infolge des Ausfalls der ↑Pars cochlearis des ↑Nervus vestibulocochlearis oder bedingt durch Unerregbarkeit des ↑Organum spirale

anal, in fachspr. Fügungen: **analis, ...le** [zu ↑Anus]: den After betreffend; z.B. in der Fügung ↑Regio analis

An|albumin|ämie [↑[1]a..., ↑Albumin und ↑...ämie] *w;* -, ...ien: erblich bedingtes Fehlen von ↑Albuminen im Blut, Störung der Eiweißkörperbildung

Ana|leptikum [zu gr. ἀναληπτικός = erfrischend, stärkend] *s;* -s, ...ka: anregendes, belebendes Mittel

Anal|fissur vgl. Fissura ani

Anal|fistel vgl. Fistula ani

An|algesie [↑[1]a... u. ↑Algesie] *w;* -, ...ien, in

fachspr. Fügungen: **An|algesia**[1], *Pl.:* ...iae: die Aufhebung der Schmerzempfindung; Schmerzlosigkeit. **An|algesia con|genita:** angeborenes Fehlen der Schmerzempfindung

An|algesi|me|trie [↑Analgesie u. ↑...metrie] *w;* -, ...ien: Registrierung des Grades der Aufhebung einer Schmerzempfindung (durch Arzneimittel)

An|algetikum [zu ↑[1]a... u. ↑Algesie] *s;* -s, ...ka: schmerzstillendes Mittel. **an|algetisch**: schmerzstillend wirkend (von Substanzen, insbes. Medikamenten)

An|algie [↑[1]a... u. ↑...algie] *w;* -, ...ien: = Analgesie

An|algo|sedie|rung [zu ↑Analgesie u. ↑Sedierung] *w;* -, -en: Schmerzausschaltung durch Verabreichung eines ↑Analgetikums

analis vgl. anal

an|all|ergisch [↑[1]a... u. ↑allergisch]; in der Fügung: **an|all|ergisches Serum:** Serum zu Heilzwecken, das keine Antikörperbildung im Blut hervorruft und keine Antigen-Antikörper-Reaktion mit schon vorhandenen Antikörpern auslöst (also nicht ↑anaphylaktisch wirkt)

ana|log [von gr. *ἀνάλογος* = übereinstimmend; entsprechend]: [in der Funktion, nicht in Form oder Herkunft] entsprechend, übereinstimmend, ähnlich, gleichartig (z. B. von verschiedenen Organen). **Ana|logie** *w;* -, ...ien: Übereinstimmung in der Funktion (von verschiedenen Organen)

Anal|papillen: am Übergang des Aftergrübchens in den Mastdarm gelegene Erhebungen (Anat.)

Anal|re|flex: reflektorische Zusammenziehung des Afterschließmuskels bei Einführung des Fingers in den After od. bei Konsistenzveränderung des Stuhles

Ana|lyse [zu gr. *ἀναλύειν* = auflösen] *w;* -, -n: **1)** Zergliederung eines Ganzen in seine Teile; Ermittlung der bestimmenden Einzelfaktoren eines komplexen Erscheinungsbildes (z. B. in der Psychoanalyse). **2)** Bestimmung der qualitativen oder quantitativen Zusammensetzung eines Stoffes oder Stoffgemisches mit chem. oder physikalischen Methoden (Phys., Chem.). **ana|lysie|ren**: zergliedern, auflösen, die Einzelteile oder -züge von etwas Zusammengesetztem bestimmen. **Ana|lytiker** *m;* -s, -: Person, die eine Analyse vornimmt. **ana|lytisch**: zergliedernd, die Analyse betreffend

An|ämie [↑[1]a... u. ↑...ämie] *w;* -, ...ien, in fachspr. Fügungen: **An|aemia**[1], *Pl.:* ...iae: „Blutarmut“, zusammenfassende Bez. für Erkrankungen, die auf einer Verminderung des ↑Hämoglobins und meist auch der ↑Erythrozyten im Blut beruhen; auch Bez. für: akuter Blutmangel nach plötzlichem schwerem Blutverlust. **An|aemia achylica:** Blutarmut im mittleren Lebensalter infolge Störung der Eisenresorption bei Salzsäuremangel im Magensaft. **An|aemia agast|rica:** = agastrische Anämie. **An|aemia aplas|tica:** Anämie infolge Versagens des Blut bildenden Knochenmarks, meist im Gefolge einer ↑Panmyelophthise. **An|aemia neo|natorum:** zum Krankheitsbild des ↑Morbus haemolyticus neonatorum gehörende ↑hypochrome Anämie bei Neugeborenen (bes. solchen mit Untergewicht). **An|aemia perniciosa:** schwere ↑hyperchrome, anämische Erkrankung, bedingt durch das Fehlen des von der Magenschleimhaut ausgeschiedenen ↑Intrinsic Factor und durch entsprechend mangelhafte Verwertung des ↑Extrinsic Factor (Vitamin B_{12}; vgl. Antiperniziosaprinzip), was zu Störungen der Blutbildung (↑Anisozytose, ↑Poikilozytose, Auftreten von ↑Megaloblasten, ↑Megalozyten u. a.) und krankhaften Veränderungen in zahlreichen Organen führt. **An|aemia pseu|do|leuc|aemica infantium:** bei Kindern, meist infolge Vitaminmangels oder anderer ↑alimentärer Ursachen auftretende, leukämieähnliche Anämie. **An|aemia sidero|achrestica:** Blutarmut infolge erblich bedingter oder erworbener Eisenstoffwechselstörung. **An|aemia sphaero|cytica:** Kugelzellenanämie, Form der Anämie, bei der die durch raschen Zerfall gekennzeichneten ↑Sphärozyten auftreten. **An|aemia sym|ptomatica:** nicht selbstständig auftretende, zum Erscheinungsbild einer anderen Krankheit gehörende Anämie. **An|ämie, hyperchrome** vgl. hyperchrom. **Anämie, hypochrome** vgl. hypochrom. **Anämie, perniziö|se** vgl. Anaemia perniciosa. **an|ämisch**: blutarm; blutleer; die ↑Anämie betreffend

Ana|mnese [von gr. *ἀνάμνησις* = Erinnerung] *w;* -, -n: Vorgeschichte einer Krankheit (einschließlich früherer Erkrankungen, in der Familie vorkommender Krankheitsfälle u. Ä.) nach den Angaben des Patienten. **ana|mnestisch**: die Anamnese betreffend, auf Anamnese beruhend

Anankasmus [zu gr. *ἀνάγκη* = Zwang] *m;* -, ...men: Zwangsneurose (Denkzwang, Zwangsvorstellung), krankhafter Zwang, bestimmte [unsinnige] Handlungen auszuführen. **Anankast** *m;* -en, -en: ein unter Zwangsvorstellungen (Denkzwang, z. B. Zählzwang) Leidender

ana partes aequa|les [lat. *ana* = je; lat. *pars,* Gen.: *partis* = Teil; lat. *aequalis* = gleich]: „zu gleichen Teilen“, Hinweis auf ärztl. Rezepten, der besagt, dass alle für eine Arzneimischung aufgeführten Bestandteile in gleichen Gewichtsanteilen verwendet werden sollen; Abk.: $\overline{aa}$, $\overline{aa}$. pt. aequ., ana

Ana|phase [↑ana... u. ↑Phase] *w;* -, -n: Phase des Kernteilungsprozesses, in der die ↑Reduktionsteilung bzw. ↑Mitose der Zellkerne erfolgt (Biol.)

Ana|phorese [Kurzwort aus ↑ana... u. ↑Elektrophorese] *w;* -, -n: Transport gelöster Substanzen mit negativer Ionenladung zur positiven Elektrode (bei der ↑Elektrophorese; Phys., Biol.)

An|aphrodisia|kum [↑[1]a... u. ↑Aphrodisiakum] *s;* -s, ...ka: Mittel zur Herabsetzung des Geschlechtstriebes

ana|phylaktisch, in fachspr. Fügungen: **ana|phylacticus, ...ca, ...cum** [zu ↑Anaphylaxie]: die ↑Anaphylaxie betreffend; sich als Anaphylaxie auswirkend; z.B. in der Fügung ↑Purpura anaphylactica vgl. Schock, anaphylaktischer

Ana|phylakto|gen [Kurzw. aus ↑anaphylaktisch u. ↑Antigen] *s;* -s, -e: ↑Antigen, das eine ↑Anaphylaxie im Organismus hervorruft

ana|phylakto|id [↑anaphylaktisch u. ↑...id]: der ↑Anaphylaxie ähnlich, mit anaphylaxieähnlichen Erscheinungen einhergehend

Ana|phyla|toxin [Kurzw. aus ↑Anaphylaxie u. ↑Toxin] *s;* -s, -e: der hypothetische Giftstoff (Anaphylaktogen) des eine Anaphylaxie erzeugenden Fremdeiweißes

Ana|phylaxie [↑ana... u. gr. *φύλαξις* = Beschützung; Analogiebildung nach ↑Prophylaxe] *w;* -, ...ien: Allergie bzw. (schockartige) allergische Reaktion bei wiederholter parenteraler Zufuhr von körperfremden Eiweißstoffen, die beim ersten Mal zu einer ↑Sensibilisierung des Blutserums geführt haben

Ana|plasie [zu ↑ana... u. gr. *πλάσσειν* = bilden, formen; Analogiebildung nach ↑Metaplasie] *w;* -, ...ien: Bildung weniger differenzierter Tochterzellen (mit entsprechend gesteigerter Fähigkeit zu selbstständiger Existenz) aus höher differenzierten Mutterzellen, z.B. bei den Geschwulst- oder Keimzellen

Ana|plastik [↑ana... u. ↑Plastik] *w;* -, -en: = Transplantation

ana|plastisch [zu ↑Anaplasie bzw. zu ↑Anaplastik]: **1)** die ↑Anaplasie betreffend. **2)** die ↑Anaplastik betreffend

An|ar|thrie [zu [1]a... u. gr. *ἀρθροῦν* = gliedern; artikulierte Laute hervorbringen] *w;* -, ...ien, in fachspr. Fügungen: **An|ar|thria**[1], *Pl.:* ...iae: Störung der Lautbildung, Unvermögen, Wörter, Silben oder Einzellaute richtig zu bilden trotz Funktionstüchtigkeit der Sprechwerkzeuge (infolge Erkrankung der Sprachzentren oder der motorischen Bahnen). **An|ar|thria syl|labaris:** Stottern, Störung im Zusammenwirken der Sprechmuskeln, die u.a. Hängenbleiben an bestimmten Lauten, krampfhafte Wiederholung von Silben bedingt

Ana|sarka [Zusammenrückung der gr. Fügung *ἀνὰ σάρκα* = ins Fleisch hinein] *w;* -: ausgedehntes Ödem des Unterhautbindegewebes

Ana|spadie [zu ↑ana... u. gr. *σπαδών* = Riss, Spalte] *w;* -, ...ien: Missbildung der Harnröhre, bei der die Harnröhrenöffnung auf dem ↑Dorsum penis liegt

An|äs|thesie [aus gr. *ἀναισθησία* = Unempfindlichkeit] *w;* -, ...ien: **1)** Ausschaltung der Schmerzempfindung; Schmerzunempfindlichkeit infolge ↑Narkose oder lokaler Schmerzbetäubung. **2)** in fachsprachl. Fügungen: **An|aes|thesia,** *Pl.:* ...iae: Fehlen der Schmerzempfindung bzw. allgemeine Empfindungslosigkeit in einzelnen Körperteilen (bei Nervenschädigungen). **An|aes|thesia dolorosa:** Auftreten von Schmerzen in einer berührungsunempfindlichen Körperregion (infolge zentraler Reizung). **an|äs|thesie|ren:** betäuben, die Schmerzempfindung durch ↑Narkose oder ein ↑Anästhetikum ausschalten

An|äs|thesio|loge [↑Anästhesie u. ↑...loge] *m;* -n, -n: Arzt für Anästhesiologie. **An|äs|thesio|logie** [↑...logie] *w;* -: Lehre von der Schmerzbetäubung und den Narkoseverfahren (offiziell anerkannter Gebietsarztbereich)

An|äs|thesist [zu ↑Anästhesie] *m;* -en, -en: Narkosefacharzt, Arzt (bei Operationen), der die ↑Narkose herbeiführt und überwacht. **An|äs|thetikum** *s;* -s, ...ka: schmerzstillendes, schmerzausschaltendes Arzneimittel. **an|äs|thetisch: 1)** den Schmerz ausschaltend. **2)** in fachspr. Fügungen: **an|aes|theticus, ...ca, ...cum:** mit [Berührungs]unempfindlichkeit verbunden; z.B. in der Fügung ↑Acrocyanosis anaesthetica

An|as|tig|matismus [↑[1]a... und ↑Astigmatismus] *m;* -: das Vorliegen gleicher Brechungsverhältnisse der Augen

Ana|stomose [zu gr. *ἀναστομοῦν* = eine Mündung (Schleuse) öffnen; eröffnen, erweitern] *w;* -, -n, in fachspr. Fügungen: **Anastomosis,** *Pl.:* ...oses: **1)** natürliche Verbindung zwischen Blut- od. Lymphgefäßen od. zwischen Nerven. **2)** operativ hergestellte künstliche Verbindung zwischen Hohlorganen. **Anastomose, portokavale** vgl. portokaval. **Ana|stomosis arterio|venosa:** physiologische od. traumatisch bedingte Nebenverbindung zwischen [kleineren] Arterien u. Venen, die sich zur Umgehung od. Entlastung eines Kapillarbezirks im Organismus bildet. **ana|stomosie|ren: 1)** sich miteinander durch eine ↑Anastomose (1) verbinden (von Blut- oder Lymphgefäßen). **2)** Hohlorgane durch Herstellung einer ↑Anastomose (2) künstlich miteinander verbinden. **ana|stomosie|rend:** = anastomotisch. **ana|stomotisch,** in fachspr. Fügungen: **ana|stomoticus, ...ca, ...cum:** eine Gefäß- oder Nervenverbindung bildend; z.B. in der Fügung ↑Ramus anastomoticus

Ana|tom [zu gr. *ἀνατέμνειν* = aufschneiden,

zerschneiden] *m;* -en, -en: Lehrer und Forscher auf dem Gebiet der Anatomie. **anatomicus** vgl. anatomisch. **Ana|tomie** *w;* -: „Zergliederungskunst", Lehre vom Bau des [menschlichen] Körpers und seiner Organe. **ana|tomie|ren:** = sezieren. **anatomisch,** in fachspr. Fügungen: **anatomicus, ...ca, ...cum:** die Anatomie oder den Bau des [menschlichen] Körpers betreffend; z. B. in der Fügung ↑Collum anatomicum

Ana|toxin [↑ana... u. ↑Toxin] *s;* -s, -e: entgiftetes, aber noch Immunisierung bewirkendes ↑Toxin

Anazidität vgl. Anacidität

anceps [aus lat. *anceps* = doppelköpfig; zweifelhaft]: ungewiss, zweifelhaft; ungleichmäßig; z. B. ↑Acardiacus anceps

An|chi|pode [zu gr. *ἄγχι* = nahe bei u. gr. *πούς,* Gen.: *ποδός* = Fuß] *m;* -n, -n: Fehlbildung, bei der das Becken deformiert ist und die unteren Extremitäten eng beieinander stehen. **An|chi|podie** *w;* -, ...ien: die beim Anchipoden vorliegende Missbildung

anconae|us, ...aea, ...ae|um [zu gr. *ἀγκών* = Ellbogen]: zum Ellbogen gehörend; z. B. in der Fügung ↑Musculus anconaeus

Ancylo|stoma [gr. *ἀγκύλος* = gekrümmt u. gr. *στόμα* = Mund] *s;* -: Gattung der Hakenwürmer (Zool.). **Ancylo|stoma duo|denale:** Grubenwurm, Fadenwurm mit scharfen Hakenzähnen in der Mundkapsel zum Festbeißen an den Darmzotten von Zwölffinger- und Dünndarm, Erreger der ↑Ankylostomiase. **Ancylostomiasis** vgl. Ankylostomiase

an|dro..., An|dro... [aus gr. *ἀνήρ,* Gen.: *ἀνδρός* = Mann]: Bestimmungswort von Zusammensetzungen mit der Bedeutung „Mann; männlich"; z. B.: androgen

An|dro|blas|tom [↑andro... u. ↑Blastom] *s;* -s, -e: Ovarialtumor, der Störungen im Hormonhaushalt der Erkrankten hervorruft u. zur Vermännlichung führt

An|dro|gamet [↑andro... u. ↑Gamet] *m;* -en, -en: männliche Keimzelle

An|dro|gamon [↑andro... u. ↑Gamon] *s;* -s, -e (meist *Pl.*): Wirkstoffe, die die Befruchtungsfähigkeit der ↑Androgameten bestimmen (Biol., Med.)

an|dro|gen [↑andro... und ↑...gen]: von der Wirkung eines Androgens, die Wirkung eines Androgens betreffend, männliche Geschlechtsmerkmale hervorrufend. **An|drogen** *s;* -s, -e (meist *Pl.*): Sexualhormone, die u. a. die Ausbildung der sekundären männlichen Geschlechtsmerkmale bestimmen (bei Mann und Frau vorkommend). **an|drogenetisch:** durch Androgen bedingt (z. B. androgenetische Alopezie)

An|dro|gen|urie [↑Androgen u. ↑...urie] *w;* -, ...ien: Ausscheidung von männlichen Sexualhormonen im Harn

an|dro|gyn [zu ↑andro... u. gr. *γυνή* = Weib] doppelgeschlechtig, sowohl männliche wie weibliche sekundäre Geschlechtsmerkmale besitzend (von Frauen gesagt). **An|drogynie** *w;* -, ...ien: Auftreten von männlichen sekundären Geschlechtsmerkmalen bei Frauen, Vermännlichung; vgl. Gynandrie

an|dro|id [↑andro... u. ↑...id]: einem Mann ähnlich, vermännlicht; bes. in der Fügung: androider Typ der Frau; Gegensatz: gynoid

An|dro|kinin [zu ↑andro... u. gr. *κινεῖν* = bewegen] *s;* -s: = Testosteron

An|dro|kortiko|id [↑andro... u. ↑Kortikoid] *s;* -[e]s, -e (meist *Pl.*): Stoffe mit der Wirkung männlicher Sexual- bzw. Nebennierenrindenhormone (in den Eierstöcken vorkommend)

An|dro|loge [↑andro... u. ↑...loge] *m;* -n, -n: Spezialarzt für Männerheilkunde. **An|drologie** [↑...logie] *w;* -: Zweig der Medizin, der sich im Gegensatz zur ↑Gynäkologie mit den [geschlechtsabhängigen] Erkrankungen der Männer befasst; Männerheilkunde. **andro|logisch:** die Andrologie betreffend

an|dro|morph [zu ↑andro... u. gr. *μορφή* = Gestalt]: der Gestalt nach männlich

an|dro|phil [↑andro... u. gr. *φίλος* = lieb; Freund]: zur Androphilie neigend. **An|drophilie** *w;* -: sexuelle Hinneigung zu reifen Männern (von Männern u. Frauen gesagt)

An|dro|skopie [↑andro... u. ↑...skopie] *w;* -, ...ien: direkte Untersuchung der männlichen Geschlechtsorgane

An|dro|spermium [↑andro... u. ↑Spermium] *s;* -s, ...ien [...*iᵉn*]: Samenfaden, der ein Y-Chromosom enthält und damit das Geschlecht des Kindes als männlich bestimmt; vgl. Gynäkospermium

An|dro|steron [zu ↑andro... u. ↑Steroid] *s;* -s: Ausscheidungsform des männlichen Keimdrüsenhormons ↑Testosteron

An|dro|termone [↑andro... u. ↑Termone] *Pl.:* Wirkstoffe, die Zellen und Geschlechtsorgane männlich determinieren

an|dro|trop [↑andro... u. ↑...trop]: das männliche Geschlecht vorzugsweise befallend (von Konstitutionskrankheiten). **Andro|tropie** *w;* -: Auftreten einer Krankheit nur oder vorwiegend beim männlichen Geschlecht

An|ejakulation [↑¹a... u. ↑Ejakulation] *w;* -, -en: krankhaftes Ausbleiben des Samenergusses beim Geschlechtsverkehr

An|elek|trotonus [↑ana... (in ↑*An*ode) u. ↑Elektrotonus] *m;* -: Zustand verminderter Erregbarkeit eines stromdurchflossenen Nervs an der Stelle, an der die Anode angelegt ist

Anencephalus vgl. Anenzephalus. **Anenze|phalie** [zu ↑¹a... u. Encephalon] *w;* -, ...ien: angeborenes Fehlen des Gehirns. **Anenze|phalus** *m;* -, ...phalen od. ...li, in fachspr. Fügungen: **An|en|ce|phalus,** *Pl.:*

...li: schwer entwicklungsgeschädigte Frucht mit rudimentärem Schädel und ohne Gehirn

An|enzymie [zu ↑ [1]a... u. ↑ Enzym] *w;* -, ...ien, in fachspr. Fügungen: **An|enzymia**[1], *Pl.:* ...iae: Fehlen eines Enzyms in den Verdauungssäften. **An|enzymia catalasea:** Fehlen des Enzyms ↑ Katalase im Blut

An|eo|sino|philie [↑ [1]a... u. ↑ Eosinophilie] *w;* -: Fehlen der ↑ eosinophilen Leukozyten im Blut (bei Typhus, allgemeiner Sepsis u. a.)

An|ergie [zu ↑ [1]a... u. gr. *ἔργον* = Werk; Tätigkeit; Gegenbildung zu ↑ Energie] *w;* -, ...ien: **1)** = Abulie. **2)** Unempfindlichkeit des Serums gegenüber ↑ Antigenen

An|ery|thro|poe|se [↑ [1]a... u. ↑ Erythropoese] *w;* -: fehlende oder ungenügende Produktion von roten Blutkörperchen im Knochenmark

An|ery|throp|sie [↑ [1]a... u. ↑ Erythropsie] *w;* -, ...ien: = Protanopie

Aneto|dermie [zu gr. *ἄνετος* = schlaff u. gr. *δέρμα* = Haut] *w;* -, ...ien: = Dermatitis atrophicans maculosa

an|eu|plo|id [↑ [1]a... u. ↑ euploid]: Aneuploidie zeigend. **An|eu|plo|idie** *w;* -, ...ien: Überzähligkeit oder Fehlen einzelner Chromosomen (führt z. B. zum ↑ Mongolismus)

Aneu|rin [zu ↑ [1]a... u. gr. *νεῦρον* = Sehne; Flechse; Nerv] *s;* -s: alte Bezeichnung für ↑ Thiamin (Vitamin B_1)

An|eurysma [von gr. *ἀνεύρυσμα* = Erweiterung; Schlagadergeschwulst] *s;* -s, ...men (in fachspr. Fügungen: -ta): krankhafte, örtlich begrenzte Erweiterung bzw. Ausbuchtung einer Arterie. **An|eurysma arterio|venosum:** in eine Vene eingebrochenes Aneurysma, das eine Verbindung zwischen Arterie u. Vene herstellt. **An|eurysma cirso|ides:** ↑ Aneurysma verum in Sack-, Spindel- oder Rankenform. **An|eurysma dis|secans:** Aneurysma in der Gefäßwand zwischen ↑ Intima und ↑ Media (intramurales Hämatom). **Aneurysma spurium:** ins Bindegewebe eingedrungenes Aneurysma, das sich als periadventitielles Hämatom abkapseln kann. **Aneurysma verum:** echtes Aneurysma, an dem alle drei Wandschichten der Arterie beteiligt sind. **an|eurysmatisch:** zu einem Aneurysma gehörend, ein Aneurysma betreffend

An|eurysmor|rha|phie [zu ↑ Aneurysma u. gr. *ῥαφή* = Naht] *w;* -, ...ien: operative Beseitigung eines Aneurysmas, wobei der Aneurysmasack geöffnet, die Arterie im Innern des Aneurysmasacks vernäht und der Sack mit weiteren Nähten gerafft wird

ANF: Abk. für ↑ atrialer natriuretischer Faktor

anfrischen: schlecht heilende Wunden, Narben und Geschwüre zur besseren und rascheren Abheilung aus- bzw. anschneiden

angeboren: 1) vgl. kongenital. **2)** vgl. konnatal

Angelhakenmagen: normale Form des gefüllten Magens, der im Röntgenbild die Form eines Angelhakens zeigt

angi..., Angi... vgl. angio..., Angio...

An|gi|algie [↑ angio... u. ↑ ...algie] *w;* -, ...ien: Gefäßschmerz, in Blutgefäßen auftretender Schmerz

An|gi|asthenie [↑ angio... und ↑ Asthenie], auch: **An|gio|asthenie** *w;* -, ...ien: Gefäßschwäche, Tonusverlust der Blutgefäßwände

An|gi|ek|tasie [↑ angio... u. ↑ Ektasie] *w;* -, ...ien: krankhafte Erweiterung od. Ausbuchtung eines Blutgefäßes (z. B. ↑ Aneurysma). **an|gi|ek|tatisch:** krankhaft erweitert (von Blutgefäßen)

An|gi|itis [zu gr. *ἀγγεῖον* = Gefäß; auch = Blutgefäß] *w;* -, ...itiden (in fachspr. Fügungen: ...itides): Blutgefäßentzündung

An|gina [aus lat. *angina* = Halsbräune (von gr. *ἀγχόνη* = Erdrosseln; mit formaler Anlehnung an lat. *angere* = beengen)] *w;* -, ...nen (rein lat.: ...nae): **1)** mit Angstgefühlen verbundener Zustand, Beklemmung, Beengungsgefühl (organisch bedingt). **2)** Infektionskrankheit des lymphatischen Rachenringes und der Gaumenschleimhaut, hervorgerufen durch unspezifische Erreger. **An|gina ab|domi|nalis:** Symptomenkomplex mit heftigen kolikartigen Schmerzen im Oberbauch, Erbrechen und allg. Verlorenheitsgefühl infolge Arteriosklerose der Mesenterialgefäße. **An|gina agra|nulo|cytotica:** durch ↑ Agranulozytose hervorgerufene maligne Form der Rachenentzündung. **An|gina ambulatoria:** bei Überfunktion der Schilddrüse nach größerer körperlicher Anstrengung auftretender pektanginöser Schmerz, der in Ruhe rasch abklingt. **An|gina catar|rhalis simplex:** leichteste Form der Angina, gekennzeichnet durch Schwellung und Rötung der Tonsillen und Hyperämie der Rachenschleimhaut. **An|gina de|cubitus:** bei Überfunktion der Schilddrüse im Liegen auftretender pektanginöser Schmerz. **An|gina diph|therica:** Rachendiphtherie; vgl. Diphtherie. **An|gina follicularis:** = Angina lacunaris. **An|gina herpetica:** Rachenentzündung mit abszedierenden Bläschen an Tonsillen, Gaumenbögen und Wangenschleimhaut. **An|gina lacunaris:** durch starke Rötung von Gaumenbögen und Mundschleimhaut und durch mit Eiterpfropfen übersäte oder mit einem gelben Belag bedeckte Tonsillen charakterisierte fieberhafte Angina. **An|gina lin|gua|lis:** Rachenentzündung, die auf das lymphatische Gewebe am Zungengrund übergreift. **An|gina Ludovici** [nach dem dt. Chirurgen W. F. von Ludwig, 1790–1865]: ↑ Phlegmone des Mundbodens, ausgehend von einer Zahnerkrankung oder einem Lymphknotenabszess im Bereich der ↑Glandula submandibularis. **An|gina monocyto|genes:** = Mononucleosis infectiosa. **An|gina ne|croticans:** zur ↑Nekrose der entzündeten Schleimhautgewebe führende Angina (agranulocytotica). **An|gina pectoris:** „Herzbräune", anfallartig auftretende Schmerzen hinter dem Brustbein (in den linken Arm ausstrahlend) infolge Erkrankung der Herzkranzgefäße, bei ↑Pseudoangina pectoris auch durch Erkrankung anderer Brustorgane hervorgerufen. **An|gina peritonsillaris:** = Angina phlegmonosa. **Angina phleg|monosa:** Form der Angina, bei der sich, ausgehend von einer Angina lacunaris, größere Eiterherde in der Umgebung der Mandeln bilden. **An|gina Plaut-Vincenti** [nach dem dt. Bakteriologen H. K. Plaut (1858–1928) u. dem frz. Epidemiologen J.-H. Vincent (1862–1950)]: mit Geschwür- und Belagbildung einhergehende Entzündung der Mandeln, häufig auch der Gaumenbögen und Rachenhinterwand, hervorgerufen durch ↑Fusobakterien. **An|gina pseu|do|mem|branacea:** Form der ↑Angina lacunaris, bei der sich diphtherieähnliche Beläge auf Tonsillen und Gaumenbögen, im Unterschied zur Diphtherie seltener auf dem weichen Gaumen, bilden. **An|gina punc|tata:** = Angina lacunaris. **An|gina retro|nasalis:** = Pharyngitis acuta. **An|gina retro|pharyn|gea|lis:** = Angina phlegmonosa. **An|gina septica:** Rachenentzündung mit Abszessbildung, die zu einer septischen Allgemeinerkrankung führen kann. **An|gina sim|plex:** = Angina catarrhalis simplex. **Angina speci|fica:** = Angina syphilitica. **Angina sy|philitica:** in der Folge von ↑Lues auftretende ↑subakute Angina mit Papeln auf den Mandeln und deren Umgebung. **Angina tonsillaris:** = Angina phlegmonosa. **An|gina ulcero|mem|branacea** oder **An|gina ulcerosa:** = Angina Plaut-Vincenti. **An|gina vis|ceralis:** chronische Funktionsschwäche der Mesenterialarterien

an|ginös [zu ↑Angina]: auf Angina beruhend; anginaartig. **an|ginöse Sprache:** kloßige Sprache bei Rachenangina, bedingt durch Schwellung des Rachenrings u. Schmerzhaftigkeit der Rachenbewegungen

An|ginose [zu ↑Angina] *w;* -, -n: Allgemeininfektion im Verlauf und im Gefolge einer Angina

an|gio..., An|gio..., vor Selbstlauten gelegentlich: **an|gi..., An|gi...** [aus gr. ἀγγεῖον = Gefäß; auch = Blutgefäß]: Bestimmungswort von Zusammensetzungen mit der Bed. „Gefäß; Blutgefäß"; z. B.: angioid

An|gio|archi|tektonik [↑angio... u. ↑Architektonik] *w;* -: Aufbau u. räumliche Gliederung des Blutgefäßnetzes in der Großhirnrinde (das charakteristische Unterschiede in der Verteilung der Kapillaren auf die einzelnen Rindenfelder zeigt; Anat., Anthropologie)

Angio|asthenie vgl. Angiasthenie

An|gio|blast [↑angio... u. ↑...blast] *m;* -en, -en (meist *Pl.*): Endothelzellen der Kapillaren, aus denen neue Gefäße hervorgehen

An|gio|blastom [↑angio... u. ↑Blastom] *s;* -s, -e: = Angiom

An|gio|chir|urgie [↑angio... u. ↑Chirurgie] *w;* -: Spezialgebiet der Chirurgie, das sich v. a. mit dem operativen Ersatz von Blutgefäßen befasst

An|gio|dys|plasie [↑angio... u. ↑Dysplasie] *w;* -, ...ien, in fachspr. Fügungen: **An|giodys|plasia**[1], *Pl.:* ...iae: fehlerhafte Entwicklung von Blutgefäßen

an|gio|gen [↑angio... u. ↑...gen]: Angiogenese bewirkend. **An|gio|genese** *w;* -, -n: Neubildung von Blutgefäßen

An|gio|gramm [↑angio... u. ↑...gramm] *s;* -s, -e: Röntgenbild von Blutgefäßen. **An|giogra|phie** [↑...graphie] *w;* -, ...ien: röntgenographische Darstellung von Blutgefäßen mithilfe injizierter Kontrastmittel. **an|giographie|ren:** Gefäße röntgenographisch darstellen. **an|gio|gra|phisch:** mithilfe der Angiographie erfolgend

an|gio|id [↑angio... u. ↑...id]: blutgefäßähnlich. **an|gio|ide Netzhautstreifen** vgl. Angioid Streaks

An|gio|id Streaks [*ändsehoid ßtrikß;* aus gleichbed. engl. *angioid streaks*] *Pl.:* „angioide Netzhautstreifen", auf degenerative Veränderungen der Netzhaut zurückzuführende braune, radiär von der Pupille ausgehende Streifen in der Netzhaut (Pigmentablagerung), Teilsymptom des ↑Pseudoxanthoma elasticum

An|gio|kardio|gramm [↑angio..., ↑Kardia und ↑...gramm] *s;* -s, -e: Röntgenbild des Herzens u. der Lungengefäße. **An|giokardio|gra|phie** [↑...graphie] *w;* -: röntgenographische Darstellung des Herzens und der Lungengefäße mithilfe injizierter jodhaltiger Kontrastmittel

An|gio|kardio|pa|thie [↑angio... u. ↑Kardiopathie] *w;* -, ...ien: Erkrankung des Herzens und der Blutgefäße, angeborener Herzfehler mit Gefäßmissbildungen

An|gio|keratom [Kurzw. aus ↑Angiom u. ↑Keratom] *s;* -s, -e, in fachspr. Fügungen: **An|gio|keratoma,** *Pl.:* -ta: Blutwarze, rotes Hautknötchen mit horniger Oberfläche. **An|gio|keratoma corporis diffusum** [↑Corpus]: Ausbreitung von Blutwarzen über den ganzen Körper, verbunden mit Blutdruckerhöhung, Ödemen und Stoffwechselstörungen. **An|gio|keratoma corporis nae|viforme:** angeborenes Keratom in Form von Hautflecken, die in dunkelblaurote Knoten übergehen. **An|gio|keratoma digitorum acro|asphycticum:** bei Jugendlichen an den

Akren auftretendes Keratom, das in ursächlichem Zusammenhang mit einer bestehenden ↑Akroasphyxie steht (Bildung dunkelroter bis blauschwarzer Pünktchen, die in warzige Knötchen übergehen)

An|gio|le [Verkleinerungsbildung zu gr. *ἀγγεῖον* = Gefäß; auch = Blutgefäß] *w;* -, -n (meist *Pl.*): zusammenfassende Bez. für die Endverzweigungen (Endstrombahnen) der Blutgefäße, also für ↑Arteriolen, ↑Venulae und ↑Kapillaren

An|gio|lo|ge [↑angio... u. ↑...loge] *m;* -n, -n: Forscher auf dem Gebiet der Angiologie; Spezialist für Gefäßleiden. **An|gio|lo|gie** [↑...logie] *w;* -: **1)** Lehre von den Blutgefäßen und ihren Krankheiten. **2)** auch: **An|gio|logia**[1] *w;* -: in der anat. Nomenklatur Bez. für die Gesamtheit der Organe des Blutkreislaufs und des Lymphsystems. **an|gio|lo|gisch**: die Angiologie betreffend

An|gio|lo|pa|thie [↑Angiole u. ↑...pathie] *w;* -, ...ien, in fachspr. Fügungen: **An|gio|lo|pathia**[1], *Pl.:* ...iae: Durchblutungsstörung im Bereich der Endstrombahn

An|gio|lupo|id [↑angio..., ↑Lupus und ↑...id] *s;* -[e]s, -e: seltene, hauptsächl. bei Frauen vorkommende Hautkrankheit, bei der sich in der Gesichtshaut flach erhabene, derbe, blaurote Knoten mit verhornter Oberfläche bilden

An|giom [zu gr. *ἀγγεῖον* = Gefäß; auch = Blutgefäß] *s;* -s, -e, in fachspr. Fügungen: **An|gio|ma**, *Pl.:* -ta: Blutschwamm, Gefäßgeschwulst, Adergeschwulst (aus neu gebildeten Gefäßen); vgl. Hämangiom, Lymphangiom. **An|gio|ma arteria|le racemosum:** = Aneurysma cirsoides

an|gio|matös [zu ↑Angiom]: auf einer Gefäßgeschwulst beruhend

An|gio|matose [zu ↑Angiom] *w;* -, -n, in fachsprachl. Fügungen: **An|gio|matosis,** *Pl.:* ...oses: [erblich bedingte] Erkrankung des Blutgefäßsystems mit Bildung zahlreicher Angiome (Auftreten von Blutungen u. a.). **An|gio|matosis cere|bri:** Bildung von ↑Hämangiomen im Gehirn. **An|gio|matosis haemor|rhagica hereditaria:** erbliche Angiomatose mit Neigung zu Blutungen. **An|gio|matosis retinae:** Auftreten von ↑Hämangiomen in der Netzhaut (zusammen mit entsprechenden Gefäßveränderungen in anderen Organen), zu Netzhautablösung und Erblindung führend

An|gio|myo|neu|rom [Kurzw. aus ↑Angiom, ↑Myom u. ↑Neurom] *s;* -s, -e: = Glomustumor

An|gio|neu|ro|pa|thie [↑angio... u. ↑Neuropathie] *w;* -, ...ien: = Angioneurose

An|gio|neu|rose [↑angio... u. ↑Neurose] *w;* -, -n: zusammenfassende Bez. für funktionell bedingte Gefäßerkrankungen mit Neigung zu vasomotorischen Dystonien (Spasmen oder abnorme Erweiterungen der Gefäße). **an|gio|neu|rotisch**: die Angioneurose betreffend, auf Angioneurose beruhend

An|gio|ödem [↑angio... u. ↑Ödem] *s;* -s, -e: andere Bez. für ↑Quincke-Ödem

An|gio|organo|pa|thie [↑angio..., gr. *ὄργανον* = Werkzeug; Organ u. ↑...pathie] *w;* -, ...ien: zusammenfassende Bez. für Gefäßleiden aufgrund organischer Veränderungen an den Gefäßen, Oberbegriff für ↑Angiitiden und ↑Angiosen

An|gio|pa|thie [↑angio... u. ↑...pathie] *w;* -, ...ien, in fachspr. Fügungen: **An|gio|pathia**[1], *Pl.:* ...iae: allg. Bez. für: Gefäßleiden. **An|gio|pa|thia dia|betica:** durch ↑Diabetes mellitus bedingtes Gefäßleiden. **An|gio|pa|thia retinae trau|matica:** Auftreten von Blutungen und milchigen Trübungen in der Netzhaut nach schweren Körpererschütterungen

An|gio|plastie [zu ↑angio... u. gr. *πλάσσειν* = bilden, formen] *w;* -, ...ien; in der Fügung: **trans|luminale An|gio|plastie** [zu ↑trans... u. ↑Lumen]: Aufdehnung krankhafter Blutgefäßverschlüsse mit einem an einem Katheter befestigten Ballon, der innerhalb des Blutgefäßes bis zur Engstelle vorgeschoben und dann gespreizt wird; frühere Bez.: Ballondilatation

An|gio|pneu|mo|gra|phie [↑angio... und ↑Pneumographie] *w;* -, ...ien: röntgenographische Darstellung der Lungengefäße

An|gio|psa|thyrose [zu ↑angio... u. gr. *ψαθυρός* = zerbrechlich, mürbe] *w;* -, -n: zu Blutungen führende Brüchigkeit der [kleinen] Blutgefäße

An|gio|sarkom [Kurzw. aus ↑Angiom u. ↑Sarkom] *s;* -s, -e: ↑sarkomatös entartetes (bösartiges) ↑Hämangiom, z. B. ↑Glomustumor

angiosceroticus vgl. angiosklerotisch.

An|gio|se [zu gr. *ἀγγεῖον* = Gefäß; auch = Blutgefäß] *w;* -, -n: durch gestörten Stoffwechsel entstandene degenerative Gefäßerkrankung

An|gio|sklerose [↑angio... u. ↑Sklerose] *w;* -, -n: Verhärtung, krankhafte Entartung der Blutgefäßwände; vgl. Arteriosklerose. **an|gio|sklerotisch,** in fachsprachl. Fügungen: **an|gio|scleroticus, ...ca, ...cum:** die Angiosklerose betreffend

An|gio|skopie [↑angio... u. ↑...skopie] *w;* -, ...ien: mikroskopische Untersuchung von ↑Kapillaren

An|gio|spasmus [↑angio... u. ↑Spasmus] *m;* -, ...men: anfallartig auftretender Gefäßkrampf infolge Verengung der Blutgefäße (z. B. bei ↑Angina pectoris). **an|gio|spastisch,** in fachspr. Fügungen: **an|gio|spasticus, ...ca, ...cum:** mit Gefäßkrämpfen verbunden, auf Gefäßkrämpfen beruhend

An|gio|tensin [zu ↑angio... u. lat. *tendere, tensum* = spannen, ausdehnen] *s;* -s, -e: in zwei Formen (Angiotensin I und Angiotensin II) im Blut vorkommendes, durch ↑Renin von Leberglobulinen abgespaltenes Enzym (Angiotensin II hat gefäßverengende und blutdrucksteigernde Wirkung)

An|gio|tensin|kon|versions|en|zym: Enzym für die Umwandlung des Dekapeptids Angiotensin I in das Oktapeptid Angiotensin II; Abk. ACE. **An|gio|tensin|konversions|enzym-Hemmer,** Kurzbez.: **ACE-Hemmer:** chemische Substanz, die die Wirkung des Angiotensinkonversionsenzyms hemmt

an|gio|trop [↑angio... u. ↑...trop]: = vasotrop.

An|gio|tropin *s;* -s, -e (meist *Pl.*): Proteine, die eine Sprossung von Blutgefäßen auslösen und die Entwicklung von Gefäßsystemen steuern

An|go|phrasie [zu lat. *angere* = beengen, zusammenschnüren u. gr. *φράσις* = Sprechen; Sprache] *w;* -, ...ien: stoßweises Sprechen mit Einschiebung unartikulierter, gedehnter Laute zwischen die einzelnen Wörter

Angst vgl. Anxietas

Ång|ström [*ong...,* auch: *ang...;* nach dem schwed. Physiker A. J. Ångström, 1814 bis 1874] *s;* -[s], - u. verdeutlichend: **Ångströmeinheit:** Maßeinheit vor allem für Wellenlängen höchstfrequenter elektromagnetischer Schwingungen (1 Å = 10^{-10} m); Zeichen: Å, früher auch: A, ÅE, AE

an|gularis, ...re [zu lat. *angulus* = Ecke, Winkel]: winkelig, zu einem ↑Angulus gehörend; z. B. in der Fügung ↑Gyrus angularis

An|gulus [aus lat. *angulus,* Gen.: *anguli* = Ecke, Winkel] *m;* -, ...li: Winkel (der z. B. von Knochenflächen, Knochenästen u. a. gebildet wird; Anat.). **An|gulus acromia|lis:** tastbarer Knochenpunkt, an dem der seitliche Rand des ↑Acromions in die Schulterblattgräte (↑Spina scapulae) übergeht. **Angulus arcu|um costarum:** = Angulus infrasternalis. **An|gulus articularis:** = Angulus lateralis. **An|gulus cau|dalis:** = Angulus inferior. **An|gulus corpori|articularis:** Winkel zwischen Deckplattenlinie und Facies articularis superior des zugehörigen Wirbels. **An|gulus costae:** Rippenwinkel (Winkel zwischen Mittelstück und hinterem Ende einer Rippe). **An|gulus crania|lis:** = Angulus superior. **An|gulus frontalis:** Winkel des Scheitelbeins (zwischen Kranz- und Pfeilnaht). **An|gulus in|fectio|sus:** „Faulecke", Entzündung der Mundwinkel mit Rhagadenbildung (häufig bei Stoffwechselerkrankungen). **An|gulus in|ferior:** unterer Schulterblattwinkel (am unteren Ende des Schulterblatts). **Angulus in|fra|sternalis:** Winkel zwischen den beiden Rippenbögen (vgl. Arcus costalis). **Angulus irido|cornea|lis:** der von ↑Iris und Hornhaut am Rand der vorderen Augenkammer gebildete Winkel. **Angulus lateralis:** seitlicher Schulterblattwinkel (Ende des Schulterblatts, das die Gelenkpfanne für den Oberarmkopf trägt). **Angulus Ludovici** [nach dem frz. Pathologen P. C. A. Louis, 1787–1872]: = Angulus sterni. **An|gulus mandibulae:** Unterkieferwinkel. **An|gulus masto|ide|us:** Winkel des Scheitelbeins (zum Warzenfortsatz hin, zwischen Schuppen- und Lambdanaht, gelegen). **Angulus media|lis:** = Angulus superior. **Angulus oc|cipitalis:** Winkel des Scheitelbeins, mit dem dieses an das Hinterhauptsbein anstößt (zwischen Pfeil- und Lambdanaht). **An|gulus oculi lateralis, An|gulus oculi media|lis:** äußerer (bzw. seitlicher) bzw. zur Gesichtsmitte hin liegender Winkel der Lidspalte. **An|gulus oris** [↑[2]Os]: Mundwinkel. **An|gulus spheno|idalis:** Winkel des Scheitelbeins gegenüber dem Keilbein (zwischen Kranz- und Schuppennaht). **An|gulus sterni:** Winkel zwischen Brustbeinkörper und -handgriff (↑Manubrium sterni). **An|gulus sub|pubicus:** Winkel zwischen den Schambeinästen. **An|gulus superior:** oberer Schulterblattwinkel, halswärts gelegener Winkel des Schulterblatts. **An|gulus venosus:** der von der Vena jugularis und der Vena subclavia gebildete Winkel

An|gustia [zu lat. *angustus* = eng] *w;* -, ...iae; in den Fügungen: **An|gustia crico|idea, An|gustia aortica** u. **An|gustia dia|phrag|matica:** in Höhe des Ringknorpels bzw. hinter dem Aortenbogen bzw. am Durchtritt durch das Zwerchfell (knapp oberhalb des Magenmundes) gelegene physiologische „Engen" der Speiseröhre (Anat.)

an|gustus, ...sta, ...stum [aus gleichbed. lat. *angustus*]: eng

an|hämo|lytisch [zu ↑[1]a... u. ↑Hämolyse]: keine Hämolyse bewirkend (von Bakterien)

An|hi|drose, auch: **An|idrose** [zu ↑[1]a... u. gr. *ἱδρώς* = Schweiß] *w;* -, -n, in fachspr. Fügungen: **An|hi|drosis,** *Pl.:* ...oses: fehlende oder verminderte Schweißabsonderung; auch: angeborenes Fehlen der Schweißdrüsen. **an|hi|drotisch,** auch: **an|idrotisch:** ohne Schweißabsonderung

An|hormie [zu ↑[1]a... u. gr. *ὁρμᾶν* = erregen, antreiben] *w;* -, ...ien: Antriebsmangel infolge mangelhafter oder fehlender Hormonproduktion

An|hy|drämie [↑[1]a..., ↑hydro... u. ↑...ämie] *w;* -, ...ien: Verminderung des Wassergehaltes im Blut

An|hy|dramnie [zu ↑[1]a..., ↑hydro... u. ↑Amnion] *w;* -, ...ien: Fehlen des Fruchtwassers; meist gleichbed. mit ↑Oligohydramnie gebraucht

an|ikterisch [zu ↑[1]a... u. ↑Ikterus]: ohne Ikterus verlaufend (von Krankheiten)

Anilin [zu arab. *an-nil* = Indigo] *s;* -s: einfachstes aromatisches ↑Amin, Ausgangsprodukt für Farbstoffe und Heilmittel (giftig wirkend und nach langer Latenzzeit zu Krebs führend)

Anil|lin|gus [zu ↑Anus u. lat. *lingere* = lecken]: *m;* -: **1)** das Lecken am After des Geschlechtspartners als Form sexueller Betätigung. **2)** Mann, der den Anilingus (1) praktiziert

Anima [aus lat. *anima* = Lebenshauch; Seele] *w;* -, ...mae: Seele, psychol. Bez. für die „weiblichen", schöpferischen irrationalen u. triebhaften Komponenten des Unbewussten (nach C. G. Jung)

animal, meist: **animalisch** [zu lat. *animal* = beseeltes Geschöpf; Tier]: **1)** tierisch; übertr.: triebhaft. **2)** im Gegensatz zu ↑vegetativ: die aktive Lebensäußerung betreffend, auf [Sinnes]reize reagierend, der Willkür unterworfen; z. B. in der Fügung: animales Nervensystem (Biol., Med.). **animales Nervensystem:** = zerebrospinales Nervensystem

An|ion [↑ana... u. ↑Ion] *s;* -s, -en: bei der ↑Elektrolyse zur ↑Anode wanderndes negativ geladenes Ion (Phys.)

An|ionen|austauscher: chemische Substanzen, die angelagerte Anionen gegen anders geladene Moleküle austauschen (z. B. zur Bindung von Lipiden)

an|ionisch: das Anion betreffend

An|iridie [zu ↑[1]a... u. ↑Iris] *w;* -, ...ien, in fachspr. Fügungen: **An|iridia**[1], *Pl.:* ...iae: Fehlen der Regenbogenhaut im Auge (angeboren oder durch Trauma hervorgerufen). **An|iridia con|genita:** angeborenes, dominant erbliches Fehlen der Regenbogenhaut

An|is|ei|konie [zu gr. ἄνισος = ungleich u. gr. εἰκών = Bild) *w;* -, ...ien: ungleiche Größe der Netzhautbilder in einem Auge bei abwechselnd ↑temporaler und ↑nasaler Blickrichtung; auch: anomale Ungleichheit der Netzhautbilder in beiden Augen

Anismus [zu ↑Anus] *m;* -, ...men: spastisches Beckenbodensyndrom; gestörte Stuhlentleerung infolge Verkrampfung der Beckenbodenmuskulatur

An|iso|chromie [zu gr. ἄνισος = ungleich u. gr. χρῶμα = Haut; Hautfarbe; Farbe] *w;* -, ...ien: ungleichmäßige Färbung der ↑Erythrozyten (Unterschied im Hämoglobingehalt) bei Störungen der Blutbildung

an|is|odont [zu gr. ἄνισος = ungleich u. gr. ὀδούς, Gen.: ὀδόντος = Zahn]: mit verschiedenartigen Zähnen ausgestattet (z. B. vom menschl. Gebiss)

An|iso|gamet [zu ↑[1]a..., ↑iso... u. gr. γαμεῖν = heiraten] *m;* -en, -en (meist *Pl.*): morphologisch ungleiche Gameten (Biol.). **An|iso-gamie** *w;* -, ...ien: Befruchtungsvorgang mit ungleich gestalteten oder sich ungleich verhaltenden männl. und weibl. Keimzellen (Biol.)

An|iso|karyo|se [zu gr. ἄνισος = ungleich u. gr. κάρυον = Nuss; Fruchtkern] *w;* -, -n: unterschiedliche Größe und Form von Zellkernen (Biol.)

An|iso|korie [zu gr. ἄνισος = ungleich u. gr. κόρη = Mädchen; Pupille] *w;* -, ...ien: ungleiche Weite der beiden Pupillen (bei Schädigung des Irismuskels, Störungen der vegetativen Regulation, Brechungsfehlern u. a.)

An|iso|mastie [zu gr. ἄνισος = ungleich u. gr. μαστός = Brustwarze; Brust] *w;* -, ...ien: ungleiche Ausbildung der weiblichen Brüste (u. a. als Entwicklungsstörung, aber auch tumorbedingt)

An|iso|me|tropie [zu gr. ἄνισος = ungleich, gr. μέτρον = Maß u. gr. ὤψ, Gen.: ὠπός = Auge; Gesicht] *w;* -, ...ien: ungleiche Brechkraft der Augenlinse (einseitige Fehlsichtigkeit oder voneinander abweichende Brechungsfehler beider Augen)

an|iso|trop [gr. ἄνισος = ungleich und ↑...trop]: die Anisotropie betreffend. **An-iso|tropie** *w;* -: Eigenart von Kristallen, nach verschiedenen Richtungen verschiedene physikalische Eigenschaften zu zeigen, bes. hinsichtlich der Lichtbrechung (Phys.)

An|iso|zyt [gr. ἄνισος = ungleich u. ↑...zyt] *m;* -en, -en (meist *Pl.*): ungleich große ↑Erythrozyten (bei Störungen der Blutbildung entstehend). **An|iso|zytose** *w;* -, -n: Auftreten von Anisozyten im Blut bei verschiedenen Blutkrankheiten

Anitis [zu ↑Anus] *w;* -, ...itiden (in fachspr. Fügungen: ...itides): Entzündung des Unterhautzellgewebes in der Aftergegend

Ankylo|ble|pharon [von gr. ἀγκυλοβλέφαρον = Zusammenwachsen der Augenlider] *s;* -s, ...ra: Verwachsung der Lidränder; mit dem Augapfel verwachsenes Lid. **Ankylo-ble|pharon totale:** vollständige Verwachsung der Lider mit dem Augapfel

Ankylo|daktylie [zu gr. ἀγκύλος = gekrümmt u. gr. δάκτυλος = Finger; Zehe] *w;* -, ...ien: angeborene Gelenkversteifung der Finger oder Zehen in Beugestellung (Gelenkhypoplasie)

Ankylo|glosson [zu gr. ἀγκύλος = gekrümmt und gr. γλῶσσα = Zunge] *s;* -: Verwachsung der Zunge mit dem Mundboden (infolge angeborener Verkürzung des Zungenbändchens oder traumatisch erworben)

ankylo|poe|ticus, ...ca, ...cum [zu gr. ἀγκύλος = gekrümmt u. gr. ποιεῖν = machen]: eine Gelenkversteifung bewirkend; z. B. in der Fügung ↑Spondylarthritis ankylopoetica

ankylosans [zu ↑Ankylose]: = ankylopoeticus

Ankylose [zu gr. ἀγκύλος = gekrümmt] *w;* -, -n, in fachspr. Fügungen: **Ankylosis,** *Pl.:* ...oses: bindegewebige oder knöcherne Versteifung eines Gelenks (in Beugestellung), auch künstlich (zur Ausheilung meist tuberkulöser Gelenkprozesse) hergestellt; vgl. Arthrodese

Ankylo|stomia̲|se oder **Ankylo|stomi̲asis** [zu ↑Ancylostoma] *w;* -, ...ia̲sen: Hakenwurmkrankheit, Tunnelanämie, durch ↑Ancylostoma duodenale hervorgerufene Wurmkrankheit (Anämie), bes. bei Bergleuten, Tunnelarbeitern u. a., auch in den Tropen u. Subtropen vorkommend

ankylo̲tisch [zu ↑Ankylose]: die ↑Ankylose betreffend; versteift (von Gelenken)

Anneli̲den [zu frz. *anneler* = ringeln, kräuseln] *Pl.:* Ringelwürmer, zool. Stamm, zu dem die Egel (z. B. Blutegel) gehören

An|ne̲x *m;* -es, -e: korrekte, aber im medizinischen Sprachgebrauch nicht übliche Form für ↑Adnex

an|noncie̲|rend [*anongß...;* zu frz. *annoncer* = ankündigen]; in der Fügung: **annoncie̲rende Blu̲tung:** Blutung, die anzeigt, dass im Gefäßsystem eine Schädigung vorliegt

A̲nnulus *m;* -, ...li: frühere Schreibweise für ↑Anulus

ano|coc|cy̲ge|us, ...gea, ...ge|um, früher auch: **ano|coc|cy̲gicus, ...ca, ...cum** [zu ↑Anus u. ↑coccygeus (in der Fügung ↑Cornu coccygeum)]: zu After und Steißbein gehörend; z. B. in der Fügung ↑Ligamentum anococcygeum (Anat.)

An|o̲de [aus gr. *ἄνοδος* = Aufweg; Eingang] *w;* -, -n: mit dem positiven Pol der Stromquelle verbundene Elektrode (Phys.). **An|oden|öffnungszuckung:** Muskelzuckung, die bei „Öffnung" (Unterbrechung) des elektrischen Stromes auftritt, wenn die Anode als Reizelektrode verwendet wird (Abk.: AÖZ). **An|oden|schlie̲ßungszuckung:** Muskelzuckung, die bei „Schließung" (Einschalten) des elektrischen Stromes auftritt, wenn die Anode Reizelektrode ist (Abk.: ASZ)

Ano|de̲rm [zu ↑Anus u. gr. *δέρμα* = Haut] *s;* -s, -e: epitheliale Auskleidung des Analkanals. **ano|derma̲l:** das Anoderm betreffend, von ihm ausgehend

An|odonti̲e [zu ↑¹a... u. gr. *ὀδούς,* Gen.: *ὀδόντος* = Zahn] *w;* -, ...i̲en, in fachspr. Fügungen: **An|odo̲ntia¹**, *Pl.:* ...iae: angeborenes Fehlen der Zähne, meist zusammen mit anderen Missbildungen auftretend. **Anodo̲ntia partia̲|lis:** unvollständige Anodontie, angeborenes Fehlen eines Teiles der Zähne

ano|genita̲l [zu ↑Anus u. ↑genital]: After und Geschlechtsapparat betreffend (z. B. anogenitale Erkrankungen)

an|oma̲l [von gr. *ἀνώμαλος* = uneben; von der Regel abweichend]: unregelmäßig; regelwidrig. **An|omali̲e** *w;* -, ...i̲en: Zustand des Anomalen, Abweichung von der Regel

An|omalo|sko̲p [↑anomal u. ↑...skop] *s;* -s, -e: Gerät zur Untersuchung der Farbensehfähigkeit bzw. der Abweichungen vom normalen Farbensehen

An|ony|chi̲e [zu ↑¹a... u. gr. *ὄνυξ,* Gen.: *ὄνυχος* = Fingernagel] *w;* -, ...i̲en, in fachspr. Fügungen: **An|ony̲|chia¹**, *Pl.:* ...iae: Fehlen der Nägel an Fingern und Zehen (angeboren oder erworben)

an|ony̲m, in fachspr. Fügungen: **an|o̲nymus, ...ma, ...mum** [von gr. *ἀνώνυμος* = ohne Namen, unbenannt]: ohne Namen, ohne nähere (anatom.) Bezeichnung; z. B. in der Fügung ↑Arteria anonyma

An|o̲pheles [aus gr. *ἀνωφελής* = schädlich] *w;* -, -: trop. und südeurop. Stechmückengattung (Malariaüberträger)

An|oph|thalmi̲e [zu ↑¹a... u. gr. *ὀφθαλμός* = Auge] *w;* -, ...i̲en: angeborenes oder erworbenes Fehlen eines oder beider Augäpfel. **An|oph|tha̲lmus** *m;* -, ...mi: **1)** = Anophthalmie. **2)** fehlgebildeter Fetus ohne Augäpfel

An|opi̲e [zu ↑¹a... u. gr. *ὤψ,* Gen.: *ὠπός* = Auge; Gesicht] *w;* -, ...i̲en: Nichtsehen, Untätigkeit des einen Auges, z. B. beim Schielen. **An|op|si̲e** [zu ↑¹a... u. gr. *ὄψις* = Sehen; Anblick] *w;* -, ...i̲en: = Anopie

An|or|chidi̲e, auch: **An|orchi̲e** [zu ↑¹a... u. gr. *ὄρχις* = Hoden] *w;* -, ...i̲en: angeborenes Fehlen der Hoden

ano|rekta̲l, in fachspr. Fügungen: **ano|recta̲lis, ...le** [zu ↑Anus und ↑Rektum]: Mastdarm und After betreffend, in der Gegend von Mastdarm und After gelegen. **anorekta̲les Syn|dro̲m:** durch Schädigung der Darmflora als Folge einer antibiotischen Therapie bedingtes Krankheitsbild mit brennenden Darmschmerzen, Darmblutungen und Juckreiz im Bereich des Afters

An|ore̲ktikum [zu gr. *ἀνορεκτεῖν* = keinen Appetit haben] *s;* -s, ...ka, auch: **Anore̲xikum** *s;* -s, ...ka: andere Bez. für ↑Appetitzügler. **an|ore̲ktisch:** die Anorexie betreffend, mit Anorexie einhergehend; z. B. anorektische Essstörung. **An|orexi̲e** *w;* -, ...i̲en, in fachspr. Fügungen: **An|ore̲xia¹**, *Pl.:* ...iae: Appetitlosigkeit, Mangel oder Verlust des Triebes, Nahrung aufzunehmen. **Anore̲xia nervo̲sa,** auch: **An|ore̲xia menta̲lis:** Pubertätsmagersucht, psychisch bedingte Störung des Essverhaltens, v. a. bei Mädchen

an|orexi|ge̲n [↑Anorexie u. ↑...gen]: Appetitlosigkeit erzeugend (von Medikamenten)

Anorexikum vgl. Anorektikum

a̲n|organisch [↑¹a... u. ↑organisch]: nicht organisch; unbelebt, mineralisch

An|orgasmi̲e [zu ↑¹a... u. ↑Orgasmus] *w;* -, ...i̲en: Fehlen bzw. Ausbleiben des ↑Orgasmus beim Geschlechtsverkehr

An|osmi̲e [zu ↑¹a ... u. gr. *ὀσμή* = Geruch] *w;* -, ...i̲en, in fachspr. Fügungen: **An|o̲smia¹**, *Pl.:* ...iae: Verlust des Geruchssinnes (bei Stirnhirnerkrankungen u. a.)

Anoso|gnosi̲e [zu ↑¹a..., gr. *νόσος* = Krankheit u. gr. *γνῶσις* = Erkennen] *w;* -, ...ien: Unfähigkeit eines Kranken, Erkrankungen der eigenen Person wahrzunehmen (bei manchen Gehirnerkrankungen)

An|osteo|genese [zu ↑[1]a..., gr. *ὀστέον* = Knochen u. gr. *γένεσις* = Entstehung] *w;* -, -n, in fachsprachl. Fügungen: **An|osteogenesis**, *Pl.:* ...neses: = Hypophosphatasie

An|ostose [zu ↑[1]a... u. gr. *ὀστέον* = Knochen] *w;* -, -n: Knochenschwund, allg. Bezeichnung für Störungen des Knochenwachstums und der Knochenentwicklung

An|otie [zu ↑[1]a... u. gr. *οὖς*, Gen.: *ὠτός* = Ohr] *w;* -, ...ien: angeborenes Fehlen der Ohrmuscheln

An|ovarie [zu ↑[1]a... u. ↑Ovarium] *w;* -, ...ien: angeborenes Fehlen der Eierstöcke

An|ovulation [↑[1]a... u. ↑Ovulation] *w;* -, -en: Ablauf des Menstruationszyklus ohne Eisprung. **an|ovulatorisch,** in der Fügung: **an|ovulatorischer Zy|klus:** Menstruationszyklus, bei dem der Follikelsprung ausbleibt

An|ox|ämie [↑Anoxie u. ↑...ämie] *w;* -, ...ien: Sauerstoffmangel im Blut, Verminderung des Sauerstoffgehaltes im Blut

An|oxie [Kurzbildung aus ↑[1]a... u. ↑Oxygenium] *w;* -, ...ien, in fachspr. Fügungen: **Anoxia**[1], *Pl.:* ...iae: (völliger) Mangel an Sauerstoff in den Geweben; meist im Sinne von ↑Hypoxie gebraucht. **an|oxisch:** durch Sauerstoffmangel verursacht

An|oxy|bio|se [Kurzbildung zu ↑[1]a..., ↑Oxygenium u. gr. *βίος* = Leben] *w;* -, -n: = Anaerobiose

An|oxy|hämie [Kurzbildung zu ↑[1]a..., ↑Oxygenium u. ↑...ämie] *w;* -, ...ien: = Anoxämie

Anpassung vgl. Adaptation

Ansa [aus lat. *ansa*, Gen.: *ansae* = Griff, Henkel] *w;* -, ...sae: Schlinge, Schleife, Bez. für bestimmte Nervenanastomosen (Anat.). **Ansa cervicalis:** Schlinge der oberen Spinalnerven (↑Nervi cervicales) im Bereich des ↑Nervus hypoglossus. **Ansa cruralis:** = Ansa peduncularis. **Ansa lenticularis:** Schlinge des Linsenkernes im Gehirn (mit Verbindungen zum ↑Thalamus und ↑Nucleus subthalamicus). **Ansa lumbalis:** Nervenschlinge im Lendengeflecht. **Ansa menin|gica:** Schlinge der Spinalnerven. **Ansa penduncularis:** Faserzug unter dem ↑Nucleus lentiformis, der den Thalamus mit dem Claustrum und der Insula verbindet. **Ansae sa|crales** *Pl.:* Nervenschlingen der vorderen Sakralnerven. **Ansa sa|cro|coc|cygica:** Schlinge des Steißbeingeflechts, die den ↑Plexus coccygeus mit dem ↑Nervus pudendus verbindet. **Ansa sub|clavia:** Faserzüge des ↑Truncus sympathicus, die schlingenförmig die ↑Arteria subclavia von beiden Seiten umfassen und das ↑Ganglion cervicale medium mit dem ↑Ganglion cervicothoracicum verbinden

Anschoppung *w;* -, -en: vermehrte Ansammlung von Blut in den Kapillaren, die gleichzeitig für fibrinreiches Exsudat, rote und weiße Blutkörperchen durchlässig werden; meist Bez. für das erste Stadium der lobären Pneumonie

anserinus, ...ina, ...inum [zu lat. *anser* = Gans]: in der Form eines Gänsefußes; Gänse...; z. B. in der Fügung ↑Bursa anserina

Anstaltspackung: für Krankenanstalten bestimmte Abpackung eines Arzneimittels, die mindestens das Fünffache der größten ↑Originalpackung enthält (Abk.: AP)

ant..., Ant... vgl. anti..., Anti...

ant|acid, auch: **ant|azid** [zu ↑anti... u. ↑Acidum]: Magensäure bindend, gegen Übersäuerung wirkend. **Ant|acidum,** auch: **Ant|azidum** *s;* -s, ...da: Arzneimittel gegen Übersäuerung (bes. des Magensaftes)

Ant|agonismus [zu gr. *ἀνταγωνιστής* = Nebenbuhler] *m;* -, ...men: entgegengesetzte Wirkung, Gegenwirkung. **Ant|agonist** *m;* -en, -en: **1)** einer von paarweise wirkenden Muskeln; Muskel, der eine Bewegung bewirkt, die der des ↑Agonisten entgegengesetzt ist. **2)** Enzym, Hormon o. Ä., das die Wirkung eines bestimmten anderen aufhebt; vgl. Inhibitor. **ant|agonistisch:** gegensätzlich, entgegengesetzt

Ant|ar|throtikum [zu ↑anti... u. ↑Arthrose] *s;* -s, ...ka: Arzneimittel gegen Gelenkerkrankungen

ante..., Ante... [aus gleichbed. lat. *ante*]: erster Wortbestandteil von Zusammensetzungen mit der Bedeutung „vor (zeitlich u. örtlich); vorderer; nach vorn“; z. B.: Antebrachium

Ante|brachium [↑ante... u. ↑Brachium] *s;* -s, ...chia: Unterarm (Anat.)

Ante|fixation [zu lat. *antefixus* = vorn befestigt] *w;* -, -en, in fachspr. Fügungen: **Ante|fixatio,** *Pl.:* ...io|nes: operative Befestigung eines Organs an den Bauchdecken. **Ante|fixatio uteri:** operative Anheftung des Uterus an den Bauchdecken

ante|flektiert [zu ↑ante... u. lat. *flectere, flexum* = biegen, beugen]: nach vorn gebogen. **Ante|flexion** *w;* -, -en, in fachspr. Fügungen: **Ante|flexio,** *Pl.:* ...io|nes: Abweichung eines Organs (z. B. des Uterus) von seiner normalen Lage durch Biegung nach vorn

ante|kolisch [zu ↑ante... u. ↑Kolon]: vor dem Kolon gelegen

Ante|kurvation [zu ↑ante... u. lat. *curvare* = krümmen, biegen] *w;* -, -en: Verbiegung bes. des Unterschenkels nach vorn

Ante|menst|ru|um [↑ante... u. ↑menstruus] *s;* -s: Zeitspanne kurz vor der ↑Menstruation

Ant|emetikum od. Anti|emetikum [zu ↑anti... u. gr. *ἐμεῖν* = ausspeien, ausbrechen] *s;* -s, ...ka: Mittel gegen Erbrechen

ante mortem [lat. *ante* = vor; ↑Mors]: kurz vor dem Tode; Abk.: a. m.

ante|natal [zu ↑ante... u. lat. *natus* = Geburt]: vorgeburtlich, während der Schwangerschaft

ante partum [lat. *ante* = vor; lat. *partus* = Geburt]: vor der Geburt, unmittelbar vor der Niederkunft; Abk.: a. p.

ante|ponie|rend [zu ↑ante u. lat. *ponere, positum* = setzen, stellen, legen]: verfrüht auftretend. **Ante|positio** *w;* -, ...io|nes: Verlagerung (eines Organs) nach vorn. **Anteposition** *w;* -, -en: **1)** = Antepositio. **2)** vorzeitiges Auftreten einer erblich bedingten Krankheit im Lebensablauf von Individuen späterer Generationen (im Verhältnis zum Zeitpunkt des Auftretens bei früheren Generationen)

anterior, ...ius [aus gleichbed. lat. *anterior*]: vorderer, nach vorn gelegen, erster (der Reihenfolge nach; Anat.)

anterior–posterior: von vorn nach hinten (durch den Körper; Bezeichnung der Richtung des Strahlengangs bei Röntgendurchleuchtungen); Abk.: a.–p.

antero|grad [Kurzbildung zu ↑anterior u. lat. *gradi* = schreiten]: die Zeitspanne nach einem psychischen Erlebnis oder Hirntrauma betreffend (z. B. anterograde Amnesie)

antero|lateral, in fachspr. Fügungen: **antero|lateralis, ...le** [Kurzw. aus ↑anterior u. ↑lateralis]: nach vorn und zur Seite hin gelegen (Anat.)

antero|septal [Kurzbildung zu ↑anterior u. ↑Septum]: die Vorderwand des Herzventrikels und den vorderen Teil des Herzseptums betreffend

Ante|sy|stolie [zu ↑ante... u. ↑Systole] *w;* -, ...ien: vorzeitige Erregung der Herzkammern

Ante|torsion [↑ante... u. ↑Torsion] *w;* -, -en: Verdrehung (z. B. eines Knochens) nach vorn

Ante|versio [zu ↑ante... u. lat. *vertere, versum* = wenden] *w;* -, ...io|nes: Neigung (z. B. der Gebärmutter) nach vorn. **Anteversion** *w;* -, -en: **1)** = Anteversio. **2)** Verdrehung des Oberschenkelkopfes und -halses nach vorn

Ant|helix [↑anti... u. ↑Helix] *w;* -: Gegenwindung der Ohrmuschel analog zur ↑Helix (Anat.)

Ant|helmin|thikum [zu ↑anti... u. gr. ἕλμινς, Gen.: ἕλμινθος = Wurm, Eingeweidewurm] *s;* -s, ...ka: Mittel gegen Eingeweidewürmer

Ant|hi|drotikum [zu ↑anti... u. gr. ἱδρώς, Gen: ἱδρῶτος = Schweiß] *s;* -s, ...ka: Mittel gegen übermäßige Schweißabsonderung, schweißhemmendes Mittel

An|thrakose [zu gr. ἄνθραξ, Gen.: ἄνθρακος = Kohle] *w;* -, -n, in fachspr. Fügungen: **An|thra|cosis,** *Pl.:* ...oses: Ablagerung, Einsprengung von Kohlenstaubteilchen in Organen; im engeren Sinne: = Anthracosis pulmonum. **An|thra|cosis cutis:** Einsprengung von Kohleteilchen in die Haut. **An|thra|cosis pulmonum:** „Kohlenstaublunge", Ablagerung von Kohlenstaub in den ↑perivaskulären Räumen und Lymphwegen der Lunge

An|thrako|silikose [Kurzw. aus ↑Anthrakose u. ↑Silikose] *w;* -, -n: mit ↑Anthracosis pulmonum kombinierte Silikose

an|thrakotisch [zu ↑Anthrakose]: mit Einlagerung von Kohlenstaubteilchen verbunden, dadurch hervorgerufen

An|thrax [von gr. ἄνθραξ = Kohle; auch = fressendes Geschwür] *m;* -: = Milzbrand

an|thropo..., An|thropo... [aus gr. ἄνθρωπος = Mensch]: Bestimmungswort von Zusammensetzungen mit der Bedeutung „Mensch"; z. B.: Anthropologie

An|thropo|genese [↑anthropo... u. gr. γένεσις = Entstehung] *w;* -; auch: **An|thropogenie** *w;* -: Lehre von der Entstehung des Menschen

an|thropo|id [↑anthropo... u. ↑...id]: menschenähnlich (z. B. von einem tierischen Organ)

An|thropo|loge [↑anthropo... u. ↑...loge] *m;* -n, -n: Wissenschaftler auf dem Fachgebiet der Anthropologie. **An|thropo|logie** [↑...logie] *w;* -: „Menschenkunde", umfasst in der Naturwissenschaft v. a. Abstammungslehre, Vererbungslehre, Konstitutionsforschung und Bereiche der Medizin (in der Geisteswissenschaft: Lehre vom Wesen des Menschen und seiner Stellung in Natur und Welt). **an|thropo|logisch:** die Anthropologie betreffend

an|thropo|phil [↑anthropo... u. gr. φίλος = lieb; Freund]: den Menschen bevorzugend (von Krankheitserregern)

An|thropo|phobie [zu ↑anthropo... u. gr. φόβος = Furcht] *w;* -, ...ien: (neurotische) Angst vor [dem Umgang mit] Menschen

an|thropo|sophische Medizin [zu ↑anthropo... u. gr. σοφός = weise]: auf der Lehre der Anthroposophie beruhende spekulative Erweiterung der Schulmedizin mit ganzheitlichen, auch kunsttherapeutischen Verfahrensweisen (alternative Heilmethode)

An|thropo|zoo|nose [↑anthropo... u. ↑Zoonose] *w;* -, -n: **1)** im engeren Sinne: vom Menschen auf Tiere übertragbare Infektionskrankheit. **2)** = Zoonose (2)

anti..., Anti... [aus gr. ἀντί = gegen[über], entgegen], vor Selbstlauten und h auch: **ant..., Ant...:** Vorsilbe mit den Bedeutungen: **1)** „gegen, entgegen, wider"; z. B.: Anthelminthikum, Antibiotikum. **2)** „gegenüber [gelegen]"; z. B.: Anthelix, Antitragus

Anti|all|ergikum [zu ↑anti... u. ↑Allergie] *s;* -s, ...ka: Arzneimittel zur Vorbeugung gegen und zur Behandlung von Allergien

Anti|an|ämikum [zu ↑anti... u. ↑Anämie] *s;* -s, ...ka: Arzneimittel zur Vorbeugung gegen und zur Behandlung der Blutarmut

Anti|an|dro|gen [↑anti... u. ↑Androgen] *s;* -s, -e: Arzneimittel, das krankhaft gesteigerte Sexualität beim Mann dämpft

anti|an|ginös [zu ↑anti... u. ↑Angina (pectoris)]: gegen Angina pectoris gerichtet (von Arzneimitteln). **Anti|an|ginosum** *s;* -s, ...sa: Arzneimittel zur Behandlung der Angina pectoris

Anti|ar|rhyth|mikum [zu ↑anti... und ↑Arrhythmie] *s;* -s, ...ka: Arzneimittel, das den Herzrhythmus normalisiert. **anti|ar|rhythmisch**: gegen Herzrhythmusstörungen gerichtet (von Arzneimitteln)

Anti|asth|matikum [zu ↑anti... u. ↑Asthma] *s;* -s, ...ka: Heilmittel gegen Bronchialasthma

Anti|baby|pille, auch: **Anti-Baby-Pille** [...*be'bi*...]: volkstümliche Bez. für ↑Ovulationshemmer

anti|bakteriell [zu ↑anti... u. ↑Bakterie]: gegen Bakterien wirksam od. gerichtet (bes. von Medikamenten)

Anti|bio|gramm [Kurzbildung aus ↑Antibiose u. ↑...gramm] *s;* -s, -e: Aufzeichnung des Ergebnisses einer Resistenzprüfung, die an einem bestimmten, vom Kranken isolierten Erreger durchgeführt wurde und die zeigt, welches Antibiotikum gegen diesen Erreger wirksam ist

Anti|bio|se [zu ↑anti... u. gr. *βίος* = Leben] *w;* -, -n: von Mikroorganismen ausgehende wachstumshemmende oder abtötende Wirkung auf andere Mikroorganismen. **Anti|bio|tikum** *s;* -s, ...ka: biologischer Wirkstoff aus Stoffwechselprodukten von Mikroorganismen, der andere Mikroorganismen im Wachstum hemmt oder abtötet (z.B. Penizillin). **anti|bio|tisch**: von wachstumshemmender oder abtötender Wirkung auf Mikroorganismen

Anti|cholin|ergikum [zu ↑anti... u. ↑cholinergisch]: *s;* -s, ...ka: andere Bez. für ↑Parasympathikolytikum. **anti|cholin|ergisch,** auch: **anti|cholin|erg:** parasympathikolytisch wirkend (von Arzneimitteln)

anticus, ...ca, ...cum [aus gleichbed. lat. *anticus*]: = anterior (Anat.)

anti|de|pressiv [zu ↑anti... u. ↑Depression]: gegen Depressionen gerichtet (von Arzneimitteln). **Anti|de|pressivum** *s;* -s, ...va: Arzneimittel gegen Depressionen, das antriebssteigernd und stimmungshebend wirkt

Anti|dia|betikum [zu ↑anti... u. ↑Diabetes] *s;* -s, ...ka: synthetisches Mittel, das bei ↑Diabetes mellitus den Blutzuckerspiegel senkt (anstelle von ↑Insulin bei verschiedenen Diabetesformen ↑peroral)

Anti|diar|rhoi|kum [zu ↑anti... u. ↑Diarrhö] *s;* -s, ...ka: Mittel gegen Durchfall

Anti-D-Immun|globulin *s;* -s, -e: ↑Immunglobulin mit Rhesusfaktor-Antikörpern, das rh-negativen Schwangeren zur Verhütung der Rhesussensibilisierung des Kindes nach der Geburt verabreicht wird

Anti|di|uretikum [zu ↑anti... u. ↑Diurese] *s;* -s, ...ka: die Harnausscheidung hemmendes Mittel

anti|di|uretisches Hormon [zu ↑anti... u. ↑Diurese]: andere Bezeichnung für ↑Vasopressin (Abk.: ADH)

Anti|dot [aus gr. *ἀντίδοτος* = dagegen gegeben, als Gegenmittel gegen etwas gegeben] *s;* -[e]s, -e und **Anti|doton** *s;* -s, ...ta: Gegengift, bei Vergiftungen verabreichtes Mittel, das die Wirkung des Giftes neutralisiert

anti|drom [zu ↑anti... u. gr. *δρόμος* = Lauf]: entgegen der normalen Richtung verlaufend (von der Nervenreizleitung gesagt)

Anti|dys|menor|rho|ikum [zu ↑anti... u. ↑Dysmenorrhö] *s;* -s, ...ka: Arzneimittel zur Behandlung der schmerzhaften Monatsblutung

Antiemetikum = Antemetikum

Anti|epi|lep|tikum [zu ↑anti... u. ↑Epilepsie] *s;* -s, ...ka: Mittel zur medikamentösen Behandlung der Epilepsie, zur Vorbeugung und zur Behandlung epileptischer Anfälle

Anti|fi|brino|lysin [↑anti... u. ↑Fibrinolysin] *s;* -s, -e: im Blut gebildeter ↑Antikörper mit gegen ↑Fibrinolysin gerichteter Wirkung; Abk.: AFL

Anti|fi|brino|lysin|test: Probe zum Nachweis von ↑Antifibrinolysinen im Blut durch Herbeiführung einer Antigen-Antikörper-Reaktion mit bekannten ↑Fibrinolysinen (Abk.: AFT)

Anti|fi|brino|lytikum [zu ↑anti... u. ↑Fibrinolyse] *s;* -s, ...ka: Arzneimittel zur Vorbeugung gegen und zur Behandlung von Blutungen infolge gesteigerter Fibrinolyse

Anti|gen [Kurzw. aus *Anti*somato*gen* (↑anti..., gr. *σῶμα* = Körper u. ↑...gen)] *s;* -s, -e: artfremder Eiweißstoff (z.B. Bakterien und die von ihnen ausgehenden ↑Toxine), der im Körper die Bildung von ↑Antikörpern bewirkt, die den Eiweißstoff selbst unschädlich machen

Anti|gen-Anti|körper-Re|aktion: Abwehrreaktion des Körpers auf artfremde [Eiweiß]stoffe (↑Antigene), bei der spezifische ↑Antikörper die eingedrungenen Fremdstoffe unschädlich zu machen versuchen (z.B. durch ↑Agglutination); Abk.: AAR

Anti|genität [zu ↑Antigen] *w;* -: die Fähigkeit eines Stoffs, Antigene zu bilden

Anti|gesta|gen [↑anti... u. ↑Gestagen] *s;* -s, -e: Substanz, die die Einnistung einer befruchteten Eizelle verhindert

Anti|hämo|lysin [↑anti... u. ↑Hämolysin] *s;* -s, -e: Stoff (meist ↑Antikörper), der die Wirkung der ↑Hämolysine aufhebt

anti|hämo|phil [↑anti... u. ↑hämophil]; in den Fügungen: **anti|hämo|philes Globulin:** Faktor VIII der Blutgerinnung, ein ↑Globulin, das den Gerinnungsprozess fördert (fehlt bei ↑Blutern); Abk.: AHG. **anti|hämophiles Plasma:** Plasma mit erhaltener antihämophiler Wirkung (Abk.: AHP)

Anti|hämor|rhagikum [zu ↑anti... u. ↑Hämorrhagie] *s;* -s, ...ka: Arzneimittel zur Vorbeugung gegen und zur Behandlung von Blutungen

Anti|hist|aminikum [zu ↑anti... u. ↑Histamin] *s;* -s, ...ka: Antihistaminkörper, im Organismus vorkommender oder synthetisch hergestellter Stoff, der die Wirkung des ↑Histamins abschwächt oder aufhebt

anti|hyper|tensiv [*...if;* zu ↑anti... u. ↑Hypertension]: gegen Bluthochdruck gerichtet (von Arzneimitteln). **Anti|hyper|tensivum** *s;* -s, ...va: = Antihypertonikum

Anti|hyper|tonikum [zu ↑anti... u. ↑Hypertonie] *s;* -s, ...ka: Arzneimittel gegen krankhaft erhöhten Blutdruck

Anti|hypo|glyk|ämikum [zu ↑anti... u. ↑Hypoglykämie] *s;* -s, ...ka: Arzneimittel zur Behandlung der Hypoglykämie

Anti|hypo|tonikum [zu ↑anti... u. ↑Hypotonie] *s;* -s, ...ka: Arzneimittel zur Vorbeugung gegen niedrigen Blutdruck und zur Behandlung niedrigen Blutdrucks

Anti|hyp|oxi|dotikum [zu ↑anti... u. ↑Hypoxidose] *s;* -s, ...ka: Arzneimittel zur Verbesserung der Gehirndurchblutung

Anti|idio|typ [↑anti... u. ↑Idiotyp] *m;* -s, ...pen, auch: **Anti|idio|typus** *m;* -, ...typen: Antikörper, der sich gegen die spezifischen Anteile der Immunglobuline richtet. **anti|idio|typisch:** gegen bestimmte Anteile der Immunglobuline gerichtet

Anti|karzino|genese [↑anti... u. ↑Karzinogenese] *w;* -: Gebiet der Krebsforschung, das sich mit der Hemmung der chemischen Karzinogenese befasst

Anti|ko|agulans [zu ↑anti... u. lat. *coagulare* = gerinnen machen] *s;* -, ...lanzien [*...i^e^n*] od. ...lantia (meist *Pl.*): die Blutgerinnung hemmendes od. verzögerndes Mittel. **Anti|ko|agulation** *w;* -, -en: Verzögerung der erhöhten Blutgerinnung

anti|kon|vulsiv [*...if;* ↑anti... u. ↑konvulsiv]: krampflösend, krampfverhindernd (von chem. Substanzen gesagt). **Anti|kon|vulsivum** *s;* -s, ...va: krampflösendes bzw. krampfverhinderndes Mittel mit Angriff an der glatten Muskulatur (z. B. Spasmolytika) und am Zentralnervensystem

Anti|kon|zeption [↑anti... u. ↑Konzeption (zu lat. *concipere, conceptum* = aufnehmen, in sich aufnehmen)] *w;* -, -en: Schwangerschaftsverhütung. **anti|kon|zeptio|nell:** die Empfängnis verhütend. **Anti|kon|zipiens** [*...i-änß*] *s;* -, ...pienzien [*...i^e^n*] u. ...pientia: = Kontrazeptivum

Anti|körper [↑anti...] *m;* -s, - (meist *Pl.*): im Serum als Reaktion auf das Eindringen von ↑Antigenen in die Blutbahn gebildeter humoraler Abwehrstoff (mit spezifischer, nur gegen das auslösende Antigen gerichteter Wirkung); Sammelbez. für immunisierende Blutstoffe wie ↑Antitoxine, ↑Agglutinine, ↑Lysine, ↑Präzipitine u. a.

Anti|körper|mangel|syn|drom: = Agammaglobulinämie

Antikus *m;* -: Kurzbez. für: Musculus anticus (ältere Bez. für ↑Musculus cricothyreoideus)

anti|leu|ko|zytär [zu ↑anti... u. ↑Leukozyt]: gegen Leukozyten gerichtet

Anti|lui|kum [zu ↑anti... u. ↑Lues], auch: **Anti|lue|tikum** *s;* -s, ...ka: Mittel gegen Syphilis

anti|lym|pho|zytär [zu ↑anti... u. ↑Lymphozyt]: gegen Lymphozyten gerichtet

Anti|lym|pho|zyten|globulin [↑anti..., ↑Lymphozyt u. ↑Globulin] *s;* -s, -e: aus Antilymphozytenserum hergestelltes Globulin (Abk.: ALG)

Anti|lym|pho|zyten|serum [↑anti..., ↑Lymphozyt u. ↑Serum] *s;* -s, ...ren: Serum, das von Tieren gewonnen wird, denen menschliche Lymphozyten injiziert wurden. Es unterdrückt oder schwächt die Immunreaktion des Organismus, z. B. auf ein Transplantat, ab

Anti|meta|bolit [↑anti... u. ↑Metabolit] *m;* -en, -en: den Zellstoffwechsel schädigende Substanz, die z. B. infolge chemischer Ähnlichkeit die Stelle eines ↑Metaboliten einnehmen kann, ohne dessen Aufgabe im Stoffwechselvorgang zu erfüllen (Wirkungsweise der ↑Sulfonamide)

Anti|me|tropie [↑anti..., gr. *μέτρον* = Maß u. gr. *ὤψ*, Gen.: *ὠπός* = Auge; Gesicht] *w;* -, ...ien : ↑Anisometropie, bei der beide Augen entgegengesetzte Brechungsfehler aufweisen

anti|mi|kro|biell [zu ↑anti... u. ↑Mikrobe]: gegen Mikroben gerichtet (von Substanzen)

Anti|mitotikum [zu ↑anti... u. ↑Mitose] *s;* -s, ...ka: Arzneimittel, das die Mitose von Geschwulstzellen hemmt

Antimon [aus gleichbed. mlat. *Antimonium;* weitere Herkunft unsicher] *s;* -s: chem. Grundstoff, Halbmetall; Zeichen: Sb (von lat. *stibium* = Augenschwärze)

Anti|mykotikum [zu ↑anti... u. ↑Mykose] *s;* -s, ...ka: Mittel gegen Hautpilze. **anti|mykotisch:** gegen Hautpilze gerichtet (von Arzneimitteln)

anti|neo|plastisch [zu ↑anti... u. ↑Neoplasma]: der Bildung von Geschwülsten entgegenwirkend (von Arzneimitteln)

Anti|neur|algikum [zu ↑anti... u. ↑Neuralgie] *s;* -s, ...ka: Mittel gegen Neuralgien, schmerzstillendes Mittel. **anti|neur|algisch:** gegen Nervenschmerzen wirksam (von Arzneimitteln)

anti|nu|kleär [zu ↑anti... u. ↑Nukleus]: gegen den Zellkern gerichtet

anti|ödematös [zu ↑anti... u. ↑Ödem]: gegen Ödeme gerichtet (von Arzneimitteln)

Anti|östro|gen [↑anti... u. ↑Östrogen] *s;* -s, -e: synthetische Substanz, die die Aufnahme von Östrogenen am Zielgewebe hemmt

Anti|oxidans [zu ↑anti... u. ↑Oxid] *s;* -, ...dantia u. ...danzien [...*i*^{e}*n*]: Substanz, die pathophysiologische Oxidationsvorgänge im Organismus hemmt (z. B. Vitamin C). **Anti|oxidation** *w;* -, ...nen: medikamentöse Hemmung einer Oxidation. **antioxidativ** [...*if*]: im Sinne einer Antioxidation wirkend

Anti|peri|staltik [↑anti... u. ↑Peristaltik] *w;* -: Umkehrung der normalen ↑Peristaltik, Muskelbewegung des Darmes, die den Darminhalt in der der normalen entgegengesetzten Richtung befördert

Anti|pernizio|sa|prinzip [Kurzw. aus ↑anti... u. ↑Anaemia perniciosa] *s;* -s: Wirkstoff der Leber, der das Entstehen einer ↑Anaemia perniciosa verhindert (Vereinigung des ↑Intrinsic Factor mit dem ↑Extrinsic Factor)

Anti|phlogistikum [zu ↑anti... und ↑phlogistisch] *s;* -s, ...ka: Entzündungen hemmendes (örtlich angewandtes) Arzneimittel. **anti|phlogistisch:** entzündungshemmend

Anti|plasmin [↑anti... u. ↑Plasmin] *s;* -s, -e: = Antifibrinolysin

anti|pro|liferativ [...*if;* ↑anti... u. ↑proliferativ]: wachstumshemmend (von Substanzen)

Anti|promotor [↑anti... u. ↑Promotor] *m;* -s, ...toren: Substanz, die die krebsige Entartung einer Zelle verhindert oder rückgängig macht

Anti|protea|se [↑anti... u. ↑Protease] *w;* -, -n: Substanz, die das Enzym Protease hemmt

Anti|pro|thrombo|kinase [↑anti... u. ↑Prothrombokinase] *w;* -, -n: Stoff, der die Wirkung des ↑Akzelerins schwächt oder aufhebt

Anti|pruriginosum [zu ↑anti... u. ↑Prurigo] *s;* -s, ...sa: Mittel gegen Juckreiz

Anti|psy|chotikum [zu ↑anti... u. ↑Psychose] *s;* -s, ...ka: Arzneimittel zur Behandlung von Erregungszuständen

Anti|pyretikum [zu ↑anti... u. gr. *πυρετός* = Fieber] *s;* -s, ...ka: fiebersenkendes Mittel

Anti|rachitikum [zu ↑anti... u. ↑Rachitis] *s;* -s, ...ka: Mittel zur Vorbeugung und Heilung der Rachitis. **anti|rachitisch,** in der Fügung: **anti|rachitisches Vit|amin:** Vitamin D, bei dessen Fehlen Rachitis auftritt

anti|retroviral [↑anti... u. ↑retroviral]: gegen Retroviren gerichtet (von Arzneimitteln)

Anti|rheu|matikum [zu ↑anti... und ↑rheumatisch] *s;* -s, ...ka: Mittel gegen rheumatische Erkrankungen

Anti|sep|sis [↑anti... u. ↑Sepsis] *w;* -: Vernichtung von Krankheitskeimen mit chem. Mitteln, bes. in Wunden. **Anti|septikum** *s;* -s, ...ka: keimtötendes Mittel, bes. zur Wundbehandlung. **anti|septisch:** keimtötend, Wundinfektionen verhindernd

Anti|skabio|sum [↑anti... u. ↑scabiosus] *s;* -s, ...sa: Mittel gegen Krätze

Anti|spasmodikum [zu ↑anti... u. ↑spasmodisch] *s;* -s, ...ka: krampflösendes Mittel

Anti|spastikum [zu ↑anti... u. ↑spastisch] *s;* -s, ...ka: = Antispasmodikum

Anti|strepto|lysin [↑anti... u. ↑Streptolysin] *s;* -s, -e: ↑Antikörper, der das Streptokokkengift ↑Streptolysin unschädlich macht. **Anti|strepto|lysin|re|aktion:** Serumreaktion, mit der sich das Vorhandensein von Antistreptolysinen im Blut nachweisen lässt; Abk.: ASR

anti|sym|pa|thiko|ton [↑anti... u. ↑sympathikoton]: gegen den erhöhten Tonus des sympathischen Nervensystems gerichtet (von Arzneimitteln)

Anti|sy|philitikum [zu ↑anti... u. ↑Syphilis] *s;* -s, ...ka: = Antiluikum

Anti|thrombin [↑anti... u. ↑Thrombin] *s;* -s: Substanz im Blutplasma, die die Wirkung des ↑Thrombins aufhebt, d. h. die Blutgerinnung hemmt

Anti|thrombo|kinase [↑anti... und ↑Thrombokinase] *w;* -: die erste Phase der Blutgerinnung hemmende (die Wirkung der ↑Thrombokinase aufhebende Substanz

Anti|thrombotikum [zu ↑anti... u. ↑Thrombose] *s;* -s, ...ka: Arzneimittel zur Verhütung einer Thrombose. **anti|thrombotisch:** gegen eine Thrombose gerichtet (von Arzneimitteln)

anti|thyreo|idal [Kurzbildung zu ↑anti... u. ↑Hyperthyreoidie]: gegen Schilddrüsenüberfunktion gerichtet (von Arzneimitteln)

Anti|toxin [↑anti... u. ↑Toxin] *s;* -s, -e: im Blutserum enthaltene ↑Antikörper, deren Wirkung gegen bestimmte ↑Toxine gerichtet ist (vor allem gegen Bakteriengifte). **Anti|toxin|einheit:** diejenige ↑Antitoxin enthaltende Serummenge, die eine bestimmte standardisierte Toxindosis unwirksam zu machen vermag (Abk.: AE, A. E.)

anti|tragicus, ...ca, ...cum [zu ↑Antitragus]: zum Antitragus gehörend; z. B. in der Fügung ↑Musculus antitragicus (Anat.)

anti|trago|helicinus, ...na, ...num [zu ↑Antitragus u. ↑Helix]: den Antitragus und die Helix betreffend; z. B. in der Fügung ↑Fissura antitragohelicina

Anti|tragus [auch: *an...;* ↑anti... u. ↑Tragus] *m;* -, ...gi: anatom. Bez. für den dem Tragus gegenüberliegenden Höcker der Ohrmuschel

anti|tumoral [zu ↑anti... u. ↑Tumor]: gegen Tumoren gerichtet (von Substanzen)

Anti|tussivum [zu ↑anti... u. ↑Tussis] *s;* -s, ...va: Mittel gegen Husten

Anti|varikosum [zu ↑anti... u. lat. *varix,* Gen.: *varicis* = Krampfader] *s;* -s, ...sa:

Arzneimittel zur Vorbeugung gegen und zur Behandlung von Krampfadern

Anti|vertiginosum [zu ↑anti... u. ↑Vertigo] *s;* -s, ...sa: Arzneimittel zur Behandlung von Schwindelzuständen

anti|viral [zu ↑anti... u. ↑Virus]: gegen Viren gerichtet (von Substanzen)

Anti|vit|amin [↑anti... u. ↑Vitamin] *s;* -s, -e: natürliche oder künstliche Substanz, die als ↑Antagonist eines Vitamins wirkt und dessen spezifische Wirksamkeit vermindert oder ausschaltet

Anti|zipation [zu lat. *anticipare* = vorwegnehmen] *w;* -, -en: = Anteposition (2)

an|tral [zu ↑Antrum]: zu einem Antrum gehörend, von ihm ausgehend

An|trek|tomie [↑Antrum u. ↑Ektomie] *w;* -, ...ien: operative Entfernung des ↑Antrum pyloricum

An|tritis [zu ↑Antrum] *w;* -, ...itiden (in fachspr. Fügungen: ...itides): Entzündung des ↑Antrum mastoideum (Form der ↑Mastoiditis bei Säuglingen)

An|tro|skopie [↑Antrum (mastoideum) u. ↑...skopie] *w;* -, ...ien: endoskopische Untersuchung des Antrum mastoideum

An|tro|tomie [↑Antrum u. ↑...tomie] *w;* -, ...ien: operative Öffnung des ↑Antrum mastoideum (durch Aufmeißeln des Warzenfortsatzes) mit Ausräumung vereiterter Warzenfortsatzzellen (bei Mittelohrentzündung)

An|trum [von gr. *ἄντρον* = Höhle, Grotte] *s;* -s, ...tren (in fachspr. Fügungen: *s;* -, ...tra): Körperhöhle, Organ-, Knochenhöhle (Anat.). **An|trum masto|ide|um:** Höhle des Warzenfortsatzes vor der Paukenhöhle, Teil des Mittelohrs. **An|trum pyloricum:** vor dem Magenpförtner liegender Abschnitt des Magens. **An|trum tympanicum:** = Antrum mastoideum

anulär, in fachspr. Fügungen: **anularis, ...re** [zu lat. *anulus* = Ring]: zum ↑Anulus gehörend; ringförmig (z. B. in der Fügung ↑Granuloma anulare)

anulatus, ...ta, ...tum [zu lat. *anulus* = Ring]: geringelt; z. B. in der Fügung ↑Pili anulati

Anulo|zyt [lat. *anulus* = Ring u. ↑...zyt] *m;* -en, -en (meist *Pl.*): infolge Farbstoffmangels ringförmig erscheinende ↑Erythrozyten (bei Eisenmangelanämie)

Anulus [aus lat. *anulus,* Gen.: *anuli* = Ring] *m;* -, ...li: ringförmiger Teil eines Organs (Anat.). **Anulus con|junctivae:** Übergang des Augenbindehautepithels in das Epithel der Hornhautvorderfläche. **Anulus femoralis:** Schenkelring, Lücke in der Oberschenkelfaszie unterhalb des Leistenbandes (Austrittsstelle für Schenkelbrüche). **Anulus fibro|cartilagine|us:** Faserring um das Trommelfell. **Anulus fi|brosus:** fibröser Ring der Zwischenwirbelscheibe. **Anuli fi|brosi** *Pl.:* bindegewebige Ringe zwischen den Vorhöfen und Kammern des Herzens, von denen die Segelklappen ausgehen. **Anulus hae|mor|rho|idalis:** = Zona haemorrhoidalis. **Anulus in|gui|nalis pro|fundus:** innerer Leistenring (Eingang zum Leistenkanal). **Anulus in|gui|nalis super|ficia|lis:** äußerer Leistenring, Lücke in der Sehne des schrägen äußeren Bauchmuskels (Eingang zum Leistenkanal). **Anulus iridis major** [↑Iris]: äußerer Ring der Irisvorderfläche. **Anulus iridis minor:** innerer, radial gestreifter Ring der Irisvorderfläche. **Anulus tendine|us communis:** sehniger Ring an der Ansatzstelle der äußeren Augenmuskeln. **Anulus tym|panicus:** halbrunder, unvollständiger Ring des Schläfenbeins (beim Neugeborenen), aus dem sich der Paukenteil (↑Pars tympanica) des Schläfenbeins entwickelt. **Anulus umbilicalis:** ringförmige Unterbrechung der ↑Linea alba im Bereich des Nabels (kann Ursache von Nabelbrüchen sein). **Anulus ure|thralis:** Schleimhautring um die ↑Uvula vesicae

An|urie [↑¹a... u. ↑...urie] *w;* -, ...ien: Harnverhaltung; stark verminderte (unter 100 ml in 24 Stunden) oder vollständig fehlende Urinausscheidung, Versagen der Harnproduktion (bei schweren Erkrankungen der Nieren, Harnwege u. a.; kann zum Tod durch ↑Urämie führen). **an|urisch,** in fachspr. Fügungen: **an|uricus, ...ca, ...cum:** ohne Harnabsonderung

Anus [aus lat. *anus,* Gen.: *ani* = Ring; auch (verhüllend) = After] *m;* -, Ani: After. **Anus im|per|foratus:** = Atresia ani. **Anus naturalis:** After mit normaler Öffnung. **Anus praeter|naturalis:** künstlich angelegter Darmausgang (z. B. zur Stilllegung des unteren Darmabschnittes bei Mastdarmkrebs). **Anus recto|vaginalis:** angeborene Fehlbildung des Afters, bei der der Mastdarm in den ↑Introitus vaginae mündet. **Anus transversus:** künstlicher After, aus dem quer verlaufenden Grimmdarm (↑Colon transversum) gebildet. **Anus vestibularis:** Mündung des Enddarms im Scheidenvorhof (angeborene Missbildung). **Anus vulvaris:** angeborenes Fehlen des Dammes und gemeinsame Mündung von Scheide und After im Bereich der äußeren weiblichen Geschlechtsteile

An|xie|tas [zu lat. *anxius* = ängstlich] *w;* -, ...ie|tates: Angst, Angstgefühl; nervöse Unruhe. **An|xie|tas tibia|rum:** „Unruhe der Extremitäten", in den Extremitäten (bes. den Beinen) in Ruhelage auftretende ↑Parästhesien mit Bewegungsdrang

an|xio|gen [lat. *anxius* = ängstlich und ↑...gen]: Angst oder nervöse Unruhe auslösend (von Medikamenten)

An|xio|lyse [zu lat. *anxius* = ängstlich u. gr. *λύειν* = lösen] *w;* -, -n (*Pl.* selten): Beseitigung nervöser Unruhe (durch Medikamente). **an|xio|lytisch**: Angst, nervöse Unruhe lösend (von Arzneimitteln)

Aorta [aus gleichbed. gr. ἀορτή] *w;* -, ...ten (in fachspr. Fügungen: Aortae): Hauptschlagader des Körpers. **Aorta ab|dominalis:** Bauchaorta, unterhalb des Zwerchfells gelegener Teil der Aorta. **Aorta ascendens:** aufsteigender Teil der Aorta zwischen ihrem Ursprung aus der linken Herzkammer und dem ↑Arcus aortae. **Aorta caudalis** = Arteria sacralis media. **Aorta de|scendens:** absteigende Aorta, zusammenfassende Bez. für ↑Aorta thoracica und ↑Aorta abdominalis. **Aorta thoracica:** Brustaorta, Abschnitt der ↑Aorta descendens oberhalb des Zwerchfells. **aortal**: zur Aorta gehörend

Aort|algie [↑Aorta u. ↑...algie] *w;* -, ...ien: an der Aorta oder im Bereich der Aorta auftretender Schmerz (von Erkrankungen der Aorta ausgehend)

Aortenbogen vgl. Arcus aortae

Aortenbogen|syn|drom: Krankheitserscheinungen, die durch Stenosen und Obturationen des Aortenbogens oder der herznahen großen Arterien sowie durch entsprechende Veränderungen an allen Gefäßen gemeinsam bedingt sind

Aorten|in|suf|fizienz: Schließunfähigkeit der Aortenklappen infolge Erweiterung des Klappenansatzrings oder infolge Verkürzung der Klappenränder (bei entzündlichen Prozessen)

Aorten|isth|mus vgl. Isthmus aortae

Aorten|isth|mus|stenose: angeborener Herzfehler, Verengung am Übergang vom Aortenbogen zur absteigenden Aorta

Aorten|klappe vgl. Valva aortae

Aorten|kon|figuration: bei ↑Aorteninsuffizienz auftretende Veränderung der Herzform mit vergrößertem linken ↑Ventrikel

Aorten|ruptur: Riss der Aorta bei bestehendem ↑Aneurysma oder bei ↑Arteriosklerose

Aorten|stenose: **1)** angeborene od. erworbene Verengung der Aorta infolge Einengung des Aortenklappenansatzringes oder infolge Verwachsung der Aortenklappenränder. **2)** = Aortenisthmusstenose

aortico|renalis, ...le [zu ↑Aorta und ↑Ren]: die Aorta u. die Nieren betreffend, zu Aorta und Nieren gehörend; z. B. in der Fügung ↑Ganglion aorticorenale

aorticus, ...ca, ...cum [zu ↑Aorta]: die Aorta betreffend; z. B. ↑Hiatus aorticus

Aortitis [zu ↑Aorta] *w;* -, ...itiden (in fachspr. Fügungen ...itides): Entzündung der Aorta, z. B. der ↑Adventitia (als Folge benachbarter entzündlicher Prozesse, bes. Karditiden). **Aortitis sy|philitica:** Aortenentzündung bei ↑Lues

Aorto|gra|phie [↑Aorta u. ↑...graphie] *w;* -, ...ien: ↑Arteriographie der Aorta

aorto|koronar [zu ↑Aorta u. ↑Koronargefäße]: die Hauptschlagader des Körpers und die Herzkranzgefäße betreffend (z. B. aortokoronarer Bypass)

AÖZ = Anodenöffnungszuckung

AP: **1)** Abk. für ↑Anstaltspackung. **2)** Abk. für ↑alkalische Phosphatase

[1]ap..., Ap... vgl. ad..., Ad...

[2]ap..., Ap... vgl. apo..., Apo...

a. p.: = ante partum

a.–p.: = anterior–posterior

apallisches Syn|drom [zu ↑ [1]a... u. gr. πάλλειν = schwingen]: Ausfallserscheinungen infolge doppelseitiger Ausschaltung der Großhirnrinde durch Unterbrechung der Verbindungen zwischen Großhirn und Hirnstamm (z. B. durch eine Blutung)

Apara|thyreo|se [zu ↑ [1]a... u. ↑parathyreoideus (in der Fügung ↑Glandula parathyreoidea)] *w;* -, -n: Fehlen der Nebenschilddrüsen (z. B. nach operativer Entfernung) und das dadurch bedingte körperliche Erscheinungsbild

Apa|thie [zu ↑ [1]a... u. gr. πάθος = Leiden; Leidenschaft; Krankheit] *w;* -, ...ien: Teilnahmslosigkeit, krankhaft verminderte Gefühlserregbarkeit (u. a. bei Schwachsinn, Erschöpfung, als Schreckreaktion). **apathisch**: teilnahmslos

apa|tho|gen [↑ [1]a... u. ↑pathogen]: keine Krankheiten hervorrufend (z. B. von im Organismus lebenden Bakterien)

APC-Viren [Abk. für: *A*denoidal-*p*haryngeal-*c*onjunctival-Viren] *Pl.:* = Adenoviren

Apep|sie [zu ↑ [1]a... u. ↑Pepsin] *w;* -, ...ien, in fachspr. Fügungen: **Apep|sia[1]**, *Pl.:* ...iae: Fehlen bzw. Ausfall der Verdauungsfunktion des Magens

aperi|odisch [↑ [1]a... u. ↑periodisch]: unregelmäßig verlaufend, ungleichmäßig

Aperi|staltik [↑ [1]a... u. ↑Peristaltik] *w;* -: Fehlen od. starke Verminderung der physiologischen Darmbewegung

Aperitivum [zu lat. *aperire* = öffnen] *s;* -s, ...va: **1)** leichtes Abführmittel. **2)** appetitsteigerndes Mittel

Apertur [aus lat. *apertura*, Gen.: *aperturae* = Öffnung] *w;* -, -en, in fachspr. Fügungen: **Apertura,** *Pl.:* ...rae: anatom. Bez. für: Öffnung, Eingang (bes. eines Organs). **Apertura ex|terna aquae|ductus vestibuli** [- ...*dúktuß* -]: äußere Öffnung des Vorhofkanals hinter dem inneren Gehörgang. **Apertura ex|terna canaliculi coch|leae:** äußere Öffnung des Kanals der Schnecke (↑Cochlea) im Innenohr. **Apertura interna canaliculi vestibuli:** = Apertura externa aquaeductus vestibuli. **Apertura lateralis ventriculi quarti:** seitliche Öffnung des 4. Hirnventrikels zum ↑Subarachnoidalraum. **Apertura media|na ventriculi quarti:** mittlere Öffnung des 4. Hirnventrikels zur ↑Cisterna cerebellomedullaris. **Apertura nasi ex|terna:** = Nares. **Apertura pelvis minoris inferior:** untere Öffnung des kleinen Beckens. **Apertura pelvis mino-

ris superior: obere Öffnung des kleinen Beckens, durch die ↑Linea terminalis vom großen Becken geschieden. **Apertura piri|formis:** birnenförmige vordere Öffnung der knöchernen Nase. **Apertura sinus frontalis** [- *sinuß* -]: Öffnung der Stirnbeinhöhle. **Apertura sinus spheno|idalis** [- *sinuß* -]: Öffnung der Keilbeinhöhle. **Apertura thoracis inferior:** untere Brustkorböffnung. **Apertura thoracis superior:** obere Brustkorböffnung. **Apertura tympanica canaliculi chordae tympani:** Öffnung der Paukenhöhle (im Innenohr), Eintrittsstelle der ↑Chorda tympani

apertus, ...ta, ...tum [zu lat. *aperire, apertum* = öffnen]: offen; z. B. in der Fügung ↑Ductus arteriosus apertus

Apex [aus lat. *apex,* Gen.: *apicis* = äußerste Spitze, Gipfel] *m;* -, Apices: anatom. Bez. für: Spitze, spitzgeformtes äußerstes Ende (eines Organs). **Apex au|riculae:** Darwin-Spitzohr, Bildungsanomalie der Ohrmuschel. **Apex capitis fibulae** [↑Caput fibulae]: Spitze am oberen Wadenbeinköpfchen. **Apex cartilaginis arytae|no|ideae:** die nach hinten gebogene Spitze des Stellknorpels. **Apex cordis** [↑Cor]: Herzspitze, von der linken Herzkammer gebildet. **Apex cornus posterio|ris:** das aus lockeren Verbänden von Ganglienzellen bestehende äußerste Ende des Hinterhorns der grauen Substanz des Rückenmarks. **Apex cus|pidis:** Spitze eines Zahnhöckers. **Apex lin|guae:** Zungenspitze. **Apex nasi:** Nasenspitze. **Apex ossis sa|cri** [↑Os sacrum]: Spitze des Kreuzbeins. **Apex partis petrosae** [↑Pars petrosa]: Spitze am Felsenteil des Schläfenbeins. **Apex patellae:** Spitze an der Kniescheibe. **Apex prostatae:** spitzes Ende der Vorsteherdrüse. **Apex pulmonis** [↑Pulmo]: Lungenspitze, Spitze eines Lungenflügels. **Apex pyramidis:** = Apex partis petrosae. **Apex radicis dentis** [↑Radix dentis]: Spitze der Zahnwurzel. **Apex vesicae:** die nach vorn oben gelegene Spitze der Harnblase

Apex|kardio|gra|phie: apparative Aufzeichnung des Herzspitzenstoßes

Apgar-Zahl [*äpgar...;* nach der amer. Anästhesistin Virginia Apgar, 1909–1974]: Zahl zur Kennzeichnung des Zustandes eines Neugeborenen während der ersten Lebensstunden: Es werden fünf Faktoren registriert, Hautfarbe, Atembewegungen, Herzfrequenz, Spannungszustand der Muskulatur (Muskeltonus), Antwort auf bestimmte Reize (Reflextätigkeit). Diese werden mit Punkten (0, 1 oder 2) bewertet und in ein Schema eingetragen. Die Summe ergibt den Zustand des Neugeborenen (10 = normal, 6–9 = gefährdet, unter 5 = lebensgefährlich)

Aphagie [zu ↑[1]a... u. gr. *φαγεῖν* = essen] *w;* -, ...ien: Unvermögen zu schlucken (z. B. infolge Schmerzen beim Schluckakt)

aphak [zu ↑[1]a... u. gr. *φακός* = Linse, linsenförmiges Gebilde]: ohne Augenlinse (als angeborene od. erworbene Missbildung). **Aphake** *m;* -n, -n: Mensch ohne Augenlinse. **Aphaken|hyper|opie:** durch das Fehlen der Augenlinse bedingte Weitsichtigkeit. **Aphakie** *w;* -, ...ien: Fehlen der Augenlinse (nach Verletzung od. Operation, seltener angeboren)

Aphasie [zu ↑[1]a... u. gr. *φάσις* = Sprechen; Sprache] *w;* -, ...ien, in fachspr. Fügungen: **Aphasia**[1], *Pl.:* ...iae: zusammenfassende Bez. für Störungen des Sprechvermögens und des Sprachverständnisses bei erhaltener Funktion des Sprechapparates und des Gehörs (bedingt durch organische Veränderungen in der Großhirnrinde). **aphasisch:** die ↑Aphasie betreffend, auf Aphasie beruhend

Aphemie [zu ↑[1]a... u. gr. *φήμη* = Rede] *w;* -, ...ien: ↑motorische Aphasie

Aphonie [zu ↑[1]a... u. gr. *φωνή* = Stimme] *w;* -, ...ien, in fachspr. Fügungen: **Aphonia**[1], *Pl.:* ...iae: Verlust der Stimme, Fehlen des Stimmklangs, Flüsterstimme (durch organische Veränderungen an den Stimmbändern, Lähmungen u. a. bedingt). **Aphonia hysterica:** neurotisch bedingter Verlust des Stimmklangs. **Aphonia spastica:** = Dysphonia spastica

Aphorese [zu ↑[2]a... u. gr. *φορεῖν* = tragen, bringen] *w;* -, -n: Entfernung bestimmter Bestandteile aus dem Blut

Aphrasie [zu ↑[1]a... u. gr. *φράσις* = Reden; Ausdruck; Ausdrucksweise] *w;* -, ...ien, in fachspr. Fügungen: **Aphrasia**[1], *Pl.:* ...iae: **1)** Stummheit. **2)** Unvermögen, richtige Sätze zu bilden. **Aphrasia voluntaria:** freiwillige Stummheit, Stummheit ohne organische Ursachen (bei ↑Paranoikern)

Aphrodisia|kum [zu gr. *ἀφροδίσια (Pl.)* = Liebesgenuss] *s;* -s, ...ka: den Geschlechtstrieb anregendes Mittel. **Aphrodisie** *w;* -, ...ien: krankhaft gesteigerte geschlechtliche Erregbarkeit. **aphrodisisch:** den Geschlechtstrieb steigernd

Aph|the [aus gr. *ἄφθα* = Mundausschlag] *w;* -, -n, in fachspr. Fügungen: **Aph|tha,** *Pl.:* ...thae (meist *Pl.*): Ausschlag der Lippen u. der Mundschleimhaut in Form von linsenkerngroßen, gelblich weißen Flecken (z. T. durch Viren hervorgerufen). **Aph|thae epizooticae** *Pl.:* = Maul- und Klauenseuche

Aph|tho|id [↑Aphthe u. ↑...id] *s;* -[e]s, -e: aphthenähnlicher Ausschlag der Mundschleimhaut (durch das ↑Herpesvirus hervorgerufen)

Aphthon|gie [zu ↑[1]a... u. gr. *φθόγγος* = Laut] *w;* -, ...ien: Reflexaphasie, durch Krämpfe im Bereich des ↑Nervus hypoglossus (bei Sprechversuchen) ausgelöste Sprachstörung

Aph|those u. **Aph|thosis** [zu ↑Aphthe] *w;* -,

...osen: mit der Bildung von ↑Aphthen einhergehende Erkrankung; im engeren Sinne: Aphthenbildung im Bereich der ↑Vagina. **aph|thös,** in fachspr. Fügungen: **aphthosus, ...osa, ...osum:** die Aphthose betreffend, mit Aphthenbildung einhergehend; z. B. in der Fügung ↑Febris aphthosa

apico|posterior, ...rius [zu lat. *apex,* Gen. *apicis* = äußerste Spitze, Gipfel u. ↑posterior]: mit der Spitze nach hinten liegend; z. B. in der Fügung ↑Segmentum apicoposterius (Anat.)

apikal, in fachspr. Fügungen: **apicalis, ...le** [zu ↑Apex]: einen ↑Apex betreffend, zum Apex hin gelegen; z. B. in der Fügung ↑Segmentum apicale

Apikalkörper: Kopf des Spermienfadens

Apiko|lyse [zu ↑Apex u. gr. *λύειν* = lösen, auflösen] *w;* -, -n: operative ↑extrapleurale Lösung von Verwachsungen der Lungenspitzen

Apiko|tomie [zu ↑Apex u. ↑...tomie] *w;* -, ...ien: ↑Resektion einer Zahnwurzelspitze. **apiko|tomie|ren:** eine Zahnwurzelspitze teilweise operativ entfernen

Apitui|tarismus [zu ↑[1]a... u. lat. *pituita* = Schleim] *m;* -, ...men: fehlende Sekretion der ↑Hypophyse und das dadurch bedingte Krankheitsbild

Aplasie [zu ↑[1]a... u. gr. *πλάσσειν* = bilden, formen] *w;* -, ...ien, in fachspr. Fügungen: **Aplasia[1]**, *Pl.:* ...iae: angeborenes Fehlen eines Organs, Nichtausbildung einer Organanlage; vgl. Agenesie. **Aplasia cutis:** angeborenes Fehlen der Haut. **Aplasia lentis** [↑Lens]: angeborenes Fehlen der Augenlinse. **Aplasia pilorum intermittens** [↑Pilus]: = Monilethrix. **Aplasia retinae:** angeborenes Fehlen der Augennetzhaut (↑Retina)

Aplasmo|zytose [zu ↑[1]a... u. ↑Plasmozyt] *w;* -, -n, in fachspr. Fügungen: **Aplasmocytosis,** *Pl.:* ...oses: Schwund oder Fehlen der Plasmazellen im peripheren Blut (ähnlich der ↑Agranulozytose)

aplastisch, in fachspr. Fügungen: **aplasticus, ...ca, ...cum** [zu ↑[1]a... u. gr. *πλάσσειν* = bilden, formen]: nicht ausgebildet, [von Geburt an] fehlend (von Organen). **aplastische An|ämie:** = Anaemia aplastica

Apneu|matose [zu ↑[1]a... u. gr. *πνεῦμα,* Gen.: *πνεύματος* = Hauch, Wind, Luft] *w;* -, -n: Luftleere eines Lungenabschnitts; vgl. Atelektase

Apneu|mie [zu ↑[1]a... u. gr. *πνεύμων* = Lunge] *w;* -, ...ien: angeborenes Fehlen der Lunge

Apneu|sis [↑[1]a... u. gr. *πνεῦσις* = Atmen] *w;* -: Auftreten von Atemkrämpfen (krampfhaftes Einatmen ohne nachfolgendes Ausatmen) nach (operativer) Durchtrennung des ↑Pons und zusätzlicher ↑Vagotomie

Apnoe [aus gr. *ἄπνοια* = Windstille; Atemlosigkeit] *w;* -, -n, in fachspr. Fügungen: **Apnoea,** *Pl.:* ...oeae: allg. Bez. für: Atemstillstand (z. B. im Fetalstadium, bei Lähmung des Atemzentrums u. a.). **apnoisch:** keine Atmung zeigend, mit Atemstillstand einhergehend

Apo *s;* -s, -s: Kurzbez. für ↑Apolipoprotein

apo..., Apo... [aus gleichbed. gr. *ἀπό*], vor Selbstlauten meist: **ap..., Ap...:** Vorsilbe mit der Bedeutung „von – weg, ab; ausgehend von; entfernt von"; z. B.: Aponeurose

apocrinus vgl. apokrin

Apodie [zu ↑[1]a... u. gr. *πούς,* Gen.: *ποδός* = Fuß] *w;* -, ...ien: angeborenes Fehlen eines oder beider Füße

Apo|enzym [↑apo... u. ↑Enzym] *s;* -s, -e: Trägergruppe (hochmolekularer Eiweißbestandteil) eines ↑Enzyms, die zusammen mit dem ↑Koenzym das vollständige u. wirksame Enzym bildet

Apo|ferment [↑apo... u. ↑Ferment] *s;* -[e]s, -e: = Apoenzym

Apo|kamnose [zu gr. *ἀποκάμνειν* = ermüden] *w;* -, -n: rasche Ermüdung, Schwäche und Lähmung bestimmter Muskelgruppen, hervorgerufen durch Beanspruchung bei bestehender ↑Myasthenie

apo|krin, in fachspr. Fügungen: **apocrinus, ...na, ...num** [zu gr. *ἀποκρίνειν* = absondern, ausscheiden]: ein vollständiges Sekret produzierend und ausscheidend (von Drüsen, die sich nicht selbst in Sekret auflösen, sondern bei der Sekretion teilweise erhalten bleiben); vgl. ekkrin und holokrin

Apo|lipo|protein [↑apo... u. ↑Lipoprotein] *s;* -s, -e: Eiweißstrukturelement des ↑Lipoproteins; Kurzbez.: Apo

Apo|neu|rose [aus gleichbed. gr. *ἀπονεύρωσις*] *w;* -, -n, in fachspr. Fügungen: **Apo|neu|rosis,** *Pl.:* ...oses: **1)** Sehnenhaut, Sehnenblatt, flach ausgebreiteter Ansatzteil oder Ursprungsteil einer Sehne. **2)** flächenhafte, breite Sehne (z. B. die der schrägen Bauchmuskeln). **Apo|neu|rosis clavi|pectoralis:** verstärkte Abspaltung der ↑Fascia clavipectoralis. **Apo|neu|rosis epi|crania|lis** = Galea aponeurotica. **Apo|neu|rosis linguae:** Sehnengewebe der am Zungenrücken endigenden Muskelfasern. **Apo|neu|rosis lumbalis:** Sehnenblatt der ↑Fascia thoracolumbalis. **Apo|neu|rosis mus|culi bi|cipitis brachii:** flächenhafte Abspaltung der Bizepssehne. **Apo|neu|rosis palatina:** sehnige Fortsetzung der Gaumenmuskeln. **Apo|neurosis palmaris:** flächenförmige Sehne der Hohlhand. **Apo|neu|rosis plantaris:** Sehnenblatt der Fußsohle. **apo|neu|rotisch,** in fachspr. Fügungen: **apo|neu|roticus, ...ca, ...cum:** die ↑Aponeurose betreffend, nach Art einer Aponeurose; z. B. in der Fügung ↑Galea aponeurotica

Apo|neu|ro|tomie [↑Aponeurose und ↑...tomie] *w;* -, ...ien: operative Durchtrennung einer ↑Aponeurose

Apo|physe [aus gr. *ἀπόφυσις* = Auswuchs] *w;* -, -n, in fachspr. Fügungen: **Apo|physis,** *Pl.:* ...yses: anatom. Bez. für: Knochenfortsatz als Ansatzstelle für Muskeln (entsteht erst während der Kindheit aus einem neu gebildeten Knochenkern)

Apo|physeo|lyse [zu ↑Apophyse u. gr. *λύειν* = lösen, auflösen] *w;* -, -n, in fachspr. Fügungen: **Apo|physeo|lysis,** *Pl.:* ...yses: Apophysenlösung, meist traumatische Loslösung eines Apophysenknorpels von der Knochensubstanz bei Jugendlichen

Apo|physeo|pa|thie [↑Apophyse und ↑...pathie] *w;* -, ...ien, in fachspr. Fügungen: **Apo|physeo|pa|thia**[1], *Pl.:* ...iae: Störung in der Verknöcherung der (zunächst knorpeligen) Apophysen im Kindheitsalter. **Apophyseo|pa|thia tibiae:** Apophyseopathie an den Schienbeinepiphysen; vgl. Epiphyse (1)

Apo|physitis [zu ↑Apophyse] *w;* -, ...itiden (in fachspr. Fügungen: ...itides): Entzündung einer ↑Apophyse. **Apo|physitis acromia|lis:** Knochenentzündung des ↑Acromions. **Apo|physitis calcanei** [- ...*e-i*]: Entzündung der Apophyse am Fersenbein. **Apo|physitis tibiae:** Entzündung der Apophyse am Schienbein

Apo|physose [zu ↑Apophyse] *w;* -, -n (meist *Pl.*): unregelmäßige Verkalkungen der ↑Apophysen im Pubertätsalter, wahrscheinlich durch hormonale Störungen verursacht

apoplecticus vgl. apoplektisch

apo|plekti|form, in fachspr. Fügungen: **apoplecti|formis, ...me** [zu ↑apoplektisch u. lat. *forma* = Form, Gestalt]: einer ↑Apoplexie ähnlich (von Erkrankungen, bes. Anfällen).

Apo|plektiker *m;* -s, -: zu Schlaganfällen Neigender; an den Folgen eines Schlaganfalls leidende Person. **apo|plektisch,** in fachspr. Fügungen: **apo|plecticus, ...ca, ...cum** [zu gr. *ἀπόπληκτος* = vom Schlagfluss getroffen]: **1)** zur ↑Apoplexie gehörend. **2)** zu Schlaganfällen neigend (von Personen)

Apo|plexie [aus gr. *ἀποπληξία* = Schlagfluss] *w;* -, ...ien, in fachspr. Fügungen: **Apoplexia**[1], *Pl.:* ...iae: Schlaganfall, plötzliches Aussetzen der Funktion eines Organs (im Verlauf einer starken Organblutung, z. B. infolge einer ↑Embolie); im engeren Sinne: = Apoplexia cerebri. **Apo|plexia cerebri:** „Gehirnschlag", Ausfall umschriebener Hirnregionen als Folge von Hirnblutungen oder infolge Gefäßverschlusses, mit Lähmungen und verschiedenartigen Störungen einhergehend. **Apo|plexia cordis** [↑Cor]: „Herzschlag", plötzliches Herzversagen infolge Blutung in den Herzmuskel. **Apo|plexia neonatorum** [↑Neonatus]: Apoplexie des Gehirns (infolge Blutung) bei Neugeborenen. **Apo|plexia spinalis:** Rückenmarksblutung, Blutung in den spinalen ↑Subarachnoidalraum oder in das Rückenmark (auch: Rückenmarksgefäßverschluss) mit ↑Querschnittssyndromen. **Apo|plexia uteroplacentaris:** schwere Form der Schwangerschaftstoxikose (vorzeitige Plazentalösung) mit Blutungen in die Gebärmuttermuskulatur und Auftreten von ↑retroplazentaren ↑Hämatomen, von Ödemen und von Blutdrucksteigerung

Apo|ptose [aus gr. *ἀπόπτωσις* = das Abfallen] *w;* -, -n: physiologischer Zelltod durch in der Zelle selbst entwickelte Enzyme

Apo|skeparnismus [aus gleichbed. gr. *ἀποσκεπαρνισμός* (eigtl. = das Abhauen mit der Holzaxt)] *m;* -, ...men: Schädelverletzung, bei der ein Stück des Schädelknochens abgesplittert ist (entstanden durch Gewalteinwirkung aus schräger Richtung, z. B. durch einen Hieb)

Apo|stema [aus gr. *ἀπόστημα* = Abstand; Absonderung; Geschwür, Abszess] *s;* -s, -ta: = Abszess. **apo|stematös,** in fachspr. Fügungen: **apo|stematosus, ...osa, ...osum:** abszessbildend; z. B. in der Fügung ↑Cheilitis apostematosa

apo|theken|pflichtig: aufgrund gesetzlicher Vorschriften nur in Apotheken erhältlich (von Arzneimitteln)

Apparat [zu lat. *apparare, apparatum* = beschaffen, ausrüsten] *m;* -[e]s, -e, in fachspr. Fügungen: **Apparatus** *m;* -, - [...*átuß*]: zusammengehörende und zusammenwirkende Einzelorgane umfassender Organkomplex, Organsystem mit einheitlicher Gesamtfunktion. **Apparatus di|gestorius:** Verdauungssystem (Gesamtheit aller der Verdauung dienenden Organe). **Apparatus la|crimalis:** Tränenapparat des Auges (Tränendrüsen und -gänge). **Apparatus re|spiratorius:** Atmungssystem (Nase, Larynx, Bronchien u. Lungen). **Apparatus suspensorius lentis:** = Zonula ciliaris. **Apparatus uro|genitalis:** Harn- und Geschlechtssystem

apparent [zu lat. *apparere* = erscheinen]: zum Vorschein kommend (von Krankheitszeichen)

Append|ek|tomie [↑Appendix u. ↑Ektomie] *w;* -, ...ien: operative Entfernung des Wurmfortsatzes des Blinddarms. **append|ektomie|ren:** den Wurmfortsatz operativ entfernen

Appendicitis vgl. Appendizitis

appendicularis, ...re [zu ↑Appendix]: zum Wurmfortsatz gehörend; z. B. in der Fügung ↑Arteria appendicularis

Appendiko|pa|thie [↑Appendix u. ↑...pathie] *w;* -, ...ien, in fachspr. Fügungen: **Appendico|pa|thia**[1], *Pl.:* ...iae: allg. Bez. für: Erkrankung des Wurmfortsatzes des Blinddarms. **Appendico|pa|thia oxy|urica:** chronische Entzündung des Wurmfortsatzes, hervorgerufen durch ↑Enterobius vermicularis

Appendix [aus lat. *appendix,* Gen.: *appendicis* = Anhang, Anhängsel]: **1)** *w* (alltagssprachlich auch: *m*); -, ...dizes: übliche Kurzbez. für ↑Appendix vermiformis. **2)** *w;* -, ...dizes (in fachspr. Fügungen: ...dices): allg. Bez. für: Anhangsgebilde an Organen (Anat.). **Appendix epi|didymidis:** Anhängsel des Nebenhodens (wahrscheinl. Relikt der Urniere). **Appendices epi|ploi|cae** *Pl.:* Fett enthaltende Anhängsel an der Außenwand des Dickdarms. **Appendix fi|brosa hepatis** [↑Hepar]: Bindegewebsanhang an der Spitze des linken Leberlappens. **Appendix testis:** ungestieltes Bläschen am oberen Pol des Hodens (wahrscheinl. ein Überbleibsel des Müller-Ganges). **Appendix ven|triculi laryngis:** = Sacculus laryngis. **Appendix vermiformis:** Wurmfortsatz des Blinddarms. **Appendices vesiculosae:** gestielte Bläschen am Eileitergekröse, Reste der Urniere

Appendizitis [zu ↑Appendix] *w;* -, ...itiden, in fachspr. Fügungen: **Appendicitis,** *Pl.:* ...itides: Entzündung des Wurmfortsatzes des Blinddarms (ugs. meist fälschlich „Blinddarmentzündung" genannt). **Appendicitis acuta:** akute Appendizitis (von plötzlich einsetzenden, kolikartigen Schmerzen im Mittelbauch begleitet). **Appendicitis chronica:** chronische Wurmfortsatzentzündung mit wiederkehrenden Schmerzanfällen. **Appendicitis fi|bro|plastica:** unspezifische chronische Wurmfortsatzentzündung mit Bindegewebswucherung. **Appendicitis gan|grae|nosa:** ↑Gangrän des Wurmfortsatzes, hervorgerufen durch Unterbrechung der Blutzirkulation bei Verschluss der Wurmfortsatzlichtung. **Appendicitis perforans** (od. **per|forata** bzw. **per|forativa**): Entzündung des Wurmfortsatzes mit Abszessbildung und Durchbruch in die freie Bauchhöhle. **Appendicitis phleg|monosa:** mit Bildung von Phlegmonen in der Wand des ↑Zäkums u. des Appendix vermiformis verbundene Appendizitis. **Appendicitis subacuta:** weniger heftig verlaufende Wurmfortsatzentzündung, bei der es nicht zum Verschluss der Appendixlichtung kommt

appendizitisch [zu ↑Appendizitis]: bei Appendizitis vorkommend

Ap|per|zeption [zu ↑ad... u. lat. *percipere, perceptum* = wahrnehmen] *w;* -, -en: das bewusste Erfassen von sinnlichen Wahrnehmungen und Erlebnisinhalten in ihrer Bedeutung, vgl. Perzeption (Psychol.). **ap|per|zeptiv** [...*tif*]: die Apperzeption betreffend (z. B. apperzeptive Demenz)

Ap|petenz [zu lat. *appetere* = begehren, Verlangen haben] *w;* -: Begehren, Verlangen; Sexualverlangen

Ap|petit|zügler: chemische Verbindungen, die nach Einnahme auf das im Hypothalamus lokalisierte appetitregulierende Zentrum einwirken und zu einer Verminderung des Appetits führen

Ap|planation [zu ad... u. lat. *planus* = flach, eben] *w;* -, -en, in fachspr. Fügungen: **Ap|planatio,** *Pl.:* ...io|nes: Abflachung; im engeren Sinne: **Ap|planatio corneae:** Abflachung der Hornhaut (angeboren oder Zeichen einer beginnenden Augapfelschrumpfung)

Ap|planations|tono|meter: Tonometer, das den Augeninnendruck aus der Abplattung der Augenhornhaut unter der Einwirkung eines bestimmten Gewichts misst

ap|plikabel [zu lat. *applicare* = anlegen; anfügen; verwenden]: anwendbar (von Arzneimitteln). **Ap|plikation** *w;* -, -en: Verabreichung, Anwendung (von Medikamenten u. a.). **ap|plizie|ren:** [Medikamente] verabreichen; dem Körper zuführen (z. B. subkutan)

Ap|position [zu lat. *apponere, appositum* = hinsetzen, hinzufügen] *w;* -, -en: Anlagerung (z. B. von Knochensubstanz beim Aufbau der Knochen)

Ap|positions|thrombus: = Abscheidungsthrombus

Ap|probation [zu lat. *approbare, approbatum* = zustimmen, billigen] *w;* -, -en: staatliche Erteilung der Zulassung als Arzt, Zahnarzt oder Apotheker. **ap|probiert:** als Arzt, Zahnarzt oder Apotheker zur Berufsausübung staatlich zugelassen

apraktisch [zu ↑Apraxie]: die Apraxie betreffend, mit Apraxie verbunden

Apra|xie [aus gr. *ἀπραξία* = Untätigkeit] *w;* -, ...ien, in fachspr. Fügungen: **Apra|xia**[1], *Pl.:* ...iae: Unfähigkeit, sinnvolle und zweckentsprechende Bewegungen auszuführen trotz erhaltener Funktionstüchtigkeit des Bewegungsapparates (eine Folge zentraler Störungen)

Apros|exie [aus gr. *ἀπροσεξία* = Unaufmerksamkeit] *w;* -, ...ien, in fachspr. Fügungen: **Apros|exia**[1], *Pl.:* ...iae: Konzentrationsschwäche, Störung des Vermögens, sich geistig zu sammeln (aufmerksam zu sein). **Apros|exia nasalis:** mangelnde Konzentrationsfähigkeit bei Kindern, die an Behinderung der Nasenatmung (infolge ↑adenoider Wucherungen) leiden

Apros|opie [zu ↑[1]a... u. gr. *πρόσωπον* = Gesicht] *w;* -, ...ien: angeborenes Fehlen des Gesichts

Aprotein|ämie [↑[1]a..., ↑Protein u. ↑...ämie] *w;* -, ...ien; Mangel an oder Fehlen von Proteinen im Blut

Aptya|lismus [zu ↑[1]a... u. gr. *πτυαλίζειν* = viel spucken]: Versiegen der Speichelsekretion (nach einer ↑Stomatitis)

Apudom [zu ↑Apud-Zellen] *s;* -s, -e, in fachspr. Fügungen: **Apudoma,** *Pl.:* -ta: Tumor der Apud-Zellen

Apud-Zellen [Abk. für engl. *a*mine and *p*recursor *u*ptake and *d*ecarboxylation = Aufnahme und Decarboxylation von Aminen und Vorstufen] *Pl.:* u. a. in der Schilddrüse, in den Langerhans-Inseln und im Magen vorkommende endokrine Zellen, die die Fähigkeit zur Bildung von Polypeptidhormonen haben

Apus [↑ [1]a... u. gr. *πούς*, Gen.: *ποδός* = Fuß] *m;* -, Apoden: Fetus, dem die Füße bzw. Beine fehlen

apu|trid, in fachspr. Fügungen: **apu|tridus, ...da, ...dum** [↑ [1]a... u. ↑putrid]: nicht faulig, nicht eitrig

Apyr|exie [↑ [1]a... u. ↑Pyrexie] *w;* -, ...ien: Fieberlosigkeit, fieberfreie Zeit (z. B. zwischen Malariaanfällen)

Äqu.: Abk. für ↑Äquivalent

Aqua [aus lat. *aqua* = Wasser] *w;* -, Aquae: Wasser; wasserähnliche Flüssigkeit, klare Lösung (zum medizin. Gebrauch). **Aqua bidestillata:** doppelt destilliertes, chem. reines Wasser. **Aqua borica:** Borwasser, 3%ige Borsäurelösung. **Aqua cresolica:** Kresolwasser, ein ↑Desinfiziens. **Aqua de|stillata:** destilliertes, chem. reines Wasser. **Aqua phenolata:** Phenolwasser, ein ↑Desinfiziens

Aquä|dukt [aus lat. *aquae ductus* = Wasserleitung] *m;* -[e]s, -e, in fachspr. Fügungen: **Aquae|ductus** *m;* -, - [...*dúktuß*]: anatom. Bez. für: Verbindungskanal zwischen mit Flüssigkeit (↑Liquor) gefüllten Hohlräumen in Organen. **Aquae|ductus cere|bri:** Verbindung zwischen dem III. und IV. Ventrikel im Mittelhirn. **Aquae|ductus coch|leae:** = Ductus perilymphaticus. **Aquae|ductus vestibuli:** Knochenkanal im Innenohr, in dem der ↑Ductus endolymphaticus verläuft

Äqua|tor [aus lat. *aequator* = Gleichmacher] *m;* -s, ...atoren, in fachspr. Fügungen: **Aequa|tor** *m;* -, ...atores: größter gedachter Umfangskreis eines kugeligen od. kugelähnlichen Organs, bes. des Augapfels (Anat.). **Aequa|tor bulbi:** senkrecht zur Augenachse verlaufender Äquator des Augapfels. **Aequa|tor lentis** [↑Lens]: Linsenäquator, größter Umfangskreis der vorderen Augenlinsenfläche

aque|us, ...ea, ...e|um [zu lat. *aqua* = Wasser]: aus Wasser bestehend, wässrig; z. B. in der Fügung ↑Humor aqueus

Äqui|librie|rung [zu lat. *aequilibris* = im Gleichgewicht] *w;* -en, -en: Wiederherstellung des physiologischen vegetativen Gleichgewichts

Äqui|li|brio|me|trie [lat. *aequilibrium* = Gleichgewicht u. ↑...metrie] *w;* -, ...ien: Erforschung und messende Erfassung der Gleichgewichtsfunktion

Äqui|valent [zu lat. *aequus* = gleich u. lat. *valere* = stark sein, wirksam sein] *s;* -[e]s, -e: Menge eines Stoffes, der in Bezug auf die chemische Reaktionsmöglichkeit einem anderen gleichwertig ist (Abk.: Äqu.). **Äquivalenz** *w;* -, -en: Gleichwertigkeit, z. B. von Elementen in einer Verbindung (Chem.)

aquo|sus, ...osa, ...osum [zu lat. *aqua* = Wasser]: neuere Form für ↑aqueus

Ar: chem. Zeichen für ↑Argon

[1]**ar..., Ar...** vgl. [1]a..., A...

[2]**ar..., Ar...** vgl. ad..., Ad...

Ara|chidon|säure [zu gr. *ἀράχιδνα* = eine Hülsenfrucht]: ungesättigte Fettsäure, die in Pflanzenölen, Fett und in der Leber vorkommt

Arachnitis, auch: **Arachno|iditis** [zu ↑Arachnoidea] *w;* -, ...itiden (in fachspr. Fügungen: ...itides): Entzündung der Spinngewebshaut des Gehirns bzw. des Rückenmarks. **Arachnitis ad|hae|siva:** Entzündung und ↑fibrinöse Verklebung der Spinngewebshaut. **Arachnitis chemo|tactica:** durch ↑intrathekal zugeführte Arzneimittel hervorgerufene Entzündung der Spinngewebshaut. **Arachnitis optico|chiasmatica:** Entzündung der Arachnoidea, die auf die Sehnerven oder die Sehnervenkreuzung übergreift

Arachno|daktylie [zu gr. *ἀράχνη* = Spinne u. gr. *δάκτυλος* = Finger; Zehe] *w;* -, ...ien: „Spinnenfingrigkeit", abnorme Länge der Hand- und Fußknochen (zum ↑Marfan-Syndrom gehörend)

arachno|idal, in fachspr. Fügungen: **arachno|id[e]alis, ...le** [zu ↑Arachnoidea]: die Arachnoidea betreffend; z. B. in der Fügung ↑Granulationes arachnoidales

Arachno|idea [zu gr. *ἀράχνη* = Spinne u. gr. *-ειδής* = gestaltet, ähnlich] *w;* -, ...deae: Spinngewebshaut, zarte Bindegewebsmembran, die zusammen mit der ↑Pia mater die weiche Hirn- bzw. Rückenmarkshaut (↑Leptomeninx) bildet. **Arachno|idea en|cephali:** Spinngewebshaut des Gehirns. **Arachno|idea spinalis:** Spinngewebshaut des Rückenmarks

Arachnoiditis vgl. Arachnitis

Arachno|pa|thie [Kurzbildung aus ↑Arachnoidea u. ↑...pathie] *w;* -, ...ien: Erkrankung der Spinngewebshaut des Rückenmarks

Arachno|theliom [Kurzbildung zu ↑Arachnoidea u. ↑Epithel] *s;* -s, -e: seltene Bezeichnung für ↑Meningeom

Aräo|meter [gr. *ἀραιός* = dünn u. ↑...meter] *s;* -s, -: Flüssigkeitswaage, Senkwaage, Gerät zur Bestimmung des spezifischen Gewichts von Flüssigkeiten (Phys.)

Arbeits|hygie|ne: Teilgebiet der Arbeitsmedizin, das sich mit der Prophylaxe von Berufskrankheiten und Gesundheitsstörungen durch die Berufsarbeit beschäftigt

Arbeits|therapie: dosierte körperliche oder geistige Belastung im Rahmen der ↑Rehabilitation

Arbor bron|chia|lis [lat. *arbor* = Baum; ↑bronchialis] *m;* - -: Gesamtheit des Zweigsystems der Luftröhre

arbores|cens [zu lat. *arbor* = Baum]: baumartig wachsend, sich verzweigend (von Nervenfortsätzen, Kapillaren, auch von Tumoren); z. B. in der Fügung ↑Lipoma arborescens

Arborisation [zu lat. *arbor* = Baum] *w;* -, -en: Bezeichnung für die eigenartige baumartige Konfiguration eingetrockneten Schleimes der Zervix der Gebärmutter

Arbor|viren, auch: **Arbo|viren** [Kurzw. aus engl. *ar*thropod *borne* = in Gliederfüßlern entstanden u. ↑Viren] *Pl.:* durch Stechmücken oder Zecken übertragene Arten sehr kleiner Viren, die beim Menschen ↑Enzephalitiden hervorrufen

Arbor vitae [lat. *arbor* = Baum u. lat. *vita* = Leben] *m;* - -: „Lebensbaum", dem Lebensbaum (Thuja occidentalis) ähnelndes Bild, das das Kleinhirn im ↑Medianschnitt zeigt

Arboviren vgl. Arborviren

ARC: Abk. für ↑Aids-related Complex

Arc de cer|cle [*ark dᵉ ßärkᵉl;* aus frz. *arc de cercle* = Kreisbogen] *m;* - - -: lordotische Kreisbogenhaltung des Körpers, der in Brückenstellung auf Hinterkopf und Füße gestützt ist (als Zeichen eines hysterischen Anfalls)

Arch|en|ce|phalon, eindeutschend: **Arch-en|ze|phalon** [gr. ἀρχή = Anfang u. ↑Encephalon] *s;* -s, ...la: die vordere Hirnregion (Vorderhirn, Riechhirn, Zwischenhirn)

Archi|kortex [zu gr. ἀρχή = Anfang u. ↑Kortex] *m;* -, ...tizes: stammesgeschichtlich alter Hirnrindenabschnitt

Archi|neu|ron [zu gr. ἀρχή = Anfang u. ↑Neuron] *s;* -s, ...onen u. ...neu|ren: Pyramidenzelle im Bereich der motorischen Hirnrindenzentren, bei der die Erregungsleitung eines Bewegungsimpulses ihren Anfang nimmt

Ar|chi|pallium [zu gr. ἀρχή = Anfang u. ↑Pallium] *s;* -s, ...allia: entwicklungsgeschichtlich ältester Teil des Hirnmantels

Archi|tektonik [von gr. ἀρχιτεκτονική = Baukunst] *w;* -: struktureller Aufbau, räumliche Gliederung eines Organsystems; meist in Zusammensetzungen gebräuchlich (z. B. Angioarchitektonik; Anat.)

Archo|plasma [zu gr. ἀρχή = Anfang u. ↑Plasma] *s;* -s, ...men: Zellplasma (mit besonderen Färbeeigenschaften), das das ↑Zentralkörperchen umgibt und in dem sich die Stoffwechselvorgänge abspielen (Biol.)

arci|formis, ...me [zu lat. *arcus* = Bogen u. lat. *forma* = Gestalt, Form]: = arcuatus

arcua|rius, ...ria, ...rium [aus lat. *arcuarius* = zum Bogen gehörend]: zum Rippenbogen gehörend, den Rippenbogen bildend; z. B. in der Fügung ↑Costae arcuariae

arcua|tus, ...ta, ...tum [zu lat. *arcus* = Bogen]: bogenförmig, gebogen; z. B. in der Fügung ↑Arteria arcuata (Anat.)

Arcus [aus lat. *arcus* = Bogen] *m;* -, - [*ar-kuß*]: anatom. Bez. für: Bogen, bogenförmiger Teil eines Organs. **Arcus alveo|laris:** bogenförmiger freier Rand des Zahnfortsatzes des Ober- oder Unterkiefers. **Arcus anterior:** vorderer Bogen des ↑Atlas. **Arcus aortae:** Aortenbogen, Krümmung des aufsteigenden Astes der ↑Aorta. **Arcus cartilaginis crico|ideae:** Ringknorpelbogen; der gebogene vordere Seitenteil des Ringknorpels. **Arcus corneae** = Arcus senilis. **Arcus costalis:** „Rippenbogen", der den unteren seitlichen Rand des Brustkorbs bildet. **Arcus dentalis inferior:** „Zahnbogen" des Unterkiefers. **Arcus dentalis superior:** „Zahnbogen" des Oberkiefers. **Arcus ilio|pectineus:** gebogener Abschnitt der ↑Fascia iliaca, der die ↑Lacuna musculorum und die ↑Lacuna vasorum voneinander trennt. **Arcus lipo|ides:** = Arcus senilis. **Arcus lumbo|costalis lateralis** bzw. **media|lis:** Sehnenbogen, seitliche bzw. mittlere lokale Verstärkung der Faszien des ↑Musculus psoas major und ↑Musculus quadratus lumborum an der Abdominalfläche des Zwerchfells. **Arcus palato-glossus:** vorderer Gaumenbogen, Schleimhautfalte im oberen Rachen, vor der Rachenmandel gelegen. **Arcus palato|pharyn-ge|us:** hinterer Gaumenbogen, Schleimhautfalte im mittleren Rachenraum, hinter der Rachenmandel gelegen. **Arcus palmaris pro|fundus:** Arterienbogen in der Innenhand, unter der ↑Aponeurosis palmaris gelegen. **Arcus palmaris super|ficia|lis:** über der ↑Aponeurosis palmaris liegender Arterienbogen. **Arcus palpe|bralis inferior:** unterer Gefäßkranz der Augenlidspalte. **Arcus palpe|bralis superior:** oberer Gefäßkranz der Augenlidspalte. **Arcus pedis lon|gitudinalis** [↑Pes]: das Längsgewölbe des Fußes. **Arcus pedis trans|versalis:** Quergewölbe des Fußes. **Arcus plantaris:** Arterienbogen der Fußsohle. **Arcus posterior:** hinterer Bogen des ↑Atlas. **Arcus pubis:** „Schambogen", Bogen, der durch die beiden Schambeinäste gebildet wird. **Arcus senilis:** „Greisenbogen", bogenförmige Trübung des Hornhautrandes durch Cholesterineinlagerung (im höheren Lebensalter auftretend). **Arcus super|cilia|ris:** Augenbrauenbogen, knöcherner Wulst über dem oberen Augenhöhlenrand. **Arcus tarse|us inferior:** = Arcus palpebralis inferior. **Arcus tarse|us superior:** = Arcus palpebralis superior. **Arcus tendine|us:** Sehnenbogen, Bindegewebsbogen zwischen Faszien und zwischen Sehnenansätzen an verschiedenen Knochenpunkten. **Arcus tendine|us mus|culi solei** [...*e-i*]: Sehnenbogen zwischen den beiden Ursprüngen des Schollenmuskels an Schienbein und Wadenbein. **Arcus venosus:** „Venenbogen", bogenförmige Krümmung einer Vene. **Arcus verte|bralis:** „Wirbelbogen", Knochenring zwischen Wirbelkörper und Dornfortsatz. **Arcus volaris:** = Arcus palmaris. **Arcus zygomaticus:** „Jochbogen", durch die Knochenfortsätze des Schläfenbeins und des Jochbeins gebildete Knochenbrücke am seitlichen Schädel

Ardor [aus lat. *ardor* = Brand, Feuer] *m;* -s: Brennen, brennendes Gefühl. **Ardor urinae:** brennender Schmerz beim Wasserlassen

Area [aus lat. *area,* Gen.: *areae* = freier Platz, Fläche] *w;* -, Areae: anatom. Bez. für: umschriebener Bezirk (eines Organs). **Area acustica:** = Area vestibularis. **Area cochleae:** Bezirk am Grund des inneren Gehörgangs, durch den die Fasern des Gehörnervs hindurchtreten. **Area cri|brosa:** Bezirk auf der Nierenpapille, in dem die Harnkanälchen münden. **Areae gast|ricae** *Pl.:* höckerige Bezirke der Magenschleimhaut, die durch unregelmäßige Furchen voneinander getrennt sind. **Area inter|condylaris anterior** bzw. **posterior:** Feld zwischen den Kniegelenkflächen des Schienbeins und vor bzw. hinter der ↑Eminentia intercondylaris. **Area nervi facia|lis:** Bezirk am Grund des inneren Gehörgangs, Durchtrittsstelle des ↑Nervus facialis. **Area sub|callosa:** Bezirk des Riechhirns unterhalb des ↑Corpus callosum. **Area vestibularis:** Bezirk der ↑Rautengrube im Gehirn mit den Endkernen der ↑Pars vestibularis (nervi octavi)

are|aktiv [...*tif;* zu ↑[1]a... u. ↑Reaktion]: keine Reaktion zeigend

area|tus, ...ta, ...tum [zu lat. *area* = freier Platz, Fläche]: in umschriebenen Bezirken auftretend, vorkommend (von Krankheiten); z. B. in der Fügung ↑Alopecia areata

Are|fle|xie [zu ↑[1]a... u. ↑Reflex] *w;* -, ...ien: Fehlen der ↑Reflexe (angeboren oder bei bestimmten Krankheiten, z. B. ↑Tabes dorsalis)

are|generativ [zu ↑[1]a... u. lat. *regenerare* = wieder erzeugen]: unfähig zur Neubildung (bes. von Blutzellen); auf mangelnder Neubildung beruhend; z. B. in der Fügung: **aregenerative An|ämie:** ↑Anämie, bei der die Neubildung der roten Blutkörperchen fehlt oder gestört ist

arenosus, ...sa, ...sum [zu lat. *arena* = Sand; Sandfläche]: sandig

Areo|la [aus lat. *areola,* Gen.: *areolae* = kleiner freier Platz] *w;* -, ...lae: kleiner [Haut]bezirk, kleiner Hof (Anat.). **Areo|la mammae:** Warzenhof der Brustwarze. **areo|lar,** in fachspr. Fügungen: **areo|laris, ...re:** zur ↑Areola mammae gehörend; z. B. in der Fügung ↑Glandulae areolares

Areo|litis [zu ↑Areola] *w;* -, ...itiden (in fachspr. Fügungen: ...itides): Entzündung der ↑Areola mammae

are|sorptiv [...*if*], in fachspr. Fügungen: **aresorptivus, ...va, ...vum** [...*iw...;* zu ↑[1]a... u. lat. *resorbere* = wieder schlucken, aufsaugen]: nicht resorbierbar; auf mangelhafter Resorption beruhend; z. B. in der Fügung ↑Hydrocephalus aresorptivus

argent|affin [↑Argentum u. lat. *affinis* = angrenzend; verwandt]: = argyrophil. **Argent|affinität** *w;* -: = Argyrophilie

Argentum vgl. Silber. **Argentum ni|tricum:** „Silbernitrat", Höllenstein (zur Ätzung, als Antiseptikum und Adstringens)

Arginase [zu ↑Arginin] *w;* -, -n: Stoffwechselenzym, das ↑Arginin in Harnstoff und ↑Ornithin spaltet

Arginin [wohl zu gr. *ἀργινόεις* = weiß, hell schimmernd] *s;* -s, -e: für den Stoffwechsel wichtige Aminosäure (Zwischenstufe beim Abbau der Proteine zu Harnstoff)

Argon [auch: ...*on;* zu gr. *ἀργός* = nicht arbeitend, untätig] *s;* -s: chem. Grundstoff, Edelgas; Zeichen: Ar

Argyll-Robertson-Phänomen [*agailrob*[e]*tß*[e]*n...;* nach dem schott. Arzt Douglas Argyll-Robertson, 1837–1909]: reflektorische Pupillenstarre, fehlende Reaktion der Pupille (Verengung oder Erweiterung) auf Lichtreize, z. B. bei ↑Tabes dorsalis, progressiver Paralyse u. a.

Argyrie [zu gr. *ἄργυρος* = Silber] *w;* -, ...ien, in fachspr. Fügungen: **Argyria**[1], *Pl.:* ...iae: Blaugrauverfärbung der Haut und innerer Organe bei längerem Gebrauch von Silberpräparaten (infolge Ablagerung reduzierten Silbers im Gewebe). **Argyria uni|versalis:** über den ganzen Organismus verbreitete Argyrie

argyro|phil [zu gr. *ἄργυρος* = Silber u. gr. *φίλος* = lieb; Freund]: mit Silber anfärbbar, durch Anfärbung mit Silberpräparaten histologisch und mikroskopisch darstellbar (von Geweben). **argyro|phile Fasern** *Pl.:* Gitterfasern, mit Silberpräparaten färbbare Bindegewebsfasern von gitterartiger Struktur.

Argyro|philie *w;* -: Imprägnierbarkeit, Anfärbbarkeit (von Geweben) mit Silberpräparaten

Argyrose [zu gr. *ἄργυρος* = Silber] *w;* -, -n, in fachspr. Fügungen: **Argyrosis,** *Pl.:* ...oses: = Argyrie

Arhin|en|ze|phalie: schlechtere Schreibung für: Arrhinenzephalie

Arhyth|mie: schlechtere Schreibung für ↑Arrhythmie

Aribo|flavinose [zu ↑[1]a... u. ↑Riboflavin] *w;* -, -n, in fachspr. Fügungen: **Aribo|flavinosis,** *Pl.:* ...oses: Vitamin-B_2-Mangelkrankheit (ruft u. a. Veränderungen an Haut, Schleimhäuten, Horn- und Bindehaut hervor)

Aristo|phyla|xie [zu gr. *ἄριστος* = bester u. gr. *φύλαξις* = Beschützung] *w;* -, ...ien: durch ↑Sensibilisierung od. ↑Immunisierung gewonnene Abwehrbereitschaft des Organismus gegen Infektionen

Arith|mo|manie [gr. *ἀριθμός* = Zahl u. ↑Manie] *w;* -, ...ien: „Zählzwang", Zwangsvorstellung, Dinge zählen zu müssen (eine Form des ↑Anankasmus)

Aroin [zu ↑Arum] *s;* -s: giftiges Glykosid von ↑Arum maculatum (ruft psychische Erregung, später Lähmungserscheinungen hervor)

Aromatase [zu ↑aromatisch u. ↑...ase] *w;* -, -n: Enzym, das die Umwandlung von Androgen in Östrogen vermittelt

Aromatase|hemmer *Pl.:* Substanzen, die die Östrogenbildung aus Androgen verhindern

Aroma|therapie [gr. ἄρωμα = Gewürz]: Methode der Außenseitermedizin; Kombination von Gesichts- und Körpermassage mit ätherischen Pflanzenölen

aromatisch [zu gr. ἄρωμα = Gewürz]: würzig, wohlriechend; **aromatische Verbindungen:** wichtige organische chem. Verbindungen (von z.T. charakteristischem Geruch), die sich vom Benzol oder dessen zwei- und mehrkernigen Homologen ableiten lassen (Chem.)

Aromatisie|rung [zu ↑Aromatase] *w;* -, -en: physiologische Umwandlung von Androgen in Östrogen mithilfe des Enzyms Aromatase

Arou|sal [*ᵉrausᵉl;* engl., zu engl. *to arouse* = aufwecken] *s;* -[s]: Bez. für das durch Sinnesreize erzeugte helle Wachbewusstsein

ar|rector [zu lat. *arrigere, arrectum* = aufrichten], *Gen.:* ...toris, *Pl.:* ...tores: erläuternder Bestandteil von fachspr. Fügungen mit der Bedeutung „Aufrichter, aufrichtender Muskel"; z.B. in der Fügung ↑Musculi arrectores pilorum. **Ar|rektoren** *Pl.:* übliche Kurzbez. für ↑Musculi arrectores pilorum

Ar|rha|phie [zu ↑¹a... u. gr. ῥαφή = Naht] *w;* -, ...ien: = Dysrhaphie

Ar|rheno|blas|tom [gr. ἄρρην = männlich u. ↑Blastom] *s;* -s, -e, in fachspr. Fügungen: **Ar|rheno|blas|toma,** *Pl.:* -ta: Eierstocksgeschwulst, die Störungen im weiblichen Hormonhaushalt hervorruft und zu Vermännlichung führt

Ar|rheno|tokie [zu gr. ἄρρην = männlich u. gr. τόκος = Geburt; Nachkommenschaft] *w;* -, ...ien: Erzeugung ausschließlich männlicher Nachkommen im Gegensatz zur ↑Thelytokie

Ar|rhin|en|ze|phalie [zu ↑¹a... und ↑Rhinencephalon] *w;* -, ...ien: angeborenes Fehlen (angeborene ↑Hypoplasie) des Riechhirns und der ↑Bulbi olfactorii

Ar|rhinie [zu ¹a... ↑u. gr. ῥίς, Gen.: ῥινός = Nase] *w;* -, ...ien: angeborenes Fehlen (auch: rüsselartige Missbildung) der äußeren Nase

Ar|rhyth|mie [zu ↑¹a... u. gr. ῥυθμός = Rhythmus] *w;* -, ...ien, in fachspr. Fügungen: **Ar|rhyth|mia¹**, *Pl.:* ...iae: unregelmäßige Herzschlagfolge. **Ar|rhyth|mia ab|soluta:** bei Vorhofflattern oder -flimmern auftretende vollständige Arrhythmie, bei der nur einzelne Erregungsimpulse des Vorhofs auf die Kammern übergeleitet werden

ar|rhyth|mo|gen [↑Arrhythmie u. ↑...gen]: Herzrhythmusstörungen hervorrufend (von Arzneimitteln)

ar|rodie|ren [aus lat. *arrodere, arrosum* = benagen]: (Gewebe, Gefäßwände u.a.) annagen, anfressen, schädigen (z.B. von Entzündungen gesagt). **Ar|rosion** *w;* -, -en: Schädigung von Gefäßwänden durch Entzündung oder ↑Aneurysma

Ar|rosions|an|eurysma: durch entzündliche Schädigung von Gefäßwänden hervorgerufenes ↑Aneurysma

Ar|rosions|blutung: Blutung aus Gefäßen, deren Wand durch Entzündung o.Ä. zerstört ist

Arsen [von gr. ἀρσενικόν = Arsenik] *s;* -s: (in löslichen Verbindungen) giftiger chem. Grundstoff (Zeichen: As). **Arsenik** *s;* -s: Arsentrioxid, wichtigste (giftige) Arsenverbindung

arte|fakt, in fachspr. Fügungen: **arte|factus, ...ta, ...tum** [zu lat. *ars,* Gen.: *artis* = Kunst und lat. *facere, factum* = machen, tun]: künstlich hervorgerufen (z.B. von Krankheiten od. Verletzungen zum Zwecke der Täuschung). **Arte|fakt** *s;* -[e]s, -e, in fachspr. Fügungen: **Arte|factum** *s;* -, ...ta: künstlich herbeigeführte Veränderung, Schädigung (z.B. Verletzung zu Täuschungszwecken)

arte|fiziell, in fachspr. Fügungen: **arte|ficialis, ...le:** ungenaue Schreibung für ↑artifiziell, artificialis

Arteria vgl. Arterie

arterialis vgl. arteriell

Arteria|lisation [zu ↑Arterie] *w;* -, -en: **1)** Umwandlung von venösem Blut in arterielles, Versorgung des Blutes mit Sauerstoff in den Lungenkapillaren. **2)** operative Verbesserung der arteriellen Blutzufuhr zu einem Organ durch Zwischenschaltung eines Transplantats

Arterie [von gr. ἀρτηρία = Schlagader] *w;* -, -n, in fachspr. Fügungen: **Arteria,** *Pl.:* ...iae: Schlagader, Pulsader, Blutgefäß, das das Blut vom Herzen zu einem Organ oder Gewebe hinführt (Abk.: A., *Pl.:* Aa.). **Arteria alveo|laris in|ferior:** Unterkieferschlagader. **Arteriae alveo|lares superio|res anterio|res** *Pl.:* vordere Oberkieferschlagadern, Abzweigungen der ↑Arteria infraorbitalis. **Arteria alveo|laris superior posterior:** hintere Oberkieferschlagader. **Arteria analis:** = Arteria rectalis inferior. **Arteria an|gularis:** Endast der Gesichtsschlagader (im Augen-Nasen-Bereich). **Arteria an|onyma:** = Truncus brachiocephalicus. **Arteria appendicis vermi|formis:** = Arteria appendicularis. **Arteria appendicularis:** Schlagader des Wurmfortsatzes des Blinddarms. **Arteria arcua|ta:** Abzweigung der ↑Arteria dorsalis pedis, Schlagader des Fußrückens. **Arteria au|ditiva interna:** = Arteria labyrinthi. **Arteria au|ricularis posterior:** hintere Ohrschlagader. **Arteria au|ricularis pro|funda:** hinter dem Kiefergelenk zum äußeren Gehörgang führende Schlagader. **Arteria axil-**

laris: die ↑Arteria subclavia mit der ↑Arteria brachialis verbindende Achselschlagader. **Arteria basilaris:** Grundschlagader, die die Organe und Teile des Gehirns im Bereich der Schädelbasis (Kleinhirn, Innenohr u. a.) versorgt. **Arteria bra|chia|lis:** Oberarmschlagader, Fortsetzung der ↑Arteria axillaris. **Arteria buc|calis:** Wangenarterie, Abzweigung der ↑Arteria maxillaris. **Arteria bulbi penis:** Arterie des Harnröhrenschwellkörpers. **Arteria bulbi vestibuli:** Arterie des Schwellkörpers im Scheidenvorhof. **Arteria canalis pterygo|idei** [- - ...*e-i*]: durch den ↑Canalis pterygoideus zum Schlund, zur Ohrtrompete und zur Paukenhöhle führende Arterie. **Arteriae caroticotympanicae** *Pl.:* neue Bez. für ↑Rami caroticotympanici. **Arteria carotis communis:** gemeinsame Kopfschlagader, rechts als Abzweigung des ↑Truncus brachiocephalicus, links als Abzweigung der ↑Aorta. **Arteria carotis externa** bzw. **interna:** innerer bzw. äußerer Ast der ↑Arteria carotis communis. **Arteria centralis retinae:** zentrale Netzhautschlagader. **Arteria cerebelli inferior anterior** bzw. **posterior:** Schlagader der vorderen unteren bzw. hinteren unteren Kleinhirnfläche. **Arteria cerebelli superior:** obere Kleinhirnarterie. **Arteriae cere|bri** *Pl.:* zusammenfassende Bez. für die Großhirnschlagadern ↑Arteria cerebri anterior bzw. media bzw. posterior. **Arteria cere|bri anterior** bzw. **media** bzw. **posterior:** vordere bzw. mittlere bzw. hintere Großhirnarterie. **Arteria cervicalis ascendens:** aufsteigende Halsschlagader (versorgt die Halsmuskeln, die Wirbel und den Wirbelkanal). **Arteria cervicalis pro|funda:** tiefe Halsschlagader (versorgt die tiefer liegenden Halsmuskeln). **Arteria cervicalis super|ficia|lis:** = Ramus superficialis (arteriae transversae colli). **Arteria chorio|idea:** Schlagader des ↑Plexus chorioideus ventriculi lateralis, Abzweigung der ↑Arteria carotis interna. **Arteriae ciliares anterio|res** *Pl.:* die Bindehaut des Auges versorgende, in den ↑Circulus arteriosus iridis major mündende Arterien (Äste der ↑Arteria ophthalmica). **Arteriae cilia|res posterio|res breves** *Pl.:* zahlreiche kurze Äste der ↑Arteria ophthalmica, die sich in der ↑Lamina vasculosa der mittleren Augenhaut verzweigen und mit einem Kapillarsystem die Zapfen- und Stäbchenschicht der Netzhaut versorgen. **Arteriae cilia|res posterio|res lon|gae** *Pl.:* Arterien des ↑Corpus ciliare und der Iris, Abzweigungen der ↑Arteria ophthalmica. **Arteria circum|flexa femoris lateralis** bzw. **media|lis:** seitliche bzw. mittlere Kranzschlagader des Oberschenkels, Abzweigungen der ↑Arteria profunda femoris. **Arteria circumflexa humeri anterior** bzw. **posterior:** vordere bzw. hintere Kranzarterie des Oberarms, Abzweigungen der ↑Arteria axillaris. **Arteria circumflexa ilium pro|funda** bzw. **super|ficia|lis:** tief bzw. unter der Hautoberfläche liegende Kranzarterie der Hüfte (Abzweigungen der ↑Arteria iliaca externa bzw. der ↑Arteria femoralis). **Arteria circum|flexa scapulae:** Kranzschlagader des Schulterblatts, Abzweigung der ↑Arteria subscapularis. **Arteria clitoridis:** Schlagader der ↑Klitoris, Abzweigung der ↑Arteria pudenda interna. **Arteria coe|liaca:** = Truncus coeliacus. **Arteria colica dextra:** Schlagader des ↑Colon ascendens, Abzweigung der ↑Arteria mesenterica superior. **Arteria colica media:** Arterie des ↑Colon transversum, Abzweigung der ↑Arteria mesenterica superior. **Arteria colica sinist|ra:** Schlagader des ↑Colon descendens, Abzweigung der ↑Arteria mesenterica inferior. **Arteria col|lateralis media:** mittlere Nebenarterie des Arms, Abzweigung der ↑Arteria profunda brachii. **Arteria col|lateralis radia|lis:** Nebenschlagader des Arms auf der Seite der Speiche, Abzweigung der ↑Arteria profunda brachii. **Arteria col|lateralis ulnaris inferior** bzw. **superior:** untere bzw. obere Nebenschlagader des Arms auf der Seite der Elle. **Arteria comitans nervi is|chia|dici:** Schlagader, die den Ischiasnerv (bis in die Kniekehle) begleitet. **Arteria comitans nervi media|ni:** neue Bez. für ↑Arteria mediana. **Arteria com|municans anterior:** Schlagader, die die beiden ↑Arteriae cerebri anteriores verbindet. **Arteria communicans posterior:** Schlagader, die die ↑Arteria carotis interna mit der ↑Arteria cerebri posterior verbindet. **Arteriae con|junctivales anterio|res** bzw. **posterio|res** *Pl.:* vordere bzw. hintere Bindehautschlagadern, Abzweigungen der ↑Arteriae episclerales bzw. der ↑Arteriae palpebrales. **Arteria coronaria cordis dex|tra** bzw. **sini|stra:** rechte bzw. linke Herzkranzschlagader, Abzweigungen des rechten bzw. linken Sinus aortae. **Arteria cremasterica:** Schlagader des Samenstrangs, Abzweigung der ↑Arteria epigastrica inferior. **Arteria cystica:** Schlagader der Gallenblase aus dem rechten Ast der ↑Arteria hepatica propria. **Arteriae digitales dorsales** *Pl.:* Arterien des Finger- bzw. Zehenrückens. **Arteriae digitales palmares communes** *Pl.:* Arterien der Hohlhand, Abzweigungen des ↑Arcus palmaris superficialis, die sich in die ↑Arteriae digitales palmares propriae gabeln. **Arteriae digitales palmares pro|priae** *Pl.:* Schlagadern der Hohlhand an der Seite der Fingerränder, Abzweigungen teils der ↑Arteriae digitales dorsales der Hand, teils des ↑Ramus palmaris. **Arteriae digitales plantares communes** *Pl.:* gemeinsame untere Zehenschlagadern aus den ↑Arteriae metatarseae, die sich in die ↑Arteriae digitales plantares propriae gabeln. **Arteriae digitales plantares**

pro|priae *Pl.:* Arterien an den Zehenrändern, Abzweigungen der ↑Arteriae digitales plantares communes. **Arteria dorsalis clitoridis:** Ast der Klitorisschlagader, auf der dorsalen Seite der Klitoris zur ↑Glans clitoridis führend. **Arteria dorsalis nasi:** Nasenrückenarterie aus der ↑Arteria ophthalmica. **Arteria dorsalis pedis:** Schlagader des Fußrückens, Fortsetzung der ↑Arteria tibialis anterior. **Arteria dorsalis penis:** Arterie des Penisrückens, Abzweigung der ↑Arteria pudenda interna. **Arteria ductus deferentis** [- *dúktuß* -]: Arterie des Samenleiters, Ast der Arteria umbilicalis. **Arteriae en|cephali** *Pl.:* = Arteriae cerebri. **Arteria epigast|rica inferior:** untere Bauchdeckenschlagader an der Hinterseite des ↑Musculus rectus abdominis, Abzweigung der ↑Arteria iliaca externa. **Arteria epi|gast|rica super|ficia|lis:** unter der Bauchhaut liegende Arterie der Nabelgegend. **Arteria epi|gast|rica superior:** obere Bauchdeckenschlagader, Abzweigung der ↑Arteria thoracica interna, mit der ↑Arteria epigastrica interior anastomosierend. **Arteriae epi|sclerales** *Pl.:* zwischen Binde- und Lederhaut des Auges liegende Arterienäste der ↑Arteriae ciliares anteriores. **Arteria eth|moidalis anterior** bzw. **posterior:** vordere bzw. hintere Arterie des Siebbeins, die Stirnhöhle u. die vorderen bzw. hinteren Siebbeinzellen versorgend. **Arteria facia|lis:** Gesichtsschlagader, Ast der ↑Arteria carotis externa (versorgt Unterkiefer, Gaumen, Lippen und Wangen). **Arteria femoralis:** Oberschenkelschlagader, Fortsetzung der ↑Arteria iliaca externa (versorgt den Oberschenkel, etwa vom Leistenband abwärts bis zum Knie). **Arteria fibularis:** Schlagader des Wadenbeins, stärkster Ast der ↑Arteria tibialis posterior (versorgt den Wadenbereich bis zum Außenknöchel). **Arteria frontalis:** = Arteria supratrochlearis. **Arteria gast|rica dex|tra:** rechte Magenschlagader, Ast der ↑Arteria hepatica propria (versorgt die rechte Hälfte des Magens). **Arteria gast|rica sinist|ra:** linke Magenschlagader, Abzweigung des ↑Truncus coeliacus (versorgt den Magen von der ↑Kardia bis zur kleinen ↑Kurvatur). **Arteria gast|ro|duo|denalis:** Schlagader des Magens und des Zwölffingerdarms, ein Ast der ↑Arteria hepatica communis (versorgt das Duodenum und einen Teil der rechten Hälfte der großen ↑Kurvatur des Magens). **Arteria gast|ro|epi|ploi|ca dex|tra:** rechte Schlagader des Magens und des großen Netzes, Abzweigung der ↑Arteria gastroduodenalis (versorgt die rechte Hälfte der großen ↑Kurvatur des Magens und einen Teil des großen Netzes). **Arteria gast|ro|epi|ploi|ca sinist|ra:** linke Schlagader für Magen und großes Netz, Ast der ↑Arteria lienalis (versorgt einen Teil der linken Hälfte der großen ↑Kurvatur und einen Teil des großen Netzes). **Arteria genus descendens:** absteigende Schlagader des Kniegelenks, ein Ast der ↑Arteria femoralis, der die Innenseite des ↑distalen Oberschenkeldrittels versorgt und am arteriellen Netzwerk (↑Rete articulare genus) des Kniegelenks beteiligt ist. **Arteria genus inferior lateralis** bzw. **media|lis:** seitliche bzw. mittlere untere Schlagader des Kniegelenks, Äste der ↑Arteria poplitea, die sich am arteriellen Netzwerk des Kniegelenks beteiligen. **Arteria genus superior lateralis** bzw. **media|lis:** seitliche bzw. mittlere obere Schlagader des Kniegelenks, Äste der ↑Arteria poplitea (ziehen zum arteriellen Netzwerk des Kniegelenks). **Arteria genus media:** mittlere Schlagader des Kniegelenks, ein Ast der ↑Arteria poplitea (versorgt die hintere Wand der Kniegelenkskapsel). **Arteria glutaea inferior:** untere Gesäßschlagader, Ast der ↑Arteria iliaca interna (versorgt hauptsächlich den ↑Musculus glutaeus maximus). **Arteria glutaea superior:** obere Gesäßarterie zur Versorgung der ↑Musculi glutaei, Abzweigung der ↑Arteria iliaca interna. **Arteria hae|mor|rhoidalis:** = Arteria rectalis. **Arteriae helicinae** *Pl.:* rankenartig gewundene Arterien des Penis (die Schwellkörper und ↑die Glans penis versorgend). **Arteria hepatica communis:** Schlagader der Leber, ein Ast des ↑Truncus coeliacus (versorgt die Leber, Teile des Magens, des ↑Duodenums, des ↑Pankreas und des großen Netzes). **Arteria hepatica pro|pria:** eigentliche Leberschlagader, Ast der ↑Arteria hepatica communis (versorgt den rechten und linken Leberlappen). **Arteriae ilea|les** *Pl.:* neue Bez. für ↑Arteriae ilei. **Arteriae ilei** [- *ile-i*] *Pl.:* das den unteren Abschnitt des ↑Ileums versorgende Arteriengeflecht. **Arteria ileo|colica:** Schlagader für ↑Ileum und ↑Kolon, ein Ast der ↑Arteria mesenterica superior (versorgt als Endast das ↑Ileum, das ↑Zäkum und den Wurmfortsatz). **Arteria ilia|ca communis:** Schlagader der Hüfte (entsteht durch Teilung der ↑Aorta in zwei Äste in Höhe des 4. Lendenwirbels). **Arteria ilia|ca externa:** äußere Darmbeinschlagader, Ast der ↑Arteria iliaca communis (versorgt die Leistengegend, den vorderen Darmbeinbereich und Teile der Bauchwand). **Arteria ilia|ca interna:** Ast der ↑Arteria iliaca communis (zieht ins kleine Becken und gibt dort mehrere Äste ab). **Arteria ilio|lumbalis:** Schlagader für Hüfte und Lende, ein Ast der ↑Arteria iliaca interna (versorgt u. a. die Psoasmuskeln und den ↑Musculus iliacus). **Arteria in|fra|orbitalis:** Schlagader unterhalb der Augenhöhle, Ast der ↑Arteria maxillaris (versorgt die Oberlippe und das untere Augenlid). **Arteriae inter|costales posterio|res** *Pl.:* Arterien der hinteren Rippenzwischenräume, die Rückenmark, Rückenmuskeln und Rückenhaut versorgen. **Arteriae inter|lobares renis** *Pl.:* Arterien zwischen den Nierenpyramiden, Abzweigungen der ↑Arteria renalis. **Arteriae inter|lobulares (hepatis)** *Pl.:* Äste der Arteria hepatica propria zwischen den Leberläppchen. **Arteriae inter|lobulares (renis)** *Pl.:* Schlagadern der Nierenrinde. **Arteria inter|ossea anterior:** vordere Zwischenknochenschlagader, Ast der ↑Arteria interossea communis (versorgt die ↑Flexoren und zieht zum ↑Rete carpi dorsale). **Arteria inter|ossea com|munis:** Zwischenknochenschlagader, Ast der ↑Arteria ulnaris (teilt sich in die ↑Arteria interossea posterior und ↑Arteria interossea anterior). **Arteria interossea posterior:** hintere Zwischenknochenschlagader, Ast der ↑Arteria interossea communis (versorgt die ↑Extensoren). **Arteria inter|ossea re|currens:** Zweig der ↑Arteria interossea posterior (verläuft zum ↑Rete articulare cubiti). **Arteriae iridis** [↑Iris] *Pl.:* Schlagadern der Regenbogenhaut (kommen direkt aus der ↑Arteria ophthalmica, ziehen neben dem ↑Fasciculus opticus zum ↑Bulbus oculi und dann in der ↑Chorioidea bis zum ↑Circulus arteriosus iridis major). **Arteriae jejunales** *Pl.:* aus der ↑Arteria mesenterica superior entspringende Arterien des Leerdarms. **Arteria labia|lis inferior:** Unterlippenschlagader, Ast der ↑Arteria facialis (versorgt die Unterlippe). **Arteria labia|lis superior:** Oberlippenschlagader, Ast der ↑Arteria facialis (versorgt die Oberlippe). **Arteria labyrinthi:** Labyrinthschlagader, Ast der ↑Arteria basilaris (versorgt das Innenohr). **Arteria lacrimalis:** Schlagader der Tränendrüse, Ast der ↑Arteria ophthalmica (versorgt die Tränendrüse und auch einen Teil des oberen Augenlids). **Arteria laryngea inferior:** untere Kehlkopfschlagader, Ast der ↑Arteria thyreoidea inferior (versorgt die hintere Fläche des Kehlkopfes). **Arteria laryn|gea superior:** obere Kehlkopfschlagader, Zweig der ↑Arteria thyreoidea superior (versorgt das Innere des Kehlkopfes). **Arteria lie|nalis:** Milzschlagader, Ast des ↑Truncus coeliacus (versorgt die Milz, einen Teil des Magens und der Bauchspeicheldrüse). **Arteria ligamenti teretis uteri:** Schlagader für das Halteband der Gebärmutter (rundes Mutterband), Ast der ↑Arteria epigastrica inferior. **Arteria lin|gualis:** Schlagader der Zunge, Ast der ↑Arteria carotis externa. **Arteriae lumbales** *Pl.:* Lendenschlagadern aus der ↑Aorta abdominalis, die u.a. die seitlichen Bauchmuskeln, das untere Rückenmark, die Rückenmuskulatur, die Rückenhaut versorgen. **Arteria lumbalis ima:** unterste Lendenschlagader, Ast der ↑Arteria sacralis media, die den unteren Lendenbereich (5. Lumbalsegment) versorgt. **Arteria lusoria:** aus der ↑Aorta descendens entspringende rechte Unterschlüsselbeinarterie (eine Gefäßanomalie). **Arteria malleo|laris anterior lateralis** bzw. **media|lis:** vordere seitliche bzw. mittlere Außenknöchelschlagader, Äste der ↑Arteria tibialis anterior (versorgen den vorderen bzw. mittleren Außenknöchelbereich). **Arteria mammaria interna:** = Arteria thoracica interna. **Arteria masseterica:** Schlagader des Kaumuskels, Ast der ↑Arteria maxillaris. **Arteria maxillaris:** Schlagader des Oberkiefers, Ast der ↑Arteria carotis externa (versorgt Ohrgang, Paukenhöhle, Kinn, Kaumuskel, Oberlippe, Oberkiefer, Gaumen, Tonsillen und Nasenhöhle). **Arteria media|na:** kleiner, inkonstanter Ast der ↑Arteria interossea anterior (Versorgungsgebiet ist die Ellenbeuge). **Arteria menin|gea anterior:** vordere Schlagader der Durablätter, Ast der ↑Arteria ethmoidalis anterior (versorgt die Durablätter im Bereich der vorderen Schädelgrube). **Arteria menin|gea media:** mittlere Schlagader der Hirnhäute, Ast der ↑Arteria maxillaris (versorgt die Hirnhäute und z.T. die Paukenhöhle). **Arteria menin|gea posterior:** hintere Schlagader der Durablätter, Ast der ↑Arteria pharyngea ascendens (versorgt die Durablätter an der Schädelbasis). **Arteria mentalis:** Kinnschlagader, Ast der ↑Arteria maxillaris (versorgt Kinn und Unterlippe). **Arteria mesenterica inferior:** untere Gekröseschlagader, Ast der ↑Aorta (versorgt das ↑Colon descendens, das ↑Sigmoid und das obere Drittel des ↑Rektums). **Arteria mes|enterica superior:** obere Gekröseschlagader, Ast der ↑Aorta (versorgt Teile des ↑Pankreas und des Zwölffingerdarms, den Dünndarm, das ↑Colon transversum und das ↑Zäkum). **Arteriae metacarpeae dorsales** bzw. **palmares** *Pl.:* Arterien der Mittelhand, unter dem Handrücken bzw. in der Hohlhand liegend. **Arteriae metatarseae dorsales** bzw. **plantares** *Pl.:* Arterien des Mittelfußes, unter dem Fußrücken bzw. an der Fußsohle liegend. **Arteria musculo|phrenica:** Schlagader des Zwerchfells, Ast der ↑Arteria thoracica interna (versorgt die Zwerchfellmuskeln und die unteren Zwischenrippenräume). **Arteriae nasales posterio|res laterales et septi** *Pl.:* Arterien der Nasenmuscheln und der Nasenscheidewand. **Arteria nu|tricia femoris** [↑Femur]: Schlagader zur Versorgung des Oberschenkelknochens. **Arteria nutricia fibulae:** Schlagader zur Versorgung des Wadenbeins. **Arteriae nu|triciae humeri** *Pl.:* Arterien, die den Oberarmknochen versorgen. **Arteria nu|tricia tibiae:** Schlagader zur Versorgung des Schienbeins. **Arteria obturatoria:** Schlagader des Hüftbeinlochs, Ast der ↑Arteria iliaca interna (versorgt die ↑Adduktoren im Oberschenkel sowie Teile des kleinen Beckens). **Arteria occipitalis:**

Schlagader des Hinterkopfs, Ast der ↑Arteria carotis externa (versorgt das Hinterhaupt, Teile der Hirnhäute und Teile des Schläfenbeins). **Arteria oph|thalmica:** Schlagader des Auges, Ast der ↑Arteria carotis interna (versorgt die Augenhöhle, das Auge, die Tränendrüse, Teile des Stirnbeins und der Siebbeinzellen, die Augenmuskeln und die Häute des Augapfels). **Arteria ovarica:** Schlagader des Eierstocks, Ast der ↑Arteria uterina. **Arteria palatina ascendens:** aufsteigende Schlagader des Gaumens, Ast der ↑Arteria facialis (versorgt den weichen Gaumen und einen Teil der Tonsille). **Arteria palatina de|scendens:** absteigende Schlagader des Gaumens, Ast der ↑Arteria maxillaris (versorgt den unteren Anteil des Gaumens und der Tonsille). **Arteria palatina major:** große Schlagader des Gaumens, Ast der ↑Arteria palatina descendens. **Arteriae palpe|brales laterales** bzw. **media|les** *Pl.:* Arterien für die Augenlider und die angrenzende Gesichtshaut, an der Schläfenseite bzw. im inneren Winkel des Auges liegend und in der Lidmitte ↑anastomosierend. **Arteria pan|crea|tico|duodenalis inferior:** untere Schlagader des Zwölffingerdarms und der Bauchspeicheldrüse, Ast der ↑Arteria mesenterica superior (versorgt die untere Hälfte des Zwölffingerdarms und Teile der Bauchspeicheldrüse). **Arteria pan|crea|tico|duo|denalis superior:** obere Schlagader der Bauchspeicheldrüse und des Zwölffingerdarms, Ast der Arteria gastroduodenalis (versorgt den Pankreaskopf und die obere Hälfte des Zwölffingerdarms). **Arteriae per|forantes** *Pl.:* die Oberschenkeladduktoren durchbohrende Arterien, die u.a. die Muskeln und das Gewebe der Oberschenkelrückseite versorgen. **Arteria peri|cardia|co|phrenica:** Arterie des ↑Perikards und des Zwerchfells, Ast der ↑Arteria thoracica interna (versorgt Zwerchfell und ↑mediastinales Perikard). **Arteria perinea|lis:** Schlagader des Damms, Ast der ↑Arteria pudenda interna (versorgt den Damm, das ↑Skrotum bzw. die großen Schamlippen). **Arteria peronaea (fibularis):** Schlagader des Wadenbeins, Ast der ↑Arteria tibialis posterior (versorgt die Wadenbeingegend bis zum Fersenbein). **Arteria pharyn|gea ascendens:** aufsteigende Schlagader des Rachens, Ast der ↑Arteria carotis externa (versorgt den Rachen bis zur Schädelbasis und Teile der Paukenhöhle und der Hirnhäute am Hinterhaupt). **Arteriae phrenicae inferio|res** bzw. **superio|res** *Pl.:* untere bzw. obere Zwerchfellschlagadern, Äste der ↑Aorta abdominalis bzw. ↑Aorta thoracica. **Arteria plantaris lateralis:** äußere Schlagader der Fußsohle, Ast der ↑Arteria tibialis posterior (versorgt die äußere Fußsohle und zieht zum ↑Arcus plantaris). **Arteria plantaris media|lis:** innere Schlagader der Fußsohle, Ast der ↑Arteria tibialis posterior (versorgt die innere Fußsohle). **Arteria po|plitea:** Schlagader der Kniekehle, Fortsetzung der ↑Arteria femoralis (versorgt das Kniegelenk, die Kniegelenkkapsel, das ↑Rete articulare genus und die Köpfe des Musculus gastrocnemius). **Arteria princeps pollicis:** Schlagader für den Daumen und Teile des Zeigefingers, Ast der ↑Arteria radialis (spaltet sich in zwei Äste, die zum Daumen und zum Radialrand des Zeigefingers ziehen). **Arteria pro|funda bra|chii:** tiefe Armschlagader, kürzester und stärkster Ast der ↑Arteria brachialis (zieht zum ↑Rete articulare cubiti). **Arteria pro|funda clitoridis:** tiefe Schlagader des Kitzlers, Ast der ↑Arteria pudenda interna (versorgt Wurzel und Schwellkörper des Kitzlers). **Arteria profunda femoris** [↑Femur]: tiefe Oberschenkelschlagader, Ast der ↑Arteria femoralis (verzweigt sich in mehrere Äste, die das Hüftgelenk, die ↑Adduktoren und ↑Flexoren der Oberschenkelmuskulatur versorgen). **Arteria pro|funda lin|guae:** tiefe Zungenschlagader, Ast der ↑Arteria lingualis (versorgt das Innere der Zunge). **Arteria pro|funda penis:** tiefe Penisschlagader, Ast der ↑Arteria pudenda interna (versorgt die Wurzel und die Schwellkörper des Penis). **Arteriae pudendae ex|ternae** *Pl.:* Arterien der äußeren Geschlechtsteile, Abzweigungen der Arteria femoralis. **Arteria pudenda interna:** innere Schamschlagader, Ast der ↑Arteria iliaca interna (versorgt Aftergegend, Hodensack bzw. Schamlippen u. Penis bzw. Klitoris). **Arteria pulmonalis:** = Truncus pulmonalis. **Arteria pulmonalis dex|tra** bzw. **sinist|ra:** rechte bzw. linke Lungenschlagader, Äste des ↑Truncus pulmonalis. **Arteria radia|lis:** Speichenschlagader, Ast der ↑Arteria brachialis (versorgt den radialen Teil des Unterarms und der Hand sowie arterielle Netzwerke am Ellbogen- und Handgelenk). **Arteria rectalis cau|dalis:** = Arteria rectalis media. **Arteria rectalis crania|lis:** = Arteria rectalis superior. **Arteria rectalis inferior:** untere Mastdarmschlagader, Ast der ↑Arteria pudenda interna. **Arteria rectalis media:** mittlere Mastdarmschlagader, Abzweigung der ↑Arteria iliaca interna. **Arteria rectalis superior:** aus der ↑Arteria mesenterica inferior entspringende obere Mastdarmarterie. **Arteria recurrens radia|lis:** rückläufige Speichenschlagader, Ast der ↑Arteria radialis (zieht zum ↑Rete articulare cubiti). **Arteria recurrens ulnaris:** rückläufige Ellenschlagader, Ast der ↑Arteria ulnaris (zieht zum ↑Rete articulare cubiti). **Arteria re|currens tibia|lis anterior:** vordere rückläufige Schienbeinschlagader, Ast der ↑Arteria tibialis anterior (zieht zum ↑Rete articulare genus). **Ar-**

teria re|currens tibia|lis posterior: hintere, rückläufige Schienbeinschlagader, Ast der ↑Arteria tibialis posterior (zieht zum ↑Rete articulare genus). **Arteria renalis:** Nierenschlagader, ein paariger Ast der ↑Aorta (dient zur Versorgung der Nieren). **Arteriae renis** *Pl.:* Nierenschlagadern, Äste der ↑Arteria renalis. **Arteriae sa|crales laterales** *Pl.:* seitliche Arterien des Kreuzbeins, Äste der ↑Arteria iliaca interna. **Arteria sa|cralis media:** mittlere Schlagader des Kreuzbeins, Ast der ↑Aorta, eigentlich deren dünne Fortsetzung (zieht zur Vorderfläche des Kreuzbeins bis zum Steiß). **Arteriae sig|mo|ideae** *Pl.:* Schlagadern für das Sigmoid, Äste der ↑Arteria mesenterica inferior (ziehen in wechselnder Zahl zum ↑Sigmoid). **Arteria spheno|palatina:** Schlagader für Keilbein und Gaumen, Ast der ↑Arteria maxillaris (versorgt Seitenwände und Scheidewand der Nasenhöhle, ↑Vomer, Nasendach und Gaumen). **Arteria spinalis anterior** bzw. **posterior:** vordere bzw. hintere Schlagader des Rückenmarks, Äste der ↑Arteria vertebralis (versorgen die Vorderfläche bzw. die Hinterfläche des Rückenmarks). **Arteria splenica:** = Arteria lienalis. **Arteria stylomasto|idea:** Schlagader für die Paukenhöhle und den Mastoidfortsatz, Ast der ↑Arteria auricularis posterior (versorgt die Paukenhöhle und den Mastoidfortsatz). **Arteria sub|clavia:** Schlüsselbeinschlagader, rechts als Abzweigung des ↑Truncus brachiocephalicus, links des Aortenbogens (versorgt die oberen Extremitäten, Hals und Kopf). **Arteria sub|costalis:** letzte Rippenschlagader (entstammt der ↑Aorta u. versorgt den Bereich unterhalb der 12. Rippe). **Arteria sub|lin|gua|lis:** Schlagader unter der Zunge, Ast der ↑Arteria lingualis (verläuft unter der Zunge nach vorn zur ↑Glandula sublingualis). **Arteria sub|mentalis:** Schlagader unter dem Kinn, Ast der ↑Arteria facialis (zieht zur Unterkieferdrüse und zu den Muskeln des Mundbodens). **Arteria subscapularis:** Schlagader unter dem Schulterblatt, Ast der ↑Arteria axillaris (versorgt die Muskeln unter dem Schulterblatt). **Arteria su|pra|orbitalis:** Schlagader oberhalb der Augenhöhle, Ast der ↑Arteria temporalis superficialis (versorgt die Stirn). **Arteria supra|renalis inferior:** untere Nebennierenschlagader (entstammt zumeist der ↑Aorta). **Arteria su|pra|renalis media:** mittlere Nebennierenschlagader (entstammt der ↑Arteria phrenica). **Arteria su|pra|renalis superior:** obere Nierenschlagader, Ast der rechten bzw. linken ↑Arteria phrenica inferior. **Arteria su|pra|scapularis:** obere Schulterblattschlagader, Ast der ↑Arteria subclavia (versorgt die Muskulatur oberhalb des Schulterblattes und anastomosiert mit der ↑Arteria circumflexa scapulase). **Arteria supra|trochlea|ris:** Stirnschlagader, Ast der ↑Arteria ophthalmica (versorgt die Stirn bzw. das Stirnbein). **Arteriae surales** *Pl.:* Wadenschlagadern, Abzweigungen der ↑Arteria poplitea. **Arteria tarsea lateralis:** äußere Fußwurzelschlagader, Ast der ↑Arteria dorsalis pedis (versorgt den ↑lateralen Fußrand). **Arteriae tarseae media|les** *Pl.:* aus der ↑Arteria dorsalis pedis entspringende Arterien des inneren Randes der Fußwurzel. **Arteria temporalis media:** mittlere Schläfenschlagader, Ast der ↑Arteria temporalis superficialis (versorgt die Schläfengegend oberhalb des Jochbogens). **Arteriae temporales pro|fundae** *Pl.:* Arterien des ↑Musculus temporalis, Äste der ↑Arteria maxillaris. **Arteria temporalis super|ficialis:** an der Oberfläche verlaufende Schläfenschlagader, Ast der ↑Arteria carotis externa (versorgt die Schläfengegend und einen Teil der Scheitelgegend). **Arteria testicularis:** Hodenschlagader, Ast der ↑Arteria pudenda interna. **Arteria thoracica interna:** innere Brustschlagader, Ast der ↑Arteria subclavia (versorgt u.a. Pleura, Perikard, Brustbein, Mediastinum, Interkostalräume und Zwerchfell). **Arteria thoracica lateralis:** seitliche Brustkorbschlagader, Ast der ↑Arteria axillaris (versorgt die seitliche Brustkorbwand). **Arteria thoracica superior:** neue Bez. für ↑Arteria thoracica suprema. **Arteria thoracica suprema:** obere Brustkorbschlagader, Ast der ↑Arteria axillaris (versorgt die Brustmuskeln). **Arteria thoraco|acromia|lis:** Brustkorb-Schulter-Schlagader, Ast der ↑Arteria axillaris (versorgt die Brustmuskeln und Teile der Schultergegend). **Arteria thoraco|dorsalis:** hintere Brustkorbschlagader, Ast der ↑Arteria subscapularis (versorgt die Muskeln am Rücken unterhalb des Schulterblattes). **Arteria thyreo|idea inferior:** untere Schilddrüsenschlagader, Ast der ↑Arteria subclavia (versorgt den unteren Schilddrüsenanteil und den unteren Anteil des Kehlkopfes). **Arteria thyreo|idea superior:** obere Schilddrüsenschlagader, Ast der ↑Arteria carotis externa (versorgt den oberen Schilddrüsenbereich und einen Teil des Kehlkopfes). **Arteria tibia|lis anterior:** vordere Schienbeinschlagader, Ast der ↑Arteria poplitea (versorgt den Unterschenkel zwischen Schien- und Wadenbein und den ↑medialen Fußrand bis zur 1. und 2. Zehe). **Arteria tibia|lis posterior:** hintere Schienbeinschlagader, Ast der ↑Arteria poplitea (versorgt den äußeren Teil des Unterschenkels und den seitlichen Fußrand bis zu den Zehen). **Arteria trans|versa colli:** quere Halsschlagader, Ast der ↑Arteria subclavia (versorgt seitliche Teile des Halses und Teile der Rückenmuskeln). **Arteria trans|versa faciei:** quere Gesichtsschlagader, Ast der ↑Arteria temporalis superficialis (versorgt Teile des Gesichts vor der Ohrspeicheldrüse). **Arteria tympanica anterior:** vordere Paukenhöhlenschlagader, Ast der ↑Arteria maxillaris. **Arteria tympanica inferior:** untere Paukenhöhlenschlagader, Ast der ↑Arteria pharyngea ascendens (versorgt einen Teil der Paukenhöhle). **Arteria tympanica posterior:** hintere Paukenhöhlenschlagader, Ast der ↑Arteria stylomastoidea. **Arteria tympanica superior:** obere Paukenhöhlenschlagader, Ast der ↑Arteria meningea media. **Arteria ulnaris:** Ellenschlagader, Ast der ↑Arteria brachialis (versorgt den ulnaren Teil des Unterarms bis zum arteriellen Netzwerk des Handgelenks). **Arteria umbilicalis:** Nabelschlagader, Ast der ↑Arteria iliaca interna. (Beim Erwachsenen bleibt nur ein kurzes Stück der Arterie wegsam, der Rest wird zum ↑Ligamentum umbilicale laterale.) **Arteria urethralis:** Harnröhrenschlagader, Ast der ↑Arteria pudenda interna. **Arteria uterina:** Gebärmutterschlagader, Ast der ↑Arteria iliaca interna (versorgt die Gebärmutter, Teile der Scheide und der ↑Adnexe). **Arteria vaginalis:** Scheidenschlagader, Ast der ↑Arteria uterina. **Arteria verte|bralis:** Wirbelschlagader, Ast der ↑Arteria subclavia (versorgt die Halswirbel bis zur Schädelhöhle). **Arteria vesicae felleae:** = Arteria cystica. **Arteria vesicalis inferior:** Harnblasenschlagader, Ast der ↑Arteria iliaca interna. **Arteriae vesicales superio|res** *Pl.:* obere Harnblasenarterien, Äste der ↑Arteria umbilicalis. **Arteria zygomatico|orbitalis:** Jochbein-Augenhöhlen-Schlagader, Ast der ↑Arteria temporalis superficialis (versorgt den Bereich des äußeren Augenwinkels)

Arteri|ek|tasie [↑Arterie u. ↑Ektasie] *w;* -, ...ien: Erweiterung einer Arterie; vgl. Aneurysma

arteriell, in fachspr. Fügungen: **arteria|lis, ...le** [zu ↑Arterie]: die Arterien betreffend, zu einer Arterie gehörend; z. B. in der Fügung ↑Angioma arteriale racemosum; (vom Blut:) sauerstoffhaltig (u. darum hellrot)

Arterien|geräusch: auskultatorisch feststellbares Geräusch im Bereich einer Arterie, das eine lokale Veränderung der Arterienwand (↑Stenose, ↑Aneurysma) anzeigt.

Arterien|verkalkung: = Arteriosklerose

Arteri|itis [zu ↑Arterie] *w;* -, ...itiden (in fachspr. Fügungen: ...itides): Schlagaderentzündung, entzündliche Veränderungen an der Arterienwand; vgl. End-, Mes- und Periarteriitis. **Arteri|itis nodosa:** = Periarteriitis. **Arteri|itis ob|literans:** = Endarteriitis obliterans. **Arteri|itis rheu|matica:** Schlagaderentzündung mit Bildung rheumatischer ↑Granulationen (bei ↑Polyarthritis rheumatica). **Arteri|itis temporalis:** Gefäßerkrankung im Bereich der Schädelarterien, bei der es zur Bildung von Riesenzellengranulationen kommt (vorwiegend im hohen Lebensalter auftretend)

Arterio|gramm [↑Arterie u. ↑...gramm] *s;* -s, -e: Röntgenbild einer Arterie bzw. des arteriellen Gefäßnetzes. **Arterio|gra|phie** [↑...graphie] *w;* -, ...ien: röntgenographische Darstellung einer Arterie bzw. des arteriellen Gefäßsystems nach Kontrastmittelfüllung

Arterio|le [Verkleinerungsbildung zu gr.-lat. *arteria* (s. Arterie)] *w;* -, -n, in fachspr. Fügungen: **Arterio|la,** *Pl.:* ...lae: kleinste Arterie, die sich in die ↑Kapillaren verzweigt

Arterio|litis [zu ↑Arteriole] *w;* -, ...itiden (in fachspr. Fügungen: ...itides): Arteriolenentzündung, entzündliche Veränderungen an den Wänden einer Arteriole

Arterio|lo|ne|krose [↑Arteriole u. ↑Nekrose] *w;* -, -n, in fachspr. Fügungen: **Arterio|lo|ne|crosis,** *Pl.:* ... oses : schwere degenerative Erkrankung der Arteriolen mit lokalem Gewebstod in den Gefäßwänden

Arterio|lo|sklerose [↑Arteriole u. ↑Sklerose] *w;* -, -n, in fachspr. Fügungen: **Arterio|lo|sclerosis,** *Pl.:* ... oses: degenerative und produktive Veränderung in der Wand der Arteriolen (mit Verfettung, Bindegewebswucherung u. Verkalkung)

arterio|mes|enterial, in fachspr. Fügungen: **arterio|mes|enteria|lis, ...le** [zu ↑Arterie u. ↑Mesenterium]: das Arteriensystem des Darmgekröses betreffend

Arterio|pa|thie [↑Arterie u. ↑...pathie] *w;* -, ...ien, in fachspr. Fügungen: **Arterio|pa|thia**[1], *Pl.:* ...iae: allg. Bez. für: Arterienerkrankung [nicht entzündlicher Art]. **Arterio|pa|thia calci|ferans infantium:** selten auftretende ↑Arteriosklerose bes. der Herzkranzgefäße im Säuglings- oder frühen Kindesalter. **Arterio|pa|thia pulmonalis:** hyperplastische u. nekrotisierende Veränderung der kleinen Lungenarterien bei Herzerkrankungen, die zu Druckerhöhung im arteriellen Lungenkreislauf (z. B. ↑Mitralstenose) führen

arteriös, in fachspr. Fügungen: **arteriosus, ...osa, ...osum** [zu ↑Arterie]: = arteriell; z. B. in der Fügung ↑Conus arteriosus

Arteriosclerosis vgl. Arteriosklerose. **arterioscleroticus** vgl. arteriosklerotisch

Arterio|se [zu ↑Arterie] *w;* -, -n, in fachsprachl. Fügungen: **Arterio|sis,** *Pl.:* ...oses: degenerative Erkrankung der Arterienwand infolge Stoffwechselstörungen (z. B. bei ↑Diabetes mellitus)

Arterio|sklerose [↑Arterie u. ↑Sklerose] *w;* -, -n, in fachspr. Fügungen: **Arterio|sclerosis,** *Pl.:* ...oses: Arterienverkalkung, fortschreitende Degeneration der arteriellen Gefäße infolge krankhafter Veränderung der Gefäßinnenhaut (hauptsächlich durch Vermehrung des Cholesterins u. durch Kalkablagerung). **Arterio|skle-**

rotiker *m;* -s, -: an Arteriosklerose Erkrankter. **arterio|sklerotisch,** in fachspr. Fügungen: **arterio|scleroticus, ...ca, ...cum:** die Arteriosklerose betreffend, durch Arteriosklerose hervorgerufen, auf Arteriosklerose beruhend

arteriosus vgl. arteriös

Arterio|tomie [↑Arterie u. ↑...tomie] *w;* -, ...ien: arterieller Aderlass

arterio|venös, in fachspr. Fügungen: **arterio|venosus, ...osa, ...osum** [zu ↑Arterie und ↑Vene]: ↑Venen und ↑Arterien bzw. die Verbindung von Arterien und Venen betreffend; Abk.: a.-v.; **arterio|venöse Anastomose** vgl. Anastomosis arteriovenosa

arthr..., Arthr... vgl. arthro..., Arthro...

Ar|thralgie [↑arthro... u. ↑...algie] *w;* -, ...ien, in fachspr. Fügungen: **Ar|thralgia**[1], *Pl.:* ...iae: allg. Bez. für: Gelenkschmerz

Ar|threk|tomie [↑arthro... u. ↑Ektomie] *w;* -, ...ien: teilweise operative Entfernung eines Gelenks

arthriticus vgl. arthritisch. **Ar|thritiker** [zu ↑Arthritis] *m;* -s, -: an Arthritis Leidender

Ar|thritis [von gr. ἀρθρῖτις = Gliederkrankheit, Gicht] *w;* -, ...itiden (in fachspr. Fügungen: ...itides): allg. Bez. für: Gelenkentzündung, entzündliche Veränderungen an den Gelenkflächen, verbunden mit Gelenkergüssen. **Ar|thritis al|capton|urica:** Arthritisform bei ↑Alkaptonurie, wobei es zur Ablagerung von Homogentisinsäure in den Gelenken kommt. **Ar|thritis all|ergica:** Gelenkleiden auf vermutlich allergischer Grundlage (mit in bestimmten Abständen auftretenden schmerzhaften Gelenkergussbildungen, besonders in den Kniegelenken, wobei entzündliche Reaktionen fehlen). **Ar|thritis ankylosans:** = Spondylarthritis ankylopoetica. **Ar|thritis de|formans juvenilis:** = Polyarthritis chronica infantilis. **Ar|thritis dysenterica:** nach ↑Dysenterie auftretende Gelenkentzündung. **Ar|thritis gonor|rhoi|ca:** Gelenkentzündung im Verlauf einer ↑Gonorrhö. **Ar|thritis hae|mo|philica:** Gelenkentzündung nach ↑hämophilen Gelenkblutungen. **Ar|thritis humeri:** Entzündung des Schultergelenks. **Ar|thritis hyper|ergica:** = Arthritis allergica. **Ar|thritis infectio|sa:** durch unspezifische Infekte hervorgerufene Gelenkentzündung. **Ar|thritis mutilans:** chronische Gelenkentzündung mit schweren trophoneurotischen Knochen- und Weichteilverstümmelungen, besonders im Bereich der Hand- und Fußgelenke. **Ar|thritis neu|ro|pa|thica:** = Arthropathia neuropathica. **Ar|thritis psoria|tica:** chronische ↑Polyarthritis bei Schuppenflechte, wahrscheinlich infolge Störung im Hormonhaushalt der Nebennierenrinde. **Ar|thritis rheumatica:** rheumatische Gelenkentzündung, Gelenkrheumatismus; ungenaue Bez. sowohl für die akute als auch für die chronische ↑Polyarthritis. **Ar|thritis sic|ca:** = Arthrose. **Ar|thritis sy|philitica:** Gelenkentzündung im Verlauf einer Syphilis. **Ar|thritis tuberculosa:** Gelenktuberkulose (entsteht durch Ansiedlung von Tuberkelbazillen im Gelenk oder in der Gelenkkapsel). **Ar|thritis urica:** Gicht, Gelenkgicht, Gelenkerkrankung infolge Abscheidung von harnsauren Salzen in den Gelenken mit Ausbildung von Gichtknoten. **Ar|thritis villosa:** infektiöse Gelenkentzündung mit ↑Hypertrophie der ↑Synovialzotten

ar|thritisch, in fachspr. Fügungen: **ar|thriticus, ...ca, ...cum** [zu ↑Arthritis]: die Arthritis betreffend, mit Arthritis verbunden, zum Krankheitsbild einer Arthritis gehörend

Ar|thritismus [zu ↑Arthritis] *m;* -, ...men: Neigung, Bereitschaft des Organismus zur Erkrankung an ↑Arthritis, Gicht, ↑Asthma bronchiale und ↑Diabetes mellitus

ar|thrito|gen [↑Arthritis u. ↑...gen]: eine Gelenkentzündung hervorrufend

ar|thro..., Ar|thro... [aus gr. ἄρθρον = Glied; Gelenk], vor Selbstlauten: **ar|thr..., Ar|thr...:** Bestimmungswort von Zusammensetzungen mit der Bedeutung „Gelenk"; z. B.: Arthrodese

Ar|thro|chalarosis [zu ↑arthro... und gr. χαλαρός = schlaff] *w;* -, ...osen: atypische angeborene Hüftgelenkluxation, verbunden mit Schlaffheit der Muskulatur

Ar|thro|dese [zu ↑arthro... u. gr. δεῖν = binden] *w;* -, -n: Gelenkverödung, operative Versteifung eines Gelenks

Ar|throdia[1] [zu gr. ἀρθρώδης = mit Gliedern versehen] *w;* -, ...iae: anatom. Bez. für: frei bewegliches, in mehreren Ebenen drehbares Gelenk, Kugelgelenk

ar|thro|gen [↑arthro... u. ↑...gen]: von einem Gelenk ausgehend; von einer Gelenkerkrankung herrührend (z. B. in der Fügung arthrogene Kontraktur)

Ar|thro|gramm [↑arthro... u. ↑...gramm] *s;* -s, -e: Röntgenbild eines Gelenks. **Ar|thro|graphie** [↑...graphie] *w;* -, ...ien: Röntgenaufnahme eines Gelenks mit Darstellung des Gelenkinnenraumes (wobei das Gelenkinnere durch Einfüllung eines Kontrastmittels röntgenographisch sichtbar gemacht wird)

Ar|thro|gryposis [zu ↑arthro... u. gr. γρυπός = gekrümmt] *w;* -, ...osen (in fachspr. Fügungen: ...oses): Versteifung eines Gelenks in Beugestellung. **Ar|thro|gryposis multiplex con|genita:** seltene angeborene Erkrankung, die durch multiple Gelenkversteifungen und Muskeldefekte gekennzeichnet ist

Ar|thro|kata|dysis [zu ↑arthro... u. gr. καταδύειν = untergehen; untertauchen] *w;* -, ...dysen (in fachspr. Fügungen: ...adyses): Funktionseinschränkung eines Gelenks (z. B. des Hüftgelenks bei ↑Protrusio acetabuli)

Ar|thro|lith [↑arthro... u. ↑...lith] *m;* -[e]s u. -en, -e[n]: freier Gelenkkörper, Gelenkmaus, nicht mit dem Gelenk verbundener Knorpel (Folge einer ↑Osteochondritis, eines Traumas, einer Verknöcherung freier Gelenkzotten sowie schwerer ↑Arthropathien)

Ar|thro|lues tarda [↑arthro... u. ↑Lues] *w;* - -: bei fortgeschrittener ↑Lues auftretende Gelenkerkrankung (mit Schwellungen u. nächtlichen Schmerzen)

Ar|thro|lyse [zu ↑arthro... u. gr. *λύειν* = lösen, auflösen] *w;* -, -n: Gelenkmobilisation durch operative Entfernung von Narbensträngen oder knöchernen Wulstbildungen, die die Gelenkfunktion behindern. (Daneben gibt es auch eine unblutige, manuelle Gelenkmobilisation.)

Ar|throm [zu gr. *ἄρθρον* = Gelenk] *s;* -s, -e: Überbein in der Umgebung eines Gelenks, gebildet aus überschüssigem Synovialgewebe

Ar|thro|menin|gitis [zu ↑arthro... u. ↑Meninx] *w;* -, ...itiden (in fachspr. Fügungen: ...itides): wenig gebräuchliche Bezeichnung für ↑Synovitis

Ar|thro|myo|dys|plasia[1] con|genita [↑arthro..., ↑myo... u. ↑Dysplasie] *w;* - -: = Arthrogryposis multiplex congenita

Ar|thro|ony|cho|dys|tro|phie [↑arthro..., gr. *ὄνυξ*, Gen.: *ὄνυχος* = Klaue; Fingernagel u. ↑Dystrophie] *w;* -, ...ien, in fachspr. Fügungen: **Ar|thro|ony|cho|dys|tro|phia[1]**, *Pl.:* ...iae: Krankheitsbild mit angeborenen Missbildungen, Unterentwicklung des Speichenköpfchens, Unterentwicklung oder Fehlen der Kniescheibe und Dystrophie der Nägel

Ar|thro|pa|thie [↑arthro... u. ↑...pathie] *w;* -, ...ien, in fachspr. Fügungen: **Ar|thro|pathia[1]**, *Pl.:* ...iae: [degenerative, nicht entzündliche] Gelenkerkrankung. **Ar|thro|pathia deformans:** = Arthrosis deformans. **Ar|thro|pa|thia neu|ro|pa|thica:** Gelenkerkrankung infolge Schädigung der das Gelenk versorgenden Nerven. **Ar|thro|pa|thia ovari|priva:** Gelenkerkrankung, besonders der Kniegelenke, nach Kastration oder (im ↑Klimakterium) nach Aufhören der Ovarialtätigkeit. **Ar|thro|pa|thia psoria|tica:** im Zusammenhang mit Schuppenflechte auftretendes Gelenkleiden, meist in Form einer ↑Polyarthritis. **Ar|thro|pa|thia saturnina:** bei Bleivergiftung auftretendes Gelenkleiden

Ar|thro|phyt [↑arthro... u. ↑...phyt] *m;* -en, -en: Gewebsneubildung, Geschwulst der gelenkbildenden Gewebe (z. B. des Knochengewebes; vgl. Osteophyt)

Ar|thro|plastik [↑arthro... u. ↑Plastik] *w;* -, -en: künstliche Bildung eines neuen Gelenks nach Resektion des alten Gelenks

Ar|thro|rise [zu ↑arthro... u. gr. *ἐρείδειν* = fest anstützen, anlehnen] *w;* -, -n: operative Verfestigung eines Gelenks, Einschränkung der Beweglichkeit eines Gelenks im Sinne der normalen Funktion durch Einpflanzen eines knöchernen Sperrriegels (z. B. bei Schlottergelenken)

Ar|throse [zu gr. *ἄρθρον* = Glied; Gelenk] *w;* -, -n, in fachspr. Fügungen: **Ar|throsis**, *Pl.:* ...oses: **1)** = Arthropathie. **2)** Kurzbez. für: Arthrosis deformans. **Ar|throsis deformans:** degenerative Veränderung der Gelenkflächen durch Überbeanspruchung oder traumatische Ursachen. **Ar|throsis ochronotica:** Gelenkerkrankung, bei der die Grundsubstanz des Gelenkknorpels schwärzlich pigmentiert ist

Ar|thro|skop [↑arthro... u. ↑...skop] *s;* -s, -e: optisches Spezialinstrument zur Untersuchung des Gelenkinneren. **Ar|thro|skopie** [↑...skopie] *w;* -, ...ien: Untersuchung des Gelenkinneren mit dem Arthroskop

ar|throtisch [zu ↑Arthrose]: zur Arthrose gehörend, mit Arthrose verbunden

Ar|thro|tomie [↑arthro... u. ↑...tomie] *w;* -, ...ien: operative Eröffnung, Spaltung eines Gelenks

Arthus-Phänomen [...*tüß...;* nach dem frz. Physiologen Maurice Arthus, 1862–1945]: entzündliche Reaktion des Organismus, die (hauptsächl. bei Tieren) am Ort der Injektion entsteht, wenn ein ↑Antigen, das bereits eine ↑Allergie bewirkt hat, nochmals subkutan eingespritzt wird

articularis vgl. artikulär

Articulatio [aus gleichbed. spätlat. *articulatio*, Gen.: *articulationis* (zu lat. *articulus* = Gelenk)] *w;* -, ...io|nes: anatom. Bezeichnung für: Gelenk, bewegliche Knochenverbindung in einer Bindegewebskapsel (wobei zwei oder mehrere Knochen mit überknorpelten Gelenkflächen aneinander stoßen bzw. sich berühren); vgl. Artikulation. **Articulatio acromio|clavicularis:** Gelenk zwischen ↑Acromion und Schlüsselbein. **Articulatio at|lanto|axia|lis lateralis** bzw. **mediana:** seitliches bzw. mittleres Gelenk zwischen dem ersten Halswirbel (Atlas) und dem zweiten (Axis). **Articulatio at|lanto|occipitalis:** Gelenk zwischen dem ersten Halswirbel (Atlas) und dem Hinterhauptsbein (auch oberes Kopfgelenk genannt). **Articulatio calcaneo|cubo|idea:** Gelenk zwischen Fersen- und Würfelbein. **Articulatio capitis costae:** Gelenk zwischen Rippenköpfchen und Wirbel. **Articulatio|nes carpo|meta|carpeae** *Pl.:* Gelenke zwischen Handwurzel und Mittelhandknochen (II bis V). **Articulatio carpo|meta|carpea pollicis:** Handwurzel-Mittelhand-Gelenk des Daumens. **Articulatio com|posita:** „zusammengesetztes Gelenk", wobei mehr als zwei Teile miteinander artikulieren (z. B. Hand- und Ellbogengelenk). **Articulatio costo|trans|versaria:**

Gelenk zwischen Rippe und Querfortsatz eines Brustwirbels. **Articulatio|nes costo-verte|brales** *Pl.:* Gelenke zwischen Wirbelknochen und den hinteren Rippenenden. **Articulatio coxae:** „Hüftgelenk", Gelenk zwischen Oberschenkelkopf und Pfanne des Sitzbeins. **Articulatio crico|arytae|no-idea:** Gelenk zwischen dem Gießbeckenknorpel und dem Ringknorpel des Kehlkopfs. **Articulatio crico|thyreo|idea:** Gelenk zwischen Ringknorpel und Schildknorpel des Kehlkopfs. **Articulatio cubiti:** „Ellbogengelenk" (besteht aus drei verschiedenen Gelenken; beteiligt sind die Rolle des Oberarmknochens, die Elle und die Speiche). **Articulatio cuneo|navicularis:** Gelenk zwischen Kahnbein und Keilbein des Fußes. **Articulatio genus:** „Kniegelenk", Gelenk zwischen Schienbeinkopf, Oberschenkelrolle und Wadenbeinköpfchen. **Articulatio humeri:** „Schultergelenk", Gelenk zwischen Oberarmkopf und Schulterblattpfanne. **Articulatio humero|radia|lis:** Teil des Ellbogengelenks, Gelenk zwischen Oberarmrolle und Speichenköpfchen. **Articulatio humero|ulnaris:** Teil des Ellbogengelenks, Gelenk zwischen Oberarmrolle und Elle (Oberarm-Ellen-Gelenk). **Articulatio in|cudo|malleo|laris:** Hammer-Amboss-Gelenk der Gehörknöchelchen im Mittelohr. **Articulatio in|cudo|stapedia:** Amboss-Steigbügel-Gelenk, Gelenk zwischen den beiden Mittelohrknöchelchen. **Articulatio intercarpea:** Handwurzelgelenk, Gelenk zwischen den drei Handwurzelknochen der proximalen Reihe und den vier Handwurzelknochen der distalen Reihe. **Articulatio-nes inter|chon|drales** *Pl.:* Rippenknorpelgelenke, gelenkige Verbindungen zwischen den Rippenknorpeln der 5., 6. und 7. Rippe. **Articulatio|nes intermeta|carpeae** *Pl.:* Gelenke zwischen den Basen der Mittelhandknochen (II bis V). **Articulatio|nes intermeta|tarseae** *Pl.:* Gelenke zwischen den Basen der Mittelfußknochen (II bis V). **Articulatio|nes inter|phalangeae manus** [- - *mánuß*] bzw. **pedis** *Pl.:* Gelenke zwischen den Finger- bzw. Zehengliedern. **Articulatio|nes inter|tarseae** *Pl.:* zusammenfassende Bez. für die Gelenke der Fußwurzel (↑Articulatio calcaneocuboidea, ↑Articulatio cuneonavicularis, ↑Articulatio subtalaris u. a.). **Articulatio|nes manus** [- *mánuß*]: „Handgelenke", zusammenfassende Bez. für das proximale und distale Handwurzelgelenk, das Handwurzel-Mittelhand-Gelenk, die 5 Mittelhand-Finger-Gelenke und die Fingergelenke. **Articulatio mediocarpea:** Gelenk zwischen den beiden Reihen der Handwurzelknochen. **Articulatio meta|carpea:** = Articulatio mediocarpea. **Articulatio|nes meta|carpo|phalan|geae** *Pl.:* Gelenke zwischen Fingergrundgliedern und Mittelhandknochen. **Articulatio|nes meta|tarso|phalan|geae** *Pl.:* Gelenke zwischen Mittelfußknochen und Zehengrundgliedern. **Articulatio|nes ossiculorum auditus** [- - *audítuß*] *Pl.:* Gelenkverbindungen der Gehörknöchelchen. **Articulatio ossis pisi|formis:** Gelenk zwischen Erbsen- und Dreiecksbein des Handgelenks. **Articulatio-nes pedis** *Pl.:* zusammenfassende Bez. für die Gelenke des Fußes (im weiteren Sinne auch die ↑Articulationes intertarseae miteinbegreifend). **Articulatio plana:** Gelenkform mit ebenen Gelenkflächen. **Articulatio radio|carpea:** Speichen-Handwurzel-Gelenk, Teil der Handgelenke. **Articulatio radio|ulnaris di|stalis** bzw. **proximalis:** ↑distales bzw. ↑proximales Speichen-Ellen-Gelenk, Teil des Ellbogengelenks (Gelenk zwischen Speichenköpfchen und Elle). **Articulatio sacro|coc|cygea:** neue Bez. für ↑Junctura sacrococcygea. **Articulatio sacro|ilia|ca:** Kreuzbein-Darmbein-Gelenk, Gelenk zwischen Kreuzbein und Hüftbein (stellt eine Amphiarthrose dar, in der praktisch keine Bewegungen mehr möglich sind). **Articulatio sellaris:** „Sattelgelenk", Gelenkform mit zwei sattelförmigen Gelenkflächen (z. B. das Daumengrundgelenk). **Articulatio sim|plex:** „einfaches Gelenk" (setzt sich aus zwei gelenkbildenden Teilen zusammen). **Articulatio sphae|ro-idea:** „Kugelgelenk", z. B. das Schultergelenk. (Diese Gelenkform erlaubt Bewegungen in jeder Richtung.) **Articulatio sterno-clavicularis:** Gelenk zwischen Brustbein und Schlüsselbein. **Articulatio|nes sterno-costales** *Pl.:* Brustbein-Rippen-Gelenke, Spaltgelenke zwischen dem Brustbein und den Rippen. **Articulatio sub|talaris:** Gelenk zwischen Sprung- u. Fersenbein. **Articulatio talo|calcaneo|navicularis:** unteres Sprunggelenk, Gelenk zwischen Sprungbein, Fersenbein und Kahnbein. **Articulatio talo|cruralis:** oberes Sprunggelenk, auch Knöchelgelenk genannt (Gelenk zwischen der Sprungbeinrolle u. der Malleolengabel des Schien- u. Wadenbeins). **Articulatio tarsi trans|versa:** queres Fußwurzelgelenk, Gelenk zwischen Sprungbein, Fersenbein und Kahnbein sowie zwischen Fersenbein und Würfelbein (besteht aus der vorderen Kammer des unteren Sprunggelenks und dem Kalkaneargelenk). **Articulatio|nes tarso-meta|tarseae** *Pl.:* Fußwurzel-Mittelfuß-Gelenke, Gelenke zwischen den Keilbeinen und dem Würfelbein einerseits und den Mittelfußknochen andererseits. **Articulatio temporo|mandibularis:** Kiefergelenk, Gelenk zwischen dem Gelenkkopf des Unterkiefers und dem Schläfenbein. **Articulatio tibio|fibularis:** Schienbein-Wadenbein-Gelenk, Gelenk zwischen Schienbein und Wadenbeinköpfchen. **Articulatio tro|cho|idea:**

Radgelenk, Gelenkform mit scheibenförmigem Gelenkkopf und ausgehöhlter Pfanne (z. B. das Speichen-Ellen-Gelenk)

Articulus [aus lat. *articulus* = Gelenk] *m;* -, ...li: ältere Bezeichnung für ↑Articulatio

Arti|ficial Insemination by Donor [*a'tifisch*e*l insemine'sch*e*n bai do*u*n*e*r;* engl. = künstl. Befruchtung durch Spender] *w;* - - - -, - -s - -: Befruchtung einer Frau mit dem Samen eines ihr unbekannten Spenders; Abk.: AID

arti|fiziell, in fachspr. Fügungen: **artificialis, ...le** [zu lat. *ars,* Gen.: *artis* = Kunst u. lat. *facere* = machen, tun]: künstlich herbeigeführt, künstlich durchgeführt; z. B. in der Fügung ↑Abortus artificialis

artikular, in fachspr. Fügungen: **articularis, ...re** [zu lat. *articulus* = Gelenk]: ein Gelenk betreffend, zu einem Gelenk gehörend; z. B. in der Fügung ↑Capsula articularis

Artikulation [zu lat. *articulus* = Gelenk; Redeglied] *w;* -, -en: **1)** [deutliche] Aussprache; Bildung von Vokalen und Konsonanten mit den Sprechwerkzeugen (Psychol.). **2)** zahnmedizin. Bez. für die [Abfolge der] Bissbewegungen. **3)** gelenkige Verbindung zwischen Knochen; vgl. Articulatio. **artikulie|ren: 1)** Laute in deutlicher Gliederung aussprechen (Psychol.). **2)** miteinander ein Gelenk bilden, zu einem gemeinsamen Gelenk gehören (von Knochen gesagt)

Art|re|sistenz: angeborene, natürliche Widerstandsfähigkeit einer Art gegen allgemeine äußere Einflüsse

Arum [von gr. ἄρον = Natterwurz, Aronstab] *s;* -s: Gattung der Aronstabgewächse. **Arum maculatum:** gefleckter Aronstab, in Europa heimische Pflanze, deren Wurzelstock das giftige Glykosid ↑Aroin enthält

ary|epi|glotticus, ...ca, ...cum [Kurzbildung zu ↑arytaenoideus (in der Fügung ↑Cartilago arytaenoidea) u. ↑Epiglottis]: zum Gießbeckenknorpel und Kehldeckel gehörend; z. B. in der Fügung ↑Musculus aryepiglotticus (Anat.)

Ary|knorpel: im Fachjargon Kurzbez. für ↑Cartilago arytaenoidea

arytae|no|ide|us, ...ea, ...e|um [zu gr. ἀρύταινα = Gießkanne u. gr. -ειδής = gestaltet, ähnlich]: „gießkannenähnlich"; zum Gießbeckenknorpel des Kehlkopfs gehörend

Arznei|mittel vgl. Medikament

Arznei|taxe: gesetzliche Grundlage für alle von Apotheken zu berechnenden Arzneimittelpreise (Abk.: AT)

As: chem. Zeichen für ↑Arsen

as..., As... vgl. ad..., Ad...

Asbestose [zum Fremdwort *Asbest*] *w;* -, -n: Asbeststaublungenerkrankung, Bergflachslunge, Staublungenerkrankung durch den Staub von Asbest (Krankheitserscheinungen ähnlich der Silikose; entschädigungspflichtige Berufskrankheit)

A-Scan [*aßkän;* zu engl. *to scan* = abtasten, prüfen] *m;* -s, -s: eindimensionale ↑Echoenzephalographie. Die Echos, die von einer punktförmigen Quelle ausgehen, werden laufzeitabhängig als Amplitude (= A) dargestellt; vgl. B-Scan

Ascariasis, Ascaridiasis vgl. Askaridiasis

Ascaris vgl. Askaris

ascendens [zu lat. *ascendere* = hinaufsteigen]: aufsteigend, von unten nach oben verlaufend (u. a. von Gefäßen und Nerven, auch von Infektionen, z. B. im Bereich der ableitenden Harnwege und der oberen Luftwege); z. B. in der Fügung ↑Colon ascendens

Aschheim-Zondek-Schwangerschaftsre|aktion [nach den dt. Gynäkologen Selmar Aschheim (1878–1965) u. Bernhard Zondek (1891–1966)]: Methode zur Frühdiagnose einer Schwangerschaft; beruht auf dem Nachweis des gonadotropen Choriongonadotropin hormons im Urin. (Der zu untersuchende Urin wird 4 von 5 infantilen Mäusen weiblichen Geschlechts subkutan injiziert; dem fünften Tier wird zum Vergleich physiolog. Kochsalzlösung eingespritzt. Nach 5 Tagen sind bei positivem Ausfall an den Eierstöcken der ersten vier Mäuse folgende Veränderungen feststellbar: Reifung von vielen Follikeln, Blutaustritte am Ovar und Auftreten von Corpora lutea.)

Aschoff-Knötchen [nach dem dt. Pathologen Ludwig Aschoff, 1866–1942] *Pl.:* rheumatische Knötchen, bestehend aus Epitheloidzellen, Rund- und Riesenzellen sowie hyalinisiertem Gewebe (Vorkommen bei rheumatischen Infektionen im Herzmuskel, in den Tonsillen, im periartikulären Gewebe und in Sehnen). **Aschoff-Tawara-Knoten** [Sunao Tawara, jap. Pathologe, 1873–1952]: = Nodus atrioventricularis

Ascites vgl. Aszites

Ascorbin|säure [Kunstwortbildung zu ↑¹a... u. ↑Skorbut]: chem. Bez. für das Vitamin C

...ase [verselbstständigt aus ↑Diast*ase*]: Endung von Fachwörtern aus dem Bereich der Biochemie zur Bezeichnung von ↑Enzymen (im Stamm ist entweder der Stoff genannt, der gespalten wird, z. B. Protease, oder der Vorgang bzw. das Ergebnis, z. B. Oxidase)

Asemie [zu ↑¹a... u. gr. σῆμα = Zeichen] *w;* -, ...ien, in fachspr. Fügungen: **Asemia**[1], *Pl.:* ...iae: Unfähigkeit zu einer Verständigung mit der Umwelt bzw. mit anderen Menschen (z. B. bei totaler ↑Aphasie od. bei Verlust der Mienen- und Gebärdensprache)

Asep|sis [↑¹a... u. ↑Sepsis] *w;* -: Keimfreiheit, z. B. aller Gegenstände u. Dinge, die mit einer Wunde bei deren Behandlung in Berührung kommen (Instrumente, Verbandsstoffe und Arzthandschuhe). **aseptisch:** keimfrei; die Asepsis betreffend

Asexua|lität [↑[1]a... u. ↑Sexualität] *w;* -: „Ungeschlechtlichkeit“, Fehlen jeglicher ↑Libido bzw. Fehlen der Geschlechtsdrüsen (Psychol., Med.). **asexuell**: geschlechtslos

Ashby-Test [*äschbi...;* nach dem engl. Arzt Henry Ashby, 1846–1908]: Methode zur Bestimmung der mittleren Lebensdauer der roten Blutkörperchen mithilfe der Differenzialagglutination (unterschiedliche Agglutination von Blutkörperchen verschiedener Herkunft, die miteinander verträglich sind, aber verschiedenen Blutgruppen angehören bzw. verschiedene Blutfaktoren besitzen)

Asia|lie [zu ↑[1]a... u. gr. *σίαλον* = Speichel] *w;* -: = Aptyalismus

asiatische Grippe: erstmals in Asien festgestellte Virusgrippe

Asiderose [zu ↑[1]a... u. gr. *σίδηρος* = Eisen] *w;* -, -n, in fachspr. Fügungen: **Asiderosis**, *Pl.:* ...oses: fehlende Ablagerung von Eisen im Gewebe; Eisenmangel des Blutes

Asig|matismus [zu ↑[1]a... u. dem Namen des gr. Buchstabens *σ (σίγμα)*] *m;* -: Sprachstörung, bei der der S-Laut fehlerhaft gebildet wird

Askaridia|sis, auch: **Askaria|sis** [zu ↑Askaris] *w;* -, ...ia|sen, in fachspr. Fügungen: **Ascaridia|sis, Ascaria|sis** *w;* -, ...ia|ses: Wurmkrankheit, hervorgerufen durch Infektion mit Askariden

Askaris [aus gr. *ἀσκαρίς* = Spulwurm] *w;* -, ...iden (meist *Pl.*), in der Systematik der zoologischen Nomenklatur: **Ascaris** *w;* -, (Arten:) Ascarides: [Gattung der] Fadenwürmer. **Ascaris lum|brico|ides:** Spulwurm, Eingeweidewurm beim Menschen (von regenwurmartigem Aussehen, etwa 15–25 cm lang; die Larven durchwandern auf dem Blutweg auch Leber und Lunge und rufen dort Erkrankungen hervor)

Asko|myzeten [zu gr. *ἀσκός* = Schlauch u. gr. *μύκης*, Gen.: *μύκητος* = Pilz], in der Systematik der botanischen Nomenklatur: **Asco|mycetes** *Pl.:* Klasse der Schlauchpilze, zu der u. a. die Gattungen ↑Penicillium, ↑Aspergillus u. ↑Trichophyton gehören

Askorbinsäure vgl. Ascorbinsäure

Äskulin [zu ↑Aesculus] *s;* -s: in der Rinde von ↑Aesculus hippocastanum vorkommendes kreislaufwirksames ↑Glykosid

Asom|nie [zu ↑[1]a... u. lat. *somnus* = Schlaf] *w;* -, ...ien, in fachspr. Fügungen: **Asom|nia**[1], *Pl.:* ...iae: allg. Bez. für: Schlaflosigkeit, Einschlaf- oder Durchschlafstörung

Aspekt [zu lat. *aspicere, aspectum* = ansehen] *m;* -[e]s, -e: äußerer Eindruck, äußere Erscheinung eines Organismus

as|per, as|pera, as|perum [aus gleichbed. lat. *asper*]: rau, aufgeraut; z. B. in der Fügung ↑Linea aspera

Aspergillom [zu ↑Aspergillus] *s;* -s, -e: durch Pilzfäden (Gattung Aspergillus) hervorgerufene Geschwulst in der Lunge

Aspergillose [zu ↑Aspergillus] *w;* -, -n, in fachspr. Fügungen: **Aspergillosis**, *Pl.:* ...oses: Sammelbez. für durch ↑Aspergillus hervorgerufene Krankheiten (am häufigsten der Atmungsorgane) wie ↑Pneumomykose, ↑Otomykose, ↑Keratomykose u. a. **Aspergillosis capitis** [↑Caput]: Unterform der Aspergillose mit Auftreten von mykotischen Hauterscheinungen am Kopf

Aspergillus [zu spätlat. *aspergillum* = Weihwasserwedel; Gefäß zum Besprengen] *m;* -: Kolben- oder Gießkannenschimmel, Gattung der ↑Askomyzeten (mit kolbenförmigen, gießkannenähnlichen Konidienträgern), aus der einige Arten als Krankheitserreger vorkommen

Aspermatismus [zu ↑[1]a... u. ↑Sperma] *m;* -: Fehlen des ↑Ejakulats bzw. Ausbleiben der ↑Ejakulation; im weiteren Sinne auch: = Aspermie. **Aspermie** *w;* -: Fehlen von Samenzellen im Ejakulat; im weiteren Sinne auch: = Aspermatismus

asphyktisch [aus gr. *ἄσφυκτος* = ohne Pulsschlag]: pulslos, der Erstickung nahe, ↑Asphyxie zeigend

Asphyxie [aus gr. *ἀσφυξία* = Aufhören des Pulsschlages] *w;* -, ...ien, in fachspr. Fügungen: **Asphyxia**[1], *Pl.:* ...iae: Atemstörung, Atemstillstand, Behinderung des Gasaustauschs in den Lungen und die damit zusammenhängende ↑Hypoxämie, die zu ↑Zyanose und Herzstillstand führen kann. **Asphyxia fetalis:** Asphyxie der Feten, verursacht durch plazentare Hypoxämie, Nabelschnurkompression, vorzeitige Plazentalösung oder lang dauernde Geburt. **Asphyxia livida:** leichter Grad einer ↑Asphyxia neonatorum (auch „blaue Asphyxie“ genannt) mit unregelmäßiger, schnappender Atmung und bläulicher Hautverfärbung. **Asphyxia neonatorum** [↑Neonatus]: Atemstörung bei Neugeborenen (nicht rechtzeitig einsetzende Lungenatmung). **Asphyxia pallida:** Atemstörung schweren Grades (bei Neugeborenen), bei der der ganze Körper blass ist und nur schwache Herztöne hörbar sind. **Asphyxia post|natalis:** nach der Geburt auftretende Asphyxie (bei Neugeborenen) mit Anfällen von Atemnot (Folge zerebraler Blutungen, einer Herzmissbildung, einer Lungenkomplikation oder einer Unterentwicklung des Atemzentrums)

Aspirat [zu lat. *aspirare* = anhauchen; einhauchen; einflößen] *s;* -[e]s, -e: das bei einer Aspiration gewonnene Material. **Aspiration** *w;* -, -en: Ansaugung von Luft, Gasen, Flüssigkeiten u. a.; Eindringen von Flüssigkeiten oder festen Stoffen in die Luftröhre od. Lunge beim Einatmen (bes. bei Neugeborenen vorkommend). **Aspirations|lipek|tomie**: andere Bez. für ↑Liposuktion. **Aspirations|pneu|monie**: durch Fremdkörper, die einen Bronchialast verstopfen, verursachte ↑Bronchopneumonie. **aspirieren**: (Luft, Flüssigkeit, Fremdkörper o.Ä.) in die Luftröhre od. Lunge einsaugen, einatmen

Asplenie [zu ↑¹a... u. ↑Splen] *w;* -, ...ien: [angeborenes] Fehlen der Milz

ASR: **1)** Abk. für: Achillessehnenreflex. **2)** Abk. für: Antistreptolysinreaktion

ASS: Abk. für ↑Acetylsalicylsäure

Assem|bling [*ᵉßä...*; zu engl. *to assemble* = versammeln, zusammenbringen] *s;* -s, -s: Zusammenbau der synthetisierten strukturellen Elemente zum ↑Virion

As|servat [zu lat. *asservare* = aufbewahren] *s;* -[e]s, -e: amtlich aufbewahrte, für eine spätere Gerichtsverhandlung als Beweismittel bedeutsame Sache (z.B. Erbrochenes bei Verdacht auf Vergiftung). **as|servie|ren**: amtlich als Beweismittel aufbewahren

Assessment [*ᵉßäßmᵉnt;* engl. = Beurteilung, Bewertung] *s;* -s, -s: erweiterte Diagnostik eines Leidens durch Hinzuziehung aller verfügbaren Informationsquellen, um so zu einem möglichst umfassenden Bild zu gelangen

Assimilat [zu lat. *assimilare* = ähnlich machen, angleichen] *s;* -[e]s, -e: bei der Assimilation im Organismus entstehendes Aufbaustoffwechselprodukt (z.B. Zucker, Stärke; Biochemie). **Assimilation** *w;* -, -en: **1)** Aufbau körpereigener Stoffe aus den im Magen-Darm-System resorbierten Spaltprodukten der aufgenommenen Nahrung (Biochemie). **2)** Angleichung, Verschmelzung (benachbarter Organe; Med.). **Assimilationsbecken**: anomales weibliches Becken (mit kleinerem Querdurchmesser), bei dem der letzte Lendenwirbel mit dem ersten Kreuzbeinwirbel verschmolzen ist. **Assimilations|wirbel**: Übergangswirbel, Wirbelform (bei den letzten Wirbeln einer Wirbelgruppe), die bereits die Merkmale der nachfolgenden Wirbelgruppe aufweist (z.B. kann der 5. Lendenwirbelkörper bereits die Merkmale der Sakralwirbel besitzen bzw. einen Teil des Kreuzbeins bilden). **assimilatorisch**: die Assimilation betreffend, durch Assimilation (1) gewonnen. **assimilie|ren**: Spaltprodukte der aufgenommenen Nahrung in körpereigene Aufbaustoffe umwandeln (vom Organismus; Biochemie)

Assmann-Herd [nach dem dt. Internisten Herbert Assmann, 1882–1950]: tuberkulöses Frühinfiltrat, infraklavikuläres Infiltrat der Lunge bei Tuberkulose. **Assmann-Krankheit**: = Osteosklerose

Assozia|tion [zu lat. *associare* = beigesellen; vereinigen, verbinden] *w;* -, -en: Verknüpfung eines gegebenen Bewusstseinsinhaltes mit einem anderen bzw. Verknüpfung der ihnen zugrunde liegenden physiologischen Vorgänge (Psychol.). **Assozia|tionsbahn**: Nervenstrang, der verschiedene Hirnrindenbezirke miteinander verbindet (Biol., Med.). **Assozia|tions|versuch**: Test, bei dem nach Nennung eines Begriffes durch den Versuchsleiter die Assoziation des Probanden registriert und tiefenpsychologisch gedeutet wird. **assozia|tiv**: durch Vorstellungsverknüpfung bewirkt (Psychol.). **assozi|ie|ren**: Gedanken, Bewusstseinsinhalte zu einer Vorstellungseinheit verknüpfen

Astasie [zu ↑¹a... u. gr. *στάσις* = Stehen; Feststehen] *w;* -, ...ien, in fachspr. Fügungen: **Astasia¹**, *Pl.:* ...iae: Unfähigkeit zu stehen infolge Störung der Bewegungskoordination, psychogenes Nicht-stehen-Können (Vorkommen bei hysterischen Reaktionen)

Astat [zu gr. *ἄστατος* = unbeständig (wegen des raschen radioaktiven Zerfalls)] *s;* -s, älter: **Astatin** *s;* -s: radioaktives, nichtmetallisches Element; Zeichen: At

astatisch [zu ↑Astasie]: die Astasie betreffend; nicht stehen könnend

Astea|tosis [zu ↑¹a... u. gr. *στέαρ*, Gen.: *στέατος* = Fett, Talg] *w;* -, ...osen (in fachspr. Fügungen: ...oses): fehlende Absonderung der Talgdrüsen. **Astea|tosis cutis**: fehlende Talgabsonderung der Hautdrüsen

Astereo|gnosie [zu ↑¹a..., ↑stereo... u. gr. *γνῶσις* = Erkennen] *w;* -, ...ien: „Tastblindheit", Unfähigkeit, einen Gegenstand bei geschlossenen Augen nur durch Betasten zu erkennen

Astereo|skopie [↑¹a..., ↑stereo... u. ↑...skopie]: Fehlen des räumlichen Sehens (Folge des ↑Begleitschielens)

Asthenie [zu gr. *ἀσθενής* = kraftlos, schwach] *w;* -, ...ien, in fachspr. Fügungen: **Asthenia¹**, *Pl.:* ...iae: Kraftlosigkeit, Schwäche, Entkräftung, [durch Krankheit bedingter] Kräfteverfall. **Asthenia uni|versalis**: allgemeine Konstitutionsschwäche, verbunden mit ↑Enteroptose, ↑Obstipation, Magerkeit, ↑Anämie u.a. **Astheniker** *m;* -s, -: der dem schmalen, schmächtigen, muskelschwachen u. dünnknochigen Körperbautyp Zugehörende. **asthenisch**: schmalwüchsig, schwach, dem Konstitutionstyp des Asthenikers entsprechend

Asthen|opie [zu gr. *ἀσθενής* = kraftlos, schwach u. gr. *ὤψ*, Gen.: *ὠπός* = Auge; Gesicht] *w;* -, ...ien: „Sehschwäche", rasche Ermüdbarkeit der Augen insbes. bei der Nahakkomodation; vgl. Amblyopie

Astheno|spermie [zu gr. *ἀσθενής* = kraftlos, schwach u. ↑Sperma] *w;* -, ...ien: Verminderung (auf rund 10 Millionen pro ml Samenflüssigkeit) und herabgesetzte Beweglichkeit der Samenfäden im Ejakulat

Äs|thesio|logie [gr. *αἴσθησις* = Sinneswahrnehmung u. ↑...logie] *w;* -: Lehre von den Sinnesorganen und ihren Funktionen

Äs|thesio|meter [gr. *αἴσθησις* = Sinneswahrnehmung u. ↑...meter] *s;* -s, -: Apparat zur Prüfung der Hautempfindlichkeit, mit dem der kleinste Abstand bestimmt wird, bei dem zwei gleichzeitige Berührungsreize noch als getrennt wahrgenommen werden

äs|thetische Medizin: Zweig der Medizin, der sich mit den Einflüssen und der Minderung oder Beseitigung aller das äußere Erscheinungsbild eines Menschen störenden Veränderungen befasst

Asth|ma [von gr. *ἆσθμα* = schweres, kurzes Atemholen, Beklemmung] *s;* -s: Atemnot, Kurzatmigkeit, die bei verschiedenen Krankheiten anfallsweise auftritt. **Asth|ma ab|dominale:** Atemnot infolge Hochdrängens des Zwerchfells und dadurch eingeschränkter Lungenbeatmung. **Asth|ma bron|chia|le:** in kurz dauernden Anfällen auftretende Atemnot (erschwerte Ausatmung) als Folge einer mit Schleimabsonderung verbundenen spastischen Zusammenziehung der ↑Bronchiolen. **Asth|ma cardiale:** „Herzasthma“, bei Herzkrankheiten, bes. bei ↑Angina pectoris oder bei ↑Insuffizienz des linken ↑Ventrikels (infolge der Blutstauung in der Lunge), auftretendes Asthma. **Asth|ma cere|bra|le:** durch ↑Zerebralsklerose bedingtes Asthma. **Asth|ma diabeticum:** bei Diabetikern im Zusammenhang mit einer ↑Acidose auftretendes Asthma. **Asth|ma nasale:** reflektorisch auftretende asthmaähnl. Atemnot bei Nasenkrankheiten mit Behinderung der Nasenatmung. **Asth|ma nocturnum:** Albdrücken, Angstzustände mit Atembehinderung im Schlaf. **Asth|ma sym|ptomaticum:** bei verschiedenen Krankheiten auftretende Atemnot bzw. asthmaähnliche Zustände (lediglich als Symptom, aber nicht als selbstständiges Krankheitsbild). **Asth|ma thymicum:** im Kindesalter bei ↑Hyperplasie des ↑Thymus (infolge Einengung der ↑Trachea) auftretendes Asthma. **Asth|ma uraemicum:** durch Vergiftung (Acidose) bei Urämie verursachtes Asthma

Asth|matiker [zu ↑Asthma] *m;* -s, -: an Asthma Leidender. **asth|matisch**: kurzatmig, atembehindert; zum ↑Asthma gehörend. **asth|mato|id,** auch: **asth|mo|id** [↑...id]: asthmaähnlich (von Krankheitssymptomen)

asth|mo|gen [↑Asthma u. ↑...gen]: Asthma auslösend

Asth|mo|lytikum [zu ↑Asthma u. gr. *λύειν* = lösen, auflösen] *s;* -s, ...ka: Arzneimittel zur Bekämpfung oder Linderung eines Asthmaanfalls

astig|matisch [zu ↑ [1]a... u. gr. *στίγμα* = Strich; Punkt]: Punkte strichförmig verzerrend (von Linsen bzw. vom Auge; Optik, Med.). **Astig|matismus** *m;* -: Brennpunktlosigkeit, Stabsichtigkeit, Sehstörung infolge krankhafter Veränderung der Hornhautkrümmung, wodurch einfallende Lichtstrahlen nicht mehr in einem Punkt vereinigt werden können (Optik, Med.)

Ästivo|au|tumnal|fie|ber [lat. *aestivus* = sommerlich u. lat. *autumnalis* = herbstlich]: andere Bez. für ↑Malaria tropica

Astomie [zu ↑ [1]a... u. gr. *στόμα* = Mund] *w;* -, ...ien: angeborenes Fehlen des Mundes

Astragalus [von gr. *ἀστράγαλος* = Wirbelknochen; Sprungbein] *m;* -, ...li: veralt. Bezeichnung für den ↑Talus

Astro|blast [gr. *ἄστρον* = Stern und ↑...blast] *m;* -en, -en (meist *Pl.*): Vorstufe der ↑Astrozyten

Astro|blas|tom [zu ↑Astroblast] *s;* -s, -e, in fachspr. Fügungen: **Astro|blas|toma,** *Pl.:* -ta: bösartiges ↑Astrozytom, von den ↑Astroblasten ausgehende Nervenzellengeschwulst

Astrocytoma vgl. Astrozytom

Astro|glia [Kurzbildung aus ↑*Astro*zyt u. ↑Neuro*glia*] *w;* -: aus Astrozyten bestehende Neuroglia

Astro|medizin [gr. *ἄστρον* = Stern u. ↑Medizin] *w;* -: Spezialgebiet der Medizin, das sich mit der Untersuchung und Überwachung von Raumfahrern vor, während und nach dem Flug befasst

Astro|nauten|diät vgl. bilanzierte synthetische Diät

Astro|zyt [gr. *ἄστρον* = Stern u. ↑...zyt] *m;* -en, -en (meist *Pl.*): zur ↑Neuroglia gehörende Nervenzellen mit zahlreichen sternförmigen Fortsätzen

Astro|zytom [zu ↑Astrozyt] *s;* -s, -e, in fachspr. Fügungen: **Astro|cytoma,** *Pl.:* -ta: von ↑Astrozyten ausgehender Groß- oder Kleinhirntumor

Asym|bolie [zu ↑ [1]a... u. gr. *σύμβολον* = Zeichen] *w;* -, ...ien: Verlust des Verständnisses für Zeichen; Unvermögen, Zeichen zu erkennen (Psychol., Med.)

Asym|me|trie [↑ [1]a... u. das FW Symmetrie] *w;* -, ...ien: Mangel an Ebenmaß; Unregelmäßigkeit. **asym|me|trisch**: nicht gleichmäßig, nicht ebenmäßig

asym|ptomatisch [zu ↑ [1]a... u. ↑Symptom]: ohne (typische) Krankheitszeichen verlaufend

Asyn|ergie [↑ [1]a... u. ↑Synergie] *w;* -: Störung im Zusammenwirken mehrerer Muskelgruppen (z. B. bei der Durchführung bestimmter Bewegungen)

Asyn|klitismus [↑ [1]a... u. ↑Synklitismus] *m;* -: nicht achsengerechte Einstellung, Scheitelbeineinstellung, Abweichen des kindlichen Schädels während der Geburt nach der Seite (Vorkommen bei engem Becken als Anpassungsvorgang)

Asy|stolie [zu ↑ [1]a... u. ↑Systole] *w;* -, ...ien: Verminderung od. Fehlen der systolischen Kontraktionsbewegung in bestimmten Herzbezirken (bei Herzmuskelschädigung).

asy|sto̱lisch: bei Asystolie auftretend, die Asystolie betreffend

ASZ = Anodenschließungszuckung

As|ze̱ndens: **1)** *s;* -: übliche Kurzbez. für ↑Colon ascendens. **2)** *w;* -: übliche Kurzbez. für ↑Aorta ascendens. **As|ze̱ndens|typ**: Typus einer Stauung im Bereich des ↑Colon ascendens und des Blinddarms, die bei der Röntgenkontrastdarstellung des Darms sichtbar werden kann und als Zeichen einer atonischen Dickdarmobstipation gewertet wird. **As|zende̱nt** [zu lat. *ascendere* = aufsteigen] *m;* -en, -en (meist: *Pl.*): Vorfahr, Verwandter in aufsteigender Linie (Biol.). **As|zende̱nz** *w;* -: Verwandtschaft in aufsteigender Linie (Biol.). **as|zendi̱e̱|rend**: = ascendens. **As|zensio̱n** *w;* -: Aufsteigen von Krankheitserregern entlang den Blut- oder Lymphbahnen

As|zi̱tes [von gleichbed. gr. *ἀσκίτης*], in fachspr. Fügungen: **As|ci̱tes** *m;* -: „Bauchwassersucht", Ansammlung von seröser Flüssigkeit in der freien Bauchhöhle (bei Stauungen und entzündlichen Erkrankungen bes. im Bereich des Bauchfells). **As|ci̱tes adipo̱sus:** „fettiger Aszites", z. B. bei Karzinomerkrankung des Bauchfells (die fettige Beschaffenheit entsteht durch das Fett von zerfallenden [Krebs]zellen). **As|ci̱tes chylo̱sus:** Aszites von milchiger Beschaffenheit infolge Beimischung von Chylus (Vorkommen bei Verletzungen oder Perforationen von Chylusgefäßen im Gefolge schwerer Entzündungen). **As|ci̱tes haemor|rha̱gicus:** blutiger Aszites infolge Blutbeimischung (Vorkommen bei Karzinomerkrankungen in der Bauchhöhle und bei Tuberkulose sowie als Folge von Gefäßrupturen)

At: chem. Zeichen für ↑Astat

AT: Abk. für ↑Arzneitaxe

at..., At... vgl. ad..., Ad...

ata̱ktisch, in fachspr. Fügungen: **ata̱cticus, ...ca, ...cum** [zu gr. *ἄτακτος* = ungeordnet]: ungeordnet, mangelhaft koordiniert (von Bewegungen u. Ä.); die ↑Ataxie betreffend; z. B. in der Fügung ↑Abasia atactica

Atara̱ktikum [zu gr. *ἀτάρακτος* = nicht verwirrt, nicht beunruhigt] *s;* -s, ...ka: Beruhigungsmittel, auf die sensorischen u. vegetativen Zentren erregungsdämpfend wirkendes Mittel. **atara̱ktisch**: beruhigend, die Wirkung eines Ataraktikums habend

Atar|an|algesi̱e̱ [Kurzbildung aus ↑Ataraktikum u. ↑Analgesie] *w;* -, ...i̱en: Schmerzausschaltung mittels eines Ataraktikums

Atavi̱smus [zu lat. *atavus* = Urahn] *m;* -, ...men: Auftreten bzw. Wiederauftreten von einfachen körperlichen Bildungen oder Missbildungen oder von Degenerationszeichen (z. B. extrem starke Körperbehaarung, Schwanzbildung, Uterusdoppelung u. a.). **atavi̱stisch**: mit Atavismus verbunden, Atavismus zeigend

Ata|xi̱e̱ [aus gr. *ἀταξία* = Unordnung, Verwirrung] *w;* -, ...i̱en, in fachspr. Fügungen: **Ata̱|xia**[1], *Pl.:* ...iae: Störung des geordneten Ablaufs und der Koordination von Muskelbewegungen, z. B. Missverhältnis zwischen Kraftaufwand und Bewegung (auf organischen Veränderungen im Gehirn oder Rückenmark beruhend). **Ata̱|xia tele|an|gi|ecta̱tica:** angeborenes Leiden mit fortschreitender ↑Ataxie bei Kleinhirnatrophie (verbunden mit Hautgefäßveränderungen sowie Neigung zu Infekten des Respirationstraktes)

Atel|ek|ta̱se [zu gr. *ἀτελής* = unvollständig u. gr. *ἔκτασις* = Ausdehnung] *w;* -, -n, in fachspr. Fügungen: **Atel|e̱k|tasis,** *Pl.:* ...ases: Zustand der Luftverknappung oder Luftleere in den Lungen, mangelnde Entfaltung der Lungenalveolen (z. B. bei Neugeborenen, bei Verstopfung der Atemwege, Schädigung des Atemzentrums, bei ↑Asphyxie, bei Pleuraergüssen). **atel|ek|ta̱tisch**: vermindert lufthaltig (z. B. von den Lungen)

Atelo|mye|li̱e̱ [zu gr. *ἀτελής* = unvollständig u. gr. *μυελός* = Mark] *w;* -, ...i̱en: angeborenes partielles Fehlen des Rückenmarks (als Missbildung)

Atelo|pros|opi̱e̱ [zu gr. *ἀτελής* = unvollständig u. gr. *πρόσωπον* = Gesicht] *w;* -, ...i̱en: angeborenes Fehlen des Gesichts (als Missbildung)

A̱tem|de|pression: Verminderung der Atemfrequenz. **a̱tem|de|pressiv** [...*if*]: nennt man Arzneimittel, die die Atemfrequenz vermindern

A̱tem|frequenz: Anzahl der Atemzüge pro Minute

A̱temgeräusche: Schallerscheinungen, die in der Lunge beim Ein- und Ausatmen entstehen und von außen mithilfe des ↑Stethoskops oder direkt mit dem Ohr wahrgenommen werden können

A̱temlähmung: Stilllegung der Atmung durch Versagen des Atemzentrums in der ↑Medulla oblongata infolge Mangels an Kohlendioxid im Blut oder infolge traumatischer, entzündlicher oder degenerativer Schädigung des Atemzentrums (zentrale Atemlähmung) oder infolge Lähmung der Atemmuskulatur, z. B. bei Poliomyelitis (periphere Atemlähmung)

Atem|minu̱ten|volumen: das in einer Minute veratmete Luftvolumen (Abk.: AMV)

A̱tem|not vgl. Dyspnoe

A̱tem|re|flex: Selbststeuerung der Atmung durch den ↑Nervus vagus auf reflektorischem Wege (Auslösung der Exspirationsbewegung auf der Höhe der Inspiration und umgekehrt)

Atem|therapie: aktives und passives Training der Atmung bei Krankheiten der Lunge

Atem|volumen: Menge der bei normaler Atemtiefe ein- und ausgeatmeten Luft
Atemwege *Pl.*: = Apparatus respiratorius
Atem|zen|trum: Kerngebiet in der ↑Medulla oblongata in der Nähe der Vaguskerne, das die Atembewegungen auslöst und reguliert, wobei es in erster Linie auf die Beschaffenheit des Blutes (Gehalt an Kohlendioxid) reagiert
Äthan [zu ↑Äther] *s;* -s: Kohlenwasserstoff der aliphatischen Reihe (Formel: C_2H_6); Bestandteil der Grubengase in Steinkohlengruben (Chem.)
Äthanol [Kurzw. aus ↑*Äthan* u. ↑Alkoh*ol*] *s;* -s: = Äthylalkohol
Athelie [zu ↑[1]a... u. gr. *θηλή* = Mutterbrust; Brustwarze] *w;* -, ...ien: angeborenes Fehlen der Brustwarzen (als Missbildung)
Äther [von gr. *αἰθήρ* = obere Luft, Himmelsluft] *m;* -s, in fachspr. Fügungen: **Aether** *m;* -: Oxid eines Kohlenwasserstoffs, Anhydrid eines Alkohols; im engeren Sinne: Diäthyläther, eine farblose, brennbare, leicht flüchtige Flüssigkeit, u. a. als ↑Narkotikum verwendet. **Aether bromatus:** = Äthylbromid. **Aether chloratus:** = Äthylchlorid. **Aether pro narcosi:** zu Narkosezwecken verwendeter Diäthyl- oder Divinyläther
ätherisch [zu ↑Äther]: ätherartig, leicht flüchtig (z. B. ätherische Öle)
Ätherismus [zu ↑Äther] *m;* -, ...men: krankhafte Sucht nach Äther
athero|gen [zu ↑Atherom bzw. ↑Atherosklerose u. ↑...gen]: **1)** ein Atherom hervorrufend. **2)** eine Atherosklerose erzeugend. **Athero|genese** [↑Genese] *w;* -, -n: **1)** Entstehung eines Atheroms. **2)** Entstehung einer Atherosklerose
Atherom [zu gr. *ἀθήρη (ἀθάρη)* = Weizenmehlbrei] *s;* -s, -e, in fachspr. Fügungen: **Atheroma,** *Pl.:* -ta: **1)** „Grützbeutel", Balggeschwulst, gutartige Talgdrüsen- und Haarbalggeschwulst, durch Ansammlung von Talg (infolge Verstopfung der Ausführungsgänge der Talgdrüsen) entstehend. **2)** degenerative Veränderung (breiartiges Geschwür) der Gefäßwand bei ↑Arteriosklerose; vgl. Atheromatose
Äthero|manie [↑Äther u. ↑Manie] *w;* -, ...ien: = Ätherismus
atheromatös, in fachspr. Fügungen: **atheromatosus, ...osa, ...osum** [zu ↑Atherom]: die Atheromatose betreffend, auf ihr beruhend. **Atheromatose** *w;* -, -n, in fachspr. Fügungen: **Atheromatosis,** *Pl.:* ...oses: Stoffwechselstörung in der Arterienwand mit breiartigen Ablagerungen von Neutralfettstoffen und Cholesterinestern, nekrobiotischen Gewebsschäden und Endothelaufbrüchen. **atheromatosus** vgl. atheromatös
Atherosclerosis vgl. Atherosklerose. **atherosclerotieus** vgl. atherosklerotisch.
Athero|sklerose [Kurzw. aus ↑Atherom und ↑Sklerose] *w;* -, -n, in fachspr. Fügungen: **Athero|sclerosis,** *Pl.:* ...oses: Sonderform einer ↑Arteriosklerose (Kombination degenerativer und produktiver Vorgänge in der Arterienwand); heute im Allg. gleichbed. mit ↑Arteriosklerose gebraucht. **athero|sklerotisch,** in fachspr. Fügungen: **athero|scleroticus, ...ca, ...cum:** = atheromatös
Äther|re|flex: Reaktion des Pankreas auf Ätherzufuhr in der Pankreasfunktionsprüfung, bei der Narkoseäther durch ein in den Magen eingeführtes Röhrchen eingespritzt wird. (Nach einigen Minuten erfolgt bei normaler Pankreasfunktion gesteigerter Abfluss eines hellen Sekrets der Drüse; ein Ausbleiben des Reflexes spricht für einen entzündlichen Pankreasprozess oder einen mechanischen Verschluss des Drüsenausführungsganges.)
Äther|umlaufzeit: Zeit, die vergeht, bis nach intravenöser Injektion von Äther in der Ausatmungsluft Äthergeruch wahrgenommen wird (Normalwert 4–8 Sekunden; Verlängerung der Umlaufzeit bei Erkrankungen im kleinen Kreislauf)
atheto|id [zu ↑Athetose u. ↑...id]: der Athetose ähnlich
Athetose [zu gr. *ἄθετος* = nicht gesetzt, ohne feste Stellung] *w;* -, -n, in fachspr. Fügungen: **Athetosis,** *Pl.:* ...oses: Syndrom bei verschiedenen Erkrankungen des extrapyramidalen Systems mit unaufhörlichen, ungewollten, langsamen, bizarren Bewegungen der Gliedmaßenenden, weniger des Gesichts und des Halses. **athetotisch,** in fachspr. Fügungen: **athetoticus, ...ca, ...cum:** die ↑Athetose betreffend
Ath|letiker [zu gr. *ἀθλητής* = Wettkämpfer] *m;* -s, -: Kraftmensch, starkknochiger, muskulöser Mensch. **ath|letisch:** kräftig, muskulös, zum athletischen Konstitutionstyp gehörend. **ath|letischer Kon|stitutionstyp:** Körperbautyp mit kräftiger, breitschultriger Gestalt, derbem Knochenbau, großen Händen und Füßen, kräftig entwickelter Muskulatur und starker Rumpfbehaarung
Athro|zytose [zu gr. *ἀθρόος* = zusammengezogen, zusammengedrängt u. gr. *κύτος* = Höhlung, Wölbung, Hohlraum] *w;* -, -n: Aufnahme und Speicherung kolloidaler Substanzen durch verschiedene Zellarten (z. B. der Nieren)
Äthyl [Kurzw. aus ↑Äther u. ↑...yl] *s,* -s: einwertiges, sehr reaktionsfähiges Kohlenwasserstoffradikal, in vielen Verbindungen enthalten (Chem.)
Äthyl|alkohol: Weingeist, Trinkalkohol
Äthyl|bromid: Bromverbindung des Äthans, als Kälteanästhetikum verwendete, leicht flüchtige Flüssigkeit

Äthyl|chlorid: Chlorverbindung des Äthans, als Kälteanästhetikum und als Lösungsmittel verwendet

Äthylismus [zu ↑Äthyl] *m;* -, ...men: Vergiftung mit Äthylalkohol, Alkoholvergiftung

Athymie [zu ↑¹a... u. gr. ϑυμός = Leben; Empfindung; Gemüt] *w;* -, ...ien: wenig gebräuchliche Bezeichnung für: Schwermut (traurige Grundstimmung mit Darniederliegen der Lebensgefühle)

Athyl|reo|se [zu ↑¹a... u. ↑Glandula thyreoidea] *w;* -, -n, in fachspr. Fügungen: **Athyreosis,** *Pl.:* ...oses: hochgradige Einschränkung der Schilddrüsenfunktion bzw. völliges Fehlen dieser Funktion (Vorkommen bei angeborenem Fehlen der Schilddrüse oder als Krankheitsfolge)

Ätio|logie [gr. αἰτία = Grund, Ursache u. ↑...logie] *w;* -, ...ien: **1)** nur *Sg.:* Lehre von den Krankheitsursachen. **2)** Gesamtheit der ursächlichen Faktoren, die zu einer bestehenden Krankheit geführt haben. **ätiologisch:** die Ätiologie oder die Krankheitsursachen betreffend

Ätio|pa|tho|genese [gr. αἰτία = Grund, Ursache u. ↑Pathogenese] *w;* -: Lehre von der Ursache und der Entstehung einer Krankheit

ätio|trop [gr. αἰτία = Grund, Ursache u. ↑...trop]: auf die Ursache gerichtet, die Ursache betreffend (z. B. von der Behandlung von Krankheiten gesagt)

Atkins-Diät [*ätkins...;* nach dem zeitgenössischen amerikan. Arzt R. C. Atkins]: kohlenhydratfreie Diät; erlaubt sind ohne Begrenzung Fleisch, Fisch, Geflügel, Eier und Fett

Atkinson-Re|flex [*ätkinßᵉn...;* nach dem amer. Venerologen J. E. Atkinson, 1846 bis 1907]: zart graubrauner Lichtreflex an der Vorderfläche der Augenlinse bei Quecksilbervergiftung

at|lantal, in fachspr. Fügungen: **at|lantalis, ...le** [zu ↑Atlas]: zum ↑Atlas gehörend

at|lanto|axial, in fachspr. Fügungen: **atlanto|axialis, ...le** [zu ↑Atlas und ↑Axis]: zum ↑Atlas und zum zweiten Halswirbel (vgl. Axis 2) gehörend (z. B. in der Fügung ↑Articulatio atlantoaxialis)

at|lanto|dental, in fachspr. Fügungen: **atlanto|dentalis, ...le** [zu ↑Atlas u. ↑Dens]: zum Atlas und zum Dens axis gehörend (Anat.)

at|lanto|epi|stro|phicus, ...ca, ...cum [zu ↑Atlas u. ↑Epistropheus]: = atlantoaxial

at|lanto|ok|zipital, in fachspr. Fügungen: **at|lanto|oc|cipitalis, ...le** [zu ↑Atlas u. ↑occipitalis (in der Fügung ↑Os occipitale)]: zum ↑Atlas und Hinterhauptsbein gehörend (z. B. in der Fügung ↑Articulatio atlantooccipitalis)

At|las [von gr. Ἄτλας, Gen.: Ἄτλαντος, dem Namen des riesenhaften Himmelsträgers der griech. Sage] *m;* - u. ...lasses: anatom. Bez. für den ersten Halswirbel, der den Kopf trägt (besitzt keinen Wirbelkörper, sondern einen kurzen vorderen Bogen und eine Bogenwurzel mit Gelenkgruben und Gelenkflächen; gelenkige Verbindung mit dem Hinterhaupt und dem zweiten Halswirbel)

Atlas|assimilation: angeborene teilweise oder völlige Verschmelzung des ersten Halswirbels mit dem Hinterhauptsbein

Atmo|kau|sis [gr. ἀτμός = Dampf u. gr. καῦσις = (von Ärzten geübtes) Brennen, Ausbrennen] *w;* -: Ausdampfung der Gebärmutterhöhle mit strömendem Wasserdampf (therapeutische Maßnahme bei schweren Uterusblutungen)

Atmung vgl. Respiration

Atonie [zu gr. ἄτονος = abgespannt; schlaff] *w;* -, ...ien, in fachspr. Fügungen: **Atonia¹,** *Pl.:* ...iae: Schlaffheit, Erschlaffung der Muskulatur, Herabgesetztsein des Spannungszustandes der Muskeln. **Atonia uteri:** ungenügende Zusammenziehung der Uterusmuskulatur nach der Geburt, zumeist mit atonischer Blutung verbunden. **atonisch:** schlaff, spannungslos, ohne ↑Tonus (bezogen auf den Zustand der Muskulatur)

Atopen [zu ↑Atopie] *s;* -s, -e: Stoff, der eine ↑Atopie auslöst, svw. ↑Allergen

Atopie [zu ↑¹a... u. gr. τόπος = Ort, Platz] *w;* -, ...ien: = Idiosynkrasie

atopisch [zu ↑¹a... u. gr. τόπος = Ort, Platz]: verlegt, versetzt, verrückt (bezogen z. B. auf die Lage von Organen bzw. Organteilen)

atoxisch [↑¹a... u. ↑toxisch]: nicht giftig (bezogen auf Stoffe bzw. Substanzen). **Atoxizität** *w;* -: Ungiftigkeit (einer Substanz)

ATP: Abk. für ↑Adenosintriphosphat

atrau|matisch [↑¹a... u. ↑traumatisch]: ohne Wunde oder Verletzung verlaufend (z. B. von der chirurgischen Naht mit atraumatischen Nadeln, die so fein sind, dass sie das Gewebe nicht schädigen)

Atresie [zu ↑¹a... u. gr. τρῆσις = Loch] *w;* -, ...ien, in fachspr. Fügungen: **Atresia¹,** *Pl.:* ...iae: angeborenes Fehlen einer natürlichen Körperöffnung, Verschluss eines Ausführungsganges. **Atresia ani:** Afterverschluss, angeborenes Fehlen der Afteröffnung. **Atresia ani et recti:** Afterverschluss, bei dem das ↑Rektum vollständig fehlt. **Atresia ani vesicalis:** Missbildung mit Einmündung des Mastdarmes in die Harnblase (wobei der After fehlt bzw. verschlossen ist). **Atresia cervicalis:** = Gynatresie. **Atresia hymenalis:** Form der ↑Gynatresie, bei der das ↑Hymen nicht perforierbar ist. **Atresia recti:** Missbildung mit Verschluss des Mastdarms, der blind endet, während der After und die Schließmuskulatur normal ausgebildet sind. **Atresia uteri:** angeborener Verschluss des ↑Uterus. **Atresia vaginae:** angeborener Verschluss der weiblichen Scheide

atretisch, in fachspr. Fügungen: **atreticus, ...ca, ...cum** [zu ↑Atresie]: nicht ausmündend, verschlossen (von Körperöffnungen oder Hohlorganen)

atrial [zu ↑Atrium]: die Herzvorhöfe betreffend

atrialler naltrilureṭischer Faktor: im Herzvorhof gebildeter und von dort ins Blut abgegebener Stoff, der eine ↑Natriurese bewirkt; Abk.: ANF

Atrilchie [zu ↑[1]a... u. gr. *θρίξ*, Gen.: *τριχός* = Haar] *w;* -, ...ien, in fachspr. Fügungen: **Atrilchia[1]**, *Pl.:* ...iae; auch: **Atrilchose** *w;* -, -n, in fachspr. Fügungen: **Atrilchosis,** *Pl.:* ...oses: „Haarlosigkeit", angeborenes oder erworbenes Fehlen der Körperhaare

Atriolseptolpelxie [zu ↑Atrium, ↑Septum u. gr. *πῆξις* = das Befestigen, das Verbinden] *w;* -, ...ien: chirurgischer Eingriff am Herzen zur Beseitigung eines Defekts in der Vorhofscheidewand

Atriolltomie [↑Atrium u. ↑...tomie] *w;* -, ...ien: operative Spaltung eines Herzvorhofs

atriolvenltrikular [zu ↑Atrium u. ↑Ventrikel], auch: **atriolvenltrikulär,** in fachsprachl. Fügungen: **atriolvenltricularis, ...re:** zwischen Vorhof und Herzkammer liegend, Vorhof und Herzkammer betreffend; z. B. in der Fügung ↑Fasciculus atrioventricularis; das Reizleitungssystem der Herzkammern betreffend. **atriolvenltrikulärer Block:** Blockierung der Reizleitung zwischen Vorhof und Kammer des Herzens (geht mit einer ↑Bradykardie einher); Abk.: AV-Block. **Atriolvenltrikularlklappe:** rechte bzw. linke Segelklappe zwischen Herzvorhof und Herzkammer (die rechte Klappe ist dreizipfelig, die linke zweizipfelig). **Atriolvenltrikularlknoten:** = Nodus atrioventricularis

Atrium [aus lat. *atrium,* Gen.: *atrii* = offener Hauptraum des altröm. Hauses; Vorhalle] *s;* -s, ...ien [...*i*[e]*n*], in fachspr. Fügungen: *s;* -, Atria: anatom. Bez. für: Vorhof, Vorkammer eines Hohlorgans. **Atrium cordis** [↑Cor]: zusammenfassende Bez. für ↑Atrium dextrum und ↑Atrium sinistrum. **Atrium dexltrum:** Vorhof zur rechten Herzkammer, in den die obere und die untere Hohlvene münden. **Atrium mealtus medii** [- *meatuß* -]: Vorraum, Vertiefung im ↑Meatus nasi medius. **Atrium sinistlrum:** Vorhof zur linken Herzkammer, in den die Lungenvenen einmünden

Atropa [zu gr. *Ἄτροπος* = die Unerbittliche, dem Namen der den Lebensfaden abschneidenden Parze der griech. Mythologie] *w;* -: stark giftige Gattung der Nachtschattengewächse (Solanaceae). **Atropa bellaldonna** [it. *bella donna* = schöne Frau]: Tollkirsche, Nachtschattengewächs mit schwarzkirschenähnlichen Früchten, die verschiedene giftige Alkaloide, darunter das ↑Atropin, enthalten

atrolphicans [zu ↑Atrophie]: zu einer ↑Atrophie führend; z. B. in der Fügung ↑Acrodermatitis chronica atrophicans

Atrolphie [von gr. *ἀτροφία* = Auszehrung] *w;* -, ...ien, in fachspr. Fügungen: **Atrophia[1]**, *Pl.:* ...iae: (insbes. durch Ernährungsstörungen bedingter) Schwund von Organen, Geweben, Zellen (wobei Gewebsstrukturen und Organaufbau erhalten bleiben). **Atrolphia alveollaris:** Schwundvorgang am Stützapparat des Zahnes (Entblößung des Zahnhalsbezirkes). **Atrolphia fuslca:** „braune Atrophie", im höheren Lebensalter auftretende Atrophie der Herzmuskelfasern, charakterisiert durch eine braune Pigmentation der Muskulatur. **Atrolphia laelvis linguae:** Atrophie der Zungenwurzel bei ↑Syphilis (mit auffällig glatter Oberflächenbeschaffenheit der Zunge). **Atrolphia musculorum prolgressiva:** Muskelatrophie, fortschreitender Schwund eines Muskels oder der Muskulatur (bedingt durch Inaktivität oder degenerative Veränderungen). **Atrophia nervi optici:** „Sehnervenschwund", angeboren oder als Folge einer Krankheit (↑Tabes, ↑Paralyse), eines Tumors oder eines Unfalls (Auftreten eines zentralen Skotoms oder anderer Gesichtsfeldausfälle als Folgeerscheinungen). **Atrolphia vermiculata:** im Vorpubertätsalter auftretende seltene akneartige Atrophie der Gesichtshaut (die dadurch ein wurmstichiges Aussehen bekommt)

atrolphielren [zu ↑Atrophie]: zu einer Atrophie führen, eine Atrophie zur Folge haben

atrolphisch, in fachspr. Fügungen: **atrophicus, ...ca, ...cum** [zu ↑Atrophie]: die Atrophie betreffend, das Erscheinungsbild der Atrophie zeigend (von krankhaften Veränderungen); z. B. in der Fügung ↑Acne atrophica

Atrophlödem [↑Atrophie u. ↑Ödem] *s;* -s, -e, in fachspr. Fügungen: **Atrophloedema** *s;* -, -ta: mit Hautatrophie verbundenes ↑angioneurotisches ↑Ödem. **Atrophloedema pigmentosum:** = Xeroderma pigmentosum

Atrolpholderma [zu ↑Atrophie u. ↑Derma] *s;* -s, -ta: ↑Atrophie der Haut (insbes. Veränderung der Dicke und Färbung; im Alter und bei einer Reihe von Hautkrankheiten vorkommend). **Atrolpholderma neuroticum:** = Atrophia vermiculata. **Atrolpholdermie** *w;* -, ...ien, in fachspr. Fügungen: **Atrolpholdermia[1]**, *Pl.:* ...iae: = Atrophoderma. **Atrolpholdermia reticulata symmeltrica falciei** oder **Atrolpholdermia vermiculata:** andere Bez. für ↑Atrophia vermiculata. **Atrolpholdermitis** *w;* -, ...itiden (in fachspr. Fügungen: ...itides): ↑atrophische Hautentzündung. **Atrolpholdermitis cenltrifuga:** = Erythematodes

Atropin [zu ↑Atropa] *s;* -s: stark giftiges Alkaloid der Tollkirsche und verwandter

Nachtschattenarten, das bes. auf den ↑parasympathischen Teil des vegetativen Nervensystems wirkt und als krampflösendes Arzneimittel verwendet wird

Attention-Deficit-Dis|order [^{e}*tänsch^{e}n dẹfißit disǫ̊^{r}d^{e}r*; engl. = krankhafte Störung durch mangelnde Zuwendung] *w;* - - -: leichte frühkindliche neurolog. Schädigung; Abk.: ADD

attenu|iert [aus lat. *attenuatus* = abgeschwächt]: abgeschwächt pathogen (von Krankheitserregern). **Attenu|ierung** *w;* -, -en: Abschwächung der Virulenz von Krankheitserregern

Attest [zu lat. *attestari, attestatum* = bezeugen, bestätigen] *s;* -[e]s, -e: ärztliche Bescheinigung über einen Krankheitsfall oder einen Untersuchungsbefund; Gutachten, Zeugnis. **attestie|ren:** (einen Krankheitsfall, Befund o. Ä.) ärztlich bescheinigen, schriftlich bezeugen

Attiko|an|tro|tomie [↑Attikus, ↑Antrum (in der Fügung ↑Antrum mastoideum) u. ↑...tomie] *w;* -, ...ien: operative Ausräumung des Warzenfortsatzes (Processus mastoideus) und Entfernung der knöchernen hinteren Gehörgangswand bei Mittelohrerkrankungen

Attikus [von gr. *ἀττικος* = attisch, von athenischer Art (die Säulenanordnung und das Tempelgebälk betreffend); Tempelgesims, Dachraum hinter dem Tempelgesims] *m;* -, ...zi: = Recessus epitympanicus

Attonität [zu lat. *attonitus* = betäubt, besinnungslos] *w;* -: regungsloser Zustand des Körpers, Regungslosigkeit bei erhaltenem Bewusstsein (Vorkommen bei ↑Schizophrenie); vgl. Katatonie. **attonitus, ...ta, ...tum:** regungslos (vom Zustand des Körpers bei erhaltenem Bewusstsein)

atypisch [↑[1]a... u. ↑typisch]: vom Typus abweichend, nicht dem normalen [Krankheits]bild entsprechend

Ätzstifte vgl. Styli caustici

Au: chem. Zeichen für ↑Gold

Au|di|mutitas [zu lat. *audire* = hören u. lat. *mutus* = stumm] *w;* -: „Hörstummheit", Stummheit bei intaktem Gehör (physiologisch im Säuglingsalter, sonst bei ↑Idiotie)

au|dio|gen [zu lat. *audire* = hören u. ↑...gen]: vom Hören ausgehend, mit dem Hören zusammenhängend; z. B. audiogene Sprachstörungen

Au|dio|gramm [zu lat. *audire* = hören u. ↑...gramm] *s;* -s, -e: mit dem ↑Audiometer ermitteltes Diagramm, das den Umfang der Hörfähigkeit (z. B. eines Schwerhörigen) angibt

Au|dio|loge [zu lat. *audire* = hören u. ↑...loge] *m;* -n, -n: Spezialist (Facharzt) auf dem Gebiet der Audiologie. **Au|dio|logie** [↑...logie] *w;* -: Wissenschaft vom Hören, und zwar sowohl vom normalen Hören als auch von den Störungen des Gehörs. **audio|logisch:** die Audiologie betreffend

Au|dio|meter [zu lat. *audire* = hören u. ↑...meter] *s;* -s, -: elektr. Gerät zur Prüfung der Hörfähigkeit, mit dem der vom Schwerhörigen gehörte Frequenzumfang und die Schwellenwerte (eben noch wahrgenommene Tonstärken) für jeden Frequenzbezirk ermittelt werden. **Au|dio|me|trie** [↑...metrie]: Prüfung der Hörfähigkeit mit dem Audiometer. **au|dio|me|trisch:** die Audiometrie betreffend, mit dem Audiometer ermittelt. **Au|dio|me|trist** *m;* -en, -en: medizinisch-technischer Assistent für die Durchführung der Audiometrie

Au|di|phon [zu lat. *audire* = hören u. gr. *φωνή* = Laut, Stimme] *s;* -s, -e: veralt. Gerät zur Hörverbesserung (unter Ausnutzung der Knochenschallleitung)

Au|ditio colorata [lat. *auditio colorata* = farbiges Hören] *w;* - -: „Farbenhören", Erscheinungsform der ↑Synästhesie, bei der Farbeindrücke beim Hören bestimmter Töne mitempfunden werden

au|ditiv [*...tif*], in fachspr. Fügungen: **au|ditivus, ...va, ...vum** [*...iw...*; zu lat. *audire, auditum* = hören]: das Gehör betreffend, zum Gehörsinn oder -organ gehörend; z. B. in der Fügung ↑Tuba auditiva. **au|ditorius, ...ria, ...rium:** zum Hörorgan gehörend. **Auditus** *m;* -: „Gehör", Hörvermögen des menschlichen Hörorgans (hörbar sind Schwingungen im Frequenzbereich zwischen 20 und 20 000 Hz)

Au|enbrugger-Zeichen [nach dem östr. Arzt J. L. Auenbrugger, 1722–1809]: Vorwölbung im Bereich des ↑Epigastriums (Anzeichen für einen ausgeprägten Herzbeutelerguss)

Auerbach-Plexus [nach dem dt. Anatomen u. Physiologen Leopold Auerbach, 1828–1897]: = Plexus myentericus

Auer-Stäbchen [nach dem amer. Arzt John Auer, 1875–1948] *Pl.:* blaurote Stäbchen bzw. Einschlusskörperchen in ↑myeloischen Blutzellen bei bestimmten Leukämieformen (Vorkommen vor allem in ↑Myeloblasten)

Aufguss vgl. Infusum

Aufgusstierchen vgl. Infusorien

Auflicht|mi|kro|skopie: mikroskopische Untersuchungsmethode, bei der Licht auf die Oberfläche des Objekts geworfen wird (zur Untersuchung von Schleimhautpräparaten und lebenden Organzellen)

Auf|pfropf|gestose: ↑Gestose, die auf der Basis eines bereits bestehenden latenten oder manifesten Gefäß- oder Nierenleidens entsteht

Aug|apfel vgl. Bulbus oculi

Auge vgl. Oculus

Augenabstand: Entfernung der Hornhautmittelpunkte beider Augen (durchschnittlich 61 bis 63 mm)

Augen|achse: **1)** anatomische Achse: Verbindung von Pol zu Pol, d.h. vom Mittelpunkt der Hornhaut bis zur Stelle der stärksten Rückwärtswölbung des hinteren Augenabschnitts. **2)** optische Achse: Gerade, auf der die Krümmungsmittelpunkte der Hornhaut und beider Linsenflächen sowie der vereinigte Knotenpunkt des ↑reduzierten Auges liegen

Augen|becher: doppelwandige, sekundäre Augenblase, Entwicklungsstufe des menschlichen Sehorgans

Augenbindehaut vgl. Tunica conjunctiva

Augenbindehautentzündung: = Konjunktivitis

Augenblase: Augenanlage, seitliche Ausstülpung des ↑Prosencephalons beim Embryo

Augenbraue vgl. Supercilium

Augen|dia|gnose: wissenschaftlich umstrittenes Verfahren, Krankheiten des Körpers an zugeordneten Stellen der Regenbogenhaut erkennen zu wollen

Augendruck: Augeninnendruck (hängt ab von der Festigkeit der Augenhäute und vom Inhalt des Augapfels, d.h. vom Kammerwasser und vom Glaskörper)

Augenhintergrund vgl. Fundus oculi

Augenhöhle vgl. Orbita

Augenlid vgl. Palpebra

Augenmuskeln vgl. Musculi bulbi

Augenspiegel vgl. Ophthalmoskop

Augenwimpern vgl. Cilium

Augenwinkel vgl. Kanthus

Augenzahn vgl. Dens caninus

Augenzittern vgl. Nystagmus

Äugigkeit: der überwiegende Gebrauch eines Auges (z.B. Rechtsäugigkeit)

Aug|mentation [zu lat. *augmentum* = Vermehrung] *w;* -, -en: Auffüllung; operative Einpflanzung von Gewebe oder Kunststoff (z.B. zur Vergrößerung der weiblichen Brust)

Au|ra [aus lat. *aura* (von gr. *αὔρα*) = Hauch; Schimmer] *w;* -, Au|rae: Vorstufe des großen epileptischen Anfalls (Auftreten von subjektiven optischen und akustischen Wahrnehmungen, auch von Geruchs- und Geschmackshalluzinationen)

au|ral [zu lat. *auris* = Ohr]: = aurikular

Au|rantia|sis [zu lat. *aurare* = vergolden] *w;* -; in der Fügung: **Au|rantia|sis cutis:** Gelbfärbung der Haut durch Einlagerung von ↑Karotin (bei übermäßiger Karotinzufuhr mit der Nahrung)

Au|ria|sis [zu lat. *aurum* = Gold] *w;* -, ...riases od. ...ria|sen: = Chrysiasis

Au|ricula [aus lat. *auricula,* Gen.: *auriculae* = *äußeres* Ohr; Ohrläppchen] *w;* -, ...lae: **1)** Ohrläppchen (dafür jetzt ↑Lobulus auriculae). **2)** Ohrmuschel. **3)** ohrförmiges Gebilde oder Anhängsel (Anat.). **Au|ricula atrialis:** neue Bez. für ↑Auricula atrii. **Au|ricula atrii** od. **Au|ricula cordis** [↑Cor]: „Herzohr", zusammenfassende Bez. für ↑Auricula dextra u. sinistra. **Au|ricula dex|tra** bzw. **sinist|ra:** ohrförmige Ausbuchtung in der Wand des rechten bzw. linken Herzvorhofs

auriculotemporalis vgl. aurikulotemporal

au|rikular, auch: **au|rikulär,** in fachspr. Fügungen: **au|ricularis, ...re** [aus gleichbed. lat. *auricularis*]: zu den Ohren gehörend; ohrförmig gebogen; z.B. in der Fügung ↑Facies auricularis

Au|rikular|anhänge: einzeln oder mehrfach auftretende Knorpelanhängsel im Bereich der Ohrmuschel

au|rikulo|temporal, in fachspr. Fügungen: **au|riculo|temporalis, ...le** [zu ↑Auricula u. ↑Tempora]: zur Ohrmuschel und Schläfe in Beziehung stehend; z.B. in der Fügung ↑Nervus auriculotemporalis

Au|rikulo|temporal|punkt: vor dem Ohr in Höhe des Jochbogens liegender, bei ↑Trigeminusneuralgie druckempfindlicher Punkt

Au|rikulo|therapie [↑Auricula u. ↑Therapie] *w;* -: „Ohrakupunktur", elektrische Stimulation bestimmter Punkte des Ohrs, die einzelnen Organen zugeordnet sind (u.a. Diagnose und Schmerzbehandlung; umstrittenes Verfahren der Außenseitermedizin)

Au|ris [aus lat. *auris* = Ohr] *w;* -, ...res: anatom. Bez. für: Ohr. **Au|ris ex|terna:** „äußeres Ohr", Ohrmuschel und äußerer Gehörgang. **Au|ris interna:** „Innenohr", Labyrinth, eigentliches Sinnesorgan des Ohres (besteht aus dem Vestibulum, den Bogengängen und der Schnecke). **Au|ris media:** „Mittelohr", Teil des Ohres zwischen Trommelfell und Labyrinthorgan (besteht aus der Paukenhöhle und der Ohrtrompete)

Au|ri|skop [↑Auris u. ↑...skop] *s;* -s, -e: mit einer Lichtquelle versehenes Instrument zur direkten Betrachtung des Innenohres

Au|ro|therapie [↑Aurum u. ↑Therapie] *w;* -, ...ien: „Goldbehandlung", Behandlung von Krankheiten mit goldhaltigen Präparaten (z.B. hei chronischer Gelenkentzündung)

Aurum vgl. Gold

Ausatmung vgl. Exspiration

Ausbrecherkrebs vgl. Pancoast-Tumor

Ausfluss vgl. Fluor

Au-SH-Antigen: Abk. für ↑Australia-Serumhepatitis-Antigen

aushebern: Magensaft bzw. Mageninhalt gewinnen (durch Einführung eines Schlauchs durch Mund und Speiseröhre in den Magen und Ansaugung des Mageninhalts)

Auskratzung vgl. Abrasion u. Kürettage

Aus|kultation [zu lat. *auscultare* = mit Aufmerksamkeit zuhören, lauschen] *w;* -, -en: Abhören von Körpergeräuschen (insbes. in Herz und Lunge) mit dem Ohr oder Hörrohr (zur Diagnose von Erkrankungen innerer Organe). **aus|kultatorisch**: durch Auskultation (feststellend bzw. feststellbar). **aus|kultie|ren**: Körpergeräusche abhören, eine Körperregion auf die in ihr auftretenden Körpergeräusche hin behorchen

Auslassversuch: Test zur Prüfung der Wirksamkeit eines Arzneimittels, bei dem zunächst die wirksame Substanz verabreicht wird, dann für eine bestimmte Zeit kein Medikament und anschließend wieder die wirksame Substanz

Auslösch|phänomen: vgl. Schultz-Charlton-Auslöschphänomen

Auspitz-Phänomen [nach dem östr. Arzt Heinrich Auspitz, 1835–1886]: Zeichen des „blutigen Taus", Auftreten punktförmiger Blutungen nach Abkratzen der oberflächlichen Hautschuppen bei der Schuppenflechte

Ausrenkung vgl. Luxation

Aussatz vgl. Lepra

Ausschabung vgl. Abrasion und Kürettage

Ausscheidungs|uro|gramm: bei der Ausscheidungsurographie gewonnenes Röntgenbild. **Ausscheidungs|uro|gra|phie**: röntgenographische Darstellung der ableitenden Harnwege nach Kontrastmittelgabe

Ausschlag *m;* -[e]s, Ausschläge: **1)** vgl. Ekzem. **2)** vgl. Exanthem

ausschleichen: ein Medikament nach Erreichung der wirksamen Dosis allmählich in der Dosis bis auf null reduzieren; Ggs.: einschleichen

Ausschwitzung vgl. Exsudat

Außen|rotation vgl. Supination

Außenseiter|medizin: Alternativmedizin, Erfahrungsheilkunde, zusammenfassende Bez. für Therapieverfahren (z.B. Akupunktur, Homöopathie, Neuraltherapie), die auf einem Krankheitsverständnis beruhen, das sich von dem der ↑Schulmedizin in wesentlichen Punkten unterscheidet, da die Wirksamkeit dieser Verfahren mit naturwissenschaftlichen Methoden nicht nachzuweisen ist

Ausstrich *m;* -[e]s, -e: Ausstreichen von Blut, Körperexkrementen oder Kulturen auf einem Objektträger zur mikroskopischen Untersuchung

Aus|tausch|trans|fusion: ↑Transfusion, bei der das körpereigene Blut weitgehend oder völlig durch Spenderblut ersetzt wird (bes. zur Behandlung des ↑Morbus haemolyticus neonatorum, bei ↑Urämien u.a.)

Austin-Flint-Geräusch [*oßtin-flint...;* nach dem amer. Arzt Austin Flint, 1812–1886]: vor der Systole auftretendes (durch zurückfließendes Blut an der Herzspitze bewirktes) Geräusch bei Schlussunfähigkeit der Herzklappen

Aust|ralia-Serum|hepatitis-Anti|gen: im Serum eines Australnegers erstmals gefundenes Antigen, das durch Bluttransfusion übertragen wird und zu Serumhepatitis führt (Abk.: Au-SH-Antigen)

Austreibungsperiode: Zeitspanne vom Durchtritt des kindlichen Kopfs durch den äußeren Muttermund bis zur Geburt; vgl. Eröffnungsperiode

Auswurf vgl. Sputum

Auswurf|fraktion: Blutvolumen, das pro Herzschlag durch die linke Herzkammer ausgeworfen wird

Auswurfvolumen: die vom Herzen während eines Herzschlags ausgeworfene Blutmenge

Auszehrung vgl. Kachexie u. Marasmus

aut..., Aut... vgl. auto..., Auto...

Au|tismus [zu gr. *αὐτός* = selbst] *m;* -: Insichgekehrtheit, Kontaktunfähigkeit, Unzugänglichkeit (Form der Gefühlsstörung, bei ↑Schizophrenie vorkommend). **au|tistisch**: in sich gekehrt, kontaktunfähig

au|to..., Au|to... [aus gr. *αὐτός* = selbst], vor Selbstlauten meist: **aut..., Aut...**: Bestimmungswort von Zusammensetzungen mit den Bedeutungen: „selbst; eigen; unmittelbar"; z.B.: Autodigestion

Au|to|ag|glutination [↑auto... u. ↑Agglutination] *w;* -, -en: ↑Agglutination von ↑Erythrozyten durch die im eigenen Blutserum enthaltenen ↑Autoagglutinine. **Au|to|ag|glutinin** [↑Agglutinin] *s;* -s, -e (meist *Pl.*): ↑Autoantikörper mit ↑agglutinierenden Eigenschaften

Au|to|ag|gressions|krankheit [zu ↑auto... u. lat. *aggredi, aggressum* = angreifen]: durch Autoantikörper, die gegen die eigenen roten Blutkörperchen wirken, verursachte Krankheit (z.B. die hämolytische Anämie)

Au|to|ak|kusator [zu ↑auto... u. lat. *accusare* = anklagen] *m;* -s, ...satoren: „Selbstankläger", jmd., der sich einer Tat, die er überhaupt nicht begangen hat, bezichtigt (bei Epileptikern und Psychopathen)

Au|to|ana|lyzer [*...änelaiser;* zu ↑auto... u. engl. *to analyze* = analysieren, auswerten] *m;* -s, -: Automat, der selbsttätig Laboruntersuchungen durchführt

Au|to|anti|gen [↑auto... u. ↑Antigen] *s;* -s, -e (meist *Pl.*): im Organismus selbst gebildete Antigene, die die Bildung von Autoantikörpern bewirken

Auto|anti|körper [↑auto... u. ↑Antikörper] *m;* -s, - (meist *Pl.*): ↑Antikörper, die gegen körpereigene Substanzen wirken, wenn diese (z.B. durch Verbrennungsschäden, Erfrierung) körperfremd geworden sind und ausgeschieden werden sollen

au|to|chthon [von gr. *αὐτόχθων* = aus dem Lande selbst, eingeboren]: selbstständig; von selbst oder an Ort und Stelle entstehend

Au|to|di|gestion [↑auto... u. ↑Digestion] *w;* -, -en: „Selbstverdauung" des Magens (Vorkommen nach dem Tode und bei schweren

Pankreaserkrankungen durch Enzymaktivierung). **au|to|di|gestiv:** mit Selbstverdauung einhergehend

Au|to|erotismus [zu ↑auto... u. gr. *ἔρως*, Gen.: *ἔρωτος* = Liebe] *m;* -, ...men: krankhafte Liebe zur eigenen Person, sexuelle Erregung beim Betrachten des eigenen entblößten Körpers

au|to|gen [↑auto... u. ↑...gen]: **1)** selbsttätig; ursprünglich; unmittelbar. **2)** vom gleichen Individuum stammend (z. B. autogenes Transplantat). **au|to|genes Trai|ning** [- *trä...*]: auf den dt. Psychiater I. H. Schultz (1884–1970) zurückgehende Form der Psychotherapie: methodisch geübte Entspannung des eigenen Körpers durch Autosuggestion zum Zwecke der Lockerung der inneren Haltung

Au|to|gra|phismus [zu ↑auto... u. gr. *γράφειν* = schreiben] *m;* -, ...men: seltene Bez. für ↑Dermographismus

Au|to|hämo|lysin [↑auto... u. ↑Hämolysin] *s;* -s, -e (meist *Pl.*): ↑Hämolysin, dessen Wirkung gegen die eigenen Blutkörperchen gerichtet ist (z. B. bei ↑Fabismus auftretend)

Au|to|hämo|therapie [↑auto... u. ↑Hämotherapie] *w;* -, ...ien: „Eigenblutbehandlung", unspezifische Reiztherapie, bei der frisch entnommenes Venenblut dem Geberorganismus intramuskulär wieder injiziert wird (meist in steigenden Dosen angewandt; dient der Mobilisierung der Abwehrkräfte)

Au|to|hyp|nose [↑auto... u. ↑Hypnose] *w;* -, -n: suggestiv erzeugter Dämmerzustand, in den sich jemand selbst, also ohne Einwirkung einer anderen Person, versetzt

au|to|immun [↑auto... u. ↑immun]: gegenüber dem eigenen Organismus immun

Auto|immun|antwort: durch autogene Stoffe des Körpers ausgelöste Reaktion des Körpers, die zur Bildung von Autoantikörpern bzw. Autoimmunzellen führt

Au|to|immun|gast|ritis [↑autoimmun u. ↑Gastritis] *w;* -, ...itiden (in fachspr. Fügungen: ...itides), Kurzbez.: **A-Gastritis:** durch körpereigene Stoffe hervorgerufene Magenschleimhautentzündung

Au|to|immunisie|rung [zu ↑autoimmun] *w;* -, -en: Bildung von Antikörpern gegen körpereigene Eiweiße. **Au|to|immunität** *w;* -: Immunität gegenüber dem eigenen Organismus

Auto|immun|krankheit: andere Bez. für ↑Autoaggressionskrankheit

Au|to|immuno|logie [Kurzbildung aus ↑Autoimmunkrankheit u. ↑...logie] *w;* -: Lehre und Wissenschaft von den Autoimmunkrankheiten. **au|to|immuno|logisch:** die Autoimmunologie betreffend; z. B. autoimmunologisch bedingte Erkrankungen

Au|to|infektion [↑auto... u. ↑Infektion] *w;* -, -en: „Selbstansteckung", Infektion des Körpers durch einen Erreger, der bereits im Körper vorhanden ist (und der an einer anderen Körperstelle zu einer Erkrankung führen kann)

Au|to|in|okulation [↑auto... u. ↑Inokulation] *w;* -, -en: ↑hämatogene bzw. ↑lymphogene Ausbreitung eines im Körper bereits zur Wirkung gelangten Infektionsstoffes

Au|to|in|toxikation [↑auto... u. ↑Intoxikation] *w;* -, -en: „Selbstvergiftung" des Organismus durch im Körper bei krankhaften Prozessen entstandene Stoffwechselprodukte, z. B. bei schweren Leber- und Nierenkrankheiten (Leberkoma, Urämie)

Au|to|klav [zu ↑auto... u. lat. *clavis* = Schlüssel; Riegel] *m;* -s, -en: Gefäß zum Erhitzen unter Druck; Hochdrucksterilisator (dient der Keimfreimachung von Instrumenten und Verbandsstoffen sowie von Nährböden)

au|to|log [zu ↑auto... u. gr. *λόγος* = Wort; Rede; Berechnung; Verhältnis]: älter für ↑autogen (2)

Au|to|lyse [zu ↑auto... u. gr. *λύειν* = lösen, auflösen] *w;* -, -n: „Selbstauflösung", Abbau von Körpereiweiß durch frei gewordene Zellenzyme (Vorkommen bei Stoffwechselschädigungen und vor allem nach dem Tode als Leichenerscheinung); vgl. Heterolyse. **Au|to|lysin** *s;* -s, -e (meist *Pl.*): Stoffe, zumeist Eiweißkörper, die körpereigene Zellen bzw. zellige Bestandteile auflösen

Au|to|matie [zu gr. *αὐτόματος* = aus eigenem Antrieb] *w;* -, ...ien, auch **Au|to|matismus** *m;* -, ...men: **1)** selbsttätig ablaufende Organfunktion (z. B. Herztätigkeit). **2)** unbewusste Durchführung und Wiederholung von Handlungen (Vorkommen in der ↑Hypnose und bei ↑Schizophrenie)

Au|to|ne|phrek|tomie [↑auto... und ↑Nephrektomie] *w;* -, ...ien: Selbstausschaltung der Niere (bei Verschluss des Harnleiters)

au|to|nom, in fachspr. Fügungen: **au|to|nomicus, ...ca, ...cum** [aus gr. *αὐτόνομος* = nach eigenen Gesetzen]: selbstständig, unabhängig; z. B. in der Fügung ↑Plexus autonomici. **au|to|nomes Nerven|sys|tem:** = vegetatives Nervensystem

Au|to|phän [↑auto... u. ↑Phän] *s;* -s, -e: durch zelleigene Genwirkung beeinflusstes Merkmal

Au|to|phonie [zu ↑auto... u. gr. *φωνή* = Laut, Stimme] *w;* -: Widerhall der eigenen Stimme mit gleichzeitiger Verstärkung der Stimme (Vorkommen bei Mittelohrentzündung sowie bei offener Ohrtrompete)

Au|to|plastik [↑auto... u. ↑Plastik] *w;* -, -en: Übertragung körpereigenen Gewebes, z. B. eines entnommenen Hautlappens auf andere Körperstellen in der ↑plastischen Chirurgie. **au|to|plastisch: 1)** die Autoplastik betreffend. **2)** [zu ↑auto... u. gr. *πλάσσειν* =

bilden, formen]: die vom Patienten selbst bezüglich seiner Krankheit gebildeten Vorstellungen betreffend (Psychol.)

Au|to|poly|plo|idie [↑auto... u. ↑Polyploidie] *w;* -, ...ien: Vorhandensein von mehr als zwei Chromosomensätzen pro Zellkern infolge Vervielfältigung des Chromosomensatzes (Genetik)

Au|to|pro|thrombin [↑auto... u. ↑Prothrombin] *s;* -s, -e: Bez. für verschiedene Blutgerinnungsfaktoren: **a)** Autoprothrombin I (= Faktor VII), das die Umwandlung von Prothrombin in Thrombin beschleunigt; **b)** Autoprothrombin II (= antihämophiles Globulin B), dessen Fehlen die ↑Hämophilie hervorruft

Aut|op|sie [zu ↑auto... u. gr. ὄψις = Sehen; Anblick] *w;* -, ...ien: ärztliche Inaugenscheinnahme u. Untersuchung des [menschlichen] Körpers nach dem Tode (unter Sektion des Leichnams) zum Zwecke der Feststellung krankhafter Organveränderungen und zur exakten Ermittlung der Todesursache. **autoptisch**: die Autopsie betreffend, mithilfe der Autopsie, durch Autopsie erfolgend

Au|to|radio|gra|phie [↑auto..., ↑radio... u. ↑...graphie] *w;* -, ...ien: fotografische Selbstdarstellung strahlender Substanzen (z. B. in Gewebsschnitten) auf einer Filmplatte

Au|to|regulation [↑auto... u. ↑Regulation] *w;* -, -en: Selbststeuerung bestimmter Körperfunktionen. **au|to|regulativ** [*...tif*]: durch Selbststeuerung bewirkt

Au|to|sensibilisie|rung [↑auto... u. ↑Sensibilisierung] *w;* -, -en: = Autoimmunisierung

Au|to|sit [Kurzwort aus ↑auto... u. ↑Parasit] *m;* -en, -en: Hauptkörper einer Doppelmissbildung, bei der ein Teil des zweiten Körpers im Hauptkörper eingeschlossen ist

Au|to|skopie [↑auto... u. ↑...skopie] *w;* -, ...ien: heute wenig gebräuchliche Bezeichnung für: direkte Kehlkopfspiegelung. **au|to|skopisch**: die Autoskopie betreffend

Au|to|som [↑auto... u. ↑...som] *s;* -s, -en (meist *Pl.*): Bezeichnung für ein Chromosom, das nicht an der Geschlechtsbestimmung beteiligt ist (Biol.). **au|to|somal**: das Autosom betreffend. **Au|to|somie** [↑...somie] *w;* -, ...ien: allg. Bez. für krankhafte Veränderungen im Bereich der Autosomen (z. B. ↑Trisomie)

Au|to|sug|gestion [↑auto... u. ↑Suggestion] *w;* -, -en: Form der Suggestion, bei der die Selbstbeeinflussung durch eigene (oft krankhafte) Vorstellungen erfolgt (im Gegensatz zur Fremdsuggestion). **au|to|sug|gestiv**: auf Autosuggestion beruhend, durch Autosuggestion erfolgend

Au|to|top|agnosie [↑auto..., gr. τόπος = Ort, Platz u. ↑Agnosie] *w;* -, ...ien: Unfähigkeit, Teile des eigenen Körpers zu erkennen bzw. zu lokalisieren

Au|to|trans|fusion [↑auto... u. ↑Transfusion] *w;* -, -en: **1)** „Eigenblutübertragung", z. B. intramuskulär als Reizkörperbehandlung oder als Zuführung von Blut, das in größeren Mengen in Körperhöhlen (z. B. in der Bauchhöhle) vorgefunden wurde, ins Gefäßsystem. **2)** Verkleinerung der Blutmenge im großen Kreislauf durch Abbinden der Arme und Beine (Maßnahme bei großen Blutverlusten)

Au|to|trans|plantat [↑auto... u. ↑Transplantat] *s;* -[e]s, -e: körpereigenes Gewebe für eine ↑Transplantation am selben Körper. **Au|to|trans|plantation** *w;* -, -en: Entnahme und Übertragung von Gewebe am selben Organismus

au|to|troph [zu ↑auto... u. gr. τροφή = Ernährung; Nahrung]: sich selbstständig ernährend, organische Stoffe selbstständig aufbauend (z. B. von der Ernährung grüner Pflanzen mithilfe der Sonnenenergie; Biol.). **Au|to|tro|phie** *w;* -: selbstständige Ernährung von Organismen (z. B. von grünen Pflanzen mithilfe der Sonnenenergie; Biol.)

Au|to|vak|zin [↑auto... u. ↑Vakzin] *s;* -s, -e od. **Au|to|vak|zine** *w;* -, -n: „Eigenimpfstoff", Impfstoff, der aus solchen Krankheitserregern hergestellt wird, die dem Organismus des Patienten entnommen und nach Züchtung abgetötet werden

au|tumnal, in fachspr. Fügungen: **autumnalis, ...le** [zu lat. *autumnus* = Herbst]: herbstlich, herbstgebunden, vorwiegend im Herbst auftretend; z. B. ↑Trombicula autumnalis

Au|tumnal|katarrh: „Herbstkatarrh", bes. im Herbst auftretender Katarrh der oberen Luftwege, ähnlich dem Heuschnupfen

au|xiliar, in fachspr. Fügungen: **au|xilia|ris, ...re** [aus gleichbed. lat. *auxiliaris*]: zur Hilfeleistung dienlich, helfend

Au|xiliar|atmung: Atmung unter Zuhilfenahme der Hals- und Schultergürtelmuskulatur (Vorkommen im Asthmaanfall)

au|xo|ton [zu gr. αὔξη = Zuwachs, Vergrößerung u. ↑Tonus]: den Tonus unterstützend

au|xo|troph [zu gr. αὔξη = Zuwachs, Vergrößerung u. gr. τροφή = das Ernähren; die Nahrung]: im Wachstum abhängig von der Anwesenheit bestimmter Substanzen im Nährmedium (von Zellen gesagt)

a.-v.: = arteriovenös

avas|kulär, in fachspr. Fügungen: **avascularis, ...re** [↑[1]a... u. ↑vaskulär]: ohne Blutgefäße (z. B. von einer Geschwulst gesagt)

AV-Block: Abk. für ↑atrioventrikulärer Block

aviär [zu lat. *avis* = Vogel]: Vögel (Geflügel) betreffend, von Vögeln stammend (z. B. aviäre Tuberkelbakterien)

avid [aus lat. *avidus* = gierig]: Antikörper

anziehend. **Avidität** *w;* -: Bindungsneigung von Antikörpern

avirulent [↑[1]a... u. ↑virulent]: nicht virulent, nicht ansteckend bzw. nicht krank machend (von Mikroorganismen gesagt)

Avit|aminose [zu ↑[1]a... u. ↑Vitamin] *w;* -, -n: Vitaminmangelkrankheit, verursacht durch das Fehlen oder durch ungenügende Zufuhr eines oder mehrerer Vitamine (hierzu gehören u. a. ↑Beriberi, ↑Pellagra und ↑Skorbut)

Avulsion [zu lat. *avellere, avulsum* = losreißen] *w;* -, -en, in fachspr. Fügungen: **Avulsio,** *Pl.:* ...io|nes: Abreißen eines Organteils (durch Gewalteinwirkung). **Avulsio bulbi:** Heraustreten des Augapfels aus der Augenhöhle (dabei können der Sehnerv und die Augenmuskeln abgerissen sein; Vorkommen bei schweren Augenverletzungen). **Avulsio fas|ciculi optici:** Vorwölbung, Heraustreten des Sehnervs nach Abriss vom Augapfel (Folge einer schweren Verletzung)

Axenie [zu ↑[1]a... u. gr. *ξένος* = Gast, Fremder; fremd] *w;* -: Keimfreiheit des Organismus (bes. beim Neugeborenen mit Immunmangel)

axenisch: keimfrei

axial, in fachspr. Fügungen: **axia|lis, ... le** [zu ↑Axis]: **1)** in Richtung der Achse (z. B. eines Organs), längs der Achse, achsengerecht (Biol.). **2)** zum zweiten Halswirbel gehörend (Anat.)

Axilla [aus lat. *axilla,* Gen.: *axillae* = Achselhöhle] *w;* -, ...llae: anatom. Bez. für: Achselhöhle, physiologische Einbuchtung unterhalb des Schultergelenks (wird hinten und vorn von den Achselfalten sowie durch die seitliche Brustwand und die Innenseite des proximalen Oberarms begrenzt). **axillar,** in fachspr. Fügungen: **axillaris, ...re:** zur Achsel bzw. zur Achselhöhle gehörend; in der Achselhöhle; z. B. in der Fügung ↑Arteria axillaris

Axio|gra|phie [zu ↑Axis u. ↑...graphie] *w;* -, ...ien: Aufzeichnung der Gesichtsachse vor einer Kieferkorrektur. **axio|gra|phie|ren:** eine Axiographie durchführen

Axis [aus lat. *axis* = Achse] *m;* -, Axes: **1)** anatom. Bez. für: Achse, Mittellinie (z. B. eines Organs). **2)** anatom. Bez. für den zweiten Halswirbel. **Axis bulbi externus:** gedachte Linie vom vorderen zum hinteren Pol des Augapfels. **Axis bulbi internus:** gedachte Linie vom vorderen Pol des Augapfels zu einem Punkt an der Vorderfläche der Netzhaut, der etwa dem schwarzen Fleck entspricht. **Axis lentis** [↑Lens]: „Linsenachse", gedachte Linie vom vorderen zum hinteren Pol der Augenlinse. **Axis opticus:** „Sehachse", gedachte Linie vom Mittelpunkt des Gesichtsfeldes bis zum Mittelpunkt des gelben Flecks am Augenhintergrund. **Axis pelvis:** „Beckenachse", geburtshilfliche Führungslinie, gedachte Verbindungslinie der Mittelpunkte der Beckenebenen der Frau (bildet etwa einen stumpfen Winkel im Beckeneingang u. einen rechten Winkel bauchwärts im Bereich des Beckenausgangs)

Axon [von gr. *ἄξων* = Wagenachse] *s;* -s, Axone u. Axonen: = Neurit

Axono|pa|thie [↑Axon u. ↑...pathie] *w;* -, ...ien: Schädigung des Axons durch eine Substanz

Axono|tmesis [↑Axon u. gr. *τμῆσις* = das Schneiden, Abschneiden] *w;* -, ...esen: Durchtrennung der Nervenfaser bzw. des Fortsatzes der Nervenzelle, Unterbrechung des Achsenzylinders

Axo|plasma [↑Axon u. ↑Plasma] *s;* -s: homogene Grundsubstanz, in die die Neurofibrillen der Nervenfasern eingebettet sind

Ax|un|gia [aus lat. *axungia* = Wagenschmiere; Fett] *w;* -: veraltete Bezeichnung für: Fett [zum Einschmieren]

Ayerza-Krankheit [*ajärßa...;* nach dem argentin. Internisten Abel Ayerza, 1861 bis 1918]: durch ↑Zyanose gekennzeichnetes, bei ↑Pulmonalsklerose vorkommendes Symptomenbild

Ayre-Oberflächen|bi|op|sie [*är...;* nach dem amer. Chirurgen Daniel Ayre, 1822–92]: histologische Untersuchung von Schleimhautmaterial, das (mithilfe eines spatelartigen Instruments) aus der Portioregion der Frau abgeschabt wurde (vor allem angewandt bei Verdacht auf bösartige Erkrankungen der Gebärmutter)

Ayur|veda [sanskr. = Veda (Wissen) von der (Verlängerung der) Lebensdauer] *m;* -[s]: Form einer aus Indien kommenden Ganzheitsmedizin, die Krankheiten v. a. mit Mineralien, Pflanzen und Wasser zu heilen versucht (Außenseitermedizin). **ayur|vedisch:** den Ayurveda betreffend, mittels Ayurveda

A-Zellen: ↑Glukagon bildende Zellen der Langerhans-Inseln des Pankreas

azen|trisch [zu ↑[1]a... u. ↑Zentromer]: ohne Zentromer (von Chromosomen; Genetik)

aze|phal, in fachspr. Fügungen: **ace|phalus, ...la, ...lum** [zu ↑[1]a... u. gr. *κεφαλή* = Kopf]: ohne Kopf geboren (Missbildung); z. B. in der Fügung ↑Abrachius acephalus. **Azephale** vgl. Azephalus

Aze|phalo|podie [zu ↑[1]a..., gr. *κεφαλή* = Kopf u. gr. *πούς,* Gen.: *ποδός* = Fuß] *w;* -, in fachspr. Fügungen: **Ace|phalo|podia[1]:** angeborenes Fehlen von Kopf und Füßen (als Missbildung)

Aze|phalor|rha|chie [zu ↑[1]a..., gr. *κεφαλή* = Kopf u. gr. *ῥάχις* = Rückgrat] *w;* -, in fachspr. Fügungen: **Ace|phalor|rha|chia[1]:** angeborenes Fehlen von Kopf und Wirbelsäule (als Missbildung)

Aze|phalus [zu ↑[1]a... u. gr. *κεφαλή* = Kopf] *m;* -, ...li, auch: **Aze|phale** *m;* -n, -n: missgebildete Frucht ohne Kopf

Azervulus *m;* -: Kurzbez. für ↑Acervulus cerebri
Azetabulum vgl. Acetabulum
Azetessigsäure vgl. Acetessigsäure
Azeton vgl. Aceton
Azetonämie vgl. Acetonämie. **azetonämisch** vgl. acetonämisch
Azetonurie vgl. Acetonurie
Azetyl vgl. Acetyl
Azetylcholin vgl. Acetylcholin
Azetylsalizylsäure vgl. Acetylsalicylsäure
Azidämie vgl. Acidämie
Azidimetrie vgl. Acidimetrie
Azidität vgl. Acidität
Azidogenese vgl. Acidogenese
azidophil vgl. acidophil. **Azidophilie** vgl. Acidophilie. **Azidophilus** vgl. Acidophilus
Azidose vgl. Acidose
azinär [zu ↑Acinus]: einen Acinus betreffend.
azinös, in fachspr. Fügungen: **acinosus, ...osa, ...osum:** beerenartig, traubenförmig (z. B. von Drüsenendstücken; Anat.)
Azoo|spermie [zu ↑¹a..., gr. *ζῷον* = Lebewesen u. ↑Sperma] *w;* -, ...ien, in fachspr. Fügungen: **Azoo|spermia¹**, *Pl.:* ...iae: Fehlen der Spermien in der Samenflüssigkeit
Azot|ämie [frz. *azote* = Stickstoff u. ↑...ämie] *w;* -, ...ien, in fachspr. Fügungen: **Azot|aemia¹**, *Pl.:* ...iae: Stickstoffüberschuss im Blut, Ansammlung von Reststickstoff (Schlackenstoffen) im Blut, z. B. bei Niereninsuffizienz.
azot|ämisch, in fachspr. Fügungen: **azotaemicus, ...ca, ...cum:** mit einem Überschuss von Stickstoff im Blut einhergehend
Azotor|rhö, auch: **Azotor|rhöe** [...*rö*; zu frz. *azote* = Stickstoff u. gr. *ῥεῖν* = fließen] *w;* -, ...rrhöen, in fachspr. Fügungen: **Azotorrhoea**, *Pl.:* ...oeae: vermehrte Ausscheidung stickstoffhaltiger Verbindungen (z. B. Harnstoff) im Stuhl
Azot|urie [frz. *azote* = Stickstoff u. ↑...urie] *w;* -, ...ien: abnorm vermehrte Ausscheidung von Stickstoff (Harnstoff) im Urin
Azya|no|blep|sie [zu ↑¹a..., gr. *κυάνεος* = dunkelblau u. gr. *βλέπεις* = sehen] *w;* -, ...ien, in fachspr. Fügungen: **Acya|no|blep|sia¹**, *Pl.:* ...iae, auch: **Azyan|op|sie** [gr. *ὄψις* = Sehen; Anblick] *w;* -, ...ien, in fachspr. Fügungen: **Acyan|op|sia¹**, *Pl.:* ...iae: „Blaublindheit", Farbenblindheit für blaue Farben
Azygie [zu gr. *ἄζυγος* (Nebenform von *ἄζυξ*) = unverbunden] *w;* -, ...ien: „Unpaarigkeit" (z. B. eines Organs wie Leber, Milz)
Azygo|gra|phie [↑azygos u. ↑...graphie] *w;* -, ...ien: röntgenographische Darstellung der ↑Vena azygos nach Verabreichung eines Kontrastmittels
azygos [aus gr. *ἄζυγος* (Nebenform von *ἄζυξ*) = unverbunden]: „unpaarig" (bes. von Organen und Gefäßen gesagt); z. B. in der Fügung ↑Vena azygos
azy|klisch [↑¹a... u. ↑zyklisch]: nicht normal, nicht zyklisch (bes. von der ↑Menstruation)
Azys|tie [zu ↑¹a... und ↑Cystis] *w;* -, ...ien, in fachspr. Fügungen: **Acys|tia¹**, *Pl.:* ...iae: angeborenes Fehlen der Harnblase
Azyt|hämie [↑¹a..., ↑zyto... u. ↑...ämie] *w;* -, ...ien, in fachspr. Fügungen: **Acyt|haemia¹**, *Pl.:* ...iae: Funktionsstörung in der Blutbildung mit Abnahme der korpuskulären Blutelemente, auch der Lymphozyten (Krankheitsbild ähnlich der Panmyelopathie)

B

B: chem. Zeichen für ↑Bor
B.: Abk. für ↑Bronchus
Ba: chem. Zeichen für ↑Barium
Babes-Ernst-Polkörnchen [nach dem rumän. Pathologen Victor Babes (1854–1926) u. dem dt. Pathologen Paul Ernst (1859 bis 1937)] *Pl.:* gut färbbare Körnchen an den Polen von Diphtheriebakterien. **Babes-Knötchen** *Pl.:* Ansammlungen von weißen Blutkörperchen um Kapillaren oder Ganglienzellen im Rückenmark bei Tollwut
Babesia [nlat., nach dem rumän. Pathologen Victor Babes, 1854–1926] *w;* -, ...siae od. ...sien [...*iᵉn*]: Gattung krankheitserregender Protozoen, die durch Zecken übertragen werden u. in den roten Blutkörperchen vieler Säugetiere schmarotzen
Babesio|se [zu ↑Babesia] *w;* -, -n, in fachspr. Fügungen: **Babesio|sis**, *Pl.:* ...io|ses: durch Babesien verursachte Erkrankung
Babins|ki-Re|flex [nach dem poln.-frz. Neurologen Joseph Babinski, 1857–1932]: reflektorische Rückwärtsbeugung der großen Fußzehe beim Bestreichen des seitlichen Fußsohlenrandes (bei Pyramidenbahnschädigung)
Bach-Blüten|therapie [nach dem brit. Homöopathen Edward Bach, 1880–1936]: Methode der Außenseitermedizin; Wiederherstellung des seelischen Gleichgewichts, z. B. bei psychischen Krisen, mit bestimmten Pflanzenzubereitungen
bacilliformis vgl. bazilliform
Bacillus vgl. Bazillus
Backe vgl. Bucca
Bacterium vgl. Bakterie
Bactero|ides [gr. *βακτήριον* = Stab, Stock u. gr. *-ειδής* = gestaltet; ähnlich] *m;* -: Gattung gramnegativer, anaerober Stäbchenbakterien; normal im Dickdarm, außerhalb des Dickdarms Erreger von Eiterherden

Bad vgl. Balneum

Bäfverstedt-Krankheit [*bäw...;* nach dem zeitgenöss. schwed. Dermatologen B. Bäfverstedt]: = Lymphadenosis cutis benigna

Bagassose, auch: **Bagassosis** [zu frz. *bagasse* = ausgepresster Stängel des Zuckerrohrs] *w;* -, ...ssosen: Staublungenerkrankung infolge ständiger Einatmung von Zuckerrohrstaub (bei Zuckerrohrarbeitern)

Bagdadbeule: = Leishmaniosis furunculosa

Bain|bridge-Re|flex [*beⁱnbridsch...;* nach dem engl. Physiologen F. A. Bainbridge, 1874–1921]: reflektorische Beschleunigung des Herzschlags bei vermehrter Blutfülle in den herznahen Venen u. im rechten Herzvorhof (z. B. infolge körperlicher Anstrengung)

Bajonettstellung: Überstreckung eines Fingermittelgliedes bei Beugung des zugehörigen Endgliedes (Zeichen einer frühkindlichen Hirnschädigung)

Bakteri|ämie [↑Bakterie u. ↑...ämie] *w;* -, ...ien: Auftreten von Bakterien in der Blutbahn

Bakterid [↑Bakterium u. ↑...id] *s;* -[e]s, -e: durch eine bakterielle Infektion hervorgerufene Hauteruption

Bakterie [...*iᵉ;* von gr. *βακτήριον* (Nebenform von *βακτηρία*) = Stab, Stock] *w;* -, -n, auch: **Bakterium** *s;* -s, ...rien [...*iᵉn*], in fachspr. Fügungen: **Bacterium,** *Pl.:* ...ria: zu den ↑Prokaryonten zählende Gruppe einzelliger, unterschiedlich gestalteter Mikroorganismen, deren zahlreiche Arten (darunter viele Krankheitserreger) sich durch einfache Querteilung vermehren (für einige Arten ist auch geschlechtliche Fortpflanzung nachgewiesen). **Bacterium coli:** = Escherichia coli

bakteriell [französierende Bildung zu ↑Bakterie]: Bakterien betreffend; durch Bakterien hervorgerufen

Bakterien|ruhr: durch Bakterien ausgelöste Durchfallerkrankung

Bakterio|id [↑Bakterie u. ↑...id] *s;* -[e]s, -e: bakterienähnlicher Mikroorganismus, dessen Gestalt von den üblichen Wuchsformen der Bakterien (Kugel-, Stäbchenform) abweicht

Bakterio|klasie [zu ↑Bakterie u. gr. *κλάσις* = das Zerbrechen] *w;* -, ...ien: Zerfall von Bakterien unter der Einwirkung von ↑Bakteriophagen

Bakterio|loge [↑Bakterie u. ↑...loge] *m;* -n, -n: Wissenschaftler u. Forscher auf dem Gebiet der Bakteriologie. **Bakterio|logie** [↑...logie] *w;* -: Lehre von den Bakterien, ihrer systematischen Einteilung, ihren Lebensbedingungen, ihrer Nützlichkeit oder Schädlichkeit, ihrer Züchtung und Bekämpfung. **bakterio|logisch:** die Bakteriologie betreffend

Bakterio|lyse [zu ↑Bakterie u. gr. *λύειν* = lösen, auflösen] *w;* -, -n: Auflösung, Zerstörung von Bakterien durch spezifische ↑Antikörper. **Bakterio|lysin** *s;* -s, -e (meist *Pl.*): spezifische Schutzstoffe, die (z. B. im Verlauf einer Infektionskrankheit) im Blut entstehen und die die Fähigkeit haben, bestimmte Bakterien aufzulösen. **bakterio|lytisch:** Bakterien vernichtend

bakterio|phag [zu ↑Bakterie u. ↑...phag]: Bakterien vertilgend, tötend. **Bakterio|phage** [↑...phage] *m;* -n, -n (meist *Pl.*): Bezeichnung für virusähnliche Kleinstlebewesen, die lebende Bakterien durch Enzyme aufzulösen vermögen

Bakterio|phobie [↑Bakterie und gr. *φόβος* = Furcht] *w;* -, ...ien: krankhafte Angst vor Bakterien (als Krankheitserregern)

Bakterior|rhö, auch: **Bakterior|rhöe** [...*rö;* zu ↑Bakterie u. gr. *ῥεῖν* = fließen] *w;* -, ...rrhöen: dünnschleimiger bakterienhaltiger Ausfluss aus der Harnröhre (z. B. nach einer ↑Gonorrhö)

Bakterio|stase [↑Bakterie u. gr. *στάσις* = das Stehen] *w;* -: Hemmung des Wachstums u. der Vermehrung von Bakterien. **bakterio|statisch:** das Wachstum u. die Vermehrung von Bakterien hemmend

Bakterio|tropin [zu ↑Bakterie u. gr. *τροπή* = die Wende, das Umwenden] *s;* -s, -e (meist *Pl.*): Stoffe im Serum, die Bakterien so verändern, dass sie von den weißen Blutkörperchen vertilgt werden können

Bakterio|zyt [Kurzw. aus ↑Bakterie u. ↑Erythrozyt] *m;* -en, -en (meist *Pl.*): stäbchenförmig veränderte rote Blutkörperchen

Bakterium vgl. Bakterie

Bakteri|urie [↑Bakterie u. ↑...urie] *w;* -, ...ien: Ausscheidung von Bakterien mit dem Urin

bakteri|zid [zu ↑Bakterie u. lat. *caedere* (in Zus.: *-cidere*) = niederhauen; töten]: Bakterien vernichtend, keimtötend. **Bakteri|zid** *s;* -s, -e: Bakterien vernichtender Stoff im Organismus; keimtötendes chem. Mittel. **Bakteri|zidie** *w;* -: Abtötung von Bakterien (durch chemische Substanzen)

BAL: Abk. für ↑British Antilewisit

Balanitis [zu gr. *βάλανος* = Eichel; eichelförmiges Gebilde; Eichel des männlichen Gliedes] *w;* -, ...itiden (in fachspr. Fügungen: ...itides): „Eicheltripper", Entzündung der ↑Eichel (des männl. Gliedes). **Balanitis circinata:** mit einer Vorhautverengung einhergehende Balanitis. **Balanitis dia|betica:** Eichelentzündung bei Stoffwechselerkrankungen, insbes. bei Zuckerkrankheit. **Balanitis mycotica:** durch Hautpilze hervorgerufene Balanitis. **Balanitis sim|plex:** gewöhnlicher Eicheltripper, flächenhafte Entzündung der Eicheloberfläche. **Balanitis sym|ptomatica:** für bestimmte Infektionskrankheiten charakteristische Balanitis. **Balanitis**

xerotica obliterans: Balanitis mit allmählicher Verhärtung u. mit Schwund der Eichel

Balano|lith [gr. βάλανος = Eichel; eichelförmiges Gebilde; Eichel des männlichen Gliedes u. ↑...lith] *m;* -s u. -en, -e[n]: = Postholith

Balano|pos|thitis [zu gr. βάλανος = Eichel; eichelförmiges Gebilde; Eichel des männlichen Gliedes u. gr. πόσθη = männliches Glied] *w;* -, ...thitiden (in fachspr. Fügungen: ...thitides): Entzündung der Eichel u. des inneren Vorhautblattes

Balantidio|se [zu ↑Balantidium] *w;* -, -n: Dickdarmerkrankung des Menschen, verursacht durch ↑Balantidium coli

Balantidium [aus gr. βαλαντίδιον = kleiner Beutel] *s;* -s, (Arten:) ...dia: Gattung der Protozoen. **Balantidium coli** [↑Kolon]: breites, bewimpertes Aufgusstierchen, das vor allem im Darm des Schweins vorkommt (selten auf den Menschen übertragbar; Erreger der ↑Balantidiose)

Balbuties [*...zi-eß;* zu lat. *balbutire* = stammeln, lallen] *w;* -: = Anarthria syllabaris

Balg|abs|zess: eingeschmolzener, mit einer Membran umgebener alter Abszess

Balg|drüsen: **1)** kleine Talgdrüsen an den Haarwurzeln. **2)** = Folliculi linguales

Balggeschwulst vgl. Atherom

Balgmilbe vgl. Demodex folliculorum

Balint-Gruppe [nach dem ung. Psychoanalytiker Michael Balint, 1896–1970]: Arbeitsgruppe von Ärzten, die ihre psychotherapeutischen Erfahrungen unter Anleitung eines Psychoanalytikers besprechen, um eine Verbesserung der Arzt-Patient-Beziehung zu erreichen

Balkanfieber, Balkangrippe vgl. Q-Fieber

Balken vgl. Corpus callosum

Balkenblase: balkenförmige Vorwölbung der Harnblasenschleimhaut infolge ↑Hypertrophie der Wandmuskulatur der Harnblase

Balkenstich: operatives Durchstechen des ↑Corpus callosum zur Herstellung einer Verbindung zwischen den Hirnkammern u. dem ↑Cavum subdurale (Maßnahme bei erhöhtem Hirndruck u. innerem Wasserkopf)

Ballast|stoffe: für den menschlichen Organismus nicht oder nur teilweise verwertbare Bestandteile der Nahrung (z. B. Zellulose), die die Darmperistaltik anregen und z. B. bei Abmagerungsdiät als Füllmaterial gegeben werden

Ballismus [aus gr. βαλλισμός = das Tanzen] *m;* -: blitzartig auftretende, unwillkürliche, heftige Schleuderbewegungen der Arme oder Beine (bei Erkrankungen des extrapyramidalen motorischen Systems)

Ballis|to|kardio|gramm [zu gr. βαλλισμός = das Tanzen, ↑Kardia und ↑...gramm] *s;* -s, -e: bei der Ballistokardiographie aufgezeichnetes Bewegungsbild. **Ballis|to|kardiograph** [↑...graph] *m;* -en, -en: Apparat zur Durchführung der Ballistokardiographie. **Ballis|to|kardio|gra|phie** [↑...graphie] *w;* -, ...ien: grafische Aufzeichnung der Bewegungskurven, die die Gliedmaßen aufgrund der Herzaktion und des damit verbundenen stoßweisen Sichfüllens der Arterien ausführen

Ballon|di|latation, ältere Bez. für ↑Angioplastie, transluminale

Ballonement [*balonᵉmang;* zu frz. *ballonner* = mit Gas füllen, aufblähen] *s;* -s, -s: Behandlungsverfahren, bei dem Luft in natürliche Körperhöhlen eingeblasen wird (z. B. beim ↑Pneumothorax). **Ballonie|rung** *w;* -, -en: akute Aufblähung der Lungen (z. B. beim Ertrinkungstod)

Ballon|ka|theter: ↑Katheter mit aufblasbarem Gummiballon

Ballottement, fälschlich meist: **Ballotement** [*balotᵉmang;* zu frz. *ballotter* = hin u. her schaukeln; schwanken] *s;* -s, -s: durch palpatorische Untersuchung mit der Hand od. einem Finger ausgelöste flottierende Bewegung eines in od. auf einer Flüssigkeit gelagerten Organs od. Körperteils, u. zwar: **a)** des kindlichen Kopfes in der Gebärmutter (Schwangerschaftszeichen); **b)** der Kniescheibe bei Kniegelenkserguss (sog. „Tanzen" der Kniescheibe); **c)** der vergrößerten Niere bei Nierentumor

Balneo|loge [lat. *balneum* = Bad u. ↑...loge] *m;* -n, -n: Arzt mit Spezialkenntnissen auf dem Gebiet der Balneologie. **Balneo|logie** [↑...logie] *w;* -: Bäderkunde, Heilquellenkunde. **balneo|logisch:** die Balneologie betreffend

Balneo|therapie [lat. *balneum* = Bad u. ↑Therapie] *w;* -, ...ien: Anwendung von Bädern od. Badekuren zu Heilzwecken, Heilbehandlung durch Bäder

Balneum [aus lat. *balneum* = Bad] *s;* -s, ...nea: Bad (Reinigungs- od. Heilbad)

Baló-Krankheit [*balo...;* nach dem ungar. Pathologen J. Baló (20. Jh.)]: Form einer diffusen ↑multiplen Sklerose mit kleinen Entmarkungsherden in der Großhirnrinde, spastischen Lähmungen und Bewusstseinsstörungen

Balsam [von gr. βάλσαμον = Balsamstrauch, Öl. des Balsamstrauches] *m;* -s, -e, in fachspr. Fügungen: **Balsamum,** *Pl.:* ...sama: dickflüssiges Gemisch aus Harzen u. ätherischen Ölen (u. a. zum Desinfizieren u. als Linderungsmittel verwendet)

Balser-Fett|ne|krose [nach dem dt. Arzt W. Balser (19. Jh.)]: Fettgewebsnekrose der Bauchspeicheldrüse (mitunter auf die umgebende Bauchhöhle übergreifend) bei Selbstverdauung der Bauchspeicheldrüse als Folge einer pathologischen Enzymaktivierung

Bamberger-Krankheit [nach dem östr.

Arzt Heinrich von Bamberger, 1822–1888]: = Osteopathia hypertrophicans toxica

Bambusstabwirbelsäule: Verknöcherung der Wirbelsäule bei ↑Bechterew-Krankheit

banal [aus frz. *banal* = gemeinnützig; alltäglich]: harmlos, unspezifisch (von Verletzungen und Infektionen)

Ban|croft-Filarie [*bängkroft...;* nach dem engl.-austral. Arzt Joseph Bancroft, 1836 bis 1894]: parasitischer Wurm im Blut- und Lymphgefäßsystem des Menschen (verursacht chronische Entzündungen und ↑Elefantiasis; Vorkommen vor allem in den Tropen)

Band *s;* -[e]s, Bänder: vgl. Ligament

Bandage [*bandasch*ᵉ*;* zu frz. *bande* = Band, Binde] *w;* -, -n: Wundverband, Schutzverband.

bandagie|ren [*...schirᵉn*]: mit einer Bandage versehen, wickeln. **Bandagist** [*...schißt*] *m;* -en, -en: Hersteller von Bandagen und Heilbinden

Bandhaft *m;* -[e]s, -e: vgl. Syndesmose

Bandl-Kon|traktions|ring, auch: **Bandl-Furche** [nach dem dt. Gynäkologen Ludwig Bandl, 1842–1892]: Muskelwulst an der Gebärmutter zwischen Hohlmuskel u. unterem Uterussegment

Bandscheibe *w;* -, -n: vgl. Nucleus pulposus. **Bandscheibenvorfall** vgl. Nucleus-pulposus-Hernie

Bandwürmer vgl. Zestoden

Bang-In|fektion [nach dem dän. Arzt B. L. F. Bang, 1848–1932]: fieberhafte Infektionskrankheit beim Menschen, verursacht durch eine Bakterienart der Gattung ↑Brucella, die bei Kühen und anderen Tieren das seuchenhafte Verwerfen bewirkt

Banti-Krankheit [nach dem ital. Pathologen Guido Banti, 1852–1925]: Krankheitsbild mit Leberzirrhose, ↑Anämie, Milzvergrößerung und ↑Aszites

Barba [aus gleichbed. lat. *barba,* Gen.: *barbae*] *w;* -: „Bart", Gesichtshaare des Mannes, die vom Beginn der ↑Pubertät an wachsen (sekundäres Geschlechtsmerkmal)

Barbiturat [zu ↑Barbitursäure] *s;* -[e]s, -e: Derivat der Barbitursäure (als Schlaf- und Beruhigungsmittel verwendet)

Barbitursäure [Kunstw.]: Malonylharnstoff, Grundbestandteil vieler Schlafmittel und Narkotika

Barbula tragi [lat. *barbula* = Bärtchen; ↑Tragus] *w;* - -: verstärkter bartähnlicher Haarwuchs am äußeren Gehörgang

Bardeleben-Binde [nach dem dt. Chirurgen Adolf von Bardeleben, 1819–1895]: heute nicht mehr verwendete, mit Wismut und Stärke präparierte Brandbinde

Bardenheuer-Bogenschnitt [nach dem dt. Chirurgen Bernhard Bardenheuer, 1839 bis 1913]: kosmetisch günstige operative Schnittführung in der Falte zwischen weiblicher Brust und Thorax zur Eröffnung von Abszessen in der Brust (z. B. bei Mastitis).

Bardenheuer-Ex|tension: Behandlungsmethode bei unkomplizierten Extremitätenfrakturen, wobei mittels Heftpflasterzügen und Anlegen eines Gewichtszuges eine Besserung der Bruchendenstellung angestrebt wird (außerdem soll eine Verschiebung und Verkürzung der Bruchenden durch den Muskelzug vermieden werden; Anwendung vorwiegend bei Kindern)

Barfußarzt: aus der chinesischen Medizin übernommene Bezeichnung für medizinisch geschulte Laien

Barium [zu gr. *βάρος* = Schwere, Gewicht] *s;* -s: chem. Grundstoff, ein Erdalkalimetall; Zeichen: Ba

Barium|brei: Aufschwemmung von chemisch reinem und gebundenem (damit ungiftigem) Bariumsulfat in Wasser (Verwendung als Röntgenkontrastmittel, vor allem zur Darstellung der Verdauungswege)

Baro|re|zeptor [gr. *βάρος* = Schwere, Gewicht u. ↑Rezeptor] *m;* -s, ...toren (meist *Pl.*): Ganglienzelle, die auf Druckschwankungen z. B. mit Engstellung von Blutgefäßen antwortet

baro|sensibel [gr. *βάρος* = Schwere, Gewicht u. ↑sensibel]: auf Druckschwankungen empfindlich reagierend

Baro|trau|ma [gr. *βάρος* = Schwere, Gewicht u. ↑Trauma] *s;* -s, ...men u. -ta: Gesundheitsschädigung durch rasche Druckschwankungen

Barr-Körperchen [*bar...;* nach dem kanad. Anatomen M. L. Barr, geb. 1908]: in verschiedenen Körpergeweben (z. B. Mundschleimhaut) vorkommendes Geschlechtschromatinkörperchen, beweisend für die weibliche Geschlechtsdeterminierung seines Trägers

Bart vgl. Barba

Bart|flechte vgl. Folliculitis barbae

Bar|tholin-Drüsen [nach dem dän. Anatomen Caspar Bartholin, 1655–1738] *Pl.:* zwei rundliche, beiderseits des Scheideneingangs der Frau liegende Drüsen, die bei geschlechtlicher Erregung Schleim absondern.

Bar|tholinitis *w;* -, ...itiden (in fachspr. Fügungen: ...itides): Entzündung der Bartholin-Drüsen

Bartonella [nlat., nach dem amer. Naturforscher B. S. Barton, 1768–1815] *w;* -, (Arten:) ...llae od. ...llen: Gattung virusähnlicher Blutparasiten bei Tier und Mensch. **Bartonella bacilli|formis:** stäbchenförmige, in den Erythrozyten schmarotzende Bartonellaart, Erreger des ↑Oroyafiebers

Bartonellose [zu ↑Bartonella] *w;* -, -n, in fachspr. Fügungen: **Bartonellosis,** *Pl.:* ...loses: durch Parasiten der Gattung Bartonella hervorgerufene Bluterkrankung

Barytose [zum FW *Baryt* = Schwerspat gebildet (zu gr. *βαρύς* = schwer)] *w;* -, -n, in fachspr. Fügungen: **Barytosis,** *Pl.:* ...oses: durch Schwerspat hervorgerufene Staublungenerkrankung

B-Arzt [*be*...]: Beratungsfacharzt, der den behandelnden Arzt bei schweren Verletzungen oder bei Neuerkrankung des Verletzten berät

basal, in fachspr. Fügungen: **basalis, ...le** [zu ↑Basis]: **1)** an der Grundfläche eines Organs od. Körperteils liegend; z. B. in der Fügung ↑Decidua basalis. **2)** grundlegend, Grund..., Ausgangs...

Basaliom [zu ↑basal] *s;* -s, -e, in fachspr. Fügungen: **Basalio|ma,** *Pl.:* -ta: von den ↑Basalzellen ausgehender bösartiger Hauttumor. **Basalio|ma planum et cica|tricans:** flach vernarbendes Basaliom. **Basalio|ma rodens:** geschwürig zerfallendes Basaliom. **Basalio|ma tere|brans:** in die Tiefe wachsendes Basaliom. **Basalio|ma vegetans:** wucherndes Basaliom

Basalkörperchen, auch: **Basalknötchen:** knötchenartige, stark lichtbrechende Verdickung an der Zelloberfläche, mit einem Besatz von Härchen, die der Eigenbewegung der Zelle dienen (Biol., Med.)

Basal|mem|bran: homogenes, durchsichtiges Häutchen an der Basis des Hautepithels, durch das das Epithelgewebe gegen das darunter liegende Bindegewebe scharf abgegrenzt wird (Biol., Med.)

Basal|schicht: zwischen ↑Epidermis u. ↑Corium liegende Grenzschicht der Haut (wichtige Stelle der Zellbildung durch Zellteilung)

Basal|temperatur: diejenige Körpertemperatur bei der Frau, die morgens unmittelbar vor dem Aufstehen rektal gemessen wird (wichtig für Bestimmung des Zeitpunktes der ↑Ovulation)

Basalzellen: Zelllage aus zylindrischen Zellen, die beim geschichteten Platten- oder Pflasterepithel der Basalmembran aufsitzt

Bas|ämie [↑Base u. ↑...ämie] *w;* -, ...ien: Überschuss basisch reagierender Stoffe im Blut

Base [von gr. *βάσις* = Gegenstand, auf dem etwas stehen kann; Sockel, Fundament] *w;* -, -n: Lauge, anorganische chem. Verbindung, die mit Säuren unter Wasseraustritt Salze bildet

Basedowi|fizie|rung [zu ↑Basedow-Krankheit u. lat. *facere* (in Zus.: *-ficere*) = machen, tun, bewirken] *w;* -, -en: Übergang eines Kropfs in eine Basedow-Krankheit

Basedow-Krankheit [*basᵉdo...;* nach dem dt. Arzt Karl von Basedow, 1799–1854]: Überfunktion der Schilddrüse, u. a. mit Hervortreten der Augäpfel (Glotzaugen), Kropfbildung und Steigerung der Herzschlagfrequenz. **Basedowo|id** [↑...id] *s;* -[e]s, -e: basedowähnliche Erkrankung, leichte Verlaufsform der Basedow-Krankheit

Basen: 1) *Pl.* von ↑Base. **2)** *Pl.* von ↑Basis

basial, in fachspr. Fügungen: **basia|lis, ...le** [zu ↑Basis]: ältere Form für ↑basal

Basidie [...*iᵉ;* Verkleinerungsbildung zu gr. *βάσις* = Gegenstand, auf dem etwas stehen kann; Sockel, Fundament] *w;* -, -n, auch: **Basidium,** *Pl.:* ..dia: Trägerzelle der Ständerpilze, die exogen meist vier Sporen abgliedert (Bot.)

Basidio|myzeten, in der fachspr. Nomenklatur: **Basidio|mycetes** [zu ↑Basidie u. gr. *μύκης,* Gen.: *μύκητος* = Pilz] *Pl.:* „Ständerpilze", Klasse der höheren Pilze, charakterisiert durch das Vorhandensein einer ↑Basidie (medizin. Bedeutung haben Knollenblätterpilz u. Fliegenpilz)

basilar, in fachspr. Fügungen: **basilaris, ...re** [zu ↑Basis]: = basal (1); z. B. in der Fügung ↑Arteria basilaris

Basilar|mem|bran: feine, straffe bindegewebige Membran in der Innenohrschnecke

Basilika *w;* -, ...ken: Kurzbezeichnung für ↑Vena basilica

Basion [zu ↑Basis] *s;* -s: Mittelpunkt am Vorderrand des großen Hinterhauptsloches (anthropologischer Messpunkt)

Basio|thryptor [zu ↑Basis u. gr. *θρύπτειν* = zerreiben, zerbröckeln] *m;* -s, ...toren, oder: **Basio|trib** [gr. *τρίβειν* = reiben, zerreiben] *m;* -s, -e: geburtshilfliches Instrument zum Zerquetschen u. Zerkleinern des fetalen Schädels im Mutterleib bei absoluten Geburtshindernissen (z. B. bei abgestorbenem ↑Fetus)

Basis [von gr. *βάσις* = Gegenstand, auf dem etwas stehen kann; Sockel, Fundament] *w;* -, Basen (in fachspr. Fügungen: Bases): Grundfläche, unterster Teil eines Organs od. Körperteils; Fußpunkt (Anat.). **Basis cere|bri:** Grundfläche des Gehirns. **Basis coch|leae:** „Schneckenbasis", Teil der Begrenzung des ↑Ductus cochlearis im Innenohr. **Basis cordis** [↑Cor]: Grundfläche des Herzens, Bezeichnung für den breiteren, nach rückwärts oben gelegenen Endbezirk des Herzens. **Basis cranii:** „Schädelbasis", aus drei großen Gruben bestehende innere Fläche des Schädelgrundes. **Basis glandulae mammariae:** Grundfläche des Brustdrüsenkörpers. **Basis mandibulae:** unterer Teil des Unterkieferkörpers. **Basis modio|li:** Basis der knöchernen Achse der Schnecke im Innenohr. **Basis patellae:** oberer Rand der Kniescheibe. **Basis phalan|gis** [↑Phalanx]: Grundfläche der Finger- bzw. Zehenknochen. **Basis pro|statae:** Grundfläche der Vorsteherdrüse. **Basis pulmonis** [↑Pulmo]: zum Zwerchfell hin gelegene Grundfläche der Lunge. **Basis stapedis** [↑Stapes]: die Grundplatte des Steigbügels im Innenohr

basisch [zu ↑Base]: = alkalisch

Basis|fraktur: Bruch des Schädelgrundes

Basis|therapie: Behandlung von Rheumatismus mit langfristig wirksamen Medikamenten (z. B. Gold)

baso|cellularis, ...re [zu ↑Basis u. ↑Cellula]: zur unteren Zellschicht gehörend, sie betreffend; z. B. in der Fügung ↑Carcinoma basocellulare

Baso|phalan|gie [zu ↑Basis u. ↑Phalanx] *w;* -, ...ien: Missbildung der Finger oder Zehen in Form einer Verkürzung od. Verlängerung der Grundglieder

baso|phil [zu *Base* = Lauge u. gr. *φίλος* = lieb; Freund]: mit basischen Farbstoffen leicht färbbar (bes. von weißen Blutkörperchen gesagt); auch im Sinne von: zur basischen Reaktion neigend (von chem. Verbindungen). **baso|philes Adenom**: aus basophilen Zellen bestehende, kleine, drüsige Geschwulst in der ↑Hypophyse (findet sich beim ↑Cushing-Syndrom). **Baso|philie** *w;* -: Eigenschaft bestimmter Zellen (bes. der weißen Blutkörperchen), sich mit basischen Farbstoffen leicht zu färben; auch im Sinne von: Neigung (chem. Verbindungen) zur basischen Reaktion

Baso|phobie [zu gr. *βάσις* im Sinne von Tritt, Gang u. gr. *φόβος* = Furcht] *w;* -, ...ien: krankhafte Angst zu laufen; Zwangsvorstellung, nicht laufen zu können (Psychol., Med.)

Baso|zyt [Kurzw. aus ↑basophil u. ↑Leukozyt] *m;* -en, -en (meist *Pl.*): basophiles weißes Blutkörperchen

Baso|zyto|penie [zu ↑Basozyt u. gr. *πένης* = arm] *w;* -, ...ien: abnorm geringer Gehalt des Blutes an Basozyten

Baso|zytose [zu ↑Basozyt] *w;* -, -n: abnorme Vermehrung der Basozyten im Blut

Bassini-Operation [nach dem ital. Chirurgen Edoardo Bassini, 1844–1924]: operatives Verfahren bei Leistenbrüchen (nach Reponierung des Bruchinhalts wird der Bruchsack freipräpariert und eröffnet, danach abgebunden, versenkt und an die Muskulatur des ↑Musculus obliquus internus abdominis angenäht, unter gleichzeitiger Verlagerung des Samenstranges)

Bas|tard [aus altfrz. *bastard* (frz. *bâtard*) = uneheliches Kind; Zwitter; Mischling] *m;* -[e]s, -e: pflanzliches od. tierisches Individuum, das aus einer Kreuzung zwischen genetisch unterschiedlichen Elternformen hervorgegangen ist (Biol.). **Bas|tardierung** *w;* -, -en: Kreuzung zwischen erbmäßig unterschiedlichen Partnern (Biol.)

bath|mo|trop [gr. *βαθμός* = Stufe, Schwelle und ↑...trop]: die Reaktion eines reizbaren Gewebes (auf physiologische od. andere Reize) beeinflussend; insbesondere: die Reizschwelle des Herzens verändernd (von physiologischen Vorgängen od. [toxischen] Stoffen gesagt)

Ba|tho|phobie [zu gr. *βάθος* = Tiefe u. gr. *φόβος* = Furcht] *w;* -, ...ien: krankhaftes Schwindelgefühl beim Hinunterschauen von hoch gelegenen Stellen bzw. beim Hinaufschauen an hohen Gebäuden o. Ä.

Ba|thro|ze|phalie [zu gr. *βάθρον* = Grundlage; Schwelle, Stufe u. gr. *κεφαλή* = Kopf] *w;* -, ...ien: Missbildung des Kopfes mit abgestufter Vorwölbung des Hinterhauptes. **Ba|thro|ze|phalus** *m;* -, ...li od. ...zephalen: „Stufenschädel"

Ba|thy|kardie [zu gr. *βαθύς* = tief u. gr. *καρδία* = Herz] *w;* -, ...ien: = Kardioptose

Ba|thy|pnoe [zu gr. *βαθύς* = tief u. gr. *πνοή* = Wehen; Schnauben; Atemholen; Atem] *w;* -: tiefe Atmung

Battarismus [zu gr. *βατταρίζειν* = poltern, sich überstürzen (von der Sprache)] *m;* -, ...men: polternde, sprudelnde, hastende Sprechweise (eine psychogene Sprachstörung, bes. bei Jugendlichen)

Bauch vgl. Abdomen

Bauch|aorta vgl. Aorta abdominalis

Bauchblase: Bez. für den Bauchraum mit Inhalt

Bauchbruch vgl. Hernia abdominalis

Bauchdecken|re|flex vgl. Abdominalreflex

Bauchfell vgl. Peritonäum

Bauchfellentzündung vgl. Peritonitis

Bauchhoden vgl. Kryptorchismus

Bauchhöhle vgl. Cavum abdominis

Bauchhöhlenschwangerschaft vgl. Graviditas abdominalis

Bauchspalte vgl. Gastroschisis

Bauchspeicheldrüse vgl. Pankreas

Bauchspiegelung vgl. Laparoskopie

Bauchwandbruch vgl. Hernia ventralis

Bauchwassersucht vgl. Aszites

Bau|delocque-Dia|meter [*bodelok...;* nach dem frz. Geburtshelfer J. L. Baudelocque, 1746–1810]: = Conjugata externa

Bauhin-Klappe [in frz. Asspr.: *boäng...;* nach dem Schweizer Anatomen u. Botaniker Gaspard Bauhin, 1560–1624]: = Valva ileocaecalis

Bay|liss-Effekt [*bei...;* nach dem engl. Physiologen Sir W. M. Bayliss, 1860–1924]: reaktive Kontraktion einer Gefäßwand bei Erhöhung des intravasalen Drucks

Bazill|ämie [↑Bazillus u. ↑...ämie] *w;* -, ...ien: = Bakteriämie

bazillär [zu ↑Bazillus]: = bakteriell

Bazillen|ruhr: unkorrekte Bez. für ↑Bakterienruhr

bazilli|form, in fachspr. Fügungen: **bacilli|formis, ...me** [zu ↑Bazillus u. lat. *forma* = Gestalt]: stäbchenförmig (von Mikroorganismen); z. B. ↑Bartonella bacilliformis

Bazillo|phobie [↑Bazillus u. ↑Phobie] *w;* -, ...ien: = Bakteriophobie

Bazill|urie [↑Bazillus u. ↑...urie] *w;* -, ...ien: = Bakteriurie

Bazillus [aus lat. *bacillus,* Gen.: *bacilli* = Stäbchen] *m;* -, ...llen, in fachspr. Fügungen: **Bacillus** *m;* -, ...lli: Gattung der Spaltpilze in Form von grampositiven, ↑aeroben Stäbchen, die Sporen bilden (darunter viele Krankheitserreger); früher auch allg. für: Bakterie

Bazin-Krankheit [*basäng...;* nach dem frz. Dermatologen A. P. E. Bazin, 1807–1878]: = Erythema induratum

BCG [Abk. für frz. *b*acille bilié *C*almette-*G*uérin *(baßi bilie kalmätgeräng)*]: nach den frz. Tuberkuloseforschern A. Calmette (1863 bis 1933) u. C. Guérin (1872–1961) benannte Art von Tuberkelbakterienstämmen (Rindertuberkelbakterien), die auf gallehaltigem Kartoffelnährboden gezüchtet werden und aufgrund ihrer apathogenen Eigenschaft zur vorbeugenden Tuberkuloseimpfung beim Menschen (bes. bei Säuglingen und Kleinkindern) verwendet werden

Be: chem. Zeichen für ↑Beryllium

BE: **1)** Abk. für ↑Broteinheit. **2)** Abk. für ↑Bodansky-Einheit. **3)** Abk. für ↑Beckenendlage

Beau-Reil-Querfurchen [*bo-rail...;* nach dem frz. Arzt J. H. S. Beau (1806–1865) u. dem dt. Anatomen J. Ch. Reil (1759–1813)]: Querfurchen der Nagelplatte (beim Säugling physiologisch, sonst Zeichen einer Verhornungsstörung)

bebrüten: einen beimpften Nährboden der günstigsten Wachstumstemperatur für die zu bestimmenden Bakterien aussetzen

Becherzellen: becherförmig eingesenkte, Schleim produzierende einzellige Drüsen im Dünndarm, Dickdarm u. in den Luftwegen

Bechterew-Krankheit [nach dem russ. Neurologen W. M. Bechterew, 1857–1927]: = Spondylarthritis ankylopoetica. **Bechterew-Zeichen:** reflektorische Beugung der Zehen beim Beklopfen der Grundknochen des Fußes (symptomatisch bei Erkrankungen des Zentralnervensystems)

Becken vgl. Pelvis

Beckenachse vgl. Axis pelvis

Beckenbauchfellentzündung vgl. Pelveoperitonitis

Beckenbindegewebe vgl. Parametrium

Beckenboden: unterer muskulöser Abschluss des Beckenraums

Beckenendlage: Längslage des Kindes bei der Geburt, wobei das Becken des Kindes (statt des Kopfes) vorausgeht (ca. 3% aller Geburten); man unterscheidet ↑Steißlage, ↑Knielage und ↑Fußlage; Abk.: BE

Beckenhochlagerung: Hochlagerung des Beckens der Frau während der Geburt als Hilfsmaßnahme, um den Druck des knöchernen Beckens auf den vorangehenden Kindsteil zu mindern

Beckenniere: angeborene Verlagerung einer Niere ins kleine Becken

Beckenspaltung vgl. Pubeotomie

Beckenzirkel: Instrument zur Bestimmung der äußeren Beckenmaße

Beck-Trias [nach dem amer. Chirurgen Claude S. Beck, 1894–1971]: die drei Leitsymptome bei Pericarditis constrictiva: Steigerung des Venendrucks, Lebervergrößerung mit Aszites und kleines Herz

Bec|que|rel [*bäkᵉräl;* nach dem frz. Physiker A. H. Becquerel, 1852–1908] *s;* -, -: neue Maßeinheit (anstelle von ↑Curie) für die Aktivität eines radioaktiven Strahlers; Zeichen: Bq (1 Ci = $3{,}7 \times 10^{10}$ Bq)

Bedarfsschrittmacher: Herzschrittmacher, der nur in Aktion tritt, wenn die Eigenfrequenz des Herzens unter einen bestimmten Wert absinkt

Bednar-Aph|then [nach dem östr. Arzt Alois Bednar, 1816–1888] *Pl.:* bei Säuglingen während der ersten Lebensmonate auftretende Ulzerationen der Mundschleimhaut

Bed|sonie [*...iᵉ;* nach dem zeitgen. amer. Naturwissenschaftler S. T. Bedson] *w;* -, -n (meist *Pl.*): = Chlamydie

Befeuchterlunge: allergische Alveolitis (2), hervorgerufen durch Klimaanlagen und Luftbefeuchter, die mit Schimmelpilzen, Bakterien oder Einzellern verunreinigt sind

Befruchtung vgl. Fekundation u. Konzeption

Befruchtungs|optimum: die für eine Befruchtung günstigste Zeitspanne im weiblichen Zyklus (etwa vom 11. bis zum 15. Tag).

Befruchtungs|pessimum: die für eine Befruchtung ungünstigste Zeitspanne im weiblichen Zyklus (etwa vom 1. bis zum 9. u. vom 18. bis zum 28. Tag)

Begattung vgl. Koitus

Begleitschielen vgl. Strabismus concomitans

Behavio|rismus [*biheⁱwiᵉriß...;* zu engl. *behavio[u]r* = Benehmen, Verhalten] *m;* -: amer. sozialpsychologische Forschungsrichtung, die durch das Studium des Verhaltens von Lebewesen deren seelische Merkmale zu bestimmen sucht

Behçet-Syn|drom [*bätschät...;* nach dem türkischen Dermatologen Hulushi Behçet, 1889–1948]: Virusinfektion mit multiplem Krankheitsbild wie Gelenkschmerzen, Schleimhautveränderungen im Mund, an den Genitalien u. rezidivierende ↑Iridozyklitis, manchmal auch ↑Thrombophlebitis (Vorkommen vor allem im Mittelmeerraum)

Beihoden vgl. Paradidymis

Beingeschwür vgl. Ulcus cruris

Beinhaut vgl. Periost

Beischilddrüse vgl. Glandula parathyreoidea

Beischlaf vgl. Koitus

Belastungs-Ekg, Belastungs-EKG: ↑Elektrokardiogramm, das unmittelbar nach einer körperlichen Beanspruchung durchgeführt wird

Belegknochen, auch: **Deckknochen** *Pl.*: Bezeichnung für diejenigen Schädelknochen, die sich aus dem Bindegewebe entwickeln, das die knorpelige Anlage des Schädels beim Embryo umgibt

Belegzellen: Bez. für die Salzsäure bildenden Zellen der Magenschleimhaut

Bella|donna *w;* -: übliche Kurzbezeichnung für ↑Atropa belladonna. **Bella|donnin** *s;* -s: Alkaloid aus ↑Atropa belladonna

Bellocq-Röhre [*bälok...;* nach dem frz. Chirurgen J. J. Bellocq, 1732–1807]: ärztliches Instrument zur Tamponade des Nasen-Rachen-Raums

Bell-Phänomen [nach dem schott. Physiologen Charles Bell, 1774–1842]: Drehung des Augapfels beim Lidschluss nach oben zur Schläfe hin, die sichtbar wird, wenn das Auge bei Fazialislähmung nicht geschlossen werden kann

Bence-Jones-Eiweißkörper [*bänßdscho"nß...;* nach dem engl. Arzt Henry Bence Jones, 1813–1873]: im Urin nachweisbare Eiweißkörper, die für die Diagnose z. B. von Myelomen wichtig sind

Benedict-Probe [nach dem amer. Biochemiker St. R. Benedict, 1884–1936]: Methode zur quantitativen Schätzung des Zuckergehalts im Urin (bei Diabetes)

beni|gne, in fachspr. Fügungen: **beni|gnus, ...gna, ...gnum** [aus lat. *benignus* = von guter Art, gütig]: gutartig, keine Metastasen bildend (von Tumoren gesagt; im Gegensatz zu ↑maligne). **beni|gne Pro|stata|hyperplasie**, Abk.: **BHP**: = Prostataadenom. **Beni|gnität** *w;* -: Gutartigkeit (von Tumoren)

Béni|qué-Sonde [*benike...;* nach dem frz. Chirurgen P. J. Béniqué, 1806–1851]: Metallsonde zur Behebung von Harnröhrenverengungen

Bennett-Fraktur [*bänit...;* nach dem irischen Chirurgen E. H. Bennett, 1837 bis 1907]: Verrenkungsbruch des ersten Mittelhandknochens

Bennhold-Probe [nach dem dt. Internisten Hans-Hermann Bennhold, 1893–1976]: Test zur Feststellung einer ↑Amyloidose (in den Blutkreislauf injiziertes Kongorot wird durch die Amyloidmassen der parenchymatösen Organe schnell absorbiert)

Bentonit [nach Fort Benton in Montana (USA), wo Bentonit erstmals gefunden wurde] *m;* -s, -e: geruchloses, erdig schmeckendes Tonmineral (Verwendung u. a. in der Galenik)

Bentonit|test: Nachweis des Rheumafaktors, der sich an den mit aggregiertem Gammaglobulin beladenen Bentonit anlagert und diesen zur Ausflockung bringt

Benzo|di|azepin [Kunstw.] *s;* -s, -e (meist *Pl.*): Gruppe von Arzneimitteln gegen Angst- und Spannungszustände, Schlafstörungen und psychosomatische Störungen sowie Depressionen

Benzol [Kurzw. aus *Benzo-* (dem Wortstamm von *Benzin*) u. ↑Alkohol] *s;* -s, -e: durch Steinkohlenteerdestillation gewonnener einfachster aromatischer Kohlenwasserstoff (giftig), wichtiges Ausgangsprodukt u. a. von Arzneimitteln (Chem.)

Beratungsfacharzt vgl. B-Arzt

Bergmann-Handgriff [nach dem dt. Chirurgen Ernst von Bergmann, 1836–1907]: Vorziehen des während einer Narkose zurückgesunkenen Kehlkopfdeckels mithilfe des Zeigefingers

Beriberi [singhal.] *w;* -: Vitamin-B_1-Mangel-Krankheit bes. in ostasiatischen Ländern (führt zu Nervenentzündungen und -lähmungen, Wassersucht u. allg. Verfall)

Berkefeld-Filter [nach dem dt. Fabrikanten Wilhelm Berkefeld, 1836–1897]: für Bakterien undurchlässiger Filter (Hohlzylinder aus gebrannter Kieselgur)

Berkelium [nach der kalifornischen Stadt Berkeley] *s;* -s: nur künstlich herstellbares radioaktives metallisches Element; Zeichen: Bk

Berlin-Trübung [nach dem dt. Ophthalmologen Rudolf Berlin, 1833–1897]: Ödem der Netzhaut nach Einwirkung stumpfer Gewalt auf den Augapfel

Berloque-Dermatitis [*bärlok...;* frz. *berloque, breloque* = Uhrgehänge, Uhrkettenanhänger]: streifenförmige Braunfärbung der Haut unter der Einwirkung von Sonnenstrahlen auf schwitzende u. mit Kölnischwasser (bzw. ähnlichen alkoholhaltigen Kosmetika) eingeriebene Hautstellen

Bernard-Zuckerstich [*bärnar...;* nach dem frz. Physiologen Claude Bernard, 1813–1878]: Einstich in die ↑Medulla oblongata zwischen Akustikus- u. Vaguskern (führt zur Ausscheidung von Zucker im Urin)

Bern|hardt-Lähmung [nach dem dt. Neurologen Martin Bernhardt, 1844–1915]: = Meralgia paraesthetica

Berstungsbruch: Schädelbruch mit allgemeiner Verformung des Schädels bei breitflächiger Gewalteinwirkung

Bertin-Band [*bärtäng...;* nach dem frz. Anatomen E. J. Bertin, 1712–1781]: = Ligamentum iliofemorale. **Bertin-Knochen**: = Concha sphenoidalis. **Bertin-Säulen**: = Columnae renales

Berufskrankheit: Erkrankung, deren Entstehung durch schädigende Einflüsse bei der Berufsarbeit aufgrund gesetzlicher Bestimmungen anerkannt wird

Berufsunfähigkeit: Reduzierung der Erwerbsfähigkeit durch Krankheit, andere

Gebrechen oder Schwächung der körperlichen oder geistigen Kräfte auf weniger als die Hälfte eines körperlich und geistig Gesunden; Abk.: BU

Berylliolse [zu ↑Beryllium] *w;* -, -n: durch Beryllium hervorgerufene Staublungenerkrankung

Beryllium [von gr. *βήρυλλος* = Beryll (Edelsteinname)] *s;* -s: metallisches chem. Element; Zeichen: Be

Beschaffungs|pro|stitution: Finanzierung des Drogenkonsums über die ↑Prostitution

Beschäftigungs|therapie: Anleitung eines Kranken zu körperlicher Betätigung, die dem Genesungsvorgang förderlich ist

Beschneidung vgl. Zirkumzision

Besenreiser|varizen: besonders beim weiblichen Geschlecht oft fächerförmig auftretende kleine bis kleinste Varizen an der Haut der Oberschenkel

Bes|nier-Boeck-Schaumann-Krankheit [*bänje-buk-schau...;* nach dem frz. Dermatologen Ernest Besnier (1831–1909), dem norw. Dermatologen Caesar Boeck (1845–1917) u. dem schwed. Dermatologen Jörgen Schaumann (1879–1953)]: = Sarkoidose

Bes|redka-Probe [nach dem russ. Pathologen A. Besredka, 1870–1940]: Nachweis von Tbc durch ↑Komplementbindungsreaktion

beta..., Beta... [gr. *β (βῆτα)* = zweiter Buchstabe des gr. Alphabets]: Bestimmungswort von Zus. zur Kennzeichnung des zweiten von mehreren vergleichbaren Dingen, Personen oder Vorgängen, und zwar sowohl rein numerisch gesehen als auch im Sinne einer Stufung; z. B. Betarezeptor, Betaalkoholiker

beta|ad|ren|ergisch, auch: **beta|ad|ren|erg** [Kurzbildung zu ↑Betazellen u. ↑adrenergisch]: durch die B-Zellen bewirkt

Beta|alkoholiker [↑beta... u. ↑Alkoholiker]: Gelegenheitstrinker ohne psychische und physische Abhängigkeit

Beta|blocker, β-Blocker: übl. Kurzbez. für ↑Betarezeptorenblocker

Beta|globulin [↑beta... u. ↑Globulin] *s;* -s, -e: heterogene Eiweißfraktion des Serums

Beta|lac|tam|anti|bio|tikum, β-Lac|tam-Anti|bio|tikum, in eindeutschender Schreibung auch: **Beta|lak|tam|anti|bio|tikum, β-Lak|tam-Anti|bio|tikum** [zu ↑beta..., lat. *lac,* Gen.: *lactis* = Milch, ↑Amid u. ↑Antibiotikum] *s;* -s, ...ka (meist *Pl.*): zusammenfassende Bez. für Penicilline und ↑Cephalosporine (beide Antibiotikagruppen weisen den gleichen Betalactamring auf). **Beta|lac|tamase, β-Lac|tamase,** in eindeutschender Schreibung auch: **Beta|lak|tamase, β-Lak|tamase** [↑...ase] *w;* -, -n (meist *Pl.*): Enzyme resistenter Bakterien, die in der Lage sind, alle Chemotherapeutika mit einem Betalactamring zu zerstören

Beta|lipo|prote|ine *Pl.:* ältere Bez. für ↑Low-Density Lipoproteins

Beta|mimetikum [zu ↑Betarezeptor u. gr. *μιμεῖσθαι* = nachahmen] *s;* -s, ...ka: Substanz, die im Körper die gleichen Erscheinungen hervorruft, wie sie durch die Betarezeptoren ausgelöst werden

Beta|rezeptor, β-Rezeptor: Rezeptor des sympathischen Nervensystems, der die hemmenden Wirkungen der adrenergen Substanzen vermittelt (Erweiterung der Blutgefäße, Erschlaffung der Bronchial- und Gebärmuttermuskulatur, Erhöhung von Schlagvolumen und Frequenz des Herzens)

Beta|re|zeptoren|blocker, β-Re|zeptoren-Blocker, Kurzbez.: **Beta|blocker, β-Blocker:** chemische Substanz, mit der die Wirkung auf die Betarezeptoren blockiert wird

Beta|strahlen, β-Strahlen [↑beta...]: aus Elektronen von teilweise sehr hoher Geschwindigkeit bestehende radioaktive Strahlen (Phys.)

Beta|sym|pa|thiko|lyse [Kurzbildung zu ↑Betarezeptor, ↑Sympathikus u. gr. *λύειν* = lösen, auflösen] *w;* -, -n: Hemmung der Betarezeptoren sympathischer Nerven durch Arzneimittel. **Beta|sym|pa|thiko|lytikum** *s;* -s, ...ka: Arzneimittel, das die Betarezeptoren sympathischer Nerven hemmt

Beta|sym|pa|thiko|mimetikum [↑beta... u. ↑Sympathikomimetikum] *s;* -s, ...ka: Arzneimittel, das die Kontraktionskraft des Herzmuskels steigert

Beta|tron [Kurzw. aus ↑*Beta*strahlen u. ↑Elek*tron*] *s;* -s, ...trone (auch: -s): **1)** Elektronenschleuder, Apparatur zur Beschleunigung von Elektronen auf Kreisbahnen mittels schnell ansteigender magnetischer Felder (Phys.). **2)** medizin. Gerät zur Behandlung von haut- u. oberflächennahen Geschwülsten mit künstlichen radioaktiven Elementen, die nur Betastrahlen aussenden

Betäubungsmittel: Arzneimittel zur Schmerzbekämpfung, die nur dann angewendet werden dürfen, wenn der beabsichtigte Zweck auf andere Weise nicht erreicht werden kann; Abk.: Btm, BTM

Beta|wellen, β-Wellen *Pl.:* im Elektroenzephalogramm auftretende wellenförmige Kurven mit einer Frequenz von 14–30 Hz

Beta|zellen vgl. B-Zellen

beta|zyto|trop [↑beta..., ↑zyto... u. ↑...trop]: die B-Zellen in den Langerhans-Inseln der Bauchspeicheldrüse beeinflussend (von Medikamenten)

Bettnässen vgl. Enurese

Bettwanze vgl. Cimex lectularius

Betulin|säure [zu lat. Bekula = Birke]: in der Rinde der Birke vorkommende Substanz, die u. a. das Wachstum (bösartiger) Melanomzellen hemmt

Beugelkonltraktur: Teil- bis Vollversteifung eines Glieds in Beugestellung
Beugesehnenlrelflex: reflektorische Dehnung der Fingerbeugemuskeln beim Beklopfen der Sehnen am Handgelenk
Beugung vgl. Flexion
Beulenkrankheit vgl. Leishmaniosis furunculosa
Beulenpest vgl. Drüsenpest
Bewegungslapparat: zusammenfassende Bezeichnung für Knochen, Bänder, Gelenke und Skelettmuskeln
Bewegungsbestrahlung: Form der Röntgenbestrahlung, bei der sich während der Bestrahlung entweder der Patient unter der Röntgenröhre bewegt oder umgekehrt die Röntgenröhre über dem Patienten bewegt wird (das Verfahren dient vor allem der Verhütung von Bestrahlungsschäden, z. B. der Haut)
Bewusstlosigkeit: auf einer Störung im Bereich des Hirnstammes beruhende Ausschaltung des Bewusstseins, nach dem Grad der Tiefe unterschieden in ↑Sopor, ↑Somnolenz und ↑Koma
Bewusstseinstrübung vgl. Absence
Bezoar [letztlich von pers. *padsahr* = was gegen Gift schützt (in der oriental. u. mittelalterlichen Medizin wurde Konkretionen des tierischen Körpers eine magische u. entgiftende Wirkung zugeschrieben)] *m;* -s, -e u. verdeutlichend: **Bezoarlstein:** Magenstein, krankhafte ↑Konkretion im Magen aus verschluckten und verfilzten Haaren od. Pflanzenfasern; vgl. Phytobezoar, Trichobezoar
Bezold-Jarisch-Relflex [nach dem dt. Physiologen Albert von Bezold (1836–1868) und dem zeitgen. östr. Pharmakologen A. Jarisch]: von den Herzkammern ausgehender blutdrucksenkender und frequenzmindernder Reflex als Zeichen eines erhöhten ↑Vagotonus (z. B. beim Herzinfarkt)
B-Galle [*be*...]: „Blasengalle", in der Gallenblase durch Wasserentzug eingedickte Galle
B-Gastlritis: Kurzbez. für die bakterielle ↑Gastritis
Bi: chem. Zeichen für ↑Wismut
bi..., Bi... [aus gleichbed. lat. *bi-*]: Bestimmungswort von Zus. mit der Bedeutung „zwei, doppel[t]"; z. B.: bicornis, Bifurkation
bilatrialtus, ...ta, ...tum [zu ↑bi... u. ↑Atrium]: zwei Vorhöfe aufweisend; z. B. in der Fügung ↑Cor triloculare biatriatum
biaural vgl. binaural
Bicarbonat vgl. Bikarbonat
bilceps [aus lat. *biceps* = zweiköpfig, zweigipfelig]: zweiköpfig (von Muskeln gesagt); vgl. Bizeps
Bichat-Fettpfropf [*bischa...;* nach dem frz. Anatomen M. F. X. Bichat, 1771–1802]: Wangenfettpfropf, Fettgewebe zwischen dem ↑Musculus masseter und ↑Musculus buccinator beim Säugling
bilcipitalis, ...le [zu ↑Bizeps]: zum ↑Musculus biceps gehörend; z. B. in der Fügung ↑Sulcus bicipitalis
bilcornis, ...ne [aus lat. *bicornis* = zweihörnig]: zwei Hörner, zwei Höcker aufweisend (von Organen gesagt); z. B. in der Fügung ↑Uterus bicornis (Anat.)
bicuspidalis vgl. bikuspidal
bilcuslpidatus, ...ta, ...tum [zu ↑bi... u. lat. *cuspis,* Gen.: *cuspidis* = Spitze, Stachel]: zwei Spitzen, zwei Höcker aufweisend (speziell von Zähnen gesagt). **Bilcuslpidatus** *m;* -, ...ti od. ...ten: Kurzbezeichnung für ↑Dens bicuspidatus
Bildermom [zu ↑bi... u. ↑Derma] *s;* -s, -e: Teratom mit Anteilen von zwei embryonalen Keimblättern
bildelstillatus, ...ta, ...tum [zu ↑bi... u. ↑destillieren]: zweifach destilliert (in der Fügung ↑Aqua bidestillata)
Biegungsldiffizillimum [lat. *difficilis* = schwer zu tun, schwierig] *s;* -s: Richtung der schwerstmöglichen Abbiegbarkeit und Verformbarkeit der Wirbelsäule, insbesondere der Fruchtwalze während der Geburt.
Biegungslfazillimum [lat. *facilis* = leicht zu tun] *s;* -s: Richtung der leichtesten Verbiegbarkeit und Verformbarkeit der Wirbelsäule, insbesondere der Fruchtwalze während der Geburt
Biegungslfraktur: Knochenbruch infolge übermäßiger Biegungsbelastung
Bierherz: vergrößertes und erweitertes Herz infolge übermäßiger Flüssigkeitszufuhr über einen längeren Zeitraum hin (bes. bei gewohnheitsmäßigen Biertrinkern)
Biermer-Krankheit [nach dem dt. Internisten Anton Biermer, 1827–1892]: = Anaemia perniciosa
Bier-Stauung [nach dem dt. Chirurgen A. K. G. Bier, 1861–1949]: heilungsfördernde ↑Hyperämie im Gewebe der Gliedmaßen durch mäßige Stauung der Venen in den Extremitäten mittels Bindenverbandes
bilfaslzikulär [zu ↑bi... u. ↑Faszikel]: zwei Faszikel betreffend, von zwei Faszikeln ausgehend
bilfidus, ...da, ...dum [aus gleichbed. lat. *bifidus*]: in zwei Teile gespalten, zweigeteilt (von Mikroorganismen; Biol.). **Bilfidusbakterien** *Pl.:* im Dickdarm des Säuglings, der mit Muttermilch ernährt wird, sich bildende grampositive, unbewegliche Milchsäurestäbchen, die eine kräftigende und infektionshemmende „Bifidusflora" im Darm des Säuglings aufbauen
Bifurcatio vgl. Bifurkation. **bilfurcatus, ...ta, ...tum** [zu ↑bi... u. lat. *furca* = Gabel]: zweizackig, in zwei Teile geteilt wie eine zweizinkige Gabel (von Organen und Körperteilen gesagt); z. B. in der Fügung ↑Liga-

mentum bifurcatum (Anat.). **Bi|furkation** *w;* -, -en, in fachspr. Fügungen: **Bi|furcatio,** *Pl.:* ...iones: Gabelung in zwei Äste (Anat.). **Bi|furcatio aortica:** Gabelung der Aorta. **Bifurcatio tra|cheae:** Gabelung der Luftröhre in zwei Äste. **Bi|furcatio trunci pulmonalis:** Gabelung der Lungenschlagader in den linken und rechten Ast

Bi|geminie [zu lat. *bigeminus* = zweimal, doppelt] *w;* -, ...ien: Doppelschlägigkeit des Pulses, eine Herzrhythmusstörung, bei der auf jede ↑Systole eine ↑Extrasystole folgt. **bi|geminus, ...na, ...num:** zweimal, doppelt; z. B. in der Fügung ↑Pulsus bigeminus. **Bi|geminus** *m;* -, ...ni: übl. Kurzbez. für ↑Pulsus bigeminus

Bi|gua|nid [zu ↑bi... u. Guano (organischer Seevogeldünger)] *s;* -[e]s, -e: Harnstoffderivat, das den erhöhten Blutzucker senkt

Bi|karbonat, chem. fachspr.: **Bi|carbonat** [zu ↑bi... u. lat. *carbo,* Gen.: *carbonis* = Kohle] *s;* -[e]s, -e: in Körperflüssigkeiten enthaltenes saures Salz der Kohlensäure

bi|kus|pidal, in fachspr. Fügungen: **bi|cuspidalis, ...le** [zu ↑bi... u. lat. *cuspis,* Gen.: *cuspidis* = Spitze, Stachel]: zweispitzig, zweizipfelig (von Organen od. anderen Körperteilen); z. B. in der Fügung ↑Valvula bicuspidalis (Anat.). **Bi|kus|pidal|klappe** vgl. Valva atrioventricularis sinistra. **Bikuspidatus** vgl. bicuspidatus

bi|lanzierte syn|thetische Diät: „Astronautendiät", Kostform aus Aminosäuren, definierten Kohlenhydraten, essenziellen Fettsäuren, Vitaminen und Mineralien in elementarer Form (sodass die enzymatische Verdauung entfällt); Abk.: BSD

Bilanz|störung: Störung im Stoffwechsel des Organismus infolge eines Missverhältnisses zwischen Zu- und Abfuhr bestimmter Stoffe (z. B. von Wasser, Eiweiß, Fett und Kohlenhydraten)

bi|lateral, in fachspr. Fügungen: **bi|lateralis, ...le** [zu ↑bi... u. lat. *latus,* Gen.: *lateris* = Seite]: zwei Seiten habend; zweiseitig; beidseitig

Bil|harzie [...i^{e}; nlat., nach dem dt. Arzt Theodor Bilharz, 1825–1862] *w;* -, (Arten:) -n, in der zool. Nomenklatur: **Bil|harzia,** *Pl.:* ...ziae: frühere Bezeichnung der Gattung ↑Schistosoma. **Bil|harzio|se** *w;* -, -n, in fachspr. Fügungen: **Bil|harzio|sis,** *Pl.:* ...ioses: durch Bilharzien hervorgerufene Wurmkrankheit (vorwiegend befallen sind: Leber, Darm, Blase u. Geschlechtsorgane)

biliär, in fachspr. Fügungen: **bilia|ris, ...re** [zu lat. *bilis* = Galle]: die Galle betreffend, durch Galle bedingt, Gallen...

bili|fer, in fachspr. Fügungen: **bi|lifer, bilifera, bili|ferum** [zu lat. *bilis* = Galle u. lat. *ferre* = tragen, bringen, leiten]: Gallenflüssigkeit leitend (von Körpergängen bzw. -kanälen); z. B. in der Fügung ↑Ductuli biliferi

Bili|fus|zin [zu ↑Bilis u. lat. *fuscus* = dunkel, dunkelbraun] *s;* -s, -e: braunes Endprodukt des Hämstoffwechsels, das dem Kot seine typische Farbe verleiht

bilio|di|gestiv [zu lat. *bilis* = Galle u. lat. *digerere, digestum* = verteilen; verdauen]: die Gallenblase und den Verdauungskanal betreffend

biliös, in fachspr. Fügungen: **bilio|sus, ...osa, ...osum** [zu lat. *bilis* = Galle]: gallig, gallehaltig, reich an Gallenflüssigkeit; z. B. in der Fügung ↑Febris biliosa

Bili|rubin [zu lat. *bilis* = Galle u. lat. *ruber* = rot] *s;* -s: rötlich brauner Gallenfarbstoff (physiologisches Endprodukt des ↑Hämoglobins). **Bili|rubin|urie** [↑...urie] *w;* -, ...ien: Ausscheidung von Bilirubin im Urin

Bilis [aus gleichbed. lat. *bilis*] *w;* -: Synonym für ↑Fel

Bili|verdin [zu lat. *bilis* = Galle u. lat. *viridis* (roman. **verdis*) = grün] *s;* -s: grüner Gallenfarbstoff (Abbauprodukt des Blutfarbstoffs in der Leber)

Bill|roth-Batist [nach dem dt.-östr. Chirurgen Theodor Billroth, 1829–1894]: ein gelber, wasserundurchlässiger Verbandsstoff. **Bill|roth-Operation:** Operationsmethode bei ↑Resektion des Magens; man unterscheidet zwischen der Methode Billroth I und Billroth II. **Bill|roth I:** operative Entfernung des erkrankten Pylorusabschnittes und direkte Einpflanzung des Duodenalstumpfes. **Bill|roth II:** Resektion des erkrankten Pylorusabschnittes und blinder Verschluss der Magenresektionsstelle; dann Herstellung einer Verbindung zwischen Magen u. Darm durch ↑Enterostomie. **Billroth-Venen:** = Sinus lienis

Bi|lob|ek|tomie [↑bi... u. ↑Lobektomie] *w;* -, ...ien: operative Entfernung von zwei Lungenlappen zur gleichen Zeit

bi|lokulär, in fachspr. Fügungen: **bi|locularis, ...re** [zu ↑bi... u. lat. *loculus* = Örtchen, Kästchen]: zweifächerig (von Organen od. Körperteilen; Anat.)

bi|manuell [französierende Bildung zu ↑bi... u. lat. *manus* = Hand]: mit beiden Händen [durchgeführt] (bes. von einer Untersuchung gesagt)

bin|aural [zu lat. *bini* = je zwei, zwei zugleich u. lat. *auris* = Ohr], auch: **bi|aural,** in fachspr. Fügungen: **bi[n]|auralis, ...le** [↑bi...]: beide Ohren betreffend (z. B. in der Fügung ↑Diplacusis binauralis); für beide Ohren bestimmt (z. B. von einem ↑Stethoskop)

Bindegewebe: die Körperorgane umhüllendes u. verbindendes, sehr wandlungsfähiges Gewebe (in Form von Gallert-, Fettgewebe, faserigem Bindegewebe, Sehnen-, Knorpel- und Knochengewebe), das daneben eine festigende und stützende Funktion hat. **Bindegewebsmassage:** Form der

Massage, bei der durch intensives Streichen mit den Fingerkuppen das Unterhautbindegewebe angegriffen wird, wodurch reflektorisch eine günstige funktionelle Beeinflussung der den massierten Körpersegmenten zugeordneten inneren Organe angestrebt wird

Bindehaut vgl. Tunica conjunctiva. **Bindehautentzündung** vgl. Konjunktivitis

Bing-Re|flex [nach dem Schweizer Neurologen Robert Bing, 1878–1956]: reflektorische Beugung des Fußes (in Richtung zur Fußsohle) beim Beklopfen der Fußgelenke auf der Streckseite (charakteristisch bei spastischen Zuständen)

bin|okular, in fachspr. Fügungen: **bin|ocularis, ...re** [zu lat. *bini* = je zwei, zwei zugleich u. lat. *oculus* = Auge]: beide Augen zugleich betreffend; zum Durchblicken für beide Augen zugleich geeignet (von optischen Geräten)

bio..., Bio... [aus gr. *βίος* = Leben]: Bestimmungswort von Zusammensetzungen mit den Bedeutungen „Leben; Lebensvorgänge; Lebewesen; Lebensraum"; z. B.: biologisch, Biotyp

bio|äqui|valent [zu ↑bio..., lat. *aequus* = gleich u. lat. *valere* = stark sein, wirksam sein]: Bioäquivalenz aufweisend. **Bio|äquivalenz** *w;* -: gleiche ↑Bioverfügbarkeit im Vergleich von verschiedenen Arzneimitteln mit demselben Wirkstoff

Bio|availability [...*ᵉwe ⁱlᵉbiliti;* ↑bio... u. engl. *availability* = Verfügbarkeit] *w;* -, -ys: = Bioverfügbarkeit

Bio|chemie [↑bio... u. ↑Chemie] *w;* -: Berührungsgebiet zwischen Biologie u. Chemie, das die chem. Stoffwechselvorgänge in den Organismen, u. a. die Wirkungsweise von Hormonen und Enzymen, untersucht. **Biochemiker** *m;* -s, -: Wissenschaftler auf dem Gebiet der Biochemie. **bio|chemisch**: die Biochemie betreffend

Bio-Element vgl. Spurenelement

Bio|en|ergetik [zu ↑bio... u. gr. *ἐνέργεια* = Wirksamkeit] *w;* -: Wissenschaft und Lehre von den energetischen Vorgängen im lebenden Organismus

Bio|feed|back [...*fidbäk;* ↑bio... u. engl. *feedback* = Rückwirkung, Rückkopplung, eigtl. = Rückfütterung] *s;* -s, -s: Rückkopplung innerhalb eines Regelkreises biologischer Systeme

Bio|flavono|id [↑bio..., ↑Flavon u. ↑...id] *s;* -[e]s, -e: neuere Bezeichnung für ↑Vitamin P

bio|gen [↑bio... u. ↑...gen]: von lebenden Stoffen herrührend od. erzeugt. **bio|gene Stimulatoren** *Pl.:* bestimmte, den Stoffwechsel anregende Faktoren in Gewebeteilen oder Gewebsextrakten (frisch geschlachteter Tiere), die bei der Frischzellentherapie intramuskulär injiziert werden und von denen man sich eine (unspezifische) Reizwirkung auf den Gesamtorganismus verspricht

Bio|genese [↑bio... u. gr. *γένεσις* = Geburt, Ursprung, Entstehung] *w;* -, -n: Entwicklung[sgeschichte] der Lebewesen (Biol.). **biogenetisch**: die Biogenese betreffend, mit ihr zusammenhängend (Biol.)

Bio|kata|lysator [↑bio... u. ↑Katalysator] *m;* -s, ...satoren: Sammelbezeichnung für ↑Vitamine, ↑Enzyme u. ↑Hormone als für die biochemischen Vorgänge im Organismus unentbehrliche Wirkstoffe

Bio|loge [↑bio... u. ↑...loge] *m;* -n, -n: Wissenschaftler u. Forscher auf dem Gebiet der Biologie

Bio|logical Re|sponse Modi|fier [*baiᵉlådschikᵉl rißpånß mådifaiᵉr;* engl. = Modifizierer einer biologischen Reaktion] *m;* - - -, - - -s (meist *Pl.*): zus. Bez. für Substanzen, die den biologischen Verlauf einer (bösartigen) Erkrankung positiv beeinflussen (z. B. Interferon, Interleukin); Abk.: BRM

Bio|logie [↑bio... u. ↑...logie] *w;* -: Lehre von der belebten Natur u. den Gesetzmäßigkeiten im Lebensablauf bei Pflanze, Tier und Mensch. **bio|logisch**: die Biologie betreffend; naturbedingt; natürlich

Bio|medizin [↑bio... u. ↑Medizin] *w;* -: Zweig der Medizin, der sich mit der Erhaltung der Lebensqualität durch spezielle Arzneimittel (z. B. gegen Gedächtnisschwund) befasst. **bio|medizinisch**: die Biomedizin betreffend, mithilfe der Biomedizin

Bio|meteo|ro|logie [↑bio..., gr. *μετέωρον* = Himmels-, Lufterscheinung u. ↑...logie] *w;* -: Wissenschaft und Lehre vom Einfluss des Wetters und des Klimas auf die Gesundheit des Menschen

Bio|me|trie [↑bio... u. ↑...metrie] *w;* -: Biometrik, Biostatistik, die Anwendung mathematischer Methoden (bes. der Methoden der mathematischen Statistik) in der Medizin und in den Biowissenschaften für die Versuchsplanung und deren Auswertung. **Bio|me|trik** *w;* -: = Biometrie. **Bio|metriker** *m;* -s, -: Wissenschaftler, der biometrische Methoden anwendet. **bio|metrisch**: die Biometrie betreffend

Bio|modulation [zu ↑bio... u. lat. *modulari* = abmessen, einrichten] *w;* -, -en: Kombination von Zytostatika mit zytostatisch unwirksamen Substanzen (zur Steigerung der Wirksamkeit). **Bio|modulator** *m;* -s, ...toren: Substanz für die Durchführung der Biomodulation

Bio|monitoring [zu ↑bio... u. engl. *to monitor* = überprüfen] *s;* -s: qualitativer und quantitativer Nachweis von Schadstoffen, Lebensmittelzusätzen, Allergenen und Arzneistoffen im Gewebe zur Feststellung eines Gesundheitsrisikos

Bio|mor|phose [zu ↑bio... u. gr. *μορφή* = Gestalt, Äußeres] *w;* -, -n: Bezeichnung für den ständigen naturnotwendigen Gestaltwandel des Organismus (mit allen dazugehörigen funktionellen Veränderungen), dem alle Lebewesen von der Geburt bis zum Tode unterworfen sind

Bio|motor [↑bio... u. lat. *motor* = Beweger] *m;* -s, ...motoren: Apparat zur künstlichen Beatmung der Lunge

Bio|nik [Kurzw. aus *Bio*logie u. Tech*nik*] *w;* -: Wissenschaftszweig, der die Organfunktionen in allen Einzelheiten erforscht und versucht, technische Modelle mit denselben Fähigkeiten zu entwickeln

Bio|pro|these [↑bio... u. ↑Prothese] *w;* -, -n: aus menschlichem oder tierischem Gewebe hergestelltes Ersatzstück, z. B. für Herzklappen oder Blutgefäße

Bi|op|sie [zu ↑bio... u. gr. ὄψις = Sehen, Wahrnehmung] *w;* -, ...ien: medizin. (histolog.) Untersuchung von Gewebe, das dem lebenden Organismus entnommen ist. **bi|op|sie|ren:** eine Biopsie vornehmen. **bi|op|tisch:** mithilfe der Biopsie erfolgend

Bio|psych|ia|trie [↑bio... u. ↑Psychiatrie] *w;* -: Psychiatrie auf naturwissenschaftlicher Grundlage

Bio|resonanz [↑bio... u. ↑Resonanz] *w;* -, -en: nach Auffassung der Bioresonanztherapie angeblich vom Körper ausgestrahlte Schwingungen. **Bio|resonanz|therapie** *w;* -: Verfahren der Außenseitermedizin, u. a. zur Behandlung von Allergien, bei dem die angeblich krankheitsverursachenden „unharmonischen" Schwingungen des Körpers auf apparativem Wege in „harmonische" umgewandelt und dann wieder in den Körper zurückgeleitet werden

Bio|rheu|se, auch: **Bior|rheu|se** [↑bio... u. gr. ῥεῦσις = das Fließen] *w;* -: „Lebensfluss", Bezeichnung für den natürlichen Prozess des Alterns u. die damit zusammenhängenden Veränderungen im Organismus. **bio|rheu|tisch**, auch: **bior|rheu|tisch:** die Biorheuse betreffend, mit ihr zusammenhängend, auf ihr beruhend

Bi|ose [zu ↑bi...; Analogiebildung nach ↑Dextrose] *w;* -, -n: einfacher Zucker mit zwei Sauerstoffatomen im Molekül (Chem.)

Bio|sphäre [↑bio... u. gr. σφαῖρα = Ball, Kugel; Himmelskugel] *w;* -: Bez. für den von lebenden Organismen besiedelten Teil der Erde

Bio|stimulatoren [zu ↑bio... u. lat. *stimulare* = anstacheln, anreizen] *Pl.:* = biogene Stimulatoren

Bio|syn|optik [zu ↑bio..., ↑syn... u. ↑optisch] *w;* -: Lehre vom Wetter- und Witterungseinfluss auf den Organismus

Bio|syn|these [↑bio... u. ↑Synthese] *w;* -, -n: **1)** der Aufbau chemischer Verbindungen in den Zellen des lebenden Organismus im Rahmen der physiologischen Prozesse. **2)** Herstellung organischer Substanzen mithilfe von Mikroorganismen (z. B. Penicillin aus niederen Pilzen)

Biot-Atem|typ [*bio...;* nach dem frz. Arzt Camille Biot (19. Jh.)]: Atmung, bei der zwischen sonst normal tiefen Atemzügen kürzere Atmungspausen auftreten (charakteristisch bei Gehirnerkrankungen u. ↑Meningitis)

Bio|techno|loge [zu ↑bio..., gr. τέχνη = Handwerk, Kunst, Kunstfertigkeit und ↑...loge] *m;* -n, -n: Wissenschaftler auf dem Gebiet der Biotechnologie. **Bio|techno|logie** *w;* -: Wissenschaft von der technischen Nutzbarmachung biologischer Vorgänge. **bio|techno|logisch:** die Biotechnologie betreffend

Bio|tele|me|trie [↑bio..., ↑tele... u. ↑...metrie] *w;* -, ...ien (*Pl.* selten): Übertragung und Registrierung biologischer Vorgänge (z. B. Puls) auf entfernt stehende Apparaturen

Bio|therapie [↑bio... u. ↑Therapie] *w;* -, ...ien: Behandlung schwerer Erkrankungen (z. B. Krebs) mit körpereigenen Substanzen

Bio|tin [zu gr. βίοτος = Leben; Lebensunterhalt] *s;* -s: für die Wachstumsvorgänge im Organismus wichtiges Vitamin H (vor allem in Leber u. Hefe enthalten)

Bio|tonus [↑bio... u. ↑Tonus] *m;* -: die von den physiologischen Vorgängen im Organismus ahhängige potenzielle Lebensenergie eines Individuums

Bio|top [↑bio... u. gr. τόπος = Ort, Platz, Stelle] *m* od. *s;* -s, -e: durch bestimmte Umweltfaktoren (wie Temperatur, Bodenverhältnisse) charakterisierter Lebensraum von Tier- u. Pflanzengesellschaften od. von einzelnen Arten (Biol.)

Bio|trans|formation [↑bio... u. ↑Transformation] *w;* -, -en: enzymatische Umwandlung der dem Organismus zugeführten Substanzen

Bio|tropie [↑bio... u. ↑...tropie] *w;* -, ...ien: wetterbedingte Empfindlichkeit des Organismus (z. B. bei plötzlichen Luftdruckschwankungen)

Bio|tropismus [zu ↑bio... u. gr. τροπή = Wende, Wendung] *m;* -: Orientierungsbewegung eines Mikroorganismus auf einen Reiz hin (in Richtung auf die Reizquelle), der von einem lebenden Organismus od. von lebendem Gewebe ausgeht (z. B. bei Viren, die ihren Zellinhalt auf thermische, chemische od. andere Reize hin, die von einem lebenden Gewebe ausgehen, in dieses Gewebe abgeben u. sich auch dort vermehren; Biol.)

Bio|typ [↑bio... u. gr. τύπος = Schlag; Gepräge; Muster, Modell] *m;* -s, -en, auch: **Biotypus** *m;* -, ...pen: Gesamtheit der Erscheinungsformen von Lebewesen mit gleichem Erbgut (Biol.)

Bio|verfügbarkeit [↑bio...] *w;* -: Maß für diejenige Menge eines Wirkstoffs, die in Abhängigkeit von der Zeit aus einer Darreichungsform (z. B. Tablette) insgesamt freigesetzt und zur Wirkungsentfaltung zur Verfügung gestellt wird

Bio|zönose [zu ↑bio... u. gr. *κοινός* = gemeinsam] *w;* -, -n: Lebensgemeinschaft von Pflanzen u. Tieren innerhalb eines ↑Biotops (Biol.). **bio|zönotisch**: die Biozönose betreffend, auf ihr beruhend

Bio|zyklus [↑bio... u. ↑Zyklus] *m;* -, ...zyklen: biologischer Kreislauf, sich wiederholende Abläufe biologischer Funktionszustände in Zellen und Organen bzw. Organismen (z. B. die Menstruation)

bi|parie|tal [*...ri-e...;* zu ↑bi... u. ↑Os parietale]: zu beiden Scheitelbeinen gehörend; z. B. in der Fügung: **bi|parie|taler Durchmesser:** der von einem Scheitelbein zum anderen gemessene Kopfdurchmesser

bi|partit, in fachspr. Fügungen: **bi|partitus, ...tita, ...titum** [zu lat. *bipartire, bipartitum* = in zwei Teile teilen]: zweigeteilt, zweiteilig (Biol. u. Anat.); z. B. ↑Uterus bipartitus

bi|pennatus, ...ta, ...tum [zu ↑bi... u. lat. *penna* = Feder]: doppelt gefiedert; z. B. in der Fügung ↑Musculus bipennatus (Anat.)

Bi|phalan|gie [zu ↑bi... u. ↑Phalanx] *w;* -, ...ien: Fingermissbildung in der Form, dass der betroffene Finger aus nur zwei Gliedern besteht

bi|phasisch [zu ↑bi... u. ↑Phase]: aus zwei Phasen bestehend, in zwei Phasen verlaufend

bi|polar, in fachspr. Fügungen: **bi|polaris, ...re** [zu ↑bi... u. gr. *πόλος* = Drehpunkt, Pol]: mit zwei Polen versehen, zweipolig (bes. von Nervenzellen mit zwei Nervenfortsätzen)

Bi|sexua|lität [↑bi... u. ↑Sexualität] *w;* -: „Doppelgeschlechtigkeit“, [noch] nicht eindeutig festgelegtes Geschlechtsempfinden (bei Mann od. Frau) im Sinne einer vorübergehenden (pubertätsbedingten) od. bleibenden (abnormen) Bereitschaft zur geschlechtlichen Erregung durch Partner beiderlei Geschlechts. **bi|sexuell** [↑sexuell]: „doppelgeschlechtig“ im Sinne der Bisexualität

Bismut vgl. Wismut. **Bismutismus** *m;* -: Vergiftung des Organismus durch Wismut. **Bismutum** vgl. Wismut

Bistou|ri [*bißturi;* aus gleichbed. frz. *bistouri*] *m* od. *s;* -s, -s: Operationsmesser mit auswechselbarer Klinge

bi|temporal, in fachspr. Fügungen: **bi|temporalis, ...le** [zu ↑bi... u. ↑Tempora]: beide Schläfen[beine] betreffend, beiderseits im Bereich der Schläfen; z. B. in der Fügung ↑Diameter bitemporalis

bi|tonal, in fachspr. Fügungen: **bi|tonalis, ...le** [zu ↑bi... u. gr. *τόνος* = das Spannen; die Anspannung der Stimme; der Ton]: doppeltönend (z. B. vom Husten)

Bitot-Flecke [*bito...;* nach dem frz. Arzt Pierre Bitot, 1822–1888] *Pl.:* mit Vitamin-A-Mangel verbundene, aus Epithelzellen u. Xerosebakterien bestehende grauweiße, fleckförmige Verhornungen der Bindehaut (deuten auf eine beginnende ↑Xerophthalmie hin)

Bi|uret-Re|aktion [zu ↑bi... u. ↑Urea]: Untersuchungsmethode zum Nachweis von Peptonen und Albumosen im Duodenalsaft (dem Duodenalsaftfiltrat setzt man Kali- oder Natronlauge und Kupfersulfatlösung zu, wonach es bei Anwesenheit von Peptonen oder Albumosen zu einer Rot- bis Rotviolettfärbung kommt)

bi|valent [zu ↑bi... u. lat. *valere* = stark sein, Geltung haben]: mit zwei Bindungen (von chem. Substanzen)

bi|venter [zu ↑bi... u. lat. *venter* = Bauch]: = digastrisch

bi|ven|trikulär, in fachspr. Fügungen: **bi|ven|tricularis, ...re** [zu ↑bi... u. ↑Ventrikel]: zweikammerig; z. B. in der Fügung ↑Cor triloculare biventriculare

Bi|zeps *m;* -es, -e: übliche Kurzbezeichnung für ↑Musculus biceps brachii. **Bi|zeps|reflex:** reflektorische Beugung des Vorderarms bei einem Schlag auf die Bizepssehne

Bi|zyto|penie [Kurzbildung aus ↑bi... u. ↑Granulozytopenie] *w;* -, ...ien: Erkrankung, die mit Anämie und Granulozytopenie einhergeht

Bjerrum-Schirm [nach dem dän. Ophthalmologen J. P. Bjerrum, 1851–1920]: schwarze Betrachtungsfläche (Leinwandschirm) mit zahlreichen eingezeichneten weißen oder farbigen Kreisen (bei Augenhintergrunduntersuchungen verwendet)

Bk: chem. Zeichen für ↑Berkelium

BKS = Blutkörperchensenkungsreaktion

Blae|sitas [zu lat. *blaesus* = lispelnd, lallend] *w;* -: = Dysarthria literalis

Bläh|hals vgl. Struma vasculosa

Blähsucht vgl. Meteorismus

Blähung vgl. Flatus

Blakemore-Sonde [*bleⁱkmåʳ...;* nach dem amer. Chirurgen A. H. Blakemore, 1897–1970], auch: **Blakemore-Sengs|taken-Sonde** [*bleⁱkmåʳ-ßängßteⁱkᵉn...;* R. W. Sengstaken, amer. Neurochirurg, geb. 1923]: Doppelballonsonde, Sonde mit zwei aufblasbaren Ballons zur gleichzeitigen Tamponade von Blutungen in der Speiseröhre und im Magen

Blalock-Taussig-Operation [*blälok-tau...;* nach dem amer. Chirurgen Alfred Blalock, 1899–1944, u. der amer. Kinderärztin Helen B. Taussig, 1898–1988]: Herzoperation bei der Fallot-Tetralogie: operative Herstellung einer ↑Anastomose zwischen dem ↑Truncus pulmonalis und einer Arterie des großen Kreislaufs (↑Arteria subclavia)

bland, in fachspr. Fügungen: **blandus, ...da, ...dum** [aus lat. *blandus* = schmeichelnd, freundlich]: mild, reizlos (z. B. von einer Diät); ruhig verlaufend (von einer Krankheit od. einem Anfall, speziell vom ↑Delirium, gesagt); nicht ↑infektiös (von einer Krankheit)

Bläs|chen|flechte vgl. Herpes

Blase: 1) vgl. Vesica urinaria. **2)** vgl. Fruchtblase. **3)** vgl. Bulla

Blasen|fistel: ↑Fistel zwischen Harnblase u. einem Nachbarorgan

Blasengalle vgl. B-Galle

Blasengeschwür vgl. Ulcus simplex vesicae

Blasen|katarrh vgl. Zystitis

Blasen|mole vgl. Mola hydatidosa

Blasen|papillom vgl. Papilloma vesicae

Blasen-Scheiden-Fistel vgl. Fistula vesicovaginalis

Blasenschnitt vgl. Sectio alta

Blasenspalte vgl. Ecstrophia vesicae

Blasenspiegel vgl. Zystoskop

Blasensprengung: künstliche Eröffnung der Fruchtblase bei der Geburt (bei verzögertem ↑Blasensprung)

Blasensprung: selbsttätiges Einreißen der Eihäute der Fruchtblase (mit Entleerung des Fruchtwassers) bei der Geburt

Blasenspülung: Ausspülung der Harnblase (durch einen in die Harnröhre eingeführten Katheter) mit einer Spülflüssigkeit (u. a. bei chronischen Entzündungen)

Blasenstein vgl. Calculus vesicae

Blasenwurm vgl. Echinococcus granulosus

...blast [aus gr. *βλαστός* = Spross, Trieb]: Grundwort zusammengesetzter Substantive mit der Bedeutung „Bildungszelle, unentwickelte Vorstufe einer Zelle"; z. B.: Erythroblast (Biol., Med.)

Blastem [aus gr. *βλάστημα* = Keim, Spross] *s;* -s, -e: aus noch nicht differenzierten Zellen bestehendes embryonales Bildungsgewebe

Blastem|zeit: Zeit von der Befruchtung des Eies bis zum 1. Herzschlag des ↑Fetus (etwa am Ende der 3. Schwangerschaftswoche)

Blasten|leuk|ämie [Kurzw. aus ↑Leukoblast u. ↑Leukämie] *w;* -, ...ien: Stammzellenleukämie, schwerste Form der Leukämie mit Auftreten von völlig unreifen weißen Blutzellen im Blutkreislauf

blasto..., Blasto... [aus gr. *βλαστός* = Spross, Trieb]: Bestimmungswort von Zus. mit der Bed. „Keimanlage; frühes Embryonalstadium des tierischen od. menschlichen Organismus; Pflanzenknospe, Pflanzenspross"; z. B.: blastogen, Blastoderm, Blastomyzet

Blasto|derm [zu ↑blasto... u. gr. *δέρμα* = Haut] *s;* -s, -e: aus einer Zellschicht bestehende Wandung der ↑Blastula

blasto|gen [↑blasto... u. ↑...gen]: von der Keimanlage bzw. von den Keimzellen ausgehend

Blasto|genese [↑blasto... u. gr. *γένεσις* = Geburt, Ursprung, Entstehung] *w;* -: **1)** ungeschlechtliche Vermehrung durch Knospung od. Sprossung (Biol.). **2)** Stadium der befruchteten Eizelle während der ersten Phase der Zellteilung bis zur Differenzierung in Embryoblast und Trophoblast (1.–15. Tag; Biol.)

Blastom [zu gr. *βλαστός* = Spross, Trieb] *s;* -s, -e, in fachspr. Fügungen: **Blastoma,** *Pl.:* -ta: allg. Bezeichnung für eine echte Geschwulst, d. h. für eine örtliche Wachstumsstörung in Form eines Wachstumsexzesses

Blastomatose [zu gr. *βλαστός* = Spross, Trieb] *w;* -, -n: exogene Schädigung der Organanlagen des befruchteten Eies in der Zeit zwischen Befruchtung und Einsetzen der Blutzirkulation in der Frucht (z. B. durch Strahlen od. Medikamente verursacht)

Blasto|mere [zu ↑blasto... u. gr. *μέρος* = Teil] *w;* -, -n (meist *Pl.*): durch Furchung des Eies entstehende Furchungszellen

blastomo|gen [↑Blastom u. ↑...gen]: ein Blastom erzeugend (von Substanzen gesagt)

Blastomyces vgl. Blastomyzet

Blasto|my|kose [zu ↑Blastomyzet] *w;* -, -n, in fachspr. Fügungen: **Blasto|mycosis,** *Pl.:* ...oses: durch Pilzarten der Gattung ↑Blastomyces hervorgerufene Hauterkrankung (meist mit metastatischen Schäden in Körperorganen od. in den Knochen verbunden)

Blasto|myzet [zu ↑blasto... u. gr. *μύκης*, Gen.: *μύκητος* = Pilz] *m;* -en, -en (meist *Pl.*), in der mikrobiologischen Nomenklatur: **Blasto|myces,** *Pl.:* ...cetes: „Sprosspilz", Hefepilz, Gattung hefenartiger niederer Pilze (pathogen bei Mensch u. Tier)

Blasto|pa|thie [↑blasto... u. ↑...pathie] *w;* -, ...ien: Schädigung der befruchteten Eizelle während der Phase der Zellteilung

Blasto|phthorie [zu ↑blasto... u. gr. *φθορά* = Verderben; Vernichtung] *w;* -, ...ien: „Keimschädigung", Schädigung der Keimzellen durch Giftstoffe, die dem Organismus von außen zugeführt werden

Blastoporus [↑blasto... u. gr. *πόρος* = Durchgang, Zugang] *m;* -: = Urmund

Blasto|zys|te [↑blasto... u. ↑...zyste] *w;* -, -n: Keimblase, Bez. für die ↑Blastula der Säugetiere (Biol.)

Blastula [zu gr. *βλαστός* = Spross, Trieb] *w;* -, ...lae: „Blasenkeim", Bezeichnung für jenes frühe Stadium der Embryonalentwicklung bei Mensch u. Tier, das nach Abschluss der ↑Furchung erreicht ist (Biol.). **Blastulation** *w;* -, -en: Bildung der ↑Blastula

Blättchen|test: Test zur Bestimmung z. B. des Penizillingehalts einer Penizillinlösung bzw. der Penizillinempfindlichkeit bestimmter Erreger, bei dem die Größe der Hemmungshöfe bestimmt wird, die sich auf mit der Penizillinlösung getränkten Papierblättchen ausbilden, wenn diese mit dem mit Bakterien beschickten Nährsubstrat in Berührung kommen (mit diesem Test können alle Chemotherapeutika geprüft werden)

Blattern vgl. Variola

Blauprobe vgl. Chromozystoskopie

Blausäure *w;* -: Zyanwasserstoff (HCN), eine farblose, äußerst giftige Flüssigkeit, die schon bei niedrigster Dosierung (0,06 g) für den Menschen tödlich ist (sie bewirkt sofortige Lähmung des Atemzentrums u. Ausschaltung des eisenhaltigen Atmungsenzyms)

Blausucht vgl. Morbus caeruleus

Blei *s;* -[e]s, in der internationalen Nomenklatur: **Plumbum** [aus lat. *plumbum* = Blei] *s;* -s: metallisches chem. Element; Zeichen: Pb

Blei|an|ämie: Anämie infolge ständiger Bleiablagerungen im Knochensystem u. damit verbundener Schädigung der Blutbildungszentren des Knochenmarks

Bleichsucht vgl. Chlorose

Bleiplattennaht: Operationsnaht, bei der die Fäden jeweils über zwei Bleiplatten geknüpft werden

Bleisaum: schiefergraublauer Saum am Zahnfleisch bei Bleivergiftung

Bleistiftkot: Kot von der Dünne eines Bleistiftes (bei Verengungen des Dickdarms)

Blenn|adenitis [zu gr. *βλέννος* = Schleim u. gr. *ἀδήν*, Gen.: *ἀδένος* = Drüse] *w;* -, ...nitiden (in fachspr. Fügungen: ...nitides): Entzündung einer Schleimdrüse

Blennor|rhagie [zu gr. *βλέννος* = Schleim u. gr. *ῥαγή* = Riss; Ritze] *w;* -, ...ien, in fachspr. Fügungen: **Blennor|rhagia**[1], *Pl.:* ...giae; dafür auch gleichbed. **Blennor|rhö**, auch: **Blennor|rhöe** [...*rö;* zu gr. *ῥεῖν* = fließen, strömen] *w;* -, ...rrhöen, in fachspr. Fügungen: **Blennor|rhoea**, *Pl.:* ...rhoeae: **1)** allg. Bez. für schleimige od. eitrige Schleimhautabsonderung. **2)** im speziellen Sinne = Ophthalmoblennorrhö. **3)** auch für: ↑Gonorrhö. **Blennor|rhoea gonor|rhoi|ca** = Tripper. **Blennor|rhoea neo|natorum** [↑neonatus]: Absonderung gonokokkenhaltigen Eiters aus den Augen Neugeborener (bei Trippererkrankung der Mutter)

blephar..., Blephar... vgl. blepharo..., Blepharo...

Ble|pharitis [zu gr. *βλέφαρον* = Augenlid] *w;* -, ...itiden (in fachspr. Fügungen: ...itides): Entzündung des Augenlidrandes. **Blepharitis an|gularis:** überwiegend an den Lidwinkeln lokalisierte Blepharitis. **Ble|pharitis squa|mosa:** mit Abschuppungen verbundene Blepharitis. **Ble|pharitis ulcerosa:** Blepharitis, bei der es zur Ausbildung kleiner schmierender Geschwüre kommt

ble|pharo..., Ble|pharo..., vor Selbstlauten auch: **ble|phar..., Ble|phar...** [aus gr. *βλέφαρον* = Augenlid od. aus gr. *βλεφαρίς* = Augenwimper]: Bestimmungswort von Zus. mit den Bedeutungen: **a)** „Augenlid" (z.B. Blepharonyxis); **b)** „Augenwimper; wimpernförmiges Gebilde" (z.B. Blepharoplast)

Ble|phar[o]|adenitis [zu ↑blepharo... u. gr. *ἀδήν*, Gen.: *ἀδένος* = Drüse] *w;* -, ...itiden (in fachspr. Fügungen: ...itides): Entzündung der Lidranddrüsen des Auges

Ble|pharo|chalase [zu ↑blepharo... u. gr. *χαλᾶν* = nachlassen] *w;* -, -n, in fachspr. Fügungen: **Ble|pharo|chalasis,** *Pl.:* ...lases: Erschlaffung der Augenlidhaut

Ble|pharo|klonus [↑blepharo... und ↑Klonus] *m;* -, ...kloni u. ...klonen, auch: **Ble|pharo|spasmus** [↑Spasmus] *m;* -, ...men: „Augenlidkrampf", Verkrampfung des ↑Musculus orbicularis oculi (mit abnormer Häufigkeit des Lidschlusses od. auch mit länger anhaltendem Lidschluss verbunden)

Ble|pharo|nyxis [↑blepharo... u. gr. *νύξις* = das Stechen] *w;* -, ...xes: operative Durchbohrung des Augenlids zur Beseitigung eines ↑Entropiums

Ble|pharo|phimose [↑blepharo... und ↑Phimose] *w;* -, -n, in fachspr. Fügungen: **Ble|pharo|phimosis,** *Pl.:* ...oses: Verengerung der Augenlidspalte. **Ble|pharo|phimosis se|nilis:** Lidspaltenverengerung infolge Erschlaffung des äußeren Lidrandes im Alter. **Blep|haro|phimosis tra|chomatosa:** bei ↑Trachom auftretende Lidspaltenverengerung infolge Schrumpfung des Lidknorpels

Ble|pharo|plast [zu ↑blepharo... u. gr. *πλάσσειν* = bilden, gestalten] *m;* -en, -en: Geißelkern, Körperchen, von dem der Achsenfaden der Geißeln u. Wimpern der Einzeller seinen Ausgang nimmt (Biol.)

Ble|pharo|plas|tik [↑blepharo... und ↑Plastik] *w;* -, -en: plastische Operation des Augenlids (Bildung eines künstlichen Augenlids)

Ble|pharo|plegie [zu ↑blepharo... u. gr. *πληγή* = Schlag] *w;* -, ...ien: Lähmung der Augenlider

Ble|pharor|rha|phie [zu ↑blepharo... u. gr. *ῥαφή* = Naht] *w;* -, ...ien: operative Raffung (Vernähung) der Lidspalte

Blepharospasmus vgl. Blepharoklonus

Ble|pharo|tomie [↑blepharo... u. ↑...tomie] *w;* -, ...ien: operative Spaltung des Lidrandes

Blinddarm: 1) vgl. Zäkum. **2)** ugs. fälschlich für ↑Appendix vermiformis. **Blinddarmentzündung: 1)** vgl. Typhlitis. **2)** ugs. fälschlich für Wurmfortsatzentzündung (↑Appendizitis)

blinder Fleck: Eintrittsstelle des Sehnervs in die Netzhaut (diese fleckförmige Stelle fällt für die Sehfunktion aus)

Blindheit vgl. Amaurose

Blind-Loop-Syn|drom [*blaind-lúp...;* engl.

blind = blind, engl. *loop* = Schlinge u. ↑Syndrom] *s;* -s, -e: Stagnation von Dünndarminhalt nach einem operativen Eingriff, ferner bei Darmstrikturen, Divertikeln und Fisteln

Blindpunktion: instrumentelle Entnahme eines Gewebestücks aus einem Organ ohne Sichtkontrolle

Blindsack vgl. Fundus

Blindversuch: Methode zur Prüfung der therapeutischen Wirksamkeit eines Medikaments: Ein Teil der Probanden erhält ein Medikament mit Wirkstoffen, eine andere Gruppe erhält lediglich ein ↑Plazebo; die tatsächlichen Zusammenhänge sind dabei dem beteiligten Arzt bekannt **(einfacher Blindversuch)** oder auch nicht **(Doppelblindversuch)**

Blitzkrämpfe: Krampfzustände mit ruckartiger Zusammenziehung des Körpers, spontanem Beugen u. Hochheben der Arme u. Anziehen der Beine (bei anfallskranken Säuglingen u. Kleinkindern)

Blitz-Nick-Salaam-Krämpfe: = Epilepsia nutans; Abk.: BNS-Krämpfe

Blitzsehen vgl. Photopsie

Bloch-Sulzberger-Krankheit [nach dem Schweizer Dermatologen Bruno Bloch (1878–1933) u. dem amer. Dermatologen Marion B. Sulzberger (1895–1983)]: seltene, angeborene Störung der Hautpigmentierung mit braungrauen spritzerartigen Hautveränderungen

Blockwirbel: angeborene od. erworbene Verschmelzung von zwei Wirbelkörpern (mit Auflösung des entsprechenden Zwischenwirbelraums)

Blond-Fingerhut: eiserner Fingerhut, der zum Zwecke der ↑Dekapitation dem Daumen des Operateurs aufgesetzt wird und zum Anlegen der Drahtsäge für die Zerschneidung des abgestorbenen ↑Fetus dient

Blount-Krankheit [*blaunt...;* nach dem zeitgenöss. amer. Chirurgen u. Orthopäden Walter P. Blount]: aseptische Nekrose im inneren Schienbeinkopf

Blow-out-Ulkus [*blo^u aut...;* engl. *to blow out* = ausblasen; heraussprengen, heraustreiben u. ↑Ulkus] *s;* -, ...Ulzera: längsovales Beingeschwür mit aufgeworfenen, derben, kallösen Rändern

Blue Baby [*blu be^i bi;* engl. *blue* = blau u. engl. *baby* = Kind] *s;* - -s, - -s [*...bis*]: „blaues Kind", Kind, dessen Hautfarbe aufgrund eines angeborenen Herzfehlers (und damit zusammenhängender verminderter Sauerstoffsättigung) bläulich aussieht

Blumberg-Zeichen [nach dem dt. Chirurgen Moritz Blumberg, 1873–1955]: Erschütterungsschmerz, Loslassschmerz bei ↑Appendizitis: Beim Erschüttern und tiefen Eindrücken der Bauchwand über dem Appendixbereich kommt es zum Auftreten von Schmerzen, ebenso beim plötzlichen Loslassen der eingedrückten Bauchwand

Blut *s;* -[e]s, -e: im Herz-Kreislauf-System zirkulierende, dem Stofftransport zu den Geweben u. der Abführung von „Schlacken" zu den Ausscheidungsorganen dienende Körperflüssigkeit, die sich aus einem flüssigen Bestandteil, dem farblosen Blutplasma (mit Eiweißkörpern, Wasser, anorganischen Salzen, Transportstoffen) u. aus festen Elementen, den roten u. weißen Blutkörperchen u. den Blutplättchen, zusammensetzt

Blutader vgl. Vene

Blut|agar [↑Agar-Agar] *m* od. *s;* -s: vorwiegend aus ↑Agar-Agar, Gelatine, Bouillon und Serum bestehender Nährboden mit Zusatz von Hammel-, Rinder- od. Menschenblut, der für die Züchtung und Erkennung von Mikroben verwendet wird

Blutarmut vgl. Anämie

Blutauge vgl. Hämophthalmus

Blutausstrich: Ausstreichen eines Bluttropfens auf einen Objektträger zur mikroskopischen Blutuntersuchung

Blutbank vgl. Blutzentrale

Blutbild: aus verschiedenen mikroskopischen Blutuntersuchungen (Feststellung der Zahl der roten u. weißen Blutkörperchen, des Hämoglobingehaltes u. des Färbeindexes sowie des prozentualen Verhältnisses der verschiedenen weißen Blutkörperchen zueinander) gewonnenes Gesamtbild der Blutbeschaffenheit

Blutbildung vgl. Hämatopoese

Blutbrechen vgl. Hämatemesis

Blutdruck: Druck des Blutes auf die Gefäßwand, unterschieden in: **a) sy|stolischer Blutdruck:** Blutdruck im Augenblick der Kontraktion des Herzmuskels; **b) dia|stolischer Blutdruck:** Blutdruck im Augenblick der Erschlaffung des Herzmuskels. **Blutdruck|am|plitude** *w;* -, -n: Differenz zwischen systolischem und diastolischem Blutdruck. **Blutdruck|zügler: 1)** Bezeichnung für bestimmte, in Blutgefäßen vorhandene Steuerungsorgane, die eine Steigerung des Blutdrucks verhindern. **2)** Medikamente, die den Blutdruck senken

Blutegel vgl. Hirudo medicinalis

Bluter *m;* -s, -: an ↑Hämophilie leidender männlicher Nachkomme aus einer mit Bluterkrankheit behafteten Familie

Bluterguss vgl. Hämatom

Bluterkrankheit vgl. Hämophilie

Blutfarbstoff vgl. Hämoglobin

Blutfleckenkrankheit vgl. Purpura

Blutgefäß vgl. Ader

Blutgerinnung: physiologische Erstarrung des Blutes nach Austritt aus einem Blutgefäß (krankhaft auch innerhalb eines Blutgefäßes möglich; vgl. hierzu Thrombose) durch Umwandlung des löslichen Fibrinogens in das unlösliche Fibrin. **Blutgerinnungsfaktor** vgl. Faktor

Blutgruppe: einer der vier, durch zeitlebens unveränderliche u. erbliche Merkmale des Blutes charakterisierten Grundtypen des Blutes; bestimmend ist das Vorhandensein bzw. Fehlen von zusammenballbaren Substanzen A u. B der Blutkörperchen u. von zwei Ballungsstoffen Anti-A u. Anti-B des Serums (danach die Blutgruppen: A, B, AB, O)

Blutharnen vgl. Hämaturie

Bluthochdruck vgl. Hypertonie (1)

Bluthusten vgl. Hämoptoe

Blut|kon|serve: für die Bluttransfusion haltbar gemachter Blutvorrat in Form von Frischblut, Trockenblut oder Blutplasma

Blutkörperchen vgl. Hämozyt. **Blutkörperchensenkungsgeschwindigkeit**: Geschwindigkeit, mit der die Blutkörperchensenkungsreaktion abläuft; Abk.: BSG. **Blutkörperchensenkungs|re|aktion**: Blutsenkung, Senkung, Messung der Senkungsgeschwindigkeit der roten Blutkörperchen in einem dünnen Glasröhrchen in einer Zeiteinheit von 1–2 Stunden (zur diagnostischen Blutuntersuchung; Abk.: BKS, auch BSR)

Blutkreislauf: durch die Herztätigkeit bewirkte Umlaufbewegung des Blutes in den Adern (unterteilt in den großen oder Körperkreislauf u. in den kleinen od. Lungenkreislauf); auch Bezeichnung für die Gesamtheit der Blutgefäße des Körpers

Blut|krise: verstärkte Tätigkeit der Blut bildenden Organe (mit vermehrter Ausschüttung junger Blutzellen) bei einsetzender Besserung einer Krankheit

Blutkuchen: Bezeichnung für ein vom Blutserum abgesetztes Gerinnsel aus Blutfaserstoff u. Blutkörperchen

Blutleiter vgl. Sinus venosus

Blut-Liquor-Schranke: angenommenes Trennungssystem zwischen Blut und ↑Liquor (als Schutzschranke für das Zentralnervensystem), das normalerweise nur bestimmte Stoffe aus dem Blut in den Liquor übertreten lässt (das anatomische Substrat der Blut-Liquor-Schranke befindet sich wahrscheinlich an der Gefäßintima)

Blutmauserung: Bezeichnung für den ständigen physiologischen Wechsel zwischen Untergang u. Neubildung der roten Blutkörperchen im Organismus

Blut|mole *w;* -, -n: zu einem unförmigen Klumpen aus geronnenem Blut verstümmelter, abgestorbener ↑Embryo

Blutpfropf: **1)** vgl. Embolus. **2)** vgl. Thrombus

Blut|plasma: Bezeichnung für die Blutflüssigkeit ohne Blutzellen, jedoch mit Bluteiweißkörperchen u. ↑Fibrinogen

Blutplättchen vgl. Thrombozyt

Blutschwamm vgl. Hämangiom

Blutsenkung vgl. Blutkörperchensenkungsreaktion

Blut|serum: Blutwasser, klare Blutflüssigkeit, die sich bei der Blutgerinnung über dem ↑Blutkuchen abscheidet

Blutspiegel: Konzentrationsstärke gewisser im Blutserum gelöster physiologischer od. zugeführter chem. Substanzen

Blutspucken vgl. Hämoptyse

Blutsturz vgl. Hämatorrhö

Blut|trans|fusion: unmittelbare od. mittelbare Übertragung von Spenderblut auf einen Empfänger, angewandt bei großen Blutverlusten (z. B. bei Operationen u. zur Zufuhr von Eiweißkörpern (bei Infektionskrankheiten, Ernährungsstörungen)

Blutung *w;* -, -en: Austritt von Blut aus einem Blutgefäß (an die Körperoberfläche od. in einen Körperhohlraum bzw. in Körpergewebe) infolge Verletzung od. infolge krankhafter Gefäßwandveränderungen. **Blutungszeit**: Zeitspanne vom Einsetzen einer Blutung bis zur Blutgerinnung

Blutvergiftung vgl. Sepsis

Blutwarze vgl. Angiokeratom

Blutwasser vgl. Blutserum

Blutzellen: Bezeichnung für die geformten, festen Elemente des Blutes (rote u. weiße Blutkörperchen, Blutplättchen)

Blut|zen|trale, auch: **Blutbank:** Gewinnungs-, Sammel-, Vorrats- und Abgabestelle für Blutkonserven

Blutzucker: der im Blutserum vorhandene Traubenzucker (normalerweise 80–120 mg in 100 ml Blutserum). **Blutzuckerspiegel**: Höhe der Konzentration des Blutzuckers

B-Lym|pho|zyten [*be...*] *Pl.:* Vorstufe der Immunglobulin produzierenden Mastzellen

BNS-Krämpfe: Abk. für ↑Blitz-Nick-Salaam-Krämpfe

Boas-Oppler-Stäbchen [nach den dt. Ärzten Ismar Boas (1858–1938) und Bruno Oppler (19./20. Jh.)]: = Laktobakterien

Bobath-Methode [nach dem Neurophysiologen Karel Bobath, 1905–1991]: krankengymnastische Methode zur Behandlung abnormer Haltungsreflexe bei Gehirnschäden

Boch|dalek-Dreieck [nach dem tschech. Anatomen Vincent A. Bochdalek, 1801 bis 1883]: = Trigonum lumbocostale. **Bochdalek-Zyste**: angeborene Zyste („unechte Ranula") am Zungengrund

Bock|hart-Krankheit [nach dem dt. Arzt Max Bockhart (19. Jh.)]: = Impetigo follicularis

Bodans|ky-Einheit [*...ski...;* nach dem amer. Biochemiker A. Bodansky, 1896 bis 1941]: Einheit für die alkalische und saure Phosphatase; Abk.: BE

Bodymass-Index [*bodimäß...;* engl. *body-mass* = Körpermasse] *m;* -[es], -e oder ...Indizes: andere Bez. für ↑Quetelet-Index

Boeck-Besnier-Schaumann-Krankheit vgl. Besnier-Boeck-Schaumann-Krankheit

Boeck-Krankheit [*buk...;* nach dem norw. Dermatologen Caesar W. Boeck, 1845 bis 1917]: = Scabies crustosa

Boeck-Sarkolid [*buk*...]: = Sarkoidose

Bogengänge *Pl.:* aus drei knöchernen (↑Canales semicirculares ossei) u. den drei häutigen (↑Ductus semicirculares) Gängen bestehende Teile des Gleichgewichtsorgans im Innenohr. (Unterschieden wird ein vorderer, ein hinterer und ein horizontaler Bogengang; die Bogengänge sind in den drei Ebenen des Raumes angeordnet und mit einer dünnen Flüssigkeit, der ↑Endolymphe, ausgefüllt)

Bogomolez-Serum [nach dem russ. Arzt und Physiologen A. A. Bogomolez, 1881 bis 1946]: antikörperhaltiges Serum zur Aktivierung des retikuloendothelialen Systems (Anwendung bei Verbrauchs- und Alterungserscheinungen; ursprünglich als Krebsbehandlungsmittel versucht)

Bohr-Effekt [nach dem dän. Physiologen Christian Bohr, 1855–1911]: Abhängigkeit der Aufnahme und Abgabe von Sauerstoff im Blut vom Partialdruck des Kohlendioxids

Bolo|skop [gr. *βῶλος* = Erdkloß u. ↑...skop] *s;* -s, -e: (mit Schallwellen oder Strahlen arbeitendes) Gerät zum Aufspüren von Fremdkörpern im Organismus

Bolus [von gr. *βῶλος* = Erdkloß] *m;* -, ...li: **1)** Bissen, Klumpen. **2)** große Pille. **Bolustod:** Tod durch Ersticken (an einem verschluckten Bissen od. Fremdkörper)

Bolzung [zu dt. *Bolzen*] *w;* -, -en: Vereinigung von Knochenbruchenden durch Einschlagen eines Metallbolzens (auch: eines Knochen- od. Elfenbeinbolzens) in die Markhöhle (Verfahren zur Behandlung von Knochenbrüchen oder zur operativen Gelenkversteifung)

Bombage vgl. Bombierung

Bomben|sy|philid *s;* -[e]s, -e: syphilitische Hauterscheinung mit Auftreten von kleineren Papeln um eine große Papel herum (der Splitterwirkung beim Einschlag einer Bombe vergleichbar)

Bombie|rung [zu frz. *bomber* = sich wölben] *w;* -, -en u. **Bombage** [*bombasch^e*] *w;* -, -n: Entweichung von Gas beim Öffnen verdorbener Konservendosen

Bombus [von gr. *βόμβος* = dumpfes Geräusch] *m;* -: Ohrensausen; Darmkollern

Bon|jour|tröpfchen [*bongschúr...;* frz. *bon jour* = guten Tag!]: Bezeichnung für den ersten Sekrettropfen, der bei ↑Tripper morgens aus der Harnröhre austritt

Bo|opie [zu gr. *βοῦς,* Gen.: *βοός* = Rind, Ochse, Kuh u. gr. *ὤψ,* Gen.: *ὠπός* = Auge; Gesicht] *w;* -: „Kuhäugigkeit“, schmachtender Gesichtsausdruck bei Hysterie

Boos|ter|effekt [*bußt^er...;* engl. *booster* = Förderer; Verstärker]: vermehrte u. beschleunigte Bildung von Antikörpern im Blut durch wiederholte Einwirkung des gleichen spezifischen ↑Antigens auf den menschlichen Organismus. **Boos|terung** [*bu...*] *w;* -, -en: Auslösung eines Boostereffekts

Booth|by-Formel [*buthbi...;* nach dem amer. Mediziner W. M. Boothby, 1880 bis 1953]: Formel zur rechnerischen Bestimmung des Grundumsatzes aus Pulsfrequenz und Blutdruckamplitude: G = Pa · P (Grundumsatz = Blutdruckamplitude × Pulsfrequenz)

Bor [aus mlat. *borax* (von pers. *buräh*) = borsaures Natron] *s;* -s: nichtmetallisches chem. Element; Zeichen: B

Borboryg|mus [aus gr. *βορβορυγμός* = Bauchknurren, Bauchkullern] *m;* -, ...men: kullerndes, plätscherndes Geräusch im Unterbauch (durch Darmwinde hervorgerufen)

Borderline... [*bå^rd^erlain;* engl. = Grenzlinie]: Bestimmungswort von Zus. zur Bez. von Grenzfällen von Krankheiten, geringwertigen Symptomen oder Messwerten

Bordetella [nlat., nach dem belg. Arzt u. Mikrobiologen J. Bordet, 1870–1961] *w;* -: Gruppe gramnegativer Stäbchenbakterien, v. a. Erreger des Keuchhustens

Bordet-Gen|gou-Bazillus [*bordä-ganggu...;* nach dem belg. Mediziner und Mikrobiologen J. Bordet, 1870–1961, und dem belg. Hygieniker O. Gengou, 1875–1957]: der Erreger des Keuchhustens

boricus, ...ca, ...cum [zu ↑Bor]: Bor od. eine Borverbindung enthaltend (von chem. Verbindungen od. Lösungen; z. B. ↑Aqua borica)

Borkenkrätze vgl. Scabies crustosa

Bornholmer Krankheit [nach der dän. Ostseeinsel Bornholm:] durch eine Art des ↑Coxsackie-Virus hervorgerufene fieberhafte Erkrankung mit Muskelschmerzen, Katarrh der oberen Luftwege und Meningoenzephalomyelitis (Epidemien im Sommer und Herbst vor allem in Gebieten an der Ostseeküste)

Borrelia [nlat., nach dem frz. Bakteriologen Amédée Borrel, 1867–1936] *w;* -, (Arten:) ...liae, auch eingedeutscht: **Borrelie** [*...i^e*], *Pl.:* -n: Bakteriengattung aus der Ordnung der ↑Spirochäten (einige Arten sind Krankheitserreger). **Borrelio|se** *w;* -, -n: durch Borrelien hervorgerufene Krankheit

Borwasser vgl. Acidum boricum solutum

bösartig vgl. maligne. **Bösartigkeit** vgl. Malignität

Botallismus [zu ↑Ductus *Botalli*] *m;* -: = Embryokardie

Botulin [zu lat. *botulus* = Darm; Wurst] *s;* -s, -e: vom ↑Clostridium botulinum gebildeter Giftstoff, der den ↑Botulismus verursacht.

Botulismus *m;* -: „Wurstvergiftung", bakterielle Lebensmittelvergiftung (vor allem durch verdorbene Wurst-, Fisch-, Fleisch-, Gemüse- u. Obstkonserven, die ↑Botulin enthalten, verursacht)

Bou|chard-Knoten [*buschar...;* nach dem frz. Pathologen Ch. J. Bouchard, 1837 bis 1915]: knöcherne Verdickungen der Mittelgelenke von Fingern und Zehen

Bougie [*buschi;* aus gleichbed. frz. *bougie*] *w;* -, -s: Dehnsonde zur Erweiterung enger Körperkanäle (speziell der Harnröhre). **bougieren** [*buschir^en*]: mit einer Bougie behandeln

Bouil|lon [*buljong,* auch: *buljong* od. *bujong;* zu frz. *bouillir* = wallen, sieden] *w;* -, -s: Fleischbrühe aus fett-, knochen- und sehnenfreiem Rindfleisch zur Züchtung von Mikroorganismen

Bou|ton|nie|re [*butonjär^e;* zu frz. *bouton* = Blattknospe; Knopf] *w;* -, -n: äußerer Harnröhrenschnitt nach Art eines Knopflochs

bovin, in fachspr. Fügungen: **bovinus, ...na, ...num** [zu lat. *bos,* Gen.: *bovis* = Rind, Ochse]: das Rind betreffend; aus Rindern gewonnen; einem Rinderherz (in der Größe) entsprechend, Rinder...; z. B. in der Fügung ↑Cor bovinum

bovine spon|gio|forme En|ze|phalo|pathie [↑bovin; zu gr. σπογγία = Schwamm u. lat. forma = Gestalt, Form; ↑Enzephalopathie]: „Rinderwahnsinn", übertragbare Virusinfektion, durch die das Gehirn schwammig erweicht wird; Abk.: BSE

Bowen-Krankheit [*bo^uen...;* nach dem amer. Dermatologen J. T. Bowen, 1857 bis 1941]: bes. an der Vorhaut des Penis auftretende Hautkrankheit mit rötlichen, warzenartigen Hauteffloreszenzen, die gelegentlich geschwürig zerfallen (oft Ausgangspunkt einer Krebserkrankung)

boweno|id [*bo^uen...;* Kurzbildung aus ↑Bowen-Krankheit u. ↑...id]: im Aussehen der Bowen-Krankheit ähnlich (von Hautveränderungen)

Bow|man-Drüsen [*bo^um^en...;* nach dem engl. Anatomen u. Arzt William Bowman, 1816–1892]: = Glandulae olfactoriae. **Bow|man-Kap|sel:** becherförmige Einstülpung der Harnkanälchen. **Bowman-Mem|bran:** äußere Grenzschicht der Augenhornhaut

Boyd-Vene [*beud...;* nach dem zeitgen. amer. Arzt A. A. Boyd]: in der Mitte des Unterschenkels gelegene ↑Vena perforans

Boze|man-Fritsch-Ka|theter [*bosm^en...;* nach dem amer. Gynäkologen Nathan Bozeman (1825–1905) u. dem dt. Gynäkologen Heinrich Fritsch (1844–1915)]: doppelläufiger ↑Katheter zur Spülung der Gebärmutterhöhle

B-Partikel [*be...*] *Pl.:* in der Milch brustkrebskranker Frauen vorkommende runde Partikel mit exzentrisch liegendem Innenkörper

BPH: Abk. für ↑benigne Prostatahyperplasie

Bq = Becquerel

Br: chem. Zeichen für ↑Brom

Bra|cherium [zu gall.-lat. *braca (bracha)* = Beinkleid, Pluderhose] *s;* -s, ...rien [*...i^en*]: Bruchband, Hilfsmittel zur Bruchreponierung

bra|chial, in fachspr. Fügungen: **bra|chia|lis, ...le** [zu ↑Brachium]: zum Arm, zum Oberarm gehörend; z. B. in der Fügung ↑Arteria brachialis

Bra|chi|algie [↑Brachium u. ↑...algie] *w;* -, ...ien, in fachspr. Fügungen: **Bra|chi|algia[1],** *Pl.:* ...giae: Schmerzen im Arm, vorwiegend im Oberarm. **Bra|chi|algia par|aes|thetica nocturna:** zur Nachtzeit auftretende Schmerzen u. Sensibilitätsstörungen im Bereich des Arms

brachiocephalicus vgl. brachiozephal

bra|chio|radial, in fachspr. Fügungen: **brachio|radia|lis, ...le** [zu ↑Brachium u. ↑Radius]: zum Oberarm u. zur Speiche gehörend; z. B. ↑Musculus brachioradialis (Anat.)

bra|chio|ze|phal, in fachspr. Fügungen: **bra|chio|ce|phalicus, ...ca, ...cum** [zu ↑Brachium u. gr. κεφαλή = Kopf]: den Oberarm u. den Kopf betreffend; z. B. in der Fügung ↑Truncus brachiocephalicus (Anat.)

Brachium [aus lat. *brachium,* Gen.: *brachii* = Arm] *s;* -s, ...chia: **1)** Arm, insbes.: Oberarm. **2)** armförmiges Gebilde (Anat.). **Brachium colliculi inferio|ris:** Teil der lateralen Schleifenbahn, Verbindungsbahn, die über den ↑Colliculus inferior zum ↑Corpus geniculatum mediale zieht. **Brachium colliculi superio|ris:** Verbindungsbahn, die vom ↑Tractus opticus über das ↑Corpus geniculatum mediale zum Colliculus superior führt. **Bra|chium conjunctivum cerebelli:** = Pedunculus cerebellaris superior. **Brachium pontis** [↑Pons]: = Pedunculus cerebellaris medius

Bracht-Handgriff [nach dem dt. Gynäkologen Erich Bracht, 19./20. Jh.]: geburtshilflicher Handgriff zur Entwicklung einer ↑Beckenendlage, wobei nach Geburt des Beckens der Rücken des Kindes nach vorn über die Symphyse geführt wird (unter Druck erfolgt dann die weitere Entwicklung des Kindes)

bra|chy..., Bra|chy... [aus gr. βραχύς = kurz]: Bestimmungswort von Zus. mit der Bedeutung „kurz, verkürzt; klein"; z. B.: brachyzephal, Brachydaktylie

Bra|chy|basie [zu ↑brachy... u. gr. βάσις in der Bedeutung „Tritt, Gang"] *w;* -, ...ien: trippelnder Gang (bes. bei Greisen)

Bra|chy|baso|phalan|gie [zu ↑brachy..., ↑Basis u. ↑Phalanx] *w;* -, ...ien: angeborene Verkürzung der Grundglieder der Finger od. Zehen

bra|chy|daktyl [zu ↑brachy... u. gr. δάκτυλος = Finger; Zehe]: kurzfingerig. **Brachydaktylie** *w;* -, ...ien: angeborene Kurzfingerigkeit

Bra|chy|gna|thie [zu ↑brachy... u. gr. γνάθος = Kinnbacken] *w;* -, ...ien: (meist angeborene) abnorme Kleinheit des Unterkiefers (sog. „Vogelgesicht")

Bra|chy|hyper|phalan|gie [zu ↑brachy..., ↑hyper... u. ↑Phalanx] *w;* -, ...ien: angeborene Verkürzung der Finger- bzw. Zehenglieder und Ausbildung überzähliger Glieder

Bra|chy|hypo|phalan|gie [zu ↑brachy..., ↑hypo... u. ↑Phalanx] *w;* -, ...ien: angeborene Verkürzung und unvollständige Ausbildung der Fingerglieder

Bra|chy|meso|phalan|gie [zu ↑brachy..., ↑meso... u. ↑Phalanx] *w;* -, ...ien: angeborene Verkürzung der Mittelglieder der Finger od. Zehen

Bra|chy|meta|karpie [zu ↑brachy... u. ↑Metacarpus] *w;* -, ...ien: angeborene Verkürzung der Mittelhandknochen

Bra|chy|meta|podie [zu ↑brachy..., ↑meta... u. gr. πούς, Gen.: ποδός = Fuß] *w;* -, ...ien, auch: **Bra|chy|meta|tarsie** [zu ↑Metatarsus] *w;* -, ...ien: angeborene Verkürzung der Mittelfußknochen

Bra|chy|phalan|gie [zu ↑brachy... u. ↑Phalanx] *w;* -, ...ien: angeborene abnorme Verkürzung der Finger- bzw. der Zehenglieder

Bra|chyr|rha|chie [zu ↑brachy... u. gr. ῥάχις = Rücken; Rückgrat] *w;* -, ...ien: angeborene Verkürzung der Wirbelsäule

Bra|chy|tele|phalan|gie [zu ↑brachy..., ↑tele... u. ↑Phalanx] *w;* -, ...ien: angeborene Verkürzung der Endglieder der Finger od. Zehen

Bra|chy|therapie [↑brachy... u. ↑Therapie] *w;* -, ...ien: Behandlung vor allem bösartiger Geschwülste mit ionisierenden Strahlen aus kurzer Entfernung

bra|chy|ze|phal [zu ↑brachy... u. gr. κεφαλή = Kopf]: kurzköpfig, rundschädelig. **Bra|chy|ze|phale** *m od. w;* -n, -n: „Kurzköpfige[r]", männliche od. weibliche Person mit Brachyzephalie. **Bra|chy|ze|phalie** *w;* -, ...ien: angeborene Kurzköpfigkeit (mit Rundköpfigkeit). **Bra|chy|ze|phalus** *m;* -, ...li: Kurz-, Rundschädel

brady..., Brady... [aus gr. βραδύς = langsam]: Bestimmungswort von Zus. mit der Bedeutung „langsam; verlangsamt; verzögert"; z. B.: Bradykardie

Brady|ar|thrie [zu ↑brady... u. gr. ἀρθροῦν = gliedern; artikulierte Laute hervorbringen] *w;* -, ...ien: verlangsamte, abgehackte, schleppende Sprechweise (charakteristisch bei Kleinhirnerkrankungen)

Brady|dia|docho|kinese [↑brady... u. ↑Diadochokinese] *w;* -, -n: verlangsamter Ablauf einander entgegengesetzter Gliedbewegungen

brady|kard [zu ↑brady... u. ↑Kardia]: mit verlangsamter Herztätigkeit einhergehend. **Brady|kardie** *w;* -, ...ien: verlangsamte Herzschlagfolge

Brady|kinesie [zu ↑brady... u. gr. κίνησις = Bewegung] *w;* -, ...ien: verlangsamter, verzögerter Bewegungsablauf

Brady|kinin [↑brady... u. ↑Kinin] *s;* -s, -e: Gewebshormon, das die glatte Muskulatur langsam kontrahiert, den Blutdruck senkt und die Kapillardurchlässigkeit steigert

Brady|lalie [zu ↑brady... u. gr. λαλεῖν = viel reden, schwatzen] *w;* -, ...ien: = Bradyarthrie

Brady|phagie [zu ↑brady... u. gr. φαγεῖν = essen] *w;* -, ...ien: krankhafte Verlangsamung des Essvorgangs

Brady|phrasie [zu ↑brady... u. gr. φράσις = das Reden, Sprechen] *w;* -, ...ien: langsame Sprechweise

Brady|phrenie [zu ↑brady... u. gr. φρήν, Gen.: φρενός = Zwerchfell; Seele, Geist, Herz; Verstand] *w;* -, ...ien: abnorme Verlangsamung der psychomotorischen Aktivität (mit leichter Ermüdbarkeit, Teilnahmslosigkeit u. Antriebsmangel)

Brady|pnoe [↑brady... u. gr. πνοή = Wehen; Schnauben; Atemholen; Atem] *w;* -: abnorm verlangsamte Atmung

Brady|sy|stolie [zu ↑brady... u. ↑Systole] *w;* -, ...ien: Verlangsamung der systolischen Kontraktionsbewegung des Herzens

Brady|teleo|kinese [↑brady..., gr. τέλος = Ende, Ziel u. gr. κίνησις = Bewegung] *w;* -, -n: Verlangsamung einer zielgerichteten Bewegung kurz vor dem Ziel (bei Kleinhirnerkrankungen)

brady|troph [zu ↑brady... u. gr. τροφή = das Ernähren; die Nahrung]: spärlich versorgt mit Blutgefäßen (von Körpergeweben wie Knorpel, Bandscheiben, Hornhaut gesagt)

Brady|urie [↑brady... u. ↑...urie] *w;* -, ...ien: verzögerte Urinausscheidung

Bragard-Zeichen [*bragar...;* nach dem dt. Orthopäden Karl Bragard, 1890–1973]: Ischiaszeichen, Auftreten von Schmerzen im Bereich des Ischiasnervs bei Dorsalflexion des Fußes, während das im Kniegelenk gestreckte Bein gleichzeitig im Hüftgelenk um etwa 90° gebeugt bleibt

Brai|dismus [*bre^id...;* nach dem engl. Chirurgen James Braid, 1795–1860] *m;* -: Lehre von der suggestiven Wirkung des Arztes auf den Patienten

Bran|che [*brangsch^e*, auch: *brangsch^e*; aus frz. *branche* = Ast, Zweig; Arm; Schenkel (eines Zirkels)] *w;* -, -n (meist *Pl.*): Bezeichnung für die beiden Flügel von schneidenden (z. B. Schere), fassenden (z. B. Pinzette) oder feststellbaren (z. B. Gefäßklemme) ärztlichen Instrumenten

bran|chio|gen [gr. βράγχια = Fischkiemen u. ↑...gen]: von den ↑Kiemenspalten ausgehend: **a)** von Organen wie ↑Thymus u. ↑Epithelkörperchen gesagt; **b)** von Fisteln od. Karzinomen gesagt

Brand vgl. Gangrän

Bran|hamella [*branhäm...;* nach der zeitgen. amer. Mikrobiologin S. E. Branham] *w;* -: Gattung gramnegativer Kokken, Erreger von Infektionen der oberen Luftwege

Braun-Ana|stomose [nach dem dt. Chirurgen Heinrich Braun, 1847–1911]: operativ angelegte Darmanastomose zwischen zu- und abführendem Dünndarmschenkel

Braun-Pfropfung [nach dem dt. Chirurgen Wilhelm Braun, 1871–1940]: Hautübertragungsverfahren, bei dem kleinste Epidermisstreifen in das Granulationsgewebe eines Hautdefektes gepfropft werden

Braun-Schiene [nach dem dt. Chirurgen Heinrich Braun, 1862–1934]: Metallschiene zur Ruhigstellung der unteren Extremitäten (bei Bein- u. Fußverletzungen)

Braxton-Hicks-Wendung [*bräkßt^e^n-hikß...;* nach dem engl. Gynäkologen John Braxton-Hicks, 1825–1897]: geburtshilfliche Zweifingerwendung (bei Kopf- u. Querlage angewandte kombinierte Wendung des Kindes im Uterus auf den Fuß, mit anschließender Zugbelastung des entwickelten kindlichen Fußes)

Brechmittel vgl. Emetikum

Breg|ma [aus gr. *βρέγμα,* Gen.: *βρέγματος* = Aufguss; (der bei Kindern lange weich u. feucht bleibende) Oberschädel, Vorderkopf] *s;* -s, -ta od. Breg|men: Gegend der großen Fontanelle am Schädel, in der die beiden Stirnbeinhälften u. die beiden Scheitelbeine zusammenstoßen; im engeren Sinne: der Punkt, in dem die Pfeilnaht auf die Kranznaht stößt.

breg|matisch, in fachspr. Fügungen: **bregmaticus, ...ca, ...cum:** zum Bregma gehörend; zum Scheitel gehörend

Breitband|anti|bio|tikum, auch: **Breitspek|trum|anti|bio|tikum:** gegen eine Vielzahl von verschiedenen Erregern wirksames ↑Antibiotikum

Bremsen vgl. Tabanidae

Brenner-Tumor [nach dem dt. Pathologen Fritz Brenner, 19./20. Jh.]: gutartige Eierstocksgeschwulst

Breus-Mole [nach dem östr. Gynäkologen Karl Breus, 1852–1914]: Bluterguss unter der Zottenhaut des Mutterkuchens

brevis, ...ve [aus gleichbed. lat. *brevis*]: kurz; z. B. in der Fügung ↑Crus breve

BRI: Abk. für ↑Building-related Illness

Bride [aus frz. *bride* = Zügel, Zaum; Bindeband; Bügel] *w;* -, -n: Verwachsungsstrang

Bries vgl. Thymus

Brillen|hämatom: brillenförmiger Bluterguss in das die Augen umgebende Bindegewebe (charakteristisch bes. bei Schädelbasisbruch)

Brill-Krankheit [nach dem amer. Internisten N. E. Brill, 1860–1925]: leichte Form des ↑Fleckfiebers

Brill-Symmers-Krankheit [nach dem amer. Internisten N. E. Brill (1860–1925) u. dem amer. Pathologen Douglas Symmers (1879–1952)]: großfollikuläres Lymphoblastom mit Wucherung einzelner Lymphknotengruppen (Übergang in ein ↑Sarkom möglich)

Brisement [*bris^e^mang;* zu frz. *briser* = zerbrechen, zerschlagen] *s;* -s, -s, dafür genauer: **Brisement forcé** [*...mang ...ße;* zu frz. *forcé* = gezwungen, erzwungen] *s;* - -, -s -s: gewaltsames Geraderichten eines in Fehlstellung verheilten Gelenks

British Anti|lewisit [*britisch äntiluisit;* Kunstw.] *s;* - -s: Gegengift bei Schwermetallvergiftungen (Abk.: BAL)

Brittle Dia|betes [*brit^e^l -;* engl. *brittle* = zerbrechlich, brüchig] *m;* - -: Diabetes mellitus mit labiler Stoffwechsellage

BRM: Abk. für ↑Biological Response Modifier

Broca-Formel [*broka...;* nach dem frz. Anthropologen und Chirurgen Paul Broca, 1824–1880]: Formel zur Berechnung des Körpersollgewichtes (in kg) aus Körperlänge (in cm) abzüglich 100 (z. B. ergibt sich demnach bei einer Größe von 175 cm weniger 100 ein Körpersollgewicht von 75 kg). **Broca-Zentrum:** Bezeichnung für das in der dritten linken Stirnwindung des Großhirns liegende motorische Sprachzentrum

Brodie-Abs|zess [*bro^u^di...;* nach dem engl. Chirurgen Sir Benjamin C. Brodie, 1783 bis 1862]: Knochenabszess bei Knochenmarkentzündung

Brom [von gr. *βρῶμος* = Gestank] *s;* -s: nichtmetallisches chem. Element; Zeichen: Br

bromatus, ...ta, ...tum [zu ↑Brom]: Brom od. ein Bromsalz enthaltend, mit Brom od. Bromsalzen verbunden (von chem. Verbindungen; z. B. ↑Aether bromatus). **bromicus, ...ca, ...cum:** bromähnlich, bromartig; durch Brom hervorgerufen, auf Bromeinwirkung beruhend; z. B. in der Fügung ↑Acne bromica

Brom|idrosis [zu gr. *βρῶμος* = Gestank u. gr. *ἱδρώς* = Schweiß] *w;* -: Absonderung übel riechenden Schweißes

Bromismus [zu ↑Brom] *m;* -: Vergiftung des Organismus durch Brom[verbindungen]

Bromo|derma tuberosum [↑Brom u. ↑Derma; ↑tuberosus] *s;* - -: Bromausschlag der Haut mit dunkelrot bis bräunlich gefärbten wuchernden Knoten (toxische Nebenwirkung bromhaltiger Arzneimittel)

Bron|chen: *Pl.* von ↑Bronchus

Bron|chi: *Pl.* von ↑Bronchus

bron|chial, in fachspr. Fügungen: **bron|chialis, ...le** [zu ↑Bronchie]: zu den Bronchien gehörend, diese betreffend; z. B. in der Fügung ↑Rami bronchiales

Bron|chial|adenom: gutartige Geschwulst der Bronchialschleimhautdrüsen

Bron|chial|asth|ma vgl. Asthma bronchiale

Bron|chial|atmen: Atmungsgeräusch in den Bronchien, das nur über verdichtetem, also luftleerem Lungengewebe bei der ↑Auskultation zu hören ist

Bron|chial|baum: die gesamte baumartige Verästelung eines Bronchus

Bron|chial|fremitus: Erschütterung der Brustwand durch krankhafte Rasselgeräusche in den Bronchien (z. B. bei entzündlichen Lungenerkrankungen)

bronchialis vgl. bronchial

Bron|chial|ka|tarrh: Entzündung der Schleimhaut der Luftröhrenäste (↑Bronchitis)

Bron|chial|krise: krampfartiger Hustenanfall bei ↑Tabes dorsalis

Bron|chial|stein vgl. Broncholith

Bron|chial|toi|lette: Verhütung von Sekretverhaltung im Bronchialsystem zur Verhinderung von Hypoxie, mechanischer Einengung der Bronchien, Auftreten von Atelektasen und Pneumonien

Bron|chie [...*i*ᵉ; von gr. *βρόγχια (Pl.)* = Luftröhrenäste (Verkleinerungsbildung zu gr. *βρόγχος* = Luftröhre)] *w;* -, -n (meist *Pl.*), fachspr. veraltet: **Bron|chium** *s;* -s, ...chia: Bezeichnung für die Verzweigungen des rechten und linken Hauptastes der Luftröhre in der Lunge (jetzt unterschieden in ↑Bronchi lobares und ↑Bronchi segmentales)

Bron|chi|ek|tase [↑Bronchie u. gr. *ἔκτασις* = Ausdehnung] *w;* -, -n, in fachspr. Fügungen: **Bron|chi|ec|tasis,** *Pl.:* ...tases: chronische Erweiterung der Luftröhrenäste. **Bron|chi|ek|tasie** *w;* -, ...ien: **1)** = Bronchiektase. **2)** mit Bronchiektase verbundene Allgemeinerkrankung der Lunge

Bron|chio|le [zu ↑Bronchie] *w;* -, -n (meist *Pl.*), latinisiert: **Bron|chio|lus** *m;* -, ...li: die feineren, die Lungenläppchen versorgenden Verzweigungen der Bronchien

Bronchiolith vgl. Broncholith

Bron|chio|litis [zu ↑Bronchiole] *w;* -, ...litiden (in fachspr. Fügungen: ...litides): Entzündung der Bronchiolen

Bronchiolus vgl. Bronchiole

Bron|chitis [zu ↑Bronchus] *w;* -, ...itiden (in fachspr. Fügungen: ...itides): Entzündung der Schleimhaut im Bereich der Luftröhrenäste (durch Erkältung, Infektion u. a.). **Bron|chitis de|formans:** Bronchitis mit Verunstaltungen des Bronchialbaums. **Bronchitis fi|brinosa:** durch vermehrte Ausscheidung von Fibringerinnseln (im Auswurf) charakterisierte Bronchitis. **Bron|chitis foe|tida:** durch übel riechenden Auswurf charakterisierte Bronchitis. **Bron|chitis mucino|fi|brinosa:** Bronchitis mit abnorm hoher Absonderung von Schleim und Fibrin im Auswurf. **Bron|chitis pitui|tosa:** Bronchitis, die charakterisiert ist durch vermehrte Ausscheidung eines dünnflüssigen Auswurfs. **Bron|chitis plas|tica** u. **Bron|chitis pseu|do|mem|branacea:** = Bronchitis mucinofibrinosa. **bron|chitisch**: die Bronchitis betreffend, mit Bronchitis verbunden

Bronchium vgl. Bronchie

bron|cho|alveo|lär, in fachspr. Fügungen: **bron|cho|alveo|laris, ...re** [zu ↑Bronchus u. ↑Alveole]: Luftröhrenäste und Lungenbläschen betreffend

Bron|cho|blennor|rhö, auch: **Bron|cho-blennor|rhöe** [...*rö;* ↑Bronchus u. ↑Blennorrhö] *w;* -, ...rrhöen: stark vermehrte Absonderung eines eitrigen Schleims bei chron. Bronchitis

Bron|cho|di|latation [↑Bronchus u. ↑Dilatation] *w;* -, -en, in fachspr. Fügungen: **Bron|cho|di|latatio,** *Pl.:* ...io|nes: medikamentöse Erweiterung der Bronchien. **Bron|cho|di|latator** [↑Dilatator] *m;* -s, ...tatoren: Arzneimittel, das spastisch verengte Bronchien erweitert

bron|cho|entero|pan|crea|ticus, ...ca, ...cum [zu ↑Bronchus, ↑Enteron u. ↑Pankreas]: Bronchialsystem, Verdauungstrakt und Pankreas betreffend; z. B. ↑Dysporia bronchoenteropancreatica

Bron|cho|gramm [↑Bronchus und ↑...gramm] *s;* -s, -e: Röntgenaufnahme der Luftröhrenäste. **Bron|cho|gra|phie** [↑...graphie] *w;* -, ...ien: röntgenographische Darstellung der Luftröhrenäste mithilfe eines eingefüllten Kontrastmittels

Bron|cho|lith [↑Bronchus u. ↑...lith], selten: **Bron|chio|lith** [↑Bronchie] *m;* -s u. -en, -e[n]: Bronchialstein, durch Verkalkung abgestorbener Schleimhautzellen u. Bakterien entstehendes ↑Konkrement in den Luftröhrenästen

Bron|cho|logie [↑Bronchus u. ↑...logie] *w;* -: Wissenschaft und Lehre von den Bronchien und ihren Erkrankungen

Bron|cho|lyse [zu ↑Bronchus u. gr. *λύειν* = lösen, auflösen] *w;* -, -n: medikamentöse Lösung eines Bronchospasmus. **Bron|cho-lytikum** *s;* -s, ...ka: Arzneimittel, das den Bronchialschleim löst und damit eine bessere ↑Expektoration bewirkt

bron|cho|media|stinalis, ...le [zu ↑Bronchus u. ↑Mediastinum]: die Luftröhrenäste und das Mittelfell versorgend; z. B. in der Fügung ↑Truncus bronchomediastinalis

bron|cho|öso|phageal, in fachspr. Fügungen: **bron|cho|oeso|phage|us, ...gea, ...geum,** auch: **bron|cho|oeso|phagicus, ...ca, ...cum** [zu ↑Bronchus u. ↑Ösophagus]: vom Hauptast der Luftröhre zur Speiseröhre verlaufend; z. B. in der Fügung ↑Musculus bronchooesophageus

Bron|cho|phon|ie [↑Bronchus und ↑...phonie] *w;* -, ...ien: Fortleitung der Stimme eines Kranken über luftleeren bzw. infiltrierten Lungenabschnitten, wobei die Stimme des Patienten bei der ↑Auskultation so klingt, als ob dem Auskultierenden direkt ins Ohr gesprochen würde (d.h., die Stimme ist laut und deutlich artikuliert)

Bron|cho|pneu|mon|ie [↑Bronchus und ↑Pneumonie] *w;* -, ...ien: Lungenentzündungsform mit diffusen, z.T. konfluierenden Infiltrationsherden (meist siedelt sich die Entzündung im Verbreitungsgebiet eines oder mehrerer größerer Bronchien an)

bron|cho|pulmonal, in fachspr. Fügungen: **bron|cho|pulmonalis, ...le** [zu ↑Bronchus u. ↑Pulmo]: Atemwege und Lunge zugleich betreffend (z.B. in der Fügung ↑Segmenta bronchopulmonalia)

Bron|chor|rhö, auch: **Bron|chor|rhöe** [*...rö;* zu ↑Bronchus u. gr. *ῥεῖν* = fließen, strömen] *w;* -, ...rrhöen, in fachspr. Fügungen: **Bron|chor|rhoea,** *Pl.:* ...rhoeae: übermäßige Absonderung von Schleim aus den Luftröhrenästen (bei ↑Bronchitis)

Bron|cho|skop [↑Bronchus u. ↑...skop] *s;* s, -e: optisches Instrument (Spiegelgerät mit elektrischer Lichtquelle) zur direkten Untersuchung der Luftröhrenäste u. zur gleichzeitigen Entnahme von Untersuchungsmaterial aus den Luftröhrenästen. **Bron|cho|skopie** [↑...skopie] *w;* -, ...ien: Untersuchung der Luftröhrenäste mit dem Bronchoskop. **bron|cho|skopisch:** die Bronchoskopie betreffend, auf ihr beruhend

Bron|cho|spasmo|lytikum [zu ↑Bronchospasmus u. gr. *λύειν* = lösen, auflösen] *s;* -s, ...ka: Arzneimittel zur Behandlung des Bronchospasmus

Bron|cho|spasmus [↑Bronchus und ↑Spasmus] *m;* -, ...men: Krampf der Muskulatur der Luftröhrenäste

Bron|cho|spiro|me|trie [↑Bronchus u. ↑Spirometrie] *w;* -, ...ien: Methode zur quantitativen Bestimmung der Sauerstoffaufnahme bzw. des Sauerstoffverbrauchs der rechten und linken Lunge

Bron|cho|stenose [↑Bronchus u. ↑Stenose] *w;* -, -n: Verengung eines Luftröhrenastes (z.B. durch einen Tumor)

Broncho|tetanie [↑Bronchus u. ↑Tetanie] *w;* -, ...ien: bei ↑Spasmophilie im Kindesalter auftretende krampfartige Anfälle der Bronchialmuskulatur, verbunden mit asthmaähnlichen Krankheitszeichen

Broncho|tomie [↑Bronchus u. ↑...tomie] *w;* -, ...ien: operative Eröffnung eines Bronchus

Bron|chulus [Verkleinerungsbildung zu ↑Bronchus] *m;* -, ...li: ältere Bezeichnung für ↑Bronchiolus

Bron|chus [aus gr. *βρόγχος* = Luftröhre] *m;* -, ...chen (in fachspr. Fügungen: ...chi): (rechter u. linker) Hauptast der Luftröhre. **Bron|chus dexter** vgl. Bronchus principalis dexter. **Bron|chus lin|gularis inferior** bzw. **superior** [zu ↑Lingula]: der obere bzw. untere der beiden Bronchialäste im Bereich des Lungenzipfels unter dem linken Oberlappen. **Bron|chi lobares** *Pl.:* „Lappenbronchen“, Sammelbezeichnung für die drei Äste des rechten Hauptbronchus (für die drei rechten Lungenlappen) sowie die zwei Äste des linken Hauptbronchus (für die beiden linken Lungenlappen). **Bron|chus principalis dexter** bzw. **sinister:** rechter bzw. linker Hauptast der Luftröhre für den rechten bzw. linken Lungenflügel. **Bron|chi segmentales** *Pl.:* „Segmentbronchen“, Äste der Lappenbronchen für die einzelnen Segmente der Lungenlappen. **Bron|chus sinister** vgl. Bronchus principalis sinister

Bron|chus|blocker *m;* -s, -: chirurgisches Instrument zur Abdichtung von Verästelungen der Luftröhre bei Lungenoperationen

Bronze|dia|betes [*brongß^e...*]: bronzeartige Hautverfärbung als Leitsymptom bei einer Sonderform des ↑Diabetes mellitus (die Hautverfärbung entsteht durch Ablagerung eines eisenhaltigen Pigments aus zerfallenen roten Blutkörperchen)

Bronzekrankheit [*brongß^e...*] vgl. Addison-Krankheit

Brooke-Krankheit [*bruk...;* nach dem engl. Dermatologen Henry A. G. Brooke, 1854–1919]: = Keratosis follicularis contagiosa

Broteinheit: Hilfsrechengröße zur Berechnung der Kohlenhydratmenge für die Diät bei Zuckerkrankheit; Abk.: BE (1 BE = 12 g Kohlenhydrate)

Browne-Plastik [*braun...;* nach dem brit. Chirurgen Sir Denis J. Browne, 1892–1967]: operative Harnröhrenplastik zur Beseitigung einer ↑Hypospadie (die Hypospadieöffnung wird durch eine Hautplastik verschlossen, und eine neue Harnröhrenöffnung wird an typischer Stelle angelegt)

Brucella [nlat., nach dem engl. Arzt David Bruce, 1855–1931] *w;* -, (Arten:) ...llae, auch eindeutschend: **Brucelle,** *Pl.:* -n: Gattung gramnegativer Bakterien (pathogen bei Mensch u. Tier). **Brucella ab|ortus** [*- abórtuß*]: Bakterienart der Gattung Brucella, Erreger einer Brucellose, die bei Rindern Verkalben bewirkt. **Brucella melitensis:** Bakterienart der Gattung Brucella, Erreger einer Brucellose, die bei Ziegen und Schafen Aborte bewirkt. **Brucella suis** [lat. *sus,* Gen.: *suis* = Schwein]: Bakterienart der Gattung Brucella, Erreger einer Brucellose, die bei Schweinen Aborte bewirkt

Brucellose [zu ↑Brucella] *w;* -, -n: infektiöse Allgemeinerkrankung (z.B. ↑Maltafieber), durch Bakterienarten der Gattung Brucella hervorgerufen

Bruch: 1) vgl. Fraktur. **2)** vgl. Hernie
Bruchband vgl. Bracherium
Brucheinklemmung vgl. Incarceratio herniae
Bruch-Mem|bran [nach dem dt. Anatomen C. W. L. Bruch, 1819–1884]: = Lamina basalis (2)
Brücke vgl. Pons
Brücken|kallus: neu gebildeter ↑Kallus, der bei Knochenbrüchen die Bruchenden verbindet
Brud|zins|ki-Nackenzeichen [nach dem poln. Arzt Josef von Brudzinski, 1874 bis 1914]: reflektorische Beugung der Ellbogen bzw. Beine bei Vorwärtsbeugung des Kopfes (symptomatisch bei Meningitis). **Brudzins|ki-Re|flex:** reflektorische Beugung eines Beines bei starker Beugung des Knie- u. Hüftgelenkes des anderen Beines in Rückenlage des Patienten (symptomatisch bei Meningitis).
Brud|zins|ki-Sym|physen|zeichen: reflektorische Krümmung der Beine bei Druck (mit Daumen u. Zeigefinger) auf die ↑Symphyse (symptomatisch bei Meningitis). **Brud|zins|ki-Wangenzeichen:** reflektorische Hebung der Oberarme u. Beugung der Unterarme bei Druck auf beide Wangen unterhalb der Jochbeine (symptomatisch bei Meningitis)
Brunner-Drüsen [nach dem dt. Anatomen J. K. Brunner, 1653–1727]: = Glandulae duodenales
Brunnerinom [nach dem dt. Anatomen Johann C. Brunner, 1653–1727; ↑...om] *s;* -s, -e: gutartige Wucherung der Brunner-Drüsen im Zwölffingerdarm
Bruns-Schiene [nach dem dt. Chirurgen Paul von Bruns, 1846–1916]: Geh- und Lagerungsschiene für den Oberschenkel
Brunst vgl. Östrus
Brush|field-Flecken [*bråschfild...;* nach dem engl. Arzt Thomas Brushfield, 1858 bis 1937] *Pl.:* weiße, über die Regenbogenhaut des Auges verstreute Flecken als Zeichen einer kindlichen mongoloiden Idiotie
Brust: 1) vgl. Pectus. **2)** vgl. Mamma
Brust|aorta vgl. Aorta thoracica
Brustbein vgl. Sternum
Brustdrüse vgl. Glandula mammaria. **Brustdrüsenentzündung** vgl. Mastitis
Brustfell vgl. Pleura. **Brustfellentzündung** vgl. Pleuritis
Brustgang vgl. Ductus thoracicus
Brusthöhle vgl. Cavum thoracis
Brustkorb vgl. Thorax
Brustspalte vgl. Thorakoschisis
Brustwarze vgl. Papilla mammae
Brustwassersucht vgl. Pleuritis exsudativa
Brustwirbelsäule: aus 12 Wirbelknochen (↑Vertebrae thoracicae) bestehender Teil der Wirbelsäule; Abk.: BWS
Bruxismus [fälschliche Bildung zu gr. *βρύχειν* = mit den Zähnen knirschen] *m;* -, ...men: besonders während des Schlafes auftretendes rhythmisches oder krampfartiges Zähneknirschen
Bruzellose: falsche Schreibung für ↑Brucellose
Bryant-Dreieck [*braiᵉnt...;* nach dem engl. Chirurgen Thomas Bryant, 1828–1914]: gedachtes Körperdreieck zur Messung des Standes des großen Rollhügels am Oberschenkel beim liegenden Menschen (es entsteht aus der Verbindung zwischen großem Rollhügel und vorderem Darmbeinstachel sowie einer Senkrechten vom Darmbeinstachel auf die verlängerte Femurachse)
Bryson-Zeichen [*braisᵉn...;* nach dem engl. Arzt A. Bryson, 1802–1869]: verminderte inspiratorische Erweiterung des Brustkorbs bei ↑Basedow-Krankheit
B-Scan [*beßkän;* zu engl. *to scan* = abtasten, prüfen] *m;* -s, -s: zweidimensionale ↑Echoenzephalographie. Die einlaufenden Echos werden als unterschiedlich helle Lichtpunkte (B steht für engl. *brightness* = Glanz, Helle) dargestellt; vgl. A-Scan
BSD: Abk. für ↑bilanzierte synthetische Diät
BSE: Abk. für ↑bovine spongioforme Enzephalopathie
BSG = Blutkörperchensenkungsgeschwindigkeit
BSR = Blutkörperchensenkungsreaktion
Btm, BTM: Abk. für ↑Betäubungsmittel
BU: Abk. für ↑Berufsunfähigkeit
Buba [aus span. *buba* = syphilitische Pustel] *w;* -, -s (meist *Pl.*): = Frambösie
Bubo [von gr. *βουβών,* Gen.: *βουβῶνος* = Leiste, Schamgegend; Drüse neben der Scham] *m;* -s, ...bonen (in fachspr. Fügungen: ...bones): entzündliche Lymphknotenschwellung bes. in der Leistenbeuge (bei Geschlechtskrankheiten u. bei Pest)
Bubonenpest vgl. Drüsenpest
Bubonulus [Verkleinerungsbildung zu ↑Bubo] *m;* -, ...li: bei akuter Entzündung eines Lymphgefäßes auftretender kleiner entzündlicher Knoten od. Abszess (an dem betroffenen Lymphgefäß), speziell auf der Rückseite des männlichen Gliedes
Buc|ca [aus lat. *bucca,* Gen.: *buccae* = Backe] *w;* -, ...ccae: Backe, Wange (Bez. für die beiden seitlichen fleischigen Teile des Gesichts; Anat.). **buccalis** vgl. bukkal
buc|cinator [aus lat. *buc[c]inator* = Hornbläser], Gen.: ...natoris, *Pl.:* ...natores: erläuternder, charakterisierender Bestandteil der fachspr. Fügung ↑Musculus buccinator. **buc|cinatorius, ...ria, ...rium:** zum tiefen Wangenmuskel gehörend
buc|co|pharyn|ge|us, ...gea, ...ge|um [zu ↑Bucca u. ↑Pharynx]: zu Mund u. Rachen gehörend, den Bereich von Wange u. Schlund betreffend; z. B. in der Fügung ↑Pars buccopharyngea

Buchstabenblindheit vgl. Alexie
bucinator: ältere Schreibung für ↑buccinator
Bucky-Blende [nach dem dt. Röntgenologen Gustav P. Bucky, 1880–1963]: am Röntgenapparat angebrachte Rasterblende aus Bleilamellen zum Abfangen der Streustrahlen
Budin-Zahl [*büdäng...;* nach dem frz. Gynäkologen Pierre Budin, 1846–1907]: Hinweiszahl für die Kuhmilchmenge, die einem Säugling täglich zugeführt werden soll und die 1/10 des Körpergewichts bzw. 600 ml Vollmilch nicht übersteigen soll
Building-related Illness [*bilding rileᶦtid...;* engl. = gebäudebedingte Krankheit] *w;* - -, - -es: durch Faktoren der Raumluft von Gebäuden hervorgerufene, v. a. infektiös, allergisch oder toxisch bedingte Erkrankungen (z. B. Hausstauballergie, Atemwegsstörungen durch Schadstoffe); Abk.: BRI
Bu|kardie [zu gr. *βοῦς* = Rind u. ↑Kardia] *w;* -, ...ien: = Cor bovinum
buk|kal, in fachspr. Fügungen: **buc|calis, ...le** [zu ↑Bucca]: zur Backe, zur Wange gehörend; z. B. in der Fügung ↑Arteria buccalis (Anat.)
Buk|kal|re|flex: reflektorische rüsselartige Verwölbung der Lippen beim Beklopfen der Oberlippe (charakteristisch bei Hirnschädigungen)
Buk|zinator *m;* -s, ...natoren: Kurzbezeichnung für ↑Musculus buccinator
Bülau-Drai|nage [*...dränasch*ᵉ*;* nach dem dt. Arzt Gotthard Bülau, 1835–1900], auch: **Bülau-Dränage** [*...sch*ᵉ]: Behandlungsmethode bei Pleuraempyem (ein ↑Trokar wird durch den Interkostalraum in die Pleuraempyemhöhle eingestochen; danach wird ein Gummiröhrchen durch das Lumen des Trokars eingeschoben; nach Entfernung des Trokars wird der Eiter langsam nach dem Heberprinzip abgesaugt)
bulbär [zu ↑Bulbus]: das verlängerte Mark betreffend, von ihm ausgehend (vgl. Bulbus 3)
Bulbär|para|lyse: Lähmung der Schluck-, Kau- u. Kehlkopfmuskulatur infolge Schädigung od. Erkrankung des verlängerten Marks
Bulben, Bulbi: *Pl.* von ↑Bulbus
bulbi|form, in fachspr. Fügungen: **bulbi|formis, ...me** [zu ↑Bulbus u. lat. *forma* = Gestalt, Form]: = bulboid
Bulbitis [zu ↑Bulbus] *w;* -, ...itiden (in fachspr. Fügungen: ...itides): Entzündung des ↑Bulbus penis (z. B. bei ↑Gonorrhö)
bulbocavernosus vgl. bulbokavernös
bulbo|id, in fachspr. Fügungen: **bulbo|ides** oder **bulbo|ide|us, ...idea, ...ide|um** [↑Bulbus u. ↑...id]: zwiebelförmig (von Organen, Körperteilen oder Anschwellungen gesagt); z. B. in der Fügung ↑Corpuscula bulboidea
bulbo|kavernös, in fachspr. Fügungen: **bulbo|cavernosus, ...osa, ...osum** [zu ↑Bulbus u. ↑Kaverne]: eine zwiebelförmige, innen hohle Auftreibung betreffend; z. B. in der Fügung ↑Musculus bulbocavernosus
Bulbo|skopie [↑Bulbus u. ↑...skopie] *w;* -, ...ien: direkte instrumentelle Untersuchung des ↑Bulbus duodeni
bulbo|ure|thral, in fachspr. Fügungen: **bulbo|ure|thralis, ...le** [zu ↑Bulbus u. ↑Urethra]: den ↑Bulbus penis u. die männliche Harnröhre betreffend; z. B. in der Fügung ↑Glandula bulbourethralis
Bulbo|ure|thral|drüse: = Glandula bulbourethralis
Bulbus [aus lat. *bulbus,* Gen.: *bulbi* (von gr. *βολβός*) = Zwiebel; zwiebelförmiges Gebilde] *m;* -, Bulben (in fachspr. Fügungen: Bulbi): **1)** Bezeichnung für zwiebelförmige, rundliche Organe od. Körperteile (z. B. Augapfel). **2)** zwiebelförmige Auftreibung od. Anschwellung. **3)** (eigtl.: Bulbus medullae spinalis): veralt. Bezeichnung für das verlängerte Mark (↑Medulla oblongata). **Bulbus aortae:** physiologische Verdickung (Erweiterung) der ↑Aorta oberhalb der Stelle ihres Ursprungs im Herz. **Bulbus cordis:** „Herzzwiebel“, Teil des Herzens, der vom Kammerteil der Herzschleife in das arterielle Ausflussrohr überleitet. **Bulbus duodeni:** Bezeichnung für den verdickten Anfangsteil des Zwölffingerdarms. **Bulbus oculi:** Augapfel, das vom ↑Glaskörper ausgefüllte, von der ↑Sklera, ↑Kornea u. ↑Chorioidea umgebene, in die Augenhöhle eingebettete Funktionsorgan des Auges. **Bulbus olfactorius:** verdickter Teil des Riechhirns. **Bulbus penis:** Bezeichnung für das zwiebelförmig verdickte hintere Ende des ↑Corpus spongiosum penis. **Bulbus pili** [↑Pilus]: „Haarzwiebel“, Bezeichnung für den untersten, zwiebelförmig verdickten Teil der Haarwurzel. **Bulbus ure|thrae:** = Bulbus penis. **Bulbus venae jugularis inferior** (bzw. **superior**): Bezeichnung für die physiologische untere (bzw. obere) Verdickung (Erweiterung) der inneren Drosselvene. **Bulbus vestibuli:** Schwellkörper in den kleinen Schamlippen der Frau (enthält reichlich Venengeflechte)
Bulbus|sym|ptom: Druckunempfindlichkeit des Augapfels bei Rückenmarksschwindsucht
Bu|limie [von gr. *βουλιμία* = Heißhunger, eigtl. = Ochsenhunger] *w;* -, in fachspr. Fügungen: **Bu|limia**[1], *Pl.:* ...iae: = [2]Akorie. **Bu|limia nervosa** [↑nervös] *Pl.:* ...iae ...osae: vor allem bei Frauen vorkommende suchtartige Störung des Essverhaltens mit Heißhunger und anschließend selbsttätig herbeigeführtem Erbrechen. **bu|limisch**: die Bulimie betreffend, mit Bulimie einhergehend; z. B. bulimische Essstörung

Bulky Disease [*balki disis;* engl. *bulky* = dick, sperrig u. engl. *disease* = Krankheit] *w;* - -, - -s [- ...*siß*]: in der Onkologie verwendete Bez. für ein Krankheitsstadium mit umfangreichen Tumormassen

Bulla [aus lat. *bulla,* Gen.: *bullae* = Aufwallung; Blase] *w;* -, ...llae: mit seröser Flüssigkeit gefüllte Hautblase; in der Anatomie auch Bez. für: blasenförmiges Gebilde. **Bulla acan|tho|lytica:** durch Lockerung des Zellgefüges der Stachelzellenschicht der Haut hervorgerufene Hautblase in der Epidermis. **Bulla actinica:** durch Sonnenstrahlen verursachte Hautblase. **Bulla ethmoidalis:** besonders große, weit vorspringende blasenförmige Siebbeinzelle. **Bulla mechanica:** durch mechanische Einwirkung (Stoß, Druck) hervorgerufene Hautblase

bullös, in fachspr. Fügungen: **bullosus, ...osa, ...osum** [zu lat. *bulla* = Blase]: blasig, blasenförmig; z. B. in der Fügung ↑Dermatitis bullosa pratensis

Bumke-Zeichen [nach dem dt. Neurologen O. C. E. Bumke, 1877–1950]: Fehlen der Pupillenreaktion bei Spaltungsirresein

Bunya|virus [nach dem Ort Bunyamwera in Uganda]: Gruppe von Viren, die durch Stechfliegen übertragen werden und Infektionskrankheiten hervorrufen

Buph|thalmie [zu gr. *βοῦς* = Rind, Ochse u. gr. *ὀφθαλμός* = Auge] *w;* -, ...ien: krankhafte Vergrößerung des Augapfels. **Buphthalmus** [eigtl. = Ochsenauge] *m;* -, ...mi: krankhaft vergrößerter Augapfel

Burdach-Strang [nach dem dt. Anatomen u. Physiologen Karl F. Burdach, 1776 bis 1847]: = Fasciculus cuneatus medullae spinalis

Bürette [aus frz. *burette* = Kännchen, Messkännchen] *w;* -, -n: Glasrohr mit Verschlusshahn u. Volumenskala (wichtiges Arbeitsgerät bei der Arbeitsanalyse von Flüssigkeiten)

Burkitt-Tumor [*bö'kit...;* nach dem irischen Arzt Denis Burkitt, 1911–1993]: Lymphosarkom des Kindesalters, hauptsächlich in den tropischen Gebieten Afrikas

Burning Feet [*bö'ning fit;* engl. = brennende Füße] *Pl.:* brennende, brennend heiße oder stechende ↑Parästhesien in den Gliedmaßenenden

Burn-out [*bö'n'aut;* engl., zu: to burn out = ausbrennen] *s;* -s, -s: körperliche, emotionale und geistige Erschöpfung („Ausgebranntsein") als negative Folge der Arbeitsbeanspruchung vor allem psychosozialer Berufsgruppen

Bursa [aus spätlat. *bursa,* Gen.: *bursae* (von gr. *βύρσα*) = Haut, Fell; Ledersack] *w;* -, ...sae: Gewebetasche, taschen- od. beutelförmiger Körperhohlraum (Anat.). **Bursa anserina:** (gänsefußförmiger) Schleimbeutel unter den Sehnen des ↑Musculus semitendinosus. **Bursae inter|mus|culares** *Pl.:* Schleimbeutel an der Ansatzstelle des großen Gesäßmuskels. **Bursa mucosa:** ältere Bez. für ↑Bursa synovialis. **Bursa omentalis:** „Netzbeutel", Bauchfelltasche zwischen Leber, Magen, Zwerchfell u. Pankreas. **Bursa pharyn|gea:** taschenförmige Ausbuchtung zwischen oberer u. unterer Rachenwand. **Bursa sub|cutanea prae|patellaris:** vor der Kniescheibe, unmittelbar unter der Haut liegender Schleimbeutel. **Bursa subtendinea:** Schleimbeutel unter der sehnigen Ansatzstelle des Schneidermuskels. **Bursa syn|ovia|lis:** „Schleimbeutel", mit Schleim oder Gelenkschmiere gefüllter Gewebebeutel zwischen aufeinander gleitenden Körperoberflächen (also zwischen Sehnen u. Muskeln u. bes. zwischen den Knochen eines Gelenks). **Bursa testicularis:** = Sinus epididymidis

bursatus, ...ta, ...tum [zu ↑Bursa]: mit einer Tasche ausgestattet

Burs|ek|tomie [↑Bursa (synovialis) u. ↑Ektomie] *w;* -, ...ien: operative Entfernung eines Schleimbeutels

Bursitis [zu ↑Bursa] *w;* -, ...itiden (in fachspr. Fügungen: ...itides): Entzündung einer ↑Bursa synovialis, „Schleimbeutelentzündung". **Bursitis calcarea:** Schleimbeutelentzündung mit nachfolgender Verkalkung des betroffenen Schleimbeutels

Burso|gramm [↑Bursa (synovialis) u. ↑...gramm] *s;* -s, -e: Röntgenbild eines Schleimbeutels. **Burso|gra|phie** [↑...graphie] *w;* -, ...ien: röntgenographische Darstellung eines Schleimbeutels

Burso|lith [↑Bursa (synovialis) u. ↑...lith] *m;* -s u. -en, -e[n]: steinartiges ↑Konkrement in einem Schleimbeutel (bei chronischer Schleimbeutelentzündung vorkommend)

Burso|tomie [↑Bursa (synovialis) u. ↑...tomie] *w;* -, ...ien: operative Öffnung eines Schleimbeutels

Butterstuhl vgl. Stearrhö

Butyro|meter [gr. *βούτυρον* = Butter (eigtl. = Kuhquark) u. ↑...meter] *s;* -s, -: Gerät zur Messung des Fettgehaltes der Milch

Buxin [zu lat. *buxus* = Buchsbaum] *s;* -s, -e: Alkaloid aus der Wurzel des Buchsbaums (Krampfgift)

BWS: Abk. für ↑Brustwirbelsäule

By|pass [*báipaß;* aus engl. *bypass* = Umleitung; Nebenleitung] *m;* -, ...sses [...*ßis*]: **1)** Überbrückung eines krankhaft veränderten Blutgefäßabschnittes durch Einpflanzung eines Stückes einer (meist körpereigenen) Vene oder Arterie oder eines Kunststoffschlauchs. **2)** vorübergehende Blutumleitung eines Gefäßes während einer Operation an diesem Gefäß. **3)** extrakorporaler Bypass: = extrakorporaler Kreislauf

Byssinose [zu gr. *βύσσος* = gelblicher Flachs; Baumwolle] *w;* -, -n: durch eingeatmeten feinen Baumwollstaub verursachte Erkrankung mit Bronchitis u. Asthmaanfällen (bei Baumwollarbeitern vorkommend)

B-Zellen [*be...*], auch: **Betazellen, β-Zellen** [↑beta...] *Pl.:* **1)** Insulin bildende Zellen der Langerhans-Inseln der Bauchspeicheldrüse. **2)** zu den Lymphozyten gehörende Zellen, die für die humorale Immunität verantwortlich sind

C

c: = Curie

C: **1)** chem. Zeichen für ↑Kohlenstoff. **2)** = Curie. **3)** = Coulomb. **4)** abkürzende Bez. für die 7 Rückenmarkssegmente der Halswirbelsäule (C_1, C_2 usw.) u. für die 7 Halswirbel (C 1, C 2 usw.). **5)** Abk. für ↑Zentesimalpotenz

Ca: chem. Zeichen für ↑Kalzium

Ca.: Abk. für ↑Karzinom (u. Carcinoma)

Cabot-Ringe [*käbet...;* nach dem amer. Arzt Richard C. Cabot, 1868–1939]: ringförmige Gebilde (Reste der Kernmembran) in roten Blutkörperchen bei schwerer Anämie

cachecticus vgl. kachektisch. **Cachexia** vgl. Kachexie

Cadmium vgl. Kadmium

CAD-Pro|these [CAD ist Abk. für engl. *computer assisted designed* = computerunterstützt angelegt]: Gliedmaßenprothese, deren Schaft mittels Computer an die individuelle Geometrie der knöchernen Markhöhle angepasst ist

cadu̲cus, ...ca, ...cum [aus lat. *caducus* = fallend; gefallen]: hinfällig, vergänglich

caecalis vgl. zäkal

Cae|citas [*zäz...;* zu lat. *caecus* = blind] *w;* -: (physische od. geistige) Blindheit. **Cae̲|citas verba̲lis:** = Alexia verbalis

Caecum vgl. Zäkum

cae̲|cus, ...ca, ...cum: blind; blind endend; z. B. in der Fügung ↑Foramen caecum

cae|ru̲le|us [aus lat. *caeruleus* = dunkelfarbig; dunkelblau]: blau, bläulich; z. B. in der Fügung ↑Locus caeruleus

Caerulopsia vgl. Zärulopsie

Caesium vgl. Cäsium

Café-au-Lait-Farbe [*kafe-o-lä...;* frz. *café au lait* = Milchkaffee]: typisches fahlgelbes Hautkolorit bei Endocarditis lenta (bedingt durch das Zusammentreffen von Anämie und Zyanose)

Cais|son|krankheit [*käßong...;* frz. *caisson* = Kastenwagen; Senkkasten]: Druckluftkrankheit, die nach Arbeiten unter erhöhtem Luftdruck in Senkkästen (sog. Caissons), Taucherglocken oder bei Sporttauchern, wenn sie die vorgeschriebenen Dekompressionspausen nicht einhalten, infolge Ansammlung von Stickstoffbläschen auftritt, die bei zu raschem Entschleusen frei werden und in die Körpergewebe sowie in die Blutgefäße austreten u. zu Veränderungen führen (Symptome sind Schmerzen in Muskeln und Gelenken, Kreislaufstörungen sowie Emboliebildungen)

Ca|jal-Si̲lber|im|prä|gnation [*kachal...;* nach dem span. Histologen u. Nobelpreisträger S. Ramón y Cajal, 1852–1934]: Methode zur Färbung von Nervengewebe (mittels Silbernitrat werden die Neurofibrillen tiefbraun gefärbt und damit im histologischen Präparat besser sichtbar gemacht). **Cajal-Zellen:** unregelmäßige Nervenzellen in der äußeren Faserschicht der Großhirnrinde

cal = Kalorie

Cal: in der Medizin gebräuchliche, aber inkorrekte Abkürzung für ↑Kilokalorie

Calabarbeule vgl. Kalabarbeule

Ca̲lamus [von gr. κάλαμος = Rohr; Schreibrohr] *m;* -, ...mi: Rohr; schreibfederartiger Teil eines Organs (Anat.). **Ca̲lamus scripto̲rius** [zu lat. *scribere, scriptum* = schreiben]: mit einer Schreibfeder vergleichbarer Hirnteil an der Basis der 4. Hirnkammer

calcaneo|cubo|i̲de|us, ...dea, ...de|um [zu ↑Calcaneus u. ↑Kuboid]: zu Fersenbein und Würfelbein gehörend; z. B. in der Fügung ↑Articulatio calcaneocuboidea (Anat.)

calcaneo|fibula̲ris, ...re [zu ↑Calcaneus u. ↑Fibula]: zu Fersenbein und Wadenbein gehörend; z. B. in der Fügung ↑Ligamentum calcaneofibulare (Anat.)

calcaneo|navicula̲ris, ...re [zu ↑Calcaneus u. ↑navicularis (in der Fügung ↑Os naviculare)]: das Fersenbein u. das Kahnbein betreffend; Fersenbein und Kahnbein verbindend; z. B. in der Fügung ↑Ligamentum calcaneonaviculare (Anat.)

calcaneo|tibia̲|lis, ...le [zu ↑Calcaneus u. ↑Tibia]: das Fersenbein u. das Schienbein verbindend; z. B. in der Fügung: Ligamentum calcaneotibiale (ältere Bez. für ↑Pars tibiocalcanea)

Calca̲ne|us [zu lat. *calx,* Gen.: *calcis* = Ferse] *m;* -, ...nei [*...ne-i*]: Fersenbein, hinterster Fußwurzelknochen; eindeutschend auch: Kalkaneus (Anat.). **Calca̲ne|us secunda̲rius:** akzessorisches Knöchelchen zwischen Kalkaneus, Talus, Navikulare und Kuboid

Ca̲lcar a̲vis [lat. *calcar* = Sporn u. lat. *avis* = Vogel] *s;* - -, ...ca̲ria avis: „Vogelsporn", Wulst an der medialen Wand des Hinterhorns des Seitenventrikels im Gehirn (Anat.)

Calcar femorale [lat. *calcar* = Sporn u. ↑femoral] *s;* - -, ...aria ...alia: „Schenkelsporn", leistenartiger Fortsatz am Oberschenkelhals

calcarinus, ...na, ...num [zu lat. *calcar* = Sporn]: zum Sporn gehörend; z. B. in der Fügung ↑Sulcus calcarinus (Anat.)

calcarius, ...ria, ...rium [zu lat. *calx,* Gen.: *calcis* = Stein; Kalkstein]: = calciferans; z. B. in der Fügung ↑Chondroangiopathia calcaria

calci|ferans [zu lat. *calx,* Gen.: *calcis* = Stein; Kalkstein u. lat. *ferre* = tragen, bringen, hervorbringen]: zur Ablagerung von Kalk, zur Verkalkung führend; z. B. in der Fügung ↑Arteriopathia calciferans infantium

Calcificatio vgl. Kalzifikation

Calcinosis vgl. Kalzinose

Calcium vgl. Kalzium

Calcium-En|try-Blocker [*...entri...;* engl. *entry* = Eintritt] *m;* -s, -: Bez. für Substanzen, die den Kalziumzustrom in die Zelle hemmen; Abk.: CEB

Calcium-Over|load-Blocker [*...o^u w^e r-lo^u d...;* engl. *overload* = Überbelastung] *m;* -s, -: Bez. für Substanzen, die die Kalziumüberladung der Zelle unterbinden; Abk.: COB

Calculus [aus lat. *calculus,* Gen.: *calculi* = Steinchen] *m;* -, ...li: kleiner Stein, Steinchen, ↑Konkrement. **Calculus felle|us:** = Cholelith. **Calculus renalis:** = Nephrolith. **Calculus salivalis:** = Sialolith. **Calculus vesicae:** „Blasenstein", ↑Konkrement unmittelbar in der Harnblase (oder aus den Nieren stammend)

Cald|well-Luc-Operation [*kåldw^e l-lük...;* nach dem amer. Arzt G. W. Caldwell (1834–1918) u. dem frz. Arzt Henry Luc (1855–1925)]: Radikaloperation der Oberkieferhöhle (wobei die Eröffnung vom Mundvorhof aus erfolgt) in Verbindung mit einer Resektion der medialen Kieferhöhlenwand und Herstellung einer guten Verbindung zwischen Nase und Kieferhöhle

Calicopapillitis vgl. Kalikopapillitis

Caliculus [aus lat. *caliculus,* Gen.: *caliculi* = kleiner Kelch] *m;* -, ...li: kleiner Kelch; Knospe (Anat.). **Caliculus gustatorius:** „Geschmacksknospe", Gruppe von Geschmackssinneszellen an der Zunge, am Gaumen u. am Kehlkopfeingang (Träger des Geschmackssinnes)

Californium [nach der University of California (Berkeley), wo das Element erstmals künstlich hergestellt wurde] *s;* -s: nur künstlich herstellbares, radioaktives metallisches Element; Zeichen: Cf

Calix [aus lat. *calix,* Gen.: *calicis* = tiefere Schale, Becher, Kelch] *m;* -, ...lices: Becher, Kelch, Schale, Schüssel, meist als Teil eines Hohlorgans (Anat.). **Calix renalis:** „Nierenkelch", becherförmige Umhüllung der Nierenpapille, die als eigentlicher Beginn des ↑Ureters angesehen werden kann und als Auffangorgan für den abgesonderten Urin dient

Calli|phora [zu gr. *κάλλος* = Schönheit u. gr. *φορός* = tragend] *w;* -, (Arten:) ...rae: blaue Schmeißfliege, Gattung der Schmeißfliegen (krankheitsübertragend)

Callositas [zu lat. *callosus* = hart-, dickhäutig] *w;* -, ...sitates: Hautverdickung, Hautschwiele. **callosus** vgl. kallös. **Callus** vgl. Kallus

Calor [aus gleichbed. lat. *calor*] *m;* -s: Wärme, Hitze (bes. als Symptom einer Entzündung).

caloricus, ...ca, ...cum: mit Hitze, Fieber einhergehend; z. B. in der Fügung ↑Dermatitis calorica

Calva vgl. Kalva

Calvaria [aus lat. *calvaria* = Hirnschale, Schädel] *w;* -, ...riae: knöchernes Schädeldach ohne Gesichtsschädel (Anat.)

Calvé-Wirbel [*kalwe...;* nach dem frz. Chirurgen Jacques Calvé, 1875–1954]: = Vertebra plana

Calvities [*...wizi-eß;* zu lat. *calvus* = kahl, kahlköpfig] *w;* -: Kahlköpfigkeit. **Calvus** vgl. Kalvus

Calx [aus lat. *calx,* Gen.: *calcis* = Ferse] *w;* -, Calces: Ferse (Anat.)

Calyx [aus gr. *κάλυξ,* Gen.: *κάλυκος* = Blumenkelch] *m;* -, Calyces: in der anatomischen Nomenklatur vorübergehend verwendete Bezeichnung für ↑Calix

Camera vgl. Kammer

Camptodactylia vgl. Kamptodaktylie

Campylo|bacter [gr. *καμπύλος* = gekrümmt, gebogen u. gr. *βάκτρον* = Stab] *s* od. *m;* -s: Gattung gramnegativer Stäbchenbakterien. **C. pylori:** Erreger fieberhafter Dünndarmentzündungen, auch ursächlich an der Gastritis beteiligt

canalicularis vgl. kanalikulär

Canaliculus [Verkleinerungsbildung zu lat. *canalis* = Röhre, Rinne, Kanal] *m;* -, ...culi: kleiner Körperkanal (Anat.). **Canaliculi carotico|tympanici** *Pl.:* kleine Kanäle des Felsenbeins, die zur Paukenhöhle führen. **Canaliculus chordae tympani:** kleiner knöcherner Kanal, der in die Paukenhöhle einmündet u. die ↑Chorda tympani enthält. **Canaliculus coch|leae:** kleiner offener Verbindungskanal zwischen Innenohr u. harter u. weicher Hirnhaut. **Canaliculus la|crimalis:** „Tränenkanal", Ausführungsgang einer Tränendrüse. **Canaliculus masto|ide|us:** kleiner Kanal im Warzenfortsatz. **Canaliculus tympanicus:** kleiner knöcherner Kanal, der in die Paukenhöhle mündet u. den ↑Nervus tympanicus enthält. **Canaliculus vestibuli:** = Aquaeductus vestibuli

Canalis [aus lat. *canalis* = Rinne, Röhre,

Kanal] *m;* -, ...les: röhrenförmiger Durchgang, Körperkanal (Anat.). **Canalis adductorius:** Adduktorenkanal, an der Vorderseite des Oberschenkels verlaufende Weichteilfurche für die Oberschenkelarterie und -vene. **Canalis alimentarius:** „Ernährungs- und Verdauungskanal" (umfasst Speiseröhre, Magen und Darm). **Canales alveo|lares** *Pl.:* von den Wurzeln der hinteren Zähne ausgehende Kanäle im Ober- und Unterkieferknochen, in denen Gefäße und Nerven verlaufen. **Canalis analis:** der an den Mastdarm anschließende und mit dem After abschließende letzte Abschnitt des Darms. **Canalis atrio|ven|tricularis communis:** offene Verbindung zwischen Herzvorhof und Herzkammer (angeborener Herzfehler). **Canalis au|ricularis:** „Ohrkanal", in der Embryonalentwicklung des Herzens Verbindungsstück zwischen Vorhof und Kammer des Herzens. **Canalis caroticus:** Kanal in der Spitze der Felsenbeinpyramide für die ↑Arteria carotis interna. **Canalis carpi:** Kanal im Bereich der Handwurzelknochen. **Canalis centralis:** Zentralkanal im Rückenmark. **Canalis cervicis uteri:** Gebärmutterhalskanal, am Ende des ↑Orificium externum canalis uteri gelegener Hohlraum. **Canalis condylaris:** Venenkanal hinter den Gelenkfortsätzen des Hinterhauptbeins. **Canales di|ploi|ci** *Pl.:* Venenkanäle in der schwammigen Substanz der Schädelknochen. **Canalis facia|lis:** knöcherner Kanal im Schläfenbein für den ↑Nervus facialis. **Canalis fas|ciculi optici:** = Canalis opticus. **Canalis femoralis:** „Schenkelkanal", Lücke in der Oberschenkelfaszie unterhalb des Leistenbandes (Bruchpforte bei Schenkelbrüchen). **Canalis hya|lo|ide|us:** Kanal, der von der Eintrittsstelle des Sehnervs in die Netzhaut durch den Glaskörper nach der Augenlinse zu verläuft. **Canalis hypo|glossalis:** neue Bez. für ↑Canalis hypoglossi. **Canalis hypo|glossi:** durch die Pyramide des Schläfenbeins verlaufender knöcherner Kanal für den ↑Nervus hypoglossus. **Canalis in|cisivus:** kleiner Verbindungskanal zwischen Mund- u. Nasenhöhle. **Canalis in|fraorbitalis:** Kanal im Oberkiefer unterhalb der Augenhöhle. **Canalis in|gui|nalis:** „Leistenkanal" (enthält beim Mann den Samenstrang, bei der Frau das runde Mutterband). **Canales lon|gitudinales modio|li** *Pl.:* Kanäle in der knöchernen Schnecke des Innenohrs (enthalten Bündel der ↑Pars cochlearis sowie Äste der ↑Arteria labyrinthi u. ↑Vena labyrinthi). **Canalis mandibulae:** Gefäß- u. Nervenkanal im Unterkiefer. **Canalis musculo|tubarius:** knöcherner Verbindungskanal zwischen Schläfenbeinpyramide u. Paukenhöhle (enthält die ↑Tuba auditiva u. den ↑Musculus tensor tympani). **Canalis nasola|cri|malis:** „Tränen-Nasen-Kanal" (verläuft von der ↑Orbita in die Nasenhöhle u. enthält den ↑Ductus nasolacrimalis). **Canalis naso|palatinus:** = Canalis incisivus. **Canalis nu|tricius:** „Ernährungskanal" der langen Röhrenknochen. **Canalis ob|turatorius:** Aussparung der ↑Fascia obturatoria im Ursprungsgebiet des ↑Musculus obturatorius internus am Beckenboden (Austrittsstelle von Nerven und Gefäßen; mögliche Bruchpforte). **Canalis opticus:** im kleinen Keilbeinflügel liegender kurzer knöcherner Kanal, in dem der Sehnerv verläuft. **Canales palatini** *Pl.:* vom Oberkieferbein u. Gaumenbein gebildete knöcherne Kanäle, die die Nervi palatini (vgl. Nervus palatinus anterior bzw. medius bzw. posterior) enthalten. **Canalis palatino|vaginalis:** kleiner, knöcherner Kanal am Dach der Nasenhöhle, zwischen Keilbein und Gaumenbeinfortsatz. **Canalis pterygo|ide|us:** Nerven- und Gefäßkanal zwischen den beiden Wurzeln des vom Keilbeinkörper abwärts verlaufenden Fortsatzes. **Canalis pudendalis:** in der ↑Fascia obturatoria verlaufender Kanal zur Aufnahme von Gefäßen und Nerven. **Canalis pyloricus:** vor dem Magenpförtner gelegener Endabschnitt des Magens. **Canalis radicis dentis** [↑Radix dentis]: Wurzelkanal des Zahns. **Canalis rotundus:** = Foramen rotundum. **Canalis sa|cralis:** Fortsetzung des Wirbelkanals im Kreuzbein. **Canales semi|circulares ossei** [- - ...*e-i*] *Pl.:* knöcherne Bogengänge im inneren Ohr. **Canalis spiralis coch|leae:** spiralig verlaufender Gang im Inneren der Ohrschnecke. **Canalis spiralis modioli:** Kanal in der knöchernen Schneckenachse des Innenohrs (enthält das ↑Ganglion spirale). **Canalis ven|triculi:** durch die Längsfalten der Magenschleimhaut entlang der kleinen Kurvatur gebildete Magenstraße, die den Speisebrei transportiert. **Canalis verte|bralis:** Wirbelkanal (enthält das Rückenmark mit seinen Hüllen). **Canalis vomero|rost|ralis:** Kanal zwischen Pflugscharbein und Keilbein. **Canalis vomerovaginalis:** Kanal zwischen Scheidenfortsatz des Keilbeins und Pflugscharbein

Cancer [*kanß^e^r,* auch in engl. Ausspr.: *känß^e^r;* über gleichbed. engl. *cancer* aus lat. *cancer* = Gitter; Gittertier, Krebs] *m;* -s, -: seltene Bezeichnung für: Krebs, Karzinom. **Cancer en cui|rasse** [*kanß^e^r ang kü^i^raß;* frz. *cuirasse* = Harnisch, Brustpanzer]: „Panzerkrebs", Endstadium des Brustdrüsenkrebses mit Ausbildung harter Knoten in der Brust (manchmal ist die Brust von einem „Panzer" aus bösartigen Geschwüren umfasst). **Cancer aqua|ticus:** „Wasserkrebs", plötzlich auftretende ↑Gangrän, besonders in der Gegend des Mundes, mit Zerstörung von Teilen der Lippen und Wangen. **Cancer pyreticus:** bösartige Geschwulst, die mit Fieber einhergeht, z. B. Leberkrebs

Cancerosis vgl. Kanzerose
cancerosus vgl. kanzerös
Candida [zu lat. *candidus* = weiß] *w;* -, (Arten:) ...didae: Gattung der Sprosspilze auf der Haut u. auf Schleimhäuten (z.T. Krankheitserreger bei Menschen und bei Tieren)
Candidosis vgl. Kandidose
caninus, ...na, ...num [zu lat. *canis* = Hund]: zum Hund gehörend, Hunds...; z.B. in der Fügung ↑Dens caninus. **Caninus** *m;* -, ...ni: übl. Kurzbez. für ↑Dens caninus
Canities [*kanizi-eß;* zu lat. *canus* = grau, weißgrau] *w;* -: graue od. grauweiße Beschaffenheit bes. der Haare, Ergrauen der Haare (infolge Pigmentschwundes). **Canities praecox:** vorzeitiges Ergrauen der Haare. **Canities un|gui|um** [↑Unguis]: graue Beschaffenheit der Nägel
Cantharides vgl. Kanthariden
Cantharidin vgl. Kantharidin
Canthus vgl. Kanthus
canus, ...na, ...num [aus gleichbed. lat. *canus*]: grau, weißgrau
CAPD: Abk. für ↑kontinuierliche ambulante Peritonealdialyse
capillaris vgl. kapillar
Capillitium vgl. Kapillitium
Capillus [aus lat. *capillus* = Haupt-, Barthaar] *m;* -, ...lli (anat. meist *Pl.*): Kopfhaare (Anat.)
Capist|rum [aus lat. *capistrum* = Halteschlinge; Halfter] *s;* -s, ...stra: Halfterbindenverband, besondere Art eines Kopfverbandes um Schädel u. Unterkiefer
capitatus, ...tata, ...tatum [zu lat. *caput,* Gen.: *capitis* = Haupt, Kopf]: mit einem Kopf bzw. Gelenkkopf versehen (bes. von Knochen); z.B. in der Fügung ↑Os capitatum (Anat.)
Capitium [aus lat. *capitium* = Mieder, Korsett] *s;* -s, ...tia: mützenartiger Kopf[tuch]verband
Capitulum [Verkleinerungsbildung zu lat. *caput,* Gen.: *capitis* = Haupt, Kopf] *s;* -s, ...la: Köpfchen, Gelenkköpfchen (Anat.). **Capitulum humeri:** „Oberarmköpfchen", kopfförmiges Ende des Oberarmknochens für die gelenkige Verbindung mit der Speiche. **Capitulum stapedis** [↑Stapes]: = Caput stapedis. **Capitulum trans|versum:** querer, köpfchenförmig verdickter Muskelteil des ↑Musculus adductor hallucis
Cap|sula [Verkleinerungsbildung zu lat. *capsa* = Kapsel, Behältnis] *w;* -, ...lae: **1)** Kapsel, kapselförmige Umhüllung (bes. aus Fett- od. Bindegewebe) eines Körperorgans od. Körperteils (z.B. eines Gelenks; Anat.). **2)** Umhüllung (z.B. Gelatineüberzug) eines Arzneimittels (Pharm.). **Cap|sula adiposa:** „Fettkapsel" der Niere. **Cap|sula articularis:** „Gelenkkapsel", bindegewebige, oft durch Bänder verstärkte Umhüllung eines Gelenks. **Capsula bulbi:** = Vagina bulbi. **Cap|sula ex|terna:** äußere Kapsel des ↑Nucleus lentiformis (Teil der Basalganglien). **Cap|sula ex|trema:** äußerste Kapsel, die die graue Substanz der Insel und ↑Claustrum (1) umschließt. **Cap|sula fi|brosa:** faserreiche bindegewebige Kapsel (z.B. der Leber oder der Nieren). **Cap|sula fi|brosa peri|vascularis:** Bindegewebskapsel der Leber. **Capsula gan|glii:** Bindegewebskapsel eines Nervenknotens. **Cap|sula glomeruli:** Kapsel, die den ↑Glomerulus in der Nierenrinde umhüllt. **Cap|sula interna:** innere Kapsel der Großhirnhemisphären. **Cap|sula lentis** [↑Lens]: „Linsenkapsel", homogene, ziemlich dicke Membran, die die Linse des Auges umhüllt. **Cap|sula lie|nis** [↑Lien]: = Tunica fibrosa lienis. **Cap|sula ossea labyrin|thi:** = Labyrinthus osseus. **Cap|sula pan|crea|tis** [↑Pankreas]: bindegewebige Kapsel der Bauchspeicheldrüse. **Cap|sula pro|statica:** Bindegewebskapsel der Vorsteherdrüse. **Cap|sula tonsillaris:** bindegewebige Kapsel der Gaumenmandel
capsularis vgl. kapsulär
Capsulitis vgl. Kapsulitis
Caput [aus lat. *caput,* Gen.: *capitis* = Haupt, Kopf] *s;* -, Capita: Kopf; Gelenkkopf; Muskelkopf (Ursprungsteil eines Muskels; bes. Anat.). **Caput breve:** kurzer Muskelkopf. **Caput costae:** „Rippenköpfchen", verdickter Teil am vertebralen Rippenende. **Caput epi|didymidis:** „Nebenhodenkopf", oberer, gewölbter Teil des Nebenhodens. **Caput femoris** [↑Femur]: „Oberschenkelkopf", Hüftkopf; verdicktes Ende des Oberschenkelknochens. **Caput fibulae:** „Wadenbeinköpfchen", kniegelenknahes Ende des Wadenbeins. **Caput galea|tum:** „Glückshaube", Umhüllung des Kindes während der Geburt aus ungeborstenen Eihäuten bei ausbleibendem Blasensprung. **Caput humerale:** am ↑Humerus (als Ursprungsstelle) ansetzender Muskelkopf des ↑Musculus pronator teres u. des ↑Musculus flexor carpi ulnaris. **Caput humeri:** „Oberarmkopf", das verdickte rumpfnahe Ende des Oberarmknochens. **Caput humero|ulnare:** verdickte Ansatzstelle des ↑Musculus flexor digitorum superficialis. **Caput laterale:** seitlicher Muskelkopf des ↑Musculus gastrocnemius an der Ursprungsstelle des Unterschenkels. **Caput lon|gum:** langer Muskelkopf des ↑Musculus biceps brachii, des ↑Musculus biceps femoris u. des ↑Musculus triceps brachii. **Caput mallei** [*...e-i*]: Köpfchen des Hammers im Mittelohr. **Caput mandibulae:** Gelenkköpfchen des Unterkiefers. **Caput media|le:** mittlerer Muskelkopf des ↑Musculus gastrocnemius. **Caput medusae** [nach dem Schlangen tragenden Haupt der Medusa, eines weiblichen Ungeheuers der gr. Sage]: „Medusenhaupt", Krampfadergeflecht im Bereich der Nabelvenen bei Stauungen

im Pfortadersystem. **Caput natilforme:** rachitische Schädelform mit Vorwölbung der Hirnschädelknochen im Bereich der Stirn- u. Seitenflächen bei gleichzeitiger Vertiefung der Verbindungsnähte. **Caput obliquum:** schräger Muskelkopf des ↑Musculus adductor hallucis u. des ↑Musculus adductor pollicis. **Caput oblstipum:** krankhafte Schiefstellung des Kopfes, Schiefhals. **Caput ossis femoris:** neue Bez. für ↑Caput femoris. **Caput panlcrealtis** [↑Pankreas]: „Pankreaskopf", der in der Schlinge des Zwölffingerdarms liegende Teil der Bauchspeicheldrüse. **Caput phalanlgis** [↑Phalanx]: körperfern gelegenes Ende eines Finger- oder Zehengliedes mit dem dazugehörenden Gelenkkopf. **Caput quadratum:** eckige Schädelform bei Rachitis. **Caput radiale:** verdickter Ursprungsteil des ↑Musculus flexor digitorum superficialis. **Caput radii** [↑Radius]: verdicktes oberes Gelenkende der Speiche. **Caput stapedis** [↑Stapes]: Kopf des Steigbügels im Ohr. **Caput succedaneum:** Geburtsgeschwulst (aus einer blutig-serösen Durchtränkung der Haut und des darunter liegenden Bindegewebes) am vorangehenden Körperteil des Kindes bei der Geburt, also besonders im Bereich des Kopfes. **Caput tali** [↑Talus]: „Sprungbeinkopf", abgerundeter Vorsprung an der Vorderseite des Sprungbeins. **Caput translversum:** querer Muskelkopf des ↑Musculus adductor hallucis u. des ↑Musculus adductor pollicis. **Caput turritum:** = Turrizephalus. **Caput ulnae:** Köpfchen am unteren Ende der Elle. **Caput ulnare:** verdickter Ansatz des ↑Musculus flexor carpi ulnaris

Carate [*karáte;* aus gleichbed. span. *carate*] *w;* -: = Pinta

Carbo [aus lat. *carbo,* Gen.: *carbonis* = Kohle] *m;* -[s]: Holz-, Knochenkohle. **Carbo medicinalis:** „medizinische Kohle", zu Heilzwecken (z. B. bei Darmkatarrh u. Vergiftungen) verwendete Tier- od. Pflanzenkohle

Carbolanlhyldrase, eindeutschend: **Karboanlhyldrase** [lat. *carbo* = Kohle, ↑¹a..., ↑hydro... u. ↑...ase] *w;* -, -n: Enzym, das in der Niere die Reabsorption von Bikarbonat und die Sekretion von Wasserstoffionen aufrechterhält

Carbolanlhyldraselhemmer, eindeutschend: **Karbolanlhyldraselhemmer:** Arzneimittel, die durch Hemmung der Carboanhydrase als ↑Diuretikum verwendet werden

Carbolgen [Kurzbildung aus ↑Carboneum u. ↑...gen] *s;* -s: zur künstlichen Beatmung verwendetes Gemisch aus 95% Sauerstoff und 5% Kohlendioxid

Carboneum vgl. Kohlenstoff

Carbonisatio vgl. Karbonisation

Carbunculus vgl. Karbunkel

Carcinoma vgl. Karzinom

Carcinosis vgl. Karzinose

Cardia vgl. Kardia. **cardialcus, ...ca, ...cum** [zu ↑Kardia]: **1)** zum Herzen gehörend, dem Herzen benachbart. **2)** zum Mageneingang gehörend; z. B. in der Fügung ↑Ostium cardiacum ventriculi

Cardialgia vgl. Kardialgie

cardialis vgl. kardial

Cardiolysis vgl. Kardiolyse

Cardiomegalia vgl. Kardiomegalie

Cardiomyopathia vgl. Kardiomyopathie

Cardiopathia vgl. Kardiopathie

Carditis vgl. Karditis

Carezza vgl. Karezza

Caries vgl. Karies

Carina [aus lat. *carina,* Gen.: *carinae* = Kiel, Schiffskiel; kielähnlicher Gegenstand] *w;* -, ...nae: Leiste, kielartiger Vorsprung an Organen (Anat.). **Carina epilglottica:** Verdickung des Mittelteils des Kehldeckels in Längsrichtung. **Carina tralcheae:** Leiste an der oberen Gabelung der Luftröhre. **Carina urelthralis vaginae:** Abzeichnung der weiblichen Harnröhre an der vorderen Scheidenwand in Form einer kielartigen Vorwölbung. **carinatus, ...ta, ...tum:** gekielt; kielförmig, leistenförmig

carnelus, ...nea, ...nelum, auch: **carnosus, ...osa, ...osum** [zu lat. *caro,* Gen.: *carnis* = Fleisch]: fleischig; z. B. in der Fügung ↑Trabeculae carneae

Carnitin, eindeutschend: **Karnitin** [zu lat. *caro,* Gen.: *carnis* = Fleisch] *s;* -s, -e: Transportprotein, das langkettige Fettsäuren in die Zelle einschleust

Caro [aus lat. *caro* = Fleisch] *w;* -: Fleisch, Muskelgewebe. **Caro luxurians:** überschüssiges, „wildes" Fleisch bei der Wundheilung

caroticoltympanicus, ...ca, ...cum [zu ↑Karotis u. ↑Tympanum]: zur ↑Karotis und zur Paukenhöhle gehörend; z. B. in der Fügung ↑Canaliculi caroticotympanici (Anat.)

caroticus, ...ca, ...cum [zu ↑Karotis]: zur Kopfschlagader (↑Karotis) gehörend; z. B. in der Fügung ↑Canalis caroticus (Anat.)

Carotin vgl. Karotin

Carotinoid vgl. Karotinoid

Carotis vgl. Karotis

Carpalia [zu ↑Carpus] *Pl.:* = Ossa carpi.

carpalis vgl. karpal

carpelus, ...pea, ...pelum, auch: **carpicus, ...ca, ...cum** [zu ↑Carpus]: die Handwurzel betreffend, für die Handwurzel bestimmt

carpolmetalcarpelus, ...pea, ...pelum [zu ↑Carpus u. ↑Metacarpus]: zu Handwurzel und Mittelhand gehörend; z. B. in der Fügung ↑Articulatio carpometacarpea

Carpus [von gr. *καρπός* = Handwurzel] *m;* -, ...pi: Handwurzel, gelenkiger Teil zwischen Hand u. Unterarm (Anat.)

Carrier [*kärier;* engl. *carrier* = Bote, Träger] *m;* -s, -: **1)** Trägerstoff, der Elektronen oder

Ionen von einem Molekül auf ein anderes zu übertragen vermag. **2)** Substanz, die ein in ihr gelöstes Arzneimittel durch ein Gewebe hindurchtransportiert

cartilagi|ne|us, ...nea, ...ne|um [zu ↑Cartilago]: knorpelig. **cartilaginosus** vgl. kartilaginös

Cartilago [aus lat. *cartilago,* Gen.: *cartilaginis* = Knorpel] *w;* -, ...lagines: Knorpel, Stützgewebe (aus Knorpelzellen, die in die Knorpelgrundsubstanz eingelagert sind), das sich durch einen hohen Grad von Festigkeit (Druckelastizität) und große Biegungselastizität auszeichnet. **Cartilagines alares minores** *Pl.:* kleine Knorpelteile in den Nasenflügeln. **Cartilago alaris major:** Nasenspitzenknorpel (greift mit je einem Schenkel auf die Nasenflügel über). **Cartilago articularis:** „Gelenkknorpel", knorpeliger Überzug der knöchernen Gelenkenden. **Cartilago arytae|noidea:** paarig angelegter Kehlkopfknorpel etwa von der Form einer dreiseitigen Pyramide. **Cartilago au|riculae:** Ohrmuschelknorpel. **Cartilago corniculata:** „Hörnchenknorpel" am abgestützten oberen Ende des Stellknorpels. **Cartilago costalis:** „Rippenknorpel", ventraler, kürzerer knorpeliger Anteil der Rippen mit Verbindung zum Brustbein (1.–7. Rippe). **Cartilago crico|idea:** Ringknorpel des Kehlkopfs, einem Siegelring ähnlicher Knorpel unterhalb des Schildknorpels (Teil des Kehlkopfknorpelgerüstes). **Cartilago cuneiformis** [- ...*e-i*...]: Kegelknorpel des Kehlkopfes, paarig angelegtes elastisches Knorpelstückchen, das stäbchen- oder keilförmig vor der ↑Cartilago corniculata liegt (Teil des Kehlkopfknorpelgerüstes). **Cartilago epiglottica:** „Kehldeckelknorpel". **Cartilago epi|physia|lis:** Knorpel an den Endstücken der langen Röhrenknochen. **Cartilagines laryn|gis** [↑Larynx] *Pl.:* die Kehlkopfknorpel. **Cartilago mea|tus acustici:** Gehörgangsknorpel, knorpeliger Teil des äußeren Gehörgangs. **Cartilago nasi:** „Nasenknorpel", Bezeichnung für die knorpeligen Anteile der äußeren Nase. **Cartilago septi nasi:** Nasenscheidewandknorpel (greift mit einer rechten und linken Knorpelplatte auf die seitlichen Wände der Nase über). **Cartilago thyreo|idea:** Schildknorpel des Kehlkopfs, Hauptknorpel des Kehlkopfknorpelgerüstes (besteht aus zwei Platten, die vorn winkelig verschmolzen sind und den sichtbaren so genannten Adamsapfel bilden). **Cartilago tra|chea|lis:** „Luftröhrenknorpel", Knorpelring der Luftröhre (bildet das Stützgerüst der Luftröhre). **Cartilago triticea:** „Weizenkornknorpel", weizenkorngroßer, kleiner Knorpel beiderseits zwischen Zungenbein u. Schildknorpel. **Cartilago tubae au|ditivae:** „Ohrtubenknorpel", knorpeliger Anteil der Ohrtrompete. **Cartilago vomeronasalis:** Knorpelstückchen im vorderen, unteren Abschnitt der Nasenscheidewand

Caruncula vgl. Karunkel

Carus [aus gr. *κάρος* = tiefer Schlaf] *m;* -: höchster Grad einer tiefen Bewusstlosigkeit

Casal-Kragen [*kaßal*...; nach dem span. Arzt Caspar Casal, 1679–1759]: bandförmige Rötung und Schwellung der Haut am Hals bei Pellagra

Casein vgl. Kasein

caseo|sus, ...osa, ...osum [zu lat. *caseus* = Käse]: käsig, von käseartiger Beschaffenheit, u. zwar: **a)** physiologisch (z. B. in der Fügung ↑Vernix caseosa; Anat.), **b)** pathologisch (z. B. in der Fügung ↑Pneumonia caseosa)

Cäsium, in der internat. chem. Nomenklatur: **Cae|sium** [zu lat. *caesius* = bläulich grau, blaugrau] *s;* -s: metallisches chem. Element, seltenes Alkalimetall; Zeichen: Cs

Cassio|pei|um [nach dem Sternbild Cassiopeia] *s;* -s: älterer Name für das Element ↑Lutetium; Zeichen: Cp

Ca|stle-Faktor, Ca|stle-Ferment [*kaß*^{e}*l*...; nach dem amer. Internisten W. B. Castle, 19./20. Jh.] = Intrinsic Factor

Castratio vgl. Kastration

Casus [aus lat. *casus* = Fall] *m;* -, - [*kásuß*]: Krankheitsfall

catalase|us, ...sea, ...se|um [zu ↑Katalase]: das Enzym ↑Katalase betreffend; z. B. in der Fügung ↑Anenzymia catalasea

Cataracta vgl. Katarakt

catarrhalis vgl. katarrhalisch. **Catarrhus** vgl. Katarrh

Catgut vgl. Katgut

Cau|da [aus lat. *cauda,* Gen.: *caudae* = Schwanz. Schweif] *w;* -, ...dae: Schwanz, Schweif, Endstück eines Organs od. Körperteils (Anat.). **Cau|da epi|didymidis** [↑Epididymis]: unteres Ende des Nebenhodens. **Cau|da equi|na:** „Pferdeschwanz", Bezeichnung für das spitz auslaufende Ende des Rückenmarks mit den hier austretenden Rückenmarksnervenwurzeln. **Cau|da helicis** [↑Helix]: hinteres Ende der Ohrmuschelleiste. **Cau|da nu|clei cau|dati** [- ...*e-i* -]: nach hinten und abwärts bogenförmig gekrümmtes Ende des ↑Nucleus caudatus. **Cau|da pan|creatis** [↑Pankreas]: Endstück der Bauchspeicheldrüse. **caudalis** vgl. kaudal. **cau|datus, ...ta, ...tum:** geschwänzt; z. B. in der Fügung ↑Nucleus caudatus

Cau|sa [aus lat. *causa* = Anlass, Grund, Ursache] *w;* -, ...sae: Ursache, Krankheitsursache. **causalis** vgl. kausal

Causalgia vgl. Kausalgie

causticus vgl. kaustisch

Cau|terium actua|le [zu gr. *καυτήρ* = Verbrenner; Brenneisen; ↑aktuell]: Glüheisen, chirurgisches Hilfsmittel

cave! [*kawe;* zu lat. *cavere* = sich hüten, sich vorsehen]: „Vorsicht!", „vermeide!"
Caverna vgl. Kaverne
Cavernitis vgl. Kavernitis
Cavernoma vgl. Kavernom
cavernosus vgl. kavernös
Cavitas vgl. Kavität
Cavum [zu lat. *cavus* = hohl] *s;* -s, ...va: Höhle, Hohlraum (Anat.). **Cavum con|chae:** größere untere Grube der Ohrmuschel. **Cavum corporis uteri** [↑Corpus uteri]: ältere Bez. für ↑Cavum uteri. **Cavum cranii:** „Schädelhöhle", das Gehirn enthaltender Hohlraum des Schädels. **Cavum media|stinale:** = Mediastinum. **Cavum pelvis:** „Beckenhöhle", Teil des Unterbauchs, der vom knöchernen Becken umrahmt wird (besteht aus dem großen und kleinen Becken). **Cavum Retzii** [nach dem schwed. Anatomen A. A. Retzius, 1796–1860]: = Spatium retropubicum. **Cavum septi pellucidi:** Hohlraumsystem im ↑Septum pellucidum. **Cavum sub|durale:** annähernd spaltförmiger Hohlraum zwischen harter Hirnhaut u. Spinnwebhaut. **Cavum tympani:** „Paukenhöhle", Hohlraumsystem des Mittelohrs mit den Gehörknöchelchen. **Cavum Vergae** [- *wärgä;* nach dem ital. Neurologen A. Verga, 1811–1895]: Spaltbildung im hinteren Teil des ↑Septum pellucidum
cavus, ...va, ...vum [aus gleichbed. lat. *cavus*]: hohl; z. B. in der Fügung ↑Vena cava (Anatomie)
Cb: chem Zeichen für ↑Columbium
Cd: chem. Zeichen für ↑Kadmium
Ce: chem. Zeichen für ↑Cer
CEA: Abk. für ↑karzinoembryonales Antigen
CEB: Abk. für ↑Calcium-Entry-Blocker
celer, ...ris, ...re [aus gleichbed. lat. *celer*]: schnell, rasch (z. B. vom Puls)
Cella vgl. Zelle
Cellula [Verkleinerungsbildung zu lat. *cella* = Behältnis, Zelle] *w;* -, ...lae: kleine Körperzelle. **Cellulae anterio|res** *Pl.:* vordere Siebbeinzellen. **Cellulae eth|mo|idales** *Pl.:* Siebbeinzellen, zahlreiche kleine, lufthaltige Räume der Siebbeinlabyrinthe. **Cellulae masto|ideae** *Pl.:* Warzenzellen, luftgefüllte kleine Hohlräume des Warzenfortsatzes. **Cellulae mediae** *Pl.:* mittlere Siebbeinzellen. **Cellulae pneu|maticae** *Pl.:* lufthaltige kleine Zellen der Ohrtrompete. **Cellulae posteriores** *Pl.:* hintere Siebbeinzellen. **Cellulae tympanicae** *Pl.:* zellartige Vertiefungen am Boden der Paukenhöhle
Cellulitis vgl. Zellulitis
cellulosus, ...osa, ...osum [zu ↑Cellula]: zellig, aus Zellen bestehend, Zellenstruktur aufweisend
Cementum vgl. Zement
centralis vgl. zentral
cen|tri|fugus, ...ga, ...gum [zu lat. *centrum* = Mitte, Mittelpunkt u. lat. *fugere* = fliehen]: vom Mittelpunkt weg strebend; an die Peripherie verlagert; z. B. in der Fügung ↑Atrophodermitis centrifuga
Centriolum vgl. Zentriol
Centrum vgl. Zentrum
cephal..., Cephal... vgl. zephalo..., Zephalo...
Ce|phalaea [zu gr. κεφαλή = Kopf] *w;* -, ...laeae: hartnäckiger Kopfschmerz. **Cephalaea vaso|motorica** (od. **vaso|para|lytica**): anfallsweises Auftreten heftiger Kopfschmerzen bei Personen mit gefäßlabiler Konstitution
Ceph[al]algia vgl. Zeph[al]algie
ce|phalicus, ...ca, ...cum [zu gr. κεφαλή = Kopf]: zum Kopf gehörend, den Kopf betreffend; z. B. in der Fügung ↑Vena cephalica
cephalo..., Cephalo... vgl. zephalo..., Zephalo...
Ce|phalo|sporin, eingedeutscht: **Ze|phalosporin** [zum wissenschaftlichen Namen der Deuteromyzetengattung *Cephalosporium*] *s;* -s, -e (meist *Pl.*): **1)** Antibiotika, die aus Pilzen der Deuteromyzetengattung Cephalosporium gewonnen werden. **2)** im engeren Sinne das den Penicillinen strukturell nahe stehende, aus Cephalosporium acremonium gewonnene Cephalosporin C
Cer [nach dem Asteroiden Ceres benannt] *s;* -s: metallisches chem. Element; Zeichen: Ce
Cer|clage [*ßärklasch^e;* aus gleichbed. frz. *cerclage*] *w;* -, -n: kreisförmige Naht bei Operationen (z. B. Drahtnaht um die gebrochene Kniescheibe)
Cerebellar Fit [*ßeribel^er fit;* engl.] *s;* - -s, - -s (meist *Pl.*): Streckkrämpfe bei Dezerebrationszuständen
cerebellaris vgl. zerebellar
cerebello|medullaris, ...re [zu ↑Cerebellum u. ↑Medulla]: zwischen Kleinhirn und verlängertem Mark gelegen; z. B. in der Fügung ↑Cisterna cerebellomedullaris (Anat.)
cerebello|ru|bralis, ...le [zu ↑Cerebellum u. ↑ruber (in der Fügung ↑Nucleus ruber)]: zwischen Kleinhirn und rotem Kern gelegen; z. B. in der Fügung ↑Tractus cerebellorubralis (Anat.)
cerebellospinalis vgl. zerebellospinal
cerebello|thalamicus, ...ca, ...cum [zu ↑Cerebellum u. ↑Thalamus]: zwischen Kleinhirn und Thalamus gelegen; z. B. in der Fügung ↑Tractus cerebellothalamicus
Cerebellum [aus lat. *cerebellum,* Gen.: *cerebelli* = kleines Gehirn] *s;* -s, ...lla: Kleinhirn, zwischen Großhirn und Nachhirn gelegen (Sitz der Regulationszentren für die Erhaltung des Gleichgewichts und für die Bewegungskoordination zahlreicher Muskelgruppen); eindeutschend: ↑Zerebellum
cerebralis vgl. zerebral
cerebrospinalis vgl. zerebrospinal

Cere|brum [aus gleichbed. lat. *cerebrum*, Gen.: *cerebri*] *s;* -s, ...bra: Gehirn, Großhirn; der im Schädel gelegene Teil des Zentralnervensystems (umfasst die Großhirnhälften, den Hirnstamm sowie Endhirn, Zwischenhirn, Mittelhirn, Hinterhirn und Nachhirn)

cere|us, ...ea, ...e|um [aus gleichbed. lat. *cereus*]: wächsern, wachsartig; geschmeidig; z. B. in der Fügung ↑Flexibilitas cerea

Cerumen vgl. Zerumen. **ceruminosus, ...osa, ...osum:** = zeruminal

cervicalis vgl. zervikal

cervico|thoracicus, ...cica, ...cicum [zu ↑Cervix u. ↑Thorax]: zum Hals und zur Brust gehörend; z. B. in der Fügung ↑Ganglion cervicothoracicum (Anat.)

Cervix [aus lat. *cervix*, Gen.: *cervicis* = Nacken, Hals] *w;* -, ...vices: Hals, Nacken; halsförmiger Abschnitt eines Organs; eindeutschend auch: Zervix (Anat.). **Cervix dentis** [↑Dens]: neue Bez. für ↑Collum dentis. **Cervix uteri:** „Gebärmutterhals", unterster Abschnitt der Gebärmutter, der teilweise mit seiner ↑Portio in die Scheide hineinragt. **Cervix vesicae:** „Harnblasenhals", Teil der Harnblase im Bereich des Abgangs der Harnröhre

Cestodes vgl. Zestoden

Cf: chem. Zeichen für ↑Californium

C-Fasern [*ze...*]: dünne, markarme Fasern der Nerven mit geringer Leitgeschwindigkeit

CFS: Abk. für ↑Chronic Fatigue Syndrome

C-Galle [*ze...*]: Lebergalle, die bei der Sondierung nach Aufhören der reflektorischen Gallenblasenkontraktion abfließt

C-Gast|ritis: Kurzbez. für die chemisch-toxische ↑Gastritis

Chagas-Krankheit [*schagaß...;* nach dem brasil. Bakteriologen u. Hygieniker Carlos Chagas, 1879–1934]: Trypanosomenerkrankung des Menschen mit Lymphknotenschwellungen, Leber- und Milzvergrößerung und Schilddrüsenstörungen

Chagom [Kurzbildung zu ↑Chagas-Krankheit] *s;* -s, -e, in fachspr. Fügungen: **Chagoma,** *Pl.:* -ta: lokale Hautreaktion bei Chagas-Krankheit

Chalasie [zu gr. *χαλᾶν* = erschlaffen, schlaff werden] *w;* -, ...ien, in fachspr. Fügungen: **Chalasia**[1], *Pl.:* ...iae: leichteste Form einer Hiatushernie, bei der die Kardia lediglich klafft

Chalazion [aus gr. *χαλάζιον* = kleines Hagelkorn] *s;* -s, ...zia od. ...zien [...*ien*]: „Hagelkorn", entzündliche Anschwellung am Augenlid (Entzündung einer ↑Meibom-Drüse mit Sekretstauung)

Chalcosis vgl. Chalkose

Chalikose [zu gr. *χάλιξ*, Gen.: *χάλικος* = kleiner Stein; Kies; Kalkstein] *w;* -, -n: Kalklunge infolge längerer Einatmung von Kalkstaub (eine Form der ↑Pneumokoniose)

Chalkose [zu gr. *χαλκός* = Erz, Metall, Kupfer] *w;* -, ...kosen, in fachspr. Fügungen: **Chalcosis,** *Pl.:* ...oses: Verkupferung des Auges infolge lang dauernder Einwirkung von Kupfersplittern. **Chalcosis corneae:** gelbrote Pigmentierung der Hornhaut infolge Einwirkung von Kupfersalzen bei Kupfersplittern in der Hornhaut. **Chalcosis corporis vi|trei** [- -...*e-i;* ↑Corpus vitreum]: Verkupferung des Glaskörpers des Auges. **Chalcosis lentis** [↑Lens]: Verkupferung der Augenlinse mit Auftreten von grünlich blauen Linsentrübungen als Folge von Kupfersalzablagerungen nach Kupfersplitterverletzungen des Auges. **Chalcosis retinae:** Verkupferung der Augennetzhaut infolge Ablagerung von Kupfersalzen nach Kupfersplitterverletzungen des Auges

Chalo|dermie [zu gr. *χαλᾶν* = erschlaffen, schlaff werden u. ↑Derma] *w;* -, ...ien: Faltenhaut, Erschlaffung der Haut infolge Verlustes der elastischen Fasern

Chalon [zu gr. *χαλᾶν* = nachlassen, erschlaffen] *s;* -s, -e: Stoff im Körpergewebe, der die normale Zellteilung regelt; Verminderung der Chalone führt zu gesteigerter Zellteilung und damit zu Geschwülsten (Krebshypothese)

Chamä|kon|chie [zu gr. *χαμαί* = auf der Erde; niedrig u. gr. *κόγχη* = Muschel] *w;* -, ...ien: kleine, niedrige Augenhöhle bei kurzsichtigem Auge

Chamä|pros|opie [zu gr. *χαμαί* = auf der Erde; niedrig u. gr. *πρόσωπον* = Gesicht] *w;* -, ...ien: Breitgesicht, breite Gesichtsform

Chamä|ze|phalie [zu gr. *χαμαί* = auf der Erde; niedrig u. gr. *κεφαλή* = Kopf] *w;* -, ...ien: „Flachköpfigkeit", Schädeldeformierung mit niedriger Gesichtsform

Chamberland-Filter [*schangbärlang...;* nach dem frz. Bakteriologen Ch. E. Chamberland, 1851–1908]: zylindrische Tonfilterkerze, durch die beim Filtrieren Bakterien zurückgehalten werden

Chaoul-Bestrahlung [*schaul...;* nach dem dt. Radiologen Henri Chaoul, 1887–1964]: Röntgen-Kleinraumbestrahlung, Kurzdistanzbestrahlung (Röntgenbestrahlung von oberflächlichen oder in zugänglichen Körperhöhlen gelegenen Krankheitsherden)

Charcot-Gelenk [*scharko...;* nach dem frz. Neurologen Jean M. Charcot, 1825–1893]: schwer deformiertes und verändertes Gelenk (vorzugsweise ein Kniegelenk) bei ↑Tabes. **Charcot-Ley|den-Kristalle** [E. V. von Leyden, dt. Arzt, 1832–1910] *Pl.:* spitze, farblose, glänzende Oktaeder, die bei Bronchialasthma besonders häufig (bisweilen auch bei anderen Erkrankungen der Bronchien) im Sputum vorkommen. **Charcot-**

Marie-Krankheit [Pierre Marie, frz. Arzt, 1853–1940]: neurale Muskelatrophie mit Zeichen einer Pyramidenbahnschädigung

Charge [*scharsch*; von frz. *charge* = Last] *w;* -, -n: aus einem Herstellungsgang stammende Arzneimitteleinheit, die nicht vollständig mit einer Einheit aus einem anderen Herstellungsgang übereinstimmen muss

Chäro|manie [zu gr. *χαίρειν* = sich freuen u. ↑Manie] *w;* -, ...ien: durch krankhafte Heiterkeit charakterisierte Manie

Charriè|re [*schariär;* nach dem frz. Instrumentenbauer J. F. B. Charrière, 1803–1876] *s;* -[s], -: Maßeinheit für die Dicke eines ↑Katheters; Zeichen: Charr (1 Charr = $^1/_3$ mm)

Charta [aus lat. *charta* (von gr. *χάρτης*) = Blatt der ägypt. Papyrusstaude; Papierblatt] *w;* -, ...tae: Papierhülse für Arzneimittel

Chasma [zu gr. *χάσκειν* = offen stehen, aufklaffen, gähnen] *s;* -s, ...men od. -ta, auch: **Chasmus** *m;* -, ...men: „Gähnkrampf", abnorm häufiges Gähnen (bei organischen Hirnerkrankungen, insbes. Tumoren, vorkommend)

Chediak-Reaktion [*tschediak...;* nach dem kuban. Arzt Alejandro Chediak, 20. Jh.]: Trockenblut-Mikroflockungsreaktion zur Syphilisdiagnose

Cheil|litis [zu gr. *χεῖλος* = Lippe] *w;* -, ...itiden (in fachspr. Fügungen: ...itides): Lippenentzündung. **Cheil|litis ab|rasiva praecancerosa:** Entzündung und Abschilferung der Lippenhaut als Vorstadium eines Lippenkarzinoms. **Cheil|litis apo|stematosa:** Lippenentzündung mit Ausbildung von Geschwüren. **Cheil|litis glandularis:** chronische entzündliche Verdickung der Lippen infolge Überentwicklung einzelner Speicheldrüsen. **Cheil|litis granulomatosa:** chronische entzündliche Schwellung u. rüsselförmige Vorwölbung der Lippen. **Cheil|litis photo|actinica:** durch Einwirkung von Lichtstrahlen hervorgerufene entzündliche Verdickung der Lippen. **Cheilitis radio|actinica:** durch Einwirkung von Röntgenstrahlen hervorgerufene entzündliche Verdickung der Lippen

Cheil|lo|gna|tho|palato|schisis [*...ß-ch...;* Kurzw. aus ↑Cheiloschisis, ↑Gnathoschisis und ↑Palatoschisis] *w;* -, ...schisen: schwere angeborene Missbildung im Bereich von Mund und Gesicht, Lippen-, Kiefer- und Gaumenspalte (auch Wolfsrachen genannt).

Cheil|lo|gna|tho|schisis [Kurzwort aus ↑Cheiloschisis und ↑Gnathoschisis] *w;* -, ...schisen: angeborene Missbildung im Bereich der Oberlippe und des Oberkiefers, Lippen-Kiefer-Spalte

Cheil|lo|plastik [gr. *χεῖλος* = Lippe u. ↑Plastik] *w;* -, -en: „Lippenplastik", plastisches, operatives Verfahren zur Beseitigung einer Lippenspalte

Cheil|lo|schisis [*...ß-ch...;* zu gr. *χεῖλος* = Lippe u. gr. *σχίζειν* = spalten] *w;* -, ...schisen: „Lippenspalte", Hasenscharte, angeborene seitliche Spaltung der Lippe

Cheil|lose [zu gr. *χεῖλος* = Lippe] *w;* -, -n, in fachspr. Fügungen: **Cheil|losis,** *Pl.:* ...oses: Schrundenbildung auf der Lippenschleimhaut

cheir..., Cheir... vgl. cheiro..., Cheiro...

Cheir|algia[1] [↑cheiro... u. ↑...algie] *w;* -, ...iae; in der Fügung: **Cheir|algia par|aesthetica:** Auftreten von schmerzhaften Parästhesien im Unterarm und in der Hand (bei Neuritis im Bereich des ↑Nervus radialis)

chei|ro..., Chei|ro... [aus gr. *χείρ* = Hand], vor Selbstlauten: **cheir..., Cheir...,** latinisiert: **chir[o]..., Chir[o]...:** Bestimmungswort von Zusammensetzungen mit der Bed. „Hand"; z. B.: Cheiromegalie, Chirurg

Chei|rologie, auch: **Chiro|logie** [↑cheiro... u. ↑...logie] *w;* -: = Daktylologie

Chei|ro|megalie [zu ↑cheiro... u. gr. *μέγας* (mit Stammerweiterung: *μεγαλο-*) = groß] *w;* -, ...ien: durch Auswüchse u. Missbildungen verursachte Vergrößerung der Hände

Chei|ro|pom|pholyx [↑cheiro... und ↑Pompholyx] *w;* -, ...pholyges: Blasenbildung an den Händen

Chei|ro|skop [↑cheiro... u. ↑...skop] *s;* -s, -e: Gerät zur Behandlung von Schielstörungen (das eine Auge sieht das mit einem Griffel nachzuzeichnende Bild, das andere Auge Zeichenfläche und Zeichnung)

Chei|ro|spasmus [↑cheiro... u. ↑Spasmus] *m;* -, ...men: Schreibkrampf, schmerzhafter, tonischer Krampfzustand der Handmuskulatur (vorkommend als Beschäftigungskrampf sowie bei Überanstrengung)

Chelat [zu gr. *χηλή* = Kralle, Krebsschere] *s;* -[e]s, -e: allg. Bez. für cyclische Verbindungen, bei denen ein bestimmtes Atom an zwei (oder mehrere) funktionelle Gruppen des Moleküls gebunden ist und dabei von den Gruppen „wie von einer Krebsschere" umfasst wird; insbes. Bez. für einen entsprechenden Komplex von Metallen mit organischen Verbindungen (dienen zur Behandlung der Arteriosklerose)

Chelidonin [zu ↑Chelidonium] *s;* -s: Alkaloid des Schöllkrautes (von krampflösender, beruhigender Wirkung)

Chelidonismus [zu ↑Chelidonium] *m;* -: Vergiftung durch Schöllkraut

Chelidonium [von gr. *χελιδόνιον* = Schwalbenkraut, Schöllkraut] *s;* -s: Schöllkraut, zu den Mohngewächsen zählende Pflanzengattung (Schöllkraut enthält das krampflösend wirkende Alkaloid ↑Chelidonin)

Chem|ab|rasion [zu ↑chemisch u. ↑Abrasion] *w;* -, -en: kosmetische Korrektur von Narben oder anderen Hautdeformitäten durch chemische Substanzen

Chemical Peeling [*kemik^{e}l piling;* engl. = chemisches (Ab)schälen] *s;* - -s, - -s: Methode der Hautstraffung (Verjüngung) durch Ablösung der oberen Hautschichten mit säurehaltigen Präparaten, wodurch das darunter liegende Bindegewebe fester wird

Chemie [wohl aus *Alchimie* (= mittelalterliche Goldmacherkunst) zurückgebildet, das seinerseits (über span.-frz. Vermittlung) auf arab. *al-kimija* = Chemie zurückgeht] *w;* -: der Zweig der Naturwissenschaften, der von den Eigenschaften, der Zusammensetzung und der Umwandlung der Stoffe und ihrer Verbindungen handelt. **Chemiker** *m;* -s, -: Wissenschaftler und Forscher auf dem Gebiet der Chemie.

Chemi|lumines|zenz [zu ↑chemisch u. ↑Lumineszenz] *w;* -, -en u. **Chemo|lumines|zenz** *w;* -, -en: durch gewisse chemische Reaktionen bewirkte Aussendung von sichtbarem Licht mancher Stoffe (Physik)

chemisch: die Chemie betreffend, zu ihr gehörend; mit Stoffumwandlung verbunden. **chemisches Element:** Grundstoff, der mit den Mitteln der Chemie nicht weiter zerlegt werden kann

chemisch-technischer Assis|tent: Assistenzberuf der Chemie, unterstützt den Chemiker bei technischen Arbeiten (z. B. Vorbereitung und Ausführung von analytischen und präparativen Arbeiten nach Anweisung)

Chemo|at|traktion [zu ↑Chemie u. lat. *attrahere, attractum* = anziehen] *w;* -: Anziehungskraft bestimmter von den Blutzellen freigesetzter Substanzen (z. B. Fibrin) auf geschädigte Zellen. **chemo|at|traktiv** [...*tif*]: die Chemoattraktion betreffend, auf Chemoattraktion beruhend

Chemo|chir|urgie [zu ↑chemisch u. ↑Chirurgie] *w;* -: chirurgische Entfernung chemisch fixierten Gewebes

Chemo|dektom [zu ↑Chemie u. gr. *δέχεσθαι* = annehmen, aufnehmen] *s;* -s, -e: = Glomustumor

Chemo|genetik [↑Chemie u. ↑Genetik] *w;* -: Wissenschaft und Lehre von den durch chemische Substanzen hervorgerufenen Veränderungen im Erbgang

Chemo|li|tho|lyse [zu ↑chemisch u. ↑Litholyse] *w;* -, -n: Auflösung von Konkrementen (z. B. Gallensteinen) mit chemischen Mitteln

Chemolumineszenz vgl. Chemilumineszenz

Chemo|nu|kleo|lyse [↑Chemie u. ↑Nukleolyse] *w;* -, -n: Behandlung des Bandscheibenvorfalls durch Injektion von Chymopapain in die Bandscheibe, die dadurch aufgelöst wird

Chemo|prä|vention [↑Chemie u. ↑Prävention] *w;* -, -en: Verhinderung von Erkrankungen durch Vorbeugung mit Medikamenten, z. B. in Form der Malariaprophylaxe. **chemo|prä|ventiv** [...*tif*]: mittels Chemoprävention

Chemo|rezeptor [↑Chemie u. ↑Rezeptor] *m;* -s, ...toren (meist *Pl.*): Ganglienzellen, die auf chemische Reize reagieren (die Chemorezeptoren im Glomus caroticum z. B. reagieren auf CO_2-Überladung des Blutes wie auf Sauerstoffmangel und bewirken auf reflektorischem Wege eine starke Intensivierung der Atmung)

Chemo|selektion [↑Chemie u. ↑Selektion] *w;* -, -en: chemische Modifizierung bestimmter Grundstrukturen eines Arzneimittels zur Erhöhung der Selektivität am Wirkort

chemo|sensibel [Kurzbildung zu ↑Chemotherapeutikum u. ↑sensibel]: empfindlich gegenüber Chemotherapeutika (von Krankheitserregern)

Chemosis [aus gleichbed. gr. *χήμωσις*] *w;* -, ...mosen (in fachspr. Fügungen: ...moses): entzündliches Ödem der Augenbindehaut, die durch die Flüssigkeitsansammlung emporgehoben wird

chemo|taktisch, in fachspr. Fügungen: **chemo|tacticus, ...ca, ...cum** [zu ↑Chemotaxis]: die ↑Chemotaxis betreffend, durch Chemotaxis bewirkt; z. B. in der Fügung ↑Arachnitis chemotactica. **Chemo|taxis** [↑Chemie u. gr. *τάξις* = Ordnung, Aufstellung] *w;* -: Anziehung bzw. Abstoßung von weißen Blutkörperchen und Bakterien durch gelöste Stoffe in ihrer Umgebung

Chemo|therapeu|tikum [zu ↑Chemotherapie] *s;* -s, ...ka: aus chem. Substanzen hergestelltes Mittel zur Beeinflussung von Infektionen, d. h. zur Abtötung oder Hemmung von Bakterien (hierzu gehören Desinfizienzien, Antiseptika, Antibiotika). **chemotherapeutisch:** die Chemotherapie betreffend, mit den Mitteln der Chemotherapie. **Chemo|therapie** [↑Chemie u. ↑Therapie] *w;* -: Behandlung von Infektionskrankheiten mit chemotherapeutischen Mitteln, die die Fähigkeit haben, in den Eigenstoffwechsel der Krankheitserreger einzugreifen, ihre Vermehrung zu hemmen oder sie abzutöten

Cheno|des|oxy|chol|säure [gr. *χήν*, Gen.: *χηνός* = Gans, frz. *dés-* = ent-, zer-, weg-, ↑oxy... u. ↑Cholsäure]: u. a. in Gänsegalle gefundene Substanz zur Auflösung cholesterinhaltiger röntgennegativer Gallensteine

Cherubinismus [zum Fremdwort *Cherub* = Engel] *m;* -, ...men: Missbildung mit Dysplasie des Unterkiefers und pausbäckigem Engelsgesicht

Chey|ne-Stokes-Atmung [*tsche^{i}n[i]ßto^{u}kß...;* nach dem schott. Arzt John Cheyne (1777–1836) u. dem ir. Arzt William Stokes (1804–1878)]: krankhafte Atmung mit An- und Abschwellen des Atemzugvolumens und dazwischenliegendem Atemstillstand (z. B. bei Morphinvergiftung, schwerer Herzinsuffizienz und Arteriosklerose der Gehirngefäße)

Chia|ri-Erkrankung [*kjari...*; nach dem dt. Pathologen H. Chiari, 1851–1916]: thrombotischer Verschluss der Hauptstämme der Lebervenen im Einmündungsgebiet der Hohlvene

Chiasma [aus gr. *χίασμα* = Zeichen oder Gestalt des gr. Buchstabens X]: **1)** *s;* -s, ...men: Überkreuzung zweier Halbchromosomen eines Chromosomenpaares während der Reduktionsteilung (Biol.). **2)** *s;* -s, -ta: anatom. Bez. für: Kreuzung, Kreuzungsstelle von Faser- oder Sehnenbündeln. **Chiasma opticum:** „Sehnervenkreuzung", Kreuzung der zur nasalen Netzhauthälfte gehörenden Nervenfaserstränge. **Chiasma tendinum:** Kreuzung der Sehnenbündel des ↑Musculus flexor digitorum superficialis u. des ↑Musculus flexor digitorum profundus

Chimäre [nach dem gleichnamigen Ungeheuer der griechischen Mythologie] *w;* -, -n: Lebewesen oder Gewebe aus Zellen verschiedenen Genotyps (Genetik)

Chinidin [zu ↑Chinin] *s;* -s: Nebenalkaloid aus der Chinarinde, weißes Pulver von bitterem Geschmack (Anwendung u.a. bei Herzrhythmusstörungen)

Chinin [über gleichbed. ital. *chinina* aus peruan. *quina,* dem Namen des Chinarindenbaums] *s;* -s: Alkaloid aus der Chinarinde, weiße nadelförmige Kristalle von sehr bitterem Geschmack (Anwendung bei ↑Malaria, bei fieberhaften Infektionskrankheiten und bei Herzrhythmusstörungen sowie als wehenförderndes Mittel)

Chinolon [Kunstw.] *s;* -s, -e: andere Bez. für ↑Gyrasehemmer

Chip [*tschip;* aus engl. *chip* = Splitter, Span] *m;* -s, -s: Bez. für kleine Knochenstückchen, die bei der Knochentransplantation zur Ausfüllung von Knochenhöhlen gesunden Knochen entnommen werden

chir..., Chir... vgl. cheiro..., Cheiro...

Chir|agra [von gleichbed. gr. *χειράγρα*] *s;* -s: Gicht in den Hand- u. Fingergelenken

chiral [zu ↑cheiro...]: die Eigenschaft der Chiralität besitzend. **Chiralität** *w;* -: Abweichen eines Moleküls von seinem als räumliches Gebilde gedachten Spiegelbild (Chemie)

chiro..., Chiro... vgl. cheiro..., Cheiro...

Chiro|praktik [zu ↑cheiro... u. gr. *πρακτικός* = zum Tun u. Handeln gehörend; tätig] *w;* -: Methode der Behandlung krankhafter Störungen und ↑Subluxationen im Bereich der Wirbelsäule mit bestimmten Einrenkungshandgriffen. **Chiro|praktiker** *m;* -s, -: Fachmann auf dem Gebiet der Chiropraktik. **chiro|praktisch:** die Chiropraktik betreffend, mittels der Chiropraktik

Chiro|therapie [zu ↑cheiro... u. ↑Therapie] *w;* -, ...pien, auch: **manuelle Medizin, Manualmedizin** [zu ↑Manus] *w;* -: zusammenfassende Bez. für alle Maßnahmen, bei denen die Hände zur Behandlung von Funktionsstörungen der Gelenke, v.a. der Wirbelsäule, eingesetzt werden

Chir|urg [von gr. *χειρουργός* = (der mit der Hand arbeitende) Wundarzt] *m;* -en, -en: Facharzt für Chirurgie. **Chir|urgie** *w;* -: Lehre von der operativen Behandlung krankhafter Störungen und Veränderungen im Organismus, wesentliches Teilgebiet der medizinischen Heilkunst. **chir|urgisch,** in fachspr. Fügungen: **chir|urgicus, ...ca, ...cum:** die Chirurgie betreffend; operativ; z.B. in der Fügung ↑Collum chirurgicum

Chitoneurom vgl. Neurinom. **Chito|neuromatose** [zu ↑Chitoneurom] *w;* -, -n, in fachspr. Fügungen: **Chito|neu|romatosis,** *Pl.:* ...oses: Krankheitsbild mit Veränderungen im Sinne der Neurofibromatose und Meningeome

Chlamydia [zu gr. *χλαμύς,* Gen.: *χλαμύδος* = Oberkleid der Männer (nlat. im Sinne von „Umhüllung des Organismus" gebraucht)] *w;* -, (Arten:) ...diae, eindeutschend: ...dien [...*i^e n*] (meist *Pl.*): in der neueren Nomenklatur Bez. für ↑Mijagawanelle

Chlamydo|zoen [zu gr. *χλαμύς,* Gen.: *χλαμύδος* = Oberkleid der Männer (nlat. im Sinne von „Umhüllung des Organismus" gebraucht) u. gr. *ζῷον* = Lebewesen] *Pl.:* Einschlusskörperchen, bei Viruserkrankungen entstehende Anhäufung von Viren und Reaktionsprodukten in Körperzellen

Chlo|asma [zu gr. *χλοάζειν* = junge Keime oder Sprossen treiben; grün[gelb] aussehen] *s;* -s, ...men (in fachspr. Fügungen: -ta): gelblich bis dunkelbraune, fleckförmige Pigmentvermehrung in der Haut. **Chloasma cachecticorum:** Braunfleckung der Haut im Zusammenhang mit allgemeinem Kräfteverfall. **Chlo|asma faciei** [↑Facies]: Auftreten gelblich brauner Hautpigmentationen im Gesicht. **Chlo|asma peri|orale virginum** [↑Virgo]: gelblich dunkelbraune Hautpigmentierungen um den Mund bei seborrhoischen Mädchen. **Chlo|asma uterinum:** bei Schwangeren auftretendes ↑Chloasma faciei, das möglicherweise infolge Nebenniereninsuffizienz entsteht und sich nach der Geburt des Kindes zurückbildet

Chlor [zu gr. *χλωρός* = grüngelb] *s;* -s: chemisches Element aus der Gruppe der Halogene; Zeichen: Cl

chlor..., Chlor... vgl. chloro..., Chloro...

Chlor|an|ämie: Blutarmut infolge Eisenmangels mit ↑Achlorhydrie (Vorkommen bei Frauen im mittleren Lebensalter; gehört zu den hypochromen Anämien)

Chlor|äthyl: sehr leicht flüchtige, entzündliche Flüssigkeit (C_2H_5Cl; Anwendung bei der Lokalanästhesie zur Vereisung, bei

Rauschnarkose oder zur Einleitung der Äthernarkose)

chloratus, ...ta, ...tum [zu ↑Chlor]: Chlor enthaltend, mit Chlor chem. verbunden; z. B. in der Fügung ↑Aether chloratus. **chloricus, ...ca, ...cum:** durch [die Einwirkung von] Chlor entstanden; z. B. in der Fügung ↑Acne chlorica

Chlorid [zu ↑Chlor] *s;* -[e]s, -e: chem. Verbindung mit Chlor, insbes. Metallverbindung (Salz der Salzsäure)

chloro..., Chloro..., vor Selbstlauten meist: **chlor..., Chlor...** [aus gr. *χλωρός* = grüngelb]: Bestimmungswort von Zusammensetzungen mit der Bedeutung „grün, grünlich"; z. B.: Chlorozyt

Chloro|form [Kurzw. aus ↑*Chlor* und Acidum *form*icicum = Ameisensäure] *s;* -s: farblose, nicht brennbare Flüssigkeit, leicht mischbar (Anwendung als Zusatz zu Einreibungsmitteln bei rheumatischen Erkrankungen; auch (heute selten) als Narkosemittel verwendet). **chloro|formie|ren:** mit Chloroform betäuben

Chloro|leuk|ämie [↑chloro... u. ↑Leukämie] *w;* -, ...ien: Leukämieform mit besonders bösartigem Verlauf, wobei in den infiltrierten Geweben (Milz, Drüsen u. Knochenmark) ein grünlicher Farbstoff abgelagert wird

Chloro|leu|ko|sarkomatose [Kurzw. aus ↑Chloroleukämie u. ↑Sarkomatose] *w;* -, -n: bösartige Leukämieform (Chloroleukämie) mit gleichzeitiger Sarkombildung

Chloro|lymph|adenose [↑chloro... u. ↑Lymphadenose] *w;* -, -n: Form der lymphatischen Leukämie mit gleichzeitigem Auftreten von eigenartigen, grün gefärbten Tumoren aus leukämischem Gewebe

Chloro|lym|pho|sarkomatose [↑chloro... u. ↑Lymphosarkomatose] *w;* -, -n: echte Geschwulstbildung des lymphatischen Gewebes mit gleichzeitig auftretenden grün gefärbten Tumoren aus leukämischem Gewebe

Chlorom [zu gr. *χλωρός* = grüngelb] *s;* -s, -e: bösartige Geschwulst mit eigentümlich grünlicher Färbung (ausgehend vom lymphatischen oder myeloischen Gewebe)

Chloro|meter [↑Chlor u. ↑...meter] *s;* -s, -: Gerät zur Bestimmung des Chlorgehaltes einer Flüssigkeit (bes. des Urins)

Chloro|mye|lose [↑chloro... u. ↑Myelose] *w;* -, -n: myeloische Leukämie mit gleichzeitig auftretenden grün gefärbten Tumoren aus leukämischem Gewebe. **Chloro|mye|losarkomatose** [↑Chloromyelose u. ↑Sarkomatose] *w;* -, -n: Auftreten von grünlich aussehenden, bösartigen Geschwülsten, die vom Knochenmark ausgehen

Chloro|penie [zu ↑Chlor u. gr. *πένης* = arm] *w;* -: verminderter Chloridgehalt des Blutes

Chloro|phyll [zu ↑chloro... u. gr. *φύλλον* = Blatt; Laub] *s;* -s: „Blattgrün", grüner Farbstoff der Pflanzen, Vermittler der Assimilation des Kohlendioxids (Photosynthese; auch als ↑Desodorans verwendet)

Chloro|plast [zu ↑chloro... u. gr. *πλάσσειν* = bilden, gestalten] *m;* -en, -en (meist *Pl.*): kugelige Einschlüsse der Pflanzenzellen, die grünen Farbstoff (↑Chlorophyll) enthalten (Biol.)

Chlor|op|sie [zu ↑chloro... u. gr. *ὄψις* = Sehen; Anblick] *w;* -, ...ien: „Grünsehen", eine Form des Farbigsehens (Vorkommen bei ↑Botulismus)

Chloro|sarkomatose [↑chloro... u. ↑Sarkomatose] *w;* -, -n: andere Bez. für: Chloroleukosarkomatose

Chlorose [zu gr. *χλωρός* = grüngelb] *w;* -, -n, in fachspr. Fügungen: **Chlorosis,** *Pl.:* ...oses: „Bleichsucht", Blutarmut bei jungen Mädchen mit hochgradig erniedrigtem Serumeisenspiegel (das äußere Erscheinungsbild der Betroffenen wirkt pastös u. pigmentarm). **Chlorosis aegyptica** [zum Namen des Landes Ägypten]: = Ankylostomiase. **Chlorosis gigantea:** angeborene Chlorose mit Fettleibigkeit. **Chlorosis ru|bra:** Blutarmut ohne das typische Blässezeichen (also mit äußerlich gesunder, roter Haut). **Chlorosis tropica:** schwere Anämie, die in den Tropen bei Infektionen mit ↑Ancylostoma duodenale vorkommt

Chloro|zyt [Kurzw. aus ↑chloro... und ↑Erythrozyt] *m;* -en, -en (meist *Pl.*): blasse, wenig Blutfarbstoff enthaltende Erythrozyten

Choana vgl. Choane. **choa|nal,** in fachspr. Fügungen: **choa|nalis, ...le** [zu ↑Choane]: die Choanen betreffend. **Choa|nal|atresie:** angeborener Verschluss der Choanen. **choanalis** vgl. choanal. **Choa|ne** [zu gr. *χόανος* = Schmelzgrube; Trichter] *w;* -, -n (meist *Pl.*), als fachspr. Terminus: **Choa|na,** *Pl.:* ...nae (meist *Pl.*): in der Anatomie Bezeichnung für die hinteren Öffnungen der Nase zum Rachenraum hin

chol..., Chol... vgl. chole..., Chole...

chol|agog [zu ↑chole... u. gr. *ἀγωγός* = führend]: galletreibend (von Substanzen gesagt).

Chol|agogum *s;* -s, ...goga: galletreibendes Mittel, zusammenfassende Bez. für ↑Cholekinetikum und ↑Choleretikum

Chol|ämie [↑chole... u. ↑...ämie] *w;* -, ...ien: Übertritt von Galle ins Blut. **chol|ämisch:** die Cholämie betreffend

Chol|an|gie [zu ↑chole... u. gr. *ἀγγεῖον* = Gefäß] *w;* -, ...ien: Bezeichnung für (hauptsächl. nichtentzündliche) Erkrankungen der Gallenwege

Chol|an|gio|entero|stomie [↑chole..., ↑angio..., ↑Enteron u. ↑...stomie] *w;* -, ...ien: operative Herstellung einer künstlichen Verbindung zwischen Gallenwegen u. Darm

Chol|an|gio|gramm [↑chole..., ↑angio... u. ↑...gramm] *s;* -s, -e: Röntgenbild der Gallenwege. **Chol|an|gio|gra|phie** [↑...graphie] *w;* -, ...ien: röntgenographische Darstellung der Gallenwege mittels jodhaltiger Kontrastmittel

chol|an|gio|lär, in fachspr. Fügungen: **chol|an|gio|larius, ...ria, ...rium** [mit Verkleinerungssuffix zu ↑chole... u. gr. ἀγγεῖον = Gefäß gebildet]: in den kleinsten, kapillaren Verzweigungen der Gallenwege gelegen. **Chol|an|gio|litis** *w;* -, ...litiden (in fachspr. Fügungen: ...litides): Entzündung der kleinsten, kapillaren Verzweigungen der Gallenwege

Chol|an|giom [zu ↑chole... u. gr. ἀγγεῖον = Gefäß] *s;* -s, -e: Geschwulst im Bereich der Gallenwege

Chol|an|gio|me|trie [↑chole..., ↑angio... u. ↑...metrie] *w;* -, ...ien: Messung der die Gallenwege durchfließenden Flüssigkeitsmenge (zur Feststellung einer Stenose)

Chol|an|gio|pan|krea|to|gramm [↑chole..., ↑angio..., ↑Pankreas u. ↑...gramm] *s;* -s, -e: bei der Cholangiopankreatographie gewonnenes Röntgenbild. **Chol|an|gio|pan|krea|to|gra|phie** [↑...graphie] *w;* -, ...ien: röntgenographische Kontrastdarstellung der Gallenwege und der Bauchspeicheldrüse

Chol|an|gio|pa|thie [↑chole..., ↑angio... u. ↑...pathie] *w;* -, ...ien: allg. Sammelbezeichnung für Erkrankungen der Gallenwege

Chol|an|gio|skop [↑chole..., ↑angio... u. ↑...skop] *s;* -s, -e: Instrument zur Durchführung der Cholangioskopie. **Chol|an|gio|skopie** [↑...skopie] *w;* -, ...ien: direkte instrumentelle Untersuchung der Gallenwege

Chol|an|gio|stomie [↑chole..., ↑angio... u. ↑...stomie] *w;* -, ...ien: operative Eröffnung der Gallenwege durch Leberschnitt (veraltetes Operationsverfahren)

Chol|an|gitis [zu ↑chole... u. gr. ἀγγεῖον = Gefäß] *w;* -, ...gitiden (in fachspr. Fügungen: ...gitides): Entzündung der Gallenwege. **chol|an|gitisch**: mit Entzündung der Gallenwege einhergehend

Chol|askos [↑chole... und gr. ἀσκός = Schlauch] *m;* -: Austritt von Gallenflüssigkeit in die freie Bauchhöhle

chole..., Chole..., selten auch: **cholo..., Cholo...,** vor Selbstlauten: **chol..., Chol...** [aus gr. χόλος (auch: χολή) = Galle]: Bestimmungswort von Zusammensetzungen mit der Bedeutung „Galle, Gallenflüssigkeit"; z.B.: Cholämie, Cholekinese, Cholothorax

Cholecystalgia vgl. Cholezystalgie

Cholecystitis vgl. Cholezystitis

Chole|doch|ek|tomie [↑Choledochus u. ↑Ektomie] *w;* -, ...ien: operative Entfernung des ↑Ductus choledochus

Chole|do|chitis [zu ↑Choledochus] *w;* -, ...itiden (in fachspr. Fügungen: ...itides): Entzündung des ↑Ductus choledochus

Chole|do|cho|duo|deno|stomie [↑Choledochus, ↑Duodenum u. ↑...stomie] *w;* -, ...ien: operative Herstellung einer künstlichen Verbindung zwischen Gallenausführungsgang u. Zwölffingerdarm

Chole|do|cho|jejuno|stomie [↑Choledochus, ↑Jejunum u. ↑...stomie] *w;* -, ...ien: operative Herstellung einer künstlichen Verbindung zwischen Gallenausführungsgang und Leerdarm

Chole|do|cho|lith [↑Choledochus u. ↑...lith] *m;* -s od. -en, -e[n]: Gallengangsstein. **Chole|do|cho|li|thia|sis** *w;* -, ...thia|sen, in fachspr. Fügungen: ...thia|ses: Gallengangssteinleiden

Chole|do|cho|li|tho|tomie [↑Choledochus u. ↑Lithotomie] *w;* -, ...ien: operative Entfernung von Gallengangssteinen durch Aufschneiden des ↑Choledochus

Chole|do|cho|plastik [↑Choledochus und ↑Plastik] *w;* -, -en: ↑plastische Operation am Gallengang (z.B. bei Strikturen oder anderen Abflussbehinderungen)

Chole|do|chor|rha|phie [zu ↑Choledochus u. gr. ῥαφή = Naht] *w;* -, ...ien: Vernähung eines Gallengangsschnittes (z.B. nach operativer Eröffnung des Gallengangs zur Entfernung eines Gallengangssteines)

Chole|do|cho|skop [↑Choledochus u. ↑...skop] *s;* -s, -e: Instrument zur Ausspiegelung des Gallenganges. **Chole|do|cho|skopie** [↑...skopie] *w;* -, ...ien: Ausspiegelung des Gallenganges

Chole|do|cho|stomie [↑Choledochus u. ↑...stomie] *w;* -, ...ien: operative Herstellung einer künstlichen Gallengangsfistel

Chole|do|cho|tomie [↑Choledochus u. ↑...tomie] *w;* -, ...ien: operative Eröffnung des Gallengangs

chole|do|chus, ...cha, ...chum [aus gr. χοληδόχος = die Galle aufnehmend]: die Gallenflüssigkeit aufnehmend; in der Fügung ↑Ductus choledochus. **Chole|do|chus** *m;* -, ...chi: übliche Kurzbezeichnung für ↑Ductus choledochus

Chole|gramm [↑chole... u. ↑...gramm] *s;* -s, -e: Röntgenbild der Gallenblase. **Chole|gra|phie** [↑...graphie] *w;* -, ...ien: Röntgendarstellung der Gallenblase nach Verabreichung eines Kontrastmittels

Chole|hämo|thorax [↑chole... u. ↑Hämothorax] *m;* -[es], -e: blutige, gallehaltige Ergussbildung in der Pleurahöhle (z.B. nach Perforation eines Gallenblasenempyems in die Pleurahöhle)

Chole|kinese [zu ↑chole... u. gr. κινεῖν = in Bewegung setzen, bewegen] *w;* -, -n: Abfluss der Galle im ableitenden Gallengangssystem, Entleerung der Gallenblase. **Chole|kinetikum** *s;* -s, ...ka: Mittel, das die Gallenblasenentleerung anregt. **chole|kinetisch**: die Gallenbewegung, den Gallenabfluss betreffend

Chole|lith [↑chole... u. ↑...lith] *m;* -s od. -en, -e[n]: „Gallenstein", Konkrement in der Gallenblase oder in den Gallenwegen. **Chole|li|thia|sis** *w;* -, ...thia|sen (in fachspr. Fügungen: ...thia|ses): Gallensteinleiden, Gallensteinkolik

Chole|li|tho|lyse [↑chole... u. ↑Litholyse] *w;* -, -n: medikamentöse Auflösung von Cholesteringallensteinen

Chole|li|tho|tomie [↑Cholelith u. ↑...tomie] *w;* -, ...ien: operative Entfernung eines Gallensteins

Chole|li|tho|trip|sie [zu ↑Cholelith u. gr. *τρίβειν* = reiben, zerreiben] *w;* -, ...ien: Zertrümmerung von Gallensteinen in der Gallenblase (zur besseren Entfernung der Steine)

Chole|pa|thie [↑chole... u. ↑...pathie] *w;* -, ...ien, in fachspr. Fügungen: **Chole|pa|thia**[1], *Pl.:* ...iae: Gallenleiden. **Chole|pa|thia spastica:** funktionelle Störung des Gallengangssystems mit Krämpfen und Schmerzen im Bereich der Gallengänge und -wege

Chole|poe|se [zu ↑chole... u. gr. *ποιεῖν* = machen, hervorbringen] *w;* -: Bezeichnung für die normale Gallenbildung durch die Leberzellen. **chole|poe|tisch:** Galle bildend (von den Leberzellen); die Gallenbildung unterstützend oder anregend; vgl. choleretisch

Cholera [*ko...;* von gr. *χολέρα* = Gallenbrechdurchfall] *w;* -: schwere epidemische Infektionskrankheit mit heftigem Brechdurchfall; im engeren Sinne = Cholera asiatica. **Cholera aestiva:** „Sommercholera", Bezeichnung für eine akute ↑Gastroenteritis (mit Durchfall, Krämpfen und Erbrechen), die vorwiegend während der Sommerzeit auftritt (also keine eigentliche Choleraerkrankung). **Cholera asia|tica:** vor allem in Asien epidemisch und endemisch auftretende Infektionskrankheit mit Erbrechen, Durchfall und raschem Verfall (Erreger ist der Vibrio cholerae asiaticae; vgl. Choleravibrio). **Cholera infantum:** Sommerdurchfälle der Kleinkinder (als Folge von Verdauungsstörungen u. a.). **Cholera nostras:** der Cholera ähnliche Krankheit mit starkem Durst, Wadenkrämpfen, Durchfall und Erbrechen (im Gegensatz zur echten Cholera durch einheimische Erreger, z. B. den Gärtner-Bazillus, hervorgerufen). **Cholera pan|crea|tica:** Krankheitsbild mit wässrigen (choleraähnlichen) Durchfällen bei Tumor der Langerhans-Inseln der Bauchspeicheldrüse. **Cholera sic|ca:** besondere Verlaufsform der ↑Cholera asiatica, bei der manchmal innerhalb weniger Stunden, noch vor Auftreten von Erbrechen und Durchfall, der Tod eintritt

Cholera|vi|brio: Erreger der ↑Cholera asiatica, ein kommaförmiger, gramnegativer, stark beweglicher Keim

Cholerese [vermutlich rückgebildet aus ↑Choleretikum, in falscher Analogie zu Wortpaaren wie ↑Diurese/Diuretikum] *w;* -, -n: Absonderung von Galle aus den Leberzellen in die Gallenwege. **Choleretikum** [vermutlich eine verstümmelte Bildung zu gr. *χόλος* = Galle u. gr. *ἐρέθειν* = reizen, anreizen, in falscher Analogie zu ↑Diuretikum] *s;* -s, ...ka: die Gallenabsonderung in den Leberzellen anregendes Mittel. **choleretisch:** die Gallenabsonderung in den Leberzellen anregend

Choleriker [zu ↑cholerisch] *m;* -s, -: Mensch von reizbarem, jähzornigem Temperament

Cholerine [zu ↑Cholera] *w;* -, -n: abgeschwächte Form der Cholera mit Brechdurchfällen u. Allgemeinstörungen des Organismus

cholerisch [zu mlat. *cholera* = galliges Temperament, Zornausbruch (mit Bedeutungserweiterung aus gr. *χολέρα,* vgl. Cholera)]: reizbar, jähzornig, aufbrausend

Choler|rhagie [zu ↑chole... u. gr. *ῥηγνύναι* (*ῥαγῆναι*) = reißen, sprengen] *w;* -, ...ien: übermäßiger Ausfluss von Galle aus den Leberzellen in die Gallenwege

Cholestase vgl. Cholostase

Chole|stea|tom [Kurzw. aus ↑Cholesterin u. ↑Steatom] *s;* -s, -e, in fachspr. Fügungen: **Chole|stea|toma,** *Pl.:* -ta: **1)** besondere Art der chronischen Mittelohrknocheneiterung mit Plattenepithelwucherungen im Knochen und fortschreitender Zerstörung des Knochens (eigentlich ein Pseudosteatom). **2)** Perlgeschwulst, Geschwulst in der Schädelhöhle (besonders an der Hirnbasis), die sich vom Epithel ableitet (Epidermoid) und reichlich Hornschuppen und Cholesterin enthält (zählt zu den ↑Teratomen)

Chole|stea|tose [Kurzw. aus ↑Cholesterin u. ↑Steatose] *w;* -, -n, in fachspr. Fügungen: **Chole|stea|tosis,** *Pl.:* ...oses: „Stippchengallenblase", stippchenförmige Ablagerungen von Cholesterinkristallen in der Gallenblasenschleimhaut

Chole|sterase [↑Cholesterin u. ↑...ase] *w;* -, -n: Enzym, das die Spaltung von Acetylcholin und Cholesterinfettsäureestern bewirkt

Chole|sterin [↑chole... u. ↑Sterin] *s;* -s: Sterinkörper, das weitaus wichtigste ↑Zoosterin, Bestandteil des Eidotters, der Körperzellen und der Körperflüssigkeiten (Galle) sowie der Gallensteine. **Chole|sterin|ämie** [↑...ämie] *w;* -, ...ien: vermehrtes Vorkommen von Cholesterin im Blut. **Cholesterinose** *w;* -, -n: Cholesterinstoffwechselstörung, zumeist als Cholesterinspeicherkrankheit auftretend (z. B. ↑Schüller-Christian-Hand-Krankheit)

Chole|sterin|syn|these|enzymhemmer: Arzneimittel, das enzymatisch die Cholesterinsynthese hemmt; Kurzbez.: CSE-Hemmer

Chole|sterol *s;* -s: = Cholesterin
Chole|sterose, auch: **Chole|sterosis** [zu ↑Cholesterin] *w;* -, ...rosen, in fachspr. Fügungen: **Chole|sterosis,** *Pl.:* ...oses: durch übermäßige Cholesterinablagerung in den Geweben gekennzeichnete Erkrankung. **Chole|sterosis cutis:** = Xanthomatose
Chole|thorax [↑chole... u. ↑Thorax] *m;* -[es], -e: gallehaltiger Brustfellerguss
Chole|zele [↑chole... u. ↑...zele] *w;* -, -n: abgekapselte, lokale Gallenansammlung in der Bauchhöhle, z. B. nach Gallenblasenperforation
Chole|zyst|algie [↑chole..., ↑Cystis und ↑...algie] *w;* -, ...ien, in fachspr. Fügungen: **Chole|cyst|algia**[1], *Pl.:* ...iae: allg. Bezeichnung für: Gallenblasenschmerzen (z. B. bei Entzündungen der Gallenblase)
Chole|zyst|ek|tasie [↑chole..., ↑Cystis und ↑Ektasie] *w;* -, ...ien: Erweiterung bzw. Vergrößerung der Gallenblase (z. B. beim Tumorverschluss)
Chole|zyst|ek|tomie [↑chole..., ↑Cystis und ↑Ektomie] *w;* -, ...ien: operative Entfernung der Gallenblase
Chole|zyst|en|dyse [↑chole..., ↑Cystis und gr. ἔνδυσις = das Hineingehen, der Eingang] *w;* -, -n: operative Rückverlagerung der Gallenblase in die Bauchhöhle (nach Eröffnung zu einer Steinentfernung und Nahtverschluss)
Chole|zyst|entero|ana|stomose [↑chole..., ↑Cystis, ↑Enteron u. ↑Anastomose] *w;* -, -n: operativ hergestellte Verbindung zwischen Gallenblase und Dünndarm bei Verschluss der abführenden Gallenwege (z. B. durch einen Tumor)
Chole|zyst|entero|stomie [Kurzw. aus ↑Cholezystostomie u. ↑Enterostomie] *w;* -, ...ien: operative Eröffnung der Gallenblase und des Darms, z. B. zur Ausräumung (von Steinen), nicht zur Herstellung einer Verbindung
Chole|zystitis [zu ↑chole... und ↑Cystis] *w;* -, ...titiden, in fachspr. Fügungen: **Cholecystitis,** *Pl.:* ...titides: Entzündung der Gallenblase. **Chole|cystitis gan|grae|nosa:** geschwürige Gallenblasenentzündung, schwere Form der Gallenblasenentzündung mit Auftreten gangränöser Erscheinungen in der Gallenblasenwand. **Chole|cystitis glandularis pro|li|ferans:** chronische Entzündung der Gallenblase mit Verdickung der Gallenblasenwand
Chole|zysto|chol|an|gio|gramm [Kurzwort aus ↑Cholezystogramm u. ↑Cholangiogramm] *s;* -s, -e: Röntgenbild der Gallenblase u. der Gallenwege. **Chole|zysto|chol|an|gio|gra|phie** [Kurzw. aus ↑Cholezystographie u. ↑Cholangiographie] *w;* -, ...ien: röntgenographische Darstellung der Gallenblase u. der Gallenwege mithilfe von Kontrastmitteln
Chole|zysto|duo|deno|stomie [↑chole..., ↑Cystis, ↑Duodenum u. ↑...stomie] *w;* -, ...ien: operative Herstellung einer künstlichen Verbindung zwischen Gallenblase u. Zwölffingerdarm
Chole|zysto|gast|ro|ana|stomose [↑chole..., ↑Cystis, ↑gastro... und ↑Anastomose] *w;* -, -n: operativ hergestellte künstliche Verbindung zwischen Gallenblase u. Magen. **Chole|zysto|gast|ro|stomie** [↑...stomie] *w;* -, ...ien: operative Herstellung einer künstlichen Verbindung zwischen Gallenblase und Magen
Chole|zysto|gramm [↑chole..., ↑Cystis u. ↑...gramm] *s;* -s, -e: Röntgenbild der Gallenblase. **Chole|zysto|gra|phie** [↑...graphie] *w;* -, ...ien: röntgenographische Darstellung der Gallenblase mithilfe von Kontrastmitteln
Chole|zysto|ileo|stomie [↑chole..., ↑Cystis, ↑Ileum und ↑...stomie] *w;* -, ...ien: operative Herstellung einer künstlichen Verbindung zwischen Gallenblase und Krummdarm
Chole|zysto|jejuno|stomie [↑chole..., ↑Cystis, ↑Jejunum u. ↑...stomie] *w;* -, ...ien: operative Herstellung einer künstlichen Verbindung zwischen Gallenblase und Leerdarm
Chole|zysto|kinin [zu ↑chole..., ↑Cystis u. gr. κινεῖν = bewegen] *s;* -s: in der Schleimhaut von Zwölffinger- u. Dünndarm vorhandener Wirkstoff, der die ↑Kontraktion u. Entleerung der Gallenblase bewirkt; identisch mit dem Gewebshormon ↑Pankreozymin
Chole|zysto|lith [↑chole..., ↑Cystis und ↑...lith] *m;* -s od. -en, -e[n]: Gallenstein. **Chole|zysto|li|thia|sis** *w;* -, ...thia|sen (in fachspr. Fügungen: ...thia|ses): Steinbildung in der Gallenblase
Chole|zysto|pa|thie [↑chole..., ↑Cystis u. ↑...pathie] *w;* -, ...ien: allg. Bez. für: Gallenblasenleiden
Chole|zysto|pe|xie [zu ↑chole..., ↑Cystis u. gr. πῆξις = das Befestigen] *w;* -, ...ien: operative Befestigung der Gallenblase an der Bauchwand
Chole|zysto|stomie [↑chole..., ↑Cystis u. ↑...stomie] *w;* -, ...ien: operative Eröffnung der Gallenblase und Herstellung einer äußeren Gallenblasenfistel
Chole|zysto|tomie [↑chole..., ↑Cystis u. ↑...tomie] *w;* -, ...ien: operative Eröffnung der Gallenblase
Cholin [zu gr. χόλος = Galle] *s;* -s: Gallenwirkstoff, in vielen Organen vorkommende Base des Lezithins (Ausgangsstoff für die Bildung von Lezithin und von Acetylcholin; als Vagusreizstoff ein sog. Gewebshormon)
Cholin|ergikum [zu ↑cholinergisch in der Fügung cholinergisches System] *s;* -s, ...ka: = Parasympathikomimetikum. **cholin-**

ergisch, auch: **cholin|erg** [↑Cholin und ↑...ergisch]: auf ↑Acetylcholin ansprechend; im engeren Sinne: die Eigenschaft des Nervensystems betreffend, auf Acetylcholin anzusprechen. **cholin|ergisches System:** = parasympathisches System

Cholin|esterase [↑Cholin und ↑Esterase]: Acetylcholin spaltendes Enzym im Nervengewebe

Cholino|zeptor [Kurzbildung aus ↑cholinergisch u. ↑Rezeptor] *m;* -s, ...oren: Rezeptor, der durch cholinerge Nervenfasern innerviert wird

cholo..., Cholo... vgl. chole..., Chole...

Cholo|dermie [zu gr. χωλός = lahm, erschlafft u. ↑Derma] *w;* -, ...ien: = Chalodermie

cholo|gen [↑chole... u. ↑...gen]: von der Galle ausgehend

Cholose [zu gr. χόλος = Galle] *w;* -, -n: allg. Bezeichnung für Krankheiten, die auf einer Störung der Gallebildung u. Galleausscheidung in der Leber beruhen

Cholo|stase, auch: **Chole|stase** [↑chole... u. gr. στάσις = Stehen, Feststehen] *w;* -, -n: Stauung der Gallenflüssigkeit in der Gallenblase. **cholo|statisch:** durch Gallenstauung bedingt, entstanden

Cholo|thorax *m;* -[es], -e: = Cholethorax

Cholsäure [zu gr. χόλος = Galle]: die in der Leber gebildete Gallensäure

Chol|urie [↑chole... u. ↑...urie] *w;* -, ...ien: Vorkommen von Gallenbestandteilen (insbes. Gallenfarbstoffen) im Urin

chondr..., Chondr... vgl. chondro..., Chondro...

chon|dral [zu gr. χόνδρος = Korn; Knorpel]: zum Knorpel gehörend

Chon|dralgie [↑chondro... u. ↑...algie] *w;* -, ...ien: Schmerzen im Knorpelbereich

Chon|drek|tomie [↑chondro... u. ↑Ektomie] *w;* -, ...ien: operative Entfernung von Knorpelsubstanz

chondri..., Chondri... vgl. chondro..., Chondro...

Chon|dri|gen, auch: **Chon|dro|gen** [↑chondro... und ↑...gen] *s;* -s, -e: Leim gebende Grundsubstanz der Knorpel

Chon|drin [zu gr. χόνδρος = Korn; Knorpel] *s;* -s: Knorpelleim, Interzellularsubstanz des Knorpelgewebes, aus Eiweiß mit eingelagerten Salzen bestehend (wird durch Kochen von Knorpelmasse gewonnen)

Chon|drio|kont [gr. χονδρίον = Körnchen u. gr. κοντός = Stange] *m;* -en, -en (meist *Pl.*): ruten- od. stäbchenförmiges ↑Chondriosom (Biol.)

Chon|driom [zu gr. χονδρίον = Körnchen] *s;* -s, -e: Bezeichnung für die Gesamtheit der Chondriosomen einer Zelle (Biol.)

Chon|drio|mit [gr. χονδρίον = Körnchen u. gr. μίτος = Faden] *m;* -en, -en (meist *Pl.*): fadenförmiges Chondriosom (Biol.)

Chon|drio|som [gr. χονδρίον = Körnchen u. ↑...som] *s;* -s, -en (meist *Pl.*): für den Stoffwechsel wichtige tierische od. pflanzliche Zellorganellen (aus Eiweiß u. Lipoid zusammengesetzt) von unterschiedlichen Erscheinungsformen (vgl. Chondriokont u. Chondriomit; Biol.)

Chon|dritis [zu gr. χόνδρος = Korn; Knorpel] *w;* -, ...dritiden (in fachspr. Fügungen: ...dritides): Entzündung eines Knorpels

chon|dro..., Chon|dro..., selten auch: **chondri..., Chon|dri...,** vor Vokalen meist: **chondr..., Chondr...** [aus gr. χόνδρος = Korn; Knorpel]: Bestimmungswort von Zus. mit der Bed. „Knorpel, Knorpelgewebe"; z. B.: Chondralgie, Chondrigen, Chondroklast

Chon|dro|an|gio|pa|thie [↑chondro... u. ↑Angiopathie] *w;* -, ...ien, in fachspr. Fügungen: **Chon|dro|an|gio|pa|thia**[1], *Pl.:* ...iae: Gefäßerkrankung, verbunden mit krankhaften Veränderungen im Bereich des Knorpelgewebes. **Chon|dro|an|gio|pa|thia calcaria:** seltenes Krankheitsbild mit angeborener ↑Chondrodysplasie und Verkalkungsstörungen in der Meta- und Epiphyse durch Störungen der Gefäßversorgung

Chon|dro|blast [↑chondro... u. ↑...blast] *m;* -en, -en (meist *Pl.*): Knorpelbildungszellen, stark differenzierte embryonale Bindegewebszellen, von denen die Knorpelbildung ausgeht. **Chon|dro|blas|tom** *s;* -s, -e: = Chondrom

Chon|dro|dermatitis [Kurzw. aus ↑Chondritis u. ↑Dermatitis] *w;* -, ...titiden (in fachspr. Fügungen: ...titides): Haut- und Knorpelentzündung. **Chon|dro|dermatitis nodularis chronica helicis** [↑Helix]: Krankheitsbild mit schmerzhaften Ohrknötchen infolge Degeneration des Ohrknorpels und chronischer Entzündung der Haut (fast nur bei Männern vorkommend)

Chon|dro|dynie [↑chondro... u. ↑...odynie] *w;* -, ...ien: = Chondralgie

Chon|dro|dys|plasia[1] [↑chondro... u. ↑Dysplasie] *w;* -, ...iae; in der Fügung: **Chon|dro|dys|plasia malacica:** Wachstumsstörung mit schleimiger Erweichung des Knorpels

Chon|dro|dys|tro|phie [↑chondro... und ↑Dystrophie] *w;* -, ...ien, in fachspr. Fügungen: **Chon|dro|dys|tro|phia**[1], *Pl.:* ...iae: angeborene Störung des Knorpelwachstums. **Chon|dro|dys|tro|phia calci|ficans:** seltenes angeborenes Leiden mit Verkalkungsstörungen der langen Röhrenknochen sowie anderen Missbildungen und Kalkeinlagerungen in knorpeligen Skelettanteilen. **Chon|dro|dys|tro|phia fetalis:** angeborene Erkrankung mit Störung der Knorpelbildung und Zwergwuchs. **Chon|dro|dys|tro|phia hyper|tro|phica:** knöcherne Wachstumsstörung mit abnormer Vergrößerung der Knochenepiphysen

Chondrogen vgl. Chondrigen

chon|dro|id, in fachspr. Fügungen: **chon-dro|ides** [↑chondro... und ↑...id]: knorpelartig

Chon|dro|klast [zu ↑chondro... u. gr. *κλᾶν* = brechen] *m;* -en, -en (meist *Pl.*): Zellen, die beim Einsetzen des Verknöcherungsprozesses den Knorpel abbauen

Chon|dro|kranium [↑chondro... und ↑Cranium]: *s;* -s, ...kranien [...*i*^e^*n*]: der knorpelige Schädel des Embryos

Chon|dro|lyse [zu ↑chondro... u. gr. *λύειν* = lösen, auflösen] *w;* -, -n: Auflösung von Knorpelgewebe. **chon|dro|lytisch**: die Chondrolyse betreffend

Chon|drom [zu gr. *χόνδρος* = Korn; Knorpel] *s;* -s, -e, in fachspr. Fügungen: **Chondroma,** *Pl.:* -ta: gutartige Geschwulst aus Knorpelgewebe. **Chon|droma cysticum:** Zysten bildendes Chondrom. **Chon|droma myxomatodes:** Knorpel- und Schleimgewebsgeschwulst. **Chon|droma sarcomatosum:** = Chondrosarkom

Chon|dro|malazie [zu ↑chondro... u. gr. *μαλακός* = weich] *w;* -, ...ien, in fachspr. Fügungen: **Chon|dro|malacia**[1], *Pl.:* ...iae: „Knorpelerweichung", abnorme Knorpelweichheit, vor allem des Ohrmuschelknorpels (z.B. bei verschiedenen Geisteskrankheiten)

Chon|dromatose [zu ↑Chondrom] *w;* -, -n: Bildung zahlreicher Knorpelgewebsgeschwülste im Körper

Chon|dro|my|xom [Kurzw. aus ↑Chondrom u. ↑Myxom] *s;* -s, -e, in fachspr. Fügungen: **Chon|dro|my|xoma,** *Pl.:* -ta: gutartige Geschwulst aus Knorpel- u. Schleimgewebe

Chondron [zu gr. *χόνδρος* = Korn; Knorpel] *s;* -s, -e: Bezeichnung für einen funktionell zusammengehörenden Knorpelbezirk

Chon|dro|osteo|id|sarkom [↑chondro..., ↑Osteoid u. ↑Sarkom] *s;* -s, -e: bösartige Geschwulst, die von der Knochenhaut ausgeht (bildet knorpelige Substanzen und knochenähnliche Gewebe)

Chon|dro|pa|thie [↑chondro... u. ↑...pathie] *w;* -, ...ien, in fachspr. Fügungen: **Chon|dropa|thia**[1], *Pl.:* ...iae: krankhafte Veränderung eines Knorpels. **Chon|dro|pa|thia patellae:** degenerative Knorpelveränderung im Bereich der Rückseite der Kniescheibe. **Chondro|pa|thia tuberosa:** schmerzhafte Schwellung von Rippenknorpeln

Chon|dro|plast [zu ↑chondro... u. gr. *πλάσσειν* = bilden] *m;* -en, -en (meist *Pl.*): = Chondroblast. **chon|dro|plastisch**: Knorpelzellen bildend

Chon|dro|porose [zu ↑chondro... u. gr. *πόρος* = Durchgang; Loch; Pore] *w;* -, -n: Ausbildung kleiner Hohlräume in Knorpeln (speziell beim Verknöcherungsprozess)

chon|dro|pro|tektiv [...*tif;* zu ↑chondro... u. lat. *protegere, protectum* = bedecken, beschützen]: eine Besserung degenerativer Gelenkprozesse bewirkend (von Stoffen oder Arzneimitteln gesagt). **Chon|dro|pro-tektivum** [...*iw*...]: *s;* -s, ...va: „Knorpelschutzmittel", chondroprotektiv wirkendes Arzneimittel

Chon|dro|sarkom [↑chondro... u. ↑Sarkom] *s;* -s, -e, in fachspr. Fügungen: **Chon|dro-sarcoma,** *Pl.:* -ta: vom Knorpelgewebe ausgehende bösartige Geschwulst

Chon|drose [zu gr. *χόνδρος* = Korn; Knorpel] *w;* -, -n, in fachspr. Fügungen: **Chondrosis,** *Pl.:* ...droses: **1)** Vorgang der Knorpelbildung. **2)** chronische degenerative Knorpelveränderung. **Chon|drosis intervertebralis:** nicht entzündliche Veränderungen an den Knorpelteilen der Zwischenwirbelscheibe

Chon|dro|tomie [↑chondro... u. ↑...tomie] *w;* -, ...ien: operative Knorpeldurchschneidung (z.B. Durchtrennung des knorpeligen Rippenteils)

chon|dro|toxisch [↑chondro... u. ↑toxisch]: knorpelschädigend (von Substanzen gesagt).

Chon|dro|toxizität *w;* -: die Eigenschaft von Substanzen, schädigend auf Knorpelgewebe einzuwirken

Chon|dro|zyt [↑chondro... u. ↑...zyt] *m;* -en -en (meist *Pl.*): Knorpelzellen

Chopart-Gelenk [*schopar...;* nach dem frz. Chirurgen François Chopart, 1743–1795]: = Articulatio tarsi transversa. **Chopart-Operation:** ↑Exartikulation des Fußes im Chopart-Gelenk (d.i. zwischen Fersen- und Sprungbein einerseits und Kahn- und Würfelbein andererseits)

Chor|an|giom [Kurzw. aus ↑Chorion u. ↑Angiom] *s;* -s, -e, in fachspr. Fügungen: **Chor|an|gio|ma,** *Pl.:* -ta: Blutgefäßgeschwulst im Zottenstroma des Mutterkuchens

Chorda [*ko...;* von gr. *χορδή* = Darm; Darmsaite] *w;* -, ...dae: **1)** auch: **Chorde** *w;* -, -n: knorpelähnlicher Achsenstab als Vorstufe der Wirbelsäule bei Schädellosen, Mantel- u. Wirbeltieren (Biol.). **2)** Sehnen-, Knorpel- od. Nervenstrang (Anat.). **Chorda dorsalis:** = Chorda (1). **Chorda ob|liqua:** Faserstreifen zwischen Elle und Speiche (in umgekehrter Richtung zur ↑Membrana interossea antebrachii schräg verlaufend). **Chordae tendineae** *Pl.:* Sehnenfäden zur Verbindung der Segelklappen im Herzen mit den kegelförmigen Vorsprüngen der Herzkammerwand. **Chorda tympani:** Nervenstrang, der sich quer durch die Paukenhöhle zieht. **Chorda utero|ovarica:** = Ligamentum ovarii proprium. **Chorda venerea:** umschriebene Narben im Schwellkörper des männlichen Glieds als Folge einer Kavernitis. **Chorda vocalis:** = Ligamentum vocale

Chordaten [zu ↑Chorda], in der zoologischen Nomenklatur: **Chordata** *Pl.*: Tierstamm der Wirbeltiere (dazu gehören die eigentlichen Wirbeltiere, die Manteltiere und die Schädellosen; allen gemeinsam ist die ↑Chorda dorsalis)

Chord|ek|tomie [↑Chorda (in der Fügung ↑Chordae vocales) u. ↑Ektomie] *w;* -, ...ien: operative Ausschneidung bzw. Entfernung eines Stimmbandes im Kehlkopf

Chorditis [zu ↑Chorda (in der Fügung ↑Chordae vocales)] *w;* -, ...itiden (in fachspr. Fügungen: ...itides): Entzündung der Stimmbänder im Kehlkopf. **Chorditis nodosa:** „Sängerknötchen", Entzündung der Stimmbänder mit Knötchenbildungen (Vorkommen u. a. bei Sängern, auch als Folge von Überanstrengung). **Chorditis tuberosa:** Entzündung der Stimmbänder im Kehlkopf mit Ausbildung von Knötchen an einem oder an beiden Stimmbändern

Chordom [zu ↑Chorda] *s;* -s, -e, in fachspr. Fügungen: **Chordoma,** *Pl.:* -ta: [bösartige] Geschwulst, die von Resten des Chordagewebes ausgeht (Vorkommen am Rachendach und in der Hypophysengegend)

Chordo|tomie [↑Chorda u. ↑...tomie] *w;* -, ...ien: operative Durchschneidung der ↑Tractus spinothalamici als therapeutische Maßnahme bei schweren, anhaltenden Schmerzzuständen im Bereich der unteren Extremitäten (z. B. bei Tabes oder malignen Tumoren)

Chorea [von gr. *χορεία* = Reigentanz, Tanz] *w;* -: Veitstanz, Bezeichnung für eine Gruppe von Erkrankungen mit hyperkinetisch-hypotoner Bewegungsstörung (ursprünglich Bezeichnung für mittelalterliche Tanzepidemien, denen keinerlei organische Krankheiten zugrunde lagen). **Chorea cordis** [↑Cor]: Chorea mit starken Herzrhythmusstörungen. **Chorea di|mi|dia|ta:** Halbseitenchorea, Auftreten choreatischer Bewegungen auf nur einer Körperseite. **Chorea elec|trica:** Form des Veitstanzes, bei der die choreatischen Bewegungen blitzartig ablaufen. **Chorea fi|brillaris:** Form des Veitstanzes, bei der nur in einzelnen Muskelbündeln Zuckungen auftreten (befällt hauptsächlich Jugendliche). **Chorea gravidarum:** Veitstanz bei Schwangeren, eine durch die Schwangerschaft ausgelöste oder rezidivierende ↑Chorea minor (Auftreten bei Erstschwangeren im 3. bis 4. Schwangerschaftsmonat, sehr selten vorkommend). **Chorea hereditaria:** erblich bedingte, chronische Form der Chorea mit Muskelzuckungen, Sprachstörungen und ↑Demenz (meist zwischen dem 30. und 45. Lebensjahr beginnend). **Chorea hysterica:** = Chorea major. **Chorea infectio|sa:** = Chorea minor. **Chorea major:** veralt. Bez. für die großen hysterischen Veitstanzanfälle mit ihren motorischen Erscheinungen (auf Massensuggestion bzw. Autosuggestion beruhend und nur von symptomatischer Bedeutung). **Chorea mallea|toria:** Form des Veitstanzes mit rhythmischen Bewegungen (ähnlich denen des Hämmerns). **Chorea minor:** Veitstanz, der nach akuter rheumatischer ↑Polyarthritis, ↑Endokarditis und ↑Angina, aber auch nach anderen Infektionskrankheiten auftritt. **Chorea mollis:** seltene Verlaufsform der ↑Chorea minor mit Vortäuschung von Lähmungen als Folge einer hochgradigen ↑Hypotonie der Muskulatur. **Chorea paralytica:** = Chorea mollis. **Chorea post|hemiplegica:** halbseitig auftretender Veitstanz nach einer ↑Hemiplegie infolge zerebraler Kinderlähmung oder einseitiger Krankheitsherde im Hirnstamm. **Chorea praehemi|plegica:** Form des Veitstanzes, bei der die choreatischen Bewegungen als Vorboten eines hemiplegischen ↑Insults zu werten sind. **Chorea saltatoria:** Form des Veitstanzes mit rhythmischen, tanzenden Bewegungen. **Chorea varia|bilis:** = Tic

chorea|lis, ...le [zu ↑Chorea]: den Veitstanz betreffend, mit Veitstanz verbunden. **choreatisch:** den Veitstanz betreffend, durch Veitstanz ausgelöst

chorei|form, in fachspr. Fügungen: **choreiformis, ...me** [...*e-i*...; zu ↑Chorea u. lat. *forma* = Gestalt, Form]: veitstanzartig; z. B. in der Fügung ↑Abasia choreiformis

Choreo|athetose [↑Chorea und ↑Athetose] *w;* -, -n, in fachspr. Fügungen: **Choreoathetosis,** *Pl.:* ...oses: Zustand der ↑Hyperkinesie mit choreiformen und athetotischen Bewegungen. **choreo|athetotisch:** die Choreoathetose betreffend, mit Choreoathetose verbunden

Chorio|amnio|nitis [zu ↑Chorion u. ↑Amnion] *w;* -, ...itiden (in fachspr. Fügungen: ...itides): bakterielle Infektion des Chorions und Amnions

Chorio|idea [zu ↑Chorion u. gr. *-ειδής* = gestaltet, ähnlich] *w;* -: Aderhaut, gefäßreiche Hautschicht der mittleren Augenhaut

Chorio|id|eremie [zu ↑Chorioidea u. gr. *ἐρῆμος* = einsam; entblößt] *w;* -, ...ien: fortschreitender Schwund der Aderhaut des Auges

chorio|ide|us, ...dea, ...de|um [zu ↑Chorioidea]: zur Aderhaut des Auges gehörend; z. B. in der Fügung ↑Arteria chorioidea

Chorio|iditis [zu ↑Chorioidea] *w;* -, ...iditiden (in fachspr. Fügungen: ...iditides): Entzündung der Aderhaut des Auges. **Chorioiditis areo|laris:** in der Umgebung des gelben Flecks beginnende, nach der Peripherie hin fortschreitende Chorioiditis. **Chorioiditis centralis:** im Bereich des gelben Flecks lokalisierte Chorioiditis. **Chorio|iditis diffusa** (od. **disseminata**): Chorioiditis mit zerstreuten Entzündungsherden. **Chorio|iditis**

guttata: Form der Aderhautentzündung des Auges mit degenerativen Veränderungen und Auftreten von gelblichen Flecken im Bereich der ↑Macula. **Chorio|iditis metastatica:** Form der Aderhautentzündung mit entzündlichen Herden in der Aderhaut (z. B. bei Meningitis und Pyämie). **Chorio|iditis sup|purativa:** mit Eiterbildung einhergehende Aderhautentzündung

chorio|ido|capillaris, ...re [zu ↑Chorioidea und ↑kapillar]: die Kapillarschicht der Aderhaut des Auges betreffend, zu ihr gehörend; z. B. in der Fügung ↑Lamina choriocapillaris

Chorio|ido|iritis [zu ↑Chorioidea u. ↑Iris] *w;* -, ...iritiden (in fachspr. Fügungen: ...iritides): Entzündung der Aderhaut u. der Regenbogenhaut des Auges

Chorio|ido|zy|klitis [Kurzw. aus ↑Chorioiditis u. ↑Zyklitis] *w;* -, ...itiden, in fachspr. Fügungen: **Chorio|ido|cy|clitis,** *Pl.:* ...itides: Entzündung der Aderhaut des Auges und des ↑Corpus ciliare

Chorion [aus gr. *χόριον* = Haut, Fell; häutige Hülle der Frucht im Mutterleib] *s;* -s: Zottenhaut, schützende u. nährende Embryonalhülle bei Vögeln, Reptilien, Säugetieren u. beim Menschen (Biol.). **Chorion frondosum:** ursprüngliche Form des menschlichen Chorions mit Zotten an der ganzen Oberfläche. **Chorion lae|ve:** glattes und sekundär zottenfreies Chorion. **Chorion primitivum:** Eihaut als Umhüllung der Keimblase im Stadium der Primitiventwicklung

Chorion|epi|theliom: bösartige Geschwulst aus Chorionzotten, die nach der Geburt in der Gebärmutter zurückgeblieben sind

Chorio|nitis [zu ↑Chorion] *w;* -, ...itiden (in fachspr. Fügungen: ...itides): bakterielle Infektion des Chorions

Chorio|retinitis [zu ↑Chorioidea u. ↑Retina] *w;* -, ...nitiden (in fachspr. Fügungen: ...nitides): Entzündung der Aderhaut u. der Netzhaut des Auges. **Chorio|retinopathie** [↑...pathie] *w;* -, ...ien: Erkrankung der Aderhaut u. der Netzhaut des Auges

Choris|tie [zu gr. *χωριστός* = abgesondert, geschieden] *w;* -, ...ien, in fachspr. Fügungen: **Choris|tia**[1], *Pl.:* ...iae: Keimversprengung, Vorkommen embryonalen Gewebes am falschen Ort

Choris|to|blas|tom [zu gr. *χωριστός* = abgesondert, geschieden u. gr. *βλαστός* = Spross, Trieb] *s;* -s, -e od. **Choristom** *s;* -s, -e: Geschwulst aus versprengten Gewebs- u. Organkeimen

choro|id..., Choro|id... usw.: gemäß der neuesten anatom. Nomenklatur Schreibung für: chorioid..., Chorioid... usw.

Christmas-Faktor [*krißmeß...;* nach einem engl. Jungen, St. Christmas, bei dem das Fehlen dieses Faktors erstmals festgestellt wurde]: Faktor IX der Blutgerinnung; antihämophiles Globulin B, das bei einem bestimmten Typ der Bluterkrankheit (Hämophilie B) fehlt

Chrom [von gr. *χρῶμα* = Haut; Hautfarbe; Farbe] *s;* -s: metallischer chem. Grundstoff; Zeichen: Cr

chrom..., Chrom... vgl. chromo..., Chromo...

chrom|affin [↑Chrom u. lat. *affinis* = angrenzend, verwandt]: mit Chromsalzen färbbar (von Zellen und Zellbestandteilen). **chrom|affines System:** System von hormonliefernden, mit dem ↑Sympathikus zusammenwirkenden chromaffinen Zellen im Mark der Nebennieren, in den Paraganglien und im ↑Glomus caroticum

chromat..., Chromat... vgl. chromo..., Chromo...

Chromatid [zu gr. *χρῶμα* = Haut; Hautfarbe; Farbe] *s;* -[e]s, -en (meist *Pl.*): Chromosomenspalthälften, aus denen bei der Zellteilung die Tochterchromosomen werden

Chromatin [zu gr. *χρῶμα* = Haut; Hautfarbe; Farbe] *s;* -s, -e: Gerüstsubstanz des Zellkerns, die sich mit bestimmten basischen Farbstoffen stärker als andere Kernstrukturen anfärben lässt (Biol.)

chromatisch [zu gr. *χρῶμα* = Haut; Hautfarbe; Farbe]; in der Fügung: **chromatische Ab|erration:** unterschiedliche Brechung von Lichtstrahlen verschiedener Wellenlänge (und damit Farbe) in der Linse, sodass farbige Säume um das Linsenbild entstehen (Optik)

chromato..., Chromato... vgl. chromo..., Chromo...

Chromato|dys|op|sie [↑chromo... und ↑Dysopsie] *w;* -, ...ien: Farbenblindheit, Unvermögen, Farben zu erkennen (angeborene oder erworbene Störung des Farbensinnes)

Chromato|gra|phie [↑chromo... u. ↑...graphie] *w;* -, ...ien: Methode zur Trennung organischer Stoffgemische durch Adsorption an anorganische Substanzen und folgende Auswaschung mit organischen Lösungsmitteln

Chromato|lyse [zu ↑Chromatin u. gr. *λύειν* = lösen, auflösen] *w;* -, -n: Vorgang beim Absterben der Zellen, bei dem das Chromatin in Körnchen zerfällt und schließlich vollständig verschwindet (Biol.)

chromato|phil [zu ↑chromo... u. gr. *φίλος* = lieb; Freund]: leicht färbbar (von Zellen bzw. Zellkernen; Biol.)

Chromato|phobie [zu ↑chromo... u. gr. *φόβος* = Furcht] *w;* -, ...ien: krankhafte Angst bzw. Scheu vor bestimmten Farben (Psychol., Med.)

Chromato|phor [zu ↑chromo... u. gr. *φορός* = tragend] *s;* -s, -en (meist *Pl.*): **1)** Farbstoffe enthaltende Zellorganellen im Zellsaft bestimmter Pfanzenzellen (Bot.). **2)** bei bestimmten Tieren (auch beim Menschen) vorhandene Hautzellen, die sich nervös gesteuert ausdehnen und zusammenziehen können und so den Farbwechsel im Erscheinungsbild ermöglichen (Biol.)

Chromat|op|sie [zu ↑chromo... u. gr. ὄψις = Sehen; Anblick] *w;* -, ...ien: „Farbigsehen", [subjektive] Wahrnehmung von Farben (auf rein physikalischen Ursachen oder auf Reizzuständen im Sehapparat beruhend)

Chromatose [zu gr. χρῶμα, Gen.: χρώματος = Haut; Hautfarbe; Farbe] *w;* -, -n: abnorme Farbstoffablagerung in der Haut

Chrom|hi|drose [zu ↑chromo... u. gr. ἱδρώς = Schweiß] *w;* -, -n: Absonderung farbigen Schweißes (bei verstärkter Ausscheidung vor allem von chem. Stoffen)

chromo..., Chromo... oder **chromato..., Chromato...**, vor Selbstlauten und h meist: **chrom..., Chrom...** bzw. **chromat..., Chromat...** [aus gr. χρῶμα, Gen.: χρώματος = Haut; Hautfarbe; Farbe]: Bestimmungswort von Zus. mit der Bed. „Farbe, Farbstoff; Pigment"; z. B.: Chromomer, Chromhidrose, Chromatophor, Chromatopsie

Chromo|blasto|mykose [↑chromo..., ↑blasto... und ↑Mykose], in fachspr. Fügungen: **Chromo|blasto|mycosis**, *Pl.:* ...oses: Hefepilzerkrankung der Haut mit Auftreten von geschwürig zerfallenden Knoten (in den Tropen vorkommend)

Chromo|da|kryor|rhö, auch: **Chromo|dakryor|rhöe** [...rö; ↑chromo... u. ↑Dakryorrhö] *w;* -, ...rrhöen, in fachspr. Fügungen: **Chromo|da|cryor|rhoea**, *Pl.:* ...rhoeae: Absonderung blutiger Tränen

chromo|gen [↑chromo... u. ↑...gen]: Farbstoff bildend (z. B. von Bakterien gesagt). **Chromo|gen** *s;* -s, -e: Substanz, die der eigentliche Träger eines Körperfarbstoffes ist

Chromo|mer [↑chromo... u. gr. μέρος = Teil] *s;* -s, -en (meist *Pl.*): stark färbbare, körnchenartige Struktur auf dem ↑Chromonema, die als Träger der Erbsubstanz angesehen wird (Biol.)

Chromo|mykose [↑chromo... u. ↑Mykose] *w;* -, -n: chronisch verlaufende granulomatöse Pilzkrankheit mit rotbraunen Hautveränderungen

Chromo|nema [↑chromo... u. gr. νῆμα = Faden] *s;* -s, ...men od. -ta (meist *Pl.*): während der ↑Mitose gerade noch lichtmikroskopisch erkennbares, zweifach spiralisiertes Fadenelement des Chromosomendoppelfadens (Biol.)

chromo|phil [↑chromo... u. gr. φίλος = lieb; Freund]: sich leicht anfärbend (von Zellen)

chromo|phob [zu ↑chromo... u. gr. φόβος = Furcht]: nicht leicht bzw. gar nicht färbbar (von Zellen bzw. Geweben)

Chrom|op|sie [zu ↑chromo... u. gr. ὄψις = Sehen; Anblick] *w;* -, ...ien: = Chromatopsie

Chromo|som [↑chromo... u. ↑...som] *s;* -s, -en (meist *Pl.*): stark färbbare, in jedem Zellkern in artspezifischer Anzahl und Gestalt vorhandene, für die Vererbung bedeutungsvolle Kernschleifen, die während der Zellteilung infolge starker Spiralisierung charakteristisch differenzierte Formen annehmen (Biol.). **chromo|somal:** von den Chromosomen ausgehend (Biol.). **Chromosomen|ab|erra|tion:** Abweichung der Chromosomen von der normalen Struktur, wenn die Chromosomen noch nicht in Chromatiden aufgespalten sind (Biol.)

Chromo|zysto|skopie [↑chromo... u. ↑Zystoskopie] *w;* -, ...ien: Blauprobe, Nierenfunktionsprüfung mithilfe einer in die Blutbahn injizierten blauen Farbstofflösung (z. B. Indigokarmin)

chron..., Chron... vgl. chrono..., Chrono...

Chron|axie [zu ↑chrono... u. gr. ἄξιος = aufwiegend, wert] *w;* -: Zeit, innerhalb der ein elektrischer Strom von doppelter ↑Rheobasenstärke auf einen Muskel einwirken muss, um eine Erregung zu bewirken

Chronic Fatigue Syndrome vgl. chronisches Müdigkeitssyndrom

chronisch, in fachspr. Fügungen: **chronicus, ...ca, ...cum** [zu gr. χρόνος = Zeit]: langsam verlaufend, sich langsam entwickelnd (von Krankheiten; im Gegensatz zu ↑akut). **chronisches Müdigkeits|syndrom**, engl. **Chronic Fatigue Syndrome** [*kronik fᵉtig sindroᵘm*] *s;* - - -s, - - -s, Abk. CFS: durch anhaltendes abnormes Schlafbedürfnis, Leistungsschwäche, Kopf- und Muskelschmerzen charakterisiertes umstrittenes Krankheitsbild, das auf Virusinfektionen oder psychische Ursachen zurückgeführt wird. **Chronizität** *w;* -: langsamer Verlauf einer Krankheit (Gegensatz ↑Akuität)

chrono..., Chrono..., vor Vokalen auch: **chron..., Chron...** [aus gr. χρόνος = Zeit]: Bestimmungswort von Zus. mit der Bed. „Zeit, zeitlicher Ablauf; Frequenz"; z. B. Chronobiologie, Chronaxie

Chrono|bio|loge [↑chrono..., ↑bio... u. ↑...loge] *m;* -n, -n: Wissenschaftler (Biologe), der sich mit Chronobiologie befasst. **Chrono|bio|logie** [↑...logie] *w;* -: Wissenschaft und Lehre von der zeitlichen Struktur, in der die einzelnen Lebensprozesse miteinander verknüpft sind. **chrono|biologisch:** die Chronobiologie betreffend

Chrono|chemo|therapie [↑chrono... und ↑Chemotherapie] *w;* -, ...ien: Verabreichung von Chemotherapeutika in Abhängigkeit von der Tageszeit

Chrono|ef|fektivität [zu ↑chrono... u. lat. *effectivus* = wirkend, bewirkend]: Wirksamkeit von Medikamenten in Abhängigkeit von der Tageszeit

Chrono|pa|tho|logie [↑chrono..., ↑patho... u. ↑...logie] *w;* -: Lehre vom gestörten zeitlichen Ablauf der Lebensvorgänge unter pathologischen Bedingungen
Chrono|pharmako|logie [↑chrono... und ↑Pharmakologie] *w;* -: Spezialgebiet der Medizin, das sich mit der Wirksamkeit von Arzneimitteln in Abhängigkeit vom Zeitpunkt der Verabreichung befasst
Chrono|physio|logie [↑chrono..., gr. *φύσις* = Natur u. ↑...logie] *w;* -: Lehre vom zeitlichen Ablauf normaler Lebensvorgänge
Chrono|therapie [↑chrono... u. ↑Therapie] *w;* -, ...ien: Verabreichung eines Medikaments zur Zeit des günstigsten Wirkungseffekts
Chrono|toxizität [↑chrono... u. ↑Toxizität] *w;* -: tageszeitliche Änderung der toxischen Nebenwirkungen von Medikamenten
chrono|trop [↑chrono... u. ↑...trop]: die Frequenz der Herztätigkeit beeinflussend (bes. von Nervenfasern gesagt). **Chrono|tropie** *w;* -, ...ien: Beeinflussung der Herzschlagfrequenz
Chrysia|sis [zu gr. *χρυσός* = Gold] *w;* -, ...sia|ses od. ...sia|sen, auch: **Chrysosis** *w;* -, ...soses od. ...sosen: Ablagerung von Gold in der Haut (u. damit verbundene Gelbfärbung der Haut) nach längerer Behandlung mit Goldpräparaten
Chryso|derma [gr. *χρυσός* = Gold u. ↑Derma] *s;* -s: „Goldhaut", Gelbfärbung der Haut infolge Goldablagerung
Chvostek-Zeichen [*schwo...;* nach dem östr. Internisten Franz Chvostek, 1835–1884]: blitzartiges Zusammenzucken der Gesichtsmuskulatur beim Beklopfen des Fazialisstammes vor dem Ohrläppchen (charakteristisch bei ↑Tetanie)
Chyl|ämie [↑Chylus u. ↑...ämie] *w;* -, ...ien: Vorkommen von Chylus im Blut
Chyl|an|giom [↑Chylus u. ↑Angiom] *s;* -s, -e, in fachspr. Fügungen: **Chyl|an|gioma,** *Pl.:* -ta: Gefäßgeschwulst im Bereich der intestinalen Lymphwege mit milchig weißem Inhalt
Chyl|askos [↑Chylus und gr. *ἀσκός* = Schlauch] *m;* -: Ansammlung chylöser Flüssigkeit in der freien Bauchhöhle
Chyl|ek|tasie [↑Chylus und ↑Ektasie] *w;* -, ...ien: umschriebene Erweiterung eines Lymphgefäßes
Chylocele vgl. Chylozele
Chylo|mi|kron|ämie [↑Chylomikronen u. ↑...ämie] *w;* -, ...ien, in fachspr. Fügungen: **Chylo|mi|cron|aemia**[1], *Pl.:* ...iae: vermehrtes Auftreten von Chylomikronen im Blut
Chylo|mi|kronen [zu ↑Chylus u. gr. *μικρός* = klein] *Pl.:* kleinste Fetttröpfchen im Blut, die das bei der Verdauung gespaltene und in der Darmwand resynthetisierte Fett transportieren
Chylor|rhö, auch: **Chylor|rhöe** [*...rö;* zu ↑Chylus u. gr. *ῥεῖν* = fließen] *w;* -, ...rrhöen: starker Lymphausfluss bei Verletzung des ↑Ductus thoracicus mit Ergießung der Lymphe z. B. in den Brustfellraum
chylös [zu ↑Chylus]: aus Chylus bestehend; milchig getrübt (von Körperflüssigkeiten)
Chylo|thorax [↑Chylus u. ↑Thorax] *m;* -[es], -e: milchig trüber Rippenfellerguss (infolge Eindringens von Chylus in die Brusthöhle)
Chylo|zele [↑Chylus u. ↑...zele] *w;* -, -n, in fachspr. Fügungen: **Chylo|cele,** *Pl.:* ...lae: Hodenwasserbruch mit chylösem Inhalt (bei ↑Elefantiasis vorkommend)
Chyl|urie [↑Chylus u. ↑...urie] *w;* -, ...ien: Ausscheidung von chylushaltigem Urin
Chylus [von gr. *χυλός* = Saft] *m;* -: „Milchsaft", Bezeichnung für den (jeweils nach Nahrungsaufnahme) durch seinen Fettgehalt milchig trüben Inhalt der Darmlymphgefäße
Chymi|fikation [zu ↑Chymus u. lat. *facere* (in Komposita: *-ficere*) = machen] *w;* -, -en: Umwandlung der in den Magen aufgenommenen Nahrung in Speisebrei (als vorbereitender Teil des Verdauungsvorgangs)
Chymo|trypsin [↑chymo... u. ↑Trypsin] *s;* -s, -e: im Saft der Bauchspeicheldrüse gebildetes Enzym
Chymus [von gr. *χυμός* = Saft] *m;* -: Bezeichnung für den im Magen aus der aufgenommenen Nahrung angedauten u. von dort in den Darm gelangenden Speisebrei
Ci = Curie
cica|tricans [zu lat. *cicatrix* = Narbe]: Narben hinterlassend, unter Bildung von Narben abheilend; z. B. in der Fügung ↑Basalioma cicatricans. **cica|trice|us, ...cea, ...ceum:** narbig. **Cicatrix** vgl. Zikatrix
ciliaris vgl. ziliar
Ciliata vgl. Ziliaten
Cilium [aus lat. *cilium,* Gen.: *cilii* = Augenlid] *s;* -s, Cilia (meist *Pl.*): **1)** Augenwimpern. **2)** vgl. Zilie
Cimex [aus lat. *cimex,* Gen.: *cimicis* = Wanze] *m;* -, (Arten:) Cimices: Gattung der Wanzen. **Cimex hemi|pterus:** Bettwanzenart der heißen Zonen. **Cimex lectularius:** Bettwanzenart der gemäßigten Zonen
cinere|us, ...rea, ...re|um [zu lat. *cinis,* Gen.: *cineris* = Asche]: aschfarben, grau; z. B. in der Fügung ↑Tuber cinereum
Cin|gulum [aus lat. *cingulum,* Gen.: *cinguli* = Gürtel] *s;* -s, ...la: **1)** Knochengürtel, ringförmiger Teil des Skeletts (z. B. Becken- u. Schultergürtel; Anat.). **2)** gürtelförmiger Faserzug im Gehirn (Anat.). **3)** gürtelförmiger, elastischer Verband um den Brustkorb (bei Rippenbrüchen; Med.). **Cin|gulum ex|tremitatis inferio|ris:** = Cingulum membri inferioris. **Cin|gulum ex|tremitatis superio|ris:** = Cingulum membri superioris. **Cin|gulum mem|bri inferio|ris:** Beckengürtel, Teil des knöchernen Bewegungsapparates,

die knöchernen Teile des großen und kleinen Beckens. **Cin|gulum mem|bri superioris:** Schultergürtel, Teil des knöchernen Bewegungsapparates (bestehend aus: Brustbein, Schlüsselbein, Schulterblatt und Hals- bzw. Brustwirbelsäule)

circinatus, ...ta, ...tum [zu lat. *circinare* = kreisförmig machen]: kreisförmig; z. B. in der Fügung ↑Pityriasis circinata

circo|ide|us, ...dea, ...de|um [zu lat. *circus* = Kreislinie, Kreis u. gr. *-ειδής* = gestaltet, ähnlich]: kreisförmig

Circuit|trai|ning [*ßö'kitträ...;* engl. *circuit* = Kreisbewegung, Umlauf]: Durchführung spezieller Übungen (vorwiegend mit Gewichten zur Muskelkraftbildung), die in pausenloser Folge wiederholt ausgeführt werden

circularis, ...re [zu ↑Circulus]: zu einem Gefäßkranz gehörend; z. B. in der Fügung ↑Fibrae circulares (Anat.)

Circulus [aus lat. *circulus,* Gen.: *circuli* = Kreis, Ring] *m;* -, ...li: Kreis, Ring, Gefäßkranz (Anat.). **Circulus arterio|sus cere|bri:** Gefäßkranz an der Hirnbasis. **Circulus arterio|sus iridis major** bzw. **minor** [↑Iris]: großer bzw. kleiner Gefäßkranz am Rand der Regenbogenhaut. **Circulus vas|culosus:** Gefäßkranz um die Stelle, an der der Sehnerv ins Auge eintritt. **Circulus vitio|sus:** das Zusammentreffen verschiedener Krankheitsprozesse in einem Organismus, die sich gegenseitig ungünstig beeinflussen. **Circulus Willisii** [nach dem engl. Arzt Th. Willis, 1622–1675]: = Circulus arteriosus cerebri

circumanalis vgl. zirkumanal

Circumcisio vgl. Zirkumzision

Circumclusio vgl. Zirkumklusion

Circumductio vgl. Zirkumduktion

Circumferentia vgl. Zirkumferenz

circum|flexus, ...xa, ...xum [zu lat. *circumflectere, circumflexum* = umbeugen, umbiegen]: umgebogen, bogenförmig; z. B. in der Fügung ↑Arteria circumflexa (Anat.)

circumscriptus vgl. zirkumskript

Cirrhosis vgl. Zirrhose

cirso|ides, auch: **cirso|ide|us, ...idea, ...ide|um** [zu gr. *κιρσός* = Erweiterung eines Blutgefäßes und gr. *-ειδής* = gestaltet, ähnlich]: unregelmäßig verdickt, rankenartig verändert (von Blutgefäßen)

Cirs|om|phalus [gr. *κιρσός* = Erweiterung eines Blutgefäßes u. gr. *ὀμφαλός* = Nabel] *m;* -, ...li: = Caput medusae

Cisterna vgl. Zisterne

Cist|ron [Kunstw.] *s;* -s, -s: Abschnitt eines ↑Genoms, der z. B. für eine Polypeptidkette kodiert (Genetik)

Ci|tro|bacter [lat. *citrus* = Zitronenbaum gr. *βάκτρον* = Stab] *s* od. *m;* -s: Gruppe gramnegativer aerober Stäbchen, Erreger von Gastroenteritiden

Cl: chem. Zeichen für ↑Chlor

Claudicatio vgl. Klaudikation

Clau|dius-Zellen [nach dem östr. Anatomen F. M. Claudius, 1822–1869]: Stützzellen in der Wandung des Schneckenkanals im Ohr

Claust|rum [aus lat. *claustrum,* Gen.: *claustri* = Verschluss, Riegel] *s;* -s, ...stra: **1)** „Riegel", schmale Zellplatte im Großhirn, Teil der Basalganglien (Stammganglien; Anat.). **2)** Organ, das eine Öffnung verschließt (Anat.). **Claust|rum gut|turis:** = Velum palatinum. **Claust|rum virginale:** = Hymen

Clava [aus lat. *clava* = Knüppel, Keule] *w;* -, ...vae: ältere Bez. für ↑Tuberculum nuclei cuneati

Clavicula [aus lat. *clavicula,* Gen.: *claviculae* = Schlüsselchen] *w;* -, ...lae: „Schlüsselbein", Teil des knöchernen Schultergürtels, s-förmig gekrümmter Röhrenknochen, der vor u. über der ersten Rippe über die Seitenwand des Brustkorbs hinausragt (Anat.); eindeutschend auch: Klavikula

clavicularis vgl. klavikular

clavi|pectoralis, ...le [zu ↑Clavicula und ↑Pectus]: zum Schlüsselbein und zur Brust gehörend; z. B. in der Fügung ↑Fascia clavipectoralis (Anat.)

Clavus vgl. Klavus

Clea|rance [*klir^e nß;* aus gleichbed. engl. *clearance,* eigtl. = Reinigung] *s* od. *w;* -: Einheit der Blutplasmamenge, die beim Durchfluss durch die Niere in einer Minute vollständig von der harnpflichtigen Testsubstanz befreit wird (bei Nierenfunktionsprüfungen)

clei|do|crania|lis, ...le [zu gr. *κλείς,* Gen.: *κλειδός* = Schlüssel; Schlüsselbein u. ↑Cranium]: zu den Schlüsselbeinen und zum Schädel gehörend

climactericus vgl. klimakterisch. **Climacterium** vgl. Klimakterium

Climax vgl. Klimax

clinicus vgl. klinisch

clino|ide|us, ...ea, ...e|um [zu gr. *κλίνη* = Bett u. gr. *-ειδής* = gestaltet, ähnlich]: bettförmig gestaltet, zapfenähnlich; z. B. in der Fügung ↑Processus clinoideus (Anat.)

Clitoris vgl. Klitoris

Clitoritis vgl. Klitoritis

Clivus [aus lat. *clivus,* Gen.: *clivi* = Abhang, Hügel] *m;* -, ...vi: Hügel, Teil des Hinterhauptbeins, dem die ↑Medulla oblongata und der ↑Pons aufliegen (Anat.)

Cloaca vgl. Kloake

Clonorchiasis vgl. Klonorchiase

Clon|orchis [gr. *κλών* = Schössling, Zweig u. gr. *ὄρχις* = Hoden] *m;* -: Gattung asiatischer Leberegel. **Clon|orchis sinensis:** chines. Leberegel, Erreger der ↑Klonorchiase

Clonus vgl. Klonus

Clo|quet-Hernie [*klokä...;* nach dem frz. Chirurgen J. G. Cloquet, 1790–1883]: =

Hernia femoralis. **Clo|quet-Kanal:** = Canalis femoralis. **Clo|quet-Septum:** = Septum femorale

Clost|ridium [Verkleinerungsbildung zu gr. κλωστήρ = Spinner; Spindel] *s;* -s: Gattung Sporen bildender Bakterien, Anaerobier. **Clost|ridium botulinum:** anaerober Sporenbildner der Gattung Clostridium, Erreger des ↑Botulismus. **Clost|ridium per|frin|gens** [zu lat. *perfringere* = zerbrechen]: Erreger des Gasbrands. **Clost|ridium tetani:** Erreger des Tetanus, auch Tetanus- oder Starrkrampfbazillus genannt (eine allseitig begeißelte, kugelförmige Spore)

Clowes-Faktor [*klus...;* nach dem amer. Chemiker G. H. A. Clowes, 1877–1958]: toxischer humoraler Faktor im Lungengewebe, verantwortlich für Schockpneumonie und für Stoffwechselstörungen bei Sepsis

Clow|nismus [*klaunißmuß;* zum FW *Clown* = Spaßmacher] *m;* -: groteske Körperverrenkungen bei verschiedenen psychopathischen Zuständen

Clunis [aus gleichbed. lat. *clunis*] *w;* -, Clunes: = Natis

Cluster [*klaßt^{e}r;* von engl. *cluster* = Traube, Haufen] *m;* -s, -: Bez. für patholog. Zellklumpen (speziell Krebszellen)

Cluster|kopfschmerz [*klaßt^{e}r...;* engl. *cluster* = Traube, Haufen]: halbseitig lokalisierte, serielle Kopfschmerzattacken

Cluster|trans|plantation [*klaßt^{e}r...*]: gleichzeitige operative Übertragung von Leber, Pankreas, Duodenum und den entsprechenden Gangverbindungen

Cm: chem. Zeichen für ↑Curium

Cnidosis vgl. Knidose

Co: chem. Zeichen für ↑Kobalt

co..., Co... vgl. kon..., Kon...

Coagulum vgl. Koagulum

Co|arctatio aortae [zu lat. *coarctare,* Nebenform von *coartare,* = zusammendrängen, zusammenpressen; ↑Aorta] *w;* - -, ..iones -: = Aortenisthmusstenose; vgl. Koarktation

Coating [*ko^{u}ting;* engl. = Schicht, Überzug] *s;* -s, -s: erst im Darm (nicht im Magen) löslicher Überzug von Tabletten u. a. Medikamenten; auch: Herstellung des Überzugs

COB: Abk. für ↑Calcium-Overload-Blocker

Cobal|amin, auch eindeutschend: **Kobalamin** [Kunstw.] *s;* -s, -e: = Vitamin B_{12}

Cobalt vgl. Kobalt

Cobb-Winkel [*kob...;* nach dem zeitgen. amer. Orthopäden J. R. Cobb]: Skoliosewinkel, der sich ergibt, wenn man die beiden letzten Wirbel eines Krümmungsbogens bestimmt und eine Tangente an ihre Deckplatten legt: Besteht eine seitliche Verkrümmung, so schneiden sich beide Tangenten; der Winkel, den sie miteinander bilden, ist ein Maß für die seitliche Verkrümmung und wird in Grad Cobb angegeben

Cocain vgl. Kokain

Coccidioidomycosis vgl. Kokzidioidomykose

Coccidiosis vgl. Kokzidiose

Coccidium vgl. Kokzidie

Coccus vgl. Kokke

coc|cyge|us, ...gea, ...ge|um, auch: **coccygicus, ...ca, ...cum** [zu gr. κόκκυξ, Gen.: κόκκυγος = Kuckuck; Kuckucksbein, Steißbein]: zum Steißbein gehörend; z. B. in der Fügung ↑Cornu coccygeum (Anat.)

Coccygodynia vgl. Kokzygodynie

Coch|lea [aus lat. *cochlea* = Schnecke; schneckenförmiges Gebilde] *w;* -, ...leae: „Schnecke" des Innenohrs, das eigentliche Hörorgan (Anat.); eindeutschend auch: Kochlea. **coch|lea|ris, ...re:** zur ↑Cochlea gehörend (Anat.)

coch|lea|ri|formis, ...me [zu lat. *cochlea* = Schnecke u. lat. *forma* = Gestalt, Form]: von der Form eines Löffels (zum Schneckenschlürfen); z. B. in der Fügung ↑Processus cochleariformis (Anat.)

Cochleitis vgl. Kochleitis

Cockett-Venen [*kok^{i}t...;* nach dem zeitgen. engl. Arzt F. B. Cockett]: über dem Fußknöchel gelegene Venae perforantes

Codein vgl. Kodein

Codierung, eindeutschend **Kodierung** [zu frz. *code,* engl. *code* = System von verabredeten Zeichen, von lat. *codex* = Schreibtafel; Buch; Verzeichnis] *w;* -, -en: Übertragung von Erbinformationen; vgl. genetischer Code

Codon, eingedeutscht: **Kodon** [zu Code (Kode), über frz. *code,* engl. *code* = System von verabredeten Zeichen, von lat. *codex* = Schreibtafel; Buch; Verzeichnis] *s;* -s, -s u. ...donen: Sequenz von drei ↑Nukleotiden in der DNS oder RNS (Genetik)

coe|calis, ...le: Nebenform von ↑caecalis

coe|cus, ...ca, ...cum: Nebenform von ↑caecus

Coelenteron vgl. Zölenteron

Coeliacia vgl. Zöliakie

coe|lia|cus, ...ca, ...cum [zu gr. κοιλία = Bauchhöhle]: zur Bauchhöhle gehörend; z. B. in der Fügung ↑Truncus coeliacus

Coeliotomia vgl. Zöliotomie

Coeloma vgl. Zölom

Cœur en Sabot [*kör ang ßabo;* frz. *coeur* = Herz, *en* = in u. *sabot* = Holzschuh] *s;* - - -, -s - -: „Holzschuhherz"; Holzschuhform des Herzens infolge Hypertrophie der rechten Herzkammer mit Hebung der Herzspitze (charakteristisch bei ↑Fallot-Tetralogie)

coe|rule|us, ...lea, ...le|um: Nebenform von ↑caeruleus

Coerulopsia vgl. Zärulopsie

Coffein vgl. Koffein

Coffey-Operation [*kofi...;* nach dem amer. Chirurgen W. B. Coffey, 1868–1944]: operative Ausschaltung der defekten Harnblase

(z. B. bei Blasenkrebs) unter gleichzeitiger Herstellung einer ↑Ersatzblase

Cohabitatio vgl. Kohabitation

Cohn-Fraktion [*kon...;* nach dem amer. Chemiker Erwin J. Cohn, 1892–1953]: = antihämophiles Globulin

Coi|ling [*keu...;* zu engl. *to coil* = aufrollen] *s;* -s, -s: Verlängerung der Karotis in Form einer verstärkten S-Kurve (bis zu einer zirkulären Schlinge)

Coilonychia vgl. Koilonychie

Coitus vgl. Koitus

col..., Col... vgl. kon..., Kon...

Colchicin vgl. Kolchizin

Colchicum [von gleichbed. gr. *κολχικόν*] *s;* -s: Zeitlose, zu den Liliengewächsen gehörende Pfanzengattung. **Colchicum au|tumnale:** „Herbstzeitlose", giftiges Liliengewächs (liefert ↑Kolchizin)

Cold-Pressure-Test [*ko^{u}ld-präsch^{e}r...;* engl. *cold* = Kälte u. engl. *pressure* = Druck]: Kälte-Druck-Test, Test zur Diagnose von Bluthochdruckkrankheiten wie z. B. Erkrankungen des Nebennierenmarks. (Beim Eintauchen eines Armes in Eiswasser steigt der Blutdruck an, was sich im Krankheitsfall besonders deutlich beobachten lässt.)

Coleocele vgl. Koleozele

Colica vgl. Kolik

colicus, ...ca, ...cum [zu ↑Kolon]: zum Grimmdarm gehörend; z. B. in der Fügung ↑Impressio colica

Colitis vgl. Kolitis

Collapsus vgl. Kollaps

collateralis vgl. kollateral

Colliculitis vgl. Kollikulitis

Colliculus [Verkleinerungsbildung zu lat. *collis* = Hügel] *m;* -, ...li: kleiner Hügel, kleine Erhebung (Anat.). **Colliculus facia|lis:** kleine Vorwölbung in der Mitte der ↑Eminentia medialis der ↑Medulla oblongata (wird gebildet durch den Abduzenskern und das innere Fazialisknie). **Colliculus inferior:** akustisches Zentrum im Bereich des ↑Tectum mesencephali, eines übergeordneten Assoziationsgebiets im Mittelhirn. **Colliculus seminalis:** „Samenhügel", längliche Vorwölbung der Harnröhrenschleimhaut des Mannes, Mündung des ↑Utriculus prostaticus und des ↑Ductus ejaculatorius. **Colliculus superior:** wichtiges optisches Zentrum im Bereich des ↑Tectum mesencephali, eines übergeordneten Assoziationsgebiets im Mittelhirn

Collum [aus lat. *collum,* Gen.: *colli* = Hals] *s;* -s, Colla: „Hals", sich verjüngender Teil eines Organs, Verbindungsteil (Anat.); eindeutschend auch: Kollum. **Collum ana|tomicum:** ringförmige Furche um den Rand des ↑Caput humeri. **Collum chir|urgicum:** Übergangsstelle des rumpfnahen Humerusendes in den Oberarmbeinkörper. **Collum costae:** „Rippenhals", Teil der Rippe am dorsalen Ende zwischen dem Rippenköpfchen und dem Rippenhöcker. **Collum dentis** [↑Dens]: „Zahnhals", Teil des Zahnes zwischen der sichtbaren Zahnkrone und der Zahnwurzel. **Collum femoris** [↑Femur]: „Schenkelhals", Teil des Oberschenkelbeins zwischen dem Oberschenkelkopf und dem Schaft. **Collum fibulae:** Hals des Wadenbeins. **Collum glandis** [↑Glans]: von der Ringfurche hinter der Eichel umfasster und vom Eichelrand überragter vorderer Abschnitt des Penisschafts. **Collum mallei** [*...e-i*]: Hals des ↑Hammers. **Collum mandibulae:** Hals des aufsteigenden Astes des Unterkiefers. **Collum ossis femoris** [↑[1]Os, ↑Femur]: neue Bez. für ↑Collum femoris. **Collum radii:** „Speichenhals", Teil des proximalen Endes der Speiche (anschließend an das ↑Caput radii). **Collum scapulae:** „Schulterblatthals", ringförmige Einschnürung zwischen ↑Condylus und dem übrigen Schulterblatt. **Collum tali:** „Sprungbeinhals", Einschnürung am Sprungbein zwischen Körper und Kopfteil. **Collum uteri:** unterster Abschnitt der Gebärmutter. **Collum vesicae felleae:** „Gallenblasenhals" (Teil der Gallenblase, anschließend an das ↑Infundibulum, am Übergang zum ↑Ductus cysticus)

Coloboma vgl. Kolobom

Colon vgl. Kolon

Coloproctitis vgl. Koloproktitis

Color [aus gleichbed. lat. *color*] *m;* -s, ...lores: Farbe

colorectalis vgl. kolorektal

Colpitis vgl. Kolpitis

Colpocystitis vgl. Kolpozystitis

Colpohyperplasia vgl. Kolpohyperplasie

Columbium [nlat., nach dem poetischen Namen *Columbia* für Amerika] *s;* -s: veraltete, in den angloamerikanischen Ländern noch gebräuchliche Bez. für das Element ↑Niob; Zeichen: Cb

Columella [aus lat. *columella* = kleine Säule] *w;* -, ...llae: frühere Bez. für ↑Modiolus

Columna [aus lat. *columna,* Gen.: *columnae* = Säule] *w;* -, ...nae: „Säule", säulenähnliches Organ (Anat.). **Columnae anales** *Pl.:* Längswülste der Mastdarmschleimhaut (sind durch Venengeflechte bedingt, füllen sich zu Schwellpolstern und spielen beim Analschluss eine Rolle). **Columna anterior:** „Vordersäule", Leiste bzw. Säule der grauen Substanz des Rückenmarks, die in die periphere weiße Substanz vorspringt. **Columna fornicis** [↑Fornix]: „Gewölbesäule", Teil des ↑Fornix im Gehirn (verläuft vor dem ↑Foramen interventriculare und hinter dem ↑Septum pellucidum abwärts). **Columnae griseae** *Pl.:* „graue Säulen", Teil der grauen Substanz des Rückenmarks (die Columnae erscheinen nur im Längsschnitt des Rückenmarks als Säulen, im Querschnitt des Rückenmarks hingegen als ↑Cornua). **Columna lateralis:** kleine, seitliche Leiste bzw. Säule zwischen der ↑Columna anterior und der ↑Columna posterior. **Columna posterior:** hintere, vorspringende Leiste der grauen Substanz des Rückenmarks (die vor allem im Querschnittsbild des Rückenmarks gut sichtbar ist). **Columnae rectales** *Pl.*: = Columnae anales. **Columnae renales** *Pl.*: Anteile der Nierenrindensubstanz, die sich säulenförmig zwischen die Markkegel der Nieren schieben. **Columnae rugarum** *Pl.*: Längswülste im Bereich der Innenfläche der Scheide der Frau. **Columna verte|bralis:** „Wirbelsäule", Achse des menschl. Körpers, die Kopf, Rippen und obere Extremitäten trägt (besteht in der Regel aus 7 Halswirbeln, 12 Brustwirbeln, 5 Lendenwirbeln, 5 Kreuzwirbeln bzw. Kreuzbein und 3–5 Steißwirbeln bzw. Steißbein)

com..., Com... vgl. kon..., Kon...

Coma vgl. Koma

Combustio vgl. Kombustion

Comedo vgl. Komedo

comitans, auch: **con|comitans,** eindeutschend auch: **kon|komitie|rend** [zu lat. *(con)comitari* = begleiten]: begleitend, Begleit... (bes. Anat.). **comitatus, ...ata, ...atum:** begleitet

Commasculatio vgl. Kommaskulation

Commissura vgl. Kommissur

Commotio vgl. Kommotio

communicans [zu lat. *communicare* = gemeinsam machen]: verbindend (z. B. Gefäße und Nerven)

communis, ...ne [aus gleichbed. lat. *communis*]: gemeinsam; z. B. in der Fügung ↑Arteria iliaca communis

compactus vgl. kompakt

Com|pages thoracis [lat. *compages* = Gefüge u. ↑Thorax] *w;* - -: anat. Bez. für den Brustkorb

com|pletus, ...ta, ...tum [zu lat. *complere, completum* = voll machen, anfüllen]: vollständig; z. B. in der Fügung ↑Abortus completus

Com|pliance [*kᵉmplaiᵉnß;* von engl. *compliance* = Dehnbarkeit] *w;* -: **1)** Bez. für die normale Dehnbarkeit eines Gewebes, bes. des Lungengewebes. **2 a)** Bereitschaft des Patienten, Hinweise und Verordnungen des Arztes zu befolgen; **b)** Bereitschaft des behandelnden Arztes, sich individuell auf den Patienten einzustellen

complicatus vgl. kompliziert

com|positus, ...ta, ...tum [zu lat. *componere, compositum* = zusammenstellen]: zusammengesetzt; z. B. in der Fügung ↑Articulatio composita

Compressio vgl. Kompression. **Com|pressor recti** [zu lat. *comprimere, compressum* = zusammendrücken u. ↑Rektum] *m;* - -: gemeinsame Bez. für ↑Pars profunda (musculi sphincteris ani externi) und ↑Musculus puborectalis

Computer|tomo|gra|phie [*kompjutᵉr...*]: neue Röntgenuntersuchungstechnik zur direkten Darstellung von Weichteilstrukturen. Dabei wird aus den von einem Computer aufbereiteten Messergebnissen ein Dichteverteilungsgrad der untersuchten Schichten rekonstruiert; Abk.: CT

con..., Con... vgl. kon..., Kon...

Conamen [zu lat. *conari* = sich anstrengen; versuchen] *s;* -s, ...mina: verhüllende Kurzbezeichnung für: Conamen suicidii. **Conamen sui|cidii** [↑Suizid] *s;* - -, ...mina -: Selbstmordversuch

Conceptio vgl. Konzeption

Concha vgl. Koncha. **con|chalis, ...le** [zu ↑Koncha]: zu einer Koncha gehörend; muschelförmig; z. B. in der Fügung ↑Crista conchalis (Anat.)

concomitans vgl. comitans

Concrementum vgl. Konkrement

Concretio vgl. Konkretion. **con|cretus, ...ta, ...tum** [zu lat. *concrescere, concretum* = zusammenwachsen]: verwachsen, verklebt; z. B. in der Fügung ↑Ren concretus

Concubitus vgl. Konkubitus

Concussio vgl. Konkussion

Con|ductance [*kᵉndaktᵉnß:* aus engl. *conductance* = Übertragung] *w;* -: Funktionsgröße für Strömungsverhältnisse, z. B. im Bronchialsystem

Con|duit|chir|urgie [*kandit...;* engl. *conduit* = Röhre] *w;* -: plastische Gefäßbildung zur Korrektur von Herzfehlern

Con|du|plicato-corpore-Geburt [lat. *conduplicato corpore* = mit verdoppeltem Körper]: Form der spontanen Geburt, die nur bei ↑mazerierten oder ganz frühreifen Kindern vorkommt (zunächst passiert dabei die Schulter des im Bereich der Brustwirbelsäule stark abgewinkelten Kindes die Vulva und dann ein Teil der Brust, während der übrige Teil des Rumpfes und der Kopf gleichzeitig die Beckenhöhle passieren)

condylaris, condylicus vgl. kondylär

Condyloma vgl. Kondylom

Condylus [von gr. *κόνδυλος* = Knochengelenk] *m;* -, ...li: Gelenkkopf, Gelenkknorren, Gelenkfortsatz (vor allem an den Enden langer Röhrenknochen; Anat.); eindeutschend auch: Kondylus. **Condylus humeri:** körperferner Gelenkkörper des Oberarmknochens. **Condylus lateralis tibiae:** äußerer Gelenkknorren des Schienbeins. **Condylus media|lis femoris:** der innere der beiden spiralig gekrümmten distalen Gelenkkörper des Oberschenkelknochens. **Condylus media|lis tibiae:** innerer Gelenkknorren des Schienbeins. **Condylus occipitalis:** Gelenkfortsatz des Hinterhauptsbeins

confluens vgl. konfluent. **Con|fluens sinu|um** [↑Sinus] *m;* - -: Stelle der Vereini-

gung von Hirnhautvenen in der Gegend der ↑Protuberantia occipitalis interna
Con|fusio [zu lat. *confundere, confusum* = zusammengießen, vermengen; verwirren] *w;* -, ...io|nes; in der Fügung: **Con|fusio mentalis:** Verwirrtheit, Zerstreutheit, Verstörtheit; vgl. Konfusion
Con|gelatio [zu lat. *congelare* = völlig gefrieren machen] *w;* -, ...io|nes: lokale Erfrierung der Haut und des darunter liegenden Gewebes infolge von Kälteeinwirkung auf die Haut über einen längeren Zeitraum hin. **Congelatio bullosa:** mittlerer Grad der Erfrierung mit Blasenbildung in der Haut. **Con|gelatio gan|grae|nosa:** schwerster Grad der Erfrierung mit Ausbildung einer Gangrän bzw. einer Nekrose
congenitalis, congenitus vgl. kongenital
Congestio vgl. Kongestion
con|globatus, ...ta, ...tum [zu lat. *conglobare* = zusammenballen, zusammenknäueln]: zusammengeballt; z. B. in der Fügung ↑Acne conglobata
Conglutinatio vgl. Konglutination
Con|gressus [zu lat. *congredi, congressum* = zusammentreten, zusammentreffen] *m;* -, - [...*gräßuß*]: seltene Bez. für ↑Koitus
conicus vgl. konisch
Coniin vgl. Koniin
Conium [von gr. *κώνειον* = Schierlingskraut] *s;* -s: Gattung der Schierlingsgewächse. **Conium maculatum:** „gefleckter Schierling" (enthält das Alkaloid ↑Koniin)
conjugalis vgl. konjugal
Con|jugata [zu lat. *coniugare, coniugatum* = zusammenjochen, zusammenpaaren] *w;* -, ...tae: Beckenmaß, Abstand zweier bestimmter Punkte des Beckens voneinander (Anat.). **Con|jugata ana|tomica:** Abstand zwischen ↑Promontorium und dem oberen, inneren Symphysenrand. **Con|jugata dia|gonalis:** Abstand zwischen unterem Symphysenrand und ↑Promontorium. **Con|jugata ex|terna:** Abstand zwischen dem oberen Symphysenrand und dem Grübchen unter dem Dornfortsatz des 5. Lendenwirbels. **Con|jugata vera ob|stetricia:** Abstand zwischen ↑Promontorium und dem nächstliegenden Punkt des hinteren Symphysenrandes
Conjunctiva vgl. Konjunktiva. **conjunctivalis** vgl. konjunktival
Conjunctivitis vgl. Konjunktivitis
con|junctivus, ...va, ...vum [zu lat. *coniungere, coniunctum* = verbinden]: verbindend; z. B. in der Fügung ↑Tunica conjunctiva
connatalis vgl. konnatal. **connatus** vgl. konnatal
Connectivitis vgl. Konnektivitis
Connexus vgl. Konnex
cono|ide|us, ...dea, ...de|um [zu ↑Conus u. gr. *-ειδής* = gestaltet, ähnlich]: kegelförmig (vgl. ↑Ligamentum conoideum)
Con|quassatio [zu lat. *conquassare, conquassatum* = zusammenschütteln; erschüttern] *w;* -, ...tio|nes: Erschütterung; im engeren Sinne: Quetschung (Med.). **Conquassa|tio cere|bri:** Hirnquetschung
Constipatio vgl. Konstipation
Constrictio vgl. Konstriktion. **con|strictor** [zu lat. *constringere, constrictum* = zusammenschnüren, zusammenziehen], *Gen.:* ...toris, *Pl.:* ...tores: erläuternder Bestandteil von fachspr. Fügungen mit der Bedeutung „Zusammenschnürer, Zusammenzieher, ringförmiger Muskel" (z. B. ↑Musculus constrictor pharyngis superior); vgl. Konstriktor
Consum[p]tio vgl. Konsum[p]tion
Contactus vgl. Kontakt
contagiosus vgl. kontagiös. **Contagium** vgl. Kontagium
Contiguitas vgl. Kontiguität
Continentia vgl. Kontinenz
Continuitas vgl. Kontinuität. **con|tinu|us, ...nua, ...nu|um** [aus gleichbed. lat. *continuus*]: ununterbrochen, fortwährend, dauernd; z. B. in der Fügung ↑Acrodermatitis suppurativa continua
Contorsio vgl. Kontorsion. **con|tortus, ...ta, ...tum** [zu lat. *contorquere, contortum* = herumdrehen, winden]: [vielfach] gewunden; z. B. in der Fügung ↑Tubuli seminiferi contorti
contra..., Contra... vgl. kontra..., Kontra...
Contraceptio vgl. Kontrazeption
contractilis vgl. kontraktil. **Contractio** vgl. Kontraktion. **Contractura** vgl. Kontraktur.
con|tractus, ...ta, ...tum [zu lat. *contrahere, contractum* = zusammenziehen]: zusammengezogen; z. B. in der Fügung ↑Pulsus contractus
contralateralis vgl. kontralateral
Con|tre|coup [*kongtr^{e}ku;* aus gleichbed. frz. *contrecoup*] *m;* -s, -s: „Gegenstoß", „Rückstoß", bei heftigem Aufprall entstehende Gegenkraft, die Kontusionen auch an der der Aufprallstelle gegenüberliegenden Seite hervorruft (z. B. bei ↑Contusio cerebri)
con|tusi|formis, ...me [zu ↑Kontusion u. lat. *forma* = Form, Gestalt]: einer Kontusion ähnlich, in Form einer Kontusion
Contusio vgl. Kontusion
Conus [von gr. *κῶνος* = Kegel] *m;* -, ...ni: „Kegel", spitzes Ende, kegelförmiger Teil (z. B. eines Organs; Anat.); eindeutschend auch: Konus. **Conus ar|teriosus:** trichterartiger Übergang des rechten Herzventrikels in den ↑Truncus pulmonalis. **Conus elasticus:** unterer Teil der fibroelastischen Membran des Kehlkopfes. **Conus medullaris:** spitzes, unteres Ende des Rückenmarks
Con|vallaria majalis [zu lat. *convallis* = Talniederung, Talkessel und lat. *Maius* = Maimonat] *w;* - -: Maiglöckchen, zu den Li-

liengewächsen gehörende, 10–20 cm hohe giftige Staude (enthält das Glykosid ↑Convallatoxin)

Con|valla|toxin [zu ↑Convallaria majalis u. ↑Toxin] *s;* -s: herzwirksames Glykosid der ↑Convallaria majalis (Anwendung bei Herzkrankheiten)

convexus vgl. konvex

con|volutus, ...ta, ...tum [zu lat. *convolvere, convolutum* = zusammenrollen, -wickeln]: zusammengeballt, zusammengeknäuelt (z. B. von Darmschlingen und Venen)

Convulsio vgl. Konvulsion

convulsivus vgl. konvulsiv

Coo|ley-An|ämie [*kuli...;* nach dem amer. Pädiater Th. B. Cooley, 1871–1945]: erbliche hämolytische Anämie, die im Mittelmeerraum (vorwiegend bei Kleinkindern) auftritt

Coombs-Test [*kumß...;* nach dem engl. Pathologen Robin Coombs, geb. 1921]: Antiglobintest (zur Diagnose hämolytischer Anämien) mithilfe von Kaninchenserum, das durch Menschenblut ↑sensibilisiert wurde und bestimmte, gegen ↑Globuline wirksame Antikörper gebildet hat

Coo|per-Band [*kup^er...;* nach dem engl. Chirurgen Sir Astley P. Cooper, 1768–1841]: = Ligamentum pubicum superius. **Cooper-Hernie**: Schenkelbruch in der ↑Lacuna musculorum am Oberschenkel (lateral von den Schenkelgefäßen). **Coo|per-Schere**: chirurgische Präparierschere mit gebogenen Branchen und abgestumpfter Spitze. **Cooper-Streifen** *Pl.:* derbe Faserzüge zur Verstärkung des ↑Ligamentum collaterale am Ellbogengelenk

copiosus vgl. kopiös

Copremesis vgl. Kopremesis

Copulatio vgl. Kopulation

Cor [aus gleichbed. lat. *cor,* Gen.: *cordis*] *s;* -, Corda: „Herz", annähernd kegelförmiges, muskulöses Hohlorgan im Brustraum, zentrales Organ des Blutgefäßsystems bei Mensch und Tier. **Cor adiposum:** „Fettherz", umstrittene Bezeichnung für eine mehr funktionelle Störung und Leistungsminderung des Herzens infolge Mehrbelastung bei Fettleibigkeit überhaupt (während die fettige Degeneration des Herzmuskels unsicher bleibt). **Cor arteriosum:** linke Herzhälfte, die das arterielle Blut enthält. **Cor asthenicum:** Tropfenherz, kleines, schmales, steilgestelltes Herz bei asthenischen Menschen. **Cor bi|laterale:** auf beiden Seiten vergrößertes Herz, Hypertrophie sowohl des linken wie des rechten Ventrikels (unabhängig voneinander entstanden). **Cor bi|loculare:** zweikammeriges Herz, Missbildung des Herzens mit Fehlen der Vorhof- und Kammerscheidewände. **Cor bovinum** [lat. *bovinus* = zum Rind gehörend]: „Ochsenherz", erheblich vergrößertes Herz, Herzhypertrophie (überwiegend der linken Herzkammer) infolge Bewältigung einer dauernd vergrößerten Blutmenge. **Cor dextrum:** das rechte Herz, bestehend aus Vorhof und Kammer. **Cor hirsutum:** Herz, das einen zottenartigen Fibrinbelag auf dem ↑Epikard aufweist (Folge einer fibrinösen Entzündung). **Cor mobile:** abnorm bewegliches Herz (auch „Wanderherz" genannt). **Cor nervosum:** „nervöses Herz", Herzneurose (mit funktionellen Herzstörungen und Beschwerden ohne organische Herzveränderungen). **Cor pendulum:** „pendelndes Herz", verschiebbares, tief herabhängendes Tropfenherz (Vorkommen bei abnormem Zwerchfelltiefstand). **Cor pulmonale:** infolge chronischer Überlastung (bei Widerstandserhöhung im kleinen Kreislauf) verformtes Herz mit Hypertrophie der rechten Herzkammer und verstärkter Pulsation (Vorkommen bei Lungentuberkulose, Silikose, Asthma bronchiale u. a.). **Cor tau|rinum** [zu gr. *ταῦρος* = Stier]: = Cor bovinum. **Cor tomentosum:** = Cor hirsutum. **Cor tri|atria|tum** [zu ↑tri... u. ↑Atrium]: Fehlbildung des Herzens mit Ausbildung von drei Vorhöfen. **Cor tri|loculare bi|atriatum:** dreikammeriges Herz mit zwei Vorhöfen und einem Ventrikel (Herzmissbildung mit größeren Defekten in der Kammerscheidewand). **Cor tri|loculare bi|ven|triculare:** dreikammeriges Herz mit einem ↑Atrium und zwei Ventrikeln (Herzmissbildung mit größeren Defekten in der Vorhofscheidewand). **Cor venosum:** rechtes Herz, rechte Herzhälfte (venöses Blut enthaltend). **Cor villosum:** = Cor hirsutum

cor..., Cor... vgl. kon..., Kon...

coraco|acromia|lis, ...le [zu ↑coracoideus (in der Fügung ↑Processus coracoideus) u. ↑Acromion]: zum Rabenschnabelfortsatz und zur Schulterhöhe gehörend; z. B. in der Fügung ↑Ligamentum coracoacromiale (Anat.)

coraco|bra|chia|lis, ...le [zu ↑coracoideus (in der Fügung ↑Processus coracoideus) u. ↑Brachium]: vom Rabenschnabelfortsatz zum Oberarm ziehend; z. B. in der Fügung ↑Musculus coracobrachialis (Anat.)

coraco|clavicularis, ...re [zu ↑coracoideus (in der Fügung ↑Processus coracoideus) u. ↑Clavicula]: zum Rabenschnabelfortsatz und zum Schlüsselbein gehörend; z. B. in der Fügung ↑Ligamentum coracoclaviculare (Anat.)

coraco|humeralis, ...le [zu ↑coracoideus (in der Fügung ↑Processus coracoideus) u. ↑Humerus]: zum Rabenschnabelfortsatz und Oberarmknochen gehörend; z. B. in der Fügung ↑Ligamentum coracohumerale (Anat.)

coraco|ide|us, ...dea, ...de|um [zu gr. *κόραξ,* Gen.: *κόρακος* = Rabe u. gr. *-ειδής* = gestaltet, ähnlich], auch: **coracolides:** rabenschnabelähnlich, den Rabenschnabelfortsatz im Bereich der Schulterhöhe betreffend, zu ihm gehörend; z. B. in der Fügung ↑Processus coracoideus

cordatus, ...ta, ...tum [zu ↑Cor]: herzförmig

Core [*kor;* aus engl. *core* = Kern] *s;* -[s], -s: aus dem Nukleokapsid isolierter Kern

Corium [aus lat. *corium* = festere Haut, Balg] *s;* -s: „Lederhaut", Hautschicht unter der ↑Epidermis (besteht aus fibrillärem Bindegewebe, elastischem Gewebe und aus Gitterfasern; enthält Gefäße und Nerven, außerdem glatte Muskulatur)

Cornea [zu lat. *cornu* = Horn] *w;* -, ...neae: Hornhaut des Auges (besteht aus mehrschichtigem, nicht verhorntem Plattenepithel und bildet zusammen mit der ↑Sklera die feste Kapsel des Augapfels; Anat.); eindeutschend auch: Kornea. **Cornea farinata:** Degeneration der Augenhornhaut, die dadurch ein getüpfeltes Aussehen erhält. **Cornea globosa:** = Keratokonus. **Cornea guttata:** infolge ungenügender Ernährung des Epithels gesprenkelt aussehende Augenhornhaut. **Cornea plana:** angeborene stark abgeflachte Augenhornhaut

cornealis vgl. korneal

Corneitis vgl. Korneitis

cornelus, ...ea, ...elum [zu lat. *cornu* = Horn]: hörnern, aus verhornten Zellen bestehend; z. B. in der Fügung ↑Stratum corneum (Anat.)

corniculatus, ...ta, ...tum [zu lat. *corniculum* = kleines Horn]: „hörnchenförmig", in Gestalt eines kleinen Horns; z. B. in der Fügung ↑Cartilago corniculata

Cornu [aus lat. *cornu* = Horn] *s;* -[s], Cornua: „Horn", kleiner knöcherner, knorpeliger oder häutiger Fortsatz (Anat.). **Cornu ammonis:** = Pes hippocampi. **Cornu anterius:** „Vorderhorn" des Seitenventrikels, des Hohlraumsystems im Gehirn. **Cornu coccygelum:** „Steißbeinhorn", knöcherner Gelenkfortsatz am Steißbein. **Cornu cutaneum:** „Hauthorn", von der Haut ausgehendes, einem Tierhorn ähnliches Gebilde von ganz verschiedener Größe (vorwiegend im Gesicht, bes. an der Ohrmuschel). **Cornu helicis** [↑Helix]: Horn am äußeren Rand der Ohrmuschel, zumeist ein so genanntes Hauthorn. **Cornu inferius: 1)** „Unterhorn" des Seitenventrikels, des Hohlraumsystems im Gehirn. **2)** unteres Horn des Schildknorpels. **3)** Horn am ↑Margo falciformis der ↑Fascia lata. **Cornu majus:** großer, hornförmiger Fortsatz des Zungenbeins, des hufeisenförmigen Knochens in der Zungenwurzel. **Cornu minus:** kleiner, hornförmiger Fortsatz des Zungenbeins, des hufeisenförmigen Knochens in der Zungenwurzel. **Cornu posterius:** „hinteres Horn" des Seitenventrikels, des Hohlraumsystems im Gehirn. **Cornu salcrale:** „Kreuzbeinhorn", knöcherne Vorwölbung an der Hinterfläche des Kreuzbeins. **Cornu superius:** „oberes Horn" am Schildknorpel. **Cornu uterinum:** zipfeliger Fortsatz der Gebärmutter am Tubeneingang

Corona [aus lat. *corona,* Gen.: *coronae* = Kranz; Krone] *w;* -, ...nae „Kranz", „Krone", kreisförmiges, kronenähnliches Gebilde (Anat.). **Corona cilialris:** Teil des Strahlenkörpers im Auge mit den Ziliarfortsätzen. **Corona cordis** [↑Cor]: „Herzkrone", weniger gebräuchliche Bez. für: Basis cordis. **Corona dentis** [↑Dens]: „Zahnkrone", frei sichtbarer Teil des Zahnes. **Corona glandis** [↑Glans]: „Eichelkranz", überragender Teil bzw. Rand der Eichel des männlichen Gliedes. **Corona mortis** [lat. *mors,* Gen.: *mortis* = Tod]: „Kranz des Todes", Bezeichnung für die ↑Arteria obturatoria, deren Verlauf gelegentlich bei der Operation von Schenkelbrüchen eine verhängnisvolle Rolle spielt. **Corona phleblecltatica** [↑Phlebektasie]: Stauungsflecken an den Füßen als Zeichen einer Venenerweiterung. **Corona radialta: 1)** Teil des Follikelepithels, das die Eizelle umschließt. **2)** Stabkranzfaserung, Bezeichnung für alle langen Großhirnbahnen, die von der Großhirnrinde weg- und zur Großhirnrinde hinziehen. **Corona veneris** [zum Namen der röm. Liebesgöttin Venus]: „Stirnband der Venus", Abart des Knotensyphilids mit scharf umschriebenen, schuppenbedeckten Papeln auf der Stirn-Haar-Grenze

coronalis, ...le [zu ↑Corona]: zu einer Corona gehörend; kranzförmig; z. B. in der Fügung ↑Sutura coronalis (Anat.)

Coronariitis vgl. Koronariitis

coronarius vgl. koronar

Coronalvirus, eingedeutscht: **Koronalvirus** [↑Corona u. ↑Virus] *s;* -, ...ren (meist *Pl.*): Viren von kranzförmiger Gestalt, die Erkrankungen der Atemwege hervorrufen

coronolidelus, ...dea, ...delum [zu ↑Corona u. gr. -*ειδής* = gestaltet, ähnlich]: kronenartig; z. B. in der Fügung ↑Processus coronoideus

Corpora: *Pl.* von ↑Corpus

Corpus [aus lat. *corpus,* Gen.: *corporis* = Körper] *s;* -, Corpora: „Körper"; speziell im Sinne von: Hauptteil eines Organs od. Körperteils; eindeutschend auch: Korpus (Anat., Med.). **Corpus adiposum buclcae:** Fettpolster in der Wange bei Säuglingen. **Corpus adiposum paralrenale:** Fettkörper zwischen ↑Fascia renalis und ↑Fascia transversalis. **Corpus albicans:** sehnig-narbige Umwandlungsform des Gelbkörpers mit gefalteter Oberfläche (im Eierstock). **Corpus alielnum:** „Fremdkörper". **Corpus amygdalolidelum:** „Mandelkörper", mit der medialen Hirnrinde zusammenhängende, vor dem

Unterhorn gelegene Kerngruppe von mandelförmiger Gestalt (bildet einen Teil des Riechhirns). **Corpora arenacea** *Pl.*: = Acervulus cerebri. **Corpus callosum:** „Balken", Teil des Kommissurensystems im Großhirn (verbindet die dorsalen Pallien miteinander u. schiebt sich über das dünne Dach des 3. Ventrikels). **Corpus cavernosum clitoridis** [↑Klitoris]: Schwellkörper des Kitzlers. **Corpus cavernosum penis:** Schwellkörper des männlichen Gliedes (erektiler Körper, schwillt durch Blutaufnahme an, wodurch die Versteifung des Gliedes bewirkt wird). **Corpus cavernosum ure|thrae:** = Corpus spongiosum penis. **Corpus cilia|re:** Ziliarkörper, „Strahlenkörper" des Auges (Fortsetzung der ↑Chorioidea, mit zahlreichen Fortsätzen die Linse umfassend). **Corpus claviculae:** Mittelteil des Schlüsselbeins. **Corpus clitoridis** [↑Klitoris]: Hauptteil des Kitzlers (besteht vorwiegend aus kleinen Schwellkörpern, die denen des männlichen Gliedes ähnlich sind). **Corpus coc|cyge|um:** Gefäßknäuel aus zahlreichen arteriovenösen ↑Anastomosen (1) an der Steißbeinspitze (Bedeutung unbekannt). **Corpus costae:** „Rippenkörper", Mittelstück der Rippe. **Corpus epi|didymidis** [↑Epididymis]: Mittelteil des Nebenhodens. **Corpus femoris** [↑Femur]: Mittelstück des Oberschenkelbeins, ein dreikantiger Röhrenknochen. **Corpus fibulae:** Mittelstück des Wadenbeins. **Corpus fornicis** [↑Fornix]: „Gewölbekörper", Teil des Gewölbes, eines weißen Faserzuges unter dem ↑Corpus callosum. **Corpus geniculatum laterale:** lateraler Kniehöcker, Teil des Hypothalamus, Schaltstelle der Sehbahn. **Corpus geniculatum media|le:** medialer Kniehöcker, Schaltstelle der Hörbahn. **Corpus glandulae:** allg. Bez. für: Drüsenkörper. **Corpus humeri:** Mittelstück des Oberarmknochens. **Corpus in|cudis** [↑Incus]: Körper des Ambosses im Mittelohr (trägt die Gelenkfläche für den Hammerkopf). **Corpus liberum:** = Arthrolith. **Corpus lin|guae:** „Zungenkörper", Hauptteil der Zunge. **Corpus lute|um:** „Gelbkörper", Granulosazelldrüse, ↑Progesteron abgebendes drüsenähnliches Gebilde, das nach dem Follikelsprung aus Teilen des Tertiärfollikels (unter Einlagerung von Lipoidtröpfchen) entsteht. **Corpus mamillare:** erbsengroße Erhebung beiderseits der Hirnbasis. **Corpus mammae:** „Brustdrüsenkörper", die weibliche Brustdrüse als solche. **Corpus mandibulae:** hufeisenförmiges Mittelstück des Unterkieferknochens. **Corpora marginalia** *Pl.*: „Randkörperchen", Bestandteile der roten Blutkörperchen (bestehend aus ↑Chromatin). **Corpus maxillae:** Mittelstück des Oberkieferbeins (enthält die Kieferhöhle). **Corpus medullare:** „Markkörper" des Kleinhirns (besteht aus weißer Substanz mit eingelagerten grauen Kernen). **Corpora oryzo|idea** *Pl.*: „Reiskörperchen", abgetrennte organisierte Fibrinzotten, die gequollenen Reiskörnern gleichen (Vorkommen in Gelenken, Sehnenscheiden und Schleimbeuteln). **Corpus ossis femoris** [↑[1]Os, ↑Femur]: neue Bez. für ↑Corpus femoris. **Corpus ossis ilii** [↑Os ilium]: unterer und dickerer Anteil des Darmbeins. **Corpus ossis is|chii** [↑Os ischii]: Hauptteil des Sitzbeins. **Corpus ossis pubis** [↑Os pubis]: Hauptteil des Schambeins mit der Hüftgelenkpfanne. **Corpus pan|crea|tis** [↑Pankreas]: Mittelteil der Bauchspeicheldrüse. **Corpus papillare:** „Papillarkörper", Teil der Lederhaut (mit Erhebungen, die Kapillarschlingen enthalten und die Ernährung der ↑Epidermis erleichtern). **Corpus penis:** Schaft (mittlerer Teil) des Penis. **Corpus phalan|gis** [↑Phalanx]: Mittelstück der Finger- bzw. Zehenknochen. **Corpus pinea|le:** Zirbelkörper, Zirbeldrüse, auch Epiphyse genannt (Drüse mit innerer Sekretion; ähnelt einem Pinienzapfen und liegt am hinteren, oberen Abschnitt des Zwischenhirns). **Corpora qua|dri|gemina** *Pl.*: „Vierhügel", 4 kleine Erhebungen im Bereich des ↑Tectum mesencephali (Teil eines übergeordneten Assoziationsgebietes). **Corpus radii:** Mittelstück der Speiche. **Corpus spon|gio|sum penis:** Harnröhrenschwellkörper des männlichen Gliedes. **Corpus spon|gio|sum urethrae:** „Schwammkörper der ↑Urethra" bei der Frau (Schwellgewebe, das stark erweiterungsfähige Gefäße besitzt, die sich intensiv mit Blut zu füllen vermögen). **Corpus sterni:** Mittelstück des Brustbeins, an dem die 3.–6. Rippe ansetzt. **Corpus stria|tum:** „Streifenkörper", Teil der Basalganglien des Großhirns (dazu gehören der ↑Nucleus caudatus und das ↑Putamen, Kerne, die eine funktionelle Einheit bilden). **Corpus su|pra|re|nale:** ältere Bez. für ↑Glandula suprarenalis. **Corpus tali** [↑Talus]: stärkerer, hinterer Abschnitt des Sprungbeins. **Corpus tibiae:** Mittelstück des Schienbeins. **Corpus trapezoide|um:** „Trapezkörper" im ↑Pons (enthält quer verlaufende Nervenfasern). **Corpus ulnae:** Mittelstück der Elle. **Corpus un|guis:** „Nagelkörper", breiterer, distaler Teil des [Finger]nagels. **Corpus uteri:** „Gebärmutterkörper", Hauptteil oder Mittelstück der Gebärmutter. **Corpus ven|triculi:** „Magenkörper", Hauptteil des Magens (Abschnitt zwischen Magenmund und Magenpförtner). **Corpus verte|brae:** „Wirbelkörper", der nach vorn liegende kompakte Hauptteil eines Wirbels. **Corpus vesicae:** „Blasenkörper", Hauptteil der Harnblase zwischen Blasengrund und Blasenscheitel. **Corpus vesicae felleae:** „Gallenblasenkörper", Abschnitt zwischen dem Fundus und dem Hals der Gallenblase. **Corpus vesiculae seminalis:**

Körper der Samenblasen oder der Bläschendrüsen. **Corpus vitreum:** der zwischen Linse, ↑Corpus ciliare und Netzhaut gelegene gallertige Glaskörper des Auges (in der Hauptsache aus Wasser bestehend)

Corpusculum [Verkleinerungsbildung zu lat. *corpus* = Körper] *s;* -s, ...la (meist *Pl.*): „Körperchen", Bezeichnung für mehrere kleine einheitliche Gebilde im Organismus (Anat.). **Corpuscula bulboidea** *Pl.:* Endkolben, kleine, eingekapselte Nervenendigungen in der Haut sowie in Schleimhäuten, die der Kälteempfindung dienen. **Corpuscula genitalia** *Pl.:* „Wollustkörperchen", im Kitzler, in der Eichel und in der Brustwarze eingelagerte Endkörperchen. **Corpuscula lactis** [↑Lac] *Pl.:* „Milchkörperchen", Milchkügelchen (werden in die Lichtung der Milchdrüsenendstücke als Element der Milch ausgestoßen). **Corpuscula lamellosa** *Pl.:* „Lamellenkörperchen", eiförmige Gebilde, in deren axial gelegenen Innenkolben eine marklos gewordene Nervenfaser unter Bildung eines Fibrillennetzes endigt. **Corpuscula nervosa** *Pl.:* „Nervenkörperchen", Nervenendigungen mit einer fibrösen Kapsel unterschiedlicher Dicke. **Corpuscula renis** [↑Ren] *Pl.:* ↑Glomeruli der Niere, die den Primärharn bilden. **Corpuscula tactus** [- *táktuß*] *Pl.:* „Tastkörperchen", Tastzellen, meist zu Gruppen übereinander gelagert (Vorkommen vor allem in der Lederhaut der Finger- und Zehenballen, in der Hohlhand und in der Fußsohle)

Cortex vgl. Kortex

corticalis vgl. kortikal

Corticoid vgl. Kortikoid

Corticosteroid vgl. Kortikosteroid

Corticosteron vgl. Kortikosteron

Corti-Organ [nach dem ital. Anatomen Alfonso Corti, 1822–1876]: = Organum spirale

Cortisol vgl. Kortisol. **Cortison** vgl. Kortison

Corynebacterium vgl. Korynebakterie

Coryza vgl. Koryza

Costa [aus gleichbed. lat. *costa,* Gen.: *costae*] *w;* -, ...tae: „Rippe", Bez. für die an der Wirbelsäule ansetzenden langen, bogenförmigen, abgeplatteten Röhrenknochen. **Costae arcuariae** *Pl.:* ältere Bez. für ↑Costae spuriae. **Costae arcuariae affixae** *Pl.:* die 3 unteren Rippen (Costae X–XII), die vorn jeweils mit der vorhergehenden Rippe eine knorpelige Verbindung aufweisen. **Costae arcuariae fluctuantes** *Pl.:* frei endigende Rippen, ohne Beziehung zu der nächsthöheren Rippe (Costae XI–XII). **Costa cervicalis:** „Halsrippe", nicht bei allen Individuen vorkommende zusätzliche Rippe am VII. Halswirbel. **Costae fluitantes** [zu lat. *fluitare* = hin- und herfließen, schwanken] *Pl.:* Bez. für die XI. und XII. Rippe, die mit dem Rippenbogen nicht verbunden sind. **Costae spuriae** *Pl.:* „falsche Rippen", Bezeichnung für die 5 untersten Rippen (Costae VIII–XII), die nicht direkt am Brustbein ansetzen. **Costae sternales** *Pl.:* ältere Bez. für ↑Costae verae. **Costae verae** *Pl.:* „echte Rippen", Bezeichnung für die 7 oberen Rippen (Costae I–VII), die direkt das Brustbein erreichen. **costalis** vgl. kostal. **costarius, ...ria, ...rium** [zu ↑Costa]: zur Rippe gehörend; z. B. in der Fügung ↑Processus costarius (Anat.)

costocervicalis, ...le [zu ↑Costa u. ↑Cervix]: zwischen Rippe und Hals gelegen; z. B. in der Fügung ↑Truncus costocervicalis (Anat.)

costoclavicularis, ...re [zu ↑Costa u. ↑Clavicula]: zu den Rippen bzw. zum Brustbein und zum Schlüsselbein gehörend; z. B. in der Fügung ↑Ligamentum costoclaviculare (Anat.)

costodiaphragmaticus, ...ca, ...cum [zu ↑Costa und ↑Diaphragma]: zwischen Rippe und Zwerchfell gelegen; z. B. in der Fügung ↑Recessus costodiaphragmaticus

costotransversarius, ...ria, ...rium [zu ↑Costa u. ↑transversus (in der Fügung ↑Processus transversus)]: zur Rippe und zum Querfortsatz eines Wirbels gehörend; z. B. in der Fügung ↑Articulatio costotransversaria (Anat.)

costovertebralis, ...le [zu ↑Costa u. ↑Vertebra]: zur Rippe und zum Wirbel gehörend; z. B. in der Fügung ↑Articulatio costovertebralis (Anat.)

costoxiphoideus, ...dea, ...deum [↑Costa u. ↑xiphoideus (in der Fügung ↑Processus xiphoideus)]: zu den Rippen und zum Schwertfortsatz des Brustbeins gehörend; z. B. in der Fügung ↑Ligamenta costoxiphoidea (Anat.)

Cotyledo vgl. Kotyledone

cotylicus, ...ca, ...cum [zu gr. κοτύλη = Höhlung; Hohlgefäß; Becher]: becherförmig (von der charakteristischen Form eines Gelenks gesagt; Anat.)

Coulomb [*kulong;* nach dem frz. Physiker Ch. A. de Coulomb, 1736–1806]: *s;* -s, -: gesetzliche Einheit der Ionendosis (ersetzt R = Röntgen); Zeichen: C (1 C/kg = 3 876 R)

Councilman-Körper [*kaunßilmen...;* nach dem amer. Pathologen W. T. Councilman, 1854–1933]: acidophile Körperchen im Zytoplasma, die als degeneratives Zeichen bei bestimmten Krankheiten (z. B. Virushepatitis) auftreten

Couplet [*kuple;* frz. *couplet,* Verkleinerungsbildung zu frz. *couple* = Paar] *s;* -s, -s: Bez. für zwei aufeinander folgende ↑Extrasystolen

Courvoisier-Zeichen [*kurwoasje...;* nach

dem Schweizer Chirurgen L. G. Courvoisier, 1843–1918]: stark vergrößerte und ausgedehnte Gallenblase bei Verschluss des ↑Ductus choledochus

Cou|veu|se [*kuwös^e; zu frz. couver* = brüten, bebrüten] *w;* -, -n: offenes oder geschlossenes Wärmebett („Brutschrank") für Frühgeborene

Cow|per-Drüse [*kaup^er...;* nach dem engl. Anatomen William Cowper, 1666–1709]: = Glandula bulbourethralis. **Cow|peritis** [*kau...*] *w;* -, ...itiden (in fachspr. Fügungen: ...itides): Entzündung der Cowper-Drüse, meist im Anschluss an eine Harnröhrenentzündung

Coxa [aus gleichbed. lat. *coxa,* Gen.: *coxae*] *w;* -, ...xae: Hüfte, Hüftgelenk; Körperregion im Bereich der Hüfte (bes. Anat.). **Coxa plana:** angeborene flache Hüftgelenkpfanne. **Coxa valga:** X-Hüfte, deformiertes Hüftgelenk, angeborene Schenkelhalsverbiegung mit Vergrößerung des Hals-Diaphysen-Winkels auf einer oder auf beiden Seiten. **Coxa vara:** deformiertes Hüftgelenk, angeborene Schenkelhalsverbiegung mit Verkleinerung des Hals-Diaphysen-Winkels (im Durchschnitt etwa 128°)

Coxalgia vgl. Koxalgie

coxalis vgl. koxal

Coxarthrosis vgl. Koxarthrose

Co|xi|ella [nlat., nach dem amer. Bakteriologen H. R. Cox, geb. 1907] *w;* -, (Arten:) ...llae: Gattung gramnegativer Mikroorganismen, Erreger des ↑Q-Fiebers

Coxitis vgl. Koxitis

Coxsackie-Virus [*kukßåki...;* nach dem amer. Ort Coxsackie]: Bez. für eine Gruppe von Enteroviren, die vorwiegend Krankheiten mit vieldeutigen Symptomen verursachen (z. B. die ↑Bornholmer Krankheit)

Cp: chem. Zeichen für ↑Cassiopeium

CPD-Stabilisator: Lösung aus *C*itrat, *P*hosphat und *D*extrose zur Konservierung von Frischblut

Cr: chem. Zeichen für ↑Chrom

Crack [*kräk;* zu engl. to crack = abbröckeln (wohl wegen des Aussehens wie bröckelnder Putz)] *m;* -s: auf Kokainbasis hergestelltes synthetisches Rauschmittel, das meist geraucht wird

Cramer-Schiene [nach dem dt. Chirurgen Friedrich Cramer, 1847–1903]: leiterartige, biegsame Drahtschiene zur Lagerung verletzter Extremitäten

Crampus vgl. Krampus

cranialis vgl. kranial

craniofacialis vgl. kraniofazial

Craniopagus vgl. Kraniopagus

Craniosclerosis vgl. Kraniosklerose

Craniostenosis vgl. Kraniostenose

Craniostosis vgl. Kraniostose

Craniotabes vgl. Kraniotabes

Cranium [aus gr. *κρανίον* = Schädel] *s;* -[s], ...ia: knöcherner Schädel in seiner Gesamtheit; eindeutschend auch: Kranium (Anat.)

Crash|diät [*kräsch...;* zu engl. crash = Krach, Zusammenbruch] *w;* -en: „Blitzdiät" zur Gewichtsabnahme in kürzester Zeit; besteht in einseitiger Nährstoffauswahl mit Begrenzung v. a. kohlenhydratreicher zugunsten eiweißreicher Lebensmittel

crassus, crassa, crassum [aus gleichbed. lat. *crassus*]: dick, stark (bes. Anat.); z. B. in der Fügung ↑Intestinum crassum

Craurosis vgl. Kraurose

C-re|aktives Prote|in [*ze...* -]: Serumprotein, das mit Pneumokokken-C-Polysaccharid (kommt u. a. bei rheumatischem Fieber, Herzinfarkt und Geschwülsten vor) reagiert; Abk.: CRP

Credé-Handgriff [*krede...;* nach dem dt. Gynäkologen Karl Credé, 1819–1892]: gynäkologischer Handgriff zur Lösung des Mutterkuchens (wobei der Uterus nach Anregen einer Wehe mit einer oder mit beiden Händen voll gefasst und ausgedrückt wird). **Credé-Pro|phylaxe:** gesetzlich vorgeschriebene Prophylaxe bei Neugeborenen gegen Augentripper (Einträufeln von Silbernitratlösung in den Augenbindehautsack)

cremaster [aus gr. *κρεμαστήρ* = aufhängend; Aufhänger]: erläuternder Bestandteil der fachspr. Fügung ↑Musculus cremaster mit der Bedeutung „aufhängend, (die Haut des Hodensacks) spannend". **cremastericus, ...ca, ...cum,** auch: **cremasterius, ...ria, ...rium:** zum ↑Musculus cremaster gehörend; z. B. in der Fügung ↑Arteria cremasterica

Crena [aus roman. **crena* = Einschnitt, Kerbe] *w;* -, Crenae: Spalte, Kerbe (Anat.). **Crena ani** [↑Anus]: „Afterfurche", tiefe Weichteileinkerbung zwischen beiden Gesäßhälften, in deren Zentrum der After liegt

Crepitatio vgl. Krepitation

Crescendogeräusch vgl. Krescendogeräusch

cresolicus, ...ca, ...cum [zu ↑Kresol]: Kresol enthaltend; z. B. in der Fügung ↑Aqua cresolica

Creutzfeldt-Jakob-Krankheit [nach den dt. Neurologen Hans G. Creutzfeldt, 1889–1964, u. Alfons Jakob, 1884–1931]: chronisch-degenerative Erkrankung des Nervensystems mit tödlichem Verlauf, die mit einem fortschreitenden Ganglienzellschwund von Hirnrinde, Hirnstamm und Stammganglien („spongioforme Enzephalopathie") verbunden ist und vermutlich durch ↑Prionen hervorgerufen wird

CRH: Abk. für: ↑Kortikotropin-Releasing-Hormon

cri|bri|formis, ...me [zu lat. *cribrum* = Sieb u. lat. *forma* = Form, Gestalt]: = kribrös.

cribrosus vgl. kribrös

crico|arytae|no|ide|us, ...idea, ...ide|um [Kurzw. aus ↑cricoideus u. ↑arytaenoideus]: zum Ring- und Gießbeckenknorpel des Kehlkopfs gehörend (Anat.); z. B. in der Fügung ↑Articulatio cricoarytaenoidea

crico|ide|us, ...idea, ...ide|um [zu gr. *κρίκος* = Kreis, Ring u. gr. -*ειδής* = gestaltet, ähnlich]: „ringförmig" (Anat.); z. B. in der Fügung ↑Cartilago cricoidea

crico|oeso|phage|us, ...gea, ...ge|um [zu ↑cricoideus (in der Fügung ↑Cartilago cricoidea) u. ↑Ösophagus]: zwischen Ringknorpel und Speiseröhre gelegen; z. B. in der Fügung ↑Tendo cricooesophageus

crico|pharyn|ge|us, ...gea, ...ge|um, auch: **crico|pharyn|gicus, ...ca, ...cum** [zu ↑cricoideus (in der Fügung ↑Cartilago cricoidea) u. ↑Pharynx]: zwischen Ringknorpel und Rachen gelegen; z. B. in der Fügung ↑Ligamentum cricopharyngeum

crico|thyreo|ide|us, ...idea, ...ide|um [Kurzw. aus ↑cricoideus u. ↑thyreoideus]: zum Ringknorpel und zum Schildknorpel des Kehlkopfs gehörend (Anat.); z. B. in der Fügung ↑Articulatio cricothyreoidea

crico|tra|chea|lis, ...le [zu ↑cricoideus (in der Fügung ↑Cartilago cricoidea) u. ↑Trachea]: zum Ringknorpel des Kehlkopfs und zur Luftröhre gehörend; z. B. in der Fügung ↑Ligamentum cricotracheale

criminalis vgl. kriminell

Crinis [aus gleichbed. lat. *crinis*] *m;* -, ...nes: Haar. **Crinis capitis** [↑Caput]: Kopfhaar. **Crines pubis** *Pl.:* Schamhaare, Behaarung im Bereich der Genitalorgane (sekundäres Geschlechtsmerkmal)

Crise noire [*kris noar;* frz. = schwarze Krise] *w;* - -, -s -s [*kris noar*]: tabische Krise mit Magenbeschwerden und Magenblutung, wobei das Blut den Stuhl schwarz färbt

Crisis vgl. Krise

Crista [aus lat. *crista,* Gen.: *cristae* = Tierkamm, Kamm; Helmbusch] *w;* -, ...tae: Leiste, kammartiges Gebilde, kammartiger Teil eines Organs (Anat.). **Crista ampullaris:** Leiste in der Ampulle der Bogengänge im Labyrinthorgan des Innenohrs (enthält Sinneszellen mit langen Sinneshaaren). **Crista arcua|ta:** bogenförmige Leiste an der Hinterfläche des Gießbeckenknorpels des Kehlkopfs. **Crista capitis costae** [↑Caput costae]: knöcherne Leiste an der Gelenkfläche der Rippenköpfchen (außer bei der 1., 11. und 12. Rippe). **Crista colli costae:** knöcherne Leiste am Rippenhals. **Crista conchalis: 1)** knöcherne Leiste am Stirnfortsatz des Oberkieferbeins für die untere Muschel. **2)** knöcherne Leiste an der ↑Lamina perpendicularis des Gaumenbeins für die untere Nasenmuschel. **Cristae cutis** *Pl.:* Hautleisten, leistenförmige Vorsprünge der Lederhaut in die ↑Epidermis. **Crista femoris** [↑Femur]: = Linea aspera. **Crista fenest|rae coch|leae:** kleine, knöcherne Leiste, die das Schneckenfenster des Mittelohrs teilweise überdeckt. **Crista frontalis:** knöcherne Leiste am Stirnbein (verläuft an der hinteren Fläche in der Medianlinie). **Crista galli** [lat. *gallus* = Hahn]: „Hahnenkamm", knöcherne Leiste in der Schädelhöhle (verläuft in der Medianlinie der ↑Lamina cribrosa des Siebbeins aufwärts). **Crista ilia|ca:** „Hüftbeinkamm", kammartiger oberer Rand des Hüftbeins. **Crista in|fra|temporalis:** scharfe knöcherne Leiste am großen Keilbeinflügel. **Crista inter|tro|chanterica:** knöcherne Leiste zwischen großem und kleinem Rollhügel am Oberschenkelknochen. **Crista la|crimalis anterior** bzw. **posterior:** vordere bzw. hintere Tränenleiste, horizontale Knochenleiste an der medialen Wand der Augenhöhle. **Crista masto|idea:** Leiste am Ansatz des Schläfenmuskels. **Crista ma|tricis un|guis** [↑Matrix unguis]: längliche, gefäßreiche Leiste in der Nagelmatrix. **Crista nasalis: 1)** knöcherne Leiste an der ↑Lamina horizontalis des Gaumenbeins zur Anlagerung für den ↑Vomer. **2)** knöcherne Leiste am Gaumenfortsatz des Oberkieferbeins für den Vomer. **Crista ob|turatoria:** knöcherne Leiste am Unterrand des oberen Schambeinastes. **Crista oc|cipitalis externa:** knöcherne Leiste an der hinteren Fläche der Schuppe des Hinterhauptbeins. **Crista occipitalis interna:** knöcherne Leiste an der Vorderfläche der Schuppe des Hinterhauptbeins. **Crista pyramidis** [↑Pyramide]: = Margo superior (5). **Crista sa|cralis intermedia** bzw. **lateralis** bzw. **media|na:** drei knöcherne Leisten in der Mittellinie der konvexen Rückfläche des Kreuzbeins (entsprechen den Verschmelzungen der Dornfortsätze). **Crista spheno|idalis:** knöcherne Leiste in der Medianlinie an der vorderen Fläche des Keilbeinkörpers. **Crista su|pracon|dylaris lateralis:** seitliche Leiste am unteren Ende des Oberarmknochens. **Crista su|pra|con|dylaris medialis:** mittlere Leiste am unteren Ende des Oberarmknochens. **Crista su|pra|ven|tricularis:** kräftiger Muskelwulst zwischen dem ↑Ostium atrioventriculare dextrum und dem ↑Ostium trunci pulmonalis der rechten Herzkammer. **Crista terminalis:** kräftige Muskelleiste an der Grenze des Herzohres zum glattwandigen Teil des rechten Vorhofs. **Crista trans|versa:** quere Knochenleiste, die den inneren Gehörgang in ein oberes und unteres Feld teilt. **Crista tuberculi majoris:** knöcherne Leiste unterhalb des ↑Tuberculum majus. **Crista tuberculi minoris:** knöcherne Leiste unterhalb des ↑Tuberculum minus. **Crista urethralis:** Schleimhautleiste in der männlichen u. der weiblichen Harnröhre. **Crista vestibuli:** senkrechte Leiste an der medialen Wand des Innenohrvorhofs

crocatus, ...ta, ...tum [aus lat. *crocatus* = safrangelb]: gelb, von gelbem Aussehen; z. B. in der Fügung ↑Hepar crocatum

Crocidismus vgl. Krozidismus

Crohn-Krankheit [nach dem amer. Arzt B. B. Crohn, 1884–1984]: = Ileitis terminalis

Crosse vgl. Krosse

Crossing-over [*kroßingo"w^er;* engl. = Überkreuzung] *s;* -[s], auch: **Cross-over** [*kroßo"w^er*] *s;* -[s]: **1)** spiralige Überkreuzung und Austausch von Teilstücken der Chromosomen bei der Reifeteilung der Keimzellen (Genetik). **2)** Austausch der Medikamente (Verum gegen Placebo und umgekehrt) im Doppelblindversuch

Crota|phion [zu gr. κρόταφος = Schläfe] *s;* -s, ...ia: kraniometrischer Messpunkt an der Spitze des großen Keilbeinflügels. **crotaphiticus, ...ca, ...cum:** zur Schläfe gehörend, schläfenwärts gelegen

Croup vgl. Krupp

Crou|zon-Krankheit [*krusong...;* nach dem frz. Neurologen O. Crouzon, 1874–1938]: Turmschädel mit Deformierung der Schädel- u. Gesichtsknochen

CRP: Abk. für ↑C-reaktives Protein

crucia|tus, ...ta, ...tum [zu lat. *crux,* Gen.: *crucis* = Kreuz]: gekreuzt; z. B. in der Fügung ↑Ligamenta cruciata genus

cruci|formis, ...me [zu lat. *crux,* Gen.: *crucis* = Kreuz u. lat. *forma* = Gestalt, Form]: „kreuzförmig", von der Gestalt eines Kreuzes; z. B. ↑Eminentia cruciformis (Anat.)

crudus, ...da, ...dum [aus lat. *crudus* = roh]: roh, zäh, unverdaut (z. B. von Nahrungsresten im Stuhlgang)

cru|entus, ...ta, ...tum [aus lat. *cruentus* = blutig, mit Blut vermischt]: blutig, Blut enthaltend (z. B. von Körperflüssigkeiten)

Cruor [aus lat. *cruor,* Gen.: *cruoris* = rohes, dickes Blut] *m;* -s: übliche Kurzbez. für: **Cruor san|guinis:** Blutkuchen, geronnenes Blut, vom Serum abgeschiedenes Blutgerinnsel

cruralis vgl. krural

Crus [aus lat. *crus,* Gen.: *cruris* = Unterschenkel; Bein] *s;* -, Crura: **1)** Schenkel, Unterschenkel (Anat.). **2)** schenkelartiger Teil eines Organs oder Körperteils (bes. eines Knochens; Anat.). **Crura ampullaria** *Pl.:* = Crura ossea. **Crus anterius:** vorderer Schenkel des Steigbügels im Mittelohr. **Crus anthelicis tertium:** Reliefvariation der Ohrmuschel in Form einer abnormen Falte zwischen Helix und Anthelix. **Crus breve:** kurzer Schenkel des Ambosses im Mittelohr. **Crus cerebelli:** = Pedunculus cerebellaris medius. **Crus cere|bri:** Schenkel des Mittelhirns (enthält Pyramidenbahnen). **Crus clitoridis** [↑Klitoris]: Schenkel des Kitzlers, Teil des äußeren Genitales der Frau. **Crus commune:** gemeinsamer Schenkel der häutigen und knöchernen Bogengänge im Innenohr (Mündungsstück der drei Bogengänge in den ↑Utriculus). **Crus fornicis** [↑Fornix]: Schenkel des ↑Fornix. **Crus helicis** [↑Helix]: Schenkel der ↑Helix am Eingang zum äußeren Gehörgang. **Crus laterale:** seitlicher Rand des äußeren Leistenrings, einer schlitzförmigen Öffnung in der Aponeurose des ↑Musculus obliquus externus abdominis. **Crus lon|gum:** „langer Schenkel" des Ambosses im Mittelohr (steht in Verbindung mit dem Steigbügel). **Crus media|le:** medialer Rand des äußeren Leistenrings, einer schlitzförmigen Öffnung in der Aponeurose des ↑Musculus obliquus externus abdominis. **Crura ossea** *Pl.:* Schenkel der Ampullen der knöchernen Bogengänge im Innenohr. **Crus penis:** Schwellkörperschenkel des männlichen Gliedes (angeheftet am unteren Schambeinast). **Crus posterius:** „hinterer Schenkel" des Steigbügels im Mittelohr. **Crus sim|plex:** „einfacher Schenkel" des ↑Canalis semicircularis im Innenohr. **Crus valgum:** = Genu valgum. **Crus varum:** = Genu varum

Crush [*krasch;* aus engl. *crush* = Zerquetschung] *s;* -[es]: durch Zerfall größerer Muskelmassen nach schweren Traumen ausgelöstes Krankheitsbild

Crusta vgl. Kruste. **crustosus** vgl. krustös

Cruveil|hier-An|omalie [*krüwäje...;* nach dem frz. Arzt Jean Cruveilhier, 1791–1874]: Rippenmissbildung mit Ausbildung einer knöchernen Spange (zumeist zwischen der 3. und 4. Rippe). **Cruveil|hier-Krankheit: 1)** Form der spinalen progressiven Muskelatrophie (bei Erwachsenen) mit symmetrischer Atrophie und Lähmung der Muskulatur. **2)** Magengeschwürleiden bei ↑Hyperacidität. **Cruveil|hier-von-Baumgarten-Krankheit** [P. C. von Baumgarten, dt. Pathologe, 1849–1928]: angeborene Anomalie der Nabelvene mit Unterentwicklung des Pfortadersystems, Milzvergrößerung und Leberzirrhose

Crux [aus lat. *crux,* Gen.: *crucis* = Kreuz] *w;* -, Cruces: „Kreuz", Schwierigkeit, Plage. **Crux medicorum** [lat. *medicus* = Arzt]: schwieriges ärztliches Problem; auch: schwieriger Patient (bezogen auf die Krankheit des Patienten und seine Wesensart). **Crux mortis** [↑Mors]: „Todeskreuz", als ungünstiges Zeichen zu wertende Kreuzung der Puls- und Temperaturkurve im grafischen Bild, die sich bei plötzlichem Fieberabfall des Patienten und gleichzeitig ansteigender Pulsfrequenz ergibt

Cryopathia vgl. Kryopathie

Cryptae vgl. Krypten

Cryptitis vgl. Kryptitis

Cryptococcosis vgl. Kryptokokkose

Crypto|coc|cus [gr. κρυπτός = verborgen u. ↑Kokke] *m;* -: Gattung hefeähnlicher Pilze

(Krankheitserreger). **Crypto|coc|cus neoformans:** Pilzart aus der Gattung Cryptococcus, Erreger der ↑Kryptokokkose

Cryptosporidiosis vgl. Kryptosporidiose

Cryptosporidium vgl. Kryptosporidium

Cs: chem. Zeichen für ↑Cäsium

CSE-Hemmer: Kurzbez. für ↑Cholesterinsyntheseenzymhemmer

CSF: Abk. für ↑koloniestimulierender Faktor

CT = Computertomographie

CTA: Abk. für ↑chemisch-technischer Assistent

Cu: chem. Zeichen für ↑Kupfer

cubitalis vgl. kubital

Cubitus [aus gleichbed. lat. *cubitus*, Gen.: *cubiti*] *m;* -, ...ti: „Ellbogen", hinterer hakenförmiger Knochenfortsatz des proximalen Endes der Elle, die hintere Spitze am gebeugten Ellbogengelenk. **Cubitus valgus:** Deformierung des Armes im Ellbogengelenk mit Abweichung des Unterarmes (bei gestrecktem Arm) zur Speichenseite hin. **Cubitus varus:** Deformierung des Armes im Ellbogengelenk mit Abweichung des Unterarmes (bei gestrecktem Arm) zur Ellenseite hin

cubo|ideo|navicularis, ...re [zu ↑Kuboid u. ↑navicularis (in der Fügung ↑Os naviculare)]: zu Würfelbein und Kahnbein des Fußes gehörend; z. B. in der Fügung ↑Ligamentum cuboideonaviculare dorsale (Anat.)

cuboides vgl. kuboid

Culex [aus lat. *culex*, Gen.: *culicis* = Mücke, Schnake] *m;* -, (Arten:) Culices: Gattung der Stechmücken (dazu gehören die Hausmücke und die Gemeine Stechmücke)

Culmen [aus lat. *culmen*, Gen.: *culminis* = höchster Punkt, Gipfel] *s;* -[s], ...mina: vorderer, oberer Teil des ↑Vermis zwischen ↑Lobus centralis und tiefer Furche

Cumulus [aus gleichbed. lat. *cumulus*, Gen.: *cumuli*] *m;* -, ...li: Hügel, Haufen, Anhäufung (Anat.). **Cumulus oo|phorus:** „Eihügel", Anhäufung von Granulosazellen im Graaf-Follikel, in die die Eizelle eingebettet ist (Biol., Med.)

cunea|tus, ...ta, ...tum [zu lat. *cuneus* = Keil]: = kuneiform. **cuneiformis** vgl. kuneiform

cuneo|cubo|ide|us, ...dea, ...de|um [Kurzbildung zu ↑Os cuneiforme u. ↑Kuboid]: zu den Keilbeinen und zum Würfelbein des Fußes gehörend; z. B. in der Fügung ↑Ligamentum cuneocuboideum dorsale (Anat.)

cuneo|meta|tarse|us, ...sea, ...se|um [Kurzbildung zu ↑Os cuneiforme u. ↑Metatarsus]: zwischen Keilbein und Mittelfuß gelegen; z. B. in der Fügung ↑Ligamenta cuneometatarsea interossea

cuneo|navicularis, ...re [Kurzbildung zu ↑Os cuneiforme u. ↑Os naviculare]: zu den Keilbeinen und zum Kahnbein des Fußgelenks gehörend; z. B. in der Fügung ↑Articulatio cuneonavicularis (Anat.)

Cune|us [aus lat. *cuneus*, Gen.: *cunei* = Keil] *m;* -, Cunei [...*e-i*]: „Keil", Zwickel, Großhirnrindenwindung von keilförmiger Gestalt an der medialen Fläche des Okzipitallappens über und unter dem ↑Sulcus calcarinus (enthält das Sehzentrum)

Cunnilingus vgl. Kunnilingus

Cunnus [aus lat. *cunnus* = weibliche Scham] *m;* -: wenig gebräuchliche Bez. für die äußeren Geschlechtsteile der Frau

Cuprum vgl. Kupfer

Cupula [aus lat. *cupula*, Gen.: *cupulae* = kleine Kufe; Tonne] *w;* -, ...lae: Kuppel, oberer, kuppelförmiger Teil eines Organs (Anat.). **Cupula ampullaris:** kutikulare, gallertige Ausscheidung, die die Sinneshaare der Bogengänge verklebt. **Cupula coch|leae:** die abgerundete Spitze oder Kuppel des Schneckenganges im Innenohr. **Cupula pleu|rae:** „Pleurakuppel", der oberste Teil der ↑Pleura (etwa oberhalb der 1. Rippe gelegen). **cupularis, ...re** [zu ↑Cupula]: zu einer Cupula, insbes. zur ↑Cupula cochleae, gehörend; z. B. in der Fügung ↑Caecum cupulare (Anat.)

curabilis vgl. kurabel

Curare vgl. Kurare

Curettage vgl. Kürettage. **Curette** vgl. Kürette

Curie [*küri;* nach dem frz. Physikerehepaar Pierre (1859–1906) u. Marie Curie (1867 bis 1934)] *s;* -, -: Maßeinheit der Aktivität eines radioaktiven Strahlers (3,7 × 10^{10} Zerfallsakte je Sekunde); Zeichen: Ci (früher: c, C); neuere Bez. ↑Becquerel. **Curium** *s;* -s: nur künstlich herstellbares metallisches Element; Zeichen: Cm

Curling-Ulkus [*kö'ling...;* nach dem engl. Chirurgen Th. B. Curling, 1811–1888]: im Gefolge schwerer Verbrennungen auftretende Geschwüre des Verdauungskanals

Curschmann-Spiralen [nach dem dt. Internisten Heinrich Curschmann, 1846–1910] *Pl.:* Schleimfäden (als morphologischer Bestandteil des ↑Sputums), die wie ein Seil gedreht sind (Vorkommen bei chronischer Bronchitis und bei Lungenasthma)

Curvatura vgl. Kurvatur

Cushing-Syn|drom [*kusch...;* nach dem amer. Chirurgen Harvey Cushing, 1869 bis 1939]: Krankheitsbild mit Fettsucht, Vollmondgesicht, ↑Hyperglykämie, ↑Polyglobulie und anderen Symptomen infolge vermehrter Produktion kortikotroper Hormone

Cus|pis [aus lat. *cuspis*, Gen.: *cuspidis* = Spitze, Stachel] *w;* -, ...ides: Spitze, Herzklappenzipfel (Anat.). **Cus|pis anterior:** Zipfel an der Mitralklappe des Herzens

Cus|tom-made-Pro|these [*kaßt^{e}mme^{i}d...;* engl. *custom-made* = nach Maß] *w;* -, -n: individuell angepasste Prothese (im Gegensatz zur serienmäßig hergestellten)

cutaneus vgl. kutan
Cuticula vgl. Kutikula
Cutis vgl. Kutis
Cuvier-Gang [*küwie*...] vgl. Ductus Cuvieri
Cyanhidrosis vgl. Zyanhidrose
cyan[o]..., Cyan[o]... vgl. zyano..., Zyano...
Cyanoderma vgl. Zyanoderma
Cyanopathia vgl. Zyanopathie
Cyanopsia vgl. Zyanopsie
Cyanosis vgl. Zyanose
cyanoticus vgl. zyanotisch
Cyborg [*ßaibå'g;* Kurzw. aus engl. *cyb*ernetic *org*anism = kybernetischer Organismus] *m;* -s, -s, auch: **Kyborg** *m;* -s, -s: Bez. für die funktionelle Einheit aus Mensch und bestimmten Apparaturen (z. B. Armprothese), die über das zentrale und periphere Nervensystem elektronisch gesteuert werden
cycl..., Cycl... vgl. zyklo..., Zyklo...
Cyclitis vgl. Zyklitis
cyclo..., Cyclo... vgl. zyklo..., Zyklo...
Cyclochorioiditis vgl. Zyklochorioiditis
Cyclokeratitis vgl. Zyklokeratitis
Cyclonosis vgl. Zyklonose
Cylindroma vgl. Zylindrom. **cylin|dromatosus, ...osa, ...osum** [zu ↑Zylindrom]: zum Erscheinungsbild eines Zylindroms gehörend, ein Zylindrom betreffend; z. B. in der Fügung ↑Carcinoma cylindromatosum
Cymba [von gr. κύμβη = Kahn, Nachen] *w;* -, ...bae, in der Fügung: **Cymba con|chae:** „kahnförmiger" oberer Abschnitt der Ohrmuschelgrube
Cystadenoma vgl. Zystadenom
Cysticercus vgl. Zystizerkus
cysticus vgl. zystisch
Cystis [aus gr. κύστις = Harnblase; Beutel] *w;* -: blasenförmiges Organ, insbesondere: Harnblase (Anat.). **Cy|stis fellea:** seltene Bez. für ↑Vesica fellea
Cystitis vgl. Zystitis
Cystoma vgl. Zystom
C-Zellen [*ze*...]: Kalzitonin produzierende Zellen der Schilddrüse
Czerny-Operation [*tschärni...;* nach dem dt. Chirurgen Vincenz Czerny, 1842–1916]: Leistenbruchoperation (Abtragung des freipräparierten Bruchsackes, Versenkung des Bruchsackstumpfes und Verschluss des Leistenkanals durch Pfeilernähte)

D

d: Abk. für ↑dextrogyr
D: **1)** chem. Zeichen für ↑Deuterium. **2)** Abk. für ↑Dezimalpotenz. **3)** Abk. für ↑Dioptrie. **4)** ältere abkürzende Bez. für die Rückenmarkssegmente der Brustwirbelsäule (D_1, D_2 usw.) u. für die 12 Brustwirbel (D 1, D 2 usw.). **5)** Kennbuchstabe, der den Namen derjenigen Kohlenhydrate vorangestellt wird, die sich zu der (willkürlich gewählten) Bezugssubstanz Glyzerinaldehyd abbauen lassen (z. B. D-Glucose)
DAB: Abk. für ↑Deutsches Arzneibuch
dacry[o]..., Dacry[o]... vgl. dakryo..., Dakryo...
Dacryoadenitis vgl. Dakryoadenitis
Dacryocystitis vgl. Dakryozystitis
Dacryorrhoea vgl. Dakryorrhö
Dactylitis vgl. Daktylitis
dactylo..., Dactylo... vgl. daktylo..., Daktylo...
Dactylogryposis vgl. Daktylogrypose
Dactylolysis vgl. Daktylolyse
da|kryo..., Da|kryo..., vor Selbstlauten auch: **da|kry..., Da|kry...**, latinisiert: **dacry[o]..., Da|cry[o]...** [aus gr. δάκρυον = Träne]: Bestimmungswort von Zus. mit der Bed. „Träne; Tränensack; Tränenwege"; z. B.: Dakryolith, Dakryops
Da|kryo|adenitis [zu ↑dakryo... u. gr. ἀδήν, Gen.: ἀδένος = Drüse] *w;* -, ...itiden, in fachspr. Fügungen: **Da|cryo|adenitis,** *Pl.:* ...itides: Tränendrüsenentzündung
Da|kryo|lith [↑dakryo... u. ↑...lith] *m;* -s u. -en, -e[n]: ↑Konkrement in den abführenden Tränenwegen
Da|kryon [aus gr. δάκρυον = Träne] *s;* -s: anthropologischer Messpunkt an der vorderen oberen Spitze des Tränenbeins
Da|kry|ops [↑dakryo... u. gr. ὤψ = Auge] *m;* -[es], -[e] od. ...open: Hohlraumbildung durch Sekretverhaltung im Ausführungsgang der Tränendrüse
Da|kryo|rhino|stomie [↑dakryo..., ↑rhino... und ↑...stomie] *w;* -, ...ien: operative Herstellung einer Verbindung zwischen Tränensack und Nasenhöhle bei verschlossenem ↑Ductus nasolacrimalis
Da|kryor|rhö, auch: **Da|kryor|rhöe** [*...rö;* zu ↑dakryo... u. gr. ῥεῖν = fließen] *w;* -, ...rrhöen, in fachspr. Fügungen: **Da|cryor|rhoea,** *Pl.:* ...rhoeae: Tränenfluss
Da|kryo|zystitis [zu ↑dakryo... u. gr. κύστις

= Beutel, Sack] *w;* -, ...itiden, in fachspr. Fügungen: **Da|cryo|cystitis,** *Pl.:* ...itides: Tränensackentzündung

Dakryo|zysto|graphie [↑dakryo... u. ↑Zystographie] *w;* -, ...phien: röntgenologische Darstellung des Tränensacks nach Verabreichung eines Kontrastmittels

Da|kryo|zysto|rhino|stomie [↑dakryo..., gr. κύστις = Beutel, Sack, ↑rhino... u. ↑...stomie] *w;* -, ...ien: = Dakryorhinostomie

Daktylitis [zu gr. δάκτυλος = Finger; Zehe] *w;* -, ...itiden, in fachspr. Fügungen: **Dactylitis,** *Pl.:* ...itides: Finger- oder Zehenentzündung

daktylo..., Daktylo..., latinisiert: **dactylo..., Dactylo...** [aus gr. δάκτυλος = Finger; Zehe]: Bestimmungswort von Zus. mit der Bedeutung „Finger; Zehe"; z.B.: Daktylogramm

Daktylo|gramm [↑daktylo... und ↑...gramm] *s;* -s, -e: Fingerabdruck

Daktylo|grypose [↑daktylo... u. gr. γρύπωσις = Verkrümmung] *w;* -, -n, in fachspr. Fügungen: **Dactylo|gryposis** *w;* -, ...oses: Verkrümmung von Fingern oder Zehen

Daktylo|logie [↑daktylo... u. ↑...logie] *w;* -: Zeichensprache mithilfe der Hände (bes. zwischen Taubstummen)

Daktylo|lyse [zu ↑daktylo... u. gr. λύειν = lösen, auflösen] *w;* -, -n, in fachspr. Fügungen: **Dactylo|lysis** *w;* -, ...yses: Ablösung bzw. Abschnürung von Fingern oder Zehen. **Dactylolysis spontanea:** Krankheit von Tropenbewohnern mit spontan auftretender Abschnürung und Verlust von Fingern oder Zehen (z.B. beim Aussatz)

Daktylo|skopie [↑daktylo... u. ↑...skopie] *w;* -, ...ien: Prüfung von Fingerabdrücken (auch von Zehenabdrücken) vorwiegend für gerichtsmedizinische u. kriminologische Zwecke (z.B. Identifikation)

Dalkon|schild [Kunstwort aus den Anfangsbuchstaben der Namen der zeitgen. amer. Gynäkologen H. J. *Da*vis und Irving *L*erner und von ↑*Kon*trazeptivum]: kleines, schildförmiges Pessar, das zur Schwangerschaftsverhütung in die Gebärmutterhöhle eingelegt wird

Dal|rym|ple-Zeichen [*dälrimpᵉl...;* nach dem engl. Ophthalmologen John Dalrymple, 1804–1852]: Sichtbarwerden der Lederhaut oberhalb der Hornhaut des Auges beim Geradeausblicken (charakteristisches Zeichen bei ↑Thyreotoxikose)

Daltonismus [nach dem engl. Physiker John Dalton, 1766–1844] *m;* -: Sammelbezeichnung für die verschiedenen Formen der Farbenblindheit (bes. Rot- oder Grünblindheit)

Damm vgl. Perineum

Dämmer|attacke: kurzfristige Bewusstseinstrübung, verbunden mit sinnlosen Handlungen (bei Temporallappenepilepsie)

Dammhoden: Fehllagerung des Hodens im Damm als Folge einer Fehlwanderung während der Embryonalentwicklung

Dammriss: Einreißung der Dammhaut oder der Dammmuskulatur bei Frauen während der Geburt

Dammschnitt vgl. Episiotomie

Damoi|seau-Ellis-Kurve [*damoasoäliß...;* nach dem frz. Arzt L. H. C. Damoiseau (1815–1890) und dem amer. Arzt C. Ellis (1826–1883)]: obere Begrenzung von Pleuraergüssen in Form einer Parabel

Dämono|manie [gr. δαίμων = Gottheit, böser Geist u. ↑Manie] *w;* -, ...ien: Wahn, von einem bösen Geist besessen zu sein (Psychol., Med.)

Dämpfung *w;* -, -en: **1)** dumpfer Klopfschall über luftleeren Körperteilen. **2)** vgl. Sedierung

Dana|iden-Phänomen [nach den Danaiden (Gestalten der gr. Sage), die in der Unterwelt Wasser in ein durchlöchertes Fass schöpfen mussten]: Erscheinung, dass bei einer Tumoranämie Bluttransfusionen infolge Isoimmunisierung keine Wirkung haben

Dandy-Sym|ptom [*dändi...;* nach dem amer. Neurochirurgen W. E. Dandy, 1886–1946]: Sehstörung, bei der Kopfbewegungen dem Kranken scheinbare Bewegungen fest stehender Gegenstände vortäuschen (bei Streptomyzinvergiftung, auch bei Menière-Krankheit)

Daniels-Lymph|knoten [*däniᵉlß...;* nach dem zeitgenöss. engl. Arzt A. C. Daniels]: Lymphknoten in dem vor dem ↑Musculus scalenus gelegenen Fettgewebspolster

Darier-Krankheit [*darie...;* nach dem frz. Dermatologen F. J. Darier, 1856–1938]: = Dyskeratosis follicularis vegetans

Darling-Krankheit [*da'ling...;* nach dem amer. Arzt S. T. Darling, 1872–1925]: = Histoplasmose

Darm vgl. Intestinum

Darmbein vgl. Os ilium

Darmbrand vgl. Enteritis necroticans

Darmdrüsen vgl. Glandulae intestinales

Darmeinklemmung: Einklemmung von Darmschlingen in einem Bruchsack

Darmentzündung vgl. Enteritis u. Kolitis

Darmfistel: röhrenförmiger Gang zwischen Darm und Körperoberfläche (pathologisch oder operativ angelegt)

Darm|katarrh: unspezifische Bezeichnung für ↑Enteritis

Darmlähmung, Darm|para|lyse vgl. Ileus, paralytischer

Darm|polyp: gutartige Geschwulst der Darmschleimhaut

Darm|stenose: Verengung einer Darmlichtung

Darmträgheit vgl. Obstipation

Darmverschlingung vgl. Volvulus

Darmverschluss vgl. Ileus

Darmwandbruch vgl. Littré-Hernie
Darmzotten vgl. Villi intestinales
Darwinismus [nach dem engl. Naturforscher Charles R. Darwin, 1809–1882]: *m;* -: Abstammungslehre, nach der sich höhere Lebewesen stammesgeschichtlich aus niederen durch natürliche Auslese entwickelt haben (Biol.). **Darwin-Spitzohr** vgl. Apex auriculae
D-Arzt [*de...*]: Durchgangsarzt, Arzt, der die Erstuntersuchung, Behandlung und Rehabilitation eines Kranken durchführt
Dauerausscheider: gesund erscheinender Mensch, der nach überstandener Infektionskrankheit weiterhin Krankheitserreger beherbergt und ständig (z. B. durch Stuhl, Harn, Speichel oder Hustentröpfchen) in die Umgebung ausstreut
Daumen vgl. Pollex
Daumenballen vgl. Thenar
Dawn-Phänomen [*dån...;* engl. *dawn* = Morgendämmerung, Tagesanbruch] *s;* -s, -e: physiologischer Anstieg der Blutzuckerkonzentration am Morgen
dB = Dezibel
DD, D. D. = Differenzialdiagnose
DDD: Abk. für ↑Defined daily Dose
DDD-Herzschrittmacher: Kurzbez. für einen Herzschrittmacher, der sowohl in der Herzkammer als auch im Herzvorhof eine Sonde hat (engl. *d*ouble mode = doppelter Funktionsmodus), beide Bereiche stimuliert (engl. *d*ouble pacing) und in beiden Bereichen Signale wahrnimmt (engl. *d*ouble sensing)
de..., De... [aus lat. *de* = von – weg]: Vorsilbe mit der Bedeutung „weg, ent-, von – weg, ab, herab“; z. B.: Degeneration, Dehydrase
De|af|ferentie|rung [zu ↑de... u. lat. *afferre* = herbei-, heranbringen] *w;* -, -en: Durchtrennung der hinteren (↑afferenten) Wurzeln eines Nervs zur Schmerzausschaltung
De|basie|rung [zu ↑de... u. ↑Basis] *w;* -, -en: operative Abtragung eines Gelenkköpfchens
debil, in fachspr. Fügungen: **debilis, ...le** [aus lat. *debilis* = geschwächt, schwach]: schwach; leichtgradig schwachsinnig. **Debilitas** *w;* -: Schwäche. **Debilitas cordis** [↑Cor]: „Herzschwäche“. **Debilitas mentalis:** leichter Grad der Schwachsinnigkeit. **Debilitas vitae** [lat. *vita* = Leben]: angeborene Lebensschwäche des Neugeborenen, das den mit der Geburt herantretenden Anforderungen (z. B. Atmung, Wärmeregulation, Nahrungsaufnahme) nicht gewachsen ist. **Debilität** *w;* -: = Debilitas mentalis
Dé|bridement [*debrid^emang;* aus gleichbed. frz. *débridement*] *s;* -s, -s: Einschnitt in ein Gewebe zur Erweiterung einer Öffnung (z. B. einer Bruchpforte)
de|calvans [zu lat. *decalvare* = kahl machen]: kahl machend, Haarausfall bewirkend; z. B. in der Fügung ↑Folliculitis decalvans
Dé|canulement [*dekanül^emang;* frz.] *s;* -s, -s: Entfernung einer Kanüle, insbesondere aus der Luftröhre nach einem Luftröhrenschnitt
Decapitatio vgl. Dekapitation
Decapsulatio vgl. Dekapsulation
De|cidua [zu lat. *deciduus* = abfallend] *w;* -, ...duae: „Siebhaut“, Schleimhaut der schwangeren Gebärmutter; eindeutschend auch: Dezidua. **De|cidua basalis:** die zwischen dem Embryo und der Gebärmutterwand gelegene Schleimhaut. **De|cidua capsularis:** die zwischen dem Embryo und der Gebärmutterhöhle gelegene Schleimhaut. **De|cidua parie|talis** [- ...*ri-e...*]: die Schleimhaut auf der dem Embryo gegenüberliegenden Seite der Gebärmutter. **decidualis** vgl. dezidual. **decidu|us, ...dua, ...du|um:** ab- oder ausfallend; nicht bleibend (z. B. von der Gebärmutterschleimhaut oder den Zähnen des Milchgebisses [↑Dentes decidui])
Deckknochen vgl. Belegknochen
Deck|membran vgl. Membrana tectoria
Deckzellen: Zellen an der Oberfläche seröser Häute
De|clive [zu lat. *declivis* = abfallend, abschüssig] *s;* -s: Teil des Kleinhirnwurmes, der unterhalb der primären Fissur liegt (Anat.)
Decoctum vgl. Dekoktum
Décollement [*dekolmang;* zu frz. *décoller* = losleimen, loslösen] *s;* -s, -s: Loslösung, Abscherung der Haut von der Muskulatur (z. B. bei Quetschverletzungen)
Decorticatio vgl. Dekortikation
decrepitus vgl. dekrepit
Decrescendogeräusch vgl. Dekrescendogeräusch
Decubitus vgl. Dekubitus
Decussatio vgl. Dekussation
De|fäkation [zu lat. *defaecare* = von der Hefe, vom Bodensatz reinigen] *w;* -, -en, in fachspr. Fügungen: **De|fae|catio,** *Pl.:* ...iones: Stuhlentleerung
De|fäko|gra|phie [↑Defäkation u. ↑...graphie] *w;* -, ...ien: röntgenographische Dokumentation der Stuhlentleerung nach rektaler Verabreichung einer Bariumaufschwemmung
De|fatigatio, De|fatigation [aus gleichbed. lat. *defatigatio*] *w;* -: Ermüdung, Erschöpfung
De|fekt [zu lat. *deficere, defectum* = wegbleiben, ausfallen, fehlen] *m;* -[e]s, -e: **1)** Fehlen eines Organs oder Organteiles. **2)** Fehlen einer Sinnesfunktion
De|fekt|protein|ämie: Fehlen eines normalerweise im zirkulierenden menschlichen Blut vorkommenden Eiweißkörpers
De|feminatio, De|femination [zu ↑de...

und lat. *femina* = Frau] *w;* -: „Entweiblichung", Verlust der typisch weiblichen Geschlechtsempfindung

Dé|fense mus|culaire [*defangß müßkülär;* frz.] *w;* - -: „Abwehrspannung" der Muskulatur

de|ferent, in fachspr. Fügungen: **de|ferens** [zu lat. *deferre* = hinabtragen, hinabführen]: hinabführend, abwärts führend; z. B. in der Fügung ↑Ductus deferens (Anat.)

De|ferentitis [zu ↑deferent (in der Fügung ↑Ductus deferens)] *w;* -, ...itiden (in fachspr. Fügungen: ...itides): Entzündung des Samenleiters

De|ferves|zenz [zu lat. *defervescere* = verbrausen, verwallen] *w;* -: Entfieberung des Organismus

De|fi|brillation [zu ↑de... u. lat. *fibra* = Faser] *w;* -, -en: Beseitigung des Herzkammerflimmerns durch Stromstöße. **Defibrillator** *m;* -s, ...toren: Apparat zur Durchführung der Defibrillation. **de|fibrillie|ren:** eine Defibrillation vornehmen

de|fi|brinie|ren [zu ↑de... u. ↑Fibrin]: Fibrin auf mechanische Weise (z. B. durch Schlagen mit einem Glasstab od. Schütteln) aus frischem Blut entfernen

De|ficiency [*defisch^enßi;* aus engl. *deficiency* = Mangel, Ausfall (zu lat. *deficere,* s. u.)] *w;* - oder **De|fizi|enz** [zu lat. *deficere* = abnehmen, ausfallen, schwinden] *w;* -: Verlust von Chromosomenendstücken u. damit verbundener Verlust von ↑Genen (z. B. durch Bestrahlung)

Defined daily Dose [*difaind de^ili do^uß;* engl. = definierte tägliche Dosis] *w;* - - -, - - -s [- - *do^ußis*]: Bez. für diejenige Menge eines Arzneimittels, die einem Patienten im Durchschnitt pro Tag verabreicht wird; Abk.: DDD

Defizienz vgl. Deficiency

de|flatorisch [zu lat. *deflare* = wegblasen]: der Flatulenz entgegenwirkend (von Arzneimitteln)

De|flexion [aus lat. *deflexio* = Ablenkung, Abbiegung] *w;* -, en: „Entbeugung", Streckung (z. B. eines Organs oder Körperteils). **De|flexions|lage:** Geburtslage des Kindes, bei der die normale Kopfbeugung fehlt

De|floration [zu lat. *deflorare* = die Blüten abpflücken, entblüten; entjungfern] *w;* -, -en: „Entjungferung", Zerstörung des ↑Hymens der Frau (beim ersten Geschlechtsverkehr). **de|florie|ren:** „entjungfern"

De|fluvium [aus lat. *defluvium* = Abfluss; Ausfall (der Haare)] *s;* -s; in der Fügung: **De|fluvium capillorum** [↑Capillus]: Haarausfall

deformans vgl. deformierend. **De|formation** [zu lat. *deformare* = verbilden, verunstalten] *w;* -, -en, in fachspr. Fügungen: **Deformatio,** *Pl.:* ...io|nes: „Verbiegung", Verunstaltung, Formabweichung (bei Körperteilen und Organen). **de|formie|ren:** verformen, entstellen. **de|formie|rend,** in fachspr. Fügungen: **de|formans:** verunstaltend, entstellend, krankhafte Formveränderungen bewirkend. **De|formität** *w;* -, -en: = Deformation

De|frontalisation [zu ↑de... u. ↑frontalis (in der Fügung ↑Lobus frontalis)] *w;* -, -en: operative Durchtrennung der Verbindung zwischen Stirnhirn und dem übrigen Gehirn bzw. dem ↑Thalamus (eine Form der ↑Leukotomie)

De|furfuration [zu ↑de... u. lat. *furfur* = Hülse; Kleie] *w;* -, -en, in fachspr. Fügungen: **De|furfuratio,** *Pl.:* ...io|nes: kleieförmige Hautabschuppung

De|generation [zu lat. *degenerare* = aus der Art schlagen, entarten] *w;* -, -en, in fachspr. Fügungen: **De|generatio,** *Pl.:* ...io|nes: **1)** Anhäufung ungünstiger Erbmerkmale durch Inzucht (Biol.). **2)** Rückbildung von Organen im Laufe der Stammesgeschichte (Biol.). **3)** durch natürlichen Verschleiß, Nichtgebrauch, Altern oder durch Krankheit bedingte entartete Abbauung und Verschlechterung von Zellen, Organen oder Körperteilen, verbunden mit einer allgemeinen Funktions- und Leistungsminderung der betroffenen Teile (Med.). **De|generatio adiposo|genitalis:** = Dystrophia adiposogenitalis. **De|generatio cystica:** nach dem Tode auftretende Blasenbildung im Gehirngewebe. **De|generatio genito|sclero|dermica:** im Anschluss an Infektionskrankheiten mögliche Unterfunktion innersekretorischer Drüsen, die u. a. zu Störungen der Hauternährung, zu Abmagerung oder zum Ausbleiben der Monatsblutung führt. **Degeneratio grisea:** Zerfall der weißen Markscheiden und der Achsenzylinder markhaltiger Nervenfasern. **De|generatio hepatolenticularis:** krankhafte Veränderung der Leber in Verbindung mit einer degenerativen Erkrankung des Linsenkerns im Gehirn

De|generations|psy|chose: durch Degenerationsvorgänge (z. B. Altern) hervorgerufener geistiger Abbau mit psychischer Fehlhaltung (Sonderform einer Psychose)

De|generations|zeichen: angeborene körperliche oder geistige Fehlbildung

de|generativ [zu lat. *degenerare* = aus der Art schlagen, entarten], in fachspr. Fügungen: **de|generativus, ...va, ...vum:** die Degeneration betreffend, auf Degeneration beruhend. **de|generatives Irresein:** Geistesstörung infolge erblicher Belastung

De|glutition [zu lat. *deglutire* = hinunterschlucken, verschlingen] *w;* -, -en, in fachspr. Fügungen: **De|glutitio,** *Pl.:* ...io|nes: Schlingbewegung, Schluckakt

De|his|zenz [zu lat. *dehiscere* = auf-, auseinander klaffen] *w;* -: Klaffen, Auseinanderweichen von Binde- oder Stützgewebe, z. B.

von Knochennähten, von Teilen der Bauchwand oder von Wundflächen

Dehnungsgeschwür: Geschwür in gedehnten Darmteilen

De|hy|drase [Kurzbildung aus ↑Dehydrogenase] *w;* -, -n: Enzym, das Wasserstoff abspaltet (wirksam z. B. bei biologischen Oxidationsvorgängen in den Zellen)

De|hy|dratation [zu ↑de... u. gr. *ὕδωρ* = Wasser] *w;* -, -en: Entzug von Wasser (physiologisch bei den Stoffwechselvorgängen, pathologisch bei ↑Exsikkose)

de|hy|drie|ren [zu ↑de... u. gr. *ὕδωρ* = Wasser]: einer chem. Verbindung Wasserstoff entziehen. **De|hy|drie|rung** *w;* -, -en: Abspaltung von Wasserstoff aus einer chem. Verbindung, z. B. im Rahmen der Stoffwechselvorgänge des Organismus

De|hy|dro|an|dro|steron [↑de..., ↑hydro... u. ↑Androsteron] *s;* -s: männliches Keimdrüsenhormon

De|hy|dro|genase [zu ↑de... u. ↑Hydrogenium] *w;* -, -n: = Dehydrase. **de|hy|dro|genatus, ...ta, ...tum:** durch Entzug von Wasserstoff chemisch verändert (von Stoffen gesagt; bes. in der Fügung ↑Alcohol[us] dehydrogenatus)

De|hy|dro|kortiko|steron [↑de..., ↑hydro... u. ↑Kortikosteron] *s;* -s: ein Hormon der Nebennierenrinde

De|hy|dro|peptidase [↑de..., ↑hydro... u. ↑Peptidase] *w;* -, -n: ein Enzym aus der Niere, das dehydrierte ↑Peptide spaltet

Deiters-Kern [nach dem dt. Anatomen O. F. K. Deiters, 1834–63]: = Nucleus vestibularis lateralis. **Deiters-Zellen: 1)** Nervenzellen mit langen Fortsätzen. **2)** Stützzellen zwischen den äußeren Haarzellen des ↑Corti-Organs

De|jektion [aus lat. *deiectio* = das Hinabwerfen; der Durchfall] *w;* -, -en: Entleerung des Körpers von Ausscheidungsstoffen (z. B. von Kot, Harn)

Déjerine-Krankheit [*deschᵉrin...;* nach dem frz. Neurologen J. Déjerine, 1849–1917]: Form der erblichen Störung des Zusammenspiels willkürlicher Muskelbewegungen

De|kadenz [zu ↑de... u. lat. *cadere* = fallen] *w;* -, -en: Verfall, Verschlechterung

de|kantie|ren [aus frz. *décanter* = abklären, vorsichtig abgießen]: eine Flüssigkeit von ihrem Bodensatz abgießen

De|kanülie|rung [zu frz. *dé-* = von ... herab, von ... weg u. frz. *canule* = Spritzröhrchen] *w;* -, -en: = Décanulement

De|kapazitation [zu ↑de... u. lat. *capacitas,* Gen.: *capacitatis* = Fähigkeit, Tauglichkeit] *w;* -, -en: Hemmung (bzw. Verlust) der Befruchtungsfähigkeit der Samenfäden durch einen im Samenplasma vorhandenen Faktor

De|kapitation [zu ↑de... u. lat. *caput,* Gen.: *capitis* = Kopf] *w;* -, -en, in fachspr. Fügungen: **De|capitatio,** *Pl.:* ...io|nes: „Köpfung", insbes. Abtragung des kindlichen Kopfes vom Rumpf während der Geburt (bei verschleppter Querlage)

De|kap|sulation [zu ↑de... u. ↑Capsula] *w;* -, -en, in fachspr. Fügungen: **De|cap|sulatio,** *Pl.:* ...io|nes: operatives Abschälen einer Organkapsel, speziell der Nierenkapsel

Dekokt [zu lat. *decoquere, decoctum* = abkochen] *s;* -[e]s, -e, auch: **De|koktum** *s;* -s, ...ta: durch Abkochung von Pflanzenteilen hergestellter Pflanzenauszug (Pharm.)

De|kompensation [zu ↑de... u. lat. *compensare* = gegeneinander abwägen, ausgleichen] *w;* -, -en: Offenbarwerden einer latenten Organstörung durch Wegfall einer Ausgleichsfunktion

De|komposition [zu ↑de... u. lat. *componere, compositum* = zusammenstellen, aufbauen] *w;* -, -en: allgemeiner körperlicher Verfall mit Organschwund bei Säuglingen (als Folge einer schweren Ernährungsstörung)

De|kom|pression [zu ↑de... u. lat. *comprimere, compressum* = zusammendrücken] *w;* -, -en: [allmähliche] Druckentlastung für den Organismus nach längerem Aufenthalt in Überdruckräumen (z. B. in Taucherglocken)

De|kon|tamination [↑de... u. ↑Kontamination] *w;* -, -en: Entfernung von Krankheitskeimen oder chemischen Substanzen aus Kleidungsstücken, Lebensmitteln o. Ä.

De|korporation [zu ↑de... u. lat. *corpus,* Gen.: *corporis* = Körper] *w;* -, -en: Entfernung radioaktiver Stoffe aus dem [menschlichen] Organismus

De|kortikation [zu lat. *decorticare* = entrinden, abschälen] *w;* -, -en, in fachspr. Fügungen: **De|corticatio,** *Pl.:* ...io|nes: operative Abschälung einer entzündlichen Schwarte, z. B. im Bereich des Brustfells oder der Hirnrinde

De|krement [aus lat. *decrementum* = Abnahme, Verminderung] *s;* -[e]s, -e: Rückgang von Krankheitserscheinungen

de|krepit, in fachspr. Fügungen: **de|crepitus** [aus lat. *decrepitus* = altersschwach, abgelebt]: abgelebt, alt, schwach, verbraucht

De|kre|scendo|geräusch [auch: *dekräschändo...;* ital. *decrescendo* = abnehmend]: in der Stärke abschwellendes Organgeräusch (bes. krankhaftes Herzklappengeräusch)

De|kubitus, in fachspr. Fügungen: **Decubitus** [zu lat. *decubare, decubitum* = daniederliegen] *m;* -: Durchliegen, Wundliegen, Druckbrand, Haut- oder Schleimhautuntergang mit Ausbildung von Druckwunden u. Druckgeschwüren, bes. als Folge langen Liegens bei bettlägerigen, geschwächten Kranken

De|kussation [zu lat. *decussare* = kreuzweise unterteilen] *w;* -, -en, in fachspr. Fügungen: **De|cussatio,** *Pl.:* ...io|nes: Überkreuzung, kreuzweise Überschneidung. **Decussatio lemnis|corum:** Kreuzung aufsteigender Schleifen bzw. Bahnen, vorwiegend von sensiblen Nervenfasern im Rautenhirn an der Hirnbasis. **De|cussatio pyramidum:** Pyramidenbahnkreuzung

deletär [von gr. *δηλητήριος* = schädlich]: schädlich, verderblich

Deletion [zu lat. *delere, deletum* = vernichten] *w;* -, -en: Verlust des mittleren Chromosomenstücks bei zweifachem Chromosomenbruch (Biol.)

De|ligation [zu lat. *deligare* = anbinden, verbinden] *w;* -, -en, in fachspr. Fügungen: **Deligatio,** *Pl.:* ...io|nes: Verband; Unterbindung z. B. eines blutenden Gefäßes

Delir *s;* -s, -e u. (in fachspr. Fügungen nur:) **Delirium** *s;* -[s], ...rien [...*iᵉn*] (in fachspr. Fügungen: ...ria): **1)** starke Unregelmäßigkeit einer Organfunktion. **2)** schwere Bewusstseinstrübung, die sich u. a. in erheblicher Verwirrtheit und in Wahnvorstellungen äußert. **Delirium acutum:** plötzlicher, rasch verlaufender Tobsuchtsanfall mit allgemeiner Verwirrtheit. **Delirium cordis** [↑Cor]: höchste Unregelmäßigkeit der Herztätigkeit. **Delirium furibundum:** hochgradige Erregung bei ↑Manie, Tobsucht. **Delirium manicum:** Größenwahn. **Delirium tremens:** Säuferwahn, durch Alkoholabusus od. Alkoholentzug (bei Trinkern) ausgelöste Psychose, die durch Bewusstseinstrübung, motorische Unruhe, Verwirrtheit, Angst und Halluzinationen gekennzeichnet ist

delirant [zu lat. *delirare* = von der geraden Linie abweichen, verrückt sein]: verwirrt; das Delirium betreffend.

Delmas-Schnellentbindung [*dälma...;* nach dem frz. Gynäkologen P. Delmas, 1880–1929]: künstliche Muttermunddehnung mit anschließendem Herausziehen des Kindes aus dem Mutterleib

delo|morph [zu gr. *δῆλος* = einleuchtend, offenbar u. gr. *μορφή* = Gestalt]: nennt man deutlich begrenzte u. gut färbbare Zellen

Délorme-Operation [*delorm...;* nach dem frz. Chirurgen E. Délorme, 1847–1929]: operatives Abschälen von Teilen der Brustfellschwarte bei ↑Empyem

delta..., Delta... [gr. *δ (δέλτα)* = vierter Buchstabe des gr. Alphabets]: Bestimmungswort von Zus. zur Kennzeichnung der vierten Position einer Reihe vergleichbarer Dinge, Personen oder Vorgänge, und zwar sowohl rein numerisch gesehen als auch im Sinne einer Stufung; z. B. Deltawellen, Deltaalkoholiker

Delta|agens [↑delta... u. ↑Agens] *s;* -, ...agenzien [...*iᵉn*] od. ...agentia, auch: **Delta|virus** *s;* -, ...ren: inkomplettes Virus, das erst durch Kontakt mit Hepatitis-B-Oberflächenantigen vermehrungsfähig wird

Delta|alkoholiker [↑delta...]: Gewohnheitstrinker mit physischer Abhängigkeit, aber ohne Kontrollverlust

Delta|hepatitis [↑delta...], auch **Hepatitis D:** besondere Form der Hepatitis, die durch das ↑Deltaagens hervorgerufen wird

Delta|strahlen, δ-Strahlen: Elektronenstrahlen, die beim Durchgang geladener Partikel durch Materie entstehen (Phys.)

Deltavirus vgl. Deltaagens

Delta|wellen: im ↑Elektroenzephalogramm auftretende wellenförmige Kurven bei einer Frequenz von 0,5–3,5 Hz (Med.)

Delta|zellen: Zellen in den Langerhans-Inseln der Bauchspeicheldrüse (Med., Biol.)

delto|ide|us, ...dea, ...de|um [gr. *δ (δέλτα)* = vierter Buchstabe des gr. Alphabets u. ↑...id]: von der Gestalt des gr. Großbuchstabens Delta *(Δ)*, fächerförmig; z. B. in der Fügung ↑Musculus deltoideus (Anat.)

Demand-Schrittmacher [*dimand...;* aus engl. *demand* = Bedarf]: Erfordernisschrittmacher, Bedarfsschrittmacher, Herzschrittmacher, der mit dem Ekg gekoppelt ist und je nach Erfordernis sich automatisch ein- bzw. ausschaltet

De|markation [aus frz. *démarcation* = Abgrenzung] *w;* -, -en: scharfe Abgrenzung zwischen gesundem u. krankhaft verändertem Gewebe

dement [aus lat. *demens* = unvernünftig, wahnsinnig]: schwachsinnig. **Demenz** *w;* -, -en, in fachspr. Fügungen: **Dementia,** *Pl.:* ...iae: erworbene, auf organischen Hirnschädigungen beruhende dauernde Geistesschwäche. **Dementia arterio|sclerotica:** geistige Erstarrung u. Ermüdung bei Verkalkung der Hirngefäße. **Dementia para|lytica:** fortschreitender geistiger Abbau bei chronischer Entartung der Hirnrinde. **Dementia praecox:** „Jugendirresein", Sammelbezeichnung für verschiedene, während oder nach der Pubertät auftretende psychogene Geistesstörungen. **Dementia pugilistica** [zu lat. *pugil* = Faustkämpfer]: „Schlagtrunkenheit", traumatisch bedingter Dämmerzustand (z. B. bei Boxern). **Dementia senilis:** „Altersblödsinn", meist durch Verkalkung der Hirngefäße bedingt. **demenzi|ell:** die Demenz betreffend, mit Demenz einhergehend

De|mineralisation [zu ↑de... u. ↑Mineral] *w;* -: Verarmung des Körpers an Mineralsalzen

Demo|dex [gr. *δημός* = Fett, Talg u. gr. *δήξ* = Holzwurm] *m;* -: Gattung der Balgmilben. **Demo|dex folliculorum:** Haarbalgmilbe, Balgmilbe, nicht sonderlich pathogener Schmarotzer in der Haut (speziell in der Gesichtshaut) des Menschen

Demo|kranium [gr. *δημός* = Fett, Talg u. ↑Cranium] *s;* -s: häutiger Schädel

De|mulzens [zu lat. *demulcere* = streicheln, liebkosen] *s;* -, ...entia od. ...enzien [...*iᵉn*] (meist *Pl.*): reizlinderndes Arzneimittel

De|mye|linisation [zu ↑de... u. ↑Myelin] *w;* -, -en: „Entmarkung", Schwund der Markscheiden um die Nervenfortsätze

de|naturie|ren [zu ↑de... u. dem FW *Natur*]: **1)** vergällen, Stoffe, insbes. Genussmittel (z. B. Alkohol, Kochsalz), durch (ungiftige) Zusätze für den Menschen ungenießbar (Brennspiritus, Viehsalz) machen. **2)** Eiweißkörper z. B. durch Erhitzen oder durch chemische Zusätze irreversibel verändern

Den|drit [zu gr. *δένδρον* = Baum] *m;* -en, -en: verästelter Zytoplasmafortsatz einer Nervenzelle. **den|dritisch,** in fachspr. Fügungen: **den|driticus, ...ca, ...cum:** verästelt, verzweigt

De|nervie|rung [zu ↑de... u. ↑Nerv] *w;* -, -en: Ausschaltung der Verbindung zwischen Nerv und Erfolgsorgan

Den|gue|fieber [*dängge...;* span. *dengue* = epidemische Krankheit, Grippe]: Siebentagefieber, eine tropische Viruskrankheit

Denker-Operation [nach dem dt. Arzt Alfred Denker, 1862–1941]: Radikaloperation der Kieferhöhle durch Entfernung der seitlichen Nasenwand

De-novo-Syn|these [*...nowo...;* lat. *de novo* = von neuem]: Neubildung (von Stoffen)

Dens [aus gleichbed. lat. *dens,* Gen.: *dentis*] *m;* -, Dentes: **1)** Zahn. **2)** zahnförmiges Gebilde. **Dens au|ditus:** „Gehörzahn" im Ohrlabyrinth. **Dens axis:** zapfenförmiger Fortsatz des zweiten Halswirbels. **Dens bi|cuspidatus:** „zweihöckriger Zahn", andere (nicht nomenklaturgemäße) Bezeichnung für ↑Dens praemolaris. **Dens caninus** [lat. *caninus* = zum Hund gehörend, hundeähnlich, hundeartig]: Eckzahn. **Dentes decidui** *Pl.:* Milchzähne, Milchgebiss, die vom 6. Lebensjahr an ausfallenden ersten Zähne des Kindes, die durch das vollständige Gebiss ersetzt werden. **Dens epi|stro|phei** [- ...*e-i*]: = Dens axis. **Dens incisivus:** „Schneidezahn". **Dens molaris:** „Mahlzahn", Backenzahn. **Dens per|manens:** bleibender Zahn. **Dens prae|molaris:** vorderer Backenzahn. **Dens serotinus** u. **Dens soph|roneticus:** Weisheitszahn

Densi|meter [zu lat. *densus* = dicht, gehäuft u. ↑...meter] *s;* -s, -: = Aräometer

Densitometrie vgl. Densometrie

Denso|gra|phie [zu lat. *densus* = dicht, gehäuft u. ↑...graphie] *w;* -: Bestimmung der Schattendichte auf negativen Röntgenbildern mittels Photozellen

Denso|me|trie [zu lat. *densus* = dicht, gehäuft u. ↑...metrie], auch: **Densito|me|trie** [lat. *densitas* = Dichte] *w;* -, ...ien: photoelektrische Methode zur Registrierung von Dichte- oder Konzentrationsänderungen in Blutgefäßen

densus, ...sa, ...sum [aus gleichbed. lat. *densus*]: dicht, gehäuft

Dent|agra [auch: ...*agra;* lat. *dens,* Gen.: *dentis* = Zahn u. gr. *ἄγρα* = das Fangen; (in Zus. auch:) Zange; Gicht] *s;* -s oder: **Dentalgie** [↑...algie] *w;* -, ...ien: Zahnschmerz

dental, in fachspr. Fügungen: **dentalis, ...le** [zu lat. *dens,* Gen.: *dentis* = Zahn]: zu den Zähnen gehörend, die Zähne betreffend; z. B. in der Fügung ↑Alveoli dentales

dentatus, ...tata, ...tatum [aus lat. *dentatus* = mit Zähnen versehen]: gezahnt, gezähnt; z. B. in der Fügung ↑Nucleus dentatus

denticulatus, ...lata, ...latum [zu lat. *denticulus* = Zähnchen]: fein gezähnt; z. B. in der Fügung ↑Ligamentum denticulatum

Dentikel [aus lat. *denticulus* = kleiner Zahn, Zähnchen] *m;* -s, -, in fachspr. Fügungen: **Denticulus,** *Pl.:* ...li: „Zähnchen", kleine Neubildung aus ↑Dentin im Zahninnern

Dentin [zu lat. *dens,* Gen.: *dentis* = Zahn] *s;* -s, fachspr.: **Dentinum** *s;* -[s]: Zahnbein, knochenähnliche, harte Grundsubstanz des Zahnkörpers

Dentition [aus gleichbed. lat. *dentitio*] *w;* -, -en, in fachspr. Fügungen: **Dentitio,** *Pl.:* ...io|nes: das Zahnen, die Zahnung, der Zahndurchbruch. **Dentitio dif|ficilis:** erschwertes Zahnen. **Dentitio prima:** erstes Zahnen, Durchbruch der Milchzähne. **Dentitio secunda:** zweites Zahnen, Durchbruch der bleibenden Zähne

dento|gen [zu ↑Dens u. ↑...gen]: von den Zähnen ausgehend (z. B. von Erkrankungen)

De|nudatio radicis [lat. *denudatio* = Entblößung u. lat. *radix, radicis* = Wurzel, Stamm] *w;* - -, ...io|nes -: Entblößung des Zahnhalses vom Zahnfleisch

De|pendenz [zu lat. *dependere* = abhängen] *w;* -, -en: Zustand seelischer oder seelischer und körperlicher Abhängigkeit von einer Droge mit zentralnervösen Auswirkungen

De|personalisation [zu ↑de... u. lat. *persona* = Person] *w;* -, -en: Beeinträchtigung oder Verlust des Persönlichkeitsgefühls (Psychol.)

De|pigmentie|rung [zu ↑de... u. ↑Pigment] *w;* -, -en: Schwinden des Farbstoffs der Körperzellen

De|pilation [zu lat. *depilare* = enthaaren] *w;* -, -en, in fachspr. Fügungen: **De|pilatio,** *Pl.:* ...io|nes: Enthaarung. **De|pilatorium** *s;* -s, ...rien [...*riᵉn*]: Enthaarungsmittel; Instrument zur Entfernung von Körperhaaren. **de|pilie|ren:** enthaaren; Haare auf mechanischem oder chemischem Wege entfernen

De|pletion [zu lat. *deplere* = ausleeren] *w;* -, -en, in fachspr. Fügungen: **De|pletio,** *Pl.:* ...io|nes: Entleerung körpereigener Stoffe. **de|pletorisch:** entleerend, reinigend (z. B. von der Blutwäsche gesagt)

Depot [*depo*; aus frz. *dépôt* = Verwahrung, Lager] *s;* -s, -s: Lager, Ablagerung. **Depotbehandlung:** Injektion von Arzneimitteln in schwer löslicher Form zur Erzielung einer langen Wirkungsdauer. **Depot|fett:** im Unterhautgewebe gespeichertes Fett. **Depot|insulin:** Verzögerungsinsulin; Insulin, dessen Wirkung durch chemische Zusätze verzögert eintritt

De|pravation [zu lat. *depravare* = verdrehen, verderben] *w;* -, -en, in fachspr. Fügungen: **De|pravatio,** *Pl.:* ...io|nes: Verschlechterung im Krankheitszustand. **de|pravatus, ...ta, ...tum:** schlecht; verdorben; z. B. in der Fügung ↑Gustus depravatus

de|pressibel [zu lat. *deprimere, depressum* = niederdrücken, unterdrücken]: unterdrückbar. **De|pression** *w;* -, -en, in fachspr. Fügungen: **De|pressio,** *Pl.:* ...io|nes: **1)** grubenförmige Einsenkung, Vertiefung (z. B. in Knochen; Anat.). **2)** seelische Verstimmung (Psychol., Med.). **De|pressio cataractae:** operatives Herabdrücken eines harten Augenstars in den unteren Teil des Glaskörpers. **de|pressiv** [...*if*]: seelisch gedrückt, verstimmt (Psychol., Med.). **Depressivität** [...*iwi*...] *w;* -, -en: seelische Verstimmung, charakterisiert durch Traurigkeit, Hemmung, Antriebsmangel. **depressor,** Gen.: ...ssoris, *Pl.:* ...ssores: erläuternder Bestandteil von fachspr. Fügungen mit der Bed. „Niederdrücker" (in Bezug auf Muskeln od. Nerven); z. B. in der Fügung ↑Musculus depressor anguli oris. **Depressor** *m;* -s, ...oren (in fachspr. Fügungen: ...ores): „Niederdrücker" (Bez. f. Muskeln od. Nerven nach ihrer Funktion)

De|privation [zu ↑de... u. lat. *privare* = berauben] *w;* -, -en: Verlust bestimmter Fähigkeiten (z. B. des Bewusstseins)

De|purans [zu ↑de... u. lat. *purus* = rein] *s;* -, ...antia u. ...anzien [...*i*ᵉ*n*] (meist *Pl.*): mittelstarkes Abführmittel. **de|puratus, ...ata, ...atum:** gereinigt

Der|adel|phus [zu gr. *δέρη* = Hals, Nacken u. gr. *ἀδελφός* = Bruder] *m;* -, ...phi: Fehlbildung mit mehreren Armen, doppelter unterer Körperhälfte, aber nur einem Kopf

Dercum-Krankheit [*dërk*ᵉ*m*...; nach dem amer. Arzt F. X. Dercum, 1856–1931]: = Adipositas dolorosa

De|rea|lisation [zu ↑de... u. dem FW *real*] *w;* -, -en: Beeinträchtigung oder Verlust des Umweltempfindens (Psychol.)

Derivans [zu lat. *derivare* = ableiten] *s;* -, ...anzien [...*i*ᵉ*n*] u. ...antia (meist *Pl.*): ableitendes Mittel, Hautreizmittel, Mittel, das eine bessere Durchblutung von Organen bewirkt. **Derivat** *s;* -[e]s, -e: chem. Verbindung, die aus einer anderen entstanden ist. **Derivation** *w;* -, -en: = Ableitung

Derma [aus gr. *δέρμα*, Gen.: *δέρματος* = Haut] *s;* -[s], -ta: Haut; Lederhaut

Derm|ab|rasion [↑Derma u. ↑Abrasion] *w;* -, -en: kosmetische Korrektur von Narben und anderen Hautdeformitäten durch manuelles oder mechanisches Abschleifen

Derma|centor [zu ↑Derma u. gr. *κεντεῖν* = stechen] *m;* -s: Zeckengattung (Überträger von Seuchen)

dermal [zu ↑Derma]: die Haut betreffend

Derm|algie [↑Derma und ↑...algie], auch: **Dermat|algie** *w;* -, ...ien, in fachspr. Fügungen: **Derm|algia**[1], **Dermat|algia**[1], *Pl.:* Derm[at]algiae: Hautnervenschmerz. **Derm[at]|algia herpeti|formis:** chronische, schmerzhafte Hautentzündung mit Bläschenbildung

Dermal|plexus: Geflecht klappenloser Lymphkapillaren der Haut

Derma|nyssus gallinae [zu ↑Derma u. gr. *νύσσειν* = stechen; lat. *gallina* = Huhn] *m;* - -: Hühner- oder Vogelmilbe (die auch den Menschen befallen kann)

Dermatalgie vgl. Dermalgie

Dermatikum [zu ↑Derma] *s;* -s, ...ka: Hautmittel

Dermatitis [zu ↑Derma] *w;* -, ...titiden (in fachspr. Fügungen: ...titides): Hautentzündung. **Dermatitis ab acribus** [lat. *acer* = scharf]: durch hautreizende Stoffe hervorgerufene Hautentzündung. **Dermatitis artificialis:** absichtlich mit hautreizenden Stoffen herbeigeführte Hautentzündung. **Dermatitis atrophicans maculosa:** sich in Form von Flecken ausbreitende ↑idiopathische Hautatrophie. **Dermatitis bullosa pratensis** [lat. *bulla* = Wasserblase; lat. *pratum* = Wiese]: Blasen und Streifen bildende Hautentzündung, auch bullöse Wiesen-, Strand- und Badedermatitis genannt (ausgelöst durch Pflanzen, die ätherische Öle enthalten). **Dermatitis calorica:** durch Hitze hervorgerufene Hautentzündung. **Dermatitis dys|menor|rhoi|ca:** mit der ↑Menstruation zusammenhängende Hautentzündung bei Frauen. **Dermatitis essentia|lis neurotica:** ↑Glanzhaut, als Folge einer ↑Neuritis oder anderer trophischer Hautstörungen bzw. entzündlicher Prozesse auftretend. **Dermatitis ex|folia|tiva generalisata** [lat. *exfoliare* = entblättern; lat. *generalis* = allgemein]: großflächige Hautentzündung. **Dermatitis ex|folia|tiva neo|natorum:** Hautentzündung bei Neugeborenen mit flächenhafter Ablösung der Oberhaut. **Dermatitis herpetiformis:** chronische, in Schüben verlaufende Hautentzündung mit Ausbildung gruppenförmig angeordneter Blasen. **Dermatitis papillaris capillitii** [lat. *papilla* = Warze, Bläschen; lat. *capillitium* = Haar]: Bildung von Geschwülsten an den dem behaarten Kopf benachbarten Teilen. **Dermatitis photo|electrica:** durch Strahlen hervorgerufene Hautentzündung. **Dermatitis solaris:** Sonnenbrand. **Dermatitis toxica:** durch Giftstoffe hervorgerufene Hautentzündung. **Dermatitis venenata** [zu ↑Venenum]: Entzündung der Haut durch Berührung pflanzlicher, tierischer oder mineralischer Substanzen, die Giftstoffe enthalten

Dermato|chalasis [↑Derma u. gr. *χάλασις*, = Nachlassen, Erschlaffen] *w;* -, ...lasen (in fachspr. Fügungen: ...alases): abnorme Schlaffheit der Haut

Dermato|fi|broma lenticulare [↑Derma u. ↑Fibrom; ↑lentikular] *s;* - -, ...omata ...cularia: gutartige Bindegewebswucherung der Lederhaut

Dermato|fi|bro|sarcoma pro|tuberans [↑Derma u. ↑Fibrosarkom; lat. *protuberare* = hervorschwellen] *s;* - -, -ta ...rantia: Knollen bildender Tumor an der Haut

Dermato|glyphe [zu ↑Derma u. gr. *γλύφειν* = einschneiden, eingravieren] *w;* -n (meist *Pl.*): = Cristae cutis

Dermato|gramm [↑Derma u. ↑...gramm] *s;* -s, -e: Farbabdruck des Hautlinienmusters

Dermato|leio|myom [↑Derma und ↑Leiomyom] *s;* -s, -e: nervenreiches Hautknötchen aus glatten Muskelfasern (gutartige Hautgeschwulst)

Dermato|loge [↑Derma u. ↑...loge] *m;* -n, -n: Facharzt für Hautkrankheiten. **Dermato|logie** [↑...logie] *w;* -: Lehre von den Hautkrankheiten. **Dermato|logikum** *s;* -s, ...ka: äußerlich anzuwendendes Mittel, insbesondere zur Behandlung von Hautkrankheiten. **dermato|logisch**: die Dermatologie betreffend

Dermato|lysis [zu ↑Derma u. gr. *λύειν* = lösen, auflösen] *w;* -, ...lysen (in fachspr. Fügungen: ...lyses): angeborene ausgedehnte Faltenbildung der Haut

[1]**Derma|tom** [zu ↑Derma mit dem charakterisierenden Suffix -om[a] gebildet] *s;* -s, -e, in fachspr. Fügungen: **Derma|toma,** *Pl.:* -ta: Hautgeschwulst

[2]**Derma|tom** [zu ↑Derma u. gr. *τομή* = Abgeschnittenes, Abschnitt] *s;* -s, -e: von einem Rückenmarksnerv versorgtes Hautsegment

[3]**Derma|tom** [gr. *τομός* = schneidend] *s;* -s, -e: chirurgisches Instrument zur Ablösung von Hautlappen für Transplantationszwecke

Dermatomycosis vgl. Dermatomykose

Dermato|myia|se [zu ↑Derma u. gr. *μυῖα* = Fliege] *w;* -, -n, in fachspr. Fügungen: **Dermato|myia|sis,** *Pl.:* ...myia|ses: durch Maden hervorgerufene Hauterkrankung

Dermato|mykose [↑Derma u. ↑Mykose] *w;* -, -n, in fachspr. Fügungen: **Dermato|mycosis,** *Pl.:* ...coses: durch Hautpilze verursachte Hautkrankheit. **Dermato|mycosis vegetans:** Pilzerkrankung der Haut mit Geschwürbildung

Dermato|myom [↑Derma u. ↑Myom] *s;* -s, -e, in fachspr. Fügungen: **Dermato|myo|ma,** *Pl.:* -ta: gutartige Hautgeschwulst, feingeweblich aus Haut u. Muskelfasern bestehend

Dermato|myo|sitis [↑Derma u. ↑Myositis] *w;* -, ...sitiden (in fachspr. Fügungen: ...sitides): Muskelentzündung in Verbindung mit einer Entzündung der Haut

Dermato|pa|thie [↑Derma u. ↑...pathie] *w;* -, ...ien, in fachspr. Fügungen: **Dermato|pathia**[1], *Pl.:* ...iae: durch Gefäßstauung verursachte Hauterkrankung. **Dermato|pa|thia cyanotica:** blaurote Verfärbung der Haut infolge mangelhafter Gewebsernährung

Dermato|phyt [↑Derma u. ↑...phyt] *m;* -en, -en: Hautpilz. **Dermato|phytose** *w;* -, -n: durch niedere Pilze hervorgerufene Krankheit der Haut und ihrer Anhangsgebilde

Dermato|plastik [↑Derma u. ↑Plastik] *w;* -, -en: operativer Ersatz defekter Hautstellen durch Hauttransplantation

Dermator|rhagie [zu ↑Derma u. gr. *ῥαγή* = Riss] *w;* -, ...ien: Hautblutung, Blutschwitzen

Dermatose [zu ↑Derma] *w;* -, -n, in fachspr. Fügungen: **Dermatosis,** *Pl.:* ...toses: allg. Bezeichnung für: Hautkrankheit

Dermato|sklerose [↑Derma u. ↑Sklerose] *w;* -, -n: krankhafte Verhärtung der Haut

Dermato|spasmus [↑Derma u. ↑Spasmus] *m;* -, ...spasmen: = Cutis anserina

dermatotrop vgl. dermotrop

Dermato|zo|on [↑Derma und gr. *ζῷον* = Lebewesen, Tier] *s;* -s, ...zoen: tierischer Hautschmarotzer. **Dermato|zoen|wahn:** krankhafte Vorstellung vor allem älterer Menschen, von Hautparasiten befallen zu sein

dermatrop vgl. dermotrop

Dermis [zu ↑Derma] *w;* -: = Corium

Dermo|epi|dermitis [zu ↑Derma u. ↑Epidermis] *w;* -, ...itiden (in fachspr. Fügungen: ...itides): bakterieller Stauungskatarrh der Haut mit Schuppenbildung

Dermo|graph [zu ↑Derma u. gr. *γράφειν* = schreiben, ritzen] *m;* -en, -en: Fettstift für Markierungen auf der Haut. **Dermo|graphie** *w;* -, ...ien u. **Dermo|gra|phismus** *m;* -, ...ismen: „Hautschrift", Erscheinen weißer oder roter Streifen oder Striemen auf der Haut nach Bestreichen der Haut mit einem harten oder spitzen Gegenstand

Dermo|id [↑Derma u. ↑...id] *s;* -[e]s, -e: hautartige Fehlbildung an Schleimhäuten

Dermo|id|zyste: Zyste, die durch Einschluss von Epidermisteilen in der Gegend bestimmter embryonaler Spalten entsteht

Dermo|syn|ovi|itis plantaris ulcerosa [↑Derma u. ↑Synoviitis; ↑plantar; ↑ulzerös] *w;* - - -, ...ovi|itides ...tares ...osae: von Schwielen ausgehende Haut- und Schleimbeutelentzündung der Fußsohle

dermo|trop, auch: **derma|trop, dermato|trop** [↑Derma u. ↑...trop]: auf Haut und Schleimhäute einwirkend, von spezifischer Wirkung auf die Haut

Des|ag|gregation [frz. *dés-* = ent-, zer-, weg- u. ↑Aggregation] *w;* -, -en: medikamentöse Wiederauflösung zusammengeballter Blutzellen

Des|aminase [frz. *dés-* = ent-, zer-, weg-, ↑Amin u. ↑...ase] *w;* -, -n (meist *Pl.*): Enzyme, die Aminogruppen aus organischen Verbindungen abspalten (Biochemie). **Des-aminie|rung** [zu frz. *dés-* = ent-, zer-, weg- u. ↑Amin] *w;* -, -en: Abspaltung von Aminogruppen aus organischen Verbindungen (Biochemie)

Des|arteria|lisation [zu frz. *dés-* = ent-, zer-, weg- u. ↑Arterie] *w;* -, -en: operative Drosselung des arteriellen Blutstroms (mit Ballonkatheter oder Gefäßklemme) in karzinomatös erkrankten Organen (z. B. Leber) mit dem Ziel, dadurch das Tumorwachstum zu verlangsamen

Desault-Verband [*d^eßo...;* nach dem frz. Chirurgen P. J. Desault, 1744–1795]: Spezialverband zur Ruhigstellung des Arms (in Entlastungsstellung der Gelenke) bei Schlüsselbeinbrüchen. **Desault-Küster-Operation** [E. G. F. Küster, dt. Chirurg, 1839–1930]: operative Eröffnung der Oberkieferhöhle vom Mund her, ↑subperiostale Resektion der fazialen Kieferhöhlenwand (z. B. bei Kieferhöhlenempyem)

Des|cemet-Mem|bran [*däß^emä...;* nach dem frz. Anatomen J. Descemet, 1732 bis 1810]: = Lamina limitans posterior (corneae). **Des|cemeto|zele** [↑...zele] *w;* -, -n: Vorwölbung der Descemet-Membran

descendens vgl. deszendierend. **Descensus** vgl. Deszensus

Des|champs-Nadel [*däschang...;* nach dem frz. Chirurgen J. F. L. Deschamps, 1740 bis 1824]: Nadel an langem Stiel zur Unterbindung tief liegender Gefäße

de|sensibilisie|ren [zu ↑de... u. lat. *sensibilis* = der Empfindung fähig]: unempfindlich machen (z. B. den Organismus gegen ↑Allergene)

Designer|droge [*disain^er...;* engl. to design = zeichnen, entwerfen] *w;* -, -en: meist als Abwandlung bereits bekannter Drogen, auch handelsüblicher Arzneimittel oder anderer Chemikalien hergestellte synthetische Rauschmittel

Des|infektion [frz. *dés-* = ent-, zer-, weg- u. ↑Infektion] *w;* -, -en: Abtötung von Erregern ansteckender Krankheiten an Mensch u. Tier, an Gegenständen od. in Räumen durch physikalische od. chemische Verfahren bzw. Mittel; Entseuchung

Des|in|festation [zu frz. *dés-* = ent-, zer-, weg- u. lat. *infestare* = anfeinden, plagen] *w;* -, -en: Entwesung, Vernichtung schädlicher Kleinlebewesen (z. B. Mäuse)

Des|infiziens [*...i-änß;* zu frz. *dés-* = ent-, zer-, weg- u. ↑infizieren] *s;* -, ...zientia oder ...zienzien [*...i^en*]: keimtötendes Mittel. **des|infizie|ren**: Menschen, Tiere, Gegenstände od. Räume entseuchen

Des|in|sektion [zu frz. *dés-* = ent-, zer-, weg- u. zum FW *Insekt*] *w;* -, -en: Ungezieferbekämpfung (v. a. mit chemischen Mitteln)

de|skriptiv [*...tif;* zu lat. *describere, descriptum* = beschreiben]: beschreibend (z. B. deskriptive Anatomie)

desm..., Desm... vgl. desmo..., Desmo...

Des|marres-Lidhalter [*dämar...;* nach dem frz. Augenarzt L. A. Desmarres, 1810 bis 1882]: Instrument zum Zurückhalten der Augenlider bei Augenoperationen

Desmitis [zu gr. *δεσμός* = Band] *w;* -, ...itiden (in fachspr. Fügungen: ...itides): Entzündung einer Sehne oder eines Bandes

desmo..., Desmo..., vor Selbstlauten meist: **desm..., Desm...** [aus gr. *δεσμός* = Band]: Bestimmungswort von Zus. mit der Bed. „Band, Gelenkband; Verbindung; Bindegewebe"; z. B.: Desmopathie, Desmosom, Desmokranium

Desmo|dont [↑desmo... u. gr. *ὀδούς*, Gen.: *ὀδόντος* = Zahn] *s;* -[e]s, ...tien [*...zi^en*], auch: **Des|mo|dontium,** *Pl.:* ...tia (auch eindeutschend: ...tien [*...zi^en*]): seltene Bez. für ↑Periodontium

desmo|gen [↑desmo... u. ↑...gen]: im Bindegewebe entstanden (z. B. Tumoren)

Desmo|id [↑desmo... u. ↑...id] *s;* -[e]s, -e: harte Bindegewebsgeschwulst

Desmo|kranium [↑desmo... u. ↑Cranium] *s;* -s, ...anien [*...i^en*]: Bindegewebsschädel (früheste Anlage des Schädels in der Embryonalentwicklung)

Desmo|lase [Kurzbildung aus ↑Desmolyse u. ↑...ase] *w;* -, -n: Enzym, das den Abbau des Kohlenstoffgerüstes (Spaltung von C-C-Verbindungen) bewirkt

Desmo|lyse [zu ↑desmo... u. gr. *λύειν* = lösen, auflösen] *w;* -, -n: Abbau einer Verbindung, eines chemischen Stoffes durch Enzyme, Hitze oder Oxidation

Desmo|pa|thie [↑desmo... u. ↑...pathie] *w;* -, ...ien: Erkrankung eines [Gelenk]bandes

Desmor|rhexis [↑desmo... u. gr. *ῥῆξις* = Reißen, Riss] *w;* -, ...xen: Bänderriss

Desmo|som [↑desmo... u. ↑...som] *s;* -s, -en (meist *Pl.*): knötchenförmige Gebilde in Protoplasmabrücken zwischen benachbarten Epithelzellen (Biol.)

Des|ob|literation [frz. *dés-* = ent-, zer-, weg- u. ↑Obliteration] *w;* -, -en: operative Entfernung von Blutgerinnseln aus verengten oder verschlossenen Blutgefäßen. **des-ob|literie|ren**: Blutgerinnsel aus verengten oder verschlossenen Blutgefäßen operativ entfernen

Des|odorans [zu frz. *dés-* = ent-, zer-, weg- u. lat. *odor* = Geruch] *s;* -, ...rantia oder

...ranzien [...i^e^n]: Mittel zur Beseitigung oder Überdeckung schlechten Geruches. **des|odorieren:** schlechten, unangenehmen Geruch beseitigen oder überdecken

de|solat, in fachspr. Fügungen: **de|solatus, ...ta, ...tum** [zu lat. *desolare* = einsam lassen, verlassen]: hoffnungslos, trostlos

de|sorbie|ren [Analogiebildung zu ↑adsorbieren mit dem Präfix ↑de...]: adsorbierte Stoffe von einer Oberfläche abgeben (Phys.)

Des|organisation [aus frz. *désorganisation* = Störung der Ordnung, Auflösung] *w;* -, -en: = Entdifferenzierung

Des|orientie|rung [frz. *dés-* = ent-, zer-, weg- u. ↑Orientierung] *w;* -: Störung des normalen Raum- und Zeitempfindens

De|sorp|tion [Analogiebildung zu ↑Adsorption mit dem Präfix ↑de...] *w;* -, -en: Abgabe vorher adsorbierter Stoffe von einer Oberfläche (Phys.)

Des|oxidation [frz. *dés-* = ent-, zer-, weg- u. ↑Oxidation] *w;* -, -en: Entfernung von Sauerstoff aus einer chem. Verbindung (Chem.)

Des|oxy|ribo|nu|klein|säure [Kurzw. aus ↑Desoxidation und ↑Ribonukleinsäure]: Nukleinverbindung, die in Zellkernen vorhanden ist; Abk.: DNS (Biochemie)

Des|phe|insulin [*däß-fe-in...;* Kurzbildung aus frz. *dés-* = ent-, zer-, weg-, ↑Phenylalanin u. ↑Insulin] *s;* -s, -e: Modifikation des Insulins durch chemische Abspaltung von Phenylalanin (Anwendung bei Insulinresistenz und Insulinallergie)

De|squa|mation [zu lat. *desquamare* = abschuppen] *w;* -, -en, in fachspr. Fügungen: **De|squa|matio,** *Pl.:* ...io|nes: Abschuppung der obersten Hornschicht der Haut. **Desqua|matio furfuracea:** kleieförmige Hautabschuppung. **De|squa|matio lamellosa:** großflächige Hautabschuppung. **De|squamatio siliquo|sa:** hülsenförmige Hautabschuppung. **De|squa|mations|phase:** Ausstoßung der Gebärmutterschleimhaut unter Blutaustritt (= Menstruation) vom 1. bis 4. Zyklustag. **de|squa|mativ** [...*tif*], in fachspr. Fügungen: **de|squa|mativus, ...tiva, ...tivum** [...*tiw*...]: mit Abstoßung von Epithelzellen verbunden

De|stillation [zu lat. *destillare* = herabträufeln] *w;* -, -en: Trennung von (meist flüssigen) Stoffgemischen durch Verdampfung und anschließende Wiederverflüssigung des verdampften Anteils. **de|stillatus, ...ta, ...tum:** destilliert; z. B. in der Fügung ↑Aqua destillata. **de|stillie|ren:** eine Destillation durchführen; durch Destillation trennen

de|stru|ie|ren [aus lat. *destruere, destructum* = niederreißen, zerstören]: zerstören. **De|struktion** *w;* -, -en: Zerstörung. **De|struktions|luxation:** Verrenkung durch Zerstörung der Gelenkenden und der Gelenkkapsel. **de|struktiv** [...*tif*]: zerstörend

De|szendens: 1) *s;* -: Kurzbezeichnung für ↑Colon descendens. **2)** *w;* -: Kurzbezeichnung für ↑Aorta descendens

De|szendent [zu lat. *descendere* = herabsteigen] *m;* -en, -en: Nachkomme, Verwandter in absteigender Linie (Biol.). **De|szendenz** *w;* -, -en: Abstammung; absteigende Reihe der Verwandten; Nachkommenschaft eines Individuums (Biol.)

de|szendie|rend, in fachspr. Fügungen: **descendens** [zu lat. *descendere* = herabsteigen]: absteigend; z. B. in der Fügung ↑Aorta descendens (Anat.)

De|szensus [zu lat. *descendere, descensum* = herabsteigen], in fachspr. Fügungen: **Descensus** *m;* -, -: Absteigung, Senkung eines Organs, z. B. des Hodens (von der Bauchhöhle in den Hodensack bei der Embryonalentwicklung). **De|scensus ovarii:** Senkung bzw. Tieferlagerung der Eierstöcke (bei Retroversion des Uterus und Entzündungen im Becken vorkommend). **De|scensus testis:** Absteigen des Hodens aus der Bauchhöhle in den Hodensack während der Embryonalentwicklung. **De|scensus uteri:** krankhafte Gebärmuttersenkung. **De|scensus vaginae:** krankhafte Senkung der Scheide

De|tergens [zu lat. *detergere* = abwischen reinigen] *s;* -, ...gentia od. ...genzien [...*i^e^n*] (meist *Pl.*): reinigendes, desinfizierendes Mittel (z. B. zur Wundreinigung)

De|terminante [zu lat. *determinare* = abgrenzen, bestimmen, festlegen] *w;* -, -n: hypothetischer Faktor des Keimplasmas, der für die Vererbung und für die Entwicklung des Keimes bestimmend ist (Biol.). **De|termination** *w;* -, -en: **1)** das Festgelegtsein eines Keimes, sich in bestimmter Richtung zu entwickeln, soweit die äußeren Bedingungen dafür gegeben sind (Biol.). **2)** Richtungsbestimmung, die den sinnvoll geordneten Ablauf allen geistigen Geschehens regelt (Psychol.)

De|torsion [zu lat. *detorquere* = hinwegdrehen, verdrehen] *w;* -: Entdrallung, Verdrehung (physiologischer Vorgang in der Embryonalentwicklung des Herzens)

De|toxikation [zu ↑de... u. gr. τοξικόν = Pfeilgift] *w;* -, -en: Entgiftung eines Stoffes

De|tritus [zu lat. *deterere, detritum* = abreiben, abnutzen] *m;* -: Überreste zerfallener Zellen oder Gewebe

De|trusor vesicae [zu lat. *detrudere, detrusum* = fortdrängen, hinabdrängen; ↑Vesica] *m;* - -: veraltete Bezeichnung für die die Entleerung bewirkende Muskulatur der Harnblase

De|tumes|zenz [zu lat. *detumescere* = zu schwellen aufhören] *w;* -: Abschwellung, Rückgang einer Geschwulst

deut..., Deut... vgl. deutero..., Deutero...

deuter..., Deuter... vgl. deutero..., Deutero...

Deu|terium [zu gr. *δεύτερος* = der zweite] *s;* -s: schwerer Wasserstoff; chem. Zeichen: D

deu|tero..., Deu|tero..., vor Selbstlauten meist: **deu|ter..., Deu|ter...,** gelegentlich verkürzt zu: **deu|to..., Deu|to...,** vor Selbstlauten meist: **deut..., Deut...** [aus gr. *δεύτερος* = der (die, das) zweite, nächste]: Bestimmungswort von Zus. mit der Bed. „zweiter, nächster; später (hinsichtlich räumlicher Anordnung, zeitlicher Abfolge, Rangordnung, Systematik u. Entwicklungsgeschichte)"; z. B.: deuteropathisch, Deutoplasma

Deu|tero|an|omal|opie [zu ↑deutero..., ↑anomal u. gr. *ὤψ*, Gen.: *ὠπός* = Auge; Gesicht] *w;* -, ...ien: Farbsehschwäche (Rot-Gelb-Grün-Sehschwäche)

Deu|ter[o]|an|opie [↑deutero... u. ↑Anopie] *w;* -, ...ien: Rotgrünblindheit, Form der Farbenblindheit (Farbenspektrum besteht nur aus Blau und Gelb)

Deu|tero|hämatin [↑deutero... u. ↑Hämatin] *s;* -s: Abbauprodukt des ↑Hämoglobins

deu|tero|pa|thisch [zu ↑deutero... u. gr. *πάθος* = Leiden, Krankheit]: nennt man Krankheiten, die im Gefolge anderer Krankheiten auftreten

Deuteroplasma vgl. Deutoplasma

Deu|tero|por|phyrin [↑deutero... u. ↑Porphyrin] *s;* -s: Abbauprodukt des Hämoglobins

Deu|ticke-Plastik [nach dem östr. Urologen Paul Deuticke, geb. 1901]: operatives, plastisches Verfahren zur Behebung einer Harnleiterabflussbehinderung sowie von Stauungserscheinungen in der Niere (Teilresektion des Nierenbeckens und Spaltung der Harnleiterabgangsstenose)

deuto..., Deuto... vgl. deutero..., Deutero...

Deu|to|plasma, Deu|tero|plasma [↑deutero... u. ↑Plasma] *s;* -s, ...plasmen: Gesamtheit der im Zellplasma vorhandenen, nicht funktionellen Reserve- u. Sekretstoffe (wie z. B. Nahrungsdotter, Fetttröpfchen, Stärkekörner)

Deutsche Re|zept|formeln: Sammlung erprobter ärztlicher Vorschriften für die Verordnung von Medikamenten

Deutsches Arzneibuch: vom Gesundheitsministerium herausgegebenes amtliches Vorschriftenbuch über die Zubereitung, Beschaffenheit, Aufbewahrung, Bevorratung, Prüfung und Abgabe der offizinellen Arzneimittel und ihrer Grundstoffe durch den Apotheker; Abk.: DAB

De|vastation [zu lat. *devastare* = gänzlich verwüsten] *w;* -, -en: Bekämpfung von Parasiten bis zur völligen Ausrottung

De|via|tion [zu lat. *deviare* = vom Wege abweichen] *w;* -, -en, in fachspr. Fügungen: **De|via|tio,** *Pl.:* ...io|nes: Abweichung hinsichtlich der natürlichen Lage oder Verlaufrichtung eines Organs oder Körperteils

Dé|via|tion con|juguée [*dewiaßjong kongschüge;* frz.] *w;* - -: krankhaftes Abweichen beider Augäpfel nach einer Seite

de|vital [↑de... u. ↑vital]: leblos, abgetötet, abgestorben (z. B. von Zähnen mit abgestorbener Pulpa). **De|vitalisation** *w;* -, -en: Abtötung [der Zahnpulpa]. **de|vitalisie|ren:** [die Zahnpulpa] abtöten

de|vorie|ren [aus lat. *devorare* = hinunterschlucken, verschlucken]: verschlucken

Dexio|kardie [gr. *δεξιός* = rechts und ↑Kardia], auch: **Dex|tro|kardie** [↑dextro...] *w;* -, ...ien: krankhafte Verlagerung des Herzens nach rechts

dexter, dex|tra, dex|trum [aus gleichbed. lat. *dexter*]: rechts; z. B. in der Fügung ↑Atrium dextrum. **dextr..., Dextr...** vgl. dextro..., Dextro...

Dex|trin [zu lat. *dexter* = rechts] *s;* -s, -e: rechtsdrehendes, wasserlösliches Abbauprodukt der Stärke

dex|tro..., Dex|tro..., vor Selbstlauten auch: **dex|tr..., Dex|tr...** [aus lat. *dexter (dextra, dextrum)* = rechts]: Bestimmungswort von Zus. mit der Bed. „rechts, rechtsseitig; nach rechts"; z. B.: dextrogyr, Dextropositio

Dex|tro|de|via|tion [↑dextro... u. ↑Deviation] *w;* -, -en: Rechtsabweichung

Dex|tro|gramm [↑dextro... und ↑...gramm] *s;* -s, -e: Röntgenbild der rechten Herzhälfte

dex|tro|gyr [zu ↑dextro... u. lat. *gyrare* = in einem Kreise herumdrehen]: die Ebene polarisierten Lichtes nach rechts drehend (z. B. von ↑Dextrose); Gegensatz: ↑lävogyr; Abk.: d

Dextrokardie vgl. Dexiokardie

Dex|tro|positio [↑dextro... u. lat. *positio* = Stellung, Lage] *w;* -, ...tio|nes: Verlagerung (eines Organs oder Körperteils) nach rechts

Dex|trose [zu lat. *dexter* = rechts] *w;* -: Traubenzucker, ein rechtsdrehender Einfachzucker (in fast allen Früchten vorkommend)

Dex|tro|version [zu ↑dextro... u. lat. *vertere, versum* = wenden, drehen] *w;* -, -en, in fachspr. Fügungen: **Dex|tro|versio,** *Pl.:* ...io|nes: Neigung (eines Organs od. Körperteils) nach rechts

De|zeleration [Gegenbildung mit ↑de... zu ↑Akzeleration] *w;* -, -en: Abnahme der Pulsfrequenz (nach Belastung) auf die Ruhefrequenz

De|zere|bration, De|zere|brie|rung [zu ↑de... u. ↑Cerebrum] *w;* -, -en: operative Ausschaltung des Großhirns mittels Durchtrennung des Hirnstammes (bei Tierversuchen)

Dezi|bel [auch: ...*bel* und *de*...; zu lat. *decem* = zehn u. dem Namen des amer. Erfinders des Telefons A. G. Bell, 1847–1922] *s;* -s, -: Maßeinheit für den Schallpegel, in der Medizin u. a. zur Beurteilung des Grades der Schwerhörigkeit; Abk.: dB

Dezidua *w;* -, ...duä oder ...duen [...*u^e n*]: eindeutschende Schreibung für ↑Decidua. **dezidual,** in fachspr. Fügungen: **decidualis, ...le** [zu ↑Decidua]: die ↑Decidua betreffend, zu ihr gehörend

Dezimallpotenz [zu lat. *decimus* = der Zehnte] *w;* -, -en: Verdünnungsfolge homöopathischer Arzneimittel im Verhältnis 1:10, 1:100, 1:1000 usw.; Abkürzung: D (z. B.: D_1, D_2, D_3 usw.)

d'Hérelle-Phänomen [*deräl...;* nach dem kanad.-frz. Bakteriologen F. H. d'Hérelle, 1873–1949]: die durch ↑Bakteriophagen bewirkte Zerstörung von Bakterien

Di: Abk. für ↑Diphtherie

1**di..., Di...** [aus gr. *δίς (δι-)* = zweimal, doppelt]: Vorsilbe mit der Bedeutung „zwei[fach]" (= Verdoppelung des im Folgenden Genannten); z. B.: Didelphys

2**di..., Di...** vgl. dia..., Dia...

3**di..., Di...** vgl. dis..., Dis...

dia..., Dia... [aus gleichbed. gr. *διά*], vor Selbstlauten: **di..., Di...:** Vorsilbe mit der Bedeutung „durch, hindurch; zwischen; auseinander"; z. B.: Diameter, Dialyse

Dia|bète mai|gre [*diabät mägre;* frz., eigtl. = magerer Diabetes] *m;* - -, -s -s [*diabät mägre*]: vor dem 30. Lebensjahr auftretende Zuckerkrankheit

Dia|betes [aus gr. *διαβήτης* = Harnruhr (eigtl. = die Beine spreizend)] *m;* -: Durchgang, Durchfluss, Harnruhr; oft Kurzbezeichnung für: Diabetes mellitus. **Dia|betes de|cipiens** [*...i-änß;* zu lat. *decipere* = täuschen, irreführen]: Zuckerharnruhr, bei der die Symptome der übermäßigen Harnflut (mit Ausscheidung von Zucker) und der überhöhten Flüssigkeitsaufnahme nicht so stark ausgeprägt sind. **Dia|betes innocens** [lat. *innocens* = unschädlich]: = Diabetes renalis. **Dia|betes inositus:** Harnruhr mit Ausscheidung von Inosit. **Dia|betes in|sipidus:** Wasserharnruhr, übermäßige Harnausscheidung (ohne pathologische Beimengungen). **Dia|betes mellitus:** „Zuckerharnruhr", Zuckerkrankheit, meist konstitutionell bedingte Erkrankung der Inselzellen der Bauchspeicheldrüse (zuweilen auch anderer Hormondrüsen) mit der Folge einer mangelhaften Kohlenhydratverwertung, die sich u. a. in erhöhtem Blutzuckergehalt und ↑Glykosurie äußert; unterschieden werden: **Typ I** (insulinabhängiger Diabetes, jugendlicher Diabetes, juveniler Diabetes) und **Typ II** (nicht insulinabhängiger Diabetes, Altersdiabetes). **Dia|betes renalis:** „Nierenharnruhr", auf einer Störung der Nierenfunktion beruhende Zuckerausscheidung im Harn (meist bei normalem Blutzuckerspiegel). **Dia|betes salinus renalis:** krankhafte Durchlässigkeit der Nieren für Kochsalz.

Dia|betiker *m;* -s, -: an Zuckerharnruhr Erkrankter. **dia|betisch,** in fachspr. Fügungen: **dia|beticus, ...ca, ...cum:** die Zuckerkrankheit oder den Zuckerkranken betreffend; z. B. in der Fügung ↑Coma diabeticum

dia|beto|gen [↑Diabetes u. ↑...gen]: die Entstehung eines Diabetes begünstigend; durch Diabetes hervorgerufen (z. B. diabetogene Impotenz)

dia|beto|id [↑Diabetes u. ↑...id]: diabetesähnlich (von Krankheiten)

Dia|beto|loge [↑Diabetes u. ↑...loge] *m;* -n, -n: Arzt mit speziellen Kenntnissen auf dem Gebiet des Diabetes

Dia|brosis [aus gr. *διάβρωσις* = das Durchfressen] *w;* -, ...brosen: Annagung, Zerstörung von Organen oder Organteilen

Di|acet|ämie [zu ↑1di... ↑Aceton u. ↑...ämie] *w;* -, ...ien: Auftreten von Ketonkörpern im Blut. **Di|acet|urie** [↑...urie] *w;* -, ...ien: Auftreten von Ketonkörpern im Urin

Dia|docho|kinese [gr. *διάδοχος* = ablösend, abwechselnd u. gr. *κίνησις* = Bewegung] *w;* -, -n: Fähigkeit, einander entgegengesetzte Bewegungen rasch hintereinander geordnet auszuführen

Diaeresis vgl. Diärese

Dia|gnose [von gr. *διάγνωσις* = unterscheidende Beurteilung, Erkenntnis] *w;* -, -n, in fachspr. Fügungen: **Dia|gnosis,** *Pl.:* Diagnoses: Erkennung und systematische Bezeichnung einer Krankheit. **Dia|gnosis ex juvantibus** [lat. *iuvare* = helfen, nützen]: Stellung der Diagnose nach Behandlung eines Patienten (also von der angewandten u. erfolgreichen bzw. erfolglosen Therapie aus). **Dia|gnostik** [zu gr. *διαγνωστικός* = zum Beurteilen, zum Unterscheiden gehörend] *w;* -: Lehre u. Kunst von der Erkennung und systematischen Benennung der Krankheiten. **Dia|gnostikum** *s;* -s, ...ka: Hilfsmittel zur Erstellung einer Diagnose (z. B. Farbstoffe, Kontrastmittel). **dia|gnostisch:** die Diagnose betreffend, auf einer Diagnose beruhend

Dia|gnostisches und statistisches Manu|al [zu lat. *manus* = Hand] *s:* Liste von Krankheits-, Syndrom- und Symptombezeichnungen für die Vereinheitlichung von Nomenklatur und Klassifikation in der Psychiatrie; Abk.: DSM

dia|gnostizie|ren [zu ↑diagnostisch]: eine Krankheit erkennen und systematisch benennen

dia|gonal, in fachspr. Fügungen: **dia|gonalis, ...le** [aus gleichbed. spätlat. *diagonalis* (zu gr. *διά* = durch u. gr. *γωνία* = Ecke, Winkel)]: schräg, in schräger Richtung, zwei nicht benachbarte Ecken eines Vielecks verbindend

Dia|gonal|lage: Schräglage des Kindes im Mutterleib

Dia|gramm [von gr. *διάγραμμα* = Umriss, Schema] *s;* -s, -e: grafische Darstellung von Werten im Koordinatensystem

Dia|kinese [↑dia... u. gr. *κίνησις* = Bewegung] *w;* -, -n: Stadium der Zellteilung, in dem die Chromosomen den größten Grad der Verkürzung erreichen (Genetik)

Dia|krise [aus gr. *διάκρισις* = Trennung; Entscheidung; Beurteilung] *w;* -, -n: **1)** = Differenzialdiagnose. **2)** entscheidende Krise einer Krankheit

di|aktin [zu ↑dia... u. gr. *ἀκτίς,* Gen.: *ἀκτῖνος* = Strahl]: für Röntgenstrahlen durchlässig

Dia|lysator [zu gr. *διάλυσις* = Auflösung, Trennung] *m;* -s, ...toren: Gerät zur Vornahme einer Dialyse (Spulenniere, Trommelniere, Plattendialysator). **Dia|lyse** *w;* -, -n: Entfernung löslicher Stoffe mit niedrigem Molekulargewicht aus Lösungen hochmolekularer Stoffe mithilfe einer halbdurchlässigen Membran (Phys., Chem.). **dia|lysieren:** eine Dialyse vornehmen

Dia|meter [von gr. *διάμετρος* = Durchmesser] *m;* -s, - (in fachspr. Fügungen: *w;* -, Dia|me|tri): Durchmesser (Anat.). **Dia|meter bi|parie|talis** [- ...*ri-e*...]: Durchmesser zwischen den beiden Scheitelbeinhöckern. **Dia|meter bi|temporalis:** Durchmesser zwischen den beiden Schläfen. **Dia|meter dia|gonalis:** = Conjugata diagonalis. **Dia|meter fronto|occipitalis:** Durchmesser zwischen Stirn und Hinterhauptshöcker. **Dia|meter mediana:** = Conjugata vera obstetricia. **Dia|meter mento|oc|cipitalis:** Durchmesser zwischen Kinn und Hinterhaupt. **Dia|meter ob|liqua prima:** erster oder rechter schräger Durchmesser des Beckens. **Dia|meter ob|liqua secunda:** zweiter oder linker schräger Durchmesser des Beckens. **Dia|meter sub|oc|cipito|breg|matica:** Durchmesser zwischen Nacken und der Mitte der großen ↑Fontanelle. **Dia|meter trans|versa:** querer Durchmesser des Beckens

Di|amin [↑[1]di... u. ↑Amin] *s;* -s, -e (meist *Pl.*): Kohlenwasserstoffverbindungen mit zwei Aminogruppen (Chem.)

Di|amin|urie [↑Diamin u. ↑...urie] *w;* -, ...ien: Ausscheidung von ↑Diaminen im Harn

Di|amnio|ten [zu ↑[1]di... u. ↑Amnion] *Pl.:* Zwillinge mit getrennten Eihäuten

Dia|netik [aus gleichbed. engl.-amer. *dianetics,* zu gr. *διανοητικός* = den Verstand betreffend] *w;* -: von dem amer. Sciencefictionautor L. R. Hubbard vertretene, umstrittene Lebensanschauung, die Elemente aus Philosophie, christlicher Theologie und Medizin beinhaltet und u. a. eine therapeutische Technik zur angeblichen Heilung aller Krankheiten umfasst

Dia|pedese [zu ↑dia... u. gr. *πηδᾶν* = springen, hüpfen], auch: **Dia|pedesis** *w;* -, ...desen: Durchtritt von Blutkörperchen durch die unverletzte Gefäßwand

dia|phan [von gr. *διαφανής* = durchscheinend]: durchscheinend, durchsichtig

Dia|phano|skop [zu gr. *διαφανής* = durchscheinend u. ↑...skop] *s;* -s, -e: Instrument zur Ausleuchtung und Sichtbarmachung von Körperhöhlen. **Dia|phano|skopie** [↑...skopie] *w;* -, ...ien: Ausleuchtung von Körperhöhlen (z. B. der Nasennebenhöhle) mithilfe des Diaphanoskops

Dia|phorase [zu gr. *διάφορος* = verschieden u. ↑...ase] *w;* -, -n (meist *Pl.*): Enzyme, die an der Übertragung von Wasserstoff auf Wasserstoffakzeptoren beteiligt sind

Dia|phorese [zu gr. *διαφορεῖν* = auseinander tragen, verbreiten; durch Schweiß verdunsten] *w;* -, -n: Schweißsekretion. **Dia|phoretikum** *s;* -s, ...ka: schweißtreibendes Mittel. **dia|phoretisch:** schweißtreibend

Dia|phrag|ma [von gleichbed. gr. *διάφραγμα*] *s;* -s, ...agmen (in fachspr. Fügungen: ...agmata): **1)** Scheidewand zwischen einzelnen Körperteilen oder Organen (Anat.). **2)** Zwerchfell (Anat.). **3)** mechanisches Empfängnisverhütungsmittel in Form eines mit einer Gummimembran überzogenen Rings, der in die Scheide eingeführt wird u. diese von der Gebärmutter trennt (Med.). **Dia|phrag|ma bulbi:** Regenbogenhaut des Auges. **Dia|phrag|ma la|ryngis** [↑Larynx]: Membran unterhalb der Stimmritze. **Dia|phrag|ma oris** [↑[2]Os]: Muskeln des Bodens der Mundhöhle. **Dia|phrag|ma pelvis:** Muskeln des Beckenbodens. **Dia|phrag|ma secundarium:** = Mesocolon transversum. **Dia|phrag|ma sellae:** das über die ↑Sella turcica gespannte Blatt der harten Hirnhaut. **Dia|phrag|ma uro|genitale:** ↑Faszie des Beckenausgangs (enthält im Inneren den ↑Musculus transversus perinei profundus; füllt den Raum zwischen ↑Symphyse und den Sitzbeinknochen aus)

Dia|phrag|mat|algie [↑Diaphragma und ↑...algie] *w;* -, ...ien: Zwerchfellschmerz

dia|phrag|maticus, ...ca, ...cum [zu ↑Diaphragma]: zum Zwerchfell gehörend; Zwerchfell...; z. B. in der Fügung ↑Angustia diaphragmatica

Dia|phrag|mato|zele [↑Diaphragma und ↑...zele] *w;* -, -n: „Zwerchfellbruch", Ausstülpung von Eingeweideteilen durch eine abnorme Zwerchfelllücke in den Brustkorbraum

Dia|physe [aus gr. *διάφυσις* = das Durchwachsen; der Zwischenwuchs; die Gelenk- u. Gliederverbindung] *w;* -, -n: das Mittelstück der Röhrenknochen zwischen den beiden ↑Epiphysen (1)

dia|plazentar [zu ↑dia... u. ↑Plazenta]: durch die Plazenta hindurch

Di|ärese [von gr. *διαίρεσις* = Trennung] *w;* -, -n, in fachspr. Fügungen: **Di|aeresis,** *Pl.:* ...reses: Undichtigkeit, Zerreißung eines Blutgefäßes mit Blutaustritt

Diar|rhö, auch: **Diar|rhöe** [...*rö;* von gr. *διάρροια* = Durchfluss; Durchfall] *w;* -, ...rrhöen, in fachspr. Fügungen: **Diar|rhoea,** *Pl.:* Diar|rhoeae: Durchfall. **Diar|rhoea alba:** periodischer Fettdurchfall. **Diar|rhoea para|doxa:** Entleerung von dünnem Stuhl, der mit eingedickten Kotballen vermischt ist. **Diar|rhoea sudoralis:** Durchfall, verbunden mit Schweißausbrüchen

Di|ar|throse [aus gr. *διάρθρωσις* = Vergliederung, Gliederbildung] *w;* -, -n, in fachspr. Fügungen: **Di|ar|throsis,** *Pl.:* ...oses: echtes Gelenk, Kugelgelenk

Dia|schise [*...ß-ch...;* aus gr. *διάσχισις* = Trennung, Teilung], auch: **Dia|schisis** *w;* -, ...schisen: Ausfall der Tätigkeit eines Nervenabschnitts

dia|skleral [zu ↑dia... u. ↑Sklera]: durch die Lederhaut des Auges hindurch (z. B. von der Schnittführung bei Augenoperationen)

Dia|stase [von gr. *διάστασις* = Auseinanderstehen; Spaltung] **1)** *w;* -: = Amylase. **2)** *w;* -, -n: anatomische Lücke zwischen Knochen oder Muskeln

Dia|stema [von gr. *διάστημα* = Zwischenraum, Abstand] *s;* -s, ...stemata: angeborene Lücke zwischen den oberen Schneidezähnen

Dia|stemato|chilie [zu gr. *διάστημα,* Gen.: *διαστήματος* = Zwischenraum, Abstand u. gr. *χεῖλος* = Lippe] *w;* -, ...ien: angeborene Lippenspalte. **Dia|stemato|mye|lie** [gr. *μυελός* = Mark] *w;* -, ...ien: angeborene Spaltung des Rückenmarks

Di|aster [↑[1]di... u. gr. *ἀστήρ* = Stern] *m;* -s, -: Stadium der indirekten Zellteilung, in dem die Chromosomen einen „Doppelstern" bilden (Biol.)

Dia|stereo|mer [↑dia..., ↑stereo... u. gr. *μέρος* = Teil] *s;* -s, -e, auch: **Dia|stereo|mere** *s;* -n, -n (meist *Pl.*): chemische Verbindung mit nur teilweise spiegelbildlichen Molekülformen

Dia|stole [*diaßtol^e^,* seltener auch: *diáßtole;* von gr. *διαστολή* = das Auseinanderziehen, das Ausdehnen] *w;* -, ...stolen: die mit der ↑Systole rhythmisch wechselnde Erschlaffung der Herzmuskulatur. **dia|stolisch:** zur Diastole gehörend, die Diastole betreffend

dia|stro|phisch [von gr. *διάστροφος* = verkehrt, verdreht]: verdreht, fehlgebildet (in Bezug auf den Körperwuchs; z. B. diastrophischer Minderwuchs)

Di|ät [von gr. *δίαιτα* = Lebensart; Lebensunterhalt; vom Arzt vorgeschriebene Lebensweise] *w;* -, -en: Krankenkost, Schonkost

Diät|assistent: nichtärztlicher Heilberuf (der Diätassistent führt in Zusammenar beit mit dem Arzt diättherapeutische und diätprophylaktische Ernährungsberatung durch)

Diä|tetik [aus gleichbed. lat. (ars) *diaetetica,* von gleichbed. gr. *διαιτητική (τέχνη)*] *w;* -, -en: Diätlehre. **Diä|tetikum** *s;* -s, ...ka: für eine bestimmte Diät geeignetes Nahrungsmittel. **diä|tetisch:** die Diät betreffend, einer Diät gemäß

dia|therman [zu ↑dia... u. gr. *θέρμη* = Wärme, Hitze]: wärmedurchlässig, Wärmestrahlen nicht absorbierend (Phys.). **Dia|thermie** *w;* -: therapeutische Anwendung von Hochfrequenzströmen zur intensiven Erwärmung von Geweben im Körperinneren

Dia|these [aus gr. *διάθεσις* = Zustand, Verfassung] *w;* -, -n: überdurchschnittliche konstitutionelle Bereitschaft des Organismus zu bestimmten krankhaften Reaktionen, erhöhte Anfälligkeit des Körpers für bestimmte Krankheiten

Di|azo|körper [↑[1]di... u. frz. *azote* = Stickstoff] *Pl.:* organische Verbindungen mit der Gruppe – N = N –

Di|azo|rea|gens [↑[1]di... u. frz. *azote* = Stickstoff] *s;* -, ...entia u. ...enzien [*...i^e^n*]: zur Diazoreaktion verwendete verdünnte Mischung von Sulfanilsäure u. Salzsäure (Diazoreagens I) bzw. eine Lösung von Natriumnitrit in Wasser (Diazoreagens II)

Di|azo|re|aktion [↑[1]di... u. frz. *azote* = Stickstoff]: Reaktion zum Nachweis von pathologischen Diazokörpern im Urin: Beim Versetzen des Urins mit Diazoreagens kommt es bei Anwesenheit von Diazokörpern zu Rotfärbung des Urins und des Schaums (positiver Ausfall der Probe u. a. bei Tuberkulose, Typhus, Lungenentzündung usw.)

Di|bo|thrio|ce|phalus latus [zu ↑[1]di..., gr. *βοθρίον* = kleine Grube, kleine Vertiefung u. gr. *κεφαλή* = Kopf] *m;* - -, ...phali lati: = Diphyllobothrium latum

Dicephalus vgl. Dizephalus

Di|chori|alten [zu ↑[1]di... u. gr. *χόριον* = Haut, Fell] *Pl.:* Zwillinge mit getrennter Zottenhaut

Dicho|tomie [aus gr. *διχοτομία* = Halbieren, Zerschneiden] *w;* -, ...ien: Zerlegung in zwei gleiche Teile

Di|chro|ismus [zu ↑[1]di... u. gr. *χρόα* = Haut; Hautfarbe; Farbe] *m;* -: Eigenschaft von Kristallen (auch von nichtkristallinen Körpern), Licht nach zwei Richtungen in zwei Hauptfarben zu zerlegen (Phys.)

Di|chromasie [zu ↑[1]di... u. gr. *χρῶμα* = Haut; Hautfarbe; Farbe] oder **Di|chromat|opsie** [gr. *ὄψις* = das Sehen] *w;* -, ...ien: eine Form der Farbenblindheit, bei der nur zwei der drei Grundfarben erkannt werden

Dickdarm vgl. Intestinum crassum

Dickdarm|katarrh vgl. Typhlitis

Dick-Read-Me|thode [*dik-rid...;* nach dem engl. Gynäkologen Grantly Dick-Read, 1890–1959], dafür häufig auch die Kurzform: **Read-Me|thode:** Verfahren zur Erreichung einer möglichst schmerzfreien Entbindung durch entsprechende Belehrung und Aufklärung der Schwangeren vor der Entbindung sowie durch Entspannungsübungen, die vor der Entbindung durchzuführen sind

Dick-Test [nach den amer. Ärzten G. F. und G. H. Dick, 19./20. Jh.]: Probe zum Nachweis von Scharlachimmunität durch Einspritzung von verdünntem Scharlachtoxin

Di|cro|coe|lium lance[ol]a|tum [zu gr. *δίκροος* = zweispitzig u. gr. *κοιλία* = Bauchhöhle; lat. *lanceatus* = mit einer Lanze versehen] oder **Di|cro|coe|lium den|driticum** *s;* - -: Lanzettegel (kleiner Leberegel)

dicrotus vgl. dikrot

Dictyo|ma retinae [zu gr. *δίκτυον* = Netz; ↑Retina] *s;* - -, ...mata -: bösartige Geschwulst am Strahlenkörper des Auges (bildet die Struktur der embryonalen Netzhaut nach)

Diday-Spülung [*didä...;* nach dem frz. Dermatologen C. J. P. Diday, 1812–1894]: Verfahren zur Desinfizierung des hinteren Teils der Harnröhre (Einbringen eines desinfizierenden Mittels mit dem Katheter)

Di|del|phys [↑[1]di... u. gr. *δελφύς* = Gebärmutter] *w;* -: Fehlbildung mit doppelter Anlage von Gebärmutter und Scheide

Di|dym|algie [↑Didymus u. ↑...algie] *w;* -, ...ien: Hodenschmerz

Di|dymitis [zu ↑Didymus] *w;* -, ...itiden (in fachspr. Fügungen: ...itides): = Orchitis

Di|dymus [von gr. *δίδυμοι* = die zwei Hoden (eigtl. = die Doppelten)] *m;* -, ...mi: seltene Bez. für: Testis

Dieffenbach-Hautschnitt [nach dem dt. Chirurgen J. F. Dieffenbach, 1794–1847]: kosmetisch vorteilhafte Schnittführung bei Oberkieferoperationen sowie beim operativen Verschluss einer Lippenfistel (besteht in der seitlichen Verschiebung eines Hautlappens, der durch eine Hautbrücke mit der Gesichtshaut verbunden bleibt, zur Überdeckung der Operationsstelle)

diencephalicus vgl. dienzephal. **Di|en|cephalon,** auch: **Di|en|ze|phalon** [↑dia... u. ↑Encephalon] *s;* -s, ...la: Zwischenhirn

Diencephalosis vgl. Dienzephalose

Di|ent|amoe|ba fragilis [↑[1]di..., ↑ento..., ↑Amöbe; lat. *fragilis* = zerbrechlich, schwach] *w;* - -, ...moe|bae ...les: kleinste parasitische Dickdarmamöbe des Menschen

di|en|ze|phal, in fachspr. Fügungen: **di|en|ce|phalicus, ...ca, ...cum** [zu ↑Diencephalon]: das Zwischenhirn betreffend. **Dienzephalon** vgl. Diencephalon

Di|en|ze|phalose [zu ↑Diencephalon] *w;* -, -n, in fachspr. Fügungen: **Di|en|ce|phalosis,** *Pl.:* ...loses: organische, nicht entzündliche Zwischenhirnerkrankung

Dietl-Krisen [nach dem Krakauer Internisten Josef Dietl, 1804–1878] *Pl.:* veraltete Bezeichnung für Anfälle von Leibschmerzen, wie sie bei Wanderniere vorkommen

dif..., Dif... vgl. dis..., Dis...

Dif|ferenzial|dia|gnose [zu lat. *differentia* = Verschiedenheit] *w;* -, -n: Unterscheidung und Abgrenzung einander ähnlicher Krankheitsbilder (Abk. DD, D.D.). **dif|ferenzial|dia|gnostisch:** mithilfe der Differenzialdiagnose erfolgend

Dif|ferenzial|blutbild [zu lat. *differentia* = Verschiedenheit]: Ordnung der in einem Blutausstrich vorhandenen Blutzellformen in einer Reihe (die jugendlichen Formen links, die älteren rechts); dient zur Unterscheidung und Abgrenzung von Krankheiten (vgl. Linksverschiebung, vgl. Rechtsverschiebung)

Dif|ferenzial|in|dikation [zu lat. *differentia* = Verschiedenheit u. ↑Indikation] *w;* -, -en: die unter verschiedenen Möglichkeiten beste Indikation für eine bestimmte Behandlung

Dif|ferenzial|therapie [zu lat. *differentia* = Verschiedenheit]: Behandlung einer Krankheit mit Substanzen, die unterschiedliche Wirkmechanismen und unterschiedliche Angriffspunkte haben

dif|ferenziert [zu lat. *differre* = sich unterscheiden]: nennt man Tumoren, die sich dem sie umgebenden normalen Gewebe weitgehend angepasst haben (die also charakteristisch „ausgeprägt" sind). **Dif|ferenzie|rung** *w;* -, -en: **1)** kritische Unterscheidung, z. B. der im Blutbild feststellbaren Zellen. **2)** charakteristische Ausprägung eines Tumors mit weitgehender Angleichung an das ihn umgebende Ausgangsgewebe. **Dif|ferenzie|rungs|plastik:** Sammelbezeichnung für plastische Operationen an Amputationsstümpfen, die deren Leistungsfähigkeit steigern

dif|ficilis, ...le [aus gleichbed. lat. *difficilis*]: schwierig; erschwert; z. B. in der Fügung ↑Dentitio difficilis

dif|form [zu ↑dis... u. lat. *forma* = Gestalt, Form]: missgestaltet. **Dif|formität** *w;* -, -en: Missbildung

Dif|fraktion [zu ↑dis... u. lat. *frangere, fractum* = brechen] *w;* -, -en: Beugung von [Licht]wellen (Phys.)

dif|fus, in fachspr. Fügungen: **dif|fusus, ...usa, ...usum** [zu lat. *diffundere, diffusum* = ausgießen, verbreiten, zerstreuen]: ausgebreitet, ausgedehnt, ohne feste Umgrenzung. **dif|fuses Licht:** verschwommenes Licht ohne geordneten Strahlenverlauf (Phys.). **dif|fuse Reflexion:** [Licht]brechung an rauen Oberflächen (Phys.). **Dif|fusion** *w;* -, -en: allmähliche selbsttätige Vermischung von gasförmigen, flüssigen oder festen Stoffen, die untereinander in Berührung stehen, bis zur völligen Einheitlichkeit (Chem.)

di|gast|risch, in fachspr. Fügungen: **di|gastricus, ...ca, ...cum** [zu ↑[1]di... u. gr. *γαστήρ*, Gen.: *γαστρός* = Magen, Bauch; Wölbung]: zweibauchig (bes. von Muskeln; Anat.)

Di|gestion [zu lat. *digerere, digestum* = verteilen; verdauen], in fachspr. Fügungen: **Digestio** *w;* -: **1)** Verdauung. **2)** das Ausziehen löslicher Stoffe aus einer Droge. **Di|gestionstrakt:** = Apparatus digestorius. **digestiv** [...*tif*]: die Verdauung betreffend. **Di|gestivum** [...*wum*] *s;* -s, ...va: verdauungsförderndes Mittel. **di|gestorius, ...ria, ...rium:** der Verdauung dienend; z. B. in der Fügung ↑Apparatus digestorius

digital [zu lat. *digitus* = Finger; Zehe]: **1)** mit dem Finger (z. B. betasten, untersuchen). **2)** in fachspr. Fügungen: **digitalis, ...le:** die Finger oder Zehen betreffend; z. B. in der Fügung ↑Arteriae digitales. **3)** Daten in Ziffern darstellend (von Diagnosegeräten)

Digitalis [zu lat. *digitus* = Finger]: **1)** *w;* -: Fingerhut, Gattung der Rachenblütler. **2)** *s;* -: Sammelbezeichnung für alle aus den Blättern verschiedener Fingerhutarten hergestellten herzwirksamen Arzneimittel. **Digitalis lanata** [lat. *lanatus* = mit Wolle versehen, wollig]: wolliger, weißer Fingerhut (enthält verschiedene herzwirksame Glykoside). **Digitalis purpurea** [lat. *purpureus* = purpurfarbig, dunkelrot]: roter Fingerhut, einheimische Gift- und Heilpflanze (die Blätter liefern herzwirksame Glykoside). **Digitalis|einheit:** Bezeichnung für diejenige Digitalismenge, die der biologischen Wirkung von 0,1 g des internationalen Standardpräparates entspricht. **digitalisieren:** mit Digitalispräparaten behandeln

Digital|kom|pression: Abdrücken eines blutenden Gefäßes mit dem Finger

Digitalo|id [↑Digitalis u. ↑...id] *s;* -[e]s, -e: Pflanzenglykosid mit digitalisähnl. Wirkung

digitatus, ...tata, ...tatum [aus lat. *digitatus* = mit Fingern versehen]: gefingert, fingerförmig, mit Fingern versehen; z. B. in der Fügung ↑Impressiones digitatae

Digitus [aus gleichbed. lat. *digitus*, Gen.: *digiti*] *m;* -, ...ti: Finger; Zehe; vgl. auch: Index (1), Pollex u. Hallux. **Digitus anularis:** „Ringfinger". **Digiti hippo|cratici** *Pl.:* Trommelschlägelfinger, Finger mit aufgetriebenen Endgliedern (bei chronischen Herz- u. Lungenleiden vorkommend; schon von Hippokrates beschrieben). **Digiti manus** *Pl.:* Finger. **Digitus medius:** „Mittelfinger". **Digitus minimus:** Kleinfinger; Kleinzehe. **Digiti mortui** *Pl.:* abgestorbene Finger (bei örtlichen Durchblutungsstörungen). **Digiti pedis** *Pl.:* Zehen

Di|gnität [zu lat. *dignus* = würdig, wert] *w;* -: Wert, Bedeutung (z. B. von Tumoren gesagt, entsprechend ihrem Charakter als gut- oder bösartig)

Di-Gu|glielmo-Krankheit [*diguljälmo...*; nach dem ital. Hämatologen Giovanni di Guglielmo, 19./20. Jh.]: = Erythrämie

di|hy|brid [auch: ...*id;* ↑[1]di... u. ↑hybrid]: sich in zwei erblichen Merkmalen unterscheidend (Biol.). **Di|hy|bride** [auch: ...*ide*] *m* od. *w;* -n, -n: Bastard, dessen Eltern sich in zwei Erbmerkmalen unterscheiden (Biol.)

di|krot, in fachspr. Fügungen: **di|crotus, ...ta, ...tum** [aus gr. *δίκροτος* = zweimal schlagend (vom Puls)]: zweigipflig (bes. von der Pulswelle). **Di|krotie** *w;* -: Zweigipfligkeit des Pulses

Dilatation [zu lat. *dilatare* = ausdehnen, erweitern] *w;* -, -en, in fachspr. Fügungen: **Dilatatio,** *Pl.:* ...io|nes: Erweiterung eines Hohlorgans. **Dilatatio cordis** [↑Cor]: Herzerweiterung. **dilatator,** *Gen.:* ...toris, *Pl.:* ...tores: erläuternder Bestandteil von fachspr. Fügungen mit der Bed. „erweiternd, eine Organ- oder Gefäßerweiterung bewirkend" (in der Fügung ↑Musculus dilatator). **Dilatator** *m;* -s, ...toren: **1)** Kurzbez. für ↑Musculus dilatator pupillae. **2)** Instrument zur künstlichen Erweiterung von Hohlorganen (z. B. des Muttermundes). **dilatie|ren:** ein Hohlorgan mechanisch erweitern

di|lu|ie|ren [aus lat. *diluere, dilutum* = auflösen, verdünnen]: verdünnen (z. B. eine Säure durch Zusatz von Wasser). **Di|lution** *w;* -, -en: Verdünnung. **di|lutus, ...ta, ...tum:** verdünnt

di|mer [zu ↑[1]di... u. gr. *μέρος* = [An]teil]: zweigliedrig, zwei gleiche Teilchen (z. B. Atome, Moleküle, Radikale) in sich vereinigend (von chem. Verbindungen)

di|midia|tus, ...ta, ...tum [zu lat. *dimidiare, dimidiatum* = halbieren]: halbseitig, nur auf einer Körperseite [auftretend]; z. B. in der Fügung ↑Chorea dimidiata

Di|mor|phismus [zu ↑[1]di... u. gr. *μορφή* = Gestalt, Form] *m;* -, ...ismen: **1)** das Auftreten zweier (verschieden gestalteter) Formen bei derselben Tier- od. Pflanzenart (Biol.). **2)** das Auftreten eines Kristalls in zwei verschiedenen Zustandsformen (Chem.)

Dino|phobie [zu gr. *δῖνος* = Wirbel, Schwindel u. gr. *φόβος* = Furcht] *w;* -, ...ien: krankhafte Angst vor Schwindelerscheinungen (Psychol., Med.)

Di|op|trie [zu gr. *διόπτρα* = Durchschauer (Name eines optischen Instruments zur Höhenvermessung)] *w;* -, ...trien: Einheit der Brechkraft von Linsen; Abk.: dpt (älter: D oder dptr.)

Di|oxy|phenyl|alanin [Kunstw.] *s;* -s: Aminosäure, aus der im Organismus durch Umwandlung ↑Adrenalin gebildet wird (Abk.: Dopa, DOPA)

Di|peptid [↑[1]di... u. ↑Peptid] *s;* -[e]s, -e: aus zwei Aminosäuren aufgebautes ↑Peptid. **Di-**

peptidase [↑...ase] *w;* -, -n: Enzym, das Dipeptide spaltet

Di|phallus [↑[1]di... u. ↑Phallus] *m;* -, ...alli u. ...allen: Fehlbildung mit angeborener Verdoppelung des männlichen Gliedes

di|phasisch [zu ↑[1]di... u. ↑Phase]: aus zwei Phasen bestehend, in zwei Phasen auftretend

Diph|therie [zu gr. *διφϑέρα* = Tierhaut, Haut; Membran] *w;* -, ...rien, in fachspr. Fügungen: **Diph|theria**[1], *Pl.:* ...riae: Halsbräune; durch ↑Corynebacterium diphtheriae hervorgerufene allgemeine Infektionskrankheit mit Bildung häutiger Beläge auf den Tonsillen u. auf den Schleimhäuten verschiedener Organe (z.B. Nase; Abk.: Di). **diph|therisch,** in fachspr. Fügungen: **diph|thericus, ...ca, ...cum:** durch Diphtherie hervorgerufen.

diph|thero|id [↑...id]: diphtherieähnlich

Di|phthon|gie [zu ↑[1]di... u. gr. *φϑόγγος* = Ton; Laut], auch: **Di|plo|phonie** [gr. *διπλόος* = zwiefach, doppelt u. ↑...phonie] *w;* -, ...ien: „Doppelstimme", gleichzeitige Bildung von zwei verschiedenen Tönen (bei Stimmbanderkrankungen)

Di|phyllo|bo|thrium [↑[1]di..., gr. *φύλλον* = Blatt u. gr. *βοϑρίον* = kleine Grube, kleine Vertiefung] *s;* -s, ...ien [...*i*[e]*n*]: Gattung der Bandwürmer (mit zwei Sauggruben ausgestattet). **Di|phyllo|bo|thrium erinacei** [-...*e-i;* lat. *erinaceus* = Igel]: Bandwurm des Hundes u. anderer Fleisch fressender Tiere. **Di|phyllo|bo|thrium latum:** breiter Bandwurm, Fischbandwurm, Bandwurmart im Dünndarm Fisch fressender Säugetiere und des Menschen; vgl. auch: Dibothriocephalus latus

di|phy|odont [zu ↑[1]di..., gr. *φύειν* = hervorbringen, wachsen lassen u. gr. *ὀδούς,* Gen.: *ὀδόντος* = Zahn]: Zahnwechsel durchmachend (von Lebewesen)

dipl..., Dipl... vgl. diplo..., Diplo...

Di|pla|kusis, in fachspr. Fügungen: **Diplacusis** [zu ↑diplo... u. gr. *ἀκούειν* = hören] *w;* -: Doppelhören. **Di|placusis bin|au|ralis:** Doppelhören in der Form, dass der gleiche Ton auf einem Ohr normal, auf dem anderen dagegen höher oder tiefer gehört wird. **Diplacusis echoi|ca:** Doppelhören durch Wahrnehmung eines nicht vorhandenen Halleffektes. **Di|placusis mon|au|ralis:** auf ein Ohr beschränktes Doppelhören eines Tones

Di|plegie [zu ↑[1]di... u. gr. *πληγή* = Schlag] *w;* -, ...ien, in fachspr. Fügungen: **Di|plegia**[1], *Pl.:* ...iae: doppelseitige Lähmung. **Di|plegia facia|lis:** doppelseitige Gesichtslähmung. **Di|plegia inferior:** Lähmung der unteren Extremitäten. **Di|plegia spastica infantilis:** = Little-Krankheit. **Di|plegia superior:** Lähmung der oberen Extremitäten

di|plo..., Di|plo..., vor Selbstlauten meist: **dipl..., Di|pl...** [aus gr. *διπλόος* = zwiefach, doppelt]: Bestimmungswort von Zus. mit der Bed. „doppelt vorhanden; in doppelter Anordnung; (durch Teilung) verdoppelt; aus zwei zu einem verschmolzen"; z.B.: Diplakusis, Diplogenese

Di|plo|bakterien [↑diplo... u. ↑Bakterie] *Pl.:* paarweise an den Enden zusammengelagerte Bakterien (Krankheitserreger)

Diplocephalus vgl. Dizephalus

Diplococcus vgl. Diplokokkus

Di|ploe [...*o-e;* aus gr. *διπλόη* = Bruch, Spalte; Schaden (eigtl. = Verdoppelung)] *w;* -: Bezeichnung für die zwischen den beiden Tafeln des Schädeldachs liegende schwammige Knochensubstanz

Di|plo|genese, Di|plo|genesis [↑diplo... u. gr. *γένεσις* = Ursprung, Entstehung] *w;* -, ...nesen: Missbildung in Form einer doppelten Anlage von Organen od. Körperteilen

di|ploi|cus, ...ca, ...cum [zu ↑Diploe]: zur ↑Diploe gehörend, sie betreffend; z.B. in der Fügung ↑Canales diploici

di|plo|id [↑diplo... u. ↑...id]: zweifach, doppelt (d.h. vollständig, vom Chromosomensatz; Biol.). **Di|plo|idie** [...*o-i*...] *w;* -: Vorhandensein eines doppelten (d.h. vollständigen) Chromosomensatzes im Zellkern

Di|plo|kok|kus [↑diplo... u. ↑Kokkus] *m;* -, ...kokken, in fachspr. Fügungen: **Di|plo|coccus,** *Pl.:* ...coc|ci: paarweise zusammenhängende kugelförmige Bakterien (Krankheitserreger)

Di|plo|mye|lie [zu ↑diplo... u. gr. *μυελός* = Mark] *w;* -, ...ien: angeborene Verdoppelung des Rückenmarks

Diplophonie vgl. Diphthongie

Di|plo|pie [zu ↑diplo... u. gr. *ὤψ,* Gen.: *ὠπός* = Auge; Gesicht] *w;* -, ...ien: „Doppelsehen", gleichzeitiges Sehen zweier Bilder von einem einzigen Gegenstand (bei pathologischen Veränderungen am Auge)

Di|plo|som [↑diplo... u. ↑...som] *s;* -s, ...omen (meist *Pl.*): Doppelbildung des Zentralkörperchens (vgl. Zentriol) der Zellen (Biol.). **Di|plo|somie** *w;* -, ...ien: Doppelmissbildung mit zwei völlig entwickelten, zusammenhängenden Körpern (Med.)

Di|plo|tän [zu ↑diplo... u. lat. *taenia* (von gr. *ταινία*) = Band, Binde] *s;* -s, -e: Stadium der Zellteilung, in dem unter Verkürzung der Fäden die Trennung der Chromosomen beginnt (Biol.)

Diplozephalus vgl. Dizephalus

Di|pros|opus [zu ↑[1]di... u. gr. *πρόσωπον* = Gesicht] *m;* -, ...open (in fachspr. Fügungen: ...opi): Fehlbildung mit doppeltem Gesicht

Dip|so|manie [gr. *δίψα* = Durst u. ↑Manie] *w;* -, ...ien: periodische Trunksucht

Di|ptera u. (eindeutschend:) **Di|pteren** [von gr. *δίπτερος* = zweiflügelig] *Pl.:* „Zweiflügler", eine Insektenordnung

Di|pygus [zu ↑[1]di... u. gr. *πυγή* = Steiß] *m;* -, ...pygen (in fachspr. Fügungen: ...pygi):

„Doppelsteiß", missgebildete Frucht mit doppelter Anlage des Unterkörpers

Di|pylidium caninum [gr. *δίπυλος* = zweitorig, zwei Eingänge habend, lat. *caninus* = zum Hunde gehörend, Hunde...] *s;* - -, ...idia ...nina: Gurkenkernbandwurm, Bandwurmart bei Hunden und Katzen, seltener auch beim Menschen

dis..., Dis... [aus gleichbed. lat. *dis*], vor f angeglichen zu: **dif..., Dif...,** gelegentlich gekürzt zu: **di..., Di...:** Vorsilbe mit der Bedeutung „zwischen; auseinander; hinweg" (und mit verneinendem Sinn); z. B.: dispensieren, different, divergent

Di|sac|charid und **Di|sa|charid** [↑[1]di... und ↑Sa[c]charid] *s;* -[e]s, -e: aus zwei ↑Monosacchariden zusammengesetzte Zuckerart

disciformis vgl. disziform

Discisio vgl. Diszision

Discissio vgl. Diszission

Discitis vgl. Diszitis

Discus vgl. Diskus

Dis|germinom [zu ↑dis... und lat. *germen,* Gen.: *germinis* = Keim, Spross] *s;* -s, -e: ungenaue und daher besser zu vermeidende Form für ↑Dysgerminom

Dis|junktion [zu ↑dis... und lat. *iungere, iunctum* = verbinden, vereinigen] *w;* -, -en: **1)** fehlende Koordination in den Bewegungen beider Augen (das eine Auge bleibt bei Bewegungen des anderen Auges stehen; Med.). **2)** Trennungsvorgang bei den Chromosomen während der Teilungsphase (Biol.)

Disk|elek|tro|phorese [Kurzbildung aus diskontinuierliche Elektrophorese] *w;* -, -n: spezielle Elektrophorese zur Trennung von Proteinen, Proteiden und Nukleinsäuren

Dis|ko|gramm [↑Diskus u. ↑...gramm] *s;* -s, -e: Röntgenbild der Zwischenwirbelscheiben. **Dis|ko|gra|phie** [↑...graphie] *w;* -, ...ien: röntgenographische Darstellung der Zwischenwirbelscheiben (nach Kontrastmittelinjektion)

dis|kontinu|ierlich [zu ↑dis... und lat. *continuus* = ununterbrochen]: ohne Zusammenhang, unterbrochen

Dis|ko|pa|thie [↑Diskus u. ↑...pathie] *w;* -, ...ien: Bandscheibenleiden

dis|kordant [zu lat. *discordare* = uneinig sein, nicht übereinstimmen]: nicht übereinstimmend (z. B. diskordante Zwillinge). **Dis|kordanz** *w;* -, -en: mangelnde Übereinstimmung in Bezug auf bestimmte Eigenschaften (z. B. bei Zwillingen)

Dis|ko|tomie [↑Diskus u. ↑...tomie] *w;* -, ...ien: = Nukleotomie

dis|kret [aus frz. *discret* = zurückhaltend (von mlat. *discretus* = abgesondert; fähig, unterscheidend wahrzunehmen)]: kaum wahrnehmbar, fast nicht ausgeprägt, nur angedeutet (von Krankheitszeichen)

Dis|kus [von gr. *δίσκος* = Scheibe] *m;* -, ...ken u. ...s|zi, in fachspr. Fügungen: **Discus,** *Pl.:* Dis|ci: Scheibe (Anat.). **Dis|cus articularis:** Gelenkscheibe, Zwischenknorpelscheibe. **Dis|cus inter|pubicus:** Symphysenscheibe, knorpelige Schicht der Schambeinfuge. **Discus inter|verte|bralis:** „Zwischenwirbelscheibe". **Dis|cus oo|phorus** oder **Discus ovi|gerus:** „Eihügel" im Follikel des Ovariums, Anhäufung von Granulosazellen, in denen das Ei liegt

Dis|kus|bruch, Dis|kus|hernie: Bandscheibenvorfall

Dis|lokation [zu ↑dis... u. lat. *locare* = hinstellen, legen, setzen] *w;* -, -en, in fachspr. Fügungen: **Dis|locatio,** *Pl.:* ...io|nes: Verschiebung, Veränderung der normalen Lage. **Dis|locatio ad axim** [lat. *ad* = hin, zu, im Hinblick auf, hinsichtlich; lat. *axis* = Achse]: Achsenknickung, winkelige Verschiebung der Bruchenden bei Knochenbrüchen. **Dis|locatio ad latus** [lat. *latus* = Seite]: seitliche Verschiebung der Bruchenden bei Knochenbrüchen. **Dis|locatio ad lon|gitudinem** [lat. *longitudo* = Länge]: Längsverschiebung der Bruchenden bei Knochenbrüchen. **Dis|locatio ad lon|gitudinem cum con|tractio|ne** [lat. *cum* = mit; lat. *contractio* = Zusammenziehung, Verkürzung]: Längsverschiebung von Knochenbruchenden unter gleichzeitiger Verkürzung. **Dislocatio ad lon|gitudinem cum dis|tractio|ne** [lat. *distractio* = Auseinanderziehung]: Längsverschiebung von Knochenbruchenden unter gleichzeitiger Verlängerung. **Dislocatio ad peri|pheriam** [gr. *περιφέρεια* = Umlauf, Peripherie]: Verdrehung der Knochenbruchenden gegeneinander. **dis|loziert:** seitlich oder längs verschoben (von Knochenbruchenden bzw. gebrochenen Extremitäten)

Dis|paration [zu lat. *disparare* = auseinander paaren, trennen]: *w;* -, -en: Erzeugung von Doppelbildern infolge Reizung nicht korrespondierender Punkte der Augennetzhaut

Dis|pensation [zu lat. *dispensare* = genau abwägen; im bestimmten Verhältnis verteilen] *w;* -, -en: Zubereitung und Abgabe einer Arznei durch den Apotheker. **dis|pensieren:** Arzneien zubereiten und ausgeben

Di|spermie [zu ↑[1]di... u. ↑Spermium] *w;* -, ...ien: Eindringen von zwei Spermatozoen in eine Eizelle

di|spers [zu lat. *dispergere, dispersum* = ausstreuen, überall verbreiten]: in Lösungen fein verteilt (von Stoffen; Chem.). **Dispersion** *w;* -, -en: **1)** feine Verteilung eines Stoffes in einem anderen (Chem.). **2)** Zerlegung einer Strahlung nach Wellenlängen, insbesondere die Zerlegung von weißem Licht in ein farbiges Spektrum (Phys.)

Di|spirem [↑[1]di... u. gr. *σπείρημα* = das Gewickelte, die Windung] *s;* -s, -e: Doppelknäuel der Chromosomen bei der Zellteilung (Biol.)

Dis|placement-Behandlung [*dißple^iß-m^ent...;* engl. *displacement* = Verschiebung, Verdrängung]: Verfahren zur Behandlung der ↑Sinusitis, bei dem durch Unterdruck in Nase und Nasennebenhöhlen ein Saugeffekt mit Medikamentenaspiration erzeugt wird

Dis|position [von lat. *dispositio* = Anordnung, Anlage] *w;* -, -en: Krankheitsbereitschaft, Veranlagung od. Empfänglichkeit des Organismus für bestimmte Erkrankungen

dis|secans [zu lat. *dissecare, dissectum* = zerschneiden]: zerschneidend, durchschneidend, trennend, z. B. in der Fügung ↑Glossitis dissecans. **Dis|sektion** *w;* -, -en, in fachspr. Fügungen: **Dis|sectio,** *Pl.:* ...iones: **1)** operative Durchtrennung von Nerven oder Weichteilen. **2)** krankhafte Spaltung einer Arterienwand durch den Blutstrom, der in die Schichten der Arterie eindringt und zu einem Doppellumen führt

Dis|semination [zu lat. *disseminare* = aussäen, ausstreuen] *w;* -, -en, in fachspr. Fügungen: **Dis|seminatio,** *Pl.:* ...io|nes: Ausstreuung, Verbreitung von Krankheitskeimen (im Organismus; auch: unter der Bevölkerung eines bestimmten Gebietes). **disseminiert,** in fachspr. Fügungen: **dis|seminatus, ...ata, ...atum:** ausgebreitet, über ein größeres Gebiet hin verteilt (von Krankheitserregern oder Krankheitserscheinungen)

Dis|sepimentum [zu lat. *dissaepire* = durch eine Scheidewand trennen] *s;* -s, ...ta: Scheidewand

Disse-Raum [nach dem dt. Anatomen Joseph Disse, 1852–1912]: Spaltraum zwischen den Leberzellen und den Leberkapillaren, der unter krankhaften Bedingungen sichtbar wird

dis|sezie|rend [zu lat. *dissecare* = zerschneiden]: mit einer ↑Dissektion (2) verbunden; z. B. dissezierendes Aneurysma

Dis|similation [zu lat. *dissimilis* = ungleichartig, unähnlich] *w;* -, -en: Stoffwechsel des Organismus zur Gewinnung von Energie für die Lebensvorgänge durch den Abbau von Kohlenstoffverbindungen (Biol., Med.)

Dis|simulation [zu lat. *dissimulare* = verbergen, verheimlichen] *w;* -, -en: Verstellung, bewusstes Verheimlichen von Krankheiten oder Krankheitssymptomen

Dis|sipation [zu lat. *dissipare* = zerstreuen; verschwenden] *w;* -, -en: Übergang irgendeiner umwandelbaren Energieform in Wärmeenergie (Phys.)

Dis|solution [zu lat. *dissolvere, dissolutum* = auflösen] *w;* -, -en: Auflösung, Zersetzung, Trennung. **Dis|solvens** *s;* -, ...ventia u. ...venzien [*...i^en*]: auflösendes, zerteilendes [Arznei]mittel

dis|sozial [aus engl. *dissocial* = unsozial, zu ↑dis... u. lat. *socius* = Gesellschafter, Teilnehmer]: in seinem Verhalten von den gültigen sozialen Normen abweichend. **Dis-sozia|lität** *w;* -: dissoziale Verhaltensweise

Dis|sozia|tion [zu lat. *dissociare* = vereinzeln, trennen] *w;* -, -en: **1)** Störung des geordneten Zusammenspiels von Muskeln, Organteilen od. Empfindungen (Med.). **2)** Zerfall einer geordneten Vorstellungsverbindung, eines Bewusstseinszusammenhanges, z. B. durch Affekte (Psychol.). **3)** Zerfall von Molekülen in einfachere Bestandteile (Chem.). **dis|soziiert: 1)** gestört, gelockert (hinsichtlich der Koordination; Med.). **2)** [in Ionen] aufgespalten (von Molekülen; Chem.)

Dis|stress [aus gleichbed. engl. *distress,* zu ↑dis... u. ↑Stress] *m;* ...esses, ...esse: negativer Stress, der überfordert und zu psychosomatischen Störungen führt

di|stal, in fachspr. Fügungen: **di|stalis, ...le** [zu lat. *distare* = getrennt sein, entfernt sein]: körperfern, weiter von der Körpermitte entfernt liegend [als andere Teile] (in Bezug auf Körperteile oder -regionen, speziell die Gliedmaßen; z. B. in der Fügung ↑Phalanx distalis); bei Blutgefäßen: weiter vom Herzen weg liegend; Gegensatz: proximal und mesial. **Di|stal|biss:** Anomalie des Gebisses, bei der der Unterkiefer weiter nach hinten liegt

Di|stanz [zu lat. *distare* = getrennt sein, entfernt sein] *w;* -, -en, in fachspr. Fügungen: **Di|stantia,** *Pl.:* ...tiae: Abstand, Entfernung, Zwischenraum (Anat.). **Di|stantia sa|cro-cotylo|idea:** Abstand zwischen ↑Promontorium u. Hüftgelenkspfanne. **Di|stantia spinarum** [lat. *spina* = Dorn, Stachel]: Abstand zwischen den beiden vorderen oberen Darmbeinstacheln

Di|stanz|geräusch: Herztöne, die auch ohne Stethoskop zu hören sind

Di|stanz|ton: Herzton, der aus größerer Entfernung noch zu hören ist

Dis|tension [zu lat. *distendere, distensum* = ausdehnen] *w;* -, -en: Ausdehnung, Dehnung. **Dis|tensions|luxation:** ↑Luxation infolge einer Überdehnung der Gelenkkapsel

Di|sti|chia|sis [zu ↑[1]di... u. gr. *στίχος* = Reihe] *w;* -, ...ia|sen, auch: **Di|sti|chie** *w;* -, ...ien: angeborene Anomalie des Augenlids in Form einer doppelten Wimpernreihe (die zweite Wimpernreihe tritt aus den Öffnungen der Meibom-Drüsen aus und scheuert bei Lidbewegungen auf der Hornhaut)

di|stinkt [zu lat. *distinguere, distinctum* = absondern, unterscheiden]: unterschiedlich, gesondert

Di|stomatose, Di|stomatosis [zu ↑Distomum] *w;* -, ...tosen: veralt. Bez. für ↑Fasziolose. **Di|stomia|sis** *w;* -, ...ia|sen (in fachspr. Fügungen: ...ia|ses): durch Saugwürmer verursachte Erkrankung

Di|stomie [zu ↑[1]di... u. gr. *στόμα* = Mund] *w;* -, ...ien: Missbildung mit angeborener Verdoppelung des Mundes

Di|sto|molar [zu lat. *distare* = getrennt sein, entfernt sein u. ↑Molar] *m;* -s, -en (meist *Pl.*): hinter den Weisheitszähnen liegende überzählige Backenzähne

Di|stomum [zu ↑[1]di... u. gr. *στόμα* = Mund] *s;* -s: veralt. Bezeichnung für ↑[2]Fasciola. **Di|stomum hae|mato|bium:** = Schistosoma haematobium. **Di|stomum hepaticum:** = Fasciola hepatica. **Di|stomum lanceo|latum:** = Dicrocoelium lance[ol]atum

Dis|torsion [zu lat. *distorquere* = auseinander drehen, verzerren] *w;* -, -en, in fachspr. Fügungen: **Dis|torsio,** *Pl.:* ...io|nes: Zerrung, Verstauchung eines Gelenks

dis|trahie|ren [aus lat. *distrahere, distractum* = auseinander ziehen]: Bruchenden auseinander ziehen. **Dis|traktion** *w;* -, -en, in fachspr. Fügungen: **Dis|tractio,** *Pl.:* ...iones: das Auseinanderziehen von ineinander verschobenen Bruchenden (zur Einrichtung von Knochenbrüchen)

dis|zi|form, in fachspr. Fügungen: **dis|ci|formis, ...me** [zu gr. *δίσκος* = Scheibe u. lat. *forma* = Gestalt, Form]: scheibenförmig

Dis|zision [zu lat. *discidere, discisum* = zerschneiden] *w;* -, -en, in fachspr. Fügungen: **Dis|cisio,** *Pl.:* ...io|nes; dafür auch: **Dis|zission** [zu lat. *discindere, discissum* = zerreißen, zerspalten] *w;* -, -en, in fachspr. Fügungen: **Di|scissio,** *Pl.:* ...io|nes: operative Spaltung bzw. Zerteilung eines Organs, Gewebes usw. **Dis|cisio (Di|scissio) cata|ractae:** operative Spaltung der vorderen Linsenkapsel des Auges zur Beseitigung eines Stars

Dis|zitis [zu ↑Diskus] *w;* -, ...itiden, in fachspr. Fügungen: **Dis|citis,** *Pl.:* ...itides: Entzündung eines Diskus, insbes. der Zwischenknorpelscheibe (Discus articularis) der Wirbelsäule

Ditt|rich-Pfröpfe [nach dem dt. Pathologen F. Dittrich, 1815–1859] *Pl.:* kleine, gelbliche, stinkende Pfröpfe im Auswurf (bei Lungenbrand und eitriger Bronchitis)

Di|urese [zu ↑dia... u. gr. *οὖρον* = Harn] *w;* -, -n: Harnausscheidung. **Di|uretikum** *s;* -s, ...ka: harntreibendes Mittel. **di|uretisch,** in fachspr. Fügungen: **di|ureticus, ...ca, ...cum:** harntreibend (von Arzneimitteln)

di|urnal [zu gleichbed. lat. *diurnus*], in fachspr. Fügungen: **di|urnus, ...na, ...num:** täglich; am Tage

di|vergent [zu ↑dis... u. lat. *vergere* = hinstreben, sich erstrecken]: auseinander strebend, in entgegengesetzter Richtung verlaufend. **Di|vergenz** *w;* -, -en: **1)** das Auseinandergehen von Lichtstrahlen (im Gegensatz zur ↑Konvergenz; Optik). **2)** nach außen gerichtete Abweichung der Augenachsen von der normalen Parallellage (bei ↑Strabismus; Med.). **3)** Auseinandergehen von Organteilen in einer Richtung (Med., Biol.). **di|vergie|ren:** auseinander gehen, streben, von der Normallage nach außen abweichen

Divertikel [aus lat. *diverticulum (deverticulum)* = Abweg, Seitenweg; Abweichung] *s;* -s, -, in fachspr. Fügungen: **Diverticulum,** *Pl.:* ...la: Ausstülpung, Ausbuchtung eines Hohlorgans. **Divertikulitis** *w;* -, ...litiden, in fachspr. Fügungen: **Diverticulitis,** *Pl.:* ...litides: Entzündung eines Divertikels. **Divertikulose** *w;* -, -n, in fachspr. Fügungen: **Diverticulosis,** *Pl.:* ...loses: Vorhandensein zahlreicher Divertikel im Darm

Di|vulsion [aus lat. *divulsio* = Zerreißung, Trennung] *w;* -, -en: gewaltsame Trennung, Zerreißung

Di|ze|phalus [zu ↑[1]di... u. gr. *κεφαλή* = Kopf], auch: **Di|plo|ze|phalus** [gr. *διπλόος* = zwiefach, doppelt] *m;* -, ...zephalen, in fachspr. Fügungen: **Di[plo]|ce|phalus,** *Pl.:* ...cephali: „Doppelkopf", missgebildete Frucht mit zwei Köpfen. **Di[plo]|ce|phalus di|au|chenus** [zu ↑[1]di... u. gr. *αὐχήν,* Gen.: *αὐχένος* = Nacken], *Pl.:* ...li ...ni: missgebildete Frucht mit zwei Köpfen und zwei Hälsen. **Di[plo]|ce|phalus mon|au|chenus** [↑mono...], *Pl.:* ...li ...ni: missgebildete Frucht mit zwei Köpfen und einem gemeinsamen Hals

di|zygot [zu ↑[1]di... u. ↑Zygote]: zweieiig, aus der gleichzeitigen Befruchtung von zwei Eizellen hervorgehend (von Zwillingen). **Dizygotie** *w;* -, ...ien: Zweieiigkeit (Genetik)

DNA: Abk. für engl. Deoxyribonucleic acid = Desoxyribonukleinsäure

DNS: Abk. für ↑Desoxyribonukleinsäure

Dodd-Venen [nach dem zeitgen. engl. Arzt H. Dodd]: in der Mitte des Oberschenkels gelegene ↑Venae perforantes

Döderlein-Kolpor|rha|phie [nach dem dt. Gynäkologen Gustav Döderlein, 1893 bis 1980]: gynäkologische Operation (auch Querriegelkolporrhaphie genannt) zur Behebung des Gebärmuttervorfalls (durch kurz gehaltene ↑Kolpokleisis in der hinteren Scheide, außerdem durch Fixierung der Blase auf den Uteruskörper und Scheidendammplastik)

Döderlein-Stäbchen [nach dem dt. Gynäkologen Albert Döderlein, 1860–1941] *Pl.:* normalerweise in der Scheide vorkommende Bakterien, die u. a. für die Stabilität des Säuremilieus sorgen

Doggennase: angeborene mittlere Nasenspalte

Döhle-Körperchen [nach dem dt. Pathologen Paul Döhle, 1855–1928] *Pl.:* kleine Einschlüsse im Protoplasma weißer Blutkörperchen bei manchen Infektionskrankheiten

Dohlen *s;* -s: landsch. Bez. für ↑Gammazismus

Dol [zu lat. *dolor* = Schmerz] *s;* -[s], -: Einheit für die Intensität einer Schmerzempfindung (1 dol = 1/10 des höchstmöglichen Schmerzes einer punktförmigen Verbrennung 3. Grades); Zeichen: dol

Dolalbra [aus lat. *dolabra* = Haue, Brechaxt] *w;* -, ...bren: Hobelspanbinde, Bindenverband in Form eines Hobelspans

Dold-Färbung [nach dem dt. Bakteriologen Hermann Dold, 1882–1962]: Färbeverfahren zur Differenzierung grampositiver Bakterien

Doléris-Operation [*doleri...;* nach dem frz. Gynäkologen J. A. Doléris, 1852–1938]: Verfahren zur operativen Fixierung einer nach hinten verlagerten Gebärmutter (die runden Mutterbänder werden dabei mit einer Schleife in die Bauchwand eingenäht)

dolilcho..., Dolilcho..., vor Selbstlauten auch: **dolich..., Dolich...** [aus gr. *δολιχός* = lang]: Bestimmungswort von Zus. mit der Bed. „lang, lang gestreckt, länglich"; z. B.: Dolichozephalie

Dolilcholkolie [zu ↑dolicho... u. ↑Kolon] *w;* -: ungewöhnliche Länge des Dickdarms

Dolilcholstenolmelie [zu ↑dolicho..., ↑steno... u. gr. *μέλος* = Glied] *w;* -, ...ien: Missbildung des Knochensystems mit grazilen, verlängerten Extremitätenknochen

dolilcholzelphal [zu ↑dolicho... u. gr. *κεφαλή* = Kopf]: langköpfig. **Dolilcholzephale** *m* od. *w;* -n, -n: Langköpfige[r]. **Dolicholzelphalie** *w;* -, ien: ungewöhnl. Länge des Schädels (von vorn nach hinten gerechnet; bes. als Rasseneigentümlichkeit). **Dolicholzelphalus** *m;* -, ...li: Langkopf

Döllinger-Ring [nach dem dt. Anatomen und Physiologen J. I. J. Döllinger, 1770 bis 1841]: elastischer Ring, der die Hornhaut umgibt

Dollo-Gesetz [*dolo...;* nach dem belg. Paläontologen u. Zoologen Louis Dollo, 1857 bis 1931]: Irreversibilitätsgesetz (besagt, dass Organe, die einmal phylogenetisch verloren gegangen sind, nie wieder in der ursprünglichen Form angelegt werden; Biol.)

Dolor [aus gleichbed. lat. *dolor,* Gen.: *doloris*] *m;* -, ...lores: Schmerz; im *Pl.* bes.: Wehen. **Dolores conlquaslsantes** [lat. *conquassare* = zusammenschütteln] *Pl.:* Schüttelwehen. **Dolores osteolcopi** [gr. *ὀστέον* = Knochen u. gr. *κόπτειν* = schlagen, stoßen] *Pl.:* nächtliche bohrende Knochenschmerzen bei Syphilis. **Dolores praelparantes** *Pl.:* = Labores praeparantes

Dolorilmeltrie [lat. *dolor,* Gen.: *doloris* = Schmerz u. ↑...metrie] *w;* -: = Algesimetrie

dolorosus, ...osa, ...osum [zu lat. *dolor* = Schmerz]: schmerzhaft, mit Schmerzen verbunden; z. B. in der Fügung ↑Adipositas dolorosa

Domatolphobie [gr. *δῶμα,* Gen.: *δώματος* = Haus u. gr. *φόβος* = Furcht] *w;* -, ...ien: krankhafte Angst vor einem Aufenthalt in umschlossenen Räumen

Domgaumen: abnorm hohes Gaumengewölbe

dominant [zu lat. *dominari* = herrschen]: vorherrschend, überdeckend (von Erbfaktoren; Biol.). **Dominante** *w;* -, -n: vorherrschendes Merkmal eines Lebewesens, das seine Entwicklung bestimmt (Biol.). **Dominanz** *w;* -, -en: Eigenschaft von Erbfaktoren, die sich gegenüber schwächeren sichtbar durchsetzen (Biol.). **dominielren:** vorherrschen (von Erbfaktoren; Biol.)

Donath-Landsteiner-Relaktion [nach dem östr. Arzt Julius Donath, 1870–1950, u. dem dt.-amer. Arzt Karl Landsteiner, 1868 bis 1943]: zum Nachweis des ↑Kältehämolysins herbeigeführte Blutreaktion (Eintritt von Hämolyse nach Einbringen von ungerinnbarem, frischem Venenblut in Eiswasser)

Donath-Trockenkur [nach einem zeitgen. dt. Müllermeister namens Hermann Donath]: Kost zur Anregung der Darm- und Bauchspeicheldrüsensäfte, bestehend aus einem Gemisch von 5 Sorten geschroteten Getreides und 4 Sorten Flocken

Donné-Eiterprobe [*done...;* nach dem frz. Arzt Alfred Donné, 1801–1878]: Probe zum Nachweis von Eiter im Urin (Urinsediment wird mit Ätzkali versetzt, wonach sich der Eiter als Klumpen zusammenballt)

Donor [zu lat. *donare* = geben, schenken] *m;* -s, Donoren: Organspender

Donovan-Körperchen [*donᵉwᵉn...;* nach dem angloind. Physiologen Charles Donovan, 1863–1951], wiss. Bez.: **Donovania granulomatis** *w;* - -: Kapselkokke (Erreger des venerischen Granuloms, einer ansteckenden Geschlechtskrankheit in den warmen Ländern)

Dopa, DOPA: Abk. für ↑Dioxyphenylalanin

Doplamin [↑Dopa u. ↑Amin] *s;* -s, -e: die Muttersubstanz der Hormone ↑Adrenalin und ↑Noradrenalin

doplaminlerg [zu ↑Dopamin und gr. *ἔργον* = Werk; Arbeit]: durch Dopamin bewirkt; auf Dopamin ansprechend

doplaminolmimetisch [zu ↑Dopamin und gr. *μιμεῖσθαι* = nachahmen]: die gleichen Erscheinungen wie Dopamin hervorrufend (von Arzneimitteln gesagt)

dopen [auch: *do...;* zu engl. *dope* = zähe Flüssigkeit; Narkotikum; aufpeitschendes Getränk]: aufputschende Mittel verabreichen. **Doping** [auch: *do...*] *s;* -s, -s: Verabreichung aufputschender Mittel zur vorübergehenden Leistungssteigerung

Doppellalbuminlämie: dominant erbliche Anomalie der Serumeiweißkörper, bei der zwei elektrophoretisch unterschiedlich wandernde Albuminkomponenten in einem Serum vorkommen

Doppelballonsonde: Sonde mit zwei aufblasbaren Ballons zur gleichzeitigen Tamponade von Blutungen aus Blutaderknoten der unteren Speiseröhre und des oberen Magenanteils
Doppelblindversuch vgl. Blindversuch
Doppelgesicht vgl. Diprosopus
Doppelhören vgl. Diplakusis
Doppelkopf vgl. Dizephalus
Doppelsehen vgl. Diplopie
Doppelsteiß vgl. Dipygus
Doppelstimme vgl. Diphthongie
Dopp|ler-Sono|gra|phie [nach dem östr. Physiker u. Mathematiker Ch. Doppler, 1803–1853] *w;* -, ...ien [...*i*ᵉ*n*]: Sammelbez. für Verfahren der Ultraschalldiagnostik, die mit dem Doppler-Effekt (von der Strömungsgeschwindigkeit abhängige Änderung der Schallfrequenz) arbeiten
Dornfortsatz vgl. Processus spinosus (vertebrae)
Dorno-Strahlung [nach dem dt. Bioklimatologen Carl Dorno, 1865–1942]: Bereich der ultravioletten Strahlung, der die Vitamin-D-Bildung u. die Hautpigmentierung bewirkt
Doro|manie [gr. *δῶρον* = Geschenk, Gabe u. ↑Manie] *w;* -, ...ien: krankhafte Sucht, Dinge zu verschenken (Psychol., Med.)
dorsal, in fachspr. Fügungen: **dorsalis, ...le** [zu ↑Dorsum]: zum Rücken, zur Rückseite gehörend, am Rücken, an der Rückseite gelegen; zur Rückseite, zum Rücken hin; z. B. in der Fügung ↑Arteria dorsalis pedis
Dorsal|flexion: Beugung der Hand od. des Fußes nach dem Hand- bzw. Fußrücken zu
Dorsalwirbel: = Thorakalwirbel
dorso|anterior, ...rius [zu lat. *dorsum* = Rücken u. lat. *anterior* = der Vordere]: mit dem Rücken nach vorn (liegend; speziell von der Leibesfrucht bei Querlage)
Dors|odynie [↑Dorsum u. ↑...odynie] *w;* -, ...ien: Rückenschmerz
dorso|plantar, in fachspr. Fügungen: **dorsoplantaris, ...re** [zu lat. *dorsum* = Rücken u. lat. *planta* = Fußsohle]: vom Fußrücken zur Fußsohle hin, in der Richtung Fußrücken–Fußsohle
dorso|posterior, ...ius [zu lat. *dorsum* = Rücken u. lat. *posterior* = der Letztere, Hintere]: mit dem Rücken nach hinten (zum Rücken der Mutter hin) liegend (von der Leibesfrucht)
dorso|volar [zu lat. *dorsum* = Rücken u. lat. *vola* = hohle Hand, Höhlung der Hand]: vom Handrücken zur Hohlhand hin, in der Richtung Handrücken–Hohlhand
Dorsum [aus gleichbed. lat. *dorsum,* Gen.: *dorsi*] *s;* -s, ...sa: Rücken; Rückseite. **Dorsum lin|guae:** Zungenrücken. **Dorsum manus:** „Handrücken". **Dorsum nasi:** „Nasenrücken". **Dorsum pedis** [↑Pes]: „Fußrücken". **Dorsum penis:** Rücken (Oberseite) des männlichen Gliedes. **Dorsum sellae:** Sattellehne des Türkensattels (↑Sella turcica)
dosie|ren [zu ↑Dosis]: die gehörige Arzneidosis abmessen. **Dosie|rung** *w;* -, -en: Festlegung und Abmessung der zu verabreichenden Arzneidosis
Dosi|meter [gr. *δόσις* = Gabe u. ↑...meter] *s;* -s, -: Gerät zur Messung der ultravioletten und Röntgenstrahlen. **Dosi|me|trie** [↑...metrie] *w;* -: Messung der Energiemenge ionisierender Strahlen (z. B. von Röntgenstrahlen)
Dosis [von gr. *δόσις* = Gabe] *w;* -, Dosen (in fachspr. Fügungen: Doses): zugemessene Arzneimittelgabe; verabreichte Strahlenmenge (Röntgendosis). **Dosis efficax,** *Pl.:* Doses efficaces: kleinste, therapeutisch wirksame Arzneimittelgabe. **Dosis letalis:** = Letaldosis. **Dosis re|fracta** [lat. *refringere, refractum* = brechen, zerbrechen]: Dosis, die in kleinen Teilmengen verabreicht wird. **Dosis tolerata:** höchste im Tierversuch noch ohne Schädigung für den Organismus erwiesene Dosis. **Dosis toxica:** Dosis, bei der Vergiftungserscheinungen auftreten
Dotter *m;* -s, -: Bezeichnung für den aus Reservestoffen zur Bildung und Ernährung des Embryos bestehenden Anteil des Inhalts der tierischen Eizelle (Biol.)
Dottergang vgl. Ductus omphaloentericus
Dotterhaut: primäre Eihülle, die von der Eizelle selbst gebildet wird (Biol.)
Dottersack: Nabelbläschen, embryonales Vorratsorgan beim Menschen im 2. Embryonalmonat (durch den Dottergang mit dem Mitteldarm verbunden; Biol., Med.)
Dotterung [nach dem amer. Arzt Ch. T. Dotter, geb. 1920] *w;* -, -en: transluminale Rekanalisierung eines krankhaft verengten Blutgefäßes mit Spezialkatheter, der das thrombotische Material an die Gefäßwand presst
Dou|glas-Abs|zess [*dagl*ᵉ*ß...;* nach dem schott. Anatomen James Douglas, 1675 bis 1742]: Eiteransammlung im Douglas-Raum.
Dou|glas-Raum [*dagl*ᵉ*ß...*]: = Excavatio rectouterina
Dou|glas|skopie [*dagl*ᵉ*ß...;* zu ↑*Douglas*-Raum u. ↑...skopie] *w;* -, ...ien: Untersuchung des Douglas-Raumes mittels ↑Endoskop von der Scheide her
Down|hill Varizen [*daunhil...;* von engl. *downhill* = bergab] *Pl.:* Varizen der Speiseröhre, die durch eine Druckerhöhung in der oberen Hohlvene verursacht werden und durch kraniokaudale Strömungsrichtung gekennzeichnet sind
Down-Syndrom [*daun...;* nach dem brit. Arzt John L. H. Down, 1828–1896]: durch eine Chromosomenanomalie (↑Trisomie des Chromosoms 21) verursachter Sympto-

menkomplex mit schwerwiegenden Entwicklungsstörungen (geistige Behinderung und körperliche Fehlbildungen wie mongoloide Lidachsenstellung, Brachyzephalie)

doxo|gen [gr. δόξα = Meinung, Glaube u. ↑...gen]: durch Einbildung hervorgerufen, entstanden (von Krankheiten)

Doy|en-Klemme [*doajäng*...; nach dem frz. Chirurgen E. L. Doyen, 1859–1916]: gebogene Darmklemme

Doy|ère-Nervenendhügel [*doajär*...; nach dem frz. Physiologen Louis Doyère, 1811 bis 1863]: Vorwölbung an der Eintrittsstelle von Nerven in die Muskelfasern

Doyne-Chorio|iditis [*doin*...; nach dem engl. Ophthalmologen R. W. Doyne, 1857 bis 1916 (?)]: seltene Form der Aderhautentzündung mit Flecken im Bereich der ↑Macula und der Sehnervpapille

Dracunculus medinensis [lat. *dracunculus* = kleine Schlange; zum Namen der Stadt Medina] *m;* -: „Guineawurm", „Medinawurm", Fadenwurm, Erreger der ↑Drakunkulose

Dragee [...*sche*; aus gleichbed. frz. *dragée*] *s;* -s, -s od. *w;* -, -n [...*e^e^n*]: mit einem Zuckerüberzug versehene Arzneipille

Dragstedt-Operation [*drägßt^e^d*...; nach dem amer. Chirurgen Lester R. Dragstedt, 1893–1975]: beiderseitige, ↑transthorakale ↑Vagotomie, d.h. Durchtrennung des ↑Nervus vagus (z.B. bei chronisch rezidivierenden Magengeschwüren)

Draht|ex|tension: Verfahren zur Knochenbruchbehandlung (bei Brüchen langer Röhrenknochen wird ein Draht durch das körperferne Bruchstück gebohrt, und mittels Bügel und Gewichtsbelastung wird zur korrekten Bruchendenfixierung ein Dauerzug ausgeübt)

Drahtnaht: Knochen- oder Sehnennaht mittels eines metallischen Drahtes

Drahtpuls: harter, gespannter Puls

Drain [*dräng*; aus frz. *drain* = unterirdischer Abzugskanal; Wundröhrchen] *m;* -s, -s, auch: **Drän** *m;* -s, -s od. -e: Gummi- oder Glasröhrchen zur Durchführung einer Drainage. **Drainage** [*dränasch^e^*], auch eingedeutscht: **Dränage** *w;* -, -n: Ableitung von Flüssigkeitsansammlungen (Wundabsonderungen) in Körperhöhlen nach außen (mithilfe eines Gummi- oder Glasröhrchens). **drai|nie|ren,** auch eingedeutscht: **dränieren:** eine Drainage durchführen

Drakunkulose [zu ↑*Dracunculus* medinensis] *w;* -, -n: Wurmkrankheit des Menschen, hervorgerufen durch den (im Unterhautbindegewebe schmarotzenden) Fadenwurm ↑Dracunculus medinensis

Drän vgl. Drain. **Dränage** vgl. Drainage

Drang|in|kon|tinenz: unwillkürlicher Harnabgang bei voller Harnblase

dränieren vgl. drainieren

Drastikum [zu gr. δραστικός = tatkräftig; wirksam] *s;* -s, ...ka: starkes, kräftig wirkendes Abführmittel

Drea|my State [*drimißte^i^t*; aus engl. *dreamy state* = träumerischer Zustand] *m;* -[s], -s: träumerischer Zustand eines Kranken (z.B. bei Epilepsie)

Drehgelenk: Radgelenk, Rotationsgelenk, Gelenk, das die Drehung des Knochens um seine Längsachse ermöglicht (z.B. Gelenk zwischen Elle und Speiche)

Drehkrampf vgl. Spasmus rotatorius

Dreh|nystag|mus: ↑Nystagmus bei schneller Drehung des Körpers

Dreh|osteo|tomie: Beseitigung einer fehlerhaften Drehstellung eines Gliedabschnittes durch Knochendurchtrennung u. Ausgleich der Drehung

Drehschwindel: Schwindelerscheinungen nach plötzlichem Einhalten von Drehbewegungen mit Empfindung einer entgegengesetzten Bewegung

Drehwirbel: Bezeichnung für die beiden oberen Halswirbel, die die Drehbewegung des Kopfes ermöglichen

Dreiecksbein vgl. Os triquetrum

Dreieckstuch vgl. Mitella

Dreifachimpfung: kombinierte Impfung gegen: **a)** *D*iphtherie, *P*ertussis (Keuchhusten), *T*etanus (Abk.: DPT); **b)** Masern, Mumps, Röteln

Dreifußzeichen: für Kinderlähmung charakteristisches Zeichen im präparalytischen Stadium: Der Betroffene stützt sich beim Sichaufsetzen zur Entlastung der schmerzenden Wirbelsäule (einem Dreifuß vergleichbar) mit den Armen nach hinten ab

Dreischichten|sputum: Auswurf, der sich im Glas in drei Schichten absetzt (bei Bronchiektase)

Dreitagefieber: 1) vgl. Exanthema subitum. **2)** = Pappatacifieber. **3)** = vgl. Malaria tertiana

Drepano|zyt [gr. δρέπανον = Sichel u. ↑...zyt] *m;* -en, -en (meist *Pl.*): sichelförmige rote Blutkörperchen (bei Sichelzellenanämie)

Drescherkrankheit: durch bestimmte Schimmelpilze hervorgerufene akute fieberhafte Bronchitis bei Dreschern in der Erntezeit (infolge Staubeinwirkung)

DRF: Abk. für ↑Deutsche Rezeptformeln

Drift [niederdt., verwandt mit dt. *treiben*] *w;* -, -en: die allmähliche Änderung eines Antigenmusters (bes. eines Influenzavirus, wodurch eine Variante eines Grippeerregers entsteht)

Drillinge vgl. Trigemini

Droge [aus gleichbed. frz. *drogue*] *w;* -, -n: **1)** Präparat pflanzlichen oder tierischen Ursprungs (getrocknete Kräuter u. dgl.), das als Heilmittel dient. **2)** Bezeichnung für chemisch einheitliche (ungemischte) Arzneistoffe. **3)** Bezeichnung für suchterzeugende Substanzen

Drogen|ikterus: durch ein leberschädigendes Medikament hervorgerufener Ikterus

Dromo|manie [gr. δρόμος = Lauf u. ↑Manie] *w;* -, ...ien: krankhafter Lauftrieb (Psychol., Med.)

dromo|trop [gr. δρόμος = Lauf u. ↑...trop]: die Überleitungsgeschwindigkeit des Herzens beeinflussend. **Dromo|tropie** *w;* -, ...ien: Beeinflussung der Überleitungsgeschwindigkeit im Herzen

Drop-Attack [*drop^etäk;* engl. = Sturzanfall] *w;* -, -s: bei bestimmten Durchblutungsstörungen des Gehirns vorkommendes plötzliches Zubodenstürzen ohne Bewusstseinsverlust

Drop-out [*dropaut;* engl.-amer., zu engl. *to drop* = tropfen, fallen und engl. *out* = aus, heraus] *m;* -s, -s: **1)** Patient, der eine Behandlung von sich aus beendet. **2)** jemand, der aus einer sozialen Gruppe, in die er integriert war, ausbricht (Soziol.)

Droso|phila [zu gr. δρόσος = der Tau u. gr. φίλος = lieb; Freund] *w;* -: Gattung der Fliegen (mit kleinen Arten, deren Larven z.T. an gärenden Stoffen leben). **Droso|phila melano|gaster** [gr. μέλας, Gen.: μέλανος = schwarz u. gr. γαστήρ = Bauch, Unterleib, Magen]: Taufliege, Fruchtfliege (wichtiges Versuchstier für die Erbforschung)

Drosselgrube vgl. Jugulum

Drosselvene vgl. Vena jugularis

Druck|atro|phie: Gewebsatrophie infolge lang anhaltenden Druckes oder mechanischer Einwirkung von außen oder von innen (z.B. durch einen Tumor)

Druckbrand vgl. Dekubitus

Druckluftkrankheit vgl. Caissonkrankheit

Druckpuls: langsamer und gefüllter Puls bei erhöhtem Hirndruck (z.B. bei Hirntumor od. bei zu fest sitzendem Verband)

Druck|rezeptoren vgl. Corpuscula tactus

Drugfever [*dragfiw^er;* engl. *drug* = Droge u. engl. *fever* = Fieber] *s;* -[s], -s: Arzneimittelfieber, durch eine Arzneimittelallergie ausgelöste Fieberreaktion mit oder ohne Exanthem

Drugmonitoring [*dragmånit^ering;* engl. = Arzneimittelkontrolle] *s;* -[s], -s: Beobachtung und Dokumentation aller Wirkungen, die durch ein Arzneimittel (tatsächlich oder vermeintlich) hervorgerufen werden

Drum|stick [*dramstik;* aus engl. *drumstick* = Trommelschlägel] *s;* -s, -s: nur bei weiblichen Individuen vorkommender trommelschlägelähnlicher Auswuchs an den Zellkernen von Leukozyten (Bestimmungsmerkmal für die Geschlechtsdiagnose; Biol., Med.)

Drüse [ahd. *druos* = Schwellung, Beule; Drüse] *w;* -, -n: **1)** vgl. Glandula. **2)** veraltete u. unrichtige Bezeichnung für ↑Lymphknoten

Drusen [wohl hergeleitet von dem Bergmannswort *Druse* (ahd. *druos*) = verwittertes Erz oder Gestein, das in Höhlungen sternartig sich verzweigende Kristalle enthält] *Pl.:* **1)** verdickte und zapfenartig verflochtene endozelluläre Neurofibrillen (bei der Alzheimer-Krankheit vorkommend). **2)** Anhäufungen von Pilzfäden der Strahlenpilze (z.B. bei der Aktinomykose und der Nocardiose auftretend)

Drüsenentzündung vgl. Adenitis (1)

Drüsenfieber vgl. Mononucleosis infectiosa

Drüsenkrebs vgl. Carcinoma adenomatosum

Drüsenpest, auch: **Beulenpest** od. **Bubonenpest:** häufigste Verlaufsform der Pest mit vorwiegendem Befall der Lymphknoten

Drüsen|polyp: gutartiger Schleimhauttumor mit drüsigen Bestandteilen (Vorkommen im Darm und in der Gebärmutter)

DSM: Abk. für ↑Diagnostisches und statistisches Manual

du|al [aus lat. *dualis* = eine Zweiheit betreffend oder enthaltend]: zweifach, doppelt; z.B. duales Wirkprinzip

Dual|block [lat. *dualis* = eine Zweiheit betreffend oder enthaltend]: Doppelwirkung eines Relaxans auf die neuromuskuläre Erregungsübertragung

Dua|lismus [zu lat. *dualis* = eine Zweiheit betreffend od. enthaltend] *m;* -: Theorie der Blutlehre von der völligen Trennung des ↑myeloischen vom ↑lymphozytären Leukozytensystem

dubios, dubiös, in fachspr. Fügungen: **dubiosus, ...osa, ...osum** [von gleichbed. lat. *dubiosus*]: zweifelhaft, unsicher, verdächtig

Dubois-Abs|zesse [*düboa...;* nach dem frz. Gynäkologen Paul Dubois, 1795–1871] *Pl.:* Erweichungsherde und Gummen in der Thymusdrüse (angeblich bei ↑Lues connata)

Du-Bois-Formel [*düboa...;* nach dem amer. Physiologen E. F. Du Bois, 1882–1959]: Formel zur Berechnung der Körperoberfläche aus Körpergewicht und Körperlänge (Körperoberfläche ist gleich der Wurzel aus dem Produkt von Körpergewicht und Körperlänge, multipliziert mit 167,2)

Duchenne-Aran-Krankheit [*düschän-arang...;* nach den frz. Ärzten Guillaume Duchenne (1806–1875) u. F. A. Aran (1817 bis 1861)]: Unterform der progressiven, spinalen Muskelatrophie mit atrophischer Lähmung der distalen Muskelgruppen der oberen Extremität. **Duchenne-Erb-Lähmung** [W. H. Erb, dt. Neurologe, 1840 bis 1921]: obere Armplexuslähmung, Lähmung des Schultergürtels und der Oberarmmuskulatur (häufig auch nur Erb-Lähmung genannt)

Ducrey-Bazillen [*dükrä...;* nach dem ital. Dermatologen Agosto Ducrey, 1860–1940]

Pl.: Streptobakterien, Erreger des ↑Ulcus molle

ductalis vgl. duktal

Ductulus [Verkleinerungsbildung zu lat. *ductus* = Zug; Führung; Leitung, Rohrleitung] *m;* -, ...li: kleiner Gang (Anat.). **Ductulus ab|errans inferior:** unterer Ductulus aberrans am Nebenhodenschwanz. **Ductulus ab|errans superior:** oberer Ductulus aberrans im Nebenhodenkopf. **Ductuli aberrantes** *Pl.:* blind endigende kleine Seitenkanäle der ↑Ductuli efferentes testis. **Ductulus alveo|laris:** Endzweig der Bronchien in den Lungenläppchen. **Ductuli bili|feri** *Pl.:* kleine Verbindungsgänge zwischen den interlobulären Gallenkanälchen u. dem rechten bzw. linken Gallengang. **Ductuli efferentes testis** *Pl.:* ableitende Samenwege, Gänge, die den Samen vom Hoden zum Nebenhoden leiten. **Ductuli la|crimales** *Pl.:* = Canaliculi lacrimales. **Ductuli pro|statici** *Pl.:* Ausführungsgänge der Drüsenschläuche der Prostata

Ductus [zu lat. *ducere, ductum* = ziehen, leiten, führen] *m;* -, - [*dúktuß*]: Gang, Verbindungsgang (Anat.). **Ductus arterio|sus:** Verbindung zwischen Lungenarterie und Aorta beim ↑Fetus. **Ductus arterio|sus apertus,** auch: **Ductus arterio|sus per|sistens:** angeborener Herzfehler mit Offenbleiben des Ductus arteriosus zwischen Aorta und ↑Truncus pulmonalis (auch nach der Geburt). **Ductus Botalli** [Leonardo Botallo, it. Arzt, 1530 bis etwa 1571]: = Ductus arteriosus. **Ductus chole|dochus:** durch Vereinigung von ↑Ductus cysticus und ↑Ductus hepaticus entstehender Gallengang (mündet in den Zwölffingerdarm). **Ductus coch|lea-ris:** Schneckengang im Ohr. **Ductus Cuvie|ri** [- *kü...;* Georges Baron de Cuvier, frz. Zoologe u. Paläontologe, 1769–1832]: Cuvier-Gang, embryonale Vene, gemeinsamer Stamm der oberen und unteren Kardinalvenen (mündet in den ↑Sinus venosus des Herzens). **Ductus cysticus:** Ausführungsgang der Gallenblase. **Ductus de|ferens:** Samenleiter, Ausführungsgang des Hodens (in die Harnröhre mündend). **Ductus ejaculatorius** [lat. *eiaculari* = herausschleudern, schießen lassen]: in die Harnröhre einmündender Ausspritzungsgang des Samenleiters und des mit diesem vereinigten Ausführungsganges der Samenbläschen. **Ductus endo|lym|phaticus:** mit Labyrinthwasser (Endolymphe) gefüllter Gang des häutigen Ohrlabyrinths. **Ductus epi|didymidis** [↑Epididymis]: „Nebenhodengang", Ausführungsgang des Nebenhodens (der sich im ↑Ductus deferens fortsetzt). **Ductus ep|oophori lon|gitudinalis:** Längsgang des Epoophorons, des Urnierenrestes im Eileitergekröse. **Ductus ex|cretorius:** Ausführungsgang der Samenbläschen (in den ↑Ductus deferens mündend). **Ductus glandulae bulbo|ure|thralis:** Ausführungsgang der ↑Cowper-Drüsen (↑Glandula bulbourethralis). **Ductus hepaticus:** Ausführungsgang der Leber. **Ductus inter|lobulares** *Pl.:* kleine, ↑intrahepatische Gallengänge (gehen in die größeren Gallengänge über, die zum Leber-Gallen-Gang zusammenfließen). **Ductus lacrimalis:** = Canaliculus lacrimalis. **Ductus lacti|feri** *Pl.:* „Milchgänge" der weiblichen Brustdrüse. **Ductus lym|phatici:** Bez. für die Hauptlymphgänge. **Ductus meso|nephricus:** Urnierengang, embryonal angelegter Verbindungsgang zwischen ↑Urniere und Enddarm (wird beim Manne zum Samenleiter, während er bei der Frau verkümmert). **Ductus naso|la|crimalis:** „Tränen-Nasen-Gang", knöcherner Verbindungsgang zwischen Tränensack und unterem Nasengang. **Ductus om|phalo|entericus:** Dottergang, embryonal angelegte Verbindung zwischen Darm und Dottersack. **Ductus pan|crea|ticus:** Ausführungsgang der Bauchspeicheldrüse. **Ductus para|meso|nephricus:** embryonaler Geschlechtsgang (wird bei der Frau zu Tube, Uterus und Vagina, beim Mann zur Appendix testis und zum Prostataschlauch). **Ductus para|urethrales** *Pl.:* Drüsengänge, die neben der weibl. Harnröhre münden. **Ductus parotide|us:** Ausführungsgang der Ohrspeicheldrüse. **Ductus peri|lym|phaticus:** mit ↑Perilymphe gefüllter Gang zwischen häutigem Labyrinth und Knochen im Innenohr. **Ductus re|uniens** [- ...*i-änß;* lat. *re* = wieder, zurück u. lat. *unire* = vereinigen]: Verbindungsgang zwischen Vorhofsäckchen u. Schneckengang des häutigen Labyrinths (im Innenohr). **Ductus Santorini** [G. D. Santorini, ital. Anatom, 1681–1737]: akzessorischer Ductus pancreaticus. **Ductus semicirculares** *Pl.:* die häutigen Bogengänge im Ohr. **Ductus sub|lin|guales** *Pl.:* Ausführungsgänge der Unterzungendrüse. **Ductus sub|mandibularis:** Ausführungsgang der Unterkieferdrüse. **Ductus sudori|ferus:** Ausführungsgang der Schweißdrüsen. **Ductus thoracicus:** Milchbrustgang, vorwiegend in der Brusthöhle verlaufender Kanal, der Lymphe speziell aus der unteren Körperhälfte aufsammelt. **Ductus thymo|pharynge|us:** embryonal angelegter Verbindungsgang zwischen dritter Schlundtasche und Kiemendarm des Embryos (verbindet Thymusanlage mit ↑Pharynx). **Ductus thyreo|glossus:** Schilddrüsen-Zungen-Gang, embryonal angelegter Ausführungsgang der Schilddrüse (mündet am Zungengrund). **Ductus utriculo|sac|cularis:** Verbindungsgang zwischen dem größeren und kleineren Vorhofsäckchen des häutigen Ohrlabyrinths. **Ductus venosus:** embryonal (bis zum Zeitpunkt der Geburt) angelegte Verbindung der Nabelvene mit der unteren Hohlvene. **Ductus Wirsungianus** [J. Georg Wirsung, dt. Arzt, 1600–1643]: inoffizielle ältere Bez. für ↑Ductus pancreaticus

Duhring-Krankheit [nach dem amer. Dermatologen L. A. Duhring, 1845–1913]: = Dermatitis herpetiformis

Dührs|sen-Büchse [nach dem dt. Gynäkologen Alfred Dührssen, 1862–1933]: Büchse mit sterilisierter Gaze für Wundverbände und zur Ausstopfung von Gebärmutter und Scheide bei Blutungen

Duke-Probe [*djuk...;* nach dem amer. Pathologen W. W. Duke, 1883–1945]: Methode zur Bestimmung der Blutungszeit (austretende Blutströpfchen werden alle 20 Sekunden mit Filterpapier aufgesogen bis zur Blutstillung; Normalwerte: 2–3 Minuten; die Probe dient zur Differenzierung hämolytischer Diathesen)

Dukes-Klassi|fikation [*djukß...;* nach dem engl. Pathologen Cuthbert E. Dukes, 1890–1977]: Einteilung des Dickdarmkrebses in die Stadien A–D (je nach Ausdehnung)

duktal, in fachspr. Fügungen: **ductalis, ...le** [zu ↑Ductus]: zu einem Ductus gehörend, von ihm ausgehend

Dukto|gramm [↑Ductus u. ↑...gramm]: *s;* -s, -e: bei der Duktographie gewonnenes Röntgenbild. **Dukto|gra|phie** [↑...graphie]: *w;* -, ...ien: röntgenographische Kontrastdarstellung des Ausführungsgangs einer Drüse

Dukto|skop [↑Ductus (hepaticus) u. ↑...skop] *s;* -s, -e: Instrument zur Durchführung der Duktoskopie. **Dukto|skopie** [↑...skopie] *w;* -, ...ien: direkte instrumentelle Untersuchung des Ductus hepaticus

duktulär [zu ↑Ductulus]: einzelne Ductuli betreffend

Dumping|syn|drom [*damping...;* zu engl. *to dump* = entleeren, auskippen]: nach Magenoperationen auftretende Verdauungsbeschwerden, verbunden mit Kreislaufstörungen und Blässe der Haut

Dunkelfeld|mi|kro|skopie: lichtmikroskopisches Verfahren, bei dem das Objekt mit hellen Konturen auf dunklem Grund erscheint

Dünndarm vgl. Intestinum tenue

duo|denal, in fachspr. Fügungen: **duodenalis, ...le** [zu ↑Duodenum]: zum Zwölffingerdarm gehörend, ihn betreffend; z. B. in der Fügung ↑Impressio duodenalis

Duo|denal|sonde: dünner Gummischlauch zur Gewinnung und Untersuchung von Magen- und Darmsaft

Duo|denal|stenose: Verengung des Zwölffingerdarms

Duo|denal|ulkus vgl. Ulcus duodeni

Duo|denitis [zu ↑Duodenum] *w;* -, ...itiden (in fachspr. Fügungen: ...itides): Entzündung des Zwölffingerdarms

duo|deno|jejunalis, ...le [zu ↑Duodenum u. ↑Jejunum]: zum Zwölffingerdarm und zum Leerdarm gehörend; z. B. in der Fügung ↑Hernia duodenojejunalis

Duo|deno|pan|kreat|ek|tomie [↑Duodenum, ↑Pankreas u. ↑Ektomie] *w;* -, ...ien: operative Entfernung der Bauchspeicheldrüse und des Zwölffingerdarms

Duo|deno|skop [↑Duodenum u. ↑...skop] *s;* -s, -e: Instrument zur Durchführung der Duodenoskopie. **Duo|deno|skopie** [↑...skopie] *w;* -, ...ien: direkte instrumentelle Untersuchung des Zwölffingerdarms

Duo|deno|stomie [↑Duodenum und ↑...stomie] *w;* -, ...ien: operative Anlegung einer künstlichen Zwölffingerdarmöffnung durch die Bauchdecken nach außen

Duo|denum [zu lat. *duodeni* = je zwölf, zwölf (zusammen)] *s;* -s, ...na: Zwölffingerdarm, der an den Magenpförtner anschließende, etwa 25–30 cm lange Teil des Darmtraktes

Duo|virus [lat. *duo* = zwei u. ↑Virus] *s;* -, ...ren (meist *Pl.*): = Rotavirus

Du|play-Krankheit [*düplä...;* nach dem frz. Chirurgen Simon Duplay, 1836–1924]: = Periarthritis humeroscapularis

du|plex [aus gleichbed. lat. *duplex*], auch: **duplicatus, ...ta, ...tum** [zu lat. *duplicare* = verdoppeln]: doppelt, verdoppelt

Du|plex|sono|gra|phie: ↑Sonographie mit zwei getrennten Schallköpfen

Du|plikatur [zu lat. *duplicare* = verdoppeln] *w;* -, -en: Verdoppelung einer serösen Haut; Hautfalte

Dupuy|tren-Kon|traktur [*düpüiträng...;* nach dem frz. Chirurgen Guillaume Dupuytren, 1778–1835]: Beugestellung vor allem des 4. u. 5. Fingers infolge einer entzündlichen, narbigen Schrumpfung und Verwachsung der Palmaraponeurose

Dura vgl. Dura mater encephali

dural, in fachspr. Fügungen: **duralis, ...le** [zu ↑*Dura* mater encephali]: zur harten Hirnhaut gehörend, sie betreffend

Dura mater en|ce|phali [lat. *durus* = hart, lat. *mater* = Mutter; ↑Encephalon] *w;* - - -, dafür kürzer auch: **Dura mater** *w;* - - oder **Dura** *w;* -: Bezeichnung für die harte Hirnhaut, die derbfaserige äußere Hülle des Gehirns. **Dura mater spinalis:** harte Rückenmarkshaut, die derbe äußere Hülle des Rückenmarks (Anat.)

Durchbruchblutung: während der Einnahme von Östrogenen auftretende Regelblutung

Durchfall vgl. Diarrhö

Durchgangsarzt vgl. D-Arzt

Durchgangs|syn|drom: reversible psychische Störungen bei organischen Hirnprozessen ohne Bewusstseinstrübung

Durchlicht|mi|kro|skopie: mikroskopische Untersuchungsmethode, bei der ein dünnes Objekt in durchscheinendem Licht betrachtet wird

Durchliegen vgl. Dekubitus

Durchschneiden: in der Geburtshilfe Bezeichnung für das Durchtreten des kindlichen Kopfes durch die ↑Vulva bei der Geburt

Dur|hämatom [↑Dura u. ↑Hämatom] *s;* -s, -e: Blutgeschwulst auf der harten Hirnhaut

Duroziez-Doppelgeräusch [*dürosiäs...;* nach dem frz. Arzt P. L. Duroziez, 1826 bis 1897]: auskultatorisch vernehmbares doppeltes Geräusch an der Oberschenkelarterie bei Aorteninsuffizienz, Hyperthyreose oder Anämie. **Duroziez-Krankheit:** Verengung der Mitralklappe des Herzens (bes. bei Frauen mittleren Alters) ohne Entzündung der Herzinnenhaut

Durstfieber: durch Flüssigkeitsmangel verursachte Temperaturerhöhung bei Säuglingen

durus, ...ra, ...rum [aus gleichbed. lat. *durus*]: hart (z. B. vom Puls gesagt)

Dutton-Krankheit [*dat^en...;* nach dem engl. Arzt J. E. Dutton, 1876–1905]: = Schlafkrankheit

Duverney-Fraktur [*düwärnä...;* nach dem frz. Chirurgen u. Anatomen J. G. Duverney, 1648–1730]: Querbruch der Darmbeinschaufel

Dy: chem. Zeichen für ↑Dysprosium

Dyke-Young-An|ämie [*daik-jang...;* nach den zeitgenöss. engl. Pathologen S. C. Dyke u. F. Young]: Blutkrankheit, ähnlich der perniziösen Anämie (chronisch hämolytische Anämie)

dys..., Dys... [von gr. *δυς-* = un-, miss-, schwierig, erschwert, fehlerhaft]: Vorsilbe von Adjektiven oder Substantiven, die eine Abweichung von der Norm, eine krankhafte Veränderung, einen fehlerhaften Zustand, mangelnde Funktion od. eine Erschwerung ausdrückt; z. B.: Dysbakterie

Dys|akusis [zu ↑dys... u. gr. *ἀκούειν* = hören] *w;* -: **1)** Schwerhörigkeit. **2)** krankhafte Überempfindlichkeit des Gehörs (gegen bestimmte Töne)

Dys|äqui|li|brium [↑dys... u. lat. *aequilibrium* = Gleichgewicht] *s;* -s, ...ien [*...i^en*]: allg. Bez. für: Gleichgewichtsstörung

Dys|ar|thrie [zu ↑dys... u. gr. *ἀρθροῦν* = gliedern; artikulierte Laute hervorbringen] *w;* -, ...ien, in fachspr. Fügungen: **Dys|arthria**[1], *Pl.:* ...iae: Sprachstörung, Störung der Lautbildung infolge mangelhafter Koordination der Sprechwerkzeuge (leichtere Form der ↑Anarthrie). **Dys|ar|thria literalis:** Stammeln, Störung in der Bildung einzelner Sprachlaute. **Dys|ar|thria syl|labaris:** Stottern, Störung in der Hervorbringung von Silben und Wörtern

Dys|ar|throse [↑dys... u. ↑Arthrose] *w;* -, ...rosen, in fachspr. Fügungen: **Dys|ar|throsis,** *Pl.:* ...oses: krankhafte Verformung oder Veränderung eines Gelenks

Dys|äs|thesie [zu ↑dys... u. gr. *αἴσθησις* = Sinneswahrnehmung] *w;* -, ...ien: **1)** verfälschte Wahrnehmung einer Sinnesempfindung. **2)** Empfindung von Umweltreizen als unangenehm

Dys|au|to|nomie [zu ↑dys... u. ↑autonom] *w;* -, ...ien: angeborene Entwicklungsstörung des autonomen Nervensystems

Dys|bakterie [zu ↑dys... u. ↑Bakterie] *w;* -, ...ien: Störung im normalen Bakterienhaushalt des Darms

Dys|basie [zu ↑dys... u. gr. *βάσις* = Tritt, Gang] *w;* -, ...ien, in fachspr. Fügungen: **Dys|basia**[1], *Pl.:* ...iae: Gehstörung. **Dysbasia an|gio|sclerotica:** Gehstörung bei Durchblutungsstörungen der Beine (intermittierendes Hinken). **Dys|basia lordotica pro|gressiva:** erbliche Krankheit des Kindesalters mit bizarren Körperbewegungen und Überstreckungen der Wirbelsäule

Dys|bio|se [zu ↑dys... u. gr. *βίος* = Leben] *w;* -, -n: gestörtes Gleichgewicht zwischen den einzelnen Bakterienarten im Darm

Dys|bulie [zu ↑dys... u. gr. *βουλή* = Wille] *w;* -, ...ien: Willensschwäche, krankhafte Fehlgerichtetheit des Willens (Psychol.)

Dys|chezie [zu ↑dys... u. gr. *χέζειν* = scheißen] *w;* -, ...ien: schmerzhafte Stuhlentleerung

Dys|chirie [zu ↑dys... u. gr. *χείρ* = Hand] *w;* -, ...ien: Störung der Fähigkeit, einen Tastreiz der richtigen Körperseite zuzuordnen, Störung des Rechts-links-Unterscheidungsvermögens

Dys|cholie [zu ↑dys... u. gr. *χόλος* (auch: *χολή*) = Galle] *w;* -, ...ien: Änderung der Lösungs- bzw. Konzentrationsverhältnisse der Gallenflüssigkeit

Dys|chon|dro|plasie [zu ↑dys..., ↑chondro... u. gr. *πλάσσειν* = bilden, formen] *w;* -, ...ien: erbliche Wachstumsstörung mit halbseitigen, multiplen Chondrombildungen und Verkürzung der Extremitäten

Dys|chromat|op|sie [zu ↑dys..., ↑chromo... u. gr. *ὄψις* = das Sehen] *w;* -, ...ien: Störung der normalen Fähigkeit, Farben zu sehen, nicht vollkommen ausgeprägte Farbenblindheit

Dys|chromie [zu ↑dys... u. gr. *χρῶμα* = Haut; Hautfarbe; Farbe] *w;* -, ...ien: Verfärbung der Haut, Störung der normalen Hautpigmentation (bei bestimmten Krankheiten)

Dys|chylie [zu ↑dys... u. ↑Chylus] *w;* -, ...ien: Sammelbezeichnung für Sekretionsstörungen im Bereich der Speicheldrüsen oder der Schleimdrüsen

Dyscrania vgl. Dyskranie

Dys|dia|docho|kinese [↑dys... u. ↑Diadochokinese] *w;* -, -n, in fachspr. Fügungen: **Dys|dia|docho|kinesis,** *Pl.:* ...eses: leichtere Form der ↑Adiadochokinese

Dys|enterie [von gr. δυσεντερία = Durchfall, Ruhr] *w;* -, ...ien: = Ruhr. **dysenterisch,** in fachspr. Fügungen: **dysentericus, ...ca, ...cum:** mit Durchfall einhergehend

Dys|ergie [zu ↑dys... u. gr. ἔργον = Werk; Tat, Handlung; Tätigkeit] *w;* -, ...ien: abnorme Reaktionsbereitschaft des Organismus gegenüber Infekten

Dys|funktion [auch: *düß...;* ↑dys... u. ↑Funktion] *w;* -, -en: gestörte Funktion, Funktionsstörung (z. B. eines Organs)

Dys|genitalismus [zu ↑dys... u. ↑Genitale] *m;* -, ...men: funktionelle und pathologisch-anatomische Störungen und Veränderungen im Bereich der Genitalorgane

Dys|germinom [zu ↑dys... u. lat. *germen,* Gen.: *germinis* = Keim, Spross] *s;* -s, -e: von Keimzellen ausgehender, meist bösartiger Tumor der Eierstöcke (auch des Hodens); vgl. Seminom

Dys|geu|sie [zu ↑dys... u. gr. γεῦσις = Kostenlassen; Geschmack] *w;* -, ...ien: Störung od. Beeinträchtigung des Geschmackssinnes

dys|glandulär [zu ↑dys... u. ↑Glandula]: hormonal gestört, auf einer Fehlfunktion endokriner Drüsen beruhend

Dys|glossie [zu ↑dys... u. ↑Glossa] *w;* -, ...ien: Sprachstörung infolge anatomischer Anomalien der Zunge, des Gaumens oder der Zähne

dys|gnath [zu ↑dys... u. gr. γνάθος = Kinnbacken, Backen]: eine anomale Gestalt der Kiefer aufweisend. **Dys|gna|thie** *w;* -, ...ien: Störung des Kieferwachstums mit fehlerhafter Okklusion und Artikulation (2) sowie mit anomaler Lage des Gebisses

Dys|grammatismus [Analogiebildung mit ↑dys... zu ↑Agrammatismus] *m;* -: abgeschwächte Form des Agrammatismus

Dys|ha|phie [zu ↑dys... u. gr. ἁφή = Berührung] *w;* -, ...ien: Störung od. Beeinträchtigung des Tastsinns

Dys|hi|drose [zu ↑dys... u. gr. ἱδρώς = Schweiß] *w;* -, -n, in fachspr. Fügungen: **Dys|hi|drosis,** *Pl.:* ...oses: Störung der Schweißabsonderung; allgemein verminderte oder vermehrte Schweißabsonderung (z. B. bei Tuberkulose, Diabetes, Basedow-Krankheit, Rachitis; oft mit Jucken und Hautbläschenbildung einhergehend)

Dys|hormo|genese [↑dys..., ↑Hormon u. ↑Genese] *w;* -, -n: Entstehung einer Hormonfehlverwertung

Dys|hy|drie [zu ↑dys... u. gr. ὕδωρ = Wasser] *w;* -, ...ien: Störung des Wasserhaushalts der Zelle infolge Elektrolytveränderungen

Dys|kalkulie [zu ↑dys... u. lat. *calculus* = Rechenstein; Rechnung] *w;* -, ...ien: Beeinträchtigung in der Entwicklung der Rechenfähigkeit trotz vorhandener Voraussetzungen für das Erlernen des Rechnens

Dys|kardie [zu ↑dys... u. gr. καρδία = Herz] *w;* -, ...ien: allg. Bez. für: Missempfindung in der Herzgegend

Dys|karyo|se [zu ↑dys... u. gr. κάρυον = Nuss; Fruchtkern] *w;* -, -n: Anomalie des Zellkerns

Dys|keratose [zu ↑dys... u. gr. κέρας, Gen.: κέρατος = Horn] *w;* -, -n, in fachspr. Fügungen: **Dys|keratosis,** *Pl.:* ...oses: abnorme Verhornung der Haut. **Dys|keratosis follicularis vegetans:** Wucherung der Haut mit Bildung braunschwarzer, spitzer Hornzapfen an den Mündungen der Talgdrüsen

Dys|kin|äs|thesie [↑dys... u. ↑Kinästhesie] *w;* -, ...ien: Störung des Lage- und Empfindungssinns des Körpers

Dys|kinesie [zu ↑dys... u. gr. κίνησις = Bewegung] *w;* -, ...ien: vor allem nach Anwendung von Psychopharmaka auftretende schmerzhafte Muskelkrämpfe

dys|ko|gnitiv [...*tif;* ↑dys... u. ↑kognitiv]: die verminderte Wahrnehmung betreffend, damit verbunden (z. B. bei Geisteskrankheiten)

Dys|kranie [zu ↑dys... u. ↑Cranium] *w;* -, ...ien, in fachspr. Fügungen: **Dys|crania**[1], *Pl.:* ...iae: Schädelmissbildung infolge Wachstumsstörung der Knochen

Dys|krasie [aus gr. δυσκρασία = schlechte Mischung] *w;* -, ...ien: fehlerhafte Mischung der Körpersäfte, bes. des Blutes

Dys|krinie [zu ↑dys... u. gr. κρίνειν = scheiden, trennen, sondern] *w;* -, ...ien: endokrine Störung infolge mangelhafter Sekretion einer endokrinen Drüse

Dys|lalie [zu ↑dys... u. gr. λαλεῖν = viel reden, schwatzen] *w;* -, ...ien: = Psellismus

Dys|lexie [zu ↑dys... u. gr. λέξις = Sprechen; Rede; Wort] *w;* -, ...ien: Lesestörung, Störung der Fähigkeit, Geschriebenes zu erfassen, geistig aufzunehmen und zusammenhängend vorzulesen (Psychol., Med.)

Dys|lipo|prote|in|ämie [↑dys..., ↑Lipoprotein u. ↑...ämie] *w;* -, ...ien: herabgesetzter Lipoproteingehalt des Blutes

dys|matur, in fachspr. Fügungen: **dysmaturus, ...ra, ...rum** [↑dys... u. lat. *maturus* = reif]: unreif (von Neugeborenen gesagt). **Dys|maturität** *w;* -, -en: Fehlen aller oder einiger ↑Reifezeichen bei Frühgeburten

Dys|megal|op|sie [zu ↑dys..., ↑mega... u. gr. ὄψις = das Sehen] *w;* -, ...ien: Störung der Fähigkeit, Gegenstände oder Personen in ihrer richtigen (natürlichen) Größe zu sehen

dys|mel [zu ↑dys... u. gr. μέλος = Glied]: mit angeborenen Fehlbildungen der Gliedmaßen behaftet. **Dys|melie** *w;* -, ...ien: Sammelbezeichnung für die angeborenen Fehlbildungen der Gliedmaßen (Amelie, Ektromelie, Peromelie, Phokomelie)

Dys|menor|rhö, auch: **Dys|menor|rhöe** [...*rö;* ↑dys... und ↑Menorrhö] *w;* -, ...rrhöen, in fachspr. Fügungen: **Dys|menor|rhoea,** *Pl.:* ...rhoeae: schmerzhafte Regelblutung. **Dys|menor|rhoea inter|menst|rua|lis:** Schmerzanfälle im Unterleib zwischen zwei Regelblutungen. **dys|menor|rhoisch:** die Dysmenorrhö betreffend, mit ihr zusammenhängend (z. B. dysmenorrhoische Beschwerden)

Dys|me|trie [↑dys... u. ↑...metrie] *w;* -, ...ien: Störung der Fähigkeit, gezielte Bewegungen zeitlich und räumlich in der richtigen Weise auszuführen

Dys|mor|phie [zu ↑dys... u. gr. *μορφή* = Gestalt] *w;* -, ...ien: morphologische Fehlbildung

Dys|morph|op|sie [zu ↑dys..., gr. *μορφή* = Gestalt, Form u. gr. *ὄψις* = das Sehen] *w;* -, ...ien: Sehstörung, bei der die Form eines Objektes verzerrt wahrgenommen wird (z. B. bei Drogenentzug)

Dys|motilität [↑dys... u. ↑Motilität] *w;* -: eingeschränkte Beweglichkeit

dys|onto|genetisch [↑dys... u. ↑ontogenetisch]: auf einer Fehlentwicklung beruhend. **Dys|onto|genie** [↑Ontogenie] *w;* -, ...ien: fehlerhafte Entwicklung, Fehlbildung

Dys|op|sie [zu ↑dys... u. gr. *ὄψις* = das Sehen] *w;* -, ...ien, in fachspr. Fügungen: **Dys|op|sia**[1], *Pl.:* ...iae: Sehstörung

Dys|orexie [zu ↑dys... u. gr. *ὄρεξις* = Streben, Begierde; Appetit] *w;* -, ...ien: Appetitstörung

Dys|orie [zu ↑dys... u. gr. *ὅρος* = Grenze] *w;* -, ...ien: Schrankenstörung zwischen Kapillar- und Gewebsflüssigkeit

Dys|osmie [zu ↑dys... u. gr. *ὀσμή* = Geruch] *w;* -, ...ien: Störung od. Beeinträchtigung des Geruchssinns

Dys|ostose [zu ↑dys... u. gr. *ὀστέον* = Knochen] *w;* -, -n, in fachspr. Fügungen: **Dysostosis,** *Pl.:* ...oses: Störung des Knochenwachstums, mangelhafte Verknöcherung (bzw. Knochenbildung). **Dys|ostosis clei|do|crania|lis:** angeborene Missbildung mit u. a. mangelhafter Verknöcherung des Schädels und mit Schlüsselbeindefekten. **Dys|ostosis cranio|facia|lis (hereditaria):** angeborene Missbildung der Schädel- und Gesichtsknochen. **Dys|ostosis multi|plex:** angeborene Krankheit mit Störungen der Knochenbildung, Knochendeformierungen und Intelligenzdefekten

Dys|par|eu|nie [zu ↑dys..., ↑para... u. gr. *εὐνή* = Lager, Bett] *w;* -, ...ien: jede Abweichung vom normalen Ablauf des Geschlechtsverkehrs, insbes. Disharmonie der Lustempfindungen (Störung oder Ausbleiben des weiblichen ↑Orgasmus)

Dys|pep|sie [zu ↑dys... u. gr. *πέψις* = Kochen; Verdauung] *w;* -, ...ien, in fachspr. Fügungen: **Dys|pep|sia**[1], *Pl.:* ...iae: Verdauungsstörung. **dys|peptisch:** die gestörte Verdauung betreffend

Dys|peri|staltik [↑dys... u. ↑Peristaltik] *w;* -: Störung der normalen Darmbewegungen

Dys|phagie [↑dys... u. ↑...phagie] *w;* -, ...ien, in fachspr. Fügungen: **Dys|phagia**[1], *Pl.:* ...iae: Störung des normalen Schluck- und Schlingvorgangs, Schluckstörung. **Dys|phagia lusoria:** Schluckstörung infolge Druckes der ↑Arteria lusoria auf die Speiseröhre

Dys|phasie [zu ↑dys... u. gr. *φάσις* = Sprechen, Sprache] *w;* -, ...ien: zentral bedingte Sprachstörung, leichte Form der ↑Aphasie

Dys|phemie [zu ↑dys... u. gr. *φήμη* = Rede] *w;* -, ...ien: Form des Stotterns, krampfhafte Sprachstörung (vor allem im Kindesalter vorkommend)

Dys|phonie [↑dys... u. ↑...phonie] *w;* -, ...ien, in fachspr. Fügungen: **Dys|phonia**[1], *Pl.:* ...iae: Störung der normalen Stimmbildung (z. B. bei Heiserkeit). **Dys|phonia spastica:** seltene, auf neurotischer Grundlage entstehende Dysphonie

Dys|phorie [aus gr. *δυσφορία* = Unbehaglichkeit] *w;* -, ...ien: Unbehaglichkeit, Verstimmtheit

Dys|plasie [zu ↑dys... und gr. *πλάσσειν* = bilden, formen] *w;* -, ...ien, in fachspr. Fügungen: **Dys|plasia**[1], *Pl.:* ...iae: Fehlentwicklung, Unterentwicklung. **dys|plastisch:** fehlerhaft entwickelt, unterentwickelt

Dys|pnoe [...*pno-e;* ↑dys... u. gr. *πνοή* = Wehen, Hauchen; Atem] *w;* -: erschwertes Atmen, Kurzatmigkeit, Atemnot. **dys|pnoisch:** kurzatmig, schweratmig

Dys|porie [zu ↑dys... u. gr. *πόρος* = Durchgang, Furt] *w;* -, ...ien, in fachspr. Fügungen: **Dys|poria**[1], *Pl.:* ...iae: [Missbildung mit] Störung des Durchgangs im Verdauungs- oder Atmungssystem. **Dys|poria broncho|entero|pan|creatica:** Missbildung mit Pankreasfibrose, Fehlbildung im Verdauungstrakt und Bronchialsystem und Sekretstörungen

Dys|pragie [aus gr. *δυσπραγία* = Missgeschick] *w;* -, ...ien, in fachspr. Fügungen: **Dys|pragia**[1], *Pl.:* ...iae: allg. Bez. für: schmerzhafte Funktionsstörung, schlechte, mit Schmerzen verbundene Organfunktion. **Dys|pragia inter|mittens an|gio|sclerotica ab|dominalis:** Krankheitsbild mit anfallsartig auftretenden kolikartigen Leibschmerzen infolge Arteriosklerose der Mesenterialgefäße (dabei oft Erbrechen und Verlorenheitsgefühl)

Dys|praxie [aus gr. *δυσπραξία* = Missgeschick] *w;* -, ...ien, in fachspr. Fügungen: **Dys|pra|xia**[1], *Pl.:* ...iae: **1)** leichtere Form der ↑Apraxie. **2)** = Dyspragie

Dys|prosium [zu gr. *δυσπρόσιτος* = schwer zugänglich (da das Element schwer rein zu gewinnen ist)] *s;* -s: metallisches chemisches Element; Zeichen: Dy

Dys|protein|ämie [↑dys..., ↑Protein und

↑...ämie] *w;* -, ...ien: krankhafte Verschiebung in der Zusammensetzung der Bluteiweißkörper (Vermehrung der Globuline und Verminderung der Albumine)

Dys|pygie [zu ↑dys... u. gr. *πυγή* = Hintere, Steiß] *w;* -, ...ien: unvollständige Entwicklung des Kreuz- und Steißbeins

Dys|regulation [auch: *düß...;* ↑dys... u. ↑Regulation] *w;* -, -en: Regulationsstörung eines Organsystems

Dys|rha|phie [zu ↑dys... u. gr. *ῥαφή* = Naht] *w;* -, ...ien: mangelhafte Schließung embryonaler Verwachsungslinien

Dys|rhyth|mie [zu ↑dys... u. ↑Rhythmus] *w;* -, ...ien: Rhythmusstörung (z. B. des Herzschlags)

Dys|somnie [zu ↑dys... u. lat. *somnus* = Schlaf] *w;* -, ...ien, in fachspr. Fügungen: **Dys|somnia**[1], *Pl.:* ...iae: Störung oder Beeinträchtigung des Schlafes

Dys|splenie [zu ↑dys... u. ↑Splen] *w;* -, ...ien: Störung der Struktur oder der Funktion der Milz

Dy[s]|stasie [zu ↑dys... u. gr. *στάσις* = das Stehen] *w;* -, ...ien, in fachspr. Fügungen: **Dy[s]|stasia**[1], *Pl.:* ...iae: seltenes Nervenleiden mit Muskelatrophie und Gehstörungen

Dys|stea|tose [zu ↑dys... u. gr. *στέαρ,* Gen.: *στέατος* = stehendes Fett, Talg] *w;* -, -n: Störung der Funktion der Hauttalgdrüsen

Dys|syn|ergie [↑dys... u. gr. *συνεργία* = Zusammenwirken] *w;* -, ...ien: **1)** seltenes degeneratives Leiden des Zentralnervensystems mit Muskelkrämpfen und Gehstörungen. **2)** vermindertes Zusammenspiel mehrerer Muskeln oder Drüsen

Dys|tel|ek|tase [↑dys..., gr. *τέλος* = Ende, Ziel; Vollendung u. gr. *ἔκτασις* = Ausdehnung] *w;* -, -n: verminderter Luftgehalt der Lungenbläschen, Vorstufe der ↑Atelektase

Dys|thymie [zu ↑dys... u. gr. *θυμός* = Leben; Empfindung; Gemüt] *w;* -, ...ien: schwere depressive Verstimmung mit subjektivem Krankheitsgefühl

Dys|thyreo|se [zu ↑dys... u. ↑Glandula *thyreoidea* (= Schilddrüse)] *w;* -, -n: Fehlfunktion der Schilddrüse

Dys|tokie [zu ↑dys... u. gr. *τόκος* = das Gebären] *w;* -, ...ien: erschwerte Entbindung

dys|ton [zu ↑dys... u. ↑Tonus]: mit Dystonie verbunden. **Dys|tonie** *w;* -, ...ien: Störung des normalen Spannungszustandes der Muskeln und Gefäße

dys|top [zu ↑dys... u. gr. *τόπος* = Platz, Stelle]: fehlgelagert, an ungewöhnlichen Stellen vorkommend (von Organen). **Dys|topie** *w;* -, ...ien: Fehllagerung eines Organs

dys|troph, auch: **dys|tro|phisch** [zu ↑dys... u. gr. *τροφή* = Ernährung]: mangelhaft ernährt (von Geweben, Organen oder vom Organismus). **Dys|tro|phie** *w;* -, ...ien, in fachspr. Fügungen: **Dys|tro|phia**[1], *Pl.:* ...iae: Ernährungsstörung; mangelhafte Versorgung eines Organs mit Nährstoffen. **Dys|tro|phia adiposo|genitalis:** Fettsucht in Verbindung mit mangelhafter Ausbildung und verminderter Funktion der Geschlechtsorgane. **Dys|tro|phia musculorum progressiva:** erbliche, meist im Kindesalter beginnende, langsam fortschreitende Muskelerkrankung mit systematisierter Atrophie der Muskeln am Rumpf, an den Gliedmaßen und im Gesicht. **Dys|tro|phia myopathica:** Muskelatrophie (ohne krankhafte Veränderungen im Rückenmark), verbunden mit Gesichtsveränderungen und Glatzenbildung. **Dys|tro|phia myo|tonica:** Krankheitsbild mit ↑Myotonie, progressiver Muskeldystrophie, endokrinen und psychischen Störungen

Dys|tropie [↑dys... u. ↑...tropie] *w;* -, ...ien: wechselseitige negative Beeinflussung von Krankheiten

Dys|urie [↑dys... u. ↑...urie] *w;* -, ...ien, in fachspr. Fügungen: **Dys|uria**[1], *Pl.:* ...iae: Störung der Harnentleerung

Dys|ze|phalie [zu ↑dys... u. gr. *κεφαλή* = Kopf] *w;* -, ...ien: Sammelbezeichnung für die verschiedenen Formen der Schädelmissbildung

dys|zere|bral [zu ↑dys... u. ↑Cerebrum]: auf einer Hirnstörung beruhend

E

E: 1) Abk. für ↑Emmetropie. **2)** Abk. für ↑Einheit

e..., E... vgl. [1]ex..., [1]Ex...

EA: Abk. für ↑Enteroanastomose

Eag: Abk. für ↑Elektroatriogramm

EaR = Entartungsreaktion

Eaton-Agent [*it*[e]*ne*[i]*dsch*[e]*nt;* nach dem amer. Bakteriologen M. D. Eaton, geb. 1904; engl. *agent* = Agens] *s;* -, -s: = Mykoplasma

Ebbinghaus-Test [nach dem dt. Psychologen Hermann Ebbinghaus, 1850–1909]: Test zur Prüfung der Intelligenz, so genannter Lückentest, wobei ein begonnener Satz zu vervollständigen ist bzw. ausgelassene Silben und Wörter in einem Satz zu ergänzen sind (Psychol.)

Ebner-Drüsen [nach dem östr. Anatomen u. Histologen Victor von Ebner, 1842–1925]: seröse Drüsen in der Geschmacksregion der Zunge. **Ebner-Halbmonde** vgl. Gianuzzi-Halbmonde

Ebola-Krankheit [nach dem Fluss *Ebola* in Zaire (dort erstmals aufgetreten)]: durch Viren hervorgerufenes hämorrhagisches Fieber mit hoher Letalität

Ebrieltas [aus gleichbed. lat. *ebrietas*] *w;* -: Trunkenheit

Ebstein-Anlomalie [nach dem dt. Internisten Wilhelm Ebstein, 1836–1912]: angeborener Herzfehler in Form einer Verlagerung der missgebildeten Trikuspidalklappen in die Tiefe der rechten Herzkammer

Ebullismus [zu lat. *ebullire* = heraus-, hervorsprudeln] *m;* -, ...men: durch den Druck frei werdender Gasblasen im Gewebe bei schnellem Aufstieg in große Höhen ausgelöste Schmerzreaktionen

Ebur [aus gleichbed. lat. *ebur*] *s;* -s: Elfenbein. **Eburnealtio** *w;* -: = Eburnifikation. **ebụrnelus, ...nea, ...nelum:** elfenbeinartig. **Eburnilfikation** [lat. *facere* (in Zus.: *-ficere*) = machen, bewirken] *w;* -: übermäßige elfenbeinartige Verhärtung der Knochen

Eccema: falsche Schreibung für ↑Eczema

Ecchondroma vgl. Ekchondrom

Ecchondrosis vgl. Ekchondrose

Ecchymosis vgl. Ekchymose

Echinalcea [zu gr. ἐχῖνος = Igel] *w;* -, ...ceen: zur Familie der Korbblütler gehörende Pflanzengattung; die Inhaltsstoffe von Echinacea purpurea, angustifolia und pallida werden pharmazeutisch genutzt, innerlich als Immunstimulans bei Atemwegs- und Harninfektionen, äußerlich bei schlecht heilenden Wunden. **Echinalcin** *s;* -s: Wirkstoff in der Wurzel von Echinacea purpurea (Purpursonnenhutkraut) mit infektionshemmender und Fibroblasten stimulierender Wirkung

Echinococcosis vgl. Echinokokkose

Echinococcus vgl. Echinokokkus

Echinolkoklkose [zu ↑Echinokokkus] *w;* -, -n, latinisiert: **Echinolcoclcosis** *w;* -, ...oses: Erkrankung innerer Organe nach Befall mit den Finnen des Hundebandwurms

Echinolkoklkus [gr. ἐχῖνος = Igel (nlat. im Sinne von „Stachel, spitzer Auswuchs, Haken" gebraucht) u. gr. κόκκος = Fruchtkern; Scharlachbeere] *m;* -, ...kokken, als wissensch. Gattungsbezeichnung u. in fachspr. Fügungen: **Echinolcoclcus,** *Pl.:* ...coclci: Bandwurmgattung; meist im speziellen Sinne Kurzbezeichnung für die Bandwurmart ↑Echinococcus granulosus. **Echinolcoclcus alveollaris:** wabige Finne der Bandwurmart ↑Echinococcus multilocularis. **Echinolcoclcus cysticus:** blasige Finne des Blasenwurms (↑Echinococcus granulosus). **Echinolcoclcus granulosus:** Blasenwurm, eine auf Menschen übertragbare Art des Hundebandwurms. **Echinolcoclcus multillocularis:** mit dem Blasenwurm eng verwandte Bandwurmart (speziell bei Fuchs, Hund u. Katze, selten auf den Menschen übertragbar). **Echinolcoclcus unilocularis:** = Echinococcus cysticus

Echinolzyt [gr. ἐχῖνος = Igel (nlat. im Sinne von „Stachel, spitzer Auswuchs, Haken" gebraucht) u. ↑...zyt] *m;* -en, -en (meist *Pl.*): Stechapfelzelle, krankhaft veränderte Zelle mit rauer Oberfläche

echo..., Echo... [aus gr. ἠχώ = Ton, Schall; Widerhall]: Bestimmungswort von Zus. mit der Bed. „Widerhall, Hall; Wiederholung, Nachahmung"; z. B.: Echographie, Echolalie

Echolenlzelphalolgralphie [↑echo... u. ↑Enzephalographie] *w;* -, ...ien: Methode zur Bestimmung der Mittelstrukturen und der Ventrikelgrenzen des Gehirns mittels Ultraschall und durch Registrieren der Echoimpulse

Echolgramm [↑echo... u. ↑...gramm] *s;* -s, -e: Messergebnis der Echographie. **Echograph** [↑...graph] *m;* -en, -en: elektroakustisches Instrument zur Durchführung der Echographie. **Echolgralphie** [↑...graphie] *w;* -, ...ien: elektroakustische Prüfung u. Aufzeichnung der Dichte eines Gewebes mittels Schallwellen (die aus dem Gewebe zurückkommenden Schallwellen geben Aufschluss über krankhafte Prozesse vor allem im Gewebe; wichtig für die Lokalisation von Tumoren, vor allem im Gehirn)

echoilcus, ...ca, ...cum [zu gr. ἠχώ = Schall, Ton; Widerhall]: echoähnlich, echoartig

Echolkardiolgramm [↑echo... u. ↑Kardiogramm] *s;* -s, -e: bei der Echokardiographie gewonnene Aufzeichnung der Herzfunktion. **Echolkardiolgralphie** [↑...graphie] *w;* -: Methode zur Prüfung der Herzfunktion: Schallwellen (2,5–10 MHz) erzeugen durch Reflexion an Gewebsgrenzen ein Bild vom Bau des Herzens, insbesondere von der Bewegung der Herzklappen. **echolkardiogralphisch:** mittels Echokardiographie erfolgend

Echolkinesie [zu ↑echo... u. gr. κίνησις = Bewegung], auch: **Echolpraxie** [gr. πρᾶξις = Tat, Handlung] *w;* -, ...ien: Trieb gewisser Geisteskranker, wahrgenommene Bewegungen mechanisch nachzuahmen (Psychol., Med.)

Echollalie [zu ↑echo... u. gr. λαλεῖν = viel reden, schwatzen], auch: **Echolphrasie** [gr. φράσις = das Reden, das Sprechen] *w;* -, ...ien: sinnloses, mechanisches Nachsprechen gehörter Wörter (bei Geisteskranken)

Echolmimie [zu ↑echo... u. gr. μιμεῖσθαι = nachahmen] *w;* -, ...ien: sinnloses, mechanisches Nachahmen von Gebärden (bei Geisteskranken; Psychol., Med.)

Echophrasie vgl. Echolalie

Echopraxie vgl. Echokinesie

ECHO-Viren [Kurzw. aus engl. *e*nteric *c*ytopathogenic *h*uman *o*rphan (viruses) = keiner bestimmten Krankheit zuzuordnende zytopathogene Darmviren] *Pl.:* Sammelbezeichnung für eine Gruppe verschiedener, als Krankheitserreger in Erscheinung tretender Darmschmarotzer des Menschen

Eck-Fistel [nach dem russ. Arzt u. Physiologen N. W. Eck, 1847–1908]: künstlich angelegte Verbindung zwischen Pfortader u. unterer Hohlvene

Eckzahn vgl. Dens caninus

Eclampsia vgl. Eklampsie

Economo-Krankheit [nach dem östr. Neurologen Constantin von Economo, 1876 bis 1931]: = Encephalitis epidemica

Ecs|tasy [*äkßt^eßi;* engl. = Ekstase] *s;* -: synthetisch hergestelltes, dem Amphetamin verwandtes Rauschmittel

Ecstrophia vgl. Ekstrophie

Ecthyma vgl. Ekthym

ecto..., Ecto... vgl. ekto..., Ekto...

Ectodermosis vgl. Ektodermose

Ectopia vgl. Ektopie

Ectropium vgl. Ektropium

Eczema vgl. Ekzem

ED: 1) Abk. für ↑Effektivdosis. **2)** Abk. für ↑Einzeldosis.

EDRF: Abk. für ↑Endothelium derived Relaxing Factor

Eeg, EEG: Abk. für ↑Elektroenzephalogramm

ef..., Ef... vgl. ¹ex..., ¹Ex...

Ef|fektiv|dosis [*...tif...;* zu lat. *efficere, effectum* = hervorbringen, bewirken]: diejenige Menge von Substanzen (z. B. Medikamenten), die beim Menschen od. bei einem bestimmten Prozentsatz von Versuchstieren wirksam ist; Abk.: ED

Ef|fektor [zu lat. *efficere, effectum* = hervorbringen, bewirken] *m;* -s, ...toren: Substanz, die in einer Zelle ihre Wirkung entfaltet

Ef|femination [zu lat. *effeminare* = verweiblichen] *w;* -, -en: „Verweiblichung", höchster Grad entgegengesetzter Geschlechtsempfindung beim Mann

ef|ferent, in fachspr. Fügungen: **ef|ferens** [zu lat. *efferre* = herausbringen; fortführen]: herausführend, hinabführend, von einem Organ herkommend; z. B. in der Fügung ↑Vas efferens (Anat.)

ef|ficax [aus gleichbed. lat. *efficax*]: Erfolg habend, nachhaltig wirkend, drastisch; z. B. in der Fügung ↑Dosis efficax

Ef|flation [zu lat. *efflare* = herausblasen] *w;* -, -en: Aufstoßen

Ef|fleu|rage [*äflöraseh^e;* zu frz. *effleurer* = die Blüten abpflücken; leicht berühren] *w;* -, -n: Massage in Form von Streichungen mit den Händen

Ef|flores|zenz [zu lat. *efflorescere* = aufblühen] *w;* -, -en: „Hautblüte", durch krankhafte Vorgänge ausgelöste sichtbare Hautveränderung (z. B. Pusteln, Bläschen, Flecken auf der Haut)

Ef|fluvium [aus lat. *effluvium* = Ausfluss] *s;* -s, ...uvien [*...i^en*] (in fachspr. Fügungen: ...uvia): Erguss; Ausfluss; Ausfall. **Effluvium capillorum** [↑Capillus]: Haarausfall. **Ef|fluvium seminis** [↑Semen]: Samenerguss

Egesta [zu lat. *egerere, egestum* = herausschaffen; auswerfen, von sich geben] *Pl.:* Entleertes, Körperausscheidungen (z. B. Erbrochenes, Stuhl)

EHEC: Abk. für ↑enterohämorrhagische Escherichia coli

Ehrli|chio|se *w;* -, -n: Fleckfieber, das durch die ↑Rickettsie Ehrlichia canis hervorgerufen wird

Ei vgl. Ovum

Eichel *w;* -, -n: Bezeichnung für den vordersten Teil des männlichen Gliedes (↑Glans penis) bzw. des Kitzlers der Frau (↑Glans clitoridis)

Eicheltripper vgl. Balanitis

Eidetik [zu gr. *εἶδος* = Aussehen, Gestalt] *w;* -: die Fähigkeit, sich früher Wahrgenommenes später anschaulich u. in allen Einzelteilen zu vergegenwärtigen (bes. ausgeprägt bei Jugendlichen u. bei künstlerisch begabten Menschen). **Eidetiker** *m;* -s, -: Mensch, der die Fähigkeit besitzt, sinnlich Wahrgenommenes in Form eines Anschauungsbildes im Gedächtnis zu bewahren u. später in allen Einzelheiten wiederzugeben. **eidetisch:** die Eidetik betreffend; bildhaft

Eidotter vgl. Vitellus

Eierstock vgl. Ovarium. **Eierstockentzündung** vgl. Oophoritis

Ei|follikel vgl. Folliculi ovarici vesiculosi

Eigenblut|therapie: Form der Reizkörpertherapie (bei Rheumatismus, Furunkulose, allergischen Erkrankungen u. a.), bei der 10 bis 100 ml körpereigenes Blut nach Entnahme (aus einer Vene) wieder in einen Muskel injiziert werden

Eigen|re|flexe *Pl.:* Bezeichnung für ↑Reflexe, deren Auswirkung am gleichen Organ erfolgt, an dem sie ausgelöst werden

Eihaut *w;* -, Eihäute: Bezeichnung für die den ↑Fetus samt Fruchtwasser umhüllende Haut, bestehend aus ↑Amnion, ↑Chorion und ↑Decidua

Ei|kosano|id [zu gr. *εἴκοσι* = zwanzig u. ↑...id] *s;* -[e]s, -e (meist *Pl.*): im Organismus vorhandene Verbindungen mit 20 Kohlenstoffatomen, die endogene Mediatoren (z. B. für Entzündungen und Immunreaktionen, die Einleitung der Geburt und Hämostase) sind; sie senken den Blutdruck und stimulieren die glatte Muskulatur (z. B. Prostaglandine, Leukotriene, Thromboxan)

Eileiter vgl. Tuba uterina. **Eileiterdurchblasung** vgl. Pertubation. **Eileiterentzündung** vgl. Salpingitis. **Eileiterschwangerschaft** vgl. Graviditas tubarica

Eingeweidebruch vgl. Hernie

Eingeweidewurm vgl. Helminthe

Einheit *w;* -, -en: durch Vereinbarung festgelegte Messgröße (z. B. für die Dosierung von Medikamenten); Abk.: E

Einklemmung vgl. Inkarzeration
Einlauf vgl. Klysma
Einrichtung (eines Eingeweide- od. Knochenbruchs) vgl. Reposition
einschleichen: ein Medikament in der Dosierung langsam bis zur Erreichung der Wirkdosis steigern; Gegensatz: ↑ausschleichen
Einschluss|blen|nor|rhö, auch: **Einschluss|blen|nor|rhöe** [...*rö*]: = Paratrachom
Einschlusskörperchen *Pl.*: = Chlamydozoen
Einschneiden *s;* -s: in der Geburtshilfe Bezeichnung für das Sichtbarwerden des kindlichen Kopfes zwischen den Schamlippen bei der Geburt
Einschwemm|ka|theter: Katheter mit flexibler Spitze, der zur Druckmessung im Herzen über eine Armvene transkutan „eingeschwemmt" wird
Ein|sekunden|kapazität: diejenige Menge Luft, die nach maximaler Inspiration bei maximal forcierter Exspiration in 1 Sekunde ausgeatmet werden kann
Ein|stei|nium [nach dem dt.-amer. Physiker A. Einstein, 1879–1955] *s;* -s: nur künstlich herstellbares, radioaktives metallisches Element; Zeichen: Es
Eintagsfieber vgl. Ephemera
Eint|hoven-Ableitung [nach dem niederl. Mediziner Willem Einthoven, 1860–1927]: Sammelbez. für die drei Ekg-Standardableitungen von den Extremitäten: rechter Arm/linker Arm, rechter Arm/linker Unterschenkel, linker Arm/linker Unterschenkel. **Einthoven-Dreieck**: gleichseitiges Dreieck, dessen Seiten den Ableitungslinien der drei Standardableitungen und dessen Spitzen den Elektroden der drei gewählten Extremitäten entsprechen
Einwärtsdrehung vgl. Pronation
Einwärtsschielen vgl. Strabismus convergens
Einzel|dosis: diejenige Menge eines Medikaments, die pharmakologisch wirksam ist, ohne toxisch zu sein; Abk.: ED
Eisen *s;* -s: in der internationalen chem. Nomenklatur: **Ferrum** [aus lat. *ferrum* = Eisen] *s;* -s: metallisches chem. Element; Zeichen: Fe
Eisenmenger-Kom|plex [nach dem östr. Arzt Viktor Eisenmenger, 1864–1932]: angeborener Herzfehler, charakterisiert durch ↑Ventrikelseptumdefekt, Verlagerung der ↑Aorta nach rechts (sog. „reitende Aorta") u. Vergrößerung der rechten Herzkammer
eiserne Lunge: Metallkammer zur künstlichen Beatmung bei Atemlähmung; durch maschinelle Beatmung ersetzt
Eiter [germ. Stammwort] *m;* -s, -: entzündliche Flüssigkeitsabsonderung, bestehend aus weißen Blutkörperchen, ↑Serum u. zerfallenem Gewebe; fachspr. ↑Pus
Eiterflechte vgl. Impetigo
Ei|trans|fer [engl. *transfer* = Übertragung] *m;* -s, -s: Übertragung eines künstlich befruchteten Eies einer Spenderfrau nach 4–5 Tagen in die Gebärmutter einer anderen Frau (bei Sterilität)
Eiweiß *s;* -es, -e: Klasse hochmolekularer organischer Naturstoffe aus Kohlenstoff, Wasserstoff, Sauerstoff u. Stickstoff (auch Schwefel u. Phosphor), die die Träger der lebenden Substanz u. die Bausteine aller Organismen sind; man unterscheidet zwischen einfachen Eiweißkörpern (↑Protein) und zusammengesetzten Eiweißkörpern (↑Proteid)
Eiweißmilch: eiweißreiche Heilnahrung auf Milchbasis für Säuglinge
Eiweißstein: vorwiegend aus Eiweiß bestehendes ↑Konkrement in der Niere (bei vereiterter Niere)
Eizelle *w;* -, -n: weibliche Geschlechtszelle von Mensch, Tier u. Pflanze (Biol.)
ejaculatorius, ...ria, ...rium [zu lat. *eiaculare* = hinauswerfen]: zum Herausschleudern (der Samenflüssigkeit) dienend; in der Fügung ↑Ductus ejaculatorius. **Ejakulat** *s;* -[e]s, -e: bei der ↑Ejakulation ausgespritzte Samenflüssigkeit (normal 2–5 ml pro Ejakulation). **Ejakulation** *w;* -, -en, in fachspr. Fügungen: **Ejaculatio**, *Pl.*: ...io|nes: Ausspritzung der Samenflüssigkeit aus der Harnröhre (beim ↑Orgasmus). **Ejaculatio prae|cox**: „vorzeitiger Samenerguss" (entweder vor od. unmittelbar nach Einführung des ↑Penis in die ↑Vagina). **Ejaculatio retarda**: übermäßig verzögerter, zu spät einsetzender Samenerguss beim Geschlechtsverkehr. **ejakulie|ren**: Samenflüssigkeit (beim Orgasmus) aus der Harnröhre ausspritzen
Ejektion [zu lat. *eicere, eiectum* = herauswerfen, ausstoßen] *w;* -, -en: Auswurf z.B. des Blutes aus dem Herzen
EK: Abk. für ↑Epithelkörperchen
ek..., Ek... vgl. ²ex..., ²Ex...
Ek|chon|drom [zu ↑ek... u. gr. *χόνδρος* = Korn, Graupe; Knorpel] *s;* -s, -e, in fachspr. Fügungen: **Ec|chon|droma**, *Pl.*: -ta: Geschwulst, die vom Knorpelgewebe ausgeht
Ek|chon|drose [zu ↑ek... u. gr. *χόνδρος* = Korn, Graupe; Knorpel] *w;* -, -n, in fachspr. Fügungen: **Ec|chon|drosis**, *Pl.*: ...droses: gutartige Wucherung von Knorpelgewebe
Ek|chymose [zu ↑ek... u. gr. *χυμός* = Saft, Flüssigkeit] *w;* -, -n, in fachspr. Fügungen: **Ecchymosis**, *Pl.*: ...moses: flächenhafter Bluterguss
Ekg, EKG: Abk. für ↑Elektrokardiogramm
ek|krin [zu ↑²ex... u. gr. *κρίνειν* = scheiden, trennen, sondern]: nennt man Drüsen, die ihren Inhalt durch kleine Bläschen durch die

Zellwand hindurch absondern (z. B. die Schweißdrüsen)

Ek|lamp|sie [zu gr. ἐκλάμπειν = hervorleuchten] *w;* -, ...ien, in fachspr. Fügungen: **Ec|lamp|sia**[1], *Pl.:* ...iae: schwere, oft lebensgefährliche Schwangerschaftstoxikose, u. a. mit blitzartigen Krampfanfällen, die meist unmittelbar vor od. während der Geburt auftreten. **Ek|lamp|sismus** *m;* -, ...sismen: Bereitschaft des Organismus für eine ↑Eklampsie; ↑Präeklampsie. **ek|lamptisch:** die Eklampsie betreffend, auf Eklampsie beruhend

Ek|lip|se [von gr. ἔκλειψις = das Ausbleiben, Verschwinden] *w;* -, -n: = Latenzzeit

Ek|mnesie [zu ↑[2]ex... u. gr. μνήμη = Erinnerung, Gedächtnis] *w;* -, ...ien: krankhafte Vorstellung, in einen früheren Lebensabschnitt zurückversetzt zu sein (Psychol., Med.)

Ek|noia [...*neua;* aus gr. ἔννοια = Sinnlosigkeit] *w;* -: zu den Pubertätskrisen gehörende sinnlose affektive Erregung Jugendlicher

Ek|phorie [zu gr. ἐκφέρειν = heraustragen, hervorbringen] *w;* -, ...ien: Wiederaufleben einer Erinnerung (Psychol.)

Ek|stase [von gr. ἔκστασις = Aus-sich-Heraustreten; Begeisterung, Verzückung] *w;* -, -n: rauschhafter Zustand höchster [religiöser] Verzückung (Psychol.)

Ek|stro|phie [zu gr. ἐκστρέφειν = herausdrehen, umkehren (das Innerste nach außen)] *w;* -, ...ien, in fachspr. Fügungen: **Ec|stro|phia**[1], *Pl.:* ...iae: Umstülpung nach außen, Auswärtskehrung. **Ec|stro|phria vesicae:** angeborene Harnblasenspalte

Ek|tasie [zu gr. ἔκτασις = Ausdehnung] *w;* -, ...ien: Erweiterung eines Hohlorgans. **ektatisch:** krankhaft erweitert (von Hohlorganen)

Ek|thym [aus gr. ἔκθυμα = Hautausschlag] *s;* -s, -e, in fachspr. Fügungen: **Ec|thyma,** *Pl.:* -ta: Hauteiterung (verschiedener Genese) mit nachfolgender Geschwürbildung. **Ec|thyma gan|grae|nosum:** vor allem bei Kleinkindern auftretende lochartige Defekte im Bereich der Kopfhaut. **Ec|thyma simplex:** meist durch ↑Streptokokken (auch durch ↑Staphylokokken) verursachte Hautkrankheit (mit Pusteln, die sich zu umschriebenen, flachen, krustigen Geschwüren entwickeln)

ekto..., Ekto..., latinisiert: **ecto..., Ecto...** [aus gleichbed. gr. ἐκτός]: erster Bestandteil von naturwissenschaftlichen Fachwörtern mit der Bed. „außen, außerhalb"; z. B.: Ektoderm

Ekto|blast [↑ekto... u. ↑...blast] *s;* -[e]s, -e u. **Ekto|derm** [gr. δέρμα = Haut] *s;* -s, -e: äußere Hautschicht des tierischen und menschlichen Keimes, die bei der Gastrulabildung entsteht u. aus der später ↑Epidermis, Nervensystem, Sinnesorgane sowie Anfangs- u. Endteil des Darmes hervorgehen (Biol., Med.)

ekto|dermal [zu ↑Ektoderm]: vom äußeren Keimblatt abstammend bzw. ausgehend

Ekto|dermose [zu ↑Ektoderm] *w;* -, -n, in fachspr. Fügungen: **Ecto|dermosis,** *Pl.:* ...moses: Erkrankung von Organen, die aus dem ↑Ektoderm hervorgegangen sind (insbes. Erkrankung der Haut)

Ekto|kardie [zu ↑ekto... u. ↑Kardia] *w;* -, ...ien: angeborenes Freiliegen des Herzens (bei Defekten der vorderen Brustwand)

Ek|tomie [zu gr. ἐκτέμνειν = herausschneiden] *w;* -, ...ien; häufig als Grundwort von Zus. vorkommend: **...ek|tomie** (z. B. Gastrektomie): operatives Herausschneiden eines Organs (Totaloperation) im Gegensatz zur ↑Resektion. **ek|tomie|ren:** operativ entfernen

ek|top [zu ↑ek... u. gr. τόπος = Platz, Stelle]: nach außen verlagert (z. B. ektoper Ureter). **Ek|topie** *w;* -, ...ien, in fachspr. Fügungen: **Ec|topia**[1], *Pl.:* ...iae: meist angeborene Organverlagerung (speziell nach außen); gewöhnlich Synonym für ↑Ekstrophie. **Ec|topia lentis** [↑Lens]: angeborene Verlagerung der Augenlinse. **Ec|topia pupillae:** angeborene Verlagerung der Pupille. **Ec|topia testis:** anomale Lage des Hodens aufgrund einer Abweichung vom normalen Weg des physiologischen Hodendeszensus. **Ec|topia vesicae:** totale Blasenspaltung mit Fehlen der Blasenvorderwand, oft kombiniert mit Spaltung der Bauchdecken u. der Geschlechtsorgane

Ekto|parasit [↑ekto... u. ↑Parasit] *m;* -en, -en, auch: **Ektosit** [gr. σῖτος = Speise; Analogiebildung nach Ektoparasit] *m;* -en, -en: auf der Körperoberfläche schmarotzender Parasit (z. B. Blut saugende Insekten)

Ekto|plasma [↑ekto... u. ↑Plasma] *s;* -s, ...men: äußere, helle Protoplasmaschicht des Zellkörpers vieler Einzeller (z. B. der Amöben; Biol.); Gegensatz ↑Endoplasma

Ektosit vgl. Ektoparasit

Ekto|skopie [↑ekto... u. ↑...skopie] *w;* -, ...ien: Untersuchung u. Bestimmung von Krankheitserscheinungen mit bloßem Auge (ohne optische Hilfsmittel)

ekto|thrix [↑ekto... u. gr. θρίξ = Haar]: an der Oberfläche der Haare vorkommend (von Pilzen u. Flechten)

Ekto|toxin [↑ekto... u. ↑Toxin] *s;* -s, -e (meist *Pl.*): von lebenden Bakterien nach außen abgeschiedene Stoffwechselprodukte, die im Körper von Mensch u. Tier als Gift wirken

Ekto|tumor [↑ekto... u. ↑Tumor] *m;* -s, ...moren: vom ↑Ektoderm ausgehender (gutartiger od. bösartiger) Tumor

Ekto|zo|on [↑ekto... u. gr. ζῷον = Lebewesen, Tier] *s;* -s, ...zoen (meist *Pl.*): auf der Körperoberfläche (des Wirtsorganismus) lebende tierische Schmarotzer

Ek|tro|daktylie [Kurzbildung zu gr. ἔκτρωμα = zu früh geborene Leibesfrucht, Frühgeburt u. gr. δάκτυλος = Finger; Zehe] *w;* -, ...ien: angeborene Missbildung mit Fehlen von Fingern od. Zehen

Ek|tro|melie [Kurzbildung zu gr. ἔκτρωμα = zu früh geborene Leibesfrucht, Frühgeburt u. gr. μέλος = Glied] *w;* -, ...ien: angeborene Missbildung mit Verstümmelung der Gliedmaßen

Ek|tropion [aus gr. ἐκτρόπιον = Nach-außen-gekehrt-Sein des Augenlids (zu gr. ἐκτρέπειν = nach außen wenden, wegwenden)] *s;* -s, ...pien [...*iᵉn*], meist latinisiert: **Ek|tropium** *s;* -s, ...pien [...*iᵉn*], in fachspr. Fügungen: **Ec|tropium,** *Pl.:* ...pia: Auswärtskehrung, Umgestülptsein (speziell der Muttermundslippen od. des Augenlids). **Ectropium cica|triceum:** Auswärtskehrung des Augenlids durch Narbenzug. **Ec|tropium para|lyticum:** Auswärtskehrung des Augenlids infolge Lähmung des ↑Nervus facialis. **Ec|tropium portio|nis** [↑Portio]: Umgestülptsein der Muttermundslippen nach außen. **Ec|tropium senile:** Auswärtskehrung des Augenlids infolge Erschlaffung des Augenschließmuskels im Alter. **Ec|tropium spasticum:** Auswärtskehrung des Augenlids infolge Augenschließmuskelkrampfes. **Ectropium uveae:** Auswärtskehrung u. Sichtbarwerden des Pigmentblattes der Hinterfläche der Regenbogenhaut an der Vorderseite

ek|tropio|nie|ren [zu ↑Ektropion]: die Augenlider zur Untersuchung od. Behandlung des Auges nach außen umklappen

Ek|zem [aus gr. ἔκζεμα, Gen.: ἐκζέματος = durch Sieden Ausgeworfenes; durch Hitze herausgetriebener Ausschlag] *s;* -s, -e, in fachspr. Fügungen: **Ec|zema,** *Pl.:* Eczemata: nicht ansteckende, vielgestaltige juckende Entzündung der Haut. **Ec|zema acutum:** akute Hautentzündung. **Ec|zema bullosum:** Hautentzündung mit Bildung großer Blasen. **Ec|zema caloricum:** Hautentzündung infolge Hitzeeinwirkung. **Ec|zema callosum:** Hautentzündung mit Schwielenbildung. **Eczema chronicum:** chronische Hautentzündung. **Ec|zema crustosum:** Hautentzündung, bei der es zu Krusten- u. Borkenbildung kommt. **Ec|zema ery|thematosum:** Hautentzündung mit Rötung und Schwellung der Haut. **Ec|zema in|fantum** [↑Infans]: Hautentzündung bei Kindern. **Ec|zema madidans:** nässende Hautentzündung. **Ec|zema nummulare:** durch münzenförmig umschriebene Entzündungsherde charakterisiertes Ekzem. **Ec|zema papulosum:** Hautentzündung mit Knötchenbildung. **Ec|zema professio|nale:** bei Personen bestimmter Berufsgruppen häufig u. charakteristisch auftretende Hautentzündung. **Ec|zema rhagadi|forme:** Hautentzündung, bei der es zu schrundenförmigen Hautveränderungen (Hautrissen) kommt. **Ec|zema ru|brum** [↑ruber]: Hautentzündung mit ausgeprägter Rötung der Haut. **Ec|zema solare:** durch Sonnenbrand hervorgerufenes Ekzem. **Ec|zema squa|mosum:** Hautentzündung, bei der es (im Verlauf der Heilungsphase) zu Schuppenbildung kommt. **Ec|zema vac|cinatum:** Übergreifen von Impfpusteln auf ekzematöse Hautstellen. **Ec|zema vesiculosum:** Hautentzündung, die durch die Ausbildung kleiner Hautbläschen charakterisiert ist

ek|zemati|form [zu ↑Ekzem u. lat. *forma* = Form, Gestalt]: ekzemähnlich

Ek|zematiker [zu ↑Ekzem] *m;* -s, -: an Ekzem Leidender. **Ek|zematisation** *w;* -, -en: durch starken Juckreiz entstehendes Ekzem. **ek|zematisch:** zum Ekzem gehörend, mit einem Ekzem verbunden, auf einem Ekzem beruhend

ek|zemato|gen [↑Ekzem u. ↑...gen]: ein Ekzem auslösend

Ek|zemato|id [↑Ekzem und ↑...id] *s;* -[e]s, -e: ekzemartige Hauterkrankung

ek|zematös [zu ↑Ekzem]: von einem Ekzem befallen; durch ein Ekzem hervorgerufen

Elastance [*iläßtᵉnß;* zu engl. *elastic* = elastisch] *w;* -: Bez. für den elastischen Widerstand des Brustkorbs

Elastase [Kurzw. aus elastisch u. ↑...ase] *w;* -, -n: Enzym, das die Kittsubstanzen der elastischen Muskelfasern abbaut

Elastica vgl. Elastika. **elasticus** vgl. elastisch. **Elastika** [zu ↑elastisch] *w;* -, ...ken, in fachspr. Fügungen: **Elastica,** *Pl.:* ...cae: Bindegewebsmembran aus vorwiegend elastischen Fasern in den Gefäßwänden. **Elastica ex|terna:** in der äußeren Umhüllung der Blutgefäße gelegene elastische Membran. **Elastica interna:** in der Innenwandschicht der Blutgefäße gelegene elastische Membran

Elastin [zu ↑elastisch] *s;* -s, -e: Gerüsteiweiß der elastischen Fasern in den Bindegeweben

elastisch [zu gr. ἐλαστός = getrieben; dehnbar, biegbar], in fachspr. Fügungen: **elasticus, ...ca, ...cum:** federnd, dehnbar, biegsam. **Elastizität** *w;* -: **1)** Dehnbarkeit, Biegsamkeit (Eigenschaft verschiedener Gewebe; Med.). **2)** Fähigkeit eines Stoffes, nach erfolgter Dehnung od. Zusammenpressung wieder in die alte Form zurückzukehren (Phys.)

Elastizitäts|hochdruck: Blutdrucksteigerung infolge Verminderung der Elastizität der Blutgefäßwände

Elastoclasis vgl. Elastoklasis

Elastofibrose vgl. Fibroelastose

Elasto|id [↑elastisch und ↑...id] *s;* -[e]s, -e: Grundsubstanz des elastischen Gewebes, die infolge von Altersveränderungen ihre Elastizität verloren hat

Elasto|idosis cutanea nodularis [zu

↑Elastoid] *w;* - - -, ...doses ...neae ...res: Degeneration der elastischen Hautschichten mit Auftreten von gelbweißen Hautknötchen (u. Mitessern an den Kuppen)

Elasto|klasis [↑elastisch u. gr. *κλάσις* = Zerbrechen; Bruch] *w;* -, ...asen, in fachspr. Fügungen: **Elasto|clasis,** *Pl.:* ...ases: degenerativer Zerfall elastischer Fasern

Elastose [zu ↑elastisch] *w;* -, -n: elastisch verändertes Bindegewebe

elec|tricus, ...ca, ...cum [zu gr. *ἤλεκτρον* = Bernstein (vgl. elektro...)]: **1)** blitzartig ablaufend; mit Zuckungen einhergehend; z. B. in der Fügung ↑Chorea electrica. **2)** durch Strahleneinwirkung (bes. des ultravioletten Lichts) hervorgerufen; z. B. in der Fügung ↑Photophthalmia electrica

Elefantia|sis [von gr. *ἐλεφαντίασις* = elefantenhautähnlicher Aussatz] *w;* -, ...tia|sen, in fachspr. Fügungen: **Ele|phantia|sis,** *Pl.:* ...tia|ses: speziell durch Lymphstauungen hervorgerufene Verdickung der Haut u. des Unterhautzellgewebes. **Ele|phantia|sis congenita:** angeborene sack- oder lappenförmige Verdickung der Haut (speziell im Gesicht). **Ele|phantia|sis grae|corum** [lat. *Graeci* = die Griechen]: = Lepra

elektiv [zu lat. *eligere, electum* = herauslesen; auswählen]: = selektiv

Elek|tra|kom|plex [nach der gr. Sagengestalt *Elektra*]: psychoanalytische Bez. für eine frühkindlich bei Töchtern sich entwickelnde starke Hinwendung zum Vater

elek|tro..., Elek|tro... [von gr. *ἤλεκτρον* = Bernstein]: Bestimmungswort von Zus. mit der Bedeutung „auf Elektrizität beruhend, mit elektrischem Strom zusammenhängend bzw. arbeitend, erfolgend"; z. B.: elektrolytisch, Elektrolunge

Elek|tro|atrio|gramm [↑elektro..., ↑Atrium u. ↑...gramm] *s;* -s, -e: Erregungsbild vom Verlauf der Aktionsströme der Herzvorhöfe (Teil des ↑Elektrokardiogramms); Abk.: Eag

Elek|tro|au|ra|gra|phie [↑elektro..., lat. *aura* (von gr. *αὔρα*) = Hauch; Schimmer u. ↑...graphie] *w;* -, ...ien: Verfahren zum Registrieren und Messen des elektr. Feldes der Nerven

Elek|tro|chir|urgie [↑elektro... und ↑Chirurgie] *w;* -: spezielle chirurgische Operationstechnik mithilfe von Hochfrequenzströmen

Elek|trode [↑elektro... u. gr. *ὁδός* = Weg; Analogiebildung nach ↑Anode bzw. ↑Kathode] *w;* -, -n: Sammelbezeichnung für Anode und Kathode; Leiter, der den Übergang des elektrischen Stromes zwischen zwei Medien vermittelt

Elek|tro|dermato|gramm [↑elektro..., ↑Derma u. ↑...gramm] *s;* -s, -e: bei der ↑Elektrodermatographie gewonnenes Messungsergebnis. **Elek|tro|dermato|graphie** [↑...graphie] *w;* -, ...ien: Messung u. Aufzeichnung des elektrischen Widerstandes der Haut mittels zweier Elektroden (Spezialgebiet der ↑Elektrodiagnostik)

Elek|tro|dia|gnostik [↑elektro... und ↑Diagnostik] *w;* -: medizin. Verfahren zur Prüfung der Funktion von Muskeln u. Nerven mittels elektrischen Stromes

Elek|tro|ejakulation [↑elektro... und ↑Ejakulation] *w;* -, -en: Ausstoßung von ↑Sperma nach elektrischer Reizung der Samenampullen

Elek|tro|enze|phalo|gramm [↑elektro... u. ↑Enzephalogramm] *s;* -s, -e: Aufzeichnung des Verlaufs der Hirnaktionsströme (Abk.: Eeg, EEG). **Elek|tro|enze|phalo|graphie** [↑Enzephalographie] *w;* -: Verfahren, die Aktionsströme des Gehirns zu diagnostischen Zwecken grafisch darzustellen

Elek|tro|gast|ro|gramm [↑elektro..., ↑gastro... u. ↑...gramm] *s;* -s, -e: Aufzeichnung des Verlaufs der Aktionsströme des Magens. **Elek|tro|gast|ro|gra|phie** [↑...graphie] *w;* -: Verfahren, die Aktionsströme des Magens zu diagnostischen Zwecken grafisch darzustellen

Elek|tro|gymnastik [↑elektro... u. das FW *Gymnastik*] *w;* -: Auslösung automatischer und rhythmischer Muskelkontraktionen durch elektrische Reizung mit Schwellströmen zur Kräftigung funktionsschwacher Muskulatur

Elek|tro|kardio|gramm [↑elektro... u. ↑Kardiogramm] *s;* -s, -e: Aufzeichnung des Verlaufs der Herzaktionsströme (Abk.: Ekg, EKG). **Elek|tro|kardio|gra|phie** [↑...graphie] *w;* -: Verfahren, die Aktionsströme des Herzens zu diagnostischen Zwecken grafisch darzustellen

Elek|tro|kata|lyse [↑elektro... u. ↑Katalyse] *w;* -, -n: Einführung von Arzneimitteln in den Organismus durch die Haut mithilfe von elektrischem Strom (durch den dabei die Gefäßtätigkeit angeregt wird)

Elek|tro|ko|agulation [↑elektro... u. ↑Koagulation] *w;* -, -en: chirurgische Verkochung bzw. Zerstörung von Geweben mittels hochfrequenter Wechselströme (Operationstechnik, bei der die Blutungsgefahr herabgesetzt ist)

Elek|tro|kortiko|gramm [↑elektro..., lat. *cortex,* Gen.: *corticis* = Rinde u. ↑...gramm] *s;* -s, -e: Aufzeichnung des Verlaufs der Aktionsströme der Hirnrinde. **Elek|tro|kortiko|graphie** [↑...graphie] *w;* -: Verfahren, die Aktionsströme der Hirnrinde (nach operativer Freilegung der Hirnrinde) zu diagnostischen Zwecken grafisch darzustellen

Elek|tro|kymo|gramm [↑elektro... u. ↑Kymogramm] *s;* -s, -e: bei der Elektrokymographie gewonnenes Röntgenbild. **Elek|tro|kymo|graph** [↑Kymograph] *m;* -en,

-en: Apparat zur Durchführung der Elektrokymographie. **Elek|tro|kymo|graphie** [↑Kymographie] *w;* -, ...ien: röntgenographische Aufzeichnung der Herzrandbewegungen

Elek|tro|lunge: Apparat zur Aufrechterhaltung der Atemfunktion (durch elektrische Reizung) bei teilweise gelähmter Muskulatur der Atemwege

Elek|tro|lyse [zu ↑elektro... u. gr. *λύειν* = lösen, auflösen] *w;* -, -n: elektrochem. Spaltung schwach elektrisch dissoziierter oder über freie Elektronen verfügender chem. Verbindungen. **elek|tro|lysie|ren:** eine chem. Verbindung durch elektrischen Strom aufspalten. **Elek|tro|lyt** *m;* -s od. -en, -e[n]: jeder Stoff, der der ↑elektrolytischen Dissoziation unterliegt u. demzufolge in der Schmelze od. in Lösungen elektrischen Strom leiten kann (z. B. Salze, Säuren, Basen). **elek|tro|lytisch:** die Elektrolyse betreffend. **elek|tro|lytische Dis|sozia|tion:** teilweise, evtl. auch vollständige Aufspaltung der Moleküle eines lösbaren Stoffes im Lösungsmittel in entgegengesetzt geladene ↑Ionen

Elek|tro|myo|gramm [↑elektro..., ↑myo... u. ↑...gramm] *s;* -s, -e: Aufzeichnung des Verlaufs der Aktionsströme der Muskeln (Abk.: Emg, EMG). **Elek|tro|myo|graphie** [↑...graphie] *w;* -: Verfahren, die Aktionsströme der Muskeln zu diagnostischen Zwecken grafisch darzustellen

Elek|tron [auch: ...*tron;* gelehrte Neubildung zu ↑elektro...] *s;* -s, ...tronen (meist *Pl.*): negativ geladenes Elementarteilchen (Phys.)

Elek|tronen|mi|kro|skop: Mikroskop, das anstelle von Lichtstrahlen mit Elektronenstrahlen arbeitet, die vom Objekt ausgehen od. das Objekt durchstrahlen

Elek|tronen|schleuder vgl. Betatron

Elek|tro|neu|ro|gramm [↑elektro..., ↑neuro... u. ↑...gramm] *s;* -s, -e: Aufzeichnung der Aktionsströme der Nerven. **Elek|tro|neu|ro|gra|phie** *w;* -, ...ien: Verfahren zur Aufzeichnung der Aktionsströme von Nerven

Elek|tro|nys|tag|mo|gra|phie [↑elektro..., ↑Nystagmus u. ↑...graphie] *w;* -: elektrische Aufzeichnung des Augenzitterns

Elek|tro|okulo|gramm [↑elektro..., lat. *oculus* = Auge u. ↑...gramm] *s;* -s, -e: das bei der Elektrookulographie gewonnene Bild (Abk. Eog, EOG). **Elek|tro|okulo|graphie** [↑...graphie] *w;* -, ...ien: apparative Aufzeichnung des Verlaufs der Aktionsströme der Augen. **elek|tro|okulo|graphisch:** mithilfe der Elektrookulographie erfolgend

Elek|tro|phorese [zu ↑elektro... u. gr. *φορεῖν* = forttragen, wegbringen] *w;* -, -n: Bewegung elektrisch geladener Teilchen (z. B. von Flüssigkeitsionen) auf einem Trägermaterial (z. B. Filterpapier, Stärke, Agar-Agar) bei Anlegung einer elektrischen Spannung (in der Medizin zur Stoffuntersuchung verwendet unter Ausnutzung der unterschiedlichen Wanderungsgeschwindigkeit der einzelnen Stoffe)

Elek|tro|physio|logie [↑elektro... u. ↑Physiologie] *w;* -: Zweig der Medizin, der sich mit den Grundlagen der Erregungsbildung und Erregungsleitung beschäftigt

Elek|tro|punktur [↑elektro... u. ↑Punktur] *w;* -, -en: Zerstörung krankhaften Gewebes (auch von Nerven) mittels einer nadelförmigen Elektrode

Elek|tro|re|sektion [↑elektro... u. ↑Resektion] *w;* -, -en: operative Entfernung krankhaften Gewebes mittels elektrischen Stromes (mit dem sog. „elektrischen Messer")

Elek|tro|retino|gramm [↑elektro..., ↑Retina u. ↑...gramm] *s;* -s, -e: elektrische Aufzeichnung der bei Belichtung des Auges vom Auge ableitbaren Aktionsströme (Abk.: Erg u. ERG). **Elek|tro|retino|graphie** [↑...graphie] *w;* -: Verfahren zur Herstellung eines ↑Elektroretinogramms

Elek|tro|schock [↑elektro... u. ↑Schock]: Methode zur Behandlung einiger Geisteskrankheiten (z. B. der ↑Schizophrenie) mit Wechselstrom, der ca. 10 sec durch den Kopf des Kranken geleitet wird (dadurch wird ein epileptischer Anfall ausgelöst, der zur Heilung beiträgt)

Elek|tro|therapie [↑elektro... u. ↑Therapie] *w;* -, ...ien: Anwendung der Elektrizität zu Heilzwecken

Elek|tro|tomie [↑elektro... u. ↑tomie] *w;* -, ...ien: Gewebedurchtrennung (Schmelzschnitt) mittels einer Hochfrequenzfunkenentladung (mit schneller Blutgerinnung)

Elek|tro|tonus [↑elektro... u. ↑Tonus] *m;* -: Bezeichnung für die jeweilige Änderung der Spannung eines reizbaren Gewebes, das von einem gleich bleibenden elektrischen Strom durchflossen wird

Elek|tro|trau|ma [↑elektro... u. ↑Trauma] *s;* -s, ...men u. -ta: Schädigung od. Verletzung des Organismus durch Elektrizität (z. B. Strom od. Blitzschlag)

Elek|tro|ven|trikulo|gramm [↑elektro..., ↑Ventrikel u. ↑...gramm] *s;* -s, -e: Aufzeichnung des Verlaufs der Aktionsströme in den Herzkammern (Teil des ↑Elektrokardiogramms); Abk.: Evg, EVG

Element [aus lat. *elementum* = Grundstoff, Urstoff] *s;* -[e]s, -e: **1)** vgl. chemisches Element. **2)** vgl. galvanisches Element. **3)** [nicht weiter zerlegbarer] Erlebnisteil psychischen Geschehens (Psychol.)

elementar [zu ↑Element]: grundlegend; ursprünglich, urstofflich

Elementar|körperchen vgl. Chlamydozoen

Elephantiasis vgl. Elefantiasis

Elevateur [*elewatọ̈r;* aus frz. *élévateur* = Aufheber] *n;* -s, -e: Augenlidhalter, Lidsperrer, ärztliches Instrument zum Offenhalten der Augenlider

Elevatiọn [zu lat. *elevare* = emporheben, hochheben] *w;* -, -en: Hebung, Hochhebung, z. B. des gestreckten Armes bis zur Horizontalen (auch darüber hinaus). **Elevatọrium** *s;* -s, ...tọrien [...*iᵉn*]: chirurgisches Instrument zur Abhebung der Knochenhaut od. zum Anheben eingedrückter Knochenteile (bei Schädelbrüchen). **elevạtus, ...ta, ...tum:** emporgehoben. **elevie|ren**: einen eingedrückten Knochen anheben, hochheben

Eliminatiọn [zu lat. *eliminare* = aus dem Haus treiben; entfernen] *w;* -, -en: **1)** in der Genetik Bezeichnung für eine natürliche Ausschaltung bestimmter Erbmerkmale in der stammesgeschichtlichen Entwicklung durch zufälligen Verlust von ↑Genen od. Chromosomenstücken (Biol.). **2)** Ausschaltung, Beseitigung, Entfernung (z. B. von Substanzen)

Eliminatiọns|diät: bei Allergien angewandte Kostform der Art, dass die Nahrungsmittel, die am häufigsten Allergien auslösen, vom Speiseplan gestrichen werden

Eliminatiọns|kinetik [zu ↑Elimination u. gr. κινεῖν = bewegen] *w;* -: Geschwindigkeit, mit der eine Substanz im Körper abgebaut wird

eliminie|ren [aus lat. *eliminare* = aus dem Haus treiben; entfernen]: etwas beseitigen, ausschalten oder herauslösen

ELISA [bei engl. Aussprache: *ᵉlaißa;* Abk. für engl. *enzyme-linked immunosorbent assay* = enzymverknüpfter immunbindender Versuch] *m* od. *s;* -: ↑Enzymimmunassay zur Bestimmung von ↑Immunogenen und ↑Antikörpern

Elixier [von arab. *al-iksir* = der Stein der Weisen] *s;* -s, -e: Bezeichnung für bestimmte weingeist- oder weinhaltige Tinkturen od. Mixturen mit Zusätzen von Zucker, Extrakten, ätherischen Ölen u. dgl.

Ẹlle vgl. Ulna

Ẹll[en]bogen vgl. Cubitus

Elliot-Trepanation [*äljᵉt...;* nach dem engl. Ophthalmologen R. H. Elliot, 1864–1936]: ↑Trepanation der Lederhaut des Auges u. Ablassen des Kammerwassers zur Senkung des Augeninnendrucks

Ellip|so|id|gelenk [zum FW *Ellipse* u. zu ↑...id gebildet]: Gelenk mit ovalen Gelenkflächen. **Ellip|so|id|körper** *Pl.:* spindelförmige Anhäufung von Lymphzellen an den feinsten Blutgefäßen der Milz. **ellip|so|ideus, ...idea, ...ide|um:** von der Form eines Ellipsoids; z. B. in der Fügung ↑Articulatio ellipsoidea. **ellịptisch,** in fachspr. Fügungen: **ellịpticus, ...ca, ...cum:** oval, eiförmig, von der Form einer Ellipse: z. B. in der Fügung ↑Recessus ellipticus

Ellipto|zyt [↑elliptisch u. ↑...zyt] *m;* -en, -en (meist *Pl.*): ovales rotes Blutkörperchen. **Ellipto|zytọse** *w;* -, -n: abnorme Vermehrung der Elliptozyten

Ellis-Damoiseau-Kurve vgl. Damoiseau-Ellis-Kurve

Elon|gạtio [zu ↑¹ex... u. lat. *longus* = lang] *w;* -, ...iọ|nes: Verlängerung, Längsausdehnung. **Elon|gạtio cọlli:** abnorme Verlängerung des Gebärmutterhalses (bes. bei Uterussenkung)

Elon|gatiọns|syn|drom [zu ↑¹ex..., lat. *longus* = lang u. ↑Syndrom]: durch Elastizitätsverlust des Arterienrohrs entstehende Schlängelungen und Knotungen von Gefäßen

Eluạt [zu lat. *eluere, elutum* = auswaschen, ausspülen] *s;* -[e]s, -e: aus einem Stoffgemisch ausgewaschene Lösung. **elu|ie|ren:** einen bestimmten Stoff aus einem Stoffgemisch chemisch auswaschen. **Elutiọn** *w;* -, -en: chemische Auswaschung eines bestimmten Stoffes aus einem Stoffgemisch

Ely|trịtis [zu gr. ἔλυτρον = Hülle, Futteral] *w;* -, ...tritịden (in fachspr. Fügungen: ...tritides): Entzündung der Scheidenschleimhaut

Em = Emanation

em..., Em... vgl. en..., En...

Emanatiọn [zu lat. *emanare* = herausfließen; entspringen] *w;* -, -en: Bezeichnung für die drei gasförmigen, radioaktiven Isotope des Edelgases ↑Radon; früheres Zeichen: Em

Emas|kulatiọn [zu lat. *emasculare* = entmannen, kastrieren] *w;* -, -en: „Entmannung": **a)** operative Entfernung des Penis; **b)** Entfernung der Keimdrüsen (↑Kastration) beim Manne od. bei männlichen Tieren

Em|bol|ek|tomie [↑Embolus u. ↑Ektomie] *w;* -, ...ien: operative Entfernung eines Gefäßpfropfes

embolicus vgl. embolisch

Em|bolie [zu gr. ἐμβολή = das Hineindringen] *w;* -, ...ien, in fachspr. Fügungen: **Em|bọlia**[1], *Pl.:* ...iae: Verstopfung eines Blutgefäßes durch in die Blutbahn geratene u. mit dem Blutstrom verschleppte körpereigene od. körperfremde Substanzen. **Em|bọlia cụtis medicamentọsa:** Hautnekrose nach Einnahme oder Injektion bestimmter Medikamente

em|boli|fọrm, in fachspr. Fügungen: **em|boli|fọrmis, ...me** [zu ↑Embolus u. lat. *forma* = Gestalt, Form]: pfropfenförmig, pfropfenartig; z. B. ↑Nucleus emboliformis

Em|bolisạt [zu ↑Embolie] *s;* -[e]s, -e: flüssiges (z. B. Silikonpolymerisat) oder korpuskuläres (z. B. Muskelstückchen, Kunststoffkugeln) Medium, das über einen beweglichen Katheter in krankhafte Gefäßverbindungen eingebracht wird, um diese dauerhaft zu verschließen (bei inoperablen Gefäßmissbildungen des Kopfes). **embolisch,** in fachspr. Fügungen: **em|bolicus, ...ca, ...cum:** auf einer Embolie beruhend. **Em|bolisie|rung** *w;* -, -en: Bildung von Blutgefäßpfröpfen

em|bolo|id [↑Embolus u. ↑...id], in fachspr. Fügungen: **em|bolo|ides:** = emboliform

Em|bolus [aus gr. ἔμβολος = das Hineingeschobene; Pflock; Pfropf] *m;* -, ...li: Gefäßpfropf, mit dem Blutstrom verschleppter Fremdkörper (z. B. Blutgerinnsel, Fetttröpfchen, Luftblase)

Em|bryo [von gr. ἔμβρυον = Neugeborenes (Lamm); ungeborene Leibesfrucht] *m* (auch: *s*); -s, ...yo|nen u. -s: Bezeichnung für die Leibesfrucht von der vierten Schwangerschaftswoche an bis zum Ende des dritten Schwangerschaftsmonats (oft auch gleichbedeutend mit ↑Fetus gebraucht)

Embryoblast vgl. Embryonalknoten

Em|bryo|genese u. **Em|bryo|genie** [zu ↑Embryo u. gr. γίγνεσθαι, γενέσθαι = geboren werden, entstehen] *w;* -: Entstehung u. Entwicklung der Leibesfrucht (zwischen dem 15. und 42. Tag nach der Ovulation)

Em|bryo|id [↑Embryo u. ↑...id] *s;* -[e]s, -e: unausgereiftes ↑Teratom, das aus noch nicht endgültig differenzierten Zellen aufgebaut ist

Em|bryo|kardie [zu ↑Embryo u. ↑Kardia] *w;* -, ...ien: **1)** Form eines angeborenen Herzfehlers mit den charakteristischen Merkmalen eines in der embryonalen Entwicklungsstufe nicht voll ausgebildeten Herzens. **2)** Herzschlagfolge wie beim Embryo

Em|bryo|logie [↑Embryo u. ↑...logie] *w;* -: Lehre von der Entwicklung der Leibesfrucht von der Keimesentwicklung an bis zur Geburt

Em|bryom [zu ↑Embryo] *s;* -s, -e: ↑Teratom aus Gewebe, das sich noch im Zustand der Entwicklung befindet

em|bryo|nal, in fachspr. Fügungen: **em|bryo|nalis, ...le** [zu ↑Embryo]: zum Keimling gehörend, im Keimlingszustand; unreif, unfertig; auch: angeboren

Em|bryo|nal|anlage: embryonale Vorform der späteren Gewebe u. Organe

Em|bryo|nal|katarakt: feine, punktförmige Trübung an den Nähten der embryonalen Anlage der Augenlinse

Em|bryo|nal|knoten *m;* -s, -, auch: **Em|bryo|blast** [↑Embryo u. ↑...blast] *s;* -es, -e: Stadium der Primitiventwicklung der Säugetiere und des Menschen mit erster Höhlenbildung in dem etwa 4 Tage alten Keimling (Biol.)

Em|bryo|nal|zeit: Zeitabschnitt von der vierten Schwangerschaftswoche an bis zum Ende des dritten Schwangerschaftsmonats

Em|bryo|pa|thie [↑Embryo u. ↑...pathie] *w;* -, ...ien, in fachspr. Fügungen: **Em|bryo|pa|thia**[1], *Pl.:* ...iae: Schädigung der weniger als 4 Monate alten Leibesfrucht (vor allem durch Viruserkrankung der Mutter, durch Strahlen od. Gifte). **Em|bryo|pa|thia dia|betica:** Missbildung der Leibesfrucht bei Zuckerharnruhr der Mutter. **Em|bryo|pa|thia rubeo|losa:** angeborener Defekt bei Kindern, deren Mütter in den ersten Schwangerschaftsmonaten an ↑Röteln erkrankt waren. **Em|bryo|pa|thia thyreo|tica:** Missbildung der Leibesfrucht bei Schilddrüsenstörungen der Mutter

Em|bryo|tomie [↑Embryo u. ↑...tomie] *w;* -, ...ien: operative Zerstückelung des Kindes in der Gebärmutter (unter der Geburt) bei unüberwindlichen Geburtshindernissen

em|bryo|toxisch [↑Embryo u. ↑toxisch]: schädlich für den Embryo (z. B. von Arzneimitteln)

Em|bryo|trans|fer [engl. *transfer* = Übertragung] *m;* -s, -s: vaginale Einführung der sich nach einer ↑In-vitro-Fertilisation entwickelnden Leibesfrucht in die Gebärmutterhöhle

Emesis [zu gr. ἐμεῖν = ausspeien; ausbrechen] *w;* -: Erbrechen (↑Vomitus). **Emesis gravidarum** [↑Gravida]: Erbrechen im Verlauf u. als Folge einer Schwangerschaft (vor allem in den ersten Schwangerschaftsmonaten). **Emetikum** *s;* -s, ...ka: Brechmittel, Arzneimittel zur Auslösung des Erbrechens

Emg, EMG: Abk. für ↑Elektromyogramm

Emi|gration [zu lat. *emigrare* = auswandern] *w;* -, -en: = Diapedese

Eminentia [zu lat. *eminere* = heraus-, hervorragen] *w;* -, ...tiae: Erhöhung, Vorsprung, Höcker (Anat.). **Eminentia arcuata:** Vorwölbung an der Felsenbeinpyramide des Schläfenbeins. **Eminentia carpi radia|lis:** Vorsprung an der Innenfläche der Handwurzelknochen auf der Seite der Speiche. **Eminentia carpi ulnaris:** Vorsprung an der Innenfläche der Handwurzelknochen auf der Seite der Elle. **Eminentia col|lateralis:** wulstiger Vorsprung am Boden des Unterhorns im Gehirn. **Eminentia con|chae:** Knorpelvorsprung an der Rückseite der Ohrmuschel. **Eminentia cruci|formis:** kreuzförmige Erhöhung an der vorderen Fläche des Hinterhauptbeins. **Eminentia fossae tri|an|gularis:** Knorpelvorsprung an der ↑Fossa triangularis. **Eminentia iliopectinea:** = Eminentia iliopubica. **Eminentia ilio|pubica:** Knochenhöcker zwischen Darm- u. Schambein. **Eminentia intercondylaris:** Vorsprung zwischen den beiden Gelenkknorren des Schienbeins. **Eminentia media|lis:** Vorsprung beiderseits der medianen Längsfurche der Rautengrube. **Eminentia plantaris lateralis:** Kleinzehenballen. **Eminentia plantaris medialis:** Großzehenballen. **Eminentia pyramidalis:** Vorsprung an der hinteren Wand der Paukenhöhle. **Eminentia sca|phae:** Knorpelvorsprung an der Hinterseite der Paukenhöhle (der ↑Scapha entsprechend)

Emissarium [aus lat. *emissarium,* Gen.: *emissarii* = Abzugsgraben, Abzugskanal] *s;* -s, ...ria: Verbindung zwischen den Venen der Schädeloberfläche u. den Blutleitern der harten Hirnhaut (Anat.)

Emission [zu lat. *emittere, emissum* = herauslaufen lassen, herausströmen lassen, heraussenden] *w;* -, -en: **1)** Entleerung von Absonderungen aus dem Körper (z. B. Entleerung der Harnblase; Med.). **2)** Aussendung einer Wellen- od. Teilchenstrahlung (Phys.)

Emissions|elek|tronen|mi|kro|skopie: elektronenmikroskopische Untersuchungsmethode, bei der vom Objekt ausgehende Elektronenstrahlen ein Bild des Gegenstandes erzeugen

Em|men|agogum [zu gr. ἔμμηνος = jeden Monat geschehend, monatlich (ἐμμήνια = Menstruation) u. gr. ἀγωγός = führend, treibend] *s;* -s, ...agoga (meist *Pl.*): den Eintritt der Monatsblutung förderndes Mittel

Emmet-Operation [*ämit...;* nach dem amer. Gynäkologen Th. A. Emmet, 1828–1919]: operative (plastische) Neubildung des Gebärmutterhalses (bei Rissen am Gebärmutterhals). **Emmet-Riss:** Riss des Gebärmutterhalses

em|me|trop [zu gr. ἔμμετρος = im Maße, von richtigem Maße u. gr. ὤψ, Gen.: ὠπός = Auge; Gesicht]: normalsichtig. **Em|metropie** *w;* -: Normalsichtigkeit; Abk.: E

Emolliens [*...i-änß;* zu lat. *emollire* = weich machen] *s;* -, ...llienzien [*...iᵉn*] u. ...llientia (meist *Pl.*): Mittel, das die Haut weich u. geschmeidig macht (z. B. Leinsamenumschlag)

Emotion [zu lat. *emovere, emotum* = herausbewegen; emporwühlen; erschüttern] *w;* -, -en: Gemütsbewegung, seelische Erregung (Psychol.). **emotio|nal** und **emotio|nell:** durch Gemütsbewegung bewirkt, auf ihr beruhend; gefühlsmäßig (Psychol.)

Em|peri|polesis [↑en... u. gr. περιπόλησις = das Umhergehen, Umgehen] *w;* -: Eindringen von Histiozyten und Lymphozyten in das Zytoplasma

Empfängnis vgl. Konzeption

Empfängnishügel: hügelartige Hochwölbung der Eioberfläche an der Stelle, an der die Samenzelle bei der Befruchtung eindringt

Empfängniszeit, gesetzliche: durch Gesetz festgelegte Zeit vor der Geburt eines Kindes, innerhalb der eine Befruchtung stattgefunden haben kann (in Deutschland: 181. bis einschließlich 302. Tag vor der Geburt)

Empfindungsstörung, dis|sozi|ierte: Aufhebung der Schmerz- und Temperaturempfindung bei erhaltener Tastempfindung (Zeichen eines Rückenmarksleidens, speziell einer ↑Syringomyelie)

Em|physem [aus gr. ἐμφύσημα = das Eingeblasene; die Aufblähung, die Luftgeschwulst] *s;* -s, -e, in fachspr. Fügungen: **Em|physema,** *Pl.:* -ta: Luftansammlung im Gewebe, Aufblähung von Organen od. Körperteilen. **Em|physema media|stinale:** Luftansammlung im Mittelfellraum. **Emphysema pulmonum** [↑Pulmo]: „Lungenblähung“, Lungenemphysem, übermäßige Erweiterung der Lungenbläschen (z. B. im Verlauf von Bronchialasthma). **Em|physema senile:** Altersemphysem. **Em|physema subcutane|um:** Ansammlung von Luft im Unterhautzellgewebe. **Em|physema vaginae:** Bildung lufthaltiger Hohlräume in der Scheidenschleimhaut im Verlaufe einer Schwangerschaft. **em|physematisch,** auch: **em|physematös,** in fachspr. Fügungen: **em|physematosus, ...osa, ...osum:** durch eingedrungene Luft aufgebläht, mit der Bildung von Emphysemen einhergehend; z. B. in der Fügung ↑Gangraena emphysematosa.

Em|physem|bronchitis [↑Bronchitis] *w;* -, ...itiden (in fachspr. Fügungen: ...itides): Entzündung der Schleimhaut der Bronchien in Verbindung mit Lungenblähung

Empirie [aus gleichbed. gr. ἐμπειρία] *w;* -: Erfahrung (im Gegensatz zur Theorie), Erfahrungswissen. **empirisch:** auf Erfahrung beruhend, durch Beobachtung gewonnen, aufgrund von Experimenten

Em|plast|rum [von gr. ἔμπλαστρον = Heilpflaster, Salbe zum Aufschmieren] *s;* -s, ...stra: = Pflaster

Em|pros|tho|tonus [gr. ἔμπροσθεν = vorn, voran u. ↑Tonus] *m;* -: Spannung des Körpers in Vorwärtsbeugung bei Krampf der Beugemuskulatur (Gegensatz: ↑Opisthotonus)

Em|pyem [aus gr. ἐμπύημα, Gen.: ἐμπυήματος = Eitergeschwür] *s;* -s, -e, in fachspr. Fügungen: **Em|pye|ma,** *Pl.:* -ta: Eiteransammlung in vorgebildeten (natürlichen) Körperhöhlen

emulgie|ren [aus lat. *emulgere, emulsum* = ausmelken, abmelken]: einen unlöslichen Stoff in einer Flüssigkeit in feinste kolloidale Verteilung bringen, eine Emulsion herstellen. **Emulsion** *w;* -, -en: feinste kolloidale Verteilung eines unlöslichen, nichtkristallinen Stoffes in einer Flüssigkeit (z. B. Öl in Wasser)

en..., En..., vor Lippenlauten: **em..., Em...** [aus gr. ἐν = in, in – hinein, innerhalb]: Vorsilbe mit der Bedeutung „ein-, hinein, innerhalb“; z. B.: endemisch, Engramm, Embolie

Enamel, in der Nomenklatur latinisiert: **Enamelum** [aus engl. *enamel* = Email, Glasur, Schmelzüberzug; Zahnschmelz] *s;* -s: Zahnschmelz, Bezeichnung für die äußerst harte, weiße Substanz, die das Dentin der Zahnkrone überzieht

En|an|them [zu ↑en... u. gr. ἀνθεῖν = hervorsprießen, aufblühen; Analogiebildung zu ↑Exanthem] *s;* -s, -e, in fachspr. Fügungen: **En|an|thema,** *Pl.:* -ta: dem Exanthem der Haut entsprechender Ausschlag an Schleimhäuten

en|antio|mer [Kurzbildung aus gr. ἐναντίος = feindlich, entgegengesetzt u. ↑isomer]: die Eigenschaft der Enantiomeren aufweisend. **En|antio|mer** *s;* -s, -e, auch: **En|antio|mere** *s;* -n, -n (meist *Pl.*): Isomere, die die Ebene polarisierten Lichtes entgegengesetzt drehen (Chemie)

En|ar|thron [zu ↑en... u. gr. ἄρθρον = Gelenk] *s;* -s, ...ar|thren: Fremdkörperchen in einem Gelenk

En|ar|throse [aus gr. ἐνάρθρωσις = Vergliederung] *w;* -, -n: Nussgelenk, eine Form des Kugelgelenks, bei der die Gelenkpfanne mehr als die Hälfte des Gelenkkopfes umschließt (z. B. Hüftgelenk)

en|au|ral, in fachspr. Fügungen: **en|au|ralis, ...le** [zu ↑en... u. ↑Auris]: im Ohr gelegen oder befindlich

Encephalitis vgl. Enzephalitis

En|ce|phalo|enteritis acuta [zu ↑Encephalon u. ↑Enteron; ↑akut] *w;* - -, ...itides acutae: virusbedingte Infektionskrankheit des Säuglings- und Kindesalters, charakterisiert durch heftige Durchfälle und schwere Benommenheit

Encephalomalacia vgl. Enzephalomalazie

Encephalomyelitis vgl. Enzephalomyelitis

En|ce|phalon, eindeutschend auch: **Enzephalon** [von gr. ἐγκέφαλος = was im Kopfe ist; Gehirn] *s;* -s, ...la: Gehirn

Encephalopathia vgl. Enzephalopathie

En|chei|rese [aus gr. ἐγχείρησις = das In-Angriff-Nehmen, Unternehmen; Behandlungsart] *w;* -, -n: Handgriff, Verfahren; Operation

en|chon|dral, in fachspr. Fügungen: **enchon|dralis, ...le** [zu ↑en... u. gr. χόνδρος = Korn, Graupe; Knorpel]: innerhalb eines Knorpels liegend oder vorkommend. **Enchon|drom** *s;* -s, -e, in fachspr. Fügungen: **En|chon|droma,** *Pl.:* -ta: Knorpelgeschwulst

en|cysticus, ...ca, ...cum [zu ↑en... u. ↑Zyste]: in eine Zyste eingekapselt; z. B. in der Fügung ↑Hernia encystica

end..., End... vgl. endo..., Endo...

End|an|gi|itis [zu ↑Endangium] *w;* -, ...giitiden (in fachspr. Fügungen: ...gi|itides): Entzündung der Gefäßinnenhaut. **End|an|gi|itis ob|literans:** entzündliche Erkrankung der inneren Gefäßwandschichten (vor allem an den Arterien der unteren Extremitäten), bei der es zu Gewebsverödungen u. damit zu schweren Durchblutungsstörungen kommt. **End|an|gium** [↑endo... u. gr. ἀγγεῖον = Gefäß, Blutgefäß] *s;* -s, ...an|gia u. ...an|gien [...i^e^n]: = Intima

End|aortitis [zu ↑endo... u. ↑Aorta] *w;* -, ...titiden (in fachspr. Fügungen: ...titides): Entzündung der inneren Gefäßwandschicht der ↑Aorta

End|arteri|ek|tomie [↑Endarterium u. ↑Ektomie] *w;* -, ...ien: operative Entfernung der krankhaft verdickten Innenwand einer Arterie

End|arterien [...i^e^n; dt. *Ende* u. ↑Arterie] *Pl.:* Bezeichnung für Arterien, die in ↑Kapillaren übergehen, ohne vorher Seitenzweige zu anderen Arterien abzugeben

End|arteri|itis [zu ↑Endarterium] *w;* -, ...iitiden (in fachspr. Fügungen: ...i|itides): Entzündung der innersten Gefäßwandschicht von Arterien. **End|arteri|itis ob|literans:** zum Gefäßverschluss führende Entzündung der innersten Wandschicht eines Blutgefäßes. **End|arterium** [zu ↑endo... u. ↑Arterie] *s;* -s, ...ria u. ...rien [...i^e^n]: innerste Hautschicht (Wandschicht) einer Arterie

end|diastolisch: am Ende der Diastole (gemessen)

End|echo: bei der ↑Echoenzephalographie von der gegenüberliegenden Innenseite der Schädelkalotte reflektierter Schall

En|demie [zu gr. ἔνδημος = im Volke; einheimisch; an einem Ort verweilend] *w;* -, ...ien: örtlich begrenztes Auftreten einer Infektionskrankheit (im Gegensatz zur ↑Epidemie). **en|demisch:** die Endemie betreffend, in Form einer Endemie

en|dermal [zu ↑en... u. ↑Derma]: innerhalb der Haut, in der Haut, in die Haut

en|desmal [zu ↑en... u. gr. δεσμός = Binde, Band]: im Bindegewebe (vorkommend, liegend usw.)

end|ex|spiratorisch: am Ende der Ausatmung (gemessen); z. B. endexspiratorischer Druck

End|hirn vgl. Telencephalon

endo..., Endo..., vor Selbstlauten meist **end..., End...** [aus gr. ἔνδον = innen, drinnen, inwendig, innerhalb]: erster Wortbestandteil von Zus. mit der Bedeutung „innen, innerhalb"; z. B.: endogen, Endoskop, Endosmose

Endo|all|ergie [↑endo... u. ↑Allergie] *w;* -, ...ien: Allergie, bei der die ↑Allergene im Körper selbst entstehen

Endo|an|äs|thesie [↑endo... u. ↑Anästhesie] *w;* -, ...ien; Dämpfung innerer sensibler Rezeptoren

Endo|bio|se [zu endo... u. gr. βίος = Leben] *w;* -, -n: Wachstum eines parasitierenden Organismus in einem anderen. **endo|biotisch:** die Endobiose betreffend, auf ihr beruhend

Endo|bra|chy|öso|phagus [↑endo..., ↑brachy... u. ↑Ösophagus] *m;* -: angeborene Verkürzung der Speiseröhre, wobei deren unterer, in den Magen mündender Teil mit Magenschleimhaut ausgekleidet ist

endo|bron|chial [zu ↑endo... u. ↑Bronchie]: in eine Bronchie hinein, innerhalb einer Bronchie (z. B. von Intubationen, krankhaften Vorgängen u. a.)

endocardialis vgl. endokardial. **Endocarditis** vgl. Endokarditis. **Endocardium** vgl. Endokard

Endocraniitis vgl. Endokraniitis. **Endocranium** vgl. Endokranium

Endocrinopathia vgl. Endokrinopathie

End|odonto|logie [zu ↑endo..., ↑odont..., ↑...logie] *w;* -: Wissenschaft vom normalen Aufbau und von den Krankheiten des Zahninneren

Endo|photo|graphie, auch **Endo|foto|grafie** [↑endo u. *Fotografie*] *w;* -, ...ien: fotografische Aufnahme von Hohlorganen oder Körperhöhlen mithilfe des Endoskops

endo|gen [↑endo... u. ↑...gen]: im Körper selbst, im Körperinneren entstehend, von innen kommend (z. B. von Stoffen od. Krankheiten)

Endo|kard [zu ↑endo... u. ↑Kardia] *s;* -[e]s, -e, anatom. fachspr. nur: **Endo|cardium** *s;* -s, ...cardia: Herzinnenhaut. **Endo|kard|fibrose:** Herzerkrankung mit bindegewebiger Verdickung der Herzinnenhaut. **endokardial,** in fachspr. Fügungen: **endo|cardialis, ...le:** das Endokard betreffend. **Endokarditis** *w;* -, ...itiden, in fachspr. Fügungen: **Endo|carditis,** *Pl.:* ...itides: Entzündung der Herzinnenhaut. **Endo|carditis fibro|plastica eo|sino|philica:** fieberhafte Erkrankung mit hohen Eosinophilenwerten und mit Schrumpfung des Herzklappengewebes. **Endo|carditis lenta:** meist durch ↑Streptococcus viridans hervorgerufene, subakut od. chronisch verlaufende bakterielle Entzündung der Herzinnenhaut. **Endo|carditis rheuma|tica:** nichtbakterielle rheumatische Erkrankung der Herzinnenhaut. **Endo|carditis ulcerosa:** mit Geschwürbildung einhergehende Entzündung der Herzinnenhaut. **Endo|carditis verrucosa:** Endokarditis mit warzigen Auflagerungen an den Herzklappen. **Endo|kardose** *w;* -, -n: angeborene degenerative Veränderung (mit Verdickungen) der Herzinnenhaut

endo|kavitär [zu ↑endo... u. ↑Kavität]: innerhalb einer Körperhöhle; z. B. endokavitäre Bestrahlung

endo|kraniell [zu ↑Endokranium]: innerhalb des Schädels gelegen (z. B. von Blutgefäßen). **Endo|krani|itis** *w;* -, ...i|itiden, in fachspr. Fügungen: **Endo|crani|itis,** *Pl.:* ...i|itides: Entzündung des Endokraniums. **Endo|kranium** [↑endo... u. ↑Cranium] *s;* -s, ...anien [...*iᵉn*], anat. fachspr.: **Endo|cranium,** *Pl.:* ...ania: Knochenhautauskleidung des Schädelinneren

endo|krin [zu ↑endo... u. gr. κρίνειν = scheiden, trennen, sondern]: mit innerer Sekretion (von Drüsen); Gegensatz: ↑exokrin. **endo|krine Drüsen:** Drüsen, die ihre Sekrete (Hormone) unmittelbar in die Blutbahn abgeben. **Endo|krinium** *s;* -s: Gesamtheit der Drüsen mit innerer Sekretion

endo|krino|gen [↑endokrin u. ↑...gen]: von Drüsen mit innerer Sekretion bzw. deren Sekret ausgehend, hervorgerufen, ausgelöst (z. B. von Krankheiten)

Endo|krino|loge [↑endokrin u. ↑...loge] *m;* -n, -n: Wissenschaftler auf dem Gebiet der Endokrinologie. **Endo|krino|logie** [↑...logie] *w;* -: Lehre von den Drüsen mit innerer Sekretion, ihrer Funktion und ihren Hormonen. **endo|krino|logisch:** die Endokrinologie bzw. die innere Sekretion betreffend

Endo|krino|pa|thie [↑endokrin u. ↑...pathie] *w;* -, ...ien, in fachspr. Fügungen: **Endocrino|pa|thia**[1], *Pl.:* ...iae: Sammelbez. für hormonell bedingte Erkrankungen

endo|laryn|geal [zu ↑endo... u. ↑Larynx]: innerhalb des Kehlkopfes gelegen bzw. vorkommend

Endo|limax nana [↑endo..., gr. λείμαξ = Nacktschnecke; ↑nanus] *w;* -: harmlose, nicht krankheitserregende Dickdarmamöbe bei Menschen und niederen Tieren

Endo|luminal|sono|graphie [zu ↑endo..., ↑Lumen u. ↑Sonographie] *w;* -, ...ien: unmittelbare Untersuchung von Hohlorganen oder Körperhöhlen mittels Ultraschallwellen

endo|lym|phatisch, in fachspr. Fügungen: **endo|lym|phaticus, ...ca, ...cum** [zu ↑Endolymphe]: zur ↑Endolymphe gehörend, sie betreffend; z. B. ↑Ductus endolymphaticus. **Endo|lym|phe** [↑endo... u. ↑Lymphe] *w;* -, -n: Flüssigkeit im häutigen Labyrinth des Innenohrs der Wirbeltiere u. des Menschen

Endo|lysin [zu ↑endo... u. gr. λύειν = lösen, auflösen] *s;* -s, -e (meist *Pl.*): in den Zellen vorkommende Bakterien abtötende Substanzen

endo|me|trial, in fachspr. Fügungen: **endo|me|tria|lis, ...le** [zu ↑Endometrium]: das Endometrium betreffend, von ihm ausgehend. **Endo|me|triom** [↑...om] *s;* -s, -e, in fachspr. Fügungen: **Endo|me|trio|ma,** *Pl.:* -ta: Geschwulst aus versprengter Gebärmutterschleimhaut (meist im Bereich der Darmwand). **Endo|me|trio|se** *w;* -, -n, in fachspr. Fügungen: **Endo|me|trio|sis,** *Pl.:* ...io|ses: Vorkommen verschleppten Gebärmutterschleimhautgewebes außerhalb der Gebärmutter. **Endo|me|trio|sis ex|terna:** Vorkommen von Gebärmutterschleimhautgewebe in der freien Bauchhöhle. **Endo|me|trio|sis tubae:** Vorkommen von Gebärmutterschleimhautgewebe im Eileiter. **Endo|me|trio|sis uteri interna:** Vorkommen von Gebärmutterschleimhautgewebe in der Gebärmuttermuskulatur. **Endo|me|tritis** *w;* -, ...tritiden (in fachspr. Fügungen: ...tritides):

Entzündung der Gebärmutterschleimhaut (Endometrium)

Endo|me|trium [zu ↑endo... u. gr. μήτρα = Gebärmutter] *s;* -s, ...trien [...*iᵉn*]: Schleimhaut der Gebärmutterinnenwand

Endo|mitose [↑endo... u. ↑Mitose] *w;* -, -n: Chromosomenvermehrung durch Chromosomenteilung innerhalb der erhalten bleibenden Kernmembran ohne Spindelbildung (Biol.)

Endo|myo|kard [zu ↑Endokard u. ↑Myokard] *s;* -s, -e: Innenhaut des Herzmuskels. **Endo|myo|kard|fibrose** [↑Fibrose] *w;* -, -n: Wucherung des Bindegewebes von Herzinnenhaut und Herzmuskel. **Endomyo|karditis** [↑Karditis] *w;* -, ...itiden, in fachspr. Fügungen: **Endo|myo|carditis,** *Pl.:* ...itides: Entzündung der Herzinnenhaut und des Herzmuskels

Endo|myo|me|tritis [Kurzbildung zu ↑Endometrium u. ↑Myometrium] *w;* -, ...itiden (in fachspr. Fügungen: ...itides): Entzündung von Schleimhaut und Muskulatur der Gebärmutter

Endo|mysium [zu ↑endo... u. gr. μῦς = Maus; Muskel] *s;* -s, ...sien [...*iᵉn*]: Bindegewebe zwischen den einzelnen Muskelfasern im Innern der Muskeln

endo|nasal [zu ↑endo... u. ↑Nasus]: innerhalb der Nase

Endo|neu|rium [zu ↑endo... u. gr. νεῦρον = Sehne, Band; Nerv] *s;* -s, ...rien [...*iᵉn*]: bindegewebige Hülle der Nervenfaserbündel (Anat.)

Endo|nu|klea|se [Kurzbildung zu ↑endo..., ↑Nukleotid u. ↑...ase] *w;* -, -n: Enzym, das den Abbau von Nukleinsäuren durch Spaltung innerhalb der Nukleotidkette bewirkt

Endo|parasit [↑endo... u. ↑Parasit] *m;* -en, -en: im Innern eines Wirtsorganismus lebender Schmarotzer

endo|pelvinus, ...na, ...num [zu ↑endo... u. ↑Pelvis]: das Beckeninnere betreffend; innerhalb des Beckens [befindlich]; z. B. in der Fügung ↑Fascia endopelvina

Endo|phlebitis [zu ↑endo... und gr. φλέψ, Gen.: φλεβός = Ader, Vene] *w;* -, ...bitiden (in fachspr. Fügungen: ...bitides): Entzündung der Innenhaut einer Vene

Endophotographie vgl. Endofotografie

Endo|phyt [↑endo... u. ↑...phyt] *m;* -en, -en: [niedere] Pflanze, die im Innern von Organismen od. toten Substanzen (z. B. von Gestein) lebt (Biol.)

Endo|phytie [zu ↑endo... u. gr. φυτόν = Gewächs; Pflanze] *w;* -, ...ien: nach innen gerichtetes Wachstum (speziell von Tumoren); Gegensatz: ↑Exophytie. **endo|phytisch**: nach innen wachsend; Gegensatz: ↑exophytisch

Endo|plasma [↑endo... u. ↑Plasma] *s;* -s, ...men: innere, um den Zellkern gelegene Protoplasmaschicht vieler Einzeller (z. B. der Amöben; Biol.); Gegensatz: ↑Ektoplasma. **endo|plasmatisch;** in der Fügung: **endo|plasmatisches Retikulum:** die mit ↑Ribosomen besetzte Netzstruktur im Zellplasma

Endo|plastitis [zu ↑endo... u. ↑Plastik] *w;* -, ...titiden (in fachspr. Fügungen: ...titides): Krankheitsbild, das durch Bakterien hervorgerufen wird, die sich in implantierten Kunststoffprothesen oder Kathetern absiedeln

Endo|pro|these [↑endo... u. ↑Prothese] *w;* -, -n: aus Kunststoff, Metall o. Ä. gefertigtes Ersatzstück, das im Organismus den geschädigten Körperteil ganz oder teilweise ersetzt. **Endo|pro|thetik** *w;* -: Zweig der Medizin, der sich mit Ersatzstücken für den Körper befasst. **endo|pro|thetisch:** die Endoprothetik betreffend

Endo|radio|gra|phie [↑endo... u. ↑Radiographie] *w;* -: Sammelbezeichnung für Röntgenuntersuchungsmethoden, die mit ↑Kontrastmitteln arbeiten

Endo|radio|sonde [↑endo..., ↑radio... u. ↑Sonde] *w;* -, -n: kleiner verschluckbarer Sender mit einer Antimonelektrode, die den Wert der Magensäure durch Modulation der elektromagnetischen Wellenfrequenz anzeigt

endo|rektal [zu ↑endo... u. ↑Rektum]: innerhalb des Rektums; z. B. endorektale Sonographie

En|dor|phin [Kurzbildung aus ↑endogen u. ↑Morphin] *s;* -s, -e (meist *Pl.*): körpereigene Substanzen, die an den ↑Synapsen der Nervenzellen die Weiterleitung der Schmerzinformation blockieren

Endo|salpin|gitis [zu ↑endo... u. ↑Salpinx] *w;* -, ...gitiden (in fachspr. Fügungen: ...gitides): Entzündung der Eileiterschleimhaut

Endo|skop [↑endo... u. ↑...skop] *s;* -s, -e: mit elektr. Lichtquelle u. Spiegelvorrichtung versehenes Instrument zur unmittelbaren Untersuchung von Hohlorganen od. Körperhöhlen. **Endo|skopie** [↑...skopie] *w;* -, ...ien: Spiegelung, Ausleuchtung und Ausspiegelung von Hohlorganen od. Körperhöhlen mithilfe des Endoskops. **endoskopieren:** eine Endoskopie vornehmen. **endo|skopisch:** das Endoskop bzw. die Endoskopie betreffend, mittels Endoskopie

endo|skopische re|tro|grade Chol|angio|gra|phie: Methode zur Darstellung des Gallengangsystems durch retrograde Einführung eines Endoskops und anschließende Kontrastmittelinjektion; Abk.: ERC

endo|skopische re|tro|grade Chol|angio|pan|krea|to|gra|phie: Methode zur Darstellung von Gallengangsystem und Pankreas durch Einführung eines Endoskops und anschließende retrograde Injektion eines Kontrastmittels; Abk.: ERCP

End|osmose [↑endo... u. ↑Osmose] *w;* -, -n:

im Gegensatz zur ↑Exosmose die von außen nach innen gerichtete osmotische Bewegung eines Stoffes durch eine Membran in das Innere eines geschlossenen Systems

Endo|sono|gra|phie [↑endo... u. ↑Sonographie] *w;* -, ...ien: ↑Endoskopie mithilfe von Ultraschall. **endo|sono|gra|phisch:** mittels Endosonographie

Endo|spore [↑endo... u. ↑Spore] *w;* -, -n (meist *Pl.*): im Innern einer Zelle od. eines Organs (Sporenbehälters) entstehende Sporen (bes. bei Pilzen; Biol.); Gegensatz: ↑Exospore

End|ost [zu ↑endo... u. gr. *ὀστέον* = Knochen] *s;* -[e]s, auch: **End|oste|um** *s;* -s: faserige Haut über dem Knochenmark als Innenauskleidung der Knochenhöhlen

Endo|thel [zu ↑endo... u. gr. *θηλή* = Mutterbrust, Brustwarze (nlat. übertragen im Sinne von „Hautpapille; papillenreiche Zellschicht"); Analogiebildung zu ↑Epithel] *s;* -s, -e, auch: **Endo|thelium** *s;* -s, ...lien [...*iᵉn*]: aus Plattenepithelzellen bestehende Schicht, die die Innenfläche der Blut- u. Lymphgefäße auskleidet u. den Überzug der serösen Häute bildet

Endo|thelin [zu ↑Endothel] *s;* -s, -e: von den Endothelzellen der Blutgefäße gebildetes Polypeptid, das u. a. zu einer starken Gefäßverengerung führt

Endo|theliom [zu ↑Endothel] *s;* -s, -e, in fachspr. Fügungen: **Endo|thelio|ma,** *Pl.:* -ta: geschwulstförmige Neubildung aus Endothelzellen

Endo|thelio|se [zu ↑Endothel] *w;* -, -n: Wucherung von Endothelzellen

Endothelium vgl. Endothel

Endothelium derived Relaxing Factor [engl.; *endoᵘthiljᵉm diraiwd riläkßing fäktᵉ*] *m;* - - - -: Hormon, das eine Erschlaffung des Endothels bewirkt; lebenswichtiger Botenstoff, ohne den Herz, Gehirn, Leber, Lunge, Nerven und Geschlechtsorgane versagen; Abk.: EDRF

Endo|thel|sym|ptom: Hautblutungen, die nach Stauungen auftreten, wenn die Kapillaren krankhaft durchlässig sind

endo|therm [zu ↑endo... u. gr. *θέρμη* = Wärme]: Wärme bindend, Wärme aufnehmend od. absorbierend (von chem. od. physikal. Prozessen, bei denen von außen Wärme zugeführt werden muss); Gegensatz: ↑exotherm

endo|thoracicus, ...ica, ...icum [zu ↑endo... u. ↑Thorax]: das Brustkorbinnere betreffend, im Brustkorbinneren [liegend]

En|do|thrix [↑endo... u. gr. *θρίξ* = Haar] *w;* -: Gattung der Fadenpilze (Erreger von Haar- u. Nagelkrankheiten)

Endo|toxin [↑endo... u. ↑Toxin] *s;* -s, -e: an die Leibessubstanz von Bakterien gebundenes u. erst nach deren Auflösung frei werdendes Gift; Gegensatz: ↑Exotoxin

endo|tra|cheal [zu ↑endo... u. ↑Trachea]: innerhalb der Luftröhre befindlich; durch die Luftröhre nach innen. **Endo|tra|cheal|narkose:** Narkose, bei der das Narkosemittel mittels eines Tubus durch die Luftröhre zugeführt wird

endo|ure|thral [zu ↑endo... u. ↑Urethra]: innerhalb der Harnröhre befindlich

endo|vasal [zu ↑endo... u. ↑Vas]: auf dem Blutweg, im Blutgefäß erfolgend

Endo|vaso|sono|graphie [zu ↑endo..., ↑Vas u. ↑Sonographie] *w;* -, ...ien: Endoskopie der Blutgefäße mithilfe von Ultraschallwellen

endo|vesikal [zu ↑endo... u. ↑Vesica]: innerhalb der Harnblase

Endo|zervix [↑endo... u. ↑Cervix] *w;* -, ...vizes: Schleimhautauskleidung des Gebärmutterhalses

Endo|zyt [↑endo... u. ↑...zyt] *m;* -en, -en (meist *Pl.*): in der Leber liegende sternförmige Zellen

Endo|zytose [zu ↑Endozyt] *w;* -, -n: Aufnahme von Molekülen und Partikeln in die Zelle (Biochemie)

Endplatte, motorische: Endapparat der motorischen Nervenfasern, der die Reizerregung auf die quer gestreifte Muskulatur überträgt

en|eche|tisch [zu gr. *ἐνέχειν* = festhalten]: seelisch starr, schwunglos (Psychol.)

Enema [von gr. *ἔνεμα*, Gen.: *ἐνέματος* = das Hineingelassene; das Klistier] *s;* -[s], Enemata: seltene Bez. für ↑Klysma

En|ergie [von gr. *ἐνέργεια* = Wirksamkeit] *w;* -, ...ien: Fähigkeit eines Körpers, Arbeit zu leisten (Phys.)

En|ergie|quo|tient: Bezeichnung für die Kalorienmenge, die der Organismus pro Kilogramm Körpergewicht in 24 Stunden für seine Funktionen benötigt; Abk.: EQ

Energie|umsatz: = Grundumsatz

Enervie|rung [zu ↑[1]ex... u. ↑Nerv] *w;* -, -en: = Denervierung

En-face-Ni|sche [*angfáß...;* frz. *en face* = von vorn (gesehen)] *w;* -, -n: nischenförmige Aufhellung im Röntgenbild des Magens nach Kontrastmittelgabe als Zeichen eines Geschwürs an der Vorder- od. Hinterwand des Magenbulbus

En|gast|rius [zu ↑en... u. gr. *γαστήρ*, Gen.: *γαστρός* = Bauch, Magen] *m;* -, ...rien [...*iᵉn*]: parasitäre Doppelfehlbildung, bei der die eine Frucht verkümmert in der Bauchhöhle der anderen liegt

Engelmann-Krankheit [nach dem dt. Chirurgen u. Orthopäden Guido Engelmann, 1876–1934]: = Osteopathia hyperostotica multiplex

eng|lische Krankheit vgl. Rachitis

En|goue|ment [*anggumang;* aus frz. *engouement* = Verstopfung] *s;* -s, -s: Stadium der ↑Anschoppung bei Lungenentzündung

En|gramm [↑en... u. ↑...gramm] *s;* -s, -e: bleibende Gedächtnisspur, die ein Reiz im Zentralnervensystem hinterlässt (Psychol., Med.)

Engwinkel|glau|kom: Glaukom, das durch Abflussbehinderung des Kammerwassers durch einen verengten Kammerwinkel entsteht; vgl. Weitwinkelglaukom

En|hancement [*enhänßm^ent;* zu engl. to enhance = erhöhen, übertreiben] *s;* -s, -s: Effekt spezifischer Immunseren, das Wachstum von Tumoren zu fördern, wenn zuvor mit Tumorgewebe oder Tumorantigen gegen das maligne Gewebe desensibilisiert wurde.

En|hancer [*enhänß^er*] *m;* -s, -: genetisches Element, das die Umschreibung der ↑Desoxyribonukleinsäure in ↑Ribonukleinsäure anregt

En|kan|this [zu ↑en... u. gr. *κανθός* = Augenwinkel] *w;* -, ...thiden: Vergrößerung der Tränenwärzchen bei Bindehautentzündung des Auges

En|ko|presis [zu ↑en... u. gr. *κόπρος* = Mist, Dünger; Schmutz, Kot] *w;* -: Einkoten (bei schwachsinnigen Kindern)

En|kranius [zu ↑en... u. ↑Cranium] *m;* -, ...nien [*...i^en*]: parasitäre Doppelmissbildung der Form, dass die eine (parasitierende) Frucht in der Schädelhöhle der anderen liegt

En|oph|thalmus [↑en... u. gr. *ὀφθαλμός* = Auge] *m;* -: abnorme Tieflage des Augapfels in der Augenhöhle

En|ostose [zu ↑en... u. gr. *ὀστέον* = Knochen] *w;* -, -n, in fachspr. Fügungen: **Enostosis,** *Pl.:* ...oses: vom Knocheninnern ausgehende Knochengeschwulst. **En|ostosis multi|plex:** = Osteopoikilie

ensi|formis, ...me [zu lat. *ensis* = Schwert u. lat. *forma* = Gestalt, Form]: schwertförmig; z. B. in der Fügung ↑Processus ensiformis (Anat.)

Ens morbi [lat. *ens* = Ding, Wesen; ↑Morbus] *s;* - -: das Wesen einer Krankheit

Ent|amöbe [↑ento... und ↑Amöbe] *w;* -, -n, in der biologischen Systematik: **Ent|amoe|ba,** *Pl.:* ...oe|bae: Gattung der Amöben, die im Innern anderer Tiere u. des Menschen leben. **Ent|amoe|ba coli** [↑Kolon]: Dickdarmamöbe (nicht krankheitserregend). **Ent|amoe|ba gingivalis:** Amöbe der Mundschleimhaut. **Ent|amoe|ba histo|lytica:** Amöbenart, die als Erreger der Amöbenruhr bekannt ist

Entartung vgl. Degeneration

Entartungs|re|aktion: abnorme, schwache oder fehlende Reaktion von degenerativ veränderten Nerven und Muskeln auf elektrische Reize; Abk.: EaR

Entbindung *w;* -, -en: Geburt eines lebenden Kindes (bei dem die natürliche Atmung einsetzt) oder einer toten Leibesfrucht von mindestens 35 cm Körperlänge

Ent|dif|ferenzie|rung *w;* -, -en: Struktur- bzw. Formabweichung der Zellen eines (meist bösartigen) Tumors gegenüber den Zellen des Ausgangsgewebes; Gegensatz: ↑Differenzierung (2)

Entenherz: einer Urinflasche (der sog. „Ente") vergleichbare Form eines quer gelagerten Herzens

Entenschnabelbruch: Form eines Fersenbeinbruches, bei der durch Zug der Achillessehne das obere Bruchstück nach oben gezogen wird, sodass ein einem geöffneten Entenschnabel vergleichbarer Spalt entsteht

enteral, in fachspr. Fügungen: **enteralis, ...le** [zu ↑Enteron]: auf den Darm bzw. die Eingeweide bezogen

Enteralgie vgl. Enterodynie

Enter|amin [↑Enteron u. ↑Amin] *s;* -s: = Serotonin

enterisch, in fachspr. Fügungen: **entericus, ...ca, ...cum** [zu ↑Enteron]: zu den Eingeweiden gehörend

Enteritis [zu ↑Enteron] *w;* -, ...ritiden (in fachspr. Fügungen: ...ritides): Dünndarmentzündung. **Enteritis ne|croticans:** „Darmbrand", ↑Gangrän im Bereich der Darmschlingen (z. B. in eingeklemmten oder abgeschnürten Darmabschnitten). **Enteritis regionalis:** = Ileitis terminalis

Entero|ana|stomose [↑Enteron und ↑Anastomose] *w;* -, -n: operativ hergestellte Verbindung zwischen zwei Darmschlingen; Abk.: EA

Entero|bacter [zu ↑Enteron u. gr. *βάκτρον* = Stab] *s* od. *m;* -s: Gruppe aerober Bakterien, die v. a. Infektionen der Harnwege hervorrufen

Entero|bakterien [*...i^en;* ↑Enteron u. Bakterie] *Pl.:* Sammelbez. für alle in den Eingeweiden vorkommenden Bakterien

Entero|bius [zu ↑Enteron u. gr. *βίος* = Leben] *m;* -, (Arten:) ...bien [*...i^en*]: Gattung der Madenwürmer (Darmbewohner bei Mensch u. Tier). **Entero|bius vermicularis:** Aftermade, schmaler, weißer Madenwurm, der bes. in den Eingeweiden des Menschen schmarotzt

Enterococcus vgl. Enterokokke

Enterocystoma vgl. Enterozystom

Enter|odynie [↑Enteron u. ↑...odynie] *w;* -, ...ien, auch: **Enter|algie** [↑...algie] *w;* -, ...ien: Darmschmerz, Leibschmerz

Entero|epi|plo|zele [↑Enteron, ↑Epiploon und ↑...zele] *w;* -, -n: „Darm-Netz-Bruch", Bauchdeckenbruch, in dessen Bruchsack sich Teile des Darms u. des Netzes befinden

Entero|gast|ron [zu ↑Enteron u. gr. *γαστήρ,* Gen.: *γαστρός* = Bauch; Magen] *s;* -s: Hormon der Zwölffingerdarmschleimhaut, das die Magensekretion unterdrückt u. einen Rückgang der Darmbewegungen bewirkt

entero|gen [↑Enteron u. ↑...gen]: vom

Darm ausgehend, im Darm entstanden (z. B. von Krankheiten)

Entero|gluk|agon [↑Enteron u. ↑Glukagon] *s;* -s, -e: Gewebshormon, das bei Fettzufuhr regulierend auf den Dünndarm wirkt

entero|hämor|rhagische Escheri|chia coli [zu ↑Enteron, ↑Hämorrhagie u. ↑Escherichia coli] *w;* - - -: zu den Kolibakterien gehörende Krankheitserreger, die zu Durchfällen und v. a. bei Kleinkindern und älteren Menschen zum teils tödlich verlaufenden ↑hämolytisch urämischen Syndrom führen können; Abk.: EHEC

entero|hepatisch [zu ↑Enteron u. ↑Hepar]: Darm und Leber betreffend. **entero|hepatischer Kreislauf:** Darm-Leber-Kreislauf für die mit der Galle ausgeschiedenen Substanzen, die nach Umwandlung im Darm der Leber wieder zugeführt werden

Entero|hepato|zele [↑Enteron, ↑Hepar u. ↑...zele] *w;* -, -n: eine Form des Nabelbruchs, bei der der Bruchsack Darmschlingen u. Teile der Leber enthält

Entero|hormon [↑Enteron u. ↑Hormon] *s;* -s, -e (meist *Pl.*): in den inneren Organen gebildete Hormone

Entero|kinase [↑Enteron u. ↑Kinase] *w;* -, -n: in der Darmschleimhaut gebildetes Enzym, das inaktive Proenzyme der Bauchspeicheldrüse in aktive Enzyme umwandelt

Entero|klyse [↑Enteron u. gr. κλύσις = das Abspülen] *w;* -, -n: Füllung des Darms mit Flüssigkeit (zur Diagnose krankhafter Veränderungen)

Entero|kok|ke [↑Enteron u. ↑Kokke] *w;* -, -n (meist *Pl.*), auch **Entero|kok|kus** *m;* -, ...kokken, in der fachspr. Nomenklatur: **Entero-coc|cus** *m;* -, (Arten:) ...coc|ci: zur normalen Darmflora des Menschen gehörende paarweise od. in kurzen Ketten angeordnete Darmbakterien, die außerhalb des Darms Krankheitserreger sind

Entero|kolitis [zu ↑Enteron u. ↑Kolon] *w;* -, ...litiden: Entzündung des Dünn- u. Dickdarms

Entero|lith [↑Enteron u. ↑...lith] *m;* -s od. -en, -e[n]: „Darmstein", Kotstein, ↑Konkrement im Darm aus verhärtetem Kot od. aus Ablagerungen, die sich um Fremdkörper (z. B. verschluckte Knochensplitter) herum gebildet haben

Entero|myia|se [zu ↑Enteron u. gr. μυῖα = Fliege] *w;* -, -n, in fachspr. Fügungen: **Enteromyi|asis,** *Pl.:* ...ia|ses: Madenkrankheit des Darms

Enteron [aus gleichbed. gr. ἔντερον] *s;* -s, ...ra: Darm (insbes. Dünndarm); Eingeweide

Entero|neu|rose [↑Enteron u. ↑Neurose] *w;* -, -n: nervöse Darmstörung

Entero|pa|thie [↑Enteron u. ↑...pathie] *w;* -, ...ien, in fachspr. Fügungen: **Entero|pathia**[1], *Pl.:* ...iae: Sammelbez. für alle Darmerkrankungen. **entero|pa|thisch,** in fachspr. Fügungen: **entero|pa|thicus, ...ca, ...cum:** eine Darmstörung betreffend, im Zusammenhang mit einer Darmstörung stehend; z. B. in der Fügung ↑Acrodermatitis enteropathica

Entero|pexie [zu ↑Enteron u. gr. πῆξις = Befestigen, Verbinden, Festmachen] *w;* -, ...ien: operative Annähung gesenkter Eingeweideteile an fixe Stellen

Entero|ptose [↑Enteron u. gr. πτῶσις = das Fallen, der Fall] *w;* -, -n: Senkung des Darms od. der Eingeweide in der Bauchhöhle infolge verminderter Spannung der Gewebe (z. B. bei Abmagerung)

Enteror|rhagie [zu ↑Enteron u. gr. ῥαγή = Riss] *w;* -, ...ien: Darmblutung

Enteror|rha|phie [zu ↑Enteron u. gr. ῥαφή = Naht] *w;* -, ...ien: Darmnaht, Verschluss eines operierten Darmabschnittes mit resorbierbarem Nahtmaterial

Entero|skop [↑Enteron u. ↑...skop] *s;* -s, -e: 2 m langes und 10 mm dickes, biegsames Instrument zur Vornahme einer Enteroskopie. **Entero|skopie** [↑...skopie] *w;* -, ...ien: instrumentelle Inspektion von Leerdarm und Krummdarm

Entero|spasmus [↑Enteron u. ↑Spasmus] *m;* -, ...men: Krampf der Darmmuskulatur

Entero|stenose [↑Enteron u. ↑Stenose] *w;* -, -n: Darmverengung

Entero|stoma [↑Enteron u. ↑Stoma] *s;* -s, -ta: operativ hergestellte Ausleitung des Dünndarms auf die Körperoberfläche. **Entero|stomie** [↑...stomie] *w;* -, ...ien: operative Herstellung einer Verbindung zwischen zwei Darmlichtungen

Entero|thorax [↑Enteron u. ↑Thorax] *m;* -[es], -e: Verlagerung von Eingeweiden (Magen, Darm, Milz, Leber) in den Brustkorb bei angeborenem Zwerchfelldefekt

Entero|tom [zu ↑Enteron u. gr. τομός = schneidend] *s;* -s, -e: chirurgische Darmklemme (bei operativen Darmeröffnungen verwendet). **Entero|tomie** [↑...tomie] *w;* -, ...ien: operative Eröffnung des Darms, Darmschnitt

Entero|toxin [↑Enteron u. ↑Toxin] *s;* -s, -e: Bakteriengift, das zu schweren Vergiftungserscheinungen mit Brechdurchfällen und Kollaps führt

Entero|ty|phus [↑Enteron u. ↑Typhus] *m;* -: = Typhus abdominalis

Entero|virus [↑Enteron u. ↑Virus] *s;* -, ...viren (meist *Pl.*): Sammelbezeichnung für eine Gruppe von krankheitserregenden Viren (z. B. für die Erreger der ↑Poliomyelitis, ↑Meningitis u. ↑Myokarditis), die sich im Verdauungstrakt des Menschen vermehren

Entero|zele [↑Enteron u. ↑...zele] *w;* -, -n: Darmbruch, Eingeweidebruch

Entero|zo|on [↑Enteron und gr. ζῷον = Lebewesen, Tier] *s;* -s, ...zoen und ...zoa (meist *Pl.*): tierische Darmschmarotzer

Entero|zyste [↑Enteron u. ↑Zyste] *w;* -, -n: vom ↑Ductus omphaloentericus ausgehender Hohlraum, der mit Magen- od. Darmschleimhaut ausgekleidet ist

Entero|zystom [↑Enteron, ↑zystisch und ↑...om] *s;* -s, -e, in fachspr. Fügungen: **Entero|cystoma,** *Pl.:* -ta: zystische Geschwulst des Verdauungstraktes, deren Wandung im Allgemeinen dem Bau der Darmwandung entspricht

Enthaarung vgl. Depilation u. Epilation

Ent|helmin|then [↑ento... u. ↑Helminthe] *Pl.:* Eingeweidewürmer

En|thesio|pa|thie [gr. ἔνθεσις = das Hineinsetzen, Hineinschieben u. ↑...pathie] *w;* -, ...ien: allg. Bez. für die Erkrankung eines Sehnen- oder Muskelansatzes am Knochen

En|thesitis [zu gr. ἔνθεσις = das Hineinsetzen, Hineinschieben] *w;* -, ...sitiden (in fachspr. Fügungen: ...sitides): Entzündung eines Sehnen- oder Muskelansatzes am Knochen

Entjungferung vgl. Defloration

Entmannung vgl. Emaskulation

Entmarkung vgl. Demyelinisation

ento..., Ento..., vor Selbstlauten: **ent..., Ent...** [aus gr. ἐντός = innen]: Bestimmungswort von Zus. mit der Bedeutung „innen, innerhalb"; z. B.: Entoparasit, Enthelminthen

Ento|blast [↑ento... u. ↑...blast] *s;* -[e]s, -e u. **Ento|derm** [gr. δέρμα = Haut] *s;* -s, -e: „inneres Keimblatt", bei der Keimesentwicklung der Vielzeller während der ↑Gastrulation zusammen mit dem ↑Ektoderm aus dem ↑Blastoderm sich bildende einfache innere Zellschicht, aus der der Urdarm u. später der Mitteldarm mit seinen Drüsen hervorgehen (Biol.)

En|tomo|loge [gr. ἔντομος = eingeschnitten; Kerbtier, Insekt u. ↑...loge] *m;* -n, -n: Insektenforscher, Insektenkundler. **En|tomo|logie** [↑...logie] *w;* -: Lehre von den Insekten, Insektenkunde. **en|tomo|logisch:** die Entomologie betreffend

En|tomo|phagie [gr. ἔντομος = eingeschnitten; Kerbtier, Insekt u. ↑...phagie] *w;* -, ...ien: Verzehr lebender oder toter Insekten und deren Vorstufen wie Larven, Eier (bei bestimmten Geisteskrankheiten)

Ento|parasit [↑ento... u. ↑Parasit] *m;* -en, -en: ↑Parasit, der im Inneren anderer Organismen schmarotzt

ent|optisch [zu ↑ento... u. gr. ὤψ, Gen.: ὠπός = Auge; Gesicht]: im Augeninnern [gelegen]. **ent|optische Erscheinungen:** durch feine Verunreinigungen eines optischen Systems (z. B. Staubkörnchen) hervorgerufene Veränderungen des entstehenden Bildes (z. B. die als „fliegende Mücken" bezeichneten Erscheinungen bei Glaskörpertrübungen des menschlichen Auges)

Ent|opto|skop [zu ↑entoptisch u. ↑...skop] *s;* -s, -e: Apparat zur Sichtbarmachung ↑entoptischer Erscheinungen

ent|otisch [zu ↑ento... u. gr. οὖς, Gen.: ὠτός = Ohr]: im Innern des Ohrs [gelegen, entstehend]. **ent|otische Geräusche:** subjektive Wahrnehmung von Geräuschen, die im Ohr selbst od. in seiner unmittelbaren Umgebung entstehen

Ento|zo|on [↑ento... u. gr. ζῷον = Lebewesen, Tier] *s;* -s, ...zoen u. ...zoa (meist *Pl.*): tierische ↑Parasiten, die im Inneren eines Wirtsorganismus schmarotzen

En|tropium [zu gr. ἐντρέπειν = umwenden, umkehren] *s;* -s, ...pien [...*pi*ᵉ*n*] (in fachspr. Fügungen: ...pia): krankhafte Einstülpung der freien Lidrandfläche zum Augapfel hin. **En|tropium senile:** durch Altersschlaffheit der Lidhaut bedingtes Entropium. **En|tropium spasticum:** Entropium des Unterlids bei Lidmuskelkrampf

Entwicklungs|neurologie [↑Neurologie] *w;* -: Spezialgebiet der Medizin, das sich mit der normalen und gestörten Entwicklung des Nervensystems befasst

Entzügelungshochdruck: Bluthochdruck infolge neuritischer Lähmung der im ↑Nervus glossopharyngeus verlaufenden Blutdruckzüglernervenfasern

Entzugsblutung: nach Absetzen von Östrogenen auftretende Regelblutung

Entzündung *w;* -, -en: lokale Reaktion des Körpers (Gewebes) auf einen schädigenden Reiz, der infektiös (Bakterien, Viren), chemisch (Gifte, z. B. bei Insektenstichen) od. physikalisch (mechanisch, Temperatur- u. Strahlungseinwirkung) sein kann (klassische Zeichen einer Entzündung sind: Rötung, Fieber, Schmerz, Schwellung u. Funktionsstörungen)

Enu|klea|tion [zu lat. *enucleare* = aus-, entkernen] *w;* -, -en, in fachspr. Fügungen: **Enu|clea|tio,** *Pl.:* ...ea|tio|nes: operative Ausschälung (z. B. einer Geschwulst od. des Augapfels); Absetzung eines Gliedes aus dem Gelenk. **Enu|clea|tio bulbi:** operative Ausschälung des Augapfels. **enu|kle|ieren:** eine Enukleation durchführen

En|urese [zu gr. ἐνουρεῖν = hineinpissen] *w;* -, in fachspr. Fügungen: **En|uresis:** unwillkürliches [nächtliches] Harnlassen (bes. bei Kindern); Bettnässen. **En|uresis di|urna:** meist funktionell bedingtes unwillkürliches Harnlassen am Tage. **En|uresis nocturna:** unwillkürliches Harnlassen in der Nacht, Bettnässen (speziell bei Kindern). **En|uresis spuria:** unwillkürliches Harnlassen als Begleitsymptom organischer Erkrankungen (z. B. bei ↑Diabetes mellitus). **En|uresis ureterica:** dauerndes Harnträufeln bei Harnleiterektopie

Environto|logie [engl. *environ* = Umwelt u. ↑...logie] *w;* -: Teilgebiet der Futurologie, das sich bes. mit den durch Technik und

Wirtschaft bedingten Umweltveränderungen und deren Steuerung (im Sinne von Vorsorge und Abwehrmaßnahmen) befasst

En|ze|phalin [zu ↑Encephalon] *s;* -s, -e: Peptidhormon des Zentralnervensystems, das vor allem eine analgetische Wirkung hat

En|ze|phalitis [zu ↑Encephalon] *w;* -, ...itiden, in fachspr. Fügungen: **En|ce|phalitis,** *Pl.:* ...itides: Gehirnentzündung. **En|ce|phalitis acuta hae|mor|rhagica:** „Flohstichenzephalitis", Gehirnentzündung bei akuten Infektionskrankheiten mit punktförmigen (flohstichartigen) Blutungsherden um die Hirngefäße herum. **En|ce|phalitis epi|demica:** Gehirngrippe, durch Viren hervorgerufene Erkrankung des Zentralnervensystems (übertragbar, epidemisch auftretend). **En|ce|phalitis meta|statica:** durch eine ins Gehirn verschleppte Infektion hervorgerufene Gehirnentzündung. **En|ce|phalitis purulenta:** eitrige Gehirnentzündung, Hirnabszess. **En|ce|phalitis rheu|matica:** rheumatisch bedingte Gehirnentzündung. **en|ze|phalitisch,** in fachspr. Fügungen: **en|ze|phaliticus, ...ca, ...cum:** durch Enzephalitis hervorgerufen

En|ze|phalo|arterio|gra|phie [↑Encephalon u. ↑Arteriographie] *w;* -, ...ien: röntgenographische Darstellung der Hirnschlagadern

En|ze|phal|ödem [↑Encephalon und ↑Ödem] *s;* -s, -e: vorwiegend traumatisch bedingte Schwellung des Gehirns (z. B. nach Unfällen mit Schädelverletzungen)

En|ze|phalo|gramm [↑Encephalon und ↑...gramm] *s;* -s, -e: Röntgenbild der Gehirnkammern. **En|ze|phalo|gra|phie** [↑...graphie] *w;* -, ...ien: **1)** = Elektroenzephalographie. **2)** röntgenographische Darstellung der mit Hirn-Rückenmarks-Flüssigkeit gefüllten Schädelräume nach Lufteinblasung

En|ze|phalo|malazie [↑Encephalon u. ↑Malazie] *w;* -, ...ien, in fachspr. Fügungen: **En|ce|phalo|malacia**[1], *Pl.:* ...iae: „Gehirnerweichung", eine Art Verflüssigung der Gehirnmasse mit Auflösung der Gehirnstruktur

En|ze|phalo|menin|go|zele [↑Encephalon u. ↑Meningozele] *w;* -, -n: angeborener od. (seltener) auf Verletzung beruhender Hirn- u. Hirnhautbruch (Hirnsubstanz u. Hirnhaut treten durch Schädellücken hervor)

En|ze|phalo|mye|litis [zu ↑Encephalon u. gr. *μυελός* = Mark] *w;* -, ...itiden, in fachspr. Fügungen: **En|ce|phalo|mye|litis,** *Pl.:* ...itides: Entzündung von Gehirn und Rückenmark

Enzephalon vgl. Encephalon

En|ze|phalo|pa|thie [↑Encephalon u. ↑...pathie] *w;* -, ...ien, in fachspr. Fügungen: **En|ce|phalo|pa|thia**[1], *Pl.:* ...iae: selten für: [organische] Gehirnerkrankung, Gehirnleiden (allgemein). **En|ce|phalo|pa|thia saturnina:** Gehirnerkrankung als Folge einer chronischen Bleivergiftung

En|ze|phalor|rhagie [zu ↑Encephalon u. gr. *ῥαγή* = Riss; Analogiebildung zu ↑Hämorrhagie] *w;* -, ...ien: Hirnblutung (als Folge von Gefäßrissen im Gehirn)

En|ze|phalo|zele [↑Encephalon und ↑...zele] *w;* -, -n: „Hirnbruch", Hervortreten von Hirnteilchen durch Lücken des Schädels (angeboren oder nach Verletzungen)

En|zo|on [↑en... u. gr. *ζῷον* = Lebewesen, Tier] *s;* -s, ...zoen u. ...zoa (meist *Pl.*): im Körperinnern lebende Schmarotzer. **en|zo|otisch,** in fachspr. Fügungen: **en|zo|oticus, ...ca, ...cum:** von im Körperinnern lebenden Schmarotzern ausgehend

En|zym [zu ↑en... u. gr. *ζύμη* = Sauerteig] *s;* -s, -e: in der lebenden Zelle gebildete organische Verbindung, die als Katalysator die Stoffwechselvorgänge im Organismus entscheidend beeinflusst. **en|zymatisch:** von Enzymen bewirkt. **En|zym|de|fekt:** Fehlen eines für den Stoffwechsel notwendigen Enzyms infolge Mutation des zugehörigen Gens. **En|zym|einheit:** diejenige Enzymmenge, die unter definierten Bedingungen die Umwandlung von einem Mikromol Substrat pro Minute katalysiert. **En|zym|immun|assay,** auch: **En|zym|immuno|assay** [...*imun[o]ᵉßeⁱ*]: quantitative Bestimmung biologisch aktiver Substanzen (z. B. Pharmaka) in Körperflüssigkeiten mit Antigenen, die mit Enzymen markiert sind. **En|zymo|loge** [↑...loge] *m;* -n, -n: Wissenschaftler auf dem Gebiet der Enzymologie. **En|zymo|logie** [↑...logie] *w;* -: Lehre von den Enzymen. **En|zymo|pa|thie** [↑...pathie] *w;* -, ...ien: Schädigung (Erkrankung) des Organismus, die auf einem angeborenen Mangel oder auf einem Nichtvorhandensein bzw. auf einer blockierten Funktion der Enzyme beruht

en|zystie|ren [zu ↑en... u. gr. *κύστις* = Harnblase; Beutel, Blase]: sich einkapseln (z. B. von Saugwurmlarven)

Eog, EOG: Abk. für: ↑Elektrookulogramm

Eo|sin [zu gr. *ἔως (ἠώς)* = Morgenröte] *s;* -s: roter Farbstoff, der u. a. in der mikroskopischen Technik zur Zell- u. Gewebefärbung verwendet wird

Eo|sino|penie [Kurzbildung zu ↑*eosino*phil u. gr. *πένης* = arm] *w;* -: abnormer Schwund der ↑eosinophilen weißen Blutkörperchen

eo|sino|phil [zu ↑Eosin u. gr. *φίλος* = lieb; Freund]: mit Eosin besonders gut färbbar (von Zellen od. Geweben, speziell von ↑Leukozyten). **Eo|sino|phile** *Pl.:* ↑Granulozyten, die mit Eosin gut anfärbbar sind. **Eo|sino|philie** *w;* -: **1)** die Affinität bestimmter Zellen od. Gewebe (speziell von Leukozyten) zu Eosin. **2)** Vermehrung der mit Eosin rot färbbaren weißen Blutkörperchen auf über 4 % im Blutausstrich

ep..., Ep... vgl. epi..., Epi...
Ep|actalia [zu gr. ἐπακτός = herbeigeholt; fremd] *Pl.:* Schaltknochen, überzählige Knochen, die sich zuweilen in den Schädelnähten entwickeln (eine harmlose Anomalie)
Epencephalon vgl. Rhombencephalon
Ep|en|dym, in der anat. Nomenklatur: **Ep|en|dyma** [aus gr. ἐπένδυμα = Oberkleid] *s;* -s: feinhäutige Zellschicht, mit der die Hirnhöhlen u. der Zentralkanal des Rückenmarks ausgekleidet sind. **ep|en|dymal:** das Ependym betreffend, zum Ependym gehörend. **Ep|en|dymitis** *w;* -, ...itiden (in fachspr. Fügungen: ...itides): Entzündung des Ependyms
Ep|en|dymo|blastom [↑Ependym und ↑Blastom] *s;* -s, -e: Geschwulst aus embryonalen Ependymzellen
Ep|en|dymom [zu ↑Ependym] *s;* -s, -e: Geschwulst (speziell Hirntumor) aus Ependymzellen
eph..., Eph... vgl. epi..., Epi...
Eph|apse [↑epi... u. gr. ἁψίς = Verknüpfung] *w;* -, -n: künstliche (z.B. an Verletzungsstellen auftretende) ↑Synapse
Eph|eliden, auch: **Eph|elides** [von gleichbed. gr. ἐφηλίδες] *Pl.:* Sommersprossen, anlagebedingte, stärker pigmentierte kleine, bräunliche Hautflecken an Körperstellen, die bes. dem Sonnenlicht ausgesetzt sind
eph|emer [aus gr. ἐφήμερος = für den Tag, einen Tag dauernd, vergänglich]: nur einen Tag dauernd, eintägig, schnell vorübergehend (z.B. vom Fieber gesagt). **Eph|emera** *w;* -: „Eintagsfieber“, allg. Bez. für einen Fieberzustand, der nicht länger als etwa einen Tag anhält
EPH-Gestose *w;* -, -n: durch die Symptomentrias Ödeme, Proteinurie und Bluthochdruck (engl. = *e*dema, *p*roteinuria, *h*ypertension) charakterisiertes Krankheitsbild (früher als Präeklampsie bezeichnet)
Eph|idrose [aus gr. ἐφίδρωσις = Schweiß am Oberleib] *w;* -, in fachspr. Fügungen: **Eph|idrosis:** = Hyper[h]idrose
epi..., Epi..., vor Vokalen meist: **ep..., Ep...,** vor h: **eph..., Eph...** [aus gr. ἐπί = auf, darauf, darüber, über, über – hin]: Präfix mit den Bedeutungen „auf, darauf, darüber, die Oberfläche von etwas bedeckend; daneben; oben, kopfwärts gelegen; darüber – hin; darauf, nach“; z.B.: Epidermis, ephemer, Ependym
Epi|an|dro|steron [↑epi... u. ↑Androsteron] *s;* -s: im Harn vorkommendes ↑Isomer des ↑Testosterons mit schwach ↑androgener Wirkung
Epi|ble|pharon [↑epi... u. gr. βλέφαρον = Augenlid] *s;* -s, ...ra: angeborene dicke Hautfalte, die dem Unterlidrand unmittelbar parallel vorgelagert ist
Epicanthus vgl. Epikanthus
epicardialis vgl. epikardial. **Epicardium** vgl. Epikard
Epicondylitis vgl. Epikondylitis
Epi|condylus [↑epi... u. ↑Condylus] *m;* -, ...li: Vorsprung bzw. Fortsatz des Gelenkknorrens der langen Röhrenknochen (Anat.); vgl. auch: Epikondylus. **Epi|condylus lateralis (femoris** bzw. **humeri):** Vorsprung an den seitlichen Flächen des inneren und äußeren Gelenkknorrens des Oberschenkels bzw. Oberarms. **Epi|condylus media|lis (femoris** bzw. **humeri):** Vorsprung an den mittleren Flächen des inneren u. äußeren Gelenkknorrens des Oberschenkels bzw. Oberarms
epicranialis vgl. epikranial
epidemicus vgl. epidemisch. **Epi|demie** [von gr. ἐπιδημία = im ganzen Volk verbreitete Krankheit, Seuche] *w;* -, ...ien: zeitlich und örtlich gehäuftes Auftreten einer Infektionskrankheit innerhalb eines größeren Lebensraumes; Massenerkrankung, Seuche (Gegensatz: ↑Endemie)
Epi|demio|loge [↑Epidemie u. ↑...loge] *m;* -n, -n: Wissenschaftler mit bes. Kenntnissen auf dem Gebiet der Epidemiologie. **Epi|demio|logie** [↑...logie] *w;* -: Lehre von der Entstehung, Verbreitung und Bekämpfung epidemischer Infektionskrankheiten, i.w.S. von der Verteilung von Krankheiten allgemein, deren Ursachen, Formen und sozialen Folgen in der Bevölkerung. **epi|demio|logisch:** die Epidemiologie betreffend
epi|demisch, in fachspr. Fügungen: **epi|demicus, ...ca, ...cum** [zu ↑Epidemie]: in Form einer Epidemie auftretend (von Infektionskrankheiten); z.B. in der Fügung ↑Hepatitis epidemica
epi|dermal [zu ↑Epidermis]: von der Epidermis stammend, zu ihr gehörend
Epi|dermis [zu ↑epi... u. ↑Derma] *w;* -, ...men: Oberhaut, (beim Menschen u. bei den Wirbeltieren mehrschichtige) äußere Zellschicht der Haut
Epi|dermo|id [↑Epidermis u. ↑...id] *s;* -[e]s, -e: ↑Zyste mit oberhautähnlicher Auskleidung
Epi|dermo|lyse [zu ↑Epidermis u. gr. λύειν = lösen, auflösen] *w;* -, -n, in fachspr. Fügungen: **Epi|dermo|lysis,** *Pl.:* ...lyses: krankhafte Ablösung der Oberhaut. **Epi|dermolysis bullosa hereditaria:** erbliche Hautkrankheit, die charakterisiert ist durch eine abnorme Brüchigkeit u. bläschenförmige Ablösung der Epidermis
Epi|dermo|mykose [↑Epidermis u. ↑Mykose] *w;* -, -n: allg. Bezeichnung für entzündliche Oberhauterkrankungen, die durch niedere Pilze (z.B. Trichophytonarten) verursacht werden
Epi|dermo|phyt [↑Epidermis und ↑...phyt] *m;* -en, -en, in der biolog. Nomenklatur: **Epi|dermo|phyton** *s;* -[s], ...ta: Gattung

krankheitserregender Hautpilze. **Epi|der|mo|phyton in|gui|nale:** weltweit verbreiteter Hautpilz, Erreger der ↑Epidermophytia inguinalis. **Epi|dermo|phytia ec|zematosa:** Pilzerkrankung der Haut mit ekzemartigen Herden. **Epi|dermo|phytia ingui|nalis:** durch ↑Epidermophyton inguinale hervorgerufene Infektionskrankheit, die die Haut der Leistengegend, der ↑Vulva u. der Afterfalten befällt. **Epi|dermo|phytie** *w;* -, ...ien, in fachspr. Fügungen: **Epi|dermo|phytia**[1], *Pl.:* ...iae: durch Epidermophyten verursachte Erkrankung der Oberhaut. **Epidermophyton** vgl. Epidermophyt

Epi|didym|ek|tomie [↑Epididymis u. ↑Ektomie] *w;* -, ...ien: operative Entfernung eines Nebenhodens

Epi|didymis [zu ↑epi... u. gr. *δίδυμος* = doppelt; *(Pl.:)* die Hoden] *w;* -, ...didymiden (rein fachspr.: ...didymides): Nebenhoden, aus dem obersten Teil der Urniere entstandenes, dem Hoden anliegendes männliches Geschlechtsorgan, das als Reifungsort des Samens u. zur Ableitung des Samens aus dem Hoden in den Samenleiter dient

Epi|didymitis [zu ↑Epididymis] *w;* -, ...mitiden (in fachspr. Fügungen: ...mitides): Nebenhodenentzündung

Epi|didymo|vaso|stomie [↑Epididymis, ↑Vas u. ↑...stomie] *w;* -, ...ien: operative Verbindung des Samenleiters mit dem Nebenhoden

epi|dural, in fachspr. Fügungen: **epi|duralis, ...le** [zu ↑epi... u. ↑Dura]: auf der harten Hirnhaut gelegen; z. B. in der Fügung ↑Haematoma epidurale

Epi|dural|an|äs|thesie: Betäubung durch Einspritzen von Betäubungsmitteln in den Raum zwischen harter Hirnhaut u. Wirbelkanal

Epi|dural|raum: Raum zwischen der äußersten Hülle des Rückenmarks und dem Wirbelkanal

epi|gam [zu ↑epi... u. gr. *γάμος* = Heirat, Ehe; Beischlaf]: nach der Befruchtung stattfindend (Biol.)

Epi|gast|ralgie [↑Epigastrium u. ↑...algie] *w;* -, ...ien: Schmerzen im Epigastrium

epi|gast|risch, in fachspr. Fügungen: **epi|gast|ricus, ...ca, ...cum** [zu ↑epi... u. gr. *γαστήρ*, Gen.: *γαστρός* = Bauch; Magen]: zum ↑Epigastrium gehörend, im Epigastrium liegend; z. B. in der Fügung ↑Fossa epigastrica. **Epi|gast|rium** [aus gr. *ἐπιγάστριον* = Oberbauch (bis zum Nabel)] *s;* -s, ...rien [...i*e*n]: Magengrube, Bezeichnung der Körperregion im Winkel beider Rippenbogen zwischen Schwertfortsatz des Brustbeins und Nabel (Anat.)

epi|genetisch [↑epi... u. ↑genetisch]: durch Umwelteinflüsse bedingt (auf die Änderung der Erbfaktoren bezogen)

epi|glotticus, ...ca, ...cum [zu ↑Epiglottis]: zum Kehldeckel gehörend. **Epi|glottis** [aus gleichbed. gr. *ἐπιγλωττίς*, Gen.: *ἐπιγλωττίδος;* zu gr. *ἐπί* = auf, über usw. u. gr. *γλῶσσα (γλῶττα)* = Zunge] *w;* -, ...ttiden (rein fachspr.: ...glottides): „Kehldeckel", beweglicher, blattförmiger, ovaler oder herzförmiger Knorpel, der den Eingang zum Kehlkopf beim Schluckakt verschließt

Epi|glottitis [zu ↑Epiglottis] *w;* -, ...itiden (in fachspr. Fügungen: ...itides): Entzündung der Schleimhaut des Kehldeckels

Epi|gna|thus [↑epi... u. gr. *γνάθος* = Kinnbacken] *m;* -, ...gnathen: parasitäre Doppelfehlbildung der Art, dass die eine Frucht am Gaumen bzw. an der Schädelbasis der anderen liegt

Epi|kan|thus [↑epi... u. ↑Kanthus] *m;* -, in fachspr. Fügungen: **Epi|can|thus:** Hautfalte am inneren Rand des oberen Augenlids. **Epi|can|thus lateralis:** (sehr selten vorkommende) Hautfalte am äußersten Lidwinkel

Epi|kard [zu ↑epi... u. ↑Kardia] *s;* -[e]s, -e, anatomisch fachspr.: **Epi|cardium,** *Pl.:* ...dia: das dem Herzen der Wirbeltiere u. des Menschen unmittelbar aufliegende Blatt (aus serösem Epithel) des Herzbeutels. **epikardial**, in fachspr. Fügungen: **epi|cardia|lis, ...le:** das Epikard betreffend

Epi|kondylitis [zu ↑Epicondylus] *w;* -, ...itiden, in fachspr. Fügungen: **Epi|condylitis,** *Pl.:* ...itides: Entzündung eines ↑Epicondylus

Epi|kondylus *m;* -, ...li od. ...dylen: eindeutschende Schreibung für ↑Epicondylus

epi|kranial, in fachspr. Fügungen: **epi|crania|lis, ...le** [zu ↑epi... u. ↑Cranium]: dem Schädel aufliegend; z. B. in der Fügung ↑Aponeurosis epicranialis

Epi|krise [aus gr. *ἐπίκρισις* = Beurteilung, Entscheidung] *w;* -, -n: zusammenfassende kritische Analyse eines abgeschlossenen Krankheitsfalles seitens des Arztes. **epi|kritisch:** die Epikrise betreffend, einen abgeschlossenen Krankheitsfall kritisch analysierend

Epi|kutan|probe und **Epi|kutan|test** [zu ↑epi... u. ↑Kutis]: Läppchenprobe, Test zur Feststellung von Allergenen, bei dem die Testsubstanz mithilfe eines Leinenläppchens auf die Haut aufgebracht wird

Epilation [zu ↑[1]ex... u. lat. *pilus* = Haar] *w;* -, -en: „Enthaarung", Entfernung von Körperhaaren. **Epilatorium** *s;* -s, ...rien [...i*e*n]: Haarentfernungsmittel; Instrument zum Entfernen von Körperhaaren

Epi|lep|sie [von gr. *ἐπιληψία* = das Anfassen; der Anfall; die Fallsucht] *w;* -, ...sien, in fachspr. Fügungen: **Epi|lep|sia**[1], *Pl.:* ...siae: „Fallsucht", Bezeichnung für eine Gruppe erblicher, traumatisch bedingter oder auf organischen Schädigungen beruhender Erkrankungen, deren charakteristische Zeichen zerebrale Krampfanfälle, Bewusstlosigkeit, Schaum vor dem Mund, Zungenbiss u. Einnässen sind. **Epi|lep|sia major:** „großer Krampfanfall", durch eine ↑Aura eingeleitet, u.a. mit starken klonischen Krämpfen, Bewusstlosigkeit u. Gedächtnisverlust verbunden. **Epi|lep|sia minor:** „kleiner Krampfanfall", mit nur leichten Krämpfen und leichter Bewusstseinstrübung verbunden. **Epi|lep|sia nutans** [lat. *nutare* = wanken, schwanken; nicken]: „Nickkrampf", anfallsweise auftretende Nickbewegungen des Kopfes u. Oberkörpers bei Säuglingen und Kleinkindern. **Epi|lep|sia pro|cursiva:** „Laufepilepsie", eine Form des epileptischen Anfalls, die charakterisiert ist durch einen starken Bewegungsdrang des Kranken (insbesondere Vorwärtslaufen u. bizarre Körperbewegungen). **Epi|lep|sia traumatica:** Epilepsie nach Schädelverletzungen

epi|lepti|form, in fachspr. Fügungen: **epi|lepti|formis, ...me** [zu ↑epileptisch u. lat. *forma* = Gestalt, Form]: einem epileptischen Anfall od. seinen Erscheinungsformen vergleichbar, ähnlich, entsprechend

Epi|leptiker [zu gr. *ἐπιληπτικός* = an Epilepsie leidend] *m;* -s, -: an Epilepsie Erkrankter, Fallsüchtiger. **epi|leptisch:** die Epilepsie betreffend, die Symptome der Epilepsie betreffend oder zeigend

epi|lepto|gen [↑epileptisch u. ↑...gen]: eine Epilepsie bewirkend

epi|lepto|id [↑epileptisch u. ↑...id]: = epileptiform

epilie|ren [zu ↑¹ex... u. lat. *pilus* = Haar]: Körperhaare entfernen, enthaaren

Epi|ne|phrek|tomie [↑Epinephron u. ↑Ektomie] *w;* -, ...ien: operative Entfernung der Nebennieren

Epi|ne|phritis [zu ↑epi... u. gr. *νεφρός* = Niere] *w;* -, ...ritiden (in fachspr. Fügungen: ...ritides): Entzündung der Fettkapsel der Niere

Epi|ne|phron [zu ↑epi... u. gr. *νεφρός* = Niere] *s;* -s, ...phra od. ...phren: Nebenniere (↑Glandula suprarenalis)

epi|neu|ral [zu ↑epi... u. gr. *νεῦρον* = Sehne, Flechse; Nerv]: die bindegewebige Hülle der Nervenstämme betreffend. **Epi|neu|rium** *s;* -s, ...rien [...*iᵉn*]: bindegewebige Hülle der Nervenstämme (Anat.)

Epi|or|chium [zu ↑epi... u. ↑Orchis] *s;* -s, ...chien [...*iᵉn*]: = Lamina visceralis testis

Epi|pharyn|gitis [zu ↑Epipharynx] *w;* -, ...itiden (in fachspr. Fügungen: ...itides): Entzündung des nasalen Abschnitts des Rachenraums

Epi|pharynx [↑epi... u. ↑Pharynx] *m;* -: Nasenrachenraum, der nasale Abschnitt des Rachenraums (Anat.)

Epi|phora [von gr. *ἐπιφορά* = der Andrang; das Hervorbrechen (von Feuchtigkeit)] *w;* -: Tränenträufeln, Tränenfluss (als physiologischer Vorgang beim Weinen od. pathologisch bei Hypersekretion der Tränendrüsen)

epi|phrenisch, in fachspr. Fügungen: **epi|phrenicus, ...ca, ...cum** [zu ↑epi... u. ↑Phrenes]: über dem Zwerchfell gelegen

Epi|physe [aus gr. *ἐπίφυσις* = Zuwuchs, Ansatz] *w;* -, -n, anat. fachspr.: **Epi|physis** *w;* -, ...physes: **1)** das beidseitige Endstück (Gelenkstück) der langen Röhrenknochen bei Wirbeltieren u. beim Menschen. **2)** = Corpus pineale

Epi|physeo|dese oder **Epi|physio|dese** [zu ↑Epiphyse und gr. *δεῖν* = binden] *w;* -, -n: (u.a. zur Korrektur von X-Beinen angewandte) operative Methode zur Unterbindung des Wachstums der ↑Epiphyse (1)

Epi|physeo|lyse oder **Epi|physio|lyse** [zu ↑Epiphyse u. gr. *λύειν* = lösen, auflösen] *w;* -, -n, auch: **Epi|physeo|lysis** bzw. **Epi|physio|lysis,** *Pl.:* ...lyses: entzündliche, mechanische od. traumatische Ablösung einer ↑Epiphyse (1) vom Röhrenknochen

epi|physia|lis, ...le [zu ↑Epiphyse]: zur Epiphyse (1) gehörend; z.B. in der Fügung ↑Cartilago epiphysialis

Epiphysis vgl. Epiphyse

Epi|phyt [↑epi... u. ↑...phyt] *m;* -en, -en: unkorrekte Bez. für ↑Epidermophyt

Epi|plo|entero|zele [↑Epiploon, ↑Enteron u. ↑...zele] *w;* -, -n: Bauchbruch mit Netz- u. Darmteilen im Bruchsack

epi|ploi|cus, ...ca, ...cum [zu ↑Epiploon]: zum großen Netz (↑Epiploon) gehörend, es betreffend; z.B. ↑Appendices epiploicae

Epi|plo|itis [zu ↑Epiploon] *w;* -, ...itiden (in fachspr. Fügungen: ...itides): Entzündung des ↑Epiploons

Epi|plo|on [aus gr. *ἐπίπλοον* = Netz um die Eingeweide] *s;* -s, ...ploa: netz- od. schürzenartige Verdoppelung der Bauchfellfalten, die vom Magen bis zu den anliegenden Organen reicht (in der anat. Nomenklatur gilt dafür die Bezeichnung ↑Omentum)

Epi|plo|zele [↑Epiploon u. ↑...zele] *w;* -, -n: „Netzbruch", Bauchbruch mit Netzteilen im Bruchsack

Epi|pygus [zu ↑epi... u. gr. *πυγή* = Hintere, Steiß] *m;* -, ...pygen u. ...pygi: missgebildete Zwillingsfrucht, bei der die eine (verkümmerte) Frucht am Steiß der anderen (normal entwickelten) sitzt

episcleralis vgl. episkleral

Episcleritis vgl. Episkleritis

Epi|sior|rha|phie [zu gr. *ἐπίσιον* = Schamgegend u. gr. *ῥαφή* = Naht] *w;* -, ...ien: operative Verengerung der Schamspalte durch Vernähung der großen Schamlippen

Epi|sio|tomie [gr. *ἐπίσιον* = Schamgegend u. ↑...tomie] *w;* -, ...ien: Scheiden-Damm-Schnitt, operativer Einschnitt in den Damm seitlich der Schamspalte zur Vermeidung eines Dammrisses bei der Entbindung

Epi|sklera [↑epi... u. ↑Sclera] *w;* -, ...ren: Bindegewebe zwischen Bindehaut u. Lederhaut des Auges

epi|skleral, in fachspr. Fügungen: **episcleralis, ...le** [zu ↑Episklera]: zur Episklera gehörend; z. B. in der Fügung ↑Arteriae episclerales

Epi|skleritis [zu ↑Episklera] *w;* -, ...itiden, in fachspr. Fügungen: **Epi|scleritis,** *Pl.:* ...itides: Entzündung der Episklera

epi|sodisch, in fachspr. Fügungen: **episodicus, ...ca, ...cum** [zu gr. *ἐπεισόδιος* = hinzukommend, nicht wesentlich zur Sache gehörend]: vorübergehend; z. B. in der Fügung ↑Adynamia episodica hereditaria

Epi|som [↑epi... u. ↑...som] *s;* -s, -en (meist *Pl.*): Partikel, das dem Hauptkörper eines Gens zugeordnet ist (Biol.)

Epi|spadie [zu ↑epi... u. gr. *σπαδών* = Riss, Spalte] *w;* -, ...ien: angeborene Missbildung des ↑Penis derart, dass die Harnröhre auf der Oberseite des Penis spaltförmig mündet

Epi|spastikum [zu gr. *ἐπισπαστικός* = anziehend] *s;* -s, ...ka: Zugmittel, Hautreizmittel

Epi|stase [↑epi... u. gr. *στάσις* = Stellung, Stand; das Stehen] *w;* -, -n: Überdeckung der Wirkung eines Gens (vgl. Gen) durch ein anderes, das nicht zum gleichen Erbanlagenpaar gehört (Biol.)

Epi|staxis [aus gr. *ἐπίσταξις* = das dauernde Tröpfeln, insbes. das Nasenbluten] *w;* -: Nasenbluten

Epi|stro|pheus [*...oiß*], auch: **Epi|stropheus** [*...e-uß;* aus gr. *ἐπιστροφεύς* = Umdreher (Name des ersten Halswirbels)] *m;* -: Name des zweiten (früher: des ersten) Halswirbels bei Reptilien, Vögeln, Säugetieren u. Menschen, über dessen Fortsatz sich der ringförmige erste Halswirbel (↑Atlas) dreht (in der neueren Nomenklatur dafür der Name ↑Axis)

Epi|thalamus [↑epi... u. ↑Thalamus] *m;* -, ...mi: Bezeichnung für den auf dem Thalamus liegenden Gehirnabschnitt (umfasst ↑Stria medullaris, ↑Trigonum habenulae, ↑Habenula u. ↑Corpus pineale)

Epi|thel [zu ↑epi... u. gr. *θηλή* = Mutterbrust, Brustwarze (nlat. übertragen gebraucht im Sinne von „Hautpapille; papillenreiche Zellschicht")] *s;* -s, -e u. -ien [...iᵉn], anatomisch fachspr.: **Epi|thelium,** *Pl.:* ...lia: oberste Zellschicht (Deckgewebe) des menschlichen u. tierischen Haut- und Schleimhautgewebes. **epi|theli|al:** zum Epithel gehörend, aus Epithel bestehend

Epi|thelio|lyse [zu ↑Epithel u. gr. *λύειν* = lösen, auflösen] *w;* -, -n: krankhafte Ablösung des Epithels

Epi|theliom [zu ↑Epithel] *s;* -s, -e, in fachspr. Fügungen: **Epi|thelio|ma,** *Pl.:* -ta: aus Epithelzellen hervorgehende Hautgeschwulst; im engeren Sinne: = Epithelioma malignum. **Epi|thelio|ma adeno|ides cysticum:** Bildung zahlreicher gutartiger (ca. erbsengroßer) Hautknötchen im Bereich der Haarbälge (bes. im Bezirk der Nasen-Wangen-Falte; speziell bei Jugendlichen während der Pubertätszeit). **Epi|thelio|ma baso|cellulare:** = Basaliom. **Epi|thelio|ma con|tagio|sum:** durch ein Virus verursachte ansteckende Hauterkrankung, charakterisiert durch die Bildung kleiner, etwa perlgroßer, mattweißer od. rosa Hautknötchen, die in der Mitte eingedellt sind. **Epi|thelio|ma mali|gnum:** Hautkrebs, Hautkarzinom, zusammenfassende Bezeichnung für die verschiedenen Formen aus wucherndem Epithelgewebe hervorgehender bösartiger Tumoren der Haut (darunter die Hauptformen ↑Basaliom u. ↑Spinaliom)

Epi|thelisation [zu ↑Epithel] *w;* -, -en: Bildung von Epithelgewebe

Epithelium vgl. Epithel

Epi|thel|körperchen *Pl.:* Bezeichnung für die Nebenschilddrüsen (vgl. Glandula parathyreoidea inferior u. superior); Abk.: EK

Epi|thelo|id|zellen [↑Epithel u. ↑...id]: epithelzellenähnliche ↑Histiozyten, die z. B. in ↑Tuberkeln vorkommen

Epi|thel|perlen: in der Struktur einer Perle vergleichbare gutartige Anhäufungen aus verhornten Epithelzellen

Epi|thel|pfropfung: Aufpfropfung von Epithelstückchen auf schlecht heilende Wunden

Epi|thel|zylinder *Pl.:* zylindrisch zusammengeballte Epithelzellenverbände im Harn

Epi|these [aus gr. *ἐπίθεσις* = das Darauflegen] *w;* -, -n: **1)** operative Korrektur einer Deformität oder eines verkrümmten Gliedes. **2)** Schiene oder Stützapparat

Epi|top [↑epi... u. gr. *τόπος* = Ort, Platz, Stelle] *m* od. *s;* -s, -e: Abschnitt eines ↑Antigens, der die Spezifität eines ↑Antikörpers bestimmt

epi|tuberkulös [zu ↑epi... u. ↑Tuberkulose]: im Gefolge einer Tuberkulose sich entwickelnd (von unspezifischen Veränderungen der Lunge gesagt)

epi|tympanisch, in fachspr. Fügungen: **epitympanicus, ...ca, ...cum** [zu ↑Epitympanon]: im oberen Teil der Paukenhöhle liegend (z. B. in der Fügung ↑Recessus epitympanicus).

Epi|tympanon und **Epi|tympanum** [↑epi... u. ↑Tympanum] *s;* -s, ...na: = Recessus epitympanicus

Epi|ty|phlitis [zu ↑Epityphlon] *w;* -, ...itiden (in fachspr. Fügungen: ...itides): selten für: Appendizitis

Epi|ty|phlon [↑epi... u. ↑Typhlon] *s;* -s, ...phla: selten für: Appendix (1)

Epi|zoo|logie [↑Epizoon u. ↑...logie] *w;* -: Lehre von den auf der Körperoberfläche lebenden Hautschmarotzern

Epi|zo|on [↑epi... u. gr. ζῷον = Lebewesen, Tier] *s;* -s, ...zoen u. ...zoa (meist *Pl.*): auf der Körperoberfläche bes. von Tieren lebende Hautschmarotzer (z. B. Läuse)

Epi|zoo|nose [↑Epizoon und gr. νόσος = Krankheit] *w;* -, -n: durch Epizoen hervorgerufene Hautkrankheit

epi|zo|otisch, in fachspr. Fügungen: **epi|zooticus, ...ca, ...cum** [zu ↑Epizoon]: durch Epizoen hervorgerufen; z. B. in der Fügung ↑Aphthae epizooticae

Ep|ony|chium [zu ↑epi... u. gr. ὄνυξ, Gen.: ὄνυχος = Nagel] *s;* -s, ...ien [...*iᵉn*] u. ...ia: die auf der Nagelwurzel liegende Hautschicht

Ep|oo|phoron [↑epi... u. ↑Oophoron] *s;* -s, ...ra: „Nebeneierstock", der ↑Epididymis homologes, aus der Urniere hervorgegangenes rudimentäres Anhangsgebilde der weiblichen Geschlechtsorgane beiderseits oberhalb des Eierstocks (bei Wirbeltieren u. beim Menschen)

Eprou|vette [*epruwätᵉ*; aus gleichbed. frz. *éprouvette* (zu frz. *éprouver* = probieren, versuchen)] *w;* -, -n: bes. *östr.* für: Proberöhrchen, Reagenzglas

Ep|silon|alkoholiker [gr. ε (ἒ ψιλόν) = 5. Buchstabe des gr. Alphabets]: episodischer Trinker mit Kontrollverlust

Epstein-Barr-Viren [nach den engl. Medizinern M. A. Epstein, geb. 1921, u. M. L. Barr, geb. 1908]: in Zellen des ↑Burkitt-Tumors regelmäßig vorkommende Viren

Ep|ulis [zu ↑epi... u. gr. οὖλον (οὖλις) = Zahnfleisch] *w;* -, ...uliden (in fachspr. Fügungen: ...ulides): Zahnfleischgeschwulst

EQ: Abk. für ↑Energiequotient

Equi|lin [zu lat. *equus* = Pferd] *s;* -s, -e: aus Stutenharn gewonnenes konjugiertes (im Stoffwechsel durch Kopplung von Glukuron- oder Schwefelsäure wasserlösliches und damit ausscheidungsfähiges) Östrogen

equi|no|varus, ...ra, ...rum [lat. *equinus* = zum Pferd gehörend, Pferde... u. lat. *varus* = auseinander gebogen, krummbeinig]: spitz- u. klumpfüßig; z. B. in der Fügung ↑Pes equinovarus. **Equi|no|varus** *m;* -, ...vari u. ...varen: übliche Kurzbezeichnung für: Pes equinovarus

equi|nus, ...na, ...num [aus lat. *equinus* = zum Pferd gehörend, Pferde...]: **1)** zum Pferd gehörend, Pferde...; z. B. in der Fügung ↑Cauda equina. **2)** spitzfüßig (in der Fügung ↑Pes equinus). **Equi|nus** *m;* -, ...ni u. ...nen: übliche Kurzbezeichnung für: Pes equinus

Er: chem. Zeichen für ↑Erbium

Eradikation [zu lat. *eradicare* = mit der Wurzel herausreißen] *w;* -, -en: Ausrottung einer Krankheit. **eradikativ** [...*tif*]: ausrottend (von Arzneimitteln)

Erb-Charcot-Krankheit [...*scharko...;* nach dem dt. Neurologen W. H. Erb (1840–1921) u. dem frz. Neurologen J. M. Charcot (1825 bis 1893)]: spastische Rückenmarkslähmung. **Erb-Du|chenne-Krankheit** [...*düschän...*]: = Duchenne-Erb-Lähmung. **Erb-Gold|flam-Krankheit** [S. V. Goldflam, poln. Neurologe, 1852–1932]: krankhafte Muskelschwäche (↑Myasthenia gravis pseudoparalytica)

Erbgrind vgl. Favus

Erbium [künstliche Bildung zu -erb- in Ytterbit (Erbium kommt in diesem Mineral vor)] *s;* -s: metallisches chemisches Element; Zeichen: Er

Erbkrankheit, Erbleiden: Erkrankung, für deren Entstehung krankhaft veränderte Erbanlagen eine entscheidende Rolle spielen und die nach den mendelschen Gesetzen auf die Nachkommen vererbt wird

Erb|plasma vgl. Idioplasma

Erb-Punkt [nach dem dt. Neurologen W. H. Erb, 1840–1921]: **1)** Stelle über dem Schlüsselbein, von der aus das Armnervengeflecht elektrisch gereizt werden kann. **2)** Stelle am linken Brustbeinrand zum Abhören der Aortenklappen

Erbrechen vgl. Vomitus u. Emesis

Erbsenbein vgl. Os pisiforme

ERC: Abk. für ↑endoskopische retrograde Cholangiographie

ERCP: Abk. für ↑endoskopische retrograde Cholangiopankreatographie

Erdheim-Tumor [nach dem östr. Pathologen Jakob Erdheim, 1874–1937]: = Kraniopharyngeom

erektil, in fachspr. Fügungen: **erectilis, ...le** [zu lat. *erigere, erectum* = aufrichten]: zur Aufrichtung fähig bzw. geeignet, schwellfähig (von Organen, insbes. vom ↑Penis). **Erektion** *w;* -, -en: durch Blutstauung bedingte Versteifung u. Aufrichtung von Organen, die (wie z. B. das männliche Glied) mit Schwellkörpern versehen sind. **Erektor** *m;* -s, ...toren: Kurzbezeichnung für ↑Musculus erector spinae

Erep|sin [Kunstw. aus gr. ἐρέπτεσθαι = rupfen; fressen, verzehren u. ↑Pepsin] *s;* -s: Eiweiß spaltendes Enzymgemisch im Saft des Dünndarms u. der Bauchspeicheldrüse

Ere|thiker [zu gr. ἐρεθίζειν = reizen] *m;* -s, -: leicht reizbarer Mensch. **ere|thisch:** leicht erregbar, reizbar (Psychol., Med.). **Erethismus** *m;* -: krankhaft gesteigerte Erregbarkeit, Reizbarkeit (Psychol., Med.)

Erfahrungsheilkunde vgl. Außenseitermedizin

Erfordernishochdruck: erhöhter Blutdruck, der zur Sicherstellung einer ausreichenden Blutversorgung der einzelnen Gewebe unbedingt erforderlich ist

Erfordernisschrittmacher vgl. Demand-Schrittmacher

Erfrierung vgl. Congelatio

Erg, ERG: Abk. für ↑Elektroretinogramm

erg..., Erg... vgl. ergo..., Ergo...

Ergasio|phobie [zu gr. *ἐργασία* = das Arbeiten u. gr. *φόβος* = Furcht] *w;* -, ...ien: krankhafte Angst, aktiv zu sein oder durch Aktivität Schaden anzurichten

Ergasto|plasma [zu gr. *ἐργαστικός* = arbeitend, arbeitsam, tätig u. ↑Plasma] *s;* -s, ...men: „Arbeitsplasma", Bestandteil des Zellplasmas einer Drüsenzelle, in dem intensive Eiweißsynthesen stattfinden

Ergin [zum Stamm von gr. *ἔργον* = Werk; Arbeit] *s;* -s, -e (meist *Pl.*): Sammelbezeichnung für ↑Vitamine, ↑Enzyme u. ↑Hormone als die für den Ablauf der Lebensvorgänge im Organismus wichtigen Wirkstoffe

...ergisch [zu gr. *ἔργον* = Werk; Arbeit]: Grundwort von adjektivischen Zusammensetzungen mit der Bedeutung „tätig, wirkend, einwirkend"; z. B.: adrenergisch, cholinergisch

ergo..., Ergo..., vor Selbstlauten auch: **erg..., Erg...** [aus gr. *ἔργον* = Werk; Arbeit]: Bestimmungswort von Zus. mit der Bed. „Arbeit, Arbeitsleistung; funktionelle Tätigkeit (von Körperteilen od. Organen); Funktionsleistung"; z. B.: ergotrop, Ergographie

Ergo|graph [↑ergo... u. ↑...graph] *m;* -en, -en: Apparat zur Aufzeichnung der Muskelarbeit.

Ergo|gra|phie [↑...graphie] *w;* -, ...ien: Aufzeichnung der Arbeitsleistung von Muskeln mittels eines Ergographen

Ergo|meter [↑ergo... u. ↑...meter] *s;* -s, -: Apparat zur Messung der Arbeitsleistung von Muskeln. **Ergo|me|trie** [↑...metrie] *w;* -, ...ien: Messung der Arbeitsleistung von Muskeln mittels eines Ergometers

Ergon [zum Stamm von gr. *ἔργον* = Werk; Arbeit] *s;* -s, -e (meist *Pl.*): Sammelbezeichnung für die ↑Vitamine u. ↑Hormone (als Wirkstoffe im Organismus)

Ergo|nomie [zu ↑ergo... und gr. *νόμος* = Brauch; Gesetz] *w;* -: Teilbereich der Arbeitsphysiologie, der sich mit den Möglichkeiten einer Anpassung der Arbeit an den Menschen befasst

Erg|oph|thalmo|logie [↑ergo... und ↑Ophthalmologie] *w;* -: Augenheilkunde in arbeitsmedizinischer Sicht (z. B. Sehen am Arbeitsplatz)

Ergo|spiro|me|trie [zu ↑ergo..., lat. *spirare* = blasen; wehen; atmen u. ↑...metrie] *w;* -, ...ien: Spiroergometrie

Ergo|stat [zu ↑ergo... u. gr. *-στάτης* = stellend, wägend; Wäger] *m;* -en, -en: = Ergometer

Ergot|amin [frz. *ergot* = Mutterkorn und ↑Amin] *s;* -s, -e: Hauptalkaloid des Mutterkorns (→Secale cornutum), das die Gefäßmuskulatur, die Gebärmutter und das Zentralnervensystem beeinflusst

Ergo|therapie [↑ergo... u. ↑Therapie] *w;* -, ...ien: = Beschäftigungstherapie

Ergotismus [zu frz. *ergot* = Mutterkorn] *m;* -: Kribbelkrankheit, Vergiftung durch Mutterkorn. **Ergotismus con|vulsivus:** chronische Mutterkornvergiftung mit schmerzhaften Muskelkontraktionen. **Ergotismus gangrae|nosus:** „Mutterkornbrand", chronische Mutterkornvergiftung mit Gefäßkrämpfen und ↑Gangrän

ergo|trop [↑ergo... u. ↑...trop]: im Sinne einer Leistungssteigerung wirkend

Ergot|verbindungen [frz. *ergot* = Mutterkorn]: Derivate der Mutterkornalkaloide, die vornehmlich auf hypophysärer Ebene wirken und zur Behandlung z. B. der ↑Mastitis, der ↑Akromegalie und der Parkinson-Krankheit verwendet werden

Ergrauen (der Haare) vgl. Canities und Poliosis

Erguss: 1) vgl. Exsudat. **2)** vgl. Transsudat. **3)** vgl. Ödem. **4)** vgl. Hämatom. **5)** vgl. Ejakulation

Erhaltungs|dosis: Dosis eines Medikaments, die nach erreichter Sättigung weiterhin gegeben werden muss, um den wirksamen Blutspiegel aufrechtzuerhalten

Erhaltungs|therapie: Therapie, die nach Heilung einer Krankheit beibehalten werden muss, um einen Rückfall zu verhindern

erigibel [zu lat. *erigere, erectum* = aufrichten]: = erektil. **erigie|ren:** sich versteifen u. aufrichten (von Organen, die mit Schwellkörpern versehen sind, gesagt, z. B. vom männlichen Glied); vorwiegend im zweiten Partizip: **erigiert**

Erlenmeyerkolben [nach dem dt. Chemiker Emil Erlenmeyer, 1825–1909]: feuerfester konischer Glaskolben mit flachem Boden (chem. Laborgerät)

Ernährung *w;* -: Versorgung (von außen od. aus körpereigenen Reserven) des Organismus mit den zur Lebenserhaltung, zum Wachstum u. zur Arbeitsleistung notwendigen Stoffen in fester, flüssiger od. gasförmiger Form bei Mensch, Tier u. Pflanze. **Ernährung, par|enterale:** Zuführung der Nahrung an den Organismus – unter Umgehung des Verdauungsweges – über die Blutbahn od. durch die Haut

Erntefieber = Feldfieber

Erntekrätze vgl. Trombidiose

Erntemilbe vgl. Trombicula autumnalis

Eröffnungs|peri|ode: bei der Geburt der Zeitraum zwischen Wehenbeginn u. vollständiger Eröffnung des Muttermundes

ero|gen [gr. *ἔρως* = Liebe, Liebesverlangen u. ↑...gen]: nennt man Körperstellen, deren Berührung od. Reizung geschlechtliche Erregung auslöst (Psychol.)

Erosion [zu lat. *erodere, erosum* = weg-, abnagen; zerfressen] *w;* -, -en, in fachspr. Fügungen: **Erosio,** *Pl.:* ...io|nes: oberflächliche Schädigung insbes. der Haut od. Schleimhaut. **Erosio corneae:** oberflächlicher Defekt der Hornhaut des Auges. **Erosio dentis** [↑Dens]: Defekt des Zahnschmelzes, bes. an der Kaufläche der Zähne. **Erosio falsa:** Auswärtsstülpung der Muttermundlippen mit Auftreten von Schleimhautgewebe des Gebärmutterhalses am äußeren Muttermund. **Erosio portio|nis** [↑Portio]: oberflächlicher Defekt an der Schleimhaut des äußeren Muttermundes. **Erosio vera:** entzündlicher Schleimhautdefekt am äußeren Muttermund

Eroto|mane [zu gr. ἔρως, Gen.: ἔρωτος = Liebe, Liebesverlangen u. gr. μανία = Tollheit, Wahnsinn] *m* od. *w;* -n, -n: an Erotomanie Leidende[r]. **Eroto|manie** *w;* -: Liebeswahn, krankhaft übersteigertes sexuelles Verlangen (Psychol., Med.)

erratisch, in fachspr. Fügungen: **erraticus, ...ca, ...cum** [zu lat. *errare* = umherirren]: wandernd; unregelmäßig

Erregungsleitungs|system: System aus Muskelfasern, das ohne Vermittlung nervöser Elemente den Erregungsreiz vom Herzvorhof zur Herzkammer leitet

Er|rhinum [zu gr. ἐν = in, innerhalb u. gr. ῥίς, Gen.: ῥινός = Nase] *s;* -s, ...rhina: Nasen-, Schnupfmittel, Mittel zur Förderung der Nasenschleimhautsekretion

Ersatzblase: operativ hergestellte künstliche Blase (nach Entfernung der Harnblase) durch Einpflanzung der Harnleiter in eine Dickdarm- oder Dünndarmschlinge (↑Coffey-Operation)

Ersatzknochen *Pl.:* Bezeichnung für alle knorpelig vorgebildeten Knochen des Skeletts

Eruktation [zu lat. *eructare* = ausrülpsen, ausspeien] *w;* -, -en, in fachspr. Fügungen: **Eructatio,** *Pl.:* ...io|nes: Aufstoßen, Rülpsen, spontanes Herausstoßen von in den Magen gelangter Luft; Synonym: ↑Efflation. **Eructatio nervosa:** nervöses Aufstoßen (speziell bei ↑Aerophagie)

Eruption [zu lat. *erumpere, eruptum* = herausbrechen, hervorbrechen] *w;* -, -en, in fachspr. Fügungen: **Eruptio,** *Pl.:* ...io|nes: Ausbruch eines Hautausschlags; Hautausschlag. **eruptiv** [...*tif*]: ausbrechend, hervorbrechend (von einem Exanthem)

Erweichung vgl. Malazie

Erysi|pel [von gleichbed. gr. ἐρυσίπελας] *s;* -s, -e, in fachspr. Fügungen: **Erysi|pelas,** *Pl.:* Erysi|pelata: Rose, Wundrose, durch intrakutane ↑Streptokokken verursachte ansteckende Entzündung der Haut u. des Unterhautgewebes (charakterisiert u.a. durch Rötung u. Schwellung mit scharfer Abgrenzung). **Erysi|pelas bullosum:** Erysipel mit Bildung von Hautblasen. **Erysi|pelas gangrae|nosum:** Erysipel, verbunden mit Gewebszerfall (immer tödlich). **Erysi|pelas migrans:** „Wanderrose“, Erysipel, bei dem sich die Entzündung fortlaufend über große Körperregionen flächenhaft ausbreitet. **Erysi|pelas phleg|monosum:** Erysipel mit phlegmonöser Entzündung des Unterhautzellgewebes. **Erysi|pelas trau|maticum:** „Wundrose“, von Verletzungs- od. Operationswunden ausgehendes Erysipel. **Erysipelas vac|cinale:** im Gefolge einer Impfung auftretendes Erysipel (die Erreger dringen durch die Impfwunde ein). **Erysi|pelas vesiculosum:** Erysipel mit Ausbildung von Hautbläschen

Erysi|pelo|id [↑Erysipel und ↑...id] *s;* -[e]s, -e: Rotlauf, Schweinerotlauf, durch ↑Erysipelothrix rhusiopathiae verursachte akute infektiöse Hauterkrankung von Schweinen, die auch auf Menschen übertragbar ist (meist durch Wunden), dann aber meist auf bestimmte Körperbezirke lokalisiert bleibt (mit erysipelartigen Hautveränderungen)

Erysi|pelo|thrix [↑Erysipel u. gr. θρίξ = Haar] *w;* -: Gattung parasitischer, unbeweglicher, morphologisch variabler, grampositiver Bakterien, darunter die Art: **Erysipelo|thrix rhusio|pa|thiae:** Erreger des Schweinerotlaufs (↑Erysipeloid)

Ery|them [aus gr. ἐρύθημα = Errötung, Röte] *s;* -s, -e, in fachspr. Fügungen: **Erythema,** *Pl.:* -ta: entzündliche Rötung der Haut infolge ↑Hyperämie (oft auch krankheitsbedingt, mit vielen, z.T. infektiösen Sonderformen). **Ery|thema ab acribus** [lat. *acer* = scharf]: durch hautreizende Stoffe hervorgerufenes Erythem. **Ery|thema autumnale:** = Trombikulose. **Ery|thema caloricum:** durch Hitzeeinwirkung verursachtes Erythem. **Ery|thema chronicum mi|grans:** „Wanderröte“, durch Zeckenbiss verursachte, kreisförmig sich ausbreitende entzündliche Rötung der Haut. **Ery|thema contusi|forme:** = Erythema nodosum. **Erythema elevatum:** Erythem, das durch blassblaue bis rötliche Hauterhabenheiten charakterisiert ist. **Ery|thema ex|sudativum multi|forme:** Scheibenrose, vielgestaltige Hautrötung mit exsudativen Hauteffloreszenzen (insbesondere Bildung von Blasen oder Knoten). **Ery|thema fugax:** flüchtiges, schnell vorübergehendes Erythem. **Erythema in|duratum:** Erythem mit Bildung tuberkulider Hautknoten. **Ery|thema infectiosum:** Großfleckenkrankheit, Ringelröteln, harmlose ansteckende Infektionskrankheit (speziell bei Kindern u. Jugendlichen) mit großfleckigem, rosafarbenem Exanthem (sog. „fünfte Krankheit“). **Ery|thema iridiformis:** Erythem mit konzentrisch um einen Herd verlaufenden Rötungsringen. **Erythema nodosum:** Erythem speziell an den Unterschenkeln mit Bildung schmerzhafter roter Knoten in der Haut u. im Unterhautgewebe. **Ery|thema papulatum:** vielgestaltige entzündliche Hautröte mit Bildung von Knötchen u. Papeln. **Ery|thema pudoris** [lat.

pudor = Scham]: „Schamröte", psychogen ausgelöste, durch spontane Erweiterung der Kapillargefäße bewirkte flüchtige Hautrötung (meist im Gesicht u. am Hals). **Erythema simplex:** einfache Hautrötung ohne nennenswerte andere Hauterscheinungen. **Ery|thema solare:** „Sonnenbrand", durch Lichtstrahlen (bes. Sonnenstrahlen) hervorgerufenes Erythem

Ery|thema|todes [zu gr. *ἐρύθημα,* Gen.: *ἐρυθήματος* = Errötung, Röte u. gr. *-ειδής* = gestaltet, ähnlich] *m;* -: Zehrrose, Schmetterlingsflechte, erythemähnliche entzündliche Hauterkrankung mit vielgestaltigem Krankheitsbild, speziell charakterisiert durch umschriebene bläulich rote Hautflecken. **Ery|thema|todes acutus:** akuter Erythematodes mit Hautblutungen sowie Blasen- u. Krustenbildung. **Ery|thematodes chronicus:** chronischer Erythematodes u. a. mit Herden bes. im Gesicht u. an den Wangen (dabei Auftreten von Hornstacheln in den Ausführungsgängen der Talgdrüsen)

ery|thematös, in fachspr. Fügungen: **erythematosus, ...osa, ...osum** [zu ↑Erythem]: erythemartig, mit Hautrötung einhergehend; das Erythem betreffend

Ery|them|dosis vgl. Hauteinheitsdosis

Ery|therm|algie [Kurzbildung aus ↑erythro..., ↑thermo... u. ↑...algie] *w;* -, ...ien: zusammenfassende Bez. für ↑Erythromelalgie und ↑Erythralgie

erythr..., Erythr... vgl. erythro..., Erythro...

Erythraemia vgl. Erythrämie

Ery|thralgie [↑erythro... u. ↑...algie] *w;* -, ...ien: mit Schmerzen verbundene Rötung der Haut

Ery|thrämie [↑erythro... u. ↑...ämie] *w;* -, ...ien, in fachspr. Fügungen: **Ery|thrae|mia**[1], *Pl.:* ...iae: Sammelbezeichnung für verschiedene Blutkrankheiten, die charakterisiert sind durch Wucherung der unreifen Vorstufen der roten Blutkörperchen im Knochenmark

Ery|thrasma [zu gr. *ἐρυθρός* = rot] *s;* -s, ...men od. -ta: Zwergflechte, chronische Pilzerkrankung der Haut mit Bildung bräunlich roter, abschuppender Hautflecken

ery|thro..., Ery|thro..., vor Selbstlauten: **ery|thr..., Ery|thr...** [aus gr. *ἐρυθρός* = rot]: Bestimmungswort von Zus. mit der Bed. „rot, rot gefärbt, rötlich"; z. B.: Erythralgie, Erythromelie

Ery|thro|blast [↑erythro... u. ↑...blast] *m;* -en, -en (meist *Pl.*): kernhaltige Jugendform (unreife Vorstufe) der roten Blutkörperchen

Ery|thro|blasten|an|ämie: schwere erbliche Blutkrankheit (meist tödlich) mit raschem Zerfall der ↑Erythroblasten

Ery|thro|blastom [zu ↑Erythroblast] *s;* -s, -e: Knochenmarksgeschwulst aus Erythroblasten

Ery|thro|blasto|penie [zu ↑Erythroblast u. gr. *πένης* = arm] *w;* -, ...ien: Mangel an Erythroblasten im Knochenmark

Ery|thro|blasto|phthise [↑Erythroblast u. gr. *φθίσις* = Auszehrung; Schwund] *w;* -: abnorme Verminderung bzw. Schwund der Erythroblasten im Knochenmark

Ery|thro|blastose [zu ↑Erythroblast] *w;* -, -n, in fachspr. Fügungen: **Ery|thro|blastosis,** *Pl.:* ...oses: abnorm reichliche Ausschüttung von Erythroblasten ins Blut; tritt besonders bei bestehender Anämie u. bei Rhesusschäden von Neugeborenen infolge Blutgruppenverschiedenheit der Eltern auf (sog. fetale Erythroblastose)

Ery|thro|chlor|opie [zu ↑erythro..., ↑chloro... u. gr. *ὤψ,* Gen.: *ὠπός* = Auge; Gesicht] *w;* -, ...ien: Blaugelbblindheit, Unfähigkeit des Auges, die Farben Blau u. Gelb voneinander zu unterscheiden (bei gleichzeitig intakter Fähigkeit, Rot u. Grün zu unterscheiden; partielle Farbenblindheit)

Ery|thro|cya|nosis crurum puellarum [↑erythro... u. gr. *κυάνωσις* = dunkelblaue Farbe; lat. *crus,* Gen.: *cruris* = Unterschenkel; lat. *puella* = Mädchen] *w;* - - -, ...oses - -: bei jungen Mädchen u. Frauen auftretende konstitutionell bedingte od. auf Kälteeinwirkung beruhende bläulich rote Schwellungen (mit Verhornung) im Bereich der Unterschenkel. **Ery|thro|cya|nosis cutis symmetrica** *w;* - - -, ...oses - ...cae: = Erythrocyanosis crurum puellarum

Ery|thro|dermie [zu ↑erythro... u. ↑Derma] *w;* -, ...ien, in fachspr. Fügungen: **Ery|thro|dermia**[1], *Pl.:* ...iae: ausgedehnte, großflächige entzündliche Rötung der Haut (mit Verdickung und Abschuppung) verschiedener Genese. **Ery|thro|dermia con|genita symmetrica pro|gressiva:** erbliche Störung der Hautverhornung, die symmetrisch fortschreitend an den Fußgelenken, Händen und Unterarmen auftritt. **Ery|thro|dermia de|squa|ma|tiva:** nur bei Säuglingen (vom 1. bis 3. Lebensmonat) auftretende Schälflechte mit über den ganzen Körper ausgebreiteten, großflächigen, entzündlichen Abschuppungen und mit schwerem allgemeinem Krankheitsbild

Ery|thro|dia|pedese [Kurzw. aus ↑Erythrozyt u. ↑Diapedese] *w;* -, -n: Durchtritt von roten Blutkörperchen durch die Gefäßwand von Blutgefäßen nach außen (mit Blutung verbunden)

Ery|thro|dontie [zu ↑erythro... u. gr. *ὀδούς,* Gen.: *ὀδόντος* = Zahn] *w;* -, ...ien: dunkelrote Verfärbung der Zähne (und der Nägel) mit Fluoreszenz im ultravioletten Licht bei ↑Porphyria erythropoetica

ery|thro|gen [↑erythro... u. ↑...gen]: in den roten Blutkörperchen entstanden, gebildet

Ery|thro|genin [Kurzbildung aus ↑Erythropoetin und gr. *-γενής* = hervorbringend] *s;* -s, -e: Enzym, das im Blut Erythropoetin entstehen lässt

Ery|thro|gonium [Kurzbildung zu ↑Erythrozyt u. gr. *γονή* = Erzeugung; Samen] *s;* -s, ...gonien [*...i^e n*] (meist *Pl.*): Bezeichnung für die großen, einkernigen Stammzellen der roten Blutkörperchen

Ery|thro|klasie [Kurzbildung zu ↑Erythrozyt u. gr. *κλάσις* = das Brechen, das Zerbrechen] *w;* -, ...ien: Auseinanderbrechen roter Blutkörperchen (bes. bei ↑Anämie) unter dem Einfluss schädigender physikalischer Einwirkungen

Ery|thro|kont [Kurzbildung aus ↑Erythrozyt u. gr. *κοντός* = Stecken, Stab] *m;* -en, -en (meist *Pl.*): bei schwerer ↑Anämie (bes. bei perniziöser Anämie) in Erythrozyten nachweisbare stäbchenförmige (bakterienähnliche) Gebilde

Ery|thro|leuk|ämie [Kurzbildung aus ↑Erythrozyt, ↑Leukozyt u. ↑...ämie] *w;* -, ...ien, in fachspr. Fügungen: **Ery|thro|leuc-aemia**[1], *Pl.:* ...iae: Störung der Granulopoese und Erythropoese

Ery|thro|lyse [Kurzbildung aus ↑Erythrozyt u. gr. *λύσις* = Auflösung] *w;* -, -n, auch: **Ery-thro|zyto|lyse** *w;* -, -n: Auflösung roter Blutkörperchen durch körpereigene od. körperfremde mechanische od. toxische Einwirkungen bzw. durch ↑Hämolysine

Ery|thro|mel|algie [↑erythro..., gr. *μέλος* = Glied u. ↑...algie] *w;* -, ...ien: schmerzhafte Schwellung u. Rötung der Gliedmaßen (insbesondere der Füße)

Ery|thro|melie [zu ↑erythro... u. gr. *μέλος* = Glied] *w;* -, ...ien: bläulich rote Verfärbung der Haut an Armen od. Beinen mit Hautschwund

Ery|thro|mit [Kurzbildung aus ↑Erythroblast u. gr. *μίτος* = Faden] *m;* -en, -en (meist *Pl.*): bei schwerer ↑Anämie in Erythroblasten nachweisbare fadenförmige Strukturen

Ery|thron [zu gr. *ἐρυθρός* = rot] *s;* -s, ...onen: Sammelbezeichnung für alle Vorstufen der roten Blutkörperchen

Ery|thro|parasit [Kurzw. aus ↑Erythrozyt u. ↑Parasit] *m;* -en, -en (meist *Pl.*): Bezeichnung für parasitäre Erreger, die sich bes. in roten Blutkörperchen ansiedeln

Ery|thro|pa|thie [Kurzw. aus ↑Erythrozyt u. ↑...pathie] *w;* -, ...ien (meist *Pl.*): allgemeine, zusammenfassende Bezeichnung für (insbesondere ↑hämolytische) Blutkrankheiten, die durch eine Schädigung od. Anomalie der Erythrozyten charakterisiert sind

Ery|thro|phage [Kurzw. aus ↑Erythrozyt u. ↑...phage] *m;* -n, -n (meist *Pl.*): vor allem in Milz u. Leber vorkommende Fresszellen (↑Makrophagen), die speziell bei hämolytischen Bluterkrankungen den Abbau der Erythrozyten einleiten

Ery|thro|phobie [zu ↑erythro... und gr. *φόβος* = Furcht] *w;* -, ...ien: **1)** krankhafte Angst zu erröten. **2)** krankhafte Angst vor roten Gegenständen

Ery|thro|plasie [zu ↑erythro... u. gr. *πλάσσειν* = bilden, gestalten] *w;* -, ...ien: Affektion der Schleimhaut in Form von rötlich braunen Krankheitsherden mit höckeriger, zur Verhornung neigender Oberfläche, meist an den Lippen, im Mund, an der Scheide, am After u. an der Eichel des männlichen Gliedes auftretend (mögliche Vorstufe von Krebs)

Ery|thro|poe|se [Kurzbildung aus ↑Erythrozyt u. gr. *ποίησις* = das Machen, Hervorbringen] *w;* -: Bildung bzw. Entstehung der roten Blutkörperchen (im Knochenmark). **Ery|thro|poe|tin** [*...po-e...*] *s;* -s: in der Niere gebildeter Stoff für die humorale Steuerung der Erythropoese

Ery|thro|pros|op|algie [↑erythro..., ↑prosopo... und ↑...algie] *w;* -, ...ien: auf einer nerval bedingten Gefäßerweiterung beruhende schmerzhafte Rötung der Gesichtshaut

Ery|throp|sie [zu ↑erythro... u. gr. *ὄψις* = das Sehen] *w;* -, ...ien: „Rotsehen", eine Form der ↑Chromatopsie mit krankhafter Wahrnehmung roter Farberscheinungen (bes. nach Staroperationen oder nach Blendung auftretend)

Erythropsin vgl. Sehpurpur

Ery|throse [zu gr. *ἐρυθρός* = rot] *w;* -, -n, in fachspr. Fügungen: **Ery|throsis,** *Pl.:* ...oses: **1)** Rötung der Haut; [Neigung zu] Erröten; vgl. Akroerythrose. **2)** Hyperplasie des Blut bildenden Gewebes

Ery|thro|zyt [↑erythro... u. ↑...zyt] *m;* -en, en (meist *Pl.*): rote Blutkörperchen, im Blut der Wirbeltiere und des Menschen (auch bei einigen Würmern) vorkommende, ↑Hämoglobin enthaltende, aus den ↑Erythroblasten im roten Knochenmark entstehende Zellen, die dem Transport von Sauerstoff u. Kohlendioxid im Blut dienen. **ery|thro|zy-tär**: Erythrozyten betreffend, in ihnen enthalten, von ihnen ausgehend

Erythrozytolyse vgl. Erythrolyse

Ery|thro|zyto|meter [↑Erythrozyt u. ↑...meter] *m;* -s, -: Apparat zur annäherungsweisen Bestimmung des Durchmessers der roten Blutkörperchen in ↑Mikrometern

Ery|thro|zytose [zu ↑Erythrozyt] *w;* -, -n: abnorme Vermehrung der roten Blutkörperchen

Ery|thrurie [↑erythro... u. ↑...urie] *w;* -, ...ien: = Hämaturie

Es: chem. Zeichen für ↑Einsteinium

Esbach-Eiweißuntersuchung [*äßbak...*, auch eindeutschend: *äßbach...;* nach dem frz. Arzt G. H. Esbach, 1843–1890]: quantitative Methode zur Feststellung von Eiweiß im Harn. (Der Harn wird mit Esbach-Reagenz vermischt, wodurch vorhandenes Eiweiß ausgefällt wird). **Esbach-Re|agenz:** Lösung von Pikrinsäure (10 g) und Zitronensäure (20 g) in Wasser (1 Liter; bei der Eiweißuntersuchung verwendet)

Es|cape-Phänomen [*ißkeⁱp...;* engl. *to escape* = entfliehen, entweichen; ausströmen]: Erscheinung, dass durch bestimmte Substanzen gewisse Stoffe im Organismus vermehrt freigesetzt werden

Eschara [*eß-chara;* von gr. *ἐσχάρα* = Herd; Wundschorf] *w;* -: Brandschorf, Kruste aus abgestorbenem Gewebe (nach Verbrennungen, Erfrierungen, Verätzungen)

Escharo|tomie [*eß-ch...;* ↑Eschara u. ↑...tomie] *w;* -, ...ien: operative Entfernung von Wundschorf (z. B. bei ausgedehnten Verbrennungen)

Escheri|chia [nlat., nach dem dt. Arzt Theodor Escherich, 1857–1911] *w;* -: Gattung gramnegativer Bakterien, die sich besonders in den unteren Eingeweiden des Menschen aufhalten. **Escheri|chia coli** [↑ Kolon]: Kolibakterium, Escherichiaart im Dickdarm von Mensch u. Tier (charakterisiert bes. durch die Fähigkeit, ↑Indol zu bilden)

es|culentus, ...ta, ...tum [zu lat. *esca* = Speise, Essen]: essbar, genießbar; z. B. in der Fügung ↑Gyromitra esculenta

Es|march-Blutleere [nach dem dt. Chirurgen J. F. A. von Esmarch, 1833–1908]: durch Abschnürung mit einer Gummibinde oder einem Gummischlauch erzielte Blutleere in den Extremitäten (zur Blutstillung, besonders bei Unfällen, angewandt). **Esmarch-Handgriff:** Anheben u. Vorschieben des Unterkiefers u. damit verbundene Verlagerung des Zungengrundes zur Offenhaltung der Luftwege bei Narkotisierten. **Esmarch-Maske:** Maske über Mund u. Nase eines zu Narkotisierenden zum Auftropfen des Narkosemittels

Eso|phagus: = Ösophagus

Eso|phorie [zu gr. *εἴσω, ἔσω* = hinein, nach innen hin u. gr. *φορεῖν* = tragen, bringen] *w;* -, ...ien: äußerlich nicht wahrnehmbares, latentes Einwärtsschielen, eine Form der ↑Heterophorie

Eso|phylaxie [zu gr. *εἴσω, ἔσω* = hinein, nach innen hin u. gr. *φύλαξις* = Bewachung, Beschützung] *w;* -: Schutzfunktion der Haut gegen ↑endogene Krankheiten

Espundia [aus span. *espundia* = Geschwür (bei Pferden)] *w;* -, -s: durch eine Leishmaniaart hervorgerufene bösartige Form der ↑Aleppobeule in Mittel- u. Südamerika

essenziell [aus frz. *essentiel* = wesentlich; unerlässlich (zu lat. *essentia* = Wesen)], in fachspr. Fügungen: **essentia|lis, ...le: 1)** wesentlich, lebensnotwendig (von Stoffen, wie Vitaminen, Aminosäuren u. Mineralstoffen, gesagt, die dem Organismus zur Lebenserhaltung zugeführt werden müssen; Biol.), **2)** selbstständig (von Krankheitserscheinungen gesagt, die nicht ↑symptomatisch für bestimmte Krankheiten sind, sondern ein eigenes Krankheitsbild meist ohne erkennbare Ursache darstellen; Med.)

Essig vgl. Acetum. **Essigsäure** vgl. Acidum aceticum

Ester [Kunstw. aus *Essigäther*] *m;* -s, -: organische Verbindung, die unter Wasserabspaltung aus organischen Säuren und Alkoholen entsteht (Chem.). **Esterase** [↑...ase] *w;* -, -n (meist *Pl.*): Bezeichnung für Enzyme, die den Auf- bzw. Abbau von Estern im Organismus bewirken

Est|lander-Operation [nach dem finn. Chirurgen J. A. Estlander, 1831–1881]: operatives Herausschneiden von Rippenstücken zur Beseitigung von Eiterhöhlen im Brustfellraum

ESWL: Abk. für ↑extrakorporale Stoßwellenlithotripsie

Etagen|naht [*etaschᵉn...*]: schichtweise Vernähung einer Operationswunde

État mamelonné [*eta mamᵉlone;* frz. *état* = Stand, Zustand u. frz. *mamelonné* = warzenförmig] *m;* - -: grobfaltige, warzige Beschaffenheit der Magenschleimhaut (bei chronischer Gastritis)

Ethik|kom|mission [lat. *ethica, ethice* = Moralphilosophie, von gleichbed. gr. *ἠθική* (zu gr. *ἠθικός* = sittlich, moralisch) u. mlat. *commissio* = Auftrag, Vorladung (von lat. *commissio* = Vereinigung, Verbindung)] *w;* -, -en: Gremium sachverständiger neutraler Fachleute, die Forschungsvorhaben am Menschen, speziell zur Erprobung neuer Medikamente, auf ihre Zulässigkeit prüfen

eth|mo|id, in fachspr. Fügungen: **eth|mo-ides,** auch: **eth|mo|idalis, ...le** [gr. *ἠθμός* = Sieb u. ↑...id]: „siebähnlich", siebförmig; zum Siebbein (↑Os ethmoidale) gehörend; z. B. in der Fügung ↑Arteria ethmoidalis. **Eth|mo|id** *s;* -[e]s, -e: Kurzbez. für ↑Os ethmoidale

Eth|mo|iditis [zu ↑Os ethmoidale] *w;* -, ...iditiden (in fachspr. Fügungen: ...iditides): Siebbeinhöhlenentzündung, Entzündung der Siebbeinzellen

Eth|mo|ido|gramm [↑ethmoidalis (in der Fügung ↑Os ethmoidale) u. ↑...gramm] *s;* -s, -e: Röntgenbild der Ethmoidalzellen. **Ethmo|ido|graphie** [↑...graphie] *w;* -, ...ien: röntgenographische Darstellung der Ethmoidalzellen nach Kontrastmittelgabe

Eth|mo|ze|phalie [zu gr. *ἠθμός* = Sieb; Trichter u. gr. *κεφαλή* = Kopf] *w;* -, ...ien: menschliche Missbildung mit fast zusammenfallenden Augen u. mit einem rüsselförmigen Nasenfortsatz

Etho|logie [gr. *ἔθος* = Gewohnheit, Sitte, Brauch u. ↑...logie] *w;* -: Lehre von den Verhaltensweisen der Lebewesen (insbesondere des Menschen und der Tiere). **etho|logisch:** die Ethologie betreffend

ETH-Prä|parate: Kurzbez. für rezeptpflichtige (*eth*ische) Arzneimittel

Eu: chem. Zeichen für ↑Europium

eu..., Eu... [aus gr. *εὖ* = gut, wohl, recht, schön]: Vorsilbe von Fremdwörtern mit den Bedeutungen „gut, schön, gut ausgebildet; normal, gesund; gut ausgeprägt, typisch"; z. B.: eugenisch, Eubakterie, Eumyzeten

Eu|bacteria|les [zu ↑eu... und ↑Bakterie] *Pl.*: Echte Bakterien, Ordnung der Spaltpilze mit verschiedenen Familien u. Unterfamilien (Biol.)

Eu|bakterie [zu ↑eu... u. ↑Bakterie] *w;* -: normale Besiedlung des Organismus (insbesondere des Darmtraktes) mit Mikroben

Eu|bio|se [zu ↑eu... u. gr. *βίος* = Leben] *w;* -, -n: = Eubakterie

Eu|chromatin [↑eu... u. ↑Chromatin] *s;* -s, -e: im Ruhekern entspiralisierter, in Elementarfibrillen aufgespaltener, nicht anfärbbarer Teil des ↑Chromosoms; vgl. Heterochromatin (Biol.)

Eu|chromat|op|sie [zu ↑eu... u. gr. *ὄψις* = das Sehen] *w;* -: normal ausgeprägte Fähigkeit, Farben zu sehen u. zu unterscheiden

Eu|ergie [Kurzw. aus ↑eu... u. ↑Energie] *w;* -: normale, unverminderte Leistungsfähigkeit u. Abwehrkraft des gesunden Organismus

Eu|genik [zu gr. *εὐγενής* = wohlgeboren, von edler Abkunft] *w;* -, selten auch: **Eu|genetik** *w;* -: Erbgesundheitslehre, Rassenhygiene, [Lehre von der] Verhütung von Erbschädigungen u. Bekämpfung der Weiterverbreitung von Erbkrankheiten. **eu|genisch**, selten auch: **eu|genetisch:** die Eugenik betreffend, im Sinne der Eugenik

Eu|glena [↑eu... u. gr. *γλήνη* = Augapfel; Pupille] *w;* -: „Schönauge", Gattung mikroskopisch kleiner Geißelalgen (charakterisiert durch einen leuchtend roten Augenfleck) mit zahlreichen Arten (bestimmte Arten benötigen zum Wachsen Vitamin B_{12} u. dienen deshalb zum Nachweis dieses Vitamins)

Eu|glyk|ämie [↑eu..., ↑glyko... u. ↑...ämie] *w;* -, ...ien: normale physiologische Blutzuckerkonzentration

Eu|gna|thie [zu ↑eu... u. gr. *γνάθος* = Kinnbacken, Backen] *w;* -: regelrechte, normale Ausbildung u. Funktion des Kausystems (Kiefer u. Zähne)

Eu|karyont [zu ↑eu... u. gr. *κάρυον* = Nuss; Fruchtkern] *m;* -en, -en (meist *Pl.*): zusammenfassende Bez. für alle Organismen, deren Zellen einen typischen Zellkern (Gegensatz: ↑Prokaryonten) aufweisen, also die Mehrzahl aller Lebewesen

Eu|krasie [zu ↑eu... u. gr. *κρᾶσις* = Mischung] *w;* -: regelrechte, normale Zusammensetzung der Körpersäfte

Eu|menor|rhö, auch: **Eu|menor|rhöe** [...*rö*; ↑eu... und ↑Menorrhö] *w;* -, ...rrhöen: regelrecht und normal erfolgende bzw. verlaufende Monatsblutung (Menstruation) der Frau

Eu|myzeten [zu ↑eu... u. gr. *μύκης* = Pilz], latinisiert: **Eu|mycetes** *Pl.*: zusammenfassende Bez. für die echten oder höheren Pilze mit den beiden Klassen Schlauchpilze und Ständerpilze (Biol.)

Eu|nuch [von gr. *εὐνοῦχος* = Kämmerer; Eunuch (eigtl. = Bettschützer)] *m;* -en, -en: durch ↑Kastration zeugungsunfähig gemachter Mann. **Eu|nu|chismus** *m;* -: Bezeichnung für die Gesamtheit der charakteristischen Veränderungen im Erscheinungsbild eines Mannes nach ↑Kastration. **eu|nucho|id** [↑...id]: einem echten Eunuchen vergleichbar, in der Körperbeschaffenheit einem Eunuchen ähnlich. **eu|nucho|ider Typus:** krankhafter Körperbautypus bei Männern, der durch mangelhafte Entwicklung der Keimdrüsen charakterisiert ist (führt u. a. zu Hochwuchs od. Fettsucht u. Fistelstimme). **Eu|nucho|idismus** *m;* -: unvollkommene Ausbildung der Geschlechtsmerkmale bei Männern (u. a. mit Hochwuchs od. Fettsucht u. Fistelstimme) infolge mangelhafter Entwicklung der Keimdrüsen

Eu|osmie [zu ↑eu... u. gr. *ὀσμή* = Geruch] *w;* -, ...ien: angenehme Geruchsempfindung

Eu|par|eu|nie [zu ↑eu..., ↑para... u. gr. *εὐνή* = Lager, Bett] *w;* -: regelrecht vollzogener Geschlechtsverkehr zwischen Mann u. Frau mit beiderseitigem ↑Orgasmus (zum gleichen Zeitpunkt); Gegensatz: ↑Dyspareunie

Eu|phorie [aus gr. *εὐφορία* = leichtes Tragen, Geduld] *w;* -, ...ien: subjektiv heitere Gemütsverfassung Schwerkranker (symptomatisch für bestimmte Krankheiten wie ↑multiple Sklerose, Alkoholismus u. a.). **eu|phorisch**: die Euphorie betreffend; im Zustand der Euphorie befindlich

eu|plo|id [↑eu..., -plo- (verselbstständigt aus Wörtern wie haploid und diploid) u. ↑...id]: den normalen kompletten oder einen vervielfachten kompletten Chromosomensatz enthaltend (Biol.). **Eu|plo|idie** *w;* -, ...ien: Vorhandensein eines euploiden Chromosomensatzes (Biol.)

Eu|pneu|matik [zu ↑eu... u. gr. *πνεῦμα*, Gen.: *πνεύματος* = Hauch, Luft] *w;* -: Zustand der regelrechten Atmung

Eu|pnoe [↑eu... u. gr. *πνοή* = Wehen; Schnauben; Atemholen; Atem] *w;* -: regelrechte, regelmäßige Atmung

Eu|protein|ämie [↑eu..., ↑Protein u. ↑...ämie] *w;* -, ...ien: normale Zusammensetzung der Bluteiweißkörper

Eu|rhyth|mie [von gr. *εὐρυθμία* = richtiges Taktverhältnis; Ebenmaß] *w;* -: normale, regelmäßige Frequenz des Herzschlags bzw. des Pulses

Eu|ropium [nach dem Erdteil Europa] *s;* -s: metallisches chemisches Element; Zeichen: Eu

eury|som [gr. *εὐρύς* = weit; breit u. ↑...som]:

breitwüchsig. **Eury|somie** [↑...somie] *w;* -: Breitwüchsigkeit

Eu|ry|thermie [zu gr. *εὐρύς* = weit; breit u. gr. *θερμός* = warm] *w;* -: Fähigkeit (insbes. von Mikroorganismen), in einem weiten Temperaturbereich zu leben (Biol.)

Eusta|chi-Röhre [...*chi*...; nach dem it. Mediziner Bartolomeo Eustachi[o], um 1520 bis 1574]: = Ostium tympanicum tubae auditivae

Eu|stress [↑eu... u. ↑Stress] *m;* ...esses, ...esse: positiver Stress, der anspornt und Höchstleistungen ermöglicht

Eu|thanasie [zu ↑eu... u. gr. *θάνατος* = Tod] *w;* -: Sterbeerleichterung (insbes. Milderung des Todeskampfes) durch Gabe von Betäubungsmitteln (Lebensverkürzung durch Euthanasie ist demgegenüber ein strafbares Delikt)

Eu|thyreo|se [Kurzbildung zu ↑eu... und ↑Glandula *thyreo*idea] *w;* -, -n: regelrechte Funktion der Schilddrüse mit ausgeglichenem Stoffwechsel. **eu|thyreot**: eine regelrechte Schilddrüsenfunktion bei ausgeglichenem Stoffwechsel aufweisend

Eu|thy|skop [gr. *εὐθύς* = gerade u. ↑...skop] *s;* -s, -e: Spezialaugenspiegel, mit dem die Stelle der falschen Fixation auf der Netzhaut geblendet und anschließend die Netzhautmitte (der normale Ort für die Fixation) mit Nachbildern von Lichtzeichen gereizt wird

Eu|tokie [zu ↑eu... u. gr. *τόκος* = das Gebären] *w;* -: normal verlaufende, leichte Entbindung; Gegensatz: ↑Dystokie

Eu|tonie [zu ↑eu... u. ↑Tonus] *w;* -: normaler Spannungszustand der Muskeln und Gefäße; Gegensatz: ↑Dystonie

Eu|topie [zu ↑eu... u. gr. *τόπος* = Ort, Stelle, Platz] *w;* -: normale Lage von Organen; Gegensatz: ↑Dystopie

Eu|tro|phie [zu ↑eu... u. gr. *τροφή* = Ernährung] *w;* -: normaler, ausgewogener Ernährungszustand des Organismus; regelmäßige u. ausreichende Versorgung eines Organs mit Nährstoffen; Gegensatz: ↑Dystrophie. **Eutro|phikum** *s;* -s, ...ka: Arzneimittel zur Wiederherstellung des normalen Ernährungszustandes eines Organs oder des Organismus

Eu|tro|pho|logie [↑eu..., ↑tropho... u. ↑...logie] *w;* -: die Lehre von der richtigen und damit gesunden Ernährung

Evagination [zu lat. *evaginare* = aus der Scheide ziehen] *w;* -, -en: operative Beseitigung eines ↑Invaginats

Evakuans [zu lat. *evacuare* = ausleeren] *s;* -, ...antia od. ...anzien [...i^e^n]: seltene Bezeichnung für ↑Abführmittel. **Evakuation** *w;* -, -en: Absaugung von Steintrümmern, Blutgerinnseln u.a. aus Körperorganen od. -höhlen mithilfe eines kombinierten Zystoskops. **evaku|ie|ren**: Steintrümmer, Blutgerinnsel u.a. aus einem Organ absaugen

evaporie|ren [zu ↑^1^ex... u. lat. *vapor* = Dunst, Dampf]: Flüssigkeiten durch Verdampfen eindicken (Phys.)

Even|tration [zu ↑^1^ex... u. lat. *venter,* Gen.: *ventris* = Bauch, Leib] *w;* -, -en, in fachspr. Fügungen: **Even|tratio,** *Pl.:* ...io|nes: **1)** ausgedehnter Bauchbruch mit Eingeweiden im Bruchsack. **2)** = Eviszeration. **even|trieren**: eine ↑Eviszeration vornehmen

Evers-Di|ät [nach dem dt. Arzt Josef Evers, 19./20. Jh.]: Rohkostdiät zur Behandlung der multiplen Sklerose

Eversion [zu lat. *evertere, eversum* = etwas aus seiner Lage wenden; verdrehen] *w;* -, -en, in fachspr. Fügungen: **Eversio,** *Pl.:* ...iones: **1)** Auswärtskantung des Fußes od. der Hand. **2)** = Ektopie

Eversions|bruch: Knöchelbruch infolge Auswärtsdrehung des Fußes

evertie|rend [zu lat. *evertere* = etwas aus seiner Lage wenden; verdrehen]: nach außen stülpend, wendend (z.B. von chirurgischen Nähten, bei denen die Wundränder nach außen gewendet werden)

Evg, EVG: Abk. für ↑Elektroventrikulogramm

Evidement [*ewid^e^mang;* aus gleichbed. frz. *evidement,* eigtl. = Aushöhlung] *s;* -s, -s: Auskratzung von Knochenteilen od. Gebärmutterschleimhaut mit dem scharfen Löffel

Eviration [zu lat. *evirare* = entmannen] *w;* -, auch: **Eviratio** *w;* -: Verweiblichung und Verweichlichung des männlichen Charakters (Psychol.)

Evis|zeration [zu lat. *eviscerare* = der Eingeweide berauben, ausweiden] *w;* -, -en, in fachspr. Fügungen: **Evis|ceratio,** *Pl.:* ...iones: **1)** Entleerung des Körpers von Brust- u. Baucheingeweiden (bei der Leibesfrucht im Rahmen einer ↑Embryotomie). **2)** eigtl.: **Evis|ceratio bulbi:** operative Ausweidung (Entfernung) des Augapfels. **Evis|ceratio orbitae:** operative Entfernung des gesamten Inhaltes der Augenhöhle. **evis|zerie|ren**: eine Eviszeration vornehmen

Evolution [zu lat. *evolvere, evolutum* = hervorwälzen; entwickeln] *w;* -, -en, in fachspr. Fügungen: **Evolutio,** *Pl.:* ...io|nes: **1)** die allmähliche Entwicklung eines Organs aus vorgebildeten Anlagen (Biol.). **2)** die stammesgeschichtliche Entwicklung der Lebewesen von niederen zu höheren Formen (Biol.). **3)** Herumwälzung des ↑Fetus im Mutterleib. **Evolutio spontanea:** spontane, ohne ärztliche Hilfe erfolgende Herumwälzung des ↑Fetus aus einer Fehllage in die Normallage bei der Geburt (Med.)

Ewald-Boas-Probefrühstück [nach den dt. Ärzten C. A. Ewald (1845–1915) u. Ismar Boas (1858–1938)]: Probemahlzeit, bestehend etwa aus 2 Scheiben trockenem Brot u. 1 Glas Wasser zur Feststellung der Menge der vom Magen abgesonderten Verdauungssäfte

Ewing-Sarkom [*juing...;* nach dem amer. Pathologen James Ewing, 1866–1943]: bösartige Knochenmarksgeschwulst (meistens in den langen Röhrenknochen)

[1]ex..., [1]Ex..., vor einigen Mitlauten: **e..., E...**, vor f meist angeglichen zu: **ef..., Ef...** [aus lat. *ex, e* = aus, heraus]: Vorsilbe, die einen Ausgangspunkt, die Entfernung von etwas, eine Verlagerung od. einen Abschluss bzw. eine Vollendung bezeichnet; z. B.: Exartikulation, exhumieren, Ejakulation, Efflation; vgl. [2]ex..., [2]Ex...

[2]ex..., [2]Ex..., vor Mitlauten: **ek..., Ek...** [aus gr. *ἐκ, ἐξ* = aus, heraus]: Vorsilbe mit den gleichen Bedeutungen wie ↑[1]ex...; z. B.: Exanthem, Ektopie

Ex|ag|geration [zu lat. *exaggerare* = hoch aufdämmen; vergrößern; übertreiben] *w;* -, -en: subjektive, unangemessen übertriebene Darstellung von Krankheitserscheinungen bzw. -symptomen. **ex|ag|gerie|ren**: Krankheitserscheinungen bzw. -symptome unangemessen übertrieben darstellen

Exairese vgl. Exhärese

Ex|altation [zu lat. *exaltare* = erhöhen] *w;* -, -en: Überspanntheit, krankhaft gehobene Allgemeinstimmung mit Selbstüberschätzung u. leidenschaftlicher Erregtheit. **exaltiert**: überspannt, leidenschaftlich erregt, von krankhaft gehobener Allgemeinstimmung

Ex|an|them [von gr. *ἐξάνθημα,* Gen.: *ἐξανθήματος* = das Aufgeblühte; der Hautausschlag] *s;* -s, -e, in fachspr. Fügungen: **Ex|anthema,** *Pl.:* -ta: Bezeichnung für einen ↑endogen bedingten, vom Gefäßbindegewebe ausgehenden, meist auf größere Körperpartien ausgedehnten Hautausschlag. **Exan|thema su|bitum:** harmlose akute Infektionskrankheit bei Kindern, die charakterisiert ist durch eine etwa dreitägige Fieberperiode mit nachfolgendem masernähnlichen Hautausschlag (auch „Dreitagefieber" oder „sechste Krankheit" genannt). **ex|an|thematisch**: durch einen Hautausschlag hervorgerufen; mit einem Hautausschlag verbunden

Ex|artikulation [zu ↑[1]ex... u. lat. *articulus* = kleines Gelenk; Glied] *w,* -, -en, in fachspr. Fügungen: **Ex|articulatio,** *Pl.:* ...io|nes: operative Absetzung (↑Amputation) eines Gliedes in seinem Gelenk. **Ex|articulatio inter|ilio|ab|dominalis:** Exartikulation eines Oberschenkels in der zu ihm gehörenden Beckenhälfte. **ex|artikulie|ren**: eine Exartikulation vornehmen

Ex|azerbation [zu ↑[1]ex... u. lat. *acerbus* = scharf, schneidend; heftig] *w;* -, -en: Verschlimmerung, zeitweise Steigerung od. Wiederaufleben einer [tuberkulösen] Krankheit

Excavatio vgl. Exkavation. **ex|cavatus, ...ta, ...tum** [zu lat. *excavare, excavatum* = aushöhlen]: hohl; ausgehöhlt; z. B. in der Fügung ↑Pes excavatus

Excerebratio vgl. Exzerebration

Ex|cessus in venere [lat. *excessus* = das Herausgehen, die Abschweifung u. lat. *Venus,* Gen.: *Veneris* = Name der Liebesgöttin Venus, übertr. für „Beischlaf"] *m;* - -, - [...zäßuß] - -: Ausschweifung im Geschlechtsleben

Excisio vgl. Exzision

Excitatio vgl. Exzitation

Exclusio vgl. Exklusion

ex|coria|tus, ...ta, ...tum [zu lat. *excoriare, excoriatum* = abhäuten]: durch ↑Exkoriationen entstanden, im Zusammenhang mit Exkoriationen stehend; z. B. in der Fügung ↑Acne excoriata

Excrementum vgl. Exkrement

Excrescentia vgl. Exkreszenz

excretorius vgl. exkretorisch

Excretum vgl. Exkret

Ex|enteration [zu ↑[2]ex... u. gr. *ἔντερον* = das Innere; der Darm, die Eingeweide] *w;* -, -en, in fachspr. Fügungen: **Ex|enteratio,** *Pl.:* ...io|nes: **1)** vorübergehende Vorverlagerung von Organen, bes. der Eingeweide bei Bauchoperationen. **2)** = Eviszeration. **Ex|enteratio bulbi:** = Evisceratio bulbi. **Ex|enteratio orbitae:** = Evisceratio orbitae. **ex|enterie|ren**: (die Eingeweide bei Operationen) vorverlagern

Ex|erzier|knochen: Verknöcherung von Muskelteilen infolge mechanischer Überbeanspruchung

Ex|folia|tion [zu ↑[1]ex... u. lat. *folium* = Blatt] *w;* -, -en, in fachspr. Fügungen: **Ex|folia|tio,** *Pl.:* ...io|nes: „Abblätterung", allmähliche Abstoßung abgestorbener Gewebe- od. Knochenteile (insbes. von Teilen der Oberhaut). **Ex|folia|tio area|ta lin|guae:** flächenförmig umschriebene Abstoßung von Schleimhautepithel der Zunge bei Landkartenzunge (↑Lingua geographica). **ex|foliativ** [...*tif*]: auf Exfoliation beruhend; abgestoßen, abgeschilfert (z. B. von Gewebepartikeln). **Ex|folia|tiv|zyto|logie** [...*tif*...]: Lehre von den Methoden zur Früherkennung krankhafter Haut- und Schleimhautveränderungen (z. B. bei Gebärmutterkrebs) aus der Beschaffenheit abgeschilferter Zellen, die von der Organoberfläche abgehoben werden

Ex|halation [zu lat. *exhalare* = aushauchen; ausdünsten] *w;* -, -en, auch: **Ex|halatio,** *Pl.:* ...io|nes: Ausatmung, Ausdünstung

Ex|härese, auch: **Ex|ai|rese, Ex|hai|rese** [zu ↑[2]ex... u. gr. *αἱρεῖν* = nehmen, greifen, wegnehmen] *w;* -, -n: operative Entfernung bzw. Herausschneidung von Organteilen, insbes. von Nerven

Ex|haus|tion [zu lat. *exhaurire, exhaustum*

= ausschöpfen; erschöpfen] *w;* -, -en, in fachspr. Fügungen: **Ex|haus|tio,** *Pl.:* ...io|nes: Erschöpfung. **Ex|haus|tio uteri:** Schwächung des Kontraktionsvermögens der Gebärmutter bei der Geburt (so genannte sekundäre Wehenschwäche)

Ex|hibitio|nismus [zu lat. *exhibere* = hinhalten, darbieten, darstellen] *m;* -: abartige, auf sexuellen Lustgewinn gerichtete Neigung (bes. von Männern) zur [öffentlichen] Entblößung der Geschlechtsteile in Gegenwart anderer Personen. **Ex|hibitio|nist** *m;* -en, -en: Mann, der an Exhibitionismus leidet. **Ex|hibitio|nistin** *w;* -, -nen: Frau, die an Exhibitionismus leidet. **ex|hibitio|nistisch**: den Exhibitionismus betreffend

Ex|humation [zu ↑¹ex... u. lat. *humus* = Erde, Erdboden] *w;* -, -en, meist: **Ex|humierung** *w;* -, -en: Wiederausgrabung einer bestatteten Leiche. **ex|humie|ren:** eine bestattete Leiche wieder ausgraben

Ex|itus [aus gleichbed. lat. *exitus*] *m;* -: **1)** Ausgang (allg. u. anatomisch). **2)** Tod. **Ex|itus in tabula:** Tod auf dem Operationstisch. **Ex|itus letalis:** tödlicher Ausgang (eines Krankheitsfalles od. eines Unfalles). **Ex|itus pelvis:** unterer Beckenausgang (Anat.)

ex juvantibus vgl. Diagnosis ex juvantibus

Ex|kavation [zu lat. *excavare* = aushöhlen] *w;* -, -en, in fachspr. Fügungen: **Ex|cavatio,** *Pl.:* ...io|nes: **1)** Aushöhlung, Ausbuchtung (anatomisch u. pathologisch). **2)** Entfernung kariösen Zahnbeins mit dem ↑Exkavator. **Ex|cavatio dis|ci,** auch: **Ex|cavatio papillae nervi optici:** physiologisch vorhandene Ausbuchtung des Sehnervenkopfes (an der Stelle des Eintritts des Sehnervs in die Netzhaut). **Ex|cavatio recto|uterina:** Bauchfellgrube zwischen Mastdarm u. Gebärmutter. **Ex|cavatio recto|vesicalis:** zwischen Mastdarm und Harnblase gelegener Raum (beim Mann). **Ex|cavatio vesico|uterina:** Bauchfellgrube zwischen Harnblase u. Gebärmutter

Ex|kavator [zu lat. *excavare* = aushöhlen] *m;* -s, ...vatoren: löffelartiges Instrument zur Entfernung kariösen Zahnbeins

Ex|klusion [zu lat. *excludere, exclusum* = ausschließen] *w;* -, -en, in fachspr. Fügungen: **Ex|clusio,** *Pl.:* ...io|nes: operative Ausschaltung [der Funktion] eines Organteiles (ohne ↑Resektion)

Ex|koch|lea|tion [zu ↑¹ex... u. lat. *cochlea* = Schnecke; schneckenförmiges Gebilde] *w;* -, -en: „Auslöffelung", Auskratzung, Ausschabung eines Hohlraums mit dem scharfen Löffel. **ex|koch|leie|ren:** eine Exkochleation vornehmen

Ex|koria|tion [zu lat. *excoriare* = abhäuten] *w;* -, -en: oberflächliche Hautabschürfung (bis zur Lederhaut)

Ex|krement [aus lat. *excrementum,* Gen.: *excrementi* = Ausscheidung, Auswurf] s; -[e]s, -e, in fachspr. Fügungen: **Ex|crementum,** *Pl.:* ...ta: Körperausscheidung; speziell: Kot od. Harn

Ex|kres|zenz [zu lat. *excrescere* = heraus-, hervorwachsen] *w;* -, -en, in fachspr. Fügungen: **Ex|cres|centia,** *Pl.:* ...tiae: krankhafter Auswuchs (bes. der Haut), Gewebswucherung

Ex|kret [zu lat. *excernere, excretum* = aussondern; absondern] *s;* -[e]s, -e, in fachspr. Fügungen: **Ex|cretum,** *Pl.:* ...ta: vom Körper ausgeschiedenes wertloses Stoffwechselprodukt wie Harn, Kot od. Schweiß; Gegensatz: ↑Sekret. **Ex|kretion** *w;* -, -en: Ausscheidung wertloser Stoffwechselprodukte aus dem Körper. **ex|kretorisch,** in fachspr. Fügungen: **ex|cretorius, ...ria, ...rium:** die Exkretion betreffend, der Exkretion dienend; z. B. in der Fügung ↑Ductus excretorius

exo..., Exo... [aus gr. ἔξω = außen, außerhalb; jenseits; fern von]: erster Wortbestandteil von zusammengesetzten Fremdwörtern mit den Bedeutungen „außen, außerhalb; nach außen gerichtet; von außen kommend"; z. B.: Exophytie, exokrin, exogen

Exo|all|ergie [↑exo... u. ↑Allergie] *w;* -, ...ien: Bezeichnung für Allergien, bei denen die ↑Allergene von außen her auf den Organismus einwirken; Gegensatz: ↑Endoallergie

exo|gen [↑exo... u. ↑...gen]: außerhalb des Organismus entstehend; von außen her in den Organismus eindringend (von Stoffen, Krankheitserregern od. Krankheiten gesagt); Gegensatz: ↑endogen. **Exo|genie** *w;* -, ...ien: Abhängigkeit eines Erbmerkmals von Umweltfaktoren

Exo|hystero|pexie [↑exo... u. ↑Hysteropexie] *w;* -, ...ien: operative Festnähung des Gebärmutterkörpers in die Bauchdecken (bei Gebärmuttervorfall)

Exo|karenz [↑exo... u. ↑Karenz] *w;* -, -en: Mangel an bestimmten, mit der Nahrung zuzuführenden Stoffen

exo|krin [zu ↑exo... u. gr. κρίνειν = scheiden, ausscheiden]: nennt man Drüsen, die ihren Inhalt unmittelbar auf eine freie Oberfläche abgeben (z. B. die Schweißdrüsen, die ihr Sekret auf die Haut abgeben)

Exo|lyse [zu ↑exo... u. gr. λύειν = lösen, auflösen] *w;* -, -n: Auflösung von Thromben durch Substanzen, die den Thrombus von außen angreifen

Ex|om|phalus [↑²ex... u. gr. ὀμφαλός = Nabel] *m;* -, ...li: Nabelringbruch, Form des Nabelbruchs, bei der sich Eingeweideteile durch den nicht völlig verschlossenen Nabelring in den Bruchsack ausstülpen

Exon [Analogiebildung nach ↑Codon mit ↑exo...] *s;* -s, -s od. ...onen: kodierender Bereich eines Gens; Gegensatz: ↑Intron

Exo|nu|klea|se [Kurzbildung zu ↑exo..., ↑Nukleotid u. ↑...ase] *w;* -, -n: Enzym, das den Abbau von Nukleinsäuren durch Spaltung vom freien Ende der Nukleotidkette her bewirkt

Exo|phorie [zu ↑exo... u. gr. φορεῖν = tragen, bringen] *w;* -, ...ien: äußerlich nicht wahrnehmbares, latentes Auswärtsschielen, eine Form der ↑Heterophorie

Ex|oph|thalmus [↑[2]ex... u. gr. ὀφθαλμός = Auge] *m,* -: „Glotzauge“, abnorm starkes, krankhaftes Hervortreten des Augapfels aus der Augenhöhle

Exo|phytie [zu ↑exo... u. gr. φυτόν = Gewächs; Pflanze] *w;* -, ...ien: nach außen gerichtetes Wachstum (speziell von Tumoren); Gegensatz: ↑Endophytie. **exo|phytisch:** nach außen wachsend

Ex|osmose [↑[2]ex... u. ↑Osmose] *w;* -, -n: im Gegensatz zur ↑Endosmose die osmotische Bewegung eines Stoffes durch eine Membran aus einem geschlossenen System nach außen (von Orten höherer zu Orten geringerer Konzentration)

Exo|spore [↑exo... u. ↑Spore] *w;* -, -n (meist *Pl.*): die nach außen abgeschnürten Sporen einer Zelle od. eines Organs (Sporenbehälters) bes. bei Pilzen (Biol.); Gegensatz: ↑Endospore

Ex|ostose [zu ↑[2]ex... u. gr. ὀστέον = Knochen] *w;* -, -n, in fachspr. Fügungen: **Exostosis,** *Pl.:* ...toses: Knochenauswuchs, auf der Knochenoberfläche sich entwickelnder knöcherner Zapfen (als Geschwulst od. entzündlich). **Ex|ostosis bursata:** von der ↑Epiphyse (1) ausgehender Knochenauswuchs, der aus knöchernem u. knorpeligem Material besteht u. von einer Bindegewebstasche umgeben ist. **Ex|ostosis sub|un|gualis:** Knochenauswuchs unter einem Nagel

exo|therm [zu ↑exo... u. gr. θέρμη = Wärme]: Wärme abgebend (von chemischen od. physikalischen Prozessen gesagt, bei denen Wärme frei wird u. nach außen abgegeben wird); Gegensatz: ↑endotherm

Exo|toxin [↑exo... u. ↑Toxin] *s;* -s, -e: Bezeichnung für solche von lebenden Bakterien gebildete u. nach außen abgegebene Stoffwechselprodukte, die im Körper von Mensch u. Tier als Giftstoffe wirken; Gegensatz: ↑Endotoxin

exo|zytär [zu ↑exo... u. ↑...zyt]: außerhalb einer Zelle gelegen. **Exo|zy|tose** *w;* -, -n: Austritt von Zellen aus den Blutgefäßen

Ex|pansion [zu lat. *expandere, expansum* = auseinander spannen, ausdehnen] *w;* -, -en: verdrängende Ausdehnung (z. B. eines gutartigen Tumors). **ex|pansiv** [...*if*]: sich ausdehnend, verdrängend (vom Wachstum gutartiger Tumoren gesagt; im Gegensatz zum infiltrierenden Wachstum bösartiger Tumoren)

Ex|pektorans [zu ↑[1]ex... u. lat. *pectus,* Gen.: *pectoris* = Brust] *s;* -, ...rantia u. ...ranzien [...$i^e n$], auch: **Ex|pektorantium,** *Pl.:* ...tia: auswurfförderndes, schleimlösendes Mittel. **Ex|pektoration** *w;* -, -en: Abhustung und Herausbeförderung von Schleim aus Trachea u. Bronchien; auch Bezeichnung für den Auswurf selbst; vgl. Sputum. **ex|pektorie|ren:** Auswurf aus Trachea u. Bronchien herausbefördern (ausspucken)

Ex|plantat [zu ↑[1]ex... u. lat. *planta* = Gewächs, Pflanze] *s;* -[e]s, -e: das bei einer Explantation Ausgepflanzte (Gewebe od. Organstück); Gewebekultur. **Ex|plantation** *w;* -, -en: Auspflanzung von Geweben od. Organteilen aus einem Organismus zum Zwecke der Weiterzüchtung des Gewebes in Nährflüssigkeiten oder auch zum Zwecke der Übertragung (↑Transplantation) auf einen anderen Organismus. **ex|plantie|ren:** eine Explantation vornehmen

Ex|ploration [zu lat. *explorare* = ausspähen; auskundschaften; erforschen] *w;* -, -en: Ausfragung eines Patienten zur Aufstellung einer ↑Anamnese (bes. in der Psychiatrie); auch im Sinne von: ärztliche Untersuchung. **ex|plorie|ren:** eine Exploration durchführen

Ex|position [zu lat. *exponere, expositum* = herausstellen; aussetzen] *w;* -, -en: Grad der Gefährdung für einen Organismus, der sich aus der Häufigkeit u. Intensität aller äußeren Krankheitsbedingungen ergibt, denen der Organismus ausgesetzt ist

Ex|pression [zu lat. *exprimere, expressum* = herausdrücken] *w;* -, -en: **1)** Herauspressung (z. B. des Mutterkuchens nach der Geburt). **2)** Umsetzung genetischer Information in Protein. **Ex|primat** *s;* -[e]s, -e: durch Druck entfernter Inhalt eines Hohlorgans (z. B. Sekret aus der Prostata). **ex|primie|ren:** etwas durch Druck entleeren, herausdrücken (z. B. einen Mitesser)

Ex|pulsion [zu lat. *expellere, expulsum* = heraustreiben] *w;* -, -en: Entfernung, Abführung (z. B. von Eingeweidewürmern)

Ex|sik|kans [zu lat. *exsiccare* = austrocknen] *s;* -, Ex|sik|kantia od. Ex|sik|kanzien [...$i^e n$] (meist *Pl.*): austrocknendes, Flüssigkeit absorbierendes Mittel. **Ex|sik|kose** *w;* -, -n: Austrocknung des Körpers bei starkem Flüssigkeitsverlust (z. B. bei Erbrechen od. Durchfall)

ex|spektativ [zu lat. *exspectare* = entgegensehen; erwarten; abwarten]: abwartend (von einer Krankheitsbehandlung gesagt, die sich bei unausgeprägtem u. unklarem Krankheitsbild zunächst auf die Anwendung allgemeiner, unspezifischer Mittel beschränkt)

Ex|spiration [zu lat. *exspirare* = herausblasen, aushauchen] *w;* -, auch: **Ex|spirium** *s;* -s: Ausatmung. **ex|spiratorisch:** auf der Ausatmung beruhend, mit ihr zusammenhängend, ihr dienend. **ex|spirie|ren:** ausatmen

Ex|stirpation [zu lat. *exstirpare* = (mit dem Stumpf u. der Wurzel) herausreißen] *w;* -, -en, in fachspr. Fügungen: **Ex|stirpatio,** *Pl.:* ...io|nes: totale operative Entfernung eines Organs od. einer Geschwulst. **ex|stirpieren:** eine Exstirpation ausführen

Ex|sudat [zu lat. *exsudare* = ausschwitzen] *s;* -[e]s, -e: entzündliche Ausschwitzung, eiweißhaltige Flüssigkeit, die bei Entzündungen aus den Gefäßen austritt. **Ex|sudation** *w;* -, -en: Ausschwitzung, Absonderung eines Exsudates. **ex|sudativ** [...*tif*], in fachspr. Fügungen: **ex|sudativus, ...va, ...vum** [...*tiw*...]: mit der Exsudation zusammenhängend, auf ihr beruhend. **ex|sudative Dia|these:** angeborene Anfälligkeit des Organismus für bestimmte, mit Exsudation verbundene Erkrankungen der Haut u. Schleimhaut im Säuglingsalter

ex|tendie|ren [aus lat. *extendere, extensum* = ausdehnen; ausstrecken]: ein gebrochenes oder verrenktes Glied strecken. **Extension** *w;* -, -en, in fachspr. Fügungen: **Extensio,** *Pl.:* ...io|nes: **1)** mechanische Streckung eines gebrochenen oder verrenkten Gliedes zur Wiederherstellung der Ausgangslage. **2)** = Dorsalflexion. **Ex|tensions|verband:** Streckverband

ex|tensor [zu lat. *extendere, extensum* = ausdehnen; ausstrecken], *Gen.:* ...soris, *Pl.:* ...sores: erläuternder Bestandteil von fachspr. Fügungen mit der Bed. „Strecker, Streckmuskel"; z. B. in der Fügung ↑Musculus extensor digitorum. **Ex|tensor** *m;* -s, ...soren: übliche Kurzbezeichnung für ↑Musculus extensor

ex|terior, ...terius [aus lat. *exterior* = der äußere, weiter außen befindlich]: an der Außenseite gelegen, in der Nähe der Außenseite, weiter außen gelegen (Anat.)

Ex|ternum [zu lat. *externus* = äußerlich] *s;* -s, ...na: Arzneimittel zur äußerlichen Anwendung (z. B. Salbe). **ex|ternus, ...na, ...num:** außen, an der Außenseite liegend; z. B. in der Fügung ↑Tunica externa

ex therapia [lat. *ex* = aus, heraus; aufgrund; ↑Therapie]: auf der Basis der erfolgten erfolgreichen Behandlung (auf die Diagnose einer Krankheit bezogen)

Ex|tinktion [zu lat. *ex(s)tinguere, ex(s)tinctum* = auslöschen; entkräften] *w;* -, -en: Schwächung (↑Absorption) von Strahlen (insbes. von Lichtstrahlen) beim Durchgang durch ein Medium (Phys.)

ex|tra..., Ex|tra... [aus lat. *extra* = außerhalb, außen; äußerlich]: erster Wortbestandteil von zusammengesetzten Fremdwörtern mit den Bedeutungen „außen, außerhalb", „darüber hinaus", „außer der Reihe, abnorm", „besonders"; z. B.: extradural, Extrasystole

ex|tra|ad|renal [↑extra... u. ↑adrenal]: außerhalb der Nebenniere gelegen

ex|tra|ana|tomisch [extra... u. ↑anatomisch]: unter Umgehung der normalen Blutgefäßbahnen (z. B. von einem ↑Bypass gesagt)

extracardialis vgl. extrakardial

Extractio vgl. Extraktion

Extractum vgl. Extrakt

ex|tra|dural, in fachspr. Fügungen: **ex|tra|duralis, ...le** [zu ↑extra... u. ↑Dura]: außerhalb der harten Hirnhaut gelegen (Anat.)

ex|tra|genital [zu ↑extra... u. ↑Genitale]: außerhalb des Bereichs der Geschlechtsteile, unabhängig von den Geschlechtsteilen (bes. im Hinblick auf die Übertragung von Geschlechtskrankheiten gesagt, die nicht über die Genitalien erfolgt)

ex|tra|gonadal [zu ↑extra... u. ↑Gonaden]: außerhalb der Gonaden gelegen, unabhängig von ihnen

ex|tra|hepatisch [zu ↑extra... u. ↑Hepar]: außerhalb der Leber befindlich

ex|trahie|ren [aus lat. *extrahere* = herausziehen]: **1)** einen Körperteil, insbes. einen Zahn, operativ herausziehen. **2)** ein Kind aus dem Mutterleib herausziehen (geburtshilflicher Eingriff). **3)** einen ↑Extrakt herstellen. **4)** eine Substanz herauslösen

ex|tra|intestinal [zu ↑extra... u. ↑Intestinum]: außerhalb des Darmkanals (gelegen); z. B. extraintestinales Karzinom

ex|tra|kap|sulär [zu ↑extra... u. ↑Capsula]: außerhalb der Gelenkkapsel gelegen

ex|tra|kardial, in fachspr. Fügungen: **ex|tra|cardia|lis, ...le** [zu ↑extra... u. ↑Kardia]: außerhalb des Herzens gelegen; vom Herzen unabhängig

ex|tra|korporal [zu ↑extra... u. lat. *corpus,* Gen.: *corporis* = Leib, Körper]: außerhalb des Organismus erfolgend od. verlaufend

ex|tra|korporale Befruchtung: außerhalb des weiblichen Körpers erfolgende künstliche Befruchtung eines Eies (bei ungewollter Kinderlosigkeit)

ex|tra|korporale Dia|lyse: Herausleiten des Blutstroms aus dem Körperkreislauf in eine sog. „künstliche Niere" zur Entgiftung des Blutes

ex|tra|korporaler Kreislauf: künstlicher Ersatz des natürlichen Körperkreislaufs durch eine Herz-Lungen-Maschine (bei Herzoperationen)

ex|tra|korporale Stoßwellen|li|tho|tripsie: Zertrümmerung von Nieren- und Gallensteinen mit Schallwellen, die stoßartig von außen auf die Steine gerichtet werden; Abk. ESWL

ex|tra|kraniell [zu ↑extra... u. ↑Cranium]: außerhalb des Schädelinnenraumes gelegen (z. B. in der Kopfschwarte)

Ex|trakt [zu lat. *extrahere, extractum* = herausziehen] *m* (auch: *s*); -[e]s, -e, in fachspr. Fügungen: **Ex|tractum** *s;* -, ...ta: wässriger, ätherischer od. alkoholischer Auszug aus tierischen od. pflanzlichen Stoffen. **Ex|tractum sic|cum:** völlig eingedickter, trockener Extrakt. **Ex|tractum spissum:** zähflüssiger Extrakt. **Ex|tractum tenue** [- ...*u-e*]: dünnflüssiger Extrakt

Ex|traktion [zu lat. *extrahere, extractum* = herausziehen] *w;* -, -en, in fachspr. Fügungen: **Ex|tractio,** *Pl.:* ...io|nes: **1)** operatives Herausziehen (Herauslösen) eines Körperteils, insbes. eines Zahns. **2)** Das Herausziehen des Kindes aus dem Mutterleib (geburtshilflicher Eingriff). **3)** Herstellung eines ↑Extraktes. **4)** Herauslösen eines Stoffes (z. B. Sauerstoff) aus Gewebe oder Körperflüssigkeiten. **Ex|tracto lentis** [↑Lens]: operative Entfernung der Augenlinse bei ↑Star

ex|tra|lym|phatisch [zu ↑extra... u. ↑Lymphe]: außerhalb eines Lymphknotens gelegen

ex|tra|medullär [zu ↑extra... u. ↑Medulla]: außerhalb des Knochenmarks vorkommend od. geschehend

ex|tra|mural [zu ↑extra... u. lat. *murus* = Mauer, Wand]: außerhalb der Wände eines Hohlraums gelegen bzw. befindlich

ex|tra|ossär, in fachspr. Fügungen: **ex|traossarius, ...ria, ...rium** [zu ↑extra... u. [1]Os]: außerhalb des Knochens gelegen

ex|tra|peri|kardial [zu ↑extra... und ↑Perikard]: außerhalb des Herzbeutels gelegen

ex|tra|peri|tonäal, auch: **ex|tra|peri|toneal** [zu ↑extra und ↑Peritonäum]: außerhalb des Bauchfells gelegen. **Ex|tra|peri|tonäa|lisie|rung,** auch: **Ex|tra|peri|tonea|lisie|rung** *w;* -, -en: operative Verlagerung eines innerhalb des Bauchfellraums gelegenen Organs nach außerhalb

ex|tra|pleu|ral [zu ↑extra... u. ↑Pleura]: außerhalb des Brustfellraums gelegen

ex|tra|pulmonal [zu ↑extra... u. ↑Pulmo]: außerhalb der Lunge gelegen

ex|tra|pyramidal [zu ↑extra... u. ↑Pyramide]: außerhalb der ↑Pyramidenbahn gelegen. **extra|pyramidales System:** die basalen Stammganglien des Zwischen- und Mittelhirns, die die unwillkürlichen Körperbewegungen und den Muskeltonus steuern

Ex|tra|sy|stole [auch: ...*tole* od. ...*süßtole;* ↑extra... u. ↑Systole] *w;* -, ...len: auf einen ungewöhnlichen Reiz hin erfolgende vorzeitige ↑Kontraktion des Herzens innerhalb der normalen (gewöhnlichen) Herzschlagfolge. **Ex|tra|sy|stolie** *w;* -, ...ien: durch ständiges gehäuftes Auftreten von Extrasystolen charakterisierte Herzrhythmusstörung

ex|tra|uterin, in fachspr. Fügungen: **ex|tra|uterinus, ...na, ...num** [zu ↑extra... u. ↑Uterus]: außerhalb der Gebärmutter

Ex|tra|uterin|gravidität vgl. Graviditas extrauterina

ex|tra|vasal [zu ↑extra... u. ↑Vas]: außerhalb der Blutgefäße gelegen oder erfolgend. **Extra|vasat** *s;* -[e]s, -e: aus einem Gefäß in das umgebende Gewebe ausgetretene Flüssigkeit wie Blut oder Lymphe. **Ex|tra|vasation** *w;* -, -en: Austreten von Gefäßflüssigkeit (Blut oder Lymphe) in das umgebende Körpergewebe

Ex|tra|version [zu ↑extra... u. lat. *vertere, versum* = drehen, wenden] *w;* -, -en: Konzentration des Interesses auf die Außenwelt; Gegensatz: ↑Introversion (Psychol.). **ex|tra|vertiert,** auch: **ex|tro|vertiert:** nach außen gerichtet, der Umwelt gegenüber aufgeschlossen, weltoffen, leicht empfänglich für äußere Einflüsse; Gegensatz: ↑introvertiert (Psychol.)

ex|tra|vesikal, in fachspr. Fügungen: **ex|tra|vesicalis, ...le** [zu ↑extra... u. ↑Vesica]: außerhalb der Harnblase gelegen

ex|tra|zellulär, auch: **ex|tra|zellular** [zu ↑extra... u. ↑Cellula]: außerhalb der Zelle befindlich bzw. gelegen

ex|tra|zere|bral [zu ↑extra... u. ↑Cerebrum]: außerhalb des Gehirns liegend

Ex|tremitas [zu lat. *extremus* = äußerst, letzt] *w;* -, ...tates: **1)** Endteil eines Organs (Anat.). **2)** ältere Bezeichnung der Gliedmaßen (vgl. Membrum); vgl. Extremität (Anat.). **Ex|tremitas acromia|lis:** das dem ↑Acromion zugekehrte Ende des Schlüsselbeins. **Ex|tremitas anterior:** vorderes Ende der Milz. **Ex|tremitas capitalis:** = Extremitas superior testis. **Ex|tremitas cau|dalis renis** [↑Ren]: = Extremitas inferior renis. **Extremitas cau|dalis testis:** = Extremitas inferior testis. **Ex|tremitates corporis** [↑Corpus] *Pl.:* = Membra corporis. **Ex|tremitas crania|lis:** = Extremitas superior renis. **Extremitas inferior corporis** [↑Corpus]: = Membrum inferius. **Ex|tremitas inferior lienis** [↑Lien]: = Extremitas anterior. **Ex|tremitas inferior renis** [↑Ren]: unterer Nierenpol. **Ex|tremitas inferior testis:** unteres Ende des Hodens. **Ex|tremitas pelvina:** = Membrum inferius. **Ex|tremitas posterior:** hinteres Ende der Milz. **Ex|tremitas sternalis:** das dem Brustbein zugekehrte Ende des Schlüsselbeins. **Ex|tremitas superior corporis** [↑Corpus]: = Membrum superius. **Extremitas superior lie|nis** [↑Lien]: = Extremitas posterior. **Ex|tremitas superior renis** [↑Ren]: oberer Nierenpol. **Ex|tremitas superior testis:** oberes Ende des Hodens. **Extremitas thoracica:** = Membrum superius. **Ex|tremitas tubaria:** der dem Eileiter zugekehrte obere Pol des Eierstocks. **Ex|tremitas uterina:** der der Gebärmutter zugekehrte untere Pol des Eierstocks. **Ex|tremitas ventralis:** = Extremitas anterior. **Ex|tremitas verte|bralis:** = Extremitas posterior

Ex|tremität [zu lat. *extremus* = äußerst, letzt] *w;* -, -en (meist *Pl.*): Bezeichnung für die Gliedmaßen (Arme u. Beine)

Ex|trinsic Factor [*äkßtrinßik fäkt^{e}r;* aus gleichbed. engl. *extrinsic factor* (eigtl. = von außen wirkender Faktor)] *m;* - -[s], - -s: Bezeichnung für den mit der Nahrung dem Organismus zugeführten Wirkstoff (Vitamin B_{12}), der mit dem sog. ↑Intrinsic Factor zusammen den lebenswichtigen Leberwirkstoff (gegen perniziöse Anämie) bildet

ex|trinsisch [nach engl. *extrinsic* von lat. *extrinsecus* = von außen]: in der Umgebung (z. B. einer Zelle) gelegen

extrovertiert vgl. extravertiert

Ex|tubation [zu ↑^{1}ex... u. ↑Tubus] *w;* -, -en: Entfernung des ↑Tubus aus dem Kehlkopf (nach einer ↑Intubation). **ex|tubie|ren:** den Tubus aus dem Kehlkopf entfernen

ex|uberant, in fachspr. Fügungen: **ex|uberans** [zu lat. *exuberare* = reichlich hervorkommen]: stark wuchernd

Ex|ulzeration [zu ↑^{1}ex... u. lat. *ulcus,* Gen.: *ulceris* = Geschwür] *w;* -, -en, in fachspr. Fügungen: **Ex|ulceratio,** *Pl.:* ...io|nes: Geschwürbildung, Verschwärung. **ex|ulzerie|ren:** schwären, sich geschwürig verändern (vom Gewebe)

Ex|utorium [zu lat. *exuere, exutum* = herausziehen] *s;* -s, ...torien [...*i^{e}n*] u. ...toria: Zugmittel, Hautreizmittel

Ex|zere|bration [zu ↑^{1}ex... u. lat. *cerebrum* = Gehirn] *w;* -, -en, in fachspr. Fügungen: **Excere|bratio,** *Pl.:* ...io|nes: Ausräumung des fetalen Gehirns bei der ↑Embryotomie. **exzere|brie|ren:** eine Exzerebration durchführen

Ex|zidat [zu ↑exzidieren] *s;* -[e]s, -e: aus einem Gewebe herausgeschnittenes Stück. **ex|zidieren** [aus lat. *excidere, excisum* = heraushauen; herausschneiden]: eine Wunde ausschneiden; Gewebe (z. B. von einer Geschwulst) aus dem Organismus herausschneiden; eine Geschwulst ausschneiden. **Ex|zision** *w;* -, -en, in fachspr. Fügungen: **Ex|cisio,** *Pl.:* ...io|nes: Ausschneidung einer Wunde; Herausschneiden von Körpergewebe; Ausschneidung einer Geschwulst

Ex|zitans [zu lat. *excitare* = heraustreiben; aufmuntern; antreiben] *s;* -, ...tantia u. ...tanzien [...*i^{e}n*], auch: **Ex|zitantium** *s;* -, ...tia: Arzneimittel, das Herz, Kreislauf, Atmung od. Nerven anregt; belebendes Mittel. **Ex|zitation** *w;* -, -en, in fachspr. Fügungen: **Ex|citatio,** *Pl.:* ...io|nes: **1)** Anregung von Herz, Kreislauf, Atmung od. Nerven durch Arzneimittel. **2)** Erregungszustand des Organismus. **ex|zitativ:** erregend, anregend (von Arzneimitteln). **ex|zitie|ren:** die Herz-, Kreislauf-, Atem- od. Nerventätigkeit [durch Arzneimittel] anregen

EZ vgl. Zwillinge

F

F: chem. Zeichen für ↑^{2}Fluor

F_1, F_2 usw.: Abkürzung für ↑Filialgeneration

FA: Abk. für ↑Facharzt

Fabella [nlat. Verkleinerungsbildung zu lat. *faba* = Bohne] *w;* -, ...llae: das Sesambein an der Hinterseite des Kniegelenks (Anat.)

Fabismus [zu lat. *faba* = Bohne] *m;* -: Erkrankung infolge Einatmung von Bohnenblütenstaub oder nach Genuss von Bohnen

Fabry-Krankheit [nach dem dt. Dermatologen Johannes Fabry, 1860–1930]: = Angiokeratoma corporis diffusum

Facelifting [*fe^{i}ßlifting;* engl.] *s;* -s, -s: operative Beseitigung von Gesichtsfalten

Facette [*faßät^{e};* aus frz. *facette,* Verkleinerungsbildung zu frz. *face* = (Vorder)seite, Außenfläche, von lat. *facies* = Gestalt, Gesicht] *w;* -, -n: abgeschrägte Fläche an Gelenken

Facharzt: seit dem 1. 1. 1981 offiziell nicht mehr zulässige Bez. für einen Arzt, der sich nach der Approbation durch mehrjährige Weiterbildung eingehende Kenntnisse und Erfahrungen auf einem Spezialgebiet der Medizin erworben hat (Abk.: FA); neue Bez.: Arzt für ... (z. B. Chirurgie) oder ↑Gebietsarzt

facialis vgl. fazial

Facies [*fazi-eß;* aus lat. *facies,* Gen.: *faciei* = Aussehen, Gesicht] *w;* -, -: **1)** Gesicht; Gesichtsausdruck. **2)** Fläche, Außenfläche (von Organen oder Knochen; Anat.). **Facies abdominalis:** verfallener Gesichtsausdruck bei Kranken mit schwerer Bauchfellentzündung. **Facies adeno|idea:** typischer Gesichtsausdruck von Kindern mit ↑adenoiden Vegetationen. **Facies anterior:** vordere Fläche von Körperteilen. **Facies antonina** [nach dem hl. Antonius]: typischer Gesichtsausdruck bei Lepra des Nervensystems. **Facies articularis:** vordere Fläche von Gelenken. **Facies au|ricularis:** ohrförmig gebogene Verbindungsfläche. **Facies buc|calis:** = Facies vestibularis. **Facies cere|bralis:** obere Fläche des großen Keilbeinflügels. **Facies colica:** Berührungsfläche der Milz mit dem ↑Kolon. **Facies com|posita:** regelmäßiges, natürliches Mienenspiel des gesunden Menschen. **Facies con|tactus:** Berührungsfläche der Zähne. **Facies con|vexa cere|bri:** obere Fläche des Großhirns. **Facies costalis:** **1)** äußere Fläche der Lunge. **2)** vordere Fläche des Schulterblattes. **Facies dia|phragmatica:** **1)** hintere Fläche des Herzmuskels. **2)** hintere Fläche der Milz. **3)** auf dem Zwerchfell aufliegende Fläche der Lunge. **Facies di|stalis:** vom ersten Schneidezahn abgewandte vertikale Kontaktfläche der Zähne. **Facies dorsalis:** **1)** hintere Fläche von Organen. **2)** Streckseite der Finger. **Facies ex|terna (ossis parie|talis)** [- - - ...*ri-e*...; ↑Os parietale]: äußere Fläche des Scheitelbeins. **Facies gast|rica:** typischer Gesichtsausdruck mit starker Ausprägung der Nasolobialfalten bei Magenkranken. **Facies gast|rica (lie|nis)** [↑Lien]: mittlere vordere, meist schwach nach innen gewölbte Fläche der Milz, die in der Mitte den ↑Hilus lienis zeigt. **Facies glutaea:** Außenfläche der Darmbeinschaufel. **Facies hippo|cratica:** ängstlicher, verfallener Gesichtsausdruck bei Sterbenden (auch bei Patienten mit schwerer Bauchfellentzündung). **Facies inferior:** untere Fläche von Organen. **Facies in|fra|temporalis:** hintere Fläche des Oberkiefers. **Facies inter|lobares** *Pl.:* zwischen den Lungenlappen befindliche Oberflächen des Lungengewebes. **Facies intestinalis:** hintere Fläche der Gebärmutter. **Facies labialis:** = Facies vestibularis. **Facies lateralis:** Seitenfläche von Organen. **Facies leo|nina:** „Löwengesicht", löwenähnliche Gesichtszüge bei Leprakranken. **Facies leontina:** = Facies leonina. **Facies lin|gua|lis:** Oberfläche der Zähne auf der Zungenseite. **Facies lunata:** mondsichelförmig gekrümmte Fläche der Hüftpfanne. **Facies malaris:** Wangenfläche des Jochbeins. **Facies malleolaris:** Seitenfläche des Sprungbeinkörpers. **Facies masticatoria:** = Facies occlusalis. **Facies maxillaris:** seitliche Fläche des Gaumenbeins. **Facies media|lis:** mittlere bzw. innere Fläche von Organen oder Körperteilen. **Facies mesia|lis:** die vom hintersten Mahlzahn abgewandte vertikale Kontaktfläche der Zähne. **Facies mitralis:** blasses Gesicht, bläuliche Lippen und fleckenförmige, zyanotische Wangen bei Kranken mit schwerer Mitralstenose. **Facies myo|pa|thica:** typischer Gesichtsausdruck (mit Verlust des Mienenspiels) bei Schwund der mimischen Muskeln. **Facies nasalis:** innere Fläche des Oberkieferbeins, die einen Teil der Begrenzung der Nasenhöhle bildet. **Facies occlusalis:** Kaufläche der Zähne. **Facies orbitalis:** zur Augenhöhle hin gerichtete Fläche (von Gesichtsteilen oder Gesichtsknochen). **Facies ovarica:** charakteristischer ängstlicher Gesichtsausdruck bei Frauen mit Eierstockserkrankungen. **Facies palatina:** untere Fläche des Gaumenbeins. **Facies palmares** *Pl.:* Fingerflächen an der Beugeseite der Finger. **Facies patellaris:** der Kniescheibe zugewandte Trennfläche zwischen den Knorren des Oberschenkelknochens. **Facies pelvina:** nach vorn abwärts gerichtete Fläche des Kreuzbeins. **Facies plantares** *Pl.:* die sohlenwärts gelegenen Flächen der Zehen. **Facies po|plitea:** dreieckige Fläche am unteren Ende der Rückseite des Oberschenkelknochens. **Facies posterior:** hintere Fläche von Organen und Körperteilen. **Facies pulmonalis:** seitliche, von den Lungen berührte Oberfläche des Herzens. **Facies rectalis:** = Facies intestinalis. **Facies renalis (lie|nis)** [↑Lien]: Berührungsfläche der Milz mit der Niere. **Facies scrofulosa:** typischer Gesichtsausdruck bei Haut- und Lymphknotenerkrankungen im Kindesalter (↑Skrofulose). **Facies spheno|maxillaris:** untere Fläche des Keilbeinflügels. **Facies sternocostalis:** vordere Fläche des Herzmuskels. **Facies superior:** obere Fläche von Organen oder Körperteilen. **Facies sym|physia|lis:** Verbindungsfläche zwischen rechtem und linkem Schambeinbogen. **Facies temporalis:** äußere Fläche von Schädelknochen. **Facies tetanica:** = Risus sardonicus. **Facies urethralis:** hintere Fläche des männlichen Gliedes. **Facies ven|tralis:** = Facies anterior. **Facies vesicalis:** Vorderfläche der Gebärmutter. **Facies vestibularis:** dem ↑Vestibulum oris zugekehrte Fläche des Zahns

factitius, ...titia, ...titium [aus lat. *facticius* = künstlich gemacht]: künstlich, nicht natürlich; z. B. in der Fügung ↑Urticaria factitia

Fadenpilze: Pilze, die fadenförmige Zellen bilden (Bot.)

Fadenwürmer vgl. Nematoden

Faeces: **1)** vgl. Fäzes. **2)** *Pl.* von ↑Faex

Faex [aus lat. *faex,* Gen.: *faecis* = Bodensatz; Hefe] *w;* -, Fae|ces: Hefe. **Faex medicinalis:** medizinische Hefe, gereinigte Bierhefe

Fago|pyrismus [zu nlat. *Fagopyrum* = Buchweizen, weiter zu lat. *fagus* = Buche u. gr. *πυρός* = Weizen] *m;* -, ...men: Vergiftung durch den Genuss von Buchweizen

Fahr-Krankheit [nach dem dt. Pathologen Theodor Fahr, 1877–1945]: Kalkablagerung in den Wänden der kleinen Hirngefäße

Fäkalien [...*liᵉn;* zu lat. *faex,* Gen.: *faecis* = Bodensatz; Hefe] *Pl.:* Kot, Stuhl. **Fäkalstase** [gr. *στάσις* = Stillstand] *w;* -, -n: Kotstauung im Darm

Faktor [zu lat. *facere, factum* = machen, tun, bewirken] *m;* -s, ...toren: Blutgerinnungsfaktor, Gerinnungsfaktor; im Blutplasma bzw. in den Blutplättchen vorkommende Stoffe wie Kalzium, Polysaccharide, v. a. aber Eiweißstoffe, die am Ablauf der Blutgerinnung teilnehmen (werden fortlaufend nach dem Entdeckungsjahr mit römischen Ziffern gekennzeichnet). **Faktor I:** ↑Fibrinogen. **Faktor II:** ↑Prothrombin. **Faktor III:** ↑Thrombokinase. **Faktor IV:** ↑Kalzium. **Faktor V:** ↑Proakzelerin. **Faktor VI:** ↑Akzelerin. **Faktor VII:** ↑Prokonvertin. **Faktor VIII:** ↑antihämophiles Globulin. **Faktor IX:** ↑Christmas-Faktor. **Faktor X:** ↑Stuart-Faktor. **Faktor XI:** ↑Rosenthal-Faktor. **Faktor XII:** ↑Hagemann-Faktor. **Faktor XIII:** ↑fibrinstabilisierender Faktor

fäkulent [aus lat. *faeculentus* = voll Hefe; voll Unreinigkeiten]: kotartig, kotig

Fäkulom [zu lat. *faex*, Gen.: *faecis* = Bodensatz; Hefe] *s;* -s, -e: = Koprom

fakultativ [...*tif;* zu lat. *facultas*, Gen.: *facultatis* = Fähigkeit, Vermögen, Möglichkeit]: freigestellt, dem eigenen Ermessen od. Belieben überlassen, wahlfrei

falci|formis, ...me [zu lat. *falx*, Gen.: *falcis* = Sichel u. lat. *forma* = Gestalt, Form]: sichelförmig; z. B. in der Fügung ↑Margo falciformis

Fallhand: schlaff herabhängende Hand bei Lähmung des ↑Nervus radialis

Falloppio-Kanal [nach dem ital. Anatomen Gabriele Falloppio, 1523–1562]: = Canalis facialis

Fallot-Penta|logie [*falo...;* nach dem frz. Arzt E. L. A. Fallot, 1850–1911; gr. πέντε = fünf u. ↑...logie] *w;* -, ...ien: angeborener fünffacher Herzfehler (Pulmonalstenose in Verbindung mit Ventrikelseptumdefekt, Vorhofseptumdefekt, Dextroposition der Aorta, Hypertrophie des rechten Herzens). **Fallot-Tetra|logie** [gr. τετρα- = vier] *w;* -, ...ien: angeborener vierfacher Herzfehler (entspricht der F.-Pentalogie, jedoch ohne Vorhofseptumdefekt). **Fallot-Tri|logie** [gr. τρι- = dreimal, dreifach] *w;* -, ...ien: angeborener dreifacher Herzfehler (Pulmonalstenose in Verbindung mit Vorhofseptumdefekt und Rechtshypertrophie)

Fall|phono|meter: veraltete Apparatur zur Bestimmung der Hörschärfe (mittels Kügelchen verschiedener Größe, die aus verschiedenen Höhen auf eine Glasplatte herabfallen)

Fallsucht vgl. Epilepsie

Falltürschnitt vgl. Kulissenschnitt

Falsettstimme vgl. Fistelstimme

Faltenhaut: 1) vgl. Cutis laxa. **2)** vgl. Cutis verticis gyrata

Faltenzunge vgl. Lingua plicata

Falx [aus lat. *falx*, Gen.: *falcis* = Sichel] *w;* -, Falces: Sichel, sichelförmige Bindegewebsplatte (Anat.). **Falx cerebelli:** „Kleinhirnsichel", sichelförmige Fortsetzung der harten Hirnhaut. **Falx cere|bri:** „Großhirnsichel", sichelförmige Fortsetzung der harten Hirnhaut zwischen beiden Hirnhälften. **Falx in|gui|nalis:** „Leistensichel", Sehnenstreifen im mittleren Teil der hinteren Wand des Leistenkanals. **Falx septi:** = Valvula foraminis ovalis

Fames canina [lat. *fames* = Hunger; ↑caninus]: = ²Akorie

familiär, in fachspr. Fügungen: **familia|ris, ...re** [aus gleichbed. lat. *familiaris*]: die Familie betreffend, familiär (von einer Krankheit gesagt, die bei Geschwistern auftritt)

Familien|medizin: Behandlung und gesundheitliche Betreuung von Familien oder familienähnlichen Gruppen in somatischer, psychischer und sozialer Hinsicht

Famulatur [zu ↑Famulus] *w;* -, -en: Ableistung der praktischen Ausbildung eines Famulus. **famulie|ren:** seine Famulatur ableisten. **Famulus** [aus lat. *famulus* = Diener] *m;* -, ...li: Kandidat der Medizin, der seine vorgeschriebene (3-monatige) praktische Ausbildung an einer Klinik oder bei einem frei praktizierenden Arzt ableistet

Fango [aus ital. *fango* = Schlamm, Schmutz] *m;* -s: heilkräftiger Mineralschlamm aus heißen Quellen

Faradisation [zum Namen des engl. Physikers M. Faraday, 1791–1867] *w;* -: Anwendung eines unterbrochenen (faradischen) Stroms zu diagnostischen u. therapeutischen Zwecken. **faradischer Strom:** unsymmetrischer, durch Unterbrecherschaltung erzeugter Wechselstrom. **faradisie|ren:** mit faradischem Strom behandeln.

Farado|therapie *w;* -: = Faradisation

Färbe|index: Verhältniszahl aus der Menge des Blutfarbstoffs u. der Anzahl der roten Blutkörperchen (wichtig für die Diagnose einer ↑Anämie); Abk.: FI

Farbenblindheit vgl. Chromatodysopsie

Farbenhören vgl. Auditio colorata

Farbenscheu vgl. Chromatophobie

Farbensinn: Fähigkeit, Farben zu unterscheiden

Farben|skotom: auf einen Teil des Gesichtsfeldes beschränkte Störung oder Unfähigkeit der Farbenerkennung

Farbstoffbildner *Pl.:* Sammelbezeichnung für alle Bakterien, die in Milch, Fleisch u. anderen organ. Substanzen auffallende Farbveränderungen hervorrufen

Farb|therapie: Anwendung von farbigem Licht zur Behandlung von Krankheiten (Methode der Außenseitermedizin)

Färbung *w;* -, -en: Durchtränkung von histologischen Objekten od. Mikroorganismen mit Farbstoffen

Farmerlunge: allergische Entzündung der Lungenbläschen durch Antigene von schimmeligem Heu

Fascia vgl. Faszie

fas|cicularis, ...re [zu ↑Fasciculus]: einen ↑Fasciculus betreffend, zu ihm gehörend; z. B. in der Fügung ↑Keratitis fascicularis

Fas|ciculus [aus lat. *fasciculus*, Gen.: *fasciculi* = kleines Bündel] *m;* -, ...li: kleines Bündel von Muskel- oder Nervenfasern; eindeutschend auch: Faszikel (Anat.). **Fasciculus anterior pro|prius:** = Fasciculi proprii. **Fas|ciculus antero|lateralis super|ficia|lis:** = Tractus spinocerebellaris anterior.

Fas|ci̲culus atrio|ven|tricula̲ris: Muskelbündel zwischen Vorhof- und Kammermuskulatur des Herzens. **Fas|ci̲culus cerebello|spina̲lis:** = Tractus spinocerebellaris posterior. **Fas|ci̲culus cere|bro|spina̲lis ante̲rior:** = Tractus corticospinalis anterior. **Fas|ci̲culus cere|bro|spina̲lis latera̲lis:** = Tractus corticospinalis lateralis. **Fas|ci̲culi cortico-thala̲mici** *Pl.:* Gesamtheit aller Nervenfaserbündel, die von verschiedenen Bezirken der Großhirnrinde zu den einzelnen Nervenkernen des ↑Thalamus ziehen. **Fas|ci̲culus cunea̲|tus:** keilförmiger seitlicher Teil des Hinterstranges im Rückenmark und in der ↑Medulla oblongata. **Fas|ci̲culus dorsa̲lis:** = Funiculus posterior. **Fas|ci̲culus dorso-latera̲lis:** Nervenfaserbündel unter der hinteren seitlichen Oberfläche des Rückenmarks. **Fas|ci̲culus fronto|oc|cipita̲lis:** = Fasciculus longitudinalis superior. **Fas-ci̲culus gra̲cilis:** schmaler mittlerer Teil der Hinterstrangbahn im Rückenmark und in der ↑Medulla oblongata. **Fas|ci̲culus inter-fas|cicula̲ris:** = Fasciculus semilunaris. **Fas|ci̲culi inter|seg|menta̲les** *Pl.:* = Fasciculi proprii. **Fas|ci̲culus latera̲lis (medu̲llae spina̲lis):** = Funiculus lateralis. **Fas|ci̲culus latera̲lis (ple̲xus bra|chia̲|lis):** seitlicher Strang des unteren Abschnitts des Nervengeflechts am Schlüsselbein, von dem u. a. die Armnerven ausgehen. **Fas|ci̲culus latera̲lis pro̲prius:** = Fasciculi proprii medullae spinalis. **Fas|ci̲culi lon|gitudina̲les** *Pl.:* Pyramidenbahn in der Brücke des Gehirns. **Fas|ci̲culus lon|gitudina̲lis dorsa̲lis:** Nervenfaserbündel, das vom ↑Hypothalamus ausgeht, im Mittelhirn im Bereich der Rautengrube und der IV. Hirnkammer verläuft und unter der Rückseite von Hirnbrücke und Medulla oblongata entlangführt. **Fas|ci̲culus lon|gitudina̲lis infe̲rior:** „unteres Längsbündel", Verbindungsfasern zwischen Hinterhaupts- und Schläfenlappen. **Fas|ci̲culi lon|gitudina̲les (ligame̲nti cruci|fo̲rmis at|la̲ntis)** *Pl.:* Bindegewebszüge, die vom zweiten Halswirbel zum großen Hinterhauptsloch ziehen. **Fas-ci̲culus lon|gitudina̲lis media̲|lis:** Nervenfaserbündel, das längs durch das Innere von Mittelhirn, Hirnbrücke und Medulla oblongata zum Rückenmark zieht. **Fas|ci̲culus lon|gitudina̲lis supe̲rior:** „oberes Längsbündel", Verbindungsfasern zwischen Stirn- und Hinterhauptslappen. **Fas|ci̲culus ma-millo|tegmenta̲lis:** Nervenfaserbündel, das vom ↑Corpus mamillare zum ↑Tegmentum (2) verläuft. **Fas|ci̲culus mamillo|thala̲mi-cus:** Nervenfaserschicht in der Großhirnrinde. **Fas|ci̲culus media̲|lis (ple̲xus brachia̲-lis):** mittlerer Strang des unteren Abschnitts des Nervengeflechts am Schlüsselbein, von dem u. a. die Armnerven ausgehen. **Fas-ci̲culi medu̲llae spina̲lis:** = Funiculi medullae spinalis. **Fas|ci̲culus o̲pticus:** ältere Bezeichnung für ↑Nervus opticus. **Fas|ci̲culi pedunculo|mamilla̲res** *Pl.:* ältere Bezeichnung für ↑Tractus mamillotegmentalis. **Fas-ci̲culus poste̲rior (ple̲xus brachia̲|lis):** hinterer Strang des unteren Abschnitts des Nervengeflechts am Schlüsselbein, von dem u. a. die Armnerven ausgehen. **Fas|ci̲culi pro̲|prii** *Pl.:* Vorderstranggrundbündel des Rückenmarks. **Fas|ci̲culi pro̲|prii medu̲llae spina̲lis** *Pl.:* Seitenstranggrundbündel des Rückenmarks. **Fas|ci̲culi pyramida̲les** *Pl.:* ältere Bezeichnung für ↑Tractus pyramidales. **Fas|ci̲culus radia̲|lis:** = Fasciculus lateralis (plexus brachialis). **Fas|ci̲culus re|tro-fle̲xus:** Faserbündel, das vom grauen Nervenkern zum Nucleus interpeduncularis, einer Nervenzellenanhäufung im Mittelhirn, verläuft. **Fas|ci̲culi ru|bro|reticula̲res** *Pl.:* Nervenfaserbündel, die vom ↑Nucleus ruber zur ↑Formatio reticularis verlaufen. **Fas-ci̲culus semi|luna̲ris:** halbmondförmiges Nervenfaserbündel zwischen ↑Fasciculus cuneatus und ↑Fasciculus gracilis des Rückenmarks. **Fas|ci̲culus septo|margina̲lis:** Nervenfaserbündel zwischen den inneren Grenzen des rechten und linken Hinterstrangs des Rückenmarks im Bereich der Brustwirbelsäule. **Fas|ci̲culus solita̲rius:** = Tractus solitarius. **Fas|ci̲culus subcallo̲sus:** Nervenfaserbündel, das vom mittleren Stirnlappen unter dem Hirnbalken zum ↑Nucleus caudatus verläuft. **Fas|ci̲culus temporo|oc|cipi-ta̲lis:** = Fasciculus longitudinalis inferior. **Fas|ci̲culi thalamo|cortica̲les** *Pl.:* Nervenbahnen, die vom ↑Thalamus zur Großhirnrinde ziehen. **Fas|ci̲culus thalamo|mamilla̲-ris:** = Fasciculus mamillothalamicus. **Fas-ci̲culi trans|versi (apo|neu|ro̲sis palma̲ris** bzw. **planta̲ris)** *Pl.:* quer verlaufende Faserzüge in der Flächensehne der Hohlhand bzw. Fußsohle. **Fas|ci̲culus tri|an|gula̲ris:** dreikantige Nervenfaserbündel zwischen rechtem und linkem Hinterstrang des Rückenmarks im Bereich der Lendenwirbelsäule. **Fas|ci̲culus Tü̲rcki** [nach dem östr. Neurologen Ludwig Türck, 1810–1868]: Faserbündel, das vom Hinterhaupt- und Schläfenlappen des Großhirns zu den Kernen der Hirnbrücke verläuft. **Fas|ci̲culus ul-na̲ris:** = Fasciculus medialis (plexus brachialis). **Fas|ci̲culus uncina̲tus:** Hakenbündel des Endhirns. **Fas|ci̲culus ventra̲lis:** = Funiculus anterior

Fasciitis vgl. Fasziitis

[1]**Fas|ci̲o|la** [aus lat. *fasciola,* Gen.: *fasciolae* = kleine Binde, Band] *w;* -, ...lae [...*lä*]: Bändchen (Anat.). **Fas|ci̲ola cine̲rea:** = Gyrus fasciolaris

[2]**Fas|ci̲o|la** [aus lat. *fasciola* = kleine Binde, Band] *w;* -: Gattung von Saugwürmern (Zool.). **Fas|ci̲o|la hepa̲tica:** „Leberegel", in den Gallengängen von Mensch und Tier schmarotzende Saugwurmart

Fas|ciol|op|sis buski [zu ↑[2]Fasciola u. gr. ὄψις = Erscheinung, Anblick; zum Namen des russ.-engl. Zoologen George Busk, 1807–1886] *w;* - -: großer Darmegel, eine Saugwurmart im Magen und Dünndarm des Menschen

Fasergeschwulst vgl. Fibrom

Faserkrebs vgl. Szirrhus

Faser|pitui|zyten *Pl.:* Zellen im Stützgewebe des Nervensystems

Fastidium [aus gleichbed. lat. *fastidium*] *s;* -s: Ekel, Abneigung, Widerwille

Fastigium [aus lat. *fastigium,* Gen.: *fastigii* = Neigung, Steigung; Abdachung; Spitze, Gipfel; Giebel] *s;* -s, ...gia: **1)** Dach des 4. Hirnventrikels (Anat.). **2)** Höhepunkt einer Krankheit (insbes. Höhepunkt des Fiebers; Med.)

Fas|zie [...*i*[e]*;* aus lat. *fascia,* Gen.: *fasciae* = Binde, Band] *w;* -, -n; in fachspr. Fügungen: **Fas|cia,** *Pl.:* ...iae: meist breitflächig ausgedehnte dünne Bindegewebshülle bes. der Muskeln oder deren sehnenartiger Fortsetzungen (Anat.). **Fas|cia ante|bra|chii:** Bindegewebshülle der Vorderarmmuskeln. **Fascia axillaris:** Bindegewebsblatt der Achselhöhle. **Fas|cia bra|chii:** Bindegewebshülle der Oberarmmuskeln. **Fas|cia buc|copharyn|gea:** Bindegewebshülle an der Außenfläche des Wangenmuskels. **Fas|cia bulbi:** = Vagina bulbi. **Fas|cia cervicalis:** kräftige Bindegewebshülle der Halsmuskel. **Fas|cia clavi|pectoralis:** Bindegewebsstreifen zwischen Rabenschnabelfortsatz, Schlüsselbein und vorderer Brustwand unter dem ↑Musculus pectoralis major. **Fas|cia clitoridis** [↑Klitoris]: Bindegewebshülle um den Muskel des Kitzlers. **Fas|cia colli:** = Fascia cervicalis. **Fas|cia cremasteria:** das den Aufhängemuskel des Hodens bedeckende Bindegewebe. **Fas|cia cri|brosa:** Siebplatte an der unteren Öffnung des Schenkelkanals. **Fas|cia cruris** [↑Crus]: Bindegewebshülle der Muskeln des Unterschenkels. **Fas|cia dentata hippocampi:** = Gyrus dentatus. **Fas|cia dia|phragmatis:** Bindegewebshülle des Zwerchfells. **Fas|cia dorsalis manus** bzw. **pedis** [↑Pes]: Bindegewebshülle am Hand- bzw. Fußrücken. **Fas|cia endo|pelvina:** Bindegewebshülle, die Harnblase, Scheide u. Mastdarm überzieht. **Fas|cia endo|thoracica:** Bindegewebsschicht zwischen Brustwand u. ↑Pleura parietalis. **Fas|cia ilia|ca:** Bindegewebshülle, die, an den Lendenwirbeln beginnend, den Hüft-Lenden-Muskel überzieht. **Fas|cia lata:** Bindegewebshülle der Oberschenkelmuskeln. **Fas|cia linguae:** veralt. Bezeichnung für ↑Aponeurosis linguae. **Fas|cia masseterica:** Bindegewebshülle des äußeren Kaumuskels. **Fas|ciae musculares** *Pl.:* Bindegewebshüllen der Augenmuskeln. **Fas|cia nu|chae:** Bindegewebshülle der Nackenmuskeln. **Fas|cia obturatoria:** auf dem ↑Musculus obturatorius internus gelegener Teil der Beckenfaszie. **Fas|cia par|otidea:** Bindegewebshülle der Ohrspeicheldrüse. **Fas|cia pectoralis:** Bindegewebshülle, die die äußere Fläche des großen Brustmuskels und des vorderen Sägemuskels überzieht. **Fas|cia pelvis:** Bindegewebshülle der Beckenmuskeln. **Fas|cia penis pro|funda** bzw. **superficia|lis:** tiefere bzw. direkt unter der Haut gelegene Bindegewebshülle des männlichen Gliedes. **Fas|cia peri|toneo|perinea|lis:** gemeinsame Bez. für ↑Septum rectovesicale und ↑Septum rectovaginale. **Fas|cia pharyngo|basilaris:** membranartiger oberster Abschnitt der Rachenwand. **Fas|cia pro|statae:** Bindegewebsblatt, das die Vorsteherdrüse umgibt. **Fas|cia renalis:** Bindegewebshülle der Niere. **Fas|cia re|tinens rost|ralis:** an der ↑Flexura duodenojejunalis nach oben ziehende Bindegewebsschicht. **Fas|cia spermatica externa** bzw. **interna:** äußere bzw. innere Bindegewebshülle des Hodens und der Samenwege. **Fas|cia sub|peri|tonealis:** Bindegewebsblatt unter dem Bauchfell. **Fas|cia temporalis:** Bindegewebshülle an der Außenseite des Schläfenmuskels. **Fas|cia thoracica:** Bindegewebe, das die Innenmuskulatur des Brustkorbs umgibt. **Fas|cia thoraco|lumbalis:** Faszie im Lendenbereich; umfasst den ↑Musculus erector spinae und besteht aus zwei Blättern (das ventrale Blatt zieht von der ↑Crista iliaca zur 12. Rippe, das dorsale Blatt liegt auf dem Musculus erector spinae). **Fas|cia trans|versalis:** Bindegewebshaut, welche die Innenfläche der hinteren, vorderen u. seitlichen Bauchwände überzieht u. der Innenfläche des queren Bauchmuskels anliegt

Fas|zi|itis [zu ↑Faszie] *w;* -, ...i|itiden, in fachspr. Fügungen: **Fas|ci|itis,** *Pl.:* ...i|itides: Entzündung einer Faszie oder Sehne, bes. der Sehnenansätze. **Fas|ci|itis nodularis:** subkutane gutartige Knotenbildung unbekannter Ursache im Bereich des oberflächlichen oder tiefen Fasziengewebes

Fas|zikel *m;* -s, -: ↑Fasciculus

Fas|zio|lose, Fas|zio|losis [nlat. Bildung zu ↑Fasciola hepatica] *w;* -, ...losen: Erkrankung durch Leberegel

Fatigatio [aus gleichbed. lat. *fatigatio*] *w;* -: Ermüdung, allgemeine Erschöpfung

Fau|ces [von lat. *faux,* Gen.: *faucis* = Schlund, Kehle] *Pl.:* Sammelbezeichnung für: Schlundenge, Gaumensegel und Rachenmandeln (Anat.)

Faulbrand vgl. Gangrän

Faulecke vgl. Angulus infectiosus

Faustzeichen: reflektorische Schließung der Hand zur Faust bei Druck auf den ↑Musculus biceps brachii (als Symptom für eine bestehende Tetanie)

Favismus [zu ital. *fava* (von lat. *faba*) = Bohne] *m;* -: = Fabismus

Favus [aus lat. *favus* = Wachsscheibe, Honigwabe] *m;* -, ...vi: ansteckende chronische Pilzerkrankung der Haut (sog. „Erbgrind")
Fä|zes, in fachspr. Fügungen: **Fae|ces** [von lat. *faex,* Gen.: *faecis* = Bodensatz; Hefe] *Pl.:* Kot, Stuhl
fazial, in fachspr. Fügungen: **facia|lis, ...le** [zu lat. *facies* = Aussehen, Gesicht]: zum Gesicht gehörend; vgl. auch: Nervus facialis. **Fazia|lis** *m;* -: übliche Kurzbezeichnung für ↑Nervus facialis. **Fazia|lis|lähmung:** Lähmung des Nervus facialis, Gesichtslähmung. **Fazia|lis|phänomen:** = Chvostek-Zeichen. **Fazia|lis|tic:** blitzartige Zuckungen im Bereich des Gesichtsnervs
Fa|zies [...*iäß*] *w;* -, -: eindeutschende Form für ↑Facies
FD: Abk. für ↑Froschdosis
Fe: chem. Zeichen für ↑Eisen
Fe|bricula [aus gleichbed. lat. *febricula,* Verkleinerungsbildung zu lat. *febris* = Fieber] *w;* -: leichtes Fieber
fe|bril, in fachspr. Fügungen: **fe|brilis, ...le** [zu lat. *febris* = Fieber]: fieberhaft, fiebernd; mit Fieber verbunden; z.B. in der Fügung ↑Abortus febrilis
Fe|bris [aus gleichbed. lat. *febris*] *w;* -: **1)** Fieber, Erhöhung der Körpertemperatur über 38 °C (als Abwehrreaktion des Organismus). **2)** in fachspr. Fügungen auch: mit Fieber verbundene (meist infektiöse) Erkrankung. **Fe|bris aph|thosa:** = Maul- und Klauenseuche. **Fe|bris bilio|sa:** Schwarzwasserfieber, besonders schwere Verlaufsform der ↑Malaria tropica mit Blutauflösung. **Fe|bris comitata:** schweres Fieber als Begleiterscheinung einer perniziösen Anämie. **Febris continua:** gleichmäßig hohes Fieber. **Febris flava:** „Gelbfieber", Infektionskrankheit (Viruserkrankung) mit Gelbsucht, Nierenentzündung u. Blutungen (Vorkommen vor allem in Westafrika). **Fe|bris gast|rica:** leichter Typhus. **Fe|bris glandularis:** Drüsenfieber, fieberhafte Erkrankung mit Schwellung der Lymphknoten. **Fe|bris herpetica:** kurz dauerndes Erkältungsfieber mit ↑Herpes simplex. **Fe|bris inter|mittens:** in der Höhe schwankendes Fieber. **Fe|bris medicamentosa:** = Drug-fever. **Fe|bris mediterranea,** auch: **Fe|bris melitensis** [aus lat. *melitensis* = maltesisch, Malta...]: „Maltafieber", „Mittelmeerfieber", fieberhafte Erkrankung, verursacht durch ↑Brucella melitensis, mit einem Krankheitsbild ähnlich dem Typhus (Übertragung vor allem durch Milch kranker Tiere). **Fe|bris milia|ris:** Schweißfriesel, Schweißfieber, bei fieberhafter Erkrankung auftretender Bläschenausschlag auf der Haut. **Fe|bris nervosa:** „Nervenfieber", veraltete Bezeichnung für ↑Typhus abdominalis. **Fe|bris quartana:** „Viertagefieber", im Abstand von vier Tagen auftretende Fieberanfälle bei Malaria quartana. **Fe|bris quintana:** „Fünftagefieber", Infektionskrankheit mit periodischen Fieberanfällen (meist im Abstand von fünf Tagen auftretend). **Fe|bris re|currens:** „Rückfallfieber", durch Insekten übertragbare Infektionskrankheit mit wiederholt (nach fieberfreien Tagen) auftretenden typischen Fieberanfällen. **Fe|bris re|mittens:** Fieber mit leichten Tagesdifferenzen. **Febris rheu|matica:** „rheumatisches Fieber", akuter Rheumatismus. **Fe|bris tertia|na:** „Dreitagefieber", im Abstand von drei Tagen periodisch auftretende Fieberanfälle bei ↑Malaria tertiana. **Fe|bris trau|matica:** „Wundfieber", im Gefolge einer Infektion bei Verletzungen auftretendes Fieber. **Febris tropica:** „Tropenfieber", in unregelmäßigen Abständen auftretendes Fieber bei ↑Malaria tropica. **Fe|bris undulans:** wellenförmig (auf- und absteigend) verlaufendes Fieber. **Fe|bris wolhynica:** = Febris quintana
Fecundatio vgl. Fekundation
Feer-Krankheit [nach dem Schweizer Kinderarzt Emil Feer, 1864–1955]: vegetative Neurose bei Kleinkindern
Fehl|dia|gnose: falsche Diagnose (und damit falsche Behandlung) einer Krankheit
Fehlgeburt vgl. Abort
Fehling-Operation [nach dem dt. Gynäkologen Hermann Fehling, 1847–1925]: operative Entfernung der Eierstöcke bei Knochenerweichung. **Fehling-Röhrchen:** Glasröhrchen zum Einlegen in den Gebärmutterhalskanal (speziell bei ↑Dysmenorrhö)
Fehling-Probe [nach dem dt. Chemiker Hermann von Fehling, 1812–1885]: Probe zum Nachweis und zur qualitativen Bestimmung von reduzierenden Substanzen (vor allem Zucker) im Harn
Fehlsichtigkeit vgl. Ametropie
Feigwarze vgl. Condyloma acuminatum
Feiung *w;* -, -en: = Immunisierung. **stille Feiung:** Immunisierung ohne äußere Krankheitszeichen
Fekundation [zu lat. *fecundus* = fruchtbar] *w;* -, -en, in fachspr. Fügungen: **Fecundatio,** *Pl.:* ...io|nes: Befruchtung, die Vereinigung verschiedengeschlechtiger Keimzellen mit Verschmelzung der Zellkerne u. Entstehung einer ↑Zygote, die einen väterlichen u. einen mütterlichen einfachen Chromosomensatz enthält (Biol.)
Fel [aus lat. *fel,* Gen.: *fellis* = Gallenblase, Galle] *s;* -: Galle, von der Leber gebildetes, für die Fettverdauung wichtiges Sekret, das in der Gallenblase gespeichert und in den Darm abgegeben wird; vgl. A-Galle, B-Galle, C-Galle
Feldfieber: Infektionskrankheit mit grippeähnlichem Krankheitsverlauf, vorwiegend bei Feldarbeitern bzw. in Überschwemmungsgebieten vorkommend (verursacht

durch Leptospira grippotyphosa, eine Spirochäte)

Feld|studie [...*i*ᵉ]: nach einem Plan durchgeführte Prüfung eines Arzneimittels am Menschen mit vorgegebenem Prüfziel und vorgegebener Auswahl der Patienten

Felinose [lat. *feles (felis)* = Katze u. gr. *νόσος* = Krankheit] *w;* -, -n: Katzenkrankheit; Viruskrankheit, die von erkrankten Katzen auf den Menschen übertragbar ist

Fellatio [zu lat. *fellare* = saugen] *w;* -, ...iones: Einführung des männlichen Gliedes in den Mund der Partnerin (od. des Partners) zur Ausübung des Geschlechtsverkehrs

felle|us, ...llea, ...lle|um [...*e-uß;* zu lat. *fel,* Gen.: *fellis* = Gallenblase, Galle]: zur Galle oder Gallenblase gehörend; gallig

Felsenbein vgl. Pars petrosa

Felsengebirgsfieber: amerikan. Fleckfieberform, verursacht durch eine Rickettsienart

feminier|en [zu lat. *femina* = Weib, Frau]: infolge eines Eingriffes in den Hormonhaushalt verweiblichen (von Männern gesagt). **Feminie|rung** *w;* -: Verweiblichung. **feminin,** in fachspr. Fügungen: **femininus, ...na, ...num:** weiblich, zur Frau gehörend; z. B. in der Fügung ↑Urethra feminina. **Feminismus** *m;* -: das Vorhandensein oder die Ausbildung von sekundären weiblichen Geschlechtsmerkmalen bei Männern

femoral, in fachspr. Fügungen: **femoralis, ...le** [zu lat. *femur,* Gen.: *femoris* = Oberschenkel]: zum Oberschenkel gehörend, Oberschenkel...; z. B. in der Fügung ↑Arteria femoralis. **Femoralis** *w;* -: übliche Kurzbez. für ↑Arteria femoralis. **Femoralre|flex:** bei Pyramidenbahnstörungen vorkommender Reflex des Fußes in der Form, dass sich beim Bestreichen der Innenseite des Oberschenkels der Fuß nach der Sohle zu beugt und das Bein sich gleichzeitig emporzieht

Femur [aus lat. *femur,* Gen.: *femoris* = Oberschenkel] *s;* -s, Femora: Oberschenkel, Oberschenkelknochen, Schenkelbein (Anat.)

Fenest|ra [aus lat. *fenestra,* Gen.: *fenestrae* = Fenster] *w;* -, ...strae: Fenster, fensterartige Öffnung (Anat.). **Fenest|ra coch|leae;** „Schneckenfenster", runde, fensterartige Öffnung in der Ohrschnecke. **Fenest|ra ovalis:** = Fenestra vestibuli. **Fenest|ra rotunda:** = Fenestra cochleae. **Fenest|ra vestibuli:** „Vorhoffenster", ovale Öffnung zwischen der Paukenhöhle u. dem Vorhof des Innenohrs. **Fenest|ration** *w;* -, -en: „Fensterung", Fensterungsoperation, operative Herstellung eines neuen Schallwegs zum Ohrlabyrinth durch Entfernung der knöchernen Kapsel am horizontalen Bogengang

Fenger-Plastik [nach dem amer. Chirurgen Christian Fenger, 1840–1902]: operative Behandlungsmethode bei Harnleiterverengungen mit Längsaufschlitzung der Stenose und nachfolgender querer Naht

Fenstergips: Gipsverband mit Aussparungen

Fensterung, Fensterungsoperation vgl. Fenestration

Fergusson-Spekulum [*fö'gᵉßᵉn...;* nach dem engl. Chirurgen William Fergusson, 1808–1877]: röhrenförmiges Scheidenspekulum

Ferment [aus lat. *fermentum* = Gärung; Gärstoff] *s;* -[e]s, -e: = Enzym. **Fermentation** *w;* -, -en. **1)** biochemische Behandlung von Drogen (z. B. von Tee, Tabak) mit Fermenten, unter deren Einfluss die Drogen durch Gärungsprozesse verändert (veredelt) werden. **2)** durch Fermente oder Mikroorganismen ausgelöster Zersetzungsprozess (Biol.). **fermentativ** [...*tif*]: durch Fermente bedingt, hervorgerufen. **fermentieren**: Drogen (z. B. Tee, Tabak) durch Fermente behandeln (veredeln). **Ferment|urie** [↑..urie] *w;* -, ...ien: Ausscheidung von Fermenten im Harn

Fermium [nach dem ital. Physiker E. Fermi, 1901–1954] *s;* -s: nur künstlich herstellbares, radioaktives chemisches Element; Zeichen: Fm

Fermo|serum [Kurzbildung zu ↑Ferment u. Serum] *s;* -s, ...seren: enzymatisch gereinigtes, hochkonzentriertes, eiweißarmes Serum

Fernbestrahlung: Röntgenstrahlenbehandlung aus größerer Entfernung (mehr als 1 m)

Fern|meta|stasen *Pl.:* Tochtergeschwülste, die in beträchtlicher Entfernung von dem zuerst befallenen Organ und den benachbarten Lymphknoten auftreten

Fern|plastik: Plastik mittels Übertragung von Hautlappen, die entfernteren Körperstellen entnommen sind

Fernpunkt: Punkt im Raum, auf den das Auge bei erschlaffter Akkomodation eingestellt ist

Fernsichtigkeit vgl. Presbyopie

Fern|thrombose: Auftreten von Blutpfröpfen in Gefäßabschnitten, die nicht unmittelbar von einer Thrombose betroffen sind

Ferrein-Fortsätze [*färäng...;* nach dem frz. Chirurgen Antoine Ferrein, 1693–1769]: = Pars radiata

Ferritin [zu lat. *ferrum* = Eisen] *s;* -s, -e: Ablagerungsform des Eisens im Körper in Form eines Ferroproteins

ferrugine|us, ...nea, ...ne|um [zu lat. *ferrugo,* Gen.: *ferruginis* = Eisenrost]: von rostbrauner Farbe; z. B. in der Fügung ↑Substantia ferruginea

Ferrum vgl. Eisen

Ferse vgl. Calx

Fersenbein vgl. Calcaneus
Fersenschmerz vgl. Achillodynie
fertil [aus lat. *fertilis* = fruchtbar]: fruchtbar.
Fertilisation *w;* -, -en: **1)** Befruchtung. **2)** = In-vitro-Befruchtung. **Fertilisin** *s;* -s, -e: die Spermatozoen stimulierender Befruchtungsstoff der weiblichen Geschlechtszellen. **Fertilität** *w;* -: Fruchtbarkeit. **Fertilitäts|index**: Index für die Beurteilung der Qualität der männlichen Keimzellen hinsichtlich Anzahl, Beweglichkeit und Gestalt
Festbetrag: von den Krankenkassen festgesetzter Preis für ein Arzneimittel, den diese übernehmen
Festination [zu lat. *festinare* = sich beeilen, eilen] *w;* -: unwillkürliche Gangbeschleunigung (bei bestimmten Nervenkrankheiten)
fetal, in fachspr. Fügungen: **fetalis, ...le** [zu ↑Fetus]: zum Fetus gehörend; den Fetus bzw. die Fetalzeit betreffend
Fetal Di|stress [*fitel dißträß;* engl. = fetale Not] *s;* - -: zusammenfassende Bez. für die Gefährdungen, die dem Fetus bzw. Neugeborenen vor, während und nach der Geburt drohen; vgl. Maternal Distress
Fetalzeit: Zeitabschnitt der Fetalentwicklung vom Beginn des vierten Lebensmonats bis zur Geburt
Feten: *Pl.* von ↑Fetus
Fetisch [aus gleichbed. frz. *fétiche*] *m;* -[e]s, -e: mit magischer Kraft erfüllter Gegenstand; Gegenstand abartiger Zuneigung. **Fetischismus** *m;* -: krankhafte, gegenstandsbezogene sexuelle Perversion (bei Psychopathen), abartige Vorliebe für bestimmte Körperteile oder Gegenstände von Personen des gleichen oder anderen Geschlechts. **Fetischist** *m;* -en, -en: an Fetischismus Leidender. **fetischistisch**: den Fetischismus betreffend
Feto|genese [↑Fetus und gr. *γένεσις* = Entstehung; Entwicklung] *w;* -, -n: letzte Periode der intrauterinen Entwicklung der Leibesfrucht
Feto|gra|phie [↑Fetus u. ↑...graphie] *w;* -, ...ien: Röntgenaufnahme der Leibesfrucht mithilfe von Kontrastmitteln
feto|maternal [zu ↑Fetus u. ↑matern]: die Verbindung Fetus/Mutter betreffend, den Weg vom Fetus zur Mutter betreffend (z. B. fetomaternale Transfusion)
Feto|pa|thie [↑Fetus u. ↑...pathie] *w;* -, ...ien: Schädigung der Leibesfrucht nach Abschluss der Organentwicklung (vom Beginn des vierten Schwangerschaftsmonats an)
Feto|zid [zu ↑Fetus u. lat. *caedere* (in Zus. *-cidere*) = niederhauen, töten; Analogiebildung zu ↑Suizid] *m* od. *s;* -[e]s, -e: ärztlich vorgenommener Schwangerschaftsabbruch eines oder mehrerer Feten (bei Mehrlingsschwangerschaft), um das erhöhte Risiko für Mutter und Kinder zu vermindern (z. B. bei Mehrlingen die Reduktion auf Zwillinge)
Fettbruch vgl. Hernia adiposa
Fett|em|bolie: Embolie infolge Verschleppung kleinster Fetttröpfchen durch das Blut in die Kapillaren des kleinen oder großen Kreislaufs
Fettgeschwulst vgl. Lipom
Fettgewebe: Bindegewebe aus Fettzellen
Fettgewebs|ne|krose: durch Selbstverdauung der Bauchspeicheldrüse erfolgende Nekrose des umgebenden Gewebes
Fettherz vgl. Cor adiposum
Fettkapsel vgl. Capsula adiposa
Fettleber: abnorme Verfettung der Leberzellen
Fettmark vgl. gelbes Knochenmark
Fett|phanerose: Auftreten von Fett in den Zellstrukturen, das unter krankhaften Bedingungen seine Bindung mit den Eiweißstoffen des Protoplasmas gelöst hat und färberisch dargestellt werden kann
Fettpolster vgl. Panniculus adiposus
Fettsäuren: einbasische organische Säuren, die für die Ernährung (z. B. Ameisensäure, Buttersäure, Ölsäure) und für technische Zwecke (Kunststoffe, Weichmacher, Lacke, Seifen) wichtig sind
Fett|sklerem vgl. Sclerema adiposum
Fettspaltung vgl. Lipolyse
Fettstoffwechselstörung: vgl. Hyperlipidämie
Fettstuhl: fettreicher Stuhl bei Erkrankung der Bauchspeicheldrüse und bei mangelnder Gallensekretion
Fettsucht vgl. Adipositas
Fettwachs vgl. Adipocire
Fettzellen: Zellen des Fettgewebes (schließen in ihrem Zellleib einen großen Fetttropfen ein, durch den der Kern und das Zytoplasma zum Rande hin verdrängt werden)
Fetuin [zu ↑Fetus] *s;* -s, -e: Glykoproteid des Fetus, das beim Erwachsenen als geschwulstspezifische, für die Diagnose von Leberkrebs wichtige Substanz auftritt
Fetus [aus lat. *fetus,* Gen.: *fetus* = das Zeugen; das Gezeugte, die Leibesfrucht] *m;* -, - (eindeutschend auch: *m;* -ses, -se u. ...ten): Bezeichnung der Leibesfrucht ab dem 4. Monat. **Fetus com|pressus:** zusammengedrückte Leibesfrucht (infolge räumlicher Behinderung; bei Mehrlingen vorkommend). **Fetus in fetu:** Doppelbildung der Leibesfrucht in der Form, dass sich im Körper der einen Frucht eine verkümmerte zweite Frucht befindet. **Fetus papyrace|us:** zusammengeschrumpfte und vertrocknete Leibesfrucht mit pergamentpapierartig veränderter Haut. **Fetus san|gui|nolentus:** abgestorbene, blutig-seröse Leibesfrucht
Feuermal vgl. Naevus vasculosus
Feuerstar: Erkrankung der Augenlinse mit

Bildung von ↑Vakuolen und bröckeligen Trübungen sowie zentralen Verdichtungen

Feuersteinleber: bräunlich graue, gefleckte Leber bei angeborener Syphilis

Feulgen-Färbung [nach dem dt. Biochemiker R. J. W. Feulgen, 1884–1955]: Färbung der Zellkerne mit dem ↑Schiff-Reagenz (die Färbungsmethode beruht auf der Empfindlichkeit der Zellkernnukleinsäure gegen Hydrolyse)

FI: Abk. für ↑Färbeindex

Fiberendoskop, Fiberskop vgl. Fibroskop

Fi|bra [aus gleichbed. lat. *fibra,* Gen.: *fibrae*] *w;* -, Fi|brae *(meist Pl.):* Faser des Muskel-, Nerven- od. Epithelgewebes. **Fi|brae arcuatae cere|bri** *Pl.:* bogenförmige Nervenfasern des Großhirns. **Fi|brae arcua|tae externae** *Pl.:* äußere bogenförmige Nervenfasern des Rautenhirns. **Fi|brae arcua|tae internae** *Pl.:* innere bogenförmige Nervenfasern des Rautenhirns. **Fi|brae circulares** *Pl.:* kreisförmig verlaufende Muskelzüge am inneren Rand des Ziliarmuskels des Auges. **Fi|brae inter|crurales** *Pl.:* bogenförmige Sehnenfasern zwischen den Schenkeln des Leistenrings. **Fi|brae lentis** [↑Lens] *Pl.:* Epithelfasern der Augenlinse. **Fi|brae meridionales** *Pl.:* Faserschicht des Ziliarmuskels. **Fi|brae ob|liquae** *Pl.:* schräge Muskelfasern des Magens. **Fi|brae peri|ven|triculares** *Pl.:* Nervenfasern, die zum verlängerten Mark hin verlaufen. **Fi|brae pontis trans|versae** [↑Pons] *Pl.:* schräg verlaufende Nervenfasern der Brücke im Gehirn. **Fi|brae pyramidales** *Pl.:* = Tractus pyramidales. **Fi|brae sus|pensoriae lentis** [↑Lens] *Pl.:* = Fibrae zonulares. **Fi|brae zonulares** *Pl.:* die am Äquator, an der Vorder- und Rückfläche der Augenlinse befestigten Aufhängefasern

Fibrilla vgl. Fibrille. **fi|brillär** [zu ↑Fibrille]: faserig, aus Fibrillen bestehend. **Fi|brille** [Verkleinerungsbildung zu lat. *fibra* = Faser] *w;* -, -n, in fachspr. Fügungen: **Fi|brilla,** *Pl.:* ...llae: feines Muskel- od. Nervenfäserchen. **fi|brillie|ren** [zu ↑Fibrille]: regellos zucken (von einzelnen Faserbündeln eines Muskels gesagt). **Fi|brillin:** Hauptbestandteil der Fibrillen

Fi|brin [zu ↑Fibra] *s;* -s: „Faserstoff", Eiweißstoff des Blutes, der bei Blutgerinnung aus ↑Fibrinogen entsteht

Fi|brin|kleber: Gemisch aus Fibrinogen, Thrombin u. a., das auf Wunden gesprüht wird als Ersatz für eine chirurgische Naht

Fi|brino|gen [↑Fibrin und ↑..gen] *s;* -s: im Blut enthaltener Eiweißstoff (Faktor I der Blutgerinnung), der die lösliche Vorstufe des ↑Fibrins darstellt

Fi|brino|geno|lyse [zu ↑Fibrinogen u. gr. λύειν = lösen, auflösen] *w;* -, -n: medikamentöse Auflösung eines Fibrinogengerinnsels

Fi|brino|geno|penie [↑Fibrinogen u. gr. πενία = Armut, Mangel] *w;* -: ...ien: Mangel an Fibrinogen im Blut (mit der Folge einer verzögerten Blutgerinnung)

fi|brino|id [zu ↑Fibrin u. ↑...id]: fibrinähnlich (z. B. fibrinoide Nekrose)

Fi|brino|kinase [zu ↑Fibrin, gr. κινεῖν = bewegen u. ↑...ase] *w;* -, -n: im Plasma u. im Gewebe vorhandener Faktor, der das ↑Fibrinolysin aktiviert

Fi|brino|lyse [zu ↑Fibrin u. gr. λύειν = lösen, auflösen] *w;* -, -n: Auflösung eines Fibringerinnsels durch Enzymeinwirkung. **Fibrino|lysin** *s;* -s, -e: mithilfe aktivierender Enzyme gebildete fibrinauflösende Substanz im Körper. **Fi|brino|lytikum** *s;* -s, ...ka: Arzneimittel, das Fibringerinnsel auflöst. **fi|brino|lytisch:** die Fibrinolyse betreffend, auf Fibrinolyse beruhend

Fi|brinor|rhoea plastica [zu ↑Fibrin u. gr. ῥεῖν = fließen; ↑plastisch] *w;* - -, ...rhoeae ...cae: Abstoßung der zusammenhängenden Gebärmutterschleimhaut während der Monatsblutung

fi|brinös, in fachspr. Fügungen: **fi|brinosus, ...osa, ...osum** [zu ↑Fibrin]: das Fibrin betreffend; fibrinartig, fibrinhaltig (z. B. von Körperausscheidungen); z. B. in der Fügung ↑Pneumonia fibrinosa

Fi|brin|polyp: polypartige Bildung in der Gebärmutter, die entsteht, wenn sich Blutgerinnsel auf zurückgebliebenen Mutterkuchenresten absetzen

fi|brin|stabilisierender Faktor [↑Fibrin]: Faktor XIII der Blutgerinnung, der die Vernetzung des Fibrins bewirkt; auch zur Förderung der Wundheilung verwendet

Fi|brin|urie [↑Fibrin u. ↑...urie] *w;* -: Ausscheidung fibrinhaltigen Urins (z. B. bei Harnröhrenentzündung)

Fi|bro|adenie [zu ↑Fibra u. gr. ἀδήν, Gen.: ἀδένος = Drüse] *w;* -, ...ien: krankhafte Vermehrung des Bindegewebes u. der Gitterfasern einer Drüse (z. B. der Milz)

Fi|bro|adenom [↑Fibra und ↑Adenom] *s;* -s, -e: gutartige Geschwulst aus Drüsengewebe, deren bindegewebiger Anteil stark entwickelt ist

Fi|bro|blast [↑Fibra und ↑...blast] *m;* -en, -en (meist *Pl.*): Bildungszellen des faserigen Bindegewebes. **Fi|bro|blastom** *s;* -s, -e: gutartige Bindegewebsgeschwulst. **Fi|bro-blastom, peri|neurales** vgl. Neurinom

fi|bro|cartilagine|us, ...nea, ...ne|um [zu ↑Fibrocartilago]: zu den Zwischenwirbelscheiben gehörend; z. B. in der Fügung ↑Anulus fibrocartilagineus. **Fi|bro|cartilago** [zu ↑Fibra u. ↑Cartilago] *w;* -, ...lagines: Faserknorpel, Bindegewebe aus Knorpelzellen. **Fibro|cartilagines inter|verte|brales** *Pl.:* Zwischenwirbelscheiben

Fi|bro|chon|drom [↑Fibra u. ↑Chondrom] *s;* -s, -e: gutartige Geschwulst aus faserigem Bindegewebe u. Knorpelgewebe

Fi|bro|elastose [↑Fibra u. ↑elastisch], auch: **Elasto|fi|brose** *w;* -, -n, in fachspr. Fügungen: **Fi|bro|elastosis** od. **Elasto|fi|brosis,** *Pl.:* ...oses: übermäßiges Wachstum des faserigen und elastischen Bindegewebes. **Fibro|elastosis endo|cardia|ca:** krankhafte Verdickung der Herzinnenhaut infolge übermäßigen Wachstums der Muskelfasern mit Neubildung elastischen Gewebes

Fi|bro|epi|theliom [zu ↑Fibra u. ↑Epithel] *s;* -s, -e: gutartige Geschwulst aus Deckzellen u. Bindegewebe

fi|bro|gen [↑Fibrose u. ↑...gen]: eine Fibrose auslösend

Fi|bro|lipom [↑Fibra und ↑Lipom] *s;* -s, -e: gutartige Geschwulst aus Binde- und Fettgewebe

Fi|brom [zu ↑Fibra] *s;* -s, -e, in fachspr. Fügungen: **Fi|broma,** *Pl.:* -ta: gutartige Geschwulst aus Bindegewebe. **Fi|broma durum:** „harte" Bindegewebsgeschwulst aus kernarmem Bindegewebe. **Fi|broma molle:** „weiche" Bindegewebsgeschwulst aus kernreichem Bindegewebe. **Fi|broma molluscum:** weiche Bindegewebsgeschwulst der Haut. **Fi|broma simplex:** Hautknötchen, hauptsächlich aus Bindegewebe bestehende gutartige Geschwulst an der Haut

Fi|bromatose [zu ↑Fibrom] *w;* -, -n, in fachspr. Fügungen: **Fi|bromatosis,** *Pl.:* ...toses: geschwulstartige Wucherungen des Bindegewebes

fi|bro|mus|kulär [zu ↑Fibra u. ↑Muskel]: eine bindegewebig veränderte Muskelschicht betreffend

Fi|bro|myom [↑Fibra und ↑Myom] *s;* -s, -e: gutartige Geschwulst aus Binde- u. Muskelgewebe

Fi|bro|myxom [↑Fibra und ↑Myxom] *s;* -s, -e: Mischgeschwulst aus Bindegewebe und Schleimgewebe

Fi|bro|nektin [zu ↑Fibra u. lat. *nectere* = knüpfen, verbinden] *s;* -s, -e: Protein des Bindegewebes, das die Adhäsion der Fibroblasten an die Kollagenfasern vermittelt

Fi|bro|neu|rom [↑Fibra und ↑Neurom] *s;* -s, -e: gutartige Geschwulst aus Bindegewebe und Nervenfasern

Fi|bro|osteo|klasie [↑Fibra u. ↑Osteoklasie] *w;* -, ...ien: ↑Osteoklasie (2) mit Wucherung von Fasermark

Fi|bro|plasie [zu ↑Fibra u. gr. *πλάσσειν* = bilden, formen] *w;* -, ...ien: krankhaft vermehrte Bildung faserigen Bindegewebes. **retro|lentale Fi|bro|plasie:** Bildung einer Bindegewebsmembran im Glaskörper hinter der Augenlinse. **fi|bro|plasticus, ...ca, ...cum:** die Fibroplasie betreffend, mit ihr verbunden; z. B. ↑Appendicitis fibroplastica

fi|brös, in fachspr. Fügungen: **fi|brosus, ...osa, ...osum** [zu ↑Fibra]: faserreich

Fi|bro|sarkom [↑Fibra und ↑Sarkom] *s;* -s, -e: bösartige Bindegewebsgeschwulst

Fi|brose [zu ↑Fibra] *w;* -, -n, in fachspr. Fügungen: **Fi|brosis,** *Pl.:* ...oses: Vermehrung des Bindegewebes. **Fi|brositis** *w;* -, ...sitiden (in fachspr. Fügungen: ...sitides): meist degenerative, entzündliche Vermehrung des Bindegewebes (Weichteilrheumatismus)

Fi|bro|skop [lat. *fibra* = Faser und ↑...skop] *s;* -s, -e, auch: **Fiber|skop** *s;* -s, -e u. **Fiberendoskop** *s;* -s, -e: mit ↑Glasfaseroptik ausgestattetes ↑Endoskop

fibrosus vgl. fibrös

fi|brotisch [zu ↑Fibrose]: die Fibrose betreffend, mit Fibrose verbunden

Fi|bro|zyt [↑Fibra und ↑...zyt] *m;* -en, -en (meist *Pl.*): spindelförmige Zellen im lockeren Bindegewebe

Fibula [aus lat. *fibula,* Gen.: *fibulae* = Heftnadel, Spange, Fibel] *w;* -, ...lae: Wadenbein, seitlich hinter dem Schienbein im Unterschenkel gelegener Knochen. **fibular,** in fachspr. Fügungen: **fibularis, ...re:** zum Wadenbein gehörend. **Fibular|re|flex:** reflektorische Zusammenziehung der hinteren Oberschenkelmuskulatur beim Beklopfen des Wadenbeinköpfchens

Fieber [aus gleichbed. lat. *febris*] *s;* -s: vgl. Febris

Fiebermücke vgl. Anopheles

Fieber|psy|chose vgl. Delirium

Fiè|vre bou|tonneu|se [*fiäwr^e butonös^e;* frz. = Bläschenfieber] *w;* - -, -s -s [...*r^e* ...*ös^e*]: akute, nicht ansteckende Infektionskrankheit mit 8–14 Tage dauerndem Fieber, hervorgerufen durch Zeckenbiss

Fila: *Pl.* von ↑Filum

filamentös [zu lat. *filamentum* = Fadenwerk]: fadenförmig. **Filamentum** *s;* -s, ...ta: fadenförmiges Gebilde

Filarie [...*i^e*; zu lat. *filum* = Faden] *w;* -, -n, in der zoolog. Systematik: **Filaria,** *Pl. (Arten):* ...iae: Gattung der Fadenwürmer (darunter verschiedene Arten, die im Bindegewebe, im Unterhautzellgewebe u. im Lymphsystem der Wirbeltiere schmarotzen)

Filario|se [zu ↑Filarie] *w;* -, -n: durch Filariaarten hervorgerufene Krankheit

Filatow-Dukes-Krankheit [*filatofdjukß...;* nach dem russ. Arzt N. F. Filatow (1847–1902) und dem engl. Arzt C. Dukes (1845–1925)]: = Rubeola scarlatinosa

Filatow-Gewebe|therapie [*filatof...;* nach dem russ. Augenarzt W. P. Filatow, 1875 bis 1956]: Heilbehandlung durch Einpflanzung oder Einspritzung vorbehandelten Gewebes zur biogenen Stimulation bei bestimmten Abnutzungs- und Erschöpfungskrankheiten

Filial|generation [lat. *filia* = Tochter] *w;* -, -en: „Tochtergeneration", in der Vererbungslehre Bez. für die aus einer Elternkreuzung hervorgehende zweite Generation u. alle weiteren durch Kreuzung untereinander, durch Selbstbefruchtung od. Parthenogenese entstehenden Generationen; Abk.: F_1, F_2, F_3 usw.

filia|risie|ren [zu lat. *filia* = Tochter]: = metastasieren

fili|form, in fachspr. Fügungen: **fili|formis, ...me** [zu lat. *filum* = Faden u. lat. *forma* = Gestalt, Form]: fadenförmig; z. B. in der Fügung ↑Pulsus filiformis

Filo|viren [zu ↑Filum und ↑Virus] *Pl.:* Gruppe von fadenförmigen, langen und schmalen Viren, zu denen das Marburg-Virus (↑Marburg-Virus-Krankheit) und das Ebola-Virus (↑Ebola-Krankheit) gehören

Filter [aus mlat. *filtrum* = Durchseihgerät aus Filz (das Wort gehört zum Wortstamm von dt. *Filz*)] *m* od. (techn. meist:) *s;* -s, -, in fachspr. Fügungen: **Fil|trum,** *Pl.:* ...tra: poröser, netzartiger Körper od. ebensolche Schicht (z. B. aus Papier, Stoff oder unglasiertem Porzellan) zum Ausscheiden bestimmter Gemischanteile, zum Abtrennen fester, ungelöster Teilchen von Gasen od. Flüssigkeiten. **filtern** vgl. filtrieren. **Fil|trat** *s;* -[e]s, -e: filtrierter (d. h. von Gemischanteilen gereinigter) Stoff (nämlich: Flüssigkeit od. Gas). **Fil|tration** *w;* -, -en: Vorgang des Filtrierens. **fil|trie|ren,** auch (bes. gemeinsprachlich): **filtern:** Flüssigkeiten od. Gase von darin enthaltenen festen, ungelösten Bestandteilen mithilfe eines Filters trennen

Filum [aus lat. *filum,* Gen.: *fili* = Faden] *s;* -s, ...la: Faden; [Nerven]faser (Anat.). **Filum durae ma|tris spinalis:** sehniger Faden am unteren Ende des Kreuzbeinkanals. **Fila olfactoria** *Pl.:* = Nervi olfactorii. **Fila radicularia** *Pl.:* Wurzelfäden der Rückenmarksnerven. **Filum terminale:** Endfaden des Rückenmarks

Filzlaus vgl. Phthirus pubis

fim|bria|tus, ...ta, ...tum [zu ↑Fimbrie]: mit Fransen bzw. Fasern versehen; z. B. in der Fügung ↑Plica fimbriata

Fim|brie [...*ie*; aus lat. *fimbria,* Gen.: *fimbriae* = Faden, Franse] *w;* -, -n, in fachsprachl. Fügungen: **Fim|bria,** *Pl.:* ...iae: Franse, Faser (Anat.). **Fim|bria hippocampi:** Saum des Ammonshornes im Gehirn. **Fim|bria ovarica:** einer der lappigen Fortsätze des abdominalen Endes des Eileiters, die längs des Eierstocksgekröses verlaufen. **Fim|bria tubae:** Bez. für die einzelnen fransenartigen Anhänge am trichterförmigen Anfangsteil des Eileiters

Fim|brio|plastik [↑Fimbrie u. ↑Plastik] *w;* -, -en: operative Erweiterung eines verengten Eileitertrichters (zur Sterilitätsbehandlung)

final, in fachspr. Fügungen: **finalis, ...le** [zu lat. *finis* = Grenze; Ende]: abschließend, End... (räumlich u. zeitlich); das Ende des Lebens betreffend

Final|stadium: letztes Stadium eines Krankheitsverlaufes

Final|zacke: Endzacke im Ekg

Finger vgl. Digitus manus

Finger|agnosie *w;* -: Unvermögen, die eigenen Finger bei geschlossenen Augen richtig zu bezeichnen (Psychol., Med.)

Fingerhut vgl. Digitalis

Fingerknöchelpolster *Pl.:* Hautverdickungen auf den Streckseiten der Fingergelenke

Finger|kon|traktur: Versteifung eines Fingergelenks in Beugestellung (seltener auch in Streckstellung)

Finger-Nase-Versuch: Test zur Prüfung des Koordinationsvermögens, bei dem die Testperson bei geschlossenen Augen mit dem Zeigefinger aus größerer Entfernung die Nasenspitze treffen soll (Fehlleistung bei bestimmten Erkrankungen, bes. des Kleinhirns)

Fingerwurm vgl. Panaritium

Finkelstein-Eiweißmilchnahrung [nach dem dt. Kinderarzt Heinrich Finkelstein, 1865–1942]: Heilnahrung für Säuglinge, bestehend aus gesäuerter Milch mit vermindertem Molke- u. Milchzuckergehalt

Finne [mhd. *vinne, pfinne* = Nagel; fauler, ranziger Geruch] *w;* -, -n: **1)** Entwicklungsstadium (Larvenform) vieler Bandwürmer, blasenartig bis kindskopfgroß, mit nach innen eingestülpten Kopfanlagen des Bandwurms (Zool.). **2)** durch Drüsenverstopfung entzündeter Mitesser [im Gesicht] (Med.).

Finnenausschlag vgl. Akne

Finney-Operation [*fini...;* nach dem amer. Chirurgen J. M. T. Finney, 1863–1942]: operative Herstellung einer breiten Verbindung zwischen Magen und Zwölffingerdarm (bei Stenose des Magenausgangs)

Finsen-Me|thode [nach dem dän. Arzt N. R. Finsen, 1860–1904]: Bestrahlung der Hauttuberkulose u. anderer Hautkrankheiten mit der Kohlenbogenlampe

First-Pass-Effect [*fö'ßtpáß'fäkt;* engl. *first* = erster, engl. *pass* = Zugang, Durchgang u. engl. *effect* = Effekt] *m;* -, -s: teilweise oder vollständige Verminderung der Bioverfügbarkeit eines peroral verabreichten Arzneimittels durch metabolische Veränderungen

Fischbandwurm vgl. Dibothriocephalus latus

Fischer-Zeichen [nach dem amer. Arzt Louis Fischer, 1864–1941]: hörbares Sausen über dem Brustbein bei Bronchiallymphknotentuberkulose

Fischmaulschnitt = Hechtmaulschnitt

Fischöl: vor allem aus Seefischen gewonnenes Öl, das den Organismus vor Herzinfarkt und Arterienverkalkung schützen soll

Fischschuppenkrankheit vgl. Ichthyose

Fischvergiftung vgl. Ichthyismus

Fischwirbel: durch Druck des Gallertkerns in der Mitte eingedellter Wirbelkörper

Fissur [aus lat. *fissura,* Gen.: *fissurae* =

Spaltung, Spalte, Ritze] *w;* -, -en, in fachspr. Fügungen: **Fissura,** *Pl.:* ...rae: Spalte, Furche, Schrunde; spaltförmiger Zwischenraum (Anat., Med.). **Fissura ac|cessoria pulmonis dex|tri** [↑Pulmo]: = Fissura horizontalis pulmonis dextri. **Fissura ani** [↑Anus]: schmerzhafter Einriss in den radiären Falten der Afterschleimhaut. **Fissura antitrago|helicina:** kleiner Ausschnitt am hinteren Ende der Ohrleiste. **Fissura calcarina:** = Sulcus calcarinus. **Fissurae cerebelli** *Pl.:* zwischen zwei Kleinhirnwindungen liegende, in der Tiefe verzweigte Spalten. **Fissura cere|bri lateralis:** = Sulcus lateralis. **Fissura chorio|idea:** Spalte zwischen ↑Thalamus und ↑Fornix, durch die der ↑Plexus chorioideus in den Seitenventrikel eindringt. **Fissura horizontalis cerebelli:** tiefe, waagrechte Spalte im unteren Teil des Kleinhirns. **Fissura horizontalis pulmonis dex|tri** [↑Pulmo]: Spalte, durch die der Mittellappen der Lunge vom Oberlappen getrennt ist. **Fissura longitudinalis cere|bri:** Spalte, die das Großhirn in eine rechte und linke Hälfte teilt. **Fissura media|na anterior:** Spalte an der vorderen Fläche des Rückenmarks. **Fissura ob|liqua:** schräge Spalte hinter dem Unterlappen und Oberlappen der linken Lunge sowie zwischen Unterlappen, Mittellappen und Oberlappen der rechten Lunge. **Fissura orbitalis inferior:** Spalte zwischen Keilbeinflügel und oberer Fläche des Oberkiefers. **Fissura orbitalis superior:** längliche Spalte zwischen dem großen Keilbeinflügel u. der oberen Fläche des Oberkiefers. **Fissura ossium** [↑[1]Os]: Knochenbruch in Form von Rissen und Spalten im Knochen. **Fissura petro|oc|cipitalis:** Spalte zwischen Schläfenbein u. Hinterhauptsbein. **Fissura pe|tro-squa|mosa:** Furche zwischen Schläfenbein und Schläfenbeinschuppe. **Fissura pe|tro-tympanica:** Furche an der unteren Fläche der Schläfenbeinpyramide. **Fissura postero-lateralis:** Furche auf der unteren Fläche des Kleinhirns. **Fissura prima:** (von der Spitze aus gezählt) erster tiefer Einschnitt zwischen dem vierseitigen und dem einfachen Kleinhirnlappen. **Fissura secunda:** (von der Spitze aus gezählt) zweiter Einschnitt zwischen Kleinhirnraum und Kleinhirnzäpfchen. **Fissura spheno|pe|trosa:** Furche zwischen Schläfenbein u. Keilbein. **Fissura trans|versa cere|bri:** Querspalte des Großhirns. **Fissura tympano|masto|idea:** Spalte am äußeren Gehörgang. **Fissura tympano-squa|mosa:** Naht zwischen der Wand des knöchernen Gehörgangs und der Schläfenbeinschuppe. **Fissura ure|thrae:** angeborene Spaltbildung an der Harnröhre. **Fissura vesicae con|genita:** angeborene Schwäche der Bauchwand, die sich infolge einer Ektopie der Harnblase vorwölbt

fissus, fissa, fissum [zu lat. *findere, fissum* = spalten]: gespalten; z.B. in der Fügung ↑Ureter fissus

Fistel [aus lat. *fistula,* Gen.: *fistulae* = Röhre; röhrenförmiges Geschwür] *w;* -, -n, in fachspr. Fügungen: **Fistula,** *Pl.:* ...lae: durch Gewebszerfall entstandener oder operativ angelegter röhrenförmiger Verbindungsgang einer Körperhöhle oder eines Organs im Körperinneren mit einer anderen Körperhöhle (od. einem anderen Organ) oder mit der Körperoberfläche. **Fistula ani** [↑Anus]: Mastdarmfistel, Afterfistel (der Fistelgang zieht vom Mastdarm zum After). **Fistula au|ris congenita:** angeborene kurze, blind endigende Fistel des Ohres, die vor oder über dem ↑Tragus mündet. **Fistula branchio|genica:** nicht zurückgebildeter Rest einer ↑Kiemenspalte (eine angeborene Fehlbildung). **Fistula colli con|genita** [↑Collum]: vom Hals zum Schlund verlaufende angeborene Halsfistel (Rest einer nicht zurückgebildeten ↑Kiemenspalte). **Fistula lacrimalis:** Fistel der Tränenorgane, meist des Tränensacks, zur Körperoberfläche hin. **Fistula om|phalo|enterica:** Fistel zwischen Nabel u. Darm (Rest des Dottergangs). **Fistula stercoralis:** „Kotfistel", abnormer Verbindungsgang zwischen Darm u. Körperoberfläche od. einem inneren Organ, durch den Kot ausgeschieden wird. **Fistula vesico-uterina:** Fistel zwischen Harnblase u. Gebärmutter. **Fistula vesico|vaginalis:** Fistel zwischen Harnblase u. Scheide. **fisteln:** Sekret nach außen absondern

Fistel|stimme [lat. *fistula* = Röhre; (hell tönende) Rohrpfeife], auch: **Falsett|stimme** [it. *falsetto* = „falsche" Stimme]: Kopfstimme, deren Resonanz nicht in der Brusthöhle, sondern oberhalb der Stimmritze erzeugt wird

Fistula vgl. Fistel

Fistulo|tomie [↑Fistel u. ↑...tomie] *w;* -, ...ien: operative Entfernung einer Fistel

fix [aus lat. *fixus* = angeheftet; fest]: fest, gleich bleibend. **fixe Arznei|mittel|kombination:** aus mehreren Präparaten zusammengesetzte neue Arzneisubstanz, deren Bestandteile nicht variiert werden können

Fixateur ex|terne [*...tör ...tärn;* frz. *fixateur* = Befestiger (zu lat. *fixus* = fest) u. frz. *externe* = äußerlich (von gleichbed. lat. *externus*)] *m;* - -, -s -s [*...tör ...tärn*]: auf einer Extremität befestigte Metallstäbe zur Stabilisierung von Knochenbrüchen

Fixed-Rate-Schrittmacher [*fikßtreᵉ't...;* engl. *fixed* = fest, gleich bleibend u. engl. *rate* = Kurs, Geschwindigkeit, Rate]: unbeeinflusst vom Eigenrhythmus des Herzens arbeitender künstlicher Herzschrittmacher

fixie|ren [zu lat. *fixus* = fest; bleibend]: **1)** die Bruchenden eines gebrochenen Knochens (bes. durch einen Gipsverband) auf mechanische Weise so feststellen (ruhig stellen), dass sie sich nicht mehr verschieben können (Med.). **2)** Gewebeteile, Blutausstriche u. dgl. durch Behandlung mit Alkohol, Sublimat, Formalin, Fixierungsgemischen u. Hitze haltbar machen (Histologie). **3)** die fotografische Schicht eines Bildes nach dem Entwickeln durch ein Fixiersalz nachbehandeln (d. h. haltbar, lichtunempfindlich machen; Phys.)

Flächen|kymo|gra|phie: röntgenographische Darstellung des Funktionsablaufs eines Organs (z. B. Füllung u. Entleerung des Darms) in Teilbildern

Flachrücken: gerader Rücken mit verminderter Bewegungsfähigkeit im Bereich der Wirbelsäule

Flagellant [zu lat. *flagellum* = Geißel, Peitsche] *m;* -en, -en: sexuell abartig veranlagter Mensch, der in (aktiver oder passiver) Züchtigung und Geißelung geschlechtliche Erregung und Triebbefriedigung findet. **Flagellantismus** *m;* -, auch: **Flagellomanie** [↑Manie] *w;* -: abartiger Trieb zur sexuellen Lustgewinnung u. -befriedigung durch ↑Flagellation

Flagellaten [zu lat. *flagellum* = Geißel, Peitsche], in der biolog. Systematik: **Flagellata** *Pl.:* „Geißelträger", Klasse (auch als Stamm oder Kreis eingeordnet) der Einzeller mit einer oder mehreren Fortbewegungsgeißeln am Vorderende (unterschieden als tier. und pflanzl. Flagellaten; z. T. Krankheitserreger; Biol.)

Flagellation [zu lat. *flagellum* = Geißel, Peitsche] *w;* -, -en: (aktive od. passive) Geißelung u. Züchtigung mittels einer Riemen- od. Strickpeitsche als abartige Form sexueller Erregung u. Befriedigung; vgl. auch: Masochismus u. Sadismus

Flagelle [aus lat. *flagellum* = Geißel, Peitsche] *w;* -, -n, fachspr. meist: **Flagellum** *s;* -s, ...ellen od. ...ella: **1)** „Geißel", fadenförmiges, bewegliches Fortbewegungsorgan vieler Einzeller (Biol.). **2)** Riemen- od. Strickpeitsche des ↑Flagellanten (Med., Psychol.)

Flagellin [zu ↑Flagelle] *s;* -s, -e: antigenes Protein der ↑Flagelle (1)

Flagellomanie vgl. Flagellantismus

Flagellum vgl. Flagelle

Flaggenhand: durch Lähmung des ↑Musculus flexor carpi radialis u. des ↑Musculus extensor carpi radialis (z. B. bei Kinderlähmung) bedingte Verkrümmung der Hand, der Art, dass die 4 Finger waagrecht nach der Handinnenfläche zu abgeknickt stehen, während der Daumen den Fingern gegenüber eine gestreckte, vertikale Stellung einnimmt (wodurch die Hand ein Bild aus der in der Seefahrt üblichen „Flaggensprache" zeigt)

Flammen|photo|meter: Instrument zur Durchführung der Flammenphotometrie. **Flammen|photo|me|trie**: Intensitätsbestimmung von Spektrallinien, die von den Atomen eines Metalls in einer Flamme emittiert werden (Verfahren zur quantitativen chem. Analyse, vor allem für Natrium, Kalium u. Kalzium)

Flankenatmung: eine bei Verengungen od. Verlagerungen der oberen Luftwege vorkommende Atmungsform, bei der die Einatmung durch Einziehung der unteren seitlichen Zwischenrippenräume ermöglicht wird

Flanken|meteo|rismus: Vorwölbung der seitlichen Bauchgegend infolge Gasansammlung in Darmschlingen

Flapping-Tremor [*fläping...;* zu engl. *to flap* = flattern]: Zittern in Form rascher Beuge- und Streckbewegungen in den Fingergelenken (bei drohendem Koma)

flatulentus, ...ta, ...tum [zu ↑Flatus]: auf Gasbildung in Magen oder Darm zurückzuführen; z. B. in der Fügung ↑Colica flatulenta. **Flatulenz** *w;* -, -en: Gasbildung im Magen oder Darm, Blähsucht; Abgang von Blähungen. **Flatus** [aus lat. *flatus* = das Blasen (des Windes); das Blasen einer Blähung] *m;* -, - [*flátuß*]: Blähung; entweichender Darmwind. **Flatus vaginalis:** hörbares Abgehen von Winden (Gas) aus der Scheide

Flaumhaar vgl. Lanugo

Flavin [zu lat. *flavus* = gelb] *s;* -s, -e (meist *Pl.*): Sammelbezeichnung für verschiedene in der Natur (im tierischen und pflanzl. Organismus) weit verbreitete wasserlösliche gelbe Farbstoffe, die zu den Vitaminen der B_2-Reihe gehören und für Wachstum und Zellatmung wichtig sind. **Flavin|ikterus:** Gelbfärbung der Haut, hervorgerufen durch Blutfarbstoffe bei krankhaftem Blutzerfall

Flavi|virus [lat. *flavus* = gelb] *s;* -, ...ren (meist *Pl.*): Familie von pathogenen Viren, die äußerlich eine Gelbfärbung des Körpers bewirken (z. B. Gelbfiebervirus, Hepatitisvirus)

Flavo|bakterien [...*i^e^n;* lat. *flavus* = gelb] *Pl.:* Gattung gramnegativer, anaerober Stäbchenbakterien mit gelbem Pigment, von denen einige pathogen sind

Flavon [zu lat. *flavus* = gelb] *s;* -s, -e (meist *Pl.*): in höheren Pflanzen vorkommende, auch synthetisch herstellbare, meist gelb gefärbte, kristalline, wasserunlösliche Substanzen

Flavono|id [↑Flavon u. ...id] *s;* -[e]s, -e (meist *Pl.*): Gruppe von Stoffen, von denen einige eine Wirkung auf die Kapillarwand haben (als Permeabilitätsvitamin oder Vitamin P bezeichnet)

flavus, ...va, ...vum [aus gleichbed. lat. *flavus*]: gelb; z. B. in der Fügung ↑Ligamentum flavum

Flechsig-Bahn [*fläkß...;* nach dem dt. Psychologen u. Pathologen P. E. Flechsig, 1847 bis 1929]: = Fasciculus proprius

Flechte vgl. Lichen

Fleckfieber, Fleck|ty|phus vgl. Typhus exanthematicus

Fleischer-Ring [nach dem dt. Augenarzt Bruno Fleischer, 1874–1965]: bräunlicher Ring, der bei kegelförmiger Vorwölbung der Augenhornhaut die Basis des Kegels umgibt

Fleischgeschwulst vgl. Sarkom

Fleisch|mole: Umwandlungsform einer ↑Blutmole, die durch Abbau des roten Blutfarbstoffes ein fleischfarbenes Aussehen erhält

Fleischnabel vgl. Sarkomphalos

Fleischvergiftung vgl. Botulismus

Fleischwärzchen vgl. Molluscum

flektie|ren [aus lat. *flectere, flexum* = beugen, biegen]: beugen (z. B. eine Extremität)

flexibel, in fachspr. Fügungen: **flexibilis, ...le** [aus gleichbed. lat. *flexibilis*]: biegbar; biegsam, elastisch. **Flexibilitas** *w;* -; in der Fügung: **Flexibilitas cerea:** „wächserne Biegsamkeit", Antriebs- und Bewegungsstörung bei schizophrenen Kranken mit Beharren in passiv gegebenen Körperstellungen. **Flexibilität** *w;* -: Biegsamkeit

Flexion [aus lat. *flexio* = Biegung] *w;* -, -en, in fachspr. Fügungen: **Flexio,** *Pl.:* ...io|nes: Beugung; Abknickung. **Fle|xio uteri:** Abknickung des Gebärmutterkörpers gegen den Gebärmutterhals

flexor [zu lat. *flectere, flexum* = beugen, biegen], *Gen.:* flexoris, *Pl.:* flexores: erläuternder Bestandteil von fachspr. Fügungen mit der Bed. „Beuger, Beugemuskel"; z. B. in der Fügung ↑Musculus flexor carpi radialis. **Flexor** *m;* -s, ...oren: übliche Kurzbezeichnung für ↑Musculus flexor ...

Flexur [zu lat. *flectere, flexum* = beugen, biegen] *w;* -, -en, in fachspr. Fügungen: **Flexura,** *Pl.:* ...rae: Biegung, gebogener Abschnitt (Anat.). **Flexura coli dex|tra** (bzw. **sinis|tra**): rechte (bzw. linke) Grimmdarmbiegung. **Flexura duo|deni:** Biegungsabschnitt am Zwölffingerdarm. **Flexura duodeno|jejunalis:** Übergangsstelle zwischen Zwölffingerdarm und Dünndarm. **Flexura peri|nea|lis:** physiologische Krümmung des Mastdarms im Bereich der Spitze des Steißbeins. **Flexura sa|cralis:** physiologische Krümmung des Mastdarms im Bereich des Kreuzbeins. **Flexura sig|mo|idea coli:** sigmaförmige Biegung des Krummdarms

Fliegenpilz vgl. Amanita muscaria

Flimmer|epi|thel: mit Wimpern (Flimmerhärchen) versehene oberste Zellschicht vieler Schleimhäute (z. B. der Bronchien)

Flimmer|skotom: Sehstörung mit Verdunkelung des Gesichtsfeldes, wobei dessen äußere Grenze als flimmernde Linie erscheint

Flint-Geräusch: = Austin-Flint-Geräusch

Floc|ci|legium [*flokz...;* zu lat. *floccus* = Flocke u. lat. *legere* = auflesen, sammeln] *s;* -s: „Flockenlesen", im ↑Delirium bei bestimmten Krankheiten (bes. bei ↑Typhus abdominalis) vorkommende Bewegungsautomation der oberen Extremitäten, derart, dass die Arme u. Hände des Patienten in ständiger Bewegung nach imaginären Gegenständen („Flocken") greifen

Floc|culus [*flok...;* aus lat. *flocculus* = Flöckchen] *m;* -, ...li: kleiner Lappen des Kleinhirns (Anat.)

Flockungs|re|aktion: Ausflockung von Serum, das Krankheitserreger enthält, bei gleichzeitigem Vorhandensein von Antikörpern (Grundlage einer quantitativen Methode zum Nachweis von Antikörpern)

Flöhe vgl. Siphonaptera

Flohstich|en|ze|phalitis vgl. Encephalitis acuta haemorrhagica

Flora [zu lat. *flos,* Gen.: *floris* = Blume, Blüte] *w;* -, Floren: **1)** Pflanzenwelt eines bestimmten Gebiets. **2)** Gesamtheit der in einem Körperorgan oder im Organismus natürlicherweise vorkommenden Bakterien (z. B. Darmflora)

Florence-Verfahren [*florangß...;* nach dem frz. Arzt Albert Florence, 1851–1927]: Methode zum Nachweis von ↑Sperma (z. B. auf Kleidungsstücken) mittels Jod-Jodkali-Lösung

florid, in fachspr. Fügungen: **floridus, ...da, ...dum** [aus lat. *floridus* = blühend]: voll ausgeprägt, stark entwickelt u. rasch fortschreitend (z. B. von einem Krankheitsbild)

Flötenschnabelbruch: Form des Knochenbruchs mit schräg verlaufenden, dem Mundstück einer Flöte ähnlichen Bruchflächen

flottie|ren [aus gleichbed. frz. *flotter*]: in oder auf einem flüssigen Medium frei beweglich lagern (z. B. vom Fetus im Fruchtwasser, von Eiweißbestandteilen im Urin u. a.)

Flow [*flo^u;* engl. *flow* = Fließen, Strömen] *m;* -s, -s: Durchfluss von Flüssigkeiten (z. B. Blut, Harn) in entsprechenden Körpergefäßen

fluctuans [zu lat. *fluctuare* = Wellen schlagen, wogen]: frei beweglich; z. B. in der Fügung ↑Costae arcuariae fluctuantes

Flügelfell vgl. Pterygium

Flügelfortsatz vgl. Processus pterygoideus

Flügelgaumengrube vgl. Fossa pterygopalatina

Flui|dität [zu lat. *fluidus* = fließend, flüssig] *w;* -: Fließeigenschaft insbes. des Blutes

Fluid-Lung [*fluidlang;* engl.] *s;* -[s], -s: „Flüssigkeitslunge", durch ein interstitielles Lungenödem bei akuter und chronischer Niereninsuffizienz hervorgerufene Flüssigkeitsansammlung in der Lunge

Flui|dum [zu lat. *fluidus* = fließend, flüssig]

s; -s, ...da: Flüssigkeit, Flüssiges. **flui|dus, ...da, ...dum:** flüssig

Fluktua|tion [zu lat. *fluctuare* = Wellen schlagen, wogen] *w;* -, -en: schwappende Bewegung einer in einem Körperhohlraum abgekapselten Flüssigkeit (beim Palpieren). **fluktu|ie|ren:** hin- und herwogen (von abgekapselten Körperflüssigkeiten); schwanken

Flumina pilorum [lat. *flumen,* Gen.: *fluminis* = fließendes Wasser, Flut; ↑Pilus] *Pl.:* (natürliche) Strichrichtungen der Haare an verschiedenen Körperstellen

¹Flu|or [von lat. *fluor,* Gen.: *fluoris* = das Fließen, der flüssige Zustand] *m;* -s, Fluores: Ausfluss aus den weiblichen Geschlechtsteilen. **Flu|or albus:** weißlicher Scheidenausfluss

²Flu|or *s;* -s: nichtmetallisches chem. Element; Zeichen: F

Fluo|res|ce|in, Fluo|res|cin [zu ↑fluoreszieren gebildet] *s;* -s: gelbroter Farbstoff, dessen verdünnte Lösung stark gelbgrün fluoresziert (als Signalfarbe u. a. für med. Untersuchungen verwendet). **Fluo|res|cintest:** Bestimmung der Umlaufzeit des Blutes im Blutkreislauf mithilfe von injiziertem Fluorescin

Fluo|res|zenz [aus gleichbed. engl. *fluorescence,* einer Bildung zu engl. *fluorspar* = Flussspat; beim Flussspat wurde die Erscheinung der Fluoreszenz zuerst beobachtet] *w;* -: Eigenschaft bestimmter Stoffe, bei Bestrahlung durch Licht-, Röntgen- oder Kathodenstrahlen zu einem langwelligeren Eigenleuchten angeregt zu werden. **Fluores|zenz|mi|kro|skopie:** Mikroskopie, bei der die Präparate durch ultraviolettes Licht zum Eigenleuchten im sichtbaren Licht angeregt werden. **fluo|res|zie|ren:** bei Bestrahlung auf- und nachleuchten (von Stoffen)

Fluo|res|zyt [zu ↑fluoreszieren u. ↑...zyt] *m;* -en, -en (meist *Pl.*): bei der Fluoreszenzmikroskopie rot aufleuchtende rote Blutkörperchen

Fluo|rid [zu ↑²Fluor] *s;* -[e]s, -e: Verbindung des Fluors mit stärker elektropositiven chem. Elementen. **fluo|ridie|ren:** etwas mit Fluor anreichern (z. B. Trinkwasser zur Kariesprophylaxe).

Fluo|ridie|rung *w;* -, -en: Anreicherung mit Fluor

Flush [*flasch;* aus engl. *flush* = Erröten; Aufwallung] *m* (auch: *s*); -s, -s: anfallsweise auftretende Hitzewallung mit Hautrötung, vor allem im Bereich des Gesichts (Folge vermehrter Bildung von ↑Serotonin)

Flussblindheit vgl. Onchozerkose

Fluvo|gra|phie [lat. *fluvius* = Fluss und ↑...graphie] *w;* -, ...ien: Messung der Wärmeleitzahl der Haut zur Bestimmung der Hautdurchblutung

Fluxion [zu lat. *fluere, fluxum* = fließen, strömen] *w;* -, -en, in fachspr. Fügungen: **Fluxio,** *Pl.:* ...io|nes: Blutandrang

Fluxus [aus lat. *fluxus* = das Fließen] *m;* -: vermehrte, gesteigerte Flüssigkeitsabsonderung (z. B. von Blut oder Eiter)

Fm: chem. Zeichen für ↑Fermium

Focus vgl. Fokus

foetidus vgl. fötid. **Foetor** vgl. Fötor

Fogarty-Ballonkatheter [*fågᵉrti...;* nach dem zeitgen. amer. Arzt Th. J. Fogarty]: Kunststoffkatheter zur indirekten ↑Embolektomie und ↑Thrombektomie (nach Durchstoßung des Gerinnsels wird der Ballon aufgefüllt und mit dem Gerinnsel zurückgezogen)

fokal [zu ↑Fokus]: **1)** den Brennpunkt betreffend, Brenn... (Phys.). **2)** einen infektiösen Krankheitsherd betreffend, von ihm ausgehend (Med.). **Fokal|infektion:** von einem Ausgangsherd im Körper (durch Streuung von Bakterien od. Toxinen) dauernd od. zeitweise unterhaltene ↑Infektion. **Fokalsanierung:** operative Beseitigung eines Krankheitsherdes im Körper. **Fokus** [aus lat. *focus* = Feuerstelle, Herd] *m;* -, -se: **1)** Brennpunkt (Phys.). **2)** in fachspr. Fügungen: **Focus,** *Pl.:* Foci: streuender Krankheitsherd im Körper

Foley-Ka|theter [*foᵘli...;* nach dem amer. Urologen Frederic E. B. Foley, 1891–1966]: Dauerkatheter, Harnröhrenkatheter, der als Verweilkatheter gelegt wird

Folinsäure vgl. Folsäure

Folium [aus lat. *folium,* Gen.: *folii* = Blatt] *s;* -s, Folia: **1)** meist *Pl.:* Pflanzenblätter, bes. als Bestandteile von Drogen u. Heilmitteln (Pharm.). **2)** blattförmiges, blattähnliches Gebilde (Anat.). **Folia cerebelli** *Pl.:* die durch Spalten blattförmig voneinander getrennten Windungen des Kleinhirns. **Folium vermis:** Wipfelblatt, Teil des Kleinhirnwurmes, der die beiden Kleinhirnlappen verbindet (Anat.)

Folliclis vgl. Folliklis

follicularis vgl. follikular

Folliculitis vgl. Follikulitis

Folliculus vgl. Follikel

Follikel [aus lat. *folliculus,* Gen.: *folliculi* = kleiner Ledersack, Schlauch, Balg] *m;* -s, -, in fachspr. Fügungen: **Folliculus,** *Pl.:* ...li: **1)** [Drüsen]bläschen, kleiner Schlauch, Säckchen (z. B. Haarbalg, Lymphknötchen; Anat., Med.). **2)** Zellhülle des gereiften Eies des Eierstocks (Biol.). **Folliculi lin|gua|les** *Pl.:* Balgdrüsen der Zungenwurzel. **Folliculus lym|phaticus:** Lymphknötchen, ↑Lymphozyten liefernde Organe des Lymphgefäßsystems. **Folliculi lym|phatici lie|nales** [*li-e...*] *Pl.:* Lymphknötchen im Milzparenchym. **Folliculi ovarici primarii** *Pl.:* Primärfollikel im oberflächlichen Anteil der Rindenschicht des Eierstocks (bestehen aus einer kugeligen Eizelle und dem sie umgebenden Follikelepithel). **Folliculi ovarici vesiculosi** *Pl.:* Graaf-Follikel, Eifollikel, Tertiärfollikel, sekundäre, das reife Ei enthaltende Eierstockfollikel. **Folliculus pili:** „Haarbalg", Teil des Haares, der die Haarwurzel umschließt. **Folliculi thyreo|ideae** *Pl.:* Kolloid enthaltende Bläschen, die das Schilddrüsenparenchym bilden

Follikel|abbruchblutung vgl. Abbruchblutung

Follikel|epi|thel: Epithelschicht, die die Eizelle im Eierstock umgibt und den Eifollikel bildet

Follikel|hormon: Hormon (ein ↑Sterinkörper) der weiblichen Keimdrüse (gebildet in den Granulosa- und Thekazellen des reifenden Follikels; bewirkt das Wachstum der weiblichen Genitalorgane und die Ausbildung der weiblichen Geschlechtsmerkmale)

Follikel|katarrh: Katarrh der Augenbindehaut (Verlaufsform des ↑Trachoms) mit Ausbildung von Follikeln oder Körnern, die der Oberfläche der Augenbindehaut eine höckerige Beschaffenheit verleihen

Follikel|per|sistenz: Bestehenbleiben des Eifollikels über den Zeitpunkt des Eisprungs hinaus

Follikel|sprung vgl. Ovulation

follikel|stimulie|rendes Hormon: Hormon, das die Samenbildung (beim Mann) bzw. die Follikelbildung (bei der Frau) steuert; Abk.: FSH

follikel|stimulie|rendes Relea|sing-Hormon [- *rilising...;* zu engl. *to release* = freilassen]: Hormon der Hypophyse, das die Follikelbildung steuert; Abk.: FRH

Follikel|zyste: Talgzyste, feste, graue bis schwarze ↑Retentionszyste der Haarfollikel mit eingewachsenen Rollhaaren

Folli|klis, latinisiert: **Folli|clis** [unklare Bildung zu ↑Follikel] *w;* -: wenig gebräuchliche Bezeichnung für ↑Tuberculosis papulonecrotica

follikular, follikulär, in fachspr. Fügungen: **follicularis, ...re** [zu ↑Follikel]: follikelartig, schlauchartig; den Follikel betreffend, von einem Follikel ausgehend; z. B. in der Fügung ↑Impetigo follicularis

Follikular|katarrh: = Follikelkatarrh

Follikulitis [zu ↑Follikel] *w;* -, ...itiden, in fachspr. Fügungen: **Folliculitis,** *Pl.:* ...itides: Haarbalgentzündung. **Folliculitis barbae:** Bartflechte, Entzündung der Hautfollikel in der Bartgegend. **Folliculitis de|calvans:** Entzündung der Hautfollikel im Bereich der behaarten Kopfhaut. **Folliculitis gonor|rhoica:** durch Gonokokken hervorgerufene Entzündung der Hautfollikel. **Folliculitis nuchae scleroticans:** Entzündung von Hautfollikeln am Nacken (mit vergrößerten Narben abheilend). **Folliculitis sta|phylo|genes super|ficialis:** oberflächliche Entzündung des Haartalgdrüsenapparates mit Pustelbildung

Fölling-Krankheit [nach dem norw. Arzt Asbjörn Fölling, 1888–1964]: Störung des Aminosärestoffwechsels mit dem charakteristischen Krankheitsbild: Idiotie, Minderwuchs, Stehenbleiben auf kindlicher Entwicklungsstufe. **Fölling-Probe:** Probe zum Nachweis von Phenylbrenztraubensäure im Harn, bes. bei der Fölling-Krankheit (mithilfe von zugesetztem Ferrichlorid)

Fol|säure, Folin|säure [zu lat. *folium* = Blatt; nach dem Vorkommen in grünen Blättern benannt]: zum Vitamin-B-Komplex gehörendes Vitamin in Hefe, Milch, Leber, Niere u. a., dessen Fehlen im Körper sich besonders auf das Blutbild auswirkt

Fomentation [aus gleichbed. lat. *fomentatio*] *w;* -, -en: warmer Umschlag um einen erkrankten Teil des Körpers (bei entzündlichen und nichtentzündlichen Erkrankungen)

fono..., Fono..., vor Vokalen meist: **fon..., Fon...,** vgl. phono..., Phono...

Fontaine-Klassi|fizie|rung [*fontän...;* nach dem zeitgen. frz. Chirurgen René Fontaine]: Einteilung der peripheren arteriellen Verschlusskrankheit in Schweregrade (von Stadium I = Beschwerdefreiheit bis Stadium IV = Nekrosen bzw. Gangrän)

Font|akto|skop [Kunstw. aus lat. *fons,* Gen.: *fontis* = Quelle, Quellwasser, ↑Radioaktivität u. ↑...skop] *s;* -s, -e: Instrument zur Messung der Radioaktivität des Wassers

Fontana-Bänderung [nach dem ital. Naturforscher Felice Fontana, 1730–1805]: sehr kleine Querstreifen, die an einem durchtrennten Nerv sichtbar werden. **Fontana-Räume:** = Spatia anguli iridocornealis

Fontanelle [aus gleichbed. frz. *fontanelle,* eigtl. = kleine Quelle] *w;* -, -n: Knochenlücke am Schädel von Neugeborenen

Fonticulus [aus lat. *fonticulus,* Gen.: *fonticuli* = kleine Quelle] *m;* -, ...li: Fontanelle (Anat.). **Fonticulus anterior:** vordere, vierseitige Fontanelle zwischen Stirnbein und Scheitelbeinen (große Fontanelle). **Fonticulus antero|lateralis:** = Fonticulus sphenoidalis. **Fonticulus frontalis:** = Fonticulus anterior. **Fonticulus major:** = Fonticulus anterior. **Fonticulus masto|ide|us:** = Fonticulus posterolateralis. **Fonticulus minor:** = Fonticulus posterior. **Fonticulus oc|cipitalis:** = Fonticulus posterior. **Fonticulus posterior:** hintere, dreiseitige Fontanelle zwischen Hinterhauptsbein und Scheitelbeinen (kleine Fontanelle). **Fonticulus sphenoidalis:** Knochenlücke zwischen Scheitelbein, Schläfenbein und Keilbein

Foramen [aus lat. *foramen,* Gen.: *foraminis* = Öffnung, Loch] *s;* -s, ...mina: Loch, Lücke, Öffnung (Anat.). **Foramina alveo|laria**

Pl.: 2–3 kleine Öffnungen am Zahnfortsatz des Oberkieferbeins, Durchtrittsstellen für Nerven und Gefäße. **Foramen apicis dentis** [↑Apex]: Wurzelkanalöffnung des Zahns. **Foramen cae|cum:** blinde Öffnung am unteren Ende der Stirnbeinleiste. **Foramen caecum linguae:** kleine Grube im hinteren Teil der Zunge. **Foramen costo|trans|versarium:** Lücke zwischen Querfortsatz des Wirbels u. Rippenhals. **Foramen epi|ploi|cum:** Eingang zur ↑Bursa omentalis. **Foramen eth|mo|idale anterius:** vorderes Siebbeinloch, kleine Öffnung in der medialen Orbitawand (Durchtrittsstelle für den ↑Nervus ethmoidalis anterior). **Foramen frontale:** im Stirnbein befindliches Loch für den Durchtritt der ↑Arteria supratrochlearis u. des ↑Nervus frontalis (statt des Loches kann auch eine Rinne vorhanden sein: Incisura frontalis). **Foramen in|cisivum:** Eingang zum Verbindungsgang zwischen Nasenhöhle und Mundhöhle. **Foramen in|fra|orbitale:** Öffnung an der Gesichtsfläche des Oberkieferknochens unterhalb des Auges (Austrittsstelle für den ↑Nervus infraorbitalis und die gleichnamige Arterie). **Foramen inter|ven|triculare:** Verbindungsöffnung zwischen den beiden Seitenventrikeln und dem 3. Ventrikel im Gehirn. **Foramen inter|verte|brale:** Zwischenwirbelloch. **Foramen is|chia|dicum majus:** Durchtrittsstelle für den ↑Musculus piriformis (wird gebildet von der ↑Incisura ischiadica major des Darmbeins sowie von dem ↑Ligamentum sacrospinale und dem ↑Ligamentum sacrotuberale). **Foramen is|chiadicum minus:** Durchtrittsstelle für den ↑Musculus obturatorius internus (wird gebildet von der ↑Incisura ischiadica minor des Sitzbeins sowie von dem Ligamentum sacrospinale und dem Ligamentum sacrotuberale). **Foramen jugulare:** Öffnung zwischen Hinterhauptsbein u. Schläfenbein. **Foramen lacerum:** Öffnung zwischen Hinterhauptsbein, Keilbeinkörper u. Schläfenbein. **Foramen Luschkae** [nach dem dt. Arzt Hubert von Luschka, 1820–1875]: = Apertura lateralis ventriculi quarti. **Foramen Magendii** [nach dem frz. Physiologen u. Pathologen François Magendie, 1783–1855]: = Apertura mediana ventriculi quarti. **Foramen ma|gnum:** großes Hinterhauptsloch. **Foramen mandibulae:** Loch in der Mitte jedes Unterkieferastes. **Foramen masto|ideum:** Loch am Warzenfortsatz. **Foramen mentale:** Öffnung an der Außenseite des Unterkiefers. **Foramen Monroi** [nach dem schott. Anatomen Alexander Monro, 1733 bis 1817]: = Foramen interventriculare. **Foramina nervosa** *Pl.:* knöcherne Durchtrittsstellen für Nerven. **Foramen nu|tricium:** Durchgangsstelle für das ernährende Gefäß eines Knochens. **Foramen ob|turatum:** Hüftbeinloch. **Foramen oc|cipi|tale magnum:** = Foramen magnum. **Foramen oesophagicum:** = Hiatus oesophageus. **Foramen opticum:** = Canalis opticus. **Foramen ovale:** **1)** Loch im Keilbeinflügel. **2)** Öffnung in der Vorhofscheidewand des Herzens beim ↑Fetus. **Foramen palatinum:** Loch im harten Gaumen. **Foramina papillaria** *Pl.:* Harnporen, Öffnungen der größeren Urinsammelröhren an der Spitze der Nierenpapillen. **Foramen parie|tale** [- ...*ri-e*...]: Loch am oberen Rand des Scheitelbeins. **Foramen rotundum:** Durchtrittsstelle für den ↑Nervus maxillaris am großen Keilbeinflügel. **Foramina sa|cralia pelvina** bzw. **dorsalia** *Pl.:* beckenseitige bzw. rückenseitige Öffnungen am Kreuzbein für den Durchgang der Rückenmarksnerven. **Foramen sin|gulare:** Loch im inneren Gehörgang. **Foramen spheno|palatinum:** Loch zwischen Keilbeinkörper und Gaumenbein. **Foramen spinosum:** rundliche knöcherne Öffnung in der Schädelbasis, Durchtrittsstelle für die ↑Arteria meningea media (in die mittlere Schädelgrube). **Foramen stylo|masto|ide|um:** untere Öffnung des Kanals des VII. Hirnnervs. **Foramen su|praorbitale:** Loch für die ↑Arteria supraorbitalis und den ↑Nervus supraorbitalis im oberen Augenhöhlenrand (statt des Loches kann auch eine Rinne am Augenhöhlenrand vorhanden sein: Incisura supraorbitalis). **Foramen trans|versarium:** Loch im Querfortsatz des Halswirbels. **Foramen venae cavae:** Öffnung im Zwerchfell für den Durchtritt der unteren Hohlvene. **Foramina venarum minimarum** *Pl.:* Öffnungen an den Innenflächen des rechten Herzvorhofs, Mündungen der ↑Venae cordis minimae. **Foramen verte|brale:** Wirbelloch. **Foramen zygomatico|faciale:** Ausmündung des Jochbeinkanals. **Foramen zygomatico|orbitale:** Eingang des Jochbeinkanals. **Foramen zygomatico|temporale:** zweiter Ausgang des Jochbeinkanals

Forceps [aus lat. *forceps,* Gen.: *forcipis* = Zange] *m* od. *w;* -, Forcipes: **1)** vgl. Forzeps. **2)** u-förmiger Teil eines Organs (bes. der Faserzüge im Gehirn; Anat.). **Forceps major:** große (hintere) Balkenzwinge, u-förmig um den hinteren Teil des Hirnbalkens laufende Faserzüge. **Forceps minor:** kleine (vordere) Balkenzwinge, u-förmig um das Knie des Hirnbalkens laufende Faserzüge

forensisch [aus lat. *forensis* = Markt...; gerichtlich]: gerichtlich, Gerichts... **forensische Medizin:** = Rechtsmedizin

Form|al|dehyd [zu lat. *formica* = Ameise (bzw. Acidum formicum = Ameisensäure) u. ↑Aldehyd] *m;* -s: farbloses, stechend riechendes Gas (u.a. zur Herstellung von Kunststoffen und Düngemitteln; in wässriger Lösung als Desinfektionsmittel benutzt); die Aufnahme von konzentrierten Dämpfen führt durch die reizende und ätzende Wirkung auf die Haut und die Schleimhäute zu Krankheitserscheinungen wie Lungenödem, Erbrechen, Kollaps (möglicherweise auch mutagene und karzinogene Wirkung)

Formalin [Kurzbildung zu ↑*Formal*dehyd] *s;* -s: wässrige Lösung des Formaldehyds (Konservierungs- u. Desinfektionsmittel)

Formant [zu lat. *formare* = bilden, formen] *m;* -en, -en: aus der Resonanz in der Mundhöhle entstehender stärkster Teilton eines Vokals (Akustik)

Formatio reticularis [zu lat. *formare* = bilden, formen; anordnen; ↑retikulär] *w;* - -: maschenförmiges Nervengewebe im Rückenmark und Hirnstamm (Schaltzentrale)

formativ [zu lat. *formare* = gestalten, formen]: die Form und Bildung, die Gestaltung betreffend. **formative Reize:** Reize, die die Zellvermehrung anregen

Forme fruste [*form früßt;* aus frz. *forme fruste* = verwischte (unklare) Form] *w;* - -: nicht voll ausgeprägtes Krankheitsbild; milde Verlaufsform einer Krankheit

Formel|di|ät [aus lat. *formula* = kleine Form; Norm, Maßstab], auch: **Formula|diät:** kohlenhydrat- und fettarmes Nährstoffkonzentrat mit definierter und konstanter Zusammensetzung (zur Behandlung des Übergewichtes)

Formikatio [zu lat. *formicare* = jucken, kribbeln (von der Haut, als ob Ameisen darauf herumliefen); weiter zu lat. *formica* = Ameise] *w;* -: „Ameisenlaufen", Hautkribbeln (eine ↑Parästhesie)

Formuladiät vgl. Formeldiät

fornicatus, ...ta, ...tum [zu ↑Fornix]: gewölbt, bogenförmig, mit einer Wölbung versehen (Anat.)

Forniko|tomie [↑Fornix u. ↑...tomie] *w;* -, ...ien: operative Eröffnung eines Fornix

Fornix [aus lat. *fornix,* Gen.: *fornicis* = Wölbung, Bogen] *m;* -, ...nices: Gewölbe, Wölbung, Gewölbebogen; Hirngewölbe (Anat.). **Fornix con|junctivae inferior** (bzw. **superior**): die durch die Bindehaut gebildete untere (bzw. obere) Tasche am Übergang vom Augapfel zu den Augenlidern. **Fornix pharyn|gis** [↑Pharynx]: „Rachengewölbe", Kuppel des hinter dem weichen Gaumen gelegenen Nasen-Rachen-Raumes. **Fornix sac|ci la|crimalis:** oberer Teil des Tränensacks. **Fornix vaginae:** Scheidengewölbe, oberer Teil der Scheide, in den die ↑Portio vaginalis der Gebärmutter eingestülpt ist (man unterscheidet ein hinteres und ein vorderes Scheidengewölbe). **Fornix ven|triculi:** zusammenfassende Bez. für ↑Pars cardiaca und ↑Fundus ventriculi

Förster-Operation [nach dem dt. Neurologen Otfried Förster, 1873–1941]: stichförmige Durchtrennung der hinteren Rückenmarkswurzeln zur Bekämpfung von Schmerzen und Spasmen bei Erkrankungen des Gehirns oder Rückenmarks

forte [ital. = stark, von gleichbed. lat. *fortis*]: Zusatzbezeichnung für Arzneimittel, die Wirkstoffe in einer höheren Konzentration enthalten

Forzeps [aus lat. *forceps,* Gen.: *forcipis* = Zange] *m* od. *w;* -, Forzipes: „Zange"; speziell eine geburtshilfliche Zange zum Festhalten und Herausziehen des kindlichen Kopfes aus dem Mutterleib

Forzi|pressur [durch Vermittlung von gleichbed. engl. *forcipressure* zu lat. *forceps* = Zange u. lat. *pressura* = Drücken, Druck] *w;* -, -en: Verschluss blutender Gefäße durch zangenartige Instrumente

Fossa [aus lat. *fossa,* Gen.: *fossae* = Graben] *w;* -, Fossae: Graben, längliche Grube, Vertiefung (Anat.). **Fossa acetabuli:** Vertiefung in der Hüftgelenkpfanne. **Fossa ant|helicis** [↑Anthelix]: Vertiefung zwischen ↑Helix u. ↑Anthelix am Rande der Ohrmuschel. **Fossa axillaris:** Achselgrube. **Fossa canina:** Kiefergrube, Grube in der Mitte der Vorderfläche des Oberkieferbeins, in der der ↑Musculus levator anguli oris entspringt. **Fossa condylaris:** Grube hinter den Gelenkfortsätzen des Hinterhauptsbeins. **Fossa corono|idea:** die tiefere der beiden Gruben auf der Vorderfläche des unteren Endstückes des Oberarmknochens. **Fossa cranii anterior** bzw. **media** bzw. **posterior** [↑Cranium]: vordere bzw. mittlere bzw. hintere Schädelgrube. **Fossa cubitalis:** Ellbogengrube (am Grund der Vorderseite des Ellbogengelenks). **Fossa di|gast|rica:** flaches Grübchen am Unterkiefer, Ansatzstelle des zweibäuchigen Kiefermuskels. **Fossa epi|gast|rica:** zwischen den Rippenbögen gelegene Grube. **Fossa glandulae la|crimalis:** Grube an der Augenhöhle für die Tränendrüse. **Fossa hya|lo|idea:** Grube am vorderen Pol des Augenglaskörpers zur Aufnahme der Augenlinse. **Fossa hypo|physia|lis:** Grube am Grund des Türkensattels zur Aufnahme der Hirnanhangsdrüse. **Fossa ilia|ca:** flache Grube in den Darmbeinschaufeln. **Fossa in|cisiva:** Rinne zwischen Hüft-Lenden-Muskel u. Kammmuskel. **Fossa in|cudis** [↑Incus]: Grube über dem Hinterrand der Paukenhöhle, in der der kurze Ambossschenkel befestigt ist. **Fossa in|fra|spinata:** „Untergrätengrube", unterhalb der Schultergräte gelegene Vertiefung, in der der ↑Musculus infraspinatus entspringt. **Fossa in|fra|temporalis:** „Unterschläfengrube", die untere Fortsetzung der Schläfengrube. **Fossa in-gui|nalis:** „Leistengrube" des Bauchfells. **Fossa inter|condylaris:** Kniegelenkfläche des distalen Endes des Oberschenkelknochens. **Fossa inter|peduncularis:** Grube zwischen den beiden Großhirnschenkeln. **Fossa is|chio|rectalis:** Mittelfleischgrube, mit

Fettgewebe, Nerven und Blutgefäßen ausgefüllte Vertiefung zwischen ↑Musculus levator ani und ↑Musculus obturatorius internus. **Fossa jugularis:** Vertiefung im Felsenbein zur Aufnahme einer physiologischen Verdickung der Drosselvene. **Fossa lateralis cere|bri:** durch den Schläfenlappen, den Stirnlappen u. den Scheitellappen begrenzter Raum des Gehirns. **Fossa malleo|li lateralis:** Grube am unteren Ende des Wadenbeins. **Fossa mandibularis:** für die Aufnahme des Gelenkköpfchens des Unterkiefers bestimmte Grube am Schläfenbein. **Fossa navicularis urethrae:** kahnförmige Erweiterung der Harnröhre in der Eichel. **Fossa olecrani:** Grube an der hinteren Seite des Oberarmknochens. **Fossa ovalis:** Grube auf der rechten Vorhofseite der Scheidewand zwischen den beiden Vorhöfen des Herzens. **Fossa para|vesicalis:** seitlich der Harnblase gelegene Vertiefung. **Fossa poplitea:** Kniekehle. **Fossa pterygo|idea:** Grube zwischen den beiden Blättern des Keilbeinflügelfortsatzes. **Fossa pterygo|palatina:** „Flügelgaumengrube" (Vertiefung zwischen Keilbein, Gaumenbein, Oberkieferbein u. Gaumenflügelfortsatz). **Fossa radia|lis:** Grube auf der vorderen Seite des Oberarmknochens. **Fossa rhombo|idea:** „Rautengrube" im Gehirn (bildet den unteren Boden des 4. Ventrikels; in ihr befinden sich die Ursprungsstellen der meisten Hirnnerven). **Fossa sacci la|crimalis:** „Tränensackgrube". **Fossa sca|pho|idea:** kahnförmige Grube im Keilbeinflügelfortsatz. **Fossa sub|arcua|ta:** Spalt an der oberen Kante der Schläfenbeinpyramide. **Fossa sub|scapularis:** konkave Vorderfläche des Schulterblattes. **Fossa su|praclavicularis:** Grube im Dreieck zwischen den beiden Köpfen des Kopfwendemuskels und dem Schlüsselbein. **Fossa su|pra|spinata:** „Obergrätengrube", Vertiefung an der Hinterfläche des Schulterblatts oberhalb der Schultergräte. **Fossa su|pra|tonsillaris:** gebogener Zwischenraum zwischen vorderem und hinterem Gaumenbogen. **Fossa supra|vesicalis:** Grube zwischen der von der Spitze der Harnblase zum Nabel ziehenden Falte und der entsprechenden Falte in der vorderen Bauchwand. **Fossa temporalis:** Schläfengrube, Vertiefung an der vorderen Seitenwand rechts u. links des Schädels. **Fossa tonsillaris:** Grube für die Aufnahme der Gaumenmandel. **Fossa trian|gularis:** dreiseitige Vertiefung zwischen den beiden Gegenwindungen der Ohrmuschel. **Fossa tro|chante|rica:** Vertiefung an der mittleren Fläche des großen Rollhügels des Oberschenkelbeins. **Fossa vesicae felleae:** für die Gallenblase bestimmte Grube im rechten Leberlappen. **Fossa vestibuli vaginae:** Vertiefung oberhalb der großen Schamlippen (Labia majora)

Fossula [Verkleinerungsbildung zu lat. *fossa* = Graben] *w;* -, ...lae: kleine Grube, Grübchen (Anat.). **Fossula fenest|rae coch|leae:** kleine Vertiefung für das Schneckenfenster des Ohrs. **Fossula fenest|rae vestibuli:** kleine Grube an der Paukenhöhle für das Vorhoffenster. **Fossula pe|trosa:** kleine Vertiefung zwischen der Grube oberhalb des Felsenbeins u. der äußeren Öffnung des Karotiskanals. **Fossulae tonsillares** *Pl.:* kleine Einbuchtungen an der Oberfläche der Gaumenmandeln

fötal = fetal

fötid [aus gleichbed. lat. *foetidus*], in fachspr. Fügungen: **foe|tidus, ...da, ...dum:** übel riechend, stinkend

foto..., Foto..., vor Vokalen gelegentlich: **fot..., Fot...,** vgl. photo..., Photo...

Fötor, in fachspr. Fügungen: **Foe|tor** [aus gleichbed. lat. *foetor,* Gen.: *foetoris*] *m;* -s: übler Geruch, Gestank. **Foe|tor ex ore** [↑²Os]: übler Mundgeruch. **Foe|tor hepaticus:** für ↑Coma hepaticum charakteristischer Geruch der Atemluft nach frischer Erde

Fötus = Fetus

fou|droy|ant [*fudroajant;* aus frz. *foudroyant* = blitzend]: blitzartig entstehend, schnell und heftig verlaufend (von Krankheiten)

Fournier-Zeichen [*furnje...;* nach dem frz. Dermatologen J. A. Fournier, 1832–1914]: Narben an den Mundwinkeln als Folge von ↑Rhagaden bei angeborener Syphilis

Fovea [aus lat. *fovea,* Gen.: *foveae* = Grube; Lücke] *w;* -, Foveae: rundliche Grube (Anat.). **Fovea articularis:** Grube zur Aufnahme des Unterarmköpfchens. **Fovea articularis inferior:** untere Gelenkfläche des ersten Halswirbels. **Fovea articularis superior:** die obere Gelenkfläche des ersten Halswirbels. **Fovea capitis femoris** [↑Caput femoris]: kleine Vertiefung am Kopf des Oberschenkelknochens. **Fovea capitis ossis femoris** [↑¹Os]: neue Bez. für ↑Fovea capitis femoris. **Fovea cen|tralis:** kleine Vertiefung in der Mitte des gelben Flecks (Stelle der größten Sehschärfe). **Fovea costalis inferior** bzw. **superior:** Grube zur Aufnahme des Rippenkopfes am Wirbelkörper unter bzw. über der Wirbelbogenwurzel. **Fovea costalis trans|versalis:** Grube am Querfortsatz des Wirbels, die den Rippenhöcker aufnimmt. **Fovea dentis** [↑Dens]: konkave Gelenkfläche des ersten Halswirbels, an der der Zahnfortsatz des zweiten Halswirbels gleitet. **Fovea inferior:** kleine Vertiefung am unteren Ende der Rautengrube. **Fovea ob|lon|ga:** untere Grube des Gießbeckenknorpels. **Fovea pterygo|idea:** flache Vertiefung im Unterkieferast. **Fovea sub|lin|gua|lis:** Vertiefung in der Mitte der äußeren Oberfläche des Unterkieferkörpers. **Fovea sub|mandibula-**

ris: Vertiefung am Innenrand des Unterkieferkörpers. **Fovea superior:** kleine Vertiefung im oberen Teil der Rautengrube. **Fovea tri|an|gularis:** obere dreieckige Grube im mittleren Teil des Gießbeckenknorpels. **Fovea troch|lea|ris:** Grube in der vorderen Ecke des Stirnbeins

Foveo|la [Verkleinerungsbildung zu lat. *fovea* = Grube; Lücke] *w;* -, ...lae: „Grübchen", kleine Grube, kleine Vertiefung (Anat.). **Foveo|lae gast|ricae** *Pl.:* kleine Vertiefungen in der Magenschleimhaut. **Foveolae granulares** *Pl.:* Grübchen an der Innenfläche der Schädelknochen. **Foveo|la su|pra-mea|tica:** seitlich der Höhle des Warzenfortsatzes gelegene kleine Vertiefung. **foveolaris, ...re:** zu einer Foveola gehörend, diese betreffend

Foville-Lähmung [*fowil...;* nach dem frz. Neurologen A. L. Foville, 1799–1878]: Hirnstammsyndrom mit ↑homolateraler Lähmung des VI. und VII. Hirnnervs (Blicklähmung) und ↑kontralateraler ↑Hemiparese. **Foville-Strang:** = Tractus spinocerebellaris

Fowler-Lösung [*faul^er...;* nach dem engl. Arzt Thomas Fowler, 1736–1801]: Lösung von Kaliumarsenit (dient als Roborans)

Fox-Fordyce-Krankheit [*fokß-få'daiß...;* nach den amer. Dermatologen G. H. Fox (1846–1937) u. J. A. Fordyce (1858–1925)]: vorwiegend bei Frauen auftretende Erkrankung der ↑apokrinen Drüsen, u. a. charakterisiert durch stark juckende Knötchen in den Achselhöhlen, am Nabel u. an den Geschlechtsteilen

Fr: chem. Zeichen für ↑Francium

Fractura vgl. Fraktur

Fraenkel-Bazillus [*frä...;* nach dem dt. Pathologen und Bakteriologen Eugen Fraenkel, 1853–1925]: = Clostridium perfringens

fragil [aus lat. *fragilis* = zerbrechlich]: zerbrechlich, brüchig. **Fragilität** *w;* -, in fachspr. Fügungen: **Fragilitas:** Zerbrechlichkeit, Brüchigkeit. **Fragilitas crinium** [↑Crinis]: = Trichoptilose. **Fragilitas ossium** [↑[1]Os]: Brüchigkeit der Knochen

Frag|ment [aus lat. *fragmentum* = Bruchstück] *s;* -[e]s, -e, in fachspr. Fügungen: **Frag|mentum,** *Pl.:* ...ta: Bruchstück (vor allem eines Knochens)

Frag|mentation [zu lat. *fragmentum* = Bruchstück] *w;* -, -en, in fachspr. Fügungen: **Frag|mentatio,** *Pl.:* ...io|nes: Zerfall in Bruchstücke (speziell von den Herzmuskelfasern nach dem Tod). **Frag|mentatio cordis** [↑Cor]: Zerreißung des Herzens durch Gewalteinwirkung

Frag|mento|zyt [↑Fragment u. ↑...zyt] *m;* -en, -en (meist *Pl.*): = Onkozyt

Fragmentum vgl. Fragment

Frai|sen [von ahd. *freisa* = Gefahr, Schrecken] *Pl.:* landsch., volksmedizinische Bezeichnung für: Krampfanfälle (verschiedener Genese) bei Kindern

Fraktion [aus frz. *fraction* = das Brechen; das Bruchstück] *w;* -, -en: aus einem Stoffgemisch durch ein Trenn- oder Reinigungsverfahren isolierter Stoff. **fraktio|nie|ren:** **1)** ein Stoffgemisch in die einzelnen Bestandteile zerlegen. **2)** eine Gesamtstrahlendosis in mehrere (in zeitlichen Abständen zu verabfolgende) Einzeldosen aufteilen. **fraktio|niert:** aufgeteilt, unterteilt; in Abständen erfolgend (z. B. fraktionierte Destillation)

Fraktur [zu lat. *frangere, fractum* = brechen, zerbrechen] *w;* -, -en, in fachspr. Fügungen: **Fractura,** *Pl.:* ..rae: Bruch, insbesondere: Knochenbruch. **frakturiert:** gebrochen (z. B. von Knochen)

Frambösie [zu frz. *framboise* = Himbeere] *w;* -, ...ien: „Himbeerkrankheit", syphilisähnliche, ansteckende Hautkrankheit der Tropen (jedoch keine Geschlechtskrankheit) mit himbeerartigem Hautausschlag

Framingham-Studie [*fre^iminghäm...*]: Bericht über die in Framingham (USA) an über 5 000 Personen durchgeführte Untersuchung zur Erforschung der Häufigkeit und der Ursachen von Koronarerkrankungen (Angina pectoris, Herzinfarkt, plötzlicher Herztod)

Francium [zu mlat. *Francia* = Frankreich (dem Heimatland seiner Entdeckerin)] *s;* -s: seltenes, radioaktives metallisches Element; Zeichen: Fr

Francke-Nadel [nach dem dt. Arzt K. E. Francke, 1859–1920]: lanzettförmige Nadel mit Schneppervorrichtung zur Blutentnahme (am Finger od. am Ohrläppchen)

Fränkel-Bazillus [nach dem dt. Internisten Albert Fränkel, 1848–1916]: = Diplococcus pneumoniae

Frankenhäuser-Gan|glion [nach dem dt. Gynäkologen Ferdinand Frankenhäuser, 1832–1894]: Nervenknoten in der Wand des Gebärmutterhalses. **Frankenhäuser-Geflecht:** = Plexus uterovaginalis

Frankfurter Horizontale: Ohr-Augen-Ebene, anthropologische Messebene, die vom oberen Rand der Gehörgangsmündung über den unteren Augenhöhlenrand derselben Seite zum oberen Gehörgangsrand der gegenüberliegenden Seite verläuft

Franz-Spekulum [nach dem dt. Gynäkologen Karl Franz, 1870–1926]: selbsthaltender Bauchdeckenspreizer mit vier verstellbaren Flügeln (bes. bei gynäkologischen Operationen)

Fräsbehandlung: operative Abhebung von Hautschichten zur Entfernung störender Einlagerungen (z. B. Pigmente, Tätowierungen)

Frauenheilkunde vgl. Gynäkologie

Frauenjahr: Zeitspanne, innerhalb der es

trotz Anwendung empfängnisverhütender Mittel zu Schwangerschaften kam (1 Frauenjahr = 12 Anwendungsmonate)

Frei-Re|aktion [nach dem dt. Dermatologen W. S. Frei, 1885–1943]: Reaktionstest zur Erkennung des ↑Lymphogranuloma inguinale (Lymphogranulomextrakt wird intrakutan eingespritzt; bei positivem Testausfall entsteht nach 24–48 Stunden ein entzündliches Infiltrat)

Fremdkörper *m;* -s, -: von außen in den Organismus eingedrungener oder künstlich eingebrachter Gegenstand, der vom Gewebe als körperfremd empfunden wird u. eine Entzündung verursachen kann. **Fremdkörper|granulom:** entzündliches Granulom, das sich um Fremdkörper im Organismus bildet. **Fremdkörper-Riesenzellen:** vielkernige Riesenzellen, die sich um Fremdkörper herum im Organismus bilden

Fremitus [aus lat. *fremitus* = dumpfes Getöse, Rauschen, Tönen] *m;* -: knarrendes, schwirrendes Geräusch, Schwirren, Vibrieren; häufig Kurzbezeichnung für ↑Fremitus pectoralis. **Fremitus bronchia|lis:** schwirrende Erschütterung des Brustkorbs bei vorhandenen Rasselgeräuschen. **Fremitus dentium** [↑Dens]: Zähneknirschen. **Fremitus pectoralis:** beim Sprechen fühlbare schwirrende Erschütterung des Brustkorbs über verdichteten Lungenteilen, verstärkt bei Lungenentzündung

Frenulum [Verkleinerungsbildung zu lat. *frenum* = Zaum, Zügel; Band] *s;* -s, ...la: kleines Bändchen, kleine Haut- bzw. Schleimhautfalte (Anat.); häufig auch Kurzbezeichnung für ↑Frenulum praeputii. **Frenulum clitoridis** [↑Klitoris]: Hautfältchen, das von der kleinen Schamlippe in die untere Fläche der Eichel des Kitzlers übergeht. **Frenulum labii inferio|ris** [↑Labium inferius]: „Unterlippenbändchen", Schleimhautbändchen an der mittleren Innenseite der Unterlippe. **Frenulum labii superio|ris** [↑Labium superius]: „Oberlippenbändchen", Schleimhautbändchen an der mittleren Innenseite der Oberlippe. **Frenulum labio|rum pudendi** [↑Labium u. ↑Pudendum]: Schleimhautfalte zwischen den hinteren Enden der großen Schamlippen. **Frenulum linguae:** „Zungenbändchen", senkrechte Schleimhautfalte unter der Zunge (verbindet die Zunge mit dem Boden des Mundes). **Frenulum prae|putii** [↑Präputium]: „Vorhautbändchen", Hautfalte, die die Eichel des männlichen Gliedes mit der Vorhaut verbindet. **Frenulum valvae ileo|caecalis:** Hautbändchen der ↑Valva ileocaecalis an der Grenze zwischen Dünndarm und Grimmdarm. **Frenulum veli medullaris anterio|ris** od. **superio|ris:** Bändchen des vorderen Marksegels im Gehirn

Frenzel-Brille [nach dem dt. Arzt Hermann Frenzel, 1895–1967]: Leuchtbrille zur Prüfung des Augenzitterns

frequent, in fachspr. Fügungen: **frequens** [aus lat. *frequens* = häufig, zahlreich]: häufig; beschleunigt (vom Puls). **Frequenz** *w;* -, -en: Häufigkeit eines Vorganges in einer Zeiteinheit, z. B. der Herzschläge in der Minute

fressende Flechte vgl. Lupus

Fress|re|flex: durch Bestreichen der Lippen ausgelöster Reflex, der sich in Kau-, Saug- und Schluckbewegungen äußert (bei Hirnschädigungen)

Fresszelle vgl. Phagozyt

Fretum [aus lat. *fretum,* Gen.: *freti* = Strömung, Brandung; Meerenge, Kanal] *s;* -s, ...ta: Kanal, Verengung (Anat.). **Fretum Halleri** [nach dem Schweizer Physiologen Albrecht von Haller, 1708–1777]: embryonale Verengung zwischen der Aortenwurzel und der fetalen Herzkammer

Freund-Ad|juvans [nach dem amer. Pathologen J. Th. Freund, 19./20. Jh.]: Gemisch aus abgetöteten Tuberkelbakterien, Paraffinöl und einem Emulgator **(komplettes Freund-Ad|juvans)** bzw. nur aus Paraffinöl und einem Emulgator **(in|komplettes Freund-Ad|juvans),** das die Wirkung von Antigenen verstärkt; wird zur Prüfung auf Allergie und Immunität verwendet

Freund-An|omalie [nach dem dt. Gynäkologen H. W. Freund, 1859–1925]: Verengung der oberen Brustkorböffnung infolge angeborener Verkürzung der ersten Rippe (mit Verkalkung des ersten Rippenknorpels)

Freund-Kaminer-Re|aktion [nach dem östr. Arzt Ernst Freund (1863–1946) u. der östr. Ärztin Gisa Kaminer (1887–1941)]: Serumreaktion der Art, dass Krebszellen meist durch das Serum Gesunder, nicht aber durch das Serum Krebskranker aufgelöst werden

Frey|er-Operation [*fräier...;* nach dem engl. Chirurgen P. J. Freyer, 1851–1921]: operative Entfernung der Vorsteherdrüse durch die Harnblase hindurch

FRH: Abk. für ↑follikelstimulierendes Releasing-Hormon

Friedländer-Bakterium [nach dem dt. Pathologen Carl Friedländer, 1847–1887] *s;* -s, ...ien [...*ien*] (meist *Pl.*): kurze, an den Enden leicht abgerundete, oft zu zweien hintereinander gelagerte Stäbchen (Erreger schwerer Lungenentzündung)

Friedmann-Krankheit [nach dem dt. Neurologen Max Friedmann, 1858–1925]: = Pyknolepsie

Friedreich-Ataxie [nach dem dt. Arzt Nikolaus Friedreich, 1825–1882]: = Heredoataxie.

Friedreich-Fuß: Hohlfußbildung mit Streckung der Zehen im Grundgelenk bei gleichzeitiger Beugung des Endgliedes. **Friedreich-Krankheit:** **1)** = Heredoataxie. **2)** = Paramyoclonus multiplex. **Friedreich-Schallwechsel:** bei Höhlenbildung in der Lunge feststellbare Veränderung des Klopfschalles (beim Einatmen höherer, beim Ausatmen tieferer Klopfschall). **Friedreich-Zeichen:** diastolischer Kollaps der Halsvenen bei Herzbeutelverwachsung

Friedrich-Wundausschneidung [nach dem dt. Chirurgen P. L. Friedrich, 1864 bis 1916]: Ausschneidung infizierter Wundränder (mit anschließender Naht) innerhalb 8 Stunden nach Verletzung

Friesel [germ. Stammwort] *m* od. *s;* -s, -n (meist *Pl.*): volkstümliche Bezeichnung für einen bläschenförmigen Hautausschlag

frigid[e] [aus lat. *frigidus* = kalt, kühl]: geschlechtlich kalt, nicht hingabefähig (von Frauen). **Frigidität** *w;* -: Gefühlskälte, krankhaftes Unvermögen der Frau zur vollen geschlechtlichen Hingabe. **frigidus, ...da, ...dum:** kalt; z. B. in der Fügung ↑Abscessus frigidus

Friktion [zu lat. *fricare, frictum* = reiben, abreiben] *w;* -, -en: **1)** Einreibung (z. B. mit Salben). **2)** kreisförmig reibende Bewegung der Fingerspitzen (Massagegrundgriff). **3)** Reibung des männlichen Gliedes in der Scheide beim Geschlechtsverkehr

Frischblut: **a)** Blut, das ohne Zusätze direkt vom Spender auf den Empfänger übertragen wird; **b)** Blut, das vor der Transfusion zwei bis maximal fünf Tage lang kühl gelagert wird

Frischzellen|therapie: Einpflanzung oder Einspritzung von pflanzl. oder tier. Geweben bzw. Gewebsextrakten zur unspezifischen Stoffwechselanregung („biogene Stimulation") bei Erkrankungen verschiedener Ursachen

Fritsch-Handgriff [nach dem dt. Gynäkologen Heinrich Fritsch, 1844–1915]: gynäkologischer Handgriff der Art, dass bei ungenügender Kontraktion der Gebärmutter während oder nach der Geburt eine Hand die Gebärmutter nach unten drückt, während die andere Hand gleichzeitig den Beckenboden nach oben drückt

Fröhlich-Krankheit [nach dem östr. Neurologen Alfred Fröhlich, 1871–1953]: = Dystrophia adiposogenitalis

frondosus, ...osa, ...osum [aus lat. *frondosus* = laubreich, belaubt]: zottenreich (z. B. von der Darmschleimhaut)

Frons [aus lat. *frons,* Gen.: *frontis* = Stirn] *w;* -, Frontes: Stirn, Stirnbein (Anat., Med.). **Frons qua|drata:** viereckige Stirn. **frontal,** in fachspr. Fügungen: **frontalis, ...le:** stirnwärts, stirnseitig; z. B. in der Fügung ↑Angulus frontalis (Anat.). **Frontal|ebene:** parallel zur Stirn verlaufende gedachte Ebene (senkrecht zur Sagittalebene). **Frontalhirn:** Stirnhirn.

frontalis vgl. frontal

fronto|basal [zu ↑Frons u. ↑Basis]: die Schädelbasis betreffend (z. B. frontobasales Trauma)

fronto|eth|mo|idalis, ...le [zu ↑frontalis (in der Fügung ↑Os frontale) u. ↑ethmoidalis (in der Fügung ↑Os ethmoidale)]: zum Stirn- und Siebbein gehörend, zwischen Stirn- und Siebbein verlaufend, Stirn- und Siebbein verbindend; z. B. in der Fügung ↑Sutura frontoethmoidalis (Anat.)

fronto|la|crimalis, ...le [zu ↑frontalis (in der Fügung ↑Os frontale) u. ↑lacrimalis (in der Fügung ↑Os lacrimale)]: zum Stirn- und Tränenbein gehörend, zwischen Stirn- und Tränenbein verlaufend, Stirn- und Tränenbein verbindend; z. B. in der Fügung ↑Sutura frontolacrimalis (Anat.)

fronto|ok|zipital, in fachspr. Fügungen: **fronto|oc|cipitalis, ...le** [zu ↑Frons u. ↑Occiput]: in Richtung Stirn–Hinterhaupt verlaufend od. liegend

Fronto|tomie [zu ↑Frons u. ↑...tomie] *w;* -, ...ien: = Leukotomie

fronto|zygomaticus, ...ca, ...cum [zu ↑frontalis (in der Fügung ↑Os frontale) u. ↑zygomaticus (in der Fügung ↑Os zygomaticum)]: zum Stirn- und Jochbein gehörend, zwischen Stirn- und Jochbein verlaufend, Stirn- und Jochbein verbindend; z. B. in der Fügung ↑Sutura frontozygomatica (Anat.)

Froschdosis: kleinste Menge von Digitaliswirkstoffen pro Gramm Körpergewicht eines Grasfrosches, die bei Injektion in den Lymphsack innerhalb von 24 Stunden unter systolischem Kammerstillstand den Tod herbeiführt (veraltetes Testverfahren); Abk.: FD

Fröschels-Sym|ptom [nach dem östr.-amer. Otologen Emil Fröschels, 19./20. Jh.]: Unempfindlichkeit des äußeren Gehörgangs auf Kitzelreize (während am übrigen Körper ein normales Empfindungsvermögen besteht), auf Taubheit hinweisendes Symptom

Froschgeschwulst vgl. Ranula

Froschtest: Schwangerschaftstest (nach Einspritzung von 1–2 ml Schwangerenharn in den dorsalen Lymphsack eines männlichen Frosches werden im Froschurin nach 2–4 Stunden Spermatozyten nachgewiesen)

Frostbeule vgl. Pernio

Frost|ery|them: vorübergehende Rötung der Haut infolge Frost- bzw. Kälteeinwirkung

Frucht: **1)** vgl. Fetus u. Embryo. **2)** vgl. Fructus

Fruchtachse: Längsachse des Fruchtkörpers, der während der Geburt annähernd die Form eines Ovoids hat (beträgt etwa 25 cm, also die Hälfte der Fruchtlänge)

Fruchtblase: Bezeichnung für die Gesamtheit der mit Fruchtwasser gefüllten Embryonalhüllen, die den Embryo beim Menschen und bei Säugetieren einschließen

Fruchtwasser: Flüssigkeit der Amnionhöhle, in der der Embryo im Mutterleib freibeweglich eingebettet liegt (sie dient bes. als Schutz gegen Erschütterungen und Stöße)

Fruchtzucker vgl. Fructose

Fructose [zu lat. *fructus* = Ertrag, Frucht] *w;* -: „Fruchtzucker", Einfachzucker, z. B. im Rohrzucker vorkommend

Fructus [aus lat. *fructus* = Ertrag, Frucht] *m;* -, Fructus [*frúktuß*]: Frucht einer Pflanze, die ganz oder in Teilen in der Med. verwendet wird (Pharm.)

Früh|ab|ort: Fehlgeburt bis zur 17. Schwangerschaftswoche

Frühgeburt vgl. Partus praematurus

Früh|infil|trat: abgegrenzte tuberkulöse Veränderung in der Lunge, meist unterhalb des Schlüsselbeins

Frühjahrs|katarrh vgl. Conjunctivitis vernalis

Frühsommer-Menin|go|en|ze|phalitis: im Frühsommer auftretende infektiöse Hirnhautentzündung, deren Erreger durch Zecken übertragen wird; Abk.: FSME

Fruktose vgl. Fructose

Fruktos|urie [↑Fructose u. ↑...urie] *w;* -, ...ien: Ausscheidung von Fruchtzucker durch den Harn

fruste [*früßt;* aus frz. *fruste* = abgegriffen, verwischt]: unvollkommen, wenig ausgeprägt (von Symptomen einer Krankheit); vgl. Forme fruste

frust|ran [zu lat. *frustra* = irrtümlich; vergeblich]: vergeblich; z. B. in der Fügung: **frust|rane Herz|kon|traktion:** Herzkontraktion, die zwar zu hören ist, deren Puls aber wegen zu geringen Schlagvolumens nicht gefühlt werden kann. **Frust|ration,** auch: **Frust|rierung** *w;* -, -en: Erlebnis einer tatsächlichen oder vermeintlichen Versagung

FSH: Abk. für ↑follikelstimulierendes Hormon

FSME: Abk. für ↑Frühsommer-Meningoenzephalitis

Fuchs-Aufhellungsstreifen [nach dem Wiener Ophthalmologen Ernst Fuchs, 1851 bis 1930] *Pl.:* Aufhellung von Hornhautnarben im Auge in der Umgebung von Blutgefäßen. **Fuchs-Fleck:** schwarzer Fleck in der ↑Macula lutea des Auges

Fuchsin [nach dem dt. Botaniker Leonhart Fuchs, 1501–1566, bzw. der nach ihm benannten *Fuchsie*] *s;* -s: basischer roter Farbstoff, der zum Färben von histologischen Präparaten verwendet wird

fugax [aus gleichbed. lat. *fugax*]: flüchtig, rasch verlaufend; z. B. in der Fügung ↑Erythema fugax

Fuge vgl. Symphyse

Fugue [*füg;* aus frz. *fugue* = Flucht] *w;* -: Wandertrieb, krankhafter Trieb zum Fortlaufen (im epileptischen Dämmerzustand)

Führungslinie vgl. Axis pelvis

Fukala-Operation [nach dem Wiener Ophthalmologen Vincenz Fukala, 1847–1911]: operative Entfernung der Augenlinse bei hochgradiger Kurzsichtigkeit

Fulguration [zu lat. *fulgur* = das Blitzen, der Blitz] *w;* -, -en: Anwendung von Hochfrequenzströmen zur Gewebsdurchtrennung

fuliginös, in fachspr. Fügungen: **fuliginosus, ...osa, ...osum** [zu ↑Fuligo]: rußig, rußartig (z. B. vom Belag der Mundschleimhaut). **Fuligo** [aus lat. *fuligo,* Gen.: *fuliginis* = Ruß] *w* (auch: *m*); -[s], Fuligines: rußartiger Belag auf Lippen, Zunge od. Zähnen bei schwer fiebernden Kranken

Fülleborn-Me|thode [nach dem dt. Parasitologen Friedrich Fülleborn, 1866–1933]: Verfahren zur Anreicherung von Wurmeiern und Infusorien im Stuhl (Kot wird mit Kochsalzlösung vermischt, zur besseren Erfassung von Wurmeiern bei der mikroskopischen Untersuchung)

fulminant [zu lat. *fulminare* = blitzen u. donnern]: blitzartig auftretend, schnell u. heftig verlaufend (von Krankheiten); vgl. foudroyant

Functio vgl. Funktion

Funda [aus lat. *funda,* Gen.: *fundae* = Schleuder] *w;* -, ...dae: Schleuderbinde, Kinn- und Nasenverband von schleuderähnlichem Aussehen. **Funda maxillae:** schleuderförmiger Verband für das Kinn. **Funda nasi:** Nasenschleuderverband

Fund|ek|tomie [↑Fundus u. ↑Ektomie] *w;* -, ...ien: operative Entfernung des Magengrundes

fundi|formis, ...me [zu lat. *funda* = Schleuder u. lat. *forma* = Gestalt, Form]: schleuderförmig

Fundo|öso|phago|pexie [zu ↑Fundus (ventriculi), ↑Ösophagus u. gr. πηγνύναι = festmachen, befestigen] *w;* -, ...ien: operative Annähung des Magengrundes an die Speiseröhre

Fundo|plikation [zu lat. *fundus* = Grund, Boden u. lat. *plica* = Falte] *w;* -, -en: operative Umhüllung des Speiseröhrenstumpfes mit einer Falte des Magengrundes

Fundo|skopie [↑Fundus u. ↑...skopie] *w;* -, ...ien: unmittelbare Untersuchung des Bodens eines Hohlorgans

Fundus [aus lat. *fundus,* Gen.: *fundi* = Grund, Boden] *m;* -, ...di: Grund, Boden eines Hohlorgans; Blindsack (Anat.). **Fundus hyper|tonicus:** typisches Bild des Augenhintergrundes (Blutgefäße prall gefüllt) bei Bluthochdruck. **Fundus mea|tus acustici interni:** Boden des inneren Gehörgangs. **Fundus oculi:** Augenhintergrund. **Fundus uteri:**

oberster, gewölbter, in die Bauchhöhle hineinragender Teil der Gebärmutter. **Fundus ven|triculi:** Magengrund, nach oben gewölbter, ausgebuchteter Teil des Magens. **Fundus vesicae:** Grund der Harnblase. **Fundus vesicae felleae:** Gallenblasengrund

Fundus|drüsen: Magenhauptdrüsen, Drüsen in der Magenschleimhaut des ↑Fundus ventriculi (sondern Pepsinogen und Salzsäure ab)

Fünftagefieber vgl. Febris quintana

fünfte Krankheit: andere Bezeichnung für ↑Erythema infectiosum

Fun|gi [*Pl.* von ↑Fungus] *Pl.*: in der Pflanzensystematik Bezeichnung für die echten Pilze (darunter Erreger von ↑Mykosen)

fun|gi|formis, ...me [zu lat. *fungus* = Erdschwamm, Pilz u. lat. *forma* = Gestalt, Form]: pilzförmig; z. B. in der Fügung ↑Papillae fungiformes

fun|gi|statisch [zu lat. *fungus* = Erdschwamm, Pilz u. gr. *στατικός* = zum Stillstehen bringend, hemmend]: Wachstum u. Vermehrung von (krankheitserregenden) Kleinpilzen hemmend (von chem. Mitteln gesagt). **Fun|gi|statikum** *s;* -s, ...ka: fungistatisches Mittel

fun|gi|zid [zu lat. *fungus* = Erdschwamm, Pilz u. lat. *caedere* (in Zus.: *-cidere*) = hauen, schlagen; töten]: „pilztötend", pilzvernichtend (von chem. Mitteln). **Fun|gi|zid** *s;* -[e]s, -e: pilzvernichtendes chem. Mittel

fun|go|ides [zu ↑Fungus u. ↑...id]: einer schwammigen Geschwulst ähnlich, in Form einer schwammigen Geschwulst; z. B. in der Fügung ↑Mycosis fungoides

fun|gös, in fachspr. Fügungen: **fun|gosus, ...osa, ...osum** [zu ↑Fungus]: schwammig (z. B. von Gewebe, von Entzündungen oder Wucherungen)

Fun|gus [aus lat. *fungus* = Erdschwamm, Pilz] *m;* -, ...gi: **1)** schwammige Geschwulst bzw. Wucherung (Med.). **2)** vgl. Fungi. **3)** alte Bez. für: Kniegelenkstuberkulose. **Fungus articuli:** Gelenktuberkulose, schwammige Auftreibung eines Gelenks. **Fun|gus hae|matodes:** = Hämangiom. **Fun|gus medullaris:** „Markschwamm", weiche Krebsgeschwulst. **Fun|gus umbilicalis:** Nabelgranulom, kleine Wucherung von Granulationsgewebe am Nabel bei Neugeborenen nach Abstoßung des Nabels. **Fun|gus vasculosus:** = Hämangiom

funicularis vgl. funikulär

Funiculus [aus lat. *funiculus,* Gen.: *funiculi* = dünnes Seil, Strick] *m;* -, ...li: kleiner Strang, Gewebestrang, insbes. Nervenstrang (Anat.). **Funiculus anterior:** Vorderstrang der Rückenmarksstränge. **Funiculus cunea|tus:** = Fasciculus cuneatus (medullae oblongatae). **Funiculus gracilis:** = Fasciculus gracilis (medullae oblongatae). **Funiculus lateralis:** Seitenstrang des unteren Kleinhirnstiels u. des Rückenmarks. **Funiculi medullae spinalis** *Pl.*: die drei Stränge der weißen Substanz des Rückenmarks. **Funiculus posterior:** Hinterstrang der Rückenmarksstränge. **Funiculus spermaticus:** „Samenstrang" (enthält den Samenleiter, die ↑Arteria testicularis und den ↑Plexus pampiniformis; verläuft vom Nebenhoden zur Harnröhre). **Funiculus umbilicalis:** „Nabelstrang", Nabelschnur

funikulär, in fachspr. Fügungen: **funicularis, ...re** [zu ↑Funiculus]: einen Gewebestrang betreffend, zu einem Gewebestrang gehörend; z. B. in der Fügung ↑Hernia funicularis. **funikuläre Myel|lose:** Bezeichnung für eine Rückenmarkserkrankung mit multiplen Degenerationsherden in den langen Rückenmarksbahnen bei chronisch-toxischen Zuständen, vor allem bei perniziöser Anämie

Funikulitis [zu ↑Funiculus (spermaticus)] *w;* -, ...itiden, in fachspr. Fügungen: **Funiculitis,** *Pl.*: ...itides: Samenstrangentzündung

Funikulo|lyse [zu ↑Funiculus (spermaticus) u. gr. *λύειν* = lösen, auflösen] *w;* -, -n: operative Beweglichmachung des Samenstrangs bei Hodenhochstand. **Funikuloorchido|lyse** [gr. *ὄρχις,* Gen.: *ὄρχιος* (fälschlich: *ὄρχιδος*) = Hoden] *w;* -, -n: operative Verlagerung von Samenstrang u. Hoden in den Hodensack (bei ausgebliebener Senkung)

Funisitis [zu lat. *funis* = Seil, Strick, Strang] *w;* -, ...itiden (in fachspr. Fügungen: ...itides): bakterielle Infektion der Nabelschnur

Funktion [aus lat. *functio,* Gen.: *functionis* = Verrichtung; Geltung] *w;* -, -en, in fachspr. Fügungen: **Functio,** *Pl.*: ...io|nes: [festgelegte] Aufgabe od. Betätigungsweise eines Organs od. Gewebes im Rahmen des Gesamtorganismus. **Functio lae|sa** [lat. *laedere, laesum* = verletzen]: gestörte Funktion eines entzündeten Organs (klassisches Entzündungszeichen). **Funktio|nalis** *w;* -: oberste Schicht der Gebärmutterschleimhaut, an der sich die hormonabhängigen periodischen Veränderungen des Menstruationszyklus abspielen. **funktionell:** die Funktion betreffend, mit der normalen bzw. gestörten Funktion eines Organs zusammenhängend

Funktions|arzt: Arzt, der in einem größeren Rahmen eine Arbeitsgruppe mit bestimmten Funktionen betreut. **Funktionsschwester:** auf bestimmte ausgewählte Funktionen des Schwesternberufs spezialisierte Krankenschwester

Furchung *w;* -, -en: Zerlegung des befruchteten Eies durch eine Reihe von Quer- u. Längsteilungen in eine Anzahl neuer Zellen (erster Abschnitt der Embryonalentwicklung bei Mensch und Tier; vgl. Morula)

Furfur [aus lat. *furfur* = Getreidehülse; Kleie] *m;* -, -es: Hautschuppe, Schorf, Kopfschuppe. **furfura|ce|us, ...acea, ...ace|um:** „kleieförmig" (bes. von Hautabschuppungen)

furibund, in fachspr. Fügungen: **furibundus, ...da, ...dum** [zu lat. *furere* = rasen, wüten]: rasend, tobsüchtig. **Furor** *m;* -s: Wut, Zorn, Raserei

Furunculosis vgl. Furunkulose. **furunculosus** vgl. furunkulös. **Furunculus** vgl. Furunkel. **Furunkel** [aus lat. *furunculus* = Blutgeschwür, Eitergeschwür; eigtl. = kleiner Spitzbube] *m;* -s, -, in fachspr. Fügungen: **Furunculus,** *Pl.:* ...li: tief reichende, akut-eitrige Entzündung u. Einschmelzung eines Haarbalges und seiner Umgebung. **furunkulös,** in fachspr. Fügungen: **furunculosus, ...osa, ...osum:** mit Furunkelbildung einhergehend; z. B. in der Fügung ↑Leishmaniosis furunculosa. **Furunkulose** *w;* -, -n, in fachspr. Fügungen: **Furunculosis,** *Pl.:* ...loses: ausgedehnte Furunkelbildung

fus|cus, ...ca, ...cum [aus gleichbed. lat. *fuscus*]: dunkelbraun, schwärzlich, bräunlich; z. B. ↑Lamina fusca sclerae

fusi|form, in fachspr. Fügungen: **fusi|formis, ...me** [zu lat. *fusus* = Spindel u. lat. *forma* = Gestalt, Form]: spindelförmig; z. B. in der Fügung ↑Musculus fusiformis

Fusion [aus lat. *fusio* = Gießen; Schmelzen] *w;* -, -en: **1)** Vereinigung nicht homologer Chromosomenbruchstücke nach Chromosomenbrüchen (Biol.). **2)** Vereinigung der Bilder des rechten u. des linken Auges zu einem einzigen Bild (Optik, Med.)

Fuso|bakterien [...*riᵉn;* lat. *fusus* = Spindel] *Pl.:* spindelförmige Bakterien, die gewöhnlich auf Schleimhäuten zu finden sind

Fuß vgl. Pes

Fußgeschwulst: schmerzhafte Schwellung am Fußrücken bei Spontanfraktur des Mittelfußknochens

Fuß|klonus: rhythmischer Schüttelkrampf der Wadenmuskulatur

Fußlage: Kindslage bei der Geburt, wobei beide Füße oder nur ein Fuß dem Steiß vorausgehen

Fußplatte vgl. Basis stapedis

Fußsohle vgl. Planta pedis. **Fußsohlenreflex** vgl. Plantarreflex

Fußwurzel vgl. Tarsus. **Fußwurzelknochen** vgl. Ossa tarsi

Fußzellen: an der Samenbildung indirekt beteiligte Zellen, die mit einem verbreiterten Fußteil der Basalmembran der Hodenkanälchen aufsitzen

Fustigation [zu lat. *fustis* = Prügel, Stock] *w;* -, -en, in fachspr. Fügungen: **Fustigatio,** *Pl.:* ...io|nes: Hautgeißelung zu therapeutischen Zwecken

Fus|zin [zu lat. *fuscus* = dunkelbraun, schwarzgelb] *s;* -s: gelbbrauner Farbstoff der Farbstoffzellen der Netzhaut

Füth-Plastik [nach dem dt. Gynäkologen Heinrich Füth, 1868–1951]: operative Behandlungsmethode bei Blasen-Scheiden-Fistel

Fütterungs|tuberkulose: ↑Tuberkulose, die durch Aufnahme von Tuberkelbakterien mit der Nahrung entsteht

G

Ga: chem. Zeichen für ↑Gallium

Gabastou-Verfahren [*gawaßtu...;* nach dem argentin. Gynäkologen J. A. Gabastou, 19./20. Jh.]: Verfahren zur Lösung der Plazenta durch Einspritzen von 200–300 ml steriler Milch oder physiologischer Kochsalzlösung in die Nabelschnurvene der aus der Scheide hängenden Nabelschnur

Gabelmücke vgl. Anopheles

Gadolinium [nlat., nach dem finn. Chemiker Johann Gadolin, 1760–1852] *s;* -s: chem. Grundstoff, seltenes Erdmetall; chem. Zeichen: Gd

Gaens|len-Zeichen [*gä...;* nach dem amer. Arzt F. J. Gaenslen, 1877–1937]: Kompressionsschmerz in den Fingergrundgelenken (bei Polyarthritis)

Gaffkya [nlat., nach dem dt. Bakteriologen G. Th. A. Gaffky, 1850–1918] *w;* -: Gattung grampositiver aerober Kokken; normal in den Schleimhäuten des Respirationstrakts, außerhalb dieser Erreger von Infektionskrankheiten

Gaffky-Skala [nach dem dt. Bakteriologen G. Th. A. Gaffky, 1850–1918]: Skala zur Bestimmung der Anzahl von Tuberkelbakterien in einem Auswurfpräparat

Gaillard-Naht [*gajar...;* nach dem frz. Arzt F. L. Gaillard, 1805–1869]: operativ angelegte Lidnaht zur Beseitigung eines ↑Entropiums

Gaisböck-Krankheit [nach dem östr. Arzt Felix Gaisböck, 1868–1924]: = Polycythaemia rubra hypertonica

Galactophoritis vgl. Galaktophoritis

galacto|phorus, ...ra, ...rum [aus gr. *γαλακτοφόρος* = Milch tragend bzw. habend]: = lactifer

galakt..., Galakt... vgl. galakto..., Galakto...

Galakt|agogum [zu ↑galakto... und gr. *ἀγωγός* = (herbei)führend] *s;* -s, ...ga: milchtreibendes Mittel (für Wöchnerinnen)

Galakt|idrosis [zu ↑galakto... u. gr. *ἱδρώειν*

= schwitzen] *w;* -: „Milchschwitzen", Ausschwitzung einer milchähnl. Flüssigkeit (insbes. bei Wöchnerinnen)

galakto..., Galakto..., vor Selbstlauten **galakt..., Galakt...** [aus gr. *γάλα,* Gen.: *γάλακτος* = Milch]: Bestimmungswort von Zusammensetzungen mit der Bedeutung „Milch; milchartige Flüssigkeit"; z. B.: Galaktozele

Galakto|gramm [↑galakto... u. ↑...gramm] *s;* -s, -e: bei der Galaktographie gewonnenes Röntgenbild. **Galakto|gra|phie** [↑...graphie] *w;* -, ...ien: röntgenographische Darstellung des Milchgangsystems der weiblichen Brust nach Verabreichung eines Kontrastmittels

Galakto|phoritis [zu gr. *γαλακτοφόρος* = Milch tragend bzw. habend] *w;* -, ...itiden, in fachspr. Fügungen: **Galacto|phoritis,** *Pl.:* ...itides: Entzündung der Milchgänge der weiblichen Brust

Galaktor|rhö, auch: **Galaktor|rhöe** [...*rö;* zu ↑galakto... u. gr. *ῥεῖν* = fließen] *w;* -, ...rrhöen, in fachspr. Fügungen: **Galactor|rhoea,** *Pl.:* ...rhoe|ae: „Milchfluss", Milchabsonderung, die in den Stillpausen nach dem Stillen oder auch ohne Wochenbett bei gewissen Erkrankungen (z. B. bei Hypophysenerkrankungen) eintritt

Galaktos|ämie [↑Galaktose u. ↑...ämie] *w;* -, ...ien: Störung der fermentativen Umwandlung von Galaktose-1-Phosphat in Glucose-1-Phosphat (angeborene Stoffwechselkrankheit des Säuglings)

Galaktose [zu gr. *γάλα,* Gen.: *γάλακτος* = Milch] *w;* -, -n: ein einfacher Zucker, Bestandteil des Milchzuckers (Chem.)

Galaktose|star: Trübung der Augenlinse bei ↑Galaktosämie (tritt bei Kleinkindern auf)

Galakto|stase [↑galakto... u. gr. *στάσις* = Stehen; Stillstand] *w;* -, -n: „Milchstauung", z. B. bei Mastitis oder bei Saugschwäche des Neugeborenen

Galaktos|urie [↑Galaktose u. ↑...urie] *w;* -, ...ien: vermehrte Ausscheidung von Galaktose im Harn bei Stoffwechselstörung

Galakto|zele [↑galakto... u. ↑...zele] *w;* -, -n: **1)** mit Milch gefüllter Hohlraum in der Brustdrüse, der sich durch den Verschluss eines Milchganges bildet. **2)** ↑Hydrozele mit milchartigem Inhalt (Fett und Lymphozyten)

Galanin [Kunstw. aus den Namen der Aminosäuren *G*lycin u. *Ala*nin, die jeweils die Kettenenden des Peptids besetzen] *s;* -s, -e: als Neurohormon wirkendes Peptid, das die Sekretion von Wachstumshormonen anregt

Galea [aus lat. *galea,* Gen.: *galeae* = (lederner) Helm, Haube] *w;* -, ...leae: Helm, Mütze, Haube (Anat.). **Galea apo|neu|rotica:** „Sehnenhaube" auf dem Schädeldach (Teil der Kopfschwarte). **galea|tus, ...ta, ...tum:** mit einer ↑Galea versehen; z. B. in der Fügung ↑Caput galeatum. **Galea|zange:** Kopfschwartenzange (geburtshilfliches Instrument)

Galeazzi-Fraktur [nach dem ital. orthopäd. Chirurgen Riccardo Galeazzi, 1866–1952]: Bruch der Speiche zwischen unterem u. mittlerem Drittel mit Verrenkung des Köpfchens der Elle

Gale-Formel [*geⁱl...;* nach den engl. Medizinern A. M. u. C. H. Gale, 20. Jh.]: Formel zur Bestimmung des Grundumsatzes (in Prozentwerten) aus Pulsfrequenz und Blutdruckamplitude (Grundumsatz = Blutdruckamplitude + Pulsfrequenz − 111)

Galenik [nlat., nach dem altgr. Arzt Galen, 129–199] *w;* -: Lehre von der Zubereitung und Herstellung von Arzneimitteln. **Galenikum** *s;* -s, ...ka: pflanzliches Heilmittel, aus Drogen (in der Apotheke) zubereitetes Arzneimittel im Gegensatz zum chem. [Fabrik]erzeugnis

Galle vgl. Fel

Gallenblase vgl. Vesica fellea. **Gallenblasen|em|pyem:** Eiteransammlung in der Gallenblase (bei ↑Cholezystitis). **Gallenblasenentzündung** vgl. Cholezystitis. **Gallenblasen|hy|drops:** Ansammlung von weißer Galle in der erweiterten Gallenblase (bei Verschluss des ↑Ductus cysticus)

Gallenfarbstoffe vgl. Bilirubin u. Biliverdin

Gallenfett vgl. Cholesterin

Gallengänge: zusammenfassende Bezeichnung für ↑Ductuli biliferi, ↑Ductus hepaticus, ↑Ductus cysticus und ↑Ductus choledochus. **Gallengangs|adenom:** gutartige Geschwulst der Leber aus schlauchförmigen Gängen, die in ihrem Bau den Gallenwegen entsprechen. **Gallengangswucherung:** Neubildung von Abflusswegen für die Gallenflüssigkeit im Bindegewebe einer Schrumpfleber

Gallengrieß: kleinste, grießartige Gallensteine

Gallenkapillaren vgl. Ductus interlobulares

Gallenkolik: plötzlich einsetzende krampfartige Schmerzen in der Gallenblasengegend, meist bei Gallensteinleiden

Galle[n]stauung vgl. Cholostase

Gallenstein vgl. Cholelith. **Gallensteinileus:** Darmverschluss infolge Verstopfung der Darmlichtung durch einen Gallenstein (mechanischer Ileus)

Gallenwege: zusammenfassende Bezeichnung für Gallenkapillaren (↑Ductus interlobulares) u. ↑Gallengänge

Gallerte [von mlat. *gelatria* = Gefrorenes; Sülze] *w;* -, -n; gemeinspr. meist: **Gallert** *s;* -[e]s, -e: elastisch-steife Masse aus eingedickten pflanzlichen und tierischen Säften, für bakterielle Nährböden verwendet

Gallertgewebe: = Schleimgewebe

Gallertkern vgl. Nucleus pulposus

Gallertkrebs vgl. Carcinoma gelatinosum

Gallertkropf vgl. Struma gelatinosa

Gallertmark: in gallertartiges Gewebe umgewandeltes Knochenmark (im Greisenalter und bei auszehrenden Krankheiten)

Galli-Mai|nini-Re|aktion [nach dem argentin. Arzt C. Galli Mainini (20. Jh.)]: Schwangerschaftsnachweis durch die hormonale Reaktion einer männl. Erdkröte od. eines männl. Frosches auf das Einspritzen von Schwangerenurin in den dorsalen Lymphsack; vgl. auch Froschtest

Gallium [nlat., zu lat. Gallia = Gallien, von dem Entdecker P. É. Lecoq de Boisbaudran (19. Jh.) zu Ehren seines Vaterlandes (Frankreich) benannt] *s;* -s: chem. Grundstoff, Metall; chem. Zeichen: Ga

galoppie|rend: rasch verlaufend, schnell fortschreitend; bes. in der ugs. Fügung: **galoppie|rende Schwindsucht** vgl. Phthisis florida

Galopp|rhyth|mus: Dreierrhythmus, Auftreten eines dritten Herztones infolge Doppelung des ersten oder zweiten Herztones, wobei zwischen den drei Tönen ein annähernd gleiches Zeitintervall besteht (Vorkommen u. a. bei ↑Tachykardie, ↑Mitralstenose)

Galton-Pfeife [*gålt^en...;* nach dem engl. Arzt u. Naturforscher Francis Galton, 1822–1911]: Pfeife zur Erzeugung hoher Töne, Instrument zur Bestimmung der oberen Hörgrenze

Galvanisation [nlat., nach dem ital. Anatomen Luigi Galvani, 1737–1798] *w;* -, -en: Anwendung des elektrischen Gleichstroms zu diagnostischen u. therapeutischen Zwecken; vgl. Galvanotherapie. **galvanisch**: auf der [elektrolytischen] Erzeugung oder der Wirkung des elektrischen Gleichstromes beruhend; in den Fügungen: **galvanisches Element:** Vorrichtung (Kombination) aus zwei in einen Elektrolyten getauchten oder eingebetteten Elektroden (die stattfindende chem. Reaktion liefert die Energie für die Entstehung einer Spannung u. eines elektrischen Stroms bei Schließung des äußeren Kreises). **galvanischer Krampf:** tonischer Krampf, der bei Längsdurchströmung eines galvanischen Stroms durch das Rückenmark in aufsteigender Richtung auftritt (infolge Steigerung der Erregbarkeit durch den galvanischen Strom). **galvanischer Nystag|mus:** Auftreten von Augenzittern, wenn elektrischer Gleichstrom quer durch den Kopf geleitet wird. **galvanischer Strom:** [elektrolytisch erzeugter] elektr. Gleichstrom. **galvanisie|ren**: elektrischen Gleichstrom anwenden. **Galvano|kaus|tik** *w;* -: Trennung und Zerstörung von Gewebe mit dem elektr. Messer unter Verwendung von Gleichstrom. **Galvano|narkose**: Erlöschen der Erregbarkeit des Rückenmarks bei Durchfluss eines galvanischen Stromes in absteigender Richtung. **Galvanopunktur**: Zerstörung kleiner Hautbezirke mit der Gleichstromnadel. **Galvano|taxis** [gr. *τάξις* = Ordnung, Aufstellung] *w;* -: gleichgerichtete Bewegung von Zellen (Blutkörperchen, Amöben) unter dem Einfluss eines elektr. Reizes zum positiven oder negativen Pol hin. **Galvano|therapie**: Behandlung organischer Erkrankungen oder funktioneller Störungen (z. B. des Bewegungsapparates und des Nervensystems) unter Anwendung von elektrischem Gleichstrom; vgl. Galvanisation

Gamasidae [nlat., Herkunft unbekannt] *Pl.:* Familie der Milben; medizinische Bedeutung hat u. a. ↑Dermanyssus gallinae (Hühner- od. Vogelmilbe)

Gamasidio|se [zu ↑Gamasidae] *w;* -n, in fachspr. Fügungen: **Gamasidio|sis** *w;* -, ...oses: Vogelmilbenkrätze (juckender Hautausschlag)

Gamet [zu gr. *γαμεῖν* = heiraten] *m;* -en, -en (meist *Pl.*): Keimzelle, [fortpflanzungsreife] männl. oder weibl. Geschlechtszelle (Biol.)

Gameten|trans|fer: vaginale Einführung einer Keimzelle (Eizelle oder Samenzelle) in die Gebärmutterhöhle

Gameto|genese [↑Gamet u. gr. *γένεσις* = Entstehung] *w;* -, -n: Entstehung der ↑Gameten und ihre Wanderung im Körper bis zur Befruchtung (Biol.)

Gameto|gonie [zu ↑Gamet u. gr. *γονή* = Erzeugung] *w;* -: **1)** Fortpflanzung durch Geschlechtszellen, geschlechtliche Vermehrung (Biol.). **2)** Entwicklungsphase bei den Malariaparasiten (Ausbildung der geschlechtlichen Formen der männlichen Mikrogameten und der weiblichen Makrogameten, die in den Magen der Anophelesmücke gelangen)

Gameto|pa|thie [↑Gamet u. ↑...pathie] *w;* -, ...ien: zusammenfassende Bez. für Keimschäden, die während der Zeit der Progenese (also von der Reifung der Gameten bis zur Befruchtung) auftreten

Gameto|zid [zu ↑Gamet u. lat. *caedere* (in Zus. *-cidere*) = niederhauen, töten] *s;* -[e]s, -e; auch: **Gameto|zyto|zid** [↑Gametozyt] *s;* -[e]s, -e: Mittel, das die Geschlechtsformen von Parasiten (besonders bei Malaria) vernichtet

Gameto|zyt [↑Gamet u. ↑...zyt] *m;* -en, -en (meist *Pl.*): Vorstufe der Gameten (Biol.)

Gametozytozid vgl. Gametozid

gamma..., Gamma... [gr. *γ (γάμμα)* = dritter Buchstabe des gr. Alphabets]: Bestimmungswort von Zus. zur Kennzeichnung des Dritten einer Reihe von vergleichbaren Dingen, Personen oder Vorgängen, und zwar sowohl rein numerisch gesehen als auch im Sinne einer Stufung; z. B. Gammastrahlen, Gammaalkoholiker

Gammalalkoholiker [↑gamma...]: süchtiger Trinker mit psychischer Abhängigkeit und Kontrollverlust

Gamma-En|ze|phalo|gra|phie [Kurzw. aus ↑Gammastrahlen u. ↑Enzephalographie] *w;* -, ...ien: Methode zur Darstellung z. B. des Gehirns mittels radioaktiver Isotope (Geschwulstgewebe speichert die radioaktiven Substanzen, die dann mit dem Szintillationszähler registriert werden)

Gamma|globulin, γ-Globulin [↑gamma... u. ↑Globulin]: Eiweißbestandteil des Blutplasmas (therapeutisch für Immunisierungen verwendet)

Gamma|pa|thie [Kurzw. aus ↑Gammaglobulin u. ↑...pathie] *w;* -, ...ien: krankhafte Vermehrung oder Verminderung der Gammaglobuline

Gamma|strahlen, γ-Strahlen [↑gamma...]: kurzwellige, energiereiche Strahlung radioaktiver Stoffe (Phys.; med. Anwendung in der Bestrahlungstherapie)

Gamma|tron [Kurzw. aus ↑*Gamma*strahlen u. ↑Beta*tron*] *s;* -s, ...trone (auch: -s): mit Gammastrahlen des Kobaltisotops Co 60 arbeitendes Bestrahlungsgerät (zur Strahlenbehandlung von Tumoren)

Gamma|wellen, γ-Wellen [↑gamma...]: Wellen von hoher Frequenz (über 30/sec) im ↑Eeg

Gammazismus [zu gr. *γ (γάμμα)* = dritter Buchstabe des gr. Alphabets] *m;* -: fehlerhafte, stammelnde Aussprache der Gaumenlaute g und k wie j, d oder t

Gamo|genese [zu gr. *γαμεῖν* = heiraten u. gr. *γένεσις* = Entstehung] *w;* -: = Gametogonie

Gamo|gonie [zu gr. *γαμεῖν* = heiraten u. gr. *γονή* = Erzeugung] *w;* -: = Gametogonie

Gamon [zu gr. *γαμεῖν* = heiraten] *s;* -s, -e (meist *Pl.*): von den Geschlechtszellen abgegebene, für den Befruchtungsvorgang wichtige chem. Stoffe (Biol.)

Gamp|so|daktylie [zu gr. *γαμψός* = gebogen, krumm u. gr. *δάκτυλος* = Finger] *w;* -: Unfähigkeit, einen Finger (bes. den kleinen Finger) zu strecken

Gan|glien|blockade [...*i*ᵉ*n*...]: Hemmung der Reizübertragung in den ↑Synapsen des vegetativen Nervensystems durch Arzneimittel. **Gan|glien|blocker** [...*i*ᵉ*n*...]: vgl. Ganglioplegikum

Gan|glien|leiste [...*i*ᵉ*n*...]: Neuralleiste, Embryonalorgan zwischen Zentralnervensystem und Epidermis

Gan|glien|zelle [...*i*ᵉ*n*...]: Nervenzelle mit erregungsleitenden Plasmabestandteilen

Gangliocytoma vgl. Gangliozytom

Gan|gliom [zu ↑Ganglion] *s;* -s, -e, in fachspr. Fügungen: **Gan|glio|ma,** *Pl.:* -ta: bösartige Geschwulst, die von Ganglien des Sympathikus ihren Ausgang nimmt

Gan|glion [aus gr. *γαγγλίον* = Geschwulst, Überbein (später = Nervenknoten)] *s;* -s, ...ien [...*i*ᵉ*n*] (in fachspr. Fügungen: *s;* -, ...ia): **1)** Nervenknoten (Anhäufung von Nervenzellen) in verschiedenen Nervensträngen außerhalb des Zentralnervensystems, der die Reizübertragung von einem ↑Neuron zum anderen vermittelt. **2)** Überbein, Geschwulst an [Hand]gelenken (Bindegewebskapsel mit gallertartigem Inhalt). **Gan|glion aortico|renale:** Nervenknoten am Ursprung der Nierenschlagader aus der Aorta. **Gan|glia cardia|ca** *Pl.:* Nervenknoten im ↑Plexus cardiacus. **Gan|glion cervicale medium:** mittlerer sympathischer Halsnervenknoten. **Gan|glion cervicale superius:** oberer sympathischer Halsnervenknoten. **Gan|glion cervico|thoracicum:** Bez. für den unteren Halsnervenknoten, der mit dem obersten sympathischen Brustganglion verschmolzen ist. **Gan|glion cilia|re:** parasympathischer Nervenknoten in der Augenhöhle (zum ersten Trigeminusast gehörend). **Gan|glion coe|lia|cum:** Nervenknoten des ↑Plexus coeliacus. **Gan|glion Gasseri** [nach dem östr. Anatomen J. L. Gasser, 1723 bis 1765]: = Ganglion trigeminale. **Gan|glion geniculi:** Nervenknoten am äußeren Knie des ↑Nervus facialis. **Gan|glion impar:** unpaariges Ganglion an der Innenseite des Steißbeins, in dem sich die beiden Stämme des ↑Truncus sympathicus vereinigen. **Gan|glion inferius:** Nervenknoten des ↑Nervus glossopharyngeus unterhalb des ↑Foramen ovale. **Gan|glion inferius (nodosum):** Ganglion des ↑Nervus vagus, unterhalb des ↑Foramen jugulare. **Gan|glia lumbalia** *Pl.:* Nervenknoten im Lendenteil des ↑Truncus sympathicus. **Gan|glion oticum:** medial vom Unterkiefernerv gelegenes Ganglion, das Fasern für die Ohrspeicheldrüse abgibt. **Gan|glia pelvina** *Pl.:* vegetative Zellgruppen im Beckennervengeflecht. **Gan|glia phrenica** *Pl.:* kleine Nervenknoten des ↑Truncus sympathicus innerhalb des ↑Plexus phrenicus. **Gan|glia plexu|um auto|nomicorum** *Pl.:* Nervenknoten der ↑Plexus autonomici. **Gan|glion pterygo|palatinum:** parasympathischer Nervenknoten in der ↑Fossa pterygopalatina (zum zweiten Trigeminusast gehörend). **Gan|glia renalia** *Pl.:* Zellgruppen im Nierennervengeflecht. **Gan|glia sa|cralia** *Pl.:* im Beckenteil des ↑Truncus sympathicus gelegene Nervenknoten. **Gan|glion semilunare:** = Ganglion trigeminale. **Gan|glion spinale:** Nervenknoten an der hinteren Wurzel der Rückenmarksnerven. **Gan|glion spirale coch|leae:** Nervenknoten der ↑Pars cochlearis des ↑Nervus vestibulocochlearis in der Schneckenachse des Ohres. **Gan|glion splanch|nicum:** Nervenknoten des ↑Nervus splanchnicus major an der Durchtrittsstelle durch das Zwerchfell. **Gan|glion stellatum:** andere Bez. für: ↑Ganglion cervicothoracicum. **Ganglion submandibulare:** parasympathischer Unterkiefernervenknoten (zum dritten Trigeminusast gehörend). **Ganglion superius:** Nervenknoten des ↑Nervus glossopharyngeus, vor dem Schädelaustritt gelegen (sensibles Ganglion). **Ganglion terminale:** in die ↑Nervi terminales eingestreute Zellgruppen. **Ganglia thoracica** *Pl.*: vor den Rippenköpfchen gelegene Nervenknoten des Brustteils des ↑Truncus sympathicus. **Ganglion trigeminale:** halbmondförmiger Nervenknoten des ↑Nervus trigeminus hinter der Austrittsstelle aus der Felsenbeinspitze. **Ganglia trunci sympathici** *Pl.*: längs der Wirbelsäule gelegene Nervenknoten, aus denen sich der ↑Truncus sympathicus aufbaut. **Ganglion tympanicum:** in den ↑Nervus tympanicus eingestreute Zellgruppen. **Ganglion vestibulare:** Nervenknoten der ↑Pars vestibularis des ↑Nervus vestibulocochlearis am Grund des inneren Gehörgangs

gan|glio|när [zu ↑Ganglion]: zu einem ↑Ganglion gehörend; ganglienartig

Gan|glio|neu|rom [zu ↑Ganglion u. ↑Neuron] *s;* -s, -e, in fachspr. Fügungen: **Gan|glio|neu|roma,** *Pl.:* -ta: gutartige Geschwulst aus Ganglienzellen und Nervenfasern (Vorkommen im Bereich des Zentralnervensystems und des peripheren Nervensystems, vor allem im Ausbreitungsgebiet des ↑Truncus sympathicus)

Gan|glio|nitis [zu ↑Ganglion] *w;* -, ...itiden (in fachspr. Fügungen: ...itides): Entzündung eines Nervenknotens

Gan|glio|plegikum [zu ↑Ganglion u. gr. πληγή = Stoß, Schlag] *s;* -s, ...ka (meist *Pl.*): „Ganglienblocker", Substanz, die an den ↑Synapsen wirkt und die Ausschüttung von adrenergischen Wirkstoffen hemmt bzw. unterbindet

Gan|glio|sid [Kunstw. aus ↑*Gangli*on u. ↑Gluk*osid*] *s;* -[e]s, -e (meist *Pl.*): zuckerhaltige ↑Lipoide der Ganglienzellen

Gan|glio|zytom [zu ↑Ganglion u. gr. κύτος = Höhlung; Zelle] *s;* -s, -e, in fachspr. Fügungen: **Gan|glio|cytoma,** *Pl.:* -ta: seltene Geschwulst, die wahrscheinlich von Keimversprengungen ausgeht und im Großhirn, Hirnstamm und Kleinhirn vorkommt

Gangraena vgl. Gangrän

gangraenosus vgl. gangränös

Gan|grän [von gr. γάγγραινα = fressendes Geschwür, Brand] *w;* -, -en od. *s;* -s, -e, in fachspr. Fügungen: **Gan|grae|na** *w;* -, ...nae: Brand, ↑Nekrose des Gewebes infolge Durchblutungs- und Ernährungsstörungen (trockener Brand) sowie infolge hinzutretender bakterieller Fäulnis (feuchter Brand). **Gan|grae|na acuta genitalium** [↑Genitale]: brandige Entzündung der Geschlechtsteile Jugendlicher. **Gan|grae|na arterio|sclerotica:** durch arteriosklerotische Gefäßverschlüsse hervorgerufener Brand. **Gan|grae|na con|gelatio|nis** [↑Congelatio]: Brandigwerden erfrorener Körperteile. **Gan|grae|na em|physematosa:** Rausch- oder Gasbrand, durch ↑Clostridium hervorgerufene, mit Ödembildung und Gasentwicklung verbundene toxische ↑Nekrose, hauptsächl. der Muskulatur, meist im Bereich umfangreicher, zerrissener Wunden (Unfall- oder Kriegsverletzungen). **Gan|grae|na noso|comialis:** „Hospitalbrand", von Wunden ausgehender Brand; vgl. Noma. **Gan|grae|na senilis:** „Altersbrand" (= Gangraena arteriosclerotica)

gan|gränes|zie|ren [zu ↑Gangrän]: mit Gangrän einhergehen

gan|gränös, in fachspr. Fügungen: **gan|graenosus, ...osa, ...osum** [zu ↑Gangrän]: mit Gangränbildung einhergehend; z. B. in der Fügung ↑Appendicitis gangraenosa

Gano|blast [zu gr. γανᾶν = glänzen, schimmern u. ↑...blast] *m;* -en, -en (meist *Pl.*): = Adamantoblast

Gänsehaut vgl. Cutis anserina

Ganzheits|medizin, auch: **psy|cho|somatische Medizin:** Richtung der Medizin, die sich mit dem Menschen als physisch-psychische Gesamtheit befasst

Ganzkörperbestrahlung: Röntgenbestrahlung des ganzen Körpers

Gap [*gäp;* engl. = Lücke] *s;* -[s], -s: andere Bez. für Chromosomenlücke (Genetik)

Gargarisma [zu gr. γαργαρισμός = Gurgeln] *s;* -s, -ta: Gurgelmittel

Gargoyl|lismus [zu engl. *gargoyle* = Wasserspeier] *m;* -, ...men: = Dysostosis multiplex

Garland-Dreieck [*ga'lend...;* nach dem amer. Internisten G. M. Garland, 1848 bis 1926]: Bezirk mit hellerem Klopfschall neben der Wirbelsäule (bei Flüssigkeitsansammlungen im Brustfellraum)

Garrulitas vulvae [lat. *garrulitas* = Geschwätzigkeit; ↑Vulva] *w;* - -: hörbares Entweichen von Luft od. Blähungen aus der Scheide [bei Darm-Scheiden-Fistel]; vgl. Flatus vaginalis

Gärtner-Bazillus [nach dem dt. Hygieniker u. Bakteriologen August Gärtner, 1848 bis 1934]: = Salmonella enteritidis

Gartner-Gänge [nach dem dän. Arzt H. T. Gartner, 1785–1827]: Reste des ↑Ductus mesonephricus bei der Frau (erhalten sich in der Nachbarschaft der Scheide, des Uterus und der Tube)

Gärung *w;* -, -en: Abbau von organischen Verbindungen durch von Mikroorganismen erzeugte Enzyme unter Ausschluss von Sauerstoff (verbunden mit Gasentwicklung)

Gärungs|dys|pep|sie: Verdauungsstörung (Durchfall) infolge Vergärung unverdauter Kohlenhydratmengen im Dünndarm (nach Genuss von rohem Obst u. Ä. auftretende Erkrankung)

Gärungs|probe: qualitative od. quantitative Methode zum Nachweis von Zucker im Harn durch Vergärung einer bestimmten Flüssigkeitsmenge mit frischer Presshefe (und Bestimmung der entstehenden CO_2-Menge)

Gärungs|sa[c]|charo|meter: Apparat für die quantitative Gärungsprobe

Gas|abs|zess: eitrige Entzündung mit Gasbildung, hervorgerufen durch das Zusammenwirken von Eitererregern u. gasbildenden Bakterien

Gasbauch vgl. Meteorismus

Gasbazillen *Pl.:* Sammelbezeichnung für Bakterien, die aus Kohlenhydraten Gas bilden (insbes. die Erreger des Gasbrandes bzw. des Gasödems)

Gasbrand vgl. Gangraena emphysematosa

Gasbrust vgl. Pneumothorax

Gas|chromato|gra|phie: Chromatographie zur Trennung von Gasgemischen oder dampfförmigen Flüssigkeitsgemischen. **gas|chromato|gra|phisch:** die Gaschromatographie betreffend, mit ihrer Hilfe erfolgend

Gas|em|bolie: ↑Embolie, die durch plötzlich auftretendes Gas im strömenden Blut hervorgerufen wird; vgl. auch Luftembolie

Gas|gan|grän: seltene Bez. für ↑Gangraena emphysematosa

Gas|narkose: ↑Narkose durch Inhalation von gasförmigen Narkosemitteln

Gas|ödem|erkrankung, auch: **Gas|ödem, Gas|phleg|mone, mali|gnes Ödem:** = Gangraena emphysematosa

Gasser-Gan|glion [nach dem östr. Anatomen J. L. Gasser, 1723–1765]: = Ganglion trigeminale

Gaster [aus gr. *γαστήρ* = Bauch; Magen] *w;* -: = Ventriculus (1)

Gastero|philus [zu gr. *γαστήρ,* Gen.: *γαστέρος (γαστρός)* = Bauch; Magen u. gr. *φίλος* = lieb; Freund] *m;* -: Pferdebremse; Fliegengattung, deren Larven parasitisch im Magen des Pferdes leben und beim Menschen die ↑Myiasis linearis migrans hervorrufen können

gastr..., Gastr... vgl. gastro..., Gastro...

Gast|räa|theorie [zu gr. *γαστήρ,* Gen.: *γαστρός* = Bauch; Magen]: von Haeckel aufgestellte Theorie, nach der alle Tiere, die im Frühstadium der Keimentwicklung eine ↑Gastrulation durchlaufen, von einer gemeinsamen Urform, der Gasträa, abstammen (Biol.)

gast|ral, in fachspr. Fügungen: **gast|ralis, ...le** [zu gr. *γαστήρ,* Gen.: *γαστρός* = Bauch; Magen]: zum Magen gehörend, den Magen betreffend

Gast|ralgie [↑gastro... u. ↑...algie] *w;* -, ...ien, in fachspr. Fügungen: **Gast|ralgia**[1] *w;* -, ...iae: Magenschmerzen, Magenkrampf; vgl. Gastrodynie. **Gast|ralgo|kenose** [zu ↑Gastralgie u. gr. *κενός* = leer] *w;* -, -n, in fachspr. Fügungen: **Gast|ralgo|kenosis,** *Pl.:* ...oses: [nervös bedingte] Schmerzen bei Magenleere

gastralis vgl. gastral

Gast|rek|tasie [↑gastro... u. ↑Ektasie] *w;* -, ...ien: Magenerweiterung

Gast|rek|tomie [↑gastro... u. ↑Ektomie] *w;* -, ...ien: operative Entfernung des Magens

gastricus vgl. gastrisch

Gast|rin [zu gr. *γαστήρ,* Gen.: *γαστρός* = Bauch; Magen] *s;* -s: die Absonderung von Magensaft anregender hormonähnlicher Stoff, dessen Bildung durch den Nahrungsreiz ausgelöst wird. (Der Stoff lässt sich aus der Schleimhaut des ↑Pylorus extrahieren.)

Gast|rinom [↑Gastrin u. ↑...om] *s;* -s, -e, in fachspr. Fügungen: **Gast|rinoma,** *Pl.:* -ta: Gastrin sezernierender Tumor der Bauchspeicheldrüse

gast|risch, in fachspr. Fügungen: **gast|ricus, ...ca, ...cum** [zu gr. *γαστήρ,* Gen.: *γαστρός* = Bauch; Magen]: zum Magen gehörend, den Magen betreffend; z. B. in der Fügung ↑Achylia gastrica. **gast|rische Krisen** *Pl.:* Magen- u. Rückenschmerzen bei ↑Tabes dorsalis

Gast|ritis [zu gr. *γαστήρ,* Gen.: *γαστρός* = Bauch; Magen] *w;* -, ...itiden (in fachspr. Fügungen: ...itides): Magenschleimhautentzündung, Magenkatarrh

gast|ro..., Gast|ro..., vor Selbstlauten meist: **gastr..., Gastr...** [zu gr. *γαστήρ,* Gen.: *γαστρός* = Bauch; Magen]: Bestimmungswort von Zus. mit der Bed. „Magen; Bauch; bauchig"; z. B.: Gastrolith, Gastroschisis

Gast|ro|adenitis [↑gastro... u. ↑Adenitis] *w;* -, ...itiden (in fachspr. Fügungen: ...itides): Entzündung der Magendrüsen

Gast|ro|ana|stomose [↑gastro... und ↑Anastomose] *w;* -, -n: operativ angelegte Verbindung zwischen zwei getrennten Magenabschnitten (nach ↑Resektion des Magens)

Gast|ro|bi|op|sie [↑gastro... u. ↑Biopsie] *w;* -, ...ien: histologische Untersuchung von Schleimhautteilchen, die mittels einer Sonde dem Magen entnommen wurden (meist als ↑Saugbiopsie)

gast|ro|cnemia|lis, ...le [zu ↑gastrocnemius]: zum ↑Musculus gastrocnemius gehörend. **gast|ro|cnemius, ...ia, ...ium** [zu ↑gastro... u. gr. *κνήμη* = Unterschenkel]: zur (bauchigen) Wade gehörend

gast|ro|colicus, ...ca, ...cum [zu ↑gastro... u. ↑Kolon]: zum Magen und zum ↑Colon transversum gehörend; z. B. in der Fügung ↑Ligamentum gastrocolicum

gast|ro|duo|denal, in fachspr. Fügungen: **gast|ro|duo|denalis, ...le** [zu ↑gastro... und ↑Duodenum]: zum Magen und zum Zwölffingerdarm gehörend; z. B. in der Fügung ↑Arteria gastroduodenalis. **Gast|ro|duo-**

denitis *w;* -, ...itiden (in fachspr. Fügungen: ...itides): Entzündung der Schleimhaut von Magen und Zwölffingerdarm. **Gast|ro-duo|deno|stomie** [↑...stomie] *w;* -, ...ien: operative Herstellung einer (künstlichen) Verbindung zwischen Magen und Zwölffingerdarm

Gast|rodynie [↑gastro... u. ↑...odynie] *w;* -, ...ien: krampfartiger Magenschmerz; vgl. Gastralgie

Gast|ro|enteritis [zu ↑gastro... u. ↑Enteron] *w;* -, ...itiden (in fachspr. Fügungen: ...itides): Magen-Darm-Katarrh, Magen-Darm-Entzündung

Gast|ro|entero|kolitis [zu ↑gastro..., ↑Enteron u. ↑Kolon] *w;* -, ...itiden, in fachspr. Fügungen: **Gast|ro|entero|colitis,** *Pl.:* ...itides: Entzündung von Magen, Dünn- und Dickdarm

Gast|ro|entero|loge [↑gastro..., ↑Enteron u. ↑...loge] *m;* -n, -n: Facharzt für Magen- und Darmleiden. **Gast|ro|entero|logie** [↑...logie] *w;* -: Wissenschaft und Lehre von den Krankheiten des Magens und Darms

Gast|ro|entero|pa|thie [↑gastro..., ↑Enteron u. ↑...pathie] *w;* -, ...ien: allg. Bez. für: Magen- und Darmleiden

Gast|ro|entero|stomie [↑gastro..., ↑Enteron u. ↑...stomie] *w;* -, ...ien, in fachspr. Fügungen: **Gast|ro|entero|stomia**[1], *Pl.:* ...iae: operative Herstellung einer Verbindung zwischen Magen und Dünndarm (Abk.: GE). **Gast|ro|entero|stomia anterior:** operative Herstellung einer Verbindung zwischen Magen und Dünndarm, bei der die Darmschlinge vor dem ↑Colon transversum vorbeigeführt und an der Vorderfläche des Magens eingepflanzt wird. **Gast|ro|entero-stomia posterior:** operative Herstellung einer Verbindung zwischen Magen und Dünndarm, bei der die Darmschlinge an der Hinterfläche des Magens eingepflanzt wird

gast|ro|epi|ploi|cus, ...ca, ...cum [zu ↑gastro... u. ↑Epiploon]: zum Magen u. zum ↑Omentum gehörend; z.B. in der Fügung ↑Arteria gastroepiploica (Anat.)

gast|ro|gen [↑gastro... u. ↑...gen]: vom Magen ausgehend (z.B. von Krankheiten gesagt)

Gast|ro|hy|dror|rhö, auch: **Gast|ro|hydror-rhöe** [...*rö;* ↑gastro... und ↑Hydrorrhö] *w;* -, ...rrhöen: Absonderung eines wässrigen Magensaftes mit vermindertem Gehalt an Salzsäure und Enzymen

Gast|ro|hystero|pexie [zu ↑gastro..., ↑hystero... u. gr. *πῆξις* = das Befestigen] *w;* -, ...ien: operative Annähung der Gebärmutter an die vordere Bauchwand (zur Aufrichtung der nach rückwärts abgeknickten Gebärmutter)

Gast|ro|hystero|tomie [↑gastro... u. ↑Hysterotomie] *w;* -, ...ien: = Sectio caesarea

gast|ro|intestinal, in fachspr. Fügungen: **gast|ro|intestinalis, ...le** [zu ↑gastro... u. ↑Intestinum]: Magen und Darm betreffend

Gast|ro|intestinal|trakt [↑gastrointestinal u. lat. *tractus* = das Ziehen; Ausdehnung; Lage; Gegend] *m;* -[e]s, -e: funktionelle Einheit von Magen und Darm

gast|ro|jejunal, in fachspr. Fügungen: **gast-ro|jejunalis, ...le** [zu ↑gastro... u. ↑Jejunum]: Magen und Leerdarm betreffend

Gast|ro|kamera: Untersuchungsgerät mit abwinkelbarer Optik zur direkten Betrachtung und zum Fotografieren des Mageninhalts

gast|ro|kardial [zu ↑gastro... u. ↑Kardia]; in der Fügung: **gast|ro|kardia|les Syn|drom:** = Roemheld-Syndrom

Gast|ro|kinemato|gra|phie [zu ↑gastro..., gr. *κινεῖν* = bewegen u. ↑...graphie] *w;* -, ...ien: Verfahren zur Aufzeichnung von Bewegungsabläufen im Magen

Gast|ro|kinetikum [zu ↑gastro... u. gr. *κινεῖν* = bewegen] *s;* -s, ...ka: Arzneimittel, das eine Über- oder Unterfunktion des Magens korrigiert

Gast|ro|knemius *m;* -, ...ien [...*iᵉn*]: übliche Kurzbezeichnung für ↑Musculus gastrocnemius

gast|ro|lie|nalis, ...le [...*li-e...;* zu ↑gastro... u. ↑Lien]: zu Magen u. Milz gehörend; z.B. in der Fügung ↑Ligamentum gastrolienale

Gast|ro|lith [↑gastro... u. ↑...lith] *m;* -s u. -en, -e[n]: „Magenstein", ↑Konkrement im Magen aus verschluckten Haaren, Pflanzenfasern u. Ä.

Gast|ro|lyse [zu ↑gastro... u. gr. *λύειν* = lösen, auflösen] *w;* -, -n: operatives Herauslösen des Magens aus Verwachsungssträngen

Gast|ro|malazie [↑gastro... u. ↑Malazie] *w;* -, ...ien, in fachspr. Fügungen: **Gast|ro-malacia**[1], *Pl.:* ...iae: Kurzbezeichnung für: **Gast|ro|malacia acida:** Magenerweichung durch [postmortale] Selbstverdauung des Magens

Gast|ro|megalie [zu ↑gastro... u. gr. *μέγας* (mit Stammerweiterung: *μεγαλο-*) = groß] *w;* -, ...ien: abnorme Vergrößerung des Magens

Gast|ro|myxor|rhö, auch: **Gast|ro|myxor-rhöe** [...*rö;* zu ↑gastro..., ↑myxo... u. gr. *ῥεῖν* = fließen] *w;* -, ...rrhöen: vermehrte Schleimabsonderung des Magens

Gast|ro|parese [↑gastro... u. ↑Parese] *w;* -, -n, in fachspr. Fügungen: **Gast|ro|paresis,** *Pl.:* ...reses: Muskelschwäche des Magens. **Gast|ro|paresis dia|beticorum:** bei Zuckerkranken auftretende Magenentleerungsstörung als Folge der Herabsetzung des Vagotonus

Gast|ro|pa|thie [↑gastro... u. ↑...pathie] *w;* -, ...ien: allg. Bez. für: Magenleiden

Gast|ro|pe|xie [zu ↑gastro... u. gr. *πῆξις* = Befestigen, Verbinden] *w;* -, ...ien: operative Annähung des Magens an die Bauchwand od. an benachbarte Bänder (bei Magensenkung)

gast|ro|phrenicus, ...ca, ...cum [zu ↑gastro... u. ↑Phrenes]: zu Magen und Zwerchfell gehörend; z. B. in der Fügung ↑Ligamentum gastrophrenicum

Gast|ro|plastik [↑gastro... u. ↑Plastik] *w;* -, -en: operative Wiederherstellung der normalen Magenform, insbes. bei ↑Sanduhrmagen

Gast|ro|plegie [zu ↑gastro... u. gr. *πληγή* = Stoß, Schlag] *w;* -, ...ien: „Magenlähmung", Schwäche der Magenmuskulatur

Gast|ro|plikation [zu ↑gastro... u. lat. *plicare* = zusammenfalten, zusammenlegen] *w;* -, -en, in fachspr. Fügungen: **Ga|stroplicatio,** *Pl.:* ...io|nes: operative Behebung einer Magenerweiterung durch Zunähen oder Beseitigen einer Magenwandfalte

Gast|ro|pro|kinetikum [zu ↑gastro..., ↑pro... u. gr. *κινεῖν* = bewegen] *s;* -s, ...ka: Arzneimittel, das die Vorwärtsbewegung des Speisebreis im Magen-Darm-Trakt fördert

Gast|ro|ptose [↑gastro... u. gr. *πτῶσις* = der Fall, das Fallen] *w;* -, -n: „Magensenkung", krankhafter Tiefstand des Magens (angeboren oder Folge einer allgemeinen Senkung der Eingeweide bei Schwäche und Schlaffheit des Aufhängesystems)

Gast|ror|rhagie [zu ↑gastro... u. gr. *ῥηγνύναι* = reißen, bersten; Analogiebildung zu ↑Hämorrhagie] *w;* -, ...ien: Magenblutung (z. B. bei Geschwüren, hämorrhagischen Entzündungen der Magenschleimhaut, Magenkrebs oder mechanischen Einwirkungen)

Gast|ror|rha|phie [zu ↑gastro... u. gr. *ῥαφή* = Naht] *w;* -, ...ien: „Magennaht", Schließung des operativ eröffneten Magens durch Anlegen einer Naht

Gast|ror|rhexis [↑gastro... u. gr. *ῥῆξις* = Reißen; Durchbrechen] *w;* -, ...xen: „Magenzerreißung" (z. B. durch Gewalteinwirkung)

Gast|ror|rhö, auch: **Gast|ror|rhöe** [*...rö;* zu ↑gastro... u. gr. *ῥεῖν* = fließen] *w;* -, ...rrhöen: verstärkte Absonderung von Magensaft

Gast|ro|schisis [*...ß-ch...;* ↑gastro... u. gr. *σχίσις* = Spalten, Trennen] *w;* -, ...isen: angeborener Spalt in der vorderen Bauchwand

Gast|ro|skop [↑gastro... u. ↑...skop] *s;* -s, -e: mit Beleuchtungseinrichtung u. Spiegel versehenes, durch die Speiseröhre einzuführendes ↑Endoskop zur Untersuchung des Mageninneren. **Gast|ro|skopie** [↑...skopie] *w;* -, ...ien: Untersuchung des Mageninneren mit dem Gastroskop. **gast|ro|skopie|ren:** eine Gastroskopie durchführen

Gast|ro|spasmus [↑gastro... u. ↑Spasmus] *m;* -, ...men: Magensteifung, -krampf (bretthharte Kontraktion der Magenwandmuskulatur)

Gast|ro|stomie [↑gastro... u. ↑...stomie] *w;* -, ...ien: operatives Anlegen einer Magenfistel (zur künstlichen Ernährung)

Gast|ro|tomie [↑gastro... u. ↑...tomie] *w;* -, ...ien: operative Eröffnung des Magens

Gast|ro|zöl [zu ↑gastro... u. gr. *κοῖλος* = hohl, ausgehöhlt] *s;* -s, -e: = Zölenteron

Gast|rula [zu gr. *γαστήρ,* Gen.: *γαστρός* = Bauch; Magen] *w;* -, ...lae: zweischichtiger Becherkeim (Entwicklungsstadium vielzelliger Tiere) aus ↑Ektoderm u. ↑Entoderm (Biol.)

Gast|rulation [zu ↑Gastrula] *w;* -, -en: Bildung der ↑Gastrula aus der ↑Blastula (meist durch Einstülpung) in der Entwicklung vielzelliger Tiere (Biol.)

Gattung vgl. Genus

Gau|cher-Krankheit [*gosche...;* nach dem frz. Arzt Ph. Ch. Gaucher, 1854–1918]: seltene, erblich bedingte ↑Lipoidose, hervorgerufen durch Störungen des Zerebrosidstoffwechsels. **Gau|cher-Zellen** [*gosche...*] *Pl.:* große, abnorme kerasinreiche Zellen in Milz, Leber, Lymphknoten u. Knochenmark (bei Gaucher-Krankheit)

Gaumen vgl. Palatum

Gaumenbein vgl. Os palatinum

Gaumenbogen: 1) vgl. Arcus palatoglossus. **2)** vgl. Arcus palatopharyngeus

Gaumenfortsatz vgl. Processus palatinus

Gaumenmandel vgl. Tonsilla palatina

Gaumen|re|flex: reflektorische Anhebung des Gaumensegels bei Berührung des Zäpfchens (↑Reflex der Gaumenmuskulatur, der z. B. bei ↑Paralyse des ↑Nervus glossopharyngeus und des ↑Nervus vagus unterbleibt)

Gaumensegel vgl. Velum palatinum

Gaumenspalte vgl. Uranoschisis

Gauß-Schwangerschaftszeichen [nach dem dt. Gynäkologen C. J. Gauß, 1875 bis 1957]: die als Indiz für eine bestehende Schwangerschaft zu wertende Erscheinung, dass sich infolge Auflockerung des unteren Uterinsegmentes bei der Fingeruntersuchung die ↑Portio auffallend weit seitwärts bewegen lässt, ohne dass der Gebärmutterkörper die Bewegungen mitmacht (sog. „Gauß-Wackelportio")

Gaza-Operation [nach dem dt. Chirurgen Wilhelm von Gaza, 1883–1936]: operative Durchtrennung der ↑Rami communicantes am ↑Truncus sympathicus zur Beseitigung von Schmerzzuständen

Gaze [*gas^e;* von arab. *qazz* = eine Rohseide] *w;* -, -n: lockeres, gitterartiges, oft appretiertes Gewebe, das als Verbandsmaterial (Verbandsmull) verwendet wird

GCSF: Abk. für ↑Granulozyten-koloniestimulierender Faktor

Gd: chem. Zeichen für ↑Gadolinium

Ge: chem. Zeichen für ↑Germanium

GE: Abk. für ↑Gastroenterostomie

Gebärmutter vgl. Uterus. **Gebärmutter-**

hals vgl. Cervix uteri. **Gebärmutterhalskrebs** vgl. Kollumkarzinom. **Gebärmutterkrebs** vgl. Carcinoma uteri. **Gebärmutterschleimhaut** vgl. Endometrium u. Decidua. **Gebärmuttervorfall** vgl. Prolapsus uteri

Gebiets|arzt: Arzt mit besonderen Kenntnissen und Erfahrungen auf einem Spezialgebiet der Medizin (früher: Facharzt)

Geburt vgl. Partus

Geburtsgeschwulst: Ansammlung von Gewebswasser in Haut u. Zellgewebe des bei der Geburt vorangehenden kindlichen Teils (meist am Schädel im Bereich der kleinen Fontanelle; vgl. auch Caput succedaneum)

Geburtshelferstellung: typische Fingerstellung bei Tetanie, ähnlich wie bei einer manuellen vaginalen Untersuchung

Geburtslage: Richtung der Hauptachse der Frucht zur Hauptachse der Gebärmutter und des Geburtskanals (unterschieden nach Gerad-, Längs-, Schräg- und Querlagen)

Geburtslähmung: Lähmungserscheinungen beim Neugeborenen infolge Zerrung bei einer manuellen Geburtshilfe (z. B. Armgeflechtslähmung, ferner Fazialislähmung bei Zangenentbindung)

Geburts|trauma: Schädigung (jeder Art) von Mutter oder Kind während der Entbindung

Geburtszange vgl. Forzeps

Gedächtniszellen: lymphatische Zellen, die durch einen Fremdkörperreiz sensibilisiert werden, ohne auf ihn zu antworten. Sie bewahren sich die Erinnerung an das ↑Antigen des Fremdkörpers und reagieren bei einem neuen Reiz schneller und stärker durch Bildung von ↑Antikörpern

Gefäßgeschwulst vgl. Angiom

Gefäßhaut vgl. Tunica vasculosa

Gefäßklappen: **1)** = Atrioventrikularklappen. **2)** halbmondförmige Klappen in den großen Venen der Gliedmaßen

Gefäß|krisen *Pl.:* funktionelle Gefäßkrämpfe im Gehirn mit Ausfallserscheinungen wie ↑Aphasie, ↑Parese und Kopfschmerzen (Gefäßkrisen bei ↑Tabes dorsalis bewirken vorübergehende Blutdrucksteigerung)

Gefäßmal vgl. Naevus flammeus

Gefäß|re|generation: Neubildung von Gefäßen durch Sprossbildung aus erhaltenen Kapillaren

Gefäßschwamm vgl. Angiom

Gefäßspinne vgl. Naevus araneus

Geflecht vgl. Plexus

Gefräßigkeit vgl. [2]Akorie

Gefrierschnittverfahren: Methode zur Herstellung von Gewebeschnitten für histologische Untersuchungen, bei der das Gewebematerial zur Erleichterung des Schneidens eingefroren wird

Gefriertrocknung: Verfahren zur schonenden Konservierung histologischer Schnitte und anderer eiweißhaltiger Substanzen durch Abkühlung unter den Gefrierpunkt und Trocknung durch Entzug des Lösungsmittels (mittels Verdampfung im Vakuum)

Gegenmittel vgl. Antidot

Gegen|regulations|dia|betes: bei älteren Menschen aufgrund einer verminderten und verzögerten Insulinausschüttung (bei normaler Insulinproduktion) auftretender Diabetes; die Insulinwirkung wird hier durch entgegengesetzt wirkende Eiweißkörper aufgehoben

Gegenstoß vgl. Contrecoup

Gehirn vgl. Cerebrum

Gehirnanhang vgl. Hypophyse

Gehirnblutung vgl. Enzephalorrhagie

Gehirnbruch vgl. Enzephalozele

Gehirnentzündung vgl. Enzephalitis

Gehirnerschütterung vgl. Commotio cerebri

Gehirnerweichung vgl. Enzephalomalazie

Gehirngrippe: irreführende u. zu vermeidende Bezeichnung für ↑Encephalitis epidemica

Gehirnhaut vgl. Meninx

Gehirnmantel vgl. Pallium

Gehirnnerven vgl. Nervi craniales

Gehirnquetschung vgl. Contusio cerebri

Gehirnrinde vgl. Cortex cerebri u. Cortex cerebelli

Gehirnsand vgl. Acervulus cerebri. **Gehirnsandgeschwulst** vgl. Psammom

Gehirnschenkel vgl. Crus cerebri u. Pedunculus cerebellaris medius

Gehirnschlag vgl. Apoplexie

Gehirnsichel vgl. Falx cerebri u. Falx cerebelli

Gehirnstamm vgl. Truncus cerebri

Gehirn|ven|trikel: = Hirnkammer

Gehirnwindungen vgl. Gyri cerebri

Gehörgang vgl. Meatus acusticus

Gehörknöchelchen *Pl.:* zusammenfassende Bezeichnung für: Hammer (vgl. Malleus), Amboss (vgl. Incus) u. Steigbügel (vgl. Stapes)

Geißel vgl. Flagellum

Geißelträger vgl. Flagellaten

Geist|heiler: Person, die für sich beansprucht, durch Übertragung geistiger Kräfte (z. B. durch Handauflegen) Krankheiten zu heilen (Außenseitermedizin)

Gekröse vgl. Mesenterium

Gel [Kurzw. aus *Gel*atine] *s;* -s, -e: gallertartiger Niederschlag aus einer fein verteilten Lösung

Gelasma [zu gr. *γελᾶν* = lachen] *s;* -s, -ta und ...men: Lachkrampf, krampfhaftes, unstillbares Lachen als Zwangshandlung (auch bei ↑Hysterie, ↑Epilepsie und verschiedenen Geisteskrankheiten)

Gelatine [~~*sche*~~...; zu lat. *gelare* = gefrieren

machen, zum Erstarren bringen] *w;* -: **1)** = Gallerte. **2)** reinster, farb- u. geschmackloser Leim aus Knochen und Bindegewebe, zur Herstellung fester bakteriologischer Nährböden u. a. verwendet. **gelatini̲e̲|ren:** zu Gelatine erstarren; kolloidale Lösungen in Gelatine verwandeln. **gelatinö̲s,** in fachspr. Fügungen: **gelatino̲sus, ...o̲sa, ...o̲sum:** gallertig, leimig (z. B. von Körperabscheidungen)

gelber Fleck vgl. Macula lutea

gelbes Knochenmark: Fettmark, fetthaltige, nicht Blut bildende Substanz des Knochenmarks, die das bei der Geburt vorhandene rote, Blut bildende Knochenmark im Laufe des Lebens in den meisten Knochen ersetzt

Gelbfieber *s;* -s, auch: **Ochro|py̲ra** [zu gr. ὠχρός = blassgelb u. gr. πῦρ = Feuer; Fieber] *w;* -: tropische, durch Mücken übertragene Virusinfektionskrankheit, deren Symptome Schüttelfrost, hohes Fieber, Gelbsucht, Bluterbrechen u. a. sind (häufig tödlicher Ausgang)

Gelbkörper vgl. Corpus luteum

Gelbsehen vgl. Xanthopsie

Gelbsucht vgl. Ikterus

Geldscheinhaut: diffuse arterielle Gefäßerweiterung und Atrophie der Haut, wodurch die Haut in der Feinzeichnung geldscheinähnlich aussieht

Gelenk vgl. Articulatio

Gelenkentzündung vgl. Arthritis

Gelenkgicht vgl. Arthritis urica

Gelenkkapsel vgl. Capsula articularis

Gelenkknorpel vgl. Cartilago articularis

Gelenkknorren vgl. Condylus

Gelenkmaus vgl. Arthrolith

Gelenk|rheu|matismus: zusammenfassende Bez. für rheumatische Prozesse im Bereich der Gelenke, bes. die verschiedenen Formen der ↑Polyarthritis

Gelenkscheibe vgl. Discus articularis

Gelenkschmiere vgl. Synovia

Gelenkverödung vgl. Arthrodese

Gelenkversteifung: **1)** vgl. Ankylose. **2)** vgl. Arthrodese

Gelenkzotten vgl. Villi synoviales

Gélineau-Krankheit [*schelino...;* nach dem frz. Psychiater J.-B. Gélineau, 1859–1906]: = Narkolepsie

Gellé-Versuch [*schele...;* nach dem frz. Otologen M. E. Gellé, 1834–1923]: Hörversuch, bei dem die Luft im äußeren Gehörgang komprimiert und aus der dadurch eintretenden Änderung der Tonempfindung (oder der Tonintensität einer angesetzten Stimmgabel) auf die Beweglichkeit des Steigbügels u. Trommelfells geschlossen wird (dient zur Erkennung von Labyrinth- oder Mittelohrerkrankungen)

Gelo|lep|si̲e̲ [zu gr. γελᾶν = lachen u. gr. λῆψις = Annehmen, Empfangen; auch = Anfall einer Krankheit; Analogiebildung zu ↑Epilepsie] *w;* -, ...i̲en, auch: **Gelo|plegie** [zu gr. πληγή = Stoß, Schlag] *w;* -, ...i̲en: „Lachschlag", mit Bewusstlosigkeit verbundenes plötzliches Hinstürzen bei Affekterregungen, bes. beim Lachen

Gelo|trip|si̲e̲ [zu lat. *gelare* = gefrieren machen, zum Erstarren bringen u. gr. τρῖψις = Reiben, Reibung] *w;* -, ...i̲en: punktförmige Massage (um eine, wie man früher glaubte, „geronnene" Muskelhärte zu zerreiben)

Gemelli: *Pl.* von ↑Gemellus. **Gemellus** [aus lat. *gemellus* = zugleich geboren; Zwillings...; Zwilling] *m;* -, ...lli: = Zwilling

Ge̲mini *Pl.:* **1)** *Pl.* von ↑Geminus. **2)** gepaarte ↑Chromosomen vor der ↑Reduktionsteilung (Biol.). **Ge̲minus** [aus lat. *geminus* = zugleich geboren; Zwillings...; Zwilling] *m;* -, ...ni: = Zwilling

Gemm|an|gio̲m [lat. *gemma* = Auge, Knospe u. ↑Angiom] *s;* -s, -e, in fachspr. Fügungen: **Gemm|an|gio̲|ma,** *Pl.:* -ta: gutartige Kapillargeschwulst aus Gefäßsprossen, die einem Granulationsgewebe ähneln

Ge̲n [zu gr. γένος = Geschlecht; Gattung; Nachkommenschaft] *s;* -s, -e: in den ↑Chromosomen lokalisierter Erbfaktor (Biol.)

...ge̲n [aus dem gr. Kompositionsglied -γενής = hervorbringend, verursachend; hervorgebracht, verursacht]: Grundwort von substantivischen u. adjektivischen Zusammensetzungen mit der Bedeutung „erzeugend, bildend" oder „erzeugt, entstanden aus..."; z. B.: hämatogen, pathogen, Kollagen

Ge̲na [aus lat. *gena,* Gen.: *genae* = Wange, Backe] *w;* -, Ge̲nae: = Bucca

Ge̲n|chir|urgie: Genmanipulation, Methode des Eingriffs in den Genbestand eines Lebewesens, um gezielte Veränderungen am genetischen Material bzw. an den einzelnen Genen zu erreichen

genera̲lis, ...le [aus lat. *generalis* = zur Gattung gehörend; allgemein]: allgemein, generell. **Generalisatio̲n** *w;* -, -en: = Generalisierung

Generalisatio̲ns|organ: Körperorgan (meist Lunge oder Leber), von dem sich krankhafte Prozesse (z. B. Metastasen) auf große Teile des Organismus ausbreiten

generalisi̲e̲rt, in fachspr. Fügungen: **generalisa̲tus, ...ta, ...tum** [zu lat. *generalis* = zur Gattung gehörend; allgemein]: über den ganzen Körper verbreitet (bes. von Hautkrankheiten); z. B. in der Fügung ↑Albinismus generalisatus. **Generalisi̲e̲|rung** *w;* -, -en: Ausbreitung krankhafter Prozesse auf große Teile des Körpers

Genera̲tio [aus lat. *generatio* = Zeugung] *w;* -, ...io̲|nes: Zeugung, Fortpflanzung (Biol.). **Generatio̲n** *w;* -, -en: die einzelnen Glieder einer Folge von Nachkommenschaften (Biol.)

Generatio̲ns|psy|chosen *Pl.:* psychische

Erkrankungen der Frau, die mit den Gestationsvorgängen (Menstruation, Schwangerschaft, Klimakterium) zusammenhängen

Generationslwechsel: Wechsel zwischen geschlechtlicher u. ungeschlechtlicher Fortpflanzung bei Pflanzen u. wirbellosen Tieren, häufig mit Gestaltwechsel verbunden (Biol.)

Generationslzellen vgl. Geschlechtszellen

Generic Name [*dschenärik ne'm;* aus gleichbed. engl. *generic name,* eigtl. = Gattungsname] *m;* - -, - -s: wissenschaftlicher Kurzname, internationale, nicht geschützte und nicht schutzfähige Kurzbezeichnung einer chemischen Verbindung

Generikum [zu ↑Generic Name] *s;* -s, ...ka: Arzneimittel, das im Gegensatz zum eingetragenen Warenzeichen als Handelsnamen die chem. Kurzbez. (Generic Name) trägt

generisch [zu lat. *genus,* Gen.: *generis* = Geschlecht, Gattung]: das Geschlecht oder die Gattung betreffend

Genese [von gr. *γένεσις* = Erzeugung, Hervorbringen] *w;* -, -n: Entstehung, Entwicklung [einer Krankheit]; entwicklungsgeschichtlicher Vorgang (Biol., Med.)

Genetik [zu gr. *γένος* = Geschlecht, Gattung] *w;* -: Vererbungslehre, Lehre von den Veränderungen im Erbgang der einzelnen ↑Generationen (im weiteren Sinne auch: Entwicklungsgeschichte; Biol.). **Genetiker** *m;* -s, -: Wissenschaftler auf dem Gebiet der Genetik. **genetisch**: die Vererbung betreffend, erblich bedingt; entwicklungsgeschichtlich (Biol.). **genetischer Code** [-*kod*; zu frz. *code,* engl. *code* = System von verabredeten Zeichen von lat. *codex* = Schreibtafel; Buch; Verzeichnis]: Schlüssel für die Übertragung der Erbinformation von den Nukleinsäuren auf die Proteine

Genlexpression [↑Gen u. ↑Expression] *w;* -, -en: Ausbildung der durch ein ↑Gen bestimmten Eigenschaften

Genickstarre vgl. Meningitis cerebrospinalis epidemica

geniculatus, ...ta, ...tum [aus lat. *geniculatus* = mit Knoten versehen, knotenförmig]: mit Knoten versehen, knotenförmig; knieförmig; z. B. in der Fügung ↑Corpus geniculatum. **Geniculum** [aus lat. *geniculum,* Gen.: *geniculi* = kleines Knie; auch = knotige Verdickung (an Halmen)] *s;* -s, ...la: knieartige Biegung, Knick [und knotenförmige Anschwellung] von Gefäßen oder Nervenkanälen (Anat.). **Geniculum canalis facialis:** Knick im ↑Canalis facialis. **Geniculum nervi faciallis:** Biegung des ↑Nervus facialis im Fazialiskanal

geniolglossus, ...ssa, ...ssum [zu gr. *γένειον* = Kinn u. gr. *γλῶσσα* = Zunge]: vom Kinn zur Zunge gehend; z. B. in der Fügung ↑Musculus genioglossus (Anat.). **geniohyolidelus, ...dea, ...delum** [↑hyoideus]: vom Kinn zum Zungenbein gehend; z. B. in der Fügung ↑Musculus geniohyoideus

Geniolspasmus [gr. *γένειον* = Kinn u. ↑Spasmus] *m;* -, ...men: Krampf in den Kinnmuskeln

genital, in fachspr. Fügungen: **genitalis, ...le** [aus lat. *genitalis* = zur Erzeugung, zur Hervorbringung oder zur Geburt gehörend; erzeugend; befruchtend]: zu den Geschlechtsorganen gehörend, Geschlechts...; z. B. in der Fügung ↑Tuberculum genitale. **Genitaldrüsen** *Pl.:* = Geschlechtsdrüsen. **Genitale** *s;* -s, ...lia und eindeutschend: ...lien [*...iᵉn*] (meist *Pl.*): Geschlechtsapparat, Gesamtheit der männl. oder weibl. Geschlechtsorgane. **Genitallhöcker** vgl. Tuberculum genitale. **Genitalien** [*...iᵉn*] *Pl.:* **1)** *Pl.* von ↑Genitale. **2)** auch gleichbedeutende Bezeichnung für: Genitale. **genitalis** vgl. genital. **Genitallkörperchen**: „Wollustkörperchen" (sensible Rezeptoren für Druckempfindung) in der ↑Glans penis. **Genitalltuberkulose**: Tuberkulose der Geschlechtsorgane, hauptsächl. des Nebenhodens bzw. der Eileiter. **Genitallzenltren** *Pl.:* Nervenzentren im Sakralteil des Rückenmarks, die die Vorgänge der ↑Erektion und ↑Ejakulation steuern. **Genitallzyklus:** weniger gebräuchliche Bezeichnung für ↑Menstruation

genitocruralis vgl. genitokrural

genitolfemoralis, ...le [zu ↑Genitale u. ↑Femur]: zu den Geschlechtsorganen und zum Oberschenkel gehörend; z. B. in der Fügung ↑Nervus genitofemoralis (Anat.)

genitolinlguilnalis, ...le [zu ↑Genitale u. ↑Inguen]: zu den Geschlechtsorganen und zur Leistengegend gehörend; z. B. in der Fügung ↑Ligamentum genitoinguinale (Anat.)

genitolkrural, in fachspr. Fügungen: **genitocruralis, ...le** [zu ↑Genitale u. lat. *crus,* Gen: *cruris* = Unterschenkel]: Geschlechtsapparat und Schenkel betreffend; z. B. genitokrurale Mykose

genitolscleroldermicus, ...ca, ...cum [zu ↑Genitale und ↑Sklerodermie]: mit ↑Sklerodermie im Bereich der äußeren Geschlechtsorgane einhergehend

Genius epildemicus [lat. *genius* = Schutzgeist; eigentliches Wesen; ↑epidemisch] *m;* - -: vorwaltender Charakter einer [gerade herrschenden] Epidemie. **Genius morbi** [↑Morbus] *m;* - -: [besonderer] Charakter einer Krankheit

Genllokalisation: lineare Anordnung der ↑Gene im ↑Chromosom (Biol.)

Genlmanipulation vgl. Genchirurgie

Gennari-Streifen [*dschänari...;* nach dem ital. Anatomen Francesco Gennari, 18. Jh.]: weiße Schicht von Assoziationsnervenfasern in der vierten Großhirnrindenschicht

Genoldermatose [gr. *γένος* = Geschlecht; Gattung; Nachkommenschaft u. ↑Dermatose] *w;* -, -n: Bezeichnung für Hautkrankheiten, bei denen Erbfaktoren eine Rolle spielen

Genom [zu gr. *γένος* = Geschlecht; Gattung; Nachkommenschaft] *s;* -s, -e: einfacher (↑haploider) Chromosomensatz einer Zelle. **genomisch**: ein Genom betreffend

Geno|pa|thie [gr. *γένος* = Geschlecht; Gattung; Nachkommenschaft u. ↑...pathie] *w;* -, ...ien, in fachspr. Fügungen: **Geno|pa|thia**[1], *Pl.:* ...iae: allg. Bez. für: Erbkrankheit

geno|toxisch [zu ↑Gen u. ↑toxisch]: für die Erbanlagen schädlich (von Substanzen)

Geno|typ [gr. *γένος* = Geschlecht; Gattung; Nachkommenschaft u. gr. *τύπος* = Schlag; Gepräge; Muster, Modell] *m;* -s, ...pen, auch: **Geno|typus** *m;* -, ...pen: Gesamtheit der durch die Erbanlagen gegebenen Merkmale im Gegensatz zu ihrer [individuellen] Ausprägung als ↑Phänotyp (Biol.). **geno-typisch**: den Genotyp betreffend

Gen|sonde [↑Gen u. ↑Sonde] *w;* -, -n: radioaktiv markiertes einsträngiges Stück der ↑Desoxyribonukleinsäure, das den Nachweis bestimmter Abschnitte der Erbsubstanz ermöglicht

Gen|tech|no|lo|ge [↑Gen, gr. *τέχνη* = Handwerk, Kunst(werk) u. ↑...loge] *m;* -n, -n: Wissenschaftler auf dem Gebiet der Gentechnologie. **Gen|tech|no|logie** [↑...logie] *w;* -, -n [...*iᵉn*]: Wissenschaft, die sich mit der Übertragung von Genen auf andere Organismen (z. B. Bakterien) befasst, die dann Substanzen für die Behandlung von Krankheiten liefern. **gen|tech|no-logisch**: die Gentechnologie betreffend, mit den Mitteln der Gentechnologie erfolgend

Gen|therapie [↑Gen u. ↑Therapie] *w;* -, ...ien: Behandlung von Krankheiten (v. a. Erbkrankheiten) durch Veränderung der Erbsubstanz von Körperzellen

Gentiana|violett [lat. *gentiana* = Enzian]: basisch reagierender violetter Farbstoff (Anilinabkömmling), für die Färbung histologischer Präparate, als ↑Desinfiziens und als ↑Anthelmintikum verwendet

Gen|transfer [↑Gen u. engl. *transfer* = Übertragung] *m;* -s, -s: künstliche Übertragung von Erbinformationen in Körperzellen (z. B. zur Behandlung genetisch bedingter Krankheiten)

Genu [aus lat. *genu,* Gen.: *genus* = Knie] *s;* -, Genua: **1)** Knie (Anat.). **2)** knieartige Biegung, Knick (z. B. in Gefäßen od. Nervenkanälen; Anat.). **Genu cap|sulae internae:** Biegung der ↑Capsula interna. **Genu corporis callosi:** Biegung des ↑Corpus callosum. **Genu nervi facialis:** Biegung des ↑Nervus facialis im Bereich des Rautenhirns. **Genu recurvatum:** überstreckbares Knie, das einen nach vorn offenen Winkel bildet. **Genu valgum:** X-Bein, Bäckerbein, Einwärtskrümmung des Oberschenkels in Verbindung mit Auswärtskrümmung des Unterschenkels. **Genu varum:** O-Bein, Säbelbein, Auswärtskrümmung des Beines, abnorm großer Abstand des Knies von der Körpermittellinie

genuin [aus lat. *genuinus* = angeboren; angestammt; natürlich]: angeboren, erblich; ursprünglich; eigentlich; selbstständig, nicht als Folge anderer Krankheiten auftretend; vgl. idiopathisch. **genui|ne Epi|lep-sie**: erbliche ↑Epilepsie. **genui|ne Pneu-monie**: selbstständige, nicht im Verlauf einer anderen Krankheit auftretende ↑Pneumonie

Genus [aus lat. *genus,* Gen.: *generis* = Geschlecht; Gattung] *s;* -, Genera: Gattung (Ordnungsbegriff der biolog. Systematik)

geo..., Geo... [zu gr. *γῆ* = Erde; Erdboden]: Bestimmungswort von Zusammensetzungen mit der Bedeutung „Erde, Erdboden"; z. B.: Geophage

Geo|medizin [↑geo... u. ↑Medizin] *w;* -: Zweig der Medizin, der sich mit Vorkommen, Ausbreitung und Verlauf von Krankheiten in ihrer Abhängigkeit von geographischen und klimatischen Bedingungen befasst

Geo|nose [↑geo... u. gr. *νόσος* = Krankheit] *w;* -, -n: Krankheit, die nicht nur durch direkten Kontakt mit einem Kranken übertragen wird, sondern auch durch Aufnahme der Erreger aus Erde, Staub o. Ä.

Geo|para|sito|logie [↑geo... u. ↑Parasitologie] *w;* -: Lehre vom Auftreten und von der Verbreitung von Parasiten in ihrer Abhängigkeit von geographischen Bedingungen (z. B. Klima)

Geo|pathie [↑geo... u. ↑...pathie] *w;* -, ...ien: Lehre von der Wirkung angeblicher krankheitserregender Erdeinflüsse, v. a. in Form von Erdstrahlen (Außenseitermedizin). **geo|pathisch,** auch: **geo|pathogen:** durch angebliche Erdeinflüsse Krankheiten hervorrufend

Geo|phage [↑geo... u. ↑...phage] *m* u. *w;* -n, -n: an Geophagie Leidende[r]. **Geo|phagie** [↑...phagie] *w;* -: krankhafter Trieb, Erde zu essen (Psychol., Med.)

geo|phil [↑geo... u. gr. *φίλος* = lieb; Freund]: vorzugsweise in Erde und Staub vorkommend (bes. von Bakterien)

Geo|psy|che [↑geo... u. ↑Psyche] *w;* -: Gesamtheit der Einwirkungen von geographischen, klimatischen u. meteorologischen Faktoren auf die ↑Psyche. **Geo|psy|cho-logie** [↑Psychologie] *w;* -: Lehre von den geographischen, klimatischen und meteorologischen Einwirkungen auf die ↑Psyche

Geo|tri|chose [zu ↑Geotrichum] *w;* -, -n: Infektionskrankheit infolge Überhandnehmens von Geotrichumarten, charakterisiert u. a. durch weißliche Mundbeläge (Gefahr der Ausbreitung auf die Atemwege)

Geo|tri|chum [zu ↑geo... u. gr. *θρίξ*, Gen.: *τριχός* = Haar] *s;* -[s], ...cha (eindeutschend: ...tri|chen): Gattung hefeähnlicher niederer Pilze, die in sauren Lebensmitteln (z. B. Sauermilch, Sauerkraut) und auf der Mundschleimhaut Gesunder vorkommen, unter bes. Umständen jedoch auch pathogen werden können (↑Geotrichose)

gepaarte Gallensäuren: Bezeichnung für Gallensäuren, die sich aus zwei Bestandteilen zusammensetzen (einem hochmolekularen, z. B. Cholsäure, und einem einfachen, z. B. eine Aminosäure), die zusammen erst die volle Wirkung ergeben

Ge|phyro|phobie [zu gr. *γέφυρα* = Erdwall; Damm; Brücke u. gr. *φόβος* = Furcht] *w;* -, ...ien; krankhafte Angst vor dem Betreten einer Brücke (Psychol., Med.)

Gerbsäure vgl. Acidum tannicum

Ger|ia|ter [gr. *γέρων* = Greis u. ↑...iater] *m;* -s, -: Spezialist für die Krankheiten des alternden und alten Menschen. **Ger|ia|trie** [↑...iatrie] *w;* -: „Altersheilkunde", Zweig der Medizin, der sich mit den Krankheiten des alternden u. alten Menschen beschäftigt; vgl. Gerontologie. **Ger|ia|trikum** *s;* -s, ...ka: Arzneimittel zur Behandlung von Altersbeschwerden und Alterskrankheiten

Gerichtsmedizin: ältere Bez. für ↑Rechtsmedizin

Gerinnungsfaktor vgl. Faktor

Gerinnungs|kaskade *w;* -, -n: Theorie der Blutgerinnung, nach der diese in Kaskaden ablaufen soll

Gerinnungs|thrombus: roter Thrombus, durch plötzliche Gerinnung stagnierenden Blutes entstehender Thrombus

Gerlach-Klappe [nach dem dt. Anatomen Joseph von Gerlach, 1820–1895]: Schleimhautfalte am Übergang vom Blinddarm zum Wurmfortsatz

Gerlier-Krankheit [*schärlie...;* nach dem Schweizer Arzt Félix Gerlier, 1840–1914], auch: **Vertige paralysant** [*wärtisch paralisang;* frz.] *s;* - - oder **Kubisagari** [jap.] *s;* -: sich in Schwindel, Sehstörungen, Muskellähmungen u. a. äußernde Krankheit (Verlaufsform einer ↑Enzephalomyelitis), die hauptsächlich bei Landarbeitern u. Hirten auftritt u. in bestimmten Gebieten der Schweiz und Japans endemisch ist

Germanium [nlat., vom lat. Namen *Germania* des Entdeckerlandes Deutschland] *s;* -s: chem. Grundstoff, Metall; Zeichen: Ge

germinal, in fachspr. Fügungen: **germinalis, ...le** [zu lat. *germen,* Gen.: *germinis* = Keim, Spross], auch: **germinativ** [*...tif*], in fachspr. Fügungen: **germinativus, ...va, ...vum** [*...iw...*]: den Keim betreffend, Keim...; z. B. in der Fügung ↑Macula germinativa (Biol., Med.)

Germinal|aplasie: Unterentwicklung der Keimdrüsen

Germinal|drüsen: = Geschlechtsdrüsen

germinativ vgl. germinal

germi|zid [zu lat. *germen,* Gen.: *germinis* = Keim, Spross u. lat. *caedere* (in Zus.: *-cidere*) = niederhauen; töten]: keimtötend (von chem. Mitteln). **Germi|zid** *s;* -[e]s, -e (meist *Pl.*): keimtötende Stoffe

Gero|derma [gr. *γέρων* = Greis u. ↑Derma] *s;* -s, -ta: „Greisenhaut", schlaffe, welke Haut (hervorgerufen durch ↑endokrine Störungen). **Gero|derma genito|dys|tro|phicum:** im frühen Alter auftretende greisenartige, erschlaffte und runzlige Haut (bei Unterentwicklung der Genitalien)

Gero|komie [zu gr. *γέρων* = Greis u. gr. *κομεῖν* = besorgen; warten, pflegen] *w;* -: Altershygiene, medizinische Altersfürsorge; Behandlung von Alterskrankheiten

Gero|mor|phismus [zu gr. *γέρων* = Greis u. gr. *μορφή* = Gestalt] *m;* -, ...men: durch Störungen des Gewebestoffwechsels verursachte Vergreisung der Haut bei Jugendlichen

Geronto|loge [gr. *γέρων,* Gen.: *γέροντος* = Greis u. ↑...loge] *m;* -n, -n: Arzt mit Spezialkenntnissen auf dem Gebiet der Gerontologie. **Geronto|logie** [↑...logie] *w;* -: Lehre von den Alterungsvorgängen (den funktionellen Wandlungen des Körpers) und vom unterschiedlichen Krankheitsverlauf in den verschiedenen Lebensaltern. **geronto|logisch:** die Gerontologie betreffend

Geronto|psych|ia|trie [gr. *γέρων,* Gen.: *γέροντος* = Greis u. ↑Psychiatrie] *w;* -: „Alterspsychiatrie", Wissenschaft und Lehre von den im höheren Lebensalter auftretenden psychiatrischen Erkrankungen. **geronto|psych|ia|trisch:** die Gerontopsychiatrie betreffend, mit ihren Mitteln erfolgend

Geron|toxon [gr. *γέρων* = Greis u. gr. *τόξον* = Bogen]: = Arcus senilis. **Geron|toxon lentis** [↑Lens]: Trübung am Äquator der Augenlinse

Gero|pro|phylaktikum [zu gr. *γέρων* = Greis u. gr. *προφυλάσσειν* = vor etwas Wache halten; sich vorher vor etwas hüten] *s;* -s, ...ka: Substanz, die Alterungsvorgänge verzögert und altersbedingte Beschwerden lindert. **Gero|pro|phylaxe** *w;* -, -n: Vorbeugung gegen Alterskrankheiten

Gero|therapeu|tikum [gr. *γέρων* = Greis u. ↑Therapeutikum] *s;* -s, ...ka: Geriatrikum

Gerson-Diät [nach dem dt.-amer. Arzt Max Gerson, 19./20. Jh.], auch: **Gerson-Sauerbruch-Hermannsdorfer-Diät** [nach den dt. Chirurgen Ferdinand Sauerbruch, 1875 bis 1951, u. Adolf Hermannsdorfer, 19./20. Jh.]: kochsalzarme, mineral- u. vitaminreiche Diät zur unterstützenden Behandlung der Haut- u. Knochentuberkulose

Gerstenkorn vgl. Hordeolum

Gersuny-Naht [nach dem östr. Chirurgen Robert Gersuny, 1844–1924]: „Tabaksbeu-

telnaht“, beutelförmige Scheidewandnaht, die bei der vorderen ↑Kolporrhaphie angelegt wird, um die Harnblase zurückzuhalten
Geruchssinn vgl. Olfaktus
Gerüsteiweiße: Eiweißstoffe, die nur im tierischen Organismus vorkommen und Körperbaustoffe sowie Schutzstoffe gegen äußere Schädigungen darstellen
Gesäßfurche vgl. Sulcus glutaeus
Geschlechtsbestimmung: Festlegung des Geschlechts eines menschlichen od. tierischen Embryos im Augenblick der Befruchtung (durch die Vereinigung des Eies, das ein X-Chromosom enthält, entweder mit einer ein X-Chromosom enthaltenden Samenzelle oder mit einer solchen, die ein Y-Chromosom enthält; Biol.)
Geschlechts|chromatin: geschlechtsspezifische (hauptsächlich bei weiblichen Individuen vorhandene) Körnchen aus ↑Chromatin in den Kernen tierischer od. menschlicher Gewebszellen (Biol.)
Geschlechts|chromo|som vgl. Heterochromosom
Geschlechts|dia|gnose: Feststellung des Geschlechts eines Individuums anhand der primären od. sekundären Geschlechtsmerkmale oder (bei Embryos u. Intersexen) aufgrund der zellkernmorphologischen Geschlechtsunterschiede (wie z. B. das Vorhandensein von ↑Geschlechtschromatin u. ↑Drumsticks in den Zellkernen weiblicher Individuen)
Geschlechts|di|mor|phismus: äußerlich sichtbare Verschiedenheit von Männchen u. Weibchen derselben Art (Zool.)
Geschlechtsdrüsen: Sammelbez. für Hoden (↑Testis) u. Eierstock (↑Ovarium)
Geschlechtshöcker vgl. Tuberculum genitale
Geschlechts|hormon vgl. Sexualhormon
Geschlechtskrankheiten: zusammenfassende Bez. für Krankheiten, die überwiegend durch Geschlechtsverkehr übertragen werden, im engeren Sinne ↑Syphilis, ↑Gonorrhö, ↑Ulcus molle, ↑Lymphogranuloma inguinale, im weiteren Sinne u. a. auch ↑Trichomoniase, ↑Herpes genitalis und ↑Aids
Geschlechtsmerkmale: zusammenfassende Bezeichnung für die Kennzeichen, die das männliche und weibliche Geschlecht unterscheiden, wie ↑Genitalien (primäre Geschlechtsmerkmale), Unterschiede in Körperbau und Organausbildung (z. B. weibl. Brust, Bartwuchs beim Manne; sekundäre Geschlechtsmerkmale) und geschlechtsspezifische, organmorphologische, histologische und physiologische Faktoren (z. B. ↑Geschlechtschromatin, unterschiedliche Anzahl der roten Blutkörperchen; tertiäre Geschlechtsmerkmale)
Geschlechts|organe: zusammenfassende Bezeichnung für die in der Beckenhöhle und am vorderen Teil des Beckenausgangs liegenden Organe (innere u. äußere G.), die der Fortpflanzung (Begattung, Zeugung, Entwicklung des befruchteten Eies) dienen; vgl. Organa genitalia feminina u. Organa genitalia masculina
Geschlechtsverkehr vgl. Koitus
Geschlechtszellen, auch: **Generationszellen:** Sammelbez. für Eizellen und Samenzellen
Geschmack vgl. Gustus
Geschmacksknospe vgl. Caliculus gustatorius
Geschmacksnerven: zusammenfassende Bezeichnung für: ↑Nervus glossopharyngeus, ↑Nervus lingualis, ↑Chorda tympani
Geschwulst *w;* -, Geschwülste: vgl. Tumor
Geschwulst|em|bolie: durch Verschleppung von Geschwulstzellen mit dem Blutstrom verursachte ↑Embolie, die zur Bildung von Tochtergeschwülsten führen kann
Geschwür vgl. Ulkus
Gesicht vgl. Facies
Gesichts|atro|phie vgl. Hemiatrophia faciei progressiva
Gesichtsausdruck vgl. Mimik
Gesichtsfeld: derjenige Raum, der vom unbewegten Auge überschaut werden kann
Gesichtsfeld|defekt: Fehlen der optischen Wahrnehmung an einer oder mehreren Stellen des Gesichtsfeldes
Gesichtslage: abnorme ↑Geburtslage, ↑Deflexionslage, bei der das Gesicht des Kindes bei der Geburt den vorangehenden Teil bildet
Gesichtsspalten: zusammenfassende Bezeichnung für Missbildungen des Gesichts, die durch Entwicklungsstörungen während der ersten Embryonalmonate entstehen (z. B. Lippen-, Kiefer-, Gaumen- u. Wangenspalte)
Gesichtsstarre vgl. Risus sardonicus
Gesta|gen [zu lat. *gestare* = tragen und ↑...gen] *s;* -s, -e (meist *Pl.*): Bezeichnung für eine Gruppe weiblicher Keimdrüsenhormone des ↑Corpus luteum, die der Vorbereitung und Erhaltung der Schwangerschaft dienen; vgl. Progesteron
Gestation [zu lat. *gestare* = tragen] *w;* -, -en, in fachspr. Fügungen: **Gestatio** *w;* -, ...iones: seltene Bez. für ↑Gravidität
Gestose [Kurzw. aus *Gest*ationstoxik*ose*] *w;* -, -n: durch die Schwangerschaft ausgelöste oder begünstigte Erkrankung bei Schwangeren (z. B. ↑Hyperemesis, ↑Eklampsie)
Gewächs *s;* -es, -e: = Tumor
Gewebe *s;* -s, -: Verband von Zellen mit gemeinsamer Aufgabe u. gleichem Bau als Bauelement pflanzlicher u. tierischer Organismen (z. B. Epithel-, Binde-, Muskel-, Nervengewebe; auch das Blut)
Gewebebank: Vorratsstelle für konserviertes menschliches Gewebematerial, das für ↑Transplantationen bereitgehalten wird

Gewebekultur: **1)** vgl. Explantat. **2)** Züchtung von Viren u. anderen Kleinlebewesen in lebendem, einem [tierischen] Organismus entnommenem Gewebe

Gewebe|technik: Spezialgebiet der Medizin, das sich mit der Züchtung von Zellen auf einem Gerüst mit der Struktur des gewünschten Organs befasst (zur Transplantation)

Gewebe|therapie: von dem sowjetruss. Ophthalmologen W. P. Filatow (1875–1956) entwickelte Methode der Behandlung von [Abnutzungs]krankheiten mit Einpflanzungen bzw. injizierten Extrakten von Gewebe, das unter ungünstigen Lebensbedingungen kultiviert wurde und dadurch besondere Stoffwechselprodukte, die ↑biogenen Stimulatoren, entwickelt haben soll; vgl. Frischzellentherapie

Gewebs|anti|gen: ↑Antigen, das eine Transplantationsimmunität auslöst

Gewebs|hetero|topie: allgemeine Bezeichnung für die Verlagerung von normalem Körpergewebe an ungewöhnliche Stellen (aus den verschiedensten Ursachen)

Gewebs|hormone *Pl.*: in verschiedenen Geweben erzeugte, in ihrer Art und Wirkung den ↑Hormonen ähnliche Stoffe (z. T. Stoffwechselprodukte), z. B. ↑Adrenalin, ↑Acetylcholin

Gewebsmissbildung: durch Entwicklungsstörungen hervorgerufene Fehlbildung des Gewebebaus (im Embryonalstadium)

Gewohnheitslähmung: durch längeren Nichtgebrauch (z. B. nach Knochenbruch) entstehende Lähmung einer Extremität, die sich nach dem Fortfall der organischen Behinderung bemerkbar macht

Gewölbe vgl. Fornix

GFR: Abk. für ↑glomeruläre Filtrationsrate

Ghedini-Weinberg-Reaktion vgl. Weinberg-Ghedini-Reaktion

Gianuzzi-Halbmonde [*dschanuzi...;* nach dem ital. Arzt Giuseppe Gianuzzi, 1839 bis 1876], auch: **Ebner-Halbmonde** [nach dem östr. Anatomen u. Histologen Victor von Ebner, 1842–1925]: halbmondförmige seröse Drüsenendstücke der ↑Glandula submandibularis u. der ↑Glandula sublingualis

Giardia intestinalis vgl. Lamblia intestinalis

Gibbus [aus lat. *gibbus* = Buckel, Höcker] *m;* -: Buckel, spitzwinklige Verkrümmung der Wirbelsäule (vgl. Kyphose)

Gibert-Krankheit [*schibär...;* nach dem frz. Dermatologen C. M. Gibert, 1797–1866]: = Pityriasis rosea

Gibney-Verband [*gibni...;* nach dem amer. Chirurgen V. P. Gibney, 1847–1927]: Heftpflasterverband um Fuß u. Unterschenkel bei Verstauchungen, Zerrungen u. Bänderrissen

Gicht vgl. Arthritis urica

Gichtknoten vgl. Tophus arthriticus

Giemsa-Färbung [nach dem dt. Apotheker und Chemiker Gustav Giemsa, 1867–1948]: Färbung von Blutausstrichen mit der sog. **Giemsa-Lösung** (Azur-Eosin-Methylenblau-Lösung), die die einzelnen Blutbestandteile verschieden färbt; auch zur Färbung von Malariaplasmodien, Trypanosomen u. a. Blutparasiten angewandt

Gierke-Krankheit [nach dem dt. Pathologen Edgar von Gierke, 1877–1945]: = Hepatonephromegalia glycogenica

Gieson-Färbung [nach der amerikan. Neuropathologin Ira van Gieson, 1866–1913]: Färbung von histologischen [Binde]gewebspräparaten mit Hämatoxylin-Pikrinsäure-Säurefuchsin

Gießbeckenknorpel vgl. Cartilago arytaenoidea

Gießerfieber vgl. Metalldampffieber

Gifford-Zeichen [*gif*ᵉ*d...;* nach dem amer. Ophthalmologen Harold Gifford, 1858 bis 1929]: die auf ↑Sklerodermie oder auch auf ↑Basedow-Krankheit oder ein ↑Myxödem hinweisende Tatsache, dass sich die Haut des oberen Augenlids infolge Verdickung und spastischer Einziehung des Lidrandes nicht nach oben klappen lässt

gigante|us, ...ea, ...e|um [zu gr. *γίγας,* Gen.: *γίγαντος* = Gigant, Riese]: riesig, riesenwüchsig; mit Riesenwuchs einhergehend; z. B. in der Fügung ↑Chlorosis gigantea

Gigantismus [zu gr. *γίγας,* Gen.: *γίγαντος* = Gigant, Riese] *m;* -: krankhafter Riesenwuchs, verursacht durch einen Hypophysentumor (ein ↑eosinophiles ↑Adenom)

Giganto|blast [gr. *γίγας,* Gen.: *γίγαντος* = Gigant, Riese u. ↑...blast] *m;* -en, -en (meist *Pl.*): abnorm große, kernhaltige rote Blutkörperchen (bes. bei ↑Anämie vorkommend)

giganto|cellularis, ...re [zu gr. *γίγας,* Gen.: *γίγαντος* = Gigant, Riese u. ↑Cellula]: aus Riesenzellen bestehend

Gigant|oph|thalmus [gr. *γίγας,* Gen.: *γίγαντος* = Gigant, Riese u. gr. *ὀφθαλμός* = Auge] *m;* -: abnorm großer Augapfel, im Unterschied zur Augachsenverlängerung (vgl. Myopie) allseitig vergrößert

Giganto|somie [gr. *γίγας,* Gen.: *γίγαντος* = Gigant, Riese u. ↑...somie] *w;* -: = Gigantismus

Giganto|zyt [gr. *γίγας,* Gen.: *γίγαντος* = Gigant, Riese u. ↑...zyt] *m;* -en, -en (meist *Pl.*): abnorm große, kernlose rote Blutkörperchen

Gi|gli-Säge [*dschilji...;* nach dem ital. Gynäkologen Leonardo Gigli, 1863–1908]: zur ↑Dekapitation verwendetes sägeartiges geburtshilfliches Instrument

[1]**Gilbert-Krankheit** [*gilb*ᵉ*t...;* nach dem amer. Urologen J. B. Gilbert, 19./20. Jh.]:

bösartiger Hodentumor, der Metastasen in Lunge und Knochen bildet und starke Verschiebungen im hormonalen Haushalt verursacht

²Gilbert-Krankheit [*schilbär...;* nach dem frz. Internisten N. A. Gilbert, 1858–1927], auch: **Gilbert-Lereboullet-Krankheit** [*...lärbulä...;* nach dem frz. Pädiater Pierre Lereboullet, 1874–1944]: erbliche konstitutionelle ↑Hyperbilirubinämie

Gil|christ-Krankheit [*gilkrißt...;* nach dem amer. Dermatologen Th. C. Gilchrist, 1862 bis 1927]: = Blastomykose

Gin|giva [aus lat. *gingiva,* Gen.: *gingivae* = Zahnfleisch] *w;* -, ...vae (in der neueren anatom. Nomenklatur nur *Pl.*): Zahnfleisch, Teil der Mundschleimhaut, der die Zahnhälse umfasst (Anat.). **gin|givalis, ...le:** zum Zahnfleisch gehörend, das Zahnfleisch betreffend

Gin|giv|ek|tomie [↑Gingiva u. ↑Ektomie] *w;* -, ...ien: operative Entfernung von entzündeten Teilen des Zahnfleischs

Gin|givitis [zu ↑Gingiva] *w;* -, ...itiden (in fachspr. Fügungen: ...itides): allg. Bezeichnung für: Zahnfleischentzündung

Gin|glymus [aus gr. *γίγγλυμος* = Gelenk; Türangel; Knochengelenk] *m;* -, ...mi: Scharniergelenk, Knochengelenk, das Bewegungen nur um eine Achse zulässt (Anat.)

Giraldes-Organ [*schiraldisch...;* nach dem port. Chirurgen J. A. Giraldes, 1808(?) bis 1875]: = Paradidymis

Gitterfasern vgl. argyrophile Fasern

Gitter|keratitis: mit netzförmiger Trübung der Hornhaut einhergehende Hornhautentzündung

Gitterlunge: krankhafte Bildung von gitterförmig angeordneten Gefäßen in der Lungenhöhle (nach operativer Eröffnung)

Gl: chem. Zeichen für ↑Glucinium

Glabella [zu lat. *glaber* = glatt; unbehaart] *w;* -, ...llen: **1)** unbehaarte Stelle zwischen den Augenbrauen (anthropologischer Messpunkt). **2)** Stirnglatze

glando|trop [zu ↑Glandula u. ↑...trop]: auf Drüsen gerichtet, einwirkend (von Hormonen)

Glandula [von lat. *glandulae* = Halsmandeln, Halsdrüsen; später = Mesenteriallymphknoten] *w;* -, ...lae: Drüse, Organ, das ein Sekret produziert und nach außen ausscheidet oder an die Blut- bzw. Lymphbahn abgibt. **Glandula apicis lin|guae** [↑Apex linguae]: = Glandula lingualis anterior. **Glandulae areo|lares** *Pl.:* rudimentäre Milchdrüsen im Warzenhof der weiblichen Brust, die sich während der Schwangerschaft vergrößern. **Glandulae bron|chia|les** *Pl.:* Schleimdrüsen der Bronchien. **Glandulae buccales** *Pl.:* Drüsen der Wangenschleimhaut. **Glandula bulbo|ure|thralis:** Drüse hinter dem Schwellkörper der männlichen Harnröhre. **Glandulae ceruminosae** *Pl.:* Ohrenschmalzdrüsen des äußeren Gehörgangs. **Glandulae cervicales (uteri)** *Pl.:* Schleimdrüsen im Gebärmutterhals. **Glandulae ciliares** *Pl.:* Schweißdrüsen, die in die Haarbälge der Wimpern münden. **Glandulae circum|anales** *Pl.:* Schweißdrüsen um den After. **Glandulae con|junctivales** *Pl.:* Drüsen der Augenbindehaut. **Glandulae cutis** *Pl.:* Talg- und Schweißdrüsen der Haut. **Glandulae duo|denales** *Pl.:* Schleimhautdrüsen des Zwölffingerdarms. **Glandulae gast|ricae (pro|priae)** *Pl.:* Schleimhautdrüsen des Magengrundes. **Glandulae glomi|formes** *Pl.:* Schweißdrüsen (Knäueldrüsen) der Haut. **Glandulae intestinales** *Pl.:* Schleimhautdrüsen des Dünn- u. des Dickdarms. **Glandulae labia|les** *Pl.:* Speicheldrüsen an der Innenfläche der Lippen. **Glandula la|crimalis:** Tränendrüse. **Glandulae lacrimales ac|cessoriae** *Pl.:* Tränendrüsen im oberen und unteren Bindehautgewölbe. **Glandulae laryn|geae** *Pl.:* Drüsen der Kehlkopfschleimhaut. **Glandulae lin|gua|les** *Pl.:* Schleim- u. Speicheldrüsen der Zunge. **Glandula lin|gua|lis anterior:** Speichel- und Schleimdrüse der Zungenspitze. **Glandula mammaria:** Drüsengewebe der weiblichen Brust. **Glandulae molares** *Pl.:* Speicheldrüsen in Höhe der Mahlzähne. **Glandula mucosa:** allg. Bezeichnung für: Schleimdrüse. **Glandulae mucosae bilio|sae** *Pl.:* Gallengangdrüsen. **Glandulae nasales** *Pl.:* Schleimhautdrüsen der Nasenhöhle. **Glandulae oe|so|phageae** *Pl.:* Drüsen der Speiseröhre. **Glandulae olfactoriae** *Pl.:* Drüsen in der oberen Schleimhautgegend der Nase. **Glandulae oris** [↑²Os] *Pl.:* Schleim- und Speicheldrüsen des Mundes. **Glandulae palatinae** *Pl.:* Gaumendrüsen. **Glandula para|thyreo|idea inferior:** untere Nebenschilddrüse. **Glandula para|thyreo|idea superior:** obere Nebenschilddrüse. **Glandula par|otidea:** neue Bez. für ↑Glandula parotis. **Glandula par|otis** [zu ↑para... u. gr. *οὖς,* Gen.: *ὠτός* = Ohr]: Ohrspeicheldrüse, größte Mundspeicheldrüse, auf dem ↑Musculus masseter gelegen (mündet gegenüber dem zweiten oberen ↑Molar). **Glandulae pharyn|geae** *Pl.:* im Rachen gelegene Speicheldrüsen. **Glandula pitui|taria:** veraltete Bez. für: Hypophyse. **Glandulae prae|putia|les** *Pl.:* Vorhautdrüsen. **Glandulae pyloricae** *Pl.:* Schleimhautdrüsen der Pförtnergegend des Magens. **Glandulae salivariae majores** *Pl.:* Gesamtheit der großen Speicheldrüsen der Mundhöhle. **Glandulae salivariae minores** *Pl.:* neue Bez. für ↑Glandulae oris. **Glandulae sebaceae** *Pl.:* Talgdrüsen. **Glandula sero|mucosa:** Drüse mit serösem und mukösem Sekret. **Glandula serosa:** Drüse mit serösem Sekret. **Glandulae sine ductibus** [↑Ductus] *Pl.:* Drüsen ohne Ausführungsgänge (sie geben ihr Sekret direkt in die Blutbahn ab). **Glandula**

sub|lin|gua|lis: „Unterzungendrüse", unter der Zunge liegende Speicheldrüse. **Glandula sub|mandi|bularis:** Unterkieferspeicheldrüse. **Glandulae sudori|ferae** *Pl.:* Schweißdrüsen. **Glandula su|pra|renalis:** Nebenniere, kleine dreieckige bzw. halbmondförmige Drüse, die dem oberen Pol jeder Niere kappenartig aufsitzt und verschiedene Hormone, z. B. Adrenalin, produziert. **Glandulae tarsales** *Pl.:* Talgdrüsen im Augenlidknorpel, am Lidrand mündend. **Glandula thyreoidea:** Schilddrüse, unterhalb des Kehlkopfs liegende große Drüse, Regulationsorgan des Stoffwechsels (produziert ↑Thyroxin). **Glandulae tra|chea|les** *Pl.:* Drüsen der Luftröhre. **Glandulae tubariae** *Pl.:* in der Ohrtrompete gelegene Drüsen. **Glandulae ure|thrales** *Pl.:* Schleimdrüsen der Harnröhre. **Glandulae uterinae** *Pl.:* Drüsen der Gebärmutterschleimhaut. **Glandula vesiculosa:** = Vesicula seminalis. **Glandula vestibularis major:** kleine Schleimdrüse beiderseits des Scheidenvorhofs. **Glandulae vestibulares minores** *Pl.:* kleine Schleimdrüsen im Scheidenvorhof

glandulär, in fachspr. Fügungen: **glandularis, ...re** [zu ↑Glandula]: zu einer Drüse gehörend; z. B. in der Fügung ↑Lobus glandularis

Glandulo|gra|phie [↑Glandula und ↑...graphie; Analogiebildung zu ↑Röntgenographie] *w;* -, ...ien: röntgenographische Darstellung von Drüsen mithilfe von Kontrastmitteln

Glans [aus lat. *glans,* Gen.: *glandis* = Kernfrucht; Eichel] *w;* -, Glandes: Eichel, eichelförmiger Körper (Anat.); in den Fügungen: **Glans clitoridis:** vorderer, kugelförmiger Teil der ↑Klitoris. **Glans penis:** Eichel (vorderes, verdicktes Ende) des männlichen Gliedes

Glanzauge: feucht glänzendes Auge mit erweiterter Lidspalte bei Erregungszuständen u. bei [beginnender] Basedow-Krankheit

Glanzhaut, auch: **Glossy Skin** [engl.] *s;* - -[s]: = Lioderma

Glanzstreifen *Pl.:* glänzende, quer verlaufende Streifen im Herzmuskel (elektronenmikroskopisch als Grenzen der Muskelzellen erwiesen)

Glaser-Spalte [nach dem Schweizer Anatomen u. Botaniker J. H. Glaser, 1629–1675]: = Fissura petrotympanica

Glasfaser|optik: Lichtleitersystem aus ca. 100 000 feinen, optisch gegeneinander isolierten Glasfasern, das die Bildübertragung durch Schläuche und Röhren ermöglicht und in der Medizin zur ↑Endoskopie verwendet wird

Glaskörper vgl. Corpus vitreum

Glaskörperentzündung vgl. Hyalitis

Glaskörperglitzern vgl. Synchysis scintillans

Glatze vgl. Alopezie

Glaucoma vgl. Glaukom. **glaucomatosus** vgl. glaukomatös. **Glau|kom** [aus gr. *γλαύκωμα* = Augenfehler, bläuliche Haut über der Linse; später: = Star] *s;* -s, -e; in fachspr. Fügungen: **Glau|coma,** *Pl.:* -ta: „grüner Star", zusammenfassende Bezeichnung für alle Augenkrankheiten mit erhöhtem Augeninnendruck, der zur Schädigung von Sehnerv u. Netzhaut (sogar zur Erblindung) führt. **Glau|coma ab|solutum:** völlige Erblindung als Endstadium eines Glaukoms. **Glau|coma hae|mor|rhagicum:** nach Netzhautblutungen auftretendes Glaukom. **Glau|coma sim|plex:** chronische Form des Glaukoms mit mäßiger Innendrucksteigerung und anfangs unauffälligem Verlauf.

glau|komatös, in fachspr. Fügungen: **glau|comatosus, ...osa, ...osum:** zu einem Glaukom gehörend, mit Glaukombildung einhergehend; z. B. in der Fügung ↑Cataracta glaucomatosa

Glau|kos|urie [gr. *γλαυκός* = bläulich glänzend u. ↑...urie] *w;* -, ...ien: Ausscheidung eines grünlich gefärbten Harns

GLDH: Abk. für ↑Glutamatdehydrogenase

gleicherbig vgl. homozygot

Gleitbruch: Bauchfellbruch, in den nur z. T. von Bauchfell überzogene, nicht völlig frei in der Bauchhöhle liegende Eingeweide (z. B. Harnblase, ↑Colon ascendens) hineingezogen werden

Gleithoden: Hoden, der beweglich in der Gegend des äußeren Leistenrings liegt

Gleitwirbel vgl. Spondylolisthesis

Glénard-Krankheit [*glenar...;* nach dem frz. Arzt Frantz Glénard, 1848–1920]: = Enteroptose

gleno|humeralis, ...le [zu ↑glenoidalis (in der Fügung ↑Cavitas glenoidalis) u. ↑Humerus]: zum Schultergelenk und zum Oberarmknochen gehörend; z. B. in der Fügung ↑Ligamenta glenohumeralia (bes. Anat.)

gleno|idalis, ...le [zu gr. *γλήνη* = Augapfel; Pupille; (auch = Knochengelenkvertiefung) und gr. *-ειδής* = gestaltet, ähnlich]: „dem glänzenden Augapfel ähnlich" (gesagt von den mit glänzendem Knorpelüberzug ausgekleideten Gelenkpfannen wie der ↑Cavitas glenoidalis)

Glia *w;* -: Kurzbez. für ↑Neuroglia

Glia|din [zu gr. *γλία* = Leim] *s;* -s, -e: einfacher Eiweißkörper in Getreidekörnern (Unverträglichkeit führt zu ↑Sprue)

Glia|knötchen *Pl.:* bei verschiedenen ↑Enzephalitiden auftretende Knötchen (wuchernde Mikrogliazellen) in der grauen Substanz des Hirns und des Rückenmarks

Gliedmaße vgl. Membrum

Glio|blastom [↑Glia u. ↑Blastom] *s;* -s, -e, in fachspr. Fügungen: **Glio|blastoma,** *Pl.:* -ta: malignes ↑Gliom des Großhirns. **Glioblastose** vgl. Gliomatose

Glio|fi|brom [↑Glia u. ↑Fibrom] *s;* -s, -e: knotige Wucherung der Nervenscheiden und des Nervenbindegewebes

Gliom [zu ↑Glia] *s;* -s, -e, in fachspr. Fügungen: **Glio|ma,** *Pl.:* -ta: allg. Bezeichnung für eine von der ↑Neuroglia ausgehende Geschwulst. **Gliom, peri|pheres** vgl. Neurinom

Glio|matose [zu ↑Gliom] *w;* -, -n, auch: **Glio|blastose** [zu ↑Glioblastom] *w;* -, -n: Bildung zahlreicher ↑Gliome

Glio|se [zu ↑Glia] *w;* -, -n, in fachspr. Fügungen: **Glio|sis** *w;* -, ...o|ses: ↑Hyperplasie des Neurogliagewebes. **Glio|sis spinalis:** Neurogliawucherung in der grauen Substanz des Rückenmarks; vgl. Syringomyelie

Glisson-Kapsel [*glißen...;* nach dem engl. Anatomen Francis Glisson, 1597–1677]: = Capsula fibrosa perivascularis. **Glisson-Schlinge** und **Glisson-Schwebe:** Zugvorrichtung zur Streckung der Wirbelsäule bei Wirbelsäulenerkrankungen

Glitzerzellen: bes. große und transparente (darum glitzernde) weiße Blutkörperchen im Harnsediment (bei Pyelonephritis)

Globin [zu lat. *globus* = Kugel] *s;* -s: (farbloser) Eiweißanteil des ↑Hämoglobins

globo|id [zu lat. *globus* = Kugel u. ↑...id]: kugelförmig (von Zellen)

globosus, ...osa, ...osum [aus gleichbed. lat. *globosus*]: kugelförmig, rund; z. B. in der Fügung ↑Nucleus globosus

globular, in fachspr. Fügungen **globularis, ...re** [zu lat. *globulus* = Kügelchen]: = globosus

Globulin [zu lat. *globulus* = Kügelchen] *s;* -s, -e: wichtiger Eiweißkörper des menschl., tier. u. pflanzl. Organismus (z. B. in Blutplasma, Milch, Eiern)

Globulin|ämie [↑Globulin u. ↑...ämie] *w;* -, ...ien: vermehrtes Auftreten von Globulinen im Blut

Globulin|urie [↑Globulin u. ↑...urie] *w;* -, ...ien: Ausscheidung von Globulinen im Harn

Globulus [aus lat. *globulus* = Kügelchen] *m;* -, ...li: in Kügelchenform gepresstes Arzneimittel

Globus [aus gleichbed. lat. *globus,* Gen.: *globi*] *m;* -, ...bi: Kugel, kugelförmiges Gebilde; Kloß (Anat., Med.). **Globus hystericus,** auch: **Globus|gefühl, Globus|syn|drom:** „Kloß im Halse", Enge- oder Fremdkörpergefühl im Schlund, bei Psychopathie und Neurose vorkommend (auch Symptom organischer Pharynxleiden). **Globus pallidus:** innerer Teil des ↑Nucleus lentiformis

Glocken|thorax: glockenartig verformter Brustkorb mit eingedrückten Flanken (konstitutionelle oder Rachitisfolge)

Glom|an|giom [↑Glomus u. ↑Angiom] *s;* -s, -e: gutartige Geschwulst, die ihren Ausgang von einem arteriovenösen ↑Shunt (vorwiegend der Haut) nimmt

glomeri|form [zu lat. *glomus,* Gen.: *glomeris* = Knäuel u. lat. *forma* = Gestalt], in fachspr. Fügungen: **glomeri|formis, ...me,** auch: **glomi|formis, ...me:** knäuelförmig; z. B. ↑Glandulae glomiformes

glomerulär [zu ↑Glomerulus]: den ↑Glomerulus betreffend. **glomeruläre Filtrations|rate:** Volumen des in einer bestimmten Zeit in die Nierenkanälchen fließenden gefilterten Vorharns (etwa 125 ml/min); Abk.: GFR

Glomerulitis [zu ↑Glomerulus] *w;* -, ...itiden (in fachspr. Fügungen: ...itides): rasch und oft tödlich verlaufende Form der ↑Glomerulonephritis, bei der alle ↑Glomeruli befallen sind und die Nierensekretion versiegt

Glomerulo|ne|phritis [zu ↑Glomerulus u. gr. *νεφρός* = Niere], dafür häufig die Kurzbezeichnung: **Ne|phritis** *w;* -, ...itiden (in fachspr. Fügungen: ...itides): Nierenentzündung, die vorwiegend die ↑Glomeruli ergreift

Glomerulo|pathie [zu ↑Glomerulus u. ↑...pathie] *w;* -, ...thien: allg. Bez. für krankhafte Veränderungen der ↑Glomeruli

glomerulös, in fachspr. Fügungen: **glomerulosus, ...osa, ...osum** [zu ↑Glomerulus]: reich an [Gefäß]knäueln

Glomerulo|sklerose [↑Glomerulus u. ↑Sklerose] *w;* -, -n: ↑Sklerose der Glomerulikapillaren infolge Ablagerung von ↑Hyalin (bei ↑Diabetes mellitus nach längerer Krankheitsdauer auftretend)

Glomerulus [Verkleinerungsbildung zu lat. *glomus,* Gen.: *glomeris* = Knäuel] *m;* -, ...li (anat. meist *Pl.*): **1)** allg. Bez. für Gefäßknäuel. **2)** Gefäßknäuel in einem Corpusculum renis (vgl. Corpuscula renis), in dem die erste Phase der Harnbildung stattfindet. **Glomeruli arterio|si coch|leae** *Pl.:* arterielles Gefäßknäuel in der Ohrschnecke

glomiformis vgl. glomeriform

Glomus [aus gleichbed. lat. *glomus,* Gen.: *glomeris*] *s;* -, ...mera: Knäuel, Knoten (Anat.). **Glomus caroticum:** knotenförmiges ↑parasympathisches ↑Paraganglion im Teilungswinkel der ↑Arteria carotis communis (dient der Atmungs- und Blutdrucksregulation). **Glomus chorio|ide|um:** Anschwellung des Adergeflechtes in den Seitenventrikeln des Endhirns. **Glomus coc|cyge|um** [- *kokzü...*]: = Corpus coccygeum. **Glomus neuro|myo|arteria|le:** arteriovenöses Gebilde im Bereich der Endarterien an Fingern und Zehen (dient der Kontrolle der Blutzirkulation in der Peripherie)

Glomus|organe: = Hoyer-Grosser-Organe

Glomus|tumor: vom ↑Glomus neuromyoarteriale ausgehende gutartige Geschwulst (ein ↑Angiosarkom)

Glossa [aus gr. *γλῶσσα* = Zunge] *w;* -: anat. wenig gebräuchliche Bezeichnung für ↑Lingua

Glossalgie [↑Glossa u. ↑...algie] *w;* -, ...ien: Zungenschmerz

Glossanthrax [↑Glossa u. ↑Anthrax] *m;* -: Milzbrandkarbunkel an der Zunge

Glossina [zu gr. *γλῶσσα* = Zunge (nlat. übertragen gebraucht im Sinne von „zungenförmiges Gebilde")] *w;* -, ...nae: Gattung der Stechfliegen mit vorstehendem Saugrüssel (Überträger von Infektionskrankheiten). **Glossina morsitans** [zu lat. *mordere, morsum* = beißen]: Glossinaart, Überträgerin des Naganaerregers ↑Trypanosoma brucei. **Glossina palpalis:** Tsetsefliege, Überträgerin des Schlafkrankheitserregers ↑Trypanosoma gambiense

Glossitis [zu ↑Glossa] *w;* -, ...itiden (in fachspr. Fügungen: ...itides): Zungenentzündung. **Glossitis dis|secans:** Glossitis mit Bildung tiefer Einrisse auf der Zungenoberfläche. **Glossitis gummosa:** Zungensyphilis, ↑gummöse Entzündung, oft mit Geschwürbildung in der Zungenmuskulatur, bei Spätsyphilis. **Glossitis Hunteri** [William Hunter, engl. Arzt, 1861–1937]: Entzündung der Zunge mit ↑Atrophie der ↑Papillen, zunächst am Zungenrand, später in der Zungenmitte (bei ↑perniziöser Anämie). **Glossitis phleg|monosa:** eitrige Zungenentzündung (nach Infektion bei Verletzungen). **Glossitis super|ficia|lis:** Glossitis mit schmerzhafter Anschwellung der Zunge, verbunden mit Bläschenbildung (Vitaminmangel)

Gloss|odynie [↑Glossa u. ↑...odynie] *w;* -, ...ien: [neuralgische] Schmerzen mit ↑Parästhesien in der Zunge

Glosso|lalie [zu ↑Glossa u. gr. *λαλεῖν* = viel reden, schwatzen] *w;* -, ...ien: „Zungenreden", Stammeln, Reden in unverständlichen Sprachen (Hervorbringen fremdartiger Sprachlaute und Wortneubildungen, die einer unbekannten existenten Sprache anzugehören scheinen), häufig in der Ekstase (Psychol.)

glosso|pharyn|ge|us, ...ea, ...e|um [zu ↑Glossa u. ↑Pharynx]: zu Zunge und Schlund gehörend (Anat.). **Glosso|pharyn|ge|us** *m;* -: übliche Kurzbezeichnung für ↑Nervus glossopharyngeus

Glosso|plegie [zu ↑Glossa u. gr. *πληγή* = Stoß, Schlag] *w;* -, ...ien: Zungenlähmung (Fehlen der Gaumensegel- u. Rachenreflexe, Verlust der Geschmacksempfindung im hinteren Zungendrittel) infolge Ausfalls des ↑Nervus hypoglossus u. ↑Nervus glossopharyngeus

Glosso|ptose [↑Glossa u. gr. *πτῶσις* = Fallen, Fall] *w;* -, -n: Zurücksinken der Zunge bei tiefer Bewusstlosigkeit, z. B. in der Narkose

Glosso|schisis [*...ß-ch...;* ↑Glossa u. gr. *σχίσις* = Spalten, Trennen] *w;* -: „Spaltzunge", Hemmungsmissbildung der Zunge, bei der es nicht zur Vereinigung der beiden Zungenhälften kommt

Glosso|spasmus [↑Glossa u. ↑Spasmus] *m;* -, ...men: „Zungenkrampf", mit einem Krampf des Gesichts zusammenhängende Verkrampfung der Zunge, z. B. bei ↑Chorea, ↑Epilepsie, ↑Hysterie

Glosso|tomie [↑Glossa u. ↑...tomie] *w;* -, ...ien: operative Entfernung [von Teilen] der Zunge

Glosso|zele [↑Glossa u. ↑...zele] *w;* -, -n: Hervorragen der Zunge aus dem Mund bei ↑Makroglossie

Glossy Skin [aus engl. *glossy skin* = glänzende Haut] *s;* - -[s]: = Lioderma

Glottis [aus gr. *γλωττίς* = Mundstück der Flöte; auch = Stimmritzenkörper des Kehlkopfs] *w;* -, ...ides: Stimmapparat, die Stimmritze im Kehlkopf. **Glottis|ödem** [↑Ödem] *s;* -s, -e: lebensbedrohliche Schwellung der Schleimhaut im Bereich der Stimmritze (v. a. als allergische Reaktion nach Insektenstich im Rachenraum)

Glotzauge vgl. Exophthalmus

Glucinium [zu gr. *γλυκύς* = süß (nach dem süßen Geschmack der Berylliumsalze)] *s;* -s: ältere Bez. für ↑Beryllium; Zeichen: Gl

Gluck-Operation [nach dem dt. Chirurgen Themistokles Gluck, 1853–1942]: Sehnenplastik, operative Verbindung von Sehnenteilen durch Sublimatseidenfäden

Glückshaube vgl. Caput galeatum

Glucocorticoid vgl. Glukokortikoid

Glucose [zu gr. *γλυκύς* = süß], in eindeutschender Schreibung: **Glukose** *w;* -: Traubenzucker, wichtigstes ↑Monosaccharid im menschlichen u. tierischen Organismus

Glucosid, eindeutschend: **Glukosid** [zu ↑Glucose] *s;* -[e]s, -e (meist *Pl.*): ↑Glykosid des Traubenzuckers

Glucosidase, eindeutschend: **Glukosidase** [↑Glucosid u. ↑...ase] *w;* -, -n: im Darm vorkommendes Enzym, das zuckerhaltige Verbindungen spaltet

Gluc|uronid, eindeutschend: **Gluk|uronid** [↑Glucuronsäure u. ↑...id] *s;* -[e]s, -e: Verbindung der ↑Glucuronsäure mit Alkoholen, die zur Ausscheidung von Stoffwechselprodukten, Arzneimitteln u. a. dient. **Glucuronidie|rung,** eindeutschend: **Glukuronidie|rung** *w;* -, -en: Überführung (z. B. eines Arzneimittels) in ein Glucuronid

Gluc|uron|säure, eindeutschend: **Gluk|uron|säure** [zu gr. *γλυκύς* = süß u. ↑uricus (in der Fügung ↑Acidum uricum)]: eine in der Leber durch Oxidation von Glucose gebildete Säure, die sich mit giftigen Phenolkörpern zu wasserlöslichen ↑Glucuroniden verbindet

Glue-Ears [*glu-irß;* engl. *glue* = Leim u. engl. ear = Ohr] *Pl.:* Verklebung der Ohren durch Sekretausfluss bei Mittelohrentzündung

Gluk|agon [zu gr. γλυκύς = süß u. gr. ἄγειν = führen] *s;* -s: veraltete Bez. für: hyperglykämisch-glykogenolytischer Faktor. **Gluk|agonom** *s;* -s, -e: Tumor der (Glukagon produzierenden) A-Zellen in der Bauchspeicheldrüse

Gluko|kortiko|id, fachspr. meist: **Glucocortico|id** [zu gr. γλυκύς = süß, lat. *cortex,* Gen.: *corticis* = Rinde u. ↑...id] *s;* -[e]s, -e (meist *Pl.*): Wirkstoff der Nebennierenrinde, der regelnd in den Zuckerhaushalt des Körpers eingreift

Glukose vgl. Glucose

Glukosid vgl. Glucosid

Glukosidase vgl. Glucosidase

Glukos|urie [↑Glucose u. ↑...urie] *w;* -, ...ien: Ausscheidung von Traubenzucker im Harn; vgl. Glykosurie. **glukos|urisch:** mit Glukosurie einhergehend, die Glukosurie betreffend, an Glukosurie leidend

Glukuronid vgl. Glucuronid. **Glukuronidierung** vgl. Glucuronidierung

Glukuronsäure vgl. Glucuronsäure

glutaea|lis, ...le und **glutae|us, ...aea, ...aeum** [zu gr. γλουτός = Hinterbacke, Gesäß]: zur Hinterbacke gehörend, sie betreffend; z.B. in den Fügungen ↑Hernia glutaealis u. ↑Musculus glutaeus maximus

Glutamat|de|hy|dro|genase [Kunstw.] *w;* -, -n: leberspezifisches Enzym in den Mitochondrien der Leberparenchymzellen (Abk.: GLDH)

Glutamat-Oxal|acetat-Trans|aminase [Kunstw.] *w;* -, -n: Enzym, das in Zytoplasma und Mitochondrien lokalisiert ist (Abk.: GOT)

Glutamat-Pyruvat-Trans|aminase [Kunstw.] *w;* -, -n: zytoplasmatisches Enzym, das fast ausschließlich in der Leber vorkommt (Abk.: GPT)

Glutä|us *m;* -, Glutäi: übliche Kurzbezeichnung für ↑Musculus glutaeus maximus

Gluten [aus lat. *gluten* = Leim] *s;* -s, -e: Klebereiweiß der Getreidekörner

gluten|sensitiv [...*if*]: überempfindlich auf Gluten

glutinosus, ...osa, ...osum [aus gleichbed. lat. *glutinosus*]: zäh, klebrig

Glycerin vgl. Glyzerin

Glycin, eindeutschend: **Glyzin** [zu ↑glyko...] *s;* -s, -e: vor allem in Skleroproteinen vorkommende Aminosäure

glyc[o]..., Glyc[o] vgl. glyko..., Glyko...

glyco|genicus, ...ca, ...cum [zu ↑Glykogen]: zum ↑Glykogen oder zur ↑Glykogenie gehörend; z.B. in Fügungen wie ↑Hepatonephromegalia glycogenica

glyk..., Glyk... vgl. glyko..., Glyko...

Glyk|ämie [↑glyko... u. ↑...ämie] *w;* -: normaler Zuckergehalt des Blutes

glyko..., Glyko..., vor Selbstlauten: **glyk..., Glyk...,** auch latinisiert: **glyc[o]..., Glyc[o]...** [aus gr. γλυκύς = süß]: Bestimmungswort von Zus. mit der Bed. „süß (schmeckend), süßlich; Zucker"; z.B.: Glykämie, Glykogeusie

Glyko|cholie [zu ↑glyko... u. gr. χολή = Galle] *w;* -, ...ien: Auftreten von Zucker in der Gallenflüssigkeit

Glyko|chol|säure [Kurzw. aus ↑*Glyko*koll u. ↑*Cholsäure*]: von den Leberzellen gebildeter Bestandteil der Gallenflüssigkeit, aus Cholsäure u. Glykokoll bestehend

Glyko|gen [↑glyko... u. ↑...gen] *s;* -s: tierische Stärke, in der Leber u. in den Muskeln aus ↑Glucose aufgebautes speicherungsfähiges, energiereiches ↑Kohlenhydrat

Glyko|genie [zu ↑Glykogen] *w;* -: Aufbau des Glykogens in der Leber (u. in den Muskeln)

Glyko|geno|lyse [zu ↑Glykogen u. gr. λύειν = lösen, auflösen] *w;* -, -n: Abbau des Glykogens im Körper. **glyko|geno|lytisch:** die Glykogenolyse betreffend

Glyko|genose [zu ↑Glykogen] *w;* -, -n: = Hepatonephromegalia glycogenica

Glyko|geu|sie [zu ↑glyko... u. gr. γεῦσις = Geschmack] *w;* -, ...ien: subjektive süße Geschmacksempfindung, auftretend bei Lähmung des ↑Nervus facialis, bei ↑Tabes dorsalis u.Ä.

Glyko|koll [↑glyko... u. gr. κόλλα = Leim] *s;* -s: „Leimsüß", Aminoessigsäure, einfachste Aminosäure (Chem.)

Glyko|lyse [zu ↑glyko... u. gr. λύειν = lösen, auflösen] *w;* -, -n: Aufspaltung des Traubenzuckers in Milchsäure, Abbauweg von Kohlenhydraten im Organismus (Biochemie)

Glyko|neo|genese und **Glyko|neo|genie** [zu ↑glyko..., gr. νέος = neu u. gr. γίγνεσθαι = entstehen, werden] *w;* -: Neubildung von Zucker aus Nichtzuckerstoffen wie Fett u. Eiweiß (Chem., Biochemie)

Glyko|prote|id [↑glyko... u. ↑Proteid] *s;* -[e]s, -e: Verbindung aus einem Eiweißbestandteil und einem Kohlenhydratanteil

Glykose [zu gr. γλυκύς = süß] *w;* -: außerhalb der chem. Fachsprache vorkommende ältere Form für ↑Glucose

Glykosid [zu ↑Glykose] *s;* -[e]s, -e (meist *Pl.*): umfangreiche Gruppe von Pflanzenstoffen, die in ↑Monosaccharide u. andere Stoffe, hauptsächlich Alkohole, gespalten werden können (Chem.)

Glykos|urie [↑Glykose u. ↑...urie] *w;* -, ...ien: Ausscheidung von Zucker im Harn (fast immer identisch mit ↑Glukosurie)

Glyzerin, chem. fachspr.: **Glycerin** [aus gleichbed. frz. *glycérine,* zu gr. γλυκερός = süß] *s;* -s, -e: klare, fast farblose, geruchlose, sirupartige Flüssigkeit von süßem Geschmack, alkoholische Komponente sämtlicher natürlicher Fette und Öle

Glyzin vgl. Glycin

Gmelin-Probe [nach dem dt. Physiologen Leopold Gmelin, 1788–1853]: Probe, mit der Bilirubin im Harn nachgewiesen wird (bei Anwesenheit von Bilirubin tritt, wenn etwas Harn auf rohe Salpetersäure geschichtet wird, ein grüner Ring in der Berührungsfläche der beiden Flüssigkeiten auf)

GMP: Abk. für ↑Good Manufacturing-Practices

Gna|thion [zu gr. *γνάθος* = Kinnbacke] *s;* -s, ...ia: unterster, in der Mitte gelegener Punkt des Unterkiefers (als anthropologischer Messpunkt)

gna|tho|gen [gr. *γνάθος* = Kinnbacke u. ↑...gen]: vom Kiefer herrührend (z. B. von Krankheiten)

Gna|tho|logie [gr. *γνάθος* = Kinnbacke u. ↑...logie] *w;* -: Wissenschaft und Lehre vom gesunden und vom krankhaft veränderten Kauapparat

Gna|tho|schisis [*...β-ch...;* gr. *γνάθος* = Kinnbacke u. gr. *σχίσις* = Spalten, Trennen] *w;* -: „Kieferspalte", angeborene Missbildung des Oberkiefers, oft mit einer Lippen- oder Gaumenspalte verbunden

Gnoto|biont [zu gr. *γνωτός* = bekannt u. gr. *βίος* = Leben] *m;* -en, -en, auch: **gnotobiotisches Tier:** keimfrei zur Welt gebrachtes und keimfrei aufgezogenes Versuchstier; auch Bez. für ein nur von ganz bestimmten, bekannten Keimen besiedeltes Tier. **Gnoto|bio|tik** *w;* -: Wissenschaft von keimfrei aufgezogenen Versuchstieren

GnRH: Abk. für ↑Gonadotropin-Releasing-Hormon

Go: Abk. für ↑Gonorrhö

Gode|mi|ché [*gotmiche;* frz., weitere Herkunft unsicher] *m;* -, -s: Nachbildung des erigierten Penis aus Gummi oder Plastik (dient Frauen zur Selbstbefriedigung oder zum Geschlechtsverkehr mit einer Partnerin)

Gold *s;* -[e]s, in der internationalen chem. Nomenklatur: **Au|rum** [aus lat. *aurum* = Gold] *s;* -s: zu den Edelmetallen gehörendes chemisches Element; Zeichen: Au

Goldberger-Ableitungen [nach dem amer. Arzt Emanuel Goldberger, geb. 1913]: unipolare verstärkte Extremitätenableitungen beim Ekg

Goldblatt-Mechanismus [nach dem amer. Arzt Harry Goldblatt, 1891–1977]: experimentell herbeigeführte Blutdrucksteigerung durch das ↑Renin, das von einer Niere produziert wird, wenn man die ↑Arteria renalis drosselt

Gold|sol|re|aktion: chemische Reaktion verdünnter Hirn- u. Rückenmarksflüssigkeit mit einer kolloidalen Goldlösung, bei der es je nach dem Gehalt der Hirn- u. Rückenmarksflüssigkeit an Albuminen zu einer stärkeren oder schwächeren Ausflockung von Gold oder zu Farbänderungen kommt

Golgi-Apparat [*goldschi...;* nach dem ital. Anatomen Camillo Golgi, 1844–1926]: in histologisch präparierten tier. u. menschl. Zellen nachweisbares Gerüst (bzw. netzartiges Faserwerk zwischen Zellkern und Zellwand), das bei der Sekretbildung, der Speicherung u. Umwandlung von Stoffen innerhalb der Zelle eine Rolle spielt. **Golgi-Färbung:** Färbung von histologischen Nervengewebspräparaten mit Silbernitratlösung, um Nervenzellen und -fortsätze mikroskopisch sichtbar zu machen. **Golgi-Mazzoni-Körperchen** [Vittorio Mazzoni, ital. Histologe (19. Jh.)] *Pl.:* sensible Druckrezeptoren in der Haut, bes. der Finger u. der Genitalien. **Golgi-Netz, äußeres** od. **peri|zellu|läres:** an der Oberfläche der Zellen des Zentralnervensystems liegendes Netzwerk, dessen stoffliche Natur noch ungeklärt ist. **Golgi-Zellen:** große Körnerzellen im ↑Stratum granulosum der Kleinhirnrinde

Goll-Strang [nach dem Schweizer Arzt Friedrich Goll, 1829–1903]: = Fasciculus gracilis medullae spinalis

Gom|phose [zu gr. *γόμφος* = (keilförmiger) Nagel] *w;* -, -n: Einzapfung, Befestigung nach Art eines Nagels (hauptsächlich von der Befestigung der Zähne im Kiefer)

gonadal [zu ↑Gonaden]: von den Gonaden ausgehend, die Gonaden betreffend

Gonad|arche [↑Gonaden u. gr. *ἀρχή* = Anfang] *w;* -: Beginn der Keimdrüsenfunktion im Pubertätsalter

Gonaden [zu gr. *γονή* = Erzeugung; Nachkommenschaft; Geschlecht] *Pl.:* = Geschlechtsdrüsen

Gonaden|agenesie *w;* -: vollständiges Fehlen der Geschlechtsdrüsenanlage (eine Entwicklungsstörung)

Gonaden|dys|genesie [zu ↑Gonaden, ↑dys... u. gr. *γένεσις* = Entstehung] *w;* -: Unterentwicklung der Geschlechtsdrüsen

Gonado|blastom [zu ↑Gonaden u. gr. *βλαστός* = Spross, Trieb] *s;* -s, -e, in fachspr. Fügungen: **Gonado|blastoma,** *Pl.:* -ta: Geschwulst der Keimdrüsen

gonado|trop [zu ↑Gonaden u. ↑...trop]: auf die Keimdrüsen einwirkend (bes. von Hormonen). **Gonado|tropin** *s;* -s, -e: Bez. für drei geschlechtsunspezifische Hormone des Hypophysenvorderlappens, die u. a. die Ausbildung u. Funktion der Keimdrüsen anregen bzw. steuern

Gonado|tropin-Relea|sing-Hormon [*...rilis...;* zu engl. *to release* = freilassen]: Hormon, das im Hypothalamus gebildet wird und im Hypophysenvorderlappen die Freisetzung von Gonadotropin auslöst; Abk.: GnRH

Gon|agra [auch: *...agra;* gr. *γόνυ* = Knie u. gr. *ἄγρα* = das Fangen; (in Zus. auch:) Zange; Gicht] *s;* -s: Kniegicht, ↑Arthritis urica des Knies

Gon|algie [gr. γόνυ = Knie u. ↑...algie] *w;* -, ...ien: Schmerz im Knie

Gon|ar|thritis [gr. γόνυ = Knie u. ↑Arthritis] *w;* -, ...itiden (in fachspr. Fügungen: ...itides): [seröse od. eitrige] Entzündung des Kniegelenks

Gon|ar|thro|kaze [gr. γόνυ = Knie, ↑arthro... u. gr. κάκη = Schlechtes] *w;* -, -n: chronische tuberkulöse Entzündung des Kniegelenks

Gon|ar|throse [gr. γόνυ = Knie u. ↑Arthrose] *w;* -, -n, in fachspr. Fügungen: **Gon|ar|throsis,** *Pl.:* ...oses: degenerative Erkrankung des Kniegelenks

Gon|ar|thro|tomie [gr. γόνυ = Knie, ↑arthro... u. ↑...tomie] *w;* -, ...ien: operativer Eingriff in das Kniegelenk

Gonin-Operation [*gonäng...;* nach dem Schweizer Ophthalmologen Jules Gonin, 1870–1935]: operativer Verschluss eines Risses in der Augennetzhaut (Netzhautablösung) mittels [Elektro]kaustik, wobei die Rissränder zur Verwachsung mit der ↑Sklera gebracht werden und die schädliche Verbindung zwischen ↑Corpus vitreum u. Retroretinalraum verschlossen wird

Gonion [zu gr. γωνία = Ecke, Winkel] *s;* -s, ...ia: Unterkieferwinkel (ein anthropometrischer Messwinkel)

Gonio|skopie [gr. γωνία = Ecke, Winkel u. ↑...skopie] *w;* -, ...ien: Untersuchung des Augenkammerwinkels mittels Spaltlampe und einer Spiegelvorrichtung

Gonio|tomie [gr. γωνία = Ecke, Winkel u. ↑...tomie] *w;* -, ...ien: operative Einschneidung des Augenkammerwinkels (therapeut. Maßnahme bei angeborenem Glaukom)

Gonitis [zu gr. γόνυ = Knie] *w;* -, ...itiden (in fachspr. Fügungen: ...itides): = Gonarthritis

Gono|blennor|rhö, auch: **Gono|blennor|rhöe** [*...rö;* gr. γονή = Abstammung; Geschlecht; Samen u. ↑Blennorrhö] *w;* -, ...rrhöen: Augentripper, eitrige, durch ↑Gonokokken hervorgerufene Bindehautentzündung

Gono|kok|ke [gr. γονή = Abstammung; Geschlecht; Samen u. ↑Kokke] *w;* -, ...kok|ken od. **Gono|kok|kus** *m;* -, ...kok|ken: = Neisseria gonorrhoeae

Gonor|rhö, auch: **Gonor|rhöe** [*...rö;* von gr. γονόρροια = Samenfluss] *w;* -, ...rrhöen, in fachspr. Fügungen: **Gonor|rhoea** *w;* -, *Pl.:* ...oe|ae: Tripper, durch ↑Neisseria gonorrhoeae hervorgerufene Geschlechtskrankheit, die haupts. die Urogenitalschleimhäute befällt (Abk.: Go). **gonor|rhoisch,** in fachspr. Fügungen: **gonor|rhoi|cus, ...ca, ...cum:** den Tripper betreffend, auf Tripper beruhend; z. B. in der Fügung ↑Conjunctivitis gonorrhoica

Gono|som [gr. γονή = Abstammung; Geschlecht u. ↑...som] *s;* -, -en: Bez. für ein Chromosom, das an der Geschlechtsbestimmung beteiligt ist (X bzw. Y). **Gono|somie** [↑...somie] *w;* -, ...ien: Sammelbez. für alle Störungen im Bereich der Geschlechtschromosomen, durch die es zu intersexuellen Krankheitsbildern kommt

Gonyo|kamp|sis [zu gr. γόνυ = Knie u. gr. κάμπτειν = biegen, krümmen] *w;* -: krankhafte Verkrümmung des Kniegelenks, bei der das Knie Beugestellung einnimmt

Good Manufacturing-Practices [*gud mänjufäktschᵉring präktißis;* engl. = gute Herstellungspraktiken] *Pl.:* von der WHO erstellte Richtlinien für die Arzneimittelproduktion, die eine ausreichende und gleich bleibende Qualität sichern sollen; Abk.: GMP

Goor|magh|tigh-Zellen [*gormachtich...;* nach dem belg. Arzt N. Goormaghtigh, 1890–1960]: im Winkel zwischen ↑Vas afferens und ↑Vas efferens liegende zytoplasmaarme Zellen mit chromatindichten Kernen

Gordon-Fingerzeichen [*gåʳdᵉn...;* nach dem amer. Neurologen Alfred Gordon, 1874 bis 1953]: Reflexbewegung der Finger zum Handrücken hin (bzw. Spreizung der Finger) bei Druck auf das ↑Os pisiforme. **Gordon-Phänomen:** bei ↑Chorea minor vorkommende Erscheinung, die darin besteht, dass der Unterschenkel nach Auslösen des Kniesehnenreflexes in Streckstellung bleibt

Gordon-Test [*gåʳdᵉn...;* nach dem engl. Bakteriologen H. Gordon, 1872–1953]: bakteriologischer Tierversuch zum Nachweis von Erregern der malignen ↑Lymphogranulomatose durch Einimpfen von Extrakten lymphogranulomatösen Gewebes in Kaninchenhirne (ruft eine tödliche lymphozytäre Enzephalitis hervor)

Gordon-Zehenzeichen [*gåʳdᵉn...;* nach dem amer. Neurologen Alfred Gordon, 1874 bis 1953]: reflektorische Aufwärtsbewegung (Dorsalflexion) der großen Zehe bei Kneten oder Kneifen der Wadenmuskulatur (bei Pyramidenbahnläsion)

GOT: Abk. für ↑Glutamat-Oxalacetat-Transaminase

Gowers-Bahn [*gauᵉrß...,* nach dem engl. Neurologen W. R. Gowers, 1845–1915]: = Tractus spinocerebellaris anterior. **Gowers-Zeichen: 1)** Erweiterung (statt Verengerung) der Pupille (paradoxe Pupillenreaktion) bei Lichteinfall (wenn ↑Tabes dorsalis vorliegt). **2)** Auftreten von verstärkten Schmerzen bei Ischias, wenn der Patient das Bein bis zur Schmerzgrenze streckt und den Fuß dorsal beugt (ermöglicht Unterscheidung zwischen Ischias und Muskelschmerzen anderer Herkunft)

GPT: Abk. für ↑Glutamat-Pyruvat-Transaminase

Graaf-Follikel [nach dem niederl. Anatomen Reinier de Graaf, 1641–1673] *Pl.:* = Folliculi ovarici vesiculosi

gracilis, ...le [aus gleichbed. lat. *gracilis*]: dünn, zart, schlank, schmal; z. B. in der Fügung ↑Nucleus gracilis (Anat.)

Grading [*gre'd...;* zu engl. *to grade* = einteilen, abstufen] *s;* -s, -s: Malignitätsgrad eines Tumors

Grae|fe-Krankheit [nach dem dt. Ophthalmologen Albrecht von Graefe, 1828–1870]: = Ophthalmoplegia chronica progressiva.

Grae|fe-Lanze: Lanzette mit dreieckigem Blatt (chirurg. Instrument für Augenoperationen). **Grae|fe-Zeichen**: Zurückbleiben des oberen Augenlides bei Blick nach unten (häufig bei ↑Basedow-Krankheit)

Grae|fenberg-Ring [nach dem dt. Gynäkologen Ernst Graefenberg, 1881–1957]: Spiralring aus Silberdraht, der zur Verhütung einer Schwangerschaft in die Gebärmutterhöhle eingelegt wird

Graft [engl.-amer. *graft* = Pfropfreis, Transplantat] *s;* -s, -s: neuere Bez. für: Transplantat, Plastik

Graft-versus-Host-Re|aktion [*...houst...;* ↑Graft, lat. *versus* = gegen, engl. *host* = Gastgeber u. ↑Reaktion] *w;* -, -en: Abstoßungsreaktion eines transplantierten Spenderorgans gegen den Empfängerorganismus

Grahambrot [nach dem amer. Arzt S. Graham, 1794–1851]: Vollkornbrot aus geschrotetem Weizen (in Kastenform), ursprüngl. ohne Hefe und Sauerteig hergestellt, heute oft durch Hefe oder Sauerteig gelockert

Graham-Steell-Geräusch [*gräjem-ßtil...;* nach dem engl. Arzt Graham Steell, 1851 bis 1942]: über dem zweiten Zwischenrippenraum hörbares ↑systolisches Herzgeräusch (deutet auf Pulmonalklappeninsuffizienz hin)

Graham-Tumor [*gräjem...;* nach dem amer. Chirurgen Allen Graham, 19./20. Jh.]: kleine Adenokarzinominsel, Mikrokarzinom mit fibrösem Stroma, bes. in Kröpfen vorkommend

Gram-Färbung [nach dem dän. Bakteriologen H. C. J. Gram, 1853–1938]: Färbung von mikroskopischen Bakterienpräparaten (mit Karbolgentianaviolettlösung und Karbolfuchsin), durch die Bakterien gleichen Aussehens unterschieden werden können (da sie entweder die Farbe der einen oder die der anderen Lösung annehmen)

...gramm [von gr. γράμμα = Geschriebenes; Buchstabe; Schriftzeichen; Zeichen]: Grundwort von zusammengesetzten sächlichen Hauptwörtern mit der Bedeutung „Geschriebenes; [grafisch] Aufgezeichnetes; Röntgenbild; Sinneseindruck"; z. B.: Engramm, Enzephalogramm; vgl. ...graph und ...graphie

gram|negativ [nach dem dän. Bakteriologen H. C. J. Gram, 1853–1938]: bei der Gram-Färbung sich rot färbend (von Bakterien). **grampositiv**: bei der Gram-Färbung sich blau färbend (von Bakterien)

Grande Hystérie [*grangd [h]isteri;* frz. = große Hysterie] *w;* - -, -s -s: großer hysterischer Anfall mit Bewusstseinseinengung, Aufbäumung in Kopf-Fersen-Lage und Verdrehung der Augen

Grand Mal [*grang -;* aus gleichbed. frz. *grand mal*] *s;* - -: großer Anfall bei ↑Epilepsie

Granula: Pl. von ↑Granulum

granulär, in fachspr. Fügungen: **granularis, ...re** [zu lat. *granulum* = Körnchen]: körnig; z. B. in der Fügung ↑Foveolae granulares

Granular|atro|phie [zu lat. *granulum* = Körnchen u. ↑Atrophie]: körnige Veränderung der Oberfläche eines Organs infolge Schrumpfung (z. B. bei Schrumpfniere und Leberzirrhose)

Granulat [zu lat. *granulum* = Körnchen] *s;* -[e]s, -e: gekörnte Substanz. **Granulation** *w;* -, -en, in fachspr. Fügungen: **Granulatio,** *Pl.:* ...io|nes: **1)** Bildung von ↑Granulationsgewebe (1 u. 2). **2)** meist *Pl.:* Körnchen an der Oberfläche von ↑Granulationsgewebe (1 u. 2). **3)** *Pl.:* Bezeichnung für: Granula der ↑Leukozyten. **Granulatio|nes arachnoideales** *Pl.:* warzenähnliche, gefäßlose Wucherungen der Spinngewebshaut des Gehirns, die sich in die ↑Dura mater und den ↑Sinus durae matris vorwölben

Granulations|geschwulst: geschwulstartige Wucherung von ↑Granulationsgewebe (2), durch Infektionen (infektiöse Granulationsgeschwülste von charakteristischem Aussehen) und chronisch-entzündliche Prozesse hervorgerufen

Granulations|gewebe: **1)** sich bei der Heilung von Wunden u. Geschwüren neu bildendes gefäßreiches Bindegewebe, das nach einiger Zeit in Narbengewebe übergeht. **2)** ein dem Granulationsgewebe (1) ähnliches Gewebe, das sich bei bestimmten Infektionen und chronischen Entzündungen im Gewebsinneren bildet

granulie|ren [zu lat. *granulum* = Körnchen]: Körnchen bzw. Granulationen bilden. **granuliert**: gekörnt, körnig

Granulom [zu lat. *granulum* = Körnchen] *s;* -s, -e, in fachspr. Fügungen: **Granuloma,** *Pl.:* -ta: Bezeichnung für bestimmte ↑Granulationsgeschwülste; bes. in der Zahnmedizin Bez. für eine Granulationsgeschwulst an der Zahnwurzelspitze; krankhafte Gewebsveränderung mit Geschwulstbildung. **Granuloma anulare:** ringförmig angeordnete Knötchen, vorwiegend an Hand- u. Fingerrücken. **Granuloma fungo|ides:** = Mycosis fungoides. **Granuloma mali|gnum:** = Lymphogranulomatose. **Granuloma pediculatum:** gestielte, pilzförmige Geschwulst der

Haut und der Schleimhäute. **Granuloma tele|angi|ec|taticum:** = Granuloma pediculatum. **Granuloma tri|cho|phyticum:** geschwulstartige Bildungen bei ↑Trichophytie. **Granuloma tropicum:** = Frambösie. **Granuloma venere|um:** Wucherbeule, tropische Geschlechtskrankheit, die sich in der Bildung wuchernder Geschwüre im Genitalbereich äußert (durch ↑Donovania granulomatis hervorgerufen). **Granulom, rheumatisches:** = Aschoff-Geipel-Knötchen

granulomatös, in fachspr. Fügungen: **granulomatosus, ...osa, ...osum** [zu ↑Granulomatose]: mit der Bildung von ↑Granulomen einhergehend; zu einer ↑Granulomatose gehörend

Granulomatose [zu ↑Granulom] *w;* -, -n, in fachspr. Fügungen: **Granulomatosis,** *Pl.:* ...oses: Bildung zahlreicher ↑Granulome; Erkrankung, die mit der Bildung von Granulomen einhergeht. **Granulomatosis benigna:** = Sarkoidose. **Granulomatosis dis|ciformis chronica:** Hauterkrankung, die sich in scheibenförmigen, harten Geschwulstherden, vorwiegend an den Unterschenkeln, äußert. **Granulomatosis infanti|septica:** = Listeriose

granulomatosus vgl. granulomatös

Granulo|phthise [lat. *granulum* = Körnchen u. gr. *φθίσις* = Auszehrung; Schwinden, Abnehmen] *w;* -: = Agranulozytose

Granulo|poe|se [zu lat. *granulum* = Körnchen u. gr. *ποιεῖν* = machen; bereiten] *w;* -: Bildung der ↑Granulozyten aus ↑Myeloblasten

granulös, in fachspr. Fügungen: **granulosus, ...osa, ...osum** [zu lat. *granulum* = Körnchen]: körnig, gekörnt; z. B. in der Fügung ↑Stratum granulosum

Granulosa|zellen: Zellen des ↑Stratum granulosum, des Follikelepithels des Graaf-Follikels. **Granulosa|zell|tumor:** Östrogen bildende Eierstocksgeschwulst

Granulosis ru|bra nasi [zu ↑granulosus; ↑ruber u. ↑Nasus] *w;* - - -: gesteigerte Schweißabsonderung mit Bildung hellroter Knötchen und Pusteln auf der geröteten Nasenhaut (hauptsächlich bei Kindern vorkommend)

granulosus vgl. granulös

Granulo|zyt [lat. *granulum* = Körnchen u. ↑...zyt] *m;* -en, -en (meist *Pl.*): große weiße Blutkörperchen mit feinkörnigem Protoplasma. **Granulo|zyten-kolonie|stimulierender Faktor:** ↑Zytokin, das die Bildung von Granulozyten anregt; Abk. GCSF (für entsprechend engl. granulocytes colony stimulating factor). **Granulo|zyto|pa|thie** [↑...pathie] *w;* -, ...ien: Funktionsstörung der weißen Blutkörperchen (bei normaler Zellzahl). **Granulo|zyto|penie** [gr. *πενία* = Armut, Mangel] *w;* -, ...ien: Mangel an Granulozyten im Blut, z. B. bei ↑Agranulozytose

Granulum [aus lat. *granulum* = Körnchen] *s;* -s, ...la (meist *Pl.*): **1)** Arzneikügelchen (Arzneimittel in Körnchenform). **2)** Teilchen der mikroskopischen Kornstruktur der lebenden Zelle. **3)** beim ↑Trachom vorkommende körnige Bildung unter dem Oberlid. **4)** Gewebeknötchen in Granulationsgeweben (1 u. 2). **Granula menin|gica** *Pl.:* = Granulationes arachnoideales

...graph [zu gr. *γράφειν* = einritzen; schreiben; aufzeichnen], eindeutschend **...graf:** Grundwort von zusammengesetzten männlichen Hauptwörtern mit der Bed. „Gerät (Apparat) zur grafischen (od. bildlichen) Aufzeichnung von Körperteilen od. Organen, von Bewegungen od. Messergebnissen"; z. B.: Elektrokymograph. **...graphie:** Grundwort von zusammengesetzten weiblichen Hauptwörtern mit der Bed. „Aufzeichnung; grafische Darstellung; röntgenographische Abbildung (Darstellung)"; z. B.: Arteriographie; vgl. auch ...gramm

Gra|pho|loge [zu gr. *γράφειν* = schreiben u. ↑...loge] *m;* -n, -n: Forscher und Kenner auf dem Gebiet der Graphologie. **Gra|pho|logie** [↑...logie] *w;* -: Lehre vom Ausdrucksgehalt der Handschrift und von ihrer psychologischen Deutung. **gra|pho|logisch:** die Handschriftendeutung, den Ausdruck der Handschrift betreffend

Gra|pho|me|trie [zu gr. *γράφειν* = schreiben u. ↑...metrie] *w;* -: Bestimmung der durch Medikamente oder Krankheiten hervorgerufenen Veränderungen der Handschrift

Gra|pho|spasmus [zu gr. *γράφειν* = schreiben und ↑Spasmus] *m;* -, ...men: „Schreibkrampf", durch Überanstrengung hervorgerufener Krampf der Handmuskeln

Graser-Divertikel [nach dem dt. Chirurgen Ernst Graser, 1860–1929]: Ausstülpung der Schleimhaut des Dick- u. des Mastdarms

Grasset-Zeichen [*graßä...;* nach dem frz. Arzt Joseph Grasset, 1849–1918]: **1)** Bewegung des Kopfes bei halbseitiger Gehirnblutung nach der Seite der gelähmten Gliedmaßen hin (bei spastischer Lähmung) infolge Kontraktion des ↑Musculus sternocleidomastoideus. **2)** Anzeichen für ↑Hemiplegie, das darin besteht, dass der Liegende zwar jedes Bein für sich, aber nicht beide Beine zugleich anheben kann

grassie|ren [aus lat. *grassari* = losschreiten; (hart) zu Werke gehen; wüten]: um sich greifen, sich ausbreiten, wüten (bes. von Krankheiten)

Gratio|let-Sehstrahlung [*graßiolä...;* nach dem frz. Anatomen u. Physiologen L. P. Gratiolet, 1815–1865]: = Radiatio optica

grauer Star vgl. Katarakt

Grausyndrom vgl. Greysyndrom

Gravedo [aus lat. *gravedo* = Schwere der Glieder, Stockschnupfen] *w;* -: veralt. Bez. für ↑Rhinitis

grave|olens [aus gleichbed. lat. *graveolens*]: übel riechend, stinkend

Graves-Krankheit [*gre'ws...;* nach dem schott. Arzt Robert J. Graves, 1796–1853] = Basedow-Krankheit

gravid, in fachspr. Fügungen: **gravidus, ...da, ...dum** [aus gleichbed. lat. *gravidus* (eigtl. = beschwert)]: schwanger. **Gravida**, *w;* -, ...dae: Schwangere. **Gravidität** *w;* -, -en, in fachspr. Fügungen: **Graviditas** *w;* -, ...tates: Schwangerschaft. **Graviditas ab|dominalis:** Bauchhöhlenschwangerschaft, Entwicklung des Keims außerhalb des ↑Uterus in der Bauchhöhle. **Graviditas ex|tra|uterina**, auch: **Ex|tra|uterin|gravidität** [↑extrauterinus]: allg. Bezeichnung für eine Schwangerschaft, bei der sich der Keim außerhalb der Gebärmutter entwickelt. **Graviditas nervosa:** = Grossesse nerveuse. **Graviditas ovarica:** Schwangerschaft, bei der sich der Keim im Eierstock entwickelt. **Graviditas tubarica:** „Eileiterschwangerschaft", Schwangerschaft, bei der sich der Keim im Eileiter entwickelt. **gravidus** vgl. gravid

gravis, ...ve [aus gleichbed. lat. *gravis*]: schwer; schwerwiegend; z. B. in der Fügung ↑Icterus gravis neonatorum

Grawitz-Tumor [nach dem dt. Pathologen Paul Grawitz, 1850–1932]: = Hypernephrom

Gray [*gre'*; nach dem brit. Physiker u. Radiologen L. H. Gray, 1905–1965] *s;* -[s], -: gesetzliche Einheit der Energiedosis ionisierender Strahlen (ersetzt das ↑Rad); Zeichen: Gy (1 Gy = 1 J/kg)

Grazilis|syn|drom: Überlastungsreaktionen des Ansatzes des Musculus gracilis am Mons pubis

Gregg-Krankheit [nach dem austral. Ophthalmologen Sir Norman McAllister Gregg, 1892–1966]: = Embryopathia rubeolosa

Greif|re|flex: reflektorisches Schließen der Finger zur Faust bei Berührung der Handfläche (nach bestimmten Schädigungen des Stirnhirns auftretend; physiologisch bei Neugeborenen u. Säuglingen)

Greisenbogen vgl. Arcus senilis

Grenz|divertikel vgl. Pulsionsdivertikel

Grenzfläche vgl. Membran

Grenzstrahlen: extrem weiche, sehr langwellige Röntgenstrahlen unterhalb des für die Durchleuchtung verwertbaren Wellenlängenbereichs (zu Bestrahlungen verwendet; Phys.)

Grenzstrang vgl. Truncus sympathicus

Grenzstrang|re|sektion: = Sympathektomie

Grenzstreif vgl. Stria terminalis

Grey|syn|drom [*gre'...;* engl. *grey* = grau], **Grau|syn|drom:** kardiovaskulärer Kollaps bei Früh- und Neugeborenen nach Behandlung mit Chloramphenikol; charakteristisch ist die aschgraue Hautfarbe der Kinder

Grie|singer-Zeichen [nach dem dt. Internisten u. Psychiater Wilhelm Griesinger, 1817–1868]: Schwellung hinter dem Warzenfortsatz des Ohres als Zeichen für eine ↑Thrombose des ↑Sinus transversus

Griess-Probe [nach dem dt. Chemiker J. P. Griess, 1829–1888]: Methode zum Nachweis von Nitrit im Harn

Griffelfortsatz vgl. Processus styloideus (ossis temporalis)

Grimmdarm vgl. Kolon

Grind *m;* -[e]s, -e: Kruste oder Borke, die sich bei bestimmten Hautkrankheiten bildet

grippal [zu ↑Grippe]: grippeartig, mit Fieber u. Katarrh verbunden (von Infekten). **Grippe** [aus gleichbed. frz. grippe (eigtl. = Grille, Laune)] *w;* -, -n: Virusinfektionskrankheit, die mit Fieber, Gliederschmerzen, Katarrh der oberen Luftwege u. a. einhergeht und oft epidemisch auftritt. **Grippe|pneumonie:** Lungenentzündung, die als Komplikation bei einer Grippe auftritt. **grippoid** [zu ↑Grippe u. ↑...id]: = grippal. **grippös:** = grippal

Grisel-Krankheit [nach dem frz. Arzt P. Grisel, 20. Jh.]: ↑Subluxation der ↑Articulatio atlantoaxialis mediana infolge entzündlicher Weichteilschwellung im Nasen-Rachen-Raum bei Kindern (dadurch bedingt eine schmerzhafte Schiefhaltung des Kopfes)

grise|us, ...ea, ...e|um [aus gleichbed. mlat. *griseus*]: grau; z. B. in der Fügung ↑Substantia grisea

Gritti-Operation [nach dem ital. Chirurgen Rocco Gritti, 1828–1920]: Oberschenkelamputation dicht über dem Kniegelenk, wobei die Knochenwunde mit der Kniescheibe verschlossen wird (heute weniger gebräuchlich, da der Oberschenkelstumpf für moderne Prothesen zu lang ist)

Grocco-Rauchfuß-Dreieck [*groko...;* nach dem ital. Internisten Pietro Grocco (1856–1916) u. dem dt.-russ. Internisten Karl Rauchfuß (1835–1915)]: dreieckige Zone auf der nicht von einem ↑Pleuraerguss betroffenen Brustseite, die bei der Perkussion ähnliche Schalldämpfung, Abschwächung des ↑Vesikuläratmens und Aufhebung des Stimmfremitus zeigt (wie der Bezirk des Pleuraergusses)

Gros-Re|aktion [nach dem dt. Internisten W. Gros, geb. 1904]: Reaktion des Blutserums mit zugesetzter ↑Hayem-Lösung, mit deren Hilfe sich Eiweißveränderungen (Globulinvermehrung) feststellen lassen

Größersehen vgl. Makropsie

Grossesse nerveuse [*großäß närwös;* aus gleichbed. frz. *grossesse nerveuse*] *w;* - -, -s -s [*...ßäß ...wös*]: „eingebildete Schwangerschaft", Wahnvorstellung, die alle körperlichen Symptome einer Schwangerschaft herbeiführen kann, ohne dass eine Schwangerschaft vorliegt

Großfleckenkrankheit vgl. Erythema infectiosum

Großhirn vgl. Cerebrum

Großhirn|hemi|sphäre vgl. Hemisphaerium

Großhirnrinde vgl. Cortex cerebri

Großhirnschenkel vgl. Crus cerebri

Großhirnsichel vgl. Falx cerebri

Großzehe vgl. Hallux

Großzehenzeichen vgl. Babinski-Zeichen

Grubenwurm vgl. Ancylostoma duodenale

Gruber-Widal-Re|aktion [nach dem dt. Hygieniker u. Bakteriologen Max von Gruber (1853–1927) u. dem frz. Internisten Ferdinand Widal (1862–1929)]: ↑Agglutination eines Blutserums, das bestimmte Immunkörper enthält, mit Bakterien der entsprechenden Art (dient zur Identifizierung unbekannter Bakterienstämme mithilfe von bekannten Immunseren)

Gruby-Krankheit [nach dem ungar. Arzt David Gruby, 1810–1898]: = Mikrosporie

Grünblindheit vgl. Deuter[o]anopie

Grundumsatz *m;* -es, ...sätze: diejenige Energiemenge, die der Körper bei völliger Ruhe verbraucht, d.h., die nur der Erhaltung der Lebensvorgänge dient und nicht in Muskel-, Verdauungsarbeit o.Ä. umgesetzt wird; Abk.: GU

grüner Star vgl. Glaukom

Grünholz|fraktur [auf die Biegsamkeit jungen, wachsenden Holzes bezogen]: Knochenbruch bei Kindern und Jugendlichen, bei dem die Knochenhaut zum Mindesten auf einer Seite unversehrt bleibt

Grützbeutel vgl. Atherom

Gryposis un|guium [zu gr. *γρυπός* = gekrümmt; lat. *unguis* = Finger-, Zehennagel] *w;* - -, ...oses -: = Onychogrypose

GU: Abk. für ↑Grundumsatz

Gua|jak|harz [von indian. (hait.) *guayacán* = Name eines mittelamerikan. Baumes]: als Heilmittel (u.a. harntreibend) verwendetes Harz des Guajakbaums. **Gua|jakol** [Kurzwort aus *Guajak* u. Alkoh*ol*] *s;* -s: [aus Guajakharz gewonnener] aromatischer Alkohol, Antiseptikum mit mild desinfizierender und sekretionshemmender Wirkung bes. auf die Bronchialschleimhaut (gleichzeitig appetitanregend). **Gua|jak|probe**: Untersuchung des Stuhls, Urins u. Magensaftes auf Blutbeimengungen mittels Zusatzes von Guajaktinktur u. Wasserstoffperoxid zur Flüssigkeit (bei positiver Reaktion Blaufärbung)

Guarnie|ri-Körperchen [nach dem ital. Pathologen Giuseppe Guarnieri, 1856–1918]: ↑extranukleär gelegene, leicht färbbare Einschlusskörperchen in von Pockenviren befallenen Zellen (Produkte der Reaktion der Zelle auf das Pockenvirus)

Gubernaculum testis [aus lat. *gubernaculum* = Steuerruder (auch übertr. = Lenkung, Leitung); ↑Testis] *s;* - -, ...la -: das Urnierenleitband in seiner beim männl. Geschlecht ausgeprägten Form als Hodenleitband, das den in der Leibeshöhle befindlichen embryonalen Hoden mit der Leistengegend verbindet und seinen Eintritt in den Hodensack lenkt

Gub|ler-Schwellung [*güblär...;* nach dem frz. Arzt Adolphe Gubler, 1821–1879]: Sehnenanschwellung am Handrücken bei Lähmung infolge Bleivergiftung

Gudden-Zeichen [nach dem dt. Psychiater J. B. A. von Gudden, 1824–1886]: Reaktionsträgheit der Pupillen nach Alkoholgenuss (tritt bei Alkoholintoleranz und nach ungewohntem Alkoholgenuss auf). **Gudden-Wanner-Zeichen** [Friedrich Wanner, dt. Otologe, 1870–1944]: Abnahme der Dauer eines Stimmgabeltons über Narben des knöchernen Schädels infolge Verminderung der Schallleitung

Guelpa-Kur [nach dem ital. Arzt Guglielmo Guelpa, 1850–1930]: Entfettungskur mit vegetarischer Diät

Guérin-Fraktur [*gerãng...;* nach dem frz. Chirurgen A. F. M. Guérin, 1817(?)–1895]: ein- oder beidseitige ↑Fraktur des Oberkiefers in Höhe des harten Gaumens infolge Gewalteinwirkung im Bereich der Nasenöffnung

Gui|nea|wurm vgl. Dracunculus medinensis

Gull-Krankheit [*gal...;* nach dem engl. Arzt W. W. Gull, 1816–1890]: = Myxödem

Gumma [zu vulgärlat. *gummi* (lat. *cummi*) = Gummi] *s;* -s, Gummata u. Gummen: gummiartige ↑Granulationsgeschwulst in verschiedenen Organen (im Tertiärstadium der ↑Syphilis)

Gummihaut vgl. Cutis laxa

gummös, in fachspr. Fügungen: **gummosus, ...osa, ...osum** [zu ↑Gumma]: zum ↑Gumma gehörend, Gummen bildend

Gumprecht-Schollen [nach dem dt. Internisten Ferdinand Gumprecht, 1864–1947] *Pl.:* schollenförmige Trümmer von Leukozyten im Blutausstrich bei ↑lymphatischer und ↑myeloischer ↑Leukämie

Gunn-Kreuzungs|phänomen [*gan...;* nach dem engl. Ophthalmologen R. M. Gunn, 1850–1909]: Eindrückung einer Netzhautvene an der Stelle, an der sie eine verdickte oder verhärtete Arterie kreuzt (bei ↑Hypertonie vorkommend)

Günther-Krankheit [nach dem dt. Internisten Hans Günther, 1884–1956]: = Porphyria erythropoetica

Günther-Operation [nach dem dt. Chirurgen G. B. Günther, 1801–1866]: Verbesserung der ↑Pirogow-Operation zur Amputation des Unterschenkels, bei der der Schnitt durch Weichteile, Waden- und Fersenbein schräg angelegt wird, sodass beim Aneinanderfügen der Knochenflächen ein Teil der Sohlenhaut (und nicht die Achillessehnengegend) die neue Trittfläche bildet

Günzburg-Probe [nach dem dt. Internisten Alfred Günzburg, 1861–1945]: mit Günzburg-Reagenz ausgeführte Probe, mit der sich die Anwesenheit freier Salzsäure im Magensaft feststellen lässt (bei der Eindampfung von filtriertem Magensaft mit Günzburg-Reagenz bildet sich bei Anwesenheit von freier Salzsäure ein roter Spiegel). **Günzburg-Reagenz**: auf kleinste Mengen freier Salzsäure reagierendes Gemisch aus Lösungen von Phlorogluzin u. Vanillin in Alkohol

Gurkenkernbandwurm vgl. Dipylidium caninum

Gürtelrose vgl. Herpes zoster

gustatorius, ...ia, ...ium [zu lat. *gustus* = Geschmack]: den Geschmackssinn betreffend, zum Geschmackssinn gehörend; z. B. in der Fügung ↑Caliculus gustatorius

Gusto|meter [↑Gustus und ↑...meter] *s;* -s, -: Gerät zur Prüfung des Geschmackssinnes. **Gusto|me|trie** [↑...metrie] *w;* -: Prüfung des Geschmackssinnes

Gustus [aus lat. *gustus* = Geschmack] *m;* -, - [*gúßtuß*]: Geschmack[ssinn] (vermittelt die drei Grundqualitäten: süß, sauer, salzig). **Gustus de|pravatus: 1)** schlechter Geschmack im Mund. **2)** Gelüst nach ausgefallenen Speisen

gutartig vgl. benigne

Gu|thrie-Test [*gathri...;* nach dem zeitgen. amer. Pädiater R. Guthrie]: Methode zum Nachweis des Enzyms Phenylalanin im Blut von Säuglingen mit dem Ziel der Früherkennung des (heilbaren) Phenylbrenztraubensäureschwachsinns

Gutta|dia|phot|verfahren [lat. *gutta* = Tropfen, ↑dia... u. gr. *φῶς*, Gen.: *φωτός* = Licht]: Verfahren der Blutdiagnostik, bei dem ein auf gefärbtes Fließpapier aufgebrachter eingetrockneter Blutstropfen im durchscheinenden Licht betrachtet wird (charakteristische Veränderungen des Aussehens weisen auf bestimmte Blutkrankheiten oder auf ↑Syphilis hin)

Gutta|per|cha [zu malai. *getah* = Gummi u. *percha* = Baum, der Guttapercha absondert] *w;* - oder s; -s: kautschukähnliches Produkt aus dem Milchsaft einiger Bäume Südostasiens, das u. a. medizinisch für (wasserundurchlässiges) Verbandsmaterial verwendet wird

guttatus, ...ta, ...tum [zu lat. *gutta* = Tropfen]: tropfenförmig; bes. in der Fügung ↑Psoriasis guttata

guttural, in fachspr. Fügungen: **gutturalis, ...le** [zu lat. *guttur* = Gurgel, Kehle]: die Kehle betreffend

Gu|yon-In|stillation [*güijong...;* nach dem frz. Urologen Félix Guyon, 1831–1920]: Einträufelung von Arzneimittellösungen in die hintere Harnröhre (zur Behandlung des ↑Colliculus seminalis, der Ausführungsgänge um ↑Prostata u. Samenblasen) mittels durchbohrtem ↑Bougie mit angesetzter Spitze. **Gu|yon-Nieren|palpation**: Abtasten der Nieren (in Rückenlage des Patienten) mit beiden Händen, wobei eine Hand vom Rücken (Lumbalregion) her die Niere der anderen, den Oberbauch abtastenden Hand entgegendrückt. **Gu|yon-Zeichen**: ↑Ballottement der Nieren

Gy = Gray

gyn..., Gyn... vgl. gynäko..., Gynäko...

Gyn|agogie [zu ↑gynäko... u. gr. *ἀγωγός* = führend, leitend] *w;* -: Zweig der Medizin bzw. Psychologie, der sich mit der psychotherapeutischen Behandlung gynäkologischer Leiden beschäftigt

gynäko..., Gynäko..., auch: **gyno..., Gyno...,** vor Selbstlauten meist: **gyn..., Gyn...** [aus gr. *γυνή*, Gen.: *γυναικός* = Weib, Frau]: Bestimmungswort von Zus. mit der Bed. „Frau, Frauen...; weiblicher Organismus; weibliche Geschlechtsmerkmale; weibliches Individuum"; z. B.: gynäkotrop, Gynäkomastie, Gynander, Gynogamet

Gynäko|all|ergie [↑gynäko... u. ↑Allergie] *w;* -, ...ien: anatomisch-funktionelle Veränderungen im Bereich des weibl. Genitalapparates durch spezifische oder unspezifische Faktoren

Gynäko|gra|phie [↑gynäko... u. ↑...graphie; Analogiebildung nach ↑Röntgenographie] *w;* -, ...ien: röntgenographische Darstellung der Gebärmutter u. der Eierstöcke (nach Einblasen von Luft als Kontrastmittel in den Bauchraum)

Gynäko|loge [↑gynäko... u. ↑...loge] *m;* -n, -n: „Frauenarzt", Arzt für Frauenheilkunde. **Gynäko|logie** [↑...logie] *w;* -: „Frauenheilkunde", Lehre von den Frauenkrankheiten (einschließlich Geburtshilfe). **Gynäkologikum** *s;* -s, ...ka: Arzneimittel zur Behandlung von Frauenkrankheiten. **gynäko|logisch**: die Frauenheilkunde betreffend

Gynäko|mastie [zu ↑gynäko... u. gr. *μαστός* = Brust, Mutterbrust] *w;* -, ...ien: unnatürliche Brustentwicklung bei Männern, von hormonalen Störungen verursachte Vermehrung des Brustdrüsengewebes (echte G.) oder Fettablagerungen in der Brustdrüse (falsche G.)

gynäko|morph [zu ↑gynäko... u. gr. *μορφή* = Gestalt]: der Gestalt nach weiblich

Gynäko|phobie [zu ↑gynäko... u. gr. *φόβος* = Furcht] *w;* -, ...ien: Weiberscheu, Abscheu gegen alles Weibliche, neurotische Angst vor dem weiblichen Geschlecht

Gynäko|spermium [↑gynäko... und ↑Spermium] *s;* -s, ...ien [...$i^e n$]: Samenfaden, der ein X-Chromosom enthält und damit das

Geschlecht des Kindes als weiblich bestimmt; vgl. Androspermium

gynäko|trop [↑gynäko... u. ...↑trop]: bevorzugt bei Frauen auftretend bzw. vorkommend (von Krankheiten, Todesursachen u. Ä.). **Gynäko|tropie** *w;* -, ...ien: die Tatsache, dass u. a. bestimmte Krankheiten ausschließlich oder bevorzugt beim weiblichen Geschlecht auftreten

Gyn|ander [zu ↑gynäko... u. gr. ἀνήϱ, Gen.: ἀνδϱός = Mann] *m;* -s, -: Zwitter, Lebewesen, das sowohl männliche wie weibliche Geschlechtsmerkmale zeigt (die normal ausgebildet sind und mosaikartig über den Körper verteilt oder halbseitig auftreten; meist bei Tieren, z. B. Insekten; Biol.). **Gyn|an|drie** *w;* -, ...ien: **1)** Zwitterhaftigkeit, Vorkommen von männlichen u. weiblichen Geschlechtsmerkmalen bei einem [Tier]individuum (Biol.). **2)** Ausbildung von Körpermerkmalen des weiblichen Geschlechts bei männlichen Personen; vgl. Androgynie. **Gyn|an|drismus** *m;* -, ...ismen: selten für: Gynandrie. **Gyn|an|dro|mor|phismus** [zu gr. μοϱφή = Gestalt] *m;* -, ...men: **1)** Scheinzwittertum, Ausbildung von sekundären männlichen u. weiblichen Geschlechtsmerkmalen bei einem [Tier]individuum (Biol.). **2)** = Gynandrie (2)

Gyn|an|dro|blastom [↑gynäko..., ↑andro... u. ↑Blastom] *s;* -s, -e: seltene Mischgeschwulst des Eierstocks, histologisch die Merkmale des ↑Arrhenoblastoms u. eines Granulosazelltumors zeigend

Gyn|atresie [↑gynäko... u. ↑Atresie] *w;* -, ...ien: angeborenes Fehlen der weibl. Geschlechtsöffnung oder Verschluss der Mündungen einzelner Geschlechtsorgane (z. B. der Vagina, des Zervixkanals, des Eileiters)

gyno..., Gyno... vgl. gynäko..., Gynäko...

Gyno|gamet [↑gynäko... u. ↑Gamet] *m;* -en, -en (meist *Pl.*): Eizelle, weibliche Geschlechtszelle

gyno|id [↑gynäko... u. ↑...id]: einer Frau ähnlich, verweiblicht; bes. in der Fügung: **gynoider Typ** (des Mannes; Gegensatz: android)

Gyno|termone [↑gynäko... und ↑Termone] *Pl.:* ↑Termone, die die Ausbildung des weiblichen Geschlechts bestimmen

Gyrase [gr. γῦϱος = Kreis u. ↑...ase] *w;* -, -n: in Bakterien vorkommendes Enzym, das in der ↑Desoxyribonukleinsäure zu krankhaften Windungen führt. **Gyrase|hemmer** *Pl.:* Arzneimittel, die die Wirkung des Enzyms Gyrase abschwächen oder aufheben

gyratus, ...ta, ...tum [zu ↑Gyrus]: kreisförmig, gewunden, geschlängelt; z. B. in der Fügung ↑Psoriasis gyrata

Gyro|mi|tra es|culenta [zu gr. γῦϱος = Kreis u. gr. μίτϱα = Hauptbinde, Kopfbedeckung; ↑esculentus] *w;* - -: Frühjahrslorchel, Stockmorchel, Pilz, der verschiedene, durch Abkochen fast immer zerstörbare Gifte (vor allem die ↑Helvellasäure) enthält und als Speisepilz verwendet wird (Genuss nicht unbedenklich)

Gyro|tomie [↑Gyrus u. ↑...tomie] *w;* -, ...ien: operative Entfernung eines Gyrus

Gyrus [von gr. γῦϱος = Kreis] *m;* -, ...ri: anatom. Bezeichnung für: Gehirnwindung, eine der wulstigen Erhebungen an der Oberfläche des Gehirns, die durch seichte Furchen getrennt sind. **Gyrus an|gularis:** Windung des ↑Lobus parietalis, dem ↑Sulcus temporalis superior aufsitzend. **Gyri breves insulae** *Pl.:* die kleinen vorderen Windungen an der Oberfläche der ↑Insula. **Gyri cere|bri** *Pl.:* allg. Bezeichnung für: Windungen an der Oberfläche des Großhirns. **Gyrus cin|guli:** Windung, die sich bogenförmig um das ↑Corpus callosum legt. **Gyrus dentatus:** durch zahlreiche Einkerbungen gezähnelt erscheinende bogenförmige Windung am ↑Hippocampus. **Gyrus fas|cio|laris:** bandartige Windung am Hippocampus, die sich im ↑Gyrus dentatus fortsetzt. **Gyrus frontalis:** Windung des ↑Lobus frontalis parallel zur ↑Falx cerebri, eingeteilt in: G. f. inferior, G. f. medius, G. f. superior. **Gyrus longus insulae:** lange, hinten gelegene Windung an der Oberfläche der ↑Insula. **Gyri oc|cipitales** *Pl.:* unregelmäßige Windungen an der Oberfläche des Hinterhauptlappens. **Gyrus oc|cipito|temporalis lateralis** bzw. **media|lis:** seitlich gelegenes bzw. mittleres Läppchen an der Unterseite des ↑Lobus occipitalis u. ↑Lobus temporalis. **Gyri orbitales** *Pl.:* Windungen an der Basis des ↑Lobus frontalis. **Gyrus para|hippo|campalis:** Fortsetzung des ↑Gyrus occipitotemporalis lateralis und medialis an der Unterseite des ↑Lobus temporalis. **Gyrus para|terminalis:** Windung oberhalb der Sehnervenkreuzung u. unterhalb des ↑Rostrum corporis callosi. **Gyrus prae|centralis:** vordere Zentralwindung, vor der Zentralfurche (vgl. Sulcus centralis) der Großhirnhälfte gelegener Gyrus. **Gyrus post|centralis:** hintere Zentralwindung, hinter der Zentralfurche (vgl. Sulcus centralis) gelegener Gyrus. **Gyrus rectus:** Fortsetzung des ↑Gyrus frontalis superior an der Basis des ↑Lobus frontalis. **Gyrus su|pra|marginalis:** bogenförmige Windung des ↑Lobus parietalis. **Gyrus temporalis:** Windung des Schläfenlappens, eingeteilt in: G. t. inferior, G. t. medius, G. t. superior. **Gyri temporales trans|versi** *Pl.:* quer verlaufende Windungen des ↑Lobus temporalis

G-Zellen *Pl.:* Gastrin bildende Zellen im Magen

H

H: chem. Zeichen für ↑Wasserstoff (Hydrogenium)

Ha: chem. Zeichen für ↑Hahnium

HA: = Hepatitis A

HAA: Abk. für ↑hepatitisassoziiertes Antigen

Haab-Re|flex [nach dem Schweizer Ophthalmologen Otto Haab, 1850–1931]: Pupillenreflex derart, dass sich beide Pupillen stark zusammenziehen, wenn man in einem dunklen Raum seitlich vom Auge eine Lichtquelle aufstellt, zunächst an dieser vorbei ins Dunkle schaut u. dann bei gleich bleibender Blickrichtung seine Aufmerksamkeit dieser Lichtquelle zuwendet

Haarausfall vgl. Alopezie

Haarbalg vgl. Folliculus pili. **Haarbalgmilbe** vgl. Demodex folliculorum. **Haarbalgmuskeln** vgl. Musculi arrectores pilorum

Haare vgl. Pili

Haargefäß vgl. Kapillare

Haarnest|fistel: mit Epithel und Haaren ausgekleidete Fistel (meist in der Mittellinie über der ↑Junctura sacrococcygea gelegen)

Haarwirbel vgl. Vortex

Haarzelle: atypischer ↑B-Lymphozyt mit haarartigen Fortsätzen

Haarzunge vgl. Lingua nigra

Haarzwiebel vgl. Bulbus pili

Habenula [Verkleinerungsbildung zu lat. *habena* = Riemen, Streifen; Zügel] *w;* -, ...lae: die von der Zirbeldrüse zum ↑Thalamus ziehende streifenförmige Hirnmasse (Anat.)

Habitua|tion [zu lat. *habitus* = Gehabe, Haltung; Körperbeschaffenheit; erworbene Eigenschaft] *w;* -, -en: Verminderung einer Reaktion nach wiederholter Reizung des Erfolgsorgans (Physiol.). **habituell**, in fachspr. Fügungen: **habitua|lis, ...le:** gewohnheitsmäßig; oft wiederkehrend; z. B. in der Fügung ↑Abortus habitualis. **habitueller Ab|ort** vgl. Abort. **Habitus** *m;* -: äußere Erscheinung, Körperbeschaffenheit eines Menschen

Hackenbruch-An|äs|thesie [nach dem dt. Chirurgen Peter Hackenbruch, 1865 bis 1924]: Umspritzung einer Operationsstelle von zwei Einstichpunkten aus (bei ↑Lokalanästhesie). **Hackenbruch-Dis|trak|tions|klammer:** verstellbare Metallklammer zum Auseinanderziehen von Knochenbruchenden

Hackenfuß vgl. Pes calcaneus

Hadernkrankheit [südd., östr. *Hader* = Lumpen]: Milzbrandinfektion der Lunge bei Personen, die mit dem Verarbeiten u. Sortieren von Lumpen, Fellen u. Häuten zu tun haben

Hae|ma|dip|sidae [zu gr. αἷμα = Blut, gr. δίψα = Durst u. ↑...id] *Pl.:* Familie tropischer Blutegel

Haemangioma vgl. Hämangiom

Haemangiopericytoma vgl. Hämangioperizytom

haemat[o]..., Haemat[o]... vgl. hämato..., Hämato...

hae|mato|bius, ...ia, ...ium [zu gr. αἷμα, Gen.: αἵματος = Blut u. gr. βίος = Leben]: im Blut lebend (z. B. von ↑Mikroben)

Haematocele vgl. Hämatozele

Haematoma vgl. Hämatom

...haemia vgl. ...ämie

haem[o]..., Haem[o]... vgl. hämo..., Hämo...

haemolyticus vgl. hämolytisch

haemophilicus vgl. hämophil

Haemophilus vgl. Hämophilus

Haemoptysis vgl. Hämoptyse

Haemorrhagia vgl. Hämorrhagie. **haemorrhagicus** vgl. hämorrhagisch

haemorrhoidalis vgl. hämorrhoidal

Haemosporidia vgl. Hämosporidien

Haffkrankheit: mit Fieber, Muskelkater und Myoglobinurie einhergehende Erkrankung nach übermäßigem Genuss von Fischen, die Giftstoffe enthalten (häufig am Kurischen Haff beobachtet)

Hafnium [zu ↑Hafnia, dem nlat. Namen von Kopenhagen] *s;* -s: chem. Grundstoff (Metall); Zeichen: Hf

Hagelgeschwulst, Hagelkorn vgl. Chalazion

Hageman-Faktor [nach einem amer. Patienten namens Hageman]: Eiweißstoff im Blutplasma (Faktor XII der Blutgerinnung), dessen Fehlen zur Verlängerung der Blutungszeit führt

Hag|lund-Ferse [nach dem schwed. Orthopäden S. E. P. Haglund, 1870–1937]: ↑Exostose des Fersenbeins mit schmerzhafter Weichteilschwellung am Ansatz der Achillessehne

Hahnium [nach dem dt. Chemiker O. Hahn, 1879–1968] *s;* -s: chem. Element aus der Gruppe der Transurane; Zeichen: Ha

Haines-Probe [*hē'ns...;* nach dem amer. Chemiker W. S. Haines, 1850–1923]: Probe zum Nachweis von Zucker im ↑Urin u. ↑Liquor, auf der Reduktion von Kupferhydroxid zu Kupferoxydul (Farbreaktion) beruhend

Hair|less Woman [*hä'l^eß wum^en;* engl. = haarlose Frau] *w;* - -, - Women [- *wimin*]: Fehlen der Scham- und Achselbehaarung bei Frauen mit männlichen Gonaden (Pseudohermaphroditismus)

Hakenwurm vgl. Ancylostoma duodenale

Hakenwurmkrankheit vgl. Ankylostomiase

Halban-Zeichen [nach dem östr. Gynäkologen Joseph Halban, 1870–1937]: Zunahme der Behaarung im Gesicht u. am Körper bei Frauen während einer Schwangerschaft

Halbmilch: Säuglingsnahrung, die zur Hälfte aus Vollmilch, zur anderen Hälfte aus Wasser u. Kohlenhydraten besteht

Halbseitenlähmung vgl. Hemiplegie

Halbseiten|syn|drom: bei krankhaften Prozessen im Großhirn auf der gelähmten Seite auftretende motorische, sensible und sensorische Ausfälle

Halbseitenzwitter vgl. Gynander

Halbwertsschicht: Schichtdicke eines Stoffes, die Röntgenstrahlen auf die Hälfte ihrer Intensität abschwächt; Abk.: HWS

Halbwertszeit: Zeit, in der ein radioaktiver Stoff die Hälfte seiner Strahlenwirksamkeit verliert bzw. zur Hälfte in nichtradioaktive Bestandteile zerfallen ist; Abk.: HWZ (Phys.).

Halbwertszeit, bio|logische: Zeit, in der die Hälfte eines Stoffes im Körper abgebaut und durch eine neue Substanz ersetzt wird (beträgt z. B. beim Plasmaalbumin 20–25 Tage)

Halbwirbel: Wirbelkörper, der nicht völlig zusammengeschlossen ist

Haldane-Ef|fekt [*hålde'n...;* nach dem engl. Physiologen J. S. Haldane, 1860–1936]: Abhängigkeit des Kohlendioxidgehaltes einer Flüssigkeit (z. B. Blut) von der Sauerstoffsättigung

Hali|sterese [zu gr. *ἅλς*, Gen.: *ἁλός* = Salz u. gr. *στερεῖν* = berauben] *w;* -: Schwund der Mineralsalze in Knochen, Entkalkung der Knochen

Halitose [zu lat. *halitus* = Hauch; Atem] *w;* -, in fachspr. Fügungen: **Halitosis** = Foetor ex ore. **Halitus** *m;* -: Hauch, Atem; Ausdünstung; Geruch

Hallauer-Gläser [nach dem Schweizer Ophthalmologen Otto Hallauer, 19./20. Jh.]: graugrüne Brillengläser, die blaue u. ultraviolette Strahlen absorbieren

Hallervorden-Spatz-Krankheit [nach den dt. Neurologen Julius Hallervorden (1882 bis 1965) und Hugo Spatz (1888–1969)]: erbliche Krankheit, in deren Verlauf es infolge Schwundes der ↑Ganglienzellen zu Muskelstarre an Beinen, Armen u. im Gesicht, ferner zu Sehnervenatrophie kommt

Hallux [nlat. Kontamination aus lat. *hallex* u. *hallus* = große Zehe] *m;* -, Halluces: Großzehe. **Hallux rigidus:** Versteifung im Großzehengrundgelenk. **Hallux valgus:** Abknickung der Großzehe nach der Kleinzehenseite hin, sog. X-Großzehe. **Hallux varus:** Abknickung der Großzehe zur Körpermittellinie hin, sog. O-Großzehe

Halluzination [zu lat. *[h]a[l]lucinari* = gedankenlos sein, träumen] *w;* -, -en: Sinnestäuschung, Wahrnehmungserlebnis ohne Außenreiz. **halluzinatorisch**: die Halluzination betreffend, mit Halluzinationen einhergehend. **halluzinie|ren**: einer Sinnestäuschung unterliegen. **Halluzino|gen** [↑...gen] *s;* -s, -e (meist *Pl.*): auf das Zentralnervensystem und die Psyche wirkende Substanzen, die (im Allgemeinen ohne Trübung des Bewusstseins) psychoseähnliche Zustände (z. B. Entfremdungserlebnisse, Halluzinationen, traumhaft ekstatische Zustände) hervorrufen können.

Halluzinose *w;* -, -n: Sinnestäuschung, die bei klarem Bewusstsein auftritt

Halo [von gr. *ἅλως* = Tenne; Rundung; Hof (um Sonne od. Mond)] *m;* -[s], -s od. Halonen (fachspr.: Halones): **a)** Ring um die Augen. **b)** Warzenhof. **c)** roter Saum um eine Pockenpustel. **Halo glau|comatosus:** ringförmiger gelbrötlicher Bezirk um die ↑Papilla nervi optici bei ↑Glaukom. **Halo senilis:** Hof um die Sehnerveneintrittsstelle im Greisenalter

Halo|gen [gr. *ἅλς*, Gen.: *ἁλός* = Salz u. ↑...gen] *s;* -s, -e: „Salzbildner" (Fluor, Chlor, Brom, Jod), chem. Grundstoff, der ohne Beteiligung von Sauerstoff mit Metallen Salze bildet (Chem.)

Halonen, Halones: *Pl.* von ↑Halo. **haloniert** [zu ↑Halo]: von einem Hof umgeben, umrändert

halo|phil [gr. *ἅλς*, Gen.: *ἁλός* = Salz u. gr. *φίλος* = lieb; Freund]: salzhaltiges Milieu bevorzugend (auf Organismen, bes. Bakterien, bezogen)

Halo|therme [gr. *ἅλς*, Gen.: *ἁλός* = Salz u. gr. *θέρμη* = Wärme; warme Quelle] *w;* -, -n: warme Salzquelle

Hals: 1) vgl. Cervix. **2)** vgl. Collum

Halsbräune vgl. Diphtherie

Hals-Nasen-Ohren-Heilkunde vgl. Otorhinolaryngologie

Halsrippen: abnorme Bildung von Rippen am 7. Halswirbel, die ein- od. beidseitig auftreten können. **Halsrippen|syn|drom**: Aufhebung des distalen Arterienpulses bei Kompression der Arteria subclavia durch eine Halsrippe

Halsted-In|tra|kutan|naht [*hälßtäd...;* nach dem amer. Chirurgen W. S. Halsted, 1852–1922]: mit feinster chirurgischer Nadel angelegte Operationsnaht in einer Hautschnittfläche zur Vermeidung sichtbarer Stichkanäle

Halswirbel vgl. Vertebrae cervicales

Halswirbelsäule: aus sieben Wirbelknochen (↑Vertebrae cervicales) bestehender Teil der Wirbelsäule; Abk.: HWS

Halswirbelsäulen-Ir|ritations|syn|drom: Nacken- und Schulterbeschwerden, die in die Arme ausstrahlen, hervorgerufen durch Gefügestörungen der Wirbelsäule

Häm [zu gr. αἷμα = Blut] *s;* -s: Farbstoffanteil im ↑Hämoglobin

häm..., Häm... vgl. hämo..., Hämo...

Häm|ag|glutination [↑hämo... u. ↑Agglutination] *w;* -, -en: Zusammenballung bzw. Verklumpung von Blutkörperchen der gleichen Art außerhalb der Blutgefäße. **Häm|ag|glutinin** *s;* -s, -e: Schutzstoff des Serums, der eine ↑Agglutination der Blutkörperchen bewirkt

Häm|agogum [zu ↑hämo... u. gr. ἀγωγός = (herbei)führend] *s;* -s, ...ga: Mittel, das Blutungen herbeiführt od. fördert

Häm|alaun [↑hämo... u. ↑Alaun] *s;* -s, -e: Gemisch aus ↑Hämatoxylin und ↑Alaun (dient zur Färbung von Gewebeschnitten). **Häm|alaun-Eo|sin-Doppelfärbung:** gebräuchlichste histologische Färbemethode, bei der die Gewebeschnitte zuerst in Hämalaunlösung eingestellt werden, dann in Eosinlösung (nach dem Abspülen sind Zellkerne u. Knorpel blau, alle anderen Gewebsbestandteile rot)

Häm|all|ergose [↑hämo... u. ↑Allergose] *w;* -, -n: allergisch bedingte Veränderung des Blutes u. der Blut bildenden Organe

Hämal|lops [zu gr. αἱμαλέος = blutig u. gr. ὤψ = Auge] *m;* -: Bluterguss ins Auge (in die Vorderkammer od. in den Glaskörper, sog. „Blutauge"), meist ↑traumatisch bedingt

Häm|an|gio|endo|theliom [↑Hämangiom u. ↑Endotheliom] *s;* -s, -e: häufig bösartige Geschwulst aus Gefäßepithelien

Häm|an|giom [↑hämo... u. ↑Angiom] *s;* -s, -e, in fachspr. Fügungen: **Haem|an|gio|ma,** *Pl.:* -ta: gutartige Blutgefäßgeschwulst, Blutschwamm

Häm|an|gio|peri|zytom [zu ↑hämo..., ↑angio... u. ↑Perizyt] *s;* -s, -e, in fachspr. Fügungen: **Haem|an|gio|peri|cytoma,** *Pl.:* -ta: Geschwulst, die im Gewebe überall dort vorkommen kann, wo es Kapillaren gibt; charakterisiert durch große Mengen Perizyten, die um die Kapillaren herum angeordnet sind

Häm|ar|thros [zu ↑hämo... u. gr. ἄρθρον = Gelenk] *m;* -, ...roi: mit Blut gefülltes Gelenk, insbes. Blutergelenk. **Häm|ar|throse** *w;* -, -n, in fachspr. Fügungen: **Haem|arthrosis,** *Pl.:* ...oses: Bluterguss in ein Gelenk, bes. bei Blutern (sog. „Blutergelenk")

Hamartie [zu gr. ἁμαρτάνειν = fehlen, verfehlen] *w;* -, ...ien: örtlicher Gewebsdefekt als Folge einer embryonalen Fehlentwicklung des Keimgewebes

Hamarto|blastom [↑Hamartie und ↑Blastom] *s;* -s, -e: selbstständige, mitunter bösartige Geschwulst, die sich aus fehlgebildetem Keimgewebe entwickelt

Hamartom [zu gr. ἁμαρτάνειν = fehlen, verfehlen] *s;* -s, -e: geschwulstartige Wucherung defekten Gewebes, das durch eine ↑Hamartie entstanden ist. **hamartomatös:** geschwulstartig wuchernd. **Hamartomatose** *w;* -, -n: Auftreten multipler Hamartome

Häm|askos [↑hämo... u. gr. ἀσκός = lederner Schlauch; abgezogene Tierhaut] *m;* -: blutiger Erguss in die Bauchhöhle

hämat..., Hämat... vgl. hämato..., Hämato...

Hämat|emesis [zu ↑hämato... u. gr. ἐμεῖν = ausbrechen, ausspeien] *w;* -: Blutbrechen (das erbrochene Blut stammt aus Speiseröhre od. Magen; u. a. symptomatisch bei einem Magengeschwür)

Hämat[h]idrose vgl. Hämidrose

Hämatin [zu gr. αἷμα, Gen.: αἵματος = Blut] *s;* -s: eisenhaltiges, eiweißfreies Derivat des ↑Hämoglobins (entsteht im Blut z. B. durch Malariaplasmodien)

hämato..., Hämato..., vor Selbstlauten meist: **hämat..., Hämat...,** in fachspr. Fügungen: **hae|mat[o]..., Hae|mat[o]...** [aus gr. αἷμα, Gen.: αἵματος = Blut]: Bestimmungswort von Zusammensetzungen mit der Bedeutung „Blut"; z. B.: hämatogen, Hämatologie

Hämatoblast vgl. Hämoblast

Hämato|chezie [zu ↑hämato... u. gr. χέζειν = seine Notdurft verrichten] *w;* -, ...ien: Entleerung von reinem Blut aus dem After

Hämato|chyl|urie [↑hämato..., ↑Chylus u. ↑...urie] *w;* -, ...ien: Ausscheidung von Blut u. Darmlymphe mit dem Harn (infolge Platzens von erweiterten Lymphgefäßen der Harnblase)

hämato|gen [↑hämato... und ↑...gen], auch: **hämo|gen** [↑hämo...]: **1)** aus dem Blut stammend (z. B. von Bakterien, die auf dem Blutwege verschleppt werden). **2)** Blut bildend

Hämato|gramm [↑hämato... und ↑...gramm] *s;* -s, -e: = Hämogramm

Hämato|idin [zu ↑hämato... u. ↑...id] *s;* -s: eisenfreier Farbstoff des ↑Hämoglobins, der sich bei Austritt von Blut aus den Blutgefäßen bildet

Hämato|kolpos [↑hämato... u. gr. κόλπος = Busen; busenartige Vertiefung; weiblicher Schoß; Scheide] *m;* -: Ansammlung von Menstrualblut in der Scheide (bei Scheidenverschluss)

Hämatokonien vgl. Hämokonien

Hämato|krit [zu ↑hämato... u. gr. κρίνειν = scheiden, trennen] *m;* -en, -en: Glasröhrchen mit Gradeinteilung zur Bestimmung des Verhältnisses der roten Blutkörperchen zum Blutplasma. **Hämato|kritwert:** prozentualer Volumenanteil der Blutzellen an der Gesamtblutmenge

Hämato|loge [↑hämato... u. ↑...loge] *m;* -n, -n: Arzt mit Spezialkenntnissen auf dem Gebiet der Blutkrankheiten. **Hämatologie** [↑...logie] *w;* -: Lehre vom Blut u. den Blutkrankheiten. **hämato|logisch:** die Hämatologie bzw. die Blutkrankheiten betreffend

Hämatom [zu gr. *αἷμα*, Gen.: *αἵματος* = Blut] *s;* -s, -e, in fachspr. Fügungen: **Haematoma**, *Pl.:* -ta: Blutbeule, Bluterguss, Ansammlung von Blut außerhalb der Blutbahn in den Weichteilen. **Hae|matoma auriculare:** = Othämatom. **Hae|matoma ex|tra|durale,** auch: **Hae|matoma epi|durale:** Bluterguss in den Raum zwischen Schädelinnenfläche u. harter Hirnhaut. **Hae|matoma in|tra|durale,** auch: **Hae|matoma sub|durale:** Bluterguss in den Schädelraum unter der harten Hirnhaut (meist als Verletzungsfolge). **Haematoma neo|natorum** [↑neonatus]: Kopfblutgeschwulst bei Neugeborenen. **Haematoma re|tro|placentare:** Blutansammlung zwischen Plazenta u. Uterus bei der Plazentalösung. **Hae|matoma sub|arach|no|idale:** Bluterguss in den Raum zwischen harter Hirnhaut u. Spinngewebshaut

Hämato|me|tra [↑hämato... u. gr. *μήτρα* = Gebärmutter] *w;* -: Ansammlung von Menstrualblut in der Gebärmutter bei Verschluss des Muttermundes

Hämat|om|phalos [↑hämato... und ↑Omphalos] *m;* -: hämatomartig blau verfärbter Nabel als Zeichen einer Blutung in die Bauchhöhle (z. B. infolge Platzens der Fruchthüllen bei Bauchhöhlenschwangerschaft)

Hämato|mye|lie [zu ↑hämato... u. gr. *μυελός* = Mark] *w;* -, ...ien: = Apoplexia spinalis

Hämatoperikard vgl. Hämoperikard

Hämato|phage [↑hämato... u. ↑...phage] *m;* -n, -n (meist *Pl.*): zusammenfassende Bezeichnung für Blut saugende Parasiten

Hämato|phobie [zu ↑hämato... u. gr. *φόβος* = Furcht] *w;* -, ...ien: krankhafte Angst beim Anblick von Blut (Psychol., Med.)

Hämato|pneu|mo|thorax [↑hämato... und ↑Pneumothorax] *m;* -[es], -e: Bluterguss und Luftansammlung im Brustfellraum (z. B. bei Rippenbruch)

Hämato|poe|se [zu ↑hämato... u. gr. *ποιεῖν* = machen; bilden] *w;* -, auch: **Hämatose** *w;* - und **Hämo|poe|se** *w;* -: „Blutbildung", Ausbildung und Entwicklung der Blutzellen, insbes. der ↑Erythrozyten, in den Blutbildungszentren (Knochenmark, Milz, Lymphknoten u. Leber). **hämato|poetisch:** die Blutbildung betreffend, Blut bildend

Hämator|rha|chis [↑hämato... u. gr. *ῥάχις* = Rücken; Rückgrat] *w;* -: Blutung im Bereich der Rückenmarkshäute

Hämator|rhö, auch: **Hämator|rhöe** [...*rö;* zu ↑hämato... u. gr. *ῥεῖν* = fließen] *w;* -, ...rrhöen: starke Blutung, Blutsturz

Hämato|salpinx [↑hämato... und ↑Salpinx] *w;* -: Blutansammlung im Eileiter (z. B. als Folge einer bestehenden ↑Hämatometra)

Hämatose vgl. Hämatopoese

Hämato|skopie [↑hämato... u. ↑...skopie] *w;* -, ...ien: [mikroskopische] Blutuntersuchung

Hämatospermie vgl. Hämospermie

Hämato|thorax [↑hämato... und ↑Thorax], auch: **Hämo|thorax** [↑hämo...] *m;* -[es], -e: Bluterguss in die Brusthöhle

Hämatotoxikose vgl. Hämotoxikose. **Hämatotoxin** vgl. Hämotoxin. **hämatotoxisch** [↑hämato...]: = hämotoxisch. **Hämato|toxizität** *w;* -: = Hämotoxizität

Hämato|tympanon [↑hämato... und ↑Tympanum] *s;* -s, ...na: Blutfüllung der Paukenhöhle nach Verletzungen

Hämato|xylin [zu ↑hämato... u. gr. *ξύλον* = Holz] *s;* -s: wichtiger pflanzlicher Farbstoff, der aus dem Holz des südamer. Blutholzbaumes durch Extraktion mit Äther hergestellt wird (in der ↑Histologie zur Zellkernfärbung verwendet)

Hämato|zele [↑hämato... u. ↑...zele] *w;* -, -n, in fachspr. Fügungen: **Hae|mato|cele,** *Pl.:* ...celae: „Blutbruch", geschwulstartige Ansammlung geronnenen Blutes in einer Körperhöhle (bes. in der Bauchhöhle; z. B. als Verletzungsfolge)

Hämato|ze|phalus [zu ↑hämato... u. gr. *κεφαλή* = Kopf] *m;* -: Blutansammlung in Hirnkammern od. im Subarachnoidalraum des Gehirns (als Folge einer Hirnblutung)

Hämato|zo|on [↑hämato... u. gr. *ζῷον* = Lebewesen; Tier] *s;* -s, ...zoen (meist *Pl.*): tierische ↑Parasiten, die im Blut anderer Tiere od. des Menschen leben

Hämato|zyt [↑hämato... u. ↑...zyt] *m;* -en, -en (meist *Pl.*): = Hämozyt. **Hämato|zyto|lyse** [gr. *λύειν* = lösen, auflösen] *w;* -: Auflösung der Blutzellen, insbes. der roten Blutkörperchen, durch mechanische, chemische od. serologische Einwirkungen

Hämat|urie [↑hämato... u. ↑...urie] *w;* -, ...ien: „Blutharnen", Ausscheidung nicht zerfallener roter Blutkörperchen mit dem Urin

hamatus, ...ta, ...tum [zu lat. *hamus* = Haken]: „hakenförmig", mit einem Haken versehen; z. B. in der Fügung ↑Os hamatum

Häm|[h]idrose, Häm|[h]idrosis [zu ↑hämo... und gr. *ἱδρώς* = Schweiß], auch: **Hämat|[h]idrose** u. **Hämat|[h]idrosis** [↑hämato...] *w;* -: „Blutschwitzen", Absonderung rot gefärbten Schweißes

...hämie vgl. ...ämie

Hämi|globin [zu ↑Hämin u. ↑Globin] *s;* -s: = Methämoglobin

Hamilton-Schwartz-Test [*hämiltᵉn...;* nach dem amer. Arzt B. L. K. Hamilton, 19./20. Jh. u. dem frz. Chirurgen Ch. E. Schwartz, 1852–1925]: biologischer Test zur Parathormonbestimmung im Blut (zur Diagnose von Erkrankungen der Nebenschilddrüsen)

Hämin [zu gr. *αἷμα* = Blut] *s;* -s, -e: Porphyrin-Eisenkomplexsalz, ein Oxidationsprodukt des ↑Häms mit dreiwertigem Eisen

...hämisch vgl. ...ämisch

Hammer vgl. Malleus. **Hammerfalte: a)** vgl. Plica mallearis anterior. **b)** vgl. Plica mallearis posterior. **Hammergriff** vgl. Manubrium mallei

Hammerschlag-Me|thode [nach dem östr. Internisten Albert Hammerschlag, 1863 bis 1935]: Verfahren zur Bestimmung des ungefähren Hämoglobingehaltes des Blutes durch Ermittlung des spezifischen Gewichtes eines Blutstropfens (in einer Chloroform-Benzol-Lösung, deren spezifisches Gewicht bekannt ist)

Hammerzehe: angeborene od. erworbene winkelige Abknickung einer (meist der zweiten) Zehe im Mittelgelenk bei Überstreckung im Grundgelenk, wobei die Zehe oft über eine andere geschoben ist

hämo..., Hämo..., vor Selbstlauten: **häm..., Häm...,** in fachspr. Fügungen: **haem[o]..., Haem[o]...** [aus gr. *αἷμα* = Blut]: Bestimmungswort von Zusammensetzungen mit der Bedeutung „Blut"; z.B.: hämolytisch, Hämorrhagie

Hämo|bilie [zu ↑hämo... u. ↑Bilis] *w;* -, ...ien: durch Verletzung hervorgerufene Blutung aus dem Gallengangsystem in den Verdauungstrakt

Hämo|blast [↑hämo... u. ↑...blast], auch: **Hämato|blast** [↑hämato...] *m;* -en, -en (meist *Pl.*): Blut bildende Zellen im Knochenmark (sog. Stammzellen)

Hämo|blasten|leuk|ämie: bösartige Leukämie mit akutem Verlauf u. starker Entartung der Blutstammzellen

Hämo|blastose [zu ↑Hämoblast] *w;* -, -n (meist *Pl.*): Sammelbezeichnung für bösartige Bluterkrankungen (z.B.: ↑Leukämie, ↑Plasmozytom, ↑Lymphosarkom)

Hämo|chrom [zu ↑hämo... u. gr. *χρῶμα* = Haut; Hautfarbe; Farbe] *s;* -s: = Hämoglobin

Hämo|chromatose [zu ↑hämo... und gr. *χρῶμα,* Gen.: *χρώματος* = Haut; Hautfarbe; Farbe] *w;* -, -n: bräunliche Verfärbung der Haut u. anderer Organe des Körpers durch eisenhaltige Pigmente infolge Zerstörung roter Blutkörperchen od. bei einer Eisenstoffwechselstörung mit starker Eisenablagerung in Leber und Bauchspeicheldrüse

Hämo|chromo|gen [↑hämo..., ↑chromo... u. ↑...gen] *s;* -s, -e (meist *Pl.*): Abbauprodukte des roten Blutfarbstoffs, die aus ↑Häm u. einer Stickstoffbase (z.B. Ammoniak) bestehen

Hämo|chromo|meter [↑hämo..., ↑chromo... u. ↑...meter] *s;* -s, -: = Hämometer

Hämo|dia|lyse [↑hämo... u. ↑Dialyse] *w;* -, -n: Reinigung des aus einer Arterie oder Vene in einen Kunststoffschlauch geleiteten Blutes von krankhaften Bestandteilen durch Entlangfließen an einer semipermeablen Membran (hier wird das Blut gegen eine entsprechend zusammengesetzte Spülflüssigkeit dialysiert; durch einen zweiten Kunststoffschlauch wird das gereinigte Blut über eine Vene dem Körper wieder zugeführt)

Hämo|di|lution [↑hämo... u. ↑Dilution] *w;* -, -en: Entnahme und Verdünnung von Eigenblut zur späteren Transfusion (vor Operationen mit zu erwartenden großen Blutverlusten)

Hämo|dromo|meter [↑hämo..., gr. *δρόμος* = Lauf u. ↑...meter] *s;* -s, -: Apparat zur Bestimmung der Umlaufgeschwindigkeit des Blutes

Hämo|dynamik [zu ↑hämo... u. gr. *δύναμις* = Kraft, Vermögen] *w;* -: Lehre von den physikalischen Grundlagen der Blutströmung. **hämo|dynamisch:** die Blutströmung betreffend

Hämo|dynamo|meter [↑hämo..., gr. *δύναμις* = Kraft, Vermögen u. ↑...meter] *s;* -s, -: Apparat zur Messung des Blutdrucks

Hämo|fus|zin [↑hämo... u. ↑Fuszin] *s;* -s: eisenfreies, schwarzgelbes Pigment des ↑Hämatins (wird bei ↑Kachexie in den glatten Muskelfasern abgelagert)

Hämo|globin [↑hämo... u. ↑Globin] *s;* -s: Farbstoff der roten Blutkörperchen, der aus dem Eiweißanteil ↑Globin u. dem eisenhaltigen ↑Häm besteht (dient dem Transport, der Bindung u. der Abgabe des Sauerstoffs); Abk.: Hb

Hämo|globin|ämie [↑Hämoglobin und ↑...ämie] *w;* -, ...ien: Auftreten freien ↑Hämoglobins im Blut bei ↑Hämolyse

hämo|globino|gen [↑Hämoglobin und ↑...gen]: aus ↑Hämoglobin entstanden; Hämoglobin bildend

Hämo|globino|meter [↑Hämoglobin und ↑...meter] *s;* -s, -: = Hämometer

Hämo|globin|urie [↑Hämoglobin u. ↑...urie] *w;* -, ...ien: Auftreten von gelöstem, reinem Blutfarbstoff im Urin infolge plötzlichen Blutzerfalls

Hämo|gramm [↑hämo... u. ↑...gramm] *s;* -s, -e: tabellarische Zusammenfassung der zur Beurteilung eines Blutbildes wichtigen Befunde

Hämo|konien [...i^e^n; zu ↑hämo... u. gr. *κόνις* = Staub], auch: **Hämato|konien** [↑hämato...] *Pl.:* lichtoptisch gerade noch sichtbare Blutstäubchen, kleinste Kern- od. Fettteilchen im Blut

Hämo|krinie [zu ↑hämo... u. gr. *κρίνειν* = scheiden, sondern, trennen] *w;* -: Transport von Hormonen auf dem Blutwege

Hämo|lipo|krit [↑hämo..., ↑lipo... und gr. *κριτής* = Beurteiler, Richter] *m;* -en, -en: Gerät zur Messung des Anteils der Fettkörper im Blut

Hämo|lym|phe [↑hämo... u. ↑Lymphe] *w;* -,

-n: Blutflüssigkeit wirbelloser Tiere mit offenem Blutgefäßsystem (Biol.)

Hämo|lysat [zu ↑hämo... u. gr. *λύειν* = lösen, auflösen] *s;* -s, -e: das bei der ↑Hämolyse entstehende Produkt

Hämo|lyse [zu ↑hämo... u. gr. *λύειν* = lösen, auflösen] *w;* -, -n: Auflösung der roten Blutkörperchen durch Austritt des roten Blutfarbstoffs infolge Einwirkung von Blutgiften. **hämo|lysie|ren**: Hämolyse bewirken (z. B. von ↑Streptokokken). **Hämo|lysin** *s;* -s, -e: ↑Antikörper, der durch Oberflächenveränderung roter Blutkörperchen deren Zerfall bewirkt. **Hämo|lytikum** *s;* -s, ...ka: Stoff, der eine Hämolyse bewirkt. **hämolytisch**, in fachspr. Fügungen: **hae|molyticus, ...ca, ...cum:** Hämolyse bewirkend; mit Hämolyse verbunden; z. B. in der Fügung ↑Icterus haemolyticus

hämo|lytisch-ur|ämisches Syn|drom: intravasale Hämolyse mit typischen Veränderungen der Erythrozytengestalt, Thrombopenie durch gesteigerten Thrombozytenverbrauch mit hämorrhagischer Diathese sowie schwere Nierenfunktionsstörung mit akut einsetzender Anurie; Abk. HUS

Hämo|meta|kinesie [zu ↑hämo... u. gr. *μετακίνησις* = Umstellung] *w;* -, ...ien: Blutentzugssymptom durch Blutumlagerung infolge Weitstellung und dadurch vermehrter Blutfüllung gesunder Blutgefäßabschnitte

Hämo|meter [↑hämo... u. ↑...meter] *s;* -s, -: Gerät zur Bestimmung des Hämoglobingehaltes des Blutes durch Farbvergleich (↑Kolorimetrie)

Hämo|mye|lo|gramm [↑hämo..., ↑myelo... u. ↑...gramm] *s;* -s, -e: Blut-Knochenmark-Ausstrich, dem Blutbild ähnlicher Ausstrich von Knochenmarksubstanz zur Untersuchung ihrer Zusammensetzung (hauptsächlich hinsichtlich der Blut bildenden Zellen)

Hämo|pa|thie [↑hämo... u. ↑...pathie] *w;* -, ...ien: allg. Bez. für: Blutkrankheit, Blutleiden

Hämo|pep|sie [zu ↑hämo... u. gr. *πέψις* = Verdauung] *w;* -, ...ien: Blutverdauung, Einwirkung der Magensalzsäure und der Enzyme auf Blut im Magen-Darm-Kanal (z. B. bei Blutungen aus einem Geschwür; dabei entsteht Hämatin oder Hämin, das den Stuhl dunkel färbt)

Hämo|peri|kard [↑hämo... und ↑Perikard], auch: **Hämato|peri|kard** [↑hämato...] *s;* -[e]s, -e: Bluterguss in den Herzbeutel

Hämo|peri|tonä|um, auch: **Hämo|peritoneum** [↑hämo... und ↑Peritonäum] *s;* -s, ...näen bzw. ...neen: Ansammlung von Blut in der Bauchhöhle nach Verletzung innerer Organe

Hämo|pexin [zu ↑hämo... u. gr. *πηγνύναι* = festmachen, befestigen] *s;* -s, -e: Eiweißkörper, der den Farbstoffanteil des Hämoglobins zu binden vermag

hämo|phil, in fachspr. Fügungen: **hae|mophilicus, ...ca, ...cum** [zu ↑hämo... u. gr. *φίλος* = lieb; Freund]: **1)** im Blut lebend, auf bluthaltigen Nährböden gedeihend (von Mikroorganismen). **2)** an Bluterkrankheit leidend, im Zusammenhang mit Bluterkrankheit stehend; z. B. in der Fügung ↑Arthritis haemophilica. **Hämo|philie** *w;* -, ...ien: rezessiv erbliche, nur bei männlichen Nachkommen manifeste Erkrankung, die durch das Fehlen der Gerinnungsfähigkeit des Blutes charakterisiert ist und bei der es spontan oder im Anschluss an kleinste Verletzungen zu starken Blutungen nach außen, unter die Haut oder in Körperhöhlen kommt (die Vererbung erfolgt ausschließlich durch Frauen, die selbst gesund bleiben). **Hämo|philus,** in fachspr. Fügungen: **Hae|mo|philus** *m;* -: Gattung ↑gramnegativer, sehr kleiner, unbeweglicher Bakterien, die vorzugsweise auf bluthaltigen Nährböden gedeihen. **Hae|mo|philus in|fluenzae:** gramnegative Bakterien; **Hae|mo|philus influenzae Typ b** (Abk.: HIB) ist Erreger von Krankheiten der oberen Luftwege, bei Kindern von Meningitis und Epiglottitis

Häm|oph|thalmus [↑hämo... u. gr. *ὀφθαλμός* = Auge] *m;* -: = Hämalops

Hämopoese vgl. Hämatopoese. **Hämopoetin** [...*po-e*...; zu ↑hämo... u. gr. *ποιεῖν* = machen, verfertigen] *s;* -s: = Intrinsic Factor

Hämo|ptoe [Rückbildung aus hämoptoisch] *w;* -: = Hämoptyse. **hämo|ptoisch** [entstellte Wiedergabe von gr. *αἱμοπτυικός* = Blut speiend]: die Hämoptyse betreffend, durch Hämoptyse charakterisiert

Hämo|ptyse od. **Hämo|ptysis** [zu ↑hämo... u. gr. *πτύειν* = spucken] *w;* -, ...ysen: Blutspucken, Bluthusten infolge Lungenblutung

Hämo|rheo|logie, auch: **Hämor|rheo|logie** [↑hämo... u. ↑Rheologie] *w;* -: Wissenschaft und Lehre vom Fließverhalten des Blutes unter physiologischen und pathologischen Bedingungen

Hämor|rhagie [aus gr. *αἱμοῤῥαγία* = Blutfluss, Blutsturz] *w;* -, ...ien, in fachspr. Fügungen: **Hae|mor|rhagia**[1] *w;* -, ...iae: starke Blutung, vermehrtes Austreten von Blut aus einem Blutgefäß in das umgebende Gewebe od. an die Körperoberfläche. **Hae|morrhagia cere|bri:** Gehirnblutung. **Hae|morrhagia per dia|brosin:** Blutung infolge allmählich fortschreitender Zerstörung der Blutgefäßwand von außen her (z. B. durch entzündliche Prozesse). **Hae|mor|rhagia per di|aeresin:** Blutung aus einem durchtrennten Blutgefäß. **Hae|mor|rhagia per diapedesin:** Blutung als Folge einer ↑Diapedese. **Hae|mor|rhagia per rhexin:** Blutung infolge Zerreißung eines Gefäßes. **Hämorrhagin** *s;* -s, -e: Stoff, der durch Aufquellung der Kapillarwände Hämorrhagien verursacht (in Schlangengift enthalten). **hämor|rhagisch,** in fachspr. Fügungen: **hae|mor|rhagicus, ...ca, ...cum:** zu Blutungen führend, mit ihnen zusammenhängend. **hämor|rhagische Dia|these:** abnorme Bereitschaft des Organismus zu Blutungen (u.a. als Folge einer krankhaften Gefäßwanddurchlässigkeit). **hämor|rhagisches Fieber:** durch verschiedene Viren hervorgerufene Erkrankung mit Fieber und diffusen Blutungen

Hämorrheologie vgl. Hämorheologie

hämor|rhoi|dal, in fachspr. Fügungen: **haemor|rhoi|dalis, ...le** [zu gr. *αἱμοῤῥοΐς*, Gen.: *αἱμοῤῥοΐδος* = Hämorrhoide; eigtl. = Blutfluss]: die Hämorrhoiden betreffend, durch sie hervorgerufen oder ihnen ähnlich (z.B. ↑Zona haemorrhoidalis). **Hämor|rhoi|de** *w;* -, -n (meist *Pl.*): krampfaderähnliche, meist von entzündlichem Gewebe umgebene, knotenförmige Erweiterungen des Venengeflechts im unteren Mastdarm u. am After

Hämo|sial|emesis [zu ↑hämo..., gr. *σίαλον* = Speichel, Geifer u. gr. *ἐμεῖν* = ausbrechen, ausspeien] *w;* -: Erbrechen blutvermischten Speichels

Hämo|siderin [zu ↑hämo... u. gr. *σίδηρος* = Eisen] *s;* -s: eisenhaltiges Abbauprodukt des ↑Hämoglobins (wird bei chronischen Vergiftungen u. bei perniziöser Anämie in inneren Organen abgelagert). **Hämo|siderose** *w;* -, -n: stärkere Ablagerung von Hämosiderin in den inneren Organen, insbesondere in der Leber

Hämo|sit [zu ↑hämo... u. gr. *σῖτος* = Speise] *m;* -en, -en (meist *Pl.*): Bezeichnung für Blutparasiten

Hämo|spasie [zu ↑hämo... u. gr. *σπάειν* = ziehen] *w;* -: = Schröpfen

Hämo|spermie [zu ↑hämo... u. ↑Sperma] *w;* -, auch: **Hämato|spermie** [↑hämato...] *w;* -: ↑Ejakulation blutiger Samenflüssigkeit

Hämo|sporidien [...*i^e n;* zu ↑hämo... u. gr. *σπόρος* = Saat; Samen], in der mikrobiologischen Nomenklatur: **Hae|mo|sporidia** *Pl.:* Ordnung der Sporentierchen mit Generations- und Wirtswechsel (gefährliche Blutparasiten des Menschen)

Hämo|stase [↑hämo... u. gr. *στάσις* = Stehen; Stillstand] *w;* -, -n: Stockung der Blutzirkulation (z.B. im Bereich von Entzündungsherden)

Hämo|staseo|logie [↑Hämostase u. ↑...logie] *w;* -: Wissenschaft und Lehre von der krankhaft veränderten Blutzirkulation. **hämo|staseo|logisch:** die Hämostaseologie betreffend

Hämo|statikum [zu ↑Hämostase] *s;* -s, ...ka (meist *Pl.*): blutstillendes Mittel. **hämostatisch:** blutstillend

Hämo|styptikum [zu ↑hämo... u. gr. *στύφειν* = zusammenziehen] *s;* -s, ...ka (meist *Pl.*): blutstillendes Mittel. **hämo|styptisch:** blutstillend

Hämo|ta|chy|gramm [↑hämo..., ↑tachy... u. ↑...gramm] *s;* -s, -e: apparative Aufzeichnung der Strömungsrichtung und der Geschwindigkeit des Blutflusses

Hämo|therapie [↑hämo... u. ↑Therapie] *w;* -, ...ien: = Eigenbluttherapie

Hämothorax vgl. Hämatothorax

Hämo|toxikose [↑hämo... u. ↑Toxikose], auch: **Hämato|toxikose** [↑hämato...] *w;* -, -n: toxische Schädigung der Blut bildenden Zentren im Knochenmark

Hämo|toxin [↑hämo... und ↑Toxin], auch: **Hämato|toxin** [↑hämato...] *s;* -s, -e (meist *Pl.*): die ↑Erythrozyten schädigende bakterielle od. chemische Blutgifte

hämo|toxisch [↑hämo... u. ↑toxisch]: blutschädigend (von Substanzen gesagt). **Hämo|toxizität** *w;* -: blutschädigende Eigenschaft von Substanzen

Hämo|zyt [↑hämo... u. ↑...zyt] *m;* -en, -en (meist *Pl.*): Blutkörperchen, Bezeichnung für die den Blutfarbstoff tragenden (bei den Säugetieren u. beim Menschen kernlosen u. runden) Zellen im Blutplasma

Hämo|zyto|blast [↑Hämozyt und ↑...blast] *m;* -en, -en (meist *Pl.*): aus den ↑Retikulumzellen hervorgehende Stammzellen der Hämozyten

Hämo|zyto|meter [↑Hämozyt u. ↑...meter] *s;* -s, -: Apparat zur annäherungsweisen Auszählung der Hämozyten im Blutausstrich

Hämo|zyto|penie [↑Hämozyt u. gr. *πενία* = Armut, Mangel] *w;* -, ...ien: krankhafte Verminderung der Blutkörperchen

Hamp|ton-Buckel [*hämpt^e n...;* nach dem zeitgen. amer. Röntgenologen O. A. Hampton]: auf dem Röntgenbild in der Lungenperipherie erkennbare bucklige, nach zentral konvex begrenzte Verschattung bei Lungeninfarkt

Hamulus [Verkleinerungsbildung zu lat. *hamus* = Haken] *m;* -, ...li: kleiner Haken, Häkchen, hakenförmiger Fortsatz eines Knochens (Anat.). **Hamulus la|crimalis:** hakenförmiger Fortsatz des Tränenbeins. **Hamulus laminae spiralis:** hakenförmiger Vorsprung am Ende der ↑Lamina spiralis ossea. **Hamulus ossis hamati:** platter, hakenförmiger Fortsatz des ↑Os hamatum. **Hamulus pterygo|ide|us:** kleiner, stumpfer Haken, in den die ↑Lamina medialis des Keilbeins ausläuft

Hand vgl. Manus

Hand-Foot-Mouth-Di|sease [*händfutmauthdisis;* engl. = Hand-Fuß-Mund-Krankheit] *w;* -, -s [...*disisis*]: Viruserkrankung, charakterisiert durch Exantheme an Händen und Füßen und im Bereich der Mundschleimhaut

Handgelenke vgl. Articulationes manus

Händigkeit *w;* -: Bez. für den überwiegenden Gebrauch einer Hand (z. B. Rechtshändigkeit)

Hand-Schüller-Christian-Krankheit vgl. Schüller-Christian-Hand-Krankheit

Handverkauf: Verkauf rezeptfreier Präparate in der Apotheke

Handwurzel vgl. Carpus. **Handwurzelknochen** vgl. Ossa carpi

Hanganutziu-Deicher-Re|aktion [nach dem rumän. Arzt M. Hanganutziu (19./20. Jh.) und dem dt. Arzt H. Deicher (19./20. Jh.)]: Serumreaktion zum Nachweis heterophiler Hammelblutagglutinine, deren Vorhandensein für das Bestehen einer ↑Mononukleose spricht

Hang-over-Effekt [*hängoᵘwᵉr...;* engl.-amer. *hang-over* = Überbleibsel] *m;* -s, -e: Überhangeffekt, unerwünschte Spät- oder Langzeitwirkung eines Medikaments

Hanot-Krankheit [*hano...;* nach dem frz. Arzt V. C. Hanot, 1844–1896]: ↑hypertrophische ↑Leberzirrhose

Hanta|virus [nach dem korean. Fluss Hant'an] *s;* -, -ren (meist *Pl.*): Gruppe von Viren, die eine Infektionskrankheit hervorrufen, die durch Nierenversagen, generalisierte Hämorrhagien und Schock charakterisiert ist

Hapal|ony|chie [zu gr. *ἁπαλός* = weich u. gr. *ὄνυξ,* Gen.: *ὄνυχος* = Nagel] *w;* -, ...ien: abnorme Weichheit der Zehen- od. Fingernägel

Haph|algesie [zu gr. *ἁφή* = Berührung u. gr. *ἄλγησις* = Schmerz] *w;* -, ...ien: durch einen leichten Berührungsreiz (bes. Berührung der Haut) ausgelöste subjektive Schmerzempfindung (z. B. bei ↑Hysterie)

ha|plo..., Ha|plo..., vor Selbstlauten meist: **ha|pl..., Ha|pl...** [aus gr. *ἁπλόος* = einfach]: Bestimmungswort von Zus. mit der Bed. „nur einmal vorhanden, einfach; von einfacher (unkomplizierter) Struktur"; z. B.: haploid

Ha|plo|dont [↑haplo... und gr. *ὀδούς,* Gen.: *ὀδόντος* = Zahn] *m;* -en, -en: einfacher Kegelzahn (vermutlich die Urform des Zahns)

ha|plo|id [↑haplo... u. ↑...id]: nur mit einem einfachen Chromosomensatz ausgestattet (von Zellkernen, Zellen, Individuen od. Generationen gesagt, bei denen der ↑diploide Chromosomensatz durch Reduktionsteilung halbiert ist; Biol.). **Ha|plo|idie** *w;* -: der haploide Zustand der Chromosomen

Ha|plont [zu gr. *ἁπλόος* = einfach] *m;* -en, -en (meist *Pl.*): Zelle oder Individuum mit ↑haploidem Chromosomensatz

Hapten [zu gr. *ἅπτειν* = heften; anfassen, ergreifen] *s;* -s, -e (meist *Pl.*): unvollständige ↑Antigene, die zwar mit dem spezifischen ↑Antikörper eine Bindung eingehen, ohne aber dessen Bildung bewirken zu können. (Mit Eiweiß gekoppelt werden Haptene zu Vollantigenen.)

haptisch [zu gr. *ἅπτειν* = heften; anfassen, ergreifen]: den Tastsinn betreffend (im Gegensatz zu ↑optisch)

Hapto|gen|mem|bran [zu gr. *ἅπτειν* = heften; anfassen, ergreifen, ↑...gen u. ↑Membran] *w;* -, ...nen: Eiweißhäutchen um Fettkügelchen in Emulsionen (z. B. Milch), das als Stabilisator gegen Entmischung dient (Biol.)

hapto|phor [zu gr. *ἅπτειν* = heften; anfassen, ergreifen u. gr. *φορεῖν* = tragen]; in der Fügung: **hapto|phore Gruppe:** Molekülgruppe in Zellen, ↑Haptenen, ↑Toxinen u. a., durch die die gegenseitige Bindung der Körper, die bei Immunreaktionen eine Rolle spielen, erfolgt

Harlekin|fetus: = Ichthyosis congenita

Harn vgl. Urin

Harnblase vgl. Vesica urinaria. **Harnblasenentzündung** vgl. Zystitis

harnfähig: nennt man Stoffwechselprodukte, die mit dem Urin ausgeschieden werden können

Harnfieber vgl. Urosepsis

Harn|in|fil|tration: Eindringen von Harn in das Nachbargewebe von Blase u. Harnröhre (bes. als Folge von Verletzungen dieser Organe)

Harnkanälchen vgl. Tubuli renales

Harnleiter vgl. Ureter

Harnleiter|ek|topie: angeborene Missbildung, bei der ein Harnleiter nicht in der Blase, sondern außerhalb des Blasenschließmuskels (z. B. in der Harnröhre) mündet (Vorkommen meist bei Vorhandensein einer überzähligen Niere)

Harnleiter|neo|stomie: operative Neueinpflanzung eines Harnleiters in die Blase

Harn|organe: Sammelbezeichnung für die der Harnbildung u. Harnausscheidung dienenden Organe (Niere, Nierenbecken, Harnleiter, Harnblase u. Harnröhre)

harnpflichtig: nennt man Stoffwechselprodukte, die mit dem Urin ausgeschieden werden müssen

Harnröhre vgl. Urethra

Harnröhren|aplasie: sehr selten vorkommende Missbildung, bei der die Harnröhre vollständig fehlt u. die Harnentleerung durch den After erfolgt

Harnruhr vgl. Diabetes mellitus

Harnsack vgl. Allantois

Harnsand: kleine u. kleinste Harnsedimente

Harnsäure: Endprodukt des Nukleinsäurestoffwechsels (chemisch: Trihydroxypurin)

Harn|sedimente *Pl.:* feste Bestandteile des Harns, die sich als Bodensatz in einem mit Urin gefüllten Gefäß od. beim Zentrifugieren des Harns abscheiden (sie stammen teils aus der Niere, teils aus der Harnblase u. setzen sich aus ↑Epithelien der Harnorgane, aus roten u. weißen Blutkörperchen, Harnsäure-, Oxalsäure- u. anderen Salzkristallen zusammen)

Harn|sepsis vgl. Urosepsis

Harnsperre vgl. Anurie

Harnstarre vgl. Isosthenurie

Harnstoff vgl. Urea

Harnstrang vgl. Urachus

Harnvergiftung vgl. Urämie

Harnverhaltung vgl. Anurie, vgl. Ischurie

Harnwege *Pl.:* Sammelbezeichnung für die Organe, die der Weiterleitung u. Ausscheidung des Harns dienen (Harnkanälchen, Harnleiter, Harnblase u. Harnröhre)

Harnzwang vgl. Strangurie

Harn|zylinder *Pl.:* runde, walzenförmige Ausgüsse der Nierenkanälchen mit gefälltem Eiweiß, die rein od. granuliert auftreten, d.h. Verunreinigungen durch ↑Epithelien, ↑Bakterien u.a. enthalten

Harries-Krankheit [*häriᵉß...;* nach dem engl. Arzt Seale Harries, 1870–1957]: = Hyperinsulinismus

Harrison-Furche [*härißᵉn...;* nach dem engl. Arzt Edward Harrison, 1766–1838]: horizontale Einbuchtung am unteren Brustkorbrand in Höhe des Zwerchfellansatzes als Folge übermäßigen Zwerchfellzugs und Gegendrucks der Bauchmuskulatur (z.B. bei ↑Rachitis)

harter Schanker vgl. Schanker

Hartspann *m;* -s, -e: Verhärtung innerhalb eines Muskels infolge Zunahme der Gewebsspannung

Hartstrahltechnik: Röntgenaufnahme mit hoher Netzspannung (100–200 kV); vgl. auch Weichstrahltechnik

Ha|schisch [aus arab. *hašīš,* eigtl. = Gras, Heu] *s,* auch: *m;* -[s]: Blütenharz der weiblichen Hanfpflanze, das einen psychotropen Wirkstoff enthält und als Rauschgift gekaut oder geraucht wird

Hasenauge vgl. Lagophthalmus

Hasenpest vgl. Tularämie

Hasenscharte vgl. Cheiloschisis

Ha|shimoto-Struma [*hasch...;* nach dem jap. Chirurgen Hakaru Haschimoto (engl. Hashimoto), 1881–1934]: chronisch verlaufende Entzündung der Schilddrüse infolge Antikörperbildung gegen ↑Thyr[e]oglobulin

Hassall-Körperchen [*häßᵉl...;* nach dem engl. Arzt A. H. Hassall, 1817–1894]: aus Retikulumzellen bestehende kleine Körperchen in der Thymusdrüse, die vermutlich Überreste embryonalen Epithelgewebes darstellen (ihre Anzahl wächst bis zum Pubertätsalter, später verringert sie sich kontinuierlich)

Haube vgl. Tegmentum

Haudek-Nische [nach dem östr. Röntgenologen Martin Haudek, 1880–1931]: nach Kontrastmittelgabe röntgenographisch sichtbare kleine Ausbuchtung des Magens (als Zeichen eines Magengeschwürs)

Hauptschlagader vgl. Aorta

Hauptzellen: 1) Kathepsin, Pepsin, Labferment und Lipase bildende Zellen der Magenschleimhaut. **2)** nicht granulierte Zellen des Hypophysenvorderlappens

Haust|rum [aus lat. *haustrum,* Gen.: *haustri* = Schöpfrad] *s;* -s, ...stra (eindeutschend auch: ...stren); in der Fügung: **Haust|ra coli** [↑Kolon]: halbkugelige Ausbuchtungen in der Wand des Grimmdarms (Anat.)

Haut vgl. Kutis

Hautatmung vgl. Perspiration

Haut|einheits|dosis, auch: **Haut|erythemdosis:** Bezeichnung für diejenige höchstzulässige Dosis an Röntgenstrahlen, die ohne Schaden für die bestrahlte Haut pro Bestrahlungssitzung verabreicht werden kann (ihr Normalwert ergibt sich aus der Beobachtung, dass bei Bestrahlung eines 6 × 8 cm großen Hautfeldes mit einem Röhrenabstand von 23 cm nach Ablauf einer Woche eine leichte Hautrötung mit späterer Braunverfärbung der Haut eintritt; gesunde Haut erträgt eine Bestrahlung von 550 R ohne erkennbare Dauerschädigung); Abk.: HED

Haut|gan|grän vgl. Urticaria gangraenosa

Hautgrieß vgl. Milium

Hauthorn vgl. Cornu cutaneum

Hautjucken vgl. Pruritus

Haut|karzinom vgl. Epithelioma malignum

Hautkrebs vgl. Epithelioma malignum

Hautmaulwurf vgl. Myiasis linearis migrans

Hautpilzerkrankung vgl. Dermatomykose

Haut|re|flex: über die Haut auslösbarer Muskelreflex (z.B.: ↑Abdominalreflex, ↑Babinski-Reflex)

Hautrotz vgl. Malleus farciminosus

Hautschmiere vgl. Vernix caseosa

Hautschrift vgl. Dermographie

Haut|tuberkulose vgl. Tuberculosis cutis

Hautwassersucht vgl. Anasarka

Hautwolf vgl. Intertrigo

HAV = Hepatitis-A-Virus

Haverhill-Fieber [*heⁱwᵉrhil...;* nach einer in Haverhill (USA) 1926 durch verunreinigte Milch verursachten Epidemie]: Infektionskrankheit, hervorgerufen durch eine Hämophilusart, die durch Rattenbiss oder verunreinigte Lebensmittel übertragen wird

Havers-Kanäle [*heⁱwᵉrß...;* nach dem engl. Anatomen Clopton Havers (etwa 1650 bis 1702)] *Pl.:* inmitten der Knochenlamellen gelegene Kanäle, die dünnwandige Blutgefäße zur Versorgung des Knochengewebes enthalten

Hayem-Lösung [*äjang...;* nach dem frz. Internisten George Hayem, 1841–1933]: Lösung zur Verdünnung des Blutes bei der Erythrozytenzählung u. zur Konservierung der roten Blutkörperchen (besteht aus Sublimat, Natriumsulfat, Chlornatrium u. Aqua destillata)

Hay-Probe [*he^i...;* nach dem schott. Arzt Matthew Hay, 1855–1932]: unspezifische Methode zum Nachweis von Gallensäure im Urin mittels Schwefelblumen (die normalerweise auf der Oberfläche der Urinflüssigkeit schwimmen, während sie bei Anwesenheit von Gallensäure absinken)

Hay-Trennkost [*he^i...;* nach dem amer. Arzt H. Hay, 1866–1940]: Diätform, bei der eine Mahlzeit entweder nur Kohlenhydrate oder nur Eiweiß enthält (um eine „Übersäuerung" des Körpers zu verhindern)

Hb: Abk. für ↑Hämoglobin

HB: = Hepatitis B

HB$_c$Ag: Abk. für ↑Hepatitis-B-Core-Antigen

HB$_e$Ag: Abk. für ↑Hepatitis-B-Envelope-Antigen

HB$_s$Ag: Abk. für ↑Hepatitis-B-Surface-Antigen

HBV: Abk. für ↑Hepatitis-B-Virus

HC: = Hepatitis C

HCV: Abk. für ↑Hepatitis-C-Virus

HD: = Deltahepatitis

HDL: = High-density Lipoproteins

HDV: Abk. für ↑Hepatitis-D-Virus

He: chem. Zeichen für ↑Helium

HE: **1)** Abk. für ↑Hepatitis E. **2)** Abk. für ↑Hounsfield-Einheit

Head-Zonen [*häd...;* nach dem engl. Neurologen Henry Head, 1861–1940]: segmentale Bezirke der Körperhaut, die bestimmten inneren Organen zugeordnet sind u. bei Erkrankung dieser Organe in charakteristischer Weise schmerzempfindlich sind

He|au|to|skopie [gr. ἑαυτοῦ = sich selbst u. ↑...skopie] *w;* -: bes. bei ↑Schizophrenie u. organischen Hirnerkrankungen vorkommendes Phänomen des sog. Doppelgängerwahns, eine Form der Persönlichkeitsspaltung mit Wahrnehmung der eigenen Person in der realen Außenwelt (halluzinatorisch od. leibhaftig in einer anderen Person)

Hebe|phrenie [zu gr. ἥβη = Jugend u. gr. φρήν = Geist] *w;* -, ...ien: = Dementia praecox

Heberden-Knoten [*häb^ed^en...;* nach dem engl. Arzt William Heberden, 1710–1801] *Pl.:* bei Personen in den mittleren Lebensjahren im Bereich der Fingergelenke erblich auftretende rheumatische (zuweilen entzündliche u. schmerzhafte) knotenförmige Verdickungen

Heber|drai|nage [*...dränasch^e*], auch: **Heber|dränage** [*...sch^e*]: = Bülau-Drainage

Hebe|tomie [gr. ἥβη = Mannbarkeit; Jugend; Schamgegend u. ↑...tomie], auch: **Hebo|tomie** od. **Heb|osteo|tomie** [↑osteo...] *w;* -, ...ien: = Pubeotomie

Hebetudo [aus lat. *hebetudo* = Stumpfheit] *w;* -: Schwäche, verminderte Leistungsfähigkeit der Sinnesorgane. **Hebetudo au|ris:** = Schwerhörigkeit. **Hebetudo visus:** = Asthenopie

Hebosteotomie vgl. Hebetomie

Hebotomie vgl. Hebetomie

He|bra-Krankheit [nach dem östr. Dermatologen Ferdinand Ritter von Hebra, 1816 bis 1880]: = Impetigo herpetiformis

Hechtmaulschnitt, auch: **Fischmaulschnitt, Froschmaulschnitt** oder **Steigbügelschnitt:** charakteristische hechtmaulförmige operative Schnittführung zur Eröffnung der Fingerkuppe bei ↑Panaritium

Hecker-Gesetz [nach dem dt. Gynäkologen Karl von Hecker, 1827–1882]: von Hecker aufgestelltes Gesetz, nach dem jedes Kind einer Mehrgebärenden im Durchschnitt etwa 150 bis 200 g mehr wiegen soll als das Kind einer Erstgebärenden

HED: Abk. für ↑Hauteinheitsdosis

He|dro|zele [gr. ἕδρα = Sitz; Sitzfläche; Gesäß u. ↑...zele] *w;* -, -n: = Hernia perinealis

Hegar-Nadelhalter [nach dem dt. Gynäkologen Alfred Hegar, 1830–1914]: gerader Nadelhalter für chirurgische Nadeln. **Hegar-Schwangerschaftszeichen**: auf eine bestehende Schwangerschaft hindeutende Tastlücke am Gebärmutterhals. **Hegar-Stifte** *Pl.:* gebogene u. abgerundete Metallstifte zur Dehnung des Gebärmutterhalses (bei einer Untersuchung der Gebärmutter)

Heidelberger Kapsel: = Endoradiosonde

Heil|an|äs|thesie: lokale Betäubung bestimmter Körperregionen durch Injektion eines Lokalanästhetikums zur Linderung rheumatischer u. neuralgischer Schmerzen

Heilberufe: Berufe, welche die Ausübung der Heilkunde zum Gegenstand haben (Arzt, Zahnarzt, Heilpraktiker); vgl. Heilhilfsberufe

Heilfasten: bei verschiedenen Erkrankungen angezeigte strenge Diätform, und zwar als: **a) Vollfasten:** mit Beschränkung der Nahrungszufuhr auf ausschließliche Verabreichung von Flüssigkeit wie Wasser u. Kräutertee; **b) Saftfasten:** eine mildere Form des Vollfastens mit zusätzlicher Verabreichung von Obst- oder Gemüsesäften

Heilfieber: künstlich hervorgerufenes Fieber zur Behandlung bestimmter Krankheiten

Heil|gymnastik: Anwendung bestimmter gymnastischer Praktiken (wie Körpergymnastik, Atemgymnastik) zu Heilzwecken

Heilhilfsberufe: Berufe, die die Unterstützung ärztlicher Tätigkeit zum Gegenstand haben; das sind die Krankenpflegeberufe (Krankenschwester, Krankenpfleger), die technischen Heilhilfsberufe sowie die Berufe des Masseurs, des medizinischen Bademeisters und der Krankengymnastin; vgl. Heilberufe

Heilpäd|agogik: = Sonderpädagogik

Heil|praktiker *m;* -s, -: Person ohne ärztliche Bestallung, die die Heilkunde nach Prüfung durch einen Amtsarzt ausübt

Heineke-Mikulicz-Pylorus|plastik [*...litsch...;* nach den dt. Chirurgen W. H. Heineke (1834–1901) u. Johann von Mikulicz-Radecki (1850–1905)]: Operation zur plastischen Behebung von narbigen Verengungen des Magenpförtners in Form einer Längsdurchtrennung und anschließenden Quervernähung der betroffenen Gewebeschichten

Heine-Medin-Krankheit [nach dem dt. Orthopäden Jakob von Heine (1800–1879) u. dem schwed. Pädiater K. O. Medin (1847 bis 1927)]: = Poliomyelitis epidemica

Heinz-Innenkörper [nach dem dt. Pharmakologen Robert Heinz, 1865–1924] *Pl.:* = Innenkörper

Heiserkeit vgl. Raucedo

Heister-Klappe [nach dem dt. Anatomen u. Chirurgen Lorenz Heister, 1683–1758]: = Plica spiralis. **Heister-Mundsperrer:** Instrument zum gewaltsamen Öffnen des Mundes bei Kiefersperre

He-La-Zellen [nach einer amer. Patientin namens *He*len *La*ne]: Zellen, die aus einem außergewöhnlich stark wachsenden Gebärmutterhalskrebs stammen und zu experimentellen Zwecken gezüchtet werden

Helferich-Bogenschnitt [nach dem dt. Chirurgen Heinrich Helferich, 1851–1945]: bogenförmige Durchsägung des Ober- u. Unterschenkelknochens (zur besseren Verbindung beider Knochen nach ↑Resektion des Kniegelenks)

Helferzelle: Lymphozyt, der an der Bildung von Antikörpern beteiligt ist

helicinus, ...na, ...num [zu gr. ἕλιξ, Gen.: ἕλικος = Windung; Schneckenlinie]: schneckenförmig gewunden; die ↑Helix betreffend, zur Helix gehörend; z. B. in der Fügung ↑Arteriae helicinae

helico..., Helico... vgl. heliko..., Heliko...

Helico|bacter [↑heliko... u. gr. βάκτρον = Stab] *s;* -s: neue Bez. für ↑Campylobacter

Helico|trema [↑heliko... u. gr. τρῆμα = Loch] *s;* -[s], -ta: „Schneckenloch“, Verbindung zwischen ↑Scala tympani u. ↑Scala vestibuli (Anat.)

heliko..., Heliko..., latinisiert: **helico..., Helico...** [aus gr. ἕλιξ, Gen.: ἕλικος = Windung; Schneckenlinie]: Bestimmungswort von Zus. mit der Bed. „schneckenförmiges Gebilde; Spirale“; z. B.: Helicotrema

Heliko|podie [zu ↑heliko... u. gr. πούς, Gen.: ποδός = Fuß] *w;* -, ...ien: = Zirkumduktion (2)

Helio|sis [zu gr. ἥλιος = Sonne] *w;* -: **1)** vgl. Hitzschlag. **2)** vgl. Insolation

Helio|therapie [gr. ἥλιος = Sonne u. ↑Therapie] *w;* -, ...ien: Anwendung des Sonnenlichts bzw. der Sonnenstrahlen bei der Physiotherapie bestimmter Krankheiten

Helium [zu gr. ἥλιος = Sonne (das Gas erhielt seinen Namen deshalb, weil seine Spektrallinien mit denen eines früher schon in der Sonne entdeckten Elementes übereinstimmten)] *s;* -s: chemischer Grundstoff, ein Edelgas; Zeichen: He

Helium|sprache: starke Veränderung der menschlichen Stimme bis zur Unkenntlichkeit in einem Helium-Stickstoff-Sauerstoff-Gemisch, das bei Tieftauch- und Überdruckversuchen verwendet wird

Helix [aus gr. ἕλιξ, Gen.: ἕλικος = Windung, Schneckenlinie, Spirale] *w;* -, Helices: **1)** Ohrleiste, Ohrkrempe, der umgebogene Rand der Ohrmuschel (Anat.). **2)** spiralig angeordneter Polynukleotidstrang der Nukleinsäure (Biochem.)

helko|gen [gr. ἕλκος = Geschwür und ↑...gen]: aus einem Geschwür entstanden (von meist bösartigen Gewebsveränderungen gesagt; z. B. Krebs aus Magengeschwür)

Helkoma [zu gr. ἕλκος = Geschwür] *s;* -[s], -ta: seltene Bezeichnung für ↑Ulkus. **Helkose** *w;* -, -n: seltene Bezeichnung für ↑Ulzeration

Hellat-Zeichen [nach dem russ. Otologen Piotr Hellat, 1857–1912]: verkürzte Schallleitung über der erkrankten Region eines vereiterten Warzenfortsatzes (durch Aufsetzen einer Stimmgabel zu ermittelndes Krankheitszeichen)

Helminth|agogum [zu ↑Helminthe u. gr. ἀγωγός = führend, treibend] *s;* -s, ...ga: Mittel gegen Wurmkrankheiten

Helmin|the [aus gr. ἕλμι[ν]ς, Gen.: ἕλμινθος = Wurm; Eingeweidewurm] *w;* -, -n (meist *Pl.*): Sammelbezeichnung für alle in den Eingeweiden von Mensch u. Tier schmarotzenden Würmer

Helmin|thia|sis [zu ↑Helminthe] *w;* -, ...thiasen u. **Helmin|those** *w;* -, -n: durch Eingeweidewürmer hervorgerufene Wurmkrankheit

Helmin|tho|logie [↑Helminthe u. ↑...logie] *w;* -: Lehre von den Eingeweidewürmern

Helminthose vgl. Helminthiasis

Helvella es|culenta [lat. *helvella* = Küchenkraut; ↑esculentus] *w;* - -: = Gyromitra esculenta. **Helvella|säure:** in der Frühjahrslorchel vorkommende organische Säure, die im Tierversuch hämolytisch wirkt, beim Kochen fast immer in eine ungiftige Form überführt wird und möglicherweise für die Vergiftungserscheinungen beim Genuss ungekochter Lorcheln mitverantwortlich ist

Hemer|al|opie [zu gr. ἡμέρα = Tag, gr. ἀλαός = blind u. gr. ὤψ, Gen.: ὠπός = Gesicht; Auge] *w;* -, ...ien: (von der Wortbildung her) eigtl. Bez. für: Tagblindheit (vgl. Nyktalopie); im medizinischen Sprachgebrauch fälschlicherweise übliche Bezeichnung für: Nachtblindheit (starke Verminderung der Sehkraft des Auges bei dämmerigem Licht od. bei plötzlichem Hell-Dunkel-Übergang)

hemi..., Hemi... [zu gr. ἥμισυς = halb]: Bestimmungswort von Zusammensetzungen mit der Bedeutung „halb, zur Hälfte; halbseitig; teilweise"; z.B.: Hemialgie

Hemi|ablep|sie [↑hemi... u. ↑Ablepsie] *w;* -, ...ien: = Hemianop[s]ie

Hemi|achromat|op|sie [↑hemi... u. ↑Achromatopsie] *w;* -, ...ien: = Hemichromatopsie

Hemi|algie [↑hemi... u. ↑...algie] *w;* -, ...ien: = Migräne

Hemi|an|äs|thesie [↑hemi... u. ↑Anästhesie] *w;* -, ...ien: Empfindungslosigkeit einer Körperhälfte, meist als Folge einer Schädigung der gegenseitigen Hirnhälfte

Hemi|an|op[s]ie [↑hemi... u. ↑Anop[s]ie] *w;* -, ...ien: Halbsichtigkeit, Halbseitenblindheit, Ausfall einer Hälfte des Gesichtsfeldes (in einem od. in beiden Augen) infolge Schädigung von Sehnervenfaserbündeln im ↑Chiasma opticum. **hemi|an|opisch**: halbseitenblind

Hemi|ataxie [↑hemi... u. ↑Ataxie] *w;* -, ...ien: auf eine Körperhälfte beschränkte ↑Ataxie

Hemi|atro|phie [↑hemi... u. ↑Atrophie] *w;* -, ...ien, in fachspr. Fügungen: **Hemi|atrophia**[1], *Pl.:* ...iae: halbseitiger (nur eine Körper- od. Organhälfte betreffender) Schwund von Organen, Geweben u. Zellen infolge Versorgungsstörungen. **Hemi|atro|phia faciei progressiva:** auf eine Gesichtshälfte beschränkter fortschreitender Schwund der Gesichtshaut (oft mit Einbeziehung des Unterhautgewebes u. der darunter liegenden Muskeln u. Knochen), vermutlich als Folge einer Störung im vegetativen Nervensystem

hemi|azygos [zu ↑hemi..., ↑[1]a... u. gr. ζυγόν = Joch; Glied]: unpaarig (von Organen oder Blutgefäßen gesagt); z.B. in der Fügung ↑Vena hemiazygos

Hemi|ballismus [↑hemi... u. ↑Ballismus] *m;* -: auf eine Körperhälfte beschränkter Ballismus (bei Störungen des ↑extrapyramidalen Systems)

Hemi|block [↑hemi...] *m;* -s, ...blöcke: Blockade des vorderen oder hinteren Stranges des linken Schenkels des ↑His-Bündels

Hemi|chromat|op|sie [↑hemi... und ↑Chromatopsie] *w;* -, ...ien: halbseitige Farbenblindheit (bei erhaltenem Sehvermögen für Weiß) infolge Schädigung von Sehnervenfaserbündeln

Hemi|en|ze|phalie [zu ↑hemi... und ↑Encephalon] *w;* -, ...ien: angeborene Missbildung mit Fehlen von Teilen des Schädeldaches u. des Gehirns. **Hemi|en|ze|phalus** *m;* -, ...li od. ...phalen: missgebildete Frucht, bei der Schädeldach u. Gehirn teilweise fehlen

Hemi|glossitis [↑hemi... u. ↑Glossitis] *w;* -, ...itiden (in fachspr. Fügungen: ...itides): Entzündung einer Zungenhälfte

Hemi|gna|thie [zu ↑hemi... u. gr. γνάθος = Kinnbacken] *w;* -, ...ien: Fehlen einer Kieferhälfte (od. von Teilen davon) als angeborene Missbildung

Hemi|hyper|äs|thesie [↑hemi... u. ↑Hyperästhesie] *w;* -, ...ien: halbseitige Überempfindlichkeit der Haut

Hemi|hyper|[h]idrose oder **Hemi|hyper|[h]idro|sis** [↑hemi... u. ↑Hyper[h]idrose] *w;* -: vermehrte Schweißabsonderung auf einer Körperhälfte (bes. auf einer Gesichtshälfte)

Hemi|hyper|tro|phie [↑hemi... und ↑Hypertrophie] *w;* -, ...ien: angeborene halbseitige Hypertrophie

Hemi|kol|ek|tomie [↑hemi..., ↑Kolon und ↑Ektomie] *w;* -, ...ien: operative Entfernung einer Dickdarmhälfte

Hemi|korpor|ek|tomie [↑hemi..., lat. *corpus,* Gen.: *corporis* = Körper u. ↑Ektomie] *w;* -, ...ien: operative Entfernung der unteren Körperhälfte (bei unheilbaren Erkrankungen)

Hemi|kranie [von gr. ἡμικρανία = Kopfschmerz an einer Kopfhälfte] *w;* -, ...ien: = Migräne

Hemi|melie [zu ↑hemi... u. gr. μέλος = Glied] *w;* -, ...ien: halbseitige ↑Peromelie

Hemi|ne|phrek|tomie [↑hemi... und ↑Nephrektomie] *w;* -, ...ien: operative Entfernung eines krankhaft veränderten Nierenanteils

Hemi|op[s]ie [zu ↑hemi... u. gr. ὤψ, Gen.: ὠπός = Gesicht; Auge] *w;* -, ...ien: = Hemianop[s]ie

Hemi|pan|kreat|ek|tomie [↑hemi... und ↑Pankreatektomie] *w;* -, ...ien: operative Entfernung eines Teils der Bauchspeicheldrüse

Hemi|parese [↑hemi... u. ↑Parese] *w;* -, -n: halbseitige leichte Lähmung, leichtere Form einer ↑Hemiplegie

Hemi|pelv|ek|tomie [↑hemi..., ↑Pelvis u. ↑Ektomie] *w;* -, ...ien: operative Entfernung einer Beckenhälfte (bei Tumorleiden)

Hemi|plegie [zu ↑hemi... u. gr. πληγή = Schlag] *w;* -, ...ien, in fachspr. Fügungen: **Hemi|plegia**[1], *Pl.:* ...iae: motorische Lähmung einer Körperseite. **Hemi|plegia alternans:** Halbseitenlähmung bei Schädigung der zugeordneten Hirnnerven der Gegenseite. **Hemi|plegia homo|lateralis:** Halbseitenlähmung, bei der der die Lähmung auslösende Verletzungsherd im Gehirn auf der gleichen Körperseite liegt. **Hemi|plegia spastica infantilis:** = Little-Krankheit. **Hemi|plegiker** *m;* -s, -: halbseitig Gelähmter. **hemi|plegisch**: halbseitig gelähmt, mit halbseitiger Lähmung verbunden

Hemi|rha|chi|schisis [*...ß-ch...;* ↑hemi... u. ↑Rhachischisis] *w;* -, ...isen: angeborene unvollständige Spaltbildung der Wirbelsäule ohne Vorfall des Rückenmarks

Hemi|spasmus [↑hemi... u. ↑Spasmus] *m;* -, ...men: halbseitiger, auf eine Körperhälfte beschränkter Krampf

Hemi|sphäre [↑hemi... u. gr. *σφαῖρα* = Kugel] *w;* -, -n, in fachspr. Fügungen: **Hemisphae|rium,** *Pl.:* ...ria: Halbkugel, Bez. für die rechte u. linke Hälfte des Groß- u. Kleinhirns (Anat.). **hemi|sphärisch**: die Hemisphäre betreffend

Hemi|sphär|ek|tomie [↑Hemisphäre u. Ektomie] *w;* -, ...ien: operative Entfernung einer Großhirnhälfte

Hemi|sphyg|mie [zu ↑hemi... u. gr. *σφυγμός* = Puls] *w;* -, ...ien: das Auftreten von doppelt so viel Pulsschlägen wie Herzkontraktionen

Hemi|sy|stolie [zu ↑hemi... u. ↑Systole] *w;* -, ...ien: „Halbseitenkontraktion", Anomalie der Herzkontraktion derart, dass die Kontraktion des linken ↑Ventrikels ausbleibt (bei normaler Kontraktion des rechten Ventrikels)

hemi|tendinosus, ...osa, ...osum [zu ↑hemi... u. ↑Tendo]: halbsehnig, zur Hälfte aus Sehnen bestehend (z. B. von Muskeln; Anat.)

Hemi|tonie [zu ↑hemi... u. Tonus] *w;* -, ...ien: = Spasmus mobilis

Hemi|zellulose [↑hemi... u. ↑Zellulose] *w;* -, -n: pflanzliches Polysaccharid, das als unverdaulicher Füllstoff bestimmten Diätnahrungen zugesetzt wird

Hemi|ze|phalie [zu ↑hemi... u. gr. *κεφαλή* = Kopf] *w;* -, ...ien: = Hemienzephalie. **Hemi|ze|phalus** *m;* -, ...li od. ...phalen: = Hemienzephalus

hemi|zygot [zu ↑hemi... u. gr. *ζυγόν* = Joch; Verbindung]: in einer diploiden Zelle nicht als Allelpaar vorkommend (von Genen nach Chromosomenverlust)

Hemi|zyst|ek|tomie [↑hemi... u. ↑Zystektomie] *w;* -, ...ien: operative Entfernung eines Teils der Harn- oder Gallenblase

Hemmungs|gymnastik: spezielle Form der Gymnastik zur therapeutischen Beeinflussung u. Ausschaltung unwillkürlicher, krankhafter Bewegungen (z. B. bei ↑Chorea, ↑Hysterie od. ↑Tic)

Hemmungsnerven *Pl.:* Nerven, die die Funktion eines Organs hemmen od. mindern (z. B. die Hemmungsnerven der Muskulatur des Herzens sowie des Magen-Darm-Kanals)

Hemmungs|re|aktion: serologisches Verfahren zur Hemmung einer Antigen-Antikörper-Reaktion durch eine andere Reaktion

Henkel-Me|thode [nach dem dt. Gynäkologen Max Henkel, 1870–1941]: Abklemmung der ↑Arteria uterina vom Scheidengewölbe aus bei ↑atonischer Blutung der Gebärmutter

Henle-Albee-Operation [*...ålbi...;* nach dem dt. Chirurgen Adolf Henle (1864–1936) u. dem amer. Chirurgen F. H. Albee (1876–1945)]: Operation zur Versteifung der Wirbelsäule: Durch Transplantation eines Knochenspans od. durch Schienen werden die Dornfortsätze im erkrankten Wirbelsäulenabschnitt fest miteinander verbunden, sodass die Wirbelsäule in diesem Abschnitt versteift

Henle-Band [nach dem deutschen Anatomen F. G. J. Henle, 1809–1885]: = Falx inguinalis. **Henle-Schicht**: äußere Schicht der inneren Wurzelscheide des Haars. **Henle-Schleife**: zwischen ↑Tubulus contortus und Sammelrohr gelegener Teil der Harnkanälchen, bestehend aus einem auf- und einem absteigenden Schenkel (Anat.)

Henoch-Krankheit [nach dem dt. Pädiater E. H. Henoch, 1820–1910]: = Purpura abdominalis

Hensen-Gang [nach dem dt. Anatomen u. Physiologen Victor Hensen, 1835–1924]: = Ductus reuniens. **Hensen-Zellen**: Stützzellen des ↑Organum spirale auf der ↑Lamina basilaris

Hepadna|virus [Kunstw. aus *Hepa*titis-*DNA-Virus*] *s* (ugs. auch: *m*); -, ...ren: Gruppe von Viren, die in die Desoxyribonukleinsäure des Zellkerns eindringen und zu einer Hepatitis-B-Infektion führen

Hepar [von gr. *ἧπαρ*, Gen.: *ἥπατος* = Leber] *s;* -s, Hepata: Leber, größte Drüse des menschlichen Körpers im rechten Oberbauch, unterhalb des Zwerchfells (mit folgenden Funktionen: Gallenbereitung und -ausscheidung, Regulation des Eiweiß-, Fett- u. Kohlenhydratstoffwechsels, Speicherung von ↑Glykogen, Entgiftung des Körpers u. a.). **Hepar adiposum:** „Fettleber", Verfettung der Leberzellen als Folge einer Überernährung (Fettmast) od. einer Fettretention in der Leber (z. B. bei Vergiftungen oder ↑Diabetes mellitus). **Hepar crocatum:** „Safranleber", safranähnliches Aussehen der Leber im Rahmen einer allgemeinen Leberverfettung mit gleichzeitiger Gelbsucht. **Hepar in|duratum:** Leberverhärtung infolge Bindegewebsvermehrung in der Leber und Abnahme des Leberparenchyms. **Hepar lobatum:** „Lappenleber", gelapptes Aussehen der Leber infolge bindegewebiger Einziehungen vor allem an der Leberoberfläche. **Hepar mobile:** „Wanderleber", Lebersenkung mit abnormer Beweglichkeit des Organs (Vorkommen bei allgemeiner ↑Enteroptose und bei Schlaffheit des Aufhängeapparates der Leber). **Hepar moschati|forme:** „Muskatnussleber", Leberveränderung infolge längerer Blutstauung, wodurch die Leber ein muskatnussähnliches Aussehen erhält

Heparin [zu ↑Hepar] *s;* -s: in manchen Organen, bes. in der Leber, vorkommender Stoff, der die Blutgerinnung, d. h. die Bildung des Gerinnungsenzyms ↑Thrombin, verzögert. **heparinisie|ren**: mit Heparin behandeln

Heparino|zyt [↑Heparin und ↑...zyt] *m;* -en, -en (meist *Pl.*): Gewebsmastzelle, die in ihrer Körnung ↑Heparin enthält

Hepat|algie [↑Hepar und ↑...algie] *w;* -, ...ien: Leberschmerz, Leberkolik. **hepat|algisch**: die Hepatalgie betreffend; mit Schmerzen in der Leber verbunden

Hepat|argie [↑Hepar und gr. ἀϱγία = Untätigkeit] *w;* -, ...ien: Insuffizienz der Leber (als Folge einer Selbstvergiftung der Leber bei Leberfunktionsschäden), die zu einer ↑Hepatotoxämie mit Erregungszuständen, Blutungen und Leberkoma führt

Hepat|ek|tomie [↑Hepar und ↑Ektomie] *w;* -, ...ien: operative Entfernung der Leber (bzw. defekter Leberpartien) mit anschließender Lebertransplantation

hepaticus vgl. hepatisch

Hepatiko|duo|deno|stomie [↑Hepatikus, ↑Duodenum u. ↑...stomie] *w;* -, ...ien: operative Herstellung einer künstlichen Verbindung zwischen Ausführungsgang der Leber und Zwölffingerdarm

Hepatiko|entero|stomie [zu ↑hepaticus (in der Fügung ↑Ductus hepaticus), ↑Enteron u. ↑...stomie] *w;* -, ...ien: operative Herstellung einer künstlichen Verbindung zwischen ↑Ductus hepaticus u. Darm (Dünndarm)

Hepatiko|li|tho|trip|sie [zu ↑hepaticus (in der Fügung ↑Ductus hepaticus), ↑litho... u. gr. τϱίβειν = zerreiben, zertrümmern] *w;* -, ...ien: Zertrümmerung eines Steines im Gallengang mit dem ↑Lithoklasten

Hepatikor|rha|phie [zu ↑hepaticus (in der Fügung ↑Ductus hepaticus) u. gr. ῥαφή = Naht] *w;* -, ...ien: Naht und Verschluss des ↑Ductus hepaticus nach operativer Eröffnung des Gallengangs (z. B. zur Entfernung eines Gallengangssteines)

Hepatiko|stomie [zu ↑hepaticus (in der Fügung ↑Ductus hepaticus) u. ↑...stomie] *w;* -, ...ien: operative Herstellung einer künstlichen Öffnung (Anastomose) am Ductus hepaticus

Hepatiko|tomie [zu ↑hepaticus (in der Fügung ↑Ductus hepaticus) u. ↑...tomie] *w;* -, ...ien: operative Eröffnung des Ductus hepaticus

Hepatikus *m;* -, ...tizi: übl. Kurzbez. für ↑Ductus hepaticus

Hepatisation [zu ↑Hepar] *w;* -, -en: leberähnliche Beschaffenheit der Lunge bei entzündlichen Veränderungen in der Lunge

hepatisch, in fachspr. Fügungen: **hepaticus, ...ca, ...cum** [zu ↑Hepar]: zur Leber gehörend, die Leber betreffend, Leber...; z. B. in der Fügung ↑Ductus hepaticus

Hepatitis [zu ↑Hepar] *w;* -, ...titiden (in fachspr. Fügungen: ...titides): Entzündung der Leber, v. a. die durch Hepatitisviren hervorgerufenen Formen der akuten Virushepatitis. **Hepatitis A,** auch **Hepatitis epidemica:** auf oralem Weg (fäkale Verunreinigung von Nahrungsmitteln) übertragene, ansteckende, meist mit einem ↑Ikterus verbundene Leberentzündung; Abk. HA. **Hepatitis B:** parenteral, v. a. durch Bluttransfusionen, verunreinigte Spritzen (Drogenabhängige) oder Geschlechtsverkehr übertragene Hepatitis, bei der ein Zusammenhang mit dem Auftreten von Leberzellkarzinomen vermutet wird; Abk. HB. **Hepatitis bilia|ris:** von den Gallengängen ausgehende Leberentzündung, chronischer Verlauf möglich. **Hepatitis C:** parenteral (Transfusionen) übertragene Hepatitis, teils chronisch verlaufend; Abk. HC. **Hepatitis D** (Abk.: HD): ↑Deltahepatitis. **Hepatitis E:** bes. in Südasien und Afrika endemisch vorkommende, enteral übertragene Hepatitis; Abk. HE. **Hepatitis inter|stitia|lis chronica:** = Leberzirrhose. **Hepatitis parenchymatosa acuta:** = Leberatrophie

hepatitis|assozi|iertes Anti|gen: neuere Bez. für ↑Australia-Serumhepatitis-Antigen; Abk.: HAA

Hepatitis-B-Core-Anti|gen [...*kå*ʳ...; engl. *core* = Kern] *s;* -s, -e: Bez. für das Kernantigen des Hepatitis-B-Virus; Abk.: HB_cAg

Hepatitis-B-Envelope-Anti|gen [...*envəlәup;* engl. *envelope* = Hülle, Umschlag] *s;* -s, -e: Bez. für das Antigen der Hülle des Hepatitis-B-Virus, das die Prognose der Hepatitis B bestimmt; Abk.: HB_eAg

Hepatitis-B-Sur|face-Anti|gen [...*βö*ʳ*fiß*...; engl. *surface* = Oberfläche] *s;* -s, -e: Bez. für das Oberflächenantigen der Hepatitis B; Abk.: HB_sAg

hepato|biliär [zu ↑Hepar u. ↑Bilis]: Leber und Galle betreffend

Hepato|blastom [↑Hepar und ↑Blastom] *s;* -s, -e: Mischtumor der Leber aus parenchymatösen bzw. mesenchymalen und epithelialen Anteilen

Hepato|entero|stomie [↑Hepar, ↑Enteron u. ↑...stomie] *w;* -, ...ien: = Hepatikoenterostomie

hepato|fugal [zu ↑Hepar u. lat. *fugere* = fliehen]: von der Leber wegführend (von Gefäßen)

hepato|gen [↑Hepar und ↑...gen]: **1)** in der Leber gebildet (von Stoffen u. Flüssigkeiten, z. B. der Gallenflüssigkeit). **2)** von der Leber ausgehend (bes. von Krankheiten)

Hepato|gramm [↑Hepar und ↑...gramm] *s;* -s, -e: Röntgenbild der Leber. **Hepato|graphie** [↑...graphie] *w;* -, ...ien: röntgenographische Darstellung der Leber nach Kontrastmittelinjektion

hepato|kardial [zu ↑Hepar u. ↑Kardia]: Leber u. Herz betreffend, in ursächlichem Zusammenhang mit Lebererkrankungen stehend (von Herz-Kreislauf-Störungen gesagt)

hepato|lentikulär, in fachspr. Fügungen: **hepato|lenticularis, ...re** [zu ↑Hepar u. ↑lentikulär]: die Leber u. die Stammganglien im Gehirn betreffend. **hepato|lentikuläre Degeneration:** Erbleiden mit degenerativen Prozessen im Bereich der Stammganglien (bes. im ↑Nucleus lentiformis) des Gehirns u. mit charakteristischen Leberveränderungen (zirrhotischer Natur)

hepato|lie|nal [*...li-e...;* zu ↑Hepar u. ↑Lien]: Leber und Milz betreffend

Hepato|lie|no|gramm [*...li-e...;* ↑Hepar, ↑Lien u. ↑...gramm] *s;* -s, -e: Röntgenbild von Leber und Milz. **Hepato|lie|no|graphie** [↑...graphie] *w;* -, ...ien: röntgenographische Darstellung von Leber u. Milz nach Kontrastmittelinjektion

Hepato|lith [↑Hepar und ↑...lith] *m;* -s u. -en, -e[n]: „Leberstein", ↑Konkrement (eigtl. ein Gallenstein) in den Gallengängen der Leber

Hepato|loge [↑Hepar und ↑...loge] *m;* -n, -n: Facharzt für Leberkrankheiten. **Hepatologie** [↑...logie] *w;* -: Lehre von der Leber, ihrer Funktion, ihren charakteristischen Erkrankungen u. deren Behandlung. **hepatologisch**: die Hepatologie betreffend

Hepatom [zu ↑Hepar] *s;* -s, -e, in fachspr. Fügungen: **Hepatoma,** *Pl.:* -ta: Geschwulst (im engeren Sinne: Adenom oder Karzinom) der Leber

Hepato|megalie [zu ↑Hepar u. gr. *μέγας* (mit Stammerweiterung: *μεγαλο-*) = groß] *w;* -, ...ien: krankhafte Vergrößerung der Leber

Hepato|ne|phro|megalie [zu ↑Hepar, ↑nephro... u. gr. *μέγας* (mit Stammerweiterung: *μεγαλο-*) = groß] *w;* -, ...ien, in fachspr. Fügungen: **Hepato|ne|phro|megalia**[1], *Pl.:* ...iae: gleichzeitige Vergrößerung der Leber u. der Nieren. **Hepato|ne|phromegalia glycogenica:** durch vermehrte Speicherung von ↑Glykogen (bei Störung des Glykogenabbaus) in Leber u. Nieren bedingte Hepatonephromegalie

Hepato|pa|thie [↑Hepar und ↑...pathie] *w;* -, ...ien: allgemeine Bezeichnung für: Leberleiden

Hepato|pexie [zu ↑Hepar u. gr. *πηγνύναι* = festmachen, befestigen] *w;* -, ...ien: operative Befestigung der Leber an der benachbarten Bauchwand (z. B. bei ↑Hepatoptose)

Hepato|phlebitis [↑Hepar und ↑Phlebitis] *w;* -, ...itiden (in fachspr. Fügungen: ...itides): Entzündung der Venen in der Leber

Hepato|phreno|pexie [zu ↑Hepar, ↑Phrenes u. gr. *πηγνύναι* = festmachen, befestigen] *w;* -, ...ien: operative Befestigung von Leber und Zwerchfell an der benachbarten Bauchwand

hepato|portal, in fachspr. Fügungen: **hepato|portalis, ...le** [zu ↑Hepar u. ↑Porta (in der Fügung ↑Vena portae)]: Leber und Pfortader betreffend

Hepato|ptose [↑hepato... u. gr. *πτῶσις* = das Fallen, der Fall] *w;* -, -n: Senkung der Leber, z. B. bei allgemeiner ↑Enteroptose; abnorm bewegliche Leber bei Schlaffheit des Halteapparates

hepato|renal, in fachspr. Fügungen: **hepato|renalis, ...le** [zu ↑Hepar u. ↑Ren]: die Leber und Nieren betreffend; z. B. in der Fügung ↑Recessus hepatorenalis. **hepato|renales Syndrom:** chronische Lebererkrankung ohne Gelbsucht mit funktioneller Nierenstörung

Hepator|rha|phie [zu ↑Hepar u. gr. *ῥαφή* = Naht] *w;* -, ...ien: = Hepatopexie

Hepatose [zu ↑Hepar] *w;* -, -n: chronische, nicht entzündliche, degenerative Lebererkrankung mit funktionellen Störungen

Hepato|spleno|megalie [zu ↑Hepar, ↑Splen u. gr. *μέγας* (mit Stammerweiterung: *μεγαλο-*) = groß] *w;* -, ...ien: Vergrößerung der Leber u. der Milz bei ↑hepatolienalen Krankheiten

Hepato|tomie [↑Hepar und ↑...tomie] *w;* -, ...ien: operative Eröffnung der Leber

Hepato|tox|ämie [↑Hepar u. ↑Toxämie] *w;* -, ...ien: Überschwemmung des Blutes mit giftigen Abbauprodukten von der Leber aus (bei schweren Lebererkrankungen)

hepato|toxisch [↑Hepar u. ↑toxisch]: leberschädigend (von Substanzen gesagt). **Hepato|toxizität** *w;* -: leberschädigende Eigenschaft von Substanzen

hepato|trop [↑Hepar und ↑...trop]: auf die Leber einwirkend, vorwiegend die Leber betreffend (z. B. von Arzneimitteln)

hepato|zellulär [↑Hepar u. ↑zellulär]: die Leberzellen betreffend (z. B.: hepatozellulärer ↑Ikterus = Gelbsucht infolge Schädigung der Leberzellen)

Hepato|zyt [↑Hepar u. ↑...zyt] *m;* -en, -en (meist *Pl.*): Leberzellen

herbi|vor [zu lat. *herba* = Pflanze und lat. *vorare* = verschlingen, fressen]: Pflanzen fressend (von Tieren gesagt)

Herbstzeitlose vgl. Colchicum autumnale

Herd *m;* -[e]s, -e: **1)** allg. Bezeichnung für einen im Körper genau lokalisierten u. umschriebenen Ausgangsbezirk einer Krankheit. **2)** vgl. Fokus (2)

Herd|dosis: Gesamtdosis von Strahlen, z. B. von Röntgenstrahlen, die zur Behandlung eines Krankheitsherdes angewandt werden

hereditär, in fachspr. Fügungen: **hereditarius, ...ria, ...rium** [aus lat. *hereditarius* = erbschaftlich; erblich (zu lat. *heres* = Erbe)]: ererbt, erblich (bes. von Krankheiten gesagt); bei Eltern u. Kindern vorkommend (von Erbmerkmalen gesagt). **Heredität** [aus lat. *hereditas* = Erbschaft] *w;* -: **1)** Erblichkeit, Bezeichnung für die Eigenschaft von Merkmalen u. Verhaltensweisen eines Individuums, auf dessen Nachkommen übertragen werden zu können (Biol.). **2)** Vererbbarkeit von Krankheiten od. Krankheitsanlagen (von Eltern auf Kinder; Med.)

Heredo|ataxie [lat. *heres,* Gen.: *heredis* = Erbe u. ↑Ataxie] *w;* -, ...ien, in fachspr. Fügungen: **Heredo|ata|xia**[1], *Pl.:* ...iae: angeborene, erbliche Koordinationsstörung mit stoßweisen, überschüssigen, schleudernden und ungeschickten Arm- und Beinbewegungen. **Heredo|ataxia cerebellaris:** Kleinhirnataxie mit Geh- und Sprachstörungen, erniedrigtem Muskeltonus, Strabismus und choreatischen Störungen. **Heredo|ataxia spinalis:** hereditäre Ataxie infolge Degeneration der Hinterstränge mit schweren Gehstörungen, Fehlen der Sehnenreflexe, Spasmen und Pyramidenzeichen, Nystagmus und zerebellaren Sprachstörungen (ferner Bewegungsunruhe, Skelettdeformitäten und Schwachsinn)

Heredo|de|generation [lat. *heres,* Gen.: *heredis* = Erbe u. ↑Degeneration] *w;* -, -en: erbliche Entartung in der Geschlechterfolge (z. B. als Folge von ↑Inzucht). **heredo|degenerativ** [...*tif*]: ein degeneratives Erbleiden betreffend

Heredo|pa|thie [lat. *heres,* Gen.: *heredis* = Erbe u. ↑...pathie] *w;* -, ...ien, in fachspr. Fügungen: **Heredo|pa|thia**[1], *Pl.:* ...iae: allg. Bezeichnung für: Erbkrankheit, familiär-erbliches Leiden. **Heredo|pa|thia atactica poly|neu|riti|formis:** seltenes Erbleiden aus dem Formenkreis der Heredoataxien mit ↑Retinitis, ↑Polyneuritis, ↑Ataxie, Innenohrschwerhörigkeit, Geruchsstörungen, Haut- und Liquorveränderungen

Heredo|sy|philis [lat. *heres,* Gen.: *heredis* = Erbe u. ↑Syphilis] *w;* -: = Syphilis connata

Herff-Klammern [nach dem Schweizer Gynäkologen Otto von Herff, 1856–1916]: Wundklammern, die durch Federzug halten (Anwendung als Hautklammern)

Hering-Fallversuch [nach dem dt. Physiologen K. E. K. Hering, 1834–1918]: Versuch zur Feststellung des stereoskopischen Sehvermögens: Der zu Untersuchende schaut durch ein Rohr auf eine Nadel und muss angeben, ob kleine Kugeln vor oder hinter der Nadel niederfallen

Heritabilität [aus engl. *heritability* = Erblichkeit] *w;* -: das Verhältnis additiver genetischer Varianz zur gesamten phänotypischen Varianz (Genetik)

Hermannsdorfer-Diät vgl. Gerson-Diät

Herm|aphrodit [von gr. ἑρμαφρόδιτος = Zwitter (eigtl. Name des zwittrigen Sohnes der gr. Gottheiten Hermes u. Aphrodite)] *m;* -en, -en: Zwitter, Individuum mit sowohl männlichen als auch weiblichen primären und sekundären Geschlechtsmerkmalen. **Herm|aphroditismus,** auch: **Herm|aphrodismus** *m;* -: Zwittertum, Bezeichnung für das Phänomen des gleichzeitigen Vorhandenseins von mehr od. weniger ausgeprägten primären u. sekundären Geschlechtsmerkmalen beider Geschlechter in einem Individuum. **Herm|aphroditismus spurius,** auch: **Pseu|do|herm|aphroditismus** [↑pseudo...]: Scheinzwittertum, Form des Zwittertums, bei der nur weibliche bzw. männliche Keimdrüsen in einem Individuum vorhanden sind, bei der jedoch die jeweiligen äußeren Geschlechtsmerkmale nicht entsprechend, sondern konträr angelegt sind, sodass die Geschlechtszugehörigkeit des betroffenen Individuums unsicher zu sein scheint. **Herm|aphroditismus verus:** echtes Zwittertum mit Vorhandensein männlicher und weiblicher Keimdrüsen in einem Individuum (beim Menschen selten vorkommend)

Hermeneu|tik [zu gr. ἑρμηνεύειν = auslegen, erklären] *w;* -: Auslegungskunst; Deutung der in der Begegnung mit dem Kranken gewonnenen Erfahrungen

Hernie [...*i*[e]; aus lat. *hernia,* Gen.: *herniae* = Bruch] *w;* -, -n, in fachspr. Fügungen: **Hernia,** *Pl.:* ...iae: „Bruch", insbes. Eingeweidebruch: Heraustreten (Vorfall) von Teilen (bes. Schlingen od. Schleifen) eines Organs oder Gewebes durch eine nicht vorgebildete, abnorme Körperöffnung (Lücke) in eine von Haut überdeckte Ausstülpung; im speziellen (allgemein üblichen) Sinne: Vorfall von Baucheingeweiden od. Teilen davon durch eine abnorme Bauchwandlücke in eine Bauchfellausstülpung. **Hernia ab|dominalis:** „Bauchbruch", Bruch im Bereich des ↑Abdomens, der durch eine Bauchwandpforte od. nachgiebige Stelle der Bauchmuskulatur heraustritt. **Hernia adiposa:** Fettgewebsbruch, Bauchwandbruch, der ein ↑präperitonäales ↑Lipom als Inhalt aufweist. **Hernia cere|bri:** = Enzephalozele. **Hernia corneae:** = Keratozele. **Hernia cruralis:** = Hernia femoralis externa. **Hernia dia|phragmatica:** = Diaphragmatozele. **Hernia duodeno|jejunalis:** Retroperitonäalbruch durch den ↑Recessus duodenalis superior. **Hernia en|cystica:** Bruchform, bei der sich der Leistenbruchsack in den Wasserbruchsack einstülpt. **Hernia epi|gast|rica:** = Hernia lineae albae. **Hernia epi|ploi|ca:** = Epiplozele. **Hernia femoralis ex|terna:** „äußerer Schenkelbruch", Bruch im Bereich der Schenkelbeuge unterhalb des Leistenbandes (als Bruchpforte dient die ↑Lacuna vasorum). **Hernia funicularis:** angeborener Leistenbruch im Bereich des Samenstranges. **Hernia funiculi umbilicalis:** „Nabelschnurbruch" als Folge eines großen Defektes durch unvollständigen Verschluss der vorderen Bauchdecken (Vorkommen bei Neugeborenen). **Hernia glutaealis:** = Hernia ischiadica. **Hernia in|carcerata:** „eingeklemmter Bruch", mehr od. weniger starke Abklemmung des Bruchsackinhaltes durch Druck der Bauchpresse, Kot- oder Gasansammlung, verbunden mit akuten Ernährungsstörungen im Bereich des eingeklemmten Gewebes (Folge ist zumeist ein ↑Ileus). **Hernia in|gui|nalis:** „Leistenbruch“, Bruchbildung im Bereich des Leistenkanals (als Bruchpforte). **Hernia in recto:** = Rektozele. **Hernia is|chia|dica:** Bruch, der durch das ↑Foramen ischiadicum austritt u. am unteren Rand des großen Gesäßmuskels erscheint. **Hernia labia|lis:** Leistenbruchform bei Frauen, wobei der große, indirekte Leistenbruch in die große Schamlippe eintritt. **Hernia lentis** [↑Lens]: Vorfall der Augenlinse in eine Ausbuchtung od. Durchbruchsöffnung der Hornhaut od. der Lederhaut. **Hernia lineae albae:** Oberbauchbruch, Bruch im Bereich der ↑Linea alba oberhalb des Nabels. **Hernia lumbalis:** „Lendenbruch“, Bruch im Bereich der Lendendreiecke am äußeren Rand des breiten Rückenmuskels. **Hernia ob|turatoria:** Bruch im Bereich der Vorderfläche des Oberschenkels (der Bruchsack tritt durch die Gefäßlücke im ↑Foramen obturatum aus). **Hernia par|umbilicalis:** Bauchbruch in der Umgebung des Nabels. **Hernia pectinea:** Schenkelbruchform, bei der sich der Bruchsack durch die ↑Fascia lata vorwölbt. **Hernia peri|nea|lis:** Bruch, der durch eine Lücke im Beckenboden austritt. **Hernia phrenica:** = Diaphragmatozele. **Hernia pudendalis:** Sonderform einer ↑Hernia perinealis bei Frauen mit Austritt des Bruches im Bereich der großen Schamlippen. **Hernia recessus duo|deno|jejunalis:** = Hernia duodenojejunalis. **Hernia rectalis:** = Rektozele. **Hernia re|tro|cae|calis:** Bruch im Bereich des ↑Recessus retrocaecalis. **Hernia scrotalis:** „Hodensackbruch“, eine Sonderform des äußeren Leistenbruchs, bei der sich der Bruch vom äußeren Leistenring aus bis in den Hodensack hinein ausdehnt. **Hernia spuria:** „falscher Bruch“, d.h. Eingeweidevorfall ohne Bruchsack oder Bruchhülle aus dem Bauchfell (Vorkommen z.B. nach operativen Bauchhöhleneröffnungen, nach Bauchdeckenabszess u.a.). **Hernia syn|ovia|lis:** Ausstülpung der ↑Synovia von Gelenkkapseln u. Sehnenscheiden. **Hernia umbilicalis:** = Omphalozele. **Hernia uteri:** großer Bauchwandbruch bei Frauen mit Ausstülpung auch der Gebärmutter in den Bruchsack. **Hernia varicosa:** = Varikozele. **Hernia ven|tralis:** = Laparozele

Hernien|appendizitis [*...iᵉn...*]: Entzündung des Wurmfortsatzes, der in einem Bruchsack liegt

Hernio|entero|tomie [↑Hernie, ↑Enteron u. ↑...tomie] *w;* -, ...ien: mit einer ↑Herniotomie kombinierte operative Eröffnung des Darms

Hernio|gramm [↑Hernie u. ↑...gramm] *s;* -s, -e: Röntgenbild einer Hernie. **Herniographie** [↑...graphie] *w;* -, ...ien: röntgenographische Darstellung einer Hernie nach Verabreichung eines Kontrastmittels

Hernio|tomie [↑Hernie u. ↑...tomie] *w;* -, ...ien: operative Spaltung des einschnürenden Bruchrings zur Reponierung eines eingeklemmten Bruchs; auch allg. im Sinne von: Bruchoperation

Hero|in [zu gr. ἥρως = Held (heroisch bedeutete im Mittelalter „stark, kräftig“)] *s;* -s: aus ↑Morphin hergestelltes Rauschgift, das injiziert wird

Herp|an|gina [↑Herpes u. ↑Angina] *w;* -, ...nen: durch Viren verursachte gutartige Infektionskrankheit (bes. bei Kindern) u.a. mit Rachen- u. Gaumenentzündung sowie Bläschenbildung in der Mundhöhle

Herpes [von gr. ἕρπης, Gen.: ἕρπητος = Hautgeschwür (eigtl. = schleichender Schaden)] *m;* -, Herpetes: zusammenfassende Bezeichnung für entzündliche Haut- und Schleimhauterkrankungen, die durch Bildung kleiner, etwa stecknadelkopfgroßer, mit seröser Flüssigkeit gefüllter Hautbläschen charakterisiert sind, die sich zumeist gruppenförmig zusammenschließen; im speziellen Sinne übliche Kurzbezeichnung für ↑Herpes simplex. **Herpes analis:** Herpes im Bereich der Afterschleimhaut. **Herpes corneae:** schmerzhafte herpetische Entzündung der Hornhaut des Auges. **Herpes febrilis:** Bläschenbildung (speziell im Gesicht) bei od. nach fieberhaften Erkrankungen (z.B. Lungenentzündung). **Herpes genitalis:** ↑Herpes simplex im Bereich der äußeren Geschlechtsteile bei Männern (bes. an der Vorhaut u. der Eichel) u. Frauen (bes. an den Schamlippen). **Herpes gestatio|nis:** herpetische ↑Dermatose bei schwangeren Frauen (vermutlich eine Schwangerschaftstoxikose). **Herpes labia|lis:** Herpes simplex im Bereich der Lippen. **Herpes sim|plex:** akute Viruserkrankung mit Ausbildung zahlreicher, sich herpetisch zusammenschließender seröser Hautbläschen im Bereich der Schleimhaut der Lippen, der Nase u. der äußeren Geschlechtsteile. **Herpes tonsurans:** oberflächliche herpetische ↑Trichophytie der Kopfhaut mit kleieförmigen Hautabschuppungen. **Herpes zoster:** „Gürtelrose“, „Gürtelflechte“, akute Viruserkrankung der Spinal- oder Interkostalganglien mit Ausbildung zahlreicher, meist halbseitig auftretender entzündlicher herpetischer Hautbläschen in den den erkrankten Ganglien zugeordneten Körperbezirken (meist am Rumpf, z.B. in der Gürtelgegend) mit starken neuralgischen Schmerzen in der gleichen Körperregion

herpeticatus, ...cata, ...catum [zu ↑Herpes]: = herpetisch. **herpeticus** vgl. herpetisch

herpeti|form, in fachspr. Fügungen: **herpeti|formis, ...me** [zu ↑Herpes u. lat. *forma* = Gestalt, Form]: herpesartig, herpesähnlich (von Hauterkrankungen bzw. Hautausschlägen gesagt); z.B. in der Fügung ↑Impetigo herpetiformis

herpetisch, in fachspr. Fügungen: **herpeticus, ...ca, ...cum** [zu ↑Herpes]: den Herpes betreffend, die für einen Herpes charakteristischen Hautbläschen aufweisend

Herp|otitis [↑Herpes (in der Zus. Herpesviren) u. ↑Otitis] *w;* -, ...titiden (in fachspr. Fügungen: ...titides): durch Viren verursachte Ohrentzündung

Herrick-An|ämie [*härik...;* nach dem amer. Arzt J. B. Herrick, 1861–1954]: = Sichelzellenanämie

Herring-Körper [*häring...;* nach dem engl. Physiologen P. T. Herring, 1872–1967] *Pl.:* kleine ovale od. gelappte Körperchen im Hypophysenhinterlappen, deren Entstehung u. Bedeutung noch nicht gesichert ist

Herter-Infantilismus [bei amer. Ausspr.: *hö'tᵉr...;* nach dem amer. Pathologen C. A. Herter, 1865–1910]: = Zöliakie

Herto|ghe-Zeichen [nach dem belg. Chirurgen Eugène Hertoghe, 1860–1928]: Ausfallen des peripheren Anteils der Augenbrauen (bei Neurodermitis)

Hertz [nach dem dt. Physiker H. R. Hertz, 1857–1894] *s;* -, -: Einheit der Schwingungszahl (Frequenz) elektromagnetischer Wellen pro Sekunde; Abk.: Hz (Phys.)

Herxheimer-Reaktion vgl. Jarisch-Herxheimer-Reaktion

Herz vgl. Cor

Herzbeutel vgl. Perikard

Herzblock: völlige Unterbrechung der Erregungsleitung zwischen Vorhöfen u. Kammern des Herzens, sodass die Vorhöfe u. Kammern völlig unabhängig voneinander in ihrem Eigenrhythmus schlagen (sog. totaler Herzblock)

Herzbräune: **1)** vgl. Angina pectoris. **2)** braune ↑Atrophie des Herzmuskels, dunkel bis schokoladenbraune Verfärbung des Herzmuskels infolge Pigmentablagerung (verbunden mit Verkleinerung des Herzens)

Herzdämpfung: charakteristische Dämpfung des Klopfschalles im Bereich der über dem Herzen liegenden Brustwandregion (wird u. a. zur Größenbestimmung des Herzens von außen her ausgewertet)

Herzfehler vgl. Vitium cordis

Herzfehlerzellen: bei Blutstauung in den Lungen im Auswurf enthaltene Endothelzellen mit Hämosiderineinlagerungen (bes. bei Kranken mit einem Herzfehler)

Herzflimmern: zusammenfassende Bez. für ↑Kammerflimmern u. ↑Vorhofflimmern

Herz|frequenz: Anzahl der Herzschläge pro Minute

Herz|index: Herzminutenvolumen in Litern pro m² Körperoberfläche

Herz|in|farkt: Untergang eines Gewebsbezirks des Herzens nach schlagartiger Unterbrechung der Blutzufuhr in den Herzkranzgefäßen infolge ↑Koronarthrombose, ↑Embolie in den Koronarien, ↑Koronarsklerose od. Koronarstenose; je nach Lokalisation unterscheidet man: Hinterwandinfarkt, Seitenwandinfarkt und Vorderwandinfarkt

Herz|in|suf|fizienz: Herz[muskel]schwäche, unzureichende Funktionsleistung des Herzens (Herzmuskels) als Begleit- oder Folgeerscheinung verschiedener Herzkrankheiten (bes. bei Herzklappenfehlern)

Herzkammern: Bezeichnung für die beiden großen, muskelstarken Herzhohlräume (linke u. rechte Herzkammer), die das Blut in den großen bzw. kleinen Kreislauf pumpen; vgl. Ventriculus dexter bzw. sinister

Herz|ka|theterismus: Einführung eines dünnen, mit einer physiologischen Kochsalzlösung gefüllten Schlauchs von der Armvene aus ins Herz (bes. zur direkten Blutentnahme aus u. zur Druckmessung in den einzelnen Herzabschnitten; speziell vor Herzoperationen angewandt zur Gewährleistung einer exakten Diagnose bei Herzfehlern)

Herzklappe: **a)** vgl. Atrioventrikularklappe; **b)** vgl. Valvula semilunaris

Herzklopfen vgl. Palpitatio cordis

Herzkrampf vgl. Angina pectoris

Herzkranzgefäße vgl. Koronargefäße

Herz-Kreislauf-Erkrankung: Erkrankung des Herz-Kreislauf-Systems. **Herz-Kreislauf-Sys|tem:** die Funktionseinheit von Herztätigkeit und Blutkreislauf (bzw. des Herzens und der Kreislauforgane)

Herzmassage: Maßnahme zur Wiederbelebung durch Erregung des stillstehenden Herzens mit rhythmischen Knetungen des Brustkorbs

Herzohr vgl. Auricula atrii

Herz|pro|these: in den Thorax implantierte „Pumpe", die vorübergehend oder ständig das natürliche Herz ersetzt

Herz|revolution vgl. Revolutio cordis

Herzschlag *m;* -[e]s, Herzschläge: **1)** natürliche Schlagfolge des Herzens. **2)** ohne *Pl.:* akuter Herztod

Herzschrittmacher: = Schrittmacher

Herzstoß vgl. Ictus cordis

Herz|taille [*...taljᵉ*]: normaler Einschnitt links zwischen dem ersten und zweiten Herzbogen

Herz|tamponade: tamponartiger Verschluss der Herzhöhle durch Blutgerinnsel

Herz|toleranz|test: Test zur Aufdeckung latenter Koronarerkrankungen; man unterscheidet den Hypoxietest, bei dem nach Aufnahme eines Sauerstoff-Stickstoff-Gemisches durch den Patienten die arterielle Sauerstoffsättigung gemessen u. gleichzeitig ein Ekg angefertigt wird, sowie den Zweistufentest, bei dem nach wiederholtem Besteigen von zwei Stufen durch den Patienten Ekg, Pulszahl u. Blutdruck gemessen werden

Herzton *m;* -[e]s, Herztöne (meist *Pl.*):

Schallerscheinungen, die bei jeder Systole (erster Herzton) und Diastole (zweiter Herzton) der Herzkammern entstehen

Herzvergrößerung vgl. Kardiomegalie

Herzwassersucht vgl. Hydroperikard

Heschl-Querwindungen [nach dem östr. Pathologen R. L. Heschl, 1824–1881]: = Gyri temporales transversi

Hesselbach-Band [nach dem dt. Anatomen F. K. Hesselbach, 1759–1816]: = Ligamentum interfoveolare. **Hesselbach-Bruch:** = Hernia femoralis externa

Hessing-Korsett [nach dem dt. Orthopädiemechaniker Friedrich von Hessing, 1838 bis 1918]: Stützkorsett mit Metallschienenverstärkungen (orthopädisches Hilfsmittel, bes. bei Erkrankungen der Wirbelsäule)

hetero..., Hetero..., vor Selbstlauten auch: **heter..., Heter...** [aus gr. ἕτερος = der andere von beiden; anders beschaffen; fremd]: Bestimmungswort von Zusammensetzungen mit der Bedeutung „anders, fremd; abweichend; ungleich, verschieden“, z. B.: heterogen, Heterochromie

Hetero|ag|glutination [↑hetero... und ↑Agglutination] *w;* -, -en: Zusammenballung von roten Blutkörperchen einer Tierart durch Serumagglutinine einer anderen Tierart

Hetero|anti|gen [↑hetero... u. ↑Antigen] *s;* -s, -e: Antigen, das Antikörperbildung verursacht, durch die nicht nur das homologe Antigen, sondern darüber hinaus auch noch einzelne andere Antigene gebunden werden können

Hetero|anti|körper [↑hetero... und ↑Antikörper] *m;* -s, - (meist *Pl.*): Antikörper, die gegen körperfremde ↑Antigene gerichtet sind

Hetero|chromatin [↑hetero... u. ↑Chromatin] *s;* -s, -e: im Ruhekern nicht entspiralisierter, im Gegensatz zum ↑Euchromatin gut färbbarer Bezirk längs eines ↑Chromosoms (Biol.)

Hetero|chromie [zu ↑hetero... u. gr. χρῶμα = Haut; Hautfarbe; Farbe] *w;* -, ...ien: unterschiedliche Färbung der ↑Iris beider Augen

Hetero|chromo|som [↑hetero... und ↑Chromosom] *s;* -s, -en (meist *Pl.*): Geschlechtschromosom, Chromosom, das in Gestalt u. Funktion von allen übrigen Chromosomen abweicht u. zur Ausbildung des Geschlechts in direkter Beziehung steht (Biol.)

Hetero|chylie [zu ↑hetero... u. ↑Chylus] *w;* -, ...ien: wechselnder Salzsäuregehalt des Magensaftes

heter|odont [zu ↑hetero... u. gr. ὀδούς, Gen.: ὀδόντος = Zahn]: mit unterschiedlichen Zähnen ausgestattet (vom Gebiss der Wirbeltiere gesagt, das fast durchweg die drei Zahntypen, Schneide-, Eck- u. Backenzahn, aufweist; Biol.). **Heter|odontie** *w;* -: die Erscheinung des heterodonten Gebisses bei Wirbeltieren (Biol.)

Hetero|du|plex [↑hetero... u. ↑duplex] *s;* -[es], -e: doppelsträngiges DNS-Molekül mit einer nicht komplementären Region (Genetik)

Hetero|dys|tro|phie [↑hetero... u. ↑Dystrophie] *w;* -, ...ien: Ernährungsstörung beim Säugling, die beim Übergang von der Muttermilchernährung auf künstliche Ernährung auftritt

hetero|gen [↑hetero... u. ↑...gen]: ungleichartige Teile aufweisend; aus verschiedenartigen Bestandteilen zusammengesetzt (Biol., Med.)

Hetero|genese, auch: **Hetero|genesis** [↑hetero... u. gr. γένεσις = Werden, Entstehung] *w;* -: zusammenfassende Bezeichnung für die verschiedenen Formen einer vom Normalfall abweichenden od. gestörten Gewebsentwicklung

Hetero|gonie [zu ↑hetero... u. gr. γονή = Erzeugung; Nachkommenschaft] *w;* -, ...ien: = Generationswechsel

Hetero|immun|stoff [↑hetero... und ↑immun]: aus dem Organismus von Tieren gewonnener Schutzstoff (z. B. Tetanusserum vom Pferd)

Hetero|krasie [zu ↑hetero... u. gr. κρᾶσις = Mischung; Verbindung] *w;* -, ...ien: seltene Bez. für ↑Dyskrasie

hetero|log [zu ↑hetero... u. gr. λόγος = Wort; Rede; Berechnen; Verhältnis]: abweichend, nicht übereinstimmend. **hetero|loge Antikörper:** gegen artfremde ↑Antigene gerichtete Antikörper. **Hetero|logie** *w;* -, ...ien: krankhafte Abweichung von der Norm

Hetero|lyse [zu ↑hetero... u. gr. λύειν = lösen, auflösen] *w;* -, -n: Auflösung von Zellen durch fremde, von außen in den Organismus eindringende oder eingebrachte Eiweißkörper; Gegensatz: ↑Autolyse. **Hetero|lysin** *s;* -s, -e: ↑Lysin, das im Gegensatz zum ↑Autolysin artfremde Zellen aufzulösen vermag

Hetero|me|trie [↑hetero... u. ↑...metrie] *w;* -, ...ien: mengenmäßige Störung einer Gewebsentwicklung, Unterform der ↑Heterogenese

Hetero|morph|op|sie [zu ↑hetero..., gr. μορφή = Form, Gestalt u. gr. ὄψις = das Sehen] *w;* -, ...ien: Wahrnehmungsanomalie, bei der ein Gegenstand von jedem Auge in anderer Form wahrgenommen wird (z. B. bei Vergiftungen vorkommend)

Hetero|mor|phose [zu ↑hetero... u. gr. μορφή = Form, Gestalt] *w;* -, -n: Form der Regeneration, bei der anstelle eines verloren gegangenen Organs ein Ersatzorgan aus anderem Gewebe entsteht

Hetero|phorie [zu ↑hetero... u. gr. φορεῖν = tragen, bringen] *w;* -, ...ien: umfassende Bezeichnung für alle Formen des sog. latenten Schielens, das dadurch charakterisiert ist, dass bei plötzlichem Zuhalten eines Auges od. bei starker Ermüdung infolge ungleichmäßiger Veränderung der Augenmuskelspannung (in beiden Augen) eine – im Normalfall durch die Verschmelzung der Bilder beider Augen korrigierte – Abweichung der Sehachsen nach einer Richtung hin (von der Normalstellung weg) erfolgt; vgl. Esophorie, Exophorie, Hypophorie, Hyperphorie

Hetero|phy|es [zu ↑hetero... u. gr. *φύειν* = wachsen lassen] *m;* -: Gattung von Saugwürmern, die vor allem in tropischen Fischen und Weichtieren schmarotzen

Hetero|phy|ia|se [zu ↑Heterophyes] *w;* -, -n, in fachspr. Fügungen: **Hetero|phy|ia|sis,** *Pl.:* ...ia|ses: Darmerkrankung durch Verzehr roher Fische, die von Saugwürmern der Gattung Heterophyes befallen sind

Hetero|plasie [zu ↑hetero... u. gr. *πλάσσειν* = bilden, formen] *w;* -, ...ien: atypisches Wachstum von Zellen und Geweben (z. B. in bösartigen Tumoren)

Hetero|plastik [↑hetero... u. ↑Plastik] *w;* -, -en: ↑Transplantation von Gewebe auf ein Individuum, das artverschieden vom Spenderindividuum ist

hetero|plastisch [zu ↑Heteroplasie]: = heterolog

hetero|plo|id [Analogiebildung nach ↑haploid u. ↑diploid zu ↑hetero..., gr. *-πλοος* = -mal, -fach u. ↑...id]: nennt man Zellen, deren Chromosomenzahl von der einer normalen (diploiden) Zelle abweicht (Biol.)

Heterose u. **Heterosis** [zu gr. *ἕτερος* = der andere von beiden; anders beschaffen, abweichend, verschieden] *w;* -: abnormes Wachstum von Bastarden (im Vergleich zur Elterngeneration; Biol.)

Hetero|sexua|lität [↑hetero... und ↑Sexualität] *w;* -: auf das andere Geschlecht gerichtetet, dominierende Form der Sexualität, im Gegensatz zur ↑Homosexualität. **hetero|sexuell** [↑sexuell]: geschlechtlich normal empfindend (im Gegensatz zu ↑homosexuell)

Heter|osmie [zu ↑hetero... u. gr. *ὀσμή* = Geruch; Geruchssinn] *w;* -, ...ien: Störung des Geruchssinns der Form, dass bestimmte Gerüche qualitativ abweichend empfunden werden

Hetero|som [↑hetero... u. ↑...som] *s;* -s, -en (meist *Pl.*): = Heterochromosom

Hetero|taxie [zu ↑hetero... u. gr. *τάξις* = Ordnen; Anordnung] *w;* -, ...ien: seltene Bez. für Inversio viscerum

hetero|therm [↑hetero... u. gr. *θερμός* = warm]: „wechselwarm“, kaltblütig (von Tieren, z. B. Kriechtieren, gesagt, deren Körpertemperatur von der jeweiligen Außentemperatur abhängig ist; Zool.)

Hetero|tonie [zu ↑hetero... u. ↑Tonus] *w;* -, ...ien: ständiges Schwanken des Blutdruckes zwischen normalen u. erhöhten Werten

hetero|top [zu ↑hetero... u. gr. *τόπος* = Ort, Stelle]: an atypischer Stelle vorkommend oder entstehend. **Hetero|topie** *w;* -, ...ien: **1)** Vorkommen von Gewebe an einer Stelle, an der es normalerweise nicht zu finden ist (z. B. Knorpelgewebe im Hoden). **2)** abnorme Auslösung von ↑Extrasystolen durch Erregung des Herzventrikels (aktive Heterotopie) oder des Atrioventrikularknotens (passive Heterotopie), also durch Stellen, die normalerweise den Herzrhythmus nicht steuern

Hetero|trans|plantation [↑hetero... und ↑Transplantation] *w;* -, -en: = Heteroplastik

hetero|trop [↑hetero... u. ↑...trop]: = anisotrop

hetero|typisch [zu ↑hetero... u. gr. *τύπος* = Schlag; Gepräge; Muster, Modell]: = heterolog

Hetero|vak|zin [↑hetero... u. ↑Vakzin] *s;* -s, -e (meist *Pl.*): Impfstoff, der aus anderen Krankheitserregern hergestellt wurde als aus denen, die die Krankheit verursachten, zu deren Behandlung der Impfstoff angewandt wird (für unspezifische Behandlungen)

hetero|zygot [zu ↑hetero... u. gr. *ζυγόν* = Joch; Verbindung]: mischerbig, ungleicherbig (von befruchteten Eizellen od. Individuen gesagt, die aus einer ↑Bastardierung hervorgegangen sind, bei denen Allelenpaare mit ungleichen ↑Allelen vorkommen; Biol.). **Hetero|zygotie** *w;* -: Mischerbigkeit einer befruchteten Eizelle oder eines Individuums (Biol.)

Heubner-En|ergie|quo|tient [nach dem dt. Pädiater Otto Heubner, 1843–1926]: Normzahl für den Energiebedarf eines Säuglings (wird nach dem Sollgewicht berechnet u. beträgt beim normal geborenen Säugling etwa 85–100 Kalorien = 355–418 J je kg Körpergewicht). **Heubner-Herter-Krankheit** [C. A. Herter, amer. Pathologe, 1865–1910]: = Zöliakie

Heuschnupfen: Erkrankung infolge Überempfindlichkeit gegenüber den Pollen von Gräsern, Sträuchern und Blumen (beginnend mit Augenbindehautentzündung und Niesanfällen; später unter Umständen Asthmaanfälle)

HEV: Abk. für ↑Hepatitis-E-Virus

hexa|daktyl [zu gr. *ἕξ* = sechs u. gr. *δάκτυλος* = Finger; Zehe]: sechs Finger bzw. Zehen an einer Hand bzw. an einem Fuß aufweisend. **Hexa|daktylie** *w;* -, ...ien: Missbildung der Hand oder des Fußes mit Vorhandensein eines überzähligen sechsten Fingers bzw. einer ebensolchen Zehe

Hexan [zu gr. *ἕξ* = sechs] *s;* -s, -e: flüchtiger aliphatischer Kohlenwasserstoff mit sechs Kohlenstoffatomen (Bestandteil des Benzins u. Petroleums)

Hexenmilch: **1)** vgl. Kolostrum. **2)** dem ↑Kolostrum ähnliche milchartige Absonderung aus den Brustdrüsen Neugeborener (in den ersten 2–3 Lebenswochen bei Knaben und Mädchen vorkommend)

Hexenschuss vgl. Lumbago

Hexit [zu gr. ἕξ = sechs] *m;* -[e]s, -e (meist *Pl.*): Sammelbezeichnung für in der Natur häufig vorkommende sechswertige Zucker und Alkohole (Chem.)

Hexo|kinase [Kurzbildung zu ↑Hexose, gr. κινεῖν = bewegen u. ↑...ase] *w;* -, -n: Enzym, das den Abbau der Dextroseeinheiten im Glykogen einleitet

Hexose [zu gr. ἕξ = sechs] *w;* -, -n: Sammelbezeichnung für einfache Zucker (vgl. Monosaccharid) mit sechs Sauerstoffatomen im Molekül

Hf: chem. Zeichen für ↑Hafnium

HF: Abk. für ↑Hochfrequenz

Hg: chem. Zeichen für ↑Quecksilber

HHL: 1) Abk. für: Hypophysenhinterlappen (vgl. Lobus posterior). **2)** Abk. für ↑Hinterhaupt[s]lage

Hia|tus [aus lat. *hiatus* = Öffnung, Kluft; Schlund] *m;* -, -: Spalt, Schlitz, Lücke; Muskelspalt; Knochenlücke (bes. Anat.). **Hiatus aorticus:** Spalt im Zwerchfell, Durchtrittsstelle für Aorta u. ↑Ductus thoracicus. **Hia|tus canalis facia|lis:** Öffnung an der vorderen Fläche der Felsenbeinpyramide (Austrittsstelle des Gesichtsnervs). **Hia|tus ethmo|idalis:** Öffnung der Oberkieferhöhle in den mittleren Nasengang. **Hia|tus leucaemicus:** Fehlen der Übergänge zwischen unreifen und ausgereiften Formen einer Zellreihe im peripheren Blut. **Hia|tus maxillaris:** große, vierseitige Öffnung der Oberkieferhöhle in die Nasenhöhle. **Hia|tus oesophage|us:** Spalt im Zwerchfell für den Durchtritt der Speiseröhre u. der ↑Nervi vagi. **Hia|tus sa|cralis:** untere Öffnung des Wirbelkanals (↑Canalis sacralis) im Kreuzbein. **Hia|tus sa|phenus:** untere Öffnung des Schenkelkanals, Eintrittsstelle der ↑Vena saphena magna in die ↑Vena femoralis. **Hia|tus semi|lunaris:** halbmondförmiger Spalt unterhalb der ↑Bulla ethmoidalis. Eingang in den mittleren Nasengang zu den Siebbeinzellen. **Hia|tus sub|arcua|tus:** = Fossa subarcuata. **Hia|tus tendine|us (adductorius):** untere Öffnung des Adduktorenkanals im ↑Musculus adductor magnus für den Durchtritt der ↑Arteria femoralis u. ↑Vena femoralis

Hia|tus|hernie: gestörte Fixation der Kardia (Magenmund) und des unteren Speiseröhrenabschnittes, sodass bei der Einatmung die Kardia durch den ↑Hiatus oesophageus in den Thorax verlagert wird und dabei Teile des Magens mitzieht

Hia|tus|linie: Bruchlinie zwischen den einzelnen Hautfeldern

HIB: Abk. für ↑Haemophilus influenzae (Serotyp b)

Hibernation [zu lat. *hibernare* = überwintern] *w;* -, -en: = Winterschlaf

Hibernom [zu lat. *hibernare* = überwintern u. ↑...om] *s;* -s, -e, in fachspr. Fügungen: **Hibernoma,** *Pl.:* -ta: gutartige Fettgeschwulst (entspricht der Winterschlafdrüse der Tiere)

Hi|dradenitis, auch: **Hi|dro[s]|adenitis** [zu gr. ἱδρώς = Schweiß u. gr. ἀδήν, Gen.: ἀδένος = Drüse] *w;* -, ...itiden (in fachspr. Fügungen: ...itides): Entzündung einer Schweißdrüse

Hi|dradenom [zu gr. ἱδρώς = Schweiß u. gr. ἀδήν, Gen.: ἀδένος = Drüse] *s;* -s, -e, in fachspr. Fügungen: **Hi|dradenoma,** *Pl.:* -ta: meist gutartige Geschwulst einer Schweißdrüse

Hi|droa [zu gr. ἱδρώς = Schweiß] *Pl.:* Schwitzbläschen, Bläschenbildung in der Haut als Folge abnormer Schweißabsonderung

Hidro[s]adenitis vgl. Hidradenitis

Hi|drose, auch: **Hi|drosis** [zu gr. ἱδρώς, Gen.: ἱδρῶτος = Schweiß] *w;* -: **1)** Schweißbildung und -ausscheidung (auch im Sinne einer vermehrten Schweißsekretion). **2)** Bezeichnung für Hautaffektionen infolge krankhafter Schweißabsonderung. **Hi|drotikum** *s;* -s, ...ka: schweißtreibendes Mittel. **hi|drotisch:** schweißtreibend

Hidro|zyste [gr. ἱδρώς = Schweiß u. ↑Zyste] *w;* -, -n: zystische Erweiterung einer Schweißdrüse

High-density Lipo|proteins [*hai dänßiti lipopro^u tins;* engl. *high* = hoch, engl. *density* = Dichte u. engl. *lipoproteins* = Lipoproteine] *Pl.:* Plasmalipoproteine im Dichtebereich von 1,063–1,210 g/ml; Abk: HDL

Highmore-Höhle [*haimår...;* nach dem engl. Arzt Nathan Highmore, 1613–1685]: = Sinus maxillaris

Hij|mans-van-den-Bergh-Re|aktion [*hai...;* nach dem niederl. Internisten A. A. Hijmans van den Bergh, 1869–1943]: Reaktion zum Nachweis von ↑Bilirubin im Blut (erfolgt nach der Diazoreaktion, wobei gleiche Teile des frisch bereiteten Reagens unter Zusatz von Ammoniak mit dem Blutserum zusammengebracht werden; bei positivem Ausfall entsteht ein Azofarbstoff von rotem bis rotviolettem Farbton; danach kann die Menge des Bilirubins kolorimetrisch bestimmt werden)

hilär [zu ↑Hilum]: ein Hilum betreffend

Hilitis [zu ↑Hilum] *w;* -, ...itiden (in fachspr. Fügungen: ...itides): meist tuberkulöse Entzündung im Bereich des Lungenhilus (besonders der dort liegenden Lymphknoten)

Hilum [lat. *hilum* = kleines Ding] *s;* -[s], Hila: kleine Einbuchtung oder Vertiefung an einem Organ als Austrittsstelle für Gefäße, Nerven und Röhrensysteme (Anat.). **Hilum lie|nis** [↑Lien]: Einbuchtung an der dem Magen zugewandten Milzoberfläche, Eintrittsstelle für Gefäße und Nerven der Milz. **Hilum nu|clei dentati** [- ...*e-i* -]: Einbuchtung des ↑Nucleus dentatus im Kleinhirn. **Hilum nu|clei olivaris** [- ...*e-i* -]: an der medialen Seite der ↑Olive in der ↑Medulla oblongata gelegene Austrittsstelle für ↑Neuriten der Olive. **Hilum ovarii** [↑Ovarium]: Bauchfellduplikatur am Eierstock, Eintrittsstelle für Blutgefäße und Nerven. **Hilum pulmonis** [↑Pulmo]: Lungenhilus, flache Vertiefung an den Lungen von birnenförmiger Gestalt (Eintrittsstelle der Bronchien und der Lungengefäße). **Hilum renalis:** grubenförmiger Schlitz an den Nieren, Ein- bzw. Austrittsstelle des Harnleiters u. der Nierengefäße u. Nierennerven. **Hilus** *m;* -, Hili: ältere Bez. für ↑Hilum

Hilus|tuberkulose: tuberkulöse Erkrankung der Lymphknoten im Bereich des Lungenhilus

Himbeerzunge: himbeerartig gerötete Zunge (speziell im Bereich der Zungenspitze) als charakteristisches Zeichen bei Scharlach

Hinterhaupt[s]bein vgl. Os occipitale

Hinterhaupt[s]lage: geburtshilfliche Bezeichnung für eine Kopflage, bei der das Hinterhaupt des Kindes beim Geburtsakt vorangeht; Abk.: HHL

Hinterhaupt[s]lappen vgl. Lobus occipitalis

Hinterhaupt[s]loch vgl. Foramen magnum

Hinterhaupt[s]schuppe vgl. Squama occipitalis

Hinterhirn vgl. Metencephalon

Hinterhorn vgl. Cornu posterius

Hinterscheitelbeineinstellung vgl. Litzmann-Obliquität

Hinterstrang vgl. Funiculus posterior

Hinterwand|in|farkt vgl. Herzinfarkt

Hipp|an|thropie [zu gr. ἵππος = Pferd u. gr. ἄνθρωπος = Mensch] *w;* -, ...ien: Wahnvorstellung, ein Pferd zu sein (der Betroffene imitiert die Bewegungen eines Pferdes)

Hippel-Krankheit [nach dem dt. Ophthalmologen Eugen von Hippel, 1867–1939]: = Angiomatosis retinae

Hippo|campus [von gr. ἱππόκαμπος = Seepferdchen] *m;* -, ...pi: starker, halbmondförmiger Längswulst am Unterhorn des Seitenventrikels im Gehirn (Anat.)

hippo|kratisch, in fachspr. Fügungen: **hippo|craticus, ...ca, ...cum** [zum Namen des altgr. Arztes Hippokrates]: auf den altgr. Arzt Hippokrates zurückgehend, nach ihm benannt, bereits von ihm beschrieben; z. B. in der Fügung ↑Facies hippocratica

Hippo|philie [zu gr. ἵππος = Pferd u. gr. φιλεῖν = lieben] *w;* -: krankhaft gesteigerte Liebe zu Pferden

Hippo|therapie [gr. ἵππος = Pferd u. ↑Therapie] *w;* -, ...ien: therapeutische Bewegungsanbahnung auf dem Reitpferd (vor allem für behinderte Kinder)

Hipp|urie [zu ↑Hippursäure gebildet] *w;* -, ...ien: vermehrte Ausscheidung von Hippursäure im Harn

Hipp|ur|säure [gr. ἵππος = Pferd u. gr. οὖρον = Harn]: eine (erstmals im Pferdeharn nachgewiesene u. dementsprechend benannte) organische Säure, harnfähiges Umwandlungsprodukt der Benzoesäure (Biochemie)

Hippus [aus gr. ἵππος = Pferd; Seepferdchen; (als Augenkrankheit:) ständiges Augenzwinkern] *m;* -: übliche Kurzbezeichnung für: **Hippus pupillae:** plötzlich auftretende springende Bewegungen der Pupille mit rhythmischen Schwankungen der Pupillenweite (als Begleitphänomen verschiedener Nervenkrankheiten)

Hirci [zu lat. *hircus* = Ziegenbock; Bocksgestank] *Pl.:* die Haare in der Achselhöhle (Anat.). **hircinus, ...na, ...num:** den Ziegenbock betreffend, nach Ziegenbock stinkend, Bocks...; z. B. in der Fügung ↑Odor hircinus

Hirn vgl. Cerebrum

Hirnanhang vgl. Hypophyse

Hirnblutung vgl. Enzephalorrhagie

Hirnbruch vgl. Enzephalozele

Hirnhaut vgl. Meninx. **harte Hirnhaut** vgl. Dura mater encephali. **weiche Hirnhaut** vgl. Pia mater encephali

Hirnhautbruch vgl. Meningozele

Hirnhautentzündung vgl. Meningitis

Hirnkammer vgl. **a)** Ventriculus lateralis; **b)** Ventriculus quartus; **c)** Ventriculus tertius

Hirnlappen vgl. Lobi cerebri

Hirnnerven vgl. Nervi craniales

hirn|organisch: im Gehirn liegend, vom Gehirn ausgehend

Hirnrinde vgl. Cortex cerebri u. Cortex cerebelli

Hirnsand vgl. Acervulus cerebri. **Hirnsandgeschwulst** vgl. Psammom

Hirnschenkel vgl. Crus cerebri u. Pedunculus cerebellaris medius

Hirnsichel vgl. Falx cerebri u. Falx cerebelli

Hirnstamm vgl. Truncus cerebri

Hirnwindungen vgl. Gyri cerebri

Hirn|zen|tren *Pl.:* umschriebene Bereiche im Gehirn, vor allem in der Hirnrinde u. im Hirnstamm, denen bestimmte Funktionen zugeordnet sind (z. B. Atem-, Kreislauf-, Wärme-, Schlaf-, Sehzentrum)

Hirschberg-Ma|gnet [nach dem dt. Ophthalmologen Julius Hirschberg, 1843–1925]: Spezialelektromagnet zur Entfernung von magnetischen Fremdkörpern, speziell von Eisensplittern, aus dem Auge

Hirschsprung-Krankheit [nach dem dän. Arzt Harald Hirschsprung, 1830–1916]: = Megacolon congenitum

Hirst-Test [*hö^rßt...*, nach dem amer. Arzt G. K. Hirst, geb. 1909]: diagnostischer Test bei der Virusgrippe (beruht auf der Fähigkeit des Grippevirus, Hühnerblutkörperchen zu agglutinieren; diese Reaktion wird bei Zusatz von antikörperhaltigem Serum gehemmt)

Hirsuties [...*zi-eß;* zu lat. *hirsutus* = struppig, stachelig] *w;* -: übermäßig starke Behaarung (bes. bei Männern). **Hirsuties papillaris penis:** = Papillae coronae glandis. **Hirsutismus** *m;* -: abnormer Haarwuchs (insbes. Bartwuchs) bei Frauen als charakteristisches Zeichen bei ↑Virilismus (1). **hirsutus, ...ta, ...tum:** zottig, behaart

Hirudin [zu ↑Hirudo] *s;* -s: in den Speicheldrüsen des Blutegels enthaltener, die Blutgerinnung hemmender Stoff

Hirudo [aus lat. *hirudo,* Gen.: *hirudinis* = Blutegel] *w;* -, ...dines: Gattung der Blutegel. **Hirudo medicinalis:** „medizinischer Blutegel", Blutegelart, deren Vertreter in den Speicheldrüsen ein die Blutgerinnung hemmendes Sekret besitzen, das durch den Biss der Blutegel in das Blut (des Menschen) gelangt. (Diese Blutegel werden in der Medizin u. a. zur Behandlung von Venenentzündungen verwendet.)

Hirzismus [zu lat. *hircus* = Ziegenbock; Bocksgestank] *m;* -: Bezeichnung für den physiologisch vorhandenen starken Schweißgeruch, der von der Achselhöhle ausgeht

His-Bündel [nach dem dt. Internisten Wilhelm His, 1863–1934]: = Fasciculus atrioventricularis.

hist..., Hist... vgl. histo..., Histo...

Hist|amin [Kurzw. aus ↑Histidin u. ↑Amin] *s;* -s, -e: ein Gewebshormon, das im Körper aus der körpereigenen Aminosäure Histidin gebildet wird (wirkt u. a. gefäßerweiternd u. regt die Magensekretion an). **Hist|aminant|agonist** [↑Antagonist] *m;* -en, -en: Substanz, die die Wirkung von Histamin unterdrückt oder aufhebt und v. a. der Bildung von Magensäure entgegenwirkt. **histamin|ergisch** [...↑ergisch], auch **hist|aminerg:** durch Histamin bewirkt, auf Histamin ansprechend

Hist|aminose [zu ↑Histamin] *w;* -, -n: allergieähnliche Reaktionen nach histaminhaltigen Nahrungsmitteln (Käse, Rotwein, Fisch)

Hist|amin-1-Re|zeptor, Kurzbez.: **H_1-Rezeptor:** auf der glatten Muskulatur (z. B. Bronchien) gelegener Rezeptor. **Histamin-2-Re|zeptor,** Kurzbez.: **H_2-Re|zeptor:** auf der äußeren Oberfläche der Parietalzellen des Magens gelegener Rezeptor

Histidase [zu ↑Histidin u. ↑...ase] *w;* -, -n: ein Enzym der Leber, das Histidin spaltet

Histidin [zu gr. *ἱστίον* = Gewebe] *s;* -s, -e: in fast allen Eiweißkörpern (speziell im Hämoglobin) vorkommende basische Aminosäure

histio..., Histio... vgl. histo..., Histo...

Histiocytoma vgl. Histiozytom. **Histiocytosis** vgl. Histiozytose

Histiogenese vgl. Histogenese

histio|id [↑histo... u. ↑...id]: **1)** gewebeartig, gewebeähnlich. **2)** aus vollständig differenziertem Gewebe, also aus einer bestimmten Gewebeart, entstehend bzw. bestehend (von Tumoren gesagt)

Histio|zyt [↑histo... u. ↑...zyt] *m;* -en, -en (meist *Pl.*): Wanderzellen (Phagozyten) des Kapillarensystems der Gewebe. **histiozytär:** die Histiozyten betreffend. **Histiozytom** *s;* -s, -e, in fachspr. Fügungen: **Histio|cytoma,** *Pl.:* -ta: Wucherung, die aus Fett und Eisen speichernden Histiozyten besteht.

Histio|zytose *w;* -, -n, in fachspr. Fügungen: **Histio|cytosis,** *Pl.:* ...toses: krankhafte Wucherung der Histiozyten

histo..., Histo..., vor Selbstlauten meist: **hist..., Hist...,** gelegentlich auch: **histio..., Histio...** [aus gr. *ἱστός* = Webebaum; Gewebe bzw. aus der dazugehörigen Verkleinerungsbildung gr. *ἱστίον* = Gewebe]: Bestimmungswort von Zus. mit der Bed. „Körpergewebe (des tierischen u. menschlichen Körpers)"; z. B.: Histologie

Histo|anti|gen [↑histo... u. ↑Antigen] *s;* -s, -e: = Gewebsantigen

Histo|chemie [↑histo... u. Chemie] *w;* -: Lehre vom chemischen Aufbau der Gewebe und von den chemischen Vorgängen, die sich im Gewebe abspielen. **histochemisch:** die Histochemie betreffend

histo|gen, auch: **histio|gen** [↑histo... und ↑...gen]: vom Körpergewebe ausgehend. **Histo|genese,** auch: **Histio|genese** [gr. *γένεσις* = Werden, Entstehung] *w;* -: **1)** Entwicklung und Ausbildung des Organgewebes aus undifferenziertem Embryonalgewebe (Biol., Med.). **2)** Entstehung krankhaften Gewebes im Rahmen von Gewebsneubildungen bei Tumoren (Med.)

histo|kompatibel [zu ↑histo... und lat. *compati* = mitleiden]: völlig oder weitgehend übereinstimmend in Bezug auf die Gewebsantigene; keine Immunisierung verursachend (von einem Transplantat bzw. dem Gewebe, in das es verpflanzt wird, gesagt)

Histo|loge [↑histo... u. ↑...loge] *m;* -n, -n: Wissenschaftler auf dem Gebiet der Histologie. **Histo|logie** [↑...logie] *w;* -: wissenschaftliche Lehre von den Körpergeweben der Lebewesen (mit Einbeziehung der ↑Zytologie). **histo|logisch:** die Histologie betreffend; mit den Mitteln der Histologie erfolgend

Histo|lyse [zu ↑histo... u. gr. *λύειν* = lösen, auflösen] *w;* -, -n: Auflösung (Einschmelzung) von Körpergewebe unter der Einwirkung Eiweiß spaltender Enzyme (z. B. bei eitrigen Prozessen). **histo|lytisch,** in fachspr. Fügungen: **histo|lyticus, ...ca, ...cum:** Histolyse bewirkend; z. B. in der Fügung ↑Entamoeba histolytica

Histo|me|trie [↑histo... u. ↑...metrie] *w;* -,

...ien: Erfassung und Charakterisierung der verschiedenen Anteile eines Gewebes

Histo|mor|pho|logie [↑histo... u. ↑Morphologie] *w;* -: Lehre vom histologischen Aufbau der Gewebe

Histon [zu gr. ἱστός = Webebaum; Gewebe] *s;* -s, -e (meist *Pl.*): Gruppe basischer Proteine mit regulierenden Funktionen in der Eiweißsynthese

Histo|pa|tho|loge [↑histo... u. ↑Pathologe] *m;* -n, -n: Wissenschaftler auf dem Gebiet der Histopathologie. **Histo|pa|tho|logie** [↑Pathologie] *w;* -: Lehre von den krankhaften Veränderungen der Gewebe bei Mensch, Tier und Pflanze. **histo|pa|tho|logisch**: die Histopathologie betreffend

Histo|plasma [zu ↑histo... u. gr. πλάσσειν = bilden, formen] *s;* -s, (Arten:) -ta: Gattung sporenartiger, beim Menschen pathogener Pilze. **Histo|plasma cap|sulatum:** sporenartiger Pilz, der sich in der Luft verbreiten kann und beim Einatmen zur ↑Histoplasmose führt

Histo|plasmose [zu ↑Histoplasma] *w;* -, -n: Infektionskrankheit vor allem der Lunge, hervorgerufen durch den Pilz ↑Histoplasma capsulatum

Histo|radio|gra|phie [↑histo... u. ↑Radiographie] *w;* -, ...ien: Röntgenaufnahme von mikroskopischen Gewebeschnitten bzw. Präparaten

Histo|therapie [↑histo... u. ↑Therapie] *w;* -, ...ien: Gewebsbehandlung, Behandlung von Krankheiten mit Extrakten tierischer Gewebe

hist|rio|nisch [zu lat. *histrio* = Schauspieler]: zu dramatischen Reaktionen neigend. **Hist|rio|nismus** *m;* -, ...men: Neigung einer Person zu dramatischen Reaktionen (z. B. bei Depression)

Hist|urie [gr. ἱστός = Webebaum; Gewebe u. ↑...urie] *w;* -, ...ien: Ausscheidung von Körpergewebsbestandteilen mit dem Harn

His-Winkel [nach dem dt. Anatomen Wilhelm His, 1831–1904]: spitzer Winkel, in dem die Speiseröhre in den Magen einmündet (Anat.)

Hitzig-Gürtel [nach dem dt. Neurologen Eduard Hitzig, 1838–1907]: gürtelartig ausgeprägte Zone herabgesetzter, verschobener od. ausgeschalteter Reizempfindung am Rumpf im Bereich bestimmter Rückenmarksnerven (im Frühstadium bei ↑Tabes dorsalis vorkommend)

Hitzschlag: Wärmestau im Körper (mit Ohnmachtsanfällen, Krämpfen u. Fieber) als Folge körperlicher Anstrengung in heißer u. schwüler Luft u. damit verbundener verminderter Transpiration

HIV [Abk. für engl. *h*uman *i*mmunodeficiency *v*irus = menschliches Immunschwächevirus] *s;* -: zu den Lentiviren gerechnetes Retrovirus; Erreger von Aids

H-Ketten [h ist Abk. für engl. *heavy* = schwer (mit Bezug auf das hohe Molekulargewicht)]: Polypeptidketten der Immunglobuline mit einem Molekulargewicht von etwa 55 000

HLA-System [HLA ist Abk. für engl. *h*uman *l*eucocyte *a*ntigen = menschliches Leukozytenantigen]: in die Membranen jeder Körperzelle eingebaute Antigene, die für die Gewebsverträglichkeit bei Transplantationen entscheidend sind

Ho: chem. Zeichen für ↑Holmium

Hobelspanbinde vgl. Dolabra

Hochdruck vgl. Hypertonie (1)

Hochen|egg-Operation [nach dem östr. Chirurgen Julius von Hochenegg, 1859–1940]: Operationsverfahren bei Mastdarmkrebs, wobei der mit der Geschwulst behaftete Teil des Mastdarms entfernt und das ↑Sigmoid unmittelbar mit dem After verbunden wird. **Hochenegg-Sym|ptom:** bei Darmstenose oder ↑Appendizitis vorkommende starke Erweiterung der ↑Ampulla recti, verbunden mit Luftansammlung im Bereich der Darmstenose

Hoch|frequenz: Bereich elektromagnetischer Schwingungen mit Frequenzen zwischen 10 kHz und 300 MHz (zu therapeutischen und diagnostischen Zwecken angewendet, z. B. als ↑Diathermie, in der ↑Rheokardiographie u. a.); Abk.: HF

hoch|potent [zu lat. *potens* = einer Sache mächtig]: stark wirksam (von Medikamenten)

Hochsinger-Zeichen [nach dem östr. Pädiater Karl Hochsinger, 1860–1942]: = Faustzeichen

Hoch|voltage [...*wo"ltidsch;* engl. *voltage* = Spannung] *s;* -[s]: hohe R-Zacken (erste positive Zacken der Herzkammer) in den Brustwandableitungen des Ekg (bei schlanken Jugendlichen und Asthmatikern vorkommend)

Hoch|volt|therapie: Form der Strahlentherapie mit Röntgenstrahlen wesentlich höherer Energie, ferner mit Gammastrahlen und mit energiereichen Elektronen aus Betatrons; häufig svw. ↑Supervolttherapie

Hoden vgl. Testis. **Hodenentzündung** vgl. Orchitis. **Hodenhochstand** vgl. Kryptorchismus. **Hodenkanälchen** vgl. Tubuli seminiferi contorti. **Hodenläppchen** vgl. Lobuli testis. **Hodensack** vgl. Skrotum

Hodge-Pessar [*hodsch...;* nach dem amer. Gynäkologen H. L. Hodge, 1796–1873]: gebogener Ring, der vor allem bei älteren Frauen zur Behebung einer Retroflexion der Gebärmutter in die Scheide eingelegt wird

Hodg|kin-Krankheit [*hodschkin...;* nach dem engl. Internisten Thomas Hodgkin, 1798–1866]: = Lymphogranulomatose

Hodo|genese [gr. ὁδός = Weg u. ↑Genese] *w;* -, -n: die Art und Weise der Entstehung einer Krankheit, z. B. einer Infektion

Hoffa-Krankheit [nach dem dt. Orthopäden Albert Hoffa, 1859–1907]: chronische Entzündung, ↑Hyperplasie und ↑Sklerose des Fettkörpers im Kniegelenk infolge wiederholter Verletzungen (z. B. beim Sport)

Hogben-Test [nach dem engl. Physiologen Lancelot Hogben, geb. 1895]: biologischer Schwangerschaftstest: Nach Einspritzung von 1–2 ml Schwangerenharn in den dorsalen Lymphsack des Krallenfrosches kommt es bei weiblichen Versuchstieren nach etwa 6–10 Stunden zu einer Eiablage, wenn eine Schwangerschaft besteht

HO-Gerät: Kurzbez. für eine *h*inter dem *O*hr getragene Hörhilfe (vgl. IO-Gerät)

Hohlfuß vgl. Pes excavatus

Hohlrücken: übermäßige Einsenkung des Rückens im Bereich der Lendenwirbelsäule

Hohlvene: vgl. **a)** Vena cava inferior; **b)** Vena cava superior

Holly|wood|kur [*håliwud...;* nach der nordamer. Filmstadt Hollywood] *w;* -, -en: kohlenhydratarme, proteinreiche Reduktionsdiät mit 500–800 kcal pro Tag

Holm|gren-Wollprobe [nach dem schwed. Physiologen A. F. Holmgren, 1831–1897]: Methode zur Prüfung des Farbensinnes, bei der ein Prüfling aus einer größeren Anzahl Wollproben verschiedener Farben farbgleiche oder farbähnliche Proben heraussuchen muss

Holmium [nlat. Bildung zu *Holmia,* dem latinisierten Namen der Stadt Stockholm] *s;* -s: chem. Grundstoff (seltene Erde); Zeichen: Ho

Holo|akardius [gr. ὅλος = ganz u. ↑Akardius] *m;* -, ...dien [...*i*ᵉ*n*], in fachspr. Fügungen: **Holo|acardius,** Fehlbildung bei Zwillingen, bei der dem einen Fetus das Herz, z. T. auch die Eingeweide fehlen

holo|blastisch [zu gr. ὅλος = ganz u. gr. βλαστός = Spross, Trieb]: vollständig gefurcht (von der Eizelle im Blastomerenstadium; vgl. Blastomere)

holo|krin [zu gr. ὅλος = ganz u. gr. κρίνειν = scheiden, trennen]: vollständig sezernierend (von Drüsen, z. B. den Talgdrüsen, gesagt, deren Zellen sich bei der Sekretbildung gänzlich auflösen)

Holo|pros|en|ze|phalie [zu gr. ὅλος = ganz u. ↑Prosencephalon] *w;* -, ...ien: vollständiges Ausbleiben der Trennung des Prosencephalons während der fetalen Entwicklung

Holo|r[h]a|chi|schisis [...*ß-ch...;* gr. ὅλος = ganz u. ↑Rhachischisis] *w;* -, ...schisen: mangelhafter Verschluss des Wirbelkanals im Bereich der ganzen Wirbelsäule (angeborene Missbildung der Wirbelsäule)

Holo|sy|stole [selten auch: ...*süßtole;* gr. ὅλος = ganz u. ↑Systole] *w;* -, ...olen: vollständiger Ablauf einer Herzsystole. **Holo|sy|stolikum** *s;* -s, ...ka: während der ganzen Systole auftretendes Herzgeräusch

holo|thym [zu gr. ὅλος = ganz u. gr. θυμός = Gemüt]: ausschließlich vom Gemüt ausgehend (von Krankheiten)

Holo|topie [zu gr. ὅλος = ganz u. gr. τόπος = Ort, Stelle] *w;* -: Lage eines Organs in Beziehung zum ganzen Körper

holo|zephal [zu gr. ὅλος = ganz u. gr. κεφαλή = Kopf]: den ganzen Kopf betreffend

Holzbock vgl. Ixodes ricinus

Holzknecht-Raum [nach dem östr. Röntgenologen Guido Holzknecht, 1872–1931]: röntgenologische Bezeichnung für den Raum zwischen Herzschatten u. Wirbelsäulenschatten im Röntgenogramm (der bei Erweiterung des linken Herzvorhofs verkleinert ist)

Holzschuhherz vgl. Cœur en Sabot

Homans-Zeichen [*ho*ᵘ*m*ᵉ*ns...;* nach dem amer. Chirurgen John Homans, 1877–1954]: tiefer Wadenschmerz nach Dorsalflexion des Fußes bei latenter Phlebitis und in der Frühphase akuter Thrombosen

homo..., Homo..., vor Selbstlauten: **hom..., Hom...** [aus gr. ὁμός = gemeinsam; gleich]: Bestimmungswort von Zusammensetzungen mit der Bedeutung „gleich; gleichartig; entsprechend"; z. B.: homosexuell, Homozygotie

homö..., Homö... vgl. homöo..., Homöo...

homo|gen [↑homo... u. ↑...gen]: von einheitlicher Beschaffenheit; aus dem gleichen Stoff, aus gleichen Teilen bestehend. **Homo|genat** *s;* -[e]s, -e: Substanz von gleichartiger Beschaffenheit. **homo|geni|sie|ren:** gleichartig machen, innig vermischen (z. B. an sich nicht mischbare Flüssigkeiten). **Homo|genisie|rung** *w;* -, -en: [Zerkleinerung und] Vermischung verschiedener Substanzen oder Flüssigkeiten bis zur völligen Gleichartigkeit. **Homo|genität** *w;* -: gleichartige Beschaffenheit eines Stoffes oder Gewebes

Homo|graft [↑homo... u. engl. *graft* = Pfropfreis, Transplantat] *s;* -s, -s: andere Bez. für ↑Homotransplantat

homo|lateral, in fachspr. Fügungen: **homo|lateralis, ...le** [↑homo... u. ↑lateral]: gleichseitig, auf der gleichen Seite; die gleiche Körperhälfte betreffend; z. B. in der Fügung ↑Hemiplegia homolateralis

homo|log [aus gr. ὁμόλογος = übereinstimmend, entsprechend]: **1)** in Bau und Funktion übereinstimmend (von Organen u. Geweben; Med., Biol.); **2)** entwicklungsgeschichtlich gleichen Ursprungs (von Organen od. Körperteilen bei Tier u. Mensch; Biol.)

hom|onym [zu ↑homo... u. gr. ὄνυμα = Name]: gleichnamig; in gleichem Verhältnis zu etwas stehend. **hom|onyme Hemi|an|op|sie:** Gesichtsfelddefekt, der bei beiden Augen die gleiche Seite des Gesichtsfeldes betrifft

homöo..., Homöo..., vor Selbstlauten: **homö..., Homö...** [aus gr. *ὅμοιος* = gleichartig, ähnlich]: Bestimmungswort von Zusammensetzungen mit der Bedeutung „ähnlich, gleichartig"; z.B.: homöopathisch, Homöostase

homöo|morph [zu ↑homöo... u. gr. *μορφή* = Gestalt, Form]: gleichgestaltig, von gleicher Form und Struktur (von Organen bzw. Organteilen)

Homöo|path [↑homöo... u. ↑...path] *m;* -en, -en: homöopathisch behandelnder Arzt. **Homöo|pa|thie** [↑...pathie] *w;* -: Heilverfahren, bei dem den Kranken solche Mittel in hoher Verdünnung gegeben werden, die in größerer Menge bei Gesunden ähnliche Erscheinungen hervorrufen wie die Krankheiten, gegen die sie angewandt werden; Gegensatz: ↑Allopathie. **Homöo|pathikum** *s;* -s, ...ka: für die Homöopathie geeignete Substanz, die durch Verdünnung nach dem Dezimalsystem (Potenz) hergestellt wird. **homöo|pa|thisch:** die Homöopathie und ihre Grundsätze betreffend

Homöo|plastik [↑homöo... u. ↑Plastik] *w;* -, -en: operativer Ersatz von verloren gegangenen Organteilen od. Geweben durch arteigenes Gewebe

Homöo|stase [↑homöo... u. gr. *στάσις* = Stehen, Stillstand], auch: **Homöo|stasis** *w;* -, ...stasen u. **Homöo|stasie** *w;* -, ...ien: Gleichgewicht der physiologischen Körperfunktionen, Stabilität des Verhältnisses von Blutdruck, Körpertemperatur, pH-Wert des Blutes usw. beim Gesunden (wird durch Regulationshormone der Nebennierenrinde u.Ä. aufrechterhalten). **homöo|statisch:** mit Homöostase verbunden

homöo|therm [↑homöo... u. gr. *θερμός* = warm]: gleichwarm; warmblütig (von Tieren, z.B. Vögeln u. Säugetieren, gesagt, deren Körpertemperatur unabhängig von der Außentemperatur im Allg. konstant bleibt)

homo|phil [↑homo... u. gr. *φίλος* = lieb; Freund]: = homosexuell. **Homo|philie** *w;* -: = Homosexualität

homo|plastisch [zu ↑homo... u. gr. *πλάσσειν* = bilden, formen]: = homolog

Homo|sexua|lität [↑homo... u. ↑Sexualität] *w;* -: Geschlechtsempfinden, das sich auf das eigene Geschlecht richtet, gleichgeschlechtliche Liebe, speziell zwischen Männern; vgl. Päderastie und Amor lesbicus. **homo|sexuell:** gleichgeschlechtlich empfindend, zum eigenen Geschlecht hinneigend

Homo|trans|plantat [↑homo... u. ↑Transplantat] *s;* -[e]s, -e: von einem in Bezug auf den Empfänger homologen Spender stammendes Transplantat

homo|trop [↑homo... u. ↑...trop]: gleichgerichtet, in die gleiche Richtung verlaufend (von chemischen Eigenschaften gesagt)

homo|vital [↑homo... u. ↑vital], auch: **homozellulär** [zu ↑Cellula]: aus lebender homologer Materie bestehend (z.B. von Transplantaten gesagt)

homo|zygot [zu ↑homo... u. gr. *ζυγόν* = Joch; Verbindung]: mit gleichen Erbanlagen versehen, reinerbig (von Individuen, bei denen gleichartige väterliche u. mütterliche Erbanlagen zusammentreffen; Biol.). **Homo|zygotie** *w;* -: Reinerbigkeit, Erbgleichheit von Organismen, die aus einer ↑Zygote von Keimzellen mit gleichen Erbfaktoren hervorgegangen sind (Biol.)

Hook [*huk;* aus engl. *hook* = Haken] *m;* -s, -s: Greifprothese mit zwei oder drei hakenförmig ausgebildeten künstlichen Fingern

Hopkins-Test [nach dem engl. Biochemiker Sir F. G. Hopkins, 1861–1947]: Untersuchungsmethode zum Nachweis und zur quantitativen Bestimmung von Harnsäure im Urin. (Die Harnsäure wird mit Ammoniumchlorid ausgefällt und unter Verwendung von Salzsäure rein dargestellt.)

Hordeo|lum [Verkleinerungsbildung zu lat. *hordeum* = Gerste] *s;* -s, ...la: „Gerstenkorn", Drüsenabszess am Augenlid. **Hordeo|lum externum:** Abszess einer Zilientalgdrüse. **Hordeo|lum internum:** Vereiterung einer Talgdrüse des Augenlidknorpels

Horizontale, deutsche: gedachte Orientierungslinie vom Unterrand der Augenhöhle zum äußeren Gehörgang

Hormon [zu gr. *ὁρμᾶν* = erregen, antreiben] *s;* -s, -e: körpereigener Wirkstoff der Lebewesen, der spezifisch auf bestimmte Organe einwirkt und deren biochemische und physiologische Funktion reguliert (wird von Drüsen mit innerer Sekretion produziert und mit den Körpersäften den Organen zugeführt). **hormonal**, auch: **hormonell:** aus Hormonen bestehend; auf sie bezüglich

Horner-Sym|ptomen|kom|plex [nach dem Schweizer Ophthalmologen J. F. Horner, 1831–1886]: Krankheitsbild mit Verengerung der Pupille, Herabhängen des Augenlids u. ↑Enophthalmus (Vorkommen bei Schädigung des Hals- od. Brustsympathikus)

Hornhaut vgl. Cornea. **Hornhautbruch** vgl. Keratozele. **Hornhautentzündung** vgl. Keratitis. **Hornhautkegel** vgl. Keratokonus

Hor|opter [zu gr. *ὅρος* = Grenze u. gr. *ὀπτήρ* = Späher] *m;* -s: „Sehgrenze", Bez. für die kreisförmige horizontale Linie, auf der alle Punkte liegen, die bei gegebener Augenstellung mit beiden Augen nur einfach gesehen werden (da sie auf einander entsprechenden Stellen der rechten und linken Netzhaut abgebildet werden)

Horri|pilatio [zu lat. *horrere* = rau sein; emporstarren, sich emporsträuben u. lat. *pilus* = Haar] *w;* -: das Sichaufrichten, Sichemporsträuben der kleinen Hauthaare (z. B. bei Gänsehaut)

Hörschallbereich: Bereich der akustischen Schwingungen, die vom menschl. Ohr wahrgenommen werden können (umfasst beim jugendlichen Menschen Frequenzen von 16 Hz bis maximal 20 kHz)

Hörstummheit vgl. Alalia idiopathica

Hör|sturz: plötzlich auftretender Gehörverlust (durch Virusinfektion, Verminderung der Sauerstoffzufuhr und Gefäßverschluss oder Membranruptur)

Hortega-Zellen [*ortega...;* nach dem span. Histologen Pio del Río Hortega, 1882 bis 1945]: Zellen des Gliagewebes des Zentralnervensystems mit sehr kleinem Zellleib und stark verzweigten, nicht sehr zahlreichen Ausläufern (von ausgesprochenem Speicherungsvermögen, bes. hinsichtlich Lipoiden und Pigmenten)

hos|pitalisie|ren [zum FW *Hospital* gebildet]: einen Patienten in ein Krankenhaus einweisen bzw. dort aufnehmen. **Hospitalisie|rung** *w;* -, ...en: Einweisung eines Patienten in ein Krankenhaus, Aufnahme eines Patienten in einem Krankenhaus. **Hos|pitalismus** *m;* -: **1)** Sammelbez. für alle körperlichen und seelischen Veränderungen, die ein längerer Krankenhaus- oder Heimaufenthalt (bes. bei Kindern) mit sich bringt. **2)** Infektion von Krankenhauspatienten (od. Krankenhauspersonal) durch Erreger, mit denen das betr. Krankenhaus verseucht ist u. die gegen die üblichen Antibiotika resistent sind

Hos|piz|medizin [aus lat. *hospitium* = Herberge] *w;* -: Teilgebiet der Medizin, das sich mit der Verbesserung der Lebensqualität vor allem Krebskranker im ↑Terminalstadium während der noch verbleibenden Lebenszeit beschäftigt

Host-versus-Graft-Re|aktion [*ho^u ßt...;* engl. *host* = Gastgeber, lat. *versus* = gegen u. engl. *graft* = Pfropfreis, Transplantat] *w;* -, -en: Abstoßungsreaktion des Empfängers gegen ein transplantiertes Spenderorgan

Hottentottenschürze: schürzenartige Vergrößerung der kleinen Schamlippen (häufig bei Hottentottenfrauen als Rasseneigentümlichkeit vorkommend)

Houns|field-Einheit [*haúnsfild...;* nach dem engl. Elektroingenieur G. N. Hounsfield, geb. 1919]: Einheit für die Dichte von Körpergeweben; Abk.: HE

Howell-Jolly-Körperchen [*hau^el-scholi...;* nach dem amer. Physiologen W. H. Howell (1860–1945) u. dem frz. Histologen Justin Jolly (1870–1953)] *Pl.:* Kernkugeln, kugelförmige Kernchromatinreste, die bei Unterfunktion oder Ausfall der Milz im Protoplasma von Erythrozyten auftreten

Howship-Lakunen [*hauschip...;* nach dem engl. Chirurgen John Howship, 1781–1841] *Pl.:* grubenartige Vertiefungen, die sich in Knochen infolge des von ↑Osteoklasten bewirkten Abbaus der Knochensubstanz bilden

Hoyer-Grosser-Organe [nach den dt. bzw. östr. Anatomen Heinrich Hoyer (1834–1907) u. Otto Grosser (geb. 1893)] *Pl.:* Sammelbez. für die arteriovenösen Anastomosen in den Endgliedern der Finger und Zehen

H_1-Rezeptor vgl. Histamin-1-Rezeptor. **H_2-Rezeptor** vgl. Histamin-2-Rezeptor

HTLV [Abk. für engl. *h*uman *T-l*ymphotropic *v*irus = menschliches T-lymphotropes Virus] *s;* -: Ribonukleinsäure enthaltendes Virus (Retrovirus), das die ↑T-Zellen und damit die körpereigene Immunität schädigt; Erreger von Leukämien und Tumorerkrankungen

Hue|ter-Handgriff [nach dem dt. Chirurgen Karl Hueter, 1838–1882]: Handgriff, mit dem die Lunge des Patienten nach unten u. vorn gedrückt wird (zur Einführung einer Magensonde angewandt). **Hue|ter-Linie**: gedachte Orientierungslinie am Ellbogengelenk zwischen dem ↑Epicondylus lateralis, dem ↑Epicondylus medialis und der Ellbogenspitze. (Bei gestrecktem Arm liegen die 3 Punkte auf einer Geraden, während sie bei im Gelenk gebeugtem Arm ein gleichschenkeliges Dreieck bilden.)

Hufeisenniere vgl. Ren arcuatus

Hüft-Becken-Nerv vgl. Nervus iliohypogastricus

Hüftbein vgl. Os coxae. **Hüftbeinkamm** vgl. Crista iliaca. **Hüftbeinloch** vgl. Foramen obturatum

Hüfte vgl. Coxa

Hüftgeflecht vgl. Plexus lumbalis

Hüftgelenk vgl. Articulatio coxae. **Hüftgelenk[s]entzündung** vgl. Koxitis. **Hüftgelenk[s]luxation** vgl. Luxatio coxae congenita

Hüftkopf vgl. Caput femoris

Hüftnerv vgl. Nervus ischiadicus

Hüftpfanne vgl. Acetabulum

Hühnerauge vgl. Klavus (2)

Hühnerbrust vgl. Pectus carinatum

Huhner-Test [*jun^er...;* nach dem amer. Arzt Max Huhner, 1873–1947]: Test zur Bestimmung der Lebensfähigkeit des Spermas im Scheidenmilieu (nach dem Kohabitationsakt werden Sperma und Scheidensekret bzw. Zervixschleim mikroskopisch untersucht)

human, in fachspr. Fügungen: **humanus, ...na, ...num:** menschlich, den Menschen betreffend, Menschen...

Human|genetik: Wissenschaft und Lehre von den Veränderungen im Erbgang des

Menschen. **Human|genetiker** *m;* -s, -: Wissenschaftler auf dem Gebiet der Humangenetik.

human|genetisch: die Humangenetik betreffend

Human Genome Project [*hjumᵉn dsche-noᵘm proᵘdschekt*; engl. = Projekt (zur Entschlüsselung) des menschlichen Erbguts] *s;* - - -s: internationales Projekt zur Erforschung der in den Chromosomen des Menschen gespeicherten genetischen Informationen

Human|insulin: biosynthetisch bzw. semisynthetisch hergestelltes Insulin

Human|medizin *w;* -: die eigentliche Medizin, die sich ausschließlich auf den Menschen erstreckt; im Gegensatz zur Tiermedizin.

Human|mediziner *m;* -s, -: Arzt. **human-medizinisch:** die Humanmedizin betreffend

humero|radia|lis, ...le [zu ↑Humerus u. ↑Radius]: zu Oberarm u. Speiche gehörend; z. B. in der Fügung ↑Articulatio humeroradialis (Anat.)

humero|ulnaris, ...re [zu ↑Humerus u. ↑Ulna]: zu Oberarm u. Elle gehörend; z. B. in der Fügung ↑Articulatio humeroulnaris (Anat.)

Humerus [aus gleichbed. lat. *[h]umerus,* Gen.: *[h]umeri] m;* -, ...ri: Oberarmbein, Bez. für den langen Röhrenknochen des Oberarms (Anat.)

humidus, ...da, ...dum [aus lat. *humidus* = feucht, nass]: feucht

Humor [aus lat. *[h]umor* = Flüssigkeit; Feuchtigkeit] *m;* -s, ...mores: Körperflüssigkeit, Körpersaft. **Humor aquo|sus:** Kammerwasser, farblose, klare Flüssigkeit, die die Augenkammern füllt (wird vom ↑Corpus ciliare abgesondert, reguliert den Augentonus und ernährt den Bulbus und die gefäßlose Linse). **Humor vi|tre|us:** wasserreiche, glasklare, außen von einer zarten Hülle umgebene Gallerte, die den Glaskörper des Auges ausfüllt. **humoral:** die Körperflüssigkeiten betreffend; den Transport von Stoffen auf dem Flüssigkeitswege (durch Blut oder Lymphe) betreffend

Humoral|pa|tho|logie: Lehre der antiken Heilkunde, nach der die Ursache aller Krankheiten in einer fehlerhaften Zusammensetzung des Blutes sowie der anderen Körperflüssigkeiten zu suchen sei

Hundebandwurm vgl. Echinococcus granulosus

Hunter-Glossitis [*hantᵉr...;* nach dem engl. Internisten William Hunter, 1861–1937]: entzündliche Zungenveränderungen mit unregelmäßigen rundlichen, roten Flecken, die zu Streifen zusammenfließen (bei schweren ↑Anämien, bes. bei perniziöser Anämie vorkommend)

Huntington-Chorea [*hantingtᵉn...;* nach dem amer. Arzt George Huntington, 1850 bis 1916]: = Chorea hereditaria

Hürth|le-Tumor [nach dem dt. Physiologen Karl Hürthle, 1860–1945]: = Onkozytom. **Hürth|le-Zelle:** = Onkozyt

HUS: Abk. für ↑hämolytisch-urämisches Syndrom

Husten vgl. Tussis

Hustenschlag vgl. Ictus laryngis

Hutchinson-Fazies [*hatschinßᵉn...;* nach dem engl. Chirurgen Sir Jonathan Hutchinson, 1828–1913]: für Augenmuskellähmung charakteristischer Gesichtsausdruck mit ↑Ptosis der Augenlider, die durch Anspannung der Stirnmuskulatur (Heben der Augenbrauen) kompensiert wird

Hutchinson-Sym|pa|tho|goniom [*hatschinßᵉn...;* nach dem engl. Arzt Sir Robert Hutchinson, 1871–1943]: Sympathogoniom, das in die Schädelknochen metastasiert

Hutchinson-Trias [*hatschinßᵉn...;* nach dem engl. Chirurgen Sir Jonathan Hutchinson, 1828–1913]: Symptomenkomplex der angeborenen Syphilis (Entzündung des ↑Parenchyms der Augenhornhaut, Labyrinthschwerhörigkeit und Hutchinson-Zähne). **Hutchinson-Zähne:** fassförmige obere Schneidezähne mit halbmondförmiger Einkerbung der Schneidekante bei Kindern mit angeborener ↑Syphilis

Hux|ley-Schicht [*hakßli...;* nach dem engl. Arzt u. Biologen T. H. Huxley, 1825–1895]: = Stratum lucidum (epidermidis)

HVL: Abk. für: Hypophysenvorderlappen (vgl. Lobus posterior)

HWS: **1)** Abk. für ↑Halbwertsschicht. **2)** Abk. für ↑Halswirbelsäule

HWZ: Abk. für ↑Halbwertszeit

hyal..., Hyal... vgl. hyalo..., Hyalo...

hya|lin [zu gr. ὕαλος = durchsichtiger, glasartiger Stein; Glas]: glasartig, glashell, durchsichtig; das ↑Hyalin betreffend, aus Hyalin bestehend. **Hya|lin** *s;* -s, -e: Bez. für kolloidale Eiweißkörper (unterschiedlicher Zusammensetzung) von glasigem Aussehen (Zellprodukte bes. des Bindegewebes). **Hya|linose** *w;* -, -n, in fachspr. Fügungen: **Hya|linosis,** *Pl.:* ...oses: Ablagerung von ↑Hyalin im Gewebe u. an den Gefäßwänden

Hya|litis [zu gr. ὕαλος = durchsichtiger, glasartiger Stein; Glas] *w;* -, ...itiden (in fachspr. Fügungen: ...itides): veraltete Bez. für: Entzündung des ↑Corpus vitreum

hya|lo..., Hya|lo..., vor Selbstlauten meist **hyal..., Hyal...** [aus gr. ὕαλος = durchsichtiger, glasartiger Stein; Glas]: Bestimmungswort von Zus. mit der Bed. „glasartiges, durchsichtiges Gebilde (im tierischen od. menschlichen Organismus)“; z. B.: Hyalomer

hya|lo|id, in fachspr. Fügungen: **hya|lo|ide-**

us, ...idea, ...ide|um [↑hyalo... u. ↑...id]: glasartig; den Glaskörper des Auges betreffend, zu ihm gehörend; z. B. in der Fügung ↑Canalis hyaloideus

Hya|lo|mer [↑hyalo... u. gr. *μέρος* = Teil] *s;* -s, -e: hyaliner Randbezirk bzw. hyaline, nur schwach färbbare Oberflächenschicht der Blutplättchen

Hya|lo|muko|id [↑hyalo..., lat. *mucus* = Schleim u. ↑...id] *s;* -[e]s, -e: schleimartige Substanz im Glaskörper des Auges

Hya|lo|plasma [↑hyalo... u. ↑Plasma] *s;* -s, ...men: flüssige, klare, fein granulierte Grundsubstanz des Zellplasmas

Hyalu|ronidase [zu ↑hyalo..., gr. *οὖρον* = Harn u. ↑...ase] *w;* -, -n: Enzym, das ↑Hyaluronsäure spaltet; dadurch wird die Durchlässigkeit von Zellen und Geweben erhöht

Hyalu|ron|säure [zu ↑hyalo... u. gr. *οὖρον* = Harn] *w;* -, -n: ein Mukopolysaccharid, wichtiger Bestandteil des Binde- und Stützgewebes

hy|brid [zu lat. *hibrida (hybrida)* = Mischling, Bastard]: aus einer Kreuzung zwischen artverschiedenen Eltern hervorgegangen (von pflanzlichen od. tierischen Individuen; Biol.).

Hy|brid *s;* -[e]s, -e (meist *Pl.*): Arzneistoffe, die trotz einheitlicher chemischer Struktur eine große Affinität zu zwei oder mehreren Rezeptoren haben und dadurch mehrere pharmakologische Wirkungen erzielen. **Hy|bride** *w;* -, -n (auch: *m;* -n, -n) = Bastard. **Hy|bridisation** *w;* -, -en: = Bastardierung

Hy|brid|medikament: Arzneimittel, in dem mehrere pharmakologische Wirkmechanismen in einem einzigen Molekül vereinigt sind

Hy|bridom [Kurzbildung aus ↑hybrid u. ↑Myelom] *s;* -s, -e, in fachspr. Fügungen: **Hy|bridoma,** *Pl.:* -ta: künstlich erzeugte Myelomzelle, die reine Antikörper bildet

hyd..., Hyd... vgl. hydro..., Hydro...

Hyd|ar|throse [↑hydro... u. ↑Arthrose] *w;* -, -n: seröser Gelenkerguss, krankhafte Ansammlung von Flüssigkeit in Gelenken (Vorkommen bei Gelenkentzündungen, nach Verletzungen sowie bei allergischen Gelenkaffektionen)

Hydatide [aus gr. *ὑδατίς,* Gen.: *ὑδατίδος* = Wasserblase] *w;* -, -n: **1)** Finne des Hundebandwurmes (Zool.). **2)** = Appendix testis.

Hydatidose *w;* -, -n: Erkrankung durch Hydatidenbefall

hydato..., Hydato... vgl. hydro..., Hydro...

hydr..., Hydr... vgl. hydro..., Hydro...

hy|dragogisch [zu ↑hydro... u. gr. *ἀγωγός* = [herbei]führend]: stark abführend (von Arzneimitteln). **Hy|dragogum** *s;* -s, ...ga: stark wirkendes, die Ausscheidung flüssiger Stühle herbeiführendes Abführmittel

Hy|drämie [↑hydro... u. ↑...ämie] *w;* -, ...ien: erhöhter Wassergehalt des Blutes (bes. bei Herz- u. Nierenkrankheiten oder ↑Anämie)

Hy|dramnion [↑hydro... u. ↑Amnion] *s;* -s, ...ien [...*iᵉn*]: übermäßige Fruchtwassermenge

Hy|dran|en|ze|phalie [zu ↑hydro..., ↑¹a... u. ↑Encephalon] *w;* -, ...ien: vollständiger Abbau des Hirngewebes, an dessen Stelle ein liquorhaltiger Hohlraum entsteht

Hy|drargyrose [zu ↑Hydrargyrum] *w;* -, -n, in fachspr. Fügungen: **Hy|drargyrosis,** *Pl.:* ...oses: Quecksilbervergiftung, Vergiftung durch eingeatmete (seltener: von der Haut resorbierte) Quecksilberdämpfe

Hydrargyrum vgl. Quecksilber

Hy|drar|throse [↑hydro... u. ↑Arthrose] *w;* -, -n: = Hydarthrose

Hy|drat [zu gr. *ὕδωρ,* Gen.: *ὕδατος* = Wasser] *s;* -[e]s, -e: chemische Verbindung von Oxiden od. wasserfreien Säuren mit Wasser

Hy|drazin [Kunstw. aus ↑Hydrogenium u. frz. *azote* = Stickstoff] *s;* -s: chemische Verbindung von Stickstoff mit Wasserstoff (farblose, stark rauchende Flüssigkeit)

Hy|dria|trie [↑hydro... u. ↑...iatrie] *w;* -, ...ien: = Hydrotherapie

hy|dro..., Hy|dro..., vor Selbstlauten auch: **hy|dr..., Hy|dr...,** sonst gelegentlich auch: **hyd..., Hyd...** u. **hydato..., Hydato...** [aus gr. *ὕδωρ,* Gen.: *ὕδατος* = Wasser]: Bestimmungswort von Zus. mit der Bed. „Wasser; wässrige Körperflüssigkeit; Feuchtigkeit"; z. B.: Hydrolyse, Hydarthrose, Hydrämie

Hy|dro|bulbie [zu ↑hydro... u. ↑Bulbus (in der Fügung ↑Bulbus medullae spinalis)] *w;* -, ...ien: Flüssigkeitsansammlung im verlängerten Mark

Hydrocele vgl. Hydrozele

Hydrocephalus vgl. Hydrozephalus

hy|dro|chloricus, ...ca, ...cum [Kurzbildung zu ↑Hydrogenium u. ↑Chlor]: aus Wasserstoff und Chlor bestehend; z. B. in der Fügung ↑Acidum hydrochloricum

Hy|dro|chylus [↑hydro... u. ↑Chylus] *m;* -: enzymfreier Chylus

Hydrocortison vgl. Hydrokortison

hy|dro|dynamisch [zu ↑hydro... u. gr. *δύναμις* = Kraft]: die von Wasserkraft erzeugte Bewegung betreffend; z. B. hydrodynamischer Harnblasendruck

Hydrogenium vgl. Wasserstoff

Hy|dro|kalix [↑hydro... u. ↑Calix (in der Fügung ↑Calix renalis)] *m;* -, ...lizes: isolierte Abflussstörung im Bereich eines Nierenkelchs mit nachfolgender Aufweitung

Hy|dro|kortison, fachspr. meist: **Hy|dro-cortison** [↑hydro... u. ↑Kortison] *s;* -s, -e: ein ↑Glukokortikoid der Nebennierenrinde, u. a. mit entzündungshemmender Wirkung

Hy|dro|lase [Kurzbildung zu ↑Hydrolyse u. ↑...ase] *w;* -, -n: Hauptklasse der Enzyme, die die Hydrolyse der Kohlenhydrate, Fette und Eiweißkörper katalysieren (z. B. Verdauungsenzyme)

Hy|dro|lyse [zu ↑hydro... u. gr. λύειν = lösen; auflösen] *w;* -, -n: Spaltung chemischer Verbindungen durch Wasser (meist unter Mitwirkung eines Katalysators od. Enzyms)

Hy|drom [zu gr. ὕδωρ = Wasser] *s;* -s, -e: eiweißreicher, klarer Erguss (ohne Blutbeimengung)

Hy|dro|manie [↑hydro... u. ↑Manie] *w;* -, ...ien: **1)** krankhafter Trieb, sich zu ertränken. **2)** krankhaft gesteigerter Durst

Hy|dro|menin|go|zele [↑hydro... und ↑Meningozele] *w;* -, -n: = Meningozele

Hy|dro|me|tra [↑hydro... u. gr. μήτρα = Gebärmutter] *w;* -: Ansammlung einer wässrigen Flüssigkeit in der Gebärmutterhöhle bei Verschluss bzw. Verstopfung des Zervixkanals der Gebärmutter

Hy|dro|mye|lie [zu ↑hydro... u. gr. μυελός = Mark] *w;* -, ...ien: angeborene Erweiterung des Zentralkanals des Rückenmarks, verbunden mit Flüssigkeitsansammlung im Zentralkanal

Hy|dro|mye|lo|zele [↑hydro..., ↑myelo... und ↑...zele] *w;* -, -n: Austreten eines mit Rückenmark u. einer wässrigen Flüssigkeit gefüllten Bruchsackes durch einen angeborenen Spalt der Wirbelsäule

Hy|dro|ne|phrose [↑hydro... u. ↑Nephrose] *w;* -, -n: durch Harnstauung als Folge von Passagehindernissen in den ableitenden Harnwegen verursachte Erweiterung des Nierenbeckens und degenerative Veränderung des Nierengewebes (sog. Sackniere)

Hy|dro|pa|thie [↑hydro... u. ↑...pathie] *w;* -, ...ien: = Hydrotherapie

Hy|dro|peri|kard [↑hydro... u. ↑Perikard] *s;* -[e]s, -e, auch: **Hy|dro|peri|kardium** *s;* -s, ...dien [...$i^e n$]: Herzwassersucht; Ansammlung größerer Flüssigkeitsmengen im Herzbeutelraum (u. a. bei ↑Perikarditis). **Hydro|peri|karditis** *w;* -, ...itiden, in fachspr. Fügungen: **Hy|dro|peri|carditis,** *Pl.:* ...itides: Herzbeutelentzündung mit Ausbildung eines serösen Herzbeutelergusses

Hy|dro|peri|tonä|um [↑hydro... u. ↑Peritonäum] *s;* -s, ...äen, auch: **Hy|dro|peritoneum** *s;* -s, ...een: = Aszites

hy|dro|phil [zu ↑hydro... u. gr. φίλος = lieb; Freund]: **1)** Wasser liebend (von Pflanzen u. Tieren; Biol.). **2)** = hygroskopisch. **Hy|drophilie** *w;* -: **1)** Vorliebe von Pflanzen u. Tieren für Wasser (Biol.). **2)** die Eigenschaft hygroskopischer Stoffe oder Lösungen, Wasser anzuziehen u. zu binden (Chem.)

hy|dro|phob [zu ↑hydro... u. gr. φόβος = Furcht]: **1)** Wasser meidend (von Pflanzen u. Tieren; Biol.). **2)** Wasser abstoßend, Wasser abweisend, nicht leicht in Wasser löslich (von Stoffen u. Lösungen; Chem.). **3)** von krankhafter Wasserscheu (Med.). **Hy|drophobie** *w;* -: **1)** Eigenschaft von Pflanzen u. Tieren, Wasser zu meiden (Biol.). **2)** krankhafte Wasserscheu (bes. als Begleitsymptom bei Tollwut; Med.)

Hy|droph|thalmus [↑hydro... u. gr. ὀφθαλμός = Auge] *m;* -, ...mi: im frühen Kindesalter auftretende Vergrößerung des Augapfels infolge übermäßiger Ansammlung von Kammerflüssigkeit und dadurch bedingter Augeninnendruckssteigerung (mit Kurzsichtigkeit einhergehend)

hy|dropi|gen [zu ↑Hydrops u. ↑...gen]: Wassersucht verursachend (von Krankheiten, z. B. Herzinsuffizienz)

Hy|dropikum [zu ↑Hydrops] *s;* -s, ...ka: harntreibendes, entquellendes, die Wasserausscheidung förderndes Arzneimittel. **hydropisch**: den Hydrops betreffend; an Wassersucht leidend

Hy|drops [von gr. ὕδρωψ = Wassersucht] *m;* -, auch: **Hy|drop|sie** *w;* -: „Wassersucht", Ansammlung seröser Flüssigkeit im Gewebe, in Gelenken sowie in Körperhöhlen (verursacht durch verschiedene Leiden, z. B. durch Herzinsuffizienz). **Hy|drops articularis:** „Gelenkwassersucht", Ansammlung von seröser Flüssigkeit im Gelenkinneren (meist Folge einer Entzündung). **Hy|drops con|genitus:** = Hydrocephalus connatus. **Hy|drops renalis:** auf eine Nierenerkrankung (z. B. akute Nierenentzündung oder ↑Nephrose) zurückgehende Wassersucht. **Hy|drops spurius:** = Pseudomyxoma peritonaei. **Hy|drops tubae pro|fluens:** = Hydrosalpinx. **Hydropsie** vgl. Hydrops

Hy|dro|pye|lon [zu ↑hydro... u. gr. πύελος = Becken] *s;* -s: Erweiterung des Nierenbeckens infolge Harnstauung (bei Hindernissen in den ableitenden Harnwegen)

Hy|dror|rhö auch: **Hy|dror|rhöe** [...*rö;* zu ↑hydro... u. gr. ῥεῖν = fließen] *w;* -, ...rrhöen, in fachspr. Fügungen: **Hy|dror|rhoea,** *Pl.:* ...rhoeae: wässriger Sekretfluss, reichlicher, wässriger Ausfluss. **Hy|dror|rhoea amnia|lis:** Abfließen des Fruchtwassers aus der Scheide nach Zerreißung der Fruchthüllen (Einleitung des Geburtsaktes). **Hy|drorrhoea gravidarum:** Abgang [blutig-]seröser Flüssigkeit aus der Scheide bei Schwangeren (bei vorzeitigem Fruchtblasensprung oder bei einer ↑dezidualen Metritis)

Hy|dro|salpinx [↑hydro... u. ↑Salpinx] *w;* -, ...pin|gen: Ansammlung seröser oder eitriger Flüssigkeit im Eileiter (bei Eileiterverklebung infolge entzündlicher Prozesse im Eileiter)

Hy|dro|therapie [↑hydro... u. ↑Therapie] *w;* -, ...ien: „Wasserheilverfahren", Heilanwendung von Waschungen, Bädern, Güssen u. Dämpfen zur Aktivierung des Nervensystems, des Stoffwechsels u. des Wärmehaushalts. **hy|dro|therapeu|tisch**: zur Hydrotherapie gehörend

Hydro|thorax [↑hydro... u. ↑Thorax] *m;*

-[es], -e: Ansammlung einer serös-wässrigen Flüssigkeit in der Pleurahöhle (bei ↑Herzinsuffizienz sowie bei Brustfellentzündung vorkommend)

hy|dro|trop [↑hydro... u. ↑...trop]: nennt man in der physiologischen Chemie solche Stoffe, die an sich wasserunlöslich sind, aber in chemischer Bindung mit anderen Stoffen wasserlöslich werden. **Hy|dro|tropie** *w;* -: die Eigenschaft hydrotroper Stoffe

Hy|dro|ureter [↑hydro... u. ↑Ureter] *m;* -s, ...teren (auch: -): durch Harnstauung verursachte Erweiterung des Harnleiters (z. B. bei Nierensteinen)

Hy|dro|zele [↑hydro... u. ↑...zele] *w;* -, -n, in fachspr. Fügungen: **Hy|dro|cele,** *Pl.:* ...celae: **1)** „Wasserbruch", umschriebene Ansammlung seröser Flüssigkeit zwischen Gewebsschichten. **2)** übliche Kurzbez. für ↑Hydrocele testis. **Hy|dro|cele colli** [↑Collum]: Erweiterung einer ↑persistierenden Halskiemenspalte od. eines Kiemengangs mit Ansammlung einer serösen Flüssigkeit. **Hy|dro|cele funiculi spermatici:** Wasserbruch im Bereich des Samenstranges. **Hydro|cele testis:** Ansammlung einer serösen (gelegentlich blutigen) Flüssigkeit zwischen Hoden und ↑Tunica vaginalis testis (bei Entzündungen und Tumoren des Hodens vorkommend)

Hy|dro|ze|phale [zu ↑hydro... u. gr. κεφαλή = Kopf] *m* od. *w;* -n, -n: Mensch mit Wasserkopf. **Hy|dro|ze|phalus** *m;* -, ...li od. ...phalen, in fachspr. Fügungen: **Hy|dro|ce|phalus,** *Pl.:* ...li: „Wasserkopf", abnorm vergrößerter Schädel infolge übermäßiger Ansammlung von Zerebrospinalflüssigkeit in den Hirnhöhlen oder im Subarachnoidalraum (angeboren oder im frühen Kindesalter auftretend; hervorgerufen durch intrauterine Entwicklungsstörungen oder verschiedene Gehirnmissbildungen bzw. -erkrankungen). **Hy|dro|ce|phalus acutus:** Wasserkopf bei akuten Erkrankungen des Gehirns (z. B. bei seröser od. tuberkulöser Meningitis). **Hy|dro|ce|phalus aresorptivus:** Wasserkopf infolge mangelhafter Rückresorption des Liquors ins Blut (z. B. bei Abflussstauungen infolge entzündlicher Prozesse in den Hirnhäuten). **Hy|dro|ce|phalus con|comitans:** mit atrophischen Veränderungen des Gehirns einhergehender Wasserkopf. **Hy|dro|ce|phalus con|natus:** angeborener Wasserkopf. **Hy|dro|ce|phalus e vacuo:** Substanzverlust des Gehirns, wobei Liquor das fehlende Hirngewebe ersetzt (schwerste Form: ↑Hydranenzephalie). **Hydro|ce|phalus ex|ternus:** „äußerer Wasserkopf" (Schädelausdehnung infolge vermehrter Liquoransammlung im ↑Subarachnoidalraum). **Hy|dro|ce|phalus hyper|secretorius:** Wasserkopf infolge übermäßiger Liquorabsonderung aus dem ↑Plexus chorioideus (zumeist auf entzündlicher Basis). **Hy|dro|ce|phalus internus:** Wasserkopf infolge krankhaft vermehrter Ansammlung von Zerebrospinalflüssigkeit in den Hirnventrikeln. **Hy|dro|ce|phalus oc|clusus:** Wasserkopf infolge Liquorstauung bei Verschluss der Abführungswege (bedingt z. B. durch entzündliche Prozesse). **Hy|dro|ce|phalus oc|cultus:** Wasserkopf, der bei bereits geschlossenen Schädelnähten auftritt, sodass es zu keiner Zunahme des Kopfumfangs kommt

Hy|drurie [↑hydro... u. ↑...urie] *w;* -, ...ien: vermehrter Wassergehalt des Urins nach reichlichem Trinken od. bei ↑Diabetes insipidus

Hygie|ne [zu gr. ὑγιεινός = der Gesundheit zuträglich, heilsam, gesund] *w;* -: Gesundheitslehre; Gesundheitsfürsorge; zusammenfassende Bez. für den Bereich der Medizin, der sich mit der Erhaltung u. Förderung der Gesundheit des einzelnen Menschen (private Hygiene) oder der gesamten Bevölkerung (öffentliche Hygiene) befasst. **Hygie|niker** *m;* -s, -: Lehrer der Hygiene; in der öffentlichen Gesundheitsfürsorge tätiger Mediziner. **hygienisch:** der Hygiene entsprechend, gesundheitsdienlich

Hy|gro|graph [↑hygro... u. ↑...graph] *m,* -en, -en: Instrument, das selbsttätig den Feuchtigkeitsgehalt von Gasen (speziell der Luft) registriert

hy|gro..., Hy|gro... [aus gr. ὑγρός = feucht, nass]: Bestimmungswort von Zusammensetzungen mit der Bedeutung „Feuchtigkeit, Wasser"; z. B.: Hygrometer

Hy|grom [zu gr. ὑγρός = feucht, nass] *s;* -s, -e, in fachspr. Fügungen: **Hy|groma,** *Pl.:* -ta: Wasser- od. Schleimgeschwulst, chronische entzündliche Schwellung von Schleimbeuteln u. Sehnenscheiden infolge Flüssigkeitsansammlung (z. B. bei ↑Rheumatismus, ↑Tuberkulose). **Hy|groma colli:** Schleimbeutelzyste am Hals Neugeborener. **Hygroma durae ma|tris** [↑Dura mater]: Wassergeschwulst an der Innenfläche der harten Hirnhaut als Folge ↑subduraler Blutungen

Hy|gro|manie [↑hygro... u. ↑Manie] *w;* -, ...ien: krankhaft gesteigertes Verlangen nach feuchter Kühlung zur Linderung von Schmerzen

Hy|gromatose [zu ↑Hygrom] *w;* -, -n, in fachspr. Fügungen: **Hy|gromatosis,** *Pl.:* ...oses: vermehrtes Auftreten von Hygromen. **Hy|gromatosis rheu|matica:** eine Wassergeschwulst der Schleimbeutel, kombiniert mit rheumatischer Sehnenscheidenentzündung

Hy|gro|meter [↑hygro... u. ↑...meter] *s;* -s, -: Instrument zur Messung der Luftfeuchtigkeit

hy|gro|phil [zu ↑hygro... u. gr. φίλος = lieb; Freund]: = hydrophil

hy|gro|skopisch [zu ↑hygro... u. gr. *σκοπεῖν* = beobachten, untersuchen, prüfen]: Wasser anziehend, Wasser bindend (von Stoffen u. Lösungen; Chem.)

Hymen [von gr. *ὑμήν*, Gen.: *ὑμένος* = Haut, Häutchen] *s;* -s, -, fachspr. nur: *m;* -[s], Hymenes: „Jungfernhäutchen", sichel- bis ringförmige dünne Schleimhautfalte bei Frauen zwischen Scheidenvorhof u. Scheideneingang, die meist beim ersten Geschlechtsverkehr unter leichter Blutung einreißt u. bei der ersten Geburt weitgehend zerstört wird. **Hymen im|per|foratus:** verschlossenes Jungfernhäutchen. **Hymen intactus:** unverletztes, unzerstörtes Hymen bei Jungfrauen. **Hymen per|foratus:** durchbrochenes Jungfernhäutchen. **Hymen septus:** Jungfernhäutchen mit zwei Öffnungen (die durch eine quer stehende Scheidewand getrennt sind). **hymenal,** in fachspr. Fügungen: **hymenalis, ...le:** zum Jungfernhäutchen gehörend, es betreffend; z. B. in der Fügung ↑Atresia hymenalis. **Hymenalatresie:** = Atresia hymenalis

Hymeno|lepis nana [gr. *ὑμήν*, Gen.: *ὑμένος* = Haut, Häutchen u. gr. *λεπίς* = Rinde, Schale; ↑nanus] *w;* - -: Zwergbandwurm des Menschen, kleine, vor allem in den warmen Ländern, seltener in Mitteleuropa, vorkommende Bandwurmart

hyo|glossus, ...ssa, ...ssum [zu ↑hyoideus (in der Fügung ↑Os hyoideum) u. ↑Glossa]: zu Zungenbein und Zunge gehörend; z. B. in der Fügung ↑Musculus hyoglossus

hyo|ides und **hyo|ide|us, ...dea, ...de|um** [zu gr. *ὑοειδής* = sauähnlich, dem Rüssel einer Sau ähnlich]: schweinsrüsselähnlich (vom Zungenbein wegen seiner Gestalt); zum Zungenbein gehörend

hyo|pharyn|ge|us, ...gea, ...ge|um [zu ↑hyoideus (in der Fügung ↑Os hyoideum) u. ↑Pharynx]: vom Zungenbein zum Rachen ziehend

Hyo|scya|min, eindeutschend: **Hyo|szyamin** [zu ↑Hyoscyamus] *s;* -s, -e: Alkaloid der Nachtschattengewächse (v. a. von Hyoscyamus), Rauschgift, das akute Geistesstörungen mit Halluzinationen hervorruft; enthalten in allen Organen der Pflanze

Hyo|scya|mus [aus gr. *ὑοσκύαμος* = Bilsenkraut (dessen Genuss berauschend wirkt)] *m;* -: giftige Gattung der Nachtschattengewächse (Solanaceae). **Hyo|scya|mus niger:** Bilsenkraut, das verschiedene giftige Alkaloide, darunter ↑Hyoscyamin, enthält

Hyoszyamin vgl. Hyoscyamin

hyp..., Hyp... vgl. hypo..., Hypo...

hyp|acid, auch: **hyp|azid** [zu ↑hypo... u. ↑Acidum]: = subacid. **Hyp|acidität,** auch: **Hyp|azidität** *w;* -: = Subacidität

Hyp|akusis [zu ↑hypo... u. gr. *ἀκούειν* = hören] *w;* -: [nervös bedingte] Verminderung des Hörvermögens, Schwerhörigkeit

Hyp|albumin|ämie [↑hypo..., ↑Albumin u. ↑...ämie] *w;* -, ...ien: Verminderung des ↑Albumins im Blutplasma (z. B. bei Infektionen)

Hyp|albuminose [zu ↑hypo... u. ↑Albumin] *w;* -, -n: verminderter Eiweißgehalt des Blutes

Hyp|algesie [↑hypo... u. ↑Algesie] *w;* -, ...ien: verminderte Schmerzempfindlichkeit (leichterer Grad der ↑Analgesie). **hypalgetisch:** unterempfindlich für Schmerzreize

Hyp|äs|thesie [zu ↑hypo... u. gr. *αἴσθησις* = Sinneswahrnehmung] *w;* -, ...ien: verminderte [Berührungs]empfindlichkeit (leichterer Grad der ↑Anästhesie). **hyp|äs|thetisch:** unterempfindlich für Berührungsreize

hypazid vgl. hypacid. **Hypazidität** vgl. Hypacidität

Hyp|azot|urie [↑hypo... u. ↑Azoturie] *w;* -, ...ien: herabgesetzte Stickstoffausscheidung im Harn

Hyp|epi|ne|phrie [zu hypo... und ↑Epinephron] *w;* -, ...ien: herabgesetzte Ausscheidungsfunktion der Nebennieren

hyper..., Hyper... [aus gr. *ὑπέρ* = über, über – hinaus]: erster Bestandteil von Zus. mit der Bedeutung „über; übermäßig; über – hinaus", medizinisch u. biologisch auch mit dem Begriff der „Überfunktion", im Gegensatz zu ↑hypo...; z. B.: hyperalgetisch, Hypertrophie

hyper|acid, auch: **hyper|azid** [zu ↑hyper... u. ↑Acidum]: = superacid. **Hyper|acidität,** auch: **Hyper|azidität** *w;* -: = Superacidität

hyperacutus vgl. hyperakut

Hyper|akusie, auch: **Hyper|akusis** [zu ↑hyper... u. gr. *ἀκούειν* = hören] *w;* -: krankhafte Feinhörigkeit infolge gesteigerter Erregbarkeit des Hörnervs (z. B. bei fiebrigen Erkrankungen, Neurosen u. a.)

hyper|akut, in fachspr. Fügungen: **hyper|acutus, ...ta, ...tum** [↑hyper... u. ↑akut]: mit extremer Heftigkeit einsetzend (von Krankheiten gesagt)

Hyper|albumin|ämie [↑hyper..., ↑Albumin u. ↑...ämie] *w;* -, ...ien: abnorm hoher ↑Albumingehalt des Blutes

Hyper|aldo|steronismus [zu ↑hyper... u. ↑Aldosteron] *m;* -, ...men: Krankheitsbild, das durch eine Überproduktion von Aldosteron gekennzeichnet ist

Hyper|algesie [↑hyper... u. ↑Algesie] *w;* -, ...ien: gesteigerte Schmerzempfindlichkeit bei bestimmten Nervenkrankheiten. **hyperalgetisch:** schmerzüberempfindlich

Hyper|alimentation [zu ↑hyper... u. lat. *alimentum* = Nahrungsmittel] *w;* -: Überernährung

Hyper|ämie [↑hyper... u. ↑...ämie] *w;* -, ...ien: Blutfülle, vermehrte Blutansammlung in Organen od. begrenzten Körperbezirken infolge verstärkten Blutzuflusses od. verminderten Blutabflusses; vgl. Anschoppung. **hyper|ämisch:** vermehrt durchblutet. **hyper|ämisie|ren:** erhöhte Durchblutung bewirken

Hyper|amylas|ämie [↑hyper..., ↑Amylase u. ↑...ämie] *w;* -, ...ien: vermehrtes Auftreten von Amylase im Blut

Hyper|aphrodisie [↑hyper... u. ↑Aphrodisie] *w;* -, ...ien: abnorm gesteigerte geschlechtliche Erregbarkeit

Hyper|äs|thesie [zu ↑hyper... u. gr. *αἴσθησις* = Sinneswahrnehmung] *w;* -, ...ien: Überempfindlichkeit, gesteigerte Erregbarkeit der Gefühls- u. Sinnesnerven. **hyperäs|thetisch:** überempfindlich

Hyper|au|xesis [↑hyper... u. gr. *αὔξησις* = Zunahme, Wachstum] *w;* -: übermäßiges Wachstum eines Körperteils

hyperazid vgl. hyperacid. **Hyperazidität** vgl. Hyperacidität

hyper|bar [zu ↑hyper... u. gr. *βάρος* = Schwere]: nennt man eine Flüssigkeit, deren spezifisches Gewicht größer ist als das einer anderen Flüssigkeit

Hyper|bili|rubin|ämie [↑hyper..., ↑Bilirubin u. ↑...ämie] *w;* -, ...ien: vermehrter Gehalt des Blutes an Bilirubin

Hyper|bulie [zu ↑hyper... u. gr. *βουλή* = Wille] *w;* -: krankhafte Willenssteigerung, pathologischer Betätigungsdrang bei Manie, Schizophrenie u. a.

Hyper|chlor|ämie [Kurzbildung aus ↑hyper..., ↑Chlorid u. ↑...ämie] *w;* -, ...ien: vermehrter Kochsalzgehalt des Blutes (z. B. bei Nierenerkrankungen)

Hyper|chlor|hy|drie [Kurzbildung aus ↑hyper... u. ↑Acidum hydrochloricum] *w;* -, ...ien: übermäßige Salzsäureproduktion der Magenschleimhaut, Übersäuerung des Magens durch Salzsäure

Hyper|chole|sterin|ämie [↑hyper..., ↑Cholesterin u. ↑...ämie] *w;* -, ...ien: Vermehrung des Cholesteringehalts des Blutes

Hyper|cholie [zu ↑hyper... u. gr. *χολή* = Galle] *w;* -, ...ien: krankhafte Vermehrung des Gallensaftes

hyper|chrom [*...krom;* zu ↑hyper... u. gr. *χρῶμα,* Gen.: *χρώματος* = Haut; Hautfarbe; Farbe]: stark gefärbt (bezogen z. B. auf den Farbstoffgehalt der ↑Erythrozyten). **hyper|chrome An|ämie:** Anämie, die durch eine Erhöhung des Färbeindexes, Vergrößerung des Zelldurchmessers u. Zellvolumens gekennzeichnet ist (Ursache ist z. B. das Fehlen des ↑Intrinsic Factor). **Hyper|chromasie** *w;* -, ...ien: verstärkte Anfärbbarkeit von Strukturen, bes. von Zellkernen. **Hyper|chromatose** *w;* -, -n: vermehrte Pigmentation der Haut. **Hyper|chromie** *w;* -, ...ien: vermehrter Hämoglobingehalt der roten Blutkörperchen

Hyper|daktylie [zu ↑hyper... u. gr. *δάκτυλος* = Finger; Zehe] *w;* -, ...ien: angeborene Missbildung der Hand oder des Fußes mit einer Überzahl an Fingern bzw. Zehen

hyper|dens [zu ↑hyper... u. lat. *densus* = dicht]: mit vermehrter Dichte (sichtbar); auf bildgebende Verfahren bezogen

Hyper|emesis [↑hyper... u. ↑Emesis] *w;* -: häufiges, heftiges Erbrechen. **Hyper|emesis gravidarum:** abnorm heftiges Erbrechen bei Frauen während der Schwangerschaft (eine ↑Gestose)

Hyper|eo|sino|philie [↑hyper... und ↑Eosinophilie] *w;* -, ...ien: übermäßige Vermehrung der ↑eosinophilen Leukozyten im Blut

Hyper|epi|ne|phrie [zu ↑hyper... u. ↑Epinephron] *w;* -, ...ien: Hyperkortizismus

Hyper|ergie [Kurzw. aus ↑hyper... u. ↑Allergie] *w;* -, ...ien: allergische Überempfindlichkeit (abnorm heftige Reaktion) des Organismus auf allergisierende Reize. **hyper|ergisch,** in fachspr. Fügungen: **hyper|ergicus, ...ca, ...cum:** die Hyperergie betreffend, auf Hyperergie beruhend

Hyper|erosie [zu ↑hyper... u. gr. *ἔρως* = Liebe] *w;* -, ...ien: = Erotomanie

Hyper|eso|phorie [Kurzbildung aus ↑Hyperphorie u. ↑Esophorie] *w;* -, ...ien: eine Form der ↑Heterophorie, bei der gleichzeitig eine Esophorie u. eine Hyperphorie besteht

Hyper|exo|phorie [Kurzbildung aus ↑Hyperphorie u. ↑Exophorie] *w;* -, ...ien: eine Form der ↑Heterophorie, bei der gleichzeitig eine Hyperphorie u. eine Exophorie besteht

Hyper|ex|tension [↑hyper... u. ↑Extension] *w;* -, -en: übermäßige Streckung, Überstreckung (z. B. eines Gelenkes)

Hyper|fi|brino|gen|ämie [↑hyper..., ↑Fibrinogen u. ↑...ämie] *w;* -, ...ien: = Hyperinose

Hyper|funktion [↑hyper... u. ↑Funktion] *w;* -, -en: Überfunktion, gesteigerte Tätigkeit eines Organs

Hyper|galaktie [zu ↑hyper... u. gr. *γάλα,* Gen.: *γάλακτος* = Milch] *w;* -, ...ien: übermäßige Milchabsonderung bei stillenden Frauen

Hyper|genitalismus [zu ↑hyper... u. ↑Genitale] *m;* -: übermäßige Entwicklung der Geschlechtsorgane u. der Geschlechtsmerkmale (zumeist schon im frühen Jugendalter)

Hyper|geu|sie [zu ↑hyper... u. gr. *γεῦσις* = Geschmack] *w;* -, ...ien: abnorm verfeinerter Geschmackssinn

Hyp|ergie [Kurzw. aus ↑hypo... u. ↑Allergie] *w;* -, ...ien: krankhaft schwache Reaktion des Organismus auf allergisierende Reize

Hyper|globulin|ämie [↑hyper..., ↑Globulin u. ↑...ämie] *w;* -, ...ien: Vermehrung der Globuline im Blut (z. B. bei Infektionskrankheiten)

Hyper|glyk|ämie [↑hyper... u. Glykämie] *w;* -, ...ien: erhöhter Zuckergehalt des Blutes

(z. B. bei ↑Diabetes mellitus). **hyper|glyk|ämisch,** in fachspr. Fügungen: **hyper|glyc|aemicus, ...ca, ...cum:** die Hyperglykämie betreffend; z. B. in der Fügung ↑Coma hyperglycaemicum. **hyper|glyk|ämisch-glyko|geno|lytischer Faktor:** Hormon, das die Ausschüttung von Insulin (bei erhöhtem Blutzuckergehalt) u. Adrenalin (bei Absinken des Blutzuckergehaltes) reguliert

Hyper|glykor|rha|chie [zu ↑hyper..., ↑glyko... u. gr. ῥάχις = Rücken; Rückgrat] *w;* -, ...ien: Erhöhung des Zuckergehaltes im ↑Liquor cerebrospinalis (meist bei ↑Diabetes mellitus)

Hyper|hedonie [zu ↑hyper... u. gr. ἡδονή = Freude; Wollust] *w;* -: krankhaft übersteigertes Lustgefühl (Psychol., Med.)

Hyper|heparin|ämie [↑hyper..., ↑Heparin u. ↑...ämie] *w;* -, ...ien: vermehrte Bildung gerinnungshemmender Stoffe im Blut

Hyper|[h]idrose, in fachspr. Fügungen: **Hyper|[h]idrosis** [zu ↑hyper... u. gr. ἱδρώς = Schweiß] *w;* -: übermäßige Schweißabsonderung

Hyper|inose [zu ↑hyper... u. gr. ἴς, Gen.: ἰνός = Muskel; Sehne; Faser] *w;* -, -n: vermehrte Bildung von Fibrinogen im Blut (z. B. bei fieberhaften Erkrankungen wie Pneumonie)

Hyper|insulin|ämie [↑hyper..., ↑Insulin u. ↑...ämie] *w;* -, ...ien: vermehrter Gehalt des Blutes an Insulin

Hyper|insulinismus [zu ↑hyper... u. ↑Insulin] *m;* -: vermehrte Insulinbildung in den ↑Langerhans-Inseln u. dadurch bedingte ↑Hypoglykämie (z. B. bei Inselzelltumoren)

Hyper|in|volution [↑hyper... u. ↑Involution] *w;* -, -en, in fachspr. Fügungen: **Hyper|in|volutio,** *Pl.:* ...io|nes: = Superinvolution

Hyper|jod|ämie [↑hyper..., ↑Jod u. ↑...ämie] *w;* -, ...ien: vermehrter Jodgehalt des Blutes (z. B. bei ↑Hyperthyreose)

Hyper|kal[i]|ämie [↑hyper..., ↑Kalium u. ↑...ämie] *w;* -, ...ien: erhöhter Kaliumgehalt des Blutes (z. B. bei Nierenerkrankungen od. übermäßiger Kaliumzufuhr)

Hyper|kalz|ämie [↑hyper..., ↑Kalzium u. ↑...ämie] *w;* -, ...ien: erhöhter Kalziumgehalt des Blutes (z. B. bei Nebenschilddrüsentumoren u. chronischen Nierenerkrankungen)

Hyper|kalz|urie [↑hyper..., ↑Kalzium u. ↑...urie] *w;* -, ...ien: vermehrte Ausscheidung von Kalzium im Urin infolge Stoffwechselstörungen

Hyper|kapnie [zu ↑hyper... u. gr. καπνός = Rauch, Dampf] *w;* -, ...ien: übermäßiger Kohlensäuregehalt des Blutes

Hyper|keratose [zu ↑hyper... u. gr. κέρας, Gen.: κέρατος = Horn] *w;* -, -n, in fachspr. Fügungen: **Hyper|keratosis,** *Pl.:* ...oses: übermäßig starke Verhornung der Haut mit Schwielen- u. Warzenbildung (gutartig oder zu bösartigen Entartungen neigend). **Hyper|keratosis senilis:** örtlich begrenzte Verhornungsstörung der Haut bei alten Menschen (oft Vorstadium eines Hautkrebses)

Hyper|kinese, auch: **Hyper|kinesis** [zu ↑hyper... u. gr. κινεῖν = bewegen] *w;* -, ...nesen: Antriebssteigerung, motorischer Reizzustand des Körpers mit Muskelzuckungen u. Überschussbewegungen (unwillkürliche Bewegungen des Körpers oder einzelner Körperteile, bes. der Extremitäten, z. B. bei ↑Chorea minor, ↑Enzephalitis). **hyper|kinetisch:** die Hyperkinese betreffend; mit Muskelzuckungen einhergehend

Hyper|ko|agulabilität [zu ↑hyper... u. lat. *coagulare* = gerinnen machen] *w;* -: erhöhte Gerinnbarkeit des Blutes

Hyper|kortizismus [zu ↑hyper... und ↑Kortex] *m;* -: Überfunktion der Nebennierenrinde

Hyper|krinie [zu ↑hyper... u. gr. κρίνειν = scheiden, trennen, sondern] *w;* -, ...ien: übermäßige Absonderung z. B. von Speichel

Hyper|laktat|ämie [↑hyper..., ↑Lactat u. ↑...ämie] *w;* -, ...ien: vermehrter Milchsäuregehalt des Blutes

Hyper|leu|ko|zytose [↑hyper... u. ↑Leukozytose] *w;* -, -n: verstärkte Leukozytose als Abwehrreaktion des Organismus bei Infektionen

Hyper|lip|ämie [↑hyper... u. ↑Lipämie] *w;* -, ...ien: vermehrter Fettgehalt des Blutes

Hyper|lipid|ämie [↑hyper..., ↑Lipid und ↑...ämie] *w;* -, ...ien: Fettstoffwechselstörung mit erhöhtem Gehalt des Blutes an Lipiden

Hyper|lipo|id|ämie [↑hyper..., ↑Lipoid u. ↑...ämie] *w;* -, ...ien: erhöhter Gehalt des Blutes an ↑Lipoiden u. Fetten

Hyper|lipo|protein|ämie [↑hyper..., ↑Lipoprotein u. ↑...ämie] *w;* -, ...ien: Sammelbez. für solche Krankheitsbilder, bei denen vermehrt Lipoproteine im Blut vorhanden sind

Hyper|mastie [zu ↑hyper... u. gr. μαστός = Brustwarze; Brust] *w;* -, ...ien: **1)** abnorm starke Entwicklung der weiblichen Brust. **2)** = Hyperthelie

Hyper|menor|rhö, auch: **Hyper|menor|rhöe** [...*rö;* ↑hyper... u. ↑Menorrhö] *w;* -, ...rrhöen: zu starke Monatsblutung (meist organisch, seltener hormonell bedingt)

Hyper|me|trie [zu ↑hyper... u. gr. μέτρον = Maß] *w;* -, ...ien: Bewegungsübermaß, Hinausschießen von Bewegungen über das angestrebte Ziel bei Erkrankungen des Kleinhirns; vgl. Ataxie

Hyper|me|tropie [zu ↑hyper..., gr. μέτρον = Maß u. gr. ὤψ, Gen.: ὠπός = Gesicht; Auge] *w;* -, ...ien: Weitsichtigkeit, Fehlsichtigkeit, bei der das Sehbild hinter der Netzhaut erzeugt wird (infolge zu kurzen Baues des Auges, Brechungsanomalie od. Fehlens der Linse u. Ä.), weswegen das Auge sich auch auf die Ferne ↑akkommodieren muss. **hyper|metropisch:** weitsichtig

Hyper|mnesie [zu ↑hyper... u. gr. *μνήμη* = Gedächtnis] *w;* -, ...ien: gesteigerte Gedächtnisleistung, besonders in der Hypnose

Hyper|motilität [↑hyper... u. ↑Motilität] *w;* -: = Hyperkinese

Hyper|ne|phritis [zu ↑hyper... u. gr. *νεφρός* = Niere] *w;* -, ...itiden (in fachspr. Fügungen: ...itides): Entzündung der Nebennieren (meist nach Infektionskrankheiten). **Hyper|ne|phrom** *s;* -s, -e: Nierentumor, dessen Gewebsstruktur der des Nebennierengewebes ähnlich ist

Hyper|odontie [zu ↑hyper... u. gr. *ὀδούς*, Gen.: *ὀδόντος* = Zahn] *w;* -, ...ien: Auftreten von überzähligen Zähnen im Gebiss

Hyper|ony|chie [zu ↑hyper... u. gr. *ὄνυξ*, Gen.: *ὄνυχος* = Nagel] *w;* -, ...ien: übermäßige Nagelbildung, Hypertrophie der Finger- und Zehennägel

Hyper|opie [zu ↑hyper... u. gr. *ὤψ*, Gen.: *ὠπός* = Gesicht; Auge] *w;* -, ...ien: = Hypermetropie. **hyper|op:** = hypermetropisch

Hyper|orexie [zu ↑hyper... u. gr. *ὄρεξις* = Streben; Verlangen] *w;* -: (im Zusammenhang mit nervösen Störungen, Hypophysen- oder Stirnhirnerkrankungen auftretender) Heißhunger

Hyper|osmie [zu ↑hyper... u. gr. *ὀσμή* = Geruch] *w;* -, ...ien: krankhaft gesteigertes Geruchsvermögen (z. B. bei ↑Epilepsie)

Hyper|ostose [zu ↑hyper... u. gr. *ὀστέον* = Knochen] *w;* -, -n, in fachspr. Fügungen: **Hyper|ostosis,** *Pl.:* ...oses: krankhafte Wucherung des Knochengewebes (in Form einer ↑Exostose oder ↑Enostose). **hyperostotisch,** in fachspr. Fügungen: **hyperostoticus, ...ca, ...cum:** die Hyperostose betreffend, auf ihr beruhend

Hyper|para|protein|ämie [...*te-in*...; ↑hyper..., ↑Paraprotein u. ↑...ämie] *w;* -, ...ien: stark vermehrte Bildung von anomalen Eiweißkörpern im Blutplasma

Hyper|para|thyreo|idismus [zu ↑hyper... u. ↑parathyreoideus (in der Fügung ↑Glandula parathyreoidea)] *m;* -: Überfunktion der Nebenschilddrüsen bei ↑Adenom oder ↑Hyperplasie der Nebenschilddrüsenzellen

Hyper|pa|thie [↑hyper... u. ↑...pathie] *w;* -, ...ien: Schmerzüberempfindlichkeit trotz erhöhter Reizschwelle, sodass erst stärkere Schmerz- und Berührungsreize, diese dann aber übermäßig heftig und lange anhaltend empfunden werden (bei bestimmten Nerven- und Thalamusschädigungen)

Hyper|phalan|gie [zu ↑hyper... und ↑Phalanx] *w;* -, ...ien: Vorkommen von überzähligen Mittelgliedern am Daumen u. an der Großzehe

Hyper|phono|gra|phie [↑hyper..., ↑phono... u. ↑...graphie] *w;* -, ...ien: = Doppler-Sonographie

Hyper|phorie [zu ↑hyper... u. gr. *φορεῖν* = tragen, bringen] *w;* -, ...ien: latentes Aufwärtsschielen, eine Form der ↑Heterophorie

Hyper|phos|phat|ämie [↑hyper..., ↑Phosphat u. ↑...ämie] *w;* -, ...ien: starke Erhöhung des Phosphatgehalts im Blut

Hyper|pinea|lismus [zu ↑hyper... und ↑pinealis (in der Fügung ↑Corpus pineale)] *m;* -: Überfunktion der Zirbeldrüse (seltene Krankheit)

Hyper|pitui|tarismus [zu ↑hyper... u. ↑pituitarius (in der Fügung ↑Glandula pituitaria)] *m;* -: Überfunktion der ↑Hypophyse (führt u. a. zu ↑Akromegalie)

Hyper|plasie [zu ↑hyper... u. gr. *πλάσσειν* = bilden, formen] *w;* -, ...ien: Vergrößerung von Geweben und Organen durch abnorme Vermehrung der Zellen (im Gegensatz zur ↑Hypertrophie). **hyper|plastisch:** die Hyperplasie betreffend, auf ihr beruhend

Hyper|pnoe [↑hyper... u. gr. *πνοή* = Hauch, Atem] *w;* -: verstärkte u. vertiefte Atmung (u. a. nach körperlichen Anstrengungen)

Hyper|pro|laktin|ämie [↑hyper..., ↑Prolaktin u. ↑...ämie] *w;* -, ...ien: krankhaft gesteigerte Bildung von Prolaktin (führt zu ↑Galaktorrhö)

Hyper|pros|exie [zu ↑hyper... u. gr. *πρόσεξις* = Aufmerksamkeit] *w;* -, ...ien: Zustand krankhaft gesteigerter Aufmerksamkeit, wobei die Aufmerksamkeit durch alle, auch die geringsten, Außenreize erregt wird (Psychol., Med.)

Hyper|protein|ämie [...*te-in*...; ↑hyper..., ↑Protein u. ↑...ämie] *w;* -, ...ien: stark vermehrter Eiweißgehalt des Blutes (z. B. bei entzündlichen Erkrankungen)

Hyper|pro|thrombin|ämie [↑hyper..., ↑Prothrombin u. ↑...ämie] *w;* -, ...ien: erhöhter Prothrombingehalt des Blutes

Hyper|psela|phesie [zu ↑hyper... u. gr. *ψηλάφησις* = Berührung, Betastung] *w;* -, ...ien: krankhaft gesteigerte Reizempfindlichkeit des Tastsinnes

Hyper|pyr|exie [↑hyper... u. ↑Pyrexie] *w;* -, ...ien: abnorm hohes Fieber. **hyperpyretisch:** abnorm hohes Fieber habend

Hyper|re|flexie [zu ↑hyper... u. ↑Reflex] *w;* -, ...ien: gesteigerte Reflexbereitschaft des Nervensystems (bedingt durch den Ausfall von Hemmungsmechanismen)

Hyper|renin|ämie [↑hyper..., ↑Renin und ↑...ämie] *w;* -, ...ien: erhöhter Reningehalt des Blutes. **hyper|renin|ämisch:** mit Hyperreninämie verbunden, an Hyperreninämie leidend

Hyper|sal|ämie [↑hyper..., lat. *sal* = Salz u. ↑...ämie] *w;* -, ...ien: Steigerung des Salzgehaltes im Blut (bes. des Gehaltes an Kochsalz bei ↑Exsikkose)

Hyper|sarkose [zu ↑hyper... u. gr. *σάρξ*, Gen.: *σαρκός* = Fleisch] *w;* -, -n: vermehrte

Bildung von Haut- oder Muskelgewebe (auch von ↑Granulationen)

Hyper|se|kretion [↑hyper... u. ↑Sekretion] *w;* -, -en: andere Bezeichnung für: Supersekretion. **hyper|se|kretorisch,** in fachspr. Fügungen: **hyper|se|cretorius, ...ria, ...rium:** auf Supersekretion beruhend, durch ↑Supersekretion entstanden; z. B. in der Fügung ↑Hydrocephalus hypersecretorius

Hyper|sexua|lität [↑hyper... u. ↑Sexualität] *w;* -: abnorm gesteigerter Geschlechtstrieb

Hyper|sider|ämie [↑hyper..., gr. *σίδηρος* = Eisen u. ↑...ämie] *w;* -, ...ien: erhöhter Eisengehalt des Blutes (z. B. bei Lebererkrankungen)

hyper|som [↑hyper... u. ↑...som]: riesenwüchsig, an Hypersomie leidend. **Hypersomie** [↑...somie] *w;* -: = Gigantismus

Hyper|somnie [zu ↑hyper... u. lat. *somnus* = Schlaf] *w;* -, ...ien, in fachspr. Fügungen: **Hyper|somnia**[1], *Pl.:* ...iae: krankhaft gesteigertes Schlafbedürfnis

hyper|sonor [↑hyper... u. lat. *sonorus* = laut tönend]: sehr laut tönend (vom Perkussionsschall über mit Luft gefüllten Räumen, z. B. bei Lungenemphysem, ↑Pneumothorax)

Hyper|spadie [zu ↑hyper... u. gr. *σπαδών* = Riss, Spalte] *w;* -, ...ien: = Epispadie

Hyper|spermie [zu ↑hyper... u. ↑Sperma] *w;* -, ...ien: vermehrte Samenbildung

Hyper|splenie [zu ↑hyper... u. ↑Splen] *w;* -, ...ien: Überfunktion der Milz (hinsichtlich der Bildung und des Abbaus von Blutkörperchen)

Hyper|stea|tose oder **Hyper|stea|tosis** [↑hyper... u. ↑Steatose] *w;* -, ...osen: **1)** übermäßige Sekretion der Talgdrüsen. **2)** abnorme Fettsucht

Hyper|sthen|urie [↑hyper..., gr. *σθένος* = Stärke, Kraft u. ↑...urie] *w;* -, ...ien: Ausscheidung eines konzentrierten Harns

Hyper|tel|orismus [zu ↑hyper..., gr. *τῆλε* = in der Ferne, fern, weit u. gr. *ὁρίζειν* = begrenzen, abgrenzen] *m;* -: durch abnorm großen Augenabstand und ausgeprägtes Breitenwachstum gekennzeichnete Schädelanomalie (gelegentlich mit ↑Debilität einhergehend)

Hyper|tensin [zu ↑hyper... u. lat. *tendere, tensum* = spannen, anspannen] *s;* -s, -e: = Angiotensin

hyper|tensio|gen [↑Hypertension und ↑...gen]: blutdrucksteigernd (von Substanzen)

Hyper|tension [zu ↑hyper... u. lat. *tendere, tensum* = spannen, anspannen] *w;* -, -en: **1)** gesteigerte Gefäß- oder Muskelspannung. **2)** = Hypertonie (1). **hyper|tensiv** [...*if*]: = hypertonisch

Hyper|thelie [zu ↑hyper... u. gr. *θηλή* = Mutterbrust; Brustwarze] *w;* -, ...ien: Ausbildung überzähliger Brustwarzen (Anomalie, bei Frauen u. Männern vorkommend)

Hyper|thermie [zu ↑hyper... u. gr. *θέρμη* = Wärme, Hitze] *w;* -: **1)** sehr hohes Fieber. **2)** Wärmestauung im Körper, ungenügende Abfuhr der Körperwärme bei zu hoher Außentemperatur (führt zu Hitzschlag). **3)** künstliche Überwärmung des Körpers (z. B. heißes Bad) zur Steigerung der Durchblutung

hyper|thym [zu ↑hyper... u. gr. *θυμός* = Gemüt]: zur ↑Hyperthymie gehörend, im Charakterbild die Züge der Hyperthymie aufweisend. **Hyper|thymie** *w;* -, ...ien: ungewöhnlich gehobene, betriebsam-heitere seelische Stimmung mit Neigung zu leerer Aktivität und unkritischem Verhalten, auch zu Streitsucht und Querulantentum (bei ↑hypomanischen Psychopathen). **Hyperthymiker** *m;* -s, -: jmd., der zu Hyperthymie neigt, hyperthyme Charakterzüge aufweist

Hyper|thyreo|idie [zu ↑hyper... u. ↑thyreoideus (in der Fügung ↑Glandula thyreoidea)] *w;* -, auch: **Hyper|thyreo|idismus** *m;* - u. **Hyper|thyreo|se** *w;* -: Überfunktion der Schilddrüse u. a. mit Steigerung der Stoffwechselvorgänge (führt zu ↑Basedow-Krankheit). **hyper|thyreo|tisch,** auch: **hyper|thyreot:** die Hyperthyreose betreffend. **hyper|thyreo|tische Krise:** = Coma basedowicum

Hyper|tonie [zu ↑hyper... u. ↑Tonus] *w;* -, ...ien: **1)** Bluthochdruck, Hochdruck, durch erhöhten arteriellen Blutdruck (über 160/95 mm Hg) gekennzeichnete Krankheit des Kreislaufsystems (oft auf erblicher Grundlage, meist als Folge von Erkrankungen der Nieren und/oder des Gefäßsystems, bei Herzkrankheiten, innersekretorischen oder nervösen Störungen u. a.). **2)** erhöhte Muskelspannung (z. B. bei Erkrankungen des extrapyramidal-motorischen Nervensystems). **3)** erhöhter Augeninnendruck bei ↑Glaukom. **Hyper|toniker** *m;* -s, -: jmd., der an zu hohem Blutdruck leidet. **hypertonisch,** auch: **hyper|ton: 1)** zur ↑Hypertonie gehörend; mit der Erhöhung des Blutdrucks zusammenhängend. **2)** höheren osmotischen Druck als das Blutplasma besitzend (von Lösungen). **Hyper|tonus** *m;* -: = Hypertonie (1 u. 2)

Hyper|tri|chose [zu ↑hyper... u. gr. *θρίξ*, Gen.: *τριχός* = Haar] *w;* -, -n, in fachspr. Fügungen: **Hyper|trichosis,** *Pl.:* ...oses: krankhaft vermehrte Körperbehaarung (meist bei Tumoren der Nebennierenrinde, auch angeboren); vgl. Hirsutismus

Hyper|tri|glyzerid|ämie [↑hyper..., ↑Triglyzerid u. ↑...ämie] *w;* -, ...ien: erhöhter Gehalt des Blutes an Triglyzeriden

hyper|troph [zu ↑hyper... u. gr. *τροφή* = Ernährung]: durch Zellenwachstum vergrößert (von Geweben und Organen). **hypertrophicans:** zu ↑Hypertrophie führend, mit Hypertrophie einhergehend; z. B. in der Fügung ↑Acroasphyxia hypertrophicans. **Hyper|trophie** *w;* -: übermäßige Größenzunahme von Geweben od. Organen infolge Vergrößerung (nicht: Vermehrung; vgl. Hyperplasie) der einzelnen Zellen, meist bei erhöhter Beanspruchung (z. B. der Muskulatur durch sportliche Betätigung od. des Herzens bei hohem Blutdruck)

Hyper|urik|ämie [↑hyper... u. ↑Urikämie] *w;* -, ...ien: Harnsäurekonzentration im Blut von mehr als 6 mg/100 ml

Hyper|ventilation [↑hyper... u. ↑Ventilation] *w;* -, -en: übermäßige Steigerung der Atmung, zu starke Beatmung der Lunge (führt zur Verminderung des CO_2-Gehalts im Blut und zur Verschiebung des Säure-Basen-Gleichgewichts; vgl. Hypokapnie und ↑Alkaliämie)

Hyper|vit|aminose [zu ↑hyper... und ↑Vitamin] *w;* -, -n: Schädigung des Körpers infolge zu reichlicher Vitaminzufuhr (nur bei Vitamin A und D möglich)

Hyper|vol|ämie [Kurzw. aus ↑hyper..., ↑Volumen u. ↑...ämie] *w;* -, ...ien: Vermehrung der Gesamtblutmenge in Relation zum Körpergewicht. **hyper|vol|ämisch**: die Hypervolämie betreffend, mit Hypervolämie verbunden

hyph..., Hyph... vgl. hypo..., Hypo...

Hyph|äma [↑hypo... u. gr. αἷμα, Gen.: αἵματος = Blut] *s;* -s, -ta, in fachspr. Fügungen: **Hyph|aema**, *Pl.:* -ta: Bluterguss in die vordere Augenkammer

Hy|phe [aus gr. ὑφή = das Weben; das Gewebte] *w;* -, -n (meist *Pl.*): fadenförmige Pilzzellen (Biol.)

Hyph|edonie [zu ↑hypo... u. gr. ἡδονή = Freude, Lust] *w;* -: krankhafte Verminderung des natürlichen Lustgefühls

Hyph|idrose, auch: **Hyph|idrosis** [zu ↑hypo... u. gr. ἱδρώς = Schweiß] *w;* -: verminderte Schweißabsonderung

Hyp|inose [zu ↑hypo... u. gr. ἴς, Gen.: ἰνός = Muskel; Sehne; Faser] *w;* -, -n: = Hypofibrinogenämie

Hypinsulinismus vgl. Hypoinsulinismus

hypn..., Hypn... vgl. hypno..., Hypno...

hyp|nagog [↑hypno... u. gr. ἀγωγός = (herbei)führend]: einschläfernd; beim Einschlafen auftretend (z. B. hypnagoge Halluzination). **Hyp|nagogum** *s;* -s, ...ga: Schlafmittel, Arzneimittel, das die physische und psychische Erregbarkeit in stärkerem Maße herabsetzt und dadurch das Einschlafen erleichtert od. ein besseres Durchschlafen gewährleistet

Hyp|nalgie [↑hypno... u. ↑...algie] *w;* -, ...ien: nur im Schlaf auftretende subjektive Schmerzempfindung

hypno..., Hypno..., vor Selbstlauten meist: **hypn..., Hypn...** [aus gr. ὕπνος = Schlaf]: Bestimmungswort von Zusammensetzungen mit der Bedeutung „Schlaf"; z. B.: Hypnolepsie, Hypnalgie

hypno|id [↑hypno... u. ↑...id]: dem Schlaf bzw. der Hypnose ähnlich (von Bewusstseinszuständen). **Hypno|id** *s;* -[e]s, -e: durch Hypnose erzeugter Zustand, der weder dem Schlaf-, noch dem Wachzustand entspricht

Hypno|lep|sie [zu ↑hypno... u. gr. λῆψις = Nehmen; Anfall] *w;* -: abnorme, krankhafte Schläfrigkeit, die anfallsweise auftritt

Hypno|narkose [Kurzbildung aus ↑Hypnose u. ↑Narkose] *w;* -, -n: Narkose, die durch Hypnose eingeleitet wird. **Hypnose** [zu gr. ὕπνος = Schlaf] *w;* -, -n: Zwangsschlaf, schlafähnlicher Zustand mit eingeengter Bewusstseinstätigkeit, der auf suggestivem Wege vom Hypnotiseur herbeigeführt werden kann und in dem die Willens- und z. T. auch die körperlichen Funktionen des Hypnotisierten leicht zu beeinflussen sind

Hypnosie [zu gr. ὕπνος = Schlaf] *w;* -, ...ien: **1)** krankhafte Schläfrigkeit. **2)** = Trypanosomiasis

Hypnotikum [zu gr. ὕπνος = Schlaf] *s;* -s, ...ka: = Hypnagogum. **hypnotisch**: zur Hypnose gehörend, mit Hypnose verbunden, auf Hypnose beruhend; einschläfernd; den Willen lähmend. **Hypnotiseur** [...*sör*, unmittelbar aus gleichbed. frz. *hypnotiseur*] *m;* -s, -e: Person (insbes. Arzt), die die Fähigkeit hat, andere in Hypnose zu versetzen. **hypnotisieren** [unmittelbar aus gleichbed. frz. *hypnotiser* (bzw. engl. *hypnotize*)]: in Hypnose versetzen

hypo..., Hypo..., vor Selbstlauten meist: **hyp..., Hyp...**, vor h: **hyph..., Hyph...** [aus gr. ὑπό = unter, unterhalb]: Vorsilbe mit der Bedeutung „unter, darunter", medizinisch u. biologisch auch mit dem Begriff der „Unterfunktion"; z. B.: Hypokinese, Hyphidrose

hypo|allergen [zu ↑hypo... u. ↑Allergen]: vermindert allergenhaltig (von bestimmten Nahrungsmitteln)

hypo|antigen [zu ↑hypo... u. ↑Antigen]: vermindert antigenhaltig (von bestimmten Nahrungsmitteln)

hypo|bar [zu ↑hypo... u. gr. βάρος = Schwere]: nennt man eine Flüssigkeit, deren spezifisches Gewicht gegenüber dem einer anderen Flüssigkeit leichter ist (Phys.)

Hypo|bulie [zu ↑hypo... u. gr. βουλή = Wille] *w;* -: Willensschwäche, herabgesetzte Willenskraft (bei verschiedenen Formen der ↑Psychopathie, auch bei ↑Schizophrenie)

Hypo|chlor|ämie [↑hypo..., ↑Chlor und ↑...ämie] *w;* -, ...ien: Verminderung des Chlorid- bzw. Kochsalzgehalts im Blut (meist bedingt durch eine [krankhaft] vermehrte Chloridausscheidung, z. B. durch Schwitzen, bei Erbrechen und Durchfällen)

Hypo|chlor|hy|drie [Kurzbildung aus ↑hypo... u. ↑Acidum hydrochloricum] *w;* -,

...ien: verminderte Salzsäureabsonderung der Magenschleimhaut

Hypo|chole|sterin|ämie [↑hypo..., ↑Cholesterin u. ↑...ämie] *w;* -, ...ien: Verminderung des Cholesterins im Blut (z.B. bei ↑Anämie)

Hypo|cholie [zu ↑hypo... u. gr. *χολή* = Galle] *w;* -, ...ien: Verminderung der Gallenabsonderung (meist mit Verdauungsstörungen verbunden)

Hypo|chonder [aus dem Adj. ↑hypochondrisch zurückgebildet] *m;* -s, -: eingebildeter Kranker; egozentrischer Mensch, der aus einer permanenten Angst heraus, krank zu werden oder krank zu sein, in ständiger Selbstbeobachtung lebt u. als Folge davon schon geringfügige Beschwerden als Krankheitssymptome zu deuten pflegt

hypo|chon|dria|cus, ...ca, ...cum [aus gr. *ὑποχονδριακός* = unter dem Brustknorpel liegend]: unter den Rippenknorpeln liegend; z.B. ↑Regio hypochondriaca (Anat.)

Hypo|chon|drie [aus ↑hypochondrisch zurückgebildet] *w;* -, ...ien: Krankheitswahn, charakteristischer Gesamtzustand des ↑Hypochonders. **hypo|chon|drisch** [zu gr. *ὑποχονδριακός* = krank am Hypochondrium; das Hypochondrium (gr. *ὑποχόνδριον* = das unter dem Brustknorpel Befindliche) umfasst die gesamten Organe des Unterleibes, in denen nach antiker Vorstellung die Gemütskrankheiten lokalisiert sind]: an Hypochondrie leidend; die Eigenschaften eines Hypochonders habend

Hypo|chon|drium [zu gr. *ὑποχόνδριος* = unter dem Brustknorpel liegend] *s;* -s, ...drien [...*iᵉn*]: = Regio hypochondriaca

hypo|chrom [zu ↑hypo... u. gr. *χρῶμα* = Haut; Hautfarbe; Farbe]: zu schwach gefärbt, zu wenig Blutfarbstoff besitzend (z.B. von roten Blutkörperchen). **Hypo|chromie** *w;* -, ...ien: herabgesetzter Blutfarbstoffgehalt der roten Blutkörperchen (z.B. bei ↑Anämie)

Hypo|chylie [zu ↑hypo... u. ↑Chylus] *w;* -, ...ien: verminderte Magensaftabsonderung

Hypo|daktylie [zu ↑hypo... u. gr. *δάκτυλος* = Finger; Zehe] *w;* -, ...ien: angeborenes Fehlen von Fingern od. Zehen

hypo|dens [zu ↑hypo... u. lat. *densus* = dicht]: mit verminderter Dichte (sichtbar); auf bildgebende Verfahren bezogen

Hyp|odontie [zu ↑hypo... u. gr. *ὀδούς*, Gen.: *ὀδόντος* = Zahn] *w;* -, ...ien: angeborenes Fehlen einzelner Zähne

Hypo|dynamie [zu ↑hypo... u. gr. *δύναμις* = Kraft, Stärke, Körperkraft] *w;* -, ...ien: Körperschwäche; verminderte Kraft (z.B. der Muskulatur)

Hypo|epi|ne|phrie [zu hypo... und ↑Epinephron] *w;* -: = Hypokortizismus

Hypo|fermentie [zu ↑hypo... u. ↑Ferment] *w;* -, ...ien: verminderte Bildung eines od. mehrerer der zur Stoffwechselregulation notwendigen Enzyme

Hypo|fi|brino|gen|ämie [↑hypo..., ↑Fibrinogen u. ↑...ämie] *w;* -, ...ien: Verminderung des ↑Fibrinogens im Blutplasma (angeborene oder erworbene Beeinträchtigung der Blutgerinnungsfähigkeit)

Hypo|funktion [↑hypo... u. ↑Funktion] *w;* -, -en: „Unterfunktion", verminderte Arbeitsleistung eines Organs (z.B. einer Drüse mit innerer Sekretion); Gegensatz: ↑Hyperfunktion

Hypo|galaktie [zu ↑hypo... u. gr. *γάλα*, Gen.: *γάλακτος* = Milch] *w;* -, ...ien: zu geringe bzw. zu früh aufhörende Milchsekretion der weiblichen Brustdrüsen (bei Stillenden)

Hypo|gamma|globulin|ämie [↑hypo..., ↑Gammaglobulin u. ↑...ämie] *w;* -, ...ien: angeborener oder erworbener Mangel an Gammaglobulin im Blutserum

hypo|gast|risch, in fachspr. Fügungen: **hypo|gast|ricus, ...ca, ...cum** [aus gr. *ὑπογάστριος* = zum Unterleib gehörend]: zum Unterleib gehörend, den Unterbauch betreffend; z.B. in der Fügung ↑Regio hypogastrica. **Hypo|gast|rium** *s;* -s, ...strien [...*iᵉn*]: = Regio hypogastrica

Hypo|genitalismus [zu ↑hypo... u. ↑Genitale] *m;* -: Unterentwicklung u. Unterfunktion der Geschlechtsdrüsen u. Geschlechtsorgane (z.B. bei ↑Eunuchoidismus)

Hypo|geu|sie [zu ↑hypo... u. gr. *γεῦσις* = Geschmack] *w;* -: herabgesetzte Geschmacksempfindung, Geschmacksstörung (am häufigsten bei Fazialislähmung u. bei Ausfall des ↑Nervus glossopharyngeus)

hypo|glossus, ...ssa, ...ssum [zu gr. *ὑπογλώσσιος* = unter der Zunge befindlich]: unterhalb der Zunge verlaufend; die Zungenmuskulatur versorgend; in der Fügung ↑Nervus hypoglossus. **Hypo|glossus** *m;* -, ...ssi: übliche Kurzbezeichnung für: Nervus hypoglossus

Hypo|glyk|ämie [↑hypo... u. ↑Glykämie] *w;* -, ...ien: stark herabgesetzter Zuckergehalt des Blutes (z.B. nach zu hohen Insulingaben, bei innersekretorischen Störungen). **hypo|glyk|ämisch**: auf Hypoglykämie beruhend, sie betreffend

Hypo|glykor|rha|chie [zu ↑hypo..., ↑glyko... u. gr. *ῥάχις* = Rückgrat] *w;* -, ...ien: Verminderung des Zuckergehaltes im ↑Liquor cerebrospinalis (z.B. bei ↑Meningitis tuberculosa)

Hypo|gna|thie [zu ↑hypo... u. gr. *γνάθος* = Kinnbacken] *w;* -, ...ien: **1)** mangelhafte Entwicklung des Unterkiefers. **2)** die beim ↑Hypognathus vorliegende Art der Missbildung. **Hypo|gna|thus** *m;* -, ...then od. ...thi: missgebildete Frucht, an deren Unterkiefer der verkümmerte Kopf eines zweiten Individuums sitzt

Hypo|gonadismus [zu ↑hypo... und ↑Gonaden] *m;* -: Unterentwicklung u. verminderte Funktion der Geschlechtsdrüsen

Hypo|hi|drose, auch: **Hypo|hi|drosis** [zu ↑hypo... und gr. *ἱδρώς* = Schweiß] *w;* -: = Hyphidrose

Hypo|insulinismus, auch: **Hyp|insulinismus** [zu ↑hypo... u. ↑Insulin] *m;* -: Unterfunktion der Bauchspeicheldrüse mit verminderter Sekretion von Insulin

Hypo|jod|ämie [↑hypo..., ↑Jod u. ↑...ämie] *w;* -, ...ien: Verminderung des Jodgehaltes im Blut (z. B. bei ↑Myxödem)

Hypo|kal[i]|ämie [↑hypo..., ↑Kalium und ↑...ämie] *w;* -, ...ien: Verminderung des Kaliumgehalts im Blut (meist bedingt durch übermäßige Kaliumausscheidung, z. B. bei Erbrechen, bei ↑Diarrhö)

Hypo|kalz|ämie [↑hypo..., ↑Kalzium und ↑...ämie] *w;* -, ...ien: Verminderung des Kalziumgehalts im Blut (z. B. bei Nierenkrankheiten)

Hypo|kapnie [zu ↑hypo... u. gr. *καπνός* = Rauch, Dampf] *w;* -, ...ien: verminderter Kohlensäuregehalt des Blutes (meist infolge vermehrter CO_2-Abatmung; z. B. bei ↑Hyperventilation); Gegensatz: ↑Hyperkapnie

Hypo|kinese und **Hypo|kinesis** [zu ↑hypo... u. gr. *κινεῖν* = bewegen] *w;* -, ...nesen, auch: **Hypo|kinesie** *w;* -, ...ien: verminderte Bewegungsfähigkeit von Körpergliedern bzw. der entsprechenden Muskeln (z. B. bei ↑Parkinsonismus). **hypo|kinetisch:** bewegungsarm

Hypo|kino|spermie [zu ↑hypo..., gr. *κινεῖν* = bewegen u. ↑Sperma] *w;* -, ...ien: verminderte Beweglichkeit (Fortbewegungsfähigkeit) der ↑Spermien

Hypo|kortizismus [zu ↑hypo... u. ↑Kortex] *m;* -: Unterfunktion der Nebennierenrinde mit verminderter Hormonausschüttung (bei Erkrankung der Nebennieren)

Hypo|leu|ko|zytose [zu ↑hypo... u. ↑Leukozyt] *w;* -, -n: = Leukopenie

Hypo|lipid|ämikum [zu ↑hypo..., ↑Lipid u. gr. *αἷμα* = Blut] *s;* -s, ...ka: Arzneimittel zur Verminderung der Serumlipide

Hypo|manie [↑hypo... u. ↑Manie] *w;* -, ...ien: leichterer Grad der ↑Manie; vgl. Hyperthymie. **Hypo|maniker** *m;* -s, -: an ↑Hypomanie Leidender. **hypo|manisch:** an ↑Hypomanie leidend

Hypo|melan|cholie [↑hypo... u. ↑Melancholie] *w;* -, ...ien: leichterer Grad der ↑Depression

Hypo|menor|rhö, auch: **Hypo|menor|rhöe** [*...rö;* ↑hypo... u. ↑Menorrhö] *w;* -, ...rrhöen: zu geringe Regelblutung

Hypo|mimie [zu ↑hypo... u. gr. *μιμεῖσθαι* = nachahmen] *w;* -: verminderte Ausdrucksfähigkeit der Gebärden (als Teilerscheinung einer ↑Hypokinese oder als leichterer Grad einer ↑Asymbolie)

Hypo|mnesie [zu ↑hypo... u. gr. *μνήμη* = Gedächtnis] *w;* -, ...ien: Gedächtnisschwäche, mangelhaftes Erinnerungsvermögen

Hypo|moch|lion [aus gr. *ὑπομόχλιον* = Unterlage eines Hebels, Stützpunkt] *s;* -s: Unterstützungs- bzw. Drehpunkt eines Hebels (insbes. diejenige Stelle der Frucht, die sich während der Geburt gegen den Schambogen stemmt; Gynäkologie)

Hypo|motilität [↑hypo... u. ↑Motilität] *w;* -: = Hypokinese

Hyp|ony|chium [zu ↑hypo... u. gr. *ὄνυξ*, Gen.: *ὄνυχος* = Nagel] *s;* -s, ...ien [*...iᵉn*]: Keimschicht der Haut unter der Nagelplatte

Hypo|para|thyreo|idismus [zu ↑hypo... u. ↑parathyreoideus (in der Fügung ↑Glandula parathyreoidea)] *m;* -: Unterfunktion (mit unzureichender Hormonausschüttung) der Nebenschilddrüsen

Hypo|pharynx [↑hypo... u. ↑Pharynx] *m;* -, ...ryn|gen: unterster Teil des Rachens, der vom Kehlkopf bis zum Eingang in die Speiseröhre reicht (Anat.)

Hypo|phonesie [zu ↑hypo... u. gr. *φώνησις* = Tönen, Ertönen] *w;* -, ...ien: Verminderung der Klopfschallstärke über der Lunge

Hypo|phorie [zu ↑hypo... u. gr. *φορεῖν* = tragen, bringen] *w;* -, ...ien: latentes Abwärtsschielen, eine Form der ↑Heterophorie

Hypo|phos|phat|ämie [↑hypo..., ↑Phosphat u. ↑...ämie] *w;* -, ...ien: verminderter Phosphatgehalt des Blutes (bei Überfunktion der Nebenschilddrüse)

Hypo|phos|phatasie [zu ↑hypo... und ↑Phosphatase] *w;* -, ...ien: auf einem Mangel an alkalischen Phosphatasen im Gewebe u. Serum beruhende Form der ↑Rachitis

hypo|phrenisch [zu ↑hypo... u. ↑Phrenes]: unterhalb des Zwerchfells [gelegen]

hypo|physär: die Hypophyse betreffend, von der Hypophyse ausgehend. **Hypo|physe** [zu ↑hypo... und gr. *φύεσθαι* = entstehen, wachsen] *w;* -, -n, in der anatomischen Nomenklatur latinisiert zu: **Hypophysis,** *Pl.:* ...yses: unterer Hirnanhang, Hirnanhangsdrüse, an der Hirnbasis gelegenes innersekretorisches Organ, das u. a. die Funktion der übrigen Hormondrüsen des Körpers reguliert

Hypo|phys|ek|tomie [↑Hypophyse u. ↑Ektomie] *w;* -, ...ien: operative Entfernung der Hirnanhangsdrüse

Hypo|physen|gang vgl. Infundibulum. **Hypo|physen|hinterlappen** vgl. Lobus posterior. **Hypo|physen|vorderlappen** vgl. Lobus anterior

Hypo|physin [zu ↑Hypophyse] *s;* -s: Gesamtextrakt des Hypophysenhinterlappens (↑Oxytozin u. ↑Vasopressin) mit einer die Erregung der glatten Muskulatur steigernden Wirkung

Hypo|pinea|lismus [zu ↑hypo... und ↑pinealis (in der Fügung ↑Corpus pineale)] *m;* -: Unterfunktion der Zirbeldrüse

Hypo|pitui|tarismus [zu ↑hypo... und ↑pituitarius (in der Fügung ↑Glandula pituitaria)] *m;* -: Unterfunktion der Hirnanhangsdrüse (führt u. a. zu Zwergwuchs)

Hypo|plasie [zu ↑hypo... u. gr. *πλάσσειν* = bilden, formen] *w;* -, ...ien: unvollkommene Ausbildung bzw. Unterentwicklung von Geweben od. Organen. **hypo|plastisch**: unvollkommen ausgebildet, unterentwickelt (von Organen od. Geweben)

Hypo|pros|exie [zu ↑hypo... u. gr. *πρόσεξις* = Aufmerksamkeit] *w;* -, ...ien: Zustand verminderter Aufmerksamkeit u. Auffassungsfähigkeit (bei bestimmten Gemüts- od. Geisteskrankheiten)

Hypo|protein|ämie [...*te-in*...; ↑hypo..., ↑Protein u. ↑...ämie] *w;* -, ...ien: Verminderung der Bluteiweißkörper (bei verschiedenen Krankheiten und bei Erschöpfungszuständen)

Hypo|pro|thrombin|ämie [↑hypo..., ↑Prothrombin u. ↑...ämie] *w;* -, ...ien: Verminderung des ↑Prothrombins im Blut (führt zu Blutungen als Folge einer verringerten Koagulationsfähigkeit des Blutes)

Hypo|psela|phesie [zu ↑hypo... u. gr. *ψηλάφησις* = Berührung, Betastung] *w;* -, ...ien: krankhaft verminderte Reizempfindlichkeit des Tastsinnes

Hypo|pyon [↑hypo... u. gr. *πύον* = Eiter] *s;* -s: Eiteransammlung am Boden der vorderen Augenkammer (z. B. bei eitrigen Entzündungen der ↑Iris od. bei Hornhauttumoren)

Hypo|re|flexie [zu ↑hypo... u. ↑Reflex] *w;* -, ...ien: verminderte Reflexbereitschaft des Zentralnervensystems

Hypo|sensibilisie|rung [zu ↑hypo... u. lat. *sensibilis* = der Empfindung fähig] *w;* -, -en: Verabreichung eines Allergie auslösenden Antigens in steigender Dosis mit dem Ziel, die Reaktionsbereitschaft des Organismus für dieses Antigen herabzusetzen

Hypo|sia|lie [zu ↑hypo... u. gr. *σίαλον* = Speichel] *w;* -, ...ien: verminderte Speichelsekretion

Hypo|sider|ämie [↑hypo..., gr. *σίδηρος* = Eisen u. ↑...ämie] *w;* -, ...ien: mit mangelhafter Bildung von Hämoglobin einhergehende Verminderung des Eisengehalts im Blut

Hypo|siderose [zu ↑hypo... u. gr. *σίδηρος* = Eisen] *w;* -, -n, in fachspr. Fügungen: **Hypo|siderosis**, *Pl.:* ...oses: verminderte Einlagerung von Eisen im Gewebe

Hyp|osmie [zu ↑hypo... u. gr. *ὀσμή* = Geruch] *w;* -, ...ien: vermindertes Riechvermögen, leichterer Grad der ↑Anosmie

hypo|som [↑hypo... u. ↑...som]: von krankhaftem Kleinwuchs, an Hyposomie leidend. **Hypo|somie** [↑...somie] *w;* -: krankhafter Kleinwuchs, abnormes Zurückbleiben des Körperwachstums hinter dem Normalmaß

Hypo|somnie [zu ↑hypo... u. lat. *somnus* = Schlaf] *w;* -, ...ien, in fachspr. Fügungen: **Hypo|somnia**[1], *Pl.:* ...iae: krankhafte Störung des Einschlafens und Durchschlafens

Hypo|spadie [zu ↑hypo... u. gr. *σπαδών* = Riss, Spalte] *w;* -, ...ien, in fachspr. Fügungen: **Hypo|spadia**[1], *Pl.:* ...iae: untere Harnröhrenspalte, angeborene Missbildung der Harnröhre, bei der die Harnröhrenmündung an der Unterseite des Penis od. am Damm liegt. **Hypo|spadia coronaria:** Hypospadie, bei der die Harnröhre in die Eichelkranzfurche (Corona glandis) mündet. **Hypo|spadia glandis:** Hypospadie, bei der die Harnröhre an der Unterseite der Eichelkranzfurche mündet. **Hypo|spadia penis:** Hypospadie, bei der die Harnröhre am Gliedschaft mündet. **Hypo|spadia peri|nealis:** Hypospadie, bei der die Harnröhre hinter dem Hodensack mündet

Hypo|spadismus [zu ↑hypo... u. gr. *σπάδων* = Riss, Spalte] *m;* -; in der Fügung: **Hypospadismus sine hypo|spadia** [lat. *sine* = ohne; ↑Hypospadie]: Verkrümmung des Penis bei regelrechter Harnröhrenmündung aufgrund einer zu kurzen Harnröhre oder einer unvollständigen Entwicklung der Harnröhrenschwellkörper

Hypo|spermie [zu ↑hypo... u. ↑Sperma] *w;* -, ...ien: verminderter Gehalt der Samenflüssigkeit an funktionstüchtigen Spermien (rund 20–60 Millionen pro ml)

Hypo|sphag|ma [aus gr. *ὑπόσφαγμα* = Opferblut (eines Tieres); Bluterguss im Auge] *s;* -[s], -ta: Bluterguss unter die Augenbindehaut infolge plötzlicher Blutdruckerhöhung (z. B. bei starken körperlichen Anstrengungen)

Hypo|splenie [zu ↑hypo... u. ↑Splen] *w;* -, ...ien: Unterfunktion der Milz (führt zur Bildung von ↑Howell-Jolly-Körperchen in den roten Blutkörperchen)

Hypo|stase [aus gr. *ὑπόστασις* = Untersatz; Bodensatz, Ablagerung] *w;* -, -n: vermehrte Anfüllung tiefer liegender Körperteile mit Blut. **hypo|statisch**: durch Hypostase hervorgerufen

Hypo|sthenie [zu ↑hypo... u. gr. *σθένος* = Kraft] *w;* -, ...ien: leichterer Grad der ↑Asthenie

Hypo|sthen|urie [↑hypo..., gr. *σθένος* = Kraft u. ↑...urie] *w;* -, ...ien: Ausscheidung verdünnten Harns (infolge herabgesetzter Leistungsfähigkeit der Nieren)

Hyp|ostose [zu ↑hypo... u. gr. *ὀστέον* = Knochen] *w;* -, -n, in fachspr. Fügungen: **Hyp|ostosis**, *Pl.:* ...oses: mangelhafte Knochenbildung während der Skelettentwicklung

Hypo|taxe, auch: **Hypo|taxis** [aus gr. *ὑπόταξις* = Unterwürfigkeit] *w;* -, ...taxen u. **Hypo|taxie** *Pl.:* ...ien: Zustand herabgesetzter

Willens- und Handlungskontrolle, mittlerer Grad der Hypnose

Hypo|tension [zu ↑hypo... u. lat. *tendere, tensum* = spannen, anspannen] *w;* -, -en: **1)** verminderte Muskelspannung. **2)** zusammenfassende Bezeichnung für ↑Hypotonie (1) u. ↑Hypotonus. **hypo|tensiv**: blutdrucksenkend (von Arzneimitteln). **Hypotensivum** *s;* -s, ...va: blutdrucksenkendes Arzneimittel

hypo|thalamicus, ...ca, ...cum [zu ↑Hypothalamus]: unter dem ↑Thalamus liegend; zum ↑Hypothalamus gehörend; z. B. in der Fügung ↑Sulcus hypothalamicus

Hypo|thalamo|tomie [↑Hypothalamus u. ↑...tomie] *w;* -, ...ien: operative Eröffnung des Hypothalamus (zur Beseitigung eines krankhaften Triebverhaltens); wie fast alle anderen Formen der Psychochirurgie nicht mehr gebräuchlich und durch die Behandlung mit Psychopharmaka (ggf. chemische Kastration mit Antiandrogenen) ersetzt

Hypo|thalamus [↑hypo... u. ↑Thalamus] *m;* -, ...mi: unter dem ↑Thalamus liegender Teil des Zwischenhirns (Sitz mehrerer vegetativer Regulationszentren)

Hypo|thenar [aus gr. ὑπόθεναϱ, Gen.: ὑποθέναϱος = Handfläche unter dem Ballen] *s;* -s: Kleinfingerballen am äußeren Rand der Mittelhand (v. a. Muskelgewebe)

Hypo|thermie [zu ↑hypo... u. gr. ϑέϱμη = Wärme, Hitze] *w;* -, ...ien: **1)** nur *Sg.:* abnorm niedrige Körpertemperatur. **2)** künstliche Unterkühlung des Körpers zur Reduktion der Stoffwechsel- u. Lebensvorgänge im Organismus (z. B. für komplizierte operative Eingriffe, z. B. in der Herz- und Neurochirurgie oder bei Organtransplantationen)

Hypo|thyreo|idie [zu ↑hypo... u. ↑thyreoideus (in der Fügung ↑Glandula thyreoidea)] *w;* -, auch: **Hypo|thyreo|idismus** *m;* - u. **Hypo|thyreo|se** *w;* -: Unterfunktion der Schilddrüse u. a. mit Verzögerung der Stoffwechselvorgänge (führt zu ↑Kretinismus). **hypo|thyreo|tisch,** auch: **hypo|thyreot**: die Hypothyreose betreffend, durch Unterfunktion der Schilddrüse bedingt

Hypo|tonie [zu ↑hypo... u. ↑Tonus] *w;* -, ...ien, in fachspr. Fügungen: **Hypo|tonia**[1], *Pl.:* ...iae: **1)** chronische Erniedrigung des systolischen Blutdrucks unter 100 mm Hg und des diastolischen Blutdrucks unter 60 mm Hg. **2)** Abnahme des Muskeltonus bei Erkrankungen des extrapyramidal-motorischen Nervensystems; vgl. Atonie. **3)** krankhafte Verminderung des Augeninnendrucks (bei verschiedenen Augenkrankheiten, auch im diabetischen Koma). **Hypotonia matutina:** mit Schwindelgefühl verbundener Blutunterdruck beim Aufstehen. **Hypo|toniker** *m;* -s, -: jemand, der einen zu niedrigen Blutdruck hat. **hypotonisch: 1)** die Hypotonie betreffend. **2)** geringeren osmotischen Druck besitzend als das Blut (von Lösungen). **Hypo|tonus** *m;* -: Verminderung des Blutdrucks infolge Erweiterung der ↑Arteriolen (z. B. bei Fieber)

Hypo|tri|chose [zu ↑hypo... u. gr. ϑϱίξ, Gen.: τϱιχός = Haar] *w;* -, -n, in fachspr. Fügungen: **Hypo|tri|chosis,** *Pl.:* ...oses: spärlicher Haarwuchs, mangelhafte Behaarung des Körpers

Hypo|tro|phie [zu ↑hypo... u. gr. τϱοφή = Ernährung] *w;* -, ...ien: Unterernährung, Schwund von Organ- und Körpersubstanz. **hypo|tro|phisch**: unterernährt

Hypo|tympanum [↑hypo... u. ↑Tympanum] *s;* -s, ...na: unterster, unter dem Niveau des Trommelfells gelegener Teil der Paukenhöhle (Anat.)

Hypo|urik|ämie [↑hypo..., ↑uricus (in der Fügung ↑Acidum uricum) u. ↑...ämie] *w;* -, ...ien: verminderte Harnsäurekonzentration im Blut

Hypo|ventilation [↑hypo... u. ↑Ventilation] *w;* -, -en: zu schwache Beatmung der Lunge bei Verminderung der Atemfrequenz od. des Atemvolumens (führt u. a. zu ↑Anoxämie)

Hypo|vit|aminose [zu ↑hypo... u. ↑Vitamin] *w;* -, -n: Vitaminmangelkrankheit (zeigt in schwächerer Form die Symptome der ↑Avitaminose)

Hypo|vol|ämie [Kurzw. aus ↑hypo..., ↑Volumen u. ↑...ämie] *w;* -, ...ien: Verminderung der Gesamtblutmenge im Verhältnis zum Körpergewicht. **hypo|vol|ämisch**: die Hypovolämie betreffend

Hyp|ox|ämie [Kurzbildung aus ↑hypo..., ↑Oxygenium u. ↑...ämie] *w;* -, ...ien: Verminderung des Sauerstoffs im Blut infolge Beeinträchtigung der Atmung oder als Folge von Kreislaufstörungen u. a. (führt zu Hypoxie)

Hyp|oxidose [zu ↑hypo... u. ↑Oxid] *w;* -, -n: herabgesetzte Zellatmung durch Verminderung des Sauerstoffdrucks

Hyp|oxie [Kurzbildung aus ↑hypo... u. ↑Oxygenium] *w;* -, ...ien: Sauerstoffmangel in den Geweben infolge ↑Hypoxämie. **hypoxisch**: auf Sauerstoffmangel beruhend

Hyps|ar|rhyth|mie [gr. ὕψι = hoch u. ↑Arrhythmie] *w;* -, ...ien: Auftreten von hohen, langsamen Wellen im ↑EEG (vor allem bei Kindern) bei Anfallsleiden

Hyp|si|kon|chie [zu gr. ὕψι = hoch u. gr. κόγχη = Muschel; muschelförmiges Gebilde (auch = Augenhöhle)] *w;* -, ...ien: Vorhandensein relativ weiter und hoher Augenhöhlen (speziell bei Weitsichtigen; auch in der frühkindlichen Phase des Schädelwachstums vorkommend)

Hyp|si|phobie [zu gr. ὕψι = hoch u. gr. φόβος = Furcht] *w;* -, ...ien: Höhenangst, Höhenschwindel, Auftreten von Angst- u. Schwindelgefühlen beim Blick in die Tiefe aus großen Höhen

Hyp|si|ze|phalus [zu gr. *ὕψι* = hoch u. gr. *κεφαλή* = Kopf] *m;* -, ...phalen od. ...phali: = Akrozephalus

Hyrtl-Plexus [nach dem östr. Anatomen Joseph Hyrtl, 1810–1894]: Venengeflecht unterhalb des Mittellappens der Schilddrüse

hyster..., Hyster... vgl. hystero..., Hystero...

Hyster|algie [↑hystero... u. ↑...algie] *w;* -, ...ien: allg. Bez. für: Schmerzen in der Gebärmutter

Hyster|ek|tomie [↑hystero... u. ↑Ektomie] *w;* -, ...ien: operative Entfernung der Gebärmutter

Hysterese [zu gr. *ὑστερεῖν* = später sein, später kommen] *w;* -, -n: Verharzung der Grundsubstanzen des Bindegewebes beim Altern

Hysterie [med. fachspr. Neubildung des 18. Jh.s zu ↑hysterisch] *w;* -, ...ien: auf psychotischer Grundlage beruhende oder aus starken Gemütserregungen entstehende abnorme seelische Verhaltensweise mit vielfachen psychischen und körperlichen Symptomen ohne genau umschriebenes Krankheitsbild. **Hysteriker** *m;* -s, -: jmd., der die Symptome der Hysterie zeigt. **hysterisch,** in fachspr. Fügungen: **hystericus, ...ca, ...cum** [von gr. *ὑστερικός* = die Gebärmutter betreffend, daran leidend (bereits in der Antike galt die Hysterie als typische Frauenkrankheit, die man auf krankhafte Vorgänge im Unterleib, in der Gebärmutter, zurückführte)]: überspannt; zum Erscheinungsbild der Hysterie gehörend; Züge der Hysterie (im Charakter oder im Verhalten) zeigend; auf Hysterie beruhend; an Hysterie leidend; z. B. ↑Globus hystericus

hystero..., Hystero..., vor Selbstlauten meist: **hyster..., Hyster...** [aus gr. *ὑστέρα* = Gebärmutter]: Bestimmungswort von Zus. mit der Bedeutung „Gebärmutter"; z. B.: Hysterophor, Hysteralgie

Hystero|epi|lep|sie [↑hystero... u. ↑Epilepsie] *w;* -, ...ien: nicht mehr gebräuchliche Bez. für epileptische Erkrankungen, die mit hysterischen Symptomen einhergehen

Hystero|gramm [↑hystero... und ↑...gramm] *s;* -s, -e: Röntgenbild der Gebärmutter. **Hystero|gra|phie** [↑...graphie] *w;* -, ...ien: röntgenographische Darstellung der Gebärmutter mithilfe von Kontrastmitteln

hystero|id [↑hystero... und ↑...id]: hysterieähnlich (z. B. von Anfällen)

Hystero|manie [↑hystero... u. ↑Manie] *w;* -, ...ien: = Nymphomanie

Hystero|pexie [zu ↑hystero... u. gr. *πῆξις* = das Befestigen] *w;* -, ...ien: operative Befestigung der Gebärmutter an der Bauchwand (bei ↑Dystopie der Gebärmutter angewandt)

Hystero|phor [zu ↑hystero... u. gr. *φορεῖν* = tragen] *s;* -s, -e: Vorrichtung zum Stützen der Gebärmutter (bei Gebärmuttervorfall oder bei Gebärmuttersenkung angewandt)

Hystero|ptose [↑hystero... u. gr. *πτῶσις* = Fallen, Fall] *w;* -, -n: Gebärmuttervorfall, Senkung der Gebärmutter (Verlagerung des Uterus nach unten, bei ↑Enteroptose od. Schwäche des Halteapparates der Gebärmutter)

Hystero|salpin|go|gramm [↑hystero..., ↑Salpinx und ↑...gramm] *s;* -s, -e: Röntgenbild von Gebärmutter u. Eileitern. **Hystero|salpin|go|gra|phie** [↑...graphie] *w;* -, ...ien: röntgenographische Darstellung der Gebärmutter u. der Eileiter mithilfe von Kontrastmitteln

Hystero|skopie [↑hystero... u. ↑...skopie] *w;* -, ...ien: Untersuchung der Gebärmutterhöhle mit einem ↑Endoskop

Hystero|tom [zu ↑hystero... u. gr. *τομή* = das Schneiden, der Schnitt] *s;* -s, -e: Operationsmesser zur Erweiterung des Muttermundes. **Hystero|tomie** *w;* -, ...ien: „Gebärmutterschnitt", operative Öffnung der Gebärmutter von der Scheide od. von der Bauchdecke aus (speziell als geburtshilfliche Maßnahme)

Hystero|zele [↑hystero... u. ↑...zele] *w;* -, -n: schwerer Bauchbruch bei Frauen, zu dessen Inhalt auch die Gebärmutter gehört

Hystero|zysto|ure|thro|gramm [↑hystero..., ↑Cystis, ↑Urethra u. ↑...gramm] *s;* -s, -e: das bei der Hysterozystourethrographie gewonnene Röntgenbild. **Hystero|zysto|ure|thro|gra|phie** [↑...graphie] *w;* -, ...ien: röntgenographische Darstellung von Gebärmutter, Harnröhre und Harnblase

Hyst|rizismus [zu gr. *ὕστριξ* = Stachelschwein] *m;* -, ...men: = Ichthyosis hystrix

Hz = Hertz

I

I: chem. Zeichen für Iod (vgl. Jod)

i. a.: Abk. für ↑intraarteriell

...ia|se und **...ia|sis:** Endung weiblicher Hauptwörter aus der Medizin zur Bezeichnung eines Krankheitsprozesses od. eines Krankheitszustandes; z. B.: Elefantiasis, Helminthiasis

...ia|ter [aus gr. *ἰατρός* = Arzt]: Grundwort von zusammengesetzten männlichen Hauptwörtern mit der Bedeutung „Arzt"; z. B.: Psychiater, Pädiater. **...ia|trie** [aus gr. *ἰατρεία* = Heilen, Heilung]: Grundwort von Zusammensetzungen mit der Bedeutung „Heilkunde"; z. B.: Psychiatrie, Pädiatrie

Ia|trik [aus gr. *ἰατρική (τέχνη)* = Arzneikunst] *w;* -: Heilkunst

Ia|tro|chemie [gr. ἰατρός = Arzt u. ↑Chemie] *w;* -: Name einer von dem dt. Arzt u. Naturforscher Paracelsus (1493–1541) begründeten, bes. im 17. Jh. stark beachteten u. vertretenen medizinischen Schulrichtung, nach deren Lehre die Lebensvorgänge und die krankhaften Veränderungen im Organismus auf chemischen Vorgängen bzw. Umsetzungen beruhen und deshalb mit chemischen Mitteln beeinflussbar sind

ia|tro|gen [gr. ἰατρός = Arzt u. ↑...gen]: durch den Arzt hervorgerufen, verursacht, durch ärztl. Einwirkung ausgelöst. **ia|trogene Krankheiten:** Bez. für Krankheiten, die entweder unmittelbar durch (notwendige, überflüssige oder fehlerhafte) Untersuchungs- und Behandlungsmaßnahmen oder mittelbar durch unüberlegte Äußerungen des Arztes bei einem Patienten hervorgerufen werden

Ia|tro|physik [gr. ἰατρός = Arzt u. ↑Physik] *w;* -: medizinische Lehre (schon des 17. Jh.s), nach der die Lebensvorgänge u. die krankhaften Veränderungen im Organismus (im Gegensatz zur Lehre der ↑Iatrochemie) physikalisch u. mechanisch bedingt u. daher mit physikalischen u. mechanischen Mitteln zu beeinflussen sind

ICD *w;* -: Abk. für ↑International Classification of Diseases

Ichno|gramm [gr. ἴχνος = Spur, Fährte, Fußstapfen u. ↑...gramm] *s;* -s, -e: Fußabdruck, Aufzeichnung der Fußspur (Anwendung z. B. vor Anfertigung von Fußeinlagen)

Ichor [aus gr. ἰχώρ = Blutwasser, Lymphe; Eiter] *m;* -s: blutig-seröse Absonderung brandiger Geschwüre

Ich|thy|ismus [zu gr. ἰχθύς = Fisch] *m;* -: Fischvergiftung

Ich|thyo|se [zu gr. ἰχθύς = Fisch] *w;* -, ...osen, in fachspr. Fügungen: **Ich|thyo|sis,** *Pl.:* ...oses: Fischschuppenkrankheit, Hautleiden mit übermäßiger Trockenheit, Abschuppung sowie abnormer Verhornung der Haut infolge veränderter oder fehlender Talg- und Schweißdrüsenabsonderung. **Ich|thyo|sis con|genita gravis,** besser: **Ich|thyosis con|natalis:** Hautkrankheit mit schweren Verhornungsstörungen, die schon während des intrauterinen Lebens auftreten. (Die Frucht wird panzerartig umhüllt; die Kinder werden meist im 7. oder 8. Monat geboren und sind nicht lebensfähig.) **Ich|thyo|sis hyst|rix** [gr. ὕστριξ, Gen.: ὕστριχος = Stachelschwein]: Form der Fischschuppenkrankheit mit hornartig vorspringenden Auswüchsen, die den befallenen Stellen eine Ähnlichkeit mit der Haut eines Stachelschweins geben. **Ich|thyo|sis nigricans:** Form der Fischschuppenkrankheit mit dunkel gefärbten Schuppen (erbbedingte Hautkrankheit; die Schuppen sind abschilfernde Massen der Hornschicht der Haut). **Ich|thyo|sis nitidans** (od. **nitida**): Form der Fischschuppenkrankheit der Haut mit glänzenden Schuppen (ausgeprägtere Form der ↑Ichthyosis simplex). **Ich|thyo|sis sim|plex:** mildeste Form der Fischschuppenkrankheit (mit sehr trockener Haut), bei der es lediglich zu einer leichten, pulverförmigen Abschuppung kommt

ICR: Abk. für ↑Interkostalraum

ICSH: Abk. für ↑interstitialzellenstimulierendes Hormon

Icterus vgl. Ikterus

Ictus vgl. Iktus

...id [aus gr. -ειδής = gestaltet; ähnlich (zu gr. εἶδος = Aussehen, Gestalt)]: charakterisierende Endung von Eigenschafts- od. Hauptwörtern mit der Bed. „ähnlich gestaltet, von ähnlicher Form; vergleichbar, gleichend“; z. B.: adenoid, Embryoid, organoid

Idealgewicht: das ideale Körpergewicht, basierend auf dem mit der ↑Broca-Formel errechneten Wert, abzüglich 10%

idio..., Idio... [aus gr. ἴδιος = eigen, eigentümlich, besonderer]: Bestimmungswort von Zusammensetzungen mit der Bedeutung „eigen, selbst; eigentümlich, besonderer“; z. B.: idiopathisch, Idiosynkrasie

Idio|glossie [zu ↑idio... u. gr. γλῶσσα = Zunge; Sprache] *w;* -, ...ien: angeborene Sprachstörung, bei der die Fähigkeit zur Bildung der Kehl- und Gaumenlaute bei sonst intaktem Stimmapparat fehlt

Idio|kinese [↑idio... u. gr. κίνησις = Bewegung] *w;* -, -n: Erbänderung, wobei die Erbmasse durch Umwelteinflüsse verändert wird (Ergebnis dieser Erbänderung ist die ↑Mutation; Biol.)

Idio|krasie [zu ↑idio... u. gr. κρᾶσις = Mischung] *w;* -, ...ien: = Idiosynkrasie

idio|pathisch, in fachspr. Fügungen: **idio|pathicus, ...ca, ...cum** [zu ↑idio... u. gr. πάθος = Leiden, Krankheit]: selbstständig, primär, unabhängig von anderen Krankheiten entstanden (von Krankheiten gesagt; Gegensatz: sekundäre Krankheiten); z. B. in der Fügung ↑Alalia idiopathica

Idio|phorie [zu ↑idio... u. gr. φορεῖν = tragen] *w;* -: = Vererbung

Idio|plasma [↑idio... u. ↑Plasma] *s;* -s, ...men: Erbplasma, Keimplasma, Keimbahn, Bezeichnung für die Gesamtheit der im Zellplasma vorhandenen Erbpotenzen (Biol.)

Idio|syn|krasie [zu ↑idio... u. gr. σύγκρασις = Vermischung] *w;* -, ...ien: abnorme Überempfindlichkeit mancher Menschen gegen Substanzen, die (zum Mindesten in den betreffenden Mengen) von der überwiegenden Mehrzahl der Menschen ohne Schaden vertragen werden (eine Form der ↑Allergie). **idio|syn|kratisch:** überempfindlich gegen bestimmte Stoffe; von unüberwindlicher Abneigung erfüllt

Idiot [von gr. ἰδιώτης = Privatmann; einfacher Mensch; Nichtkenner, Laie] *m;* -en, -en: an Idiotie Leidender. **Idio|tie** *w;* -, ...ien: veraltete Bez. für den hochgradigen Schwachsinn, der angeboren od. im frühen Kindesalter durch Gehirnkrankheiten erworben ist. (Bei völliger Bildungsunfähigkeit, fehlender Sprachentwicklung u. Pflegebedürftigkeit geht die geistige Entwicklung nicht über die Stufe eines zwei- bis dreijährigen Durchschnittskindes hinaus.). **idio|tisch**: an Idiotie leidend. **Idio|tismus** *m;* -: = [Erscheinungsbild der] Idiotie

Idio|topie [zu ↑idio... u. gr. τόπος = Ort, Stelle] *w;* -: Bezeichnung für die Lagebeziehung zwischen den einzelnen Teilen eines Organs untereinander od. in Bezug auf den Organkörper selbst

Idio|typ [zu ↑idio... u. gr. τύπος = Gepräge; Gestalt] *m;* -s, ...pen, auch: **Idio|typus** *m;* -, ...typen: = Genotyp. **idio|typisch**: = genotypisch

Idio|varia|tion [↑idio... u. ↑Variation] *w;* -, -en: = Mutation

idio|ven|trikulär [zu ↑idio... u. ↑Ventrikel]: von der Herzkammer selbst ausgehend

IDL = Intermediate-density Lipoproteins

I. E. od. **IE: 1)** Abk. für ↑Immunisierungseinheit. **2)** Abk. für ↑Internationale Einheit

Ig, IG: Abk. für ↑Immunglobulin

Igni|punktur [lat. *ignis* = Feuer u. lat. *punctura* = Stechen; Stich] *w;* -, -en: Aufstechen von Zysten mit dem ↑Thermokauter (z. B. bei einer Zystenniere)

Ignis sacer [lat. *ignis* = Feuer; ↑sacer] *m;* - -: = Ergotismus gangraenosus

ikterisch [zu ↑Ikterus]: mit der Gelbsucht behaftet, gelbsüchtig; sich auf Gelbsucht beziehend. **Ikterus**, in fachspr. Fügungen: **Icterus** [aus gr. ἴκτερος = Gelbsucht] *m;* -: **1)** Gelbsucht, augenfälliges Zeichen für verschiedene Leberkrankheiten oder Leberschäden, ferner für Gallengangsverschluss oder vermehrten Zerfall roter Blutkörperchen (sie beruht auf einer durch Vermehrung der Gallenfarbstoffe im Blut bedingten Ablagerung von ↑Bilirubin im Gewebe, u. a. in der Haut und in den Augenskleren). **2)** physiologische Gelbfärbung der Haut von Neugeborenen (vgl. Icterus neonatorum) oder von Säuglingen (bei reichlicher Karotinzufuhr mit der Nahrung). **Icterus catarrhalis:** = Hepatitis epidemica. **Icterus gravis neo|natorum** [↑Neonatus]: besonders schwere Form der Gelbsucht bei Neugeborenen mit hämolytischer Anämie infolge Blutgruppenunverträglichkeit. **Icterus haemo|lyticus:** Gelbsuchtform, die bei vermehrtem Blutzerfall im Körper entsteht, also bei der konstitutionellen hämolytischen Anämie und bei der perniziösen Anämie (↑Bilirubin wird aus dem ↑Hämoglobin der zerfallenden Blutkörperchen gebildet, tritt ins Blut u. damit ins Gewebe über). **Icterus in|fectio|sus:** = Weil-Krankheit. **Icterus neo|natorum** [↑Neonatus]: physiologische Gelbsucht bei Neugeborenen, die am 3. oder 4. Lebenstage auftritt (als Folge einer anfänglichen Unfähigkeit der Leber, das beim normalen Blutabbau anfallende Bilirubin weiter abzubauen). **Icterus sim|plex:** einfache Gelbsucht, früher auch katarrhalischer Ikterus genannt (beruht auf einer infektiösen oder nichtinfektiösen Parenchymschädigung der Leber)

ikto|gen [↑Iktus u. ↑...gen]: durch plötzlich auftretende Krankheiten bedingt, anfallsbedingt (z. B. von Organschäden)

Iktus [aus lat. *ictus* = Stoß, Schlag] *m;* -, - u. Ikten, in fachspr. Fügungen: **Ictus**, *Pl.:* Ictus [*iktuß*]: **1)** unerwartet u. plötzlich auftretendes Krankheitszeichen. **2)** Stoß, stoßförmige Erschütterung. **Ictus apo|plecticus:** seltene Bezeichnung für ↑Apoplexie. **Ictus cordis** [↑Cor]: „Herzstoß", durch die Herztätigkeit hervorgerufene stoßartige Erschütterung der Brustwand (bes. bei ↑Basedow-Krankheit). **Ictus laryn|gis** [↑Larynx]: **1)** Kehlkopfkrise bei ↑Tabes (Schmerzphänomen im Bereich des Kehlkopfes, oft unvermittelt u. heftig auftretend). **2)** Hustenschlag; mit Bewusstlosigkeit verbundenes plötzliches Hinstürzen infolge Störung der Hirndurchblutung beim Husten. **Ictus solis** [lat. *sol,* Gen.: *solis* = Sonne]: = Sonnenstich

¹il..., Il... vgl. ¹in..., In...

²il..., Il... vgl. ²in..., In...

Ile [aus lat. *ile,* Gen.: *ilis* = Unterleib, Weiche] *s;* -[s], Ilia (meist. *Pl.*): Weiche, Körperregion zwischen seitlichem Rippenbogen und Leiste (Anat.)

Ile|itis [zu ↑Ileum] *w;* -, ...itiden (in fachspr. Fügungen: ...itides): Entzündung des Krummdarms. **Ile|itis terminalis:** chronische Entzündung im Bereich der letzten Ileumschlinge

ileocaecalis vgl. ileozäkal

ileo|colicus, ...ica, ...icum [zu ↑Ileum u. ↑Kolon]: zum Ileum und Kolon gehörend; z. B. in der Fügung ↑Arteria ileocolica

Ileo|kolitis [zu ↑Ileum u. ↑Kolon] *w;* -, ...itiden, in fachspr. Fügungen: **Ileo|colitis**, *Pl.:* ...itides: gleichzeitige Entzündung von Krummdarm und Grimmdarm

Ileo|stoma [↑Ileum u. ↑Stoma] *s;* -s, -ta: operativ angelegte Krummdarmfistel zur Stuhlableitung nach außen (v. a. bei Darmkrebs). **Ileo|stomie** [↑...stomie] *w;* -, ...ien: operative Anlegung einer äußeren Krummdarmfistel (z. B. zur künstlichen Stuhlentleerung bei Darmverschluss)

Ileo|trans|verso|stomie [↑Ileum, ↑transversus u. ↑...stomie] *w;* -, ...ien: operative Herstellung einer künstlichen Verbindung zwischen Krummdarm u. Querdickdarm

(z.B. nach Resektion des aufsteigenden Dickdarmteils od. zu dessen Ausschaltung)

Ileo|ty|phus [↑Ileum u. ↑Typhus] *m;* -: Unterleibstyphus, der in der Hauptsache auf den Krummdarm beschränkt ist

ileo|zä|kal, in fachspr. Fügungen: **ileocaecalis, ...le** [zu ↑Ileum u. ↑Zäkum], auch: **ileo|zökal:** Krummdarm und Blinddarm betreffend; den Unterleib betreffend; z.B. in der Fügung ↑Valva ileocaecalis. **Ileo|zäkalgegend:** rechte Unterleibsgegend (mit Krummdarm und Blinddarm). **Ileo|zäkalklappe:** = Valva ileocaecalis

Ileo|zysto|pla|stik [↑Ileum, gr. *κύστις* = Harnblase; Beutel u. ↑Plastik] *w;* -, -en: operativer Ersatz der Harnblase durch einen Krummdarmabschnitt

Ile|um [nlat. Kontamination aus lat. *ilia* = Unterleib; Eingeweide (s. Ile) u. dem unter ↑Ileus dargestellten Wort] *s;* -s: Krummdarm, unterer (in den Dickdarm übergehender) Abschnitt des Dünndarms

Ile|us [von gr. *εἰλεός* = Darmverschluss] *m;* -, Ileen [...e^e^n] od. Ilei [...e-i]: Verengung od. Verschluss eines Darmabschnittes. **paralytischer Ile|us:** Darmlähmung, Aufhebung der Muskelarbeit der Darmschlingen, was eine Zurückstauung des Darminhaltes und Koterbrechen zur Folge hat

Ilia: *Pl.* von ↑Ile

ilia|kal, in fachspr. Fügungen: **ilia|cus, ...ca, ...cum,** auch: **ilicus, ...ca, ...cum** [zu ↑Ile]: zur Weiche od. zum Darmbein gehörend; z.B. ↑Arteria iliaca

Ilio|in|gui|nal|syn|drom [zu ↑Ile, ↑Inguen u. ↑Syndrom] *s;* -s, -e: Schmerzen im Bereich der Leistengegend und der Hüfte infolge chronischer Kompression des ↑Nervus ilioinguinalis an der Durchtrittsstelle durch die Bauchwand

ilio|lumbalis, ...le [zu ↑Ile u. ↑Lumbus]: zur Hüfte u. Lende gehörend; z.B. in der Fügung ↑Arteria iliolumbalis

ilio|pectine|us, ...nea, ...ne|um [zu ↑Os ilium u. ↑Pecten (ossis pubis)]: zum Darm- und Schambein gehörend; z.B. in der Fügung ↑Eminentia iliopectinea

ilio|sa|kral, in fachspr. Fügungen: **ilio|sacralis, ...le** [Kurzbildung zu ↑Os ilium u. ↑Os sacrum]: im Bereich des Darm- u. Kreuzbeins gelegen

Ilio|thorako|pagus [zu ↑Ile, ↑Thorax u. gr. *πηγνύναι* = festmachen, zusammenfügen] *m;* -, ...pagen od. ...pagi: Doppelfehlbildung mit seitlicher Verschmelzung der Becken und Brustkörbe

Illusion [von lat. *illusio,* Gen.: *illusionis* = Verspottung; Täuschung; eitle Vorstellung] *w;* -, -en: Wahrnehmungstäuschung in Form einer falschen Deutung tatsächlicher Sinneswahrnehmungen (im Unterschied zur ↑Halluzination; Psychol.)

[1]im..., Im... vgl. [1]in..., In...

[2]im..., Im... vgl. [2]in..., In...

i. m.: Abk. für ↑intramuskulär

imaginär [zu lat. *imago,* Gen.: *imaginis* = Bild; Trugbild; Vorstellung]: nur scheinbar, nur in der Vorstellung (Einbildung) vorhanden, nicht wirklich. **Imagination** *w;* -, -en: Einbildung, Vorstellung; Einbildungskraft

Imago [aus lat. *imago,* Gen.: *imaginis* = Bild; Vorstellung] *w;* -, ...gines: **1)** „Urbild" der Kindheit (Ersteindrücke des Kindes, die später ständig fixiert bleiben, wie z.B. das Bild der Eltern und Großeltern; Psychol.). **2)** vollständig entwickeltes, geschlechtsreifes Insekt (Biol.)

im|bezil u. **im|bezill** [aus lat. *imbecillus* = schwach, gebrechlich]: an Imbezillität leidend. **Im|bezillität** *w;* -: veraltete Bez. für den Schwachsinn mittleren Grades

im|bibie|ren [aus lat. *imbibere* = in sich trinken, einsaugen]: **1)** Gewebe durchtränken (von Flüssigkeiten, insbes. vom Blut, gesagt; Med.). **2)** quellen (bes. von Pflanzenteilen gesagt; Biol.). **Im|bibition** *w;* -, -en: **1)** Durchtränkung von Gewebe mit einer Flüssigkeit (bes. mit Blut; Med.). **2)** Quellung (bes. von Pflanzenteilen; Biol.)

imitatorisch [zu lat. *imitari, imitatum* = nachahmen]: nachahmend; vortäuschend

Imlach-Fettpfropf [*imläk...;* nach dem schott. Arzt Francis Imlach, 1819–1891]: Ansammlung von Fettgewebe im Leistenkanal der Frau (nicht regelmäßig auftretend)

im|matur, in fachspr. Fügungen: **im|maturus, ...ra, ...rum** [aus lat. *immaturus* = unreif]: unreif, nicht voll entwickelt; z.B. in der Fügung ↑Cataracta immatura

im|mediat [aus lat. *immediatus* = unvermittelt]: in unmittelbarer Folge auftretend

Im|mediat|ne|krose: schlagartiges Absterben des Gewebes (infolge Einwirkung elektrischen Hochspannungsstromes)

Im|mediat|pro|these: unmittelbar nach Entfernung der Zähne eingesetzte Prothese

Im|mersion [zu lat. *immergere, immersum* = eintauchen, untertauchen] *w;* -, -en: **1)** Dauerbad als therapeutische Maßnahme bei Hautkrankheiten. **2)** vgl. Ölimmersion

im|minent, in fachspr. Fügungen: **im|minens** [zu lat. *imminere* = drohen, nahe bevorstehen]: nahe bevorstehend, drohend; z.B. in der Fügung ↑Abortus imminens

Im|mission [zu lat. *immittere, immissum* = hineinschicken] *w;* -, -en, in fachspr. Fügungen: **Im|missio,** *Pl.:* ...io|nes: Einführung. **Im|missio penis:** Einführung des erigierten männlichen Gliedes zum Zwecke des Geschlechtsverkehrs in die Scheide, im weiteren Sinne auch in den Mund (Oralverkehr) oder in den After (Analverkehr) der Geschlechtspartnerin bzw. des Geschlechtspartners

im|mobil [auch: ...*bil;* aus lat. *immobilis* =

unbeweglich]: unbeweglich, unverschieblich (z. B. von versteiften oder stark verrenkten Gelenken, auch von Gelenken od. Gliedmaßen gesagt, die durch Gips- od. Schienenverbände ruhig gestellt sind). **Immobilisation,** auch: **Im|mobilisie|rung** *w;* -, -en: Ruhigstellen von Gliedern od. Gelenken (bes. durch Verbände od. Schienen)

immun, in fachspr. Fügungen: **immunis, ...ne** [aus lat. *immunis* = frei; unberührt; rein]: für Krankheiten unempfänglich, gegen Ansteckung gefeit

Immun|antwort: Reaktion des Organismus auf die Zufuhr von Antigenen mit Induktion und Bildung spezifischer Produkte (z. B. Immunglobuline oder Immunzellen)

Immun|assay, auch in der Form: **Immunoassay** [*imún[o]ᵉßeⁱ*; engl. *assay* = Versuch, Prüfung] *m* oder *s;* -s, -s: Immunitätsprüfung; Prüfung der Immunitätslage eines Organismus mithilfe bestimmter Tests

Immun|bio|logie, auch: **Immuno|bio|logie** *w;* -: Teilgebiet der Mikrobiologie bzw. der Immunologie, das sich mit den Immunisierungsvorgängen und deren Folgen bei Mensch und Tier befasst. **immun|biologisch,** auch: **immuno|bio|logisch:** die Immunbiologie betreffend

Immun|de|fekt *m;* -[e]s, -e: angeborene oder erworbene Störung der normalen ↑Immunität des Organismus

Immun|de|fekt|syn|drom, erworbenes: durch ↑HIV hervorgerufene Infektionskrankheit, die zu einer schweren Störung der zellulären Immunabwehr mit Ausbildung opportunistischer Infektionen und Malignomen (bes. Kaposi-Sarkom) führt; Abk.: Aids, AIDS (aus engl. *a*cquired *i*mmune *d*eficiency *s*yndrome

immun|de|fizi|ent [zu ↑immun u. lat. *deficere* = abnehmen, ausfallen, schwinden]: unfähig, gegen einen antigenen Angriff zu reagieren (auf den Organismus bezogen). **Immun|de|fizi|enz** *w;* -: andere Bez. für ↑Immundefekt

Immun|elek|tro|phorese, auch: **Immunoelek|tro|phorese** *w;* -, -n: Elektrophoresemethode bes. zur Darstellung von mehr als 30 Eiweißfraktionen im Blutserum (durch Anwendung von hochspezifisch reagierenden Immunkörpern entstehen genau lokalisierbare Präzipitationen)

Immun|fluo|res|zenz, auch: **Immuno|fluores|zenz** *w;* -: Sichtbarwerden einer Antigen-Antikörper-Reaktion durch Markierung eines Gewebeschnittes mit fluoreszierenden Farbstoffen

Immun|genetik *w;* -: Wissenschaft von der Vererbung immunologischer Strukturen

Immun|geronto|logie [↑immun u. ↑Gerontologie] *w;* -: Wissenschaft vom Altern des Immunsystems

Immun|globulin, auch: **Immuno|globulin** *s;* -s, -e: Sammelbez. für die Komponenten des ↑Gammaglobulins, die Antikörpereigenschaften aufweisen (Abk.: Ig, IG)

Immun|hämato|logie [↑immun u. ↑Hämatologie] *w;* -: Wissenschaft vom Blut und den Blutkrankheiten in Bezug auf immunologische Reaktionen

Immun|histo|chemie [↑immun u. ↑Histochemie] *w;* -: Lehre von den chemischen Vorgängen im Körpergewebe in Bezug auf immunologische Reaktionen. **immunhisto|chemisch:** die Immunhistochemie betreffend

Immun|histo|logie *w;* -: Lehre von der Untersuchung von Körpergeweben in Bezug auf immunologische Reaktionen

immunisie|ren [zu ↑immun]: den Organismus auf natürlichem Wege (von einer überstandenen Krankheit gesagt) oder durch Impfung (vom Arzt gesagt) gegen Krankheiten immun machen. **Immunisie|rung** *w;* -, -en: Vorgang des Immunisierens. **Immunisie|rungs|einheit:** = Antitoxineinheit (Abk.: I. E. od. IE). **Immunität** *w;* -: angeborene od. (durch Impfung bzw. Überstehen einer Krankheit) erworbene Unempfänglichkeit des Organismus für Krankheitserreger bzw. deren ↑Toxine

immun|kompetent, auch: **immuno|kompetent** [zu ↑immun u. lat. *competere* = zusammentreffen; entsprechen; einer Sache mächtig sein]: fähig, gegen einen antigenen Angriff zu reagieren (z. B. von Zellen)

Immun|kon|jugat [zu ↑immun u. lat. *coniugare* = verbinden] *s;* -[e]s, -e: Antikörper, der an andere Substanzen (z. B. Zytostatika) chemisch gekoppelt ist

Immun|körper *Pl.:* Antikörper, die im Organismus als Reaktion auf ↑Antigene gebildet werden

Immun|modulans [zu ↑immun u. lat. *modulari* = abmessen, einrichten] *s;* -, ...lantia od. ...lanzien [*...iᵉn*] (meist *Pl.*): Substanzen zur Erzeugung einer Immunmodulation (z. B. Interferon). **Immun|modulation** *w;* -, -en: Beeinflussung des Immunsystems durch Verabreichung von Produkten der Immunzellen, von Substanzen, die den Purinstoffwechsel in Lymphozyten beeinflussen, oder von Medikamenten, die Histamin-H_2-Rezeptoren blockieren (zur Prophylaxe und Therapie von Infektionskrankheiten). **Immun|modulator** *m;* -s, -en: = Immunmodulans. **immun|modulatorisch:** im Sinne einer Immunmodulation wirkend

Immun|nutrition [↑immun u. ↑Nutrition] *w;* -, -en: Beeinflussung des Immunsystems durch Verabreichung bestimmter Nahrungsbestandteile (zur Behandlung ernährungsabhängiger Störungen des Immunsystems)

Immunoassay vgl. Immunassay

Immunobiologie vgl. Immunbiologie. **immunobiologisch** vgl. immunbiologisch

Immuno|blast [↑immun u. ↑...blast] *m;* -en, -en (meist *Pl.*): Lymphoblasten, die Antigenkontakt hatten; sie verlassen den Kreislauf und verbleiben im lymphatischen Gewebe. **immuno|blastisch**: Immunoblasten betreffend, aus Immunoblasten bestehend (z.B. immunoblastisches Lymphom). **Immuno|blastom** *s;* -s, -e: von Immunoblasten ausgehende Geschwulst

Immunocytoma vgl. Immunozytom

Immunoelektrophorese vgl. Immunelektrophorese

Immunofluoreszenz vgl. Immunfluoreszenz

immuno|gen [↑immun u. ↑...gen]: Immunität bewirkend (auf Antigene bezogen). **Immuno|genität** *w;* -: Fähigkeit eines Antigens, Immunität zu bewirken

Immunoglobulin vgl. Immunglobulin

Immuno|gramm [↑immun u. ↑...gramm] *s;* -s, -e: Aufzeichnung der Bestimmung der ↑Immunglobuline

immunokompetent vgl. immunkompetent

Immuno|loge [zu ↑immun u. ↑...loge] *m;* -n, -n: Wissenschaftler u. Forscher auf dem Gebiet der Immunologie. **Immuno|logie** [↑...logie] *w;* -: Lehre u. Wissenschaft von der Immunität des menschlichen Organismus u. von den damit zusammenhängenden immunbiologischen Reaktionen. **immuno|logisch**: die Immunologie betreffend

Immunoparalyse vgl. Immunparalyse

Immuno|pa|thie [↑immun u. ↑...pathie] *w;* -, ...ien: Sammelbez. für alle durch Immunreaktionen verursachten Krankheitserscheinungen

Immunosuppression vgl. Immunsuppression. **immunosuppressiv** vgl. immunsuppressiv. **Immunosuppressivum** vgl. Immunsuppressivum

Immuno|zyt [↑immun u. ↑...zyt] *m;* -en, -en (meist *Pl.*): = Immunzellen

Immuno|zyto|lyse [↑immun, ↑zyto... u. ↑Lyse] *w;* -, -n: durch eine Immunreaktion bedingte Auflösung von Zellen

Immuno|zytom [↑Immunozyt und ↑...om] *s;* -s, -e, in fachspr. Fügungen: **Immunocytoma**, *Pl.:* -ta: Geschwulst, die durch krankhafte Wucherung der ↑Immunzellen entsteht

Immun|para|lyse, auch: **Immuno|para|lyse** *w;* -, -n: durch ein Antigen verursachtes Unvermögen des Organismus, auf einen antigenen Angriff zu reagieren

immun|pa|tho|gen [↑immun u. ↑pathogen]: die Immunpathogenese betreffend. **Immun|pa|tho|genese** *w;* -, -n: Entstehung und Entwicklung einer Krankheit in Bezug auf immunologische Reaktionen

Immun|pa|tho|logie *w;* -: Teilgebiet der Medizin, das sich mit der gestörten Immunität des menschlichen Organismus befasst

Immun|pharmako|logie [↑immun u. ↑Pharmakologie] *w;* -: Teilgebiet der Medizin, das sich mit der Wirkung von Arzneimitteln auf das Immunsystem befasst

Immun|physio|logie [↑immun u. ↑Physiologie] *w;* -: Teilgebiet der Immunologie, das sich mit den normalen Vorgängen im Immunsystem befasst

immun|pro|tektiv [zu ↑immun u. lat. *protegere, protectum* = bedecken, beschützen]: das Immunsystem schützend (von Arzneimitteln)

Immun|re|aktion *w;* -, -en: Bildung von Antikörpern gegen individualspezifische, als Antigene wirkende Eiweißkörper eines transplantierten Fremdorgans oder -gewebes

Immunschwächekrankheit = Immundefektsyndrom, erworbenes

Immun|serum *s;* -s, ...ren: Serum, das ↑Immunkörper gegen ↑pathogene Mikroorganismen enthält

Immun|status [↑immun u. ↑Status] *m;* -, -[*ßtátuß*]: Zustand des Organismus in Bezug auf seine Immunitätslage

Immun|stimulans *s;* -, ...anzien [...*iᵉn*] u. ...antia (meist *Pl.*): Arzneimittel, das die Immunantwort anregt. **Immun|stimulation** *w;* -, -en: Anregung der Immunantwort

Immun|sup|pression, auch: **Immuno|suppression** *w;* -, -en: Abschwächung oder Unterdrückung einer Immunreaktion. **immun|sup|pressiv,** auch: **immuno|sup|pressiv** [...*if*]: eine Immunreaktion abschwächend oder unterdrückend (z.B. von Arzneimitteln). **Immun|sup|pressivum,** auch: **Immuno|sup|pressivum** *s;* -, ...va: Arzneimittel, das immunsuppressiv wirkt

immun|sup|primiert [zu ↑immun u. lat. *supprimere* = zurückhalten, hemmen]: mit abgeschwächter Immunreaktion (vom Patienten gesagt)

Immun|system *s;* -s, -e: zusammenfassende Bez. für diejenigen Organe des Körpers, die spezifische Antikörper gegen Fremdkörper aller Art bilden und dadurch die Immunität bewirken

Immun|szinti|gra|phie [↑immun u. ↑Szintigraphie] *w;* -, ...ien: nuklearmedizinische Aufnahmetechnik des Immunsystems

Immun|therapeu|tikum [↑immun u. ↑Therapeutikum] *s;* -s, ...ka: Durchführung der Immuntherapie

Immun|therapie *w;* -, -n: Behandlung meist bösartiger Erkrankungen mit körpereigenen oder körperfremden Stoffen, die das Immunsystem beeinflussen

Immun|toleranz *w;* -: das Ausbleiben einer Antigen-Antikörper-Reaktion im Organismus

Immun|toxiko|logie [↑immun u. ↑Toxikologie] *w;* -: Zweig der Medizin, der sich mit den Einflüssen von Giftstoffen auf das Immunsystem befasst

Immun|toxin [↑immun u. ↑Toxin] *s;* -s, -e: Verbindung eines ↑Toxins mit einem ↑monoklonalen Antikörper gegen Membranantigene von Tumorzellen (zur Zerstörung von Krebszellen)

Immun|zellen: kleine Lymphozyten mit spezifischen Bindungsstellen für diejenigen Antigene, die zur Bildung von ↑Lymphoblasten mit Antigenkontakt geführt haben

Immun|zyto|chemie [↑immun, ↑zyto... u. ↑Chemie] *w;* -: Wissenschaft vom chemischen Aufbau der Immunzellen

im|paktiert [zu ↑[1]in... u. lat. *pangere, pactum* = befestigen; einsenken]: eingeklemmt, eingekeilt (bes. von Zähnen, die nicht durchbrechen können, oder von fest sitzenden Steinen in den Harn-, Gallenwegen u. a.). **Im|paktion** *w;* -, -en: Einkeilung, Einklemmung

im|par [aus lat. *impar* = ungleich, verschieden]: ungleich; unpaarig (von Organen, Körperteilen usw. gesagt; bes. Anat.); z. B. in der Fügung ↑Ganglion impar

Im|pedanz|kardio|gra|phie [zu lat. *impedire* = verstricken, hemmen u. ↑Kardiographie] *w;* -, ...ien [...*i*[e]*n*]: apparative Methode zur Untersuchung der Herz-Kreislauf-Funktionen durch Messung des elektrischen Widerstandes des Körpers

Im|per|foration [zu ↑[2]in... u. lat. *perforare* = durchbohren] *w;* -, -en, in fachspr. Fügungen: **Im|per|foratio,** *Pl.:* ...io|nes: = Atresie. **im|per|foratus, ...ta, ...tum:** ohne eine normalerweise vorhandene natürliche Körperöffnung, eine ↑Atresie aufweisend; z. B. in der Fügung ↑Anus imperforatus

im|per|mea|bel [zu ↑[2]in... u. lat. *permeare* = durchgehen, durchdringen]: für feste, flüssige od. gasförmige Stoffe undurchlässig (bes. von einer Membran gesagt). **Im|permea|bilität** *w;* -: Undurchlässigkeit (bes. einer Membran)

Impetiginisation [zu ↑Impetigo] *w;* -, -en: sekundäre Infizierung, z. B. der Haut bei juckenden Hautkrankheiten mit ↑Staphylokokken, ↑Streptokokken u. a.

impetiginös, in fachspr. Fügungen: **impetiginosus, ...osa, ...osum** [zu ↑Impetigo]: borkig, grindig, die charakteristischen Merkmale einer Impetigo zeigend (von der Beschaffenheit der Haut bzw. von Hautkrankheiten gesagt)

Impetigo [aus lat. *impetigo,* Gen.: *impetiginis* = chronischer Ausschlag, Schorf] *w;* -, ...igines; dafür meist die Fügung **Impetigo con|tagio|sa:** Eitergrind, Eiterflechte, entzündliche (häufig ansteckende) Erkrankung der Haut mit charakteristischer Blasen-, Pustel- u. Borkenbildung. **Impetigo follicularis:** = Folliculitis staphylogenes superficialis. **Impetigo herpeti|formis:** Zehrgrind, seltene, meist bei Schwangeren auftretende, mit Fieber einhergehende schwere Hautkrankheit mit Ausbildung herpesartig zusammentretender Pusteln am ganzen Körper (zunächst in der Leisten- und Brustgegend) u. heftigen Allgemeinerscheinungen. **Impetigo sim|plex:** = Folliculitis staphylogenes superficialis

Impfstoff vgl. Vakzine

Im|plantat [zu ↑[1]in... u. lat. *planta* = Gewächs, Pflanze] *s;* -[e]s, -e: das bei einer ↑Implantation (1) Eingepflanzte (Gewebe od. Organstück). **Im|plantation** *w;* -, -en: **1)** Einpflanzung von Gewebe bzw. Organteilen od. sonstigen Substanzen in den Organismus, eine Form der ↑Transplantation; vgl. auch: Explantation (Med.). **2)** Einnistung der befruchteten Eizelle in der Gebärmutterschleimhaut (Biol., Med.). **im|plantie|ren:** eine Implantation vornehmen

Im|planto|logie [↑Implantation u. ↑...logie] *w;* -: Wissenschaft und Lehre vom Einpflanzen von Gewebe, Organteilen oder sonstigen Substanzen in den Körper; im engeren Sinne auf Zähne bezogen

im|plizit [zu lat. *implicare, implicitum* = hineinwickeln]: in der Anlage vorhanden; embryonal angelegt (z. B. von Organen od. Geweben)

im|potent [↑[2]in... u. ↑potent]: beischlafsunfähig; zeugungsunfähig (vom Manne gesagt). **Im|potenz** [auch: ...*tänz;* ↑Potenz] *w;* -, -en, in fachspr. Fügungen: **Im|potentia,** *Pl.:* ...iae: Mannesschwäche, Unvermögen des Mannes, den Beischlaf auszuüben oder Kinder zu zeugen (z. B. bei ↑Tabes dorsalis od. ↑Neurose). **Im|potentia co|eundi** [lat. *coire* = zusammengehen; sich begatten]: physisches od. psychisches Unvermögen des Mannes, den Beischlaf überhaupt oder in normaler Weise auszuüben (bes. infolge ausbleibender od. mangelhafter ↑Erektion des männlichen Gliedes od. infolge fehlender ↑Ejakulation). **Im|potentia generandi** [lat. *generare* = zeugen, erzeugen]: Zeugungsschwäche, Zeugungsunfähigkeit des Mannes (infolge Sterilität)

Im|prä|gnation [zu lat. *impraegnare* = schwängern] *w;* -, -en: **1)** Schwängerung, Befruchtung, d. h. Vereinigung von Ei- und Samenzelle. **2)** Behandlung histologischer Präparate mit chemischen Substanzen zur besseren Sichtbarmachung

Im|pression [zu lat. *imprimere, impressum* = eindrücken] *w;* -, -en, in fachspr. Fügungen: **Im|pressio,** *Pl.:* ...io|nes: **1)** Einbuchtung oder Vertiefung an Organen od. anderen Körperteilen (Anat.). **2)** durch Druck oder Stoß verursachte pathologische Eindellung eines Körperteils (Med.). **Im|pressio cardia|ca:** Einbuchtung unter der Lungenwurzel (an der Berührungsfläche zwischen Herz u. Lunge). **Im|pressio colica:** Vertiefung an der Stelle der Leber, wo der Grimmdarm die Leberoberfläche eindrückt. **Im|pressio|nes digitatae** *Pl.:* fingerförmige Eindellungen an der Innenfläche des Schädels, die den Windungen der Hirnrinde entsprechen. **Im|pressio duo|denalis:** Einstülpung an der Leberoberfläche (am Berührungspunkt zwischen Leber und Zwölffingerdarm). **Im|pressio gast|rica:** Einbuchtung an der Stelle der Leberoberfläche, an der sich Leber und Magen berühren. **Im|pressio ligamenti costo|clavicularis:** Einbuchtung an der Unterseite des Schlüsselbeins in der Nähe der Rippenansatzstelle für die Anheftung des Rippen-Schlüsselbein-Bandes. **Im|pressio oeso|phagea:** Vertiefung an der Oberfläche der Leber, die durch Druck der Speiseröhre auf die Leberoberfläche entsteht. **Im|pressio renalis:** Einbuchtung an der Stelle der Leberoberfläche, an der sich Niere u. Leber berühren. **Im|pressio su|pra|renalis:** Eindellung an der Oberfläche der Leber, die durch das Eindrücken der Leberoberfläche durch die Nebennieren entsteht. **Im|pressio tri|gemini:** Vertiefung auf der Vorderseite der Schläfenbeinpyramide zur Aufnahme des ↑Ganglion semilunare

imus, ima, imum [aus lat. *imus* = unterster]: unterster, unterste, am weitesten unten liegend bzw. verlaufend, den untersten Bereich eines Körperteils betreffend; z. B. in der Fügung ↑Arteria lumbalis ima

¹in..., In..., vor l angeglichen zu: **il..., Il...**, vor m, b u. p zu: **im..., Im...**, vor r zu: **ir..., Ir...** [aus gleichbed. lat. *in*]: Vorsilbe mit der Bed. „ein..., hinein"; z. B.: Inkarzeration, impaktiert, Irrigator

²in..., In..., vor l angeglichen zu: **il..., Il...**, vor m, b u. p zu: **im..., Im...**, vor r zu: **ir..., Ir...** [aus der verneinenden lat. Vorsilbe *in...*]: Vorsilbe mit der Bed. „ohne, nicht, un..."; z. B.: Inappetenz, impotent, irreponibel

In: chem. Zeichen für ↑Indium

in|ad|äquat [↑²in... u. ↑adäquat]: nicht passend, nicht entsprechend, unangemessen (speziell von unpassenden Gefühlsäußerungen gesagt, wie sie bei Schizophrenie vorkommen, z. B. unbegründetes Lachen bei traurigem Anlass)

inaequalis vgl. inäqual

in|ag|glutinabel [↑²in... u. ↑agglutinabel] nichtagglutinierbar (bes. von Blutzellen)

in|aktiv [auch: ...*tif;* ↑²in... u. ↑aktiv]: **1)** unwirksam (z. B. von chem. Substanzen, Toxinen u. dgl. gesagt, deren normale Wirksamkeit durch bestimmte Faktoren, wie starke Hitze, ausgeschaltet wurde). **2)** ruhend; vorübergehend keine Krankheitssymptome zeigend (von Krankheitsprozessen, wie der Lungentuberkulose, gesagt). **in|aktivieren:** einem Stoff, einem Mikroorganismus (z. B. einem Virus), einem Serum (z. B. dem Blutserum) u. a. durch bestimmte chemische oder physikalische Verfahren, z. B. starke Erhitzung, seine spezifische Wirksamkeit nehmen. **In|aktivität** [auch: ...*tät*] *w;* -: Untätigkeit eines Organs, Muskels od. sonstigen Körperteils infolge Nichtbeanspruchung; auch: Ruhen eines krankhaften Prozesses (z. B. einer Lungentuberkulose)

Inanition [zu lat. *inanis* = leer; nüchtern; hungrig] *w;* -, -en: Abmagerung mit völliger Entkräftung u. Erschöpfung als Folge unzureichender Ernährung (auch bei auszehrenden Krankheiten wie der Tuberkulose)

in|ap|parent [zu ↑²in... u. lat. *apparere* = zum Vorschein kommen]: klinisch stumm, symptomlos (von Krankheiten); Gegensatz: manifest

In|ap|petenz [auch: ...*tänz;* ↑²in... u. ↑Appetenz] *w;* -: fehlendes Triebverlangen, insbes. fehlendes Verlangen nach Nahrung, Appetitlosigkeit (Psychol., Med.)

in|äqual [auch: ...*al*], in fachspr. Fügungen: **in|aequa|lis, ...le** [↑²in... u. lat. *aequalis* = gleich]: ungleich, einander nicht [völlig] gleichend (z. B. von Organen derselben Art); ungleichmäßig (bes. vom Puls)

Inborn Error [*inbårn är^e;* engl. = angeborener Irrtum] *s;* - -s, - -s: Sammelbez. für die erblichen Stoffwechselanomalien (z. B. ↑Alkaptonurie)

incarceratus vgl. inkarzeriert

in|carnatus, ...ta, ...tum [zu ↑¹in... u. lat. *caro,* Gen.: *carnis* = Fleisch]: ins Fleisch eingewachsen (z. B. von einem Finger- oder Zehennagel; vgl. Unguis incarnatus)

incipiens vgl. inzipient

Incisio vgl. Inzision. **in|cisivus, ...va, ...vum** [zu lat. *incidere, incisum* = einschneiden; zerschneiden]: zum Schneiden geeignet (bes. von Zähnen gesagt; vgl. Dens incisivus). **Incisura** vgl. Inzisur

Inclinatio vgl. Inklination

in|com|pletus, ...eta, ...etum [aus lat. *incompletus* = unvollständig]: unvollständig; z. B. in der Fügung ↑Abortus incompletus

in|com|plicatus, ...ta, ...tum [↑²in... u. ↑complicatus]: unkompliziert (z. B. von einer Fehlgeburt)

Incontinentia vgl. Inkontinenz

Incrementum vgl. Inkrement

Incubus vgl. Inkubus

incudo|malleo|laris, ...re [zu ↑Incus u. ↑Malleus]: auf die beiden Gehörknöchelchen Amboss u. Hammer bezüglich, sie verbindend; z. B. in der Fügung ↑Articulatio incudomalleolaris

incudo|stapedius, ...dia, ...dium [zu ↑Incus u. ↑Stapes]: auf Amboss u. Steigbügel des Innenohrs bezüglich, sie verbindend; z. B. in der Fügung ↑Articulatio incudostapedia

incurabilis vgl. inkurabel

Incus [aus lat. *incus,* Gen.: *incudis* = Amboss] *w;* -, Incudes: „Amboss", Name des mittleren Gehörknöchelchens zwischen Hammer u. Steigbügel (Anat.)

Index [aus lat. *index,* Gen.: *indicis* = Anzeiger; Kennzeichen]: **1)** *m;* -, Indices: Zeigefinger (Anat.). **2)** *m;* -[es], -e oder Indizes: Messzahl für den Wirkungsgrad eines Stoffes (z. B. eines Chemotherapeutikums). **3)** *m;* -[es], -e und Indizes: Verhältnis von Schädelbreite zur Schädellänge (Messwert in der Anthropologie)

in|dicans [zu lat. *indicare* = anzeigen, offenbaren]: anzeigend, hinweisend (bes. von Symptomen gesagt, die auf eine bestimmte Krankheit hinweisen bzw. für diese charakteristisch sind). **Indicatio** vgl. Indikation

in|different [aus lat. *indifferens* = keinen Unterschied aufweisend; gleichgültig; neutral]: ohne spezifische Wirkung, neutral (bes. von Arzneimitteln gesagt)

In|di|gestion [aus spätlat. *indigestio* = Mangel an Verdauung] *w;* -, -en: Verdauungsstörung, fehlende oder mangelhafte Verdauungstätigkeit

Indigo [durch Vermittlung von gleichbed. span. *indigo* aus gleichbed. lat. *Indicum* (gr. *Ἰνδικόν*), eigtl. = das Indische; der Farbstoff ist also nach seiner ostindischen Heimat benannt] *m* od. *s;* -s, (Indigoarten:) -s: ältester u. wichtigster, heute synthetisch hergestellter, organischer blauer Farbstoff

Indikan [Kurzbildung aus ↑*Indi*go u. ↑*Ka*lium] *s;* -s: Kaliumsalz der Indoxylschwefelsäure, ein Abbauprodukt aus tierischem Eiweiß (entsteht aus ↑Indol im Darm, wird in der Leber zu ↑Indoxyl umgebaut und im Harn ausgeschieden). **Indikan|urie** [↑...urie] *w;* -, ...ien: vermehrte Ausscheidung von Indikan im Harn (z. B. bei Verstopfung u. Fäulnisprozessen im Darm)

In|dikation [zu lat. *indicare* = anzeigen] *w;* -, -en, in fachspr. Fügungen: **In|dicatio,** *Pl.:* ...io|nes: Heilanzeige, Umstand oder Anzeichen, aus dem die Anwendung bestimmter Heilmittel od. Behandlungsmethoden angezeigt erscheint. **In|dicatio cau|salis:** Umstand, der die Anwendung von solchen Heilmitteln od. therapeutischen Maßnahmen erforderlich macht, die gegen die Krankheitsursache gerichtet sind. **In|dicatio symptomatica:** Umstand, der lediglich eine symptomatische Behandlung einer Krankheit, also die Anwendung solcher Heilmittel od. therapeutischer Maßnahmen geboten erscheinen lässt, die nur gegen die Krankheitssymptome (nicht gegen die Ursache) gerichtet sind. **In|dicatio vitalis:** Umstand, der auf eine akute Lebensgefahr hinweist u. deshalb zunächst solche Maßnahmen erforderlich macht, die auf die Erhaltung des Lebens gerichtet sind

In|dikator [zu lat. *indicare* = anzeigen] *m;* -s, ...katoren: Stoff (z. B. ↑Lackmus), der ein bestimmtes Stadium einer chemischen Reaktion durch Farbveränderung anzeigt (Chem.)

Indium [zu lat. *Indicum* = blauer Farbstoff (vgl. Indigo); so benannt wegen der zwei indigoblauen Linien im Spektrum des Indiums] *s;* -s: metallisches chem. Element; Zeichen: In

in|dizie|ren [aus lat. *indicare* = anzeigen]: die Anwendung bestimmter Heilmittel od. therapeutischer Maßnahmen als angezeigt erscheinen lassen (von Krankheiten, Symptomen od. Umständen gesagt). **in|diziert:** angezeigt, ratsam, erforderlich (von anzuwendenden Heilmitteln od. therapeutischen Maßnahmen gesagt)

Indol [Kurzw. aus ↑*Ind*igo u. ↑Benz*ol*] *s;* -s, -e: chem. Verbindung eines Benzolrings mit einem Pyrrolring (Grundsubstanz des Indigos), die u. a. im Darm bei der Zersetzung von Eiweißkörpern entsteht

in|dolent [auch: ...änt; zu ↑[2]in... u. lat. *dolere* = Schmerz empfinden]: keine Schmerzen verursachend (z. B. von krankhaften Prozessen); schmerzlos, schmerzfrei (vom Organismus od. einzelnen Körperteilen); schmerzunempfindlich, gleichgültig gegenüber Schmerzen. **In|dolenz** [auch: ...änz] *w;* -, -en: Schmerzlosigkeit, Schmerzfreiheit; Gleichgültigkeit gegenüber Schmerzen

Ind|oxyl [Kurzbildung aus ↑*Ind*ol, ↑*Ox*idation u. ↑...yl] *s;* -s, -e: Oxidationsprodukt des Indols

In|duktions|krankheit [lat. *inductio* = das Hineinführen, Hineinleiten]: unechte, insbes. psychotische Krankheit, die alle Symptome einer echten Krankheit zeigt u. die durch ständigen persönlichen Kontakt des Betroffenen mit einem Kranken auf psychischem, suggestivem Weg übertragen wird. **In|duktions|therapie:** hoch dosierte Anfangstherapie (bei der Tumorbehandlung). **In|duktions|tumor:** Geschwulst, die durch äußere Einflüsse, z. B. durch ↑kanzerogene Substanzen, verursacht wird

In|duration [zu lat. *indurare, induratum* = hart machen, verhärten] *w;* -, -en, in fachspr. Fügungen: **In|duratio,** *Pl.:* ...io|nes: Verhärtung eines Gewebes od. eines Organs (Folge einer bindegewebigen Durchwachsung). **Induratio penis plastica:** Verhärtung der Schwellkörper des männlichen Gliedes mit Ausbildung von Knoten, Strängen und ringförmigen Einlagerungen, die stets im Rücken des Gliedes sitzen (Vorkommen im mittleren Alter). **in|duratus, ...ta, ...tum:** verhärtet, hart; z. B. in den Fügungen ↑Acne indurata, ↑Hepar induratum. **in|durie|ren:** verhärten (z. B. von der Haut, von Muskeln oder Geweben gesagt; meist Folge einer bindegewebigen Umwandlung)

Indusium grise|um [lat. *indusium* = obere Tunika; ↑griseus] *s;* - -: dünne Schicht grauer Substanz auf dem ↑Corpus callosum

in|dux [zu lat. *inducere* = einführen, einleiten]: mit dem Beginn einer Krankheit zusammenhängend, auf eine beginnende Erkrankung hinweisend (von bestimmten körperlichen Veränderungen gesagt, z. B. vom feinen Knisterrasseln über den Lungen bei beginnender Pneumonie; vgl. Crepitatio indux)

in|duzie|ren [aus lat. *inducere* = hineinführen]: (eine Krankheit und dgl.) hervorrufen, auslösen

In|ebrians [zu lat. *inebriare* = trunken machen, berauschen] *s;* -, ...anzien [...*iᵉn*] u. ...antia (meist *Pl.*): berauschende Mittel (z. B. Alkohol)

In|ertie, in fachspr. Fügungen: **In|ertia** [aus lat. *inertia* = Trägheit] *w;* -: Trägheit, Langsamkeit (z. B. eines Körperorgans hinsichtlich seiner Arbeitsleistung). **In|ertia uteri:** primäre Wehenschwäche (zu kurze, zu schwache u. zu seltene Wehen u. dadurch bedingte Verlängerung des Geburtsvorgangs)

in ex|tremis [lat. *extremus* = äußerst, letzt]: in den letzten Zügen (liegend)

Infans [aus lat. *infans,* Gen.: *infantis* = kleines Kind] *s;* -, Infanten (in fachspr. Fügungen: Infantes): kleines Kind, Kleinkind. **infantil,** in fachspr. Fügungen: **infantilis, ...le:** kindlich, noch klein; unentwickelt. **Infantilismus** *m;* -: körperliches oder (bzw. und) geistiges Stehenbleiben auf kindlicher Entwicklungsstufe. **Infantilität** *w;* -: kindliches Wesen; Unentwickeltheit von körperlichen od. geistigen Merkmalen

In|farkt [nlat. Bildung zu lat. *infarcire, infartum (infarsum)* = hineinstopfen] *m;* -[e]s, -e: Absterben eines durch Endarterien versorgten Gewebestücks oder Organteils nach plötzlicher u. andauernder Unterbrechung der Blutzufuhr; vgl. Herzinfarkt. **in|farzieren:** ein Gewebestück oder Organteil infarktähnlich verändern, einen Infarkt hervorrufen

in|faust, in fachspr. Fügungen: **in|faustus, ...ta, ...tum** [aus lat. *infaustus* = ungünstig; unglücklich]: ungünstig (z. B. vom angenommenen Verlauf einer Krankheit bzw. einer ↑Prognose gesagt)

In|fekt vgl. Infektion. **In|fektio|logie** [↑...logie] *w;* -: Wissenschaft und Lehre von der Entstehung, Behandlung und Verhütung von Infektionskrankheiten. **In|fektion** [zu lat. *inficere, infectum* = hineintun; anstecken] *w;* -, -en, auch: **In|fekt** *m;* -[e]s, -e: Ansteckung, lokale od. allgemeine Störung des Organismus durch Krankheitserreger, die von außen in die Organe od. Gewebe eindringen u. die Fähigkeit haben, sich zu vermehren, u. auf andere Individuen übertragen werden können. **In|fektions|immunologie** [↑Immunologie] *w;* -: Zweig der Medizin, der sich mit den Abwehrmechanismen des Körpers gegen Infektionserreger befasst. **In|fektions|krankheit:** durch Eindringen und Vermehrung infektionstüchtiger (virulenter) pathogener Mikroben und durch Einwirkung giftiger Stoffwechselprodukte (Toxine) dieser Erreger hervorgerufene Krankheit mit meist typischem Verlauf (z. B. Scharlach, Diphtherie). **In|fektions|psy|chose:** Geisteskrankheit, die während od. nach einer Infektionskrankheit auftritt (charakterisiert durch Bewusstseinsstörung, Erregungs- und Dämmerzustände). **in|fektiös,** in fachspr. Fügungen: **in|fectio|sus, ...osa, ...osum:** ansteckend; auf Ansteckung beruhend (von Krankheiten). **In|fektio|sität** *w;* -: Ansteckungsfähigkeit [von Mikroorganismen]

inferior, inferius [aus lat. *inferior* = der untere]: der (die, das) untere, weiter unten gelegen; z. B. in der Fügung ↑Facies inferior

in|fertil [aus lat. *infertilis* = unfruchtbar]: unfähig, eine Leibesfrucht auszutragen (von der Frau gesagt)

In|festation [zu lat. *infestare* = anfeinden, angreifen] *w;* -, -en: = Invasion

In|fibulation [zu lat. *infibulare* = zuheften] *w;* -, -en: Verschluss des Scheideneingangs zur Verhinderung des Beischlafs (bei bestimmten Naturvölkern)

In|fil|trat [zu ↑¹in... u. ↑Filter] *s;* -[e]s, -e: Gesamtheit der in normales Gewebe eingelagerten fremdartigen (insbesondere krankheitserregenden) Zellen, Gewebe, Flüssigkeiten u. sonstigen Substanzen. **In|filtration** *w;* -, -en: das Eindringen fremdartiger (insbesondere krankheitserregender) Substanzen in normales Gewebe. **In|filtrations|an|äs|thesie:** Betäubung durch Einspritzung eines Narkotikums in das Körpergewebe. **in|fil|trie|ren:** in normales Gewebe eindringen (von fremdartigen, insbesondere krankheitserregenden, Substanzen gesagt)

In|firmität [zu lat. *infirmus* = schwach] *w;* -: Gebrechlichkeit

in|fizie|ren [aus lat. *inficere* = hineintun; anstecken]: jmdn. anstecken; eine Infektion verursachen; **sich in|fizie|ren:** sich anstecken (von Personen); infektiös werden, sich entzünden (z. B. von Wunden)

In|flammation [zu lat. *inflammare* = anzünden; entzünden] *w;* -, -en: in fachspr. Fügungen: **In|flammatio,** *Pl.:* ...io|nes: = Entzündung. **in|flammatorisch,** in fachspr. Fügungen: **in|flammatorius, ...ria, ...rium:** entzündlich; z. B. in der Fügung ↑Crusta inflammatoria

in|flatus, ...ta, ...tum [zu lat. *inflare, inflatum* = hineinblasen; aufblasen]: aufgebläht, vermehrt lufthaltig (bes. vom Magen-Darm-System)

in|flexibel [↑²in... u. ↑flexibel]: nicht biegbar, starr (z. B. von Gelenken gesagt)

In|fluenza [zu lat. *influere* = hineinfließen; sich einschleichen (unmittelbar durch ital.

influenza vermittelt)] *w;* -: veraltende Bezeichnung für ↑Grippe

in|formis, ...me [zu ↑²in... u. lat. *forma* = Gestalt, Form]: ungestalt, missgestaltet, unförmig; z. B. in der Fügung ↑Ren informis

In|formo|som [Kurzbildung zum FW *Information* u. zu ↑...som] *s;* -s, -en (meist *Pl.*): Partikel, die innerhalb einer Zelle Informationen übermitteln (Biol.)

in|fra..., In|fra... [aus gleichbed. lat. *infra* (Adverb u. Präposition)]: erster Wortbestandteil von zusammengesetzten Eigenschafts- od. Hauptwörtern, besonders aus dem Bereich der Anatomie, mit der Bed. „unterhalb (von etwas); jenseits von"; z. B.: infraorbital, Infrarot

in|fra|di|an [zu ↑infra... u. lat. *dies* = Tag]: jenseits der 24-Stunden-Periodik ablaufend (von Lebensvorgängen gesagt)

in|fra|klavikulär, in fachspr. Fügungen: **infra|clavicularis, ...re** [zu ↑infra... u. ↑Clavicula]: unterhalb des Schlüsselbeins gelegen; z. B. in der Fügung ↑Regio infraclavicularis

In|fraktion [zu lat. *infringere, infractum* = einbrechen; einknicken] *w;* -, -en: nur wenig klaffender, jedoch deutlich erkennbarer Knochenriss ohne ↑Dislokation, der von der Knochenoberfäche mehr od. weniger weit in die Tiefe reicht; vgl. Fraktur

in|fra|maxillar und **in|fra|maxillär**, in fachspr. Fügungen: **in|fra|maxillaris, ...re** [zu ↑infra... u. ↑Maxilla]: unterhalb des Kiefers gelegen, zum Unterkiefer gehörend

in|fra|nu|kle|är [zu ↑infra... u. ↑Nukleus]: unterhalb eines Kerns im Zentralnervensystem gelegen

in|fra|orbital, in fachspr. Fügungen: **in|fra|orbitalis, ...le** [zu ↑infra... u. ↑Orbita]: unterhalb der Augenhöhle gelegen (bes. von Gefäßen od. Nerven); z. B. in der Fügung ↑Arteria infraorbitalis

in|fra|poniert [zu ↑infra... u. lat. *ponere, positum* = setzen, stellen]: im Alveolaranteil verkürzt und dadurch die gedachte Bissebene nicht erreichend (von Zähnen oder Zahngruppen im Einzelkiefer gesagt); Gegensatz: ↑supraponiert. **In|fra|position** *w;* -, -en: vertikale Fehlstellung von Zähnen oder Zahngruppen, die im Alveolaranteil verkürzt sind und dadurch die gedachte Bissebene nicht erreichen; Gegensatz: ↑Supraposition

In|fra|rot [↑infra...] *s;* -s: Bezeichnung für den Bereich elektromagnetischer Wellen, deren Frequenzen unterhalb derer des sichtbaren Lichts (jenseits des Rotspektrums) liegen (wegen der Wärmewirkung u. a. zu therapeutischen Zwecken angewandt)

In|fra|schall [↑infra...]: unterhalb der menschlichen Hörgrenze liegender Bereich akustischer Schwingungen (von 0 bis 16 Hz)

in|fra|spinatus, ...ta, ...tum [zu ↑infra... u. ↑Spina scapulae]: unterhalb der Schultergräte liegend, auf sie bezüglich; z. B. in der Fügung ↑Fossa infraspinata

in|fra|sternalis, ...le [zu ↑infra... u. ↑Sternum]: unter dem Brustbein liegend; z. B. in der Fügung ↑Angulus infrasternalis

in|fra|temporalis, ...le [zu ↑infra... u. ↑Tempora]: unterhalb der Schläfen gelegen od. verlaufend; z. B. in der Fügung ↑Fossa infratemporalis

In|fundibulum [aus lat. *infundibulum,* Gen.: *infundibuli* = Trichter] *s;* -s, ...la: **1)** trichterförmiger Körperteil (Anat.); im speziellen Sinne Bezeichnung für den die ↑Hypophyse tragenden trichterförmigen Fortsatz am ↑Hypothalamus der Hirnbasis (Anat.). **2)** gemeinsamer Haar-Talgdrüsen-Ausführungsgang (Anat.). **In|fundibulum eth|moidale:** trichterförmige Fortsetzung des sichelförmigen Spaltes der vorderen Siebbeinzelle, die den mittleren Nasengang mit der Stirnhöhle verbindet. **In|fundibulum hypo|physis:** trichterförmiger Stiel der Hypophyse. **In|fundibulum tubae uterinae:** „Tubentrichter", Anfangsteil des Eileiters

in|fundie|ren [aus lat. *infundere, infusum* = hineingießen]: eine Infusion vornehmen. **Infus** *s;* -es, -e und (bes. in fachspr. Fügungen:) **In|fusum** *s;* -s, ...sa: Aufguss, Drogenauszug aus zerkleinerten, mit siedendem Wasser übergossenen u. anschließend aufgekochten Pflanzenteilen. **In|fusion** *w;* -, -en: Einführung größerer Flüssigkeitsmengen (z. B. physiologische Kochsalzlösung) in den Organismus, besonders über die Blutwege (intravenös), über das Unterhautgewebe (subkutan) oder durch den After (rektal). **In|fusorium** *s;* -s, ...rien [...*iᵉn*] (meist *Pl.*): „Aufgusstierchen", Sammelbezeichnung für ↑Ziliaten und ↑Flagellaten (Biol.). **Infusum** vgl. Infus

In|gesta [zu lat. *ingerere, ingestum* = hineingießen, -tun] *Pl.:* Gesamtheit der in den Körper aufgenommenen festen und flüssigen Nahrung. **In|gestion** *w;* -, -en: Nahrungsaufnahme

In|gestions|all|ergene *Pl.:* mit der Nahrung aufgenommene Allergene (z. B. Erdbeeren). **In|gestions|all|ergie:** durch Aufnahme von Ingestionsallergenen über den Magen-Darm-Trakt verursachte Allergie

in|gestiv [...*tif;* zu ↑Ingestion]: die Verdauung betreffend; mit der Nahrungsaufnahme zusammenhängend

In|grediens [...*di-änß;* zu lat. *ingredi* = hineingehen] *s;* -, ...ienzien [...*iᵉn*] u. ...ientia (meist *Pl.*), auch: **In|gredienz** *w;* -, -en (meist *Pl.*): Bezeichnung für die einzelnen Bestandteile einer Arznei

In|guen [aus lat. *inguen,* Gen.: *inguinis* = Leistengegend] *s;* -[s], In|gui|na (meist *Pl.*): Leistengegend (vorderer Teil des Leibes an den Hüften). **in|gui|nal,** in fachspr. Fügungen: **in|gui|nalis, ...le:** zur Leistengegend gehörend, sie betreffend; z. B. in der Fügung ↑Ligamentum inguinale

INH: Abk. für ↑Isonikotinsäurehydrazid

In|halation [zu lat. *inhalare, inhalatum* = anhauchen, zuhauchen] *w;* -, -en: Einatmung von Heilmitteln in Form von Dämpfen u. fein zerstäubten Flüssigkeiten (insbes. bei Erkrankungen der Atemwege)

In|halations|all|ergene *Pl.:* mit der Atemluft aufgenommene Allergene (z. B. Pflanzenpollen, Pilzsporen)

In|halations|narkose: Narkose mit verdampfenden Flüssigkeiten oder Gasen, die vom Patienten eingeatmet werden

in|halativ [*...tif;* zu ↑Inhalation]: die Inhalation betreffend, durch Inhalation bedingt. **in|halie|ren:** dampfförmige oder fein zerstäubte Arzneimittel einatmen, eine ↑Inhalation vornehmen

in|hibie|ren [aus lat. *inhibere, inhibitum* = einhalten, hemmen]: hemmen (z. B. die Wirkung eines Enzyms). **In|hibin** *s;* -s, -e: im Organismus, bes. im Speichel, vorhandener Stoff von Bakterien hemmender Wirkung. **In|hibition** *w;* -, -en: Hemmung od. Unterdrückung der spezifischen Wirkung eines Stoffes (z. B. eines Enzyms) durch einen anderen Stoff. **In|hibitor** *m;* -s, ...toren: **1)** Stoff, der bestimmte chem. Reaktionen einzuschränken od. zu verhindern vermag. **2)** chemische Substanz, die die spezifische Wirkung anderer Substanzen (z. B. von Enzymen) aufhält od. unterdrückt

in|homogen [↑²in... u. ↑homogen]: von ungleichartiger Beschaffenheit, uneinheitlich

Inion [aus gr. *ἰνίον* = Muskeln am Hinterkopf; Genick] *s;* -s, Inia: äußerste Spitze der ↑Protuberantia occipitalis externa

in|itial, in fachspr. Fügungen: **in|itia|lis, ...le** [aus lat. *initialis* = anfänglich, ursprünglich]: am Anfang stehend; im Anfangsstadium einer Erkrankung auftretend (von bestimmten Prozessen oder Veränderungen, wie Fieber, Krämpfen usw., gesagt)

In|itial|dosis: Dosis, die zur Einleitung einer Behandlung verabreicht wird

In|itial|echo: bei der Echoenzephalographie von der Haut, den Temporalmuskeln und den Schädelknochen hervorgerufener Echokomplex

In|itial|therapie: Einleitung einer allgemeinen medikamentösen Behandlung (z. B. bei unbekanntem Erreger)

In|jektion [zu lat. *inicere, iniectum* = hineinwerfen; einflößen] *w;* -, -en: **1)** Einspritzung von Flüssigkeiten (insbesondere von flüssigen Heilmitteln) in den Körper zu therapeutischen od. diagnostischen Zwecken, u. zwar direkt in die Blutbahn (↑intravenös), in od. unter die Haut (↑intrakutan, ↑subkutan) oder ins Muskelgewebe (↑intramuskulär). **2)** starke Füllung und damit Sichtbarwerden der kleinsten Blutgefäße im Auge bei Augenentzündungen. **Injektions|all|ergene** *Pl.:* Allergene, welche durch Einstich (z. B. Injektion oder Insektenstich) dem Organismus zugeführt werden.

in|jizie|ren: Flüssigkeiten (insbes. flüssige Heilmittel) in den Körper einspritzen

Inka|bein [nach den Inka, den Angehörigen der ehemaligen indianischen Herrscher- und Adelsschicht in Peru]: Bezeichnung für eine bes. Ausprägung des ↑Os interparietale, bei dem etwa die obere Hälfte der Hinterhauptsschuppe durch eine Quernaht abgetrennt ist (zuerst bei den Inka beobachtet)

In|karzeration [zu ↑¹in... u. lat. *carcer,* Gen.: *carceris* = Umfriedung; Gewahrsam, Gefängnis] *w;* -, -en, in fachspr. Fügungen: **Incarceratio,** *Pl.:* ...io|nes: Einklemmung, bes. von Eingeweideteilen in einem Bruchsack. **In|carceratio herniae:** „Brucheinklemmung", Einklemmung eines Bruchsacks samt Inhalt in der Bruchpforte. **in|karzerie|ren:** sich einklemmen (von einem Bruch gesagt). **in|karzeriert,** in fachspr. Fügungen: **incarceratus, ...ta, ...tum:** eingeklemmt (von einem Bruch gesagt); z. B. in der Fügung ↑Hernia incarcerata

In|klination [zu lat. *inclinare* = hinneigen] *w;* -, -en, in fachspr. Fügungen: **In|clinatio,** *Pl.:* ...io|nes: Neigungsgrad einer gedachten Körperlinie od. -achse od. einer bestimmten Körperfläche (Organfläche), z. B. in Bezug auf die vertikale Körperachse. **In|clinatio pelvis:** „Beckenneigung", Neigungswinkel zwischen Beckenachse u. Horizontalebene

In|ko|härenz [zu ↑²in... u. lat. *cohaerere* = zusammenhängen] *w;* -, -en: fehlender oder gestörter innerer Zusammenhang des Gedankenablaufs (bes. bei exogen bedingten ↑Psychosen; Psychol., Med.)

in|kom|patibel [↑²in... u. ↑kompatibel]: unverträglich (bes. von Arzneimitteln in Bezug auf andere Arzneimittel od. von Transfusionsblut in Bezug auf das Empfängerblut); Ggs.: kompatibel. **In|kom|patibilität** *w;* -: Unverträglichkeit (bes. von Medikamenten oder Blutgruppen gesagt); Ggs.: Kompatibilität

in|kom|plett [aus lat. *incompletus* = unvollständig]: unvollständig

in|kon|stant [↑²in... u. ↑konstant]: wechselnd, unbeständig

in|kon|tinent [auch: *...nänt;* aus lat. *incontinens* = nicht bei sich behaltend]: unfähig, Harn oder Stuhl willkürlich zurückzuhalten. **In|kon|tinenz** [auch: *...nänz*] *w;* -, -en, in fachspr. Fügungen: **In|con|tinentia,** *Pl.:* ...iae: Unvermögen, Harn od. Stuhl willkürlich im Körper zurückzuhalten. **In|con|tinentia alvi:** Unvermögen, den Stuhl willkürlich im Darm zurückzuhalten (ungewollter u. manchmal unbemerkter Stuhlabgang). **In|con|tinentia pig|menti:** = Bloch-Sulzberger-Krankheit. **In|con|tinentia urinae:** Unvermögen, den Urin willkürlich in der Blase zurückzuhalten (unfreiwilliger Urinabgang)

In|ko|ordination [↑²in... u. ↑Koordination] *w;* -, -en: fehlendes od. gestörtes Zusammenwirken der einzelnen Muskeln einer Muskelgruppe

in|korporal [zu ↑¹in... u. lat. *corpus,* Gen.: *corporis* = Körper]: im Körper [eines Organs] befindlich (bes. im Sinne von: im Körper der Gebärmutter, in der Gebärmutterhöhle befindlich). **In|korporation** *w;* -, -en: Einverleibung, Einführung eines Stoffes (insbes. Heilmittels) in den Körper, vor allem zu therapeutischen Zwecken (z. B. Einführung von Radium in den Körper zur Krebsbehandlung). **in|korporie|ren:** dem Organismus einverleiben, in den Organismus einbringen (insbes. Heilmittel)

In|krement [aus lat. *incrementum* = Zuwachs, Zunahme] *s;* -[e]s, -e, in fachspr. Fügungen: **In|crementum,** *Pl.:* ...ta: neurophysiologische Bezeichnung für den Zuwachs an Intensität, den eine Erregung gegenüber dem auslösenden Reiz hat und der sich mit der Fortleitung der Erregung erhöht

In|kret [zu ↑¹in... u. lat. *cernere, cretum* = scheiden, sondern; Analogiebildung nach ↑Sekret] *s;* -[e]s, -e, auch: **In|kretum** *s;* -s, ...ta: von einer Drüse mit innerer Sekretion nach innen abgegebener Stoff; im allg. synonym gebraucht für ↑Hormon; vgl. auch: Exkret. **In|kretion** *w;* -, -en: innere Sekretion; im allg. Bez. für die Sekretionstätigkeit der Hormondrüsen, die ihr Sekret unmittelbar ins Blut abgeben. **in|kretorisch:** mit der inneren Sekretion zusammenhängend, der inneren Sekretion dienend

In|krustation [zu lat. *incrustare* = mit einer Kruste überziehen] *w;* -, -en: Verkrustung, Krustenbildung; Einlagerung von Mineralsalzen im Gewebe

In|kubation [zu lat. *incubare, incubatum* = auf etwas liegen; sich niederlegen; bebrüten] *w;* -, -en: **1)** das Sichfestsetzen von Krankheitserregern im Körper. **2)** Bebrütung einer Bakterienkultur. **3)** Kurzbez. für: Inkubationszeit. **In|kubations|zeit:** Zeitspanne zwischen dem Eindringen bestimmter Krankheitserreger in den Organismus und dem Ausbruch der durch sie verursachten Infektionskrankheit

In|kubator [zu lat. *incubare, incubatum* = auf etwas liegen; sich niederlegen; bebrüten] *m;* -s, ...toren: **1)** = Couveuse. **2)** Brutschrank für Bakterienkulturen

in|kubie|ren [zu ↑Inkubation]: **1)** einen Säugling in die ↑Couveuse legen. **2)** eine Bakterienkultur bebrüten. **3)** sich im Körper festsetzen (von Krankheitserregern gesagt)

In|kubus [aus lat *incubus* = Albdrücken] *m;* -: „Albdrücken", während des Schlafs auftretende Atembeklemmung mit Angstzuständen

in|kurabel, in fachspr. Fügungen: **in-curabilis, ...le** [aus gleichbed. lat. *incurabilis*]: unheilbar (von Krankheiten)

Innen|körper *Pl.:* kugelige Gebilde, die besonders bei Vergiftungen mit Nitrobenzol od. Anilin in den ↑Erythrozyten auftreten können. **Innen|körper|an|ämie:** durch das Auftreten von Innenkörpern (Symptom des Erythrozytenzerfalls infolge Gifteinwirkung) charakterisierte Anämie

innere Kapsel vgl. Capsula interna

innere Se|kretion: Abgabe von Wirkstoffen der innersekretorischen Drüsen (z. B. der Schilddrüse) direkt in die Blutbahn; vgl. Inkretion

inner|se|kretorische Drüsen: Drüsen mit innerer Sekretion (Epithelkörperchen, Hypophyse, Geschlechtsdrüsen, Nebenniere, Langerhans-Inseln, Schilddrüse und Zirbeldrüse)

In|nervation [zu ↑¹in... u. Nerv] *w;* -, -en, in fachspr. Fügungen: **In|nervatio,** *Pl.:* ...iones: **1)** Weiterleitung der von den Nerven aufgenommenen Reize an die einzelnen Teile u. Organe des Organismus. **2)** Versorgung eines Organs oder Körperteils mit Nerven. **in|nervie|ren: 1)** Reize an die einzelnen Teile od. Organe des Organismus weiterleiten (von Nerven gesagt). **2)** die einzelnen Teile des Organismus mit Nerven versorgen

in|nocens [aus lat. *innocens* = unschädlich]: unschädlich, harmlos; z. B. in der Fügung ↑Diabetes innocens

In|okulation [zu lat. *inoculare* = okulieren; einpflanzen] *w;* -, -en: **1)** Impfung mit pathogenen (nicht abgeschwächten) Keimen, absichtliche Einbringung von virulenten Krankheitserregern in den Organismus (als vorbeugende u. therapeutische Maßnahme). **2)** unbeabsichtigte Übertragung von Krankheitserregern bei Blutentnahmen, Injektionen od. Impfungen. **in|okulie|ren: 1)** eine Inokulation (1) vornehmen. **2)** Krankheitserreger im Sinne einer Inokulation (2) übertragen. **In|okulum** *s;* -s, ...la: Krankheitserreger oder Zellen, die bei der Inokulation 1) und 2) eingebracht werden

in|operabel [↑²in... u. ↑operabel]: nicht operierbar; durch Operation nicht mehr heilbar (von Patienten mit schlechtem Allgemeinzustand gesagt bzw. von krankhaften Veränderungen, die lebensnotwendige Organe in Mitleidenschaft gezogen haben); Gegensatz: operabel. **In|operabilität** *w;* -: Unoperierbarkeit eines Patienten; Gegensatz: Operabilität

Ino|pexie [zu gr. ἴς, Gen.: ἰνός = Muskel; Sehne; Gewebefaser u. gr. πῆξις = Befestigen; Gerinnenmachen] *w;* -: verstärkte Gerinnungsneigung des Blutes

Inosit [zu gr. ἴς, Gen.: ἰνός = Muskel; Sehne; Gewebefaser] *m;* -[e]s: Muskelzucker, zum Vitamin-B-Komplex gehörender zyklischer sechswertiger Alkohol (Vorkommen in vielen tierischen Organen, bes. in der Muskulatur)

Inosit|urie [↑Inosit u. ↑...urie], dafür auch die Kurzform: **Inos|urie** *w;* -, ...ien: Auftreten von Inosit im Harn

Ino|skopie [gr. ἴς, Gen.: ἰνός = Muskel; Sehne; Gewebefaser u. ↑...skopie] *w;* -, ...ien: mikroskopische Untersuchung von Geweben auf Bakterien nach vorausgegangener Andauung des Gewebes durch ↑Pepsin

ino|trop [gr. ἴς, Gen.: ἰνός = Muskel; Sehne; Gewebefaser u. ↑...trop]: muskelwirksam, die Kontraktionsfähigkeit von Muskeln, insbesondere des Herzmuskels, beeinflussend (z. B. von Vagus- bzw. Sympathikusreizen, auch von Arzneimitteln gesagt). **Ino|tropie** *w;* -, ...ien: Beeinflussung der Kontraktionsfähigkeit von Muskeln. **Inotropikum** *s;* -s, ...ka: Substanz, die die Kontraktionsfähigkeit vor allem des Herzmuskels steigert

In|salivation [zu ↑¹in... u. lat. *saliva* = Speichel] *w;* -, -en: „Einspeichelung", Vorgang der innigen Vermengung u. Vermischung der aufgenommenen Speisen mit Speichel im oberen Verdauungstrakt (speziell beim Kauakt)

in|san [aus lat. *insanus* = toll, wahnsinnig]: wahnsinnig, geisteskrank; unzurechnungsfähig. **In|sania** *w;* -, ...iae: allg. Bez. für: Geisteskrankheit; Unzurechnungsfähigkeit in intellektueller und moralischer Hinsicht (Wahn- oder Schwachsinn)

In|scriptio [zu lat. *inscribere, inscriptum* = in oder auf etwas schreiben, aufprägen] *w;* -, ...tio|nes; in der Fügung: **In|scriptio|nes tendineae:** = Intersectiones tendineae

in|sekti|zid [zum FW *Insekt* und zu lat. *caedere* (in Zus. *-cidere*) = hauen, schlagen; töten]: Insekten vernichtend (bes. von chem. Substanzen). **In|sekti|zid** *s;* -[e]s, -e: [chem.] Mittel zur Vernichtung von Insekten

Insel [aus lat. *insula,* Gen.: *insulae* = Insel] *w;* -, -n, in der anatomischen Nomenklatur: **Insula** *w;* -, ...lae: dreiseitiger Lappen der Großhirnrinde, der in der Tiefe des ↑Sulcus lateralis liegt

Insel|hormon vgl. Insulin

Insel|organ: gelegentliche Bez. für die ↑Langerhans-Inseln

In|semination [zu lat. *inseminare* = einsäen; befruchten] *w;* -, -en: „Besamung", und zwar: **1)** Eindringen des ↑Spermiums in das reife Ei bei der Befruchtung. **2)** künstliche Befruchtung

in|sensibel [auch: *in...;* ↑²in... u. ↑sensibel], in fachspr. Fügungen: **in|sensibilis, ...le:** unempfindlich gegenüber Außenreizen; schmerzunempfindlich. **In|sensibilität** *w;* -: Reiz- oder Schmerzunempfindlichkeit

in|serie|ren [aus lat. *inserere, insertum* = hineinfügen]: **1)** an einem Knochen ansetzen (von Muskeln oder Sehnen). **2)** am Mutterkuchen ansetzen (von der Nabelschnur). **Insertion** *w;* -, -en, in fachspr. Fügungen: **Insertio,** *Pl.:* ...io|nes: **a)** Ansatzstelle eines Muskels bzw. der dazu gehörenden Muskelsehne am Knochen; **b)** Ansatzstelle der Nabelschnur am Mutterkuchen. **In|sertio centralis:** Ansatz der Nabelschnur in der Mitte der Plazenta. **In|sertio lateralis:** Ansatz der Nabelschnur seitlich vom Zentrum der Plazenta. **In|sertio marginalis:** Ansatz der Nabelschnur am Rande der Plazenta. **In|sertio velamentosa:** Ansatz der Nabelschnur an den Eihäuten. **in|sertiv** [*...tif*]: einführend (beim Geschlechtsverkehr den Penis in die Scheide); Gegensatz: rezeptiv

in|sidiös [aus lat. *insidiosus* = hinterlistig, heimtückisch]: heimtückisch, schleichend (von Krankheiten)

insipidus, ...da, ...dum [aus lat. *insipidus* = unschmackhaft]: ohne Geschmack, geschmacklos (bes. von der ausgeschiedenen Harnflüssigkeit bei ↑Diabetes insipidus gesagt, die nicht den charakteristisch süßen Geschmack wie bei ↑Diabetes mellitus hat)

in situ [lat. *situs* = Lage]: in natürlicher Lage (bezogen auf die Lage eines Organs, Gewebes od. sonstigen Körperteils im Organismus)

In|solation [zu lat. *insolare* = der Sonne aussetzen] *w;* -, -en: „Sonnenstich", als Folge einer längeren Sonneneinstrahlung, vor allem auf den unbedeckten Kopf, auftretende Übelkeit mit Schwindel, Kopfschmerzen, Brechreiz und meningealen Reizerscheinungen

in|solubel [↑²in... u. ↑solubel]: unlöslich (von chem. Stoffen gesagt)

In|somnie, in fachspr. Fügungen: **In|somnia** [aus lat. *insomnia* = Schlaflosigkeit] *w;* -: Schlaflosigkeit

In|spektion [zu lat. *inspicere, inspectum* = hineinschauen, besichtigen] *w;* -, -en: die äußerliche Untersuchung eines Patienten durch Augenschein

In|spiration, in fachspr. Fügungen: **Inspiratio** [zu ↑¹in... u. lat. *spirare* = blasen, wehen; atmen] *w;* -: Einatmung. **inspiratorisch:** die Einatmung betreffend

In|spissation [zu ↑¹in... u. lat. *spissus* = dicht, dick] *w;* -, -en: Eindampfung, Eindickung von Flüssigkeiten; Eindickung, Eintrocknung von Blut od. Gewebe durch Flüssigkeitsentzug

in|stabil [auch: *...bil;* ↑²in... u. ↑stabil]: unbeständig; zerfallend, sich zersetzend (z. B. von Lösungen). **In|stabilität** *w;* -: **1)** Unbeständigkeit (z. B. von Lösungen). **2)** in fachspr. Fügungen: **In|stabilitas** *w;* -: unruhige Bewegung, Zittern (z. B. von Muskeln, Extremitäten). **In|stabilitas chorei|formis** [-...*re-i*...]: Unruhe der Gliedmaßen und des Rumpfes (z. B. bei der spinalen ↑Heredoataxie). **In|stabilitas oculorum** [↑Oculus]: = Nystagmus

In|stillation [zu lat. *instillare* = einträufeln] *w;* -, -en, in fachspr. Fügungen: **In|stillatio,** *Pl.:* ...io|nes: Einträufelung, tropfenweise Verabreichung von Flüssigkeiten (insbes. flüssigen Arzneimitteln) unter die Haut, in die Blutbahn oder in Körperhöhlen. **in-stillie|ren:** Flüssigkeiten in den Organismus einträufeln

In|strumentarium [zu lat. *instrumentum* = Werkzeug] *s;* -s, ...rien [...*iᵉn*]: Gesamtheit der zu einer ärztlichen Einrichtung gehörenden oder für eine diagnostische oder therapeutische Maßnahme erforderlichen medizinischen Instrumente. **in|strumentell:** mithilfe medizinischer Instrumente erfolgend (bes. von Untersuchungen). **in-strumentie|ren:** dem Arzt die für eine Untersuchung oder einen Eingriff (bes. Operation) erforderlichen medizinischen Instrumente anreichen

In|sudat [Analogiebildung mit dem Präfix ↑[1]in... zu ↑Exsudat] *s;* -[e]s, -e: entzündliche Ausschwitzung; eiweißhaltige Flüssigkeit, die bei Entzündungen in den Gefäßen verbleibt. **In|sudation** *w;* -, -en: Absonderung eines Insudats. **in|sudativ** [...*tif*]: mit Insudation zusammenhängend, verbunden

in|suf|fizient [auch: ...*i-änt;* ↑[2]in... u. ↑suffizient]: unzureichend, ungenügend (von der Leistungsfähigkeit eines Organs). **In|suf-fizienz** [auch: ...*i-änz;* ↑Suffizienz] *w;* -, -en, in fachspr. Fügungen: **In|suf|ficientia,** *Pl.:* ...iae: Funktionsschwäche, ungenügende Arbeitsleistung eines Organs

In|suf|flation [zu ↑[1]in..., ↑sub... u. lat. *flare* = blasen] *w;* -, -en: Einblasung bzw. Einspritzung von pulverigen, flüssigen od. gasförmigen Substanzen, insbesondere Medikamenten, in Körperhöhlen od. Gefäße. **in-suf|flie|ren:** eine Insufflation vornehmen

Insula vgl. Insel

Insulin [zu lat. *insula* = Insel (hier im Sinne von „Langerhans-Inseln")] *s;* -s, -e: Hormon der Bauchspeicheldrüse, das die Glykogenbildung und den oxidativen Abbau der Kohlenhydrate im Organismus anregt und damit den Blutzuckerspiegel reguliert. **insulin|pflichtig:** Bez. für ein Stadium der Zuckerkrankheit, das mit Insulin behandelt werden muss

Insulin|ämie [↑Insulin u. ↑...ämie] *w;* -, ...ien: vermehrtes Auftreten von Insulin im Blut

Insulin|schock: durch Hypoglykämie infolge hoher Insulingaben ausgelöster Schock (bei Diabetikern infolge von Diätfehlern auftretend; auch künstlich erzeugt zur Behandlung der Schizophrenie)

Insulitis [zu lat. *insula* = Insel (hier im Sinne von „Langerhans-Inseln")] *w;* -, ...itiden (in fachspr. Fügungen: ...itides): lymphozytäre und histiozytäre Infiltrate am Inselgewebe der Bauchspeicheldrüse (im Anfangsstadium der kindlichen und jugendlichen Zuckerkrankheit)

Insulom [zu lat. *insula* = Insel (hier im Sinne von „Langerhans-Inseln")] *s;* -s, -e, in fachspr. Fügungen: **Insuloma,** *Pl.:* -ta: gutartige Geschwulst der ↑Langerhans-Inseln

In|sult [zu lat. *insilire, insultum* = in od. auf etwas springen] *m;* -[e]s, -e: = Anfall

in|takt, in fachspr. Fügungen: **in|tactus, ...ta, ...tum** [aus gleichbed. lat. *intactus*]: unversehrt, unverletzt; unberührt; z. B. in der Fügung ↑Hymen intactus

inte|grie|rend [zu lat. *integer* = unberührt, unversehrt; ganz]: zu einem Ganzen notwendig gehörend; wesentlich, unerlässlich. **Inte|grität** *w;* -: Unversehrtheit (z. B. eines Organs)

In|tegument [aus lat. *integumentum* = Bedeckung, Hülle] *s;* -[e]s, -e, in fachspr. Fügungen: **In|tegumentum,** *Pl.:* ...ta: Gesamtheit aller Hautschichten der Körperoberfläche bei Tier u. Mensch, einschließlich der Haare, Federn, Stacheln, Kalkpanzer usw. (Biol.). **In|tegumentum commune:** die äußere Haut des Körpers; vgl. Kutis

Intellekt [zu lat. *intellegere, intellectum* = mit Sinn u. Verstand wahrnehmen; erkennen; verstehen] *m;* -[e]s: Denkvermögen, Erkenntnisvermögen, Verstand. **Intelligenz** *w;* -, -en: Denk- u. Erkenntnisfähigkeit; schnelle Auffassungsgabe; Klugheit. **Intelligenz|quotient:** Zahlenwert, der sich aus dem Verhältnis des Intelligenzalters (IA) zum Lebensalter (LA) gemäß der Formel IQ = (IA/LA) · 100 ergibt (im Normalfalle = 100; bei hochgradigem Schwachsinn weniger als 60, bei mittelgradigem 60–70, bei leichtem 70–80; Abk.: IQ)

In|tensi|meter [Kurzbildung zum FW *Intensität* u. ↑...meter] *s;* -s, -: Instrument zur Messung (u. genauen Dosierung) der Strahlungsenergie von Röntgenstrahlen

Intensiv|behandlung [...*if*...; frz. *intensif* = gründlich]: Behandlung auf einer Intensivstation. **Intensiv|station:** relativ kleine, personell, räumlich und technisch optimal ausgestattete Krankenstation zur raschen Diagnosestellung, intensiven Behandlung und ständigen Überwachung von Patienten in akuter Lebensgefahr

In|tention [aus lat. *intentio* = Spannung; Anstrengung; Absicht] *w;* -, -en: **1)** Anspannung, Anstrengung; zielgerichtete Bewegung. **2)** Verlauf der Wundheilung; vgl. auch: per primam intentionem u. per secundam intentionem

In|tentions|krampf: tonischer Krampf der Muskulatur, vor allem im Bereich des Bewegungsapparates bei willkürlichen Bewegungen (Vorkommen z. B. bei ↑Tetanie)

In|tentions|tremor: „Zielwackeln", bei Durchführung einer bestimmten Bewegung auftretende unwillkürliche Wackelbewegungen der Hände od. Finger (Vorkommen u. a. bei der ↑multiplen Sklerose u. bei Kleinhirnerkrankungen)

inter..., Inter... [aus lat. *inter* = zwischen, in der Mitte von]: erster Bestandteil von Zus. mit der Bedeutung „zwischen" (örtlich, zeitlich u. übertragen): z. B.: interdental

Inter|aktion [zu ↑inter... u. lat. *agere, actum* = handeln, tätig werden] *w;* -, -en: gegenseitige Beeinflussung von Arzneimitteln im Sinne einer Verstärkung oder Abschwächung der Wirkung

inter|arytae|no|ide|us, ...dea, ...de|um [↑inter... u. arytaenoideus (in der Fügung ↑Cartilago arytaenoidea)]: in der Mitte des Gießbeckenknorpels liegend; z. B. in der Fügung ↑Incisura interarytaenoidea

inter|atria|lis, ...le [zu ↑inter... u. ↑Atrium]: zwischen den Herzvorhöfen liegend; z. B. in der Fügung ↑Septum interatriale

inter|carpe|us, ...pea, ...pe|um [zu ↑inter... u. ↑Carpus]: zwischen den Handwurzelknochen liegend; z. B. in der Fügung ↑Articulatio intercarpea

inter|chon|dralis, ...le [zu ↑inter... u. gr. *χόνδρος* = Korn; Knorpel]: zwischen Knorpeln liegend; z. B. in der Fügung ↑Articulationes interchondrales

inter|condylaris, ...re [zu ↑inter... u. ↑Condylus]: zwischen den Gelenkfortsätzen liegend; z. B. in der Fügung ↑Eminentia intercondylaris

intercostalis vgl. interkostal

inter|cruralis, ...le [zu ↑inter... u. ↑Crus]: zwischen den Schenkeln [eines Organs] liegend; z. B. in der Fügung ↑Fibrae intercrurales

intercurrens vgl. interkurrent

inter|dental [zu ↑inter... u. ↑Dens]: zwischen den Zähnen liegend, den Zahnzwischenraum betreffend

inter|digital, in fachspr. Fügungen: **inter|digitalis, ...le** [zu ↑inter... u. ↑Digitus]: zwischen den Fingern oder Zehen, den Finger- oder Zehenzwischenraum betreffend

Inter|digital|mykose: Pilzbefall der Haut zwischen den Fingern bzw. Zehen

Inter|ferenz [zu ↑inter... u. lat. *ferre* = tragen, bringen] *w;* -, -en: **1)** Überlagerung und gegenseitige Verstärkung bzw. Abschwächung kohärenter Schwingungen (Phys.). **2)** Phasenverschiebung bei rhythmisch ablaufenden Vorgängen (insbes. bei den Herzmuskelerregungen; vgl. Interferenzdissoziation; Med.). **3)** Hemmung eines biologischen Vorgangs durch einen gleichzeitigen und gleichartigen anderen (z. B. Hemmung des Chromosomenaustauschs in der Nähe eines bereits erfolgten Chromosomenbruchs, einer Virusinfektion durch ein anderes Virus u. a.; Biol., Med.)

Inter|ferenz|dis|sozia|tion: Störung in der Periodik der Herzaktionsströme als Folge einer zeitlichen Verschiebung bestimmter Erregungsphasen (z. B. Verlängerung der normalen Überleitungszeit der Erregungen vom Vorhof zur Kammer; führt zu Blockade der Herztätigkeit)

Inter|ferenz|mi|kro|skopie: mikroskopische Untersuchungsmethode, bei der die ↑Interferenz (1) zweier kohärenter Strahlenbündel zur Betrachtung ungefärbter Objekte genutzt wird

Inter|fero|meter [Kurzbildung zu ↑Interferenz u. ↑...meter] *s;* -s, -: Gerät, mit dem man unter Ausnutzung der ↑Interferenz (1) Messungen ausführt (z. B.: Messung von Wellenlängen, von Konzentration u. Brechungsexponent an Gasen, Flüssigkeiten u. a.; Phys.)

Inter|feron [zu ↑inter... u. lat. *ferre* = tragen, bringen] *s;* -s, -e: Hemmstoff der Virussynthese, der sich nach Eintritt eines Virus in eine Zelle aufgrund der Wechselwirkung zwischen beiden bildet und den Organismus vor Virusinfektionen schützt; man unterscheidet drei Klassen: Alpha-, Beta- und Gammainterferon

Inter|globular|dentin [zu ↑inter..., lat. *globulus* = Kügelchen u. ↑Dentin] *s;* -s: nicht verkalktes Zahnbein zwischen der Dentin- und Zementgrenze des Zahns

inter|ilio|ab|dominalis, ...le [zu ↑inter..., ↑Os ilium u. ↑Abdomen]: im Bereich von Darmbein und Unterbauch erfolgend (von Operationen); z. B. in der Fügung ↑Exarticulatio interilioabdominalis

Inter|kalar|sta|phylom [zu lat. *intercalare* = einschalten; einschieben u. ↑Staphylom] *s;* -s, -e: krankhafte Vorwölbung der Aderhaut zwischen Regenbogenhaut u. Ziliarkörper des Auges

inter|kostal, in fachspr. Fügungen: **intercostalis, ...le** [zu ↑inter... u. ↑Costa]: zwischen den Rippen liegend; z. B. in der Fügung ↑Musculi intercostales externi

Inter|kostal|an|äs|thesie: Schmerzbetäubung im Bereich der Zwischenrippennerven

Inter|kostal|neur|algie: von den Zwischenrippennerven ausgehende Neuralgie

Inter|kostal|raum: Raum zwischen zwei benachbarten Rippen; Abk.: ICR

Inter|kriko|thyreo|tomie [zu ↑inter..., ↑cricothyreoideus (in der Fügung ↑Ligamentum cricothyreoideum) u. ↑...tomie] *w;* -, ...ien: = Koniotomie

inter|kurrent, auch: **inter|kurrie|rend,** in fachspr. Fügungen: **inter|currens** [zu lat. *intercurrere* = dazwischenlaufen; dazwischentreten]: dazwischentretend (von außerrhythmischen Pulsschlägen gesagt); hinzukommend (von einer Krankheit, die zusätzlich zu einer bereits bestehenden auftritt)

inter|labial, in fachspr. Fügungen: **interlabia|lis, ...le** [zu ↑inter... u. ↑Labium]: zwischen den Lippen [befindlich]; zwischen den ↑Labien (eines Organs) liegend. **Interlabial|mykose:** Pilzerkrankung im Bereich der Mundwinkel, die u. a. zu Schleimhauteinrissen führt

Inter|leu|kin [↑inter... u. ↑Leukin] *s;* -s, -e (meist *Pl.*): Bez. für einzelne Faktoren der ↑Lymphokine

inter|lobär, in fachspr. Fügungen: **interlobaris, ...re** [zu ↑inter... u. ↑Lobus]: zwischen den einzelnen Lungenlappen liegend, den Raum zwischen den Lungenlappen betreffend; z. B. in der Fügung ↑Arteriae interlobares

inter|lobulär, in fachspr. Fügungen: **interlobularis, ...re** [zu ↑inter u. ↑Lobulus]: zwischen den Lungenläppchen liegend; z. B. in der Fügung ↑Arteriae interlobulares

inter|maxillar u. **inter|maxillär**, in fachsprachl. Fügungen: **inter|maxillaris, ...re** [zu ↑inter... u. ↑Maxilla]: zwischen den Kiefern liegend. **Inter|maxillar|knochen:** = Os incisivum

inter|mediär [zu lat. *intermedius* = zwischen etwas befindlich]: dazwischenliegend; ein Zwischenglied bildend. **intermediä|rer Stoffwechsel:** Zwischenstoffwechsel, Bez. für die Gesamtheit der einzelnen Stoffwechselphasen, in denen sich die Umwandlung des Ausgangsproduktes in das Endprodukt vollzieht

Inter|mediate-density Lipo|proteins [*intᵉrmidjᵉt dänßiti lipoproᵘtins;* engl. = Lipoproteine mittlerer Dichte] *Pl.:* Plasmalipoproteine, deren Dichtebereich zwischen den sehr niedrigen (↑VLDL) und den niedrigen (↑LDL) Proteinen liegt; Abk.: IDL

Inter|medin [zu ↑intermedius (in der Fügung ↑Pars intermedia)] *s;* -s: Hormon, das vom Mittellappen der ↑Hypophyse produziert wird u. auf die Pigmentierung der Haut Einfluss hat

inter|medius, ...dia, ...dium [aus lat. *intermedius* = zwischen etwas befindlich]: in der Mitte liegend; z. B. in der Fügung ↑Pars intermedia

inter|menst|rual, auch: **inter|menst|ruell**, in fachspr. Fügungen: **inter|menst|rua|lis, ...le** [zu ↑inter... u. lat. *menstrua* = Monatsfluss, Menstruation]: zwischen zwei ↑Menstruationen liegend; den Zeitraum zwischen zwei Menstruationen betreffend. **Inter|menst|ru|um** *s;* -s, ...strua od. ...struen [...*uᵉn*]: Zeitraum zwischen zwei Regelblutungen

inter|meta|carpe|us, ...pea, ...pe|um [zu ↑inter... u. ↑Metacarpus]: zwischen den Mittelhandknochen befindlich; z. B. in der Fügung ↑Articulationes intermetacarpeae

inter|meta|tarse|us, ...sea, ...se|um [zu ↑inter... u. ↑Metatarsus]: zwischen den Mittelfußknochen befindlich; z. B. in der Fügung ↑Articulationes intermetatarseae

Inter|mission [zu lat. *intermittere, intermissum* = unterbrechen; eine Zeit verstreichen lassen] *w;* -, -en: zeitweiliges Zurücktreten von Krankheitssymptomen. **inter|mittie|ren:** zeitweilig zurücktreten (von Krankheitssymptomen). **inter|mittierend**, in fachspr. Fügungen: **inter|mittens:** zeitweilig aussetzend, zurücktretend (von Krankheitssymptomen); zwischenzeitlich nachlassend, absinkend, stark wechselnd (vom Fieber). **inter|mittie|rendes Hinken** vgl. Claudicatio intermittens

intern [aus lat. *internus* = im Inneren befindlich, innerlich]: innerlich; die inneren Organe betreffend. **interne Medizin:** „innere Medizin", Teilgebiet der Medizin, das sich mit den Erkrankungen der inneren Organe u. deren konservativer (nicht operativer) Behandlung befasst

Inter|natio|nal Classi|fication of Diseases [*intᵉrnäschᵉnᵉl kläßifikeⁱschᵉn ᵉw disisis;* engl. = internationale Klassifikation der Krankheiten] *w;* - - - -: von der WHO zusammengestellter fünfstelliger Schlüssel aller Krankheiten; Abk.: ICD

Inter|natio|nale Einheit: international festgelegte Maßeinheit für die Menge bzw. Wirkungsintensität bestimmter pharmazeutisch hergestellter biologischer Wirkstoffe wie Antibiotika, Vitamine, Hormone u. a.; Abk.: I. E. oder IE

Internist [zu ↑intern] *m;* -en, -en: Facharzt für innere Krankheiten; vgl. interne Medizin. **internistisch:** die innere Medizin betreffend

Internum [aus lat. *internus* = im Inneren gelegen, innerer] *s;* -s, ...na: Arzneimittel zur innerlichen Anwendung; Ggs.: Externum. **internus, ...na, ...num:** innerer, nach innen gelegen; tiefer liegend; z. B. in den Fügungen ↑Hordeolum internum, ↑Arteria iliaca interna (Med., Anat.)

inter|ossär, in fachspr. Fügungen: **interosse|us, ...ea, ...e|um** [zu ↑inter... u. ↑¹Os]: zwischen Knochen befindlich, Zwischenknochen...; z. B. in der Fügung ↑Arteria interossea communis (Anat.)

inter|peduncularis, ...re [zu ↑inter... u. ↑Pedunculus]: zwischen den Schenkeln des Großhirns liegend; z. B. in der Fügung ↑Fossa interpeduncularis

inter|phalan|ge|us, ...gea, ...ge|um [zu ↑inter... u. ↑Phalanx]: zwischen den Finger- bzw. Zehengliedern befindlich; z. B. in der Fügung ↑Articulationes interphalangeae

inter|pleu|ral [zu ↑inter... u. ↑Pleura]: zwischen ↑Pleura parietalis u. ↑Pleura pulmonalis liegend. **Inter|pleu|ral|raum:** Spaltraum zwischen den beiden Brustfellblättern

Inter|ponat [zu lat. *interponere, interpositum* = dazwischensetzen, -stellen, -legen] *s;* -[e]s, -e: zwischengeschaltetes Ersatzstück bei rekonstruktiven Operationen. **Inter|position** *w;* -, -en, in fachspr. Fügungen: **Inter|positio,** *Pl.:* ...io|nes: **1)** Lagerung von Weichteilen zwischen Knochenbruchenden. **2)** operative Einlagerung der Gebärmutter zwischen Blase u. vorderer Scheidenwand (bei Scheidenvorfall)

inter|pubicus, ...ca, ...cum [zu ↑inter... u. ↑Os pubis]: in der Mitte des Schambeins gelegen; z.B. in der Fügung ↑Discus interpubicus

inter|radicularis, ...re [zu ↑inter... und ↑Radix]: zwischen den Zahnwurzeln liegend; in der Fügung ↑Septa interradicularia (Anat.)

Inter|renalismus [zu ↑inter... u. ↑Ren] *m;* -: Bezeichnung für Krankheitsbilder, die als Folge einer Überproduktion von Nebennierenandrogenen entstehen. **Inter|renin** *s;* -s: = Kortikoid

Inter|ruption [zu lat. *interrumpere, interruptum* = unterbrechen] *w;* -, -en, in fachspr. Fügungen: **Inter|ruptio,** *Pl.:* ...io|nes: Unterbrechung eines bestehenden Zustandes oder eines Vorgangs; meist Kurzbezeichnung für: Interruptio coitus oder Interruptio graviditatis. **Inter|ruptio co|itus:** Unterbrechung des Geschlechtsverkehrs vor dem ↑Orgasmus (meist als Maßnahme zur Empfängnisverhütung). **Inter|ruptio graviditatis:** künstliche Unterbrechung einer bestehenden Schwangerschaft durch einen [ärztlichen] Eingriff od. mithilfe von chem. Stoffen bzw. Medikamenten. **inter|ruptus, ...ta, ...tum:** unterbrochen, abgebrochen; z.B. in der Fügung ↑Coitus interruptus

interscapularis vgl. interskapulär

inter|scapulo|thoracalis, ...le [zu ↑inter..., ↑Scapula u. ↑Thorax]: zu Schulterblatt u. Brustkorb gehörend, sie betreffend; z.B. ↑Amputatio interscapulothoracalis

Inter|sectio [aus lat. *intersectio* = Einschnitt] *w;* -, ...tio|nes, in der Fügung: **Intersectio|nes tendineae:** Zwischensehnen des geraden Bauchmuskels (Anat.)

Inter|sex [zu ↑inter... u. lat. *sexus* = Geschlecht] *m;* -es, -e: Individuum, das die charakteristischen Merkmale der Intersexualität zeigt (Biol.). **Inter|sexua|lität** *w;* -: Vorkommen von männlichen und weiblichen Geschlechtsmerkmalen und Eigenschaften in einem Individuum einer normalerweise getrenntgeschlechtigen Art (sexuelle Zwischenform, eine Form des Scheinzwittertums; Biol.). **inter|sexuell:** eine geschlechtliche Zwischenform im Sinne der Intersexualität zeigend (von Individuen)

inter|skapulär und **inter|skapular,** in fachspr. Fügungen: **inter|scapularis, ...re** [zu ↑inter... u. ↑Scapula]: zwischen den Schulterblättern gelegen, den Raum zwischen den Schulterblättern betreffend

Inter|skapular|linie: gedachte Orientierungslinie, die in der Mitte zwischen der Medianlinie (senkrechte Orientierungslinie in Höhe der Dornfortsätze der Wirbelkörper) und einer gedachten Orientierungslinie liegt, die senkrecht durch die untere Schulterblattecke verläuft

inter|spinal, in fachspr. Fügungen: **interspinalis, ...le** [zu ↑inter... u. ↑Spina]: zwischen den Wirbeldornfortsätzen befindlich, diesen Raum betreffend; z.B. in der Fügung ↑Ligamentum interspinale

Inter|spinal|linie: 1) gedachte Linie zwischen den beiden vorderen, oberen Darmbeinstacheln (als ↑Distantia spinarum bei der Beckenuntersuchung oft angewandt). **2)** gedachte Verbindungslinie zwischen beiden Schulterblattgräten

inter|stitial|zellen|stimulie|rendes Hormon: in den eosinophilen Zellen des Hypophysenvorderlappens gebildetes Hormon, das bei der Frau den Follikelsprung stimuliert, beim Mann die Synthese des Testosterons und das Wachstum der akzessorischen Sexualorgane (Abk.: ICSH)

inter|stitiell, in fachspr. Fügungen: **interstitia|lis, ...le** [zu ↑Interstitium]: im Zwischengewebe (vgl. Interstitium 2) gelegen od. ablaufend (u.a. von Entzündungen gesagt); z.B. in der Fügung ↑Pneumonia interstitialis. **Inter|stitium** [aus lat. *interstitium* = Zwischenraum] *s;* -s, ...stitien [...*i^{e}n*] od. ...stitia: **1)** Zwischenraum zwischen Körperorganen od. Körperteilen (z.B. zwischen den Zähnen). **2)** auch: **inter|stitielles Gewebe:** Zwischengewebe, Bezeichnung für das nerven- u. gefäßführende Binde- od. Stützgewebe, das die Zwischenräume im spezifischen Gewebe (↑Parenchym) eines Organs ausfüllt bzw. das Parenchym umgibt

inter|tarse|us, ...sea, ...se|um, auch: **intertarsicus, ...ca, ...cum** [zu ↑inter... u. ↑Tarsus]: zwischen den Fußwurzelknochen liegend; z.B. in der Fügung ↑Articulationes intertarseae

inter|tragicus, ...ca, ...cum [zu ↑inter... u. ↑Tragus]: zwischen ↑Tragus u. ↑Antitragus (in der Ohrmuschel) liegend; z.B. in der Fügung ↑Incisura intertragica

inter|triginös [zu lat. *intertrigo,* Gen.: *intertriginis* = wund geriebene Stelle]: die Intertrigo betreffend, wund im Sinne einer Intertrigo. **Inter|trigo** *w;* -, ...trigines: Wundsein, Hautwolf, unscharf umschriebene Hautentzündung im Bereich von Hautregionen, die flächenhaft aneinander angrenzen u. sich bei Bewegungen leicht u. häufig aneinander reiben (z.B. Oberschenkel, Gesäßbacken)

inter|tro|chantericus, ...ca, ...cum [zu ↑inter... u. ↑Trochanter]: zwischen den beiden Rollhügeln liegend; z. B. in der Fügung ↑Crista intertrochanterica (Anat.)

Inter|vall [aus lat. *intervallum* = Zwischenraum; Zwischenzeit] *s;* -[e]s, -e: symptomfreie od. schmerzfreie Zwischenzeit im Verlaufe einer Krankheit

Inter|vall|therapie: Behandlung einer Krankheit mit zwischengeschalteten Pausen

Inter|vall|trai|ning [*...tre...,* auch: *...trä...*]: Trainingsmethode zur Verbesserung der körperlichen Ausdauer (z. B. bei der Rehabilitation), die durch einen planmäßigen Wechsel zwischen kürzeren Trainingsbelastungen und nicht bis zur Erholung führenden Pausen charakterisiert ist

Inter|vention [frz., von spätlat. *interventio* = Vermittlung] *w;* -, -en: medikamentöse oder operative Behandlungsmaßnahme. **inter|ventio|nell:** medikamentös oder operativ eingreifend

inter|ven|trikulär, in fachspr. Fügungen: **inter|ven|tricularis, ...re** [zu ↑inter... u. ↑Ventrikel]: zwischen zwei Ventrikeln gelegen; im speziellen Sinne: zwischen den Herzkammern liegend; die Kammerscheidewand betreffend; z. B. in der Fügung ↑Septum interventriculare

inter|verte|bral, in fachspr. Fügungen: **inter|verte|bralis, ...le** [zu ↑inter... und ↑Vertebra]: zwischen den Wirbeln liegend, den Zwischenwirbelkörperraum betreffend; z. B. in der Fügung ↑Discus intervertebralis

inter|villös [zu ↑inter... u. ↑Villus]: zwischen den Eihautzotten gelegen

inter|zellular u. **inter|zellulär** [zu ↑inter... u. ↑Cellula]: zwischen den Zellen liegend, den Zwischenzellraum betreffend

intestinal, in fachspr. Fügungen: **intestinalis, ...le** [zu ↑Intestinum]: zum Darmkanal gehörend, ihn betreffend, von ihm ausgehend; die Eingeweide betreffend; z. B. in der Fügung ↑Glandulae intestinales

Intestinum [aus lat. *intestinum,* Gen.: *intestini* = Darm (zu lat. *intestinus* = inwendig, innerlich)] *s;* -s, ...nen u. (in fachspr. Fügungen nur:) ...na: der Darmkanal in seiner Gesamtheit (zwischen Magenausgang u. After); in fachspr. Fügungen auch Bezeichnung für die einzelnen Abschnitte des Darmkanals. **Intestinum cae|cum:** ältere anat. Bezeichnung für ↑Zäkum. **Intestinum colon:** ältere anat. Bezeichnung für ↑Kolon. **Intestinum crassum:** „Dickdarm", der an den Dünndarm angeschlossene kürzere u. dickere Abschnitt des Darmkanals, der sich aus Blinddarm, Grimmdarm u. Mastdarm zusammensetzt. **Intestinum duo|denum:** ältere anat. Bezeichnung für ↑Duodenum. **Intestinum ile|um:** ältere anat. Bezeichnung für ↑Ileum. **Intestinum jejunum:** ältere anat. Bez. für ↑Jejunum. **Intestinum rectum:** ältere anat. Bezeichnung für ↑Rektum. **Intestinum tenue** [- *tenu*ᵉ]: „Dünndarm", der sich an den Magenausgang anschließende dünnere, beim erwachsenen Menschen etwa 3–4 m lange Abschnitt des Darmkanals, der sich aus Zwölffinger-, Leer- u. Krummdarm zusammensetzt

Intima *w;* -, ...mä: übliche Kurzbezeichnung für ↑Tunica intima. **intimus, ...ma, ...mum** [aus lat. *intimus* = innerste]: innerster (innerste, innerstes), am weitesten innen gelegen (Adjektiv, das als Attribut in fachspr. Fügungen die genauere Lage eines Organs od. Körperteils angibt); z. B. ↑Tunica intima

in|tolerant [↑²in... u. ↑tolerant]: ohne Widerstandskraft gegen schädigende äußere Einwirkungen; bestimmte Stoffe (insbes. Nahrungsmittel oder Alkohol) nicht vertragend (vom Organismus). **In|toleranz** *w;* -, -en: mangelnde Widerstandskraft des Organismus gegen schädigende äußere Einwirkungen; auf Unverträglichkeit beruhende Abneigung des Organismus gegen bestimmte Stoffe (bes. Nahrungsmittel od. Alkohol)

In|toxikation [zu ↑¹in... u. gr. *τοξικόν* = Pfeilgift] *w;* -, -en: „Vergiftung", schädigende Einwirkung von chemischen, tierischen, pflanzlichen, bakteriellen od. sonstigen Giftstoffen auf den Organismus

in|tra..., In|tra... [aus lat. *intra* = innerhalb; einwärts; innerlich]: erster Wortbestandteil von Zus., bes. von zusammengesetzten Adjektiven, mit der Bedeutung „innerhalb, hinein in"; z. B.: intraoral, intravenös

in|tra|ab|dominal u. **in|tra|ab|dominell,** in fachspr. Fügungen: **in|tra|ab|dominalis, ...le** [zu ↑intra... u. ↑Abdomen]: innerhalb des Bauchraumes erfolgend oder gelegen; in den Bauchraum hinein. **in|tra|ab|dominelle Blutung:** Blutung in den Bauchraum hinein

in|tra|alveo|lär [zu ↑intra... u. ↑Alveole]: **a)** innerhalb der Lungenbläschen; **b)** innerhalb der Zahnfächer

in|tra|arteriell [zu ↑intra... u. ↑Arterie]: in einer Arterie befindlich; in eine Arterie hinein (Abk.: i. a.)

in|tra|artikulär, in fachspr. Fügungen: **intra|articularis, ...re** [zu ↑intra... u. ↑Articulus]: im Inneren eines Gelenks liegend; z. B. in der Fügung ↑Ligamentum sternocostale intraarticulare

in|tra|atrial [zu ↑intra... u. ↑Atrium]: im Herzvorhof gelegen

intracellularis vgl. intrazellulär

in|tra|dermal [zu ↑intra... u. ↑Derma]: innerhalb der Haut gelegen; in die Haut hinein erfolgend

in|tra|duktal [zu ↑intra... u. ↑Ductus]: im Inneren eines Ductus gelegen

in|tra|dural, in fachspr. Fügungen: **in|tra|duralis, ...le** [zu ↑intra... u. ↑Dura]: an der Innenseite der harten Hirnhaut lokalisiert (z. B. von einem Hämatom)

in|tra|glutäal [Kurzbildung zu ↑intra... u. ↑Musculus glutaeus maximus]: innerhalb des großen Gesäßmuskels; in den großen Gesäßmuskel hinein [injizieren]. **in|tra-glutäa|le Injektion:** Injektion tief in die Gesäßmuskulatur hinein

in|tra|hepatisch [zu ↑intra... u. ↑Hepar]: innerhalb der Leber befindlich (z. B. von den Gallengängen)

in|tra|kanalikulär [zu ↑intra... u. ↑Canaliculus]: im Inneren eines Canaliculus gelegen

in|tra|kardial [zu ↑intra... u. ↑Kardia]: innerhalb des Herzens gelegen; unmittelbar ins Herz hinein erfolgend (von Injektionen)

in|tra|kavitär [zu ↑intra... u. ↑Kavität]: innerhalb eines Hohlraums gelegen

in|tra|koronar [↑intra... u. ↑koronar]: innerhalb eines Herzkranzgefäßes gelegen; in ein Herzkranzgefäß hinein erfolgend (z. B. von Injektionen)

in|tra|kraniell [zu ↑intra... u. ↑Cranium]: innerhalb des Schädels lokalisiert (z. B. von Tumoren)

in|tra|kutan [zu ↑intra... u. ↑Kutis]: in der Haut gelegen; in die Haut hinein (von Injektionen)

in|tra|lumbal [zu ↑intra... u. ↑Lumbus]: innerhalb des Lumbalkanals gelegen; unmittelbar in den Lumbalkanal hinein erfolgend (von Injektionen und Punktionen)

in|tra|luminal [zu ↑intra... u. ↑Lumen]: den Hohlraum eines Gefäßes betreffend, im Inneren eines Gefäßes liegend

in|tra|medullär [zu ↑intra... u. ↑Medulla]: innerhalb des Rückenmarks lokalisiert (z. B. von Tumoren)

in|tra|menst|ruell [zu ↑intra... u. lat. *menstruum* = Monatsfluss, Menstruation]: zwischen dem ersten und vierten Tag der Menstruation liegend oder erfolgend

in|tra|mural [zu ↑intra... u. lat. *murus* = Mauer, Wand]: innerhalb der Wand eines Hohlorgans gelegen

in|tra|mus|kulär [zu ↑intra... u. ↑Musculus]: innerhalb des Muskels gelegen; unmittelbar in den Muskel hinein erfolgend (von Injektionen; Abk.: i. m.)

in|tra|neu|ral [zu ↑intra... u. gr. *νεῦρον* = Sehne; Flechse; Nerv]: in einen Nerv hinein erfolgend (von Injektionen)

in|tra|okular, in fachspr. Fügungen: **in|tra-ocularis, ...re** [zu ↑intra... u. ↑Oculus]: innerhalb des Auges gelegen (z. B. von Tumoren oder Fremdkörpern)

in|tra|operativ [...*tif;* zu ↑intra... u. ↑Operation]: während einer Operation auftretend

in|tra|oral [zu ↑intra... u. ↑[2]Os]: innerhalb der Mundhöhle, in der Mundhöhle lokalisiert (z. B. von krankhaften Prozessen)

in|tra|ossal und **in|tra|ossär** [zu ↑intra... u. ↑[1]Os]: innerhalb des Knochens lokalisiert (z. B. von Tumoren)

in|tra|parie|tal, in fachspr. Fügungen: **in-tra|parie|talis, ...le** [...*ri-e...;* Kurzbildung zu ↑intra... u. ↑Os parietale]: zwischen den Scheitelbeinen liegend; z. B. ↑Sulcus intraparietalis

in|tra partum [lat. *partus* = Geburt]: während des Geburtsvorgangs, unter der Geburt

in|tra|pelvin, in fachspr. Fügungen: **in|tra-pelvinus, ...na, ...num** [zu ↑intra... u. ↑Pelvis]: innerhalb des Beckens gelegen (bezogen z. B. auf Organe, Fremdkörper, Kindsteile)

in|tra|peri|tonäal, auch: **in|tra|peri|toneal**, in fachspr. Fügungen: **in|tra|peri|tonaealis, ...le**, auch: **in|tra|peri|tonea|lis, ..le** [zu ↑intra... u. ↑Peritonäum]: innerhalb des Bauchfellraumes gelegen bzw. erfolgend (z. B. von Tumoren bzw. Injektionen; Abk.: i. p.)

in|tra|pleu|ral [zu ↑intra... u. ↑Pleura]: innerhalb des Brustfellraumes gelegen bzw. erfolgend (z. B. von einem Erguss gesagt)

in|tra|pulmonal [zu ↑intra... u. ↑Pulmo]: innerhalb der Lunge liegend (z. B. von Fremdkörpern)

in|tra|renal [zu ↑intra... u. ↑Ren]: innerhalb der Niere gelegen

in|tra|sellär [zu ↑intra... u. ↑Sella turcica]: in der Sella turcica gelegen (z. B. von einem Tumor)

in|tra|sphinktär [zu ↑intra... u. ↑Sphinkter]: innerhalb des Sphinkters

in|tra|sternal [zu ↑intra... u. ↑Sternum]: innerhalb des Brustbeins gelegen bzw. lokalisiert (z. B. von Tumoren); in das Brustbein hinein erfolgend (z. B. von einer Punktion); vgl. Sternalpunktion

in|tra|tendinös [zu ↑intra... u. ↑Tendo]: in eine Sehne hinein erfolgend; innerhalb einer Sehne gelegen

in|tra|thekal [zu ↑intra... u. ↑Theca]: innerhalb des Liquorraums gelegen; in den Liquorraum hinein erfolgend (von einer Punktion)

in|tra|thorakal [zu ↑intra... u. ↑Thorax]: innerhalb der Brusthöhle gelegen

in|tra|thyreo|idal [zu ↑intra... u. ↑thyreoideus (in der Fügung ↑Glandula thyreoidea)]: innerhalb der Schilddrüse gelegen

in|tra|tra|cheal [zu ↑intra... u. ↑Trachea]: innerhalb der Luftröhre gelegen od. lokalisiert (z. B. von Fremdkörpern oder Tumoren); in die Luftröhre hinein erfolgend (von der Narkose gesagt)

in|tra|uterin [zu ↑intra... u. ↑Uterus]: innerhalb der Gebärmutter liegend bzw. erfolgend

In|tra|uterin|pessar: mechanisches Empfängnisverhütungsmittel (heute meist aus gewebefreundlichem Plastikmaterial), das in die Gebärmutterhöhle eingelegt wird; Abk.: IUP

in|tra|vaginal [zu ↑intra... u. ↑Vagina]: innerhalb der Scheide gelegen

in|tra|vasal [zu ↑intra... u. ↑Vas]: innerhalb

eines Blutgefäßes gelegen bzw. befindlich (z. B. von einem Blutgerinnsel)

in|tra|vas|kulär [zu ↑intra... u. ↑Vasculum]: = intravasal

in|tra|venös [zu ↑intra... u. ↑Vene]: innerhalb einer Vene gelegen bzw. vorkommend; unmittelbar in eine Vene hinein erfolgend (bes. von Injektionen; Abk.: i. v.)

in|tra|ven|trikulär [zu ↑intra... u. ↑Ventrikel]: innerhalb der Herzkammer gelegen

in|tra|vesikal [zu ↑intra... u. ↑Vesica (urinaria od. fellea)]: innerhalb der Harnblase oder Gallenblase gelegen oder erfolgend (z. B. intravesikale Therapie); in die Harnoder Gallenblase hinein

in|tra|vital, als präpositionale Fügung: **intra vitam** [zu ↑intra... und lat. *vita* = Leben]: während des Lebens [vorkommend], im Verlauf des Lebens [auftretend]

in|tra|zellular u. **in|tra|zellulär**, in fachspr. Fügungen: **in|tra|cellularis, ...re** [zu ↑intra... u. ↑Cellula]: innerhalb einer Zelle gelegen. **intra|zelluläre Einschlüsse:** Zellbestandteile im Zellplasma (Sekretkörner, Pigment, Fetttropfen)

in|tra|zervikal [zu ↑intra... u. ↑Cervix (uteri)]: innerhalb des Gebärmutterhalses

In|trinsic Factor [*intrinßik fäktᵉr;* aus gleichbed. engl. *intrinsic factor* (eigtl. = von innen wirkender Faktor)] *m;* - -[s], - -s: Bezeichnung für ein normalerweise in den Fundusdrüsen des Magens u. im oberen Abschnitt des Zwölffingerdarms produziertes Enzym, das zusammen mit dem ↑Extrinsic Factor den lebenswichtigen Leberwirkstoff (Antiperniziosawirkstoff gegen perniziöse Anämie) bildet

in|trinsisch [nach engl. *intrinsic* von lat. *intrinsecus* = inwendig]: im Inneren (z. B. einer Zelle) gelegen

in|trinsische sym|pa|thiko|mimetische Aktivität: Eigenaktivität bestimmter Arzneimittel, die an den Sympathikusendigungen wirken; Abk.: ISA

In|tro|itis [zu ↑Introitus] *w;* -, ...itiden (in fachspr. Fügungen: ...itides): Entzündung des Scheideneingangs

In|tro|itus [aus lat. *introitus* = Eintritt, Eingang] *m;* -, -: Eingang in ein Hohlorgan des Körpers (Anat.). **In|tro|itus vaginae:** Scheideneingang, Teil des äußeren Genitales der Frau, der von den kleinen Schamlippen u. [den Resten des] ↑Hymen[s] begrenzt wird

In|tron [Analogiebildung nach ↑Codon mit ↑intra...] *s;* -s, -s od. ...onen: nicht kodierender Bereich eines Gens; Gegensatz: ↑Exon

In|tro|version [zu lat. *intro* = hinein; innerlich u. lat. *vertere, versum* = drehen, wenden] *w;* -, -en: Konzentration des Interesses (von der Außenwelt weg) auf innerseelische Vorgänge, meist als Folge von Kontakthemmung od. -scheu (bes. bei schizoid veranlagten Personen; Psychol.). **in|tro|vertiert:** nach innen gekehrt, zur überbetonten Innenverarbeitung von Erlebnissen veranlagt; im Gegensatz zu ↑extrovertiert (Psychol.)

In|tubation [zu ↑¹in... u. ↑Tubus] *w;* -, -en: Einführung einer Röhre aus Metall, Gummi od. Plastik vom Mund aus in den Kehlkopf: **a)** bei drohender Erstickungsgefahr; **b)** zum Einbringen von Medikamenten in die Luftwege; **c)** zu Narkosezwecken. **endo|bron|chia|le In|tubation:** Einführung eines Tubus in einen Luftröhrenzweig. **endo|tra|chea|le In|tubation:** Einführung eines Tubus in die Luftröhre. **naso|tra|chea|le In|tubation:** Einführung eines Tubus durch die Nase in die Luftröhre. **oro|tra|chea|le In|tubation:** Einführung eines Tubus durch den Mund in die Luftröhre. **In|tubations|narkose:** Form der modernen Inhalationsnarkose, bei der ein Tubus zur ↑Applikation des Narkotikums in die Luftröhre eingeführt wird. **in|tubie|ren:** einen Tubus einführen; eine Intubation durchführen

In|tumes|zenz [zu lat. *intumescere* = anschwellen] *w;* -, -en, in fachspr. Fügungen: **In|tumes|centia,** *Pl.:* ...iae: Anschwellung, physiologische Verdickung (z. B. eines Organs; Anat.). **In|tumes|centia cervicalis:** Verdickung des Rückenmarks im Bereich der Halswirbel. **In|tumes|centia lumbalis:** Verdickung des Rückenmarks im Bereich der Lendenwirbel. **In|tumes|centia lumbo|sa|cralis:** neue Bez. für ↑Intumescentia lumbalis

In|turges|zenz [zu lat. *inturgescere* = aufschwellen] *w;* -, -en, in fachspr. Fügungen: **In|turges|centia,** *Pl.:* ...iae: starke Anschwellung von Weichteilen od. inneren Organen infolge erheblicher Flüssigkeitsansammlung

Intus|sus|zep|tum [zu lat. *intus* = innen u. lat. *suscipere, susceptum* = aufnehmen] *s;* -s, ...ta: = Invaginat. **Intus|sus|zeption** *w;* -, -en, in fachspr. Fügungen: **Intus|sus|ceptio,** *Pl.:* ...io|nes: = Invagination (1). **Intus|sus|zipiens** [*...i-änß*] *s;* -, ...ientia od. ...ienzien [*...iᵉn*]: = Invaginans

In|unktion [zu ↑¹in... u. lat. *unguere, unctum* = salben, bestreichen] *w;* -, -en: Einreibung (Anwendungsform von Arzneimitteln in flüssiger od. Salbenform)

In|vaginans [zu ↑¹in... u. lat. *vagina* = Scheide] *s;* -, ...nantia od. ...nanzien [*...iᵉn*]: Darmabschnitt, der ein eingestülptes Darmstück einschließt. **In|vaginat** *s;* -[e]s, -e, auch: **In|vaginatum** *s;* -s, ...ta: Darmstück, das in einen anderen Darmabschnitt eingestülpt ist. **In|vagination** *w;* -, -en: **1)** „Einscheidung", Einstülpung eines Darmabschnittes in einen anderen Darmabschnitt (häufigste Ursache des ↑Ileus im Kindesalter, sonst bei Tumoren, Polypen). **2)** in der ↑Blastogenese Einstülpungsvorgang mit Ausbildung der ↑ventralen u. ↑dorsalen Urmundlippe

In|vasion [zu lat. *invadere, invasum* = eindringen] *w;* -, -en: Eindringen von Krankheitserregern in die Blutbahn. **in|vasiv** [...*if*]: **1)** in das umgebende Bindegewebe wuchernd hineinwachsend (von Krebszellen gesagt). **2)** in ein Organ eingreifend (zu diagnostischen Zwecken)

in|vers [zu lat. *invertere, inversum* = umkehren, umdrehen]: umkehrbar (bezogen z. B. auf den Ablauf von Reaktionen)

In|version [zu lat. *invertere, inversum* = umkehren, umwenden] *w;* -, -en, in fachspr. Fügungen: **In|versio,** *Pl.:* ...io|nes: **1)** Umkehrung des Geschlechtstriebes. **2)** Umlagerung od. Umstülpung eines Organs (z. B. der Eingeweide od. der Gebärmutter). **3)** Einwärtskantung des Fußes oder der Hand. **4)** vollständige Drehung eines Chromosomenstücks (infolge Schlingenbildung; Biol.). **Inversio sexua|lis:** = Homosexualität. **Inversio testis:** Einwärtsdrehung des Hodens um die eigene Achse, derart dass der freie Rand des Hodens nach innen liegt (eine angeborene Anomalie). **In|versio uteri:** Umstülpung des Gebärmutterkörpers, derart dass sich die Gebärmutterschleimhaut in die Scheide hinein ausstülpt (Vorkommen bes. während der Nachgeburtsperiode). **Inversio vis|cerum** [↑Viszera]: spiegelbildliche Umlagerung der Eingeweide im Bauch (sodass z. B. die Leber im linken Oberbauch, die Milz dagegen rechts liegt)

In|versions|bruch: Knöchelbruch infolge starker Einwärtsdrehung des Fußes

in|visibel [aus lat. *invisibilis* = unsichtbar]: unsichtbar (bezogen z. B. auf Krankheitserreger, die mit den üblichen mikroskopischen Methoden nicht sichtbar zu machen sind)

in vi|tro [lat. *vitrum* = Glas]: im Reagenzglas [durchgeführt] (von wissenschaftlichen Versuchen gesagt); im Gegensatz zu ↑in vivo

In-vi|tro-Fertilisation [↑in vitro u. ↑Fertilisation] *w;* -, -en: in einem Kulturgefäß herbeigeführte Verschmelzung einer instrumentell entnommenen Eizelle mit einer Samenzelle (wenn eine natürliche Zeugung nicht möglich ist); Abk.: IVF

in vivo [lat. *vivus* = lebendig, lebend]: am lebenden Organismus durchgeführt (von wissenschaftlichen Versuchen); im Gegensatz zu ↑in vitro

In|volution [zu lat. *involvere, involutum* = einhüllen, einwickeln] *w;* -, -en, in fachspr. Fügungen: **In|volutio,** *Pl.:* ...io|nes: normale Rückbildung eines Organs (z. B. der Gebärmutter nach der Entbindung) oder des ganzen Organismus (als Alterungsvorgang)

In|volutions|psy|chose: psychiatrische Erkrankungen (Schizophrenie, manisch-depressive Erkrankung), die während des Rückbildungsalters auftreten (bei der Frau also in u. nach dem ↑Klimakterium, beim Manne vom 6. Lebensjahrzehnt an)

In|zest [zu lat. *incestus* = unrein; unsittlich; unkeusch; blutschänderisch] *m;* -[e]s, -e: **1)** geschlechtliche Beziehungen zwischen Blutsverwandten, z. B. zwischen Geschwistern od. zwischen Eltern u. Kindern. **2)** engste Inzucht (Biol.)

in|zident [aus gleichbed. frz. *incident,* zu lat. *incidere* = befallen; treffen; vorfallen]: zufällig, nebenbei entdeckt; z. B. inzidentes Prostatakarzinom. **In|zidentalom** [zu engl. *incidental* = zufällig u. ↑...om] *s;* -s, -e: zufällig entdeckter Tumor, der keine Krankheitssymptome verursacht. **In|zidenz** *w;* -, -en: Rate der neu Erkrankten in einem definierten Zeitraum

in|zidie|ren [aus lat. *incidere* = einschneiden, einen Einschnitt machen]: einen operativen Einschnitt (↑Inzision) machen, durch einen operativen Einschnitt eröffnen (z. B. einen Abszess)

in|zipient, in fachspr. Fügungen: **in|cipiens** [...*pi-änß;* zu lat. *incipere* = anfangen, beginnen]: beginnend (z. B. ↑Abortus incipiens)

In|zision [zu lat. *incidere, incisum* = einschneiden] *w;* -, -en, in fachspr. Fügungen: **In|cisio,** *Pl.:* ...io|nes: operativer Einschnitt, operative Spaltung, operative Eröffnung (z. B. eines Abszesses)

In|zisiv [...*if*] *m;* -s, -en, auch: **In|zisivus** [...*iw*...] *m;* -, ...vi: übl. Kurzbez. für ↑Dens incisivus

In|zisur [zu lat. *incidere, incisum* = einschneiden] *w;* -, -en, in fachspr. Fügungen: **In|cisura,** *Pl.:* ...rae: Einschnitt, Einbuchtung, Einsenkung an Knochen u. Organen des menschlichen u. tierischen Körpers (Anat.). **In|cisura acetabuli:** Einbuchtung der Hüftgelenkspfanne. **In|cisura an|gularis:** Einbuchtung an der Nahtstelle zwischen dem größeren oberen Teil u. dem kleineren, fußwärts liegenden Teil des Magens. **Incisura anterior (au|ris):** Vertiefung zwischen Ohrleiste u. Vorsprung vor dem äußeren Gehörgang. **In|cisura apicis cordis** [↑Apex cordis]: Einkerbung an der Spitze des Herzens. **In|cisura cardia|ca pulmonis sinist|ri:** Vertiefung, die vom vorderen Rand der linken Lunge gebildet wird u. den Herzbeutel umschließt. **In|cisura cartilaginis mea|tus acustici** [↑Cartilago]: senkrechter Spalt des Knorpels an der unteren Wand des Gehörganges. **In|cisura cerebelli anterior:** Vertiefung am vorderen Rand der Kleinhirnhälften. **In|cisura cerebelli posterior:** Vertiefung am hinteren Rand der Kleinhirnhälften. **Incisura clavicularis:** Einschnitt am oberen Rand des Brustbeins. **In|cisurae costales** *Pl.:* Einbuchtungen an den Seitenrändern des Brustbeins für die Rippenanlagerung. **In|cisura eth|mo|idalis:** Erhabenheit am Nasenteil des Stirnbeins (umschließt die ↑Lamina cribrosa des Siebbeins). **In|cisura fibu-**

laris: längliche Einbuchtung an der Außenseite des unteren Endstückes der ↑Tibia, in die das Wadenbein hineinragt. **In|cisura inter|arytae|no|idea:** kleiner Spalt am oberen Ende des Gießbeckenknorpels. **Incisura inter|tragica:** Einbuchtung zwischen ↑Tragus u. ↑Antitragus an der Ohrmuschel. **In|cisura is|chia|dica major:** größere Einbuchtung am Darmbein, unterhalb der ↑Spina iliaca superior. **In|cisura is|chia|dica minor:** kleinere Einbuchtung am Sitzbein (bildet zusammen mit der ↑Incisura ischiadica major u. Bändern das ↑Foramen ischiadicum majus u. minus). **In|cisura jugularis (ossis oc|cipitalis):** Einschnitt am Hinterhauptsbein. **In|cisura jugularis (ossis temporalis):** flache Vertiefung am Schläfenbein. **In|cisura jugularis (sterni):** kleine Eindellung am oberen Rand des ↑Manubrium sterni. **In|cisura la|crimalis:** Einschnitt am Stirnfortsatz des Oberkiefers. **In|cisura ligamenti teretis:** Einschnitt am unteren Rand der Leber. **In|cisura mandibulae:** tiefe Einbuchtung am oberen Ende des Unterkieferastes. **In|cisura masto|idea:** tiefe Rinne am Schläfenbein. **In|cisura nasalis:** tiefer Einschnitt am Alveolarfortsatz des Oberkiefers. **In|cisura pan|crea|tis** [↑Pankreas]: Einkerbung in der Bauchspeicheldrüse. **Incisura parie|talis** [-*...ri-e...*]: Einkerbung am hinteren Ende der Schläfenbeinschuppe. **Incisura prae|occipitalis:** laterales Ende der Hinterhauptsfurche im Großhirn. **In|cisura radia|lis:** Vertiefung an der Elle. **In|cisura scapulae:** Einbuchtung am oberen Rand des Schulterblattes. **In|cisura spheno|palatina:** Einschnitt am Gaumenbein. **In|cisura tentorii** [↑Tentorium]: kleine Öffnung am Dach der Rautengrube im Kleinhirn. **In|cisura terminalis au|ris:** tiefer Einschnitt am oberen Rand des Ohrknorpels. **In|cisura thyreo|idea inferior:** Kerbe in der Mitte des unteren Randes des Schildknorpels. **In|cisura thyreo|idea superior:** Kerbe in der Mitte des oberen Randes des Schildknorpels. **Incisura tympanica:** breiter, tiefer Ausschnitt im fetalen Ring der ↑Pars tympanica des äußeren Gehörgangs. **In|cisura ulnaris:** Vertiefung am oberen Ende der Speiche. **In|cisura verte|bralis inferior:** Einschnitt unter der Wurzel eines Wirbelbogens. **In|cisura vertebralis superior:** Kerbe über der Wurzel eines Wirbelbogens

Inzucht *w;* -, -en: Fortpflanzung unter nahe verwandten Lebewesen. **Inzuchtstamm:** aus Inzucht hervorgegangene Bevölkerung mit weitgehender Gleichheit des Erbmaterials

Iod vgl. Jod

IO-Gerät: Kurzbez. für eine *i*m *O*hr getragene Hörhilfe (vgl. HO-Gerät)

Ion [zu gr. *ἰέναι* = gehen (eigtl. = wanderndes Teilchen)] *s;* -s, -en: elektrisch geladenes Teilchen, das aus neutralen Atomen od. Molekülen durch Anlagerung od. Abgabe (Entzug) von Elektronen entsteht (Phys.)

Ionen|aus|tauscher *m;* -s, - (meist *Pl.*): hochmolekulare, unlösliche chemische Substanzen, die die angelagerten Ionen gegen anders geladene Moleküle austauschen (z. B. zur Bindung von Gallensäuren)

Ionen|therapie, negative: Behandlung von Krankheiten mit negativ geladenen Luftpartikeln als Methode der Außenseitermedizin

Ionisation u. **Ionisie|rung** [zu ↑Ion] *w;* -, -en: Umwandlung von Atomen oder Molekülen in Ionen (Phys.)

Iono|gramm [↑Ion u. ↑...gramm] *s;* -s, -e: bei der Ionographie gewonnene Abbildung. **Iono|gra|phie** [↑...graphie] *w;* -, ...ien: Darstellung eines Körperteils mithilfe von ionisierenden Strahlen. **iono|gra|phisch:** mithilfe der Ionographie erfolgend

Iono|meter [↑Ion u. ↑...meter] *s;* -s, -: Messgerät zur Bestimmung der Strahlungsstärke radioaktiver Substanzen (Phys.). **Iono|metrie** [↑...metrie] *w;* -, ...ien: Bestimmung der Strahlungsstärke radioaktiver Substanzen mithilfe des Ionometers (Phys.)

Iono|phorese u. **Ionto|phorese** [zu ↑Ion u. gr. *φορεῖν* = tragen, bringen] *w;* -, -n: Einführung von Ionen mithilfe des galvanischen Stroms durch die Haut in den Körper zu therapeutischen Zwecken (bes. bei Erkrankungen des Bewegungsapparates, ferner bei Haut- u. Schleimhautkrankheiten)

Io|phobie [zu gr. *ἰός* = Gift u. gr. *φόβος* = Furcht] *w;* -, ...ien: krankhafte Angst vor Giften bzw. Vergiftungen (Psychol., Med.)

i. p.: Abk. für ↑intraperitonäal

Ip|sation [zu lat. *ipse* = selbst] *w;* -, -en u. **Ip|sismus** *m;* -, ...men: = Onanie

ipsi|lateral [zu lat. *ipse* = selbst u. ↑Latus]: auf die gleiche Seite [bezogen], auf der gleichen Seite befindlich

ipsi|versiv [zu lat. *ipse* = selbst u. lat. *vertere, versum* = drehen, wenden]: zur gleichen Seite hingewendet (z. B. Bewegungen)

IQ: Abk. für ↑Intelligenzquotient

Ir: chem. Zeichen für ↑Iridium

¹ir..., Ir... vgl. ¹in..., In...

²ir..., Ir... vgl. ²in..., In...

Iracundia [aus gleichbed. lat. *iracundia*] *w;* -: Jähzorn. **Iracundia morbosa:** krankhafte Neigung zu Zornesausbrüchen

Irid|ek|tomie [↑Iris u. ↑Ektomie] *w;* -, ...ien: operative Ausschneidung [eines Teils] der Regenbogenhaut des Auges (z. B. bei Staroperationen)

Irid|en|klei|sis [zu ↑Iris u. gr. *ἐγκλείειν* = einschließen] *w;* -: Methode zur Ableitung des Kammerwassers aus dem Augeninnern unter die Bindehaut bei ↑Glaukomen, wobei ein Stück der Iris, das dochtartig das Wasser nach außen leitet, in einen Schlitz in der Lederhaut geklemmt wird

Irid|eremie [zu ↑Iris u. gr. ἐρῆμος = einsam; verlassen, entblößt von] *w;* -, ...ien: seltene Bez. für ↑Aniridie

Iridium [zu gr. ἶρις, Gen.: ἴριδος = Regenbogen (die Benennung geht von den farbigen Komplexsalzen des Edelmetalls aus)] *s;* -s: chem. Grundstoff, Edelmetall; Zeichen: Ir

Irido|chorio|iditis [zu ↑Iris u. ↑Chorioidea] *w;* -, ...itiden (in fachspr. Fügungen: ...itides): Entzündung der Regenbogen- und der Aderhaut des Auges

irido|cornealis, ...le [zu ↑Iris u. ↑Cornea]: zur Regenbogen- und Hornhaut des Auges gehörend; z. B. in der Fügung ↑Angulus iridocornealis

Iridocyclitis vgl. Iridozyklitis

Irido|dia|lyse [zu ↑Iris u. gr. διαλύειν = auflösen, trennen] *w;* -, -n, in fachspr. Fügungen: **Irido|dia|lysis,** *Pl.:* ...yses: Abreißen der Regenbogenhaut vom Ziliarkörper bei Einwirkung stumpfer Gewalt auf den Augapfel

Irido|dia|stase [↑Iris u. ↑Diastase] *w;* -, -n: angeborener Spalt zwischen Irisrand und Ziliarkörper des Auges (Missbildung der Iris)

Irido|donesis [zu ↑Iris u. gr. δονεῖν = hin und her bewegen, schütteln] *w;* -, ...esen: (nach operativer Entfernung oder bei Luxation der Augenlinse auftretendes) Schlottern bzw. Zittern der Iris bei Augenbewegungen

Irido|plegie [zu ↑Iris u. gr. πληγή = Schlag, Hieb, Stoß] *w;* -, ...ien: Lähmung der Irismuskeln (↑Musculus sphincter pupillae u. ↑Musculus dilatator pupillae) infolge Verletzungen oder infolge Einwirkung lokal angewandter Gifte (z. B. Atropin)

Irido|schisis [*...ß-ch...;* zu ↑Iris u. gr. σχίζειν = spalten] *w;* -, ...isen: angeborene Spaltung der Iris

Irido|tomie [↑Iris und ↑...tomie] *w;* -, ...ien: operatives Durchschneiden der Regenbogenhaut, Einschnitt in die Regenbogenhaut

Irido|zy|klitis [Kurzw. aus ↑Iritis u. ↑Zyklitis] *w;* -, ...itiden, in fachspr. Fügungen: **Irido|cy|clitis,** *Pl.:* ...itides: Entzündung der Regenbogenhaut und des Ziliarkörpers des Auges

Iris [aus gr. ἶρις, Gen.: ἴριδος = Regenbogen; Regenbogenhaut des Auges] *w;* -, Irides: Regenbogenhaut des Auges, kreisförmige, pigmenthaltige, bindegewebige Membran um die Pupille, die die Pupille mittels zweier ringförmiger glatter Muskeln (↑Musculus sphincter pupillae u. ↑Musculus dilatator pupillae) verengt oder erweitert und somit die Intensität des Lichteinfalls steuert. **Iris bombata** [mlat. *bombatus* = gewölbt], auch: **Iris bombée** [*- bongbe;* frz. *bombé* = bucklig, gewölbt]: = Napfkucheniris

Iris|dia|gnose: = Augendiagnose

Iritis [zu ↑Iris] *w;* -, Iritiden (in fachspr. Fügungen: Iritides): Entzündung der Regenbogenhaut des Auges. **Iritis plastica:** Form der Regenbogenhautentzündung des Auges mit fibrinösen Exsudationen, aus denen sich neue Gewebsauflagerungen bilden

Ir|radia|tion [zu lat. *irradiare, irradiatum* = bestrahlen; strahlen] *w;* -, -en: Ausbreitung von Erregungen oder von Schmerzen im Bereich peripherer Nerven

ir|regulär, in fachspr. Fügungen: **ir|regularis, ...re** [↑[2]in... u. das FW *regulär*]: unregelmäßig (z. B. vom Puls)

ir|reparabel [aus lat. *irreparabilis* = nicht wiederherzustellen; unersetzlich]: nicht heilbar, in der Funktion nicht wiederherstellbar (z. B. von durchtrennten Nervensträngen)

ir|reponibel [↑[2]in... u. ↑reponibel]: nicht wieder in die normale Lage zurückzubringen (z. B. von luxierten Gelenkköpfen, von eingeklemmten Bruchinhalten o. Ä.)

ir|re|spirabel [zu ↑[2]in... u. lat. *respirare* = Atem holen, Luft schöpfen]: nicht atembar (z. B. von verschiedenen Gasen gesagt, deren Einatmung sofortigen reflektorischen Stimmritzenverschluss bewirkt)

ir|re|versibel [↑[2]in... u. ↑reversibel]: nicht umkehrbar, nicht in umgekehrter Richtung ablaufend; nicht rückgängig zu machen (z. B. von bestimmten chemischen oder physikalischen Reaktionen gesagt, von bestimmten biologischen Veränderungen u. a.)

Ir|rigation [zu lat. *irrigare* = Flüssigkeit in etwas leiten] *w;* -, -en: Ausspülung (bes. des Darmes bei Verstopfung), Einlauf. **Ir|rigator** *m;* -s, ...toren: Spülkanne, Gefäß, das z. B. zur Darmspülung verwendet wird

Ir|rigo|skopie [Kurzbildung aus ↑Irrigation u. ↑Radioskopie] *w;* -, ...ien: röntgenographische Untersuchung des Dickdarms mithilfe eines Kontrastmittels, das durch einen Einlauf eingebracht wurde

ir|ritabel, in fachspr. Fügungen: **ir|ritabilis, ...le** [zu lat. *irritare* = reizen]: reizbar, erregbar (z. B. von Nerven oder von der Pupille gesagt; auch von Organen bei ↑Hyperästhesie); z. B. in der Fügung Colon irritabile (↑Kolon). **Ir|ritabilität** *w;* -: Reizbarkeit, Erregbarkeit (z. B. von Nerven). **ir|ritans:** reizend, einen [Juck]reiz ausübend; z. B. in der Fügung ↑Pulex irritans. **Ir|ritans** *s;* -, ...antia u. ...anzien [*...iᵉn*]: = Rubefaziens. **Ir|ritation** *w;* -, -en: Reizung, Ausübung eines Reizes (z. B. auf einen Nerv). **ir|ritativ** [*...tif*]: auf dem Wege der Irritation [hervorgerufen]

ISA: Abk. für ↑intrinsische sympathikomimetische Aktivität

Isch|ämie [*iß-ch...;* zu gr. ἴσχειν = zurückhalten; hemmen u. ↑...ämie] *w;* -, ...ien: örtliche Blutleere, mangelnde Versorgung einzelner Organe mit Blut infolge Verlegung der arteriellen Zufuhrwege (z.B. bei ↑Thrombose, arteriosklerotischen Veränderungen, Abklemmung von Arterien durch Geschwülste u.a.). **isch|ämisch**: durch Ischämie hervorgerufen; blutleer; die Ischämie betreffend

is|chia|dicus, ...ca, ...cum [*iß-chi...;* zu ↑Ischium]: zum Gesäß bzw. zur Hüfte gehörend; z.B. in der Fügung ↑Nervus ischiadicus. **Is|chia|dikus** *m;* -, ...izi: übliche Kurzbezeichnung für ↑Nervus ischiadicus

Is|chi|algie [*iß-chi...;* ↑Ischium u. ↑...algie] *w;* -, ...ien, in fachspr. Fügungen: **Is|chialgia**[1], *Pl.:* ...iae: = Ischias

is|chi|algi|form [zu ↑Ischialgie u. lat. *forma* = Gestalt, Form]: einer Ischialgie ähnlich (von Krankheitssymptomen)

Is|chias [*iß-chiaß* od. *isch....;* von gr. ἰσχιάς = Hüftschmerz] *w* (ugs. meist: *s* od. *m*); -: volkstüml. Bez. für: Hüftweh, Hüftschmerzen, anfallsweise auftretende oder längere Zeit bestehende Neuralgie im Bereich des ↑Nervus ischiadicus, oft in eine ↑Neuritis ausartend (als Folge von Reizzuständen, organischen Veränderungen, Infektionen oder Traumen im Ausbreitungsgebiet des Ischiasnervs)

Is|chio|pagus [*iß-chio...;* zu ↑Ischium und gr. πηγνύναι = befestigen] *m;* -, ...gen oder ...gi: Doppelfehlbildung, deren Paarlinge mit den Becken zusammengewachsen sind

Is|chio|pubeo|tomie [*iß-chio...;* ↑Ischium, ↑Pubes und ↑...tomie] *w;* -, ...ien: operative Durchtrennung des seitlichen Beckenrings (als geburtshilfliche Maßnahme bei zu engem Becken)

is|chio|rektal, in fachspr. Fügungen: **ischio|rectalis, ...le** [*iß-chio...;* zu ↑Ischium u. ↑Rektum]: zur Hüfte u. zum Mastdarm gehörend; z.B. in der Fügung ↑Fossa ischiorectalis

Is|chio|thorako|pagus [*iß-chio...;* zu ↑Ischium, ↑Thorax u. gr. πηγνύναι = befestigen] *m;* -, ...gen od. ...gi: Doppelfehlbildung, bei der die Paarlinge vom Brustkorb bis zur Hüfte mit dem Rumpf zusammengewachsen sind

Is|chio|zele [*iß-chio...;* ↑Ischium u. ↑...zele] *w;* -, -n: = Hernia ischiadica

Is|chium [*iß-chium;* aus gr. ἰσχίον = Hüftgelenk; Hüfte] *s;* -s, Is|chia: Hüfte, Gesäß

Is|cho|chymie [*iß-cho...;* zu gr. ἴσχειν = zurückhalten, hemmen u. ↑Chymus] *w;* -, ...ien: verzögerte Weiterleitung des Speisebreis vom Magen in den unteren Verdauungstrakt

Isch|urie [*iß-ch...;* zu gr. ἴσχειν = zurückhalten, hemmen u. ↑...urie] *w;* -, ...ien, in fachspr. Fügungen: **Isch|uria**[1], *Pl.:* ...iae: Harnverhaltung, Unmöglichkeit, die Harnblase zu entleeren. **Isch|uria para|doxa:** Harnverhaltung, bei der es wegen Überfüllung der Blase zu Harnträufeln kommt. **Isch|uria spastica:** Harnverhaltung bei Schließmuskelkrampf

iso..., Iso..., vor Selbstlauten meist: **is..., Is...** [aus gr. ἴσος = gleich]: Bestimmungswort von Zus. mit der Bed. „gleich"; z.B.: isomer, Isohydrie

Iso|ag|glutinin [↑iso... u. ↑Agglutinin] *s;* -s, -e: Normalagglutinin; im Blutserum physiologisch vorhandener Antikörper gegen gruppenfremde rote Blutkörperchen des AB0-Systems

Iso|anti|gen [↑iso... u. ↑Antigen] *s;* -s, -e: Stoff, der die Blutgruppenspezifität vermittelt

Iso|anti|körper [↑iso... und ↑Antikörper] *Pl.:* Antikörper, die gegen arteigene, aber körperfremde ↑Antigene (z.B. von anderen Menschen stammende Gewebstransplantate) gerichtet sind

iso|bar [zu ↑iso... u. gr. βάρος = Schwere]: nennt man Flüssigkeiten mit dem gleichen spezifischen Gewicht

iso|chrom [zu ↑iso... u. gr. χρῶμα = Haut; Hautfarbe; Farbe]: gleichmäßig gefärbt, den Farbstoff gleichmäßig annehmend (z.B. von roten Blutkörperchen im mikroskopischen Präparat)

Iso|chromo|som [↑iso... u. ↑Chromosom] *s;* -s, -en (meist *Pl.*): aus zwei homologen Armen bestehendes Chromosom (Genetik)

iso|chron [zu ↑iso... u. gr. χρόνος = Zeit]: gleichzeitig; gleich lange Erregungszeiten beanspruchend (von Muskeln oder Nerven gesagt)

iso|dens [zu ↑iso... u. lat. *densus* = dicht]: mit gleichmäßiger Dichte (sichtbar); auf bildgebende Verfahren bezogen

iso|dynam [zu ↑iso... u. gr. δύναμις = Stärke, Kraft]: gleichwertig, den gleichen Verbrennungswert bzw. Energiegehalt habend (von Nahrungsstoffen). **Iso|dynamie** *w;* -, ...ien: Gleichwertigkeit des Kaloriengehalts bzw. der Verbrennungsenergie verschiedener Nahrungsmittel

Iso|enzym [↑iso... u. ↑Enzym] *s;* -s, -e (meist *Pl.*): mithilfe proteinchemischer Methoden (z.B. der ↑Elektrophorese) voneinander abtrennbare Enzyme, die in den gleichen chem. Reaktionen als Katalysatoren zu wirken vermögen (Biochemie)

iso|gen [↑iso... u. ↑...gen], auch: **iso|log:** von genetisch identischen Individuen (z.B. von eineiigen Zwillingen) stammend

Iso|hämo|lysin [↑iso... u. ↑Hämolysin] *s;* -s, -e: Hämolysin, das gegen rote Blutkörperchen der eigenen Art gerichtet ist

Iso|hy|drämie [↑iso..., ↑hydro... und ↑...ämie] *w;* -, ...ien: der normalerweise gleich bleibende Wassergehalt des Blutes

Iso|hy|drie [zu ↑iso... u. gr. ὕδωρ = Wasser] *w;* -, ...ien: gleich bleibende Wasserstoffionenkonzentration im Körper

Iso|ionie [zu ↑iso... u. ↑Ion] *w;* -, ...ien (*Pl.*

selten): Konstanz der Elektrolytzusammensetzung im Körper

Iso|korie [zu ↑iso... u. gr. *κόρη* = Mädchen; Pupille] *w;* -: Pupillengleichheit, gleiche Weite der Pupillen des rechten und linken Auges

Iso|kortex [↑iso... u. ↑Kortex] *m;* -[es], ...tizes: aus sechs Schichten bestehender Abschnitt der Großhirnrinde (im Bereich des ↑Cortex cerebri), der sich in den letzten Fetalmonaten ausbildet

Isolat [zum FW *isolieren*] *s;* -[e]s, -e: aus dem Gewebe oder aus Körperflüssigkeiten isolierte Krankheitserreger

Isolier|station: von den übrigen Abteilungen völlig abgetrennte Station eines Krankenhauses für Patienten mit übertragbaren Krankheiten

iso|log vgl. isogen

Iso|lysin [zu ↑iso... u. gr. *λύειν* = lösen, auflösen] *s;* -s, -e: = Isohämolysin

iso|mer [zu ↑iso... u. gr. *μέρος* = Teil]: die Eigenschaft der Isomeren aufweisend. **Isomer** *s;* -s, -e, auch: **Iso|mere** *s;* -n, -n (meist *Pl.*): chem. Verbindungen, die trotz der gleichen Anzahl gleichartiger Atome im Molekül durch deren verschiedene Anordnung ein unterschiedliches chemisches u. physikalisches Verhalten zeigen. **Iso|merase** [↑...ase] *w;* -, -n: Enzym aus der Hauptklasse der Enzyme, die die reversible Umwandlung eines Substrats in ein Isomer katalysieren. **Iso|merie** *w;* -, ...ien: Vorkommen von Isomeren eines chem. Stoffes

iso|me|trisch [zu ↑iso... u. gr. *μέτρον* = Maß]: die gleiche Längenausdehnung beibehaltend; z. B. in der Fügung: **isometrische Mus|kel|kon|traktion:** Anspannung eines Muskels ohne Veränderung seiner Länge. **iso|me|trisches Mus|kel|training:** rationelle, den Kreislauf nur geringfügig belastende Methode des Krafttrainings, bei der die Muskulatur ohne Änderung der Längenausdehnung angespannt wird (in der Klinik zur ↑Rehabilitation, im Sport als Leistungstraining angewandt)

iso|me|trop [zu ↑iso..., gr. *μέτρον* = Maß u. gr. *ὤψ*, Gen.: *ὠπός* = Auge; Gesicht]: gleichsichtig (vom Sehvermögen gesagt, wenn beide Augen die gleiche Brechkraft haben). **Iso|me|tropie** *w;* -, ...ien: Gleichsichtigkeit, gleiche Brechkraft beider Augen

iso|morph [zu ↑iso... u. gr. *μορφή* = Gestalt]: gestaltgleich (von ätiologisch unterschiedlichen Krankheitsbildern gesagt). **Iso|mor|phie** *w;* -: morphologisch gleiches Erscheinungsbild ätiologisch unterschiedlicher Krankheitsbilder

Iso|ni|azid [Kurzwort aus ↑Isonikotinsäurehydrazid] *s;* -[e]s: = Isonikotinsäurehydrazid

Iso|nikotin|säure: ↑Isomer der Nikotinsäure, ein schwer lösliches, farbloses, kristallines Pulver (dient zur Synthese von Isonikotinsäurehydrazid). **Iso|nikotin|säure|hydrazid:** farb- und geschmackloses, kristallines Pulver, in kaltem Wasser schlecht, in warmem Wasser besser löslich (aus ↑Isonikotinsäure synthetisch gewinnbar; als ↑Tuberkulostatikum zur medikamentösen Bekämpfung der Tuberkulose verwendet); Abk.: INH

Iso|pa|thie [↑iso... u. ↑...pathie] *w;* -, ...ien: Behandlung einer Krankheit durch Stoffe, die durch das Krankheitsgeschehen im Organismus gebildet werden (z. B. Antikörper, Vakzine u. a.)

is|osmotisch [↑iso... u. ↑osmotisch]: = isotonisch

Iso|sthen|urie [↑iso..., gr. *σθένος* = Stärke, Kraft und ↑...urie] *w;* -, ...ien: gleich bleibende Harnkonzentration trotz unterschiedlicher Zufuhr von Flüssigkeit (infolge Niereninsuffizienz)

iso|therm [↑iso... und gr. *θερμός* = warm]: von gleich bleibender Körpertemperatur. **Iso|thermie** *w;* -, ...ien: Konstanz der normalen Körpertemperatur unter dem Einfluss des Wärmezentrums im Gehirn. **iso|thermisch:** = isotherm

Iso|tonie [zu ↑iso... u. gr. *τόνος* = Spannung] *w;* -: Konstanz des osmotischen Drucks der Körperflüssigkeiten (z. B. des Blutplasmas) beim Gesunden. **iso|tonisch:** von gleich bleibendem Druck. **iso|tonische Lösungen:** Lösungen von gleichem osmotischem Druck

iso|top [zu ↑iso... u. gr. *τόπος* = Ort, Stelle]: das ↑Isotop eines chem. Grundstoffes darstellend (von Grundstoffen). **Iso|top** *s;* -s, -e: Bez. für chem. Grundstoffe, die chemisch identisch sind, deren Atome aber (bei gleicher Ordnungszahl) unterschiedliche Atomgewichte haben. **Iso|topie** *w;* -: das Vorkommen von Isotopen bei chem. Elementen. **iso|topisch:** = isotop

Iso|trans|plantat [↑iso... u. ↑Transplantat] *s;* -[e]s, -e: von einem in Bezug auf den Empfänger isologen Spender stammendes Transplantat

Iso|vol|ämie [↑iso... u. ↑Volämie] *w;* -: regelrechte Gesamtblutmenge. **iso|vol|ämisch:** die Isovolämie betreffend

Iso|zytose [zu ↑iso... u. gr. *κύτος* = Höhlung; Wölbung] *w;* -, -n: Vorhandensein von normalen, gleich großen Zellen im Blutbild

isth|micus, ...ca, ...cum: zum ↑Isthmus gehörend, auf ihn bezüglich. **Isth|mus** [von gr. *ἰσθμός* = schmaler Zugang] *m;* -, ...mi (eindeutschend auch: ...men): enger Durchgang, verengte Stelle, schmale Verbindung (zwischen zwei Hohlräumen; Anat.). **Isthmus aortae:** Aortenverengung am Übergang des Aortenbogens in die Brustaorta. **Isthmus cartilaginis au|ris** [↑Cartilago]: Verbindungsstück zwischen Ohrknorpel u. Gehörgang. **Isth|mus fau|cium** [↑Fauces]: „Schlundenge“, Rachenenge, Übergang zwischen Mund- u. Rachenhöhle, der von den Gaumenbögen seitlich begrenzt ist. **Isth|mus glandulae thyreo|ideae:** schmales Verbindungsstück zwischen den beiden Schilddrüsenlappen. **Isth|mus gyri cinguli:** schmalste Stelle zwischen ↑Gyrus cinguli u. ↑Gyrus parahippocampalis. **Isth|mus prostatae:** Mittelstück der Vorsteherdrüse, Teil der Vorsteherdrüse zwischen rechtem und linkem Lappen. **Isth|mus rhomb|en|ce|phali:** Einengung im Bereich des ↑Rhombencephalons während der embryonalen Hirnentwicklung. **Isth|mus tubae au|ditivae:** Tubenenge, Abschnitt der Ohrtrompete zwischen deren knöchernem u. knorpeligem Teil. **Isth|mus tubae uterinae:** dünner u. enger Teil des Eileiters. **Isth|mus uteri:** verengte Übergangsstelle zwischen Gebärmutterkörper und -hals

Isth|mus|stenose: = Coarctatio aortae

Itai-Itai-Krankheit [jap. *itai* = schmerzhaft]: chronische Kadmiumvergiftung mit oft letalem Ausgang

Iteration [zu lat. *iterare* = wiederholen] *w;* -, -en: zwangsmäßige Wiederholung von Wörtern, Sätzen od. von Bewegungen (z. B. als Begleiterscheinung bei ↑Schizophrenie)

iteretur [zu lat. *iterare* = wiederholen; erneuern]: seltener für ↑reiteretur

...itis, *Pl.:* **...itiden,** latinisiert: **...itides:** Endung weiblicher Hauptwörter aus der Medizin zur Bez. von Entzündungskrankheiten; z. B. Bronchitis, Hepatitis

Ito-Zellen [nach dem jap. Pathologen H. Ito, 19./20. Jh.]: ↑Kupffer-Sternzellen, die Fett speichern können

IUP: Abk. für ↑Intrauterinpessar

i. v. = intravenös

IVF: Abk. für ↑In-vitro-Fertilisation

Ix|odes [aus gr. ἰξώδης = klebrig, zäh wie Vogelleim, anklebend] *m;* -: Gattung der bei Mensch u. Tier parasitierenden Zecken. **Ixodes ricinus:** Holzbock, Zecke, weltweit verbreitete Schildzeckenart (Blutsauger), deren Biss zu ↑Enzephalitis führen kann

J

J: 1) chem. Zeichen für ↑Jod. **2)** Abk. für ↑Joule

Jaboulay-Winkelmann-Operation [*schabulą...;* nach dem frz. Chirurgen Mathieu Jaboulay (1860–1913) u. dem dt. Chirurgen Karl Winkelmann (1863–1925)]: operatives Behandlungsverfahren bei der ↑Hydrozele (das ↑Stratum reticulare wird gespalten, an die Rückseite des Hodens verlagert und dort vernäht)

Jac|coud-Zeichen [*schakų...;* nach dem frz. Arzt Sigismond Jaccoud, 1830–1913]: Einziehung der Haut über dem Herz, vor allem im Bereich der Zwischenrippenräume, während der ↑Systole bei Herzbeutelverwachsungen

Jacket|krone [*dschäkit...;* engl. *jacket* = Jacke; Umhüllung]: Zahnmantelkrone aus Porzellan od. Kunstharz

Jackson-Epi|lep|sie [*dschäkß^e^n...;* nach dem engl. Neurologen J. H. Jackson, 1834–1911]: Sonderform der Epilepsie mit (motorischen und sensiblen) fokalen Anfällen infolge umschriebener zerebraler Veränderungen. **Jackson-Lähmung:** Lähmung einer Zungenhälfte u. des Gaumensegels bei Schädigung des verlängerten Marks

Jacobson-Organ [nach dem dän. Chirurgen u. Anatomen L. L. Jacobson, 1783–1843]: = Organum vomeronasale

Jactatio vgl. Jaktation

Jadassohn-Krankheit [nach dem dt. Dermatologen Josef Jadassohn, 1863–1936]: = Granulosis rubra nasi

Jaffé-Lichtenstein-Krankheit [*jafe...;* nach den amer. Pathologen Henry L. Jaffé, 1896–1970, und Louis Lichtenstein, 1906–1977]: = Dysplasia fibrosa

Jaksch-Hayem-An|ämie [*...äjang...;* nach dem östr. Internisten Rudolf von Jaksch (1855–1947) u. dem frz. Internisten George Hayem (1841–1933)]: schwere ↑Anämie bei Kindern mit Milzschwellung u. Lebervergrößerung

Jaksch-Probe [nach dem östr. Internisten Rudolf von Jaksch, 1855–1947]: Probe zum Nachweis von ↑Melanin bzw. ↑Melanogen im Urin: Urin wird mit verdünnter Schwefelsäure angesäuert u. mit Eisenchlorid od. Kaliumbichromatlösung versetzt; bei Anwesenheit von Melanin entsteht eine dunkle bis schwarze Färbung

Jaktation [zu lat. *iactare* = werfen; schleudern; schütteln] *w;* -, -en, in fachspr. Fügungen: **Jactatio,** *Pl.:* ...io|nes: unwillkürliches Gliederzucken; insbes. das ruhelose Hin-und-her-Wälzen des Körpers im Bett bei akuten fieberhaften Erkrankungen (vor allem im Fieberdelirium). **Jactatio capitis nocturna** [↑Caput]: unwillkürliches nächtliches Kopfwackeln u. Kopfzucken (nervöse Störung bes. bei geistig behinderten od. neurotischen Kindern)

Jani|zeps [zum Namen des altitalischen doppelköpfigen Gottes *Janus* u. zu lat. *caput* = Kopf (vgl. lat. *biceps* = doppelköpfig)] *m;* -, ...zipiten, in fachspr. Fügungen: **Janiceps,** *Pl.:* ...cipites, sonst auch: **Janus-**

kopf *m;* -[e]s, ...köpfe: Doppelmissbildung (mit zwei vollständigen Gesichtern), bei der die Paarlinge am Hinterkopf zusammengewachsen sind

Jarisch-Herxheimer-Reaktion [nach dem östr. Dermatologen Adolf Jarisch (1850 bis 1902) u. dem dt. Dermatologen Karl Herxheimer (1861–1944)]: heftige Reaktion des Organismus bei ↑Syphilis auf eine antisyphilitische Behandlung infolge Zerfalls der Spirochäten u. des dadurch bedingten Freiwerdens von Toxinen

Jaworsky-Kerne [nach dem poln. Arzt Valery Jaworsky, 1849–1925]: bei ↑Superacidität im Mageninhalt (im nüchternen Zustand) vorkommende freie Leukozytenkerne, deren ↑Protoplasma durch den Magensaft verdaut wurde

Jecur [aus lat. *iecur,* Gen.: *iecoris* = Leber] *s;* -s, Jecora: seltene Bez. für ↑Hepar

jejunal, in fachspr. Fügungen: **jejunalis, ...le** [zu ↑Jejunum]: das Jejunum betreffend, zu ihm gehörend; z. B. in der Fügung ↑Arteriae jejunales

Jejunitis [zu ↑Jejunum] *w;* -, ...itiden (in fachspr. Fügungen: ...itides): Entzündung des Leerdarms

Jejuno|ile|itis [zu ↑Jejunum u. ↑Ileum] *w;* -, ...itiden (in fachspr. Fügungen: ...itides): gleichzeitige Entzündung von Leerdarm und Krummdarm

Jejuno|skopie [↑Jejunum u. ↑...skopie] *w;* -, ...ien: direkte Untersuchung des Leerdarms

Jejuno|stomie [↑Jejunum und ↑...stomie] *w;* -, ...ien: operative Herstellung einer künstlichen Verbindung zwischen ↑Jejunum u. der äußeren Bauchdecke (zur künstl. Ernährung)

Jejunum [zu lat. *ieiunus* = nüchtern; leer] *s;* -s, ...na: „Leerdarm", der vom Zwölffingerdarm bis zum Krummdarm reichende Abschnitt des Dünndarms

Jen|drassik-Handgriff [nach dem ung. Arzt Ernő Jendrassik, 1858–1921]: Hilfsmittel zur besseren Auslösung des ↑Patellarreflexes: Der Patient faltet oder verhakt die Hände ineinander u. versucht, sie auf Kommando auseinander zu ziehen, während im gleichen Moment der Untersucher die ↑Patellarsehne beklopft

Jenner-Impfung [*dschän^er...;* nach dem engl. Arzt Edward Jenner, 1749–1823]: = Pockenschutzimpfung

Jetlag [*dschätläg;* engl. *jet* = Strahlantrieb, Düsenflugzeug u. engl. *lag* = Verzögerung] *m;* -s, -s: Beschwerden, die bei schnellem Überfliegen mehrerer Zeitzonen als Folge der Zeitdifferenz in westöstlicher oder ostwestlicher Richtung auftreten

Jochbein vgl. Os zygomaticum

Jochbogen vgl. Arcus zygomaticus

Jod, in der internat. chem. Nomenklatur: **Iod** [aus gleichbed. frz. iode, einer gelehrten Ableitung von gr. ἰώδης = veilchenfarbig (die Benennung bezieht sich auf den bei Erhitzung von Jod auftretenden veilchenblauen Dampf)] *s;* -[e]s: nichtmetallischer chem. Grundstoff, zu den ↑Halogenen gehörend (Zeichen: J, I); in der Medizin u. a. zur Desinfektion der Haut u. von Wunden verwendet. **Jodat** *s;* -[e]s -e: Salz der Jodsäure. **jodicus, ...ca, ...cum:** durch Jod hervorgerufen (z. B. von Akneausschlägen gesagt). **Jodid** *s;* -[e]s, -e: Salz der Jodwasserstoffsäure. **jodie|ren:** mit Jod bestreichen (z. B. eine Operationsstelle). **Jodination** *w;* -, -en: Aufnahme des Jods aus dem Blut in das Körpergewebe oder in bestimmte Organe (z. B. in die Schilddrüse). **Jodisation** *w;* -, -en: fermentativer Einbau des resorbierten Jods in das Tyrosin im Follikelepithel der Schilddrüse. **Jodismus** *m;* -, ...men: Jodvergiftung mit Auftreten verschiedener Reizerscheinungen wie Fieber, Bindehautentzündung, Durchfall u. a. (nach längerem Gebrauch von Jod)

Jodo|me|trie [↑Jod und ↑...metrie] *w;* -: maßanalytisches Verfahren zur quantitativen Bestimmung verschiedener Stoffe, die mit Jod reagieren od. Jod aus Verbindungen freisetzen

Joga vgl. Yoga

Johanson-Plastik [nach dem zeitgenöss. schwed. Chirurgen Bengt Johanson]: Harnröhrenplastik, operative Beseitigung von Harnröhrenstrikturen durch Harnröhrenlängsspaltung (nach Art einer ↑Hypospadie) u. späteren Verschluss der Harnröhre

Jolly-Körper [*scholi...;* nach dem frz. Histologen Justin Jolly, 1870–1953] *Pl.:* = Howell-Jolly-Körperchen

Jones-Eiweißkörper vgl. Bence-Jones-Eiweißkörper

Joule [nach DIN: *dschul,* sonst auch: *dschaul;* nach dem engl. Physiker J. P. Joule, 1818–1889] *s;* -[s], -: Maßeinheit der Arbeit, Energie und Wärmemenge (z. B. für den Energiewert der aufgenommenen Nahrung; dafür bisher ↑Kalorie); Zeichen J (1 cal ≈ 4,18 J)

Jucken vgl. Pruritus

Judet-Pro|these [*schüdä...;* nach dem zeitgenöss. frz. Orthopäden Robert Judet]: mit einem Zapfen od. Stiel versehene Kunstharzprothese zum Aufsetzen auf den operierten Schenkelhalskopf

Jugend|medizin: Zweig der Medizin, der sich mit den medizinischen, psychischen und sozialen Problemen des zweiten Lebensjahrzehnts beschäftigt

jugular, in fachspr. Fügungen: **jugularis, ...re** [zu ↑Jugulum]: zur Drosselgrube gehörend, sie betreffend; zur Vorderseite des Halses gehörend; z. B. in der Fügung ↑Vena jugularis

Jugulum [aus lat. *iugulum,* Gen.: *iuguli* = Schlüsselbein; Höhlung über dem Schlüsselbein; Kehle] *s;* -s, ...la: Drosselgrube, natürliche Einsenkung an der Vorderseite des Halses zwischen den Halsmuskeln, der Schultermuskulatur u. dem Schlüsselbein

Jugum [aus lat. *iugum,* Gen.: *iugi* = Joch] *s;* -s, ...ga: Joch, Kamm, Leiste, Erhebung (Anat.). **Juga alveo|laria** *Pl.:* die durch die ↑Alveolen bedingten länglichen Erhebungen an der Außenfläche des Unter- u. Oberkiefers. **Juga cere|bralia** *Pl.:* die den Hirnfurchen entsprechenden länglichen Knochenerhebungen an der Hirnfläche des Schädels

Junctura vgl. Junktur

Jungfernhäutchen vgl. Hymen

Jungfernzeugung vgl. Parthenogenese

Jüngling-Krankheit [nach dem dt. Chirurgen Otto Jüngling, 1884–1944]: = Ostitis tuberculosa cystoides multiplex

junktio|nal [zu lat. *iunctio* = Verbindung]: an der Verbindungsstelle zweier Gewebsarten liegend

Junktions|nävus [lat. *iunctio* = Verbindung] *m;* -, ...vi: Nävus, dessen Zellen sich an der Verbindungsstelle zwischen Epidermis und Mesenchym bilden

Junktur [aus lat. *iunctura,* Gen.: *iuncturae* = Verbindung; Gelenk] *w;* -, -en, in fachspr. Fügungen: **Junctura,** *Pl.:* ...rae: Sammelbezeichnung für alle Formen einer Verbindung zwischen benachbarten Knochen des Skeletts, nämlich: bindegewebige oder Bänderverbindungen (vgl. Syndesmose), knorpelige Verbindungen (vgl. Synchondrose), knöcherne Verbindungen (vgl. Synostose) u. Gelenke (vgl. Articulatio). **Junctura fibrosa:** feste Knochenverbindung, Knochenfuge, Verbindung von zwei Knochen durch Knorpel, Bindegewebe oder Knochen. **Junctura sa|cro|coc|cygea:** (häufg echte) Gelenkverbindung zwischen Kreuz- und Steißbein

juvenil, in fachspr. Fügungen: **juvenilis, ...le** [aus lat. *iuvenilis* = jugendlich]: jugendlich, im Jugendalter auftretend; z.B. in der Fügung ↑Acne juvenilis

juxta|artikulär [zu lat. *iuxta* = dicht daneben, nahe bei u. ↑Articulus]: neben einem Gelenk liegend

juxta|glomerulärer Apparat [lat. *iuxta* = dicht daneben, nahe bei u. ↑glomerulär]: Nahtstelle zwischen dem Gefäßpol des ↑Glomerulus (2) und dem ↑Tubulus

juxta|mural [zu lat. *iuxta* = dicht daneben, nahe bei u. lat. *murus* = Mauer, Wand]: neben der Wand eines Hohlorgans od. Gefäßes gelegen

juxta|pylorisch [zu lat. *iuxta* = dicht daneben, nahe bei u. ↑Pylorus]: neben dem Magenpförtner gelegen, in unmittelbarer Nachbarschaft des Magenausgangs lokalisiert (z.B. von Magengeschwüren gesagt)

K

K: chem. Zeichen für ↑Kalium

Kach|ektiker [zu ↑kachektisch] *m;* -s, -: an Kachexie leidender, hinfälliger Mensch.

Kach|ektin *s;* -s, -e: körpereigene Substanz, die bei der Entstehung der Kachexie eine Rolle spielt. **kach|ektisch,** in fachspr. Fügungen: **cach|ecticus, ...ca, ...cum** [zu ↑Kachexie]: an Kachexie leidend, hinfällig.

Kach|exie [von gr. *καχεξία* = schlechter Zustand, bes. des Körpers] *w;* -, ...ien, in fachspr. Fügungen: **Cach|exia**[1], *Pl.:* ...iae: „Abzehrung", mit allgemeiner Schwäche u. Blutarmut verbundener starker Kräfteverfall bei schweren chronischen Krankheiten wie Krebs, Tuberkulose u.a. **Cach|exia hypo|physia|lis:** auf Insuffizienz des Hypophysenvorderlappens beruhende Abmagerung. **Cach|exia mercuria|lis:** Kachexie als Folge einer chronischen Quecksilbervergiftung. **Cach|exia ovari|priva:** Kachexie der Frau mit klimakterischen Beschwerden als Folge eines operativen Verlustes der Eierstöcke im geschlechtsfähigen Alter. **Cachexia thymo|priva:** Kachexie als Folge eines operativen Verlustes der Thymusdrüse. **Cach|exia thyreo|priva:** mit ↑Myxödem verbundene Kachexie als Folge einer Radikaloperation der Schilddrüse

Kader-Fistel [nach dem poln. Chirurgen Bronislaw Kader, 1863–1937]: operativ hergestellte Magenfistel mit eingenähtem Gummischlauch als Fistelrohr

Kadmium, chem. fachspr. **Cadmium** [zu gr. *καδμεία* = Galmei] *s;* -s: metallischer chem. Grundstoff; Zeichen: Cd

Kaffernpocken vgl. Alastrim

Kahler-Krankheit [nach dem östr. Internisten Otto Kahler, 1849–1893]: Geschwulstbildung des Knochenmarks, vor allem im Bereich des Schädels, der Rippen, des Brustbeins, der Wirbelsäule und des Beckens

Kahnbein vgl. Os naviculare u. Os scaphoideum

Kahn-Flockungs|re|aktion [nach dem amer. Bakteriologen R. L. Kahn, 19./20. Jh.]: diagnostische Untersuchungsreaktion in der Luesserologie (vorbehandeltes Patientenserum wird mit Lipoidantigene enthaltendem Rinderherzextrakt zur Reaktion gebracht; Auftreten einer Flockung spricht für Lues)

Kahnschädel vgl. Skaphozephalus

Kahr-Plastik [nach dem östr. Gynäkologen Heinrich Kahr, 1888–1948]: gynäkologisches Operationsverfahren (bei Scheidenvorfall) in Form einer Verengerung des Scheideneingangs und Bildung eines so genannten hohen Dammes

Kai|ro|phobie [gr. *καιρός* = rechter Zeitpunkt, passende Zeit u. ↑Phobie] *w;* -, ...ien: wenig gebräuchliche Bezeichnung für: Situationsangst (Psychol., Med.)

Kaiserling-Lösung [nach dem dt. Pathologen Karl Kaiserling, 1869–1942]: Konservierungsmittel für anatomische Präparate (enthält u. a. Formalin und Glyzerin)

Kaiserschnitt vgl. Sectio caesarea

kak..., Kak... vgl. kako..., Kako...

Kak|idrose od. **Kak|idrosis** [zu ↑kako... u. gr. *ἱδρώς* = Schweiß] *w;* -: Absonderung übel riechenden Schweißes

kako..., Kako..., vor Selbstlauten: **kak..., Kak...** [aus gr. *κακός* = schlecht, übel]: Bestimmungswort von Zus. mit der Bedeutung „schlecht, übel, übel riechend, miss..."; z. B. Kakogeusie

Kako|chymie [zu ↑kako... u. gr. *χυμός* = Saft] *w;* -: schlechte Beschaffenheit der Körpersäfte

Kako|geu|sie [zu ↑kako... u. gr. *γεῦσις* = Geschmack] *w;* -: übler Geschmack im Munde

Kak|osmie [zu ↑kako... u. gr. *ὀσμή* = Geruch] *w;* -: subjektiv durch Geruchshalluzination (z. B. bei Schizophrenie od. Hysterie) begründete Wahrnehmung eines nicht vorhandenen üblen Geruchs; aber auch im Sinne von: Wahrnehmung eines für andere nicht wahrnehmbaren, aber objektiv begründeten üblen Geruchs (z. B. bei latenter Kieferhöhlenvereiterung)

Kako|stomie [zu ↑kako... u. gr. *στόμα* = Mund] *w;* -: = Foetor ex ore

Kala-Azar [von Hindi *kala-azar* = schwarze Krankheit] *w;* -: schwere tropische Infektionskrankheit mit Fieber, Schwellung von Leber u. Milz u. allgemeinem Kräfteverfall

Kalabar|beule, Calabar|beule [nach der nigerian. Hafenstadt Calabar]: = Loa-Loa

Kalik|ek|tomie, auch: **Kali|ek|tomie** [↑Calix u. ↑Ektomie] *w;* -, ...ien: operative Entfernung eines krankhaft veränderten oder steintragenden Nierenkelchs

Kaliko|papillitis [zu ↑Calix u. ↑Papille] *w;* -, ...itiden, in fachspr. Fügungen: **Calico-papillitis,** *Pl.:* ...itides: Entzündung der Kelche u. Papillen der Nieren

Kalio|penie [↑Kalium u. gr. *πενία* = Armut, Mangel] *w;* -, ...ien: krankhafter Mangel des Organismus an Kalium

Kalium [nlat. Rückbildung aus ↑Alkali] *s;* -s: zu den Alkalimetallen gehörendes chem. Element; Zeichen: K

Kali|urese [↑Kalium u. ↑Urese] *w;* -, -n: Ausscheidung von Kalium mit dem Urin

Kalkane|odynie [↑Calcaneus u. ↑...odynie] *w;* -, ...ien: Nervenschmerzen im Fersenbein

Kalkane|us *m;* -, ...nei [...*e-i*]: eindeutschende Schreibung für ↑Calcaneus

Kalka|ne|us|sporn: Knochenvorsprung an der Unterfläche des Fersenbeins

Kalkari|urie [zu lat. *calcarius* = zum Kalk gehörend, Kalk... u. ↑...urie] *w;* -, ...ien: vermehrte Ausscheidung von Kalksalzen mit dem Urin

Kalkgicht: degenerative Muskelerkrankung mit Kalkablagerungen in den distalen Partien (vor allem in den Endgliedern der Finger, aber auch in der Hand- und Beinmuskulatur)

Kalk|in|farkt: feinkörnige Kalkablagerung (z. B. in der Niere) mit örtlicher Gewebsdystrophie

Kalkseifenstuhl: Kalkseifen enthaltender, graugelber, trockener, alkalisch-fauliger Stuhl bei Säuglingen infolge Milchnährschadens

Kalli|krein [zu gr. *καλλίκρεας* = Bauchspeicheldrüse; eigtl. = schönes Fleisch] *s;* -s: hormonartiger Wirkstoff der Bauchspeicheldrüse von blutdrucksenkender Wirkung u. Funktion

kallös, in fachspr. Fügungen: **callosus, ...osa, ...osum** [zu ↑Kallus]: **1)** von Kallus überzogen. **2)** schwielenförmig; z. B. in der Fügung ↑Corpus callosum. **3)** schwielig, chronisch-entzündlich verändert und verhärtet (von Geweben; z. B. Ulcus callosum)

Kallo|tomie [↑Kallus u. ↑...tomie] *w;* -, ...ien: operative Durchtrennung des ↑Corpus callosum (zur Behandlung der Epilepsie)

Kallus [aus lat. *callus* = verhärtete Haut, Schwiele; Verhärtung; Knochengeschwulst] *m;* -, -se, in fachspr. Fügungen: **Callus,** *Pl.:* ...lli: Keimgewebe des Knochens, das sich bei Knochenbrüchen in der Bruchlücke entwickelt. **Callus luxurians:** Kalluswucherung, übermäßige Bildung von Kallusgewebe

Kal|modulin [Kurzbildung zu ↑Kalzium u. lat. *modulari* = abmessen, einrichten] *s;* -s, -e: in den Zellen vorhandenes Enzym, das die Wirkung von Kalzium in der glatten Muskulatur vermittelt

Kalorie [zu lat. *calor* = Wärme, Hitze] *w;* -, ...ien: **1)** kleine Kalorie, physikalische Maßeinheit der Wärmeenergie (Wärmemenge), definiert als die Wärmemenge, die erforderlich ist, um 1 g Wasser bei einem Druck von 1 atm von 14,5 °C auf 15,5 °C zu erwärmen (Zeichen: cal). **2)** bei Angaben über die dem Körper mit der Nahrung zugeführte Energiemenge: Kurzbez. für ↑Kilokalorie. **große Kalorie** vgl. Kilokalorie. **kleine Kalorie** vgl. Kalorie (1)

Kalori|meter [lat. *calor* = Wärme, Hitze u. ↑...meter] *s;* -s, -: Messinstrument zur Durchführung einer Kalorimetrie. **Kalori|me|trie** [↑...metrie] *w;* -, ...ien: **1)** quantitative Bestimmung der Wärmemenge, die bei einem physikalischen od. biochemischen Prozess (z. B. beim Energieumsatz des Organismus) erzeugt oder verbraucht wird. **2)** Bestimmung der spezifischen Wärme eines Körpers. **kalori|me|trisch**: die Wärmemessung betreffend, auf ihr beruhend

kalorisch [zu lat. *calor* = Wärme, Hitze]: die Wärme bzw. Wärmeenergie betreffend

Kalotte [aus frz. *calotte* = Käppchen; kleine Wölbung; (kleines) Dach] *w;* -, -n: **1)** Schädeldach (ohne Schädelbasis). **2)** Dach des Hüftkopfs

Kaltblüter: Bezeichnung für Tiere, deren Körpertemperatur von der jeweiligen Temperatur ihrer Umgebung abhängig ist (Biol.)

Kälte|an|äs|thesie: Lokalanästhesie durch Anwendung von Kälte (Eiswasser oder Eispackungen, Chloräthylspray)

Kälte-Druck-Test vgl. Cold-Pressure-Test

Kälte|hämo|lyse: Auflösung der roten Blutkörperchen durch Kälte unter Mitwirkung des Kältehämolysins. **Kälte|hämo|lysin**: ↑Hämolysin, das sich in frischem, ungerinnbar gemachtem Venenblut unter dem Einfluss von Kälte (Einbringen in Eiswasser) bildet

Kältepunkt: Bezeichnung für physiologisch nachweisbare, scharf umschriebene kleine Hautbezirke, die besonders kälteempfindlich sind

Kalva [aus lat. *calva* = Hirnschale, Schädel] *w;* -, ...ven: Schädeldach (ohne Basis)

Kalvus [aus lat. *calvus* = kahl] *m;* -, ...vi: Kahlkopf

Kalz|ämie [↑Kalzium u. ↑...ämie] *w;* -, ...ien: vermehrtes Auftreten von Kalzium im Blut. **kalz|ämisch**: die Kalzämie betreffend, mit ihr zusammenhängend

Kalzi|fikation [zu lat. *calx*, Gen.: *calcis* = Stein; Kalkstein u. lat. *facere* = machen, tun] *w;* -, -en, in fachspr. Fügungen: **Calcificatio,** *Pl.:* ...io|nes: „Verkalkung" (z. B. von Geweben infolge Kalkablagerung)

Kalzinose [zu lat. *calx*, Gen.: *calcis* = Kalkstein] *w;* -, -n, in fachspr. Fügungen: **Calcinosis,** *Pl.:* ...oses: Verkalkung von Gewebe infolge vermehrter Ablagerung von Kalksalzen. **Calcinosis circum|scripta:** umschriebene knötchenförmige Kalkablagerung in der Haut und Unterhaut. **Calcinosis generalisata:** degenerative Muskelerkrankung mit Kalkablagerungen zwischen den Muskelfasern. **Calcinosis inter|stitialis:** Störung des Kalziumstoffwechsels, charakterisiert durch eine abnorm gesteigerte Ablagerung von Kalksalzen in den Bindegewebszwischenräumen der Muskeln. **Calcinosis inter|vertebralis:** vermehrte Ablagerung von Kalksalzen in den Zwischenwirbelscheiben

Kalzi|tonin [zu ↑Kalzium u. gr. τόνος = das Spannen; die Anspannung] *s;* -s, -e: Hormon, das den Kalziumspiegel im Blut senkt

Kalzium, chem. fachspr.: **Calcium** [zu lat. *calx*, Gen.: *calcis* = Kalkstein] *s;* -s: zu den Erdalkalimetallen gehörendes chem. Element (Zeichen: Ca); in ionisierter Form im Blutserum als Faktor IV wichtig für die Blutgerinnung

Kalzium|ant|agonismus: Hemmung der transmembranären Kalziumleitfähigkeit von Herzmuskelfasern, Schrittmacherzentren und glatter Gefäßmuskulatur. **Kalzium|ant|agonisten, Kalzium|blocker** und **Kalzium|kanal|blocker** *Pl.:* Substanzen, die einen Kalziumantagonismus bewirken und durch Senkung des Sauerstoffverbrauchs des Herzens als Koronartherapeutika verwendet werden

Kambium|schicht [zu lat. *cambiare* = wechseln, tauschen]: innere, Knochen bildende bzw. das Knochengewebe regenerierende Schicht des ↑Periosts

Kamerun|beule [nach der afrik. Republik Kamerun]: = Loa-Loa

Kamm vgl. Crista

Kammer [aus lat. *camera* = gewölbte Decke, Zimmerwölbung; Kammer] *w;* -, -n, in fachspr. Fügungen: **Camera,** *Pl.:* ...rae: Innenraum, abgeschlossener Teil in einem Hohlorgan (Anat.). **Camera bulbi anterior:** „vordere Augenkammer" (zwischen ↑Cornea, Iris und Linse liegend; enthält das Kammerwasser). **Camera bulbi posterior:** „hintere Augenkammer" (zwischen Irisrückseite, Linse, Glaskörper und ↑Corpus ciliare; enthält das Kammerwasser)

Kammer|au|tomatismus: selbstständige Kontraktionen der Herzkammern nach Ausfall des Reizbildungszentrums, wobei die Kammern unabhängig von den Vorhöfen in ihrem Eigenrhythmus schlagen (mit einer Frequenz von ca. 30 Schlägen pro Minute; Vorkommen beim totalen Herzblock)

Kammerflattern: abnorme Erregungsausbreitung der Herzkammern, im Ekg charakterisiert als regelmäßige haarnadelförmige große Wellen

Kammerflimmern: mit Absinken bzw. Ausfall der Herzleistung verbundene, unregelmäßige, wogende Bewegung der Herzkammern infolge ungeordneter Kontraktion der Muskelfasern

Kammerscheidewand vgl. Septum interventriculare

Kammerwasser vgl. Humor aquosus

Kampi|me|trie [lat. *campus* = Fläche, Feld u. ↑...metrie] *w;* -, ...ien: Bestimmung der Größe des blinden Flecks am Augenhintergrund am ↑Bjerrum-Schirm

Kampto|daktylie [zu gr. κάμπτειν = krümmen, biegen u. gr. δάκτυλος = Finger] *w;* -, ...ien, in fachspr. Fügungen: **Camptodactylia**[1], *Pl.:* ...iae: angeborene erbliche Missbildung der Hand (Beugestellung speziell des kleinen Fingers)

Kampto|kormie [zu gr. κάμπτειν = krümmen, biegen u. gr. κορμός = Klotz; Rumpf] *w;* -, ...ien: Zwangshaltung des Körpers mit nach vorn gebeugtem Rumpf

Kanal vgl. Canalis

kanalikulär, in fachspr. Fügungen: **canalicularis, ...re** [zu ↑Canaliculus]: einen kleinen Kanal bildend, in einem kleinen Kanal verlaufend

Kandidose [zu ↑Candida] *w;* -, -n, in fachspr. Fügungen: **Candidosis,** *Pl.:* ...oses: durch Candidaarten hervorgerufene Pilzerkrankung der [Schleim]häute

Kanikola|fieber vgl. Leptospirosis canicola

Kan|kro|id [lat. *cancer,* Gen.: *cancri* = Krebs u. ↑...id] *s;* -[e]s, -e: veraltet für ↑Spinaliom

Kan|kro|phobie [zu lat. *cancer,* Gen.: *cancri* = Krebs u. gr. φόβος = Furcht] *w;* -, ...ien: = Karzinophobie

kankrös vgl. kanzerös

Kan|thariden [von gr. κανθαρίς (Name der Spanischen Fliege)] *Pl.,* in der zool. Nomenklatur: **Can|tharides** *Pl.:* **1)** Weichkäfer (Käferfamilie). **2)** getrocknete Spanische Fliegen (Lytta vesicatoria), zur Bereitung von Pulvern, Salben, Pflastern verwendet. **Kantharidin** *s;* -s: Gift aus dem Blut von Weichkäferarten, bes. der Spanischen Fliege (Verwendung als Heil- und Anregungsmittel)

Kan|tho|plastik [↑Kanthus und ↑Plastik] *w;* -, -en: operative Erweiterung der Lidspalte durch Spaltung des äußeren Augenwinkels

Kan|thus, latinisiert: **Can|thus** [von gr. κανθός = Augenwinkel] *m;* -, ...thi: = Angulus oculi lateralis bzw. medialis

Kanüle [aus gleichbed. frz. *canule* (eigtl. = Röhrchen)] *w;* -, -n: **1)** Hohlnadel an Injektionsspritzen. **2)** Röhrchen zum Einlegen in die Luftröhre nach ↑Tracheotomie. **kanülie|ren:** eine Kanüle einlegen

kanzero|gen [zu ↑Cancer u. ↑...gen]: Krebs erzeugend. **Kanzero|gen** *s;* -s, -e: Krebs erzeugende Substanz. **Kanzero|genese** *w;* -: Krebsentstehung. **Kanzero|genität** *w;* -: kanzerogene Eigenschaft von Substanzen

kanzerös, auch **kan|krös,** in fachspr. Fügungen: **cancerosus, ...osa, ...osum** [zu ↑Cancer]: krebsartig. **Kanzerose** *w;* -, -n, in fachspr. Fügungen: **Cancerosis,** *Pl.:* ...oses: allg. Bez. für: Krebserkrankung

Kapaun|einheit: Einheit für die androgene Wirksamkeit einer Substanz (Abk.: KE); 1 KE (entspricht der Wirksamkeit von 100 mg Androsteron) ist diejenige Minimalmenge, die, an zwei aufeinander folgenden Tagen verabreicht, beim Kapaun eine Vergrößerung des Kamms um 20% bewirkt

Kapazitation [zu lat. *capacitas,* Gen. *capacitatis* = Fähigkeit] *w;* -: Bez. für alle im weiblichen Genitaltrakt ablaufenden physiologischen Vorgänge, die den Samenfaden befruchtungsfähig machen

Kapazitäts|gefäß [lat. *capacitas,* Gen.: *capacitatis* = Fassungsvermögen; Fähigkeit]: Blutgefäß mit großem Fassungsvermögen

kapillar, in fachspr. Fügungen: **capillaris, ...re** [zu lat. *capillus* = Haupt-, Barthaar]: haarfein (bes. von den feinsten Verzweigungen der Blut- u. Lymphgefäße). **Kapillare** *w;* -, -n: **1)** (meist *Pl.*): „Haargefäß", feinste Verzweigungen der Blut- und Lymphgefäße (auch: der Gallengänge u. Bronchien; Med.). **2)** „Haarröhrchen", Röhrchen mit sehr kleinem Innendurchmesser (Phys.). **Kapillarisie|rung** *w;* -, -en: die Versorgung eines Organs mit Haargefäßen

Kapillar|mi|kro|skopie: mikroskopische Untersuchung der Kapillaren am Nagelfalz (dient u.a. der Feststellung von Störungen der Blutströmung, von Blutungen oder Nierenkrankheiten, die sich auch in der peripheren Durchblutung kundtun)

Kapillaro|pa|thie [↑Kapillare u. ↑...pathie] *w;* -, ...ien: allg. Bez. für: Erkrankung des Kapillarsystems

Kapillar|puls: an erweiterten Haargefäßen (bes. am Nagelfalz und an den Lippen) in Form von stoßweise auftretenden Rötungen sichtbarer Puls

Kapillar|punktion: Entleerung eines mit Flüssigkeit gefüllten Hohlkörpers (bes. der gefüllten Harnblase) mittels einer haarfeinen Hohlnadel

Kapillar|toxikose: = Purpura anaphylactica

Kapillitium, auch: **Capillitium** [aus gleichbed. lat. *capillitium*] *s;* -s: Gesamtheit der Kopfhaare

Kapno|gramm [gr. καπνός = Rauch, Dampf u. ↑...gramm] *s;* -s, -e: Aufzeichnung des Kohlensäuregehaltes der ausgeatmeten Luft (als Teil der Lungenfunktionsprüfung)

Kaposi-Sarkom [nach dem östr. Dermatologen Moritz Kaposi, 1837–1902]: bösartige Systemerkrankung des ↑retikuloendothelialen Systems mit neoplastischer Wucherung des Gefäßretikulums

Kap|sel vgl. Capsula

Kap|sid [Kunstw.] *s;* -s, -e: Proteinmantel des ↑Virions; schützt die Nukleinsäure, wirkt als Antigen und bestimmt das immunologische Geschehen

Kap|so|mer [zu ↑Kapsid u. gr. μέρος = Teil] *s;* -s, -e: kleinstes elektronenoptisch nachweisbares Bauelement des Kapsids

kap|sulär, in fachspr. Fügungen: **cap|sularis, ...re** [zu ↑Capsula]: **1)** eine Organ- od. Gelenkkapsel betreffend. **2)** die ↑Capsula interna betreffend

Kap|sul|ek|tomie [↑Capsula u. ↑Ektomie] *w;* -, ...ien: operative Abtragung einer Gelenk- od. Organkapsel

Kap|sulitis [zu ↑Capsula] *w;* -, ...itiden, in fachspr. Fügungen: **Cap|sulitis,** *Pl.:* ...itides: Entzündung einer Gelenk- od. Organkapsel

Kap|sulor|rha|phie [zu ↑Capsula und gr. ῥαφή = Naht] *w;* -, ...ien: Naht einer Gelenkkapsel (besonders einer verletzten)

Kapsulo|tomie [↑Capsula u. ↑...tomie] *w;* -, ...ien: operative Eröffnung einer Gelenkkapsel

Karboanhydrase vgl. Carboanhydrase.

Karboanhydrasehemmer vgl. Carboanhydrasehemmer

Karbonisation [zu lat. *carbo,* Gen.: *carbonis* = Kohle] *w;* -, -en, in fachspr. Fügungen: **Carbonisatio,** *Pl.:* ...io|nes: „Verkohlung", stärkster Grad einer Verbrennung (entweder von Teilen des Körpers oder des ganzen Körpers), sog. Verbrennung 4. Grades

Karbunkel [aus lat. *carbunculus* = fressendes Geschwür; eigtl. = Köhlchen] *m;* -s, -, in fachspr. Fügungen: **Carbunculus,** *Pl.:* ...li: Ansammlung mehrerer, dicht beieinander stehender u. ineinander fließender ↑Furunkel

Kardia [aus gr. καρδία = Herz; oberer Magenmund], latinisiert: **Cardia** *w;* -: **1)** seltene Bez. für: Herz (meist nur als Bestimmungswort von Zus. vorkommend). **2)** andere anatomische Bezeichnung für ↑Ostium cardiacum

Kardia|kum [zu ↑Kardia] *s;* -s, ...ka: herzstärkendes Arzneimittel

kardial, in fachspr. Fügungen: **cardia|lis, ...le** [zu ↑Kardia]: das Herz betreffend, zum Herz gehörend. **kardia|le Ödeme** *Pl.:* Ödeme, die vom Herz ausgehen, d. h. durch eine Herzkrankheit verursacht sind

Kardi|algie [↑Kardia u. ↑...algie] *w;* -, ...ien, in fachspr. Fügungen: **Cardi|algia**[1], *Pl.:* ...iae: **1)** allg. Bezeichnung für Schmerzen im Bereich des Herzens. **2)** = Kardiospasmus

Kardinale [zu lat. *cardinalis* = vorzüglich] *s;* -s, ...lien [...*i^e^n*] od. ...lia: wirksamer Bestandteil eines Arzneimittels

Kardinal|venen [lat. *cardinalis* = vorzüglich, Haupt... u. ↑Vene] *Pl.:* zwei große Venen des ↑Fetus an der Hinterwand der Bauchhöhle

kardio|gen [zu ↑Kardia u. ↑...gen]: vom Herzen ausgehend (z. B. kardiogener Schock)

Kardio|gramm [↑Kardia u. ↑...gramm] *s;* -s, -e: **1)** = Elektrokardiogramm. **2)** grafisches Bild der Herzstoßkurven. **Kardio|graphie** [↑...graphie] *w;* -, ...ien: **1)** = Elektrokardiographie. **2)** grafische Darstellung der Herzstoßkurven

Kardio|lipin [zu ↑Kardia u. ↑lipo...] *s;* -s: in der Herzmuskulatur vorkommendes ↑Lipid

Kardio|loge [↑Kardia u. ↑...loge] *m;* -n, -n: Arzt mit Spezialkenntnissen auf dem Gebiet der Kardiologie. **Kardio|logie** [↑...logie] *w;* -: Lehre vom Herzen, seiner Funktion u. den Herzkrankheiten (Blutkreislauf eingeschlossen). **kardio|logisch**: die Kardiologie betreffend

Kardio|lyse [zu ↑Kardia u. gr. λύειν = lösen, auflösen] *w;* -, -n, in fachspr. Fügungen: **Cardio|lysis,** *Pl.:* ...lyses: operative Ablösung der knöchernen Brustwand bei Herzbeutelverwachsungen

Kardio|megalie [zu ↑Kardia u. gr. μέγας (mit Stammerweiterung: μεγαλο-) = groß] *w;* -, ...ien, in fachspr. Fügungen: **Cardiomegalia**[1], *Pl.:* ...iae: Vergrößerung des Herzens mit Fettspeicherung. **Cardio|megalia glyco|genica dif|fusa:** Herzvergrößerung mit Einlagerung von Glykogen im Herzmuskel. **Cardio|megalia lipo|genica:** Herzvergrößerung mit Fetteinlagerung im Herzmuskel

Kardio|myo|pa|thie [↑Kardia, ↑myo... und ↑...pathie] *w;* -, ...ien, in fachspr. Fügungen: **Cardio|myo|pa|thia**[1], *Pl.:* ...iae: meist chronisch verlaufende Herzerkrankung, charakterisiert durch Herzvergrößerung, Störungen im Erregungsablauf und Herzmuskelschwäche

Kardio|myo|tomie [↑Kardia, ↑myo... und ↑...tomie] *w;* -, ...ien: operative Eröffnung des Herzmuskels

Kardio|omento|pexie [zu ↑Kardia, ↑Omentum u. gr. πῆξις = das Befestigen, das Festmachen] *w;* -, ...ien: operative Befestigung (Annähung) des Netzes am Herzmuskel (Methode zur Verbesserung der Herzmuskeldurchblutung)

Kardio|palmus [↑Kardia u. gr. παλμός = das Schwingen, Erschüttern] *m;* -, ...mi: wenig gebräuchliche Bezeichnung für: Herzklopfen, d. h.: subjektiv empfundener Herzschlag (Vorkommen z. B. bei schweren Aufregungen, beim Schreck)

Kardio|pa|thie [↑Kardia u. ↑...pathie] *w;* -, ...ien, in fachspr. Fügungen: **Cardio|pathia**[1], *Pl.:* ...iae: allg. Bez. für: Herzleiden, Herzerkrankung

Kardio|plegie [zu ↑Kardia u. gr. πληγή = Schlag, Stoß] *w;* -, ...ien: **1)** „Herzschlag", plötzliche Herzlähmung. **2)** künstl. Ruhigstellung des Herzens für Herzoperationen. **kardio|plegisch:** die Kardioplegie betreffend, zur Kardioplegie führend

Kardio|pneu|mo|pexie [zu ↑Kardia, ↑pneumo... und gr. πῆξις = das Befestigen, das Festmachen] *w;* -, ...ien: operative Annähung von Lungenteilen an den Herzmuskel (Methode zur Verbesserung der Herzmuskeldurchblutung)

Kardio|pro|tektion [zu ↑Kardia u. lat. *protegere, protectum* = bedecken, beschützen] *w;* -, -en: Steigerung der Herzleistung durch entsprechende Medikamente. **kardio|protektiv** [...*tif*]: die Herzleistung steigernd (von Medikamenten)

Kardio|ptose [↑Kardia u. gr. πτῶσις = das Fallen] *w;* -, -n: Senkung des Herzens ohne krankhaften organischen Befund

kardio|pulmonal [zu ↑Kardia u. ↑Pulmo]:

Kreislauf und Atemwege zugleich betreffend (z. B. kardiopulmonale Reanimation)
kardio|re|spiratorisch [zu ↑Kardia u. ↑Respiration]: Herz und Atmung betreffend (z. B. kardiorespiratorische Insuffizienz)
Kardio|sedativum [...*iw...;* ↑Kardia u. ↑Sedativum] *s;* -s, ...va: Herzberuhigungsmittel
kardio|selektiv [...*tif;* zu ↑Kardia u. engl. *selective* = zielgerichtet (zu lat. *seligere, selectum* = auslesen, auswählen)]: nennt man herzwirksame Arzneimittel, die lediglich eine ↑Bradykardie und eine Verringerung der Herzkontraktilität bewirken, ohne die Blutgefäße zu beeinflussen. **Kardio|selektivität** *w;* -: chemische Zusammensetzung eines herzwirksamen Arzneimittels derart, dass nur die Erkrankung (z. B. Bluthochdruck) beeinflusst wird, jedoch nicht das Gefäßsystem
Kardio|sklerose [↑Kardia u. ↑Sklerose] *w;* -, -n: Verhärtung der Herzkranzgefäße als Folge des natürlichen Alterungsprozesses
Kardio|skopie [zu ↑Kardia u. ↑...skopie] *w;* -, ...ien: direkte Untersuchung des Herzens mit einer bildgebenden Sonde, die durch eine Vene ins Herz eingeführt wird
Kardio|spasmus [↑Kardia u. ↑Spasmus] *m;* -, ...men: Krampf der Mageneingangsmuskulatur
Kardio|sphyg|mo|graph [↑Kardia und ↑Sphygmograph] *m;* -en, -en: Apparat zur Aufzeichnung von Herzpuls und Herzspitzenstoß
Kardio|thymie [zu ↑Kardia u. gr. *θυμός* = Leben; Seele; Gemüt] *w;* -, ...ien: Herzneurose, funktionelle Herzstörung (u. a. mit Schmerzen, Klopfen, Herzangst) ohne organische Veränderung des Herzens
Kardio|toko|graph [↑Kardia, gr. *τόκος* = das Gebären u. ↑...graph] *m;* -en, -en: elektrisches Gerät zur Durchführung der Kardiotokographie. **Kardio|toko|gra|phie** [↑...graphie] *w;* -, ...ien: apparative geburtshilfliche Überwachungsmethode, bei der gleichzeitig die mütterliche Wehentätigkeit und die kindliche Herzfrequenz während der Geburt elektronisch registriert werden
Kardio|tomie [↑Kardia u. ↑...tomie] *w;* -, ...ien: operative Spaltung der Wand des Magenmundes
kardio|toxisch [↑Kardia u. ↑toxisch]: herzschädigend. **Kardio|toxizität** *w;* -: herzschädigende Eigenschaft von Stoffen
kardio|trop [↑Kardia u. ↑...trop]: speziell am Herzen wirkend (von Arzneimitteln). **Kardio|tropismus** *m;* -: spezielle Wirkung eines Arzneimittels am Herzen
kardio|vas|kulär [zu ↑Kardia u. lat. *vasculum* = kleines Gefäß]: Herz u. Gefäße betreffend
Kardio|version [zu ↑Kardia u. lat. *vertere, versum* = drehen, wenden] *w;* -, -en: Behandlung von Vorhofflimmern und Vorhofflattern durch Elektroschock. **Kardioverter** *m;* -s, -: Gerät zur Durchführung der Kardioversion
kardio|zere|bral [zu ↑Kardia u. ↑Cerebrum]: vom Herzen und Gehirn ausgehend (z. B. Durchblutungsstörungen)
kardio|zirkulatorisch [zu ↑Kardia u. ↑Zirkulation]: Herz und Kreislauf betreffend
Karditis [zu ↑Kardia] *w;* -, ...itiden, in fachspr. Fügungen: **Carditis,** *Pl.:* ...itides: Entzündung des Herzens. **Carditis rheu|matica:** rheumatische Herzentzündung
Karell-Kur [nach dem russ. Arzt P. J. Karell, 1806–1886]: kochsalzfreie und kaliumreiche Kostform bei Herzinsuffizienz (z. B. Milch, Schleim und Obst)
Karenz [zu lat. *carere* = sich enthalten; entbehren] *w;* -, -en: Enthaltsamkeit, Verzicht (z. B. auf Nahrungsmittel überhaupt oder auf bestimmte Nahrungsmittel)
Karezza [aus ital. *carezza* = Liebkosung] *w;* -: = Coitus reservatus
Karies, in fachsprachlichen Fügungen: **Caries** [...*i-eß;* aus lat. *caries* = Morschsein, Fäulnis] *w;* -: Knochenfraß, destruierende Knochenprozesse mit Einschmelzungen und Sequesterbildungen. **Caries dentium** [↑Dens]: „Zahnkaries", Zahnfäule, akuter oder chronischer Zerfall der harten Zahnsubstanzen (bewirkt durch die Kalk auflösende Säure, die von Mikroorganismen der Mundflora gebildet wird). **Caries humida:** Verlaufsform der Zahnkaries mit starker Erweichung der Zahnsubstanz und geringer Zahnverfärbung. **Caries lui|ca:** = Caries syphilitica. **Caries sic|ca:** **1)** Verlaufsform der Zahnkaries mit geringer Erweichung der Zahnsubstanz und starker Verfärbung des Zahnes. **2)** Verlaufsform der Gelenktuberkulose mit Schrumpfungsvorgängen; so genannter trockener Schwund; meist sind das Schulter- und das Hüftgelenk betroffen. **Caries sy|philitica:** Zahnveränderungen bei angeborener Syphilis mit Störungen der Dentifikation und der Zahnstruktur, vgl. Hutchinson-Zähne
kario|gen [zu ↑Karies u. ↑...gen]: Karies verursachend, Karies hervorrufend
kariös [zu ↑Karies]: von Karies befallen; angefault (vom Knochengewebe od. vom Zahn gesagt)
Karminativum [...*iw...;* zu lat. *carminare* = Wolle krempeln, reinigen] *s;* -s, ...va: Mittel gegen Blähungen
Karni|fikation [zu lat. *caro,* Gen.: *carnis* = Fleisch und lat. *facere* = machen, tun; bilden] *w;* -, -en: bindegewebige Umwandlung von entzündlichem Lungengewebe als Folge einer ausbleibenden Lösung (d. h. einer normalerweise erfolgenden Rückbildung des entzündlichen Infiltrats)
Karnitin vgl. Carnitin
karni|vor [zu lat. *caro,* Gen.: *carnis* =

Fleisch u. lat. *vorare* = verschlingen]: „Fleisch fressend" (von Tieren u. Pflanzen, auch von Menschen gesagt). **Karni|vore** *m u. w;* -n, -n (meist *Pl.*): „Fleischfresser" (Tier od. Pflanze, auch Mensch)

Karotide vgl. Karotis

Karotid|odynie [↑Karotis u. ↑...odynie] *w;* -, ...ien: im Bereich der Augen, der Wangen u. des Nackens auftretender Gesichtsschmerz bei Druck auf die Kopfschlagader

Karotin, chem. fachspr.: **Carotin** [zu lat. *carota* = Möhre] *s;* -s: in Pflanzen u. Tieren weit verbreiteter gelblicher Farbstoff; wichtiges Provitamin A. **Karotino|id,** chem. fachspr.: **Carotino|id** [↑...id] *s;* -[e]s, -e: dem Karotin ähnliche fettlösliche Substanzen pflanzlicher Herkunft im menschlichen Organismus

Karotis [aus gr. καρωτίς, Gen.: καρωτίδος = Hauptschlagader] *w;* -, ...rotiden, selten auch: **Karotide** *w;* -, -n: übliche Kurzbezeichnung für ↑Arteria carotis

Karotis|drüse vgl. Glomus caroticum

Karotis|sinus vgl. Sinus caroticus

Karotis|sinus|syn|drom: synkopale Anfälle durch Reduktion der Hirndurchblutung infolge akuten Blutdruckabfalls

Karotis|si|phon: stufenförmig verlaufender Abschnitt des in der Schädelhöhle gelegenen Teiles der Kopfschlagader

karpal, in fachspr. Fügungen: **carpalis, ...le** [zu ↑Carpus]: zur Handwurzel gehörend, diese betreffend (Anat.)

Karpal|gelenk vgl. Articulatio mediocarpea

Karpal|tunnel vgl. Canalis carpi

Karpal|tunnel|syn|drom: Schädigung des Endastes des ↑Nervus medianus in Höhe des Karpaltunnels, vor allem durch Druckwirkung, mit anschließendem Schwund der Daumenballenmuskulatur

Karpo|meta|karpal|re|flex [zu ↑Carpus, ↑Metacarpus u. ↑Reflex]: reflektorische Beugung der Finger beim Beklopfen des Handrückens

Karpo|pedal|spasmus [zu ↑Carpus, lat. *pes,* Gen.: *pedis* = Fuß u. ↑Spasmus]: tetanischer Krampf an Händen u. Füßen

Kartenherzbecken: verengtes weibliches Becken, bei dem der Beckeneingang etwa die Form des auf Spielkarten abgebildeten stilisierten Herzens hat

kartilaginär [zu ↑Cartilago]: knorpelig

Karunkel [aus lat. *caruncula,* Gen.: *carunculae* = kleines Stück Fleisch] *w;* -, -n, in fachspr. Fügungen: **Caruncula** *w;* -, ...lae: Fleischwärzchen, von der Haut oder der Schleimhaut ausgehendes Wärzchen aus gefäßreichem Bindegewebe. **Carunculae hymenales** *Pl.:* warzenförmige Reste des zerstörten Jungfernhäutchens. **Caruncula lacrimalis:** „Tränenwärzchen", mit Härchen und Talgdrüsen versehene Erhebung am inneren Augenwinkel. **Caruncula sub|lin|gualis:** Fleischwärzchen aus lockerem Bindegewebe und Gefäßen unter der Zunge (neben dem Zungenbändchen), Mündungsstelle der Ausführungsgänge der ↑Glandula sublingualis

karyo..., Karyo..., vor Selbstlauten auch: **kary..., Kary...** [aus gr. κάρυον = Nuss; Fruchtkern]: Bestimmungswort von Zus. mit der Bed. „Zellkern"; z. B.: Karyoklasie

Karyo|gamie [zu ↑karyo... u. gr. γάμος = Heirat, Vermählung] *w;* -, ...ien: Verschmelzung der Kerne einer männlichen u. einer weiblichen Geschlechtszelle bei der Befruchtung (Biol.)

Karyo|gramm [↑karyo... u. ↑...gramm] *s;* -s, -e: grafische Darstellung eines vollständigen Chromosomensatzes, bei der die Chromosomen nach der Größe geordnet und fortlaufend nummeriert sind

Karyo|kinese [zu ↑karyo... u. gr. κινεῖν = bewegen] *w;* -, -n: = Mitose

Karyo|klasie [zu ↑karyo... u. gr. κλάσις = Zerbrechen] *w;* -, ...ien: Auseinanderbrechen des Zellkerns (Biol.)

Karyo|logie [↑karyo... u. ↑...logie] *w;* -: Lehre vom Zellkern und seinen Strukturen

Karyo|lyse [zu ↑karyo... u. gr. λύειν = lösen, auflösen] *w;* -, -n: Auflösung des Zellkerns (Biol.)

Karyo|me|trie [↑karyo... u. ↑...metrie] *w;* -, ...ien: histologische Untersuchung von Zellen (mit Messung des Zellkerndurchmessers und Bestimmung des Kernvolumens)

karyo|phag [↑karyo... u. ↑...phag]: den Zellkern aufnehmend, phagozytierend (bezogen auf die Tätigkeit von ↑Phagozyten)

Karyo|plasma [↑karyo... u. ↑Plasma] *s;* -s, ...men: „Kernplasma", der von der Kernmembran umschlossene Zellkerninhalt (Biol.)

Karyo|py|knose [zu ↑karyo... u. gr. πυκνός = dicht, fest] *w;* -, -n: Zusammenballung des Chromatins des Zellkerns bei der Zellteilung. **Karyo|py|knose|index:** Verhältnis der karyopyknotischen zu den normalen Zellkernen (zur Diagnostik von Menstruationsstörungen). **karyo|py|knotisch:** Karyopyknose zeigend, mit Karyopyknose verbunden

Karyor|rhexis [↑karyo... u. gr. ῥῆξις = das Reißen, das Durchbrechen] *w;* -: Zerreißung und Auflösung des Zellkerns nach dem Zelltod (Biol.)

Karyo|som [↑karyo... u. ↑...som] *s;* -s, -en: Binnenkörper, im Zellkern (bes. bei Einzellern) gelegener großer ↑Nukleolus

karyo|trop [↑karyo... u. ↑...trop]: gegen den Zellkern gerichtet (z. B. karyotrope Viren)

Karyo|typ [↑karyo... u. gr. τύπος = Schlag; Gepräge; Muster, Modell] *m;* -s, -en: Chromosomensatz einer Zelle (Genetik)

karzino|em|bryo|nales Anti|gen [zu gr.

καρκίνος = Krebs u. ↑Embryo]: Glykoproteid, das im fetalen Gastrointestinaltrakt und Pankreas vorkommt; Abk.: CEA

karzino|gen [↑Karzinom und ↑...gen]: = kanzerogen. **Karzino|gen** *s;* -s, -e: = Kanzerogen. **Karzino|genese** *w;* -, -n: Krebsentstehung

Karzino|id [gr. καρκίνος = Krebs und ↑...id] *s;* -[e]s, -e: **1)** abortiver Hautkrebs. **2)** umschriebene, gelbliche, gutartige Geschwulst im Bereich des Dünndarms, des Blinddarms, des Dickdarms und des Magens. **Karzino|idose** *w;* -, -n: durch Karzinoide bewirktes Krankheitsbild

Karzino|logie [gr. καρκίνος = Krebs u. ↑...logie] *w;* -: Lehre von den Krebskrankheiten, ihrer Entstehung, Bekämpfung u. Behandlung

Karzinom [zu gr. καρκίνος = Krebs] *s;* -s, -e, in fachspr. Fügungen: **Carcinoma,** *Pl.:* -ta: Krebsgeschwulst, vom Epithelgewebe ausgehende, zu ↑Metastasen neigende bösartige Geschwulst (Abk.: Ca.). **Carcinoma adenomatosum:** Krebs, der vom Drüsenepithel ausgeht und aus drüsenartigem Gewebe besteht. **Carcinoma asbolicum** [zu gr. ἄσβολος = Ruß]: Schornsteinfegerkrebs, (vorwiegend bei Schornsteinfegern beobachteter) Hautkrebs mit häufiger Lokalisation am Hodensack (als Ursache dieser Krebsform werden Teer- und Pechprodukte angesehen). **Carcinoma baso|cellulare:** Krebs, der von den tiefen Epithelschichten ausgeht. **Carcinoma cau|li|flore** [relatinisiert aus engl. cauliflower = Blumenkohl (aus lat. *caulis* = Kohlstängel, Kohl und lat. *flos* = Blume)]: blumenkohlartig wuchernder Krebs. **Carcinoma cutane|um:** = Epitheliom. **Carcinoma cylin|dromatosum:** = Zylindrom. **Carcinoma durum:** = Szirrhus. **Carcinoma gelatinosum:** Gallertkrebs, reichlich Schleim absondernde, vom Drüsenepithel ausgehende Krebsgeschwulst (z. B. im Magen-Darm-Trakt). **Carcinoma in situ:** Oberflächenkarzinom, das in seinem Aufbau nicht von einem krebsigen Epithel unterschieden werden kann. **Carcinoma medullare:** „Markschwamm", medulläres Karzinom, Karzinom ohne Geschwulststroma mit Überwiegen der Krebsstränge. **Carcinoma mucosum:** „Schleimkrebs", Krebsform mit Schleimbildung (Vorkommen z. B. bei Drüsenzellenkrebs). **Carcinoma ni|grum:** = Melanom. **Carcinoma plano|cellulare:** Plattenepithel- oder Pflasterzellenkrebs (Vorkommen an Haut u. Schleimhäuten). **Carcinoma tere|brans:** Krebsform mit kraterförmigen Geschwüren. **Carcinoma uteri:** Gebärmutterkrebs. **Carcinoma villosum:** Zottenkrebs, meist gutartige Geschwulst, die den Hautpapillen ähnlich ist (besteht aus gefäßreichem Bindegewebe; Vorkommen vor allem in der Blase als Blasenpapillom)

karzinomatös [zu ↑Karzinom]: krebsartig, vom Aussehen eines Krebses (bezogen auf krankhafte Veränderungen der Haut oder von Geweben)

Karzinom|haare: schwarze, steife Haare an den Schläfen bei bereits ergrauten schwarzhaarigen Menschen (symptomatisch für ein Karzinom)

Karzino|phobie [zu gr. καρκίνος = Krebs u. gr. φόβος = Furcht] *w;* -, ...ien: krankhafte Angst, an Krebs zu erkranken bzw. erkrankt zu sein

Karzino|sarkom [Kurzw. aus ↑Karzinom u. ↑Sarkom] *s;* -s, -e: bösartige Mischgeschwulst aus karzinomatösem u. sarkomatösem Gewebe

Karzinose [zu gr. καρκίνος = Krebs] *w;* -, -n, in fachspr. Fügungen: **Carcinosis,** *Pl.:* ...oses: über den ganzen Körper verbreitete Ausbildung von Tochtergeschwülsten einer bösartigen Ausgangsgeschwulst

karzino|statisch [zu gr. καρκίνος = Krebs u. gr. στάσις = das Stehen]: das Krebswachstum zum Stillstand bringend (von Medikamenten)

Kase|in, chem. fachspr.: **Case|in** [zu lat. *caseus* = Käse] *s;* -s: „Käsestoff", wichtigster Eiweißbestandteil der Milch

Käseschmiere vgl. Vernix caseosa

Kas|kaden|magen: Magenform mit stufenförmigem Übergang zwischen oberem u. unterem Magenabschnitt

Kastenwirbel: pathologischer Wirbelkörper mit begradigter Vorderkontur, die dem Wirbel eine Kastenform verleiht

Kast|rat [zu lat. *castrare, castratum* = verschneiden, entmannen] *m;* -en, -en: Person, der die Keimdrüsen (Hoden bzw. Eierstöcke) entfernt od. ausgeschaltet wurden. **Kast|ration** *w;* -, -en, in fachspr. Fügungen: **Cast|ratio,** *Pl.:* ...io|nes: „Verschneidung", Entfernung od. Ausschaltung der Keimdrüsen (Hoden bzw. Eierstöcke) bei Menschen (meist aus medizinischen Gründen) u. Tieren (aus züchterischen u. wirtschaftl. Gründen). **kast|rieren:** eine Kastration vornehmen

Kasuis|tik [zu lat. *casus* = Fall] *w;* -: Beschreibung von Krankheitsfällen

kata..., Kata..., vor Selbstlauten u. h: **kat..., Kat...** [aus gr. κατά = herab; entlang; über–hin; abwärts]: erster Bestandteil von zusammengesetzten Wörtern mit den Bedeutungen „von–herab, abwärts [gerichtet]; gegen; über–hin; gänzlich"; z. B.: katatonisch, Katabolismus

Kata|bio|se [zu ↑kata... u. gr. βίος = Leben] *w;* -, -n: Verbrauch lebender Substanz im Rahmen des physiologischen Untergangs der Zellen (Biol.)

kata|bol [zu gr. καταβολή = das Niederlegen]: den Abbaustoffwechsel betreffend (Med., Biol.). **Kata|bolie** *w;* - u. **Kata-**

bolismus *m;* -: Abbau der Stoffe im Körper im Rahmen des Stoffwechsels (Med., Biol.)

Kata|didymus [↑kata... u. gr. *δίδυμος* = doppelt; Zwilling] *m;* -, ...mi: Doppelmissbildung mit Verdoppelung des Kopfendes und mit zum Unterkörper hin stetig schwächer werdender Ausprägung der Verdoppelung

kata|krot [zu ↑kata... u. gr. *κρότος* = Schlagen; Geräusch]; in der Fügung: **kata|kroter Puls:** anomaler zusätzlicher Pulsschlag, Störung während des Abfalls der Pulswelle (die unter optimalen Bedingungen getastet werden kann, aber besser mit dem Pulsschreiber sichtbar zu machen ist). **Katakrotie** *w;* -, ...ien: auf dem Pulsschreiber sichtbare Erhebungen des absteigenden Schenkels der Pulswelle

Kata|lase [Kurzwortbildung zu gr. *κατάλυσις* = Auflösung, Zerstörung u. ↑...ase] *w;* -, -n: Enzym, das das Zellgift Wasserstoffperoxid (H_2O_2) im Organismus durch Aufspaltung in Sauerstoff u. Wasser unschädlich macht

Kata|lep|sie [zu gr. *κατάληψις* = das Fassen, Ergreifen; Krankheitsanfall] *w;* -, ...ien: Starrsucht, Muskelverkrampfung bei ↑Hysterie, in ↑Hypnose u. bei ↑Katatonie. **katalepti|form:** [lat. *forma* = Gestalt, Form]: der Katalepsie ähnlich. **kata|leptisch:** die Katalepsie betreffend, von Muskelverkrampfung befallen. **kata|leptische Totenstarre:** seltene Form einer Totenstarre bereits im Augenblick des Todeseintritts (z. B. bei Stammhirnschädigungen vorkommend)

Kata|lysator [zu gr. *κατάλυσις* = Auflösung] *m;* -s, ...satoren: Stoff, der eine chemische Reaktion, ohne selbst an der Reaktion beteiligt zu sein, beschleunigt, verzögert od. in ihrem Verlauf bestimmt. **Kata|lyse** *w;* -, -n: Herbeiführung, Beschleunigung od. Verlangsamung einer chem. Reaktion durch einen Katalysator. **kata|lysie|ren:** eine Katalyse bewirken. **kata|lytisch:** die Katalyse betreffend

Kata|menien [...i^e^n; aus gleichbed. gr. *καταμήνια,* eigtl. = das Monatliche] *Pl.:* seltenere Bez. für ↑Menstruation

Kata|mnese [mit Präfixwechsel (↑kata...) nach ↑Anamnese gebildet] *w;* -, -n: abschließender und umfassender Krankenbericht über einen Patienten vonseiten des behandelnden Arztes. **kata|mnestisch:** die Katamnese betreffend, mit ihr zusammenhängend

Kata|phasie [zu ↑kata... u. gr. *φάσις* = Sprache; Rede] *w;* -, ...ien: Sprachstörung mit konstantem oder wiederholtem Gebrauch der gleichen Wörter oder Sätze

Kata|phorese [Kurzwort aus ↑kata... und ↑Elektrophorese] *w;* -, -n: Elektrophorese positiv geladener Teilchen in Richtung der Kathode (Phys.)

Kata|phorie [zu ↑kata... u. gr. *φορεῖν* = tragen] *w;* -, ...ien: Form der ↑Heterophorie, bei der beide Augenachsen von der Normallage nach unten abweichen

Kata|plasie [zu ↑kata... u. gr. *πλάσσειν* = bilden, formen] *w;* -, ...ien: Rückbildung, retrograde Metamorphose, Atrophieform, bei der das Gewebe mehr embryonale Züge aufweist

Kata|plasma [von gr. *κατάπλασμα* = Aufgestrichenes; Salbe; Pflaster] *s;* -s, ...men: heißer Breiumschlag zur Schmerzlinderung (insbes. bei Koliken)

kata|plektisch [zu gr. *καταπλήσσειν* = niederschlagen; bestürzt machen]: vor Schreck starr bzw. gelähmt; auf Kataplexie beruhend. **Kata|plexie** *w;* -, ...ien: Schrecklähmung, Schreckstarre, unvermittelt auftretender, bes. durch Augenblicksaffekte (wie freudige Erregung, Schreck) ausgelöster vorübergehender Verlust des normalen Haltungstonus (oft mit körperlichem Zusammensinken verbunden)

Katarakt [von gr. *καταρράκτης* = der Herabstürzende; der Wasserfall] *w;* -, -e, in fachspr. Fügungen: **Cataracta,** *Pl.:* ...tae: grauer Star, Trübung der Augenlinse (verschiedenster Genese). **Cataracta anularis:** „Ringstar", ringförmige Trübung der Augenlinse. **Cataracta cae|rulea:** Star mit bläulicher Trübung der Augenlinse. **Cataracta calcarea:** durch Kalkablagerungen entstandener Star. **Cataracta cap|sularis:** „Kapselstar", Katarakt, bei der nur die Linsenkapsel getrübt ist. **Cataracta cen|tralis:** Star mit Trübung des Zentrums der Augenlinse. **Cataracta com|plicata:** Star, der durch andere Augenerkrankungen kompliziert ist. **Cataracta con|genita:** angeborener Star. **Cataracta coralli|formis** [zu lat. *corallium* = Koralle u. lat. *forma* = Gestalt, Form]: korallenförmiger Star. **Cataracta coronaria:** strahlenförmig angeordneter Star. **Cataracta corticalis:** Rindenstar mit Trübung der äußeren Augenlinsenschichten. **Cataracta cunei|formis** [*...ne-i...*]: Star mit keilförmiger Trübung der Augenlinse. **Cataracta dermatogenes:** im Gefolge von Hautleiden (z. B. einer Neurodermitis) auftretender Star. **Cataracta dia|betica:** im Gefolge von Zuckerkrankheit auftretender Star. **Cataracta electrica:** Star, der nach direkter Einwirkung von Elektrizität (z. B. durch Blitzschlag) entsteht. **Cataracta em|bryo|nalis:** auf die embryonalen Augenlinsenenden beschränkter Star. **Cataracta flori|formis** [zu lat. *flos,* Gen. *floris* = Blume, Blüte u. lat. *forma* = Gestalt, Form]: blütenförmig angeordneter Star. **Cataracta fusi|formis:** spindelförmig angeordneter Star. **Cataracta glau|comatosa:** Star, der nach einem Glaukomanfall entsteht. **Cataracta im|matura:** „unreifer", noch nicht operabler Star. **Cataracta in-**

tumes|cens: in Quellung befindlicher Star. **Cataracta myo|tonica:** Star, der im Gefolge einer Myotonie auftritt. **Cataracta nu|clearis:** „Kernstar" mit Trübung des Augenlinsenkerns. **Cataracta pis|ci|formis** [zu lat. *piscis* = Fisch u. lat. *forma* = Gestalt, Form]: angeborene fischförmige Trübung der Augenlinse. **Cataracta polaris anterior:** Trübung des vorderen Augenlinsenpols. **Cataracta polaris posterior:** Trübung des hinteren Augenlinsenpols. **Cataracta pyramidalis:** pyramidenförmig in die vordere Augenkammer hineinragender Star. **Cataracta secundaria:** Nachstar, nachträglich auftretende Trübung von Resten der Augenlinse, die bei einer Staroperation zurückgeblieben waren. **Cataracta senilis:** „Altersstar". **Cataracta stellata:** sternförmig ausgebreitete Trübung der Augenlinse. **Cataracta syn|dermatotica:** = Cataracta dermatogenes. **Cataracta tetanica:** im Gefolge einer Tetanie nach operativer Entfernung der Nebenschilddrüsen auftretender Star. **Cataracta totalis:** vollkommene Trübung von Augenlinse und Linsenkapsel. **Cataracta trau|matica:** nach gewaltsamer Verletzung der Augenlinse entstehender Star. **Cataracta umbilicata:** nabelförmig eingesenkte Trübung der Augenlinse. **Cataracta viridis:** Star mit grünlicher Trübung der Augenlinse. **Cataracta zonularis:** Schichtstar, bei dem die Trübung zwischen Linsenkern und Linsenrinde liegt

Katarrh, auch: **Katarr** [zu gr. *καταρρεῖν* = herabfließen] *m;* -s, -e, in fachspr. Fügungen: **Catar|rhus** *m;* -, ...r|rhi: Schleimhautentzündung (bes. der Atmungsorgane) mit meist reichlichen Absonderungen (die serös, schleimig, eitrig u. desquamativ sein können). **Catar|rhus bron|chialis:** seltene Bez. für ↑Bronchitis. **Catar|rhus gast|ricus:** seltene Bez. für ↑Gastritis. **Catar|rhus suffocativus:** Katarrh der oberen Luftwege mit Erstickungszeichen. **Catar|rhus vesicalis:** seltene Bez. für ↑Zystitis. **katar|rhalisch,** in fachspr. Fügungen: **catar|rhalis, ...le:** zum Erscheinungsbild eines Katarrhs gehörend; mit einem Katarrh verbunden; z. B. in der Fügung ↑Angina catarrhalis

kata|thym [zu ↑kata... u. gr. *θυμός* = Leben; Gemüt; Begierde]: affektbedingt, wunschbedingt, durch Wahnvorstellungen entstanden (Psychol., Med.)

Kata|tonie [zu gr. *κατάτονος* = heruntergespannt, abwärts gespannt] *w;* -, ...ien: Spannungsirresein, eine Form der ↑Schizophrenie mit Krampfzuständen der Muskulatur und Wahnideen. **Kata|toniker** *m;* -s, -: von Katatonie Befallener. **kata|tonisch:** die Katatonie betreffend

Kat|echin [zu gr. *κατέχειν* = aufhalten, zurückhalten] *s;* -s, -e: Stoff, der bestimmte Hormone in ihrer Wirkung hemmt

Katechol|amin [Kunstw.] *s;* -s, -e (meist *Pl.*): stickstoffhaltige Brenzkatechinderivate (z. B. Adrenalin), die hauptsächlich im Nebennierenmark gebildet werden

Katgut [aus gleichbed. engl. *catgut,* eigtl. = Darmsaite] *s;* -s: chirurgischer Nähfaden aus der Serosa des Rindes od. aus synthetischen Fasern, der sich im Körper durch enzymatischen Abbau mit anschließender Hydrolyse auflöst

Ka|tharsis [aus gr. *κάθαρσις* = Reinigung] *w;* -: das Sichbefreien von seelischen Konflikten und inneren Spannungen durch eine emotionale Abreaktion (Psychoanalyse). **Ka|thartikum** *s;* -s, ...ka: mittelstarkes Abführmittel. **ka|thartisch:** die Katharsis betreffend, mithilfe der Katharsis erfolgend

Kath|ep|sin [zu gr. *καθέψειν* = stark kochen, auskochen] *s;* -s: Enzym, das Eiweißkörper spaltet (gehört zu den zelleigenen Enzymen, den Gewebsproteasen; Vorkommen im Magensaft)

Ka|theter [von gr. *καθετήρ* = Sonde] *m;* -s, -: Röhrchen aus Metall, Glas, Kunststoff od. Gummi zur Einführung in Körperorgane (z. B. in die Harnblase) zum Zwecke der Entleerung, Füllung, Spülung od. Untersuchung dieser Organe. **ka|theterisie|ren:** einen Katheter in Körperorgane einführen. **Ka|theterismus** *m;* -, ...men: ungenaue Bez. für: Einführung eines Katheters

Ka|thode, auch: **Ka|tode** [aus gr. *κάθοδος* = der Weg hinab; die Rückkehr (nlat. etwa im Sinne von „Austrittsstelle der Elektronen aus dem geschlossenen Stromkreis")] *w;* -, -n: negative ↑Elektrode (Minuspol), die Austrittsstelle der Elektronen in Elektronen-, Röntgenröhren u. a.; vgl. auch: Anode (Phys.)

Kat|ion [↑kata... u. ↑Ion] *s;* -s, -en: durch elektrolytische Dissoziation gebildetes positives ↑Ion, das zur ↑Kathode wandert; vgl. Elektrolyse (Phys.)

Kat|ochus [aus gr. *κάτοχος* = festgehalten; von der Starrsucht befallen; Schlafsucht (mit offenen Augen)] *m;* -: schlafähnlicher Dämmerzustand ohne Lidschluss der Augen

Katode vgl. Kathode

Katzenauge, amau|rotisches vgl. amaurotisches Katzenauge

Katzenkratzkrankheit: seltene Viruserkrankung, die hauptsächlich durch Katzenkratzer od. Katzenbisse auf den Menschen übertragen wird und sich in Fieber, Geschwürbildung und Lymphknotenschwellung äußert

Katzenschnurren: feines Schwirren, das mit der flach aufgelegten Hand über dem Herzen während der Kammersystole zu fühlen ist (bei Mitralstenose)

Katzenstein-Zeichen [nach dem dt. Chirurgen Moritz Katzenstein, 1872–1932]: Blutdruckanstieg bei Kompression der

Oberschenkelarterien (spricht für eine Herzleistungsschwäche)

Katzenzähne: im Fachjargon Bez. für: kleine, entzündete Analpapillen

kau|dal, in fachspr. Fügungen: **cau|dalis, ...le** [zu ↑Cauda]: nach dem unteren Körperende od. nach dem unteren Ende eines Organs zu gelegen (von Organen od. Körperteilen gesagt; in der neueren anat. Nomenklatur meist durch ↑inferior ersetzt); z. B. in der Fügung ↑Retinaculum caudale

Kauffmann-Wasserversuch [nach dem dt. Internisten Friedrich Kauffmann, 19./20. Jh.]: Verfahren zur Prüfung der Nierenfunktion. (Dabei muss der Patient stündlich eine bestimmte Menge Flüssigkeit trinken, während gleichzeitig die ausgeschiedene Urinmenge bestimmt wird; nach Hochstellen der Fußenden des Bettes, auf dem der zu untersuchende Patient liegt, kommt es bei Vorhandensein latenter Ödeme zu einer überschießenden Urinausscheidung.)

kau|sal, in fachspr. Fügungen: **cau|salis, ...le** [zu lat. *causa* = Grund, Ursache]: ursächlich; die Ursache betreffend; z. B. in der Fügung ↑Indicatio causalis

Kaus|algie [gr. *καῦσις* = das Brennen u. ↑...algie] *w;* -, ...ien, in fachspr. Fügungen: **Caus|algia**[1], *Pl.:* ...iae: brennende Schmerzen im Bereich eines peripheren Nervs als Folge einer mechanischen Schädigung (z. B. einer Schussverletzung)

Kau|salität [zu ↑kausal] *w;* -, -en: Ursächlichkeit, ursächlicher Zusammenhang, Zusammenhang von Ursache und Wirkung

Kau|sal|therapie: Behandlung der eigentlichen Ursache einer Krankheit (z. B. antibiotische Behandlung von Infektionskrankheiten) im Gegensatz zur symptomatischen Behandlung

Kaustik vgl. Kauterisation. **Kaus|tikum** [zu gr. *καυστικός* = brennend, sengend, ätzend] *s;* -s, ...ka: Ätzmittel, z. B. Höllenstein (Anwendung bei schlecht heilenden Wunden, Narben usw.). **kaus|tisch**, in fachspr. Fügungen: **caus|ticus, ...ca, ...cum:** beißend, ätzend; z. B. in der Fügung ↑Stylus causticus

Kau|telen [aus lat. *cautela* = Vorsicht, Schutz] *Pl.:* Vorsichtsmaßregeln (bei der Krankheitsbehandlung zur Vermeidung von Gesundheitsschäden)

Kau|ter [von gr. *καυτήρ* = Verbrenner, Brenneisen] *m;* -s, -: Glühbrenner, chirurgisches Instrument zum Ausbrennen von Gewebeteilen; vgl. Elektrokauter; vgl. Cauterium actuale. **Kau|terisation** *w;* -, -en, auch: **Kaus|tik** [zu gr. *καυστικός* = brennend, sengend] *w;* -, -en: operative Gewebszerstörung zur Verschorfung (Blutstillung), Abtötung von Haarwurzeln oder Entfernung kranken Gewebes mittels eines Glühbrenners, eines elektrischen Messers od. durch Brenn- bzw. Ätzmittel. **kau|terisie|ren**: eine Kauterisation durchführen

Kava *w;* -: Kurzbez. für ↑Vena cava. **kaval**: die Vena cava betreffend

Kaverne [aus lat. *caverna*, Gen.: *cavernae* = Höhle, Höhlung] *w;* -, -n, in fachspr. Fügungen: **Caverna**, *Pl.:* ...nae: durch Gewebseinschmelzung (z. B. infolge eines Abszesses) entstandener Hohlraum im Körpergewebe (bes. in der Lunge bei schwerer Lungentuberkulose)

Kavernitis [nlat. Bildung zu ↑cavernosus (in der Fügung ↑Corpus cavernosum penis)] *w;* -, ...itiden, in fachspr. Fügungen: **Cavernitis**, *Pl.:* ...itides: Entzündung der Schwellkörper des männlichen Gliedes u. der Harnröhre.

Kaverno|gramm [↑...gramm] *s;* -s, -e: Röntgenbild des Corpus cavernosum penis.

Kaverno|gra|phie, auch: **Kavernoso|graphie** [↑...graphie] *w;* -, ...ien: röntgenographische Darstellung des Corpus cavernosum penis nach Kontrastmittelfüllung

Kavernom [zu ↑Kaverne] *s;* -s, -e, in fachspr. Fügungen: **Cavernoma**, *Pl.:* -ta: Blutschwamm (besteht aus kavernösem Gewebe mit zahlreichen, untereinander verbundenen blutgefüllten Hohlräumen; vorwiegend am Kopf auftretend)

Kaverno|me|trie, auch: **Kavernoso|me|trie** [zu ↑cavernosus (in der Fügung ↑Corpus cavernosum penis) u. ↑...metrie] *w;* -, ...ien: Messung des Blutflusses im Corpus cavernosum penis

kavernös, in fachspr. Fügungen: **cavernosus, ...osa, ...osum** [zu ↑Kaverne]: **1)** Kavernen aufweisend, schwammig (von krankem Gewebe gesagt; Med.). **2)** zu einem Hohlraum gehörend (von Organen u. Gebilden gesagt, die einem Körperhohlraum zugeordnet sind; Anat.)

Kavernosographie vgl. Kavernographie

Kavernosometrie vgl. Kavernometrie

Kaverno|stomie [↑Kaverne u. ↑...stomie] *w;* -, ...ien: operative Spreizung einer Kavernenwand

Kaverno|tomie *w;* -, ...ien: **1)** [zu ↑cavernosus (in der Fügung ↑Corpus cavernosum penis) u. ↑...tomie]: operative Spaltung der Penisschwellkörper. **2)** [↑Kaverne u. ↑...tomie]: operative Eröffnung einer Kaverne

kavitär [zu lat. *cavus* = hohl]: eine Körperhöhle betreffend. **Kavität** [zu lat. *cavus* = hohl] *w;* -, -en: **1)** Hohlraum im Zahn (meist kariösen Ursprungs). **2)** in fachspr. Fügungen: **Cavitas**, *Pl.:* ...tates: Höhlung, Hohlraum (Anat.). **Cavitas ab|dominis** [↑Abdomen]: „Bauchhöhle“, vom Bauchfell ausgekleideter Körperhohlraum, der die Baucheingeweide enthält. **Cavitas articularis:** „Gelenkhöhle“, Spaltraum zwischen Gelenkkapsel und den gelenkbildenden Knochenenden. **Cavitas dentis** [↑Dens]: „Zahnhöhle“ (enthält die Zahnpulpa mit den Gefäßen u. Nerven des Zahns). **Cavitas epiduralis:** mit Fett u. Venengeflechten ausgefüllter Spaltraum zwischen der ↑Dura mater spinalis u. der Wand des Wirbelsäulenkanals. **Cavitas gleno|idalis:** nach innen gewölbte Gelenkfläche eines Knochens. **Cavitas laryn|gis** [↑Larynx]: „Kehlkopfhöhle", vom Kehlkopfknorpelgerüst umschlossener Hohlraum, der den Stimmapparat enthält. **Cavitas medullaris:** „Markhöhle" (in der Mitte der Röhrenknochen). **Cavitas nasi:** „Nasenhöhle", das Naseninnere mit den drei Muscheln und den Einmündungsgängen der Nasennebenhöhlen. **Cavitas oris** [↑²Os]: „Mundhöhle". **Cavitas peri|cardialis:** „Herzbeutelhöhle" (in die das vom ↑Perikard umschlossene Herz eingebettet liegt). **Cavitas peri|tonea|lis:** Spaltraum zwischen parietalem und viszeralem Blatt des Bauchfells. **Cavitas pharyn|gis** [↑Pharynx]: „Rachen- oder Schlundhöhle", besteht aus dem Nasenrachenraum (Epipharynx), dem ↑Mesopharynx und dem ↑Hypopharynx. **Cavitas pleu|rae:** Pleuraraum, vom Brustfell und vom Lungenfell gebildeter kapillarer Spaltraum. **Cavitas sub|arach|no|idalis:** mit Flüssigkeit angefüllter Raum zwischen weicher Hirnhaut u. Spinnwebhaut. **Cavitas thoracis** [↑Thorax]: „Brusthöhle", Hohlraum des Brustkorbs. **Cavitas uteri:** „Gebärmutterhöhle", Höhlung des Gebärmutterkörpers (dient der Aufnahme und Entwicklung des Fruchtkörpers und seiner Hüllen)

Kavo|gramm [zu ↑cavus (in der Fügung ↑Vena cava) u. ↑...gramm] *s;* -s, -e: Röntgenbild der Vena cava. **Kavo|gra|phie** [↑...graphie] *w;* -, ...ien: röntgenographische Darstellung der Vena cava nach Kontrastmittelinjektion

Kawasaki-Krankheit [nach der jap. Stadt Kawasaki]: erstmals in Japan beobachtetes Krankheitsbild unbekannter Genese mit Lymphknotenschwellungen, hohem Fieber, Konjunktivitis, Pharyngitis und Exanthemen

Kay|ser-Flei|scher-Ring [nach den dt. Ophthalmologen Bernhard Kayser (1869–1954) u. Bruno Fleischer (1874–1965)]: gelblicher bis bräunlich grüner, stets doppelseitiger Ring aus Pigmentablagerungen in den tiefsten Schichten der Hornhaut des Auges, dicht am ↑Limbus (Vorkommen bei Pseudosklerose)

KBR = Komplementbindungsreaktion

kcal = Kilokalorie

KE: Abk. für ↑Kapauneinheit

Kehldeckel vgl. Epiglottis

Kehlkopf vgl. Larynx

Kehr-Drai|nage [nach dem dt. Chirurgen Hans Kehr, 1862–1916]: Drainage bei Operationen im Bereich der ableitenden Gallenwege mit Einlegung eines T-förmigen Gummidrains

Kehrer-Zeichen [nach dem dt. Neurologen Ferdinand A. Kehrer, 1883–1966]: umschriebener Druckschmerz an der Austrittsstelle des ↑Nervus occipitalis major am Hinterkopf (spricht für Neuralgie oder Neuritis)

Keilbein: 1) vgl. Os sphenoidale. **2)** vgl. Os cuneiforme

Keilbeinflügel vgl. Ala major u. Ala minor

Keilbeinhöhle vgl. Sinus sphenoidalis

Keil|osteo|tomie: operative Entnahme eines keilförmigen Knochenstücks zur Beseitigung einer Deformierung (z. B. zur Behebung eines Klumpfußes)

Keilstrang vgl. Fasciculus cuneatus

Keim *m;* -[e]s, -e: **1)** vgl. Embryo. **2)** Krankheitserreger

Keimbahn vgl. Idioplasma

Keimbahn|trans|formation: Einführung fremder Gene in die befruchtete Eizelle (zur Änderung vererbbarer Eigenschaften)

Keimbläschen vgl. Vesicula germinativa

Keimblatt *s;* -[e]s, ...blätter: zusammenfassende Bezeichnung für ↑Ektoderm, ↑Entoderm u. ↑Mesoderm

Keim|dis|lokation: Keimversprengung, Gewebsverlagerung, angeborenes Vorkommen von Körpergewebe an atypischer Stelle (z. B. von Bauchspeicheldrüsengewebe im Darm)

Keimdrüsen vgl. Geschlechtsdrüsen

Keimfleck vgl. Macula germinativa

Keim|plasma vgl. Idioplasma

Keimschicht vgl. Stratum germinativum

Keimzelle vgl. Gamet

Keith-Flack-Knoten [*Kith-fläk...;* nach dem engl. Anatomen Arthur Keith (1866–1955) und dem engl. Physiologen Martin Flack (1882–1931)]: = Nodus sinuatrialis

Keller-Malzsuppe [nach dem dt. Pädiater Arthur Keller, 1868–1935]: Halbmilch mit 5% Weizenmehl und 10% Malzextrakt (zur diätetischen Behandlung dystrophischer Säuglinge)

Kelo|id [gr. κήλη = Geschwulst und ↑...id] *s;* -[e]s, -e: strang- od. plattenförmiger Hautwulst, Wulstnarbe. **Kelo|idose** *w;* -, -n: angeborene Neigung des Narbengewebes der Haut zur Bildung von Keloiden

Kelo|tomie [gr. κήλη = Geschwulst; Bruch u. ↑...tomie] *w;* -, ...ien: seltene Bez. für: operative Beseitigung eines Bruches

Kempner-Reis|diät [nach dem zeitgen. amer. Arzt Walter Kempner]: kochsalzfreie Reisdiät zur Behandlung des Bluthochdrucks (die tägliche Reismenge beträgt dabei ca. 250 g, mit Zusatz von Vitaminen, z. B. in Form von Obst oder Obstsäften)

Kent-Bündel [nach dem engl. Physiologen A. F. S. Kent, 1863–1958]: Nervenfaserbündel zwischen rechtem Vorhof u. rechter Kammer des Herzens, das der Überleitung von Erregungsreizen dient

kephalo..., Kephalo... vgl. zephalo..., Zephalo...

Kepler-Power-Robinson-Test [...*pau*ᵉ*r*...; nach den amer. Ärzten E. J. Kepler (1894–1949), M. H. Power (19./20. Jh.) und F. J. Robinson (20. Jh.)]: Untersuchungsmethode bei der Addison-Krankheit zur Feststellung der Wasserelimination, die bei Addison-Kranken herabgesetzt ist. (Der Test besteht in einem Wasserbelastungsversuch sowie in der Bestimmung des Harnstoffs u. der Chloride aus dem Nachturin.)

Kerasin [Herkunft unsicher] *s;* -s: ↑Zerebrosid aus Galaktose, Lignozerinsäure und Sphingosin (in den ↑Gaucher-Zellen vorkommend)

kerat..., Kerat... vgl. kerato..., Kerato...

Kerat|algie [↑kerato... u. ↑...algie] *w;* -, ...ien: schmerzhafte Erkrankung der Augenhornhaut

Kerat|ek|tasie [↑kerato... u. ↑Ektasie] *w;* -, ...ien: krankhafte Vorwölbung der Augenhornhaut

Keratin [zu gr. *κέρας,* Gen.: *κέρατος* = Horn] *s;* -s, -e: „Hornstoff“, schwefelhaltiger Eiweißkörper, der vor allem in den Hautanhangsgebilden (Haare, Nägel) vorkommt

Keratino|zyt [↑Keratin u. ↑...zyt] *m;* -en, -en: Keratin produzierende Zelle der Haut

Keratitis [zu gr. *κέρας,* Gen.: *κέρατος* = Horn] *w;* -, ...titiden (in fachspr. Fügungen: ...titides): Entzündung der Augenhornhaut. **Keratitis den|dritica:** Entzündung u. astförmige Trübung der Augenhornhaut. **Keratitis dis|ci|formis:** Entzündung und scheibenförmige Trübung der Augenhornhaut. **Keratitis e lag|oph|thalmo:** Keratitis mit Bildung von Geschwüren in der unteren Hornhauthälfte infolge erhöhter mechanischer Reizung bei Erkrankungen mit vermindertem od. fehlendem Lidschlussvermögen (z. B. bei Fazialislähmung). **Keratitis fas|cicularis:** Keratitis, verbunden mit bandförmiger Trübung der Hornhaut. **Keratitis neu|ro|paralytica:** Keratitis als Folge einer operativen od. traumatischen Durchtrennung des Trigeminus. **Keratitis par|en|chymatosa:** endogene Hornhautentzündung des Auges mit Trübungen der Hornhautschichten, Gefäßeinsprossungen und Sehstörungen (Vorkommen v. a. bei angeborener Syphilis). **Keratitis sic|ca:** durch sekretorische Störung der Tränendrüsen hervorgerufene Trockenheit im Bindehautsack, wodurch auch das Epithel der Augenhornhaut austrocknet

kerato..., Kerato..., vor Selbstlauten meist: **kerat..., Kerat...** [aus gr. *κέρας,* Gen.: *κέρατος* = Horn; hornähnliches od. hornartiges Gebilde]: Bestimmungswort von Zus. mit der Bed. „Hornsubstanz; hornähnliches Gebilde; Hornschicht des Hautgewebes; Hornhaut (des Auges)“; z. B.: Keratalgie, Keratolyse

Kerato|akan|thom [↑kerato... u. ↑Akanthom] *s;* -s, -e: Wucherung der Stachelzellen der Haut, in deren Mitte verhornte Zellen eingelagert sind

Keratoconjunctivitis vgl. Keratokonjunktivitis

Kerato|dermatose [↑kerato... u. ↑Dermatose] *w;* -, -n: allgemeine, zusammenfassende Bezeichnung für Hauterkrankungen, die durch eine Verhornungsstörung charakterisiert sind bzw. sich im Bereich der Hornschicht der Haut entwickeln

Kerato|globus [↑kerato... u. lat. *globus* = Kugel] *m;* -, ...bi: kugelige Vorwölbung der Augenhornhaut

Kerato|kon|junktivitis [zu ↑kerato... und ↑Konjunktiva] *w;* -, ...itiden, in fachspr. Fügungen: **Kerato|con|junctivitis,** *Pl.:* ...itides: Entzündung der Horn- u. Bindehaut des Auges. **Kerato|con|junctivitis epi|demica:** durch ein ↑Adenovirus verursachte ansteckende Entzündung der Horn- und Bindehaut des Auges. **Kerato|con|junctivitis sicca:** Keratokonjunktivitis mit verminderter Tränensekretion

Kerato|konus [↑kerato... u. gr. *κῶνος* = Kegel] *m;* -, ...ni: kegelförmige Vorwölbung der Augenhornhaut

Kerato|lyse [zu ↑kerato... und gr. *λύειν* = lösen, auflösen] *w;* -, -n: Auflösung der Hornschicht der ↑Epidermis aufgrund meist ↑exogener toxischer Einwirkungen (insbes. von Chemikalien); auch bei ↑Epidermolysis bullosa hereditaria vorkommend

Keratom [zu gr. *κέρας,* Gen.: *κέρατος* = Horn] *s;* -s, -e, in fachspr. Fügungen: **Keratoma,** *Pl.:* -ta: geschwulstartiger Auswuchs der Hornschicht der ↑Epidermis. **Keratoma beni|gnum con|natale:** gutartige Form einer angeborenen Hornhautwucherung der Epidermis (mit mittelstarker Schuppenbildung). **Keratoma mali|gnum con|genitale:** = Ichthyose. **Keratoma palmare et plantare hereditarium:** erbliche Verhornungsanomalie der Epidermis mit übermäßiger Hornhautwucherung im Bereich der Fußsohlen u. der Handflächen. **Keratoma senile:** Alterskeratom, im Alter auftretende übermäßige Verhornung der Epidermis an solchen Hautstellen, die über einen längeren Zeitraum hin dem Sonnenlicht ausgesetzt waren (speziell bei Landarbeitern u. Seeleuten)

Kerato|malazie [↑kerato... u. ↑Malazie] *w;* -, ...ien, in fachspr. Fügungen: **Keratomalacia**[1], *Pl.:* ...iae: tief gehende Entzündung der Augenhornhaut mit allmählicher Hornhauterweichung (als Folge einer Avitaminose A)

Kerato|meter [↑kerato... u. ↑...meter] *s;* -s, -: optisches Messinstrument zur exakten Bestimmung des Durchmessers (auch: des Krümmungsgrades) der Augenhornhaut

Kerato|mileu|sis [↑kerato...; zweiter Wortbestandteil unklar] *w;* -: operatives Verfahren zur Behandlung der Kurzsichtigkeit, bei dem von der Oberfläche der Augenhornhaut eine dünne (unter 50 µm) Gewebeschicht entfernt und diese dadurch abgeflacht wird

Kerato|mykose [↑kerato... u. ↑Mykose] *w;* -, -n, in fachspr. Fügungen: **Kerato|mycosis,** *Pl.:* ...oses: Pilzerkrankung der Augenhornhaut

Kerato|nyxis [↑kerato... u. gr. νύξις = das Stechen] *w;* -, ...xen: operativer Eingriff an der Hornhaut des Auges, Punktion der ↑Cornea

Kerato|plastik [↑kerato... u. ↑Plastik] *w;* -, -en: operative Hornhautüberpflanzung zum Ersatz für kranke Hornhaut

Kerato|pro|thetik [↑kerato... u. ↑Prothetik] *w;* -, -en: operativer Ersatz des aus dem Auge des Empfängers ausgeschnittenen kranken Hornhautgewebes durch Einpflanzen einer Prothese aus gesunder Hornhaut

keratös, in fachspr. Fügungen: **keratosus, ...osa, ...osum** [zu gr. κέρας, Gen.: κέρατος = Horn]: aus Hornzellen bestehend, verhornt; z. B. in der Fügung ↑Pharyngitis keratosa

Keratose [zu gr. κέρας, Gen.: κέρατος = Horn] *w;* -, -n, in fachspr. Fügungen: **Keratosis,** *Pl.:* ...oses: Verhornung, insbes. der Haut; häufig für: Hyperkeratose. **Keratosis follicularis con|tagio|sa:** seltenes, mit Verhornung der Haut einhergehendes Leiden (vermutlich ansteckend)

Kerato|skop [↑kerato... u. ↑...skop] *s;* -s, -e: optisches Instrument zur Bestimmung der Krümmung der Augenhornhaut

keratosus vgl. keratös

keratotisch [zu ↑Keratose]: verhornt (von Zellverbänden)

Kerato|tom [zu ↑kerato... u. gr. τομός = schneidend] *s;* -s, -e: chirurgisches Messer zur operativen Spaltung der Augenhornhaut. **Kerato|tomie** [↑...tomie] *w;* -, ...ien: operative Spaltung der Augenhornhaut

Kerato|zele [↑kerato... u. ↑...zele] *w;* -, -n: blasenförmige Vorwölbung der ↑Lamina limitans posterior der Augenhornhaut (traumatisch bedingt od. als Folge von Hornhautgeschwüren)

Kerck|ring-Falten [nach dem holl. Arzt u. Anatomen Theodor Kerckring, 1640 bis 1693]: = Plicae circulares

Kerion Celsi [gr. κηρίον = Honigwabe; Grind, Ausschlag; nach dem röm. med. Schriftsteller A. C. Celsus, 1. Jh. n. Chr.] *s;* - -: alte Bez. für die ↑Trichophytia profunda, deren häufigster Sitz bei Kindern der behaarte Kopf ist

Kerley-Linien [*kö'li...;* nach dem engl. Röntgenologen P. J. Kerley, 20. Jh.] *Pl.:* zarte Linien, die auf Röntgenaufnahmen der Lungen im Bereich der Unterfelder sichtbar werden und durch Veränderungen des interstitiellen Lungengewebes bedingt sind

Kernig-Zeichen [nach dem russ. Arzt Wladimir Kernig, 1840–1917]: Unvermögen, bei gebeugter Hüfte das Knie zu strecken bzw. bei gestrecktem Knie die Hüfte zu beugen (charakteristisches Zeichen für eine Hirnhautentzündung od. -reizung)

Kern|ikterus: frühkindliche Hirnschädigung mit gelblicher od. gelbbrauner Verfärbung der Stammganglien als Folge einer hochgradigen ↑Hämolyse u. Leberschädigung

Kernkörperchen vgl. Nukleolus

Kernkugeln: 1) vgl. Howell-Jolly-Körperchen. **2)** bes. von Ganglien-, Leber- und Pankreaszellen ausgestoßene kugelige Zellkernteile

Kernschleife vgl. Chromosom

Kern|spin|tomo|gra|phie [engl. *spin* = Drall u. ↑Tomographie] *w;* -, ...ien [...*i*ᵉ*n*]: die Darstellung von krankhaften Veränderungen von Weichteilstrukturen auf dem Bildschirm ermöglichendes diagnostisches Verfahren, das das Verhalten der Spins (Eigendrall) von Atomkernen in hochfrequenten Magnetfeldern nutzt und die dabei ausgesandte elektromagnetische Hochfrequenzstrahlung computermäßig auswertet

Kernstar vgl. Cataracta nuclearis

Kernteilung vgl. Mitose

Keto|acidose, eindeutschend auch: **Ketoazidose** [↑Keton u. ↑Acidose] *w;* -, -n: Acidose durch vermehrte Bildung von Ketonen. **keto|acidotisch,** eindeutschend auch: **keto|azidotisch:** die Ketoacidose betreffend, mit Ketoacidose verbunden

keto|gen [zu ↑Ketose u. ↑...gen]: eine Ketose (1) erzeugend

Keton [von ↑Aceton hergeleitet] *s;* -s, -e: organische Verbindung mit einer oder mehreren CO-Gruppen, die an Kohlenwasserstoffreste gebunden sind (Chem.)

Keton|ämie [↑Keton u. ↑...ämie] *w;* -, ...ien: = Acetonämie

Keton|urie [↑Keton u. ↑...urie] *w;* -, ...ien: = Acetonurie

Ketose [zu ↑Keton] *w;* -, -n: **1)** auch: **Ketosis** *w;* -, ...tosen: vermehrte Bildung von Acetonkörpern im Blut (Med.). **2)** einfacher Zucker mit einer CO-Gruppe (z. B. Fruchtzucker; Chem.)

Keto|stero|id [↑Keton u. ↑Steroid] *s;* -[e]s, -e: Steroid mit einer Ketogruppe an einem bestimmten Kohlenstoffatom (Abk.: KS)

Keuchhusten vgl. Pertussis

Keulen|pessar: Stützapparat mit keulenförmigem Griff gegen Vorfall der Gebärmutter

KH: Abk. für ↑Kohle[n]hydrat

KHK: Abk. für ↑koronare Herzkrankheit

kHz = Kilohertz

Kiefer: 1) vgl. Maxilla. **2)** vgl. Mandibula

Kieferhöhle vgl. Sinus maxillaris
Kieferspalte vgl. Gnathoschisis
Kielbrust vgl. Pectus carinatum
Kielkopf vgl. Skaphozephalus
Kielland-Zange [nach dem norw. Gynäkologen Christian Kielland, 1871–1941]: geburtshilfliche Metallzange ohne Beckenkrümmung mit lippenförmigem Schloss (ermöglicht die Verschiebung der beiden Zangenblätter gegeneinander), die sich infolgedessen gut an den Kopf anlegt
Kiemenbögen: Vorwölbungen an der Seitenwand der Kopfregion des Embryos, oberhalb des Herzens
Kiemengänge vgl. Kiemenspalten
Kiemengangsfistel: Fistel, die sich aus einem Kiemengangsrest entwickelt und am Hals oberhalb des Schlüsselbein-Brustbein-Gelenks nach außen mündet
Kiemenspalten, auch: **Kiemengänge:** embryonale Öffnungen zwischen den Kiemenbögen, aus denen sich beim Menschen u. bei den Wirbeltieren die Paukenhöhle u. die Ohrtrompete entwickeln
Kienböck-Krankheit [nach dem östr. Röntgenologen Robert Kienböck, 1871–1953]: aseptische Nekrose des Mondbeins (Genese unklar; Vorkommen u. a. bei Arbeitern, die berufsmäßig mit Pressluftbohrern arbeiten)
Kiesselbach-Ort [nach dem dt. Otologen Wilhelm Kiesselbach, 1839–1902]: gefäßreiche u. darum blutungsanfällige Stelle am vorderen Teil der Nasenscheidewand
Kilian-Becken [nach dem dt. Gynäkologen H. F. Kilian, 1800–1863]: = Akanthopelvis
Killer|zellen [zu engl. *to kill* = töten]: sensibilisierte Lymphozyten, die die Zellsubstanz körperfremder Zellen schädigen
Killian-Dreieck [nach dem dt. Otologen Gustav Killian, 1860–1921]: zwischen ↑Pars obliqua und ↑Pars cricopharyngea gelegene Muskelzüge
Kilo|hertz: das Tausendfache der Schwingungseinheit ↑Hertz; Zeichen: kHz
Kilo|kalorie: große Kalorie, das Tausendfache der Energieeinheit ↑Kalorie; Zeichen: kcal
Kinäde [von gr. *κίναιδος* = Mensch, der widernatürliche Unzucht treibt] *m;* -n, -n: Mann, der geschlechtlich als Frau empfindet
Kinase [zu gr. *κινεῖν* = bewegen u. ↑...ase] *w;* -, -n: Stoff, der die Wirksamkeit eines Enzyms steigert
Kin|äs|thesie [zu gr. *κινεῖν* = bewegen u. gr. *αἴσθησις* = Empfindung, Sinneswahrnehmung] *w;* -, ...ien: Bewegungsgefühl, Muskelsinn. **Kin|äs|thesio|meter** [↑...meter] *s;* -s, -: Instrument zur Messung der Kinästhesie. **Kin|äs|thetik** *w;* -: Lehre von den Bewegungsempfindungen. **kin|äs|thetisch:** auf den Muskelsinn bezüglich; die Kinästhetik betreffend
Kindbett vgl. Puerperium
Kinderheilkunde vgl. Pädiatrie
Kinderlähmung vgl. Poliomyelitis
Kindslage: Verhältnis zwischen Längsachse der Frucht im Mutterleib und der Körperachse der Mutter (Gerad- oder Längslagen sowie Quer- und Schieflagen)
Kindspech vgl. Mekonium
Kine|plastik [zu gr. *κινεῖν* = bewegen u. ↑Plastik] *w;* -, -en: Weichteilplastik an Amputationsstümpfen, durch die die Kraft des entsprechenden Muskels für eine Prothese genutzt werden kann
Kinesio|logie [gr. *κίνησις* = Bewegung u. ↑...logie] *w;* -: die Lehre von der physiologischen Reflexentwicklung
Kinesio|therapie [gr. *κίνησις* = Bewegung u. ↑Therapie] *w;* -, ...ien: Behandlung von Krankheiten oder Verletzungsfolgen (vor allem des Bewegungsapparates) durch Bewegungen, Übungen und Gymnastik
Kinetose [zu gr. *κινεῖν* = bewegen] *w;* -, -n: allg. Bez. für Bewegungskrankheiten (z. B. See-, Höhen- und Luftkrankheit), die sich in Kopfschmerzen, Schwindel, Brechreiz, Erbrechen und Übelkeit äußern
Kinin [zu gr. *κινεῖν* = bewegen] *s;* -s, -e (meist *Pl.*): Bez. für Polypeptide, die die Fähigkeit haben, die glatte Muskulatur (z. B. Gebärmutter, Darm) zu kontrahieren, Blutgefäße zu erweitern und die Durchlässigkeit der Kapillaren zu erhöhen
Kinking [zu engl. *kink* = Schleife; Knick] *s;* -s, -s: Abknickung eines Blutgefäßes, wodurch es zu einer Stenose kommt
Kinn vgl. Mentum
Kio|nitis [zu gr. *κίων* = Säule; Zäpfchen] *w;* -, ...itiden (in fachspr. Fügungen: ...itides): Entzündung des Gaumenzäpfchens
Kirschner-Ex|tension [nach dem dt. Chirurgen Martin Kirschner, 1879–1942]: Extension des Oberschenkels bei der Behandlung eines Oberschenkelbruchs unter Anwendung des sog. Kirschner-Drahtes, der operativ in das distale Ende des Oberschenkelknochens eingeführt und mit der Zugvorrichtung verbunden wird
Kissing Ulcers [*kißing alßᵉs;* zu engl. *to kiss* = küssen u. engl. *ulcer* = Geschwür] *Pl.:* Doppelgeschwür an der Vorder- und Hinterwand des Magens
Kitzler vgl. Klitoris
Kjeldahl-Me|thode [nach dem dän. Chemiker Johan Kjeldahl, 1849–1900]: Verfahren zur Bestimmung des Stickstoffs im Blutplasma (erfolgt durch Überführung des Stickstoffs der organischen Substanzen in Ammoniak, das freigesetzt und durch Titration bestimmt werden kann)
Klappe vgl. Valva u. Valvula
Klapp-Kriechverfahren [nach dem dt. Arzt Rudolf Klapp, 1873–1949]: Kriechübungen zur Skoliosebehandlung

Klasmato|zyt [gr. *κλάσμα*, Gen.: *κλάσματος* = Bruchstück u. ↑...zyt] *m;* -en, -en (meist *Pl.*): wenig gebräuchliche Bezeichnung für ↑Histiozyt

...klast [zu gr. *κλᾶν* = brechen, zerbrechen]: Grundwort zusammengesetzter Substantive mit der Bedeutung „Fresszelle"; z. B. ↑Osteoklast

Klau|dikation [zu lat. *claudicare* = lahmen, humpeln] *w;* -, -en, in fachspr. Fügungen: **Clau|dicatio,** *Pl.:* ...io|nes: Hinken. **Claudicatio inter|mittens:** zeitweiliges Hinken infolge hypoxämischer Schmerzen, die bei ungenügender Mehrdurchblutung während einer Mehrarbeit der Muskulatur, vor allem der Wadenmuskulatur, auftreten. **Clau|dicatio intestinalis:** anfallsweise auftretende Schmerzattacken im Bereich des Darmtraktes als Folge von Durchblutungsstörungen der Darmarterien bei allgemeiner Arteriosklerose. **Clau|dicatio isch|aemica** [- *iß-ch...*]: anfallsweise auftretendes Hinken als Folge von Durchblutungsstörungen. **Claudicatio masticatoria** [↑mastikatorisch]: anfallsweise auftretende Schmerzen beim Kauen. **Clau|dicatio spontanea:** Hinken bei Ermüdung (bei Kindern Zeichen einer Hüftgelenksschwäche). **Clau|dicatio visualis** [↑visuell]: anfallsweise auftretende Augenschmerzen bei Lagewechsel aus der Horizontalen in die Vertikale

Klauenhohlfuß: Form des Hohlfußes, bei dem die Zehen im Grundgelenk überstreckt, im Mittel- und Endgelenk dagegen gebeugt sind

Klaust|ro|philie [zu lat. *claustrum* = Verschluss; Gewahrsam u. gr. *φίλος* = lieb; Freund] *w;* -, ...ien: krankhafte Neigung, sich einzuschließen u. von der Umwelt abzusondern. **Klaust|ro|phobie** [zu gr. *φόβος* = Furcht] *w;* -, ...ien: krankhafte Angst vor Aufenthalt in geschlossenen Räumen

Klavikula *w;* -, ...lä: eindeutschende Schreibung für ↑Clavicula. **klavikular** u. **klavikulär,** in fachspr. Fügungen: **clavicularis, ...re** [zu ↑Clavicula]: die ↑Clavicula betreffend, zu ihr gehörend; z. B. in der Fügung ↑Incisura clavicularis

Klavikulo|tomie [↑Clavicula u. ↑...tomie] *w;* -, ...ien: operative Durchtrennung des Schlüsselbeins

Klavus [aus lat. *clavus*, Gen.: *clavi* = Nagel] *m;* -, ...vi, in fachspr. Fügungen: **Clavus,** *Pl.:* ...vi: **1)** umschriebene Hornzellenwucherung der Haut. **2)** übliche Kurzbez. für: Clavus pedis. **Clavus pedis:** „Hühnerauge", „Leichdorn", durch drückendes Schuhwerk hervorgerufener Klavus am Fuß. **Clavus syphiliticus:** hühneraugenartiger Hornzellenauswuchs an der Fußsohle und am Handteller bei Syphilis

Kleb|siella [nlat., nach dem dt. Bakteriologen Edwin Klebs, 1834–1913] *w;* -, (Arten:) ...llae: Gattung gramnegativer, kapselbildender Bakterien (Krankheitserreger beim Menschen). **Kleb|siella pneu|moniae:** = Friedländer-Bakterium

Kleidagra vgl. Kleisagra

Kleiderlaus vgl. Pediculus humanus corporis

Klei|do|tomie [gr. *κλείς*, Gen.: *κλειδός* = Schlüssel u. ↑...tomie] *w;* -, ...ien: operative Durchtrennung eines oder beider Schlüsselbeine (Operation zur Verkleinerung des Schultergürtels des Fetus bei übertragenem oder überentwickeltem, abgestorbenem Kind)

Kleienflechte vgl. Pityriasis versicolor

kleine Kinds|teile: geburtshilfliche Bez. für Arme und Beine des ↑Fetus

Kleinfingerballen vgl. Hypothenar

Kleinhirn vgl. Cerebellum. **Kleinhirnrinde** vgl. Cortex cerebelli

Kleinhirnbrückenwinkel: nischenartige Vertiefung zwischen Kleinhirn, Brücke u. verlängertem Mark (Anat.)

Kleinhirnsichel vgl. Falx cerebelli

Kleinhirnwurm vgl. Vermis cerebelli

Kleis|agra, auch: **Kleid|agra** [gr. *κλείς*, Gen.: *κλειδός* = Schlüssel u. gr. *ἄγρα* = Fang, Fangen; Analogiebildung nach ↑Podagra] *s;* -s: Gicht der Schlüsselbeingelenke

Klepto|mane [zu gr. *κλέπτειν* = stehlen u. gr. *μανία* = Tollheit, Wahnsinn] *m* od. *w;* -n, -n: an Kleptomanie leidender Mensch. **Klepto|manie** *w;* -, ...ien: auf seelisch abnormen Motiven beruhender Stehltrieb ohne Bereicherungsabsicht. **klepto|manisch:** die Kleptomanie betreffend

Klepto|phobie [zu gr. *κλέπτειν* = stehlen u. gr. *φόβος* = Furcht] *w;* -, ...ien: krankhafte Angst, zum Dieb zu werden od. von Dieben bestohlen zu werden

Klick *m;* -s, -s: scharfer, kurzer Extraton beim ↑Herzschlag (1); charakteristisch für Anomalien der Mitralklappe

Klima [von gr. *κλίμα* = Neigung, Abhang; Himmelsgegend] *s;* -s, -s u. ...mate: mittlerer Zustand der Witterungserscheinungen eines Ortes oder geographischen Raumes

klimakterisch, in fachspr. Fügungen: **climactericus, ...ca, ...cum** [zu ↑Klimakterium]: das Klimakterium betreffend, durch das Klimakterium bedingt; z. B. in der Fügung ↑Alopecia climacterica

Klimakterium [zu gr. *κλιμακτήρ* = Stufenleiter; kritischer Zeitpunkt des menschlichen Lebens] *s;* -s, ...rien [...*ien*], in fachspr. Fügungen: **Climacterium,** *Pl.:* ...ria: „Wechseljahre", kritischer Zeitraum im Leben der Frau (etwa um das 47. Lebensjahr), in dem die regelmäßigen Monatsblutungen aufhören u. in dem sich als Folge einer verminderten Eierstocksfunktion bestimmte physische u. psychische Veränderungen (wie Rückbildung der Geschlechtsorgane, Hitzewallungen, Depressionen) einstellen. **Climacterium prae|cox:** „Frühklimakterium" mit Einsetzen der klimakterischen Erscheinungen vor dem 45. Lebensjahr. **Climacterium tardum:** „Spätklimakterium" mit Einsetzen der klimakterischen Erscheinungen erst nach dem 55. Lebensjahr. **Climacterium virile:** Zeitraum im Leben des Mannes (etwa zwischen dem 50. u. 60. Lebensjahr), der durch eine Verminderung der Geschlechtsfunktionen gekennzeichnet ist

Klimax [von gr. *κλῖμαξ* = Leiter; Steigerung] *w;* -, Klimazes, in fachspr. Fügungen: **Climax,** *Pl.:* Climaces: seltenere Bezeichnung für ↑Klimakterium

Klinefelter-Syn|drom [*klaⁱnfeltᵉ...;* nach dem amer. Arzt Harry F. Klinefelter, geb. 1912]: genetisch bedingte Störung der Keimdrüsenentwicklung beim Mann (↑Intersexualität), die durch eine Chromosomenanomalie (zusätzliches X-Chromosom) hervorgerufen wird; führt zu Hodenhypoplasie mit Sterilität, eunuchoiden Gestaltmerkmalen und frühzeitig beginnender Osteoporose

Klinik [aus gr. *κλινική (τέχνη)* = Heilkunst für bettlägerige Kranke (zu gr. *κλίνη* = Lager, Bett)] *w;* -, -en: **1)** Krankenhaus mit speziellen Einrichtungen für die stationäre Aufnahme und Behandlung von Kranken (oder Schwangeren zur Entbindung). **2)** nur *Sg.:* ärztlicher Unterricht am Krankenbett. **Kliniker** *m;* -s, -: **1)** in einer Klinik tätiger Arzt. **2)** Medizinstudent in den klinischen Semestern. **Klinikum** *s;* -s, ...ka u. ...ken: **1)** Hauptteil der praktischen ärztlichen Ausbildung im Krankenhaus. **2)** Sammelbezeichnung für die Kliniken einer Universität. **klinisch,** in fachspr. Fügungen: **clinicus, ...ca, ...cum:** auf die Klinik (1 u. 2) bezogen

Klino|daktylie [zu gr. *κλίνειν* = biegen, beugen u. gr. *δάκτυλος* = Finger] *w;* -, ...ien: angeborene radiale Abbiegung des 4. und 5. Fingers

Klino|mobil [Kurzbildung aus ↑*Klin*ik u. Auto*mobil*] *s;* -s, -e: fahrbare ärztliche Untersuchungs- und Behandlungsstation

Klino|ze|phalus [zu gr. *κλίνειν* = biegen, beugen u. gr. *κεφαλή* = Kopf] *m;* -, ...li u. ...alen: „Sattelkopf", angeborene Schädeldeformierung mit sattelförmiger, querer Einsenkung bzw. Abflachung des Schädeldaches

Klippel-De|formität [*klipäl...;* nach dem frz. Neurologen Maurice Klippel, 1858 bis 1942]: angeborener Schulterblatthochstand in Verbindung mit anderen Wirbel- u. Rippenanomalien. **Klippel-Feil-Krankheit** [*klipälfäl...;* André Feil, frz. Neurologe, 19./20. Jh.]: multiple Missbildungen im Bereich der Wirbelsäule mit Kurzhals, eingeschränkter Beweglichkeit, Schulterblatthochstand sowie Block- und Keilwirbelbildung

Klis|tier [von gleichbed. gr. *κλυστήριον;* eigtl. = Spülung, Reinigung] *s;* -s, -e, seltener auch: **Klysma** [aus gr. *κλύσμα* = Spülflüssigkeit; Klistier] *s;* -s, ...men: „Einlauf", Einlaufenlassen od. Einspritzung von größeren Flüssigkeitsmengen (meist warmes Wasser, gelegentlich mit Zusätzen von Nährstoffen, Kochsalz, Seife u. dgl.) in den Mastdarm zur Darmspülung u. Anregung der Darmentleerung bei Verstopfung (auch zur parenteralen Ernährung)

Klitor|ek|tomie oder **Klitorid|ek|tomie** [↑Klitoris und ↑Ektomie] *w;* -, ...ien: operative Entfernung des Kitzlers

Klitoris [aus gleichbed. gr. *κλειτορίς,* Gen.: *κλειτορίδος;* eigtl. = kleiner Hügel] *w;* -, - u. ...torides, in der anat. Nomenklatur: **Clitoris,** *Pl.:* ...torides: Kitzler, am vorderen Ende der kleinen Schamlippen gelegenes weibliches Geschlechtsorgan (Schwellkörper), das dem ↑Corpus cavernosum penis des Mannes entspricht

Klitorismus [zu ↑Klitoris] *m;* -, ...men: übermäßige Entwicklung des weiblichen Kitzlers

Klitoritis [zu ↑Klitoris] *w;* -, ...itiden, in fachspr. Fügungen: **Clitoritis,** *Pl.:* ...itides: Entzündung des Kitzlers

Kloa|ke [aus lat. *cloaca* = Abwasserkanal; Gosse; Kloake] *w;* -, -n, in der fachspr. Terminologie: **Cloa|ca,** *Pl.:* ...cae: gemeinsamer Ausführungsgang von Enddarm und Urogenitalsystem während der Embryonalentwicklung (Biol.)

Klon [aus gleichbed. engl. *clon*] *m;* -s, -e: durch ungeschlechtliche Fortpflanzung aus einem pflanzlichen od. tierischen Individuum entstandene erbgleiche Nachkommenschaft (Biol.). **klonal:** einen Klon betreffend, mit ihm zusammenhängend. **klonieren:** genetisch einheitliche Zellen durch ungeschlechtliche Vermehrung einer einzigen Zelle erzeugen. **Klonie|rung** *w;* -, -en: künstliche Erzeugung genetisch einheitlicher Zellen (z. B. zur Gewinnung ↑monoklonaler Antikörper oder identischer Individuen)

klonisch [zu ↑Klonus]: nennt man Zuckungen od. Krämpfe, die auf einer schnellen Folge ungeordneter Muskelkontraktionen u. Muskelerschlaffungen beruhen; Ggs.: ↑tonisch. **klonogen** [zu ↑Klon u. ↑...gen]: Bez. für Zellen, die in der Lage sind, sich zu teilen. **Klonus** [aus gr. *κλόνος* = heftige, verworrene Bewegung] *m;* -, ...ni, in fachspr. Fügungen: **Clonus,** *Pl.:* ...ni: Schüttelkrampf, der bedingt ist durch einen raschen Wechsel von Muskelzusammenziehungen u. Muskelerschlaffungen in unregelmäßiger Folge. **Clonus uteri:** Gebärmutterkrampf

Klon|or|chia|se [zu ↑Clonorchis] *w;* -, -n, in fachspr. Fügungen: **Clon|or|chia|sis,** *Pl.:* ...ia|ses: in Ostasien vorkommende Wurmerkrankung des Menschen mit Blutarmut, Ödemen und Kräfteverfall (hervorgerufen durch ↑Clonorchis sinensis)

Klumpfuß vgl. Pes varus

Klumphand vgl. Manus vara

Klumphüfte vgl. Coxa vara

Klumpke-Lähmung [nach der frz. Neurologin Augusta Klumpke, 1859–1927]: Lähmung des ↑Plexus brachialis mit Schwächung oder Lähmung der Unterarm- und Handmuskeln sowie Sensibilitätsstörungen. (Beeinträchtigt ist dabei vor allem die Beugung der Hand und der Finger.)

Klysma vgl. Klistier

KM: Abk. für ↑Kontrastmittel

Knabenwendigkeit vgl. Androtropie

Knaus-Ogino-Me|thode [nach dem östr. Gynäkologen Hermann Knaus, 1892–1970, und dem jap. Gynäkologen Kiusako Ogino, 1882–1975]: unsichere Methode der Empfängnisverhütung durch Beschränkung des Geschlechtsverkehrs auf die sog. „sicheren Tage", die durch Berechnung des Eisprungs festgelegt werden (im Schnitt werden die fruchtbaren Tage zwischen dem 9. und 17. Zyklustag angenommen)

Knebel-Me|thode [nach dem dt. Chirurgen u. Geburtshelfer I. G. Knebel, 1772–1809]: geburtshilfliche Methode zur Unterstützung einer Zangenentbindung, wobei die Beine der Gebärenden in der ↑Walcher-Hängelage maximal gestreckt u. geschlossen werden

Kneipp|kur [nach dem dt. Geistlichen und Naturheilkundigen Sebastian Kneipp, 1821 bis 1897]: Heilweise, die sich auf fünf Wirkprinzipien stützt: Hydrotherapie, Bewegungstherapie, Phytotherapie, Diätetik, Ordnungstherapie

Knickbruch vgl. Infraktion

Knickfuß vgl. Pes valgus

Knidose [zu gr. *κνίδη* = Nessel] *w;* -, -n, in fachspr. Fügungen: **Cnidosis,** *Pl.:* ...oses: = Urtikaria

Knie vgl. Genu

Knie-Brust-Lage: Untersuchungslage, bei der sich der Patient mit den Knien aufstützt, während seine Brust und seine Arme dem Untersuchungstisch aufliegen

Knie-Ellbogen-Lage: charakteristische Untersuchungs- oder Operationslage bei Frauen, die dadurch gekennzeichnet ist, dass die Betreffende sich in Horizontallage mit den Knien und Ellbogen aufstützt (insbes. auch als geburtshilfliche Stellung bei Nabelschnurvorfall angewandt; sonst auch beim ↑Coitus à la vache)

Kniegelenk vgl. Articulatio genus

Knie-Hacke-Versuch: Methode zur Feststellung von Störungen der geordneten Muskelkoordination im Bereich der unteren Extremitäten, wobei der Patient mit geschlossenen Augen die Ferse des einen Fußes auf die Kniescheibe des anderen Beines setzen muss

Kniehöcker vgl. Corpus geniculatum

Kniekehle vgl. Poples

Knielage: Kindslage während der Geburt, bei der ein Knie oder beide Knie vorangehen, d. h. als erste Kindsteile sichtbar werden

Kniescheibe vgl. Patella

Knipping-Apparat [nach dem dt. Internisten Wilhelm Knipping, 19./20. Jh.]: Apparat zur Grundumsatzbestimmung (gemessen wird bei diesem Verfahren der Sauerstoffverbrauch und die ausgeatmete Kohlensäure; mithilfe des respiratorischen Quotienten wird die Abweichung des Grundumsatzes in Prozenten von der Norm berechnet)

Knisterrasseln vgl. Krepitation

Knöchel vgl. Malleolus

Knochen vgl. [1]Os

Knochenbolzung: Verfahren zur Knochenbruchbehandlung (bei Röhrenknochen), bei dem ein Bolzen in die Markhöhle des gebrochenen Knochens operativ eingeführt wird (der Bolzen kann aus Metall oder aus einem Knochenspan sein)

Knochenbruch vgl. Fraktur

Knochenentzündug vgl. Ostitis

Knochenerweichung vgl. Osteomalazie

Knochenfraß vgl. Karies

Knochenfuge vgl. Junktur

Knochengeschwulst vgl. Osteom

Knochenhaut vgl. Periost

Knochenkörperchen vgl. Osteozyt

Knochenmark vgl. Medulla ossium flava u. Medulla ossium rubra

Knochennagelung: Verfahren zur Knochenbruchbehandlung, bei dem ein Metallnagel operativ in die Markhöhle getrieben wird (wodurch eine besonders stabile Knochensynthese erreicht wird)

Knochennaht vgl. Sutur

Knochenzelle vgl. Osteozyt

Knollenblätterpilz vgl. Amanita phalloides

Knollennase vgl. Rhinophym

Knorpel vgl. Cartilago

Knorpelfuge vgl. Synchondrose

Knorpelgeschwulst vgl. Chondrom

Knorpelhaut vgl. Perichondrium

Knorpelleim vgl. Chondrin

ko..., Ko... vgl. kon..., Kon...

Ko|agulabilität [zu lat. *coagulare* = gerinnen machen] *w;* -: normale Gerinnbarkeit des Blutes. **Ko|agulans** *s;* -, ...lantia od. ...lanzien [...*i^e n*] (meist *Pl.*): die Blutgerinnung förderndes od. beschleunigendes Mittel. **Ko|agulase** [↑...ase] *w;* -: Enzym, das die Blutgerinnung beschleunigt. **Ko|agulat** *s;* -[e]s, -e: aus einer kolloidalen Lösung ausgeflockter Stoff (z. B. Eiweißgerinnsel; Chem., Med.).

Ko|agulation *w;* -, -en: Ausflockung eines

Stoffes aus einer kolloidalen Lösung, Gerinnung (z. B. von Blut od. Eiweiß; Chem., Med.). **ko|agu|lie|ren:** ausflocken, gerinnen; gerinnen lassen (z. B. von Blut od. Eiweiß)

Ko|agulo|pa|thie [zu ↑Koagulation u. ↑...pathie] *w;* -, ...ien: Störung der Blutgerinnung infolge Mangels an Plasmafaktoren im Blut

Ko|agulum [zu lat. *coagulare* = gerinnen machen] *s;* -s, ...la, in fachspr. Fügungen: **Co|agulum,** *Pl.:* ...la: Blutgerinnsel aus ↑Fibrin u. roten Blutkörperchen

Ko|arktation *w;* -, -en: eindeutschende Kurzbez. für ↑Coarctatio aortae

Kobalamin vgl. Cobalamin

Kobalt, in der internationalen chem. Nomenklatur: **Cobalt** [scherzhafte Umbildung aus dt. *Kobold*] *s;* -[e]s: metallischer chem. Grundstoff (Spurenelement); Zeichen: Co (von nlat. Cobaltum)

Kobalt|kanone: Apparat zur Fernbestrahlung bösartiger Tumoren mit radioaktivem Kobalt

Kocher-Klemme [nach dem Schweizer Chirurgen Theodor Kocher, 1841–1917]: Metallklemme zur Abklemmung blutender Gefäße (vor allem von Arterien) bei Operationen

Koch|lea: eindeutschend für ↑Cochlea

Koch|lea|ris *w;* -: übliche Kurzbezeichnung für die ↑Pars cochlearis des VIII. Hirnnervs

Koch|lei|tis [zu ↑Cochlea] *w;* -, ...lei|tiden, in fachspr. Fügungen: **Coch|lei|tis,** *Pl.:* ...leitides: Entzündung der Schnecke des Innenohrs

Kode|in, fachspr. meist: **Code|in** [zu gr. κώδεια = Mohnkopf; Mohn] *s;* -s: Alkaloid des Opiums, auf das Hustenzentrum wirkendes, hustenstillendes Mittel. **Kode|inismus** [...e-i...] *m;* -: süchtige Gewöhnung an Kodein

Kodon vgl. Codon

Ko|enzym [↑kon... u. ↑Enzym] *s;* -s, -e: spezifische Wirkungsgruppe eines Enzyms, die zusammen mit dem ↑Apoenzym das vollständige Enzym bildet

Ko|ferment [↑kon... u. ↑Ferment] *s;* -[e]s, -e: = Koenzym

Koffe|in, fachspr. meist: **Coffe|in** [zu engl. *coffee* = Kaffee] *s;* -s: in einigen Pflanzen enthaltene Substanz, deren Genuss anregend wirkt und die Blutgefäße erweitert. **Koffe|inismus** *m;* -: bei täglichem Konsum von mehr als 8–10 Tassen koffeinhaltigen Kaffees auftretende Symptome (Gereiztheit, erhöhte Körpertemperatur, Schlaflosigkeit u. a.)

Ko|gnition [aus lat. *cognitio* = das Kennenlernen, Erkennen] *w;* -, -en: Sammelbez. für alle Prozesse, die mit dem Erkennen zusammenhängen (z. B. Vorstellung, Gedächtnis, Lernen, Erinnerung; Psychol.). **ko|gnitiv** [...*tif*]: das Erkennen, die Wahrnehmung betreffend

Ko|habitation [zu kirchenlat. *cohabitare* = beisammenwohnen] *w;* -, -en, in fachspr. Fügungen: **Co|habitatio,** *Pl.:* ...io|nes: seltenere Bezeichnung für ↑Koitus. **kohabitieren:** seltener für ↑koitieren

Kohle[n]|hy|drat [↑Hydrat] *s;* -[e]s, -e (meist *Pl.*): zusammenfassende Bezeichnung für organische Verbindungen aus Kohlenstoff, Wasserstoff u. Sauerstoff, die in großen Mengen von Pflanzen gebildet werden u. für die Ernährung eine wichtige Rolle spielen (Abk.: KH); drei Gruppen: ↑Monosaccharide, ↑Oligosaccharide, ↑Polysaccharide

Kohlenstaublunge vgl. Anthrakose

Kohlenstoff *m;* -[e]s, in der internationalen chem. Nomenklatur: **Carbone|um** [zu lat. *carbo* = Kohle] *s;* -s: nichtmetallisches chem. Element; Zeichen: C

Köhler-Krankheit [nach dem dt. Röntgenologen Alban Köhler, 1874–1947]: aseptische Nekrose des Kahnbeins (Köhler I) bzw. des Köpfchens des zweiten oder dritten Mittelfußknochens (Köhler II)

Kohlrausch-Falte [nach dem dt. Arzt O. L. B. Kohlrausch, 1811–1854]: Schleimhautfalte im Rektum oberhalb der ↑Ampulla recti (hauptsächlich rechtsseitig ausgebildet)

Koil|onyl|chie [zu gr. κοῖλος = hohl, ausgehöhlt u. gr. ὄνυξ, Gen.: ὄνυχος = Klaue, Kralle; Nagel] *w;* -, ...ien, in fachspr. Fügungen: **Coil|ony|chia**[1], *Pl.:* ...iae: „Hohlnagel", „Löffelnagel", zentrale Einbuchtung des Nagels, manchmal verbunden mit randständiger Nagelablösung (u. a. bei Ekzem)

Ko|inzidenz [zu ↑kon... u. lat. *incidere* = hineinfallen, wohin geraten] *w;* -, -en: gleichzeitiges Auftreten mehrerer Krankheiten bei einer Person

ko|itie|ren [zu ↑Koitus]: den Beischlaf vollziehen, sich begatten

Ko|itus [zu lat. *coire, coitum* = zusammenkommen, sich vereinigen] *m;* -, -se, in fachspr. Fügungen: **Co|itus,** *Pl.:* - [*ko̱ituß*]: Beischlaf, Begattung. **Co|itus à la vache** [- - - *wasch;* frz. *vache* = Kuh]: Ausübung des Verkehrs von hinten, wobei die Partnerin eine Knie-Ellbogen-Lage einnimmt (diese Stellung bietet z. B. bei schweren Beinkontrakturen oft die einzige Möglichkeit des Verkehrs). **Co|itus a tergo** [lat. tergum = Rücken]: **1)** = Coitus à la vache. **2)** Verkehr von hinten, bei dem der Mann hinter der Frau liegt. **Co|itus condomatus** [zu ↑Kondom]: Verkehr, bei dem zur Verhütung einer Schwangerschaft ein Kondom über den Penis gestülpt wird. **Co|itus hispanicus** [lat. *hispanicus* = spanisch]: Verkehr, bei dem zur Verhütung einer Schwangerschaft der Samen nicht unmittelbar in den Muttermund ausgestoßen wird, sondern durch Zurückziehen des Gliedes in den Bereich des Scheidenanfangs. **Co|itus in|com|pletus: 1)** Koitus ohne regelrechten Orgasmus (insbes. aufseiten des Mannes). **2)** = Coitus interruptus. **Co|itus inter|ruptus:** zur Empfängnisverhütung häufig geübte Form des Koitus, bei der das männliche Glied kurz vor dem Samenerguss aus der Scheide herausgezogen wird. **Co|itus iteratus:** in kurzen Abständen wiederholter Geschlechtsverkehr. **Co|itus per anum:** Geschlechtsverkehr durch Einführen des Gliedes in den After des (meist männlichen) Partners. **Co|itus per os** [↑ ²Os]: = Fellatio. **Co|itus reservatus:** eine Form des Koitus, bei der der Samenerguss absichtlich über längere Zeit hin oder gänzlich unterdrückt wird. **Co|itus suspectus:** Koitus mit einer vermutlich geschlechtskranken Person

Koka|in, fachspr. meist: **Coca|in** [zu indian.-span. *coca* (Name des in Südamerika beheimateten Kokastrauchs)] *s;* -s: aus den Blättern des Kokastrauchs gewonnenes (auch synthetisch herstellbares) Alkaloid (Mittel zur örtlichen Betäubung und Rauschgift). **Koka|inismus** [...*a-i*...] *m;* -: süchtige Gewöhnung an Kokain; Vergiftung durch Kokain

Kokardenzellen: = Target-Zellen

Ko|karzino|gen [↑kon... u. ↑Karzinogen] *s;* -s, -e: Substanz, die in Verbindung mit einem Karzinogen Krebs hervorruft. **Kokarzino|genese** *w;* -, -n: = Synkarzinogenese

Kokke [von gr. *κόκκος* = Kern; Beere] *w;* -, -n und **Kokkus** *m;* -, Kokken, latinisiert: **Coccus,** *Pl.:* ...cci: Kugelbakterie (nicht Sporen bildend). **kokko|id** [↑...id]: von kugelähnlicher Form (von Mikroorganismen).

Kokkus vgl. Kokke

Kok|zidie [...*i*ᵉ; Verkleinerungsbildung zu gr. *κόκκος* = Kern; Beere] *w;* -, -n, latinisiert: **Coc|cidium** *s;* -s, ...dia (meist *Pl.*): parasitische Sporentierchen (Darmschmarotzer, die eine gutartige Darmerkrankung hervorrufen können)

Kok|zidio|ido|mykose [↑Kokzidie, ↑...id u. ↑Mykose] *w;* -, -n, in fachspr. Fügungen: **Coc|cidio|ido|mycosis,** *Pl.:* ...coses: durch niedere Pilze der Art Coccidioides immitis verursachte Erkrankung der Haut und der Atemwege

Kok|zidio|se [zu ↑Kokzidie] *w;* -, -n, in fachspr. Fügungen: **Coc|cidio|sis,** *Pl.:* ...ioses: gutartige, durch Kokzidien verursachte Darmerkrankung

Kok|zyg|odynie [gr. *κόκκυξ*, Gen.: *κόκκυγος* = Kuckuck; Kuckucksbein, Steißbein u. ↑...odynie] *w;* -, ...ien, in fachspr. Fügungen: **Coc|cyg|odynia**[1], *Pl.:* ...iae: Schmerzen im Bereich des Steißbeins

kol..., Kol... vgl. kon..., Kon...

Kolchizin [zu ↑Colchicum], chem. fachsprachl.: **Colchicin** *s;* -s: giftiges Alkaloid der Herbstzeitlose (u. a. Gicht- u. Rheumamittel; wegen seiner die Zellkernteilung hemmenden Wirkung auch in der experimentellen Vererbungsforschung verwendet)

Kol|ek|tomie [↑Kolon und ↑Ektomie] *w;* -, ...ien: operative Entfernung des Grimmdarms

Koleo|ptose [gr. *κολεός* = Scheide u. gr. *πτῶσις* = das Fallen, der Fall] *w;* -, -n: = Prolapsus vaginae

Koleo|zele [gr. *κολεός* = Scheide u. ↑...zele] *w;* -, -n, in fachspr. Fügungen: **Coleo|cele,** *Pl.:* ...lae: seltene Bez. für ↑Kolpozele

Koli|bakterium vgl. Escherichia coli

kolie|ren [aus gleichbed. lat. *colare*]: Flüssigkeiten durchseihen, durch ein Tuch filtrieren

Kolik [auch: ...*ik;* von gr. *κωλική (νόσος)* = Darmleiden, Kolik (zu gr. *κῶλον* = Glied; Dickdarmabschnitt)] *w;* -, -en, in fachspr. Fügungen: **Colica,** *Pl.:* ...cae: anfallsweise auftretender krampfartiger Schmerz im Leib und seinen Organen (z. B. als Magenkolik, Darmkolik, Nierenkolik). **Colica flatulenta:** Darmkolik infolge stark vermehrter Gasansammlung im Darm. **Colica gast|rica:** „Magenkolik" (Folge eines Krampfes der Magenmuskulatur). **Colica hepatica:** Gallenkolik, krampfartiger, heftiger und kurzzeitiger Schmerzzustand im Bereich der ableitenden Gallenwege (zumeist Folge einer Einklemmung eines Gallensteins). **Colica mucosa:** funktionelle Störung der Dickdarmschleimhaut mit Entleerung von glasigem Dickdarmschleim unter heftigen, kolikartigen Beschwerden. **Colica renalis:** „Nierenkolik" (zumeist bei Einklemmung eines Steines im Bereich der ableitenden Harnwege). **Colica saturnina:** „Bleikolik", bei einer Bleivergiftung auftretende heftige Schmerzattacken als Folge von Krampfzuständen des Darmes. **Colica verminosa:** Darmkolik bei starkem Wurmbefall (z. B. bei Askaridiasis)

Kolitis [zu ↑Kolon] *w;* -, ...itiden, in fachspr. Fügungen: **Colitis,** *Pl.:* ...itides: mit Diarrhö einhergehende Entzündung des Dickdarms (meist durch Bakterien verursacht). **Colitis gravis:** = Colitis ulcerosa. **Colitis mucosa** und **Colitis pseu|do|mem|branacea:** = Colica mucosa. **Colitis ulcerosa:** schwerwiegende Entzündung des Dickdarms mit Eiterung und Geschwürbildung

Koli|urie [Kurzbildung zu ↑*Koli*bakterium u. ↑...urie] *w;* -, ...ien: Ausscheidung von Kolibakterien im Urin

kol|labie|ren [aus lat. *collabi, collapsum* = zusammensinken; verfallen]: einen ↑Kollaps erleiden

Kolla|gen [gr. *κόλλα* = Leim und ↑...gen] *s;* -s, -e (meist *Pl.*): „Leimbildner", Gerüsteiweiß, stark quellende Eiweißkörper im Bindegewebe, in Sehnen, im Knorpel u. in Knochen. **kolla|gen:** aus Kollagen bestehend, das Kollagen betreffend. **Kolla|genase** [↑...ase] *w;* -, -n: Enzym, das Kollagen auflöst. **Kolla|genose** *w;* -, -n: Bez. für verschiedene mit krankhaften Veränderungen des kollagenhaltigen Gewebes verbundene Erkrankungen (z.B. Rheumatismus, Sklerodermie)

Koll|ämie [gr. *κόλλα* = Leim u. ↑...ämie] *w;* -, ...ien: abnorme Zähflüssigkeit des Blutes

Kol|laps [auch: *ko...;* zu lat. *collabi, collapsum* = zusammensinken, -brechen] *m;* -es, -e, in fachsprachl. Fügungen: **Col|lapsus,** *Pl.:* - [...*lápßuß*]: plötzlich auftretendes Kreislaufversagen; periphere Kreislaufschwäche (mit allgemein guter und rascher Rückbildungstendenz), bei der es zu Blutmangel in lebenswichtigen Organen kommt

kollar [zu ↑Collum]: am Hals befindlich, Hals...

kol|lateral, in fachspr. Fügungen: **col|lateralis, ...le** [zu ↑kon... u. lat. *latus,* Gen.: *lateris* = Seite]: seitlich; auf der gleichen Körperseite befindlich; benachbart; z.B. in der Fügung ↑Arteria collateralis. **Kol|laterale** *w;* -, -n (meist *Pl.*): Kollateralgefäße, im Bereich des Blutgefäßsystems vorkommende Querverbindungen zwischen Hauptgefäßen (physiologisch oder als Umgehungsgefäße bei Infarzierung)

Kol|lateral|kreislauf: Umgehungskreislauf, der bei Ausfall des Hauptkreislaufes diesen ersetzen kann und damit die Blutversorgung aufrechterhält

Kollikulitis [zu ↑Colliculus seminalis] *w;* -, ...itiden, in fachspr. Fügungen: **Colliculitis,** *Pl.:* ...itides: Entzündung des Samenhügels der männlichen Harnröhre

Kol|liqua|tion [zu ↑kon... u. lat. *liquare, liquatum* = flüssig machen, schmelzen] *w;* -, -en: Einschmelzung, Verflüssigung von Gewebe. **Kol|liqua|tions|ne|krose:** Verflüssigung von Zellen und Zwischengewebe mit eitriger Einschmelzung. **kol|liqua|tiv:** abnorm reichlich, erschöpfend (z.B. Darmentleerung, Erbrechen)

Kol|lisions|tumoren [lat. *collisio* = das Zusammenstoßen] *Pl.:* das Vorkommen zweier histogenetisch unterschiedlicher Tumoren in einem Organ, die auch räumlich voneinander getrennt sind (z.B. Karzinom neben Sarkom)

Kollodium [zu gr. *κολλώδης* = leimartig, klebrig] *s;* -s: zähflüssige Lösung von Nitrozellulose in Alkohol und Äther (zum Verschluss kleiner Wunden verwendet)

Kollo|id [gr. *κόλλα* = Leim u. ↑...id] *s;* -[e]s, -e: **1)** Stoff, der sich in feinster, mikroskopisch nicht mehr erkennbarer Verteilung in einem Lösungsmittel befindet. **2)** gallertartiges Produkt von Zellen (mit durchscheinendem Aussehen; z.B. in der Schilddrüse, in Geschwülsten). **kollo|idal,** auch: **kollo|id:** in einem Lösungsmittel in feinster Verteilung befindlich (von Stoffen gesagt)

Kollo|ido|klasie [zu ↑Kolloid u. gr. *κλάσις* = das Zerbrechen] *w;* -, ...ien: Störung der Stabilität der Blutplasmakolloide

Kollo|id|re|aktion: zur Diagnostik, z.B. von Lueserkrankungen, herbeigeführte chem. Reaktion, die auf dem verschiedenen Verhalten der einzelnen Eiweißarten im Blut und Liquor beruht. (Die Globuline begünstigen eine Verfärbung und Ausfällung kolloidal gelöster Stoffe durch Salze, die Albumine dagegen verhindern sie.)

Kollo|nema [gr. *κόλλα* = Leim u. gr. *νῆμα* = Gesponnenes, Garn; Gewebe] *s;* -s, -ta: weniger gebräuchliche Bezeichnung für ↑Myxom

Kollum: eindeutschende Schreibung für ↑Collum

Kollum|karzinom: Gebärmutterhalskrebs, häufigste Krebsform der Geschlechtsorgane der Frau, die den Hals der Gebärmutter befällt, der dann teilweise in die Scheide hineinragt

Kolobom [aus gr. *κολόβωμα* = das Verstümmelte] *s;* -s, -e, in fachspr. Fügungen: **Coloboma,** *Pl.:* -ta: angeborene Spaltbildung, speziell im Bereich der Regenbogenhaut des Auges, an den Augenlidern od. im Bereich des Gaumens

Kolon [von gr. *κῶλον* = Glied des Körpers; Darm] *s;* -s, ...la, in der anat. Nomenklatur nur: **Colon,** *Pl.:* Cola: Grimmdarm, Teil des Dickdarms. **Colon ascendens:** aufsteigender Ast des Grimmdarms (liegt im rechten Abdomen, verläuft vom rechten Unterbauch aufsteigend bis unterhalb der Leber u. setzt sich dann im ↑Colon transversum fort). **Colon descendens:** absteigender Teil des Grimmdarms (verläuft vom linken Oberbauch, unterhalb der Milz, bis zum Becken und setzt sich dort im ↑Colon sigmoideum fort). **Colon ir|ritabile:** Schmerzen und Motilitäts- oder Sekretionsstörungen im Bereich des Kolons, ohne dass entsprechende organische Veränderungen fassbar sind. **Colon sig|mo|ide|um:** s-förmiger Teil des Grimmdarms zwischen Colon descendens u. Rektum. **Colon trans|versum:** im Oberbauch quer verlaufender Teil des Grimmdarms (zwischen Colon ascendens und Colon descendens)

kolonie|stimulie|render Faktor: Polypeptid, das für Stimulation der Zellproduktion nötig ist; Abk. CSF (für entsprechend engl. *c*olony-*s*timulating *f*actor)

Kolonisie|rung [zu frz. *coloniser* = kolonisieren, weiter zu frz. *colonie* = Kolonie (von lat. *colonia* = Ansiedlung, Kolonie)] *w;* -, -en: Besiedlung von Körperstellen mit Krankheitskeimen, die dort normalerweise nicht vorkommen

Kolo|pexie [zu ↑Kolon u. gr. πῆξις = Befestigung, Verbindung] *w;* -, ...ien: operative Anheftung des Dickdarms an die Bauchwand (bei Dickdarmsenkung)

Kolo|proktitis [zu ↑Kolon u. gr. πρωκτός = After; Mastdarm] *w;* -, ...titiden, in fachspr. Fügungen: **Colo|proctitis,** *Pl.:* ...titides: Entzündung von Dickdarm u. After

Kolo|ptose [↑Kolon u. gr. πτῶσις = das Fallen, der Fall] *w;* -, -n: Senkung des Dickdarms infolge Erschlaffung der Haltebänder in der Bauchhöhle

kolo|rektal, in fachspr. Fügungen: **colorectalis, ...le** [zu ↑Kolon und ↑Rektum]: Grimmdarm und Mastdarm betreffend

Kolori|meter [lat. *color* = Farbe u. ↑...meter] *s;* -s, -: Gerät zur Bestimmung von Farbtönen (z. B. zur Messung der Konzentration einer Farblösung). **Kolori|me|trie** [↑...metrie]: Bestimmung der Konzentration einer Lösung durch Messung ihrer Farbintensität. **kolori|me|trisch:** die Kolorimetrie betreffend

Kolorit [aus ital. *colorito* = Färbung (zu lat. *color* = Farbe)] *s;* -[e]s, -e: Hautfarbe, Hautpigmentierung

Kolo|skop [↑Kolon u. ↑...skop] *s;* -s, -e: Instrument zur direkten Untersuchung des Dickdarms. **Kolo|skopie** [↑...skopie] *w;* -, ...ien: direkte instrumentelle Untersuchung des Dickdarms

Kolo|stoma [↑Kolon u. ↑...stoma] *s;* -s, -ta: operativ angelegte Grimmdarmfistel zur Stuhlableitung nach außen (v. a. bei Darmkrebs). **Kolo|stomie** [↑...stomie] *w;* -, ...ien: operative Anlegung einer Grimmdarmfistel zur Stuhlableitung und zur künstlichen Ernährung bei inoperablen, stenosierenden Geschwülsten, die im Darm analwärts liegen

Kolost|rum [aus lat. *colostrum* = Biestmilch, erste Milch nach dem Kalben] *s;* -s, in fachspr. Fügungen: **Colost|rum** *s;* - u. **Kolost|ral|milch:** „Hexenmilch“, Vormilch, Sekret der weiblichen Brustdrüse, das schon vor der Entbindung nachweisbar ist u. das sich von der eigentlichen Milch durch den Gehalt an Kolostrumkörperchen unterscheidet

Kolost|rum|körperchen *Pl.:* Leukozyten, die zu Beginn der Laktation aus dem Bindegewebe in die Endstücke der Milchdrüse einwandern, sich dort mit Fetttropfen beladen und sich dadurch beträchtlich vergrößern

Kolo|tomie [↑Kolon u. ↑...tomie] *w;* -, ...ien: operative Eröffnung des Dickdarms im Bereich des Grimmdarms

Kolo|ty|phus [↑Kolon u. ↑Typhus] *m;* -: Verlaufsform des Typhus, bei der vor allem die Follikel des ↑Kolons ulzerös verändert sind

kolp..., Kolp... vgl. kolpo..., Kolpo...

Kolp|apor|rhexis [↑kolpo... u. gr. ἀπόρρηξις = das Zerreißen, Bersten] *w;* -: = Kolporrhexis

Kolp|eu|rynter [zu ↑kolpo... u. gr. εὐρύνειν = breit machen, erweitern] *m;* -s, -: „Scheidendehner“, geburtshilflich zur Verhinderung eines vorzeitigen Blasensprungs verwendeter kleiner Gummiballon, der in die Scheide eingeführt u. dort mit 300 ml sterilem Wasser gefüllt wird

Kolpismus [zu gr. κόλπος = Busen; busenartige Vertiefung] *m;* -, ...men: = Vaginismus

Kolpitis [zu gr. κόλπος = Busen; busenartige Vertiefung] *w;* -, ...itiden, in fachspr. Fügungen: **Colpitis,** *Pl.:* ...itides: Entzündung der weiblichen Scheide. **Colpitis ad|hae|siva:** Kolpitis mit Verklebung der Scheidenwände. **Colpitis em|physematosa:** hauptsächlich im Verlauf einer Schwangerschaft vorkommende Kolpitis, die charakterisiert ist durch das Auftreten kleiner Luftbläschen an der Scheidenschleimhaut. **Colpitis granularis:** Kolpitis mit Auftreten winziger Schleimhautknötchen. **Colpitis mycotica:** Entzündung der Scheidenschleimhaut durch pilzförmige Krankheitserreger. **Colpitis senilis:** Scheidenhautentzündung bei älteren Frauen, wahrscheinlich auf hormonellen Störungen (Mangel an Follikelhormon) beruhend

kolpo..., Kolpo..., vor Selbstlauten meist: **kolp..., Kolp...** [aus gr. κόλπος = Busen; busenartige Vertiefung]: Bestimmungswort von Zusammensetzungen mit der Bedeutung „Scheide, Vagina“; z. B.: Kolpokleisis

Kolpo|hyper|plasie [↑kolpo... u. ↑Hyperplasie] *w;* -, ...ien, in fachspr. Fügungen: **Colpo|hyper|plasia**[1], *Pl.:* ...iae: Wucherung der Scheidenschleimhaut. **Colpo|hyper|plasia cystica:** Wucherung der Scheidenschleimhaut während der Schwangerschaft mit Auftreten von Zysten in der Schleimhaut

Kolpo|hyster|ek|tomie [↑kolpo... u. ↑Hysterektomie] *w;* -, ...ien: operative Entfernung der Gebärmutter von der Scheide aus

Kolpo|hystero|tomie [↑kolpo... und ↑Hysterotomie] *w;* -, ...ien: Kaiserschnitt von der Scheide aus

Kolpo|keratose [zu ↑kolpo... u. gr. κέρας, Gen.: κέρατος = Horn] *w;* -, -n: Verhornung des Scheidenepithels

Kolpo|klei|sis [↑kolpo... u. gr. κλεῖσις = Verschließung] *w;* -: operativer Verschluss der Scheide (z. B. bei ausgedehntem Scheidenvorfall alter Frauen)

Kolpo|mi|kro|skopie [↑kolpo... u. ↑Mikroskopie] *w;* -: direkte mikroskopische Untersuchung der Scheidenoberfläche u. der ↑Portio (ohne Gewebsentnahme) mithilfe eines Spezialmikroskops (wichtige Methode zur Früherkennung von Gebärmutterkrebs)

Kolpo|perineor|rha|phie [zu ↑kolpo...,

↑Perineum u. gr. *ῥαφή* = Naht] *w;* -, ...ien: Scheiden-Damm-Naht, plastische Operation bei Scheidensenkung und Gebärmuttervorfall

Kolpor|rha|phie [zu ↑kolpo... u. gr. *ῥαφή* = Naht] *w;* -, ...ien: operative Verengerung der Scheide (durch Vernähung der Scheidenwände) als plastische Operation bei Scheidenvorfall

Kolpor|rhexis [↑kolpo... u. gr. *ῥῆξις* = das Reißen; Durchbrechen] *w;* -: „Scheidenriss", Zerreißung der Scheide, zumeist mit Abriss von der Gebärmutter (Vorkommen bei der Entbindung und bei Kohabitationsexzessen)

Kolpo|skop [↑kolpo... u. ↑...skop] *s;* -s, -e: vergrößerndes Spiegelgerät zur direkten Untersuchung des Scheideninneren (der Scheidenschleimhaut) und der ↑Portio. **Kolpo|skopie** [↑...skopie] *w;* -, ...ien: direkte Untersuchung der Scheidenschleimhaut und der ↑Portio mithilfe des Kolposkops

Kolpo|tomie [↑kolpo... u. ↑...tomie] *w;* -, ...ien: „Scheidenschnitt", operative Öffnung des Bauchraums von der Scheide aus (z. B. zur Ableitung einer Eiteransammlung im Douglas-Raum)

Kolpo|zele [↑kolpo... u. ↑...zele] *w;* -, -n: Senkung und bruchartige Vorstülpung der Scheidenschleimhaut

Kolpo|zölio|tomie [↑kolpo..., gr. *κοιλία* = Bauchhöhle u. ↑...tomie] *w;* -, ...ien: operative Eröffnung der Bauchhöhle von der Scheide aus

Kolpo|zystitis [zu ↑kolpo... u. gr. *κύστις* = Harnblase] *w;* -, ...stitiden, in fachspr. Fügungen: **Colpo|cystitis,** *Pl.:* ...stitides: gleichzeitige Entzündung der weiblichen Scheide u. der Harnblase

Kolpo|zysto|tomie [↑kolpo... u. ↑Zystotomie] *w;* -, ...ien: operative Eröffnung der Harnblase von der Scheide aus

kom..., Kom... vgl. kon..., Kon...

Koma [aus gr. *κῶμα,* Gen.: *κώματος* = tiefer Schlaf] *s;* -s, -s u. -ta, in fachspr. Fügungen: **Coma,** *Pl.:* -ta: Zustand tiefer, durch keinen äußeren Reiz zu unterbrechender Bewusstlosigkeit. **Coma apo|plecticum:** Koma im Gefolge eines Schlaganfalls. **Coma basedowicum:** schwerste, u. a. mit Bewusstseinstrübung verbundene, prognostisch ungünstige Verlaufsform einer Hyperthyreose. **Coma diabeticum:** durch Zusammenbruch des Stoffwechsels (infolge starken Blutzuckeranstiegs) ausgelöstes, lebensgefährliches Koma bei Zuckerkranken. **Coma hepaticum:** Koma bei Leberinsuffizienz. **Coma hyper|glyc|aemicum:** = Coma diabeticum. **Coma hypo|glyc|aemicum:** Koma infolge starker Erniedrigung des Blutzuckergehalts. **Coma pyloricum:** Koma infolge andauernden Erbrechens bei Verengung des Magenpförtners. **Coma ur|aemicum:** Koma bei akuter Niereninsuffizienz (bei Schrumpfniere). **komatös:** im Zustand tiefer Bewusstlosigkeit befindlich

Kom|binations|therapie [spätlat. *combinatio* = Vereinigung] *w;* -, ...ien [...i^e^n]: Behandlung eines Leidens mit mehreren Arzneimitteln gleichzeitig (im Gegensatz zur ↑Monotherapie)

Kom|bustion [zu lat. *comburere, combustum* = völlig verbrennen] *w;* -, -en, in fachspr. Fügungen: **Com|bustio,** *Pl.:* ...io|nes: Verbrennung, thermische Schädigung des Gewebes, vor allem der Haut

Kom|edo [aus lat. *comedo,* Gen.: *comedonis* = Fresser, Schlemmer] *m;* -s, Kom|edonen, in fachspr. Fügungen: **Com|edo,** *Pl.:* Comedones: „Mitesser", als kleiner dunkler Punkt in der Haut erscheinendes Gebilde aus Talganhäufungen in den Ausführungsgängen einer Talgdrüse (Folgeerscheinung einer abnorm starken Verhornung des Haartrichterepithels)

Komma|bazillus: = Choleravibrio

Kom|mas|kulation [zu ↑kon... u. lat. *masculus* = männlich] *w;* -, -en, latinisiert: **Commas|culatio,** *Pl.:* ...io|nes: seltene Bez. für: Homosexualität, homosexueller Verkehr zwischen Männern

Kom|mensale [zu ↑kon... u. lat. *mensa* = Tisch, also eigtl. = Tischgenosse] *m;* -n, -n: harmloser Schmarotzer im oder am Körper. **Kom|mensalismus** *m;* -: Form des Zusammenlebens von Organismen verschiedener Arten, wobei der eine aus dem anderen Nutzen zieht, diesen dabei aber weder schädigt noch ihm Nutzen bringt

Kom|missur [aus lat. *commissura,* Gen.: *commissurae* = Zusammenfügung, Verbindung] *w;* -, -en, in der anat. Nomenklatur: **Com|missura,** *Pl.:* ...rae: **1)** Weichteilverbindung (Anat.). **2)** Nervenbahn, Verbindung zwischen Nervenzentren (Anat.). **Commissura anterior:** vordere Kommissur, schmales Faserbündel in der Vorderwand des dritten Hirnventrikels (Ergänzung des Balkens, verbindet basale Teile der beiden Schläfenlappen und des Riechhirns miteinander). **Com|missura cau|dalis:** = Commissura posterior. **Com|missura habenularum:** Teil des ↑Epithalamus im Bereich des dritten Hirnventrikels (weißer Faserzug als Verbindung zum Thalamus). **Com|missura labio|rum anterior:** vordere Weichteilverbindung der großen Schamlippen im Bereich des äußeren Genitales der Frau. **Commissura labio|rum posterior:** hintere Weichteilverbindung der großen Schamlippen (Teil des äußeren Genitales der Frau). **Commissura palpe|brarum media|lis:** innere Weichteilverbindung zwischen Ober- und Unterlid des Auges. **Com|missura palpebrarum lateralis:** äußere Weichteilverbindung zwischen Ober- und Unterlid des Auges. **Com|missura posterior:** hintere Kommissur, Faserverbindung zwischen rechter und linker Hirnhälfte unterhalb des ↑Aquädukts. **Com|missurae su|pra|opticae** *Pl.*: Bezeichnung für die Nervenbahnen, die identische Stellen beider Großhirnhälften miteinander verbinden

Kom|missuro|tomie [↑Kommissur und ↑...tomie] *w;* -, ...ien: operative Sprengung bzw. Erweiterung einer Herzklappe, u. zwar instrumentell oder mit dem Finger des Operateurs (vor allem bei Mitralstenose angewandt)

Kom|motio, seltener: **Kom|motion** [zu lat. *commovere, commotum* = bewegen; schütteln, erschüttern] *w;* -, ...io|nen, in fachspr. Fügungen: **Com|motio,** *Pl.*: ...io|nes: **1)** Erschütterung, stumpfe Gewalteinwirkung auf Organe (wobei es nicht zu einer äußeren oder inneren Verletzung, sondern nur zu einer vorübergehenden Funktionsstörung kommt). **2)** übliche Kurzbezeichnung für: Commotio cerebri. **Com|motio cere|bri:** „Gehirnerschütterung", durch Kopfprellung verursachte akute Funktionsstörung des Gehirns ohne nachweisbare anatomische Veränderung u. ohne organische Dauerfolgen. **Com|motio cordis** [↑Cor]: „Herzerschütterung", funktionelle Herz- u. Kreislaufstörungen als Folge einer stumpfen Einwirkung auf den Brustkorb (ohne organische Veränderungen am Herzen u. ohne Verletzungszeichen). **Com|motio medullae spinalis:** „Rückenmarkserschütterung" (infolge stumpfer Gewalteinwirkung auf die Wirbelsäule) mit Schockwirkung und plötzlicher Kreislaufstörung im Rückenmark sowie vorübergehenden Ausfallserscheinungen (wie Lähmung und Sensibilitätsstörungen). **Com|motio retinae:** „Netzhauterschütterung", ↑Ischämie umschriebener Netzhautbezirke als Folge einer prellungsbedingten Verengerung der Netzhautarterien (vorübergehend trübt sich die Netzhaut mit weißgrauer Verfärbung). **Com|motio thoracis** [↑Thorax]: „Brustkorberschütterung" infolge stumpfer Gewalteinwirkung auf den Brustkorb mit Auslösung eines Schocks ohne pathologisch-anatomische Veränderungen

kom|pakt [von lat. *compactus* = untersetzt, gedrungen, dick], in fachspr. Fügungen **com|pactus, ...ta, ...tum: 1)** untersetzt, gedrungen (vom Körperbau; Anthropol.). **2)** dicht, fest; z.B. in der Fügung ↑Substantia compacta. **Kom|pakta** *w;* -: übliche Kurzbezeichnung für ↑Substantia compacta

Kom|part|ment [*kompa'tment;* aus engl. *compartment* = Abteilung, Abschnitt, von gleichbed. italien. *compartimento,* zu italien. compartire = einteilen, weiter zu ↑kon u. lat. *partire* = teilen] *s;* -s, -s u. **Kompartiment** [direkt aus dem Ital.] *s;* -[e]s, -e: fiktiver Verteilungsraum für die Wirksamkeit eines Arzneimittels (z.B. Knochenmark)

Kom|part|ment|syn|drom [*kompa'tmᵉnt...*]: im Gefolge einer Fraktur, Quetschung oder Kompression hervorgerufene Schädigung der Funktion von Nerven und Geweben durch kritische Erhöhung des Gewebedrucks innerhalb geschlossener Körperhöhlen

kom|patibel [zu spätlat. *compati* = mitleiden]: verträglich, miteinander mischbar (von Arzneimitteln); Gegensatz: inkompatibel. **Kom|patibilität** *w;* -: Verträglichkeit verschiedener Arzneimittel im Organismus; Gegensatz: Inkompatibilität

Kom|pensation [zu lat. *compensare, compensatum* = zwei od. mehr Dinge gegeneinander abwägen, ausgleichen] *w;* -, -en: Ausgleich einer durch krankhafte Organveränderungen gestörten Funktion eines Organs (durch den Organismus selbst oder durch Anwendung medikamentöser Mittel). **kom|pensie|ren:** ausgleichen (bezogen auf Funktionsstörungen eines Organs bzw. ihre Folgen)

kompetitiv [*...tif;* zu lat. *competere, competitum* = etwas Zustehendes fordern]: eine notwendige Ergänzung fordernd (z.B. von Reaktionen gesagt, die zu ihrem Ablauf ein drittes Reagens benötigen)

Kom|plement [aus lat. *complementum* = Ergänzungsmittel] *s;* -[e]s, -e: Serumbestandteil, der die spezifische Wirkung eines ↑Antikörpers ergänzt bzw. aktiviert. **komplementär:** ergänzend

Kom|plementär|luft: diejenige Luftmenge, die bei maximaler Einatmung über das normale Atemvolumen hinaus in die Lungen aufgenommen werden kann

Kom|plementär|raum: Ergänzungsraum, kapillarer Pleuraspaltraum zwischen Mediastinum u. Brustkorbwand sowie zwischen Zwerchfell und lateraler Brustwand, der auch bei maximaler Ausdehnung der Lungen nicht ganz ausgefüllt wird

Kom|plement|bindungs|re|aktion: Reaktion zwischen ↑Antigen und ↑Antikörper unter Mitwirkung eines Komplements (zu diagnostischen Zwecken ausgewertet, z.B. bei der ↑Wassermann-Reaktion); Abk.: KBR

Kom|plement|system (neben dem humoralen und dem zellulären System) drittes System der Infektabwehr im Organismus und Steuerungszentrale für die Mediatoren der Entzündung

kom|plex [zu lat. *complecti, complexum* = umfassen]: auf vielfältigen Ursachen beruhend, vielschichtig (z.B. von Krankheiten). **Kom|plex** *m;* -es, -e: **1)** stark gefühlsgebundene, durch einen Affekt zusammengehaltene Vorstellungsgruppe, die nach Verdrängung aus dem Bewusstsein vielfach Zwangsvorstellungen, -handlungen od. einfache Fehlleistungen auslöst (Psychol.). **2)** = Syndrom (Med.)

Kom|plikation [zu lat. *complicare, complicatum* = zusammenfalten; verwickeln; verwirren] *w;* -, -en: ungüngstige Beeinflussung od. Verschlimmerung eines normalerweise überschaubaren Krankheitszustandes bzw. eines chirurgischen Eingriffs od. eines biologischen Prozesses (z. B. Entbindung) durch einen unvorhergesehenen Umstand (z. B. Fehllage des Kindes bei der Geburt, Lungenentzündung nach einer Operation). **kom|pliziert,** in fachspr. Fügungen: **com|plicatus, ...ta, ...tum:** die Komplikation betreffend, mit Komplikationen verbunden

Kom|positions|tumor: Mischgeschwulst aus einem ↑Karzinom und einem ↑Sarkom (also aus epithelialen und bindegewebigen Geschwulstteilen)

Kom|positum [zu lat. *componere, compositum* = zusammenstellen] *s;* -s, ...ta: Arzneimittel, das aus mehreren Bestandteilen zusammengesetzt ist

Kom|presse [zu lat. *comprimere, compressum* = zusammendrücken] *w;* -, -n: feuchter und heißer Umschlag. **Kom|pression** *w;* -, -en, in fachspr. Fügungen: **Com|pressio,** *Pl.:* ...iones: **1)** Quetschung eines Körperorgans od. einer Körperstelle durch mechanische Einwirkung. **2)** mechanische Abdrückung eines blutenden Gefäßes. **3) Com|pressio cerebri:** „Gehirnquetschung". **Kom|pressorium** *s;* -s, ...rien [...*ri*^e^*n*]: Gerät zur ↑Kompression (2) eines blutenden Gefäßes. **kom|primie|ren:** blutende Gefäße zusammendrücken (mit den Fingern, einer Klemme oder einem Kompressorium; bei Operationen und Verletzungen)

kon..., Kon..., vor b, m u. p angeglichen zu: **kom..., Kom...,** vor l zu: **kol..., Kol...,** vor r zu: **kor..., Kor...,** vor Vokalen und h: **ko..., Ko...,** in fachspr. Fügungen jeweils relatinisiert zu: **con..., com..., col..., cor..., co...** [aus lat. *con* = zusammen, mit]: Vorsilbe von Fremdwörtern mit folgenden Bedeutungen: „zusammen; zusammenhängend, in enger Beziehung stehend; verbindend; sich verschmelzend; eine Annäherung oder Vereinigung ausdrückend"; z. B.: Konkrement, Kompression, Kollaps, Korrosion, Koitus

Könästhesie vgl. Zönästhesie. **könästhetisch** vgl. zönästhetisch

Kon|cha [von gr. *κόγχη* = Muschel; muschelförmiges Gebilde] *w;* -, ...chen, in fachsprachl. Fügungen: **Con|cha,** *Pl.:* ...chae: Muschel, muschelförmiger Teil eines Organs (Anat.). **Con|cha au|riculae:** die von ↑Anthelix, ↑Antitragus und ↑Tragus umfasste Höhlung der Ohrmuschel. **Concha nasalis inferior:** „untere Nasenmuschel", Wulstbildung an der seitlichen Nasenwand (grenzt den unteren Nasengang ab). **Con|cha nasalis media:** „mittlere Nasenmuschel", Wulstbildung an der seitlichen Nasenwand (grenzt den mittleren und oberen Nasengang ab). **Con|cha nasalis superior:** „obere Nasenmuschel", Wulstbildung an der seitlichen Nasenwand (unterhalb der Muschel liegt der obere Nasengang). **Con|cha spheno|idalis:** kleines, dreiseitiges Knochenstück in der Wand der Keilbeinhöhle

Kon|cho|skop [↑Koncha u. ↑...skop] *s;* -s, -e: Spiegelinstrument zur direkten Untersuchung der Nasenmuscheln

Kon|cho|tomie [↑Koncha u. ↑...tomie] *w;* -, ...ien: operative Abtragung einer Nasenmuschel (vorwiegend der unteren Muschel)

Konditio, auch: **Kondition** [aus lat. *conditio* = Übereinkunft; Stellung; Beschaffenheit] *w;* -, ...io|nen: allgemeine körperliche Verfassung. **Konditio|nie|rung** [nach engl. *to condition* = bedingen, in den gewünschten Zustand bringen] *w;* -, -en: Vorbereitung eines Patienten auf eine schwere Operation (z. B. Transplantation) mit hochwirksamen Arzneimitteln, Bestrahlung u. a.

Kondom [durch frz. Vermittlung von gleichbed. engl. *condom*] *s* od. *m;* -s, -e (selten: -s): Gummiüberzug für das männliche Glied zur Empfängnisverhütung und zum Schutz gegen Geschlechtskrankheiten beim Geschlechtsverkehr

Kon|duktion [zu ↑kon... u. lat. *ducere, ductum* = führen, leiten] *w;* -, -en: Wärmeleitung durch das Körpergewebe. **Konduktor** *m;* -s, ...oren: selbst gesund bleibender Überträger einer Erbanlage bzw. einer Krankheit, die beim anderen Geschlecht auftritt (z. B. der Bluterkrankheit, an der nur Männer erkranken, während die Frauen als Konduktoren wirken)

Kondylom [zu gr. *κόνδυλος* = Knochengelenk; Verhärtung; Geschwulst] *s;* -s, -e, in fachspr. Fügungen: **Condyloma,** *Pl.:* -ta: Feigwarze, nässende Papel mit zerklüfteter Oberfläche in der Genitalgegend (z. B. bei Syphilis). **Condyloma acuminatum:** „spitze Feigwarze", Hautpapel, die auf der Unterfläche spitz aufsitzt (Vorkommen an den äußeren Geschlechtsteilen, aber auch an anderen Körperregionen). **Condyloma latum;** „breite Feigwarze", örtliche Hautpapel, die der Haut breit aufsitzt (Vorkommen bei der Frühsyphilis als häufigste Hauterscheinung; Sitz vor allem an den äußeren Geschlechtsteilen und in ihrer Umgebung)

Kondylus *m;* -, ...li od. ...dylen: eindeutschende Form für ↑Condylus

Kon|fabulation [zu lat. *confabulari* = schwatzen, plaudern] *w;* -, -en: durch Erinnerungstäuschung bedingte Darstellung vermeintlich erlebter Vorgänge (symptomatisch bei bestimmten Gehirnerkrankungen). **kon|fabulie|ren**: Zeitwort zu ↑Konfabulation

Kon|figuration [zu ↑kon... und lat. *figura* = Gestalt, Figur] *w;* -, -en: äußere Form, Gestalt od. Aufbau eines Organs od. Körperteils; auch im Sinne von: Verformung (z. B. des kindlichen Schädels bei der Geburt durch Anpassung an die Geburtswege)

kon|fluent [zu lat. *confluere* = zusammenfließen], auch: **kon|fluie|rend,** in fachspr. Fügungen: **con|fluens:** zusammenfließend, sich vereinigend (z. B. von Gefäßen). **kon-fluie|ren**: zusammenfließen, sich vereinigen (z. B. von Blutgefäßen)

Kon|fusion [zu lat. *confundere, confusum* = zusammengießen; vermengen; verwirren] *w;* -, -en: übliche Kurzbezeichnung für ↑Confusio mentalis

kon|genital, in fachspr. Fügungen: **con-genitalis, ...le,** dafür auch: **con|genitus, ...ta, ...tum** [zu ↑kon... u. lat. *gignere, genitum* = zeugen; gebären]: angeboren, aufgrund einer Erbanlage bei der Geburt vorhanden (z. B. von körperlichen Missbildungen)

Kon|gestion [zu lat. *congerere, congestum* = zusammentragen; anhäufen] *w;* -, -en, in fachspr. Fügungen: **Con|gestio,** *Pl.:* ...iones: ↑Anschoppung, Blutwallung, lokale Blutüberfüllung (z. B. bei entzündlichen Vorgängen). **kon|gestiv** [...*tif*]: auf einer Gefäßerweiterung beruhend, von ihr ausgehend

Kon|glomerat [zu lat. *conglomerare, conglomeratum* = zusammenrollen; zusammenhäufen] *s;* -[e]s, -e: Zusammenballung, Anhäufung (z. B. von Tuberkeln, Darmschlingen, Würmern im Darm usw.)

Kon|glomerat|tumor: Pseudogeschwulst, die durch eine entzündliche Verwachsung von Organen bzw. Organteilen entsteht

Kon|glutination [zu lat. *conglutinare, conglutinatum* = zusammenleimen, -kleben] *w;* -, -en, in fachspr. Fügungen **Con|glutinatio,** *Pl.:* ...io|nes: Verklebung; insbes. Verklebung von roten Blutkörperchen (unter Einwirkung des ↑Konglutinins) oder von Blutplättchen (bei Blutgerinnseln). **Con|glutinatio orificii ex|terni:** krankhafte Verklebung der äußeren Muttermundöffnung, sodass sich der Muttermund bei einer Entbindung nicht öffnen kann. **kon|glutinie|ren**: verkleben (z. B. rote Blutkörperchen oder Blutplättchen). **Kon|glutinin** *s;* -s, -e: Antikörper, der in Gegenwart eines Komplements rote Blutkörperchen konglutiniert

Kongo|rot: Diazofarbstoff, als Farbindikator bei Magensaftuntersuchungen, bei der ↑Bennhold-Probe u. a. verwendet

Kongressus vgl. Congressus

Koni|in, chem. fachspr.: **Coni|in** [zu ↑Conium] *s;* -s: giftiges Alkaloid aus den unreifen Früchten des gelben Schierlings

Konio|meter [gr. *κόνις* = Staub und ↑...meter] *s;* -s, -: Apparat zur Bestimmung des Staubgehaltes der Luft (Phys.)

Konio|se [zu gr. *κόνις* = Staub] *w;* -, -n: Staubkrankheit, übergeordneter Begriff für die verschiedenen Formen und Grade von Stauberkrankungen (vgl. Pneumokoniose)

Konio|tomie [↑Conus (elasticus) u. ↑...tomie] *w;* -, ...ien: operative Durchtrennung des Bandes zwischen Ring- u. Schildknorpel am Kehlkopf (Notoperation bei Erstickungsgefahr)

Konisation [zu gr. *κῶνος* = Kegel] *w;* -, -en: operative Entnahme eines kegelförmigen Gewebsstücks aus der Gebärmutter (zur histologischen Untersuchung)

konisch, in fachspr. Fügungen: **conicus, ...ca, ...cum** [zu ↑Conus]: kegelig, kegelförmig; z. B. in der Fügung ↑Papillae conicae

kon|jugal, in fachspr. Fügungen: **con-jugalis, ...le** [zu lat. *coniunx,* Gen.: *coniugis* = Ehefrau; Ehemann]: Mann u. Frau betreffend, ehelich

Konjugat|impfstoff [aus lat. *coniugatio* = Verbindung]: gegen mehrere Erreger wirksamer Impfstoff

Kon|jugation [aus lat. *coniugatio* = Verbindung] *w;* -, -en: **1)** Verschmelzung des männlichen Zellkerns mit dem weiblichen bei der Befruchtung (Biol.). **2)** Zusammentreten homologer Geschlechtschromosomen vor der Reduktionsteilung (Biol.). **3)** benachbarte Lage von Doppelbindungen im Molekül (Chem.)

Kon|junktiva *w;* -, ...vä, in fachspr. Fügungen: **Con|junctiva,** *Pl.:* ...vae: übliche Kurzbezeichnung für ↑Tunica conjunctiva.

kon|junktival, in fachspr. Fügungen: **con-junctivalis, ...le:** zur Tunica conjunctiva gehörend; z. B. in der Fügung ↑Arteriae conjunctivales anteriores (Anat.)

Kon|junktivitis [zu ↑Konjunktiva] *w;* -, ...vitiden, in fachspr. Fügungen: **Con|junctivitis,** *Pl.:* ...vitides: Entzündung der Bindehaut des Auges. **Con|junctivitis acuta:** akute Augenbindehautentzündung mit Rötung, Lichtscheu und starker Sekretabsonderung. **Con-junctivitis aestivalis:** Sommerbindehautkatarrh. **Con|junctivitis all|ergica:** durch Überempfindlichkeit gegenüber den Pollen von Pflanzen hervorgerufene Augenbindehautentzündung (vgl. Heuschnupfen). **Con-junctivitis ana|phylactica:** = Conjunctivitis allergica. **Con|junctivitis blennor|rhoi|ca:** = Conjunctivitis gonorrhoica. **Con|junctivitis catar|rhalis:** = Conjunctivitis simplex. **Con-junctivitis crou|posa** [- *kru...;* zu ↑Croup gebildet]: Augenbindehautentzündung mit Bildung weißgrauer Membranen. **Con-junctivitis diphtherica:** durch Diphteriebakterien hervorgerufene eitrige Augenbindehautentzündung. **Con|junctivitis ec-zematosa:** = Conjunctivitis phlyctaenulosa. **Con|junctivitis follicularis:** Augenbindehautentzündung mit Ausbildung kleiner Knötchen aus drüsenähnlichem Gewebe. **Con|junctivitis gonor|rhoi|ca:** „Augentripper", durch Gonokokken hervorgerufene schwere eitrige Augenbindehautentzündung. **Con|junctivitis granulosa:** = Trachom. **Con|junctivitis medicamentosa:** durch Arzneimittel hervorgerufene Augenbindehautentzündung. **Con|junctivitis membranacea:** = Conjunctivitis crouposa. **Conjunctivitis ne|croticans in|fectio|sa:** infektiöse Augenbindehautentzündung mit Schwellung der Unterzungendrüse und der Ohrspeicheldrüse. **Con|junctivitis nodosa:** = Conjunctivitis follicularis. **Con|junctivitis pe|tri|ficans:** Augenbindehautentzündung mit Ablagerung von Kalk. **Con|junctivitis phlyctae|nulosa:** mit Bildung von Phlyktänen einhergehende Augenbindehautentzündung. **Con|junctivitis purulenta:** eitrige Augenbindehautentzündung. **Con|junctivitis scrofulosa:** = Conjunctivitis phlyctaenulosa. **Con|junctivitis sic|ca:** Augenbindehautentzündung mit Schwellung der Schleimhaut, aber ohne Sekretabsonderung. **Conjunctivitis sim|plex:** einfache Augenbindehautentzündung mit Schwellung und Sekretabsonderung. **Con|junctivitis tra|chomatosa:** = Trachom. **Con|junctivitis tuberculosa:** = tuberkulöse Augenbindehautentzündung. **Con|junctivitis vernalis:** „Frühlingskatarrh", Augenbindehautentzündung als Folge einer Überempfindlichkeit gegenüber Pollen der im Frühling blühenden Pflanzen

kon|kav [aus gleichbed. lat. *concavus*]: hohl, nach innen gewölbt (z. B. von Linsen oder Brillengläsern)

konkomitierend vgl. comitans

kon|kordant [zu lat. *concordare* = sich im Einklang befinden]: übereinstimmend. **Kon|kordanz** *w;* -, -en: Übereinstimmung (z. B. von Merkmalen bei Zwillingen)

Kon|krement [aus lat. *concrementum* = An-, Zusammenhäufung] *s;* -[e]s, -e, in fachspr. Fügungen: **Con|crementum,** *Pl.:* ...ta: vorwiegend aus Salzen bestehendes, krankhaftes, festes Gebilde, das in Körperhöhlen bzw. ableitenden Systemen entsteht (z. B. Gallenstein)

Kon|kre|tio, auch: **Kon|kre|tion** [zu lat. *concrescere, concretum* = zusammenwachsen] *w;* -, ...io|nen, in fachspr. Fügungen: **Concre|tio,** *Pl.:* ...io|nes: Verwachsung, Verklebung vorwiegend seröser Häute. **Con|cre|tio peri|cardii:** Verwachsung des parietalen und viszeralen Herzbeutelblatts (meist Folge eines entzündlichen Prozesses, z. B. einer Perikarditis). **Con|cre|tio prae|putii:** Verklebung der Vorhaut mit der Eichel des ↑Penis

Kon|kubitus [zu lat. *concumbere, concubitum* = sich niederlegen, sich zu jmdm. legen] *m;* -, -, in fachspr. Fügungen: **Concubitus** *m;* -, -: seltene Bez. für ↑Koitus

Kon|kussion [zu lat. *concutere, concussum* = zusammenschütteln; erschüttern] *w;* -, -en, in fachspr. Fügungen: **Con|cussio,** *Pl.:* ...io|nes: Erschütterung eines Organs, heftiger Anstoß (z. B. Rückenmarkserschütterung)

kon|natal, in fachspr. Fügungen: **connatalis, ...le,** auch: **con|natus, ...ta, ...tum** [zu ↑kon... u. lat. *natus* = Geburt]: nennt man Krankheiten od. Schädigungen, die **a)** im Verlauf der intrauterinen Entwicklung od. unter der Geburt erworben wurden od. die **b)** angeboren sind

Kon|nektivitis [nlat. Bildung zu engl. *connective tissue* = Bindegewebe (weiter zu lat. *con(n)ectere* = verknüpfen, verbinden)] *w;* -, ...vitiden, in fachspr. Fügungen: **Connectivitis,** *Pl.:* ...vitides: Entzündung des Bindegewebes

Kon|nex [zu lat. *co[n]nectere, co[n]nexum* = zusammenknüpfen, verknüpfen] *m;* -es, -e, in fachspr. Fügungen: **Con|nexus,** *Pl.:* - [...*näkßuß*]: Verbindung, Zusammenhang, bes.: verbindender Organteil (Anat.). **Connexus inter|tendine|us:** schräg verlaufende Verbindung zwischen den einzelnen Strecksehnen der Finger

Kon|san|gui|nität [zu lat. *consanguineus* = blutsverwandt] *w;* -: Blutsverwandtschaft

kon|sensuell [zu lat. *consensus* = Übereinstimmung]: übereinstimmend, gleichsinnig, im gleichen Sinne wirkend. **kon|sensuelle Reaktion:** reflektorische Reaktion der Pupille des abgeschirmten Auges bei Belichtung des anderen Auges

kon|servativ [...*tif;* zu lat. *conservare, conservatum* = bewahren, erhalten]: erhaltend (bezogen vor allem auf die Behandlung im Sinne einer Schonung und Erhaltung, z. B. eines verletzten Organs, im Gegensatz zur operativen Behandlung). **kon|servie|ren:** **1)** Körpergewebe (z. B. Knochen od. Blut) und Kleinstlebewesen in Nährböden lebend erhalten. **2)** totes Gewebe bzw. Organe oder Organteile in einer Flüssigkeit, z. B. in Sublimatlösung, aufbewahren. **3)** Lebensmittel durch Sterilisieren, Pasteurisieren, Austrocknung, Tiefgefrierverfahren u. a. haltbar machen

konsilia|risch [zu lat. *consilium* = Rat; Beratung]: beratend. **Konsilia|rius** *m;* -, ...rii: zur Beratung in einem unklaren Krankheitsfall vom behandelnden Arzt hinzugezogener Arzt. **Konsilium** *s;* -s, ...lien [...*iᵉn*]: **a)** Beratung mehrerer Ärzte über einen unklaren Krankheitsfall; **b)** beratendes Ärztegremium

Kon|sistenz [zu lat. *consistere* = sich hinstellen; in etwas bestehen; einen festen Stand gewinnen] *w;* -: Festigkeit, Dichte eines Gewebes od. eines Stoffes (z. B. breiige Konsistenz, feste Konsistenz)

Kon|solidie|rung [zu lat. *consolidare* = fest

machen] *w;* -, -en: **1)** Festigung, Festwerdung (z. B. eines Knochenbruchs durch genügende Kallusbildung). **2)** Abheilung eines krankhaften Prozesses (z. B. einer Lungentuberkulose)

Kon|sonanz [zu lat. *consonare* = zusammentönen, -schallen] *w;* -, -en: Klangeinheit von Tönen mit verschiedenen Schwingungszahlen (die in ganzzahligen Verhältnissen zueinander stehen; Phys.)

kon|stant [zu lat. *constare* = still stehen; bestehen]: gleich bleibend. **Kon|stante** *w;* -, -n: feste [physikalische] Größe, die immer oder bei einer bestimmten Versuchsanordnung, einer bestimmten Reaktion o. Ä. denselben Wert hat. **Kon|stanz** *w;* -: Beständigkeit (z. B. eines gleich bleibenden Krankheitsprozesses)

Kon|stipation [zu lat. *constipare, constipatum* = zusammendrängen, zusammenstopfen] *w;* -, -en, in fachspr. Fügungen: **Constipatio,** *Pl.:* ...io|nes: Kurzbez. für: Constipatio alvi. **Con|stipatio alvi** [↑Alvus]: Stuhlverstopfung, verzögerte oder ausbleibende Stuhlentleerung

Kon|stitution [aus lat. *constitutio* = Einrichtung; Verfassung; Zustand] *w;* -, -en: Gesamtverfassung des Individuums aufgrund der angeborenen Faktoren körperlicher und seelischer Art. **kon|stitutionell:** die Gesamtverfassung eines Individuums betreffend

Kon|striktion [zu lat. *constringere, constrictum* = zusammenschnüren; zusammenziehen] *w;* -, -en, in fachspr. Fügungen: **Con|strictio,** *Pl.:* ...io|nes: Zusammenziehung, Zusammenschnürung (bezogen auf die Funktion eines Muskels oder eine umschriebene Verengerung eines Kanals oder eines Darmabschnitts als Folge von Narben). **Kon|striktor** *m;* -s, ...oren: übliche Kurzbezeichnung für: zusammenziehender Muskel, ringförmiger Schließmuskel (z. B. ↑Musculus constrictor pharyngis superior); vgl. constrictor.

kon|strin|gie|ren: zusammenziehen, zusammenschnüren (bezogen auf die Tätigkeit entsprechender Muskeln)

Konsultation [zu lat. *consultare* = reiflich begutachten; um Rat fragen] *w;* -, -en: das Zurateziehen eines Arztes; die Beratung eines Patienten durch einen Arzt. **konsultieren:** einen Arzt zurate ziehen

kon|sumie|rend [zu lat. *consumere, consumptum* = verwenden; verbrauchen; aufzehren]: auszehrend, an der Körperkraft zehrend (von Krankheiten). **Kon|sum[p]tion** *w;* -, -en, in fachspr. Fügungen: **Consum[p]|tio,** *Pl.:* ...io|nes: körperliche Auszehrung, starke Abmagerung (infolge anhaltenden Appetitmangels, z. B. bei starkem Fieber)

Kon|tagion [zum Stamm von lat. *contingere, contactum* = berühren; anstecken] *w;* -, -en: Ansteckung, Infektion des Körpers mit Krankheitserregern. **kon|tagiös,** in fachspr. Fügungen: **con|tagio|sus, ...osa, ...osum:** ansteckend; ansteckungsfähig (von Krankheitserregern gesagt bzw. von Material, das Krankheitserreger enthält). **Kontagio|sität** *w;* -: Ansteckungsfähigkeit (bezogen auf eine Ansteckungsquelle). **Kontagium** *s;* -s, ...ien [...i^{e}n], in fachspr. Fügungen: **Con|tagium,** *Pl.:* ...ia: Ansteckung; Ansteckungsstoff. **Kon|takt** *m;* -[e]s, -e, in fachspr. Fügungen: **Contactus,** *Pl.:* - [...*tåktuß*]: Berührung; ansteckende Berührung, Ansteckung

Kon|takt|allergie [↑Allergie] *w;* -, ...ien: durch Berührung bestimmter Substanzen ausgelöste Allergie

Kon|takt|dermatitis [↑Dermatitis] *w;* ...titiden (in fachspr. Fügungen: ...titides): Hautentzündung durch Substanzen, die die Haut reizen

Kon|takt|ekzem [↑Ekzem] *s;* -s, -e: Hautausschlag durch Berührung bestimmter Substanzen

Kon|takt|linse: kleine Schale aus Glas oder Kunststoff, die auf die Augenhornhaut aufgelegt wird und dort haftet; zur Korrektur der Sehkraft

Kon|tamination [zu lat. *contaminare, contaminatum* = berühren; beflecken] *w;* -, -en: **1)** Verschmutzung, Verunreinigung (z. B. von Lebensmitteln, Gegenständen, Räumen o. Ä. durch Krankheitskeime oder radioaktive Stoffe). **2)** Verschmelzung nicht zusammenpassender sprachlicher Elemente zu sinnlosen Wörtern (z. B. bei Schizophrenen). **kon|taminiert:** verunreinigt, verschmutzt

Kon|tentiv|verband [...*tif...;* zu lat. *continere, contentum* = zusammenhalten]: ruhig stellender Verband (Gips- oder Stärkebindenverband mit Draht- oder Metallschiene; Anwendung bei Knochenbrüchen sowie bei entzündlichen Erkrankungen, z. B. Sehnenscheidenentzündung, Gelenkentzündung)

Kon|tigui|tät [zu lat. *contiguus* = berührend; angrenzend; benachbart] *w;* -, -en, in fachspr. Fügungen: **Con|tigui|tas,** *Pl.:* ...tates: Berührung; Nachbarschaft (z. B. zwischen Geweben oder Organen)

Kon|tinenz, in fachspr. Fügungen: **Continentia** [aus lat. *continentia,* Gen.: *continentiae* = Beherrschung; Enthaltsamkeit] *w;* -: **1)** Enthaltsamkeit. **2)** Fähigkeit, etwas zurückzuhalten (z. B. die Fähigkeit der Harnblase, den Urin zurückzuhalten)

Kon|tinua *w;* -: übl. Kurzbez. für ↑Febris continua

kon|tinuierliche ambulante Peri|toneal|dia|lyse: Stoff- und Volumenaustausch bei Niereninsuffizienz über einen intraabdominell gelegenen Katheder, den der Patient selbstständig durch meist viermaliges Einbringen und Entleeren von je 2 l Dialyseflüssigkeit pro Tag durchführt. Als Dialysemembran dient das Peritoneum; Abk.: CAPD (aus engl. continous ambulatory peritoneal dialysis)

Kon|tinui|tät, in fachspr. Fügungen: **Continui|tas** [zu lat. *continuus* = ununterbrochen, fortdauernd] *w;* -: Zusammenhang, Fortsetzung; Beständigkeit; Unversehrtheit (z. B. die Unversehrtheit eines Nervs oder einer Extremität)

Kon|torsion [zu lat. *contorquere* = herumdrehen; winden] *w;* -, -en, in fachspr. Fügungen: **Con|torsio,** *Pl.:* ...io|nes: Verdrehung eines Gliedes oder eines Gelenkes (z. B. bei einem Unfall oder bei Gewalteinwirkung; führt zu einer Zerrung oder Verrenkung)

kon|tra..., Kon|tra... [aus lat. *contra* = gegen]: erster Wortbestandteil von zusammengesetzten Fremdwörtern mit der Bed. „gegen; gegenüberliegend"; z. B.: Kontraindikation

kon|trahie|ren [aus lat. *contrahere, contractum* = zusammenziehen]: sich zusammenziehen (von Muskeln)

Kon|tra|indikation [↑kontra... u. ↑Indikation] *w;* -, -en: Umstand, der die Anwendung oder fortgesetzte Anwendung einer an sich zweckmäßigen od. notwendigen therapeutischen Maßnahme verbietet. **kon|tra-indiziert** [↑indiziert]: aus bestimmten Umständen nicht anwendbar (von an sich zweckmäßigen od. notwendigen therapeutischen Maßnahmen gesagt)

kon|traktil, in fachsprachl. Fügungen: **contrac|tilis, ...le** [zu lat. *contrahere, contractum* = zusammenziehen]: zusammenziehbar, fähig, sich zusammenzuziehen (von Geweben, die elastische bzw. muskuläre Elemente enthalten). **Kon|traktilität** *w;* -: Zusammenziehbarkeit, Verkürzungsfähigkeit (z. B. von Muskeln bzw. Muskelfasern). **Kontraktion** *w;* -, -en, in fachspr. Fügungen: **Con|tractio,** *Pl.:* ...io|nes: Zusammenziehung (z. B. eines Muskels oder eines muskulären Hohlorgans). **Kon|traktur** *w;* -, -en, in fachspr. Fügungen: **Con|tractura,** *Pl.:* ...rae: **1)** [bleibende] Fehlstellung (unter Verkürzung) eines Gelenks mit Bewegungseinschränkung. **2)** dauernde Verkürzung und Schrumpfung von Weichteilen (z. B. Narbenkontraktur der Haut nach Verbrennungen)

kon|tra|lateral, in fachspr. Fügungen: **contra|lateralis, ...le** [zu ↑kontra... u. lat. *latus,* Gen.: *lateris* = Seite] auf die gegenüberliegende Seite [bezogen], auf der gegenüberliegenden Seite befindlich, gekreuzt (im Gegensatz zu ↑kollateral)

kon|tras|tie|ren: mithilfe eines ↑Kontrastmittels darstellen. **Kon|tras|tie|rung** *w;* -, -en: Anwendung eines Kontrastmittels

Kon|trast|mittel: in den Körper eingeführter, für Röntgenstrahlen nicht durchlässiger (u. deshalb auf dem Röntgenbild Schatten gebender) Stoff zur Röntgenuntersuchung von Hohlorganen (z. B. des Magens); Abk.: KM

Kon|tra|zeption [Kurzbildung aus ↑kontra... u. ↑Konzeption] *w;* -, -en, in fachspr. Fügungen: **Con|tra|ceptio,** *Pl.:* ...io|nes: Empfängnisverhütung, Befruchtungsverhütung. **Kon|tra|zeption, post|koi|tale:** = Morning-after-Pille. **kon|tra|zeptiv** [...*tif*]: empfängnisverhütend (von mechanischen oder chemischen Mitteln). **Kon|tra|zeptivum** *s;* -s, ...va: mechanisches oder chemisches Mittel zur Empfängnisverhütung

Kon|trektations|trieb [zu lat. contrectare = betasten, berühren]: sexuelle Triebkomponente, die vor allem nach der körperlichen Berührung mit dem Partner strebt

kon|tundie|ren [aus lat. *contundere, contusum* = zerstoßen; zerquetschen]: quetschen (z. B. Gewebe). **Kon|tusion** *w;* -, -en, in fachspr. Fügungen: **Con|tusio,** *Pl.:* ...io|nes: Quetschung, Prellung, stumpfe [Organ]verletzung durch Gewalteinwirkung mit einem stumpfen Gegenstand. **Con|tusio bulbi:** „Augenquetschung", stumpfe Verletzung des Augenbulbus. **Con|tusio cere|bri:** „Gehirnquetschung", Kopfprellung mit herdförmiger Zertrümmerung von Gehirngewebe (wobei ohne äußerliche Schädelverletzung Blutungen auftreten). **Con|tusio cordis** [↑Cor]: „Herzquetschung" (durch Einwirkung stumpfer Gewalt auf den Brustkorb) mit nachfolgenden Gefäßveränderungen und Herzinsuffizienz. **Con|tusio medullae spinalis:** traumatische Rückenmarksquetschung (kann zu segmentalen Ausfällen, aber auch zu Querschnittslähmung führen). **Con|tusio thoracis** [↑Thorax]: „Brustkorbquetschung" infolge Einwirkung stumpfer Gewalt auf den Brustkorb

Konus *m;* -, Koni od. -se: eindeutschende Form für ↑Conus

konvaleszent usw. vgl. rekonvaleszent usw.

Kon|vektion [aus spätlat. *convectio* = das Zusammenfahren, Zusammenbringen] *w;* -, -en: Wärmeleitung durch den Blut- und Lymphstrom

Kon|vergenz [zu spätlat. *convergere* = sich hinneigen] *w;* -, -en: gleichsinnige Augenbewegung nach innen mit Akkommodation und Pupillenverengung zur Erkennung eines nahe vor dem Auge gelegenen Punktes oder Gegenstandes

Kon|version [zu lat. *convertere, conversum* = umkehren, umwenden] *w;* -, -en: nach Antigenkontakt auftretendes Umschlagen eines negativen Testergebnisses in ein positives

kon|vex, in fachspr. Fügungen: **con|vexus, ...xa, ...xum** [aus lat. *convexus* = nach oben oder nach unten zusammenstoßend, gewölbt]: erhaben gewölbt, eine Kugelfläche bildend; z. B. in der Fügung ↑Facies convexa cerebri

Kon|volut [zu lat. *convolvere, convolutum* = zusammenrollen, zusammenwickeln] *s;* -[e]s, -e: Knäuel, z. B. von Darmschlingen, auch von Krampfadern oder von abnormen Ansammlungen von Askaridenwürmern an umschriebener Stelle im Darm

Kon|vulsion [zu lat. *convellere, convulsum* = losreißen; herumzerren] *w;* -, -en, in fachspr. Fügungen: **Con|vulsio,** *Pl.:* ...iones: Krampf mit schüttelnden Bewegungen eines Gliedes od. des ganzen Körpers. **konvulsiv** [...*sif*], in fachspr. Fügungen: **convulsivus, ...va, ...vum:** krampfartig (bezogen auf tonisch-klonische Krämpfe, z. B. bei ↑Epilepsie)

Kon|zeption [zu lat. *concipere, conceptum* = aufnehmen, in sich aufnehmen] *w;* -, -en, in fachspr. Fügungen: **Con|ceptio,** *Pl.:* ...iones: Empfängnis, Befruchtung, Vereinigung der Kerne der männlichen Samenzelle und der weiblichen Eizelle (Biologie). **Kon|zeption, ex|tra|korporale:** Befruchtung einer vorher dem weiblichen Körper entnommenen reifen Eizelle außerhalb des Körpers mit anschließender Wiedereinpflanzung (bei Eileiterverschluss). **Kon|zeptionsoptimum** [lat. *optimus* = bester] *s;* -s, ...ma: für eine Befruchtung günstigster Zeitpunkt im monatlichen Zyklus der Frau (etwa die Mitte des Zyklus, unmittelbar um die Zeit des Eisprungs). **Kon|zeptionspessimum** [lat. *pessimus* = schlechtester] *s;* -s, ...ma: ungünstigste Zeit für eine Befruchtung (etwa die Tage unmittelbar vor und nach der Menstruation). **kon|zipieren:** empfangen, schwanger werden

Ko|ordination [zu ↑kon... u. lat. *ordinare* = ordnen] *w;* -, -en: geordnetes, harmonisches Zusammenwirken aller bei einer Bewegung tätig werdenden Muskeln

Kopf vgl. Caput

Kopfgeschwulst vgl. Caput succedaneum

Kopfgrind vgl. Favus

Kopfgrippe vgl. Encephalitis epidemica

Kopflage: normale Geburtslage des ↑Fetus im Mutterleib, bei der der Kopf der führende, vorangehende Kindsteil ist

Kopflaus vgl. Pediculus humanus capitis

Kopfschmerz vgl. Zephalalgie

Kopfschwarte vgl. Galea

Ko|phosis [zu gr. *κωφός* = stumpf; stumm; taub] *w;* -: völlige Taubheit

Kopi|opie [zu gr. *κόπος* = Mühsal; Ermüdung (eigtl. = Schlag) u. gr. *ὤψ*, Gen.: *ὠπός* = Auge; Gesicht] *w;* -, ...ien: Sehschwäche, Erschöpfung der Augen als Folge einer Überanstrengung

kopiös, in fachspr. Fügungen: **copio|sus, ...osa, ...o|sum** [aus gleichbed. lat. *copiosus*]: massenhaft, reichlich

Koplik-Flecke [nach dem amer. Kinderarzt Henry Koplik, 1858–1927]: weißliche Flecke mit rotem Hof an der Wangenschleimhaut (erstes Zeichen bei Masern)

kopr..., Kopr... vgl. kopro..., Kopro...

Ko|pragogum [zu ↑kopro... u. gr. *ἀγωγός* = führend] *s;* -s, ...goga: stuhltreibendes Mittel, Abführmittel

Ko|prämie [↑kopro... u. ↑...ämie] *w;* -, ...ien: durch lang dauernde Stuhlverstopfung verursachte Selbstvergiftung des Organismus

Ko|premesis [zu ↑kopro... u. gr. *ἐμεῖν* = ausbrechen, sich erbrechen] *w;* -: Erbrechen von Kot (bei Darmverschluss)

ko|pro..., Ko|pro..., vor Selbstlauten: **kopr..., Kopr...** [aus gr. *κόπρος* = Mist, Schmutz, Kot]: Bestimmungswort von Zusammensetzungen mit der Bedeutung „Kot, Stuhl"; z. B.: koprogen, Koprolagnie

Ko|pro|chrom [zu ↑kopro... u. gr. *χρῶμα* = Haut; Hautfarbe; Farbe] *s;* -s: Kotfarbstoff (chemisch den Gallenfarbstoffen verwandt)

ko|pro|gen [↑kopro... u. ↑...gen]: vom Kot stammend, durch Kot verursacht (z. B. von Infektionen)

Ko|pro|la|gnie [zu ↑kopro... u. gr. *λάγνος* = wollüstig, geil] *w;* -, ...ien: sexuelle Erregung u. Triebbefriedigung, die durch den Anblick oder die Berührung Ekel erregender Dinge od. durch eine entsprechende Ekel erregende Betätigung (insbes. Lecken an Kot) ausgelöst u. gesteuert wird

Ko|pro|lalie [zu ↑kopro... u. gr. *λαλεῖν* = schwatzen, reden] *w;* -: abartige Neigung zum Aussprechen unanständiger, obszöner Wörter (meist aus dem analen Bereich)

Ko|pro|lith [↑kopro... u. ↑...lith] *m;* -s od. -en, -e[n]: „Kotstein", ↑Konkrement aus verhärtetem Kot u. Mineralsalzen im unteren Verdauungstrakt

Ko|pro|logie [↑kopro... u. ↑...logie] *w;* -: Lehre vom Kot, vor allem von den krankhaften Störungen und Veränderungen in seiner Zusammensetzung

Ko|prom [zu gr. *κόπρος* = Mist, Schmutz, Kot] *s;* -s, -e: „Kotgeschwulst", Scheingeschwulst in Form einer umschriebenen Ansammlung verhärteten Kotes im Darm

ko|pro|phag [↑kopro... u. ↑...phag]: Kot essend (aus abartiger Neigung heraus). **Ko|pro|phage** *m od. w;* -n, -n: Person mit einer krankhaften, perversen Neigung zum Essen von Kot. **Ko|pro|phagie** [↑...phagie] *w;* -: „Kotessen" als Triebanomalie bei Schizophrenen u. Schwachsinnigen

Ko|pro|philie [zu ↑kopro... u. gr. *φίλος* = lieb; Freund] *w;* -: krankhaftes Interesse an (den eigenen) Exkrementen

Ko|pro|por|phyrin [↑kopro... u. ↑Porphyrin] *s;* -s, -e: Zwischenprodukt beim Auf- und Abbau des Hämoglobins

Ko|pro|por|phyrin|urie [↑Koproporphyrin

u. ↑...urie] *w;* -, ...ien: vermehrte Ausscheidung von Koproporphyrin mit dem Urin

Ko|pro|stase [↑kopro... u. gr. *στάσις* = Stehen, Feststehen] *w;* -, -n: Kotstauung im Darm, Verstopfung (infolge Bildung wasserarmer u. deshalb verhärteter Kotballen im Dickdarm)

Kopulation [zu lat. *copulare* = verknüpfen, zusammenkoppeln] *w;* -, -en, in fachspr. Fügungen: **Copulatio,** *Pl.:* ...io|nes: **1)** völlige Verschmelzung zweier verschiedengeschlechtiger Keimzellen bei der Befruchtung (Biol.). **2)** seltenere Bezeichnung für ↑Koitus (Med.)

kor..., Kor... vgl. kon..., Kon...

Korako|ide|us *m;* -, ...dei [*...e-i*]: übliche Kurzbez. für ↑Processus coracoideus. **Korako|iditis** *w;* -, ...iditiden, in fachspr. Fügungen: **Coraco|iditis,** *Pl.:* ...iditides: schmerzhafte Reizung des Rabenschnabelfortsatzes

Kor|ek|tomie [gr. *κόρη* = Mädchen; Pupille u. ↑Ektomie] *w;* -, ...ien: weniger gebräuchliche Bez. für ↑Iridektomie

Kor|ek|topie [gr. *κόρη* = Mädchen; Pupille u. ↑Ektopie] *w;* -, ...ien: Verlagerung der Pupille (angeboren oder als Folge einer Verletzung)

Kore|lyse [zu gr. *κόρη* = Mädchen; Pupille und gr. *λύειν* = lösen, auflösen] *w;* -, -n: operative Durchtrennung von Verwachsungen zwischen Regenbogenhaut u. Linsenkapsel des Auges

Kornea: eindeutschende Schreibung für ↑Cornea

korneal, in fachspr. Fügungen: **cornea|lis, ...le** [zu ↑Cornea]: die Augenhornhaut betreffend, zu ihr gehörend. **Korneal|re|flex:** reflektorische Schließung des Augenlids bei mechanischer, thermischer od. chemischer Reizung der Augenhornhaut

Kornei|tis [zu ↑Cornea] *w;* -, ...itiden; in fachspr. Fügungen: **Cornei|tis,** *Pl.:* ...itides: Entzündung der Augenhornhaut

Kornzange: scherenförmige chirurgische Fasszange mit stumpfen Enden u. innen eingekerbten u. eingedellten Zangenbacken (speziell zur Spreizung von Wundkanälen)

koronar [zu ↑Corona], in fachspr. Fügungen: **coronarius, ...ia, ...ium:** kranzartig, zu einer ↑Corona gehörend (z. B. in der Fügung ↑Arteria coronaria cordis); im engeren Sinne: zu den Herzkranzgefäßen gehörend, von ihnen ausgehend

Koronar|arterien [*...iᵉn*] *Pl.:* vgl. Arteria coronaria cordis dextra bzw. sinistra

Koronar|chir|urgie: operative Behandlung krankhafter Störungen und Veränderungen der Herzkranzgefäße

Koronar|di|latator: Arzneimittel zur Erweiterung und Durchblutungsförderung der Herzkranzgefäße

koronare Herzkrankheit: zusammenfassende Bez. für Krankheiten, die durch eine ↑Koronarsklerose verursacht werden (z. B. ↑Herzinfarkt, ↑Angina pectoris); Abk.: KHK

Koronargefäße: Herzkranzgefäße, das Herz kranzförmig umgebende Blutgefäße, die den Herzmuskel mit Blut versorgen

Koronari|itis *w;* -, ...itiden, in fachspr. Fügungen: **Coronari|itis,** *Pl.:* ...itides: Entzündung der ↑Arteria coronaria

Koronar|in|farkt: = Herzinfarkt

Koronar|in|suf|fizienz: Missverhältnis von Durchblutung und Blutbedarf des Herzens, bezogen vor allem auf den Sauerstoffbedarf des Herzmuskels (häufig Folge einer Koronarsklerose)

Koronarismus [zu ↑koronar] *m;* -, ...men: krampfartige Zustände bzw. Attacken der Koronararterien des Herzens

Koronaro|gramm [zu ↑koronar und ↑...gramm] *s;* -s, -e: Röntgenbild der Herzkranzgefäße. **Koronaro|gra|phie** [↑...graphie] *w;* -, ...ien: röntgenographische Kontrastdarstellung der Herzkranzgefäße

Koronar|sklerose: Verkalkung der den Herzmuskel versorgenden Herzkranzgefäße

Koronar|stenose: Verengung der Koronararterien bzw. ihrer Einmündungen in das Herz infolge organischer Veränderungen in den Arterienwänden

Koronar|therapeu|tikum: Arzneimittel zur Behandlung von Erkrankungen der Herzkranzgefäße

Koronar|thrombose: Thrombose im Bereich der Herzkranzgefäße

koronar|venös: die Venen der Herzwand betreffend (z. B. koronarvenöser Blutfluss)

Koronavirus vgl. Coronavirus

Korotkow-Geräusch, Korotkow-Ton [*...kof;* nach dem russ. Chirurgen N. S. Korotkow, 1874–1937]: bei der Blutdruckmessung wahrnehmbares Geräusch in der Arterie an der Grenze zwischen systolischem und diastolischem Blutdruck infolge Einengung der Gefäßlichtung durch die Manschette des Blutdruckmessapparates

Korpus: eindeutschende Schreibung für ↑Corpus

Korpus|karzinom: Gebärmutterkrebs (mit Befall des ↑Corpus uteri)

Korpuskel [Verkleinerungsbildung zu lat. *corpus* = Körper] *s;* -s, -n (fachspr. häufig: *w;* -, -n): kleines Materieteilchen (Phys.).

korpus|kular, korpus|kulär: aus kleinsten Teilchen bestehend (Phys.)

Korpuskular|strahlen: „Teilchenstrahlen", Strahlen, die aus bewegten Teilchen bestehen (z. B. Elektronenstrahlen) und in der Medizin u. a. zur Behandlung von Blutgefäßmissbildungen im Gehirn verwendet werden

Kor|relation [↑kon... u. lat. *relatio* = das Zurücktragen; Beziehung; Verhältnis] *w;* -,

-en: Wechselbeziehung funktioneller Art zwischen verschiedenen Organen bzw. Organteilen des Körpers

Kor|rigens [zu lat. *corrigere* = geraderichten; verbessern] *s;* -, ...gentia od. ...genzien [...*i*ᵉ*n*] (meist *Pl.*): geschmacksverbessernde Zusätze zu Arzneien (Pharm.)

kor|rodie|ren [aus lat. *corrodere, corrosum* = zernagen]: annagen, anätzen, anfressen. **Korrosion** *w;* -, -en: Zerstörung von Körpergewebe durch Entzündungsvorgänge (eitrige Prozesse) od. Ätzmittel

Korsakow-Syn|drom [...*kof*...; nach dem russ. Psychiater S. Korsakow, 1854–1900]: nach Hirnschäden auftretende psychische Störung mit Beeinträchtigung der Merkfähigkeit, der Orientierung und der Erinnerung

Kortex [aus lat. *cortex,* Gen.: *corticis* = Rinde, Schale, Borke] *m;* -, ...tizes, in der anatomischen Nomenklatur: **Cortex,** *Pl.:* ...tices: **1)** „Rinde", Bezeichnung für die äußere Zellschicht bzw. das äußere Schichtengefüge eines Organs (Anat.). **2)** Kurzbez. für ↑Cortex cerebri (Anat.). **Cortex cerebelli:** „Kleinhirnrinde" (besteht aus grauer Substanz mit drei Schichten). **Cortex cere|bri:** „Großhirnrinde" (besteht aus grauer Substanz mit sechs Schichten). **Cortex glandulae su|pra|renalis:** „Nebennierenrinde" (aus chromaffinem Gewebe mit drei verschiedenen Schichten). **Cortex lentis** [↑Lens]: „Augenlinsenrinde", Linsenkapsel (homogene, ziemlich dicke Membran). **Cortex nodi lymphatici:** „Lymphknotenrinde", bindegewebige Kapsel an der Oberfläche der Lymphknoten. **Cortex renalis:** neue Bez. für ↑Cortex renis. **Cortex renis** [↑Ren]: „Nierenrinde", Rindensubstanz der Niere (enthält vor allem Blutgefäße und Filterapparate). **Cortex thymi** [↑Thymus]: Rinde des Thymus

kortikal, in fachspr. Fügungen: **corticalis, ...le** [zu ↑Kortex]: rindenwärts [gelegen], zur Rinde gehörend, die [Hirn]rinde betreffend; z.B. in der Fügung ↑Agenesia corticalis. **kortikale Zen|tren** *Pl.:* Zentren in der Hirnrinde (Sehzentrum, Hörzentrum u.a.). **Kortikalis** *w;* -, ...les: Kurzbezeichnung für ↑Substantia corticalis

Kortiko|gramm *s;* -s, -e: = Elektrokortikogramm. **Kortiko|gra|phie** *w;* -: = Elektrokortikographie

Kortiko|id, fachspr. meist: **Cortico|id** [zu ↑Kortex u. ↑...id] *s;* -[e]s, -e (meist *Pl.*): Nebennierenrindenhormone, die den Mineral- u. Kohlenhydratstoffwechsel beeinflussen

Kortiko|stero|id, fachspr. meist: **Cortico|stero|id** [zu ↑Kortex u. ↑Steroid] *s;* -[e]s, -e (meist *Pl.*): ↑Steroide mit der Wirkung der Nebennierenrindenhormone

Kortiko|steron, fachspr. meist: **Corticosteron** [zu ↑Kortex u. ↑Steroid] *s;* -s, -e: = Kortikoid

kortiko|trop [zu ↑Kortex u. ↑...trop]: auf die Nebennierenrinde einwirkend. **kortiko|tropes Hormon,** auch **Kortiko|tropin** *s;* -s, -e: Hormon, das im Vorderlappen der Hirnanhangsdrüse gebildet wird u. die Funktion der Nebennierenrinde reguliert. **Kortikotropin-relea|sing-Hormon** [...*rilising*...; zu engl. to *release* = freilassen]: Hormon der Hypophyse, das die Bildung von ↑Kortikotropin steuert; Abk.: CRH

Kortin [zu ↑Kortex] *s;* -s, -e (meist *Pl.*): Bezeichnung für alle in der Nebennierenrinde gebildeten Hormone

Kortisol, fachspr. meist: **Cortisol** [Kunstbildung zum Wortstamm von ↑Kortison] *s;* -s, -e: = Hydrokortison. **Kortison,** fachspr. meist: **Cortison** [Kunstbildung zu ↑Kortikosteron] *s;* -s, -e: ein Glukokortikoid der Nebennierenrinde, Vorstufe der biologischen Synthese des 5-mal wirksameren Hydrokortisons. **Kortisono|id** [↑...id] *s;* -[e]s, -e: Arzneimittel, das in seiner Wirkung dem Kortison ähnlich ist

Koryne|bakterie [...*ri*ᵉ; *κορύνη* = Keule, Kolben u. ↑Bakterie] *w;* -, ...ien [...*i*ᵉ*n*], latinisiert: **Coryne|bacterium,** *Pl.:* ...ria: Gattung unbeweglicher stäbchenförmiger Bakterien (von meist keulenförmigem Aussehen). **Coryne|bacterium diph|theriae:** Erreger der Diphtherie

Koryza, in fachspr. Fügungen: **Coryza** [von gr. *κόρυζα* = Erkältung, Schnupfen] *w;* -; Schnupfen, Nasenschleimhautentzündung; vgl. Rhinitis. **Coryza neo|natorum:** schwere Entzündung der Nasenschleimhaut Neugeborener bei angeborener Syphilis (auch syphilitischer Schnupfen genannt; Auftreten während der ersten 4–8 Lebenswochen mit Schwellung der Schleimhaut, Belägen und serösblutiger Sekretion). **Coryza nervosa:** = Rhinitis vasomotorica

kostal, in fachspr. Fügungen: **costalis, ...le** [zu ↑Costa]: zur Rippe bzw. zu den Rippen gehörend, sie betreffend; z.B. in der Fügung ↑Arcus costalis

Kostal|atmung: „Rippenatmung", Atemtyp, bei dem der Brustkorb bzw. die Zwischenrippenmuskeln zur Ein- und Ausatmung benutzt werden

Kosto|klavikulär|syn|drom [zu ↑Costa, ↑Clavicula u. ↑Syndrom] *s;* -s, -e: neurovaskuläre Störung im Armbereich infolge Kompression der Arteria subclavia durch das Schlüsselbein

kosto|phrenisch [zu ↑Costa u. ↑Phrenes]: Rippen und Zwerchfell betreffend

Kosto|tomie [↑Costa u. ↑...tomie] *w;* -, ...ien: Rippenresektion, operative Rippendurchtrennung

Kosto|trans|vers|ek|tomie [zu ↑Costa, ↑transversus u. ↑Ektomie] *w;* -, ...ien: operatives Herausschneiden eines Wirbelquerfortsatzes mit Rippenköpfchen

Kot vgl. Fäzes

K.-o.-Tropfen [*kao...;* k. o. ist Abk. für engl. *knockout* = kampfunfähig nach einem Niederschlag (beim Boxen)]: saloppe Bez. für lösliche ↑Psychopharmaka (z. B. Benzodiazepine), die Getränken oder auch Speisen zu kriminellen Zwecken zugesetzt werden und rasch zu meist stundenlanger Bewusstlosigkeit führen

Kotstein vgl. Koprolith

Kotyledone [von gr. *κοτυληδών* = Vertiefung; Becher; Saugnapf] *w;* -, -n, latinisiert: **Cotyledo,** *Pl.:* ...dones: **1)** Zottenbüschel des ↑Chorions. **2)** Lappen, Teil des Mutterkuchens (der sich aus einer Vielzahl solcher Lappen zusammensetzt)

koxal, in fachspr. Fügungen: **coxalis, ...le** [zu ↑Coxa]: von der Hüfte ausgehend, die Hüfte betreffend

Kox|algie [↑Coxa u. ↑...algie] *w;* -, ...ien, in fachspr. Fügungen: **Cox|algia**[1], *Pl.:* ...iae: **1)** „Hüftschmerz", Schmerzen im Hüftgelenk bzw. im Hüftbereich. **2)** unkorrekte Bez. für ↑Koxitis

Kox|ar|throse [↑Coxa u. ↑Arthrose] *w;* -, -n, in fachspr. Fügungen: **Cox|ar|throsis,** *Pl.:* ...oses: deformierende chronische Erkrankung des Hüftgelenks

Koxitis [zu ↑Coxa] *w;* -, ...itiden, in fachspr. Fügungen: **Coxitis,** *Pl.:* ...itides: Hüftgelenksentzündung, meist auf einer Infektion beruhende Entzündung des Hüftgelenks (insbesondere der Innenauskleidung der Gelenkhöhle)

Koxo|tomie [↑Coxa und ↑...tomie] *w;* -, ...ien: operative Eröffnung des Hüftgelenks

Kr: chem. Zeichen für ↑Krypton

Krampf vgl. Krampus

Krampfader vgl. Varix

Krampfaderbruch vgl. Varikozele

Krampus, in fachspr. Fügungen: **Crampus** [latinisiert aus dt. *Krampf*] *m;* -, ...pi: „Krampf", unwillkürliche, schmerzhafte Zusammenziehung eines Muskels oder einer Muskelgruppe. **Crampus uteri:** „Gebärmutterkrampf", tonischer, sehr schmerzhafter Krampf der Gebärmuttermuskulatur

kranial, in fachspr. Fügungen: **crania|lis, ...le** [zu ↑Cranium]: **1)** zum Kopf gehörend; z. B. in der Fügung ↑Nervi craniales. **2)** kopfwärts [gelegen] (in der neueren anat. Nomenklatur meist durch ↑superior ersetzt)

Krani|ek|tomie [↑Cranium und ↑Ektomie] *w;* -, ...ien: operative Entfernung von Schädelteilen

Kranio|en|ze|phalo|meter [↑Cranium, ↑Encephalon und ↑...meter] *s;* -s, -: Gerät zur Schädelvermessung (z. B. vor Operationen, um die Lage eines Herdes oder topographischer Punkte genau zu ermitteln)

kranio|fazial, in fachspr. Fügungen: **craniofacia|lis, ...le** [zu ↑Cranium u. ↑Facies]: zum Schädel und zum Gesicht gehörend (Anat.).

kranio|fazia|le Dys|ostose: angeborene Störung der Verknöcherung im Bereich des Schädels mit Schädelanomalien, Unterentwicklung des Oberkiefers u. a.

Kranio|klast [zu ↑Cranium u. gr. *κλᾶν* = brechen, zerbrechen] *m;* -en, -en: starkes, zangenförmiges Instrument mit zwei Branchen zur Schädelzertrümmerung bei der ↑Embryotomie

Kranio|korporo|gra|phie [↑Cranium, lat. *corpus,* Gen.: *corporis* = Körper u. ↑...graphie] *w;* -, ...ien: Aufzeichnung der Kopf-Körper-Bewegungen (zur Diagnose von Gleichgewichtsstörungen und Schwindel)

Kranio|logie [↑Cranium u. ↑...logie] *w;* -: Lehre vom Schädel. **kranio|logisch:** zur Schädellehre gehörend

Kranio|meter [↑Cranium u. ↑...meter] *s;* -s, -: Gerät zur Schädelvermessung. **Kraniometrie** [↑...metrie] *w;* -, ...ien: Schädelmessung, Bestimmung der verschiedenen Schädeldurchmesser mit dem Kraniometer

Kranio|neur|algie [↑Cranium u. ↑Neuralgie] *w;* -, ...ien: Neuralgie im Bereich der Kopfhautnerven

Kranio|pagus [zu ↑Cranium und gr. *πηγνύναι* = befestigen] *m;* -, ...pagen, in fachspr. Fügungen: **Cranio|pagus,** *Pl.:* ...gi: Doppelfehlbildung mit zwei Köpfen, die am Schädeldach miteinander verwachsen sind

Kranio|pharyn|geom [zu ↑Cranium und ↑Pharynx] *s;* -s, -e: Hypophysenganggeschwulst, meist zystischer Tumor, der von Epithelresten des embryonalen Hypophysengangs ausgeht und endokrin-vegetative und neurologische Störungen verursacht

Kranio|phor [zu ↑Cranium u. gr. *φορός* = tragend] *m;* -s, -e: Vorrichtung zum Festhalten des Schädels bei der Schädelvermessung

Kranio|rha|chi|schisis [*...ß-ch...;* ↑Cranium, gr. *ῥάχις* = Rücken; Rückgrat u. gr. *σχίσις* = das Spalten] *w;* -: angeborene Spaltbildung am Schädel u. an der Wirbelsäule

Kranio|sa|kral|therapie [zu ↑Cranium, ↑sakral u. ↑Therapie] *w;* -, ...ien: alternative Heilmethode bei vielen Beschwerden (z. B. Kopfschmerzen, Unterleibsbeschwerden); von dem Amerikaner William Garner Sutherland (1873–1954) entwickelte Form der ↑Osteopathie, die auf der Vorstellung beruht, dass sich durch bestimmte manuelle Techniken die Schädelknochen gegeneinander bewegen lassen und dadurch krankheitsverursachende Störungen der Pulsationen des Liquors, durch die Schädel und Kreuzbein in Verbindung stünden, beeinflusst werden könnten

Kranio|sklerose [↑Cranium u. ↑Sklerose] *w;* -, -n, in fachspr. Fügungen: **Cranio|sclerosis,** *Pl.:* ...oses: Verdichtung und Verdickung der Schädelknochen, vor allem der ↑Diploe des Schädeldachs

Kranio|stenose [zu ↑Cranium u. gr. *στενός*

= eng] *w;* -, -n, in fachspr. Fügungen: **Cranio|stenosis,** *Pl.:* ...oses: Schädeldeformierung infolge vorzeitiger Verknöcherung der Schädelnähte mit nachfolgender Beendigung des Schädelwachstums

Krani|ostose [zu ↑Cranium u. gr. *ὀστέον* = Knochen] *w;* -, -n, in fachspr. Fügungen: **Crani|ostosis,** *Pl.:* ...oses: vorzeitige Verknöcherung der Schädelnähte (meist angeboren)

Kranio|tabes, in fachspr. Fügungen: **Cranio|tabes** [↑Cranium u. ↑Tabes] *w;* -: Erweichung des Hinterhauptsbeins (vor allem im Bereich der Lambdanaht, wobei sich das Hinterhaupt abplattet; frühestes Zeichen der ↑Rachitis)

Kranio|tomie [↑Cranium u. ↑...tomie] *w;* -, ...ien: **1)** operative Eröffnung des Schädels. **2)** Zerschneidung des kindlichen Schädels am toten Kind im Mutterleib (als geburtshilfliche Operation zur Überwindung mechanischer Geburtshindernisse)

Kranium *s;* -s, ...nia u. ...ien [...*iᵉn*]: eindeutschende Schreibung für ↑Cranium

Kranz|arterie vgl. Arteria coronaria cordis

Kranznaht vgl. Sutura coronalis

Kratsch|mer-Re|flex [nach dem östr. Physiologen Florin Kratschmer, 1843–1922]: bei Säuglingen nach intranasaler Anwendung von Medikamenten auftretende Herz-, Kreislauf- und Atemdepression, die zu tödlichem Atemstillstand führen kann

Krätze vgl. Skabies

Krau|rose [zu gr. *κραῦρος* = trocken; spröde, brüchig] *w;* -, -n, in fachspr. Fügungen: **Crau|rosis,** *Pl.:* ...oses: chronische Schrumpfung und Atrophie der Haut oder der Weichteile. **Crau|rosis penis:** = Balanitis xerotica obliterans. **Crau|rosis vulvae:** Atrophie der Vulva mit krankhaften Veränderungen des Unterhautzellgewebes

Krause-Drüsen [nach dem dt. Anatomen K. F. T. Krause, 1797–1868]: = Glandulae conjunctivales

Krause-Endkolben [nach dem dt. Anatomen W. J. F. Krause, 1833–1910] *Pl.:* = Corpuscula bulboidea

Krause-Operation [nach dem dt. Chirurgen Fedor Krause, 1857–1937]: operative Entfernung des ↑Ganglion trigeminale in der mittleren Schädelgrube bei Trigeminusneuralgie

Krea|tin [zu gr. *κρέας*, Gen.: *κρέατος* = Fleisch] *s;* -s: Stoffwechselprodukt des Eiweißes im Muskelgewebe der Wirbeltiere und des Menschen, das zu ↑Kreatinin abgebaut wird

Krea|tin|ämie [↑Kreatin u. ↑...ämie] *w;* -, ...ien: Vermehrung des Kreatins im Blut (Vorkommen bei Niereninsuffizienz)

Krea|tinin [zu ↑Kreatin] *s;* -s: harnpflichtiges Stoffwechselprodukt, das im Muskelgewebe aus Kreatin gebildet wird

Krea|tin|urie [↑Kreatin u. ↑...urie] *w;* -, ...ien: Ausscheidung von Kreatin im Harn

Krea|tor|rhö, auch: **Krea|tor|rhöe** [...*rö;* zu gr. *κρέας*, Gen.: *κρέατος* = Fleisch u. gr. *ῥεῖν* = fließen] *w;* -, ...rrhöen: Ausscheidung von unverdauten Fleischfasern im Stuhl

Krebs vgl. Karzinom

Krebsmilch: trübe, milchige Flüssigkeit, die bei bestimmten Karzinomarten aus der Schnittfläche der Geschwulst austritt

Krebsnabel: nabelförmige Einsenkung in der Mitte von Krebsknoten

Krebsperlen: zwiebelschalenartige Horngebilde bei verhornendem Hautkrebs

Krebs|register: listenmäßige Erfassung der jährlichen Neuerkrankungen an den einzelnen Krebsarten und der entsprechenden Sterblichkeitsraten

Kreislauf vgl. Blutkreislauf

Kreislauf|kol|laps vgl. Schock

Kreißsaal: Entbindungsraum einer Klinik

Kremaster *m;* -s, -: übliche Kurzbez. für ↑Musculus cremaster

Kreno|therapie [gr. *κρήνη* = Quelle u. ↑Therapie] *w;* -, ...ien: Krankheitsbehandlung mit Trinkkuren

Krepitation [zu lat. *crepitare* = rasseln, knirschen, klappern] *w;* -, -en, in fachspr. Fügungen: **Crepitatio,** *Pl.:* ...io|nes: **1)** „Knisterrasseln", besondere Form der Geräusche, die über den Lungen beim Einatmen stethoskopisch zu hören sind (vor allem bei entzündlichen Prozessen und beim Lungenödem vorkommend). **2)** Reiben und Knirschen, das durch das Aneinanderreiben von Knochenbruchenden sowie durch das Aneinanderreiben von Sehnen und Sehnenscheiden bei entzündlichen Veränderungen entsteht. **Crepitatio in|dux:** feines Knisterrasseln im Anschoppungsstadium einer Lungenentzündung (frühdiagnostisches Zeichen). **Crepitatio re|dux:** Knisterrasseln im Stadium der beginnenden Lösung einer Lungenentzündung

Kre|scendo|geräusch [auch: *kräschändo...;* ital. *crescendo* = zunehmend]: kontinuierlich anschwellendes Herzgeräusch (bei bestimmten Herzerkrankungen)

Kresol [Kunstw.] *s;* -s: ein ↑Phenol, das fäulnis- und gärungshemmend sowie bakterizid wirkt

Kretin [...*täng;* aus gleichbed. frz. *crétin*] *m;* -s, -s: an Kretinismus leidender, schwachsinniger Mensch. **Kretinismus** *m;* -: auf einem Versagen der Schilddrüsenfunktion (infolge Jodmangels) beruhender angeborener hochgradiger Schwachsinn, u. a. verbunden mit Kleinwuchs, Kropf u. Taubstummheit. **kretino|id** [zu ↑Kretin u. ↑...id]: kretinähnlich, wie ein Kretin

Kreuz|all|ergie [↑Allergie] *w;* -, ...ien: Überempfindlichkeit gegenüber einer Substanz nach Sensibilisierung durch eine andere, die ähnliche allergene Strukturen aufweist

Kreuzband vgl. Ligamentum cruciatum

Kreuzbein vgl. Os sacrum

Kreuzfeuerbestrahlung: fraktionierte Bestrahlung von zwei oder mehreren Stehfeldern aus

Kreuz|immunität [zu ↑immun] *w;* -: erworbene Immunität nicht nur gegenüber dem die Antikörper auslösenden Antigen, sondern auch gegenüber weiteren Antigenen einer verwandten Gruppe

Kreuzprobe: obligate Überprüfung der Verträglichkeit von Spender- und Empfängerblut vor einer Bluttransfusion, derart dass Spendererythrozyten mit Empfängerserum **(Majorprobe, Majortest)** und eventuell zusätzlich Empfängererythrozyten mit Spenderserum **(Minorprobe, Minortest)** zusammengebracht und nach 20 Minuten bei 37 °C auf eventuelle Agglutination betrachtet werden

Kreuzung vgl. Bastardierung

kri|brös, in fachspr. Fügungen: **cri|brosus, ...osa, ...osum** [zu lat. *cribrum* = Sieb]: „siebähnlich", durchlöchert (bes. Anat.); z. B. in der Fügung ↑Lamina cribrosa

Kriko|id *s;* -[e]s, -e: Kurzbez. für ↑Cartilago cricoidea

Kriko|tomie [gr. *κρίκος* = Kreis, Ring u. ↑...tomie] *w;* -, ...ien: operative Spaltung des Ringknorpels (bei drohender Erstickung, z. B. bei ↑Diphtherie)

Kriko|tra|cheo|tomie [Kurzw. aus ↑Krikotomie und ↑Tracheotomie] *w;* -, ...ien: operative Spaltung des Ringknorpels u. des ersten bzw. der beiden ersten Trachealringe (bei drohender Erstickung)

kriminell, in fachspr. Fügungen: **criminalis, ...le** [zu lat. *crimen,* Gen.: *criminis* = Beschuldigung; Verbrechen]: verbrecherisch; strafbar; z. B. in der Fügung ↑Abortus criminalis

Krimino|pa|thie [zu lat. *crimen,* Gen.: *criminis* = Verbrechen u. ↑...pathie] *w;* -, ...ien: krankhafte Veranlagung eines Menschen zu Verbrechen

Krippentod vgl. plötzlicher Kindstod

Krise od. **Krisis** [von gr. *κρίσις* = Entscheidung; entscheidende Wendung] *w;* -, ...sen, in fachspr. Fügungen: **Crisis,** *Pl.:* Crises: **1)** mit heftigen Schweißausbrüchen verbundener, plötzlich eintretender schneller Fieberabfall als kritischer Wendepunkt (meist zur Besserung hin) im Verlauf einer [Infektions]krankheit. **2)** (meist *Pl.*): unvermittelt auftretende heftige Schmerzanfälle im Bereich verschiedener Körperorgane od. Körperregionen, bes. bei ↑Tabes dorsalis

Kristeller-Handgriff [nach dem dt. Gynäkologen Samuel Kristeller, 1820–1900]: geburtshilflicher Handgriff zur Ergänzung der Bauchpresse (wobei mit beiden flach aufgelegten Händen während einer Wehe ein Druck auf den Fundus der Gebärmutter ausgeübt wird). **Kristeller-Pfropf:** Schleimpfropf im Halskanal der Gebärmutter (spielt eine Rolle bei der Konzeption und beim aseptischen Verschluss der Gebärmutterhöhle)

Krogh-Apparat [nach dem dän. Physiologen August Krogh, 1874–1949]: Apparat zur Bestimmung des Grundumsatzes durch Messung des Sauerstoffverbrauchs bei der Atmung

Kromayer-Lampe [nach dem dt. Dermatologen E. L. F. Kromayer, 1862–1933]: wassergekühlte Quarzlampe zur Bestrahlung bei Hautkrankheiten

Kropf vgl. Struma

Krosse, auch: **Crosse** [*kroße;* aus frz. *crosse* = Bischofsstab, Krummstab] *w;* -, -n: erweiterte Einmündungsstelle der ↑Vena saphena magna in die ↑Vena femoralis

Kross|ektomie [↑Krosse u. ↑Ektomie] *w;* -, ...ien: operative Durchtrennung der Seitenäste der ↑Vena saphena magna

Krozidismus [zu gr. *κροκύς* (in falscher Lesart auch: *κροκίς*) = Flocke], latinisiert: **Crocidismus** *m;* -: = Floccilegium

Krukenberg-Arm [nach dem dt. Chirurgen Hermann Krukenberg, 1863–1935]: bei der Amputation in einen radialen u. einen ulnaren Anteil gespaltener Unterarmstumpf, der aktive Greifbewegungen ermöglicht

Krukenberg-Tumor [nach dem dt. Pathologen Friedrich Krukenberg, 1871–1946]: doppelseitige Eierstocksgeschwulst

Krummdarm vgl. Ileum

Krupp [von gleichbed. engl. *croup;* eigtl. = heiseres Sprechen oder Schreien] *m;* -s: Kehlkopfsyndrom mit entzündlicher Schwellung der Kehlkopfschleimhaut, heiserem und tonlosem Husten, membranösen Ausschwitzungen und Einengung des Kehlkopflumens (bei Diphtherie). **kruppös,** in fachspr. Fügungen: **crou|posus, ...osa, ...osum** [*kru...*]: den Krupp betreffend, auf Krupp beruhend; z. B. in der Fügung ↑Pneumonia crouposa

krural, in fachspr. Fügungen: **cruralis, ...le** [zu lat. *crus,* Gen.: *cruris* = Unterschenkel; Bein]: zu einem anatom. Schenkel gehörend; zum Unterschenkel gehörend; z. B. in der Fügung ↑Ansa cruralis

Kruro|tomie [↑Crus und ↑...tomie] *w;* -, ...ien: operative Durchtrennung eines oder beider Schenkel des Steigbügels im Ohr

Kruste [altes Lehnw. aus lat. *crusta,* Gen.: *crustae* = Rinde, Borke] *w;* -, -n, in fachspr. Fügungen: **Crusta,** *Pl.:* ...stae: **1)** Borke, Schorf, sekundäre Hauteffloreszenz (entsteht durch Eintrocknen körpereigener und körperfremder Stoffe wie Eiter, Exsudat, Blut usw.). **2)** harte Schicht, Deckschicht eines Organs (Anat.). **Crusta inflammatoria:**

= Crusta phlogistica. **Crusta lactea:** „Milchschorf", krustiges Gesichtsekzem bei Säuglingen, die ausschließlich mit Milch ernährt werden. **Crusta lamellosa:** „Schuppenkruste", scheibenförmige Kruste (Mischung zwischen Schuppe und Kruste, sekundäre Hauteffloreszenz). **Crusta pe|trosa:** seltene Bezeichnung für ↑Zement. **Crusta phlogistica:** entzündliche Kruste, krankhafte Blutgerinnung, bei der sich der weiße Anteil des Blutgerinnsels als „Speckhaut" abscheidet

krustös, in fachspr. Fügungen: **crustosus, ...osa, ...osum** [zu ↑Kruste]: verschorft, borkig (von verletztem Gewebe, bes. Haut)

Kry|äs|thesie [zu gr. κρύος = Kälte, Frost u. gr. αἴσθησις = Sinneswahrnehmung] *w;* -, ...ien: Kälteüberempfindlichkeit der Haut (Vorkommen bei ↑Tabes dorsalis)

Kryo|ag|glutinin [gr. κρύος = Kälte, Frost u. ↑Agglutinin] *s;* -s, -e: bei Kälteeinwirkung ausfallendes ↑Agglutinin

Kryo|chir|urgie [gr. κρύος = Kälte, Frost u. ↑Chirurgie] *w;* -: Anwendung der Kältetechnik bei Operationen. **kryo|chir|urgisch:** mithilfe bzw. den Mitteln der Kryochirurgie

Kryo|globulin [gr. κρύος = Kälte, Frost u. ↑Globulin] *s;* -s, -e: in der Kälte ausgefällter Eiweißkörper des Blutes

Kryo|globulin|ämie [↑Kryoglobulin und ↑...ämie] *w;* -, ...ien: Auftreten und Vermehrung von Kryoglobulin im Blut (Vorkommen u. a. bei ↑Plasmozytom)

Kryo|kau|ter [gr. κρύος = Kälte, Frost u. ↑Kauter] *m;* -s, -: chirurgisches Instrument zur Kaltverschorfung (mithilfe von Kohlensäureschnee u. Aceton) insbesondere von Warzen und gutartigen Neubildungen der Haut

Kryo|kon|servie|rung [gr. κρύος = Kälte, Frost] *w;* -, -en: Einfrierung und Lagerung von Teilen des Organismus (z. B. Haut, Sperma)

Kryo|pa|thie [gr. κρύος = Kälte, Frost u. ↑...pathie] *w;* -, ...ien, in fachspr. Fügungen: **Cryo|pa|thia**[1], *Pl.:* ...iae: durch Kryoglobuline ausgelöste Erkrankung

Kryo|pexie [zu gr. κρύος = Kälte, Frost u. gr. πηγνύναι = festmachen, befestigen] *w;* -, ...ien: operative Wiederanheftung der abgelösten Augennetzhaut mittels einer Kältesonde

kryo|phil [gr. κρύος = Kälte u. gr. φίλος = lieb; Freund]: Kälte liebend (von Mikroorganismen gesagt)

Kryo|skop [gr. κρύος = Kälte, Frost u. ↑...skop] *s;* -s, -e: Gerät zur Bestimmung der Gefrierpunktserniedrigung in Flüssigkeiten (z. B. im Serum oder in defibriniertem Blut). **Kryo|skopie** [↑...skopie] *w;* -, ...ien: Bestimmung der Gefrierpunktserniedrigung in Flüssigkeiten

Krypten, in fachspr. Fügungen: **Cryptae** [zu gr. κρυπτός = versteckt, verborgen] *Pl.:* Einbuchtungen, Zerklüftungen (physiologisch, z. B. in Form von Schleimhauteinsenkungen, od. krankhaft, z. B. an chronisch-entzündlich veränderten Gaumenmandeln). **Cryptae tonsillares palati** *Pl.:* von der Oberfläche in die Gaumenmandeln eingesenkte Epitheltaschen. **Cryptae tonsillares pharyngis** *Pl.:* Epitheltaschen als Fortsetzung der kleinen Einbuchtungen an der Oberfläche der Gaumenmandeln

Kryptitis [zu ↑Krypten] *w;* -, ...titiden, in fachspr. Fügungen: **Cryptitis,** *Pl.:* ...titides: Entzündung von Krypten

krypto|gen u. **krypto|genetisch** [zu gr. κρυπτός = versteckt, verborgen u. gr. γένεσις = Ursprung, Entstehung]: von unbekanntem, verborgenen Ursprung (bezogen auf die Ursache, den Ausgangspunkt einer Krankheit bzw. den Sitz oder Herd eines krankhaften Geschehens)

Krypto|kok|kose [zu ↑Cryptococcus] *w;* -, -n, in fachspr. Fügungen: **Crypto|coc|cosis,** *Pl.:* ...oses: schwere, durch ↑Cryptococcus neoformans verursachte Pilzerkrankung (eine Mykose, die u. a. die Hirnhäute befällt)

Krypton [auch: ...on; zu gr. κρυπτός = versteckt, verborgen]: zu den Edelgasen gehörender chem. Grundstoff; Zeichen: Kr

Krypt|oph|thalmus [gr. κρυπτός = versteckt, verborgen u. gr. ὀφθαλμός = Auge] *m;* -, ...mi: angeborene Entwicklungsstörung des Auges mit Fehlen der Lidspalte (bei angelegtem, gelegentlich sogar über Lichtwahrnehmungen verfügenden, von Haut überdeckten ↑Bulbus)

Krypt|or|chismus [zu gr. κρυπτός = versteckt, verborgen u. ↑Orchis] *m;* -, ...men: krankhaftes Zurückbleiben der Hoden in der Bauchhöhle („Bauchhoden") oder im Leistenkanal („Leistenhoden"), eine angeborene Missbildung infolge Ausbleibens der normalen Verlagerung des Hodens in den Hodensack

Krypto|skop [gr. κρυπτός = versteckt, verborgen u. ↑...skop] *s;* -s, -e: tragbares Röntgengerät zur Durchleuchtung des Patienten außerhalb des Röntgenraumes, z. B. im Krankenzimmer oder im Operationssaal

Krypto|sporidio|se [zu ↑Kryptosporidium] *w;* -, -n, in fachspr. Fügungen: **Cryptosporidio|sis,** *Pl.:* ...io|ses: Erkrankung (nicht beeinflussbare Durchfälle) durch Erreger der Gattung Kryptosporidium

Krypto|sporidi|um [zu gr. κρυπτός = versteckt, verborgen u. ↑Spore] *s;* -s, (Arten:) ...dien [...*di*^e*n*], biol. fachspr.: **Cryptosporidi|um** *s;* -s, ...dia: zu den ↑Kokzidien gehörendes ↑Protozoon

Krystallo|konus [gr. κρύσταλλος = Eis; Edelstein; Glas u. gr. κῶνος = Kegel] *m;* -: angeborene Krümmungsanomalie der vorderen und hinteren Augenlinsenfläche (führt zu Brechungsmyopie)

KS: Abk. für ↑Ketosteroid

Ku: chem. Zeichen für ↑Kurtschatovium

kubital, in fachspr. Fügungen: **cubitalis, ...le** [zu ↑Cubitus]: zum Ellbogen gehörend

Kubital|drüsen: Lymphknoten oberhalb des ↑Epicondylus medialis humeri

kubo|id, in fachspr. Fügungen: **cubo|ides,** auch: **cubo|ide|us, ...ea, ...e|um** [lat. *cubus* = Würfel u. ↑...id]: würfelförmig, würfelähnlich; z. B. in der Fügung ↑Os cuboideum. **Kubo|id** *s;* -[e]s, -e: Kurzbez. für ↑Os cuboideum

Kugel|bakterie vgl. Kokke

Kugelgelenk vgl. Diarthrose

Kugelzelle vgl. Sphärozyt

Kuhnt-Bindehautdeckung [nach dem dt. Ophthalmologen Hermann Kuhnt, 1850 bis 1925]: operative Abdeckung von Defekten an der Augenhornhaut oder Augenlederhaut durch Läppchen der Augenbindehaut

Kuldo|skopie [Kurzbildung aus frz. *cul de sac* = Sackgasse u. ↑...skopie] *w;* -, ...ien: direkte Untersuchung des Douglas-Raumes mithilfe eines durch das hintere Scheidengewölbe eingeführten ↑Endoskops

Kulikose [zu ↑Culex] *w;* -, -n, in fachspr. Fügungen: **Culicosis,** *Pl.:* ...oses: Hautaffektion durch Insektenstich (bes. durch den Stich des Weibchens der Stechmücke)

Kulissenschnitt: operative Eröffnung der Bauchhöhle in der Form, dass die durchtrennte Bauchmuskulatur kulissenartig zur Seite gezogen wird

kultivie|ren [zu lat. *colere, cultum* = bebauen, pflegen]: Mikroorganismen oder Gewebszellen auf geeigneten Nährböden anzüchten

Kult|schitz|ky-Zellen [nach dem poln. Histologen N. Kultschitzky, 1856–1925]: helle Zellen, die vereinzelt u. a. in der Magen-Darm-Schleimhaut vorkommen und z. B. Gastrin produzieren

Kultur *w;* -, -en: **a)** nur *Sg.:* die Anzucht von Mikroorganismen oder Gewebszellen auf geeigneten Nährböden; **b)** auf geeigneten Nährböden gezüchtete Mikroorganismen oder Gewebszellen

Kümmell-Verneuil-Erkrankung [...*wärnöj*...; nach dem dt. Chirurgen Hermann Kümmell (1852–1937) u. dem frz. Chirurgen A. A. Verneuil (1823–1895)]: Dauerbruch von Brust- od. Lendenwirbelkörpern nach geringfügiger Gewalteinwirkung

Kummer|speck: Bildung von Fettgewebe durch Aufnahme übermäßiger Nahrungsmengen infolge Stresses

Kumulation [zu lat. *cumulare* = aufhäufen] *w;* -, -en: zunehmende (unter Umständen vergiftende) Wirkung eines Arzneimittels bei fortgesetzter Verabreichung kleinerer Dosierungen. **kumulativ** [...*tif*]: in der Wirkung zunehmend (bes. von Arzneimitteln)

kunei|form, in fachspr. Fügungen: **cuneiformis, ...me** [...*e-i*...; zu lat. *cuneus* = Keil u. lat. *forma* = Form, Gestalt]: keilförmig, zugespitzt; z. B. in der Fügung ↑Os cuneiforme

Kuneo|hyster|ek|tomie [lat. *cuneus* = Keil u. ↑Hysterektomie] *w;* -, ...ien: operatives Herausschneiden eines keilförmigen Stückes aus dem Gebärmutterkörper (bei Gebärmuttervorwölbung)

Kunni|lin|gus, fachspr. meist: **Cunni|lin|gus** [zu ↑Cunnus u. lat. *lingere* = lecken] *m;* -: **1)** Lecken mit der Zunge am äußeren Genitale der Frau (insbesondere an den Schamlippen od. am Kitzler) zur Stimulierung der geschlechtlichen Erregung. **2)** Mann, der den Kunnilingus (1) praktiziert

Kunnus vgl. Cunnus

künstliche Niere vgl. extrakorporale Dialyse

künstlicher After vgl. Anus praeternaturalis

Küntscher-Nagelung [nach dem dt. Chirurgen Gerhard Küntscher, 1900–1972]: Form der operativen Knochenbruchbehandlung (vor allem bei Röhrenknochenbrüchen), bei der ein Metallnagel in die Markhöhle des gebrochenen Knochens eingeführt wird

Kupfer [frühes Lehnwort aus gleichbed. lat. *cuprum*] *s;* -s, in der internationalen Nomenklatur auch: **Cu|prum** *s;* -s: metallisches chem. Element; Zeichen: Cu

Kupffer-Sternzellen [nach dem dt. Anatomen K. W. von Kupffer, 1829–1902]: sternförmig verzweigte Endothelzellen der Leberkapillaren, deren Ausläufer untereinander in Verbindung treten (die Sternzellen sind amöboid beweglich, sie können phagozytieren und speichern)

kupie|ren [aus frz. *couper* = schneiden, abschneiden]: verkürzen, eine Krankheit im Anfangsstadium unterdrücken, sie zum Stillstand bringen, sie an ihrem normalen Ablauf hindern

Kur [aus lat. *cura* = Sorge, Fürsorge; Pflege] *w;* -, -en: unter ärztlicher Aufsicht u. Betreuung durchgeführtes Heilverfahren, Heilbehandlung

kura|bel, in fachspr. Fügungen: **curabilis, ...le** [aus gleichbed. lat. *curabilis*]: heilbar (von Krankheiten gesagt)

Kurand [zu lat. *curare* = Sorge tragen; pflegen; heilen] *m;* -en, -en: Pflegling; auch: der einem Arzt zur Behandlung anvertraute Patient

Kurare, fachspr. meist: **Curare** [aus einer südamer. Indianersprache] *s;* -[s]: südamer. Pfeilgift (wässriger Extrakt verschiedener Strychnosarten), das in der Medizin zur Herabsetzung des Muskeltonus bei chirurgischen Eingriffen verwendet wird (lähmt die motorischen Nerven)

kurativ [*...tif;* zu lat. *curare, curatum* = Sorge tragen; pflegen; heilen]: heilend; z. B. in der Fügung: **kurative Behandlung:** ärztliche Maßnahme, die zur Heilung der festgestellten Beschwerden führt

Kürettage [*...asche;* zu ↑Kürette] *w;* -, -n: Ausschabung bzw. Auskratzung der Gebärmutterhöhle zu therapeutischen oder diagnostischen Zwecken (z. B. zur histologischen Untersuchung der entnommenen Schleimhautpartikel). **Kürette** [aus gleichbed. frz. *curette*] *w;* -, -n: Kratzer, Schaber, Instrument zur Ausschabung der Gebärmutter. **kürettie|ren:** ausschaben, auskratzen, eine Kürettage ausführen

Kürschnernaht: fortlaufende Naht, bei der der Faden nicht unterbrochen bzw. abgeschnitten wird (man unterscheidet zwischen einfacher fortlaufender Naht, Tabaksbeutelnaht, Matratzen- oder Zickzacknaht und Einstülpungsnaht)

Kurt|schatovium [*...towium;* nach dem russ. Physiker I. W. Kurtschatow, 1903–1960] *s;* -s: nur künstlich herstellbares chem. Element; Zeichen: Ku

Kuru [papuanisch *kuru* = zittern] *m* od. *s;* -s: erstmals bei Eingeborenen Papua-Neuguineas beobachtete, durch ein Virus hervorgerufene, tödlich verlaufende Erkrankung des Zentralnervensystems, charakterisiert durch Schüttelbewegungen des ganzen Körpers

Kurvatur [aus lat. *curvatura,* Gen.: *curvaturae* = Krümmung, Wölbung] *w;* -, -en, in der anat. Nomenklatur: **Curvatura,** *Pl.:* ...rae: Krümmung, gekrümmter Teil eines Organs (Anat.). **Curvatura ven|triculi major:** große Magenkrümmung, der nach links und unten gerichtete konvexe Magenrand. **Curvatura ven|triculi minor:** kleine Magenkrümmung, der nach rechts und oben gerichtete konkave Magenrand

Kurzrok-Miller-Test [nach den amer. Ärzten Raphael Kurzrok (1895–1961) u. Th. G. Miller (19./20. Jh.)]: Methode zur Untersuchung der weiblichen Sterilität: 1 Tropfen Zervixschleim der Frau wird mit 1 Tropfen Sperma eines erwiesenermaßen fruchtbaren Mannes zusammengebracht; erfolgt kein Eindringen der Spermien in den Zervixschleim, so liegt ursächlich eine Störung seitens des Zervixschleimes vor

kurzsichtig vgl. myop. **Kurzsichtigkeit** vgl. Myopie

Kurzwellen: elektromagnetische Wellen von rund 30 bis 100 m Wellenlänge, die therapeutisch zur Bestrahlung angewandt werden

Kußmaul-Atmung [nach dem dt. Arzt Adolf Kußmaul, 1822–1902]: „große Atmung", gekennzeichnet durch wenig gesteigerte Atemfrequenz bei stark vergrößertem Atemzugvolumen (Vorkommen im diabetischen und urämischen Koma, ferner beim Aufenthalt in großen Höhen u. während des Schlafs)

kutan, in fachspr. Fügungen: **cutane|us, ...nea, ...ne|um** [zu lat. *cutis* = Haut]: zur Haut gehörend, die Haut betreffend; z. B. in der Fügung ↑Nervi cutanei

Kutan|re|aktion, auch: **Kutis|re|aktion:** Rötung der Haut (meist mit Quaddelbildung) als Reaktion auf einen künstlichen Reiz (Einreibung od. Einspritzung zu diagnostischen Zwecken, insbes. zur Feststellung einer Tuberkulose)

Kutikula [aus lat. *cuticula,* Verkleinerungsbildung zu lat. *cutis* = Haut] *w;* -, ...lä, in der Nomenklatur der Anatomie: **Cuticula,** *Pl.:* ...lae: Häutchen (Anat.). **Cuticula dentis** [↑Dens]: Schmelzoberhäutchen, dünnes, homogenes, verkalktes Häutchen an der Oberfläche des unversehrten Zahnschmelzes. **Cuticula pili** [↑Pilus]: Haaroberhäutchen, dünne, vollständig verhornte, kernlose, durchsichtige Lage von Zellplättchen

Kutis, in der Nomenklatur der Anatomie: **Cutis** [aus lat. *cutis* = Haut] *w;* -: die äußere Haut des menschlichen Körpers; im engeren Sinne auch Bezeichnung für die Lederhaut. **Cutis anserina** [lat. *anserinus* = zu den Gänsen gehörend]: „Gänsehaut", Hervortretung der Haarbälge infolge Kontraktion der glatten Haarmuskulatur, die dabei das Haar aufrichtet. **Cutis callosa:** „Schwielenhaut", Hautveränderung mit umschriebener, flächenhafter Hyperkeratose (z. B. als Berufsschwiele an den Händen von Erdarbeitern, Melkern, Schmieden u. a.). **Cutis elastica:** = Cutis laxa. **Cutis hyper|elastica:** = Cutis laxa. **Cutis laxa:** „Gummihaut", schlaffe, dehnbare Haut, die sich in großen Falten abheben lässt und wieder zurückschnellt (bei allgemeiner Bindegewebsschwäche). **Cutis marmorata:** bei Kälte auftretende bläuliche, marmorierte Flecken auf der Haut. **Cutis pendulans: 1)** abnorm schlaffe Haut. **2)** Haut mit gestielten Hauttumoren. **Cutis rhombo|idalis:** Haut mit betont rautenförmiger Felderung (Vorkommen im Nacken, vor allem bei Männern). **Cutis tensa chronica:** = Sklerodermie. **Cutis testacea:** stark schuppende seborrhoische Haut (bei ↑Ichthyose). **Cutis unctuo|sa:** seborrhoische Haut, Haut mit abnorm starker Talgdrüsenabsonderung. **Cutis vagantium** [zu lat. *vagari* = umherschweifen]: schmutzig braun verfärbte Haut (z. B. bei Verwahrlosten). **Cutis verticis gyrata** [↑Vertex]: Furchen- und Faltenbildung der Haut (erinnert an die Windungen des Gehirns; bes. am Hinterkopf bei Männern)

Kutisreaktion vgl. Kutanreaktion

Küvette [aus frz. *cuvette* = Napf, Schale] *w;* -, -n: [genormtes] Glasgefäß mit plan geschliffenen Wänden für chemische u. optische Untersuchungen

Kveim-Test [*kw...;* nach dem norw. Arzt Morton A. Kveim (19./20. Jh.)]: Untersuchungsmethode zur Diagnose der Sarkoidose (nach intrakutaner Injektion einer Suspension von sarkoidem Gewebe tritt bei positivem Ausfall ein derbes Knötchen an der Injektionsstelle auf)

Kwaschi|orkor [afrik.] *m;* -[s]: Ernährungsstörung, die bes. in den tropischen und subtropischen Gebieten bei Säuglingen und Kleinkindern auftritt, die eiweißarm und kohlenhydratreich ernährt werden: u. a. mit Wachstumshemmung, Anämie, Ödemen

Kyem [aus gr. *κύημα* = das Empfangene, die Frucht im Mutterleib] *s;* -s, -e: Bezeichnung für die befruchtete Eizelle im Gesamtverlauf ihrer Entwicklungsstadien

Kye|mato|genese [↑Kyem u. gr. *γένεσις* = Entstehung] *w;* -, -n: zusammenfassende Bezeichnung für ↑Blastogenese, ↑Embryogenese und ↑Fetogenese

Kye|mato|pa|thie [↑Kyem und ↑...pathie] *w;* -, ...ien: = Embryopathie

Kymo|gramm [gr. *κῦμα* = Welle, Woge u. ↑...gramm] *s;* -s, -e: bei der Kymographie gewonnenes Röntgenbild. **Kymo|graph** [↑...graph] *m;* -en, -en: Apparat zur Durchführung der Kymographie. **Kymo|gra|phie** [↑...graphie] *w;* -, ...ien: röntgenographische Darstellung von Bewegungsabläufen in einem Organ (z. B. im Herz) in grafischen Kurven bzw. Darstellung einzelner Phasen durch Mehrfachbelichtung mittels verschiebbarem, streifenweise strahlenundurchlässigen Raster

Kymo|skop [gr. *κῦμα* = Welle, Woge u. ↑...skop] *s;* -s, -e: optisches Instrument zur Sichtbarmachung wellenförmig fortschreitender Organbewegungen

Kyni|klo|kardie [zu gr. *κύνικλος* = Kaninchen und ↑Kardia] *w;* -: Spechtschlagrhythmus (eigtl. „Kaninchenherz"), scheinbares Verschwinden des zweiten Herztones bei sehr lautem ersten Herzton

Kyno|philie [zu gr. *κύων,* Gen.: *κυνός* = Hund u. gr. *φιλεῖν* = lieben] *w;* -: krankhaft gesteigerte Liebe zu Hunden

Kyn|orexie [zu gr. *κύων,* Gen.: *κυνός* = Hund u. gr. *ὄρεξις* = das Streben; das Verlangen; der Appetit] *w;* -: Heißhunger

Ky|phose [zu gr. *κυφός* = gebückt, gekrümmt] *w;* -, -n, in fachspr. Fügungen: **Ky|phosis,** *Pl.:* ...oses: Buckel, flachbogige, konvexe Dauerverbiegung eines Wirbelsäulenabschnittes nach hinten

Ky|pho|skolio|se [zu gr. *κυφός* = gebückt, gekrümmt u. gr. *σκολιός* = krumm, gewunden] *w;* -, -n: Verkrümmung der Wirbelsäule nach hinten u. nach der Seite

ky|photisch [zu ↑Kyphose]: buckelig, im Sinne einer Kyphose verkrümmt (von der Wirbelsäule); an Kyphose leidend

Kystom vgl. Zystom

L

l: Abk. für ↑lävogyr

L: **1)** abkürzende Bezeichnung für die fünf Lendenwirbel (L 1, L 2 usw.). **2)** abkürzende Bezeichnung für die Rückenmarkssegmente der Lendenwirbelsäule (L_1, L_2 usw.). **3)** Abk. für ↑Lues. **4)** Kennbuchstabe, der den Namen derjenigen Kohlenhydrate vorangestellt wird, die sich nicht zu der (willkürlich gewählten) Bezugssubstanz Glyzerinaldehyd abbauen lassen (z. B. L-Galaktose)

La: chem. Zeichen für ↑Lanthan

labial, in fachspr. Fügungen: **labia|lis, ...le** [zu ↑Labium]: zu den Lippen gehörend, sie betreffend, lippenwärts; z. B. in der Fügung ↑Glandulae labiales

labil [zu lat. *labi* = gleiten, abgleiten, straucheln]: unbeständig, schwankend; leicht aus dem Gleichgewicht kommend (im Gegensatz zu ↑stabil). **Labilität** *w;* -: Unbeständigkeit (z. B. von Affekten)

labio|dental, in fachspr. Fügungen: **labio-dentalis, ...le** [zu ↑Labium u. ↑Dens]: zu den Lippen und den Zähnen gehörend

Labium [aus lat. *labium,* Gen.: *labii* = Lefze, Lippe] *s;* -s, ...bia (eindeutschend: ...bien [...*iᵉn*]): **1)** Lippe, Randleiste, lippenförmiger Rand (z. B. eines Hohlorgans; Anat.). **2)** übliche Kurzbez. für ↑Labium majus pudendi (bzw. Labium minus pudendi). **Labium anterius:** vordere Lippe des Muttermundes. **Labium ex|ternum:** äußere Randleiste der ↑Crista iliaca. **Labium inferius:** Unterlippe des Mundes (durch das ↑Frenulum labii inferioris mit dem Zahnfleisch verbunden). **Labium inferius (valvulae coli):** unterer lippenförmiger Rand der ↑Valva ileocaecalis. **Labium internum:** innere Randleiste der ↑Crista iliaca. **Labium laterale:** äußere Knochenleiste am Körper des Oberschenkelknochens (Ansatzstelle der Oberschenkelmuskulatur). **Labium limbi tympanicum:** untere, lippenförmige Begrenzung des ↑Sulcus spiralis (setzt sich in der ↑Lamina spiralis ossea fort). **Labium limbi vestibulare:** obere, lippenförmige Begrenzung des ↑Sulcus spiralis (springt frei in den ↑Ductus cochlearis vor). **Labium majus pudendi:** „große Schamlippe", Hautfalte mit Fettgewebe am Eingang der Scheide (Teil des äußeren Genitales der Frau). **Labium media|le:** mittlere Knochenleiste am Schaft des Oberschenkelknochens (Ansatzstelle der Oberschenkelmuskulatur). **Labium minus puden-**

di: „kleine Schamlippe", Hautfalte, die die seitliche Begrenzung des Scheidenvorhofs bildet (Teil des äußeren Genitales der Frau). **Labia oris** [↑²Os] *Pl.:* die Lippen des Mundes, Sammelbezeichnung für ↑Labium superius u. ↑Labium inferius. **Labium posterius:** hintere Lippe des weiblichen Muttermundes. **Labium superius:** „Oberlippe" (durch das ↑Frenulum labii superioris mit dem Zahnfleisch verbunden). **Labium superius (valvulae coli):** oberer lippenförmiger Rand der ↑Valva ileocaecalis. **Labium vocale:** „Stimmband", „Stimmlippe" (weiche, von Schleimhaut überzogene Platte im Kehlkopf)

¹**Labor** [aus lat. *labor,* Gen.: *laboris* = Anstrengung, Mühe, Arbeit] *m;* -s, Labores; in den Fügungen: **Labores parturientium** [↑parturiens] *Pl.:* „Geburtswehen", schmerzhafte Kontraktionen der Gebärmutter, durch die die Frucht und die Nachgeburt ausgetrieben werden. **Labores prae|parantes** *Pl.:* „vorbereitende Wehen", Kontraktionen der Gebärmutter während der Eröffnungsperiode. **Labores prae|sagientes** *Pl.:* Vorwehen, leichte Kontraktionen der Gebärmutter zu Beginn der normalen Geburt

²**Labor** *s;* -s, -s (auch: -e): Kurzwort für: Laboratorium. **Laboratorium** [zu lat. *labor* = Anstrengung, Mühe, Arbeit] *s;* -s, ...rien [...*iᵉn*]: Arbeits- u. Forschungsraum für biolog., physikal., chem., medizin. od. techn. Versuche od. Arbeiten

La|brum [aus lat. *labrum,* Gen.: *labri* = Lefze, Lippe] *s;* -s, La|bra (eindeutschend: Labren): lippenförmiges Gebilde, lippenförmiger Faserrand, z. B. einer Gelenkpfanne (Anat.). **La|brum acetabulare:** faserförmiger Ring zur Erweiterung und Vertiefung der Hüftgelenkpfanne. **La|brum gleno|idale:** fibröser Ring zur Vergrößerung der Schultergelenkpfanne

Labyrinth [von gr. *λαβύρινθος* = vielfach verschlungener Irrgang] *s;* -[e]s, -e, in fachspr. Fügungen: **Labyrin|thus** *m;* -, ...thi: Innenohr, das eigentliche Sinnesorgan des Ohres (besteht aus dem knöchernen und häutigen Labyrinth mit Vorhof, Bogengängen und Schnecke; Anat.). **Labyrin|thus coch|lea|ris:** Bez. für den Inhalt der knöchernen Schnecke. **Labyrin|thus eth|moidalis:** Labyrinth des Siebbeins, eine blasige, knöcherne Masse, die die Siebbeinzellen enthält. **Labyrin|thus mem|branace|us:** „häutiges Labyrinth", bestehend aus ↑Vestibulum, Bogengängen und Schnecke (Teil des Innenohres). **Labyrin|thus osse|us:** „knöchernes Labyrinth" (umschließt das häutige Labyrinth und besteht ebenfalls aus ↑Vestibulum, Bogengängen und Schnecke).

labyrin|thär: vom Innenohr ausgehend.

Labyrin|thitis *w;* -, ...thitiden (in fachspr. Fügungen: ...thitides): Entzündung des ↑Labyrinths (im Verlauf einer ↑Otitis oder bei bestimmten Infektionskrankheiten)

Lac [aus gleichbed. lat. *lac,* Gen.: *lactis*] *s;* -[s]: Milch

lacer, ...ra, ...rum [aus lat. *lacer* = zerfetzt, zerrissen]: zerrissen; z. B. in der Fügung ↑Foramen lacerum. **Laceratio** vgl. Lazeration

Lacertus [aus lat. *lacertus,* Gen.: *lacerti* = Muskel] *m;* -, ...ti: Muskelzug, Faserzug (Anat.). **Lacertus fi|brosus** = Aponeurosis musculi bicipitis brachii. **Lacertus mus|culi recti lateralis:** sehniger Faserzug am ↑Musculus rectus lateralis des Augapfels

Lachgas: farbloses, geruchloses und ungiftiges Gas, das in der Zahnmedizin und Geburtshilfe im Gemisch mit Sauerstoff bzw. Halothan als Narkosemittel verwendet wird

Lachkrampf vgl. Gelasma

Lachschlag vgl. Geloplegie

Lacinia [aus lat. *lacinia,* Gen.: *laciniae* = Fetzen, Zipfel] *w;* -, ...iae: seltene Bez. für: Zipfel, Fimbrie, Franse (z. B. die Fimbrien am Eierstock; Anat.). **lacinia|tus, ...ta, ...tum:** zerrissen, aufgezipfelt

La|crima [aus gleichbed. lat. *lacrima*] *w;* -, ...mae: „Träne", wässriges Sekret der im äußeren, oberen Teil der Augenhöhle gelegenen Tränendrüse. **la|crimalis, ...le:** auf die Tränen und Tränenorgane bezüglich, zu ihnen gehörend; z. B. in der Fügung ↑Glandula lacrimalis

lactans [zu lat. *lactare* = Milch geben, säugen]: stillend, Milch erzeugend (von den Milchdrüsen der Frau)

Lactat [zu lat. *lac,* Gen.: *lactis* = Milch] *s;* -[e]s, -e: Salz der Milchsäure (Chem.)

Lactatio vgl. Laktation

lacte|us, ...tea, ...te|um [aus lat. *lacteus* = aus Milch, milchig]: milchig, milchweiß; z. B. in der Fügung ↑Crusta lactea

lacti|fer, ...ifera, ...iferum [aus lat. *lactifer* = Milch tragend]: Milch führend; z. B. in der Fügung ↑Ductus lactiferi (Anat.)

Lacto|bacillus acido|philus [↑Lac u. ↑Bazillus; ↑acidophilus] *m;* - -: Milchsäurebakterie, grampositive, unbewegliche Bakterie, die Kohlenhydrate in Milchsäure spaltet (Vorkommen z. B. in der Mund-, Magen- u. Scheidenflora u. im Säuglingsstuhl)

Lactoflavin vgl. Laktoflavin

Lactose vgl. Laktose

Lacuna vgl. Lakune. **lacunaris** vgl. lakunär.

Lacus la|crimalis [lat. *lacus* = See] *m;* - -: „Tränensee", rundlicher, nasaler Teil der Lidspalte als Auffangteil für die Tränenflüssigkeit (Anat.)

Laennec-Zir|rhose [*laänäk...;* nach dem frz. Arzt R. T. Laennec, 1781–1826]: Form der Leberzirrhose mit Verkleinerung und Verhärtung der Leber sowie höckeriger, granulierter Beschaffenheit der Leberoberfläche (die Leber selbst ist bindegewebig durchwachsen)

Laesio vgl. Läsion

lae|vis, ...ve, genauer: **levis, ...ve** [aus gleichbed. lat. *levis* (Nebenform: *laevis*)]: „glatt"; z. B. in der Fügung ↑Atrophia laevis linguae

Lag|oph|thalmus [gr. *λαγώς* = Hase u. gr. *ὀφθαλμός* = Auge] *m;* -, ...mi: „Hasenauge", unvollständiger Lidschluss, Klaffen der Lidspalte, mit Austrocknung der Hornhaut einhergehend (Folge einer Lähmung des ↑Musculus orbicularis oculi mit Herabsinken des Unterlids)

Lähmung: 1) vgl. Parese. **2)** vgl. Plegie

Lähmungsschielen vgl. Strabismus paralyticus

Lai|mer-Dreieck [nach dem östr. Anatomen Eduard Laimer, 19./20. Jh.]: senkrecht verlaufende Muskelzüge am proximalen Teil des Ösophagus, die in der Mitte dreieckförmig auseinander weichen und sich dann seitlich am Ringknorpel anheften

Lakt|acid|ämie [↑Lac u. ↑Acidämie] *w;* -, ...ien: Auftreten von Milchsäure im Blut (z. B. bei Lebererkrankungen)

Lakt|acidose, auch: **Lakt|azidose** [Kunstbildung zu ↑Acidum lacticum] *w;* -, -n: aus einem Überschuss an Milchsäure im Blut resultierendes Krankheitsbild

Lakt|agogum [zu ↑Lac u. gr. *ἀγωγός* = führend] *s;* -s, ...goga: = Galaktagogum

Laktat vgl. Lactat

Laktation [zu lat. *lactare, lactatum* = Milch geben, säugen] *w;* -, -en, in fachspr. Fügungen: **Lactatio,** *Pl.:* ...io|nes: **1)** Absonderung von Milch aus den Brustdrüsen. **2)** Stillen, Ernährung des Säuglings an der Mutterbrust

Laktazidose vgl. Laktacidose

laktie|ren [aus lat. *lactare* = Milch geben, säugen]: **1)** Milch absondern (von den Brustdrüsen). **2)** stillen

Lakti|fugum [zu ↑Lac u. lat. *fugare* = vertreiben] *s;* -s, ...ga: Mittel, das die Milchproduktion der Brustdrüsen hemmt

Lakto|bakterien [↑Lac u. ↑Bakterie] *Pl.:* Gattung grampositiver, unbeweglicher Stäbchen, die aus Kohlenhydraten Milchsäure bilden

Lakto|flavin, fachspr. meist: **Lacto|flavin** [zu ↑Lac u. lat. *flavus* = gelb] *s;* -s: = Riboflavin

Laktose, fachspr. meist: **Lactose** [zu ↑Lac] *w;* -: Milchzucker (gehört zur Gruppe der Disaccharide; besteht aus ↑Glucose und ↑Galaktose)

Laktos|urie [↑Laktose u. ↑...urie] *w;* -, ...ien: Ausscheidung von Laktose im Urin (kommt z. B. vor bei Wöchnerinnen, manchmal auch während der Schwangerschaft sowie nach Aufnahme von Milchzucker)

lakto|trop [zu ↑Lac und ↑...trop]: auf die Milchbildung einwirkend (z. B. von Hormonen gesagt)

lakto|vegetabil [zu ↑Lac u. lat. *vegetare* = in Bewegung setzen; beleben], in den Fügungen: **lakto|vegetabile Kost, laktovegetabile Diät:** aus Milch und Milchprodukten, Gemüse und Obst bestehende, einen Überschuss an basischen Stoffen enthaltende Schonkost

Lakto|vegetarier [zu ↑Lac u. ↑Vegetarier] *m;* -s, -: Person, die sich von Milch und Milchprodukten ernährt, Fleisch, Fleischprodukte, Fisch und Eier ablehnt

lakunär, in fachspr. Fügungen: **lacunaris, ...re** [zu ↑Lakune]: höhlenartig, buchtig; z. B. in der Fügung ↑Angina lacunaris

Lakune [aus lat. *lacuna,* Gen.: *lacunae* = Vertiefung, Höhle, Bucht] *w;* -, -n, in fachsprachl. Fügungen: **Lacuna,** *Pl.:* ...nae: Bucht, Vertiefung, Krypte (z. B. in der Oberfläche von Organen); Muskel- oder Gefäßlücke (Anat.). **Lacunae laterales sinuum** [↑Sinus] *Pl.:* Ausbuchtungen in den Blutleitern der harten Hirnhaut. **Lacuna musculorum** [↑Musculus]: Muskellücke unter dem Leistenband als Durchtrittsstelle für den ↑Musculus iliopsoas und die Femoralnerven. **Lacuna vasorum** [↑Vas]: Gefäßlücke unter dem Leistenband als Durchtrittsstelle für die Femoralgefäße

Lalo|pa|thie [zu gr. *λαλεῖν* = schwatzen, sprechen u. ↑...pathie] *w;* -, ...ien: Bezeichnung für jede Art von Sprachstörung

Lalo|phobie [zu gr. *λαλεῖν* = schwatzen, sprechen u. gr. *φόβος* = Furcht] *w;* -, ...ien: Sprechangst, Scheu vor dem Sprechen (bei Stotterern)

Lamarckismus [nach dem frz. Naturforscher J.-B. de Lamarck, 1744–1829] *m;* -: naturwissenschaftliche Lehre, die die Vererbbarkeit der (durch Anpassung an die Umwelt erworbenen) individuellen Veränderungen behauptet

Lamb|da [gr. *λ (λάμβδα)* = elfter Buchstabe des gr. Alphabets] *s;* -s, -s: Schnittpunkt von Lambdanaht und Pfeilnaht am Schädel

Lamb|da|naht vgl. Sutura lambdoidea

Lamb|dazismus [zum Namen des gr. Buchstabens *λ (λάμβδα)*] *m;* -, ...men: **1)** fehlerhafte Aussprache des R als L. **2)** falsche Aussprache des L-Lautes (bzw. Unvermögen den L-Laut auszusprechen)

lamb|do|ides [gr. *λ (λάμβδα)* und ↑gr. *-ειδής* = gestaltet, ähnlich], auch: **lamb|do|ide|us, ...dea, ...de|um: 1)** lambdaähnlich, von der Gestalt des gr. Buchstabens Lambda; z. B. in der Fügung ↑Sutura lambdoidea. **2)** zur Lambdanaht des Schädels gehörend (Anat.)

Lam|bli|a|sis [zu ↑Lamblie] *w;* -, auch: **Lamblio|se** *w;* -, in fachspr. Fügungen: **Lamblio|sis:** durch ↑Lamblia intestinalis hervorgerufene Entzündung der Gallenblase und der Gallenwege

Lam|blie [...*i*[e]; nach dem tschech. Arzt Vilem Lambl, 1824–1895], *w;* -, -n, in der zool. Nomenklatur: **Lam|blia,** *Pl.:* ...iae (meist *Pl.*): übliche Kurzbezeichnung für: Lamblia intestinalis. **Lam|blia intestinalis:** im Zwölffingerdarm, im Dünndarm und in den Gallenwegen schmarotzender (normalerweise harmloser) Flagellat (Zool.)

Lamelle [aus lat. *lamella,* Gen.: *lamellae* = Blättchen; Plättchen; Verkleinerungsbildung zu ↑Lamina] *w;* -, -n, in fachspr. Fügungen: **Lamella,** *Pl.:* ...llae: Plättchen (man unterscheidet zwischen Weichteil- und Knochenlamellen; Anat.). **lamellosus, ...osa, ...osum:** reich an Plättchen (z. B. von der Haut; Anat.)

Lamina [aus lat. *lamina,* Gen. *laminae* = Platte; Blatt] *w;* -, ...nae: Blatt, dünne Platte, Gewebsschicht (z. B. des Knochengewebes; Anat.). **Lamina af|fixa:** dünnes Blättchen nervenfreier Substanz, dorsale Oberfläche des ↑Thalamus. **Lamina arcus verte|brae:** dorsaler, platt gedrückter Abschnitt des Wirbelbogens. **Lamina basalis: 1)** Grenzmembran der Kleinhirnrinde. **2)** elastische Schicht der Aderhaut des Auges. **Lamina basilaris:** bindegewebige Membran, die sich vom freien Rand der ↑Lamina spiralis ossea der Knochenachse in der Schnecke bis zur gegenüberliegenden Wand des Knochenkanals spannt. **Lamina choro|ido|capillaris:** dritte Schicht der Aderhaut des Auges, die ein dichtes Netz von Kapillargefäßen enthält. **Lamina cri|brosa:** „Siebplatte", der zum Hirnschädel gehörende Teil des Siebbeins. **Lamina epi|scleralis (sclerae):** Außenschicht der Lederhaut des Auges. **Lamina externa:** äußeres Blatt der Schädelkalotte. **Lamina fus|ca sclerae:** innerste, pigmenthaltige Schicht der Lederhaut des Auges. **Lamina horizontalis:** hinterer Abschnitt des harten Gaumens, Bodenplatte der beiden Nasenhöhlen. **Lamina interna:** inneres Blatt der Schädelkalotte. **Lamina lateralis processus pterygo|idei** [*...de-i*]: äußeres Blatt des Gaumenflügels des Keilbeins. **Lamina limitans anterior:** vordere Grenzschicht unter dem verhornten Plattenepithel der Hornhaut des Auges (besteht aus feinen, nichtelastischen Fasern). **Lamina limitans posterior:** hintere Grenzschicht in der Hornhaut des Auges (strukturlose Grenzhaut). **Lamina maxillaris:** = Lamina perpendicularis. **Lamina media|lis pro|cessus pterygo|idei** [*...de-i*]: inneres Blatt des Gaumenflügels des Keilbeins. **Laminae medullares** *Pl.:* „Markblätter" (die vom Kleinhirn zur Großhirnrinde ziehen). **Lamina membranacea:** bindegewebige Membran der Ohrtrompete. **Lamina modio|li** [↑Modiolus]: knöcherne Leiste der Schneckenachse im Innenohr (ragt frei in das ↑Lumen des Schneckengangs vor). **Lamina mus|cularis mucosae:** Schicht aus mehreren Lagen glatter Muskulatur in der Schleimhaut der Verdauungsorgane. **Lamina orbitalis:** papierdünne knöcherne Platte des Siebbeins (bildet den größten Teil der lateralen Wand des Siebbeinlabyrinths und gleichzeitig einen Teil der medialen Begrenzung der Augenhöhlenwandung). **Lamina palatina:** = Lamina horizontalis. **Lamina parie|talis** [-*...ri-e...*]: äußeres Blatt der ↑Tunica vaginalis testis. **Lamina per|pendicularis:** mediane Platte des Siebbeins, oberer Teil der Nasenscheidewand. **Lamina pro|pria mucosae:** die eigentliche Schleimhaut. **Lamina septi pellucidi:** dünne, senkrechte Platte des ↑Septum pellucidum im Bereich der Hirnseitenventrikel. **Lamina spiralis ossea:** Knochenleiste, die von der Schneckenachse des Innenohrlabyrinths frei in den Schneckengang vorspringt. **Lamina spiralis secundaria:** Knochenplättchen an der äußeren Seite der ↑Lamina spiralis ossea. **Lamina su|prachorio|idea:** lockere Bindegewebsschicht der Gefäßhaut des Auges (angrenzend an die Lederhaut des Auges). **Lamina tecti:** übergeordnetes Assoziationsgebiet im Mittelhirn (enthält ein optisches und akustisches Zentrum). **Lamina terminalis:** dünne Platte aus grauer Hirnsubstanz (liegt vor und über der Sehnervenkreuzung im Hypothalamus und bildet die vordere Wand des dritten Hirnventrikels). **Lamina tragi** [↑Tragus]: knorpelige Längsplatte im ↑Tragus der Ohrmuschel (beginnt im knorpeligen Teil des äußeren Gehörgangs). **Lamina vasculosa:** zweite Schicht der Aderhaut des Auges, die die Blutgefäße enthält. **Lamina visceralis:** viszerales Blatt der ↑Tunica vaginalis testis

Laminar Airflow [*läminer är'flou;* engl. = laminare Luftströmung] *m* od. *s;* - -s, - -s: Reduktion pathogener Keime durch mechanische Filterung der Luft in Operationssälen, Intensivstationen u. a.

Laminaria [zu lat. *lamina* = Platte; Blatt] *w;* -: Blatttang (dessen getrocknete Stängel bei Berührung mit Feuchtigkeit quellen), Rohmaterial für ↑Stipes laminariae. **Laminaria|stift** vgl. Stipes laminariae

Lamin|ek|tomie [↑Lamina u. ↑Ektomie] *w;* -, ...ien: operative Entfernung des hinteren Teiles eines Wirbelbogens (z. B. zur Freilegung des Rückenmarks)

Laminin [zu ↑Lamina] *s;* -s, -e: Protein des Bindegewebes

Landkartenzunge vgl. Lingua geographica

Landolt-Ringe [nach dem Schweizer Ophthalmologen Edmund Landolt, 1876–1926]: Sehzeichen zur Bestimmung der Sehschärfe (bestehen aus Ringen verschiedener Größe und Dicke mit Aussparungen, deren Stelle der Prüfling anzugeben hat)

Landou|zy-Krankheit [*langdusi...;* nach dem frz. Arzt L. T. J. Landouzy, 1845 bis 1917]: = Weil-Krankheit

Lan|dry-Para|lyse [*langdri-...;* nach dem frz. Arzt J. B. O. Landry, 1826–1865]: akute aufsteigende Lähmung, Syndrom mit schlaffen Lähmungen der Beine, des Rumpfes und der Arme sowie Atemlähmung (Folge entzündlicher Erkrankungen des Nervensystems, z. B. einer Poliomyelitis)

Langenbeck-Haken [nach dem dt. Chirurgen Bernhard von Langenbeck, 1810–1887]: chirurgisches Hilfsinstrument, breiter, langer Haken mit rechtwinkelig abgebogenem Blatt aus Metall

Langerhans-Inseln [nach dem dt. Mediziner Paul Langerhans, 1847–1888]: Insulin produzierende Zellgruppen in der Bauchspeicheldrüse

Langhans-Riesenzellen [nach dem dt. Pathologen Theodor Langhans, 1839–1915]: große Zellen mit zahlreichen randständigen Kernen, die vor allem in Tuberkeln vorkommen. **Langhans-Struma**: rasch wucherndes Schilddrüsenkarzinom mit harten Knoten

Langsam|acetylie|rer *m;* -s, -: Konstitutionstyp, der Medikamente in der Leber langsam ↑acetyliert; Gegensatz: ↑Schnellacetylierer

Längsschnittuntersuchung: Untersuchung einer Bevölkerungsgruppe über einen längeren Zeitraum; vgl. Querschnittsuntersuchung

Langzeit|therapie: über einen größeren Zeitraum sich erstreckende, meist lebenslange Behandlung eines Leidens

Lan|than [zu gr. *λανθάνειν* = verborgen sein] *s;* -s: chem. Grundstoff, seltene Erde; Zeichen: La

Lanugo [aus lat. *lanugo,* Gen.: *lanuginis* = Wolle, Flaum] *w;* -, ...gines: Wollhaar, Flaum; insbes. das Haarkleid des ↑Fetus während der zweiten Hälfte der Schwangerschaft

Lanzette [aus gleichbed. frz. *lancette,* eigtl. = kleine Lanze] *w;* -, -n: kleines zweischneidiges Operationsmesser

lanzinie|ren [aus lat. *lancinare* = zerreißen, zerfleischen], gew. nur im ersten Partizip: **lanzinie|rend:** blitzartig und heftig einschießend, plötzlich auftretend (bezogen auf Schmerzen, z B. bei ↑Tabes dorsalis)

Lanz-Punkt [nach dem Schweizer Chirurgen Otto Lanz, 1865–1935]: Projektionspunkt des Wurmfortsatzes auf der Bauchwand (entspricht etwa dem Endpunkt des rechten Drittels einer die beiden oberen Darmbeinstacheln verbindenden gedachten Linie)

laparo..., Laparo... [aus gr. *λαπάρα* = Teil des Leibes zwischen Rippen und Hüften, Flanke]: Bestimmungswort von Zusammensetzungen mit der Bedeutung „Bauch, Bauchhöhle"; z. B.: Laparoskop, Laparotomie

Laparo|entero|tomie [Kurzw. aus ↑Laparotomie u. ↑Enterotomie] *w;* -, ...ien: operative Eröffnung der Bauchwand und des Darms

Laparo|hystero|tomie [Kurzw. aus ↑Laparotomie u. ↑Hysterotomie] *w;* -, ...ien: = Sectio caesarea

Laparo|skop [↑laparo... u. ↑...skop] *s;* -s, -e: optisches Instrument zur Untersuchung der Bauchhöhle. **Laparo|skopie** [↑...skopie] *w;* -, ...ien: Untersuchung der Bauchhöhle mit dem Laparoskop. **laparo|skopisch:** mithilfe des Laparoskops erfolgend

Laparo|stomie [↑laparo... u. ↑...stomie] *w;* -, ...ien: nach einer Operation teilweise offen belassenes Abdomen (z. B. zur Behandlung einer Pankreatitis)

Laparo|tomie [↑laparo... u. ↑...tomie] *w;* -, ...ien: Bauchschnitt, operative Eröffnung der Bauchhöhle. **laparo|tomie|ren**: die Bauchhöhle operativ eröffnen

Laparo|zele [↑laparo... u. ↑...zele] *w;* -, -n: „Bauchbruch", Austreten von Eingeweideteilen durch Lücken im Bereich der ↑Linea alba oder durch nachgiebige Stellen der Bauchmuskulatur

Lapine [zu frz. *lapin* = Kaninchen] *w;* -, -n: Kuhpocken-Impfstoff (Variolaviren), der durch die ↑Tierpassage über das Kaninchen in seiner Virulenz abgeschwächt wurde

La|pis [aus gleichbed. lat. *lapis,* Gen.: *lapidis*] *m;* -, ...pides: Stein. **Lapis caus|ticus:** Ätzstift (besteht aus Ätzkali)

laquei|formis, ...me [*lakwe-i...;* zu lat. *laqueus* = Schlinge u. lat. *forma* = Gestalt, Form]: schlingenförmig (z. B. von der Umbiegung der Harnkanälchen in der ↑Henle-Schleife)

Larrey-Spalte [*lare...;* nach dem frz. Chirurgen D. J. de Larrey, 1766–1842]: = Trigonum sternocostale

Larva mi|grans [lat. *larva* = Maske (nlat. im Sinne von „Larve"); ↑migrans] *w;* - -, Larvae mi|grantes: = Myiasis linearis migrans

larviert, in fachspr. Fügungen: **larvatus, ...ta, ...tum** [zu lat. *larva* = Maske]: versteckt, verborgen (z. B. von Krankheitszeichen); nicht mit den typischen Krankheitszeichen verlaufend; z. B. in der Fügung ↑Malaria larvata

laryn|geal, in fachspr. Fügungen: **laryngealis, ...le** [zu ↑Larynx]: den Kehlkopf betreffend, zu ihm gehörend

Laryng|ek|tomie [↑Larynx u. ↑Ektomie] *w;* -, ...ien: operative Entfernung des Kehlkopfs

laryn|ge|us, ...gea, ...ge|um und **laryn|gicus, ...ca, ...cum** [zu ↑Larynx]: zum Kehlkopf gehörend; z. B. in der Fügung ↑Arteria laryngea

Laryn|gismus [zu ↑Larynx] *m;* -, ...men (in fachspr. Fügungen: ...mi): Stimmritzenkrampf (tonischer Krampf mit pfeifender Atmung)

Laryn|gitis [zu ↑Larynx] *w;* -, ...itiden (in fachspr. Fügungen: ...itides): Kehlkopfentzündung

Laryn|go|fissur [zu ↑Larynx u. lat. *findere, fissum* = spalten] *w;* -, -en: operative Spaltung des Kehlkopfs, bes. des Schildknorpels

Laryn|go|loge [↑Larynx u. ↑...loge] *m;* -n, -n: Facharzt für Kehlkopfleiden. **Laryn|go|logie** [↑...logie] *w;* -: Lehre vom Kehlkopf und seinen Krankheiten. **laryn|go|logisch**: die Laryngologie betreffend

Laryn|go|phonie [↑Larynx u. ↑...phonie] *w;* -, ...ien: im Kehlkopf gebildete und über dem Kehlkopf zu hörende Stimme

Laryn|go|ptose [↑Larynx u. gr. *πτῶσις* = das Fallen, der Fall] *w;* -, -n, in fachspr. Fügungen: **Laryn|go|ptosis,** *Pl.* ...oses: krankhaftes Herabsinken des Kehlkopfes und Unvermögen, ihn beim Schlucken zu heben (Alterserscheinung)

Laryn|gor|rhagie [zu ↑Larynx u. gr. *ῥηγνύναι* = reißen, bersten; Analogiebildung nach ↑Hämorrhagie] *w;* -, ...ien: Kehlkopfblutung

Laryn|go|skop [↑Larynx u. ↑...skop] *s;* -s, -e: Kehlkopfspiegel (Planspiegel an einem Stiel zur indirekten Betrachtung oder röhrenförmiges Instrument mit Lichtquelle zur direkten Betrachtung des Kehlkopfs). **Laryn|go|skopie** [↑...skopie] *w;* -, ...ien: Untersuchung des Kehlkopfs mit dem Laryngoskop

Laryn|go|spasmus [↑Larynx u. ↑Spasmus] *m;* -, ...men: = Laryngismus

Laryn|go|stenose [↑Larynx u. ↑Stenose] *w;* -, -n: krankhafte Verengerung des Kehlkopfs

Laryn|go|stomie [↑Larynx u. ↑...stomie] *w;* -, ...ien: operative Anlegung einer künstlichen Kehlkopffistel durch Spaltung des Kehlkopfes in der Mittellinie

Laryn|go|tomie [↑Larynx u. ↑...tomie] *w;* -, ...ien: Kehlkopfspaltung, operative Eröffnung des Kehlkopfes

Laryn|go|zele [↑Larynx u. ↑...zele] *w;* -, -n: meist angeborene, lufthaltige Ausbuchtung der Kehlkopfwandung, vor allem im Bereich der Taschenfalten

Larynx [von gr. *λάρυγξ*, Gen.: *λάρυγγος* = Kehle, Schlund, Speiseröhre] *m;* -, Larynges (eindeutschend: Laryn|gen): Kehlkopf, in die Atmungswege eingebautes Stimmorgan (besteht aus einem beweglichen Knorpelgerüst u. dem Kehlkopfhohlraum mit dem Stimmapparat)

lascivus vgl. lasziv

Lasègue-Zeichen [*lasäg...;* nach dem frz. Arzt E. Ch. Lasègue, 1816–1883]: auf ↑Ischias hindeutendes Auftreten von heftigen Schmerzen an der Rückseite des Beines, wenn das im Knie gestreckte Bein in der Hüfte gebeugt wird

Laser [*le'sᵉr;* Abk. für engl. *l*ight *a*mplification by *s*timulated *e*mission of *r*adiation = Lichtverstärkung durch angeregte Strahlungsemission] *m;* -s, -: Gerät zur Erzeugung und Verstärkung von kohärentem Licht einer bestimmten Wellenlänge bzw. zur Erzeugung eines scharfgebündelten Lichtstrahls, mit dem in der operativen Medizin u.a. krankhaftes Gewebe verdampft wird

Läsion [zu lat. *laedere, laesum* = verletzen] *w;* -, -en, in fachspr. Fügungen: **Lae|sio,** *Pl.:* ...io|nes: allg. Bezeichnung für: Verletzung oder Störung der Funktion eines Organs oder Körpergliedes

Lassa-Fieber: mit hohem Fieber, Hautblutungen und Lungenentzündung einhergehende Viruserkrankung, die erstmals in Lassa (Nigeria) beobachtet wurde und unbehandelt zum Tod führt

Lassitudo [aus gleichbed. lat. *lassitudo*] *w;* -, ...dines: Mattigkeit, Erschöpfung, Ermüdung

las|ziv in fachspr. Fügungen: **las|civus, ...va, ...vum** [aus lat. *lascivus* = frech, übermütig; geil, zügellos]: geil, unanständig, schlüpfrig, zweideutig

latent [zu lat. *latere* = verborgen sein]: verborgen, versteckt (bezogen auf Krankheiten bzw. Krankheitssymptome, die kaum oder nicht in Erscheinung treten und meist nur zufällig entdeckt werden). **Latenz** *w;* -: anfängliches bzw. zeitweiliges Verborgensein einer Krankheit oder von Krankheitszeichen

Latenz|zeit = Inkubationszeit

lateral, in fachspr. Fügungen: **lateralis, ...le** [aus gleichbed. lat. *lateralis*]: seitlich, seitwärts [gelegen]; z.B. in der Fügung ↑Ramus lateralis. **Lateralität** *w;* -: Bevorzugung einer bestimmten Seite des Körpers oder eines Organs (v.a. von krankhaften Prozessen)

Lateral|in|farkt: Infarkt (unterschiedlicher Größe und Ausdehnung) im Bereich der Vorder- und Hinterwand der linken Kammer des Herzens

Lateral|sklerose: Sklerose der Rückenmarkseitenstränge

lateritius, ...tia, ...tium [zu lat. *later* = Ziegelstein]: ziegelrot; z.B. in der Fügung ↑Sedimentum lateritium

Latero|flexion [↑Latus u. lat. *flexio* = Biegung] *w;* -, -en, in fachspr. Fügungen: **Latero|flexio,** *Pl.:* ...io|nes: Seitwärtsbeugung (z.B. des Rumpfes nach rechts oder links)

Latero|position [↑Latus u. ↑Position] *w;* -, -en, in fachspr. Fügungen: **Latero|positio,** *Pl.:* ...io|nes: Seitwärtsverlagerung eines Organs. **Latero|positio uteri:** Seitwärtsverlagerung der Gebärmutter

Latero|pulsion [zu ↑Latus u. lat. *pellere, pulsum* = fortstoßen, treiben] *w;* -, -en, in fachspr. Fügungen: **Latero|pulsio,** *Pl.:* ...iones: Fallneigung nach einer Seite, krankhafte Gehstörung bei Erkrankungen des extrapyramidalen motorischen Systems

La|thyrismus [zu gr. *λάθυρος* = Name einer Schotenpflanze (davon die botanische nlat. Gattungsbezeichnung *Lathyrus* = eine Platterbsengattung)] *m;* -: chronische Vergiftung bei überwiegender Ernährung mit den Samen bestimmter Platterbsen (z. B. Kichererbse), bes. in Südostasien und Südeuropa vorkommend: u. a. mit Ödemen, Krämpfen und Lähmungen

latissimus, ...ma, ...mum [Superlativ zu ↑latus]: sehr breit; z. B. in der Fügung: Musculus latissimus dorsi

Latitudo [aus gleichbed. lat. *latitudo,* Gen.: *latitudinis*] *w;* -, ...dines: Breite, Ausdehnung, Größe (z. B. eines Organs)

LATS: Abk. für ↑Long-acting-Thyroid-Stimulator

Latus [aus gleichbed. lat. *latus,* Gen.: *lateris*] *s;* -, Latera: Seite, seitliche Hälfte (eines Organs; Anat.)

latus, ...ta, ...tum [aus gleichbed. lat. *latus*]: breit; z. B. ↑Ligamentum latum uteri

lau|dabilis, ...le [aus gleichbed. lat. *laudabilis*]: lobenswert; z. B. in der Fügung ↑Pus bonum et laudabile

Laus vgl. Pediculus

Lauth-Ligament [nach dem frz. Physiologen E. A. Lauth, 1803–1837]: = Ligamentum arcuatum pubis

Lavage [*lawasch*ᵉ; zu frz. *laver* = waschen, abspülen] *w;* -, -n: Spülung, Ausspülung (z. B. des Magens)

Lavi|pedium [zu lat. *lavare* = waschen u. lat. *pes,* Gen.: *pedis* = Fuß] *s;* -s, ...ien [...*i*ᵉ*n*]: Fußbad

Lävo|gramm [zu lat. *laevus* = links u. ↑...gramm] *s;* -s, -e: Röntgenbild der linken Herzhälfte u. der Aorta. **Lävo|graphie** [↑...graphie] *w;* -, ...ien: röntgenographische Darstellung der linken Herzhälfte u. der Aorta

lävo|gyr [zu lat. *laevus* = links u. lat. *gyrare* = in einem Kreise herumdrehen]: die Ebene polarisierten Lichtes nach links drehend (z. B. von Lävulose gesagt; im Gegensatz zu ↑dextrogyr); Abk.: l

Lävo|kardie [zu lat. *laevus* = links u. ↑Kardia] *w;* -, ...ien: Verlagerung des Herzens in die linke Brusthälfte (wobei die Herzspitze nach links zeigt), verbunden mit Transposition der Abdominalorgane (angeborene Anomalie)

Lävulose [zu lat. *laevus* = links] *w;* -: veraltete Bez. für: Fruchtzucker, ein linksdrehender Einfachzucker

Lävulos|urie [↑Lävulose u. ↑...urie] *w;* -, ...ien: Ausscheidung von Lävulose mit dem Harn

Law|rencium [*lorẹntßium;* nach dem amer. Physiker E. O. Lawrence, 1901–1958]: *s;* -s: nur künstlich herstellbares, radioaktives metallisches Element; Zeichen: Lr (früher: Lw)

Laxans [zu lat. *laxare* = schlaff machen, lockern] *s;* -, ...antia u. ...anzien [...*i*ᵉ*n*], auch: **Laxativ** *s;* -s, -e und **Laxativum** *s;* -s, ...va: Abführmittel von verhältnismäßig milder Wirkung. **laxie|ren:** abführen, die Kotentleerung anregen und herbeiführen

laxus, laxa, laxum [aus gleichbed. lat. *laxus*]: locker, schlaff; z. B. in der Fügung ↑Cutis laxa

Lazeration [zu lat. *lacerare* = zerfetzen] *w;* -, -en, in fachspr. Fügungen: **Lacera|tio,** *Pl.:* ...io|nes: Riss, Zerreißung, Einriss (z. B. von Geweben). **Lacera|tio cervicis** [↑Cervix]: Zerreißen, Einreißen des Gebärmutterhalses.

lazerie|ren: reißen, einreißen (z. B. von Geweben)

LD: Abk. für ↑Letaldosis

LDL = Low-density Lipoproteins

LE: Abk. für ↑Lupus erythematodes

Lebendimpfstoff: Impfstoff aus vermehrungsfähigen, in ihrer Wirksamkeit abgeschwächten Mikroorganismen zur aktiven Immunisierung; Gegensatz: Totimpfstoff

Leber vgl. Hepar

Leber|atro|phie: Schwund der Leber infolge Degeneration der Leberzellen

Leberegel vgl. Fasciola hepatica

Leberentzündung vgl. Hepatitis

Leberfleck vgl. Naevus pigmentosus

Lebergalle vgl. A-Galle

Leber|zir|rhose: chronisches Leiden mit Bindegewebsvermehrung und Schrumpfungserscheinungen in der Leber sowie Degeneration des Leberparenchyms mit Leberfunktionsstörungen

lectularius, ...ria, ...rium [zu lat. *lectulus* = kleines Bett]: zum Bett gehörend, Bett...; z. B. in der Fügung ↑Cimex lectularius

Lederhaut: 1) vgl. Corium. **2)** vgl. Sklera

Leeraufnahme: Röntgenaufnahme von Körperhöhlen ohne Verwendung eines Kontrastmittels

Leerdarm vgl. Jejunum

Legal-Probe [nach dem dt. Arzt Emmo Legal, 1859–1922]: Untersuchungsmethode zum Nachweis von Aceton im Urin (Urin wird mit frisch bereiteter Natrium-Nitroprussid-Lösung und Natronlauge versetzt, wonach eine deutliche Rotfärbung des Urins auftritt, die sich nach Zusatz von Essigsäure bei acetonhaltigem Urin noch zu Purpurrot verstärkt)

Leg|asthenie [zu lat. *legere* = lesen und ↑Asthenie] *w;* -, ...ien: angeborene Schwäche, Wörter und zusammenhängende Texte zu lesen oder zu schreiben (bei Kindern, deren Intelligenz normal entwickelt ist). **Legastheniker** *m;* -s, -: an Legasthenie Leidender. **leg|asthenisch:** an Legasthenie leidend

lege artis [lat. *lex,* Gen.: *legis* = Gesetz; lat. *ars,* Gen.: *artis* = Kunst]: nach den Regeln der (medizinischen) Kunst

Legio|närs|krankheit, auch: **Legio|nel|lose** *w;* -, -n, in fachspr. Fügungen: **Legio|nellosis,** *Pl.:* ...oses: erstmals im Jahre 1976 in Philadelphia anlässlich eines Kriegsveteranentreffens (auf Einladung des Frontkämpferverbandes „American Legion") endemisch aufgetretene, durch Bakterien der Gattung Legionella verursachte Infektionskrankheit mit ähnlichen Symptomen wie bei einer Lungenentzündung

Legio|nella [nlat., nach der von ihnen verursachten Legionärskrankheit] *w;* -, ...lae, auch eingedeutscht: **Legio|nelle,** *Pl.:* -n: Gattung gramnegativer Bakterien, die u. a. zu Lungenerkrankungen führen. **Legio|nella pneumo|phila:** Erreger der ↑Legionärskrankheit

Leibeshöhle vgl. Zölom

Leichdorn vgl. Klavus

Leichen|tuberkel vgl. Verruca necrogenica

Leihmutter: Frau, die durch künstliche Befruchtung mit dem Sperma eines Bestellvaters ein Kind für eine andere Frau austrägt

Leio|myom [gr. λεῖος = glatt u. ↑Myom] *s;* -s, -e, in fachspr. Fügungen: **Leio|myo|ma,** *Pl.:* -ta: gutartige Geschwulst aus glatten Muskelfasern

Leish|mania [*laisch...;* nach dem schott. Mediziner Sir W. B. Leishman, 1865–1926] *w;* -, ...ien [*...i^en*] (in der biol. Nomenklatur: ...iae): Gattung von in Blutzellen und Gewebszellen von Warmblütern (einschließlich Mensch) parasitierenden Flagellaten. **Leish|manio|se** *w;* -, -n, in fachspr. Fügungen: **Leish|manio|sis,** *Pl.:* ...oses: durch Leishmaniaarten verursachte Krankheit (haupts. ↑Kala-Azar und Orientbeule). **Leish|manio|sis furunculosa:** „Aleppobeule", „Orientbeule", bes. in den Tropen endemisch vorkommende ansteckende Hautkrankheit mit Knoten- und Geschwürbildung

Leiste vgl. Inguen

Leistenbruch vgl. Hernia inguinalis

Leistenhoden vgl. Kryptorchismus

Leistenkanal vgl. Canalis inguinalis

Leitungs|an|äs|thesie: Form der Anästhesie, bei der in unmittelbarer Nähe der Nervenstämme, die ins Operationsgebiet ziehen, das Betäubungsmittel eingespritzt wird, wodurch es zu einer Blockierung der sensorischen und motorischen Leitung kommt

Lektin [zu lat. *legere, lectum* = auflesen, sammeln] *s;* -s, -e (meist *Pl.*): in Pflanzen und Tieren vorkommende biosynthetische Schutzstoffe, die normale, aber auch entartete Zellen und Bakterien agglutinieren, sodass mit ihrer Hilfe Krebszellen differenziert werden können

Lembert-Naht [*langbär...;* nach dem frz. Chirurgen Antoine Lembert, 1802–1851]: seroseröse (= zwei Serosaanteile miteinander verbindende) chirurgische Naht zum operativen Verschluss von Darm und Magen

Lemmom [zu gr. λέμμα = Rinde, Schale, Hülle] *s;* -s, -e: = Neurinom

Lemnis|cus [von gr. λημνίσκος = Band, Schlinge] *m;* -, ...ci: Band aus Nervenfasern des Zentralnervensystems, Nervenbahn (Anat.). **Lemnis|cus lateralis:** „seitliche Schleifenbahn" (enthält vor allem Kochlearisfasern, zieht durch den Hirnstamm und endet als eigentliche Hörbahn im Temporallappen des Großhirns). **Lemnis|cus medialis:** mediale Schleifenbahn (umfangreiches Feld aufsteigender sensibler Bahnen; zieht zum Thalamus)

Lende vgl. Lumbus

Lendenbruch vgl. Hernia lumbalis

Lendenwirbelsäule: aus 5 breiten Wirbelknochen (↑Vertebrae lumbales) bestehender Teil der Wirbelsäule; Abk.: LWS

leniens [*...i-änß;* zu lat. *lenire* = sanfter machen, lindern]: mild, lindernd (z. B. von Salben). **Lenitivum** *s;* -s, ...va: mildes Abführmittel

Lens [aus lat. *lens,* Gen.: *lentis* = Linse] *w;* -, Lentes: Augenlinse, glasklare, bikonvexe Linse von kreisförmigem Umriss (besteht vor allem aus Linsenfasern und ist frei von Gefäßen und Nerven)

lenticularis vgl. lentikular

lenti|formis, ...me [zu lat. *lens,* Gen.: *lentis* = Linse u. lat. *forma* = Gestalt, Form]: linsenförmig; z. B. in der Fügung ↑Nucleus lentiformis

Lentigo [aus lat. *lentigo,* Gen.: *lentiginis* = linsenförmiger Fleck] *w;* -, ...gines: Linsenmal, kleines, rundliches, braunes bis tiefschwarzes, etwas vorspringendes, pigmenthaltiges Hautgebilde (Muttermal)

Lenti|konus [↑Lens u. gr. κῶνος = Kegel] *m;* -, ...ni: angeborene Krümmungsanomalie der Augenlinse (führt zu Brechungsmyopie)

lentikular, auch: **lentikulär,** in fachspr. Fügungen: **lenticularis, ...re** [zu lat. *lenticula,* Verkleinerungsbildung zu lat. *lens,* Gen.: *lentis* = Linse]: **1)** linsenförmig. **2)** zur Linse des Auges gehörend. **3)** zum ↑Nucleus lentiformis gehörend, ihn betreffend; z. B. in der Fügung ↑Ansa lenticularis

Lenti|virus [↑lentus u. ↑Virus] *s;* -, ...ren (meist *Pl.*): Unterfamilie der ↑Retroviren, zu der auch HIV-1 und HIV-2, die Erreger von Aids, gerechnet werden

lentus, ...ta, ...tum [aus gleichbed. lat. *lentus*]: lange dauernd, lange anhaltend; z. B. in der Fügung ↑Endocarditis lenta

leo|ninus, ...na, ...num, auch: **leontinus, ...na, ...num** [zu lat. *leo,* Gen.: *leonis* bzw. gr. λέων, Gen.: λέοντος = Löwe]: löwenähnlich, Löwen...; z. B. in der Fügung ↑Facies leon[t]ina

Leontia|sis [zu gr. λέων, Gen.: λέοντος = Löwe] *w;* -, ...ia|sen (in fachspr. Fügungen: ...ia|ses): Erkrankung des Knochensystems mit Wachstumsvermehrung verschiedener Knochen u. a. des Schädels (Ausbildung einer ↑Facies leonina)

leontinus vgl. leoninus

Leopold-Handgriffe [nach dem dt. Gynäkologen Ch. G. Leopold, 1846–1911]: Bez. für vier Handgriffe zur Feststellung der Größe der Gebärmutter bei Schwangeren, zur Feststellung der Lage des Fetusrückens, der Lage und Größe des vorliegenden Teiles der Frucht

Le|pra [von gr. λέπρα = Aussatz, Krätze, Räude] *w;* -: Aussatz, chronisch verlaufende, durch Mycobacterium leprae hervorgerufene Infektionskrankheit (mit im Allgemeinen langer Inkubationszeit), die zu schweren Verunstaltungen des Körpers, insbesondere der Weichteile oder der Akren, führt (man unterscheidet zwischen der Knoten- und Nervenform der Lepra, wobei die ↑Leprome in den Weichteilen im Vordergrund stehen)

Le|pro|loge [↑Lepra u. ↑...loge] *m;* -n, -n: Lepraspezialist

Le|prom [zu ↑Lepra] *s;* -s, -e, in fachspr. Fügungen: **Le|proma,** *Pl.:* -ta: Knotenbildung bei Lepra (entzündliches Infiltrat im Unterhautzellgewebe von rötlich brauner Farbe)

le|prös, in fachspr. Fügungen: **le|prosus, ...osa, ...osum** [zu ↑Lepra]: an Lepra leidend, aussätzig

Le|prosorium [zu ↑Lepra] *s;* -s, ...rien [...*i*ᵉ*n*]: **a)** Krankenhaus für Leprakranke; **b)** mit speziellen therapeutischen Einrichtungen ausgestattete isolierte Siedlung für Leprakranke

Leptin [↑lepto...] *s;* -s: von den Fettzellen gebildetes Protein, das die Körpertemperatur erhöht und die Nahrungsaufnahme vermindert (zur Behandlung von Übergewicht)

lepto..., Lepto... [aus gr. λεπτός = dünn, fein, zart]: Bestimmungswort von Zusammensetzungen mit der Bedeutung „schmal, dünn, klein"; z. B.: leptosom, Leptozephalie

Lepto|menin|gitis [zu ↑Leptomeninx] *w;* -, ...itiden (in fachspr. Fügungen: ...itides): Entzündung der weichen Hirnhaut (und der Spinngewebshaut)

Lepto|meninx [↑lepto... u. ↑Meninx] *w;* -: weiche Hirn- bzw. Rückenmarkshaut (setzt sich zusammen aus der Spinngewebshaut und der Pia mater, gehört zu den bindegewebigen Hüllen des Gehirns und des Rückenmarks)

Lepto|pros|opie [zu ↑lepto... u. gr. πρόσωπον = Gesicht] *w;* -, ...ien: (mit Langköpfigkeit verbundene) Schmalgesichtigkeit

lepto|som [↑lepto... u. ↑...som]: schmal-, schlankwüchsig, schmalgesichtig. **Leptosome** *m* u. *w;* -n, -n: Mensch mit schlankem, hagerem Körperbau, langem Hals, mageren Gliedmaßen und schmalem Rumpf; vgl. Astheniker

Lepto|spire [↑lepto... u. gr. σπεῖρα = das Gewundene; die Windung; die Schneckenlinie] *w;* -, -n: Schraubenbakterie, Erreger der Leptospirosen (gehört zur Familie der ↑Spirochäten)

Lepto|spirose [zu ↑Leptospire] *w;* -, -n, in fachspr. Fügungen: **Lepto|spirosis,** *Pl.:* ...oses: durch Leptospiren hervorgerufene Infektionskrankheit (gelbsuchtähnlichen Charakters). **Lepto|spirosis canicola** [lat. *canicula (canicola)* = Hündchen]: Kanikolafieber, auf den Menschen übertragbare Infektionskrankheit des Hundes (mit Fieber, Schmerzen, Gelbsucht, Nierenstörungen und Meningitis einhergehend)

lepto|ze|phal [zu ↑lepto... u. gr. κεφαλή = Kopf]: = dolichozephal. **Lepto|ze|phale** *m* u. *w;* -n, -n: = Dolichozephale. **Leptoze|phalie** *w;* -, ...ien: = Dolichozephalie. **Lepto|ze|phalus** *m;* -, ...phalen u. ...li: = Dolichozephalus

lesbische Liebe vgl. Amor lesbicus

Leseschwäche vgl. Legasthenie

letal, in fachsprachl. Fügungen: **letalis, ...le** [aus gleichbed. lat. *letalis*]: tödlich, zum Tode führend, todbringend (z. B. von Faktoren, bestimmten Mengen von Giften o. Ä., seltener von Krankheiten). **Letal|dosis:** diejenige Menge an schädigenden Substanzen (auch Röntgenstrahlen u. Ä.), die für den Menschen (oder einen bestimmten Prozentsatz von Versuchstieren) tödlich ist (Abk.: LD). **Letal|faktor:** Absterbeanlage, Erbanlage, die Ursache einer Missbildung bzw. einer anderen, mit dem Leben unvereinbaren pathologischen Veränderung ist. **Letalität** *w;* -: Sterblichkeit, Sterbewahrscheinlichkeit bei einer Krankheit (im Gegensatz zu ↑Mortalität das Verhältnis der Todesfälle zur Zahl der Erkrankten)

Le|thargie [zu gr. λήθαργος = Schlafsucht] *w;* -, ...ien: **1)** Schlafsucht, starkes Schlafbedürfnis mit Bewusstseinsstörungen (Vorkommen bei Vergiftungen, Hirnentzündungen u. a.). **2)** Trägheit; Gleichgültigkeit, Teilnahms-, Interesselosigkeit. **le|thargisch:** schlafsüchtig; teilnahmslos, gleichgültig; unempfindlich

leuc..., Leuc... vgl. leuko..., Leuko...

Leucaemia vgl. Leukämie. **leucaemicus** vgl. leukämisch

Leucencephalitis vgl. Leukoenzephalitis

leuco..., Leuco... vgl. leuko..., Leuko...

Leucocytosis vgl. Leukozytose

Leucoderma vgl. Leukoderma

Leucodystrophia vgl. Leukodystrophie

Leucoencephalitis vgl. Leukoenzephalitis

Leucoencephalopathia vgl. Leukoenzephalopathie

Leucoma vgl. Leukom. **Leucomatosis** vgl. Leukomatose

Leucopathia vgl. Leukopathie

Leucopenia vgl. Leukopenie

leucopoeticus vgl. leukopoetisch
Leucosis vgl. Leukose
Leucotrichosis vgl. Leukotrichose
leuk..., Leuk... vgl. leuko..., Leuko...
Leuk|äm|an|ämie [Kurzw. aus ↑Leukämie u. ↑Anämie] *w;* -, ...ien: Kombination von Leukämie und Anämie
Leuk|ämie [↑leuko... u. ↑...ämie] *w;* -, ...ien, in fachspr. Fügungen: **Leuc|aemia**[1], *Pl.:* ...iae: „Weißblütigkeit", Blutkrebs, Wucherung hämopoetischer Systeme mit entsprechender Zellvermehrung im peripheren Blut (wobei zwischen myeloischen und lymphatischen Leukämien unterschieden wird). **Leukämie in|hi|bie|render Faktor**: Zellprodukt, das die Wucherung von Leukämiezellen unterdrückt; Abk.: LIF. **Leuk|ämiestammzellen**: jüngste Vorstufe der weißen Blutkörperchen, schlecht zu differenzierende Blutzellen (sind bei der so genannten Stammzellenleukämie stark vermehrt). **leukämisch**, in fachspr. Fügungen: **leucaemicus, ...ca, ...cum:** die Leukämie betreffend, zum Krankheitsbild der Leukämie gehörend; z.B. in der Fügung ↑Hiatus leucaemicus
Leuk|aph|ärese [Kurzbildung aus ↑Leukozyt u. gr. ἀφαίρεσις = das Wegnehmen] *w;* -, -n: Entfernung der weißen Blutkörperchen aus dem Blut mit Zellseparatoren (bei Leukämie)
Leukenzephalitis vgl. Leukoenzephalitis
Leukenzephalopathie vgl. Leukoenzephalopathie
Leukin [zu gr. λευκός = hell, glänzend, weiß (in der Zus. ↑Leukozyt)] *s;* -s, -e (meist *Pl.*): thermostabile, lytische, keimtötende Substanzen polymorphkerniger weißer Blutkörperchen, die u.a. anaerobe Krankheitserreger angreifen
leu|ko..., Leu|ko..., vor Selbstlauten meist: **leuk..., Leuk...**, latinisiert: **leu|co..., Leuco..., leuc..., Leuc...** [aus gr. λευκός = hell, glänzend, weiß]: Bestimmungswort von Zusammensetzungen mit der Bedeutung „weiß, glänzend"; z.B.: Leukozyt
Leu|ko|arai|ose [zu ↑leuko... u. gr. ἀραιός = dünn, eng] *w;* -, -n: Veränderung der Dichte der weißen Hirnsubstanz
Leu|ko|blast [↑leuko... u. ↑...blast] *m;* -en, -en (meist *Pl.*): Vorstufe der ↑Leukozyten
leuko|derm [zu ↑leuko... u. ↑Derma]: hellhäutig, pigmentarm (bezogen auf die Haut). **Leuko|derma** *s;* -s, ...men, in fachspr. Fügungen: **Leu|co|derma,** *Pl.:* -ta: Auftreten von rundlichen bis ovalen, weißen Flecken in der Haut nach Abheilung mancher Hautkrankheiten (z.B. Psoriasis, Syphilis), bedingt durch Pigmentschwund
Leu|ko|dia|pedese [Kurzw. aus ↑Leukozyt u. ↑Diapedese] *w;* -, -n: Austritt der Leukozyten aus den Kapillaren ins Gewebe
Leu|ko|dys|tro|phie [↑leuko... u. ↑Dystrophie] *w;* -, ...ien, in fachspr. Fügungen: **Leuco|dys|tro|phia**[1], *Pl.:* ...iae: degenerative Veränderung der weißen Hirnsubstanz bzw. der Markscheiden auf der Basis einer endogenen Stoffwechselstörung
Leu|ko|en|ze|phalitis, auch: **Leuk|en|zephalitis** [zu ↑leuko... u. ↑Encephalon] *w;* -, ...itiden, in fachspr. Fügungen: **Leu|co|ence|phalitis,** auch: **Leuc|en|ce|phalitis,** *Pl.:* ...itides: Entzündung der weißen Hirnsubstanz
Leu|ko|en|ze|phalo|pa|thie, auch: **Leuk|en|ze|phalo|pa|thie** [↑leuko..., ↑Encephalon u. ↑...pathie] *w;* -, ...ien, in fachspr. Fügungen: **Leuc[o]|en|ce|phalo|pa|thia**[1], *Pl.:* ...iae: pathologische Veränderung der weißen Hirnsubstanz
Leu|ko|kinesin [Kurzbildung zu ↑Leukozyt u. gr. κίνησις = Bewegung] *s;* -s, -e (meist *Pl.*): Proteine, die beschleunigend oder bremsend auf die Wanderungsgeschwindigkeit von Leukozyten einwirken
Leu|ko|lyse [zu ↑leuko... u. gr. λύειν = lösen, auflösen] *w;* -, -n: Auflösung bzw. Zerfall der weißen Blutkörperchen. **Leu|kolysin** *s;* -s, -e (meist *Pl.*): Substanzen, die den Abbau und die Auflösung der weißen Blutkörperchen bewirken
Leu|kom [zu gr. λευκός = hell, glänzend, weiß] *s;* -s, -e, in fachspr. Fügungen: **Leu|coma,** *Pl.:* -ta; weißer Fleck, weißlich verfärbte Wucherung; im engeren Sinne: weiße Narbe auf der Augenhornhaut
Leu|komatose [zu ↑Leukom] *w;* -, -n, in fachspr. Fügungen: **Leu|comatosis,** *Pl.:* ...oses: Bildung weißer Flecken auf der Haut
Leu|ko|mel|algie [↑leuko..., gr. μέλος = Glied u. ↑...algie] *w;* -, ...ien: Auftreten von anfallsartigen Schmerzen im Bereich der Extremitäten mit blasser Hautverfärbung und Kältegefühl (Folge von Durchblutungsstörungen)
Leu|ko|mito|gen [Kurzbildung zu ↑Leukozyt u. ↑mitogen] *s;* -s, -e (meist *Pl.*): Proteine, die die Vermehrung, Entwicklung und Reifung von Leukozyten im Knochenmark anregen und steuern
Leuk|ony|chie [zu ↑leuko... u. gr. ὄνυξ, Gen.: ὄνυχος = Nagel] *w;* -, ...ien: teilweise Weißfärbung der Nägel (punkt- und streifenförmig oder total; angeboren oder sekundär, z.B. als Folge einer Arsenvergiftung)
Leu|ko|pa|thie [↑leuko... u. ↑...pathie] *w;* -, ...ien, in fachspr. Fügungen: **Leu|co|pathia**[1], *Pl.:* ...iae: = Leukoderma
Leu|ko|penie [Kurzw. aus ↑Leukozytopenie] *w;* -, ...ien, in fachspr. Fügungen: **Leuco|penia**[1], *Pl.:* ...iae: krankhafte Verminderung der weißen Blutkörperchen (unter 4000 pro mm^3)
Leu|ko|plakie [zu ↑leuko... u. gr. πλάξ, Gen.:

πλακός = Platte, Fläche] *w;* -, ...ien: Auftreten von weißlichen, oberflächlichen Herden an der Zunge (bzw. von herdartigen Verdickungen des Zungenschleimhautepithels), an den Lippen oder an den Genitalien (gilt als ↑Präkanzerose). **leu|ko|plakisch:** mit Leukoplakie verbunden (z. B. leukoplakische Veränderungen)

Leu|ko|poe|se [zu ↑leuko... u. gr. ποιεῖν = machen, verfertigen] *w;* -, -n: Bildung der weißen Blutkörperchen im Knochengewebe u. in den ↑lymphopoetischen Organen. **leu|ko|poe|tisch,** in fachspr. Fügungen: **leu|co|poe|ticus, ...ca, ...cum:** die ↑Leukopoese betreffend

Leu|ko|re|krutin [Kurzbildung zu ↑Leukozyt u. dem FW *rekrutieren* (aus frz. *recruter*)] *s;* -s, -e (meist *Pl.*): Proteine, die Leukozyten aus dem Knochenmark in den Blutstrom einschleusen

Leu|kor|rhö, auch: **Leu|kor|rhöe** [...rö; zu ↑leuko... u. gr. ῥεῖν = fließen] *w;* -, ...rrhöen: = Fluor albus

Leu|kose [zu gr. λευκός = hell, glänzend, weiß] *w;* -, -n, in fachspr. Fügungen: **Leu|cosis,** *Pl.:* ...oses: Sammelbez. für die Formen der ↑Leukämie und der ↑Aleukämie

Leu|ko|taxin [Kurzbildung zu ↑Leukozyt u. gr. τάξις = Anordnung] *s;* -s, -e (meist *Pl.*): Proteine, die Leukozyten zu zielgerichteter Wanderung veranlassen

Leu|ko|tomie [↑leuko... u. ↑...tomie] *w;* -, ...ien: operativer Eingriff in die weiße Gehirnsubstanz bei bestimmten psychiatrischen Erkrankungen; heute nicht mehr üblich

Leu|ko|toxin [Kurzw. aus ↑Leukozyt u. ↑Toxin] *s;* -s, -e: Bakteriengift, das die Funktion der Leukozyten hemmt oder aufhebt

Leu|ko|tri|chose [zu ↑leuko... u. gr. θρίξ, Gen.: τριχός = Haar] *w;* -, -n, in fachspr. Fügungen: **Leu|co|tri|chosis,** *Pl.:* ...oses: Weißwerden der Haare (infolge mangelnder Pigmentbildung oder Eindringens von Luft)

Leu|ko|tri|en [Kurzbildung aus ↑Leukozyt u. ↑Trien] *s;* -s, -e: Hormon, das in Leukozyten synthetisiert wird und eine Triengruppe im Molekül aufweist (es beeinflusst u. a. die Plättchenaggregation und den Tonus der glatten Muskulatur)

Leuko|zidin [Kurzbildung zu ↑Leukozyt u. lat. *caedere* (in Zus. *-cidere*) = niederhauen, töten] *s;* -s, -e: giftiger Eiweißstoff mit einer sehr hohen Spezifität gegenüber weißen Blutkörperchen

Leu|ko|zyt [↑leuko... u. ↑...zyt] *m;* -en, -en (meist *Pl.*): weiße Blutkörperchen, kernhaltige, farblose Blutzellen. **leu|ko|zytär:** durch weiße Blutkörperchen hervorgerufen

Leu|ko|zyto|penie [↑Leukozyt u. gr. πενία = Armut, Mangel] *w;* -, ...ien: = Leukopenie

Leu|ko|zytose [zu ↑Leukozyt] *w;* -, -n, in fachspr. Fügungen: **Leu|co|cytosis,** *Pl.:* ...oses: krankhafte Vermehrung der weißen Blutkörperchen (10 000–30 000 pro mm^3 Blut)

Leuk|urie [Kurzbildung aus ↑Leukozyt u. ↑...urie] *w;* -, ...ien: Ausscheidung weißer Blutkörperchen mit dem Harn

levator [zu lat. *levare* = heben, aufheben], Gen.: ...toris, *Pl.:* ...tores: erläuternder Bestandteil von fachspr. Fügungen mit der Bedeutung „Heber, Hebemuskel"; z. B. in der Fügung ↑Musculus levator scapulae. **Levator** *m;* -s, ...toren: übliche Kurzbez. für: Musculus levator ...

[1]**levis** vgl. laevis

[2]**levis, ...ve** [aus gleichbed. lat. *levis*]: leicht, leichten Grades

Levurose [*lew...;* zu frz. *levure* = Hefepilz] *w;* -, -n: durch Hefepilze hervorgerufene Erkrankung (z. B. Kandidose)

Leydig-Zwischenzellen [nach dem dt. Physiologen Franz von Leydig, 1821–1908]: Hodenzwischenzellen, in Gruppen zwischen den ↑Tubuli seminiferi contorti gelagerte Zellen mit endokriner Funktion (auch Speicherorgane für den Samen)

LH: Abk. für ↑luteinisierendes Hormon

Li: chem. Zeichen für ↑Lithium

liber, ...ra, ...rum [aus lat. *liber* = frei, unabhängig]: frei, nicht befestigt; z. B. in der Fügung ↑Corpus liberum

Liberin [zu lat. *liber* = frei] *s;* -s, -e (meist *Pl.*): neue Bez. für ↑Releaserfaktor

Libidinist [zu ↑Libido] *m;* -en, -en: sexuell triebhafter Mensch. **libidinös:** auf die ↑Libido bezogen, die sexuelle Lust betreffend.

Libido [auch: ...ido; aus lat. *libido,* Gen.: *libidinis* = Lust, Gelüsten, Trieb] *w;* -: Begierde; Trieb, insbes.: Geschlechtstrieb

Li|chen [*lichen;* von gr. λειχήν = Flechte, Ausschlag] *m;* -s, -es [*lichenes*]: Bezeichnung für verschiedene Krankheitsbilder der Haut, deren Hauptteffloreszenz ein kleinpapulöses Knötchen ist. **Li|chen nitidus:** seltene Hautkrankheit mit kleinen, glänzenden, flachen Knötchen, die in der Mitte ein kleines Schüppchen tragen. **Li|chen ruber planus:** papulöse Hautkrankheit mit stecknadelkopfgroßen, abgeschliffenen Papeln von hell- bis dunkelroter Farbe (Vorkommen an Haut und Schleimhäuten). **Li|chen urticatus:** Frühform der Nesselsucht bei Kindern (meist im Anschluss an Verdauungsstörungen) mit stecknadelkopfgroßen Papeln und quälendem Juckreiz

Li|cheni|fikation [zu ↑Lichen u. lat. *facere* (in Zus.: *-ficere*) = machen, tun] *w;* -, -en: Vergröberung und Verdickung der Hautfelderung, Vertiefung der Hautfurchen mit teilweisem Auftreten von flachen Papeln

li|cheno|id [↑Lichen u. ↑...id], in fachsprachl. Fügungen: **li|cheno|ides:** flechtenartig, flechtenähnlich (bezogen auf Hauteffloreszenzen)

Lid vgl. Palpebra. **Lidentzündung** vgl. Blepharitis. **Lidfaserplatte, Lidknorpel** vgl. Tarsus (2). **Lidkrampf** vgl. Blepharospasmus. **Lidrandentzündung** vgl. Madarose

Lieberkühn-Krypten [nach dem dt. Arzt J. N. Lieberkühn, 1711–1756] *Pl.:* = Glandulae intestinales

Lien [aus gleichbed. lat. *lien,* Gen.: *lienis*] *m;* -s; Lie|nes: Milz, Organ von unterschiedlicher Größe, weicher Konsistenz und braunroter Farbe im linken Oberbauch (Blutspeicher- und Abwehrorgan). **Lien ac|cessorius:** Nebenmilz, angeborene kleine Körper aus Milzgewebe in unmittelbarer Nähe der Milz oder als Anhängsel der Milz. **Lien mobilis:** „Wandermilz", Milz, deren Lage abnorm veränderlich ist

lie|nal in fachspr. Fügungen: **lie|nalis, ...le** [zu ↑Lien]: die Milz betreffend; zur Milz gehörend; z. B. in der Fügung ↑Arteria lienalis

Lie|nitis [zu ↑Lien] *w;* -, ...itiden (in fachspr. Fügungen: ...itides): Milzentzündung

Li|enterie [zu gr. *λεῖος* = glatt u. ↑Enteron] *w;* -, ...ien: Durchfall mit Abgang unverdauter Speisereste

LIF: Abk. für ↑Leukämie inhibierender Faktor

Lig.: Abk. für ↑Ligamentum

Ligament [aus lat. *ligamentum,* Gen.: *ligamenti* = Band; Binde] *s;* -[e]s, -e u. (in der anat. Nomenklatur nur:) **Ligamentum** *s;* -s, ...ta: festes, sehnenähnliches Band aus Bindegewebe zur Verbindung gegeneinander bewegl. Teile des Körpers (bes. an Gelenken; Anat.); Abk.: Lig. (*Pl.:* Ligg.). **Ligamentum acromio|claviculare:** Verstärkungsband in der Kapseloberwand des Schulter-Schlüsselbein-Gelenks. **Ligamenta alaria** *Pl.:* „Flügelbänder", die den Kopf mit dem ersten Halswirbel verbinden und eine stärkere Drehung des Kopfes verhindern. **Ligamentum ano|coc|cyge|um:** dünner Sehnenstreifen, mit dem der äußere Afterschließmuskel an der Spitze des Steißbeins befestigt ist. **Ligamentum anulare radii:** „Ringband", Verstärkungsband des Ellbogengelenks (zieht vom ↑Processus coronoideus der Elle zum ↑Olecranon). **Ligamentum anulare stapedis** [↑Stapes]: fibröser Rand an der Basis des Steigbügels (zieht mit einigen Fasern zum Schneckenfenster). **Ligamenta anularia (trachea|lia)** *Pl.:* bandartige Verbindungen zwischen den Knorpelringen der Luftröhre. **Ligamentum apicis dentis** [↑Apex, ↑Dens]: Bandverbindung zwischen der Spitze des Zahnes des zweiten Halswirbels u. dem vorderen Rand des großen Hinterhauptsloches. **Ligamentum arcua|tum carpi dorsale:** bogenförmiges Band am Handgelenksrücken (zieht vom Kahnbein zum Dreiecksbein). **Ligamentum arcua|tum pubis:** bogenförmiger, derber Faserzug, der den Schamwinkel bzw. Schambogen am unteren Symphysenrand überkleidet. **Ligamentum arterio|sum:** Bindegewebsstrang an der Verzweigungsstelle der Lungenarterie (Überrest des beim Fetus offenen ↑Ductus arteriosus). **Ligamentum at|lanto|oc|cipitale laterale:** seitlicher Faserzug, der den Querfortsatz eines Wirbels mit dem ↑Processus jugularis verbindet. **Ligamenta au|ricularia** *Pl.:* drei Faserzüge, mit denen der Ohrknorpel am Schläfenbein befestigt ist. **Ligamentum bi|furcatum:** zweigeteiltes Gewebsband der ↑Articulatio tarsi transversa. **Ligamentum calcaneo|cubo|ide|um:** Verbindungsband zwischen Ferse und Würfelbein. **Ligamentum calcaneo|cubo|ide|um dorsale:** Bandverbindung der ↑Articulatio tarsi transversa am Fußrücken zwischen Fersenbein und Würfelbein. **Ligamentum calcaneo|cubo|ide|um plantare:** Verstärkungsband der Articulatio tarsi transversa in der Fußsohle zwischen Fersenbein und Würfelbein. **Ligamentum calcaneo|fibulare:** Verstärkungsband in der lateralen Seite des oberen Sprunggelenks zwischen Außenknöchel und Fersenbein. **Ligamentum calcaneonaviculare:** Verstärkungsband der ↑Articulatio tarsi transversa in der Fußsohle (zieht vom Fersenbein zum Kahnbein). **Ligamentum capitis costae intra|articulare** [↑Caput]: Bindegewebsband zwischen den Rippenköpfchengelenken. **Ligamentum capitis costae radia|tum:** strahlenförmiges Faserband, das sich vom Kopf jeder Rippe zum benachbarten Wirbelkörper erstreckt. **Ligamentum capitis femoris** [↑Caput femoris]: Band im Hüftgelenk (zieht von der Gelenkpfanne zum Oberschenkelkopf und enthält Gefäße zur Versorgung des Oberschenkelkopfes). **Ligamentum capitis fibulae anterius** [↑Caput]: Bandverbindung zwischen dem vorderen Anteil des Wadenbeinköpfchens und dem lateralen Schienbeinkopf. **Ligamentum capitis fibulae posterius:** Bandverbindung zwischen dem Wadenbeinköpfchen und der lateralen Schienbeinkopffläche. **Ligamentum carpi radia|tum:** Bindegewebsband, das vom ↑Os capitatum der Hand zu den benachbarten Knochen zieht. **Ligamenta carpo|meta|carpea dorsalia** *Pl.:* Bänder zur Verstärkung der straffen Kapsel auf der Dorsalseite der Handwurzel-Mittelhand-Gelenke. **Ligamenta carpo|meta|carpea palmaria** *Pl.:* Bandverbindungen in der Palmarseite der Handwurzel-Mittelhand-Gelenke, zwischen den Handwurzelknochen und dem 2.–5. Mittelhandstrahl. **Ligamenta collateralia:** *Pl.:* **1)** seitliche Bänder an den Fingergelenken. **2)** fibröse Verstärkungszüge an den Seiten der Zehengelenke. **3)** ulnare u. radiale Seitenbänder (Verstärkungsbänder) der Mittelhand-Finger-Gelenke für den 2. bis 5. Fingerstrahl. **4)** seitliche Verstärkungsbänder der Mittelfuß-Zehen-Gelenke. **Ligamentum col|laterale carpi radia|le:** seitliches

Gewebsband des Handgelenks zwischen dem ↑Processus styloideus und dem Kahnbein (an der Daumenseite). **Ligamẹntum col|laterale cạrpi ulnare:** seitliches Gewebsband des Handgelenks zwischen dem ↑Processus styloideus und dem Dreiecksbein (an der Kleinfingerseite). **Ligamẹntum col|laterale fibulare:** äußeres Seitenband des Kniegelenks (ein schwacher Strang, der vom ↑Epicondylus lateralis zum ↑Caput fibulae verläuft). **Ligamẹntum col|laterale radia|le:** radiales Seitenband des Ellbogengelenks, Verstärkungsband in der Kapsel des Gelenks (streifenförmiges Band; zieht vom ↑Epicondylus lateralis in die Kapsel hinein). **Ligamẹntum col|laterale tibia|le:** inneres Seitenband des Kniegelenks (breites, starkes Band; zieht vom inneren ↑Epicondylus zur medialen Fläche des Schienbeinkopfes und ist außerdem mit dem Innenmeniskus verwachsen). **Ligamẹntum cono|ide|um:** hinterer, dreieckiger Teil des Gewebsbandes des Schlüsselbein-Schulterblatt-Gelenks. **Ligamẹntum coraco|acromia|le:** dreieckiges Bindegewebsband des Schulterblattes zwischen Rabenschnabelfortsatz und ↑Acromion. **Ligamẹntum coraco|claviculare:** Bindegewebsband zwischen Rabenschnabelfortsatz und Schlüsselbein. **Ligamẹntum coracohumerale:** breites Bindegewebsband des Schultergelenks zwischen Rabenschnabelfortsatz und Oberarmkopf. **Ligamẹntum coronarium hẹpatis** [↑Hepar]: kranzförmiges Band, mit dem die Leber am Zwerchfell befestigt ist. **Ligamẹntum costo|claviculare:** Bindegewebsband des Brustbein-Schlüsselbein-Gelenks. **Ligamẹntum costo|trans|versarium laterale:** äußeres Verstärkungsband der Rippengelenke zwischen Rippenhals und Querfortsatz des Wirbelkörpers. **Ligamẹntum costo|trans|versarium superius:** oberes Verstärkungsband der Rippengelenke zwischen Rippenhals und Querfortsatz des Wirbels. **Ligamẹnta costo|xi|pho|idea** *Pl.:* Fortsetzungen der ↑Membrana sterni auf den Schwertfortsatz des Brustbeins, die die Knorpel der 6. und 7. Rippen mit der Vorderfläche des Schwertfortsatzes verbinden. **Ligamẹntum crico|arytae|no|ide|um posterius:** Verstärkungsband in der Kapsel des Gelenks zwischen Gießbecken- und Ringknorpel im Kehlkopf. **Ligamẹntum crico|pharyn|ge|um:** Bandverbindung zwischen der ↑Lamina des Ringknorpels und der Mittellinie des ↑Pharynx. **Ligamẹntum crico|thyreo|ide|um:** starkes, elastisches Band zwischen Schild- und Ringknorpel des Kehlkopfes (stellt den frei sichtbaren Teil des ↑Conus elasticus dar). **Ligamẹntum crico|trachea|le:** schmales, ringförmiges Band zwischen dem Unterrand des Ringknorpels und dem oberen Rand des ersten Trachealringes. **Ligamẹnta crucia|ta genus** *Pl.:* Kreuzbänder innerhalb der Kniegelenkshöhle (schränken die axiale Beweglichkeit des Unterschenkels ein und fixieren Schienbein und Oberschenkelknochen). **Ligamẹntum crucia|tum anterius:** vorderes Kreuzband im Kniegelenk (zieht von der ↑Area intercondylaris anterior zur medialen Gelenkfläche des Oberschenkelknochens). **Ligamẹntum crucia|tum posterius:** hinteres Kreuzband im Kniegelenk (zieht von der ↑Area intercondylaris posterior zur lateralen Gelenkfläche des Oberschenkelknochens). **Ligamẹntum cruci|fọrme atlạntis** [↑Atlas]: Kreuzband des Atlas, bestehend aus den Bindegewebszügen der ↑Fasciculi longitudinales und dem sie überkreuzenden ↑Ligamentum transversum atlantis. **Ligamẹntum cubo|ideo|naviculare dorsale:** Bandverbindung an der Rückseite des Fußes zwischen Würfel- und Kahnbein. **Ligamẹntum cubo|ideo|naviculare plantare:** Bandverbindung in der Fußsohle zwischen Würfel- und Kahnbein. **Ligamẹntum cuneo|cubo|ide|um dorsale:** Bandverbindung zwischen der Rückfläche des Würfelbeins und dem lateralen Keilbein. **Ligamẹntum cuneo|cubo|ide|um inter|ọsse|um:** Bandverbindung zwischen den benachbarten Knochenflächen des Würfelbeins und des lateralen Keilbeins. **Ligamẹntum cuneo|cubo|ide|um plantare:** Bandverbindung in der Fußsohle zwischen dem Würfelbein und dem lateralen Keilbein. **Ligamẹnta cuneo|meta|tarsea inter|ossea** *Pl.:* Bandverbindungen zwischen den benachbarten Knochenoberflächen der Keilbeine und der Mittelfußknochen. **Ligamẹnta cuneo|navicularia dorsalia** *Pl.:* Bandverbindungen zwischen der Rückfläche des Kahnbeins und den 3 Keilbeinen des Mittelfußes. **Ligamẹnta cuneonavicularia plantaria** *Pl.:* Bandverbindungen in der Fußsohle zwischen dem Kahnbein und den 3 Keilbeinen. **Ligamẹntum delto|ide|um:** Verstärkungsband auf der inneren Seite des oberen Sprunggelenks (mit 3 Teilen). **Ligamẹntum denticulatum:** zackiges, bandartiges Gebilde in der frontalen Ebene zwischen der weichen Hirnhaut und der Spinngewebshaut. **Ligamẹntum epididymidis inferius** [↑Epididymis]: fibröses Fasergewebe zwischen dem unteren Ende des Nebenhodenkörpers und dem Hoden. **Ligamẹntum epi|didymidis superius:** fibröses Fasergewebe zwischen dem oberen Ende des Nebenhodenkörpers und dem Hoden. **Ligamẹntum falci|fọrme hẹpatis** [↑Hepar]: Duplikatur des Bauchfells (zieht vom Zwerchfell zum hinteren Leberrand und überkleidet die Oberfläche der Leber, zieht dann bis zum Nabel). **Ligamẹntum flavum:** „gelbes Band" (bestehend aus elastischem Gewebe; füllt die hinteren Partien der Wirbelbögen aus und vervollständigt damit die

Hinterwand des Wirbelkanals). **Ligamẹntum fundi|fọrme pẹnis:** schleuderähnliches Bindegewebsband im Penis (umgreift das ↑Corpus penis). **Ligamẹntum gast|ro|cọlicum:** bandartiger Teil des Magen-Darm-Gekröses (Verbindung zwischen großer Kurvatur des Magens und Querkolon). **Ligamẹntum gast|ro|lie|nạle** [- ...*li-e*...]: bandartiger Teil des Magengekröses, Verbindungsblatt zwischen Magen u. Milz. **Ligamẹntum gast|ro|phrẹnicum (omẹnti majọris):** bandartiger Teil des Magengekröses, Verbindung zwischen Magen u. Zwerchfell. **Ligamẹntum genito|ingui|nạle:** embryonale Vorstufe des ↑Gubernaculum testis. **Ligamẹnta gleno|humerạlia** *Pl.:* unbedeutende Kapselwandverstärkungen in der Kapsel des Schultergelenks. **Ligamẹntum hepato|cọlicum:** Peritonäalfalte zwischen der Leberunterfläche und der rechten Biegung des Kolons. **Ligamẹntum hepato|duo|denạle:** Peritonäalfalte zwischen der ↑Porta hepatis und dem oberen Teil des Zwölffingerdarms. **Ligamẹntum hepato|gạst|ricum:** bandartiger Teil des kleinen Netzes, Verbindung zwischen der kleinen Kurvatur des Magens und der Leber. **Ligamẹntum hepato|renạle:** von der hinteren Oberfläche der Leber zur rechten Niere verlaufende Peritonäalfalte. **Ligamẹntum hyo|epi|glọtticum:** trianguläres, elastisches Band zwischen der Epiglottisoberfläche und dem Unterrand des Zungenbeins. **Ligamẹntum ilio|femorạle:** Verstärkungsband am Hüftgelenk (verläuft vom unteren, vorderen Darmbeinstachel zur ↑Linea intertrochanterica; stärkstes Bindegewebsband des menschlichen Körpers). **Ligamẹntum ilio|lumbạle:** Verstärkungsband im Bereich des Beckens (zieht vom 5. Lendenwirbelkörper zur Crista iliaca und zum Kreuzbein-Darmbein-Gelenk). **Ligamẹntum incụdis postẹrius** [↑Incus]: Bindegewebsband zwischen dem ↑Crus breve des Ambosses und der Paukenhöhlenwand. **Ligamẹntum incụdis supẹrius:** fibröses Band zwischen dem Ambosskörper und dem Dach der Paukenhöhle. **Ligamẹntum in|gui|nạle:** „Leistenband", sehniger Streifen zwischen dem vorderen unteren Darmbeinstachel und dem Schambeinhöcker. **Ligamẹnta inter|carpẹa dorsạlia** *Pl.:* mehrere Bänder, die sich über die Rückflächen der Handwurzelknochen erstrecken und die einzelnen Handwurzelknochen miteinander verbinden. **Ligamẹnta inter|carpẹa inter|ọssea** *Pl.:* kurze, fibröse Bänder, die die benachbarten Oberflächen der einzelnen Handwurzelknochen miteinander verbinden. **Ligamẹnta inter|carpẹa palmạria** *Pl.:* an der Hohlhand liegende Bändergruppe zwischen den Handwurzelknochen. **Ligamẹntum inter|claviculạre:** fibröses Band zwischen den medialen Enden beider Schlüsselbeine (in der ↑Incisura jugularis des Brustbeins). **Ligamẹnta inter|cunei|fọrmia inter|ọssea** [- ...*e-i*... -] *Pl.:* kurze, fibröse Bänder, die die drei Keilbeine des Fußes miteinander verbinden. **Ligamẹnta inter|cunei|fọrmia plantạria** *Pl.:* fibröse Bänder, die die drei Keilbeine an der Fußsohlenfläche miteinander verbinden. **Ligamẹntum inter|foveo|lạre:** bandartige Verdickung der ↑Fascia transversalis auf der inneren Seite des ↑Anulus inguinalis profundus (steht in Verbindung mit dem ↑Musculus transversus abdominis und mit dem Leistenband). **Ligamẹntum inter|spinale:** Bindegewebsband zwischen zwei benachbarten Dornfortsätzen der Wirbelkörper. **Ligamẹntum inter|trans|versạrium:** Bindegewebsband zwischen zwei benachbarten Querfortsätzen von Wirbelkörpern (kommt meist nur im Brustbereich vor). **Ligamẹntum is|chio|femorạle:** Verstärkungsband des Hüftgelenks (zieht vom ↑Tuber ischiadicum zur Gelenkkapsel und schränkt vor allem die Einwärtsdrehung des Oberschenkels ein). **Ligamẹntum lacunạre:** Teil des Leistenbandes (bildet den Winkel zwischen diesem und dem ↑Pecten ossis pubis). **Ligamẹntum laterạle (articulatiọ|nis temporo|mandibulạris):** wichtigstes, in die Kapselwand eingewobenes Verstärkungsband an der Außenseite des Kiefergelenks. **Ligamẹntum lạtum ụteri:** „breites Mutterband", Duplikatur des Bauchfells, die den Uteruskörper, die Tuben und Ovarien überkleidet. **Ligamẹntum lon|gitudinạle antẹrius:** vorderes Längsband der Wirbelsäule (verläuft an der Vorderfläche der Wirbelkörper vom Hinterhauptsbein bis zur Mitte des Kreuzbeins). **Ligamẹntum lon|gitudinạle postẹrius:** hinteres Längsband der Wirbelsäule (zieht an der hinteren Fläche der Wirbelkörper bis zum Steißbein und steht mit den Rückflächen der Zwischenwirbelscheiben in Verbindung). **Ligamẹntum lumbo|costạle:** bogenförmiges Verstärkungsband zwischen den unteren Rippen und den Querfortsätzen der Lendenwirbel. **Ligamẹntum mạllei antẹrius** [- ...*e-i* -]: fibröses Band zwischen dem ↑Processus anterior des Hammers und der vorderen Wand der Paukenhöhle. **Ligamẹntum mạllei laterạle:** trianguläres Band zwischen dem Kopf des Hammers und der ↑Incisura tympanica im Mittelohr. **Ligamẹntum mạllei supẹrius:** fibröses Band zwischen dem Kopf des Hammers und dem Dach der Paukenhöhle. **Ligamẹntum mediạ|le:** Verstärkungsband der mittleren Kapselwand an der Außenseite des Kiefergelenks. **Ligamẹnta meta|carpẹa dorsạlia** *Pl.:* quer verlaufende Bänder über den Basen des 2.–5. Mittelhandknochens. **Ligamẹnta meta|car|pẹa inter|ọssea** *Pl.:* Bindegewebsbänder zwischen den Körpern der Mittelhandknochen. **Ligamẹnta meta-**

carpea palmaria *Pl.:* unter der Handinnenfläche liegende Bindegewebsbänder zwischen den Basen der Mittelhandknochen. **Ligamentum meta|carpe|um trans|versum pro|fundum:** quer verlaufendes Band an der Palmarseite des 2.–5. Mittelhandknochenköpfchens. **Ligamentum meta|carpe|um trans|versum super|ficia|le:** quer verlaufende Bandfasern zwischen den divergierenden Längsbändern der Palmaraponeurose. **Ligamenta meta|tarsea dorsalia** *Pl.:* quer verlaufende Bänder an den Rückflächen der Basen des 2.–5. Mittelfußknochens. **Ligamenta meta|tarsea inter|ossea** *Pl.:* Gewebsbänder zwischen den Körpern der Mittelfußknochen. **Ligamenta meta|tarsea plantaria** *Pl.:* unter der Fußsohle liegende Gewebsbänder zwischen den Basen der Mittelfußknochen. **Ligamentum meta|tar|se|um trans|versum pro|fundum:** Bindegewebsband der Mittelfuß-Zehen-Gelenke, das die Köpfchen der Mittelfußknochen zusammenhält. **Ligamentum meta|tarse|um transversum super|ficia|le:** fibröses Band in der ↑Fascia superficialis im Bereich der Mittelfußknochenköpfchen. **Ligamentum nu|chae:** dreiseitige Bandplatte, die von den Dornen der Halswirbelkörper zur ↑Protuberantia occipitalis externa ziehen. **Ligamenta ossiculorum au|ditus** *Pl.:* Sammelbezeichnung für den Bandapparat der Gehörknöchelchen im Mittelohr. **Ligamentum ovarii proprium:** bandartige Verbindung zwischen Ovarium und ↑Fundus uteri (liegt zwischen beiden Blättern des ↑Ligamentum latum uteri). **Ligamenta palmaria** *Pl.:* derbe Faserknorpel, die mit dem Pfannenrand der Grundphalangen der Finger auf der Volarseite verwachsen sind. **Ligamentum palpebrale laterale:** Faserband, das von der Bindegewebsplatte beider Augenlider zum äußeren Rand der knöchernen Augenhöhle zieht. **Ligamentum palpe|brale media|le:** Faserband, das von der Bindegewebsplatte beider Augenlider zum inneren Rand der knöchernen Augenhöhle zieht. **Ligamentum patellae:** „Kniescheibenband", eigentliche Endsehne des ↑Musculus quadriceps femoris (setzt an der ↑Tuberositas tibiae an; die Kniescheibe ist in dieses Band eingelassen). **Ligamentum pectinatum an|guli iridocornea|lis:** Bindegewebsband zwischen dem äußeren Rand der vorderen Augenkammer und dem äußeren Rand der Regenbogenhaut. **Ligamentum pectinea|le:** Abzweigung des Leistenbandes, die sich zwischen diesem und dem Schambeinkamm erstreckt. **Ligamentum phrenico|colicum:** Bauchfellfalte zwischen ↑Colon transversum und der Ursprungsstelle des Zwerchfells. **Ligamentum phrenico|lie|nale** [- ...*li-e*...]: Teil des großen Netzes (zieht von der Milz zur linken Niere u. zum Zwerchfell). **Ligamentum piso-hamatum:** Gewebsbandzug zwischen dem ↑Os pisiforme und dem ↑Hamulus ossis hamati im Handgelenk. **Ligamentum piso-meta|carpe|um:** fibröses Band zwischen dem ↑Os pisiforme und der Basis des 5., gewöhnlich auch der Basis des 4. und manchmal auch des 3. Mittelhandstrahls. **Ligamentum plantare lon|gum:** Verstärkungsband der ↑Articulatio tarsi transversa in der Fußsohle (zieht vom Fersenbein zum Würfelbein und zu den Basen sämtlicher Mittelfußknochen). **Ligamenta plantaria** *Pl.:* Verstärkungszüge auf der Plantarseite der Zehengrundgelenke. **Ligamentum po|plite|um arcua|tum:** hufeisenförmiger Faserzug in der hinteren Kapselwand des Kniegelenks. **Ligamentum po|pliteum ob|liquum:** in der hinteren Kapselwand des Kniegelenks schräg von unten (medial) nach oben (lateral) verlaufendes Band. **Ligamentum pterygo|spinale:** Bandfaserzug (manchmal Muskelfasern enthaltend), der vom hinteren Rand des Keilbein-Gaumen-Flügels zur ↑Spina ossis sphenoidalis verläuft. **Ligamentum pubicum superius:** Faserschicht zwischen den Schambeinhöckern. **Ligamentum pubo|femorale:** Verstärkungsband des Hüftgelenks (geht vom unteren Schambeinast aus und zieht in die Gelenkkapsel, teilweise auch zur ↑Linea intertrochanterica). **Ligamentum pubo|prostaticum (pubo|vesicale):** Verstärkungsband der Faszien des Beckenbindegewebes zwischen Vorsteherdrüse und Schambein. **Ligamentum pulmonale:** ↑Duplikatur der ↑Pleura zwischen Lungenwurzel und Lungenbasis. **Ligamentum qua|dratum:** Faserbündel, das den Speicheneinschnitt der Elle mit dem Hals der Speiche verbindet. **Ligamentum radio|carpe|um dorsale:** schräg verlaufendes Band vom distalen Ende der Speiche zu den Handwurzelknochen (vor allem zum Dreiecksbein und zum Mondbein). **Ligamentum radio|carpe|um palmare:** schräg verlaufendes Band vom ↑Processus styloideus der Speiche zum ↑Os triquetrum, ↑Os lunatum, ↑Os capitatum und ↑Os hamatum. **Ligamentum reflexum:** Teil des Leistenbandes (zieht mit Fasern zur ↑Linea alba, auf dem Band liegt der ↑Funiculus spermaticus). **Ligamentum sa|cro|coc|cyge|um dorsale pro|fundum:** Endstück des hinteren Längsbandes der Wirbelsäule. **Ligamentum sa|cro|coc|cygeum dorsale super|ficia|le:** Band zwischen Kreuz- und Steißbein, Fortsetzung des ↑Ligamentum supraspinale. **Ligamentum sacro|coc|cyge|um laterale:** Bindegewebsband zwischen dem ersten Steißbeinwirbel u. dem unteren Teil des Kreuzbeins (trägt zum Verschluss des Foramens für den fünften Sakralnerv bei). **Ligamentum sa|cro|coc|cygeum ven|trale:** fibröses Band, das an der Vorderseite des Kreuzbeins zum Steißbein zieht (vereint mit dem vorderen Längsband der Wirbelsäule). **Ligamenta sa|cro|ilia|ca dorsalia** *Pl.:* zahlreiche starke Bänder, die von der ↑Tuberositas iliaca und den hinteren Darmbeinstacheln zur ↑Crista sacralis intermedia verlaufen. **Ligamenta sa|cro|ilia|ca inter|ossea** *Pl.:* zahlreiche kurze, starke Bänder zwischen den benachbarten Gelenkflächen des Kreuz- und Darmbeins. **Ligamenta sa|cro|ilia|ca ven|tralia** *Pl.:* dünne, fibröse Bänder, die von der Vorderfläche des Kreuzbeins zu benachbarten Stellen des Darmbeins verlaufen. **Ligamentum sa|crospinale:** trianguläres Band, das von der Spina des Sitzbeins zum lateralen Rand des Kreuzbeins zieht. **Ligamentum sa|cro|tuberale:** breites Gewebsband zwischen der ↑Tuberositas des Sitzbeins und den lateralen Rändern des Kreuz- und Steißbeins sowie dem unteren, hinteren Darmbeinstachel. **Ligamentum spheno|mandibulare:** mediales Seitenband des Kiefergelenks (zieht von der ↑Spina ossis sphenoidalis zur ↑Lingula mandibulae). **Ligamentum spirale coch|leae:** fibröses Band zwischen der Knochenhaut des Schneckenkanals und der Basilarmembran der Schnecke. **Ligamentum sterno|claviculare anterius:** vorderes Brustbein-Schlüsselbein-Band (seine Fasern verlaufen fächerförmig vom Handgriff des Brustbeins zum Schlüsselbein). **Ligamentum sternoclaviculare posterius:** hinteres Brustbein-Schlüsselbein-Band. **Ligamentum sternocostale intra|articulare:** Bindegewebsband, das den Gelenkspalt der Brustbein-Rippen-Gelenke unterteilt. **Ligamenta sterno|costalia radia|ta** *Pl.:* strahlenförmige Faserbänder, die die Brustbein-Rippen-Gelenke zusammenhalten. **Ligamenta sterno|peri|cardia|ca** *Pl.:* Faserstränge, die den Herzbeutel mit der Hinterfläche des Brustbeins verbinden. **Ligamentum stylo|hyo|ide|um:** fibröses Band zwischen dem kleinen Zungenbeinhorn und dem ↑Processus styloideus ossis temporalis. **Ligamentum stylo|mandibulare:** Griffel-Kieferwinkel-Band (fächerförmiges Band zwischen dem ↑Processus styloideus und dem ↑Angulus mandibulae). **Ligamentum su|pra|spinale:** von den Spitzen der Dornfortsätze des 7. Halswirbels bis zum Kreuzbein abwärts ziehendes Bindegewebsband. **Ligamentum sus|pensorium clitoridis** [↑Klitoris]: fibröses Band, das von der Symphyse und der Linea alba zur Wurzel des Kitzlers zieht. **Ligamentum sus|pensorium ovarii:** Bauchfellfalte zwischen Eierstock und seitlicher Beckenwand. **Ligamentum sus|pensorium penis:** bandartige Verbindung zwischen Penis und Symphyse. **Ligamentum talo|calcane|um inter|osse|um:** wichtigster Bänderapparat des Fußes zwischen Sprung- und Fersenbein (schränkt die Ein- und Auswärtsdrehung des Fußes ein). **Ligamentum talo|calcane|um laterale:** seitliches Verstärkungsband in der Kapsel des unteren Sprunggelenks. **Ligamentum talocalcane|um mediale:** inneres Verstärkungsband in der Kapsel des unteren Sprunggelenks. **Ligamentum talo|fibulare anterius:** Verstärkungsband an der lateralen Seite des oberen Sprunggelenks (zieht von dem lateralen ↑Malleolus zur lateralen Fläche des ↑Talus). **Ligamentum talo|naviculare:** breites, dünnes Band, das von der lateralen Oberfläche des Sprungbeins zur Oberfläche des Kahnbeins verläuft. **Ligamenta tarsi dorsalia** *Pl.:* Bezeichnung für die dorsalen Fußwurzelbänder. **Ligamenta tarsi interossea** *Pl.:* Bezeichnung für die Bänder zwischen den einzelnen Fußwurzelknochen. **Ligamenta tarsi plantaria** *Pl.:* Bezeichnung für die unteren, zur Fußsohle gehörenden Fußwurzelbänder. **Ligamenta tarso|meta|tarsea dorsalia** *Pl.:* fibröse Bänder zwischen den dorsalen Oberflächen der Basen der Mittelfußknochen und der dorsalen Oberfläche des Würfelbeins und der drei Keilbeine. **Ligamenta tarso|meta|tarsea plantaria** *Pl.:* fibröse Bänder zwischen den plantaren Flächen der Basen der Mittelfußknochen und den plantaren Flächen des Würfelbeins und der drei Keilbeine. **Ligamentum teres hepatis** [↑Hepar]: Rest der Nabelvene (zieht im freien Rand des ↑Ligamentum falciforme hepatis zum Nabel). **Ligamentum teres uteri:** „rundes Mutterband" (geht dicht unterhalb der Tubenmündung durch den Leistenkanal zum Bindegewebe der großen Schamlippen). **Ligamentum thyreo|epi|glotticum:** fibröses Band zur Befestigung des Stieles der ↑Epiglottis an der Innenfläche des Schildknorpels. **Ligamentum thyreo|hyoide|um:** Teil der ↑Membrana thyreohyoidea des Kehlkopfs. **Ligamentum thyreo|hyo|ideum media|num:** Verstärkungsband des mittleren Teiles der ↑Membrana thyreohyoidea. **Ligamentum tibio|fibulare anterius:** fibröses Band zwischen der Vorderfläche des Außenknöchels und der ↑Incisura fibularis des Schienbeins. **Ligamentum tibio|fibulare posterius:** fibröses Band zwischen der Hinterfläche des Außenknöchels und dem Hinterrand der ↑Incisura fibularis des Schienbeins. **Ligamentum trans|versum acetabuli:** der Teil des ↑Labrum acetabulare, der die ↑Incisura acetabuli überzieht. **Ligamentum trans|versum atlantis** [↑Atlas]: wichtiges Bindegewebsband des unteren Kopfgelenks (ist zwischen der linken und rechten ↑Massa lateralis des ersten Halswirbels ausgespannt). **Ligamentum trans|versum genus:** sehniger Bandstreifen, der an der Vorderseite des Kniegelenks die beiden Menisken verbindet. **Ligamentum trans|versum perinei:** starker, quer verlaufender Faserzug unterhalb der Schambeinfuge. **Ligamentum trans-**

versum scapulae: fibröses Band des Schulterblattes zur Überdachung der ↑Incisura scapulae. **Ligamentum trapezo|ide|um:** vorderer, trapezförmiger Teil des ↑Ligamentum coracoclaviculare. **Ligamentum tri|angulare dex|trum:** rechtes, dreieckiges Ende einer schräg gestellten Duplikatur der Serosa zwischen Leber und vorderer Bauchwand. **Ligamentum tri|an|gulare sinist|rum:** linkes, dreieckiges Ende einer schräg gestellten Duplikatur der Serosa zwischen Leber und vorderer Bauchwand. **Ligamentum ulno|carpe|um palmare:** fibröses Band zwischen Griffelfortsatz der Elle, Mondbein und Dreiecksbein. **Ligamentum umbilicale laterale:** fibröser, zum Nabel laufender Strang. **Ligamentum umbilicale media|num:** zum Nabel ziehender Strang an der vorderen Bauchwand (enthält Reste des verödeten Allantoisgangs aus der Fetalzeit). **Ligamentum vaginale:** fibröses Band, das manchmal im Leistenkanal gefunden wird (enthält Reste des obliterierten ↑Processus vaginalis). **Ligamentum venosum:** fibröser Strang, Überrest des ↑Ductus venosus an der Leberunterfläche. **Ligamentum ventriculare:** „Taschenband", annähernd sagittal verlaufendes Band im Kehlkopf zwischen dem ↑Vestibulum und dem ↑Recessus piriformis. **Ligamentum vocale:** „Stimmband", elastisches Band zwischen einem der Stellknorpel und der Innenfläche des Schildknorpels am Kehlkopf

Ligamenta: *Pl.* von ↑Ligamentum

Ligamentosis su|pra|spinalis [zu ↑Ligamentum supraspinale gebildet] *w;* - -, ...oses ...les: Schrumpfung des Ligamentum supraspinale infolge lang dauernder oder unsymmetrischer Überbeanspruchung oder als Folge einer rheumatischen Erkrankung

ligamentosus, ...osa, ...osum [zu ↑Ligament]: bandartig, bänderartig; mit Bändern versehen (z. B. von Gelenken)

Ligamentum vgl. Ligament

Ligandin [zu lat. *ligare* = binden, verbinden] *s;* -s, -e: basisches, lösliches Protein für den Fluss organischer Anionen (z. B. Kontrastmittel, Arzneimittel) vom Plasma in die Hepatozyten

Ligandin|ämie [↑Ligandin u. ↑...ämie] *w;* -, ...ien: Vorkommen von Ligandin im Blut (z. B. bei Leberparenchymschäden)

Ligandin|urie [↑Ligandin u. ↑...urie] *w;* -, ...ien: Ausscheidung von Ligandin im Harn (z. B. bei Tubulusnekrosen)

Ligase [zu lat. *ligare* = binden, verbinden u. ↑...ase] *w;* -, -n: Enzym, durch das zwei Substratmoleküle über eine kovalente Bindung verknüpft werden

Ligatur [zu lat. *ligare, ligatum* = binden, verbinden] *w;* -, -en: Unterbindung bes. von Blutgefäßen mittels Naht

Ligg.: Abk. für ↑Ligamenta

ligieren [aus lat. *ligare* = binden, verbinden]: durch eine Naht unterbinden (von Blutgefäßen)

Li|gnin [zu lat. *lignum* = Holz] *s;* -s, -e: neben Zellulose wichtigster Holzbestandteil, der als unverdaulicher Füllstoff bestimmten Diätnahrungen zugesetzt wird

limbisches System [zu lat. *limbus* = Saum, Besatz]: zusammenfassende Bez. für ↑Cingulum (2) und ↑Hippocampus, die sich wie ein Gürtel um den Hirnstamm legen und besondere Bedeutung für die Regulation des Hypothalamus haben

Limbus [aus lat. *limbus,* Gen.: *limbi* = Saum, Besatz] *m;* -, ...bi: Saum, Rand, Übergangsstelle (eines Organs; Anat.). **Limbus acetabuli:** Begrenzung der Hüftgelenkspfanne durch die ↑Incisura acetabuli. **Limbus corneae:** Stelle des Übergangs der Hornhaut des Auges in die Lederhaut. **Limbus fossae ovalis:** Muskelwulst, der vorn und oben die ↑Fossa ovalis auf der rechten Vorhofseite des Herzens umgibt. **Limbus laminae spiralis osseae:** saumartige Begrenzung der Furche neben der Schneckenspindel des Ohrs. **Limbi palpe|brales anterio|res** bzw. **posterio|res** *Pl.:* vordere Augenlidkanten (in die die Augenwimpern eingepflanzt sind) bzw. hintere Augenlidkanten (die dem Augapfel anliegen)

Limen [aus *lat. limen,* Gen.: *liminis* = Schwelle, Türschwelle] *s;* -s, Limina: Schwelle, Rand, Grenzlinie (eines Organs; Anat.). **Limen insulae:** „Inselschwelle", Teil der ↑Insula zwischen Stirn- und Schläfenlappen des Gehirns. **Limen nasi** [↑Nasus]: Grenzlinie zwischen den knöchernen und knorpeligen Teilen der Nasenwand. **liminaris, ...re:** begrenzt, bis zu einer bestimmten Grenze gehend; z. B. in der Fügung ↑Alopecia liminaris frontalis

limitans [zu lat. *limitare* = abgrenzen]: begrenzend, eine Grenzfläche bildend; z. B. in der Fügung ↑Sulcus limitans

Linea [aus lat. *linea,* Gen.: *lineae* = Leine; Strich, Linie] *w;* -, ...eae: Streifen, Kante; insbes.: Knochenleiste (Anat.). **Linea alba:** weißer Sehnenstreifen der Oberflächenmuskulatur in der Mittellinie des Körpers zwischen dem Schwertfortsatz des Brustbeins und der Schambeinfuge. **Linea anocutanea** [zu ↑Anus u. ↑Cutis]: Afteröffnung, äußeres Ende des ↑Canalis analis. **Linea ano|rectalis:** oberes (inneres) Ende des ↑Canalis analis. **Linea arcuata:** Knochenleiste an der Innenfläche des Darmbeins. **Linea as|pera:** aufgeraute Längslinie mit zwei lippenförmigen Wülsten an der Hinterfläche des Femurschaftes. **Linea axillaris:** gedachte senkrechte Linie durch die Mitte der Achselhöhle. **Linea epi|physia|lis:** äußerer Rand des Epiphysenknorpels. **Linea fus|ca:** während der Schwangerschaft vorkommende dunkelbraune Pigmentierung der ↑Linea alba. **Linea glutaea anterior:** raue Knochenleiste bzw. Linie zwischen vorderem und hinterem unterem Darmbeinstachel. **Linea glutaea inferior:** raue Knochenleiste oberhalb des Acetabulums mit bogenförmigem Verlauf. **Linea glutaea posterior:** raue Knochenleiste mit vertikalem Verlauf hinter dem Rand des Acetabulums. **Linea intercondylaris:** quere Kante des unteren Femurendes. **Linea inter|media:** mittlere Kante des Hüftbeinkamms. **Linea inter|tro|chanterica:** schräge, knöcherne Linie zwischen großem und kleinem Rollhügel des Oberschenkelbeins. **Linea mamillaris:** gedachte senkrechte Linie an der Vorderfläche des Körpers, die als Orientierungspunkt die Brustwarze hat. **Linea media|na anterior:** gedachte Mittellinie an der Vorderfläche des Körpers, die diesen in zwei symmetrische Hälften teilt. **Linea media|na posterior:** gedachte Mittellinie an der Rückfläche des Körpers, die diesen in zwei symmetrische Hälften teilt. **Linea mylo|hyo|idea:** raue Leiste an der hinteren Hälfte des horizontalen Unterkieferastes. **Linea nu|chae inferior:** knöcherne Leiste an der hinteren Fläche der Schuppe des Hinterhauptbeins. **Linea nuchae superior:** knöcherne Leiste an der hinteren Fläche der Hinterhauptschuppe (verläuft bogenförmig von der ↑Protuberanz zum Rand hin). **Linea nu|chae su|prema:** knöcherne Leiste an der hinteren Fläche der Schuppe des Hinterhauptbeins (ist nicht immer ausgebildet). **Linea ob|liqua: 1)** schräg verlaufende Leiste an der äußeren Fläche des Schildknorpels. **2)** schräge, knöcherne Leiste am Unterkiefer (geht nach oben in den vorderen Rand des Unterkieferastes über). **Linea pectinea:** oberes Ende des ↑Labium mediale am Körper des Oberschenkelbeins. **Linea mus|culi solei** [- - ...*e-i*]: schräge, knöcherne Linie an der Hinterseite des Schienbeins (Ansatzstelle für Fasern des ↑Musculus soleus). **Linea scapularis:** gedachte senkrechte Orientierungslinie durch den unteren Schulterblattwinkel. **Linea semi|lunaris:** halbmondförmige Linie am Übergang des muskulären Anteils des ↑Musculus transversus abdominis in den aponeurotischen Anteil. **Linea temporalis:** knöcherne Linie an der vorderen Fläche des Stirnbeins (obere Begrenzung des ↑Planum temporale). **Linea temporalis inferior:** knöcherne Linie an der äußeren Fläche des Scheitelbeins (begrenzt teilweise das ↑Planum temporale). **Linea temporalis superior:** knöcherne Linie an der äußeren Fläche des Scheitelbeins (begrenzt teilweise das ↑Planum temporale). **Linea terminalis:** Grenzlinie zwischen großem und kleinem Becken. **Lineae trans|versae** *Pl.:* vier parallele Knochenleisten auf der ↑Facies pelvina des Kreuzbeins (zwischen den ↑Foramina sacralia pelvina)

linear, in fachspr. Fügungen: **linea|ris, ...re** [zu lat. *linea* = Leine; Strich, Linie]: linienförmig, zeilenförmig; Linien oder [Schrift]zeilen betreffend; z. B. in der Fügung ↑Alexia linearis

Linear|kon|vektion *w;* -, -en: Empfindung der Eigenbewegung gegenüber der Umweltverschiebung

Lin|gua [aus gleichbed. lat. *lingua,* Gen.: *linguae*] *w;* -, ...guae: „Zunge“, wichtiges Organ der Mundhöhle (besteht vor allem aus quer gestreifter Muskulatur und enthält an seiner Oberfläche reichlich Geschmacksknospen). **Lin|gua dis|secata:** Zunge mit zahlreichen Einrissen und Zerklüftungen (angeborene Anomalie der Zunge). **Lin|gua geo|gra|phica** [zu gr. *γεωγραφία* = Erdbeschreibung]: „Landkartenzunge“, Zunge mit harmlosen Veränderungen in Form von unregelmäßigen Epithelverdickungen, die scharf gegen normale Zungenpartien abgesetzt sind. **Lin|gua lobata:** „Lappenzunge“, Zunge, deren Oberfläche narbige Furchen aufweist, die viereckige Felder mit abgerundeten Ecken umgeben (oft Endstadium einer Glossitis bei Spätsyphilis). **Lin|gua nigra:** „schwarze Haarzunge“, Zunge mit gelblich brauner bis dunkler Verfärbung der Papillen, meist in der Mittellinie. **Lin|gua plicata:** „Faltenzunge“, Zunge mit angeborener Furchung der Oberfläche. **lin|gual**, in fachspr. Fügungen: **lin|gua|lis, ...le:** die Zunge betreffend; zur Zunge gehörend; z. B. in der Fügung ↑Glandulae linguales

Lin|gu|ist [zu lat. *lingua* = Zunge; Sprache] *m;* -en, -en: in der Medizin Bez. für einen Spezialisten, der sich mit den Störungen der Sprache und deren Behandlung befasst

Lin|gula [aus lat. *lingula,* Gen.: *lingulae* (Verkleinerungsbildung zu lat. *lingua*) = kleine Zunge] *w;* -, ...lae: kleine Zunge, Zünglein (als Teil eines Organs; Anat.). **Lingula cerebelli:** „Kleinhirnzüngelchen“, Teil des ↑Vermis. **Lin|gula mandibulae:** kleiner, knöcherner Vorsprung an der medialen Fläche des aufsteigenden Unterkieferastes. **Lin|gula pulmonis sinist|ri** [↑Pulmo]: zungenförmiger unterer Teil des Oberlappens der linken Lunge. **Lin|gula spheno|idalis:** Knochenplättchen an der lateralen Seite des Keilbeins

Liniment [aus lat. *linimentum* = Schmiere] *s;* -[e]s, -e, in fachspr. Fügungen: **Linimentum,** *Pl.:* ...ta: flüssiges Einreibemittel

Linitis [zu gr. *λίνον* = Flachs; Faden; Netz] *w;* -, ...itiden (in fachspr. Fügungen: ...itides): Entzündung des Magenwandzellgewebes. **Linitis plastica:** chronische karzinomatöse Entzündung aller Magenwandschichten mit Verhärtung und Verdickung der Magenschleimhautfalten

Linkage [*linkidsch*; engl., zu to link = verbinden] *w;* -: überzufällig häufige Vererbung von zwei oder mehr allelen, genetisch festgelegten Merkmalen auf demselben Chromosom

Links|hyper|tro|phie: Kurzbez. für ↑linksventrikuläre Hypertrophie

Links|in|suf|fizienz: mangelnde Leistungsfähigkeit des linken Herzens (führt zu Blutstauungen im Lungenkreislauf)

Links-rechts-Shunt [...*schant*]: bei angeborenen Herzfehlern (z. B. Septumdefekt, ↑Ductus arteriosus apertus) auftretender ↑Shunt, bei dem sich arterielles Blut aus dem linken Herzen dem venösen Blut im rechten Herzen beimischt; vgl. auch: Rechts-links-Shunt

Links|schenkel|block: intraventrikuläre Störung der Erregungsausbreitung mit einseitiger Blockierung des linken Schenkels des ↑Fasciculus atrioventricularis (die linke Kammer wird von der rechten her aktiviert; im Ekg entsteht das Bild einer sehr starken Linksverspätung)

links|ven|trikulär: die linke Herzkammer betreffend; vgl. rechtsventrikulär. **links|ven|trikuläre Hyper|trophie**, Kurzbez.: **Links|hyper|trophie**: Massenzunahme der Muskulatur der linken Herzkammer; Abk.: LVH

Linksverschiebung: Vermehrung der jugendlichen neutrophilen Granulozyten im Differenzialblutbild (das die Blutzellformen in einer Reihe darstellt, bei der die neutrophilen Granulozyten links stehen); vgl. Rechtsverschiebung

Linol|säure [zu lat. *linum* = Leinen u. *oleum* = Öl]: besonders für den Leberstoffwechsel wichtige ungesättigte Fettsäure, die vom Organismus nicht aufgebaut werden kann und deshalb mit der Nahrung zugeführt werden muss; Vorkommen in tierischen und pflanzlichen Fetten und Ölen (v. a. Leinöl)

Linse vgl. Lens. **Linsenkern** vgl. Nucleus lentiformis. **Linsentrübung** vgl. Katarakt

Lio|derma [gr. λεῖος = glatt u. ↑Derma] *s;* -s, -ta: „Glanzhaut", dünne, glänzende, trockene Haut mit gleichzeitigem Schwund des Unterhautgewebes (angeboren oder als Folge anderer Krankheiten)

lip..., Lip... vgl. lipo..., Lipo...

Lip|acid|ämie [↑lipo..., ↑Acidum u. ↑...ämie] *w;* -, ...ien: krankhafte Erhöhung des Fettsäuregehaltes im Blut. **Lip|acid|urie** [↑...urie] *w;* -, ...ien: vermehrte Ausscheidung von Fettsäuren mit dem Harn

Lip|ämie [↑lipo... u. ↑...ämie] *w;* -, ...ien, in fachspr. Fügungen: **Lip|aemia**[1], *Pl.:* ...iae: [krankhafte] Vermehrung des Fettgehaltes im Blut. **lip|ämisch**, in fachspr. Fügungen: **lip|aemicus, ...ca, ...cum:** fettblütig, zu einer Lipämie gehörend; mit Lipämie einhergehend

Lipase [gr. λίπος = Fett u. ↑...ase] *w;* -, -n: Fett spaltendes Enzym (zu den ↑Hydrolyse bewirkenden Enzymen gehörend)

Lip|atro|phie [↑lipo... u. ↑Atrophie] *w;* -, ...ien, in fachspr. Fügungen: **Lip|atro|phia**[1], *Pl.:* ...iae: Schwund des Fettgewebes. **Lip|atro|phia circum|scripta:** umschriebener Fettschwund an Körperstellen, die häufigem Druck ausgesetzt sind (z. B. am Gesäß)

Lip|ek|tomie [↑lipo... u. ↑Ektomie] *w;* -, ...ien: operative Entfernung von (übermäßigem) Fettgewebe

Lipid [zu gr. λίπος = Fett] *s;* -[e]s, -e (meist *Pl.*): Sammelbez. der organ. Chemie für alle Fette und fettähnlichen Stoffe; vgl. Lipoid

Lipidose [zu ↑Lipid] *w;* -, -n: Störung des Fettstoffwechsels

Lipidsenker: Arzneimittel, das den Fettgehalt des Blutes senkt

lipo..., Lipo..., vor Selbstlauten meist: **lip..., Lip...** [aus gr. λίπος = Fett]: Bestimmungswort von Zusammensetzungen mit der Bedeutung „Fett"; z. B. Lipolyse

Lipo|chon|dro|dys|tro|phie [↑lipo..., ↑chondro... und ↑Dystrophie] *w;* -, ...ien: = Dysostosis multiplex

Lipo|chrom [↑lipo... u. gr. χρῶμα = Haut; Hautfarbe; Farbe] *s;* -s, -e (meist *Pl.*): zu den ↑Lipoiden gehörende Farbstoffe (z. B. Karotin)

Lipo|dys|tro|phie [↑lipo... u. ↑Dystrophie] *w;* -, ...ien, in fachspr. Fügungen: **Lipo|dys|tro|phia**[1], *Pl.:* ...iae: auf einer Störung des Fettstoffwechsels beruhende Abmagerung. **Lipo|dys|tro|phia intestinalis:** krankhafte Fettablagerung in der Darmwand und in den Darmlymphknoten, verbunden mit Verdauungsstörungen, Vitaminmangelerscheinungen und Abzehrung. **Lipo|dys|tro|phia para|doxa:** = Lipodystrophia progressiva. **Lipo|dys|tro|phia pro|gressiva:** fortschreitender Fettschwund im Gesicht, an den Armen und am Oberkörper bei gleichzeitiger Fettanhäufung an den Hüften und Beinen

Lipo|fus|zin [↑lipo... u. ↑Fuszin] *s;* -s: braunes Abnutzungspigment, das sich mit zunehmendem Alter besonders in atrophischen Organen ablagert

lipo|gen [↑lipo... und ↑...gen]: durch Fett entstehend; Verfettung bewirkend. **Lipo|genese** [↑Genese] *w;* -, -n: Neubildung von Fett im Fettgewebe und in der Leber durch Aufnahme von Lipoproteinen und Bildung von Triglyceriden

lipo|id [↑lipo... u. ↑...id]: fettähnlich (von organ. chem. Substanzen). **Lipo|id** *s;* -[e]s, -e (meist *Pl.*): uneinheitliche Gruppe fettähnlicher Substanzen, die in allen Zellen vorkommen (z. B. Phosphatide, Zerebroside, Sterine; Biochemie)

Lipo|idose [zu ↑Lipoid] *w;* -, -n: Lipoidspeicherungskrankheit, Störung des Fettstoffwechsels, bei der es zur Einlagerung von ↑Lipoiden in die Gewebe kommt

Lipo|kinetikum [zu ↑lipo... u. gr. κινεῖν = bewegen] *s;* -s, ...ka: Arzneimittel, das den Fetttransport im Körper beeinflusst

Lipo|lyse [zu ↑lipo... u. gr. λύειν = lösen, auflösen] *w;* -, -n: Fettspaltung, Aufspaltung der Fette und fetten Öle in freie Fettsäuren und Glycerin, u. a. im menschlichen und tierischen Stoffwechsel (bewirkt durch Lipasen). **lipo|lytisch:** Fett spaltend

Lipom [zu gr. λίπος = Fett] *s;* -s, -e, in fachspr. Fügungen: **Lipoma,** *Pl.:* -ta: „Fettgeschwulst", gutartige, geschwulstartige Neubildung aus Fettgewebe. **Lipoma arborescens:** baumförmig in eine Gelenkhöhle vorspringende Wucherung des Fettgewebes (von den Gelenkzotten ausgehend). **Lipoma fibrosum:** Fettgewebsgeschwulst mit einem verstärkten Netz aus Bindegewebe. **Lipoma pendulum:** gestielte Fettgewebsgeschwulst. **Lipoma tele|an|gi|ectodes:** Fettgeschwulst, die in ihrem Inneren erweiterte Blutgefäße enthält

Lipomatose [zu ↑Lipom] *w;* -, -n, in fachspr. Fügungen: **Lipomatosis,** *Pl.:* ...oses: umschriebene, gutartige Fettgeschwulstbildungen, vor allem im Unterhautfettgewebe. **Lipomatosis cordis** [↑Cor]: ausgedehnte Verfettung des Herzmuskels. **Lipomatosis dolorosa:** Auftreten von schmerzhaften Fettwucherungen im Unterhautgewebe. **Lipomatosis universalis:** allgemeine Fettsucht bzw. Fettleibigkeit

lipo|phil [↑lipo... und gr. φίλος = lieb; Freund]: **1)** Fett anziehend, Fett bindend (von Geweben). **2)** zu Fettsucht neigend. **Lipo|philie** *w;* -: **1)** Bindung von Fett in Körpergeweben. **2)** Neigung zu Fettsucht

Lipo|plast [zu ↑lipo... u. gr. πλάσσειν = bilden, formen] *m;* -en, -en (meist *Pl.*): Fettgewebe bildende Zellen

Lipo|prote|in [↑lipo... u. ↑Protein] *s;* -s, -e: aus Eiweiß und einem Fettanteil bestehendes Protein (Vorkommen z. B. im Blut)

Lipo|prote|in|ämie [↑Lipoprotein und ↑...ämie] *w;* -, ...ien: vermehrtes Vorkommen von Lipoproteinen im Blut

Lipo|sarkom [↑lipo... u. ↑Sarkom] *s;* -s, -e, in fachspr. Fügungen: **Lipo|sarcoma,** *Pl.:* -ta: bösartige Bindegewebsgeschwulst aus fettgewebsähnlichen Zellen

Lipose [zu gr. λίπος = Fett] *w;* -, -n, in fachspr. Fügungen: **Liposis,** *Pl.:* ...oses: = Lipomatose

Lipo|som [↑lipo... u. ↑...som] *s;* -s, -en (meist *Pl.*): Teilchen von lipoidalen Substanzen, die sich in emulgierter Form in den Geweben finden

Lipo|suktion [zu ↑lipo... u. lat. *sugere, suctum* = saugen, aussaugen] *w;* -, -en: Behandlung der Fettsucht durch Absaugen von lokalisiertem Fettgewebe mit einem unterschiedlich dicken Rohr mit seitlicher Öffnung durch Unterdruck von etwa 1 Atmosphäre; mögliche Komplikationen sind infizierte Hämatome und Lymphödeme

lipo|trop [↑lipo... u. ↑...trop]: auf Fettsubstanzen einwirkend; insbes.: Fett abweisend, der Verfettung entgegenwirkend. **lipotropes Hormon** vgl. Lipotropin. **lipo|trope Substanzen** *Pl.:* Stoffe, die einer Verfettung der Leber entgegenstehen bzw. sie zu verhindern suchen. **Lipo|tropie** *w;* -: Neigung bestimmter Stoffe, sich an Fett (bes. an die fetthaltige Grenzschicht von Zellen) anzulagern. **Lipo|tropin** *s;* -s, -e: lipotropes Hormon, in der Hypophyse gebildetes Fettstoffwechselhormon

Lip|oxin [zu ↑lipo... u. gr. ὀξύς = scharf, sauer] *s;* -s, -e (meist *Pl.*): neue Reihe von Arachidonsäure-Stoffwechsel-Produkten, die für den Fettstoffwechsel bedeutsam sind

Lipo|zele [↑lipo... u. ↑...zele] *w;* -, -n: „Fettbruch", Bruch, der Fett oder Fettgewebe enthält (manchmal Vorstadium eines Eingeweidebruches)

Lippe vgl. Labium. **Lippen** vgl. Labia oris

Lippenspalte vgl. Cheiloschisis

Lippes-Schleife [nach dem zeitgenöss. amer. Gynäkologen J. Lippes]: schleifenförmiges Intrauterinpessar aus gewebefreundlichem Plastikmaterial

Lippitudo [zu lat. *lippus* = triefend] *w;* -, ...tudines: Triefauge, vermehrte, meist schleimige oder eitrige Absonderung der Augenbindehaut

Lip|urie [↑lipo... u. ↑...urie] *w;* -, ...ien: Auftreten von Fett im Harn

Lique|faktion [zu lat. *liquefacere, liquefactum* = schmelzen, flüssig machen] *w;* -, -en: Verflüssigung, Überführung eines festen Stoffes in flüssige Form (Pharmazie)

liq|uid, liqui|de [aus gleichbed. lat. *liquidus*], in fachspr. Fügungen: **liqui|dus, ...da, ...dum:** flüssig (z. B. von Arzneimittelzubereitungen)

Liquor [aus lat. *liquor,* Gen.: *liquoris* = Flüssigkeit] *m;* -s, Liquo|res: **1)** flüssiges Arzneimittel. **2)** seröse Körperflüssigkeit (Anat.). **3)** übliche Kurzbez. für ↑Liquor cerebrospinalis. **Liquor aluminii acetici:** essigsaure Tonerde, entzündungshemmende, zu Umschlägen verwendete Flüssigkeit. **Liquor cere|bro|spinalis:** in den Hirnventrikeln, in den Subarachnoidalräumen und im Rückenmark befindliche lymphähnliche Flüssigkeit (von den ↑Plexus chorioidei im Gehirn abgesondert)

Liquor|rhö, auch: **Liquor|rhöe** [*...rö;* zu ↑Liquor u. gr. ῥεῖν = fließen] *w;* -, ...rrhöen: Ausfluss von ↑Liquor (3) aus Nase oder Ohren bei Schädelverletzungen

Lisfranc-Gelenk [*lißfrang...;* nach dem frz. Mediziner Jacques Lisfranc de Saint-Martin, 1790–1847]: = Articulatio tarsometatarsea

Liss|en|ze|phalie [zu gr. λισσός = glatt u.

↑Encephalon] *w;* -, ...ien: angeborene Windungslosigkeit des Gehirns

Listeria [nlat., nach dem engl. Chirurgen Joseph Lister, 1827–1912] *w;* -, (Arten:) ...riae u. eindeutschend: ...rien [...*ri^e n*]: Krankheitserreger aus der Gruppe der Korynebakterien (sporenlose, bewegliche, grampositive Stäbchen). **Listeria mono|cyto|genes:** Erreger der ↑Listeriose. **Listerio|se** *w;* -, -n, in fachspr. Fügungen. **Listerio|sis,** *Pl.:* ...oses: auf den Menschen übertragbare ↑Zoonose (führt zu ↑Monozytose, außerdem Angina, Darmentzündung und Exanthemen)

literalis, ...le [zu lat. *lit[t]era* = Buchstabe; Schrift]: auf [einzelne] Buchstaben bezogen; z. B. in der Fügung ↑Alexia literalis

lith..., Lith... vgl. litho..., Litho...

...lith [aus gr. *λίθος* = Stein]: Grundwort von substantivischen Zusammensetzungen mit der Bedeutung „Stein; Konkrement (in inneren Organen)"; z. B. Nephrolith

Lith|agogum [↑litho... u. gr. *ἀγωγός* = führend] *s;* -s, ...ga: steinabführendes Mittel, Mittel, das die Ausschwemmung von Gallen-, Blasen- oder Nierensteinen herbeiführt

Li|thia|se [zu gr. *λίθος* = Stein] *w;* -, -n, auch: **Li|thia|sis** *w;* -, ...ia|sen (in fachspr. Fügungen: ...ia|ses): Steinleiden, Bildung von ↑Konkrementen in inneren Organen (Niere, Galle oder Blase)

Li|thium [zu gr. *λίθος* = Stein] *s;* -s: chem. Grundstoff, Alkalimetall (dient in der Medizin zur Behandlung affektiver Psychosen); Zeichen: Li

li|tho..., Li|tho..., vor Selbstlauten: **lith..., Lith...** [aus gr. *λίθος* = Stein]: Bestimmungswort von Zusammensetzungen mit der Bedeutung „Stein; Konkrement (in inneren Organen)"; z. B.: Lithotripsie, Lithagogum

li|tho|gen [↑litho... u. ↑...gen]: steinbildend, zur Bildung von ↑Konkrementen führend. **Li|tho|genese** *w;* -: Entstehung von Konkrementen im Körper

Li|tho|kely|pho|pädion [↑litho..., gr. *κέλυφος* = Schale, Hülse u. gr. *παιδίον* = Knäblein, Kindlein] *s;* -s, ...dia u. ...dien [...*i^e n*]: „Steinkind", Verkalkung der abgestorbenen Leibesfrucht

Li|tho|klast [zu ↑litho... u. gr. *κλᾶν* = brechen, zerbrechen] *m;* -en, -en: Instrument (Sonde) zur Zertrümmerung von Blasensteinen

Li|tho|lapaxie [zu ↑litho... u. gr. *λαπάζειν* = ausleeren, abführen] *w;* -, ...ien: Beseitigung (Absaugung) von Steintrümmern aus der Blase

Li|tho|lyse [zu ↑litho... u. gr. *λύειν* = lösen, auflösen] *w;* -, -n: Auflösung von Nieren-, Gallen- oder Blasensteinen durch Arzneimittel. **li|tho|lytisch:** steinauflösend (von chemischen Substanzen)

Li|tho|pädion [↑litho... u. gr. *παιδίον* = Knäblein, Kindlein] *s;* -s, ...dia u. ...dien [...*i^e n*]: = Lithokelyphopädion

Li|tho|tomie [↑litho... u. ↑...tomie] *w;* -, ...ien: „Steinschnitt", operative Entfernung von Steinen

Li|tho|trip|sie [zu ↑litho... u. gr. *τρίβειν* = reiben, zerreiben] *w;* -, ...ien: Zertrümmerung von [Blasen]steinen. **Li|tho|trip|tor** *m;* -s, ...toren: **1)** = Lithoklast. **2)** mit Ultraschall arbeitender Apparat zur Steinzertrümmerung

Little-Krankheit [*lit^e l...;* nach dem engl. Arzt W. J. Little, 1810–1894]: Bez. für die spastische Kinderlähmung (v. a. der Extremitäten), die mit Hypertonie der Muskulatur nach frühkindl. Hirnschädigung einhergeht

Lit|tre-Drüsen [*litr^e...;* nach dem frz. Chirurgen Alexis Littre, 1658–1725]: = Glandulae urethrales. **Lit|tre-Hernie:** Darmwandbruch (Bruch mit kleiner Bruchpforte, in den sich manchmal nur Teile der Darmwand vorwölben). **Lit|trei|tis** *w;* -, ...itiden (in fachspr. Fügungen: ...itides): Entzündung der Schleimdrüsen der Harnröhre (bei Gonorrhö)

Litzmann-Ob|liqui|tät [nach dem dt. Gynäkologen K. K. Th. Litzmann, 1815–1890]: Kindslage, bei der die hintere Schädelhälfte bei der Geburt vorangeht

Livedo [zu lat. *livere* = bleifarbig sein, bläulich sein] *w;* -, ...dines: allg. Bezeichnung für bläulichrote Hautverfärbungen mit mehr oder weniger ausgeprägter netzartiger Hautzeichnung (Folge von Kreislaufstörungen)

livid, in fachspr. Fügungen: **lividus, ...da, ...dum** [aus lat. *lividus* = bleifarben, bläulich, blau]: bläulich (bezogen auf die Färbung von Haut und Schleimhäuten, besonders der Lippen); z. B. in der Fügung ↑Asphyxia livida

Livores [aus lat. *livor* = rotblauer Fleck] *Pl.:* Totenflecke, nach dem Tod einsetzende Verfärbung der Haut infolge Senkung des Blutes nach den tiefer gelegenen Körperstellen

L-Ketten [L ist Abk. für engl. *light* = leicht; mit Bezug auf das geringe Molekulargewicht]: Polypeptidketten der Immunglobuline mit einer relativen Molekülmasse von etwa 22 000

Loa-Loa [afrik.] *w;* -: Wanderfilarie, eine Filarienart (Schmarotzer, der als Mikrofilarie im Blut u. als Makrofilarie im Unterhautzellgewebe lebt und Schwellungen sowie allergische Erscheinungen verursachen kann; Vorkommen in Afrika)

lobär, in fachspr. Fügungen: **lobaris, ...re** [zu Lobus]: einen Organlappen (z. B. der Lunge) betreffend; z. B. in der Fügung ↑Pneumonia lobaris. **Lobär|pneu|monie** vgl.

Pneumonia lobaris. **lobatus, ...ta, ...tum:** gelappt, lappenförmig [verändert]; z. B. in der Fügung ↑Lingua lobata

Lob|ek|tomie [↑Lobus u. ↑Ektomie] *w;* -, ...ien: operative Entfernung eines Lungenlappens

Lobo|tomie [↑Lobus u. ↑...tomie] *w;* -, ...ien: = Leukotomie

lobulär, in fachspr. Fügungen: **lobularis, ...re** [zu ↑Lobulus]: einzelne Lobuli betreffend; z. B. in der Fügung ↑Pneumonia lobularis

Lobulär|pneu|monie vgl. Pneumonia lobularis

Lobulus [Verkleinerungsbildung zu ↑Lobus] *m;* -, ...li: Läppchen, zumeist Teil eines ↑Lobus (eines Organs oder einer Drüse; Anat.). **Lobulus au|riculae:** „Ohrläppchen", schlaffe, fettreiche Hautfalte als Anhängsel der Ohrmuschel. **Lobulus bi|venter:** zweibäuchiges Läppchen an der Unterfläche der Kleinhirnhemisphäre (neben der Kleinhirntonsille). **Lobulus cen|tralis:** Zentrallappen des Kleinhirns, Teil des ↑Vermis zwischen ↑Lingula cerebelli u. ↑Culmen. **Lobuli corticales** *Pl.:* „Nierenrindenläppchen", auf der Nierenoberfläche gelegene Gewebssegmente in Form von mehr oder minder genau umschriebenen, kleinen polygonalen Bezirken. **Lobuli epi|didymidis (coni epi|didymidis)** *Pl.:* kegelförmige Körper des Nebenhodens (enthalten Knäuel der ↑Ductuli efferentes testis). **Lobuli glandulae mammariae** *Pl.:* Läppchen der Milchdrüse (bilden die ↑Lobi glandulae mammariae, wobei jedes Läppchen einen Milchgang zur Brustwarze entsendet). **Lobuli glandulae thyreo|ideae** *Pl.:* „Schilddrüsenläppchen" (enthalten dicht gedrängte Follikel, die von einem kolloidalen Sekret ausgefüllt sind). **Lobuli hepatis** [↑Hepar] *Pl.:* „Leberläppchen", Parenchyminseln (bilden den Parenchymanteil der Leber, also das eigentliche, die Leberfunktion ausmachende Gewebe). **Lobulus pan|crea|tis** [↑Pankreas]: Läppchen der Bauchspeicheldrüse. **Lobulus para|centralis:** Vereinigung der vorderen und hinteren Zentralwindung an der medialen Hemisphärenfläche zu einem Großhirnrindenlappen. **Lobulus parie|talis inferior** [- ...*ri-e*... -]: unteres Läppchen an der lateralen Fläche des Scheitellappens des Großhirns. **Lobulus parie|talis superior:** oberes Läppchen an der lateralen Fläche des Scheitellappens des Großhirns. **Lobulus quadran|gularis:** Teil der Kleinhirnhemisphäre, anschließend an ↑Culmen und ↑Declive des ↑Vermis. **Lobulus semi|lunaris inferior:** Teil der Kleinhirnhemisphäre, der mit dem ↑Tuber vermis zusammenhängt. **Lobulus semilunaris superior:** Teil der Kleinhirnhemisphäre, der mit dem ↑Folium vermis zusammenhängt. **Lobulus sim|plex cerebelli:** Teil der Kleinhirnhemisphäre, der mit dem ↑Monticulus des ↑Vermis zusammenhängt. **Lobuli testis** *Pl.:* „Hodenläppchen" (enthalten außerordentlich dicht geknäuelte Samenkanälchen). **Lobuli thymi** [↑Thymus] *Pl.:* „Thymusdrüsenläppchen" (bestehen aus einer Rinden- und einer Marksubstanz)

Lobus [von gr. λοβός = Ohrläppchen; Lappen] *m;* -, Lobi: Lappen, lappenförmiger Teil eines Organs oder einer Drüse (Anat.). **Lobus anterior:** Hypophysenvorderlappen (Produktionsstätte verschiedener Hormone, vor allem des Wachstumshormons; vgl. Hypophyse). **Lobus cardia|cus:** überzähliger, geschrumpfter Lungenlappen parakardial im rechten medialen Unterfeld der Lunge. **Lobus cau|datus:** einer der vier Leberlappen (liegt zwischen ↑Vena cava inferior und ↑Ductus venosus). **Lobus cen|tralis:** = Lobulus centralis. **Lobi cere|bri** *Pl.:* „Hirnlappen", die vier durch tiefere Fissuren oder Furchen voneinander getrennten Bezirke der Großhirnrinde: Stirn-, Scheitel-, Hinterhaupts- und Schläfenlappen. **Lobus (dexter et sinister):** rechter und linker Lappen eines Organs (z. B. der Schilddrüse, der Vorsteherdrüse u. a.). **Lobus frontalis:** Stirnlappen (einer der fünf Lappen einer Großhirnhemisphäre). **Lobi glandulae mammariae** *Pl.:* „Milchdrüsenlappen", tubuloalveoläre Einzeldrüsen, aus denen sich die Brustdrüse zusammensetzt. **Lobus glandularis:** = Lobus anterior. **Lobi hepatis** [↑Hepar] *Pl.:* Gesamtheit der Leberlappen. **Lobus hepatis dexter** [↑Hepar]: „rechter Leberlappen" (lateraler Leberlappen, ist mit dem Zwerchfell verwachsen). **Lobus hepatis sinister:** „linker Leberlappen" (medialer Leberlappen, reicht bis zum Magen bzw. Ösophagus). **Lobus inferior:** Unterlappen der rechten bzw. linken Lunge. **Lobus medius (pulmonis dextrae):** Mittellappen der rechten Lunge (liegt zwischen oberem und unterem Lappen). **Lobus nervosus:** Hinterlappen der Hypophyse. **Lobus oc|cipitalis:** „Hinterhauptlappen", einer der fünf großen Lappen der Großhirnhemisphäre. **Lobus olfactorius:** „Riechhirn", rudimentärer Lappen an der Basis des Stirnhirns (auch beim Menschen in geringer Ausbildung nachweisbar). **Lobus parie|talis** [- ...*ri-e*...]: „Scheitellappen", einer der fünf großen Lappen der Großhirnhemisphäre. **Lobus posterior:** „Hypophysenhinterlappen", Teil der Hirnanhangsdrüse (reguliert die Wasserausscheidung u. produziert verschiedene, auf Uterus und Milchdrüsen wirkende Hormone). **Lobus qua|dratus:** viereckiger Leberlappen, zwischen der ↑Fossa vesicae felleae und dem ↑Ligamentum teres hepatis (der ehemaligen Nabelvene) liegend. **Lobi renales** *Pl.:* „Nierenlappen", Nierenpyramiden, die die Nierenpapillen und die dazugehörenden Teile der Mark- und Rindensubstanz umfassenden Abschnitte der Niere. **Lobus superior:** Oberlappen der rechten bzw. linken Lunge. **Lobus temporalis:** „Schläfenlappen“, einer der fünf großen Lappen der Großhirnhemisphäre

localis vgl. lokal. **localisatus** vgl. lokalisiert

Lo|chien [*lochien; aus gr. λοχεῖα = Reinigung der Wöchnerin nach der Geburt], in fachspr. Fügungen: **Lo|chia** *Pl.*: „Wochenfluss“, Absonderungen der Gebärmutter während der ersten Tage nach einer Entbindung (zuerst von mehr blutiger Beschaffenheit, dann mehr schleimig-wässrig). **Lo|chia alba:** weißer Wochenfluss, Absonderungen aus der Gebärmutter etwa bis zur 6. Woche nach der Entbindung (von heller, weißlicher Beschaffenheit). **Lo|chia cru|enta:** blutiger, roter Wochenfluss. **Lo|chia serosa:** seröser Wochenfluss, Absonderungen aus der Gebärmutter von seröser, fleischwasserähnlicher Farbe und Beschaffenheit (etwa vom 4. bis 9. Tage nach der Entbindung)

Lo|chio|me|tra [↑Lochien u. gr. μήτρα = Gebärmutter] *w;* -, ...tren (in fachspr. Fügungen: ...trae): Stauung des Wochenflusses, der Absonderungen aus der Gebärmutter nach der Entbindung

Lo|chior|rhö, auch: **Lo|chior|rhöe** [*...rö;* zu ↑Lochien u. gr. ῥεῖν = fließen] *w;* -, ...rrhöen: verstärkter Wochenfluss nach der Entbindung

Locus [aus lat. *locus* = Ort, Stelle] *m;* -, Loci: allgem. Bez. für: Ort, Stelle; umschriebener Bereich (des Körpers oder eines Organs; Anat.). **Locus cae|rule|us:** durch pigmentierte Nervenzellen bläulich gefärbte Stelle in der Rautengrube. **Locus minoris resistentiae:** „Ort des geringsten Widerstandes“, Körperstelle, die für krankhafte Störungen oder Veränderungen besonders prädisponiert ist

Log|asthenie [gr. λόγος = Wort; Rede u. ↑Asthenie] *w;* -, ...ien: Gedächtnisstörung, die sich in Form von Sprachstörungen (Vergessen oder Verlieren von Wörtern) äußert

Loge [*losche;* aus frz. *loge* = Hütte; Theaterloge; Fach] *w;* -, -n: kleiner, künstlich entstandener Hohlraum im Körpergewebe

...loge [zu gr. λόγος = Wort; Rede; Lehre]: Grundwort von zusammengesetzten männlichen Hauptwörtern mit der Bedeutung „Kundiger; Forscher; Wissenschaftler“. **...logie:** Grundwort zusammengesetzter weiblicher Hauptwörter mit der Bedeutung „Lehre; Wissenschaft“. **...logisch:** Grundwort von adjektivischen Zusammensetzungen mit der Bedeutung „eine (durch das Bestimmungswort bezeichnete) Wissenschaft betreffend“

Logo|klonie [zu gr. λόγος = Wort; Rede u. gr. κλονεῖν = in heftige Bewegung setzen] *w;* -, ...ien: krankhaftes Wiederholen von Wort- oder Satzenden

Logo|neu|rose [gr. λόγος = Wort; Rede u. ↑Neurose] *w;* -, -n: allg. Bezeichnung für neurotisch bedingte Sprachstörungen

Logo|päde [zu gr. λόγος = Wort; Rede u. gr. παῖς, Gen.: παιδός = Kind; Analogiebildung nach ↑Orthopäde] *m;* -n, -n: Spezialist auf dem Gebiet der Logopädie. **Logopädie** [Analogiebildung nach ↑Orthopädie] *w;* -: Sprachheilkunde, Lehre von den Sprachstörungen u. deren Heilung (z.B. Stottern). **logo|pädisch:** die Logopädie betreffend

Logo|pa|thie [gr. λόγος = Wort; Rede u. ↑...pathie] *w;* -, ...ien: Bezeichnung für alle Sprachstörungen, denen zentralnervöse Veränderungen zugrunde liegen

Logor|rhö, auch: **Logor|rhöe** [*...rö;* zu gr. λόγος = Wort; Rede u. gr. ῥεῖν = fließen] *w;* -, ...rrhöen: krankhafte Geschwätzigkeit

Logo|therapeut [gr. λόγος = Wort; Rede u. ↑Therapeut] *m;* -en, -en: Psychotherapeut, der sich der Logotherapie bedient. **logo|therapeu|tisch:** die Logotherapie betreffend, auf ihr beruhend. **Logo|therapie** [↑Therapie] *w;* -, ...ien: psychotherapeutische Behandlung von Neurosen durch methodische Einbeziehung des Geistigen und Hinführung des Patienten auf sein Selbst

Loia|se [zu ↑Loa-Loa] *w;* -, -n, in fachspr. Fügungen: **Loia|sis,** *Pl.:* ...ases: Augenwurmkrankheit, Entzündung und flächenhafte Schwellung des Bindegewebes u. der Augenbindehaut bei Befall mit Loa-Loa

Loi|mo|logie [gr. λοιμός = Pest, Seuche, ansteckende Krankheit u. ↑...logie] *w;* -: = Epidemiologie

lokal, in fachspr. Fügungen: **localis, ...le** [aus lat. *localis* = örtlich]: örtlich, auf bestimmte Körperstellen bezogen

Lokal|an|äs|thesie: örtliche Betäubung. **Lokal|an|äs|thetikum:** Substanz zur örtlichen Betäubung

Lokalisation [zu ↑lokal] *w;* -, -en: **1)** Beschränkung, Fixierung z.B. eines Krankheitsherdes (auf ein bestimmtes Körpergebiet). **2)** Feststellung eines Krankheitsherdes im Inneren des Körpers. **lokalisiert,** in fachspr. Fügungen: **localisatus, ...ta, ...tum:** örtlich begrenzt, auf bestimmte Körperstellen oder -gebiete eingeschränkt; z.B. in der Fügung ↑Albinismus localisatus

Loko|motion [zu lat. *locus* = Ort, Platz u. lat. *movere, motum* = bewegen] *w;* -, -en: der menschliche Gang, die Fortbewegung von einer Stelle zur anderen. **loko|motorisch:** den Gang, die Fortbewegung betreffend

loko|regio|nal und **loko|regio|när** [zu ↑Locus u. ↑Regio]: sowohl eine bestimmte Körperstelle als auch einen Körperbezirk betreffend (z.B. lokoregionäre Metastasen)

Long-acting-Thyroid-Stimulator [*longäktingthiroidßtimjuleiter;* engl. = lang wirkender Schilddrüsenstimulator] *m;* -: hormonartiger, die Schilddrüse stimulierender Wirkstoff, der bei ↑Hyperthyreose vorkommt (Abk.: LATS)

Long|ävität [lat. *longus* = lang u. lat. *aevitas* = Zeitlichkeit; Lebenszeit] *w;* -: Langlebigkeit

lon|gissimus, ...ma, ...mum [Superlativ zu ↑longus]: längste (Anat.); z.B. in der Fügung ↑Musculus longissimus

lon|gitudinal, in fachspr. Fügungen: **lon|gitudinalis, ...le** [zu lat. *longitudo* = Länge]: längs gerichtet, in der Längsrichtung verlaufend; z.B. in der Fügung ↑Ligamentum longitudinale anterius

Lon|guette [*longgät^e^;* aus frz. *longuette* = länglicher Gegenstand] *w;* -, -n (meist *Pl.*): längliche Streifen aus Verbandsmull, z.B. für Gipsverbände

lon|gus, ...ga, ...gum [aus gleichbed. lat. *longus*]: lang (räumlich gesehen); z.B. in der Fügung ↑Crus longum (Anat.)

Loo|ser-Umbauzonen [nach dem Schweizer Chirurgen Emil Looser, 1877–1936] *Pl.:* bandförmige Entkalkungszonen an bestimmten Stellen des Knochensystems, die quer zur Knochenachse verlaufen (bevorzugte Stellen sind die Oberschenkel-, Unterschenkel- u. Unterarmknochen)

Lo|qua|citas [aus gleichbed. lat. *loquacitas*], auch eingedeutscht: **Loqua|zität** *w;* -: Geschwätzigkeit

Lordose [zu gr. *λορδός* = vorwärts gekrümmt] *w;* -, -n, in fachspr. Fügungen: **Lordosis,** *Pl.:* ...oses: physiologische Krümmung der Wirbelsäule nach vorn. **lordotisch,** in fachspr. Fügungen: **lordoticus, ...ca, ...cum:** zur Lordose gehörend; mit Lordose einhergehend. **lordotische Albuminurie** vgl. Adoleszentenalbuminurie

Lorenz-Stellung [nach dem östr. Orthopäden Adolf Lorenz, 1854–1946]: Einstellung der Beine nach Einrenkung einer angeborenen Hüftgelenksluxation bei kleinen Kindern (wobei die Beine im Hüftgelenk um 90° gebeugt und gleichzeitig maximal abgespreizt werden)

Lotio [von lat. *lotio* = das Waschen, Baden, Schwemmen] *w;* -, ...io|nes: = Mixtura agitanda

Lou|ping Ill [*lauping il;* engl.] *s;* - -: in Schottland vorkommende Drehkrankheit der Schafe, die auf den Menschen übertragbar ist und das Bild einer Enzephalitis hervorrufen kann (eine Virusinfektion)

Low-density Lipo|proteins [*lo^u^ dänßiti lipopro^u^tins;* engl. *low* = niedrig, engl. *density* = Dichte u. engl. *lipoproteins* = Lipoproteine] *Pl.:* Plasmalipoproteine im Dichtebereich von 1,006 bis 1,063 g/ml; Abk.: LDL

Low-dose-Therapie [*lo^u^do^u^s...;* engl. *low* = niedrig u. engl. *dose* = Dosis] *w;* -, ...ien: Langzeitbehandlung einer Krankheit mit der kleinsten für den Patienten wirksamen Dosis

Lox|oph|thalmus [gr. *λοξός* = schief, schräg u. gr. *ὀφθαλμός* = Auge] *m;* -: wenig gebräuchliche Bez. für ↑Strabismus

LP: Abk. für ↑Lumbalpunktion

Lr: chem. Zeichen für ↑Lawrencium

LSD: Abk. für ↑Lysergsäurediäthylamid

LTH: Abk. für ↑luteotropes Hormon

Lu: chem. Zeichen für ↑Lutetium

Lu|brikation [zu lat. *lubricus* = schlüpfrig] *w;* -: die bei sexueller Erregung durch Sekrete bewirkte Gleitfähigkeit der weiblichen Scheide

lucidus vgl. luzid

Lucke-Kader-Gast|ro|stomie [nach dem dt. Pathologen Balduin Lucke (1889–1954) u. dem poln. Chirurgen Bronislav Kader (1863–1937)]: operatives Anlegen einer Bauchdecken-Magen-Fistel zur künstlichen Ernährung bei schweren Stenosen im Bereich der Speiseröhre und des Mageneingangs

Lues [aus lat. *lues* = Seuche, Pest, ansteckende Krankheit] *w;* -: = Syphilis (Abk.: L). **luetisch:** = syphilitisch

Luft|em|bolie: durch Eindringen von Luft bzw. Gasen in den Kreislauf verursachte Embolie, vor allem im Kapillarbereich (bei Operationen, schweren Verletzungen, kriminellen Aborten, Injektionen u.a.)

Luftröhre vgl. Trachea

Luftröhrenschnitt vgl. Tracheotomie

luicus vgl. luisch. **Lui|ker** [zu ↑Lues] *m;* -s, -: an Syphilis Erkrankter

Lui|phobie [zu ↑Lues u. gr. *φόβος* = Furcht] *w;* -, ...ien: krankhafte Angst vor Lues, krankhafte Gemütslage, die auf der Befürchtung, sich mit Lues angesteckt zu haben, beruht

luisch, in fachspr. Fügungen: **lui|cus, ...ca, ...cum** [zu ↑Lues]: = syphilitisch; z.B. in der Fügung ↑Alopecia luica

Lumbago [aus lat. *lumbago* = Lendenlähmung] *w;* -: „Hexenschuss", allg. Bez. für Schmerzen im Bereich der Lendenwirbelsäule und der angrenzenden Körperteile

lumbal, in fachspr. Fügungen: **lumbalis, ...le** [zu ↑Lumbus]: zu den Lenden gehörend, die Lenden betreffend; z.B. in der Fügung ↑Arteriae lumbales

Lumbal|an|äs|thesie: Form der örtlichen Betäubung, bei der das Betäubungsmittel in den Liquor des Lendenbereichs des Rückenmarks injiziert wird

Lumb|algie [↑Lumbus u. ↑...algie] *w;* -, ...ien: Lendenschmerz. **lumb|algi|form** [lat. *forma* = Gestalt, Form]: in Form von Lendenschmerzen auftretend

Lumbalisation [zu ↑Lumbus] *w;* -, -en: Entwicklungsanomalie der Lendenwirbelsäule und des Kreuzbeins (wobei der erste Kreuzbeinwirbel ganz oder teilweise als Lendenwirbel ausgebildet ist)

Lumballpunktion: Lendenstich, Punktion des Wirbelkanals bzw. des Liquorraumes zur Entnahme von Rückenmarksflüssigkeit, zur Einspritzung von Medikamenten oder eines Betäubungsmittels; Abk.: LP

lumbolkostal, in fachspr. Fügungen: **lumbocostalis, ...le** [zu ↑Lumbus und ↑Costa]: zur Lendengegend und zu den Rippen gehörend; z.B. in der Fügung ↑Arcus lumbocostalis lateralis

lumbolsalkral, in fachspr. Fügungen: **lumbolsalcralis, ...le** [zu Lumbus u. ↑Os sacrum]: die Lendengegend und das Kreuzbein betreffend

lumlbricalis, ...le [zu lat. *lumbricus* = Eingeweidewurm; Regenwurm]: regenwurmähnlich; z.B. in der Fügung ↑Musculi lumbricales

lumlbricolides [zu lat. *lumbricus* = Eingeweidewurm; Regenwurm und ↑...id]: [regen]wurmähnlich; z.B. in der Fügung ↑Ascaris lumbricoides

Lumbus [aus gleichbed. lat. *lumbus,* Gen.: *lumbi*] *m;* -, ...bi: „Lende", Abschnitt der seitlichen Bauchwand zwischen Darmbeinkamm und der 11. bzw. 12. Rippe

Lumen [aus lat. *lumen,* Gen.: *luminis* = Licht; lichte Weite] *s;* -s, ...mina: Innendurchmesser, lichte Weite eines röhrenförmigen Hohlorgans (z.B. einer Arterie oder des Darms; Anat.)

Lumineslzenz [zu lat. *lumen,* Gen.: *luminis* = Licht] *w;* -, -en: kaltes Leuchten, Aufleuchten eines Stoffes ohne gleichzeitige Temperaturerhöhung der Substanz (z.B. das Leuchten von Phosphor im Dunkeln)

Lumplekltomie [*lamp...;* engl. *lump* = Klumpen u. ↑Ektomie] *w;* -, ...ien: operative Entfernung bösartiger Zellanhäufungen

Lunarlmonat [lat. *lunaris* = zum Mond gehörend]: Zeitraum von 28 Tagen (entsprechend dem Phasenwechsel des Mondes), Zeitmaß zur Berechnung der Schwangerschaftsdauer

Lunatismus [zu lat. *luna* = Mond] *m;* -: = Somnambulismus

Lunatum *s;* -s: übliche Kurzbezeichnung für ↑Os lunatum. **Lunatumlmalazie:** = Kienböck-Krankheit

lunatus, ...ta, ...tum [zu lat. *luna* = Mond]: [halb]mondförmig; z.B. in der Fügung ↑Os lunatum (Anat.)

Lunge vgl. Pulmo

Lungenlabslzess: scharf begrenzte Eiterhöhle im Lungengewebe

Lungenblähung vgl. Emphysema pulmonum

Lungenlemlbolie: Verstopfung einer Lungenarterie durch einen Embolus als Folge einer Thrombose

Lungenentzündung vgl. Pneumonie

Lungenfell vgl. Pleura pulmonalis

Lungenschwindsucht vgl. Phthisis pulmonum

Lungentuberkulose vgl. Tuberkulose

Lunula [aus lat. *lunula,* Gen.: *lunulae* = kleiner Halbmond] *w;* -, ...lae (eindeutschend auch: Lunulen): **1)** kleines mondförmiges Gebilde (Anat.). **2)** Bez. für das halbmondförmige weißliche Feld am hinteren Nagelwall. **Lunulae valvularum semillunarium** *Pl.:* kleine, dünne, halbmondförmige Bereiche an den Zipfeln der Semilunarklappen des Herzens

lupolid [↑Lupus u. ↑...id]: lupusähnlich, lupusartig (von Hautveränderungen)

lupös, in fachspr. Fügungen: **luposus, ...osa, ...osum** [zu ↑Lupus]: zum Lupus gehörend; durch Lupus bedingt; an Lupus erkrankt, leidend; z.B. in der Fügung ↑Tuberculosis cutis luposa. **Lupus** [aus lat. *lupus,* Gen.: *lupi* = Wolf] *m;* -, Lupi (eindeutschend auch: Lupusse): übliche Kurzbez. für: Lupus vulgaris. **Lupus erylthematodes:** weniger gebräuchliche Bez. für ↑Erythematodes (Abk.: LE). **Lupus vulgaris:** Zehrflechte, häufigste tuberkulöse Erkrankung der Haut, charakterisiert durch das Auftreten von Hautknötchen, die in Geschwüre übergehen und mit Narben abheilen können

lusorius, ...ria, ...rium [zu lat. *ludere, lusum* = spielen, scherzen]: nicht regelmäßig vorhanden; z.B. in der Fügung ↑Arteria lusoria

luteilnisielrendes Hormon [zu ↑luteus (in der Fügung ↑Corpus luteum)]: = Interstitialzellen stimulierendes Hormon (Abk.: LH)

Lutembacher-Synldrom [nach dem frz. Arzt René Lutembacher, 1884–1968]: Herzmissbildung, bei der ein Vorhofseptumdefekt mit einer Mitralstenose kombiniert ist

Luteom, auch: **Luteilnom** [*...e-i...;* zu ↑luteus (in der Fügung ↑Corpus luteum)] *s;* -s, -e, in fachspr. Fügungen: **Luteolma, Luteilnoma,** *Pl.:* -ta: hormonproduzierende Eierstockgeschwulst

Luteoltrop [zu ↑luteus (in der Fügung ↑Corpus luteum) u. ↑...trop]; in der Fügung: **luteotropes Hormon:** Hormon des Vorderlappens der Hypophyse (vollendet die Reifung des Follikels in den Eierstöcken und sorgt für dessen Umwandlung zum Gelbkörper, indem es die Bildung des Progesterons auslöst); Abk.: LTH

Lutetium [zu *Lutetia,* dem lat. Namen des heutigen Paris] *s;* -s: metallisches chem. Element (älter: Cassiopeium); Zeichen: Lu

lutelus, lutea, lutelum [aus lat. *luteus* = goldgelb, safrangelb]: gelb; z.B. in der Fügung ↑Corpus luteum

Luxation [zu lat. *luxare, luxatum* = verrenken] *w;* -, -en, in fachspr. Fügungen: **Luxatio,** *Pl.:* ...iolnes: Verrenkung, Ausrenkung eines Gelenks (meist infolge Gewalteinwirkung). **Luxatio coxae con|genita:** „angeborene Hüftgelenksverrenkung", wobei der Gelenkkopf aus der Pfanne nach oben gewandert ist und der Darmbeinschaufel gegenübersteht (Vorkommen einseitig und doppelseitig, beim weiblichen Geschlecht häufiger als beim männlichen). **luxie|ren:** verrenken, ausrenken (z. B. ein Gelenk)

luxuri|ans [zu lat. *luxuriare* = üppig sein]: wuchernd; z. B. in der Fügung ↑Callus luxurians

luzid, in fachspr. Fügungen; **lucidus, ...da, ...dum** [aus lat. *lucidus* = hell, leuchtend]: **1)** hell, durchscheinend; z. B. in der Fügung ↑Stratum lucidum. **2)** bei klarem Bewusstsein

LVH: Abk. für ↑linksventrikuläre Hypertrophie

Lw: älteres chem. Zeichen für ↑Lawrencium

LWS: Abk. für ↑Lendenwirbelsäule

Lyk|orexie [zu gr. λύκος = Wolf u. gr. ὄρεξις = Streben, Begierde] *w;* -, ...ien: = [2]Akorie

Lyme-Ar|thritis [*la*i*m...;* nach dem Ort *Lyme* in Connecticut, USA, wo die Krankheit zuerst diagnostiziert wurde]: durch Zecken der Gattung Ixodes übertragene Erkrankung mit vorwiegendem Befall der großen Gelenke, insbes. des Kniegelenks

Lympha vgl. Lymphe

lym|phace|us, ...cea, ...ce|um [zu ↑Lymphe]: zur Lymphe gehörend

Lymph|aden|ek|tomie [↑Lymphadenie und ↑Ektomie] *w;* -, ...ien: operative Entfernung von Lymphknoten

Lymph|adenie [zu ↑Lymphe u. gr. ἀδήν, Gen. ἀδένος = Drüse] *w;* -, ...ien, in fachspr. Fügungen: **Lymph|adenia**[1], *Pl.:* ...iae: Lymphknotenwucherung, Wucherung des lymphatischen Gewebes. **Lymph|adenitis** *w;* -, ...itiden (in fachspr. Fügungen: ...itides): Lymphknotenentzündung, entzündliche Schwellung von Lymphknoten (z. B. bei der Abwehr von Infekten). **Lymphadenom** *s;* -s, -e, in fachspr. Fügungen: **Lymph|adenoma,** *Pl.:* -ta: Lymphknotengeschwulst, geschwulstartige Vergrößerung der Lymphknoten. **Lymph|adeno|pathie** [↑...pathie] *w;* -, ...ien, in fachspr. Fügungen: **Lymph|adeno|pathia**[1], *Pl.:* ...iae: Erkrankung infolge Wucherung des lymphatischen Gewebes. **Lymph|adeno|pa|thia toxo|plasmotica:** im Verlauf einer Toxoplasmose auftretende Lymphadenopathie. **Lymph|adenose** *w;* -, -n, in fachspr. Fügungen: **Lymphadenosis,** *Pl.:* ...oses: lymphatische Form der ↑Leukämie. **Lymph|adenosis cutis benigna:** Auftreten von gutartigen tumorartigen Wucherungen von lymphatischem Gewebe in der Haut

Lymph|agogum [zu ↑Lymphe u. gr. ἀγωγός = führend] *s;* -s, ...ga: die Bildung von Lymphe förderndes Mittel

Lymph|an|gi|ek|tasie [↑Lymphe, ↑angio... u. ↑Ektasie] *w;* -, ...ien: krankhafte Erweiterung von Lymphgefäßen

Lymph|an|gio|gramm [↑Lymphe, ↑angio... und ↑...gramm] *s;* -s, -e: Röntgenbild der Lymphgefäße. **Lymph|an|gio|gra|phie** [↑...graphie] *w;* -, ...ien: röntgenographische Darstellung der Lymphgefäße nach Verabreichung eines Kontrastmittels

Lymph|an|gio|m [zu ↑Lymphe u. gr. ἀγγεῖον = Gefäß] *s;* -s, -e, in fachspr. Fügungen: **Lymph|an|gio|ma,** *Pl.:* -ta: gutartige Lymphgefäßgeschwulst. **Lymph|an|gio|se** *w;* -, -n: allg. Bez. für: Erkrankung der Lymphgefäße. **Lymph|an|gitis** *w;* -, ...itiden (in fachspr. Fügungen: ...itides): Lymphgefäßentzündung

Lymph|aph|ärese [Kurzbildung zu ↑Lymphozyt u. gr. ἀφαίρεσις = das Wegnehmen] *w;* -, -n: Entfernung von Lymphozyten aus dem Blut mit Zellseparatoren (z. B. bei ↑Autoimmunkrankheiten)

lym|phatisch, in fachspr. Fügungen: **lymphaticus, ...ca, ...cum** [zu ↑Lymphe]: die Lymphe oder die Lymphknoten betreffend; z. B. in der Fügung ↑Folliculi lymphatici. **lym|phatischer Rachenring:** lymphozytenreiches Gewebe im Bereich der Mundhöhle und des Schlundes; umfasst die Zungengrundbälge sowie die Gaumen- und Rachenmandeln. **lym|phatisches System:** Gesamtheit der Lymphknoten und des adenoiden Gewebes

Lym|phatismus [zu ↑Lymphe] *m;* -, ...men: lymphatische Diathese, besonders ausgeprägte Reaktionsbereitschaft des lymphatischen Systems (mit Neigung zu Schleimhautkatarrhen, chronischen Schwellungen der lymphatischen Organe des Rachenringes, Neigung zu Milzschwellung und Mikropolyadenie)

Lymph|drai|nage [*...dränasche*], auch: **Lymph|dränage:** Form der klassischen Massage, bei der mit einer speziellen Grifftechnik krankhaft gestaute Lymphgefäße ausgestrichen werden

Lymph|drüse: veralt. Bez. für ↑Nodus lymphaticus

Lym|phe [aus lat. *lympha* = Quell-, Flusswasser] *w;* -, -n: **1)** Kurzbezeichnung für Pockenlymphe. **2)** in der anat. Nomenklatur: **Lym|pha** *w;* -, ...phae: Flüssigkeit der Lymphgefäße (hat große Ähnlichkeit mit dem Blutplasma, dem sie entstammt; enthält reichlich Eiweißkörper und Lymphozyten; die Lymphe ist für den Stoffaustausch der Gewebe sehr wichtig, außerdem hat sie eine Schutzfunktion)

Lymph|gefäß vgl. Vas lymphaticum

Lymph|knoten vgl. Nodus lymphaticus

Lym|pho|blast [↑Lymphe u. ↑...blast] *m;* -en, -en (meist *Pl.*): Jugendform der ↑Lymphozyten. **lym|pho|blastisch:** die Lymphoblasten betreffend, aus Lymphoblasten bestehend; z. B. lymphoblastisches Lymphom. **Lym|pho|blastom** *s;* -s, -en, in fachspr. Fügungen: **Lym|pho|blastoma,** *Pl.:* -ta: Geschwulst aus Lymphoblasten

Lymphocytoma vgl. Lymphozytom

Lymphocytosis vgl. Lymphozytose

Lymph|ödem [↑Lymphe und ↑Ödem] *s;* -s, -e, in fachspr. Fügungen: **Lymph|oe|dema,** *Pl.:* -ta: Verdickung der Haut und des Unterhautzellgewebes infolge Lymphstauung. **Lymph|oe|dema con|genitum:** angeborene, dominant vererbte sack- oder lappenförmige Verdickung der Haut im Bereich der unteren Extremitäten

lym|pho|gen [↑Lymphe u. ↑...gen]: auf dem Lymphwege entstanden (z. B. von Infektionen)

Lym|pho|glandula [↑Lymphe u. ↑Glandula] *w;* -, ...lae: veralt. Bez. für ↑Nodus lymphaticus

Lym|pho|gramm [↑Lymphe u. ↑...gramm] *s;* -s, -e: Röntgenbild eines Lymphgefäßes. **Lym|pho|gra|phie** [↑...graphie] *w;* -, ...ien: röntgenographische Darstellung eines Lymphgefäßes oder Lymphknotens nach Kontrastmittelinjektion

Lym|pho|granulom [↑Lymphe u. ↑Granulom] *s;* -s, -e, in fachspr. Fügungen: **Lympho|granuloma,** *Pl.:* -ta: granulomatöse Wucherung des lymphatischen Gewebes. **Lympho|granuloma in|gui|nale:** durch ein Virus hervorgerufene Geschlechtskrankheit (führt zur Ausbildung granulomatösen Gewebes mit nicht zusammenfließenden Abszessen und Elefantiasis der äußeren Geschlechtsteile als Späterscheinung; Sitz der Hauterscheinungen ist vorwiegend das Genitale)

Lym|pho|granulomatose [zu ↑Lymphogranulom] *w;* -, -n, in fachspr. Fügungen: **Lym|pho|granulomatosis,** *Pl.:* ...oses: Auftreten maligner Granulome des lymphatischen Gewebes (vermutlich auf infektiöser Grundlage)

lym|pho|id [↑Lymphe u. ↑...id]: lymphähnlich, lymphartig (bezogen auf die Beschaffenheit von Zellen und Flüssigkeiten)

Lym|pho|ido|zyt [↑lymphoid u. ↑...zyt] *m;* -en, -en (meist *Pl.*): weiße Blutkörperchen, die den Lymphozyten ähnlich sind, in Wirklichkeit aber noch unausgereifte Knochenmarkzellen darstellen (Vorkommen z. B. bei Leukämie)

Lym|pho|kin [Kurzbildung zu ↑Lymphozyt u. gr. *κίνησις* = Bewegung] *s;* -s, -e (meist *Pl.*): von Zellen vermittelte, spezifische Immunreaktionen auslösende, nicht zu den Immunglobulinen zählende Stoffe, deren Bildung von Lymphozyten ausgeht

Lym|pho|kinese [↑Lymphe u. gr. *κίνησις* = Bewegung] *w;* -, -n: Strömung der ↑Endolymphe in den häutigen Bogengängen des Innenohrs

Lym|pho|loge [↑Lymphe u. ↑...loge] *m;* -n, -n: Arzt mit Spezialkenntnissen auf dem Gebiet der Lymphologie. **Lym|pho|logie** [↑...logie] *w;* -: Teilgebiet der Medizin, das sich mit der normalen und mit der krankhaft gestörten Funktion der Lymphgefäße befasst. **lym|pho|logisch:** die Lymphologie betreffend

Lym|phom [zu ↑Lymphe] *s;* -s, -e, in fachspr. Fügungen: **Lym|phoma,** *Pl.:* -ta: Bezeichnung für eine (sowohl gut- wie bösartige) Lymphknotenvergrößerung

Lym|pho|nod|ek|tomie [↑Lymphonodus u. ↑Ektomie] *w;* -, ...ien: = Lymphadenektomie

Lym|pho|nodus [↑Lymphe u. ↑Nodus] *m;* -, ...di: = Nodus lymphaticus

Lym|pho|penie [zu ↑Lymphe u. gr. *πένης* = arm] *w;* -, ...ien: krankhafte Verminderung der Zahl der Lymphozyten im Blut

lym|pho|plasmo|zyto|id [↑Lymphe, ↑Plasma, ↑zyto... u. ↑...id]: einer Lymphplasmazelle ähnlich

Lym|pho|poe|se [zu ↑Lymphe u. gr. *ποιεῖν* = machen, verfertigen] *w;* -: **1)** Bildung der zellarmen, serösen Lymphe in den Gewebsspalten. **2)** Ausbildung und Entwicklung der Lymphozyten im lymphatischen Gewebe der Lymphknoten, der Tonsillen und der Milz. **lym|pho|poe|tisch:** die Lymphopoese betreffend, Lymphe oder Lymphozyten bildend

lym|pho|pro|liferativ [...*tif;* ↑Lymphe und ↑proliferativ]: mit einer Wucherung des Lymphsystems verbunden

Lym|phor|rhagie [zu ↑Lymphe u. gr. *ῥηγνύναι* = reißen, zerreißen] *w;* -, ...ien: = Lymphorrhö

Lym|phor|rhö, auch: **Lym|phor|rhöe** [...*rö;* zu ↑Lymphe u. gr. *ῥεῖν* = fließen] *w;* -, ...rrhöen: Ausfluss von Lymphe aus verletzten od. krankhaft veränderten Lymphgefäßen

Lym|pho|sarkom [↑Lymphe u. ↑Sarkom] *s;* -s, -e: bösartige, von ↑Lymphozyten ausgehende Geschwulst

Lym|pho|sarkomatose [zu ↑Lymphosarkom] *w;* -, -n: über den ganzen Körper ausgebreitete Bildung von Lymphosarkomen

Lym|pho|stase [↑Lymphe u. gr. *στάσις* = das Stehen] *w;* -, -n: Lymphstauung im Bereich der abführenden Lymphwege (vor allem der unteren Extremitäten)

Lym|pho|toxin [↑Lymphe u. ↑Toxin] *s;* -s, -e: von Lymphozyten gebildete Substanz, die Geschwulstzellen schädigt

lym|pho|trop [↑Lymphe u. ↑...trop]: auf die Lymphbahnen einwirkend, von spezifischer Wirkung auf die Lymphbahnen

Lym|pho|zyt [↑Lymphe u. ↑...zyt] *m;* -en, -en (meist *Pl.*): weiße Blutkörperchen mit körnigem Zytoplasma (entstehen im lymphatischen Gewebe und kommen außer im Blut auch in der Lymphe u. im Knochenmark vor). **lym|pho|zytär** [zu ↑Lymphozyt]: die Lymphozyten betreffend. **Lym|pho|zytom** *s;* -s, -e, in fachspr. Fügungen: **Lym|pho-cytoma,** *Pl.:* -ta: geschwulstartige Wucherung aus Lymphozyten

Lym|pho|zyto|poe|se [zu ↑Lymphozyt u. gr. *ποιεῖν* = machen, verfertigen] *w;* -: = Lymphopoese (2)

Lym|pho|zytose [zu ↑Lymphozyt] *w;* -, -n, in fachspr. Fügungen: **Lym|pho|cytosis,** *Pl.:* ...oses: [krankhafte] Vermehrung der Lymphozyten im Blut

lyo|phil [zu gr. *λύειν* = lösen, auflösen u. gr. *φίλος* = lieb; Freund]: Lösungsmittel aufnehmend (von Stoffen, insbes. Kolloiden; Chem.). **lyo|philisie|ren:** gefriertrocknen (von Geweben). **Lyo|philisie|rung** *w;* -, -en: Herstellung lyophiler Konserven von Organpräparaten, Blutplasma u. a. (z. B. durch Gefriertrocknung), die durch Ersatz des entzogenen Wassers wieder in den ursprünglichen Zustand zurückversetzt werden können

lyo|phob [zu gr. *λύειν* = lösen, auflösen u. gr. *φόβος* = Furcht]: kein Lösungsmittel aufnehmend, nicht löslich (z. B. von Kolloiden, die ihre Stabilität im flüssigen Medium durch Ionisation oder durch Anlagerung von lyophilen Schutzkolloiden erreichen; Chem.)

Lyse [zu gr. *λύειν* = lösen, auflösen] *w;* -, -n, in fachspr. Fügungen: **Lysis,** *Pl.:* Lyses: **1)** „Lösung" des Fiebers, langsamer, kontinuierlicher Fieberabfall. **2)** Auflösung von Zellen (z. B. von Bakterien, Blutkörperchen u. a.)

Lys|erg|säure|di|äthyl|amid [Kunstw.]: ein Indolderivat, das bereits in einer Dosis von 0,001 mg pro kg Körpergewicht beim Menschen meskalinähnliche Symptome (mit psychoseähnlichen Zuständen, Entfremdungserlebnissen und Halluzinationen) bewirkt; Abk.: LSD

lysie|ren [zu ↑Lyse]: Zellen medikamentös auflösen. **Lysin** *s;* -s, -e (meist *Pl.*): Antikörper, die fremde Zellen und Krankheitserreger, die in den menschlichen Organismus eingedrungen sind, aufzulösen vermögen

lyso|gen [zu gr. *λύειν* = lösen, auflösen u. ↑...gen]: die Lysogenie betreffend; die Fähigkeit zur Lysogenie besitzend. **Lyso-genie** *w;* -: **1)** Fähigkeit von Bakterien, Phagenteilchen zu produzieren. **2)** vererbbare Eigenschaft von Bakterien, gegen Phagenteilchen immun zu sein (unter bestimmten Bedingungen mit ihnen zusammenzuleben, ohne geschädigt zu werden)

Lyso|som [zu gr. *λύειν* = lösen, auflösen u. ↑...som] *s;* -s, -en (meist *Pl.*): bläschenförmige Zellteilchen von der Größe der Mikrosomen (sie enthalten Enzyme für die ↑Hydrolyse). **lyso|somal:** ein Lysosom betreffend, von ihm ausgehend (z. B. lysosomale Enzyme)

Lyso|typ [zu gr. *λύειν* = lösen, auflösen u. gr. *τύπος* = Abdruck, Muster] *m;* -s, -en: Bakterienstamm, der sich durch seine Reaktion auf bestimmte Bakteriophagen von anderen (des gleichen serologischen Typs) unterscheiden lässt. **Lyso|typie** *w;* -, ...ien: Testverfahren, Bakterienstämme in Lysotypen zu differenzieren, indem man ihr Verhalten gegenüber spezifischen Bakteriophagen bestimmt

Lyso|zym [zu gr. *λύειν* = lösen, auflösen u. ↑Enzym] *s;* -s, -e: in Drüsenabsonderungen (z. B. in Tränen, im Speichel u. a.) vorkommendes Enzym mit bakteriolytischer Wirkung

Lyssa [aus gr. *λύσσα* = Wut; Tollwut] *w;* -: Tollwut, auf den Menschen übertragbare Viruskrankheit bei Tieren

Lysso|phobie [zu ↑Lyssa u. gr. *φόβος* = Furcht] *w;* -, ...ien: krankhafte Angst, an Tollwut zu erkranken bzw. erkrankt zu sein

lytisch [zu ↑Lyse]: allmählich sinkend, abfallend (vom Fieber). **lytischer Cocktail:** Mischung verschiedener Analgetika und Neuroleptika zur Fiebersenkung

M

m = Milli...

µ: 1) = Mikro... **2)** = Mikron

M: 1) = Mega... **2)** = Morgan

M.: 1) Abk. für ↑Musculus. **2)** Abk. für ↑Morbus

Mä|ander|phänomen [nach dem antiken Namen (Mäander) des westanatolischen Flusses Büyük Menderes nehri, der zahlreiche Flussschleifen aufweist]: eigenartige regelmäßige Schlängelung oberflächlicher Varizen (indirektes Zeichen einer tiefen Venenthrombose)

Macies vgl. Mazies

Mackenzie-Zonen [*m^e^känsi...;* nach dem schott. Chirurgen Sir Stephen Mackenzie, 1844–1909]: Bezirk in einem Muskel, einer Faszie oder einer anderen tiefer gelegenen Struktur, in der ein an anderer Stelle lokalisierter Eingeweideschmerz empfunden wird

macr[o]..., Macr[o]... vgl. makro..., Makro...

Macula [aus lat. *macula,* Gen.: *maculae* = Fleck, Mal] *w;* -, ...lae: **1)** Fleck, umschriebene Verfärbung, fleckenartige Veränderung der Haut, der Schleimhäute u. Ä.

(Med.). **2)** fleckförmiger Bezirk an einem Organ (Anat.). **3)** nur *Pl.:* zusammenfassende Bez. für ↑Macula sacculi und ↑Macula utriculi. **Macula cae|rulea:** graublauer bis graurötlicher, linsengroßer, vereinzelt stehender Fleck im Bereich der Bauch- und Lendenhaut sowie am Oberschenkel (durch den Stich der Filzlaus hervorgerufen). **Macula corneae:** umschriebene Hornhauttrübung (als Folge von Erkrankungen der Hornhaut oder von Fremdkörperverletzungen). **Maculae cri|bri|formes** *Pl.:* feine siebartige Öffnungen an der Innenfläche des Vorhofs der Nasenhöhle. **Macula densa:** zellkernreiche Zone im Mittelstück eines Harnkanälchens der Niere, deren Bedeutung nicht näher bekannt ist. **Macula germinativa:** „Keimfleck", Bezeichnung für den im Kern der Eizelle eingeschlossenen Nukleolus. **Macula lutea:** „gelber Fleck" in der Netzhaut des Auges (derjenige Punkt, an dem die Augenachse die Netzhaut trifft, Stelle des schärfsten Sehens). **Macula sacculi:** verdickte Stelle in der Wand des Vorhofsäckchens im häutigen Labyrinth des Innenohrs (enthält Sinnesepithelzellen des Gleichgewichtsorgans). **Maculae tendineae** *Pl.:* weißliche Flecken, die nach dem Tode manchmal am Bauchfell beobachtet werden (meist Relikte ausgeheilter Entzündungen). **Macula utriculi:** verdickte Stelle in der Wand des ↑Utriculus im häutigen Labyrinth des Innenohrs (enthält Sinnesepithelzellen für die Gleichgewichtsempfindung). **macularis** vgl. makulär

maculopapulosus vgl. makulopapulös

maculosus vgl. makulös

Madarose [aus gr. *μαδάρωσις* = Ausfallen der Haare, bes. der Augenbrauen] *w;* -, -n, in fachspr. Fügungen: **Madarosis,** *Pl.:* ...oses: chronische Entzündung des Lidrandes mit Verlust der Wimpern

Maddox-Kreuz [*mädokß...;* nach dem engl. Augenarzt Ernest E. Maddox, 1860–1933]: Messgerät zur Bestimmung des Schielwinkels in Form einer Tangentenskala, die in der Mitte mit einem Lämpchen versehen ist (der Schielwinkel ist gleich der Abweichung des Reflexbildes dieses Lämpchens vom Hornhautscheitel des schielenden Auges)

Madelung-De|formität [nach dem dt. Chirurgen O. W. Madelung, 1846–1926]: Wachstumsanomalie der Hand (infolge Speichenverkrümmung ist die Hand nach der Unterseite des Vorderarms hin verschoben). **Madelung-Fetthals:** symmetrisch auftretende ↑Lipomatose an Hals und Rücken

mades|zent, in fachspr. Fügungen: **madescens** [zu lat. *madescere* = nass werden]: nässend (z. B. von Geschwüren)

madidans [zu lat. *madidare* = feucht machen, benetzen]: = madeszent

Madlener-Operation [nach dem dt. Chirurgen Max Madlener, 1868–1951]: Teilresektion des Magens in der Umgebung von hoch sitzenden Geschwüren am Mageneingang, die selbst nicht entfernt werden können (durch den Wegfall der Magensäurewirkung soll die Abheilung der Geschwüre gefördert werden)

Madura|fuß [nach der ind. Stadt Madura, jetzt Madurai]: in Indien und im Orient (bei Barfußgehern) auftretende Infektionskrankheit mit Knotenbildungen und chronischen Geschwüren, vor allem an Fuß und Unterschenkel (Erreger ist eine Nocardiaart)

Magen vgl. Ventriculus

Magen-Darm-Katarrh vgl. Gastroenteritis

Magengeschwür vgl. Ulcus ventriculi

Magengrund vgl. Fundus ventriculi

Magenkatarrh vgl. Gastritis

Magenmund vgl. Ostium cardiacum ventriculi

Magenschleimhautentzündung vgl. Gastritis

Magensenkung vgl. Gastroptose

Mag|ma [von gr. *μάγμα,* Gen.: *μάγματος* = geknetete Masse; Salbe] *s;* -s, ...men (in fachspr. Fügungen: *s;* -, -ta): homogene [halbflüssige] Masse, Brei. **Mag|ma reticulare:** dünnflüssige Gallerte zwischen den beiden Mesenchymbezirken der embryonalen Keimscheibe

Ma|gnesium [nlat., zu lat. *Magnes (lapis)* = Braunstein] *s;* -s: chem. Element, Metall (dient in der Medizin u. a. zur Behandlung nächtlicher Wadenkrämpfe); Zeichen: Mg

Ma|gnet|en|ze|phalo|graphie [zu lat. *magnes,* Gen.: *magnetis* = Magnet (von gleichbedeutend gr. *λίθος μαγνήτης,* eigtl. = Stein aus der Stadt Magnesia), ↑Encephalon u. ↑...graphie] *w;* -, ...ien: Enzephalographie unter Verwendung magnetischer Impulse; Abk.: MEG

Ma|gneto|pa|thie [zu lat. *magnes,* Gen.: *magnetis* = Magnet (von gleichbedeutend gr. *λίθος μαγνήτης,* eigtl. = Stein aus der Stadt Magnesia) u. ↑...pathie] *w;* -, ...ien: Heilbehandlung durch magnetische Kräfte (Methode der Außenseitermedizin)

Ma|gnet|re|sonanz|angio|graphie [zu lat. *magnes,* Gen.: *magnetis* = Magnet (von gleichbedeutend gr. *λίθος μαγνήτης,* eigtl. = Stein aus der Stadt Magnesia), ↑Resonanz u. ↑Angiographie] *w;* -, ...ien: Darstellung von Blutgefäßen unter Verwendung magnetischer Impulse, deren Schwingung aufgezeichnet wird; Abk.: MRA

Ma|gnet|re|sonanz|tomo|gra|phie [lat. *magnes,* Gen.: *magnetis* = Magnet (von gleichbed. gr. *λίθος μαγνήτης,* eigtl. = Stein aus der Stadt Magnesia), ↑Resonanz u. ↑Tomographie] *w;* -, ...ien, Abk. MRT: = Kernspintomographie

ma|gnus, ...na, ...num [aus gleichbed. lat.

magnus]: groß; z. B. in der Fügung ↑Vena saphena magna

Maiglöckchen vgl. Convallaria majalis

major, majus [lat., Komparativ zu ↑magnus]: größer; z. B. in der Fügung ↑Ala major

Major Histo|com|patibility Com|plex [*meⁱdsch*ᵉ*r hißtok*ᵉ*mpät*ᵉ*biliti kåmplekß;* engl. = Haupthistokompatibilitätskomplex] *m;* - - -: Gengruppe, die das Immunsystem steuert; Abk.: MHC

Major|probe, Major|test vgl. Kreuzprobe

MAK: Abk. für ↑maximale Arbeitsplatzkonzentration

ma|kro..., Ma|kro... [aus gr. *μακρός* = lang; groß], vor Selbstlauten meist: **ma|kr..., Ma-kr...,** latinisiert: **ma|cr[o]..., Ma|cr[o]...:** Bestimmungswort von Zusammensetzungen mit der Bedeutung „lang; groß"; z. B.: Makrocheirie, Makroglossie

Ma|kro|an|gio|pa|thie [↑makro... u. ↑Angiopathie] *w;* -, ...ien: krankhafte Veränderung der mittelgroßen und großen Arterien

Ma|kro|äs|thesie [zu ↑makro... u. gr. *αἴσθησις* = Wahrnehmung, Empfindung] *w;* -, ...ien: Empfindungsstörung, Gefühlstäuschung, bei der Gegenstände als größer empfunden werden, als sie wirklich sind (Vorkommen z. B. bei Hysterie)

Ma|kro|biose [zu ↑makro... u. gr. *βίος* = Leben] *w;* -: = Longävität. **Ma|kro|bio|tik** *w;* -: Kunst, das Leben zu verlängern (z. B. durch Anwendung verschiedener Medikamente, Hormone, aber auch durch geeignete Lebensführung)

Ma|kro|blast [↑makro... u. ↑...blast] *m;* -en, -en (meist *Pl.*): kernhaltige, größere Vorstufe der roten Blutkörperchen

Ma|kro|chei|lie [zu ↑makro... u. gr. *χεῖλος* = Lippe] *w;* -, ...ien: abnorme Verdickung der Lippen (meist infolge krankhafter Erweiterung der Lymphgefäße oder durch ↑Hämangiome verursacht)

Ma|kro|chei|rie [zu ↑makro... u. gr. *χείρ* = Hand] *w;* -, ...ien: angeborene abnorme Größe der Hände

Ma|kro|daktylie [zu ↑makro... u. gr. *δάκτυλος* = Finger; Zehe] *w;* -, ...ien: abnorme Größe und Dicke der Finger und Zehen; vgl. Arachnodaktylie

Ma|kro|gamet [↑makro... u. ↑Gamet] *m;* -en, -en, auch: **Ma|kro|gameto|zyt** [↑...zyt] *m;* -en, -en: größere u. unbewegliche weibliche Geschlechtszelle niederer Lebewesen, speziell der Malariaerreger (Biol.)

Ma|kro|genito|somie [zu ↑makro..., ↑Genitale u. ↑...somie] *w;* -, ...ien, in fachspr. Fügungen: **Ma|cro|genito|somia**[1], *Pl.:* ...iae: körperliche und sexuelle Überentwicklung. **Ma|cro|genito|somia prae|cox:** = Pubertas praecox

Ma|kro|globulin [↑makro... u. ↑Globulin] *s;* -s, -e: bei krankhaften Veränderungen des Eiweißstoffwechsels entstehendes ↑Globulin von hohem Molekulargewicht

Ma|kro|globulin|ämie [↑Makroglobulin u. ↑...ämie] *w;* -, ...ien: Auftreten von ↑Makroglobulinen im Blut (zu Lymphknotenschwellungen, Leber- u. Milzvergrößerung u. a. führende seltene Eiweißstoffwechselstörung)

Ma|kro|glossie [zu ↑makro... u. ↑Glossa] *w;* -, ...ien: abnorme Größe der Zunge (bei Lymphangiektasie; auch angeboren)

Ma|kro|gyrie [zu ↑makro... u. ↑Gyrus] *w;* -, ...ien: abnorme Größe der Hirnwindungen (Entwicklungsstörung)

Ma|kro|hämat|urie [↑makro... u. ↑Hämaturie] *w;* -, ...ien: starkes Bluthamen, Beimengung größerer Mengen Blut zum Harn (der dadurch ein rotes bzw. fleischwasserfarbenes Aussehen bekommt)

Ma|krolid|anti|bio|tika *Pl.:* Sammelbez. für Antibiotika mit einem vielgliedrigen Lactonring (Makrolide), z. B. Erythromyzin, Oleandomyzin

Ma|kro|melie [zu ↑makro... u. gr. *μέλος* = Glied] *w;* -, ...ien: Form des ↑Gigantismus mit Vergrößerung bzw. Verlängerung vor allem der Gliedmaßen

Ma|kro|phage [↑makro... u. ↑...phage] *m;* -n, -n: großer ↑Phagozyt

Ma|kro|plasie [zu ↑makro... u. gr. *πλάσσειν* = bilden, formen] *w;* -, ...ien: übermäßige Entwicklung von einzelnen Körperteilen oder Geweben

Ma|kro|podie [zu ↑makro... u. gr. *πούς*, Gen.: *ποδός* = Fuß] *w;* -, ...ien: Riesenwuchs der Füße

Ma|krop|sie [zu ↑makro... u. gr. *ὄψις* = das Sehen; der Anblick] *w;* -, ...ien: Sehstörung, die wahrgenommene Gegenstände größer erscheinen lässt, als sie sind (durch organische Veränderungen im Auge, Störung der ↑Akkommodation oder nervöse Ursachen)

Ma|kror|chie [zu ↑makro... u. gr. *ὄρχις* = Hoden] *w;* -, ...ien: abnorme Vergrößerung der Hoden

ma|kro|skopisch [zu ↑makro... u. gr. *σκοπεῖν* = beobachten, untersuchen]: mit unbewaffnetem Auge sichtbar (Gegensatz: ↑mikroskopisch)

Ma|kro|somie [↑makro... u. ↑...somie] *w;* -, ...ien: = Gigantismus

Ma|kro|stoma [↑makro... u. gr. *στόμα*, Gen.: *στόματος* = Mund] *s;* -[s], -ta: angeborene Missbildung mit seitlicher Erweiterung der Mundspalte

Ma|krotie [zu ↑makro... u. gr. *οὖς*, Gen.: *ὠτός* = Ohr] *w;* -, ...ien: abnorme Größe der Ohren

ma|kro|ze|phal [zu ↑makro... u. gr. *κεφαλή* = Kopf]: großköpfig. **Ma|kro|ze|phale** *m* od. *w;* -n, -n: Großköpfige[r]. **Ma|kro|ze-phalie** *w;* -, ...ien: anomale Vergrößerung des Kopfes. **Ma|kro|ze|phalus** *m;* -, ...li: abnorm vergrößerter Kopf

Ma|kro|zirkulation [↑makro... u. ↑Zirkulation] *w;* -, -en: der Blutkreislauf in den großen Blutgefäßen; im Ggs. zur ↑Mikrozirkulation. **ma|kro|zirkulatorisch:** die Makrozirkulation betreffend

Ma|kro|zyt [↑makro... u. ↑...zyt] *m;* -en, -en (meist *Pl.*): junge, früh entkernte, große rote Blutkörperchen; vgl. Makroblast. **ma|kro-zytär:** die Makrozyten betreffend; z. B. makrozytäre Anämie

Ma|krulie [zu ↑makro... und gr. *οὖλον* = Zahnfleisch] *w;* -, ...ien: Wucherung des Zahnfleischs

Makula *w;* -, ...lä: eindeutschende Form für ↑Macula; insbesondere: Kurzbez. für ↑Macula lutea. **Makula|degeneration:** Netzhautschädigung im Bereich des gelben Flecks mit zentralen Sehstörungen

makulär, in fachspr. Fügungen: **macularis, ...re** [zu ↑Macula]: zu einer ↑Macula (z. B. zum gelben Fleck des Auges) gehörend

makulo|papulös, in fachspr. Fügungen: **maculo|papulosus, ...osa, ...osum** [zu ↑Macula u. ↑Papula]: in Gestalt von Hautflecken und Papeln (z. B. von Exanthemen)

makulös, in fachspr. Fügungen: **maculosus, ...osa, ...osum** [zu ↑Macula]: fleckenreich; mit der Bildung zahlreicher [Haut]flecken einhergehend; z. B. in der Fügung ↑Morbus maculosus haemorrhagicus

Mal vgl. Nävus

Mala [aus lat. *mala,* Gen.: *malae* = Kinnbacke, Kinnlade] *w;* -, ...lae: = Bucca

Mal|ab|sorption [aus gleichbed. engl. *malabsorption* (eigtl. = schlechte Absorption)] *w;* -, -en: Störung der Resorption von Nahrungsstoffen im Darm, vor allem bei Vitaminmangelzuständen

Malacia vgl. Malazie

Malako|plakie [zu gr. *μαλακός* = weich, zart und gr. *πλάξ,* Gen.: *πλακός* = Fläche; Fleck] *w;* -, ...ien, in fachspr. Fügungen: **Malaco|placia**[1], *Pl.:* ...iae: Auftreten von gelblichen, pilzartigen Wucherungen an der Blasenschleimhaut

Malaria [aus gleichbed. it. *malaria,* eigtl. = schlechte Luft] *w;* -: Sumpffieber, Wechselfieber, fieberhafte Infektionskrankheit tropischer oder subtropischer Gegenden mit typischen periodischen Fieberanfällen (Erreger sind verschiedene Plasmodienarten). **Malaria larvata:** Verlaufsform der Malaria, bei der anstelle der typischen Fieberanfälle andere Symptome (schwere Kopfschmerzen, Neuritis, Neuralgie, Verdauungsstörungen, asthmatische Zustände) auftreten. **Malaria quartana:** seltenste Malariaform mit Anfällen, die nach einem dreitägigen, fieberfreien Intervall erfolgen (Erreger ist das ↑Plasmodium malariae). **Malaria tertiana:** häufigste Malariaform mit Fieberanfällen, die jeden dritten Tag wiederkehren (Erreger ist das ↑Plasmodium vivax). **Malaria tropica:** „Tropenfieber", Malariaform mit atypischem Fieberverlauf, schwerem Krankheitsbild und Neigung zu Komplikationen (u. a. Erblindung; Erreger ist das ↑Plasmodium immaculatum)

malaris, ...re [zu ↑Mala]: zur Wange gehörend (Anat.)

Mal|assimilation [frz.-engl. *mal* = Krankheit, Übel u. ↑Assimilation] *w;* -: ungenügende Verwertung der Nahrung

Malazie [zu gr. *μαλακός* = weich, zart] *w;* -, ...ien, in fachspr. Fügungen: **Malacia**[1], *Pl.:* ...iae: Erweichung, Auflösung der Struktur eines Organs oder Gewebes; meist in Zus. wie ↑Gastromalazie

Mal de Pinto [aus mexikan. *mal de pinto* = Fleckenkrankheit] *s;* - - -: = Pinta

Mal|de|scensus [frz.-engl. *mal* = Krankheit, Übel u. ↑Deszensus] *m;* -, -, in der Fügung: **Mal|de|scensus testis:** zusammenfassende Bez. für alle Störungen des normalen ↑Descensus testis (z. B. Retention, Ektopie)

Mal|di|gestion [frz.-engl. *mal* = Krankheit, Übel u. ↑Digestion] *w;* -: Sammelbez. für alle Störungen des Verdauungsmechanismus

ma|li|gne, in fachspr. Fügungen: **ma|li|gnus, ...na, ...num** [aus lat. *malignus* = bösartig, missgünstig]: bösartig, gefährlich (von Gewebsveränderungen, haupts. Tumoren, u. Krankheiten); z. B. in der Fügung ↑Adenoma malignum. **ma|li|gnes Ödem:** = Gangraena emphysematosa. **Mali|gnität** *w;* -: Bösartigkeit (z. B. einer Geschwulst)

Mali|gno|lipin [zu lat. *malignus* = bösartig u. gr. *λίπος* = Fett] *s;* -s, -e: im Blut von Krebskranken und im Geschwulstgewebe vorkommendes Phospholipid

Mali|gnom [zu ↑maligne] *s;* -s, -e: ungenaue Bez. für eine bösartige Geschwulst

mallea|ris, ...re [zu ↑[1]Malleus]: zum Hammer (des Innenohrs) gehörend (Anat.)

malleo|lar, in fachspr. Fügungen: **malleo|laris, ...re** [zu ↑Malleolus]: zum Knöchel gehörend; z. B. in der Fügung ↑Arteria malleolaris anterior lateralis (Anat.)

Malleo|lar|fraktur [zu ↑Malleolus u. ↑Fraktur] *w;* -, -en: Knöchelbruch

Malleo|lus [Verkleinerungsbildung zu lat. *malleus* = Hammer] *m;* -, ...li: Knöchel des Fußes (Anat.). **Malleo|lus lateralis:** äußerer Fußknöchel, das untere Ende des Wadenbeins. **Malleo|lus media|lis:** innerer Fußknöchel, das untere Ende des Schienbeins

[1]**Malle|us** [aus lat. *malleus,* Gen.: *mallei* = Hammer] *m;* -, ...lei [...*e-i*]: „Hammer", eines der drei Gehörknöchelchen im Mittelohr (Anat.)

[2]**Malle|us** [aus gleichbed. lat. *malleus*] *m;* -: „Rotz", schwere, auf den Menschen übertragbare ↑Zoonose, die mit Pusteln, Abszessen, Gelenkschwellungen und Fieber einhergeht. **Malle|us farciminosus** [zu lat. *farciminum* = Name einer Pferde- und

Rinderkrankheit]: Hautrotz, mit Knoten- und Abszessbildungen in der Haut einhergehender Malleus

Mal|nu|trition [frz.-engl. *mal* = Krankheit, Übel u. ↑Nutrition] *w;* -: falsche Ernährung (insbesondere des Säuglings), die zu charakteristischen Krankheitsbildern führt (z. B. Milchnährschaden)

Mal per|forant [- ...*forang;* frz.] *s;* - -, maux -s [*mo* ...*forang*]: kreisförmiges, scharf von der Umgebung abgesetztes Geschwür (z. B. an der Fußsohle bei ↑Tabes dorsalis; vgl. Malum perforans pedis)

Mal|pighi-Körperchen [nach dem ital. Anatomen Marcello Malpighi, 1627 od. 1628 bis 1694] *Pl.:* **1)** = Corpuscula renis. **2)** = Folliculi lymphatici lienales

Maltafieber vgl. Febris melitensis

Malum [aus gleichbed. lat. *malum,* Gen.: *mali*] *s;* -s, Mala: chron. Krankheit, Gebrechen, Übel. **Malum coxae juvenile:** = Osteochondropathia deformans coxae juvenilis. **Malum coxae senile:** = Arthrosis deformans. **Malum per|forans pedis** [↑Pes]: Bildung nekrotischer Geschwüre an der Fußsohle (bei Nervenerkrankungen, Tabes u. a.). **Malum Potti** [Percival Pott, engl. Chirurg, 1714–1788]: Spitzbuckel, spitzwinkliger Buckel (durch Abknickung der Wirbelsäule infolge Zerstörung eines Wirbels entstehend). **Malum sub|oc|cipitale rheu|maticum:** rheumatische Erkrankung der Halswirbelsäule. **Malum sub|oc|cipitale vertebrale:** Tuberkulose der beiden obersten Halswirbel und ihrer Gelenke

Mamilla [aus lat. *mamilla,* Gen.: *mamillae* = Brustwarze; Brust] *w;* -, ...llae, eindeutschend auch: **Mamille** *w;* -, -n: = Papilla mammae

mamillar, in fachspr. Fügungen: **mamillaris, ...re** [zu ↑Mamilla]: zur Brustwarze gehörend, die Brustwarze betreffend; brustwarzenähnlich; z. B. in der Fügung ↑Corpus mamillare

Mamillar|linie vgl. Linea mamillaris

mamillo|thalamicus, ...ca, ...cum [zu ↑mamillar (in der Fügung ↑Corpus mamillare) u. ↑Thalamus]: zum Corpus mamillare und zum ↑Thalamus gehörend; z. B. in der Fügung ↑Fasciculus mamillothalamicus

Mamma [aus gleichbed. lat. *mamma,* Gen.: *mammae*] *w;* -, ...mae: weibliche Brust, Brustdrüse, Milchdrüse (besteht aus dem Milchdrüsenkörper, Binde- und Fettgewebe). **Mammae ac|cessoriae** *Pl.:* überzählige Brustdrüsen, die gelegentlich im Bereich der Achsel- u. Leistengegend, in der sog. „Milchleiste" (bei Frauen u. Männern) vorkommen. **Mamma mas|culina:** rudimentäre Milchdrüse in der männl. Brust. **Mamma pendulans:** „Hängebrust", schlaffe, meist stark entwickelte weibliche Brust, die infolge Bindegewebsschwäche herabhängt

Mamma|hormon = luteotropes Hormon

mammalis, ...le [zu ↑Mamma]: zur Brustdrüse gehörend; die Brustdrüse betreffend

Mammo|gra|phie [↑Mamma u. ↑...graphie] *w;* -, ...ien: röntgendiagnostische [Methode zur] Untersuchung der [weiblichen] Brust (mit weichen Röntgenstrahlen, unter Zuhilfenahme von Kontrastmitteln). **mammo|gra|phie|ren:** eine Mammographie durchführen

mammo|trop [↑Mamma u. ↑...trop]: auf die Brustdrüse wirkend (z. B. von Medikamenten)

Manager|krankheit [*män^e dsch^e r*...]: Erkrankung des Herz-Kreislauf-Systems infolge dauernder körperlicher u. seelischer Überbeanspruchung und dadurch verursachter vegetativer Störungen (bes. bei Menschen in verantwortlicher Lebensstellung)

Mandel vgl. Tonsille

Mandelentfernung vgl. Tonsillektomie

Mandelentzündung vgl. Tonsillitis

Mandibula [aus lat. *mandibula,* Gen.: *mandibulae* = Kinnbacken] *w;* -, ...lae: Unterkiefer (gehört zu den Schädelknochen und besteht aus dem hufeisenförmigen Mittelstück und den beiden nach oben ragenden Ästen; Anat.). **mandibular** und **mandibulär,** in fachspr. Fügungen: **mandibularis, ...re:** zum Unterkiefer gehörend (Anat.)

Man|drin [*mangdräng;* aus gleichbed. frz. *mandrin*] *m;* -s, -s: **1)** Einlagestab oder -draht in Kanülen (zur Verhinderung von Verstopfungen). **2)** Führungsstab für weiche Katheter

Man|gan [aus mlat. *Manganesium,* einer verderbten Form von ↑Magnesium] *s;* -s: chem. Grundstoff, Metall; Zeichen: Mn

mania|cus, ...ca, ...cum [zu ↑Manie]: = manisch

Manie [von gr. μανία = Raserei, Wahnsinn] *w;* -, ...ien: **1)** Besessenheit; Sucht, krankhafte Leidenschaft (häufig in Zusammensetzungen, z. B.: Nymphomanie, Dipsomanie; Psychol.). **2)** Phase des manisch-depressiven Irreseins, abnorm heiterer und erregter Gemütszustand, durch Enthemmung, Triebsteigerung und Selbstüberschätzung gekennzeichnet

manifest, in fachspr. Fügungen: **manifestus, ...ta, ...tum** [aus lat. *manifestus* = offenbar, augenscheinlich]: deutlich erkennbar, zutage getreten (von Krankheitsvorgängen); Gegensatz: ↑inapparent. **Manifestation** *w;* -, -en: das Zutagetreten, Erkennbarwerden (z. B. von Krankheiten)

Manipulation [zu lat. *manipulus* = eine Hand voll] *w;* -, -en: bestimmter Handgriff, bestimmte Hantierung (z. B. zur Einrenkung von Gelenken u. a.)

Manipulativ|therapie [...*tif*...; zu frz. *manipuler* = handhaben (daraus unser FW *ma-*

nipulieren)] *w;* -, -n [...*iᵉn*]: Behandlung bes. von Wirbelsäulenerkrankungen mit bestimmten gelenküberdehnenden Handgriffen

manisch [zu ↑Manie]: zum Symptomenkomplex einer Manie gehörend; krankhaft heiter, erregt, besessen, tobsüchtig

manisch-de|pressives Irresein: periodisches Irresein, charakterisiert durch manische und depressive Phasen, die einander in mehr oder weniger raschem Wechsel ablösen

Manu|brium [aus lat. *manubrium,* Gen.: *manubrii* = Handhabe, Griff] *s;* -s, ...ria: „Handgriff", handgriffartig geformter Teil eines Knochens (Anat.). **Manu|brium mallei** [...*e-i;* ↑[1]Malleus]: Knochenvorsprung des Hammers, mit dem dieser dem Trommelfell aufsitzt. **Manu|brium sterni** [↑Sternum]: oberster Teil des Brustbeins

manu|ell [zu ↑Manus]: mit der Hand, Hand...

manu|elle Medizin, auch **Manu|almedizin** vgl. Chirotherapie

Manus [aus gleichbed. lat. *manus*] *w;* -, - [*má-nuß*]: Hand, Endabschnitt der oberen Extremitäten, bestehend aus ↑Carpus, ↑Metacarpus und aus den ↑Phalangen. **Manus valga:** = Madelung-Deformität. **Manus vara:** „Klumphand", angeborene Missbildung der Hand mit Abknickung nach der radialen Seite (infolge eines Defektes der Speiche, die verbogen, verkürzt und verdickt ist)

MAOH: Abk. für ↑Monoaminoxidasehemmer

Mapping [*mäping;* aus engl. *mapping* = Kartenzeichnen, Kartographie] *s;* -s, -s: Ekg-Technik mit Mikroelektroden, die an vielen Stellen des Epi- und Endokards aufgesetzt werden, sodass ein landkartenartiges Ekg entsteht

marantisch [zu gr. *μαραίνειν* = ausdörren, abzehren]: verfallend, schwindend (von körperlichen u. geistigen Kräften)

Marasmus [aus gr. *μαρασμός* = Schwachwerden, Abnehmen der Lebenskraft] *m;* -, ...men (in fachspr. Fügungen: ...mi): allgemeiner geistig-körperlicher Kräfteverfall (bes. im Greisenalter auftretend), „Altersschwäche". **marastisch**: = marantisch

Marburg-Virus-Krankheit: bösartige, hochfiebrige Viruserkrankung, die erstmals 1967 in Marburg (Lahn) bei Tierpflegern festgestellt wurde, die sich an Grünen Meerkatzen (eine Affenart) infiziert hatten

Marchiafava-An|ä|mie [*markjafawa...;* nach dem ital. Pathologen Ettore Marchiafava, 1847–1935]: erworbene, chronische, hämolytische Anämie, bei der hämolytische Erscheinungen und Hämoglobinurie in Abhängigkeit vom Säure-Basen-Gleichgewicht des Blutes (vor allem zur Nachtzeit) auftreten

Marfan-Syn|drom [*marfang...;* nach dem frz. Pädiater J. B. A. Marfan, 1858–1942]: erblich auftretende Veränderungen des Knochenbaus und der Muskulatur mit ↑Arachnodaktylie, abnormem Längenwachstum der Extremitäten, Zahnanomalien (auch Augenfehler und Defekte am Herzen)

Margaritom [zu gr. *μαργαρίτης* = Perle] *s;* -s, -e: = Cholesteatom

marginal, in fachspr. Fügungen: **marginalis, ...le** [zu ↑Margo]: **1)** zu einem ↑Margo gehörend, randständig (Anat.). **2)** einen Randbezirk betreffend; z. B. in der Fügung ↑Alopecia marginalis traumatica (Med.). **marginatus, ...ta, ...tum:** gerändert, mit einem Rand bzw. einer Randschicht versehen; z. B. in der Fügung ↑Placenta marginata

Margo [aus lat. *margo,* Gen.: *marginis* = Rand, Grenze] *m* od. *w;* -[s], ...gines: Rand, Begrenzung, Randleiste (z. B. eines Organs; Anat.). **Margo anterior: 1)** vorderer Rand der Bauchspeicheldrüse. **2)** vorderer, dünner, eingekerbter Rand der Lunge. **3)** Vorderrand der Speiche. **4)** vorderer, breiter Rand des Hodens. **5)** Vorderrand der Elle. **Margo cilia|ris:** äußerer Rand der Regenbogenhaut. **Margo dexter (cordis)** [↑Cor]: rechter Herzrand. **Margo falci|formis:** sichelförmiger Vorsprung der ↑Fascia lata am ↑Hiatus saphenus. **Margo frontalis: 1)** oberer, sehr breiter, dreiseitig gezackter Rand des großen Keilbeinflügels. **2)** vorderer gezackter Rand des Schädelbeins. **Margo gin|givalis:** Rand des Zahnfleisches. **Margo inferior: 1)** vorderer unterer Rand der Leber mit der ↑Incisura ligamenti teretis. **2)** hinterer, stumpfer Rand der Milz. **3)** hinterer Rand der Bauchspeicheldrüse. **4)** hinterer Rand der Lunge. **Margo in|fraorbitalis:** der von Oberkiefer und Jochbein gebildete Rand der Augenhöhle. **Margo lacrimalis:** hinterer Rand des ↑Processus frontalis des Oberkiefers, der an das Tränenbein grenzt. **Margo lamb|do|ide|us:** unregelmäßig geschweifter und gezackter Rand des oberen und hinteren Teils der Hinterhauptschuppe. **Margo lateralis: 1)** vorderer seitlicher Rand des Oberarmknochens. **2)** seitlicher Rand der Niere. **3)** seitlicher Rand des Schulterblatts. **4)** seitlicher Rand der Finger- und Zehennägel. **Margo lateralis (fibularis):** Fußrand auf der Seite des Wadenbeins. **Margo lateralis (radia|lis):** seitlicher, durch die Speiche gebildeter Rand des Unterarms. **Margines laterales** *Pl.:* seitliche Ränder der Zehen. **Margo liber: 1)** breiter, nicht befestigter Rand des Eierstocks, dem ↑Margo mesovaricus gegenüberliegend. **2)** freier, vorderer Rand der Finger- und Zehennägel. **Margo linguae:** seitlicher Rand der Zunge. **Margo masto|ide|us:** hinterer, gezackter Rand des Hinterhauptbeins. **Margo media|lis: 1)** medialer Rand der Nebenniere. **2)** der Elle zugekehrte Seite des Oberarmknochens. **3)**

medialer Rand der Niere mit dem ↑Hilus renalis. **4)** der Körpermitte zugekehrter Rand des Schulterblattes. **5)** die abgerundete mediale Kante des Schienbeins. **Margines media|les** *Pl.:* die der Körpermitte zugekehrten Ränder der Zehen. **Margo media|lis (tibia|lis):** zur Körpermitte hin, auf der Seite des Schienbeins liegender Fußrand. **Margo media|lis (ulnaris):** mittlerer Rand der Elle. **Margo mes|ovaricus:** Rand des Eierstocks, mit dem dieser am Aufhängeband befestigt ist. **Margo nasalis:** dem Nasenbein zugekehrter Rand des Stirnbeins. **Margo oc|cipitalis: 1)** an das Hinterhauptbein stoßender Rand des Scheitelbeins. **2)** an das Hinterhauptbein stoßender Rand des Schläfenbeins. **Margo oc|cultus:** durch die Nagelhaut verdeckter hinterer Rand der Finger- und Zehennägel. **Margo orbitalis:** Rand der Augenhöhle. **Margo parie|talis** [-*...ri-e...*]: **1)** an das Scheitelbein stoßender Rand des Stirnbeins. **2)** an das Scheitelbein stoßender Rand des Schläfenbeins. **Margo posterior: 1)** dorsaler Rand der Speiche. **2)** hinterer Rand des Hodens. **3)** hinterer, abgerundeter Rand der Elle. **Margo pupillaris:** innerer Rand der Regenbogenhaut, der die Pupille umgibt. **Margo sagittalis:** oberer, an der Pfeilnaht liegender Rand des Scheitelbeins. **Margo spheno|idalis:** an das Keilbein stoßender Rand des Stirnbeins. **Margo squa|mosus: 1)** an die Schläfenbeinschuppe stoßender Rand des großen Keilbeinflügels. **2)** an die Schläfenbeinschuppe stoßender Rand des Scheitelbeins. **Margo superior: 1)** oberer Rand der Nebenniere. **2)** vorderer, eingekerbter Rand der Milz. **3)** oberer Rand der Bauchspeicheldrüse. **4)** oberer Rand des Schulterblatts. **5)** obere Kante des Felsenbeins. **Margo supraorbitalis:** den oberen Teil der Augenhöhle abschließender Rand des Stirnbeins. **Margo zygomaticus:** an das Jochbein stoßender Rand des großen Keilbeinflügels

Margulies-Spirale [*ma'gjulis...;* nach dem zeitgen. amer. Gynäkologen L. C. Margulies]: spiralförmiges Intrauterinpessar aus gewebsfreundlichem Plastikmaterial

Marie-Bamberger-Krankheit [nach dem frz. Arzt Pierre Marie (1853–1940) u. dem östr. Arzt Eugen Bamberger (1858–1921)]: = Osteopathia hypertrophicans toxica

Marihua|na [aus span. *marihuana,* dies wohl zusammengesetzt aus den span. weiblichen Vornamen María u. Juana] *s;* -s: getrocknetes Kraut der weiblichen Hanfpflanze, das einen psychotropen Wirkstoff enthält und als Rauschgift geraucht wird

Maris|ke [aus frz. *marisque* = große Feige; Feigwarze] *w;* -, -n (meist *Pl.*): um den After herum gelegene zottige Hautlappen, die nach Resorption eines perianalen Hämatoms entstehen

Maritus [aus gleichbed. lat. *maritus*] *m;* -, ...iti: Gatte, Ehemann

Marker [engl. = Kenn-, Merkzeichen] *m;* -s, -: Substanz, deren Nachweis im Körper spezifisch für eine Erkrankung ist (vgl. Tumormarker)

Markhirn vgl. Myelencephalon

Markschwammniere: angeborene Dysplasie der Niere mit Zysten in den Nierenpyramiden und Erweiterungen der Sammelröhrchen (die sich wie ein Schwamm füllen und entleeren)

Marmorknochenkrankheit: = Osteopetrose

Marsch|fraktur: Querbruch des zweiten oder dritten Mittelfußknochens infolge übermäßiger Beanspruchung (z. B. bei Gewaltmärschen)

Marsch|hämo|globin|urie: vor allem bei Jugendlichen unter starker körperlicher Belastung intermittierend auftretende Rotfärbung des Harns (durch Muskelhämoglobin)

Marsupia|lisation [zu lat. *marsupium* = Geldsäckchen, Beutel] *w;* -, -en: Einnähung von Retentions- und Pseudozysten (z. B. an den Eierstöcken oder an der Bauchspeicheldrüse) in die Bauchwand (veraltete Behandlungsmethode bei Zysten, die sich operativ nicht exzidieren lassen)

Masern vgl. Morbilli

Mas|kie|rung [zu frz. *masque* = Maske] *w;* -, -en: Verschleierung typischer Krankheitssymptome (durch Verabreichung bestimmter Arzneimittel)

mas|kulin [auch: *ma...;* aus gleichbed. lat. *masculinus*], in fachspr. Fügungen: **masculinus, ...na, ...num:** männlich, das männliche Geschlecht betreffend bzw. zu ihm gehörend.

Mas|kulinisie|rung *w;* -, -en: = Virilismus (1). **Mas|kulinismus** *m;* -, ...men: = Androgynie

Mas|kulin|ovo|blas|tom [↑maskulin, ↑Ovum u. ↑Blastom] *s;* -s, -e: Hormon erzeugende Eierstockgeschwulst, die ↑Maskulinismus verursacht

Maso|chismus [*...chiß...,* auch: *...chiß...;* nach dem östr. Schriftsteller Leopold von Sacher-Masoch, 1836–1895] *m;* -: geschlechtliche Erregung beim Erdulden von Misshandlungen im Gegensatz zum ↑Sadismus. **Maso|chist** *m;* -en, -en: jmd., der bei Misshandlung (durch einen Geschlechtspartner) sexuelle Erregung empfindet. **maso|chistisch:** den Masochismus oder den Masochisten betreffend

Massa [aus lat. *massa,* Gen.: *massae* = geknetete Masse, Klumpen] *w;* -, Massae: **1)** vgl. Masse. **2)** in der Fügung: **Massa lateralis:** seitliche Verdickung des ersten Halswirbels (trägt die Gelenkfläche für den Condylus des Hinterhauptes)

Massage [*...asche;* aus gleichbed. frz. *mas-*

sage] *w;* -, -n: kräftigende Behandlung des Körpers oder eines Körperteils durch bestimmte Handgriffe wie Kneten, Streichen, Klopfen u. Ä. oder durch mechanische, von entsprechenden Apparaten erzeugte Reize (hauptsächlich Vibrationen)

Masse [aus lat. *massa* = geknetete Masse, Klumpen] *w;* -, -n, relatinisiert: **Massa,** *Pl.:* Massae: Füllstoff, Trägersubstanz (in festen Arzneimitteln)

masseter [aus gr. *μασ[σ]ητήϱ* = der Kauende], Gen.: ...teris, *Pl.:* ...teres: erläuternder Bestandteil in fachspr. Fügungen mit der Bedeutung „Kauender" (z. B. in der Fügung ↑Musculus masseter). **Masseter** *m;* -s, -: übliche Kurzbezeichnung für ↑Musculus masseter. **massetericus, ...ca, ...cum:** zum Musculus masseter gehörend; z. B. in der Fügung ↑Arteria masseterica. **Masseterre|flex:** reflektorische Zusammenziehung des ↑Musculus masseter beim Beklopfen des Unterkiefers

Masseur [*...ßör;* zu frz. *masser* = kneten; massieren] *m;* -s, -e: ausgebildete männliche Fachkraft, die berufsmäßig die Massage ausübt. **Masseu|rin** [*...ßörin*] *w;* -, -nen, dafür meist: **Masseu|se** [*...ßös^e*] *w;* -, -n: ausgebildete weibliche Fachkraft, die berufsmäßig die Massage ausübt. **massieren:** mittels Massage behandeln, durchkneten

mast..., Mast... vgl. masto..., Masto...

Mast|algie [↑masto... u. ↑...algie] *w;* -, ...ien: = Mastodynie

Mastdarm vgl. Rektum

Mast|ek|tomie [↑masto... u. ↑Ektomie] *w;* -, ...ien: = Ablatio mammae

mastikatorisch, in fachspr. Fügungen: **masticatorius, ...ria, ...rium** [zu lat. *masticare, masticatum* = kauen]: den Kauakt betreffend; z. B. in der Fügung ↑Facies masticatoria

Mastitis [zu gr. *μαστός* = Brust, Mutterbrust] *w;* -, ...itiden (in fachspr. Fügungen: ...itides): Brustdrüsenentzündung. **Mastitis puer|peralis:** Brustdrüsenentzündung während der Stillzeit, hervorgerufen durch in Schrunden der Brustwarze eindringende Erreger

masto..., Masto..., vor Selbstlauten meist: **mast..., Mast...** [aus gr. *μαστός* = Brust, Mutterbrust]: Bestimmungswort von Zusammensetzungen mit der Bedeutung „Brust, Mutterbrust"; z. B.: Mastodynie

Mast|odynie [↑masto... u. ↑...odynie] *w;* -, ...ien: Schwellung und Schmerzhaftigkeit der weiblichen Brüste vor der Monatsblutung

Masto|id *s;* -[e]s, -e: übliche Kurzbez. für ↑Processus mastoideus. **masto|ide|us, ...dea, ...de|um** [↑masto... u. ↑...id]: brustwarzenförmig, warzenähnlich (z. B. in der Fügung ↑Processus mastoideus); zum Warzenfortsatz des Schläfenbeins gehörend (z. B. in der Fügung ↑Angulus mastoideus)

Masto|iditis [zu ↑Mastoid] *w;* -, ...itiden (in fachspr. Fügungen: ...itides): Entzündung der Schleimhäute des Warzenfortsatzes des Schläfenbeins

Masto|menie [zu ↑masto... u. gr. *μήν* = Monat] *w;* -, ...ien: unregelmäßiger tropfenweiser Abgang von Blut bzw. blutigem Sekret aus den weiblichen Brustwarzen (u. a. bei Brustgeschwülsten, auch beim Stillen vorkommend)

Masto|pa|thie [↑masto... u. ↑...pathie] *w;* -, ...ien, in fachsprachlichen Fügungen: **Masto|pa|thia**[1], *Pl.:* ...iae: allg. Bezeichnung für Erkrankungen der Brustdrüse. **Masto|pa|thia fi|brosa cystica:** hormonal bedingte Erkrankung der Brust mit Ausbildung von Zysten und Bindegewebswucherungen

Masto|pexie [zu ↑masto... u. gr. *πῆξις* = das Befestigen] *w;* -, ...ien: operative Hebung und Straffung einer Hängebrust

Masto|ptose [↑masto... u. gr. *πτῶσις* = das Fallen, der Fall] *w;* -, -n: „Brustsenkung", Auftreten einer ↑Mamma pendulans

Masto|tomie [zu ↑Mastoid u. ↑...tomie] *w;* -, ...ien: = Antrotomie

Masto|zyt [dt. *Mast* u. ↑...zyt] *m;* -en, -en (meist *Pl.*) und **Mastzelle: 1)** oft in Gruppen zusammengelagert vorkommende Zellen im Bindegewebe mit dicht gelagerten Granula. **2)** = Granulozyten. **Masto|zytose** *w;* -, -n: Mastzellenkrankheit; Krankheitsbild mit Manifestationen an der Haut und am Knochensystem

Masturbation [zu lat. *masturbari, masturbatum* = Onanie treiben] *w;* -, -en: = Onanie. **masturbatorisch:** die Onanie betreffend. **masturbie|ren:** Onanie treiben

matern, in fachspr. Fügungen: **maternus, ...na, ...num** [aus gleichbed. lat. *maternus*]: mütterlich; zur Mutter gehörend. **Maternal Di|stress** [*m^etö'n^el dißträß;* engl. = mütterliche Not] *s;* - -: zusammenfassende Bez. für die Gefährdungen, die der Mutter während einer Geburt drohen; vgl. Fetal Distress. **Maternität** *w;* -: Mutterschaft

Matratzennaht: fortlaufende chirurgische Naht, bei der der Faden unter den Wundrändern verläuft

Ma|trimonium [aus gleichbed. lat. *matrimonium*] *s;* -s: Ehe

Ma|trix [aus lat. *matrix,* Gen.: *matricis* = Mutter, Erzeugerin; Stamm] *w;* -, Ma|trices: Keimschicht, Bildungsschicht (eines Organs; Biol.). **Matrix un|guis:** „Nagelbett", Weichteilschicht unter dem Nagel

Maturitas prae|cox [lat. *maturitas* = Reife] *w;* - -: = Pubertas praecox

Maturität [aus lat. *maturitas* = Reife] *w;* -: Reifezustand des Neugeborenen, der durch das Vorhandensein der ↑Reifezeichen charakterisiert ist; vgl. Dysmaturität

matutinus, ...na, ...num [aus gleichbed. lat. *matutinus*]: morgendlich, am Morgen [auftretend]; z. B. in der Fügung ↑Vomitus matutinus

Maul- und Klauenseuche: fieberhafte Viruserkrankung verschiedener Tiere, bes. der Paarhufer, mit Ausschlägen an Maul, Euter und in den Klauenspalten (auf den Menschen übertragbar und zu Entzündung der Mundschleimhaut, Ausschlägen, Gliederschmerzen und Fieber führend); Abk.: MKS

Mau|rer-Fleckung [nach dem dt. Tropenarzt Georg Maurer, geb. 1908]: durch Färbung sichtbar werdende Flecken in den roten Blutkörperchen bei Malaria tropica

Maxilla [aus lat. *maxilla,* Gen.: *maxillae* = Kinnbacken, Kinnlade] *w;* -, ...llae: Oberkieferbein, aus einem Mittelstück und vier Fortsätzen (dem Stirnfortsatz, dem Jochfortsatz, dem Zahnfortsatz und dem Gaumenfortsatz) bestehender Teil des knöchernen Schädels. **maxillar,** in fachspr. Fügungen: **maxillaris, ...re:** zum Oberkiefer gehörend; den Oberkiefer betreffend; z. B. ↑Arteria maxillaris

maximale Arbeitsplatzkon|zen|tration: diejenige Menge an Gasen und Dämpfen, denen ein Mensch im geschlossenen Raum täglich während einer achtstündigen Arbeitszeit ausgesetzt werden darf, ohne dass mit Gesundheitsschäden zu rechnen ist (beträgt z. B. für Fluor 0,2 mg/m³); Abk.: MAK

maximale Einzeldosis: diejenige Menge eines Arzneimittels, die auf einmal höchstens verabreicht werden darf, ohne dass eine toxische Wirkung zu verzeichnen wäre; Abk.: MED

maximale Im|missionskon|zen|tration: diejenige Menge an luftverunreinigenden Stoffen, denen ein Mensch im Freien täglich während einer achtstündigen Arbeitszeit ausgesetzt werden darf, ohne dass mit Gesundheitsschäden zu rechnen ist; Abk.: MIK

maximale Tagesdosis: diejenige Menge eines Arzneimittels, die innerhalb von 24 Stunden maximal verabreicht werden darf, ohne toxisch zu wirken; Abk.: MTD

maximus, ...ma, ...mum [lat., Superlativ zu ↑magnus]: größte[r]

May-Grünwald-Färbung [nach den dt. Ärzten Richard May (1863–1936) u. Ludwig Grünwald (19./20. Jh.)]: Färbemethode zur besseren Sichtbarmachung der Blutkörperchen, vor allem der Kerne der weißen Blutkörperchen, mittels einer alkoholischen Methylenblau-Eosin-Lösung

Mayo-Di|ät [*majo...*] *w;* -: ursprünglich von der amer. Mayo-Klinik in Rochester entwickelte fettarme, aber eiweißreiche Reduktionsdiät

Mayo-Tubus [*me'oᵘ...;* nach den amer. Chirurgen W. J. (1861–1939) u. Ch. H. Mayo (1865–1939)]: röhrenförmiges Instrument zum Offenhalten der oberen Luftwege u. zum Einbringen des Narkotikums bei der Vollnarkose

May-Venensporn [nach dem östr. Arzt R. May, 1914–1985]: in der Vena iliaca gelegener Sporn, der den Blutrückfluss beeinträchtigt

Mazeration [zu lat. *macerare, maceratum* = mürbe machen, einweichen] *w;* -, -en: **1)** Gewinnung von Drogenextrakt auf kaltem Wege (indem man die Pflanzenteile bei normaler Temperatur in Wasser oder Alkohol ziehen lässt). **2)** Entfernung der organischen Bestandteile eines Knochenpräparats mittels zersetzender und Fäulnis bewirkender Lösungen o. Ä.

mazerie|ren: 1) eine Mazeration (1) vornehmen. **2)** abgestorbene Gewebeteile durch Fäulnis zum Zerfall bringen (z. B. vom Fruchtwasser bei der ↑Autolyse des Fetus)

Mazies, in fachspr. Fügungen: **Macies** [*...i-eß;* aus lat. *macies* = Magerkeit, Dürre] *w;* -: seltene Bez. für: Magerkeit

MBD: Abk. für ↑Minimal Brain Damage

MBK: Abk. für ↑minimale bakterizide Konzentration

McBurney-Punkt [*mäkbö'ni...;* nach dem amer. Chirurgen Charles McBurney, 1845 bis 1913]: zwischen dem Nabel und dem rechten vorderen oberen Darmbeinstachel liegender Punkt, der bei Wurmfortsatzentzündung schmerzempfindlich auf mechanischen Druck ist

MCD: Abk. für ↑Minimal cerebral Dysfunction

MCS: Abk. für ↑Multiple chemical Sensitivity

Md: chem. Zeichen für ↑Mendelevium

MDF: Abk. für ↑Myocardial depressant Factor

M. E.: Abk. für ↑Montevideo-Einheit

Mea|to|tomie [↑Meatus u. ↑...tomie] *w;* -, ...ien: operative Erweiterung eines Körperkanals oder Körpergangs (z. B. der Urethramündung)

Mea|tus [aus lat. *meatus* = Gang, Weg] *m;* -, - [*...átuß*]: Verbindungsgang, Ausführungsgang, Körperkanal (Anat.). **Mea|tus acusticus ex|ternus:** „äußerer Gehörgang", kurzer, knöcherner Gang des Schläfenbeins, der vom Trommelfell zur Ohrmuschel führt. **Mea|tus acusticus ex|ternus cartilagine|us:** knorpeliger Teil des äußeren Gehörgangs (unmittelbar hinter der Ohrmuschel liegend). **Mea|tus acusticus in|ternus:** „innerer Gehörgang", von der Spitze der Schläfenbeinpyramide zum Innenohr verlaufender Kanal, der den Hörnerv aufnimmt. **Mea|tus nasi inferior** bzw. **medius** bzw. **superior:** unterer bzw. mittlerer bzw. oberer Nasengang, zwischen den Konchen der Nasenhöhle liegende Verbindungsgänge zwischen Nasenvorhof und Rachenraum. **Meaʹtus nasopharynʹgeus:** „Nasen-Rachen-Gang", hinterster Teil der Nasenhöhle

mechanicus, ...ca, ...cum [latinisiert aus dem FW *mechanisch*]: auf mechanischer Einwirkung beruhend; z. B. in der Fügung ↑Alopecia mechanica

Mechano|kardio|gra|phie [zum FW *mechanisch* u. zu ↑Kardiographie] *w;* -, ...ien: zusammenfassende Bez. für alle apparativen Methoden zur Untersuchung der Herzfunktion (z. B. Ekg, Herzschall)

Meckel-Divertikel [nach dem dt. Anatomen J. Fr. Meckel (d. J.), 1781–1833]: selten vorkommende Ausstülpung im unteren Abschnitt des Krummdarms, Rudiment des ↑Ductus omphaloentericus

MED: Abk. für ↑maximale Einzeldosis

Media *w;* -, ...diä u. ...dien: übliche Kurzbezeichnung für ↑Tunica media

medial, in fachspr. Fügungen: **media|lis, ...le** [aus lat. *medialis* = mitten]: mittlerer, in der Mitte liegend (im Gegensatz zu ↑lateral; vgl. medius); z. B. in der Fügung ↑Gyrus occipitotemporalis medialis

median, in fachspr. Fügungen: **media|nus, ...na, ...num** [aus lat. *medianus* = in der Mitte befindlich, mittlerer]: auf die Mittellinie (des Körpers, eines Organs) bezogen, durch die Mittellinie gehend; z. B. in der Fügung ↑Apertura mediana ventriculi quarti. **Median|schnitt:** Schnitt entlang der Mittellinie, der den anatomischen Bau, z. B. eines Organs, aufzeigt. **Media|nus** *m;* -, ...ni: übl. Kurzbez. für ↑Nervus medianus

media|stinal, in fachspr. Fügungen: **mediastinalis, ...le** [zu ↑Mediastinum]: zum Mediastinum gehörend; z. B. in der Fügung ↑Pleura mediastinalis (Anat.). **Mediastinitis** *w;* -, ...itiden (in fachspr. Fügungen: ...itides): Entzündung des Mittelfells

Media|stino|skop [↑Mediastinum und ↑...skop] *s;* -s, -e: Endoskop zur direkten Untersuchung des Mediastinums. **Mediastino|skopie** [↑...skopie] *w;* -, ...ien: Untersuchung des Mediastinums mithilfe des Mediastinoskops

Media|stino|tomie [↑Mediastinum und ↑...tomie] *w;* -, ...ien: operative Öffnung des Mittelfells (z. B. bei Herzoperationen)

Media|stinum [nlat. Bildung zu lat. *medius* = mittlerer] *s;* -s, ...na: **1)** „Mittelfell", Mittelteil des Thoraxinnenraumes, der zwischen den beiden Pleurasäcken liegt und das Herz, die großen Gefäße, die Luftröhre und die Speiseröhre enthält. **2)** in der Mittellinie eines Organs liegende Scheidewand. **Mediastinum anterius:** der zwischen Herzbeutel und Brustbein gelegene Raum. **Mediastinum inferius:** gemeinsame Bez. für Mediastinum anterius, medium und posterius. **Media|stinum medium:** der das Herz, den Herzbeutel, die Zwerchfellnerven und die Blutgefäße dieser Region umfassende Raum. **Media|stinum posterius:** hinterer, zur Wirbelsäule hin gelegener Teil des ↑Mediastinums (1). **Media|stinum superius:** der oberhalb des Herzens gelegene Raum, unten durch die Hauptschlagader, seitwärts durch die Lunge, oben durch die Zwerchfellkuppel begrenzt. **Media|stinum testis:** derbe Bindegewebsmasse im Hoden

Media|tor [zu lat. *mediatus* = dazwischentretend] *m;* -s, ...toren: Überträgerstoff, gewebseigener Wirkstoff, der einen Gewebsreiz in das funktionell oder morphologisch fassbare Symptom überträgt

medicamentosus vgl. medikamentös

medicinalis vgl. medizinal

Medikament [aus gleichbed. lat. *medicamentum*] *s;* -[e]s, -e: Arznei-, Heilmittel. **medikamentös,** in fachspr. Fügungen: **medicamentosus, ...osa, ...osum: 1)** unter Verwendung von Medikamenten erfolgend (z. B. von Behandlungen, therapeutischen Maßnahmen). **2)** durch Medikamente bewirkt, hervorgerufen; z. B. in der Fügung ↑Acne medicamentosa

Medikation [zu lat. *medicare, medicatum* = heilen] *w;* -, -en: Verordnung von Arzneimitteln; Art und Charakter der in einem bestimmten Krankheitsfall verordneten Arzneimittel

Medina|wurm vgl. Dracunculus medinensis

medio|carpe|us, ...ea, ...e|um [zu ↑medius u. ↑Carpus]: im Innern der Handwurzel befindlich, zwischen den beiden Reihen der Handwurzelknochen liegend; z. B. in der Fügung ↑Articulatio mediocarpea

Medio|klavikular|linie [zu ↑medius und ↑Clavicula]: gedachte vertikale Linie durch die Mitte des Schlüsselbeins

Meditation [zu lat. *meditari* = über etwas nachdenken, nachsinnen] *w;* -, -en: aus religiösen Riten in die Medizin übernommene Technik der Selbstversenkung, z. B. im autogenen Training

medi|terran, in fachspr. Fügungen: **mediterrane|us, ...ea, ...e|um** [aus lat. *mediterraneus* = mittelländisch, binnenländisch]: zu den Mittelmeerländern gehörend, im Mittelmeergebiet vorkommend

Medium [aus lat. *medium* = die Mitte; das Vermittelnde] *s;* -s, ...ien [...i^en]: **1)** [homogene] Substanz als Träger physikalischer Vorgänge (z. B. Luft als Träger von Schallwellen), als in bestimmter Weise (z. B. als flüssig, gasförmig, sauer, alkalisch) charakterisiertes Milieu, in dem sich chemische oder physiologische Prozesse abspielen o. Ä. **2)** Patient oder Versuchsperson bei Hypnoseversuchen

medius, ...ia, ...ium [aus lat. *medius* = mittlerer]: mittlerer, in der Mitte liegend (Bez.

für die Lage des mittleren von zusammengehörenden Organen, deren Lageverhältnis mit anterior – posterior oder mit inferior – superior angegeben wird; vgl. medial)

Medizin [aus lat. *medicina* = Arzneikunst, Heilkunst]: **1)** *w;* -: Heilkunde, Lehre vom gesunden und kranken Organismus (speziell des Menschen), Wissenschaft von den Ursachen, der Heilung und Vorbeugung von Krankheiten. **2)** *w;* -, -en: = Medikament. **medizinal,** in fachspr. Fügungen: **medicinalis, ...le:** zur Medizin gehörend, die Medizin betreffend; medizinisch verwendet; z. B. in der Fügung ↑Hirudo medicinalis. **Mediziner** *m;* -s, -: Arzt; Lehrer (bzw. Studierender) der Medizin. **medizinisch:** die Medizin betreffend, zu ihr gehörend

medizinisch-technischer Assis|tent: Heilhilfsberuf zur Unterstützung des Arztes bei diagnostischen und therapeutischen Maßnahmen; Abk.: MTA

medizinisch-technischer Laboratoriums|assis|tent: medizinisch-technischer Assistenzberuf, unterstützt den Arzt bei Laboruntersuchungen (Blut, Harn, Gewebe); Abk.: MTLA

medizinisch-technischer Radiologieassis|tent: medizinisch-technischer Assistenzberuf, unterstützt den Arzt v. a. bei Röntgendiagnostik und -therapie (unter ärztlicher Anweisung); Abk.: MTRA

Medulla [aus lat. *medulla,* Gen.: *medullae* = [Knochen]mark] *w;* -, ...llae: „Mark" (z. B. Knochenmark; Anat.). **Medulla ob|longata:** „verlängertes Rückenmark" (Abschnitt des Zentralnervensystems zwischen ↑Medulla spinalis und Gehirn). **Medulla ossium flava** [↑[1]Os]: „gelbes Knochenmark", Fettmark (findet sich vor allem im Hohlraum der Diaphyse langer Röhrenknochen). **Medulla ossium rubra:** „rotes Knochenmark" (besteht aus gefäßreichem lymphoretikulärem Gewebe und findet sich in den Hohlräumen spongiöser Knochen). **Medulla spinalis:** „Rückenmark", kleinfingerdicker Strang, der im Wirbelkanal vom Atlas bis zum zweiten Lendenwirbel reicht und wichtige motorische und sensible Nervenbahnen enthält. **Medulla thymi:** Mark des Thymus. **medullär** u. **medullar,** in fachspr. Fügungen: **medullaris, ...re:** zur ↑Medulla (insbes. zur ↑Medulla oblongata) gehörend, diese betreffend

Medullo|blastom [↑Medulla u. ↑Blastom] *s;* -s, -e, in fachspr. Fügungen: **Medulloblastoma,** *Pl.:* -ta: bösartiger Kleinhirntumor aus Glia- und Nervenzellengewebe, der früh in die Liquorräume metastasiert (in der Struktur dem embryonalen Medullargewebe ähnlich; Vorkommen vor allem bei Kindern)

Medusen|haupt vgl. Caput medusae

Mees-Streifen [nach dem niederl. Neurologen R. A. Mees, 19./20. Jh.] *Pl.:* weiße Querstreifen in den Fingernägeln bei chronischen Arsen- und Thalliumvergiftungen

MEG: Abk. für ↑Magnetenzephalographie

mega..., Mega..., vor Selbstlauten: **meg..., Meg...,** sonst auch: **megalo..., Megalo...,** vor Selbstlauten: **megal..., Megal...** [aus gr. *μέγας* (mit Stammerweiterung: *μεγαλο-*) = groß, hoch, weit]: Bestimmungswort von Zusammensetzungen mit der Bedeutung „groß, lang, weit"; z. B.: Megakolon, Megaloblast. **Mega...,** vor Selbstlauten: **Meg...:** Bestimmungswort von Zusammensetzungen aus dem Gebiet der Physik (Maßeinheiten) mit der Bedeutung „eine Million Mal so groß" (Zeichen: M); z. B.: Megahertz

Mega|cystis, auch eindeutschend: **Megazystis** [↑mega... u. ↑Cystis] *w;* -: stark erweiterte Harnblase

Mega|hertz [auch: *...hȩrtß;* ↑Mega... u. ↑Hertz] *s;* -: eine Million ↑Hertz (physikal. Maßeinheit; Zeichen: MHz)

Mega|karyo|zyt [↑mega..., ↑karyo... und ↑...zyt] *m;* -en, -en (meist *Pl.*): Knochenmarksriesenzellen

Mega|kolon [↑mega... u. ↑Kolon] *s;* -s, in fachspr. Fügungen: **Mega|colon** *s;* -: krankhaft erweiterter Grimmdarm[abschnitt] (mit verdickten Wänden; meist als Folge einer Durchgangsbehinderung in unteren Darmabschnitten). **Mega|colon congenitum:** durch das angeborene Fehlen von Ganglienzellen im ↑Colon sigmoideum und dadurch bedingte Stenose hervorgerufene Grimmdarmerweiterung

megal..., Megal... vgl. mega..., Mega...

Megal|en|ze|phalie [zu ↑mega... und ↑Encephalon] *w;* -, ...ien: abnorme Vergrößerung des Gehirns (infolge Wucherung des Gliagewebes, mit ↑Makrozephalie einhergehend)

megalo..., Megalo... vgl. mega..., Mega...

Megalo|blast [↑mega... u. ↑...blast] *m;* -en, -en (meist *Pl.*): abnorm große, kernhaltige Vorstufe der roten Blutkörperchen. **megalo|blastisch:** die Megaloblasten betreffend, von ihnen ausgehend. **Megaloblastose** *w;* -, -n: vermehrtes Auftreten von Megaloblasten im Knochenmark

Megalo|gra|phie [↑mega... u. ↑...graphie] *w;* -, ...ien: krankhafte Neigung, in besonders großen Buchstaben zu schreiben (charakteristisch bei Kleinhirnprozessen)

Megalo|manie [↑mega... u. ↑Manie] *w;* -, ...ien: „Größenwahn", übertriebene Einschätzung der eigenen Person (bei der manischen Form der Paralyse)

megalo|ze|phal [zu ↑mega... u. gr. *κεφαλή* = Kopf]: = makrozephal. **Megalo|zephale** *m* od. *w;* -n, -n: = Makrozephale. **Megalo|ze|phalie:** = Makrozephalie. **Megalo|zephalus** *m;* -, ...li: = Makrozephalus

Megalo|zyt [↑mega... u. ↑...zyt] *m;* -en, -en, auch: **Megalo|zyte** *w;* -, -n (meist *Pl.*): abnorm großes rotes Blutkörperchen

Mega|ureter [↑mega... u. ↑Ureter] *m;* -s, -: stark erweiterter Harnleiter

Mega|vit|amin|therapie [↑mega..., ↑Vitamin u. ↑Therapie] *w;* -, -n [...*ien*]: Zufuhr von hohen Vitamindosen zur Vorbeugung und Heilung von Krankheiten (Methode der Außenseitermedizin)

Mega|volt|therapie [↑mega..., ↑Volt und ↑Therapie] *w;* -, ...ien [...*ien*]: = Supervolttherapie

Megazystis vgl. Megacystis

Mehrlinge: zusammenfassende Bez. für Zwillinge, Drillinge, Vierlinge usw.

Meibom-Drüsen [nach dem dt. Arzt u. Anatomen Heinrich Meibom, 1638–1700]: = Glandulae tarsales

Meinicke-Re|aktion [nach dem dt. Bakteriologen Ernst Meinicke, 1878–1945]: Antikörperreaktion des Blutserums mit einem Extrakt aus dem Pferdeherzen, deren positiver Ausfall (in Form von Ausflockungen) auf Syphilis hindeutet

Meio|se [aus gr. *μείωσις* = das Verringern, Verkleinern] *w;* -, -n, in fachspr. Fügungen: **Meio|sis,** *Pl.:* ...oses: = Reduktionsteilung

Meißner-Plexus [nach dem dt. Physiologen Georg Meißner, 1829–1905]: = Plexus submucosus. **Meißner-Tastkörperchen** *Pl.:* = Corpuscula tactus

Mekonium [von gleichbed. gr. *μηκώνιον*, eigtl. = Mohnsaft] *s;* -s: „Kindspech", erste Darmentleerungen des Neugeborenen, die dunkel, fast pechschwarz aussehen und aus Darmschleim, Darmepithelien und Darmsekreten bestehen

melan..., Melan... vgl. melano..., Melano...

Meläna, in fachspr. Fügungen: **Melae|na** [zu gr. *μέλας* (weibliche Form: *μέλαινα*) = schwarz] *w;* -: Blutstuhl, Ausscheidung von Blut aus dem Darm bzw. Ausscheidung von infolge Blutbeimischung schwarz gefärbtem Stuhl. **Melae|na neo|natorum vera:** auf Vitamin-K-Mangel beruhende echte Blutung aus dem Magen-Darm-Trakt des Neugeborenen während der ersten Tage nach der Geburt. **Melae|na neo|natorum spuria:** unechte Darmblutung des Neugeborenen, Ausscheidung des beim Saugen verschluckten (aus Brustwarzenschrunden stammenden) mütterlichen Blutes mit dem Kot

Melan|ämie [↑melano... u. ↑...ämie] *w;* -, ...ien: Auftreten von dunklen Pigmentkörperchen im peripheren Blut (z. B. bei der ↑perniziösen Anämie)

Melan|cholie [von gr. *μελαγχολία* = Schwarzgalligkeit; Melancholie] *w;* -, ...ien: Schwermut, Trübsinn, Niedergeschlagenheit ohne objektive Ursache, verbunden mit Antriebsarmut, Willens- und Denkhemmung, oft mit Wahnideen (Psychol., Med.).

Melan|choliker *m;* -s, -: melancholischer Mensch. **melan|cholisch:** auf Melancholie beruhend; trübsinnig, schwermütig

Melan|[h]idrose [zu ↑melano... u. gr. *ἱδρώς* = Schweiß] *w;* -, -n, in fachspr. Fügungen: **Melan|[h]idrosis,** *Pl.:* ...oses: Absonderung eines dunkel gefärbten Schweißes

Melanin [zu gr. *μέλας* (weibliche Form: *μέλαινα*) = schwarz] *s;* -s, -e: dunkler Farbstoff, der in der Haut bei intensiver Bestrahlung gebildet wird, offenbar einen Strahlenschutz darstellt u. von Enzymen katalysiert wird. **Melanismus** *m;* -, ...men: = Melanose

melano..., Melano..., vor Selbstlauten: **melan..., Melan...** [aus gr. *μέλας* (weibl. Form: *μέλαινα*) = schwarz]: Bestimmungswort von Zusammensetzungen mit der Bedeutung „dunkel, schwarz, pigmenthaltig"; z. B.: Melanoblast, Melanidrose

melano|derm [zu ↑melano... u. ↑Derma]: „dunkelhäutig", dunkle Flecken bildend (von Hautveränderungen). **Melanodermie** *w;* -, ...ien, in fachspr. Fügungen: **Melano|dermia**[1], *Pl.:* ...iae: Dunkelfärbung der Haut, Bildung dunkler Flecken in der Haut infolge Einlagerung von Pigmenten bei bestimmten Hautkrankheiten; vgl. Melanose

Melano|gen [↑melano... u. ↑...gen] *s;* -s, -e: Körperfarbstoff, Vorstufe des Melanins (tritt im Urin bei gewissen Krankheiten, z. B. beim Melanozytoblastom, auf)

Melano|glossie [zu ↑melano... u. ↑Glossa] *w;* -, ...ien: Auftreten einer ↑Lingua nigra

Melanom [zu gr. *μέλας* (weibliche Form: *μέλαινα*) = schwarz] *s;* -s, -e, in fachspr. Fügungen: **Melanoma,** *Pl.:* -ta: Geschwulst aus Melanin produzierenden Zellen (bösartige Geschwulst mit raschem Wachstum, kommt als Sarkom und als Karzinom vor). **Melanose** *w;* -, -n, in fachspr. Fügungen: **Melanosis,** *Pl.:* ...oses: an Haut oder Schleimhäuten primär oder im Zusammenhang mit inneren Erkrankungen, Gravidität u. a. auftretende Form der ↑Melanodermie

Melano|som [↑melano... u. ↑...som] *s;* -s, -en (meist *Pl.*): Vorstufe der pigmentierten Hautzellen

Melano|tropin [zu ↑melano... u. gr. *τρέπειν* = drehen, wenden] *s;* -s, -e: Pigmenthormon, Hormon des Hypophysenzwischenlappens, das die Bildung von ↑Melanin anregt

Melano|tropin in|hibie|rendes Hormon [zu ↑Melanotropin u. ↑inhibieren]: Hormon der Hypophyse, das die Bildung von Melanotropin steuert; Abk.: MIH

Melano|zyt [↑melano... u. ↑...zyt] *m;* -en, -en (meist *Pl.*): Zellen, in denen ↑Melanin gebildet wird

Melan|urie [↑melano... u. ↑...urie] *w;* -, ...ien: Ausscheidung melanogenhaltigen

Harns (der sich an der Luft als Folge der Oxidation des Melanogens zu Melanin schwarz färbt; bei Melanomen auftretend)

Melas|ikterus [gr. *μέλας* = schwarz u. ↑Ikterus] *m;* -: schmutzig grüne Verfärbung der Haut bei lange Zeit bestehendem Verschluss der äußeren Gallengänge

Melasma [aus gr. *μέλασμα* = schwarzer Fleck] *s;* -s, ...men (in fachspr. Fügungen: -ta): Sammelbez. für die durch Überpigmentierung bzw. Dunkelfärbung charakterisierten Hautveränderungen wie ↑Melanodermie, ↑Melanose u. a.

Mela|tonin [zu gr. *μέλας* = schwarz u. gr. *τόνος* = das Spannen, die Anspannung] *s;* -s: Hormon der Zirbeldrüse, das als Gegenspieler des ↑Intermedins die Pigmentierung hemmt

Melio|idose [zu gr. *μηλίς* = Rotz (eine Pferdekrankheit) u. ↑...id] *w;* -, -n: Pseudorotz; bakterielle, rotzähnliche Erkrankung von Nagern und Haussäugetieren in den Tropen (Übertragung auf den Menschen selten)

Melit|urie, auch: **Mellit|urie** [gr. *μέλι,* Gen.: *μέλιτος* = Honig u. ↑...urie] *w;* -, ...ien: Ausscheidung von Zucker mit dem Harn; auch im speziellen Sinne von ↑Glukosurie

mellitus, ...ta, ...tum [aus lat. *mellitus* = aus Honig, honigsüß]: süß [schmeckend]; Zucker enthaltend bzw. mit der Ausscheidung von Zucker im Harn einhergehend; z. B. in der Fügung ↑Diabetes mellitus

Melo|rhe|ostose [zu gr. *μέλος* = Glied, gr. *ῥεῖν* = fließen u. gr. *ὀστέον* = Knochen] *w;* -, -n: Knochenerkrankung, charakterisiert durch unregelmäßige, in Längsrichtung des Knochens verlaufende sklerotische Streifen

Melo|schise, auch in der Form: **Meloschisis** [*...ß-ch...;* zu gr. *μῆλον* = Apfel (*Pl.: μῆλα* auch: = Wangen) u. gr. *σχίζειν* = spalten] *w;* -, ...isen: „Wangenspalte", schräge Gesichtsspalte, angeborene Gesichtsmissbildung (Folge einer Verknöcherungsstörung im Bereich der Gesichtsknochen)

Mel|otie [zu gr. *μῆλον* = Apfel (*Pl.: μῆλα* auch: = Wangen) u. gr. *οὖς,* Gen.: *ὠτός* = Ohr] *w;* -, ...ien: Gesichtsmissbildung, bei der die Ohrmuschel zur Wange hin verlagert ist

Mem|bran [aus lat. *membrana,* Gen.: *membranae* = zarte, dünne Haut] *w;* -, -en, auch: **Mem|brane** *w;* -, -n, in fachspr. Fügungen: **Mem|brana,** *Pl.:* ...nae: dünne Haut im menschlichen und tierischen Körper (z. B. als Grenzfläche von Organen; Anat.). **Mem|brana atlanto|oc|cipitalis anterior** bzw. **posterior:** vordere bzw. hintere Membran des Hinterhauptgelenks zwischen Hinterhauptbein und Atlasbogen. **Mem|brana basalis ductus semi|circularis:** unter der Epithelschicht der ↑Ductus semicirculares des häutigen Labyrinths liegende Membran. **Mem|branae deciduae** *Pl.:* Bez. für die einzelnen Schichten der ↑Decidua. **Mem|brana fibro|elastica laryn|gis** [↑Larynx]: unter dem Schleimhautgewebe des Kehlkopfes liegende elastische Membran. **Mem|brana inter|ossea ante|bra|chii:** perforierte Bindegewebsmembran, die zwischen Elle und Speiche ausgespannt ist. **Mem|brana inter|ossea cruris** [↑Crus]: Bindegewebsmembran, die zwischen Schienbein und Wadenbein ausgespannt ist und die vorderen von den hinteren Unterschenkelmuskeln trennt. **Mem|brana mucosa nasi** [↑Nasus]: „Nasenschleimhaut", die die Wände der Nasenhöhle, der hinteren Nasenhöhle und des Rachens überziehende Schleimhaut. **Mem|brana obturatoria:** das Hüftbeinloch ganz oder teilweise verschließende Membran. **Membrana pro|pria ductus semi|circularis:** zwischen Basalmembran und Epithelschicht der Bogengänge des häutigen Labyrinths im Innenohr liegende Membran. **Mem|brana pupillaris:** gefäßreiche Membran, die beim Fetus die Pupille bedeckt. **Mem|brana reticularis (ductus coch|lea|ris):** netzförmige Membran, die das Spiralorgan des Innenohrs überzieht und deren Öffnungen die Hörzellen aufnehmen. **Mem|brana spiralis:** = Paries tympanicus ductus cochlearis. **Mem|brana stapedis** [↑Stapes]: zwischen den Schenkeln des Steigbügels im Innenohr ausgespannte Membran. **Mem|brana sterni** [↑Sternum]: elastische Hülle um das Brustbein. **Mem|brana syn|ovia|lis:** Bezeichnung für die die Gelenkinnenflächen überziehenden Membranen, die die Gelenkschmiere absondern. **Mem|brana syn|ovia|lis inferior:** Auskleidung der unteren Kiefergelenkhöhle mit ↑Synovia. **Mem|brana syn|ovia|lis superior:** Auskleidung der oberen Kiefergelenkhöhle mit ↑Synovia. **Mem|brana tectoria:** starkes Bindegewebsband, das von hinten das ↑Ligamentum cruciforme atlantis und den Zahnfortsatz des zweiten Halswirbels bedeckt. **Mem|brana tectoria (ductus cochlea|ris):** feine, das Spiralorgan im Innenohr überdeckende Membran, die von den Haaren der Haarzellen berührt wird. **Membrana thyreo|hyo|idea:** schlaffe, elastische Bindegewebsmembran, die zwischen dem Zungenbein und den oberen Rändern der Seitenplatten des Schildknorpels ausgespannt ist. **Mem|brana tympani:** „Trommelfell", elastische Membran, die die Paukenhöhle zum äußeren Gehörgang hin abschließt. **Mem|brana tympani secundaria:** dünne Bindegewebsmembran, die das ovale Fenster des Labyrinthvorhofs im Innenohr verschließt. **Mem|brana vestibularis:** = Paries vestibularis ductus cochlearis. **Membrana vi|trea:** die den Glaskörper des Auges umgebende durchsichtige Membran

mem|branace|us, ...ea, ...e|um [zu ↑Membran]: membranartig; häutig; z. B. in der Fügung ↑Labyrinthus membranaceus

Membrane vgl. Membran

mem|branös, in fachspr. Fügungen: **membranosus, ...osa, ...osum** [zu ↑Membran]: membranreich, mit Membranbildung einhergehend

Mem|brano|tomie [↑Membran u. ↑...tomie] *w;* -, ...ien: Sprengung einer Membran (mit dem Finger oder mit einem Dilatator)

Mem|brum [aus gleichbed. lat. *membrum,* Gen.: *membri*] *s;* -s, ...bra: Glied, Körperglied, Extremität (Anat.). **Mem|brum inferius:** untere Extremität. **Mem|brum superius:** obere Extremität. **Mem|brum virile:** = Penis

Memory|zellen [*memori...;* engl. *memory* = Gedächtnis]: = Gedächtniszellen

Men|agogum [zu gr. *μήν* = Monat u. gr. *ἀγωγός* = führend, treibend] *s;* -s, ...oga: = Emmenagogum

Men|ar|che [gr. *μήν* = Monat u. gr. *ἀρχή* = Anfang] *w;* -, -n: Zeitraum des ersten Eintritts der Monatsblutung (im Gegensatz zur ↑Menopause)

Mendelevium [nach dem russ. Chemiker D. I. Mendelejew, 1834–1907] *s;* -s: chem. Element, Transuran; Zeichen: Md

Mendelismus [nach dem östr. Augustinerabt und Vererbungsforscher Gregor Mendel, 1822–1884] *m;* -: Bezeichnung für die Richtung der Vererbungslehre, die sich auf die von Mendel entdeckten genetischen Gesetze beruft (Biol.)

Mendel-Mantoux-Probe [*mändᵉlmangtu...;* nach dem dt. Arzt Felix Mendel, 1862–1925, und dem frz. Arzt Charles Mantoux, 1877–1945]: diagnostische Impfung mit Tuberkulin (zur Erkennung einer Tuberkulose)

Méné|trier-Krankheit [*menetrie...;* nach dem frz. Arzt P. E. Ménétrier, 1859–1935]: polypoide Gastritis; Drüsenhyperplasie mit polypöser Wucherung im Bereich der Magenschleimhaut

Menge-Pessar [nach dem dt. Gynäkologen Karl Menge, 1864–1945]: = Keulenpessar

Men|ghini-Nadel [nach dem ital. Internisten G. Menghini, 1916–1983]: Nadel zur Blindpunktion der Leber, bestehend aus einer leicht abgeschrägten, scharf geschliffenen Punktionskanüle ohne Mandrin, die einer Saugspritze aufgesetzt wird

Men|[h]idrose [zu gr. *μήν* = Monat u. gr. *ἱδρώς* = Schweiß] *w;* -, -n, in fachspr. Fügungen: **Men|[h]idrosis,** *Pl.:* ...oses: periodisch auftretende Schweißausbrüche während oder anstelle der Monatsblutungen

Meniè|re-Krankheit [*meniär...;* nach dem frz. Arzt Prosper Menière, 1799–1862]: bei einigen Innenohrerkrankungen auftretende Anfälle von Drehschwindel, verbunden mit Erbrechen, Ohrensausen und Augenzittern

menin|geal, in fachspr. Fügungen: **menin|gealis, ...le** [zu ↑Meninx]: die Hirnhäute betreffend. **Menin|ges:** *Pl.* von ↑Meninx.

menin|geus, ...ea, ...elum, auch: **meningicus, ...ca, ...cum:** zu den Hirnhäuten gehörend; z. B. in der Fügung ↑Arteria meningea anterior. **Menin|giom,** auch: **Meningeom** *s;* -s, -e, in fachspr. Fügungen: **Meningio|ma, Menin|geo|ma,** *Pl.:* -ta: langsam wachsende, weiche oder knollige Geschwulst der Hirnhäute (wahrscheinlich von der ↑Arachnoidea ausgehend). **Meningismus** *m;* -, ...men: Reizzustände der Hirnhäute im Anfangsstadium von akuten Infektionen, auch bei Allgemeinkrankheiten, Vergiftungen o. Ä. mit meningitisähnlichen Symptomen. **Menin|gitis** *w;* -, ...itiden (in fachspr. Fügungen: ...itides): Hirnhautentzündung, (z. B. durch ↑Meningokokken hervorgerufene) Entzündung der Hirn- und Rückenmarkshäute. **Menin|gitis cere|brospinalis epi|demica:** epidemische Genickstarre, mit schmerzhafter Nackensteifigkeit, Fieber, Erbrechen, Flexionskontraktur der unteren Extremitäten und Muskelzittern einhergehende infektiöse Entzündung der Hirn- und Rückenmarkshäute. **Menin|gitis tuberculosa:** tuberkulöse Hirnhautentzündung, metastatisch von einem Tuberkuloseherd im Körper (z. B. bei Lungen- oder Knochentuberkulose) ausgehende Entzündung vor allem der Häute an der Hirnbasis

Menin|go|en|ze|phalitis [Kurzw. aus ↑Meningitis und ↑Enzephalitis] *w;* -, ...itiden, in fachspr. Fügungen: **Menin|go|en|ce|phalitis,** *Pl.:* ...itides: Form der ↑Meningitis, bei der die Gehirnsubstanz in Mitleidenschaft gezogen wird

Menin|go|kokke [↑Meninx u. ↑Kokke] *w;* -, -n und **Menin|go|kokkus** *m;* -, ...kken, latinisiert: **Menin|go|coccus,** *Pl.:* ...cci (meist *Pl.*): gramnegative, unbewegliche Diplokokken, Erreger der ↑Meningitis cerebrospinalis epidemica

Menin|go|mye|litis [Kurzw. aus ↑Meningitis u. ↑Myelitis] *w;* -, ...itiden (in fachspr. Fügungen: ...itides): auf das Rückenmark übergreifende ↑Meningitis

Menin|go|mye|lo|zele [Kurzw. aus ↑Meningozele u. ↑Myelozele] *w;* -, -n: bruchartiger Vorfall von Rückenmark und Rückenmarkshäuten bei ↑Spina bifida (angeborene Missbildung)

Menin|go|zele [↑Meninx u. ↑...zele] *w;* -, -n, in fachspr. Fügungen: **Menin|go|cele,** *Pl.:* ...lae: „Hirnhautbruch" bzw. Vorfall der Rückenmarkshäute mit Flüssigkeitsansammlung (Vorkommen im Bereich eines Defektes der Wirbelbögen oder des knöchernen Schädels)

Meninx [von gr. *μῆνιγξ,* Gen.: *μήνιγγος* = Haut; Hirnhaut] *w;* -, ...nin|gen (in der anat. Nomenklatur: ...nin|ges): Hirn- und Rückenmarkshaut, Sammelbez. für ↑Dura mater, ↑Pia mater und ↑Arachnoidea des Hirns bzw. des Rückenmarks

Menis|kus [aus gr. μηνίσκος = mondförmiger Körper] *m;* -, ...ken, in der Nomenklatur der Anatomie: **Menis|cus,** *Pl.:* ...ci: **1)** [halb]mond-, scheibenförmiges Gebilde (Anat.). **2)** Kurzbez. für: Meniscus lateralis bzw. medialis. **Menis|cus articularis:** Gelenkmeniskus, in verschiedenen Gelenken vorkommende Faserknorpelscheibe. **Menis|cus lateralis:** nahezu ringförmige knorpelige Gelenkscheibe im Kniegelenk auf dem lateralen Kondylus des Schienbeins. **Menis|cus medialis:** dem ↑Meniscus lateralis entsprechende Faserknorpelscheibe auf dem medialen Kondylus des Schienbeins. **Menis|ci tactus (corii)** *Pl.:* flache Gruppen heller Zellen im Epithel mit intrazellulären Nervengeflechten, die Tastreize vermitteln

Mennel-Zeichen [nach dem engl. Orthopäden J. B. Mennel, 1880–1957]: Schmerzauslösung bei passiver Überstreckung der Hüfte (bei Erkrankung des Lumbosakralgelenks)

Meno|lyse [gr. μήν, Gen.: μηνός = Monat u. ↑...lyse] *w;* -, -n: Ausschaltung der Eierstockfunktion und damit der monatlichen Regelblutung durch Bestrahlung

Meno|me|tror|rhagie [Kurzbildung aus ↑Menorrhagie u. ↑Metrorrhagie] *w;* -, ...ien: über die Phase der Menstruation hinaus anhaltende, abnorm starke Monatsblutung, oft mit zusätzlichen Blutungen aus der Gebärmutter

meno|pau|sal [zu gr. μήν, Gen.: μηνός = Monat u. gr. παύειν = aufhören machen, beendigen]: die Menopause betreffend, in der Menopause auftretend. **Meno|pau|se** *w;* -, -n: Aufhören der Regelblutungen in den Wechseljahren der Frau (Gegensatz: ↑Menarche)

Menor|rhagie [zu gr. μήν, Gen.: μηνός = Monat u. gr. ῥηγνύναι = reißen, brechen (Analogiebildung zu ↑Hämorrhagie)] *w;* -, ...ien: abnorm starke und lange anhaltende Monatsblutung; vgl. Hypermenorrhö

Menor|rhö, auch: **Menor|rhöe** [...*rö;* zu gr. μήν, Gen.: μηνός = Monat u. gr. ῥεῖν = fließen] *w;* -, ...rrhöen: = Menstruation. **menor|rhöisch:** die Menstruation betreffend

Meno|stase [gr. μήν, Gen.: μηνός = Monat u. gr. στάσις = Stehen, Stillstand] *w;* -, -n: Ausbleiben der Regelblutung

Menses [aus lat. *menses* = Monate; Menstruation] *Pl.:* = Menstruation

Mensinga-Pessar [nach dem niederl.-dt. Gynäkologen Wilhelm Mensinga, 1836 bis 1910]: Scheidenpessar zur Empfängnisverhütung (Gummikalotte mit Stahlring)

menst|rual, in fachspr. Fügungen: **menst|rua|lis, ...le** [zu lat. *menstruum* = monatliche Regel, Monatsfluss]: die Menstruation betreffend. **Menst|rua|tion** *w;* -, -en, in fachspr. Fügungen: **Menst|rua|tio,** *Pl.:* ...iones: periodisch auftretende Blutung aus der Gebärmutter (der geschlechtsreifen Frau, auch der Weibchen höherer Tiere) infolge Abstoßung der Gebärmutterschleimhaut, wenn keine Eibefruchtung stattgefunden hat. **menst|rui|eren:** die Monatsblutung haben. **menst|ru|us, ...ua, ...u|um:** monatlich; auf die Menstruation bezüglich

Ment|agra [auch: ...*agra;* aus gleichbed. lat. *mentagra*] *s;* -s: Kinn-, Bartflechte (auch als erläuternder appositioneller Bestandteil in der Fügung ↑Acne mentagra)

[1]mental, in fachspr. Fügungen: **mentalis, ...le** [zu ↑Mentum]: zum Kinn gehörend; z. B. in der Fügung ↑Nervus mentalis (Anat.)

[2]mental, in fachspr. Fügungen: **mentalis, ...le** [zu lat. *mens,* Gen.: *mentis* = Inneres; Gemüt; Denkvermögen]: die Geistesart, die Psyche oder das Denkvermögen betreffend; z. B. in der Fügung ↑Alalia mentalis

mento|anterior [zu ↑Mentum u. ↑anterior]: mit dem Kinn nach vorn liegend (bezogen auf die Lage des Fetus bei der Geburt in Gesichtslage)

mento|ok|zipital, in fachspr. Fügungen: **mento|oc|cipitalis, ...le** [zu ↑Mentum und ↑occipitalis (in der Fügung ↑Os occipitale)]: zu Kinn und Hinterhaupt[bein] gehörend; vom Kinn zum Hinterhaupt verlaufend (Anat.)

mento|posterior [zu ↑Mentum u. ↑posterior]: mit dem Kinn nach hinten liegend (bezogen auf die Lage des Fetus bei der Geburt in Gesichtslage)

Mentum [aus gleichbed. lat. *mentum,* Gen.: *menti*] *s;* -s, ...ta: „Kinn“, der durch die ↑Protuberantia mentalis des Unterkieferknochens gebildete Teil des Gesichts

Mer|algia par|aes|thetica [gr. μηρός = Oberschenkel u. ↑...algie; ↑parästhetisch] *w;* - -: Neuritis des ↑Nervus cutaneus femoris lateralis mit schmerzhaften Gefühlsstörungen und Hypästhesie an der Außenseite des Oberschenkels

Mercier-Ka|theter [*märßje...;* nach dem frz. Urologen L. A. Mercier, 1811–1882]: Metall- oder Seidengewebskatheter mit winklig abgebogenem Schnabel

mercuria|lis, ...le [zu *Mercurium,* der alchemistischen Bez. für: Quecksilber]: Quecksilber betreffend; aus Quecksilber bestehend (Chem.)

Meridian [aus lat. *(circulus) meridianus* = Mittagskreis, Mittagslinie] *m;* -s, -e, in der Nomenklatur der Anatomie: **Meridia|nus** *m;* -, ...ni (meist *Pl.*): Längenkreis, gedachte Orientierungslinie an kugelförmigen Organen (z. B. am Augapfel) in Form eines durch die beiden Pole gehenden größten Kreises

(Anat.). **meridio|nal,** in fachspr. Fügungen: **meridio|nalis, ...le:** zu einem Meridian gehörend, auf einem Meridian (z. B. des Auges) liegend (Anat.)

Meristom [zu gr. *μερίζειν* = teilen] *s;* -s, -e: = Zytoblastom

Merkel-Sporn [nach dem dt. Anatomen F. S. Merkel, 1845–1919]: = Calcar femorale. **Merkel-Tastscheiben:** = Menisci tactus (corii)

Merkuria|lismus [zu *Mercurium,* der alchimistischen Bez. für Quecksilber] *m;* -: Quecksilbervergiftung

mero..., Mero... [aus gr. *μέρος* = Teil]: Bestimmungswort von Zusammensetzungen mit der Bedeutung „Teil; teilweise"; z. B.: merokrin

mero|krin [zu ↑mero... und gr. *κρίνειν* = scheiden, ausscheiden]: teilsezernierend (von Drüsenzellen, die einen Teil des Zellinhaltes als Sekret abgeben; im Gegensatz zu ↑holokrin)

Mero|r[h]a|chi|schisis [*...ß-ch...;* ↑mero... u. ↑Rhachischisis] *w;* -, ...isen (in fachspr. Fügungen: ...ises): angeborene Missbildung der Wirbelsäule (Rückgrat mit teilweise offenem Wirbelkanal)

Mero|zele [gr. *μηρός* = Oberschenkel und ↑...zele] *w;* -, -n: seltene Bez. für ↑Hernia femoralis

Mero|zo|it [zu ↑mero... und gr. *ζῷον* = Lebewesen] *m;* -en, -en: agametische Zwischenform im Entwicklungsgang der Malariaplasmodien (entstehen aus den ↑Schizonten und dringen in die roten Blutkörperchen ein)

Merseburger Trias [nach der dt. Stadt Merseburg, dem Wirkungsort des dt. Mediziners Karl von Basedow; gr. *τριάς* = die Drei, die Dreizahl] *w;* - -: die drei Hauptsymptome der ↑Basedow-Krankheit: Pulsbeschleunigung, Kropf, Glotzaugen

Meryzismus [zu gr. *μηρυκίζειν* = wiederkäuen] *m;* -, ...men: „Wiederkäuen", erneutes Verschlucken von Speisen, die sich bereits im Magen befanden und infolge einer Magenfunktionsstörung durch die Speiseröhre in den Mund zurückbefördert wurden (häufig bei Säuglingen)

mes..., Mes... vgl. meso..., Meso...

Mes|an|gio|se [zu ↑Mesangium] *w;* -, -n, in fachspr. Fügungen: **Mes|an|gio|sis,** *Pl.:* ...io|ses: Wucherung von Mesangiumzellen. **Mes|an|gium** [↑meso... und gr. *αγγεῖον* = Gefäß; Blutgefäß] *s;* -s, ...gien [...i^en]: Gesamtheit der zwischen den Kapillarschlingen im Glomerulus (2) gelegenen Zellen

Mes|aortitis [zu ↑meso... u. ↑Aorta] *w;* -, ...titiden (in fachspr. Fügungen: ...titides): Entzündung der mittleren Gefäßwandschicht der Aorta. **Mes|aortitis lui|ca:** als Spätfolge der Syphilis eintretende Mesaortitis

mes|arai|cus, ...ca, ...cum [zu gr. *μεσάραιον* = das Gekröse]: = mesentericus

Mes|arteri|itis [zu ↑meso... u. ↑Arterie] *w;* -, ...i|itiden (in fachspr. Fügungen: ...i|itides): Entzündung der mittleren Gefäßwandschicht der Arterien

Mescalin vgl. Meskalin

mesencephalicus vgl. mesenzephal. **Mes|en|ce|phalon** [↑meso... u. ↑Encephalon] *s;* -s, ...la: „Mittelhirn", Hirnabschnitt zwischen Hinterhirn und Zwischenhirn (besteht aus drei Teilen und enthält als Ventrikelabschnitt den ↑Aquaeductus cerebri)

Mes|en|chym [↑meso... u. gr. *ἔγχυμα* = das Eingegossene] *s;* -s, -e: rein zelliges Gewebe, aus dem sich die Formen des Stützgewebes entwickeln (auch embryonales Bindegewebe genannt). **mes|en|chymal:** zum Mesenchym gehörend, es betreffend. **Mes|en|chymom** *s;* -s, -e, in fachspr. Fügungen: **Mes|en|chymoma,** *Pl.:* -ta: vom Mesenchym ausgehender Tumor

mes|enterial, in fachspr. Fügungen: **mes|enteria|lis, ...le,** auch: **mes|entericus, ...ca, ...cum** [zu ↑Mesenterium]: zum Gekröse gehörend; z. B. in der Fügung ↑Arteria mesenterica (Anat.)

mes|enteriko|portal, in fachspr. Fügungen: **mes|enterico|portalis, ...le** [zu ↑Mesenterium u. ↑Porta (in der Fügung ↑Vena portae)]: vom Gekröse zur Pfortader verlaufend (von Gefäßen)

Mes|enterio|lum ap|pendicis vermi|formis [Verkleinerungsbildung zu ↑Mesenterium; ↑Appendix vermiformis] *s;* - - -: kleines Gekröse (Bauchfellduplikatur) des Wurmfortsatzes

Mes|enterium [aus gr. *μεσεντέριον* = Gekröse zwischen den Därmen] *s;* -s, ...ria: Gekröse des Dünndarms (besteht aus einer Bauchfellduplikatur und enthält die Nerven und Gefäße für den Dünndarm). **Mesenterium dorsale commune:** dorsales Mesenterium, Aufhängevorrichtung für ↑Jejunum und ↑Ileum (enthält Gefäße und Nerven für diese Darmabschnitte)

mes|en|ze|phal, in fachspr. Fügungen: **mes|en|ce|phalicus, ...ca, ...cum** [zu ↑Mesencephalon]: zum Mittelhirn gehörend, es betreffend. **Mes|en|ze|phalitis** *w;* -, ...litiden, in fachspr. Fügungen: **Mes|en|ce|phalitis,** *Pl.:* ...litides: Entzündung des Mittelhirns

Mesh|graft [*mẹschgraft;* aus gleichbed. amer. *meshgraft,* zu engl. *mesh* = Masche (*Pl.* = Netzwerk) u. engl. *graft* = Transplantat] *s;* -s, -s: Transplantat aus netzförmig angeordneten Hautläppchen, die mikrochirurgisch in kleinste Blutgefäße eingepflanzt werden

mesial, in fachspr. Fügungen: **mesia|lis, ...le** [zu gr. *μέσος* = Mitte]: nach der Mitte (der Zahnreihe) zu gelegen od. gerichtet (von den Seitenflächen der Zähne gesagt)

Mes|kalin, chem. fachspr.: **Mes|calin** [zu span. *mescal* = ein Getränk (indian. Ursprungs)] *s;* -s, -e: biogenes Amin, das als Rauschgift injiziert wird

Mesmerismus [nach dem dt. Arzt und Theologen F. A. Mesmer, 1734–1815]: Lehre von der Heilkraft des „animalischen Magnetismus" (wissenschaftl. überholte Anschauung von den Erscheinungen der ↑Hypnose u. der ↑Suggestion)

meso..., Meso..., vor Selbstlauten meist: **mes..., Mes...** [aus gr. *μέσος* = Mitte]: Bestimmungswort von Zusammensetzungen mit der Bedeutung „mittlere, mittel..., in der Mitte zwischen"; z. B.: Mesokolon, Mesenchym

Mesocolon vgl. Mesokolon

Meso|derm [↑meso... u. gr. *δέρμα* = Haut] *s;* -s, -e: mittleres Keimblatt der ↑Gastrula, aus dem der überwiegende Teil der Körpermasse hervorgeht, wie z. B. das Bindegewebe, die quer gestreifte Muskulatur, das Skelett und die Epithelgewebe vieler innerer Organe (Biol.). **meso|dermal:** das Mesoderm betreffend; aus dem Mesoderm hervorgehend (z. B. von Organen und Geweben gesagt)

Meso|gast|ralgie [↑Mesogastrium u. ↑...algie] *w;* -, ...ien: Schmerz im mittleren Oberbauchdrittel (Vorkommen vor allem bei arteriosklerotischen Durchblutungsstörungen der Gefäße des Magen-Darm-Traktes)

Meso|gast|rium [zu ↑meso... u. gr. *γαστήρ*, Gen.: *γαστρός* = Bauch; Magen] *s;* -s, ...ria: **1)** Mittelbauchbereich (liegt zwischen dem Epigastrium und dem Hypogastrium). **2)** Magengekröse, Bauchfellduplikatur als Aufhängevorrichtung für den Magen (enthält außerdem Gefäße)

Meso|kard, auch: **Meso|kardium** [zu ↑meso... u. ↑Kardia] *s;* -s, ...dien [...*iᵉn*]: Herzgekröse, Teil des Herzschlauches während der embryonalen Herzentwicklung

Meso|kolon [↑meso... u. ↑Kolon] *s;* -s, ...la, in der anat. Nomenklatur nur: **Meso|colon,** *Pl.:* ...la: Dickdarmgekröse, als Aufhängevorrichtung für den Dickdarm dienende Bauchfellduplikatur (führt dem Dickdarm außerdem Gefäße zu; Anat.). **Meso|colon as|cendens:** Gekröse des aufsteigenden Dickdarmteiles. **Meso|colon de|scendens:** Gekröse des absteigenden Dickdarmteiles. **Meso|colon sig|mo|ide|um:** Gekröse des ↑Colon sigmoideum. **Meso|colon transversum:** Gekröse des quer verlaufenden Teiles des Dickdarms

Meso|me|trium [zu ↑meso... u. gr. *μήτρα* = Gebärmutter] *s;* -s, ...tria: **1)** Teil des ↑Ligamentum latum uteri beiderseits der Gebärmutter. **2)** Bezeichnung für die mittlere muskuläre Wandschicht der Gebärmutter

meso|ne|phricus, ...ca, ...cum: zum ↑Mesonephros gehörend; z. B. Ductus mesonephricus. **Meso|ne|phros** [↑meso... u. gr. *νεφρός* = Niere] *m;* -: Urniere, embryologisches Entwicklungsstadium des Harnapparates (an zweiter Stelle, zwischen Vorniere und Nachniere, gebildetes Nierenorgan)

Meso|pharynx [↑meso... u. ↑Pharynx] *m;* -, ...ryn|gen: = Pars oralis

Meso|phlebitis [zu ↑meso... u. gr. *φλέψ*, Gen.: *φλεβός* = Blutader] *w;* -, ...bitiden (in fachspr. Fügungen: ...bitides): Entzündung der mittleren Gefäßwandschicht von Venen

Mes|ophryon [zu ↑meso... u. gr. *ὀφρύς* = Augenbraue] *s;* -s: = Glabella

Mes|opto|meter [↑meso... u. ↑Optometer] *s;* -s, -: Apparat zur Prüfung der Leistung des Sehorgans zwischen Tagessehen und völliger Dunkelanpassung

Mes|or|chium [zu ↑meso... u. ↑Orchis] *s;* -s: aus dem embryonalen Bauchfellüberzug des Hodens entstandener Teil der inneren Hülle des Hodens

Meso|salpinx [↑meso... u. ↑Salpinx] *w;* -, ...in|ges (eingedeutscht: ...in|gen): Gekröse des Eileiters, eine Bauchfellduplikatur

meso|som [↑meso... u. ↑...som]: = athletisch

Meso|stenium [zu ↑meso... u. gr. *στενός* = eng] *s;* -s: ältere Bez. für ↑Mesenterium

Meso|tendine|um [zu ↑meso... u. ↑Tendo] *s;* -s: Bindegewebe zwischen dem parietalen u. dem viszeralen Blatt einer Sehnenscheide

Meso|tenon [↑meso... u. gr. *τένων* = Band, Sehne] *m;* -s: = Mesotendineum

Meso|thel [zu ↑meso... u. gr. *θηλή* = Mutterbrust; Brustwarze (nlat. übertragen gebraucht im Sinne von „Hautpapille; papillenreiche Zellschicht")] *s;* -s, -e u. ...lien [...*iᵉn*], in der anat. Nomenklatur: **Mesothelium** *s;* -s, ...lia: dem ↑Mesenchym entstammende Deckzellenschicht der serösen Häute, die die Bauch- und Brusthöhle, das Perikard u. a. auskleiden (Anat.). **Mesotheliom** *s;* -s, -e: aus Mesothelien entstandene Geschwulst der serösen Häute in Körperhöhlen. **Mesothelium** vgl. Mesothel

meso|trop [Kurzbildung aus ↑Mesenchym u. ↑...trop]: auf das Mesenchym einwirkend; z. B. mesotroper Gewebeparasit

mes|ovaricus, ...ca, ...cum: zum ↑Mesovarium gehörend; z. B. in der Fügung ↑Margo mesovaricus. **Mes|ovarium** [↑meso... und ↑Ovarium] *s;* -s, ...ria (eindeutschend: ...rien [...*iᵉn*]): Eierstockgekröse, eine Bauchfellduplikatur, die vom ↑Ligamentum latum uteri zum Ovarium zieht

meso|ze|phal [zu ↑meso... u. gr. *κεφαλή* = Kopf]: „mittelköpfig", eine Kopfform besitzend, die zwischen dem so genannten Kurzkopf und dem Langkopf steht. **Meso|ze|phale** *m* u. *w;* -n, -n: Person mit mittelhoher Kopfform. **Meso|ze|phalie** *w;* -, ...ien: „Mittelköpfigkeit", mittelbreite Kopfform. **Meso|ze|phalus** *m;* -, ...li: „Mittelkopf"

Messenger-Ribo|nu|kle|insäure [*mä̦ßᵉndschᵉr...*; engl. *messenger* = Bote]: Ribonukleinsäure, die die Basensequenz der ↑Desoxyribonukleinsäure in die Aminosäuren überträgt (Abk.: m-RNS)

meta..., Meta..., vor Selbstlauten u. h: **met..., Met...** [aus gr. *μετά* = inmitten, zwischen; nach; hinter]: Vorsilbe mit der Bedeutung „zwischen, inmitten; nach; nachher; ver... (im Sinne der Umwandlung des Wechsels)"; z.B.: Metacarpus, Metencephalon

meta|bo̲l [zu gr. *μεταβολή* = das Umwerfen, die Veränderung]: den Stoffwechsel betreffend, aus dem Stoffwechsel entstanden. **Meta|boli̲e** *w;* -, ...i̲en: Stoffwechsel, Gesamtheit aller Vorgänge, die die Aufnahme und den Einbau der Nahrungsstoffe in den Organismus sowie den Abbau, die Verbrennung oder Ausscheidung dieser Substanzen betreffen. **meta|bolisi̲eren:** verstoffwechseln. **Meta|bolisi̲erung** *w;* -, -en: Verstoffwechselung, Gesamtheit von Einbau und Abbau der Nahrung im Körper. **Meta-bo|ḷsmus** *m;* -, ...men: = Metabolie. **Meta|boli̲t** *m;* -en, -en: stoffwechselwirksame Substanz, deren Anwesenheit für den normalen Ablauf der Stoffwechselprozesse unentbehrlich ist (z.B. Enzyme, Vitamine und Hormone)

metacarpalis vgl. metakarpal. **meta-carpe̦|us, ...e̦a, ...e̦|um** u. **meta|ca̦rpicus, ...ca, ...cum** [zu ↑Metacarpus]: zur Mittelhand gehörend; z.B. ↑Ligamentum metacarpeum

meta|carpo|phalan|ge̦|us, ...ge̦a, ...ge̦|um [zu ↑Metacarpus u. ↑Phalanx]: zur Mittelhand und zu den Fingergrundgliedern gehörend; z.B. in der Fügung ↑Articulationes metacarpophalangeae

Meta|ca̦rpus [↑meta... u. ↑Carpus] *m;* -, ...pi: „Mittelhand", zwischen Handgelenk und den Fingergrundgelenken liegender Abschnitt der Hand (besteht aus 5 Röhrenknochen und dazwischenliegenden kleinen Muskeln; Anat.)

Meta|chromasi̲e [zu ↑meta... u. gr. *χρῶμα* = Haut; Hautfarbe; Farbe] *w;* -, ...i̲en: unterschiedliche Färbung verschiedener Gewebe durch den gleichen Farbstoff

meta|chron [*...kro̲n;* zu ↑meta... u. gr. *χρόνος* = Zeit]: zu verschiedenen Zeiten auftretend (z.B. Metastasen)

meta|ga̲m [zu ↑meta... u. gr. *γαμεῖν* = heiraten]: nach der Befruchtung erfolgend (z.B. von der Festlegung des Geschlechts; Biol.)

Meta|gene̦se [↑meta... u. gr. *γένεσις* = Entstehung] *w;* -, -n: = Generationswechsel (Biol.)

Meta|gonimi̲a|sis [zu ↑meta... u. gr. *γόνιμος* = zeugungskräftig] *w;* -, ...mi̲a|sen (in fachspr. Fügungen: ...mi̲a|ses): Darmerkrankung durch Verzehr roher Fische, die von Saugwürmern der Gattung Metagonimus befallen sind. **Meta|go̲nimus** *m;* -: Gattung von Saugwürmern, die in tropischen Fischen schmarotzen

meta|karpa̲l, in fachspr. Fügungen: **meta-carpa̲lis, ...le** [zu ↑Metacarpus]: zur Mittelhand gehörend; z.B. in der Fügung ↑Os metacarpale (Anat.)

Meta̦lldampffieber: Gießerfieber, beim Einatmen von Metalldämpfen auftretendes Fieber (als allergische Reaktion; hauptsächlich bei Gießereiarbeitern)

Metallo̲se [zu gr. *μέταλλον* = Mine, Erzader; Mineral, Metall] *w;* -, -n, in fachspr. Fügungen: **Metallo̲sis,** *Pl.:* ...o̲ses: durch örtliche oder allgemeine Einwirkung von Metall (Fremdkörper oder Metallstaub) hervorgerufene Erkrankung

Meta|lu̲es [↑meta... u. ↑Lues] *w;* -: = Metasyphilis. **meta|lu̲isch:** = metasyphilitisch

meta|me̲r [zu ↑meta... u. gr. *μέρος* = Teil]: in hintereinander liegende Abschnitte gegliedert; die ↑Metamerie betreffend (Biol.). **Meta|meri̲e** *w;* -, ...i̲en: Gliederung des Organismus in hintereinander liegende, gleich gebaute Segmente (z.B. bei niederen Tieren, auch in der menschl. Embryonalentwicklung; z.T. noch erhalten in der Gliederung der Rumpfmuskulatur und im Schema der Verzweigung der Nerven aus dem Rückenmark; Biol.)

Meta|morph|op|si̲e [zu gr. *μεταμόρφωσις* = Umgestaltung, Verwandlung u. gr. *ὄψις* = Sehen; Anblick] *w;* -, ...i̲en: Sehstörung, bei der die Gegenstände verzerrt gesehen werden (z.B. bei krankhaften Veränderungen der Netzhaut)

Meta|mor|pho̲se [von gr. *μεταμόρφωσις* = Umgestaltung, Verwandlung] *w;* -, -n: strukturelle Veränderung, Umgestaltung (z.B. von Zellen oder Geweben bei degenerativen Vorgängen)

Meta|neo|plasi̲e [↑meta... u. ↑Neoplasie] *w;* -, ...i̲en: Geschwulst mit unterschiedlichem Gewebeaufbau

Meta|ne̲|phros [↑meta... u. gr. *νεφρός* = Niere] *m;* -: Dauer- oder Nachniere (entsteht aus dem ↑Mesonephros), dritte und letzte Stufe im Entwicklungsgang des Harnapparates

Meta|pha̲se [↑meta... u. ↑Phase] *w;* -, -n: mittlere oder zweite Phase der Kernteilung, in der sich die Chromosomen in der Mitte der Zentralspindel zur Äquatorialplatte anordnen (Biol.)

Meta|phyla̦xe [↑meta... u. gr. *φύλαξις* = Bewachung, Beschützung] *w;* -: „Nachsorge", Nachbehandlung eines Patienten nach überstandener Krankheit als vorbeugende Maßnahme gegen mögliche Rückfallerkrankungen der gleichen Art

meta|physä̲r, in fachspr. Fügungen: **meta-**

physarius, ...ria, ...rium: die Metaphyse betreffend. **Meta|physe** [zu gr. *μεταφύειν* = nachher wachsen; sich umgestalten] *w;* -, -n: Teil der Röhrenknochen zwischen der ↑Epiphyse (1) und der ↑Diaphyse (stellt die Wachstumszone des Knochens dar)

Meta|plasie [zu ↑meta... u. gr. *πλάσσειν* = bilden, formen] *w;* -, ...ien: Gewebsumwandlung, Umgestaltung einer Gewebsart in eine andere, nah verwandte (durch Differenzierung oder durch degenerative Prozesse, z. B. Verkalkung)

Meta|stase [aus gr. *μετάστασις* = das Umstellen, Versetzen; die Wanderung] *w;* -, -n: Tochtergeschwulst, durch Verschleppung von Geschwulstkeimen (auf dem Lymph- oder Blutweg) an vom Ursprungsort entfernt gelegenen Körperstellen entstandener Tumor. **meta|stasie|ren:** Tochtergeschwülste bilden. **Meta|stasie|rung** *w;* -, -en: das Auftreten von Metastasen. **metastatisch,** in fachsprachlichen Fügungen: **meta|staticus, ...ca, ...cum:** an eine andere Körperstelle verschleppt, die Metastase einer Primärgeschwulst darstellend

Meta|sy|philis [↑meta... u. ↑Syphilis] *w;* -: ältere zusammenfassende Bezeichnung für ↑Tabes dorsalis und ↑Paralysis progressiva als zerebrospinale Spätformen einer ↑Syphilis. **meta|sy|philitisch:** die Metasyphilis betreffend

meta|tarsal, in fachspr. Fügungen: **meta|tarsalis, ...le** [zu ↑Metatarsus]: zum Mittelfuß od. den Mittelfußknochen gehörend; z. B. in der Fügung ↑Os metatarsale (Anat.)

Meta|tars|algie [↑Metatarsus u. ↑...algie] *w;* -, ...ien: im Bereich der Mittelfußknochen auftretender Schmerz bei Spreizfuß

meta|tarse|us, ...sea, ...se|um [zu ↑Metatarsus]: = metatarsal; z. B. in der Fügung ↑Ligamentum metatarseum (Anat.)

meta|tarso|phalan|ge|us, ...gea, ...ge|um [zu ↑Metatarsus u. ↑Phalanx]: zum Mittelfuß und zu den Zehengrundgliedern gehörend; z. B. in der Fügung ↑Articulationes metatarsophalangeae (Anat.)

Meta|tarsus [↑meta... u. ↑Tarsus] *m;* -, ...si: Mittelfuß, Teil des Fußes zwischen den Zehen und der Fußwurzel (besteht aus den fünf Mittelfußknochen; Anat.)

Meta|thalamus [↑meta... u. ↑Thalamus] *m;* -, ...mi: Abschnitt des Gehirns, der hinter dem Sehhügel liegt (Anat.)

Meta|zerkarie [...*i*ᵉ; ↑meta... u. ↑Zerkarie] *w;* -, -n: Larve von Saugwürmern, die durch Einkapselung auf Pflanzen entsteht; Verzehr von befallenem rohem Gemüse führt zu Magen-Darm-Erkrankungen

Met|en|ce|phalon [↑meta... u. ↑Encephalon] *s;* -s, ...la: „Hinterhirn", aus dem Kleinhirn und der Brücke bestehender, zum ↑Rhombencephalon gehörender Hirnabschnitt (Anat.)

Meteo|rismus [zu gr. *μετέωρος* = in die Höhe gehoben, in der Luft schwebend] *m;* -, ...men: Blähsucht, abnorme Gasansammlung im Magen-Darm-Trakt (Vorkommen bei Verdauungsstörungen, Lebererkrankungen u. a.)

Meteo|ro|path [gr. *μετέωρον* = Himmels-, Lufterscheinung u. ↑...path] *m;* -en, -en: jmd., dessen körperliches Befinden in abnormer Weise von Witterungseinflüssen bestimmt wird; vgl. Zyklonose. **Meteo|ro|pathologie** [↑patho..., ↑...logie] *w;* -: medizinische Arbeitsrichtung, die sich mit der Entstehung und mit der Ursache der durch bestimmte Wetterlagen ausgelösten oder verstärkten Krankheiten befasst

meteo|ro|trop [gr. *μετέωρον* = Himmels-, Lufterscheinung u. ↑...trop]: durch das Wetter oder Klima bedingt, hervorgerufen (von Krankheiten, Anfällen u. Ä.). **Meteo|ro|tropismus** *m;* -, ...men: durch die Witterung bedingter krankhafter Zustand bzw. Auslösung von Krankheiten durch Wettervorgänge (z. B. Auftreten von Embolien, Schlaganfällen bei extremen Luftdruckveränderungen mit entsprechendem Witterungsablauf)

...meter [von gr. *μέτρον* = Maß]: Grundwort von sächlichen substantivischen Zusammensetzungen mit der Bedeutung „...messer, Messgerät"; z. B.: Kraniometer

Me|thadon [Kunstw.] *s;* -s, -e: schmerzstillende Substanz, die von Drogenabhängigen (insbes. Opiatabhängigen) als Betäubungsmittel verwendet wird

Met|hämo|globin [↑meta... u. ↑Hämoglobin] *s;* -s: Oxidationsform des roten Blutfarbstoffs (enthält dreiwertiges Eisen, während das normale Hämoglobin zweiwertiges Eisen enthält, und bindet an dieses den Sauerstoff, statt ihn an die Körperzellen abzugeben)

Me|thionin [Kunstw.] *s;* -s: schwefelhaltige Aminosäure, die als Überträgerin von ↑Methyl im Zellstoffwechsel wichtig ist (Biochem.)

Metho|manie [gr. *μέθη* = Trunkenheit u. ↑Manie] *w;* -, ...ien: = Delirium tremens

Me|thyl [zu gr. *μέθυ* = Wein u. gr. *ὕλη* = Holz; Stoff] *s;* -s: einwertiges ↑Radikal aus einem Kohlenstoffatom und drei Wasserstoffatomen, das Baustein sehr vieler (natürlicher und synthetischer) organischer chemischer Verbindungen ist. **Me|thylalkohol:** zu den Alkoholen gehörende, angenehm riechende, brennend schmeckende, giftige Flüssigkeit, die in Chemie und Technik vielfältig verwendet wird (Verwechslung mit Trinkalkohol führt zu schweren Vergiftungen mit Erblindung bzw. zum Tode)

Me-too-Prä|parate [*mitu*...; engl. (ugs.) *me too* = ich auch (wohl bezogen auf die Tatsache, dass Arzneimittelfirmen manche Präparate gelegentlich nur deshalb auf den Markt bringen, um in einem bestimmten Bereich ebenfalls repräsentiert zu sein)] *Pl.:* Arzneimittelzubereitungen, die im Vergleich mit bereits vorhandenen vergleichbarer Zusammensetzung keine erkennbaren Vorteile aufweisen

Met|opion [zu gr. *μέτωπον* = Stirn] *s;* -s, ...pia und ...pien [...*iᵉn*]: = Glabella

Met|opo|page [zu gr. *μέτωπον* = Stirn u. gr. *πηγνύναι* = befestigen] *m;* -n, -n, auch: **Met|opo|pagus** *m;* -, ...gi: Doppelmissbildung, bei der die Köpfe an den Stirnen zusammengewachsen sind

metr..., Metr... vgl. metro..., Metro...

Mé|tras-Ka|theter [*metra...;* nach dem frz. Chirurgen Henri Métras, 1918–1958]: Spezialkatheter zur Untersuchung der Bronchien (aus Gummi mit einer Spitze aus Röntgenschatten gebendem Material und Krümmungen, die den Hauptästen des Bronchialbaumes angepasst sind)

Me|treu|rynter [zu ↑metro... und gr. *εὐρύνειν* = breit machen, erweitern] *m;* -s, -: zugfester, unelastischer, kegelförmiger Gummiballon zur Erweiterung des Gebärmutterhalskanals. **Me|treu|ryse** *w;* -, -n: Einlegen eines Metreurynters in die Gebärmutter zur stumpfen Erweiterung des Halskanals der Gebärmutter

...me|trie [zu gr. *μέτρον* = Maß]: Grundwort von weiblichen substantivischen Zusammensetzungen mit der Bedeutung „Messung"; z. B.: Kolorimetrie. **...me|trisch:** Grundwort von adjektivischen Zusammensetzungen mit der Bedeutung „eine Messung, ein Messverfahren betreffend"

Me|tritis [zu gr. *μήτρα* = Gebärmutter] *w;* -, ...itiden (in fachspr. Fügungen: ...itides): Entzündung der (ganzen) Gebärmutter

me|tro..., Me|tro..., vor Selbstlauten meist: **me|tr..., Me|tr...** [aus gr. *μήτρα* = Gebärmutter]: Bestimmungswort von Zusammensetzungen mit der Bedeutung „Gebärmutter"; z. B.: Metromanie, Metropathie

Me|tro|manie [↑metro... u. ↑Manie] *w;* -, ...ien: seltenere Bez. für ↑Nymphomanie

Me|tro|pa|thie [↑metro... u. ↑...pathie] *w;* -, ...ien, in fachspr. Fügungen: **Me|tro|pathia**[1], *Pl.:* ...iae: allg. Bez. für Krankheiten oder krankhafte Störungen der Gebärmutter

Me|tro|ptose [↑metro... und gr. *πτῶσις* = das Fallen, der Fall] *w;* -, -n: = Hysteroptose

Me|tror|rhagie [zu ↑metro... und gr. *ῥηγνύναι* = reißen, brechen (Analogiebildung nach ↑Hämorrhagie)] *w;* -, ...ien: nichtmenstruelle Blutung aus der Gebärmutter

Meu|lengracht-Diät [...*grakt...;* nach dem dän. Internisten Einar Meulengracht, 1887–1976]: aus Breivollkost und Milch bestehende, vor allem bei Magenblutungen angewandte Magenschonkost

Mey|nert-Bündel [nach dem östr. Neurologen Th. H. Meynert, 1833–1892]: = Fasciculus retroflexus

mg = Milligramm

Mg: chem. Zeichen für ↑Magnesium

MHC: Abk. für ↑Major Histocompatibility Complex

MHK: Abk. für ↑minimale Hemmkonzentration

MHz: Abk. für ↑Megahertz

Miasma [zu gr. *μιαίνειν* = besudeln, beflecken] *s;* -s, ...men: Bezeichnung für einen früher angenommenen krankheitsauslösenden Stoff in der Atmosphäre bzw. in den Ausdünstungen des Bodens. **miasmatisch:** giftig, ansteckend, krankheitsauslösend (von hypothetischen atmosphärischen Stoffen)

Mibelli-Krankheit [nach dem ital. Dermatologen Vittorio Mibelli, 1860–1910]: = Porokeratose

MIC: Abk. für ↑minimalinvasive Chirurgie

Michae|lis-Raute [nach dem dt. Gynäkologen G. A. Michaelis, 1798–1848]: rautenförmige Region an Rücken und Kreuz, deren Eckpunkte der Dornfortsatz des fünften Lendenwirbels, die beiden hinteren, oberen Darmbeinstacheln und die Spitze der Afterfurche sind (unregelmäßige Gestalt der Raute deutet auf eine Beckenanomalie hin)

Michel-Klammer [*mischäl...;* nach dem frz. Chirurgen Gaston Michel, 1875–1937]: Metallklammer, die anstelle einer Wundnaht zum Verschluss von Hautwunden verwendet wird

micr[o]..., Micr[o]... vgl. mikro..., Mikro...

Micrococcus vgl. Mikrokokke

Microfilaria vgl. Mikrofilarie

Mictio vgl. Miktion

Middeldorpf-Tri|an|gel [nach dem dt. Chirurgen A. Th. Middeldorpf, 1824–1868]: dreieckige Abart der ↑Cramer-Schiene (zur Lagerung des Oberarms in abgespreizter Stellung bei Oberarmbrüchen)

Mi|graine ac|com|pa|gnée [*migrän akongpanje;* zu frz. *migraine* = Migräne u. frz. *accompagner* = begleiten] *w;* - -, -s -s [*migrän akongpanje*]: Migräneattacken, die mit ausgeprägten Sensibilitätsstörungen, Sprechstörungen, Schwindel oder Psychosen einhergehen

Mi|gräne [aus gleichbed. frz. *migraine* (gleichen Ursprungs wie ↑Hemikranie)] *w;* -, -n: anfallweise auftretender, meist einseitiger (u. a. mit Sehstörungen und Erbrechen verbundener) heftiger Kopfschmerz. **migränoid** [↑...id]: migräneähnlich (von Schmerzen)

mi|grans [zu lat. *migrare* = ausziehen, wandern]: wandernd, auf andere Organe oder Organteile übergreifend, nacheinander mehrere Organe befallend (bes. von Krankheiten); z. B. in der Fügung ↑Pneumonia migrans. **Mi|gration** *w;* -, -en: physiologische Wanderung von Zellen oder Zellbestandteilen durch die Gefäßwand

MIH: Abk. für ↑Melanotropin inhibierendes Hormon

Mijagawanelle [nach dem jap. Bakteriologen Jonedschi Mijagawa, 19./20. Jh.] *w;* -, -n, latinisiert: **Miyagawanella,** *Pl.:* ...llae: Gattung obligat zellparasitischer Bakterien, z. T. Krankheitserreger, u. a. der Erreger der ↑Lymphogranulomatose; in der neueren Nomenklatur dafür die Bez. ↑Chlamydia

MIK: Abk. für ↑maximale Immissionskonzentration

mikr..., Mikr... vgl. mikro..., Mikro...

Mi|kren|ze|phalie [zu ↑mikro... u. ↑Encephalon] *w;* -, ...ien: abnorme Kleinheit des Gehirns

mi|kro..., Mi|kro..., vor Selbstlauten meist: **mi|kr..., Mi|kr...,** latinisiert: **mi|cr[o]..., Mi-cr[o]...** [aus gr. *μικρός* = klein]: Bestimmungswort von Zus. mit der Bed. „klein, gering, fein"; z. B.: Mikroblast, Mikrenzephalie. **Mikro...**: Bestimmungswort von Zus. aus dem Gebiet der Physik mit der Bed. „ein Millionstel" (der betreffenden Einheit); Zeichen: μ

Mi|kro|an|gio|pa|thie [↑mikro... u. ↑Angiopathie] *w;* -, ...ien: krankhafte Veränderung der kleinen und kleinsten Arterien

Mi|krobe [aus gleichbed. frz. *microbe* (zu ↑mikro... u. gr. *βίος* = Leben)] *w;* -, -n (meist *Pl.*): = Mikroorganismus. **Mi|krobid** [↑...id] *s;* -[e]s, -e: durch Mikroben ausgelöstes Ekzem allergischer Natur. **mikrobiell**: durch Mikroben hervorgerufen (von Erkrankungen)

Mi|kro|bio|loge [↑mikro... u. ↑Biologe] *m;* -n, -n: Wissenschaftler auf dem Gebiet der Mikrobiologie. **Mi|kro|bio|logie** [↑Biologie] *w;* -: Biologie der Mikroorganismen. **mi|kro|bio|logisch**: die Mikrobiologie betreffend

mi|krobi|zid [zu ↑Mikrobe u. lat. *caedere* (in Zus. *-cidere*) = niederhauen, töten]: Mikroben abtötend (von chemischen oder anderen Mitteln). **Mi|krobi|zid** *s;* -[e]s, -e: Arzneimittel zum Abtöten von Mikroorganismen

Mi|kro|blast [↑mikro... u. ↑...blast] *m;* -en, -en (meist *Pl.*): kernhaltige Vorstufe des ↑Mikrozyten

Mi|kro|ble|pharie [zu ↑mikro... u. gr. *βλέφαρον* = Augenlid] *w;* -, ...ien: angeborene abnorme Kleinheit der Augenlider

Mi|kro|bra|chius [zu ↑mikro... u. gr. *βραχίων* = Arm] *m;* -, ...chien [...*iᵉn*] u. ...chii: missgebildete Frucht mit abnorm kurzen Armen

Mi|kro|chei|lie [zu ↑mikro... u. gr. *χεῖλος* = Lippe] *w;* -, ...ien: abnorme Kleinheit der Lippen (Missbildung)

Mi|kro|chir|urgie [↑mikro... u. ↑Chirurgie] *w;* -: Spezialgebiet der Chirurgie, das sich mit Operationen (z. B. Augenoperationen) unter dem Mikroskop befasst

Mi|kro|daktylie [zu ↑mikro... und gr. *δάκτυλος* = Finger; Zehe] *w;* -, ...ien: abnorme Kleinheit der Finger und Zehen (angeborene Missbildung)

Mi|kro|filarie [...*riᵉ*; ↑mikro... u. ↑Filarie] *w;* -, -n, latinisiert: **Mi|cro|filaria,** *Pl.:* ...iae: Embryonalstadium (Larve) der ↑Filarie (findet sich vor allem im Blut und verursacht beim Menschen ↑Hämaturie, ↑Chylurie, Lymphödeme u. Ä.)

Mi|kro|gamet [↑mikro... u. ↑Gamet] *m;* -en, -en (meist *Pl.*): kleinere, bewegliche männliche Form der ↑Gametozyten der Malariaplasmodien (Biol.)

Mi|kro|gast|rie [zu ↑mikro... u. gr. *γαστήρ*, Gen.: *γαστρός* = Magen; Bauch] *w;* -, ...ien: angeborene Kleinheit des Magens

Mi|kro|genie [zu ↑mikro... u. gr. *γένειον* = Kinn] *w;* -, ...ien: = Brachygnathie

Mi|kro|glia [↑mikro... u. ↑Glia] *w;* -: aus den ↑Hortega-Zellen bestehender Teil des Gliagewebes im Zentralnervensystem

Mi|kro|glossie [zu ↑mikro... u. ↑Glossa] *w;* -, ...ien: angeborene abnorme Kleinheit der Zunge

Mi|kro|gna|thie [zu ↑mikro... und gr. *γνάθος* = Kinnbacken] *w;* -, ...ien: = Brachygnathie

Mi|kro|gra|phie [zu ↑mikro... u. gr. *γράφειν* = schreiben] *w;* -: Auftreten von abnorm kleinen Schriftzügen (bei bestimmten Gehirnerkrankungen)

Mi|kro|gyrie [zu ↑mikro... u. ↑Gyrus] *w;* -, ...ien: bei angeborener Idiotie vorliegende abnorme Kleinheit (und irreguläre Anordnung) der Hirnwindungen

Mi|kro|kokke [↑mikro... u. ↑Kokke] *w;* -, -n, auch: **Mi|kro|kokkus** *m;* -, ...kken, latinisiert: **Mi|cro|coccus,** *Pl.:* ...cci (meist *Pl.*): kugelförmige, vorwiegend grampositive Bakterien (paarweise, in Trauben oder in Ketten angeordnet)

Mi|kro|korie [zu ↑mikro... und gr. *κόρη* = Mädchen; Pupille] *w;* -, ...ien: abnorme Kleinheit der Pupille (angeborene Missbildung)

Mi|kro|manie [↑mikro... u. ↑Manie] *w;* -, ...ien: „Kleinheitswahn", Form des Minderwertigkeitskomplexes, bei der die eigene Körpergröße, Leistungsfähigkeit u. Ä. krankhaft unterschätzt wird

Mi|kro|melie [zu ↑mikro... und gr. *μέλος* = Glied] *w;* -, ...ien: abnorme Kleinheit der Extremitäten als Folge einer Entwicklungsstörung

Mikro|meter [↑mikro... u. ↑...meter] *m* od. *s;* -s, -: der millionste Teil eines Meters; Zeichen: μm

Mi|kro|me|thode *w;* -, -n: laborchemische

Untersuchungsmethode, bei der sehr kleine Stoffmengen benutzt werden (z. B. im Titrationsverfahren)

Mi|kro|mye|li̱e [zu ↑mikro... u. gr. *μυελός* = Mark] *w;* -, ...i̱en: ↑Hypoplasie des Rückenmarks (angeborene Missbildung)

Mi̱|kron [zu gr. *μικρός* = klein] *s;* -s, -: ältere Bez. für ↑Mikrometer; Zeichen: μ; Kurzform: My (Phys.)

Mi̱|kro|organismus [↑mikro... und ↑Organismus] *m;* -, ...men (meist *Pl.*): pflanzliche und tierische Organismen, die nur mikroskopisch sichtbar sind (Biol.)

Mi|kro|pha̱ge [↑mikro... u. ↑...phage] *m;* -n, -n (meist *Pl.*): neutrophile und eosinophile Leukozyten, die die Funktion der Phagozyten haben

Mi|kro|phaki̱e [zu ↑mikro... und gr. *φακός* = Linse] *w;* -, ...i̱en: angeborene abnorme Kleinheit der Augenlinse

Mi|kroph|thalmi̱e [zu ↑mikro... und gr. *ὀφθαλμός* = Auge] *w;* -, ...i̱en, auch: **Mikroph|tha̱lmus** *m;* -, ...mi: abnorme Kleinheit der Augen (angeborene Missbildung)

Mi|kro|phy̱t [↑mikro... u. ↑...phyt] *m;* -en, -en (meist *Pl.*): weniger gebräuchliche Bezeichnung für Bakterien bzw. pflanzliche Mikroorganismen (Biol.)

Mi̱|kro|pille [↑mikro...] *w;* -, -n: ↑Antibabypille, die einen reduzierten Anteil der Wirksubstanzen Östrogen und Gestagen enthält

Mi|krop|si̱e [zu ↑mikro... und gr. *ὄψις* = Sehen; Anblick] *w;* -, ...i̱en: Sehstörung, bei der Gegenstände kleiner gesehen werden, als sie wirklich sind (Akkomodationsstörung des Auges)

Mi|kro|py̱le [↑mikro... u. gr. *πύλη* = Tür, Tor] *w;* -, -n: kleine Öffnung in der Eihülle, durch die bei der Befruchtung der Samenfaden eindringt (Biol.)

Mi|kror|chi̱e [zu ↑mikro... und gr. *ὄρχις* = Hoden] *w;* -, ...i̱en: abnorme Kleinheit des Hodens (Entwicklungsstörung, die einen oder auch beide Hoden betreffen kann)

Mi|kro|rönt|geno|gra|phi̱e [↑mikro... und ↑Röntgenographie] *w;* -, ...i̱en: Röntgenfotografie sehr kleiner bzw. dünner Objekte unter Verwendung feinkörnigen Aufnahmematerials, das es gestattet, die Aufnahmen unter dem Mikroskop auszuwerten; vgl. Historadiographie

Mi|kro|sko̱p [↑mikro... u. ↑...skop] *s;* -s, -e: optisches Gerät zur Betrachtung sehr kleiner Gegenstände unter starker Vergrößerung. **Mi|kro|skopi̱e** [↑...skopie] *w;* -, ...i̱en: Untersuchung kleiner Gegenstände unter dem Mikroskop; Technik u. Methoden der Präparatherstellung und des Mikroskopierens. **mi|kro|skopi̱e|ren:** mit dem Mikroskop arbeiten.

mi|kro|sko̱pisch: **1)** die Mikroskopie betreffend. **2)** nur mithilfe des Mikroskops wahrnehmbar

Mi|kro|so̱m [↑mikro... u. ↑...som] *s;* -s, -en (meist *Pl.*): kleinste Bestandteile des Protoplasmas der Zelle (lichtbrechend und von körniger Beschaffenheit; Biol.)

Mi|kro|somi̱e [↑mikro... u. ↑...somie] *w;* -: Kleinwuchs, Zurückbleiben des Wachstums hinter dem Normalmaß (z. B. infolge Unterfunktion der Hypophyse)

Mi|kro|spermi̱e [zu ↑mikro... u. ↑Spermium] *w;* -, ...i̱en: Vorkommen abnorm kleiner Samenfäden in der Samenflüssigkeit. **Mikro|spe̱rmium** *s;* -s, ...mien [...i^e^n]: abnorm kleiner Samenfaden

Mi|kro|splanchni̱e [zu ↑mikro... u. gr. *σπλάγχνον* = Eingeweide] *w;* -, ...ni̱en: angeborene Kleinheit der Eingeweide

Mi|kro|spori̱e [zu ↑mikro... u. ↑Spore] *w;* -, ...i̱en: Kopfhautflechte, durch Fadenpilze hervorgerufene Pilzerkrankung der Kopfbehaarung (insbes. bei Kindern), bei der die Haare dicht über der Kopfhaut abbrechen (führt zur Bildung tonsurartig gelichteter Stellen)

Mi|kro|stomi̱e [zu ↑mikro... u. gr. *στόμα* = Mund] *w;* -, ...i̱en: angeborene Kleinheit des Mundes

Mi|kroti̱e [zu ↑mikro... und gr. *οὖς*, Gen.: *ὠτός* = Ohr] *w;* -, ...i̱en: abnorme Kleinheit der Ohrmuschel (angeborene Missbildung)

Mi|kro|to̱m [zu ↑mikro... u. gr. *τέμνειν* = schneiden (bzw. *τομή* = Schnitt)] *s;* -s, -e: Instrument zur Herstellung feinster Schnitte (z. B. von Geweben) für mikroskopische Präparate

Mi|kro|ven|trikuli̱e [zu ↑mikro... u. ↑Ventrikel] *w;* -, ...i̱en: abnorme Kleinheit der Hirnventrikel

Mi|kro|vi̱llus [↑mikro... u. ↑Villus] *m;* -, ...lli (meist *Pl.*): kleine, der ↑Resorption dienende Zytoplasmafortsätze an der Oberfläche von Zellen (Biol.)

Mi̱|kro|wellen: elektromagnetische Wellen mit Wellenlängen unter 10 cm (in der Art der Kurzwellenbestrahlung therapeutisch angewandt)

mi|kro|ze|pha̱l [zu ↑mikro... und gr. *κεφαλή* = Kopf]: kleinköpfig, einen kleinen Gehirnschädel besitzend. **Mi|kro|ze|pha̱le** *m* od. *w;* -n, -n: die Merkmale der Mikrozephalie Zeigende[r]. **Mi|kro|ze|phali̱e** *w;* -, ...i̱en: abnorme Kleinheit des Schädels (Abflachung des Hinterschädels und fliehende Stirn, meist verbunden mit ↑Brachygnathie)

Mi̱|kro|zirkulation [↑mikro... u. ↑Zirkulation] *w;* -, -en: Blutkreislauf in den ↑Kapillaren; im Ggs. zur Makrozirkulation. **mi̱|kro|zirkulatorisch:** die Mikrozirkulation betreffend

Mi|kro|zy̱t [Kurzw. aus ↑mikro... u. ↑Erythrozyt] *m;* -en, -en (meist *Pl.*): abnorm kleine rote Blutkörperchen (bei verschiedenen Anämien). **mi|kro|zytä̱r:** die Mikrozyten betreffend; z. B. mikrozytäre Anämie

Miktion [zu lat. *mingere, mi[n]ctum* = harnen] *w;* -, -en, in fachspr. Fügungen: **Mictio,** *Pl.:* ...io|nes: Harnlassen. **Mictio involuntaria:** = Enurese

Mikulicz-Klemme [...*litsch...;* nach dem dt. Chirurgen Johann von Mikulicz-Radecki, 1850–1905]: gebogenes chirurgisches Instrument zum Festklemmen des geöffneten Bauchfells bei Operationen. **Mikulicz-Zelle:** entartete Zelle mit chromatinreichem Kern und Vakuolen im Zellplasma (Vorkommen beim ↑Rhinosklerom)

Milchbrustgang vgl. Ductus thoracicus

Milchdrüse vgl. Mamma

Milchfluss vgl. Galaktorrhö

Milchgänge vgl. Ductus lactiferi

Milchgebiss vgl. Dentes decidui

Milchsäckchen vgl. Sinus lactiferi

Milchsaft vgl. Chylus

Milchsäure: organische Hydroxysäure, die bei der Kohlenhydratspaltung (z. B. durch Gärungsbakterien), im menschlichen Organismus auch beim Muskelstoffwechsel, entsteht (Biochemie)

Milchschorf vgl. Crusta lactea

Milchzähne vgl. Dentes decidui

Milchzucker vgl. Laktose

miliar, in fachspr. Fügungen: **milia|ris, ...re** [zu ↑Milium]: hirsekornartig, hirsekorngroß (z. B. von Tuberkelknötchen). **Miliaria** *Pl.:* Schweißfrieseln, hirsekorngroße, mit Flüssigkeit gefüllte Hautbläschen, die bei starkem Schwitzen im Gefolge von fieberhaften Erkrankungen auftreten. **Miliartuberkulose:** auf dem Blutweg über den ganzen Körper verbreitete Tuberkulose, bei der in allen Organen hirsekorngroße Tuberkelknötchen auftreten

Milium [aus lat. *milium* = Hirse] *s;* -s, ...lien [...*i^e n*] (in fachspr. Fügungen: ...lia), auch: **Milie** [...*li^e*] *w;* -, -n (meist *Pl.*): Hautgrieß, Hirsekorn, stecknadelkopfgroße weiße Hautknötchen hauptsächlich im Gesicht und an den Genitalien (gutartige epitheliale Geschwülste)

Milli... [zu lat. *mille* = tausend]: Bestimmungswort von Zusammensetzungen aus dem Gebiet der Physik mit der Bedeutung „ein Tausendstel" (der betr. Maßeinheit); z. B.: Milliampere, Milligramm (Zeichen: m). **Milliliter:** in der Medizin statt Kubikzentimeter (ccm, cm^3) übliche Bez. für den tausendsten Teil eines Liters; Abk.: ml

Milz vgl. Lien u. Splen

Milzbälkchen vgl. Trabeculae lienis

Milzbrand: auf den Menschen übertragbare Infektionskrankheit Pflanzen fressender Tiere, die beim Menschen je nach der Ansteckungsart Haut, Lunge oder Darm befallen kann und bei der es zu brandigen Veränderungen der Milz kommt (durch den Milzbrandbazillus hervorgerufen)

Mimik [zu gr. *μιμικός* = den Schauspieler, die Nachahmung betreffend] *w;* -: Gesichtsausdruck, Gebärdenspiel. **mimisch:** den Gesichtsausdruck, die Gebärden betreffend

Mineral [von mlat. *(aes) minerale* = Grubenerz, Erzgestein] *s;* -s, -e u. ...lien [...*i^e n*]: anorganische, chemisch einheitliche, natürlich gebildete Substanz (der Erdkruste); im engeren Sinne: nicht organischer, am Stoffwechsel bzw. am Aufbau des Organismus beteiligter Stoff (z. B. Eisen, Phosphate, Salze u. a.). **mineralisch:** die Minerale betreffend, aus Mineralstoffen bestehend

Mineralo|kortiko|id, auch: **Mineral|kortiko|id,** chem. fachspr.: **Mineralo|cortico|id** [↑Mineral und ↑Kortikoid] *s;* -[e]s, -e: Hormon der Nebennierenrinde, das besonders auf den Mineralstoffwechsel einwirkt. **mineralotrop** [↑...trop]: auf den Mineralstoffwechsel einwirkend. **Mineral|stoffwechsel:** Anteil der Mineralsalze am Stoffwechsel

Mineur|an|ämie [*minör...;* aus frz. *mineur* = Bergmann; ↑Anämie] *w;* -, ...ien [...*i^e n*]: = Ankylostomiase

Minimal Brain-Damage [*minim^e l bre^i n dämidsch;* engl. = minimaler Hirnschaden] *m;* - - -, - - -s [- - ...*dschis*]: psychoneurologische Lernstörung; Abk.: MBD

Minimal cere|bral Dys|function [*minim^e l ßeribr^e l dißfankschen;* engl. = minimale zerebrale Dysfunktion] *w;* - - -, - - -s: frühkindlicher Hirnschaden ohne äußerlich erkennbare Veränderungen; Abk.: MCD

minimale bakteri|zide Kon|zen|tration [zu lat. *minimus* = kleinster]: niedrigste Antibiotikakonzentration, bei der in den Subkulturen nicht mehr als drei Bakterienkolonien nachweisbar sind; Abk.: MBK

minimale Hemm|kon|zen|tration [zu lat. *minimus* = kleinster]: kleinste Konzentration einer antimikrobiell wirksamen Substanz, die erforderlich ist, um die Vermehrung von Keimen zu hemmen; Abk.: MHK

minimal|in|vasive Chir|urgie [zu ↑minimus u. ↑invasiv], auch: **endo|skopische Chirurgie:** Durchführung operativer Eingriffe (z. B. in der Bauchhöhle und in Gelenken) durch Einsatz von Endoskopen und miniaturisierten Instrumenten, wodurch auf eine großflächige Durchtrennung von Gewebe und breite Eröffnung verzichtet werden kann; Abk.: MIC

Minimal|luft [zu lat. *minimus* = kleinster]: diejenige Menge an ↑Residualluft, die auch bei der operativen Eröffnung des Brustkorbs (Pneumothorax) in der Lunge verbleibt

minimus, ...ma, ...mum [aus gleichbed. lat. *minimus*]: kleinste[r], kleinstes (bes. Anat.); z. B. in der Fügung ↑Digitus minimus

Mini|pille [engl. *mini,* Kurzform von engl. *miniature* = im Kleinen] *w;* -, -n: ↑Antibabypille, die nur einen Bruchteil ($^1/_3$ bis $^1/_7$)

der Wirksubstanz Gestagen der üblichen „Pille" enthält

minor, minus [aus gleichbed. lat. *minor*]: kleiner (bes. Anat.); z. B. in der Fügung ↑Ala minor

Minor|probe, Minor|test vgl. Kreuzprobe

Minus|gläser: konkave Linsen zur Behebung der Kurzsichtigkeit

Minus|variante [lat. *minus* = weniger] *w;* -, -n: vom Mittelwert nachteilige Abweichung eines Individuums in Bezug auf das genetische Material

Minuten|volumen: diejenige Blutmenge, die das Herz in einer Minute fördert

Mio|se, auch: **Mio|sis** [aus gr. *μείωσις* = das Verringern, Verkleinern] *w;* -, ...sen, in fachspr. Fügungen: **Mio|sis,** *Pl.:* ...o|ses: [abnorme] Verengerung der Pupille (z. B. unter medikamentösem Einfluss oder bei Lähmung des ↑Musculus dilatator pupillae). **Mio|tikum** *s;* -s, ...ka: pupillenverengendes Mittel (z. B. bei der Behandlung von Glaukomen verwendet). **mio|tisch:** pupillenverengend; die Miose betreffend

Mis|an|drie [aus gr. *μισανδρία* = Männerhass] *w;* -: krankhafte Abneigung bei Frauen gegenüber Männern, Männerhass (Psychol., Med.)

Mis|an|throp [aus gr. *μισάνθρωπος* = den Menschen hassend; Menschenfeind] *m;* -en, -en: Menschenhasser. **Mis|an|thropie** *w;* -: Menschenhass, krankhafte Abneigung gegen andere Menschen. **mis|an|thropisch:** menschenfeindlich, menschenscheu (Psychol.)

mischerbig vgl. heterozygot

Mischgeschwulst: Geschwulst, deren Parenchym aus verschiedenen Geweben zusammengesetzt ist

Misch|in|fektion: Infektion, bei der außer dem Erreger der betreffenden Infektionskrankheit noch andere pathogene Keime im Organismus wirksam sind

Miserere [zu lat. *misereri* = sich erbarmen] *s;* -s: Koterbrechen, Erbrechen von kotigem Darminhalt (z. B. bei Darmverschluss)

Miso|gamie [zu gr. *μισόγαμος* = die Ehe hassend] *w;* -: krankhafte Ehescheu (bei Männern und Frauen; Psychol., Med.)

Miso|gyn [zu gr. *μισογυνεῖν* = die Frauen hassen] *m;* -s u. -en, -e[n]: Frauenfeind, Frauenhasser (von Männern; Psychol., Med.). **Miso|gynie** *w;* -: krankhafte Abneigung gegen Frauen (bei Männern; Psychol., Med.)

Miso|pädie [zu gr. *μισόπαις* = Kinder hassend] *w;* -: krankhafter Hass gegen [die eigenen] Kinder (Psychol., Med.)

Missbildung: anatomische Veränderungen der Form und Größe eines oder mehrerer Organe und Organsysteme oder des ganzen Körpers, die während der intrauterinen Phase ausgelöst wurden und phänotypisch außerhalb der Variationsbreite der Spezies liegen

Missed Abortion [*mißᵉd ᵉbåʳschᵉn;* aus engl. *missed abortion* = ausbleibender Abort] *w;* - -, - -s: Verbleiben einer toten, unreifen Frucht über längere Zeit in der Gebärmutter

Missed Labour [*mißᵉd leⁱbᵉr;* aus gleichbed. engl. *missed labour*] *w;* - -, - -s: erfolglose Wehentätigkeit bei abgestorbener reifer Frucht, durch die die Frucht nicht ausgetrieben werden kann

mite [lat. *mitis, mite* = mild, gelinde]: Zusatzbez. zu Arzneimitteln, die Wirkstoffe in reduzierter Konzentration enthalten

Mitella [aus lat. *mitella* (Verkleinerungsbildung zu *mitra*) = Kopfbinde] *w;* -, ...llen: Dreiecktuch, dreieckiges, um den Nacken geschlungenes Tragetuch für den Arm zur Ruhigstellung des Arms bei Unterarm- bzw. Handverletzungen

Mitesser vgl. Komedo

Mi|thridatismus [nach dem König Mithridates VI., um 132–63 v. Chr.] *m;* -, ...men: durch Gewöhnung erworbene Immunität gegen die Wirkung von Giften

Mitigans [zu lat. *mitigare* = mild, gelinde machen] *s;* -, ...anzien [*...iᵉn*] u. ...antia: Linderungs-, Beruhigungsmittel. **Mitigation,** auch: **Mitigie|rung** *w;* -, -en: Abschwächung, Milderung (z. B. der Wirkung ätzender Stoffe durch Zusätze). **mitigatus** vgl. mitigiert. **mitigiert,** in fachspr. Fügungen: **mitigatus, ...ta, ...tum:** (im Verlauf) abgeschwächt, gemildert (z. B. von Krankheiten)

mitis, mite [aus lat. *mitis* = mild, gelinde]: leicht, mild verlaufend (von Krankheiten)

mito|chon|drial: die Mitochondrien betreffend. **Mito|chon|drium** [zu gr. *μίτος* = Faden u. gr. *χόνδρος* = Korn; Knorpel] *s;* -s, ...rien [*...iᵉn*] (meist *Pl.*): im Zellplasma liegende ovale Körnchen (oft stäbchen- oder fadenförmig aneinander liegend), die für die Atmung und den Stoffwechsel der Zellen von Bedeutung sind

mito|gen [zu ↑Mitose u. ↑...gen]: eine Mitose hervorrufend (von Substanzen)

Mitose [zu gr. *μίτος* = Faden] *w;* -, -n: indirekte Zellkernteilung, bei der im Gegensatz zur ↑Reduktionsteilung jede Tochterzelle (infolge Längsspaltung der Chromosomen) den vollständigen Chromosomensatz erhält. (Die Mitose liegt der Bildung von Körperzellen, im Gegensatz zur Entstehung von Geschlechtszellen, zugrunde; Biol.)

Mi|tra [von gr. *μίτρα* = Hauptbinde, Haube] *w;* -, ...tren: haubenartiger Kopfverband

mi|tral, in fachspr. Fügungen: **mi|tralis, ...le** [zu gr. *μίτρα* = Hauptbinde, Haube]: **1)** von haubenförmiger, mitraähnlicher (zweizipfeliger) Gestalt (z. B. in der Zusammensetzung ↑Mitralklappe). **2)** die Mitralklappe betreffend. **Mi|tral|in|suf|fizienz:** ungenügende Schließfähigkeit der Mitralklappe (selten angeborener, meist erworbener Herzfehler). **Mi|tralis** *w;* -, ...les: übliche Kurzbezeichnung für: Valva mitralis (ältere Bezeichnung für ↑Valva atrioventricularis sinistra). **Mi|tral|klappe** vgl. Valva atrioventricularis sinistra. **Mi|tral|stenose:** Verengerung der Mitralklappenlichtung, bes. infolge narbiger Verwachsungen (meist nach ↑Endokarditis) oder Verkalkung der Mitralklappe bzw. des Klappenansatzrings

Mittelecho: bei der ↑Echoenzephalographie die zwischen Initial- und Endecho entstehenden Schallwellen

Mittelfell vgl. Mediastinum

Mittelfinger vgl. Digitus medius

Mittelfleisch vgl. Perineum

Mittelfuß vgl. Metatarsus

Mittelfußknochen vgl. Ossa metatarsalia

Mittelhand vgl. Metacarpus

Mittelhandknochen vgl. Ossa metacarpalia

Mittelhirn vgl. Mesencephalon

Mittelmeeranämie vgl. Thalassämie

Mittelmeerfieber vgl. Febris melitensis

Mittelohr vgl. Auris media. **Mittelohrentzündung** vgl. Otitis media

Mittelschmerz: Unterleibsschmerz bei Frauen zum Zeitpunkt des Follikelsprungs (zwischen den Monatsblutungen)

Mixtur [zu lat. *miscere, mixtum* = mischen, vermischen] *w;* -, -en, latinisiert: **Mixtura,** *Pl.:* ...rae: flüssige Arzneimischung. **Mixtura agitanda:** „Schüttelmixtur", Mixtur, die vor Gebrauch geschüttelt werden muss

Miyagawanella vgl. Mijagawanelle

MKS: Abk. für ↑Maul- und Klauenseuche

ml = Milliliter

µm = Mikrometer

MM: Abk. für: Muttermund (vgl. Ostium uteri)

Mm.: Abk. für: Musculi (*Pl.* von ↑Musculus)

Mn: chem. Zeichen für ↑Mangan

Mneme [aus gr. *μνήμη* = Gedächtnis] *w;* -: Gedächtnis, Erinnerung; allg. Bez. für die Fähigkeit lebender Substanz (bes. der Ganglienzellen der Hirnrinde), für die Lebensvorgänge wichtige Informationen in der Form physiologischer ↑Engramme zu speichern (z.B. Wahrnehmungen, Reize u.a.). **mnestisch:** das Gedächtnis betreffend

Mo: chem. Zeichen für ↑Molybdän

mobilis, ...le [aus lat. *mobilis* = beweglich, leicht zu bewegen]: beweglich, Wander... (von Organen, deren Lage abnorm verändert ist; z.B. in der Fügung ↑Cor mobile). **Mobilisation** *w;* -, -en: operativer Eingriff, mit dem fest sitzende oder unbeweglich gewordene Organe (z.B. Darmabschnitte bzw. versteifte Gelenke) frei beweglich gemacht werden. **mobilisie|ren:** auf operativem Wege ein Organ [wieder] beweglich machen

Möbius-Zeichen [nach dem dt. Neurologen P. J. Möbius, 1853–1907]: Konvergenzschwäche der Augenbulbi infolge Lähmung des ↑Musculus rectus inferior (als Symptom für ↑Basedow-Krankheit)

Modell|psy|chose: Bezeichnung für eine durch bestimmte Substanzen (z.B. LSD) künstlich erzeugte Psychose von kurzer Dauer (mit Halluzinationen)

Modio|lus [aus lat. *modiolus,* Gen.: *modioli* = Radnabe] *m;* -, ...li: Schneckenachse, konisches Knöchelchen, das die Achse der Schnecke des Innenohrs bildet (Anat.)

Moeller-Barlow-Krankheit [*mö...ba'loᵘ...;* nach dem dt. Chirurgen J. O. L. Moeller (1819–1887) u. dem engl. Mediziner Sir Thomas Barlow (1845–1945)]: skorbutähnliche Vitamin-C-Mangelkrankheit bei Säuglingen.

Moeller-Hunter-Glossitis [*mö...hantᵉr...;* William Hunter, engl. Arzt, 1861–1937]: = Glossitis Hunteri

Mogi|gra|phie [zu gr. *μόγις* = mit Anstrengung u. gr. *γράφειν* = schreiben] *w;* -, ...ien: = Graphospasmus

Mogi|lalie [zu gr. *μόγις* = mit Anstrengung u. gr. *λαλεῖν* = schwatzen] *w;* -, ...ien: Aussprachеerschwerung, erschwerte Aussprache bestimmter Laute

Mogi|phonie [zu gr. *μόγις* = mit Anstrengung u. ↑...phonie] *w;* -, ...ien: Schwäche bzw. Versagen der Stimme bei gewohnheitsmäßiger (beruflicher) Überanstrengung

Mol [Kurzw. aus ↑Molekül] *s;* -[e]s, -e: so viele Gramm einer chem. Verbindung, wie deren Molekulargewicht angibt (Chem.)

Mola vgl. Mole

molal [zu ↑Mol]: auf das Kilogramm Lösungsmittel bezogen (von Konzentrationen chem. Verbindungen in Lösungen). **Molalität** *w;* -, -en: die auf 1 kg Lösungsmittel entfallende, in Mol angegebene gelöste Menge eines Stoffes; vgl. Molarität (Chem.)

¹molar [zu ↑Mol]: auf den Liter Lösungsmittel bezogen (von Konzentrationen chem. Verbindungen in Lösungen; Chem.)

²molar, in fachspr. Fügungen: **molaris, ...re** [aus lat. *molaris* = zum Mühlstein gehörend]: **1)** mahlend, zum Zermahlen dienend (von Zähnen); in der Fügung ↑Dens molaris. **2)** zum Backenzahn gehörend. **Molar** *m;* -en, -en: übliche Kurzbezeichnung für ↑Dens molaris

Molarität [zu ↑¹molar] *w;* -, -en: der in Mol angegebene Gehalt eines Liters einer Lösung an gelöster Substanz; vgl. Molalität (Chem.)

Mole [aus lat. *mola* = verunstalteter Embryo, Mondkalb] *w;* -, -n, in fachspr. Fügungen: **Mola,** *Pl.:* Molae: Windei, abgestorbene entartete Leibesfrucht (man unterscheidet nach ihrer Beschaffenheit zwischen Blasen-, Trauben-, Blut- und Fleischmole). **Mola hydatidosa:** Blasen- oder Traubenmole, Wucherung der Eihautzotten, die sich mit Flüssigkeit füllen

Molekül [durch frz. Vermittlung entstandene Verkleinerungsbildung zu lat. *moles* = Last, schwere Masse] *s;* -s, -e, auch: **Molekel** *w;* -, -n: Baustein der Materie, aus zwei oder mehreren Atomen bestehender kleinster selbstständiger Teil einer chemisch einheitlichen Substanz. **molekular,** in fachspr. Fügungen: **molecularis, ...re:** die Moleküle betreffend

Molekular|bio|logie: Wissenschaftszweig, der sich mit der molekularen Struktur und Funktion der Nukleinsäuren und Eiweißkörper befasst sowie mit der Erbinformation von Bakterien, Viren und Einzellern

Molekular|genetik: Wissenschaftszweig, der sich mit den Zusammenhängen zwischen der Vererbung und den chemisch-physikalischen Eigenschaften der Gene beschäftigt

Molekular|krankheit: Bez. für eine auf eine Chromosomenmutation zurückzuführende Erbkrankheit (bei der die Umlagerung eines einzigen Moleküls innerhalb eines Chromosoms die Ursache der Mutation ist)

Molimen [aus lat. *molimen,* Gen.: *moliminis* = anstrengende Bemühung, gewaltige Anstrengung] *s;* -s, ...mina (meist *Pl.*): allg. Bez. für: Schmerzen, Beschwerden. **Molimina menst|rua|lia** *Pl.:* während der Menstruation auftretende Beschwerden

Molisch-Re|aktion [nach dem östr. Botaniker Hans Molisch, 1856–1937]: zum Nachweis von Kohlenhydraten oder Zucker in Lösungen (z. B. im Urin) verwendete Farbreaktion der Kohlenhydrate mit Naphthol und konzentrierter Schwefelsäure

Moll-Drüsen [nach dem niederl. Ophthalmologen J. A. Moll, 1832–1914] *Pl.:* = Glandulae ciliares

mollis, molle [aus gleichbed. lat. *mollis*]: weich; z. B. in der Fügung ↑Ulcus molle

Mollities [...*zi-eß;* aus lat. *mollities* = Weichheit, Zartheit] *w;* -, -: weniger gebräuchliche Bezeichnung für ↑Malazie

Mollus|cum [zu lat. *molluscus* = weich, schwammartig] *s;* -s, ...s|ca: weiche Geschwulst der Haut bzw. mit der Bildung von epithelialen Geschwülsten einhergehende Hautkrankheit. **Mollus|cum con|tagio|sum:** = Epithelioma contagiosum. **Mollus|cum sebace|um:** = Keratoakanthom

mollus|cus, ...s|ca, ...s|cum [aus gleichbed. lat. *molluscus*]: weich, schwammartig; z. B. in der Fügung ↑Fibroma molluscum

Molybdän [zu gr. *μόλυβδος* = Blei] *s;* -s: chem. Grundstoff, Metall (wichtiges Spurenelement); Zeichen: Mo

mon..., Mon... vgl. mono..., Mono...

Monakow-Bündel [nach dem russ.-schweiz. Neurologen C. von Monakow, 1853–1930]: = Tractus rubrospinalis

Monaldi-Saug|drai|nage [...*asch*^e^*;* nach dem ital. Arzt Vizenzo Monaldi, 20. Jh.]: ↑Drainage von tuberkulösen Lungenkavernen durch Einführung eines Gummischlauchs in die Kaverne, mit dem der Eiter abgesaugt und flüssige Medikamente eingebracht werden können

Mon|ar|thritis [zu ↑mono... u. gr. *ἄρθρον* = Gelenk] *w;* -, ...itiden (in fachspr. Fügungen: ...itides): auf ein einzelnes Gelenk beschränkte ↑Arthritis im Gegensatz zur ↑Polyarthritis

Mon|aster [↑mono... u. gr. *ἀστήρ* = Stern] *m;* -s: „Einzelstern", sternförmige Anordnung der Chromosomen vor der Chromosomenspaltung in einer bestimmten Phase der ↑Mitose (Biol.)

mon|au|ral, in fachsprachl. Fügungen: **mon|au|ralis, ...le** [zu ↑mono... u. ↑Auris]: ein Ohr bzw. das Gehör auf einer Seite betreffend

Mön|cke|berg-Sklerose [nach dem dt. Pathologen J. G. Mönckeberg, 1877–1925]: Verkalkung der mittleren Schicht der Arterienwand ohne gleichzeitige Einengung der Lichtung

Mondbein vgl. Os lunatum

Mongolenfalte: Hautfalte bes. der mongoliden Rasse, die den inneren Augenwinkel vom Oberlid her überlagert. **Mongolismus** *m;* -: = Down-Syndrom. **mongolo|id** [↑...id]: im Aussehen mongolenähnlich, mongolenähnliche Merkmale zeigend

monile|formis, ...me [zu lat. *monile* = Halsband u. lat. *forma* = Gestalt, Form]: spindelförmig; z. B. in der Fügung ↑Pili moniliformes

Monile|thrix [lat. *monile* = Halsband u. gr. *θρίξ* = Haar] *w;* -: „Spindelhaar", erblich bedingte Veränderung des Haarschaftes mit regelmäßig abwechselnden stark verdickten und verdünnten Anteilen, an denen die Haare leicht abbrechen und sich aufspalten können

Monilia|sis [zur mykolog. Gattungsbez. *Monilia* (zu lat. *monile* = Halsband)] *w;* -, ...iasen (in fachspr. Fügungen: ...ia|ses): ältere Bez. für ↑Soor

mono..., Mono..., vor Selbstlauten meist: **mon..., Mon...** [aus gr. *μόνος* = allein, einzeln, einzig]: Bestimmungswort von Zusammensetzungen mit der Bedeutung „allein, einzeln, einmalig"; z. B.: Monobrachie

Mono|amin|oxidase|hemmer [↑mono..., ↑Amin u. ↑Oxidase]: Bez. für Substanzen, die den Abbau des Enzyms Monoaminoxidase hemmen (bewirken Aufhellung bei Depressionszuständen, steigern Appetit und Aktivität; Abk.: MAOH)

Mono|amnio|ten [zu ↑mono... u. ↑Amnion] *Pl.:* Zwillinge mit gemeinsamer Eihaut

mono|artikulär [zu ↑mono... u. ↑Articulus]:

nur ein Gelenk betreffend (z. B. von Entzündungen)

Mono|bra|chie [zu ↑mono... u. ↑Brachium] *w;* -, ...ien: angeborene Einarmigkeit

Mono|cho|ria|ten [zu ↑mono... und ↑Chorion] *Pl.:* Zwillinge mit gemeinsamer Zottenhaut

Mono|chromasie [zu ↑mono... u. gr. *χρῶμα* = Haut; Hautfarbe; Farbe] *w;* -, ...ien: angeborener Defekt des Farbensehvermögens, bei dem nur eine der drei Farbkomponenten wahrgenommen wird (gleichbedeutend mit völliger Farbenblindheit; vgl. Achromasie). **Mono|chromat** *m;* -en, -en: Einfarbenseher, jmd., der zwei der drei Farbkomponenten nicht sehen kann, total Farbenblinder

monocularis vgl. monokular

monocytogenes vgl. monozytogen

mono|gen [↑mono... u. ↑...gen]: durch ein einzelnes ↑Gen bedingt (von einem Erbvorgang). **Mono|genie** *w;* -, ...ien: Abhängigkeit eines Erbmerkmals von einem einzelnen ↑Gen

Mono|kin [Kurzbildung aus ↑mono... und ↑Lymphokin] *s;* -s, -e (meist *Pl.*): Produkte aus ↑Makrophagen, die die biologische Aktivität von B-Zellen und T-Zellen modulieren

mono|klonale Anti|körper [zu ↑mono... u. ↑Klon] *Pl.:* Immunglobuline, die aus einem einzigen Zellklon gebildet sind und zur Diagnose und Therapie verschiedener Krankheiten verwendet werden

mono|krot [zu ↑mono... u. gr. *κροτεῖν* = klopfen, schlagen]: „eingipfelig", einmal schlagend (vom normalen Puls, der in seinem Kurvenverlauf pro Herzsystole nur eine Druckwelle zeigt)

mon|okular, in fachspr. Fügungen: **mon|ocularis, ...re** [zu ↑mono... u. lat. *oculus* = Auge]: nur ein Auge betreffend. **Mon|okulus** *m;* -, ...li: Schutzverband für ein Auge

mono|lateral [zu mono... u. ↑Latus]: einseitig, nur eine Körperseite betreffend

Mono|layer [...*leer; auch: ...läer;* aus gleichbed. engl. *monolayer,* zu ↑mono... u. engl. *layer* = Schicht] *m;* -s, -: einschichtiger Zellrasen normaler diploider Zellen auf dem Boden eines Zellkulturgefäßes

mono|man [zu ↑mono... u. gr. *μανία* = Raserei, Wahnsinn]: von einer einzigen Idee oder Zwangsneigung besessen (Psychol.). **Mono|mane** *m* od. *w;* -n, -n: an Monomanie Leidende[r]. **Mono|manie** *w;* -, ...ien: abnormer Zustand des Besessenseins von einer einzigen Idee oder Zwangsneigung, in einer bestimmten Richtung fixierte und isolierte Triebhaftigkeit, die zu Triebhandlungen u. Ä. führt (z. B. Pyromanie). **mono|manisch:** = monoman

Mon|om|phalus [↑mono... u. ↑Omphalos] *m;* -, ...li: Doppelfehlbildung, deren Paarlinge einen gemeinsamen Nabel haben (also im Nabelbereich verwachsen sind)

Mono|myo|sitis [↑mono... u. ↑Myositis] *w;* -, ...itiden (in fachspr. Fügungen: ...itides). Entzündung eines einzelnen Muskels

Mono|neu|ritis [↑mono... u. ↑Neuritis] *w;* -, ...itiden (in fachspr. Fügungen: ...itides): Entzündung eines einzelnen Nervs (Gegensatz: ↑Polyneuritis)

mono|nu|kleär [zu ↑mono... u. ↑Nukleus]: einen einfachen (nicht gelappten oder geteilten) Zellkern besitzend (von Zellen; Biol.). **Mono|nu|kleo|se** *w;* -, -n, in fachspr. Fügungen: **Mono|nu|cleo|sis,** *Pl.:* ...oses: Überwiegen der einfachkernigen Zellen im Blut bzw. auf der Vermehrung der mononukleären Zellen im Blut beruhende Erkrankung. **Mono|nu|cleo|sis in|fectio|sa:** Pfeiffer-Drüsenfieber, anginaartige Viruserkrankung, die unter verschiedenen Symptomen wie Mandelentzündung und Lymphknotenschwellung auftritt und für die das Überwiegen mononukleärer Zellformen im Blutbild charakteristisch ist

Mono|pharmakon [↑mono... u. ↑Pharmakon] *s;* -s, ...ka: aus einem einzigen Wirkstoff hergestelltes Arzneimittel

Mono|phasie [zu ↑mono... und gr. *φάσις* = Sprache, Rede] *w;* -, ...ien: zu den ↑Aphasien gehörende Sprachstörung mit Beschränkung des Wortschatzes auf einen Satz oder ein einzelnes Wort (auch bei Schizophrenie vorkommend; Psychol., Med.). **mono|phasisch**: die Monophasie betreffend

Mono|phobie [zu ↑mono... und gr. *φόβος* = Furcht] *w;* -, ...ien: krankhafte Angst vor dem Alleinsein (Psychol., Med.)

Mon|oph|thalmie [zu ↑mono... und gr. *ὀφθαλμός* = Auge] *w;* -, ...ien: angeborene oder erworbene Einäugigkeit; vgl. Zyklopie

Mono|plegie [zu ↑mono... u. gr. *πληγή* = Schlag, Hieb, Stoß] *w;* -, ...ien: kontralateral auftretende Lähmung eines einzelnen Gliedes bzw. einer bestimmten Muskelgruppe bei einer Hirnschädigung im Bereich der motorischen Zentren

Mono|podie [zu ↑mono... u. gr. *πούς,* Gen.: *ποδός* = Fuß] *w;* -, ...ien: angeborene Einfüßigkeit

Mon|or|chie [zu ↑mono... u. gr. *ὄρχις* = Hoden] *w;* -, ...ien: Vorhandensein nur eines Hodens

Mono|rezidiv [...*if;* ↑mono... u. ↑Rezidiv] *s;* -s, -e: Rückfall bei einer nicht völlig ausgeheilten Krankheit (z. B. Syphilis), von dem nur ein einzelnes Organ betroffen wird

Mono|sac|cha|rid, auch: **Mono|sa|charid** [zu ↑mono... u. gr. *σάκχαρ* = Zucker] *s;* -[e]s, -e: Einfachzucker, einfaches Kohlenhydrat (z. B. ↑Glucose; Chem.)

Monose [zu gr. *μόνος* = allein, einzig] *w;* -, -n: = Monosaccharid

Mono|somie [Kurzbildung zu ↑mono... u. ↑Chromosom] *w;* -, ...ien: Vorkommen eines unpaarigen Chromosoms im ↑diploiden Chromosomensatz des Zellkerns (Biol.)

mon|ostisch [zu ↑mono... u. gr. *ὀστέον* = Knochen]: nur einen Knochen befallend (von Krankheiten)

Mono|sub|stanz [↑mono... u. ↑Substanz] *w;* -, -en: Arzneimittel, das aus einem einzigen Wirkstoff besteht

mono|sym|ptomatisch [zu ↑mono... und ↑Symptom]: nur ein einziges charakteristisches Symptom zeigend (von Krankheiten)

Mono|therapie [↑mono... u. ↑Therapie] *w;* -, ...ien [...*i*^{e}*n*]: Behandlung einer Krankheit mit einem einzigen Arzneimittel (im Gegensatz zur ↑Kombinationstherapie)

mono|top [zu ↑mono... u. gr. *τόπος* = Ort, Stelle; Platz]: auf ein Organ beschränkt

mono|trich [zu ↑mono... u. gr. *θρίξ*, Gen.: *τριχός* = Haar]: eingeißelig (von einzelligen Lebewesen, die nur eine einzige Geißel besitzen; Zool.)

mono|valent [zu ↑mono... u. lat. *valere* = Kraft, Wirkung haben]: mit nur einer Bindung (von chem. Substanzen)

Mono|ze|phalie [zu ↑mono... u. gr. *κεφαλή* = Kopf] *w;* -, ...ien: Auftreten einer Zwillingsfehlbildung mit nur einem Kopf

mono|zygot [zu ↑mono... u. ↑Zygote]: eineiig, von einer einzigen befruchteten Eizelle (Zygote) herkommend (von Mehrlingen)

Mono|zyt [↑mono... u. ↑...zyt] *m;* -en, -en (meist *Pl.*): großer ↑mononukleärer Leukozyt mit einem leicht eingebuchteten Kern (größtes Blutkörperchen im peripheren Blut). **mono|zytär**: die Monozyten betreffend, auf Monozyten zurückgehend. **monozytäre Abwehrphase** vgl. Abwehrphase, monozytäre

mono|zyto|gen, in fachspr. Fügungen: **mono|cyto|genes** [zu ↑Monozyt und ↑...gen]: durch ↑Monozyten hervorgerufen; Monozyten erzeugend; z. B. in der Fügung ↑Listeria monocytogenes

Mono|zytose [zu ↑Monozyt] *w;* -, -n: Vermehrung der Monozyten im peripheren Blut über den normalen Anteil von 4 bis 8 % der weißen Blutkörperchen hinaus (Vorkommen u. a. bei der infektiösen Mononukleose)

Mons [aus lat. *mons*, Gen.: *montis* = Berg] *m;* -, Montes: anat. Bez. für: Erhebung, Vorwölbung. **Mons pubis:** „Schamberg", oberhalb des Penis (beim Manne) bzw. der ↑Commissura labiorum anterior (bei der Frau) liegende Erhebung (Fettpolster), die (nach der Geschlechtsreife) mit den Schamhaaren bedeckt ist. **Mons veneris** [zum Namen der röm. Liebesgöttin Venus]: Bez. für den weiblichen Schamberg (Mons pubis; Anat.)

monst|rös [zu lat. *monstrum* = naturwidrige Erscheinung, Ungeheuer]: missgebildet, -gestaltet (von Feten). **Monst|rosität** *w;* -, -en, in fachspr. Fügungen: **Monst|rositas**, *Pl.:* ...tates: missgebildeter Fetus. **Monstrositas per de|fectum** [↑per, ↑Defekt]: Fetus, dem ein Körperteil fehlt. **Monst|rositas per excessum** [lat. *excessus* = das Herausgehen; die Ausschreitung]: durch überzählige oder übergroße Körperteile gekennzeichneter missgebildeter Fetus. **Monst|rositas per fabricam alie|nam** [lat. *fabrica* = die Kunst; (Art und Weise der) Bildung; Bau; ↑alienus]: Fetus, bei dem sich einzelne Körperteile an abnormen Stellen gebildet haben. **Monst|rositas tri|gemina:** missgebildete Drillingsgeburt. **Monst|rum** *s;* -s, Monstren (in fachspr. Fügungen: Monst|ra): = Monstrosität

Monteggia-Fraktur [*montädscha...;* nach dem ital. Chirurgen G. B. Monteggia, 1762 bis 1815]: Bruch der Elle im oberen Drittel (wobei gleichzeitig das Speichenköpfchen proximal ausgerenkt ist)

Montevideo-Einheit [nach der uruguayischen Hauptstadt Montevideo, der Wirkungsstätte des uruguayischen Gynäkologen Caldeyro-Barcia, 19./20. Jh.]: Maß für die Intensität der Gebärmutterkontraktionen während der Geburt; Abk.: ME oder M. E. (1 ME = Wehenamplitude × Wehenfrequenz in 10 min); die Wehenamplitude ergibt sich aus der Differenz zwischen dem Fruchtwasserdruck auf dem Höhepunkt einer Wehe und der vorausgegangenen Wehenpause, gemessen in mm Hg

Mont|gomery-Drüsen [*m*^{e}*ntgameri...;* nach dem irischen Gynäkologen W. F. Montgomery, 1797–1859]: = Glandulae areolares

Monticulus [Verkleinerungsbildung zu lat. *mons*, Gen.: *montis* = Berg] *m;* -, ...li: Bezeichnung für den größten Abschnitt des oberen Teiles des Kleinhirnwurms (Anat.)

Moral Insanity [*mor*^{e}*l inßäniti;* engl.] *w;* - -: tief greifender Defekt im moralischen Fühlen u. Verhalten, oft bei sonst normaler Intelligenz

Moraxella [nlat., nach dem frz. Ophthalmologen Victor Morax, 1866–1935] *w;* -, ...llae: Gattung gramnegativer, nicht beweglicher, kurzer Stäbchen aus der Familie der Brucellaceae (u. a. Erreger von Bindehautentzündungen)

morbid [aus lat. *morbidus* = krank, siech]: krank, kränklich. **Morbidität** *w;* -: **1)** Krankenstand, zahlenmäßiges Verhältnis zwischen erkrankten und gesunden Personen einer Bevölkerung (z. B. bei Epidemien, während eines bestimmten Zeitabschnittes). **2)** das Vorliegen einer Erkrankung

Morbilli [zu mlat. *morbillus*, Verkleinerungsbildung zu lat. *morbus* = Krankheit] *Pl.:* Masern, von Fieber, katarrhalischen Erscheinungen und Bindehautentzündung begleitete Viruskrankheit bes. des Kindesalters, verbunden mit charakteristischen rötlichen Ausschlägen, zunächst an Schleimhäuten (vgl. Koplik-Flecke), dann als Hautexanthem über den ganzen Körper verbreitet (die überstandene Infektion hinterlässt dauernde Immunität)

morbilli|form [zu ↑Morbilli u. lat. *forma* = Gestalt, Form]: masernähnlich (z. B. von Arzneimittelexanthemen)

morbi|phor [zu ↑Morbus u. gr. *φορός* = tragend, bringend]: ansteckend, Krankheiten übertragend

Morbosität [zu lat. *morbosus* = mit Krankheit behaftet] *w;* -: Kränklichkeit, Siechtum.

morbosus, ...osa, ...osum: krankhaft, eine Krankheit darstellend oder im Zusammenhang mit einer Krankheit stehend; z. B. in der Fügung ↑Iracundia morbosa

Morbus [aus gleichbed. lat. *morbus,* Gen.: *morbi*] *m;* -, ...bi: „Krankheit" (allgemeine Bez., gebraucht z. B. für singuläre Krankheitsbilder wie ↑Morbus haemolyticus neonatorum oder anstelle der entsprechenden fachspr. Fügung in Verbindung mit dem Namen des Erforschers bzw. Entdeckers der Krankheit, z. B. Morbus Basedow = Basedow-Krankheit; Abk.: M.). **Morbus anglicus** [mlat. *anglicus* = englisch]: = Rachitis. **Morbus attonitus:** = Katalepsie. **Morbus caerule|us:** hochgradige ↑Zyanose bei angeborenem Herzfehler. **Morbus haemolyticus neonatorum** [↑Neonatus]: hämolytische Anämie des Neugeborenen, bedingt durch die Unverträglichkeit der mütterlichen und kindlichen Blutgruppenfaktoren. **Morbus maculosus haemor|rhagicus:** = Purpura thrombopenica. **Morbus sacer:** = Epilepsie

Morcellement [*morßälᵉmang;* aus gleichbed. frz. *morcellement*] *s;* -s, -s: „Zerstückelung" (z. B. operative Zerstückelung sehr großer Tumoren zur besseren Entfernung)

Morga|gni-Hydatide [*...ganji...;* nach dem ital. Anatomen G. B. Morgagni, 1682 bis 1771]: = Appendix testis. **Morga|gni-Säulen:** = Columnae anales

Morgan [*må'gᵉn;* nach dem amer. Biologen Th. H. Morgan, 1866–1945] *s;* -[s]: Längeneinheit auf der Genkarte (Abk.: M; 1 M = eine Rekombinationsfrequenz)

Morganella [nlat., nach dem engl. Arzt H. de Reimer Morgan, 19./20. Jh.]: im Verdauungstrakt vorkommender Bazillus, Erreger der Sommerdiarrhö der Kleinkinder

Moria [aus gr. *μωρία* = Torheit, Dummheit] *w;* -: krankhafte Geschwätzigkeit und Albernheit bei euphorischer Grundstimmung, Witzelsucht (galt früher als Symptom für organische Stirnhirnerkrankungen)

moribund, in fachspr. Fügungen: **moribundus, ...da, ...dum** [aus gleichbed. lat. *moribundus*]: im Sterben liegend

Morning-after-Pille [*mo'ning-åftᵉr...;* engl. *morning* = Morgen, engl. *after* = nach, danach] *w;* -, -n: „Pille danach", postkoitale Kontrazeption, d. h. Verhütung einer Schwangerschaft durch Einnahme eines speziellen Kontrazeptivums bis 24 Stunden nach einem Koitus

Moro-Brei [nach dem dt. Pädiater Ernst Moro, 1874–1951]: Butter-Mehl-Brei für Säuglinge. **Moro-Re|aktion:** bei Tuberkulose und nach Tuberkuloseinfektion positiv ausfallende Reaktion der Haut auf das Einreiben mit Tuberkulinsalbe (Rötung, Pustelbildung). **Moro-Re|flex:** Umklammerungsreflex, Neugeborenen und Säuglingen bis zum vierten Lebensmonat eigentümliche Reflexbewegung des Umklammerns mit den Armen bei Erschrecken, plötzlicher Lageveränderung u. Ä.

Mor|phaea [zu gr. *μορφή* = Gestalt] *w;* -, ...aeae: **1)** = Sclerodermia circumscripta. **2)** Bez. für verschiedene Formen der Fleckenbildung in der Haut bei Lepra

Mor|phin [nach dem gr. Gott Morpheus] *s;* -s: Hauptalkaloid des Opiums (Betäubungs- und Schmerzlinderungsmittel, führt bei Gewöhnung zu Süchtigkeit). **Mor|phinismus** *m;* -, ...men: chronische Morphinvergiftung (bei Morphinsüchtigkeit) mit bald einsetzendem allgemeinem körperlichem Verfall und seelischer Zerrüttung. **Mor|phinist** *m;* -en, -en: Morphiumsüchtiger. **Mor|phium** *s;* -s: gemeinsprachlich für: Morphin

Mor|pho|genese [gr. *μορφή* = Gestalt u. gr. *γένεσις* = Entstehung] *w;* -, auch: **Morpho|genie** *w;* -: die Entwicklung der Gestalt von Organismen und ihrer Organe (Biol.). **mor|pho|genetisch:** die Morphogenese betreffend. **Morphogenie** vgl. Morphogenese

Mor|pho|logie [gr. *μορφή* = Gestalt u. ↑...logie] *w;* -: Lehre von der Gestalt und dem Bau der Organismen und ihrer Organe (Anat., Biol.). **mor|pho|logisch:** die Morphologie oder die Gestalt und den Aufbau eines Organismus betreffend (Anat., Biol.)

Mor|pho|me|trie [gr. *μορφή* = Gestalt u. ↑...metrie] *w;* -, ...ien: Messung der Leistungsfähigkeit von Organsystemen

Mors [aus gleichbed. lat. *mors,* Gen.: *mortis*] *w;* -, Mortes: Tod

Morsus [zu lat. *mordere, morsum* = beißen] *m;* -, -: Biss, Bisswunde

Mortalität [aus lat. *mortalitas* = das Sterben; die Sterbefälle] *w;* -: Verhältnis der Zahl der Todesfälle (bei einer bestimmten Krankheit, während eines bestimmten Zeitabschnitts) zur Gesamtzahl der statistisch berücksichtigten (erkrankten und gesunden) Personen, z. B. zur Zahl der Gesamtbevölkerung; vgl. Letalität und Morbidität

Morti|fikation [zu lat. *mortificare, mortificatum* = töten] *w;* -, -en, in fachspr. Fügungen: **Morti|ficatio,** *Pl.:* ...io|nes: veralt. Bez. für ↑Nekrose

mortu|us, ...tua, ...tu|um [zu lat. *moriri, mortuum* = sterben]: tot; abgestorben; z. B. in der Fügung ↑Digitus mortuus

Morula [Verkleinerungsbildung zu lat. *morum* = Maulbeere] *w;* -, ...lae: **1)** „Maulbeerkeim", kugeliger, durch Furchungsteilung des befruchteten Eies entstandener Zellhaufen im Frühstadium der embryonalen Entwicklung (Biol.). **2)** fertige Teilungsform der Malariaplasmodien

Mosaik [aus frz. *mosaïque* = Mosaik, von gleichbed. ital. *mosaico, musaico,* letztlich zu gr. *μοῦσα* = Muse; Kunst] *s;* -s, -e: Individuum, dessen Organismus sich aus Zellgruppen mit unterschiedlichem Genotyp zusammensetzt (Genetik)

Mosai|zismus [zu frz. *mosaïque* = Mosaik; buntes Allerlei] *m;* -: Vorhandensein von zwei verschiedenen Blutgruppen in einem Individuum als Folge einer genetischen Missbildung

mos|chati|formis, ...me [zu gr. *μόσχος* = Moschus (bzw. dem darauf beruhenden mlat. *muscata* = Muskatnuss) u. lat. *forma* = Gestalt, Form]: muskatnussähnlich (im Aussehen); z. B. ↑Hepar moschatiforme

Motilin [zu lat. *movere, motum* = bewegen] *s;* -s, -e: Gewebshormon, das die Magen-Darm-Motorik anregt. **Motilität** *w;* -: Bez. für die Gesamtheit der unwillkürlichen (reflektorischen, vegetativ gesteuerten) Muskelbewegungen (im Gegensatz zur ↑Motorik). **Motilitäts|hemmer:** Arzneimittel, die die Motilität des Darms hemmen (zur Behandlung der Diarrhö)

Moto|loge [lat. *motus* = Bewegung u. ↑...loge] *m;* -n, -n: Fachmann auf dem Gebiet der Motologie. **Moto|logie** [↑...logie] *w;* -: Lehre von der menschlichen Motorik und deren Anwendung in Erziehung und Therapie. **moto|logisch:** die Motologie betreffend

Moto|neu|ron [Kurzbildung aus ↑motorisch u. ↑Neuron] *s;* -s, ...ronen u. ...ren: Neuron, das die quer gestreifte Muskulatur versorgt

Moto|päd|agogik [lat. *motus* = Bewegung u. das FW *Pädagogik* (von gr. *παιδαγωγική* = Erziehungskunst)] *w;* -: Sonderform der Pädagogik, die sich mit der Persönlichkeitsbildung von Kindern mit Hirnfunktionsstörungen durch bewegungsorientierte Verfahren befasst

Moto|pädie [zu lat. *motus* = Bewegung u. Analogiebildung zu ↑Orthopädie] *w;* -: Zweig der ↑Krankengymnastik, der sich mit dem Training nicht befallener Muskeln bei Lähmungen mit Muskelschwund befasst

Motorik [zu lat. *motor* = der Beweger] *w;* -: Bez. für die Gesamtheit der willkürlichen, aktiven (durch die Hirnrinde gesteuerten) Muskelbewegungen (im Gegensatz zur ↑Motilität). **motorisch:** die Motorik betreffend, mit der nervlichen Steuerung der aktiven Muskelbewegungen zusammenhängend. **motorische Aphasie:** durch Fehlkoordination der Sprechmuskelbewegungen bedingte Sprachstörung bzw. Wortstummheit. **motorische Bahn:** Nervenbahn, die dem Muskel die Bewegungsimpulse zuführt. **motorius, ...ia, ...ium:** der Bewegung dienend; z. B. in der Fügung ↑Nucleus motorius

Moto|therapie [lat. *motus* = Bewegung u. ↑Therapie] *w;* -, ...ien: Sammelbez. für bewegungsorientierte Verfahren zur Behandlung von frühkindlichen Hirnfunktionsstörungen

Mou|ches volantes [*musch wolangt;* aus gleichbed. frz. *mouches volantes*] *Pl.:* „fliegende Mücken", gegen einen hellen Hintergrund zu sehende kleine, schwarze Flecken im Gesichtsfeld, hervorgerufen durch Einlagerung von lichtreflektierenden, gelblichen Cholesterinkristallen im Augenglaskörper

Mou|lage [*mulasch*[e]*;* aus frz. *moulage* = Abguss, Abdruck] *m;* -, -s (auch: *w;* -, -n): aus Wachs, Gips o. Ä. hergestelltes farbiges Modell eines Organs oder Körperteils

Moxi|bustion, auch: **Moxa|bustion** [zu nlat. *moxa* (aus jap. *mogusa*) = Kegel aus getrocknetem Beifuß u. lat. *comburere, combustum* = verbrennen] *w;* -, -en: aus der ostasiatischen Medizin übernommene Methode der Außenseitermedizin, bei der durch Abbrennen kleiner Brennkegel aus getrockneten Beifußblättern über bestimmten Hautarealen ein die körpereigene Abwehr verstärkender Reiz ausgeübt werden soll

MRA: Abk. für ↑Magnetresonanzangiographie

m-RNS: Abk. für ↑Messenger-Ribonukleinsäure

MRT: Abk. für ↑Magnetresonanztomographie

MS: Abk. für ↑multiple Sklerose

MTA: Abk. für ↑medizinisch-technischer Assistent

MTD: Abk. für ↑maximale Tagesdosis

MTLA: Abk. für ↑medizinisch-technischer Laboratoriumsassistent

MTRA: Abk. für ↑medizinisch-technischer Radiologieassistent

Mucilago vgl. Muzilago

mucino|fi|brinosus, ...osa, ...osum [zu ↑Mucus u. ↑Fibrin]: schleim- und fibrinhaltig (von gutartigen Mischgeschwülsten)

Mucochalasis vgl. Mukochalase

Mucor|mykose, auch eingedeutscht: **Mukor|mykose** *w;* -, -n: Erkrankung einzelner Organe durch Kleinpilze der Gattung Mucor

Mucositis vgl. Mukositis. **mucosus** vgl. mukös

Mucoviscidosis vgl. Mukoviszidose

Mucus [aus lat. *mucus* = Schleim] *m;* -, Muci: „Schleim", Sekret der Schleimdrüsen (enthält u. a. ↑Muzine, verschiedene anorganische Salze, Leukozyten und ↑desquamative Zellen)

Muko|chalase [↑Mucus und gr. *χάλασις* = Nachlassen, Erschlaffen] *w;* -, -n, in fachspr. Fügungen: **Muco|chalasis,** *Pl.:* ...allases: Schlaffheit der Mund- und Gaumenschleimhaut

muko|id [↑Mucus und ↑...id]: schleimähnlich (z. B. von Sekreten). **Muko|id** *s;* -[e]s, -e (meist *Pl.*): den ↑Muzinen ähnliche Schleimstoffe (↑Glykoproteide) in Gelenkkapseln und Schleimbeuteln

Muko|klase [↑Mucus u. gr. *κλάσις* = das Zerbrechen] *w;* -, -n: Zerstörung der Gallenblasenschleimhaut mit Hochfrequenzstrom (zur Heilung von Gallenblasenentzündungen)

Muko|lyse [↑Mucus u. ↑...lyse] *w;* -, -n: Lösung des in den Atemwegen befindlichen Schleims. **Muko|lytikum** *s;* -s, ...ka: schleimlösendes Arzneimittel

Muko|poly|sa[c]charid [↑Mucus u. ↑Polysa[c]charid] *s;* -[e]s, -e (meist *Pl.*): aus Sacchariden und Proteinen aufgebaute Gerüstsubstanzen des Schleim- und Bindegewebes (Biochem.). **Muko|poly|sa[c]charidose** *w;* -, -n: Sammelbez. für eine Gruppe erblich bedingter Stoffwechselstörungen (Speicherkrankheiten), bei denen aufgrund eines Enzymdefekts der Abbau der Mukopolysaccharide gestört ist, deren Ablagerung im Körper zu Skelettanomalien (z. B. ↑Dysostosis multiplex) und anderen Missbildungen führt

Muko|prote|id [↑Mucus u. ↑Proteid] *s;* -[e]s, -e: = Muzin

muko|purulent [zu ↑Mucus u. ↑Pus]: schleimig-eitrig (bezogen auf die Beschaffenheit eines Sekrets)

Mukormykose vgl. Mucormykose

mukös, in fachspr. Fügungen: **mucosus, ...osa, ...osum** [zu ↑Mucus]: schleimig, von schleimartiger Beschaffenheit; Schleim absondernd. **muköse Drüse:** = Glandula mucosa. **Mukosa** *w;* -, ...sen od. ...sä: übliche Kurzbez. für ↑Tunica mucosa. **Mukositis** *w;* -, ...itiden, in fachspr. Fügungen: **Mucositis,** *Pl.:* ...itides: seltene allg. Bez. für: Schleimhautentzündung (dafür häufiger die genaueren Bezeichnungen ↑Gastritis, ↑Zystitis usw.)

Muko|stase [↑Mucus u. gr. *στάσις* = Stehen, Stillstand] *w;* -, -n: Schleimstauung (z. B. in den Bronchien)

Muko|vis|zidose [zu ↑Mucus u. lat. *viscidus* = zähflüssig, klebrig] *w;* -, -n, in fachspr. Fügungen: **Muco|vis|cidosis,** *Pl.:* ...oses: autosomal-rezessiv erbliche Stoffwechselstörung mit einer Dysfunktion aller Schleim sezernierenden Drüsen (bes. der Bronchialdrüsen) und Veränderungen des Pankreas

Muko|zele [↑Mucus u. ↑...zele] *w;* -, -n: Ansammlung von Schleim in einer Zyste oder einem Hohlraum

Mukus *m;* -, Muzi: eindeutschende Schreibung für ↑Mucus

mulie|bris, ...bre [zu lat. *mulier* = Frau]: weiblich, die Frauen betreffend. **Mulier** [...*i-är*] *w;* -, Mulie|res: Frau

Müller-Gang [nach dem dt. Physiologen Johannes Müller, 1801–1858]: = Ductus paramesonephricus

Müller-Handgriff [nach dem dt. Gynäkologen Arthur Müller, 1863–1926]: Manualhilfe bei Beckenendlage zur Lösung und Entwicklung der kindlichen Schultern und Arme

mult|an|gulus, ...la, ...lum [aus gleichbed. lat. *multangulus*]: vielwinklig, vieleckig; z. B. in der Fügung ↑Os multangulum majus (ältere Bez. für ↑Os trapezium)

multi..., Multi... [aus lat. *multus* = viel]: Bestimmungswort von Zusammensetzungen mit der Bedeutung „viel"; z. B.: multilobulär, multizellulär

multi|fidus, ...da, ...dum [aus lat. *multifidus* = in viele Teile gespalten]: vielfach aufgespalten (von Muskeln mit mehreren Sehnenansätzen; z. B. in der Fügung ↑Musculus multifidus)

multi|formis, ...me [aus lat. *multiformis* = vielgestaltig]: vielgestaltig, vielförmig, in vielerlei Erscheinungsformen auftretend

Multi|gravida [↑multi... u. ↑Gravida] *w;* -, ...dae: = Plurigravida

multi|lobulär, in fachspr. Fügungen: **multilobularis, ...re** [zu ↑multi... u. ↑Lobulus]: viellappig, aus vielen ↑Lobuli bestehend (z. B. von Drüsen). **multi|lobulatus, ...ta, ...tum:** gelappt, aus zahlreichen Lappen bestehend; z. B. in der Fügung ↑Placenta multilobulata

multi|lokulär, in fachspr. Fügungen: **multilocularis, ...re** [zu ↑multi... u. ↑Locus]: **1)** an vielen Stellen auftretend. **2)** vielkammerig, aus vielen Kammern bestehend (z. B. in der Fügung ↑Echinococcus multilocularis)

multi|morbid [zu ↑multi... u. ↑Morbidität]: an mehreren Krankheiten zugleich leidend. **Multi|morbidität** *w;* -: das gleichzeitige Bestehen mehrerer Krankheiten bei einem Patienten

multi|nu|kleär, in fachspr. Fügungen: **multinu|clea|ris, ...re** [zu ↑multi... u. ↑Nukleus]: vielkernig, viele Kerne enthaltend (z. B. von Zellen; Biol.)

Multi|para [zu ↑multi... u. lat. *parere* = gebären] *w;* -, ...paren: = Pluripara

multipel [aus lat. *multiplus* = vielfach]: vielfach, an vielen Stellen auftretend (z. B. von Hauteffloreszenzen). **multi|ple Sklerose:** Erkrankung des Gehirns und Rückenmarks mit Bildung zahlreicher (später sklerotischer) Entmarkungsherde; Abk.: MS

Multiple chemical Sensitivity [*maltipl kemikl ßenßitiviti;* engl. = multiple Chemikalienempfindlichkeit] *w;* -, - - -ies: Syndrom mit v.a. neurologischen Manifestationen (Schwindel, Kopfschmerzen, Übelkeit, Müdigkeit) ohne pathologischen Befund, das bei Einzelpersonen durch Kontakt mit Umweltschadstoffen hervorgerufen wird, deren Konzentration in der Allgemeinbevölkerung keine Reaktion bewirkt; Abk. MCS

multi|plex [aus lat. *multiplex* = vielfach, mannigfaltig]: = multipel

Multi|semie [zu ↑multi... u. ↑Semen (1)] *w;* -: Ausstoßung eines überreichlichen Samenvolumens (über 6 ml pro Ejakulation); Gegensatz: Parvisemie

multi|vis|zeral [zu ↑multi... u. ↑Viszera]: mehrere Organe betreffend; z.B. multiviszerale Transplantation

multi|zellulär, in fachspr. Fügungen: **multicellularis, ...re** [zu ↑multi... u. ↑Cellula]: vielzellig, aus vielen Zellen bestehend (Biol.)

Mumi|fikation [zum FW *Mumie* u. lat. *facere* (in Zus. *-ficere*) = machen] *w;* -, -en, in fachspr. Fügungen: **Mumi|ficatio,** *Pl.:* ...iones: Austrocknung nekrotischer Gewebeteile an der freien Luft. **mumi|fizie|ren:** eintrocknen, absterben lassen (Gewebe)

Mumps vgl. Parotitis epidemica

Mund vgl. ²Os

Mundfäule vgl. Stomatitis ulcerosa

Mundgeruch vgl. Foetor ex ore

Mundhöhle vgl. Cavum oris

murin [zu lat. *mus,* Gen.: *muris* = Maus]: von der Maus abstammend (z.B. murine Leukämiezellen)

Murphy-Zeichen [*mö'fi...;* nach dem amer. Arzt. J. B. Murphy, 1857–1916]: Druckschmerzhaftigkeit der Gallenblase bei Palpation in tiefer Einatmung (beweisend für Cholelithiasis)

Mus articularis [lat. *mus* = Maus; ↑artikulär] *m;* - -: „Gelenkmaus" (vgl. Corpus liberum)

Muscarin vgl. Muskarin

muscularis vgl. muskulär

mus|culo|cutane|us, ...nea, ...ne|um [zu ↑Musculus u. ↑Kutis]: zur Haut und zu bestimmten Muskeln gehörend; z.B. in der Fügung ↑Nervus musculocutaneus (Anat.)

mus|culo|phrenicus, ...ca, ...cum [zu ↑Musculus u. gr. *φρήν* = Zwerchfell]: zur Bauchwand- und Brustmuskulatur und zum Zwerchfell gehörend; z.B. in der Fügung ↑Arteria musculophrenica (Anat.)

mus|culo|tubarius, ...ria, ...rium [zu ↑Muskel u. ↑Tuba]: zum Trommelfell und zur Ohrtrompete gehörend; z.B. in der Fügung ↑Canalis musculotubarius (Anat.)

Musculus vgl. Muskel

Musik|therapeut: Psychologe mit Spezialkenntnissen auf dem Gebiet der Musiktherapie. **musik|therapeu|tisch:** die Musiktherapie betreffend, mit den Mitteln der Musiktherapie. **Musik|therapie:** Anwendung von musikalischen Darbietungen oder Musikausübung zur Lockerung, Entspannung oder Entkrampfung bei psychischen Krankheiten (Form der Psychotherapie)

Mus|karin, chem.-fachspr.: **Mus|carin** [zu *muscarius* (in der Fügung ↑Amanita muscaria)] *s;* -s: stark giftiges Alkaloid des Fliegenpilzes (wirkt pupillenverengend, gefäßerweiternd und blutdrucksenkend; Gegenspieler des ↑Atropins)

Muskatnussleber vgl. Hepar moschatiforme

Mus|kel [aus lat. *musculus,* Gen.: *musculi* (Verkleinerungsbildung zu lat. *mus* = Maus) = Mäuschen; Muskel] *m;* -s, -n, in fachspr. Fügungen: **Mus|culus** *m;* -, ...li: aus kontraktilen Faserbündeln bestehendes Gewebsorgan mit der Fähigkeit, bei Verkürzung Zugkräfte auszuüben und dadurch Bewegungen verschiedenster Art (des Körpers bzw. seiner Teile) zu bewirken; Abk.: M. (*Pl.:* Mm.). **Mus|culi ab|dominis** *Pl.:* Gesamtheit der Bauchmuskeln, die Muskelplatten der vorderen und seitlichen Bauchwand zwischen dem unteren Rand des Brustkorbs und dem Becken. **Mus|culus abductor digiti minimi:** ↑Abduktor des Kleinfingers bzw. der Kleinzehe, vom Hand- bzw. Fußgelenkbereich zum Grundglied ziehend. **Mus|culus ab|ductor hallucis** [↑Hallux]: ↑Abduktor, der die Großzehe im Grundgelenk streckt (zieht vom Metatarsalbereich des Fußes zum Zehengrundglied). **Musculus ab|ductor pollicis brevis** bzw. **lon|gus** [↑Pollex]: „kurzer bzw. langer Daumenabzieher" (Muskeln des Handgelenkbereichs, die den Daumen abspreizen). **Mus|culus adductor brevis:** kurzer Schenkelanzieher, einer der Hüftmuskeln, die den Oberschenkel zur Körpermitte hin anziehen. **Mus|culus ad|ductor hallucis** [↑Hallux]: „Großzehenanzieher", Muskel des Mittelfußes, der die Anziehung der Großzehe zur Fußmitte hin bewirkt. **Mus|culus ad|ductor lon|gus:** langer Schenkelanzieher, einer der Hüftmuskeln, die die Anziehung des Oberschenkels zur Medianebene hin bewirken. **Mus|culus ad|ductor ma|gnus:** großer Schenkelanzieher, einer der Hüftmuskeln, die die Anziehung des Oberschenkels zur Körpermitte hin bewirken. **Mus|culus ad|ductor pollicis** [↑Pollex]: „Daumenanzieher", Muskel der Mittelhand, der die Anziehung des Daumens zur Handmitte hin bewirkt. **Mus|culus anconae|us:** kleiner, dreieckiger, mit der hinteren Wand der Kapsel des Ellbogengelenks verwachsener Muskel, der den Vorderarm streckt u. die Ellbogengelenkkapsel strafft. **Mus|culus anti|tragicus:** Antitragusmuskel, kurzes Muskelfaserbündel an der äußeren Oberfläche des ↑Antitragus der Ohrmuschel. **Mus|culi arrectores pilorum** [↑Pilus] *Pl.:* Haarbalgmuskeln, an den Haarfollikeln angreifende glatte Muskeln der Haut, die die Haare aufrichten. **Musculus articularis:** Bez. für die Muskeln, die mit Gelenkkapseln verwachsen sind und diese (bei der Flexion) anspannen. **Musculus articularis cubiti:** Spannmuskel der Ellbogengelenkkapsel. **Mus|culus articularis genus:** Spannmuskel der Kniegelenkkapsel. **Mus|culus ary|epi|glotticus:** Muskel, der den Kehlkopfeingang verengert (Faszie des ↑Musculus arytaenoideus obliquus). **Musculus arytae|no|ide|us ob|liquus:** Muskel, der den Kehlkopfvorhof verengert. **Musculus arytae|no|ide|us trans|versus:** quer liegender Gießbeckenmuskel, Muskel, der die beiden Gießbeckenknorpel des Kehlkopfs einander nähert. **Mus|culus au|ricularis anterior** bzw. **posterior:** vorderer bzw. hinterer Ohrmuskel (sehr schwache Muskeln, spielen bei den mimischen Ausdrucksbewegungen so gut wie keine Rolle). **Mus|culus auricularis superior:** oberer Ohrmuschelmuskel, rudimentärer, zum oberen Teil der Ohrmuschel ziehender Muskel. **Mus|culus bi|ceps bra|chii:** zweiköpfiger Oberarmmuskel, der den Arm im Ellbogengelenk beugt. **Mus|culus bi|ceps femoris** [↑Femur]: zweiköpfiger Schenkelmuskel, der das Bein im Kniegelenk beugt. **Mus|culus bi|pennatus:** „doppelt gefiederter Muskel", Bez. für Muskeln, deren Fasern auf zwei Seiten an einer Sehne (wie die Strahlen einer Vogelfeder am Schaft) ansetzen. **Mus|culus bra|chia|lis:** unter dem ↑Musculus biceps brachii liegender zweigefiederter Muskel, der den Unterarm im Ellbogengelenk beugt. **Mus|culus bra|chio|radialis:** Oberarm-Speichen-Muskel (beugt den Unterarm im Ellbogengelenk). **Mus|culus bron|cho|oeso|phage|us:** dünne, dreieckige Muskelplatte, die vom linken Hauptast der Luftröhre zur Speiseröhre zieht. **Mus|culus buc|cinator:** Wangenmuskel, mimischer Gesichtsmuskel (zieht die Mundwinkel nach der Seite und strafft die Wangen). **Mus|culi bulbi** *Pl.:* Gesamtheit der äußeren (den Augapfel bewegenden) Augenmuskeln. **Mus|culus bulbocavernosus,** dafür in der neusten Nomenklatur: **Mus|culus bulbo|spon|gio|sus:** Muskel, der den Harnröhrenschwellkörper bzw. den Scheidenvorhof konstringiert. **Musculi capitis** [↑Caput] *Pl.:* Gesamtheit der Kopfmuskeln. **Mus|culus cerato|crico|ide|us:** Muskelbündel zwischen Schildknorpel und Ringknorpel des Kehlkopfs. **Mus|culus chondro|glossus:** Knorpel-Zungen-Muskel (erstreckt sich vom Zungenbein zum Zungenkörper und zieht die Zunge zurück). **Mus|culus chon|dro|pharyn|ge|us:** ältere Bez. für ↑Pars chondropharyngea. **Musculus cilia|ris:** Ziliarmuskel des Auges, Akkommodationsmuskel, glatter Muskel des Ziliarrings, der die ↑Akkommodation der Linse bewirkt (aus radialen, zirkularen und meridionalen Fasern bestehend). **Mus|culus coc|cyge|us:** „Steißbeinmuskel", am Steißbein ansetzender Muskel. **Mus|culi coccygei** [- ...*e-i*] *Pl.:* die zum Steißbein gehörenden Muskeln. **Mus|culi colli** *Pl.:* Gesamtheit der Halsmuskeln. **Mus|culus compressor naris** [lat. *naris* = Nasenloch]: das Nasenloch verengender, den Nasenflügel abwärts ziehender Muskel. **Mus|culus constrictor pharyn|gis inferior** bzw. **medius** bzw. **superior** [↑Pharynx]: unterer bzw. mittlerer bzw. oberer Schlundmuskel (verengern den Rachen). **Mus|culus coraco|bra|chialis:** Hakenarmmuskel, vom Rabenschnabelfortsatz ausgehender Muskel, der am Heben des Armes beteiligt ist. **Mus|culus corrugator super|cilii:** unter der Augenbraue liegender mimischer Gesichtsmuskel (zieht die Stirnhaut zusammen und bewirkt die senkrechten Falten zwischen Nasenwurzel und Augenbraue). **Mus|culus cremaster:** Hodenheber, die Hodenhüllen umgreifender Muskel (Teil des ↑Musculus transversus abdominis und des ↑Musculus obliquus internus abdominis). **Mus|culus crico|arytaeno|ide|us lateralis:** seitlicher Kehlkopfmuskel (erweitert den Kehlkopf). **Mus|culus crico|arytae|no|ide|us posterior:** dorsal liegender Kehlkopfmuskel (erweitert die Stimmritze). **Mus|culus crico|pharynge|us:** ältere Bez. für: Pars cricopharyngea. **Musculus crico|thyreo|ide|us:** Kehlkopfmuskel, der Schild- und Ringknorpel einander nähert und damit am Spannen der Stimmbänder beteiligt ist. **Mus|culus cutane|us:** allg. Bez. für einen nicht vom Knochen ausgehenden, sondern mit beiden Enden an der Haut ansetzenden Muskel. **Mus|culus deltoide|us:** dreieckiger Schultermuskel, der den Oberarm nach der Seite hebt. **Mus|culus depressor an|guli oris** [↑^{2}Os]: dreieckiger Muskel, der den Mundwinkel herabzieht. **Musculus de|pressor labii inferio|ris:** viereckiger Muskel, der die Unterlippe herabzieht. **Mus|culus de|pressor septi:** die Nasenspitze und die Nasenscheidewand nach unten ziehender Muskel. **Mus|culus de|pressor supercilii:** die Augenbraue nach unten ziehender mimischer Gesichtsmuskel. **Mus|culus detrusor vesicae:** Muskulatur der Harnblasenwand. **Mus|culus di|gast|ricus:** doppelbauchiger Unterkiefermuskel (hebt das Zungenbein und zieht den Unterkiefer nach unten). **Mus|culus dilatator naris** [lat. *naris* = Nasenloch]: das Nasenloch erweiternder Muskel. **Mus|culus dilatator pupillae:** die Pupille erweiternder ringförmiger Irismuskel. **Mus|culi dorsi** *Pl.:* „Rückenmuskeln", breite, flächenhafte Muskeln, deren verschiedene Schichten zu den oberen Gliedmaßen, zu den Rippen und zum Hals ziehen. **Mus|culus epi|cranius:** Muskel des Schädeldachs, Sammelbez. für ↑Venter frontalis und ↑Venter occipitalis (musculi occipitofrontalis) und für den ↑Musculus temporoparietalis. **Mus|culus erector spinae:** Bez. für die Gesamtheit der das Rückgrat streckenden Muskelbündel (↑Musculus iliocostalis u. ↑Musculus longissimus). **Musculus ex|tensor carpi radia|lis brevis** bzw. **lon|gus:** kurzer bzw. langer Handstrecker des Unterarms, die die Hand im Handgelenk zur Speichenseite hin strecken. **Musculus ex|tensor carpi ulnaris:** ulnarer Handstrecker, Muskel des Unterarms, der die Ulnarabduktion und die Dorsalflexion im Handgelenk bewirkt. **Mus|culus ex|tensor digiti minimi:** Muskel des Unterarms, der den Kleinfinger streckt. **Mus|culus extensor digitorum:** Muskel des Unterarms, der den 2.–5. Finger streckt. **Mus|culus extensor digitorum brevis** bzw. **lon|gus:** kurzer bzw. langer Zehenstrecker, Unterschenkelmuskeln, die die 2.–4. Zehe strecken. **Musculus ex|tensor hallucis brevis** bzw. **lon|gus** [↑Hallux]: kurzer bzw. langer Großzehenstrecker, Muskel des Unterschenkels, die das Grundglied bzw. Endglied der Großzehe im Gelenk strecken. **Mus|culus ex|tensor indicis** [↑Index]: Muskel des Unterarms, der den Zeigefinger streckt. **Mus|culus ex|tensor pollicis brevis** bzw. **lon|gus** [↑Pollex]: kurzer bzw. langer Daumenstrecker, Unterarmmuskeln, die das Grundglied bzw. Endglied des Daumens im Gelenk strecken. **Mus|culi facia|les et masticatores** [zu lat. *masticare* = kauen] *Pl.:* Gesamtheit der Gesichts- und Kaumuskeln. **Mus|culus fibularis:** = Musculus peronaeus. **Mus|culus flexor accessorius:** = Musculus quadratus plantae. **Musculus flexor carpi radia|lis:** Muskel des Unterarms, der die Hand nach der Speichenseite zu beugt. **Mus|culus flexor carpi ulnaris:** Muskel des Unterarms, der die Hand nach der Ellenseite hin beugt. **Mus|culus flexor digiti minimi brevis:** Muskel des Unterarms bzw. Unterschenkels, der den Kleinfinger bzw. die Kleinzehe beugt. **Mus|culus flexor digitorum brevis** bzw. **lon|gus:** kurzer bzw. langer Zehenbeuger, Muskeln des Unterschenkels, die die Zehen im Grundgelenk bzw. Endgelenk beugen. **Mus|culus flexor digitorum pro|fundus:** tief liegender Muskel des Unterarms, der die Finger in den Endgelenken beugt. **Mus|culus flexor digitorum super|ficia|lis:** oberflächlicher Fingerbeuger, Muskel, der die Finger im Mittel- und Grundgelenk beugt. **Mus|culus flexor hallucis brevis** bzw. **lon|gus** [↑Hallux]: kurzer bzw. langer Großzehenbeuger, Muskeln des Unterschenkels, die die Großzehe im Basisgelenk bzw. im Endgelenk beugen. **Musculus flexor pollicis brevis** bzw. **lon|gus** [↑Pollex]: kurzer bzw. langer Daumenbeuger, Muskeln des Unterarms, die den Daumen im Grundgelenk bzw. Endgelenk beugen. **Mus|culus frontalis:** ältere Bez. für ↑Venter frontalis (musculi occipitofrontalis). **Mus|culus fusiformis:** allg. Bez. für einen einfachen spindelförmigen Längsmuskel. **Mus|culus gast|rocnemius:** Wadenmuskel, zweiköpfiger Muskel, der die Plantarflexion des Fußes bewirkt. **Mus|culus gemellus inferior** bzw. **superior:** unterer bzw. oberer Zwillingsmuskel der hinteren Hüftmuskulatur (setzen am großen Rollhügel an und bewirken Drehbewegungen des Oberschenkels im Hüftgelenk). **Mus|culus genioglossus:** „Kinn-Zungen-Muskel" (zieht die Zunge nach vorn und abwärts). **Mus|culus genio|hyo|ide|us:** Muskelzug zwischen Kinn und Zungenbein (zieht das Zungenbein nach vorn und aufwärts). **Mus|culus glossopharynge|us:** ältere Bez. für ↑Pars glossopharyngea. **Mus|culus glutae|us maximus:** der größte der Gesäßmuskeln (bewirkt die ↑Retroversion des Oberschenkels und streckt das Hüftgelenk). **Mus|culus glutaeus medius** bzw. **minimus:** mittlerer bzw. kleinster Gesäßmuskel (spreizen das Bein im Hüftgelenk ab oder neigen das Becken seitwärts). **Mus|culus gracilis:** „schlanker Muskel", länglicher Muskel an der Innenseite des Oberschenkels, der den Oberschenkel im Hüftgelenk adduziert und auf das Kniegelenk als Flexor wirkt. **Mus|culus helicis major** bzw. **minor** [↑Helix]: großer bzw. kleiner Muskel in der Ohrleiste. **Musculus hyoglossus:** Muskel, der vom Zungenbein zu den lateralen Rändern der Zunge zieht. **Mus|culus ilia|cus:** „Darmbeinmuskel", Teil des ↑Musculus iliopsoas (gehört zur Gruppe der vorderen Hüftmuskeln, beugt das Hüftgelenk nach vorn und bewirkt die Kreisbewegung des Oberschenkels nach außen). **Mus|culus iliococ|cyge|us:** vom Sehnenbogen des ↑Musculus levator ani zum Steißbein verlaufender Muskel. **Mus|culus ilio|costalis:** Darmbein-Rippen-Muskel, allg. Bez. für den lateralen Teil des ↑Musculus erector spinae. **Mus|culus iliocostalis cervicis** [↑Cervix]: Teil des Musculus iliocostalis im Halsbereich (bewirkt die Streckung oder Lateralflexion der Halswirbelsäule). **Mus|culus ilio|costalis lumborum:** Teil des Darmbein-Rippen-Muskels, der die Streckung oder Lateralflexion der Lendenwirbelsäule bewirkt. **Mus|culus ilio|costalis thoracis** [↑Thorax]: Brustanteil des Musculus iliocostalis (streckt die Brustwirbelsäule). **Mus|culus ilio|psoas:** Hüft-Lenden-Muskel, zusammenfassende Bez. für den ↑Musculus iliacus und den ↑Musculus psoas major. **Mus|culus incisurae helicis** [↑Helix]: gelegentlich am Ohrleisteneinschnitt verlaufende Muskelfasern. **Mus|culi in|fra|hyoidei** [- ...*e-i*] *Pl.:* Sammelbez. für die unter dem Zungenbein liegenden, das Zungenbein mit Hals und Brust verbindenden Muskeln. **Mus|culus in|fra|spinatus:** Untergrätenmuskel (gehört zu den Schultermuskeln und rollt den Arm auswärts). **Mus|culi inter|costales ex|terni** *Pl.:* äußere Zwischenrippenmuskeln. **Mus|culi inter|costales interni** *Pl.:* innere (an den Innenkanten der Rippenbögen ansetzende) Zwischenrippenmuskeln. **Musculi inter|costales intimi** *Pl.:* innerste, durch die Interkostalnerven von den Musculi intercostales interni getrennte Schicht der Zwischenrippenmuskeln. **Mus|culi interossei dorsales** [- ...*e-i* -] *Pl.:* unter dem Hand- bzw. Fußrücken liegende Zwischenknochenmuskeln (spreizen die Finger bzw. Zehen). **Mus|culi inter|ossei palmares** [- ...*e-i* -] *Pl.:* zur Handinnenfläche hin liegende Zwischenknochenmuskeln (bewirken die ↑Palmarflexion der Finger). **Mus|culi interossei plantares** [- ...*e-i* -] *Pl.:* zur Fußsohle hin liegende Zwischenknochenmuskeln des Fußes (bewirken die ↑Plantarflexion der Zehen). **Mus|culi inter|spinales cervicis** [↑Cervix] *Pl.:* paarige Muskelfaserbündel zwischen den Dornfortsätzen der Halswirbel (strecken die Halswirbelsäule). **Mus|culi inter|spinales lumborum** [↑Lumbus] *Pl.:* paarige Muskelfaserbündel zwischen den Dornfortsätzen der Lendenwirbel (strecken die Lendenwirbelsäule). **Mus|culi interspinales thoracis** [↑Thorax] *Pl.:* paarige Muskelfaserbündel zwischen den Dornfortsätzen der Brustwirbel (strecken die Brustwirbelsäule). **Mus|culi inter|trans|versarii anteriores cervicis** [↑Cervix] *Pl.:* Muskeln zwischen den vorderen Teilen der Querfortsätze der Halswirbel (unterstützen die Seitwärtsbeugung in der Halswirbelsäule). **Mus|culi inter|trans|versarii cervicis** *Pl.:* Muskeln zwischen den Querfortsätzen der Halswirbel (unterstützen die Seitwärtsbewegung der Halswirbelsäule). **Mus|culi inter|trans|versarii laterales lumborum** [↑Lumbus] *Pl.:* seitlich außen ansetzende Muskeln zwischen den Querfortsätzen der Lendenwirbel (unterstützen die Seitwärtsbewegung der Lendenwirbelsäule). **Musculi inter|trans|versarii lumborum** *Pl.:* Muskeln zwischen den Querfortsätzen der Lendenwirbelkörper (unterstützen die Seitwärtsbewegung im Bereich der Lendenwirbelsäule). **Mus|culi inter|trans|versarii media|les lumborum** *Pl.:* die inneren Muskeln der Querfortsätze der Lendenwirbel (unterstützen die Seitwärtsbewegung der Lendenwirbelsäule). **Mus|culi inter|transversarii posterio|res cervicis** [↑Cervix] *Pl.:* Muskeln zwischen den hinteren Teilen der Halswirbelquerfortsätze (unterstützen die Seitwärtsbewegung der Halswirbelsäule). **Mus|culi inter|trans|versarii thoracis** [↑Thorax] *Pl.:* Muskeln zwischen den Querfortsätzen der Brustwirbel (unterstützen die Seitwärtsbewegung der Brustwirbelsäule). **Mus|culus is|chio|cavernosus:** Muskel, der vom Beckenausgang zum Schwellkörper des Penis bzw. der Klitoris zieht (unterstützt die Erektion durch Abschnürung der aus den Schwellkörperwurzeln austretenden Venen). **Mus|culi laryn|gis** [↑Larynx] *Pl.:* die Kehlkopfmuskeln. **Mus|culus latissimus dorsi** [↑Dorsum]: breiter Rückenmuskel, von den unteren Brust- und den Lendenwirbeln zum Oberarmbein ziehende Muskelplatte (zieht den erhobenen Arm unter leichter Einwärtsdrehung nach unten bzw. den hängenden Arm nach hinten). **Musculus levator an|guli oris** [↑²Os]: der zu den mimischen Gesichtsmuskeln gehörende Mundwinkelheber (zieht die Mundwinkel nach oben). **Mus|culus levator ani:** aus mehreren Muskelzügen bestehender, am Rektum und Steißbein bzw. am ↑Ligamentum anococcygeum ansetzender Muskel, der die Beckeneingeweide trägt und den Beckenboden hebt. **Mus|culi levatores costarum breves** bzw. **longi** *Pl.:* kurze bzw. lange Rippenhebemuskeln (erweitern den Brustkorb bei der Einatmung). **Mus|culus levator glandulae thyreo|ideae:** gelegentlich vorkommender, vom Schilddrüsenisthmus zum Zungenbein ziehender Muskel. **Mus|culus levator labii superio|ris:** die seitliche Oberlippe hebender Muskel. **Mus|culus levator labii superio|ris alae|que nasi** [↑Ala nasi; angehängtes lat. *-que* = und]: die mittlere Oberlippe und den Nasenflügel hebender Muskel (erweitert das Nasenloch). **Mus|culus levator palpe|brae superio|ris:** Muskel, der das obere Augenlid hebt. **Mus|culus levator scapulae:** „Schulterblattheber", von den Querfortsätzen des 1.–4. Halswirbels zum ↑Angulus superior scapulae ziehender Muskel, der das Schulterblatt anhebt. **Mus|culus levator veli palatini:** „Gaumensegelheber", vom Felsenbein zum weichen Gaumen ziehender Muskel, der das ↑Velum palatinum anhebt. **Mus|culi lin|guae** *Pl.:* Sammelbez. für die Zungenmuskeln. **Mus|culus longissimus:** langer Rückenmuskel, Teil des ↑Musculus erector spinae (gehört zur Oberflächenmuskulatur des Rückens, beteiligt sich an der Aufrechthaltung des Körpers). **Mus|culus lon|gissimus capitis** [↑Caput]: Teil des ↑Musculus longissimus im Hinterhauptbereich (zwischen den Querfortsätzen der oberen Brustwirbelkörper und dem Mastoidfortsatz; zieht den Kopf nach hinten und dreht ihn). **Mus|culus lon|gissimus cervicis** [↑Cervix]: Teil des Musculus longissimus im Bereich der Halswirbelsäule (zwischen den Querfortsätzen der oberen Brustwirbel und den Querfortsätzen der Halswirbel; streckt die Halswirbelsäule). **Mus|culus lon|gissimus thoracis** [↑Thorax]: Teil des Musculus longissimus im Bereich der Brustwirbelsäule (zwischen den Querfortsätzen der Lenden- und Brustwirbel; streckt die Brustwirbelsäule). **Mus|culus lon|gitudinalis inferior** bzw. **superior:** unterer bzw. oberer Längsmuskel der Zunge (verkürzt die Zunge bzw. wölbt sie nach oben). **Mus|culus longus capitis** [↑Caput]: langer Kopfmuskel (von den Querfortsätzen des 3.–6. Halswirbels zum Hinterhauptbein ziehender Muskel, der den Kopf nach vorn beugt und zur Seite dreht). **Mus|culus lon|gus colli:** „langer Halsmuskel", ventral zur Halswirbelsäule liegender Muskelzug zwischen den Brust- und Halswirbeln (beugt die Halswirbelsäule nach vorn und seitwärts). **Mus|culi lumbricales** *Pl.:* „Regenwurmmuskeln" der Hohlhand bzw. der Fußsohle (bewirken u. a. die Beugung der Finger bzw. Zehen). **Musculus masseter:** „Kaumuskel", Muskelplatte zwischen dem unteren Rand des Jochbeins u. dem Kieferwinkel (zieht den Unterkiefer aufwärts und nach vorn und unterstützt den Kauakt). **Mus|culi mem|bri inferioris** bzw. **superio|ris** *Pl.:* Sammelbez. für die Muskeln der unteren bzw. oberen Extremität. **Musculus mentalis:** „Kinnmuskel", mimischer Muskel, der in die Haut des Kinns ausstrahlt und diese zusammenzieht. **Mus|culus multifidus:** die Wirbelfortsätze (bes. im Bereich der Lendenwirbelsäule) verbindender, vielfach gespaltener Muskel, der Dreh- und Seitwärtsbewegungen der Wirbelsäule bewirkt und die ↑Lordose im Lendenteil aufrechterhält. **Mus|culus mylo|hyo|ide|us:** Unterkiefer und Zungenbein verbindender Muskel (hebt das Zungenbein an bzw. zieht den Unterkiefer nach unten). **Mus|culus mylo|pharynge|us:** ältere Bez. für ↑Pars mylopharyngea. **Mus|culus nasalis:** zusammenfassende Bez. für ↑Musculus compressor naris und ↑Musculus dilatator naris. **Mus|culus ob|li|qu|us au|riculae:** schräger Muskel der Ohrmuschel, rudimentärer Muskel im Bereich der oberen Hälfte der Ohrmuschel. **Mus|culus ob|li|qu|us capitis inferior** [↑Caput]: unterer schräger Kopfmuskel (vom Axisdornfortsatz zum Querfortsatz des Atlas ziehender Muskel, der an der Drehbewegung von Atlas und Kopf beteiligt ist). **Mus|culus ob|li|qu|us capitis superior:** oberer schräger Kopfmuskel (vom Atlasquerfortsatz zum Hinterhauptbein ziehender Muskel, der das Hinterhaupt nach hinten zieht und den Kopf seitlich dreht). **Mus|culus ob|li|qu|us ex|ternus ab|dominis:** äußerer schräger Bauchmuskel, größter Bauchmuskel (von den unteren Rippen zum Darmbeinkamm ziehend; übt einen Druck auf die Bauchhöhle aus und ist an der Seitwärtsbeugung u. an der axialen Drehung der Wirbelsäule beteiligt). **Mus|culus ob|li|qu|us inferior:** unterer schräger Augenmuskel, an der Schläfenseite des Augapfels ansetzender Muskel der unteren Augenhöhle, der das Auge nach oben und seitwärts dreht. **Musculus ob|li|qu|us internus ab|dominis:** innerer schräger Bauchmuskel (zieht von der ↑Fascia thoracolumbalis zur ↑Linea intermedia des Darmbeinkamms und arbeitet mit dem kontralateralen äußeren schrägen Bauchmuskel bei Dreh- und Seitwärtsbewegungen der Wirbelsäule zusammen). **Musculus ob|li|qu|us superior:** oberer schräger Augenmuskel, von der Augenhöhle oberhalb des Sehlochs ausgehender, an der Sklera ansetzender Muskel, der das Auge nach unten und seitwärts dreht. **Mus|culus obturatorius ex|ternus:** „äußerer Hüftlochmuskel" (gehört zur Gruppe der ↑Adduktoren des Oberschenkels, zieht von der Außenseite des ↑Angulus subpubicus u. der ↑Membrana obturatoria zum großen Rollhügel und dreht das Bein nach außen). **Musculus ob|turatorius internus:** „innerer Hüftlochmuskel" (gehört zur Gruppe der hinteren Hüftmuskeln, zieht vom Rand des Hüftlochs und der Hüftlochmembran zum großen Rollhügel und dreht den Oberschenkel nach außen). **Mus|culus oc|cipito|frontalis:** in den das Hinterhaupt und Stirnbein bedeckenden Teil der Kopfschwarte einstrahlender Muskel. **Mus|culus omo|hyo|ide|us:** Muskel zwischen dem Oberrand des Schulterblatts und dem äußeren Rand des Zungenbeins (zieht das Zungenbein nach unten). **Mus|culus op|ponens digiti minimi:** Muskel, der den Kleinfinger dem Daumen opponiert (vom ↑Hamulus ossis hamati zum 5. Mittelhandknochen ziehend). **Mus|culus op|ponens pollicis** [↑Pollex]: Muskel des Daumenballens, der den Daumen der Handfläche opponiert (in Greifstellung bringt). **Mus|culus orbicularis:** allg. Bez. für: ringförmiger Muskel (z. B. Schließ- oder Gefäßwandmuskel). **Mus|culus orbicularis oculi:** „Augenringmuskel", Muskel des oberen und unteren Augenlids (schließt das Lid und sorgt für die Benetzung des Auges mit Tränenflüssigkeit durch Druck auf den Tränensack). **Mus|culus orbicularis oris** [↑[2]Os]: Ringmuskel des Mundes, den Lippenwulst bildender Muskel, der den Mund schließt, zuspitzt und der an den mimischen Bewegungen des Mundes beteiligt ist. **Mus|culus orbitalis:** „Augenhöhlenmuskel" (schiebt den Augenbulbus etwas nach vorn). **Mus|culi ossiculorum au|ditus** [- - *auditu̱ß*] *Pl.:* Sammelbez. für den ↑Musculus tensor tympani und den ↑Musculus stapedius im Mittelohr. **Mus|culi palati et faucium** [↑Fauces] *Pl.:* die Muskeln des weichen Gaumens und der Rachenenge. **Mus|culus palatoglossus:** Gaumen-Zungen-Muskel (vom Gaumenbogen ausgehend, hebt die Zunge und verengt den Gaumen). **Mus|culus palato|pharyn|ge|us:** Muskel des hinteren Gaumenbogens (wirkt beim Schluckakt mit). **Mus|culus palmaris brevis:** „kurzer Hohlhandmuskel“, von der Palmaraponeurose zur äußeren Handkante ziehender Hautmuskel. **Mus|culus palmaris lon|gus:** „langer Hohlhandmuskel“, Muskel des Unterarms, der die Hand im Handwurzelgelenk beugt. **Mus|culi papillares** *Pl.:* „Papillarmuskeln“, Sammelbez. für die kegelförmigen Muskelvorsprünge an den inneren Wänden der beiden Herzkammern. **Musculus papillaris anterior** bzw. **posterior:** vorderer bzw. hinterer Papillarmuskel im Herzen. **Mus|culi pectinati** *Pl.:* kammartige Muskelvorsprünge in der Wand des rechten Herzvorhofs. **Mus|culus pectine|us:** Kammmuskel des Oberschenkels, vom Schambeinkamm zum kleinen Rollhügel ziehender ↑Adduktor des Oberschenkels. **Mus|culus pectoralis major:** „großer Brustmuskel“, vom Schlüsselbein, vom Brustbein u. von der Bauchfaszie zum Oberarm ziehender Muskel (adduziert den Oberarm u. dreht ihn einwärts). **Mus|culus pectoralis minor:** „kleiner Brustmuskel“, von der 3. u. 4. Rippe zum Rabenschnabelfortsatz des Schulterblatts ziehender Muskel, der den Schultergürtel nach vorn zieht und zusammen mit dem großen Brustmuskel die Rippen bei der Einatmung hebt. **Mus|culi perinei** *Pl.:* Sammelbez. für die Muskeln des Damms. **Musculus peronae|us brevis:** „kurzer Wadenbeinmuskel“, unter dem ↑Musculus peronaeus longus liegender, über das Fersenbein hinweg zum lateralen Fußrand ziehender Muskel, der den Fußrand hebt und an der Plantarflexion des Fußes beteiligt ist. **Musculus peronae|us lon|gus:** „langer Wadenbeinmuskel“, doppelt gefiederter Muskel, der über das Fersenbein zum ersten Keilbein und zu den beiden ersten Mittelfußknochen zieht, den lateralen Fußrand hebt und an der Plantarflexion der Fußsohle beteiligt ist. **Mus|culus peronae|us tertius:** „dritter Wadenbeinmuskel“, die Dorsalflexion des Fußes bewirkender lateraler Teil des ↑Musculus extensor digitorum longus. **Mus|culus piriformis:** birnenförmiger Hüftmuskel oberhalb des ↑Musculus gemellus superior (abduziert den Oberschenkel und dreht ihn nach außen). **Mus|culus plantaris:** Sohlenspanner, Wadenmuskel, dessen Sehne sich mit dem medialen Rand der Achillessehne vereinigt (ist an der Plantarflexion des Fußes beteiligt). **Mus|culus pleu|ro|oesophage|us:** Bündel glatter Muskulatur, das die Speiseröhre mit der linken mediastinalen Pleura verbindet. **Mus|culus poplite|us:** „Kniekehlenmuskel“, dreieckiger, in der Kniekehle liegender Muskel, der bei der Beugung des Unterschenkels im Kniegelenk mitwirkt und die Kniegelenkkapsel spannt. **Mus|culus pro|cerus:** vom Nasenrücken ausgehender fächerförmiger Stirnhautmuskel, der die Stirnhaut nach unten zieht und die tiefe Querfalte an der Nasenwurzel hervorruft. **Mus|culus pro|nator qua|dratus:** viereckiger Einwärtsdreher, kurzer viereckiger Muskel am distalen Ende des Unterarms, der den Unterarm u. die Hand einwärts dreht. **Mus|culus pro|nator teres:** runder Einwärtsdreher, zur Gruppe der oberflächlichen Armbeugemuskeln gehörender, den ↑Musculus pronator quadratus bei der Einwärtsdrehung des Unterarms unterstützender Muskel. **Mus|culus psoas major:** „großer Lendenmuskel“, von den Lendenwirbeln ausgehender, im sehnigen Teil mit dem ↑Musculus iliacus verschmelzender innerer Hüftmuskel, der den Oberschenkel im Hüftgelenk beugt und nach außen dreht bzw. den Unterkörper nach vorn beugt. **Mus|culus psoas minor:** kleiner Lendenmuskel (liegt dem ↑Musculus psoas major auf und biegt die Lendenwirbelsäule seitwärts). **Mus|culus pterygo|ide|us lateralis:** äußerer Flügelmuskel, vom Keilbein zum Gelenk und zum Gelenkfortsatz des Unterkiefers ziehender Muskel, der den Unterkiefer nach vorn und seitwärts bewegt und am Kauakt beteiligt ist. **Mus|culus pterygo|ideus media|lis:** innerer Flügelmuskel, vom Keilbein zur Innenseite des Unterkieferastes ziehender Kaumuskel. **Mus|culus pubococ|cyge|us:** vom Schambein zum Steißbein ziehender Muskel. **Mus|culus pubo|prostaticus:** parallel zum ↑Ligamentum puboprostaticum verlaufender Muskel zwischen ↑Prostata und Schambein. **Mus|culus puborectalis:** vom Schambein schlingenförmig zum Rektum ziehender Muskel. **Mus|culus pubo|vesicalis:** vom Schambein zur Harnblase ziehender Muskel. **Mus|culus pyramidalis:** „Pyramidenmuskel“, in die Rektusscheide eingebetteter, pyramidenförmiger, inkonstanter Muskel, der vom Schambein zur ↑Linea alba zieht und an der Spannung der Bauchwand beteiligt ist. **Mus|culus pyramidalis au|riculae:** Pyramidenmuskel der Ohrmuschel, muskuläre Fasern zwischen dem ↑Tragus und der ↑Spina helicis der Ohrmuschel. **Mus|culus qua|dratus femoris** [↑Femur]: vierseitiger Schenkelmuskel, vom Sitzbeinhöcker zum großen Rollhügel ziehender äußerer Hüftmuskel, der das Bein nach außen dreht. **Mus|culus qua|dratus lumborum** [↑Lumbus]: viereckiger Lendenmuskel (erstreckt sich beiderseits der Wirbelsäule zwischen der 12. Rippe und dem Darmbeinkamm und zieht die letzte Rippe nach unten bzw. beugt die Lendenwirbelsäule seitwärts). **Mus|culus qua|dratus plantae:** viereckiger Muskel der Fußsohle (unterstützt den ↑Musculus flexor digitorum longus bei der Beugung der Zehen). **Musculus qua|dri|ceps femoris** [↑Femur]: vierköpfiger Schenkelstrecker, größter Körpermuskel, besteht aus dem ↑Musculus rectus femoris, dem ↑Musculus vastus medialis, dem ↑Musculus vastus lateralis und dem ↑Musculus vastus intermedius (bewirkt hauptsächlich die Streckung des Unterschenkels im Kniegelenk). **Mus|culus rectococ|cyge|us:** vom 2. u. 3. Steißwirbel zum untersten Teil des Dickdarms ziehender schmaler Muskel. **Mus|culus recto|urethralis:** vom Rektum zur Harnröhre ziehendes Muskelbündel. **Mus|culus rectouterinus:** von der äußeren Muskelschicht der Gebärmutter zum Mastdarm ziehendes Bündel von Muskelfasern. **Mus|culus rectovesicalis:** die oberflächliche Muskelschicht der Harnblase mit der Längsmuskelschicht des Rektums verbindendes Muskelbündel. **Mus|culus rectus ab|dominis** [↑Abdomen]: „gerader Bauchmuskel", vom Brustbein u. von den Knorpeln der 5.–7. Rippe beiderseits der Medianlinie des Körpers zum oberen Symphysenrand ziehender flacher Muskel (bewirkt die Beugung des Rumpfes nach vorn). **Mus|culus rectus capitis anterior** [↑Caput]: vorderer, gerader Kopfmuskel, vom Querfortsatz des Atlas zum Basilarfortsatz des Hinterhauptbeins ziehender kräftiger Muskel, der den Kopf nach vorn beugt. **Mus|culus rectus capitis lateralis:** seitlicher gerader Kopfmuskel zwischen dem Querfortsatz des Atlas und dem Jugularfortsatz des Hinterhauptbeins (beugt den Kopf seitwärts). **Mus|culus rectus capitis posterior major:** großer, hinterer, gerader Kopfmuskel zwischen dem Dornfortsatz des Axis und dem Hinterhauptbein (streckt den Kopf und zieht ihn nach hinten). **Musculus rectus capitis posterior minor:** kleiner, hinterer, gerader Kopfmuskel (erstreckt sich zwischen dem dorsalen Atlasbogen und dem Hinterhauptbein und zieht den Kopf nach hinten). **Mus|culus rectus femoris** [↑Femur]: „gerader Schenkelmuskel", von der ↑Spina iliaca anterior inferior zur Kniescheibe ziehender Teil des ↑Musculus quadriceps femoris. **Mus|culus rectus inferior:** unterer, gerader Augenmuskel, vom ↑Anulus tendineus communis am Eingang des Sehnervenkanals unterhalb des Auges zur Lederhaut ziehender Muskel, der den Augapfel nach unten zieht. **Mus|culus rectus lateralis:** temporaler, gerader Augenmuskel, vom Sehnenring am Eingang des Sehnervenkanals schläfenseitig zur Lederhaut ziehender Muskel, der den Augapfel seitwärts lenkt. **Mus|culus rectus media|lis:** innerer, gerader Augenmuskel (vom ↑Anulus tendineus communis nasal zur Lederhaut ziehend; lenkt das Auge zur Gesichtsmitte hin). **Mus|culus rectus superior:** oberer gerader Augenmuskel (vom Sehnenring über den Augapfel hinweg zur Sklera ziehend; lenkt den Blick nach oben). **Mus|culus rhombo|ide|us major** bzw. **minor:** großer bzw. kleiner Rautenmuskel, sich zwischen Halswirbelsäule und innerem Schulterblattrand erstreckende Rückenmuskeln in Form eines das Schulterblatt gegen die Wirbelsäule ziehenden Parallelogramms. **Mus|culus risorius:** „Lachmuskel" (gehört zur mimischen Muskulatur, strahlt in den Mundwinkel ein und verbreitert die Mundspalte). **Mus|culi rotatores** *Pl.:* Sammelbez. für die Drehmuskeln des Halses, der Brust und der Lenden (sie beteiligen sich an der Aufrechthaltung des Körpers, sichern die Wirbelsäulenkrümmungen, drehen den Kopf und ziehen ihn nackenwärts). **Mus|culus sacro|coccyge|us dorsalis:** von der Hinterfläche des Kreuzbeins zum Steißbein ziehender inkonstanter Muskel. **Mus|culus sa|cro|coccygeus ven|tralis:** inkonstanter Muskel mit sehnigen Anteilen, der sich zwischen der seitlichen Vorderfläche des unteren Kreuzbeins und dem Steißbein erstreckt. **Musculus sa|cro|spinalis:** ältere Bez. für ↑Musculus erector spinae. **Mus|culus salpin|gopharyn|ge|us:** sich zwischen Ohrtrompete und seitlicher Pharynxwand erstreckender Teil des oberen Schlundmuskels. **Mus|culus sartorius** [zu lat. *sartor* = Schneider]: „Schneidermuskel", vom vorderen, oberen Darmbeinstachel zum Schienbein ziehender Oberschenkelflexor, der das Bein im Hüft- und im Kniegelenk beugt (wurde als der Muskel angesehen, der das Bein in die zum sog. Schneidersitz gehörende Stellung bringt, was jedoch durch die oberen Oberschenkeladduktoren bewirkt wird). **Musculus scalenus anterior** bzw. **medius** bzw. **posterior:** vorderer bzw. mittlerer bzw. hinterer Rippenhalter, von den Querfortsätzen der Halswirbel zur 1. u. 2. Rippe ziehende Halsmuskeln, die die Rippen heben und die Halswirbelsäule nach vorn und seitwärts beugen. **Mus|culus semi|mem|branosus:** Plattensehnenmuskel, vom Sitzbeinhöcker zur Kniekehle und zum Schienbein ziehender Oberschenkelflexor (beugt das Bein im Kniegelenk). **Mus|culus semi|spinalis:** „Halbdornmuskel", von den Querfortsätzen der unteren Brustwirbel zu den Dornfortsätzen der oberen Brust- und der Halswirbel bzw. zum Hinterhauptbein aufsteigender Rückenmuskel, der sich in den ↑Musculus semispinalis capitis, den ↑Musculus semispinalis cervicis und den ↑Musculus semispinalis thoracis gliedert. **Mus|culus semi|spinalis capitis** [↑Caput]: Halbdornmuskel des Kopfes zwischen den Querfortsätzen des 5. u. 6. Rippenwirbels und dem Hinterhauptbein (zieht den Kopf nach hinten und ist an der Aufrechthaltung der Wirbelsäule beteiligt). **Mus|culus semi|spinalis cervicis** [↑Cervix]: Halbdornmuskel des Halses (verläuft zwischen den Querfortsätzen der oberen Brustwirbelkörper und den Dornfortsätzen der Halswirbelkörper; streckt die Halswirbelsäule und dreht sie seitwärts). **Mus|culus semi|spinalis thoracis** [↑Thorax]: Halbdornmuskel der Brustwirbelsäule (verläuft zwischen den Querfortsätzen der unteren Brustwirbelkörper und den Dornfortsätzen der unteren Halswirbelkörper; streckt die Wirbelsäule und dreht sie seitwärts). **Mus|culus semi|tendinosus:** „Halbsehnenmuskel", vom Sitzbeinhöcker zum Schienbein ziehender Oberschenkel- und Unterschenkelflexor. **Mus|culus serratus anterior:** „vorderer Sägemuskel", sägezahnartig gefiederter, von der 1.–9. Rippe zum inneren Schulterblattrand ziehender Rückenmuskel, der die Rippen hebt und damit die Einatmung unterstützt. **Mus|culus serratus posterior inferior:** „hinterer, unterer Sägemuskel", von der Lendenwirbelsäule zu den vier letzten Rippen ziehender, sägezahnartig gezackter Muskel, der die Rippen senkt und die Ausatmung unterstützt. **Mus|culus serratus posterior superior:** „hinterer, oberer Sägemuskel", von den Dornfortsätzen der unteren Hals- und oberen Brustwirbel zur 2.–5. Rippe ziehender Muskel, der die Rippen hebt und die Einatmung unterstützt. **Mus|culus skeleti:** allg. Bez. für einen zur Skelettmuskulatur gehörenden quer gestreiften Muskel. **Mus|culus sole|us:** „Schollenmuskel", Unterschenkelmuskel, dessen Sehne sich mit der des ↑Musculus gastrocnemius zur Achillessehne vereinigt und der an der Plantarflexion des Fußes beteiligt ist. **Mus|culus sphincter:** allg. Bez. für: ringförmiger Schließmuskel (z. B. an der Mündung eines natürlichen Ausführungsgangs). **Mus|culus sphincter ampullae hepato|pan|crea|ticae:** ringförmiger Schließmuskel unmittelbar hinter der Einmündung des Ausführungsganges der Bauchspeicheldrüse in den Gallengang. **Mus|culus sphincter ani ex|ternus:** „äußerer Afterschließmuskel" (aus quer gestreiften Muskelfasern bestehend; bewirkt den willkürlichen Verschluss der Afteröffnung). **Mus|culus sphincter ani internus:** „innerer Afterschließmuskel", ringförmiger Wulst in der glatten peristaltischen Mastdarmmuskulatur am kaudalen Rektumende. **Musculus sphincter ductus chole|do|chi:** ringförmiger Schließmuskel an der Mündung des Gallengangs. **Mus|culus sphincter pupillae:** ringförmiger Irismuskel, der die Pupille verengt. **Mus|culus sphincter pylori:** Schließmuskel des Magenpförtners, Verdickung der zirkulären glatten Muskelfasern der ↑Tunica muscularis des Magens am Magenausgang (öffnet u. schließt den Magen in periodischen Abständen zum Darmtrakt hin). **Mus|culus sphincter ure|thrae:** Schließmuskel der Harnröhre, Teil des ↑Musculus transversus perinei profundus (aus quer gestreiften Muskelfasern bestehend; verschließt willkürlich die Harnröhre). **Musculus sphincter vesicae:** Schließmuskel der Harnblase, am Harnblasenausgang sitzender glatter Ringmuskel. **Mus|culus spinalis:** „Dornmuskel", Bez. für die medialen Faserzüge des ↑Musculus erector spinae, die sich in den ↑Musculus spinalis capitis, den ↑Musculus spinalis cervicis und den ↑Musculus spinalis thoracis gliedern. **Mus|culus spinalis capitis** [↑Caput]: Dornmuskel des Kopfes, von den Dornfortsätzen der oberen Brust- und der unteren Halswirbel zum Hinterhauptbein aufsteigender Teil des ↑Musculus erector spinae (streckt den Kopf). **Mus|culus spinalis cervicis** [↑Cervix]: Dornmuskel der Halswirbelsäule zwischen den Dornfortsätzen der unteren Hals- bzw. oberen Brustwirbel und dem Axisdornfortsatz (streckt die Wirbelsäule). **Mus|culus spinalis thoracis** [↑Thorax]: Dornmuskel des Brustkorbs, der von den Dornfortsätzen der oberen Lenden- bzw. unteren Brustwirbel zu den oberen Brustwirbeldornfortsätzen aufsteigt und die Brustwirbelsäule streckt. **Mus|culus splenius capitis** [↑Caput]: „Riemenmuskel des Kopfes", breites, von den Dornfortsätzen des 7. Hals- und der 3 oberen Brustwirbel zum Hinterhauptbein aufsteigendes Muskelband, das den Kopf streckt und zur Seite dreht. **Mus|culus splenius cervicis** [↑Cervix]: Riemenmuskel der Halswirbelsäule, von den Dornfortsätzen des 3.–6. Brustwirbels zu den Querfortsätzen der oberen Halswirbel aufsteigender breiter Muskel, der Kopf und Hals streckt und seitwärts dreht. **Mus|culus stapedius:** „Steigbügelmuskel", Muskel in der Paukenhöhle des Mittelohrs (setzt am Köpfchen des Steigbügels an und dämpft dessen Schwingungen). **Mus|culus sternalis:** „Brustbeinmuskel", gelegentlich auftretender, zum Brustbein parallel laufender Muskelzug zwischen dem Ansatz der 5. od. 6. Rippe und dem ↑Manubrium sterni. **Musculus sterno|clei|domasto|ide|us:** Kopfwender, vom Brustbein und Schlüsselbein zum ↑Processus mastoideus und zum Hinterhauptbein ziehender Halsmuskel, der den Kopf seitwärts neigt, kontralateral wendet und nackenwärts hebt. **Mus|culus sterno|hyo|ide|us:** das Brustbein und das Zungenbein verbindender Halsmuskel, der das Zungenbein nach unten zieht. **Mus|culus sterno|thyreo|ide|us:** zu den ↑Musculi infrahyoidei gehörender Muskel, der Brustbein und Schildknorpel verbindet und den Kehlkopf nach unten zieht. **Mus|culus styloglossus:** vom Griffelfortsatz des Schläfenbeins zum seitlichen Zungenrand ziehender Muskel, der die Zungenwurzel nach hinten und oben hebt. **Mus|culus stylo|hyo|ide|us:** vom Griffelfortsatz zum Zungenbein ziehender Muskel (er zieht das Zungenbein nach hinten oben). **Mus|culus stylo|pharyn|ge|us:** vom Griffelfortsatz des Schläfenbeins zur Schlundwand u. zum Kehlkopf ziehender Rachenmuskel, der den Schlund erweitert. **Mus|culus sub|clavius:** „Unterschlüsselbeinmuskel", vom Knorpel u. Knochen der ersten Rippe zum äußeren Schlüsselbein ziehender Muskel, der die Bewegung des Schlüsselbeins im Sternoklavikulargelenk einschränkt und die übermäßige Abduktion des Oberarms verhindert. **Mus|culi subcostales** *Pl.:* „Unterrippenmuskeln", Fortsetzungen der ↑Musculi intercostales interni (liegen nur dorsal und überspringen meist 1–2 Rippen; dienen der Ausatmung). **Musculi sub|oc|cipitales** *Pl.:* Gesamtheit der unterhalb des Hinterhauptsbeins gelegenen Muskeln. **Mus|culus sub|scapularis:** „Unterschulterblattmuskel", unter dem Schulterblatt liegender, am kleinen Oberarmbeinhöcker ansetzender Muskel, der den Arm einwärts rollt und die Schultergelenkkapsel spannt. **Mus|culus supinator:** trapezförmiger, das obere Ende der Speiche umgreifender Muskel, der durch Auswärtsdrehung des Unterarms die Handfläche nach oben richtet. **Mus|culi su|pra|hyo|idei** [- ...*e-i*] *Pl.:* die oberhalb des Zungenbeins liegenden Muskeln, die das Zungenbein mit dem Kiefer- und Schädelbereich verbinden. **Musculus su|pra|spinatus:** von der ↑Fossa supraspinata des Schulterblatts zum großen Oberarmbeinhöcker ziehender Schultermuskel, der den Oberarm abduziert und die Schultergelenkkapsel spannt. **Mus|culus sus|pensorius duo|deni:** Aufhängemuskel des Zwölffingerdarms, von den medialen Zwerchfellschenkeln ausgehender Muskel, der die ↑Flexura duodenojejunalis in ihrer Lage fixiert. **Mus|culus tarsalis inferior** bzw. **superior:** unterer bzw. oberer Augenlidmuskel, zum Lidknorpel der Augenlider ziehende Muskeln, die die Lidspalte erweitern. **Mus|culus temporalis:** „Schläfenmuskel", von der Schläfengrube zum Muskelfortsatz des Unterkiefers ziehender Muskel, der wesentlichen Anteil am Kauakt hat. **Mus|culus temporo|parie|talis** [- ...*ri-e*...]: „Schläfen-Scheitel-Muskel", zum ↑Musculus epicranius gehörender, von der ↑Fascia temporalis zur ↑Galea aponeurotica ziehender Muskel, der die Kopfhaut spannt. **Mus|culus tensor fasciae latae:** „Schenkelbindenspanner", vom vorderen, oberen Darmbeinstachel zur ↑Fascia lata ziehender Hüftmuskel, der die Faszie spannt und bei der Hebung des Oberschenkels nach vorn bzw. bei der Neigung des Beckens nach vorn mitwirkt. **Mus|culus tensor tympani:** „Trommelfellspanner", Muskel der Paukenhöhle im Mittelohr (setzt am Handgriff des Hammers an und spannt durch Anziehen des Hammers das Trommelfell). **Musculus tensor veli palatini:** „Gaumensegelspanner", vom Keilbein und von der lateralen Wand der Eustachi-Röhre zum Gaumensegel ziehender Spannmuskel. **Mus|culus teres major:** großer Rundmuskel, von der unteren Schulterblattspitze zur ↑Crista tuberculi minoris des Oberarmbeins ziehender Schultermuskel, der den Arm adduziert und einwärts dreht. **Mus|culus teres minor:** kleiner Rundmuskel, vom seitlichen Schulterblattrand zum großen Oberarmbeinhöcker ziehender Schultermuskel (dreht den Oberarm nach außen). **Mus|culi thoracis** [↑Thorax] *Pl.:* Sammelbez. für die Brustmuskeln. **Mus|culus thyreo|ary|tae|noide|us:** den Schildknorpel mit dem Gießbeckenknorpel verbindender Muskel, der die Stimmritze verengert. **Mus|culus thyreo|epiglotticus:** vom Schildknorpel zum Seitenrand der Epiglottis ziehender schwacher Muskel, der den Kehldeckel nach unten zieht. **Mus|culus thyreo|hyo|ide|us:** den Schildknorpel mit dem Zungenbein verbindender Muskel, der das Zungenbein nach unten zieht bzw. den Kehlkopf hebt. **Musculus tibia|lis anterior** bzw. **posterior:** vorderer bzw. hinterer Schienbeinmuskel, vom Schienbein bzw. von der ↑Membrana interossea cruris zum medialen Fußrand ziehende Muskeln, die die Dorsalflexion des Fußes bewirken. **Mus|culus trachealis:** „Luftröhrenmuskel", glatte Muskelschicht in der hinteren Wand der Luftröhre (verengert die Luftröhre). **Mus|culus tragicus:** „Tragusmuskel", kurzes Muskelfaserbündel an der äußeren Oberfläche des Tragus der Ohrmuschel. **Mus|culus trans|versospinalis:** zusammenfassende Bez. für den ↑Musculus semispinalis, den ↑Musculus multifidus und die ↑Musculi rotatores. **Musculus trans|versus ab|dominis** [↑Abdomen]: „querer Bauchmuskel", von den unteren Rippen, von der ↑Aponeurosis lumbalis u. den Beckenkämmen zur ↑Linea alba ziehender trapezförmiger Muskel, der die unteren Rippen nach unten zieht und einen Druck auf die Bauchhöhle (Bauchpresse) ausübt. **Mus|culus trans|versus au|riculae:** in der Ohrmuschel liegender Quermuskel. **Musculus trans|versus lin|guae:** Quermuskel der Zunge, die Zunge nach oben wölbender, im Zungenkörper quer verlaufender Muskel. **Mus|culus trans|versus menti** [↑Mentum]: Quermuskel des Kinns, oberflächlicher, quer über das Kinn verlaufender Muskel. **Mus|culus trans|versus nu|chae:** Nackenquermuskel, den ↑Musculus auricularis posterior fortsetzender rudimentärer Muskel. **Mus|culus trans|versus perinei profundus:** tief liegender, querer Dammmuskel, vom inneren Sitzbeinast zum Damm verlaufender Muskel, der den Damm nach hinten zieht. **Mus|culus trans|versus perinei superficia|lis:** oberflächlicher, querer Dammmuskel, vom Sitzbeinhöcker zum Damm ziehender Muskel, der zur Muskulatur des Beckenausgangs gehört und nur aus wenigen Faserbündeln besteht. **Mus|culus transversus thoracis** [↑Thorax]: „querer Brustmuskel", vom unteren Brustbein und vom Schwertfortsatz zum unteren Rand des 2.–6. Rippenknorpels ziehender dünner Muskel, der die Rippen bei der Ausatmung nach unten zieht und den Brustkorb verengert. **Mus|culus trapezius:** Kappenmuskel, Trapezmuskel, trapezförmiger, flächiger Rückenmuskel beiderseits der Wirbelsäule unterhalb des Nackens, der am äußeren Schlüsselbein, am ↑Acromion und an der Schulterblattgräte ansetzt und das Schulterblatt nach hinten bzw. zur Mittellinie des Körpers hin zieht. **Mus|culus tri|ceps brachii:** Armstrecker, dreiköpfiger Muskel des Oberarms, der den Unterarm im Ellbogengelenk streckt. **Mus|culus tri|ceps surae:** dreiköpfiger Wadenmuskel, zusammenfassende Bez. für den ↑Musculus gastrocnemius und den ↑Musculus soleus. **Mus|culus uni|pennatus:** gefiederter Muskel, Bezeichnung für eine Muskelform, bei der die Muskelfasern an einer Seite fast bis zur Insertionsstelle der Muskelsehne am Knochen heranreichen. **Mus|culus uvulae:** „Zäpfchenmuskel", von der Aponeurose des weichen Gaumens ausgehender schwacher Muskel, der das Gaumenzäpfchen anhebt. **Musculus vastus inter|medius:** mittlerer Schenkelmuskel, vom mittleren Oberschenkelbein zur Kniescheibe ziehender Teil des ↑Musculus quadriceps femoris, der teils in die gemeinsame Endsehne mündet, teils an der Kniegelenkkapsel ansetzt u. die Gelenkkapsel spannt. **Mus|culus vastus lateralis:** äußerer Schenkelmuskel, von der Hinterfläche des Oberschenkelbeins zur Kniescheibe ziehender, den ↑Musculus vastus intermedius einhüllender u. in der gemeinsamen Endsehne mündender Teil des ↑Musculus quadriceps femoris. **Mus|culus vastus media|lis:** innerer Schenkelmuskel, Teil des ↑Musculus quadriceps femoris, der vom mittleren Oberschenkelbein zur Kniescheibe zieht und in der gemeinsamen Endsehne mündet. **Mus|culus verticalis lin|guae:** von der Zungenoberfläche vertikal zur Zungenbasis ziehender Muskel im Zungenkörper, der an den ↑mastikatorischen und artikulatorischen Bewegungen der Zunge beteiligt ist. **Mus|culus vocalis:** „Stimmbandmuskel", eigentlich ein Teil des ↑Musculus thyreoarytaenoideus (verengt die Stimmritze und bewirkt die Erschlaffung der Stimmbänder). **Mus|culus zygomaticus major:** „großer Jochbeinmuskel", vom Jochbein zum Mundwinkel ziehender mimischer Gesichtsmuskel, der den Mundwinkel nach oben und seitwärts zieht. **Mus|culus zygomaticus minor:** „kleiner Jochbeinmuskel", vom Jochbein ausgehender Teil des ↑Musculus levator labii superioris, der die Oberlippe nach oben zieht

Muskelatrophie vgl. Atrophia musculorum progressiva

Muskelbinde vgl. Faszie

Muskeldystrophie vgl. Dystrophia musculorum progressiva

Muskelhärte vgl. Myogelose

Muskelschwund vgl. Myatrophie

Muskelsteifigkeit vgl. Rigor

muskulär, in fachspr. Fügungen: **muscularis, ...re** [zu ↑Musculus]: zu den Muskeln gehörend, die Muskulatur betreffend. **muskuläre Ataxie:** ungeordnete, unwillkürliche Bewegungen einzelner Muskeln oder Muskelgruppen. **Mus|kularis** *w;* -, ...res: übliche Kurzbezeichnung für ↑Tunica muscularis

Mus|kulatur [zu ↑Musculus] *w;* -, -en: Muskelgefüge, Gesamtheit der Muskeln eines Körpers oder Organs

mus|kulös [aus gleichbed. lat. *musculosus*]: muskelreich, kräftig, mit starken Muskeln versehen (z. B. vom Körperbau)

mus|kulo|trop [zu ↑Muskulatur u. ↑...trop]: auf die Muskulatur einwirkend (von Arzneimitteln)

Musset-Zeichen [*müße...;* nach dem frz. Dichter Alfred de Musset (1810–1857), der an Aorteninsuffizienz litt]: auf Aorteninsuffizienz hindeutende subjektive Wahrnehmung des Pulses im Kopf, wobei die einzelnen Pulsschläge mit dem arteriellen Puls synchron sind

Mussitation [zu lat. *mussitare, mussitatum* = leise vor sich hin sprechen, murmeln] *w;* -, -en, in fachspr. Fügungen: **Mussitatio,** *Pl.:* ...io|nes: leises Gemurmel, leises unverständliches Vor-sich-hin-Sprechen bei Schizophrenen

muta|gen [Kurzbildung aus ↑Mutation und ↑...gen]: Erbänderungen verursachend (z. B. von chemischen Mitteln, Strahlen u. a.). **Muta|gen** *s;* -s, -e: chem. oder physikalischer Faktor (z. B. ein chem. Stoff), der eine ↑Mutation auslöst. **Muta|genese** [↑Genese] *w;* -, -n: Entstehung einer Erbänderung. **Muta|genität** *w;* -: Auftreten von Erbänderungen (z. B. durch Zytostatika)

Mutant [zu lat. *mutare* = verändern] *m;* -en, -en, auch: **Mutante** *w;* -, -n: durch Mutation in bestimmten körperlichen Merkmalen verändertes Individuum (Biol.). **Mutation**

w; -, -en: **1)** Erbänderung, plötzlich eintretende unplanmäßige Änderung im Erbgefüge eines Lebewesens oder einer Zelle (durch Veränderungen innerhalb der Gen- oder Chromosomenstruktur, oft unter dem Einfluss von ↑Mutagenen; Biol.). **2)** Stimmbruch, in der Pubertät beim männl. Geschlecht auftretendes Umschlagen der Stimme in eine tiefere Tonlage, bedingt durch das Längenwachstum der Stimmbänder (Med.). **mutie|ren: 1)** sich spontan im Erbgefüge ändern (Biol.). **2)** sich im Stimmbruch befinden (Med.)

mutilans [zu lat. *mutilare* = verstümmeln]: zur Verstümmelung (z. B. an den Extremitäten), zum Absterben einzelner Körperteile oder -glieder führend; z. B. in der Fügung ↑Arthritis mutilans. **Mutilation** *w;* -, -en, in fachspr. Fügungen: **Mutilatio,** *Pl.:* ...io|nes: Verstümmelung, nekrotisches Absterben von Geweben und Körperteilen bes. im Bereich der Extremitäten (als Folge krankhafter Prozesse). **mutilie|ren:** Körperteile zum Absterben bringen (von Krankheiten wie Lepra)

Mutismus [zu lat. *mutus* = stumm] *m;* -, ...men: = Aphrasia voluntaria. **mutistisch:** freiwillig stumm im Sinne der ↑Aphrasia voluntaria. **Mutität,** in fachspr. Fügungen: **Mutitas** *w;* -: allg. Bez. für: Stummheit

Muton [zu lat. *mutare* = verändern] *s;* -s, -s: kleinster Chromosomenabschnitt, der durch eine Mutation verändert werden kann

Mutterband vgl. Ligamentum latum uteri

Mutterkorn vgl. Secale cornutum. **Mutterkornvergiftung** vgl. Ergotismus

Mutterkuchen vgl. Plazenta

Muttermal vgl. Nävus

Muttermund vgl. Ostium uteri

Muzilago, in fachspr. Fügungen: **Mucilago** [aus lat. *mucilago* = schleimiger Saft] *w;* -, ...agines: Pflanzenschleim, aus Pflanzenstoffen gewonnenes dickflüssiges Arzneimittel

Muzin [zu ↑Mucus] *s;* -s, -e (meist *Pl.*): Schleimstoffe, die von Schleimhäuten oder Hautdrüsen abgesondert werden (als Schutzsubstanzen dienende Glykoproteide)

my..., My... vgl. myo..., Myo...

My|algie [↑myo... u. ↑...algie] *w;* -, ...ien, in fachspr. Fügungen: **My|algia**[1], *Pl.:* ...iae: allg. Bez. für: Muskelschmerz; im engeren Sinne auch: Schmerzzustände bei Muskelrheumatismus

My|astasie [↑myo... u. ↑Astasie] *w;* -, ...ien: = amyostatischer Symptomenkomplex

My|asthenie [↑myo... u. ↑Asthenie] *w;* -, ...ien, in fachspr. Fügungen: **My|asthenia**[1], *Pl.:* ...iae: **1)** krankhaft gesteigerte Ermüdbarkeit bestimmter Muskelgruppen. **2)** Kurzbez. für: Myasthenia gravis pseudoparalytica. **My|asthenia gravis pseu|do|paralytica:** Muskelleiden, für das die gesteigerte, eventuell zu vorübergehenden Lähmungen führende Ermüdbarkeit beanspruchter Muskelgruppen charakteristisch ist (wahrscheinlich auf Störungen des neuromuskulären Chemismus beruhend). **my|asthenisch:** die Myasthenie betreffend

My|atonie [↑myo... u. ↑Atonie] *w;* -, ...ien, in fachspr. Fügungen: **My|atonia**[1], *Pl.:* ...iae: Fehlen oder krankhafte Verminderung des normalen Muskeltonus, Muskelerschlaffung. **My|atonia con|genita:** angeborene Muskelschlaffheit bes. der unteren Extremitäten (auf erblichen Entwicklungsstörungen im Rückenmark beruhend oder auf traumatische Einflüsse während des Geburtsvorgangs zurückzuführen)

My|atro|phie [↑myo... u. ↑Atrophie] *w;* -, ...ien: Muskelatrophie, Muskelschwund, Verkümmerung der Muskulatur infolge langen Nichtgebrauchs oder degenerativer Veränderungen der erregungsleitenden Bahnen. **my|atro|phisch:** mit Myatrophie einhergehend, auf Myatrophie beruhend

Mycelium vgl. Myzel

Mycetoma vgl. Myzetom

myc[o]..., Myc[o]... vgl. myko..., Myko...

Mycobacterium vgl. Mykobakterie

Mycoplasma vgl. Mykoplasma. **Mycoplasmosis** vgl. Mykoplasmose

Mycosis vgl. Mykose

My|dria|se [aus gr. *μυδρίασις* = eine Krankheit der Pupillen] *w;* -, -n, in fachspr. Fügungen: **My|dria|sis,** *Pl.:* ...ia|ses: [krankhafte] Erweiterung der Pupille (z. B. bei Lähmung oder Krampf der Pupillenmuskeln, bei Anwendung von Mydriatika). **My|dria|tikum** *s;* -s, ...ka: pupillenerweiterndes Mittel (z. B. Atropin)

myel..., Myel... vgl. myelo..., Myelo...

Myel|en|ce|phalon [↑myelo... u. ↑Encephalon], eindeutschend auch: **Myel|en|zephalon** *s;* -s, ...la: Nachhirn, „Markhirn", der die ↑Medulla oblongata, ↑Pyramis, ↑Oliva und den ↑Pedunculus cerebellaris inferior umfassende Teil des ↑Rhombencephalons (Anat.)

Myel|en|ze|phalitis [zu ↑myelo... und ↑Encephalon] *w;* -, ...itiden: = Enzephalomyelitis

Mye|lin [zu gr. *μυελός* = Mark] *s;* -s: aus wasserlöslichen Lipoiden und aus Eiweißstoffen bestehende lichtbrechende Substanz in der Markscheide der Nervenfasern

Mye|lino|lyse [zu ↑Myelin u. gr. *λύειν* = lösen, auflösen] *w;* -, -n: Entmarkung, Zerfall der Markscheiden (z. B. bei multipler Sklerose)

Mye|litis [zu gr. *μυελός* = Mark] *w;* -, ...itiden (in fachspr. Fügungen: ...itides): „Rückenmarksentzündung", durch verschiedene Erreger hervorgerufene Entzündung kleinerer oder größerer Rückenmarksabschnitte mit je nach Lokalisation und Ausdehnung unterschiedlichem Krankheitsbild

myello..., Myello..., vor Selbstlauten auch **myel..., Myel...** [aus gr. *μυελός* = Mark]: Bestimmungswort von Zusammensetzungen mit den Bedeutungen: **1)** „das Knochenmark betreffend, Knochenmark..."; z.B.: Myeloblastom. **2)** „das Nerven-, insbes. das Rückenmark betreffend, Nervenmark..., Rückenmark..."; z.B.: Myelencephalon, Myelomeningitis

Myelloarlchiltektonik [↑myelo... und ↑Architektonik] *w;* -: räumliche Gliederung und Anordnung der markhaltigen, zur weißen Nervensubstanz gehörenden Fasern in der Großhirnrinde

Myellolblast [↑myelo... u. ↑...blast] *m;* -en, -en (meist *Pl.*): Keimzellen des Knochenmarks, Vorstufe der ↑Myelozyten

Myellolblastom [zu ↑Myeloblast] *s;* -s, -e, in fachspr. Fügungen: **Myellolblastoma,** *Pl.:* -ta: bösartige Geschwulst aus ↑Myeloblasten, bei den myeloischen Formen der ↑Leukämie auftretend

Myellolde|generatio [↑myelo... und ↑Degeneration] *w;* -, ...iolnes; in der Fügung: **Myellolde|generatio carcinoltox|aemica:** Rückenmarksschädigung durch Krebsmetastasen

Myellolddelese [zu ↑myelo... u. gr. *δηλεῖσθαι* = zerstören, beschädigen] *w;* -, -n: Zerstörung der Rückenmarksubstanz mit Höhlenbildung (nach Verletzungen)

Myellolldys|plasie [↑myelo... u. ↑Dysplasie] *w;* -, ...ien: rudimentäre Form einer ↑Spina bifida occulta

Myellolfilbrose [zu ↑myelo... u. ↑Fibra] *w;* -, -n: Fibrose des Knochenmarks und Anämie (eine Form der Leukämie)

myellolgen [↑myelo... u. ↑...gen], in fachspr. Fügungen: **myellolgenes:** vom Mark, besonders vom Knochenmark, ausgehend; z.B. in der Fügung ↑Osteopathia myelogenes

Myellolgramm [↑myelo... u. ↑...gramm] *s;* -s, -e: das bei der Myelographie gewonnene Röntgenbild des Wirbelkanals und des Rückenmarks. **Myellolgralphie** [↑...graphie] *w;* -, ...ien: röntgenographische Darstellung des Rückenmarks bzw. des Wirbelkanals mithilfe von Kontrastmitteln

myellolid [↑myelo... u. ↑...id]: knochenmarkähnlich (von Zellen gesagt)

myelloisch [zu gr. *μυελός* = Mark]: das Knochenmark betreffend, von ihm ausgehend (z.B. von Formen der Leukämie). **myelloische Leukämie:** = Myelose

Myellom [zu gr. *μυελός* = Mark] *s;* -s, -e, in fachspr. Fügungen: **Myelloma,** *Pl.:* -ta: vom Knochenmark ausgehende Geschwulst (z.B. ein ↑Plasmozytom)

Myellolmalazie [↑myelo... u. ↑Malazie] *w;* -, ...ien, in fachspr. Fügungen: **Myellomalacia**[1], *Pl.:* ...iae: „Rückenmarkserweichung", degenerative Veränderung des Rückenmarks als Folge von Durchblutungsstörungen, Entzündungen oder mechanischen Einwirkungen

Myellolmatose [zu ↑Myelom] *w;* -, -n, in fachspr. Fügungen: **Myellolmatosis,** *Pl.:* ...oses: Bildung zahlreicher maligner ↑Myelome

Myellolmeninlgitis [Kurzw. aus ↑Myelitis und ↑Meningitis] *w;* -, ...itiden (in fachspr. Fügungen: ...itides): Entzündung des Rückenmarks und der Rückenmarkshäute; vgl. Meningomyelitis

Myellolmeninlgolzele [Kurzw. aus ↑Myelozele u. ↑Meningozele] *w;* -, -n: = Meningomyelozele

Myellon [aus gr. *μυελός* (Nf.: *μυελόν*) = Mark] *s;* -s: = Medulla spinalis

Myellolpalthie [↑myelo... u. ↑...pathie] *w;* -, ...ien, in fachspr. Fügungen: **Myellolpathia**[1], *Pl.:* ...iae: **1)** allg. Bez. für: Erkrankung des Rückenmarks, Rückenmarksleiden. **2)** allg. Bez. für: Krankheit des Knochenmarks. **Myellolpalthia osteolgenes:** von krankhaften Veränderungen des Knochengewebes ausgehende Knochenmarkserkrankung. **myellolpalthisch:** die Myelopathie betreffend, auf Myelopathie beruhend

Myellolpoelse [↑myelo... u. gr. *ποίησις* = das Machen, Hervorbringen] *w;* -: Entwicklung des Knochenmarks

myellolprolliferativ [...*tif;* ↑myelo... u. ↑proliferativ]: vermehrt Knochenmarkzellen bildend

Myellose [zu gr. *μυελός* = Mark] *w;* -, -n, in fachspr. Fügungen: **Myellosis,** *Pl.:* ...oses: **1)** allg. Bez. für: myeloische (akute und chronische) Leukämie. **2)** Bez. für eine degenerative Herderkrankung des Rückenmarks

Myellolsuplpression [↑myelo... u. ↑Suppression] *w;* -, -en: Hemmung der Neubildung von Knochenmarkszellen

Myellolltomie [↑myelo... u. ↑...tomie] *w;* -, ...ien: operativer Einschnitt in das Rückenmark (z.B. bei Rückenmarkstumoren, ↑Syringomyelie)

myellolltoxisch [↑myelo... u. ↑toxisch]: knochenmarksschädigend. **Myellolltoxizität** *w;* -: Schädlichkeit für das Knochenmark (von Substanzen)

Myellolzele [↑myelo... u. ↑...zele] *w;* -, -n: „Rückenmarksbruch", Hervortreten von Rückenmarksubstanz aus dem Wirbelkanal (bei ↑Spina bifida)

Myellolzystolmeninlgolzele [↑myelo..., ↑Zyste, ↑Meninx u. ↑...zele] *w;* -, -n: bruchartiges Hervortreten des Rückenmarks und der weichen Rückenmarkshaut aus dem Wirbelkanal (bei ↑Spina bifida) unter Bildung einer flüssigkeitsgefüllten Zyste innerhalb des Rückenmarks

Myelolzyt [↑myelo... u. ↑...zyt] *m;* -en, -en (meist *Pl.*): **1)** Knochenmarkszelle, Bez. für alle im Knochenmark gebildeten Zellen. **2)** kernhaltige Vorstufe der ↑Granulozyten. **myelolzytär:** Myelozyten betreffend, von Myelozyten ausgehend

mylenterisch, in fachspr. Fügungen: **myentericus, ...ca, ...cum** [zu ↑myo... u. ↑Enteron]: zur Eingeweidemuskulatur (Darmmuskulatur) gehörend; z. B. in der Fügung ↑Plexus myentericus

Myialse [zu gr. *μυῖα* = Fliege] *w;* -, -n, in fachspr. Fügungen: **Myialsis,** *Pl.:* ...alses: „Madenkrankheit", Madenfraß, durch die Maden verschiedener Fliegenarten (die ihre Eier in Wunden oder Körperhöhlen ablegen) verursachte Krankheit. **Myialsis linearis migrans:** Hautmaulwurf, durch die Larven von ↑Gasterophilus (die linear unter der Haut wandern und stellenweise Eruptionen hervorrufen) verursachte Myiase

Myilodeslopl sie [zu gr. *μυιοειδής (μυιώδης)* = fliegenartig u. gr. *ὄψις* = das Sehen] *w;* -: = Mouches volantes

myk..., Myk... vgl. myko..., Myko...

Mykid [zu gr. *μύκης* = Pilz] *s;* -[e]s, -e: scharlachähnlicher, makulopapulöser, lichenoider, knotenförmiger Hautausschlag an Rumpf u. Gliedmaßen bei verschiedenen Pilzkrankheiten, z. B. ↑Trichophytose

myko..., Myko..., vor Selbstlauten oft: **myk..., Myk...,** latinisiert: **myc[o]..., Myc[o]...** [aus gr. *μύκης* = Pilz]: Bestimmungswort von Zus. mit der Bed. „niedere Pilze betreffend, Pilz..."; z. B.: Mykologie

Mykolallergie [↑myko... u. ↑Allergie] *w;* -, ...ien: allergische Erkrankung durch Einatmung von Pilzsporen

Mykolbakterie [...*rie*; ↑myko... u. ↑Bakterie] *w;* -, -n, auch: **Mykolbakterium** *s;* -s, ...rien [...*rien*], latinisiert: **Mycolbacterium** *s;* -, ...ria: Gattung grampositiver, unbeweglicher Bakterien, die mit einer säurefesten Wachshülle umgeben sind. **Mycolbacterium lelprae:** Erreger der Lepra. **Mycolbacterium tuberculosis:** Tuberkelbakterie, Erreger der Tuberkulose. **Mykolbakteriolse** *w;* -, -n, in fachspr. Fügungen: **Mycolbacteriolsis,** *Pl.:* ...iolses: Erkrankung durch Erreger der Gattung Mykobakterium. **Mykobakterium** vgl. Mykobakterie

mykolgen [↑myko... u. ↑...gen]: durch niedere Pilze hervorgerufen (von Krankheiten)

Mykollloge [↑myko... u. ↑...loge] *m;* -n, -n: Fachmann auf dem Gebiet der Mykologie. **Mykollogie** [↑...logie] *w;* -: Lehre von den niederen [↑pathogenen] Pilzen und den auf Pilzbefall beruhenden Krankheiten. **mykologisch:** die Mykologie oder die Pilzkrankheiten betreffend

Mykolplasma [↑myko... u. gr. *πλάσμα* = das Gebildete, Geformte] *s;* -s, ...men, als systematische Gattungsbez.: **Mycolplasma** *s;* -: kleinste frei lebende Bakterien ohne Zellwand und ohne feste Gestalt, darunter einige pathogene Arten. **Mycolplasma pneumoniae:** der Erreger der primären atypischen Pneumonie. **Mykolplasmose** *w;* -, -n, in fachspr. Fügungen: **Mycolplasmosis,** *Pl.:* ...oses: durch Mykoplasmen hervorgerufene Lungenentzündung

Mykose [zu gr. *μύκης* = Pilz] *w;* -, -n, in fachspr. Fügungen: **Mycosis,** *Pl.:* ...oses: „Pilzerkrankung", allg. Bez. für eine durch niedere Pilze hervorgerufene Krankheit (z. B. ↑Dermatomykose). **Mycosis funlgoides:** schwere Allgemeinkrankheit mit Exanthem, Pyodermien, Infiltratbildungen in der Haut und geschwulstartigen Wucherungen (gehört zu den Retikulogranulomatosen)

mykolstatisch [zu ↑myko... u. gr. *στάσις* = das Stehen]: das Pilzwachstum hemmend (von Arzneimitteln)

mykotisch: auf einer Mykose beruhend, mit Mykose verbunden (von Krankheiten)

Mykoltoxikose [↑myko... u. ↑Toxikose] *w;* -, -n: durch Mykotoxine hervorgerufene Erkrankungserscheinungen (z. B. Ergotismus)

Mykoltoxin [↑myko... u. ↑Toxin] *s;* -s, -e: giftiges Stoffwechselprodukt einiger niederer Pilze (z. B. Mutterkornpilz)

mylolhyolideus, ...dea, ...delum [zu gr. *μύλαι* = die Backenzähne u. ↑hyoideus (in der Fügung ↑Os hyoideum)]: zu Unterkiefer und Zungenbein gehörend; z. B. in der Fügung ↑Linea mylohyoidea (Anat.)

mylolpharynlgelus, ...gea, ...gelum [zu gr. *μύλαι* = die Backenzähne u. ↑Pharynx]: zu Unterkiefer und ↑Pharynx gehörend; z. B. in der Fügung ↑Pars mylopharyngea

myo..., Myo..., vor Selbstlauten meist: **my..., My...** [aus gr. *μῦς*, Gen.: *μυός* = Maus; Muskel]: Bestimmungswort von Zusammensetzungen mit der Bedeutung „Muskel"; z. B.: Myoblast, Myodynie

Myolblast [↑myo... u. ↑...blast] *m;* -en, -en (meist *Pl.*): Bildungszellen der Muskelfasern

Myolcardial delpressant Factor [*maiokardiel diprẹßent fäktⁱr;* engl. *myocardial* = das Myokard betreffend, engl. *depressant* = hemmend, schwächend u. engl. *factor* = Faktor] *m;* - - -[s], - - -s: Polypeptid mit einer relativen Molekularmasse von 500 bis 1 000, das für die im Schock auftretende Herzinsuffizienz verantwortlich sein soll; Abk.: MDF

Myocarditis vgl. Myokarditis. **Myocardium** vgl. Myokard

Myoldelgeneration [↑myo... u. ↑Degeneration] *w;* -, -en, in fachspr. Fügungen: **Myodelgeneratio,** *Pl.:* ...iolnes: „Muskelentartung", degenerative Muskelerkrankung mit Infiltrationen und fettigen Gewebsveränderungen (Alterserkrankung, auch Folge von

Entzündungen). **Myo|de|generatio cordis** [↑Cor]: Entartung des Herzmuskels als Folge einer Entzündung des Herzmuskels, aber auch von Ernährungsstörungen (z. B. bei Arteriosklerose der Herzkranzgefäße)

My|ödem [↑myo... u. ↑Ödem] *s;* -s, -e: nur langsam zurückgehende Wulstbildung beim Beklopfen eines Muskels (bei Hypothyreose)

My|odynie [↑myo... u. ↑...odynie] *w;* -, ...ien: = Myalgie

myo|fazial [zu ↑myo... u. lat. *facies* = Gesicht]: die Gesichtsmuskeln betreffend

Myo|fi|brille [↑myo... u. ↑Fibrille] *w;* -, -n: eigentliches, kontraktiles Element der Muskelzelle, das den Zellleib in der Längsrichtung durchzieht

Myo|gelose [zu ↑myo... u. lat. *gelare* = gefrieren machen] *w;* -, -n: Auftreten umschriebener, schmerzhafter Knötchen od. Verhärtungen in der Muskulatur (z. B. bei rheumatisch bedingten Muskelerkrankungen)

myo|gen [↑myo... u. ↑...gen]: von Muskeln ausgehend, auf primären Prozessen in der Muskulatur beruhend (z. B. von Krankheiten); in der Muskulatur entstehend (z. B. von Stoffwechselprodukten o. Ä.). **Myogen** *s;* -s, -e: Muskeleiweiß, Eiweißkörper des Muskelsarkoplasmas

Myo|globin [↑myo... u. ↑Globin] *s;* -s: roter Muskelfarbstoff, dem Hämoglobin ähnlicher Eiweißkörper, der Sauerstoff aufnimmt und abgibt

Myo|globin|urie [↑Myoglobin u. ↑...urie] *w;* -, ...ien: Rotfärbung des Harns durch Beimengung von Myoglobin

Myo|gramm [↑myo... u. ↑...gramm] *s;* -s, -e: mithilfe des Myographen aufgezeichnetes Kurvenbild der Muskelzuckungen. **Myograph** [↑...graph] *m;* -en, -en: Gerät, das die Zuckungen eines Muskels in Kurvenform aufzeichnet. **Myo|gra|phie** [↑...graphie] *w;* -, ...ien: grafische Darstellung der Muskelzuckungen mithilfe des Myographen

myo|id [↑myo... u. ↑...id], in fachspr. Fügungen: **myo|ides:** „muskelähnlich" (vom Aussehen und von der Beschaffenheit eines Gewebes)

Myo|kard [zu ↑myo... u. ↑Kardia] *s;* -[e]s, -e, in der Nomenklatur der Anatomie: **Myocardium,** *Pl.:* ...dia: Muskelschicht, mittlere Wandschicht des Herzens, Herzmuskel. **myo|kardial:** den Herzmuskel betreffend

Myo|kardie [zu ↑Myokard] *w;* -, ...ien: Bezeichnung für eine nicht entzündliche Erkrankung des Herzmuskels; auch: primäre Herzinsuffizienz

Myo|kard|infarkt: = Herzinfarkt

Myo|kardio|lyse [zu ↑Myokard u. gr. *λύειν* = lösen, auflösen] *w;* -, -n: Abbau der Herzmuskulatur (z. B. durch eiweißarme Ernährung)

Myo|kardio|pa|thie [↑Myokard u. ↑...pathie] *w;* -, ...ien: Sammelbez. für alle Erkrankungen des Myokards

Myo|kardio|pexie [zu ↑Myokard u. gr. *πῆξις* = das Befestigen] *w;* -, ...ien: operative Anheftung des Herzmuskels an den großen Brustmuskel (soll durch Gefäßanastomose die Durchblutung des Herzmuskels verbessern)

Myo|karditis [zu ↑Myokard] *w;* -, ...itiden, in fachspr. Fügungen: **Myo|carditis,** *Pl.:* ...itides: Entzündung des Herzmuskels

Myo|kardose [zu ↑Myokard] *w;* -, -n: = Myokardie

Myo|klonie [zu ↑myo... u. ↑Klonus] *w;* -, ...ien: Schüttelkrampf, anfallsweise auftretende, kurze, blitzartige Zuckungen von Muskeln (Vorkommen bei Erkrankungen des Zentralnervensystems)

Myo|klonus|epi|lep|sie [↑myo..., ↑Klonus u. ↑Epilepsie] *w;* -, ...ien [...*iᵉn*]: erbliche Sonderform der Epilepsie mit chronischen Krämpfen eines Muskels oder einer Muskelgruppe

Myo|kymie [zu ↑myo... u. gr. *κῦμα* = Welle, Woge] *w;* -, ...ien: „Muskelwogen", langsam ablaufende Muskelkontraktionen oder Muskelzuckungen

Myo|lemm [↑myo... u. gr. *λέμμα* = Rinde, Schale] *s;* -s, -en, latinisiert: **Myo|lemma,** *Pl.:* -ta: = Sarkolemm

Myo|logie [↑myo... u. ↑...logie] *w;* -: **1)** „Muskellehre", Wissenschaft von den Muskeln, ihren Krankheiten und deren Behandlung. **2)** in der anat. Fachsprache meist: **Myo|logia**[1] *w;* -: in der anat. Nomenklatur Bezeichnung für die Gesamtheit der Muskeln und der zur Muskulatur gehörenden Faszien, Sehnen, Sehnenscheiden und Schleimbeutel

Myo|lyse [zu ↑myo... u. gr. *λύειν* = lösen, auflösen] *w;* -, -n, in fachspr. Fügungen: **Myo|lysis,** *Pl.:* ...yses: degenerativer Abbau von Muskelgewebe. **Myo|lysis cordis toxica** [↑Cor]: auf toxische Einwirkungen (z. B. Bakteriengift) zurückzuführende Auflösung von Herzmuskelgewebe

Myom [zu gr. *μῦς,* Gen.: *μυός* = Maus; Muskel] *s;* -s, -e, in fachspr. Fügungen: **Myoma,** *Pl.:* -ta: gutartige Geschwulst des Muskelgewebes. **Myo|ma uteri:** Myom der glatten Gebärmuttermuskulatur

Myo|malazie [↑myo... u. ↑Malazie] *w;* -, ...ien, in fachspr. Fügungen: **Myo|malacia**[1], *Pl.:* ...iae: degenerative Erweichung des Muskelgewebes (z. B. durch toxische Schädigungen)

myo|matös, in fachspr. Fügungen: **myomatosus, ...osa, ...osum** [zu ↑Myom]: mit Myomen behaftet (von Organen gesagt); z. B. in der Fügung ↑Uterus myomatosus

Myom|ek|tomie [↑Myom u. ↑Ektomie] *w;* -, ...ien: operative Entfernung eines Gebärmuttermyoms

Myo|mere [zu ↑myo... u. gr. *μέρος* = Teil] *w;* -, -n: = Myotom

myo|me|trial [zu ↑Myometrium]: das Myometrium betreffend, von diesem ausgehend

Myo|me|tritis [zu ↑Myometrium] *w;* -, ...itiden (in fachspr. Fügungen: ...itides): Entzündung der Gebärmuttermuskulatur

Myo|me|trium [zu ↑myo... u. gr. *μήτρα* = Gebärmutter] *s;* -s: mittlere Muskelschicht der Gebärmutterwand

my|op, auch: **my|opisch** [von gr. *μύωψ* = kurzsichtig]: kurzsichtig, mit ↑Myopie behaftet

Myo|para|lyse [↑myo... u. ↑Paralyse] *w;* -, -n: allg. Bez. für: Muskellähmung

myopathicus vgl. myopathisch. **Myopathie** [↑myo... und ↑...pathie] *w;* -, ...ien, in fachspr. Fügungen: **Myo|pa|thia**[1], *Pl.:* ...iae: allg. Bez. für: Muskelerkrankung, Oberbegriff für ↑Myatonie, ↑Myasthenie, Muskeldystrophie u. a. **myo|pa|thisch,** in fachspr. Fügungen: **myo|pa|thicus, ...ca, ...cum:** eine Muskelerkrankung betreffend; mit einer Myopathie einhergehend; z. B. in der Fügung ↑Facies myopathica

My|ope [zu ↑myop] *m* oder *w;* -n, -n: Kurzsichtige[r]. **My|opie** *w;* -, ...ien, in fachspr. Fügungen: **My|opia**[1], *Pl.:* ...iae: Kurzsichtigkeit, durch zu starke Brechkraft von Hornhaut und Augenlinse oder durch zu lange Augenachse bedingte Fehlsichtigkeit, bei der sich die Lichtstrahlen bereits vor der Netzhaut zu einem Bild vereinigen

Myo|plasma [↑myo... u. ↑Plasma] *s;* -s, ...men: = Sarkoplasma

Myo|plastik [↑myo... u. ↑Plastik] *w;* -, -en: operatives Einsetzen eines Muskels zur Schließung von Muskeldefekten. **myoplastisch:** einen Muskeldefekt behebend

Myo|plegie [zu ↑myo... u. gr. *πληγή* = Schlag, Hieb, Stoß] *w;* -, ...ien, in fachspr. Fügungen: **Myo|plegia**[1], *Pl.:* ...iae: allg. Bez. für: Muskellähmung

Myo|re|laxans [↑myo... u. ↑Relaxans] *s;* -, ...antia od. ...anzien [...i^e^n]: Arzneimittel zur Entspannung verkrampfter Muskeln

Myor|rhexis [↑myo... u. gr. *ῥῆξις* = das Reißen, Brechen] *w;* -: „Muskelzerreißung" (kann spontan bei starker Anspannung erfolgen od. als Folge einer Verletzung)

Myor|rhyth|mie [zu ↑myo... u. gr. *ῥυθμός* = Rhythmus] *w;* -, ...ien: Auftreten von rhythmischen Muskelzuckungen (z. B. ↑Nystagmus)

Myo|siderin [zu ↑myo... u. gr. *σίδηρος* = Eisen] *s;* -s: eisenhaltiger Muskelfarbstoff (entsteht beim Zerfall des Myoglobins)

Myo|sin [zu gr. *μῦς,* Gen.: *μυός* = Maus; Muskel] *s;* -s: Muskeleiweiß, zu den ↑Proteinen gehörender Baustein der Muskelfibrillen

Myo|sitis [zu gr. *μῦς,* Gen.: *μυός* = Maus; Muskel] *w;* -, ...itiden (in fachspr. Fügungen: ...itides): „Muskelentzündung", entzündliche Erkrankung des Gewebes eines bestimmten Muskels bzw. einer Muskelgruppe. **Myo|sitis fi|brosa:** Entzündung des Muskelbindegewebes. **Myo|sitis ossi|ficans:** Muskelentzündung mit Einlagerung von Kalk in umschriebenen Muskelbezirken. **Myo|sitis ty|phosa:** Muskelentzündung als Begleiterscheinung von ↑Typhus

Myo|sklerose [↑myo... u. ↑Sklerose] *w;* -, -n: allgemeine Verhärtung der Muskulatur als Folge degenerativer Muskelerkrankungen

Myo|spasmus [↑myo... u. ↑Spasmus] *m;* -, ...men (in fachspr. Fügungen: ...mi): „Muskelkrampf", Verkrampfung eines bestimmten Muskels bzw. einer ganzen Muskelgruppe

Myo|statik [zu ↑myo... u. gr. *στατικός* = stellend, zum Stillstehen bringend] *w;* -: Bezeichnung für das unbewusste, automatische Zusammenwirken der quer gestreiften Muskulatur zur Aufrechterhaltung des Körpers. **myo|statisch:** das koordinierte Zusammenwirken von Muskeln (bei Körperhaltung und -bewegung) betreffend; koordiniert zusammenwirkend (von Muskelgruppen)

Myo|tom [zu ↑myo... u. gr. *τέμνειν* = schneiden, abschneiden] *s;* -s, -e: Muskelsegment, einzelner Abschnitt der ↑metameren Gliederung der quer gestreiften Rumpfmuskulatur im embryonalen Stadium der Blastogenese, der auch im späteren Leben hinsichtlich seiner Sensibilität erhalten bleibt (Biol.)

Myo|tomie [↑myo... u. ↑...tomie] *w;* -, ...ien: operative Durchtrennung eines Muskels (z. B. von Augenmuskeln bei Schieloperationen od. von Halsmuskeln bei Schiefhalsoperationen)

Myo|tonie [zu ↑myo... u. ↑Tonus] *w;* -, ...ien, in fachspr. Fügungen: **Myo|tonia**[1], *Pl.:* ...iae: ständige Erhöhung des Muskeltonus, Muskelkrampf (als z. T. erbliches, eventuell auf Störungen des neuromuskulären Übertragungsmechanismus zurückzuführendes Leiden). **myo|tonisch:** die Myotonie betreffend

Myo|tono|lytikum [zu ↑myo..., ↑Tonus u. gr. *λύειν* = lösen, auflösen] *s;* -s, ...ka: Arzneimittel zur Behandlung des muskulär bedingten Spasmus

myo|toxisch [↑myo... u. ↑toxisch]: muskelschädigend (z. B. von Arzneimitteln)

myo|trop [↑myo... u. ↑...trop]: auf den Muskel, auf die Muskulatur einwirkend

Myo|zyt [↑myo... u. ↑...zyt] *m;* -en, -en: Zelle eines Blutgefäßmuskels

Myring|ek|tomie [↑Myrinx u. ↑Ektomie] *w;* -, ...ien: teilweise oder vollständige operative Entfernung des Trommelfells

Myrin|gitis [zu ↑Myrinx] *w;* -, ...itiden (in fachspr. Fügungen: ...itides): Trommelfellentzündung

Myrin|go|mykose [↑Myrinx u. ↑Mykose] *w;* -, -n: Pilzbefall des Trommelfells

Myrin|go|plastik [↑Myrinx u. ↑Plastik] *w;* -, -en: operative Wiederherstellung eines [teilweise] zerstörten Trommelfells durch ↑Transplantation von Hautteilen auf die defekten Trommelfellstellen

Myrin|go|tomie [↑Myrinx u. ↑...tomie] *w;* -, ...ien: = Parazentese

Myrinx [zu mlat. *myringa* = Hirnhaut; Trommelfell] *w;* -, Myrin|gen (latinisiert: Myringes): seltene Bez. für: Trommelfell (↑Membrana tympani)

Myrmekia [aus gr. *μυρμήκια* = (ameisenähnliche) Warzen an der flachen Hand oder Fußsohle] *Pl.:* meist schmerzhaft-entzündliche Warzen an Handflächen und Fußsohlen, die eosinophile Einschlusskörperchen enthalten

Myso|phobie [gr. *μύσος* = Ekel Verursachendes; Besudelung u. gr. *φόβος* = Furcht] *w;* -, ...ien: krankhafte Angst vor Beschmutzung bzw. vor Berührung mit vermeintlich beschmutzenden Gegenständen u. Ä. (bei Neurosen)

My|tho|manie [gr. *μῦθος* = Wort; Rede; Erzählung, Fabel u. ↑Manie] *w;* -, ...ien: krankhafte Lügensucht (bei Psychopathen, Aufschneidern und Gewohnheitslügnern)

myx..., Myx... vgl. myxo..., Myxo...

Myx|adenitis [zu ↑myxo... u. gr. *ἀδήν*, Gen.: *ἀδένος* = Drüse] *w;* -, ...itiden (in fachspr. Fügungen: ...itides): Entzündung einer Schleimdrüse. **Myx|adenitis labia|lis:** = Cheilitis glandularis

Myx|adenom [zu ↑myxo... u. gr. *ἀδήν*, Gen.: *ἀδένος* = Drüse] *s;* -s, -e, in fachspr. Fügungen: **Myx|adenoma,** *Pl.:* -ta: vom Schleim absondernden Epithel einer mukösen Drüse ausgehende gutartige Geschwulst

Myx|idio|tie [Kurzbildung aus ↑Myxödem u. ↑Idiotie] *w;* -, ...ien: durch ↑Myxödem im frühen Kindesalter bedingter Schwachsinn

myxo..., Myxo..., vor Selbstlauten meist: **myx..., Myx...** [aus gr. *μύξα* = Schleim]: Bestimmungswort von Zusammensetzungen mit der Bedeutung „Schleim, Schleimgewebe"; z. B.: Myxolipom, Myxadenitis

Myxo|chon|drom [Kurzbildung aus ↑Myxom u. ↑Chondrom] *s;* -s, -e, in fachspr. Fügungen: **Myxo|chon|droma,** *Pl.:* -ta: Mischgeschwulst aus Schleim- und Knorpelgewebe

Myx|ödem [↑myxo... u. ↑Ödem] *s;* -s, -e, in fachspr. Fügungen: **Myx|oedema,** *Pl.:* -ta: auf Unterfunktion der Schilddrüse beruhendes Krankheitsbild, das angeboren (vgl. Kretinismus) od. erworben sein kann u. das durch Weichteilschwellungen im Gesicht und an den Händen und durch eine Verlangsamung der geistigen u. körperlichen Funktionsabläufe gekennzeichnet ist. **Myxoedema circumscriptum:** ringförmige myxödematöse Wucherung bzw. Verdickung der Haut an beiden Unterschenkeln. **myxödematös,** in fachspr. Fügungen: **myxoedematosus, ...osa, ...osum:** ein Myxödem betreffend, mit Myxödem verbunden

Myxo|fi|brom [Kurzbildung aus ↑Myxom u. ↑Fibrom] *s;* -s, -e, in fachspr. Fügungen: **Myxo|fi|broma,** *Pl.:* -ta: Mischgeschwulst aus Schleim- und Bindegewebe

myxo|id [↑myxo... u. ↑...id]: schleimähnlich (z. B. von Geschwülsten)

Myxo|lipom [Kurzbildung aus ↑Myxom u. ↑Lipom] *s;* -s, -e, in fachspr. Fügungen: **Myxo|lipoma,** *Pl.:* -ta: Mischgeschwulst aus Schleim- und Fettgewebe

Myxom [zu gr. *μύξα* = Schleim] *s;* -s, -e, in fachspr. Fügungen: **Myxoma,** *Pl.:* -ta: gutartige Geschwulst aus Schleimgewebe. **myxomatös,** in fachspr. Fügungen: **myxomatosus, ...osa, ...osum:** mit der Bildung von Myxomen einhergehend; myxomartig

Myxo|sarkom [↑myxo... u. ↑Sarkom] *s;* -s, -e, in fachspr. Fügungen: **Myxo|sarcoma,** *Pl.:* -ta: bösartige Schleimgeschwulst

Myxo|virus [↑myxo... u. ↑Virus] *s;* -, ...viren (meist *Pl.*): Gruppe von Viren, die vorwiegend die Schleimhäute befallen und charakteristische Krankheitsbilder hervorrufen (z. B. Grippe, Masern)

Myzel [zu gr. *μύκης* = Pilz u. gr. *ἧλος* = Nagel] *s;* -s, ...lien [...iᵉn], sonst auch: **Myzelium** *s;* -s, ...lien [...iᵉn], latinisiert: **Mycelium,** *Pl.:* ...lia: Bez. für das aus den ↑Hyphen bestehende Pilzgeflecht bei bestimmten Pilzarten (Bot.)

Myzetismus [zu gr. *μύκης* = Pilz] *m;* -, ...men: Pilzvergiftung, durch den Genuss giftiger Pilze hervorgerufene Erkrankung

Myzetom [zu gr. *μύκης* = Pilz] *s;* -s, -e, in fachspr. Fügungen: **Mycetoma,** *Pl.:* -ta: **1)** Geschwulst, die aus einem Knäuel von Pilzfäden besteht. **2)** = Madurafuß

Myzid: korrekte, aber weniger gebräuchliche Form für ↑Mykid

N

n = Neutron

N: chem. Zeichen für ↑Stickstoff (Nitrogenium)

N.: Abk. für ↑Nervus

Na: chem. Zeichen für ↑Natrium

Nabel vgl. Umbilicus

Nabelbruch vgl. Hernia umbilicalis

Nabelschnur vgl. Funiculus umbilicalis

Nachgeburt vgl. Plazenta
Nachhirn vgl. Myelencephalon
Nachlast *w;* -, -en: vgl. Afterload
Nachtangst vgl. Pavor nocturnus
Nachtblindheit vgl. Hemeralopie
Nachtklinik: Krankenhaus, in dem vor allem psychisch Kranke, die tagsüber berufstätig sind, übernachten; Behandlung erfolgt morgens und abends
Nachtsichtigkeit vgl. Nyktalopie
Nachtwandeln vgl. Somnambulismus
Nae|gele-Becken [nach dem dt. Gynäkologen F. K. Naegele, 1777–1851]: weibliche Beckenform, die durch das Fehlen eines Kreuzbeinflügels u. dadurch bedingte schräge Verengung des Beckens charakterisiert ist (geburtserschwerend). **Naegele-Ob|liqui|tät:** = Asynklitismus
nae|vi|formis, ...me [zu ↑Nävus u. lat. *forma* = Gestalt, Form]: die Form eines Muttermals aufweisend; z. B. in der Fügung ↑Angiokeratoma corporis naeviforme
Naevus vgl. Nävus
Nagel vgl. Unguis
Nagelbett vgl. Matrix unguis
Nagelfalz vgl. Sulcus matricis unguis
Nagelwall vgl. Vallum unguis
Nagelwurzel vgl. Radix unguis
Nährboden: flüssige oder feste Substanz zur Züchtung von Mikroorganismen
Naht: 1) vgl. Sutura. **2)** Vereinigung durchtrennten Gewebes mit Fäden
Nalanane [afrik.] *w;* -: = Trypanosomiasis
Namenszwang vgl. Onomatomanie
Nanismus [zu gr. *νᾶνος* = Zwerg] *m;* -: Zwergwuchs, Stillstand des Längenwachstums bei etwa 150 cm. **Nanismus pituitarius:** Zwergwuchs infolge Erkrankung des Hypophysenvorderlappens während der Wachstumsperiode. **Nanismus prim|ordialis:** „ursprünglicher Zwergwuchs" ohne erkennbare krankhafte Ursache
Nano|somie [gr. *νᾶνος* = Zwerg u. ↑...somie] *w;* -: = Nanismus
Nano|ze|phalus [zu gr. *νᾶνος* = Zwerg u. gr. *κεφαλή* = Kopf] *m;* -, ...li: „Zwergkopf", in allen Dimensionen verkleinerter Kopf bei Zwergwuchs
nanus, nana, nanum [zu gr. *νᾶνος* = Zwerg]: zwerghaft klein, von winziger Körpergröße
Napfkuchen|iris: napfkuchenförmige Vorwölbung der ↑Iris in Richtung der Hornhaut infolge ↑Synechie und Behinderung des Kammerwasserabflusses in die hintere Augenkammer
Narbe vgl. Zikatrix
Naris [aus gleichbed. lat. *naris*] *w;* -, Nares (meist *Pl.*): „Nasenloch", anat. Bezeichnung für die beiden länglichen Nasenöffnungen, die den Eingang zur Nasenhöhle bilden
Narko|ana|lyse [Kurzw. aus ↑Narkose u. ↑Psychoanalyse] *w;* -, -n: besondere Form der psychiatrischen Exploration, bei der der Patient vor der Befragung unter den enthemmenden Einfluss eines ↑Narkotikums gesetzt wird
Narko|lep|sie [zu gr. *νάρκη* = Krampf; Lähmung; Erstarrung u. gr. *λῆψις* = das Empfangen; das Fangen; der Anfall] *w;* -, ...ien: unvermittelt und anfallartig auftretender unwiderstehlicher Schlafdrang (meist von kurzer Dauer), verbunden mit einem vorübergehenden Verlust des Haltungstonus (als selbstständiges Krankheitsbild, häufig erblich bedingt, aber auch als Begleiterscheinung bei bestimmten Krankheiten oder Verletzungen, speziell im Bereich des Gehirns)
Narko|logie [gr. *νάρκη* = Krampf; Lähmung; Erstarrung u. ↑...logie] *w;* -: Lehre von der Schmerzbetäubung
Narko|mane [zu gr. *νάρκη* = Krampf; Lähmung; Erstarrung u. gr. *μανία* = Raserei, Wahnsinn] *m* od. *w;* -n, -n: Rauschgiftsüchtige[r], Person, die an Narkomanie leidet. **Narko|manie** *w;* -, ...ien: „Rauschgiftsucht", krankhaftes Verlangen nach Schlaf- oder Betäubungsmitteln
Narkose [zu gr. *νάρκη* = Krampf; Lähmung; Erstarrung] *w;* -, -n: allgemeine Betäubung des Organismus mit zentraler Schmerz- und Bewusstseinsausschaltung durch Zufuhr von Betäubungsmitteln. **Narkotikum** *s;* -s, ...ka: Betäubungs-, Rauschmittel, Bezeichnung für verschiedene chemische Stoffe oder Drogen, die eine vorübergehende Lähmung der Ganglienzellen des Zentralnervensystems bewirken und dadurch eine allgemeine Betäubung oder einen schlafartigen Zustand des Organismus (mit Lösung der Muskelspannung und Ausschaltung der Schmerzempfindung) bewirken. **narkotisch:** betäubend, berauschend (von chem. Stoffen oder Drogen). **Narkotiseur** [...*sör;* französierende Ableitung von ↑narkotisieren] *m;* -s, -e: Person (insbesondere: Arzt), die eine Narkose durchführt; seltener auch im Sinne von ↑Anästhesist. **narkotisie|ren:** betäuben, unter Narkose setzen
Narzissmus [zum Namen des schönen Jünglings der griechischen Mythologie, Narziss (gr. *Νάρκισσος*), der sich beim Anblick seines Spiegelbildes in einer Quelle in sich selbst verliebte] *m;* -: psychoanalytischer Begriff zur Bezeichnung der erotischen Hinwendung zum eigenen Körper als „Sexualobjekt" (nach S. Freud)
nasal, in fachspr. Fügungen: **nasalis, ...le** [zu ↑Nasus]: zur Nase gehörend, die Nase betreffend
nascens vgl. naszierend
Nase [germ. Stammwort] *w;* -, -n, in der anatomischen Nomenklatur: **Nasus** [aus gleichbed. lat. *nasus,* Gen.: *nasi*] *m;* -, Nasi: das in

der Mittellinie des Gesichts gelegene Riech- und Atmungsorgan der Wirbeltiere und des Menschen (Anat.). **Nasus ex|ternus:** die aus Nasenwurzel, Nasenrücken, Nasenspitze und Nasenflügeln bestehende äußere Nase

Nasenbluten vgl. Epistaxis

Nasenflügel vgl. Ala nasi

Nasenhöhle vgl. Cavum nasi

Nasen|katarrh vgl. Rhinitis

Nasen|muschel vgl. Concha nasalis (inferior, media u. superior)

Nasennebenhöhlen vgl. Sinus paranasales

Nasenrachenraum vgl. Epipharynx

Nasen-Rachen-Raum: Bez. für die Nasenhöhlen und den Rachen zusammen

Nasenscheidewand vgl. Septum nasi

Nasenschleimhautentzündung vgl. Rhinitis

Nasenwurzel vgl. Radix nasi

Nasion [zu lat. *nasus* = Nase] *s;* -s: Bezeichnung für den Schnittpunkt zwischen der ↑Sutura frontonasalis u. der gedachten Medianlinie des Körpers (dient als anthropologischer Messpunkt)

naso|bili|är [zu ↑Nasus u. ↑Bilis]: von der Nase zur Gallenblase verlaufend (z. B. von einer Sonde gesagt)

naso|cilia|ris, ...re [zu ↑Nasus u. ↑Cilium]: den Bereich der Nasenhöhle u. der Augenlider betreffend; z. B. in der Fügung ↑Nervus nasociliaris (Anat.)

naso|labial, in fachspr. Fügungen: **naso-labia|lis, ...le** [zu ↑Nasus u. ↑Labium]: von der Nase zur Lippe verlaufend; z. B. in der Fügung ↑Sulcus nasolabialis. **Naso|labial-falte** vgl. Sulcus nasolabialis

naso|la|crimalis, ...le [zu ↑Nasus u. lat. *lacrima* = Träne]: die Nase u. die Tränenorgane betreffend; z. B. ↑Canalis nasolacrimalis

naso|palatinus [zu ↑Nasus u. ↑Palatum]: die Nase u. den Gaumen betreffend; z. B. in der Fügung ↑Nervus nasopalatinus (Anat.)

Naso|pharynx [↑Nasus u. ↑Pharynx] *m;* -: = Epipharynx

naso|tra|cheal [zu ↑Nasus und ↑Trachea]: durch die Nasenhöhle in die Luftröhre hinein erfolgend (von der Einführung eines Tubus gesagt; vgl. Intubation)

Nasus vgl. Nase

nas|zie|rend, in fachspr. Fügungen: **nascens** [zu lat. *nasci* = geboren werden; entstehen]: im Entstehen begriffen, frei werdend (bes. von chem. Stoffen gesagt). **Nasziturus** *m;* -, ...ri: ungeborene Leibesfrucht

Natalität [zu lat. *natalis* = zur Geburt gehörend, Geburts...] *w;* -: Geburtenhäufigkeit (Zahl der lebend Geborenen auf je 1 000 Einwohner im Jahr)

nati|formis [zu ↑Natis und lat. *forma* = Gestalt, Form]: gesäßbackenförmig

Natis [aus gleichbed. lat. *natis*] *w;* -: Gesäßbacke (Anat.); *Pl.:* **Nates:** Gesäßbacken, Gesäß (Anat.); dafür auch das Synonym ↑Clunis

nativ, in fachspr. Fügungen: **nativus** [aus lat. *nativus* = durch die Geburt entstanden; angeboren, natürlich]: natürlich, im natürlichen Zustand befindlich, unverändert (gegenüber dem ursprünglichen Zustand; z. B. von Eiweißstoffen gesagt); angeboren. **Nativ|blut:** = Frischblut. **Nativ|prä|parat:** frisches, noch ungefärbtes histolog. Präparat

Nati|ze|phalie [zu lat. *natis* = Gesäßbacke u. gr. *κεφαλή* = Kopf] *w;* -, ...ien: gesäßbackenartige Ausbildung des Kopfes mit einer charakteristischen Furchung zwischen den Scheitelbeinhöckern (z. B. bei angeborener Syphilis)

NATO-Lage: bei den Streitkräften der NATO zuerst erprobte Seitenlagerung (sog. „stabile Seitenlagerung“) von Bewusstlosen, und zwar derart, dass der ganze Körper des Bewusstlosen, insbes. das Gesicht, auf etwa 45 Grad zur Erde geneigt ist (dabei wird zur Stabilisierung das unten liegende Bein des Bewusstlosen gebeugt, der unten liegende Arm dagegen entlang dem Rücken ausgestreckt)

Na|tri|ämie, auch: **Na|trä|mie** [↑Natrium und ↑...ämie] *w;* -, ...ien: vermehrter Natriumgehalt des Blutes

Na|trium [nlat. Bildung zum FW *Natron* (= doppelkohlensaures Natrium), das selbst ägyptischen Ursprungs ist] *s;* -s: zu den Alkalimetallen gehörendes chem. Element; Zeichen: Na

Na|tri|urese [↑Natrium u. ↑Urese] *w;* -, -n: Ausscheidung von Natrium mit dem Harn. **na|tri|uretisch:** die Natriurese betreffend

Na|tri|urie [↑Natrium u. ↑...urie] *w;* -, ...ien: vermehrte Ausscheidung von Natrium mit dem Harn

naturalis, ...le [zu lat. *natura* = Natur; natürliche Beschaffenheit]: natürlich, physiologisch im Körper vorhanden, nicht künstlich gebildet, nicht krankhaft; z. B. in der Fügung ↑Anus naturalis

Natur|heilkunde: Lehre von der Vorbeugung und Heilung von Krankheiten mit natürlichen Heilmitteln (z. B. Wasser, Luft, Licht) und Heilpflanzen

Natur|heilmittel: Medikamente, die aus Naturstoffen (z. B. Pflanzen) hergestellt werden

Nau|sea, in fachspr. Fügungen: **Nau|sea** [von gr. *ναυσία* = Seekrankheit] *w;* -: Übelkeit, Brechreiz (vor allem im Zusammenhang mit einer ↑Kinetose). **Nau|seo|sum** *s;* -s, ...osa: Arzneimittel, das [als Begleiterscheinungen] Übelkeit und Brechreiz hervorruft

navikular, in fachspr. Fügungen: **navicularis, ...re** [zu lat. *navicula* = kleines Schiff; Kahn]: kahnförmig; z. B. in der Fügung ↑Os naviculare

nävo|id [↑Nävus u. ↑...id]: nävusähnlich

Nävus [aus lat. *naevus,* Gen.: *naevi* = Mal, Muttermal] *m;* -, ...vi, in fachspr. Fügungen: **Nae|vus,** *Pl.:* ...vi: Muttermal, zusammenfassende Bezeichnung für die verschiedenen Formen einer angeborenen, meist gutartigen, fleckförmigen, umschriebenen Fehlbildung der Haut von teils dunklem (infolge starker Pigmenteinlagerung), teils bläulich rotem, zuweilen behaartem Erscheinungsbild (gelegentlich auch die übrige Haut geschwulstartig überragend). **Naevus albus:** weißes, pigmentloses Muttermal. **Nae|vus arane|us** [zu lat. *araneus* = Spinne]: Gefäßspinne; Muttermal von spinngewebsförmiger Struktur (mit strahlenförmig von einem Zentralpunkt ausgehenden feinsten Hautgefäßerweiterungen). **Nae|vus flamme|us** [zu lat. *flamma* = lodernde Flamme; helles Feuer]: „Feuermal", vorzugsweise am Gesicht vorkommendes, diffuses und meist großflächiges Gefäßmal von roter oder blauroter Farbe (gehört zu den ↑Hämangiomen). **Nae|vus pigmentosus:** „Pigmentmal", Leberfleck, angeborenes od. anlagebedingtes, bräunliches bis schwarzbraunes Hautmal infolge fleckenförmiger Anhäufung des physiologischen Hautfarbstoffs. **Nae|vus pilosus:** „behaartes Muttermal". **Nae|vus vas|culosus:** = Naevus flammeus

Nb: chem. Zeichen für ↑Niob

Nd: chem. Zeichen für ↑Neodym

Ne: chem. Zeichen für ↑Neon

ne..., Ne... vgl. neo..., Neo...

Ne|ar|throse [zu ↑neo... u. gr. ἄρθρον = Glied; Gelenk] *w;* -, -n: **1)** krankhafte Neubildung eines falschen Gelenks (z.B. zwischen den Bruchenden eines gebrochenen Knochens). **2)** operative Neubildung eines künstlichen Gelenks (z.B. bei einer ↑Ankylose)

Nebeneierstock vgl. Epoophoron

Nebenhoden vgl. Epididymis

Nebenhöhlen: übl. Kurzbez. für: Nasennebenhöhlen (vgl. Sinus paranasales)

Nebenmilz vgl. Lien accessorius

Nebenniere vgl. Glandula suprarenalis

Nebennierenmark: das unter der Rindenschicht der Nebenniere gelegene, aus chromaffinen Zellen bestehende, sympathische Ganglienzellen enthaltende Mark, in dem das ↑Adrenalin gebildet wird; Abk.: NNM

Nebennierenrinde: Rindenschicht der Nebenniere, in der die lebenswichtigen ↑Kortikoide gebildet werden; Abk.: NNR

Nebenschilddrüse vgl. Glandula parathyreoidea

Nebenwirkung: therapeutisch unerwünschte Wirkung eines Arzneimittels, wie sie trotz regelrechter Dosierung und Anwendung bei einem Teil der Patienten auftritt

Nebenzellen: schleimbildende Zellen der Magenschleimhaut

Necator [zu lat. *necare* = töten] *m;* -s: Gattung parasitierender Nematoden. **Necator americanus:** = Ancylostoma duodenale

Neck-Dis|section [*näkdißäksch^e^n;* engl. *neck* = Hals u. engl. *dissection* = Zerschneidung] *w;* -, -s: operative Durchtrennung der Halsnerven zur Schmerzausschaltung (z.B. bei Geschwülsten)

ne|cr[o]..., Ne|cr[o]... vgl. nekro..., Nekro...

Necrobiosis vgl. Nekrobiose

Necrosis vgl. Nekrose

ne|croticans [zu ↑nekrotisch]: zu einer Nekrose führend, mit einer Nekrose verbunden; z.B. in der Fügung ↑Angina necroticans

negativ [auch: ...*tif;* zu lat. *negare* = nein sagen; verneinen]: **1)** nicht für das Bestehen einer Krankheit sprechend (von Befunden, Reaktionen u.a.; Med.). **2)** den dem positiven Pol entgegengesetzten Elektrizitätspol betreffend (von elektr. Ladungen; Phys.). **3)** die natürlichen Helligkeitsverhältnisse Schatten gebender Organe in umgekehrter Qualität wiedergebend, d.h. Knochen hell, Weichteile hingegen dunkel abbildend (vom Röntgenbild). **Negativismus** *m;* -: Neigung zu sinn- und antriebswidrigem Verhalten mit Reaktionen, die dem auslösenden Motiv (z.B.: Aufforderung, etwas Bestimmtes zu tun) genau entgegengerichtet sind, und zwar: **a)** im Sinne eines Trotzverhaltens als Entwicklungsphase bei Jugendlichen; **b)** als echte Antriebsanomalie bei Psychosen (z.B. bei Schizophrenie)

Negativ|liste: Zusammenstellung von Arzneimitteln gegen sog. banale Erkrankungen (z.B. Erkältungskrankheiten), die von der Erstattungspflicht der Krankenkassen ausgenommen sind; vgl. Positivliste

Ne|glekt [zu lat. *negligere, neglectum* = vernachlässigen] *s;* -[e]s, -e: vor allem durch Hirntumoren hervorgerufenes Phänomen, dass Reize auf einer Seite des Gesichtsfeldes weniger deutlich oder überhaupt nicht wahrgenommen werden

Ne|gri-Körperchen [nach dem ital. Pathologen Adelchi Negri, 1876–1912] *Pl.:* charakteristische Einschlusskörperchen in den Ganglienzellen des Zentralnervensystems bei Menschen oder Tieren, die an Tollwut erkrankt sind

Nehb-Dreieck: Sonderform der Brustwandableitung des Elektrokardiogramms vom sog. „kleinen Brustwanddreieck" (dieses wird vom Ansatz der zweiten rechten Rippe am Brustbein, von der Projektionsstelle des Herzspitzenstoßes auf die hintere Axillarlinie und von der Herzspitze gebildet)

Neisseria [nlat., nach dem dt. Dermatologen Albert Neisser, 1855–1916] *w;* -, (Arten:) ...riae: Gattung gramnegativer, meist pathogener Diplokokken. **Neisseria gonor-**

rhoeae: eine Neisseriaart, deren Vertreter als Erreger der ↑Gonorrhö bekannt sind

ne|kro..., Ne|kro..., vor Selbstlauten: **ne-kr..., Ne|kr...,** latinisiert: **ne|cr[o]..., Ne-cr[o]...** [aus gr. *νεκρός* = Leichnam]: Bestimmungswort von Zus. mit der Bed. „Leichnam, Toter; Vorgang des Absterbens organischer Gewebe; abgestorbenes Gewebe"; z. B.: Nekrospermie, Nekropsie

Ne|kro|biont [zu ↑nekro... u. gr. *βιοῦν* = leben (zu gr. *βίος* = Leben)] *m;* -en, -en: Bezeichnung für ↑Saprophyten, die auf abgestorbenen Teilen eines noch lebenden Organismus schmarotzen (Biol.)

Ne|kro|bio|se [zu ↑nekro... u. gr. *βίος* = Leben] *w;* -, -n, in fachspr. Fügungen: **Ne|cro-bio|sis,** *Pl.:* ...oses: Gewebstod, allmähliches Absterben von Zellen im Organismus (als physiologischer od. pathologischer Vorgang). **Ne|cro|bio|sis lipo|idica dia|betico-rum:** bei Zuckerkranken besonders an den Unterschenkeln auftretende ↑Dermatose mit Lipoideinlagerungen im Gewebe, degenerativen Gewebsveränderungen, Gewebsuntergang und Gewebsverhärtung

Ne|kro|logie [↑nekro... u ↑...logie] *w;* -: Lehre und statistische Erfassung der Todesursachen, Sterblichkeitsstatistik

Ne|kro|manie [↑nekro... und ↑Manie] *w;* -, ...ien: seltene Bez. für ↑Nekrophilie

Ne|kro|phanerose [zu ↑nekro... u. gr. *φανερός* = sichtbar, offenbar] *w;* -, -n: Bezeichnung für die bei einem umschriebenen Gewebstod morphologisch sichtbaren Gewebsveränderungen

Ne|kro|philie [zu ↑nekro... u. gr. *φίλος* = lieb; Freund] *w;* -, ...ien: abartiges, auf Leichen gerichtetes sexuelles Triebverlangen; sexuelle Leichenschändung (Psychol., Med.)

Ne|kro|phobie [zu ↑nekro... u. gr. *φόβος* = Furcht] *w;* -: krankhafte Angst vor dem Tod oder vor Toten (Psychol., Med.)

Ne|krop|sie [zu ↑nekro... u. gr. *ὄψις* = das Sehen, der Anblick] *w;* -, ...ien: Totenschau, Leichenschau, medizinische Untersuchung eines toten Körpers im Zusammenhang mit einer ↑Sektion

Ne|krose [aus gr. *νέκρωσις* = das Töten; das Absterben (zu gr. *νεκρός* = Leichnam)] *w;* -, -n, in fachspr. Fügungen: **Ne|crosis,** *Pl.:* ...oses: örtlicher Gewebstod, Absterben von Zellen, Zellverbänden, Gewebs- oder Organbezirken an umschriebener Stelle im lebenden Organismus als pathologische Reaktion auf bestimmte (mechanische, thermische, chemische u. a.) Einwirkungen

Ne|kros|ek|tomie [↑Nekrose u. ↑Ektomie] *w;* -, ...ien: operative Entfernung abgestorbenen Gewebes

Ne|kro|spermie [zu ↑nekro... u. ↑Sperma] *w;* -, ...ien: minderwertige Beschaffenheit der bei der ↑Ejakulation ausgeschütteten Samenflüssigkeit infolge Abgestorbenseins oder infolge Funktionsunfähigkeit (Bewegungslosigkeit) der ↑Spermien

ne|krotisch [zu ↑Nekrose]: abgestorben, brandig (von Zellen, Gewebsbezirken oder Organteilen gesagt). **ne|krotisie|ren:** absterben, nekrotisch werden (von Gewebe)

Ne|kro|tomie [↑nekro... und ↑...tomie] *w;* -, ...ien: = Sequestrotomie

Nélaton-Ka|theter [*nelatong...;* nach dem frz. Chirurgen Auguste Nélaton, 1807 bis 1873]: gerader, weicher Harnröhrenkatheter aus Gummi (mit einer seitlichen Öffnung an der Spitze)

Nelson-Im|mobilisations|test [*nälßᵉn...;* nach dem zeitgenöss. amer. Serologen R. A. Nelson]: Serumtest zum Nachweis einer Syphilisinfektion (das Serum eines Lueskranken vermag die Beweglichkeit lebender Lueserreger zu lähmen). **Nelson-Tumor:** nach totaler Adrenalektomie auftretende hyperplasiogene Geschwulst

Nematoden, in der zoologischen Nomenklatur: **Nematoda** od. **Nematodes** [zu gr. *νῆμα,* Gen.: *νήματος* = Gespinst; Faden u. gr. *-ειδής* = gestaltet, ähnlich] *Pl.:* „Fadenwürmer", Klasse der Schlauchwürmer mit etwa 5000 Arten, darunter zahlreiche Formen, die im menschlichen u. tierischen Organismus schmarotzen

Nemato|zid [zu ↑Nematoden u. lat. *caedere* (in Zus.: *-cidere*) = niederhauen, töten] *s;* -[e]s, -e: chemisches Mittel zur Bekämpfung von Eingeweidewürmern

neo..., Neo..., vor Selbstlauten meist: **ne..., Ne...** [aus gr. *νέος* = neu]: Bestimmungswort von Zus. mit der Bed. „neu, erneuert; neu gebildet; jung; entwicklungsgeschichtlich später"; z. B.: Neoplasma

neo|ad|juvant [↑neo... u. ↑adjuvant]: präoperativ unterstützend (von Medikamenten); z. B. neoadjuvante Chemotherapie

Neo|cerebellum [↑neo... u. ↑Cerebellum], eindeutschend auch: **Neo|zerebellum** *s;* -s, ...lla: Bezeichnung für die entwicklungsgeschichtlich jüngeren Anteile des Kleinhirns (Anat.)

Neocortex vgl. Neokortex

Neo|dym [Kunstwort aus ↑neo... u. gr. *δίδυμος* = doppelt] *s;* -s: zu den seltenen Erden gehörender metallischer chem. Grundstoff; Zeichen: Nd

Neo|genese [↑neo... u. ↑Genese] *w;* -, -n: Neubildung, v. a. von Körpersubstanzen

Neo|glottis [↑neo... u. ↑Glottis] *w;* -, ...iden od. ...ides: operativ neu gebildeter Stimmapparat

Neo|intima [↑neo... u. ↑Intima] *w;* -, ...mä: krankhafte Zunahme der Dicke der ↑Tunica intima

Neo|kortex [↑neo... u. ↑Kortex] *m;* -, ...tizes, in der anat. Nomenklatur: **Neo|cortex,** *Pl.:* ...cortices: stammesgeschichtlich junger Teil der Großhirnrinde

Neon [zu gr. *νέος* = neu] *s;* -s: zu den Edelgasen gehörender chem. Grundstoff; Zeichen: Ne

neo|natal [zu ↑Neonatus]: das Neugeborene betreffend

Neo|nato|loge [↑Neonatus u. ↑...loge] *m;* -n, -n: Kinderarzt, der aufgrund seiner Spezialkenntnisse vor allem Neugeborene behandelt und medizinisch betreut. **Neo|nato|logie** [↑...logie] *w;* -: Wissenschaft und Lehre von der Erkennung und Behandlung von Neugeborenenkrankheiten. **neo|nato|logisch**: die Neonatologie betreffend

neo|natus [zu ↑neo... u. lat. *nasci, natum* = geboren werden]: neugeboren. **Neo|natus** *m;* -, ...ti: das Neugeborene (Kind), der Säugling in den ersten Lebenstagen

Neo|ni|grum [zu ↑neo... u. ↑niger] *s;* -s, ...gra: entwicklungsgeschichtlich jüngerer Anteil der ↑Substantia nigra

Neo|plasie [zu ↑neo... u. gr. *πλάσσειν* = bilden, gestalten] *w;* -, ...ien u. **Neo|plasma** *s;* -s, ...men: echte Gewebsneubildung; meist im Sinne von: bösartige Geschwulst

Neo|ru|brum [zu ↑neo... u. ↑ruber] *s;* -s, ...bra: entwicklungsgeschichtlich jüngerer Anteil des ↑Nucleus ruber

Neo|stomie [↑neo... u. ↑...stomie] *w;* -, ...ien: operative Herstellung einer künstlichen Verbindung zwischen zwei Organen oder zwischen einem Organ und der Körperoberfläche

Neo|stria|tum [↑neo... u. ↑Striatum] *s;* -s, ...ta: Bezeichnung für die entwicklungsgeschichtlich jüngeren Anteile des ↑Corpus striatum

Neo|tenie [zu ↑neo... und gr. *τείνειν* = spannen, ausdehnen] *w;* -: unvollkommener Entwicklungszustand eines Organs

Neozerebellum vgl. Neocerebellum

Ne|phelo|me|trie [gr. *νεφέλη* = Wolke; Nebel u. ↑...metrie] *w;* -, ...ien: Messung des Trübungsgrades einer Flüssigkeit (z. B. zur Bestimmung der Plasmaproteine)

Ne|phel|op|sie [zu gr. *νεφέλη* = Wolke; Nebel u. gr. *ὄψις* = das Sehen; der Anblick] *w;* -: „Nebelsehen", Sehstörung mit Wahrnehmung verschwommener, nebliger Bilder infolge Trübung der Hornhaut, der Linse oder des Glaskörpers des Auges

nephr..., Nephr... vgl. nephro..., Nephro...

Ne|phralgie [↑nephro... und ↑...algie] *w;* -, ...ien: Nierenschmerz

Ne|phrek|tomie [↑nephro... u. ↑Ektomie] *w;* -, ...ien: operative Entfernung einer Niere. **ne|phrek|tomie|ren:** eine Nephrektomie durchführen

Ne|phritis [zu gr. *νεφρός* = Niere] *w;* -, ...itiden (in fachspr. Fügungen: ...itides): Nierenentzündung

ne|phro..., Ne|phro..., vor Selbstlauten meist: **ne|phr..., Ne|phr...** [aus gr. *νεφρός* = Niere]: Bestimmungswort von Zusammensetzungen mit der Bedeutung „Niere, Nieren..."; z. B.: nephrogen, Nephrektomie

Ne|phro|blastom [↑nephro... u. ↑Blastom] *s;* -s, -e, in fachspr. Fügungen: **Ne|phro|blastoma,** *Pl.:* -ta: = Wilms-Tumor

Nephrocalcinosis vgl. Nephrokalzinose

ne|phro|gen [↑nephro... u. ↑...gen]: von den Nieren ausgehend (z. B. von Erkrankungen gesagt)

Ne|phro|hy|drose [zu ↑nephro... u. gr. *ὕδωρ* = Wasser] *w;* -, -n: Harnstauung in den Nierenkanälchen

Ne|phro|kalzinose [↑nephro... u. ↑Kalzinose] *w;* -, -n, in fachspr. Fügungen: **Ne|phro|calcinosis,** *Pl.:* ...oses: Ablagerung von Kalksalzen in den Nierenkanälchen und im Nierenzwischengewebe

Ne|phro|lith [↑nephro... u. ↑...lith] *m;* -s od. -en, -e[n]: „Nierenstein", ↑Konkrement besonders aus Mineralsalzen in den Nieren. **Ne|phro|li|thia|se** u. **Ne|phro|li|thia|sis** *w;* -, ...ia|sen: Nierensteinleiden, vermehrte Bildung von Nierensteinen u. Nierengrieß

Ne|phro|li|tho|tomie [↑Nephrolith u. ↑...tomie] *w;* -, ...ien: operative Entfernung von Nierensteinen

Ne|phro|loge [↑nephro... u. ↑...loge] *m;* -n, -n: Arzt mit speziellen Kenntnissen auf dem Gebiet der Nierenkrankheiten. **Ne|phro|logie** [↑...logie] *w;* -: Wissenschaft und Lehre von den Nierenkrankheiten. **ne|phro|logisch:** die Nierenkrankheiten betreffend

Ne|phro|lyse [zu ↑nephro... u. gr. *λύειν* = lösen, auflösen] *w;* -, -n: operative Herauslösung der Niere aus perinephritischen Verwachsungen

Ne|phrom [zu gr. *νεφρός* = Niere] *s;* -s, -e: bösartige Geschwulst der Niere bzw. aus Nierengewebe

Nephron [zu gr. *νεφρός* = Niere] *s;* -s, ...ra: aus Nierenkörperchen u. Nierenkanälchen bestehendes funktionelles Hauptstück der Niere, das insbes. der Harnbildung u. -ausscheidung dient

Ne|phro|pa|thie [↑nephro... u. ↑...pathie] *w;* -, ...ien: allg. Bezeichnung für: Nierenleiden

Ne|phro|pexie [zu ↑nephro... u. gr. *πηγνύναι* = festmachen, befestigen] *w;* -, ...ien: operative Befestigung der Niere (z. B. bei Nephroptose), meist zwischen der Capsula fibrosa der Nierenhinterwand und der Muskulatur des Nierenlagers

Ne|phro|phthise [↑nephro... u. ↑Phthise] *w;* -, -n: Nierentuberkulose

Ne|phro|pro|tektion [zu ↑nephro... u. lat. *protegere, protectum* = bedecken, beschützen] *w;* -: Steigerung der Nierenleistung durch entsprechende Medikamente. **ne|phro|protektiv** [...*tif*]: die Nierenleistung steigernd (von Medikamenten)

Ne|phro|ptose [↑nephro... u. gr. *πτῶσις* = das Fallen, der Fall] *w;* -, -n: Nierensenkung, Senkniere, Wanderniere, abnorme

Beweglichkeit und Abwärtsverlagerung der Nieren bei allgemeiner ↑Enteroptose oder bei Schwäche des Nierenhalteapparates

Ne|phro|pye|li̱tis [zu ↑nephro... u. gr. *πύελος* = Trog, Wanne; Becken] *w;* -, ...iti̱den (in fachspr. Fügungen: ...i̱tides): Entzündung des Nierenparenchyms und des Nierenbeckens

Ne|phror|rhagi̱e [zu ↑nephro... u. gr. *ῥαγή* = Riss] *w;* -, ...i̱en: Nierenblutung, Blutung in der Niere

Ne|phror|rha|phi̱e [zu ↑nephro... und gr. *ῥαφή* = Naht] *w;* -, ...i̱en: operative Anheftung bzw. Befestigung der Niere an der 12. Rippe, z.B. bei Senkniere (früher angewandtes, heute veraltetes Verfahren)

Nephrosclerosis vgl. Nephrosklerose

Ne|phro̱se [zu gr. *νεφρός* = Niere] *w;* -, -n, in fachspr. Fügungen: **Ne|phro̱sis,** *Pl.:* ...o̱ses: chronische, degenerative Erkrankung der Nieren, vor allem des tubulären Systems (u.a. gekennzeichnet durch Ödeme, starke Eiweißausscheidung im Urin und Verminderung des Serumalbumins), besondere Verlaufsform der ↑Glomerulonephritis

Ne|phro|sklero̱se [↑nephro... u. ↑Sklerose] *w;* -, -n, in fachspr. Fügungen: **Ne|phro|sclero̱sis,** *Pl.:* ...o̱ses: Nierenschrumpfung, von den kleinen Nierengefäßen ausgehende degenerative Erkrankung der Nieren mit nachfolgender Verhärtung und Schrumpfung des Nierengewebes (häufig verbunden mit Bluthochdruck, Augenhintergrundveränderungen, Urinsymptomen)

Ne|phro|stomi̱e [↑nephro... u. ↑...stomie] *w;* -, ...i̱en: operative Anlage einer künstlichen Nieren- bzw. Nierenbeckenfistel zur Ableitung des Urins nach außen (z.B. bei schweren Erkrankungen mit Abflussbehinderung im Bereich der ableitenden Harnwege)

ne|phro̱tisch [zu ↑Nephrose]: die Nephrose betreffend, auf Nephrose beruhend. **Nephro̱tisches Syn|dro̱m:** Symptomenkomplex von Proteinurie, Hyperproteinämie, Ödem und Hypercholesterinämie

Ne|phro|tomi̱e [↑nephro... u. ↑...tomie] *w;* -, ...i̱en: operative Eröffnung der Niere

ne|phro|to̱xisch [↑nephro... und ↑toxisch]: nierenschädigend (z.B. von Arzneimitteln). **Ne|phro|toxizitä̱t** *w;* -: nierenschädigende Eigenschaft von Substanzen

ne|phro|tro̱p [↑nephro... u. ↑...trop]: auf die Nieren einwirkend, nierenwirksam (z.B. von Arzneimitteln)

Ne|phro|ureter|ek|tomi̱e [↑nephro..., ↑Ureter und ↑Ektomie] *w;* -, ...i̱en: gleichzeitige operative Entfernung von Niere und Harnleiter

Neptu̱nium [nlat., zum Namen des Planeten *Neptun*] *s;* -s: zu den Transuranen gehörendes chem. Element; Zeichen: Np

Nẹrv [von lat. *nervus,* Gen.: *nervi* = Sehne, Flechse; Band; Muskelband] *m;* -s, -en, in der anatomischen Nomenklatur: **Nẹrvus,** *Pl.:* Nervi: aus parallel angeordneten Nervenfasern bestehender, in einer Bindegewebshülle liegender Strang, der der Reizleitung zwischen dem Zentralnervensystem u. einem Körperorgan od. -teil dient (Abk. für den wiss. Namen: N., *Pl.:* Nn.). **Nẹrvus ab|du̱cens:** der VI. Gehirnnerv, motorischer Nerv, der den ↑Musculus rectus lateralis des Auges versorgt. **Nẹrvus acce̱lerans:** allg. Bezeichnung für sympathische Fasern führende Herznerven, die die Herztätigkeit zu beschleunigen vermögen. **Nẹrvus ac|cesso̱rius:** der XI. Gehirnnerv, motorischer Nerv, der den ↑Musculus sternocleidomastoideus und den ↑Musculus trapezius versorgt. **Nẹrvus acu̱sticus:** ältere Bez. für ↑Nervus vestibulocochlearis. **Nẹrvus alveo|la̱ris infe̱rior:** Ast des ↑Nervus mandibularis, der die Zähne des Unterkiefers, das Kinn und die Unterlippe versorgt. **Nẹrvi alveo|la̱res superio̱|res** *Pl.:* Äste des ↑Nervus infraorbitalis (versorgen die Oberkieferzähne und das Zahnfleisch). **Nẹrvus ampulla̱ris ante̱rior** (bzw. **latera̱lis** bzw. **poste̱rior**): vorderer bzw. seitlicher bzw. hinterer Sinnesnerv der Ampulle des Gehörlabyrinths. **Nẹrvi ano|coc|cy̱gei** [- ...*e-i*] *Pl.:* After-Steißbein-Nerven, sensible Nerven, die dem Steißbeingeflecht entstammen und die Haut im Bereich des Afters und des Steißbeins versorgen. **Nẹrvus articula̱ris:** „Gelenknerv", allgemeine Bezeichnung für die die Gelenke versorgenden sensiblen Nerven. **Nẹrvi au|ricula̱res anterio̱|res** *Pl.:* sensible Nervenäste des ↑Nervus auriculotemporalis, die die Haut der Ohrmuschel versorgen. **Nẹrvus au|ricula̱ris ma̱|gnus:** sensibler Nervenast aus dem ↑Plexus cervicalis (versorgt die Haut des äußeren Ohres). **Nẹrvus au|ricula̱ris poste̱rior:** motorischer Nervenast des ↑Nervus facialis (zieht zum Ohr, zum ↑Processus mastoideus und zu den retroaurikulären Muskeln). **Nẹrvus au|riculo|tempera̱lis:** „Ohr-Schläfen-Nerv", sensibler parasympathischer Ast des ↑Nervus mandibularis (versorgt die Haut der Schläfe und der Ohrregion). **Nẹrvus axilla̱ris:** „Achselnerv", motorischer u. sensibler Nervenast aus dem ↑Plexus brachialis (versorgt die Achselhöhle und die Haut an der radialen Seite des Oberarms sowie den Deltamuskel und den ↑Musculus teres minor). **Nẹrvus buc|ca̱lis:** „Backennerv", sensibler Nervenast des ↑Nervus mandibularis (versorgt die äußere Wangenhaut und die Mundschleimhaut). **Nẹrvus cana̱lis pterygo|i̱dei** [- - ...*e-i*]: durch den ↑Canalis pterygoideus zum ↑Ganglion pterygopalatinum ziehender motorischer u. sympathischer Nerv. **Nẹrvus cardi̱acus cervica̱lis infe̱rior:** Nerv aus dem ↑Ganglion cervicothoracicum (versorgt das Herz mit Fasern des sympathischen Nervensystems). **Nervus cardialcus cervicalis medius:** Nerv aus dem ↑Ganglion cervicale medium (versorgt das Herz mit Fasern des sympathischen Nervensystems). **Nervus cardialcus cervicalis superior:** Nerv aus dem ↑Ganglion cervicale superius (versorgt das Herz mit Fasern des sympathischen Nervensystems). **Nervi cardiaci thoracici** *Pl.:* zum Herznervengeflecht ziehende Nervenfasern, die dem 2. bis 4. Brustnervenknoten entspringen. **Nervi carotici exlterni** *Pl.:* Nerven aus dem ↑Ganglion cervicale superius (versorgen die ↑Arteria carotis externa mit sympathischen Nervenfasern). **Nervus caroticus internus:** Nerv aus dem ↑Ganglion cervicale superius (versorgt die ↑Arteria carotis interna mit sympathischen Nervenfasern). **Nervi caroticoltympanici** *Pl.:* in die Paukenhöhle mündende sympathische Nerven des ↑Plexus tympanicus. **Nervi cavernosi clitoridis** [↑Klitoris] *Pl.:* kleine Schwellkörpernerven des ↑Kitzlers. **Nervi cavernosi penis** *Pl.:* kleine Schwellkörpernerven des männlichen Gliedes. **Nervi cervicales** *Pl.:* Sammelbezeichnung für die acht Paare motorischer und sensibler Halsnerven, die zu den Rückenmarksnerven gehören. **Nervi ciliales breves** *Pl.:* die zum Augapfel führenden kurzen (motorischen, sensiblen und parasympathischen) Nerven aus dem ↑Ganglion ciliare. **Nervi cilialres lonlgi** *Pl.:* „lange Ziliarnerven", zum Augapfel führende sensible Nervenäste des ↑Nervus nasociliaris. **Nervi clunium inferiolres** (bzw. **medii** bzw. **superiolres**) *Pl.:* die unteren bzw. mittleren bzw. oberen sensiblen Hautnerven des Gesäßes. **Nervus coclcygelus:** Steißbeinnerv, der unterste motorische u. sensible Nerv der 31 Rückenmarksnerven, der die Haut im Bereich des Steißbeins versorgt. **Nervi cranilales** *Pl.:* Hirnnerven, Sammelbez. für die 12 Hauptnervenpaare, die unmittelbar vom Gehirn ausgehen (sie werden üblicherweise mit röm. Zahlen bezeichnet; z. B.: VII. Hirnnerv). **Nervi cutanei** [-...*e-i*] *Pl.:* „Hautnerven", Sammelbez. für die die einzelnen Hautbezirke des Körpers versorgenden sensiblen Nerven. **Nervus cutaneus femoris lateralis** bzw. **posterior:** Hautnerv, der die seitliche Oberschenkelhaut bzw. die Haut an der Rückseite des Oberschenkels versorgt. **Nervi digitales** *Pl.:* Finger-, Zehennerven, Sammelbezeichnung für alle sensiblen und motorischen Nerven, die Haut und Muskeln der einzelnen Finger und Zehen versorgen. **Nervus dorsalis clitoridis** [↑Klitoris]: zur Dorsalseite des Kitzlers ziehender motorischer und sensibler Endast des ↑Nervus pudendus. **Nervus dorsalis penis:** zur Rückseite des männlichen Gliedes ziehender motorischer und sensibler Endast des ↑Nervus pudendus, der die Haut an der Oberseite des Penis, dessen Schwellkörper u. die Eichel versorgt. **Nervus dorsalis scapulae:** motorischer Nervenast aus dem ↑Plexus brachialis (versorgt die ↑Musculi rhomboidei major und minor und den ↑Musculus levator scapulae). **Nervi erigentes** *Pl.:* Nerven, die die Erektion von Penis und Klitoris steuern. **Nervus ethlmolidalis anterior:** sensibler Nervenast des ↑Nervus nasociliaris (versorgt die vorderen Siebbeinzellen, den Nasenrücken bis zur Spitze und die Schleimhaut der vorderen Nasenhälfte). **Nervus ethlmolidalis posterior:** sensibler Nervenast des ↑Nervus nasociliaris (versorgt die hinteren Siebbeinzellen und die Keilbeinhöhle). **Nervus facialis:** „Gesichtsnerv", VII. Hirnnerv, in der Brücke des Rautenhirns entspringender starker motorischer, sensibler u. parasympathischer Nervenstrang, der mit zahlreichen Verästelungen u. a. die Gesichtsmuskeln, die Haut im Bereich der Ohrmuschel und verschiedene exokrine Drüsen im Bereich des Kopfes versorgt. **Nervus femoralis:** „Schenkelnerv", stärkster motorischer u. sensibler Nervenast des ↑Plexus lumbalis (teilt sich in Zweige, die den ↑Musculus psoas und ↑Musculus iliacus versorgen sowie die Strecker am Oberschenkel; sensible Zweige versorgen außerdem die Haut an der vorderen und inneren Fläche des Oberschenkels und an der Innenseite des Unterschenkels bis zum Fuß). **Nervus fibularis:** ältere Bez. für: Nervus peronaeus communis. **Nervus frontalis:** „Stirnnerv", starker sensibler Nervenast des ↑Nervus ophthalmicus, der im Wesentlichen die Haut der Stirngegend (bis zur Schläfe und zur Nasenwurzel) versorgt. **Nervus genitolfemoralis:** Scham-Schenkel-Nerv, aus dem ↑Plexus lumbalis hervorgehender motorischer u. sensibler Nervenast, der im Wesentlichen das ↑Skrotum, Teile der Vorderfläche des Oberschenkels u. den ↑Musculus cremaster versorgt. **Nervus glossolpharynlgelus:** IX. Hirnnerv, aus der ↑Medulla oblongata kommender motorischer, sensibler u. parasympathischer Nervenast, der mit seinen Verzweigungen die Zunge, die Rachenmuskulatur, die Paukenhöhle, die hintere Rachenschleimhaut und die Ohrspeicheldrüse versorgt. **Nervus glutaelus inferior:** „unterer Gesäßnerv", motorischer Nerv aus dem ↑Plexus sacralis, der den ↑Musculus glutaeus maximus u. die Hüftgelenkkapsel versorgt. **Nervus glutaeus superior:** „oberer Gesäßnerv", motorischer Nerv aus dem ↑Plexus sacralis, der den ↑Musculus glutaeus medius (u. minimus) sowie den ↑Musculus tensor fasciae latae versorgt. **Nervi hypolgastlrici** *Pl.:* sympathische u. parasympathische Nervenäste aus dem ↑Plexus hypogastricus superior (versorgen Teile des Mastdarms, des Gebärmutterhalses und der Harnblase). **Nervus**

hypo|glossus: XII. Hirnnerv, aus der ↑Medulla oblongata kommender motorischer Nerv, der die zungeneigene Muskulatur versorgt. **Nervus ilio|hypo|gast|ricus:** Hüft-Becken-Nerv, motorischer u. sensibler Nervenast aus dem ↑Plexus lumbalis (versorgt die Haut über der Hüfte und des Leistenringes sowie die queren Bauchmuskeln). **Nervus ilio|in|gui|nalis:** „Hüft-Leisten-Nerv", motorischer u. sensibler Nervenast aus dem ↑Plexus lumbalis (versorgt die Leisten- und Schamgegend und den ↑Funiculus spermaticus). **Nervus in|fra|orbitalis:** sensibler Ast des ↑Nervus maxillaris (versorgt u.a. die Schleimhaut der Oberkieferregion, die Oberkieferzähne, Teile der Nase sowie Oberlippe und unteres Augenlid). **Nervus in|fra|troch|lea|ris:** sensibler Nervenast des ↑Nervus nasociliaris (versorgt u.a. die Haut der Augenlider u. den Tränensack). **Nervus inter|costo|bra|chia|lis:** „Zwischenrippen-Oberarm-Nerv", aus dem 2. Brustnerv (vgl. Nervi thoracici) hervorgehender sensibler Nervenast (versorgt die Haut der Achselhöhle u. der ulnaren Seite des Oberarms). **Nervus inter|medius:** Teil des ↑Nervus facialis mit sekretorischen und sensorischen Faseranteilen, die gegenüber dem motorischen Hauptteil abgrenzbar sind. **Nervus inter|osse|us anterior:** vorderer Zwischenknochennerv des Vorderarms, motorischer Ast des ↑Nervus medianus (versorgt u.a. die ↑Membrana interossea antebrachii u. den ↑Musculus pronator quadratus). **Nervus inter|osse|us cruris** [↑Crus]: Zwischenknochennerv des Unterschenkels, sensibler Ast des ↑Nervus tibialis (versorgt u.a. die ↑Membrana interossea cruris u. die Knochenhaut des Schienbeins). **Nervus inter|osse|us posterior:** hinterer Zwischenknochennerv des Vorderarms, motorischer Ast des ↑Nervus radialis (versorgt u.a. die ↑Membrana interossea antebrachii u. die Streckmuskeln am Vorderarm). **Nervus is|chia|dicus:** „Hüftnerv", sowohl motorische als auch sensible Fasern führender größter Nervenstrang des Körpers, der sich aus dem ↑Plexus sacralis aufbaut und mit seinen Verästelungen und Verzweigungen insbesondere die Beugemuskeln des Oberschenkels, die gesamten Muskeln im Bereich des Unterschenkels u. Fußes, die Hüftgelenkkapsel und einen Großteil der Haut des Unterschenkels versorgt. **Nervus jugularis:** „Jochbeinnerv", sympathische Nervenfasern führender Verbindungsnerv zwischen ↑Ganglion cervicale superius und ↑Ganglion superius bzw. Ganglion inferius. **Nervi labia|les anteriores** *Pl.:* „vordere Schamlippennerven", sensible Nervenzweige des ↑Nervus ilioinguinalis, die die Haut der großen Schamlippen versorgen. **Nervi labia|les posterio|res** *Pl.:* „hintere Schamlippennerven", sensible Nervenzweige der ↑Nervi perinei (versorgen die Haut der großen Schamlippen). **Nervus lacrimalis:** „Tränennerv", sensibler u. sekretorischer Nervenast des ↑Nervus ophthalmicus (versorgt die Haut am lateralen Augenwinkel und die Augenbindehaut sowie die Tränendrüse). **Nervus laryn|ge|us inferior:** „unterer Kehlkopfnerv", motorischer u. sensibler Nervenast des ↑Nervus laryngeus recurrens (versorgt u.a. fast alle Kehlkopfmuskeln). **Nervus laryn|ge|us re|currens:** motorischer und sensibler Ast des ↑Nervus vagus (versorgt u.a. die inneren Kehlkopfmuskeln, Luft- u. Speiseröhre u. die hintere Kehlkopfschleimhaut). **Nervus laryn|ge|us superior:** „oberer Kehlkopfnerv", aus dem ↑Nervus vagus hervorgehender motorischer, sensibler u. parasympathischer Nervenast, der insbes. den ↑Musculus cricothyreoideus, die Schilddrüse und die Schleimhaut am Kehlkopf u. Rachen versorgt. **Nervus Latarjet** [-*latarsche;* nach dem frz. Anatomen A. Latarjet, 19./20. Jh.]: entlang der kleinen Magenkurvatur verlaufender Stamm des ↑Nervus vagus. **Nervus lin|gua|lis:** „Zungennerv", sensibler u. sekretorischer Nervenast des ↑Nervus mandibularis (versorgt bes. die vordere Zunge u. die Unterzungendrüse). **Nervi lumbales** *Pl.:* Spinalnerven des Lendenmarks, die die Muskeln und die Haut der Lendenregion und der oberen Gesäßgegend versorgen. **Nervus mandibularis:** „Unterkiefernerv", motorischer u. sensibler Nervenast des ↑Nervus trigeminus (versorgt u.a. die Kaumuskulatur, die Zunge, den Mundhöhlenboden sowie die Haut über dem Unterkiefer). **Nervus massetericus:** „Kaumuskelnerv", motorischer Ast des ↑Nervus mandibularis, der insbes. den ↑Musculus masseter versorgt. **Nervus maxillaris:** „Oberkiefernerv", starker motorischer und sensibler Nervenast des ↑Nervus trigeminus, der mit seinen Verzweigungen insbes. die Oberkieferregion, die Oberkieferzähne, den Gaumen, die Tonsillen u. Teile der Gesichtshaut versorgt. **Nervus mea|tus acustici ex|terni:** „äußerer Gehörgangsnerv", sensibler Nervenast des ↑Nervus auriculotemporalis (versorgt die Haut des äußeren Gehörgangs und das Trommelfell). **Nervus media|nus:** „Mittelarmnerv", motorischer u. sensibler Nervenast aus dem ↑Plexus brachialis (versorgt u.a. die Flexoren am Vorderarm, Daumenballen und Hohlhand). **Nervus mentalis:** „Kinnnerv", sensibler Ast des ↑Nervus alveolaris inferior (versorgt die Haut bzw. Schleimhaut am Kinn u. an der Unterlippe). **Nervus mus|culo|cutane|us:** motorischer u. sensibler Nervenast aus dem ↑Plexus brachialis (versorgt u.a. die Haut der Radialseite des Vorderarms und sämtliche Beugemuskeln am Oberarm). **Nervus**

mylo|hyo|ide|us: Zungenbein-Kiefer-Nerv, motorischer u. sensibler Nervenast des ↑Nervus alveolaris inferior (versorgt u.a. den ↑Musculus mylohyoideus, den ↑Venter anterior u. die Haut im Bereich des Kinns). **Nervus naso|cilia|ris:** sensibler Ast des ↑Nervus ophthalmicus (versorgt die mediale Wand der Augenhöhle, vordere und hintere Siebbeinzellen, Keilbeinhöhle, Teile der Nase und die Haut der Augenlider). **Nervus naso|palatinus:** „Nasen-Gaumen-Nerv", sensibler Endast des ↑Nervus maxillaris (versorgt bes. die Schleimhaut des vorderen Gaumens). **Nervus ob|turatorius:** Hüftlochnerv, motorischer und sensibler Ast des ↑Plexus lumbalis (versorgt die Adduktorengruppe am Oberschenkel, ferner die Haut am vorderen Oberschenkel). **Nervus occipitalis major:** „großer Hinterhauptsnerv", dem 2. Halsnerv entstammender sensibler Nervenast, der mit seinen Verzweigungen die Haut des Hinterkopfes versorgt. **Nervus oc|cipitalis minor:** „kleiner Hinterhauptsnerv", sensibler Nervenast aus dem ↑Plexus cervicalis (versorgt die Haut hinter dem Ohr bis zum Hinterhaupt). **Nervus occipitalis tertius:** „dritter Hinterhauptsnerv", dem 3. Halsnerv entstammender sensibler Nervenast (versorgt die Haut am Hinterhaupthöcker). **Nervus octavus:** = Nervus vestibulocochlearis. **Nervus oculo|motorius:** III. Hirnnerv, aus dem Mittelhirn kommender motorischer u. parasympathischer Nerv (versorgt bes. die Augenmuskeln). **Nervi olfactorii** *Pl.:* „Riechnerven", Faserbündel sensor. Hirnnerven, die in den ↑Bulbus olfactorius münden und dem Riechepithel der Nasenschleimhaut entstammen (üblicherweise auch als I. Hirnnerv bezeichnet). **Nervus ophthalmicus:** „Augennerv", sensibler Ast des ↑Nervus trigeminus (versorgt Stirn, Tränendrüse, Augenbindehaut, Augenwinkel, Siebbein und Teile der Nase). **Nervus opticus:** „Sehnerv", II. Hirnnerv, paarig angelegte, dem Vorderhirn entstammende, zentrale sensorische Faserbahn, die mit ihren Endverzweigungen die Netzhaut des Auges versorgt. **Nervus palatinus anterior** (bzw. **medius** bzw. **posterior**): vorderer bzw. mittlerer bzw. hinterer Gaumennerv, drei sensible Nervenäste aus dem ↑Ganglion pterygopalatinum, die insbes. das Zahnfleisch, die Schleimhäute des harten und weichen Gaumens und die untere Nasenmuschel versorgen. **Nervus pectoralis lateralis** bzw. **media|lis:** aus dem Halsteil bzw. Brustteil der Wirbelsäule kommende Nerven für die Brustmuskeln. **Nervi perinei** *Pl.:* „Dammnerven", motorische und sensible Äste des ↑Nervus pudendus (versorgen die Haut des Analbereichs und den äußeren Afterschließmuskel). **Nervus perone|us communis:** „gemeinsamer Wadenbeinnerv", motorischer u. sensibler Ast des ↑Nervus ischiadicus (versorgt vor allem die Extensoren am Unterschenkel u. die Haut der Kniekehle). **Nervus perone|us pro|fundus:** „tiefer Wadenbeinnerv", motorischer u. sensibler Ast des ↑Nervus peronaeus communis (versorgt u.a. die Extensoren am Unterschenkel und Fuß und die Haut im Bereich der 1. und 2. Zehe). **Nervus perone|us super|ficia|lis:** „oberflächlicher Wadenbeinnerv", motorischer u. sensibler Ast des ↑Nervus peronaeus communis (versorgt u.a. den ↑Musculus peronaeus longus und brevis sowie die Haut im Bereich der Großzehe). **Nervus pe|trosus major:** „großer Felsenbeinnerv", parasympathischer Nervenast aus dem ↑Ganglion geniculi (versorgt u.a. die Tränendrüse u. die Nasen- und Rachenschleimhautdrüsen). **Nervus pe|trosus minor:** „kleiner Felsenbeinnerv", sensibler u. parasympathischer Ast des ↑Nervus tympanicus (versorgt u.a. die Ohrspeicheldrüse). **Nervus pe|trosus pro|fundus:** „tiefer Felsenbeinnerv", sympathischer Nervenast des ↑Nervus caroticus internus (versorgt u.a. die Tränendrüse und die Gaumenmandeln). **Nervus pharyn|geus:** „Schlundkopfnerv", sensibler Ast des ↑Nervus maxillaris (versorgt die Schleimhaut des Rachens u. der Nasenhöhle). **Nervus phrenicus:** „Zwerchfellnerv", motorischer u. sensibler Nervenast aus dem ↑Plexus cervicalis (versorgt insbes. die Muskeln des Zwerchfells u. die Brusthöhle). **Nervus plantaris lateralis** (bzw. **media|lis**): äußerer bzw. innerer Fußsohlennerv, zwei motorische u. sensible Endäste des ↑Nervus tibialis (versorgen einen Teil der Fußsohlenmuskeln sowie Teile der Haut der Fußsohle und der 4. und 5. Zehe). **Nervus ptery|go|ide|us lateralis** (bzw. **media|lis**): zwei motorische Nervenäste des ↑Nervus mandibularis (versorgen den ↑Musculus pterygoideus lateralis bzw. medialis). **Nervi ptery|go|palatini** *Pl.:* sensible Äste des ↑Nervus maxillaris (versorgen die hinteren Oberkieferzähne, außerdem die Schleimhaut des Gaumens und Rachens). **Nervus pudendus:** „Schamnerv", zu den unteren Rückenmarksnerven gehörender motorischer u. sensibler Nervenstrang, der mit seinen Verästelungen die äußeren Geschlechtsteile, den After und den Damm versorgt. **Nervus radia|lis:** „Speichennerv", starker motorischer und sensibler Nervenstrang aus dem ↑Plexus brachialis, der mit seinen Verästelungen u.a. die Streckmuskeln des Ober- u. Unterarms, den Dorsalbereich der Haut am Ober- und Unterarm u. Teile der Finger versorgt. **Nervi rectales inferio|res** *Pl.:* „untere Mastdarmnerven", motorische u. sensible Äste des ↑Nervus pudendus (versorgen den äußeren Afterschließmuskel und die Haut im Bereich des Afters). **Nervus sac|cularis:** „Säckchennerv", Ast des ↑Nervus vestibulocochlearis (versorgt den ↑Sacculus im Innenohr). **Nervi sa|crales** *Pl.:* Sammelbezeichnung für die fünf motorischen u. sensiblen Kreuznerven des Rückenmarks (vgl. Nervi spinales). **Nervus sa|phenus:** großer Rosennerv, der längste sensible Ast des ↑Nervus femoralis (versorgt u.a. die Haut an der Vorderseite des Unterschenkels und am medialen Fußrand). **Nervi scrotales anterio|res** *Pl.:* sensible Äste des ↑Nervus ilioinguinalis (versorgen den vorderen Hodensackbereich). **Nervi scrotales posterio|res** *Pl.:* sensible Äste der ↑Nervi perinei (versorgen den hinteren Hodensackbereich). **Nervi spinales** *Pl.:* „Rückenmarksnerven", Sammelbezeichnung für die 31 dem Rückenmark entstammenden Nervenpaare, die sich aus den ↑Nervi cervicales, den ↑Nervi thoracici, den ↑Nervi lumbales, den ↑Nervi sacrales und dem ↑Nervus coccygeus zusammensetzen. **Nervus splanchnicus imus:** „unterster Eingeweidenerv", sympathischer, vom letzten Ganglion des ↑Truncus sympathicus ausgehender Nervenzweig (versorgt den ↑Plexus renalis). **Nervus splanchnicus major:** „großer Eingeweidenerv", den Brustganglien des ↑Truncus sympathicus entstammender sympathischer Nervenast (versorgt u.a. das Brustfell, den Darm und die Darmgefäße). **Nervus splanch|nicus minor:** „kleiner Eingeweidenerv", den Brustganglien des ↑Truncus sympathicus entstammender sympathischer Nervenast (versorgt den Darm und die Nieren). **Nervus stapedius:** „Steigbügelnerv", motorischer Ast des ↑Nervus facialis (versorgt den ↑Musculus stapedius). **Nervus stato|acusticus:** = Nervus vestibulocochlearis. **Nervus sub|clavius:** motorischer Nervenast aus dem ↑Plexus brachialis (versorgt den ↑Musculus subclavius). **Nervus sub|lingua|lis:** „Unterzungennerv", sekretorischer u. sensibler Ast des ↑Nervus lingualis (versorgt u.a. die ↑Glandula sublingualis u. die Schleimhaut des Mundbodens). **Nervus suboc|cipitalis:** motorischer Ast des 1. Halsnervs (vgl. Nervi cervicales), der die tiefen Nackenmuskeln versorgt. **Nervus subscapularis:** motorischer Nervenast aus dem ↑Plexus brachialis (versorgt u.a. den ↑Musculus subscapularis und den ↑Musculus teres major). **Nervi su|pra|claviculares intermedii** (bzw. **laterales** bzw. **mediales**) *Pl.:* drei sensible Äste aus dem ↑Plexus cervicalis (versorgen insbesondere die Haut der oberen Brust- u. Schulterregion). **Nervus supra|orbitalis:** sensibler Ast des ↑Nervus frontalis (versorgt u.a. die Stirnhaut oberhalb der Augenhöhle u. die Haut des oberen Augenlids). **Nervus su|pra|scapularis:** motorischer Nervenast aus dem ↑Plexus brachialis (versorgt u.a. den ↑Musculus infraspinatus und den ↑Musculus supraspinatus). **Nervus su|pra|troch|lea|ris:** sensibler Ast des ↑Nervus frontalis (versorgt u.a. die Haut des inneren Augenwinkels und des oberen Augenlids). **Nervus suralis:** „Wadennerv", sensibler Ast des ↑Nervus tibialis (versorgt u.a. die Haut des lateralen Fußrandes u. der seitlichen Knöchelgegend). **Nervi temporales pro|fundi** *Pl.:* „tiefe Schläfennerven", motorische Äste des ↑Nervus mandibularis, die bes. die Schläfenmuskeln versorgen. **Nervus tensoris tympani:** vom ↑Ganglion oticum ausgehender motorischer Nervenast (versorgt den ↑Musculus tensor tympani). **Nervus tensoris veli palatini:** vom ↑Ganglion oticum ausgehender motorischer Nervenast (versorgt den ↑Musculus tensor veli palatini). **Nervi terminales** *Pl.:* aus dem Riechfeld der Nase kommende und im Riechdreieck des Stirnhirns endende feine Nerven (Funktion unbekannt). **Nervi thoracici** *Pl.:* Sammelbezeichnung für die zwölf motorischen u. sensiblen Brustnervenpaare des Rückenmarks (vgl. Nervi spinales). **Nervus thoracicus lon|gus:** „langer Brustkorbnerv", motorischer Nervenast aus dem ↑Plexus brachialis (versorgt den ↑Musculus serratus anterior). **Nervus thoraco|dorsalis:** motorischer Nervenast aus dem ↑Plexus brachialis, der den breiten Rückenmuskel (↑Musculus latissimus dorsi) versorgt. **Nervus tibia|lis:** „Schienbeinnerv", motorischer u. sensibler Ast des ↑Nervus ischiadicus (versorgt u.a. die Beugemuskeln am Ober- u. Unterschenkel, zahlreiche Fußmuskeln u. verschiedene Hautregionen des Fußes). **Nervus transversus colli:** sensibler Nervenast aus dem ↑Plexus cervicalis (versorgt die Haut an der Vorderseite des Halses). **Nervus tri|geminus** [lat. *trigeminus* = dreifach]: „dreigeteilter Nerv", Bez. für den V. Hirnnerv, im Mittelhirn entspringender motorischer und sensibler Nervenstrang, der sich in 3 Hauptäste, den ↑Nervus ophthalmicus, den ↑Nervus maxillaris und den ↑Nervus mandibularis, gabelt. **Nervus troch|lea|ris:** IV. Hirnnerv, an der Dorsalseite des Mittelhirns entspringender motorischer Nerv, der den ↑Musculus obliquus superior des Augapfels versorgt. **Nervus tympanicus:** „Paukenhöhlennerv", sensibler u. parasympathischer Ast des ↑Nervus glossopharyngeus (versorgt die Paukenhöhle, das Trommelfell, die Mastoidzellen und die Ohrtrompete). **Nervus ulnaris:** „Ellennerv", motorischer u. sensibler Nervenast aus dem ↑Plexus brachialis (versorgt u.a. den ↑Musculus flexor carpi ulnaris, Teile der ulnaren Fingermuskeln sowie verschiedene Hautbezirke im Bereich des Unterarms u. der Finger). **Nervus utricularis:** vom Gehörnerv abzweigender Nervenast, der die ↑Macula utriculi versorgt. **Nervus utriculo|ampullaris:** sensorischer Nervenzweig der ↑Pars vestibularis (des ↑Nervus vestibulocochlearis), der die oberen und seitlichen Anteile der ↑Ampulle des Innenohrs und des ↑Utriculus versorgt. **Nervi vaginales** *Pl.:* „Scheidennerven", sensible Nervenäste aus dem ↑Plexus uterovaginalis, die die Schleimhaut der weiblichen Scheide versorgen. **Nervus vagus** [lat. *vagus* = umherschweifend, unstet]: Lungen-Magen-Nerv, der in der ↑Medulla oblongata entspringende, motorische und sensible Fasern führende X. Hirnnerv, der sich vom Hals bis zum Magen-Darm-Trakt erstreckt und in seinem Verlaufsbereich u. a. zahlreiche Muskeln (z. B. des Rachens, des Kehlkopfs, der Speiseröhre, auch die glatte Muskulatur der Atemwege u. des Darmkanals), Drüsen u. Drüsenorgane (bes. der Bauchhöhle) u. den Gehörgang innerviert. **Nervi vasculares** *Pl.:* „Gefäßnerven", allg. Bez. für solche Nerven, die die ↑Tunica adventitia der Blutgefäße mit sympathischen oder parasympathischen Fasern innervieren und dementsprechend die Gefäßverengung bzw. -erweiterung steuern. **Nervus verte|bralis:** „Wirbelnerv", Nervenast aus dem ↑Ganglion cervicothoracicum (versorgt die hintere Schädelgrube mit sympathischen Fasern). **Nervus vestibulo|coch|lea|ris:** VIII. Hirnnerv, in der Brücke (↑Pons) des Gehirns entspringender sensorischer Nerv, der zum Innenohr zieht u. der Fortleitung der Gehörempfindungen dient. **Nervus zygomaticus:** „Jochbeinnerv", sensibler Ast des ↑Nervus maxillaris (versorgt u. a. die Haut über dem Jochbein u. einen Hautbezirk an der Schläfe)

nerval [zu ↑Nerv]: die Nerventätigkeit betreffend, durch die Nervenfunktion bewirkt

Nervenarzt vgl. Neurologe

Nervenentzündung vgl. Neuritis

Nerven|geflecht *s;* -[e]s, -e: netzartige Verknüpfung von Nerven (Anat.); vgl. Plexus

Nerven|geschwulst vgl. Neurom

Nervenheilkunde vgl. Neurologie

Nervenkern vgl. Nukleus

Nervenknoten vgl. Ganglion

Nervensystem vgl. Systema nervosum

Nervinum [zu ↑Nerv] *s;* -s, ...na: Arzneimittel, das auf das Nervensystem einwirkt

nervös, in fachspr. Fügungen: **nervosus, ...osa, ...osum** [von lat. *nervosus* = sehnig; nervig]: **1)** übererregt; flatterig; nervenschwach; überreizt; unbeherrscht. **2)** seltener für: nerval. **Nervosität** *w;* -: Übererregtheit; Flatterigkeit; Nervenschwäche; Reizbarkeit

Nervus vgl. Nerv

Nesidio|blast [gr. *νησίδιον* = Inselchen u. ↑...blast] *m;* -en, -en (meist *Pl.*): die Inselzellen der Bauchspeicheldrüse. **Nesidioblastose** *w;* -, -n: diffuse Wucherung der Inselzellen der Bauchspeicheldrüse

Nesselsucht vgl. Urtikaria

Netz vgl. Omentum

Netzbruch vgl. Epiplozele

Netzhaut vgl. Retina

Netzhautablösung vgl. Ablatio retinae

Netzhautentzündung vgl. Retinitis

neur..., Neur... vgl. neuro..., Neuro...

neu|ral, in fachspr. Fügungen: **neu|ralis, ...le** [zu gr. *νεῦρον* = Sehne; Flechse; Nerv]: auf einen Nerv bezüglich, vom Nervensystem ausgehend

Neur|algie [↑neuro... u. ↑...algie] *w;* -, ...ien, in fachspr. Fügungen: **Neur|algia**[1], *Pl.:* ...iae: „Nervenschmerz", anfallweise auftretende Schmerzen im Ausbreitungsgebiet eines sensiblen od. gemischten Nervs ohne nachweisbare Sensibilitätsstörungen oder entzündliche Veränderungen

neur|algi|form, in fachspr. Fügungen: **neuralgi|formis, ...me** [zu ↑Neuralgie u. lat. *forma* = Gestalt, Form]: einer Neuralgie ähnlich (von Krankheitszeichen od. Krankheiten)

Neur|algiker [zu ↑Neuralgie] *m;* -s, -: an Neuralgie Leidender. **neur|algisch:** auf Neuralgie beruhend, für eine Neuralgie charakteristisch

Neu|ral|pa|tho|logie: Theorie der Pathologie, nach der die krankhaften Veränderungen im Organismus vom Nervensystem ausgehen

Neu|ral|therapie: Heilmethode auf der Basis der ↑Neuralpathologie, bei der durch gezielte Applikation eines Lokalanästhetikums in sog. Störfelder eine neurale Beeinflussung von Krankheiten angestrebt wird

Neur|apraxie [↑neuro... u. gr. *ἀπραξία* = Untätigkeit] *w;* -, ...ien: leichtere Nervenverletzung od. -schädigung mit vorübergehenden, kurz dauernden [peripheren] Ausfallserscheinungen, jedoch ohne degenerative Gewebsveränderungen

Neur|asthenie [zu ↑neuro... u. gr. *ἀσθενής* = schwach, kraftlos] *w;* -, ...ien, in fachspr. Fügungen: **Neur|asthenia**[1], *Pl.:* ...iae: nervöse Erschöpfung; Nervenschwäche. **Neurasthenia sexualis:** Erschöpfung der geschlechtlichen Erregbarkeit. **Neur|astheniker** *m;* -s, -: an Neurasthenie Leidender. **neur|asthenisch:** nervenschwach, an Neurasthenie leidend

Neur|ek|tomie [↑neuro... u. ↑Ektomie] *w;* -, ...ien: operatives Herausschneiden eines Nervenstücks oder eines Nervs

Neur|ex|ai|rese [↑neuro... u. ↑Exairese] *w;* -, -n: operatives Herausreißen od. Herausdrehen eines erkrankten, schmerzüberempfindlichen Nervs

neuri..., Neuri... vgl. neuro..., Neuro...

Neu|ri|lemm [↑neuro... u. gr. *λέμμα* = Rinde, Schale] *s;* -s, -en, auch latinisiert: **Neuri|lemma,** *Pl.:* -ta: Nervenscheide, aus röhrenformig hintereinander liegenden Hüllzellen mit Kern bestehendes homogenes Hüllhäutchen der Nervenfasern

Neu|ri|lemmom [zu ↑Neurilemm] *s;* -s, -e, in fachspr. Fügungen: **Neu|ri|lemmoma,** *Pl.:* -ta: = Neurinom

Neur|inom [zu ↑neuro... u. gr. ἴς, Gen.: ἰνός = Muskel; Sehne; Gewebefaser] *s;* -s, -e: von den Zellen der ↑Schwann-Scheide ausgehende, meist gutartige Nervenfasergeschwulst (im Rückenmarkskanal u. im Bereich des gesamten peripheren Nervensystems vorkommend)

Neu|rit [zu gr. νεῦρον = Sehne; Flechse; Nerv] *m;* -en, -en: oft lang ausgezogener, der efferenten Reizleitung dienender Fortsatz des Achsenzylinders der Nervenzelle (Bauelement der Nervenstränge)

Neu|ritis [zu gr. νεῦρον = Sehne, Flechse; Nerv] *w;* -, ...itiden (in fachspr. Fügungen: ...itides): Nervenentzündung, akute oder chronische Erkrankung der peripheren Nerven mit entzündlichen Veränderungen, häufig auch mit degenerativen Veränderungen des betroffenen Gewebes und mit Ausfallserscheinungen (wie partiellen Lähmungen). **Neu|ritis multi|plex:** = Polyneuritis. **Neu|ritis optica:** Entzündung des Sehnervs

neu|ritisch [zu ↑Neuritis]: auf einer Neuritis beruhend, das Krankheitsbild einer Neuritis zeigend

neu|ro..., Neu|ro..., gelegentlich auch: **neu|ri..., Neu|ri...,** vor Selbstlauten auch: **neur..., Neur...** [aus gr. νεῦρον = Sehne; Flechse; Nerv]: Bestimmungswort von Zus. mit der Bed. „Nerv; Nervengewebe; Nervensystem“; z.B.: Neuroblast, Neuralgie

Neu|ro|blast [↑neuro... u. ↑...blast] *m;* -en, -en (meist *Pl.*): unausgereifte Nervenzellen, Vorstufen der Ganglienzellen

Neu|ro|blastom [zu ↑Neuroblast] *s;* -s, -e, in fachspr. Fügungen: **Neu|ro|blastoma,** *Pl.:* -ta: **1)** Geschwulst aus Neuroblasten (bes. am ↑Truncus sympathicus). **2)** = Neurom

Neu|ro|chemie [↑neuro... u. ↑Chemie] *w;* -: Wissenschaft von den chemischen Vorgängen, die in Nervenzellen ablaufen und die Erregungsleitung auslösen

Neu|ro|chir|urg [↑neuro... u. ↑Chirurg] *m;* -en, -en: Facharzt auf dem Gebiet der Neurochirurgie. **Neu|ro|chir|urgie** [↑Chirurgie] *w;* -: Spezialgebiet der Chirurgie, das alle operativen Eingriffe am Zentralnervensystem umfasst. **neu|ro|chir|urgisch:** die Neurochirurgie betreffend, mit den Mitteln der Neurochirurgie

Neurocranium vgl. Neurokranium

Neurocytoma vgl. Neurozytom

Neu|ro|dermatose [↑neuro... u. ↑Dermatose] *w;* -, -n: nervöse Hauterkrankung, Bezeichnung für Hautkrankheiten, die von nervalen Störungen ausgehen

Neu|ro|dermitis [zu ↑neuro... und ↑Derma] *w;* -, ...itiden (in fachspr. Fügungen: ...itides): Juckflechte, zu den ↑Ekzemen zählende chronische, entzündliche Hauterkrankung auf der Basis neurovegetativer und immunologischer Störungen mit Bläschenbildung u. Lichenifikation (meist im Bereich des Nackens u. Halses, am Mund, in den Ellenbeugen, an den Händen od. in den Kniekehlen lokalisiert)

neu|ro|endo|krin, in fachspr. Fügungen: **neu|ro|endo|crinus, ...na, ...num** [↑neuro... und ↑endokrin]: durch nervale und endokrine Störungen bedingt; z.B. in der Fügung ↑Osteopathia neuroendocrina familiaris

Neu|ro|endo|krino|pa|thie [↑neuro..., ↑endokrin u. ↑...pathie] *w;* -, ...ien: Krankheit, die durch nervale und endokrine Störungen bedingt ist

Neu|ro|epi|thel [↑neuro... u. ↑Epithel] *s;* -s, -e u. ...lien [...*i*ᵉ*n*], auch latinisiert: **Neu|ro|epi|thelium** *s;* -s, ...lia u. eindeutschend: ...lien [...*i*ᵉ*n*]: epithelialer Zellverband aus Sinnes- u. Stützzellen in Sinnesorganen. **Neu|ro|epi|thelium cristae ampullae:** Sinnesepithel der Bogengangsampulle im Innenohr. **Neu|ro|epi|thelium maculae:** Epithel der Sinnesfelder im Labyrinth für die Wahrnehmung der Lage des Kopfes im Raum

Neu|ro|epi|theliom [zu ↑Neuroepithel] *s;* -s, -e: meist bösartige Geschwulst aus Neuroepithel (bes. an der Netzhaut des Auges oder im Gehirn)

Neu|ro|fi|brille [↑neuro... u. ↑Fibrille] *w;* -, -n (meist *Pl.*): feinste Fäserchen, die den Leib der Nervenzelle in allen Richtungen geflechtartig durchziehen und in die Nervenfortsätze eintreten

Neu|ro|fi|brom [↑neuro... u. ↑Fibrom] *s;* -s, -e: gutartige Geschwulst im Bereich peripherer Nerven, die sich aus bindegewebigen Anteilen des Nervengewebes aufbaut

Neu|ro|fi|bromatose [zu ↑Neurofibrom] *w;* -, -n, dafür häufig die fachspr. Fügung: **Neu|ro|fi|bromatosis generalisata,** *Pl.:* ...oses ...tae: erbliche Krankheit, die insbesondere durch die Ausbildung zahlreicher, über den ganzen Körper verteilter Neurofibrome, Pigmentationsstörung der Haut mit Auftreten brauner Hautflecken u. umschriebene Veränderungen im Zentralnervensystem charakterisiert ist

neu|ro|gen [↑neuro... u. ↑...gen]: vom Nervensystem ausgehend, nervös bedingt

Neu|ro|glia [↑neuro... und gr. γλία = Leim], dafür häufig die Kurzbezeichnung: **Glia** *w;* -: bindegewebige Stützsubstanz des Zentralnervensystems

Neu|ro|gliom [zu ↑Neuroglia] *s;* -s, -e, in fachspr. Fügungen: **Neu|ro|glio|ma,** *Pl.:* -ta: vom Neurogliagewebe ausgehende gutartige Geschwulst

Neu|ro|gluko|penie [zu ↑neuro..., gr. γλυκύς = süß u. gr. πένης = arm] *w;* -, ...ien: bei ↑Hypoglykämie auftretende anomale Funktion des Zentralnervensystems (Koordinationsstörungen u. a.)

Neu|ro|gra|phie [↑neuro... u. ↑...graphie] *w;* -, ...ien: Verfahren zur Aufzeichnung der Nervenleitgeschwindigkeit

Neu|ro|hormon [↑neuro... u. ↑Hormon] *s;* -s, -e: hormonartiger körpereigener Wirkstoff (Gewebshormon) des vegetativen Nervensystems, der bei der Nervenerregung an den Nervenendigungen freigesetzt wird u. der die Reizweiterleitung auf die Erfolgsorgane steuert (z. B. Adrenalin)

Neu|ro|hypo|physe [↑neuro... u. ↑Hypophyse] *w;* -, -n: der aus Gliagewebe bestehende Hinterlappen der Hypophyse

Neu|ro|immuno|loge [↑neuro..., ↑immun u. ↑...loge] *m;* -n, -n: Arzt mit speziellen Kenntnissen auf dem Gebiet der Neuroimmunologie. **Neu|ro|immuno|logie** [↑...logie] *w;* -: Zweig der Medizin, der sich mit den Mechanismen der Immunregelung im Zentralnervensystem befasst. **neu|ro-immuno|logisch**: die Neuroimmunologie betreffend

Neu|ro|keratin [↑neuro... u. ↑Keratin] *s;* -s, -e: Hornsubstanz, die die Markscheiden u. Achsenzylinder der Nerven überzieht

Neu|ro|kranium [↑neuro... u. ↑Cranium], auch latinisiert: **Neu|ro|cranium** *s;* -s, ...ia od. ...ien [...*i^e^n*]: der Teil des Hirnschädels, der das Gehirn umschließt

Neu|ro|krinie [zu ↑neuro... u. gr. *κρίνειν* = scheiden, sondern] *w;* -, ...ien: Absonderung hormonaler Stoffe aus drüsenartig veränderten Nervenzellen des ZNS

Neu|ro|lemm *s;* -s, -en, auch latinisiert: **Neu|ro|lemma,** *Pl.:* -ta: = Neurilemm

Neu|ro|lep|sie [zu ↑neuro... u. gr. *λῆψις* = Anfall] *w;* -, ...ien: Verminderung der psychischen Spannung durch Verabreichung eines Neuroleptikums

Neu|ro|lept|an|algesie [Kurzbildung aus ↑Neuroleptikum u. ↑Analgesie] *w;* -, ...ien: Form der Narkose, bei der der Patient außer Lachgas ein Neuroleptikum und ein Analgetikum erhält

Neu|ro|lept|an|xio|lyse [Kurzbildung aus ↑Neuroleptikum u. ↑Anxiolyse] *w;* -, -n (*Pl.* selten): Beseitigung von Angst oder nervöser Unruhe durch Gabe eines Neuroleptikums

Neu|ro|leptikum [zu ↑neuro... u. gr. *λαμβάνειν* = nehmen; fassen; ergreifen] *s;* -s, ...ka (meist *Pl.*): Bezeichnung für solche zur Behandlung von Psychosen angewandten Arzneimittel, die den zentralnervösen Grundtonus herabsetzen, die motorische Aktivität hemmen, bedingte Reflexe abschwächen u. das vegetative Nervensystem beeinflussen. **neu|ro|leptisch**: erregungshemmend (von Arzneimitteln)

Neu|ro|lin|gu|ist [zu ↑neuro... u. lat. *lingua* = Zunge; Sprache] *m;* -en, -en: Spezialist, der sich mit den biologisch-neurologischen Grundlagen der Sprachfähigkeit sowie deren Störungen und Behandlung befasst. **Neu|ro|lin|gu|istik** *w;* -: das Fachgebiet des Neurolinguisten. **neu|ro|lin|gu|istisch**: die Neurolinguistik betreffend

Neu|ro|lin|gu|päde [zu ↑neuro..., lat. *lingua* = Zunge; Sprache u. gr. *παῖς*, Gen.: *παιδός* = Kind; Analogiebildung zu ↑Orthopäde] *m;* -n, -n: Spezialist für die frühe Sprachförderung hörgeschädigter Kinder. **Neu|ro|lin|gu|pädie** *w;* -: das Fachgebiet des Neurolingupäden. **neu|ro|lin|gu|pädisch**: die Neurolingupädie betreffend

Neu|ro|lipomatosis dolorosa [↑neuro... u. ↑Lipomatose; ↑dolorosus] *w;* - -, ...oses ...sae: = Adipositas dolorosa

Neu|ro|loge [↑neuro... u. ↑...loge] *m;* -n, -n: „Nervenarzt“, Facharzt auf dem Gebiet der Neurologie (2). **Neu|ro|logie** [↑...logie] *w;* -: **1)** Lehre vom Aufbau u. von der Funktion des Nervensystems. **2)** „Nervenheilkunde“, Lehre von den Nervenkrankheiten, ihrer Entstehung u. Behandlung. **neu|ro|logisch**: die Neurologie betreffend, mithilfe der Neurologie erfolgend

Neu|ro|lues [↑neuro... u. ↑Lues] *w;* -: = Neurosyphilis

Neu|ro|lyse [zu ↑neuro... u. gr. *λύειν* = lösen, auflösen] *w;* -, -n: operative Herauslösung von Nerven aus Narbengewebe (auch aus Kallusgewebe)

Neu|rom [zu gr. *νεῦρον* = Sehne; Flechse; Nerv] *s;* -s, -e, in fachspr. Fügungen: **Neuroma,** *Pl.:* -ta: „Nervengeschwulst“, Geschwulst aus Nervenfasern u. Nervenzellen

Neu|ro|modulator [zu ↑neuro... u. lat. *modulari* = einrichten, nach dem Takt abmessen] *m;* -s, ...toren: körpereigene Substanz, die die Erregungsbereitschaft der Neuronen erhöhen oder herabsetzen kann

neu|ro|mus|kulär [zu ↑neuro... u. ↑Muskel]: Nerven und Muskeln betreffend, von Nerven und Muskeln ausgehend

Neu|ro|mye|litis [zu ↑neuro... u. gr. *μυελός* = Mark] *w;* -, ...itiden (in fachspr. Fügungen: ...itides); in der Fügung: **Neu|ro|mye-litis optica:** Sonderform der multiplen Sklerose, die vor allem den Sehnerv und das Rückenmark betrifft

Neu|ro|myo|sitis [Kurzbildung aus ↑Neuritis und ↑Myositis] *w;* -, ...itiden, in fachspr. Fügungen: ...itides: akute Nerven- u. Muskelentzündung

Neu|ron [aus gr. *νεῦρον* = Sehne; Flechse; Nerv] *s;* -s, Neu|rone u. Neu|ronen: Bez. für die ein Reizleitungsglied darstellende strukturelle Einheit aus Nervenzellen u. deren Fortsätzen, den ↑Dendriten und ↑Neuriten. **neu|ronal**: ein Neuron betreffend, von einem Neuron ausgehend

Neu|ronen|hemmer: Medikament, das die Funktion der Neuronen hemmt

Neu|ronitis [zu ↑Neuron] *w;* -, ...itiden, in fachspr. Fügungen: ...itides: Entzündung eines Neurons. **Neu|ronitis vestibularis** [↑vestibular]: Entzündung der ↑Pars vestibularis (nervi octavi) mit Schwindel, Augenzittern und Erbrechen, jedoch ohne Hörstörung

Neu|rono|phagie [↑Neuron und ↑...phagie], auch: **Neu|ro|phagie** [↑neuro...] *w;* -, ...ien: Beseitigung verletzter oder zugrunde gegangener Nervenzellen durch ↑Phagozytose seitens junger Neurogliazellen

Neu|ro|oph|thalmo|logie [↑neuro... u. ↑Ophthalmologie] *w;* -: Zweig der Medizin, der sich mit den normalen und krankhaften Vorgängen der nervösen Versorgung des Auges befasst. **neu|ro|oph|thalmo|logisch:** die Neuroophthalmologie betreffend

Neu|ro|oto|loge [↑neuro... u. ↑Otologe] *m;* -n, -n: Arzt mit Spezialkenntnissen auf dem Gebiet der Neurootologie. **Neu|ro|oto|logie** [↑...logie] *w;* -: Zweig der Medizin, der sich mit den Zusammenhängen zwischen Nervensystem und Gehör befasst. **neu|ro|oto|logisch:** die Neurootologie betreffend

Neu|ro|päd|ia|trie [↑neuro... u. ↑Pädiatrie] *w;* -: Spezialgebiet der Medizin, das sich mit der normalen und der gestörten Funktion des Nervensystems im Kindesalter befasst. **neu|ro|päd|ia|trisch:** die Neuropädiatrie betreffend

Neu|ro|papillitis [zu ↑neuro... und ↑Papille (in der Fügung ↑Papilla nervi optici)] *w;* -, ...itiden (in fachspr. Fügungen: ...itides): Entzündung des Sehnervs und der Sehnervenpapille

Neu|ro|para|lyse [↑neuro... u. ↑Paralyse] *w;* -, -n: Lähmung (z. B. der Muskulatur), die von einer genuinen Erkrankung des Nervensystems ausgeht. **neu|ro|para|lytisch,** in fachspr. Fügungen: **neu|ro|para|lyticus, ...ca, ...cum:** die Neuroparalyse betreffend, auf Neuroparalyse beruhend

Neu|ro|path [↑neuro... u. ↑...path] *m;* -en, -en: Person, die an einer Neuropathie leidet.

Neu|ro|pa|thie [↑...pathie] *w;* -, ...ien: Nervenleiden, -krankheit; insbesondere Bezeichnung für eine anlagebedingte, konstitutionelle Anfälligkeit des Organismus für Störungen im Bereich des vegetativen Nervensystems (u. a. mit Erschöpfungszuständen, schneller Ermüdbarkeit, peripheren Durchblutungsstörungen, funktionellen Störungen im Verdauungsapparat, Übererregbarkeit). **neu|ro|pathisch,** in fachspr. Fügungen: **neu|ro|pathicus, ...ca, ...cum:** die Neuropathie betreffend, auf Neuropathie beruhend, nervenkrank im Sinne einer Neuropathie; z. B. in der Fügung ↑Arthropathia neuropathica

Neu|ro|pa|tho|loge [↑neuro... u. ↑Pathologe] *m;* -n, -n: Arzt mit Spezialkenntnissen auf dem Gebiet der Neuropathologie. **Neu|ro|pa|tho|logie** [↑Pathologie] *w;* -: Teilgebiet der Pathologie, das sich mit den krankhaften Vorgängen u. Veränderungen des Nervensystems u. mit den Nervenkrankheiten beschäftigt; vgl. Neurologie (2). **neu|ro|pa|tho|logisch:** die Neuropathologie betreffend

Neu|ro|peptid [↑neuro... u. ↑Peptid] *s;* -[e]s, -e: im Nervengewebe vorkommendes Peptid

Neurophagie vgl. Neuronophagie

Neu|ro|pharmako|logie [↑neuro... u. ↑Pharmakologie] *w;* -: Zweig der Pharmakologie, der sich mit der Wirkung von Substanzen auf das Nervensystem befasst. **neu|ro|pharmako|logisch:** die Neuropharmakologie betreffend

Neu|ro|pharmakon [↑neuro... u. ↑Pharmakon] *s;* -s, ...ka: Arzneimittel, welches das Nervensystem beeinflusst

Neu|ro|physio|loge [↑neuro... u. ↑Physiologe] *m;* -n, -n: Arzt mit Spezialkenntnissen auf dem Gebiet der Neurophysiologie. **Neu|ro|physio|logie** *w;* -: Zweig der Medizin, der sich mit den normalen Vorgängen im Nervensystem befasst. **neu|ro|physio|logisch:** die Neurophysiologie betreffend

Neu|ro|plegikum [zu ↑neuro... u. gr. πληγή = Schlag] *s;* -s, ...ka (meist *Pl.*): ältere Bezeichnung für ↑Neuroleptikum

Neu|ro|psy|cho|loge [↑neuro..., ↑psycho... u. ↑...loge] *m;* -n, -n: Arzt mit Spezialkenntnissen auf dem Gebiet der Neuropsychologie. **Neu|ro|psy|cho|logie** [↑...logie] *w;* -: Zweig der Medizin, der sich mit den Zusammenhängen zwischen Verhaltensweisen und Gehirnfunktion befasst. **neu|ro|psy|cho|logisch:** die Neuropsychologie betreffend

Neu|ro|retinitis [Kurzbildung aus ↑Neuritis optica und ↑Retinitis] *w;* -, ...itiden (in fachspr. Fügungen: ...itides): Entzündung der Sehnervenpapille u. der Netzhaut des Auges

Neu|rose [zu gr. νεῦρον = Sehne; Flechse; Nerv] *w;* -, -n, in fachspr. Fügungen: **Neurosis,** *Pl.:* ...oses: auf der Basis gestörter Erlebnisverarbeitung im seelischen Spannungsraum zwischen Ich und Umwelt entstehende krankhafte, aber reversible Verhaltensanomalie mit seelischen Ausnahmezuständen u. verschiedenen körperlichen Funktionsstörungen ohne organ. Ursache

Neu|ro|se|kret [↑neuro... u. ↑Sekret] *s;* -[e]s, -e: zusammenfassende Bez. für ↑Neurohormone und neurogen gebildete Überträgersubstanzen (↑Neurotransmitter) wie Acetylcholin, Adrenalin und Noradrenalin. **Neu|ro|se|kretion** [↑Sekretion] *w;* -, -en: Ausscheidung von Neurosekreten

Neu|ro|sy|philis [↑neuro... u. ↑Syphilis] *w;* -: allg. Bezeichnung für syphilitische Prozesse im Nervensystem

Neu|ro|tabes [↑neuro... u. ↑Tabes] *w;* -: = Pseudotabes

Neu|ro|tensin [zu ↑neuro... u. lat. *tendere, tensum* = spannen, ausdehnen] *s;* -s, -e: Gewebshormon, das u.a. die Magensäurebildung hemmt und die Darmbewegungen anregt

Neu|ro|tensinom [↑Neurotensin u. ↑...om] *s;* -s, -e, in fachspr. Fügungen: **Neu|ro|tensinoma,** *Pl.:* -ta: Neurotensin produzierender Tumor im Verdauungstrakt

Neu|ro|thymo|leptikum [Kurzbildung aus ↑Neuroleptikum u. ↑Thymoleptikum] *s;* -s, ...ka: Arzneimittel, das Antrieb, Affektivität und psychomotorische Funktionen dämpft, die Gemütsverfassung aber hebt

Neu|rotiker [zu ↑Neurose] *m;* -s, -: an einer Neurose Leidender, Person mit neurotischer Fehlhaltung

Neu|rotisation [zu gr. *νεῦρον* = Sehne; Flechse; Nerv] *w;* -, -en: **1)** operative Einpflanzung eines Nervs in einen gelähmten Muskel. **2)** Regeneration eines durchtrennten Nervs

neu|rotisch [zu ↑Neurose]: im Zusammenhang mit einer Neurose stehend; unter einer Neurose leidend. **Neu|rotizismus** *m;* -: Gesamtverfassung, die durch emotionale Labilität, Schüchternheit und Gehemmtheit charakterisiert ist

Neu|ro|tmesis [↑neuro... u. gr. *τμῆσις* = das Schneiden, der Schnitt] *w;* -, ...tmesen: vollständige Durchtrennung eines Nervs durch eine Verletzung od. bei einer Operation

Neu|ro|tomie [↑neuro... u. ↑...tomie] *w;* -, ...ien: operative Nervendurchtrennung (zur Schmerzausschaltung, bes. bei einer ↑Neuralgie)

Neu|ro|tonie [zu ↑neuro... u. gr. *τόνος* = das Spannen] *w;* -, ...ien: „Nervendehnung", gewaltsame Streckung u. Lockerung eines Nervs (bes. zur Schmerzlinderung, z.B. bei Ischias)

Neu|ro|toxiko|logie [↑neuro... u. ↑Toxikologie] *w;* -: Zweig der Medizin, der sich mit den schädlichen Einflüssen von Giftstoffen auf das Nervensystem beschäftigt. **neu|ro|toxiko|logisch:** die Neurotoxikologie betreffend

Neu|ro|toxikose [↑neuro... u. ↑Toxikose] *w;* -, -n: auf Einwirkung exogener od. endogener Giftstoffe beruhende Schädigung des Nervensystems. **Neu|ro|toxin** [↑Toxin] *s;* -s, -e: „Nervengift", Bezeichnung für Stoffe (z.B. Bakteriengifte), die eine schädigende Wirkung auf das Nervensystem ausüben. **neu|rotoxisch** [↑toxisch]: das Nervensystem schädigend (von bestimmten Stoffen gesagt). **Neuro|toxizität** *w;* -: das Nervensystem schädigende Eigenschaft von Substanzen

Neu|ro|trans|mitter [↑neuro... u. ↑Transmitter] *m;* -s, -: neurogen gebildete Substanzen, die bei der Erregungsübertragung in den Synapsen der Neuronen freigesetzt werden (Acetylcholin, Adrenalin und Noradrenalin)

Neu|ro|trip|sie [zu ↑neuro... u. gr. *τρῖψις* = das Reiben, die Reibung] *w;* -, ...ien: Nervenquetschung, Druckschädigung eines peripheren Nervs durch Unfall, falsche Lagerung in der Narkose, Prothesen u.a.

neu|ro|trop [↑neuro... u. ↑...trop]: **1)** auf das Nervensystem einwirkend (z.B. von chemischen Substanzen gesagt). **2)** eine besondere Affinität zum Nervengewebe besitzend (von chem. Stoffen oder Mikroorganismen gesagt)

neu|ro|vas|kulär, in fachspr. Fügungen: **neu|ro|vas|cularis, ...re** [zu ↑neuro... und ↑Vasculum]: das Nervensystem und das Gefäßsystem betreffend

neu|ro|zirkulatorisch [zu ↑neuro... u. ↑Zirkulation]: das Nervensystem und den Kreislauf betreffend, vom Nervensystem und vom Kreislauf ausgehend

Neu|ro|zyt [↑neuro... u. ↑...zyt] *m;* -en, -en (meist *Pl.*): „Nervenzelle", Zellelement des Nervengewebes, bestehend aus dem (meist im Zentralnervensystem lokalisierten) Zellkörper sowie aus afferenten u. efferenten Fortsätzen (den ↑Dendriten u. ↑Neuriten)

Neu|ro|zytom [zu ↑Neurozyt] *s;* -s, -e, in fachspr. Fügungen: **Neu|ro|cytoma,** *Pl.:* -ta: = Neurom

neu|tral [zu lat. *neuter (neutrum)* = keiner (keines) von beiden; neutral]: weder sauer noch alkalisch reagierend (von Lösungen gesagt; Chem.)

Neu|tral|fette: zusammenfassende Bez. für natürliche, aus Triglyceridgemischen bestehende Fette, die chemisch neutral reagieren

Neu|tralisation [zu ↑neutral] *w;* -, -en: Aufhebung der Säurewirkung einer Lösung durch Zugabe von Basen u. umgekehrt (Chem.). **neu|tralisie|ren:** eine Lösung durch fortgesetzten Zusatz von sauren od. basischen Stoffen neutral machen (Chem.)

Neu|trino [zu lat. *neuter (neutrum)* = keiner (keines) von beiden; neutral] *s;* -s, -s: Elementarteilchen ohne elektrische Ladung und mit einer extrem kleinen Masse (Phys.). **Neu|tron** *s;* -s, ...onen: ladungsfreies Elementarteilchen mit der Masse des Wasserstoffkerns, das einen der Bausteine des Atomkerns darstellt; Abk.: n (Phys.)

Neu|tro|penie [Kurzbildung zu ↑neutrophil u. gr. *πένης* = arm] *w;* -, ...ien: abnorme Verminderung der neutrophilen weißen Blutkörperchen. **neu|tro|penisch:** mit Neutropenie einhergehend

neu|tro|phil [zu lat. *neuter (neutrum)* = keiner (keines) von beiden; neutral u. gr. *φίλος* = lieb; Freund]: eine Affinität zu chemisch neutralen Farbstoffen habend, mit neutralen Farbstoffen leicht färbbar (von Granulozyten, insbes. Leukozyten, gesagt). **Neu|tro|phile** *m;* -n, -n (meist *Pl.*): neutrophile Granulozyten. **Neu|tro|philie** *w;* -, ...ien: übermäßige Vermehrung der neutrophilen weißen Blutkörperchen

Ni: chem. Zeichen für ↑Nickel

nicht|stero|idales Anti|phlogistikum [zu ↑Steroid]: entzündungshemmendes Arzneimittel, dessen wirksamer Bestandteil kein Steroid ist; Abk.: NSA

nicht|stero|idales Anti|rheu|matikum [zu ↑Steroid]: Arzneimittel gegen rheumatische Erkrankungen, dessen wirksamer Bestandteil kein Steroid ist; Abk.: NSAR

Nickel [aus schwed. *nickel* (gekürzt aus *kopparnickel* = Rotnickelkies)] *s;* -s: metallisches chem. Element; Zeichen: Ni

Nickkrampf vgl. Epilepsia nutans

Nicoladoni-Operation [nach dem östr. Chirurgen Karl Nicoladoni, 1847–1902]: **1)** operativer Ersatz eines Fingers durch eine Zehe oder durch einen transplantierten Brusthautlappen mit Knochenspan. **2)** operativer Ersatz einer geschädigten Sehne durch eine transplantierte gesunde Sehne

Nicola-Operation [nach dem amer. Chirurgen T. Nicola, 19./20. Jh.]: operatives Behandlungsverfahren bei der habituellen Schultergelenksverrenkung (dabei wird die lange Bizepssehne durchtrennt, durch einen neu angelegten Bohrkanal im Kopf des Humerus gezogen und wieder vernäht)

Nicolas-Durand-Favre-Krankheit [*nikola-dürang-fawr^e...;* nach den frz. Hautärzten J. Nicolas, J. Durand u. M. Favre, 19./20. Jh.]: = Lymphogranuloma inguinale

Nictatio, Nictitatio vgl. Niktation

Nidation [zu lat. *nidus* = Nest] *w;* -, -en: Einnistung des befruchteten Eies in der Gebärmutterschleimhaut (7.–12. Tag nach der Ovulation)

Nidations|hemmer: Substanz, die nach der Befruchtung der Eizelle deren ↑Nidation verhindert, sodass es zu keiner Schwangerschaft kommt

Nido|gen [lat. *nidus* = Nest (mit Bezug auf die nestartige Struktur des Stoffs) u. ↑...gen] *s;* -s, -e: Protein des Bindegewebes

nieder|potent [zu lat. *potens* = einer Sache mächtig]: schwach wirksam (von Medikamenten)

Nieder|voltage [*...wo^u ltidsch;* engl. *voltage* = Spannung] *s;* -[s], -s: abnorme Kleinheit der Amplituden beim Ekg

Niemann-Pick-Krankheit [nach den dt. Ärzten Albert Niemann (1880–1921) und Ludwick Pick (1868–1944)]: krankhafte Anhäufung von Phosphatiden im Organismus

Niere vgl. Ren

Niere, künstliche vgl. extrakorporale Dialyse

Nieren|asth|ma vgl. Urina spastica

Nierenbecken vgl. Pelvis renalis. **Nierenbeckenentzündung** vgl. Pyelitis

Nierenentzündung vgl. Nephritis

Nierenkelch vgl. Calix renalis

Nierenkörperchen vgl. Corpuscula renis

Nierenlappen vgl. Lobi renales

Nierenpapillen vgl. Papillae renales

Nierenpol, oberer vgl. Extremitas superior renis. **Nierenpol, unterer** vgl. Extremitas inferior renis

Nierenschrumpfung vgl. Nephrosklerose

Nierensenkung vgl. Nephroptose

Nierenstarter: hypertone Lösung, die bei drohendem Nierenversagen zur Wiederingangsetzung der Nierenfunktion infundiert wird

Nierenstein vgl. Nephrolith

Nierenstiel vgl. Hilus renalis

niger, ni|gra, ni|grum [aus gleichbed. lat. *niger*]: schwarz; z B. in der Fügung ↑Substantia nigra

ni|gricans [zu lat. *nigricare* = schwärzlich sein]: schwärzliche Färbung aufweisend; z. B. in der Fügung ↑Acanthosis nigricans

Ni|grities cutis [*...izi-eß -;* lat. *nigrities* = Schwärze] *w;* --, --: = Melasma. **Ni|grities lin|guae** *w;* --, --: = Lingua nigra

Nikolski-Zeichen [nach dem russ. Dermatologen P. W. Nikolski, 1858–1940]: charakteristische Veränderungen der Epithelschichten der Haut bei ↑Pemphigus vulgaris, derart dass die Haut auch an den scheinbar unbefallenen Regionen des Körpers durch Reiben abgelöst werden kann

Nikotin [zum Namen des frz. Diplomaten u. Gelehrten Jean Nicot (um 1530–1600), der den Tabak in Europa eingeführt haben soll] *s;* -s: stark giftiges Hauptalkaloid der Tabakpflanze (und anderer Nachtschattengewächse), das auf die vegetativen Ganglien zunächst anregend, später lähmend wirkt. **Nikotinsäure**: beim Nikotinabbau im Körper entstehendes Vitamin des Vitamin-B-Komplexes, das gefäßerweiternd wirkt. **Nikotinsäureamid**: im Muskelfleisch, im Herzmuskel, in Leber, Niere, Hefe u. manchen Gemüse- und Getreidearten vorkommender Stoff mit Vitaminwirkung (er erfüllt zusammen mit ↑Vitamin B_2 wichtige Funktionen im Zellstoffwechsel; Mangel führt zu ↑Pellagra)

Niktation, auch: **Niktitation** [zu lat. *nictare* = zwinkern, blinzeln] *w;* -, -en, in fachspr. Fügungen: **Nic[ti]tatio,** *Pl.:* ...io|nes: „Blinzeln“, Blinzelkrampf, klonischer Lidkrampf

Niob, auch: **Nio|bium** [nlat. Phantasiebildung zum Namen der altgr. weibl. Sagengestalt Niobe (gr. *Νιόβη*)] *s;* -s: metallisches chem. Element; Zeichen: Nb

Niph|ablep|sie [gr. *νίφα* (Akk.) = Schnee u. ↑Ablepsie] *w;* -, ...ien: „Schneeblindheit“, akute, nichtinfektiöse Bindehautentzündung infolge übermäßiger Einwirkung ultravioletter Strahlen auf die Augen (bes. auf Gletschergebieten im Hochgebirge)

Nischenzellen: kleine Epithelzellen der Lungenbläschen, die die Eigenschaft haben, eingedrungene Staubteilchen, Mikroorganismen u. a. durch ↑Phagozytose zu vernichten

Nisse *w;* -, -n (meist *Pl.*): Bezeichnung für die in den Haaren oder in den Nähten der Kleidung fest sitzenden Eier von Läusen

Nissl-Körperchen, auch: **Nissl-Schollen** [nach dem dt. Psychiater u. Neurologen Franz Nissl, 1860–1919] *Pl.:* chromatophile Einlagerungen mit hohem Ribonukleinsäuregehalt im Neuroplasma der Nervenzellen, die den Zellen ein geflecktes Aussehen verleihen können

Nisus [aus lat. *nisus* = Schwung; Anstrengung] *m;* -, - [*nisuß*]: Trieb. **Nisus sexualis:** „Geschlechtstrieb"

nitidus, ...da, ...dum [aus lat. *nitidus* = hell, glänzend]: glänzend, schimmernd; z. B. in der Fügung ↑Ichthyosis nitida

Niton [zu lat. *nitere* = glänzen (nach den phosphoreszierenden Eigenschaften)] *s;* -s: ältere Bez. für ↑Radon; Zeichen: No

Ni|trat [zu lat. *nitrum* (von gr. *νίτρον*) = Laugensalz, Soda; ägypt. Ursprungs] *s;* -[e]s, -e (meist *Pl.*): Gruppe von Stickstoffverbindungen zur Behandlung der ↑koronaren Herzkrankheit durch Erschlaffung der Gefäßmuskulatur

Nitros|amin [Kunstw.] *s;* -s, -e (meist *Pl.*): in manchen Nahrungsmitteln (z. B. nitritbehandelten Fleischwaren) in geringen Mengen enthaltene Stickstoffverbindungen, die Krebs erzeugen können

Niveau|dia|gnose [*niwo...*]: „Höhendiagnose", Feststellung des Sitzes eines Krankheitsherdes aufgrund der neurologischen Ausfallserscheinungen

NMR [Abk. für engl. *n*uclear *m*agnetic *r*esonance = Kernspinresonanz]: = Kernspintomographie

Nn.: Abk. für: Nervi (vgl. Nerv)

NNM: Abk. für ↑Nebennierenmark

NNR: Abk. für ↑Nebennierenrinde

No: **1)** chem. Zeichen für ↑Nobelium. **2)** chem. Zeichen für ↑Niton

Nobelium [nlat., nach dem schwed. Chemiker Alfred Nobel, 1833–1896] *s;* -s: zu den Transuranen gehörendes chem. Element; Zeichen: No

No|ble-Zeichen [*nou bel...;* nach dem amer. Gynäkologen Ch. P. Noble, 1863–1935]: Schwangerschaftszeichen, das sich darin manifestiert, dass das seitliche Scheidengewölbe ab 3. Schwangerschaftsmonat als ausgefüllter Raum getastet werden kann

Nocardia [nlat., nach dem frz. Tierarzt E. J. É. Nocard, 1850–1903] *w;* -, (Arten:) ...diae: Gattung grampositiver, unbeweglicher, aerober, pilzähnlicher Mikroben (Krankheitserreger). **Nocardio|se** *w;* -, -n, in fachspr. Fügungen: **Nocardio|sis,** *Pl.:* ...oses: durch eine Art der Gattung ↑Nocardia hervorgerufene Erkrankung z. B. der Haut od. der Lungen

nocturnus, ...na, ...num [aus lat. *nocturnus* = nächtlich]: nächtlich, nachts auftretend (bes. von Schmerzen u. Krankheitserscheinungen gesagt); z. B. in der Fügung ↑Pavor nocturnus

nodös, in fachspr. Fügungen: **nodosus, ...osa, ...osum** [zu ↑Nodus]: knotig, knotenförmig (z. B. auf Hauteffloreszenzen bezogen). **Nodositas** *w;* -: knotige Beschaffenheit (bes. der Haare). **Nodositas crinium** [↑Crinis]: = Trichorrhexis nodosa. **nodosus** vgl. nodös

nodulär, in fachspr. Fügungen: **nodularis, ...re** [zu ↑Nodulus]: knötchenförmig; mit Knötchen versehen, Knötchen aufweisend

Nodulus [Verkleinerungsbildung zu lat. *nodus* = Knoten] *m;* -, ...li; „Knötchen": **a)** knötchenförmiges, physiologisches Gebilde im Körper (Anat.); **b)** krankhafte knötchenförmige u. als solche tastbare Gewebsverdickung von fester Konsistenz. **Noduli cutanei** [- ...*e-i*] *Pl.:* gutartige „Hautknötchen" aus fibrösem Bindegewebe. **Nodulus lymphaticus:** = Folliculus lymphaticus. **Noduli valvularum semi|lunarium** *Pl.:* kleine knötchenförmige Verdickungen in der Mitte der Semilunarklappen (ihre Funktion ist die Gewährleistung richtigen Herzklappenverschlusses). **Nodulus (vermis):** in der Mitte der Kleinhirnhälften gelegener Höcker des Kleinhirnwurms. **Nodulus vitalis:** „Lebensknötchen", Bezeichnung für das ↑Atemzentrum. **Noduli vocales** *Pl.:* „Sängerknötchen", „Schreiknötchen", knotige Wucherungen auf den Stimmbändern infolge Überanstrengung beim Singen od. Schreien (bes. bei Sängern, auch bei Säuglingen vorkommend)

Nodus [aus lat. *nodus,* Gen.: *nodi* = Knoten] *m;* -, ...di: „Knoten": a) knotenförmiges, physiologisches Gebilde im menschlichen Körper (Anat.); b) krankhafte knotenförmige u. als solche tastbare Gewebsverdickung von fester Konsistenz (z. B. Gichtknoten). **Nodus ar|thriticus:** = Tophus arthriticus. **Nodus atrio|ven|tricularis:** knotenförmige Anhäufung besonderen Muskelgewebes in der Scheidewand der Herzvorhöfe, das der Reizübermittlung (und bei Ausfall des ↑Nodus sinuatrialis auch der Reizbildung) für die Steuerung des Schlagrhythmus des Herzens dient. **Nodus lymphaticus:** „Lymphknoten", Bezeichnung für die zahlreichen in das Lymphgefäßsystem eingeschalteten, bis etwa 3 cm großen, rundlichen, drüsenähnlichen, von Bindegewebshüllen umschlossenen Organe, die die Lymphozyten bilden und die gleichzeitig als Filterstationen gegenüber Krankheitserregern fungieren (fälschlich auch als „Lymphdrüsen" bezeichnet). **Nodus sinu|atrialis:** eine knotenförmige Verdickung aufweisendes Bündel besonderer Muskelfasern vor der

Einmündung der oberen Hohlvene in die Wand des rechten Herzvorhofs, die zur Reizbildung für die Steuerung des Schlagrhythmus des Herzens befähigt sind

Nokt|ambulismus [zu lat. *nox,* Gen.: *noctis* = Nacht u. lat. *ambulare* = herumgehen] *m;* -: = Somnambulismus

Noma [von gr. *νομή* = um sich fressendes Geschwür (eigtl. = Weideplatz, Weide)] *w;* -, Nomae (fälschlich meist: *s;* -s, -s): Gesichtsbrand, Wangenbrand, brandiges Absterben der Wangen bei unterernährten oder durch Krankheit geschwächten Kindern

Nomen|klatur [aus lat. *nomenclatura* = Namenverzeichnis] *w;* -, -en: die wissenschaftliche Namengebung; die Zusammenstellung von Sach- oder Fachbezeichnungen in Naturwissenschaft u. Technik nach international vereinbarten und für die jeweilige Fachsprache verbindlichen Regeln

Nomo|gramm [gr. *νόμος* = Brauch; Gesetz u. ↑...gramm] *s;* -s, -e: grafisches Schaubild von den funktionalen Zusammenhängen zwischen mehreren veränderlichen Größen (z. B. zwischen Körpergewicht und Lebensalter)

nomo|top [zu gr. *νόμος* = Brauch; Gesetz u. gr. *τόπος* = Ort, Platz]: an der physiologisch regelrechten Stelle im Körper vorkommend od. entstehend (insbes. von den im Sinusknoten des Herzens ausgelösten Herzerregungen gesagt)

Non-A-non-B-Hepatitis [lat. *non* = nicht]: frühere Bez. für die ↑Hepatitis C

Non-Com|pliance [*nonkᵉmplaiᵉnß;* aus engl. *non-compliance* = Unbotmäßigkeit] *w;* -: Nichteinhaltung ärztlicher Ratschläge seitens des Patienten; vgl. Compliance (2)

Non-Dis|junc|tion [*nondißdschangkschᵉn;* engl.] *w;* -: unregelmäßiges Verhalten von Chromosomen bei der Reifeteilung, derart dass ein Chromosomenpaar ungeteilt in eine Tochterzelle übergeht, sodass ein bestimmtes Chromosom in einer Zelle überhaupt nicht, in einer anderen dagegen doppelt vorkommt (Biol.)

Non-Hodg|kin-Lym|phom [*nonhodschkin...*] *s;* -s, -e: Bez. für alle malignen Erkrankungen mit Lymphknotenschwellungen, die nicht zur ↑Hodgkin-Krankheit gehören

Nonne-Apelt-Schumm-Re|aktion [nach den dt. Ärzten Max Nonne (1861–1959) u. Friedrich Apelt (1877–1911) u. dem dt. Chemiker Otto Schumm (1874–1958)]: Reaktion zum Nachweis von Eiweißkörpern in der Rückenmarksflüssigkeit (Liquor wird mit einigen Millilitern gesättigter Ammonsulfatlösung versetzt; bei Globulinvermehrung tritt nach 2–3 Minuten eine Trübung auf)

Nonnengeräusch, Nonnensausen [von *Nonne* im techn. Sinne von = Hohlkreisel]: Venengeräusch (ohne pathologische Bedeutung), das am besten über den Halsgefäßen auszukultieren ist (vor allem im Kindesalter)

Non|re|sponder [*...rißpondᵉr;* engl. = jemand, der nicht anspricht] *m;* -s, -: Patient, bei dem eine therapeutisch angewandte Substanz keine Wirkung zeigt; Ggs. ↑Responder

Non|stero|idal anti|in|flammatory Drugs [*nonßteroidᵉl äntiinflämᵉtᵉri dragß;* engl. = nichtsteroidale entzündungshemmende Arzneimittel] *Pl.:* vor allem zur Behandlung rheumatischer Erkrankungen angewandte Arzneimittel, deren Wirksubstanz keine Steroide (wegen deren Nebenwirkungen) sind; Abk.: NSAID

Noo|leptikum [zu gr. *νόος* = Sinn, Verstand u. gr. *λαμβάνειν* = nehmen; fassen, ergreifen] *s;* -s, ...ka: Substanz (bes. Arzneimittel), die die intellektuelle Wachheit herabsetzt

noo|trop [gr. *νόος* = Sinn, Verstand u. ↑...trop]: die intellektuellen Fähigkeiten beeinflussend (von Medikamenten). **Nootropikum** *s;* -s, ...ka: Arzneimittel, das die intellektuellen Fähigkeiten (Merkfähigkeit, Gedächtnis, Sprache und Bewusstsein) beeinflusst

nor..., Nor...: Vorsilbe für **nor**male (unverzweigte) Ketten, die kürzer sind als entsprechende Vergleichssubstanzen, wie Noradrenalin und Adrenalin (Chem.)

Nor|ad|renalin [Kunstw.] *s;* -s: Hormon des Nebennierenmarks, das zusammen mit ↑Adrenalin den natürlichen Reizübermittler des vegetativen Nervensystems darstellt

nor|ad|ren|erg [Kurzbildung zu ↑Noradrenalin u. gr. *ἔργον* = Werk; Tätigkeit]: durch Noradrenalin bewirkt; auf Noradrenalin ansprechend

norm..., Norm... vgl. normo..., Normo...

Norma [aus lat. *norma* = Winkelmaß; Richtschnur; Regel] *w;* -: genormte Schädeleinstellung (Anat.). **Norma basilaris:** Ansicht des Schädels von unten. **Norma facia|lis:** Ansicht des Schädels von vorn. **Norma lateralis:** Seitenansicht des Schädels. **Norma occipitalis:** Ansicht des Schädels von hinten. **Norma verticalis:** neue Bez. für ↑Calvaria

norm|acid [zu ↑normo... u. ↑Acidum]: einen normalen Säurewert aufweisend (bes. vom Magensaft gesagt). **Norm|acidität** *w;* -: normaler Säurewert einer Lösung (insbes. des Magensaftes)

Normallösung: (meist wässrige) Lösung, die in einem Liter so viel Gramm einer chem. Substanz enthält, dass diese Menge einem Grammatom Wasserstoff äquivalent ist

Normal|serum: Blutserum eines gesunden Menschen

normazid vgl. normacid. **Normazidität** vgl. Normacidität

Norm|ergie [zu ↑normo... u. gr. *ἔργον* = Werk; Tätigkeit; Analogiebildung nach ↑Allergie] *w;* -, ...ien: normale Reaktion des

Organismus auf einen Reiz im Gegensatz zur ↑Allergie u. ↑Hyperergie

normo..., Normo..., vor Selbstlauten meist: **norm..., Norm...** [aus lat. *norma* = Winkelmaß; Richtschnur; Regel]: Bestimmungswort von Zus. mit der Bed. „der Norm entsprechend, normal"; z.B.: Normoblast, normacid

Normo|blast [↑normo... u. ↑...blast] *m;* -en, -en (meist *Pl.*): kernhaltige Vorstufen der roten Blutkörperchen von der ungefähren Größe u. Reife normaler Erythrozyten (vgl. Normozyt)

normo|som [↑normo... u. ↑...som]: von normalem Körperwuchs. **Normo|somie** [↑...somie] *w;* -: Normalwuchs des Körpers

Normo|spermie [zu ↑normo... u. ↑Sperma] *w;* -: normaler Gehalt der Samenflüssigkeit an funktionstüchtigen Spermien (etwa 60–120 Millionen pro ml)

normo|tensiv [*...if;* zu ↑normo... u. lat. *tendere* = spannen, anspannen]: = normotonisch

normoton vgl. normo|tonisch. **Normotonie** [zu ↑normo... u. ↑Tonus] *w;* -: regelrechter Blutdruck (etwa 140/90 mm Hg). **Normotoniker** *m;* -s, -: jemand, der einen normalen Blutdruck hat. **normo|tonisch,** auch: **normo|ton:** einen normalen Blutdruck aufweisend. **Normo|tonus** *m;* -: normaler Spannungszustand von Muskeln, Gefäßen oder Nerven

Normo|vol|ämie [↑normo... u. ↑Volämie] *w;* -: regelrechte Blutmenge des Körpers. **normo|vol|ämisch:** eine regelrechte Körperblutmenge aufweisend

Normo|zyt [↑normo... u. ↑...zyt] *m;* -en, -en (meist *Pl.*): hinsichtlich Gestalt, Größe u. Farbe normales rotes Blutkörperchen (im Gegensatz etwa zu den ↑Mikrozyten od. ↑Makrozyten)

Norwalk-Virus [*nå'wåk...;* nach der amer. Stadt Norwalk (Ohio), in der die erste Epidemie ausbrach] *s;* -, ...ren: Gruppe von Viren, die vor allem bei Schulkindern und Jugendlichen Gastroenteritiden hervorrufen

noso..., Noso..., vor Selbstlauten auch: **nos..., Nos...** [aus gr. *νόσος* = Krankheit]: Bestimmungswort von Zus. mit der Bedeutung „Krankheit, krankhafte Veränderung im Organismus"; z.B.: Nosologie

Noso|agnosie [zu ↑noso..., ↑[1]a... und gr. *γνῶσις* = Erkennen] *w;* -: Störung der Sinneswahrnehmung, Unfähigkeit, krankhafte Veränderungen oder Störungen am eigenen Körper zu erkennen (Vorkommen bei verschiedenen zerebralen Krankheiten)

Nosode [zu gr. *νόσος* = Krankheit] *w;* -, -n: aus krankhaften Körpermaterialien hergestelltes Arzneimittel zur Behandlung entsprechender Erkrankungen (Homöopathie)

Noso|genie [zu ↑noso... u. gr. *γίγνεσθαι (γενέσθαι)* = werden, entstehen] *w;* -, ...ien: = Pathogenese

Noso|gra|phie [↑noso... u. ↑... graphie] *w;* -, ...ien: Krankheitsbeschreibung

noso|komial [zu gr. *νοσοκομεῖον* = Krankenhaus]: zu einem Krankenhaus gehörend, Krankenhaus..., in einem Krankenhaus erfolgend

Noso|logie [↑noso... und ↑...logie] *w;* -: „Krankheitslehre", systematische Einordnung und Beschreibung der Krankheiten

Noso|manie [↑noso... u. ↑Manie] *w;* -, ...ien: wahnhafte Einbildung, an einer Krankheit zu leiden

Noso|phobie [zu ↑noso... u. gr. *φόβος* = Furcht] *w;* -, ...ien: krankhafte Angst, krank zu sein od. krank zu werden

noso|trop [↑noso... u. ↑...trop]: gegen einen Krankheitsprozess gerichtet (z.B. von den natürlichen Abwehrstoffen des Körpers gesagt)

Nost|algie [zu gr. *νοστεῖν* = heimkehren u. ↑...algie] *w;* -: Heimweh. **nost|algisch:** heimwehkrank

Nosto|zytose [zu gr. *νοστεῖν* = heimkehren u. ↑...zyt] *w;* -, -n: Tropismus bestimmter Zellen für spezielle Körpergewebe

nost|ras [aus gleichbed. lat. *nostras*]: inländisch, einheimisch (z.B. von Krankheiten); z.B. in der Fügung ↑Cholera nostras

not..., Not... vgl. noto..., Noto...

Not|algie [↑noto... u. ↑...algie] *w;* -, ...ien: „Rückenschmerz", Schmerzen im Bereich des Rückens

Not|en|ze|phalus [zu ↑noto... u. ↑Encephalon] *m;* -, ...phali od. ...phalen: missgebildeter Fetus mit frei liegendem, dem Rücken aufliegendem Gehirn

no|thus, ...tha, ...thum [von gr. *νόθος* = unehelich]: **1)** unehelich. **2)** unecht, verfälscht

noto..., Noto..., vor Selbstlauten meist: **not..., Not...** [aus gr. *νῶτος* = Rücken]: Bestimmungswort von Zus. mit der Bed. „Rücken"; z.B.: Notalgie

Noxe [aus lat. *noxa,* Gen.: *noxae* = Schaden] *w;* -, -n, in fachspr. Fügungen: **Noxa,** *Pl.:* Noxae: Krankheitsursache; Stoff oder Umstand, der eine schädigende, pathogene Wirkung auf den Organismus ausübt

Noxin [Kunstwort aus ↑Noxe u. ↑Toxin] *s;* -s, -e (meist *Pl.*): im Organismus abgestorbene körpereigene Eiweiße od. deren Abbauprodukte, die eine starke Toxizität entwickeln

Nozi|zeption [zu lat. *nocere* = schaden u. lat. *capere, captum* (in Zus. *-cipere, -ceptum*) = nehmen, fassen] *w;* -, -en: Wahrnehmung von Schmerzen. **nozi|zeptiv** [*...tif*]: Schmerzempfindungen vermittelnd (von bestimmten sensiblen Neuronen gesagt). **Nozi|zeptor** [in Analogie zu ↑Rezeptor gebildet] *m;* -s, ...toren: „Schmerzrezeptor", Rezeptor, der bei Verletzungen gereizt wird und die Schmerzempfindung vermittelt

Np: chem. Zeichen für ↑Neptunium

NREM-Phasen [NREM ist Abk. für engl.

*n*on *r*apid *e*ye *m*ovements = nicht schnelle Augenbewegungen]: Schlafphasen, die nicht durch rasche Augenbewegungen gekennzeichnet sind

NSA: Abk. für ↑nichtsteroidales Antiphlogistikum

NSAID: Abk. für Nonsteroidal antiinflammatory Drugs

NSAR: Abk. für ↑nichtsteroidales Antirheumatikum

Nubekula [aus lat. *nubecula* = kleine Wolke] *w;* -, ...lä: **1)** leichte Hornhauttrübung. **2)** wolkige Trübung im stehen gebliebenen Harn

Nu|cha [aus gleichbed. mlat. *nucha* (von arab. *nucha* = Rückenmark)] *w;* -, ...chae: Nacken, hintere gewölbte Seite des Halses (Anat.). **nuchal,** in fachspr. Fügungen: **nuchalis, ...le:** zum Nacken gehörend, im Bereich des Nackens liegend

Nucleolus vgl. Nukleolus

Nucleus vgl. Nukleus

Nu|cle|us-pulposus-Hernie: Bandscheibenvorfall, Vorfall einer Zwischenwirbelscheibe in den Wirbelkanal

nu|klear [zu lat. *nucleus* = Kern]: **1)** den Atomkern betreffend; mit Kernspaltung zusammenhängend, durch Kernenergie erfolgend. **2)** selten für: nukleär. **3)** den Zellkern betreffend (Biol.)

Nu|klear|medizin: „Kernmedizin", Zweig der medizinischen Wissenschaft, der sich mit der Anwendung von ↑Isotopen für die Erkennung und Behandlung von Krankheiten befasst

Nu|klea|se [↑Nukleus u. ↑...ase] *w;* -, -n: in inneren Organen vorkommendes Enzym, das Zellkerne aufspaltet

Nu|klea|tion [zu ↑Nukleus] *w;* -, -en: Veränderung lebenden Gewebes durch Einfrieren, wodurch sich je nach Kältegrad um die Zellkerne bzw. in den Zellkernen Eiskristalle bilden

Nu|klein|säure [zu ↑Nukleus gebildet] *w;* -, -n (meist *Pl.*): hochmolekulare stickstoff- und phosphorhaltige Verbindungen (Eiweißkörper), die die Haupteiweißbestandteile des Zellkerns darstellen u. von besonderer Bedeutung für die Proteinsynthese in der Zelle sind

Nu|kleo|gramm [↑Nucleus (in der Fügung ↑Nucleus pulposus) u. ↑...gramm] *s;* -s, -e: Röntgenbild einer Zwischenwirbelscheibe. **Nu|kleo|gra|phie** [↑...graphie] *w;* -, ...ien: röntgenographische Darstellung einer Zwischenwirbelscheibe mithilfe eines injizierten Kontrastmittels

Nu|kleo|id [↑Nukleus u. ↑...id] *s;* -[e]s, -e: Nukleinsäurekern des ↑Virions, der für die Virusreproduktion verantwortlich ist

Nu|kleo|kap|sid [zu ↑Nukleinsäure und ↑Kapsid] *s;* -[e]s, -e: Nukleinsäure-Protein-Komplex des ↑Virions

Nu|kleo|lus [Verkleinerungsbildung zu lat. *nucleus* = Kern] *m;* -, ...eo|li u. ...eo|len: Kernkörperchen, innerhalb des Zellkerns oft in großer Anzahl vorkommendes, kleines, abgerundetes, stark anfärbbares Körperchen, das vorwiegend ↑Ribonukleinsäure enthält u. sich bei der Zellteilung auflöst (Biol.)

Nu|kleo|lyse [zu ↑Nucleus (in der Fügung ↑Nucleus pulposus) u. gr. *λύειν* = lösen, auflösen] *w;* -, -n: medikamentöse Auflösung des Nucleus pulposus (bei Bandscheibenvorfall)

Nu|kleo|prote|id [↑Nukleus u. ↑Proteid] *s;* -[e]s, -e: Eiweißverbindung des Zellkerns

Nu|kleo|sid [zu ↑Nukleus] *s;* -[e]s, -e: Abbauprodukt des ↑Nukleotids

Nukleo|tid [zu ↑Nukleus] *s;* -[e]s, -e: Spaltprodukt des natürlichen Eiweißstoffs des Zellkerns

Nu|kleo|tomie [↑Nucleus (in der Fügung ↑Nucleus pulposus) u. ↑...tomie] *w;* -, ...ien: operative Eröffnung des krankhaft veränderten Nucleus pulposus

Nu|kle|us [aus lat. *nucleus,* Gen.: *nuclei* = Kern] *m;* -, ...lei [*...le-i*], in fachspr. Fügungen der anatomischen Nomenklatur: **Nu|cle|us,** *Pl.:* ...lei [*...le-i*]: **1)** Zellkern (Biol.). **2)** Nervenkern, Anhäufung von Nervenzellen bestimmter Funktion im Zentralnervensystem (Anat.). **3)** Kurzbez. für: Nucleus pulposus. **Nu|cle|us ambigu|us:** motorischer Ursprungskern des X. Hirnnervs für die Larynxmuskeln. **Nu|cle|us anterior thalami:** der vordere der drei grauen Nervenkerne des Sehhügels. **Nuclei arcua|ti** *Pl.:* kleine Kerne aus grauer Hirnsubstanz im Bereich der Pyramidenbahnen in der ↑Medulla oblongata. **Nu|cle|us caudatus:** „Schwanzkern", Basalganglion, Zellkomplex des extrapyramidal-motorischen Systems des Großhirns. **Nu|cle|us cen|tralis thalami:** Zentralkern des Thalamus, Ansammlung von Nervenzellen in der Wandung des dritten Hirnventrikels. **Nu|clei cerebelli** *Pl.:* gemeinsame Bez. für die Kleinhirnkerne. **Nu|clei coch|lea|res** *Pl.:* Hirnnervenkerne der ↑Pars cochlearis. **Nu|cle|us colliculi inferio|ris:** Gruppe von Nervenzellen, die den Hauptteil des ↑Colliculus inferior im Bereich des Tectums des Mesencephalons bilden. **Nu|cle|us corporis geniculati lateralis:** Nervenkern des lateralen Kniehöckers, Gruppe von Nervenzellen innerhalb des ↑Corpus geniculatum laterale. **Nu|cle|us corporis geniculati media|lis:** Nervenkern des medialen Kniehöckers, Gruppe von Nervenzellen innerhalb des ↑Corpus geniculatum mediale. **Nu|clei corporis mamilla|ris** *Pl.:* Nervenzellkerne im Mamillarkörper an der Hirnbasis. **Nu|cle|us cunea|tus:** Nervenkern in der ↑Medulla oblongata im rostralen Ende des Fasciculus cuneatus. **Nu-**

cle|us cunea|tus ac|cessorius: Nervenzellgruppe in der ↑Medulla oblongata, lateral vom ↑Nucleus cuneatus. **Nu|cle|us dentatus:** länglich plattrunder, gezackter Kern im mittleren, vorderen Teil der Marksubstanz des Kleinhirns. **Nu|cle|us dorsalis:** Gruppe von Nervenzellen am Hinterhorn des Rückenmarks. **Nu|cle|us dorsalis nervi vagi:** Nervenkern an der dorsalen Seite des verlängerten Marks. **Nu|cle|us dorso|media|lis (hypo|thalami):** hinter dem ↑Nucleus paraventricularis (hypothalami) gelegener Nervenkern. **Nu|cle|us em|boli|formis:** kleiner Nervenkern im Kleinhirn zwischen dem ↑Nucleus dentatus und dem ↑Nucleus globosus. **Nu|cleus fastigii:** Nervenkern aus grauer Hirnsubstanz im Kleinhirn über dem Dach des vierten Ventrikels (medial vom ↑Nucleus globosus). **Nu|cle|us globosus:** Nervenkern aus grauen Zellmassen im Kleinhirn zwischen dem ↑Nucleus emboliformis u. dem ↑Nucleus fastigii. **Nu|cle|us gracilis:** Nervenkern in der ↑Medulla oblongata am rostralen Ende des ↑Fasciculus gracilis. **Nu|cle|us habenulae:** Nervenzellgruppe in der ↑Habenula. **Nu|cle|us inter|calatus (medullae ob|lon|gatae):** Kerngruppe zwischen ↑Nucleus nervi hypoglossi und ↑Nucleus dorsalis nervi vagi. **Nu|cle|us lateralis thalami:** seitlicher Thalamuskern, Nervenkern im Thalamus zwischen der inneren Kapsel und der ↑Lamina medullaris des Thalamus. **Nu|cle|us lemnis|ci lateralis:** Nervenkern im rostralen Anteil des ↑Lemniscus lateralis. **Nu|cle|us lenti|formis:** linsenförmiger Kern, Nervenkernmasse zwischen ↑Putamen und ↑Globus pallidus innerhalb des ↑Corpus striatum im Bereich der Basalganglien. **Nu|cle|us lentis** [↑Lens]: Augenlinsenkern (besteht aus Linsenfasern, die sich im Laufe des Lebens zum so genannten Alterskern verdichten). **Nu|cle|us media|lis thalami:** medialer Thalamuskern, Nervenkern im Thalamus zwischen der Mittellinie des Thalamus und der ↑Lamina medullaris. **Nu|cle|us motorius nervi tri|gemini:** motorischer Ursprungskern des ↑Nervus trigeminus, Nervenkern in der Mitte der Brücke (↑Pons). **Nu|cle|us nervi ab|ducentis:** motorischer Ursprungskern des ↑Nervus abducens, Nervenkernmasse innerhalb des kaudalen Teils der Brücke. **Nu|cle|us nervi facia|lis:** motorischer Ursprungskern des ↑Nervus facialis, Nervenkern in der Brücke (↑Pons). **Nu|cle|us nervi hypo|glossi:** motorischer Ursprungskern des ↑Nervus hypoglossus, Nervenkern in der ↑Medulla oblongata unterhalb des vierten Ventrikels (vor dem Zentralkanal). **Nu|cle|us nervi oculomotorii:** motorischer Ursprungskern des ↑Nervus oculomotorius, Nervenkern im Tegmentum des Mesencephalons. **Nu|cle|us nervi troch|lea|ris:** motorischer Ursprungskern des ↑Nervus trochlearis, Nervenkern im Mesencephalon an der dorsalen Seite des medialen ↑Fasciculus longitudinalis. **Nu|clei nervi vestibulo|coch|lea|ris** *Pl.:* sensorische Endkerne des ↑Nervus vestibulocochlearis im Bereich der Brücke. **Nu|clei nervorum cranialium** *Pl.:* Nervenkerne der Hirnnerven im Zentralnervensystem (motorische Ursprungskerne). **Nu|cle|us olivaris:** „Olivenkern" (besteht aus grauer Hirnsubstanz und wird von der Olive der ↑Medulla oblongata umschlossen). **Nu|cle|us olivaris ac|cessorius dorsalis:** kleiner Kern aus grauer Hirnsubstanz dorsal vom eigentlichen Olivenkern. **Nu|cle|us olivaris ac|cessorius media|lis:** kleiner Kern aus grauer Hirnsubstanz medial vom eigentlichen Olivenkern. **Nu|clei originis** [lat. *origo,* Gen. *originis* = Ursprung] *Pl.:* allg. Bezeichnung für die motorischen Ursprungskerne der Hirnnerven. **Nu|cle|us para|ventricularis (hypo|thalami):** vegetativer Nervenkern über dem ↑Nucleus supraopticus. **Nu|cle|us pontinus nervi trigemini:** neue Bez. für ↑Nucleus sensorius nervi trigemini. **Nu|clei pontis** [↑Pons] *Pl.:* „Brückenkerne", Gruppen von Nervenzellen in der Basis der Brücke (stellen Schaltstellen der langen Nervenbahnen bzw. Neuronen zwischen Großhirn, Brücke und Rückenmark bzw. peripheren Nerven dar). **Nu|cle|us posterior (hypo|thalami):** hinter den ↑Corpora mamillaria gelegener Nervenkern mit Sympathikuswirkung. **Nu|cleus pulposus:** Gallertkern, zentraler Teil der Zwischenwirbelscheiben, der die Knorpelzellen enthält. **Nu|cle|us ruber:** rotgelblicher Kern in der Mittelhirnhaube (sammelt die Faserbahnen, die aus dem Kleinhirn und den übergeordneten Zentren zusammenströmen). **Nu|cleus sensorius superior nervi tri|gemini:** oberer sensorischer Endkern des ↑Nervus trigeminus (Nervenkern in der Mitte der Brücke). **Nu|cle|us solitari|us** [↑solitär]: neue Bez. für ↑Nucleus tractus solitarii. **Nu|cle|us sub|thalamicus:** Nervenkern aus grauer Hirnsubstanz, an der medialen Seite der Vereinigung der inneren Kapsel und der ↑Pedunculi gelegen. **Nu|cle|us supra|opticus hypo|thalami:** Nervenkern im Bereich des Hypothalamus (Schaltstelle der Sehbahn). **Nu|clei tegmenti** *Pl.:* Nervenkerne im Bereich des Daches des vierten Ventrikels (dazu gehören der ↑Nucleus fastigii sowie verschiedene Gruppen von Nervenzellen innerhalb des Tegmentums im Bereich der Brücke und des Mesencephalons). **Nu|clei terminatio|nis** [lat. *terminatio* = Begrenzung; Ende] *Pl.:* allg. Bezeichnung für die Endkerne sensibler Hirnnerven. **Nu|cleus tractus mes|en|ce|phalici nervi tri|gemini:** sensibler Endkern des Mandibularastes des ↑Nervus trigeminus (empfängt Fasern aus den Kopfmuskeln). **Nu|cle|us tractus solita-**

rii: Endkern der viszeralen, afferenten Fasern des ↑Nervus facialis, ↑Nervus glossopharyngeus und des ↑Nervus vagus. **Nu|cle|us tractus spinalis nervi tri|gemini:** sensibler Endkern des ↑Nervus trigeminus (empfängt Fasern aus der Kopfhaut und aus dem äußeren Gehörgang)

Nu|klid [zu lat. *nucleus* = Kern] *s;* -[e]s, -e (meist *Pl.*): Atomart, die durch Protonenzahl und Neutronenzahl beschrieben wird (die meisten chemischen Elemente bestehen aus mehreren Nukliden; Phys.)

Null|diät: Hungerkur, bei der nur salzfreie Flüssigkeit, Vitamine und Mineralstoffe verabreicht werden

Nulli|para [zu lat. *nullus* = keiner u. lat. *parere* = gebären] *w;* -, ...paren: Frau, die noch kein Kind geboren hat

nummulär, in fachspr. Fügungen: **nummularis, ...re** [zu lat. *nummus* = Münze]: münzenförmig umschrieben; z.B. in der Fügung ↑Psoriasis nummularis

nu|tricius, ...cia, ...cium, auch: **nu|tritius, ...tia, ...tium** [zu lat. *nutrire* = nähren]: ernährend, versorgend; z.B. in der Fügung ↑Arteria nutricia... **Nu|triment** *s;* -[e]s, -e, auch: **Nutrimentum** *s;* -s, ...ta: Nahrungsmittel; Nährstoff. **Nu|trition** *w;* -: Ernährung. **Nutritions|re|flex:** reflektorische Gefäßerweiterung bei gestörter Durchblutung. **nutritius** vgl. nutricius. **nu|tri|tiv** [...*tif*]: der Ernährung dienend; nährend; nahrhaft. **Nu|trix** [eigtl. = Säugerin, Nährerin] *w;* -, ...trizes: veraltet für: Amme

NYHA-Klassi|fikation: von der *N*ew *Y*ork *H*eart *A*ssociation herausgegebene und allgemein anerkannte Einteilung der Schweregrade der Herzinsuffizienz (I–IV)

nykt..., Nykt... vgl. nykto..., Nykto...

Nykt|algie [↑nykto... u. ↑...algie] *w;* -, ...ien: „Nachtschmerz", körperlicher Schmerz, der nur zur Nachtzeit auftritt

Nykt|al|opie [zu ↑nykto..., gr. ἀλαός = blind u. gr. ὤψ, Gen.: ὠπός = Auge; Gesicht] *w;* -: **1)** fälschl., aber allg. übl. Bez. für „Nachtsichtigkeit, Tagblindheit", d.h. für die angeborene od. erworbene Sehschwäche der Augen bei hellem Tageslicht. **2)** eigentliche, aber unübliche Bezeichnung für „Nachtblindheit" (vgl. Hemeralopie)

nykto..., Nykto..., vor Selbstlauten: **nykt..., Nykt...** [aus gr. νύξ, Gen.: νυκτός = Nacht]: Bestimmungswort von Zus. mit der Bed. „Nacht, Nachtzeit; Dunkelheit"; z.B.: Nyktophobie

Nykto|meter [↑nykto... u. ↑...meter] *s;* -s, -: Sonderform eines ↑Adaptometers zur Messung der Anpassungsfähigkeit des Auges an die Dunkelheit bei bestehender Nachtblindheit

Nykto|phobie [zu ↑nykto... u. gr. φόβος = Furcht] *w;* -, ...ien: krankhafte Angst vor der Dunkelheit

Nykt|urie [↑nykto... u. ↑...urie] *w;* -, ...ien: vermehrte nächtliche Harnausscheidung (bei bestimmten Krankheiten, z.B. bei ↑Diabetes mellitus)

Nylander-Probe [nach dem schwed. Chemiker C.W.G. Nylander, 1835–1907]: Probe zum Nachweis von Zucker in der Harnflüssigkeit: Eine Lösung aus 2 g basischem Wismutnitrat u. 4 g Natriumkaliumtartrat in 100 g 8- bis 10%iger Natronlauge wird mit 10 ml Harnflüssigkeit gemischt; bei Anwesenheit von Harnzucker bildet sich nach Erhitzen des Gemisches [bis zum Sieden] metallischer Wismut in Form eines schwarzen Niederschlags

Nym|pha [von gr. νύμφη = Braut, jungvermählte Frau (verhüllend = Klitoris)] *w;* -, ...phae u. ...phen: = Labium minus pudendi

Nym|phitis [zu ↑Nympha] *w;* -, ...itiden (in fachspr. Fügungen: ...itides): Entzündung der kleinen Schamlippen

nym|pho|man [zu gr. νύμφη = Braut, jungvermählte Frau; (verhüllend:) Klitoris u. gr. μανία = Tollheit, Wahnsinn]: an Nymphomanie leidend. **Nym|pho|manie** *w;* -, ...ien: krankhaft gesteigerter Geschlechtstrieb bei Frauen. **Nym|pho|manin** *w;* -, -nen, auch: **Nym|pho|mane** *w;* -n, -n: an Nymphomanie Leidende

Nym|pho|tomie [↑Nympha u. ↑...tomie] *w;* -, ...ien: **1)** operativer Einschnitt in die kleinen Schamlippen. **2)** operative Entfernung der kleinen Schamlippen

Nystag|mo|gra|phie [↑Nystagmus und ↑...graphie] *w;* -, ...ien: elektrische oder optische Registrierung der Augenbewegungen zur Bestimmung des Nystagmus

Nystag|mus [zu gr. νυστάζειν = nicken] *m;* -: Augenzittern, angeborenes od. (als Begleitsymptom bei bestimmten Krankheiten) erworbenes unwillkürliches Zittern des Augapfels in Form von rasch aufeinander folgenden horizontalen, vertikalen oder kreisenden Bewegungen

O

O: chem. Zeichen für ↑Sauerstoff

Ω = Ohm

Oat-Cell-Karzinom [*o*ᵘ*tßäl...;* engl. oat = Hafer, engl. *cell* = Zelle] *s;* -s, -e: „Haferzellkarzinom", kleinzelliges Bronchialkarzinom, bes. bösartig und schnell wachsend durch Entdifferenzierung der haferkornähnlichen Zellen

ob..., Ob..., vor c, k u. z angeglichen zu: **oc...,** meist eingedeutscht: **ok...,** vor f zu: **of...;** vor p zu: **op...** [aus lat. *ob* = gegen – hin, nach – hin; entgegen]: Vorsilbe mit der Bedeutung „gegenüber; [ent]gegen; verändert (im Sinne einer Zustandsänderung)"; z. B.: Obduration

o. B.: Abk. für: ohne (krankhaften) Befund (nach erfolgter Untersuchung des Gesamtorganismus od. einzelner Organe)

Ob|dormition, in fachspr. Fügungen: **Obdormitio** [aus lat. *obdormitio* = Einschlafen] *w; -:* durch anhaltenden Druck auf sensible Nerven ausgelöste Gefühllosigkeit (sog. „Einschlafen") eines Körperteils, insbesondere der Gliedmaßen

Ob|duktion [zu lat. *obducere, obductum* = etwas über etwas ziehen] *w; -, -en:* [gerichtlich angeordnete] Leichenöffnung (dient zumeist der exakten Klärung der Todesursache, erfolgt außerdem zu Lehrzwecken)

Ob|duration [zu lat. *obdurare, obduratum* = hart machen, verhärten] *w; -, -en:* Verhärtung von Körpergeweben (meist als Folge einer bindegewebigen Umwandlung bzw. Durchwachsung anderer, parenchymatöser Gewebe). **ob|durie|ren:** verhärten (vom Gewebe gesagt)

Ob|duzent [zu lat. *obducere* = etwas über etwas ziehen] *m; -en, -en:* Arzt, der eine Leichenöffnung vornimmt. **ob|duzie|ren:** eine ↑Obduktion ausführen

O-Bein vgl. Genu varum

Obelion [zu gr. ὀβελός = Spieß] *s; -s:* anthropologische Bezeichnung für den Schnittpunkt, an dem sich ↑Sutura sagittalis u. die Verbindungslinie der Foramina parietalia kreuzen

Oberarm vgl. Brachium

Oberarmbein vgl. Humerus

Oberbauch vgl. Epigastrium

Oberflächendosis: wirksame Dosis an Röntgenstrahlen, die die Oberfläche des bestrahlten Objekts trifft; Abk.: OD

Oberhaut vgl. Epidermis

Oberkiefer vgl. Maxilla

Oberkieferhöhle vgl. Sinus maxillaris

Oberlippe vgl. Labium superius

Oberschenkel vgl. Femur

Oberst-An|äs|thesie [nach dem dt. Chirurgen Maximilian Oberst, 1849–1925]: Form der Leitungsanästhesie, die vor allem an den Fingern angewandt wird (dabei wird die Leitfähigkeit der sensiblen Fingernerven durch die Einwirkung des örtlichen Betäubungsmittels unterbrochen)

Ob|esität, in fachspr. Fügungen: **Ob|esitas** [aus lat. *obesitas* = Fettigkeit, Feistigkeit] *w; -:* Fettleibigkeit (überreichlicher Fettansatz, z. B. als Folge übermäßiger Nahrungszufuhr). **Ob|esitas cordis** [↑Cor]: Fettherz, Herzverfettung

Obex [aus lat. *obiex* (Nebenform: *obex*), Gen.: *obicis* = Querbalken, Riegel] *m* od. *w; -, Obices:* „Riegel", riegelartige Verdickung am Ende des ↑Sulcus medianus posterior über dem unteren Teil der ↑Medulla oblongata (Anat.)

Ob|jekt|träger: dünne, kleine, rechteckige Glasplatte, auf die bakterielle Ausstrichpräparate, Blutausstrichpräparate od. histologische Schnitte zur mikroskopischen Untersuchung aufgetragen werden

Ob|liqui|tät [zu lat. *obliquus* = schräg, schief] *w; -:* = Asynklitismus. **ob|liqu|us, ...qua, ...qu|um:** schräg, schief verlaufend (von Muskeln gesagt); z. B. in der Fügung ↑Musculus arytaenoideus obliquus

ob|literans [zu lat. *oblinere, oblitum* = beschmieren; zuschmieren, verstopfen]: mit einer Obliteration verbunden, zu einer Obliteration führend. **Ob|literation** *w; -, -en,* in fachspr. Fügungen: **Ob|literatio,** *Mehrz:* ...iones: Verstopfung, Verödung von Hohlräumen, Kanälen od. Gefäßen des Körpers (z. B. durch entzündliche Veränderungen, Thromben). **ob|literie|ren:** verstopfen, veröden (bezogen auf Gefäße, Körperhohlräume u. Körperkanäle)

Ob|lon|gata *w; -:* Kurzbez. für: Medulla oblongata. **ob|longatus, ...ta, ...tum** [zu ↑ob... u. lat. *longus* = lang]: verlängert, in der Fügung ↑Medulla oblongata

ob|longus, ...ga, ...gum [aus lat. *oblongus* = länglich]: länglich; z. B. in der Fügung ↑Fovea oblonga

Ob|session [aus lat. *obsessio* = Besetztsein] *w; -, -en:* Zwangsvorstellung, Vorstellung, die unter einem Gefühlszwang entsteht u. sich bewusst nicht verscheuchen lässt (dazu gehören: Platzangst, Waschzwang, Zählzwang, Lesezwang)

ob|solet [aus lat. *obsoletus* = abgetragen, alt]: veraltet, nicht mehr gebräuchlich, ungebräuchlich; alt

ob|ste|tricius, ...cia, ...cium [zu lat. *obstetrix,* Gen.: *obstetricis* = Hebamme]: geburtshilflich, mit der Geburtshilfe zusammenhängend. **Ob|ste|trik** *w; -:* Lehre von der Geburtshilfe

Ob|ste|trix *w; -, ...trices:* Hebamme, Geburtshelferin, die u. a. auch die werdenden Mütter berät u. die Pflege von Wöchnerin u. Kind übernimmt

Ob|stipation [zu ↑ob... u. lat. *stipare* = dicht zusammendrängen, voll stopfen] *w; -, -en,* in fachspr. Fügungen: **Ob|stipatio,** *Pl.:* ...iones: Stuhlverstopfung, erschwerte Kotentleerung infolge Erschlaffung der Darmwand od. Krampf der Darmmuskulatur. **ob|stipie|ren:** zu Stuhlverstopfung führen, an ihr leiden

ob|stipus, ...pa, ...pum [aus lat. *obstipus* = nach einer Seite geneigt]: seitwärts geneigt, schief; z. B. in der Fügung ↑Caput obstipum

Obstructio vgl. Obstruktion. **ob|stru|ieren**

[zu lat. *obstruere, obstructum* = verbauen, verstopfen]: verstopfen (z. B. einen Kanal durch entzündliche Veränderungen). **Obstruktion** *w;* -, -en, in fachspr. Fügungen: **Ob|structio,** *Pl.:* ...io|nes: Verstopfung, Verlegung, Verbauung (z. B. von Körperkanälen u. a. durch entzündliche Prozesse). **Obstructio alvi** [↑Alvus]: = Obstipation. **Obstructio canaliculi la|crimalis:** Verstopfung des Tränenkanals am inneren Augenwinkel (z. B. durch eine Entzündung). **ob|struktiv** [...*tif*]: Gefäße od. Körperkanäle verstopfend (z. B. von entzündlichen Prozessen)

Ob|turation [zu lat. *obturare, obturatum* = verstopfen] *w;* -, -en, in fachspr. Fügungen: **Ob|turatio,** *Pl.:* ...io|nes: Verlegung, Verstopfung von Hohlräumen u. Gefäßen, z. B. durch einen ↑Embolus. **Ob|turations|ileus:** meist mechanisch bedingter Darmverschluss, hervorgerufen z. B. durch verschluckte Fremdkörper, Abknickung des Darms od. Drehung eines Darmabschnittes (auch durch Eingeweidewürmer). **Obturator** *m;* -s, ...toren: Vorrichtung zum Verschließen von Körperöffnungen; insbesondere: Verschlussplatte, die dem Verschließen angeborener Gaumenspalten dient (um dadurch die Funktion des Gaumensegels zu verbessern u. eine natürliche Sprache zu ermöglichen). **ob|turatorius, ...ria, ...rium:** ein Loch, eine Lücke od. Öffnung verstopfend, durch sie hindurchtretend; z. B. in der Fügung ↑Hernia obturatoria. **ob|turatus, ...ta, ...tum:** verlegt, verstopft (z. B.: Foramen obturatum). **ob|turie|ren:** Körperlücken verschließen (u. a. von Muskeln, Nerven u. Venen gesagt, die durch Öffnungen von Knochen hindurchtreten)

oc..., Oc... vgl. ob..., Ob...

occipitalis vgl. okzipital

occipitofrontalis vgl. okzipitofrontal

occipitomentalis vgl. okzipitomental

occipitotemporalis vgl. okzipitotemporal

Occiput vgl. Okziput

occlusalis, occlusivus vgl. okklusiv. **Occlusio** vgl. Okklusion. **oc|clusus, ...sa, ...sum** [aus lat. *occlusus* = verschlossen]: sich auf einen Verschluss beziehend, durch ihn verursacht; z. B. in der Fügung ↑Hydrocephalus occlusus

occultus vgl. okkult

Och|lo|phobie [~~och~~...; gr. ὄχλος = Menschenmasse u. ↑Phobie] *w;* -, ...ien: krankhafte Angst vor Menschenansammlungen

Och|ro|nose [gr. ὠχρός = gelblich, blass u. gr. νόσος = Krankheit] *w;* -, -n: Schwarzverfärbung von Knorpelgewebe (Ohrknorpel) u. Sehnen bei chronischer Karbolvergiftung od. angeborener Eiweißstoffwechselstörung

Ochropyra vgl. Gelbfieber

octavus, ...va, ...vum [aus lat. *octavus* = der Achte]: der Achte; z. B. in der Fügung ↑Nervus octavus (ältere Bez. für ↑Nervus vestibulocochlearis)

ocularis vgl. okular

oculo|motorius, ...ria, ...rium [zu lat. *oculus* = Auge u. lat. *motor* = Beweger]: in der Augenhöhle verlaufend, die Augenmuskeln versorgend (vom ↑Nervus oculomotorius)

Oculus [aus gleichbed. lat. *oculus,* Gen.: *oculi*] *m;* -, ...li: anat. Bez. für: Auge

OD: Abk. für ↑Oberflächendosis

Oddi-Sphinkter [nach dem ital. Arzt R. Oddi, 19. Jh.]: = Musculus sphincter ampullae hepatopancreaticae

Ödem [aus gr. οἴδημα, Gen.: οἰδήματος = Geschwulst] *s;* -s, -e, in fachspr. Fügungen: **Oe|dema,** *Pl.:* -ta: Gewebewassersucht, krankhafte Ansammlung seröser Flüssigkeit in den Interzellularräumen nach Austritt aus den Lymphgefäßen u. Blutkapillaren infolge Eiweißmangels, Durchblutungsstörungen u. a. **ödematös,** in fachspr. Fügungen: **oedematosus, ...osa, ...osum:** ödemartig verändert, Ödeme aufweisend (vom Gewebe gesagt)

Ödem|pro|tektion: medikamentöser Schutz des Gewebes vor Ödemen. **ödempro|tektiv:** Gewebe vor Ödemen schützend (von Substanzen). **Ödem|pro|tektivum** *s;* -s, ...va: Arzneimittel, das ödemprotektiv wirkt

Ödipus|kom|plex [nach dem thebanischen König Ödipus, der nach der gr. Mythologie wider Wissen und Willen seinen Vater Laios erschlagen u. seine Mutter Iokaste geheiratet hatte]: psychoanalytische Bezeichnung für die frühkindlich bei beiden Geschlechtern sich entwickelnde Beziehung zum gegengeschlechtlichen Elternteil

odont..., Odont... vgl. odonto..., Odonto...

Odont|algie [↑odonto... u. ↑...algie] *w;* -, ...ien: Zahnschmerz

Odont|ia|trie [↑odonto... u. ↑...iatrie] *w;* -: = Odontologie

Odontitis [zu gr. ὀδούς, Gen.: ὀδόντος = Zahn] *w;* -, ...itiden (in fachspr. Fügungen: ...itides): seltene zusammenfassende Bezeichnung für verschiedene Entzündungen des Zahns (im Bereich der Pulpa, der Zahnwurzeln oder des Zahnfleischsaums)

odonto..., Odonto..., vor Selbstlauten: **odont..., Odont...** [aus gr. ὀδούς, Gen.: ὀδόντος = Zahn]: Bestimmungswort von Zusammensetzungen mit der Bedeutung „Zahn"; z. B.: Odontiatrie, Odontoblast

Odonto|blast [↑odonto... u. ...blast] *m;* -en, -en (meist *Pl.*): „Zahnbeinbildner", Zellen des Pulpamesenchyms, die der Oberfläche der Zahnpulpa epithelartig aufliegen

odonto|gen [↑odonto... u. ↑...gen]: von den Zähnen ausgehend (von Krankheiten gesagt)

Odonto|loge [↑odonto... u. ↑...loge] *m;* -n, -n: Zahnarzt. **Odonto|logie** [↑...logie] *w;* -:

Lehre von den Zähnen, Zahnkunde, Gebisskunde; Zahnheilkunde. **odonto|logisch**: die Odontologie betreffend

Odontom [zu gr. ὀδούς, Gen.: ὀδόντος = Zahn] *s;* -s, -e: Geschwulst, die von den Muttergeweben des Zahnes (Zahnkeim) ausgeht, meist am Unterkiefer auftritt u. knochen- od. zahnbeinähnliches Gewebe bilden kann

Odor [aus lat. *odor,* Gen.: *odoris* = Geruch; Gestank] *m;* -s, Odores: Geruch, Duft. **Odor hircinus:** „Bocksgeruch", der für die Achselhöhle typische Schweißgeruch

...odynie [zu gr. ὀδύνη = Schmerz, Qual]: Nachsilbe weiblicher Hauptwörter mit der Bedeutung „Schmerz"; z. B.: Achillodynie, Ösophagodynie

Odyno|phagie [zu gr. ὀδύνη = Schmerz u. gr. φαγεῖν = essen] *w;* -: schmerzhaftes Schlucken, Schluckbeschwerden beim Essen

OE oder **O. E.**: Abk. für ↑Oxford-Einheit

Oenomania vgl. Önomanie

Oertel-Terrainkur vgl. Terrainkur

oesophageus vgl. ösophagisch. **oesophagicus** vgl. ösophagisch. **Oesophagitis** vgl. Ösophagitis. **Oesophagus** vgl. Ösophagus

Offenwinkel|glau|kom: = Weitwinkelglaukom

Offizin [aus lat. *officina* = Werkstatt] *w;* -, -en: Verkaufs-, Abfertigungsraum einer Apotheke; auch Bezeichnung für die Apotheke insgesamt. **offizinal** u. **offizinell,** in fachspr. Fügungen: **officinalis, ...le:** arzneilich; in das amtliche Arzneibuch aufgenommen, nach gesetzlichen Anweisungen in allen Apotheken vorrätig (von Medikamenten)

Ogston-Operation [*ogßtᵉn...;* nach dem schott. Chirurgen Sir Alexander Ogston, 1844–1929]: Plattfußoperation (Ausschneidung eines Keils aus Sprung- u. Kahnbein u. umgekehrte Einpflanzung des Keils)

Ohm [nach dem dt. Physiker G. S. Ohm, 1787–1854] *s;* -[s], -: Einheit des elektrischen Widerstandes; physikal. Zeichen: Ω

Ohnmacht vgl. Synkope

Ohr vgl. Auris

Ohr|aku|punktur vgl. Aurikulotherapie

Ohrenfluss vgl. Otorrhö

Ohren|kerze: Mittel der Außenseitermedizin, spezielle Kerze, die bei schräg liegendem Kopf in das Ohr eingeführt und dann entzündet wird; die entstehenden Dämpfe sollen heilend auf die Ohrregion und reinigend auf das Körperinnere wirken

Ohrensausen vgl. Tinnitus aurium

Ohrenschmalz vgl. Zerumen. **Ohrenschmalzdrüsen** vgl. Glandulae ceruminosae

Ohrenspiegel vgl. Otoskop. **Ohrenspiegelung** vgl. Otoskopie

Ohrgeschwulst vgl. Othämatom

Ohrknorpel vgl. Cartilago auriculae

Ohrknötchen vgl. Chondrodermatitis nodularis chronica helicis

Ohrläppchen vgl. Lobulus auriculae

Ohrmuschel vgl. Concha auriculae

Ohrspeicheldrüse vgl. Glandula parotis

Ohrtrompete vgl. Tuba auditiva

ok..., Ok... vgl. ob..., Ob...

Ok|klusion [zu lat. *occludere, occlusum* = verschließen] *w;* -, -en, in fachspr. Fügungen: **Oc|clusio,** *Pl.:* ...io|nes: Verschließung; Verschluss. **Oc|clusio dentium** [↑Dens]: normale Schlussbissstellung der Zähne. **Occlusio intestinorum:** durch mechanische Ursachen (z. B. eingedrungene Fremdkörper), Abknickung oder eine Geschwulst ausgelöster Darmverschluss. **Oc|clusio pupillae:** Verschluss der Pupille nach intraokularen Entzündungen durch eine häutchenartige Auflagerung od. durch hintere ↑Synechien.

ok|klusiv [*...sif*], in fachspr. Fügungen: **occlusivus, ...va, ...vum** [*...iw...*], auch: **occlusalis, ...le:** die ↑Okklusion betreffend; zum Verschließen geeignet, einen Verschluss bildend; z. B. in der Fügung ↑Facies occlusalis

Ok|klusiv|pessar [*...sif...*]: hütchenförmiges ↑Pessar, das über die ↑Portio vaginalis gestülpt wird, um durch Verschluss des Muttermundes eine Empfängnis zu verhüten

Ok|klusiv|verband [*...sif...*]: Verband aus Gips- oder Stärkebinden, durch den eine Wunde von der Umgebung völlig abgeschlossen wird

ok|kult, in fachspr. Fügungen: **oc|cultus, ...ta, ...tum** [aus lat. *occultus* = verborgen]: verborgen (z. B. von einer Blutung im Verdauungskanal gesagt, deren Ausgangspunkt unbekannt ist)

Ok|kultismus [zu lat. *occultus* = verborgen] *m;* -: wissenschaftlich nicht fundierte Lehre von übersinnlichen Kräften und Dingen (z. B. Handauflegen zur Heilung von Krankheiten)

Öko|genetik [Kurzbildung aus ↑Ökologie u. ↑Genetik] *w;* -: Lehre von den genetisch bedingten Phänomenen im Zusammenhang mit Substanzen in der Umwelt (↑Xenobiotika), die im Körper teilweise umgewandelt werden und ihre Wirkung entfalten

Öko|logie [gr. οἶκος = Haus, Wohnung; Wohnort u. ↑...logie] *w;* -: Lehre von den Beziehungen der Lebewesen untereinander u. zu ihrer Umwelt (Biol.). **öko|logisch:** die ↑Ökologie betreffend

Öko|tro|pho|loge [zu gr. οἶκος = Haus, ↑tropho... u. ↑...logie] *m;* -n, -n: Spezialist auf dem Gebiet der Ökotrophologie. **Öko|tro|pho|logie** *w;* -: Wissenschaft und Lehre von der richtigen Zusammensetzung der Nahrung (Haushalts- und Ernährungswissenschaft). **öko|tro|pho|logisch:** die Ökotrophologie betreffend

Ok|tana [zu lat. *octo* = acht] *w;* -: Fieberanfall, der im Abstand von acht Tagen wiederkehrt

okular u. **okulär,** in fachspr. Fügungen: **ocularis, ...re** [aus lat. *ocularis* = zu den Augen gehörend]: die Augen betreffend, zu ihnen gehörend. **Okular** *s;* -s, -e: das dem Auge zugekehrte Linsensystem bei optischen Instrumenten (Phys.)

okulo|gyre Krise [zu lat. *oculus* = Auge u. gr. *γῦρος* = Kreis]: unwillentliche Drehung der Augen nach seitwärts und oben (bei bestimmten Krankheiten)

Okulo|motorius *m;* -, ...rii od. ...rien [...*iᵉn*]: übliche Kurzbezeichnung für ↑Nervus oculomotorius

okulo|toxisch [zu lat. *oculus* = Auge u. ↑toxisch]: das Auge schädigend (von Medikamenten). **Okulo|toxizität** *w;* -: okulotoxische Eigenschaft von Medikamenten

ok|zipital, in fachspr. Fügungen: **oc|cipitalis, ...le** [zu ↑Okziput]: zum Hinterhaupt gehörend, es betreffend; z. B. in der Fügung ↑Nervus occipitalis. **Ok|zipital|punktion:** = Subokzipitalpunktion

ok|zipito|frontal, in fachspr. Fügungen: **oc|cipito|frontalis, ...le** [zu ↑Okziput u. lat. *frons,* Gen.: *frontis* = Stirn]: die Richtung Hinterhaupt–Stirn betreffend; z. B. in der Fügung ↑Musculus occipitofrontalis (Anat.)

ok|zipito|mental, in fachspr. Fügungen: **oc|cipito|mentalis, ...le** [zu ↑Okziput und ↑Mentum]: die Richtung Hinterhaupt–Kinn betreffend (Anat.)

ok|zipito|temporal, in fachspr. Fügungen: **oc|cipito|temporalis, ...le** [zu ↑Okziput und ↑Tempora]: den Hinterkopf u. die Schläfen betreffend; z. B. in der Fügung ↑Gyrus occipitotemporalis (Anat.)

Ok|ziput [aus lat. *occiput,* Gen.: *occipitis* = Hinterkopf] *s;* -s, ...pita, in der anat. Nomenklatur nur: **Oc|ciput,** *Pl.:* ...pita: Hinterhaupt, Hinterkopf (Anat.)

Ole|cranon [aus gr. *ὠλέκρανον* = Ellbogen] *s;* -s, ...crana, eindeutschend auch: **Olekranon,** *Pl.:* ...na: Ellbogen, Ellbogenhöcker, körpernahes Ende der Elle (bildet die Ellbogenspitze, die bei Beugung des Ellbogengelenks gut sicht- u. tastbar ist; Anat.)

Oleom [zu lat. *oleum* = Öl] *s;* -s, -e: = Oleosklerom

Oleo|sklerom [zu lat. *oleum* = Öl u. gr. *σκληρός* = hart] *s;* -s, -e: Öltumor, Geschwulst in der Haut infolge Bindegewebsreizung nach Einspritzung ölhaltiger Arzneimittel

Oleo|sum [zu lat. *oleum* = Öl] *s;* -s, ...sa (meist *Pl.*): ölige Arzneimittel. **oleo|sus, ...osa, ...osum:** ölig, mit fettig-öligen Auflagerungen verbunden; z. B. in der Fügung ↑Seborrhoea oleosa

Oleo|thorax [lat. *oleum* = Öl u. ↑Thorax] *m;* -[es], -e: Einführung öliger Flüssigkeit in die Pleurahöhle zur Kompression u. Ruhigstellung der Lunge

olfactorius vgl. olfaktorisch

Olfakto|meter [↑Olfaktus u. ↑...meter] *s;* -s, -: Gerät zur quantitativen Prüfung des Geruchssinns. **Olfakto|me|trie** [↑...metrie] *w;* -, ...ien: apparative Prüfung der Fähigkeit zur Erkennung und Unterscheidung verschiedenartiger Riechstoffe

olfaktorisch, in fachspr. Fügungen: **olfactorius, ...ria, ...rium** [zu lat. *olfacere, olfactum* = riechen]: der Geruchsempfindung dienend; bes. in der Fügung ↑Nervus olfactorius. **Olfaktorium** *s;* -s, ...ria od. ...rien [...*iᵉn*]: Riechmittel. **Olfaktorius** *m;* -, ...rii od. ...rien [...*iᵉn*]: übliche Kurzbezeichnung für: Nervus olfactorius

Ol|faktus [zu lat. *olfacere, olfactum* = riechen] *m;* -: Geruchssinn

olig..., Olig... vgl. oligo..., Oligo...

Oligakis|urie [gr. *ὀλιγάκις* = selten u. ↑...urie] *w;* -: seltenes Harnlassen

Olig|ämie [↑oligo... u. ↑...ämie] *w;* -, ...ien: Blutarmut, Verminderung der gesamten Blutmenge nach Blut- od. Wasserverlust (z. B. bei ↑Cholera)

Olig|ar|thritis [zu ↑oligo... u. gr. *ἄρθρον* = Glied; Gelenk] *w;* -, ...itiden (in fachspr. Fügungen: ...itides): nur wenige Gelenke befallende Arthritis (im Gegensatz zur ↑Monarthritis und ↑Polyarthritis)

oligo..., Oligo..., vor Selbstlauten: **olig..., Olig...** [aus gr. *ὀλίγος* = wenig, gering]: Bestimmungswort von Zusammensetzungen mit der Bedeutung „wenig, gering, arm an..."; z. B.: Oligämie, Oligophrenie

oligo|artikulär [zu ↑oligo... u. ↑Articulus]: nur wenige Gelenke betreffend, nur in wenigen Gelenken auftretend

Oligo|cholie [zu ↑oligo... u. gr. *χολή* = Galle] *w;* -, ...ien: Gallenmangel (z. B. bei Leber- u. Gallenblasenkrankheiten)

Oligo|chrom|ämie [↑oligo..., ↑chromo... u. ↑...ämie] *w;* -, ...ien: Verminderung des Hämoglobingehaltes der einzelnen roten Blutkörperchen

Oligo|daktylie [zu ↑oligo... u. gr. *δάκτυλος* = Finger; Zehe] *w;* -, ...ien: = Ektrodaktylie

Oligo|den|dro|glia [Kurzbildung aus ↑oligo..., gr. *δένδρον* = Baum u. ↑Neuroglia] *w;* -: Stützgerüst des Zentralnervensystems aus kleinen Gliazellen mit einer nur geringen Anzahl von Ausläufern

Oligo|den|dro|gliom [zu ↑Oligodendroglia] *s;* -s, -e: Hirngeschwulst aus Oligodendrogliazellen

Oligo|dip|sie [zu ↑oligo... u. gr. *δίψα* = Durst] *w;* -: abnorm herabgesetztes Durstgefühl (im Gegensatz zur ↑Polydipsie)

Olig|odontie [zu ↑oligo... u. gr. *ὀδούς,* Gen.: *ὀδόντος* = Zahn] *w;* -, ...ien: angeborene

Fehlentwicklung des Gebisses, bei der weit weniger als (normalerweise) 32 Zähne ausgebildet werden

Oligo|hy|drämie [↑oligo..., ↑hydro... und ↑...ämie] *w;* -, ...ien: Verminderung des Wassergehalts im Blut (z. B. bei Durchfällen, Erbrechen)

Oligo|hy|dramnie [zu ↑oligo..., ↑hydro... u. ↑Amnion] *w;* -, ...ien: Fruchtwassermangel, Verminderung der Fruchtwassermenge

Oligo|menor|rhö, auch: **Oligo|menor|rhöe** [...*rö;* ↑oligo... u. ↑Menorrhö] *w;* -, ...rrhöen: zu seltene Regelblutung

oligo|phren [zu ↑oligo... u. gr. *φρήν*, Gen.: *φρενός* = Zwerchfell; Geist; Gemüt]: schwachsinnig. **Oligo|phrenie** *w;* -, ...ien, in fachspr. Fügungen: **Oligo|phrenia**[1], *Pl.:* ...iae: früher übliche Sammelbezeichnung für die verschiedenen Formen eines auf erblicher Grundlage entstandenen oder im frühen Kindesalter erworbenen Schwachsinns. **Oligo|phrenia phenyl|pyruvica:** = Fölling-Krankheit

Oligo|pnoe [...*pno-e;* ↑oligo... u. gr. *πνοή* = Wehen, Hauchen; Atem] *w;* -: herabgesetzte Atmungsfrequenz

Oligo|sac|charid, auch: **Oligo|sa|charid** [zu ↑oligo... u. gr. *σάκχαρ* = Zucker] *s;* - [e]s, -e: aus wenigen ↑Monosacchariden zusammengesetztes Kohlenhydrat (z. B. Rohrzucker)

Oligo|sia|lie [zu ↑oligo... u. gr. *σίαλον* = Speichel] *w;* -, ...ien: verminderte Speichelsekretion

Oligo|spermie [zu ↑oligo... u. ↑Sperma] *w;* -, ...ien: starke Verminderung der ↑Spermien im ↑Ejakulat (auf rund 10–20 Millionen pro ml)

olig|ostisch [zu ↑oligo... u. gr. *ὀστέον* = Knochen]: nur wenige Knochen befallend (von Krankheiten gesagt)

oligo|sym|ptomatisch [↑oligo... und ↑symptomatisch]: nur mit einigen wenigen der typischen Krankheitszeichen verlaufend (von Krankheiten gesagt)

Oligo|tri|chie [zu ↑oligo... u. gr. *θρίξ*, Gen.: *τριχός* = Haar] *w;* -, ...ien: angeborener mangelhafter Haarwuchs

Oligo|zyt|hämie [↑oligo..., ↑...zyt u. ↑...ämie] *w;* -, ...ien: starke Verminderung der ↑Erythrozyten im Blut

Olig|urie [↑oligo... u. ↑...urie] *w;* -, ...ien: mengenmäßig stark verminderte Harnausscheidung (unter 500 ml in 24 Stunden)

Öl|im|mersion: Verfahren in der Mikroskopie, bei dem der Raum zwischen Präparat u. Objektiv des Mikroskops zur Vergrößerung der Objektivöffnung mit Öl (meist Zedernöl) ausgefüllt wird

Oliva vgl. Olive. **olivaris, ...re** [zu ↑Olive]: zur ↑Olive gehörend. **Olive** [...*w*^e*;* aus lat. *oliva* = Olive] *w;* -, -n: **1)** in fachspr. Fügungen: **Oliva,** *Pl.:* ...vae: olivenförmige Erhabenheit im verlängerten Mark (umschließt den ↑Nucleus olivaris; Anat.). **2)** olivenförmiges Endstück verschiedener ärztlicher Instrumente (z. B. eines Katheters; Med.)

Oliver-Cardarelli-Zeichen [*oliw*^e*r...;* nach dem engl. Militärarzt W. S. Oliver (1836 bis 1908) u. dem ital. Arzt Antonio Cardarelli (1831–1926)]: für ein ↑Aneurysma des Aortenbogens charakteristische Erscheinung, dass Kehlkopf und Luftröhre bei jedem Herzschlag nach unten gezogen werden (was sich durch Betasten feststellen lässt)

olivo|ponto|zerebellar [zu ↑Olive, ↑Pons u. ↑Cerebellum]: in der Fügung: **olivo|pontozerebellare Atro|phie:** fortschreitende Erkrankung des höheren Lebensalters mit Gangstörungen und Ataxie bei Atrophie des Kleinhirns, der Brücke und des verlängerten Marks

Ollier-Wachstumsstörung [*olie...;* nach dem frz. Chirurgen L. X. Ollier, 1830–1900]: angeborene Missbildung mit Auftreten von multiplen Knorpelgeschwülsten (vorwiegend auf einer Körperseite) und mit meist einseitiger Verkürzung der Extremitäten

Öl|plombe: Füllung eines operativ geschaffenen Hohlraumes im Bereich der ↑Pleura mit Öl, vor allem in Höhe des Lungenobergeschosses (therapeutische Maßnahme bei Lungentuberkulose)

Olshausen-Handgriff [nach dem dt. Gynäkologen Robert Olshausen, 1835–1915]: gynäkologischer Handgriff zur Beschleunigung der Geburt (der Kopf des Kindes wird durch einen Finger, der in den Mastdarm der Mutter eingeführt wird, erfasst u. von hinten durch den Scheideneingang geschoben)

Ölstuhl: fetthaltiger Stuhl infolge mangelhafter Tätigkeit der Bauchspeicheldrüse

Öl|zyste: mit Fett gefüllter Hohlraum im Gewebe

...om, latinisiert: **...oma:** aus dem Griech. übernommene Endung sächlicher Hauptwörter aus der Medizin mit der Bedeutung „Geschwulst"; z. B.: Karzinom, Lipom

Om|agra [auch: ...*agra;* gr. *ὦμος* = Schulter u. gr. *ἄγρα* = das Fangen; (in Zus. auch:) Zange; Gicht] *s;* -s: Gichterkrankung eines od. beider Schultergelenke mit Auftreten von Gichtknoten

Om|algie [gr. *ὦμος* = Schulter u. ↑...algie] *w;* -, ...ien, in fachspr. Fügungen: **Om|algia**[1], *Pl.:* ...iae: Schulterschmerz. **Om|algia rheumatica:** Rheumatismus der Schultermuskulatur, rheumatischer Schulterschmerz

Om|ar|thritis [zu gr. *ὦμος* = Schulter u. gr. *ἄρθρον* = Glied; Gelenk] *w;* -, ...itiden (in fachspr. Fügungen: ...itides): Entzündung des Schultergelenks. **Om|ar|throse** *w;* -, -n: nicht entzündliche, degenerative Erkrankung des Schultergelenks

Omega-3-Fettsäure [gr. *ὦ μέγα* = letzter

Buchstabe des gr. Alphabets]: hochgesättigte langkettige Fettsäure, die insbesondere in Kaltwasserfischen vorkommt. **Omega-6-Fettsäure:** mehrfach ungesättigte Fettsäure, die ausschließlich in Pflanzen vorkommt

omental, in fachspr. Fügungen: **omentalis, ...le** [zu ↑Omentum]: zum ↑Omentum gehörend; z. B. in der Fügung ↑Taenia omentalis

Omento|kardio|pexie [zu ↑Omentum, ↑Kardia u. gr. πῆξις = das Befestigen] *w;* -, ...ien: Vernähung eines Teiles des ↑Omentums, der durch einen Schlitz im Zwerchfell in die Brusthöhle geführt wird, mit dem Herzen (seltene operative Maßnahme zur Verbesserung der Herzdurchblutung bei ↑Angina pectoris)

Omento|pexie [zu ↑Omentum u. gr. πῆξις = das Befestigen] *w;* -, ...ien: operative Anheftung des ↑Omentum majus an die vordere Bauchwand zur Schaffung von Abflusswegen für das Pfortaderblut (bzw. die seröse Flüssigkeit in der Bauchhöhle) bei ↑Aszites

Omento|sterno|pexie [zu ↑Omentum, ↑Sternum u. gr. πῆξις = das Befestigen] *w;* -, ...ien: operative Anheftung des Netzes am Brustbein

Omentum [aus lat. *omentum*, Gen.: *omenti* = Fetthaut; Eingeweidehaut] *s;* -s, ...ta; in den Fügungen: **Omentum majus:** „großes Netz", schürzenartig vor dem Darm hängende Bauchfellduplikatur. **Omentum minus:** „kleines Netz", von der Leberoberfläche zur kleinen Kurvatur des Magens u. zum Zwölffingerdarm ziehende Bauchfellduplikatur

omni|potent [aus lat. *omnipotens*, Gen.: *omnipotentis* = allmächtig]: hinsichtlich Differenzierung und Entwicklung nicht festgelegt (von Körperzellen bzw. Körpergewebe gesagt). **Omni|potenz** *w;* -: die omnipotente Eigenschaft von Körperzellen bzw. Körpergewebe

Om|odynie [gr. ὦμος = Schulter u. ↑...odynie] *w;* -, ...ien: = Omalgie

omo|hyo|ide|us, ...idea, ...ide|um [zu gr. ὦμος = Schulter u. ↑hyoideus (in der Fügung ↑Os hyoideum)]: das Schulterblatt und das Zungenbein betreffend; z. B. in der Fügung ↑Musculus omohyoideus

Om|phalitis [zu ↑Omphalos] *w;* -, ...itiden (in fachspr. Fügungen: ...itides): Nabelentzündung [bei Neugeborenen]

om|phalo|entericus, ...ca, ...cum [zu ↑Omphalos u. ↑Enteron]: zu Nabel u. Darm gehörend; z. B. in der Fügung Ductus omphaloentericus (Anat.)

Om|phalo|pagus [zu ↑Omphalos u. gr. πηγνύναι = festmachen, zusammenfügen] *m;* -, ...pagi od. ...pagen: Doppelfehlbildung, deren Paarlinge im Bereich des Nabels zusammengewachsen sind

Om|phalo|phlebitis [zu ↑Omphalos u. gr. φλέψ, Gen.: φλεβός = Blutader] *w;* -, ...itiden (in fachspr. Fügungen: ...itides): Nabelvenenentzündung

Om|phalo|pro|ptose [↑Omphalos, ↑pro... u. gr. πτῶσις = das Fallen, der Fall] *w;* -, -n: Vorfall der Nabelschnur bei der Geburt

Om|phalor|rhagie [zu ↑Omphalos u. gr. ῥηγνύναι = zerbrechen, zerreißen; bersten] *w;* -, ...ien: Bluten des Nabels bei Neugeborenen

Om|phalos [aus gr. ὀμφαλός = Nabel] *m;* -, ...li: = Umbilicus

Om|phalo|zele [↑Omphalos u. ↑...zele] *w;* -, -n: „Nabelbruch", meist angeborene Vorwölbung von Intestinalorganen im Bereich eines mehr oder weniger großen Defektes in der Nabelregion

Onanie [aus älter engl. *onania* (dafür heute engl. *onanism* = Selbstbefleckung), einer Neubildung zum Namen der biblischen Gestalt Onan] *w;* -: geschlechtliche Selbstbefriedigung durch manuelle Reizung der Geschlechtsorgane. **onanie|ren:** geschlechtliche Selbstbefriedigung treiben. **Onanist** *m;* -en, -en: jmd., der onaniert

On|cho|cerca [zu gr. ὄγκος = Krümmung; Widerhaken u. gr. κέρκος = Schwanz] *w;* -, (Arten:) ...rcae: Gattung fadenförmiger Rundwürmer, deren Vertreter im menschlichen Organismus als Schmarotzer vorkommen

Onchocercoma vgl. Onchozerkom

On|cho|zerkom [zu ↑Onchocerca] *s;* -s, -e, in fachspr. Fügungen: **On|cho|cercoma**, *Pl.:* -ta: aus Würmern der Gattung Onchocerca bestehender Tumor

On|cho|zerkose [zu ↑Onchocerca] *w;* -, -n: Flussblindheit, durch Onchocercaarten hervorgerufene Wurmkrankheit

Oncosphaera vgl. Onkosphäre

Oneir|odynie [gr. ὄνειρος = Traum und ↑...odynie] *w;* -, ...ien, in fachspr. Fügungen: **Oneir|odynia**[1], *Pl.:* ...iae: Albdrücken, nächtliche Unruhe. **Oneir|odynia activa:** Albdrücken, verbunden mit ↑Somnambulismus. **Oneir|odynia passiva:** Albdrücken mit Atembeklemmungen u. Angstzuständen während des Schlafes

onei|ro|id [gr. ὄνειρος = Traum u. ↑...id]: traumartig (bezogen auf die Erlebnisform bei Geisteskranken)

Onei|ro|logie [gr. ὄνειρος = Traum und ↑...logie] *w;* -: Lehre von der (psychoanalytischen) Traumdeutung

Onio|manie [zu gr. ὠνεῖσθαι = kaufen u. ↑Manie] *w;* -: krankhafter Kauftrieb

onko..., Onko... [aus gr. ὄγκος = groß an Umfang, aufgeschwollen]: Bestimmungswort von Zus. mit der Bedeutung „Geschwulst"; z. B.: Onkologie

onko|fetal [zu ↑onko... u. ↑Fetus]: beim Fetus eine Geschwulst hervorrufend.

onko|gen [↑onko... u. ↑...gen]: eine (bes. bösartige) Geschwulst erzeugend (von Substanzen). **Onko|gen** *s;* -s, -e: zelluläres Gen, das durch ↑Rekombination aus dem Erbgut einer Geschwulstzelle in das Erbgut von Viren eingebaut ist. **Onko|genese** *w;* -, -n: die Entstehung von Geschwülsten (bes. bösartigen). **Onko|genität** *w;* -: onkogene Eigenschaft von Viren

Onko|loge [↑onko... und ↑...loge] *m;* -, -n: Spezialist für Geschwulstkrankheiten. **Onko|logie** [↑...logie] *w;* -: Lehre von den Geschwülsten. **onko|logisch**: die Onkologie betreffend

Onko|lyse [↑onko... u. ↑...lyse] *w;* -, -n: Auflösung von Geschwulstzellen (durch Injektionen spezifischer Substanzen)

Onkorna|virus [Kurzbildung aus ↑onko..., ↑RNA u. ↑Virus] *s;* -, ...ren (meist *Pl.*): geschwulstbildendes Ribonukleinsäurevirus (Retrovirus)

Onko|sphäre [gr. *ὄγκος* = Krümmung; Haken u. gr. *σφαῖρα* = Kugel] *w;* -, -n, in der zoolog. Nomenklatur: **Onco|sphae|ra,** *Pl.:* ...rae: kugelförmige Hakenlarve des Bandwurms, aus der die Finne entsteht

Onko|therapie [zu onkotisch in der Fügung ↑onkotischer Druck u. ↑Therapie] *w;* -, ...ien: Behandlung bestimmter Krankheiten durch Erhöhung des onkotischen Drucks

onkotischer Druck [zu gr. *ὄγκος* = groß an Umfang, aufgeschwollen]: der osmotische Druck, der durch die in den Körperflüssigkeiten (Blut, Flüssigkeit im Interstitium) gelösten Eiweiße hervorgerufen wird

Onko|zyt [↑onko... u. ↑...zyt] *m;* -en, -en (meist *Pl.*): große Zelle, die in Drüsen vorkommt u. für die eosinophiles Zytoplasma u. chromatinloser Kern charakteristisch sind

Onko|zytom [zu ↑Onkozyt] *s;* -s, -e: gutartige Geschwulst aus ↑Onkozyten

Öno|manie [gr. *οἶνος* = Wein u. ↑Manie] *w;* -, ...ien: ältere Bez. für ↑Delirium tremens

Onomato|manie [gr. *ὄνομα,* Gen.: *ὀνόματος* = Name u. ↑Manie] *w;* -, ...ien: „Namenszwang", krankhafter Zwang zur Erinnerung an bestimmte Wörter oder Begriffe; krankhafte Sucht zum Aussprechen bestimmter, insbesondere unanständiger, Wörter

Onto|genese [gr. *ὄν,* Gen.: *ὄντος* = Wesen u. gr. *γένεσις* = Geburt, Werden, Entstehung] *w;* -: Entwicklung des einzelnen Lebewesens vom Keim zum geschlechtsreifen Individuum (Biol.). **onto|genetisch**: die Ontogenese betreffend

Onto|genie [zu gr. *ὄν,* Gen.: *ὄντος* = Wesen u. gr. *γίγνεσθαι* = werden, entstehen] *w;* -: = Ontogenese

onych..., Onych... vgl. onycho..., Onycho...

Onych|algie [↑onycho... u. ↑...algie] *w;* -, ...ien: Überempfindlichkeit der Nägel

Onych|atro|phie [↑onycho... u. ↑Atrophie] *w;* -: Verkümmerung der Nägel

Onych|au|xis [↑onycho... u. gr. *αὔξις* = Zunahme, Vermehrung; Wachstum] *w;* -: verstärktes Wachstum der Finger- und Zehennägel

Ony|chie [zu gr. *ὄνυξ,* Gen.: *ὄνυχος* = Nagel] *w;* -, ...ien, in fachspr. Fügungen: **Ony|chia**[1], *Pl.:* ...iae: Nagelbettentzündung. **Ony|chia peri|un|gua|lis:** Entzündung der Nagelhautränder

ony|cho..., Ony|cho..., vor Selbstlauten: **onych..., Onych...** [aus gr. *ὄνυξ,* Gen.: *ὄνυχος* = Nagel]: Bestimmungswort von Zusammensetzungen mit der Bedeutung „Finger- oder Zehennagel"; z. B.: Onychalgie, Onycholyse

Ony|cho|dys|tro|phie [↑onycho... und ↑Dystrophie] *w;* -, ...ien: Störung des Nagelwachstums infolge Zystinmangels

Ony|cho|gramm [↑onycho... und ↑...gramm] *s;* -s, -e: mithilfe eines ↑Onychographen gemachte Aufzeichnung des Pulses der Kapillargefäße unter den Nägeln. **Ony|cho|graph** [↑...graph] *m;* -en, -en: Instrument zur Messung u. Aufzeichnung des Pulses der kleinen Blutgefäße unter den Nägeln. **Ony|cho|graphie** [↑...graphie] *w;* -, ...ien: Messung u. Aufzeichnung der Pulswellen in den Kapillargefäßen unter den Nägeln mithilfe eines ↑Onychographen

Ony|cho|grypose [zu ↑onycho... u. gr. *γρυπός* = gekrümmt] *w;* -, -n: krallenartige Verbildung der Nägel

Ony|cho|lyse [zu ↑onycho... u. gr. *λύειν* = lösen, auflösen] *w;* -: Ablösung des Nagels vom Nagelbett

Ony|cho|madese [zu ↑onycho... und gr. *μάδησις* = Ausfall] *w;* -: Ausfall aller Nägel

Ony|cho|mykose [↑onycho... u. ↑Mykose] *w;* -, -n: Erkrankung der Nägel, die durch Pilze verursacht wird

Ony|cho|phagie [zu ↑onycho... u. gr. *φαγεῖν* = essen] *w;* -, ...ien: krankhafte Angewohnheit, auf den Fingernägeln zu kauen oder diese abzubeißen

Ony|cho|phym [↑onycho... u. gr. *φῦμα* = Gewächs, Auswuchs] *s;* -s, -e: krankhafte Dickenzunahme bzw. Dickenwachstum und Verbreiterung eines oder mehrerer Finger- oder Zehennägel, vor allem des Großzehennagels

Ony|chor|rhexis [↑onycho... u. gr. *ῥῆξις* = das Durchbrechen, das Reißen] *w;* -: Brüchigkeit der Nägel (konstitutionell bedingt, aber auch sekundär, z. B. bei Stoffwechselstörungen)

Ony|cho|schisis [*...ß-chi...;* ↑onycho... u. gr. *σχίσις* = das Spalten] *w;* -, ...schisen: „Nagelspaltung", krankhafte Spaltung des Nagels in zwei übereinander liegende Hornlamellen

Ony|chose [zu gr. *ὄνυξ,* Gen.: *ὄνυχος* = Nagel] *w;* -, -n: allgemeine Bezeichnung für: Nagelkrankheit oder Nageldeformierung

Ony|cho|tillo|manie [zu ↑onycho..., gr. τίλλειν = rupfen, zupfen u. ↑Manie] *w;* -, ...ien: krankhafte Sucht zum Herausreißen bzw. zur Verstümmelung der eigenen Fingernägel (als Zwangshandlung bei Neurosen)

Onyx [aus gr. ὄνυξ = Nagel] *m;* -[es], -e: Hornhautabszess von der Form eines Nagels

oo..., Oo... [*o-o...;* aus gr. ᾠόν = Ei]: Bestimmungswort von Zusammensetzungen mit der Bedeutung „Ei"; z. B.: Oogenese

Oo|gamie [zu ↑oo... u. gr. γαμεῖν = heiraten] *w;* -: Befruchtung des Eies durch eine männliche Keimzelle (Biol.)

Oo|genese [↑oo... u. gr. γένεσις = Werden, Entstehung] *w;* -, -n: Entwicklung des Eies vom Keimepithel bis zum reifen Ei (Biol.)

Oo|gonium [zu ↑oo... u. gr. γονή = Erzeugung; Geburt] *s;* -s, ...nien [*...iᵉn*]: Urei im Keimepithel des weiblichen Eierstocks (Biol.)

Oo|kinet [zu ↑oo... u. gr. κινεῖν = bewegen] *m;* -en, -en: bewegliches, wurmförmiges Zygotenstadium (befruchtete Eizelle) bei Sporentierchen (z. B. Malariaerregern; Biol.)

Oo|lemma [↑oo... u. gr. λέμμα, Gen.: λέμματος = Rinde, Schale] *s;* -s, ...mmen od. -ta: die Eizelle umhüllende Zellmembran (Biol.)

Oo|phor|ek|tomie [↑Oophoron und ↑Ektomie] *w;* -, ...ien: = Ovar[i]ektomie

Oo|phoritis [zu ↑Oophoron] *w;* -, ...itiden (in fachspr. Fügungen: ...itides): Eierstockentzündung

oo|phoro|gen [↑Oophoron u. ↑...gen]: von den Eierstöcken ausgehend (z. B. von Unterleibserkrankungen)

Oo|phoron [zu gr. ᾠοφόρος = Eier tragend] *s;* -s, ...ra: = Ovarium

Oo|phoro|salping|ek|tomie [↑Oophoron, ↑Salpinx u. ↑Ektomie] *w;* -, ...ien: operative Entfernung der Eierstöcke u. der Eileiter

Oo|phoro|salpin|gitis [zu ↑Oophoron u. ↑Salpinx] *w;* -, ...itiden (in fachspr. Fügungen: ...itides): Entzündung des Eierstocks u. des Eileiters (bei Fehlgeburten, ↑Tuberkulose u. a.)

oo|phorus, ...ra, ...rum [aus gr. ᾠοφόρος = Eier tragend]: eitragend; z. B. in der Fügung ↑Cumulus oophorus

Oo|zyste [zu ↑oo... u. gr. κύστις = Harnblase; Beutel] *w;* -, -n: die mit einer meist dauerhaften, der Verbreitung (bzw. Infektion) dienenden Hülle versehene, Sporen ausbildende Zygote im Entwicklungsstadium von Sporentierchen (z. B. bei Malariaerregern; Biol.)

Oo|zyt [↑oo... u. ↑...zyt] *m;* -en, -en u. **Oozyte** *w;* -, -n: unreife ↑Eizelle (Biol.)

OP: 1) Abk. für: Operationssaal. **2)** Abk. für: Originalpackung

op..., Op... vgl. ob..., Ob...

opak [aus lat. *opacus* = beschattet]: dunkel, undurchsichtig (bezogen z. B. auf eine Körperausscheidung oder Körperflüssigkeit)

opales|zent [zum Halbedelsteinnamen *Opal* gebildet]: halbdurchsichtig, schimmernd (bezogen z. B. auf die Beschaffenheit des Urins oder des ↑Liquors). **Opales|zenz** *w;* -: perlmuttartiges Schimmern z. B. von Körperflüssigkeiten. **opales|zie|ren**: perlmuttartig schimmern (bezogen z. B. auf Körperflüssigkeiten)

Opazität [zu lat. *opacus* = beschattet] *w;* -: undurchsichtige, dunkle Beschaffenheit von Körperausscheidungen, Körperflüssigkeiten u. dgl.

operabel, in fachspr. Fügungen: **operabilis, ...le** [zu lat. *operari, operatum* = werktätig sein, arbeiten; sich abmühen bzw. darauf beruhendem frz. *opérer* = bewirken, hervorbringen; operieren]: operierbar, Aussicht auf Heilung od. Besserung durch eine Operation bietend (z. B. von Geschwülsten); Gegensatz ↑inoperabel. **Operabilität** *w;* -: Operierbarkeit eines Patienten. **Operateur** [*...tör*] *m;* -s, -e: Arzt, der eine Operation vornimmt. **Operation** *w;* -, -en: chirurgischer Eingriff

Operations|saal: mit geeigneten Apparaten, Vorrichtungen u. a. ausgestatteter, nach streng hygienischen Vorschriften hergerichteter Raum zur Vornahme von Operationen (Abk.: OP). **operativ** [*...tif*]: die Operation betreffend; mit einer Operation [zu beheben oder zu heilen]. **Operator** *m;* -s, ...toren: Erkennungsstelle im ↑Operon für die negative Kontrolle der genetischen Transkription (Genetik)

opercularis, ...re [zu lat. *operculum* = Deckel]: zu einem ↑Operculum gehörend; z. B. in der Fügung ↑Pars opercularis (Anat.). **Operculum** *s;* -s, ...la: „Deckel", deckelartiger Teil eines Organs (Anat.). **Operculum frontale:** der die ↑Insel bedeckende Teil des Stirnlappens des Gehirns. **Operculum fronto|parie|tale** [- *...ri-e...*]: der die ↑Insel bedeckende Teil des Stirn- und Scheitellappens des Großhirns. **Operculum temporale:** der die ↑Insel bedeckende Teil des Schläfenlappens des Großhirns

operie|ren [zu lat. *operari* = werktätig sein, arbeiten; sich abmühen bzw. darauf beruhendem frz. *opérer* = bewirken, hervorbringen; operieren]: einen chirurgischen Eingriff vornehmen

Operon [zu lat. *operari, operatum* = werktätig sein, arbeiten; sich abmühen] *s;* -s, -s u. ...ronen: Gruppe funktionell und strukturell zusammenhängender Gene für die Regulation der genetischen Transkription (Genetik)

Ophia|se [aus gleichbed. gr. ὀφίασις] *w;* -, -n: Haarausfall, der am Hinterkopf beginnt u. sich bandförmig bis zur Stirn fortsetzt

Ophryon [zu gr. ὀφρῦς = Augenbraue] *s;* -s: Mittelpunkt der ↑Glabella

ophthalm..., Ophthalm... vgl. ophthalmo..., Ophthalmo...
Ophthalmia vgl. Ophthalmie
Oph|thalm|ia|trie und **Oph|thalm|ia|trik** [↑ophthalmo... u. ↑...iatrie bzw. ↑Iatrik] *w;* -: Augenheilkunde
ophthalmicus vgl. ophthalmisch
Oph|thalmie [aus gr. *ὀφθαλμία* = Augenkrankheit] *w;* -, ...ien, in fachspr. Fügungen: **Oph|thalmia**[1], *Pl.:* ...iae: Augenentzündung. **Oph|thalmia ae|gyptica:** = Trachom. **Ophthalmia gonor|rhoi|ca:** = Gonoblennorrhö. **Oph|thalmia sym|pa|thica:** infektiöse Augenentzündung, die von einem Auge auf das andere übergreift
Oph|thalmikum [zum Stamm von ↑ophthalmisch] *s;* -s, ...ka (meist *Pl.*): therapeutische Mittel zur Heilung von Augenkrankheiten
oph|thalmisch, in fachspr. Fügungen: **ophthalmicus, ...ca, ...cum** [zu gr. *ὀφθαλμός* = Auge]: zum Auge gehörend, es betreffend; z. B. in der Fügung ↑Nervus ophthalmicus
oph|thalmo..., Oph|thalmo..., vor Selbstlauten meist: **oph|thalm..., Oph|thalm...** [aus gr. *ὀφθαλμός* = Auge]: Bestimmungswort von Zusammensetzungen mit der Bedeutung „Auge"; z. B.: Ophthalmiatrik, Ophthalmologe
Oph|thalmo|blennor|rhö, auch: **Oph|thalmo|blennor|rhöe** [...*rö;* ↑ophthalmo... u. ↑Blennorrhö] *w;* -, ...rrhöen: Augentripper, akute eitrige Augenbindehautentzündung als Folge einer Gonokokkeninfektion
Oph|thalmo|dia|gnos|tik [↑ophthalmo... u. ↑Diagnostik] *w;* -: diagnostisches Verfahren zur Feststellung gewisser Krankheiten an Veränderungen der Augenbindehaut
Oph|thalmo|dynamo|gra|phie [↑ophthalmo..., gr. *δύναμις* = Kraft u. ↑...graphie] *w;* -, ...ien: apparative Aufzeichnung des Drucks in den Netzhautarterien
Oph|thalmo|dynamo|meter [↑ophthalmo..., gr. *δύναμις* = Kraft u. ↑...meter] *s;* -s, -: Apparat zur Messung des Druckes in den Netzhautarterien. **Oph|thalmo|dynamo|me|trie** [↑...metrie] *w;* -, ...ien: apparative Messung des Druckes in den Netzhautarterien
Oph|thalmo|gramm [↑ophthalmo... und ↑...gramm] *s;* -s, -e: apparative Aufzeichnung der Augenbewegungen
Oph|thalmo|loge [↑ophthalmo... und ↑...loge] *m;* -n, -n: Augenarzt. **Oph|thalmo|logie** [↑...logie] *w;* -: Augenheilkunde. **oph|thalmo|logisch:** die Augenheilkunde betreffend
Oph|thalmo|meter [↑ophthalmo... und ↑...meter] *s;* -s, -: Apparat zur Bestimmung der Krümmungsradien der Augenhornhaut
Oph|thalmo|myia|se [↑ophthalmo... und ↑Myiase] *w;* -, -n: durch Fliegenlarven verursachte Madeninfektion des Auges
Oph|thalmo|pa|thie [↑ophthalmo... und ↑...pathie] *w;* -, ...ien, in fachspr. Fügungen: **Oph|thalmo|pa|thia**[1], *Pl.:* ...iae: allg. Bez. für: Augenleiden
Oph|thalmo|phthise oder **Oph|thalmo|phthisis** *w;* -, ...phthisen: = Phthisis bulbi
Oph|thalmo|plegie [↑ophthalmo... u. ↑Plegie] *w;* -, ...ien, in fachspr. Fügungen: **Oph|thalmo|plegia**[1], *Pl.:* ...iae: Augenmuskellähmung. **Oph|thalmo|plegia chronica pro|gressiva:** fortschreitende atrophische Lähmung der Augenmuskeln bei bestimmten Krankheiten
Oph|thalmor|rhagie [zu ↑ophthalmo... u. gr. *ῥηγνύναι* = zerreißen, bersten] *w,* -, ...ien: = Hämophthalmus
Oph|thalmor|rhexis [↑ophthalmo... u. gr. *ῥῆξις* = das Durchbrechen, das Reißen] *w;* -, ...xen: Zerreißung des Augapfels (z. B. als Unfallfolge)
Oph|thalmo|skop [↑ophthalmo... und ↑...skop] *s;* -s, -e: Augenspiegel, Instrument zur Untersuchung des Augeninneren, insbesondere des Augenhintergrundes. **Oph|thalmo|skopie** [↑...skopie] *w;* -, ...ien: Untersuchung des Auges mithilfe des ↑Ophthalmoskops. **oph|thalmo|skopisch:** unter Anwendung des Augenspiegels
Opiat [zu ↑Opium] *s;* -[e]s, -e (meist *Pl.*): opiumhaltiges Arzneimittel
Opio|id [↑Opium u. ↑...id] *s;* -[e]s, -e: im Körper gebildetes ↑Peptid, das die Wirkung von Opium hat
Opio|phagie [zu ↑Opium u. gr. *φαγεῖν* = essen] *w;* -, ...ien: gewohnheitsmäßige Einnahme von Opium oder opiumhaltigen Mitteln (als Rauschgiftsucht)
Opi|sthion [zu gr. *ὀπίσθιος* = hinten] *s;* -s: hinterer Mittelpunkt des großen Hinterhauptsloches (↑Foramen magnum; Anat.)
Opi|stho|gna|thie [zu gr. *ὄπισθεν* = hinten u. gr. *γνάθος* = Kinnbacken] *w;* -, ...ien: angeborenes Zurücktreten des Unterkiefers (mit Ausbildung eines so genannten „Vogelgesichts"); im Allg. synonym mit ↑Brachygnathie
Opisth|or|chia|sis *w;* -, ...ia|sen (in fachspr. Fügungen: ...iases): Erkrankung der Gallengänge durch Verzehr roher Fische, die von Saugwürmern der Gattung Opisthorchis befallen sind
Opisth|or|chis [gr. *ὄπισθεν* = hinten u. ↑Orchis] *m;* -: Gattung von Saugwürmern, die vor allem in tropischen Fischen schmarotzen
Opi|stho|tonus [gr. *ὄπισθεν* = hinten und ↑Tonus] *m;* -: Starrkrampf im Bereich der Rückenmuskulatur, wobei der Rumpf bogenförmig nach hinten überstreckt ist
Opium [von gr. *ὄπιον* = Mohnsaft] *s;* -s: aus dem Milchsaft des Schlafmohns gewonnenes Rauschgift u. Betäubungsmittel
Oppenheim-Re|flex [nach dem dt. Neurologen Hermann Oppenheim, 1858–1919]:

reflektorische dorsale Beugung der Großzehe bei Bestreichen der Innenseite des Unterschenkels mit Daumen u. Zeigefinger (Symptom bei Pyramidenbahnschädigung)

op|po̱nens [zu lat. *opponere, oppositum* = entgegenstellen]: entgegenstellend, gegenüberstellend; z. B. in der Fügung ↑Musculus opponens pollicis. **op|poni̱e̱|ren:** den Daumen durch eine Einwärtsbewegung in Gegenstellung zu den übrigen Fingern bringen

Op|portuni̦st [zu lat. *opportunus* = bequem, günstig] *m;* -en, -en, dafür meist die Fügung: **op|portuni̦stischer Erreger:** im Organismus vorhandener apathogener Erreger, der bei geschwächter Abwehrkraft pathogen wird

Op|positio̱n [zu lat. *opponere, oppositum* = entgegenstellen] *w;* -, -en: Gegenstellung des Daumens zu den anderen Fingern

Op|pressio̱n [zu lat. *opprimere, oppressum* = niederdrücken; ersticken] *w;* -, -en: Beklemmung, Gefühl der Einengung bzw. Einschnürung, vor allem in der Brust (Vorkommen u. a. bei Herzleiden)

Op|soni̱n [zu gr. *ὄψον* = Speise, Zukost] *s;* -s, -e (meist *Pl.*): Stoffe im Blutserum, die eingedrungene Bakterien so verändern, dass die weißen Blutkörperchen sie aufnehmen (phagozytieren) können. **Op|sonisatio̱n** *w;* -, -en: Anlagerung von Opsoninen an Keime

optico|chiasma̱ticus, ...ca, ...cum [Kurzbildung aus ↑Nervus opticus u. ↑Chiasma opticum]: den Sehnerv u. die Sehnervenkreuzung betreffend; z. B. in der Fügung ↑Arachnitis opticochiasmatica

o̦pticus vgl. optisch. **O̦ptikus** *m;* -, ...tizi: übliche Kurzbezeichnung für ↑Nervus opticus. **o̦ptisch,** in fachspr. Fügungen: **o̦pticus, ...ca, ...cum** [aus gr. *ὀπτικός* = das Sehen betreffend]: zum Sehen gehörend, das Sehen betreffend; z. B. in der Fügung ↑Nervus opticus

Opto|me̱ter [zum Stamm von ↑optisch u. ↑...meter] *s;* -s, -: Instrument zur Bestimmung des Fern- u. Nahpunktes des Auges. **Opto|me|tri̱e̱** [↑...metrie] *w;* -, ...i̱en: Sehkraftbestimmung

¹O̱ra [aus lat. *ora,* Gen.: *orae* = Rand, Saum] *w;* -, O̱rae: Rand, Saum, Grenze (z. B. eines Organs oder Organteils; Anat.). **O̱ra serra̱ta:** gezackte Linie zwischen ↑Pars ciliaris und ↑Pars optica der Netzhaut des Auges

²Ora: *Pl.* von ↑²Os

ora̱l [zu lat. *os,* Gen.: *oris* = Mund]: **1)** durch den Mund [zu applizieren] (z. B. von Medikamenten). **2)** in fachspr. Fügungen: **ora̱lis, ...le:** zum Mund gehörend, den Mund betreffend; z. B. in der Fügung ↑Pars oralis (Anat.)

Ora̱l|chir|urg [↑oral u. ↑Chirurg] *m;* -en, -en: Zahnarzt mit besonderen Kenntnissen auf dem Gebiet der Oralchirurgie. **Ora̱l|chir|urgie** *w;* -: Teilgebiet der Zahnmedizin, das sich mit der operativen Behandlung von Zahn-, Mund- und Kieferkrankheiten befasst. **ora̱l|chir|urgisch:** die Oralchirurgie betreffend, mithilfe der Oralchirurgie

orbicularis vgl. orbikular. **Orbi̱culus** [Verkleinerungsbildung zu lat. *orbis* = Kreis, Scheibe] *m;* -, ...li: „kleiner Kreis", kreis- oder ringförmiger Teil eines Organs (Anat.). **Orbi̱culus cilia̱|ris:** „Strahlenband", der ringförmige Teil der ↑Pars ciliaris der Netzhaut des Auges. **orbikula̱r,** in fachspr. Fügungen: **orbicula̱ris, ...re:** kreisrund, kreisförmig; z. B. in der Fügung ↑Musculus orbicularis (Anat.)

O̦rbita [aus lat. *orbita,* Gen.: *orbitae* = Wagengeleise; Kreislauf, Kreisbahn] *w;* -, ...tae: Augenhöhle, den Augapfel aufnehmende Höhlung des Gesichtsschädels, die von Stirnbein, Jochbein und Oberkieferknochen gebildet wird (Anat.). **orbita̱l,** in fachspr. Fügungen: **orbita̱lis, ...le:** zur Augenhöhle gehörend; z. B. in der Fügung ↑Musculus orbitalis (Anat.)

Orbito|gra̦mm [↑Orbita u. ↑...gramm] *s;* -s, -e: Röntgenbild der Augenhöhlen. **Orbito|gra|phi̱e̱** [↑...graphie] *w;* -, ...i̱en: röntgenographische Darstellung der Augenhöhlen

Orbito|tomi̱e̱ [↑Orbita u. ↑...tomie] *w;* -, ...i̱en: operative Öffnung der Augenhöhle

Orchi|algi̱e̱ [↑Orchis u. ↑...algie] *w;* -, ...i̱en: Hodenschmerz

Orchid|ek|tomi̱e̱ u. **Orchi|ek|tomi̱e̱** [↑Orchis u. ↑Ektomie] *w;* -, ...i̱en: operative Entfernung der Hoden

Orchido|me̱ter [↑Orchis u. ↑...meter] *s;* -s, -: Schablone zur Bestimmung des Hodenvolumens

Orchi|pexi̱e̱ [zu ↑Orchis u. gr. *πῆξις* = das Befestigen; das Verbinden] *w;* -, ...i̱en: operatives Annähen des Hodens im Hodensack (zur Behebung eines ↑Kryptorchismus)

O̦rchis [aus gr. *ὄρχις,* Gen.: *ὄρχιος* = Hoden] *m;* -, Orches: = Testis

Orchi̱tis [zu ↑Orchis] *w;* -, ...iti̱den (in fachspr. Fügungen: ...i̱tides): Entzündung eines od. beider Hoden, meist im Anschluss an eine Infektionskrankheit (z. B. Mumps) auftretend

Orchi|tomi̱e̱ [↑Orchis u. ↑...tomie] *w;* -, ...i̱en: „Hodenschnitt", operative Freilegung des Hodens

Ordinatio̱n [zu lat. *ordinare, ordinatum* = ordnen; anordnen] *w;* -, -en: ärztliche Verordnung. **ordini̱e̱|ren:** [eine Arznei] verordnen (vom Arzt gesagt); Sprechstunde abhalten (vom Arzt gesagt)

O̦rdnungs|therapie: besondere Form der Psychotherapie, die durch Zurückführung des Menschen auf sich selbst Zerrissenheit, Spannung und Ängste abbaut und dadurch ein körperliches, seelisches und geistiges Gleichgewicht schafft

Organ [von gr. ὄργανον = Werkzeug] *s;* -s, -e, in fachspr. Fügungen: **Organum,** *Pl.:* ...na: Körperteil eines mehrzelligen Lebewesens, der eine einheitliche Funktion hat u. entsprechend gebaut ist (z. B.: Lunge, Niere, Auge). **Organa genitalia feminina** *Pl.:* die weiblichen Geschlechtsorgane, die aus Scheide, Gebärmutter, Eileiter, Eierstöcken, ↑Epoophoron, ↑Paroophoron u. Brustdrüsen bestehen. **Organa genitalia masculina** *Pl.:* die männlichen Geschlechtsorgane, die aus Hoden, Nebenhoden, Samenleiter, Samenblasen, Harnröhre u. Glied bestehen. **Organum gustus** [- *gúßtuß*]: „Geschmacksorgan" (aus Zunge u. Geschmackspapillen bestehend). **Organa oculi ac|cessoria** *Pl.:* Hilfsorgane des Auges, die aus Augenmuskeln, Bindegewebshüllen, Augenhöhlen, Augenbrauen, Augenlidern, Augenbindehaut und Tränenapparat bestehen. **Organum ol|factus** [- *olfáktuß*]: „Geruchsorgan" (aus äußerer Nase, Nasenhöhle und Nasennebenhöhlen bestehend). **Organum re|tro|peri|tonea|le:** Inhalt des ↑Spatium retroperitoneale. **Organa sensu|um** [↑Sensus] *Pl.:* „Sinnesorgane" (z. B. Gesichtsorgan, Gehörorgan u. a.). **Organum spirale:** Organ der Gehörempfindung in der Ohrschnecke. **Organum stato|acusticum:** = Organum vestibulocochleare. **Organa urinaria** *Pl.:* neue Bez. für ↑Organa uropoetica. **Organa uro|poe|tica** *Pl.:* Harnorgane, zusammenfassende Bezeichnung für: Nieren, Nierenbecken, Harnleiter u. Harnblase. **Organum vestibulo|coch|lea|re:** Gehör- und Gleichgewichtsorgan (besteht aus Innenohr mit Paukenhöhle u. Ohrtrompete, äußerem Gehörgang u. Ohrmuschel). **Organum visus** [*wísuß*]: „Sehorgan" (aus Sehnerv u. Auge bestehend). **Organum vomero|nasale:** Organ in der Nasenhöhle, das mit Riechepithel ausgekleidet u. beim Menschen nur verkümmert ausgebildet ist

Organell [Verkleinerungsbildung zu ↑Organ] *s;* -s, -en und **Organelle** *w;* -, -n: **1)** charakteristisch gebauter Teil des Zellkörpers von Einzellern, der in seiner Funktion dem Organ der Vielzeller entspricht (z. B. Augenfleck, Geißel; Biol.). **2)** allg. Bezeichnung für Feinstrukturen der tierischen u. pflanzlichen Zelle (Zellkern, Golgi-Apparat; Biol.)

Organisation [zu frz. *organiser* = einrichten, ordnen, gestalten (zum Stamm von ↑Organ)] *w;* -, -en: selbsttätige Umwandlung abgestorbenen Körpergewebes in gefäßhaltiges Bindegewebe durch Gefäß- und Gewebseinsprossung

organisch [zu ↑Organ]: **1)** belebt, lebendig; auf ein Organ oder auf den Organismus bezogen, zu ihm gehörend; mit Organen versehen, in ihnen vorkommend (Gegensatz: funktionell). **2)** in der Fügung: **organische Chemie:** Chemie der Kohlenstoffverbindungen (Gegensatz: anorganische Chemie)

organisie|ren [aus frz. *organiser* = einrichten, ordnen, gestalten (zum Stamm von ↑Organ)]: nekrotisches Körpergewebe durch Gefäß- u. Gewebseinsprossung in gefäßhaltiges Bindegewebe umwandeln (als Eigenleistung des Organismus)

Organismus [aus gleichbed. frz. *organisme* (zum Stamm von ↑Organ)] *m;* -, ...men: **1)** Bezeichnung für das Gesamtsystem der Organe des lebenden Körpers (vielzelliger Lebewesen), das sich aus verschiedenen, der Entwicklung, Erhaltung u. Vermehrung des Lebens dienenden funktionellen Einheiten aufbaut. **2)** meist *Pl.:* tierische oder pflanzliche Lebewesen

Organo|genese [↑Organ u. ↑Genese] *w;* -, -n: Organbildung, Vorgang der Entstehung der Organe aus den Organanlagen während der Keimesentwicklung (Biol.)

Organo|graphie [↑Organ u. ↑...graphie] *w;* -, ...ien: Beschreibung des Aufbaus der Organe des menschlichen Körpers. **organographisch:** die Organographie betreffend, den Aufbau der Organe beschreibend

organo|id [↑Organ u. ↑...id]: organähnlich (bezogen auf die Beschaffenheit vor allem von Gewebsneubildungen und ihrer Ähnlichkeit mit bestimmten Gewebsarten)

Organo|logie [↑Organ u. ↑...logie] *w;* -: Lehre, Wissenschaft von den Organen des [menschlichen] Körpers

Organo|therapie [↑Organ u. ↑Therapie] *w;* -, ...ien: = Organtherapie

organo|trop [↑Organ u. ↑...trop]: eine Affinität zu bestimmten Organen des Körpers habend (bes. von Mikroorganismen gesagt). **Organo|tropie** *w;* -, ...ien: Affinität von Substanzen zu bestimmten Organen des Körpers

organ|spezifisch: auf bestimmte Organe gerichtet, auf bestimmte Organe einwirkend (z. B. von Giftstoffen, Medikamenten)

Organ|therapie: Behandlung von Krankheiten mit Arzneimitteln, die aus tierischen Organen od. Sekreten gewonnen werden; vgl. Frischzellentherapie

Organum vgl. Organ

Orgasmus [zu gr. ὀργᾶν = von Kraft u. Saft strotzen; schwellen] *m;* -, ...men: Höhepunkt der Lustempfindung beim ↑Koitus (hierbei entleert sich bei der Frau Schleim aus den ↑Bartholin-Drüsen, während es beim Mann zur ↑Ejakulation kommt)

Orient|beule vgl. Leishmaniosis furunculosa

Ori|ficium [aus lat. *orificium,* Gen.: *orificii* = Mündung] *s;* -s, ...cia: im Wesentlichen durch ↑Ostium ersetzte anat. Bez. für: Einmündungsstelle in ein Hohlorgan oder in einen Körperhohlraum (Anat.). **Ori|ficium**

ex|ternum canalis isth|mi: äußere, zur Scheide hin gelegene Öffnung des Gebärmutterhalskanals. **Ori|ficium internum canalis isth|mi:** innere, zur Gebärmutterhöhle hin gelegene Öffnung des Gebärmutterhalskanals

Original|packung: die vom Hersteller vorgesehene u. vorgeschriebene Verpackung eines Arzneimittels (Abk.: OP)

originär [aus frz. *originaire* = ursprünglich]: angeboren, ursprünglich vorhanden, in der Anlage bereits vorhanden (z. B. von bestimmten Merkmalen gesagt; Biol.)

Origo [aus lat. *origo,* Gen.: *originis* = Ursprung] *w;* -, ...gines: Ursprungsstelle eines Organs oder Körperteils, insbes. eines Muskels oder Nervs (Anat.)

Orni|thin [zu gr. *ὄρνις,* Gen.: *ὄρνιθος* = Vogel] *s;* -s: zuerst in Exkrementen von Vögeln nachgewiesene Aminosäure, die u. a. eine Rolle bei den Entgiftungsprozessen im Organismus spielt

Orni|those [zu gr. *ὄρνις,* Gen.: *ὄρνιθος* = Vogel] *w;* -, -n: bakterielle Infektionskrankheit, die von kranken Vögeln auf den Menschen übertragen werden kann

oro|pharyn|geal [zu ↑²Os u. ↑Pharynx]: Mund u. Rachen betreffend; den Oropharynx betreffend. **Oro|pharynx** *m;* -, ...ryngen: = Pars oralis

oro|tra|cheal [zu ↑²Os u. ↑Trachea]: Mund und Luftröhre betreffend; durch den Mund in die Luftröhre [eingeführt] (z. B. von einer ↑Intubation)

Orotsäure [zu gr. *ὀρός* = Molke (da zuerst aus Molke isoliert)]: „Molkensäure", im Organismus gebildete Verbindung, deren Mangel u. a. zu geistiger Leistungsschwäche führt

Oroya|fieber [nach der peruan. Stadt La Oroya]: besonders in Südamerika auftretende, zu den ↑Bartonellosen gehörende Infektionskrankheit (u. a. mit Fieber, anämischen Erscheinungen, später mit Ausbildung warziger Hautknoten im Gesicht u. an den Extremitäten)

Or|these [Kurzw. aus ↑*or*thopädisch und ↑Pro*these*] *w;* -, -n: stützendes und entlastendes Gerät zur Behandlung funktioneller Störungen v. a. im Bereich der Wirbelsäule und der Gelenke. **Or|thetik** *w;* -: Wissenschaft und Lehre, die sich mit der Herstellung und Anpassung von Orthesen beschäftigt. **orthetisch:** die Orthetik betreffend

or|tho..., Or|tho..., vor Selbstlauten gelegentlich: **orth..., Orth...** [aus gr. *ὀρθός* = aufrecht, gerade; richtig, recht]: Bestimmungswort von Zusammensetzungen mit der Bedeutung „gerade, aufrecht; richtig, recht"; z. B.: Orthopädie, Orthoptik

Or|tho|chromasie [zu ↑ortho... u. gr. *χρῶμα* = Haut; Hautfarbe; Farbe] *w;* -, ...ien: Färbung eines histologischen Präparates in der Eigenfarbe des angewandten Farbstoffes. **or|tho|chromatisch:** die Orthochromasie betreffend

Or|tho|dia|gramm [↑ortho..., ↑dia... u. ↑...gramm] *s;* -s, -e: bei der Orthodiagraphie gewonnenes Röntgenbild. **Or|tho|diagraphie** [↑...graphie] *w;* -, ...ien: röntgenographische Darstellung der Körperorgane in ihrer natürlichen Größe

Or|tho|dia|me|trie [zu ↑ortho... u. gr. *διάμετρος* = Durchmesser] *w;* -, ...ien: direkte Messung der auf dem Röntgenschirm abgebildeten Körperorgane

Orth|odontie [zu ↑ortho... u. gr. *ὀδούς,* Gen.: *ὀδόντος* = Zahn] *w;* -, ...ien: Behandlung angeborener Gebissanomalien durch kieferorthopädische Maßnahmen (z. B. Beseitigung von Fehlstellungen einzelner oder mehrerer Zähne)

or|tho|drom [zu ↑ortho... u. gr. *δρόμος* = Lauf]: in normaler Richtung verlaufend (von der Nervenreizleitung gesagt)

or|tho|gnath [zu ↑ortho... u. gr. *γνάθος* = Kinnbacken]: einen normalen Biss bei gerader Stellung beider Kiefer aufweisend. **Ortho|gna|thie** *w;* -: gerade Kieferstellung mit normalem Scherenbiss

Or|tho|logie [↑ortho... u. ↑...logie] *w;* -: Lehre vom Normalzustand u. von der normalen Funktion des Organismus od. von Teilen desselben

Or|tho|molekular|medizin [↑ortho... und ↑molekular] *w;* -: Zweig der Medizin, der sich mit dem Biochemiehaushalt des Menschen beschäftigt und Mangel oder Überproduktion mit bestimmten Nährstoffen behandelt

Or|tho|päde [zu ↑ortho... u. gr. *παῖς,* Gen.: *παιδός* = Kind] *m;* -n, -n: Facharzt für Orthopädie. **Or|tho|pädie** *w;* -: Lehre von der Erkennung u. Behandlung der angeborenen od. erworbenen Fehler der Haltungs- u. Bewegungsorgane. **or|tho|pädisch:** auf die Orthopädie bezüglich

Or|tho|phonist [zu ↑ortho... u. gr. *φωνή* = Laut; Ton; Stimme] *m;* -en, -en: Spezialist für die Behandlung von Sprachstörungen

Or|tho|pnoe [*...pno-e;* ↑ortho... u. gr. *πνοή* = Wehen, Hauchen; Atem] *w;* -: Zustand höchster Atemnot, in dem nur bei aufgerichtetem Oberkörper genügend Atemluft in die Lunge gelangt

Or|tho|psych|ia|trie [↑ortho... u. ↑Psychiatrie] *w;* -: Zweig der Psychiatrie, der sich mit Zuständen an der Grenze zwischen psychischer Krankheit und physischer Gesundheit befasst

Orth|optik [zu ↑ortho... u. gr. *ὀπτικός* = zum Sehen gehörend, es betreffend] *w;* -: Behandlung des anomalen Binokularsehens durch Training der Augenmuskeln. **Orthoptist** *m;* -en, -en: Helfer des Augenarztes, der Sehprüfungen, Schielwinkelmessungen

u. Ä. selbstständig vornimmt. **Orthoptistin** *w;* -, -nen: weiblicher Orthoptist

Or|tho|stase [↑ortho... u. gr. *στάσις* = Stehen; Stellung] *w;* -, -n: aufrechte Körperhaltung. **or|tho|statisch:** das Aufrechtstehen betreffend

orthostatische Albuminurie vgl. Adoleszentenalbuminurie

Or|tho|sym|pa|thikus [↑ortho... und ↑Sympathikus] *m;* -, ...thizi: = Sympathikus

Or|tho|tonus [↑ortho... u. ↑Tonus] *m;* -, ...ni: tetanische Verkrampfung des Kopfes u. Rumpfes in Streckstellung

or|tho|top [zu ↑ortho... u. gr. *τόπος* = Platz, Stelle]: regelrecht liegend (von Organen)

Or|tho|volt|therapie [↑ortho..., ↑Volt u. ↑Therapie] *w;* -, ...ien [...*i^e n*]: konventionelle Röntgentiefentherapie mit einer Gleichspannung von 200 kV

or|tho|ze|phal [zu ↑ortho... und gr. *κεφαλή* = Kopf]: „rechtköpfig", eine mittelhohe Kopfform mit normaler Größe und Konfiguration des Kopfes habend. **Or|tho|zephale** *m od. w;* -n, -n: Mensch mit normal großem (mittelhohem) und normal konfiguriertem Kopf. **Or|tho|ze|phalie** *w;* -: normale, mittelhohe Kopfform mit normaler Konfiguration des Kopfes

Ortner-Zeichen [nach dem östr. Internisten Norbert Ortner, 1865–1935]: für Mitralklappenfehler charakteristische Lähmung des linken Stimmbandes (hervorgerufen durch Druck des erweiterten Herzvorhofes auf den ↑Nervus laryngeus recurrens)

oryzo|id, in fachspr. Fügungen: **oryzo|ides** oder **oryzo|ide|us, ...dea, ...de|um** [gr. *ὄρυζα* = Reis u. ↑...id]: reiskornähnlich (von Gebilden im Organismus); z. B. in der Fügung ↑Corpora oryzoidea

[1]Os [aus lat. *os,* Gen.: *ossis* = Gebein, Knochen] *s;* -, Ossa: Knochen (Anat.). **Os breve:** Sammelbezeichnung für die kurzen Knochen. **Os capitatum:** „Kopfbein", größter der Handwurzelknochen. **Ossa carpi** [↑Carpus] *Pl.:* Sammelbezeichnung für die 8 Handwurzelknochen. **Os coc|cygis** [gr. *κόκκυξ,* Gen.: *κόκκυγος* = Kuckuck; Kuckucksbein, Steißbein]: „Steißbein", der unterste und kleinste Knochen der Wirbelsäule. **Os costale:** die knöcherne Rippe. **Os coxae:** „Hüftbein" (bestehend aus Darmbein, Sitzbein und Schambein). **Ossa cranii** [↑Cranium] *Pl.:* Sammelbezeichnung für die acht Schädelknochen. **Os cubo|ide|um:** „Würfelbein", der siebte Fußwurzelknochen. **Os cunei|forme inter|medium** [- ...*neif...* -]: mittleres Keilbein zwischen Kahnbein und zweitem Mittelfußknochen. **Os cunei|forme laterale:** äußeres Keilbein zwischen Kahnbein und drittem Mittelfußknochen. **Os cunei|forme media|le:** inneres Keilbein zwischen Kahnbein und erstem Mittelfußknochen. **Ossa digiti** *Pl.:* neue zusammenfassende Bez. für ↑Ossa digitorum manus und ↑Ossa digitorum pedis. **Ossa digitorum manus** *Pl.:* Sammelbezeichnung für die Fingerknochen. **Ossa digitorum pedis** [↑Pes] *Pl.:* Sammelbezeichnung für die Zehenknochen. **Os eth|mo|idale:** das mit vielen Höhlungen versehene Siebbein, das in der Mitte der Schädelbasis liegt und tief zwischen die Gesichtsknochen herabragt. **Ossa faciei** [↑Facies] *Pl.:* Sammelbezeichnung für die 14 Gesichtsknochen. **Os femoris:** neue Bez. für ↑Femur. **Os frontale:** Stirnbein. **Os hamatum:** „Hakenbein", ein Handwurzelknochen. **Os hyo|ide|um:** „Zungenbein" (bestehend aus 5 einzelnen, beweglich verbundenen Teilen). **Os ilium** [↑Ile]: „Darmbein", der obere Teil des Hüftbeins. **Os in|cisivum:** der Zwischenkieferknochen (von Goethe entdeckt), in dem die Schneidezähne stecken. **Os interparie|tale** [- ...*ri-e...*]: Bezeichnung für Schaltknochen am hinteren Ende der Pfeilnaht zwischen den Scheitelbeinen. **Os is|chii** [- *iß-chi-i;* ↑Ischium]: „Sitzbein", der untere Teil des Hüftbeins. **Os la|crimale:** das „Tränenbein" am medialen Augenwinkel. **Os lon|gum:** Sammelbezeichnung für die langen Knochen. **Os lunatum:** „Mondbein", ein Handwurzelknochen. **Ossa membri inferio|ris** *Pl.:* Sammelbezeichnung für die Knochen der unteren Extremität. **Ossa mem|bri superio|ris** *Pl.:* Sammelbezeichnung für die Knochen der oberen Extremität. **Ossa meta|carpalia** *Pl.:* Sammelbezeichnung für die Mittelhandknochen (I–V). **Ossa meta|tarsalia** *Pl.:* Sammelbezeichnung für die Mittelfußknochen (I–V). **Os nasale:** „Nasenbein" (bildet den obersten Teil des Nasenrückens). **Os naviculare:** das „Kahnbein" der Fußwurzel. **Os oc|cipitale:** „Hinterhauptbein", ein schalenförmiger Knochen in der Schädelbasis und am Schädeldach. **Os palatinum:** „Gaumenbein" (liegt hinter den Oberkieferbeinen und vor dem Keilbein). **Os parie|tale** [- ...*ri-e...*]: „Scheitelbein" (bildet den Scheitel und teilweise die Seitenwand des Schädels). **Os pisiforme:** „Erbsenbein", ein Handwurzelknochen. **Os planum:** Sammelbezeichnung für platte Knochen. **Os pneu|maticum:** Sammelbezeichnung fur Knochen mit lufthaltigen Höhlen. **Os pubis:** „Schambein", vorderer Teil des Hüftbeins. **Os sa|crum:** „Kreuzbein", Teil der Wirbelsäule (gebildet aus fünf miteinander verschmolzenen Wirbeln). **Os scapho|ide|um:** das „Kahnbein" der Handwurzel. **Ossa sesamo|idea** *Pl.:* Sammelbezeichnung für die Sesambeine der Hand, kleine plattrunde Knöchelchen in der Gelenkkapsel. **Os spheno|idale:** „Keilbein", ein Knochen der Schädelbasis. **Ossa tarsi** [↑Tarsus] *Pl.:* Sammelbezeichnung für die sieben Fußwurzelknochen. **Os temporale:** „Schläfenbein" (bildet einen Teil der

Grundfläche und der Seitenwände des Schädels). **Os trapezium:** „großes Vieleckbein", trapezförmiger Handwurzelknochen zwischen Daumengrundgelenk und Kahnbein. **Os trapezo|i|de|um:** „kleines Vieleckbein", trapezähnlicher Handwurzelknochen zwischen dem Grundgelenk des Zeigefingers, dem ↑Os capitatum, dem ↑Os scaphoideum und ↑Os trapezium. **Os trigonum:** „Dreiecksbein", zarter Höcker am hinteren Rand des Sprungbeins, der den Zusammenhalt mit diesem verloren hat und gelegentlich als selbstständiger Knochen auftritt. **Os tri|que|trum:** der dreiseitige Handwurzelknochen. **Os zygomaticum:** „Jochbein", der Backenknochen des Gesichts

²Os [aus lat. *os,* Gen.: *oris* = Gesicht; Mund] *s;* -, Ora: **1)** Mund (Anat.). **2)** veraltet anat. Bezeichnung für: Öffnung eines Organs (vgl. Ostium)

³Os: chem. Zeichen für ↑Osmium

Os|cedo, eindeutschend: **Os|zedo** [aus lat. *oscedo,* Gen.: *oscedinis* = Neigung zum Gähnen] *w;* -: Gähnkrampf

Os|cheo|zele [*oß-ch...;* gr. ὄσχεον = Hodensack u. ↑...zele] *w;* -, -n: = Hernia scrotalis

Os|citatio [zu lat. *oscitare, oscitatum* = den Mund aufsperren, gähnen] *w;* -, ...io|nes: = Oscedo

Osgood-Schlatter-Krankheit vgl. Schlatter-Krankheit

Osiander-Zeichen [nach dem dt. Gynäkologen J. F. Osiander, 1787–1855]: deutliche Tastbarkeit des Pulses der ↑Arteria uterina als charakteristisches Zeichen für eine bestehende Schwangerschaft

Osler-Knötchen [nach dem kanad. Pathologen Sir William Osler, 1849–1919] *Pl.:* linsengroße, schmerzhafte Schwellungen im Bereich der Fingerbeeren, Handballen, Fußsohlen oder Zehen (bei bakterieller Endokarditis). **Osler-Krankheit:** erbliche Anomalie (↑Teleangiektasie) der Haut- u. Schleimhautkapillaren, die Ursache starker Hämorrhagien sein kann

Osmi|drose [zu gr. ὀσμή = Geruch, Duft u. gr. ἱδρώς = Schweiß] *w;* -, -n: Absonderung stark riechenden Schweißes

Osmium [zu gr. ὀσμή = Geruch, Duft] *s;* -s: chem. Element, graublaues Metall; Zeichen: Os

Osmolalität [Kurzbildung zu ↑Osmose u. ↑Molekül] *w;* -: Molkonzentration aller in einer Lösung osmotisch wirksamen Moleküle, ausgedrückt in Gewichtseinheiten

Osmolarität *w;* -: Molkonzentration aller in einer Lösung osmotisch wirksamen Moleküle, ausgedrückt in Volumeneinheiten

Osmo|logie [gr. ὀσμή = Geruch, Duft u. ↑...logie] *w;* -: = Osphresiologie

¹Osmo|meter [gr. ὀσμή = Geruch, Duft u. ↑...meter] *s;* -s, -: = Olfaktometer

²Osmo|meter [Kurzbildung aus ↑Osmose u. ↑...meter] *s;* -s, -: Apparat zur Messung des osmotischen Druckes

Osmose [zu gr. ὠσμός = das Stoßen, der Stoß] *w;* -, -n: Übergang des Lösungsmittels (z. B. Wasser) einer Lösung in eine stärker konzentrierte Lösung durch eine feinporige (↑semipermeable) Scheidewand, die zwar für das Lösungsmittel selbst, nicht aber für den gelösten Stoff durchlässig ist (Chem.)

Osmo|therapie [Kurzbildung aus ↑Osmose u. ↑Therapie] *w;* -, ...ien: therapeutisches Verfahren zur günstigen Beeinflussung gewisser Krankheiten durch Erhöhung des osmotischen Druckes des Blutes (durch Einspritzung hochkonzentrierter Salz- und Zuckerlösungen ins Blut)

osmotisch [zu ↑Osmose]: auf Osmose beruhend; mithilfe der Osmose

Öso|phag|ek|tomie [↑Ösophagus u. ↑Ektomie] *w;* -, ...ien: operative Entfernung der Speiseröhre

öso|phagisch, in fachspr. Fügungen: **oe|so|phage|us, ...gea, ...ge|um** u. **oe|so|phagicus, ...ca, ...cum** [zu ↑Ösophagus]: zur Speiseröhre gehörend, sie betreffend; z. B. in der Fügung ↑Ramus oesophageus

Öso|phagismus [zu ↑Ösophagus] *m;* -, ...men: = Ösophagospasmus

Öso|phagitis [zu ↑Ösophagus] *w;* -, ...itiden, in fachspr. Fügungen: **Oe|so|phagitis,** *Pl.:* ...itides: Entzündung der Speiseröhre

Öso|phago|duo|deno|stomie [↑Ösophagus, ↑Duodenum u. ↑...stomie] *w;* -, ...ien: operative Vereinigung von Speiseröhre u. Zwölffingerdarm (nach ↑Exstirpation des Magens)

Öso|phag|odynie [↑Ösophagus und ↑...odynie] *w;* -, ...ien: Schmerzen in der Speiseröhre (bes. beim Schlucken)

Öso|phago|entero|stomie [↑Ösophagus, ↑Enteron u. ↑...stomie] *w;* -, ...ien: operative Herstellung einer künstlichen Verbindung zwischen Speiseröhre u. Dünndarm (nach ↑Exstirpation des Magens)

öso|phago|gast|risch [zu ↑Ösophagus u. gr. γαστήρ, Gen.: γαστρός = Bauch; Magen]: Speiseröhre und Magen betreffend

Öso|phago|gast|ro|stomie [↑Ösophagus, ↑gastro... u. ↑...stomie] *w;* -, ...ien: operative Herstellung einer Anastomose zwischen Speiseröhre und Magen

Öso|phago|gra|phie [↑Ösophagus und ↑...graphie] *w;* -, ...ien: röntgenographische Darstellung der Speiseröhre mithilfe von Kontrastmitteln

Öso|phago|jejuno|stomie [↑Ösophagus, ↑Jejunum u. ↑...stomie] *w;* -, ...ien: operative Herstellung einer künstlichen Verbindung zwischen Speiseröhre u. Leerdarm (nach Totalresektion des Magens)

Öso|phago|skop [↑Ösophagus und ↑...skop] *s;* -s, -e: Speiseröhrenspiegel. **Öso-**

phago|skopie [↑...skopie] *w;* -, ...ien: direkte Untersuchung der Speiseröhre mit dem ↑Ösophagoskop

Öso|phago|spasmus [↑Ösophagus und ↑Spasmus] *m;* -, ...men: Speiseröhrenkrampf

Öso|phago|stoma [↑Ösophagus u. gr. *στόμα*, Gen.: *στόματος* = Mund] *s;* -[s], -ta: künstliche Speiseröhrenfistel. **Öso|phago|stomie** *w;* -, ...ien: operative Herstellung einer künstlichen Speiseröhrenfistel

Öso|phago|tomie [↑Ösophagus und ↑...tomie] *w;* -, ...ien: Speiseröhrenschnitt, operative Eröffnung der Speiseröhre

Öso|phago|tra|cheal|fistel [zu ↑Ösophagus, ↑Trachea u. ↑Fistel] *w;* -, -n: anomaler Verbindungsgang zwischen Speiseröhre u. Luftröhre (als angeborene Missbildung oder als krankhafte Veränderung der Speiseröhrenwand bei Ösophaguskarzinom)

Öso|phagus [zu gr. *οἴσειν* = tragen, bringen u. gr. *φάγημα* = das Essen, die Speise] *m;* -, ...gi, in der anat. Nomenklatur: **Oe|sophagus,** *Pl.:* ...gi: „Speiseröhre", etwa 24 cm langer Verbindungskanal zwischen Rachen und Magen (liegt dicht hinter der Luftröhre, unmittelbar vor der Wirbelsäule, besteht aus Schleimhaut, Unterschleimhaut und Muskulatur)

Os|phresio|logie [gr. *ὄσφρησις* = Geruch; Geruchssinn u. ↑...logie] *w;* -: Lehre vom Geruchssinn

ossal u. **ossär** [zu ↑[1]Os]: die Knochen betreffend. **osse|us, ...ea, ...e|um:** knöchern, aus Knochen bestehend; z. B. in der Fügung ↑Labyrinthus osseus (Anat.)

Ossiculum [aus lat. *ossiculum*, Gen.: *ossiculi* = Knöchlein] *s;* -s, ...la: Knöchelchen (Anat.). **Ossicula au|ditus** *Pl.:* die drei Gehörknöchelchen, Hammer, Amboss und Steigbügel, die der Übertragung des Schalls vom Trommelfell auf das Innenohr dienen

ossi|ficans [zu ↑[1]Os u. lat. *facere* (in Zus.: *-ficere*) = machen, tun]: zur Verknöcherung führend; z. B. in der Fügung ↑Myositis ossificans. **Ossi|fikation** *w;* -, -en: „Knochenbildung", u. zwar: **a)** normale Knochenbildung, Entstehung von Knochengewebe im Laufe der Entwicklung des Organismus od. bei der Ausheilung von Knochenbrüchen; **b)** krankhafte Knochenbildung in Form einer Verknöcherung von Knorpelgewebe. **ossi|fizie|ren:** knöchern verheilen; Knorpelgewebe in Knochen umwandeln

Ossikul|ek|tomie [↑Ossiculum und ↑Ektomie] *w;* -, ...ien: operative Entfernung der Gehörknöchelchen

Osso|veno|gramm [[1]Os u. ↑Venogramm] *s;* -s, -e: bei der Ossovenographie gewonnenes Röntgenbild. **Osso|veno|gra|phie** [↑...graphie] *w;* -, ...ien: röntgenographische Darstellung der Venen nach Injektion eines Kontrastmittels in den Markraum eines Knochens

oste..., Oste... vgl. osteo..., Osteo...

Oste|algie [↑osteo... u. ↑...algie] *w;* -, ...ien: Knochenschmerz

osteo..., Osteo..., vor Selbstlauten auch: **oste..., Oste...** [aus gr. *ὀστέον* = Knochen]: Bestimmungswort von Zusammensetzungen mit der Bedeutung „Knochen"; z. B.: Osteologie

Osteo|akusis [zu ↑osteo... u. gr. *ἀκούειν* = hören] *w;* -: Leitung der Schallwellen in den Knochen des Kopfes zum Gehör

Osteo|ar|thritis [zu ↑osteo... u. gr. *ἄρθρον* = Glied; Gelenk] *w;* -, ...itiden (in fachspr. Fügungen: ...itides): Knochen- u. Gelenkentzündung

Osteo|ar|thro|pa|thie [↑osteo..., ↑arthro... u. ↑...pathie] *w;* -, ...ien, in fachspr. Fügungen: **Osteo|ar|thro|pa|thia[1],** *Pl.:* ...iae: Erkrankung eines Gelenks u. der angrenzenden Knochen. **Osteo|ar|thro|pa|thia hyper|tro|phicans:** Auftreibung der peripheren Knochen und Gelenke, insbesondere der Finger, bei bestimmten Herz- und Lungenerkrankungen

Osteo|blast [↑osteo... u. ↑...blast] *m;* -en, -en (meist *Pl.*): Bezeichnung für die aus Bindegewebszellen hervorgehenden „Knochenbildungszellen" (sie scheiden die Knochengrundsubstanz aus, wandeln sich später in Osteozyten um und werden in die Grundsubstanz eingeschlossen)

Osteo|blastom [zu ↑Osteoblast] *s;* -s, -e: zusammenfassende Bez. für ↑Osteom und ↑Osteosarkom

Osteo|chon|dritis [zu ↑osteo... u. gr. *χόνδρος* = Korn; Knorpel] *w;* -, ...itiden (in fachspr. Fügungen: ...itides): Knochen- u. Knorpelentzündung. **Osteo|chon|dritis de|formans juvenilis:** = Scheuermann-Krankheit. **Osteo|chon|dritis dis|secans:** Knochen- u. Knorpelentzündung mit Ablösung von Knochen- u. Knorpelteilchen des Gelenks

Osteo|chon|dro|lyse [zu ↑osteo..., ↑chondro... u. gr. *λύειν* = lösen, auflösen] *w;* -, -n: Absprengung von Knochenknorpelstückchen innerhalb eines Gelenks (z. B. als Folge einer Entzündung)

Osteo|chon|drom [zu ↑osteo... und gr. *χόνδρος* = Korn; Knorpel] *s;* -s, -e: Geschwulst aus Knochen- u. Knorpelgewebe

Osteo|chon|dro|pa|thie [↑osteo..., ↑chondro... u. ↑...pathie] *w;* -, ...ien, in fachspr. Fügungen: **Osteo|chon|dro|pa|thia[1],** *Pl.:* ...iae: allg. Bezeichnung für jede Erkrankung, die sowohl Knochen als auch Knorpel erfasst. **Osteo|chon|dro|pa|thia de|formans coxae juvenilis:** Erkrankung des Hüftgelenks im Wachstumsalter mit Gelenkknorpelnekrose u. Verformung der Gelenkpfanne u. des Gelenkkopfes

Osteo|chon|dro|sarkom [↑osteo..., ↑chondro... u. ↑Sarkom] *s;* -s, -e: bösartige Geschwulst aus Knochen- u. Knorpelgewebe

Osteo|chon|drose [zu ↑osteo... u. gr. χόνδρος = Korn; Knorpel] *w;* -, -n: degenerativer, nicht entzündlicher Prozess des Knorpel-Knochen-Gewebes (z. B. im Bereich der Wirbelsäule)

Oste|odynie [↑osteo... u. ↑...odynie] *w;* -, ...ien: = Ostealgie

Osteo|dys|tro|phie [↑osteo... u. ↑Dystrophie] *w;* -, ...ien, in fachspr. Fügungen: **Osteo|dys|tro|phia**[1], *Pl.:* ...iae: Knochenerkrankung mit Störung der Knochenbildung u. des Knochenabbaus, die eine Knochendeformierung zur Folge hat. **Osteo|dys|tro|phia de|formans:** Knochenkrankheit mit Störung bei der Bildung u. beim Abbau von Knochen, die zu Missbildungen in Form von Verdickung, Verkürzung u. Verkrümmung besonders der Ober- u. Unterschenkelknochen führt. **Osteo|dys|tro|phia fi|brosa gene|ralisata:** Knochenkrankheit infolge Störung des Mineralstoffwechsels, die durch Knochenentkalkung bei gleichzeitiger Neubildung von Knochen u. einer Wucherung der Epithelkörperchen charakterisiert ist

Osteo|ek|tomie [↑osteo... u. ↑Ektomie] *w;* -, ...ien: operative Ausmeißelung eines Knochenstücks

Osteo|fi|brom [zu ↑osteo... u. ↑Fibra] *s;* -s, -e: gutartige Geschwulst aus Knochen- und Bindegewebe. **Osteo|fi|brose** *w;* -, -n, in fachspr. Fügungen: **Osteo|fi|brosis,** *Pl.:* ...oses: bindegewebige Knochenveränderung infolge Zunahme der faserigen Zwischensubstanz vor allem im Knochenmark. **Osteo|fibrosis de|formans juvenilis:** im Kindes- u. Jugendalter auftretende angeborene Krankheit des Knochensystems mit Ersatz des Knochenmarks durch faserreiches Bindegewebe, Atrophie der Knochenrinde und Ausweitung der Markräume in der Diaphyse und in den ↑Epiphysen (1) der Röhrenknochen

Osteo|fraktose [zu ↑osteo... u. ↑Fraktur] *w;* -, -n: ↑Osteoporose mit Knochenbrüchen

osteo|gen [↑osteo... u. ↑...gen]: **1)** Knochen bildend (von Geweben). **2)** vom Knochen ausgehend (z. B. von Krankheiten). **Osteogenese,** in fachspr. Fügungen: **Osteogenesis** [gr. γένεσις = Geburt, Ursprung, Entstehung] *w;* -: Knochenbildung durch Ausscheidung von Knochengrundsubstanz durch die Knochenbildungszellen. **Osteogenesis im|per|fecta** [lat. *imperfectus* = unvollendet, unvollkommen]: Entwicklungsstörung des Knochens infolge mangelhafter Bildung von Knochenbälkchen (Ursache für Knochenbrüche und Knochendeformierungen)

osteo|id [↑osteo... u. ↑...id]: knochenähnlich, knochenartig (z. B. von neu gebildetem, noch nicht verkalktem Knochengewebe gesagt). **Osteo|id** *s;* -[e]s, -e: knochenähnliches Gewebe, eiweißreiche Grundsubstanz, deren Gerüsteiweiß mukoide Stoffe enthält und die Fibrillen als geformte Substanz umschließt, aber noch ohne mineralische Einlagerungen ist

Osteo|id|osteom *s;* -s, -e: kreisrunde, strukturlose Knochenverdichtung von Osteoidgewebe

Osteo|kamp|sis [↑osteo... und gr. κάμψις = Biegen; Krümmung] *w;* -: operatives Geraderichten verkrümmter Knochen

Osteo|klasie [zu ↑osteo... u. gr. κλάσις = Zerbrechen; Bruch] *w;* -, ...ien: operatives Brechen verkrümmter Knochen, die gerade gerichtet werden sollen

Osteo|klast [zu ↑osteo... u. gr. κλᾶν = brechen, zerbrechen] *m;* -en, -en: **1)** meist *Pl.:* „Knochenfresszellen", Riesenzellen mit vielen Kernen, die die Fähigkeit haben, Knochengrundsubstanz aufzulösen. **2)** chirurgisches Instrument zur Vornahme einer ↑Osteoklasie

Osteo|kopie [zu ↑osteo... u. gr. κόπος = das Schlagen; die Ermüdung, die Mattigkeit] *w;* -, ...ien: heftiger Knochenschmerz, besonders am Schienbein (Vorkommen bei syphilitischen Knochenveränderungen)

Osteo|loge [↑osteo... u. ↑...loge] *m;* -n, -n: Fachanatom der ↑Osteologie. **Osteo|logie** [↑...logie] *w;* -: Lehre vom Bau u. den Krankheiten der Knochen. **osteo|logisch:** die ↑Osteologie betreffend

Osteo|lyse [zu ↑osteo... u. gr. λύειν = lösen, auflösen] *w;* -, -n: Auflösung von Knochengewebe. **osteo|lytisch:** Knochen auflösend

Osteom [zu gr. ὀστέον = Knochen] *s;* -s, -e, in fachspr. Fügungen: **Osteo|ma,** *Pl.:* -ta: gutartige Knochengeschwulst. **Osteo|ma eburne|um:** gutartige Geschwulst aus hartem Knochengewebe nach dem Typus des kompakten Knochens. **Osteo|ma medullosum:** gutartige Knochengeschwulst mit knochenmarkhaltigen Hohlräumen

Osteomalacia vgl. Osteomalazie. **osteomalacicus** vgl. osteomalazisch. **Osteomalazie** [↑osteo... u. ↑Malazie] *w;* -, ...ien, in fachspr. Fügungen: **Osteo|malacia**[1], *Pl.:* ...iae: „Knochenerweichung", Abnahme der Knochenhärte und -festigkeit, z. B. infolge mangelhafter Kalkzufuhr oder ungenügender Kalkaufnahme (auch als Folge eines Phosphat- oder Vitamin-D-Mangels). **osteo|malazisch,** in fachspr. Fügungen: **osteo|malacicus, ...ca, ...cum:** die Osteomalazie betreffend, durch eine Osteomalazie bedingt; z. B. in der Fügung ↑Pelvis osteomalacica

Osteo|mye|litis [zu ↑osteo... u. gr. μυελός = Mark] *w;* -, ...itiden (in fachspr. Fügungen: ...itides): Knochenmarkentzündung

Osteo|mye|lo|sklerose [↑osteo..., ↑myelo... u. ↑Sklerose] *w;* -, -n: Knochenkrankheit, die durch Verdünnung der Knochenschale u. Verdichtung der Knochenstruktur und durch Knochenmarks- und Blutveränderungen gekennzeichnet ist

Osteon [zu gr. ὀστέον = Knochen] *s;* -s: Baustein des Knochengewebes, der die um einen ↑Havers-Kanal angeordneten Knochenblättchen umfasst

Osteo|ne|krose [↑osteo... u. ↑Nekrose] *w;* -, -n: Absterben von Knochengewebe (bes. durch entzündliche oder degenerative Gefäßveränderungen bedingt)

Osteo|pädion [↑osteo... u. gr. παιδίον = Knäblein] *s;* -s, ...ia u. ...ien [...*iᵉn*]: = Lithokelyphopädion

Osteo|path [↑osteo... u. ↑...path] *m;* -en, -en: Person, die die Osteopathie (2) anwendet. **Osteo|pa|thie** *w;* -, ...ien: **1)** in fachspr. Fügungen: **Osteo|pa|thia**[1], *Pl.:* ...iae: allg. Bezeichnung für: Knochenleiden, Knochenkrankheit. **Osteo|pa|thia hae|mor|rhagica infantium** [↑Infans]: = Moeller-Barlow-Krankheit. **Osteo|pa|thia hyper|ostotica multi|plex:** erbliche Knochenkrankheit mit Sklerosierung des Mittelstücks der langen Röhrenknochen. **Osteo|pa|thia hyper|trophicans toxica:** symmetrische Verdickung der Röhrenknochen, die durch das Vorhandensein toxischer Stoffwechselprodukte verursacht wird. **Osteo|pa|thia mye|logenes:** primäre Erkrankung des Knochenmarks mit sekundären Veränderungen des Knochengewebes. **Osteo|pa|thia neu|roendo|crina familiaris:** familiär auftretende Knochenerkrankung, die durch Störungen im Zwischenhirn u. im extrapyramidalen System ausgelöst wird. **2)** diagnostischer und manualtherapeutischer Ansatz zur Behandlung von Gelenk- und Gewebeerkrankungen sowie von gestörten inneren Organen; Verfahren der Alternativmedizin

Osteo|penie [↑osteo... u. gr. πενία = Armut] *w;* -, ...ien: Knochenschwund durch verminderten Knochenanbau und erhöhten Knochenabbau (im Alter)

Osteo|peri|ostitis [zu ↑osteo... und ↑Periost] *w;* -, ...itiden (in fachspr. Fügungen: ...itides): Knochenentzündung mit gleichzeitiger Entzündung der Knochenhaut

Osteo|pe|trose [zu ↑osteo... u. gr. πέτρα = Fels; Stein] *w;* -, -n, in fachspr. Fügungen: **Osteo|pe|trosis,** *Pl.:* ...oses: allgemeine ↑Osteosklerose mit hochgradiger Verdichtung des Knochengewebes sowie Verdickung des Knochens

Osteo|phage [↑osteo... u. ↑...phage] *m;* -n, -n: = Osteoklast (1)

Osteo|phyt [↑osteo... u. ↑...phyt] *m;* -en, -en: kleine Auflagerung von Knochengewebe auf Knochen im Gefolge von Entzündungen

Osteo|plastik [↑osteo... u. ↑Plastik] *w;* -, -en: operatives Einsetzen eines Knochens zur Schließung von Knochenlücken. **osteo|plastisch:** Knochenlücken schließend, einen Knochendefekt behebend

Osteo|poi|kilie [zu ↑osteo... u. gr. ποικίλος = bunt, gesprenkelt] *w;* -, ...ien: Knochenkrankheit mit insel-, flecken- oder streifenförmigen Verdichtungen in der ↑Epiphyse (1) und ↑Metaphyse der langen Röhrenknochen

Osteo|porose [zu ↑osteo... u. gr. πόρος = Durchgang; Öffnung; Pore] *w;* -, -n: Schwund des festen Knochengewebes und Vergrößerung der Markräume (bei ↑Osteomalazie). **osteo|porotisch:** die Osteoporose betreffend; mit Osteoporose einhergehend

Osteo|psa|thyrose [zu ↑osteo... u. gr. ψαθυρός = zerbrechlich], auch als Kurzbezeichnung: **Psa|thyrose** *w;* -, -n: angeborene Knochenbrüchigkeit

Osteo|sarkom [↑osteo... u. ↑Sarkom] *s;* -s, -e: bösartige Knochengeschwulst

Osteo|sklerose [↑osteo... u. ↑Sklerose] *w;* -, -n: Verdichtung und Verhärtung der Knochensubstanz infolge vermehrten Knochenanbaus oder verminderten Knochenabbaus. **osteo|sklerotisch:** die Osteosklerose betreffend; mit Osteosklerose einhergehend

Osteo|syn|these [↑osteo... u. gr. σύνθεσις = das Zusammenlegen, die Zusammensetzung] *w;* -, -n: operative Vereinigung der Knochenbruchenden durch mechanische Hilfsmittel (z. B. Marknagel)

Osteo|tomie [↑osteo... u. ↑...tomie] *w;* -, ...ien: operative Durchtrennung eines Knochens od. Ausschneidung eines Knochenstücks

Osteo|zyt [↑osteo... u. ↑...zyt] *m;* -en, -en (meist *Pl.*): in den Knochenzellen liegende platt gedrückte, ovoide Zellen mit sehr vielen Ausläufern

Ostitis [zu gr. ὀστέον = Knochen] *w;* -, ...itiden (in fachspr. Fügungen: ...itides): allg. Bezeichnung für: Knochenentzündung. **Ostitis de|formans:** = Osteodystrophia deformans. **Ostitis fi|brosa generalisata:** = Osteodystrophia fibrosa generalisata. **Ostitis tuberculosa:** Knochenentzündung, die durch Tuberkelbakterien hervorgerufen wird. **Ostitis tuberculosa cysto|ides multi|plex:** meist gutartige Knochentuberkulose mit Höhlenbildung in den Röhrenknochen. **Ostitis ty|phosa:** Knochenentzündung bei Unterleibstyphus (hervorgerufen durch Erreger, die auf dem Blutweg verschleppt wurden)

Ostium [aus lat. *ostium,* Gen.: *ostii* = Eingang] *s;* -s, ...tia (eindeutschend auch: ...ien [...*iᵉn*]): Öffnung, Eingang, Mündung, Einmündungsstelle an einem Hohlorgan oder Körperhohlraum (Anat.). **Ostium aorticum:** neue Bez. für ↑Ostium aortae. **Ostium ab-**

dominale tubae uterinae: rundliche enge Öffnung des freien Tubenendes an der inneren Beckenwand. **Ostium aortae:** Öffnung der linken Herzkammer in die Aorta. **Ostium atrio|ven|triculare dex|trum** (bzw. **si-nist|rum**): Eingang zum Vorhof der rechten bzw. linken Herzkammer. **Ostium cardiacum ven|triculi:** Einmündungsstelle der Speiseröhre im Magen. **Ostium ilio|cae|cale:** Darmöffnung zwischen Krummdarm und Blinddarm. **Ostium pharyn|ge|um tubae auditivae:** Einmündung der Ohrtrompete am oberen Teil der Seitenwand des Rachens. **Ostium primum:** Öffnung zwischen den beiden Herzvorhöfen des Embryos, die besteht, solange das sich bildende ↑Septum primum das Endokard noch nicht erreicht hat. **Ostium pyloricum:** Öffnung des Magenpförtners in den Zwölffingerdarm. **Ostium secundum:** Öffnung, die in der Embryonalzeit nachträglich im ↑Septum primum entsteht und später durch das ↑Septum secundum verschlossen wird. **Ostium trunci pulmonalis:** Öffnung der rechten Herzkammer in die Lungenarterie. **Ostium tympanicum tubae auditivae:** Paukenhöhlenmündung der Ohrtrompete. **Ostium ureteris** [↑Ureter]: Mündungsstelle der Harnleiter in der Harnblase. **Ostium ure|thrae ex|ternum:** „äußere Harnröhrenmündung", Mündungsstelle der Harnröhre nach außen an der Spitze der Eichel des Penis bzw. oberhalb des Scheideneingangs bei der Frau. **Ostium ure|thrae internum:** „innere Harnröhrenmündung", Öffnung der Harnröhre in die Blase. **Ostium uteri ex|ternum:** „äußerer Muttermund", die äußere Öffnung des Gebärmutterhalskanals zur Scheide hin. **Ostium uteri internum:** „innerer Muttermund", innere Öffnung des Gebärmutterhalskanals in die Gebärmutterhöhle. **Ostium uterinum tubae:** Stelle, an der der Eileiter in die Gebärmutterhöhle mündet. **Ostium vaginae:** Scheideneingang

Östro|gen [↑Östrus u. ↑...gen] *s;* -s, -e: weibliches Sexualhormon mit der Wirkung des Follikelhormons

Östron [zu ↑Östrus] *s;* -s: u.a. in der Nebenniere, in der ↑Plazenta u. im Schwangerenharn vorkommendes Follikelhormon (das in der Gebärmutter die ↑Proliferation der Schleimhaut bewirkt)

Östrus [von gr. *οἶστρος* = Pferdebremse; Stachel; Leidenschaft] *m;* -: „Brunst", Zustand gesteigerter geschlechtlicher Erregung mit erhöhter Paarungsbereitschaft (insbesondere bei Tieren; Biol.)

Oszedo vgl. Oscedo

Os|zillo|gramm [zu lat. *oscillare* = sich schaukeln u. ↑...gramm] *s;* -s, -e: grafisches Bild der bei der Oszillographie aufgezeichneten Pulskurve. **Os|zillo|graph** [↑...graph] *m;* -en, -en: Gerät zur Vornahme einer Oszillographie. **Os|zillo|gra|phie** [↑...graphie] *w;* -, ...ien: grafische Darstellung der Pulsschwingungen, die in den peripheren Gefäßen (an Armen u. Beinen) beim Durchtritt der Pulswelle entstehen. **os-zillo|gra|phisch:** mithilfe der Oszillographie erfolgend

Os|zillo|meter [zu lat. *oscillare* = sich schaukeln u. ↑...meter] *s;* -s, -: Gerät für die Durchführung der Oszillometrie. **Os|zillo-me|trie** [↑...metrie] *w;* -, ...ien: Bestimmung des Blutdrucks durch Messung der Schwingungen des arteriellen Blutflusses. **os|zillo-me|trisch:** mithilfe der Oszillometrie erfolgend

Os|zill|op|sie [zu lat. *oscillare* = sich schaukeln u. gr. *ὄψις* = das Sehen; der Anblick] *w;* -, ...ien: scheinbares Zittern und Schwanken eines fixierten Gegenstandes (eine erworbene Augenbewegungsstörung oder Wahrnehmungsveränderung, die bes. bei Drogenentzug auftritt)

Os|zillo|skop [zu lat. *oscillare* = sich schaukeln u. ↑...skop] *s;* -s, -e: Apparat, auf dem Messwerte (z.B. Ekg) direkt betrachtet werden können

ot..., Ot... vgl. oto..., Oto...

Ot|agra [auch: ...*agra;* ↑oto... u. gr. *ἄγρα* = das Fangen; (in Zus. auch:) Zange; Gicht] *s;* -s u. **Ot|algie** [↑...algie] *w;* -, ...ien: Ohrenschmerz

Ot|algikum [zu ↑oto... und gr. *ἄλγος* = Schmerz] *s;* -s, ...ka: Mittel zur Behandlung von Ohrenschmerzen

Ota-Ring [nach dem jap. Gynäkologen T. A. Ota, 20. Jh.]: mit Verstrebungen versehener Silberring (Pessar), der zur Schwangerschaftsverhütung in die Gebärmutterhöhle eingelegt wird

OTC-Präparat [OTC ist Abk. für engl. *o*ver *t*he *c*ounter = über den Ladentisch] *s;* -[e]s, -e: frei verkäufl. (rezeptfreies) Arzneimittel

Ot|hämatom [↑oto... u. ↑Hämatom] *s;* -s, -e: traumatisch bedingter Bluterguss im Bereich der Ohrmuschel (speziell bei Ringern)

Ot|iater [↑oto... u. ↑...iater] *m;* -s, -: = Otologe. **Ot|ia|trie** [↑...iatrie] *w;* -: = Otologie. **ot|ia|trisch:** = otologisch

oticus, ...ca, ...cum [von gleichbed. gr. *ὠτικός*]: zum Ohr gehörend

Otitis [zu gr. *οὖς,* Gen.: *ὠτός* = Ohr] *w;* -, ...itiden (in fachspr. Fügungen: ...itides): „Ohrentzündung", mit Schmerzen, Fieber, Schwindelerscheinungen und Verminderung des Hörvermögens verbundene Entzündung des Gehörgangs. **Otitis ex|terna:** Entzündung des äußeren Gehörgangs. **Otitis media:** „Mittelohrentzündung", durch verschiedene Krankheitserreger verursachte Entzündung der Schleimhaut des Mittelohrs

oto..., Oto..., vor Selbstlauten u. vor h: **ot..., Ot...** [aus gr. *οὖς,* Gen.: *ὠτός* = Ohr]: Bestimmungswort von Zus. mit der Bed. „Ohr"; z.B.: Otosklerose, Otalgie, Othämatom

oto|basal [zu ↑oto... u. ↑Basis (in der Fügung ↑Basis cranii)]: vom Ohr zur Schädelbasis verlaufend

Oto|blennor|rhö, auch: **Oto|blennor|rhöe** [...*rö*; ↑oto... u. ↑Blennorrhö] *w;* -, ...rrhöen: eitriger Ausfluss aus dem Ohr

Ot|odynie [↑oto... u. ↑...odynie] *w;* -, ...ien: = Otagra

oto|gen [↑oto... u. ↑...gen]: vom Ohr ausgehend (von Krankheiten); von einer Ohrenkrankheit ausgehend (z.B. von Schwindelanfällen gesagt)

Oto|klise [zu ↑oto... u. gr. κλίνειν = biegen, beugen] *w;* -, -n: = Otopexie

Oto|konie [...*konie*; ↑oto... u. gr. κονία = Staub; Sand] *w;* -, -n (meist *Pl.*): = Statokonie

Oto|lith [↑oto... und ↑...lith] *m;* -s oder -en, -e[n] (meist *Pl.*): = Statokonie

Oto|loge [↑oto... u. ↑...loge] *m;* -n, -n: Spezialist (Arzt) für Ohrenkrankheiten. **Otologie** [↑...logie] *w;* -: Lehre von den Krankheiten des Ohres und deren Behandlung. **Oto|logikum** *s;* -s, ...ka: Arzneimittel zur Behandlung von Ohrenleiden. **oto|logisch**: die Otologie betreffend

Oto|myia|se [↑oto... u. ↑Myiase] *w;* -, -n: Ohrmadenkrankheit, Mittelohreiterung, die durch Fliegenlarven hervorgerufen wird, die sich in Wunden des Gehörganges ansiedeln

Oto|mykose [↑oto... u. ↑Mykose] *w;* -, -n: Pilzerkrankung des äußeren Gehörganges mit Ausbildung eines Pilzrasens

Oto|pexie [zu ↑oto... u. gr. πῆξις = Befestigen, Verbinden] *w;* -, ...ien: operative Korrektur abstehender Ohrmuscheln

Oto|rhino|laryn|go|loge [↑oto..., ↑rhino..., ↑Larynx u. ↑...loge] *m;* -n, -n: Facharzt für Hals-Nasen-Ohren-Heilkunde. **Otorhino|laryn|go|logie** [↑...logie] *w;* -: Hals-Nasen-Ohren-Heilkunde (als medizin. Spezialgebiet)

Otor|rhagie [zu ↑oto... u. gr. ῥηγνύναι = reißen, sprengen] *w;* -, ...ien: Ohrblutung, Blutung aus dem Gehörgang (z.B. bei Verletzungen od. bei Mittelohrentzündung)

Otor|rhö, auch: **Otor|rhöe** [...*rö*; zu ↑oto... u. gr. ῥεῖν = fließen] *w;* -, ...rrhöen: „Ohrenfluss", Absonderung eines eitrigen Sekrets aus dem Ohr

Oto|sklerose [↑oto... u. ↑Sklerose] *w;* -, -n: anlagebedingte, zu fortschreitender Schwerhörigkeit führende Erkrankung des Mittelohrs. **oto|sklerotisch**: die Otosklerose betreffend, zum Erscheinungsbild der Otosklerose gehörend

Oto|skop [↑oto... u. ↑...skop] *s;* -s, -e: Ohrenspiegel, mit einer Lichtquelle versehenes, trichterförmiges optisches Instrument zur direkten Inspektion des Gehörgangs und des Trommelfells. **Oto|skopie** [↑...skopie] *w;* -, ...ien: Ohrenspiegelung mithilfe des Otoskops

Oto|strobo|skop [↑oto..., gr. στρόβος = Wirbel u. ↑...skop] *s;* -s, -e: mit einer Lichtquelle gekoppeltes optisches Instrument, das die unmittelbare Erkennung der Schwingungen des Trommelfells ermöglicht

oto|toxisch [↑oto... und ↑toxisch]: das Ohr schädigend (von Substanzen). **Oto|toxizität** *w;* -: die ohrschädigende Eigenschaft von Substanzen

Ouchterlony-Test [*okt^{e}rlonü...*; nach dem schwed. Mikrobiologen Örjan Ouchterlony, geb. 1914]: Methode zum Nachweis von Bakterienektotoxinen mittels Präzipitation im Kulturverfahren

ov..., Ov... vgl. ovo..., Ovo...

oval, in fachspr. Fügungen: **ovalis, ...le** [aus spätlat. *ovalis* = eiförmig (zu lat. *ovum* = Ei)]: eiförmig, länglich rund; z.B. in den Fügungen ↑Foramen ovale, ↑Fossa ovalis

Ovalär|schnitt [zu ↑oval]: ovale Schnittführung bei chirurgischen Eingriffen an der Haut, z.B. bei Hauttransplantationen

ovales Fenster vgl. Fenestra vestibuli

Ovalo|zyt [↑oval und ↑...zyt] *m;* -en, -en (meist *Pl.*): ovale rote Blutkörperchen (Vorkommen bei hämolytischen Anämien)

Ovar *s;* -s, -e u. ...rien [...*i^{e}n*]: eindeutschende Kurzform für ↑Ovarium

ovarial u. **ovariell**, in fachspr. Fügungen: **ovaria|lis, ...le** u. **ovaricus, ...ca, ...cum** [↑zu Ovarium]: zum Eierstock gehörend; z.B. in der Fügung ↑Ramus ovaricus

Ovarial|gravidität: = Graviditas ovarica

ovaricus vgl. ovarial

Ovar[i]|ek|tomie [↑Ovarium u. ↑Ektomie] *w;* -, ...ien: operative Entfernung eines Eierstocks

ovariell vgl. ovarial

Ovario|manie [↑Ovarium u. ↑Manie] *w;* -, ...ien: selten für ↑Nymphomanie

Ovario|pexie [zu ↑Ovarium u. gr. πῆξις = das Befestigen, das Festmachen] *w;* -, ...ien: operative Befestigung des Eierstocks am Bauchfell des Beckenraumes (z.B. bei abnormer, Beschwerden verursachender Beweglichkeit des Eierstocks)

Ovario|texie [zu ↑Ovarium; zweiter Wortbestandteil unklar] *w;* -, ...ien: Methode zur Empfängnisverhütung auf Zeit: Die Eierstöcke werden operativ in Kunststoffsäckchen verlagert und in eine aus der ↑Plica lata gebildete Tasche eingenäht

Ovario|tomie [↑Ovarium u. ↑...tomie] *w;* -, ...ien: „Eierstocksschnitt", operativer Einschnitt am Eierstock

Ovario|zele [↑Ovarium u. ↑...zele] *w;* -, -n: bei Frauen vorkommende Senkung u. Ausstülpung des Eierstocks in den Bruchsack eines Leistenbruchs

ovari|priv, in fachspr. Fügungen: **ovari-privus, ...va, ...vum** [zu ↑Ovarium und lat. *privare* = berauben]: durch das Fehlen od. den Verlust der Eierstöcke verursacht; z. B. in der Fügung ↑Arthropathia ovaripriva

Ovarium [zu lat. *ovum* = Ei] *s;* -s, ...ria (eindeutschend: ...rien [...i^e^n]): „Eierstock", paarig angelegtes weibliches Geschlechtsorgan, Bildungsstätte der weiblichen Keimzellen u. der weiblichen Geschlechtshormone

ovi..., Ovi... vgl. ovo..., Ovo...

Ovi|dukt [zu ↑ovo... u. lat. *ducere, ductum* = ziehen; führen, leiten] *m;* -[e]s, -e: = Tuba uterina

ovi|ger, ovi|gera, ovi|gerum [zu lat. *ovum* = Ei u. lat. *gerere* = tragen]: = oophorus

ovo..., Ovo..., auch: **ovi..., Ovi...,** vor Selbstlauten: **ov..., Ov...** [aus lat. *ovum* = Ei]: Bestimmungswort von Zusammensetzungen mit der Bedeutung „Ei"; z. B.: Ovotestis, Ovidukt

Ovo|gonium [zu ↑ovo... u. gr. *γονή* = Erzeugung; Geburt] *s;* -s, ...nien [...i^e^n]: = Oogonium

ovo|id [↑ovo... u. ↑...id]: von eiähnlicher Gestalt (z. B. von Zellen)

Ovo|lakto|vegetarier [zu ↑ovo..., ↑Lac u. ↑Vegetarier] *m;* -s, -: Person, die sich von Eiern und Milchprodukten ernährt, Fleisch, Fleischprodukte und Fisch ablehnt

Ovo|testis [↑ovo... u. ↑Testis] *m;* -, ...stes: Zwitterorgan aus Hoden- u. Eierstocksgewebe

Ovo|zyt [↑ovo... u. ↑...zyt] *m;* -en, -en: = Oozyt

ovulär [zu ↑Ovulum]: die Eizelle betreffend (Biol., Med.)

Ovulation [zu ↑Ovulum] *w;* -, -en: Eisprung, Follikelsprung, Freiwerden der reifen Eizelle aus den Graaf-Follikeln

Ovulations|hemmer *m;* -s, -: Arzneimittel (auf hormonaler Basis) zur Unterdrückung der Reifung eines befruchtungsfähigen Eies bei der Frau (zurzeit sicherste Methode der medikamentösen, steuerbaren Empfängnisverhütung)

ovulatorisch, in fachspr. Fügungen: **ovulatori|us, ...ria, ...ri|um** [zu ↑Ovulation]: mit der Ovulation zusammenhängend, mit einer Ovulation verbunden; Gegensatz: ↑anovulatorisch

Ovulum [Verkleinerungsbildung zu lat. *ovum* = Ei] *s;* -s, ...la: **1)** = Ovum. **2)** seltene Bez. für ↑Suppositorium

Ovum [aus lat. *ovum,* Gen.: *ovi* = Ei] *s;* -s, Ova: „Ei", allgemeine Bezeichnung für die befruchtungsfähige weibliche ↑Eizelle (Biol.)

Oxal|ämie [Kurzbildung aus ↑Oxalsäure u. ↑...ämie] *w;* -, ...ien: vermehrter Oxalsäuregehalt des Blutes

Oxalat [zu ↑Oxalsäure] *s;* -[e]s, -e: Salz der Oxalsäure

Oxalat|stein: Nierenstein aus oxalsaurem Kalk

Oxalose [zu ↑Oxalsäure] *w;* -, -n: Ablagerung von Oxalatkristallen im Gewebe

Oxal|säure [zu gr. *ὀξαλίς* = Sauerampfer]: Kleesäure, giftige, organische Säure, die u. a. im Harn vorkommt (Chem.)

Oxal|urie [Kurzbildung aus ↑Oxalsäure u. ↑...urie] *w;* -, ...ien: vermehrte Ausscheidung von ↑Oxalsäure im Harn

Oxford-Einheit [nach der gleichnamigen engl. Stadt]: veraltete internationale biologische Maßeinheit für wirksame Penicillinmengen (eine Oxford-Einheit ist diejenige Menge Penicillin, die das Wachstum von Staphylokokken in 50 ml Bouillonnährlösung gerade noch zu hemmen vermag); Abk.: OE oder O. E.

Oxid, nichtfachspr. auch: **Oxyd** [aus gleichbed. frz. *oxyde* bzw. *oxide* (zu gr. *ὀξύς* = scharf; sauer)] *s;* -[e]s, -e: jede Verbindung eines chemischen Elementes mit Sauerstoff (Chem.)

Oxidase [Kurzwort aus ↑Oxidation u. ↑...ase] *w;* -, -n: Enzym, das in der tierischen u. pflanzlichen Zelle als Katalysator an Oxidationsvorgängen beteiligt ist u. die biologische Oxidation im Organismus ermöglicht

Oxidation, nichtfachspr. auch: **Oxydation** [aus gleichbed. frz. *oxydation* (zu ↑Oxid)] *w;* -, -en: Verbindung eines chemischen Stoffes mit Sauerstoff. **oxidie|ren,** nichtfachspr. auch **oxydie|ren:** sich mit Sauerstoff verbinden, verbrennen (von [chem.] Stoffen gesagt)

oxy..., Oxy... [aus gr. *ὀξύς* = scharf; spitz]: Bestimmungswort von Zusammensetzungen mit den Bedeutungen: **1)** „scharf, spitz, herb, sauer"; z. B.: oxyphil. **2)** „Sauerstoff enthaltend, Sauerstoff brauchend"; z. B.: Oxyhämoglobin

Oxyd vgl. Oxid. **Oxydation** vgl. Oxidation. **oxydieren** vgl. oxidieren

Oxygen, Oxygenium vgl. Sauerstoff

Oxy|genation [zu Oxygenium (↑Sauerstoff)] *w;* -, -en: Sättigung des Gewebes mit Sauerstoff

Oxy|hämo|globin [↑oxy... u. ↑Hämoglobin] *s;* -s, -e: oxidiertes Hämoglobin (trägt am zentralen Eisenatom in loser Bindung ein Sauerstoffmolekül, das in sauerstoffarmem Gewebe gegen ein Kohlendioxidmolekül ausgetauscht wird, wodurch die Zellatmung ermöglicht wird)

Oxy|meter [Kurzbildung aus Oxygenium u. ↑...meter] *s;* -s, -: Gerät zur Bestimmung des Sauerstoffgehaltes im Blut. **Oxy|me|trie** [↑...metrie] *w;* -, ...ien: Messung des Blutsauerstoffgehaltes mithilfe eines ↑Oxymeters

oxy|phil [↑oxy... u. gr. *φίλος* = lieb; Freund]: = acidophil

Oxy|tozin, fachspr. meist: **Oxy|tocin** [zu

↑oxy... u. gr. *τόκος* = das Gebären] *s;* -s: Hormon, das im Hypophysenhinterlappen gebildet wird u. die Uterusmuskulatur bei einer Geburt zu Kontraktionen anregt

Oxy|ure [zu ↑oxy... u. gr. *οὐρά* = Schwanz] *w;* -, -n, in der zool. Nomenklatur: **Oxy|uris,** *Pl.:* ...rides: = Enterobius. **Oxy|uris vermicularis:** = Enterobius vermicularis. **Oxyuria|sis** *w;* -, ...ia|ses (eindeutschend auch: ...ria|sen): Wurmkrankheit, die durch Befall mit Enterobien hervorgerufen wird. **oxyuricus, ...ca, ...cum:** Madenwürmer der Gattung Enterobius betreffend, durch sie verursacht; z. B. ↑Appendicopathia oxyurica

oxy|ze|phal [zu ↑oxy... u. gr. *κεφαλή* = Kopf]: = akrozephal. **Oxy|ze|phale** *m* od. *w;* -n, -n: = Akrozephale. **Oxy|ze|phalie** *w;* -, ...ien, in fachspr. Fügungen: **Oxy|cephalia**[1], *Pl.:* ...iae: = Akrozephalie. **Oxyze|phalus** *m;* -, ...li: = Akrozephalus

Ozäna [von gr. *ὄξαινα* = übel riechender Nasenpolyp] *w;* -, ...nen, fachspr. latinisiert: **Ozae|na,** *Pl.:* ...nae: „Stinknase", mit Absonderung eines übel riechenden Sekrets einhergehende chronische Erkrankung der Nasenschleimhaut

Ozon [zu gr. *ὄζειν* = riechen, duften] *s* (ugs. auch: *m*); -s: besondere Form des Sauerstoffs (O_3), starkes Oxidations-, Desinfektions- u. Bleichmittel (Chem.)

Ozon|therapie: therapeutische Anwendung eines Ozon-Sauerstoff-Gemischs (u. a. bei Durchblutungsstörungen)

Ozy|tozin [zu gr. *ὠκύς* = schnell u. gr. *τόκος* = das Gebären] *s;* -s: = Oxytozin

P

p = Pico...

P: chem. Zeichen für ↑Phosphor

P_1, P_2 usw.: Abk. für ↑Parentalgeneration

Pa: 1) chem. Zeichen für ↑Protactinium. **2)** = Pascal

p.–a. = posterior–anterior

Pac|chio|ni-Granulatio|nen [*pakjo...;* nach dem ital. Anatomen Antonio Pacchioni, 1665–1726] *Pl.:* = Granulationes arachnoidales. **Pac|chio|ni-Grübchen** *Pl.:* = Foveolae granulares

Pace|maker [*pé'ßme'k'r;* aus engl. *pace-maker* = Schrittmacher] *m;* -s, -: **1)** eine der Schrittmacherzellen der glatten Muskulatur, die Aktionsströme zu erzeugen und weiterzuleiten vermögen (sie kommen gehäuft in den Erregungszentren der Herzmuskulatur, vgl. Nodus sinuatrialis, vereinzelt in der Gebärmuttermuskulatur vor). **2)** = Schrittmacher

pa|chy..., Pa|chy... [aus gr. *παχύς* = dick]: Bestimmungswort von Zusammensetzungen mit der Bedeutung „dick, verdickt"; z. B.: Pachycheilie, Pachydermie

Pa|chy|akrie [zu ↑pachy u. ↑Akren] *w;* -, ...ien: **1)** krankhafte Verdickung der Finger oder Zehen. **2)** seltene Bez. für ↑Akromegalie

Pa|chy|chei|lie [↑pachy... u. gr. *χεῖλος* = Lippe] *w;* -, ...ien: = Makrocheilie

Pa|chy|daktylie [zu ↑pachy... u. gr. *δάκτυλος* = Finger; Zehe] *w;* -, ...ien: = Pachyakrie

Pa|chy|dermie [zu ↑pachy... u. ↑Derma] *w;* -, ...ien, in fachspr. Fügungen: **Pa|chydermia**[1], *Pl.:* ...iae: [angeborene] Verdickung der Haut, bes. der Unterhaut (infolge Hypertrophie des Bindegewebes)

Pa|chy|glossie [zu ↑pachy... u. ↑Glossa] *w;* -, ...ien: = Makroglossie

Pa|chy|menin|gitis [zu ↑Pachymeninx] *w;* -, ...itiden (in fachspr. Fügungen: ...itides): Entzündung der harten Hirn- und Rückenmarkshaut

Pa|chy|menin|gose [zu ↑Pachymeninx] *w;* -, -n, in fachspr. Fügungen: **Pa|chy|meningosis,** *Pl.:* ...oses: nichtentzündliche Erkrankung der harten Hirnhaut. **Pa|chymenin|gosis hae|mor|rhagica interna:** Krankheitsbild, das z. B. im Gefolge von Alkoholismus oder Intoxikationen auftritt und durch flächenhafte, gefäßreiche Auflagerungen an der Innenseite der harten Hirnhaut gekennzeichnet ist, die leicht bluten

Pa|chy|meninx [↑pachy... u. ↑Meninx] *w;* -, ...menin|gen (latinisiert: ...menin|ges): = Dura mater encephali (bzw. spinalis)

Pa|chy|ony|chie [zu ↑pachy... u. gr. *ὄνυξ,* Gen.: *ὄνυχος* = Nagel] *w;* -, ...ien: Verdickung der Nagelplatten an Fingern und Zehen

Pa|chy|ze|phale [zu ↑pachy... u. gr. *κεφαλή* = Kopf] *m od. w;* -n, -n: Person, deren Schädel die Merkmale der Pachyzephalie aufweist. **Pa|chy|ze|phalie** *w;* -, ...ien: verkürzte Form des Schädels mit gleichzeitiger abnormer Verdickung der Schädelknochen (infolge vorzeitiger Verknöcherung der Schädelnähte). **Pa|chy|ze|phalus** *m;* -, ...li od. ...phalen: **1)** = Pachyzephale. **2)** Schädel, der die Merkmale der Pachyzephalie aufweist

Packung *w;* -, -en: Umschlag mit kalten oder warmen, trockenen oder feuchten Tüchern oder mit einem breiförmigen Wärmeträger (z. B. Lehm)

päd..., Päd... vgl. pädo..., Pädo...

Päd|atro|phie [↑pädo... u. ↑Atrophie] *w;* -, ...ien: schwerster Grad der Ernährungsstörung beim Kleinkind mit Substanzverlust, Abwehrschwäche und Verringerung aller Lebensfunktionen

Päd|au|dio|loge [zu ↑pädo..., lat. *audire* = hören u. ↑...loge] *m;* -n, -n: Spezialist auf dem Gebiet der Pädaudiologie. **Päd|au|dio|logie** [↑...logie] *w;* -: **1)** Wissenschaft vom Hören und von den Hörstörungen im Kindesalter. **2)** Hörerziehung des Kindes. **päd|au|dio|logisch**: die Pädaudiologie betreffend

Päd|erast [aus gr. παιδεραστής = Knabenliebhaber] *m;* -en, -en: Homosexueller (mit speziell auf männliche Jugendliche gerichtetem Sexualempfinden). **Päd|erastie** *w;* -: männliche Homosexualität, Knabenliebe

Päd|iater [↑pädo... u. ↑...iater] *m;* -s, -: „Kinderarzt“, Facharzt für Krankheiten des Säuglings- und Kindesalters. **Päd|ia|trie** *w;* -: „Kinderheilkunde“, Teilgebiet der Medizin, das sich mit den Krankheiten des Säuglings- und Kindesalters beschäftigt. **päd|iatrisch**: die Pädiatrie betreffend

pädo..., Pädo... vor Selbstlauten meist: **päd..., Päd...** [zu gr. παῖς, Gen.: παιδός = Kind, Knabe]: Bestimmungswort von Zusammensetzungen mit der Bedeutung „Kind, Knabe“; z. B.: Pädiater, Pädophilie

Päd|odontie [zu ↑pädo... u. gr. ὀδούς, Gen.: ὀδόντος = Zahn] *w;* -: Kinderzahnheilkunde

Pädo|logie [↑pädo... u. ↑...logie] *w;* -: Wissenschaft vom gesunden Kind unter besonderer Berücksichtigung von Wachstum und Entwicklung

Pädo|pa|tho|logie [↑pädo... u. ↑Pathologie] *w;* -: Lehre von den im Kindesalter auftretenden Krankheiten

Pädo|philie [zu ↑pädo... u. gr. φιλεῖν = lieben] *w;* -: erotische bzw. sexuelle Zuneigung zu Kindern oder Jugendlichen beiderlei Geschlechts

PAF: Abk. für ↑plättchenaktivierender Faktor

Paget-Krankheit [*pädschit...;* nach dem engl. Chirurgen Sir James Paget, 1814 bis 1899]: **1)** = Osteodystrophia deformans. **2)** karzinomatöses Ekzem der Brust und der Brustwarze bei Frauen

Palaeo|cerebellum, eindeutschend auch: **Paläo|zerebellum** [gr. παλαιός = alt und ↑Cerebellum] *s;* -s, ...lla: Bezeichnung für die entwicklungsgeschichtlich älteren Teile des Kleinhirns (Anat.)

Palaeo|cortex [gr. παλαιός = alt u. ↑Kortex] *m;* -, ...tices, eindeutschend auch: **Paläo|kortex,** *Pl.:* ...tizes: stammesgeschichtlich ältester Hirnrindenabschnitt

Paläo|pa|tho|logie [zu gr. παλαιός = alt u. ↑Pathologie] *w;* -, -: Spezialgebiet der Pathologie, das durch Untersuchung von Relikten geschichtlicher und vorgeschichtlicher Menschen (Skelettfunde, konservierte Leichen, Fossilien) die gesundheitliche Situation früherer Populationen erforscht

palatinus, ...na, ...num [zu ↑Palatum]: zum Gaumen gehörend; z. B. in den Fügungen ↑Arteria palatina major, ↑Velum palatinum

Palat|odynie [↑Palatum u. ↑...odynie] *w;* -, ...ien: (bei Trigeminusneuralgie auftretende) Schmerzen im Bereich des Gaumens

palato|eth|mo|idalis, ...le [zu ↑Palatum u. ↑ethmoidalis (in der Fügung ↑Os ethmoidale)]: zum Gaumen u. zum Siebbein gehörend; z. B. in der Fügung ↑Sutura ethmoidalis

palato|glossus, ...ssa, ...ssum [zu ↑Palatum u. ↑Glossa]: zu Gaumen und Zunge gehörend; z. B. ↑Arcus palatoglossus (Anat.)

palato|pharyn|ge|us, ...gea, ...ge|um [zu ↑Palatum u. ↑Pharynx]: zu Gaumen und Schlund gehörend; z. B. in der Fügung ↑Arcus palatopharyngeus (Anat.)

Palato|plastik [↑Palatum u. ↑Plastik] *w;* -, -en: plastische Operation von Gaumendefekten

Palato|schisis [*...ß-ch...;* zu ↑Palatum u. gr. σχίζειν = spalten] *w;* -, ...isen: „Gaumenspalte“, angeborene Spaltung des harten Gaumens

Palatum [aus gleichbed. lat. *palatum,* Gen.: *palati*] *s;* -s, ...ta: Gaumen, obere Wölbung der Mundhöhle. (Anat.). **Palatum durum:** „harter Gaumen“, der vordere, den knöchernen Gaumen auskleidende muskulöse Teil des Gaumens. **Palatum fissum:** mit ↑Palatoschisis behafteter Gaumen. **Palatum molle:** „weicher Gaumen“, Gaumensegel, Fortsetzung des harten Gaumens nach hinten in Form einer beweglichen, mit Schleimhaut ausgekleideten Platte, die Muskeln, Sehnenfasern u. Drüsen einschließt (stellt die Grenzwand zwischen Mund- u. Rachenhöhle dar). **Palatum osse|um:** „knöcherner Gaumen“, durch den Gaumenfortsatz des Oberkiefers und das Gaumenbein gebildetes knöchernes Dach der Mundhöhle

Pali|lalie [zu gr. πάλιν = wieder u. gr. λαλεῖν = viel reden, schwatzen] *w;* -, ...ien: krankhafte Wiederholung desselben Wortes oder Satzes (bei extrapyramidalen Erkrankungen)

Pali|mnese [gr. πάλιν = wieder, zurück u. gr. μνῆσις = das Erinnern] *w;* -, -n: Wiedererinnerung, Erinnerung an etwas, was dem Gedächtnis entfallen war (Psychol.)

palin|drom [aus gr. παλίνδρομος = zurücklaufend, zurückkehrend], in der Fügung: **palin|dromer Rheu|matismus:** rezidivierende schmerzhafte Schwellungen meist im Bereich eines einzelnen Gelenks von wechselnder Lokalisation (mit spontanem Nachlassen der Krankheitserscheinungen)

Pal-Krisen [nach dem östr. Internisten Jakob Pal, 1863–1936] *Pl.:* anfallweise auftretende spastische Gefäßkrisen (starke Blutdrucksteigerung; z. B. bei ↑Tabes dorsalis, ↑Arteriosklerose)

Palladium [nach dem Planetoiden Pallas] *s;* -s: chem. Element, Edelmetall; Zeichen: Pd

Pall|an|äs|thesie [zu gr. *πάλλειν* = schwingen u. ↑Anästhesie] *w;* -, ...ien: Fehlen der ↑Pallästhesie, mangelndes Empfindungsvermögen für Vibrationsreize

Pall|äs|thesie [zu gr. *πάλλειν* = schwingen u. gr. *αἴσθησις* = Sinneswahrnehmung] *w;* -, ...ien: „Vibrationsempfindung", Vermögen, Vibrationen (z. B. einer an Knochen angesetzten Stimmgabel) mit dem Tastsinn wahrzunehmen (fehlt bei Tabes und multipler Sklerose)

Pall|hyp|äs|thesie [zu gr. *πάλλειν* = schwingen u. ↑Hypästhesie] *w;* -, ...ien: herabgesetztes Vermögen, Vibrationsreize zu empfinden, leichterer Grad der ↑Pallanästhesie

Pallia|tion [zu lat. *palliare* = mit einem Mantel bedecken] *w;* -, -en: Linderung von Krankheitsbeschwerden (z. B. durch Medikamente).

pallia|tiv [*...tif*]: die Beschwerden einer Krankheit lindernd, nicht die Ursachen bekämpfend (von Behandlungsweisen od. Medikamenten). **Pallia|tivum** [*...tiw...*] *s;* -s, ...va: die Krankheitsbeschwerden linderndes, nicht die Krankheit selbst beseitigendes Arzneimittel (z. B. schmerzstillendes Mittel)

Pallia|tiv|operation [*...tif...*]: operativer Eingriff (z. B. bei unheilbaren Krankheiten), der Linderung von einzelnen Beschwerden schafft, ohne das Grundleiden zu beseitigen

pallido|fugal [zu ↑Pallidum u. lat. *fugere* = fliehen]: vom Pallidum wegziehend (z. B. von Nervenbahnen gesagt)

Pallidum *s;* -s: in der med. Umgangssprache übliche Bez. für ↑Globus pallidus

pallidus, ...da, ...dum [aus lat. *pallidus* = blass, bleich]: blass; mit Blässe der Haut einhergehend; z. B. in der Fügung ↑Asphyxia pallida

Pallium [aus lat. *pallium* = Oberkleid, Mantel] *s;* -s, Pallia: „Gehirnmantel" (= Cortex cerebri)

Pallor [aus gleichbed. lat. *pallor*] *m;* -s, ...ores: Blässe, bleiche Farbe (der Haut)

Palma [aus lat. *palma,* Gen.: *palmae* = flache Hand, Hohlhand] *w;* -, ...mae; in der Fügung: **Palma manus** [- *manuß*]: Hohlhand, Handteller (Anat.)

palmar, in fachspr. Fügungen: **palmaris, ...re** [zu ↑Palma]: zur Hohlhand gehörend; z. B. in der Fügung ↑Aponeurosis palmaris

Palmar|flexion: Beugung der Finger zur Handfläche hin bzw. der Hand nach unten

palmatus, ...ta, ...tum [zu lat. *palma* = Palme]: palmenförmig, fächerförmig angeordnet; z. B. in der Fügung ↑Plicae palmatae

palmo|plantar, in fachspr. Fügungen: **palmo|plantaris, ...re** [zu ↑Palma (manus) u. ↑Planta (pedis)]: Handfläche und Fußsohle betreffend

Palmure [*palmüre;* aus frz. *palmure* = Schwimmhaut] *w;* -, -n: flügelartig bis zur Penisspitze reichende Skrotalhaut, eine angeborene Missbildung

palpabel, in fachspr. Fügungen: **palpabilis, ...le** [zu lat. *palpare* = sanft klopfen, streicheln]: greifbar, tastbar (z. B. vom Puls); unter der Haut fühlbar (z. B. von Organen)

palpalis, ...le [zu nlat. *palpus* = Fühler (der Gliedertiere); weiter zu lat. *palpare* = sanft klopfen, streicheln]: mit Fühlern versehen, durch Fühler gekennzeichnet (von Insekten; z. B. in der Fügung ↑Glossina palpalis; Biol.)

Palpation [zu lat. *palpare* = sanft klopfen, streicheln] *w;* -, -en: Abtasten, Untersuchung von dicht unter der Körperoberfläche liegenden inneren Organen durch Betasten. **palpatorisch:** durch Abtasten, Befühlen [zu diagnostizieren]

Palpe|bra [aus gleichbed. lat. *palpebra,* Gen.: *palpebrae*] *w;* -, ...brae (meist *Pl.*): Augenlid, vor dem Augenbulbus am unteren und oberen Rand der Augenhöhle ausgespannte, mit der ↑Konjunktiva ausgekleidete Hautfalte, die das Auge verschließen kann und es durch die ständige Benetzung mit dem Sekret der Tränendrüse vor Austrocknung bewahrt (Anat.). **Palpe|bra inferior:** unteres Augenlid. **Palpe|bra superior:** oberes Augenlid

palpe|bral, in fachspr. Fügungen: **palpebralis, ...le** [zu ↑Palpebra]: zum Augenlid gehörend; z. B. in der Fügung ↑Arteriae palpebrales mediales (Anat.)

palpe|bro|nasalis, ...le [zu ↑Palpebra u. ↑Nasus]: zu Augenlid und Nase gehörend; z. B. in der Fügung ↑Plica palpebronasalis (Anat.)

palpie|ren [aus lat. *palpare* = sanft klopfen, streicheln]: abtasten, befühlen (z. B. dicht unter der Körperoberfläche liegende innere Organe)

Palpitation [zu lat. *palpitare* = zucken; klopfen] *w;* -, -en: übliche Kurzbezeichnung für: Palpitatio cordis. **Palpitatio cordis** [↑Cor] *w;* - -, ...io|nes -: „Herzklopfen", subjektive Empfindung des (bei Erregung, im Schock) verstärkten und beschleunigten Pulses. **palpitie|ren:** [verstärkt und beschleunigt] schlagen, klopfen (vom Herzen oder vom Puls)

Paltauf-Sternberg-Riesenzellen [nach den östr. Pathologen Richard Paltauf (1858 bis 1924) und Karl Sternberg (1872–1935)]: bei ↑Lymphogranulomatose auftretende Riesenzellen (Retikulozyten) mit gelappten Kernen

pampini|formis, ...me [zu lat. *pampinus* =

Weinranke u. lat. *forma* = Form, Gestalt]: rankenförmig; z. B. in der Fügung ↑Plexus pampiniformis (Anat.)

pan..., Pan... [aus gr. *πᾶς*, sächl. Form: *πᾶν* = all, ganz]: Bestimmungswort von Zusammensetzungen mit der Bedeutung „all, ganz, gesamt, völlig"; z. B.: Panarthritis, Panotitis

Pan|ag|glutination [↑pan... u. ↑Agglutination] *w;* -, -en: Agglutinationserscheinungen bei Blutproben, die unabhängig von den zu untersuchenden Blutgruppen sind und auf Verunreinigungen (mit Bakterien) beruhen (führen zu Fehlergebnissen bei der Blutgruppenbestimmung)

Panaritium [aus lat. *panaricium* = eine Krankheit an den Nägeln] *s;* -s, ...ien [*...iᵉn*] (in fachspr. Fügungen: ...ia): „Umlauf", Nagelgeschwür, Sammelbez. für eitrige Entzündungen an den Fingern (meist als Folge von Wundinfektionen auftretend). **Panaritium articulare:** eitrige Entzündung eines Fingergelenks. **Panaritium cutane|um:** eitrige Hautentzündung im Bereich der Finger. **Panaritium ossale:** eitrige Entzündung an den Fingerknochen. **Panaritium par|un|gua|le:** eitrige Entzündung des Nagelbetts. **Panaritium sub|cutane|um:** eitrige Entzündung des Unterhautgewebes der Finger. **Panaritium sub|un|gua|le:** eitrige Entzündung der Haut unter dem Fingernagel. **Panaritium tendinosum:** eitrige Entzündung der Sehnenscheiden der Finger

Pan|arteri|itis [↑pan... u. ↑Arteriitis] *w;* -, ...iitiden (in fachspr. Fügungen: ...i|itides): Entzündung aller drei Wandschichten einer Arterie

Pan|ar|thritis [↑pan... u. ↑Arthritis] *w;* -, ...itiden (in fachspr. Fügungen: ...itides): Gelenkentzündung, die alle Teile eines Gelenks einschließlich der umgebenden Gewebe erfasst

Pan|coast-Syn|drom [*pängkoᵘßt...;* nach dem amer. Röntgenologen Henry Pancoast, 1875–1939]: bes. Form des Lungenkarzinoms mit Lungenspitzenverschattung, Knochendestruktion im Bereich der oberen Rippen oder einzelner Brustwirbel, Brachialgie und ↑Horner-Symptomenkomplex. **Pan|coast-Tumor:** das umgebende Knochen- und Weichteilgewebe in Mitleidenschaft ziehender expansiver Krebs der Lunge oder der Bronchien im Bereich der Lungenspitze (sog. „Ausbrecherkrebs")

Pancreas vgl. Pankreas

pan|crea|tico|duo|denalis, ...le [zu ↑Pankreas u. ↑Duodenum]: zu Bauchspeicheldrüse und Zwölffingerdarm gehörend; z. B. in der Fügung ↑Arteria pancreaticoduodenalis inferior (Anat.)

pan|crea|ticus, ...ca, ...cum [zu ↑Pankreas]: zur Bauchspeicheldrüse gehörend, die Bauchspeicheldrüse betreffend; z. B. in der Fügung ↑Achylia pancreatica

Pan|demie [zu ↑pan... u. gr. *δῆμος* = Volk] *w;* -, ...ien: sich weit verbreitende (ganze Länder oder Landstriche erfassende) Seuche. **pan|demisch:** sich über mehrere Länder od. Landstriche ausbreitend (von Seuchen)

Pándy-Re|aktion [*pa...;* nach dem ungar. Psychiater Kálmán Pándy, 1868–1944]: Trübungsreaktion des ↑Liquor cerebrospinalis mit Pándy-Reagenz (wässrige Phenolsäure), die auf eine Vermehrung des Eiweißgehaltes im Liquor (bei ↑Meningitis u. a. organischen Hirnerkrankungen) hinweist

Pan|en|ze|phalitis [↑pan... u. ↑Enzephalitis] *w;* -, ...itiden, in fachspr. Fügungen: **Pan|en|ce|phalitis,** *Pl.:* ...itides: Sammelbez. für verschiedene Formen der Hirnentzündung, bei denen das ganze Zentralnervensystem in Mitleidenschaft gezogen ist

Paneth-Körnerzellen [nach dem östr. Physiologen J. Paneth, 1857–1890]: Drüsenzellen mit acidophilen Granulationen in den ↑Glandulae intestinales

Pan|hämo|zyto|penie [↑pan... u. ↑Hämozytopenie] *w;* -, ...ien: Mangel an Leukozyten, Erythrozyten u. Thrombozyten im Blut (bei Knochenmarkerkrankungen)

Pan|hypo|pitui|tarismus [↑pan... u. ↑Hypopituitarismus] *m;* -, ...men: Mangel an sämtlichen Hypophysenhormonen, bes. an denen des Hypophysenvorderlappens

pan|kardial [zu ↑pan... u. ↑Kardia]: das ganze Herz betreffend

Pan|karditis [↑pan... u. ↑Karditis] *w;* -, ...itiden: Entzündung aller drei Schichten der Herzwand

Pan|kreas [aus gr. *πάγκρεας*, Gen.: *παγκρέατος* = Gekrösedrüse] *s;* -, in der anatomischen Nomenklatur: **Pan|creas** *s;* -: Bauchspeicheldrüse, im Oberbauch, quer in Höhe des ersten Lendenwirbels liegende Drüse mit äußerer (Verdauungsenzyme) und innerer (Insulin) Sekretion. **Pan|creas accessorium:** „Nebenbauchspeicheldrüse", Gebilde aus Bauchspeicheldrüsengewebe (eine Art Missbildung), das an atypischer Stelle (z. B. in der Darmwand) lokalisiert ist. **Pan|creas anulare:** den absteigenden Zwölffingerdarm ringförmig umgebende Bauchspeicheldrüse (angeborene Missbildung)

Pankreas|inseln vgl. Langerhans-Inseln

Pan|kreat|ek|tomie [↑Pankreas u. ↑Ektomie] *w;* -, ...ien: operative Entfernung der Bauchspeicheldrüse. **pan|kreat|ek|tomieren:** eine Pankreatektomie durchführen

Pan|kreatin [zu ↑Pankreas] *s;* -s: Enzym der Bauchspeicheldrüse, das die Verdauungsvorgänge unterstützt

Pan|krea|titis [zu ↑Pankreas] *w;* -, ...itiden, in fachspr. Fügungen: **Pan|crea|titis,** *Pl.:* ...itides: Entzündung der Bauchspeicheldrüse

pan|krea|to|gen, auch: **pan|kreo|gen** [↑Pankreas u. ↑...gen]: von der Bauchspeicheldrüse ausgehend (z. B. von Erkrankungen)

Pan|krea|to|gramm [↑Pankreas und ↑...gramm] *s;* -s, -e: Röntgenbild der Bauchspeicheldrüse. **Pan|krea|to|gra|phie** [↑...graphie] *w;* -, ...ien: röntgenographische Kontrastdarstellung der Bauchspeicheldrüse

Pankreatoskopie vgl. Pankreoskopie

pankreogen vgl. pankreatogen

Pan|kreo|pa|thie [↑Pankreas u. ↑...pathie] *w;* -, ...ien: allg. Bez. für eine chronisch entzündliche Pankreaserkrankung

Pan|kreo|skopie, auch: **Pan|krea|to|skopie** [↑Pankreas u. ↑...skopie] *w;* -, ...ien: laparoskopische Inspektion der Bauchspeicheldrüse

Pan|kreo|zymin [Kurzbildung zu ↑Pankreas u. ↑Enzym] *s;* -s, -e: Gewebshormon aus der Zwölffingerdarmschleimhaut, das die Sekretion von Bauchspeichel und Bauchspeichelenzymen aktiviert

Pan|mye|lo|pa|thie [↑pan..., ↑myelo... u. ↑...pathie] *w;* -, ...ien: = Panmyelophthise

Pan|mye|lo|phthise [↑pan..., ↑myelo... u. ↑Phthise] *w;* -, -n, in fachspr. Fügungen: **Pan|mye|lo|phthisis,** *Pl.:* ...thises: völliger Schwund bzw. Versagen aller Blut bildenden Zellen des Knochenmarks

Panniculus adiposus [lat. *panniculus* = Läppchen, Fetzen; ↑adiposus] *m;* - -: Unterhautfettgewebe, in Fettzellen umgewandelte untere Bindegewebsschicht der Haut

Pannikulitis [zu ↑Panniculus adiposus] *w;* -, ...itiden, in fachspr. Fügungen: **Panniculitis,** *Pl.:* ...itides: Entzündung des Unterhautfettgewebes. **Pannikulose** *w;* -, -n: = Zellulitis

Pannus [aus lat. *pannus* = Stück Tuch, Lappen] *m;* -, Panni: in die Hornhaut einwachsendes (gefäßhaltiges) Bindehautgewebe oder Ziliarkörpergewebe (als Folge von Binde- oder Hornhautentzündungen)

Pan|oph|thalmie [↑pan... u. ↑Ophthalmie] *w;* -, ...ien: eitrige Entzündung des Innenauges, die sich auf den ganzen Augapfel erstreckt

Pan|ostitis [↑pan... u. ↑Ostitis] *w;* -, ...itiden (in fachspr. Fügungen: ...itides): Entzündung aller Gewebe eines Knochens (einschließlich Knochenhaut und Knochenmark)

Pan|otitis [↑pan... u. ↑Otitis] *w;* -, ...itiden (in fachspr. Fügungen: ...itides): das gesamte Mittel- und Innenohr in Mitleidenschaft ziehende ↑Otitis

Pan|phlebitis [↑pan... u. ↑Phlebitis] *w;* -, ...itiden (in fachspr. Fügungen: ...itides): Entzündung aller drei Wandschichten einer Vene

Pan|phobie [↑pan... u. ↑Phobie] *w;* -, ...ien: krankhafte Angst vor allen Vorgängen der Außenwelt (Psychol.)

Pan|plegie [↑pan... u. ↑Plegie] *w;* -, ...ien: allgemeine, vollständige Lähmung der Muskulatur

Pan|sinusitis [↑pan... u. ↑Sinusitis] *w;* -, ...itiden (in fachspr. Fügungen: ...itides): Entzündung aller Nasennebenhöhlen

Panto|then|säure [gr. πάντοθεν = von allen Seiten her]: zum Vitamin-B-Komplex gehörendes Vitamin, das in Hefe, Getreidekleie, tierischer Leber u. a. vorkommt und für die Gewebsbildung und für die Stoffwechselvorgänge in Geweben (bes. der Haut) notwendig ist

Pän|umbra [lat. *paene* = beinahe u. lat. *umbra* = Schatten] *w;* -, -s: „Halbschatten“, Bereich um den Kern eines apoplektischen Herdes im Gehirn, der von Kollateralen aus der Umgebung versorgt wird, sodass zwar die Funktion der betroffenen Hirnzellen erlischt, die Struktur jedoch intakt bleibt

Panzerherz vgl. Pericarditis calculosa

Panzer|pleura vgl. Pleuritis calcificata

Pan|zyto|penie [↑pan... u. ↑Zytopenie] *w;* -, ...ien: durch ↑Panmyelophthise bedingter Schwund von Blutzellen aller Art

Papageienkrankheit vgl. Psittakose

Papanicolaou-Karzinom|dia|gnostik [...*la-u...;* nach dem griech.-amer. Mediziner G. N. Papanicolaou, 1883–1962]: Frühdiagnostik von Tumoren in Hohlorganen (bes. im Uterus) durch die Untersuchung von Schleimhautabstrichen auf typische Karzinomzellen hin

Papel [aus lat. *papula,* Gen.: *papulae* = Blätter, Bläschen] *w;* -, -n, in fachspr. Fügungen: **Papula,** *Pl.:* ...lae: flaches Hautknötchen, kleine, bis linsengroße Hauterhebung (z. B. bei Syphilis)

Papilla vgl. Papille. **papillar,** in fachspr. Fügungen: **papillaris, ...re** [zu ↑Papille]: warzenartig, warzenförmig; z. B. in der Fügung ↑Musculi papillares

Papillar|körper: die zapfenartigen, ineinander verzahnten Erhebungen der Lederhaut und der Keimschicht der Oberhaut in ihrer Gesamtheit

Papillarleisten vgl. Cristae cutis

Papillarmuskeln vgl. Musculi papillares

Papille [aus lat. *papilla,* Gen.: *papillae* = Brustwarze, Zitze] *w;* -, -n, in fachspr. Fügungen: **Papilla,** *Pl.:* ...llae: **1)** Warze, warzenartige Erhebung an der Oberfläche von Organen (Anat.). **2)** übliche Kurzbezeichnung für ↑Papilla mammae od. ↑Papilla nervi optici (im *Pl.* auch für ↑Papillae renales). **Papillae** *Pl.:* kleine, konische Vorwölbungen der Lederhaut in die darüber liegende Epidermis (Teil des ↑Papillarkörpers). **Papillae conicae** *Pl.:* die kegelförmigen Papillen in der Mitte des Zungenrückens. **Papillae coronae glandis** [↑Glans] *Pl.:* kleine, weißlich rötliche Erhebungen am Eichelkranz. **Papilla dentis** [↑Dens]: „Zahnpapille“, Wucherung des Mesenchymgewebes während der Zahnentwicklung (mit Einstülpung des Zahnkolbens). **Papilla duo|deni major:** warzenartige, ringförmige Erhebung der Duodenumschleimhaut um die Einmündung des ↑Ductus choledochus und des ↑Ductus pancreaticus (enthält einen Schließmuskel für die Mündung der Gallengänge). **Papilla duo|deni minor:** ringförmige Erhebung der Schleimhaut an der Mündung des ↑Ductus pancreaticus accessorius in das Duodenum. **Papillae fili|formes** *Pl.:* fadenförmige Zungenpapillen auf dem vorderen Teil des Zungenrückens und an den Zungenrändern. **Papillae folia|tae** *Pl.:* blattförmige, zu Schleimhautfalten zusammengewachsene Papillen an den hinteren Seitenrändern der Zunge, die Geschmacksknospen enthalten. **Papillae fun|gi|formes** *Pl.:* pilzförmige Zungenpapillen, Papillen auf der vorderen Zungenoberfläche, die Gefäßschlingen und Geschmacksknospen enthalten. **Papilla gingivalis:** Vorwölbung am Zahnfleisch für den Zahnhals. **Papilla incisiva:** umschriebene Vorwölbung am Ende der Naht des weichen Gaumens zwischen den beiden mittleren, oberen Schneidezähnen. **Papillae la|crimales** *Pl.:* Tränenpapillen im nasalen Lidwinkel, an deren Spitze das ↑Punctum lacrimale liegt. **Papillae lenti|formes:** die kurzen, linsenförmigen Zungenpapillen. **Papillae lingua|les** *Pl.:* zusammenfassende Bezeichnung für die verschiedenen Zungenpapillen. **Papilla mammae:** „Brustwarze", dunkel pigmentierte warzenförmige Erhebung in der Mitte des Brustdrüsenkörpers, an deren Spitze bei der Frau die Ausführungsgänge der Milchdrüsen (↑Ductus lactiferi) enden. **Papilla nervi optici:** „Sehnervenpapille", hügelförmige Eintrittsstelle des Sehnervs in der Netzhaut. **Papilla par|otidea:** kleine Erhebung in der Wangenschleimhaut an der Einmündung des Ohrspeicheldrüsengangs. **Papilla pili:** „Haarpapille", vom ↑Bulbus pili umfasste konische Papille der Lederhaut am Grund des Haarbalgs, die eine Gefäßschlinge enthält und die Haarzwiebel ernährt. **Papillae renales** *Pl.:* „Nierenpapillen", die in das Nierenbecken ragenden Spitzen der Nierenpyramiden. **Papillae vallatae** *Pl.:* runde, von einem Schleimhautwall umgebene Papillen an der Zungenbasis, die die wichtigsten Träger der Geschmacksknospen sind. **Papilla Vateri** [A. Vater, dt. Anatom, 1684–1751]: = Papilla duodeni major

Papillen|nekrose: Nekrose der Nierenpapillen

Papillitis [zu ↑Papille] *w;* -, ...itiden (in fachspr. Fügungen: ...itides): Entzündung einer oder mehrerer Papillen

Papillom [zu ↑Papille] *s;* -s, -e, in fachspr. Fügungen: **Papilloma,** *Pl.:* -ta: gutartige [Haut]geschwulst (Warzen-, Zottengeschwulst) aus gefäßhaltigem Bindegewebe. **Papilloma vesicae:** warzige Bindegewebs- und Schleimhautgeschwulst der Harnblase

papillo|makulär [zu ↑Papille u. ↑Macula]: zu Sehnervenpapille und ↑Macula gehörend. **papillo|makuläres Bündel:** Bündel von Sehnervenfasern, das von der Sehnervenpapille zum gelben Fleck zieht

papillomatös, in fachspr. Fügungen: **papillomatosus, ...osa, ...osum** [zu ↑Papillomatose]: die Papillomatose betreffend, mit der Bildung von ↑Papillomen einhergehend

Papillomatose [zu ↑Papillom] *w;* -, -n, in fachspr. Fügungen: **Papillomatosis,** *Pl.:* ...oses: Bildung zahlreicher Papillome. **Papillomatosis cutis carcino|ides:** Auftreten von krebsähnlich aussehenden, erhabenen Hautwucherungen, die von Narben, Ekzemen o. Ä. ausgehen. **papillomatosus** vgl. papillomatös

Papilloma|virus [zu ↑Papillom u. ↑Virus] *s;* -, ...ren: Gattung von Viren, die u. a. Warzen hervorrufen

Papillo|tomie [↑Papille u. ↑...tomie] *w;* -, ...ien: operative Eröffnung einer Papille (1), insbesondere der ↑Papilla duodeni

Papova|virus [Kunstw.] *s;* -, ...ren (meist *Pl.*): Gruppe von Viren, die Wucherungen (z. B. Warzen) erzeugen können

Pappataci|fieber [*...tatschi...;* ital. pappataci = Moskito, Stechmücke]: durch Phlebotomusarten übertragene fieberhafte Viruserkrankung mit grippeartigen Symptomen (in den Tropen und in Südeuropa auftretend)

Papula vgl. Papel. **papulatus, ...ta, ...tum** [zu ↑Papula]: in Form von Papeln auftretend, Papeln bildend. **papulös,** in fachspr. Fügungen: **papulosus, ...osa, ...osum:** mit der Bildung von [zahlreichen] Papeln einhergehend; z. B. ↑Acne papulosa

papyrace|us, ...cea, ...ce|um [zu gr. πάπυρος = Papierstaude, Papier]: papierartig, papierdünn; z. B. in den Fügungen Lamina papyracea (ältere Bez. für ↑Lamina orbitalis) u. ↑Fetus papyraceus

Paquelin-Brenner [*pak^elãng...;* nach dem frz. Arzt C. A. Paquelin, 1836–1905]: Thermokauter mit hohler Platinspitze, die mit Platinmohr angefüllt ist, das mit Benzindämpfen (mittels eines Gebläses) glühend erhalten werden kann

Para [zu lat. *parere* = gebären] *w;* -, Paren: in der med. Umgangsspr. übliche Bez. für Frauen hinsichtlich der Zahl der von ihnen lebend geborenen Kinder (üblicherweise in Verbindung mit einer [römischen] Ziffer: 0-Para, I-Para usw.; vgl. Nullipara, Primipara, Sekundipara, Multipara)

para..., Para..., vor Selbstlauten meist **par..., Par...** [aus gr. παρά = von – seiten; bei; entlang; neben]: Bestimmungswort von Zusammensetzungen mit der Bedeutung „bei, neben, entlang; über – hinaus; gegen, abweichend"; z.B.: Paraganglion, Parästhesie

Para|amino|salizyl|säure, in fachspr. Schreibung: **Para|amino|salicyl|säure** [↑para..., ↑Amin u. ↑Salizylsäure]: chem. Verbindung in Form eines weißen, kristallinen, in Wasser schwer löslichen Pulvers, das in der Medizin als ↑Tuberkulostatikum verwendet wird; Abk.: PAS

Para|ballismus [↑para... u. ↑Ballismus] *m;* -, ...men: heftige, sich wiederholende unwillkürliche Schleuderbewegungen der Extremitäten beider Körperseiten (Vorkommen bei Erkrankungen des ↑Nucleus subthalamicus)

Para|bio|se [zu ↑para... u. gr. *βίος* = Leben] *w;* -, -n: **1)** das Zusammenleben zweier miteinander verwachsener Organismen (auch im Sinne einer Missbildung). **2)** künstliche operative Vereinigung zweier Organismen durch Gefäßanastomosen

Para|bulie [zu ↑para... u. gr. *βουλή* = Wille] *w;* -, ...ien: aus ausgeprägter ↑Ambitendenz resultierende krankhafte Willensschwäche (Vorkommen bei Psychopathen und Schizophrenen)

paracardialis vgl. parakardial

paracentralis vgl. parazentral

Para|cervix [↑para... u. ↑Cervix] *w;* -, ...vices: Fortsetzung des Parametriums in den Gebärmutterhalsbereich

Para|cholie [zu ↑para... u. gr. *χόλος* = Galle] *w;* -, ...ien: direkter Übertritt von Gallenbestandteilen ins Blut bei Schädigung der Leberzellen (führt zum hepatozellulären Ikterus)

paracolicus vgl. parakolisch

Para|colpium, eindeutschend auch: **Para-kolpium** [zu ↑para... u. gr. *κόλπος* = Busen; busenartige Vertiefung] *s;* -s: das die Scheide umgebende Bindegewebe (Anat.)

Paracusis vgl. Parakusie

Para|cystium, eindeutschend auch: **Parazystium** [zu ↑para... u. ↑Cystis] *s;* -s: Bindegewebe, das die Harnblase umgibt (Anat.)

Para|didymis [zu ↑para... u. ↑Didymus] *w;* -: „Beihoden", zwischen Nebenhodenkopf und Samenleiter liegender Rest der Urniere, der aus knäuelförmig gewundenen, blind endigenden Drüsenschläuchen besteht

para|dox, in fachspr. Fügungen: **para|doxus, ...xa, ...xum** [von gr. *παράδοξος* = wider Erwarten, unglaublich]: ungewöhnlich, widersinnig, einander widersprechende Symptome zeigend; z.B. in der Fügung ↑Ischuria paradoxa

paraestheticus vgl. parästhetisch

Par|affin [zu lat. *parum* = zu wenig u. lat. *affinis* = angrenzend; verwandt] *s;* -s, -e: **1)** festes, wachsähnliches oder flüssiges Gemisch wasserunlöslicher gesättigter Kohlenwasserstoffe (Chem.). **2)** nur *Pl.:* Sammelbez. für die gesättigten aliphatischen Kohlenwasserstoffe (z.B. Methan, Butan; Chem.)

Par|affinom [zu ↑Paraffin] *s;* -s, -e: Bindegewebsgeschwulst, die infolge Bindegewebswucherung nach Einspritzung von Paraffin (z.B. zu therapeutischen Zwecken) entstehen kann

Para|gammazismus [↑para... u. ↑Gammazismus] *m;* -, ...men: Abart des ↑Gammazismus, bei der statt g u. k die Laute d u. t gesprochen werden

Para|gan|gliom [zu ↑Paraganglion] *s;* -s, -e, in fachspr. Fügungen: **Para|gan|glioma**, *Pl.:* -ta: vom Paragangliengewebe ausgehende [gutartige] Geschwulst

Para|gan|glion [↑para... u. ↑Ganglion] *s;* -s, ...glien [...*iᵉn*] (in fachspr. Fügungen: ...glia): mit einem ↑Ganglion des sympathischen Nervensystems in Verbindung stehende Zellgruppe aus ↑chromaffinem Gewebe, die in den meisten Fällen ↑Adrenalin absondert (z.B. das Nebennierenmark, das ↑Glomus caroticum).

para|gast|ral [zu ↑para... u. gr. *γαστήρ*, Gen.: *γαστρός* = Bauch; Magen]: neben dem Magen lokalisiert

Para|geu|sie [zu ↑para... u. gr. *γεῦσις* = Geschmack] *w;* -, ...ien: abnorme Geschmacksempfindung; schlechter Geschmack im Mund

Par|ag|glutination [↑para... u. ↑Agglutination] *w;* -, -en: Agglutination bestimmter Bakterienstämme (z.B. Escherichia coli) durch spezifische Seren anderer Bakterienstämme (z.B. Salmonellen)

Para|gonimia|se [zu ↑Paragonimus] *w;* -, -n: durch den Lungenegel, eine Paragonimusart, hervorgerufene Erkrankung

Para|gonimus [↑para... u. gr. *γόνιμος* = zeugungskräftig] *m;* -, ...mi: Gattung von Saugwürmern, Tierparasiten (mit seitlich liegender Geschlechtsöffnung), von denen eine Art, der ostasiatische Lungenegel, auch in der menschlichen Lunge (seltener in anderen Organen, z.B. im Gehirn) schmarotzt

Para|gra|phie [zu ↑para... u. gr. *γράφειν* = schreiben] *w;* -, ...ien: Form der ↑Agraphie bzw. ↑Aphasie, bei der beim Schreiben Buchstaben, Silben oder Wörter vertauscht werden

Para|hämo|philie [↑para... u. ↑Hämophilie] *w;* -, ...ien: durch Fehlen des ↑Akzelerins charakterisierte Form der ↑Hämophilie

Para|hi|drose, auch: **Para|hi|drosis** [zu ↑para... u. gr. *ἱδρώς* = Schweiß] *w;* -, ...osen: Absonderung eines nicht normal beschaffenen Schweißes (Sammelbez. für ↑Bromidrosis, Häm[h]idrosis u.a.)

para|hippo|campalis, ...le [zu ↑para... u. ↑Hippocampus]: neben dem ↑Hippocampus liegend; z.B. in der Fügung ↑Gyrus parahippocampalis (Anat.)

Para|in|flu|enza [↑para... u. ↑Influenza] *w;*

-: durch Viren hervorgerufene Erkältungskrankheit insbes. von Säuglingen und Kleinkindern

para|kardial, in fachspr. Fügungen: **paracardia|lis, ...le** [zu ↑para... u. ↑Kardia]: neben dem Herzen liegend

Para|keratose [↑para... u. ↑Keratose] *w;* -, -n, auch: **Para|keratosis,** *Pl.:* ...osen (in fachsprachlichen Fügungen: ...oses): Form der [Hyper]keratose, bei der es zu Schuppenbildung kommt

Para|kinese [↑para... u. gr. *κίνησις* = Bewegung] *w;* -, -n, auch: **Para|kinesis,** *Pl.:* ...nesen (in fachspr. Fügungen: ...kineses): Störung in der Muskelkoordination, die zu irregulären Bewegungsabläufen führt

para|klinisch [zu ↑para... u. ↑Klinik]: über die üblichen klinischen Maßnahmen hinausgehend (z. B. paraklinische Diagnostik)

pa|ra|kolisch, in fachspr. Fügungen: **paracolicus, ...ca, ...cum** [zu ↑para... u. ↑Kolon]: neben dem ↑Kolon liegend

Para|kolpitis [zu ↑Paracolpium] *w;* -, ...itiden: Entzündung des die Scheide umgebenden Bindegewebes

Parakolpium vgl. Paracolpium

para|krin [zu ↑para... u. gr. *κρίνειν* = scheiden, sondern, trennen]: eine direkte (nicht über den Blutkreislauf führende) Wirkung zeigend (von Hormonen gesagt); z. B. parakrines Reninsystem

Par|akusie [zu ↑para... u. gr. *ἀκούειν* = hören] *w;* -, ...ien, in fachspr. Fügungen: **Paracusis,** *Pl.:* ...uses: Störung der akustischen Wahrnehmung, falsches Hören (bei organischen Veränderungen des Mittel- und Innenohrs). **Par|acusis du|plicata:** = Diplacusis binauralis. **Par|acusis loci:** bei einseitiger bzw. auf beiden Seiten ungleichmäßig ausgebildeter Schwerhörigkeit auftretende Erscheinung, dass die Schallrichtung nicht lokalisiert werden kann oder falsch lokalisiert wird. **Par|acusis Willisia|na** [nach dem engl. Mediziner Thomas Willis, 1621–1675]: Verbesserung der Hörfähigkeit Schwerhöriger durch gleichzeitige starke Geräusche oder Körpererschütterungen

Para|lalie [zu ↑para... u. gr. *λαλεῖν* = viel reden, schwatzen] *w;* -, ...ien: Form der ↑Paraphasie, bei der es zu Lautverwechslungen und -entstellungen kommt

Para|lambdazismus [↑para... u. ↑Lambdazismus] *m;* -, ...men: Sprachstörung, bei der anstatt des l-Lautes ein anderer Laut (z. B. n od. t) gesprochen wird

Para|leu|ko|blast [↑para... u. ↑Leukoblast] *m;* -en, -en (meist *Pl.*): entartete, missgestaltete Vorformen der (myeloischen) weißen Blutkörperchen. **Para|leu|ko|blastose** *w;* -, -n: Form der Leukämie, bei der die Paraleukoblasten im Blut und Knochenmark vermehrt sind

Para|lexie [zu ↑para... u. gr. *λέξις* = Sprechen; Rede; Wort] *w;* -, ...ien: Form der ↑Aphasie bzw. ↑Alexie, bei der die gelesenen Wörter mit anderen verwechselt werden

Par|algesie [↑para... u. ↑Algesie] *w;* -, ...ien: Störung der Schmerzempfindung, bei der Schmerzreize als angenehm empfunden werden

Par|all|ergie [↑para... u. ↑Allergie] *w;* -, ...ien: allergische Reaktion, die zwischen Antigenen und Antikörpern zustande kommt, die nicht einander spezifisch zugeordnet sind

Para|logie [zu ↑para... u. gr. *λόγος* = Wort; Rede] *w;* -, ...ien: phrasenhaftes Vorbeireden an einer Sache aus Konzentrationsschwäche (z. B. bei organischen Hirnschädigungen)

Para|lues [↑para... u. ↑Lues] *w;* -: = Parasyphilis

Para|lym|pho|blast [↑para... u. ↑Lymphoblast] *m;* -en, -en (meist *Pl.*): entartete bzw. mangelhaft ausgebildete ↑Lymphoblasten (bei lymphatischer Leukämie auftretend)

Para|lyse [von gr. *παράλυσις* = Lähmung der Glieder an einer Seite des Körpers, Schlagfluss] *w;* -, -n, in fachspr. Fügungen: **Para|lysis,** *Pl.:* ...yses: **1)** vollständige Lähmung der ↑motorischen Nerven [eines Körperteils]. **2)** degenerative, entzündliche Atrophie („Erweichung", z. B. des Gehirns; vgl. ↑Paralysis progressiva). **Para|lysis agitans:** „Schüttellähmung", Erkrankung des extrapyramidalen Systems mit ↑amyostatischen Symptomen (Zittererscheinungen bei Bewegungsarmut und Muskelstarre u. a.). **Para|lysis progressiva:** fortschreitende Gehirnerweichung, chronische Entzündung u. Atrophie vorwiegend der grauen Substanz des Gehirns als Spätfolge der Syphilis (führt zu ↑Demenz und körperlichem Verfall). **para|lysie|ren:** lähmen, schwächen (z. B. einen Muskel); zu ↑Paralyse (1) führen (z. B. von Drogen). **Para|lytiker** *m;* -s, -: **1)** Gelähmter, Patient, der an einer Kinderlähmung oder an einer Halbseitenlähmung leidet. **2)** Kranker, der an einer Gehirnparalyse leidet. **para|lytisch,** in fachspr. Fügungen: **para|lyticus, ...ca, ...cum:** die Paralyse betreffend; gelähmt; an Gehirnparalyse leidend; z. B. in der Fügung ↑Abasia paralytica. **para|lytischer Ile|us:** Darmverschluss infolge Lähmung der Darmmuskulatur

para|masto|ide|us, ...dea, ...de|um [↑para... u. ↑mastoideus (in der Fügung ↑Processus mastoideus)]: neben dem Warzenfortsatz des Schläfenbeins gelegen (Anat.)

Para|medikament [↑para... u. ↑Medikament] *s;* -, -e: Arzneimittel, das auch außerhalb der Apotheke an den Verbraucher abgegeben werden darf

Para|medizin [↑para... u. ↑Medizin] *w;* -: Sammelbezeichnung für alle von der medizinischen Lehre („Schulmedizin") abweichenden Auffassungen in Bezug auf Erkennung und Behandlung von Krankheiten (z. B. Feststellung einer Krankheit aus dem Aussehen der ↑Iris)

para|meso|ne|phricus, ...ca, ...cum [zu ↑para... u. ↑Mesonephros]: im Bereich der Urniere liegend; z. B. in der Fügung ↑Ductus paramesonephricus (Anat.)

para|me|tran [zu ↑Parametrium]: im ↑Parametrium [befindlich] (z. B. von einem Abszess); in das Parametrium hinein erfolgend (z. B. von Injektionen)

Para|me|tritis [zu ↑Parametrium] *w;* -, ...itiden (in fachspr. Fügungen: ...itides): Entzündung des Beckenbindegewebes

Para|me|trium [zu ↑para... u. gr. *μήτρα* = Gebärmutter] *s;* -s, ...tria (eindeutschend: ...trien [...*i*ᵉ*n*]): das zwischen den serösen Blättern des ↑Ligamentum latum uteri liegende, die Gebärmutter stützende Beckenbindegewebe (Anat.)

Para|me|tro|pa|thia[1] spastica [zu ↑Parametrium u. ↑...pathie; ↑spasticus] *w;* - -, ...iae ...cae: vegetativ dystonische Krämpfe im Bereich der hinteren Teile des ↑Parametriums

Para|mimie [zu ↑para... u. gr. *μιμεῖσθαι* = nachahmen] *w;* -, ...ien: unangemessener mimischer Ausdruck von Emotionen, Missverhältnis zwischen Mienenspiel und den tatsächlich vorhandenen Affekten (Psychol., Med.)

Para|mnesie [zu ↑para... u. gr. *μνῆσις* = Erinnerung] *w;* -, ...ien: Erinnerungsfälschung, Gedächtnisstörung, bei der der Patient glaubt, sich an Ereignisse zu erinnern, die überhaupt nicht stattfanden (Psychol., Med.)

Para|mye|lo|blast [↑para... u. ↑Myeloblast] *m;* -en, -en (meist *Pl.*): entartete bzw. mangelhaft ausgebildete ↑Myeloblasten

Par|amylo|idose [↑para... u. ↑Amyloidose] *w;* -, -n: Abart der ↑Amyloidose, bei der es zur Ablagerung von ↑Amyloid an atypischen Stellen (in Geweben, die normalerweise nicht in Mitleidenschaft gezogen werden) kommt

Para|myo|clonus multi|plex [↑para..., ↑myo... u. ↑Klonus; ↑multiplex] *m;* - -: anfallweise auftretende ↑Myoklonie in verschiedenen Körperteilen, die erst bei aktiver Bewegung der betroffenen Muskeln abklingt

Para|myo|tonie [↑para... u. ↑Myotonie] *w;* -, ...ien, in fachspr. Fügungen: **Paramyotonia[1]**, *Pl.:* ...iae: bei Kälte auftretende Muskelstarre in einzelnen Körperteilen, zum Komplex der erblichen ↑Myotonien gehörend

Para|myxo|virus [↑para... u. ↑Myxovirus] *s;* -, ...ren (meist *Pl.*): Gruppe von Viren, zu denen z. B. die Erreger von Masern und Mumps gehören; sie ähneln den Myxoviren

para|nasal, in fachspr. Fügungen: **paranasalis, ...le** [zu ↑para... u. ↑Nasus]: neben der Nasenhöhle liegend

Para|neo|plasie [↑para... u. ↑Neoplasie] *w;* -, ...ien: Gewebsneubildung, die sich in Struktur und Funktion von einem (bösartigen) Tumor unterscheidet. **para|neo|plastisch**: von einer echten Geschwulst hinsichtlich Bau und Funktion abweichend (von Gewebsneubildungen)

Para|ne|phritis [zu ↑para... u. gr. *νεφρός* = Niere] *w;* -, ...itiden (in fachspr. Fügungen: ...itides): Entzündung der Fettkapsel der Niere und des umgebenden Bindegewebes. **para|ne|phritisch**: die Paranephritis betreffend, von entzündlichen Vorgängen in der Fett- und Bindegewebskapsel der Niere ausgehend (z. B. von einem Abszess gesagt)

para|neu|ral, in fachspr. Fügungen: **para|neu|ralis, ...le** [zu ↑para... u. gr. *νεῦρον* = Sehne, Flechse; Nerv]: neben einem Nerv liegend bzw. verlaufend. **para|neu|rale Naht:** in der Bindegewebshülle eines durchtrennten Nervs angelegte Naht, mit der die Nervenenden wieder zusammengefügt werden

Para|noia [...*neua;* aus gr. *παράνοια* = Torheit, Wahnsinn] *w;* -: „Verrücktheit", Bezeichnung für die aus inneren Ursachen erfolgende, schleichende Entwicklung eines dauernden Systems von Wahnvorstellungen

para|no|id [↑Paranoia und ↑...id]: der Paranoia ähnlich (z. B. von Formen der Schizophrenie, bei denen Wahnideen vorherrschen)

Para|noi|ker [zu ↑Paranoia] *m;* -s, -: an Paranoia Leidender. **para|noisch**: die Paranoia betreffend, zu ihrem Erscheinungsbild gehörend; geistesgestört, verwirrt

para|öso|phageal, in fachspr. Fügungen: **para|oe|so|phagea|lis, ...le** [zu ↑para... und ↑Ösophagus]: neben der Speiseröhre liegend

Para|parese [↑para... u. ↑Parese] *w;* -, -n: auf beiden Körperhälften gleichmäßig auftretende unvollständige Lähmung der Extremitäten (im Gegensatz zur ↑Hemiparese)

Para|pedese [zu ↑para... u. gr. *πηδᾶν* = springen, hüpfen] *w;* -, -n: = Paracholie

Para|phasie [zu ↑para... und gr. *φάσις* = Sprechen, Sprache] *w;* -, ...ien: Form der ↑Aphasie, bei der es zum Versprechen von Wörtern, zur Vertauschung von Wörtern und Lauten oder zur Verstümmelung von Wörtern kommt

para|phil [zu ↑para... u. gr. *φιλεῖν* = lieben]: an Paraphilie leidend. **Para|phile** *m* od. *w;* -n, -n: Person, die an Paraphilie leidet. **Para|philie** *w;* -, ...ien: zwanghaftes Verhalten, andere Menschen durch Aussprechen anstößiger Wörter oder dgl. sexuell zu belästigen

Para|phimose [↑para... u. ↑Phimose] *w;* -, -n: „spanischer Kragen", Einklemmung der [verengerten] zurückgestreiften Vorhaut in der Eichelkranzfurche (infolge Blutstauung in der abgeschnürten Eichel)

Para|phonie [↑para... u. ↑...phonie] *w;* -, ...ien, in fachspr. Fügungen: **Para|phonia**[1], *Pl.:* ...iae: [krankhafte] Veränderung des Stimmklangs (z. B. durch Nebengeräusche). **Para|phonia puberum** [lat. *pubes,* Gen.: *puberis* = mannbar, männlich]: „Überschnappen“ der Stimme (in eine höhere Tonlage) beim Stimmbruch

Para|phrasie [zu ↑para... u. gr. *φράσις* = Reden; Ausdruck; Ausdrucksweise] *w;* -, ...ien: bei Geisteskrankheiten vorkommende Sprachstörung, die sich hauptsächlich in der Abwandlung und Neubildung von Wörtern äußert

Para|phrenie [zu ↑para... u. gr. *φρήν,* Gen.: *φρενός* = Zwerchfell; Geist; Gemüt] *w;* -, ...ien: leichtere Form der ↑Schizophrenie, die weniger durch Persönlichkeitsspaltung als durch das Auftreten von paranoiden Wahnvorstellungen gekennzeichnet ist

Para|phrenitis [zu ↑para... u. gr. *φρήν,* Gen.: *φρενός* = Zwerchfell] *w;* -, ...itiden (in fachspr. Fügungen: ...itides): Entzündung des Zwerchfellanteils der ↑Pleura oder des ↑Peritoneums (von einer Brustfell- oder Bauchfellentzündung ausgehend)

Para|phrosyne [aus gr. *παραφροσύνη* = Verrücktheit, Wahnsinn] *w;* -: Fieberwahnsinn, geistige Verwirrtheit im Fieber

Para|plasie [zu ↑para... u. gr. *πλάσσειν* = bilden, formen] *w;* -, ...ien: allg. Bez. für: [angeborene] Missbildung, krankhafte oder entartete Bildung

Para|plasma [↑para... und ↑Plasma] *s;* -s, ...men: im Protoplasma der Zellen oder zwischen den Zellen abgelagerte [pathologische] Substanzen (z. B. Pigmente, Lipoide, auch Reservestoffe wie Glykogen u. a.)

Para|plegie [↑para... u. ↑Plegie] *w;* -, ...ien, in fachspr. Fügungen: **Para|plegia**[1], *Pl.:* ...iae: doppelseitige Lähmung, auf beiden Körperseiten gleichmäßig auftretende Lähmung der oberen oder unteren Extremitäten (bei organischen Veränderungen in den den Extremitäten zugeordneten Rückenmarksabschnitten). **Para|plegia dolorosa:** mit Schmerzzuständen einhergehende doppelseitige Lähmung (bei Rückenmarksgeschwülsten). **Para|plegia urinaria:** doppelseitige Lähmung bei Erkrankungen der Harnorgane, die eine Rückenmarksentzündung zur Folge haben. **Para|plegiker** *m;* -s, -: an Paraplegie Leidender. **para|plegisch:** an Paraplegie leidend, auf Paraplegie beruhend, mit einer Paraplegie zusammenhängend

para|pneu|monisch [zu ↑para... u. ↑Pneumonie]: im Zusammenhang mit einer Lungenentzündung auftretend

para|portal [zu ↑para... u. ↑Porta (in der Fügung ↑Porta hepatis]: unter Umgehung der Leber [in die Blutbahn gelangend], unter Ausschaltung der Leber (von der Resorption des Darminhalts bei anatomischen Anomalien der Darmvenen)

Para|proctium, eindeutschend auch: **Para|proktium** [zu ↑para... u. ↑Proktos] *s;* -s: das den Mastdarm umgebende Bindegewebe (Anat.)

Para|proktitis [zu ↑Paraproctium] *w;* -, ...itiden: = Periproktitis

Para|pros|opie [zu ↑para... u. gr. *πρόσωπον* = Gesicht] *w;* -, ...ien: krankhaftes Verkennen der Gesichtszüge anderer (bei Schizophrenie)

Para|prote|in [↑para... u. ↑Protein] *s;* -s, -e (meist *Pl.*): entartete Eiweißkörper im Blut (unwirksame Antikörperglobuline), die sich bei bestimmten Blutkrankheiten bilden

Para|prote|in|ämie [*...te-in...;* ↑Paraprotein u. ↑...ämie] *w;* -, ...ien: Auftreten von ↑Paraproteinen im Blut

Para|prote|in|urie [*...te-in...;* ↑Paraprotein u. ↑...urie] *w;* -, ...ien: Ausscheidung von ↑Paraproteinen mit dem Harn

Par|ap|sis [↑para... u. gr. *ἅψις* = das Berühren] *w;* -: Tastsinnstörung, Unvermögen, Gegenstände durch Betasten zu erkennen (bei organischen Gehirnerkrankungen)

Para|psoria|sis [↑para... u. ↑Psoriasis] *w;* -, ...ia|sen (in fachspr. Fügungen: ...ia|ses): Sammelbez. für verschiedene Hautkrankheiten, deren Symptome denen der ↑Psoriasis ähnlich sind

para|psychisch [↑para... u. ↑psychisch]: übersinnlich, zu den von der ↑Parapsychologie erforschten Phänomenen gehörend. **Para|psy|cho|logie** [↑para... u. ↑Psychologie] *w;* -: Teilgebiet der Psychologie, das die sog. übersinnlichen, außerhalb des normalen Wachbewusstseins liegenden und als okkult bezeichneten Bereiche des Seelenlebens erforscht. **para|psy|cho|logisch:** die Parapsychologie betreffend

para|pylorisch, in fachspr. Fügungen: **para|pyloricus, ...ca, ...cum** [zu ↑para... u. ↑Pylorus]: neben dem Magenpförtner bzw. in seiner Umgebung liegend

Para|rausch|brand [↑para... und ↑Rauschbrand]: durch eine Clostridiumart hervorgerufenes, rauschbrandähnliches Gasödem

para|rektal, in fachspr. Fügungen: **para|rectalis, ...le** [zu ↑para... u. ↑rectus (in der Fügung ↑Musculus rectus abdominis)]: **1)** seitlich des geraden Bauchmuskels [liegend]. **2)** neben dem Rektum befindlich

Para|rektalschnitt: in Längsrichtung seitlich des geraden Bauchmuskels geführter Schnitt in die Bauchdecke (zur Öffnung der Bauchhöhle)

para|renal, in fachspr. Fügungen: **para|renalis, ...le** [zu ↑para... u. ↑Ren]: neben bzw. in der Umgebung der Niere liegend (z. B. von Geschwülsten)

Para|rhotaz̦ismus [↑para... u. ↑Rhotazismus] *m;* -, ...men: Abart des ↑Rhotazismus, bei der statt r ein anderer Laut (meist l) gesprochen wird

Par|ar|rhyth|mie [↑para... u. ↑Arrhythmie] *w;* -, ...ien: abnorme Bildung von ↑Systolen als Folge der Wechselwirkung zweier Zentren, die unabhängig voneinander Reize verschiedener Frequenz bilden. (Der eine Reizbildner ist der ↑Sinusknoten, der andere ist für einen unabhängigen Rhythmus verantwortlich, der Seite an Seite mit dem Sinusrhythmus besteht.)

Par|ar|thrie [zu ↑para... u. gr. *ἀρθροῦν* = gliedern; artikulierte Laute hervorbringen] *w;* -, ...ien, in fachspr. Fügungen: **Par|arthria**[1], *Pl.:* ...iae: durch fehlerhafte Artikulation der Laute und Silben gekennzeichnete Sprachstörung; vgl. Anarthrie

para|sa|kral, in fachspr. Fügungen: **para|sa|cralis, ...le** [↑para... u. ↑sakral]: neben bzw. in der Umgebung des Kreuzbeins befindlich. **Para|sa|kral|an|äs|thesie:** Anästhesie durch Einspritzung des Anästhetikums in die Kreuzbeingegend

Para|sigmatismus [↑para... u. ↑Sigmatismus] *m;* -, ...men: Form des ↑Sigmatismus, bei der die Zischlaute durch andere Laute (z. B. d, t, w) ersetzt werden

Para|sit [von gr. *παράσιτος* = bei einem anderen essend; Schmarotzer] *m;* -en, -en: **1)** tierischer oder pflanzlicher Schmarotzer, Lebewesen, das den Organismus eines anderen Lebewesens befällt und sich von dessen Körpersubstanz oder -säften ernährt; Sammelbez. für Krankheitserreger und alle nicht symbiontisch lebenden Fremdorganismen des Körpers bzw. einzelner Organe (Biol.). **2)** Bez. für den weniger ausgebildeten, verwachsenen Paarling einer missgebildeten Zwillingsgeburt; vgl. Autosit

Para|sit|ämie [↑Parasit u. ↑...ämie] *w;* -, ...ien: Vorkommen von Parasiten im Blut, Verbreitung von Parasiten über den Körper auf dem Blutwege (z. B. bei Malaria)

para|sitär [zu ↑Parasit]: Parasiten betreffend; durch Parasiten hervorgerufen

Para|sito|loge [↑Parasit u. ↑...loge] *m;* -n, -n: Wissenschaftler auf dem Gebiet der Parasitologie. **Para|sito|logie** [↑...logie] *w;* -: Wissenschaft von den pflanzlichen und (im engeren Sinne:) tierischen Schmarotzern bei Mensch, Tier od. Pflanze. **para|sito|logisch:** die Parasitologie betreffend

Para|sito|phobie [↑Parasit u. ↑Phobie] *w;* -, ...ien: krankhafte Furcht, von Schmarotzern befallen zu sein oder zu werden

Para|sitose [zu ↑Parasit] *w;* -, -n: durch Parasiten hervorgerufene Erkrankung

para|sito|trop [↑Parasit u. ↑...trop]: gegen Parasiten wirkend (z. B. von Arzneimitteln)

Para|somnie [zu ↑para... u. lat. *somnus* = Schlaf] *w;* -, ...ien, in fachspr. Fügungen: **Parasomnia**[1], *Pl.:* ...iae: abnormes Schlafverhalten, Störung der Schlafqualität (z. B. Albtraum)

Para|spadie [zu ↑para... u. gr. *σπαδών* = Riss, Spalte] *w;* -, ...ien: Harnröhrenmissbildung, bei der die Harnröhre seitlich am Penis (zumeist als Spalt) ausmündet

Para|spasmus [↑para... u. ↑Spasmus] *m;* -, ...men: in korrespondierenden Muskeln oder Muskelgruppen beider Körperhälften gleichzeitig auftretender ↑Spasmus

para|spinal, in fachspr. Fügungen: **para|spinalis, ...le** [zu ↑para... u. ↑Spina]: neben dem Rückgrat lokalisiert

para|sternal, in fachspr. Fügungen: **para|sternalis, ...le** [zu ↑para... u. ↑Sternum]: neben dem Brustbein liegend. **Para|sternal|linie:** anatomische Bezugslinie, die senkrecht in der Mitte zwischen Brustbeinrand und Brustwarze verläuft

Par|äs|thesie [zu ↑para... u. gr. *αἴσθησις* = Sinneswahrnehmung] *w;* -, ...ien: anormale Körperempfindung (z. B. Kribbeln, Einschlafen der Glieder). **par|äs|thetisch,** in fachspr. Fügungen: **par|aes|theticus, ...ca, ...cum:** die Parästhesie betreffend; von anomalen subjektiven Gefühlswahrnehmungen begleitet; z. B. in der Fügung ↑Acroerythrosis paraesthetica

Para|struma [↑para... u. ↑Struma] *w;* -, ...men: Geschwulst der Nebenschilddrüse

Para|sym|pa|thiko|lytikum, auch: **Para|sym|pa|tho|lytikum** [zu ↑Parasympathikus u. gr. *λύειν* = lösen, auflösen] *s;* -s, ...ka: Arzneimittel, das die Herzfrequenz und die Geschwindigkeit der atrioventrikulären Überleitung steigert

Para|sym|pa|thiko|mimetikum, auch: **Para|sym|pa|tho|mimetikum** [zu ↑Parasympathikus u. gr. *μιμεῖσθαι* = nachahmen] *s;* -s, ...ka: Arzneimittel, das eine ähnliche Wirkung auf den Organismus hat, wie sie durch Reizung des ↑Parasympathikus entsteht

Para|sym|pa|thikus [↑para... u. ↑Sympathikus] *m;* -, ...thizi: der dem ↑Sympathikus entgegengesetzt wirkende Teil des ↑vegetativen Nervensystems. **para|sym|pathisch:** den Parasympathikus betreffend. **para|sym|pa|thisches Sys|tem:** = Parasympathikus

Parasympatholytikum vgl. Parasympathikolytikum

Parasympathomimetikum vgl. Parasympathikomimetikum

Para|sy|philis [↑para... u. ↑Syphilis] *w;* -: = Metasyphilis

Para|sy|stolie [zu ↑para... u. ↑Systole] *w;* -, ...ien: = Pararrhythmie

Para|tendinitis [zu ↑para... u. ↑Tendo] *w;* -, ...itiden (in fachspr. Fügungen: ...itides): Entzündung des eine Sehne bzw. Sehnenscheide umhüllenden Bindegewebes

para|terminal, in fachspr. Fügungen: **paraterminalis, ...le** [zu ↑para... u. lat. *terminus* = Grenzzeichen; Grenze; Ende]: neben dem Ende (eines Organs) liegend; z. B. in der Fügung ↑Gyrus paraterminalis

Para|thormon [Kunstw. aus ↑Parathyreoidea u. ↑Hormon] *s;* -s: Hormon der Nebenschilddrüse, das den Kalzium- und Phosphatspiegel im Blutserum auf normale Werte einstellt

Para|thymie [zu ↑para... u. gr. *θυμός* = Leben; Empfindung; Gemüt] *w;* -, ...ien: Gefühlsverkehrung, unangemessene oder zur Handlung in Widerspruch stehende Affektbetontheit von Willens- oder Denkhandlungen (z. B. Unlustgefühle bei normalerweise lustbetonten Handlungen) bei Schizophrenen

para|thyreo|gen [zu ↑Parathyreoidea u. ↑...gen]: von der Nebenschilddrüse ausgehend

Para|thyreo|idea *w;* -: übliche Kurzbez. für ↑Glandula parathyreoidea. **para|thyreoide|us, ...ea, ...e|um** [↑para... und ↑thyreoideus (in der Fügung ↑Glandula thyreoidea)]: neben der Schilddrüse befindlich; die Nebenschilddrüse betreffend oder zu ihr gehörend

Para|thyreo|id|ek|tomie [↑Parathyreoidea u. ↑Ektomie] *w;* -, ...ien: operative Entfernung der Nebenschilddrüsen

para|tonsillär [zu ↑para... u. ↑Tonsille]: in der Umgebung der Rachenmandeln befindlich (z. B. von Abszessen). **Para|tonsillitis** *w;* -, ...itiden (in fachspr. Fügungen: ...itides): = Peritonsillitis

Para|tra|chom [↑para... u. ↑Trachom] *s;* -s, -e: Bez. für eine trachomähnliche, jedoch durch andere Erreger verursachte Augenkrankheit, die im Gegensatz zum echten Trachom keine Narben hinterlässt

Para|ty|phlitis [zu ↑para... u. gr. *τυφλός* = blind] *w;* -, ...itiden (in fachspr. Fügungen: ...itides): Entzündung des hinter dem Blinddarm liegenden Bindegewebes

Para|typhus [↑para... u. ↑Typhus] *m;* -: dem ↑Typhus ähnliche, jedoch leichter verlaufende und von anderen Erregern verursachte Infektionskrankheit des Darms

para|ure|thral, in fachspr. Fügungen: **paraure|thralis, ...le** [zu ↑para... und ↑Urethra]: = periurethral. **Para|ure|thritis** *w;* -, ...itiden (in fachspr. Fügungen: ...itides): = Periurethritis

para|vak|zinal [zu ↑para... u. ↑Vakzin]: als Nebenwirkung nach einer Impfung auftretend (z. B. von Hautveränderungen oder Entzündungen der Rückenmarkshäute)

para|vasal, in fachspr. Fügungen: **paravasalis, ...le** [zu ↑para... u. ↑Vas]: neben einem Blutgefäß lokalisiert oder befindlich. **Para|vasat** *s;* -[e]s, -e: die neben ein Blutgefäß gelangte Injektionsflüssigkeit

para|venös [zu ↑para... u. ↑Vene]: neben eine Vene, in die Umgebung einer Vene (z. B. von Injektionen; vgl. intravenös)

para|verte|bral [zu ↑para... u. ↑Vertebra]: neben einem Wirbel liegend (z. B. von Abszessen); neben einen Wirbel, in die Umgebung eines Wirbels (z. B. von Injektionen)

Para|verte|bral|an|äs|thesie: örtliche Betäubung durch Injektion des Anästhetikums ummittelbar neben dem entsprechenden Wirbel in die Umgebung der Austrittsstelle der Spinalnerven

Para|zentese [zu gr. *παρακεντεῖν* = daneben oder an der Seite durchstechen] *w;* -, -n: Durchstechen des Trommelfells bei Mittelohrvereiterungen (um eine Abflussmöglichkeit für den Eiter zu schaffen)

para|zen|tral, in fachspr. Fügungen: **paracen|tralis, ...le** [↑para... u. ↑zentral]: neben den Zentralwindungen des Gehirns liegend; z. B. in der Fügung ↑Gyrus paracentralis (Anat.)

Para|zystitis [zu ↑Paracystium] *w;* -, ...itiden: Entzündung des die Harnblase umgebenden Bindegewebes

Pärchenzwilling: einer von zwei verschiedengeschlechtigen Zwillingen; Abk.: PZ (Genetik)

Par|eidolie [zu ↑para... u. gr. *εἴδωλον* = Bild, Trugbild] *w;* -, ...ien (meist *Pl.*): optische Sinnestäuschungen, bei denen die wahrgenommenen Gegenstände zu phantastischen Erscheinungen umgedeutet werden

Parei|litis [zu gr. *παρειά* = Wange] *w;* -, ...eiitiden (in fachspr. Fügungen: ...ei|itides): Wangenentzündung. **Parei|litis granulomatosa:** entzündliche Schwellung der Wange mit Bildung von knötchenförmigen Infiltraten

Par|en|chym [↑para... u. gr. *ἔγχυμα* = das Eingegossene; der Aufguss] *s;* -s, -e, in fachspr. Fügungen: **Par|en|chyma,** *Pl.:* Paren|chymata: das eigentliche, der spezifischen Funktion des Organs dienende Organgewebe zum Unterschied vom Binde- und Stützgewebe. **Par|en|chyma glandulare:** neue Bez. für ↑Substantia glandularis. **Paren|chyma testis:** das aus den Hodenkanälchen bestehende Hodengewebe. **par|enchymatös,** in fachspr. Fügungen: **par|enchymatosus, ...osa, ...osum:** reich an Parenchym; zum Parenchym gehörend; das Parenchym betreffend; z. B. in der Fügung ↑Hepatitis parenchymatosa

Parental|generation [lat. *parentalis* = elterlich u. ↑Generation] *w;* -, -en: Elterngeneration, Individuenpaar (mit unterschiedlichen Erbeigenschaften), von dem eine biologische Kreuzungsreihe ihren Ausgang nimmt; Abk.: P_1, P_2, P_3 usw.; vgl. Filialgeneration (Biol.)

par|enteral [zu ↑para... u. ↑Enteron]: unter Umgehung des Magen-Darm-Kanals [zu applizieren] (z. B. von Medikamenten, die injiziert und nicht ↑oral verabreicht werden).

Par|enteralium *s;* -s, ...lia u. ...lien [...*lien*]: Arzneimittel, das unter Umgehung des Verdauungstrakts durch Injektion oder Infusion direkt in das Körpergewebe oder in die Blutbahn gelangt

Parese [aus gr. πάρεσις = Erschlaffung] *w;* -, -n: leichte, unvollständige Lähmung oder Schwäche eines Muskels, einer Muskelgruppe oder einer Extremität. **paretisch**: teilweise gelähmt, geschwächt (bezogen auf einen Muskel oder eine Muskelgruppe)

Par|eu|rhyth|mie [↑para... u. ↑Eurhythmie] *w;* -, ...ien: Auftreten monophasischer Wellenformationen im Ekg

Parier|fraktur [zum FW *parieren* = abwehren] *w;* -, -en: typische Form des Ellenbruchs, die entsteht, wenn ein gegen Kopf oder Oberkörper gerichteter Schlag oder Stoß mit dem erhobenen Unterarm abgefangen wird

Paries [...*i-eß;* aus lat. *paries,* Gen.: *parietis* = Wand] *m;* -, Parie|tes: Wand, Wandschicht eines Organs oder einer Körperhöhle (Anat.). **Paries anterior (vaginae):** die vordere Wand der Scheide. **Paries anterior (ven|triculi):** die vordere Fläche des Magens. **Paries caroticus:** die vordere, teils vom Kanal der ↑Arteria carotis, teils von der Tubenmündung gebildete Wand der Paukenhöhle. **Paries ex|ternus ductus cochlea|ris** [- - *dúktuß* -]: die seitliche Wand des Schneckenganges im Ohr. **Paries inferior:** der Boden der Augenhöhle. **Paries jugularis:** die untere, der ↑Fossa jugularis zugekehrte Wand der Paukenhöhle. **Paries labyrinthicus:** die mittlere Wand der Paukenhöhle. **Paries lateralis:** seitliche Wand der Augenhöhle. **Paries masto|ide|us:** die hintere, dem ↑Processus mastoideus zugekehrte Wand der Paukenhöhle. **Paries media|lis:** die mittlere Wand der Augenhöhle. **Paries mem|brana|ce|us (au|ris):** die zum größten Teil vom Trommelfell gebildete seitliche Wand der Paukenhöhle. **Paries membrana|ce|us (tra|che|ae et bronchi):** die häutige Rückwand der Luftröhre und der Bronchien. **Paries posterior (vaginae):** die hintere Wand der Scheide. **Paries posterior (ventriculi):** die Rückfläche des Magens. **Paries superior:** obere Wand, Dach der Augenhöhle. **Paries teg|mentalis:** das dünne Dach der Paukenhöhle. **Paries tympanicus ductus coch|lea|ris** [- - *dúktuß* -]: die untere Wand des Schneckenganges im Ohr. **Paries vestibularis ductus coch|lea|ris** [- - *dúktuß* -]: die obere Wand des Schneckenganges im Ohr

parie|tal, in fachspr. Fügungen: **parie|talis, ...le** [*pari-e...;* zu ↑Paries]: **1)** seitlich, zur Wand (eines Organs, einer Körperhöhle) gehörend, eine Wand bildend; z. B. ↑Os parietale (Anat.). **2)** zum Scheitelbein (↑Os parietale) gehörend; z. B. ↑Incisura parietalis (Anat.)

Parie|tal|zellen [*pari-e...*]: = Belegzellen

Parie|to|gramm [*pari-e...;* ↑Paries und ↑...gramm] *s;* -s, -e: das bei einer Parietographie gewonnene Röntgenbild. **Parie|to|gra|phie** [↑...graphie] *w;* -, ...ien: röntgenographische Darstellung der Wandschichten von Teilen des Verdauungstraktes durch gleichzeitige Luft- bzw. Gasfüllung des Peritonäalraums und des Lumens des betreffenden Organs

parie|to|mental [*pari-e...;* zu parietalis (in der Fügung ↑Os parietale) u. ↑Mentum]: vom Kinn zum Scheitel verlaufend (z. B. als gedachte Verbindungslinie; Anat.)

Parinaud-Kon|junktivitis [*parino...;* nach dem frz. Ophthalmologen Henri Parinaud, 1844–1905]: infektiöse Augenbindehautentzündung (mit Drüsenschwellungen, Wucherungen, Granulomen und Geschwüren), die durch verschiedene Erreger hervorgerufen werden kann

Parkes-Weber-Krankheit [*pa'kß...;* nach dem brit. Arzt Parkes Weber, 1863–1962]: = Haemangiectasia hypertrophicans

Parkinsonismus [nach dem engl. Arzt James Parkinson, 1755–1824] *m;* -, ...men: zusammenfassende Bezeichnung für der ↑Paralysis agitans ähnliche, jedoch auf verschiedenen Ursachen beruhende u. in Einzelheiten des Krankheitsbildes abweichende Erkrankungen (häufig Folgezustände anderer Krankheiten). **Parkinson-Krankheit** [*pa'k...*]: = Paralysis agitans. **Parkinsono|id** [↑...id] *s;* -[e]s, -e: durch Medikamente (z. B. Neuroleptika) ausgelöster Parkinsonismus

Par|odontitis [zu ↑Parodontium] *w;* -, ...itiden (in fachspr. Fügungen: ...itides): Entzündung des Zahnfleischsaumes mit Ablagerung von Zahnstein, Bildung eitriger Zahnfleischtaschen und Lockerung der Zähne

Par|odontium [zu ↑para... u. gr. ὀδούς, Gen.: ὀδόντος = Zahn] *s;* -s, ...tia: „Zahnbett", zusammenfassende Bezeichnung für den die Zahnwurzel und den Zahnhals umgebenden Befestigungsapparat der Zähne (aus knöcherner Alveole, Zahnwurzelhaut, Wurzelzement und Zahnfleischrand bestehend)

Par|odonto|pa|thie [↑Parodontium und ↑...pathie] *w;* -, ...ien, in fachspr. Fügungen: **Par|odonto|pa|thia**[1], *Pl.:* ...iae: Sammelbez. für die Erkrankungen des ↑Parodontiums

Par|odontose [zu ↑Parodontium] *w;* -, -n: Zahnfleischschwund, nicht entzündliche Erkrankung (Dystrophie) des Zahnbetts mit Lockerung der Zähne

Par|ony|chie [zu ↑para... u. gr. ὄνυξ, Gen.: ὄνυχος = Nagel]: = Panaritium parunguale

Par|oo|phoron [↑para... u. ↑Oophoron] *s;* -s, ...ra: Rudiment der Urniere in der ↑Mesosalpinx des Eierstocks (in Herkunft und Bau der rudimentären ↑Paradidymis des Mannes ähnlich)

Par|orexie [zu ↑para... u. gr. ὄρεξις = Streben, Verlangen] *w;* -, ...ien: krankhaftes Verlangen nach ungewöhnlichen, auch unverdaulichen Speisen (z. B. in der Schwangerschaft oder bei Hysterie)

Par|osmie [zu ↑para... u. gr. ὀσμή = Geruch] *w;* -, ...ien: = Parosphresie

Par|os|phresie [zu ↑para... u. gr. ὄσφρησις = das Riechen, der Geruchssinn] *w;* -, ...ien: Geruchstäuschung, Störung der Geruchswahrnehmung (z. B. in der Schwangerschaft)

Par|ostose [zu ↑para... u. gr. ὀστέον = Knochen] *w;* -, -n, in fachspr. Fügungen: **Parostosis,** *Pl.:* ...toses: Neubildung von Knochengewebe an ungewöhnlicher Stelle (z. B. im Muskel- oder Bindegewebe)

Par|otid|ek|tomie [↑Parotis u. ↑Ektomie] *w;* -, ...ien: operative Entfernung der Ohrspeicheldrüse

par|otideo|massetericus, ...ca, ...cum [zu ↑Parotis u. ↑Masseter]: zur Ohrspeicheldrüse und zum Kaumuskel gehörend; z. B. in der Fügung ↑Regio parotideomasseterica (Anat.)

par|otide|us, ...ea, ...e|um, auch: **parotidicus, ...ca, ...cum** [zu ↑Parotis]: zur Ohrspeicheldrüse gehörend, diese betreffend (Anat.)

Par|otis *w;* -, ...tiden: übliche Kurzbezeichnung für ↑Glandula parotis

Par|otitis [zu ↑Parotis] *w;* -, ...itiden (in fachspr. Fügungen: ...itides): Entzündung der Ohrspeicheldrüse. **Par|otitis epi|demica:** „Mumps", „Ziegenpeter", durch ein Virus hervorgerufene Entzündung der Ohrspeicheldrüse mit schmerzhaften Schwellungen

par|ovarial [zu ↑Parovarium]: den Nebeneierstock betreffend

Par|ovarial|zyste: vom Nebeneierstock ausgehende zystische Geschwulst

Par|ovarium [↑para... und ↑Ovarium] *s;* -s, ...ria u. (eindeutschend:) ...rien [...*riᵉn*]: = Epoophoron

par|oxysmal [zu gr. παροξυσμός = Anreizung; Fieberanfall]: anfallweise auftretend, sich in der Art eines Anfalls steigernd (von Krankheiten, z. B. ↑Tachykardien). **Paroxysmus** *m;* -, ...men: anfallartiges Auftreten einer Krankheitserscheinung, anfallartige starke Steigerung von Beschwerden

Pars [aus lat. *pars,* Gen.: *partis* = Teil, Abschnitt] *w;* -, Partes: relativ selbstständiger Abschnitt eines größeren oder zusammengesetzten Organs (Anat.). **Pars ab|dominalis aortae:** neue Bez. für ↑Aorta abdominalis. **Pars ab|dominalis (mus|culi pectoralis majoris):** der untere Teil des großen Brustmuskels. **Pars ab|dominalis (oe|so|phagi):** der untere, kurze Abschnitt der Speiseröhre in der Bauchhöhle. **Pars ab|dominalis (ureteris)** [↑Ureter]: der in der Bauchhöhle gelegene Teil des Harnleiters. **Pars ab|dominalis et pelvina systematis au|to|nomici:** der vor dem Zwerchfell gelegene Anteil des vegetativen Nervensystems. **Pars acetabularis (rami ossis pubis):** = Ramus superior (3). **Pars alaris:** der Flügelteil des Nasenmuskels, der die Nasenflügel herabzieht u. das Nasenloch in querer Richtung verengert. **Pars alveo|laris:** kammartiger Fortsatz des Unterkiefers, der die 16 Zahnfächer enthält. **Pars analis recti:** = Canalis analis. **Pars anterior (hepatis):** nach vorn gelegener Abschnitt der dem Zwerchfell zugekehrten Leberfläche. **Pars anterior (tel|en|ce|phali):** vorderer Teil des Riechhirns. **Pars anterior (vaginae):** vorderer Teil des Scheidengewölbes. **Pars anularis vaginae fi|brosae (manus** bzw. **pedis):** derbe Ringzüge an den bindegewebigen Sehnentunneln für die Beugesehnen der Finger bzw. Zehen. **Pars ascendens:** der vom Pankreaskopf zur ↑Flexura duodenojejunalis aufsteigende Teil des Zwölffingerdarms. **Pars ascendens aortae:** neue Bez. für ↑Aorta ascendens. **Pars basalis (arteriae pulmonalis dex|trae** bzw. **sinist|rae):** von der rechten bzw. linken Lungenschlagader abgehende Äste für die Versorgung der Basalsegmente des Lungenunterlappens. **Pars basilaris:** aus fünf Flächen bestehender Grundteil des Hinterhauptsbeines, der vor dem großen Hinterhauptsloch liegt. **Pars basilaris pontis** [↑Pons]: der aus Fasern der Großhirn-, Brücken- und Kleinhirnbahn bestehende vordere Teil der Brücke im Gehirn. **Pars buc|co|pharyn|gea:** derjenige Teil des ↑Musculus constrictor pharyngis superior, der von der ↑Raphe pterygomandibularis ausgeht. **Pars calcaneo|cubo|idea:** = Ligamentum calcaneocuboideum. **Pars calcaneonavicularis:** = Ligamentum calcaneonaviculare. **Pars cardia|ca:** der an den Magenmund grenzende Teil des Magens. **Pars cartilaginea:** der knorpelige Teil der Nasenscheidewand. **Pars cartilaginea tubae auditivae:** der knorpelige Teil der Ohrtrompete. **Pars cartilaginea tubae pharyn|go|tympanicae:** = Pars cartilaginea tubae auditivae. **Pars cavernosa:** = Pars spongiosa. **Pars cen|tralis:** der mittlere Teil der Seitenkammer des Großhirns. **Pars ce|phalica et cervicalis systematis au|to|nomici:** der im Kopf- und Halsbereich gelegene Anteil des vegetativen Nervensystems. **Pars ceratopharyn|gea:** der am großen Zungenbeinhorn entspringende Teil des ↑Musculus constrictor pharyngis medius. **Pars cervicalis (medullae spinalis):** der Halsteil des Rückenmarks. **Pars cervicalis (oe|sophagi):** der Halsteil der Speiseröhre. **Pars chon|dro-**

pharyn|gea: am kleineren Zungenbeinhorn entspringender Teil des ↑Musculus constrictor pharyngis medius. **Pars chordae ductus venosi** [- - *dúktuß* -]: = Fossa ductus venosi. **Pars chordae venae umbilicalis:** = Sulcus venae umbilicalis. **Pars cilia|ris retinae:** lichtunempfindlicher hinterer Teil der Netzhaut des Auges. **Pars clavicularis:** oberer Teil des großen Brustmuskels. **Pars cochlearis (nervi octavi):** der zum Spiralorgan der ↑Cochlea gehörende Teil des VIII. Gehirnnervs. **Pars cono|ides:** = Ligamentum conoideum. **Pars con|voluta:** Rindenbezirk der Niere, der aus Sammelröhrchen u. Kapillarknäueln besteht. **Partes corporis humani** *Pl.:* Sammelbezeichnung für die Körperteile. **Pars costalis:** der an der 7. bis 12. Rippe entspringende Teil des Zwerchfells. **Pars costo|verte|bralis:** = Pleura costalis. **Pars crico|pharyngea:** das untere Bündel des ↑Musculus constrictor pharyngis inferior, das vom Ringknorpel ausgeht. **Pars cruci|formis vaginae fi|brosae (manus** bzw. **pedis):** kreuzförmiger Teil (sich überkreuzende Verstärkungsbänder) der Sehnenscheiden der Finger bzw. Zehen, dorsal über dem distalen Teil des Grundgliedes liegend. **Pars cupularis:** oberes kuppelförmiges Ende des aufsteigenden Teiles der Paukenhöhle. **Pars cutanea (septi nasi):** = Pars mobilis septi nasi. **Pars de|scendens:** absteigender Teil des Zwölffingerdarms. **Pars de|scendens aortae:** neue Bez. für ↑Aorta descendens. **Pars dex|tra:** der nach rechts gerichtete Abschnitt der dem Zwerchfell zugekehrten Leberfläche. **Pars dia|phragmatica:** = Pars membranacea (urethrae). **Pars di|stalis:** vorderer, größter Abschnitt des Hypophysenvorderlappens. **Pars dorsalis (mediastini):** = Mediastinum posterius. **Pars dorsalis pontis** [↑Pons]: hinterer Teil der Brücke im Gehirn. **Pars endo|crina pan|crea|tis** [zu ↑endokrin; ↑Pankreas]: andere Bez. für die ↑Langerhans-Inseln. **Pars exo|crina pancrea|tica** [zu ↑exokrin; ↑Pankreas]: Teil der Bauchspeicheldrüse, der den Pankreassaft produziert. **Pars fetalis:** aus ↑Chorion u. ↑Amnion bestehender kindlicher Teil der ↑Plazenta. **Pars flac|cida:** der kleine, obere, schlaffe Teil des Trommelfells. **Pars gast|romeso|colica:** = Ligamentum gastrocolicum. **Pars gast|ro|lie|nalis** [- *...li-e...*]: = Ligamentum gastrolienale. **Partes genitales femininae ex|ternae** *Pl.:* die äußeren weiblichen Geschlechtsorgane, bestehend aus den großen und kleinen Schamlippen, dem Scheidenvorhof und dem Kitzler. **Partes genitales masculinae** *Pl.:* die äußeren männlichen Geschlechtsteile, bestehend aus männlichem Glied, Hodensack, Schwellkörpern, Vorhautdrüsen u. Harnröhre. **Pars glossopharyn|gea:** von der Zunge kommender Teil des oberen Schlundschnürers. **Pars hepatogast|rica:** = Ligamentum hepatogastricum. **Pars horizontalis (inferior):** horizontal verlaufender unterer Teil des Zwölffingerdarms. **Pars humero|radia|lis:** = Articulatio humeroradialis. **Pars inferior (nervi vestibulo|coch|lea|ris):** unterer Abschnitt des ↑Nervus vestibulocochlearis. **Pars inferior (venae pulmonalis sinist|rae):** Zweig der linken Lungenvene für das untere Segment der ↑Lingula. **Pars in|fra|clavicularis:** unterer Abschnitt des Armnervengeflechts, der am Oberrand des Schlüsselbeins beginnt. **Pars in|fra|lobaris:** der in das Dorsalsegment des rechten Lungenoberlappens eindringende Ast der rechten oberen Lungenvene. **Pars in|fra|segmentalis:** der zwischen Vordersegment des rechten Lungenoberlappens und Seitensegment des Mittellappens liegende Ast der rechten, oberen Lungenvene. **Pars infundibularis:** Abschnitt der Hypophyse, der ihren Stiel bedeckt. **Pars inter|cartilaginea:** die Atmungsstimmritze, zwischen den Gießbeckenknorpeln liegender Abschnitt der Stimmritze. **Pars inter|media:** Mittellappen der Hypophyse. **Pars intermem|brana|cea:** zwischen den Stimmbändern liegender Abschnitt der Stimmritze. **Pars inter|stitia|lis:** = Pars uterina (placentae). **Pars in|tra|lobaris:** zwischen dem Dorsalsegment des rechten Lungenoberlappens und dem Spitzensegment des Oberlappens liegender Ast der rechten oberen Lungenvene. **Pars in|tra|segmentalis:** der in das Vordersegment des rechten Lungenoberlappens führende Zweig der rechten oberen Lungenvene. **Pars iridica retinae:** lichtunempfindliche hintere Epithelschicht der Regenbogenhaut des Auges. **Pars labia|lis:** Hauptteil des ringförmigen Mundmuskels an den Lippen. **Pars la|crimalis:** Teil des ringförmigen Augenschließmuskels, der die Lider schließt und den Tränensack erweitert. **Pars laryn|gea:** hinter dem Kehlkopf gelegener Abschnitt der Schlundhöhle. **Partes laterales** *Pl.:* = Lobus (dexter et sinister). **Pars lateralis (fasciculi dorsalis):** = Fasciculus cuneatus. **Pars lateralis (vaginae):** seitliche Verbindung zwischen vorderem und hinterem Scheidengewölbe. **Pars lumbalis (dia|phrag|matis):** Lendenteil des Zwerchfells. **Pars lumbalis (medullae spinalis):** Lendenteil des Rückenmarks. **Pars marginalis:** unter dem Lippenrot gelegener Teil des Mundmuskels. **Pars media|lis (fasciculi dorsalis):** = Fasciculus gracilis. **Pars media|stinalis:** die das Zwerchfell berührende Lungenfläche. **Pars mem|brana|cea (cordis)** [↑Cor]: der dünne, häutige Anteil der Herzkammerscheidewand. **Pars mem|brana|cea (septi nasi):** bindegewebiger Teil der Nasenscheidewand an der Nasenspitze. **Pars mem|brana|cea (ure|thrae):** mittlerer, bindegewebiger Teil der Harnröhre. **Pars**

mobilis septi nasi: der vordere, bewegliche Teil der Nasenscheidewand. **Pars muscularis:** der muskulöse Teil der Herzkammerscheidewand. **Pars mylo|pharyn|gea:** Teil des ↑Musculus constrictor pharyngis superior, der an der ↑Linea mylohyoidea des Unterkiefers entspringt. **Pars nasalis (ossis frontalis):** Mittelstück zwischen den das Dach der Augenhöhle bildenden Teilen des Stirnbeins. **Pars nasalis (pharyn|gis)** [↑Pharynx]: hinter den Nasengängen gelegener Abschnitt der Schlundhöhle. **Pars ob|liqua:** die flach verlaufenden Fasern des Ringschildmuskels. **Pars ob|liqua (mus|culi arytae|no|idei)** [- - - ...*de-i*]: = Musculus arytaenoideus obliquus. **Pars oc|cipitotemporalis:** = Tractus temporopontinus. **Pars opercularis:** der die Insel bedeckende Teil der unteren Stirnwindung. **Pars optica retinae:** Hauptteil der Netzhaut des Auges, der zwischen der inneren Seite der Pigmentschicht und der Oberfläche des Glaskörpers liegt. **Pars oralis:** zwischen weichem Gaumen und Kehlkopfeingang liegender Teil des ↑Pharynx. **Pars orbitalis (glandulae lacrimalis):** der größere, über der Sehne des ↑Musculus levator palpebrae gelegene Teil der Tränendrüse. **Pars orbitalis (gyri frontalis):** Teil der unteren Stirnlappenwindung. **Pars orbitalis (mus|culi orbicularis):** ringförmig um den Augenhöhlenrand laufender Teil des Augenringmuskels (schließt die Lider und runzelt Augenbrauen und Stirn). **Pars orbitalis (ossis frontalis):** einer der paarigen Augenteile des Stirnbeins (vierseitige Knochenplatten, die beiderseits horizontal im vorderen Teil der Schädelbasis liegen und mit der Schläfenbeinschuppe verbunden sind). **Pars ossea:** der knöcherne Abschnitt der Nasenscheidewand. **Pars ossea tubae au|ditivae:** der knöcherne Teil der Ohrtrompete. **Pars pallida (nu|clei lentiformis)** [- - ...*le-i* -]: = Globus pallidus. **Pars palpe|bralis (glandulae la|crimalis):** kleinerer, unter der Sehne des ↑Musculus levator palpebrae gelegener Teil der Tränendrüse. **Pars palpe|bralis (mus|culi orbicularis):** in den Lidern gelegener Teil des ringförmigen Augenschließmuskels. **Pars para|sym|pathica:** parasympathischer Anteil des vegetativen Nervensystems (verlangsamt den Herzschlag, regt die Darm- und Sexualtätigkeit an). **Pars parie|talis (mus|culi epi|cranii temporo|parie|talis)** [- ...*ri-e*... - - ...*ri-e*...]: = Musculus auricularis superior. **Pars pelvina:** Beckenteil des Harnleiters. **Pars petrosa:** „Felsenteil" des Schläfenbeins, der das Gehör- und Gleichgewichtsorgan beherbergt. **Pars posterior (com|missurae anterio|ris):** hinterer Teil der bogenförmig nach lateral ziehenden vorderen Kommissur. **Pars posterior (hepatis)** [↑Hepar]: nach hinten gerichteter Teil der dem Zwerchfell zugekehrten Leberfläche. **Pars posterior (vaginae):** hinterer Teil des Scheidengewölbes. **Pars pro|funda (glandulae parotis):** tieferer, unter den Ästen des ↑Nervus facialis gelegener Lappen der Ohrspeicheldrüse. **Pars pro|funda (mus|culi masseteris):** hinterer Teil des äußeren Kaumuskels. **Pars pro|funda (mus|culi sphinc|teris ani ex|terni):** tiefer, ringförmiger Abschnitt des äußeren Afterschließmuskels. **Pars pro|statica:** durch die Vorsteherdrüse ziehender Teil der männlichen Harnröhre. **Pars pterygo|pharyn|gea:** Teil des ↑Musculus constrictor pharyngis superior, der aus der Platte des ↑Processus pterygoideus entspringt. **Pars pylorica:** an den Magenpförtner angrenzender Teil des Magens. **Pars qua|drata:** der zum viereckigen Leberlappen (↑Lobus quadratus) gehörende viereckige Teil des mittleren Lebersegmentes. **Pars radia|ta:** Teil der Nierenrinde, der die radiär verlaufenden Sammelröhren enthält. **Pars radio|ulnaris (articuli cubiti):** = Articulatio radioulnaris proximalis. **Pars recta:** die senkrecht verlaufenden Fasern des Ringschildmuskels. **Pars re|tro-lenti|formis cap|sulae internae:** hinter dem Linsenkern gelegener Teil der ↑Capsula interna. **Pars spon|giosa:** von Schwellkörpern umgebener Abschnitt der Harnröhre. **Pars squa|mosa:** die zwischen Keilbein, Scheitelbein und Hinterhauptbein gelegene Schläfenbeinschuppe. **Pars sternalis:** Teil des Zwerchfells, der am Brustbein entspringt. **Pars sterno|costalis:** Teil des großen Brustmuskels, der am Brustbein und an den Rippen entspringt. **Pars sub|cutanea:** oberflächlich gelegener Teil des Afterschließmuskels. **Pars sub|lenti|formis cap|sulae internae:** zum Stirnlappen unter dem Linsenkern ziehender Teil des hinteren Kapselschenkels. **Pars super|ficia|lis (glandulae par|otis):** oberflächlicher Lappen der Ohrspeicheldrüse, der die Äste des ↑Nervus facialis bedeckt. **Pars super|ficia|lis (mus|culi masseteris):** vorn gelegener Teil des Jochbogens, der zusammen mit der ↑Pars profunda (musculi masseteris) den äußeren Kaumuskel bildet. **Pars super|ficia|lis (mus|culi sphincteris ani ex|terni):** oberflächlich gelegene Muskelfasern des äußeren Afterschließmuskels. **Pars superior (duo|deni):** der horizontale Anfangsteil des Zwölffingerdarms. **Pars superior (hepatis)** [↑Hepar]: kranial gelegener Teil der dem Zwerchfell zugekehrten Leberfläche. **Pars superior (nervi vestibulo|coch|lea|ris):** oberer Abschnitt des ↑Nervus vestibulocochlearis. **Pars superior (venae pulmonalis sinist|rae):** Zweig der linken Lungenvene für das obere Segment der ↑Lingula. **Pars su|pra|clavicularis:** bis zum Oberrand des Schlüsselbeins reichender Teil des Armnervengeflechts. **Pars sym|pa|thica:** im Grenzstrang liegender Teil des autonomen Nervensystems (wirkt anregend auf den Kreislauf, aber hemmend auf den Verdauungstrakt). **Pars sym|physica (rami ossis pubis):** = Ramus inferior (1). **Pars tensa:** der untere, größere Teil des Trommelfells. **Pars thoracica:** neue Bez. für ↑Aorta thoracica. **Pars thoracica (medullae spinalis):** vom 1. bis zum 12. Brustsegment reichender Abschnitt des Rückenmarks. **Pars thoracica (oe|so|phagi):** Brustabschnitt der Speiseröhre zwischen dem ersten Brustwirbel u. der Stelle ihres Durchtritts durch das Zwerchfell. **Pars thoracica systematis au|to|nomici:** Brustabschnitt des vegetativen Nervensystems (besteht aus den vom ↑Nervus vagus stammenden parasympathischen Anteilen und aus dem Grenzstrang). **Pars thyreo|pharyn|gea:** Teil des ↑Musculus constrictor pharyngis inferior, der am Schildknorpel entspringt. **Pars tibiocalcanea:** Teil des ↑Ligamentum deltoideum, der vom medialen Knöchel zum ↑Sustentaculum talare zieht. **Pars tibio|navicularis:** die äußeren Fasern des ↑Ligamentum deltoideum, die zum ↑Os naviculare ziehen. **Pars tibio|talaris anterior** bzw. **posterior:** vorderes bzw. hinteres, vom Fußknöchel zum Sprungbein ziehendes Band. **Pars transversa (mus|culi arytae|no|idei)** [- - - ...*de-i*]: = Musculus arytaenoideus transversus. **Pars trans|versa (mus|culi nasalis):** quer verlaufender Teil des Nasenmuskels, der das Nasenloch verengt. **Pars trapezo|ides (ligamenti coraco|clavicularis):** = Ligamentum trapezoideum. **Pars tri|an|gularis:** dreieckiger Teil der unteren Stirnwindung. **Pars tuberalis:** am Hypophysenstiel gelegener Abschnitt der Hirnanhangsdrüse. **Pars tympanica:** „Paukenteil" des Schläfenbeins, der die Boden- u. Seitenwände der Paukenhöhle bildet. **Pars umbilicalis:** nabelwärts ziehender Teil des linken Astes der Pfortader. **Pars uterina (placentae):** der Gebärmutterwand zugekehrter Teil der Plazenta. **Pars uterina (tubae uterinae):** das in der Gebärmutter gelegene Stück des Eileiters. **Pars ven|tralis (media|stini):** = Mediastinum anterius. **Pars verte|bralis:** Teil der dem Zwerchfell zugewandten Lungenoberfläche, der die Wirbelsäule berührt. **Pars vestibularis (nervi octavi):** der zum Vorhof des knöchernen Labyrinths ziehende Teil des ↑Nervus statoacusticus. **Pars vocalis:** = Musculus vocalis

Par|theno|genese [gr. παρθένος = Jungfrau u. gr. γένεσις = Ursprung, Entstehung] *w;* -: „Jungfernzeugung", Fortpflanzung aus unbefruchteten tierischen bzw. pflanzlichen Eizellen (Biol.)

partial [zu lat. *pars,* Gen.: *partis* = Teil], auch mit frz. Endung: **partiell,** in fachspr. Fügungen: **partia|lis, ...le:** anteilig; teilweise, nicht überall auftretend; z. B. in der Fügung ↑Albinismus partialis

Parto|gramm [↑Partus u. ↑...gramm] *s;* -s, -e: grafische Aufzeichnung aller Befunde, die vom Beginn bis zum Ende der Geburt bei Mutter und Kind festgestellt werden

parts per billion [*pa'tß p^e bilj^en;* engl.-amer. = Teile auf eine Milliarde] *Pl.:* bei Konzentrationsangaben übl. Bez., die besagt, dass eine Substanz in einer Grund- oder Gesamtsubstanz in einer Konzentration von 1 Milligramm pro Tonne vorliegt; Zeichen: ppb

parts per million [*pa'tß p^e milj^en;* engl. = Teile auf eine Million] *Pl.:* bei Konzentrationsangaben (z. B. Schadstoffe in der Luft) übliche Bez., die besagt, dass eine Substanz in einer Grund- oder Gesamtsubstanz in einer Konzentration von $^1/_{10000}$% enthalten ist; Abk.: ppm (1 ppm entspricht einer Konzentration von 1 Gramm pro Tonne)

parts per trillion [*pa'tß p^e trilj^en;* engl.-amer. = Teile auf eine Billion] *Pl.:* bei Konzentrationsangaben übliche Bez., die besagt, dass eine Substanz in einer Grund- oder Gesamtsubstanz in einer Konzentration von $^1/_{1000}$ Milligramm pro Tonne vorliegt; Zeichen: ppt

Parturiens [...*i-änß;* zu lat. *parturire* = gebären wollen, kreißen] *w;* -, ...ientes: Kreißende, Schwangere während der Entbindung. **Parturitio** *w;* -, ...io|nes: Bez. für den gesamten Ablauf einer Entbindung bzw. Geburt (samt Wehen und Nachgeburtsperiode)

Partus [zu lat. *parere, partum* = gebären] *m;* -, Partus [*pártuß*]: Entbindung, Geburt, natürlicher Vorgang der Ausstoßung der Leibesfrucht aus dem Mutterleib [nach Abschluss der fetalen Entwicklung]. **Partus immaturus:** = Abort. **Partus prae|cipitatus:** „überstürzte Geburt", sehr rasch und ohne Komplikationen verlaufende Geburt (meist bei Mehrgebärenden). **Partus prae|maturus:** „Frühgeburt", Entbindung eines Kindes von weniger als 2 500 g Geburtsgewicht. **Partus serotinus:** „Spätgeburt", Entbindung, die später als 2 Wochen nach dem errechneten Geburtstermin erfolgt

Par|ulis [aus gr. παρουλίς, Gen.: παρουλίδος = Geschwür am Zahnfleisch] *w;* -, ...ulides u. (eindeutschend:) ...uliden: Zahnfleischabszess, von einer ↑Parodontitis ausgehender, zu Weichteilschwellungen im Kieferbereich führender Abszess an der Zahnwurzel

par|umbilikal, in fachspr. Fügungen: **par|umbilicalis, ...le** [zu ↑para... u. ↑Umbilicus]: neben dem Nabel, in der Umgebung des Nabels [liegend]; z. B. ↑Hernia parumbilicalis

par|un|gual, in fachspr. Fügungen: **par|un|gua|lis, ...le** [zu ↑para... und ↑Unguis]: in der Umgebung des [Finger]nagels befindlich; z. B. in der Fügung ↑Panaritium parunguale

par|uretericus, ...ca, ...cum [zu ↑para... u. ↑Ureter]: neben dem Ureter liegend

par|ure|thral, in fachspr. Fügungen: **par-**

ure|thralis, ...le [zu ↑para... und ↑Urethra]: neben der Harnröhre liegend (z. B. von Drüsen)

parvi|maculatus, ...ta, ...tum [zu ↑parvus u. ↑Macula]: kleinfleckig, mit der Bildung kleiner Flecke (z. B. Kahlstellen) einhergehend; z. B. ↑Alopecia parvimaculata

Parvi|semie [zu ↑parvus u. ↑Semen (1)] *w;* -: krankhafte Verminderung der Samenflüssigkeit (unter 1,5 ml pro Ejakulation)

Parvo|virus [↑parvus u. ↑Virus] *s;* -, ...ren (meist *Pl.*): Virusgruppe, deren Vertreter u. a. Brechdurchfall verursachen

parvus, ...va, ...vum [aus gleichbed. lat. *parvus*]: klein; z. B. in der Fügung ↑Pulsus parvus

PAS = Paraaminosalizylsäure

Pas|cal [*...kal;* nach dem frz. Philosophen, Mathematiker und Physiker Blaise Pascal, 1623–1662] *s;* -[s], -: Einheit des Drucks (z. B. des Blutdrucks) und der mechanischen Spannung; Zeichen: Pa (1 mm Hg = 0,1333 kPa)

Passage [*...asch*[e]; zu frz. *passer* = überschreiten] *w;* -, -n: Übertragung einer Bakterienkultur von einem Nährboden auf den anderen, bzw. im Tierversuch von einem Wirtstier auf das andere (z. B. zur Inaktivierung von Erregern)

passager [*paßascher;* aus gleichbed. frz. *passager*]: nur vorübergehend auftretend (von Krankheitszeichen, Krankheiten u. dgl.)

Passagier-Des|oxy|ribo|nu|klein|säure [*...asch...*]: Stück der ↑Desoxyribonukleinsäure, das mittels eines ↑Vektors (1) in eine Wirtszelle eingeführt und dort vermehrt wird

passagie|ren [*...asch...;* zu ↑Passage]: eine Passage durchführen

passiv [*...if;* zu lat. *pati, passum* = dulden, erdulden]: untätig, nicht selbsttätig wirkend (z. B. von den knöchernen Teilen des Bewegungsapparates). **passive Immunität:** durch Injektion von zellfreiem, antikörperhaltigem Serum erzeugte Immunität

Paste [aus mlat. *pasta* = Teig] *w;* -, -n, in fachspr. Fügungen: **Pasta,** *Pl.:* Pastae: teigartige, streichbare Masse zur Zubereitung von äußerlich anzuwendenden Arzneimitteln (aus Fetten und den pulverisierten Heilstoffen bestehend)

Pasteu|rella [*...örăla;* nach dem frz. Chemiker und Mikrobiologen Louis Pasteur, 1822 bis 1895] *w;* -, (Arten:) ...llae: Gattung gramnegativer, unbeweglicher, elliptischer Bakterien (gefährliche Krankheitserreger)

Pasteu|risation und **Pasteu|risie|rung** [*...tör...;* nach dem frz. Chemiker und Mikrobiologen Louis Pasteur, 1822–1895] *w;* -, -en: Verfahren zur kurzzeitigen Haltbarmachung hitzeempfindlicher (flüssiger) Materialien, insbes. Nahrungsmittel (durch schonendes Erhitzen auf Temperaturen unter 100 °C und anschließende rasche Abkühlung, wodurch die meisten Mikroorganismen, wie Tuberkelbakterien, Salmonellen, Brucellaarten u. Eiterkokken, jedoch nicht deren Sporen abgetötet werden). **pasteurisie|ren:** Flüssigkeiten nach dem Pasteur-Verfahren entkeimen

Pastia-Zeichen [nach dem rumän. Mediziner C. Pastia, 20. Jh.]: Auftreten von feinen Hautblutungen in der Ellenbeuge als Vorzeichen des Scharlachausschlags

Pastille [aus gleichbed. lat. *pastillus*] *w;* -, -n, in fachspr. Fügungen: **Pastillus** *m;* -, ...lli (meist *Pl.*): Arzneiplätzchen, Bez. für Pulver oder Pulvermischungen, die mit Flüssigkeiten (als Bindemittel) zu einem Teig verarbeitet, in Scheibchen oder Täfelchen abgeteilt und dann getrocknet werden

Pastoral|medizin [zu lat. *pastor* = Hirt (mlat. = Seelenhirt)] *w;* -: Hilfswissenschaft der praktischen Theologie (v. a. im katholischen Bereich), die sich mit Grenzfragen zwischen Theologie und Medizin befasst und sich um das Zusammenwirken von Arzt und Seelsorger bemüht

pastös, in fachspr. Fügungen: **pastosus, ...osa, ...osum** [zu mlat. *pasta* = Teig]: teigig, gedunsen, aufgeschwemmt (als Folge von Ödemen und leichter Blutarmut; von der Haut bes. bei Nierenerkrankungen gesagt)

Patch [*pätsch;* aus engl. *patch* = Fleck, Flicken] *s;* -[s], -s: Haut- oder Kunststofflappen zur Deckung von Weichteil- oder Gefäßdefekten

Patella [aus lat. *patella,* Gen.: *patellae* = Schüssel; Platte] *w;* -, ...llae (eingedeutscht: ...llen): Kniescheibe, rundlicher, platter Knochen vor dem Kniegelenk, der in die Sehne des ↑Musculus quadriceps femoris eingelassen ist (Anat.). **Patella bi|partita:** „zweigeteilte Kniescheibe", angeborene Missbildung, bei der die Patella aus zwei getrennt verknöcherten Teilen besteht. **Patella pro|funda:** abnormer Tiefstand der Kniescheibe. **patellar,** in fachspr. Fügungen: **patellaris, ...re:** zur Kniescheibe gehörend; z. B. in der Fügung ↑Facies patellaris (Anat., Med.)

Patellar|klonus: rhythmische Zuckung der nach unten geschobenen und dort mit der Hand festgehaltenen Kniescheibe bei Erkrankungen der Pyramidenbahn

Patellar|sehne: Sehne des ↑Musculus quadriceps femoris. **Patellar|sehnen|reflex:** reflektorische Streckbewegung des Unterschenkels, wenn bei entspannter Haltung des Beins ein Schlag mit dem Reflexhammer gegen die Patellarsehne des ↑Musculus quadriceps femoris geführt wird (fehlt z. B. bei ↑Tabes dorsalis und Neuritiden, übernormal ausgeprägt bei Pyramidenbahnerkrankung); Abk.: PSR

path..., Path... vgl. patho..., Patho...

...path [zu gr. *πάϑος* = Leiden; Schmerz; Krankheit]: Grundwort von Zusammensetzungen mit den Bedeutungen: **1)** an einer [psychischen] Krankheit Leidender; z.B.: Psychopath. **2)** Facharzt, Vertreter einer medizinischen Schule oder Krankheitslehre; z.B.: Homöopath. **pa|thie: 1)** in fachspr. Fügungen: **...pa|thia**[1]: Grundwort von Zusammensetzungen mit der Bedeutung „Krankheit, allgemeine [nicht entzündliche] Erkrankung"; z.B.: Arthropathie, Pankreopathie. **2)** Grundwort von Zusammensetzungen mit der Bedeutung „Krankheitslehre, medizinische Schule, Lehrmeinung"; z.B.: Homöopathie, Allopathie. **...pa|thisch:** Grundwort von Zusammensetzungen mit den Bedeutungen: **1)** eine [psychische] Erkrankung betreffend; z.B.: psychopathisch. **2)** eine Krankheitslehre betreffend; z.B.: homöopathisch

Path|ergie [zu ↑patho... und gr. *ἔϱγον* = Werk; Tätigkeit; Analogiebildung nach ↑Allergie] *w;* -, ...ien: die verschiedenen Formen der Allergie und die Entzündungen umfassende Bezeichnung für krankhafte Gewebsreaktionen auf exogene Reize. **pathergisch:** die Pathergie betreffend...

pa|tho..., Pa|tho..., vor Selbstlauten meist: **path..., Path...** [aus gr. *πάϑος* = Leiden; Schmerz; Krankheit]: Bestimmungswort von Zusammensetzungen mit der Bedeutung „Leiden; Krankheit"; z.B.: pathogen, Pathologie, Pathergie

Pa|tho|bio|chemie *w;* -: Wissenschaft von den gestörten Stoffwechselvorgängen im Organismus

pa|tho|gen [↑patho... u. ↑...gen]: Krankheiten erregend oder verursachend, krank machend (z.B. von Bakterien, chem. Stoffen u.a.; Gegensatz: apathogen). **Pa|thogenese** *w;* -, -n: Gesamtheit der an der Entstehung und Entwicklung einer Krankheit beteiligten Faktoren; vgl. Ätiologie (2). **patho|genetisch:** die Pathogenese betreffend. **Pa|tho|genität** *w;* -: Eigenschaft bzw. Fähigkeit bestimmter Substanzen und Organismen, krankhafte Veränderungen im Organismus hervorzurufen

pa|tho|gnomonisch [↑patho... u. gr. *γνωμονικός* = urteilsfähig, einsichtsvoll]: für eine Krankheit bzw. ein Krankheitsbild charakteristisch, kennzeichnend

Pa|tho|gnostik [zu ↑patho... u. gr. *γνωστικός* = das Erkennen, Einsehen betreffend] *w;* -: Erkennung einer Krankheit aus charakteristischen Symptomen; auch: Lehre von der Krankheitserkennung. **pa|thognostisch:** = pathognomonisch

Pa|tho|gra|phie [↑patho... u. ↑...graphie] *w;* -, ...ien: biographische Darstellung eines Lebenslaufs mit besonderer Berücksichtigung der aufgetretenen Krankheiten und ihrer Einflüsse auf die Entwicklung und Leistung des betreffenden Menschen

Pa|tho|klise [zu ↑patho... u. gr. *κλίνειν* = beugen, neigen] *w;* -, -n: Disposition bestimmter Teile eines Organs zu spezifischen Erkrankungen, z.B. Anfälligkeit bestimmter Gehirnteile für Schädigungen durch toxische Einflüsse oder Sauerstoffmangel

Pa|tho|lin|gu|ist [zu ↑patho... u. lat. *lingua* = Zunge; Sprache] *m;* -en, -en: Spezialist, der sich mit den Sprachstörungen bezüglich linguistischer Einheiten (z.B. Laut, Silbe, Wort, Satz) befasst sowie mit den psychologischen Mechanismen und Prozessen, die diesen Störungen zugrunde liegen. **Pa|tholin|gu|istik** *w;* -: Wissenschafts- und Tätigkeitsbereich des Patholinguisten. **pa|tholin|gu|istisch:** die Patholinguistik betreffend

Pa|tho|loge [↑patho... u. ↑...loge] *m;* -n, -n: Wissenschaftler u. Lehrer auf dem Gebiet der Pathologie. **Pa|tho|logie** [↑...logie] *w;* -: Lehre von den Krankheiten, insbesondere ihrer Entstehung und den durch sie hervorgerufenen organisch-anatomischen Veränderungen. **pa|tho|logisch: 1)** die Pathologie betreffend. **2)** krankhaft [verändert] (von Organen)

Pa|tho|mor|pho|logie [↑patho... u. ↑Morphologie] *w;* -: Lehre vom krankhaft veränderten Bau der Organe

Pa|tho|mor|phose [Kurzbildung aus ↑patho... u. ↑Metamorphose] *w;* -, -n: Wandlung eines Krankheitsbildes durch Medikamente und andere Behandlungsmaßnahmen

Pa|tho|mor|pho|spermie [zu ↑patho..., gr. *μοϱφή* = Gestalt u. ↑Spermium] *w;* -, ...ien: Ausscheidung von mehr als 20% gestaltlich abnormer Spermien

Pa|tho|phobie [↑patho... u. ↑Phobie] *w;* -, ...ien: = Nosophobie

Pa|tho|physio|loge [↑patho... u. ↑Physiologe] *m;* -n, -n: Wissenschaftler auf dem Gebiet der Pathophysiologie. **Pa|tho|physiologie** [↑Physiologie] *w;* -: Lehre von den krankhaften Lebensvorgängen und Funktionsstörungen im menschlichen Organismus. **pa|tho|physio|logisch:** die Pathophysiologie betreffend

Pa|tho|thesau|rose [zu ↑patho... u. gr. *ϑησαυϱός* = Vorrats-, Schatzkammer; Vorrat, Schatz] *w;* -, -n: Speicherkrankheit, Stapelungsdystrophie, krankhafte Ablagerung bzw. Speicherung von Stoffwechselprodukten in Zellen und Geweben als Folge von Störungen des Zellstoffwechsels; vgl. Thesauropathie

Pati|ent [*paziänt;* aus lat. *patiens* = erduldend, leidend] *m;* -en, -en: Kranker [in ärztlicher Behandlung]

Paukenhöhle vgl. Cavum tympani

Paul-Bunnell-Re|aktion [*pål-banᵉl...;* nach

den amer. Ärzten J. R. Paul (1893–1971) u. W. W. Bunnell (1902–1966)]: = Hanganutziu-Deicher-Reaktion

Pavillon [*pawiljong;* mit Bedeutungsübertragung aus dem FW Pavillon] *m;* -s, -s: hinteres Ende, Handgriff des Harnröhrenkatheters

Pavor [aus gleichbed. lat. *pavor*] *m;* -s, ...ores: [Anfall von] Angst, Schreck. **Pavor nocturnus:** nächtliches Aufschrecken (der Kinder) aus dem Schlaf

Payr-Darm|kom|pressorium [*paiᵉr...;* nach dem dt. Chirurgen Erwin Payr, 1871 bis 1946]: Darmklemme mit stoffüberzogenen Branchen zum Fassen des Darms bei Operationen. **Payr-Knie|gelenk|eröffnung:** operative Öffnung des Kniegelenks durch einen S-förmigen Schnitt medial von der Patella, der das ganze vordere Kniegelenk zugänglich macht. **Payr-Spritzversuch:** Prüfung der Gallenwege auf Durchgängigkeit (nach operativer Entfernung der Gallenblase) durch Einspritzen physiologischer Kochsalzlösung in den Stumpf des Gallengangs. **Payr-Zeichen:** Druckschmerzhaftigkeit der Plantarmuskulatur des Fußes bei latenter Phlebitis und in der Frühphase akuter Thrombosen

Pb: chem. Zeichen für ↑Blei

pcP: Abk. für ↑progressiv-chronische Polyarthritis

Pd: chem. Zeichen für ↑Palladium

Peak-Flow [*pik floᵘ*; engl. *peak* = Gipfel, Maximum u. engl. *flow* = Fluss] *m;* - -s, - -s: maximale Atemstromstärke bei forcierter Ausatmung (Norm: etwa 7 bis 8 Liter pro Sekunde); Abk.: PF

Péan-Klemme [*peang...;* nach dem frz. Chirurgen Jules Péan, 1830–1898]: stumpfe Klemme zum Fassen und Abklemmen von Gefäßen bei Operationen

Pearl-Index [*pöʳl...;* nach dem amer. Biologen Raymond Pearl, 1879–1940]: Anzahl der Schwangerschaften pro hundert Anwendungsjahre von empfängnisverhütenden Methoden

Peau d'Orange [*po dorangsch;* aus gleichbed. frz. *peau d'orange*] *w;* - -, -x - [*po* -]: „Apfelsinenschalenhaut", runzlig eingezogene Haut im Bereich der weiblichen Brust bei Brustdrüsenkrebs

pectanginosus vgl. pektanginös

Pecten [lat. *pecten,* Gen.: *pectinis* = Kamm] *m;* -, Pectines: kammartiges Gebilde (Anat.). **Pecten analis:** zwischen ↑Valvulae anales und ↑Linea anocutanea verlaufender Gewebsstreifen. **Pecten ossis pubis** [↑Os pubis] *m;* - - -: oberer Schambeinkamm, obere Kante des oberen Schambeinastes, die in das ↑Tuberculum pubicum ausläuft (Anat.)

pectinatus, ...ta, ...tum [zu lat. *pecten,* Gen.: *pectinis* = Kamm]: kammähnlich, leistenähnlich; z. B. in den Fügungen ↑Ligamentum pectinatum anguli iridocornealis u. ↑Musculi pectinati (Anat.)

pectinea|lis, ...le, auch: **pectine|us, ...nea, ...ne|um** [zu ↑Pecten ossis pubis]: zum oberen Schambeinkamm gehörend; z. B. in der Fügung ↑Ligamentum pectineale

pectoralis vgl. pektoral

Pectus [aus gleichbed. lat. *pectus,* Gen.: *pectoris*] *s;* -, Pectora: mit ↑Thorax konkurrierende Bezeichnung für: Brust, Brustkorb. **Pectus carinatum:** „Kielbrust", Hühnerbrust, durch ↑Rachitis deformierter Brustkorb, bei dem das Brustbein kielartig vorspringt. **Pectus excavatum:** angeborene trichter- od. muldenförmige Einsenkung des Brustbeins (sog. „Trichterbrust")

Pedicatio [zu lat. *pedicare, pedicatum* = widernatürliche Unzucht treiben, Knaben schänden] *w;* -, ...io|nes: = Coitus per anum

pediculatus, ...ta, ...tum [zu lat. *pediculus* = Füßchen]: gestielt, mit einem Füßchen versehen; z. B. in der Fügung ↑Granuloma pediculatum

Pediculo|ides [↑¹Pediculus u. gr. *-ειδής* = gestaltet, ähnlich] *m;* -: Gattung der Milben. **Pediculo|ides ven|tricosus:** Laufmilbe, Getreidemilbe, die beim Menschen einen papulösen Ausschlag hervorrufen kann

Pediculosis vgl. Pedikulose

¹Pediculus [aus lat. *pediculus* = kleine Laus] *m;* -, ...li: Laus, Gattung der Menschenläuse, flügellose, 1–3 mm lange, auf Menschen und Menschenaffen schmarotzende, Blut saugende Insekten (Überträger von Krankheiten). **Pediculus humanus capitis** [↑Caput]: „Kopflaus", in der Kopfbehaarung schmarotzende Läuseart, die die ↑Pediculosis capitis hervorrufen kann. **Pediculus humanus corporis** [↑Corpus]: Kleiderlaus, in Kleidern, bes. in der Leibwäsche, lebende Läuseart, deren Stich Quaddeln und Juckreiz hervorruft und die Erreger verschiedener Typhusarten, des Rückfallfiebers u. a. übertragen kann. **Pediculus pubis:** veralt. Bez. für ↑Phthirus pubis

²Pediculus [aus lat. *pediculus* = Füßchen] *m;* -, ...li; in der Fügung: **Pediculus arcus vertebrae:** der zwischen dem oberen und unteren Einschnitt am Wirbelkörper gelegene Fuß des Wirbelbogens (Anat.)

Pedikulose [zu ↑¹Pediculus] *w;* -, -n, in fachspr. Fügungen: **Pediculosis,** *Pl.:* ...oses: Läusebefall (und die damit zusammenhängenden krankhaften Erscheinungen). **Pediculosis capitis** [↑Caput]: durch den Befall mit Kopfläusen bedingte Erkrankung der Kopfhaut (Bildung eitriger Ekzeme)

peduncularis, ...re [zu ↑Pedunculus]: zum Stiel (eines Organs) gehörend; z. B. in der Fügung Ansa peduncularis (Anat.)

pedunculo|mamillaris, ...re [zu ↑Pedunculus u. ↑mamillaris (in der Fügung ↑Corpus mamillare)]: zum ↑Pedunculus corporis mamillaris gehörend (Anat.)

Pedunculus [Verkleinerungsbildung zu lat. *pes*, Gen.: *pedis* = Fuß] *m;* -, ...li: Füßchen, Stiel, stielartige Basis eines Organs (bes. die zum Mittelhirn gehörenden Nervenfaserbündel, die die Verbindung zwischen den Teilen des Gehirns herstellen; Anat.). **Pedunculus cerebellaris inferior:** „unterer Kleinhirnstiel", Faserbündel, das die ↑Medulla oblongata mit dem Kleinhirn verbindet. **Pedunculus cerebellaris medius:** „mittlerer Kleinhirnstiel", Kleinhirnschenkel, Nervenfaserbündel zwischen einem ↑Nucleus pontis und dem Kleinhirn. **Pedunculus cerebellaris superior:** „oberer Kleinhirnstiel", Faserbündel, das das Kleinhirn mit dem Hirnstamm verbindet. **Pedunculi cerebelli** *Pl.:* gemeinsame Bez. für die Kleinhirnstiele. **Pedunculus cere|bri:** „Großhirnstiel", zusammenfassende Bez. für ↑Crus cerebri, ↑Substantia nigra und ↑Tegmentum. **Pedunculus corporis mamillaris** [↑Corpus]: Stiel des Corpus mamillare (bzw. dessen Verbindung mit der Hirnbasis). **Pedunculus flocculi:** Stiel des ↑Flocculus (bzw. dessen Verbindung mit dem ↑Velum medullare posterius). **Pedunculus thalami inferior:** unterer Stiel des ↑Thalamus, Nervenfaserbündel, das vom Thalamus zum ↑Globus pallidus verläuft

Peitschenwurm vgl. Trichuris trichiura. **Peitschenwurm|krankheit** vgl. Trichuriasis

pekt|an|ginös, in fachspr. Fügungen: **pectan|ginosus, ...osa, ...osum** [mit Wortumstellung zu ↑Angina pectoris gebildet]: die Angina pectoris betreffend; der Angina pectoris ähnlich, mit Brust- und Herzbeklemmung einhergehend

Pekten|abschnitt [zu ↑Pecten (ossis pubis)]: haarloser und glänzender Anteil des Analkanals zwischen dem submukösen und subkutanen ↑Plexus venosus rectalis. **Pektenose** *w;* -, -n: Bindegewebsbildung im Pektenabschnitt

Pektin [zu gr. πηκτός = fest geworden, geronnen] *s;* -s, -e (meist *Pl.*): gelierendes Polysaccharid in Früchten, Wurzeln und Blättern (als Zusatz zu Arzneimitteln, in Überzugsmassen für Dragees u.a. verwendet; Pharm.)

pektoral, in fachspr. Fügungen: **pectoralis, ...le** [zu ↑Pectus]: zur Brust gehörend, die Brust betreffend

Pektoralfremitus vgl. Fremitus pectoralis

Pelade [aus gleichbed. frz. *pelade*] *w;* -, -n: = Alopezie

Pel-Ebstein-Fieber|typ [nach dem niederl. Internisten P. K. Pel (1852–1919) u. dem dt. Internisten Wilhelm Ebstein (1836–1912)]: periodisches Schwanken der Körpertemperatur bei bestimmten Krankheiten (z. B. bei Lymphogranulomatose), das der Fieberkurve einen charakteristischen zackenförmigen Verlauf gibt

Pelger-Kern|an|omalie [nach dem niederl. Mediziner Karl Pelger, 1885–1931]: erbliche Anomalie der Zellkerne (brillenförmiges Aussehen) von myeloischen weißen Blutkörperchen (Neutrophilen, Eosinophilen und Monozyten) als Folge von Reifungshemmungen

Pelidisi|zahl [Kunstw.]: Index für den Ernährungszustand eines Kindes, errechnet aus der Kubikwurzel des zehnfachen Körpergewichtes (in g), dividiert durch die Sitzhöhe (in cm)

Peliko|logie [gr. πέλιξ, Gen.: πέλικος = Becken u. ↑...logie] *w;* -: Lehre vom Becken, seinen Erkrankungen und deren Behandlung

Peli|me|trie [gr. πέλις = Becken und ↑...metrie] od. **Pelvi|me|trie** [↑Pelvis] *w;* -, ...ien: Messung des Beckens (insbes. des weiblichen) mit dem Beckenzirkel oder mithilfe einer Röntgenaufnahme (bei Frauen vor allem, um festzustellen, ob eine zu erwartende Geburt normal oder kompliziert verlaufen wird)

Pelio|sis [aus gr. πελίωσις = das Unterlaufen mit Blut, blauer Fleck] *w;* -, ...io|sen (in fachspr. Fügungen: ...io|ses): = Purpura. **Pelio|sis rheu|matica:** = Purpura anaphylactica

Peli|pa|thia[1] vegetativa [gr. πέλις = Becken u. ↑...pathie; ↑vegetativus] *w;* - -, ...ae ...ae: Sammelbezeichnung für Unterleibsbeschwerden der Frau auf vegetativer Grundlage (z. B. ↑Parametropathia spastica)

Pelizaeus-Merzbacher-Krankheit [nach dem dt. Neurologen Friedrich Pelizaeus (1850–1917) u. dem dt.-argentin. Mediziner Ludwig Merzbacher (1875–1942)]: seltene erbliche Erkrankung des Großhirns (Degeneration des Hirnmarks), begleitet von Schwachsinn, Sprachstörungen, spastischen Lähmungen und Nystagmus

Pella [aus gr. πέλλα = Haut; Leder; Pelz] *w;* -, ...llae, auch: **Pellis** [aus lat. *pellis* = Fell; Pelz; Haut] *w;* -, ...lles: = Kutis

Pell|agra [auch: ...*agra;* ↑Pella u. gr. ἄγρα = das Fangen; (in Zus. auch:) Zange; Gicht] *s;* -s: Vitaminmangelkrankheit (bei Fehlen von Nikotinsäureamid u. Vitamin B_2 im Körper), die sich hauptsächlich in Haut- u. Schleimhautveränderungen (Entzündungen, Rötung, Hyperkeratosen), in Psychosen, Demenz u. Durchfällen äußert

Pellet [*pälit;* aus engl. *pellet* = Kügelchen] *s;* -s, -s (meist *Pl.*): Arzneimittelzubereitung in Form kleinster Kügelchen

Pellicula [aus lat. *pellicula* = kleines Fell, kleine Haut] *w;* -, ...lae: Plasmahäutchen der Einzeller, das die Bewegungsorganellen trägt (Zool.)

Pellis vgl. Pella

pellucidus, ...da, ...dum [aus gleichbed. lat. *pellucidus* (Nebenform zu *perlucidus*)]: durchsichtig, durchscheinend; z. B. in der Fügung ↑Septum pellucidum

Pelo|id [gr. πηλός = Ton, Lehm; Schlamm u. ↑...id] *s;* -[e]s, -e (meist *Pl.*): Sammelbezeichnung für [organische] Substanzen, die als Aufschwemmungen mit Wasser zu medizinischen Bädern (z. B. Moorbädern, Schlammbädern) verwendet werden

Pelose [zu gr. πηλός = Ton, Lehm; Schlamm] *w;* -, -n: in Moorgebieten gewonnener Faulschlamm, Naturheilschlamm (zu Moorbädern u. für Packungen verwendet)

Pelotte [aus frz. *pelote* = Ball; Ballen] *w;* -, -n: ballenförmiges Druckpolster (z. B. am Bruchband zum Zurückdrängen des Bruchs)

Pelveoperitonitis vgl. Pelviperitonitis

pelvicus, ...ca, ...cum, auch: **pelvinus, ...na, ...num** [zu ↑Pelvis]: zum Becken gehörend; z. B. in der Fügung ↑Facies pelvina

Pelvimetrie vgl. Pelimetrie

pelvinus vgl. pelvicus

Pelvio|tomie [↑Pelvis u. ↑...tomie] *w;* -, ...ien: **1)** = Pubeotomie. **2)** operative Eröffnung der ↑Pelvis renalis

Pelvi|peri|tonitis [zu ↑Pelvis u. ↑Peritonaeum] *w;* -, ...itiden (in fachspr. Fügungen: ...itides): Entzündung des Bauchfells im Beckenraum (Vorkommen u. a. bei Entzündungen der inneren weiblichen Geschlechtsorgane)

pelvi|rektal, in fachspr. Fügungen: **pelvirectalis, ...le** [zu ↑Pelvis u. ↑Rektum]: zum Becken und Rektum gehörend, im Bereich des Beckens und des Mastdarms liegend (z. B. von Abszessen)

Pelvis [aus lat. *pelvis* = Schüssel; Becken] *w;* -, Pelves: **1)** „Becken", beckenförmiges Organ (z. B. das Nierenbecken; Anat.). **2)** das knöcherne Becken, ein Knochengürtel, der im Wesentlichen aus den beiden Hüftbeinen und dem Kreuzbein gebildet wird und die Baucheingeweide trägt (Anat., Med.). **Pelvis angusta:** verengtes, unterentwickeltes Becken. **Pelvis major:** „großes Becken", oberer Teil der Beckenhöhle, der von den Darm- und Schambeinknochen gebildete Beckengürtel. **Pelvis minor:** „kleines Becken", die untere, vom Kreuz- u. Steißbein, von den Scham- und Sitzbeinen gebildete Beckenhöhle, die gegen das große Becken durch die ringförmige ↑Linea terminalis abgegrenzt wird. **Pelvis nana:** „Zwergbecken", abnorm kleines und enges Becken. **Pelvis ob|tecta:** durch hochgradige Lordose der Lendenwirbelsäule im hinteren Teil des ↑Aditus pelvis überdecktes, verengertes Becken. **Pelvis osteo|malacica:** anomales (kleeblattartig verformtes) Becken bei ↑Osteomalazie. **Pelvis plana:** abnorm flaches u. plattes Becken, das vor allem im geraden Durchmesser des Beckeneingangs verengt ist (häufig als Folge einer ↑Rachitis im Jugendalter). **Pelvis rachitica:** rachitisch verformtes, zu einem nierenförmigen Querschnitt zusammengedrücktes Becken. **Pelvis renalis:** „Nierenbecken", Sammelbecken für den Urin im Innern der Niere, von dem die Harnleiter ausgehen. **Pelvis spinosa:** = Akanthopelvis. **Pelvis spondyl|olisthetica:** infolge von ↑Spondylolisthesis (Ventralverschiebungen vorwiegend des fünften Lendenwirbelkörpers) verengerte Beckenhöhle

Pelvi|skopie [↑Pelvis u. ↑...skopie] *w;* -, ...ien: direkte Untersuchung der im Becken gelegenen Organe

Pelvi|veno|gra|phie [↑Pelvis, ↑Vene und ↑...graphie] *w;* -, ...ien: röntgenographische Untersuchung und Darstellung der Venen im Bereich des Beckens (mithilfe von Kontrastmitteln)

Pem|phigo|id [↑Pemphigus u. ↑...id] *s;* -[e]s, -e: Bez. für eine Gruppe von Hautkrankheiten mit ähnlichem Erscheinungsbild wie beim Pemphigus

Pem|phigus [zu gr. πέμφιξ = Hauch, Odem; Blase auf der Haut; Brandblase] *m;* -: Schälblattern, Blasensucht der Haut und der Schleimhäute, Hautkrankheit (z. T. auf infektiöser Grundlage), bei der von der Stachelzellenschicht der Haut ausgehende größere oder kleinere, mit seröser Flüssigkeit gefüllte Blasen auftreten

Pendelbestrahlung: Form der Bewegungsbestrahlung, bei der sich Strahlenquelle und Patient aufeinander zubewegen

Pendelhoden: Anomalie, bei der der sonst normal entwickelte Hoden bei Kontraktionen des Kremasters vorübergehend aus dem Hodensack zum äußeren Leistenring hinaus- oder in den Leistenkanal hineingezogen wird

pendulans [zu lat. *pendere* = hängen, schweben]: herabhängend, pendelnd; z. B. in der Fügung ↑Mamma pendulans. **pendulus, ...la, ...lum:** herabhängend, pendelnd, abnorm verschiebbar; z. B. in der Fügung ↑Cor pendulum

pene|trant [zu lat. *penetrare* = hineindringen, durchdringen]: **1)** durchdringend (z. B. von Gerüchen). **2)** = penetrierend. **Penetranz** *w;* -, -en: Manifestationsvermögen einer Erbanlage, Wahrscheinlichkeit, mit der ein bestimmter Erbfaktor im Phänotyp der Filialgenerationen in Erscheinung tritt (Biol.). **Pene|tration** *w;* -, -en, in fachspr. Fügungen: **Pene|tratio,** *Pl.:* ...io|nes: Durchbruch (z. B. Durchbruch eines Geschwürs in angrenzende Gewebsgebiete; vgl. Perforation). **pene|trie|ren:** durchbrechen, auf benachbarte Gewebe oder Organe übergreifen (z. B. von Geschwüren)

Penicilli [Verkleinerungsbildung zu lat. *peni-*

culus = Pinsel] *Pl.:* Pinselarterien, die büschelförmigen Endverzweigungen der Milzarterie (Anat.)

Penicillin, eingedeutscht: **Penizillin** [zu ↑Penicillium] *s;* -s, -e: besonders gegen grampositive Bakterien u. Kokken wirksames ↑Antibiotikum, Stoffwechselprodukt verschiedener Penicilliumarten

Penicilliosis vgl. Penizilliose

Penicillium [zu lat. *peniculus* = Pinsel] *s;* -s: „Pinselschimmel", Gattung von ↑Askomyzeten mit büschelförmig angeordneten ↑Exosporen, zu der die ↑Penicillin liefernden Schimmelpilze gehören

penil [zu lat. *penis* = Schwanz; männliches Glied]: den Penis betreffend, von ihm ausgehend (z. B. peniler Gefäßverschluss)

Penis [aus lat. *penis* = Schwanz; männliches Glied] *m;* -, Penes (eindeutschend auch: -se): das männliche Glied, Teil der äußeren Genitalien des Mannes (die Harnröhre enthaltendes, mit Schwellkörpern versehenes erektiles Organ)

Penizillin vgl. Penicillin

Penizillio|se [zu ↑Penicillium] *w;* -, -n, in fachspr. Fügungen: **Penicillio|sis,** *Pl.:* ...iolses: durch Kleinpilze der Gattung Penicillium hervorgerufene Erkrankung einzelner Organe

pennatus, ...ta, ...tum [zu lat. *penna* = Schwinge, Flügel, Feder]: gefiedert, federartig an der Sehne ansetzend (von Muskeln; Anat.)

Penrose-Drain [*pänro"s...;* nach dem amer. Arzt Ch. B. Penrose, 1862–1925], auch: **Penrose-Drän:** „Zigarettendrain", Drain zur Wunddrainage aus zusammengerollter Gaze, die mit einem wasserdichten Material überzogen ist

Pentose [zu gr. πέντε = fünf] *w;* -, -n: in den ↑Nukleinsäuren enthaltener Einfachzucker (mit fünf C-Atomen im Molekül; Chem.)

Pentos|urie [↑Pentose u. ↑...urie] *w;* -, ...ien: Auftreten von Pentosen im Harn

Penzoldt-Phänomen [nach dem dt. Internisten Franz Penzoldt, 1849–1927]: Erscheinung, dass nach körperlicher Anstrengung die Körpertemperatur bei Tuberkulosekranken höher ist als bei Gesunden

Pepper-Sym|pa|tho|goniom [nach dem amer. Arzt William Pepper, 1874–1947]: Sympathogoniom, das in die Leber metastasiert

Pep|sin [zu gr. πέψις = das Kochen; das Verdauen] *s;* -s, -e: Eiweiß spaltendes Enzym des Magensaftes

Peptid [zu gr. πεπτός = gekocht; verdaut; verdaulich] *s;* -[e]s, -e: Spaltprodukt des Eiweißabbaus (aus zwei oder mehreren Aminosäuren bestehend; Biochemie)

Peptidase [↑Peptid u. ↑...ase] *w;* -, -n: Enzym, das Peptide zu Aminosäuren abbaut (Biochemie)

peptisch, in fachspr. Fügungen: **pepticus, ...ca, ...cum** [zu gr. πεπτός = gekocht; verdaut; verdaulich]: zur Verdauung gehörend; durch Verdauung entstanden; die Verdauung fördernd

Pepto|kok|ke [↑peptisch u. ↑Kokke] *w;* -, ...kok|ken, auch: **Pepto|kok|kus** *m;* -, ...kken, latinisiert: **Pepto|coc|cus,** *Pl.:* ...c|ci: Gruppe grampositiver, anaerober Kokken; normal im Verdauungstrakt, in den Tonsillen und im weiblichen Genitaltrakt; verursachen gelegentlich Puerperalfieber und Appendizitis

Pepton [zu gr. πεπτός = gekocht; verdaut; verdaulich] *s;* -s, -e: veraltete Bez. für: unter der Einwirkung von ↑Pepsin entstehendes Gemisch von Polypeptiden (Biochemie)

Pepton|urie [↑Pepton u. ↑...urie] *w;* -, ...ien: Ausscheidung von Peptonen mit dem Harn

Pepto|strepto|kok|ke [↑peptisch, ↑strepto... u. ↑Kokke] *w;* -, ...kok|ken, auch: **Pepto|strepto|kok|kus** *m;* -, ...k|ken, latinisiert: **Pepto|strepto|coc|cus,** *Pl.:* ...c|ci: Gattung grampositiver, anaerober Kokken; normal im Verdauungstrakt; pathogene Erreger eitriger Prozesse u. a. im Mittelohr und an den Schleimhäuten

per [aus gleichbed. lat. *per*]: Verhältniswort mit der Bedeutung „durch, mit, gegen, für, bei, in, zu"; z. B. in der Fügung ↑Monstrositas per defectum. **per..., Per...:** Vorsilbe mit der Bedeutung „durch, hindurch, während, völlig"; z. B.: perkutan, Perforation

per|akut, in fachspr. Fügungen: **per|acutus, ...ta, ...tum** [↑per... u. ↑akut]: sehr heftig einsetzend (von Krankheiten gesagt)

per anum [↑per; ↑Anus]: durch den After, durch den Mastdarm (z. B. von der Applikation eines Arzneimittels)

per con|tigui|tatem [↑per; zu lat. *contiguus* = berührend, angrenzend]: durch das Übergreifen auf Nachbargewebe entstehend (z. B. von Abszessen)

per con|tinui|tatem [↑per; lat. *continuitas,* Gen.: *continuitatis* = ununterbrochene Fortdauer]: fortschreitend, sich kontinuierlich ausbreitend (z. B. von Krebsgeschwülsten)

per ex|clusio|nem [lat. = durch Ausschließung]: durch systematischen Ausschluss aller Alternativmöglichkeiten (eine Diagnose stellen)

per|fekt, in fachspr. Fügungen: **per|fectus, ...ta, ...tum** [zu lat. *perficere, perfectum* = fertig machen, vollenden]: vollkommen, abgeschlossen (Gegensatz: imperfekt)

Per|flation [zu lat. *perflare, perflatum* = durchblasen] *w;* -, -en: = Pertubation

perforans vgl. perforierend. **Per|foration** [zu lat. *perforare, perforatum* = durchlöchern, durchbohren] *w;* -, -en: **1)** Durchstoßung der Gebärmutterwand (als Kunstfehler) während eines Eingriffs, z. B. bei der Kürettage. **2)** operative Öffnung bzw. Zerstückelung des Kopfes einer abgestorbenen Frucht mit dem ↑Perforatorium, wenn der Kopf ein unüberwindliches Geburtshindernis darstellt. **3)** in fachspr. Fügungen: **Perforatio,** *Pl.:* ...io|nes: Durchbruch eines Abszesses oder Geschwürs durch die Hautoberfläche bzw. in eine Körperhöhle (z. B. Durchbruch eines Magengeschwürs in die freie Bauchhöhle). **Per|foratorium** *s;* -s, ...rien [...*riᵉn*]: scherenähnliches Instrument (mit außen liegenden Schneiden), das bei der ↑Perforation des kindlichen Schädels angewendet wird. **perforatus** vgl. perforiert. **per|forie|ren:** nach außen bzw. in eine Körperhöhle durchbrechen (von Geschwüren oder Abszessen, bes. an inneren Organen). **per|forie|rend,** in fachspr. Fügungen: **per|forans: 1)** [ein Gewebe] durchdringend, durchbohrend; z. B. in der Fügung ↑Arteriae perforantes. **2)** nach außen bzw. in eine Körperhöhle durchbrechend (von Geschwüren oder Abszessen; z. B. in der Fügung ↑Malum perforans pedis). **perforiert,** in fachspr. Fügungen: **per|foratus, ...ta, ...tum:** durchgebrochen (z. B. von Abszessen oder Geschwüren); durchbohrt, durchstoßen (z. B. von der Gebärmutterwand nach einem gynäkologischen Eingriff)

per|fundie|ren [aus lat. *perfundere, perfusum* = überschütten; durch und durch bespülen]: eine Perfusion durchführen. **Perfusat** *s;* -[e]s, -e: Flüssigkeit für die künstliche Durchströmung von Organen. **Perfusion** *w;* -, -en: Durchströmung der Gefäßwand mit Gewebewasser, das teils zur Ernährung, teils zur Reinigung des Gewebes dient

peri..., Peri... [aus gr. *περί* = um – herum, umher, über – hinaus]: Vorsilbe mit der Bedeutung „um – herum, ringsum, über, über – hinaus"; z. B.: Perikarditis, periurethral

Peri|adenitis [zu ↑peri... u. gr. *ἀδήν,* Gen.: *ἀδένος* = Drüse] *w;* -, ...itiden (in fachspr. Fügungen: ...itides): Entzündung des eine Drüse umgebenden Gewebes

peri|anal [zu ↑peri... u. ↑Anus]: um den After herum, in der Umgebung des Afters gelegen (z. B. von Ekzemen, Abszessen u. a.)

peri|apikal [zu ↑peri... u. ↑Apex]: in der Umgebung, im Bereich der Zahnwurzelspitze gelegen. **peri|apikales Granulom:** Geschwür im Bereich der Zahnwurzelspitze

peri|arteriell, in fachspr. Fügungen: **periarteria|lis, ...le** [zu ↑peri... und ↑Arterie]: um eine Arterie herum [liegend]; z. B. in der Fügung ↑Plexus periarterialis

Peri|arteri|itis [zu ↑peri... u. ↑Arterie] *w;* -, ...i|itiden (in fachspr. Fügungen: ...i|itides): Entzündung der äußeren Gefäßwandschicht einer Arterie. **Peri|arteri|itis nodosa:** Entzündung der Wandschichten kleinerer Arterien mit knötchenförmigen Wucherungen der ↑Tunica adventitia

Peri|ar|thritis [zu ↑peri... u. gr. *ἄρϑρον* = Glied; Gelenk] *w;* -, ...itiden (in fachspr. Fügungen: ...itides): Entzündung der Weichteile in der Umgebung eines Gelenks. **Peri|ar|thritis humero|scapularis:** schmerzhafte Entzündung der Umgebung des Schultergelenks, unter Umständen mit einer Schultersteifung verbunden

peri|artikulär, in fachspr. Fügungen: **periarticularis, ...re** [zu ↑peri... u. ↑Articulus]: um ein Gelenk herum, in der Umgebung eines Gelenks [liegend]

Peri|bron|chitis [zu ↑peri... u. ↑Bronchus] *w;* -, ...itiden (in fachspr. Fügungen: ...itides): Entzündung des Gewebes in der Umgebung der Luftröhrenhauptäste

peri|cardia|co|phrenicus, ...ca, ...cum [zu ↑Pericardium u. ↑Phrenes]: zum ↑Perikard u. zum Zwerchfell gehörend; z. B. in der Fügung ↑Arteria pericardiacophrenica

peri|cardia|cus, ...ca, ...cum [zu ↑Pericardium]: = perikardial. **pericardialis** vgl. perikardial

Pericarditis vgl. Perikarditis

Pericardium vgl. Perikard

pericervicalis vgl. perizervikal

Peri|chol|an|gitis [zu ↑peri..., ↑chole... u. gr. *ἀγγεῖον* = Gefäß] *w;* -, ...itiden (in fachspr. Fügungen: ...itides): Entzündung des die Gallengänge umgebenden Gewebes

peri|chole|zystisch, auch: **peri|cholezystitisch:** um die Gallenblase herum, in der Umgebung der Gallenblase liegend (z. B. von Abszessen)

Peri|chole|zystitis [zu ↑peri..., ↑chole... u. gr. *χύστις* = Harnblase; Beutel; Blase] *w;* -, ...itiden, in fachspr. Fügungen: **Peri|cholecystitis,** *Pl.:* ...itides: Entzündung des die Gallenblase umgebenden Gewebes

Peri|chon|dritis [zu ↑Perichondrium] *w;* -, ...itiden (in fachspr. Fügungen: ...itides): Knorpelhautentzündung

Peri|chon|drium [zu ↑peri... u. gr. *χόνδρος* = Korn; Knorpel] *s;* -s, ...dria u. eindeutschend: ...drien [...*iᵉn*]: Knorpelhaut, den Knorpel umgebendes, aufbauendes und ernährendes Bindegewebe

Pericolitis vgl. Perikolitis

pericornealis vgl. perikorneal

Peri|cranium [↑peri... u. ↑Cranium] *s;* -s, ...nia: die äußere Knochenhaut des Schädels (Anat.); eindeutschend auch: Perikranium

Pericytoma vgl. Perizytom

Peri|de|ferentitis [zu ↑peri... u. ↑deferens (in der Fügung ↑Ductus deferens)] *w;* -, ...itiden (in fachspr. Fügungen: ...itides): Entzündung des den Samenstrang umgebenden Gewebes

Peridektomie vgl. Periektomie

Peri|dural|an|äs|thesie [zu ↑peri..., ↑Dura u. ↑Anästhesie] *w;* -, ...ien: = Epiduralanästhesie

Peri|duro|gra|phie [↑peri..., ↑Dura und

↑...graphie] *w;* -, ...ien: röntgenographische Untersuchung bzw. Darstellung des ↑Epiduralraums (mithilfe von Kontrastmitteln)

Perilekltomie, auch: **Peridlekltomie** [↑peri... u. ↑Ektomie] *w;* -, ...ien: operative Entfernung eines Bindegewebsstreifens rings um die Augenhornhaut

Perilenlzelphalitis [zu ↑peri... u. ↑Encephalon] *w;* -, ...itiden, in fachspr. Fügungen: **Perilenlcelphalitis,** *Pl.:* ...itides: Entzündung der Hirnrinde

perilfokal [zu ↑peri... u. ↑Fokus]: in der Umgebung eines Krankheitsherdes [liegend]

Perilfollikulitis [zu ↑peri... u. ↑Follikel] *w;* -, ...itiden, in fachspr. Fügungen: **Perifolliculitis,** *Pl.:* ...itides: Entzündung des die Talgdrüsen der Haut umgebenden Gewebes (bes. im Bereich der behaarten Kopfhaut)

Perilgastlritis [zu ↑peri... und gr. *γαστήρ*, Gen.: *γαστρός* = Bauch; Magen] *w;* -, ...itiden (in fachspr. Fügungen: ...itides): Entzündung der Bauchfelldecke des Magens

perilglandulär, in fachspr. Fügungen: **periglandularis, ...re** [zu ↑peri... und ↑Glandula]: in der Umgebung einer Drüse [liegend]

Perilhepatitis [zu ↑peri... u. ↑Hepar] *w;* -, ...itiden (in fachspr. Fügungen: ...itides): Entzündung der peritonealen Leberkapsel

Perilkard [zu ↑peri... u. gr. *καρδία* = Herz] *s;* -[e]s, -e, in der Nomenklatur der Anatomie: **Perilcardium** *s;* -s, ...dia: Herzbeutel, aus zwei epithelialen Schichten, dem ↑Myokard und dem ↑Epikard, bestehende äußerste Umhüllung des Herzens (die zwischen ihren beiden Blättern den mit seröser Flüssigkeit gefüllten Perikardialraum einschließt)

Perilkardlekltomie [↑Perikard u. ↑Ektomie] *w;* -, ...ien: operative Entfernung des Herzbeutels (wenn dieser infolge Schwielenbildung oder Kalkeinlagerung die Herztätigkeit behindert)

perilkardial, in fachspr. Fügungen: **perilcardiallis, ...le** [zu ↑Perikard]: zum Herzbeutel gehörend, ihn betreffend

Perilkardioltomie [↑Perikard u. ↑...tomie] *w;* -, ...ien: operative Öffnung des Herzbeutels

Perilkarditis [zu ↑Perikard] *w;* -, ...itiden, in fachspr. Fügungen: **Perilcarditis,** *Pl.:* ...itides: Herzbeutelentzündung. **Perilcarditis adlhaelsiva:** Herzbeutelentzündung mit bindegewebiger Verwachsung der beiden Herzbeutelblätter. **Perilcarditis calculosa:** „Panzerherz“, mit Einlagerung von Kalk in die Herzbeutelblätter einhergehende Herzbeutelentzündung. **Perilcarditis conlstrictiva:** Form der Perikarditis, bei der die Herzvenen eingeengt werden und die Blutzufuhr zum Herzen gedrosselt wird. **Perilcarditis epilstenolcardialca:** abakterielle Entzündung des Herzbeutels, besonders des viszeralen Blattes (Vorkommen im Bereich eines Herzmuskelinfarktes). **Perilcarditis exsudativa:** Herzbeutelentzündung mit Exsudatbildung bzw. Vermehrung der serösen Flüssigkeit in der Perikardhöhle. **Pericarditis siclca:** „trockene Herzbeutelentzündung“, durch das Fehlen des Exsudats und Fibrinablagerung auf den Perikardblättern charakterisierte Perikarditis (sehr schmerzhaft, mit typischen Reibegeräuschen)

Perilkaryon [↑peri... u. gr. *κάρυον* = Nuss; Fruchtkern] *s;* -s, ...rya: der den Zellkern umgebende Zellkörper

Perilkolitis [zu ↑peri... u. ↑Kolon] *w;* -, ...itiden, in fachspr. Fügungen: **Perilcolitis,** *Pl.:* ...itides: Entzündung des den Dickdarm umgebenden Gewebes

perilkorneal, in fachspr. Fügungen: **pericorneallis, ...le** [zu ↑peri... u. ↑Cornea]: im Bereich der Hornhaut des Auges, um die Hornhaut herum [liegend]; in die Hornhautumgebung (z. B. von Injektionen)

Perikranium vgl. Pericranium

perillunär, in fachspr. Fügungen: **perilunaris, ...re** [zu ↑peri... u. ↑Lunatum]: um das Mondbein herum lokalisiert

Perillymphladenitis [zu ↑peri..., ↑Lymphe u. gr. *ἀδήν*, Gen.: *ἀδένος* = Drüse] *w;* -, ...itiden (in fachspr. Fügungen: ...itides): Entzündung des die Lymphknoten umgebenden Gewebes

Perillymphlanlgitis [zu ↑peri..., ↑Lymphe u. gr. *ἀγγεῖον* = Gefäß] *w;* -, ...itiden (in fachspr. Fügungen: ...itides): Entzündung des die Lymphgefäße umgebenden Gewebes

perillymlphatisch, in fachspr. Fügungen: **perillymlphaticus, ...ca, ...cum** [zu ↑Perilymphe]: die Perilymphe betreffend, zu ihr gehörend; z. B. ↑Ductus perilymphatici

Perillymlphe, in der Nomenklatur der Anatomie: **Perillymlpha** [↑peri... und ↑Lymphe] *w;* -: klare Flüssigkeit, die den Raum zwischen häutigem und knöchernem Labyrinth des Innenohres ausfüllt (Anat.)

Perilmenolpaulse [↑peri... u. ↑Menopause] *w;* -, -n: Zeitabschnitt um den Eintritt der Menopause herum

perilmenstlrulell [zu ↑peri... u. ↑Menstruation]: um den Zeitpunkt der Menstruation herum

Perilmeter [↑peri... u. ↑...meter] *s;* -s, -: Gerät zur Messung des Gesichtsfeldumfangs. **Perilmeltrie** [↑...metrie] *w;* -, ...ien: Bestimmung der Grenzen des Gesichtsfeldes (des dem Winkel, innerhalb dessen das unbewegte Auge noch Gegenstände erkennen kann, entsprechenden Sehbereichs). **perimeltrielren:** das Gesichtsfeld ausmessen. **perilmeltrisch:** die Perimetrie betreffend; den Umfang des Gesichtsfeldes betreffend

Perilmeltritis [zu ↑Perimetrium] *w;* -, ...itiden (in fachspr. Fügungen: ...itides): Entzündung des ↑Perimetriums

Perilmeltrium [zu ↑peri... u. gr. *μήτρα* =

Gebärmutter] *s;* -s, ...tria u. eindeutschend: ...trien [...*i*ᵉ*n*]: Bauchfellüberzug der Gebärmutter (Anat.)

Peri|mysium [zu ↑peri... u. gr. *μῦς* = Maus; Muskel] *s;* -s, ...sia u. eindeutschend: ...sien [...*i*ᵉ*n*]: das die einzelnen Muskelfasern und den ganzen Muskel umgebende Bindegewebe (Anat.)

peri|natal, in fachspr. Fügungen: **perinatalis, ...le** [zu ↑peri... u. lat. *natus* = Geburt]: den Zeitraum zwischen der 28. Schwangerschaftswoche und dem 10. Lebenstag des Neugeborenen betreffend

Peri|nato|logie [↑peri..., lat. *natus* = Geburt u. ↑...logie] *w;* -: Wissenschaft und Lehre von Biologie und Pathologie der letzten Schwangerschaftswochen und der ersten Lebenstage des Neugeborenen

perineal, in fachspr. Fügungen: **perinea|lis, ...le** [zu ↑Perineum]: zum Damm gehörend, den Damm betreffend; z. B. in den Fügungen ↑Arteria perinealis, ↑Hernia perinealis

Perineo|plastik [↑Perineum u. ↑Plastik] *w;* -, -en: Dammplastik, operative Behandlung von Verletzungen des Dammes (z. B. von bei der Entbindung eintretenden Rupturen)

Peri|ne|phritis [zu ↑peri... u. gr. *νεφρός* = Niere] *w;* -, ...itiden (in fachspr. Fügungen: ...itides): Entzündung der peritonealen Nierenkapsel. **peri|ne|phritisch:** die peritoneale Nierenkapsel, das umgebende Bindegewebe der Niere betreffend. **perinephritischer Abszess** vgl. Abszess

Perine|um [von gr. *περίνεον* = Raum zwischen After u. Wurzel des männl. Gliedes] *s;* -s, ...nea (eindeutschend auch: ...neen): „Mittelfleisch", Damm, Weichteilbrücke zwischen After und hinterer Kommissur der Scheide bzw. hinterem Ansatz des Hodensackes (Anat.)

Peri|neu|ritis [zu ↑Perineurium] *w;* -, ...itiden (in fachspr. Fügungen: ...itides): Entzündung des die Nerven umgebenden Bindegewebes

Peri|neu|rium [zu ↑peri... u. gr. *νεῦρον* = Sehne, Flechse; Nerv] *s;* -s, ...ria u. eindeutschend: ...rien [...*i*ᵉ*n*]: die Nervenfaserbündel umgebendes Bindegewebe (Anat.)

peri|nu|kleär [zu ↑peri... u. ↑Nukleus]: den Zellkern umgebend, um den Zellkern herum liegend (z. B. von Plasmaschichten; Biol.)

Peri|ode [von gr. *περίοδος* = Umgang, Umlauf, Kreislauf] *w;* -, -n: **1)** Zeitraum, -abschnitt [in dem etwas regelmäßig wiederkehrt]. **2)** Monatsblutung, Wiederkehr der ↑Menstruation. **peri|odisch:** regelmäßig wiederkehrend. **peri|odische Ex|tremitätenlähmung:** zu den ↑Myopathien zählende periodisch auftretende ↑Parese der Extremitäten (mitunter auch der Rumpfmuskulatur; vgl. Adynamia episodica hereditaria)

Periodont vgl. Periodontium

Peri|odontitis [zu ↑Periodontium] *w;* -, ...itiden (in fachspr. Fügungen: ...itides): Entzündung der Zahnwurzelhaut

Peri|odontium [zu ↑peri... und gr. *ὀδούς*, Gen.: *ὀδόντος* = Zahn] *s;* -s, ...tia (eindeutschend auch: ...tien [...*i*ᵉ*n*]), auch eindeutschend: **Peri|odont,** *Pl.:* -ien [...*i*ᵉ*n*]: Zahnwurzelhaut, Wurzelhaut, das die Zahnwurzel innerhalb der Alveole umgebende ↑Periost. **Peri|odontium in|sertio|nis** [↑Insertion]: Teil der Zahnwurzelhaut, der den Zahn berührt. **Peri|odontium pro|tectoris** [lat. *protector* = Bedecker]: äußerer Teil der Zahnwurzelhaut

Peri|onyx [↑peri... u. gr. *ὄνυξ* = Nagel] *m;* -[es], -e: die das halbmondförmige Feld am hinteren Nagelwall bedeckende Nagelhaut

Peri|oo|phoritis [zu ↑peri... u. ↑Oophoron] *w;* -, ...itiden (in fachspr. Fügungen: ...itides): Entzündung des den Eierstock umgebenden Gewebes

peri|operativ [...*tif;* zu ↑peri... u. ↑Operation]: um den Zeitpunkt einer Operation herum; z. B. perioperative Therapie

peri|oral [zu ↑peri... u. ↑²Os]: um den Mund herum [liegend]. **peri|orale Blässe:** Hautblässe um den Mund herum (bei Scharlach auftretend)

Peri|orbita [↑peri... u. ↑Orbita] *w;* -, ...tae: die die Augenhöhle auskleidende Knochenhaut (Anat.). **peri|orbital,** in fachspr. Fügungen: **peri|orbitalis, ...le:** in der Umgebung der Augenhöhle lokalisiert oder befindlich

Peri|or|chitis [zu ↑peri... u. ↑Orchis] *w;* -, ...itiden (in fachspr. Fügungen: ...itides): Entzündung der Hodenscheide (z. B. im Gefolge einer ↑Orchitis)

Peri|or|chium [zu ↑peri... u. ↑Orchis] *s;* -s, ...ia u. eindeutschend: ...ien [...*i*ᵉ*n*]: = Lamina parietalis

peri|ori|fizi|ell [zu ↑peri... u. ↑Orificium]: um die Einmündung in ein Hohlorgan herum

Peri|ost [zu ↑peri... u. gr. *ὀστέον* = Knochen] *s;* -[e]s, -e, in der Nomenklatur der Anatomie: **Peri|oste|um** *s;* -, ...stea: „Beinhaut", Knochenhaut, fibröse Haut, die den Knochen außen umschließt und für seinen Aufbau (Wachstum und Regeneration) und seine Ernährung sorgt (Anat.)

peri|ostal [zu ↑Periost]: die Knochenhaut betreffend

Peri|ost|behandlung: die punktförmige Druckbehandlung der Knochenhaut zur reflektorischen Beeinflussung von Erkrankungen insbesondere der Eingeweide

Peri|ostitis [zu ↑Periost] *w;* -, ...itiden (in fachspr. Fügungen: ...itides): Knochenhautentzündung

Peri|pa|chy|menin|gitis [zu ↑peri... u. ↑Pachymeninx] *w;* -, ...itiden (in fachspr. Fügungen: ...itides): Entzündung der Oberfläche der harten Hirnhaut

Peri|pan|krea|titis [zu ↑peri... u. ↑Pankreas] *w;* -, ...itiden, in fachspr. Fügungen: **Peri-pan|crea|titis,** *Pl.:* ...itides: Entzündung des die Bauchspeicheldrüse umgebenden Gewebes

peri|partual [zu ↑peri... u. ↑Partus]: um den Geburtstermin herum

peri|pher, in fachspr. Fügungen: **peri-phericus, ...ca, ...cum** [zu gr. *περιφέρειν* = herumtragen]: außen liegend, zu den Randgebieten des Körpers (z. B. den Extremitäten) gehörend, Rand... (Gegensatz: zentral)

Peri|phlebitis [zu ↑peri... u. gr. *φλέψ*, Gen.: *φλεβός* = Blutader] *w;* -, ...itiden (in fachspr. Fügungen: ...itides): Entzündung der äußeren Venenhaut

Peri|pleu|ritis [zu ↑peri... u. ↑Pleura] *w;* -, ...itiden (in fachspr. Fügungen: ...itides): Entzündung des zwischen Rippenfell und Brustwand liegenden Bindegewebes

Peri|poritis [zu ↑peri... u. ↑Pore] *w;* -, ...itiden (in fachspr. Fügungen: ...itides): „Porenschwären", Staphylokokkeninfektion der Ausführungsgänge der Talgdrüsen, die sich auf den epidermalen Teil der Ausführungsgänge beschränkt

peri|portal [zu ↑peri... u. ↑Porta (in der Fügung ↑Vena portae)]: in der Umgebung der Pfortader gelegen. **Peri|portal|feld:** Bezirk der Leber, der um die Pfortader liegt

Peri|proktitis [zu ↑peri... u. ↑Proktos] *w;* -, ...itiden, in fachspr. Fügungen: **Peri-proctitis,** *Pl.:* ...itides: Entzündung des den After und den Mastdarm umgebenden Bindegewebes

Peri|pyle|phlebitis [zu ↑peri..., gr. *πύλη* = Tür, Tor u. gr. *φλέψ*, Gen.: *φλεβός* = Blutader] *w;* -, ...itiden (in fachspr. Fügungen: ...itides): Entzündung des die Pfortader umgebenden Gewebes

peri|rektal, in fachspr. Fügungen: **peri-rectalis, ...le** [zu ↑peri... u. ↑Rektum]: in der Umgebung des Rektums; z. B. perirektale Lymphknoten

peri|renal, in fachspr. Fügungen: **peri-renalis, ...le** [zu ↑peri... u. ↑Ren]: in der Umgebung der Nieren [liegend], die Umgebung der Nieren betreffend

Peri|salpin|gitis [zu ↑peri... u. ↑Salpinx] *w;* -, ...itiden (in fachspr. Fügungen: ...itides): Entzündung des Bauchfellüberzugs der Eileiter. **peri|salpin|gitisch:** die Perisalpingitis betreffend, von ihr ausgehend (z. B. von Abszessen)

Peri|sig|mo|iditis [zu ↑peri... u. ↑Sigmoid] *w;* -, ...itiden (in fachspr. Fügungen: ...itides): Entzündung des Bauchfellüberzugs des ↑Sigmoids

Peri|spermatitis [zu ↑peri... u. ↑Sperma] *w;* -, ...itiden (in fachspr. Fügungen: ...itides): Entzündung der Hüllen des ↑Funiculus spermaticus

Peri|spermato|zystitis [zu ↑peri..., ↑Sperma u. ↑Cystis] *w;* -, ...itiden, in fachspr. Fügungen: **Peri|spermato|cystitis,** *Pl.:* ...itides: Entzündung des die Samenblasen umgebenden Gewebes

peri|sphinktär [zu ↑peri... u. ↑Sphinkter]: in der Umgebung des Sphinkters gelegen

Peri|splenitis [zu ↑peri... und ↑Splen] *w;* -, ...itiden (in fachspr. Fügungen: ...itides): Entzündung des peritonealen Überzuges der Milz (führt oft zu Verwachsungen mit dem Zwerchfell)

Peri|staltik [zu gr. *περισταλτικός* = umfassend und zusammendrückend (von den Verdauungsorganen)] *w;* -, -en: von den Wänden der muskulösen Hohlorgane (z. B. Speiseröhre, Magen, Darm, Harnleiter, Eileiter) ausgeführte Bewegung, bei der sich die einzelnen Organabschnitte nacheinander zusammenziehen und so den Inhalt des Hohlorgans transportieren. **peri|staltisch:** die Peristaltik betreffend

Peri|stase [aus gr. *περίστασις* = Umgebung] *w;* -: die neben den Genen auf die Entwicklung des Organismus einwirkende Umwelt. **peri|statisch:** auf Peristase zurückzuführen

Peri|tendine|um [zu ↑peri... u. ↑Tendo] *s;* -s, ...nea: Bezeichnung für das die Sehnen einhüllende Bindegewebe (Anat.)

Peri|tendinitis [zu ↑peri... u. ↑Tendo] *w;* -, ...itiden (in fachspr. Fügungen: ...itides): Entzündung des die Sehnen (ohne Sehnenscheide) umgebenden Gewebes

Peri|thel u. **Peri|thelium** [zu peri... u. gr. *θηλή* = Mutterbrust, Brustwarze (nlat. übertragen gebraucht im Sinne von „Hautpapille; papillenreiche Zellschicht")] *s;* -s, ...lien [...*iᵉn*]: die Kapillaren und die kleinen Blutgefäße umgebende Gewebsschicht

Peri|theliom [zu ↑Perithelium] *s;* -s, -e, in fachspr. Fügungen: **Peri|thelio|ma,** *Pl.:* -ta: Geschwulst aus Perithelzellen

Perithelium vgl. Perithel

peri|toneal, auch: **peri|tonäal,** in fachspr. Fügungen: **peri|tonea|lis, ...le** und **peri-tonaea|lis, ...le** [zu ↑Peritoneum]: zum Bauchfell gehörend (Anat.). **Peri|toneal-dia|lyse,** auch: **Peritonäal|dia|lyse:** Reinigung der Bauchfellflüssigkeit von harnpflichtigen Substanzen (bei Nierenversagen). **peri|tonea|lisie|ren,** auch: **peri-tonäa|lisie|ren:** Operationswunden der Bauchhöhle mit dem Bauchfell überziehen (um Verwachsungen der Wundflächen mit inneren Organen vorzubeugen)

Peri|tone|um [von gleichbed. gr. *περιτόναιον*] *s;* -s, ...nea und eindeutschend: ...neen, auch: **Peri|tonae|um,** *Pl.:* ...naea, eindeutschend auch: **Peri|tonä|um,** *Pl.:* ...näen: Bauchfell, die Bauchhöhle auskleidende seröse Haut, die die Aufhängevorrichtungen für die Bauchorgane bzw. das Darmgekröse bildet (Anat.). **Peri|tone|um**

parie|tale [-...*ri-e*...]: der Bauchwand zugekehrte Schicht (parietales Blatt) des Bauchfells. **Peri|tone|um parie|tale anterius:** vorderes Bauchfell. **Peri|tone|um uro|genitale:** Bauchfell der Fortpflanzungsorgane. **Peritone|um vis|cerale:** viszerales Blatt des Bauchfells, das auf die Eingeweide übergeht und sie teilweise umhüllt

Peri|tonitis [zu ↑Peritonaeum] *w;* -, ...itiden (in fachspr. Fügungen: ...itides): Bauchfellentzündung

peri|tonsillär, in fachspr. Fügungen: **peritonsillaris, ...re** [zu peri... u. ↑Tonsille]: im Bereich der Mandeln [liegend], um die Mandeln herum; z. B. ↑Angina peritonsillaris

Peri|tonsillitis [zu ↑peri... u. ↑Tonsille] *w;* -, ...itiden (in fachspr. Fügungen: ...itides): Entzündung der Weichteile, die die Mandeln, vor allem die Gaumenmandeln, umgeben

peri|trich [zu ↑peri... u. gr. *θρίξ*, Gen.: *τριχός* = Haar]: allseitig mit Geißeln versehen (von Mikroorganismen, z. B. Typhusbakterien)

peri|tubar [zu ↑peri... u. ↑Tube]: in der Umgebung der Tube [liegend]

peri|tumoral [zu ↑peri... u. ↑Tumor]: in der Umgebung einer Geschwulst [liegend]; z. B. peritumorales Gewebe

Peri|ty|phlitis [zu ↑peri... u. gr. *τυφλός* = blind] *w;* -, ...itiden (in fachspr. Fügungen: ...itides): Entzündung der Umgebung des Blinddarms und des Wurmfortsatzes (vor allem des Bauchfellüberzuges dieser Organe). **peri|ty|phlitisch:** die Perityphlitis betreffend, von einer Perityphlitis ausgehend (z. B. von Abszessen)

peri|umbilikal, in fachspr. Fügungen: **periumbilicalis, ...le** [zu ↑peri... u. ↑Umbilicus]: in der Umgebung des Nabels

peri|un|gual, in fachspr. Fügungen: **periungua|lis, ...le** [zu ↑peri... u. ↑Unguis]: um den Nagel herum [liegend]; z. B. in der Fügung ↑Onychia periungualis

Peri|ureteritis [zu ↑peri... u. ↑Ureter] *w;* -, ...itiden (in fachspr. Fügungen: ...itides): Entzündung der den Harnleiter umgebenden Weichteile

peri|ure|thral, in fachspr. Fügungen: **periure|thralis, ...le** [zu ↑peri... u. ↑Urethra]: um die Harnröhre herum, in der Umgebung der Harnröhre [liegend] (z. B. von Abszessen, Drüsen u. a.)

Peri|ure|thritis [zu ↑peri... u. ↑Urethra] *w;* -, ...itiden (in fachspr. Fügungen: ...itides): Entzündung der Harnröhrenumgebung

peri|vas|kulär, in fachspr. Fügungen: **perivas|cularis, ...re** [zu peri... u. ↑Vasculum]: in der Umgebung der Blutgefäße, um die Blutgefäße herum [liegend]

Peri|vas|kulitis [zu ↑peri... u. ↑Vasculum] *w;* -, ...itiden, in fachspr. Fügungen: **Peri|vasculitis,** *Pl.:* ...itides: Entzündung der bindegewebigen Weichteile, die die Gefäße (Arterien und Venen) umgeben

peri|venös, in fachspr. Fügungen: **perivenosus, ...osa, ...osum** [zu ↑peri... u. ↑Vene]: in der Umgebung einer Vene lokalisiert

Peri|xenitis [zu ↑peri... u. gr. *ξένος* = fremd] *w;* -, ...itiden, in fachspr. Fügungen: ...itides: entzündliche Gewebsreaktionen in der unmittelbaren Umgebung eines in den Organismus eingedrungenen Fremdkörpers

Peri|zentese [zu gr. *περικεντεῖν* = ringsumher stechen, umstechen] *w;* -, -n: Umstechung, Abbinden eines Blutgefäßstumpfs mit einer mehrmals durch das umgebende Gewebe geführten und anschließend straff gezogenen Naht (zur Blutstillung)

peri|zervikal, in fachspr. Fügungen: **pericervicalis, ...le** [zu ↑peri... u. ↑Cervix (uteri)]: um den Gebärmutterhals herum

Peri|zyt [↑peri... u. ↑...zyt] *m;* -en, -en (meist *Pl.*): = Adventitiazellen. **Peri|zytom** *s;* -s, -e, in fachspr. Fügungen: **Peri|cytoma,** *Pl.:* -ta: aus Perizyten bestehende Geschwulst

Per|kolat [zu lat. *percolare* = durchseihen] *s;* -[e]s, -e: durch Perkolation gewonnener Pflanzenauszug. **Per|kolation** *w;* -, -en: Verfahren zur Gewinnung von flüssigen Drogenextrakten, bei dem die pulverisierten Drogenstoffe durch ein hindurchtropfendes Lösungsmittel ausgelaugt werden. **per|kolie|ren:** Drogenextrakte mittels Perkolation gewinnen

Per|kussion [zu lat. *percutere, percussum* = heftig schlagen, erschüttern] *w;* -, -en: Organuntersuchung durch Beklopfen der Körperoberfläche und Deutung des Klopfschalles. **per|kussorisch,** auch **per|kutorisch:** die Perkussion betreffend, durch Perkussion festzustellen, nachzuweisen (von Krankheitssymptomen)

per|kutan [zu ↑per... u. ↑Kutis]: durch die Haut hindurch (bezogen z. B. auf die Applikation von Salben)

per|kutane trans|hepatische Chol-angio|gra|phie: Methode zur Darstellung des Gallengangsystems durch transperitoneale Punktion und anschließende Injektion eines Kontrastmittels; Abk.: PTC

per|kutane trans|luminale Koronar-angio|plastie: Aufdehnung krankhafter Verengungen der Herzkranzgefäße mittels eines Ballonkatheters, der durch die Haut in ein Blutgefäß eingeführt und bis zur Engstelle vorgeschoben wird; Abk.: PTCA

per|kutie|ren [zu lat. *percutere* = heftig schlagen, erschüttern]: eine ↑Perkussion durchführen, Körperhohlräume (insbes. den Thorax) abklopfen, um die entstehenden Schallgeräusche diagnostisch auszuwerten. **perkutorisch** vgl. perkussorisch

Perlèche [*pärläsch;* aus gleichbed. frz. *perlèche* (Dialektform von *pourlèche*), zu frz.

pourlècher = ringsherum belecken] *w;* -, -s: = Angulus infectiosus

Perlgeschwulst vgl. Cholesteatom

Perlsucht: auf den Menschen übertragbare Tuberkulose der Rinder, gekennzeichnet durch die perlartige Anordnung der Tuberkelknötchen an den serösen Häuten

per|manent, in fachspr. Fügungen: **permanens** [zu lat. *permanere* = verbleiben, ausharren]: dauernd bleibend, fortdauernd; z. B. in der Fügung ↑Dens permanens

per|mea|bel, in fachspr. Fügungen: **permea|bilis, ...le** [zu lat. *permeare* = durchgehen, durchdringen]: [für Flüssigkeiten] durchlässig, durchgängig (z. B. von Membranen). **Per|mea|bilität** *w;* -: Eigenschaft (von Membranen), für Flüssigkeiten durchlässig zu sein. **per|me|ie|ren:** durchgehen, durchdringen (von Flüssigkeiten gesagt)

per|nasal [zu ↑per... u. ↑Nasus]: durch die Nase (z. B. von der Applikation von Arzneimitteln, von künstlicher Ernährung u. a.)

perniciosus vgl. perniziös

Pernio [aus gleichbed. lat. *pernio,* Gen.: *pernionis*] *m;* -, Pernio|nes u. eindeutschend: Pernio|nen (meist *Pl.*): Frostbeulen, schmerzhafte umschriebene Hautrötungen und -schwellungen, bes. an den Akren, durch die Einwirkung von Kälte und Feuchtigkeit entstehend

Pernio|se [zu ↑Pernio] *w;* -, -n, in fachspr. Fügungen: **Pernio|sis,** *Pl.:* ...oses: **1)** Auftreten von Frostbeulen. **2)** Sammelbez. für verschiedene, auf Gewebsschädigung durch Kälte beruhende Hautkrankheiten

perniziös, in fachspr. Fügungen: **perniciosus, ...osa, ...osum** [zu lat. *pernicies* = Verderben, Untergang]: bösartig, verderblich; z. B. in der Fügung ↑Anaemia perniciosa. **perniziö|se An|ämie:** = Anaemia perniciosa. **Pernizio|sa** *w;* -, ...sen: übliche Kurzbez. für ↑Anaemia perniciosa

Pero|bra|chie [zu gr. πηρός = an einem Glied gelähmt, verstümmelt u. ↑Brachium] *w;* -, ...ien: angeborene stummelartige Verkürzung der oberen Extremitäten. **Perobra|chius** *m;* -, ...chien [...*iᵉn*]: missgebildeter Fetus mit stummelartigen Armen

Pero|chirie [zu gr. πηρός = an einem Glied gelähmt, verstümmelt u. gr. χείρ = Hand] *w;* -, ...ien: angeborene stummelartige Ausbildung der Hände. **Pero|chirus:** *m;* -, ...ren: missgebildeter Fetus mit stummelartigen Händen

Pero|melie [zu gr. πηρός = an einem Glied gelähmt, verstümmelt u. gr. μέλος = Glied] *w;* -, ...ien: angeborene stummelartige Verkürzung der Gliedmaßen. **Pero|melus** *m;* -, ...len: Fehlbildung mit stummelartigen Extremitäten

peronäal [zu ↑peronaeus]: den Nervus peronaeus communis betreffend

peronae|us, ...naea, ...nae|um, auch: **perone|us, ...nea, ...ne|um** [zu gr. περόνη = Stachel; Spange; Speiche; Wadenbein]: zum Wadenbein gehörend; z. B. in den Fügungen ↑Nervus peronaeus communis, ↑Arteria peronaea. **Peronä|us** *m;* -, ...näen: übliche Kurzbezeichnung für ↑Nervus peronaeus communis

Pero|pus [gr. πηρός = an einem Glied gelähmt, verstümmelt u. gr. πούς = Fuß] *m;* -, ...pen: Fehlbildung mit stummelartig ausgebildeten Beinen oder Füßen

per|oral, dafür als Umstandsbestimmung meist die Fügung: **per os** [zu ↑per... u. ↑²Os]: durch den Mund, über den Verdauungsweg (von der Applikation von Medikamenten)

Per|oxi|som [Kurzbildung aus der Verbindungsgruppe *peroxi...* u. ↑...som] *s;* -s, -en (meist *Pl.*): in Zellen vorkommendes zytoplasmatisches Strukturelement, das in Leber und Nieren an Entgiftungsreaktionen beteiligt ist

per|palpe|bral [zu ↑per... und ↑Palpebra]: durch das Augenlid hindurch

per|pendikular, in fachspr. Fügungen: **perpendicularis, ...re** [zu lat. *perpendiculum* = Senkblei, Lot]: senkrecht (Gegensatz: horizontal); z. B. in der Fügung ↑Lamina perpendicularis

per|petu|us, ...tua, ...tu|um [aus gleichbed. lat. *perpetuus*]: andauernd, fortdauernd; z. B. in der Fügung ↑Pulsus irregularis perpetuus

per primam (in|tentio|nem) [↑per; ↑primus; ↑Intention]: primär einsetzend, unkompliziert, störungsfrei, glatt verlaufend (von Wundheilungen, bes. von der Abheilung von Operationswunden; vgl. Primärheilung); Abk. p. p.

per rectum [↑per; ↑Rektum]: durch den Mastdarm (von der Applikation von Medikamenten, z. B. Zäpfchen)

per rhe|xin [↑per u. Akk. von gr. ῥῆξις = das Reißen, der Riss]: durch Zerreißung von Gefäßen bedingt (auf Blutungen bezogen)

per secundam (in|tentio|nem) [↑per; ↑secundus; ↑Intention]: sekundär einsetzend, unter Komplikationen (Entzündungen, Eiterung) verlaufend, verzögert (von der Wundheilung; vgl. Sekundärheilung)

Per|sekutions|de|lirium [lat. *persecutio* = Verfolgung] *s;* -s, ...rien [...*iᵉn*]: „Verfolgungswahn", wahnhafte Idee, von aller Welt beobachtet und verfolgt zu werden (Vorkommen u. a. bei der Alkoholhalluzinose)

Per|severation [zu lat. *perseverare, perseveratum* = verharren, standhaft bleiben] *w;* -, -en: krankhaftes Verweilen bei ein und demselben Denkinhalt (z. B. einem Gesprächspunkt oder Argument ohne Rücksicht auf den Fortgang des Gesprächs), einem bestimmten Wort oder einer bestimmten Handlung (Psychol., Med.)

per|sistent, in fachspr. Fügungen: **per-sistens** [zu lat. *persistere* = stehen bleiben, verharren]: anhaltend, dauernd bestehen bleibend; z. B. in der Fügung ↑Ductus arteriosus persistens. **Per|sistenz** *w;* -: Bestehenbleiben eines Zustandes über längere Zeiträume. **per|sistie|ren:** bestehen bleiben, fortdauern (von krankhaften Zuständen)

Per|sorption [zu lat. *persorbere, persorptum* = einschlürfen] *w;* -, -en: die Aufnahme unverdauter, ungelöster kleinster [Nahrungs]partikel durch die Darmepithelzellschicht (im Gegensatz zur ↑Resorption)

Per|spiration [zu ↑per... u. lat. *spirare, spiratum* = blasen, wehen; atmen] *w;* -, -en, in fachspr. Fügungen: **Per|spiratio,** *Pl.:* ...iones: Atmung durch die Haut, Austausch von gasförmigen Stoffen (Sauerstoff, Kohlendioxid, Wasserdampf) durch die Haut. **Perspiratio in|sensibilis:** „unsichtbare Hautatmung", normale Ausscheidung des bei der Atmung (Oxidation) entstehenden Wassers durch die Haut in Form von Wasserdampf. **Per|spiratio sensibilis:** = Transpiration. **per|spiratorisch:** die Perspiration betreffend, auf dem Wege der Hautatmung [abgesondert]

Per|technetat [zu ↑per... u. ↑Technetium] *s;* -[e]s, -e: Salz der Technetiumsäure

Per|thes-Krankheit [nach dem dt. Chirurgen Georg Perthes, 1869–1927]: = Osteochondropathia deformans coxae juvenilis. **Per|thes-Versuch:** vor der Verödung von Krampfadern vorgenommener Versuch zur Prüfung der tiefer liegenden Beinvenen auf ihre Wegsamkeit: Entleeren sich die Krampfadern trotz angelegter Staubinde beim Umhergehen, ist eine ausreichende Venenverbindung erwiesen

per|tro|chantär [zu ↑per... u. ↑Trochanter]: durch den Rollhügel hindurchgehend (z. B. von Frakturen des Oberschenkelknochens)

Per|tubation [zu ↑per... u. ↑Tube] *w;* -, -en: Eileiterdurchblasung, Durchblasen der Eileiter mit Luft, z. B. um Verklebungen im Eileiter zu beseitigen bzw. die Eileiter auf ihre Durchgängigkeit zu prüfen (vor allem bei kinderlosen, sterilen Frauen angewandt, um eine Befruchtung zu ermöglichen)

per|tussicus, ...ca, ...cum [zu ↑Pertussis]: den Keuchhusten betreffend, zu seinem Krankheitsbild gehörend

Per|tussis [↑per... u. ↑Tussis] *w;* -, ...sses: Keuchhusten, Infektionskrankheit mit starken, anhaltenden Hustenanfällen, ↑Zyanose und ↑Apnoe, gelegentlich mit Schleimhautblutungen

per|tusso|id [↑Pertussis u. ↑...id]: keuchhustenähnlich (vom Husten)

Peruwarze vgl. Verruca peruviana

per|vers [zu lat. *pervertere, perversum* = um- und umkehren; verderben]: (psychisch) abnorm, abwegig, krankhaft (veranlagt oder empfindend; Psychol.). **Per|version** *w;* -, -en: Verkehrung des Empfindens (bes. auf dem Gebiet der Sexualität) ins Krankhafte, Abnorme (Psychol.)

per vias naturales [↑per; lat. *via* = Weg; ↑naturalis]: „auf natürlichem Wege" (z. B. vom Abgang verschluckter Fremdkörper mit dem Stuhl)

Per|vigilium [aus lat. *pervigilium* = nächtliches Wachbleiben] *s;* -s, ...lia u. ...lien [...*iᵉn*]: allg. Bez. für: Schlaflosigkeit

Per|zeption [zu lat. *percipere, perceptum* = einnehmen, empfangen; wahrnehmen] *w;* -, -en: **1)** [Vorgang der] Reizaufnahme durch die Sinnesorgane. **2)** sinnliches Wahrnehmen eines Gegenstandes ohne bewusstes Erfassen und Identifizieren des Wahrgenommenen (z. B. bei flüchtigem Hinschauen; vgl. Apperzeption)

Pes [aus gleichbed. lat. *pes,* Gen.: *pedis*] *m;* -, Pedes: Fuß; fußartiges Gebilde, Ansatzstelle eines Organs (Anat.). **Pes ab|ductus:** = Pes valgus. **Pes ad|ductus:** Sichelfuß, eine angeborene Fußdeformität. **Pes calcane|us:** „Hackenfuß", angeborene oder (z. B. durch Achillessehnenruptur) erworbene Deformierung des Fußes, bei der der Vorfuß in ↑Dorsalflexion verharrt und die ↑Plantarflexion nicht möglich ist. **Pes equi|no|varus:** Spitz-Klump-Fuß, meist angeborene Fußdeformierung mit Spitzfußbildung, Vorfußadduktion und Supinationsstellung. **Pes equi|nus:** „Pferdefuß", Spitzfuß, mehr oder weniger plantar gebeugter und in dieser Lage fixierter Fuß, bei dem die ↑Dorsalflexion nicht möglich ist. **Pes ex|cavatus:** „Hohlfuß", Fußdeformierung, bei der Vor- und Rückfuß stark gegeneinander abgeknickt sind. **Pes hippo|campi:** bogenförmiger Vorsprung im Schläfenteil des Seitenventrikels im Gehirn (Anat.). **Pes planus:** „Plattfuß", erworbene Fußdeformierung, bei der das Längs- und meist auch das Quergewölbe des Fußes stark abgeflacht sind. **Pes transverso|planus:** Platt-Spreiz-Fuß, Fußdeformierung mit Verbreiterung des Vorfußes und Abflachung des Quer- und Längsgewölbes des Fußes. **Pes valgus:** „Knickfuß", erworbene Abknickung der Ferse nach außen. **Pes varus:** „Klumpfuß", angeborene Anomalie des Fußes, bei der die Fußsohle nach innen gedreht, der Mittelteil des Fußes plantar gebeugt und der Vorfuß adduziert ist

Pessar [zu gr. *πεσσός* = länglich runder Körper, der in den After oder andere Leibeshöhlen gesteckt wird] *s;* -s, -e u. **Pessarium** *s;* -s, ...ria u. ...rien [...*iᵉn*]: „Mutterring", länglich runder, ring- oder schalenförmiger Körper aus Hartgummi o. ä. Materialien, der um den äußeren Muttermund gelegt wird u. als Stützvorrichtung bei Lageanomalien des Uterus (Prolaps) bzw. als mechanisches Mittel zur Verhütung einer Schwangerschaft dient; vgl. auch: Intrauterinpessar u. Okklusivpessar

Pest, in fachspr. Fügungen: **Pestis** [aus lat. *pestis* = ansteckende Krankheit, Seuche; Pest] *w;* -: früher pandemisch aufgetretene bakterielle Infektionskrankheit, die die Lymphknoten (vgl. Drüsenpest), die Lunge oder auf dem Blutweg den Gesamtorganismus befällt (Pestsepsis) und von Nagetieren (bes. Ratten) und den auf ihnen schmarotzenden Flöhen übertragen wird

Pesti|zid [zu lat. *pestis* = ansteckende Krankheit, Seuche u. lat. *caedere* (in Zus. *-cidere*) = niederhauen, töten] *s;* -[e]s, -e: allg. Bez. für: chem. Mittel zur Vernichtung von pflanzlichen und tierischen Schädlingen

PET: Abk. für ↑Positronenemissionstomographie

pete|chial [zu ↑Petechien]: mit der Bildung von ↑Petechien einhergehend (von bestimmten Krankheiten, wie z. B. Typhus)

Pete|chien [*...i^en;* aus gleichbed. ital. *petecchie*] *Pl.*: punktförmige Blutungen aus den Kapillaren

Petio|lus epi|glottidis [lat. *petiolus* = Füßchen; Stiel; ↑Epiglottis] *m;* - -, ...li -: „Epiglottisstiel", Teil des Kehldeckels, mit dem dieser an der Rückseite des Schildknorpels ansetzt (Anat.)

Petit-Dreieck [*p^eti...;* nach dem frz. Chirurgen J. L. Petit, 1674–1760]: = Trigonum lumbale

Petit Mal [*p^eti -;* aus gleichbed. frz. *petit mal* (eigtl. = kleines Übel)] *s;* - -: kleiner epileptischer Anfall, kurzzeitige Trübung des Bewusstseins ohne eigentliche Krämpfe

Pe|tri|fikation [zu gr. *πέτρος* = Fels; Stein u. lat. *facere* (in Zus. *-ficere*) = machen, hervorbringen] *w;* -, -en: „Versteinerung" eines Gewebes durch eingelagerten Kalk. **pe|tri|fiziert**: versteinert (von Gewebe gesagt)

Petri-Schale [nach dem dt. Bakteriologen R. J. Petri, 1852–1921]: flache Glasschale mit übergestülptem Deckel zur Züchtung von Bakterienkulturen

Pé|trissage [*petrißasch^e;* zu frz. *pétrir* = kneten] *w;* -, -n: Massage in Form von Knetungen und Walkungen mit den Händen

pe|tro|oc|cipitalis, ...le [zu ↑petrosus (in der Fügung ↑Pars petrosa) u. ↑Occiput]: zum Felsenbein und Hinterhauptsbein gehörend; z. B. ↑Fissura petrooccipitalis (Anat.)

pe|tro|squa|mosus, ...osa, ...osum [zu ↑petrosus (in der Fügung ↑Pars petrosa) u. ↑Squama]: zum Felsenbein u. zur Schläfenbeinschuppe gehörend; z. B. in der Fügung ↑Fissura petrosquamosa (Anat.)

pe|trosus, ...osa, ...osum [zu gr. *πέτρος* = Fels; Stein]: „felsig, felsenähnlich"; zum Felsenbein (Felsenteil des Schläfenbeins) gehörend; z. B. in den Fügungen ↑Pars petrosa, ↑Nervus petrosus (Anat.)

pe|tro|tympanicus, ...ca, ...cum [↑petrosus (in der Fügung ↑Pars petrosa) und ↑tympanicus (in der Fügung ↑Pars tympanica)]: zum Felsenbein und zur Schläfenbeinpyramide gehörend; z. B. in der Fügung ↑Fissura petrotympanica (Anat.)

Pe|truschky-Probe [nach dem dt. Bakteriologen Johannes Petruschky, 19./20. Jh.]: auf der angeritzten Haut des Oberarms ausgeführte Tuberkulinprobe

Petting [aus gleichbed. engl.-amer. *petting* (zu engl. *to pet* = knutschen)] *s;* -s, -s: vor allem von Jugendlichen geübte Form des erotisch-sexuellen Kontaktes (ohne Ausübung des eigentlichen Geschlechtsverkehrs), bei der es vorwiegend durch wechselseitige manuelle Reizung der Geschlechtsteile zum sexuellen Erlebnis kommt

Pey|er-Plaques [*...plak;* nach dem Schweizer Anatomen J. C. Peyer, 1653–1712; ↑Plaque] *Pl.*: plattenförmig zusammenwachsende Gruppen von Lymphknoten, hauptsächlich in der ↑Tunica submucosa des ↑Ileums, die bei Typhus geschwürig anschwellen und Typhusbakterien enthalten

Pey|ronie-Krankheit [*päroni...;* nach dem frz. Chirurgen François de la Peyronie, 1678 bis 1747]: = Induratio penis plastica

Pezzer-Ka|theter [nach dem frz. Urologen O. de Pezzer, 1853–1917]: Dauerkatheter, der in die Harnblase eingeführt wird (nach Entfernung des ↑Mandrins spreizt sich der an der Katheterspitze befindliche „Schnabel", sodass das Instrument nicht aus der Harnblase herausrutschen kann)

PF: Abk. für ↑Peak-Flow

Pfannenstiel-Schnitt [nach dem dt. Gynäkologen Johann Pfannenstiel, 1862–1909]: quer durch die Bauchdecken oberhalb der Schambeinfuge geführter Schnitt bei gynäkologischen Operationen

Pfaundler-Hurler-Krankheit [nach den dt. Pädiatern Meinhard von Pfaundler (1872 bis 1947) und Gertrud Hurler (1889–1965)]: = Dysostosis multiplex

Pfeiffer-Drüsenfieber [nach dem dt. Internisten Emil Pfeiffer, 1846–1921]: = Mononucleosis infectiosa

Pfeilernaht: Nahtform bei Leistenbruchoperationen, die zwei als Leistenpfeiler bezeichnete Faserzüge, die den äußeren Leistenring umgeben, vereinigt

Pfeiler|re|sektion: operatives Behandlungsverfahren (z. B. bei der Lungentuberkulose), bei dem das Brustkorbvolumen durch Resektion mehrerer Rippen (vgl. Stützpfeiler) und durch die dadurch bedingte Einengung verkleinert wird

Pfeilnaht vgl. Sutura sagittalis

Pflaster [altes Lehnwort aus lat. *[em]plastrum* = Wundpflaster (von gr. *ἔμπλαστ[ϱ]ον* = das Aufgeschmierte, Salbe zum Aufschmieren)]: Salbenverband, auf Wunden, Hautgeschwüre u. Ä. aufgelegter steriler oder mit Arzneistoffen (in Salbenform) bestrichener selbstklebender Verbandsstreifen

Pflaumer-Ka|theter [nach dem dt. Urologen Eduard Pflaumer, 1872–1957]: weicher Harnleiterkatheter für die Schienung des Harnleiters nach Operationen

Pflugscharbein vgl. Vomer

Pflugscharbeinflügel vgl. Ala vomeris

Pfortader vgl. Vena portae

Pfortaderentzündung vgl. Pylephlebitis

Pfortaderhochdruck vgl. portale Hypertension

Pförtner vgl. Pylorus

Pfötchenstellung: für Tetanie typische Stellung der Hände (Beugung der Hand im Handgelenk, Adduktion der Finger und Opposition des Daumens)

Pfropfung *w;* -, -en: Verfahren der Hauttransplantation, bei dem kleine Hautteilchen in den Hautdefekt eingepflanzt werden

Pfundnase vgl. Rhinophym

pH [Abk. für: potentia hydrogenii = Stärke (Konzentration) des Wasserstoffs]: Maßeinheit für die Konzentration von Wasserstoffionen in wässrigen Lösungen, die den Säure- oder Laugengehalt der Lösung bestimmt (negativer Logarithmus der in Mol gemessenen Ionenmenge pro l Lösung)

...phag [zu gr. *φαγεῖν* = essen]: Grundwort von adjektivischen Zusammensetzungen mit der Bedeutung „[Mikroorganismen, Zellen] vertilgend"; z. B.: bakteriophag. **...phage:** Grundwort von substantivischen Zusammensetzungen mit der Bedeutung „[Mikroorganismen, Zellen] vertilgendes, durch Enzyme auflösendes Kleinstlebewesen". **Phage** *m;* -n, -n (meist *Pl.*): = Bakteriophage

Phagedäna [von gr. *φαγέδαινα* = um sich fressendes, krebsartiges Geschwür) *w;* -, ...nen, in fachspr. Fügungen: **Phagedae|na,** *Pl.:* ...nae: fortschreitendes penetrierendes [Syphilis]geschwür. **phagedänisch:** fortschreitend, sich ausbreitend (von Geschwüren). **Phagedänismus** *m;* -, ...men: Auftreten von fressenden Geschwüren (z. B. bei ↑Leishmaniosis furunculosa)

...phagie [zu gr. *φαγεῖν* = essen]: Grundwort von substantivischen Zus. mit der Bedeutung „Vertilgung, Auflösung (z. B. von Mikroorganismen) durch Phagozyten"

Phago|zyt [zu gr. *φαγεῖν* = essen u. ↑...zyt] *m;* -en, -en (meist *Pl.*): „Fresszellen", frei bewegliche oder fest sitzende Zellen in der Blutflüssigkeit bzw. in Geweben, die (in den Organismus) eingedrungene Fremdstoffe, bes. Bakterien, abgestorbene Gewebeteilchen u. dgl., aufnehmen, durch Enzyme auflösen und unschädlich machen (z. B. ↑Monozyten, ↑Histiozyten). **phago|zytie|ren:** Fremdstoffe, Mikroorganismen, Gewebetrümmer u. a. aufnehmen u. durch Enzyme auflösen (von Fresszellen gesagt). **Phagozytose** *w;* -, -n: die durch Phagozyten bewirkte Auflösung und Unschädlichmachung von Fremdstoffen im Organismus

Phako|emulsi|fikation [zu gr. *φακός* = Linse, Linsenfrucht, lat. *emulgere, emulsum* = ausmelken, abmelken u. lat. *facere* (in Zus.: *-ficere*) = machen, bewirken] *w;* -, -en: Zertrümmerung des erkrankten Augenlinsenkerns mittels Ultraschall und anschließendes Absaugen durch eine operative Öffnung (bei Katarakt)

Phako|matose [zu gr. *φακός* = Linse, Linsenfrucht] *w;* -, -n: zusammenfassende Bezeichnung für verschiedene angeborene Krankheiten, die mit Missbildungen am Gehirn, an den Augen und an der Haut einhergehen (z. B. ↑Neurofibromatose, ↑Angiomatosis retinae u. a.)

Phako|sklerose [gr. *φακός* = Linse, Linsenfrucht u. ↑Sklerose] *w;* -, -n: = Cataracta senilis

Phako|zele [gr. *φακός* = Linse, Linsenfrucht u. ↑...zele] *w;* -, -n: „Linsenvorfall", Vorverlagerung der Augenlinse (als Folge von Verletzungen des Auges)

phalan|ge|us, ...gea, ...ge|um u. **phalangicus, ...ca, ...cum** [zu ↑Phalanx]: zu einem Finger- oder Zehenglied gehörend

Phalanx [von gr. *φάλαγξ*, Gen.: *φάλαγγος* = Schlachtreihe; Glied od. Gelenk an Händen u. Füßen] *w;* -, ...an|gen (in fachspr. Fügungen: ...an|ges; meist *Pl.*): Zehen- oder Fingerglied, von Gelenk zu Gelenk reichender Teil des Fingers oder der Zehe (Anat.). **Phalanx di|stalis:** äußeres Zehen- oder Fingerglied. **Phalanx media:** mittleres Zehen- oder Fingerglied des zweiten bis fünften Fingers bzw. der zweiten bis fünften Zehe. **Phalanx proximalis:** Finger- bzw. Zehengrundglied, erstes, an der Mittelhand bzw. am Mittelfuß ansetzendes Glied

phallo|ides [zu gr. *φαλλός* = männliches Glied und gr. *-ειδής* = gestaltet, ähnlich]: phallusähnlich; z. B. in der Fügung ↑Amanita phalloides

Phallo|plastik [↑Phallus u. ↑Plastik] *w;* -, -en: operativer Ersatz des Penis durch Bauchhaut mit eingelegtem Rippenknorpelstück

Phallus [von gr. *φαλλός* = männliches Glied] *m;* -, ...lli u. eindeutschend: ...llen: = Penis

Phän [zu gr. *φαίνεσθαι* = erscheinen] *s;* -s, -e: Bezeichnung für diejenigen (verschiedenen) Erbmerkmale eines Lebewesens, die zusammen den ↑Phänotyp ausbilden (Genetik)

Phanerose [von gr. *φανέρωσις* = das Sichtbar-, Offenbarmachen] *w;* -, -n: Sichtbarwerden, Sichtbarmachung von sonst nicht erkennbaren Einzelheiten, krankhaften Veränderungen, Ablagerungen (z. B. von Fett; vgl. Fettphanerose) mithilfe besonderer Techniken (Lupenbetrachtung, histologische Färbemethoden u. a.)

Phanero|skopie [gr. *φανερός* = offenbar, sichtbar u. ↑...skopie] *w;* -, ...ien: Untersuchung von Hautveränderungen unter der Lupe bei gebündeltem Licht

Phäno|kopie [zu gr. *φαίνεσθαι* = erscheinen u. dem FW *Kopie*] *w;* -, ...ien: Auftreten von Veränderungen im Erscheinungsbild eines Individuums, die bestimmten Erbänderungen gleichen, aber durch äußere Faktoren bedingt und nicht erblich sind (Biol.)

Phäno|typ [zu gr. *φαίνεσθαι* = erscheinen u. gr. *τύπος* = Schlag; Gepräge; Muster, Modell] *m;* -s, -en und **Phäno|typus** *m;* -, ...pen: „Erscheinungsbild" eines Individuums bzw. einer Art, die durch die Umweltfaktoren bestimmte besondere Ausprägung bzw. Modifikation der Erbanlagen im Gegensatz zum ↑Genotyp (Biol.). **phänotypisch:** das Erscheinungsbild eines Organismus betreffend (Biol.)

Phantasie, eindeutschend **Fantasie** [von gr. *φαντασία* = das Sichtbarmachen; Vorstellungs-, Einbildungskraft] *w;* -, ...ien: **1)** nur *Sg.:* Vorstellungskraft, Einbildungskraft, Vermögen, Bewusstseinsinhalte in freien, nicht durch Erfahrung vorgegebenen [sinnvollen] Kombinationen zu verknüpfen (Psychol.). **2)** nur *Pl.:* „Fieberträume", bei Bewusstseinstrübungen (z. B. im Fieber) wahrgenommene Trugbilder bzw. die Reaktion des Kranken auf die Trugwahrnehmungen (Irrereden, Affektäußerungen). **phantasie|ren:** (in Fieberträumen) irrereden

Phantas|ma [von gr. *φάντασμα* = Erscheinung; Gespenst] *s;* -s, -ta u. ...men: Trugwahrnehmung, Sinnestäuschung

Phantastikum [zu gr. *φαντασία* = das Sichtbarmachen; Vorstellungs-, Einbildungskraft] *s;* -s, ...ka: Substanz, die Halluzinationen auslöst (z. B. LSD)

Phanto|geu|sie [zum Stamm von ↑Phantasma u. zu gr. *γεῦσις* = Kostenlassen; Geschmack] *w;* -, ...ien: Geschmackshalluzination

Phantom [aus gleichbed. frz. *fantôme*] *s;* -s, -e: **1)** Trugbild, auf Sinnestäuschung (bes. auf Täuschung des Körpergefühls) beruhende Wahrnehmung (z. B. Wahrnehmen eines amputierten Gliedes als noch vorhanden und zur Leibsphäre gehörend). **2)** Nachbildung von Körperteilen und Organen (z. B. des weiblichen Unterleibs) für Unterrichtszwecke

Phantom|schmerz: Schmerz, der in einem nicht mehr vorhandenen, amputierten Körperglied empfunden wird (bei Reizzuständen der noch intakten Erregungsleitungen)

Phant|osmie [zum Stamm von ↑Phantasma u. zu gr. *ὀσμή* = Geruch] *w;* -, ...ien: Geruchshalluzination

Phäo|chromo|zytom [zu gr. *φαιός* = schwärzlich, grau, ↑chromo... u. gr. *κύτος* = Höhlung; Wölbung; Zelle] *s;* -s, -e: Adrenalin produzierendes ↑Paragangliom des Nebennierenmarks, das histologisch mit Chromsalzen färbbar ist

Phäo|derm [zu gr. *φαιός* = schwärzlich, grau u. ↑Derma] *s;* -s: durch Austrocknung entstehende graubraune bis schwärzliche Hornschicht der Haut

pharmako..., Pharmako... [aus gr. *φάρμακον* = Heilmittel; Gift]: Bestimmungswort von Zusammensetzungen mit der Bedeutung „Heilmittel, Arzneimittel"; z. B.: pharmakologisch, Pharmakognosie

Pharmako|dynamik [zu ↑pharmako... u. gr. *δύναμις* = Vermögen, Kraft] *w;* -: Lehre von der Wirkungsweise (den Wirkungsmechanismen) der Arzneimittel im Organismus. **pharmako|dynamisch:** die Pharmakodynamik betreffend

pharmako|gen [↑Pharmakon und ↑...gen]: durch Arzneimittel verursacht (von Krankheiten oder Krankheitserscheinungen gesagt). **Pharmako|genetik** [gr. *γένεσις* = Entstehung] *w;* -: Lehre von den möglichen Einwirkungen der Arzneimittel auf die Erbbeschaffenheit des Menschen

Pharmako|gnosie [zu ↑pharmako... u. gr. *γνῶσις* = das Erkennen] *w;* -: Drogenkunde, Lehre von der Bestimmung und Identifizierung der Drogen. **pharmako|gnostisch:** die Pharmakognosie betreffend

Pharmako|kinetik [zu ↑pharmako... u. gr. *κινεῖν* = bewegen] *w;* -: quantitative Untersuchung der Resorption, Verteilung, Biotransformation und Exkretion von Arzneimitteln im Organismus

Pharmako|loge [↑pharmako... u. ↑...loge] *m;* -n, -n: Arzneimittelkundiger. **Pharmako|logie** [↑...logie] *w;* -: Arzneimittellehre, Lehre von Art u. Aufbau der Heilmittel, ihren Wirkungen und ihren Anwendungsgebieten. **pharmako|logisch:** Arzneimittel betreffend; die Pharmakologie betreffend

Pharmakon [aus gr. *φάρμακον* = Heilmittel; Gift] *s;* -s, ...ka: Arzneimittel

Pharmako|phor [zu ↑pharmako... u. gr. *φορός* = tragend] *s;* -s, -en (meist *Pl.*): die für die eigtl. pharmakologische Wirkung verantwortlichen chemischen Gruppierungen im Arzneimolekül

Pharmako|pöe [*...pö*, selten: *...pöᵉ*; zu ↑pharmako... u. gr. *ποιεῖν* = machen, hervorbringen] *w;* -, -n [*...pöᵉn*]: amtliches Arzneibuch, Verzeichnis der ↑offizinellen Arzneimittel mit Vorschriften über ihre Zubereitung, Beschaffenheit, Aufbewahrung, Anwendung u. a.

Pharmako|psych|ia|trie [↑pharmako... u. ↑Psychiatrie] *w;* -: Lehre von der Behandlung bestimmter Geisteskrankheiten mit ↑Psychopharmaka

Pharmako|psy|cho|logie [↑pharmako... u. ↑Psychologie] *w;* -: Lehre von den Wirkungen der Arzneimittel auf die psychischen Funktionen des Organismus

Pharmako|radio|gra|phie [↑pharmako... u. ↑Radiographie] *w;* -, ...ien: röntgenographische Untersuchung, bei der die Wirkung von Arzneimitteln am Röntgenschirm bzw. auf dem Röntgenbild beobachtet wird

pharmako|therapeu|tisch [zu ↑pharmako... u. ↑Therapie]: die Behandlung mit Arzneimitteln betreffend, mittels Pharmakotherapie. **Pharmako|therapie** *w;* -, ...ien: [Lehre von der] medikamentöse[n] Behandlung von Krankheiten

Pharmazeut [zu gr. *φαρμακεύειν* = Heilmittel anwenden; Giftmischerei treiben] *m;* -en, -en: Fachmann auf dem Gebiet der Pharmazie, Arzneimittelhersteller (z. B. Apotheker). **Pharmazeu|tik** *w;* -: Arzneimittelkunde. **Pharmazeu|tikum** *s;* -s, ...ka: Arzneimittel. **pharmazeu|tisch**: die Herstellung von Arzneimitteln betreffend

pharmazeu|tisch-technischer Assistent: pharmazeutischer Assistenzberuf, unterstützt den Apotheker bei Herstellung, Verkauf und Abrechnung von Arzneimitteln, führt einfache Laboruntersuchungen durch; Abk.: PTA

Pharmazie [von gr. *φαρμακεία* = Gebrauch einer Arznei oder eines Giftes; Arznei] *w;* -: [Wissenschaft von der] Arzneimittelherstellung

pharyn|ge|us, ...gea, ...ge|um, auch: **pharyn|gicus, ...ca, ...cum** [zu ↑Pharynx]: zum Schlund gehörend; z. B. in der Fügung ↑Arteria pharyngea ascendens

Pharyn|gismus [zu ↑Pharynx] *m;* -, ...men: „Schlundkrampf", Spasmus der Schlundmuskulatur (bei örtlichen Erkrankungen, organischen Nervenleiden u. a.)

Pharyn|gitis [zu ↑Pharynx] *w;* -, ...itiden (in fachspr. Fügungen: ...itides): Rachenentzündung, Rachenkatarrh. **Pharyn|gitis acuta:** akute Entzündung des Nasenrachenraums. **Pharyn|gitis keratosa:** Rachenentzündung mit Verhornung des Schleimhautepithels an den Tonsillen, im hinteren Zungenabschnitt und im Rachen (mit Bildung weißlicher, harter Auflagerungen)

pharyn|go|basilaris, ...re [zu ↑Pharynx u. ↑Basis]: zu Schlund und Schädelbasis gehörend; z. B. in der Fügung ↑Fascia pharyngobasilaris (Anat.)

Pharyn|go|logie [↑Pharynx u. ↑...logie] *w;* -: Lehre von den Krankheiten des Rachens. **pharyn|go|logisch**: die Pharyngologie bzw. die Rachenkrankheiten betreffend

Pharyn|go|mykose [↑Pharynx u. ↑Mykose] *w;* -, -n, in fachspr. Fügungen: **Pharyn|gomycosis,** *Pl.:* ...oses: Pilzerkrankung der Rachenschleimhaut

Pharyn|go|plastik [↑Pharynx u. ↑Plastik] *w;* -, -en: operative Behebung von [angeborenen] Defekten des Rachens (z. B. von Rachenspalten)

Pharyn|go|skop [↑Pharynx u. ↑...skop] *s;* -s, -e: Rachenspiegel, Instrument zur Untersuchung des Rachens. **Pharyn|go|skopie** [↑...skopie] *w;* -, ...ien: Untersuchung des Rachens mithilfe des Pharyngoskops. **pharyn|go|skopisch:** die Pharyngoskopie betreffend; unter Anwendung des Pharyngoskops

Pharyn|go|spas|mus [↑Pharynx und ↑Spasmus] *m;* -, ...men: = Pharyngismus

Pharyn|go|tomie [↑Pharynx u. ↑...tomie] *w;* -, ...ien: „Rachenschnitt", operative Öffnung des Rachens vom Halse (vom Gebiet des Zungenbeins) aus

pharyn|go|tubalis, ...le [zu ↑Pharynx u. ↑Tube]: zu Schlund und Ohrtrompete gehörend; z. B. in der Fügung ↑Plica pharyngotubalis (Anat.)

Pharyn|go|zele [↑Pharynx u. ↑...zele] *w;* -, -n: bruchsackartige Ausstülpung an der hinteren Rachenwand

Pharynx [aus gleichbed. gr. *φάρυγξ*, Gen.: *φάρυγγος*] *m;* -, ...ryn|ges u. eindeutschend: ...ryn|gen: Rachen, Schlund, zwischen Speiseröhre und Mund- bzw. Nasenhöhle liegender Abschnitt der oberen Luftwege

Phase [von gr. *φάσις* = Erscheinung] *w;* -, -n **1)** Abschnitt einer [stetigen] Entwicklung; zeitweiliger einheitlicher Zustand, der sich durch bestimmte Merkmale von anderen möglichen Zuständen unterscheidet (z. B. bei der Zellteilung, auch bei Krankheiten; Biol., Med.). **2)** Schwingungszustand einer Wellenbewegung, Größe, die den Schwingungszustand einer Welle, bezogen auf den Anfangszustand, charakterisiert (Phys.). **3)** Aggregatzustand eines chem. Stoffes

Phasen|kon|trast|verfahren: besonderes Verfahren der Mikroskopie, bei dem die Phasenverschiebung (vgl. Phase 2), die das Licht beim Durchgang durch transparente Medien infolge der Beugung erleidet, optisch in eine Amplitudendifferenz (wie bei der normalen mikroskopischen Abbildung) umgewandelt wird, wodurch auch kontrastlose, dünne, ungefärbte Präparate (z. B. bei der Lebendbeobachtung von Bakterien- und Gewebekulturen) kontrastreich dargestellt werden können

Phaso|phrenie [Kurzbildung aus ↑Phase u. ↑Schizophrenie] *w;* -, ...ien: Bezeichnung für eine in Phasen verlaufende Psychose

Phelps-Gocht-Apparat [nach den dt. Orthopäden Abel Phelps (1851–1902) u. Hermann Gocht (1869–1938)]: Instrument zum gewaltsamen Zerbrechen verkrümmter Knochen (vor allem zur Einrichtung von Fersenbeinbrüchen). **Phelps-Operation:** Klumpfußoperation, bei der die Sehnen und Gelenkbänder (in der Nähe des inneren Knöchels), die die normale Fußstellung verhindern, durchtrennt und plastisch verlängert werden. **Phelps-Stehbett:** bei der Behandlung der Wirbeltuberkulose verwendete Bettform, die die Ruhigstellung der Wirbelsäule in Reklinationslage ermöglicht

Phemister-Span [nach dem amer. Orthopäden D. B. Phemister, 20. Jh.]: Knochenspan ohne Knochenhaut zur Deckung schlecht heilender Knochenbrüche

Phenol [Kunstwort] *s;* -s: Karbolsäure, eine aus dem Steinkohlenteer gewonnene organ. Verbindung (mit Ätzwirkung; einfachster aromatischer Alkohol; z. B. für mikroskopische Färbungen verwendet; Chem.)

phenolatus, ...ta, ...tum [zu ↑Phenol]: Phenol enthaltend; z. B. in der Fügung ↑Aqua phenolata

Phenyl|alanin [Kunstw.] *s;* -s: essenzielle Aminosäure, die für das Wachstum des kindlichen Organismus und für das Stickstoffgleichgewicht des Erwachsenen notwendig ist

Phenyl|keton|urie [Kunstw.] *w;* -, ...ien: = Fölling-Krankheit

Phero|gramm [zu gr. *φέρειν* = tragen u. ↑...gramm] *s;* -s, -e: das bei der ↑Elektrophorese gewonnene Ergebnis

Phil|adel|phia-Chromo|som: erstmals in Philadelphia (USA) beschriebene Aberration im Bereich des langen Arms von Chromosom 22 (kommt insbesondere bei chronisch-myeloischer Leukämie vor)

Phil|trum [aus gleichbed. gr. *φίλτρον* (eigtl. = Liebeszauber)] *s;* -s, ...tra u. eindeutschend: ...tren: anat. Bezeichnung für die Einbuchtung in der Mitte der Oberlippe

Phimose [aus gr. *φίμωσις* = das Verschließen, Verengen (bes. einer Öffnung des menschl. Leibes)] *w;* -, -n: angeborene (auch durch Geschlechtskrankheiten oder ↑Balanitis erworbene) Verengung der Vorhaut des Penis, sodass sich diese nicht über die Eichel zurückstreifen lässt

phleb..., Phleb... vgl. phlebo..., Phlebo...

Phleb|algia[1] is|chia|dica [↑phlebo... und ↑...algie] *w;* - -: durch den Druck gestauter Venen auf den ↑Nervus ischiadicus hervorgerufener Ischiasschmerz

Phleb|ek|tasie [↑phlebo... u. ↑Ektasie] *w;* -, ...ien, in fachspr. Fügungen: **Phleb|ec|tasia[1]**, *Pl.:* ...iae: „Venenerweiterung", durch Degeneration der ↑Tunica media oder allgemeine Bindegewebsschäden bedingte Bildung von Ausbuchtungen (Varizen) in der Venenwand

Phleb|ek|tomie [↑phlebo... u. ↑Ektomie] *w;* -, ...ien: operative Entfernung einer Vene bzw. eines Venenteils

Phlebitis [zu gr. *φλέψ*, Gen.: *φλεβός* = Blutader] *w;* -, ...itiden (in fachspr. Fügungen: ...itides): „Venenentzündung", häufig zu einer ↑Thrombophlebitis führende Entzündung der Venenwände. **Phlebitis migrans:** kleinflächige, begrenzte Rötungen über subkutanen Venen, die bei Thrombophlebitis gleichzeitig oder nacheinander an verschiedenen Körperstellen auftreten

phlebo..., Phlebo..., vor Selbstlauten: **phleb..., Phleb...** [aus gr. *φλέψ*, Gen.: *φλεβός* = Blutader]: Bestimmungswort von Zusammensetzungen mit der Bedeutung „Vene, Venen...", z. B.: Phlebologie, Phlebektasie

Phlebo|dynamo|me|trie [↑phlebo..., gr. *δύναμις* = Kraft u. ↑...metrie] *w;* -, ...ien: apparative Messung des Drucks in den Venen

phlebo|gen [↑phlebo... u. ↑...gen]: von den Venen ausgehend (z. B. von krankhaften Veränderungen)

Phlebo|gramm [↑phlebo... u. ↑...gramm] *s;* -s, -e: Röntgenbild kontrastmittelgefüllter Venen. **Phlebo|gra|phie** [↑...graphie] *w;* -, ...ien: röntgenographische Darstellung bestimmter Venen mithilfe von Kontrastmitteln

Phlebo|lith [↑phlebo... u. ↑...lith] *m;* -s u. -en, -e[n]: „Venenstein", verkalkter ↑Thrombus in einer Vene

Phlebo|loge [↑phlebo... u. ↑...loge] *m;* -n, -n: Arzt mit Spezialkenntnissen auf dem Gebiet der Venenerkrankungen. **Phlebo|logie** [↑...logie] *w;* -: Lehre von den Venen und ihren Erkrankungen

Phlebo|sklerose [↑phlebo... u. ↑Sklerose] *w;* -, -n: bindegewebige Verhärtung der Venen. **phlebo|sklerotisch:** mit Phlebosklerose verbunden

Phlebo|skopie [↑phlebo... u. ↑...skopie] *w;* -, ...ien: Beobachtung der Venenfunktion am Durchleuchtungsapparat nach Verabreichung eines Kontrastmittels

Phlebo|thrombose [↑phlebo... u. ↑Thrombose] *w;* -, -n: nichtinfektiöse Venenthrombose

Phlebo|tomie [↑phlebo... u. ↑...tomie] *w;* -, ...ien: = Venae sectio

Phlebo|tomus [↑phlebo... u. gr. *τομός* = schneidend] *m;* -, (Arten:) ...mi: Gattung von Sandmücken, die gefährliche Infektionskrankheiten (z. B. ↑Kala-Azar, ↑Oroyafieber) auf den Menschen übertragen können (Zool.)

Phleg|ma [von gr. *φλέγμα*, Gen.: *φλέγματος* = Brand, Flamme, Hitze; kalter u. zähflüssiger Körperschleim] *s;* -s: [Geistes]trägheit, Schwerfälligkeit; Gleichgültigkeit; Dickfelligkeit

Phleg|masie [aus gr. *φλεγμασία* = Entzündung] *w;* -, ...ien, in fachspr. Fügungen: **Phlegmasia**[1], *Pl.:* ...iae: allg. Bez. für: Entzündung. **Phleg|masia alba dolens** [lat. *dolere* = Schmerz empfinden]: bei ↑Thrombophlebitis der Oberschenkel- und Beckenvenen (im Wochenbett) auftretende ödematöse schmerzhafte Schwellung des Oberschenkels mit charakteristischer Hautblässe. **Phleg|masia coe|rulea dolens:** blauschwarze Verfärbung der Haut, verbunden mit schmerzhafter Schwellung der Haut bei Thrombophlebitis

Phleg|matiker [zu ↑Phlegma] *m;* -s, -: phlegmatischer Mensch. **phleg|matisch:** von ruhiger, etwas schwerfälliger Gemütsart

Phleg|mone [von gr. *φλεγμονή* = Entzündung der Teile unter der Haut; Geschwulst] *w;* -, -n: eitrige Zellgewebsentzündung mit Neigung zu [flächenhafter] Ausbreitung. **phleg|monös,** in fachspr. Fügungen: **phleg|monosus, ...osa, ...osum:** mit ↑Phlegmone einhergehend; z. B. in der Fügung ↑Appendicitis phlegmonosa

phlogistisch, in fachspr. Fügungen: **phlogisticus, ...ca, ...cum** [zu gr. *φλογίζειν* = in Brand setzen, verbrennen]: eine Entzündung betreffend, zu ihr gehörend; z. B. in der Fügung ↑Crusta phlogistica

phlogo|gen [zu ↑Phlogose u. ↑...gen]: Entzündungen erregend

Phlogose [aus gr. *φλόγωσις* = Brand, Hitze; Entzündung] *w;* -, -n u. **Phlogosis,** *Pl.:* ...osen (in fachspr. Fügungen: ...oses) = Phlegmasie

Phlyktäne [aus gr. *φλύκταινα* = Blase, Blätter auf der Haut] *w;* -, -n, in fachspr. Fügungen: **Phlyctae|na,** *Pl.:* ...nae: bei ↑Keratokonjunktivitiden auftretendes allergenes Bläschen an der Augenbindehaut

Phobie [zu gr. *φόβος* = Furcht] *w;* -, ...ien: krankhafte Angst (z. B. vor bestimmten Gegenständen, Situationen, Krankheiten u. a.) als Form der ↑Psychose. **phobisch:** auf einer Phobie beruhend, mit einer Phobie zusammenhängend; in der Art einer Phobie. **Phobo|phobie** *w;* -, ...ien: krankhafte Angst vor Angstanfällen

Phoko|melie [zu gr. *φώκη* = Robbe, Seehund u. gr. *μέλος* = Glied] *w;* -, ...ien: „Robbengliedrigkeit", angeborene Missbildung der Extremitäten, bei der die Hände oder Füße unmittelbar am Rumpf ansetzen. **Phoko|melus** *m;* -, ...len: Individuum, das die Merkmale der Phokomelie zeigt

Phon [zu gr. *φωνή* = Laut; Ton] *s;* -s, -s (50 -): Maß der Lautstärke bzw. des Schalldrucks von Geräuschen; Zeichen: phon

phon..., Phon... vgl. phono..., Phono...

Phon|asthenie [↑phono... u. ↑Asthenie] *w;* -, ...ien: Versagen der Stimme, Stimmschwäche als Folge einer fehlerhaften Sprach- und Stimmtechnik (Vorkommen bei Neurasthenie oder Überanstrengung)

Phonation [zu gr. *φωνή* = Laut; Ton; Stimme] *w;* -, -en: Stimm- und Lautbildung, Art und Weise der Entstehung von Stimmlauten durch die Aktion des Kehlkopfs und der Artikulationswerkzeuge des Mundes

Phoneme [zu gr. *φώνημα* = Laut; Ton; Stimme] *Pl.:* Gehörhalluzinationen in Form von Stimmen (z. B. bei Schizophrenie)

Phon|endo|skop [↑phono..., ↑endo... und ↑...skop] *s;* -s, -e: ↑Stethoskop, das den Schall über eine Membran und einen veränderlichen Resonanzraum weiterleitet

Phon|ent|allaxis [zu ↑phono..., ↑ento... u. gr. *ἀλλάττειν* = verändern, vertauschen] *w;* -, ...xen: Vertauschung von Vokalen und Diphthongen

Phonetik [zu gr. *φωνή* = Laut; Ton; Stimme] *w;* -: Lehre, die die physiologischen Vorgänge beim Sprechen untersucht; Lautlehre; Stimmbildungslehre

Phon|ia|ter [↑phono... u. ↑...iater] *m;* -s, -: Arzt mit Spezialkenntnissen auf dem Gebiet der Stimm- und Sprechstörungen. **Phon|iatrie** [↑...iatrie] *w;* -: Teilgebiet der Medizin, das sich mit den krankhaften Erscheinungen bei der Sprach- und Stimmbildung (z. B. Sprachfehlern) beschäftigt

...phonie [zu gr. *φωνή* = Laut; Ton; Stimme]: Grundwort von substantivischen Zusammensetzungen mit der Bedeutung „Stimme, Stimmklang"; z. B.: ↑Ägophonie, ↑Bronchophonie

phonie|ren [zu gr. *φωνή* = Laut; Ton; Stimme]: den Stimmklang (in hoher Tonlage) einsetzen lassen. **phonisch:** die Stimme bzw. die Stimmbildung betreffend. **Phonismus** *m;* -, ...men (meist *Pl.*): Bezeichnung für Tonempfindungen, die nicht auf Gehörswahrnehmungen beruhen (sondern z. B. bei Reizung der optischen Zentren auftreten; eine Form der ↑Synästhesie)

phono..., Phono..., eindeutschend **fono..., Fono...,** vor Vokalen meist: **phon..., Phon...,** eindeutschend **fon..., Fon...** [zu gr. *φωνή* = Laut; Ton; Stimme]: Bestimmungswort von Zusammensetzungen mit der Bedeutung „Schall, Laut; Ton; Stimme"; z. B.: Phonometer, Phonasthenie

Phono|graph [↑phono... u. ↑...graph] *m;* -en, -en: Gerät zur Aufzeichnung der akustischen Schwingungen der Stimme bzw. Sprache

Phono|gra|phismus [zu ↑Phonograph] *m;* -, ...men: Sprachauffälligkeit im Kindesalter, bei der Gehörtes oder Gesehenes erfasst, aber nicht verarbeitet wird und deshalb erst später gleichsam mechanisch (wie von einer Schallplatte) wiedergegeben wird

Phono|kardio|gra|phie [↑phono... u. ↑Kardiographie] *w;* -, ...ien: Registrierung der Herztöne auf elektroakustischem Wege (mittels Mikrofon u. Verstärker)

Phono|kardio|toko|gra|phie [↑phono...,

↑Kardia, gr. τόκος = das Gebären u. ↑...graphie] *w;* -, ...ien: Aufnahme und Registrierung der kindlichen Herztöne im Mutterleib (das Mikrofon wird auf dem Bauch der Mutter angebracht)

Phono|manie [gr. φόνος = Mord, Totschlag u. ↑Manie] *w;* -, ...ien: Mordsucht

Phono|meter [↑phono... u. ↑...meter] *s;* -s, -: Gerät zur Messung der Lautstärke der Flüstersprache bei der Hörprüfung

Phono|neu|rose [↑phono... u. ↑Neurose] *w;* -, -n: psychisch bedingte Stimmstörung

Phono|phobie [↑phono... u. ↑Phobie] *w;* -, ...ien: **1)** Sprechangst, krankhafte Angst vor dem Sprechen (bei Stotternden). **2)** krankhafte Angst vor Geräuschen oder lauter Sprache

Phono|ponose [zu ↑phono... u. gr. πόνος = Arbeit, Mühe; Leiden] *w;* -, -n: mechanisch bedingte Stimmstörung

Phono|skop [↑phono... u. ↑...skop] *s;* -s, -e: ↑Stethoskop mit Verstärkungsanlage zur Wiedergabe der Herztöne bzw. Herzgeräusche mit dem Lautsprecher (zu Lehrzwecken)

Phor|opter [zu gr. φορεῖν = tragen u. dem Wortstamm von ↑optisch] *m;* -s, -: ophthalmologisches Untersuchungsgerät in Form einer Probierbrille (mit vorschaltbaren Prismen, Linsen und Filtern) zur Ermittlung der Brechkraft, der Akkommodationsbreite und der Achsenparallelität der Augen

Phos|phat [zu ↑Phosphor] *s;* -[e]s, -e: Salz der Phosphorsäure

Phos|phatase [↑Phosphat u. ↑...ase] *w;* -, -n: bei den meisten Stoffwechselvorgängen wirksames Enzym, das Phosphorsäureester zu spalten vermag

Phos|phatid [zu ↑Phosphat] *s;* -[e]s, -e: zu den ↑Lipoiden gehörende organ. chem. Verbindung

Phos|phen [Kunstbildung zu gr. φῶς = Licht u. gr. φαίνεσθαι = erscheinen] *s;* -s, -e: subjektiv wahrgenommene Lichterscheinung, die bei der ↑Photopsie auftritt

Phos|pho|di|ester [↑Phosphor, ↑[1]di... und ↑Ester] *m;* -s, -: esterartige chemische Verbindung von Phosphorsäure mit zwei alkoholischen Resten

Phos|pho|di|esterase [↑Phosphodiester u. ↑...ase] *w;* -, -n: Enzym, das Phosphodiester spaltet

Phos|pho|di|esterase|hemmer: Medikament, das die Spaltung der Phosphodiesterase hemmt oder verhindert

Phos|pho|kinase [zu ↑Phosphor, gr. κινεῖν = bewegen u. ↑...ase] *w;* -, -n: Enzym, das an der Regulation der Zellvermehrung beteiligt ist

Phos|pho|lipid [↑Phosphor und ↑Lipid] *s;* -[e]s, -e (meist *Pl.*): Glyzerinester mit zwei Fettsäureresten und einem substituierten Phosphorsäurerest (z. B. Lezithin). Phospholipide sind u. a. für den Aufbau und die Funktion der Leberzellen unentbehrlich

Phos|phor [gr. φῶς = Licht u. gr. φορός = tragend, bringend] *m;* -s: chem. Element, Nichtmetall; Zeichen: P

Phos|phores|zenz [zu ↑Phosphor] *w;* -: Eigenschaft bestimmter Stoffe, nach dem Bestrahlen mit Licht einige Zeit lang eine schwache, nach und nach abklingende Eigenstrahlung auszusenden, die als Leuchten wahrnehmbar ist; vgl. Fluoreszenz. **phosphores|zie|ren:** nach vorheriger Bestrahlung nachleuchten

phot..., Phot... vgl. photo..., Photo...

Phot|äs|thesin [zu ↑photo... u. gr. αἴσθησις = Sinneswahrnehmung] *s;* -s: Sehstoff, Farbstoff in den Sehstäbchen der Augennetzhaut, der sich unter Lichteinwirkung aufbaut und bei der Umsetzung der optischen Netzhauterregung in die entsprechenden Nervenreize eine Rolle spielt

Photismus [zu gr. φῶς, Gen.: φωτός = Licht] *m;* -, ...men (meist *Pl.*): subjektive optische Wahrnehmungen (z. B. Lichtblitze, Funken) bei Reizung z. B. der Gehör- oder Tastnerven (eine Form der ↑Synästhesie)

photo..., Photo..., eindeutschend **foto..., Foto...,** vor Vokalen gelegentlich: **phot..., Phot...,** eindeutschend **fot..., Fot...** [aus gr. φῶς, Gen.: φωτός = Licht]: Bestimmungswort von Zusammensetzungen mit der Bedeutung „Licht"; z. B.: Phototherapie, Photopsie

Photo|ab|lation [↑photo... u. ↑Ablation] *w;* -, -en: berührungsfreie Gewebeabtragung von einer Oberfläche (z. B. Augenhornhaut zur Behandlung der Kurzsichtigkeit) durch Licht (↑Laser). **photo|ab|lativ:** die Photoablation betreffend

photo|aktinisch, in fachspr. Fügungen: **photo|actinicus, ...ca, ...cum** [↑photo... u. ↑aktinisch]: durch Lichtstrahlen hervorgerufen; z. B. in der Fügung ↑Cheilitis photoactinica

Photo|all|ergen [↑photo... u. ↑Allergen] *s;* -s, -e: Allergen, das durch Einwirkung von Licht bzw. Strahlen auf eine Substanz entsteht. **Photo|all|ergie** [↑Allergie] *w;* -, ...ien: allergische Reaktion der Haut auf Licht bzw. Strahlen. **photo|all|ergisch:** die Photoallergie betreffend, Photoallergie zeigend

Photo|alterung [↑photo...]: Bez. für Veränderungen der Haut durch UV-Strahlung, die dem Erscheinungsbild gealterter Haut entsprechen

Photo|chemo|therapie [↑photo..., ↑Chemie u. ↑Therapie] *w;* -, ...ien: kombinierte Anwendung von langwelligem UV-Licht und einer photosensibilisierenden Substanz zur Behandlung von Hautkrankheiten

Photo|dermatose [↑photo... u. ↑Dermatose] *w;* -, -n, in fachspr. Fügungen: **Photo-**

dermatosis, *Pl.:* ...oses: „Lichtdermatose", durch UV-Licht oder andere Strahlen hervorgerufene krankhafte Hautveränderung

photo|elek|trisch, in fachspr. Fügungen: **photo|elec|tricus, ...ca, ...cum** [↑photo... u. ↑elektrisch]: durch Lichtstrahlen hervorgerufen; z. B. in der Fügung ↑Dermatitis photoelectrica

Photo|ko|agulation [↑photo... u. ↑Koagulation] *w;* -, -en: Blutstillung mithilfe von Strahlen (meist Laser)

Photo|lyse [zu ↑photo... u. gr. *λύειν* = lösen, auflösen] *w;* -, -n: Spaltung einer chemischen Verbindung unter Einfluss von Strahlung

Photom [zu gr. *φῶς*, Gen.: *φωτός* = Licht] *s;* -s, -e (meist *Pl.*): subjektive, entoptische Licht- oder Farbwahrnehmungen

Photo|meter [↑photo... u. ↑...meter] *s;* -s, -: Gerät zur Messung der Lichtstärke von Beleuchtungsquellen bzw. der Lichtresorption von transparenten Medien. **Photo|me|trie** [↑...metrie] *w;* -, ...ien: Bestimmung der Konzentration einer Flüssigkeit, indem man ihre Lichtdurchlässigkeit mit dem Photometer ermittelt

Photo|pherese [zu ↑photo... u. gr. *φέρειν* = tragen, bringen] *w;* -, -n: Verfahren, mit dem Blut einer UV-Strahlung ausgesetzt wird, um die weißen Blutkörperchen zu schädigen

photo|phob [zu ↑photo... u. gr. *φόβος* = Furcht]: lichtscheu, -empfindlich (bei gesteigerter Reizbarkeit der Augen). **Photophobie** *w;* -, ...ien: „Lichtscheu", gesteigerte, schmerzhafte Lichtempfindlichkeit der Augen bei Entzündungen, Masern, Migräne u. a.

Phot|oph|thalmie [zu ↑photo... und gr. *ὀφθαλμός* = Auge] *w;* -, ...ien, in fachspr. Fügungen: **Phot|oph|thalmia**[1], *Pl.:* ...iae: durch Lichteinwirkung hervorgerufene Horn- und Bindehautentzündung. **Phot|oph|thalmia elec|trica:** auf ultraviolette Strahlung (z. B. reflektierende Schneeflächen im Hochgebirge) zurückzuführende akute Photophthalmie

Phot|op|sie [zu ↑photo... u. gr. *ὄψις* = Sehen; Anblick] *w;* -, ...ien: Auftreten von subjektiven Lichtempfindungen (in Form von Blitzen, Funken; vgl. Phosphen) bei mechanischer Reizung des Auges oder bei Erkrankungen der Sehbahnen bzw. des Hinterhirns

Photo|sensibili|sator [zu ↑photo... u. ↑Sensibilisierung] *w;* -s, ...toren: Farbstoff (z. B. ↑Pophyrin), der i. v. injiziert wird und in einem Tumorgewebe zu erhöhter Lichtempfindlichkeit führt; durch Bestrahlung mit Laser wird das krankhafte Gewebe zerstört

Photo|sensibilisie|rung [↑photo... u. ↑Sensibilisierung] *w;* -, -en: durch bestimmte chem. Stoffe (z. B. ätherische Öle) bewirkte Steigerung der Licht- bzw. Strahlenempfindlichkeit der Haut

Photo|therapie [↑photo... u. ↑Therapie] *w;* -, ...ien: „Lichtheilverfahren", Behandlung von Krankheiten mit natürlicher oder künstlicher Lichtstrahlung

photo|toxisch [↑photo... u. ↑toxisch]: durch schädliche Einwirkung von Licht bzw. Lichtstrahlen verursacht. **Photo|toxizität** *w;* -: Schadwirkung von Licht bzw. Lichtstrahlen

Phren|algie [↑Phrenes u. ↑...algie] *w;* -, ...ien: Zwerchfellschmerz

Phrenes [aus gr. *φρένες*, Pl. von gr. *φρήν*, Gen.: *φρενός* = Zwerchfell] *Pl.:* = Diaphragma

Phrenesie [zu gr. *φρήν*, Gen.: *φρενός* = Zwerchfell; Geist; Gemüt] *w;* -, ...ien: seltene Bez. für: Wahnsinn; Besessensein von Wahnvorstellungen

phrenico|colicus, ...ca, ...cum [zu ↑Phrenes u. ↑Kolon]: zum Zwerchfell und Grimmdarm gehörend; z. B. in der Fügung ↑Ligamentum phrenicocolicum (Anat.)

phrenicocostalis vgl. phrenikokostal

phrenico|lie|nalis, ...le [*...li-e...;* zu ↑Phrenes u. ↑Lien]: zum Zwerchfell u. zur Milz gehörend; z. B. in der Fügung ↑Ligamentum phrenicolienale (Anat.)

phrenicus, ...ca, ...cum [zu ↑Phrenes]: zum Zwerchfell gehörend; z. B. in der Fügung ↑Nervus phrenicus (Anat.)

phreniko|kostal, in fachspr. Fügungen: **phrenico|costalis, ...le** [zu ↑Phrenes u. ↑Costa]: Zwerchfell und Rippen betreffend

Phreniko|tomie [↑Phrenikus u. ↑...tomie] *w;* -, ...ien: operative Durchtrennung des ↑Nervus phrenicus (zur Ruhigstellung des Zwerchfells)

Phrenikus *m;* -, ...nizi: übliche Kurzbezeichnung für ↑Nervus phrenicus

Phrenikus|ex|[h]ai|rese: operatives Herausschneiden eines Teils des ↑Nervus phrenicus, um durch die künstliche Lähmung eines Zwerchfellabschnitts die Lunge ruhig zu stellen (bei Tuberkulose)

Phreno|kardie [zu gr. *φρήν*, Gen.: *φρενός* = Zwerchfell; Geist; Gemüt u. gr. *καρδία* = Herz] *w;* -, ...ien: neurotisch bedingte funktionelle Herzbeschwerden mit Herzklopfen, Herzstichen, Atemnot (z. B. bei Sexualneurosen)

Phreno|logie [gr. *φρήν*, Gen.: *φρενός* = Zwerchfell; Geist; Gemüt u. ↑...logie] *w;* -: als irrig erwiesene Lehre, dass aus den Schädelformen auf bestimmte geistig-seelische Veranlagungen zu schließen sei (da ein Zusammenhang zwischen der Lokalisation der psychischen Funktionen im Gehirn und dem Bau des knöchernen Schädels in den diesen Funktionszentren zugeordneten Abschnitten postuliert wurde)

Phreno|pa|thie [gr. *φρήν*, Gen.: *φρενός* = Zwerchfell; Geist; Gemüt u. ↑...pathie] *w;* -, ...ien: allg. Bez. für: Geisteskrankheit

Phthiriaise [zu ↑Phthirus] *w;* -, -n u. **Phthiriaisis,** *Pl.* ...iaisen (in fachspr. Fügungen: ...iaises): Läuse-, insbes. Filzlausbefall

Phthirus, älter auch: **Phthirius** [zu gr. φθείρ = Laus] *m;* -: Gattung der Läuse (Anoplura). **Phthirus pubis:** Filzlaus, vorwiegend in der Schambehaarung des Menschen schmarotzende Läuseart

Phthise [von gr. φθίσις = Auszehrung, Schwindsucht] *w;* -, -n u. **Phthisis,** *Pl.:* ...isen (in fachspr. Fügungen: ...ises): „Schwindsucht", allgemeiner Verfall des Körpers bzw. einzelner Organe (Schrumpfung, degenerative Veränderung); im engeren Sinne Bez. für eine Form der Lungentuberkulose, die mit Einschmelzung und Schrumpfung des Lungengewebes verbunden ist. **Phthisis bulbi:** allgemeine Schrumpfung des Augenbulbus (Folge von Verletzungen u. anderen Augenkrankheiten, die lokale Ernährungsstörungen verursachen). **Phthisis florida:** „galoppierende Schwindsucht", zu raschem körperlichem Verfall führendes, mit hohem Fieber einhergehendes Stadium der Lungenschwindsucht

Phthiseo|phobie [zu ↑Phthise u. ↑Phobie] *w;* -, ...ien: krankhafte Angst vor der Ansteckung mit Lungentuberkulose

Phthisiker [zu ↑Phthise] *m;* -s, -: Schwindsüchtiger. **phthisisch,** auch: **phthitisch:** schwindsüchtig; die [Lungen]schwindsucht betreffend

Phyko|mykose [zum Namen der veralteten Algenpilzklasse *Phykomyzeten* (zu gr. φῦκος = Meertang, Seegras u. gr. μύκης = Pilz)] *w;* -, -n, in fachspr. Fügungen: **Phycomycosis,** *Pl.:* ...oses: Erkrankung durch Algenpilze der Klasse Phykomyzeten mit Manifestation bes. im Bereich der Haut, der Verdauungs- und der Atmungsorgane

Phylo|genese [gr. φῦλον = Stamm; Geschlecht u. gr. γένεσις = Entstehung] *w;* -, -n: = Phylogenie. **phylo|genetisch:** die Stammesgeschichte der Lebewesen betreffend. **Phylo|genie** *w;* -, ...ien: Stammesgeschichte der Lebewesen (Biol.)

Phyma [von gr. φύμα = Gewächs, Auswuchs; Geschwulst] *s;* -s, -ta: Auswuchs, knollige Verdickung (infolge Zellgewebswucherung) besonders der Nase; vgl. Rhinophym

Physalide [aus gr. φυσαλίς, Gen.: φυσαλίδος = Blase, Wasserblase] *w;* -, -n: große, unreife Zelle mit flüssigkeitsgefülltem Hohlraum (bei bösartigen Geschwulstbildungen, z. B. Sarkom und Chordom, vorkommend)

Phys|ia|ter [gr. φύσις = Natur u. ↑...iater] *m;* -s, -: Naturheilkundiger. **Phys|ia|trie** [↑...iatrie] u. **Phys|ia|trik** *w;* -: = Physiotherapie

Physik [von gr. φυσική = Naturforschung, Naturlehre] *w;* -: diejenige der exakten Naturwissenschaften, die die quantitativen (nach Maß und Zahl bestimmbaren, mathematischen Gesetzen unterworfenen) Naturvorgänge erforscht. **physikalisch:** die Physik betreffend; mit den Methoden der Physik [arbeitend]. **Physiker** *m;* -s, -: Wissenschaftler auf dem Gebiet der Physik

physiko|chemisch [zu ↑Physik und ↑Chemie]: sowohl physikalisch als auch chemisch

Physikum [zu gr. φύσις = Natur, Naturordnung] *s;* -s, ...ka: ärztliches Vorexamen (mit Prüfung der Kenntnisse auf dem Gebiet der allgemeinen naturwissenschaftlichen u. anatomischen Grundlagen der Medizin)

physio..., Physio... [zu gr. φύσις = Natur; Naturordnung]: Bestimmungswort von Zusammensetzungen mit der Bedeutung „Natur, natürlich, die natürlichen Lebensvorgänge betreffend"; z. B.: physiologisch, Physiosklerose

Physio|gnomie [zu gr. φυσιογνωμονεῖν = die Natur, nach der Natur beurteilen] *w;* -, ...ien: äußere Erscheinung eines Lebewesens, beim Menschen Form und Ausdruck des Gesichts

Physio|loge [↑physio... u. ↑...loge] *m;* -n, -n: Wissenschaftler auf dem Gebiet der Physiologie. **Physio|logie** [↑...logie] *w;* -: Lehre von den Grundlagen des allgemeinen Lebensgeschehens, bes. von den normalen (nicht krankhaften) Lebensvorgängen und Funktionen des menschlichen Organismus. **physio|logisch:** die Physiologie betreffend; die natürlichen Lebensvorgänge betreffend

Physio|sklerose [↑physio... u. ↑Sklerose] *w;* -, -n: natürliche, mit dem Lebensalter fortschreitende Sklerose der Blutgefäße

Physio|therapeut [↑physio... u. ↑Therapeut] *m;* -en, -en: **1)** Spezialist für physikalische Therapie. **2)** Krankengymnast, Masseur. **physio|therapeu|tisch:** die Physiotherapie betreffend, mit den Mitteln der Physiotherapie erfolgend. **Physiotherapie** [↑Therapie] *w;* -: Naturheilbehandlung, Behandlung von Krankheiten mit naturgegebenen Mitteln (Wasser, Wärme, Licht, Luft)

physisch [zu gr. φύσις = Natur (eines Menschen)]: körperlich, die Körpersphäre des Menschen betreffend

Physo|me|tra [gr. φῦσα = Blasebalg; Blähung u. gr. μήτρα = Gebärmutter]: Gasbildung in der Gebärmutter

phyt..., Phyt... vgl. phyto..., Phyto...

...phyt [aus gr. φυτόν = das Gewachsene, das Gewächs]: Grundwort von Zusammensetzungen mit der Bedeutung „pflanzlicher Organismus; Pilz"; z. B.: Dermatophyt

Phyt|ag|glutinin [↑phyto... u. ↑Agglutinin] *s;* -s, -e (meist *Pl.*): aus Pflanzen gewinnbare Substanz, die rote Blutkörperchen bestimmter Blutgruppen agglutiniert

phyto..., Phyto..., vor Selbstlauten auch:

phyt..., Phyt... [aus gr. *φυτόν* = das Gewachsene, das Gewächs]: Bestimmungswort von Zusammensetzungen mit der Bedeutung „Pflanze"; z. B.: phytogen, Phytobezoar, Phytagglutinin

Phyto|bezoar [↑phyto... u. ↑Bezoar] *m;* -s, -e: Konkrement aus Pflanzenfasern, die mit der Nahrung aufgenommen wurden, im Magen

phyto|gen [↑phyto... u. ↑...gen]: durch Pflanzen oder pflanzliche Stoffe verursacht (z. B. von Hautkrankheiten)

Phyto|häm|ag|glutinin [↑phyto... u. ↑Hämagglutinin] *s;* -s, -e: in Pflanzen vorkommende Substanz, die die Trennung roter und weißer Blutzellen beschleunigt

Phyto|medizin [↑phyto... u. ↑Medizin] *w;* -: Wissenschaft und Lehre von der Krankheitsheilung und Krankheitsprophylaxe durch pflanzliche Arzneimittel

Phyto|nose [↑phyto... u. gr. *νόσος* = Krankheit] *w;* -, -n: durch Pflanzengiftstoffe verursachte Hautkrankheit

Phyto|parasit [↑phyto... u. ↑Parasit] *m;* -en, -en: **1)** auf Pflanzen schmarotzender tierischer Parasit. **2)** pflanzlicher Parasit bei Tieren und beim Menschen

Phyto|pharmako|logie [↑phyto... u. ↑Pharmakologie] *w;* -: Wissenschaft und Lehre von den zu Heilzwecken verwendeten Pflanzen und ihrer Anwendung

Phyto|pharmakon [↑phyto... u. ↑Pharmakon] *s;* -s, ...ka: aus einer Heilpflanze mit definierbarem Wirkstoffgehalt (z. B. Fingerhut, Tollkirsche) hergestellte Arzneimittelsubstanz

Phyto|sterin [↑phyto... u. ↑Sterin] *s;* -s, -e: in Pflanzen (z. B. Pinie, Sojabohne) vorkommendes Sterin, das u. a. zur Behandlung der ↑Hypercholesterinämie verwendet wird

Phyto|therapeu|tikum [zu ↑phyto... u. gr. *θεραπεύειν* = dienen; bedienen; pflegen; heilen] *s;* -s, ...ka: aus einer Heilpflanze ohne definierbaren einheitlichen Wirkstoffgehalt (z. B. Arnika, Rosskastanie) hergestellte Arzneisubstanz. **Phyto|therapie** *w;* -, ...ien: „Pflanzenheilkunde", die Lehre von der medizinischen Anwendung von Heilpflanzen (oder Teilen davon) in getrocknetem oder aufbereitetem Zustand (Extrakte, Aufgüsse u. dgl.) od. in Form von isolierten pflanzlichen Inhaltsstoffen

p. i.: Abk. für ↑post injectionem

Pia mater [aus gleichbed. mlat. *pia mater,* eigtl. = fromme Mutter (die Benennung bezieht sich vermutlich darauf, dass die Hirnhaut das Gehirn wie eine Mutter ihr Kind mit den Armen umschließt)] *w;* - -: übliche Kurzbez. für ↑Pia mater encephali bzw. spinalis: **Pia mater en|ce|phali:** weiche Hirnhaut, die innere, der Hirnoberfläche unmittelbar aufliegende ↑Meninx, die dem Gehirn die Blutgefäße zuführt. **Pia mater spinalis:** weiche Rückenmarkshaut, die als Fortsetzung der weichen Hirnhaut das Rückenmark umkleidet

Pian [*piang;* aus frz. *pian* = Frambösie] *m;* -s: = Frambösie

pice|us, ...cea, ...ce|um [aus lat. *piceus* = aus Pech bestehend, Pech...]: durch Einwirkung von teerhaltigen Stoffen verursacht; z. B. in der Fügung ↑Acne picea

Pick-Krankheit [nach dem östr. Psychiater Arnold Pick, 1851–1924]: erblich bedingte, umschriebene Schrumpfung (Atrophie) entwicklungsgeschichtlich junger Rindengebiete des Stirn- oder Schläfenlappens mit Persönlichkeitsveränderungen und Demenz

Pickwick-Syn|drom, auch: **Pickwickier-Syn|drom** [nach der beleibten Titelfigur (Mr. Pickwick) in dem Roman „Die Pickwickier" von Charles Dickens]: kardiopulmonales Syndrom der Fettleibigen, charakterisiert durch Adipositas, Zyanose, flache Atmung, Hypertrophie des rechten Herzens mit Insuffizienz und sekundärer Polyzythämie, Somnolenz und Muskelzuckungen

Pico..., Piko... [aus ital. *pico* = klein]: Bestimmungswort von Zusammensetzungen aus der Physik mit der Bedeutung „ein Billionstel" der im Grundwort genannten Maßeinheit (= 10^{-12}); Zeichen: p; auch allg. im Sinne von „sehr klein" gebräuchlich

Picorna|virus [aus engl. *picornavirus,* Kunstw. aus *pico...* (vgl. Pico...), *ribo*n*u*cleic *a*cid = Ribonukleinsäure und Virus] *s;* -, ...ren (meist *Pl.*): extrem kleine Ribonukleinsäureviren (z. B. Enteroviren)

Piecemeal-Ne|krose [*pißmil...;* engl. *piecemeal* = stückweise] *w;* -, -n: „Mottenfraßnekrose", für bestimmte Lebererkrankungen charakteristisches Bild einer wie von Motten zerfressenen Leber

Pie|dra [aus span. *piedra* = Stein] *w;* -: Form der ↑Trichosporie, bei der sich harte Knötchen an den Haaren und in der Kopfhaut bilden (in den Tropen heimische Haarpilzerkrankung)

Pig|ment [aus lat. *pigmentum* = Färbestoff; Farbe] *s;* -[e]s, -e: Körperfarbstoff, in Form von Körnern in den Zellen, bes. der Haut, eingelagerter, die Färbung der Gewebe bestimmender Farbstoff, entweder vom Körper selbst erzeugt („endogenes Pigment", aus einem ungefärbten Eiweißkörper und dem enzymatisch färbbaren ↑Chromogen bestehend) oder von außen in die Haut eingedrungen („exogenes Pigment"). **Pigmentation** *w;* -, -en: Einlagerung von Pigment (in die Basalschicht der Haut)

Pig|ment|de|generation: 1) Pigmententartung, Umwandlung des eingelagerten Pigments in maligne Formen (z. B. Melanin). **2)** krankhafte Pigmenteinlagerung im Zusammenhang mit degenerativen Vorgängen an Organen

pig|mentiert [zu ↑Pigment]: mit Pigmenten versehen. **Pig|mentie|rung** *w;* -, -en: = Pigmentation

Pig|ment|in|duration: mit vermehrter Pigmenteinlagerung einhergehende bindegewebige Wucherung (vgl. Induration) bes. der Lunge

Pig|ment|mal vgl. Naevus pigmentosus

Pig|mento|phage [↑Pigment u. ↑...phage] *m;* -n, -n (meist *Pl.*): Pigment aufnehmende, Pigment fressende ↑Phagozyten

pig|mentosus, ...osa, ...osum [zu ↑Pigment]: Pigment enthaltend; mit der Ablagerung von Pigment einhergehend; z. B. in der Fügung ↑Xeroderma pigmentosum

Pig|ment|stein: aus ↑Bilirubin bestehender Gallenstein

Pignet-Formel [*pinjä...;* nach dem frz. Militärarzt M. Ch. J. Pignet, 19./20. Jh.]: Formel zur Errechnung eines Zahlenwertes, nach dem die körperliche Konstitution (Militärtauglichkeit) eines Menschen eingeschätzt wird; der Konstitutionsindex ist gleich der Differenz zwischen der Körpergröße (in cm) u. dem zum mittleren Brustumfang (in cm) addierten Körpergewicht (in kg)

Pikazismus [zu lat. *pica* = Elster] *m;* -, ...men: abnormes Verlangen nach ungenießbaren Stoffen (bei Schwangeren und Hysterikern)

Piko... vgl. Pico...

Pi|krin|säure [zu gr. *πικρός* = spitz, scharf; herb, bitter]: Trinitrophenol, bitter schmeckende, saure organische Verbindung, die giftig und hochexplosiv ist (u. a. zur Färbung mikroskopischer Präparate verwendet)

Pi|kro|geu|sie [zu gr. *πικρός* = spitz, scharf; herb, bitter u. gr. *γεῦσις* = Geschmack] *w;* -, ...ien: abnorm bittere Geschmacksempfindung

Pil. = Pilula, Pilulae

pilaris, ...re [zu ↑Pilus]: zu den Haaren gehörend, die Haare betreffend; z. B. in der Fügung ↑Agenesia pilaris

Pili: *Pl.* von ↑Pilus

Pille: 1) vgl. Pilula. **2)** ugs. Kurzbez. für ↑Antibabypille

Pille danach: ugs. für ↑Morning-after-Pille

Pillendrehen: drehende Bewegung (Tremor) von Daumen und Zeigefinger bei ↑Parkinsonismus

Pilo|ar|rektion [zu ↑Pilus u. lat. *arrigere, arrectum* = aufrichten] *w;* -: = Horripilatio. **Pilo|ar|rektor** *m;* -s, ...toren (meist *Pl.*): = Musculi arrectores pilorum

Pilo|ma|trixom [↑Pilus, ↑Matrix u. ↑...om] *s;* -s, -e: aus Haarzellen bestehendes ↑Epitheliom

Pilo|motor [↑Pilus und lat. *motor* = Beweger] *m;* -s, ...oren: das Aufrichten des Haars steuernder Nerv eines der ↑Musculi arrectores pilorum. **Pilo|motorik** *w;* -: das unwillkürliche Sichaufrichten der Haare durch bestimmte Muskeln (z. B. bei Erregung)

Pilose u. **Pilosis** [zu ↑Pilus] *w;* -, ...osen: übermäßiger Haarwuchs

pilosus, ...osa, ...osum [zu ↑Pilus]: behaart, mit Haaren bewachsen; z. B. in der Fügung ↑Naevus pilosus

Pilula [aus lat. *pilula* = kleiner Ball; Pille] *w;* -, ...lae: „Pille", Arzneikügelchen, aus festen Stoffen bestehendes Arzneimittel in Kugelform zur ↑peroralen Applikation; Abk. (für *Sg.* u. *Pl.*): Pil. (nicht mehr gebräuchl.)

Pilus [aus gleichbed. lat. *pilus,* Gen.: *pili*] *m;* -, Pili (meist *Pl.*): „Haar", zelliges, rein epidermales, fadenförmiges, pigmentiertes Gebilde der Körperoberfläche bei Menschen und Säugetieren. **Pili anulati** *Pl.:* „Ringelhaare", durch Lufteinschlüsse abwechselnd hell und dunkel gefärbte und geringelte Haare (als familiär erbliche Anomalie). **Pili moniliformes** *Pl.:* „Spindelhaare", Haare, deren Haarschaft abwechselnd eingeschnürt und verdickt ist und die an den dünnen Stellen leicht abbrechen (familiär erbliche Anomalie)

Pilzerkrankung vgl. Mykose

Pin [engl. = Nadel, Stift] *m;* -s, -s: chirurgischer Nagel zur Fixierung gebrochener Röhrenknochen

Pinard-Handgriff [*pinar...;* nach dem frz. Gynäkologen Adolphe Pinard, 1844–1934]: geburtshilflicher Handgriff, der bei Beckenendlagen angewandt wird (das kindliche Knie wird mit dem in die Kniekehle gelegten Zeigefinger gegen die Bauchwand gedrückt, wodurch der Fuß frei wird und in den Geburtskanal rutscht)

Pinea [aus lat. *pinea* = Fichtenkern] *w;* -, Pineae: = Corpus pineale. **pinealis, ...le:** zur Zirbeldrüse gehörend; z. B. in der Fügung ↑Corpus pineale. **Pinealis** *w;* -, ...les: ältere Bez. für: Corpus pineale

Pinea|lo|blastom [zu ↑pinealis (in der Fügung ↑Corpus pineale) u. ↑Blastom] *s;* -s, -e, in fachspr. Fügungen: **Pinea|lo|blastoma,** *Pl.:* -ta: bösartige Geschwulst der Zirbeldrüse

Pinea|lom [zu ↑pinealis (in der Fügung ↑Corpus pineale)] *s;* -s, -e, in fachspr. Fügungen: **Pinea|loma,** *Pl.:* -ta: gutartige Geschwulst der Zirbeldrüse

Pin|gue|cula, auch: **Pin|gui|cula** [zu lat. *pinguis* = fett, feist, dick] *w;* -, ...lä: Lidspaltenfleck, aus degenerierten Fasern bestehende graugelbe Erhabenheit nahe der Augenhornhaut im Bereich der Lidspalte

Pino|zytose [zu gr. *πίνειν* = trinken u. gr. *κύτος* = Höhlung; Wölbung; Zelle] *w;* -, -n:

Aufnahme von Flüssigkeit in Zellen (bes. in Leukozyten) durch Bildung von Einstülpungen in der Zellmembran, die sich zu flüssigkeitsgefüllten Bläschen schließen

Pinta [aus gleichbed. span. *pinta,* eigtl. = Fleck] *w;* -: tropische, durch Spirochäten hervorgerufene Hautkrankheit mit charakteristischen rötlichen, juckenden Flecken auf der Haut

Pinzette [aus gleichbed. frz. *pincette*] *w;* -, -n: kleine Fasszange (zum Ergreifen und Festhalten kleiner Körper bzw. Gewebeteile) mit am hinteren Ende zusammengelöteten federnden Branchen, deren Vorderenden je nach dem Verwendungszweck glatt, gezähnt oder spitz sind

Pio|skop [gr. *πῖον* = Fett; fette Milch u. ↑...skop] *s;* -s, -e: Gerät zur (↑kolorimetrischen) Bestimmung des Fettgehalts der Milch

Pio|trowski-Re|flex [nach dem poln. Neurologen Aleksandr Piotrowski, 19./20. Jh.]: auf Pyramidenbahnläsionen hindeutende reflektorische ↑Plantarflexion des Fußes beim Beklopfen des Muskelbauchs des vorderen Schienbeinmuskels

Pipette [aus gleichbed. frz. *pipette*] *w;* -, -n: Glasröhrchen mit [bauchigem Hohlraum u.] Gradeinteilung zum Abmessen kleiner Flüssigkeitsmengen (die man ansaugt oder austropfen lässt)

Piqueur [*pikör;* zu frz. *piquer* = stechen] *m;* -s, -e: Sadist, der seine geschlechtliche Befriedigung nach Verletzung des Opfers findet

Piqûre [*pikür;* aus frz. *piqûre* = Stich, Nadelstich] *w;* -: „Zuckerstich", zu ↑Hyperglykämie führender Einstich mit der Nadel in die Basis des 4. Gehirnventrikels (regt die Adrenalinausschüttung des Nebennierenmarks an und verursacht dadurch Glykogenabbau)

Pirie-Knochen [*piri...;* nach dem schott. Röntgenologen G. A. Pirie, 1864–1929]: akzessorisches Knöchelchen an der Oberkante des Sprungbeins

piri|formis, ...me [zu lat. *pirum* = Birne u. lat. *forma* = Form, Gestalt]: „birnenförmig"; z.B. in den Fügungen ↑Musculus piriformis, ↑Apertura piriformis

Piri|formitis [zu ↑piriformis (in der Fügung ↑Musculus piriformis)] *w;* -, ...itiden: Entzündung des ↑Musculus piriformis

Pirogow-Operation [*pirago̧f...;* nach dem russ. Chirurgen N. I. Pirogow, 1810–1881]: Amputation des Fußes dicht am bzw. einige cm über dem oberen Sprunggelenk, wobei die Sägefläche an den Unterschenkelknochen mit dem durch einen senkrechten Schnitt abgetrennten hinteren Teil des Fersenbeins abgedeckt wird

Piro|plasma [zu lat. *pirum* = Birne und gr. *πλάσσειν* = bilden, formen] *s;* -s, -ta und eindeutschend: ...men: Gattungsbezeichnung für birnenförmige Einzeller, die in den roten Blutkörperchen schmarotzen (sie rufen eine seuchenhafte Blutinfektion bei Tieren hervor; vgl. Piroplasmose)

Piro|plasmose [zu ↑Piroplasma] *w;* -, -n: durch Arten von ↑Piroplasma hervorgerufene seuchenhafte Blutinfektion bei Tieren

Pirquet-Re|aktion [*pirkä...;* nach dem östr. Mediziner Clemens von Pirquet, 1874–1929]: Tuberkulinreaktion nach dem Einbringen von Alttuberkulin in die Haut (mithilfe eines speziellen Bohrers)

pisi|formis, ...me [zu lat. *pisum* = Erbse u. lat. *forma* = Form, Gestalt]: „erbsenförmig"; z.B. in der Fügung ↑Os pisiforme (Anat.)

Piskaček-Zeichen [*...tschäk...;* nach dem östr. Gynäkologen Ludwig Piskaček, 1854 bis 1932]: tastbare Ausbuchtung der Gebärmutter (durch lokale Hyperämie bedingt) an der Stelle, an der sich das Ei eingenistet hat (ein Schwangerschaftszeichen)

piso|hamatus, ...ta, ...tum [zu ↑pisiformis (in der Fügung ↑Os pisiforme) und ↑hamatus (in der Fügung ↑Os hamatum)]: zum Erbsenbein und Hakenbein gehörend; z.B. in der Fügung ↑Ligamentum pisohamatum (Anat.)

Pith|ia|tismus [zu gr. *πείθειν* = überreden u. gr. *ἰατός* = heilbar] *m;* -, ...men: für ↑Hysterie charakteristische Erscheinung, dass die angeblichen Krankheitssymptome durch bloße Überredung und verbale suggestive Beeinflussung seitens Dritter hervorgerufen oder beseitigt werden können

Pitui|tarismus [zu ↑pituitarius (in der Fügung ↑Glandula pituitaria)] *m;* -, ...men: mit Überproduktion von Hormonen bes. der basophilen Zellen einhergehende Erkrankung des Hypophysenvorderlappens

pitui|tarius, ...ria, ...rium [zu lat. *pituita* = zähe Flüssigkeit, Schleim]: schleimig, schleimige Stoffe absondernd; z.B. in der Fügung ↑Glandula pituitaria (Anat.)

Pitui|zyt [zu ↑pituitarius (in der Fügung ↑Glandula pituitaria) u. ↑...zyt] *m;* -en, -en (meist *Pl.*): die fusiformen Gliazellen des Hypophysenhinterlappens

Pityria|sis [zu gr. *πίτυρον* = Kleie] *w;* -, ...iasen (in fachspr. Fügungen: ...ia|ses): zu den ↑Seborrhöen gehörende Hautkrankheit, die zur Bildung kleieförmiger Schuppen führt. **Pityria|sis capitis** [↑Caput]: Erkrankung der Kopfhaut, die zu kleieartiger Abschuppung führt und in ↑Alopecia pityroides übergehen kann. **Pityria|sis circinata:** Hautkrankheit mit ringförmig angeordneten, runden bis ovalen Schuppenherden. **Pityria|sis li|cheno|ides chronica:** Hautkrankheit, die eine schwache Ähnlichkeit mit der Schuppenflechte hat und sich in einer exanthematösen Aussaat von reiskorngroßen, hellroten, meist ovalären Knötchen äußert. **Pityrialsis nilgra:** oberflächliche, nicht ansteckende Infektion der Epidermis (vorwiegend an den Innenflächen der Hände), die sich in schwarzen Hautflecken äußert. **Pityrialsis rosea:** Hautkrankheit mit rundlichen, leicht erhabenen, rosafarbenen, später verhornenden Schuppenherden. **Pityrialsis rulbra pilaris:** Pityriasis mit spitzen, kegelförmigen Knötchen, Ausfallen der Haare und Nagelveränderungen. **Pityrialsis rulbra unilversalis:** Allgemeinerkrankung unter dem Bild einer Erythrodermie mit roter bis lividroter, dünner und glänzender Haut, Schleimhauteinrissen und Schädigung der Nägel und Haare sowie Lymphknotenschwellungen. **Pityrialsis versilcolor:** durch Mikrosporen hervorgerufene Hautkrankheit mit gelb- oder schmutzig braunen, rötlich gelben Flecken (wobei die Farbtöne der Hauteffloreszenzen wechseln können). **Pityrialsis vulgaris:** = Seborrhö

pityrolides [gr. *πίτυρον* = Kleie u. gr. *-ειδής* = gestaltet, ähnlich]: mit Bildung kleieartiger Schuppen einhergehend; von Hautschuppen ausgehend; z. B. in der Fügung ↑Alopecia pityroides

Placebo [lat. *placebo* = ich werde gefallen] *s;* -s, -s: Scheinmedikament, das in Aussehen, Geschmack usw. einem echten Arzneimittel gleicht (z. B. als Kontrollmittel gegeben, um die echte Arzneiwirkung von den psychischen Wirkungen einer Heilmittelgabe auf den Patienten unterscheiden zu können); eindeutschend auch ↑Plazebo

Placenta vgl. Plazenta

plagiolzelphal [zu gr. *πλάγιος* = quer, schief, schräg u. gr. *κεφαλή* = Kopf]: schiefköpfig. **Plagiolzelphalie** *w;* -, ...ien: Schiefköpfigkeit, angeborene Schädelmissbildung, bei der der Schädel infolge einseitiger Verknöcherung der Kranznaht eine unsymmetrische Form hat. **Plagiolzelphalus** *m;* -, ...li u. ...phalen: „Schiefkopf", unsymmetrisch ausgebildeter Schädel

Plankton [zu gr. *πλαγκτός* = irrend, umherschweifend] *s;* -s: Gesamtheit der im Wasser schwebenden Lebewesen mit geringer Eigenbewegung (Biol.)

Planolzyt [lat. *planus* = flach, eben und ↑...zyt] *m;* -en, -en (meist *Pl.*): flache, hämoglobinarme Erythrozyten (bei verschiedenen Anämien auftretende Degenerationsformen)

Planta pedis [lat. *planta* = Fußsohle; ↑Pes] *w;* - -, ...tae -: Fußsohle, die gewölbte untere Fläche des Fußes (Anat.)

plantar, in fachspr. Fügungen: **plantaris, ...re** [zu ↑Planta pedis]: zur Fußsohle gehörend, die Fußsohle betreffend; z. B. in den Fügungen ↑Aponeurosis plantaris, ↑Arteria plantaris lateralis, ↑Nervus plantaris lateralis (Anat., Med.)

Plantarlflexion: Beugung des Fußes zur Fußsohle hin

Plantarlpunkt: ein schmerzempfindlicher Punkt in der Mitte der Fußsohle, bei Thrombophlebitis der tiefen Unterschenkelvenen

Plantarlrelflex: reflektorische Plantarflexion der Zehen bei Bestreichen der Fußsohle (fehlt z. B. bei Pyramidenbahnläsionen)

Planum [zu lat. *planus* = flach, eben] *s;* -s, ...na: **1)** Ebene, Fläche, insbes. anatomische Bezugsebene (gedachte, durch verschiedene Teile des Körpers gehende Schnittebene). **2)** flache Oberfläche (z. B. eines Knochens). **3)** Durchtrittsebene, größter Querschnitt des Fetus bzw. des kindlichen Kopfes beim Passieren der Geburtswege. **Planum temporale:** ältere Bezeichnung für die abgeplattete Zone des Schläfenbeins unterhalb der ↑Linea temporalis inferior

planus, ...na, ...num [aus gleichbed. lat. *planus*]: flach, eben, eingesenkt; z. B. in der Fügung ↑Pes planus

Plaque [*plak;* aus frz. *plaque* = Platte; Fleck] *w;* -, -s [*plak*]: umschriebener, etwas erhöhter Hautfleck. **Plaques muqueulses** [*plak müköß;* frz. muqueux = schleimig] *Pl.:* grauweiße Papeln auf der Mundschleimhaut im zweiten Stadium der Syphilis

Plasma [von gr. *πλάσμα* = das Gebildete, Geformte] *s;* -s, ...men: **1)** = Protoplasma. **2)** = Blutplasma. **3)** „gasförmiges" Gemisch aus Elektronen und Ionen (Phys.)

Plasmalexpander [zu ↑Plasma u. lat. *expandere* = ausdehnen] *m;* -s, -: Sammelbez. für alle kolloidalen Infusionslösungen (zum Ausgleich größerer Blutverluste)

Plasmalkinin [↑Plasma u. ↑Kinin] *s;* -s, -e (meist *Pl.*): im Plasma vorhandene Kinine

Plasmalphorese [zu ↑Plasma u. gr. *φορεῖν* = tragen, bringen] *w;* -, -n: Bestimmung des Eiweißstoffwechsels mithilfe von Blut, dessen Plasmaeiweiß entfernt wurde (die roten Blutkörperchen werden wieder dem Blutkreislauf zugeführt, wodurch der Eiweißspiegel absinkt)

plasmatisch [zu ↑Plasma]: das Protoplasma betreffend

plasmatolid [↑plasmatisch u. ↑...id]: einer Plasmazelle ähnlich

Plasmalzelle: eine der Antikörper und Globuline sezernierenden retikulären Zellen des Bindegewebes, Knochenmarks u. anderer Gewebe mit gefeldertem, Radspeichen ähnlichem Kern und sich (bei der ↑Giemsa-Färbung) blau färbendem Protoplasma

Plasmid [↑Plasma u. ↑...id] *s;* -[e]s, -e: ↑Nukleinsäure, die außerhalb des Chromosoms liegt und zusätzliche (nicht lebensnotwendige) Erbanlagen überträgt

Plasmin [zu ↑Plasma] *s;* -s, -e: = Fibrinolysin

Plasminolgen [↑Plasmin u. ↑...gen] *s;* -s, -e: = Profibrinolysin

Plasmocytoma vgl. Plasmozytom. **Plasmocytosis** vgl. Plasmozytose

Plasmo|desmus [↑Plasma u. gr. *δεσμός* = Band, Fessel] *m;* -, ...men (meist *Pl.*): feine Protoplasmabrücken zwischen den Zellen (Biol.)

Plasmodium [zu ↑Plasma u. gr. *-ειδής* = gestaltet, ähnlich] *s;* -s, ...dia und eindeutschend: ...dien [...*i^e n*]: **1)** = Symplasma. **2)** Gattung von Einzellern, die im Blut des Menschen schmarotzen und Krankheiten (z.B. Malaria) hervorrufen. **Plasmodium falci|parum:** = Plasmodium immaculatum. **Plasmodium immaculatum:** Erreger der ↑Malaria tropica. **Plasmodium malariae:** vor allem im Mittelmeerraum vorkommender Erreger der ↑Malaria quartana. **Plasmodium vivax:** Erreger der ↑Malaria tertiana

Plasmo|gamie [zu ↑Plasma u. gr. *γαμεῖν* = heiraten] *w;* -, ...ien: Verschmelzung des Protoplasmas mehrerer Zellen (Biol.)

Plasmon [zu ↑Plasma (in der Zus. ↑Zytoplasma)] *s;* -s, -e: der vom Zytoplasma übertragene Anteil am Erbgut

Plasmo|schise [...*ß-ch...;* zu ↑Plasma u. gr. *σχίζειν* = spalten] *w;* -, -n: Zersetzung, Zerstörung des Blutplasmas

Plasmo|zym [Kurzw. aus ↑Plasma und ↑Enzym] *s;* -s: = Prothrombin

Plasmo|zyt [↑Plasma u. ↑...zyt] *m;* -en, -en (meist *Pl.*): = Plasmazelle. **plasmozytisch**: die Plasmazellen betreffend

Plasmo|zytom [zu ↑Plasmozyt] *s;* -s, -e, in fachspr. Fügungen: **plasmo|cytoma,** *Pl.:* -ta: Geschwulst der Plasmazellen des Knochenmarks; vgl. Myelom

Plasmo|zytose [zu ↑Plasmozyt] *w;* -, -n, in fachspr. Fügungen: **Plasmo|cytosis,** *Pl.:* ...oses: krankhafte Vermehrung der Plasmazellen im Blut (bei Leukämie). **Plasmocytosis mucosae:** Krankheitsbild, das durch umschriebene bräunlich rote, lackartig glänzende, chronisch-entzündliche Schleimhautherde charakterisiert ist

Plastik [zu gr. *πλάσσειν* = bilden, formen] *w;* -, -en: operative Formung, Wiederherstellung von Organen und Gewebeteilen (z.B. bei Verletzungen oder Missbildungen), oft durch ↑Transplantation von Haut-, Schleimhaut-, Nerven- oder Knochenteilen. **plastisch**: **1)** die operative Plastik betreffend. **2)** in fachspr. Fügungen: **plasticus, ...ca, ...cum:** verformbar, beweglich, verschieblich; z.B. in der Fügung ↑Induratio penis plastica

plat..., Plat... vgl. platy..., Platy...

Plat|helmin|then [↑platy... u. gr. *ἕλμινθες* = Würmer] *Pl.:* „Plattwürmer", Würmer mit abgeplatteter Leibeshöhle, zu denen u.a. die Bandwürmer und Saugwürmer gehören

Platin [selten: ...*tin;* aus span. *platina* (ältere Form von *platino*) = kleines Silberkörnchen, Platin] *s;* -s: chem. Element, Edelmetall; Zeichen: Pt

Platin|ek|tomie [frz. *platine* = dünne Platte u. ↑Ektomie] *w;* -, ...ien: operative Entfernung der Fußplatte des Steigbügels aus dem ovalen Fenster des Innenohrs (nebst operativem Verschluss des ovalen Fensters durch ein anderes Gewebe)

Platino|fissur [frz. *platine* = dünne Platte u. ↑Fissur] *w;* -, -en: operative Spaltung der Steigbügelplatte im Innenohr

Plat|ony|chie [zu ↑platy... u. gr. *ὄνυξ*, Gen.: *ὄνυχος* = Nagel] *w;* -, ...ien: krankhafte, abnorme Abflachung der Nägel (Vorstufe der so genannten Löffelnägel)

plättchen|aktivierender Faktor: körpereigenes Phospholipid, das bei allergischen Reaktionen freigesetzt wird und die Bildung von Blutplättchen erhöht; Abk.: PAF

Plättchen|thrombus: aus Blutplättchen gebildeter Blutpfropf

Platten|epi|thel: aus niedrigen und breiten Zellen bestehendes ↑Epithel, das einfach oder in mehreren Schichten als Deckepithel der Haut, als Korneaendothel und als Pleura- und Peritonaealepithel vorkommt

Plattfuß vgl. Pes planus

platy..., Platy..., vor Selbstlauten meist: **plat..., Plat...** [aus gr. *πλατύς* = platt; breit]: Bestimmungswort von Zusammensetzungen mit der Bedeutung „platt; breit; flach"; z.B.: Platyzephalus, Platonychie

Platy|basie [zu ↑platy... u. ↑Basis] *w;* -, ...ien: Abflachung, Abplattung der Schädelbasis

Platy|knemie [zu ↑platy... u. gr. *κνήμη* = Unterschenkel] *w;* -, ...ien: seitliche Abplattung des Schienbeins

Platy|mor|phie [zu ↑platy... u. gr. *μορφή* = Gestalt] *w;* -, ...ien: Flachbau des Augapfels mit Verkürzung der optischen Achse des Auges (Weitsichtigkeit)

Platy|podie [zu ↑platy... u. gr. *πούς*, Gen.: *ποδός* = Fuß] *w;* -, ...ien: „Plattfüßigkeit", Auftreten des ↑Pes planus

Platysma [aus gr. *πλάτυσμα* = Platte] *s;* -s, -ta: der platte Hautmuskel des Halses (zwischen dem Unterkiefer und der zweiten Rippe; spannt die Halshaut)

Platy|spondylie [zu ↑platy... u. ↑Spondylus] *w;* -, ...ien: krankhafte Abflachung der Wirbel

platy|ze|phal [zu ↑platy... u. gr. *κεφαλή* = Kopf]: flachköpfig. **Platy|ze|phalie** *w;* -, ...ien: „Flachköpfigkeit", flacher, niedriger Bau des Schädels ohne Scheitelwölbung. **Platy|ze|phalus** *m;* -, ...li und ...phalen: Flachkopf, niedriger Schädel

Platzangst vgl. Agoraphobie

Platzbauch: Aufplatzen einer Operationswunde in der Bauchdecke bei ausgebliebener Wundheilung, nachdem die Fäden entfernt wurden

Plaut-Vincent-Angina [korrekt eigentlich: ...*wäng-ßang*...]: = Angina Plaut-Vincenti

Playfair-Sonde [*ple'fär...;* nach dem engl. Gynäkologen W. S. Playfair, 1835–1903]: Uterussonde mit geriffeltem Vorderteil (zum Ätzen der Gebärmutter)

Plazebo: eindeutschende Schreibung für ↑Placebo

Plazenta [aus lat. *placenta,* Gen.: *placentae* = Kuchen] *w;* -, -s u. ...ten, in fachspr. Fügungen: **Placenta,** *Pl.:* ...tae: „Mutterkuchen", Nachgeburt, den Stoffaustausch zwischen Mutter und ↑Fetus vermittelndes schwammiges Organ, an dem der Nabelstrang des Fetus ansetzt und das nach der Geburt ausgestoßen wird. **Placenta accreta:** an der Gebärmutterwand angewachsene Plazenta bei teilweisem oder völligem Fehlen der ↑Decidua basalis. **Placenta circum|vallata:** Anomalie der Plazenta, bei der das ↑Chorion (allein oder zusammen) mit dem ↑Amnion zentralwärts gefaltet ist, wobei der Rand des Mutterkuchens mehr oder weniger deutlich aufgeworfen ist. **Placenta hae|mo|chorialis:** Plazenta, bei der der mütterliche und der kindliche Kreislauf nur durch eine Membran getrennt sind. **Placenta marginata:** Anomalie der Plazenta, bei der die Eihäute nicht vom Rand des Mutterkuchens abgehen, sondern einen mehr oder weniger großen Randbezirk freilassen (am Rand der Chorionplatte findet sich dann nur ein schmaler Fibrinstreifen). **Placenta mem|branacea:** breite, flache und dünne Plazenta. **Placenta multi|lobulata:** Mutterkuchen mit stark gelapptem Rand. **Placenta prae|via:** vor den inneren Muttermund verlagerter Mutterkuchen, der eine normale Geburt unmöglich macht. **Placenta suc|centuria|ta:** Nebenmutterkuchen, akzessorischer, abgezweigter Teil der Plazenta

plazentar [zu ↑Plazenta]: die Plazenta betreffend, zu ihr gehörend

Plazentation [zu ↑Plazenta] *w;* -, -en: Bildung der Plazenta während der Embryonalentwicklung

Plazentitis [zu ↑Plazenta] *w;* -, ...itiden: Entzündung der Plazenta

Plazento|gra|phie [↑Plazenta und ↑...graphie] *w;* -, ...ien: röntgenographische Untersuchung und Darstellung der Plazenta

Plegie [aus gr. πληγή = Schlag, Hieb, Stoß] *w;* -, ...ien: motorische Lähmung eines Muskels, einer Extremität oder eines größeren Körperabschnittes; meist in Zusammensetzungen wie ↑Hemiplegie, ↑Paraplegie u. a.

plegisch: mit Plegie verbunden, mit Plegie zusammenhängend

pleio..., Pleio... vgl. pleo..., Pleo...

Pleio|chromie [zu ↑pleo... u. gr. χρῶμα = Haut; Hautfarbe; Farbe] *w;* -, ...ien: vermehrte Sekretion von Gallenfarbstoff

pleo..., Pleo... und **pleio..., Pleio...** [aus gr. πλέων bzw. πλείων = mehr]: Bestimmungswort von Zusammensetzungen mit der Bedeutung „mehr, verstärkt, gesteigert, vermehrt"; z. B.: Pleophysie, Pleiochromie

Pleo|chro|ismus [zu ↑pleo... u. gr. χροιά = Haut; Hautfarbe; Farbe] *m;* -, ...men: Mehrfarbigkeit, je nach der Einfallrichtung des Lichtes unterschiedliche Färbung (z. B. von [doppelt brechenden] Kristallen u. a. optischen Medien; Phys.)

pleo|morph [zu ↑pleo... u. gr. μορφή = Gestalt]: = polymorph

Pleon|ämie [zu gr. πλέων (Nf. von πλείων) = mehr u. ↑...ämie] *w;* -, ...ien: kompensatorische Mehrdurchblutung eines Organs

Pleo|phagie [zu ↑pleo... u. gr. φαγεῖν = essen] *w;* -, ...ien: Fähigkeit eines Organismus zur Verwertung verschiedenartiger Nahrungsstoffe (Biol.)

Pleo|physie [zu ↑pleo... u. gr. φύσις = Natur] *w;* -, ...ien: Vorkommen verschiedenartiger Typen innerhalb ein und desselben Bakterienstammes (Bakterienart), die durch physiologische, nicht morphologische Unterschiede gekennzeichnet sind (Biol.)

Ple|optik [↑pleo... und ↑Optik] *w;* -: Behandlung der Schwachsichtigkeit durch spezielle Übungsbehandlung des schwachsichtigen Auges an besonderen Geräten. **ple|optisch**: die Pleoptik betreffend

Ple|opto|phor [zu ↑Pleoptik u. gr. φορεῖν = tragen] *m;* -s, -e: zweiäugiges Übungsgerät zur Verbesserung der Sehschärfe des Einzelauges

Ple|orth|optik [↑pleo... u. ↑Orthoptik] *w;* -: eine spezielle Übungsbehandlung des beidäugigen Schielens mit besonderen optischen Geräten, um normales, beidäugiges Sehen mit ↑Stereopsie zu ermöglichen

Pleo|zytose [zu ↑pleo... u. gr. κύτος = Höhlung; Wölbung; Zelle] *w;* -, -n: Zellvermehrung, vor allem in der Rückenmarksflüssigkeit, in der normalerweise nur ganz wenige Blutzellen vorhanden sind (bei entzündlichen Prozessen, z. B. ↑Meningitis)

Plesi|opie [zu gr. πλησίος = nahe u. gr. ὤψ, Gen.: ὠπός = Auge; Gesicht] *w;* -, ...ien: veraltete Bez. für ↑Pseudomyopie

Plessi|meter [zu gr. πλήσσειν = schlagen u. ↑...meter] *s;* -s, -: Klopfplättchen aus Kunststoff, Hartgummi, Holz u. a., das als Perkussionsunterlage dient

Ple|thora [aus gr. πληθώρη = Fülle, Anfüllung] *w;* -, ...ren (in fachspr. Fügungen: ...rae): allgemeine oder lokale Vermehrung der normalen Blutmenge (als Folge einer ↑Polyzythämie oder als Stauungserscheinung)

Ple|thysmo|gramm [gr. πληθυσμός = Vermehrung, Vergrößerung u. ↑...gramm] *s;* -s, -e: Bezeichnung für das Schaubild, in das die mit dem ↑Plethysmographen gemessenen Werte eingezeichnet sind. **Plethysmo|graph** [↑...graph] *m;* -en, -en: Apparat zur Messung von Umfangsveränderungen (z. B. beim Durchlaufen einer Pulswelle) an den Extremitäten u. a. Organen. **Ple|thysmo|gra|phie** [↑...graphie] *w;* -, ...ien: grafische Aufzeichnung und Darstellung von Umfangsveränderungen an den Extremitäten u. an Organen (z. B. beim Durchlaufen einer Pulswelle). **plethysmo|gra|phisch:** mithilfe der Plethysmographie erfolgend

Pleu|ra [aus gr. *πλευρά* = Seite des Leibes, die Rippen] *w;* -, ...ren (in fachspr. Fügungen: ...rae): Brustfell, die inneren Wände des Brustkorbs auskleidende seröse Haut (Anat.). **Pleura costalis:** „Rippenfell", Teil der Pleura parietalis, der die seitlichen Brustwandteile von innen auskleidet. **Pleura dia|phrag|matica:** Teil der Pleura parietalis, der das Zwerchfell von oben auskleidet. **Pleu|ra media|stinalis:** Teil der Pleura parietalis, der das Mediastinum bedeckt. **Pleu|ra parie|talis** [- *...ri-e...*]: Rippenfell, das die Brustwand, das Zwerchfell und das Mittelfell überziehende Brustfell (umfasst alle Teile der Pleura außer dem Lungenfell). **Pleu|ra pulmonalis:** „Lungenfell", der die Lungen außen überziehende Teil der Pleura. **Pleu|ra vis|ceralis:** = Pleura pulmonalis

Pleu|ra|endo|theliom: vom ↑Endothel der Pleura ausgehende, im Allgemeinen nicht metastasierende Geschwulst

Pleu|ra|erguss: Flüssigkeitsansammlung im Brustfellraum

Pleu|ra|höhle: spaltförmiger Raum zwischen ↑Pleura pulmonalis und ↑Pleura parietalis

pleu|ral, in fachspr. Fügungen: **pleu|ralis, ...le** [zu ↑Pleura]: zur Pleura gehörend, die Pleura betreffend

Pleur|algie [↑Pleura u. ↑...algie] *w;* -, ...ien: Brustfellschmerz

Pleu|ra|schwarte: bindegewebige Brustfellverdickung, meist mit Verwachsung der ↑Pleura parietalis und der ↑Pleura pulmonalis einhergehend

Pleu|ritis [zu ↑Pleura] *w;* -, ...itiden (in fachspr. Fügungen: ...itides): Entzündung des Brustfells, meist als Folge entzündlicher Erkrankungen der Brustorgane (Perikard, Lunge). **Pleu|ritis calci|ficata:** „Panzerpleura", mit Ablagerung von Kalk (zwischen den Pleurablättern) einhergehende Pleuritis. **Pleu|ritis dia|phrag|matica:** Pleuritis, bei der auch das Zwerchfell in Mitleidenschaft gezogen ist (die Schmerzen strahlen ins Zwerchfell aus). **Pleuritis ex|sudativa:** „feuchte Rippenfellentzündung", meist tuberkulöse Pleuritis mit Ausbildung eines Exsudats im Pleuraraum. **Pleu|ritis sic|ca:** „trockene Rippenfellentzündung", durch Staphylokokken oder Streptokokken hervorgerufene, meist sehr schmerzhafte Pleuritis ohne Bildung eines Exsudats

Pleu|ro|dese [zu ↑Pleura u. gr. *δεῖν* = binden] *w;* -, -n: Verödung des Pleuraspaltes (z. B. mit Fibrinkleber)

Pleur|odynie [↑Pleura u. ↑...odynie] *w;* -, ...ien: „Seitenstechen", seitlicher Brust- und Rippenfellschmerz (Vorkommen u. a. bei der Bornholmer Krankheit)

Pleu|ro|lyse [zu ↑Pleura u. gr. *λύειν* = lösen, auflösen] *w;* -, -n: operative Lösung (Durchtrennung) von Pleuraverwachsungen

pleuro|oeso|phage|us, ...gea, ...ge|um [zu ↑Pleura u. ↑Ösophagus]: zu Pleura und Speiseröhre gehörend; z. B. in der Fügung ↑Musculus pleurooesophageus

Pleu|ro|peri|karditis [zu ↑Pleura und ↑Perikard] *w;* -, ...itiden, in fachspr. Fügungen: **Pleu|ro|peri|carditis,** *Pl.:* ...itides: Entzündung des Brustfells und des Herzbeutels

Pleuro|pneum|ek|tomie [↑Pleura, ↑pneumo... u. ↑Ektomie] *w;* -, ...ien: operative Entfernung eines Lungenflügels zusammen mit einem (mit der Lunge verwachsenen) Pleuraabschnitt

Pleu|ro|pneu|monie [zu ↑Pleura und gr. *πνεύμων* = Lunge] *w;* -, ...ien, in fachspr. Fügungen: **Pleu|ro|pneu|monia**[1], *Pl.:* ...iae: kombinierte Rippenfell- und Lungenentzündung

Pleu|ror|rhö, auch: **Pleu|ror|rhöe** [*...rö;* zu ↑Pleura u. gr. *ῥεῖν* = fließen] *w;* -, ...rrhöen: = Pleuraerguss

Pleu|ro|stoma [↑Pleura und gr. *στόμα* = Mund] *s;* -[s], -ta: offene Verbindung zwischen Lunge und Pleuraraum

plexi|form, in fachspr. Fügungen: **plexi|formis, ...me** [zu ↑Plexus u. lat. *forma* = Gestalt, Form]: geflechtartig (bezogen auf die Anordnung von Nerven und Gefäßen)

Plexus [zu lat. *plectere, plexum* = flechten] *m;* -, - [*pläkßuß*]: „Geflecht", netzartige Verknüpfung von Nerven oder Blutgefäßen (Anat.). **Plexus aorticus ab|dominalis** bzw. **thoracicus:** unpaares Nervengeflecht um den Bauchteil bzw. Brustteil der ↑Aorta. **Plexus au|to|nomici** *Pl.:* Sammelbezeichnung für die autonomen (sympathischen und parasympathischen) Nervengeflechte des Kopfes, des Halses, der Brust- und der Bauchhöhle. **Plexus basilaris:** Grundvenengeflecht der harten Hirnhaut. **Plexus brachia|lis:** Nervengeflecht am Schlüsselbein (die Vereinigung der Äste des 5.–8. Halsnervs und des 1. Brustnervs), von dem u. a. die Armnerven ausgehen. **Plexus cardiacus:** „Herzgeflecht" (wird von den Herznerven und dem ↑Nervus vagus gebildet). **Plexus caroticus communis** bzw. **ex|ternus** bzw. **internus:** Nervengeflechte in der äußeren Wandschicht der ↑Arteria carotis communis, der ↑Arteria carotis externa und der ↑Arteria carotis interna. **Plexus cavernosi**

con|charum *Pl.:* Venengeflechte in der Schleimhaut der mittleren und unteren Nasenmuschel. **Plẹxus cervicalis:** Halsnervengeflecht seitlich des entsprechenden Halswirbelquerfortsatzes. **Plẹxus chorio|ide|us ven|triculi lateralis:** Gefäßzottenwulst der Seitenventrikel des Endhirns. **Plẹxus chorio|ide|us ven|triculi quarti** bzw. **tẹrtii:** Gefäßzottenwulst des 4. bzw. 3. Gehirnventrikels. **Plẹxus coc|cyge|us:** aus kleinen, sehr dünnen Ästen der Sakralnerven und des ↑Nervus coccygeus gebildetes Steißgeflecht. **Plẹxus coe|lia|cus:** „Sonnengeflecht“, Abdominalganglien, Bauchhöhlengeflecht beiderseits der mittleren Brustwirbelsäule, das stärkste Gangliengeflecht des vegetativen Nervensystems. **Plẹxus deferentia|lis:** das die Samenbläschen und den Samenleiter umgebende Nervengeflecht. **Plẹxus dentalis inferior:** Nervengeflecht aus dem ↑Nervus alveolaris inferior (umgibt die Wurzeln der unteren Zähne). **Plẹxus dentalis superior:** Nervengeflecht der ↑Nervi alveolares superiores (umgibt die Wurzeln der oberen Zähne). **Plẹxus entẹricus:** „Eingeweidegeflecht“, zusammenfassende Bezeichnung für ↑Plexus myentericus, ↑Plexus submucosus u. ↑Plexus subserosus. **Plẹxus femoralis:** Nervengeflecht des Oberschenkels aus dem Bauchteil des Sympathikus (verläuft entlang der ↑Arteria femoralis). **Plẹxus gast|rici** *Pl.:* Nervengeflechte des Bauchteils des Sympathikus, die den Magen mit sympathischen Nervenfasern versorgen. **Plẹxus hepaticus:** Nervengeflecht der Leber aus dem Bauchteil des Sympathikus. **Plẹxus hypo|gast|ricus inferior:** unterer Anteil des Beckennervengeflechts (versorgt die tiefen Beckeneingeweide mit sympathischen Nervenfasern). **Plẹxus hypo|gast|ricus superior:** oberer Teil des Beckennervengeflechts (versorgt die Beckenorgane mit sympathischen Nervenfasern). **Plẹxus ilia|ci** *Pl.:* Nervengeflechte aus dem Bauchteil des Sympathikus, die die ↑Arteria iliaca communis begleiten. **Plẹxus inter|mes|entẹricus (systẹmatis au|to|nomici):** Nervengeflecht zwischen den beiden Blättern des Dünndarmgekröses. **Plẹxus lienalis** [- *li-e...*]: Nervengeflecht aus dem Bauchteil des Sympathikus (versorgt die Milz mit sympathischen Nervenfasern). **Plẹxus lumbalis:** zwischen der vorderen und der hinteren Schicht des großen Lendenmuskels liegendes Geflecht der vier oberen Lumbalnerven, von dem aus motorische und sensible Fasern in den Oberschenkel ziehen. **Plẹxus lumbo|sacralis:** zusammenfassende Bezeichnung für ↑Plexus lumbalis, ↑Plexus sacralis, ↑Nervus pudendus und ↑Plexus coccygeus. **Plẹxus lymphaticus:** „Lymphgefäßgeflecht“, gruppenweise angeordnete Lymphknoten, die durch stärkere Gefäße miteinander verbunden sind. **Plẹxus mes|entẹricus inferior:** Nervengeflecht aus dem Bauchteil des Sympathikus (umgibt die ↑Arteria mesenterica inferior). **Plẹxus mes|entẹricus superior:** Nervengeflecht aus dem Bauchteil des Sympathikus (umgibt die ↑Arteria mesenterica superior). **Plẹxus my|entẹricus:** Nervengeflecht mit sympathischen und parasympathischen Elementen zwischen der Longitudinal- und Zirkulärschicht der Darmwand (innerviert beide Muskelschichten der Darmwand). **Plẹxus nervorum spinalium** *Pl.:* große Nervengeflechte der vorderen Äste der Rückenmarksnerven. **Plẹxus oesophage|us:** Nervengeflecht der Speiseröhre (vom rechten und linken ↑Nervus vagus ausgehend). **Plẹxus ovaricus:** die ↑Arteria ovarica umgebendes Nervengeflecht zur Innervierung der Gebärmutter, der Eileiter und der Eierstöcke. **Plẹxus pampini|fọrmis:** rankenförmiges venöses Gefäßgeflecht im Bereich des Samenleiters um den Samenstrang herum. **Plẹxus pan|crea|ticus (systẹmatis au|to|nomici):** autonomes Nervengeflecht der Bauchspeicheldrüse. **Plẹxus par|otide|us:** weitmaschiges Nervengeflecht des ↑Nervus facialis innerhalb der Ohrspeicheldrüse. **Plẹxus peri|arteria|lis (systẹmatis au|to|nomici):** autonomes Nervengeflecht, das eine Arterie umgibt. **Plẹxus pharyn|ge|us:** „Rachengeflecht“, sensibles und motorisches Nervengeflecht an der Seitenwand des Rachens aus Ästen des ↑Nervus vagus, des ↑Sympathikus und des ↑Nervus glossopharyngeus. **Plẹxus phrenicus:** Nervengeflecht aus Ästen des ↑Sympathikus und des ↑Nervus phrenicus an der Unterseite des Zwerchfells. **Plẹxus prostaticus:** Nervengeflecht aus dem ↑Plexus hypogastricus inferior zur Versorgung der Vorsteherdrüse. **Plẹxus pterygo|ide|us:** Venengeflecht in der Kiefer-Keilbein-Grube zwischen den Kaumuskeln. **Plẹxus pulmonalis:** Nervengeflecht der Lunge aus Ästen des ↑Sympathikus und des ↑Nervus vagus. **Plẹxus rectales medii** *Pl.:* Nervengeflechte aus dem ↑Plexus hypogastricus inferior (versorgen das Rektum mit sympathischen Nervenfasern). **Plẹxus rectalis superior:** Nervengeflecht aus dem Bauchteil des Sympathikus (versorgt den oberen Teil des Rektums mit sympathischen Nervenfasern). **Plẹxus renalis:** Nervengeflecht der Niere aus Sympathikusästen. **Plẹxus sa|cralis:** Hüftgeflecht, Nervengeflecht um das Kreuzbein, aus Ästen des 4. u. 5. Lumbalnervs u. des 1.–4. Sakralnervs gebildet. **Plẹxus Santorini** [nach dem ital. Anatomen G. D. Santorini, 1681–1737]: = Plexus venosus prostaticus. **Plẹxus solaris** [lat. *solaris* = zur Sonne gehörend]: = Plexus coeliacus. **Plẹxus sub|clavius:** Geflecht aus sympathischen Nervenfasern im Bereich der ↑Arteria subclavia; entstammt dem

↑Ganglion cervicothoracicum (stellatum). **Plexus sub|mucosus:** Nervengeflecht in der ↑Submukosa der Darmwand mit sympathischen und parasympathischen Elementen. **Plexus sub|serosus:** Nervengeflecht des autonomen Nervensystems unter dem Bauchfellüberzug von Magen und Darm. **Plexus su|pra|renalis:** Nervengeflecht aus dem Bauchteil des Sympathikus (versorgt die Nebenniere mit sympathischen Fasern). **Plexus testicularis:** Nervengeflecht aus dem Bauchteil des Sympathikus (versorgt den Hoden mit sympathischen Fasern). **Plexus thyreo|ide|us im|par:** unpaariges Venengeflecht der Schilddrüse aus der ↑Vena thyreoidea inferior und der ↑Vena laryngea inferior beider Körperseiten. **Plexus tympanicus:** Nervengeflecht in der mittleren Wand der Paukenhöhle. **Plexus uretericus (systematis au|to|nomici):** autonomes Nervengeflecht um den Harnleiter. **Plexus uterovaginalis:** Nervengeflecht aus dem Plexus hypogastricus superior (versorgt die Gebärmutter und die Scheide mit sympathischen Nervenfasern). **Plexus vas|culosus:** Geflecht autonomer Nerven zur Versorgung der Blutgefäße. **Plexus venosi verte|brales ex|terni** bzw. **interni** *Pl.:* äußere bzw. innere Venengeflechte der Wirbelsäule, die im Wirbelkanal und zwischen den beiden Schichten der harten Rückenmarkshaut liegen. **Plexus venosus:** allgemeine Bezeichnung für die Venengeflechte. **Plexus venosus areo|laris:** venöser Gefäßkranz um die Basis der weiblichen Brustwarze. **Plexus venosus canalis hypo|glossi:** den ↑Nervus hypoglossus innerhalb des ↑Canalis hypoglossi umgebendes Venengeflecht. **Plexus venosus caroticus internus:** Venengeflecht im Bereich des Durchtritts der ↑Arteria carotis interna durch die Felsenbeinpyramide (stellt eine Verbindung zwischen den venösen Sinus des Hinterhaupts und den venösen Sinus der oberen Wirbelsäule dar). **Plexus venosus foraminis ovalis:** im ↑Foramen ovale des Keilbeinflügels gelegenes Venengeflecht der Augenvene. **Plexus venosus pro|staticus:** venöses Geflecht um die Vorsteherdrüse. **Plexus venosus rectalis:** Venengeflecht um den Mastdarm. **Plexus venosus sa|cralis:** Venengeflecht an der Vorderfläche des Kreuzbeins. **Plexus venosus sub|oc|cipitalis:** Venengeflecht im Bereich des großen Hinterhauptlochs. **Plexus venosus uterinus:** Venengeflecht um die Gebärmutter. **Plexus venosus vaginalis:** Venengeflecht um die Scheide. **Plexus venosus vesicalis:** Venengeflecht an den Wänden der Harnblase. **Plexus verte|bralis:** Nervengeflecht im Bereich der ↑Arteria vertebralis (versorgt die hintere Schädelgrube mit sympathischen Nervenfasern). **Plexus vesicalis:** Nervengeflecht aus dem Beckengeflecht des Sympathikus (versorgt die Harnblase mit sympathischen Nervenfasern)

Plexus|an|äs|thesie: ↑Anästhesie bestimmter Körperabschnitte durch Einspritzen des Betäubungsmittels in die den betreffenden Abschnitt versorgenden Nervengeflechte

Plexuslähmung: Lähmungserscheinungen bes. an den Extremitäten bei Verletzung oder Schädigung des zugehörigen Nervengeflechts

Plica [aus lat. *plica,* Gen.: *plicae* = Falte] *w;* -, Plicae: Falte (bes. der Haut oder der Schleimhäute; Anat.). **Plicae alares** *Pl.:* paarig angelegte, halbmondförmige Fettwülste zur Ausfüllung des vorderen Kniegelenkspaltes. **Plica ary|epi|glottica:** Falte der Kehlkopfschleimhaut, die von der Spitze des Stellknorpels zum seitlichen Kehldeckelrand zieht. **Plica axillaris anterior** bzw. **posterior:** Achselfalten, vordere bzw. hintere Falte der Achselhöhle. **Plicae cae|cales** *Pl.:* Bauchfellfalten an der Außenseite des Blinddarms. **Plica cae|calis vas|cularis:** Bauchfellfalte im Blinddarm, in der ein Ast der Krummdarm-Blinddarm-Arterie verläuft. **Plica capitis epi|didymidis** [↑Caput epididymidis]: = Ligamentum epididymidis superius. **Plica cau|dae epi|didymidis** [↑Epididymis]: = Ligamentum epididymidis inferius. **Plica chordae tympani:** Falte zwischen Stiel und Hals des Hammers im Ohr. **Plicae ciliares** *Pl.:* Falten, die die Zwischenräume zwischen den Ziliarfortsätzen ausfüllen. **Plicae circulares** *Pl.:* halbmondförmige, quer zur Darmachse stehende Falten im Dünndarm. **Plica ductus naso|lacrimalis** [- *dúktuß* -]: = Plica lacrimalis. **Plica duo|denalis inferior** bzw. **superior:** Bauchfellfalte unterhalb bzw. oberhalb der Biegung zwischen Zwölffingerdarm und Leerdarm. **Plica epi|gast|rica:** = Plica umbilicalis lateralis. **Plica fim|bria|ta:** gezackte Schleimhautfalte auf der unteren Zungenfläche. **Plica fossae navicularis:** = Valvula fossae navicularis. **Plicae gast|ricae** *Pl.:* hauptsächlich in Längsrichtung verlaufende Schleimhautfalten im Magen. **Plicae gast|ro|pan|crea|ticae** *Pl.:* sichelförmig vorspringende Falten im Netzsack, in die die ↑Arteria gastrica sinistra und die ↑Arteria hepatica communis eingebettet sind. **Plica glosso|epi|glottica lateralis:** seitliche Schleimhautfalte zwischen Zunge und Kehldeckel. **Plica glosso|epi|glottica mediana:** Schleimhautfalte zwischen Zungengrund und Kehldeckel. **Plica ileo|cae|calis:** Bauchfellfalte zwischen Krummdarm und Blinddarm. **Plica incudis** [↑Incus]: Falte des Ambosses im Ohr. **Plica inter|ureterica:** eine quer verlaufende Schleimhautfalte zwischen den Mündungen der beiden Harnleiter. **Plicae iridis** [↑Iris] *Pl.:* kleine Falten auf der Hinterfläche der Regenbogenhaut des Auges. **Plica la|crimalis:** Schleimhautfalte an der Mündung des Tränen-Nasen-Gangs. **Plica lata uteri:** = Ligamentum latum uteri. **Plica lon|gitudinalis duo|deni:** längs verlaufende Falte in der Rückwand des Zwölffingerdarms. **Plica mallea|ris anterior** bzw. **posterior:** an der Innenseite des Trommelfells vor bzw. hinter dem Hammer gelegene Falte. **Plica media|stino|pulmonalis:** = Ligamentum pulmonale. **Plicae nervi laryngei** *Pl.:* Schleimhautfalten in der Gegend des großen Zungenbeinhorns (bedingt durch den Verlauf des ↑Nervus laryngeus). **Plicae palatinae trans|versae** *Pl.:* mit Tastkörperchen versehene quer verlaufende Falten im vorderen Teil des harten Gaumens. **Plica palato|tubalis:** = Ligamentum salpingopalatina. **Plicae palmatae** *Pl.:* palmenförmige Falten der Gebärmutterschleimhaut. **Plica palpe|bro|nasalis:** = Mongolenfalte. **Plica para|duo|denalis:** neben dem Zwölffingerdarm gelegene Bauchfellfalte, in der die ↑Vena mesenterica inferior verläuft. **Plica pharyn|go|tubalis:** = Plica salpingopharyngea. **Plica phrenico|colica:** = Ligamentum phrenicocolicum. **Plicae phrenico|lie|nales** [- ...*li-e*...] *Pl.:* = Ligamentum phrenicolienale. **Plica polonica:** „Weichselzopf", sowohl durch Verlausung als auch durch Haarfestiger bei mangelhafter Hygiene entstehende Borke auf der Kopfhaut, die sich mit den wachsenden Haaren von der Unterlage abhebt. **Plica recto|uterina:** halbmondförmige Bauchfellfalte zwischen Kreuzbein und Gebärmutter. **Plicae reticulares tunicae mucosae** *Pl.:* = Plicae tunicae mucosae vesicae felleae. **Plica salpin|go|palatina:** Schleimhautfalte, die von der Ohrtrompete zum Gaumensegel zieht. **Plicae salpin|gopharyn|gea:** flache Schleimhautfalte, die vom Oberrand der Schlundkopfmündung zum hinteren Gaumenbogen verläuft. **Plica semi|lunaris:** bogenförmige Schleimhautfalte, die die Gaumenmandelnische nach oben begrenzt. **Plicae semi|lunares coli** *Pl.:* halbmondförmige Querfalten der Dickdarmschleimhaut. **Plica semi|lunaris conjunctivae:** kurze, halbmondförmige, von oben nach unten verlaufende Falte in der Augenbindehaut. **Plica spiralis:** schraubenartig gewundene Falte im Gallenblasenhals und im Ausführungsgang der Gallenblase. **Plica stapedis** [↑Stapes]: Schleimhautfalte, die von der hinteren Paukenhöhlenwand zum Steigbügel verläuft. **Plica sub|lingualis:** Schleimhautfalte am Boden der Mundhöhle. **Plica syn|ovia|lis:** Falte in der Innenschicht der Gelenkkapsel, die Blutgefäße enthält. **Plica syn|ovia|lis in|frapatellaris:** zipfelförmiger Fortsatz der Synovialmembran des Kniegelenks. **Plicae trans|versales recti** *Pl.:* quere Schleimhautfalten im ↑Rektum oberhalb des Afters. **Plica tri|an|gularis:** dreieckige Falte vor der Gaumenmandel. **Plicae tubariae** *Pl.:* Längsfalten der Eileiterschleimhaut. **Plicae tunicae mucosae vesicae felleae** *Pl.:* zahlreiche, unregelmäßig durchkreuzte Fältchen der Gallenblasenschleimhaut. **Plica umbilicalis lateralis:** Bauchfellfalte, in der die ↑Arteria epigastrica inferior verläuft. **Plica umbilicalis media|lis:** die ↑Arteria umbilicalis bedeckende Falte in der vorderen Bauchwand. **Plica umbilicalis media|na:** Falte des Peritonaeums, die von der Harnblasenspitze zum Nabel verläuft. **Plica ureterica:** = Plica interureterica. **Plica venae cavae sinistrae:** Falte an der Hinterwand des Herzbeutels, die zwischen linker Hohlvene und Herzohr zur Hinterwand des linken Herzventrikels zieht. **Plica ven|tricularis:** = Plica vestibularis. **Plica vesicalis trans|versa:** quer über die Harnblase ziehende Bauchfellfalte. **Plica vestibularis:** Falte im Oberteil des Kehlkopfinnenraumes. **Plicae villosae** *Pl.:* Zottenfalten der Magenschleimhaut. **Plica vocalis:** Stimmfalte der Kehlkopfschleimhaut (enthält das ↑Ligamentum vocale)

plicatus, ...ta, ...tum [zu ↑Plica]: gefaltet

Plikation [zu lat. *plicare* = falten, zusammenlegen] *w;* -, -en: operative Aneinanderheftung z. B. einzelner Darmschlingen

Plombe [aus ↑plombieren rückgebildet] *w;* -, -n: **1)** veralt. Bez. für: Zahnfüllung, erhärtende Masse, mit der eine Zahnkavität ausgefüllt wird. **2)** Füllstoff wie Öl od. dgl., der in eine operativ geschaffene Pleurahöhle (z. B. zur Ruhigstellung der Lunge) eingebracht wird.

plombie|ren [aus frz. *plomber* = mit einer Metallfüllung versehen]: **1)** fachspr. veralt. Bezeichnung für: Zahnkavitäten in defekten Zähnen mit einer Füllmasse ausfüllen. **2)** einen operativ geschaffenen Pleuraraum mit einem gewebsneutralen Füllstoff ausfüllen (z. B. zur Ruhigstellung der Lunge bei Tuberkulose). **Plombie|rung** *w;* -, -en: Vorgang bzw. Methode des Plombierens (1 u. 2)

plötzlicher Kindstod, engl.: **Sudden-Infant-Death-Syndrome** [= Syndrom des plötzlichen Kindstodes] *s;* - - - -s, - - - -s; Abk.: SIDS; **Krippen|tod:** unerwarteter, plötzlicher Eintritt des Todes bei Säuglingen, meist ohne erkennbare Ursache, möglicherweise durch Störung der zentralen Atemregulation mit Atemstillstand im Schlaf (Schlafapnoe) bedingt

Plumbum vgl. Blei

Plummer-Jodbehandlung [*plame r...;* nach dem amer. Internisten H. S. Plummer, 1874 bis 1937], auch: **Plummerung** [*pla...*] *w;* -, -en: der Basedow-Operation vorhergehende Behandlung mit Jod (in kleinen, peroral gegebenen Dosen), um postoperativen Komplikationen vorzubeugen. **plummern:** in der med. Umgangssprache für: mit Jod vorbehandeln (z. B. einen Kropf)

pluri..., Pluri... [aus lat. *plus,* Gen.: *pluris* = mehr, größer, zahlreicher]: Bestimmungswort von Zusammensetzungen mit der Bedeutung „mehr, mehrfach"; z. B.: pluriglandulär, Pluripara

pluri|glandulär, in fachspr. Fügungen: **pluri|glandularis, ...re** [zu ↑pluri... u. ↑Glandula]: mehrere Drüsen betreffend

Pluri|gravida [↑pluri... u. ↑Gravida] *w;* -, ...dae: Frau, die mehrere Schwangerschaften gehabt hat

pluri|ori|fiziell, in fachspr. Fügungen: **pluri-ori|ficia|lis, ...le** [zu ↑pluri..., lat. *os,* Gen.: *oris* = Gesicht; Mund u. lat. *facere* (in Zus. *-ficere*) = machen, tun]: an mehreren Körperöffnungen (z. B. Mund und Scheide) zugleich auftretend (von Krankheitszeichen gesagt)

Pluri|para [zu ↑pluri... u. lat. *parere* = gebären] *w;* -, ...paren: Frau, die mehrmals geboren hat

pluri|potent [↑pluri... u. lat. *potens,* Gen.: *potentis* = einer Sache mächtig, fähig; Analogiebildung zu ↑omnipotent]: hinsichtlich Differenzierung und Entwicklung mehrere Möglichkeiten aufweisend (von Körperzellen bzw. Körpergewebe gesagt). **Pluripotenz** *w;* -: die pluripotente Eigenschaft von Körperzellen bzw. Körpergewebe

Plus|gläser: konvexe Linsen zur Behebung der Übersichtigkeit

Plus|vari|ante [lat. *plus* = mehr] *w;* -, -n: vom Mittelwert vorteilhafte Abweichung eines Individuums in Bezug auf das genetische Material

Plutonium [nlat. Bildung zum Namen des Planeten *Pluto*] *s;* -s: chem. Element, radioaktives Transuran; Zeichen: Pu

Pm: chem. Zeichen für ↑Promethium

PMS: Abk. für ↑prämenstruelles Syndrom

Pneo|päde [zu gr. *πνεῖν* = wehen; atmen u. gr. *παῖς,* Gen.: *παιδός* = Kind] *m;* -n, -n: Atemtherapeut, Spezialist für die Behandlung von Atemstörungen

Pneu *m;* -s, -s: im Medizinerjargon übl. Kurzbez. für ↑Pneumothorax

pneum..., Pneum... vgl. pneumo..., Pneumo...

Pneum|ab|domen [↑pneumo... u. ↑Abdomen] *s;* -s, - u. ...mina: „Luftbauch", zu diagnostischen Zwecken künstlich mit Luft gefülltes ↑Abdomen

Pneum|all|ergen [↑pneumo... u. ↑Allergen] *s;* -s, -e (meist *Pl.*): Allergene, die mit der Atemluft in den Respirationstrakt gelangen (z. B. Hausstaub, Blütenstaub)

Pneum|ar|throse [zu ↑pneumo... u. gr. *ἄρθρον* = Gelenk] *w;* -, -n: **1)** Anwesenheit von Luft in einem Gelenk, z. B. als Folge einer Verletzung. **2)** Füllung des Gelenkinnern mit künstlich eingeblasener Luft (als Kontrastmittel bei Röntgenuntersuchungen)

pneumat..., Pneumat... vgl. pneumato..., Pneumato...

Pneumat|hämie [↑pneumato... u. ↑...ämie] *w;* -, ...ien: Vorhandensein von Luft oder Gas im Blutgefäßsystem, z. B. bei Verletzungen (Luftembolie) oder bei Durchblasung des arteriellen Systems mit (geringen Mengen) Sauerstoff zur Behebung von Durchblutungsstörungen

Pneu|matisation [zu gr. *πνεῦμα,* Gen.: *πνεύματος* = Hauch, Luft] *w;* -, -en: Ausbildung von lufthaltigen Zellen oder Hohlräumen in Geweben, vor allem in Knochen (z. B. die Bildung der Nasennebenhöhlen in den Schädelknochen)

pneu|matisch, in fachspr. Fügungen: **pneumaticus, ...ca, ...cum** [zu gr. *πνεῦμα,* Gen.: *πνεύματος* = Hauch, Luft; Lebensatem]: die Luft, das Atmen betreffend

pneu|mato..., Pneu|mato..., vor Selbstlauten und h: **pneu|mat..., Pneu|mat...** [aus gr. *πνεῦμα,* Gen.: *πνεύματος* = Hauch, Luft; Lebensatem]: Bestimmungswort von Zusammensetzungen mit der Bedeutung „Luft, Gas; Atem"; z. B.: Pneumatometer, Pneumaturie, Pneumathämie

Pneu|mato|meter [↑pneumato... u. ↑...meter] *s;* -s, -: Quecksilbermanometer zur Messung des Luftdrucks, der beim Ein- und Ausatmen erzeugt wird. **Pneu|mato|metrie** [↑...metrie] *w;* -, ...ien: Messung des Luftdrucks beim Aus- und Einatmen mithilfe des Pneumatometers

Pneu|matose [zu gr. *πνεῦμα,* Gen.: *πνεύματος* = Hauch, Luft] *w;* -, -n, in fachspr. Fügungen: **Pneu|matosis,** *Pl.:* ...oses: Anwesenheit von Luft oder Gasen im menschlichen Organismus unter krankhaften Bedingungen. **Pneu|matosis cysto|ides:** Auftreten von gashaltigen Zysten in der Wand des unteren Dünndarms (durch Gas bildende Bakterien verursacht)

Pneu|mato|zele [↑pneumato... u. ↑...zele] *w;* -, -n: **1)** = Pneumozele. **2)** krankhafte Ansammlung von Luft in Geweben (z. B. in zystenartigen Hohlräumen der Lunge nach einer Lungenentzündung)

Pneu|mato|ze|phalus [zu ↑pneumato... u. gr. *κεφαλή* = Kopf] *m;* -, ...phalen od. ...phali: spontane Ansammlung von Luft in den Hirninnenräumen nach einem Schädelbasisbruch

Pneu|mat|urie [↑pneumato... u. ↑...urie] *w;* -, ...ien: Ausscheidung von gashaltigem Urin. (Die Gase werden bei Gärungsprozessen im Urin frei.)

Pneum|ek|tomie [↑pneumo... u. ↑Ektomie] *w;* -, ...ien: = Pneumonektomie

Pneum|en|ze|phalo|gramm [↑pneumo... u. ↑Enzephalogramm] *s;* -s, -e: Röntgenbild des Schädels nach Füllung der Hirnkammern mit Luft. **Pneum|en|ze|phalo|gra|phie** [↑Enzephalographie] *w;* -, ...ien: röntgenographische Untersuchung und Darstellung des Schädels nach Füllung der Hirnkammern mit Luft (als Kontrastmittel)

pneu|mo..., Pneu|mo... u. **pneu|mono..., Pneu|mono...**, vor Selbstlauten meist: **pneum..., Pneum...** oder **pneu|mon..., Pneumon...** [aus gr. *πνεῦμα* = Hauch, Luft; Lebensatem bzw. gr. *πνεύμων* = Lunge]: Bestimmungswort von Zusammensetzungen mit den Bedeutungen: **1)** „Luft, Gas". **2)** „Atem[luft]". **3)** „Lunge". **4)** „Pneumonie, Lungenentzündung". Z. B.: Pneumokokkus, Pneumektomie, Pneumonektomie

Pneu|mo|atmose [zu ↑pneumo... u. gr. *ἀτμός* = Dampf] *w;* -, -n, in fachspr. Fügungen: **Pneu|mo|atmosis,** *Pl.:* ...oses: Lungenerkrankung durch Einatmung von Giftgasen (kann zu Lungenödem und zu Lungenentzündung führen)

Pneu|mococcus vgl. Pneumokokkus

Pneumoconiosis vgl. Pneumokoniose

Pneu|mo|cystis [↑pneumo... u. ↑Cystis] *w;* -: Gattung länglicher Kleinpilze. **Pneumocystis carinii:** in der Lunge parasitierender Kleinpilz; Erreger der ↑Pneumozytose

Pneu|mo|gramm [↑pneumo... u. ↑...gramm] *s;* -s, -e: mit dem ↑Pneumographen gewonnenes Kurvenbild. **Pneu|mo|graph** [↑...graph] *m;* -en, -en: Apparat zur Aufzeichnung der Atmungsbewegungen des Brustkorbes. **Pneu|mo|gra|phie** [↑...graphie] *w;* -, ...ien: Aufzeichnung der Atmungsbewegungen des Brustkorbs mit dem Pneumographen

Pneu|mo|kardio|pexie [zu ↑pneumo..., ↑Kardia u. gr. *πῆξις* = das Befestigen] *w;* -, ...ien: operative Anheftung des linken Unterlappens der Lunge an der vorderen Herzmuskelfläche (seltene Maßnahme zur besseren Blutversorgung des Herzmuskels)

Pneu|mo|kok|kus [↑pneumo... u. ↑Kokkus] *m;* -, ...kok|ken, latinisiert: **Pneu|mo|coccus,** *Pl.:* ...coc|ci (meist *Pl.*): zu den ↑Diplokokken gehörende Erreger der Lungenentzündung u. a. Krankheiten

Pneu|mo|konio|se [↑pneumo... u. ↑Koniose] *w;* -, -n, in fachspr. Fügungen: **Pneu|mo|conio|sis,** *Pl.:* ...oses: „Staublunge", durch Einatmung von Staub (z. B. Kohlenstaub, Steinstaub) hervorgerufene Lungenkrankheit

Pneu|mo|lith [↑pneumo... u. ↑...lith] *m;* -s u. -en, -e[n]: „Lungenstein", Kalkkonkrement in der Lunge

Pneu|mo|loge [↑pneumo... u. ↑...loge] *m;* -n, -n: Arzt mit Spezialkenntnissen auf dem Gebiet der Lungenkrankheiten. **Pneu|mo|logie** [↑...logie] *w;* -: Wissenschaft und Lehre von den Erkrankungen der Lunge. **pneu|mo|logisch:** die Pneumologie betreffend

Pneu|mo|lyse [zu ↑pneumo... u. gr. *λύειν* = lösen, auflösen] *w;* -, -n: operative Lösung der Lunge von der Brustwand (zur Ruhigstellung eines Lungenflügels bei Tuberkulose)

Pneu|mo|malazie [↑pneumo... u. ↑Malazie] *w;* -, ...ien, in fachspr. Fügungen: **Pneu|mo|malacia**[1], *Pl.:* ...iae: [postmortale] Erweichung, Auflösung des Lungengewebes

Pneu|mo|massage [...*asch*[e]; ↑pneumo... und ↑Massage] *w;* -, -n: Massage des Trommelfells mit vibrierender Luft bzw. im Gehörgang erzeugten Luftdruckschwankungen (zur Lösung von Verwachsungen des Trommelfells oder der Gehörknöchelchen)

Pneu|mo|media|stinum [↑pneumo... und ↑Mediastinum] *s;* -s, ...na: Anwesenheit von Luft oder Gas im Bindegewebe des Mittelfells (z. B. als Kontrastmittel bei Röntgenuntersuchungen oder nach Verletzungen)

Pneu|mo|melanose [↑pneumo... und ↑Melanose] *w;* -, -n: Dunkel- bzw. Schwarzfärbung der Lunge infolge Einlagerung von eingeatmeten Kohlenstaubpartikeln

Pneu|mo|meter [↑pneumo... u. ↑...meter] *s;* -s, -: Apparat zur Messung der Strömungsgeschwindigkeit der Atemluft. **Pneu|mo|me|trie** [↑...metrie] *w;* -, ...ien: apparative Messung der Strömgeschwindigkeit der Atemluft während eines forcierten Atemstoßes

Pneu|mo|mykose, auch: **Pneu|mono|mykose** [↑pneumo... u. ↑Mykose] *w;* -, -n: auf dem Befall der Lunge mit pathogenen niederen Pilzen beruhende Erkrankung

pneumon..., Pneumon... vgl. pneumo..., Pneumo...

Pneu|mon|ek|tomie [↑pneumo... u. ↑Ektomie] *w;* -, ...ien: operative Entfernung eines Lungenflügels

Pneu|mo|ne|phelose [zu ↑pneumo... u. gr. *νεφέλη* = Wolke; Nebel] *w;* -, -n: durch eingeatmete giftige Dämpfe verursachte Erkrankung der unteren Luftwege

Pneu|monie [aus gr. *πνευμονία* = Lungensucht] *w;* -, ...ien, in fachspr. Fügungen: **Pneumonia**[1], *Pl.:* ...iae: „Lungenentzündung", Bezeichnung für alle durch Bakterien, Viren und Pilze verursachten herdförmigen und diffusen Entzündungen in der Lunge. **Pneu|monia alba:** ↑Pneumonia interstitialis bei schwächlichen (bes. syphilitischen) Neugeborenen mit weißlicher Verfärbung des Lungengewebes. **Pneu|monia caseo|sa:** „käsige Lungenentzündung", Verlaufsform der Lungentuberkulose, bei der das Gewebe der Entzündungsherde zu käsigen Massen zerfällt. **Pneu|monia crou|posa** [- *kru...*] und **Pneu|monia fi|brinosa:** Lungenentzündung mit Ausscheidung eines fibrinösen Exsudates. **Pneu|monia interstitia|lis:** Entzündung des ↑interstitiellen Bindegewebes der Lunge. **Pneu|monia lobaris:** fibrinöse Entzündung eines Lungenlappens. **Pneu|monia lobularis:** Entzündung eines Lungenläppchens. **Pneu|monia migrans:** „Wanderpneumonie", Lungenentzündung, die nacheinander mehrere Lungenlappen befällt

pneu|monisch [zu ↑Pneumonie]: die Lungenentzündung betreffend, zum Krankheitsbild der Lungenentzündung gehörend, durch Lungenentzündung bedingt

Pneu|monitis [zu gr. πνεύμων = Lunge] *w;* -, ...itiden (in fachspr. Fügungen: ...itides): Sammelbez. für diejenigen Formen der Lungenentzündung, die nicht durch Erreger verursacht werden, sondern z. B. durch Strahlen oder Rheumatismus

pneumono..., Pneumono... vgl. pneumo..., Pneumo...

Pneumonomykose vgl. Pneumomykose

Pneu|monose [zu gr. πνεύμων = Lunge] *w;* -, -n: auf Verminderung des Gasaustauschs in den Lungenbläschen (z. B. bei krankhafter Verdickung der Alveolenwände) beruhende Erkrankung

Pneu|mo|pa|thie [↑pneumo... u. ↑...pathie] *w;* -, ...ien: allg. Bezeichnung für Lungenerkrankungen aller Art

Pneu|mo|pelvi|gramm [↑pneumo..., ↑Pelvis u. ↑...gramm] *s;* -s, -e: bei der Pneumopelvigraphie gewonnenes Röntgenbild. **Pneu|mo|pelvi|gra|phie** [↑...graphie] *w;* -, ...ien: röntgenographische Darstellung des Beckeninnenraums nach Lufteinblasung

Pneu|mo|perikard [↑pneumo... und ↑Perikard] *s;* -[e]s: Ansammlung von Luft im Herzbeutel (die z. B. nach Verletzungen von der Lunge aus eindringt)

Pneu|mo|peritonä|um, auch: **Pneu|moperitone|um** [↑pneumo... und ↑Peritonaeum] *s;* -s, ...näen: Anwesenheit von Luft in der Bauchhöhle (z. B. nach Verletzungen); zur Anhebung des Zwerchfells und Ruhigstellung der Lunge oder als Kontrastmittel für die röntgenographische Untersuchung der Bauchorgane in die Bauchhöhle eingeblasene Luft

Pneu|mo|pexie [zu ↑pneumo... u. gr. πῆξις = das Befestigen] *w;* -, ...ien: operative Anheftung der Lunge an die ↑Pleura parietalis

Pneu|mo|pleu|ritis [zu ↑pneumo... u. ↑Pleura] *w;* -, ...itiden (in fachspr. Fügungen: ...itides): mit [leichterer] Lungenentzündung einhergehende ↑Pleuritis

Pneu|mo|prä|peritonä|um, auch: **Pneumo|prä|peritone|um** [↑pneumo..., ↑prä... und ↑Peritonaeum] *s;* -s, ...näen: Luft- oder Gasfüllung im Raum zwischen Bauchfell und ↑Fascia transversalis als Kontrastmittel für die röntgenographische Untersuchung der Bauchorgane

Pneu|mo|pye|lo|gramm [↑pneumo... und ↑Pyelogramm] *s;* -s, -e: Röntgenbild des mit Luft als Kontrastmittel gefüllten Nierenbeckens

Pneu|mo|re|tro|peritonä|um, auch: **Pneumo|re|tro|peritone|um** [↑pneumo..., ↑retro... und ↑Peritonaeum] *s;* -s, ...näen: in den Retroperitonealraum eingeblasene Luftmenge als Kontrastmittel für die röntgenographische Untersuchung von Nieren, Nebennieren und Bauchspeicheldrüse

Pneu|mo|rönt|geno|gra|phie [↑pneumo... u. ↑Röntgenographie] *w;* -, ...ien: Röntgenverfahren, bei dem Luft oder ein Gas als Kontrastmittel in Körperhöhlen eingeblasen wird

Pneu|mo|sep|sis [↑pneumo... u. ↑Sepsis] *w;* -, ...sep|sen: schwere Allgemeinerkrankung durch Infektion mit ↑Pneumokokken

Pneu|mo|strati|pan|krea|to|gra|phie [↑pneumo..., ↑Stratum, ↑Pankreas und ↑...graphie] *w;* -, ...ien: röntgenographische Schichtaufnahme (vgl. Stratigraphie) des ↑Pankreas nach Anlegen eines ↑Pneumoretroperitonäums

Pneu|mo|ta|cho|graph [↑pneumo... u. ↑Tachograph] *m;* -en, -en: Gerät zur Bestimmung der Strömungsgeschwindigkeit der Atemluft. **Pneu|mo|ta|cho|gra|phie** [↑...graphie] *w;* -, ...ien: Messung der Strömungsgeschwindigkeit der Atemluft mithilfe des Pneumotachographen

Pneu|mo|thorax [↑pneumo... u. ↑Thorax] *m;* -[es], -e: „Gasbrust", Luftansammlung im Pleuraraum, die zu einem Kollaps der betroffenen Lungenteile führt, z. B. nach Verletzungen im Bereich des Brustkorbs, nach Platzen von Lungenbläschen und Durchbruch des Lungenfells sowie therapeutisch geschaffen zur Behandlung kavernöser, tuberkulöser Lungenprozesse (wobei die Luft künstlich in den Pleuraraum eingeblasen wird)

Pneu|mo|tomie [↑pneumo... u. ↑...tomie] *w;* -, ...ien: „Lungenschnitt", operativer Einschnitt in das Lungengewebe

pneu|mo|trop [↑pneumo... u. ↑...trop]: auf die Lunge einwirkend, vorwiegend die Lunge befallend (z. B. von Krankheitserregern)

Pneu|mo|ty|phus [↑Pneumo... u. ↑Typhus] *m;* -: mit Lungenentzündung einhergehender Typhus

Pneu|mo|zele [↑pneumo... u. ↑...zele] *w;* -, -n: **1)** „Lungenbruch", bruchartige Vorwölbung bzw. Ausbuchtung von Lungengewebe durch einen Defekt in der Brustkorbwand nach außen. **2)** = Pneumatozele

Pneu|mo|ze|phalus [zu ↑pneumo... u. gr. κεφαλή = Kopf] *m;* -, ...phalen u. ...li: künstlich geschaffene Luftansammlung in den Hirnkammern als Kontrastmittel für die röntgenographische Untersuchung des Gehirns

Pneu|mo|zysto|gra|phie [↑pneumo... und ↑Zystographie] *w;* -, ...ien: Röntgenuntersuchung der Harnblase nach vorheriger Einblasung von Luft als Kontrastmittel durch die Harnröhre

Pneu|mo|zystose [zu ↑Pneumocystis] *w;* -, -n: durch ↑Pneumocystis carinii hervorgerufene Lungenentzündung bei Säuglingen oder Immundefekten (Aids)

Pnigo|phobie [zu gr. πνῖγος = Erstickung u. gr. φόβος = Furcht] *w;* -, ...ien: krankhafte Angst zu ersticken

Po: chem. Zeichen für ↑Polonium

Pocken vgl. Variola. **Pocken|schutzimpfung:** vorbeugende Immunisierung gegen Pockenerkrankung mit eingeimpfter Kuhpockenlymphe (die durch die Tierpassage abgeschwächte Erreger enthält)

Pod|agra [auch: ...agra; zu gr. πούς, Gen.: ποδός = Fuß u. gr. ἄγρα = das Fangen; (in Zus. auch:) Zange; Gicht] *s;* -s: Fußgicht, Großzehengicht, ↑Arthritis urica des Grundgelenks der Großzehe. **pod|agrisch:** an Podagra leidend, mit Podagra behaftet

Pod|algie [gr. πούς, Gen.: ποδός = Fuß u. ↑...algie] *w;* -, ...ien: Fußschmerz

Podo|zyt [gr. πούς, Gen.: ποδός = Fuß u. ↑...zyt] *m;* -en, -en (meist *Pl.*): Glomerulusdeckzelle mit füßchenförmigen Fortsätzen

Poe|tin [*po-e...;* zu gr. ποιεῖν = machen, hervorbringen] *s;* -s, -e (meist *Pl.*): zusammenfassende Bez. für Hormone, die die Entwicklungsrichtung der einzelnen Zellen bestimmen

Poi|kilo|dermie [zu gr. ποικίλος = bunt, gesprenkelt u. ↑Derma] *w;* -, ...ien, in fachspr. Fügungen: **Poi|kilo|dermia**[1], *Pl.:* ...iae: Bezeichnung für Hautveränderungen als Folge verschiedener Hautkrankheiten (z. B. Melanosen, Sklerodermie, Psoriasis), bei denen es zu ungleichmäßigen Ablagerungen von Pigment o. Ä. und einer buntscheckigen Fleckung der Haut kommt

Poi|kilo|pi|krie [zu gr. ποικίλος = bunt; verschiedenartig, mannigfaltig u. gr. πικρός = spitz, scharf] *w;* -, ...ien: Inkonstanz, gestörte Regulation des Säure-Basen-Gleichgewichts im Organismus (bei bestimmten Nierenerkrankungen)

Poi|kilo|thermie [zu gr. ποικίλος = bunt; verschiedenartig, mannigfaltig u. gr. θέρμη = Wärme, Hitze] *w;* -, ...ien: Inkonstanz der Körpertemperatur infolge mangelhafter Wärmeregulation des Organismus (z. B. bei Frühgeburten)

Poi|kilo|zytose [zu gr. ποικίλος = bunt; verschiedenartig, mannigfaltig u. gr. κύτος = Höhlung; Wölbung; Zelle] *w;* -, -n: Auftreten von mehr oder weniger stark entrundeten Formen der Erythrozyten bei Störungen der Blutbildung

Polari|meter [Kurzw. aus ↑Polarisation u. ↑...meter] *s;* -s, -: optisches Gerät, das polarisiertes Licht erzeugt und mit dem die Drehung der Polarisationsebene des Lichtes in optisch aktiven Flüssigkeiten und Lösungen bestimmt wird (z. B. zur Harnzuckerbestimmung)

Polarisation [zu gr. πόλος = Drehpunkt, Achse] *w;* -, -en: Ausfiltern von nur in einer Ebene (auch elliptisch oder zirkulär) schwingenden Lichtwellen aus dem sonst regellos in allen zur Ausbreitungsrichtung parallelen Raumebenen schwingenden natürlichen Licht (Phys.). **Polarisations|mikro|skop:** Mikroskop, mit dem Objekte in polarisiertem Licht betrachtet werden können (Phys.). **polarisie|ren:** Licht von nur einer Schwingungsrichtung erzeugen bzw. aus dem natürlichen Licht ausfiltern (Phys.)

Poli|klinik [auch: *po...;* gr. πόλις = Stadt u. ↑Klinik] *w;* -, -en: Krankenhaus, -abteilung für (zumeist) ambulante Krankenbehandlung. **Poli|kliniker** *m;* -s, -: in der Poliklinik tätiger Arzt. **poli|klinisch:** die Poliklinik betreffend; in der Poliklinik erfolgend (z. B. von Behandlungen)

Polio [auch: *po...*] *w;* -: übl. Kurzbez. für ↑Poliomyelitis

polio..., Polio... [aus gr. πολιός = grau, weißlich]: Bestimmungswort von Zusammensetzungen mit der Bedeutung „die graue Nerven-, Hirn- oder Rückenmarksubstanz betreffend"; z. B.: Poliomyelitis

Polio|en|ze|phalitis [zu ↑polio... u. ↑Encephalon] *w;* -, ...itiden, in fachspr. Fügungen: **Polio|en|ce|phalitis,** *Pl.:* ...itides: Entzündung der grauen Hirnsubstanz

Polio|mye|litis [zu ↑polio... u. gr. μυελός = Mark] *w;* -, ...itiden (in fachspr. Fügungen: ...itides): Entzündung der grauen Rückenmarksubstanz. **Polio|mye|litis anterior acuta:** = Poliomyelitis epidemica. **Polio|myelitis epi|demica:** „spinale Kinderlähmung", (meist epidemisch) im frühen Lebensalter auftretende, durch Viren hervorgerufene Entzündung der grauen Rückenmarksubstanz (bes. der motorischen Ganglienzellen), die mit Lähmung und Atrophie bestimmter Muskeln verbunden ist, bei Beteiligung der Hirnnerven auch mit Lähmung des Atem- und Kreislaufzentrums

Poliosis [zu gr. πολιός = grau, weißlich] *w;* -, ...osen: = Canities

Politzer-Verfahren [nach dem östr. Otologen Adam Politzer, 1835–1920]: Durchblasung der Ohrtrompete mit Luft von der Nase her (zur Prüfung ihrer Durchgängigkeit)

Polkörnchen vgl. Babes-Ernst-Polkörnchen

Pollakis|urie [gr. πολλάκις = oft u. ↑...urie] *w;* -, ...ien: häufiger Harndrang (wobei jedes Mal nur kleine Mengen Harn gelassen werden; vgl. Polyurie)

Pollen|einheit: die aus $1 \cdot 10^{-6}$ g Pollen gewonnene Menge löslichen Proteins

Pollex [aus gleichbed. lat. *pollex,* Gen.: *pollicis*] *m;* -, ...llices: Daumen (Anat.)

Pollinose [zu lat. *pollen,* Gen.: *pollinis* = sehr feines Mehl, Mehlstaub; Staub] *w;* -, -n: durch Blütenstaub hervorgerufene ↑Allergie

Pollution [zu lat. *polluere, pollutum* = besudeln, verunreinigen] *w;* -, -en: unwillkürlicher Samenerguss im Schlaf, z. B. in der Pubertät

Polonium [nlat., zum lat. Namen *Polonia* des Geburtslandes Polen der Entdeckerin Marie Curie, 1867–1934] *s;* -s: radioaktiver chemischer Grundstoff; Zeichen: Po

Polo|zyt [gr. πόλος = Drehpunkt, Achse u. ↑...zyt] *m;* -en, -en: „Polzelle", einzelliges Anhangsgebilde am Pol der reifen Eizelle, entstanden aus den drei Teilzellen, die bei der vierfachen Reduktionsteilung des Eies nicht zu selbstständigen befruchtungsfähigen Eizellen ausgebildet werden (Biol.)

Polstar: Cataracta polaris anterior bzw. posterior

Polster|arterie: Arterie, deren Intima nach innen Längsmuskelbündel aufgelagert sind, die wulstförmig gegen die Lichtung vorspringen und durch Kontraktion den Blutdurchfluss regulieren (bes. in Schwellkörpern vorkommend)

Polus [von gr. πόλος = Drehpunkt, Achse] *m;* -, Poli: „Pol", Zentrum bzw. Gipfelpunkt eines erhaben gewölbten Organs oder Organteils (Anat.). **Polus anterior:** vorderer Pol des Augapfels, vorderer Pol der Sehachse. **Polus anterior lentis** [↑Lens]: vorderer Pol der Augenlinse, Zentrum der vorderen Linsenoberfläche. **Polus frontalis:** vorderer Pol (Wölbungsmittelpunkt) der Stirnlappen beider Großhirnhemisphären. **Polus oc|cipitalis:** hinterer Pol (Wölbungsmittelpunkt) der Hinterhauptslappen beider Großhirnhemisphären. **Polus posterior:** hinterer Pol des Augapfels bzw. der Sehachse. **Polus posterior lentis** [↑Lens]: hinterer Pol der Augenlinse, Zentrum der hinteren Linsenoberfläche. **Polus temporalis:** vorderer Pol (Wölbungsmittelpunkt) des Schläfenlappens des Großhirns

poly..., Poly... [aus gr. πολύς = viel, zahlreich, häufig]: Bestimmungswort von Zusammensetzungen mit der Bedeutung „viel, mehr, zahlreich"; z. B.: Polyarthritis

Poly|adenitis [zu ↑poly... u. gr. ἀδήν, Gen.: ἀδένος = Drüse] *w;* -, ...itiden (in fachspr. Fügungen: ...itides): Entzündung zahlreicher Lymphknoten

Poly|ämie [↑poly... u. ↑...ämie] *w;* -, ...ien: krankhafte Vermehrung der zirkulierenden Blutmenge („Vollblütigkeit")

Polya-Reichel-Operation [nach dem ung. Chirurgen Jenő Polya (1876–1944) u. dem dt. Chirurgen Paul Reichel (1858–1948)]: Operationsmethode zur teilweisen Entfernung des Magens, wobei der Magenstumpf mit der oberen Dünndarmschlinge vereinigt wird

Poly|ar|thritis [zu ↑poly... u. gr. ἄρθρον = Glied; Gelenk] *w;* -, ...itiden (in fachspr. Fügungen: ...itides): an mehreren Gelenken gleichzeitig auftretende ↑Arthritis. **Poly|ar|thritis chronica infantilis** od. **infantis** [↑Infans]: chronische Gelenkentzündung (Gelenkrheumatismus) im Kindesalter, die zu Gelenkdeformationen führt (Ursache noch ungeklärt). **Poly|ar|thritis chronica fusiformis:** chronisch deformierende Entzündung vieler Gelenke mit spindelartiger Anschwellung der Fingergelenke. **Poly|ar|thritis rheu|matica acuta:** akute rheumatische Gelenkentzündung mit hohem Fieber, Schwellungen vieler Gelenke, Rheumaknötchen nach Streptokokkeninfektion der Rachenorgane, Herzentzündung u. anderen Komplikationen. **Poly|ar|thritis rheu|matica chronica:** in Schüben verlaufende, primäre, chronisch-rheumatische Gelenkerkrankung

poly|artikulär [zu ↑poly... u. ↑Articulus]: viele Gelenke betreffend, in vielen Gelenken auftretend (z. B. von krankhaften Veränderungen)

Poly|äs|thesie [↑poly... u. gr. αἴσθησις = Sinneswahrnehmung] *w;* -, ...ien: subjektive Wahrnehmung einer Hautreizung an mehreren Hautstellen

Poly|chemo|therapie [↑poly... u. ↑Chemotherapie] *w;* -: Behandlung einer Krankheit mit mehreren Chemotherapeutika (zur Erhöhung der Wirkung)

Poly|cholie [zu ↑poly... u. gr. χόλος = Galle] *w;* -, ...ien = Hypercholie

Poly|chon|dritis [zu ↑poly... u. gr. χόνδρος = Korn; Knorpel] *w;* -, ...itiden (in fachspr. Fügungen: ...itides): das Auftreten zahlreicher Knorpelerweichungsherde

Poly|chromasie [zu ↑poly... u. gr. χρῶμα = Haut; Hautfarbe; Farbe] *w;* -, ...ien: Eigenschaft von Geweben (bes. von Blutkörperchen), sich mit verschiedenen Farbstoffen anfärben zu lassen

Polycythaemia vgl. Polyzythämie

Poly|daktylie [zu ↑poly... u. gr. δάκτυλος = Finger; Zehe] *w;* -, ...ien: angeborene Missbildung der Hand bzw. des Fußes, bei der überzählige Finger (Zehen) vorkommen

Poly|dip|sie [zu ↑poly... u. gr. δίψα = Durst] *w;* -, ...ien: krankhaft gesteigerter Durst (z. B. bei ↑Diabetes insipidus)

Poly|em|bryo|nie [zu ↑poly... u. ↑Embryo] *w;* -, ...ien: die Bildung mehrerer Embryonen durch Teilung der Embryoanlage, woraus dann eineiige Mehrlinge hervorgehen

Poly|galaktie [zu ↑poly... u. gr. γάλα, Gen.: γάλακτος = Milch] *w;* -, ...ien: übermäßige Milchabsonderung während des Stillens

poly|gen [zu ↑poly... u. ↑...gen]: durch mehrere ↑Gene bedingt (von einem Erbvorgang). **poly|genetisch:** die Polygenie betreffend, auf mehreren genetischen Faktoren beruhend. **Poly|genie** *w;* -, ...ien: Abhängigkeit eines Erbmerkmals von mehreren Genen (Genetik)

poly|glandulär [zu ↑poly... u. ↑Glandula]: = pluriglandulär

Poly|globulie [zu ↑poly... u. lat. *globulus* = Kügelchen] *w;* -, ...ien: = Polyzythämie

Poly|gramm [↑poly... u. ↑...gramm] *s;* -s, -e: bei der ↑Polygraphie gewonnenes Röntgenbild. **Poly|gra|phie** [↑...graphie] *w;* -, ...ien: röntgenographische Darstellung von Organbewegungen durch mehrfaches Belichten eines Films

poly|kary|otisch [zu ↑poly... u. ↑karyo...]: mit mehreren Zellkernen versehen

Poly|karyo|zyt [↑poly..., ↑karyo... u. ↑...zyt] *m;* -en, -en (meist *Pl.*): mehrkernige Riesenzellen (Osteoklasten) des Knochenmarks

poly|klonal [zu ↑poly... u. ↑Klon]: aus vielen Zellklonen gebildet

Poly|klonie [zu ↑poly... und ↑Klonus] *w;* -, ...ien: = Paramyoclonus multiplex

Poly|korie [zu ↑poly... u. gr. *κόρη* = Mädchen; Pupille] *w;* -, ...ien: Vorhandensein mehrerer Pupillen in einem Auge (angeborene Missbildung)

poly|krot [zu ↑poly... u. gr. *κρότος* = das Schlagen, Klatschen]: mehrgipfelig (z. B. von der Pulswelle). **Poly|krotie** *w;* -, ...ien: Mehrgipfeligkeit der Pulswelle

Poly|mastie [zu ↑poly... u. gr. *μαστός* = Brust, Mutterbrust] *w;* -, ...ien: Ausbildung überzähliger Brustdrüsen bei Frauen längs der sog. „Milchleiste" (atavistische Missbildung)

Poly|melie [zu ↑poly... u. gr. *μέλος* = Glied] *w;* -, ...ien: Vorhandensein überzähliger Gliedmaßen

Poly|menor|rhö, auch: **Poly|menor|rhöe** [...*rö;* ↑poly... u. ↑Menorrhö] *w;* -, ...rrhöen: zu häufige, nach zu kurzen Abständen eintretende Regelblutung

poly|mer [zu ↑poly... u. gr. *μέρος* = Teil]: die Eigenschaft der Polymere aufweisend. **Polymer** *s;* -s, -e, auch: **Poly|mere** *s;* -n, -n (meist *Pl.*): chemische Verbindung (Makromolekül), die sich aus vielen einheitlichen Molekülen zusammensetzt. **Poly|merase** [↑...ase] *w;* -, -n: Enzym, das Polymere spaltet

Poly|morbidität [↑poly... u. ↑Morbidität] *w;* -: = Multimorbidität

poly|morph [zu ↑poly... u. gr. *μορφή* = Gestalt]: vielgestaltig, in verschiedenartigen Formen auftretend (z. B. von Zellen, Zellkernen; auch von Hauteffloreszenzen)

Poly|my|algie [↑poly..., ↑myo... u. ↑...algie] *w;* -, ...ien, in fachspr. Fügungen: **Poly|my|algia**[1], *Pl.:* ...iae: an vielen Körperstellen gleichzeitig auftretende Muskelschmerzen. **Poly|my|algia rheu|matica:** durch multiple Muskelschmerzen charakterisierte rheumatische Erkrankung

Poly|myo|sitis acuta [zu ↑poly... u. gr. *μῦς*, Gen.: *μυός* = Maus; Muskel; ↑acutus] *w;* --: akute Entzündung mehrerer Muskeln mit wanderndem Befall verschiedener Muskelgruppen und hohem Fieber (meist mit einer Nierenentzündung einhergehend)

Poly|nesie [zu ↑poly... u. gr. *νῆσος* = Insel] *w;* -, ...ien: Wucherung der Langerhans-Insel-Zellen der Bauchspeicheldrüse

Poly|neu|ritis [zu ↑poly... u. gr. *νεῦρον* = Sehne, Flechse; Nerv] *w;* -, ...itiden (in fachspr. Fügungen: ...itides): auf größere Abschnitte des peripheren Nervensystems ausgedehnte ↑Neuritis

Poly|neu|ro|pa|thie [↑poly..., ↑neuro... und ↑...pathie] *w;* -, ...ien: nichtentzündliche Erkrankung mehrerer peripherer Nerven

poly|nu|kleär [zu ↑poly... u. lat. *nucleus* = Kern]: vielkernig (z. B. von Zellen); fälschlich auch für: segmentkernig (z. B. von Leukozyten mit unterteilten Kernen)

Polyo|ma|virus [Kunstw.] *s;* -, ...ren (meist *Pl.*): Virus, das in verschiedenen Organen und Geweben Tumoren hervorrufen kann

Poly|opie [zu ↑poly... u. gr. *ὤψ*, Gen.: *ὠπός* = Auge; Gesicht] *w;* -, ...ien: Sehstörung, bei der ein Gegenstand mehrfach (z. B. doppelt) gesehen wird

Poly|or|chidie [zu ↑poly... u. gr. *ὄρχις* = Hoden] *w;* -, ...ien: Vorhandensein von mehr als zwei Hoden (angeborene Missbildung)

poly|ostisch [zu ↑poly... u. gr. *ὀστέον* = Knochen]: viele Knochen befallend (von Krankheiten gesagt)

Poly|otie [zu ↑poly... u. gr. *οὖς*, Gen.: *ὠτός* = Ohr] *w;* -, ...ien: Vorhandensein von mehr als zwei Ohrmuscheln bzw. Ohren (angeborene Missbildung)

Polyp [von gr. *πολύπους* = vielfüßig; Meerpolyp; Auswuchs in der Nase] *m;* -en, -en: gutartige Geschwulst der Schleimhäute, oft gestielt vorkommend (z. B. an der Nasenschleimhaut, im Darm, in der Harnblase)

Poly|pa|thie [↑poly... u. ↑...pathie] *w;* -: = Multimorbidität

Polyp|ek|tomie [↑Polyp u. ↑Ektomie] *w;* -, ...ien: operative Entfernung von Polypen

Poly|peptid [↑poly... u. ↑Peptid] *s;* -[e]s, -e: aus mehreren ↑Peptiden bestehende Verbindung, die auch als Spaltprodukt des enzymatischen Abbaus der Eiweißkörper vorkommt (geht bei weiterer enzymatischer Spaltung in Aminosäuren über)

Poly|phagie [zu ↑poly... u. gr. *φαγεῖν* = essen] *w;* -, ...ien: **1)** = [2]Akorie. **2)** Verhalten von Parasiten, die auf vielen verschiedenen Wirtsorganismen schmarotzen

Poly|phrasie [zu ↑poly... u. gr. *φράσις* = Reden] *w;* -, ...ien: krankhafte Geschwätzigkeit

Poly|pio|nie [zu ↑poly... u. gr. *πίων* = fett, feist] *w;* -, ...ien: = Adipositas

Poly|plasmie [zu ↑poly... u. ↑Plasma] *w;* -, ...ien: krankhafte Vermehrung des Blutplasmas; vgl. Plethora

poly|plo|id [Kurzw. aus ↑poly... u. ↑haploid]: nennt man Zellen oder Organismen mit mehrfachem Chromosomensatz (Biol.). **Poly|plo|idie** *w;* -, ...ien: Vervielfachung des Chromosomensatzes, Vorhandensein von mehr als zwei vollen Sätzen homologer Chromosomen in Zellen (Biol.)

Poly|pnoe [↑poly... u. gr. πνοή = das Wehen; Blasen; Hauchen] *w;* -: = Tachypnoe

polypo|id [↑Polyp u. ↑...id]: polypenähnlich (z. B. von Schleimhautwucherungen)

polypös, in fachspr. Fügungen: **polyposus, ...osa, ...osum** [zu ↑Polyp]: polypenartig; z. B. in der Fügung ↑Adenoma polyposum

Polypose [zu ↑Polyp] *w;* -, -n, in fachspr. Fügungen: **Polyposis,** *Pl.:* ...oses: ausgebreitete Polypenbildung, Auftreten zahlreicher Polypen (mit Neigung zu maligner Entartung). **Polyposis coli:** Krankheitsbild mit multiplen Adenomen der Dickdarmschleimhaut. **Polyposis intestinalis:** erblich bedingtes Auftreten von Polypen im Darmtrakt, die oft krebsig entarten. **Polyposis ven|triculi:** Auftreten zahlreicher Polypen an der Magenschleimhaut (mit Entartungsneigung)

Poly|prag|masie [zu ↑poly... u. gr. πρᾶγμα = Tat, Handlung] *w;* -, ...ien: Behandlung einer Krankheit mit zahlreichen, verschiedenen Mitteln und Methoden

Poly|radikulitis [↑poly... u. ↑Radikulitis] *w;* -, ...itiden, in fachspr. Fügungen: **Polyradiculitis,** *Pl.:* ...itides: entzündliche Erkrankung des peripheren Nervensystems mit Schwund der Markscheiden

Poly|radikulo|neu|ritis [zu ↑poly..., lat. *radicula* = Würzelchen u. gr. νεῦρον = Sehne, Flechse; Nerv] *w;* -, ...itiden: Entzündung mehrerer Nervengebiete mit Beteiligung der Nervenwurzeln

Poly|sac|cha|rid, auch: **Poly|sa|charid** [zu ↑poly... u. gr. σάκχαρ = Zucker] *s;* -[e]s, -e: „Mehrfachzucker", aus zahlreichen ↑Monosacchariden unter Wasseraustritt entstehendes Kohlenhydrat (z. B. Stärke; Chem.)

Poly|serositis [zu ↑poly... u. ↑Serosa] *w;* -, ...itiden (in fachspr. Fügungen: ...itides): gleichzeitige Entzündung der serösen Häute mehrerer Körperhöhlen (z. B. Kombination von ↑Pleuritis, ↑Peritonitis und ↑Perikarditis)

Poly|sia|lie [zu ↑poly... u. gr. σίαλον = Speichel] *w;* -: = Ptyalismus

Poly|skler|adenitis [zu ↑poly..., gr. σκληρός = hart u. gr. ἀδήν, Gen.: ἀδένος = Drüse] *w;* -, ...itiden: Verhärtung und Entzündung vieler Lymphknoten im menschlichen Körper (Vorkommen bei Lues)

Poly|sklerose [↑poly... u. ↑Sklerose] *w;* -, -n: = multiple Sklerose

Poly|stichia|sis [zu ↑poly... u. gr. στίχος = Reihe] *w;* -, ...ia|sen: angeborene Lidanomalie, bei der mehrere überzählige Reihen von Augenwimpern auftreten

Poly|thelie [zu ↑poly... u. gr. θηλή = Mutterbrust; Brustwarze] *w;* -, ...ien: = Polymastie

poly|top [zu ↑poly... u. gr. τόπος = Platz, Stelle]: von vielen Abschnitten (eines Organs) ausgehend; an mehreren Stellen auftretend (von Krankheitserscheinungen gesagt)

poly|toxiko|man [zu ↑poly..., ↑toxiko... u. gr. μανία = Tollheit, Wahnsinn]: von mehreren Drogen abhängig. **Poly|toxiko|manie** *w;* -, ...ien: Abhängigkeit von mehreren süchtig machenden Drogen, meist in Verbindung mit Alkoholismus

Poly|trau|ma [↑poly... u. ↑Trauma] *s;* -s, ...men u. -ta: Verletzung von zwei oder mehreren Körperregionen bzw. Organsystemen, wobei jede einzelne Verletzung für sich eine Lebensbedrohung darstellt

Poly|tri|chie [zu ↑poly... u. gr. θρίξ, Gen.: τριχός = Haar] *w;* -, ...ien: abnorm starke Körperbehaarung

Poly|urie [↑poly... und ↑...urie] *w;* -, ...ien: krankhaft vermehrte Harnausscheidung (z. B. bei ↑Diabetes mellitus). **poly|urisch:** die Polyurie betreffend, mit Polyurie verbunden

poly|valent [zu ↑poly... u. lat. *valere* = Kraft, Wirkung haben]: in mehrfacher Beziehung wirksam, gegen verschiedene Erreger od. Giftstoffe gerichtet (z. B. von Seren od. Impfstoffen gesagt)

Poly|zyth|ämie [↑poly..., ↑zyto... und ↑...ämie] *w;* -, ...ien, in fachspr. Fügungen: **Poly|cyth|aemia**[1], *Pl.:* ...iae: „Rotblütigkeit", abnorme Vermehrung der Erythrozyten, Leukozyten u. Thrombozyten u. das damit zusammenhängende Krankheitsbild (Überfüllung der Blut bildenden Gewebe, Leber- und Milzschwellungen u. a.). **Poly|cyth|aemia ru|bra hyper|tonica:** mit Bluthochdruck einhergehende Polyzythämie. **Poly|cyth|aemia ru|bra vera:** mit starker Erhöhung der Erythrozytenzahl und des Hämoglobingehalts verbundene Polyzythämie. **Poly|cyth|aemia sym|ptomatica:** durch Bluteindickung oder durch Vermehrung der Erythrozyten infolge äußeren oder inneren Sauerstoffmangels entstandene Polyzythämie

Pom|pholyx [von gr. πομφόλυξ = Blase, Wasserblase] *w;* -: auf ↑Dyshidrose beruhendes Auftreten flüssigkeitsgefüllter Hautblasen, bes. an Händen und Füßen

Pomum Adami [lat. *pomum* = Apfel; nach Adam, dem nach volkstüml. Vorstellung ein Stück des verbotenen Apfels im Halse stecken geblieben war] *s;* - -: = Prominentia laryngea

Poncet-Krankheit [*pongßä...;* nach dem frz. Chirurgen Antonin Poncet, 1849–1913]: im Zusammenhang mit Tuberkulose auftretende ↑Polyarthritis

Ponfick-Schatten [nach dem dt. Pathologen Emil Ponfick, 1844–1913]: farblose Überreste („Schatten") der roten Blutkörperchen bei intravasaler Hämolyse

Pons [aus lat. *pons,* Gen.: *pontis* = Brücke] *m;* -, Pontes: „Brücke", zwischen ↑Medulla oblongata und ↑Mesencephalon an der Hirnbasis liegender Hirnabschnitt (als Verbindung zwischen Groß- und Kleinhirn; Anat.). **pontin,** in fachspr. Fügungen: **pontinus, ...na, ...num:** zum ↑Pons gehörend (Anat.)

Pool-Schlesinger-Zeichen [*pul...;* nach dem amer. Chirurgen E. H. Pool (1874 bis 1949) u. dem östr. Arzt Hermann Schlesinger (1868–1934)]: auf ↑Tetanie hinweisender Streckkrampf im Knie, verbunden mit einem tonischen Krampf im Sprunggelenk bei starker Hüftbeugung des gestreckten Beines

Po|ples [aus gleichbed. lat. *poples,* Gen.: *poplitis*] *m;* -, Po|plites: Kniekehle, Kniebeuge (Anat.). **Po|plitea** *w;* -: Kurzbezeichnung für ↑Arteria poplitea. **Po|plitea|kompressions|syn|drom:** angeborene atypische Verlagerung der Arteria poplitea am Übergang vom proximalen zum mittleren Segment. Die Kompression erfolgt durch den medialen oder lateralen Kopf des ↑Musculus gastrocnemius und führt zu Gehbeschwerden und ischämischen Symptomen. **po|plite|us, ...tea, ...te|um:** zur Kniekehle gehörend; z. B. in der Fügung ↑Ligamentum popliteum arcuatum

Pore [von gr. πόρος = Durchgang; Ausgang; Öffnung] *w;* -, -n, in fachspr. Fügungen: **Porus** *m;* -, Pori: feine [Haut]öffnung. **Porus gustatorius:** „Geschmackspore", feine Öffnung im Schleimhautepithel bes. der Zunge über einer Geschmacksknospe. **Porus sudori|ferus:** „Schweißpore", Ausführungsöffnung einer Schweißdrüse in der Haut; vgl. Porus

Por|en|ze|phalie [zu ↑Pore u. ↑Encephalon] *w;* -, ...ien: meist mit Schwachsinn verbundene (pränatal erworbene) Lückenbildung in der Gehirnsubstanz

Porio|manie [gr. πορεία = Gehen, Gang; Reise und ↑Manie] *w;* -, ...ien: „Wanderdrang", krankhafter Reise- und Wandertrieb (bei Epilepsie und Psychopathie)

Porno|gra|phie [zu gr. πορνόγραφος = von Huren schreibend] *w;* -, ...ien: Abfassung pornographischer Werke, pornographisches Schrifttum. **porno|gra|phisch:** obszön, unzüchtig (von Schriften und Bildern gesagt)

Poro|keratose [↑Pore und ↑Keratose] *w;* -, -n, in fachspr. Fügungen: **Poro|keratosis,** *Pl.:* ...oses: Form der ↑Parakeratose, bei der sich in der Umgebung der Hautporen unregelmäßig verbreitete Effloreszenzen mit ringförmigem Hornwall ausbilden (seltenes, erbliches Hautleiden)

Poro|kranie [zu ↑Porus u. ↑Cranium] *w;* -, ...ien: durch Substanzverlust bedingte Lückenbildung im knöchernen Schädel

poros, in fachspr. Fügungen: **porosus, ...osa, ...osum** [zu ↑Pore]: löcherig, mit feinen Öffnungen durchsetzt, durchlässig (bezogen z. B. auf die Beschaffenheit von Knochen). **Porosität** *w;* -: Löcherigkeit, Durchlässigkeit (z. B. der Knochen)

Por|phin [zu gr. πορφύρα = Purpurschnecke; Purpur] *s;* -s, -e: Grundsubstanz der ↑Porphyrine, eine aus vier Pyrrolringen aufgebaute organische Verbindung (Chem.)

Por|phyrie [zu ↑Porphyrin] *w;* -, ...ien, in fachspr. Fügungen: **Por|phyria**[1], *Pl.:* ...iae: vermehrte Bildung und Ausscheidung von ↑Porphyrinen (Stoffwechselanomalie). **Porphyria cutanea tarda:** mit Blasenbildung der Haut infolge Lichteinwirkung verbundene, langsam fortschreitende Porphyrie. **Por|phyria ery|thro|poe|tica:** angeborene Stoffwechselstörung, bei der es zu krankhaft gesteigerter Porphyrinbildung im Blut bildenden Knochenmark kommt (mit hämolytischer Anämie, Photodermatosen sowie Haut- u. Schleimhautveränderungen einhergehend). **Por|phyria hepatica:** Form der Porphyrie mit gestörtem Porphyrinstoffwechsel in der Leber (zu Leberparenchymschädigungen, Zirrhosen u. a. führend)

Por|phyrin [zu gr. πορφύρα = Purpurschnecke; Purpur] *s;* -s, -e (meist *Pl.*): biologisch wichtige, durch Synthese von Pyrrolringen entstehende Verbindungen, die z. B. im Blutfarbstoff und im Blattgrün enthalten sind und eine ↑Photosensibilisierung des Organismus bewirken

Por|phyrin|urie [↑Porphyrin u. ↑...urie] *w;* -, ...ien: Ausscheidung von ↑Porphyrinen im Harn (bei Porphyrie)

Por|phyr|milz: charakteristisch veränderte Milz von porphyrartigem Aussehen bei ↑Lymphogranulomatose

Porro-Operation [nach dem ital. Gynäkologen Edoardo Porro, 1842–1902]: Kaiserschnittoperation, bei der die Gebärmutter oberhalb der Vagina (unter Zurücklassung der Adnexe) amputiert wird (bei Gefahr postoperativer letaler Komplikationen und zur Sterilisation angewandt)

Porr|op|sie [zu gr. πόρρω = vorwärts; fern; weiter in die Ferne u. gr. ὄψις = Sehen; Anblick] *w;* -, ...ien: optische Sinnestäuschung, bei der alle Gegenstände in die Ferne gerückt erscheinen (Form der im schizophrenen Prozess erlebten Veränderung der Umwelt)

Porta [aus lat. *porta,* Gen.: *portae* = Tor, Eingang] *w;* -, Portae: Pforte, Zugang, Stelle der Einmündung oder des Eintretens bes. von Gefäßen in ein Organ (Anat.). **Porta hepatis** [↑Hepar]: „Leberpforte", quere Furche in der Mitte der oberen Leberfläche, bei der die meisten Blutgefäße und Nerven der Leber in das Organ eintreten. **portal,** in fachspr. Fügungen: **portalis, ...le:** die ↑Porta hepatis bzw. die ↑Vena portae betreffend (Anat.). **portale Hyper|tension:** „Pfortaderhochdruck", Bluthochdruck, der entsteht, wenn das Pfortaderblut am normalen Abfluss in die untere Hohlvene gehindert wird (z. B. durch einen Thrombus)

Portal|feld: Bezirk der Leber, der der Bauchwand unmittelbar anliegt

Portio [aus lat. *portio,* Gen.: *portionis* = Abteilung; Teil, Anteil] *w;* -, ...io|nes: [abgegrenzter] Teil eines Organs (Anat.). **Portio major:** Teil des ↑Nervus trigeminus, der die hinteren, sensiblen Wurzeln umfasst. **Portio minor:** die vorderen, motorischen Wurzeln des ↑Nervus trigeminus. **Portio su|pravaginalis:** der Teil des Gebärmutterhalses, der nicht in die Scheide hineinragt. **Portio vaginalis:** Teil des Gebärmutterhalses, der in die Scheide hineinragt

Portio|kappe: früher aus Kautschuk, Gold- oder Silberblech, jetzt aus Zelluloid oder Plastikmaterial hergestellte Kappe, die als mechanisches Empfängnisverhütungsmittel dem in die Scheide ragenden Teil der Gebärmutter aufgestülpt wird

Porto|gra|phie [↑Porta (in der Fügung ↑Vena portae) u. ↑...graphie] *w;* -, ...ien: röntgenographische Untersuchung und Darstellung des Pfortadersystems (mithilfe von Kontrastmitteln)

porto|kaval [zu ↑Porta (in der Fügung ↑Vena portae) u. ↑cavus (in der Fügung ↑Vena cava inferior)]: in der Fügung: **porto|kavale Ana|stomose:** angeborene oder operativ hergestellte Anastomose zwischen der Pfortader und der Vena cava inferior

Porus [von gr. *πόρος* = Durchgang, Ausgang; Öffnung] *m;* -, Pori: **1)** Körperöffnung, Ausgang eines Körperkanals (Anat.). **2)** vgl. Pore. **Porus acusticus ex|ternus** bzw. **internus:** äußere bzw. innere Öffnung des knöchernen Gehörgangs

Porzellangallenblase: schwielige Verdickung der Gallenblasenwand (als Folge chronischer Gallenblasenentzündungen), die dadurch ein porzellanähnliches Aussehen erhält

Position [zu lat. *ponere, positum* = legen, setzen, stellen], in fachspr. Fügungen: **Positio,** *Pl.:* ...io|nes: Stellung, besondere Lage eines Organs im Verhältnis zu anderen. **Positio uteri:** die (normale oder anomale) Lage der Gebärmutter im kleinen Becken

positiv [*...tif;* aus lat. *positivus* = gesetzt, gegeben]: **1)** für das Bestehen einer Krankheit sprechend (z. B. Befunde, Reaktionen; Med.). **2)** den dem negativen Pol entgegengesetzten Elektrizitätspol betreffend (von elektr. Ladungen; Phys.). **3)** die Helligkeitskontraste des Objekts tonwertrichtig wiedergebend (von Röntgenbildern, die Schatten gebende Organe, z. B. Knochen, dunkel und die strahlendurchlässige Weichteilumgebung hell wiedergeben)

Positiv|liste [*...tif...*]: bewertende Arzneimittelklassifikation, die zu einer Beschränkung der dem Arzt zur Verfügung stehenden Medikamente führt; vgl. Negativliste

Posi|tron [Kurzw. aus ↑*posi*tiv u. ↑Elek*tron*] *s;* -s, ...onen: positiv geladenes Elementarteilchen, dessen Masse gleich der Elektronenmasse ist (Phys.)

Posi|tronen|emissions|tomo|gra|phie: bildhafte Darstellung und quantitative Erfassung des Stoffwechsels und des Funktionszustandes von Organen (z. B. des Gehirns) unter Verwendung Positronen emittierender Radionuklide; Abk.: PET

Poso|logie [gr. *πόσος* = wie groß?, wie viel? u. ↑...logie] *w;* -: Lehre von der Dosierung der Arzneimittel

post [aus lat. *post* = hinten; nach, hinter]: Verhältniswort mit der Bedeutung „nach, hinter"; z. B. ↑post partum. **post..., Post...:** erster Wortbestandteil von Zusammensetzungen mit der Bedeutung „nach (zeitlich und örtlich), hinter"; z. B.: postmortal, Postmolar

post|akut [↑post... u. ↑akut]: im Anschluss an das akute Stadium einer Krankheit (auftretend)

post|em|bryo|nal: nach der Embryonalzeit, nach Abschluss der Embryonalentwicklung [erfolgend]

posterior, ...rius [aus lat. *posterior* = letzterer, hinterer]: hinterer, am weitesten dorsal liegend (von Organen gleichen Namens); z. B. in der Fügung ↑Arteria meningea posterior (Anat.)

posterior-anterior: von hinten nach vorn (Bez. der Richtung des Strahlenganges bei Röntgendurchleuchtungen); Abk.: p.-a.

postero|lateral, in fachspr. Fügungen: **postero|lateralis, ...le** [lat. *posterus* = nachfolgend, kommend u. ↑lateral]: hinten und seitlich gelegen; die Seiten- und Hinterwand eines Organs (z. B. des Herzens) betreffend

post|gan|glio|när [zu ↑post... u. ↑Ganglion]: nach einem Ganglion beginnend oder endend

Post|gast|rek|tomie|syn|drom: nach Magenresektion infolge Abknickung der zuführenden Dünndarmschlinge auftretendes Krankheitsbild mit Blutungen, Erbrechen und Sekretstauung

post|hemi|plegisch, in fachspr. Fügungen: **post|hemi|plegicus, ...ca, ...cum** [zu ↑post... u. ↑Hemiplegie]: nach einer ↑Hemiplegie auftretend; z. B. in der Fügung ↑Chorea posthemiplegica

post|hepatisch [zu ↑post... u. ↑Hepar]: nach der Leber, hinter der Leber

Pos|thio|plastik [gr. *πόσθιον* = Vorhaut u. ↑Plastik] *w;* -, -en: plastische Operation an der Vorhaut (bei Phimose oder Verklebung der Vorhaut mit der Eichel)

Pos|thitis [zu gr. *πόσθιον* = Vorhaut] *w;* -, ...itiden (in fachspr. Fügungen: ...itides): Vorhautentzündung

Pos|tho|lith [zu gr. *πόσθιον* = Vorhaut u. ↑...lith] *m;* -s u. -en, -e[n]: „Vorhautstein", bei ↑Phimose auftretendes, aus ↑Smegma und Harnsalzen bestehendes Konkrement unter der Vorhaut

posticus, ...ca, ...cum [aus lat. *posticus* = hinten befindlich, hinterer]: älter für: posterior

post|iktal [zu ↑post... u. ↑Iktus]: nach einem (epileptischen) Anfall auftretend

Postikus *m;* -, ...izi: übliche Bezeichnung für ↑Musculus cricoarytaenoideus posterior

Post|in|farkt|syn|drom: nach Herzinfarkt auftretender Symptomenkomplex mit Pleuritis, Perikarditis und Pneumonie

post in|jectio|nem [↑post u. ↑Injektion] nach einer Injektion (auftretend); Abk. p. i.

post|isch|ämisch [*...iß-ch...;* zu ↑post... u. ↑Ischämie]: nach einer Ischämie (auftretend)

Post|kardio|tomie|syn|drom: entzündliche Komplikationen, die im zeitlichen Intervall nach herzchirurgischen Eingriffen auftreten

post|ko|ital [zu ↑post... u. ↑Koitus]: nach dem Geschlechtsverkehr (auftretend)

post|kom|motio|nelles Syn|drom [zu ↑post... u. ↑Kommotio]: nach einer Gehirnerschütterung auftretender Symptomenkomplex mit Schwindel und nervöser Instabilität

post|konzeptio|nell [zu ↑post... u. ↑Konzeption]: nach der Befruchtung (auftretend)

post|matur [↑post... u. lat. *maturus* = reif]: nennt man ein „übertragenes", erheblich später als zum errechneten Geburtstermin geborenes Kind

post|meno|pau|sal [zu ↑post... u. ↑Menopause]: den Zeitabschnitt nach Beginn der Menopause betreffend, nach der Menopause auftretend. **Post|meno|pau|se** *w;* -, -n: bei Frauen der Zeitabschnitt vom Eintritt der Menopause (ca. 48. bis 52. Lebensjahr) bis zum Beginn des Greisenalters (ca. 75. Lebensjahr)

Post|molar [↑post... u. ↑Molar] *m;* -en, -en: hinterer Backenzahn, Mahlzahn

post|mortal [zu ↑post... u. ↑Mors]: nach dem Tode [auftretend] (z. B. von Organveränderungen, Malazien)

post|natal [zu ↑post... u. lat. *natus* = Geburt]: nach der Geburt bzw. Entbindung [auftretend] (z. B. von Schädigungen des Kindes)

post|ne|krotisch [zu ↑post... u. ↑Nekrose]: im Gefolge einer Nekrose auftretend

post|operativ [zu ↑post... u. ↑Operation]: nach einer Operation auftretend, einer Operation folgend (z. B. von Blutungen)

post partum [↑post; ↑Partus]: nach der Geburt bzw. Entbindung [auftretend] (z. B. von Endometritiden)

post|pneu|monisch [zu ↑post... u. ↑Pneumonie]: nach einer Lungenentzündung [auftretend]

post|ponie|rend [zu lat. *postponere, postpositum* = nachsetzen]: verspätet eintretend (z. B. von Krankheitssymptomen). **Post-position** *w;* -, -en: **1)** verspätetes Auftreten (z. B. von Krankheitssymptomen). **2)** Verlagerung (eines Organs) nach hinten (Gegensatz: Anteposition)

post|prandial [zu ↑post... u. lat. *prandium* = Vormahlzeit, Mahlzeit]: nach dem Essen auftretend (z. B. von Schmerzen)

post|puberal [zu ↑post... und lat. *pubes* = mannbar, erwachsen]: nach der Pubertät

post|pylorisch [zu ↑post... u. ↑Pylorus]: im Anschluss an den Magenpförtner lokalisiert (z. B. von Tumoren)

post radia|tio|nem [↑post; zu lat. *radiare* = strahlen]: nach einer [Röntgen]bestrahlung auftretend (z. B. von Hautveränderungen); Abk.: p. r.

post|renal [zu ↑post... u. ↑Ren]: funktionell nach Passieren der Niere auftretend

Post|rhino|skopie [↑post..., ↑rhino... und ↑...skopie] *w;* -, ...ien: Untersuchung der Nasenhöhlen vom Nasen-Rachen-Raum aus

post|sinuso|idal [zu ↑post... u. ↑Sinusoid]: nach, hinter einem Sinusoid gelegen

post|syn|aptisch [zu ↑post... u. ↑Synapse]: nach, hinter einer Synapse (gelegen); z. B. postsynaptische Rezeptoren

Post|ta|chy|kardie|syn|drom: nach länger dauernder Tachykardie auftretende Endteilveränderungen im Ekg (als Ausdruck einer relativen Ischämie des Herzens)

post|thrombo|tisches Syn|drom: Defektheilung einer Thrombophlebitis der tiefen Beinvenen mit Störung des venösen Rückflusses

Post|trans|fusions|hepatitis: im Anschluss an eine Bluttransfusion auftretende Hepatitis

post|trau|matisch [zu ↑post... u. ↑Trauma]: nach einer Verletzung [auftretend] (z. B. von Folgeerkrankungen)

post vac|cinatio|nem [↑post... u. ↑Vakzination]: im Anschluss an eine Impfung (Abk.: p. v.). **post|vakzinal:** nach einer Impfung auftretend

Post|vention [Gegenbildung mit dem Präfix ↑post... zu ↑Prävention] *w;* -, -en: zus. Bez. für alle Maßnahmen, die der Gesundheitsnachsorge dienen

Potator [zu lat. *potare, potatum* = trinken] *m;* -, ...toren: Trinker, an ↑Dipsomanie Leidender. **Potatorium** *s;* -s, ...rien [*...i^e^n*]: = Dipsomanie

potent [aus lat. *potens* = einer Sache mächtig, etwas vermögend, könnend]: **1)** beischlafs-, zeugungsfähig. **2)** wirksam (von Arzneimitteln)

Potenz [aus lat. *potentia* = Vermögen, Kraft] *w;* -, -en, in fachspr. Fügungen: **Potentia,** *Pl.:* ...iae: **1)** [Leistungs]fähigkeit. **2)** übliche Kurzbezeichnung für ↑Potentia coeundi. **3)** Wirksamkeit von Arzneimitteln. **4)** Grad der Verdünnung eines homöopathischen Arzneimittels. **Potentia co|eundi** [lat. *coire* = zusammengehen, -treffen]: Beischlafsfähigkeit des Mannes, Fähigkeit, den ↑Koitus auszuführen. **Potentia con|cipiendi** [lat. *concipere* = aufnehmen, empfangen]: Empfängnisfähigkeit der Frau, Befähigung zur Schwangerschaft. **Potentia generandi** [lat. *generare* = zeugen, hervorbringen]: Zeugungsfähigkeit des Mannes, Vermögen, befruchtungsfähiges Sperma hervorzubringen

Potenzial, auch: **Potential** [zu lat. *potentia* = Fähigkeit] *s;* -s, -e, in der Fügung: **evoziertes Potenzial:** registrierbare Energie, die z. B. an der Großhirnrinde durch akustische, visuelle oder somatosensorische Reizung eines Sinnesorgans erzeugt werden kann

potenziell, auch: **potentiell** [zu ↑Potenz]: möglich; (unter bestimmten Bedingungen) eintreten könnend, sich verwirklichen könnend (Gegensatz: aktuell)

potenzie|ren [zu ↑Potenz]: **1)** die Wirkung eines Arznei- oder Narkosemittels verstärken (z. B. von ↑Adjuvanzien od. zusätzlichen Arznei- od. Narkosemitteln gesagt). **2)** eine Arznei homöopathisch verdünnen

Poto|manie [lat. *potus* = das Trinken; der Trank u. ↑Manie] *w;* -, ...ien: = Dipsomanie

Pott-Buckel [nach dem engl. Chirurgen Percival Pott, 1714–1788]: = Gibbus. **Pott-Fraktur:** Knöchelbruch, bei dem das untere Ende des Wadenbeins und der ↑Malleolus medialis gebrochen sind. **Pott-Krankheit:** = Spondylitis tuberculosa. **Pott-Operation:** Herzoperation bei ↑Fallot-Tetralogie in Form einer operativen Herstellung einer ↑Anastomose zwischen dem ↑Truncus pulmonalis und der Aorta

Potus [aus lat. *potus* = das Trinken; der Trank] *m;* -, Potus [*pọtuß*]: Trank, Heiltrank, flüssiges Arzneimittel (das in größerer Menge eingenommen wird)

Poupart-Band [*pupar...;* nach dem frz. Anatomen u. Chirurgen François Poupart, 1616 bis 1708]: = Ligamentum inguinale

p. p.: Abk. für ↑per primam (intentionem)

ppb = parts per billion

ppm = parts per million

ppt = parts per trillion

Pr: chem. Zeichen für ↑Praseodym

p. r.: Abk. für ↑post radiationem

prä..., Prä..., in fachspr. Fügungen: **prae..., Prae...,** in der neusten anat. Nomenklatur: **pre..., Pre...** [aus lat. *prae* = vor, vorher]: Vorsilbe mit der Bedeutung „vor, voran, voraus"; z. B.: Prädisposition, präoperativ

prä|au|rikulär [zu ↑prä... u. ↑Auricula]: vor dem Ohr (gelegen)

Prä|dia|betes [↑prä... u. ↑Diabetes] *m;* -: Vorstadium eines Diabetes bei Personen, bei denen man aufgrund gewisser Vorbedingungen (z. B. Eltern Diabetiker) annehmen muss, dass sie an Diabetes erkranken werden

Prä|di|lektions|stelle [zu ↑prä... u. lat. *diligere, dilectum* = schätzen, lieben]: bevorzugte Stelle (z. B. ein bestimmtes Organ) für das Auftreten einer Krankheit, Angriffsstelle einer Krankheit

Prä|dis|position [↑prä... u. ↑Disposition] *w;* -, -en: spezifische ↑Disposition, besonders ausgeprägte Anfälligkeit für bestimmte Krankheiten

prae..., Prae... vgl. prä..., Prä...

praecancerosus vgl. präkanzerös

praecentralis vgl. präzentral

prae|cox [aus gleichbed. lat. *praecox*]: vorzeitig, frühzeitig, zu früh auftretend; z. B. in der Fügung ↑Dementia praecox

Prae|cune|us [↑prä... u. ↑Cuneus] *m;* -, ...cunei [...*e-i*]: „Vorkeil, Vorzwickel", dem ↑Cuneus im Großhirn vorgelagertes viereckiges Rindenfeld (Anat.)

prae|hemi|plegicus, ...ca, ...cum [zu ↑prä... u. ↑Hemiplegie]: einer ↑Hemiplegie vorausgehend; z. B. in der Fügung ↑Chorea praehemiplegica

Prä|ek|lamp|sie [↑prä... u. ↑Eklampsie] *w;* -, ...ien: ältere Bez. für ↑EPH-Gestose

praematurus vgl. prämatur

prae|oc|cipitalis, ...le [zu ↑prä... u. ↑Occiput]: vor dem Hinterhauptsbein liegend; z. B. in der Fügung ↑Incisura praeoccipitalis

prae|parans [zu lat. *praeparare* = vorbereiten]: vorbereitend; z. B. in der Fügung ↑Labores praeparantes

praepatellaris vgl. präpatellar

praeperitonaealis vgl. präperitonäal

praeputialis vgl. präputial. **Praeputium** vgl. Präputium

prae|sagiens [...*gi-änß;* zu lat. *praesagire* = vorausempfinden, ahnen]: ankündigend, vorausgehend; z. B. in der Fügung ↑Labores praesagientes

prae|ter|naturalis, ...le [zu lat. *praeter* = vor etwas hin, vorbei, an – vorbei u. lat. *natura* = Natur]: nicht natürlich, künstlich [gebildet]; z. B. in der Fügung ↑Anus praeternaturalis

praevertebralis vgl. prävertebral

prae|vius, ...via, ...vium [aus lat. *praevius* = vorausgehend]: vorausgehend; den Weg versperrend, vor dem Ausgang liegend; z. B. in der Fügung ↑Placenta praevia

Prä|ex|zitation [↑prä... u. ↑Exzitation] *w;* -, -en: andere Bez. für ↑Antesystolie

prä|final [zu ↑prä... u. lat. *finis* = Grenze; Ende]: vor dem Ende (des Lebens) auftretend

prä|gan|glio|när [zu ↑prä... u. ↑Ganglion]: vor einem Ganglion beginnend oder endend

Prager Handgriff [nach der Stadt Prag, dem Wirkungsort der Geburtshelfer Kiwisch u. Scanzoni, 19. Jh.]: geburtshilflicher Handgriff bei Beckenendlagen (die Hände des Geburtshelfers, von denen die eine von oben gabelförmig die Schultern des Kindes, die andere dagegen dessen Knöchel umfasst, vollenden durch Zug die Entbindung). **umgekehrter Prager Handgriff:** Variante des Prager Handgriffs, bei der die eine Hand des Geburtshelfers die Schultern des Kindes gabelförmig von unten umfasst

Prä|hämo|globin: embryonales Hämoglobin

prä|hepatisch [zu ↑prä... u. ↑Hepar]: vor der Leber (befindlich)

prä|kanzerös, in fachspr. Fügungen: **praecancerosus, ...osa, ...osum** [zu ↑prä... u. ↑Cancer]: = präkarzinomatös. **Prä|kanzerose** *w;* -, -n: Gewebsveränderung, die zu kanzeröser Entartung neigt bzw. als Vorstadium eines Krebses aufzufassen ist (z. B. die ↑Leukoplakie)

Prä|kapillare [↑prä... u. ↑Kapillare] *w;* -, -n: = Arteriole

prä|kardial [zu ↑prä... u. ↑Kardia]: vor dem Herzen liegend; die vor dem Herzen liegende Brustwand betreffend

Prä|kardi|algie [↑prä..., ↑Kardia u. ↑...algie] *w;* -, ...ien: Auftreten von Schmerzen in der herzseitigen Brustwand (die vom Herzen herrühren oder extrakardial bedingt sein können)

Prä|kardium [zu ↑prä... u. ↑Kardia] *s;* -s: vor dem Herzen gelegener Abschnitt

prä|karzinomatös [zu ↑prä... und ↑Karzinom]: die ↑Präkanzerose betreffend; die Entstehung eines Krebses begünstigend (von Gewebsveränderungen)

Prä|klimakterium [↑prä... und ↑Klimakterium] *s;* -s, ...rien [...*iᵉn*]: Zeitraum vor dem Klimakterium, in dem sich die ersten Anzeichen der bevorstehenden ↑Menopause bemerkbar machen

prä|klinisch [zu ↑prä... u. ↑Klinik]: **1)** vor Anwendung in der Klinik (von Arzneimitteln gesagt). **2)** ohne typische Krankheitssymptome

Prä|koma [↑prä... u. ↑Koma] *s;* -s, -s u. -ta: Vorstadium eines Komas, gekennzeichnet durch leichte Bewusstseinsstörung u. stärkere blutchemische Veränderungen (z.B. beim diabetischen und urämischen Koma). **prä|komatös:** das Präkoma betreffend, im Präkoma befindlich

prä|kon|zeptio|nell [zu ↑prä... u. ↑Konzeption]: vor der Befruchtung bereits vorhanden

prä|kordial [zu ↑prä... u. ↑Cor]: = präkardial. **Prä|kordial|angst:** mit Angstgefühl verbundene Beklemmung in dem vor dem Herzen liegenden Brustbereich

Praktiker [zu ↑praktisch] *m;* -s, -: übl. Bez. für ↑praktischer Arzt

praktisch [aus gr. *πρακτικός* = tätig; auf das Handeln gerichtet], in der Fügung: **praktischer Arzt:** ältere Bez. für den Arzt für Allgemeinmedizin

Prä|kursor [von lat. *praecursor* = Vorläufer] *m;* -s, ...soren: relatinisierte Form für ↑Precursor

prä|liminar [zu ↑prä... u. lat. *limen,* Gen.: *liminis* = Schwelle; Anfang]: einleitend, vorhergehend, vorausgehend (z. B. von Wehen, die die Geburt einleiten)

prä|mali|gne [↑prä... u. ↑maligne]: noch nicht bösartig (von Geschwülsten und Krankheiten)

prä|matur, in fachspr. Fügungen: **praematurus, ...ra, ...rum** [↑prä... u. lat. *maturus* = reif]: vorzeitig (z.B. vom Einsetzen der Geschlechtsreife); frühzeitig, verfrüht auftretend; z.B. in den Fügungen ↑Alopecia praematura, ↑Partus praematurus. **Prä|maturität** *w;* -: Frühreife, vorzeitige Pubertät, Beginn der Geschlechtsreife vor dem normalen Zeitpunkt

Prä|medikation [↑prä... u. ↑Medikation] *w;* -, -en: medikamentöse Vorbereitung eines Patienten für einen größeren Eingriff (z. B. Operation)

prä|meno|pau|sal [zu ↑prä... u. ↑Menopause]: vor der Menopause auftretend. **Prä|meno|pau|se** *w;* -, -n: Zeitabschnitt vor Eintritt der Menopause

prä|menst|ruell [zu ↑prä... u. lat. *menstruum* = monatliche Regel, Monatsfluss]: vor Beginn der Regelblutung (erfolgend). **prä|menst|ruelles Syn|drom:** der Menstruation vorausgehende körperliche und psychische Beeinträchtigungen wie Kopfschmerzen, Völlegefühl, Brustschmerzen, depressive Verstimmung; Abk.: PMS. **Prä|menst|ru|um** *s;* -s, ...strua u. ...struen: Zeitabschnitt vor dem Beginn der Monatsblutung

Prä|molar [↑prä... u. ↑Molar] *m;* -en, -en: vorderer, zweihöckeriger Backenzahn

prä|monitorisch [zu lat. *praemonere, praemonitum* = vorher erinnern; vorherwarnen]: vorherwarnend (von Symptomen, die eine Krankheit ankündigen)

prä|morbid [↑prä... u. lat. *morbidus* = krank]: vor dem Ausbruch einer Krankheit auftretend. **Prä|morbidität** *w;* -: Gesamtheit der Krankheitserscheinungen, die sich bereits vor dem eigtl. Ausbruch einer Krankheit manifestieren (bes. bei Psychopathien)

prä|mortal [zu ↑prä... u. ↑Mors]: vor dem Tode [auftretend], dem Tode vorausgehend

Prä|munisie|rung [Kurzbildung zu ↑prä... u. ↑Immunisierung] *w;* -, -en: durch Impfungen bewirkter Schutz des Organismus gegenüber einer Vielzahl unterschiedlicher Infektionskrankheiten. **Prä|munität** [↑Immunität] *w;* -: Summe der durch Schutzimpfungen bewirkten Resistenzsteigerungen

prä|natal [zu ↑prä... u. lat. *natus* = Geburt]: vor der Geburt, der Geburt vorausgehend (auf die Zeit von der 28. Schwangerschaftswoche bis zur Geburt bezogen)

prandial [zu lat. *prandium* = Vormahlzeit, Mahlzeit]: während des Essens auftretend (z. B. von Schmerzen)

prä|operativ [...*tif;* zu ↑prä... u. ↑Operation]: vor einer Operation [stattfindend] (z. B. von Behandlungen)

Prä|parat [zu lat. *praeparare, praeparatum* = im Voraus zubereiten, vorbereiten] *s;* -[e]s, -e: **1)** industriell hergestelltes Arzneimittel. **2)** aus organischem Material hergestelltes biologisches oder medizinisches Demonstrationsobjekt, das nach Entnahme aus dem Organismus entweder in frisch präpariertem Zustand oder in konservierter Form verwendet wird. **Prä|paration** *w;* -, -en: die Herstellung eines ↑Präparats (1 u. 2). **prä|parie|ren: 1)** eine Leiche zu anatomischen Studienzwecken kunstgerecht zerlegen. **2)** die einzelnen Schichten eines Gewebes bei einer Operation durchtrennen. **3)** ein ↑Präparat (2) herstellen bzw. mit chemischen Mitteln haltbar machen

Prä|parier|saal: Raum in einem anatomischen Institut, in dem Leichen zu Lehrzwecken präpariert werden

prä|partal [zu ↑prä... u. ↑Partus]: vor der Geburt bzw. Entbindung (auftretend)

prä|patellar, in fachspr. Fügungen: **praepatellaris, ...re** [zu ↑prä... u. ↑Patella]: vor der Kniescheibe befindlich, vor der Kniescheibe liegend

prä|peritonäal und **prä|peritoneal,** in fachspr. Fügungen: **prae|peritonaea|lis, ...le** od. **prae|peritonea|lis, ...le** [zu ↑prä... u. ↑Peritonaeum]: vor dem Bauchfell liegend (von Organen bzw. Gewebeteilen)

prä|prandial [zu ↑prä... u. lat. *prandium* = Vormahlzeit, Mahlzeit]: vor dem Essen auftretend (z. B. von Schmerzen)

prä|puberal [zu ↑prä... u. lat. *pubes* = mannbar, erwachsen]: vor der Pubertät (auftretend)

prä|putial, in fachspr. Fügungen: **praeputialis, ...le** [zu ↑Präputium]: zur Vorhaut gehörend; z. B. in der Fügung ↑Glandulae praeputiales

Prä|putial|stein: = Postholith

Prä|putium [aus gleichbed. lat. *praeputium,* Gen.: *praeputii*] *s;* -s, ...ien [...*i*^e*n*], in der Nomenklatur der Anatomie nur: **Prae|putium,** *Pl.:* ...ia: „Vorhaut", verschiebbare Hautduplikatur, die die Eichel des Penis (im weiteren Sinne auch der Klitoris) umgibt. **Praeputium clitoridis** [↑Klitoris]: Vorhaut der Klitoris, die die ↑Glans clitoridis halbringförmig umgibt

prä|pylorisch [zu ↑prä... u. ↑Pylorus]: vor dem Magenpförtner lokalisiert

prä|senil [zu ↑Präsenium]: zum ↑Präsenium gehörend, den Zeitabschnitt vor Erreichung des Greisenalters betreffend. **Prä|senium** [↑prä... u. ↑Senium] *s;* -s, ...nien [...*i*^e*n*]: Zeitabschnitt unmittelbar vor Beginn des Greisenalters

Präsentations|zeit [lat. *praesentare, praesentatum* = gegenwärtig machen; zeigen]: Mindestzeit, die ein Reiz auf einen Nerv einwirken muss, um eine Reaktion hervorzurufen

Praseo|dym [Kunstw. aus gr. πρασεῖος (Nebenform von πράσινος) = lauchgrün u. gr. δίδυμος = doppelt] *s;* -s: zu den seltenen Erden gehörender chemischer Grundstoff, Metall; Zeichen: Pr

prä|servativ [...*tif;* zu ↑prä... u. lat. *servare, servatum* = erretten, erhalten]: vorbeugend; verhütend (z. B. eine Krankheit oder eine Schwangerschaft). **Prä|servativ** [...*tif*] *s;* -s, -e: Schutzmittel, Mittel zur Verhütung einer Schwangerschaft oder der Ansteckung mit Geschlechtskrankheiten (z. B. ↑Kondom)

prä|sinuso|idal [zu ↑prä... u. Sinusoid]: vor einem Sinusoid gelegen

Prä|sklerose [↑prä... u. ↑Sklerose] *w;* -, -n: **1)** Vorstadium der Arteriosklerose, in dem sich (außer eventueller Blutdrucksteigerung) noch keine krankhaften Veränderungen bemerkbar machen. **2)** zu früh (im Verhältnis zum Lebensalter) einsetzende Arteriosklerose. **prä|sklerotisch:** die Präsklerose betreffend, charakteristische Zeichen der Präsklerose zeigend

Prä|stase [↑prä... u. ↑Stase] *w;* -, -n: der ↑Stase unmittelbar vorhergehendes Stadium, in dem die Strömung des Blutes infolge Bluteindickung stark verringert, wenn auch noch nicht zum Stillstand gekommen ist

prä|syn|aptisch [zu prä... u. ↑Synapse]: vor einer Synapse (gelegen); z. B. Rezeptoren

Prä|sy|stole [seltener auch: ...*süßtole;* ↑prä... und ↑Systole] *w;* -, ...len: der ↑Systole unmittelbar vorausgehender Zeitabschnitt. **prä|sy|stolisch:** die ↑Präsystole betreffend, der ↑Systole unmittelbar vorausgehend (z. B. von bestimmten Herzgeräuschen)

pratensis, ...se [zu lat. *pratum* = Wiese]: die Wiese betreffend, Wiesen...; z. B. in der Fügung ↑Dermatitis bullosa pratensis

prä|terminal [zu ↑prä... u. lat. *terminus* = Grenze; Ende]: vor dem Ende (des Lebens); z. B. präterminale Niereninsuffizienz

prä|therapeu|tisch [↑prä... u. ↑therapeutisch]: vor einer Behandlung stattfindend, einer Behandlung vorausgehend

Prä|ur|ämie [↑prä... u. ↑Urämie] *w;* -, ...ien: Vorstadium der ↑Urämie, noch nicht voll ausgebildete Urämie. **prä|ur|ämisch:** der ↑Urämie vorangehend (von Krankheitssymptomen)

Prausnitz-Küstner-Versuch [nach dem dt. Hygieniker Carl Prausnitz (1876–1963) und dem dt. Gynäkologen Heinz Küstner (geb. 1897)]: Methode zum Nachweis einer Allergie. (Serum des zu Untersuchenden wird einem Gesunden eingespritzt; 24 Stunden später wird das vermutliche Allergen an derselben Stelle injiziert; wenn Rötung oder Quaddelbildung auftritt, ist die Allergie bewiesen.)

prä|vak|zinal [zu ↑prä... und ↑Vakzination]: vor einer Impfung (auftretend, erfolgend)

Prä|valenz [zu lat. *praevalere* = überwiegen] *w;* -, -en: die zu einem gegebenen Zeitpunkt oder einem definitiven Zeitraum bestehende Häufigkeitsrate einer Krankheit

Pravaz-Spritze [*prawas...;* nach dem frz. Orthopäden Ch. G. Pravaz, 1791–1853]: übliche Form der auseinander zu nehmenden Injektionsspritze mit Metallkolben und Bajonettverschluss

Prä|vention [zu lat. *praevenire, praeventum* = zuvorkommen] *w;* -, -en: zusammenfassende Bez. für vorbeugende Maßnahmen zur Verhütung oder Früherkennung von Krankheiten durch Ausschaltung schädlicher Faktoren oder durch eine möglichst frühzeitige Behandlung einer Erkrankung. **prä|ventiv** [...*tif*]: vorbeugend, verhütend, die Entstehung oder Ausbreitung von Krankheiten (auch eine Schwangerschaft) verhindernd (z.B. von Behandlungen, therapeutischen Maßnahmen, Arzneimittelwirkungen u.a.). **Prä|ventiv|medizin:** Sondergebiet der medizinischen Wissenschaft, das sich mit allen Fragen der vorbeugenden Gesundheitsfürsorge befasst. **Prä|ventiv|mittel:** **1)** zur Vorbeugung gegen eine Erkrankung angewandtes Mittel. **2)** = Präservativ. **Prä|ventiv|verkehr:** Geschlechtsverkehr mit Anwendung empfängnisverhütender Mittel

prä|verte|bral, in fachspr. Fügungen: **prae|verte|bralis, ...le** [zu ↑prä... u. ↑Vertebra]: vor der Wirbelsäule befindlich, vor der Wirbelsäule liegend (z.B. von Ganglien)

Praxis [von gr. πρᾶξις = Tätigkeit; Handlungsweise; Geschäft] *w;* -, ...xen: Tätigkeitsbereich eines Arztes; insbes. auch: Raum, in dem der Arzt seine beratende u. behandelnde Tätigkeit ausübt

Praxis|hochdruck: Phänomen, dass der Blutdruck bei Messung in der ärztlichen Praxis anzusteigen pflegt

prä|zen|tral, in fachspr. Fügungen: **prae|cen|tralis, ...le** [zu ↑prä... u. ↑Zentrum]: vor dem Zentrum, vor der Zentralwindung des Gehirns liegend; z.B. in der Fügung ↑Gyrus praecentralis

Prä|zipitat [zu lat. *praecipitare, praecipitatum* = jählings herabstürzen] *s;* -[e]s, -e: **1)** Niederschlag, Produkt einer Ausfällung oder Ausflockung (Koagulation) vor allem von Eiweißkörpern aus dem Blutserum. **2)** kleine, hellgrüne od. bräunliche Pünktchen an der Hinterfläche der Augenhornhaut (Riesenzellen u. Pigmentkörnchen). **Prä|zipitation** *w;* -, -en: Ausflockung oder Ausfällung (z.B. von Eiweißkörpern) bei Koagulationsvorgängen. **Prä|zipitin** *s;* -s, -e: Antikörper, der das entsprechende Antigen unter Bildung eines Niederschlages ausfällt

pre..., Pre... vgl. prä..., Prä...

Pre|cursor [*prikö'ß'r;* aus gleichbed. engl. *precursor*] *m;* -s, -: Vorstufe, Ausgangsstufe beim Aufbau einer komplizierteren organischen Verbindung, bes. bei im Organismus stattfindenden chem. Prozessen

Prehn-Zeichen [nach dem amer. Urologen D.T. Prehn, 20. Jh.]: Anheben des geschwollenen Hodens bewirkt bei Bestehen einer Epididymitis ein Nachlassen der Schmerzen, nicht dagegen bei Hodentorsion

Prellung vgl. Kontusion

Preload [*prilo'd;* aus engl. *preload* = Vorspannung, Vorbelastung] *s;* -s, -s: „Vorlast", Vordehnung der Skelett- und Herzmuskulatur, die einer Kontraktion vorausgeht

Preputium: = Präputium

Pres|by|akusis [zu gr. πρέσβυς = alt und gr. ἀκούειν = hören] *w;* -: „Altersschwerhörigkeit" (als Folge der altersbedingten physiologischen Veränderungen im Innenohr)

Pres|byo|phrenie [zu gr. πρέσβυς = alt u. gr. φρήν, Gen.: φρενός = Zwerchfell; Geist; Gemüt] *w;* -, ...ien: leichtere Form der ↑Dementia senilis mit Auftreten von Amnesien

Pres|by|opie [zu gr. πρέσβυς = alt u. gr. ὤψ, Gen.: ὠπός = Auge; Gesicht] *w;* -, ...ien: „Altersweitsichtigkeit" (infolge physiologisch bedingten Verlusts der Akkommodationsfähigkeit)

Pres|by|vertigo [gr. πρέσβυς = alt u. ↑Vertigo] *w;* -: „Altersschwindel", Schwindelerscheinungen als Folge altersbedingter degenerativer Prozesse im Gehirn

Presso|re|zeptor [zu lat. *premere, pressum* = drücken u. ↑Rezeptor] *m;* -s, ...toren (meist *Pl.*): Rezeptoren in den Arterienwänden, die auf Blutdruckschwankungen reagieren und die Herztätigkeit dementsprechend regulieren

presso|sensibel [zu lat. *premere, pressum* = drücken u. ↑sensibel]: druckempfindlich

Press|wehe: den Eröffnungswehen folgende Form der Wehe, bei der der ↑Fetus durch Uteruskontraktionen ausgetrieben wird und die Gebärende durch Anspannung der

Bauchmuskulatur die Austreibung unterstützen kann

PRH: Abk. für ↑Prolaktin-releasing-Hormon

Prialpismus [zu gr. πρίαπος = Name des altgr. Fruchtbarkeitsgottes; auch = männliches Glied] *m;* -, ...men: krankhaft anhaltende, schmerzhafte Erektion des Penis (z. B. als Folge einer Thrombose nach Operationen)

Price-Jones-Kurve [*praiß-dschoᵘnß...;* nach dem engl. Arzt Cecil Price-Jones, 1863–1943]: kurvenmäßige Darstellung der Schwankungsbreite der Durchmesser von roten Blutkörperchen

Prießnitz-Umschlag [nach dem dt. Naturheilkundigen Vincenz Prießnitz, 1799 bis 1851]: Umschlag aus Lagen kalter, feuchter Leinwandtücher, die sich, von trockenen Woll- oder Flanelltüchern umhüllt, langsam erwärmen und nach anfänglichem Kältereiz einen ansteigenden Wärmereiz auf den behandelten Körperteil ausüben

primär [durch frz. Vermittlung aus lat. *primarius* = zu den Ersten gehörend]: zuerst vorhanden, ursprünglich (von Symptomen und Manifestationen einer Krankheit; Gegensatz: sekundär)

Primärlaffekt: erstes Zeichen od. Stadium einer Infektionskrankheit, insbes. der Syphilis

Primärlfollikel: = Primordialfollikel

Primärlharn: der sich in den ↑Glomeruli der Niere sammelnde, noch nicht konzentrierte Harn

Primärlheilung: Heilung einer Wunde ↑per primam (intentionem)

Primärlkomlplex: ↑Primäraffekt mit gleichzeitiger Schwellung der regionären Lymphknoten

Primärlprälvention: ärztliche Maßnahmen zur Ausschaltung gesundheitsschädlicher Faktoren, bevor diese zu einer Krankheit führen

Primat [aus lat. *primas,* Gen.: *primatis* = einer der Ersten u. Vornehmsten] *m;* -en, -en (meist *Pl.*): „Herrentiere", höchststehende Ordnung der Säugetiere, zu denen der Mensch, die Halbaffen und Affen gehören (Biol.)

prima vista [aus ital. *a prima vista* = auf den ersten Blick]: ohne vorausgehende Untersuchung auf einen spontanen ersten Eindruck hin (von einer Diagnose gesagt)

Priming [*praiming;* aus engl. *priming* = Fertigmachen (einer Kanone zum Feuern); Vorbereitung] *s;* -s, -s: Einleitung einer ärztlichen Behandlung

Primilpara [zu ↑primus u. lat. *parere* = gebären] *w;* -, ...rae u. ...paren: „Erstgebärende", Frau, die ein Kind geboren hat bzw. ihr erstes Kind gebiert (in der med. Umgangssprache auch: I-Para)

primitiv [...*tif*], in fachspr. Fügungen: **primitivus, ...va, ...vum** [...*iw...;* aus lat. *primitivus* = der Erste in seiner Art]: **1)** anfänglich, urtümlich, ursprünglich; nur im Embryonalstadium vorhanden (Biol., Med.). **2)** die Tiefenregion des Unterbewusstseins betreffend; die Triebregion der Psyche betreffend (Psychol.)

Primitivlrelaktion [...*tif...*]: unüberlegte Sofortreaktion (z. B. Affektäußerungen) in Reiz- oder Konfliktsituationen, bes. bei Jugendlichen, Minderbegabten u. Schwachsinnigen, auch bei Epileptikern u. Hirngeschädigten (Psychol., Med.)

Primitivlstreifen [...*tif...*]: streifenförmige Zellmasse hinter dem Urmundteil des Keimlings als erstes sichtbares Anzeichen der Embryonalentwicklung bei Vögeln und Säugern (auch beim Menschen)

primlordial, in fachspr. Fügungen: **primordiallis, ...le** [zu lat. *primordium* = erster Anfang, Uranfang]: ursprünglich, uranfänglich, die ersten Anfänge der Embryonalentwicklung betreffend (Biol., Med.)

Primlordiallfollikel: anfängliche Form der unentwickelten Eizelle in der Keimschicht des Eierstocks (Biol.)

Primlordiallkranium: erste knorpelige Anlage des ↑Craniums in der Embryonalentwicklung

primus, ...ma, ...mum [aus gleichbed. lat. *primus*]: erster, erste, erstes; z. B. in der Fügung ↑per primam (intentionem)

princeps [aus gleichbed. lat. *princeps*]: erster; wichtigster; z. B. in der Fügung ↑Arteria princeps pollicis

PRIND [Abk. für engl. *p*rogressive *r*eversible *i*schemic *n*eurological *d*efect = durch Ischämie bedingter, fortschreitender, reversibler neurologischer Defekt]: langsam entstehende zerebrale Ischämie, die sich innerhalb weniger Tage wieder zurückbildet

Pringle-Krankheit [*pringᵉl...;* nach dem engl. Dermatologen J. J. Pringle, 1855–1922]: erblich bedingte gutartige Talgdrüsenerkrankung im Bereich der Nase (vgl. Adenoma sebaceum), die mit Geschwülsten der Mundschleimhaut, Hautnävi und oft mit Sklerose und Schwachsinn einhergeht

Prinzmetal-Angina [*prinsmätᵉl...;* nach dem zeitgen. amer. Arzt M. Prinzmetal]: Form der ↑Angina pectoris mit retrosternalen Schmerzen, die nachts im Liegen auftreten und zu vorübergehenden Ekg-Veränderungen führen

Prion [Kurzbildung aus *Pro*tein u. *in*fektiös in Analogie zu ↑Virion] *s;* -s, Priolnen: Protein mit infektiösen Eigenschaften (relative Molekularmasse 50 000); vermuteter Erreger von chronisch-degenerativen Erkrankungen des Nervensystems bei Tier und Mensch wie ↑bovine spongioforme Enzephalopathie und ↑Creutzfeldt-Jakob-Krankheit

Prisma [von gr. πρίσμα = dreiseitige Säule,

Prisma (eigtl. = das Zersägte, Zerschnittene)]: **1)** *s;* -s, ...men: durchsichtiger Körper mit zwei keilförmig zueinander geneigten, ebenen Flächen (die durchtretendes weißes Licht in ein farbiges Band zerlegen; Optik). **2)** *s;* -s, -ta: prismenförmiges Gebilde (bes. des ↑Enamelums; Anat.). **Prismata adamantina** *Pl.:* Schmelzprismen des Zahns, die kleinen, dicht gedrängten u. zur Zahnoberfläche senkrecht stehenden Fasern des Zahnschmelzes

pro [aus lat. *pro* = vor; für]: für, je, zum Zwecke von; z. B. in der Fügung ↑Aether pro narcosi. **pro..., Pro...** [aus lat. *pro* bzw. gr. *πρό* = vor; für; anstelle von]: Vorsilbe mit den Bedeutungen: **1)** „vor, vorher, Vorstadium; vor, hervor (zeitlich u. räumlich)"; z. B.: Proakzelerin, Prophylaxe. **2)** „für, zugunsten oder zur Unterstützung von"; z. B.: Prolaktin

Pro|ak|zelerin [↑pro... u. Akzelerin] *s;* -s: in der Leber gebildeter Blutgerinnungsfaktor (Faktor V), der Spuren von Gewebsthrombokinase in Akzelerin überführt bzw. aktiviert

pro|ar|rhyth|misch [zu ↑pro... u. ↑Arrhythmie]: Herzrhythmusstörungen auslösend

Proband [zu lat. *probare* = erproben; prüfen; untersuchen] *m;* -en, -en: **1)** Versuchspersonen, Prüfling (z. B. bei psychologischen Untersuchungen bzw. Tests; auch: jmd., an dem neue Arzneimittel getestet werden). **2)** Ausgangsperson bei erbbiologischen Forschungen innerhalb eines größeren verwandtschaftlichen Personenkreises.

probatorisch: zur Klärung einer Diagnose versuchsweise durchgeführt oder angewandt

Probe|ab|rasion: Ausschabung der Gebärmutter zu diagnostischen Zwecken

Probe|ex|zision: Entnahme eines Gewebestückes zur histologischen Untersuchung

Probefrühstück: zur Untersuchung der Verdauungstätigkeit des Magens, insbes. der Magensaftabsonderung, verabreichte Normmahlzeit (z. B. 35 g Weißbrot und 400 ml Tee), deren Verarbeitung im Magen mittels Magenausheberung (nach einer Stunde) festgestellt wird. **Probemahlzeit:** den gleichen Zwecken wie das Probefrühstück dienende Mahlzeit genormter Zusammensetzung

Pro|bio|tikum [zu ↑pro u. gr. *βίος* = Leben] *s;* -s, ...ka: Bez. für Sauermilchprodukte, die durch ihren Gehalt an lebenden Mikroorganismen gesundheitsförderlich sein sollen

Pro|blem|keime: Bakterien, die nur schwer auf die derzeit bekannten Antibiotika ansprechen

pro|cerus, ...ra, ...rum [aus gleichbed. lat. *procerus*] lang, schlank, dünn; z. B. in der Fügung ↑Musculus procerus

Pro|cessus [zu lat. *procedere, processum* = vorgehen, fortschreiten; hervorsprießen] *m;* -, - [*prozäßuß*]: Vorsprung, Fortsatz, kleiner hervorragender Teil eines Knochens od. Knorpels (Anat.). **Pro|cessus ac|cessorius (vertebrarum lumbalium):** kurze, raue Zacke an der Rückseite der Wurzel jedes Querfortsatzes der Lendenwirbel (Ansatzstelle für Muskeln). **Pro|cessus alae parvae:** = Processus clinoideus anterior. **Pro|cessus alaris:** = Ala cristae galli. **Pro|cessus alaris cruris lateralis (cartilaginis apicis nasi)** [↑Crus; ↑Cartilago; ↑Apex] *Pl.:* = Cartilagines alares minores. **Pro|cessus alveo|laris:** Alveolarfortsatz, bogenförmiger Fortsatz des Ober- und Unterkiefers zur Aufnahme der Zähne. **Pro|cessus anterior:** vorderer Fortsatz des Hammers im Ohr. **Pro|cessus articularis:** = Processus condylaris. **Processus articularis inferior:** nach unten gerichteter Gelenkfortsatz des Wirbelbogens. **Pro|cessus articularis superior (columnae vertebralis):** nach oben gerichteter Gelenkfortsatz auf dem Wirbelbogen. **Pro|cessus articularis superior (ossis sa|cri):** oberer Gelenkfortsatz des Kreuzbeins. **Pro|cessus brevis:** = Processus lateralis. **Pro|cessus calcane|us:** Fortsatz des Würfelbeins, der das Fersenbein stützt. **Pro|cessus cau|datus:** länglicher Wulst in der Leber, der ↑Lobus caudatus u. ↑Lobus dexter miteinander verbindet. **Pro|cessus cilia|res** *Pl.:* radiär gestellte Ziliarfortsätze, die den Rand der Augenlinse umgeben und äußerst gefäßreich sind. **Pro|cessus cilia|res majores** *Pl.:* = Processus ciliares. **Pro|cessus cilia|res minores** *Pl.:* = Plicae ciliares. **Pro|cessus clinoide|us anterior** bzw. **medius** bzw. **posterior:** vorderer bzw. mittlerer bzw. hinterer Fortsatz am Keilbeinkörper. **Pro|cessus cochlea|ri|formis:** Vorsprung am vorderen Ende der medialen Wand der Paukenhöhle. **Processus condylaris:** allg. Bezeichnung für: Gelenkfortsatz. **Pro|cessus coraco|ide|us:** „Rabenschnabelfortsatz", hakenförmiger, einem Rabenschnabel ähnlicher Fortsatz am Schulterblatt, an dem einige Muskeln befestigt sind. **Pro|cessus corono|ide|us (mandibulae):** der vordere Fortsatz des Unterkieferastes. **Pro|cessus corono|ide|us (ulnae):** vorderer der beiden Vorsprünge der Elle unterhalb des Ellbogens. **Pro|cessus costalis:** neue Bez. für ↑Processus costarius. **Pro|cessus costarius:** Querfortsatz der Lendenwirbel. **Pro|cessus dorsi sellae:** = Processus clinoideus posterior. **Pro|cessus ensiformis:** = Processus xiphoideus. **Pro|cessus eth|mo|idalis:** Knochenfortsatz, der mit dem hakenförmigen Fortsatz des Siebbeins verbunden ist. **Pro|cessus falci|formis:** sichelförmiger Fortsatz des ↑Ligamentum sacrotuberale. **Pro|cessus frontalis (maxillae):** Stirnfortsatz des Oberkiefers. **Pro|cessus frontalis (ossis zygomatici):** Stirnfortsatz des Jochbeins. **Pro|cessus fronto|spheno-idelus:** = Processus frontalis (ossis zygomatici). **Pro|cessus intra|jugularis (ossis occipitalis):** vorspringender Zacken am vorderen Ende des Hinterhauptsbeines. **Processus in|tra|jugularis (ossis temporalis):** vorspringender Zacken an der Schläfenbeinpyramide. **Pro|cessus jugularis:** Vorsprung seitlich vom ↑Foramen jugulare (entspricht dem Querfortsatz eines Wirbels). **Pro|cessus la|crimalis:** nach vorn oben zeigender Fortsatz der unteren Nasenmuschel. **Pro|cessus lateralis:** dicker, seitlich gerichteter, kurzer Fortsatz des Hammers im Ohr. **Pro|cessus lateralis (tali):** seitlich hervorragender Fortsatz des Sprungbeins. **Pro|cessus lateralis tuberis calcanei** [- - - ...*e-i*]: kleiner, seitlicher Höcker des Fersenbeins. **Pro|cessus lenticularis:** „Linsenbein", das platte, ovale Köpfchen des Ambosses im Ohr. **Pro|cessus lon|gus:** = Processus anterior. **Pro|cessus mamillaris:** Fortsatz oben am Gelenkfortsatz der Lendenwirbel. **Pro|cessus masto|ide|us:** „Warzenfortsatz", warzenförmiger Fortsatz des Schläfenbeins hinter dem äußeren Gehörgang. **Pro|cessus maxillaris:** seitlicher Fortsatz der unteren Nasenmuschel, die einen Teil der mittleren Kieferhöhlenwand bildet. **Pro|cessus medial|lis tuberis calcanei** [- - - ...*e-i*]: ein stärkerer Höcker auf der unteren Fläche des Fersenbeins. **Pro|cessus muscularis:** Fortsatz am Kehlkopfknorpel zur Befestigung der Kehlkopfmuskeln. **Processus orbitalis:** Knochenfortsatz am Gaumenbein zwischen Oberkiefer, Siebbein und Keilbein. **Pro|cessus palatinus:** Gaumenfortsatz des Oberkiefers, der den größten Teil des harten Gaumens bildet. **Pro|cessus papillaris:** kegelförmige, nach unten und links ragende Vorwölbung der Leber. **Processus para|masto|ide|us:** gelegentlich vorkommende Verlängerung des ↑Processus jugularis. **Pro|cessus posterior (sphenoidalis):** Fortsatz zwischen dem Pflugscharbein u. dem oberen Teil der Nasenscheidewand. **Pro|cessus posterior tali:** rauer Höcker am hinteren Rand des Sprungbeins. **Pro|cessus pterygo|ide|us:** Gaumenflügelfortsatz des Keilbeins. **Pro|cessus pterygospinosus:** scharfer Vorsprung an der hinteren Kante des seitlichen Blattes des Gaumenflügelfortsatzes des Keilbeins. **Processus pyramidalis:** pyramidenförmiger Fortsatz am unteren Teil des Gaumenbeines. **Pro|cessus sellae medius:** = Processus clinoideus medius. **Pro|cessus spheno|idalis:** hinterer Fortsatz des Gaumenbeins. **Processus spinosus:** „Dornfortsatz", nach hinten abwärts gerichteter unpaarer Fortsatz am hinteren Bogenabschnitt der Wirbel. **Pro|cessus stylo|ide|us (meta|carpi):** griffelartiger Fortsatz am Grundglied des Mittelfingers. **Pro|cessus stylo|ide|us (ossis temporalis):** der dünne, spitze „Griffelfortsatz" des Schläfenbeins. **Pro|cessus stylo|ide|us (radii):** stumpfer Fortsatz an der Daumenseite des unteren Endes der Speiche. **Processus stylo|ide|us (ulnae):** kurzer, griffelförmiger Vorsprung an der Kleinfingerseite des unteren Endes der Elle. **Pro|cessus supra|condylaris:** hakenförmiger Fortsatz am unteren Endstück des Oberarmknochens. **Pro|cessus temporalis:** gezackter Fortsatz des Jochbeins, ein Teil des Jochbeinbogens. **Pro|cessus trans|versus:** Querfortsatz eines Wirbels. **Pro|cessus troch|lea|ris:** = Trochlea peronaealis. **Pro|cessus uncinatus (ossis eth|mo|idalis):** hakenförmig nach hinten unten gerichteter Fortsatz des Siebbeins. **Processus uncinatus (pan|crea|tis):** hakenförmiger Fortsatz des Bauchspeicheldrüsenkopfes. **Pro|cessus vaginalis:** dreieckiger Fortsatz an der Basis des Flügelfortsatzes des Keilbeins. **Pro|cessus vaginalis peritonaei:** Teil des Bauchfells, der während der Embryonalentwicklung in den Hodensack hinabsteigt (bzw. bei der Frau vorübergehend durch den Leistenkanal verläuft). **Processus vermiformis:** = Appendix vermiformis. **Pro|cessus vocalis:** Fortsatz am Kehlkopfknorpel zur Befestigung des Stimmbandes. **Pro|cessus xi|pho|ide|us:** Schwertfortsatz des Brustbeins, ganz oder teilweise aus Knorpel bestehender unterer Teil des Brustbeins. **Pro|cessus zygomaticus (maxillae):** seitlicher Fortsatz des Oberkiefers für die Verbindung mit dem Jochbein. **Pro|cessus zygomaticus (ossis frontalis):** seitlich der Augenhöhle gelegener Anschlussfortsatz des Stirnbeins für das Jochbein. **Pro|cessus zygomaticus (ossis temporalis):** zum Jochbeinbogen gehörende längliche Leiste am unteren Ende der Schläfenbeinschuppe

Pro|cheil|lie [zu ↑pro... u. gr. *χεῖλος* = Lippe] *w;* -, ...ien: starkes Vorspringen der Lippen

Proctos vgl. Proktos

pro die [lat. = je Tag]: je Tag, täglich (bezogen z. B. auf die Dosis eines Arzneimittels)

Pro|dontie [zu ↑pro... u. gr. *ὀδούς*, Gen.: *ὀδόντος* = Zahn] *w;* -, ...ien: starkes Vorspringen des Unterkiefers

Pro|drom [von gr. *πρόδρομος* = Vorbote, Vorläufer] *s;* -s, -e, auch: **Pro|dromal-symptom** *s;* -s, -e: Frühsymptom, Krankheitszeichen, das der eigentlichen Krankheit, d. h. dem voll ausgebildeten Krankheitsbild, vorausgeht (z. B. Kopfschmerzen vor einer Grippe)

Pro-Drug [*prodrag;* zu ↑pro... u. engl. *drug* = Droge, Arzneimittel] *s* oder *w;* -[s], -s: Substanz, die selbst biologisch weitgehend inaktiv ist, aber im Organismus enzymatisch oder nichtenzymatisch in eine aktive Form umgewandelt wird

Pro|duktions|ikterus [zu lat. *producere,*

productum = vorwärts führen; hervorbringen u. ↑Ikterus] *m;* -: Ikterus infolge Hämolyse oder Kurzschlusshyperbilirubinämie

pro|duktiv [...*tif;* zu lat. *producere, productum* = vorwärts führen; hervorbringen]: hervorbringend, (insbes. Gewebe, Blutzellen u. Ä.) neu bildend. **pro|duktive Entzündung:** Entzündung, bei der Gewebe neu gebildet wird

Pro|enzym [↑pro... u. ↑Enzym] *s;* -s, -e: chemische Vorstufe eines ↑Enzyms, z. B. ↑Propepsin

Pro|ery|thro|blast [↑pro... u. ↑Erythroblast] *m;* -en, -en (meist *Pl.*): Stammzellen der roten Blutkörperchen, Zellen mit scholligem Protoplasma und großem Kern, aber ohne Hämoglobin

Pro|ferment [↑pro... u. ↑Ferment] *s;* -[e]s, -e: = Proenzym

pro|fessionell, in fachspr. Fügungen: **pro|fessio|nalis, ...le** [zu lat. *professio* = Bekenntnis; Äußerung; Gewerbe]: den Beruf betreffend, beruflich, Berufs...

Pro|fi|brino|lysin [↑pro... und ↑Fibrinolysin] *s;* -s, -e: inaktive Vorstufe von Fibrinolysin

Profichet-Krankheit [*profischä...;* nach dem frz. Arzt G. Ch. Profichet, 19./20. Jh.]: = Calcinosis circumscripta

Profil|nische: in der Röntgenaufnahme von der Seite her (Profilaufnahme) sichtbar werdende nischenförmige Ausbuchtung der Schleimhaut des Magenbulbus, die auf ein Magengeschwür hindeutet

pro|fluens [zu lat. *profluere* = hervorfließen, fortfließen]: hervorfließend, fließend; z. B. in der Fügung ↑Hydrops tubae profluens

pro|fund, in fachspr. Fügungen: **pro|fundus, ...da, ...dum** [aus lat. *profundus* = unergründlich tief, bodenlos]: tief liegend, in den tieferen Körperregionen liegend oder verlaufend (als Lagebezeichnung für Organe; z. B. in der Fügung ↑Musculus flexor digitorum profundus; Gegensatz: superficialis)

pro|fus, in fachspr. Fügungen: **pro|fusus, ...fusa, ...fusum** [zu lat. *profundere, profusum* = hingießen, vergießen; vergeuden]: reichlich, sehr stark [fließend] (z. B. von Blutungen)

pro|gam [zu ↑pro... u. gr. *γαμεῖν* = heiraten]: vor der Befruchtung, vor der Verschmelzung von Ei und Samenfaden [stattfindend] (z. B. von der Festlegung des Geschlechts des werdenden Individuums; Biol.)

Pro|genie [zu ↑pro... u. gr. *γένειον* = Kinn] *w;* -, ...ien: starkes Vorspringen des Kinns; Vorstehen des Unterkiefers

Pro|genitur [zu lat. *progignere, progenitum* = hervorbringen, erzeugen] *w;* -, -en: Nachkommenschaft

Pro|gerie [zu ↑pro... u. gr. *γέρων* = Greis] *w;* -, ...ien, in fachspr. Fügungen: **Pro|geria**[1], *Pl.:* ...iae: vorzeitige Vergreisung. **Pro|geria adultorum:** vorzeitige Vergreisung Erwachsener, u. a. kombiniert mit Osteoporose, Katarakt und Alopezie

Pro|gestation [↑pro... u. ↑Gestation] *w;* -: Zeitabschnitt zwischen ↑Konzeption und ↑Nidation

Pro|gesteron [zu lat. *progerere, progestum* = hervor-, heraustragen] *s;* -s: Hormon des ↑Corpus luteum, das die Schwangerschaftsvorgänge reguliert

Pro|glottid [aus gr. *προγλωσσίς (προγλωττίς)* = Zungenspitze] *m;* -en, -en: Bandwurmglied

pro|gnath [zu ↑pro... u. gr. *γνάθος* = Kinnbacken]: mit Prognathie behaftet. **Prognath** *m;* -en, -en: jmd., der mit Prognathie behaftet ist. **Pro|gna|thie** *w;* -, ...ien: Vorstehen des Oberkiefers, Vorstehen der oberen Zahnreihe vor der unteren. **pro|gnathisch:** die Prognathie betreffend

Pro|gnose [von gr. *πρόγνωσις* = das Vorherwissen] *w;* -, -n: ärztliche Beurteilung des voraussichtlichen Verlaufs, der Dauer und des Ausgangs einer Krankheit. **Prognostik** *w;* -: Lehre von den Krankheitszeichen, anhand deren eine Prognose erstellt werden kann. **Pro|gnostikum** *s;* -s, ...ken u. ...ka: Vorzeichen, Krankheitszeichen, das etwas über den voraussichtlichen Verlauf einer Krankheit aussagt. **pro|gnostisch:** die Prognose betreffend. **pro|gnostizie|ren:** den voraussichtlichen Verlauf einer Krankheit vorhersagen

pro|gredient, in fachspr. Fügungen: **progrediens** [...*di-änß;* zu lat. *progredi, progressum* = fortschreiten]: = progressiv. **Progredienz** *w;* -: zunehmende Verschlimmerung einer Krankheit. **Pro|gression** *w;* -: = Progredienz. **pro|gressiv** [...*if*], in fachspr. Fügungen: **pro|gressivus, ...va, ...vum** [...*iw*...]: fortschreitend, sich verschlimmernd. **pro|gressive Para|lyse:** = Paralysis progressiva

pro|gressiv-chronische Poly|ar|thritis: konstitutionell bedingtes erbliches Krankheitsbild, charakterisiert durch fortschreitende Bewegungseinschränkung bis zu schwerster Verkrüppelung (Abk.: pcP)

pro infantibus [↑pro u. lat. *infans,* Gen.: *infantis* = kleines Kind]: „für Kinder" (Hinweis auf Arzneimitteln)

pro in|fusio|ne [↑pro u. ↑Infusion (relatinisiert: Infusio)]: „für eine Infusion" (Hinweis auf Arzneimitteln, die infundiert werden sollen)

pro in|jectio|ne [↑pro u. ↑Injektion (relatinisiert: Injectio)]: „für eine Injektion" (Hinweis auf flüssigen Arzneimitteln, die ausschließlich als Injektion zu applizieren sind)

Pro|insulin [↑pro... u. ↑Insulin] *s;* -s, -e: Vorstufe des Insulins

Pro|karyont [zu ↑pro... u. gr. *κάρυον* = Nuss; Fruchtkern] *m;* -en, -en (meist *Pl.*): Bakterien und Blaualgen umfassende Kategorie von Lebewesen mit einfacher Zellorganisation ohne echten Zellkern, die als selbstständige systematische Einheit den Pflanzen und Tieren (als den ↑Eukaryonten) gegenübergestellt wird

Pro|kinase [↑pro... u. ↑Kinase] *w;* -: chem. Vorstufe der ↑Enterokinase

Pro|kinetikum [zu ↑pro... u. gr. *κινεῖν* = bewegen] *s;* -s, ...ka: Arzneimittel, das die ↑Motilität (z. B. des Magens) steigert. **prokinetisch**: im Sinne eines Prokinetikums wirkend

Pro|ko|agulans [↑pro... u. ↑Koagulans] *s;* -, ...lantia od. ...lanzien [...*i^e n*] (meist *Pl.*): Substanz, die die Blutgerinnung fördert

Pro|konvertin [zu ↑pro... u. lat. *convertere* = umkehren, umwenden] *s;* -s: Faktor VII der Blutgerinnung, der durch Aktivierung von Faktor X auf die Umwandlung von Prothrombin in Thrombin einwirkt; entsteht mittels Vitamin K in der Leber

Prokt|algie [↑Proktos u. ↑...algie] *w;* -, ...ien: neuralgische Schmerzen in After und Mastdarm

Prokt|ek|tomie [↑Proktos u. ↑Ektomie] *w;* -, ...ien: operative Entfernung des Mastdarms

Prokt|eu|rynter [zu ↑Proktos u. gr. *εὐρύνειν* = breit machen, erweitern, ausdehnen] *m;* -s, -: mit Wasser gefüllter Gummiballon zur Dehnung des Mastdarms. **Prokt|eu|ryse** *w;* -, -n: Dehnung des Mastdarms mit dem zunächst leer eingeführten, dann mit Wasser gefüllten Prokteurynter (um einen Reiz auf den ↑Plexus uterovaginalis auszuüben und die Wehentätigkeit anzuregen)

Proktitis [zu ↑Proktos] *w;* -, ...itiden: Entzündung des Mastdarms

Prokto|dä|al|drüsen [zu ↑Proktos... u. gr. *ὁδός* = Weg]: am Boden der ↑Sinus anales mündende Drüsen, deren schlauchförmige Epithelgänge zum inneren Afterschließmuskel führen

prokto|gen [↑Proktos u. ↑...gen]: vom Mastdarm ausgehend (von Krankheiten u. a.)

Prokto|kol|ek|tomie [↑Proktos, ↑Kolon u. ↑Ektomie] *w;* -, ...ien: operative Entfernung von Mastdarm und Grimmdarm

Prokto|loge [↑Proktos u. ↑...loge] *m;* -n, -n: Arzt mit Spezialkenntnissen auf dem Gebiet der Proktologie. **Prokto|logie** [↑...logie] *w;* -: Wissenschaft und Lehre von der normalen und krankhaften Beschaffenheit des menschlichen Stuhls und von den Erkrankungen des Mastdarms. **prokto|logisch**: die Proktologie betreffend

Prokto|plastik [↑Proktos u. ↑Plastik] *w;* -, -en: operative Bildung eines künstlichen Afters (↑Anus praeternaturalis)

Proktor|rhagie [zu ↑Proktos u. gr. *ῥηγνύναι* = reißen, brechen (Analogiebildung nach ↑Hämorrhagie)] *w;* -, ...ien: Blutung aus dem After

Proktos [aus gr. *πρωκτός* = Steiß; After; Mastdarm] *m;* -: veraltete Bezeichnung für: **1)** Anus. **2)** Rektum

Prokto|skop [↑Proktos u. ↑...skop] *s;* -s, -e: = Rektoskop. **Prokto|skopie** [↑...skopie] *w;* -, ...ien: = Rektoskopie

Prokto|spasmus [↑Proktos u. ↑Spasmus] *m;* -, ...men: Krampf der Aftermuskulatur und im Mastdarm

Prokto|stase [↑Proktos u. gr. *στάσις* = das Stehen, der Stillstand] *w;* -, -n: Kotstauung, -zurückhaltung im Mastdarm

Prokto|tomie [↑Proktos u. ↑...tomie] *w;* -, ...ien: operative Eröffnung des Mastdarms, Mastdarmschnitt (z. B. bei angeborenem Mastdarmverschluss)

Prokto|zele [↑Proktos u. ↑...zele] *w;* -, -n: Mastdarmvorfall, Ausstülpung und Austreten des Mastdarms aus dem After

pro|labie|ren [aus lat. *prolabi* = vorwärts gleiten, vorwärts fallen]: „vorfallen“, aus einer natürlichen Körperöffnung heraustreten (von Teilen innerer Organe, z. B. vom Mastdarm). **pro|labiert**: vorgefallen, aus einer natürlichen Körperöffnung herausgetreten (von Teilen innerer Organe)

Prolactinoma vgl. Prolaktinom

Pro|laktin [zu ↑pro... u. lat. *lac*, Gen.: *lactis* = Milch] *s;* -s: Hormon des Hirnanhanges (regt die Milchabsonderung während der Stillzeit an)

Pro|laktinom [zu ↑Prolaktin] *s;* -s, -e, in fachspr. Fügungen: **Pro|lactinoma,** *Pl.:* -ta: Prolaktin sezernierender Tumor der Hirnanhangsdrüse

Pro|laktin-relea|sing-Hormon [...*rilising...;* zu ↑Prolaktin, engl. *to release* = freilassen u. ↑Hormon] *s;* -s, -e: Hormon der Hypophyse, das die Bildung von Prolaktin steuert; Abk.: PRH

Prolan [zu lat. *proles* = Sprössling, Nachkomme] *s;* -s, -e: ältere Bez. für zwei Hormone des Hypophysenvorderlappens, die die Entwicklung und die Tätigkeit der Geschlechtsdrüsen regulieren (↑Gonadotropin)

Pro|laps [zu lat. *prolabi, prolapsum* = vorwärts gleiten, vorwärts fallen] *m;* -es, -e, in fachspr. Fügungen: **Pro|lap|sus** *m;* -, -[...*lápßuß*]: „Vorfall“, Heraustreten von Teilen eines inneren Organs aus einer natürlichen Körperöffnung (infolge Bindegewebsschwäche). **Pro|lap|sus ani:** „Aftervorfall“, Heraustreten der Afterschleimhaut aus der Afteröffnung. **Pro|lap|sus ani et recti:** = Proktozele. **Pro|lap|sus cere|bri:** = Enzephalozele. **Pro|lap|sus uteri:** = Hysteroptose. **Pro|lap|sus vaginae:** „Scheidenvorfall“, Heraustreten der Scheide aus der ↑Vulva

Proli|feration [zu lat. *proles* = Sprössling, Nachkomme u. lat. *ferre* = tragen, bringen] *w;* -, -en: Wucherung des Gewebes durch Zellvermehrung (z.B. bei Entzündungen, Geschwülsten; physiologisch auch im ↑Endometrium). **proli|ferativ** [...*tif*]: wuchernd, sich vermehrend (von Geweben). **proli|ferie|ren:** wuchern, gesteigertes Wachstum zeigen (von Geweben)

Pro|megalo|blast [↑pro... u. ↑Megaloblast] *m;* -en, -en: Vorstufe des Megaloblasten in der Erythropoese mit auffallend großem, leicht ovalem Kern

Prome|thium [zum Namen des Titanen Prometheus der gr. Sage] *s;* -s: chem. Grundstoff, radioaktive seltene Erde; Zeichen: Pm

pro|minent, in fachspr. Fügungen: **prominens** [zu lat. *prominere* = hervorragen]: vorspringend, hervorragend, vorragend; z.B. in der Fügung ↑Vertebra prominens (Anat.)

Pro|minentia [zu lat. *prominere* = hervorragen] *w;* -, ...tiae, eindeutschend auch: **Prominenz** *w;* -, -en: Vorsprung, hervorragender Teil eines Körperteils, bes. eines Knochens (Anat.). **Pro|minentia canalis facia|lis:** durch den Verlauf des Fazialiskanals bedingte knöcherne Vorwölbung an der medialen Wand der Paukenhöhle über dem ovalen Fenster. **Pro|minentia canalis semicircularis lateralis:** kleine knöcherne Vorwölbung an der medialen Wand des oberen Paukenraumes des Mittelohrs (bedingt durch den horizontalen Bogengang des Innenohrs). **Pro|minentia laryn|gea:** der beim Mann stark hervorspringende obere Teil des Schildknorpels am Kehlkopf. **Prominentia mallea|ris:** konische Vorwölbung des Trommelfells nach außen an der Stelle, an der innen der Lateralfortsatz des Hammers gegen das Trommelfell drückt. **Prominentia spiralis:** spiralförmige Erhebung der ↑Stria vascularis im häutigen Schneckenkanal. **Pro|minentia stylo|idea:** Vorwölbung der ↑Pars tympanica an der unteren Wand der Paukenhöhle über dem oberen Ende des Griffelfortsatzes

Pro|mis|kui|tät [zu lat. *promiscuus* = gemischt] *w;* -: Geschlechtsverkehr mit ständig wechselnden Partnern. **pro|mis|kui|tiv** [...*tif*]: mit ständig wechselnden Partnern geschlechtlich verkehrend

Pro|montorium [aus lat. *promontorium* (Nebenform von lat. *promunturium*) = Bergvorsprung, Ausläufer eines Berges] *s;* -s, ...ria u. eindeutschend: ...rien [...*i*ᵉ*n*]: „Vorberg“, Vorwölbung (Anat.), und zwar: **1) Pro|montorium (cavi tympani):** Vorwölbung in der Paukenhöhle des Mittelohres, hervorgerufen durch die Ohrschneckenwindung. **2) Pro|montorium (ossis sa|cralis):** der am meisten nach vorn vorspringende Punkt des Kreuzbeins an der Grenze zwischen der Basis und Vorderfläche des Kreuzbeins

Pro|motion [zu lat. *promovere, promotum* = befördern] *w;* -, -en: negativer Anstoß, der von einer Substanz als Promotor ausgeht. **Pro|motor** *m;* -s, ...toren: Substanz, die eine vorgeschädigte Zelle zu krebsiger Entartung anstößt

Pro|mye|lo|zyt [↑pro... u. ↑Myelozyt] *m;* -en, -en (meist *Pl.*): zwischen ↑Myeloblasten und Myelozyten stehende Vorform der neutrophilen Blutkörperchen mit entrundetem Kern und noch undifferenzierten Plasmagranulationen

pro narcosi [↑pro; ↑Narkose]: zu Narkosezwecken; z.B. in der Fügung ↑Aether pro narcosi

Pronation [zu lat. *pronare, pronatum* = vorwärts neigen, bücken] *w;* -, -en: Einwärtsdrehung der Extremitäten, Bewegung der Extremitäten um ihre Längsachse nach innen (Gegensatz: Supination). **pronator,** *Gen.:* ...toris, *Pl.:* ...tores: erläuternder Bestandteil von fachspr. Fügungen mit der Bedeutung „Einwärtsdreher“; z.B. in der Fügung ↑Musculus pronator quadratus. **Pronator** *m;* -s, ...toren: übliche Kurzbezeichnung für ↑Musculus pronator ...

Pronator|syn|drom: Schmerzen und Parästhesien im radialen Fingerbereich infolge Kompression des ↑Nervus medianus zwischen den beiden Köpfen des ↑Musculus pronator teres

Pro|ne|phros [↑pro... u. gr. νεφρός = Niere] *m;* -: Vorniere, erstes Ausbildungsstadium der Nieren in der Entwicklung des Harnapparates

pronie|ren [aus lat. *pronare* = vorwärts neigen, bücken]: eine Extremität einwärts drehen (Gegensatz: supinieren)

Pro|nu|kle|us *m;* -, ...ei [...*e-i*]: Kern der Eizelle bzw. des in die Eizelle eingedrungenen Samenfadens kurz vor deren Verschmelzung

Pro|pädeu|tik [zu gr. προπαιδεύειν = vorher unterrichten] *w;* -, -en: vorbereitender Unterricht in den Grundlagen einer Wissenschaft, Einführung in die Vorkenntnisse, die zu einem wissenschaftlichen Studium gehören

Pro|pep|sin [↑pro... u. ↑Pepsin] *s;* -s, -e: gegen Alkalien widerstandsfähige chem. Vorstufe des ↑Pepsins

Pro|perdin [zu ↑pro... u. lat. *perdere* = vernichten] *s;* -s: in der Milz gebildeter Eiweißbestandteil des Blutes, der an der spezifischen humoralen Abwehr von Bakterien und Viren beteiligt ist

Pro|phage [↑pro... u. ↑Phage] *m;* -n, -n (meist *Pl.*): nicht bakteriolytisch wirkende Vorform der ↑Bakteriophagen

Pro|phase [↑pro... u. ↑Phase] *w;* -, -n: einleitende Phase der Kernteilung (Mitose), in der die Umbildung des ruhenden Zellkernes in das so genannte Knäuelstadium erfolgt (Biol.)

Pro|phylaktikum [zu gr. *προφυλάσσειν* = vor etwas Wache halten; sich vorher vor etwas hüten] *s;* -s, ...ka: vorbeugendes, vor einer Erkrankung (z.B. Erkältung, Grippe) schützendes Mittel. **pro|phylaktisch**: vorbeugend, Schutz gegen Erkrankung bietend. **Pro|phylaxe** *w;* -, -n: zusammenfassende Bez. für die medizinischen und sozialhygienischen Maßnahmen, die der Verhütung von Krankheiten dienen

Propio|ni|bakterie [...*i*[e]*;* zu ↑Propionsäure u. ↑Bakterie] *w;* -, -n, latinisiert: **Propio|nibacterium,** *Pl.:* ...ria: neuere Bez. für: Korynebakterie

Pro|pion|säure [zu ↑pro... u. gr. *πῖον* = Fett (mit Bezug auf eine gewisse Ähnlichkeit der Propionsäure mit den höheren Fettsäuren)]: wichtige organische Säure, die u.a. zur Herstellung von Arzneimitteln verwendet wird

Pro|prio|re|zeptor [↑proprius u. ↑Rezeptor] *m;* -s, ...toren: Nerv, der in einem ausführenden Organ endigt und dessen ↑Eigenreflexe auslöst (u. damit dessen Tätigkeit kontrolliert)

pro|prius, ...ria, ...rium [aus lat. *proprius* = eigen; eigentümlich; allein angehörend]: einem bestimmten Organ unmittelbar zugeordnet, nicht mehreren Organen gemeinsam gehörend (Gegensatz: communis)

Pro|pulsion [zu lat. *propellere, propulsum* = vorwärts stoßen, -treiben] *w;* -, -en: Gehstörung mit Neigung zum Vorwärtsfallen bzw. Verlust der Fähigkeit, in der Bewegung innezuhalten (bei ↑Paralysis agitans)

pros..., Pros... vgl. proso..., Proso...

Pro|se|kretin [↑pro... u. ↑Sekretin] *s;* -s, -e: Vorstufe des ↑Sekretins (wird von der Darmschleimhaut abgesondert, wenn der Mageninhalt in den Zwölffingerdarm gelangt)

Pro|sektor [zu lat. *prosecare, prosectum* = vorn abschneiden; zurechtschneiden] *m;* -s, ...toren: **a)** Arzt, der ↑Sektionen durchführt; **b)** Leiter einer Prosektur. **Pro|sektur** *w;* -, -en: pathologisch-anatomische Abteilung eines Krankenhauses

Pros|en|ce|phalon, eindeutschend auch: **Pros|en|ze|phalon** [↑proso... und ↑Encephalon] *s;* -s, ...la: Vorderhirn, zusammenfassende Bezeichnung für den Hirnabschnitt, der Zwischen- und Endhirn umfasst und vom 1. bis zum 3. Ventrikel reicht (Anat.)

proso..., Proso..., vor Selbstlauten: **pros..., Pros...** [aus gr. *πρόσω* = nach vorn zu, vorwärts]: Vorsilbe mit der Bedeutung „vorn, nach vorn zu; vorwärts, weiter"; z.B.: Prosoplasie, Prosencephalon

Pros|odontie [zu ↑proso... und gr. *ὀδούς*, Gen.: *ὀδόντος* = Zahn] *w;* -, ...ien: schräges Vorstehen der Zähne

prosop..., Prosop... vgl. prosopo..., Prosopo...

Pros|op|agnosie [↑prosopo... u. ↑Agnosie] *w;* -, ...ien: ↑Agnosia optica, bei der Formen als solche zwar erkannt, aber in ihrer Besonderheit und Bedeutung nicht identifiziert werden (z.B. ein Gesicht zwar als Gesicht, aber nicht als das einer bestimmten Person wieder erkannt wird)

Pros|op|algie [↑prosopo... u. ↑...algie] *w;* -, ...ien: Gesichtsschmerzen im Bereich des ↑Trigeminus

Proso|plasie [zu ↑proso... u. gr. *πλάσσειν* = bilden, formen] *w;* -, ...ien: abnorme, über das normale Maß hinausgehende Differenzierung von Gewebe bzw. Zellen (Vorkommen bei ausgereiften bösartigen Tumoren)

pros|opo..., Pros|opo..., vor Selbstlauten meist: **pros|op..., Pros|op...** [aus gr. *πρόσωπον* = Gesicht]: Bestimmungswort von Zusammensetzungen mit der Bedeutung „Gesicht"; z.B.: Prosopoplegie, Prosopalgie

Pros|opo|di|plegie [↑prosopo..., ↑[1]di... und ↑Plegie] *w;* -, ...ien: beiderseitige Lähmung des ↑Nervus facialis

Pros|opo|plegie [↑prosopo... u. ↑Plegie] *w;* -, ...ien: Lähmung der mimischen Muskulatur des Gesichts; gelegentlich auch: = Fazialislähmung

Pros|opo|schisis [...*ß-ch...;* zu ↑prosopo... u. gr. *σχίζειν* = spalten] *w;* -, ...isen: „Gesichtsspalte", angeborene Missbildung, bei der die beiden Gesichtshälften durch einen Spalt getrennt sind

Pros|opo|thorako|page [zu ↑prosopo..., ↑Thorax u. gr. *πηγνύναι* = befestigen] *m;* -n, -n, auch: **Pros|opo|thorako|pagus** *m;* -, ...gi od. ...gen: Doppelfehlbildung, bei der die Paarlinge mit Gesicht und Brust zusammengewachsen sind

Pro|spermie [zu ↑pro... u. ↑Sperma] *w;* -, ...ien: selten für ↑Ejaculatio praecox

Prosta|glandin [zu ↑Prostata (in der verdeutlichenden Fügung „prostata glans")] *s;* -s, -e (meist *Pl.*): Gruppe hormonähnlicher Substanzen, die in Samenflüssigkeit, Lunge, Menstruationsblut, Thymus, Pankreas und Niere vorkommen. Sie wirken blutdrucksenkend, erregen die glatte Muskulatur und hemmen die Lipolyse

Pro|stano|id [Kurzbildung zu ↑Prostaglandin u. ↑...id] *s;* -[e]s, -e (meist *Pl.*): eine Gruppe der Prostaglandine

Pro|stata [zu gr. *προστάτης* = Vorsteher] *w;* -, ...tae: „Vorsteherdrüse", walnussgroßes Organ des männlichen Körpers, das den Anfangsteil der Harnröhre umgibt und ein alkalisches Sekret absondert, das den Hauptanteil des Samenergusses ausmacht und die Beweglichkeit der Samenzellen fördert

Pro|stata|adenom: Wucherung der submukösen periurethralen Drüsen der hinteren

Harnröhre im Bereich der Prostata (bei gleichzeitiger Prostataatrophie)

Prọ|stata|hyper|tro|phie: = Prostataadenom

Pro|stat|ek|tomie [↑Prostata u. ↑Ektomie] *w;* -, ...ien: operative Ausschälung eines Adenoms der Vorsteherdrüse od. Ausschälung der Prostata selbst

pro|staticus, ...ca, ...cum [zu ↑Prostata]: zur Vorsteherdrüse gehörend. **Pro|statiker** *m;* -s, -: an einem Prostataadenom Leidender

Pro|statitis [zu ↑Prostata] *w;* -, ...itiden (in fachspr. Fügungen: ...itides): Entzündung der Prostata

Pro|stat|odynie [zu ↑Prostata u. ↑...odynie] *w;* -, ...ien: Schwellung und Schmerzhaftigkeit der Vorsteherdrüse

Pro|stato|pa|thie [↑Prostata u. ↑...pathie] *w;* -, ...ien, in fachspr. Fügungen: **Pro|stato-palthia**[1], *Pl.:* ...iae: abakterielle Entzündung der Vorsteherdrüse

Pro|stator|rhö, auch: **Pro|stator|rhöe** [...*rö;* zu ↑Prostata u. gr. *ῥεῖν* = fließen] *w;* -, ...rrhöen: Ausfluss von Prostatasekret, z. B. nach einer Harn- oder Stuhlentleerung

Prosta|zy|klin [Kurzbildung zu ↑Prostaglandin u. zum FW *Zyklus*] *s;* -s, -e: in der Gefäßwand gebildetes Hormon, das die Blutplättchenaggregation unterdrückt und die Blutgefäße erweitert

pros|thetisch [zu gr. *πρόσθεσις* = das Zusetzen, Hinzusetzen]; in der Fügung: **prosthetische Gruppe: 1)** = Koenzym. **2)** beim Aufbau der ↑Proteide zu den Aminosäuren hinzutretende, nicht eiweißartige chem. Verbindung (z. B. Phosphate, Kohlenhydrate)

Pro|stituierte [zu lat. *prostituere, prostitutum* = öffentlich preisgeben zur Unzucht] *w;* -n, -n: weibliche Person, die Prostitution betreibt. **Pro|stitution** *w;* -: gewerbsmäßige Preisgabe des eigenen Körpers für sexuelle Zwecke

Pro|stration [zu lat. *prosternere, prostratum* = hinstrecken, niederwerfen; zu Boden schlagen] *w;* -, -en: extreme Erschöpfung

prot..., Prot... vgl. proto..., Proto...

Prot|actinium [↑proto... u. ↑Actinium] *s;* -s: radioaktiver chem. Grundstoff, Metall; Zeichen: Pa

prot|an|omal [↑proto... u. ↑anomal]: „rotschwach", an einem leichteren Grad der Rotblindheit leidend. **Prot|an|omale** *m* u. *w;* -n, -n: Person, die an Protanomalie leidet. **Prot|an|omalie** *w;* -, ...ien: „Rotschwäche", Form der angeborenen Farbensinnstörung, bei der die rote Farbe nur schwach oder kaum erkannt wird

prot|an|op [zu ↑proto..., ↑[1]a... u. gr. *ὤψ*, Gen.: *ὠπός* = Auge; Gesicht]: „rotblind", an Protanopie leidend. **Prot|an|ope** *m* u. *w;* -n, -n: „Rotblinde[r]", Person, die an Protanopie leidet. **Prot|an|opie** *w;* -, ...ien: „Rotblindheit", Form der Farbenblindheit, bei der rote Farben nicht wahrgenommen werden können

Protea|se [↑Protein und ↑...ase] *w;* -, -n: die ↑Proteolyse bewirkendes Enzym des Magen-Darm-Kanals

Prote|id [↑Protein u. ↑...id] *s;* -[e]s, -e: aus ↑Proteinen und einer prosthetischen Gruppe zusammengesetzter Eiweißkörper

Prote|in [zu gr. *πρῶτος* = erster; vorderster; wichtigster] *s;* -s, -e: einfacher Eiweißkörper, der nur aus Aminosäuren aufgebaut ist (z. B. Albumine, Globuline u. a.)

Protei|nase [...*te-in...;* ↑Protein und ↑...ase] *w;* -, -n: im Verdauungstrakt vorkommendes Enzym, das Proteine bis zu ↑Polypeptiden abbaut

Protei|no|cholie [...*te-in...;* zu ↑Protein u. gr. *χόλος* = Galle] *w;* -, ...ien: Übertritt von Eiweißkörpern aus dem Verdauungstrakt in die Gallenkapillaren (z. B. bei Hepatitis epidemica)

Protei|nor|rhö, auch: **Protei|nor|rhöe** [...*rö;* zu ↑Protein u. gr. *ῥεῖν* = fließen] *w;* -, ...rrhöen: Eiweißverlust infolge Abgangs von Eiweiß mit dem Stuhl

Protei|nose [zu ↑Protein] *w;* -, -n: Lungenerkrankung infolge Ausfüllung der Lungenalveolen mit Protein

Protein|urie [...*te-in...;* ↑Protein u. ↑...urie] *w;* -, ...ien: Ausscheidung von Proteinen mit dem Harn

Pro|tektin [zu lat. *protegere, protectum* = bedecken, beschützen] *s;* -s, -e (meist *Pl.*): aus Schnecken und Fischen gewonnene immunologische Stoffgruppe mit antikörperähnlicher Wirkung. **Pro|tektion** *w;* -, -en (*Pl.* selten): Schutz von Organen oder des Organismus durch Medikamente vor schädigenden Einwirkungen. **pro|tektiv** [...*tif*]: vor schädigenden Einwirkungen schützend. **Pro|tektivum** [...*iw*...] *s;* -s, ...va: chemische Substanz, die den Organismus oder ein Organ vor schädigenden Einwirkungen schützt

Proteo|glykan [zu ↑Protein u. gr. *γλυκύς* = süß] *s;* -s, -e (meist *Pl.*): Sammelbez. für Eiweißanteile enthaltende Polysaccharidverbindungen; Hauptbestandteile der Knochensubstanz

Proteo|hormon [↑Protein u. ↑Hormon] *s;* -s, -e: Hormon vom Charakter eines Proteins oder eines Proteids (dazu gehören u. a. die Hormone der Hirnanhangsdrüse und der Bauchspeicheldrüse)

Proteo|lyse [zu ↑Protein u. gr. *λύειν* = lösen, auflösen] *w;* -, -n: Eiweißverdauung, durch Enzyme oder Bakterien bewirkte Zerlegung der Eiweißkörper (auch des Gewebseiweißes) in Aminosäuren (im Verdauungstrakt, in Geweben u. a.). **proteo|lytisch:** Eiweiß abbauend (z. B. von Enzymen)

Proteus [nach dem griech. Meergott

Πρωτεύς, der sich in viele Gestalten verwandeln konnte] *m;* -: Gattung gramnegativer, zumeist beweglicher, vielgestaltiger Bakterien (Fäulniserreger; darunter z. B. der Erreger der Enteritis)

Pro|these [zu gr. *προτιθέναι* = vorstellen, vorlegen, vorsetzen] *w;* -, -n: künstlicher Ersatz verloren gegangener Körperteile, insbes. künstl. Glieder, Zahnersatz. **Prothetik** *w;* -: Wissenschaft und Lehre vom Kunstgliederbau. **pro|thetisch**: die Prothetik betreffend

Pro|thrombin [↑pro... u. ↑Thrombin] *s;* -s, -e: im Blutplasma enthaltenes Glykoproteid (Faktor II), Vorstufe des für die Blutgerinnung wichtigen Thrombins

Pro|thrombin|zeit: Zeitspanne, innerhalb derer das Blutplasma nach dem Zusatz von Thrombokinase gerinnt

Pro|thrombo|kinase [↑pro... u. ↑Thrombokinase] *w;* -, -n: = Akzelerin

Protist [aus gr. *πρώτιστος* (Steigerungsform von gr. *πρῶτος* = erster) = der allererste] *m;* -en, -en (meist *Pl.*): Einzeller, Lebewesen, die nur aus einer Zelle bestehen (z. B. Bakterien; Biol.)

proto..., Proto..., vor Selbstlauten meist: **prot..., Prot...** [aus gr. *πρῶτος* = erster; vorderster; wichtigster]: Bestimmungswort von Zusammensetzungen mit der Bedeutung „(der Reihenfolge nach) erster"; z. B.: Protodiastole, Protanopie

Proto|dia|stole [auch: *...aßtole;* ↑proto... u. ↑Diastole] *w;* -, ...stolen: erste Phase (Beginn) der Herzdiastole. **proto|dia|stolisch**: zu Beginn der Diastole auftretend, die Protodiastole betreffend (z. B. von Herzgeräuschen)

Proton [zu gr. *πρῶτος* = erster; vorderster; wichtigster] *s;* -s, ...onen: positiv geladenes Atomteilchen, Kern des Wasserstoffatoms (Phys.)

Protonen|pumpe [zu ↑Proton]: Mechanismus der Salzsäureproduktion im Magen, wobei für jedes sezernierte ↑Proton ein Kaliumion in die ↑Belegzellen hineingepumpt wird. **Protonen|pumpen|hemmer**: Arzneimittel, das die Protonenpumpe blockiert und damit die Salzsäureproduktion vermindert

Proto|onko|gen [↑proto..., ↑onko... und ↑...gen] *s;* -s, -e: Gen, das bei der Vermehrung und Differenzierung von Zellen eine wichtige Funktion hat und bei Entartung Krebs auslösend wirkt

Proto|plasma [↑proto... u. ↑Plasma] *s;* -s, ...men: der von der Zellmembran umgebene Teil der tierischen und pflanzlichen Zelle (einschließlich Zellkern). **Proto|plasmafortsatz**: = Dendrit. **proto|plasmatisch**: zum Protoplasma gehörend

Proto|som [↑proto... u. ↑...som] *s;* -s, -en (meist *Pl.*): Hauptkörper eines Gens

Proto|sy|stole [auch: *...süßtole;* ↑proto... u. ↑Systole] *w;* -, ...stolen: einleitende Phase der ↑Systole. **proto|sy|stolisch**: die Protosystole betreffend, zu Beginn der Systole auftretend (z. B. von Herzgeräuschen)

Proto|zo|on [↑proto... u. gr. *ζῷον* = Lebewesen] *s;* -s, ...zoen u. ...zoa (meist *Pl.*): Urtierchen, den niedersten Tierstamm bildende einzellige Organismen (darunter verschiedene Krankheitserreger, z. B.: Rhizopoden, Infusorien und Sporozoen)

pro|trahie|ren [aus lat. *protrahere, protractum* = hervorziehen; hinziehen, verlängern]: die Wirkung (z. B. eines Medikaments, einer Bestrahlung o. Ä.) verzögern od. verlängern, z. B. durch geringe Dosierung od. durch Anwendung von Medikamenten in schwer löslicher Form. **protrahiert**: verzögert bzw. über eine längere Zeitspanne hinweg [wirkend] (z. B. von Medikamenten gesagt). **Pro|traktion** *w;* -, -en: Verzögerung der Wirkung eines Arzneimittels (z. B. durch Beimischung schwer löslicher Bestandteile) oder einer therapeutischen Maßnahme

Pro|treptik [zu gr. *προτρεπτικός* = erweckend, ermahnend] *w;* -: psychotherapeut. Methode, die darauf abzielt, dem Klienten durch gütl. Zureden und/oder massive Suggestion zunächst eine akute seel. Krise überwinden zu helfen und ihn damit einer gezielten Psychotherapie besser zugänglich zu machen

Pro|trusion [zu lat. *protrudere, protrusum* = fortstoßen] *w;* -, -en, in fachspr. Fügungen: **Pro|trusio**, *Pl.:* ...io|nes: Hervortreten, Verlagerung nach außen (z. B. eines Organs aus seiner normalen Lage). **Pro|trusio acetabuli:** Verlagerung der Hüftgelenkspfanne nach innen (bei verschiedenen Knochenerkrankungen; führt zu Verkürzung des Beins und ↑Arthrokatadysis). **Pro|trusio bulbi:** = Exophthalmus

Pro|tuberanz [zu lat. *protuberare* = hervorschwellen, hervorwachsen] *w;* -, -en, in fachspr. Fügungen: **Pro|tuberantia,** *Pl.:* ...iae: Knochenvorsprung, hervorragende Stelle an Knochen (Anat.). **Pro|tuberantia mentalis:** breiter, dreieckiger Vorsprung in der Mitte der äußeren Fläche des Unterkieferkörpers (bildet das knöcherne Kinn). **Pro|tuberantia oc|cipitalis ex|terna** bzw. **interna:** Erhebung in der Mitte der äußeren bzw. inneren Fläche der Hinterhauptschuppe

Pro|venienz [zu lat. *provenire* = hervorkommen; entstehen] *w;* -, -en: Herkunft, Ursprung (z. B. von Arzneipflanzen)

Providencia [nlat., zum Namen der Stadt *Providence* in den USA, wo die Erreger zuerst beschrieben wurden] *w;* -: Gruppe gramnegativer Stäbchen, Erreger von Harnwegsinfektionen

Pro|vit|amin [↑pro... u. ↑Vitamin] *s;* -s, -e: chem. Vorstufe eines Vitamins, Substanz, aus der sich (unter Einwirkung physikalischer oder chemischer Faktoren, z. B. unter dem Einfluss ultravioletten Lichts) ein Vitamin aufbaut

Pro|vokation [zu lat. *provocare, provocatum* = heraus-, hervorrufen] *w;* -, -en: künstliche Hervorrufung von Krankheitserscheinungen (mittels geeigneter Medikamente oder physikalischer Maßnahmen), z. B. um eine latente Erkrankung zur Krise zu führen oder um den Grad der Ausheilung zu prüfen. **Provokations|diät:** Suchdiät bei Allergien, bei der die Nahrungsmittel verabreicht werden, die am häufigsten Allergien auslösen, im Gegensatz zur ↑Eliminationsdiät. **provozie|ren:** Krankheiten bzw. Krankheitserscheinungen künstlich hervorrufen

proximal, in fachspr. Fügungen: **proximalis, ...le** [zu lat. *proximus* = der Nächste]: der Körpermitte bzw. dem zentralen Teil eines Körpergliedes zu gelegen; z. B. in der Fügung ↑Phalanx proximalis (Gegensatz: distal)

proximus, ...ma, ...mum [aus gleichbed. lat. *proximus*]: nächster, zunächst liegender; z. B. in der Fügung ↑Punctum proximum

Prudent-Di|ät [*prüdang...*]: Diät von 2 000 bis 2 700 Kalorien täglich, die sich aus 30 % Fett, 45 % Kohlenhydraten und 25 % Eiweiß zusammensetzen (zur Arterioskleroseprophylaxe)

pruriginös, in fachspr. Fügungen: **pruriginosus, ...osa, ...osum** [zu ↑Prurigo]: juckend, mit Hautjucken bzw. mit der Bildung von juckenden Hautknötchen einhergehend (z. B. von Ekzemen). **Prurigo** [aus lat. *prurigo*, Gen.: *pruriginis* = Geilheit; juckender Grind am Körper] *w;* -, Prurigines (außerhalb der strengen Terminologie auch: *m;* -s, -s): mit Bildung juckender Hautknötchen einhergehende Dermatose

Pruritus [zu lat. *prurire, pruritum* = jucken] *m;* -, -: Hautjucken, (z. B. im Zusammenhang mit Dermatosen auftretender) Juckreiz. **Pruritus ani:** „Afterjucken", z. B. bei Hämorrhoiden auftretender Juckreiz am After

Prussak-Raum [nach dem russ. Otologen A. Prussak, 1839–1897]: = Recessus membranae tympani superior

Psali|dontie [zu gr. *ψαλίς* = Schere u. gr. *ὀδούς*, Gen.: *ὀδόντος* = Zahn] *w;* -, ...ien: „Scherenbiss", Überbiss, Überstehen der oberen Schneidezähne um etwa 2–3 mm über die unteren bei physiologisch richtiger Kieferstellung

Psammom [zu gr. *ψάμμος* = Sand] *s;* -e, -e: „Sandgeschwulst", Gehirnsandgeschwulst, ↑Meningiom mit sandkornartigen Ablagerungen aus verkalkten Endothelien an der Unterfläche der harten Hirnhaut

Psammo|therapie [gr. *ψάμμος* = Sand u. ↑Therapie] *w;* -, ...ien: Behandlung mit Sand, z. B. in Form von Sandbädern (bei Arthrosen, Schleimbeutel-, Nervenentzündungen u. a.)

Psathyrose vgl. Osteopsathyrose

Psellismus [aus gr. *ψελλισμός* = das Stammeln] *m;* -: „Stammeln", die Unfähigkeit, bestimmte Laute oder Lautverbindungen (am häufigsten s und r) auszusprechen bzw. regelgemäß zu artikulieren

pseud..., Pseud... vgl. pseudo..., Pseudo...

Pseud|ar|throse [zu ↑pseudo... u. gr. *ἄρθρον* = Glied; Gelenk] *w;* -, -n: Scheingelenk, falsches Gelenk (an Bruchstellen von Knochen bei ausbleibender Heilung). **pseud|ar|throtisch:** die Pseudarthrose betreffend

pseu|do..., Pseu|do..., vor Selbstlauten auch: **pseud..., Pseud...** [zu gr. *ψεύδειν* = belügen, täuschen]: Bestimmungswort von Zusammensetzungen mit der Bedeutung „falsch; scheinbar, vorgetäuscht"; z. B.: Pseudoanämie, Pseudarthrose

Pseu|do|acholie [↑pseudo... u. ↑Acholie] *w;* -: Mangel an Gallenfarbstoffen im Stuhl, der jedoch nicht auf fehlende Sekretion von Galle in den Darm, sondern auf Reduktion des ↑Sterkobilins zurückzuführen ist. **pseu|do|acholisch:** die Pseudoacholie betreffend; zu Pseudoacholie führend

Pseu|do|all|ergie [↑pseudo... u. ↑Allergie] *w;* -, ...ien: Überempfindlichkeitsreaktion des Organismus auf bestimmte Stoffe, die der allergischen Symptomatik ähnelt, aber nicht immunologisch bedingt ist. **pseu|do|all|ergisch:** die Pseudoallergie betreffend, auf Pseudoallergie beruhend

Pseu|do|an|ämie [↑pseudo... u. ↑Anämie] *w;* -, ...ien [*...iᵉn*]: Scheinanämie, Scheinblutarmut, Vortäuschung einer Blutarmut durch blasses Aussehen und Verengerung der Hautgefäße bei völlig normalen Hämoglobin- und Erythrozytenwerten (Vorkommen konstitutionell und bei Nierenaffektionen). **pseu|do|an|ämisch:** die Pseudoanämie betreffend; mit Pseudoanämie einhergehend

Pseu|do|an|gina pectoris [↑pseudo... u. ↑Angina pectoris] *w;* - -: auf Nervosität beruhende Angina pectoris, ohne organische Erkrankung des Herzens, aber mit den gleichen Symptomen, wie sie bei der echten Angina pectoris vorkommen

Pseu|do|aszites [↑pseudo... u. ↑Aszites] *m;* -: scheinbare Bauchwassersucht bei übermäßig fettreichen Bauchdecken

Pseu|do|brady|kardie [↑pseudo... u. ↑Bradykardie] *w;* -, ...ien [*...iᵉn*]: scheinbare Pulsverlangsamung bei ↑Bigeminie (wenn infolge der Extrasystole nicht genügend Blut für den folgenden Pulsschlag ins Herz gelangt und dieser nicht getastet werden kann)

Pseu|do|bulbär|para|lyse [↑pseudo... u. ↑Bulbärparalyse] *w;* -, -n: der Bulbärparalyse ähnliche Lähmung, die jedoch nicht auf eine Schädigung des verlängerten Marks, sondern auf die Erkrankung der supranukleären Bahnen zurückzuführen ist

Pseu|do|demenz [↑pseudo... u. ↑Demenz] *w;* -, -en: vorgetäuschter Schwachsinn (bei hysterischen Reaktionen)

Pseu|do|divertikel [↑pseudo... u. ↑Divertikel] *s;* -s, -: **1)** scheinbare Ausbuchtungen der Speiseröhre, die durch krampfartige Einschnürungen der Speiseröhrenwand entstehen. **2)** scheinbare Ausbuchtungen der Blasenwand, die durch die krankhafte Verdickung einzelner Wülste der Wandmuskulatur (vgl. Balkenblase) entstehen

Pseu|do|en|ze|phalitis *w;* -, ...itiden, in fachspr. Fügungen: **Pseu|do|en|ce|phalitis,** *Pl.:* ...itides: unechte Enzephalitis, bei verschiedenen Intoxikationen und Infektionen auftretende Reaktionen des Gehirns bzw. des Hirngefäßsystems ohne die typischen Symptome einer echten Enzephalitis

Pseu|do|erysipel [↑pseudo... und ↑Erysipel] *s;* -s, -e: zu den ↑Phlegmonen gehörende, erysipelähnliche Hautrötung

Pseu|do|gallenstein: „Scheingallenstein", Kalkseifenkonglomerat im Stuhl, das bei einer Ölkur (die wegen echter Gallensteine zu deren Abtreibung verordnet wurde) vorkommen kann

Pseu|do|gravidität [↑pseudo... u. ↑Gravidität] *w;* -: „Scheinschwangerschaft", durch Behandlung mit Sexualhormonen od. durch Wunschvorstellungen hervorgerufene schwangerschaftsähnliche Symptome (insbes. Veränderungen an den Genitalien)

Pseu|do|halluzination [↑pseudo... u. ↑Halluzination] *w;* -, -en: Wahrnehmung von Trugbildern (z. B. bei Übermüdung), die jedoch als solche erkannt werden

Pseudohermaphroditismus vgl. Hermaphroditismus spurius

Pseu|do|hy|brid [↑pseudo... u. ↑Hybrid] *s;* -[e]s, -e: Gemisch von Arzneistoffen, das zwar entsprechend seiner chemischen Struktur einheitlich erscheint, sich jedoch in seiner räumlichen Struktur unterscheidet

Pseu|do|hyper|tro|phie [↑pseudo... u. ↑Hypertrophie] *w;* -: scheinbare Vergrößerung eines Organs durch Wucherung des Fettgewebes

Pseudo|hypo|para|thyreo|idis|mus [↑pseudo... u. ↑Hypoparathyreoidismus] *m;* -: nicht auf Unterfunktion der Nebenschilddrüse, sondern auf mangelnder Verwertung des Parathormons durch die Nieren beruhendes Krankheitsbild mit allen Zeichen eines gewöhnlichen Hypoparathyreoidismus und zusätzlichen Konstitutionsveränderungen (z. B. Neigung zu Fettleibigkeit, Strabismus und Verkalkung von Gelenkkapseln; charakteristisch ist die Nichtansprechbarkeit auf das Parathormon)

Pseu|do|ile|us [↑pseudo... u. ↑Ileus] *m;* -, ...ileen [...e^e^n] od. ...ilei [...e-i]: „Scheinileus", krampfartige Zustände im Bereich des Darmkanals, die ileusähnliche Symptome vortäuschen

Pseu|do|is|chi|algia[1] **my|algica** [zu ↑pseudo..., ↑Ischialgie u. ↑Myalgie] *w;* - -: ischiasähnliche Beschwerden im Ausbreitungsbereich des Ischiasnervs, die aber nicht neurogen, sondern muskulär bedingt sind

Pseu|do|kanzerose [↑pseudo... u. ↑Kanzerose] *w;* -, -n: krebsverdächtige papillomatöse, akanthotische und keratitische Epithelwucherung der Haut, deren fein geweblichhistologisches Bild eine bösartige Erkrankung jedoch ausschließen lässt

Pseu|do|krise [↑pseudo... u. ↑Krise] *w;* -, -n: vorübergehendes, rasches, eine Krise vortäuschendes Absinken der Fiebertemperatur

Pseu|do|krupp: Anfall mit Atemnot und Husten bei viraler oder bakterieller oder durch starke Luftverschmutzung hervorgerufener Kehlkopfentzündung (das Bild eines ↑Krupp vortäuschend)

Pseu|do|kye|se [↑pseudo... u. gr. κύησις = Schwangerschaft] *w;* -, -n: = Grossesse nerveuse

pseudoleucaemicus vgl. pseudoleukämisch. **Pseu|do|leuk|ämie** [↑pseudo... u. ↑Leukämie] *w;* -, ...ien: ältere Sammelbezeichnung für leukämieähnliche Krankheitsbilder, die heute genauer bestimmt und differenziert werden. **pseu|do|leuk|ämisch,** in fachspr. Fügungen: **pseu|do|leuc|aemicus, ...ca, ...cum:** leukämieähnlich; z. B. in der Fügung ↑Anaemia pseudoleucaemica infantium

Pseu|do|logie [zu gr. ψευδολογεῖν = falsch reden, lügen] *w;* -, ...ien, in fachspr. Fügungen: **Pseu|do|logia**[1], *Pl.:* ...iae: krankhafte Sucht zu lügen (Vorkommen bei Gewohnheitslügnern, Hochstaplern, Psychopathen; Psychol.)

Pseu|do|melanose [↑pseudo... u. ↑Melanose] *w;* -, -n: Scheinmelanose, dunkle Verfärbung der Gewebe nach dem Tode durch Blutpigmente, die beim Blutzerfall frei werden

Pseu|do|mem|bran [↑pseudo... u. ↑Membran] *w;* -, -en, auch: **Pseu|do|mem|brane** *w;* -, -n: den echten physiologischen ↑Membranen ähnliche dünne, aus Fibringerinnseln, abgestorbenen Schleimhautpartikeln u. Ä. bestehende Haut als krankhafter Belag bes. auf Schleimhäuten (Rachen, Mandeln, Darm)

pseu|do|mem|branace|us, ...cea, ...ce|um: mit der Bildung von Pseudomembranen einhergehend; z. B. in der Fügung ↑Angina pseudomembranacea

Pseu|do|menst|rua|tion [↑pseudo... und ↑Menstruation] *w;* -, -en: Blutung aus der Gebärmutter, die nicht zu den echten Regelblutungen gehört, sondern krankhafter Natur ist (z. B. eine ↑Abbruchblutung)

Pseu|do|mnesie [zu ↑pseudo... u. gr. *μνῆσις* = Erinnerung] *w;* -, ...ien: Erinnerungstäuschung, angebliche Erinnerung an Vorgänge, die sich überhaupt nicht ereigneten

Pseu|do|monas [↑pseudo... u. gr. *μονάς*, Gen.: *μονάδος* = Einheit] *w;* -, (Arten:) ...monades (eindeutschend: ...monaden): Gattung gramnegativer, geißeltragender Stäbchen (darunter einige Arten, die als Krankheitserreger infrage kommen)

Pseu|do|muzin [↑pseudo... u. ↑Muzin] *s;* -s, -e (meist *Pl.*): schleimähnliche Substanz (Vorkommen in Eierstockszysten)

Pseu|do|my|opie [↑pseudo... u. ↑Myopie] *w;* -, ...ien [...i^e^n]: scheinbare Kurzsichtigkeit bei Krampf des Akkommodationsmuskels

Pseu|do|myxoma peritonaei [↑pseudo... u. ↑Myxom; ↑Peritonaeum] *s;* - -: schleimige Massen, die als Absiedelungen von Eierstocksgeschwülsten im Bauchfell auftreten

Pseu|do|neu|ritis optica [↑pseudo... u. ↑Neuritis; ↑opticus] *w;* - -: Scheinneuritis des Sehnervs, angeborene Anomalien des Sehnervenkopfes, die ohne pathogenetische Bedeutung sind, jedoch mit einer Neuritis oder Stauungspapille verwechselt werden können

Pseu|do|para|lyse [↑pseudo... u. Paralyse] *w;* -, -n: **1)** schleichend fortschreitende, paralyseähnliche Verblödung, die im Gegensatz zur echten Paralyse früher auftritt, zu Stillständen neigt, einen geringen Liquorbefund zeigt u. durch Heilmittel zu bessern ist. **2)** nicht auf eine Lähmung (sondern z. B. auf eine Muskelschwäche oder rheumatische Erkrankung) zurückzuführende Bewegungsunfähigkeit. **pseu|do|para|lytisch**, in fachspr. Fügungen: **pseu|do|para|lyticus, ...ca, ...cum:** mit Pseudoparalyse (2) einhergehend; z. B. in der Fügung ↑Myasthenia gravis pseudoparalytica

Pseu|do|para|plegie [↑pseudo... u. ↑Paraplegie] *w;* -, ...ien [...i^e^n]: scheinbare ↑Paraplegie der Extremitäten (in Wirklichkeit eine Bewegungsunfähigkeit auf nichtnervöser Basis, z. B. bei Rachitis)

Pseu|do|placebo, eindeutschend: **Pseu|do|plazebo** [↑pseudo... u. ↑Placebo] *s;* -s, -s: Substanz, die bei einer bestimmten Indikation keine Wirksamkeit hat (z. B. Alkohol bei Angina pectoris)

Pseu|do|podium [zu ↑pseudo... u. gr. *πούς*, Gen.: *ποδός* = Fuß] *s;* -s, ...dien [...i^e^n] (meist *Pl.*): „Scheinfüßchen", der Fortbewegung und der Nahrungsaufnahme dienende Protoplasmaausstülpungen der Amöben (Zool.)

Pseu|do|poly|globulie [↑pseudo... u. ↑Polyglobulie] *w;* -, ...ien: scheinbare Vermehrung der roten Blutkörperchen infolge Eindickung des Blutes

Pseu|do|por|en|ze|phalie [↑pseudo... und ↑Porenzephalie] *w;* -, ...ien: Auftreten von zystenartigen Substanzdefekten im Gehirn, die im Gegensatz zur echten ↑Porenzephalie nicht auf Entwicklungsstörungen zurückzuführen sind, sondern andere Ursachen haben (z. B. bei Hirnschädigungen oder als Folge einer Schrumpfung von Narben auftreten)

Pseu|do|pterygium [↑Pseudo... u. ↑Pterygium] *s;* -s, ...gien [...i^e^n]: unregelmäßig verdickte Augenbindehautfalte, ähnlich dem echten ↑Pterygium, meist als Folge einer Verletzung durch Schrumpfung der Narben entstehend

Pseu|do|ptose [↑pseudo... u. ↑Ptose] *w;* -, -n: Scheinptose, Herabhängen des Oberlids, nicht durch eine Lähmung bedingt (sondern z. B. bei Entzündungen des Lids auftretend)

Pseu|do|pubertas [↑pseudo... u. ↑Pubertät] *w;* -: in der Fügung: **Pseu|do|pubertas praecox:** vorzeitiges Auftreten der Pubertät ohne entsprechende Reifung der Keimdrüsen

Pseu|do|re|minis|zenz [↑pseudo... u. lat. *reminiscentia* = Rückerinnerung] *w;* -: = Konfabulation

Pseu|do|rotz vgl. Melioidose

Pseu|do|sklerose [↑pseudo... u. ↑Sklerose] *w;* -, -n: = hepatolentikuläre Degeneration

Pseu|do|spondyl|oli|sthesis [↑pseudo... u. ↑Spondylolisthesis] *w;* -, ...sthesen (in fachspr. Fügungen: ...istheses): Verschiebung der Wirbel nach hinten als Folge einer Bandscheibenverschmälerung und Verlagerung der Zwischenwirbelgelenke (im Gegensatz zur echten ↑Spondylolisthesis)

Pseu|do|tabes [↑pseudo... u. ↑Tabes] *w;* -: Krankheitsbild mit tabesähnlichen Krankheitszeichen, wie sie vor allem bei Vergiftungen vorkommen (jedoch ohne Sensibilitätsstörungen). **pseu|do|tabisch:** die Pseudotabes betreffend

Pseu|do|ta|chy|kardie [↑pseudo... u. ↑Tachykardie] *w;* -, ...ien [...i^e^n]: Vortäuschung eines doppelt so schnellen Pulses bei ↑Dikrotie

Pseu|do|truncus arterio|sus [↑pseudo..., ↑Truncus u. ↑arteriosus] *m;* - -: angeborener Herzfehler, bei dem ↑Aorta und ↑Truncus pulmonalis scheinbar ein einziges Gefäß bilden (vgl. Truncus arteriosus communis), während in Wirklichkeit beide Arterien vorhanden sind, eine der beiden jedoch stark obliteriert ist

Pseu|do|tuberkel [↑pseudo... u. ↑Tuberkel] *m;* -s, -: Fremdkörpergranulom (z. B. in der Lunge), das äußerlich einem echten Tuberkel ähnlich ist

Pseu|do|tu̲mor [↑pseudo... u. ↑Tumor] *m;* -s, ...o̲ren (in fachspr. Fügungen: ...o̲res): „Scheingeschwulst", bei der es sich nicht um eine Gewebsneubildung, sondern um eine Gewebsanschwellung handelt. **Pseu|do|tu̲mor ce̲re|bri:** Syndrom mit den Zeichen einer Hirngeschwulst, dem in Wirklichkeit eine [entzündliche] Hirnschwellung zugrunde liegt

Pse̲u̲|do|ur|ämie [↑pseudo... u. ↑Urämie] *w;* -, ...ien [...*i^e^n*]: durch Spasmen im Gehirn hervorgerufene Symptome, die das Bild einer ↑Urämie vortäuschen

Pseu|do|xan|tho̲ma ela̲sticum [↑pseudo... u. ↑Xanthom; ↑elastisch] *s;* - -: Auftreten xanthomartiger Knötchen im elastischen Gewebe, das zuerst verhärtet und dann zerfällt

Pse̲u̲|do|zya|nose [↑pseudo... u. ↑Zyanose] *w;* -, -n: scheinbare ↑Zyanose, die durch Vermehrung der Farbstoffe im Blut (bes. Hämatin, auch toxisch verändertes Hämoglobin u. a.) oder durch Ablagerung körperfremder Substanzen (z. B. Arsen, Gold) in der Haut hervorgerufen wird

Pse̲u̲|do|zys|tom [↑pseudo... u. ↑Zystom] *s;* -s, -e: aus schleimartiger Substanz gebildete gutartige Geschwulst des Eierstocks

Psilo̲se [zu gr. *ψιλός* = nackt, kahl] *w;* -, -n, in fachspr. Fügungen: **Psilo̲sis,** *Pl.:* ...o̲ses: **1)** = Alopezie. **2)** auch: **Psilo̲sis li̲n|guae:** = Sprue

Psittako̲se [zu gr. *ψίττακος* = Papagei] *w;* -, -n, in fachspr. Fügungen: **Psittaco̲sis,** *Pl.:* ...o̲ses: „Papageienkrankheit", durch ↑Chlamydien hervorgerufene, auf den Menschen übertragbare bakterielle Infektionskrankheit der Papageienvögel, die unter dem Bild einer schweren, mit grippeartiger Allgemeinerkrankung einhergehenden Bronchopneumonie verläuft

pso̲as [zu gr. *ψόα* = Lendengegend]: erläuternder Bestandteil von fachspr. Fügungen mit der Bedeutung „zur Lendengegend gehörend"; z. B. in der Fügung ↑Musculus psoas major. **Pso̲as** *m;* -: übliche Kurzbezeichnung für ↑Musculus psoas major. **Pso̲as|arkade:** = Arcus lumbocostalis medialis

Pso̲|dymus [zu gr. *ψόα* = Lendengegend u. gr. *δίδυμος* = doppelt] *m;* -, ...mi: missgebildete Zwillingsgeburt, bei der die Paarlinge in der Lendengegend verwachsen sind

Psoi̲|tis [zu ↑Psoas] *w;* -, ...iti̲den (in fachspr. Fügungen: ...i̲tides): Entzündung des ↑Musculus psoas major

Psorale̲n [aus gr. *ψώρα* = Krätze] *s;* -s, -e (meist *Pl.*): in Pflanzen vorkommende Stoffe, die Ultraviolettlicht absorbieren und dadurch photosensibilisierend wirken (Anwendung zur ↑Photochemotherapie)

psoria|si|fo̲rm, in fachspr. Fügungen: **psoria|si|fo̲rmis, ...me** [zu ↑Psoriasis u. lat. *forma* = Form, Gestalt]: im Aussehen an ↑Psoriasis erinnernd (z. B. von Ekzemen)

Psori̲a|sis [zu gr. *ψώρα* = Krätze, Räude] *w;* -, ...ia̲|sen (in fachspr. Fügungen: ...i̲a|ses): „Schuppenflechte", chronisches Hautleiden mit Bildung silberweißer, geschichteter Schuppen, bei deren Entfernung es zu punktförmigen Blutungen kommt. **Psori̲asis arthro|pa̲|thica:** mit schmerzhaften Gelenkveränderungen einhergehende Schuppenflechte. **Psori̲a|sis geo|gra̲|phica** [zu gr. *γεωγραφία* = Erdbeschreibung]: Psoriasis mit landkartenähnlichen Herden. **Psori̲a|sis gutta̲ta:** Psoriasis, die tropfenförmige Herde bildet. **Psori̲a|sis gyra̲ta:** Psoriasis mit girlandenförmigen Herden. **Psori̲a|sis nummula̲ris:** Psoriasis, die kreisförmige Herde von Münzengröße bildet. **Psori̲a|sis puncta̲ta:** Psoriasis, deren Herde punktförmig angeordnet sind. **Psori̲a|sis serpigino̲sa:** Psoriasis mit schlangenlinienförmig angeordneten Herden. **Psori̲a|sis vulga̲ris:** typisch ausgebildete Schuppenflechte

psoria̲|tisch, in fachspr. Fügungen: **psoria̲ticus, ...ca, ...cum** [zu ↑Psoriasis]: im Zusammenhang mit ↑Psoriasis auftretend; z. B. in der Fügung ↑Arthritis psoriatica

P/S-Quo|tient: Faktor, der das Verhältnis von mehrfach ungesättigten (engl. *p*olyene) zu den gesättigten (engl. *s*aturated) Fettsäuren angibt

PSR = Patellarsehnenreflex

psych..., Psych... vgl. psycho..., Psycho...

Psych|ago̲ge [zu ↑psycho... u. gr. *ἀγωγός* = führend, leitend] *m;* -n, -n: Person mit besonderen Kenntnissen auf dem Gebiet der seelischen Menschenführung. **Psych-ago̲gik** *w;* -: Menschenführung durch seelische Beeinflussung; psychologische Erziehung mit dem Ziel der Persönlichkeitsfestigung

Psych|algi̲e [↑psycho... u. ↑...algie] *w;* -, ...i̲en: seelisch bedingte Nervenschmerzen

Psych|astheni̲e [↑psycho... u. ↑Asthenie] *w;* -, ...i̲en: durch seelische Schwäche u. Furchtsamkeit gekennzeichnete Verhaltensweise des Menschen, oft auf der Basis einer konstitutionellen Nervosität

Psy̲|che [von gr. *ψυχή* = Hauch, Atem; Lebenskraft; Seele] *w;* -, -n: „Seele", Seelenleben, der subjektive, der Körpersphäre entgegengesetzte Bereich eines Individuums

Psych|i̲a|ter [↑psycho... u. ↑...iater] *m;* -s, -: Facharzt für Psychiatrie. **Psych|ia|tri̲e** *w;* -: Wissenschaft von den Seelenstörungen u. Geisteskrankheiten, ihren Ursachen, Erscheinungen, Verlaufsformen u. ihrer Behandlung und Verhütung. **psych|ia̲|trisch:** die Psychiatrie betreffend

psy̲|chisch [zu ↑Psyche]: seelisch, geistig, von der Psyche ausgehend

psy̲|cho..., Psy̲|cho..., vor Selbstlauten gelegentlich: **psych..., Psych...** [aus gr. *ψυχή* =

Hauch, Atem; Lebenskraft; Seele]: Bestimmungswort von Zusammensetzungen mit der Bedeutung „Seele, Seelenleben, Gemüt"; z.B.: Psychologie, Psychagogik

psy|cho|af|fektiv [...*tif;* zu ↑psycho... u. ↑Affekt]: mit Störung des Affekts (1) einhergehend (von Psychosen gesagt)

Psycho|ana|lẹptikum [↑psycho... u. ↑Analeptikum] *s;* -s, ...ka: Arzneimittel, das die geistige Leistungsfähigkeit steigert

Psy|cho|ana|lyse [↑psycho... u. ↑Analyse] *w;* -, -n: Verfahren zur Untersuchung und Behandlung seelischer Fehlleistungen, Störungen oder Verdrängungen sowie psychogener körperlicher Erkrankungen mithilfe der Traumdeutung und der Erforschung der dem Unbewussten entstammenden Triebkonflikte (S. Freud). **psy|cho|ana|lysie̱ren:** jmdn. psychoanalytisch behandeln. **Psy|cho|ana|ly̱tiker** *m;* -s, -: ein die Psychoanalyse vertretender oder anwendender Psychologe bzw. Arzt. **psy|cho|ana|ly̱tisch:** die Psychoanalyse betreffend, mit den Mitteln der Psychoanalyse erfolgend

Psy|cho|chir|urgie̱ [↑psycho... u. ↑Chirurgie] *w;* -: Behandlung psychogener Leiden unter Anwendung der ↑Leukotomie

Psy|cho|chrom|äs|thesie̱ [zu ↑psycho..., ↑chromo... u. gr. *αἴσθησις* = Sinneswahrnehmung] *w;* -, ...ien: „Farbenhören", Form der Synästhesie mit Farbempfindungen bei Gehörseindrücken infolge Reizung eines anderen Sinnesorgans

Psy|cho|dra̱ma [↑psycho... u. das FW *Drama*] *s;* -s, ...men: psychotherapeutische Gruppenbehandlung, bei der die Patienten in frei improvisierten dramatischen Szenen ihre Probleme darstellen und damit psychische Spannungen entladen können

Psy|cho|dyna̱mik [zu ↑psycho... u. gr. *δύναμις* = Kraft] *w;* -: Erklärungsversuch der Psychoanalyse für psychische Erscheinungen aus den dynamischen Beziehungen der einzelnen Persönlichkeitsmerkmale untereinander. **psycho|dyna̱misch:** die Psychodynamik betreffend; durch psychische Mechanismen bedingt

Psycho|dys|lẹptikum [zu ↑psycho..., ↑dys... u. gr. *λαμβάνειν* = nehmen; fassen; ergreifen] *s;* -s, ...ka (meist *Pl.*): = Halluzinogen

Psy|cho|en|ergẹtikum [zu ↑psycho... u. gr. *ἐνεργητικός* = wirksam] *s;* -s, ...ka: = Nootropikum

psy|cho|ge̱n, in fachspr. Fügungen: **psychoge̱nicus, ...ca, ...cum** [↑psycho... und ↑...gen]: seelisch bedingt, seelisch verursacht (z.B. von körperlichen Erkrankungen oder von abnormen Erlebnisreaktionen, Neurosen o.Ä. gesagt). **Psy|cho|genie̱** *w;* -: psychische Bedingtheit einer Krankheit, Entstehung einer Krankheit aus seelischen Ursachen

Psy|cho|ger|ia|trie̱ [↑psycho... u. ↑Geriatrie] *w;* -: Teilgebiet der Medizin, das sich mit Diagnostik, Therapie und Prävention aller psychischen Erkrankungen des höheren und hohen Lebensalters befasst

Psy|cho|glossie̱ [zu ↑psycho... u. ↑Glossa] *w;* -, ...i̱en: (psychisch bedingtes) Stottern

Psy|cho|hygie̱ne [↑psycho... u. ↑Hygiene] *w;* -: Lehre von der Pflege geistig-seelischer Gesundheit (Feststellung der Ursachen psychischer Krankheiten, Aufklärung über die Ursachen psychischer Störungen)

Psy|cho|im|muno|logie̱ [↑psycho..., ↑immun u. ↑...logie] *w;* -: Zweig der Medizin, der sich mit den Wechselwirkungen zwischen Psyche, Hormon- und Immunsystem befasst

Psycho|lẹptikum [zu ↑psycho... u. gr. *λαμβάνειν* = nehmen; fassen; ergreifen] *s;* -s, ...ka (meist *Pl.*): zusammenfassende Bez. für ↑Neuroleptika u. ↑Thymoleptika

Psy|cho|lo̱ge [↑psycho... u. ↑...loge] *m;* -n, -n: Wissenschaftler auf dem Gebiet der Psychologie. **Psy|cho|logie̱** *w;* -: Lehre von den Erscheinungen und Zuständen des bewussten und unbewussten Seelenlebens. **psy|cho|lo̱gisch:** die Psychologie betreffend, seelenkundlich

Psy|cho|me|trie̱ [↑psycho... u. ↑...metrie] *w;* -, ...i̱en: Erfassung von Merkmalen der Persönlichkeitsstruktur

Psycho|mimẹtikum [zu ↑Psychose u. gr. *μιμεῖσθαι* = nachahmen] *s;* -s, ...ka (meist *Pl.*): = Halluzinogen

Psy|cho|motilität [↑psycho... u. ↑Motilität] *w;* -: Auswirkung psychischer Vorgänge auf die ↑Motilität der (vegetativ gesteuerten) Organe

Psy|cho|moto̱rik [↑psycho... und ↑Motorik] *w;* -: das sich nach psychischen Gesetzen vollziehende Bewegungsleben, in dem sich ein bestimmter normaler oder krankhafter Geisteszustand der Persönlichkeit ausdrückt. **psy|cho|moto̱risch:** die Psychomotorik betreffend

Psy|cho|neu|ro|im|muno|logie̱ [↑psycho..., ↑neuro..., ↑immun u. ↑...logie] *w;* -: Zweig der Medizin, der sich mit den Wechselwirkungen zwischen psychischen Faktoren und dem Nervensystem sowie dem Immunsystem befasst

Psy|cho|neu|ro̱se [↑psycho... u. ↑Neurose] *w;* -, -n: ↑Neurose, die sich weniger in körperlichen Störungen als in abnormen seelischen Reaktionen äußert. **psy|cho|neu|ro̱tisch:** zum Bild der Psychoneurose gehörend

Psy|cho|onko|lo̱ge [↑psycho..., ↑onko... u. ↑...loge] *m;* -n, -n: Spezialist auf dem Gebiet der Psychoonkologie. **Psy|cho|onko|logie̱** [↑...logie] *w;* -: Zweig der Medizin, der sich mit der konventionellen onkologischen Therapie in Verbindung mit Psychotherapie befasst. **psy|cho|onko|lo̱gisch**: die Psychoonkologie betreffend

Psy|cho|pa̱th [↑psycho... u. ↑...path] *m;* -en, -en: Person mit nicht mehr rückbildungsfähigen abnormen Erscheinungen des Gefühls- und Gemütslebens, die sich im Laufe des Lebens auf dem Boden einer erblichen Disponiertheit entwickeln. **Psy|cho|pa|thi̱e** *w;* -, ...i̱en: aus einer erblichen Disponiertheit heraus sich entwickelnde Abartigkeit des Gefühls- u. Gemütslebens, die sich in von der Norm abweichenden willensmäßigen oder affektiven Verhaltensweisen äußert. **psy|cho|pa̱|thisch**: die Psychopathie betreffend; charakterlich abnorm

Psy|cho|pa|tho|logi̱e [↑Psychopathie und ↑...logie] *w;* -: Lehre von den krankhaften psychischen Störungen und Veränderungen. **psy|cho|pa|tho|lo̱gisch**: die Psychopathologie betreffend

Psy|cho|pharmako|logi̱e [↑Psychopharmakon u. ↑...logie] *w;* -: Lehre von der Eigenart, vom Aufbau u. von der Wirkungsweise der Psychopharmaka

Psy|cho|pha̩rmakon [↑psycho... und ↑Pharmakon] *s;* -s, ...ka (meist *Pl.*): zusammenfassende Bez. für verschiedene Arzneimittel, die eine steuernde (dämpfende, beruhigende, stimulierende usw.) Wirkung auf die psychischen Abläufe im Menschen ausüben u. darum in der modernen Medizin zur Behandlung seelischer Störungen (auch zur Behandlung von Geisteskrankheiten) verwendet werden

Psy|cho|physi̱k [zu ↑psycho... u. gr. *φυσικός* = natürlich, physisch] *w;* -: Lehre von der körperlichen Bedingtheit des Seelenlebens und den Wechselwirkungen zwischen Körper und Seele

Psy|cho|physio|logi̱e [↑psycho... u. ↑Physiologie] *w;* -: Arbeitsrichtung, welche die Zusammenhänge zwischen physiologischen Vorgängen und Verhalten, Befinden u.a. untersucht. **psy|cho|physio|lo̱gisch**: die Psychophysiologie betreffend

Psy|cho|ple̱gikum [zu ↑psycho... und gr. *πληγή* = Stoß, Schlag] *s;* -s, ...ka: = Neuroplegikum

Psy|cho|pro|phyla̩xe [↑psycho... und ↑Prophylaxe] *w;* -, -n: systematische psychologische Vorbereitung des Patienten auf zu erwartende Beanspruchungen (z.B. Schmerzen), durch die psychogene Fehlreaktionen, Spasmen u.Ä. ausgeschaltet oder vermindert werden (ermöglicht z.B. eine schmerzfreie Geburt)

psy|cho|re|aktiv [...*tif;* ↑psycho... u. ↑reaktiv]: = psychogen

Psy|cho|re|fle̩x [↑psycho... u. ↑Reflex] *m;* -es, -e: Reflex, der zu seiner Auslösung der Mitwirkung seelischer Vorgänge (z.B. Aufmerksamkeit) bedarf

Psy|cho̱se [zu ↑Psyche] *w;* -, -n: Geisteskrankheit, Seelenstörung, die innerhalb des Lebenslaufes zeitlich abgrenzbar ist

Psy|cho|soma̱tik [zu ↑psycho... u. gr. *σῶμα*, Gen.: *σώματος* = Körper] *w;* -: Lehre von der Bedeutung seelischer Vorgänge für die Entstehung und den Verlauf körperlicher Krankheiten. **psy|cho|soma̱tisch**: die Psychosomatik, die seelisch-leiblichen Wechselwirkungen betreffend. **psy|cho|soma̱tische Medizi̱n** vgl. Ganzheitsmedizin

Psy|cho|sti̱mulans [↑psycho... u. ↑Stimulans] *s;* -, ...a̩nzien [...*iᵉn*] u. ...a̩ntia (meist *Pl.*): = Psychoanaleptikum

Psy|cho|syn|drom [↑psycho... u. ↑Syndrom] *s;* -s, -e: zusammenfassende Bez. für organisch bedingte Störungen der psychischen Funktionen

Psy|cho|thera|peu̱t [↑psycho... u. ↑Therapeut] *m;* -en, -en: Spezialist (Arzt oder Psychologe) für Psychotherapie. **Psy|cho|thera|peu̱|tik** *w;* -: praktische Anwendung der Psychotherapie, Sammelbezeichnung für die Heilmaßnahmen und Verfahren im Sinne der Psychotherapie. **psy|cho|thera|peu̱|tisch**: die Psychotherapeutik bzw. die Psychotherapie betreffend. **Psy|cho|therapi̱e** [↑Therapie] *w;* -: Lehre von der Behandlung psychischer und körperlicher Erkrankungen durch systematische (z.B. suggestive, hypnotische, psychoanalytische) Beeinflussung des Seelenlebens des Patienten

Psy|cho̱tiker [zu ↑Psychose] *m;* -s, -: Person, die an einer ↑Psychose leidet. **psy|cho̱tisch**: zum Erscheinungsbild einer Psychose gehörend; geisteskrank; gemütskrank, an einer Psychose leidend. **Psy|chotizi̱smus** *m;* -: Gesamtverfassung, die durch psychische Störungen charakterisiert ist

Psychoto|mime̱tikum [zu ↑psychotisch u. gr. *μιμεῖσθαι* = nachahmen] *s;* -s, ...ka (meist *Pl.*): = Halluzinogen

Psycho|to̱nikum [↑psycho... u. ↑Tonikum] *s;* -s, ...ka: Arzneimittel, das psychisch anregend wirkt (insbes. die Weckamine)

psycho|tro̱p [↑psycho... u. ↑...trop]: auf die Psyche einwirkend, psychische Prozesse beeinflussend (bes. von Arzneimitteln)

psy|cho|vegetativ [...*tif;* ↑psycho... u. ↑vegetativ]: die Psyche und das vegetative Nervensystem betreffend; auf einer von abnormen seelischen Vorgängen ausgelösten Fehlreaktion des vegetativen Nervensystems beruhend (von organisch nicht fassbaren Krankheitssymptomen gesagt)

Psy|chro|algi̱e [gr. *ψυχρός* = kalt, frostig, kühl u. ↑...algie] *w;* -, ...i̱en: Kältegefühl mit gleichzeitiger Schmerzempfindung (besondere Form der Sensibilitätsstörung)

Psy|chro|äs|thesi̱e [zu gr. *ψυχρός* = kalt, frostig, kühl u. gr. *αἴσθησις* = Sinneswahrnehmung] *w;* -, ...ien: krankhafte Gefühlsstörung, bei der Wärme als kalt empfunden wird

psy|chro|phil [zu gr. ψυχρός = kalt, frostig, kühl u. gr. φίλος = lieb; Freund]: kältefreundlich, Kälte liebend (von Bakterien, deren günstige Wachstumstemperatur zwischen 15 u. 20° C liegt; Biol.)

Pt: chem. Zeichen für ↑Platin

PTA: Abk. für ↑pharmazeutisch-technischer Assistent

Ptarmikum [zu gr. πταρμός = das Niesen] *s;* -s, ...ka (meist *Pl.*): Niesmittel, die Nasenschleimhaut reizende, den Niesreflex auslösende Mittel. **Ptarmus** *m;* -: „Nieskrampf", krampfartiger Niesanfall (z. B. im Entwicklungsstadium eines grippalen Infekts)

PTC: Abk. für ↑perkutane transhepatische Cholangiographie

PTCA: Abk. für ↑perkutane transluminale Koronarangioplastie

Pterygium [zu gr. πτέρυξ, Gen.: πτέρυγος = Feder; Flügel] *s;* -s, ...gien [...*iᵉn*]: **1)** „Flügelfell", dreieckige Bindehautfalte (Bindehautwucherung), die sich vom Lidwinkel aus über die Hornhaut schiebt (als degeneratives Horn- bzw. Bindehautleiden). **2)** „Flughaut, Schwimmhaut", häutige Verbindung zwischen den Phalangen oder zwischen Hals und Schulterhöhe (angeborene Hautanomalie). **Pterygium colli:** flughautartige Hautfalte zwischen Schulterhöhe und Warzenfortsatz

pterygo|ide|us, ...dea, ...de|um [zu gr. πτέρυξ, Gen.: πτέρυγος = Feder; Flügel u. gr. -ειδής = gestaltet, ähnlich]: „flügelförmig"; z. B. in der Fügung ↑Processus pterygoideus (Anat.)

pterygo|mandibularis, ...re [zu ↑pterygoideus (in der Fügung ↑Processus pterygoideus) u. ↑Mandibula]: zum Flügelfortsatz des Keilbeins und zum Unterkiefer gehörend; z. B. in der Fügung ↑Raphe pterygomandibularis (Anat.)

pterygo|palatinus, ...na, ...num [zu ↑pterygoideus (in der Fügung ↑Processus pterygoideus) u. ↑Palatum]: zum Flügelfortsatz des Keilbeins und zum Gaumen gehörend; z. B. in der Fügung ↑Ganglion pterygopalatinum (Anat.)

pterygo|pharyn|ge|us, ...gea, ...ge|um [zu ↑pterygoideus (in der Fügung ↑Processus pterygoideus) u. ↑Pharynx]: zum Flügelfortsatz des Keilbeins und zum Schlund gehörend; z. B. in der Fügung ↑Pars pterygopharyngea (Anat.)

pterygo|spinosus, ...osa, ...osum [zu ↑pterygoideus (in der Fügung ↑Processus pterygoideus) u. ↑Spina]: zum Gaumenflügelfortsatz und zum Siebbeindorn gehörend; z. B. in der Fügung ↑Processus pterygospinosus (Anat.)

Ptilose [aus gr. πτίλωσις = Gefieder; Entzündung der Augenlidränder mit Ausfall der Wimpern] *w;* -, -n: = Madarose

Ptoma|in [zu gr. πτῶμα = Fall, Sturz; Leichnam] *s;* -s, -e: Leichengift, Bezeichnung für nicht näher definierte Leichenalkaloide von muskarin-atropinartiger Wirkung

Ptom|atropinismus [zu gr. πτῶμα = Fall, Sturz; Leichnam u. ↑Atropin] *m;* -, ...men: Vergiftung mit Fäulnisprodukten von tierischem Eiweiß. (Die Krankheitserscheinungen sind der Atropinvergiftung ähnlich.)

Ptose [aus gr. πτῶσις = das Fallen, der Fall] *w;* -, -n u. **Ptosis,** *Pl.:* Ptosen (in fachspr. Fügungen: Ptoses): Herabsinken des Oberlids bei Lähmung des ↑Musculus levator palpebrae superioris; häufig als Grundwort von Zus. (z. B.: Enteroptose). **ptotisch: a)** krankhaft herabhängend (z. B. vom Oberlid); **b)** nach unten verlagert (z. B. von den Eingeweiden)

Ptya|lin [zu gr. πτύαλον = Speichel] *s;* -s: von den Speicheldrüsen abgesondertes Stärke spaltendes Enzym

Ptya|lismus [zu gr. πτύαλον = Speichel] *m;* -: „Speichelfluss", abnorme Vermehrung des Speichels mit einer Tagesmenge von bis zu 12 Litern (Vorkommen bei Mundkrankheiten, Nervenleiden, Bulbärparalyse, Tabes u. a.). **Ptya|lismus gravidarum:** während der Schwangerschaft auftretender vermehrter Speichelfluss

Ptya|lo|lith [gr. πτύαλον = Speichel und ↑...lith] *m;* -s u. -en, -e[n]: „Speichelstein", aus phosphorsaurem oder kohlensaurem Kalk bestehendes Konkrement der Speicheldrüsen (kann zur Verlegung eines Ausführungsganges einer Speicheldrüse führen)

Pub|ar|che [↑Pubes u. gr. ἀρχή = Anfang; Analogiebildung nach ↑Menarche] *w;* -, -n: entwicklungsgerechtes Einsetzen der Ausbildung der Schambehaarung bei Mädchen

Pubeo|tomie, auch: **Pubio|tomie** u. **Pubotomie** [↑Pubes u. ↑...tomie] *w;* -, ...ien: „Schambeinschnitt", operative Durchtrennung der Schambeinknochen

puberal, in fachspr. Fügungen: **puberalis, ...le** [zu lat. *pubes* = mannbar, erwachsen]: während der Geschlechtsreife auftretend

Pubertät [aus lat. *pubertas* = Geschlechtsreife, Mannbarkeit], in fachspr. Fügungen: **Pubertas** *w;* -: Zeit der eintretenden Geschlechtsreife. **Pubertas prae|cox:** vorzeitig eintretende Geschlechtsreife. **Pubertas tarda:** verspätet eintretende Geschlechtsreife. **pubertie|ren:** in die Pubertät eintreten, sich in ihr befinden. **Pubertäts|magersucht** vgl. Anorexia nervosa

Pubes [aus lat. *pubes* = Mannbarkeit; Barthaare; Schamgegend] *w;* -, -: **1)** Scham, Schamgegend, Bereich der äußeren Genitalien (Anat.). **2)** Schambehaarung (als sekundäres Geschlechtsmerkmal)

pubes|zent [zu lat. *pubescere* = mannbar werden, heranwachsen]: heranwachsend; geschlechtsreif. **Pubes|zenz** *w;* -: Geschlechtsreifung

pubicus, ...ca, ...cum [zu ↑Pubes]: zur Schamgegend gehörend; z. B. in der Fügung ↑Ligamentum pubicum superius

Pubiotomie vgl. Pubeotomie

pubo|femoralis, ...le [zu ↑Pubes und ↑Femur]: zur Schamgegend u. zum Oberschenkel gehörend; z. B. in der Fügung ↑Ligamentum pubofemorale (Anat.)

pubo|pro|staticus, ...ca, ...cum [zu ↑Pubes u. ↑Prostata]: zur Schamgegend und ↑Prostata gehörend; z. B. in der Fügung ↑Musculus puboprostaticus (Anat.)

Pubotomie vgl. Pubeotomie

pubo|vesicalis, ...le [zu ↑Pubes und ↑Vesica]: zur Schamgegend u. Harnblase gehörend; z. B. in der Fügung ↑Musculus pubovesicalis (Anat.)

pudendalis, ...le [zu ↑Pudendum]: die Schamgegend betreffend, zu ihr gehörend; z. B. in der Fügung ↑Hernia pudendalis. **Pudendum** [zu lat. *pudere* = sich schämen] *s;* -s, ...da, auch: **Pudenda** *Pl.:* Scham, Schamteile. **Pudendum femininum:** = Vulva. **pudendus, ...da, ...dum:** zu den Schamteilen gehörend; z. B. in den Fügungen ↑Arteria pudenda interna, ↑Nervus pudendus (Anat.)

Pudenz-Hey|er-Drai|nage [*...dränasche;* nach den Namen zweier amer. Chirurgen, 20. Jh.]: operative Verbindung der Seitenventrikel des Gehirns mit dem rechten Herzvorhof durch einen Gummidrain zur Ableitung gestauter Hirnflüssigkeit bei Hydrozephalus

pue|ril, in fachspr. Fügungen: **pue|rilis, ...le** [zu lat. *puer* = Kind]: kindlich; im Kindesalter vorkommend. **Pue|rilismus** *m;* -, ...men: dem ↑Infantilismus gleichendes Verhalten bei Psychose, Hysterie, Altersdemenz oder Schizophrenie

Puer|pera [aus gleichbed. lat. *puerpera*] *w;* -, ...rä (in fachspr. Fügungen: ...rae): Wöchnerin, Frau, die sich im ↑Puerperium befindet.

puer|peral, in fachspr. Fügungen: **puer|peralis, ...le:** zum Wochenbett gehörend, es betreffend; während des Wochenbetts auftretend; z. B. in der Fügung ↑Mastitis puerperalis. **Puer|peral|fieber:** „Kindbettfieber", Wochenbettfieber, Infektionskrankheit bei Wöchnerinnen im Anschluss an die Entbindung (zumeist vom Genitale ausgehend). **Puer|perium** *s;* -s, ...rien [*...iᵉn*] (in fachspr. Fügungen: ...ria): „Wochenbett", Zeitraum von 6–8 Wochen nach der Entbindung, in dem es zur Rückbildung und Normalisierung vor allem der inneren Genitalorgane (z. B. der Gebärmutter) der Frau kommt

Puffer *m;* -s, -: Gemisch aus Salzen und Säuren, das das Säure-Basen-Gleichgewicht (Wasserstoffionenkonzentration) einer wässrigen Lösung (z. B. des Blutes) konstant erhält, indem es überschüssige Mengen an Säuren und an Basen, die z. B. beim Stoffwechselprozess auftreten, neutralisiert (Biochemie)

Pukall-Filter [nach dem dt. Chemiker Wilhelm Pukall, 1860–1937]: feinporiger Filter aus porzellanartiger gebrannter Masse (Kaolin und Quarz), der Teilchen von Bakteriengröße und größere Viren beim Filtern zurückhält

Pulex [aus lat. *pulex,* Gen.: *pulicis* = Floh, Erdfloh] *m;* -, (Arten:) Pulices: Gattung der Menschen- und Tierflöhe (flügellose, bis 5 mm große, Blut saugende Insekten, deren Hinterbeine als Sprungbeine ausgebildet sind). **Pulex ir|ritans:** Menschenfloh, bei Menschen (und Haustieren) schmarotzender Floh, dessen Stich kreisrunde ↑Erytheme hinterlässt

pulicosus, ...osa, ...osum [zu ↑Pulex]: von Flöhen verursacht; z. B. ↑Purpura pulicosa

Pulmo [aus gleichbed. lat. *pulmo,* Gen.: *pulmonis*] *m;* -s, Pulmones: „Lunge", Atmungsorgan des Organismus, das dem Gasaustausch (d. h. der Sauerstoffaufnahme und der Kohlensäureabgabe) und der Wasserdampfabgabe dient. (Man unterscheidet eine linke und rechte Lunge, die im Brustkorb liegen und durch das Mediastinum getrennt werden; die linke Lunge besteht aus zwei, die rechte aus drei Lappen.) **Pulmo dexter:** rechter Lungenflügel. **Pulmo sinister:** linker Lungenflügel

Pulmo|loge [↑Pulmo u. ↑...loge] *m;* -n, -n: = Pneumologe. **Pulmo|logie** [↑...logie] *w;* -: = Pneumologie

pulmonal, in fachspr. Fügungen: **pulmonalis, ...le** [zu ↑Pulmo]: die Lunge betreffend, zur Lunge gehörend; z. B. in der Fügung ↑Arteria pulmonalis. **pulmonaler Abszess** vgl. Abszess

Pulmonal|em|bolie: = Lungenembolie

Pulmonal|in|suf|fizienz: Schließunfähigkeit der Pulmonalklappen

Pulmonal|klappe vgl. Valva trunci pulmonalis

Pulmonal|sklerose: Arteriosklerose der ↑Arteria pulmonalis (führt zu Zyanose, Überlastung des rechten Herzens, Emphysem, Dyspnoe u. a.; vgl. Ayerza-Krankheit)

Pulmonal|stenose: Verengung des ↑Truncus pulmonalis im Bereich der Pulmonalklappen (z. B. bei Verwachsung der Klappen nach einer Endokarditis oder als angeborener Herzfehler)

Pulmonal|ton: Herzton, der über dem Ursprung des ↑Truncus pulmonalis zu hören ist (Schließgeräusch der Pulmonalklappen)

Pulmotor [Kurzbildung zu ↑Pulmo u. lat. *movere, motum* = bewegen] *m;* -s, ...oren:

automatisch arbeitender Apparat zur künstlichen Beatmung

pulmo|toxisch [↑Pulmo u. toxisch]: lungenschädigend (von Substanzen). **Pulmotoxizität** *w;* -: lungenschädigende Eigenschaft von Substanzen

Pulpa [aus lat. *pulpa,* Gen.: *pulpae* = Fleisch; Fleischiges] *w;* -, ...pae: weiche, gefäßreiche Gewebsmasse, Mark (Anat.). **Pulpa coronalis:** der in der Zahnkrone gelegene Teil des Zahnmarks. **Pulpa dentis** [↑Dens]: „Zahnmark", hauptsächlich Blutgefäße und Nerven enthaltendes, netzartiges Bindegewebe im Innern des Zahns. **Pulpa lie|nis** [↑Lien]: das aus bindegewebigem Netzwerk, Blut u. Lymphkörperchen bestehende weiche Milzgewebe. **Pulpa radicularis:** der in der Zahnwurzel gelegene Abschnitt des Zahnmarks

Pulpitis [zu ↑Pulpa] *w;* -, ...itiden (in fachspr. Fügungen: ...itides): Entzündung des Zahnmarks

pulpös, in fachspr. Fügungen: **pulposus, ...osa, ...osum** [zu ↑Pulpa]: aus weicher Substanz bzw. weichem Gewebe bestehend; z. B. in der Fügung ↑Nucleus pulposus. **Pulposus** *m;* -, ...si: Kurzbezeichnung für ↑Nucleus pulposus

Pulposus|hernie: Kurzbezeichnung für ↑Nucleus-pulposus-Hernie

Puls [zu lat. *pellere, pulsum* = stoßen; schlagen] *m;* -es, -e, in fachspr. Fügungen: **Pulsus** *m;* -, - [*púlßuß*]: Anstoß der vom Herzschlag durch das Arteriensystem getriebenen Blutwelle an den Gefäßwänden. **Pulsus aequalis:** gleichmäßiger Puls. **Pulsus alternans:** abwechselnd stärkerer oder schwächerer Pulsschlag infolge wechselhafter Füllung der Arterien (Vorkommen bei schwerer Herzmuskelschwäche und dekompensierter Hypertonie). **Pulsus bi|geminus:** der bei ↑Bigeminie auftretende anomale Puls. **Pulsus celer:** „schnellender Puls", Pulsschlag, bei dem die Pulswelle sehr rasch ansteigt und abfällt (im Fieber oder bei Aortenklappeninsuffizienz vorkommend). **Pulsus contractus:** kleiner, harter Puls (Vorkommen bei engen, sklerotisch veränderten Arterien). **Pulsus di|crotus:** zweigipfeliger Puls; vgl. Dikrotie. **Pulsus durus:** „harter" Puls von hoher Druckspannung, der mit dem palpierenden Finger nur schwer gedrosselt werden kann (bei schwerer Arteriosklerose, Bluthochdruck und chronischer Nierenentzündung). **Pulsus fili|formis:** feiner, „fadenförmiger" Puls (Vorkommen bei schlechter peripherer Füllung der Arterien, z. B. während eines Kollapses). **Pulsus fortis:** = Pulsus magnus. **Pulsus fre|quens:** schnell schlagender Puls. **Pulsus in|aequa|lis:** ungleichmäßig starker Puls, bei dem verschieden stark gefüllte Pulswellen miteinander abwechseln (Vorkommen besonders bei Herzrhythmusstörungen mit Extrasystolen). **Pulsus inter|currens:** Puls mit zwischengeschalteter Extrasystole. **Pulsus inter|mittens:** intermittierender, nicht bei jedem Herzschlag zu fühlender Puls (bei schweren Herzrhythmusstörungen). **Pulsus ir|regularis:** unregelmäßiger Puls (der in verschieden großen Zeitabständen erfolgt). **Pulsus ir|regularis perpetu|us:** chronisch unregelmäßiger Puls. **Pulsus ma|gnus:** „großer Puls", bei dem eine übernormal starke Blutwelle zu fühlen ist (bei großem Schlagvolumen des linken Ventrikels, z. B. im Zusammenhang mit Aorteninsuffizienz). **Pulsus mollis:** „weicher Puls", wenig gespannter und leicht unterdrückbarer Puls (Vorkommen bei Blutunterdruck). **Pulsus para|doxus:** Puls, der (abweichend vom Normalen) bei der Einatmung schwächer, bei der Ausatmung dagegen stärker wird. **Pulsus parvus:** „kleiner", druckloser und schwacher Puls (Vorkommen bei Herzschwäche und Ohnmachtsanfällen). **Pulsus plenus:** „voller Puls" (bei guter Füllung der Arterien). **Pulsus rarus:** stark verlangsamter Pulsschlag. **Pulsus tardus:** schleichender Puls, Puls mit lang gestreckter und flacher Pulswelle (Vorkommen bei Aortenstenose). **Pulsus vi|brans:** schwirrender, kaum fühlbarer Puls (Vorkommen z. B. bei starker Pulsbeschleunigung)

Pulsation [zu lat. *pulsare, pulsatum* = tüchtig klopfen, schlagen] *w;* -, -en, in fachspr. Fügungen: **Pulsatio,** *Pl.:* ...io|nes: rhythmische Zu- und Abnahme des Gefäßvolumens mit den einzelnen Pulsschlägen. **Pulsatio epi|gast|rica:** die bes. bei Vergrößerung des rechten Ventrikels sichtbare oder tastbare Pulsation in der Oberbauchgegend

Pulse|less Disease [*palßliß disis;* engl. *pulseless* = pulslos u. engl. *disease* = Krankheit] *s;* - -, - -s [...*sis*]: = Aortenbogensyndrom

Puls|frequenz: Zahl der Pulsschläge pro Minute

pulsie|ren [aus lat. *pulsare* = tüchtig klopfen, schlagen]: rhythmisch, dem Puls analog, an- und abschwellen (von Gefäßen, z. B. Halsgefäßen)

Pulsions|di|vertikel [zu lat. *pellere, pulsum* = stoßen, schlagen u. ↑Divertikel] *s;* -s, -: Grenzdivertikel, umschriebene Wandausbuchtung an der Speiseröhre infolge Druckes von innen an muskelschwachen Wandstellen (Vorkommen v. a. an der hinteren Speiseröhrenwand unmittelbar über dem Magenmund)

Pulslosigkeit vgl. Akrotismus

Pulver [aus lat. *pulvis,* Gen.: *pulveris* = Staub] *s;* -s, -, in fachspr. Fügungen: **Pulvis** *m;* -, ...veres: gleichmäßige Mischung aus festen, sehr fein zerteilten Arznei- und Füllstoffen

Pulvinar [aus lat. *pulvinar,* Gen.: *pulvinaris* = Polstersitz, Polster] *s;* -s, ...naria: wulstförmiger Vorsprung am hinteren Ende des Sehhügels im Gehirn (Anat.)

punctatus, ...ata, ...atum [zu lat. *pungere, punctum* = stechen]: punktförmig; z. B. in der Fügung ↑Acne punctata

Punctum [zu lat. *pungere, punctum* = stechen] *s;* -s, Puncta: „Punkt", eng umschriebener Haut- oder Körperbezirk (z. B. von diagnostischer Bedeutung). **Punctum dolorosum:** „Schmerzpunkt", druckempfindliche Stelle (z. B. bei Ischiaserkrankung in der Gesäßfalte, in der Kniekehle und am Wadenbeinköpfchen). **Punctum la|crimale:** punktförmige Öffnung am medialen Teil des Randes der Augenlider, durch die die Tränenflüssigkeit in den Tränengang gelangt (Anat.). **Punctum maximum:** Auskultationsstelle über dem Herzen, an der die Herztöne am deutlichsten gehört werden (für jede Herzklappe gibt es eine solche Stelle). **Punctum proximum:** „Nahpunkt", dem Auge nächstgelegener Punkt, der noch scharf gesehen werden kann. **Punctum remotum:** „Fernpunkt", entferntester Punkt im Raum, der deutlich gesehen wird, ohne dass die Akkomodation zu Hilfe genommen werden muss (liegt beim normalsichtigen Auge bei unendlich)

Punktat [zu mlat. *punctare, punctatum* = Einstiche machen] *s;* -[e]s, -e: durch Punktion gewonnene Körperflüssigkeit (seltener auch: Körpergewebe)

Punkt|di|ät: kohlenhydratreduzierte Diät, bei der jedes Lebensmittel eine Kohlenhydratpunktzahl hat; 1 Punkt = 1 g Kohlenhydrat; erlaubt sind 60 Punkte pro Tag

punktie|ren [zu mlat. *punctare, punctatum* = Einstiche machen]: Flüssigkeit (seltener auch: Gewebe) mittels einer Hohlnadel aus Körperhöhlen od. Organen entnehmen. **Punktion** *w;* -, -en, auch: **Punktur** *w;* -, -en: Entnahme von Flüssigkeiten (seltener auch: von Geweben) aus Körperhöhlen od. Organen durch Einstich mit einer Hohlnadel

Punktions|zyto|logie: mikroskopische Untersuchung von Zellen, die durch ↑Punktion gewonnen wurden

Punkt|mutation: Veränderung eines einzigen Abschnitts in der Erbsubstanz

Punktur vgl. Punktion

pupillar, in fachspr. Fügungen: **pupillaris, ...re** [zu ↑Pupille]: zur Pupille gehörend; z. B. in den Fügungen ↑Margo pupillaris, ↑Membrana pupillaris

Pupille [aus lat. *pupilla* = unmündiges Mädchen; Pupille, Augapfel] *w:* -, -n, in fachspr. Fügungen: **Pupilla,** *Pl.:* ...llae: „Sehloch", die kreisrunde, dunkel erscheinende Öffnung in der Mitte der Regenbogenhaut des Auges (Anat.)

Pupillenlosigkeit vgl. [1]Akorie

Pupillenstarre, re|flektorische vgl. Argyll-Robertson-Phänomen

Pupillenverengerung vgl. Miose

Pupillo|meter [↑Pupille u. ↑...meter] *s;* -s, -: Apparat zum Messen der Pupillenweite

Pupillo|stato|meter [↑Pupille, lat. *status* = das Stehen, die Stellung u. ↑...meter] *s;* -s, -: Apparat zum Bestimmen des Pupillenabstandes

Pupillo|tonie [zu ↑Pupille und ↑Tonus] *w;* -, ...ien: krankhafte tonische Erweiterung und Entrundung der Pupille

Puppengesicht: puppenartiger Gesichtsausdruck bei ↑Dystrophia adiposogenitalis

Purgans [zu lat. *purgare, purgatum* = rein machen, reinigen] *s;* -, ...anzien [...*i*ᵉ*n*] u. ...antia (meist *Pl.*): Abführmittel mittlerer Stärke. **purgativ** [...*tif*]: abführend. **Purgativ** *s;* -s, -e u. **Purgativum** [...*iw*...]: *Pl.:* ...va: stärkeres Abführmittel. **purgie|ren:** „abführen", Abführmittel zur Behebung einer Stuhlverstopfung, zur Stuhlregulierung oder zur Darmentleerung (z. B. vor diagnostischen Maßnahmen) anwenden

puri|form [zu ↑Pus u. lat. *forma* = Gestalt, Form]: eiterähnlich, eiterartig. **puri|forme Einschmelzung:** ↑Autolyse (z. B. eines Thrombus) zu einer eiterähnlichen, flüssigen Masse

Purin [zu lat. *purus* = rein] *s;* -s, -e u. **Purinkörper** (meist *Pl.*): organische Verbindungen aus der Nukleinsäure des Zellkerns (Biochemie)

Purin|base: alkalischer Purinkörper, z. B. ↑Adenin

Purkinje-Aderfigur [nach dem tschech. Physiologen J. E. von Purkinje, 1787–1869]: das System der Gefäße in der Augennetzhaut, das als ↑entoptisches Phänomen beim Blick in einen dunklen Raum und seitlicher Beleuchtung des Auges im eigenen Auge gesehen werden kann. **Purkinje-Zelle:** große, birnenförmige Nervenzelle in der Kleinhirnrinde

Purpura [aus lat. *purpura* = Purpurschnecke; Purpurfarbe] *w;* -, ...rae: Blutfleckenkrankheit, Auftreten von punktförmigen Blutergüssen (mit Fleckenbildung) in der Haut und in Schleimhäuten. **Purpura abdominalis:** punktförmige Darmblutung. **Purpura ana|phylactica:** punktförmige Blutungen besonders an den Beinen infolge Schädigung der kleinsten Hautgefäße als Ausdruck einer ↑Anaphylaxie. **Purpura cere|bri:** punktförmige Blutungen in der Gehirnrinde. **Purpura fulminans:** akute, schwere Verlaufsform der ↑Purpura anaphylactica, bei der innerhalb weniger Stunden ausgedehnte blaurote Hautblutungen mit blutigen Blasen und Nekrosen auftreten, die zum Tode führen können. **Purpura gast|rica:** punktförmige Schleimhautblutung im Bereich des Magens. **Purpura**

hyper|globulin|ae|mica: schubweises Auftreten punktförmiger Blutungen besonders an den Beinen bei Vorhandensein pathologischer Eiweißkörper im Blut (Hyperglobulinämie). **Purpura Majoc|chi** [- *majokki;* nach dem ital. Dermatologen D. Majocchi, 1849–1929]: = Teleangiectasia anularis. **Purpura ortho|statica:** Auftreten punktförmiger Blutungen an den unteren Extremitäten nach längerem Stehen (infolge hydrostatischer Druckerhöhung). **Purpura pulicosa:** punktförmige Blutungen nach Flohstichen. **Purpura rheu|matica:** = Purpura anaphylactica. **Purpura senilis:** „Alterspurpura", punktförmige Blutungen an den Extremitäten älterer Menschen infolge Brüchigkeit der Blutgefäße. **Purpura thrombo|penica:** punktförmige Blutungen infolge Verminderung der Blutplättchen

Purtscher-Netzhautschädigung [nach dem östr. Ophthalmologen Otmar Purtscher, 1854–1927]: = Angiopathia retinae traumatica

purulent, in fachspr. Fügungen: **purulentus, ...ta, ...tum** [aus gleichbed. lat. *purulentus*]: eitrig; mit Eiterbildung einhergehend; z. B. in der Fügung ↑Meningitis purulenta

purus, pura, purum [aus gleichbed. lat. *purus*]: „rein", ohne Beimengungen oder Verunreinigungen (z. B. von Chemikalien)

Pus [aus gleichbed. lat. *pus,* Gen.: *puris*] *s;* -, Pura: = Eiter. **Pus bonum et laudabile:** „guter und wohllöblicher Eiter", Bez. für einen rahmigen und nicht übel riechenden Eiter, der die rasche Heilung eines Krankheitsprozesses erwarten lässt

Pustel [aus lat. *pustula,* Gen.: *pustulae* = Blase, Bläschen] *w;* -, -n, in fachspr. Fügungen: **Pustula,** *Pl.:* ...lae: Eiterbläschen, etwa linsengroße Epidermiserhebung, die Eiter enthält (entsteht zumeist an der Mündung eines Haarfollikels und zählt zu den primären Hauteffloreszenzen). **Pustula mali|gna:** bei Infektion mit ↑Milzbrand auftretende bösartige Hautpustel, aus der sich der Milzbrandkarbunkel entwickelt. **pustulös,** in fachspr. Fügungen: **pustulosus, ...osa, ...osum** [zu ↑Pustel]: mit Pustelbildung einhergehend; z. B. in der Fügung ↑Acne pustulosa

Pustulose [zu ↑Pustel] *w;* -, -n, in fachspr. Fügungen: **Pustulosis,** *Pl.:* ...oses: mit Pustelbildung einhergehende Hautkrankheit. **Pustulosis vario|li|formis acuta:** akute, pustulöse Erkrankung der Haut, bei der die Hauteffloreszenzen durch eine Einziehung in der Mitte eine gewisse Ähnlichkeit mit Pocken haben (Vorkommen an behaarten Stellen des Körpers, an den Gliedmaßen u. am Kopf)

pustulosus vgl. pustulös

Putamen [aus lat. *putamen,* Gen.: *putaminis* = Schale, Hülse] *s;* -s, ...mina: „Schale", Basalganglion, den ↑Globus pallidus umhüllende äußere Schicht des ↑Nucleus lentiformis

Pu|tre|faktion [zu lat. *putrefacere, putrefactum* = in Verwesung, in Fäulnis übergehen lassen] *w;* -, -en: Verwesung, Fäulnis

Pu|tres|zenz [zu lat. *putrescere* = in Verwesung, in Fäulnis übergehen] *w;* -, -en: = Putrefaktion

pu|trid, in fachspr. Fügungen: **pu|tridus, ...da, ...dum** [aus lat. *putridus* = voll Fäulnis, faul]: faulig, übel riechend; z. B. in der Fügung ↑Abortus putridus

Puusepp-Operation [nach dem estn. Neurochirurgen L. M. Puusepp, 1875–1942]: operative Eröffnung des Rückenmarkskanals zur Entleerung der Rückenmarksflüssigkeit bei Syringomyelie. **Puusepp-Reflex:** reflektorische Abspreizung der Kleinzehe beim Bestreichen des hinteren lateralen Fußrandes (deutet auf Schädigung der Pyramidenbahn hin, u. U. auch auf extrapyramidale Schädigungen)

PUVA-Therapie [Kurzw. aus *P*soralen u. *U*ltra*v*iolett-*A*] *w;* -, ...pien: ↑Photochemotherapie zur Behandlung von Hautkrankheiten mit ↑Psoralen und UVA-Licht (↑Ultraviolett)

p. v.: Abk. für ↑post vaccinationem

py..., Py... vgl. pyo..., Pyo...

Py|ämie [↑pyo... u. ↑...ämie] *w;* -, ...ien: herdbildende Form einer Allgemeininfektion, bei der die Eitererreger mit der Blutbahn verschleppt werden

Py|ar|throse [↑pyo... u. ↑Arthrose] *w;* -, -n: eitrige Gelenkentzündung

Py|askos [↑pyo... u. gr. ἀσκός = lederner Schlauch; abgezogene Tierhaut] *m;* -: Eiteransammlung im Bauchfellraum

pyel..., Pyel... vgl. pyelo..., Pyelo...

Pyel|ek|tasie [↑pyelo... u. ↑Ektasie] *w;* -, ...ien: krankhafte Erweiterung des Nierenbeckens

Pye|litis [zu gr. πύελος = Trog, Wanne; Becken] *w;* -, ...itiden (in fachspr. Fügungen: ...itides): Entzündung des Nierenbeckens. **Pyelitis cystica:** Entzündung des zystisch veränderten Nierenbeckens. **Pye|litis gravidarum:** bei Schwangeren auftretende Nierenbeckenentzündung

pye|lo..., Pye|lo..., vor Selbstlauten: **pyel..., Pyel...** [aus gr. πύελος = Trog, Wanne; Becken]: Bestimmungswort von Zusammensetzungen mit der Bedeutung „das Nierenbecken betreffend, Nierenbecken..."; z. B.: Pyelographie, Pyelektasie

Pyelocystitis vgl. Pyelozystitis

pye|lo|gen [↑pyelo... u. ↑...gen]: vom Nierenbecken ausgehend, im Nierenbecken entstanden

Pye|lo|gramm [↑pyelo... u. ↑...gramm] *s;* -s, -e: Röntgenbild des Nierenbeckens. **Pye|lo|gra|phie** [↑...graphie] *w;* -, ...ien: röntgenographische Darstellung des Nierenbeckens

Pye|lo|lith [↑pyelo... u. ↑...lith] *m;* -s u. -en, -e[n]: „Nierenbeckenstein", im Nierenbecken befindliches Konkrement

Pye|lo|li|tho|tomie [↑Pyelolith u. ↑...tomie] *w;* -, ...ien, in fachspr. Fügungen: **Pye|lo|li|tho|tomia**[1], *Pl.:* ...iae: operative Entfernung eines Nierenbeckensteines nach Eröffnung des Nierenbeckens. **Pye|lo|li|tho|tomia anterior:** Pyelolithotomie durch Inzision der ventralen Nierenbeckenwand. **Pye|lo|li|thotomia inferior:** Pyelolithotomie durch kaudale Inzision des Nierenbeckens. **Pye|lo|li|tho|tomia posterior:** Pyelolithotomie durch Spaltung des Nierenbeckens auf der Dorsalfläche

Pye|lon [aus gr. πύελος = Trog, Wanne; Becken] *s;* -s, ...la: selten für ↑Pelvis renalis

Pye|lo|ne|phritis [Kurzw. aus ↑Pyelitis u. ↑Nephritis] *w;* -, ...itiden (in fachspr. Fügungen: ...itides): gleichzeitige Entzündung des Nierenbeckens und der Nieren

Pye|lo|plikation [zu ↑pyelo... u. lat. *plicare, plicatum* = falten, zusammenlegen] *w;* -, -en: operative Raffung der Wand eines erweiterten Nierenbeckens

Pye|lo|skop [↑pyelo... u. ↑...skop] *s;* -s, -e: optisches Instrument zur direkten Betrachtung und Untersuchung des Nierenbeckens. **Pye|lo|skopie** [↑...skopie] *w;* -, ...ien: Betrachtung u. Untersuchung des Nierenbeckens vor dem Durchleuchtungsschirm oder mit dem Pyeloskop

Pye|lo|stomie [↑pyelo... u. ↑...stomie] *w;* -, ...ien: operative Eröffnung des Nierenbeckens zur Harnableitung (bei Harnstauung)

Pye|lo|tomie [↑pyelo... u. ↑...tomie] *w;* -, ...ien: operative Eröffnung des Nierenbeckens

Pye|lo|uretero|lyse [zu ↑pyelo..., ↑Ureter u. gr. λύειν = lösen, auflösen] *w;* -, -n: operative Herauslösung des Harnleiters aus dem Nierenbecken

Pye|lo|zystitis [Kurzw. aus ↑Pyelitis u. ↑Zystitis] *w;* -, ...itiden, in fachspr. Fügungen: **Pyelo|cystitis,** *Pl.:* ...itides: gleichzeitige Entzündung des Nierenbeckens und der Harnblase

Pygmalio|nismus [nach dem Bildhauer Pygmalion der griech. Sage, der sich in eine von ihm selbst geschaffene Statue verliebte] *m;* -, ...men: sexuelle Erregung beim Anblick nackter Statuen

Pygo|pagus [zu gr. πυγή = Hinterer, Steiß u. gr. πηγνύναι = befestigen] *m;* -, ...gen u. ...gi: Doppelmissbildung, bei der die Paarlinge am Steißbein zusammengewachsen sind

Py|kniker [zu gr. πυκνός = dicht, fest; derb] *m;* -s, -: kräftiger, gedrungener Körperbautyp (mit Neigung zu Fettansatz) bzw. Mensch, der diesem Typ angehört. **pyknisch:** untersetzt, gedrungen, dickleibig

Py|kno|dys|ostose [zu gr. πυκνός = dicht, fest, ↑dys... u. gr. ὀστέον = Knochen] *w;* -, -n: Erbkrankheit, charakterisiert durch Verdickung der Knochen, Kleinwuchs, Vogelgesicht und unvollkommene Ausbildung der Zehen- und Fingerendglieder

Py|kno|kardie [zu gr. πυκνός = dicht, fest u. ↑Kardia] *w;* -, ...ien: = Tachykardie, paroxysmale

Py|kno|lep|sie [zu gr. πυκνός = dicht, fest u. gr. λῆψις = das Annehmen; Anfall] *w;* -, ...ien: bei Kindern gehäuft auftretende kleine ↑Absencen, oft mit bestimmten rhythmischen Körperbewegungen verbunden

Py|kno|meter [gr. πυκνός = dicht, fest und ↑...meter] *s;* -s, -: Glasgefäß mit genau bestimmtem Volumen zur Ermittlung des spezifischen Gewichtes von Flüssigkeiten (z. B. des Harns)

Py|knose [zu gr. πυκνός = dicht, fest] *w;* -, -n: natürlich oder künstlich verursachte Zellkerndegeneration in Form einer Zusammenballung des Chromatins zu einer einheitlichen, stark färbbaren Masse. **pyknotisch:** dicht zusammengedrängt (von der Zellkernmasse bei der Pyknose)

Py|kno|zyt [gr. πυκνός = dicht, fest u. ↑...zyt] *m;* -en, -en: = Onkozyt

Pyle|phlebitis [zu gr. πύλη = Tür, Tor u. gr. φλέψ, Gen.: φλεβός = Blutader] *w;* -, ...itiden (in fachspr. Fügungen: ...itides): Pfortaderentzündung

Pyle|thrombose [gr. πύλη = Tür, Tor u. ↑Thrombose] *w;* -, -n: „Pfortaderthrombose" (hervorgerufen durch einengende Geschwülste, bei Pfortaderentzündung oder durch Verschleppung eines Thrombus aus dem Milzvenengebiet)

Pylor|ek|tomie [↑Pylorus u. ↑Ektomie] *w;* -, ...ien: operative Entfernung des Magenpförtners

pylorisch, in fachspr. Fügungen: **pyloricus, ...ca, ...cum** [zu ↑Pylorus]: zum Magenpförtner gehörend; z. B. ↑Antrum pyloricum

Pyloro|myo|tomie [↑Pylorus, ↑myo... und ↑...tomie] *w;* -, ...ien: operative Längsspaltung des verdickten Magenpförtnermuskels

Pyloro|plastik [↑Pylorus u. ↑Plastik] *w;* -, -en: plastische Operation zur Beseitigung einer krankhaften Verengung des Magenausgangs

Pyloro|spasmus [↑Pylorus u. ↑Spasmus] *m;* -, ...men: **1)** Krampf des Magenpförtners. **2)** = Pylorusstenose

Pylorus [von gr. πυλωρός = Torhüter; unterer Magenmund] *m;* -, ...ri: Magenpförtner, Pförtner, Schließmuskel am Magenausgang (Anat.)

Pylorus|hyper|tro|phie: = Pylorusstenose

Pylorus|re|flex: reflektorische Schließung und Öffnung des Magenpförtners bei Berührung der Magen- oder Dickdarmschleimhaut mit Säure (Schließung) oder Alkali (Öffnung)

Pylorus|stenose: Verengung des Magenpförtners (entweder angeboren oder erworben durch Narben, peptische Geschwüre, Magenkrebs)

pyo..., Pyo..., vor Selbstlauten meist: **py..., Py...** [aus gr. *πῦον* = Eiter]: Bestimmungswort von Zus. mit der Bedeutung „eitrig, Eiter..."; z. B.: Pyodermie, Pyämie

pyo|cyane|us, ...nea, ...ne|um [↑pyo... u. gr. *κυάνεος* = dunkelblau]: blaugrünen Eiter verursachend (von Mikroorganismen gesagt)

Pyo|dermie [zu ↑pyo... und ↑Derma] *w;* -, ...ien: durch Eitererreger verursachte Erkrankung der Haut u. der Hautanhangsgebilde; Eiterausschlag

pyo|gen [↑pyo... u. ↑...gen]: Eiterungen erzeugend (z. B. von pathogenen Bakterien wie Staphylokokken, Streptokokken)

Pyo|kolpo|zele [↑pyo... u. ↑Kolpozele] *w;* -, -n: Vorwölbung der hinteren Scheidenwand bei Eiteransammlung in der Bauchhöhle

Pyo|me|tra [↑pyo... u. gr. *μήτρα* = Gebärmutter] *w;* -: Eiteransammlung in der Gebärmutter

Pyo|ne|phrose [↑pyo... u. ↑Nephrose] *w;* -, -n: Nierenvereiterung als Endstadium einer degenerativen ↑Nephrose

Pyo|peri|kard [↑pyo... u. ↑Perikard] *s;* -[e]s, -e: Eiteransammlung im Herzbeutel

Pyo|pneu|mo|peri|kard [↑pyo..., ↑pneumo... u. ↑Perikard] *s;* -[e]s, -e: Eiter- und Luftansammlung im Herzbeutel (z. B. bei Infektion mit Gas bildenden Bakterien oder im Zusammenhang mit äußeren Verletzungen)

Pyo|pneu|mo|thorax [↑pyo..., ↑pneumo... u. ↑Thorax] *m;* -[es], -e: Ansammlung von Eiter und Luft im Brustfellraum

Pyor|rhö, auch: **Pyor|rhöe** [...*rö;* zu ↑pyo... u. gr. *ῥεῖν* = fließen] *w;* -, ...rrhöen: eitriger Ausfluss (z. B. eitriger Schnupfen)

Pyo|salpinx [↑pyo... u. ↑Salpinx] *w;* -, ...ingen: Eiteransammlung im Eileiter

Pyo|spermie [zu ↑pyo... u. ↑Sperma] *w;* -, ...ien: Absonderung eines eiterhaltigen Spermas (Vorkommen bei eitrigen Entzündungen im Bereich der abführenden Samenwege)

Pyo|thorax [↑pyo... u. ↑Thorax] *m;* -[es], -e: Eiteransammlung im Brustkorb

Py|ovar [↑pyo... u. ↑Ovar] *s;* -s, ...rien [...*i*ᵉ*n*]: Eiteransammlung im Eierstock

Pyo|zele [↑pyo... u. ↑...zele] *w;* -, -n: Eiteransammlung im Bruchsack einer Hydrozele

Pyo|ze|phalus [zu ↑pyo... u. gr. *κεφαλή* = Kopf] *m;* -, ...li: Eiteransammlung in der Schädelhöhle oder in den Hirnkammern

pyramidal, in fachspr. Fügungen: **pyramidalis, ...le** [zu ↑Pyramide]: pyramidenförmig; zu einer ↑Pyramide gehörend; z. B. in der Fügung ↑Musculus pyramidalis (Anat.)

Pyra|mide [von gr. *πυραμίς,* Gen.: *πυραμίδος* = monumentaler Grabbau der Ägypter, Pyramide] *w;* -, -n, in fachspr. Fügungen: **Pyramis,** *Pl.:* Pyramides: **1)** Organ[teil] von pyramidenförmiger Gestalt (Anat.). **2)** durch die Nervenfasern der Pyramidenbahn gebildete pyramidenförmige Erhebung an der ventralen Seite des verlängerten Marks (Anat.). **Pyramis (medullae ob|lon|gatae):** aus Pyramidenbahnfasern bestehender Längswulst des verlängerten Marks. **Pyramides renales** *Pl.:* „Nierenpyramiden", kegelförmige Bündel von Harnkanälchen in der Marksubstanz der Nieren. **Pyramis vermis:** „Wurmpyramide", pyramidenförmiger Teil des Kleinhirnwurms, zwischen dem ↑Tuber und der ↑Uvula des Wurms. **Pyramis vestibuli:** spitzer Knochenvorsprung an der oberen Wand des Vorhofs des knöchernen Ohrlabyrinthes

Pyramiden|bahn vgl. Tractus corticospinalis

Pyramiden|kreuzung: = Decussatio pyramidum

Pyramiden|seitenstrangbahn: = Tractus corticospinalis lateralis

Pyramiden|therapie: Behandlung von Krankheiten unter Zuhilfenahme von Pyramidenstrukturen (als Methode der Außenseitermedizin)

Pyramiden|vorderstrangbahn: = Tractus corticospinalis anterior

Pyretikum [zu gr. *πυρετός* = brennende Hitze; Fieber] *s;* -s, ...ka: Fiebermittel, Fieber erzeugendes Mittel (Anwendung zu therapeutischen Zwecken im Sinne einer Reizkörperbehandlung). **pyretisch:** Fieber erzeugend (von Medikamenten)

Pyr|exie [zu gr. *πύρεξις* = das Fiebern] *w;* -, ...ien: seltenere Bezeichnung für ↑Febris

Pyrgo|ze|phalie [zu gr. *πύργος* = Burg; Turm u. gr. *κεφαλή* = Kopf] *w;* -, ...ien: seltenere Bezeichnung für ↑Turrizephalie. **Pyrgoze|phalus** *m;* -, ...li: = Turrizephalus

Pyridoxin [Kunstw.] *s;* -s, -e: biochem. Bez. für ↑Vitamin B_6

pyro|gen [gr. *πῦρ* = Feuer; Fieberhitze, Fieber u. ↑...gen]: Fieber erzeugend (z. B. von Medikamenten). **Pyro|gen** *s;* -s, -e: aus bestimmten Bakterien gewonnener Eiweißstoff, der Fieber erzeugende Wirkung hat (zur unspezifischen Reiztherapie)

Pyro|manie [gr. *πῦρ* = Feuer u. ↑Manie] *w;* -, ...ien: krankhafter Brandstiftungstrieb

Pyro|phobie [zu gr. *πῦρ* = Feuer u. gr. *φόβος* = Furcht] *w;* -, ...ien: krankhafte Angst vor dem Umgang mit Feuer

Pyrosis [aus gr. *πύρωσις* = das Brennen] *w;* -, ...osen: „Sodbrennen", brennendes Gefühl in der Speiseröhre (findet sich vor allem bei anomalen Säuremengen im Magen, aber auch bei fehlender Magensäure)

Py|ureter [↑pyo... u. ↑Ureter] *m;* -s, ...teren (auch: -): vereiterter Harnleiter, Eiteransammlung im Harnleiter infolge Abflussstauung

Py|urie [↑pyo... u. ↑...urie] *w;* -, ...ien: Ausscheidung eitrigen Harns

PZ: Abk. für: Pärchenzwilling

Q

Q-Fieber [*ku...;* Abk. für engl. *query* = Zweifel, Fragezeichen (wegen des lange ungeklärten Charakters der Krankheit)]: Queenslandfieber, Balkanfieber, Balkangrippe, durch Zecken übertragene ↑Rickettsiose mit hohem Fieber und grippeähnlichen Erscheinungen

Qi|gong [*tschikung;* chin.] *s;* -s, -s: aus China stammende Atemtherapie

Quad|del *w;* -, -n: **1)** vgl. Urtika. **2)** Hauteffloreszenz durch Substanzen, die zu diagnostischen oder therapeutischen Zwecken unter die Haut gespritzt werden. **quaddeln:** Substanzen zu diagnostischen oder therapeutischen Zwecken unter Bildung von ↑Quaddeln (2) unter die Haut spritzen. **Quad|delung** *w;* -, -en: Vorgang des Quaddelns

qua|dran|gulär, in fachspr. Fügungen: **quadran|gularis, ...re** [zu lat. *quadrangulum* = Viereck]: viereckig; z. B. in der Fügung ↑Lobulus quadrangularis (Anat.)

Qua|drant [aus lat. *quadrans* = Viertel, vierter Teil] *m;* -en, -en: Viertelkreis, einer der vier Kreisausschnitte, in die annähernd kreisförmige Organe (z. B. Auge, Trommelfell) zur genaueren Lokalisation von Krankheitserscheinungen unterteilt werden

Qua|drant|ek|tomie [↑Quadrant u. ↑Ektomie] *w;* -, ...ien: operative Entfernung eines quadrantenförmigen Stückes aus der weiblichen Brust (vor allem bei Krebs)

qua|dratus, ...ta, ...tum [aus gleichbed. lat. *quadratus*]: viereckig, quadratisch; z. B. ↑Musculus quadratus lumborum (Anat.)

Qua|dratus|arkade: = Arcus lumbocostalis lateralis

qua|dri|ceps [aus lat. *quadriceps* = vierköpfig]: „vierköpfig"; z. B. in der Fügung ↑Musculus quadriceps femoris (Anat.)

qua|dri|geminus, ...na, ...num [aus lat. *quadrigeminus* = vierfach]: vierfach, zu vieren vorhanden; z. B. in der Fügung ↑Corpora quadrigemina (Anat.)

Qua|dri|plegie [zu lat. *quattuor* = vier u. ↑Plegie] *w;* -, ...ien: Lähmung aller vier Extremitäten

Qua|dri|zeps *m;* -es, -e: Kurzbez. für ↑Musculus quadriceps femoris

Qua|rantäne [*ka...;* aus frz. *quarantaine* = Anzahl von 40 (Tagen); Quarantäne] *w;* -, -n: zeitlich begrenzte (ursprünglich 40 Tage dauernde) Absonderung von Personen mit bestimmten Infektionskrankheiten oder krankheitsverdächtigen Personen von der übrigen Bevölkerung als Schutzmaßnahme gegen Einschleppung und Verbreitung der betreffenden Infektionskrankheit

Quartana [zu ↑quartanus] *w;* -, ...nen: übliche Kurzbezeichnung für ↑Malaria quartana

quartanus, ...na, ...num [aus lat. *quartanus* = zum vierten (Tag) gehörend]: viertägig, alle 4 Tage auftretend; z. B. ↑Malaria quartana

quartus, quarta, quartum [aus gleichbed. lat. *quartus*]: der vierte; z. B. in der Fügung ↑Ventriculus quartus (Anat.)

Queckenstedt-Sym|ptom [nach dem dt. Mediziner Hans Queckenstedt, 1876–1918]: Erhöhung des Liquordrucks (bei der Lumbalpunktion messbar bzw. am rascheren Liquorabfluss erkennbar) bei Kompression der Halsvenen, deren Ausbleiben auf raumbeengende Prozesse im Rückenmark (z. B. einen Tumor) hindeutet

Queck|silber [ahd. *quecsilbar,* eigtl. = lebendiges Silber] *s;* -s, in der internationalen chem. Nomenklatur auch: **Hy|drargyrum** [von gleichbed. gr. *ὑδράργυρος*] *s;* -s: chem. Grundstoff, giftig wirkendes flüssiges Metall (seine ↑Amalgame werden in der Zahnheilkunde, seine Verbindungen in der Medizin innerlich als Diuretika u. äußerlich in Salbenform angewandt); Zeichen: Hg

Quengel|me|thode [zu mitteldt. *quengen* = zwängen, drücken]: Methode zur unblutigen Beseitigung einer eingeschränkten Gelenkbeweglichkeit (bei einer Kniegelenkkontraktur wird z. B. der Ober- u. Unterschenkel auf je eine Schiene gelagert; die beiden Schienen werden mit Schnüren verbunden, zwischen die der sog. Quengel, z. B. ein Holzspatel, geschoben wird; durch Umdrehung des Quengels lassen sich die beiden Winkelarme langsam einander nähern; dadurch wird die Kontraktion gelöst)

Quénu-Krankheit [*kenü...;* nach dem frz. Chirurgen E. A. V. A. Quénu, 1852–1933]: = Phlebalgia ischiadica. **Quénu-Operation:** operative Beseitigung eines Mastdarmkrebses, wobei zunächst von der Bauchhöhle aus der untere Dickdarmteil gelöst, dann vom Kreuzbein aus Mastdarm und After exstirpiert werden und ein künstlicher After angelegt wird

Querbettlagerung: Lagerung der Patientin mit dem Gesäß auf der Querseite des Bettes, während die Beine gespreizt auf zwei davor stehende Stühle gelegt werden (bei schwierigen Entbindungen angewandt)

Querlage: quere Lage des Kindes in der Gebärmutter, bei der eine Geburt ohne künstlichen Eingriff nicht möglich ist

Querriegel|kolpor|rha|phie: ↑Kolporrhaphie, bei der die vordere und hintere Scheidenwand zusammengenäht werden und die Harnblase an der Hinterwand des Gebärmutterkörpers befestigt wird (der so entstehende „Querriegel" schützt den Uterus vor erneutem Vorfall)

Querschnittslähmung: durch eine Läsion des Rückenmarks, die sich mehr oder weniger über den ganzen Rückenmarksquerschnitt erstreckt, verursachte Lähmung

Querschnitts|syn|drom: durch eine Rückenmarksläsion, die den ganzen Rückenmarksquerschnitt in Mitleidenschaft zieht, hervorgerufene Krankheitserscheinung

Querschnittsuntersuchung: Untersuchung einer Bevölkerungsgruppe zu einem bestimmten Zeitpunkt; vgl. Längsschnittuntersuchung

Querstand, tiefer: anomale Geburtslage, bei der die Längsachse des kindlichen Kopfes bzw. die Pfeilnaht am Beckenboden quer zur Sagittalebene des mütterlichen Beckens steht (wodurch die Geburt verzögert wird)

Que|rulant [zu lat. *queri* = klagen, wehklagen, sich beklagen] *m;* -en, -en: Nörgler, Quengler, Psychopath, der aus nichtigen Anlässen unaufhörlich Klagen und Beschwerden vorbringt. **Que|rulanten|wahn**: zur Manifestation einer bestimmen ↑Manie gehörendes, auf Wahnvorstellungen beruhendes Querulieren. **que|rulie|ren**: ständig ohne zureichenden Grund nörgeln, klagen oder sich beschweren

Quervain-Krankheit [*kärwäng...;* nach dem Schweizer Mediziner Fritz de Quervain, 1868–1940]: = Tendovaginitis stenosans

Quest-Zahl [nach dem östr. Pädiater Robert Quest, 19./20. Jh.]: zahlenmäßige Norm für den Gewichtsverlust von Säuglingen bei atrophischen Erkrankungen, bei deren Erreichung (ein Drittel des anfänglichen Gewichts) eine Heilung fast immer ausgeschlossen ist

Que|telet-Regel [*kät^e^lä...;* nach dem belg. Mathematiker L. A. J. Quetelet, 1796 bis 1874]: = Broca-Formel. **Que|telet-Index** [*kät^e^lä...*]: Formel zur Bestimmung des Ernährungszustandes eines Menschen aus Körpergewicht (in g), dividiert durch Körperlänge (in cm^2); Werte unter 1,9 stehen für Untergewicht, Werte zwischen 2,0 und 2,4 für Normalgewicht, Werte über 2,5 für Übergewicht

Quetschung vgl. Kontusion

Quick-Me|thode [nach dem amer. Arzt Armand J. Quick, 1894–1978]: Bestimmung der ↑Prothrombinzeit durch Zusatz von Kalzium und ↑Thrombokinase zum ↑Plasma

Quie|tivum [*kwi-e...;* zu lat. *quies,* Gen.: *quietis* = Ruhe] *s;* -s, ...va: Beruhigungsmittel

Quincke-Lagerung [nach dem dt. Internisten H. I. Quincke, 1842–1922]: Höherstellen des Fußendes des Bettes zur Erleichterung des Sekretabflusses bei Lungenkrankheiten.

Quincke-Ödem: allergisch bedingte [Gesichts]schwellung

Qui|nolon *s;* -s, -e: im angloamerikanischen Schrifttum für ↑Chinolon

Quin|quaud-Krankheit [*kängko...;* nach dem frz. Arzt Ch. E. Quinquaud, 1841 bis 1894]: = Folliculitis decalvans

Quintana *w;* -: Kurzbez. für ↑Febris quintana. **quintanus, ...na, ...num** [aus lat. *quintanus* = zum Fünften gehörend]: fünftägig, alle fünf Tage auftretend; z. B. ↑Febris quintana

quintus, ...ta, ...tum [aus gleichbed. lat. *quintus*]: der Fünfte (z. B. von Fingern oder Zehen)

quo|ad [aus gleichbed. lat. *quoad*]: hinsichtlich, in Bezug auf. **quo|ad re|stitu|tio|nem:** hinsichtlich der Wiederherstellung (der Organfunktionen). **quo|ad sanatio|nem:** hinsichtlich der Heilungsaussichten. **quo|ad vitam:** hinsichtlich der Lebenserwartung bzw. der Überlebenschancen

Quo|tidia|na [zu lat. *cotidie* (Nebenform: *quotidie*) = täglich] *w;* -, ...nen od. ...nä: = Malaria tropica

R

r = Röntgen

R = Röntgen

R. = Ramus

Ra: chem. Zeichen für ↑Radium

Rabenschnabelfortsatz vgl. Processus coracoideus

Rabies [*...i-eß;* aus lat. *rabies* = Wut, Tollheit] *w;* -: = Lyssa

racemosus vgl. razemös

Rachen vgl. Pharynx

Rachenbräune vgl. Diphtherie

Rachenenge vgl. Isthmus faucium

Rachenentzündung vgl. Pharyngitis

Rachenkatarrh vgl. Pharyngitis

Rachenmandel vgl. Tonsilla pharyngea

rachi..., Rachi... vgl. rhachi..., Rhachi...
Rachialgie vgl. Rhachialgie
Rachipagus vgl. Rhachipagus
Rachischisis vgl. Rhachischisis
Rachitis [zu gr. ῥάχις = Rücken; Rückgrat] *w;* -, ...itiden (in fachspr. Fügungen: ...itides), auch: **englische Krankheit:** Vitamin-D-Mangel-Krankheit (bes. im frühen Kleinkindalter) mit mangelhafter Verkalkung des Knochengewebes, nachfolgender Knochenerweichung, Wirbelsäulenverkrümmung, Verbiegung der Beinknochen, Auftreibung der Stirnhöcker u. der Knorpel-Knochen-Grenzen der Rippen (vgl. Rosenkranz) u. a. charakteristischen Symptomen. **Rachitis renalis:** von einer Nierenerkrankung od. -schädigung ausgehende, jedoch nicht auf einem Vitamin-D-Mangel beruhende Pseudorachitis mit rachitisähnlichen Erscheinungen. **Rachitis tarda:** „Spätrachitis", erst im fortgeschrittenen Kindesalter oder im Pubertätsalter ausbrechende Rachitis. **rachitisch:** an Rachitis leidend, die charakteristischen Symptome einer Rachitis zeigend; die Rachitis betreffend
rad vgl. Rad. **Rad** [engl. Kurzw. aus *rad*iation *(reⁱdieⁱschᵉn)* = Strahlung od. aus *r*adiation *a*bsorbed *d*osis *(reⁱdieⁱschᵉn ᵉbßoʳbd doᵘßiß)* = absorbierte Strahlungsdosis] *s;* -[s], -: Einheit der absorbierten Strahlungsdosis (von Röntgen- u. Korpuskularstrahlen), wobei 1 rad der je g Masse absorbierten Energie von 100 erg entspricht (Phys.); Zeichen: rad; neuere amtl. Bez.: ↑Gray
Radgelenk vgl. Articulatio trochoidea
radial, in fachspr. Fügungen: **radialis, ...le** [zu ↑Radius]: zur Speiche des Unterarms gehörend; z. B. in der Fügung ↑Nervus radialis. **Radialis** *m;* -, ...les: übliche Kurzbezeichnung für: Nervus radialis
Radilästhesie [zu lat. *radius* = Stab; Strahl u. gr. αἴσθησις = Sinneswahrnehmung] *w;* -, ...ien: Anwendung einer Wünschelrute zur Diagnose von Krankheiten und zur richtigen Auswahl der anzuwendenden Arzneimittel (Methode der Außenseitermedizin)
Radiatio [zu lat. *radiare* = strahlen] *w;* -, ...tiones: **1)** „Strahlung", in der Anatomie Bezeichnung für verschiedene Faserbündel, die Teile des Gehirns miteinander verbinden. **2)** Bestrahlung eines Organs oder von Organteilen. **Radiatio acustica:** „Hörstrahlung", Faserbündel der zentralen Hörbahn zwischen ↑Ganglion spirale cochleae u. dem Hörzentrum des Gehirns. **Radiatio corporis callosi** [↑Corpus callosum]: „Balkenstrahlung", Gesamtheit der in das Mark der Hirnhälften ausstrahlenden Querfasern des ↑Corpus callosum. **Radiatio optica:** „Sehstrahlung", Gesamtheit der Fasern, die die primären Sehzentren mit den Sehzentren im Hinterhauptslappen des Gehirns verbinden
radiatus, ...ta, ...tum [zu lat. *radius* = Stab; Strahl]: strahlenförmig angeordnet; z. B. in der Fügung ↑Corona radiata
radicularis vgl. radikulär
Radiculitis vgl. Radikulitis
Radii lentis [lat. *radius* = Stab; Strahl; ↑Lens] *Pl.:* „Linsenstrahlen", Bez. für die (in der Jugend einem dreiarmigen Stern vergleichbaren) Nahtlinien der einzelnen Fasern der Augenlinse
radikal [zu lat. *radix,* Gen.: *radicis* = Wurzel; Ursprung; Stamm]: gründlich, umfassend. **Radikal** *s;* -s, -e: Bez. für ungesättigte Atomgruppen, die mindestens ein ungepaartes ↑Elektron besitzen (in der Medizin sind freie Radikale bei bestimmten Neoplasien pathogenetisch bedeutsam)
Radikalenlfänger: Substanz, die Radikale an sich bindet (z. B. Vitamin E)
Radikalloperation: vollständige operative Beseitigung eines Krankheitsherdes (oft mit Einbeziehung gesunden Gewebes)
Radikoltomie [zu ↑Radix u. ↑...tomie] *w;* -, ...ien: operative Durchtrennung der Wurzel eines Rückenmarksnervs
Radikullalgie [lat. *radicula* = kleine Wurzel und ↑...algie] *w;* -, ...ien: „Wurzelneuralgie", Neuralgie im Ausbreitungsgebiet eines Rückenmarksnervs infolge Schädigung oder Entzündung der zugehörigen Rückenmarkswurzel (z. B. bei Bandscheibenvorfall)
radikulär, in fachspr. Fügungen: **radicularis, ...re** [zu lat. *radicula* = kleine Wurzel]: eine Nervenwurzel betreffend, von ihr ausgehend (z. B. von Schmerzen gesagt)
Radikulitis [zu lat. *radicula* = kleine Wurzel] *w;* -, ...itiden, in fachspr. Fügungen: **Radiculitis,** *Pl.:* ...itides: Entzündung der Wurzel eines Rückenmarksnervs
Radikulolgramm [lat. *radicula* = kleine Wurzel u. ↑...gramm] *s;* -s, -e: bei der Radikulographie gewonnenes Röntgenbild. **Radikulolgralphie** [↑...graphie] *w;* -, ...ien: röntgenographische Darstellung der lumbosakralen Wurzeln der Cauda equina und des Subarachnoidalraums nach Verabreichung eines Kontrastmittels
radio..., Radio... [aus lat. *radius* = Stab; Strahl]: Bestimmungswort von Zus. mit der Bed. „Strahlen"; z. B.: radioaktiv
radiolaktiv [...*tif;* ↑radio... u. das FW *aktiv*]: die Eigenschaft der Radioaktivität aufweisend (von chem. Elementen, Stoffen usw.). **Radiolaktivität** *w;* -: spontaner Zerfall von Atomkernen unter Aussendung von elektromagnetischer oder korpuskularer Strahlung (Phys.)
Radiolallergolsorbentltest [zu ↑radio..., ↑Allergie, lat. *sorbere* = hinunterschlucken, schlürfen u. ↑Test] *m;* -[e]s, -e u. -s: Test zum Nachweis von Immunglobulinantikörpern bei Allergie; Abk.: RAST
Radiolbiollogie [↑radio... u. ↑Biologie] *w;* -: „Strahlenbiologie", Spezialgebiet der Biolo-

gie, das die Wirkung von Strahlen, insbes. Lichtstrahlen, auf den Organismus erforscht

radio|carpe|us, ...pea, ...pe|um [zu ↑Radius u. ↑Carpus]: die Speiche des Unterarms u. die Handwurzel betreffend; z. B. in der Fügung ↑Articulatio radiocarpea

Radio|dermatitis [↑radio... u. ↑Dermatitis] oder **Radio|dermitis** [↑Dermitis] *w;* -, ...itiden (in fachspr. Fügungen: ...itides): durch ionisierende Strahlen hervorgerufene Hautentzündung mit Rötung u. Blasenbildung

radio|gen [↑radio... u. ↑...gen]: durch ionisierende Strahlen entstanden

Radio|gramm [↑radio... u. ↑...gramm] *s;* -s, -e: = Röntgenogramm. **Radio|gra|phie** [↑...graphie] *w;* -, ...ien: **1)** = Röntgenographie. **2)** = Autoradiographie

Radio|immun|assay, auch: **Radio|immunoassay** [...*imún[o]ᵉßei;* ↑radio... u. ↑Immunassay] *m* oder *s;* -s, -s: Prüfung der Immunitätslage eines Organismus mit radioaktiv markierten Substanzen; Abk.: RIA

Radio|immun|chemie [↑radio..., ↑immun u. ↑Chemie] *w;* -: Forschungsrichtung, die mit strahlenimmunen Substanzen den Ablauf der Reaktionen im Organismus erforscht

Radio|immuno|sorbent|test [zu ↑radio..., ↑immun, lat. *sorbere* = hinunterschlucken, schlürfen u. ↑Test] *m;* -[e]s, -e u. -s: radioimmunologische Methode zur Bestimmung von Antigenen; Abk.: RIST

Radio|iso|top [Kurzbildung aus ↑radioaktiv u. ↑Isotop] *s;* -s, -e: radioaktives Isotop, das vorwiegend zu diagnostischen Zwecken benutzt wird

Radio|kardio|gramm [↑radio..., ↑Kardia und ↑...gramm] *s;* -s, -e: bei der Radiokardiographie gewonnenes Röntgenbild. **Radio|kardio|gra|phie** *w;* -, ...ien: röntgenographische Darstellung des Herzens mithilfe eines radioaktiven Kontrastmittels

Radio|karpal|gelenk [zu ↑radio... u. ↑Carpus]: übl. Bez. für ↑Articulatio radiocarpea

Radio|loge [↑radio... u. ↑...loge] *m;* -n, -n: Facharzt für Röntgenologie u. Strahlenheilkunde. **Radio|lo|gie** [↑...logie] *w;* -: „Strahlenkunde", Lehre von den Strahlen u. ihrer medizinischen Anwendung zu diagnostischen oder therapeutischen Zwecken. **radio|lo|gisch**: die Radiologie betreffend

Radio|lyse [↑radio... u. ↑...lyse] *w;* -, -n: zusammenfassende Bez. für alle Veränderungen, die in einem chem. System durch ionisierende Strahlen hervorgerufen werden

Radio|mimetikum [zu ↑radio... u. gr. *μιμεῖσθαι* = nachahmen] *s;* -s, ...ka (meist *Pl.*): Arzneimittel, die eine ähnliche Wirkung wie ionisierende Strahlen haben

Radio|nuklid [Kurzbildung aus ↑radioaktiv, ↑Nukleus u. ↑...id] *s;* -[e]s, -e: international übl. Bez. für ↑Radioisotop

radi|opak [↑radio... u. ↑opak]: für Röntgenstrahlen undurchlässig und darum auf dem Röntgenbild Schatten gebend

Radio|pharmakon [↑Kurzbildung aus ↑radioaktiv u. ↑Pharmakon] *s;* -s, ...ka: radioaktives Arzneimittel zur Behandlung meist bösartiger Leiden (z. B. ^{60}Co-Perlen gegen Blasenkarzinom)

Radio|skopie [↑radio... u. ↑...skopie] *w;* -, ...ien: = Röntgenoskopie

Radio|therapie [↑radio... u. ↑Therapie] *w;* -, ...ien: „Strahlenbehandlung", Behandlung von Krankheiten mit radioaktiven oder Röntgenstrahlen

Radium [zu lat. *radius* = Stab; Strahl] *s;* -s: zu den Schwermetallen zählendes, frei in der Natur vorkommendes, radioaktives chem. Element; Zeichen: Ra

Radium|emanation [zu lat. *emanare* = herausfließen; entstehen] *w;* -: = Radon

Radium|punktur: Einbringen von Radiumnadeln in den Körper zur Behandlung von bösartigen Geschwülsten

Radius [aus lat. *radius* = Stab; Speiche] *m;* -, Radii (eindeutschend auch: Radien [...*iᵉn*]): „Speiche", anatomische Bezeichnung für den auf der Daumenseite liegenden Röhrenknochen des Unterarms

Radius|peri|ost|re|flex: reflektorische Beugung des Arms beim Beklopfen des unteren Speichenendes

Radix [aus lat. *radix,* Gen.: *radicis* = Wurzel] *w;* -, Radices: **1)** „Wurzel", Ursprungsstelle eines Organs, Nervs oder sonstigen Körperteils (Anat.). **2)** in der Pharm.: Pflanzenwurzel, die für Arzneizubereitungen verwendet wird. **Radix clinica:** der vom Zahnfleisch bis zur Zahnwurzel reichende Teil des Zahns. **Radices cania|les** *Pl.:* vom ↑Nervus accessorius durch die Öffnung zwischen Hinterhauptsbein und Schläfenbein austretende Nervenfasern, die zum ↑Nervus vagus ziehen. **Radix dentis** [↑Dens]: „Zahnwurzel", nicht sichtbarer, von Zahnfleisch bedeckter, konischer Teil des Zahns, Eintrittsstelle der Zahnnerven u. -gefäße. **Radix dorsalis:** Bezeichnung für die jeweiligen Wurzeln (Ursprungsstellen) der Rückenmarksnerven an den hinteren Strängen des Rückenmarks. **Radix inferior (coch|learis):** unterer, die Ohrschnecke versorgender Anteil des achten Hirnnervs. **Radix inferior (plexus cervicalis):** untere, aus dem ersten bis dritten Zervikalsegment entspringende Fasern der Spinalnervenschlinge (versorgen die Unterzungenmuskulatur). **Radix lateralis (nervi media|ni):** seitlicher, den Arm u. die Hand versorgender Anteil des Mittelarmnervs. **Radix lateralis (tractus optici):** seitliche Nervenfasern im Sehstrang. **Radix lin|guae:** „Zungenwurzel", der am Boden der Mundhöhle liegende, hintere, dicke Teil der Zunge, der am Zungenbein befestigt ist.

Radix medialis (nervi medialni): mittlerer, den Arm und die Hand versorgender Anteil des Mittelarmnervs. **Radix meslenterii:** Wurzel des Dünndarmgekröses (zieht von der ↑Flexura duodenojejunalis schräg abwärts zur ↑Fossa iliaca). **Radix motoria:** motorischer, die Kaumuskulatur versorgender Anteil des fünften Hirnnervs. **Radix nasi** [↑Nasus]: „Nasenwurzel", das obere, schmale Ende der Nase zwischen den Augenhöhlen. **Radix oculolmotoria:** aus dem dritten Hirnnerv stammender Ast für das ↑Ganglion ciliare. **Radix penis:** „Wurzel (Basis) des männlichen Gliedes", der hintere, am Becken befestigte Teil des männlichen Gliedes, an den sich der Schaft anschließt. **Radix pili** [↑Pilus]: „Haarwurzel", der in die Haut eingesenkte Teil des Haares. **Radix pulmonis** [↑Pulmo]: „Lungenwurzel", Bezeichnung für den Teil der Lunge, in dem die einzelnen Gefäße, Nerven u. Luftröhrenäste in einem gemeinsamen dicken Strang beiderseits in die Lungenflügel eintreten. **Radix sensoria:** sensorischer, die Kaumuskulatur versorgender Anteil des fünften Hirnnervs. **Radices spinales** *Pl.:* aus dem ersten bis sechsten Zervikalsegment entspringende Spinalnervenfasern. **Radix superior (plexus cervicalis):** obere, aus dem ersten bis dritten Zervikalsegment entspringende Fasern der Spinalnervenschlinge (versorgen die Unterzungenmuskulatur). **Radix superior (vestibularis):** oberer, den Innenohrvorhof versorgender Anteil des achten Hirnnervs. **Radix unlguis:** „Nagelwurzel", der unter dem Nagelfalz liegende hinterste Teil des Nagels. **Radix venltralis:** Bezeichnung für die jeweiligen Wurzeln (Ursprungsstellen) der Rückenmarksnerven an den vorderen (bauchwärts liegenden) Strängen des Rückenmarks

Radon [auch: *...on;* nlat. Bildung zu ↑Radium] *s;* -s: zu den Edelgasen gehörendes, radioaktives chem. Element, Zwischenprodukt beim Zerfall von Uran, Thorium und Actinium; Zeichen: Rn

Ragolzyt [gr. *ῥάξ,* Gen.: *ῥαγός* = Beere u. ↑...zyt] *m;* -en, -en (meist *Pl.*): Granulozyten von weinbeerartigem Aussehen mit runden Einschlüssen im Zytoplasma (vor allem bei chronischer Polyarthritis)

Ramstedt-Weber-Operation [nach dem dt. Chirurgen Conrad Ramstedt (1867–1963) u. dem engl. Arzt H. D. Weber (1823–1918)]: operative Behebung einer ↑Pylorusstenose bei Säuglingen mittels Durchtrennung des Pförtnerschließmuskels

Ramulus [Verkleinerungsbildung zu lat. *ramus* = Ast, Zweig] *m;* -, ...li: frühere Bez. für einen kleinen Arterienast (Anat.)

Ramus [aus lat. *ramus,* Gen.: *rami* = Ast, Zweig] *m;* -, Rami: Ast, Zweig eines Nervs, einer Arterie oder einer Vene; astartiger Teil eines Knochens; Abk.: R., *Pl.:* Rr. (Anat.). **Ramus acetabularis:** zur Hüftpfanne verlaufender Ast der Hüftbeinlochartetie bzw. der tiefen Oberschenkelarterie. **Ramus acromialis:** zum ↑Acromion verlaufender Ast der Brust-Schulter-Arterie. **Ramus ad pontem** [↑Pons]: zur Hirnbrücke verlaufender Ast der Grundarterie des Gehirns. **Ramus alveollaris:** zu den Zahnfächern des Kiefers verlaufender Ast des Unter- bzw. Oberkiefernervs. **Ramus ampullae:** = Nervus ampullaris. **Ramus analstomoticus arteriae ... cum arteria ...:** Blutgefäß, das zwischen zwei Arterien eine natürliche Querverbindung herstellt. **Ramus analstomoticus ganlglii ... cum ...:** = Ramus communicans (1). **Ramus analstomoticus nervi ... cum ...:** = Ramus communicans (1). **Ramus anterior:** Lokalisationsbezeichnung für den vorderen bzw. vorn gelegenen Ast einer Arterie, einer Vene oder eines Nervs. **Ramus anterior ascendens** bzw. **delscendens:** vorderer, aufsteigender bzw. absteigender Ast der Lungenschlagader. **Ramus apicalis:** zur Lungenspitze oder zur Spitze eines Lungenlappens ziehender Ast der Lungenschlagader. **Ramus apicolposterior:** zum rückwärtigen Teil der Lungenspitze ziehender Ast der Lungenvene. **Ramus arteriolsus interlobularis:** = Arteria interlobularis. **Ramus articularis:** das Kniegelenk versorgender Ast der Knieschlagader. **Ramus ascendens:** allg. Bezeichnung für den aufsteigenden, nach oben verlaufenden Ast einer Arterie. **Ramus aulricularis:** zum Ohr verlaufender Ast einer Arterie oder eines Nervs. **Ramus basalis anterior** bzw. **lateralis** bzw. **medialis** bzw. **posterior:** vorderer bzw. seitlicher bzw. mittlerer bzw. hinterer der zur Lungenbasis verlaufenden Äste der Lungenarterie u. Lungenvene. **Ramus bilvenltricus:** = Ramus digastricus. **Rami bronlchialles** *Pl.:* zu den Ästen der Luftröhre ziehende Arterien- u. Nervenäste. **Rami bronlchialles (bronchorum)** *Pl.:* älterer Sammelname für die außerhalb der Lunge gelegenen Abschnitte der Lappenbronchen. **Ramus bronlchiallis eplarterialis:** = Bronchus lobaris superior dexter. **Rami bronlchialles hyperlarterialles** *Pl.:* älterer Sammelname für ↑Bronchus lobaris medius dexter bzw. sinister, ↑Bronchus lobaris inferior dexter bzw. sinister u. ↑Bronchus lobaris superior sinister. **Rami bronlchialles pulmonis** [↑Pulmo] *Pl.:* älterer Sammelname für die innerhalb der Lunge gelegenen Abschnitte der Lappenbronchen, die Segmentbronchen und deren Äste. **Rami bronlchialles segmentorum** *Pl.:* Äste der Segmentbronchen, in den Lungensegmenten liegende Verästelungen der Luftröhre. **Ramus buclcalis:** zur Wange u. zum Mund ziehender Ast des ↑Nervus facialis. **Rami calcanei** [- ...*e-i*] *Pl.:* zum Fersenbein ziehende Äste der Schienbeinarterie und des Schienbeinnervs. **Ramus cardia|cus:** zum Herzen ziehender Ast des ↑Nervus vagus. **Rami cap|sulares** *Pl.*: zur Nierenkapsel führende Äste der Nierenarterie. **Rami carotico|tympanici** *Pl.*: zur Paukenhöhle des Innenohrs ziehende Äste der inneren Kopfschlagader. **Ramus carpe|us dorsalis:** den an der Handwurzel gelegenen Teil des Handrückens versorgender Ast der Speichen- und Ellenarterie. **Ramus carpe|us palmaris:** den an der Handwurzel gelegenen Teil der Handfläche versorgender Ast der Speichen- und Ellenarterie. **Ramus carpe|us volaris:** = Ramus carpeus palmaris. **Ramus cau|dalis:** = Ramus inferior. **Rami cau|dati** *Pl.*: zum geschwänzten Leberlappen ziehende Zweige der Pfortader. **Rami cen|trales** *Pl.*: zum Inneren des Gehirns führende Äste der Hirnarterien. **Ramus chorio|ide|us:** zum ↑Plexus chorioideus des dritten Hirnventrikels und der Seitenventrikel ziehender Ast der hinteren Hirnarterie. **Ramus circumflexus: 1)** um die Speiche herumziehender Ast der hinteren Speichenarterie. **2)** in der Herzfurche verlaufender Ast der linken Herzkranzarterie. **Ramus clavicularis:** zum Schlüsselbein ziehender Ast der Brust-Schulter-Arterie. **Ramus cochlea|ris:** zur Schnecke des Innenohrs ziehender Ast der Labyrintharterie. **Ramus coe|lia|cus:** zur Bauchhöhle ziehender Ast der Bauchaorta. **Ramus col|lateralis:** in der Nähe des Rippenwinkels abgehender, parallel zur Zwischenrippenarterie laufender Ast dieser Arterie. **Ramus colli:** im Hals gelegener Ast des ↑Nervus facialis. **Ramus com|municans: 1)** Ast, der Nerven, Ganglien und Nervengeflechte miteinander verbindet. **2)** Blutgefäß, das eine Querverbindung zwischen der hinteren Schienbeinschlagader und einem ihrer Äste, der Wadenbeinschlagader, herstellt. **Ramus corticalis:** die Hirnrinde versorgender Ast der vorderen Hirnarterie. **Ramus costalis lateralis:** die seitlichen Rippenpartien versorgender Ast der inneren Brustarterie. **Ramus crania|lis:** = Ramus superior. **Ramus crico|thyreo|ide|us:** zum Ring- und Schildknorpel des Kehlkopfs verlaufender Ast der unteren Schilddrüsenarterie. **Ramus cutane|us:** allg. Bezeichnung für den die Haut versorgenden Ast einer Arterie oder eines Nervs. **Ramus delto|ide|us:** zum Dreiecksmuskel des Oberarms ziehender Ast der Achsel- und Armarterie. **Ramus dentalis:** zu den Zähnen ziehender Ast der Zahnfacharterie und des Zahnfachnervs. **Ramus descendens:** allg. Bezeichnung für den absteigenden, nach unten verlaufenden Ast einer Arterie. **Ramus dexter:** rechter Ast der vorderen Leberarterie. **Ramus dexter arteriae pulmonalis:** = Arteria pulmonalis dextra. **Ramus di|gast|ricus:** zum doppelbauchigen Unterkiefermuskel verlaufender Ast des ↑Nervus facialis. **Ramus dorsalis:** Bezeichnung für den rückwärts gelegenen oder zum Rücken eines Organteils (z. B. Handrücken, Fußrücken, Zungenrücken) ziehenden Ast einer Arterie, einer Vene oder eines Nervs. **Ramus duo|denalis:** zum Zwölffingerdarm ziehender Ast der oberen Zwölffingerdarmarterie. **Ramus epi|ploi|cus:** zum großen Netz ziehender Ast der gemeinsamen Leberarterie und der Milzarterie. **Ramus externus:** äußerer Ast des ↑Nervus accessorius bzw. ↑Nervus vagus. **Ramus femoralis:** den Oberschenkel versorgender Ast des Scham-Lenden-Nervs. **Ramus fibularis:** = Ramus circumflexus (1). **Ramus frontalis: 1)** zum Stirnlappen des Gehirns führender Ast der Hirnarterie. **2)** Muskeln und Haut der Stirn versorgender Ast der Kieferarterie und Schläfenarterie. **Ramus gast|ricus:** zum Magen ziehender Ast des ↑Nervus vagus. **Ramus geni|talis:** zu den äußeren Geschlechtsteilen ziehender Ast des Scham-Lenden-Nervs. **Ramus gin|givalis:** zum Zahnfleisch ziehender Ast des Unterkiefer- bzw. Oberkiefernervs. **Ramus glandularis:** zur Unterkieferspeicheldrüse ziehender Ast der ↑Arteria facialis. **Ramus hepaticus:** zur Leber ziehender Ast des ↑Nervus vagus. **Ramus hyo|ide|us arteriae lin|gua|lis:** = Ramus suprahyoideus. **Ramus hyo|ide|us arteriae thyreo|ideae superio|ris:** = Ramus infrahyoideus. **Ramus ilia|cus:** zum ↑Musculus iliacus und ↑Os ilium ziehender Ast der Hüft-Lenden-Arterie. **Ramus inferior: 1)** zwischen Sitzbein und Schambeinfuge gelegener Teil des Schambeins. **2)** unterer Ast der ↑Arteria glutaea superior, der bis zum großen Rollhügel zieht. **3)** unterer Ast des ↑Nervus oculomotorius, der den ↑Musculus rectus medialis, den ↑Musculus rectus inferior u. den ↑Musculus obliquus inferior innerviert. **Ramus in|fra|hyo|ide|us:** entlang dem Unterrand des Zungenbeins verlaufender Ast der oberen Schilddrüsenarterie. **Ramus in|fra|patellaris:** unterhalb der Kniescheibe verlaufender Ast des großen Rosennervs. **Ramus in|gui|nalis:** zur Leistengegend ziehender Ast der Oberschenkelarterie. **Ramus inter|costalis anterior:** in den Zwischenrippenräumen von vorn zur Seite verlaufender Ast der inneren Brustarterie. **Ramus inter|gan|glio|naris:** aus weißen und grauen Fasern bestehende Nervenverbindung zwischen den Grenzstrangganglien. **Ramus internus: 1)** innerer Ast des oberen Kehlkopfnervs (versorgt die Schleimhaut der Vertiefungen zwischen Kehlkopf und Stimmritze). **2)** Verbindungsast des elften Hirnnervs mit dem oberen Vagusganglion. **Ramus inter|ven|tricularis:** an der Grenze zwischen rechtem und linkem Ventrikel des Herzens verlaufender Ast der Herzkranzarterie. **Ramus isth|mi fau|cium:** zum Racheneingang ziehender Ast des Zungennervs. **Ramus labia|lis anterior:** zu den großen Schamlippen ziehender vorderer Ast der Schenkelschlagader. **Ramus labia|lis inferior:** zur Unterlippe ziehender Ast des Kinnnervs. **Ramus labia|lis posterior:** zu den großen und kleinen Schamlippen ziehender hinterer Ast der Schenkelschlagader. **Ramus labia|lis superior:** zur Oberlippe ziehender Ast des Kinnnervs. **Ramus laryn|go|pharyn|ge|us:** zum Kehlkopf und Rachen ziehender Ast des obersten Grenzstrangganglions. **Ramus lateralis:** Bezeichnung für den seitlich gelegenen bzw. zur Seite führenden Ast einer Arterie oder eines Nervs. **Ramus lie|nalis** [- *li-e...*]: zur Milz ziehender Ast der Milzarterie. **Rami lin|gua|les** *Pl.:* zur Zunge ziehende Äste des Zungen-Schlundkopf-Nervs, des Zungenfleischnervs und des Zungennervs. **Ramus lingularis:** zum unteren Zipfel des Oberlappens der linken Lunge ziehender Ast der Lungenarterie bzw. Lungenvene. **Ramus lobi medii:** zum Mittellappen der rechten Lunge ziehender Ast der Lungenarterie bzw. Lungenvene. **Ramus lumbalis:** zum Lendengebiet ziehender Ast der Hüft-Lenden-Arterie. **Ramus malleo|laris media|lis** bzw. **lateralis:** zum inneren bzw. äußeren Fußknöchel ziehender Ast der Wadenbeinarterie. **Rami mammarii** *Pl.:* zur Brustdrüse ziehende Äste der Aorta, der Achselarterie und des Brustkorbnervs. **Ramus mandibulae:** Unterkieferast, der nach oben gerichtete Fortsatz am Ende des Unterkieferknochens. **Ramus marginalis mandibulae:** entlang dem Rand des Unterkiefers verlaufender Ast des ↑Nervus facialis. **Ramus masto|ide|us:** zu den Hohlräumen des Warzenfortsatzes des Schläfenbeins ziehender Ast der hinteren Trommelfellarterie. **Ramus media|lis:** Bezeichnung für denjenigen von zwei Gefäß- oder Nervenästen, der näher zur Mittelachse des Körpers hin liegt. **Ramus mediastinalis:** zum Mittelfell der Brusthöhle ziehender Ast der Brustaorta und der inneren Brustarterie. **Ramus mem|branae tympani:** zum Trommelfell ziehender Ast des Ohr-Schläfen-Nervs. **Ramus menin|ge|us:** einer der die Hirnhaut versorgenden Äste mehrerer Arterien u. Nerven. **Ramus menin|gicus nervi oph|thalmici:** = Ramus tentorii. **Ramus mentalis:** zum Kinn ziehender Ast des Kinnnervs. **Ramus mus|cularis:** zu einem Muskel führender Ast eines Nervs. **Ramus mus|culi stylo|pharyn|gei:** zum ↑Musculus stylopharyngeus des Rachens führender Ast des neunten Hirnnervs. **Ramus mylo|hyo|ide|us:** vom Unterkiefer zu den Zungenbeinmuskeln ziehender Ast der unteren Alveolararterie. **Ramus nasalis:** einer der zur Nase ziehenden Äste verschiedener Nerven. **Ramus ob|turatorius:** in der Nähe des ↑Musculus obturatorius verlaufender Ast der unteren Bauchdeckenarterie. **Ramus oc|cipitalis:** zum Hinterhaupt führender Ast der hinteren Ohrarterie bzw. des ↑Nervus facialis. **Ramus oe|so|phagea|lis:** neue Bez. für ↑Ramus oesophageus. **Ramus oe|so|phage|us:** zur Speiseröhre ziehender Ast der Brustaorta, der unteren Schilddrüsenarterie, des ↑Nervus laryngeus recurrens und des ↑Truncus coeliacus. **Ramus orbitalis:** zur Augenhöhle ziehender Ast der vorderen bzw. mittleren Hirnarterie. **Ramus ossis ischii** [↑Os ischium]: Ast des Sitzbeins, der zusammen mit dem unteren Schambeinast den Rand des ↑Foramen obturatorium bildet. **Ramus ovaricus:** den Eierstock versorgender Ast der Gebärmutterarterie. **Ramus palatinus:** = Ramus isthmi faucium. **Ramus palmaris:** zur Hand führender Ast des Mittelarmnervs, des Ellbogennervs und der Speichenarterie. **Ramus palpe|bralis:** zu den Augenlidern ziehender Ast des Unterrollnervs bzw. des oberen Ohrampullennervs. **Ramus pan|crea|ticus:** zur Bauchspeicheldrüse ziehender Ast der Milzarterie bzw. der Zwölffingerdarmarterie. **Ramus parietalis** [- *...ri-e...*]: **1)** die Scheitelregion des Schädeldachs versorgender Ast einer Hirnarterie. **2)** zum Seitenlappen des Gehirns ziehender Ast einer Hirnarterie. **Ramus parie|to|oc|cipitalis** [- *pari-e...*]: zum ↑Sulcus parietooccipitalis des Gehirns führender Ast der hinteren Hirnarterie. **Ramus parotide|us:** zur Ohrspeicheldrüse führender Ast der oberflächlichen Schläfenarterie, der Gesichtsvene und des Ohr-Schläfen-Nervs. **Ramus pectoralis:** den großen und den kleinen Brustmuskel versorgender Ast der Brust-Schulter-Arterie. **Ramus per|forans:** durch Lücken zwischen Knochen durchtretender Ast der Wadenbeinarterie (zieht vom Knöchel zum Fußrücken). **Ramus pericardia|cus:** zum Herzbeutel ziehender Ast des Zwerchfellnervs. **Ramus perinea|lis:** zum Hodensack (bzw. zu den Schamlippen) ziehender Ast des hinteren Hautnervs des Oberschenkels. **Ramus pe|trosus:** am Felsenbein verlaufender Ast der mittleren Hirnhautarterie. **Ramus pharyn|ge|us:** zum Rachen ziehender Ast des kleinen Gaumennervs. **Ramus phrenico|ab|dominalis:** zum Zwerchfell ziehender Ast des Zwerchfellnervs (versorgt das Bauchfell bis zur Gallenblase und zur Bauchspeicheldrüse). **Ramus plantaris pro|fundus:** vom Fußrücken durch den tiefer gelegenen Teil des Mittelfußes zur Fußsohle ziehender Ast der Fußrückenarterie. **Ramus pontis** [↑Pons]: = Ramus ad pontem. **Ramus posterior:** Bezeichnung für den hinteren Ast einer Arterie, einer Vene oder eines Nervs. **Ramus pro|fundus:** Bezeichnung für einen in tiefer liegenden Körperregionen verlaufenden Ast einer Arterie oder eines Nervs. **Ramus pterygo|ide|us:** zu den Flügelmuskeln der Kaumuskulatur ziehender Ast der tiefen Schläfenarterie. **Ramus pubicus:** die Schamgegend versorgender Ast der unteren Bauchdeckenarterie und der Hüftbeinlocharterie. **Ramus pulmonalis:** zur Lunge führender Ast des thorakalen Grenzstrangganglions. **Ramus pyramidis super|ficia|lis** [↑Pyramide]: = Ramus petrosus. **Ramus renalis:** zur Niere ziehender Ast des kleinen Eingeweidenervs. **Ramus saphenus:** Arterienast der absteigenden Kniearterie, der den ↑Nervus saphenus zum Unterschenkel begleitet. **Ramus scrotalis:** den Hodensack versorgender Ast der inneren bzw. äußeren Schamarterie. **Ramus sinister:** linker Ast der Leberarterie. **Ramus sinister arteriae pulmonalis:** = Arteria pulmonalis sinistra. **Ramus sinus carotici:** zum Karotissinus führender Ast des neunten Hirnnervs. **Ramus spi|nalis:** zur Wirbelsäule bzw. zum Wirbelkanal führender Ast mehrerer Arterien und Venen. **Ramus stapedius:** den Steigbügelmuskel der Gehörknöchelchenkette versorgender Ast der hinteren Trommelfellarterie. **Ramus sternalis:** zum Brustbein ziehender Ast der inneren Brustarterie. **Ramus sterno|cleido|mastoide|us:** den ↑Musculus sternocleidomastoideus versorgender Ast der Hinterhauptsarterie. **Ramus stria|tus:** zum ↑Corpus striatum des Großhirns ziehender Ast der mittleren Hirnarterie. **Ramus stylo|hyo|ide|us:** den ↑Musculus stylohyoideus versorgender Ast der hinteren Ohrarterie. **Ramus stylopharynge|us:** = Ramus musculi stylopharyngei. **Ramus sub|apicalis:** unterhalb des Spitzensegments eines Lungenlappens verlaufender Ast der Lungenarterie. **Ramus sub|maxillaris:** = Ramus glandularis. **Ramus sub|scapularis:** unterhalb des Schulterblatts verlaufender Ast der Achselarterie. **Ramus sub|superior:** = Ramus subapicalis. **Ramus super|ficia|lis:** Bezeichnung für den an der Oberfläche verlaufenden Ast einer Arterie oder eines Nervs. **Ramus superior:** **1)** oberer Ast der oberen Gesäßarterie. **2)** oberer Ast des ↑Nervus oculomotorius. **3)** oberer Ast des Schambeins. **Ramus su|prahyo|ide|us:** über das Zungenbein ziehender Ast der Zungenarterie. **Ramus su|prarenalis:** = Arteria suprarenalis inferior. **Ramus sym|pa|thicus:** sympathische Fasern enthaltender Nervenast. **Ramus temporalis:** **1)** zur Schläfe ziehender Ast des ↑Nervus facialis. **2)** den Schläfenlappen des Gehirns versorgender Ast der mittleren bzw. hinteren Hirnarterie. **Ramus tentorii:** zum ↑Tentorium des Kleinhirns führender Ast des ↑Nervus trigeminus. **Ramus thymicus:** den ↑Thymus versorgender Ast der inneren Brustarterie. **Ramus thyreo|hyo|ide|us:** zum ↑Musculus thyreohyoideus führender Ast des Halsnervengeflechts. **Ramus tonsillaris:** die Mandeln versorgender Ast der aufsteigenden Gaumenarterie. **Ramus tra|chea|lis:** zur Luftröhre ziehender Ast der unteren Schilddrüsenarterie bzw. des unteren Kehlkopfnervs. **Ramus trans|versus:** quer verlaufender Ast der Kranzarterie des Oberschenkels. **Ramus tubarius:** **1)** den Eileiter versorgender Ast der Gebärmutterarterie. **2)** zur Ohrtrompete ziehender Ast des Zungen-Schlundkopf-Nervs. **Ramus tympanicus:** = Arteria tympanica. **Ramus ulnaris:** zur Elle ziehender Ast des medialen Hautnervs des Vorderarms. **Ramus uretericus:** zum Harnleiter führender Ast mehrerer Arterien. **Ramus utriculi:** = Nervus utricularis. **Ramus ven|tralis:** nach vorn, zum Bauch hin ziehender Ast eines Rückenmarksnervs. **Ramus vesti|bularis:** das ↑Vestibulum des Innenohrs versorgender Ast der Ohrlabyrintharterie. **Ramus vis|ceralis:** zu den Eingeweiden führender Ast der Aorta bzw. der Beckenarterie. **Ramus volaris:** = Ramus palmaris. **Ramus zygomatico|facia|lis:** vom Jochbein zum Gesicht ziehender Ast des Jochbeinnervs. **Ramus zygomatico|temporalis:** vom Jochbein zur Schläfe führender Ast des Jochbeinnervs. **Ramus zygomaticus:** zum Jochbogen ziehender Ast des ↑Nervus facialis

Randomisie|rung [zu engl. *random* = blindlings, zufällig] *w;* -, -en: zufällige Auswahl, Zusammenstellung oder Anordnung einer Anzahl von Untersuchungselementen aus einer größeren Gesamtheit (z. B. auf die Auswahl von Probanden für einen klinischen Test bezogen)

Ranke-Stadien [nach dem dt. Internisten K. E. Ranke, 1870–1926] *Pl.:* Bez. für die drei Stadien Primärinfektion, generalisierte Infektion und chronische Tuberkulose, in denen sich nach einem historischen Einteilungsprinzip die Tuberkulose entwickelt

Ranula [Verkleinerungsbildung zu lat. *rana* = Frosch] *w;* -, ...lae: „Froschgeschwulst", pralle Zyste am Mundboden u. am Zungenbändchen sowie an der Zungenunterseite

Ranvier-Schnürring [*rangwie...;* nach dem frz. Pathologen L. A. Ranvier, 1835–1922]: ringförmige Einschnürung an markhaltigen Nervenfasern, jeweils an der Grenze zweier Zellgebiete

Ra|phe [aus gr. *ῥαφή* = Naht] *w;* -, -n (in fachspr. Fügungen: Ra|phae): Nahtlinie, Verwachsungslinie (Anat.). **Ra|phe (medul|lae ob|lon|gatae):** in der Schleifenkreuzung des verlängerten Marks gelegene nahtähnliche Mittellinie. **Ra|phe (met|en|cephali):** unterhalb der Brücke im Hinterhirn gelegene schräg angeordnete Nervenfasern. **Ra|phe palati** [↑Palatum]: blasse, weniger gefäßreiche Linie in der Mitte des harten Gaumens.

Raphe palpebralis lateralis: nahtähnlich angeordnete Muskelfasern am äußeren Rand des Augenlids. **Raphe penis:** wulstartige Linie an der Unterfläche der Penishaut, in Verlängerung der ↑Raphe scroti. **Raphe perinei** [↑Perineum]: „Dammnaht", wulstähnlicher Streifen in der Mittellinie des Damms, die sich in der ↑Raphe scroti fortsetzt. **Raphe pharyngis** [↑Pharynx]: „Schlundkopfnaht", sehnige Verwachsungslinie zwischen den Schnürmuskeln des Schlundes in der Mittellinie der hinteren Rachenwand. **Raphe pterygomandibularis:** sehniges Band zwischen dem ↑Musculus buccinator u. dem ↑Musculus constrictor pharyngis superior, das ein übermäßiges Auseinanderklaffen der beiden Kiefer verhindert. **Raphe scroti** [↑Skrotum]: schmale Verwachsungsnaht in der Mittellinie des Hodensacks, die sich nach vorn in der ↑Raphe penis, nach hinten in der ↑Raphe perinei fortsetzt

Raptus [aus lat. *raptus* = das Fortreißen; der Krampf] *m;* -, - [*ráptuß*]: plötzlich einsetzender, heftiger Krankheitsanfall oder Erregungszustand

Rarefikation [zu lat. *rarefacere* = locker machen, verdünnen] *w;* -, -en: Gewebsschwund (bes. von Knochengewebe). **rarefizieren:** an Dichte verlieren, schwinden (von Gewebe gesagt)

Rash [*räsch;* aus gleichbed. engl. *rash*] *m;* -s, -s: flüchtiger masern- oder scharlachähnlicher Hautausschlag (bei verschiedenen Krankheiten vorkommend)

Raspatorium [zu mlat. *raspare* = raspeln; schaben] *s;* -s, ...rien [...*ien*]: raspelartiges chirurgisches Instrument, z. B. zum Abschieben der Knochenhaut bei operativen Eingriffen an Knochen

Rasselgeräusch: bei bestimmten Krankheiten über den Lungen auskultatorisch hörbares rasselndes Geräusch, das durch zähes Sekret (= trockenes Rasselgeräusch) oder durch dünnflüssiges Sekret (= feuchtes Rasselgeräusch), die von der Atemluft bewegt werden, zustande kommt; Abk.: RG

RAST: Abk. für ↑Radioallergosorbenttest

Rasterbestrahlung: = Siebbestrahlung

Rasterblende: Bleiblende im Röntgenapparat, die so angeordnet ist, dass nur die Primärstrahlen passieren können, die Streustrahlen hingegen abgefangen werden

Rasterelektronenmikroskop: ↑Elektronenmikroskop, bei dem das abzubildende Objekt zeilenweise mit einem Elektronenstrahl abgetastet wird

Rathke-Schädelbalken [nach dem dt. Anatomen Martin Heinrich Rathke, 1793–1860] *Pl.:* paarig angeordnete, längliche Knorpel am vorderen Ende der ↑Chorda dorsalis. **Rathke-Tasche:** embryonale Ausstülpung des Kopfdarms, aus dem sich ein taschenförmiges Gebilde entwickelt, das die Grundlage für die ↑Hypophyse bildet

Ratschow-Lagerungsprobe [*ratscho...;* nach dem dt. Internisten M. Ratschow, 1904–1964]: Test zur Erkennung arterieller Durchblutungsstörungen: Der Patient liegt auf dem Rücken und hebt mit Unterstützung seiner Hände beide Beine senkrecht nach oben und rollt die Füße (bei Patienten mit Durchblutungsstörungen blasst die Haut ab, und es treten Schmerzen auf); anschließend sitzt der Patient mit hängenden Beinen (während beim Gesunden in wenigen Sekunden eine Hautrötung auftritt, verzögert sich diese bei Durchblutungsstörungen)

Rattenbisskrankheit: durch den Biss von Ratten oder Ratten fressenden Tieren übertragbare Infektionskrankheit mit Fieberanfällen, Muskel- und Gelenkschmerzen und blaurötlichem Hautausschlag

Raucedo [zu lat. *raucus* = heiser] *w;* -, ...dines, auch: **Raucitas** *w;* -, ...tates: „Heiserkeit", krankhafte Veränderung der Stimme, die einen unreinen, belegten, rauen oder auch beinahe tonlosen Ausdruck hat (bei Erkrankungen, insbesondere Entzündungen, im Bereich des Kehlkopfes und der Stimmbänder)

Rauchfuß-Dreieck [nach dem dt.-russ. Internisten Karl Rauchfuß, 1835–1915]: = Grocco-Rauchfuß-Dreieck. **Rauchfuß-Schwebe:** Vorrichtung aus Gurten, die die Entlastung erkrankter Abschnitte der Wirbelsäule (des liegenden Patienten) gestattet

Raucitas vgl. Raucedo

Rauschbrand: seltene, an bestimmte Gebiete gebundene Wundinfektion mit Bildung von Gasödemen bei Tieren

Rauschnarkose: kurz dauernde, oberflächliche Narkose mithilfe schnell wirkender Narkotika (z. B. Chloräthyl)

Rautek-Griff [nach dem östr. Sportlehrer Franz Rautek, 1902–1989]: Handgriff zur Bergung eines Bewusstlosen aus einem Kraftfahrzeug: Die Arme des Helfers fassen von hinten nach vorn unter den Achseln des Bewusstlosen hindurch einen Arm des Bewusstlosen, der dann nach rückwärts weggezogen werden kann

Rautengrube vgl. Fossa rhomboidea

Rautenhirn vgl. Rhombencephalon

Raynaud-Krankheit [*räno...;* nach dem frz. Neurologen Maurice Raynaud, 1834 bis 1881]: Gefäßkrämpfe im Bereich der Finger oder Zehen (in schweren Fällen mit Gangränbildung)

razemös, in fachspr. Fügungen: **racemosus, ...osa, ...osum** [zu lat. *racemus* = Traubenkamm; Weinbeere; Traube]: „traubenförmig", traubenförmig angeordnet (z. B. von

Blutgefäßen gesagt); z. B. in der Fügung ↑Angioma arteriale racemosum

Rb: chem. Zeichen für ↑Rubidium

RDA [Abk. für engl. *recommanded daily allowance* = empfohlene tägliche Erlaubnis]: über die tägliche Höchstdosis hinausgehende Menge eines Arzneimittels

Re: chem. Zeichen für ↑Rhenium

re..., Re... [aus lat. *re* = zurück; wieder; entgegen]: Vorsilbe von Fremdwörtern mit der Bed. „zurück, zurückbleibend (räumlich u. zeitlich); wieder, wiederholt erfolgend; in den ursprünglichen oder normalen Zustand zurückbringend; rückläufig; entgegengerichtet"; z. B.: Reanimation, reagieren

Read-Methode vgl. Dick-Read-Methode

Rea|gens [zu ↑re... u. lat. *agere, actum* = treiben, tun, handeln] *s;* -, ...genzien [...*i^en*], auch: **Rea|genz** *s;* -es, ...ien [...*i^en*]: jeder Stoff, der mit einem anderen eine bestimmte chem. Reaktion herbeiführt u. dadurch eine Stoffbestimmung möglich macht (in der Medizin zur Diagnostik verwendet; Chem.). **Rea|gent** *m;* -en, -en: Person, die auf einen Test positiv reagiert. **Reagenz** vgl. Reagens. **Rea|genz|glas**: dünnwandiges, einseitig geschlossenes, zylindrisches Glasröhrchen für chemische Untersuchungen. **Rea|genz|papier**: Filterpapier, das mit einem chem. Reagens getränkt ist und zum Nachweis bestimmter chem. Verbindungen u. saurer od. alkalischer Reaktionen (durch Farbänderung) dient. **Rea|gibilität** *w;* -: Ansprechbarkeit auf einen von außen kommenden Reiz (Physiologie). **rea|gieren**: **1)** eine chem. Reaktion mit einem Stoff eingehen, aufeinander chem. einwirken (von Stoffen gesagt; Chem.). **2)** auf einen Außenreiz im Sinne einer nervalen Erregung antworten bzw. ansprechen (vom Nervensystem bzw. vom lebenden Organismus gesagt; Biol., Med.). **Rea|gin** *s;* -s, -e (meist *Pl.*): vom Organismus gegen eingedrungene Infektionserreger gebildete Antikörper. **Reaktion** *w;* -, -en: **1)** chemischer Vorgang, der unter stofflichen Veränderungen abläuft (Chem.). **2)** das physische u. psychische Antwortverhalten eines Organismus auf einen ihn betreffenden Reiz (Biol., Med.). **reaktiv** [...*tif*]: als Reaktion auf einen Reiz, insbes. auf eine außergewöhnliche Belastung (Krankheit oder unbewältigte Lebenssituation) auftretend (von körperlichen oder seelischen Vorgängen gesagt). **re|aktive Depression:** durch außergewöhnliche, unüberwindlich erscheinende Lebensschwierigkeiten, Schicksalsschläge, Krankheit u. Ä. ausgelöste ↑Depression. **re|aktive Hyper|ämie:** vermehrte Blutfülle in einem Organ oder umschriebenen Gewebsbezirk, bes. als Folge einer lokalen Reizung (z. B. bei entzündlichen Vorgängen)

re|aktivie|ren [zu ↑re... u. ↑aktiv]: **1)** die normale Funktionsfähigkeit eines Körperteils, der vorübergehend ruhig gestellt (inaktiviert) werden musste (z. B. ein gebrochenes Bein im Gipsverband), wiederherstellen. **2)** im Sinne einer Reaktivierung (2) wirken. **Re|aktivie|rung** *w;* -, -en: **1)** die Wiederherstellung der Funktionsfähigkeit eines Körperteils. **2)** erneutes Aktivwerden von Krankheitserregern (z. B. von Viren), die im Körper latent vorhanden sind

Re|alimentation [zu ↑re... u. lat. *alimentum* = Nahrungsmittel] *w;* -, -en: Wiederbeginn der Nahrungsaufnahme nach totalem Fasten

Re|amputation [↑re... u. ↑Amputation] *w;* -, -en: Nachamputation, operative Korrektur eines Amputationsstumpfs (z. B. bei ungenügender Weichteildeckung oder zur Beseitigung heftiger Stumpfbeschwerden)

Re|animation [zu ↑re... u. lat. *animare* = beleben, beseelen] *w;* -, -en: Wiederbelebung, Ingangbringen erloschener Lebensfunktionen durch künstliche Beatmung, Herzmassage usw. **re|animie|ren**: wieder beleben

Rebound-Phänomen [*ribaund...;* engl. *rebound* = Rückschlag, Rückstoß u. ↑Phänomen]: Bez. für die auf eine Kleinhirnerkrankung hinweisende Erscheinung, dass der gebeugte Arm, der gegen den Widerstand des Patienten gestreckt wird, bei plötzlichem Loslassen infolge des Fehlens des Antagonistenreflexes in eine extreme Beugestellung zurückschnellt

Re|cessus [zu lat. *recedere, recessum* = zurücktreten, zurückweichen] *m;* -, - [...*zäßuß*]: Vertiefung, Mulde, Einbuchtung (z. B. in einem Organ oder zwischen benachbarten Organen; Anat.). **Re|cessus coch|lea|ris:** kleine Vertiefung zwischen beiden Schenkeln der Vorhofleiste des knöchernen Ohrlabyrinths. **Re|cessus costo|dia|phrag|maticus:** Rippenfellspalte zwischen den abfallenden Zwerchfellflanken und der seitlichen Wand des Brustkorbs. **Re|cessus costomedia|stinalis:** Rippenfellspalte, die vorn zwischen Rippenfell und Mittelfell liegt. **Recessus duo|denalis inferior** bzw. **superior:** Zwölffingerdarmtasche des Bauchfells unterhalb bzw. oberhalb der Einmündung des Zwölffingerdarms in den Leerdarm. **Recessus ellipticus:** elliptische Mulde, in der das Vorhofsäckchen des häutigen Ohrlabyrinths liegt. **Re|cessus epi|tympanicus:** oberhalb des Trommelfells gelegene Ausbuchtung. **Re|cessus hepato|renalis:** der von der Niere begrenzte Teil des ↑Recessus subhepaticus. **Re|cessus ileo|cae|calis inferior** bzw. **superior:** Tasche unterhalb bzw. oberhalb der Einmündungsstelle des Krummdarms in den Grimmdarm. **Re|cessus inferior omentalis:** unterer Abschnitt der ↑Bursa omentalis zwischen vorderem und hinterem Blatt des großen Netzes. **Re|cessus in-**

fundibuli: Ausbuchtung des dritten Hirnventrikels, der die Spitze des ↑Infundibulums bildet. **Re|cessus inter|sig|mo|ide|us:** Bauchfelltasche links von der Wurzel des ↑Mesocolon sigmoideum. **Re|cessus lateralis ven|triculi quarti:** seitlicher Zipfel des vierten Hirnventrikels. **Re|cessus lie|nalis** [-*li-e...*]: der linke, durch die Milzbänder begrenzte Abschnitt der ↑Bursa omentalis. **Recessus mem|branae tympani anterior** bzw. **posterior** bzw. **superior:** vordere, hintere bzw. obere Trommelfelltasche. **Re|cessus opticus:** Ausbuchtung des dritten Hirnventrikels (über der Sehnervenkreuzung gelegene Spalte, die die letzte Fortsetzung des Rückenmarkskanals darstellt). **Re|cessus paracolici** *Pl.:* = Sulci paracolici. **Re|cessus para|duo|denalis:** Bauchfelltasche unter der ↑Plica paraduodenalis. **Re|cessus pharyngelus:** seitliche Nische des Nasen-Rachen-Raumes hinter der Ohrtrompete. **Re|cessus phrenico|hepaticus:** = Recessus subphrenicus. **Re|cessus phrenico|media|stinalis** [zu ↑Phrenes u. ↑Mediastinum]: Rippenfellspalte zwischen Zwerchfell und Mittelfell. **Re|cessus pinea|lis:** kleine, nach vorn in den dritten Hirnventrikel sich öffnende Höhle der Zirbeldrüse. **Re|cessus piri|formis:** tiefe Ausbuchtung beiderseits am Übergang des Schlundkopfs in den Kehlkopf. **Re|cessus pleu|ralis:** eine der vom parietalen Blatt des Brustfells gebildeten Taschen, in die die Lungen hineingleiten können. **Re|cessus retro|cae|calis:** Bauchfelltasche rechts hinter dem Blinddarm oder dem Grimmdarm. **Recessus re|tro|duo|denalis:** Bauchfelltasche zwischen Bauchschlagader und Zwölffingerdarm. **Re|cessus sac|ci|formis:** Ausstülpung der schlaffen Gelenkkapsel. **Re|cessus sac|culi:** = Recessus sphaericus. **Re|cessus sphae|ricus:** rundliche Nische im Vorhof des knöchernen Ohrlabyrinths. **Re|cessus spheno|eth|mo|idalis:** kleine Vertiefung oberhalb der oberen Nasenmuschel. **Recessus sub|hepaticus:** Spalt zwischen Leber und hinterer Bauchwand. **Re|cessus subphrenicus:** Spalt zwischen Zwerchfell und Leber. **Re|cessus sub|po|plite|us:** mit der Kniegelenkshöhle in Verbindung stehender Schleimbeutel. **Re|cessus superior omentalis:** vor dem Zwerchfell nach oben steigender Abschnitt der ↑Bursa omentalis. **Recessus su|pra|pinea|lis:** Ausbuchtung zwischen dem Dach des dritten Hirnventrikels u. der Zirbeldrüse. **Re|cessus utriculi:** = Recessus ellipticus

rechts vgl. dexter

Rechts|hyper|tro|phie: Kurzbez. für ↑rechtsventrikuläre Hypertrophie

Rechts-links-Shunt [*...schant*]: bei angeborenen Herzfehlern (z. B. bei ↑Fallot-Tetralogie) auftretender ↑Shunt, bei dem sich venöses Blut aus dem rechten Herzen dem arteriellen im linken Herzen beimischt; vgl. Links-rechts-Shunt

Rechtsmedizin: Fachgebiet der Medizin, das alle Spezialkenntnisse für die ärztliche Mitwirkung an der Aufklärung von Straftaten und bei der Beurteilung von Straftätern im Auftrag des Gerichts umfasst

Rechts|schenkel|block: Blockierung des rechten Schenkels des ↑Fasciculus atrioventricularis; vgl. Linksschenkelblock

rechts|ven|trikulär: die rechte Herzkammer betreffend; vgl. linksventrikulär. **rechts|ven|trikuläre Hyper|trophie,** Kurzbez. **Rechts|hyper|trophie:** Vergrößerung des rechten Herzmuskels bei Erkrankungen, die zu erhöhtem Widerstand im Lungenkreislauf führen (z. B. bei Lungenemphysem); Abk.: RVH

Rechtsverschiebung: Vermehrung der reifen, segmentkörnigen Granulozyten im Differenzialblutbild (das die Blutzellformen in einer Reihe darstellt, bei der die reifen Granulozyten rechts stehen); vgl. Linksverschiebung

Recklinghausen-Krankheit [nach dem dt. Pathologen F. D. v. Recklinghausen, 1833 bis 1910]: = Neurofibromatose

Reclinatio vgl. Reklination

Re|clus-Krankheit [*reklü...;* nach dem frz. Chirurgen Paul Reclus, 1847–1914]: vermehrtes Auftreten gutartiger Zysten in der weiblichen Brust

Recon [Kurzbildung zu ↑Rekombination, in Analogie zu ↑Codon] *s;* -s, Reconen u. -s: derjenige Abschnitt eines Chromosoms, der bei Faktorenaustausch als untrennbares Element rekombiniert wird (Genetik)

Recruitment [*rikrutment;* aus engl. *recruitment* = Verstärkung] *s;* -s, -s: Störung der Sinneszellenfunktion im Ohr, bei der der Mechanismus für geringe Lautstärken gestört, der für stärkere dagegen intakt ist

rectalis vgl. rektal

recti|line|us, ...nea, ...ne|um [zu lat. *rectus* = gerade u. lat. *linea* = Faden; Strich, Linie]: geradlinig (Anat.)

recto|ure|thralis, ...le [zu ↑Rektum u. ↑Urethra]: den Mastdarm u. die Harnröhre betreffend; z. B. in der Fügung ↑Musculus rectourethralis (Anat.)

recto|uterinus, ...na, ...num [zu ↑Rektum u. ↑Uterus]: den Mastdarm u. die Gebärmutter betreffend; z. B. in der Fügung ↑Musculus rectouterinus (Anat.)

rectovaginalis vgl. rektovaginal

recto|vesicalis, ...le [zu ↑Rektum u. ↑Vesica]: den Mastdarm u. die Harnblase betreffend; z. B. ↑Musculus rectovesicalis (Anat.)

Rectum vgl. Rektum

rectus, ...ta, ...tum [aus gleichbed. lat. *rectus*]: gerade; z. B. in der Fügung ↑Musculus rectus abdominis (Anat.)

re|currens [zu lat. *recurrere* = zurücklaufen]: **1)** nach Unterbrechungen wiederkehrend (bes. vom Fieber gesagt); vgl. Febris recurrens (Med.). **2)** zurücklaufend, gegenläufig (von Nerven gesagt); vgl. Nervus laryngeus recurrens (Anat.)

re|curvatus, ...ta, ...tum [zu lat. *recurvare* = zurückbeugen]: nach rückwärts gebogen, nach hinten gekrümmt; z. B. in der Fügung ↑Genu recurvatum

Red|ox|system [Kurzwort aus *Red*uktions-*Ox*idations-System]: chemisches System im Stoffwechsel, das Wasserstoff aufnehmen oder abgeben kann, je nachdem, ob es in der oxidierten oder reduzierten Form vorliegt

Re|dressement [*...mang*; zu frz. *redresser* = gerade richten; berichtigen] *s;* -s, -s: **a)** unblutige Wiedereinrenkung von Knochenbrüchen oder Verrenkungen; **b)** orthopädische Behandlung von Körperfehlern. **Redressement forcé** [*...mang ...ße*] *s;* - -, -s -s [*...mang ...ße*]: **a)** gewaltsame Korrektur einer Deformierung, speziell im Bereich des Bewegungsapparates; **b)** gewaltsames, blutiges Geraderichten schiefer Zähne (mithilfe der Zange). **re|dressie|ren:** eine körperliche Deformierung unblutig korrigieren; einen gebrochenen Knochen unblutig wieder einrenken; einen schiefen Zahn gewaltsam gerade richten (mit der Zange). **Redression** *w;* -, -en: **a)** unblutige Korrektur einer Deformität (z. B. Schiefhals); **b)** unblutige Wiedereinrichtung eines Knochenbruchs

Re|duktase [↑Reduktion u. ↑...ase] *w;* -, -n: Enzym, das bestimmte Substanzen (z. B. Fette) zu anderen Verbindungen reduziert

Re|duktion [zu lat. *reducere, reductum* = zurückziehen; zurückführen] *w;* -, -en: **1)** chem. Vorgang, bei dem Elektronen von einem Stoff auf einen anderen übertragen und von diesem aufgenommen werden (stets im Zusammenhang mit einer gleichzeitig stattfindenden ↑Oxydation); im engeren Sinne: Entzug von Sauerstoff aus einer chem. Verbindung bzw. Einführung von Wasserstoff in eine chem. Verbindung. **2)** Verminderung der Chromosomenzahl während der ↑Reduktionsteilung (Biol.)

Re|duktions|diät: eiweißreiche, fettarme Kost gegen Übergewicht

Re|duktions|teilung: Reifeteilung der Keimzellen, die in mehreren Phasen verlaufende Trennung des diploiden Chromosomensatzes der Körperzellen in die haploiden homologen Chromosomensätze der Geschlechtszellen (Biol.)

Re|du|plikation [aus spätlat. *reduplicatio* = Verdopplung] *w;* -, -en: Verdopplung von Zellen bei der Zellteilung (Genetik)

re|duziertes Auge [zu lat. *reducere* = zurückziehen; zurückführen]: schematisch vereinfachtes „Auge“, das dioptrisch dem natürlichen Auge entspricht, aber nur eine brechende Fläche und einen Knotenpunkt hat

Re|en|try|phänomen [*rientri...*; engl. *reentry* = Wiedereintritt] *s;* -s, -e: Rückkehr einer über das Herz ablaufenden Erregungswelle zu einem bereits wieder repolarisierten Herzmuskelbezirk mit Auslösung einer zweiten Depolarisation

Re|fertilisie|rung [zu ↑re... u. lat. *fertilis* = fruchtbar] *w;* -, -en: operative Wiederherstellung eines durchgängigen u. damit funktionstüchtigen Samenleiters nach vorausgegangener früherer ↑Sterilisierung

re|flektie|ren [aus lat. *reflectere, reflexum* = zurückbiegen]: **1)** Licht oder Schallwellen zurückwerfen (Phys.). **2)** ein Glied (z. B. einer Extremität) oder den Kopf im Gelenk nach rückwärts beugen. **Re|flektor** *m;* -s, ...toren: Hohlspiegel (z. B. Ohrenspiegel) zur Untersuchung von Körperhöhlen oder -organen mithilfe zurückgespiegelter Lichtstrahlen. **reflektorisch:** durch einen Reflex bedingt, im Sinne eines Reflexes ablaufend bzw. erfolgend. **Re|flex** *m;* -es, -e: unwillkürliche Reaktion eines Muskels oder einer Muskelgruppe auf einen von außen an den Organismus herangebrachten Reiz (man unterscheidet bedingte, d. h. nur zeitweilig auslösbare, und unbedingte, d. h. immer auftretende, Reflexe)

Re|flex|aphasie: = Aphthongie

Re|flex|bogen: die für das Zustandekommen eines Reflexes erforderliche, bildlich als Bogen dargestellte Erregungsbahn, die vom gereizten Organ über den sensiblen Nerv dieses Organs zum Zentralnervensystem u. von dort über einen zentrifugalen Nerv zum Erfolgsorgan führt

Re|flex|epi|lep|sie: reflektorisch (z. B. durch Lichtreize) ausgelöster epileptischer Anfall bei gesteigerter Anfallsbereitschaft

Re|flex|in|kon|tinenz: unwillkürlicher Harnabgang bei gestörter Kontrollfunktion des Blasenentleerungsreflexes

Re|flexion [zu lat. *reflectere, reflexum* = zurückbiegen] *w;* -, -en: **1)** Zurückwerfung von Licht- oder Schallwellen von einer Fläche, auf die sie auftreffen (Phys.). **2)** in fachspr. Fügungen: **Re|flexio,** *Pl.:* ...io|nes: Beugung eines Organs oder Organteils (z. B. des Kopfes) nach rückwärts. **3)** Abknickung eines Organs oder Organteils nach hinten. **Reflexio uteri:** abnorme Abknickung der Gebärmutter nach hinten

Re|flex|zonen|massage: Massage bestimmter Zonen der Körperoberfläche mit dem Ziel, gestörte Funktionen innerer Organe (z. B. Lunge, Magen, Gallenblase), die diesen Zonen zugeordnet sind, zu normalisieren

Re|flux [zu lat. *refluere, refluxum* = zurückfließen] *m;* -es: Rückfluss, Transport eines flüssigen oder breiigen Stoffs innerhalb eines Hohlorgans entgegen der normalen Fließrichtung (z. B. von Speisebrei gesagt, der aus dem Magen über die Speiseröhre in die Mundhöhle zurückfließt). **vesikoureteraler Re|flux:** Rückfluss von Urin aus der Harnblase in den Harnleiter (z. B. bei Prallfüllung der Harnblase u. bestehender Abflussbehinderung)

Re|flux|öso|phagitis: Entzündung der Speiseröhre durch in die Speiseröhre (mit dem Speisebrei) gelangenden Magensaft

re|fraktär [aus lat. *refractarius* = widerspenstig, halsstarrig (zu lat. *refragari* = widerstreben)]: unempfindlich, nicht beeinflussbar (bes. von bereits gereiztem Gewebe gegenüber Neureizen gesagt)

Re|fraktär|zeit: Erholungsphase, reizphysiologischer Begriff für diejenige Zeitspanne, während der nach vorhergegangener Reizung auf eine erneute Reizung keine Erregungsbildung (und daher keine Reaktion) erfolgt

Re|fraktion [zu lat. *refringere, refractum* = zerbrechen; (Strahlen) brechend zurückwerfen] *w;* -, -en: Brechung von Lichtwellen u. anderen Wellen an den Grenzflächen zweier Medien; im speziellen Sinne: der in ↑Dioptrien gemessene Brechungswert der Augenlinse, der sich aus dem Abstand zwischen vorderem Hauptpunkt u. Fernpunkt des Auges ergibt (Optik, Med.)

Re|frakto|meter [↑Refraktion und ↑...meter] *s;* -s, -: **1)** optisches Instrument zur Bestimmung des Brechungsindexes eines Stoffes (Optik). **2)** in der Augenheilkunde verwendetes Messgerät zur Bestimmung der Fernpunktlage des Auges (Med.)

Re|frakturie|rung [zu ↑re... u. ↑Fraktur] *w;* -, -en: operatives Wiederzerbrechen eines Knochens bei schlecht oder in ungünstiger Stellung verheiltem Knochenbruch

Re|frigerans [zu lat. *refrigerare* = abkühlen] *s;* -, ...antia od. ...anzien [...*i^e^n*] (meist *Pl.*): abkühlende, erfrischende Arzneimittel (z. B. Kühlsalbe). **Re|frigeration** *w;* -, -en: **1)** Erkältung. **2)** Abkühlung, Unterkühlung von Geweben od. Organen zu therapeutischen Zwecken

Regel: volkstümliche, verhüllende Bezeichnung für ↑Menstruation

Regel|krankenhaus: allgemeines Krankenhaus (das nicht spezialisiert ist); vgl. Schwerpunktkrankenhaus

Regenbogenhaut vgl. Iris. **Regenbogenhautentzündung** vgl. Iritis

Re|generation [zu lat. *regenerare* = von neuem hervorbringen] *w;* -, -en: **1)** Heilungsvorgang (Med.). **2)** Ersatz zugrunde gegangener Zellen u. Gewebe im Rahmen physiologischer Vorgänge im Organismus (Biol.)

Regime [*reschim;* aus frz. *régime* = Regierung, von gleichbed. lat. *regimen*] *s;* -s, -[...*m^e*], auch: -s [*reschimß*]: Therapieplan, vom Arzt aufgestellter Plan zur Behandlung von Krankheiten

Region [aus lat. *regio,* Gen.: *regionis* = Richtung; Gegend, Gebiet] *w;* -, -en, in fachspr. Fügungen: **Regio,** *Pl.:* ...io|nes: Bezirk, Abschnitt (z. B. eines Organs oder Körperteils), Körpergegend (Anat.). **Regiones ab|dominis** [↑Abdomen] *Pl.:* die neun Abschnitte der Bauchwand. **Regio analis:** das Gebiet des Dammes hinter der Verbindungslinie der beiden Sitzbeinhöcker. **Regio ante|bra|chii anterior** bzw. **posterior:** Vorderseite bzw. Rückseite des Unterarms. **Regio axillaris:** das Gebiet um die Achselhöhle. **Regio bra|chii anterior** bzw. **posterior:** Vorderseite bzw. Rückseite des Oberarms. **Regio buc|calis:** Wangengegend. **Regio calcanea:** Fersengegend. **Regio|nes capitis** [↑Caput] *Pl.:* die einzelnen Abschnitte des Kopfes. **Regio|nes colli** *Pl.:* die Bezirke des Halses. **Regio|nes corporis** [↑Corpus] *Pl.:* zusammenfassende Bezeichnung für die einzelnen Körpergebiete. **Regio cruris anterior** bzw. **posterior** [↑Crus]: Vorderseite bzw. Rückseite des Unterschenkels. **Regio cubiti anterior** bzw. **posterior:** Vorderseite bzw. Rückseite des Ellbogens. **Regio deltoidea:** Gebiet des Dreiecksmuskels der Schulter. **Regio|nes dorsi** *Pl.:* die Regionen des Rückens. **Regio epi|gast|rica:** mittlerer Teil des Oberbauches. **Regio|nes faciei** *Pl.:* die einzelnen Gebiete des Gesichts. **Regio femoris anterior** bzw. **posterior** [↑Femur]: Vorderseite bzw. Rückseite des Oberschenkels. **Regio frontalis:** die Stirngegend. **Regio genus anterior** bzw. **posterior** [↑Genu]: Vorderseite bzw. Rückseite des Knies. **Regio glutaea:** die Gesäßgegend. **Regio hypo|chondria|ca:** seitlicher Bezirk des Unterleibs unterhalb der Rippenknorpel. **Regio hypogast|rica:** Unterbauch, Bezirk des Bauches unterhalb der Verbindungslinie zwischen den beiden vorderen, oberen Darmbeinstacheln. **Regio in|fra|clavicularis:** Bezirk unterhalb des Schlüsselbeins. **Regio in|fra|orbitalis:** Gebiet unterhalb der Augenhöhle. **Regio in|fra|scapularis:** Gebiet unterhalb des Schulterblattes. **Regio in|fra|temporalis:** Gebiet unterhalb der Schläfenbeinschuppe. **Regio in|gui|nalis:** seitlicher Teil der vorderen Bauchwand, der nach unten durch das Leistenband begrenzt wird. **Regio lateralis:** neben der ↑Regio umbilicalis gelegener Körperbezirk. **Regio lumbalis:** Körperbezirk, der vom Unterrand der Rippen bis zum Darmbeinstachel reicht. **Regio mammalis:** Bereich der weiblichen Brust. **Regio|nes mem|bri inferio|ris** bzw. **superio|ris** *Pl.:* Regionen der Beine bzw. Arme. **Regio mentalis:** die Kinngegend. **Regio nasalis:** die Nasengegend. **Regio oc|cipitalis:** Bezirk über dem Hinterhauptsbein. **Regio olfactoria:**

Gegend des oberen Teiles der Nasenhöhle, in dem die Riechnerven endigen. **Regio olfactoria tunicae mucosae nasi:** kleine, mit Riechepithel ausgekleidete Fläche an der mittleren und seitlichen Wand des oberen Nasengangs. **Regio oralis:** Gebiet um die Mundspalte. **Regio orbitalis:** Gebiet um die Augenhöhle. **Regio parie|talis** [- ...*ri-e*...]: Bezirk über dem Scheitelbein. **Regio parotideo|masseterica:** Gebiet über der Ohrspeicheldrüse und dem Kaumuskel. **Regiones pectoris** [↑Pectus] *Pl.:* Bezirke des vorderen und seitlichen Teils des Brustkorbs. **Regio perinea|lis:** die Dammgegend. **Regiones pleu|ro|pulmonales:** Gebiet zwischen Brustfell und Lunge. **Regio pubica:** die Schamgegend der vorderen Bauchwand. **Regio re|spiratoria:** Teil der Nasenhöhle, die mit Flimmerepithel ausgekleidet ist. **Regio sa|cralis:** Körperbezirk über dem Kreuzbein. **Regio scapularis:** Gebiet über dem Schulterblatt. **Regio sterno|clei|do|mastoidea:** Gebiet über und unter dem Brust-Schlüsselbein-Muskel. **Regio sub|mandibularis:** = Trigonum submandibulare. **Regio temporalis:** Gebiet über der Schläfenbeinschuppe. **Regio umbilicalis:** Gebiet um den Nabel. **Regio uro|genitalis:** das Dammgebiet vor der Verbindung der beiden Sitzbeinhöcker. **Regio verte|bralis:** der schmale Körperbezirk über der Wirbelsäule. **Regio zygomatica:** die Jochbeingegend

regio|nal, in fachspr. Fügungen: **regio|nalis, ...le** [zu ↑Region], sonst auch: **regio|när:** einen bestimmten Körper- oder Körperteilbezirk betreffend

Regional|an|äs|thesie: = Lokalanästhesie

regionär vgl. regional

Re|gression [zu lat. *regredi, regressum* = zurückgehen] *w;* -, -en: **1)** Zugrundegehen eines Transplantats mit Verschwinden der für das Transplantat charakteristischen Zellen (Med.). **2)** Ausweichen auf frühere (speziell kindliche) Verhaltensweisen bei Konfliktsituationen (Psychol., Med.). **regressiv** [...*if*]: sich zurückbildend, in Rückbildung begriffen (bes. von krankhaften Veränderungen oder Krankheitssymptomen)

Regulation [zu lat. *regula* = Richtschnur, Regel] *w;* -, -en: **a)** selbsttätige Anpassung der Lebewesen an wechselnde Umweltbedingungen unter Aufrechterhaltung eines physiologischen Gleichgewichtszustandes im Organismus; **b)** die Regelung der Organsysteme eines lebenden Organismus durch verschiedene Steuerungseinrichtungen (wie Nerven, Hormone; Biol.)

Re|gurgitation [zu ↑re... u. lat. *gurges*, Gen.: *gurgitis* = Strudel; Flut; Schlund] *w;* -, -en: **a)** Zurückdringen von festen oder flüssigen Nahrungsteilen aus dem Magen in die Speiseröhre u. in die Mundhöhle unmittelbar nach der Nahrungsaufnahme (z. B. bei Verengungen im Bereich des Mageneingangs); **b)** Rückfluss von Blut ins Herz oder aus der Herzkammer in den Herzvorhof (bei Klappendefekten)

Reha *w;* -, -s: ugs. Kurzbez. für ↑Rehabilitation

Re|habilitand [zu ↑re... u. mlat. *habilitare* = geeignet, fähig machen] *m;* -en, -en: jemand, der eine ↑Rehabilitation erfährt. **Re|habilitation** und **Re|habilitie|rung** *w;* -, -en: Gesamtheit der Beratungs-, Fürsorge- u. Betreuungsmaßnahmen zur [Wieder]eingliederung eines Versehrten oder körperlich bzw. geistig Behinderten in das berufliche und gesellschaftliche Leben. **re|habilitativ** [...*tif*]: im Sinne einer Rehabilitation, eine Rehabilitation bezweckend. **re|habilitie|ren:** an jemandem eine Rehabilitation durchführen.

Rehabilitierung vgl. Rehabilitation

Rehn-Délorme-Operation [...*delorm...;* nach dem dt. Chirurgen Ludwig Rehn (1849 bis 1930) und dem frz. Chirurgen E. Délorme (1847–1929)]: operative Behandlung des Mastdarmvorfalls mit Entfernung der vorgefallenen Schleimhaut u. Raffung der vorgefallenen Muskelschichten der Darmwand. **Rehn-Haken:** rechtwinkliger Metallhaken zum Zurückschieben der Eingeweide bei Bauchoperationen

Rehn-Lappen [nach dem dt. Chirurgen Eduard Rehn, 1880–1972]: Hautlappen ohne Epithel zur Deckung von Weichteildefekten

Re|hy|dratation [zu ↑re... u. ↑Hydrat] *w;* -, -en: Zufuhr von Salzlösung zum Ausgleich eines Flüssigkeitsmangels (z. B. bei Durchfall)

Reibegeräusch: charakteristisches, auskultatorisch hörbares, reibendes Geräusch über serösen Häuten (z. B. über dem Brustfell), die infolge einer Entzündung ihre normale Gleitfähigkeit verloren haben und durch Fibrinauflagerungen rau geworden sind, oder über Sehnenscheiden bei trockener Sehnenscheidenentzündung

Reichel-Krankheit [nach dem dt. Mediziner F. P. Reichel, 1858–1934]: Krankheitsbild mit Verkalkung der Gelenkkapsel (gutartiges Leiden mit vorwiegendem Befall des Kniegelenks, weniger des Ellbogen- oder Hüftgelenks)

Reichert-Haken [nach dem dt. Anatomen K. B. Reichert, 1811–1884]: leicht gekrümmtes Metallinstrument mit hakenförmigem Ende zur Aufrichtung des Kehldeckels bei einer Kehlkopfspiegelung

Reichmann-Krankheit [nach dem poln. Internisten N. Reichmann, 1851–1913]: Krankheitsbild mit pathologisch gesteigerter Absonderung u. Erbrechen von Magensaft, Sodbrennen u. Magenschmerzen (bes. bei Vorhandensein eines Magengeschwürs)

Reifeteilung vgl. Reduktionsteilung

Reifezeichen: eines der charakteristischen Merkmale, die ein Neugeborenes als ausgetragen u. reif erweisen: Mindestgewicht von 2 500 g, Mindestlänge von 48 cm, Vorhandensein der ↑Lanugo nur mehr im Bereich der Schultern, Hinausragen der Nägel über die Fingerkuppen, Lokalisation der Hoden im Hodensack (bei männl. Neugeborenen) bzw. Überdecktsein der kleinen von den großen Schamlippen (bei weibl. Neugeborenen)

Reil-Finger [nach dem dt. Anatomen J. Ch. Reil, 1759–1813] *Pl.:* = Digiti mortui. **Reil-Furche:** deutlich sichtbare, charakteristische Querfurchung der Nägel nach fieberhaften Erkrankungen

Re|im|plantation [↑re... u. ↑Implantation] *w;* -, -en: Wiedereinpflanzung eines vorher entfernten Körperteils oder -gewebes (insbesondere eines gezogenen Zahns) in den Organismus. **re|im|plantie|ren** [↑implantieren]: eine Reimplantation vornehmen

Re|in|farkt [↑re... u. ↑Infarkt] *m;* -[e]s, -e: wiederholter Infarkt

Re|in|fektion [↑re... u. ↑Infektion] *w;* -, -en: Wiederansteckung, wiederholte Ansteckung des Organismus mit dem gleichen pathogenen Keim. **re|in|fizie|ren:** einen Ansteckungsstoff wiederholt auf den gleichen Organismus übertragen (z.B. im Tierversuch). **re|in|fizie|ren, sich:** sich wiederholt anstecken

re|in|fundie|ren [↑re... und ↑infundieren]: Flüssigkeiten, insbes. Blut, dem Organismus wieder zuführen. **Re|in|fusion** [↑Infusion] *w;* -, -en: intravenöse Wiederzuführung von verlorenem oder vorher dem Organismus entnommenem, aber noch nicht geronnenem Blut in den Blutkreislauf

Re|in|nervation [↑re... u. ↑Innervation] *w;* -, -en: Aussprossung der Axone im zentralen Nervenstumpf als Zeichen der Wiederherstellung der Funktion eines durchtrennten Nervs

Re|in|sertion [zu ↑re... u. lat. *inserere, insertum* = hineinfügen] *w;* -, -en: operatives Wiederannähen einer durchtrennten Muskelsehne am Knochen

Re|inter|vention [↑re... u. ↑Intervention] *w;* -, -en: wiederholter therapeutischer oder vorbeugender Eingriff

Re|in|version [↑re... u. ↑Inversion] *w;* -, -en, in fachspr. Fügungen: **Re|in|versio,** *Pl.:* ...iones: Zurückstülpung eines ausgestülpten Organs in die normale Lage (z.B. der nach einer Entbindung ausgestülpten Gebärmutter)

Reiskörperchen vgl. Corpora oryzoidea

Reissner-Mem|bran [nach dem dt. Anatomen Ernst Reissner, 1824–1878]: = Paries vestibularis ductus cochlearis

Reitbahnbewegung: Herumlaufen im Kreise als Zwangsbewegung bei Verletzungen des Mittelhirns

reitende Aorta: über beiden Herzventrikeln entspringende Aorta, eine Anomalie

re|iteretur [zu lat. *reiterare* = wiederholen]: Vermerk auf Rezepten, dass ein verordnetes Medikament vom Apotheker wiederholt abgegeben werden soll

Reiter-Krankheit [nach dem dt. Bakteriologen Hans Reiter, 1881–1969]: durch das gleichzeitige Auftreten von ↑Arthritis, ↑Konjunktivitis und ↑Urethritis charakterisiertes Krankheitsbild (im Gefolge von Infektionskrankheiten, bes. der Ruhr)

Reithosen|an|äs|thesie: besonders bei Erkrankungen im Bereich des kaudalen Rückenmarks vorkommende Sensibilitätsstörung, die in ihrer Ausdehnung etwa dem Lederbesatz einer Reithose entspricht, also auf die äußeren Geschlechtsteile, den Damm, den After mit umliegendem Gewebe und die inneren Oberschenkelflächen beschränkt ist

Reitknochen: Verknöcherung in der Muskulatur der Oberschenkel bei Reitern (als Folge einer Überbeanspruchung u. häufiger Verletzungen der betroffenen Muskeln)

Reizblase: Reizzustand der Harnblase mit Schließmuskelschwäche u. zystitisähnlichen Erscheinungen, jedoch ohne entzündliche Schleimhautveränderungen (als Folge mechanischer oder chem. Reizungen oder einer Hyperämie)

Reizkörper|therapie: unspezifische Behandlung insbesondere chronischer Entzündungen durch Reizstoffe bzw. Stoffe, die eine Reizwirkung auf den Organismus ausüben (wie Eigenblut, arteigenes Eiweiß, chemische oder bakterielle Stoffe)

Reizleitungs|system: nicht aus Nervenzellen, sondern aus modifizierten Muskelfasern bestehende Verbindung zwischen den Vorhöfen und Kammern des Herzens, die die Erregungsreize vom rechten Vorhof zu den Herzkammern leitet

Reiz|magen: meist auf nervöser Grundlage beruhende Erkrankung des Magens, charakterisiert u.a. durch Blähungen, Schmerzen im Oberbauch, frühes Sättigungs- und Völlegefühl

Reizpunkt: Bez. für diejenige Hautstelle, an der ein zugeordneter Muskel direkt mit der Elektrode gereizt werden kann

Re|jektion [zu lat. *reicere, reiectum* = zurückwerfen, fortstoßen] *w;* -, -en: Abstoßung, insbesondere transplantierter Organe

Re|kanalisation, auch: **Re|kanalisierung** [zu ↑re... u. ↑Kanal] *w;* -, -en: Wieder-durchgängig-Werden eines durch einen ↑Thrombus verschlossenen Gefäßes dadurch, dass neu gebildete Gefäße in das Gerinnsel einwachsen

Re|klination [zu lat. *reclinare, reclinatum* = zurückbeugen] *w;* -, -en, in fachspr. Fügungen: **Re|clinatio**, *Pl.:* ...tio|nes: Zurückbiegen der verkrümmten Wirbelsäule (in Narkose), die anschließend in einem Gipsbett in dieser Stellung fixiert wird

re|kombinant [zu ↑re... u. spätlat. *combinare* = vereinigen]: durch Rekombination entstanden (z. B. Arzneimittel). **Re|kombination** [↑re... u. spätlat. *combinatio* = Vereinigung] *w;* -, -en: durch Austausch genetischer Information während der Meiose neu entstehende Kombination von Genen (Genetik)

Re|kom|pensation [↑re... u. ↑Kompensation] *w;* -, -en: Wiederherstellung des Kompensationszustandes (z. B. des Herzens nach Dekompensation bei Herzinsuffizienz)

Re|kon|struktion [zu ↑re... u. lat. *construere, constructum* = zusammenfügen, aufbauen] *w;* -, -en: operative Wiederherstellung normaler Strömungsverhältnisse in Blutgefäßen. **re|kon|struktiv** [...*tif*]: wiederherstellend (z. B. rekonstruktive Chirurgie, Plastik)

re|kon|vales|zent [zu ↑re... u. lat. *convalescere* = erstarken, kräftig werden], auch: **kon|vales|zent:** genesend. **Re|kon|vales|zent,** auch: **Kon|vales|zent** *m;* -en, -en: Genesender. **Re|kon|vales|zenz,** auch: **Kon|vales|zenz** *w;* -: Stadium der Genesung bzw. Wiederherstellung nach Überstehen einer Krankheit, nach einer Operation oder nach einem Unfall

rekon|vales|zieren, auch: **kon|vales|zieren:** genesen

Rekoss-Scheibe [nach dem dt. Mechaniker Rekoss, 19. Jh.]: Instrument zur Bestimmung der Refraktion des Auges (kleine, drehbare Scheibe, die an der Peripherie Linsen verschiedener Brechkraft trägt und so an einem Augenspiegel befestigt ist, dass der Untersucher die einzelnen Gläser nacheinander vor das Auge drehen kann)

Re|krudes|zenz [zu lat. *recrudescere* = wieder schlimmer werden] *w;* -: Wiederverschlimmerung einer Krankheit

rektal, in fachspr. Fügungen: **rectalis, ...le** [zu ↑Rektum]: zum Mastdarm gehörend (u. a. in der Fügung ↑Arteria rectalis); durch den Mastdarm erfolgend (z. B. von einer Infusion od. von der Einführung eines Narkotikums gesagt); im Mastdarm erfolgend (z. B. von der Temperaturmessung)

Rektal|blase: in den ausgeschalteten Mastdarm operativ eingepflanzte Harnblase

Rekt|algie [↑Rektum und ↑...algie] *w;* -, ...ien: Schmerzen im Mastdarm

Rektal|in|fusion: Mastdarmeinlauf zu therapeutischen Zwecken oder zur künstlichen Ernährung, z. B. bei schweren Krankheitsbildern mit komatösen Zuständen, Blutungen oder Passagestörungen im Bereich des Magen-Darm-Kanals

Rektal|narkose: Form der Allgemeinnarkose, bei der das Narkosemittel mittels eines Einlaufs durch den Mastdarm in den Organismus eingebracht wird

Rektal|temperatur: im Mastdarm gemessene Körpertemperatur

Rekto|pexie [zu ↑Rektum u. gr. *πῆξις* = das Befestigen] *w;* -, ...ien: operative Annähung des Mastdarms an die Beckenwand (bei Mastdarmvorfall)

Rekto|sa|kro|pexie [zu ↑Rektum, ↑Sakrum u. gr. *πῆξις* = das Befestigen] *w;* -, ...ien: operative Annähung des Mastdarms an das Kreuzbein

Rekto|skop [↑Rektum und ↑...skop] *s;* -s, -e: Mastdarmspiegel, röhrenförmiges, innen beleuchtetes optisches Instrument zur direkten Ausspiegelung bzw. Untersuchung des Mastdarms. **Rekto|skopie** [↑...skopie] *w;* -, ...ien: Untersuchung des Mastdarms mithilfe des Rektoskops. **rekto|skopieren:** eine Rektoskopie durchführen. **rektoskopisch:** mithilfe des Rektoskops erfolgend

rekto|vaginal, in fachspr. Fügungen: **rectovaginalis** [zu ↑Rektum u. ↑Vagina]: den Mastdarm u. die weibliche Scheide betreffend; zwischen Mastdarm u. Scheide bestehend (z. B. von einer Fistel gesagt)

Rekto|vaginal|fistel: Mastdarm-Scheiden-Fistel, krankhafter Verbindungsgang zwischen Mastdarm und weiblicher Scheide (z. B. bei Tumoren), mit Abgang von Stuhl durch die Scheide

Rekto|zele [↑Rektum und ↑...zele] *w;* -, -n: Mastdarmvorfall, Vorwölbung der untersten Abschnitte der Mastdarmschleimhaut durch den After nach außen

Rektum, in der anat. Nomenklatur: **Rectum** [gekürzt aus lat. *intestinum rectum* = gestreckter, gerader Darm (die Bedeutung passt nicht zu der wirklichen anatomischen Form des Mastdarms)] *s;* -s, ...ta: Mastdarm, auf den Grimmdarm folgender Endabschnitt des Dickdarms (Anat.)

Rektus|dia|stase [↑rectus (in der Fügung: Musculus rectus = gerader Muskel) u. ↑Diastase] *w;* -, -n: abnormes Auseinanderweichen der geraden Bauchmuskeln (z. B. nach Bauchoperationen oder bei Frauen nach einer Geburt). **Rektus|loge** [...*losch*ᵉ] *w;* -, -n: operativ geschaffener kleiner Hohlraum im ↑Musculus rectus abdominis (z. B. zur Unterbringung eines Herzschrittmachers). **Rektus|scheide:** Sehnenplatte, die den ↑Musculus rectus abdominis an der Vorder- u. Hinterfläche überzieht

Re|kurrens *m;* -, ...entes: übliche Kurzbezeichnung für ↑Nervus laryngeus recurrens

Rekurrens|fieber: = Febris recurrens

re|kurrie|rend [zu lat. *recurrere* = zurückkehren]: wiederholt auftretend (von Krankheiten)

Re|laparo|tomie [↑re... u. ↑Laparotomie] *w;* -, ...ien: wiederholte operative Eröffnung der Bauchhöhle für eine Nachoperation

Re|laps [zu lat. *relabi, relapsum* = zurückgleiten; zurückfallen] *m;* -es, -e: Rückfall, Wiederausbrechen einer Krankheit nach vermeintlicher Heilung

re|lativ [...*tif*], in fachspr. Fügungen: **re-lativus, ...va, ...vum** [...*tiw...;* aus spätlat. *relativus* = sich auf etwas beziehend, bezüglich]: verhältnismäßig; bedingt; z. B. in der Fügung ↑Alalia relativa

Re|laxans [zu lat. *relaxare* = erweitern; schlaff, locker machen] *s;* -, ...antia od. ...anzien [...*iᵉn*]: Arzneimittel, das eine Erschlaffung insbes. der Muskeln bewirkt. **Re-laxation** *w;* -, -en, in fachspr. Fügungen: **Re|laxatio,** *Pl.:* ...io|nes: Erschlaffung, Entspannung (insbesondere der Muskulatur). **re|laxie|ren:** entspannen, erschlaffen

Relaxin [zu lat. *relaxare* = erweitern; schlaff, lose machen] *s;* -s: im Gelbkörper entstehendes Schwangerschaftshormon, das die Beckenbodenmuskulatur entspannt

Relea|sability [*rilisᵉbiliti;* zu engl. *to release* = freilassen] *w;* -: erhöhte Reaktionsbereitschaft der Überträgerstoffe produzierenden Zellen (z. B. bei Infektionen)

Relea|ser|faktor, Relea|sing|faktor und **Relea|sing|hormon** [*rilis...;* zu engl. *to release* = freilassen]: Freigabefaktor, im Hypothalamus gebildetes Neurosekret, das die Produktion der im Hypophysenvorderlappen gebildeten Hormone reguliert und nach Bedarf freigibt (Abk.: RF)

Re|luxation [↑re... u. ↑Luxation] *w;* -, -en: wiederholte Ausrenkung eines Gelenks (z. B. bei angeborener Schwäche der Gelenkkapsel). **re|luxie|ren:** sich wiederholt ausrenken (von Gelenken)

rem vgl. Rem. **Rem** [engl. Kurzw. aus: *r*oentgen *e*quivalent *m*an] *s;* -[s], -: Maßeinheit für die Dosis ionisierender Strahlen, die die gleiche biologische Wirksamkeit am Gewebe des menschlichen Körpers hat wie 1 R (= Röntgen) Gammastrahlung (Phys.); Zeichen: rem; neuere Bez.: ↑Sievert

Remak-Zeichen [nach dem dt. Neurologen E. J. Remak, 1849–1911]: reflektorische Beugung des Fußes nach oben u. gleichzeitiges Emporheben des Beins beim Bestreichen des Oberschenkels (charakteristisches Zeichen für eine spastische Lähmung)

re|medie|ren [zu lat. *remedium* = Gegenmittel, Heilmittel]: selten für: heilen. **Re-medium** *s;* -s, ...dia u. (eindeutschend) ...dien [...*iᵉn*]: Heilmittel, Arzneimittel. **Re-medium ad|juvans:** = Adjuvans. **Re|medium cardinale:** = Kardinale. **Re|medium constituens** [...*tue...*]: Füllmasse oder Lösungsmittel für Arzneizubereitungen. **Re|medium cor|rigens:** Geschmacks- oder Geruchsstoff für Arzneizubereitungen

Re|mission [zu lat. *remittere, remissum* = zurückgehen lassen; nachlassen] *w;* -, -en: Rückgang von Krankheitserscheinungen; meist im Sinne von: vorübergehendes Nachlassen bzw. Abklingen (bes. des Fiebers). **remittens** vgl. remittierend. **re|mittie-ren:** [vorübergehend] zurückgehen, nachlassen, [zeitweilig] abklingen (von Krankheitserscheinungen, bes. vom Fieber, gesagt). **re|mittie|rend,** in fachspr. Fügungen: **re|mittens:** zurückgehend, zeitweilig aussetzend (von Krankheitserscheinungen)

Rem|nant [*remnᵉnt;* engl. = Rest] *s;* -s, -s (meist *Pl.*): Abbauprodukte triglyzeridreicher Lipoproteine

re|motus, ...ta, ...tum [aus lat. *remotus* = entfernt, entlegen]: in der Ferne liegend; z. B. in der Fügung ↑Punctum remotum

REM-Phasen [Abk. für engl. *r*apid *e*ye *m*ovements = schnelle Augenbewegungen]: Schlafphasen, die durch verringerten Muskeltonus, rasche Augenbewegungen und eine rege Traumtätigkeit charakterisiert sind

Ren [aus lat. *ren,* Gen.: *renis* = Niere] *m;* -[s], Renes: „Niere", bohnenförmiges, drüsiges, paarig angelegtes Organ im oberen, hinteren Teil der Bauchhöhle, das insbesondere der Ausscheidung von Stoffwechselprodukten u. damit der Entgiftung des Organismus durch die Harnabsonderung, ferner der Regulation des Wasser- u. Salzhaushaltes im Organismus dient. **Ren arcua|tus:** „Hufeisenniere", Nierenmissbildung, bei der die unteren Nierenpole miteinander verwachsen sind (oft verbunden mit einer abnormen Tieflage der Nieren). **Ren con|cretus:** = Ren arcuatus. **Ren informis:** „Klumpenniere", klumpige Missbildung der Nieren (oft mit einer Fehllagerung verbunden). **Ren mobilis:** = Nephroptose. **Ren scutulatus:** „Kuchenniere", Nierenmissbildung, bei der beide Nieren zu einem Organ verschmolzen sind (oft mit Ausbildung eines gemeinsamen Nierenbeckens u. Harnleiters). **Ren un|guliformis:** = Ren arcuatus

renal, in fachspr. Fügungen: **renalis, ...le** [zu ↑Ren]: die Nieren betreffend, zu den Nieren gehörend; z. B. in der Fügung ↑Arteria renalis

Renculus [Verkleinerungsbildung zu lat. *ren* = Niere] *m;* -, ...li: Nierenläppchen, Bezeichnung für die einzelnen Nierenpyramiden mit den dazugehörigen Teilen der Rindensubstanz; vgl. Lobi renales

Renin [zu ↑Ren] *s;* -s, -e: zu den Gewebshormonen gehörender, der Nierenrinde entstammender Stoff von blutdrucksteigernder Wirkung

Reninom [↑Renin und ↑...om] *s;* -s, -e, in fachspr. Fügungen: **Reninoma,** *Pl.:* -ta: Nierentumor, der zu Blutdrucksenkung führt

Reno|gramm [↑Ren u. ↑...gramm] *s;* -s, -e: Röntgenbild der Nieren. **Reno|gra|phie**

[↑...graphie] *w;* -, ...ien: röntgenographische Darstellung der Nieren

reno|pro|tektiv [...*tif;* zu ↑Ren u. lat. *protegere, protectum* = bedecken, beschützen]: die Nieren vor Schädigungen schützend (von Arzneimitteln)

reno|renaler Re|flex [mit Verdopplung der Stammsilbe zu ↑Ren gebildet]: reflektorische Übertragung von Schmerzen im Bereich einer Niere auf die andere Niere (bei einseitiger Nierenerkrankung)

reno|vas|kulär [zu ↑Ren u. ↑Vasculum]: die Nierengefäße betreffend

Reno|vaso|gramm [↑Ren, ↑Vas und ↑...gramm] *s;* -s, -e: Röntgenbild der Nierengefäße. **Reno|vaso|gra|phie** [↑...graphie] *w;* -, ...ien: röntgenographische Darstellung der Nierengefäße mithilfe eines eingespritzten Kontrastmittels

Renten|neu|rose: Zweckneurose zur Erlangung einer im Verhältnis zur Schwere einer Krankheit nicht gerechtfertigten Rente

Re|ob|literation [↑re... u. ↑Obliteration] *w;* -, -en: Wiederverschluss eines Lumens, das durch einen Eingriff durchgängig gemacht worden war

Re|ok|klusion [↑re... u. ↑Okklusion] *w;* -, -en: Wiederverschluss eines medikamentös oder mechanisch durchgängig gemachten Blutgefäßes

Re|operation [↑re... u. ↑Operation] *w;* -, -en: wiederholte Operation an der gleichen Stelle

Re|organisation [zu ↑re... u. frz. *organiser* = einrichten, ordnen, gestalten (zum Stamm von ↑Organ)] *w;* -, ...io|nen: Neubildung zerstörten Gewebes im Rahmen von Heilungsvorgängen im Organismus

Reo|virus [Kunstw.] *s;* -, ...ren (meist *Pl.*): Erreger leicht verlaufender Infektionskrankheiten (vor allem des Respirationstraktes)

Reparation [zu lat. *reparare* = wiederherstellen; erneuern] *w;* -, -en: natürlicher Ersatz von zugrunde gegangenem Körpergewebe durch unspezifisches Narben- u. Bindegewebe im Rahmen der Wundheilung

Repellents [*ripäl^e ntß;* zu engl. *to repel* = abweisen, abstoßen] *Pl.:* Bezeichnung für [chemische] Stoffe (z. B. Räuchermittel), die eine abstoßende Wirkung haben, ohne für den Menschen schädlich zu sein (z. B. Mittel zum Schutz der Haut gegen Insekten)

re|per|fundie|ren [↑re... u. ↑perfundieren]: eine Reperfusion vornehmen. **Re|perfusion** *w;* -, -en: Wiederdurchströmung eines Blutgefäßes, das durch einen ↑Thrombus verschlossen war und medikamentös oder instrumentell für den Blutstrom durchgängig gemacht wurde

Repetetive Strain-Injury [*ripet^e tiv ßtre^i nindsch^e ri;* engl. = krankhafte Störung durch wiederholte Belastung] *w;* - -, - ...ries: durch Überlastung des Bewegungsapparates hervorgerufenes Krankheitsbild, das durch diffuse Muskelschmerzen charakterisiert ist; Abk.: RSI

Re|plantation [zu ↑re... und lat. *plantare* = pflanzen; versetzen] *w;* -, -en: = Reimplantation

Re|plikation [zu lat. *replicare* = wieder aufrollen, wiederholen] *w;* -, -en: Neubildung der ↑Desoxyribonukleinsäure (vor allem bei Tumorzellen beschleunigt). **re|plizie|rend:** Replikation zeigend

re|ponibel [zu lat. *reponere, repositum* = zurücklegen; zurückbringen]: in die ursprüngliche Lage zurückbringbar (z. B. von einem Eingeweidebruch gesagt, der in die Bauchhöhle zurückgeschoben werden kann). **reponieren:** **a)** gebrochene Knochen oder verrenkte Glieder wieder einrichten; **b)** einen Eingeweidebruch in die Bauchhöhle zurückschieben.

Re|position *w;* -, -en: **a)** Wiedereinrichtung von gebrochenen Knochen oder verrenkten Gliedern; **b)** Zurückschiebung von Eingeweidebrüchen in die Bauchhöhle

Re|pression [zu lat. *reprimere, repressum* = zurückdrängen, hemmen] *w;* -, -en: Hemmung der Aktivität eines ↑Operons. **Repressor** *m;* -s, ...oren: spezifisches Protein, das die ↑Transkription ein- oder ausschaltet

Re|prise [aus frz. *reprise* = Wiedernehmen; Wiederaufnahme; Wiederholung] *w;* -, -n: deutlich hörbares tiefes, ziehendes Einatmen bei Keuchhustenanfällen

Re|pro|duktion [zu ↑re... u. lat. *producere, productum* = fortführen; hervorbringen]: *w;* -: Fortpflanzung (Biol.)

Re|pro|duktions|medizin: Spezialgebiet der Medizin, das sich mit der Erforschung der biologischen Grundlagen der menschlichen Fortpflanzung beschäftigt

Reptilase [das FW *Reptil* u. ↑...ase] *w;* -, -n: aus Schlangengift gewonnenes proteolytisches Enzym (zur Auflösung von Thromben)

RES, auch: **R.E.S.:** Abk. für ↑retikuloendotheliales System

Re|scue|therapie [*reskju...;* engl. *rescue* = Rettung]: lebensverlängernde Therapie (z. B. Einsatz von Zytostatika bei fortgeschrittenen Tumoren)

re|sektabel [zu lat. *resecare, resectum* = abschneiden]: resezierbar, Aussicht auf Heilung oder Besserung durch eine Resektion bietend (z. B. von Geschwülsten). **Re-sektat** *s;* -[e]s, -e: das bei einer Resektion entfernte Gewebe. **Re|sektion** *w;* -, -en: operative Entfernung kranker oder defekter Teile eines Organs oder Körperteils

Re|sekto|skop [↑Resektion und ↑...skop] *s;* -s, -e: mit einer Lichtquelle u. einer Optik gekoppeltes chirurgisches Instrument zur

Vornahme einer Elektroresektion, bes. im Bereich der Prostata und der Harnblase

re|servatus, ...ta, ...tum [zu lat. *reservare* = aufsparen]: zurückgehalten, unterdrückt (bes. vom Samenerguss beim Koitus gesagt); vgl. Coitus reservatus

Re|serve|blut: Bezeichnung für diejenige Blutmenge, die während der Herzaktion in den Herzkammern verbleibt

Re|serve|luft: 1) = Reservevolumen, exspiratorisches. **2)** = Reservevolumen, inspiratorisches. **3)** = Residualluft

Re|serve|volumen, ex|spiratorisches: diejenige Luftmenge, die bei der Ausatmung zusätzlich zur normalen Exspirationsluft aus den Lungen herausgepresst werden kann. **Re|serve|volumen, in|spiratorisches:** diejenige Luftmenge, die bei maximaler Einatmung zusätzlich zur normalen Inspirationsluft in die Lungen aufgenommen werden kann

re|sezie|ren [aus lat. *resecare* = abschneiden]: eine Resektion vornehmen, kranke oder defekte Bezirke von Körper- oder Organteilen operativ entfernen

residual [zu lat. *residuus* = zurückbleibend]: **1)** als Reserve zurückbleibend (z. B. von der nicht ausgeatmeten Reserveluft); als Rest zurückbleibend (z. B. vom Harn, der beim Urinieren in der Harnblase zurückbleibt). **2)** als [Dauer]folge einer Krankheit zurückbleibend (von körperlichen, geistigen od. psychischen Schäden gesagt; z. B. Dauerlähmung bestimmter Muskeln nach einem Schlaganfall)

Residual|epi|lep|sie: als Folgeerscheinung einer Hirnerkrankung od. -verletzung auftretende epileptische Anfälle

Residual|harn: diejenige Harnmenge, die nach dem Wasserlassen in der Harnblase zurückbleibt

Residual|kapazität: Summe aus exspiratorischem ↑Reservevolumen u. ↑Residualluft

Residual|luft: diejenige Luftmenge, die nach maximaler Ausatmung noch in den Lungen verbleibt

Residu|um [zu lat. *residuus* = zurückbleibend] *s;* -s, ...duen u. ...dua: **1)** Rückstand, Rest (z. B. von nicht ausgeschiedenem Harn in der Blase; die Reserveluft der Lunge). **2)** [Dauer]folge einer Krankheit (z. B. körperliche oder geistige Schädigungen)

Re|silienz [zu lat. *resilire* = zurückspringen] *w;* -: die Fähigkeit eines gedehnten Gewebes, in die ursprüngliche Form zurückzukehren

Re|sipis|zenz [zu lat. *resipiscere* = wieder zur Besinnung kommen] *w;* -, -en: Wiedererwachen aus einer Ohnmacht

Re|sistance [*risißt^ens;* aus engl. *resistance* = Widerstand] *w;* -, -s [*...ßis*]: Widerstand des Brustkorbs gegen die bronchiale Blutströmung (gemessen in cm H_2O/l/s)

re|sistent [zu lat. *resistere* = stehen bleiben; sich widersetzen]: **1)** einen Widerstand bietend, sich beim Betasten fest anfühlend (von verhärteten Organen oder Geweben gesagt). **2)** widerstandsfähig gegenüber schädlichen Krankheitserregern (vom Organismus). **3)** widerstandsfähig gegenüber antibiotischen oder chemotherapeutischen Mitteln (bes. von Krankheitserregern). **Re|sistenz** *w;* -, -en: **1)** Widerstand, den ein verhärtetes Organ oder Gewebe beim Betasten bietet. **2)** anlagemäßig vorhandene Widerstandsfähigkeit des Organismus gegenüber schädlichen äußeren Einwirkungen, insbesondere gegenüber Krankheitserregern. **3)** Widerstandsfähigkeit bes. von Krankheitserregern gegenüber antibiotischen od. chemotherapeutischen Mitteln

Re|sisto|gramm [zu ↑Resistenz und ↑...gramm] *s;* -s, -e: Aufzeichnung des Ergebnisses einer Resistenzprüfung von Erregern

Re|solution [zu lat. *resolvere, resolutum* = wieder auflösen] *w;* -, -en: Lösung einer Krankheit mit allmählichem Rückgang der Krankheitserscheinungen; Rückgang einer Entzündung oder einer Schwellung. **Re|solvens** *s;* -, ...entia od. ...enzien [*...i^en*] (meist *Pl.*): Arzneimittel, die die Lösung eines Krankheitsprozesses fördern

Re|sonanz [zu lat. *resonare* = widerschallen, widerhallen] *w;* -, -en: Sonderfall einer erzwungenen Schwingung, bei der ein schwingungsfähiges System durch äußere periodische Einwirkungen zum Schwingen angeregt wird (Phys.)

Re|sorbens [zu ↑re... u. lat. *sorbere, sorptum* = hineinschlürfen] *s;* -, ...entia od. ...enzien [*...i^en*] (meist *Pl.*): Mittel, die einen Resorptionsvorgang anregen od. unterstützen. **re|sorbie|ren: 1)** Stoffe (z. B. Nährstoffe oder Arzneimittel in geeigneter Form) auf dem Weg über den Verdauungstrakt, über Haut und Schleimhaut in die Blut- od. Lymphbahn aufsaugen (vom Organismus bzw. Körpergewebe gesagt). **2)** Blut od. seröse Flüssigkeiten, die sich in Körperhöhlen oder in Gewebe angesammelt haben, aufsaugen u. verteilen (vom Gewebe gesagt). **Re|sorption** *w;* -, -en: Vorgang des Resorbierens (1 u. 2)

Re|sorptions|fieber: Erhöhung der Körpertemperatur als Begleiterscheinung einer Resorption zerstörten oder abgestorbenen Körpergewebes bzw. der daraus resultierenden toxischen Abbauprodukte (also ohne bakterielle Infektion)

re|spirabel [zu lat. *respirare* = zurückblasen; ausatmen; Atem holen]: atembar, zur Atmung geeignet (bezogen auf die Beschaffenheit von Gasen oder der Luft). **Re|spiration** *w;* -, -en: Atmung, Bezeichnung für den rhythmischen Wechsel zwischen

Luftaufnahme (Einatmung) u. Luftabgabe (Ausatmung) durch die Atmungsorgane; im streng biochemischen Sinne Bezeichnung für den ständig sich wiederholenden Stoffwechselvorgang der Bindung des Luftsauerstoffs an das Hämoglobin des Blutes in der Lunge und der Abgabe von Kohlendioxid aus dem Blut an die freie Luft

Re|spirations|krampf: Krampf der Muskulatur der Atmungsorgane mit heftiger, aufgeregter Atmung und gleichzeitigen Wein- oder Schreikrämpfen (Vorkommen bes. bei hysterischen Reaktionen)

Re|spirations|luft: Volumen der bei einem normalen Atemzug ein- und ausgeatmeten Luft (beim normalgewichtigen Erwachsenen ca. 350–500 ccm)

Re|spirations|trakt: Sammelbezeichnung für die aus dem Nasen-Rachen-Raum, dem Kehlkopf, der Luftröhre u. den Luftröhrenästen bestehenden Atemwege

Re|spirator [zu lat. *respirare* = zurückblasen; ausatmen; Atem holen] *m;* -s, ...toren: elektrisch oder vom Patienten selbst gesteuertes Gerät zur Dauerbeatmung (sog. „Langzeitbeatmung"); z. B. nach Operationen angewandt

re|spiratorisch, in fachspr. Fügungen: **respiratorius, ...ria, ...rium:** [zu lat. *respirare* = zurückblasen; ausatmen; Atem holen]: mit der Atmung verbunden, auf die Atmung bezogen, der Atmung dienend

re|spiratorischer Quo|tient: Verhältnis von Kohlensäurebildung zu Sauerstoffverbrauch im Organismus (ergibt Anhaltspunkte über die Stoffwechselvorgänge im Körper; hat bei reiner Kohlenhydratnahrung den Wert 1,0, bei gemischter Nahrung ca. 0,85)

re|spiratorisches Syn|zytial|virus: hauptsächlicher Erreger von Erkältungskrankheiten bei Kleinkindern mit Bildung ↑synzytialer Massen; Abk.: RS-Virus

re|spirie|ren [aus lat. *respirare* = zurückblasen; ausatmen; Atem holen]: atmen

Re|sponder [*ri...;* engl. = jemand, der anspricht] *m;* -s, -: Patient, bei dem eine Substanz wirksam ist; Ggs. ↑Nonresponder

Re|stenose [↑re... u. ↑Stenose] *w;* -, -n: wiederholte Stenose. **Re|stenosie|rung** *w;* -, -en: die Tatsache, dass es wiederholt zu Stenosen kommt

Rest|harn: die nach dem Wasserlassen in der Harnblase verbleibende Harnmenge

Re|stitutio in (od. **ad**) **in|te|grum** [lat.] *w;* - - -: völlige Wiederherstellung der normalen Körperfunktionen nach einer überstandenen Krankheit oder Verletzung

Rest|less Legs [*räßtl^eß lägs;* engl. = unruhige Beine] *Pl.:* = Anxietas tibiarum

Re|striktion [zu lat. *restringere, restrictum* = zurückbinden; beschränken] *w;* -, -en: **1)** Einschränkung (z. B. des Atemvolumens als Folge einer Lungenerkrankung). **2)** Verhinderung des Eindringens von Antikörpern

Re|striktions|enzym: Enzym, das bestimmte Teile der ↑Nukleinsäure heraustrennen kann

re|striktiv [*...tif;* zu ↑Restriktion]: einschränkend, einengend

Reststickstoff, im Fachjargon auch: **Rest-N:** der im Blutplasma oder Blutserum nach Entfernung des Eiweißes verbleibende Stickstoff (normal ca. 20 bis 45 mg %; bei Nieren- und Leberkrankheiten erhöht)

Re|sus|zitation [zu lat. *resuscitare* = wieder aufrichten, wieder wach machen] *w;* -, -en: = Reanimation

re|tard [zu lat. *retardare* = verzögern, zurückhalten]: Zusatzbez. zu Arzneimitteln, deren Wirkstoffe verzögert freigesetzt werden. **Re|tardation** *w;* -, -en: Verlangsamung, Hemmung (z. B. der geistigen oder körperlichen Entwicklung). **re|tardie|ren:** verlangsamen, verzögern, hemmen (z. B. die geistige oder körperliche Entwicklung; von Störungen oder Schädigungen gesagt). **retardiert: 1)** in der geistigen oder körperlichen Entwicklung zurückgeblieben. **2)** verzögert freigesetzt (von Wirksubstanzen in Arzneimitteln)

Re|tard|präparat: Arzneimittel mit verzögerter, lang anhaltender Wirkung

Rete [aus lat. *rete,* Gen.: *retis* = Netz; Garn] *s;* -s, Retia: „Netz", Blutgefäßgeflecht, Anhäufung netzartig verzweigter Arterien oder Venen (Anat.). **Rete acromia|le:** Gefäßnetz im Bereich des Acromions. **Rete arterio|sum:** Sammelbezeichnung für arterielle Gefäßnetze. **Rete articulare cubiti:** Arteriengeflecht am Ellbogengelenk. **Rete articulare genus** [↑Genu]: Arteriengeflecht am Kniegelenk. **Rete calcane|um:** Arteriengeflecht am Fersenbein. **Rete canalis nervi hypo|glossi:** = Plexus venosus canalis hypoglossi. **Rete carpi dorsale:** Arteriengeflecht auf dem Handwurzelrücken. **Rete foraminis ovalis** [↑Foramen]: = Plexus venosus foraminis ovalis. **Rete malleo|lare laterale** bzw. **media|le:** Arteriengeflecht über dem äußeren bzw. inneren Fußknöchel. **Rete mirabile** [lat. *mirabilis* = wunderbar]: „Wundernetz", ein in den Verlauf von Arterienstämmen eingeschaltetes Gefäßnetz (vor allem in den Nierengefäßknäueln). **Rete patellae:** Arteriengeflecht an der Vorderseite der Kniescheibe. **Rete patellare:** neue Bez. für ↑Rete patellae. **Rete testis:** Netz der geraden Samenkanälchen in dem bindegewebigen Strang, der in den inneren Raum des Hodens hineinragt. **Rete venosum:** weitmaschiges Venennetz. **Rete venosum dorsale manus** [- - - *mánuß*]: Venennetz am Handrücken. **Rete venosum dorsale pedis** [↑Pes]: Venennetz am Fußrücken. **Rete venosum plantare:** Venengeflecht an der Fußsohle

Re|tention [zu lat. *retinere, retentum* = zurückhalten] *w;* -, -en, in fachspr. Fügungen: **Re|tentio,** *Pl.:* ...io|nes: Zurückhaltung, Verhaltung, und zwar: **a)** relative oder absolute Unmöglichkeit, zur Ausscheidung bestimmte Körperflüssigkeiten oder andere Stoffe (bes. Urin) zu entleeren; **b)** Abflussbehinderung seröser Flüssigkeit, die sich in einer Zyste angesammelt hat; **c)** unvollständige od. fehlende Entwicklung eines Organs oder Körperteils aus seinem Ausgangsbereich (z. B. der Zähne oder der Hoden). **Re|tentio alvi** [↑Alvus]: Stuhlverhaltung infolge funktioneller oder organischer Veränderungen im Enddarm. **Re|tentio dentis** [↑Dens]: verhinderter Durchbruch eines Zahns. **Retentio testis:** = Kryptorchismus. **Re|tentio urinae:** „Harnverhaltung", funktionell oder durch organische Veränderungen im Bereich der Ausscheidungsorgane bedingte Unmöglichkeit, die Harnblase [vollständig] zu entleeren

Re|tentions|ikterus: Ikterusform, bei der die Leberzellen infolge exogener oder endogener Schäden nicht mehr imstande sind, den angebotenen Gallenfarbstoff zu verarbeiten (die Galle staut sich dabei in den Leberzellen)

Re|tentions|zyste: Zystenbildung infolge angeborenen oder erworbenen Verschlusses eines drüsigen Ausführungsganges

reticularis vgl. retikulär

reticulatus, ...ta, ...tum [zu lat. *reticulum* = kleines Netz]: netzförmig, gitterförmig; z. B. in der Fügung ↑Atrophodermia reticulata symmetrica faciei

Reticulum vgl. Retikulum

retikulär, in fachspr. Fügungen: **reticularis, ...re** [zu ↑Retikulum]: zu einem Retikulum gehörend; netzförmig; z. B. in der Fügung ↑Formatio reticularis (Anat.)

Retikulin [zu ↑Retikulum] *s;* -s: Bindegewebssubstanz aus Kollagen und einem durch höheren Schwefelgehalt ausgezeichneten Eiweißkörper. **Retikulin|fasern:** Fasern des retikulären Bindegewebes, die sich durch ihren Gehalt an ↑Retikulin von den kollagenen (Leim gebenden) Fasern unterscheiden

retikulo|endo|thelial [zu ↑Retikulum und ↑Endothel]; in der Fügung: **retikuloendotheliales Sy|stem:** Sammelbezeichnung für die ein eigenes, biologisch hochwirksames System bildenden Endothel- u. Retikulumzellen, die zusammen als Fress- u. Speicherzellen fungieren u. für die Stoffwechselvorgänge sowie für die Immunkörperbildung von Bedeutung sind; Abk.: RES, auch: R. E. S.

Retikulo|endo|thelio|se, auch: **Retikulose** [zu ↑retikuloendothelial] *w;* -, -n: Sammelbezeichnung für alle vom retikuloendothelialen System ausgehenden Wucherungen

retikulo|histio|zytär [zu ↑Retikulum und ↑Histiozyt]: = retikuloendothelial. **retikulo|histio|zytäres Sys|tem:** = retikuloendotheliales System

Retikulom [zu ↑Retikulum] *s;* -s, -e: von Retikulumzellen ausgehende gutartige knotige Geschwulst im Bereich des Knochenmarks, der Lymphknoten u. der Milz

Retikulo|sarkomatose [Kurzbildung zu ↑retikuloendothelial u. ↑Sarkom] *w;* -, -n: bösartige Wucherung des retikuloendothelialen Systems

Retikulose vgl. Retikuloendotheliose

Retikulo|zyt [↑Retikulum u. ↑...zyt] *m;* -en, -en (meist *Pl.*): bei lebhafter Blutbildung auftretende junge Erythrozyten mit anfärbbarer netzförmiger Innenstruktur

Retikulo|zyten|krise: schneller Anstieg der Retikulozyten im Blut als Zeichen der Funktionstüchtigkeit der Blut bildenden Organe

Retikulo|zytose [zu ↑Retikulozyt] *w;* -, -n: krankhafte Vermehrung der Retikulozyten im Blut

Retikulum [aus lat. *reticulum* = kleines Netz] *s;* -s, ...la, als anat. Terminus: **Reticulum,** *Pl.:* ...la: **1)** kleines Netz oder Geflecht aus Nervenfasern oder Gefäßen (Anat.). **2)** im Ruhekern der teilungsbereiten Zelle nach Fixierung u. Färbung sichtbares Netzwerk aus Teilen von entspiralisierten Chromosomen (Biol.). **3)** vgl. endoplasmatisches Retikulum

Retikulum|zelle: eine der stern- od. netzförmig verzweigten Gewebszellen des retikulären Bindegewebes, die das Grundgerüst innerer Organe bilden

Retina [zu lat. *rete* = Netz] *w;* -, ...nae: Netzhaut des Auges, die innerste, mehrschichtige Haut des Augapfels, in deren lichtempfindlichem Teil die eigentlichen Lichtsinneszellen (Stäbchen u. Zapfen) liegen

Retinaculum [zu lat. *retinere* = zurückhalten, festhalten] *s;* -s, ...la: bindegewebiges Halteband für Organe oder Gewebsstrukturen (Anat.). **Retinaculum cau|dale:** Bindegewebsstreifen, der die Rückenfläche der Steißbeinwirbel mit der bedeckenden Haut verbindet. **Retinacula cutis** *Pl.:* bindegewebige Stränge zwischen der Lederhaut des Körpers u. dem subkutanen Gewebe, die der Festigung zwischen beiden Hautschichten dienen. **Retinaculum ex|tensorum:** Handrückenband, ein querer Faserstreifen, in dem die Sehnen der Fingerstrecker zur Hand ziehen. **Retinaculum flexorum:** Bindegewebsband zwischen den beiden Hervorragungen an der Volarfläche der Handwurzelknochen, unter denen die Sehnen der Fingerbeuger u. der ↑Nervus medianus hindurchziehen. **Retinaculum musculorum extensorum inferius:** Verstärkungsband zwischen äußerem Fußknöchel u. Fußrand, das der Führung der Extensorensehnen am Fuß dient. **Retinaculum mus|culorum ex|tensorum superius:** Verstärkungsband zwischen Schienbein und Wadenbein dicht oberhalb des Fußgelenks (dient der Führung der Extensorensehnen). **Retinaculum mus|culorum flexorum:** Verstärkungsband für die Beugemuskeln des Fußes an der medialen Seite des Fußgelenks (dient der Führung der Flexorensehnen). **Retinaculum mus|culorum peronaeorum inferius** bzw. **superius:** unteres bzw. oberes Halteband für die Ansatzstelle der Wadenbeinmuskeln am Fuß. **Retinaculum patellae laterale** bzw. **media|le:** äußeres bzw. inneres Halteband für die Ansatzstelle des äußeren bzw. inneren Schenkelmuskels am Kniegelenk. **Retinacula unguis** *Pl.*: Haltebänder zwischen den Nägeln und den darunter liegenden Weichteilplatten

retinal [zu ↑Retina]: zur Augennetzhaut gehörend, in der Retina liegend

retinie|ren [aus lat. *retinere* = zurückhalten, festhalten]: für die Ausscheidung bestimmte Stoffwechselprodukte (insbes. Flüssigkeiten wie Harn) im Körper oder im Gewebe aktiv (d.h. willkürlich, z.B. bei Kindern vorkommend) oder passiv (d.h. unwillentlich, z.B. bei bestimmten Krankheiten) zurückhalten. **retiniert: 1)** im Gewebe oder in einem Hohlorgan zurückgehalten (von Stoffwechselprodukten). **2)** zurückbleibend (von Organen, die ihre natürliche Lage im Verlauf der Entwicklung nicht einnehmen, z.B. von den Hoden gesagt)

Retinitis [zu ↑Retina] *w;* -, ...itiden (in fachspr. Fügungen: ...itides): Entzündung der Netzhaut des Auges. **Retinitis albuminurica:** Netzhautentzündung als Begleiterscheinung von Nierenkrankheiten. **Retinitis an|gio|spastica:** Netzhautentzündung bei Gefäßkrampf der Netzhautarterien. **Retinitis dia|betica:** Netzhautentzündung als Begleiterscheinung bei ↑Diabetes

Retino|blastom [zu ↑Retina u. gr. *βλαστός* = Spross, Trieb] *s;* -s, -e, in fachspr. Fügungen: **Retino|blastoma,** *Pl.:* -ta: bösartige Netzhautgeschwulst

Retino|chorio|iditis [zu ↑Retina u. ↑Chorioidea] *w;* -, ...itiden (in fachspr. Fügungen: ...itides): = Chorioretinitis

Retino|id [Kurzbildung aus ↑Retinol u. ↑...id] *s;* -[e]s, -e (meist *Pl.*): Bez. für Derivate von Vitamin A

Retinol [Kurzbildung aus ↑Retina u. ↑Alkohol] *s;* -s, -e: internationale Bez. für Vitamin A

Retino|pa|thie [↑Retina u. ↑...pathie] *w;* -, ...ien, in fachspr. Fügungen: **Retino|pa|thia[1]**, *Pl.:* ...iae: allg. Bez. für nichtentzündliche Erkrankungen der Netzhaut. **Retino|pa|thia dia|betica:** im Gefolge der Zuckerkrankheit auftretende Netzhauterkrankung mit kleinsten Blutungen in die Netzhaut

Retortenbaby [...*be'bi*] *s;* -s, -s: Jargonbez. für ein durch ↑Embryotransfer gezeugtes Kind

Reto|thel *s;* -s, -e: Kurzbezeichnung für ↑*retikuloendothel*iales System

Re|traktion [zu lat. *retrahere, retractum* = zurückziehen; verkürzen] *w;* -, -en: Schrumpfung, Verkürzung (z.B. der Haut nach einer Verbrennung)

Re|trans|fusion [↑re... u. ↑Transfusion] *w;* -, -en: = Reinfusion

Re|trans|plantation [↑re... u. ↑Transplantation] *w;* -, -en: Ausschneiden eines Transplantats beim Empfänger und Rückverpflanzung in den ursprünglichen Spender

re|tro..., Re|tro... [aus lat. *retro* = rückwärts, nach hinten, zurück]: erster Wortbestandteil von Zus. mit der Bed. „hinten, hinter, im Hintergrund von etwas gelegen; rückwärts, nach hinten (im Sinne einer räumlichen Verlagerung); zurück (im Sinne einer Rückentwicklung oder Rückwirkung)“; z.B.: retrobulbär, Retroflexion, retrograd

re|tro|au|rikulär, in fachspr. Fügungen: **re|tro|au|ricularis, ...re** [zu ↑retro... u. ↑Auricula]: hinter der Ohrmuschel gelegen oder lokalisiert (z.B. von Krankheitsprozessen)

re|tro|bulbär [zu ↑retro... u. ↑Bulbus oculi]: hinter dem Augapfel gelegen oder lokalisiert (z.B. von Krankheitsprozessen)

Re|tro|collis [zu ↑retro... u. lat. *collum* = Hals] *m;* -; in der Fügung: **Re|tro|collis spasmodicus:** durch Verkrampfung der Nackenmuskulatur hervorgerufene Rückwärtsbeugung des Kopfes

Re|tro|fixatio [zu ↑retro... u. lat. *fixus* = fest; bleibend] *w;* -, ...atio|nes; in der Fügung: **Retro|fixatio colli uteri:** operative Aufrichtung des Gebärmutterhalses bei Gebärmutterknickung

re|tro|flektiert, in fachspr. Fügungen: **re|tro|flexus, ...xa, ...xum** [zu retro... u. lat. *flectere, flexum* = biegen, beugen]: zurückgebogen, nach hinten abgeknickt (von Organen od. Körperteilen); z.B. in der Fügung ↑Fasciculus retroflexus. **Re|tro|flexion** *w;* -, -en, in fachspr. Fügungen: **Re|tro|flexio,** *Pl.:* ...io|nes: Abknickung von Organen oder Körperteilen nach hinten. **Re|tro|flexio uteri:** Rückwärtsabknickung des Gebärmutterkörpers (gegen den Gebärmutterhals). **retroflexus** vgl. retroflektiert

re|tro|grad [zu ↑retro... u. lat. *gradi* = schreiten]: **1)** von hinten her, nach rückwärts. **2)** rückläufig, rückwirkend, in zurückliegende Situationen zurückreichend (z.B. von einer Amnesie gesagt)

re|tro|kardial [zu ↑retro... u. ↑Kardia]: den Bereich hinter dem Herzen, also zwischen Herz u. Wirbelsäule, betreffend; im Raum zwischen dem Herzen u. der Wirbelsäule liegend

re|tro|lental, in fachspr. Fügungen: **re|tro-**

lentalis, ...le [zu ↑retro... u. ↑Lens]: hinter der Augenlinse gelegen oder lokalisiert (von krankhaften Veränderungen). **re|tro|lentale Fibro|plasie:** krankhafte Ausbildung einer Bindegewebsplatte hinter der Augenlinse, die meist zur Erblindung führt (vor allem bei Frühgeborenen, bei denen durch übermäßiges Sauerstoffangebot [Beatmung] die Gefäßbildung der Netzhaut gestört wird)

re|tro|malleo|lär, in fachspr. Fügungen: **retro|malleo|laris, ...re** [zu ↑retro... u. ↑Malleolus]: hinter dem Knöchel liegend od. lokalisiert (bes. von krankhaften Veränderungen)

re|tro|mammär [zu ↑retro... u. ↑Mamma]: hinter der weiblichen Brustdrüse liegend od. lokalisiert (bes. von Krankheitsprozessen)

re|tro|mandibulär, in fachspr. Fügungen: **re|tro|mandibularis, ...re** [zu ↑retro... u. ↑Mandibula]: hinter dem Unterkiefer liegend od. lokalisiert (bes. von Krankheitsprozessen)

re|tro|maxillär, in fachspr. Fügungen: **retro|maxillaris, ...re** [zu ↑retro... u. ↑Maxilla]: hinter dem Oberkiefer liegend oder lokalisiert (bes. Krankheitsprozesse)

re|tro|nasal, in fachspr. Fügungen: **re|tronasalis, ...le** [zu ↑retro... u. ↑Nasus]: hinter der Nase, im Nasenrachenraum liegend od. lokalisiert (bes. von Krankheitsprozessen)

re|tro|peritonäal und **re|tro|peritoneal,** in fachspr. Fügungen: **re|tro|peritonaea|lis, ...le** und **re|tro|peritonea|lis, ...le** [zu ↑retro... u. ↑Peritonaeum]: hinter dem Bauchfell liegend oder lokalisiert (bes. von Krankheitsprozessen)

re|tro|pharyn|geal, in fachspr. Fügungen: **re|tro|pharyn|gea|lis, ...le** [zu ↑retro... u. ↑Pharynx]: hinter dem Rachen liegend oder lokalisiert (bes. von Krankheitsprozessen)

re|tro|plazentar, in fachspr. Fügungen: **retro|placentaris, ...re** [zu ↑retro... u. ↑Plazenta]: den Raum hinter der Plazenta (bei Schwangeren) betreffend, in ihm lokalisiert (z. B. von Blutungen); z. B. in der Fügung ↑Haematoma retroplacentare

Re|tro|pneu|mo|peri|tonä|um *s;* -s, ...näen, auch: **Re|tro|pneu|mo|peri|tone|um,** *Pl.:* ...ne|en: = Pneumoretroperitonäum

Re|tro|position [zu ↑retro... u. lat. *ponere, positum* = setzen, stellen, legen] *w;* -, -en, in fachspr. Fügungen: **Re|tro|positio,** *Pl.:* ...iones: angeborene oder erworbene Verlagerung eines Organs von seinem natürlichen Platz im Körper nach rückwärts. **Re|tropositio uteri:** Fehllagerung der Gebärmutter im Becken in Richtung Kreuzbein

re|tro|pubisch, in fachspr. Fügungen: **retro|pubicus, ...ca, ...cum** [zu ↑retro... u. ↑Pubes]: hinter der Schamfuge liegend oder lokalisiert (z. B. von Krankheitsprozessen)

Re|tro|pulsion [zu ↑retro... u. lat. *pellere, pulsum* = stoßen; treiben] *w;* -, -en, in fachspr. Fügungen: **Re|tro|pulsio,** *Pl.:* ...iones: zwanghaftes Rückwärtslaufen mit immer schneller werdenden Schritten, wobei der Betroffene nicht mehr in der Lage ist anzuhalten u. schließlich hinstürzt (symptomatisches Zeichen bei Parkinson-Krankheit)

re|tro|sternal, in fachspr. Fügungen: **re|trosternalis, ...le** [zu ↑retro... u. ↑Sternum]: hinter dem Brustbein liegend oder lokalisiert (z. B. von Schmerzen od. Krankheitsprozessen)

re|tro|tonsillär, auch: **re|tro|tonsillar,** in fachspr. Fügungen: **re|tro|tonsillaris, ...re** [zu ↑retro... u. ↑Tonsille]: hinter der Rachenmandel liegend oder lokalisiert

Re|tro|vak|zin [↑retro... u. ↑Vakzin] *s;* -s, -e u. (meist) **Re|tro|vak|zine** *w;* -, -n: Impfstoff (speziell Pockenimpfstoff), der von Kühen gewonnen wird, die vorher mit Pockenlymphe von Menschen infiziert worden waren. **Re|tro|vak|zination** *w;* -, -en: Rückimpfung des aus menschlichen Pocken gewonnenen Impfstoffes auf Kühe

Retroversio vgl. Retroversion

Re|tro|versio|flexio [Kurzbildung aus ↑Retroversion u. ↑Retroflexion] *w;* -, ...iones; in der Fügung: **Re|tro|versio|flexio uteri:** Rückwärtsneigung u. gleichzeitige Abknickung der Gebärmutter nach hinten

Re|tro|version [zu ↑retro... u. lat. *vertere, versum* = drehen, wenden] *w;* -, -en, in fachspr. Fügungen: **Re|tro|versio,** *Pl.:* ...iones: Rückwärtsneigung eines Organs, insbes. der Gebärmutter

re|tro|viral [zu ↑Retrovirus]: durch Retroviren bedingt, von Retroviren stammend

Re|tro|virus [Kurzbildung aus ↑*re*verse *Tr*anskriptase und ↑Virus] *s;* -, ...ren (meist *Pl.*): Familie der Ribonukleinsäureviren mit den Unterfamilien der Onkoviren (↑HTLV) und der ↑Lentiviren; sie übersetzen mittels der reversen Transkriptase die Virusribonukleinsäure in die Desoxyribonukleinsäure der Wirtszelle und bauen sie in deren Genom ein (Erreger von Tumorerkrankungen und Aids)

re|tro|zäkal, in fachspr. Fügungen: **re|trocae|calis, ...le** [zu ↑retro... u. ↑Zäkum]: hinter dem Blinddarm liegend oder lokalisiert (z. B. von Krankheitsprozessen)

Retzius-Raum [nach dem schwed. Anatomen A. A. Retzius, 1796–1860]: = Spatium retropubicum

re|uniens [*...i-ä...;* zu ↑re... u. spätlat. *unire* = vereinigen]: verschiedene Körperteile oder Organe miteinander verbindend (bes. von Körpergängen oder Kanälen gesagt)

Re|vak|zination [↑re... u. ↑Vakzination] *w;* -, -en: Wiederimpfung, Zweitimpfung, wiederholte Impfung mit dem gleichen Impfstoff in einem bestimmten zeitlichen Abstand zur Erstimpfung; insbesondere Bezeichnung für die zweite Pockenimpfung. **re|vak|zini̱e̱ren**: wiederholt mit dem gleichen Impfstoff impfen, eine Zweitimpfung vornehmen

Re|vas|kularisatio̱n *w;* -, -en: = Vaskularisation

Reverdin-Läppchen [*rewärdăng...;* nach dem Schweizer Chirurgen J. L. Reverdin, 1842–1908]: dünnes, inselartiges Hautläppchen zur Deckung von Weichteildefekten (z. B. zum Verschluss einer granulierenden Wundfläche)

re|vẹrs [zu lat. *revertere, reversum* = umkehren]: umgekehrt (z. B. reverse Transkriptase)

re|vẹrse Tran|skripta̱se: Enzym, das für die Vermehrung von Viren notwendig ist und der Rückübersetzung der Virusribonukleinsäure dient, die die Erbinformation ändert

re|versi̱bel [zu lat. *revertere, reversum* = umkehren]: umkehrbar, d. h. heilbar (von krankhaften Vorgängen od. Veränderungen im Organismus gesagt). **Re|versibilitä̱t** *w;* -: Umkehrbarkeit, d. h. Heilbarkeit krankhafter Vorgänge oder Veränderungen im Organismus

re|vidi̱e̱|ren [aus lat. *revidere, revisum* = wieder hinsehen]: eine Wunde nochmals operativ behandeln. **Re|visio̱n** *w;* -, -en: nochmalige operative Behandlung einer schlecht heilenden Wunde

Re|volu̱tio cọrdis [zu lat. *revolvere, revolutum* = zurückwälzen u. ↑Cor] *w;* - -, ...io̱|nes -: „Herzrevolution“, Zeitspanne, die das Herz für eine vollständige Schlagfolge benötigt

Re|vulsi̱vum [zu lat. *revellere, revulsum* = wegreißen; vertilgen, vernichten] *s;* -s, ...va: Fieber ableitendes Mittel (z. B. kalte Waden- und Armwickel)

Re|zẹpt [zu lat. *recipere, receptum* = zurücknehmen; aufnehmen; nehmen] *s;* -[e]s, -e: schriftliche Anweisung des Arztes an den Apotheker für die Abgabe von Heilmitteln. **re|zepti̱e̱|ren**: ein Rezept ausschreiben (vom Arzt gesagt)

re|zeptiv [...*tif;* zu lat. *recipere, receptum* = aufnehmen]: aufnehmend, empfangend (beim Geschlechtsverkehr den Penis in die Scheide); Gegensatz: insertiv. **Re|zẹptor** *m;* -s, ...to̱ren (meist *Pl.*): **1)** nervöse Empfangsorgane in der Haut und in inneren Organen zur Aufnahme von Reizen. **2)** reaktionsfähige Stellen einer Körperzelle, an denen sich passende Antigene verankern können

re|zẹpt|pflichtig: auf Grund gesetzlicher Vorschriften nur auf ärztliches Rezept erhältlich (von Arzneimitteln)

Re|zeptu̱r [zu ↑Rezept] *w;* -, -en: **1)** Zubereitung von Arzneimitteln nach den Angaben des ärztlichen Rezeptes. **2)** Arbeitsraum in der Apotheke zur Zubereitung von Arzneimitteln

re|zessiv [...*if;* zu lat. *recedere, recessum* = zurücktreten, zurückweichen]: zurücktretend, nicht in Erscheinung tretend, verdeckt (von Erbfaktoren; Biol.; Gegensatz: ↑dominant). **Re|zessivitä̱t** *w;* -: Bez. für das Phänomen, dass ein rezessives Erbmerkmal im ↑Phänotyp eines Lebewesens nicht in Erscheinung tritt (Gegensatz: ↑Dominanz; Biol.)

re|zidiv [...*if;* zu lat. *recidere* = zurückfallen; wiederkommen]: wiederkehrend, wieder auflebend; rückfällig (bezogen auf eine Krankheit bzw. auf Krankheitssymptome). **Re|zidiv** *s;* -s, -e: Wiederaufleben; Rückfall (bezogen auf eine gerade überstandene Krankheit). **re|zidi|vi̱e̱|ren**: in bestimmten Zeitabständen periodisch wiederkehren (von Krankheiten gesagt)

RF: Abk. für ↑Releaserfaktor

R-Faktor: ringförmiges DNS-Stück mit Resistenzmarkern, die sich unabhängig vom Teilungszyklus der Zelle vermehren (Genetik)

RG: Abk. für ↑Rasselgeräusch

rh = Rhesusfaktor (negativ)

Rh = **1)** chem. Zeichen für ↑Rhodium. **2)** Rhesusfaktor (positiv)

Rhabdo̱m [zu gr. *ῥάβδος* = Rute, Gerte, Stab] *s;* -s, -e: allg. Bez. für die Stäbchen und Zapfen in der Netzhaut des Auges

Rhabdo|myo|ly̱se [gr. *ῥάβδος* = Rute, Gerte, Stab, ↑myo... u. ↑...lyse] *w;* -, -n: krankhafte Selbstauflösung der quer gestreiften Muskulatur

Rhabdo|myo̱m [gr. *ῥάβδος* = Rute, Gerte, Stab u. ↑Myom] *s;* -s, -e: gutartige bindegewebige Geschwulst mit mehr oder weniger ausgebildeten quer gestreiften Muskelfasern, Riesenzellen und glykogenreichen Zellen

Rhabdo|myo|sarko̱m [Kurzbildung aus ↑Rhabdomyom u. ↑Sarkom] *s;* -s, -e: bösartige Geschwulst der quer gestreiften Muskulatur

Rhabdo|sphịnkter [gr. *ῥάβδος* = Rute, Gerte, Stab u. ↑Sphinkter] *m;* -s, ...te̱re: = Musculus sphincter urethrae

Rhạbdo|virus [gr. *ῥάβδος* = Rute, Gerte, Stab u. ↑Virus] *s;* -, ...ren (meist *Pl.*): Gruppe stäbchenförmiger Viren (RNS-Viren) mit einem kegelförmigen und einem flachen Ende, zu denen u. a. das Tollwutvirus gehört

rha|chi..., Rha|chi..., auch: **rha|chio..., Rhachio...**, gelegentlich in eindeutschender Schreibung: **ra|chi..., Ra|chi...** bzw. **rachio..., Ra|chio...** [aus gr. *ῥάχις* = Rücken; Rückgrat]: Bestimmungswort von Zus. mit der Bed. „Wirbelsäule; Rückenmark“; z. B.: Rhachialgie, Rhachiotomie

Rha|chi|algi̱e [↑rhachi... u. ↑...algie] *w;* -, ...i̱en: Schmerz im Bereich der Wirbelsäule

Rha|chi|an|äs|thesie [↑rhachi... und ↑Anästhesie] *w;* -, ...ien: Schmerzausschaltung durch Einspritzen von ↑Anästhetika in den Rückenmarkkanal bzw. den Subduralraum

Rha|chio|tomie [↑rhachi... u. ↑...tomie] *w;* -, ...ien: operative Eröffnung der Wirbelsäule bzw. des Wirbelsäulenkanals (z. B. im Rahmen einer Bandscheibenoperation)

Rha|chi|pagus [zu ↑rhachi... u. gr. *πηγνύναι* = festmachen (*παγῆναι* = befestigt sein)] *m;* -, ...pagi u. eindeutschend: ...pagen: Doppelfehlbildung, bei der beide Feten an der Wirbelsäule zusammengewachsen sind

Rha|chis|agra [gr. *ῥάχις* = Rücken; Rückgrat u. gr. *ἄγρα* = das Fangen; (in Zus. auch:) Zange; Gicht] *s;* -s: Gicht der Wirbelgelenke

Rha|chi|schisis [...*ß-ch*...; zu ↑rhachi... u. gr. *σχίζειν* = spalten] *w;* -, ...schisen: mangelhafter Verschluss des Wirbelkanals (entweder total und mit Fehlen des Rückenmarks oder partiell mit Offenbleiben der Wirbelbögen)

Rhachitis vgl. Rachitis

Rhagade [aus gr. *ῥαγάς*, Gen.: *ῥαγάδος* = Riss; Ritze] *w;* -, -n: Hautriss; Schrunde

rhagadi|form, in fachspr. Fügungen: **rhagadi|formis, ...me** [zu ↑Rhagade u. lat. *forma* = Gestalt, Form]: schrundenförmig (z. B. von Hautverletzungen)

Rham|no|lipid [↑Rhamnose und ↑Lipid] *s;* -[e]s, -e: hitzestabiles Zellgift, bestehend aus Rhamnose und Lipiden

Rham|nose [zu gr. *ῥάμνος* = eine Art Dornstrauch] *w;* -, -n: erst süß, dann bitter schmeckendes ↑Monosaccharid

Rhaphe vgl. Raphe

Rhenium [nlat. Bildung zu lat. *Rhenus* = Rhein] *s;* -s: metallisches chem. Element; Zeichen: Re

Rheo|base [gr. *ῥέος* = das Fließen, der Strom u. gr. *βάσις* = Gegenstand, auf dem etwas stehen kann; Tritt; Fundament] *w;* -: geringste Stromstärke, die eben noch eine Muskelkontraktion bewirkt

Rheo|en|ze|phalo|gra|phie [gr. *ῥέος* = das Fließen, der Strom, ↑Encephalon u. ↑...graphie] *w;* -, ...ien: Messung elektrischer Leitfähigkeitsänderungen der pulsierenden Blutsäule (zur Erfassung intrazerebraler Durchblutungsstörungen)

Rheo|gra|phie [gr. *ῥέος* = das Fließen, der Strom u. ↑...graphie] *w;* -, ...ien: Aufzeichnung der Pulsschwingungen, die in den kleinen peripheren Blutgefäßen beim Durchtritt der Pulswelle entstehen

Rheo|kardio|gra|phie [gr. *ῥέος* = das Fließen, der Strom, ↑Kardia u. ↑...graphie] *w;* -, ...ien: Registrierung des Widerstandes, der einem elektrischen Strom beim Durchfließen des Brustkorbes geleistet wird (dient der Erfassung mechanischer und elektrischer Erscheinungen der Herztätigkeit)

Rheo|logie [gr. *ῥέος* = das Fließen, der Strom u. ↑...logie] *w;* -: Fließlehre, Wissenschaft und Lehre von der Mechanik flüssiger Stoffe (z. B. des Blutes). **rheo|logisch:** die Rheologie betreffend

Rheo|pe|xie [zu gr. *ῥέος* = das Fließen, der Strom u. gr. *πῆξις* = das Befestigen, Verbinden] *w;* -, ...ien: Festwerden von Gallerten durch mechanische Einwirkung mit nachfolgender Wiederverflüssigung

Rheo|ple|thysmo|gra|phie [gr. *ῥέος* = das Fließen, der Strom u. ↑Plethysmographie] *w;* -, ...ien: Verfahren zur Bestimmung der Volumenschwankungen eines von einem Hochfrequenzstrom durchflossenen Organs (insbesondere des Herzens) mithilfe der jeweiligen Widerstandsänderung

Rheo|taxis [gr. *ῥέος* = das Fließen, der Strom u. gr. *τάξις* = Ordnung, Aufstellung] *w;* -, ...xen: Orientierungsweise sich aktiv bewegender Organismen (z. B. Spermien) in einer Flüssigkeit, meist gegen die Strömung (positive R.), selten mit der Strömung (negative R.)

Rhesus|faktor: zuerst beim Rhesusaffen entdeckter, bei etwa 85 % der Menschen der weißen Rasse vorkommender dominant erblicher Faktor der roten Blutkörperchen, der in Rh-freiem Blut als Antigen wirkt u. als solches die Bildung eines Antikörpers auslöst, der seinerseits beim Zusammentreffen von Rh-freiem mit Rh-Blut eine ↑Agglutination hervorruft (bedeutungsvoll bes. bei Blutübertragungen, bei Schwangerschaften u. beim Vaterschaftsnachweis); Abk.: Rh (im engeren Sinne = Rhesusfaktor positiv), rh (= Rhesusfaktor negativ)

Rhesus|in|kom|patibilität: = Erythroblastose

Rhesus|schaukel: bewegliche Wärme- und Beleuchtungsquelle zur Bestimmung des Rh-Faktors

Rheu|ma *s;* -s: ugs. Kurzbezeichnung für ↑Rheumatismus

Rheum|ar|thritis [Kurzbildung aus ↑Rheumatismus u. ↑Arthritis] *w;* -, ...itiden, in fachspr. Fügungen: ...itides: allg. Bezeichnung für rheumatische Gelenkentzündungen

Rheu|matiker [zu ↑Rheumatismus] *m;* -s, -: an Rheumatismus Leidender. **rheu|matisch,** in fachspr. Fügungen: **rheu|maticus, ...ca, ...cum:** durch Rheumatismus bedingt, auf ihn bezüglich. **rheu|matisches Fieber** vgl. Polyarthritis rheumatica acuta

Rheu|matismus [von gleichbed. gr. *ῥευματισμός*, eigtl. = das Fließen (nach den Vorstellungen der antiken Medizin wird der Rheumatismus von im Körper „herumfließenden" Krankheitsstoffen verursacht)] *m;* -, ...mi (eindeutschend: ...men): schmerzhafte, das Allgemeinbefinden vielfach beeinträchtigende Erkrankung der Gelenke,

Muskeln, Nerven, Sehnen. **Rheu|matismus nodosus:** Sonderform der chronischen Polyarthritis, bei der die rheumatischen, subkutanen Knoten im Vordergrund des Krankheitsbildes stehen, während die Symptome an den Gelenken zurücktreten

rheu|mato|id [zu ↑Rheumatismus u. ↑...id]: rheumaähnlich (von Erkrankungen). **Rheumato|id** *s;* -[e]s, -e: im Gefolge schwerer allgemeiner oder Infektionskrankheiten auftretende rheumatismusähnliche Erkrankung

Rheu|mato|id|ar|thritis: neue Bez. für ↑progressiv-chronische Polyarthritis

Rheu|mato|loge [zu ↑Rheumatismus und ↑...loge] *m;* -n, -n: Spezialist auf dem Gebiet der rheumatischen Krankheiten. **Rheumato|logie** [↑...logie] *w;* -: Wissenschaft und Lehre von der Entstehung, Behandlung und Prophylaxe rheumatischer Erkrankungen

Rhexis [aus gr. ῥῆξις = das Reißen, der Riss] *w;* -, Rhexes: Zerreißung (z. B. eines Blutgefäßes)

rhin..., Rhin... vgl. rhino..., Rhino...

Rhin|algie [↑rhino... u. ↑...algie] *w;* -, ...ien: Nasenschmerz

Rhin|all|ergose [↑rhino... u. ↑Allergose] *w;* -, -n: „Heuschnupfen", allergische Reaktion der Nasenschleimhaut auf eingeatmete Pollenallergene (geht mit Schnupfen, seröser Exsudation, Juckreiz und lokalem Schwellungsgefühl einher)

Rhin|en|ce|phalon, auch in eindeutschender Schreibung: **Rhin|en|ze|phalon** [↑rhino... u. ↑Encephalon] *s;* -s, ...la: Riechhirn, Riechlappen des Gehirns mit dem Geruchszentrum

Rhinitis [zu gr. ῥίς, Gen.: ῥινός = Nase] *w;* -, ...itiden (in fachspr. Fügungen: ...itides): Nasenkatarrh, Schnupfen, Nasenschleimhautentzündung. **Rhinitis vaso|motorica:** nerval bedingte Nasenschleimhautentzündung mit anfallsweisem Auftreten einer Nasenverstopfung, Absonderung eines wässrigen Sekretes und häufigem Niesen

rhino..., Rhino..., vor Selbstlauten meist: **rhin..., Rhin...** [aus gr. ῥίς, Gen.: ῥινός = Nase]: Bestimmungswort von Zus. mit der Bed. „Nase [als Riechorgan]; Geruchszentrum (im Gehirn)"; z.B.: Rhinolalie, Rhinencephalon

Rhino|blennor|rhö, auch: **Rhino|blennorrhöe** [...*rö;* ↑rhino... u. ↑Blennorrhö] *w;* -, ...rrhöen: Nasenkatarrh mit ständiger Absonderung eines eitrig-schleimigen Sekretes

rhino|gen [↑rhino... u. ↑...gen]: in der Nase entstanden, von der Nase ausgehend

Rhino|lalie [zu ↑rhino... u. gr. λαλεῖν = schwatzen, reden] *w;* -, ...ien, in fachspr. Fügungen: **Rhino|lalia**[1], *Pl.:* ...iae: Näseln, näselnde Sprache (eine Sprachstörung). **Rhino|lalia aperta:** „offenes Näseln", Näseln bei Gaumensegellähmung oder bei vorliegender Gaumenspalte als Folge eines Unvermögens, den Rachenraum bei der Lautgebung abzuschließen. **Rhino|lalia clau|sa:** „geschlossenes Näseln", Näseln bei Verlegung der Nase bzw. der Nasenwege (dabei können die Nasenlaute m, n und ng nicht in die Resonanz einbezogen werden)

Rhino|lith [↑rhino... u. ↑...lith] *m;* -s od. -en, -e[n]: „Nasenstein", ↑Konkrement in der Nase aus verkalkten Nasenfremdkörpern

Rhino|loge [↑rhino... u. ↑...loge] *m;* -n, -n: Spezialarzt für Nasenkrankheiten. **Rhinologie** [↑...logie] *w;* -: Lehre von der Nase und ihren Krankheiten. **Rhino|logikum** *s;* -s, ...ka: in der Nase anzuwendendes Arzneimittel. **rhino|logisch:** die Rhinologie betreffend

Rhino|mano|me|trie [↑rhino..., gr. μανός = dünn, locker u. ↑...metrie] *w;* -, ...ien: Messung der Strömungswiderstände in den Nasengängen zur Feststellung des Grades der Behinderung bei eingeschränkter Nasenatmung

Rhino|myia|se [↑rhino... u. ↑Myiase] *w;* -, -n: Madenkrankheit der Nase (vor allem in den Tropen auftretend)

Rhino|mykose [↑rhino... u. ↑Mykose] *w;* -, -n: Pilzerkrankung der Nase (vor allem ihrer Schleimhaut)

Rhino|pa|thie [↑rhino... u. ↑...pathie] *w;* -, ...ien, in fachspr. Fügungen: **Rhino|pa|thia**[1], *Pl.:* ...iae: Sammelbez. für alle Erkrankungen im Bereich der Nase

Rhino|pha|ryn|gitis [zu ↑rhino... u. ↑Pharynx] *w;* -, ...itiden (in fachspr. Fügungen: ...itides): Entzündung der Nasen- und Rachenschleimhaut

Rhino|pharyn|go|skopie [zu ↑rhino..., ↑Pharynx u. ↑...skopie] *w;* -, ...ien: direkte Betrachtung des Nasen-Rachen-Raumes vom Mund aus (mithilfe eines opt. Instrumentes)

Rhino|phonie [zu ↑rhino... u. gr. φωνή = Stimme] *w;* -, ...ien: = Rhinolalie

Rhino|phym [↑rhino... u. gr. φῦμα = Gewächs; Geschwulst] *s;* -s, -e: knollige Verdickung der Nase, Knollennase

Rhino|plastik [↑rhino... u. ↑Plastik] *w;* -, -en: operative Bildung einer künstlichen Nase

Rhinor|rhagie [zu ↑rhino... u. gr. ῥηγνύναι = reißen, sprengen; Analogiebildung nach ↑Hämorrhagie] *w;* -, ...ien: heftiges Nasenbluten

Rhino|sklerom [zu ↑rhino... u. gr. σκληρός = trocken, dürr; hart] *s;* -s, -e: Nasenverhärtung mit wulstiger Verdickung der Nasenhaut

Rhino|skop [↑rhino... u. ↑...skop] *s;* -s, -e: „Nasenspiegel", zangenähnliches ärztliches Instrument zur Untersuchung der Nase von vorn. **Rhino|skopie** [↑...skopie] *w;* -, ...ien: Untersuchung der Nase mit dem Rhinoskop

Rhino|sporidio|se [zu ↑Rhinosporidium] *w;* -, -n: Pilzerkrankung der Nasenschleimhaut durch Rhinosporidiumarten (führt zu leicht blutenden Geschwüren)
Rhino|sporidium [zu ↑rhino..., ↑Spore u. ↑...id] *s;* -s, (Arten:) ...idien [...*iᵉn*], latinisiert: ...idia: Gattung von Sprosspilzen, Erreger der Rhinosporidiose
Rhino|virus [↑rhino... u. ↑Virus] *s;* -, ...ren (meist *Pl.*): säurelabile, humanpathogene RNS-Viren aus der Gruppe der ↑Picornaviren, Erreger harmloser Erkältungskrankheiten des Nasen-Rachen-Raums
Rhiz|ar|throse [gr. *ῥίζα* = Wurzel u. ↑Arthrose] *w;* -, -n: degenerative Erkrankung eines Grundgelenkes der Gliedmaßen (z.B. Fingergrundgelenk)
Rhizom [zu gr. *ῥίζα* = Wurzel] *s;* -s, -e, in fachspr. Fügungen: **Rhizoma,** *Pl.:* -ta: Wurzelstock von Pflanzen (wird getrocknet und zerkleinert für Arzneimittelzubereitungen verwendet)
Rhizo|poden, in der zoologischen Nomenklatur: **Rhizo|poda** [zu gr. *ῥίζα* = Wurzel u. gr. *πούς,* Gen.: *ποδός* = Fuß] *Pl.:* „Wurzelfüßer“, zu den Einzellern zählender Stamm des Tierreichs, dessen Vertreter durch in der Form ständig veränderliche, der Fortbewegung u. Nahrungsaufnahme dienende Protoplasmafortsätze gekennzeichnet sind (medizinische Bedeutung haben z.B. die Amöben)
Rhizo|tomie [gr. *ῥίζα* = Wurzel u. ↑...tomie] *w;* -, ...ien, in fachspr. Fügungen: **Rhizotomia**[1], *Pl.:* ...iae: operative Durchtrennung der Wurzeln von Rückenmarksnerven (zur Schmerzausschaltung). **Rhizo|tomia anterior:** operative Durchtrennung der vorderen Rückenmarkswurzeln. **Rhizo|tomia posterior:** operative Durchtrennung der hinteren Rückenmarkswurzeln
Rhodium [zu gr. *ῥόδον* = Rose] *s;* -s: zur Gruppe der Platinmetalle gehörendes chemisches Element; Zeichen: Rh
Rhodopsin vgl. Sehpurpur
Rhodo|torulose *w;* -, -n, in fachspr. Fügungen: **Rhodo|torulosis,** *Pl.:* ...oses: Erkrankung einzelner Organe durch Kleinpilze der Gattung Rhodotorula
Rhomb|en|ce|phalon, auch in eindeutschender Schreibung: **Rhomb|en|ze|phalon** [gr. *ῥόμβος* = Kreisel; Raute u. ↑Encephalon] *s;* -s, ...la: „Rautenhirn“, Bezeichnung für den aus dem Hinterhirn u. dem Nachhirn bestehenden Teil des Gehirns (Anat.)
rhombo|idalis, ...le und **rhombo|ide|us, ...idea, ...ide|um** [zu gr. *ῥόμβος* = Kreisel; Raute u. gr. *-ειδής* = gestaltet; ähnlich]: von rautenförmiger Struktur, ein rautenförmiges Aussehen habend (Anat., Med.)
Rhon|chus [von gr. *ῥόγχος* = das Schnarchen] *m;* -, ...chi: = Rasselgeräusch. **Rhonchi sibilantes** *Pl.:* „pfeifende Rasselgeräusche“, krankhafte respiratorische Nebengeräusche, die über den Lungen, z.B. bei Bronchialerkrankungen, zu hören sind. **Rhon|chi sonori** *Pl.:* tiefe, „brummende“ Rasselgeräusche (Giemen, Schnurren), krankhafte respiratorische Nebengeräusche, die über den Lungen, z.B. bei Bronchialerkrankungen, zu hören sind
Rhotazismus [zu gr. *ῥωτακίζειν* = den Buchstaben r beim Sprechen oder Schreiben zu häufig verwenden bzw. missbrauchen] *m;* -, ...men: fehlerhafte Aussprache bzw. unkorrekter Gebrauch des r-Lautes (beim Sprechen)
Rhyas [aus gr. *ῥυάς,* Gen.: *ῥυάδος* = im Fluss, fließend; das Tränenträufeln] *w;* -, Rhya|den: seltene Bezeichnung für ↑Epiphora
Rhypia vgl. Rupia
Rhypo|phobie [zu gr. *ῥύπος* = Schmutz u. gr. *φόβος* = Furcht] *w;* -, ...ien: krankhafte Angst vor Schmutz, Unrat oder Kot
rhyth|misch [zu ↑Rhythmus]: in gleichmäßigen Zeitabständen erfolgend (z.B. von Atmung, Puls, Kontraktion des Herzmuskels u.Ä.)
rhyth|mo|gen [↑Rhythmus u. ↑...gen]: durch den Herzrhythmus bedingt oder verursacht (z.B. rhythmogene Synkope)
Rhyth|mo|loge [↑Rhythmus u. ↑...loge] *m;* -n, -n: Arzt mit speziellen Kenntnissen auf dem Gebiet der Herzrhythmusstörungen. **Rhyth|mo|logie** [↑...logie] *w;* -: medizinisches Spezialgebiet, das sich mit der Entstehung und Therapie von Herzrhythmusstörungen beschäftigt
Rhyth|mus [von gr. *ῥυθμός* = Takt, Taktmäßigkeit, Gleichmaß] *m;* -, ...men: taktmäßige Gleichförmigkeit bzw. Wiederkehr einer Bewegung (z.B. der Atmung, des Pulses, der Kontraktion des Herzmuskels)
Rhytid|ek|tomie [gr. *ῥυτίς,* Gen.: *ῥυτίδος* = Runzel, Falte u. ↑Ektomie] *w;* -, ...ien: operative Beseitigung von Hautfalten (bes. im Gesichtsbereich)
Rhytidose [zu gr. *ῥυτίς,* Gen.: *ῥυτίδος* = Runzel, Falte] *w;* -, -n: vermehrte Bildung von Hautfalten infolge Nachlassens des natürlichen Spannungszustandes des Hautgewebes
RIA: Abk. für ↑Radioimmunassay
Ribbing-Krankheit [nach dem schwed. Röntgenologen S. Ribbing, 20. Jh.]: familiär-erbliches Leiden, u.a. mit vermehrtem Knochenabbau u. Knochenerweichung, vor allem im Epiphysenbereich der langen Röhrenknochen
Ribo|flavin [Kunstwort aus ↑Ribose u. lat. *flavus* = gelb] *s;* -s: in Hefe, Leber, Fleischextrakt, Niere, Muttermilch und in allen Blattgemüsen vorkommendes, stark ribosehaltiges Wachstumsvitamin (= Vitamin B_2)
Ribo|nu|kle|in|säure, auch: **Ribose|nu-**

kle|in|säure [Kunstwort zu ↑Ribose u. lat. *nucleus* = Kern]: aus Phosphorsäure, Ribose u. vier organischen Basen aufgebaute chem. Verbindung in den Zellen sämtlicher Lebewesen, die im Dienste der Eiweißsynthese des Zellplasmas steht u. insbesondere verantwortlich ist für die Übertragung der Erbinformation vom Zellkern in das Zellplasma u. für den Transport von Aminosäuren im Zellplasma zu den ↑Ribosomen, an denen die Verknüpfung der Aminosäuren zu Eiweißen erfolgt (Biochemie); Abk.: RNS

Ribose [Kunstwort] *w;* -, -n: zu den ↑Pentosen gehörender Zucker (bes. im Zellplasma vorkommend), Kohlenhydratbestandteil der Ribonukleinsäuren

Ribo|som [Kurzw. aus ↑Ribose u. ↑...som] *s;* -s, -en (meist *Pl.*): hauptsächlich aus Ribonukleinsäuren u. Protein bestehende, submikroskopisch kleine Körnchen im Zellplasma, besonders am ↑endoplasmatischen Retikulum, die für die Eiweißsynthese bedeutsam sind (Biochemie). **ribo|somal:** zu den Ribosomen gehörend, diese betreffend

Ribo|zym [Kurzw. aus ↑Ribose und ↑Enzym] *s;* -s, -e: katalytisch aktives Enzym eines Ribonukleinsäuremoleküls

Richet-Phänomen [*rischą...;* nach dem frz. Physiologen Ch. R. Richet, 1850–1935]: starke, mit Schocksymptomen einhergehende Überempfindlichkeitsreaktion des Organismus nach wiederholter Einbringung der gleichen nicht körpereigenen Eiweißstoffe in den Körper, die bei der ersten Einbringung keine Reaktion auslösten (eine Form der ↑Anaphylaxie)

Richter-Linie [nach dem dt. Chirurgen A. G. Richter, 1742–1812]: gedachte Linie (für die Bauchpunktion) zwischen Nabel und linkem, vorderem, oberem Darmbeinstachel

Rickett|sien [...*i^e^n;* nlat. Bildung zum Namen des amer. Pathologen H. T. Ricketts, 1871–1910] *Pl.:* obligat zellparasitische, gramnegative, unbewegliche, vielgestaltige Bakterien, die nur in lebenden Zellen existieren können u. als Erreger zahlreicher Infektionskrankheiten (z. B. Fleckfieber, Fünftagefieber, Balkangrippe) fungieren (Übertragung erfolgt durch Insekten)

Rickett|sio|se [zu ↑Rickettsien] *w;* -, -n: durch Rickettsien hervorgerufene Infektionskrankheit

Riechbahn: efferente Reflexbahn, die aus dem Hippocampus entspringt und über Fimbrie, Fornix und ↑Corpus mamillare schließlich als ↑Tractus mamillothalamicus zum Thalamus verläuft (stellt einen Teil des Riechhirns dar)

Riechhirn vgl. Rhinencephalon

Riechnerven vgl. Nervi olfactorii

Riedel-Struma [nach dem dt. Chirurgen B. M. C. L. Riedel, 1846–1916]: chronisch verlaufende Entzündung der Schilddrüse mit Wucherung u. Verhärtung des Bindegewebes

Rieder-Mahlzeit [nach dem dt. Röntgenologen Hermann Rieder, 1858–1932]: Mahlzeit aus Grießbrei u. Korinthen zur röntgenographischen Kontrastdarstellung der Verdauungswege. **Rieder-Zellen:** Myeloblasten, die bei akuter Leukämie auftreten (die Zellkerne weisen mehrere tiefe Einschnitte auf, die vermutlich durch die asynchrone Reifung von Zellkern und Zytoplasma zustande kommen)

Riegel-Mahlzeit [nach dem dt. Internisten Franz Riegel, 1843–1904]: Probemahlzeit aus einem Teller Fleischsuppe, 200 g Beefsteak, 50 g Brot u. 1 Glas Wasser zur anschließenden Untersuchung des Mageninhaltes bezüglich des Säure- und Enzymgehaltes

Riehl-Melanose [nach dem östr. Dermatologen Gustav Riehl, 1855–1943]: fleckförmige Pigmentierung der Haut besonders im Gesicht und an den Gliedmaßen, verbunden mit abnorm starker Verhornung der Haut

Riesenkind: Kind mit einem Geburtsgewicht über 4 500 g und einer Geburtslänge über 58 cm

Riesenwuchs vgl. Gigantismus

Riesenzellen: große Zellen mit vielen Kernen, die durch eine Störung der Zellteilung entstehen (Biol.)

rigid, in fachspr. Fügungen: **rigidus, ...da, ...dum** [zu lat. *rigere* = starr sein, steif sein]: starr, steif, derb, fest (bezogen z. B. auf die Beschaffenheit der Arterien bei Arteriosklerose). **Rigidität,** in fachspr. Fügungen: **Rigiditas** *w;* -: Versteifung; Steifigkeit, Starre (insbesondere der Muskeln). **Rigiditas dorsalis myo|pathica:** Versteifung der Rückenmuskeln bei Muskelentzündung. **Rigor** *m;* -s: = Rigidität. **Rigor mortis** [↑Mors]: „Totenstarre", Erstarrung der Muskulatur etwa 2–3 Stunden nach dem Tode (mit voller Ausbildung nach etwa 6–9 Stunden; Lösung der Totenstarre nach 1–2 Tagen)

RIHSA [Abk. für gleichbed. engl. *r*adio*i*odinated *h*uman *s*erum *a*lbumin] *s;* -: Serumeiweiß, das mit radioaktivem Jod markiert ist und z. B. zur Messung der Durchblutung der Leber verwendet wird

Rima [aus gleichbed. lat. *rima,* Gen.: *rimae*] *w;* -, Rimae: Spalt, Ritze (Anat.). **Rima ani** [↑Anus]: Gesäßspalte, die die beiden Gesäßhälften voneinander trennt. **Rima glottidis** [↑Glottis]: „Stimmritze", in der Weite veränderlicher Spalt zwischen den wahren Stimmbändern im Kehlkopf. **Rima oris** [↑[2]Os]: die durch Ober- u. Unterlippe begrenzte Mundspalte. **Rima palpe|brarum** [↑Palpebra]: die durch Ober- und Unterlid begrenzte Lidspalte des Auges. **Rima pudendi:** „Schamspalte" (zwischen den großen

Schamlippen der äußeren weiblichen Geschlechtsteile). **Rima vestibuli:** Vorhofspalte zwischen den Taschenbändern des Kehlkopfes

Rinde vgl. Kortex

Rinden|ataxie: Ataxie infolge Erkrankung der Großhirnrinde

Rindenblindheit: Blindheit trotz intakter Augen- und Sehnerven bei Ausfall der Sehrinde im Hinterhauptslappen

Rinden|epi|lepsie = Jackson-Epilepsie

Rinden|nystag|mus: horizontale Zuckung der Augen bei Geschwülsten oder Schäden im Bereich des Fußes der zweiten Stirnwindung im Gehirn

Rindentaubheit: Taubheit trotz intakten Hörnervs und Gehörorgans im Innenohr infolge ausgedehnter Zerstörungen der Hörsphäre im Gehirn durch große Schläfenlappenherde

Rinderbandwurm vgl. Taenia saginata

Rinder|tuberkulose: auf den Menschen (vor allem) durch Genuss von Milch tuberkulosekranker (perlsüchtiger) Kühe übertragbare Tuberkulose

Rindfleisch-Falte [nach dem dt. Pathologen G. E. Rindfleisch, 1836–1908]: Umschlagsfalte des Perikards am Übergang vom Herzen zur Aorta

Ringelhaare vgl. Pili anulati

Ringelröteln vgl. Erythema infectiosum

Ringer-Lösung [nach dem engl. Arzt Sydney Ringer, 1835–1910]: in Konzentration und Mischung der Blutflüssigkeit entsprechende isotonische Salzlösung aus Natriumchlorid, Kaliumchlorid, Kalziumchlorid, Magnesiumchlorid, Natriumphosphat und Natriumkarbonat (als Blutersatz)

Ringfinger vgl. Digitus anularis

Ringknorpel vgl. Cartilago cricoidea

Ring|stripper [zu engl. *to strip* = abstreifen] *m;* -s, -: flexible Sonde mit Metallring zur Entfernung von Gefäßthromben

Rinne-Versuch [nach dem dt. Otologen F. H. Rinne, 1819–1868]: Form der Stimmgabelhörprüfung, die dem Vergleich der Hörfähigkeit für Knochen- und Luftleitung dient: Die Knochenleitung wird geprüft, indem man die Stimmgabel auf den Warzenfortsatz aufsetzt, die Luftleitung, indem man dieselbe, leise angeschlagene Stimmgabel vor die Ohrmuschel hält; beim Normalhörenden ist die Luftleitung besser als die Knochenleitung

Rippe vgl. Costa

Rippenbogen vgl. Arcus costalis

Rippenfell vgl. Pleura parietalis

Rippenfellentzündung vgl. Pleuritis

Rippenstern: schwerste Form des ↑Gibbus, bei der die erkrankten Wirbelkörper sternförmig zusammensinken

Rippenwinkel vgl. Angulus costae

Risiko|geburt: Bez. für alle Geburtsverläufe mit voraussichtlich erhöhtem Risiko für Mutter und Kind

Rissmann-Aorten|kom|pressorium [nach dem dt. Gynäkologen Paul Rissmann, 1867–1932]: bügelartiges Instrument zum Zusammendrücken der Aorta bei Blutungen

RIST: Abk. für ↑Radioimmunosorbenttest

Risus sardonicus [lat. *risus* = das Lachen; gr. *σαρδόνιος* = Hohn lachend, grinsend; grimmig] *m;* - -: „sardonisches Lachen", maskenartige, grinsende Verzerrung der Gesichtsmuskulatur (typisches Zeichen bei ↑Tetanus)

Ritgen-Handgriff [nach dem dt. Gynäkologen F. A. M. F. von Ritgen, 1787–1867]: so genannter Hinterdammgriff, Form des Dammschutzes beim Durchtritt des kindlichen Kopfes während der Geburt, wobei der Kopf des Kindes vom Hinterdamm her umgriffen bzw. ergriffen wird, indem man den After mit einem Wattebausch bedeckt und den Kopf allmählich über den Damm leitet

Ritter-Krankheit [nach dem dt. Arzt Gottfried Ritter von Rittersheim, 1820–1883]: = Dermatitis exfoliativa neonatorum

Rivalta-Probe [nach dem ital. Pathologen Fabio Rivalta, 1867–1959]: chemische Untersuchungsmethode zur Unterscheidung eines Exsudates von einem Transsudat (dabei lässt man einige Tropfen der zu untersuchenden Punktionsflüssigkeit in ein Becherglas mit 3%iger Essigsäure fallen; beim Exsudat kommt es zu einer deutlichen Eiweißfällung)

Riva-Rocci-Apparat [nach dem ital. Arzt Scipione Riva Rocci, 1863–1937]: Apparat zur unblutigen Messung des arteriellen Blutdrucks mithilfe eines Quecksilbermanometers, das mit einer um den Oberarm des Patienten zu legenden aufpumpbaren Gummimanschette gekoppelt ist

Rivini-Nische [nach dem dt. Arzt und Botaniker A. Q. Rivinus (eigtl.: A. Q. Bachmann), 1652–1723]: = Incisura tympanica

Rivus la|crimalis [lat. *rivus* = Bach] *m;* - -, ...vi ...les: „Tränenbach", feine, dreiseitige, quer zum Augapfel verlaufende Rinne zwischen dem Augapfel und den Rändern der (geschlossenen) Augenlider (durch diese Rinne fließen die Tränen in den Tränensee; Anat.)

R-Klassi|fikation *w;* -: Einteilung von Residualtumoren nach dem Grad der Ausdehnung (R0–R2)

Rn: chem. Zeichen für ↑Radon

RNA [Abk. von gleichbed. engl. *r*ibo*n*ucleic *a*cid]: = Ribonukleinsäure

RNS: Abk. für ↑Ribonukleinsäure

Robert-Becken [nach dem dt. Gynäkologen H. L. F. Robert, 1814–1874]: quer verengtes Becken infolge Fehlens beider Kreuzbeinflügel

Roborans [zu lat. *roborare* = stärken, kräftigen] *s;* -, ...rantia od. ...ranzien [...*iᵉn*]: Stärkungsmittel, Kräftigungsmittel. **roborierend:** kräftigend, stärkend (bes. von Arzneimitteln)

Robson-Punkt [*robßᵉn...;* nach dem engl. Chirurgen A. W. Mayo Robson, 1853–1933]: umschriebener Schmerzpunkt bei Gallenblasenentzündung (liegt auf einer gedachten Verbindungslinie zwischen Nabel und rechter Brustwarze, etwa am Übergang vom unteren zum mittleren Drittel)

rodens [zu lat. *rodere* = nagen]: nagend, fressend (z. B. von einem Geschwür gesagt)

Roederer-Kopfeinstellung [nach dem dt. Geburtshelfer J. G. Roederer, 1727–1763]: Haltungs- und Einstellungsanomalie des kindlichen Kopfes im Beckeneingang (bei der Geburt), die für das allgemein verengte Becken charakteristisch ist (sie besteht darin, dass der Kopf bereits im Beckeneingang eine ausgesprochene Beugehaltung einnimmt, sodass die kleine Fontanelle schon im Beckeneingang und nicht erst in der Beckenhöhle die Führung übernimmt)

roe|dern [nach dem dt. Arzt H. Roeder, 1866–1918]: eitrig-seröses Sekret aus den Gaumenmandeln absaugen

Roemheld-Syn|drom, Roemheld-Sym|ptomen|kom|plex [*rö...;* nach dem dt. Internisten Ludwig Roemheld, 1871–1938]: reflektorisch ausgelöste funktionelle Herzbeschwerden (Extrasystolie, Beklemmungsgefühl, Herzschmerzen, u. U. sogar Angina-pectoris-Anfälle) bei Magen-Darm-Erkrankungen mit Blähungen im Oberbauch, Zwerchfellhochstand und Verschiebung des Herzens

Roger-Krankheit [*rosche...;* nach dem frz. Arzt H. L. Roger, 1808–1891]: = Ventrikelseptumdefekt

Röhl-Randkörper [nach dem dt. Arzt Wilhelm Röhl, 1881–1929]: charakteristische Einlagerungen am Rand roter Blutkörperchen, insbesondere im Verlauf einer Anämie

Rohrer-Index [nach dem Schweizer Physiologen Fritz Rohrer, 1888–1926]: Kennzahl (mit dem Normalwert 1,4) zur Bestimmung der Körperfülle (die Kennzahl ist identisch mit dem Quotienten aus dem Körpergewicht in g, multipliziert mit der Zahl 100, und der dritten Potenz der Körperlänge in cm)

Rokitansky-Divertikel [nach dem östr. Pathologen Karl Freiherr von Rokitansky 1804–1878]: Traktionsdivertikel der Speiseröhre. **Rokitansky-Niere:** = Amyloidnephrose

Rolando-Furche [nach dem ital. Anatomen Luigi Rolando, 1773–1831]: = Sulcus centralis

Rollhügel vgl. Trochanter

Rollkur: Methode zur Behandlung von Magenschleimhautentzündung und Magengeschwür, bei der der Patient nach Einnahme des verordneten flüssigen Arzneimittels (auf nüchternen Magen) jeweils nach kürzeren Zeitabständen abwechselnd die Rücken-, Bauch- und Seitenlage einnimmt, um eine gleichmäßige Einwirkung des Medikamentes auf die Magenschleimhaut zu gewährleisten

Rolllappen vgl. Rundstiellappen

Rollpinzette: Pinzette mit Röllchen an den beiden Enden zum Ausquetschen von Trachomkörnern

Romberg-Zeichen [nach dem dt. Neurologen M. H. Romberg, 1795–1873]: starkes Schwanken und Fallneigung des Patienten beim Stehen mit geschlossenen Augen (dabei Fersen und Fußspitzen dicht nebeneinander) als charakteristisches Zeichen für Kleinhirn- u. bestimmte Rückenmarkserkrankungen

röntgen, östr. auch: **röntgenisie|ren** [nach dem dt. Physiker W. C. Röntgen, 1845 bis 1923]: einen Patienten mit Röntgenstrahlen durchleuchten bzw. ein Röntgenbild anfertigen. **Röntgen** *s;* -s, -: gesetzlich nicht mehr zulässige Einheit der Röntgen- u. Gammastrahlung (diejenige Strahlenmenge, die in 1,293 mg Luft Ionen der Ladung $3{,}3356 \cdot 10^{-10}$ C erzeugt); Zeichen: R (früher r)

Röntgenbild: durch Röntgenstrahlen entstandenes Abbild eines Objekts, das entweder auf einem Leuchtschirm (Durchleuchtung) oder auf fotografischem Weg auf Film, Papier oder Platte (Röntgenaufnahme) sichtbar gemacht wird

Röntgenbildverstärker: elektronisches Gerät zur Steigerung der Bildqualität und zur Übertragung des Bildes auf einen vom Aufnahmeort unabhängigen Fernsehschirm

Röntgen|karzinom: Hautkrebs nach einer über eine lange Zeitspanne durchgeführten Röntgenbestrahlung

Röntgen|kast|ration: therapeutische Unfruchtbarmachung der Geschlechtsdrüsen (Sterilisierung) durch Röntgenbestrahlung

Röntgen|kon|trast|darstellung: Röntgenaufnahme nach vorheriger Verabreichung eines ↑Röntgenkontrastmittels

Röntgen|kon|trast|mittel: (feste, flüssige oder gasförmige) Mittel, die nach Verabreichung im Organismus einen Kontrast geben, wodurch bestimmte Organe (u. krankhafte Veränderungen) auf dem Röntgenbild erst sichtbar werden

röntgen|negativ [...*tif*]: im Röntgenbild nicht sichtbar (da keine Schatten gebend)

Röntgeno|derm [Kurzbildung zu Röntgenstrahlen u. ↑Derma] *s;* -s, -e: bleibende Schädigung der Haut durch zu hohe Dosen an Röntgenstrahlen

Röntgeno|gramm [Kurzw. aus ↑Röntgenstrahlen u. ↑...gramm] *s;* -s, -e: bei der Röntgenographie gewonnenes Röntgenbild. **Röntgeno|gra|phie** [↑...graphie] *w;* -, ...ien: fotografische Darstellung eines Körperteils auf Platte, Film od. Papier mithilfe von Röntgenstrahlen. **röntgeno|graphisch**: durch Röntgenographie erfolgend

Röntgeno|loge [↑...loge] *m;* -n, -n: Facharzt für Röntgenologie. **Röntgeno|logie** [↑...logie] *w;* -: urspr. ein Teilgebiet der Physik, das die Eigenschaften u. Wirkungen der Röntgenstrahlen untersucht; heute (im engeren Sinne) ein Spezialgebiet der Medizin, das sich mit der Anwendung der Röntgenstrahlen für diagnostische und therapeutische Zwecke befasst. **röntgeno|logisch**: in das Gebiet der Röntgenologie gehörend. **Röntgeno|skopie** [↑...skopie] *w;* -, ...ien: Röntgendurchleuchtung, röntgenographische Untersuchung vorwiegend innerer Organe unter Anwendung der Röntgenstrahlen in der Dunkelkammer, wobei vor allem auch Bewegungsabläufe an inneren Organen beobachtet und beurteilt werden können (dabei steht der Patient zwischen Röntgenröhre und Leuchtschirm)

röntgen|positiv [...*tif*]: im Röntgenbild sichtbar (da Schatten gebend)

Röntgenschichtverfahren: röntgenographisches Untersuchungsverfahren, bei dem eine Serie von (bis zu sieben) Schichtaufnahmen eines Organs in verschiedener Tiefe (in Abständen von 0,5 cm bis 1 cm) hergestellt wird (Anwendung besonders in der Lungendiagnostik)

Röntgenstrahlen [nach dem dt. Physiker W. C. Röntgen, 1845–1923], auch: **X-Strahlen:** sehr kurzwellige, unsichtbare Lichtstrahlen mit hohem Durchdringungsvermögen, die beim Aufprall von Kathodenstrahlen auf einer Hilfsanode entstehen (medizinische Anwendung vor allem zur Diagnostik u. zur Strahlenbehandlung)

Roo|ming-in [*ru...*] *s;* -s, -s: Unterbringung eines Neugeborenen auf einer Wochenstation im gleichen Raum mit der Mutter und in deren Reichweite (zur Vermeidung von Hospitalisierungsschäden)

Rorschach-Test [nach dem Schweizer Psychiater Hermann Rorschach, 1884–1922]: Projektionstest zur Gewinnung eines Persönlichkeitsbildes mithilfe von verschiedenen symmetrischen Klecksfiguren, die vom Patienten zu deuten sind

Rosazea [zu lat. *rosaceus* = aus Rosen, rosenfarben, Rosen...], in fachspr. Fügungen: **Rosacea** *w;* -: Kupferfinnen, Rotfinnen, bes. bei Frauen im höheren Lebensalter auftretende chronische Hautkrankheit mit charakteristischer Rötung, Hautabschuppung u. Knötchenbildung im Bereich der Gesichtshaut (infolge Erweiterung der Blutgefäße)

Rose vgl. Erysipel

Rosenkranz: 1) bei Rachitis auftretende charakteristische Auftreibungen zwischen Rippen und Rippenknorpel, die wie die Perlen eines Rosenkranzes zu tasten sind. **2)** charakteristische, bajonettförmige Abknickung der Rippen an den Knorpel-Knochen-Grenzen (bei Skorbut)

Rosenmüller-Drüse [nach dem dt. Chirurgen und Anatomen J. Ch. Rosenmüller, 1771–1820]: kleiner Lymphknoten unter dem Leistenband. **Rosenmüller-Grube:** = Recessus pharyngeus

Rosennerv vgl. Nervus saphenus

Rosenthal-Faktor [nach dem amer. Arzt R. L. Rosenthal, 20. Jh.]: Faktor XI der Blutgerinnung; Globulin, das in aktivierter Form mit Faktor XII an der Bildung von Thrombokinase beteiligt ist

Roseo|le [zu lat. *roseus* = rosenfarbig, rosig] *w;* -, -n, in fachspr. Fügungen: **Roseo|la,** *Pl.:* ...lae: rotfleckiger Hautausschlag, der meist aus zahlreichen kleinen Einzelherden besteht u. bei verschiedenen Infektionskrankheiten (z. B. Unterleibstyphus, Syphilis), aber auch nach Gebrauch verschiedener Arzneimittel vorkommt. **Roseo|la syphilitica:** Fleckensyphilid, scharf abgegrenzte, runde, hellrote, später blaurot werdende linsen- bis pfennigstückgroße Flecken besonders am Rumpf als Erstlingsexanthem bei Syphilis (sie verschwinden auf Druck und lassen dabei ein gelbliches Infiltrat durchschimmern). **Rose|ola ty|phosa:** rötliche, leicht erhabene, stecknadelkopfgroße Flecken, die bei Unterleibstyphus am 7.–10. Krankheitstag über den Rumpf verstreut auftreten und mit dem Finger wegdrückbar sind (es handelt sich um Entzündungen der Haut an Stellen, an denen sich metastatische Typhusbakterien in den Lymphspalten angesammelt haben)

Roser-Braun-Zeichen [nach den dt. Chirurgen Wilhelm Roser (1817–1888) und Heinrich Braun (1847–1911)]: Fehlen der Pulsation in der (operativ freigelegten) harten Hirnhaut an den Stellen, unter denen sich ein Krankheitsherd (z. B. ein Gehirntumor) befindet. **Roser-Nélaton-Linie** [...*nelatong...*; Auguste Nélaton, frz. Chirurg, 1807–1873]: gedachte Verbindungslinie zwischen dem vorderen, oberen Darmbeinstachel und dem Sitzbeinknorren (beim Gesunden liegt die Spitze des großen Rollhügels des Oberschenkelknochens auf der Mitte dieser Linie)

Rosettenstar: rosettenförmige Trübung der Augenlinse

Rosin-Probe [nach dem dt. Internisten Heinrich Rosin, 1863–1934]: Untersuchungsmethode zum Nachweis von Bilirubin im Harn (Urin wird im Reagenzglas mit stark verdünnter Jodtinktur-Alkohol-Lösung überschichtet; bei Anwesenheit von Bilirubin entsteht an der Berührungsstelle von Urin und Reagenz ein grünlicher Ring aus Biliverdin)

Rosskastanie vgl. Aesculus hippocastanum

Rossolimo-Re|flex [nach dem russ. Neurologen G. J. Rossolimo, 1860–1928]: reflektorische Beugung der Zehen beim Beklopfen der Zehenballen (charakteristisches Zeichen bei Erkrankungen der Pyramidenbahn)

rost|ral, in fachspr. Fügungen: **rost|ralis, ...le** [zu lat. *rostrum* = Schnabel; Schnauze]: zum oberen Körperende hin gelegen

Rost|rum [aus lat. *rostrum,* Gen.: *rostri* = Schnabel; Schnauze] *s;* -s, ...ra: schnabelförmiger Fortsatz od. Anhang eines Körperteils (Anat.). **Rost|rum corporis callosi** [↑Corpus callosum]: „Balkenschnabel", das mit einem scharfen Rand zugespitzt auslaufende Balkenknie im Gehirn. **Rost|rum spheno|idale:** spitzes, oft hakenförmig gebogenes Knochenblatt an der unteren Fläche des Keilbeinkörpers

Rotation [zu lat. *rotare* = kreisförmig herumdrehen] *w;* -, -en: Drehung, Drehbewegung; kreisförmige Bewegung eines Körpers um seine Achse (allg. Bezeichnung)

Rotations|bestrahlung: Bestrahlung mit kreisförmig wanderndem Strahlenkegel

Rotations|bruch: „Drehbruch", durch übermäßige Drehbeanspruchung eines Körperteils (insbes. des Schienbeins) verursachter Knochenbruch mit schraubenförmig verlaufender Bruchlinie

rotator [zu lat. *rotare* = kreisförmig herumdrehen], Gen.: ...toris, *Pl.:* ...tores: erläuternder Bestandteil von fachspr. Fügungen mit der Bed. „Dreher, Drehmuskel"; z. B. in der Fügung ↑Musculi rotatores thoracis. **Rotator** *m;* -s, ...toren: übliche Kurzbezeichnung für: Musculus rotator

Rotatoren|manschette: haubenförmiges Dach über dem Humeruskopf, gebildet aus den zum ↑Tuberculum majus ziehenden Sehnenanteilen des ↑Musculus teres minor, des ↑Musculus supraspinatus, des ↑Musculus infraspinatus und des ↑Musculus subscapularis

Rota|virus [lat. *rota* = Rad u. ↑Virus] *s;* -, ...ren (meist *Pl.*): 60–70 nm große, radförmige Viren, die die meisten Darminfektionen im Kindesalter hervorrufen

rote Blutkörperchen vgl. Erythrozyt

Röteln *Pl.* vgl. Rubeola

Rotgrünblindheit vgl. Deuter[o]anopie

Roth-Bernhardt-Krankheit [nach dem russ. Neurologen W. K. Roth (1848–1916) u. dem dt. Neurologen Martin Bernhardt (1844–1915)]: = Meralgia paraesthetica

Roth-Flecke [nach dem Schweizer Pathologen Moritz Roth, 1839–1914]: weiße Flecke in der Netzhaut bei ↑Sepsis

rotie|ren [aus lat. *rotare* = kreisförmig herumdrehen]: einen Körperteil (z. B. die Hand) im Gelenk um seine Achse drehen

Rotlauf vgl. Erysipeloid

Rotsehen vgl. Erythropsie

Rotter-Operation [nach dem dt. Chirurgen Josef Rotter, 1857–1924]: totale Entfernung der Brustdrüse und der Lymphknoten der Achselhöhle bei Brustkrebs

rotundus, ...da, ...dum [aus gleichbed. lat. *rotundus* = scheibenrund]: rund; z. B. in der Fügung ↑Foramen rotundum

Rotz vgl. [2]Malleus

Rouget-Zellen [*ruschä...;* nach dem frz. Physiologen Ch. M. B. Rouget, 1824–1904]: = Adventitiazellen

Rous-Sarkom [*rauß...;* nach dem amer. Pathologen F. P. Rous, 1879–1970]: Sarkom bei Hühnern, durch zellfreie Extrakte aus Geschwulstgewebe übertragbar

Roux-Haken [*ru...;* nach dem frz. Chirurgen P. J. Roux, 1780–1854]: breiter, an beiden Enden gebogener Metallhaken zum Offenhalten der Bauchdecken bei Operationen

Rovsing-Zeichen [nach dem dän. Chirurgen Thorkild Rovsing, 1862–1927]: Unterbauchschmerz bei Wurmfortsatzentzündung, wenn der Dickdarm durch die Bauchdecken nach dem Blinddarm hin ausgestrichen wird

Rp. [Abk. für lat. *recipe!* = nimm (Folgendes)!]: auf Rezepten Anweisung des Arztes an den Apotheker

Rr.: Abk. für: Rami (vgl. Ramus)

RR: in der med. Umgangssprache übliche abkürzende Bezeichnung für den mit dem ↑Riva-Rocci-Apparat gemessenen Blutdruck

RSI: Abk. für ↑Repetetive Strain-Injury

RS-Virus: Abk. für ↑respiratorisches Synzytialvirus

Ru: chem. Zeichen für ↑Ruthenium

Rube|faziens [*...iänß;* zu lat. *ruber* = rot u. lat. *facere* = machen, tun] *s;* -, ...ientia od. ...ienzien [*...i^en*] (meist *Pl.*): hautrötende Mittel

Rubeo|la [zu lat. *ruber* = rot] *w;* -, ...lae (meist *Pl.*): Röteln, akute, gutartige Infektionskrankheit mit einem charakteristischen, masernähnlichen Hautausschlag, katarrhalischen Erscheinungen u. Lymphknotenschwellung (im Bereich des Nackens). **Rubeo|la scarlatinosa:** „vierte Krankheit", im Allgemeinen in der Reihenfolge zwischen Scharlach u. Röteln auftretende ansteckende Kinderkrankheit mit scharlachähnlichem Hautausschlag u. einer Verlaufsform, die derjenigen des leichten Scharlachs vergleichbar ist (u. a. mit Rachenrötung u. Augenbindehautentzündung)

rubeo|li|form [zu ↑Rubeola u. lat. *forma* = Gestalt, Form]: im äußeren Erscheinungsbild und im Verlauf den Röteln ähnlich (von Krankheiten bzw. Hauterscheinungen gesagt)

rubeolosus, ...osa, ...osum [zu ↑Rubeola]: rötelnähnlich, rötelnartig (von einem Hautausschlag gesagt); z. B. in der Fügung ↑Embryopathia rubeolosa

Rubeolse [zu lat. *ruber* = rot, gerötet] *w;* -, -n, in fachspr. Fügungen: **Rubeolsis,** *Pl.:* ...oses: Rötung, Hautrötung. **Rubeolsis faciei** [↑Facies]: Rötung des Gesichts, oft Zeichen einer Erkrankung (z. B. Bluthochdruck, Diabetes, Mitralstenose). **Rubeolsis iridis** [↑Iris]: krankhafte Rotverfärbung der Iris durch zahlreiche neu gebildete und erweiterte Blutgefäße (u. a. bei Diabetes)

ruber, rulbra, rulbrum [aus gleichbed. lat. *ruber*]: rot; z. B. in der Fügung ↑Nucleus ruber

Rubidium [zu lat. *rubidus* = dunkelrot] *s;* -s: zu den Alkalimetallen gehörendes chem. Element; Zeichen: Rb

rubiginös, in fachspr. Fügungen: **rubiginosus** [zu lat. *robigo (rubigo),* Gen.: *robiginis* = Rost]: rostfarben (bes. vom Auswurf gesagt)

Rubinlikterus: gelbrote Hautverfärbung bei Erkrankung der Leberzellen

Rubor [zu lat. *ruber* = rot] *m;* -s, ...bores: entzündliche Rötung der Haut

Rückbildung vgl. Involution

Rücken vgl. Dorsum

Rückenmark vgl. Medulla spinalis

Rückenmark[s]lanläslthesie: Schmerzausschaltung durch Betäubung der Rückenmarksnerven

Rückenmark[s]lnerven vgl. Nervi spinales

Rückenmark[s]lschwindsucht vgl. Tabes dorsalis

Rückfallfieber vgl. Febris recurrens

Ructatio vgl. Ruktation

Ructus vgl. Ruktus

Rudiment [aus lat. *rudimentum* = erster Anfang] *s;* -[e]s, -e: nicht mehr vollständig ausgebildete bzw. verkümmerte Ausgangsform eines angelegten Körperorgans oder Körperteils (Biol.). **rudimentär:** nicht voll ausgebildet, rückgebildet, verkümmert (von angelegten Organen oder Körperteilen; Biol.)

Ruffini-Körperchen [nach dem ital. Anatomen Angelo Ruffini, 1864–1929] *Pl.:* in der Lederhaut (namentlich der Augenlider) vorhandene spindelförmige Endkörperchen sensibler Nerven, die der Wärmeempfindung dienen

Ruga [aus gleichbed. lat. *ruga*] *w;* -, Rugae: Runzel, Hautfalte, Schleimhautfalte (Anat.). **Rugae vaginales** *Pl.:* quer verlaufende Runzeln an der Innenfläche der Schleimhaut der Vagina, die vorn und hinten in Längswülste übergehen

rugosus [zu ↑Ruga]: rau, gerunzelt (bezogen auf die Beschaffenheit von Haut und Schleimhäuten)

Ruhr *w;* -, -en: Infektionskrankheit mit Entzündung der Dickdarmschleimhaut und dadurch bedingten schweren Durchfällen (nach der Art der Erreger unterscheidet man zwischen Bakterienruhr u. Amöbenruhr)

Ruktation [zu lat. *ructare* = rülpsen] *w;* -, -en, in fachspr. Fügungen: **Ructatio,** *Pl.:* ...iolnes, auch: **Ruktus,** in fachspr. Fügungen: **Ructus** *m;* -, - [*rúktuß*]: = Eruktation

Rumination [zu lat. *ruminare* = wiederkäuen] *w;* -, -en: = Meryzismus

Rumor [aus lat. *rumor,* Gen.: *rumoris* = dumpfes Geräusch] *m;* -s, ...mores: Körpergeräusch. **Rumor conlfricatiolnis** [lat. *confricare* = bereiben, abreiben]: = Reibegeräusch. **Rumor poculi fessi** [lat. *poculum* = Trinkgeschirr, Becher; lat. *fessus* = auseinander gegangen; zerfallen; mürbe]: „Geräusch des gesprungenen Topfes": **a)** eigenartiges Geräusch (wie beim Anschlagen eines gesprungenen Topfes), das bei der Perkussion über Hohlräumen (z. B. Kavernen) in den Lungen zu hören ist; **b)** schepperndes Geräusch, das beim Anschlagen bzw. bei der Perkussion des Kopfes entsteht, wenn die Schädelnähte nicht völlig geschlossen sind (spricht für einen erhöhten Schädelinnendruck, insbesondere charakteristisch bei Hirntumoren oder Wasserkopf). **Rumor venosus:** = Nonnengeräusch

Rumpel-Leede-Phänomen [*...lid...*; nach dem dt. Arzt Theodor Rumpel, 1862–1923, u. dem amer. Arzt Carl S. Leede, 19./20. Jh.]: Auftreten punktförmiger Hautblutungen am Unterarm bei künstlicher Stauung am Oberarm über etwa 5–10 Minuten (charakteristisches Zeichen bes. für eine ↑hämorrhagische Diathese)

Rumpf vgl. Truncus

Rundrücken: abnorme Rundung des Rückens, verbunden mit abgeflachtem Brustkorb, vorgefallenen Schultern und abstehenden Schulterblättern

Rundstiellappen, auch: **Rolllappen:** schmaler, langer Hautbrückenlappen zur Deckung von Hautdefekten, wobei die Wundränder zu einem zweifüßigen, völlig geschlossenen Rundstiel vereinigt werden (eine Form der Hautplastik)

Rupia, auch: **Rhypia** [zu gr. ῥύπος = Schmutz, Unsauberkeit] *w;* -, ...piae (eindeutschend: ...pien [*...iᵉn*]): große, borkige Hautpustel

Ruptur [zu lat. *rumpere, ruptum* = zerbrechen, zerreißen] *w;* -, -en, in fachspr. Fügungen: **Ruptura,** *Pl.:* ...rae: spontane, traumatische od. bei operativen Eingriffen erfolgende Zerreißung insbes. eines Gefäßes oder einer Gewebsstruktur. **Ruptura perinei:** „Dammriss", Einriss der Weichteile zwischen der hinteren Scheidenkommissur und dem After (Vorkommen vor allem bei Entbindungen beim Durchtritt des kindlichen Kopfes durch das äußere Genitale der Frau). **rupturi̲e|ren:** reißen, einreißen, zerreißen (z. B. von einem ↑Aneurysma)

Rush [*ra̦sch;* aus engl. *rush* = Jagen; Andrang] *m;* -[e]s, -s: **1)** schnelle peristaltische Wellen, vor allem des Darms. **2)** flüchtiges, uncharakteristisches Vorexanthem bei Infektionskrankheiten

Russell-Körperchen [*ra̦ßᵉl...;* nach dem schott. Arzt William Russell, 1852–1940] *Pl.:* gut färbbare hyaline Kugeln und Körner in Plasmazellen (die mit deren Zerfall freigesetzt werden)

Ru|the̲nium [nlat. Bildung zu *Ruthenien,* dem alten Namen der Ukraine] *s;* -s: zu den Platinmetallen gehörendes chem. Element; Zeichen: Ru

Rutili̦smus [zu lat. *rutilus* = rötlich] *m;* -: krankhafte Neigung zu erröten

RVH: Abk. für ↑rechtsventrikuläre Hypertonie

S

S: 1) chem. Zeichen für ↑Schwefel. **2)** abkürzende Bez. für die Rückenmarkssegmente der Sakralwirbelsäule (S_1, S_2 usw.). **3)** abkürzende Bez. für die fünf verschmolzenen Sakralwirbel (S 1, S 2 usw.)

Saba̲nejew-Operation [nach dem russ. Chirurgen J. F. Sabanejew, 19. Jh.]: operative Absetzung des Unterschenkels am Knie, wobei der Knochenstumpf mit einem Knochenstück aus dem Schienbein abgedeckt wird

Sä̱belbein vgl. Genu varum

Sä̱belscheiden|tibia: nach vorn gekrümmtes und seitlich abgeplattetes Schienbein

Sabin-Feldman-Test [*ßä̦bin-fä̦ldmᵉn...;* nach den amer. Virologen A. B. Sabin (1906–1993) und H. A. Feldman (geb. 1914)]: Serofarbtest zur Diagnostik der ↑Toxoplasmose, der auf der Anfärbbarkeit des Zytoplasmas der ↑Toxoplasmen im Serum mit alkalischem Methylenblau beruht

Sabin-Impfung [*ßä̦bin...;* nach dem amer. Virologen A. B. Sabin, 1906–1993]: Schluckimpfung gegen Poliomyelitis mit lebenden Viren aus bestimmten, durch Tierpassage abgeschwächten Virusstämmen

SA-Block: Kurzbez. für ↑sinuatrialer Block

Sabouraud-Pi̦lzagar [*...buro̦...;* nach dem frz. Dermatologen R. J. A. Sabouraud, 1864 bis 1938]: kohlenhydrathaltiger Peptonnährboden zur Züchtung von Hautpilzen. **Sabouraud-Zähne:** missgebildete oder unterentwickelte vordere obere Backenzähne bei angeborener Syphilis

Sa̲bulum [aus lat. *sabulum,* Gen.: *sabuli* = grobkörniger Sand, Kies] *s;* -s: = Acervulus cerebri

Sa̦c|charum [von gr. *σάκχαρον* = Zucker, Zuckersaft] *s;* -s, ...ra: allg. Bez. für: Zucker

sac|ci|fo̦rmis, ...me [zu lat. *saccus* = Sack u. lat. *forma* = Gestalt, Form]: „sackförmig", blind endigend (Anat.)

sac|cula̲ris, ...re [zu ↑Sacculus]: zum ↑Sacculus des Labyrinths gehörend; z. B. in der Fügung ↑Nervus saccularis

Sa̦c|culus [aus lat. *sacculus,* Gen.: *sacculi* = Säckchen] *m;* -, ...li: **1)** taschenartige Ausbuchtung in Hohlorganen (Anat.). **2)** „Säckchen", Teil des Vestibulums im Innenohr (bildet mit den Bogengängen die ↑Pars superior des häutigen Labyrinths). **Sa̦c|culi alveo|la̲res** *Pl.:* Lungenbläschen, kleinste, z. T. epithelial ausgekleidete Hohlräume der Lungen (dienen dem Gasaustausch zwischen der Atmungsluft und den Lungenkapillaren). **Sa̦c|culus lary̦ngis** [↑Larynx]: „Kehlkopftasche", seitlicher Blindsack des Kehlkopfs, beiderseits oberhalb der Stimmritze

Sa̦c|cus [aus lat. *saccus,* Gen.: *sacci* = Sack] *m;* -, Sa̦c|ci: „Sack", blind endigender Teil eines Hohlorgans (Anat.). **Sa̦c|cus conjuncti̲vae:** Augenbindehautsack, spaltförmiger Raum zwischen dem den Augapfel bedeckenden und dem die Innenfläche des Augenlids überziehenden Teil der Augenbindehaut. **Sa̦c|cus endo|lym|pha̲ticus:** blindes Ende des ↑Ductus endolymphaticus. **Sa̦c|cus la|crima̲lis:** „Tränensack", blind geschlossenes Ende des Tränen-Nasen-Gangs

sa̲cer, sa̲|cra, sa̲|crum [aus lat. *sacer* = heilig]: heilig; z. B. in den Fügungen ↑Os sacrum, ↑Morbus sacer

Sa̦chs-Geo̦rgi-Re|aktion [nach den dt. Bakteriologen Hans Sachs (1877–1945) u. Walter Georgi (1889–1920)]: heute nicht mehr gebräuchliche Flockungsreaktion zur Syphilisdiagnose

Sa̦chs-Krankheit [nach dem amer. Neurologen Bernard Sachs, 1858–1944]: = amaurotische Idiotie

Sa̦cklunge: Lunge mit Hohlräumen, die von Epithel ausgekleidet sind und Luft oder Flüssigkeit enthalten (angeborene Missbildung)

Sa̦ckniere: sackartig umgewandelte Niere, deren Nierenparenchym zugrunde gegangen ist (Vorkommen bei hochgradiger Hydronephrose)

sacralis vgl. sakral

sacrococcygealis vgl. sakrokokzygeal

sa|cro|coc|cyge|us, ...gea, ...ge|um u. **sa-cro|coc|cygicus, ...ca, ...cum** [zu ↑sacer (in der Fügung ↑Os sacrum) u. gr. κόκκυξ, Gen.: κόκκυγος = Kuckuck; Kuckucksbein, Steißbein]: zu Kreuzbein und Steißbein gehörend; z. B. in den Fügungen ↑Musculus sacrococcygeus dorsalis, ↑Ansa sacrococcygica (Anat.)

sa|cro|cotylo|ide|us, ...dea, ...de|um [zu ↑sacer (in der Fügung ↑Os sacrum) u. gr. κοτύλη = Höhlung; Hohlgefäß; Pfanne des Hüftbeckens]: zu Kreuzbein und Hüftgelenkspfanne gehörend (Anat.)

sa|cro|ilia|cus, ...ca, ...cum [zu ↑sacer (in der Fügung ↑Os sacrum) u. ↑Ile]: zu Kreuzbein und Darmbein gehörend; z. B. in der Fügung ↑Articulatio sacroiliaca (Anat.)

sacrolumbalis vgl. sakrolumbal

sacrospinalis vgl. sakrospinal

Sactosalpinx vgl. Saktosalpinx

Sadismus [nach dem frz. Schriftsteller D. A. F. Marquis de Sade, 1740–1814] *m;* -: anomale sexuelle Triebbefriedigung in der Lust an körperlichen und seelischen Quälereien im Gegensatz zum ↑Masochismus. **Sadist** *m;* -en, -en: Person, die perverse sexuelle Triebbefriedigung in körperlichen und seelischen Quälereien sucht (Gegensatz: Masochist). **sadistisch**: den Sadismus betreffend; [wollüstig] grausam

Safer Sex [*ßeⁱfᵉr ßäkß;* engl. = sicherer Sex] *m;* - -: risikoarmer Sexualverkehr (wenige Partner, Benutzung von Kondomen u. a.)

Safranleber vgl. Hepar crocatum

sagittal, in fachspr. Fügungen: **sagittalis, ...le** [zu lat. *sagitta* = Pfeil]: „pfeilartig"; z. B. in der Fügung ↑Sutura sagittalis (Anat.)

Sagittal|ebene: jede der Mittelebene des Körpers oder der Pfeilnaht des Schädels parallele Körperebene

Sago|milz: Milzerkrankung mit an Sagokörner erinnernden Amyloidablagerungen in den Follikeln

Sahli-Gefäßgirlande [nach dem Schweizer Internisten Hermann Sahli, 1856–1933]: kleine, geschlängelte Venen an der ventralen und seitlichen Brustkorbregion, etwa in Höhe der sechsten Rippe (bei Mediastinaltumoren, Lungenemphysem)

Sak|kade [aus frz. *saccade* = Ruck] *w;* -, -n: Serie unwillkürlicher, schneller minimaler Bewegungen oder Zuckungen beider Augen, die auftreten, wenn der Fixationspunkt verändert wird. **sak|kadiert**: ruck-, stoßartig, kurz abgesetzt (z. B. von der Atmung bei Lungenspitzentuberkulose). **sak|kadisch**: im Sinne einer Sakkade

Sak|kulation [zu lat. *sacculus* = Säckchen] *w;* -, -en: sackförmige Ausbuchtung eines Hohlorgans (z. B. der Gebärmutter)

sa|kral, in fachspr. Fügungen: **sa|cralis, ...le** [zu ↑Sakrum]: zum Kreuzbein gehörend; z. B. in der Fügung ↑Ganglia sacralia (Anat.)

Sa|kralisation [zu ↑sakral] *w;* -, -en: Verschmelzung eines oder beider Querfortsätze des fünften Lendenwirbels mit dem Kreuzbein

Sa|krodynie [↑Sakrum u. ↑...odynie] *w;* -, ...ien: Schmerz in der Kreuzbeingegend

sa|kro|ilia|kal: = sacroiliacus

sa|kro|kok|zygeal, in fachspr. Fügungen: **sa|cro|coc|cygea|lis, ...le** [zu ↑sacer (in der Fügung ↑Os sacrum) u. gr. κόκκυξ, Gen.: κόκκυγος = Kuckuck; Kuckucksbein, Steißbein]: zu Kreuzbein und Steißbein gehörend (Anat.)

Sa|kro|kox|algie [↑Sakrum, ↑Coxa u. ↑...algie] *w;* -, ...ien: Schmerzen im Bereich des Kreuzbeins und der Hüfte

sa|kro|lumbal, in fachspr. Fügungen: **sacro-lumbalis, ...le** [zu ↑Sakrum u. ↑Lumbus]: zum Kreuzbein und zur Lende gehörend (Anat.)

sa|kro|spinal, in fachspr. Fügungen: **sa-crospinalis, ...le** [zu ↑sacer (in der Fügung ↑Os sacrum) und ↑Spina]: zu Kreuzbein und Wirbelsäule gehörend; z. B. in der Fügung ↑Ligamentum sacrospinale (Anat.)

Sa|krum *s;* -s, Sa|kren: übliche Kurzbezeichnung für ↑Os sacrum

Sakto|salpinx [gr. σακτός = voll gestopft, angefüllt u. ↑Salpinx] *w;* -, ...in|gen, in fachspr. Fügungen: **Sacto|salpinx,** *Pl.:* ...pin|ges: mit Flüssigkeit angefüllter Eileiter (bei entzündlicher Verklebung des Tubenendes). **Sacto|salpinx purulenta:** mit Eiter angefüllter Eileiter

Salaam|krampf [arab. *salam* = Friede, Friedensgruß (die medizin. Bed. bezieht sich auf die grußähnlichen Kopfbewegungen)]: = Epilepsia nutans

Salazität [aus gleichbed. lat. *salacitas*], in fachspr. Fügungen: **Salacitas** *w;* -: Geilheit, übermäßig starker Geschlechtstrieb

Salbe vgl. Unguentum

Salbengesicht: fettig glänzende Gesichtshaut bei ↑Seborrhoea oleosa

Salicylsäure vgl. Salizylsäure

Sali|di|uretikum [lat. *sal,* Gen.: *salis* = Salz u. ↑Diuretikum] *s;* -s, ...ka: = Diuretikum

salinisch [zu lat. *sal,* Gen.: *salis* = Salz]: salzartig, salzhaltig (z. B. von Abführmitteln)

Saliva [aus gleichbed. lat. *saliva*] *w;* -, ...vae: „Speichel", aus Wasser, Enzymen und Salzen bestehendes Sekret der Mundspeicheldrüsen. **salivalis, ...le:** zum Speichel gehörend. **Salivation** *w;* -, -en, in fachspr. Fügungen: **Salivatio,** *Pl.:* ...io|nes: = Ptyalismus

Salizylismus [↑Salizylsäure] *m;* -: Erkrankung infolge zu hoher Dosen salizylsäurehaltiger Medikamente, charakterisiert durch beidseitiges Ohrensausen und Schwerhörigkeit

Salizyl|säure, chem. fachspr.: **Salicyl|säure** [Kunstbildung zu lat. *salix*, Gen.: *salicis* = Weide, Weidenbaum]: chem. Verbindung, die in der Med. vielfach (zur Fiebersenkung, Schmerzlinderung, Entzündungshemmung, bes. bei Gelenkrheumatismus) verwendet wird und auch als bakteriostatisches Konservierungsmittel dient (ein weißes, kristallines, süßsäuerlich schmeckendes Pulver)

Salk-Impfung [auch in engl. Ausspr.: *ßåk...*; nach dem amer. Bakteriologen J. E. Salk, geb. 1914]: subkutane Injektion von Salk-Vakzinen

Salkowski-Probe [nach dem dt. Physiologen u. Chemiker E. L. Salkowski, 1844 bis 1923]: Test zum Nachweis von Cholesterin im Serum (eine mit konzentrierter Schwefelsäure unterschichtete Chloroformlösung färbt sich bei Anwesenheit von Cholesterin rötlich)

Salk-Vak|zine [auch in engl. Ausspr.: *ßåk...*; nach dem amer. Bakteriologen J. E. Salk, geb. 1914]: Impfstoff gegen Poliomyelitis in Form von durch Formalineinwirkung inaktivierten Viren

Salmonelle [nlat. Bildung zum Namen des amer. Pathologen D. E. Salmon, 1850–1914] *w;* -, -n, in der biolog. Nomenklatur: **Salmonella**, *Pl.* (Arten:) ...llae: Gattung begeißelter, gramnegativer Bakterien, die für den Menschen pathogen werden können und Darminfektionen verursachen (z. B. Typhus, Paratyphus und Enteritis). **Salmonella enteritidis** [↑Enteritis]: Erreger der akuten Magen- und Darmentzündung

Salmonellose [zu ↑Salmonelle] *w;* -, -n: Sammelbez. für alle durch Salmonellen verursachten Infektionskrankheiten (Darmerkrankungen)

Salping|ek|tomie [↑Salpinx u. ↑Ektomie] *w;* -, ...ien: operative Entfernung eines Eileiters

Salpin|gitis [zu ↑Salpinx] *w;* -, ...itiden (in fachspr. Fügungen: ...itides): Eileiterentzündung

Salpin|go|gramm [↑Salpinx und ↑...gramm] *s;* -s, -e: Röntgenkontrastbild des Eileiters. **Salpin|go|gra|phie** [↑...graphie] *w;* -, ...ien: röntgenographische Untersuchung und Darstellung des Eileiters mit Kontrastmitteln

Salpin|go|lyse [zu ↑Salpinx u. gr. *λύειν* = lösen, auflösen] *w;* -, -n: operative Lösung von Eileiterverwachsungen

Salping|oo|phor|ek|tomie [↑Salpinx, ↑Oophoron und ↑Ektomie] *w;* -, ...ien: operative Entfernung von Eileiter und Eierstock

Salping|oo|phoritis [zu ↑Salpinx und ↑Oophoron] *w;* -, ...itiden (in fachspr. Fügungen: ...itides): Entzündung von Eileiter und Eierstock

salpin|go|pharyn|ge|us, ...gea, ...ge|um [zu ↑Salpinx u. ↑Pharynx]: zur Ohrtrompete und zum Schlund gehörend; z. B. in der Fügung ↑Musculus salpingopharyngeus (Anat.)

Salpin|go|stomie [↑Salpinx u. ↑...stomie] *w;* -, ...ien: operative Eröffnung und Plastik eines verschlossenen Eileiters

Salpin|go|tomie [↑Salpinx u. ↑...tomie] *w;* -, ...ien: operative Eröffnung des Eileiters

Salpinx [von gr. *σάλπιγξ*, Gen.: *σάλπιγγος* = Trompete] *w;* -, ...pin|gen (latinisiert: ...pinges): seltenere Bezeichnung für: **1)** Tuba uterina. **2)** Tuba auditiva

saltatorisch, in fachspr. Fügungen: **saltatorius, ...ria, ...rium** [zu lat. *saltare, saltatum* = tanzen]: sprunghaft; mit tänzerischen Bewegungen einhergehend; z. B. in der Fügung ↑Chorea saltatoria

Salu|brität [aus lat. *salubritas* = Gesundheit] *w;* -: gesunde Beschaffenheit des Körpers

Sal|urese [zu lat. *sal*, Gen.: *salis* = Salz u. gr. *οὐρεῖν* = Urin lassen] *w;* -, -n: = Diurese. **Sal|uretikum** *s;* -s, ...ka: = Diuretikum. **sal|uretisch**: = diuretisch

Sal|vage-Therapie [*ßälwidsch...*; engl. *salvage* = Rettung] *w;* -, ...ien [...*ien*]: lebensverlängernde Behandlung (z. B. Einsatz von Zytostatika bei fortgeschrittenen Tumoren)

Salve [...*we*; aus frz. *salve* = Salutschießen (als Ehrengruß)] *w;* -, -n: Bez. für rasch aufeinander folgende ↑Extrasystolen

Salzsäure: Chlorwasserstoffsäure (kommt im Magensaft vor und wird in den Belegzellen der Fundusdrüsen des Magens gebildet; sie hemmt das Wachstum von Bakterien oder vernichtet sie und aktiviert das Pepsin)

Salzstich: experimenteller Einstich in den Boden des vierten Hirnventrikels (bzw. Stichverletzung an dieser Stelle), der zu einer Kochsalzausschwemmung und vermehrten Wasserausscheidung führt (infolge Lähmung der Vasomotoren und Erweiterung der Nierenarterien)

Salzverlust|syn|drom: durch erheblichen Kochsalzverlust (z. B. bei schwerem Durchfall, Pneumonie) bedingte Störung des Elektrolythaushalts mit Dehydratation, Acidose, Anstieg des Kaliumspiegels im Plasma und Herzrhythmusstörungen

Samarium [nlat. Bildung zum Namen des russ. Mineralogen V. E. Samarski, 19. Jh.] *s;* -s: chem. Grundstoff, Metall; Zeichen: Sm

Samen vgl. Sperma

Samenblase vgl. Vesicula seminalis

Samenerguss vgl. Ejakulation u. Pollution

Samenfaden vgl. Spermium

Samenfluss vgl. Spermatorrhö

Samenhügel vgl. Colliculus seminalis

Samenkanälchen vgl. Ductuli efferentes testis

Samenleiter vgl. Ductus deferens

Samenstrang vgl. Funiculus spermaticus

Samenzelle: männliche Geschlechtszelle von Mensch, Tier und Pflanze (Biol.)

sanabel, in fachspr. Fügungen: **sanabilis, ...le** [zu lat. *sanare* = heilen]: heilbar, Heilaussichten bietend (von Krankheiten)

Sanarelli-Shwartzman-Phänomen [...*schwartßmᵉn...*; nach dem ital. Bakteriologen Giuseppe Sanarelli (1864–1940) u. dem amer. Bakteriologen Gregory Shwartzman (1896–1965)]: Auftreten von anaphylaktischen Blutungen im Gewebe nach wiederholter Injektion von ↑Endotoxinen

Sanation [zu lat. *sanare, sanatum* = heilen] *w;* -, -en, in fachspr. Fügungen: **Sanatio,** *Pl.:* ...io|nes: Heilung (einer Krankheit)

Sandfloh vgl. Tunga penetrans

Sanduhrmagen: an der kleinen Kurvatur ringförmig (z.B. durch Narben oder Geschwüre) eingeschnürter Magen, der im Aussehen einer Sanduhr ähnelt

Sängerknötchen vgl. Noduli vocales

san|gui|ne|us, ...nea, ...ne|um [zu ↑Sanguis]: blutig (bezogen z.B. auf die Beschaffenheit von Geweben)

San|gui|niker [zu lat. *sanguis* = Blut] *m;* -s, -: Temperamentstyp des „blutvollen", lebhaften und beweglichen Menschen. **san|gui|nisch:** zum Typ des Sanguinikers gehörend, von lebhaftem Temperament

san|gui|nolent, in fachspr. Fügungen: **san|gui|nolentus, ...ta, ...tum** [aus lat. *sanguinolentus* = voll Blut, mit Blut erfüllt]: blutig, mit Blut untermischt (z.B. von Ausflüssen, vom Urin u.a.)

San|guis [aus lat. *sanguis,* Gen.: *sanguinis* = Blut] *m;* -: seltene fachspr. Bezeichnung für: Blut

sanie|ren [aus lat. *sanare* = heilen]: einen Krankheitsherd beseitigen

Sankt-Antonius-Feuer [nach dem heiligen Antonius, 251/52–356]: = Ergotismus gangraenosus

Santorini-Knorpel [nach dem venezian. Arzt und Anatomen G. D. Santorini, 1681 bis 1737]: = Cartilago corniculata

Sa|pheno|peri|toneo|stomie [↑saphenus, ↑Peritonäum u. ↑...stomie] *w;* -, ...ien: operative Verbindung der ↑Vena saphena magna mit der Bauchhöhle

sa|phenus, ...na, ...num [von arab. *safin* = klar, rein]: **1)** verborgen; z.B. in der Fügung ↑Vena saphena. **2)** die ↑Vena saphena betreffend, zu ihr gehörend; z.B. in der Fügung ↑Hiatus saphenus

Sapo [aus gleichbed. lat. *sapo,* Gen.: *saponis*] *m;* -s, Sapones: „Seife", Alkalisalz der höheren Fettsäuren. **Sapo medicinalis,** auch: **Sapo medicatus:** bei entzündeter Haut angewandte, Arzneistoffe enthaltende Seife

Saponi|fikation [zu lat. *sapo* = Seife u. lat. *facere* (in Zus. *-ficere*) = machen, tun] *w;* -, -en: Verseifung des Körperfetts, Bildung von ↑Adipocire bei unter Luftabschluss liegenden Leichen

Sap|phismus [*ßapf...;* nach der altgr. Dichterin Sappho (um 600 v.Chr.)] *m;* -: = Amor lesbicus

Sa|prämie [gr. *σαπρός* = faul, verfault u. ↑...ämie] *w;* -, ...ien: schwere, allgemeine Blutvergiftung

Sa|pro|nose [gr. *σαπρός* = faul, verfault u. gr. *νόσος* = Krankheit] *w;* -, -n: durch Fäulniserreger verursachte Erkrankung

Sa|pro|phyt [gr. *σαπρός* = faul, verfault u. ↑...phyt] *m;* -en, -en: Kleinlebewesen, das in abgestorbenen organischen Substanzen lebt und beim Menschen Krankheitserscheinungen hervorrufen kann. **sa|pro|phytär: a)** auf Saprophyten bezogen; **b)** von abgestorbenen organischen Substanzen lebend (von Kleinlebewesen gesagt)

Sarafow-Operation [nach dem bulgar. Chirurgen Sarafow, 19./20. Jh.]: operative Behebung des Mastdarmvorfalls, bei der durch Umschneidung des Afters künstliche Narben gebildet werden, die den Darmvorfall verhindern

Sarcina vgl. Sarzine

Sarcolemma vgl. Sarkolemm

Sarcoma vgl. Sarkom

sardonisches Lachen vgl. Risus sardonicus

Sarggeburt: Geburt eines toten Kindes nach dem Tod der Mutter (infolge Gebärmutterzusammenziehungen durch Leichenstarre oder durch austreibende Fäulnisgase bewirkt)

Sarko|blast [gr. *σάρξ,* Gen.: *σαρκός* = Fleisch u. ↑...blast] *m;* -en, -en (meist *Pl.*): = Myoblast

sarko|id [Kurzbildung zu ↑Sarkom und ↑...id]: sarkomähnlich (von Geschwülsten). **Sarko|id** *s;* -[e]s, -e: **1)** linsen- bis bohnengroßer Tumor der Haut mit sarkomähnlichem Charakter, der aber zu spontaner Rückbildung neigt. **2)** bei der Sarkoidose auftretendes Granulom. **Sarko|idose** *w;* -, -n: chronische, aber gutartige und rückbildungsfähige Erkrankung (ungeklärter Ätiologie), u.a. mit knotigen und teigigen Schwellungen im Gesicht und an den Extremitäten, rötlich violetten Flecken auf der Haut der Gesichtsweichteile und der Handrücken, fleckiger Verschattung der Lungen (ähnlich einer Miliartuberkulose), wabenartigen Aufhellungen im Röntgenbild der kurzen Röhrenknochen, Schwellungen von Lymphknoten und Entzündung der Regenbogenhaut des Auges

Sarko|lemm [gr. *σάρξ,* Gen.: *σαρκός* = Fleisch u. gr. *λέμμα* = Rinde, Schale] *s;* -s, -en, in fachspr. Fügungen: **Sarco|lemma,** *Pl.:* -ta: bindegewebige Hülle der Muskelfasern der quer gestreiften Muskulatur

Sarkom [zu gr. *σάρξ,* Gen.: *σαρκός* = Fleisch] *s;* -s, -e, in fachspr. Fügungen: **Sarcoma,** *Pl.:* -ta: bösartige Bindegewebsgeschwulst mit heterologem Bau und Neigung zu Metastasierung (häufig auf dem Blutwege). **sarkomatös**: auf Sarkomatose beruhend; sarkomartig verändert (von Geweben). **Sarkomatose** *w;* -, -n: ausgebreitete Sarkombildung

Sarko|mer [gr. *σάρξ*, Gen.: *σαρκός* = Fleisch u. gr. *μέρος* = Teil] *s;* -s, -e: Grundeinheit der ↑Myofibrille

Sark|om|phalos [gr. *σάρξ* = Fleisch u. gr. *ὀμφαλός* = Nabel] *m;* -, ...li: „Fleischnabel", kleine Wucherung am Nabel, die sich manchmal nach Abstoßung der Nabelschnur bildet

Sarko|plasma [gr. *σάρξ*, Gen.: *σαρκός* = Fleisch u. ↑Plasma] *s;* -s: Protoplasma der Muskelfasern und Muskelzellen. **sarkoplasmatisch**: das Sarkoplasma betreffend, aus Sarkoplasma bestehend; z. B. sarkoplasmatisches Retikulum

Sarko|zele [gr. *σάρξ*, Gen.: *σαρκός* = Fleisch u. ↑...zele] *w;* -, -n: fleischartige Geschwulst oder Anschwellung des Hodens, oft als Folge einer Tuberkulose oder einer bösartigen Erkrankung

Sartenbeule [nach dem mittelasiat. Volksstamm der Sarten, heute zu den Usbeken gehörend]: = Aleppobeule

Sartorius *m;* -, ...rii u. ...rien [...*iᵉn*]: Kurzbezeichnung für den ↑Musculus sartorius (Anat.)

Sarzine [aus lat. *sarcina* = Bürde; Bündel, Gepäck] *w;* -, -n, in der biol. Nomenklatur: **Sarcina,** *Pl.* (Arten:) ...nae: Gattung grampositiver, unbeweglicher Kokken von warenballen- oder paketähnlicher Anordnung (Luft- und Bodenbakterien, die als Verunreinigungen in Nährböden, Konserven und bei fehlender Salzsäure im Magen vorkommen)

SAS: Abk. für ↑Schlafapnoe-Syndrom

Satellit [aus lat. *satelles*, Gen.: *satellitis* = Begleiter, Leibwächter] *m;* -en, -en: **1)** Mantelzelle, die die Nervenzelle umgibt. **2)** chromosomaler Abschnitt, der vom Hauptanteil des Chromosoms getrennt ist

sativus, ...va, ...vum [aus lat. *sativus* = gesät, gepflanzt]: angebaut, in Pflanzenkulturen gezogen, nicht wild wachsend; z. B. in der Fügung ↑Allium sativum

Sattelgelenk vgl. Articulatio sellaris

Sattelkopf vgl. Klinozephalus

Sattelnase: sattelförmig eingesunkene Nase bei angeborener Syphilis

Sättigungs|dosis: optimal wirksame Dosis eines Arzneimittels

saturninus, ...na, ...num [nlat. Bildung zum Namen des Planeten *Saturnus*, bei den Alchemisten Symbol für Blei]: bleihaltig; auf Blei[vergiftung] zurückzuführen; z. B. in der Fügung ↑Arthropathia saturnina. **Saturnismus** *m;* -, ...men: Bleivergiftung

Satyria|sis [aus gleichbed. gr. *σατυρίασις*] *w;* -: krankhaft gesteigerter männlicher Geschlechtstrieb

Sauerbruch-Hand [nach dem dt. Chirurgen Ferdinand Sauerbruch, 1875–1951]: Handprothese, die durch in die Armmuskulatur eingelassene, mit den Fingergliedern durch Züge verbundene Stifte bewegt wird. **Sauerbruch-Umkipp|plastik**: plastisches operatives Verfahren zur Schaffung eines tragfähigen Oberschenkelstumpfs bei Zerstörung des Oberschenkelknochens (dabei wird der entfernte Oberschenkelknochen durch die nach oben umgekippten Unterschenkelknochen ersetzt und das Unterschenkelende in die Hüftgelenkpfanne eingepflanzt)

Säuerling *m;* -s, -e: für Trink- und Badekuren genutztes Mineralwasser mit wenigstens 1 g freiem Kohlendioxid pro Liter

Sauerstoff *m;* -[e]s, in der internationalen chem. Nomenklatur: **Oxy|genium,** auch: **Oxy|gen** [aus gleichbed. frz. *oxygène* (zu den unter ↑oxy... u. ↑...gen behandelten Wörtern)] *s;* -s: chem. Grundstoff; Zeichen: O

Sauerstoff|therapie: Inhalation oder intravenöse Verabreichung von Sauerstoff mit dem Ziel, die Gewebsdurchblutung zu fördern

Saugbehandlung: Methode zur Entleerung z. B. einer Abszesshöhle mit einer Saugglocke

Saug|bi|op|sie: Form der ↑Biopsie, bei der Material mittels eines Schlauches angesaugt und danach durch ein Schneidinstrument abgetrennt wird

Säugling: Bezeichnung für ein menschliches Lebewesen vom 15. Lebenstag bis zum vollendeten 12. Lebensmonat

Saug|re|flex: reflektorische Saugstellung der Lippen beim Berühren des Mundes (im ersten Lebensjahr normal, später Zeichen einer Großhirnschädigung)

Saugwürmer vgl. Trematoda

Säure vgl. Acidum

Sayre-Verband [*ßeʲr...;* nach dem amer. Chirurgen L. A. Sayre, 1820–1901]: Heftpflasterverband zur Fixierung des Armes an den Rumpf bei Schlüsselbeinbruch (dreimal um Ober- und Unterarm geführt, nur als Transportverband oder zur Ruhigstellung für 2–3 Tage)

Sb: chem. Zeichen für ↑Antimon

SBS: Abk. für ↑Sick-Building-Syndrom

Sc: chem. Zeichen für ↑Scandium

s. c. = subkutan

Scabies vgl. Skabies

scabiosus vgl. skabiös

Scala [aus lat. *scala*, Gen.: *scalae* = Treppe] *w;* -, Scalae; in den Fügungen: **Scala tympani:** „Paukentreppe", mediale, der Basis der Schnecke näher liegende Abteilung des Schneckenkanals im Ohr. **Scala vestibuli:** „Vorhoftreppe", seitliche Abteilung des Schneckenkanals im Ohr (enthält das ↑Organum spirale)

scalenus, ...na, ...num [von gr. *σκαληνός* = uneben, ungleich]: ungleichseitig-dreieckig; z. B. in der Fügung ↑Musculus scalenus posterior

Scalenus-anticus-Syn|drom: Aufhebung der distalen Arterienpulse bei Kompression der ↑Arteria subclavia durch den hypertrophischen ↑Musculus scalenus anterior

Scandium [nlat. Bildung zum lat. Namen *Scandia* für (das südliche) Skandinavien] *s;* -s: chem. Grundstoff, Leichtmetall; Zeichen: Sc

Scanner [*ßkän^er;* zu engl. *to scan* = abtasten] *m;* -s, -: = Szintigraph

Scanzoni-Operation [nach dem dt. Gynäkologen F. W. Scanzoni, 1821–1891]: Zangenentbindung, bei der der in hinterer Hinterhauptslage befindliche Fetus mit zweimaligem Ansetzen der Zange um etwa 135 Grad in die vordere Hinterhauptslage gedreht wird

Sca|pha [von gr. *σκάφη* = Trog, Wanne; Kahn] *w;* -, Sca|phae: nachenförmige Vertiefung an der Ohrmuschel zwischen Helix und Anthelix (Anat.)

sca|pho|ides, auch: **sca|pho|ide|us, ...dea, ...de|um** [gr. *σκάφη* = Trog, Wanne; Kahn u. gr. *-ειδής* = gestaltet, ähnlich]: trogförmig, kahnförmig; z. B. in der Fügung ↑Scapula scaphoidea (Anat.)

Scapula [aus gleichbed. lat. *scapula,* Gen.: *scapulae*] *w;* -, ...lae: „Schulterblatt", dreiseitiger, platter, der 2. bis 7. Rippe aufliegender Knochen am Rücken (Anat.). **Scapula alata:** flügelförmig abstehendes Schulterblatt. **Scapula sca|pho|idea:** „kahnförmiges" Schulterblatt mit emporgewölbtem medialem Rand

scapularis vgl. skapular

Scapus pili [lat. *scapus* = Schaft, Stiel; ↑Pilus] *m;* - -, Scapi pilorum: der über die Haut hervorragende Haarschaft

Scarlatina vgl. Scharlach

scarlatinosus, ...osa, ...osum [zu ↑Scarlatina]: zum Erscheinungsbild des Scharlachs gehörend; scharlachartig

Scars|dale-Di|ät [*ßká^rßde^il...*]: Mischkost mit 1 000 kcal pro Tag zur Gewichtsreduktion (43% Eiweiß, 34,5% Kohlenhydrate, 22,5% Fett)

Schädel vgl. Cranium

Schädelbasis vgl. Basis cranii

Schädeldach vgl. Kalva

Schädellage: = Kopflage

Schafblattern vgl. Varizellen

Schafpocken vgl. Varizellen

Schafshaut vgl. Amnion

Schälblattern vgl. Pemphigus

Schälflechte vgl. Erythrodermia desquamativa

Scham vgl. Pudendum

Schambein vgl. Os pubis

Schambeinkamm vgl. Pecten ossis pubis

Schamberg vgl. Mons pubis

Schambogen vgl. Arcus pubis

Schamfuge vgl. Symphyse

Schamhaare vgl. Pubes

Schamlippen vgl. Labium majus pudendi u. Labium minus pudendi

Schamspalte vgl. Rima pudendi

Schanker [durch frz. Vermittlung aus lat. *cancer* = Krebs, Krebsgeschwür] *m;* -s, -: Bez. für Geschlechtskrankheiten mit typischen Hautgeschwüren. **harter Schanker:** = Lues. **weicher Schanker:** = Ulcus molle

schan|kri|form [zu ↑Schanker u. lat. *forma* = Gestalt, Form]: schankerartig (von Hautveränderungen)

Schanz-Krawatte [nach dem dt. Orthopäden Alfred Schanz, 1868–1931] *w;* -, -n: weicher Stützverband (Watte, Schaumstoff) um den Hals zur Ruhigstellung der Halswirbelsäule, v. a. beim ↑Schleudertrauma

Scharlach [aus mlat. *scarlatum* = rote Farbe; Scharlach] *m;* -s, in fachspr. Fügungen: **Scarlatina** [aus gleichbed. vulgärlat. *febris scarlatina* (zu nlat. *scarlatum* = rote Farbe)] *w;* -: akute, durch Streptokokken hervorgerufene Infektionskrankheit haupts. der Kinder, charakterisiert durch Rachenrötung, Angina, kleinfleckiges Exanthem mit Abschuppung und Neigung zu Komplikationen und Folgekrankheiten

Scharniergelenk vgl. Ginglymus

Schattenprobe vgl. Skiaskopie

Schatz-Operation [nach dem dt. Gynäkologen C. F. Schatz, 1841–1920]: operative Aufrichtung der abgeknickten Gebärmutter durch Raffung der runden Mutterbänder

Schaukel|di|ät: Diätform, bei der in 3- bis 4-tägigem Wechsel sauer und alkalisch reagierende Kost verabreicht wird (zur Umstimmung der Harnreaktion bei Entzündungen der Harnwege)

Schaumann-Krankheit vgl. Besnier-Boeck-Schaumann-Krankheit

Schauta-Stoeckel-Operation [*...schtö...*; nach den dt. Gynäkologen Friedrich Schauta (1849–1919) und Walter Stoeckel (1871 bis 1961)]: operative Entfernung der Gebärmutter samt Anhangsgebilden bei Gebärmutterkrebs

Scheckhaut vgl. Vitiligo

Scheele-Operation [nach dem dt. Chirurgen Karl Scheele, 1884–1966]: operative Vergrößerung einer krankhaft geschrumpften Harnblase durch Einpflanzung einer (vom übrigen Darm isolierten) Dünndarmschlinge

Scheibenrose vgl. Erythema exsudativum multiforme

Scheide vgl. Vagina

Scheidenentzündung vgl. Kolpitis

Scheidengewölbe vgl. Fornix vaginae

Scheidenhaut vgl. Tunica mucosa (vaginae)

Scheidenkrampf vgl. Vaginismus
Scheidenriss vgl. Kolporrhexis
Scheidenschleimhaut vgl. Tunica mucosa (vaginae)
Scheidenvorfall vgl. Prolapsus vaginae
Scheidewand vgl. Septum ...
Scheiner-Versuch [nach dem dt. Physiker u. Mathematiker Christoph Scheiner, 1575 bis 1650]: experimenteller Nachweis der ↑Akkommodation des Auges durch Betrachtung zweier in ungleichen Abständen angeordneter Nadeln durch einen Schirm mit punktförmigen Sehlöchern, wobei nur die jeweils fixierte Nadel scharf erscheint, die andere dagegen als unscharfes Doppelbild gesehen wird
Scheinfüßchen vgl. Pseudopodium
Scheinschwangerschaft vgl. Pseudogravidität
Scheintod: todesähnlicher Zustand mit Aussetzen der Atmung und mit Ausfall anderer, äußerlich sichtbarer Lebenszeichen
Scheinzwittertum vgl. Hermaphroditismus spurius
Scheitelbein vgl. Os parietale
Scheitelbeineinstellung vgl. Asynklitismus
Scheitellage: Lage des Kindes in den Geburtswegen, bei der der kindliche Kopf während der Geburt mit der Scheitelgegend vorangeht
Scheitellappen vgl. Lobus parietalis
Scheitel-Steiß-Länge: vom Scheitel bis zum Steiß gemessene Länge des Embryos, aus dem sich das Entwicklungsalter feststellen lässt; Abk.: SSL
Schellong-Test [nach dem dt. Internisten Friedrich Schellong, 1891–1953]: Kreislauffunktionsprüfung durch Messung von Blutdruck, Puls und Atemfrequenz im Liegen, Sitzen sowie nach Belastung (Kniebeugen oder Treppensteigen)
Schenkelbein vgl. Femur
Schenkelblock: Unterbrechung eines oder beider Schenkel des ↑Fasciculus atrioventricularis und damit des Reizleitungssystems des Herzens
Schenkelbruch vgl. Hernia femoralis
Schenkelhals vgl. Collum femoris
Schenkelkanal vgl. Canalis femoralis
Schenkelschall: absolute Dämpfung des Klopfschalls über verdichteten Lungenbezirken (wie sie ähnlich bei der Perkussion des Oberschenkels auftritt)
Schenkelsporn vgl. Calcar femorale
Scherenbiss vgl. Psalidontie
Scheuermann-Krankheit [nach dem dän. Orthopäden H. W. Scheuermann, 1877 bis 1960]: bei Jugendlichen hauptsächlich infolge [konstitutioneller] Wirbelsäulenüberlastung auftretende Veränderungen der Bandscheiben, mit der Bildung von ↑Schmorl-Knorpelknötchen und ↑Kyphose einhergehend
Schick-Hautprobe [nach dem ung.-amer. Pädiater Béla Schick, 1877–1967]: Test zur Bestimmung des Diphtherieantitoxingehaltes in menschlichen Körpersäften: Die streng intrakutan in den Oberarm eingeimpfte Testflüssigkeit, 1/50 der für ein 250 g schweres Meerschweinchen tödlichen Menge an Diphtherietoxin, ruft bei positivem Ausfall (d. h.: kein Diphtherieantitoxin vorhanden) nach 4 Stunden Rötung an der Impfstelle, nach 24–28 Stunden eine Quaddel hervor; tritt keine Reaktion auf, so befinden sich Diphtherieantitoxine in den Körpersäften
Schiefhals vgl. Caput obstipum
Schielen vgl. Strabismus
Schienbein vgl. Tibia
Schienbeinknorren vgl. Condylus lateralis tibiae bzw. Condylus medialis tibiae
Schienbeinnerv vgl. Nervus tibialis
Schießscheibenzellen vgl. Target-Zellen
Schiff-Reagenz [nach dem dt. Chemiker Hugo Schiff, 1834–1915]: Gemisch aus Fuchsin, Salzsäure u. Kaliummetabisulfat zur Färbung histologischer Präparate, insbes. zur Anfärbung niederer Pilze
Schilddrüse vgl. Glandula thyreoidea
Schilder-Krankheit [nach dem östr.-amer. Neurologen P. F. Schilder, 1887–1960]: erblich bedingte, im Jugendalter auftretende Sklerose der Hirnhemisphären und der Pyramidenbahn (führt zu schwerer Demenz)
Schildknorpel vgl. Cartilago thyreoidea
Schiller-Jodprobe [nach dem östr.-amer. Pathologen Walter Schiller, 1887–1960]: Test zur Diagnostizierung eines Muttermundkarzinoms durch Bepinseln der Portiogegend mit Jod, wobei unveränderte, mit Plattenepithel bedeckte Stellen sich braun färben, krebsverdächtige dagegen ungefärbt bleiben
Schilling-Zählkammer [nach dem dt. Hämatologen Viktor Schilling, 1883–1960]: graduierte Glasplatte zur Zählung von Blutzellen unter dem Mikroskop
Schimmelbusch-Maske [nach dem dt. Chirurgen Curt Schimmelbusch, 1860 bis 1895]: aus einem mit Gaze belegten Drahtbügel bestehende Narkosemaske (zur Tropfnarkose)
Schinkenmilz: Milz, die infolge ↑Amyloidose der ↑Pulpa rot, derb und fest wird und einem geräucherten Schinken gleicht
Schiötz-Tonometer [*schöz...;* nach dem norw. Mediziner Hjalmar Schiötz, 1850 bis 1927]: Gerät zur Messung des Augeninnendrucks, bei dem die Tiefe bestimmt wird, bis zu der ein mit Gewichten versehenes Stäbchen die Hornhaut eindrückt
Schipperkrankheit: Auftreten von ↑Abrissfrakturen an den Dornfortsätzen der Brust- und Halswirbel infolge ständiger Überbeanspruchung (z. B. beim Schippen)

Schirmbild|foto|gra|fie: Methode der Röntgenreihenuntersuchung, bei der das auf dem Röntgenschirm sichtbare Bild fotografiert (und später ausgewertet) wird

Schisto|pros|opie [zu gr. *σχιστός* = gespalten u. gr. *πρόσωπον* = Gesicht] *w;* -, ...ien: = Prosoposchisis

Schisto|soma [gr. *σχιστός* = gespalten und gr. *σῶμα* = Körper] *s;* -s, *Pl.* (Arten:) -ta: Adernegel, Pärchenegel, Gattung von in den Blutgefäßen schmarotzenden Saugwürmern (bei denen das Männchen das Weibchen bei der Begattung in einen Längsspalt seines Körpers einschließt). **Schisto|soma hae|mato|bium:** Pärchenegel, Leberegel, der in der Pfortader, in den Harnorganen und im Mastdarm schmarotzt. **Schisto|soma japonicum** [nlat. *japonicus* = japanisch]: haupts. in Ostasien vorkommender „japanischer" Pärchenegel, der in der Leber und im Dickdarm schmarotzt. **Schisto|soma mansoni** [nach dem brit. Bakteriologen P. Manson, 1844–1922]: vor allem in Afrika und Südamerika vorkommender Pärchenegel, der im Darm schmarotzt

Schisto|somia|se [zu ↑Schistosoma] *w;* -, -n, in fachspr. Fügungen: **Schisto|somia|sis,** *Pl.:* ...ia|ses: durch Schistosomaarten hervorgerufene Wurmerkrankung; vgl. Bilharziose

Schisto|zyt [Kurzw. aus gr. *σχιστός* = gespalten u. ↑Erythrozyt] *m;* -en, -en (meist *Pl.*): abnorm gestaltete rote Blutkörperchen (z. B. Dreiecks- oder Helmform)

schizo..., Schizo... [zu gr. *σχίζειν* = spalten]: Bestimmungswort von Zusammensetzungen mit der Bedeutung „Spaltung, Trennung"; z. B.: Schizogonie, Schizophrenie

schizo|af|fektiv [...*tif;* zu ↑schizo... u. ↑Affekt]: mit Störung des Affektes (1) einhergehend (von schizophrenieähnlichen Psychosen)

schizoform vgl. schizophreniform

Schizo|gonie [zu ↑schizo... u. gr. *γονή* = Abstammung, Geschlecht] *w;* -, ...ien: Form der ungeschlechtlichen Vermehrung durch Zerfallen einer Zelle in mehrere Teilstücke (z. B. beim Malariaerreger; Biol.)

schizo|id [↑schizo... u. ↑...id]: die Symptome der ↑Schizophrenie in leichterem Grade zeigend, seelisch gespalten, von introvertierter, autistischer Veranlagung (von Psychopathen)

Schizo|manie [↑schizo... u. ↑Manie] *w;* -, ...ien: periodisch auftretende leichte Form der Schizophrenie

Schizo|myzet [zu ↑schizo... u. gr. *μύκης* = Pilz] *m;* -en, -en: Spaltpilz, Bakterie, die sich unter Beibehaltung ihrer Eigenart ungeschlechtlich durch Querteilung vermehrt

Schizont [zu gr. *σχίζειν* = spalten] *m;* -en, -en: Stadium des Malariaerregers in Erythrozyten vor der Teilung in die ↑Merozoiten; vgl. Schizogonie

schizonto|zid [zu ↑Schizont u. lat. *caedere* (in Zus.: *-cidere*) = niederhauen, töten]: Schizonten abtötend (von chemischen Mitteln)

Schiz|ony|chie [zu ↑schizo... u. gr. *ὄνυξ*, Gen.: *ὄνυχος* = Nagel] *w;* -, ...ien: Spaltung des freien Randes der Nägel infolge Brüchigkeit

Schizo|phasie [zu ↑schizo... u. gr. *φάσις* = Sprache, Rede] *w;* -, ...ien: Sprachzerfahrenheit, Äußerung zusammenhangloser Wörter oder Sätze (Vorkommen bei Schizophrenie)

schizo|phren [zu ↑schizo... und gr. *φρήν*, Gen.: *φρενός* = Zwerchfell; Geist; Gemüt]: spaltungsirre, an Schizophrenie leidend; zum Erscheinungsbild der Schizophrenie gehörend. **Schizo|phrenie** *w;* -, ...ien: früher als Spaltungsirresein oder Jugendirresein bezeichnete Form der körperlich nicht begründbaren Psychosen, die oft im jüngeren Lebensalter beginnen und mit Denk- und Affektstörungen, Wahnvorstellungen und Sinnestäuschungen einhergehen. (Die Krankheit ist chronisch, häufig progressiv u. führt nicht selten zu geistigen Defekten und Wesensveränderungen)

schizo|phreni|form [zu ↑Schizophrenie u. lat. *forma* = Gestalt, Form], auch kurz: **schizoform:** der Schizophrenie ähnlich (u. a. von Psychosen gesagt)

schizo|thym [zu ↑schizo... u. gr. *θυμός* = Leben; Empfindung; Gemüt]: eine latent bleibende, nicht zum Durchbruch kommende Veranlagung zu ↑Schizophrenie besitzend

Schizo|tri|chie [↑schizo... u. ↑...trichie] *w;* -, ...ien: krankhafte Veränderung des Haares mit Spaltung des Haarschaftes

Schlaf|apnoe-Syndrom: wiederholter, kurzzeitiger Atemstillstand während des Schlafs mit Sauerstoffmangelzuständen, Blutdruckerhöhung, auch Herzrhythmusstörungen, der in Verbindung mit starkem Schnarchen v. a. bei Männern, bes. bei Übergewicht, auftritt; Abk.: SAS

Schläfen vgl. Tempora

Schläfenbein vgl. Os temporale

Schläfenlappen vgl. Lobus temporalis

Schlafkrankheit vgl. Trypanosomiasis

Schlaf|labor *s;* -s, -e: medizinische Einrichtung, in der die Ursachen von Schlafstörungen am Patienten erforscht werden, um sie einer gezielten Behandlung zuzuführen

Schlaflosigkeit vgl. Asomnie

Schlafwandeln vgl. Somnambulismus

Schlagader vgl. Arterie

Schlaganfall vgl. Apoplexie

Schlagvolumen: Blutmenge, die das Herz während einer Systole aus der Herzkammer auswirft

Schlatter-Krankheit [nach dem Schweizer Chirurgen Carl Schlatter, 1864–1934],

auch: **Osgood-Schlatter-Krankheit** [*oß-gud...;* nach dem amer. Chirurgen R. B. Osgood, 1873–1956]: im Jugendalter auftretende Osteonekrose der Schienbeinapophyse (chronische Erkrankung des Knochens ohne entzündliche Ursache)
Schleifen|di|uretikum: harntreibendes Arzneimittel, das seine Wirksamkeit an der ↑Henle-Schleife entfaltet
Schleim vgl. Mucus
Schleimbeutel vgl. Bursa synovialis
Schleimbeutelentzündung vgl. Bursitis
Schleimdrüsen vgl. Glandulae mucosae
Schleimgewebe: Bindegewebe aus Schleim und sternförmigen Zellen
Schleimhaut vgl. Tunica mucosa
Schleimkörperchen *Pl.:* glasige, kugelförmige Gebilde im Schleim, aus weißen Blutkörperchen und Epithelzellen bestehend
Schlemm-Kanal [nach dem dt. Anatomen Friedrich Schlemm, 1795–1858]: = Sinus venosus sclerae
Schlesinger-Probe [nach dem östr. Internisten Wilhelm Schlesinger, 1869–1900]: Nachweis von ↑Urobilin in Harn, Serum, Exsudaten oder Stuhlextrakten (wird diesen eine 10%ige Zinkacetatlösung in absolutem Alkohol zugesetzt u. wird das Gemisch hernach filtriert, dann zeigt das Filtrat eine charakteristische Fluoreszenz, wenn es Urobilin enthält)
Schleuder|trau|ma: Verletzung der Halswirbelsäule durch Vor- und Zurückschnellen des Kopfes (bei Auffahrunfällen)
Schließmuskel vgl. Musculus sphincter ...
Schloffer-Operation [nach dem östr. Chirurgen Hermann Schloffer, 1868 bis 1936]: operative Beseitigung einer ↑Phimose. **Schloffer-Tumor:** entzündliche Geschwulst der Bauchdecken nach Operationen
Schlottergelenk: abnorm bewegliches Gelenk
Schluckauf vgl. Singultus
Schluckimpfung vgl. Sabin-Impfung
Schlucklähmung: Lähmung der am Schluckvorgang beteiligten Gaumen- und Schlundmuskulatur (z. B. bei Diphtherie)
Schluck|pneu|monie: = Aspirationspneumonie
Schlund vgl. Pharynx
Schlundenge vgl. Isthmus faucium
Schlundkrampf vgl. Pharyngismus
Schlundsonde: Sonde zur künstlichen Ernährung, die durch den Schlund bis in den Magen eingeführt wird
Schlüsselbein vgl. Clavicula
Schmal|band|anti|bio|tikum, auch: **Schmal|spek|trum|anti|bio|tikum:** gegen wenige Erregergruppen wirksames Antibiotikum; Gegensatz: ↑Breitbandantibiotikum
Schmarotzer vgl. Parasit
Schmelz vgl. Enamelum
Schmelzoberhäutchen vgl. Cuticula dentis
Schmerz vgl. Dolor
Schmerzmittel: = Analgetikum
Schmerzrezeptor vgl. Nozizeptor
Schmetterlingswirbel: Wirbel mit sagittal gespaltenem und abgeflachtem Wirbelkörper (sieht aus wie ein Schmetterling)
Schmidt-Strasburger-Probekost [nach den dt. Internisten Adolf Schmidt (1865 bis 1918) und Julius Strasburger (1871–1934)]: Probediät, die bestimmte Mengen Fett, Eiweiß und Kohlenhydrate enthält und deren vollständige oder mangelhafte Verdauung (durch mikroskopische Stuhluntersuchung ermittelt) Rückschlüsse auf eventuelle Erkrankungen von Bauchspeicheldrüse, Darm, Leber oder Gallenblase zulässt
Schmidt-Zeichen [nach dem östr. Arzt Rudolf Schmidt, 1873–1945]: Zuckung der Bauchdecken nach tiefer Einatmung bei ↑Pleuritis diaphragmatica
Schmieden-Naht [nach dem dt. Chirurgen Viktor Schmieden, 1874–1946]: Form der Darmnaht bei Operationen im Bereich des Magen-Darm-Kanals, wobei die vom Bauchfell überzogene Außenwand des Darms eingestülpt wird
Schmierkur: Einreibung mit grauer Quecksilbersalbe bei Syphilis
Schmorl-Knorpelknötchen [nach dem dt. Pathologen Chr. G. Schmorl, 1861–1932]: bruchartige Vorstülpung von Teilen einer Zwischenwirbelscheibe in den Wirbelkörper durch Lücken in der Wirbeldeckplatte
Schnabel-Kaverne [nach dem östr. Ophthalmologen Isidor Schnabel, 1842–1908]: Hohlraumbildung im Sehnerv als Folge degenerativer Veränderungen (Vorkommen bei Glaukom und bei Kurzsichtigkeit)
Schnecke vgl. Cochlea
Schneckenfenster vgl. Fenestra cochleae
Schneeblindheit vgl. Niphablepsie
Schneidermuskel vgl. Musculus sartorius
Schneidezahn vgl. Dens incisivus
Schnell|acetylie|rer *m;* -s, -: Konstitutionstyp, der Medikamente in der Leber schnell ↑acetyliert; Gegensatz: ↑Langsamacetylierer
schnellende Hüfte: ruckartiges Gleiten eines Sehnenstrangs über den großen Rollhügel
Schnitt *m;* -[e]s, -e: **1)** Durchtrennung von Körpergewebe mit dem chirurgischen Messer. **2)** Gewebeschnitt für mikroskopische Untersuchungen
Schnittentbindung vgl. Sectio caesarea
Schnitzer-Intensiv|kost [*...sif...;* nach dem dt. Zahnarzt J. G. Schnitzer, geb. 1930]: streng vegetabile, kohlenhydratreiche, eiweißfreie Diät mit rund 1 500 kcal pro Tag
Schnüffelsucht: Sonderform der Drogen-

abhängigkeit, bei der zur Erzeugung eines Rauschzustandes Chemikalien (z. B. Klebstoffe, Klebstoffverdünner, Fleckentferner) inhaliert werden

Schnupfen vgl. Koryza u. Rhinitis

Schober-Zeichen [nach dem dt. Arzt Paul Schober, 1865–1943]: Anhaltspunkt zur Feststellung einer Bewegungseinschränkung im Bereich der Lendenwirbelsäule. Dabei wird vom letzten Dornfortsatz der Lendenwirbelsäule aus schädelwärts eine Strecke von 10 cm markiert; wenn kein krankhafter Befund vorliegt, verlängert sich diese Strecke beim Bücken auf 15 cm

Schock [aus frz. *choc* = Stoß, Erschütterung] *m;* -[e]s, -s (selten: -e): akutes (im Zeitmaß von Stunden ablaufendes) Kreislaufsyndrom mit ungenügender Sauerstoffversorgung lebenswichtiger Organe. **anaphylaktischer Schock:** oft tödlich verlaufender Schock infolge Überempfindlichkeit gegenüber wiederholter parenteraler Zufuhr desselben Eiweißkörpers. **schocken:** Nerven- und Geisteskranke mit künstlich (elektrisch oder durch Insulingaben) erzeugtem Schock behandeln

Schocklunge: zusammenfassende Bez. für die morphologischen und funktionellen Veränderungen der Lunge, die im Zusammenhang mit einem Kreislaufschock auftreten

Schoenlein-Henoch-Purpura [nach den dt. Ärzten J. L. Schoenlein (1783–1864) und E. H. Henoch (1820–1910)]: = Purpura rheumatica

Schorf *m;* -[e]s, -e: trockene Deckschicht auf Wunden und Geschwüren

Schornsteinfegerkrebs vgl. Carcinoma asbolicum

Schramm-Zeichen [nach dem zeitgen. dt. Urologen Carl Schramm]: Vorwölbung des hinteren Harnröhrenabschnittes u. des Samenhügels bei der ↑Zystoskopie (gilt als Zeichen für eine Rückenmarkserkrankung)

Schrauben|bakterie vgl. Spirille

Schreck|aphasie: Verlust der Sprache bei plötzlichem Erschrecken

Schrecklähmung: Lähmung durch plötzliches Erschrecken

Schrittmacher: elektrisches Gerät zur künstlichen Anregung und Inganghaltung der Herztätigkeit durch Stromstöße (nach Ausfall der physiologischen Reizbildungszentren)

Schrittmacherzellen vgl. Pacemaker (1)

Schröder-Zeichen [nach dem dt. Gynäkologen Karl Schröder, 1838–1887]: Hochsteigen des Fundus der Gebärmutter zur Nabelregion, vorwiegend nach rechts, was als sicheres Zeichen für die Lösung des Mutterkuchens während der Nachgeburtsperiode gilt

schröpfen: lokal Blut ansaugen unter Anwendung eines so genannten Schröpfkopfes (luftleer gemachte Gummi- oder Glasglocke)

Schroth-Kur [nach dem östr. Naturheilkundigen Johann Schroth, 1800–1856]: Verabreichung wasserarmer Diätkost (trockene Brötchen, Breie, Haferschleim) bei chronischen Krankheiten, Fettsucht, Gicht u. a.

Schrumpfblase: Harnblase mit stark verringertem Fassungsvermögen (bei schmerzhafter Kontraktion oder als Folge anatomischer Veränderungen, z. B. von Narben)

Schrumpfleber: zirrhotisch degenerierte Leber; vgl. Leberzirrhose

Schrumpfniere: als Folge nephrosklerotischer Veränderungen der Nierengefäße und des Nierengewebes degenerierte Niere

Schubert-Operation [nach dem dt. Arzt Gotthart Schubert, 1875–1939]: operative Bildung einer Scheide aus einem Teil des Mastdarms (bei fehlender Scheide)

Schub|laden|sym|ptom: bei Schädigung oder Riss der Kreuzbänder des Kniegelenks auftretende Erscheinung, dass sich der Schienbeinkopf gegenüber den Kondylen des Oberschenkels bei gebeugtem Knie nach vorn oder hinten verschieben lässt

Schuchardt-Schnitt [nach dem dt. Chirurgen K. A. Schuchardt, 1856–1901]: bei geburtshilflichen Eingriffen angewandter seitlicher Scheiden-Damm-Schnitt, der bis in die Beckenbodenmuskulatur geführt wird

Schüffner-Tüpfelung [nach dem dt. Internisten Wilhelm Schüffner, 1867–1949]: durch ↑Giemsa-Färbung sichtbar werdende hellrote Pünktchen in den Erythrozyten bei ↑Malaria tertiana

Schüller-Christian-Hand-Krankheit [...*krißtjᵉn-händ...;* nach dem östr. Neurologen Artur Schüller (1874–1958), dem amer. Arzt Henry Christian (1876–1951) u. dem amer. Pädiater Alfred Hand (1868–1949)]: im Kindesalter beginnende ↑Retikuloendotheliose mit krankhafter Ablagerung von Cholesterin in verschiedenen Geweben, mit Zerstörung im Bereich der platten Knochen (röntgenographisch: Landkartenschädel), Vergrößerung von Leber und Milz, Exophthalmus und Diabetes insipidus

Schul|medizin: Bez. für die an den Universitäten und Hochschulen gelehrten und von diesen vertretenen Auffassungen zur Erkennung und Behandlung von Krankheiten; Gegensatz: ↑Außenseitermedizin

Schulter-Arm-Syn|drom, auch: **Schulter-Hand-Syn|drom:** Schmerzen und Parästhesien, die meist durch Bandscheibendegeneration im Bereich der Halswirbelsäule von der Schulter in Arm und Hand ausstrahlen

Schulterblatt vgl. Scapula

Schulterblattgräte vgl. Spina scapulae

Schultergelenk vgl. Articulatio humeri

Schultergürtel: zusammenfassende Bez. für Schulterblatt und Schlüsselbein

Schulter-Hand-Syndrom vgl. Schulter-Arm-Syndrom
Schulterhöhe vgl. Acromion
Schulterlage: Lage des Kindes in den Geburtswegen, bei der eine Schulter der vorangehende Teil ist
Schultz-Charlton-Auslösch|phänomen [...*tschaˈltᵉn*...; nach dem dt. Internisten Werner Schultz (1878–1947) und dem dt. Arzt Willy Charlton (19./20. Jh.)]: beweisendes Zeichen für Scharlach, wenn der Ausschlag nach intrakutaner Injektion von Scharlachserum nach wenigen Stunden im Umkreis der Injektion verschwindet
Schultz-Dale-Test [...*dēˈl*...; nach dem dt. Internisten Werner Schultz (1878–1947) und dem brit. Physiologen Sir H. H. Dale (1875–1968)]: Test zum Nachweis anaphylaktischer Reaktionen: Der Uterus eines sensibilisierten Meerschweinchens wird in Ringer-Lösung suspendiert. Setzt man Antigene zu, kommt es zu einer starken Kontraktion (= Anaphylaxie)
Schultze-Mechanismus [nach dem dt. Gynäkologen B. S. Schultze, 1827–1919]: normaler Vorgang der Mutterkuchenlösung nach der Geburt (dabei wird der Mutterkuchen zu einem nach oben offenen und mit Blut gefüllten Becher umgestaltet und unter Zuhilfenahme der Bauchpresse ausgetrieben)
Schuppe vgl. Squama
Schuppenflechte vgl. Psoriasis
Schusterbrust: Einsenkung des Brustbeins, die früher v.a. bei Schustern beobachtet wurde
Schuster|span: biegsames Furnierholz zur Verstärkung von Gipsverbänden
Schüttelfrost: Kältegefühl bei schnell ansteigender Körpertemperatur mit Schüttelbewegungen des ganzen Körpers
Schüttellähmung vgl. Paralysis agitans
Schüttel|mixtur vgl. Mixtura agitanda
Schüttelwehen: heftige, mit Schüttelbewegungen des ganzen Körpers einhergehende Wehen
Schutzimpfung: vorbeugende Immunisierung gegen epidemisch auftretende Infektionskrankheiten durch Einimpfen inaktiver lebender oder abgetöteter Erreger (aktive S.) oder durch Injektion von abgeschwächtem Serum immunisierter Tiere (passive S.)
Schwabach-Versuch [nach dem dt. Otologen Dagobert Schwabach, 1846–1920]: Stimmgabelversuch zur Diagnose von Gehörerkrankungen: Eine angeschlagene Stimmgabel wird auf den Scheitel des Arztes gesetzt und im Augenblick des Abklingens auf den des Patienten; dann wird der Versuch in umgekehrter Reihenfolge wiederholt; hört der Patient den Ton länger als der Arzt (positiver Schwabach), spricht das für eine Erkrankung des Schallleitungsapparates; im umgekehrten Fall handelt es sich um eine Labyrintherkrankung
Schwachsichtigkeit vgl. Amblyopie
Schwachsinn vgl. Oligophrenie
Schwämmchen *Pl.:* vgl. Soor
Schwangerschaft vgl. Gravidität
Schwangerschaftsstreifen vgl. Striae gravidarum
Schwangerschafts|toxikose: = Gestose
Schwangerschaftszeichen: charakteristische körperliche Anzeichen, die auf das Bestehen einer Schwangerschaft hindeuten, wie: Ausbleiben der Regel, Veränderungen an den Genitalien u.Ä., wobei als sichere Schwangerschaftszeichen die auf das Vorhandensein des kindlichen Organismus hindeutenden gelten (kindliche Herztöne, Nabelschnurgeräusch, Tasten kindlicher Teile u.Ä.)
Schwankschwindel: Form des Schwindels mit dem Gefühl, dass die Umgebung schwankt
Schwannom [nach dem dt. Anatomen u. Physiologen Theodor Schwann, 1810–1882] *s;* -s, -e: = Neurinom. **Schwann-Scheide:** = Neurilemm. **Schwann-Zellen:** die zusammen mit dem Achsenzylinder einer peripheren Nervenfaser auswachsenden Gliazellen, aus denen die Markscheide als Nervenscheide hervorgeht
Schwanzkern vgl. Nucleus caudatus
Schwarte: als Folge einer chronischen Entzündung vernarbtes Bindegewebe; vgl. auch: Pleuraschwarte
Schwartze-Operation [nach dem dt. Otologen Hermann Schwartze, 1837–1910]: = Antrotomie. **Schwartze-Zeichen:** Durchscheinen der infolge Hyperämie rötlich gefärbten medialen Paukenwand durch das Trommelfell bei Mittelohrschwerhörigkeit
Schwarzenbach-Handgriff: geburtshilflicher Untersuchungsgriff, mit dem der kindliche Kopf beim Erreichen des Beckenbodens (zwischen Steißbeinspitze und After) von außen her mit der Hand ertastet wird
schwarzer Star vgl. Amaurose
Schwarzwasserfieber: im Verlauf einer Malaria plötzlich eintretende Blutauflösung mit Fieber und Ausscheidung eines schwarz gefärbten Harns
Schwefel *m;* -s, in der internationalen chem. Nomenklatur: **Sulfur** [aus lat. *sulp[h]ur* = Schwefel] *m;* -s: chem. Grundstoff, Nichtmetall; Zeichen: S
Schweinebandwurm vgl. Taenia solium
Schweinehüterkrankheit: durch den Urin erkrankter Schweine übertragbare ↑Leptospirose beim Menschen mit Ausbildung einer Meningitis
Schweinerotlauf vgl. Erysipeloid
Schweiß vgl. Sudor
Schweißdrüsen vgl. Glandulae sudoriferae

Schweißdrüsen|abszess vgl. Abscessus sudoriparus
Schweißdrüsenentzündung vgl. Hidradenitis
Schweißfrieseln vgl. Miliaria
Schwellenwert|per|kussion: leichte ↑Perkussion, mit der die Grenze zwischen Gebieten mit Klopfschall und gedämpften Bezirken bestimmt wird (Aufhören des Klopfschalls), z. B. die Herz-Lungen-Grenze
Schwellkörper vgl. Corpus cavernosum
Schwellkörper-Au|to|in|jektions|therapie: Selbstinjektion gefäßerweiternder Arzneimittel in den Schwellkörper des Penis (bei Erektionsstörungen); Abk.: SKAT
Schwerhörigkeit: Sammelbezeichnung für alle Formen des verminderten Hörvermögens (z. B. durch Erkrankungen des Innenohrs)
Schwermut vgl. Melancholie
Schwertfortsatz vgl. Processus xiphoideus
Schwiele *w;* -, -n: **1)** durch mechanischen Druck entstehendes verdicktes und verhärtetes Hornschichtgewebe der Haut (z. B. an der Handinnenseite). **2)** durch Narben nach Entzündungen entstehende Gewebsverdickung (z. B. Herzschwielen)
Schwimmhaut vgl. Pterygium
Schwimmprobe: Lebensprobe bei der Sektion toter Neugeborener: Die Lunge eines Kindes, das bereits geatmet hat, schwimmt auf Wasser, während die Lunge einer Totgeburt untergeht
Schwindel vgl. Vertigo
Schwindknötchen vgl. Tuberculosis lichenoides
Schwindpocken vgl. Tuberculosis papulonecrotica
Schwindsucht vgl. Phthise
Schwindwarzen vgl. Tuberculosis cutis verrucosa
Schwurhand: typische Handstellung bei Lähmung des ↑Nervus medianus, wobei Zeige- und Mittelfinger nicht gebeugt werden können
scintillans [zu lat. *scintillare* = funkeln, flimmern]: funkelnd, flimmernd; z. B. in der Fügung ↑Synchisis scintillans
scirrhosus vgl. szirrhös
Scirrhus vgl. Szirrhus
scler..., Scler... vgl. sklero..., Sklero...
Sclera vgl. Sklera
scleralis vgl. skleral
Sclerema vgl. Sklerem
Scleritis vgl. Skleritis
sclero..., Sclero... vgl. sklero..., Sklero...
Sclerodermia vgl. Sklerodermie
Scleroedema vgl. Sklerödem
Scleroma vgl. Sklerom
Sclerosis vgl. Sklerose
scleroticans [zu ↑Sklerose]: zu ↑Sklerose führend, mit Sklerose einhergehend (von Krankheiten)
Scolex vgl. Skolex
Scoliosis vgl. Skoliose
Scopol|amin, eindeutschend: **Skopol|amin** [↑Amin] *s;* -s, -e: in verschiedenen Nachtschattengewächsen, z. B. in Scopolia (Name!), vorkommendes Alkaloid, das gegen Schmerz- und Erregungszustände verwendet wird
Scree|ning|test [*ßkrining...;* zu engl. *to screen* = durchsieben]: einfache Suchmethode, die an einer großen Zahl Personen durchgeführt werden kann, um eine bestimmte Krankheit zu erkennen (z. B. Diabetes mellitus, Harnwegserkrankungen)
scrofulosus vgl. skrofulös
scrotalis vgl. skrotal. **Scrotum** vgl. Skrotum
Scutula: *Pl.* von ↑Scutulum
scutulatus, ...ta, ...tum [zu lat. *scutulum* = kleiner Schild]: **1)** schildförmig, in der Mitte vertieft; z. B. in der Fügung ↑Ren scutulatus. **2)** mit der Bildung von ↑Scutula einhergehend (von Hautkrankheiten)
Scutulum [aus lat. *scutulum* = kleiner Schild] *s;* -s, ...la (meist *Pl.*): „Schildchen", linsengroße, schwefelgelbe, schüsselförmig vertiefte Hauteffloreszenzen bei ↑Favus
Se: chem. Zeichen für ↑Selen
sebace|us, ...cea, ...ce|um [zu lat. *sebum* = Talg]: aus Talg bestehend; Talg betreffend; z. B. in den Fügungen ↑Adenoma sebaceum, ↑Glandulae sebaceae
Sebo|lith [lat. *sebum* = Talg u. ↑...lith] *m;* -s u. -en, -e[n]: „Talgdrüsenstein", Konkrement im Ausführungsgang einer Talgdrüse
Sebor|rhö, auch: **Sebor|rhöe** [*...rö;* zu lat. *sebum* = Talg u. gr. *ῥεῖν* = fließen] *w;* -, ...rrhöen, in fachspr. Fügungen: **Sebor|rhoea,** *Pl.:* ...rrhoeae: „Schmerfluss", krankhaft gesteigerte Absonderung der Talgdrüsen. **Sebor|rhoea capitis** [↑Caput]: Seborrhö im Bereich der behaarten Kopfhaut. **Sebor|rhoea oleo|sa:** „Salbengesicht", übermäßig starke Absonderung der Talgdrüsen, wodurch die Haut wie eingeölt aussieht. **Sebor|rhoi|ker** *m;* -s, -: an Seborrhö Leidender. **sebor|rhoisch,** in fachspr. Fügungen: **sebor|rhoicus, ...ca, ...cum:** die Seborrhö betreffend, im Zusammenhang mit einer Seborrhö stehend; z. B. in der Fügung ↑Alopecia seborrhoica
Sebo|zystomatose [zu lat. *sebum* = Talg u. ↑Zystom] *w;* -, -n: seltene Haarbalg- und Talgdrüsenerkrankung mit Bildung von Zysten, die über größere Körperabschnitte verteilt sind
Sebo|zyt [lat. *sebum* = Talg u. ↑...zyt] *m;* -en, -en: Talg produzierende Zelle. **sebozytär:** die Sebozyten betreffend (z. B. sebozytäre Talgsynthese)
Sebum [aus lat. *sebum* = Talg] *s;* -s, Seba:

Talg, Hauttalg, Absonderung der Talgdrüsen

Secale cornutum [lat. *secale* = Getreideart, Korn, Roggen; zu lat. *cornu* = Horn] *s;* - -: „Mutterkorn", pharmakologisch stark wirkende Alkaloide enthaltendes schwarzviolettes Myzelgeflecht eines Getreidepilzes, das ↑Ergotismus hervorruft und z. B. in Wehenmitteln Verwendung findet (missbräuchliche Benutzung als ↑Abortivum (2)

Se|clusio pupillae [zu lat. *secludere, seclusum* = abschließen, absperren; ↑Pupille] *w;* - -: Abschluss der vorderen Augenkammer von der hinteren durch eine ringförmige, hintere ↑Synechie (Vorkommen bei ↑Iritis und ↑Iridozyklitis)

Second-Look-Operation [*ßäkendlůk...;* engl. *second look* = zweiter Blick]: Zweiteingriff bei primär unvollständig entfernten krankhaften Veränderungen eines Organs oder Organteils (insbesondere bei Karzinom)

Sectio vgl. Sektion

secundarius vgl. sekundär

Secundinae [*...nä;* aus spätlat. *secundinae (Pl.)* = Nachgeburt] *Pl.:* zusammenfassende Bez. für Nabelschnur und Plazenta

secundus, ...da, ...dum [aus gleichbed. lat. *secundus*]: der zweite

sedativ [*...tif;* zu lat. *sedare, sedatum* = machen, dass sich etwas setzt; beschwichtigen, beruhigen]: schmerzstillend, beruhigend (von Medikamenten). **Sedativum** [*...tiw...*] *s;* -s, ...va: Beruhigungsmittel, schmerzstillendes Mittel. **sedie|ren:** dämpfen, beruhigen (z. B. von Sedativa gesagt). **Sedie|rung** *w;* -, -en: Dämpfung von Schmerzen; Beruhigung eines Kranken, z. B. vor Operationen, meist mit Sedativa

Sediment [aus gleichbed. lat. *sedimentum*] *s;* -[e]s, -e, in fachspr. Fügungen: **Sedimentum,** *Pl.:* ...ta: „Bodensatz" einer Flüssigkeit, besonders des Urins (wird durch Zentrifugieren des Urins gewonnen). **Sedimentum lateritium:** Ziegelmehlsediment, Niederschlag aus Natrium- oder Kaliumurat im Harn, der durch die Harnfarbstoffe eine ziegelrote Farbe hat. **Sedimentation** *w;* -, -en: Ablagerung eines Bodensatzes bei Flüssigkeiten. **sedimentie|ren:** sich als Bodensatz einer Flüssigkeit ablagern (von festen Bestandteilen)

Seehundsflosse: anomale Handstellung mit Verbiegung der Finger zur Kleinfingerseite hin bei ↑Polyarthritis

Seelenblindheit vgl. Agnosia optica

Seelentaubheit vgl. Agnosia acustica

Segelklappe: Gefäßklappe mit segelförmig ausgebildeten Verschlusslamellen (z. B. die Atrioventrikularklappen)

Segment [aus lat. *segmentum,* Gen.: *segmenti* = Schnitt, Einschnitt, Abschnitt] *s;* -[e]s, -e, in fachspr. Fügungen: **Segmentum,** *Pl.:* ...ta: **1)** „Abschnitt", natürlicher oder willkürlich abgegrenzter Teil eines Organs oder Abschnitt von Teilen eines großen Organs (z. B. des Rückenmarks; Anat.). **2)** Ausstülpung, Abschnitt eines gelappten Zellkerns (bes. bei Blutkörperchen; vgl. Segmentation). **Segmentum anterius: 1)** vorderes Lebersegment, der an den linken Leberlappen angrenzende, vorwiegend der Bauchdecke zugewandte Abschnitt des rechten Leberlappens. **2)** vorderes Lungensegment, der an den Mittellappen angrenzende Abschnitt des Oberlappens der rechten Lunge bzw. der zwischen Lungenspitze und Lungenzipfel gelegene entsprechende Abschnitt des Oberlappens der linken Lunge. **Segmentum anterius inferius:** vorderes, unteres Nierensegment, der an das untere Nierensegment anschließende, auf der gewölbten Vorderseite der Niere gelegene Abschnitt. **Segmentum anterius superius:** vorderes, oberes Nierensegment, der an das obere Nierensegment anschließende, auf der gewölbten Vorderseite der Niere gelegene Abschnitt. **Segmentum apicale: 1)** Spitzensegment des Oberlappens der rechten Lunge. **2)** oberer Abschnitt des Unterlappens der rechten bzw. linken Lunge (auch als Segmentum superius bezeichnet). **Segmentum apico|posterius:** Spitzensegment des Oberlappens der linken Lunge, der mit dem Hintersegment vereinigte oberste Abschnitt des linken Oberlappens. **Segmentum basale anterius:** vorderes Basissegment der Lunge, der an den Mittellappen der rechten Lunge angrenzende Abschnitt des rechten Unterlappens bzw. der an das untere Zipfelsegment des Oberlappens der linken Lunge angrenzende Abschnitt des linken Unterlappens. **Segmentum basale laterale:** seitliches Basissegment der Lunge, der den Flanken zugewandte, zwischen vorderem und hinterem Basissegment gelegene Abschnitt des rechten bzw. linken Unterlappens. **Segmentum basale media|le:** mittleres Basissegment der Lunge, der zum Unterlappen gehörende, der Körpermitte zugewandte und dem Herzen benachbarte Abschnitt an der Unterseite der rechten Lunge, auch als Segmentum cardiacum bezeichnet (bei der linken Lunge nur gelegentlich als selbstständiges Segment vorhanden, sonst im Teil des vorderen Basissegments). **Segmentum basale posterius:** hinteres Basissegment der Lunge, der neben der Wirbelsäule gelegene Abschnitt am unteren Ende des rechten bzw. linken Unterlappens. **Segmenta bron|chopulmonalia** *Pl.:* Lungensegmente, von eigenen Bronchen und Arterienästen versorgte Abschnitte der Lungenlappen. **Segmentum cardia|cum:** = Segmentum basale mediale. **Seg|menta cervicalia** *Pl.:* Bez. für die acht Rückenmarkssegmente der Halswirbel.

Seg|menta coc|cygea *Pl.:* Bez. für die drei Rückenmarkssegmente der Steißbeinwirbel. **Segmentum inferius:** unteres Nierensegment, der am unteren Nierenpol gelegene Abschnitt der Niere. **Segmentum laterale: 1)** seitliches Lebersegment, der äußere Abschnitt des linken Leberlappens. **2)** seitliches Lungensegment, der zwischen Ober- und Unterlappen gelegene Abschnitt des nur bei der rechten Lunge vorhandenen Mittellappens. **Segmentum linguläre inferius:** unteres Zipfelsegment der Lunge, der unterste Abschnitt des linken Oberlappens. **Segmentum linguläre superius:** oberes Zipfelsegment der Lunge, zwischen unterem Zipfelsegment und vorderem Segment gelegener Abschnitt des linken Oberlappens der Lunge. **Seg|menta lumbalia** *Pl.:* Bez. für die fünf Rückenmarkssegmente der Lendenwirbel. **Seg|menta medullae spinalis** *Pl.:* gemeinsame Bez. für die Rückenmarkssegmente. **Segmentum media|le: 1)** mittleres Lebersegment, der an den rechten Leberlappen angrenzende Abschnitt des linken Leberlappens einschl. des ↑Lobus quadratus. **2)** mittleres Lungensegment, der der Körpermitte zugewandte Abschnitt des nur bei der rechten Lunge vorhandenen Mittellappens. **Segmentum posterius: 1)** hinteres Lebersegment, der äußere, vorwiegend den Baucheingeweiden zugewandte Abschnitt des rechten Leberlappens. **2)** hinteres Lungensegment, der an den rechten Unterlappen angrenzende rückwärtige Abschnitt des Oberlappens der rechten Lunge. **3)** hinteres Nierensegment, der zwischen oberem und unterem Nierensegment an der fast ebenen Rückseite der Niere gelegene Abschnitt. **Seg|menta renalia** *Pl.:* Nierensegmente, die fünf von je einem Ast der Nierenarterie versorgten Abschnitte jeder Niere. **Seg|menta sacralia** *Pl.:* Bez. für die fünf Rückenmarkssegmente der Kreuzbeinwirbel. **Segmentum sub|apicale:** gelegentlich vorkommendes zusätzliches Lungensegment zwischen den oberen und den unteren Segmenten des Unterlappens der rechten bzw. linken Lunge. **Segmentum sub|superius:** = Segmentum subapicale. **Segmentum superius: 1)** oberes Nierensegment, der am oberen Nierenpol gelegene Abschnitt der Niere. **2)** Segmentum apicale (2). **Seg|menta thoracica** *Pl.:* Bez. für die zwölf Rückenmarkssegmente der Brustwirbel

segmentär [zu ↑Segment]: die einzelnen Organsegmente (bes. die Rückenmarksabschnitte) betreffend

Segmentation [zu ↑Segment] *w;* -, -en: Bildung von Segmenten und Ausstülpungen bzw. Furchungen, vor allem an Zellkernen, z. B. bei den Leukozytenkernen (segmentkernige Leukozyten)

Segment|therapie [↑Segment u. ↑Therapie] *w;* -, ...i|en: von der ↑Neuraltherapie abgeleitete Methode der Erfahrungsheilkunde, Behandlung erkrankter innerer Organe durch Einwirkung auf zugehörige Hautsegmente, z. B. durch Wärme, Kälte, Massage

Se|gregation [aus spätlat. *segregatio* = Trennung] *w;* -, -en: die Trennung aller Chromosomenpaare bei der Reduktionsteilung (Genetik)

Sehhügel vgl. Thalamus

Sehne vgl. Tendo

Sehnen|plastik vgl. Tenoplastik

Sehnenscheide vgl. Vagina tendinis ...

Sehnenscheidenentzündung vgl. Tendovaginitis

Sehnerv vgl. Nervus opticus

Sehnervenkreuzung vgl. Chiasma opticum

Seh|purpur *m;* -s, auch: **Ery|throp|sin** [zu ↑erythro... u. gr. ὄψις = Sehen; Anblick] *s;* -s u. **Rhod|op|sin** [gr. ῥόδεος = rosig, rosenfarbig] *s;* -s: roter Farbstoff in den Stäbchen der Netzhaut, der unter der Einwirkung der Lichtreize zerfällt und bei Dunkelheit neu gebildet wird

Sehrt-Aorten|kom|pressorium [nach dem dt. Chirurgen Ernst Sehrt, 19./20. Jh.]: Schraubenklemme, mit der bei großen Blutungen im Bauchbereich die Aorta gegen die Wirbelsäule abgedrückt wird

Seh|schärfe: Grad des Sehvermögens, (durch Sehproben) ermittelt nach der Größe der kleinsten Objekte, die vom Auge in einer bestimmten Entfernung noch erkannt werden

Sehschwäche vgl. Asthenopie

Sehstrahlung vgl. Radiatio optica

Seifen|ab|ort: Abtreibung durch Einführen einer Seifenlösung in die schwangere Gebärmutter

Seifenstuhl: kalkseifenhaltiger Stuhl bei fehlerhafter Fettverdauung (Vorkommen bei Kleinkindern, die mit Kuhmilch ernährt werden)

Seitenstrang vgl. Funiculus lateralis

Seitenwand|in|farkt: Herzinfarkt im Bereich der Seitenwand der rechten Herzkammer

Se|kret [zu lat. *secernere, secretum* = absondern, ausscheiden] *s;* -[e]s, -e: vom Drüsenepithel produzierter und abgesonderter Stoff, der im Haushalt des Organismus bestimmte biochemische Aufgaben hat (z. B. Hormone, Speichel, Verdauungssäfte). **sekretie|ren:** = sezernieren. **Se|kretin** *s;* -s: Gewebshormon, das aus der unwirksamen Vorstufe Prosekretin im Zwölffingerdarm entsteht und die Sekretion der Bauchspeicheldrüse anregt. **Se|kretion** *w;* -, -en: Vorgang der Produktion und Absonderung von Sekreten durch Drüsen

Se|kreto|dermatose [↑Sekret u. ↑Dermatose] *w;* -, -n: Hauterkrankung, die mit gesteigerten Drüsenabsonderungen einhergeht

Se|kreto|lyse [zu ↑Sekret u. gr. *λύειν* = lösen, auflösen] *w;* -, -n: medikamentöse Lösung von zähflüssigem Sekret in den Bronchien. **Se|kreto|lytikum** *s;* -s, ...ka: = Broncholytikum. **se|kreto|lytisch**: im Sinne einer Sekretolyse wirkend

se|kretorisch [zu ↑Sekret]: die Sekretion von Drüsen betreffend

Sektion [zu lat. *secare, sectum* = schneiden] *w;* -, -en, in fachspr. Fügungen: **Sectio,** *Pl.:* ...io|nes: **1)** kunstgerechte Zergliederung einer Leiche. **2)** „Schnitt", insbesondere eine spezielle Operationstechnik bei einem bestimmten chirurgischen Eingriff. **3)** natürlicher oder willkürlich festgelegter Abschnitt eines Teils eines Organs, insbesondere von Teilen des Gehirns. **Sectio alta:** „hoher Blasenschnitt", oberhalb der Symphyse angesetzter Schnitt zur Eröffnung der Harnblase. **Sectio cae|sarea** [lat. *caesarius* = cäsarisch, kaiserlich]: „Kaiserschnitt", Schnittentbindung, geburtshilfliche Operation zur raschen Entbindung bei Geburtshindernissen, wobei die Gebärmutter direkt von einem unteren Mittelbauchschnitt aus eröffnet wird. **Sectio|nes cerebelli** *Pl.:* die natürlichen Abschnitte des Kleinhirns. **Sectio|nes hypo|thalami** *Pl.:* die natürlichen Abschnitte des ↑Hypothalamus. **Sectio lateralis:** seitlicher Steinschnitt, operative Eröffnung der Harnblase seitlich vom Damm aus. **Sectio legalis** [lat. *legalis* = die Gesetze betreffend, gesetzlich]: Sektion, die gerichtlich bzw. von Amts wegen durchgeführt wird, z. B. bei Verdacht auf nichtnatürliche Todesursache. **Sectio mediana:** mittlerer Steinschnitt, operative Eröffnung der Harnblase von der Mitte des Dammes aus (zur Entfernung von Blasensteinen). **Sectio|nes medullae ob|longatae** *Pl.:* die natürlichen Abschnitte der ↑Medulla oblongata. **Sectio|nes medullae spinalis** *Pl.:* die natürlichen Abschnitte des Rückenmarks. **Sectio|nes mes|en|ce|phali** *Pl.:* die natürlichen Abschnitte des Mittelhirns. **Sectio|nes pontis** [↑Pons] *Pl.:* die Abschnitte der zwischen Mittelhirn und verlängertem Rückenmark gelegenen Kleinhirnbrücke. **Sectio|nes tel|en|ce|phali** *Pl.:* die natürlichen Abschnitte des Endhirns. **Sectiones thalam|en|ce|phali** *Pl.:* die natürlichen Abschnitte des ↑Thalamencephalons

sekundär, in fachspr. Fügungen: **secundarius, ...ria, ...rium** [aus lat. *secundarius* = der Zweite der Ordnung nach]: an zweiter Stelle, nachfolgend (z. B. von Krankheiten und Krankheitszeichen; auch in der Fügung ↑Membrana tympani secundaria)

Sekundär|behaarung: zusammenfassende Bez. für die Scham- und Achselhaare (beim Manne auch die Barthaare), die erst während der Geschlechtsreife auftreten

Sekundär|follikel: Eifollikel mit mehrschichtigem Epithel, der aus dem Primärfollikel hervorgeht

Sekundär|heilung: verzögerte Heilung von Operationswunden und Weichteilverletzungen, zumeist als Folge einer Wundinfektion oder einer schlechten Wundheilungstendenz

Sekundär|in|fektion: Zweitinfektion eines entzündlichen Herdes oder Prozesses durch einen neuen, anderen Krankheitserreger

Sekundenherztod: plötzlicher Tod durch Herzversagen und Kreislaufstillstand

Sekunden|phänomen: das rasche Verschwinden fokalinfektiöser Beschwerden unmittelbar nach Einspritzung eines Lokalanästhetikums in den Herdbereich

Sekundi|para [zu ↑secundus u. lat. *parere* = gebären] *w;* -, ...paren: Zweitgebärende; Frau, die ihr zweites Kind gebiert

Selbstbefriedigung vgl. Onanie

Selbstentwicklung: spontane Umwandlung einer geburtshinderlichen Kindslage (Querlage) in eine Längslage mit anschließender Geburt des Kindes ohne äußere Mithilfe

Selbst|medikation: eigenverantwortliche Behandlung körperlicher Krankheitsfolgen oder Befindensstörungen mit freiverkäuflichen, nicht rezeptpflichtigen Arzneimitteln

Selbstmord vgl. Suizid

Selbstverdauung vgl. Autodigestion

Selbstvergiftung vgl. Autointoxikation

Selbstwendung: spontane Umwandlung einer kindlichen Querlage in eine Längslage während des Geburtsvorgangs; vgl. Selbstentwicklung

Selektion [zu lat. *seligere, selectum* = auslesen, auswählen] *w;* -, -en: Auswahl, Auslese, u. zwar: **a)** natürliche Auslese des der Umwelt am besten angepassten Individuums (Grundlage der stammesgeschichtlichen Entwicklungstheorie des ↑Darwinismus); **b)** künstliche Auslese (Zuchtwahl) des für züchterische Zwecke erwünschten Individuums (Biol.)

selektiv [...*tif;* zu lat. *seligere, selectum* = auslesen, auswählen]: auswählend; Einzelheiten voneinander trennend. **selektive Angio|gra|phie:** Methode zur getrennten röntgenographischen Darstellung von Gefäßen, wobei ein Kontrastmittel in die Strombahn injiziert wird und dann eine Serie rasch aufeinander folgender Röntgenaufnahmen gemacht wird, auf denen man entsprechend dem Durchfluss des Kontrastmittels die Abschnitte der Gefäße und ihrer Verzweigungen einzeln erkennen kann

Selen [zu gr. *σελήνη* = Mond] *s;* -s: chem. Grundstoff, Nichtmetall (dient in der Medizin u. a. zur Behandlung der ↑Seborrhö); Zeichen: Se

sellar, in fachspr. Fügungen: **sellaris, ...re** [zu ↑Sella turcica]: zum Türkensattel gehörend, vom Türkensattel ausgehend (z. B. von Tumoren)

Sella turcica [lat. *sella* = Stuhl, Sessel; Sattel; nlat. *turcicus* = türkisch] *w;* - -, Sellae ...cae: „Türkensattel", längliche, quer verlaufende Vertiefung des Keilbeins, in der die ↑Hypophyse liegt (Anat.)

Semen [aus lat. *semen,* Gen.: *seminis* = Samen] *s;* -s, Semina: **1)** = Sperma. **2)** Bez. für pharmakologisch verwertete Pflanzensamen und Fruchtkerne

semi..., Semi... [aus lat. *semis* = halb]: Bestimmungswort von Zusammensetzungen mit der Bedeutung „halb, zur Hälfte"; z. B.: semipermeabel, semilateral

Semi|canalis [↑semi... und ↑Canalis] *m;* -, ...les: „Halbkanal", Teil bzw. Hälfte eines Körperkanals (Anat.). **Semi|canalis musculi tensoris tympani:** oberer Teil des ↑Canalis musculotubarius, Halbkanal im Schläfenbein, in dem der ↑Musculus tensor tympani verläuft. **Semi|canalis tubae au|ditivae:** unterer Teil des ↑Canalis musculotubarius, Halbkanal im Schläfenbein, in dem die Ohrtrompete verläuft

semicircularis vgl. semizirkulär

Semi|kast|ration [↑semi... u. ↑Kastration] *w;* -, -en: operative Entfernung eines krankhaft veränderten Hodens

semi|lateral, in fachspr. Fügungen: **semi-lateralis, ...le** [↑semi... u. ↑lateral]: nur eine Körperhälfte betreffend, halbseitig (z. B. von Lähmungen)

semi|lunar, in fachspr. Fügungen: **semi-lunaris, ...re** [zu ↑semi... u. lat. *luna* = Mond]: „halbmondförmig"; z. B. in der Fügung ↑Plica semilunaris conjunctivae

Semilunar|klappe vgl. Valvula semilunaris ...

semi|mali|gne [↑semi... u. ↑maligne]: gutartig, jedoch zur Bösartigkeit neigend (von Geschwülsten gesagt)

semi|mem|branös, in fachspr. Fügungen: **semi|mem|branosus, ...osa, ...osum** [↑semi... u. ↑membranös]: „halbhäutig", zur Hälfte aus Haut bzw. Sehne bestehend; z. B. in der Fügung ↑Musculus semimembranosus

seminalis, ...le [zu ↑Semen]: das Sperma betreffend

semini|fer, semini|fera, semini|ferum [zu ↑Semen u. lat. *ferre* = tragen, bringen]: Samen führend; z. B. in der Fügung ↑Tubuli seminiferi contorti

Seminom [zu ↑Semen] *s;* -s, -e: bösartige, großzellige, epitheliale Geschwulst des Hodens. **seminomatös:** seminomartig

Semin|urie [↑Semen u. ↑...urie] *w;* -, ...ien: = Spermaturie

Semio|logie [gr. σημεῖον = Zeichen u. ↑...logie] *w;* -, auch: **Semio|tik** *w;* -: = Symptomatologie

semi|oval, in fachspr. Fügungen: **semi-ovalis, ...le** [↑semi... u. ↑oval]: halboval, halbeiförmig (Anat.)

semi|per|mea|bel [↑semi... u. ↑permeabel]: „halbdurchlässig", ↑Osmose bewirkend (z. B. von Membranen)

semi|spinal, in fachspr. Fügungen: **semi-spinalis, ...le** [zu ↑semi... und ↑Spina]: halb zum Dornfortsatz gehörend; z. B. in der Fügung ↑Musculus semispinalis (Anat.)

semi|tendinös, in fachspr. Fügungen: **semi-tendinosus, ...osa, ...osum** [↑semi... u. ↑tendinosus]: zur Hälfte aus Sehne bestehend, halbsehnig; z. B. in der Fügung ↑Musculus semitendinosus (Anat.)

semi|zirkulär, in fachspr. Fügungen: **semi-circularis, ...re** [↑semi... u. ↑zirkulär]: halbbogenförmig, halbkreisförmig; z. B. in der Fügung ↑Ductus semicirculares (Anat.)

Senes|zenz [zu lat. *senescere* = alt werden] *w;* -: das Altern und die dadurch bedingten körperlichen Veränderungen

Sengs|taken-Sonde [*ßängßteʲkᵉn...;* nach dem amer. Neurochirurgen R. W. Sengstaken, geb. 1923]: = Blakemore-Sonde

senil, in fachspr. Fügungen: **senilis, ...le** [aus gleichbed. lat. *senilis*]: greisenhaft, altersschwach, das Greisenalter betreffend; im hohen Lebensalter auftretend; z. B. in den Fügungen ↑Alopecia senilis, ↑Arcus senilis. **Senilität,** in fachspr. Fügungen: **Senilitas** *w;* -: verstärkte Ausprägung normaler Alterserscheinungen (z. B. Greisenzittern, psychische Veränderungen, Gedächtnisschwäche, Demenz, Gefühlsstörungen u. Charakterveränderungen). **Senilitas praecox:** vorzeitig eintretende Vergreisung.

Senium [aus gleichbed. lat. *senium*] *s;* -s: Greisenalter

Senkfuß *m;* -es, ...füße: Einsinken des Fußgewölbes (leichter Grad des Plattfußes)

Senkung *w;* -, -en: **1)** Kurzbez. für: Blutsenkung (vgl. Blutkörperchensenkungsreaktion). **2)** vgl. Deszensus

Senkungs|abs|zess: Eiteransammlung im Körper an einer vom Krankheitsherd entfernten (im Verlauf eines natürlichen Körperweges oder von Organ- bzw. Gewebszwischenräumen liegenden), tiefer liegenden Stelle

Seno|gramm [ital. *séno* = Busen; Brust u. ↑...gramm] *s;* -s, -e: bei der Senographie gewonnenes Röntgenbild. **Seno|gra|phie** [↑...graphie] *w;* -, ...ien: Untersuchung der Brust, insbesondere der weiblichen Brust, mit schwachen Röntgenstrahlen. **seno|graphisch:** mithilfe der Senographie erfolgend

Seno|logie [ital. *séno* = Busen; Brust u. ↑...logie] *w;* -: Lehre von den Erkrankungen der Brustdrüse. **seno|logisch:** die Senologie betreffend

Sensation [durch frz. Vermittlung von mlat. *sensatio* = das Empfinden] *w;* -, -en: subjektive körperliche Empfindung, Gefühlsempfindung (z. B. Hitzewallung bei Aufregungen)

sensibel [aus lat. *sensibilis* = empfindbar, mit Empfindung begabt]: **1)** empfindsam, empfindlich (bezogen auf die Psyche). **2)** die Empfindung, Reizaufnahme betreffend; Hautreize aufnehmend (von Nerven). **sensibilisie|ren:** (den Organismus) gegen bestimmte Antigene empfindlich machen, die Bildung von Antikörpern bewirken. **Sensibilisie|rung** *w;* -, -en: **a)** angeborene oder erworbene Fähigkeit des Organismus zur Antikörperbildung gegen ein bestimmtes Antigen; **b)** künstliche Anregung des Organismus zur Bildung von Antikörpern. **Sensibilität** *w;* -: Fähigkeit des Organismus bzw. bestimmter Teile des Nervensystems, Gefühls- und Sinnesreize aufzunehmen

sensitiv [*...tif;* zu lat. *sentire, sensum* = fühlen, empfinden]: leicht reizbar, empfindsam, überempfindlich (bezogen auf die Psyche). **Sensitivität** [*...tiwi...*] *w;* -: Überempfindlichkeit, Feinfühligkeit

Senso|mobilität [zu ↑Sensus u. lat. *mobilis* = beweglich] *w;* -, auch: **Senso|motilität** [↑Motilität] *w;* -: Koordination der sensiblen und motorischen Nerven bei der Steuerung willkürlicher Bewegungsabläufe

Senso|motorik [↑Sensus u. ↑Motorik] *w;* -: Zusammenspiel von Empfindung und Bewegungsabläufen. **senso|motorisch:** Empfindung und Bewegungsabläufe betreffend

sensoriell u. **sensorisch,** in fachspr. Fügungen: **sensorius, ...ria, ...rium** [zu lat. *sentire, sensum* = fühlen, empfinden]: die Sinnesorgane, die Aufnahme von Sinnesempfindungen betreffend; z. B. in der Fügung ↑Nucleus sensorius. **Sensorium** *s;* -s, ...rien [*...iᵉn*]: **1)** ältere Bez. für: Bewusstsein. **2)** nur *Pl.:* Bez. für die Gebiete der Großhirnrinde, in denen Sinnesreize bewusst werden. **Sensua|lität** *w;* -: Empfindungsvermögen der Sinnesorgane.

sensuell: sinnlich wahrnehmbar; die Wahrnehmung durch Sinnesorgane, die Sinnesorgane betreffend. **Sensus** *m;* -, - [*ßänßuß*]: Sinn, Empfindungsvermögen eines bestimmten Sinnesorgans

Separandum [zu lat. *separare* = absondern, trennen] *s;* -s, ...da (meist *Pl.*): Arzneimittel, die gesondert aufbewahrt werden (z. B. Opiate, Gifte u. Ä.)

Sep|sis [aus gr. *σῆψις* = Fäulnis, Gärung] *w;* -, ...sen (in fachspr. Fügungen: Sep|ses): allg. Blutvergiftung bei Überschwemmung des Organismus mit auf dem Blutwege verbreiteten Bakterien eines Herdes. **Sep|sis lenta:** chronische, schleichend verlaufende Sepsis

Sept|hämie [zum Stamm von *septisch* u. ↑...ämie] *w;* -, ...ien: = Sepsis

septicus vgl. septisch

Septik|ämie, auch: **Septik|hämie** [zu ↑septicus u. ↑...ämie] *w;* -, ...ien: = Sepsis

Septiko|py|ämie [Kurzwort aus ↑Septikämie u. ↑Pyämie] *w;* -, ...ien: Kombination von Sepsis und Pyämie

septisch, in fachspr. Fügungen: **septicus, ...ca, ...cum** [von gr. *σηπτικός* = Fäulnis bewirkend]: **1)** die Sepsis betreffend, mit Sepsis einhergehend; z. B. in der Fügung ↑Angina septica. **2)** nicht keimfrei, mit Keimen behaftet (Gegensatz: aseptisch)

Septulum [Verkleinerungsbildung zu ↑Septum] *s;* -s, ...la: kleine Scheidewand (Anat.). **Septula testis** *Pl.:* Bindegewebsstreifen, die von der Bindegewebshülle des Hodens in dessen Inneres ziehen

Septum [aus lat. *septum* (Nebenform von lat. *saeptum*), Gen.: *septi* = Verzäunung, Gehege; Scheidewand] *s;* -s, Septen (in fachspr. Fügungen: Septa): Scheidewand, Zwischenwand, die benachbarte anatomische Strukturen voneinander trennt oder ein Gebilde unterteilt (Anat.). **Septum atrio|ventriculare:** häutige, durchscheinende Stelle in der Scheidewand zwischen Herzvorhof und -kammer. **Septum canalis mus|culo|tubarii:** dünnes Knochenblatt, das den ↑Canalis musculotubarius in zwei Halbkanäle, den ↑Semicanalis musculi tensoris tympani und den ↑Semicanalis tubae auditivae, teilt. **Septum cervicale inter|medium:** feine, scheidewandartige Verbindung zwischen der weichen Gefäßhaut und der Spinngewebshaut des Rückenmarks. **Septum corporum cavernosorum** [↑Corpus cavernosum]: faserige Scheidewand zwischen den beiden Schenkeln des Kitzlers. **Septum femorale:** dünne, faserige Membran, die den Schenkelring verschließt. **Septum glandis** [↑Glans]: bindegewebige Scheidewand im Innern der Eichel. **Septa inter|alveo|laria** *Pl.:* die knöchernen Scheidewände zwischen den Zahnfächern des Unterkiefers bzw. Oberkiefers. **Septum inter|atria|le:** die Scheidewand zwischen den beiden Herzvorhöfen. **Septum inter|mus|culare anterius (cruris)** [↑Crus]: derbe, häutige Verbindung zwischen der Unterschenkelmuskulatur und dem Vorderrand des Wadenbeins. **Septum inter|musculare bra|chii laterale:** derbe, häutige Verbindung zwischen der Außenseite des Oberarmknochens u. der Hülle der Oberarmmuskulatur. **Septum inter|mus|culare brachii media|le:** derbe, häutige Verbindung zwischen der Innenseite des Oberarmknochens und der Hülle der Oberarmmuskulatur. **Septum inter|mus|culare (femoris) laterale** [↑Femur]: derbe Muskelhaut zwischen dem seitlichen Oberschenkelmuskel und dem zweiköpfigen Schenkelmuskel. **Septum inter|mus|culare (femoris) media|le** [↑Femur]: derbe Muskelhaut zwischen dem inneren Oberschenkelmuskel und dem Kammmuskel. **Septum inter|mus|culare posterius (cruris)** [↑Crus]: derbe, häutige

Verbindung zwischen der Wadenbeinmuskulatur und der Außenseite des Wadenbeins. **Sępta inter|radiculąria** *Pl.:* die dünnen Knochenwände zwischen den einzelnen Wurzeln der mehrwurzeligen Zähne des Unterkiefers bzw. Oberkiefers. **Sęptum inter|ven|triculąre:** Scheidewand zwischen rechter und linker Herzkammer. **Sęptum lịnguae:** kleines sehniges Blatt, das die Zungenmuskulatur der Länge nach halbiert. **Sęptum nasi** [↑Nasus]: Nasenscheidewand aus knöchernen, knorpeligen und häutigen Anteilen (trennt die Nasenhöhle der Länge nach in zwei nicht ganz gleiche Teile). **Sęptum nasi ǫsse|um:** knöcherne Nasenscheidewand, im oberen Teil von einer vorspringenden Platte des Siebbeins, im unteren Teil von dem platten, rautenförmigen Pflugscharbein gebildet. **Sęptum orbitąle:** faserige Scheidewand der Augenhöhle, die von der Knochenhaut zum Oberlid zieht. **Sęptum pellucidum:** Scheidewand, die die Vorderhörner der Seitenkammern des Großhirns voneinander trennt. **Sęptum penis:** Scheidewand zwischen den beiden Schwellkörpern des Penis. **Sęptum primum:** während der Embryonalentwicklung in der ersten Phase der Vorhofseptumbildung entstehende Vorhofscheidewand. **Sęptum rectovaginąle:** Scheidewand zwischen Mastdarm und Scheide. **Sęptum recto|vesicąle:** Scheidewand zwischen Mastdarm und Harnblase. **Sęptum scrọti** [↑Skrotum]: senkrechte Scheidewand im Hodensack. **Sęptum secundum:** Scheidewand, die die in der zweiten Phase der embryonalen Vorhofseptumbildung im oberen Teil des Septum primum entstehende Öffnung bei normal fortschreitender Entwicklung wieder verschließt. **Sęptum sinu|um frontąlium:** knöcherne Scheidewand zwischen den Stirnhöhlen. **Sęptum sinu|um spheno|idąli|um:** die Scheidewand der Keilbeinhöhlen im Keilbeinkörper

Sęptum|de|fekt: angeborener Herzfehler, bei dem das ↑Septum interatriale lückenhaft ausgebildet ist

Sęptum|de|via|tion: anomale Abweichung des ↑Septum nasi von der Mittellinie

sęptus, ...ta, ...tum [zu lat. *sepire, septum* (Nebenformen von *saepire, saeptum*) = umzäunen, einhegen]: mit einer Scheidewand versehen; z. B. in der Fügung ↑Hymen septus

Se|quenzią|l|me|thode, auch: **Se|quęnzme|thode** [zu lat. *sequentia* = Folge] *w;* -, -n: **a)** Verabreichung von verschiedenen Medikamenten, die therapeutisch eine Einheit bilden, in mehreren Phasen hintereinander; **b)** im speziellen Sinne ein Verfahren der oralen Konzeptionsverhütung, bei dem in der ersten Phase reines Östrogen, in der zweiten eine Östrogen-Gestagen-Kombination verabreicht wird

se|quenzi|ęll [zu lat. *sequentia* = Folge]: nacheinander zu verabreichend (von Arzneimitteln). **Se|quenzie|rung** *w;* -, -en: Bestimmung der Folge der Bausteine eines Moleküls

Sequenzmethode vgl. Sequenzialmethode

Se|quęster [zu lat. *sequestrare* = absondern, trennen] *s;* -s, -: abgestorbenes Knochenstück, das mit dem gesunden Knochen keine Verbindung mehr hat (Vorkommen z. B. bei Osteomyelitis). **Se|quest|ratiọn** *w;* -, -en: spontane Bildung eines Sequesters, Ablösung eines abgestorbenen Knochenstücks von der gesunden Umgebung. **se|quest|rie|ren:** ein abgestorbenes Knochenstück abstoßen (vom Organismus bzw. Gewebe gesagt)

Se|quest|ro|tomie [↑Sequester u. ↑...tomie] *w;* -, ...ien: operative Entfernung eines ↑Sequesters

Sergent-Zeichen [*ßärschang;* nach dem frz. Internisten Émile Sergent, 1867–1943]: auf Nebenniereninsuffizienz hindeutender weißer, blutleerer Streifen, der auf der Bauchhaut durch Bestreichen mit dem Fingernagel erzeugt werden kann

Sero|dia|gnọstik [↑Serum u. ↑Diagnostik] *w;* -: Diagnostik von Krankheiten, vor allem von Infektionskrankheiten, durch serologische Untersuchungsmethoden

sero|fi|brinös, in fachspr. Fügungen: **sero|fi|brinọsus, ...ọsa, ...ọsum** [zu ↑Serum u. ↑Fibrin]: aus Serum und Fibrin bestehend, seröse u. fibrinöse Bestandteile enthaltend (von Körperabsonderungen, z. B. Exsudaten)

sero|gẹn [zu ↑Serum u. ↑...gen], auch: **sero|genẹtisch:** durch die Injektion eines Serums verursacht (z. B. von einer Nervenlähmung gesagt)

Sero|kon|versiọn [↑Serum u. ↑Konversion] *w;* -, -en: Umwandlung einer negativen Antigen-Antikörper-Reaktion in eine positive

Sero|lọge [↑Serum u. ↑...loge] *m;* -n, -n: Arzt mit Spezialkenntnissen auf dem Gebiet der Serologie. **Sero|logie** *w;* -: Lehre vom Blutserum sowie von den chemischen, physikalischen und biologischen Untersuchungsmethoden zur Diagnostizierung von Krankheiten, besonders von Infektionskrankheiten aus den Veränderungen des Serums. **sero|lọgisch:** die Serologie betreffend

Serọm [zu ↑Serum] *s;* -s, -e: umschriebene Ansammlung einer serösen Flüssigkeit, z. B. in Narben und Wunden (gelegentlich postoperativ vorkommend)

sero|nẹgativ [...*tif;* zu ↑Serum u. ↑negativ]: in der Seroreaktion negativ (d. h. ohne Hinweis für eine bestehende Erkrankung) ausfallend

Sero|pneu|mo|thọrax [↑Serum u. ↑Pneumothorax] *m;* -[es], -e: Ansammlung von Serum in einem ↑Pneumothorax

sero|positiv [...*tif;* zu ↑Serum u. ↑positiv]: in der Seroreaktion positiv (also mit Befund) ausfallend

sero|purulent [zu ↑Serum u. ↑Pus]: seröseitrig (bezogen auf die Beschaffenheit von Körperabscheidungen)

Sero|re|aktion [↑Serum und ↑Reaktion], auch: **Serum|re|aktion** *w;* -, -en: Sammelbez. für alle biologischen, chemischen und physikalischen Methoden zum Nachweis von Stoffen im Blutserum

serös, in fachspr. Fügungen: **serosus, ...osa, ...osum** [zu ↑Serum]: **1)** aus Serum bestehend bzw. mit Serum vermischt (von Körperabscheidungen, Ergüssen u. Ä.). **2)** ein serumähnliches Sekret absondernd (von Drüsen und den die Körperhöhlen auskleidenden bindegewebigen Häuten)

Serosa *w;* -, ...sen: übliche Kurzbezeichnung für ↑Tunica serosa

Serositis [zu ↑Serosa] *w;* -, ...itiden (in fachspr. Fügungen: ...itides): Entzündung einer ↑Tunica serosa

serosus vgl. serös

Sero|therapie [↑Serum u. ↑Therapie] *w;* -, ...ien: Heilbehandlung mit Immunseren

Sero|tonin [zu ↑Serum und ↑Tonus] *s;* -s: den Erregungszustand der glatten Muskulatur regelndes biogenes Amin, das in manchen Geweben und Zellen des Körpers in hoher Konzentration vorliegt (z. B. in chromaffinen Zellen der Darmschleimhaut, einigen Hirnabschnitten, Blutplättchen)

Sero|zele [↑Serum u. ↑...zele] *w;* -, -n: abgekapselter seröser Erguss

serpens u. **serpiginosus, ...osa, ...osum** [zu lat. *serpere* = kriechen, schleichen]: fortschreitend, sich weiter verbreitend (z. B. von Hautflechten); z. B. ↑Ulcus corneae serpens

Ser|ratia [nlat., nach dem ital. Physiker und Unternehmer S. Serrat, 18. Jh.] *w;* -: Gruppe aerober, gramnegativer Stäbchen, die vor allem im Rahmen des Hospitalismus zu Infektionen führen

serratus, ...ta, ...tum [zu lat. *serrare, serratum* = sägen, zersägen]: sägeförmig gezahnt, gezackt; z. B. in der Fügung ↑Musculus serratus anterior. **Serratus** *m;* -: übliche Kurzbezeichnung für ↑Musculus serratus anterior

Sertoli-Zelle [nach dem ital. Physiologen Enrico Sertoli, 1842–1910]: Stützgewebezelle des männlichen Keimepithels im Bereich der Basalmembran der ↑Tubuli seminiferi contorti

Serum [aus lat. *serum* = wässriger Teil der geronnenen Milch, Molke] *s;* -s, Seren (in fachspr. Fügungen: Sera): **1)** der flüssige, nicht mehr gerinnbare Teil des ↑Blutplasmas (nach Entzug des ↑Fibrins), der hauptsächlich Eiweißkörper enthält. **2)** als Impfstoff verwendetes, mit Immunkörpern angereichertes defibriniertes Blutplasma von Tieren (auch von Rekonvaleszenten)

Serum|glutamat-Oxal|azetat-Trans-aminase *w;* -, -n: Enzym, das v. a. in den Leberzellen vorkommt und im Serum gemessen werden kann (erhöht bei Herzinfarkt und Leberleiden); Abk.: SGOT

Serum|glutamat-Pyruvat-Transaminase *w;* -, -n: Enzym, das v. a. in der Leber vorkommt und im Serum gemessen werden kann (erhöht bei Hepatitis); Abk.: SGPT

Serum|konserve: reines, flüssiges, getrocknetes oder tiefgekühltes Blutserum als Blutersatz (anstelle von Vollblutkonserven)

Serum|krankheit: = Anaphylaxie

Serum|labilitäts|probe: allg. Bezeichnung für eine Blutuntersuchung, bei der die kolloidale Stabilität des Blutes bzw. deren krankhafte Veränderung bestimmt wird (z. B. ↑Blutkörperchensenkungsreaktion, ↑Takata-Ara-Reaktion, ↑Thymoltest)

Serumreaktion vgl. Seroreaktion

Sesam|bein vgl. Os sesamoideum

sesamo|ide|us, ...dea, ...de|um [zu gr. *σήσαμον* = Schotenfrucht der Sesampflanze u. gr. *-ειδής* = gestaltet, ähnlich]: der Sesamschote ähnlich (in der Fügung ↑Os sesamoideum)

sessil, in fachspr. Fügungen: **sessilis, ...le** [aus lat. *sessilis* = zum Sitzen geeignet; fest aufstehend]: festsitzend, unbeweglich (z. B. von Bakterien und Zellen)

seu vgl. sive

Seuche *w;* -, -n: endemisch, epidemisch oder pandemisch auftretende gefährliche Infektionskrankheit

Sexo|loge [lat. *sexus* = Geschlecht u. ↑...loge] *m;* -n, -n: Sexualwissenschaftler. **Sexologie** *w;* -: wissenschaftliche Disziplin, die sich mit der Sexualität, dem Sexualverhalten und den Sexualstörungen befasst. **sexologisch:** die Sexologie betreffend

sexual, auch: **sexuell,** in fachspr. Fügungen: **sexua|lis, ...le** [zu ↑Sexus]: geschlechtlich, auf das Geschlecht, das Geschlechtsleben bezogen

Sexual|hormon: von den Keimdrüsen gebildetes Hormon, das regulativ auf die Entwicklung der sekundären Geschlechtsmerkmale und die Ovarialtätigkeit einwirkt (z. B. ↑Progesteron, ↑Östrogen); im weiteren Sinne auch Bezeichnung für ein gonadotropes Hormon (vgl. gonadotrop)

Sexua|lität [zu ↑sexual]: *w;* -: Geschlechtlichkeit, Gesamtheit der im ↑Sexus begründeten Lebensäußerungen (Psychol.)

Sexually transmitted Diseases [*ßękßjuᵉli tränsmitid disisis*] *Pl.:* engl. Bez. für Geschlechtskrankheiten; Abk.: STD

Sexus [aus gleichbed. lat. *sexus*] *m;* -, - [*ßäkßuß*]: (männl. oder weibl.) Geschlecht; im weiteren Sinne: der auf die Fortpflanzung und die Erhaltung der Art gerichtete Bereich des Trieblebens (Psychol.)

sezernieren [aus lat. *secernere* = absondern, ausscheiden]: ein ↑Sekret absondern (z. B. von Drüsen oder offenen Wunden)

sezieren [aus lat. *secare* = schneiden]: eine ↑Sektion durchführen

SGOT: Abk. für ↑Serumglutamat-Oxalazetat-Transaminase

SGPT: Abk. für ↑Serumglutamat-Pyruvat-Transaminase

Sharp-Amputation [*schap...;* nach dem engl. Chirurgen Samuel Sharp, 1700–1778]: operative Absetzung des Fußes in Höhe der Mittelfußknochen

Sharpey-Fasern [*schapi...;* nach dem schott. Anatomen William Sharpey, 1802 bis 1880]: kollagene Bindegewebsfasern, die von der Knochenhaut zur Grundsubstanz des Knochens ziehen bzw. die Zahnwurzelhaut bilden

Shift [*schift;* aus engl. *shift* = Wechsel, Verschiebung] *m od. s;* -s, -s: plötzliche Änderung des Antigenmusters eines Virus (v. a. bei Influenzaviren), wodurch neue Erregertypen entstehen (z. B. Hongkong-Grippe, sibirische Grippe)

Shigella [*sch...;* nlat. Bildung zum Namen des jap. Bakteriologen Kijoschi Schiga (engl. Form: Shiga), 1870–1957] *w;* -, (Arten:) ...llae, auch eindeutschend: **Shigelle,** *Pl.:* -n: Gattung gramnegativer, unbeweglicher, unbegeißelter, sporenloser, zu den Salmonellen zählender Bakterien (Erreger der Bakterienruhr). **Shigellose** *w;* -, -n: Sammelbez. für Erkrankungen, die durch Shigellen hervorgerufen werden

Shrapnell-Mem|bran [*schräpn^el...;* nach dem engl. Anatomen H. J. Shrapnell, 1761–1841]: = Pars flaccida (membranae tympani)

Shunt [*schant;* aus engl. *shunt* = Nebenanschluss, Nebenleitung] *m;* -[s], -s: „Nebenschluss": **a)** infolge angeborenen Defektes in der Herzscheidewand (vgl. Rechts-links-Shunt u. Links-rechts-Shunt) oder infolge falscher Einmündung der großen, herznahen Blutgefäße auftretender Nebenschluss zwischen großem u. kleinem Kreislauf; **b)** operativ hergestellte künstliche Verbindung zwischen Blutgefäßen des großen u. kleinen Kreislaufs (zur Kreislaufentlastung)

Si: chem. Zeichen für: ↑Silicium

Sial|adenitis [zu gr. σίαλον = Speichel, Geifer u. gr. ἀδήν, Gen.: ἀδένος = Drüse] *w;* -, ...itiden (in fachspr. Fügungen: ...itides): Speicheldrüsenentzündung. **Sial|adenom** *s;* -s, -e: gutartige Geschwulst der Speicheldrüsen

Sial|agogum [zu gr. σίαλον = Speichel, Geifer u. gr. ἀγωγός = führend, leitend] *s;* -s, ...ga: Mittel zur Anregung des Speichelflusses

Sia|lo|gramm [gr. σίαλον = Speichel, Geifer u. ↑...gramm] *s;* -s, -e: Röntgenbild der Speicheldrüsen. **Sia|lo|gra|phie** [↑...graphie] *w;* -, ...ien: röntgenographische Darstellung und Untersuchung der Speicheldrüsen mithilfe von Kontrastmitteln

Sia|lo|lith [gr. σίαλον = Speichel, Geifer u. ↑...lith] *m;* -s od. -en, -e[n]: = Ptyalolith

Sia|lor|rhö, auch **Sia|lor|rhöe** [...*rö;* zu gr. σίαλον = Speichel, Geifer u. gr. ῥεῖν = fließen] *w;* -, ...rrhöen: = Ptyalismus

sia|mesische Zwillinge [nach den zusammengewachsenen siamesischen Zwillingsbrüdern Chang und Eng Bunkes, 1811 bis 1874] *Pl.:* mit den Rümpfen oder anderen Körperteilen zusammengewachsene Zwillinge

sibilans [zu lat. *sibilare* = zischen, pfeifen]: pfeifend, zischend (z. B. von Lungengeräuschen); z. B. in der Fügung ↑Rhonchi sibilantes

sic|catus, ...ta, ...tum [zu lat. *siccare, siccatum* = trocknen, trocken machen]: getrocknet (z. B. von entnommenem Gewebsmaterial bzw. von Gewebsschnitten)

Sic|ca|zellen|therapie [zu lat. siccus = trocken]: = Trockenzellentherapie

sic|cus, sic|ca, sic|cum [aus lat. *siccus* = trocken]: trocken, nicht mit Exsudatbildung einhergehend; z. B. in der Fügung ↑Pleuritis sicca

Sichel vgl. Falx

Sichelkeim vgl. Sporozoit

Sichelzellen|an|ämie: schwere Form einer erblichen Anämie, bei der sich infolge Störung der Hämoglobinbildung sichelförmige rote Blutkörperchen ausbilden

Sick-Building-Syndrom [*sikbilding* ...; engl. *sick* = krank u. engl. *building* = Gebäude]: bislang nicht objektivierbare Gesundheitsstörungen, die nur beim Aufenthalt in Gebäuden wie Schulen und Büros bei einer jeweils größeren Anzahl von Menschen auftreten und u. a. durch Haut- und Schleimhautreizungen, Ermüdung und Konzentrationsstörungen sowie Kopfschmerzen gekennzeichnet sind; als Ursachen werden multifaktorielle Einflüsse (physikalische, chemische, biologische, psychosoziale Faktoren) vermutet; Abk.: SBS

Sick-Sinus-Syn|drom [Kurzbildung aus engl. *sick* = krank, ↑Sinusknoten u. ↑Syndrom]: Sinusbradykardie oder Sinusstillstand, beides mit oder ohne Anfälle von supraventrikulärer Tachykardie oder Tachyarrhythmie

sidero|achrestisch, in fachspr. Fügungen: **sidero|achresticus, ...ca, ...cum** [zu gr. σίδηρος = Eisen, Stahl u. gr. ἄχρηστος = unbrauchbar, unnütz]: auf Störungen des Eisenabbaus im Stoffwechsel beruhend; z. B. in der Fügung ↑Anaemia sideroachrestica

Sidero|penie [gr. σίδηρος = Eisen, Stahl u. gr. πένης = arm] *w;* -, ...ien: Eisenmangel in den Körpergeweben

sidero|phil [gr. σίδηρος = Eisen, Stahl u. gr. φίλος = lieb; Freund]: „eisenfreundlich", sich leicht mit eisenhaltigen Farbstoffen färben lassend, Eisen an sich bindend (von Zellen und Geweben). **Sidero|philie** *w;* -, ...ien: = Hämochromatose

Sidero|philin [zu ↑siderophil] *s;* -s: Eiweißkörper des Blutserums, der Eisen an sich zu binden vermag

sidero|priv [...*if;* zu gr. σίδηρος = Eisen, Stahl u. lat. *privare* = berauben]: ohne Eisen, eisenarm (von roten Blutkörperchen bei Eisenmangelanämie gesagt)

Siderose [zu gr. σίδηρος = Eisen, Stahl] *w;* -, -n, in fachspr. Fügungen: **Siderosis,** *Pl.:* ...oses: Ablagerung von Eisen- bzw. Eisenoxidpartikeln in Geweben. **Siderosis bulbi:** Ablagerung von Rostpartikeln im Augapfel (bei ins Auge eingedrungenen Eisensplittern). **Siderosis pulmonum** [↑Pulmo]: Ablagerung von eingeatmetem Eisenoxidstaub in der Lunge

Sidero|sklerose [gr. σίδηρος = Eisen u. ↑Sklerose] *w;* -, -n; krankhafte Verhärtung von Geweben, Organen oder Organteilen durch Ablagerung von Eisen

Sidero|skop [gr. σίδηρος = Eisen, Stahl u. ↑...skop] *s;* -s, -e: Magnetgerät zum Nachweis und zur Entfernung von Eisensplittern im Auge

Sidero|zyt [gr. σίδηρος = Eisen, Stahl u. ↑...zyt] *m;* -en, -en (meist *Pl.*): rote Blutkörperchen mit Eiseneinlagerungen

SIDS: Abk. für ↑Sudden-Infant-Death-Syndrome

Siebbein vgl. Os ethmoidale

Siebbeinhöhlenentzündung vgl. Ethmoiditis

Siebbestrahlung: Bestrahlung des Körpers mit energiereichen Strahlen unter Abdeckung des Bestrahlungsfeldes mit siebförmig angeordneten Bleilamellen (ermöglicht eine höhere Strahlendosis und verhindert gleichzeitig eine Schädigung der Haut)

Siebenmann-Röhre [nach dem Schweizer Otolaryngologen Friedrich Siebenmann, 1852–1928]: gebogene Kanüle zur Punktion und Spülung der Kieferhöhle vom Nasengang aus

Siebhaut vgl. Decidua

Siebold-Per|foratorium [nach dem dt. Gynäkologen Eduard von Siebold, 1801–1861]: scherenförmiges Instrument zur Eröffnung des kindlichen Kopfes bei der ↑Embryotomie

Siegelringzelle: blasig aufgequollene Krebszelle mit randständigem Kern

Sieg|le-Ohrtrichter [nach dem dt. Otologen Emil Siegle, 1833–1900]: Gerät zur optischen Untersuchung des Trommelfells, das den äußeren Gehörgang luftdicht abschließt und damit erlaubt, die Beweglichkeit des Trommelfells durch künstliche Luftdruckänderung im Gehörgang zu prüfen

Sie|vert [nach dem schwed. Radiologen R. M. Sievert, 1896–1966] *s;* -[s], -: neue Einheit der Äquivalentdosis insbes. radioaktiver Strahlen; Zeichen: Sv (1 Sv = 1 J/kg); ältere Einheit: ↑Rem (1 Sv = 100 rem)

Sig|ma [aus gr. Σ (σίγμα) = 18. Buchstabe des griech. Alphabets] *s;* -s: Kurzbezeichnung für ↑Colon sigmoideum

Sig|matismus [zu gr. Σ (σίγμα) = 18. Buchstabe des griech. Alphabets] *m;* -, ...men: Lispeln, fehlerhafte Aussprache der s-Laute

Sig|mo|id *s;* -[e]s, -e: übliche Kurzbezeichnung für ↑Colon sigmoideum. **sig|mo|ideus, ...dea, ...de|um** [zu gr. Σ (σίγμα) = 18. Buchstabe des griech. Alphabets u. gr. -ειδής = gestaltet, ähnlich]: **1)** sigmaförmig, sigmaähnlich; z. B. in der Fügung ↑Colon sigmoideum. **2)** zum ↑Colon sigmoideum gehörend; z. B. in der Fügung ↑Arteriae sigmoideae

Sig|mo|iditis [zu ↑Sigmoid] *w;* -, ...itiden (in fachspr. Fügungen: ...itides): Entzündung des ↑Colon sigmoideum

Sig|mo|ido|skop [↑Sigmoid u. ↑...skop] *s;* -s, -e: optisches Gerät zur endoskopischen Untersuchung des ↑Colon sigmoideum. **Sig|mo|ido|skopie** [↑...skopie] *w;* -, ...ien: optische Untersuchung des ↑Colon sigmoideum mithilfe des Sigmoidoskops

Sig|mo|ido|zysto|plastik [↑Sigmoid, ↑Cystis u. ↑Plastik] *w;* -, -en: operative Einpflanzung des Sigmoids in die Harnblase

Si|gnatur [zu lat. *signare, signatum* = mit einem Zeichen versehen, bezeichnen]: Aufschrift auf Rezepten und auf Arzneimittelpackungen über den Gebrauch und die Verordnungsweise des Medikaments

si|gni|fikant [zu lat. *significare* = ein Zeichen geben; anzeigen]: **1)** wesentlich, bezeichnend für eine Erkrankung (z. B. von Symptomen). **2)** deutlich

Si|gnum [aus lat. *signum* = Zeichen, Kennzeichen] *s;* -s, Si|gna: Zeichen, Krankheitszeichen. **Si|gnum mali ominis** [lat. *omen* = Vorzeichen, Vorbedeutung]: schlechtes, ungünstiges Krankheitszeichen, den ungünstigen Verlauf einer Krankheit vermuten lassendes Anzeichen. **Si|gnum mortis** [↑Mors]: „Todeszeichen", körperliche Veränderung, die den eingetretenen Tod anzeigt (z. B. Totenflecke)

Silber *s;* -s, in der internationalen chem. Nomenklatur: **Argentum** [aus gleichbed. lat. *argentum*] *s;* -s: chem. Grundstoff, Edelmetall; Zeichen: Ag

Silberdraht|arterie: verengte, blutarme Arterie der Netzhaut mit silbrigem Glanz (bei angiospastischer Retinitis)

Silicat vgl. Silikat

Silicium [zu lat. *silex,* Gen.: *silicis* = harter Stein, Kiesel] *s;* -s: chem. Grundstoff, Nichtmetall; Zeichen: Si

Silikat, chem. fachspr.: **Silicat** [zu ↑Silicium] *s;* -[e]s, -e: Salz der Kieselsäure

Silikatose [zu ↑Silikat] *w;* -, -n: durch silikathaltige Staubarten hervorgerufene Staublungenerkrankung

Silikose [zu lat. *silex,* Gen.: *silicis* = harter Stein, Kiesel]: „Steinstaublunge", durch eingeatmeten kieselsäurehaltigen Staub verursachte Staublungenerkrankung. **silikotisch:** die Silikose betreffend

Siliko|tuberkulose [Kurzwort aus ↑Silikose u. ↑Tuberkulose] *w;* -, -n: mit ↑Tuberkulose einhergehende Silikose

Silizium vgl. Silicium

Silk|worm [*ßilkwö'm;* engl. *silkworm* = Seidenraupe] *s;* -s, dafür besser: **Silk|worm-gut** [*ßilkwö'mgat;* engl. *gut* = Darm; Seidendarm] *s;* -s: aus dem Spinnsaft der Seidenraupe gewonnenes chirurgisches Nähmaterial

Silvester-Atmung [nach dem engl. Arzt H. R. Silvester, 1828–1908]: Methode der künstlichen Beatmung, bei der die Arme des auf dem Rücken liegenden Verletzten abwechselnd nach oben geführt und gestreckt (Einatmung) und dann gebeugt gegen den Brustkorb gedrückt werden (Ausatmung)

similia similibus (curantur) [lat. *similis* = gleich, ähnlich; lat. *curare* = heilen]: „Gleiches (wird) durch Gleiches (geheilt)" (Grundsatz der ↑Homöopathie)

Simmonds-Krankheit [*ßim^e ndß...;* nach dem engl.-dt. Arzt Morris Simmonds, 1855 bis 1925]: Magersucht bei Unterfunktion des Hypophysenvorderlappens

Simonart-Bänder [*ßimonar...;* nach dem belg. Gynäkologen P. J. C. Simonart, 1817 bis 1847]: Verwachsungsstränge zwischen den Eihäuten und dem Fetus

Simon-Operation [nach dem dt. Chirurgen Gustav Simon, 1824–1876]: = Kolpokleisis

Simons-Krankheit [nach dem dt. Neurologen Arthur Simons, 19./20. Jh.]: = Lipodystrophia progressiva

sim|plex [aus gleichbed. lat. *simplex*]: einfach; z. B. ↑Glaucoma simplex

Sims-Huhner-Test [*...jun^e r...;* nach dem amer. Gynäkologen J. M. Sims, 1813–1883, und dem amer. Mediziner Max Huhner, 1873–1947]: = Huhner-Test. **Sims-Spekulum:** rinnenförmiges Doppelspekulum aus Metall zur Erweiterung und optischen Untersuchung der Scheide

Simulant [zu lat. *simulare, simulatum* = ähnlich machen; nachahmen; vortäuschen] *m;* -en, -en: jmd., der eine Krankheit vortäuscht.

Simulation *w;* -, -en: Vortäuschung einer Krankheit. **simulie|ren:** eine Krankheit vortäuschen

simultan [zu lat. *simul* = zugleich]: gleichzeitig [stattfindend, angewandt] (z. B. von Behandlungsmethoden)

Simultan|impfung: gleichzeitige aktive und passive Impfung gegen Infektionskrankheiten

Sinciput [aus lat. *sinciput,* Gen.: *sincipitis* = Vorderkopf, Schädel] *s;* -s, Sincipita: Vorderkopf, vorderer und oberer Teil des Kopfes (Anat.)

Sin|gle-Photon-Emissions-Computer-tomo|gra|phie [*ßing^e l...;* engl. *single* = einzeln] *w;* -, ...ien [*...i^e n*]: dreidimensionale Darstellung der räumlich-zeitlichen Aktivitätsverteilung (z. B. der Hirndurchblutung) nach Verabreichung von Gammastrahlen mit einem um den Körper rotierenden Messsystem

sin|gulär, in fachspr. Fügungen: **sin|gularis, ...re** [aus gleichbed. lat. *singularis*]: einzeln vorkommend, auftretend (z. B. von Krankheitserscheinungen)

Sin|gultus [aus lat. *singultus* = Schluchzen; Schlucken] *m;* -, - [*...gúltuß*]: Schluckauf, reflektorische Einatmungsbewegung (Kontraktion) des Zwerchfells, wobei die Einatmung durch plötzlichen Stimmritzenverschluss unterbrochen wird

sinister, ...ist|ra, ...ist|rum [aus gleichbed. lat. *sinister*]: links, linker; z. B. in der Fügung ↑Arteria colica sinistra

Sinist|ro|position [↑sinister u. ↑Position] *w;* -, -en: anomale Lage eines Organs in der linken Körperhälfte statt in der rechten

sinu|atrial, in fachspr. Fügungen: **sinu|atrialis, ...le** [zu ↑Sinus u. ↑Atrium]: zwischen Sinusknoten und Herzvorhof liegend; z. B. in der Fügung ↑Nodus sinuatrialis (= Keith-Flack-Knoten)

sinu|atria|ler Block: Störung der Reizleitung zwischen Sinusknoten und Vorhof des Herzens; Kurzbez.: SA-Block

Sinuitis vgl. Sinusitis

sinuös, in fachspr. Fügungen: **sinuo|sus, ...osa, ...osum** [zu ↑Sinus]: buchtig, gewunden, Falten oder Vertiefungen aufweisend (von Organen bzw. Organteilen)

Sinus [aus lat. *sinus* = bauschige Rundung, Krümmung] *m;* -, - [*ßinuß*]: Ausbuchtung, Hohlraum, insbesondere: **a)** lufthaltige Hohlräume in Schädelknochen; **b)** Blutleiter der harten Hirnhaut; **c)** Kurzbezeichnung für ↑Sinus venosus (1; Anat.). **Sinus anales** *Pl.:* Furchen zwischen den Falten der Darmschleimhaut oberhalb des Afters. **Sinus aortae** *Pl.:* die drei taschenförmigen Erweiterungen der Hauptkörperschlagader hinter den halbmondförmigen Klappen an ihrem Ursprung. **Sinus caroticus:** Erweiterung der rechten bzw. linken Kopfschlagader an der Gabelung in die äußere u. innere Kopfschlagader bzw. der inneren Kopfschlagader unmittelbar oberhalb der Gabelung. **Sinus cavernosus:** mit venösem Blut gefüllter Hohlraum der harten Hirnhaut rechts bzw. links des Keilbeins, mit Abflüssen zu den Felsenbeinblutleitern. **Sinus coronarius (venae cordis)** [↑Cor]: Erweiterung der großen Herzvene unmittelbar vor ihrer Einmündung in den rechten Herzvorhof. **Sinus durae ma|tris** [↑Dura mater] *Pl.:* die Blutleiter der harten Hirnhaut, klappenlose, starre Blutkanäle, die das venöse Blut der Schädelhöhle in die innere Drosselvene ableiten. **Sinus epi|didymidis** [↑Epididymis]: lang gestreckte Furche zwischen Hoden und Nebenhoden. **Sinus eth|mo|idalis:** „Siebbeinhöhle", eine Nasennebenhöhle. **Sinus frontalis:** Stirnbeinhöhle, Stirnhöhle, Nasennebenhöhle oberhalb der Nasenwurzel. **Sinus inter|cavernosi** *Pl.:* zwei Hirnblutleiter, die den rechten und linken ↑Sinus cavernosus verbinden. **Sinus lacti|feri** *Pl.:* „Milchsäckchen", spindelförmige Erweiterung der Milchgänge vor der Einmündung in die Brustwarze. **Sinus lie|nis** *Pl.:* venöse Gefäße im Innern der Milz. **Sinus maxillaris:** Oberkieferhöhle, Nasennebenhöhle beiderseits im Oberkieferknochen. **Sinus obliquus peri|cardii:** Ausbuchtung des Herzbeutels am linken Vorhof. **Sinus oc|cipitalis:** der Hinterhauptsblutleiter der harten Hirnhaut. **Sinus para|nasales** *Pl.:* „Nasennebenhöhlen", lufterfüllte Höhlungen der Schädelknochen in der Umgebung der Nase, die mit der Nasenhöhle verbunden sind. **Sinus pe|trosus inferior:** einer der paarigen Blutleiter der harten Hirnhaut (verläuft in einer Furche der Schädelbasis an der Grenze zwischen basalem Teil des Hinterhauptbeins und Felsenbein des Schläfenbeins und führt venöses Blut vom ↑Sinus cavernosus zur ↑Vena jugularis). **Sinus pe|trosus superior:** einer der paarigen Blutleiter der harten Hirnhaut, einer der Hauptabflüsse venösen Blutes aus dem ↑Sinus cavernosus (mündet in den ↑Sinus transversus). **Sinus pilonidalis** [zu lat. *pilus* = Haar u. lat. *nidus* = Nest]: kleine, behaarte Einbuchtung in der Mittellinie der ↑Rima ani. **Sinus posterior (au|ris mediae):** Grube in der Rückwand der Paukenhöhle. **Sinus pro|staticus:** kleine Vertiefung der Harnröhre neben dem Samenhügel. **Sinus rectus:** kurzer, starker Blutleiter der harten Hirnhaut (nimmt venöses Blut aus dem ↑Sinus sagittalis inferior und der großen Hirnvene auf und mündet in den ↑Confluens sinuum, die Vereinigungsstelle der meisten ↑Sinus durae matris). **Sinus renalis:** tiefe, taschenförmige Höhle, in der Blutgefäße und Nierenkelche in die Niere münden bzw. aus ihr herausführen. **Sinus sagittalis inferior:** kleiner Blutleiter im unteren Rand der Sichel der harten Hirnhaut (sammelt venöses Blut aus der Sichel und leitet es in den ↑Sinus rectus). **Sinus sagittalis superior:** großer Blutleiter der harten Hirnhaut, der unter der Mittellinie des Schädeldaches von vorn nach hinten zum ↑Confluens sinuum zieht. **Sinus sigmo|ideus:** einer der paarigen Endabschnitte des ↑Sinus transversus (verläuft in Furchen des Hinterhauptbeins, Scheitelbeins und Schläfenbeins zur ↑Vena jugularis interna). **Sinus spheno|idalis:** eine der paarigen Keilbeinhöhlen im vorderen Teil des Keilbeinkörpers, mit Verbindung zum oberen Nasengang. **Sinus spheno|parie|talis** [- ...*ri-e*...]: Blutleiter der harten Hirnhaut im Bereich von Keilbein u. Scheitelbein, der in den ↑Sinus cavernosus mündet. **Sinus tarsi:** Höhlung zwischen Fersenbein und Sprungbein. **Sinus tonsillaris:** = Fossa tonsillaris. **Sinus trans|versus (durae matris):** einer der paarigen größten Blutleiter der harten Hirnhaut (leitet venöses Blut von der Vereinigungsstelle des ↑Sinus sagittalis superior mit dem ↑Sinus rectus zur ↑Vena jugularis interna; in seinem Endabschnitt Sinus sigmoideus genannt). **Sinus trans|versus peri|cardii:** Spalte zwischen der Außenwand der Herzvorhöfe und den an ihr vorbeiführenden großen Arterienstämmen. **Sinus trunci pulmonalis** *Pl.:* flache Vertiefungen in der Innenwand der Lungenschlagader oberhalb der halbmondförmigen Klappen am Ausgang der rechten Herzkammer. **Sinus tympani:** tiefe Grube an der Mittelwand der Paukenhöhle. **Sinus unguis:** die Furche zwischen Fingerspitze und Vorderrand des Fingernagels. **Sinus urogenitalis:** der sich während der Embryonalentwicklung von der Kloake abspaltende Teil, der sich bei der Frau zum Scheidenvorhof, beim Mann zu einem Teil der Harnröhre umwandelt. **Sinus venarum cavarum:** die Einmündungsstelle der Hohlvenen in den rechten Herzvorhof. **Sinus venosus: 1)** venöses Blut führende Blutleiter ohne eigene Wand, z. B. die ↑Sinus durae matris. **2)** vor dem Herzvorhof des ↑Embryos liegendes Hohlgefäß, in das alle zum Herzen führenden Venen münden. **Sinus venosus sclerae:** ringförmiges venöses Gefäß am Übergang der Lederhaut des Auges in die Hornhaut

Sinus|ar|rhyth|mie: unregelmäßiger Herzschlag infolge Störung der Reizbildung im Sinusknoten

Sinusitis u. **Sinui|tis** [zu ↑Sinus] *w;* -, ...itiden (in fachspr. Fügungen; ...itides): **1)** Entzündung einer Nasennebenhöhle **2)** Entzündung eines Hirnblutleiters

Sinus|knoten: = Nodus sinuatrialis

sinuso|id [↑Sinus u. ↑...id]: hohlraumähnlich. **Sinuso|id** *s;* -[e]s, -e: hohlraumähnliche Ausbuchtung in einem Organ (z. B. im Herzmuskel)

Sinus|phlebitis: Entzündung eines Hirnblutleiters

Sinus|punktion: Einstich in den ↑Sinus sagittalis superior zur Blutentnahme bei Säuglingen

Sinus|thrombose: Thrombose der großen Blutleiter im Hirn

Si|phon|aptera [zu gr. *σίφων* = hohler Körper; Röhre, Saugrohr u. gr. *ἄπτερος* = flügellos] *Pl.:* Ordnung der Flöhe (flügellose, seitlich stark zusammengedrückte Blut saugende Insekten; z. T. Krankheitsüberträger)

Sippy-Kur [nach dem amer. Internisten B. W. Sippy, 1866–1924]: bei Magengeschwür angewandte Diätkur, bei der einige Monate lang nur lauwarme Milch und Sahne (bei zusätzlicher Applikation von gebrannter Magnesia und Natriumbikarbonat zur Neutralisierung des Magensaftes) verabreicht werden

Sirene [vom Namen *Σειρήν* der Fabelwesen in der griech. Sage] *w;* -, -n: = Sympus

Sirup [von arab. *scharab* = Trank] *m;* -s, -e, in fachspr. Fügungen: **Sirupus,** *Pl.:* ...pi: dickflüssige Lösung von Zucker, Fruchtsäften o. Ä. in Wasser (z. B. für Arzneimittelzubereitungen)

Siti|eirgie [zu gr. *σιτίον* = Speise, Nahrungsmittel u. gr. *εἴργειν* = ausschließen, abhalten; sich fern halten] *w;* -, ...ien: Nahrungsverweigerung bei Geisteskranken

Sitio|manie [gr. *σιτίον* = Speise, Nahrungsmittel u. ↑Manie] *w;* -, ...ien: krankhafte Esssucht

Sitkowski-Sym|ptom: Schmerzen in der linken Unterbauchgegend bei Entzündung des Wurmfortsatzes

Sito|phobie [zu gr. *σῖτος* = Weizen; Mehl; Brot; Nahrungsmittel u. gr. *φόβος* = Furcht] *w;* -, ...ien: krankhafte Angst vor dem Essen (bei Zwangsneurosen)

Situa|tions|naht: provisorische chirurgische Naht, die angebracht wird, um einzelne Teile im Operationsgebiet in der richtigen Lage zu halten

Situs [aus lat. *situs* = Lage, Stellung] *m;* -, - [*ßituß*]: [natürliche] Lage der Organe im Körper oder des ↑Fetus in der Gebärmutter. **Situs in|versus vis|cerum** [↑Viszera]: = Inversio viscerum

Sitzbein vgl. Os ischii

sive, auch **seu** [aus gleichbed. lat. *sive* bzw. *seu*]: Konjunktion mit der Bedeutung „oder"

Skabies, in fachspr. Fügungen: **Scabies** [*...i-äß;* aus lat. *scabies* = Rauigkeit; Räude, Krätze] *w;* -: „Krätze", durch die Krätzmilbe hervorgerufene Hautkrankheit mit charakteristischen Milbengängen unter der Oberhaut. **Scabies crustosa,** auch: **Scabies norvegica:** Skabies mit schweren borkigen Hautveränderungen. **skabiös:** krätzig, die charakteristischen Hauterscheinungen der Krätze zeigend

Skaleno|tomie [↑Skalenus u. ↑...tomie] *w;* -, ...ien: operative Durchtrennung des ↑Musculus scalenus

Skalenus *m;* -, ...ni: übliche Kurzbezeichnung für ↑Musculus scalenus

Skalpell [aus lat. *scalpellum* = chirurgisches Messer; Federmesser] *s;* -s, -e: chirurgisches Operationsmesser mit schmaler, fest stehender Klinge

Skalpie|rung [zu engl. *scalp* = Kopfhaut] *w;* -, -en: völliger Abriss der Kopfhaut (bei Unfällen, bei denen die Haare z. B. von beweglichen Maschinenteilen erfasst werden)

skandie|rende Sprache [zu lat. *scandere* = steigen; auch = taktmäßig betonend sprechen]: abgehackte Sprechweise mit Betonung der einzelnen Silben

Ska|pho|ze|phalus [zu gr. *σκάφη* = Trog, Wanne; Nachen u. gr. *κεφαλή* = Kopf] *m;* -, ...li: missgebildeter Schädel von kahnförmigem Aussehen

Skapula: eindeutschende Schreibung für ↑Scapula. **skapular** u. **skapulär,** in fachspr. Fügungen: **scapularis, ...re** [↑Scapula]: zum Schulterblatt gehörend, Schulterblatt...

Skapular|krachen: Schulterblattkrachen, Auftreten eines krachenden Geräusches unter dem Schulterblatt bei Bewegungen (Vorkommen bei knöchernen oder muskulären Veränderungen unter dem Schulterblatt)

Skarifikation [aus lat. *scarificatio* (Nebenform von *scarifatio*) = das Ritzen, Schröpfen] *w;* -, -en: künstliche Hautritzung, bes. zur Blut- und Flüssigkeitsentnahme (erfolgt zu diagnostischen und therapeutischen Zwecken). **skari|fizie|ren:** die Haut zu diagnostischen oder therapeutischen Zwecken anritzen

skarlatini|form [zu ↑Scarlatina u. lat. *forma* = Gestalt, Form]: scharlachähnlich (von Hautausschlägen oder Erkrankungen)

SKAT: Abk. für ↑Schwellkörper-Autoinjektionstherapie

Skato|philie [zu gr. *σκῶρ*, Gen.: *σκατός* = Kot u. gr. *φίλος* = lieb; Freund] *w;* -: perverse Vorliebe für das Schmutzige

Skelet vgl. Skelett. **skeletie|ren** [zu ↑Skelett]: Verbindungen eines Organs zu Nachbarorganen operativ durchtrennen. **Skeletie|rung** *w;* -, -en: operative Durchtrennung der Verbindungen eines Organs zu den Nachbarorganen. **Skeleton** vgl. Skelett

Skeleto|topie [zu ↑Skelett u. gr. *τόπος* = Ort, Stelle] *w;* -: Lagebeziehung eines Organs zum Skelett

Skelett, in der medizin. Literatur meist noch: **Skelet** [von gr. *σκελετόν (σῶμα)* = ausgetrockneter Körper, Mumie] *s;* -[e]s, -e, in fachspr. Fügungen: **Skeleton,** *Pl.:* ...ta: das Knochengerüst des Körpers bzw. eines Körperteils (Anat.). **Skeleton ap|pendiculare:** Skelett der Gliedmaßen. **Skeleton axia|le:** Skelett des Rumpfes. **Skeleton mem|bri**

inferiolris liberi: Skelett der unteren Extremität (Knochen von Bein und Fuß). **Skeleton memlbri superiolris liberi:** Skelett der oberen Extremität (Knochen von Arm und Hand)

Skene-Gänge [*ßkin...;* nach dem amer. Gynäkologen Alexander Skene, 1838–1900]: = Ductus paraurethrales

Skeptolphylalxie [Kurzbildung zum FW *skeptisch* u. zu ↑Anaphylaxie] *w;* -, ...ien: nach Auslösung einer unterschwelligen anaphylaktischen Reaktion eintretende vorübergehende Unempfindlichkeit gegenüber erneuter Allergenzufuhr

Skialskopie [gr. *σκιά* = Schatten u. ↑...skopie] *w;* -, ...ien: Schattenprobe, Bestimmung des Brechungsvermögens des Auges durch Beobachtung des Schattens im Augenhintergrund, der entsteht, wenn mit einem durchbohrten Planspiegel Licht aus einer bestimmten Entfernung auf die Pupille geworfen und der Spiegel dabei langsam gedreht wird (die Art der Brechungsanomalie ergibt sich aus der Richtung, in die der Schatten im Verhältnis zur Spiegeldrehung wandert)

skler..., Skler... vgl. sklero..., Sklero...

Sklera [zu gr. *σκληρός* = trocken; spröde; hart] *w;* -, ...ren, in der Nomenklatur der Anatomie nur: **Sclera,** *Pl.:* ...rae: Lederhaut des Auges, äußere Hülle des Augapfels aus derbem Bindegewebe (Anat.)

Sklerladenitis [zu ↑sklero... u. gr. *ἀδήν*, Gen.: *ἀδένος* = Drüse] *w;* -, ...itiden: Drüsenverhärtung, entzündliche Verhärtung der Lymphknoten

skleral, in fachspr. Fügungen: **scleralis, ...le** [zu ↑Sklera]: die ↑Sklera betreffend, zu ihr gehörend

Sklerallring: weißer Ring um die ↑Papilla nervi optici, hervorgerufen durch die durchschimmernde Augenlederhaut

Sklerleklitasie [↑Sklera u. ↑Ektasie] *w;* -, ...ien: Vorwölbung der ↑Sklera

Sklerleklitomie [↑Sklera u. ↑Ektomie] *w;* -, ...ien: operative Entfernung eines Lederhautstreifens bei ↑Glaukom

Sklerem [zu gr. *σκληρός* = trocken; spröde; hart] *s;* -s, -e, in fachspr. Fügungen: **Sclerema,** *Pl.:* ...ta: meist als ↑Sklerödem in Erscheinung tretende sklerodermieähnliche Erkrankung. **Sclerema adiposum:** „Fettsklerem", Verhärtung des Unterhautfettgewebes

Skleritis [zu ↑Sklera] *w;* -, ...itiden, in fachspr. Fügungen: **Scleritis,** *Pl.:* ...itides: Entzündung der Lederhaut des Auges

sklero..., Sklero..., vor Selbstlauten meist: **skler..., Skler...,** in fachspr. Fügungen: **scler[o]..., Scler[o]...** [aus gr. *σκληρός* = trocken; spröde; hart]: Bestimmungswort von Zusammensetzungen mit der Bedeutung „hart, verhärtet"; z. B.: Skleradenitis, Sklerodermie

Sklerolldaktylie [zu ↑sklero... u. gr. *δάκτυλος* = Finger; Zehe] *w;* -, ...ien: an Fingern oder Zehen auftretende ↑Sklerodermie

Sklerlödem [↑sklero... u. ↑Ödem] *s;* -s, -e, in fachspr. Fügungen: **Sclerloedema,** *Pl.:* -ta: sklerodermieähnliche ödematöse Verhärtung des Unterhautfettgewebes

Sklerolldermie [zu ↑sklero... u. ↑Derma] *w;* -, ...ien, in fachspr. Fügungen: **Scleroderma[1],** *Pl.:* ...iae: Darrsucht, krankhafte Quellung des Bindegewebes, die mit Verhärtung und Verdünnung der Haut endet. **Sclerolldermia circumlscripta:** in Form umschriebener Verhärtungsherde auftretende Sklerodermie

Sklerom [zu gr. *σκληρός* = trocken; spröde; hart] *s;* -s, -e, in fachspr. Fügungen: **Scleroma,** *Pl.:* -ta: **1)** eigenartige Verdickung der Wände der Respirationswege durch entzündliche Granulationswucherungen der Schleimhäute (z. B.: Rhinosklerom). **2)** = Sklerodermie

SklerolproteIin [↑sklero... u. ↑Protein] *s;* -s, -e (meist *Pl.*): Gerüsteiweiße, aus Eiweißkörpern bestehende faserige Stützsubstanzen im Bindegewebe, in der Haut und in den Hautanhangsgebilden

Sklerose [zu gr. *σκληρός* = trocken; spröde; hart] *w;* -, -n, in fachspr. Fügungen: **Sclerosis,** *Pl.:* ...oses: krankhafte Verhärtung von Geweben, Organen oder Organteilen. **Sklerose, multilple** vgl. multiple Sklerose.

sklerosielren: 1) verhärten (von Gewebe). **2)** ein Blutgefäß zu therapeutischen Zwecken verhärten. **sklerosielrend:** mit Verhärtungen einhergehend. **Sklerosielrung** *w;* -, -en: **1)** Gewebsverhärtung, Entstehung einer Sklerose. **2)** Verödung, Ausschaltung krankhaft erweiterter Gefäße (z. B. Krampfadern) durch Injektion bestimmter Lösungen

Sklerolltherapie [↑sklero... u. ↑Therapie] *w;* -, ...ien: Behandlung z. B. von Fisteln oder einer innerlichen Blutung durch Verödung mit speziellen Substanzen

sklerotisch [zu ↑Sklerose]: verhärtet (von Geweben); mit Sklerose einhergehend

Skolex [aus gr. *σκώληξ* = Wurm] *m;* -, ...lizes, latinisiert: **Scolex,** *Pl.:* ...lices: der meist mit Haken und Saugnäpfen versehene Kopf des Bandwurms

Skoliolse [zu gr. *σκολιός* = krumm, gebogen] *w;* -, -n, in fachspr. Fügungen: **Scoliosis,** *Pl.:* ...olses: seitliche Verkrümmung der Wirbelsäule. **skoliolltisch:** auf einer Skoliose beruhend; seitlich verkrümmt (von der Wirbelsäule)

Skomlbroltoxismus [zu gr. *σκόμβρος* = eine Art Thunfisch u. ↑toxisch] *m;* -: Vergiftung durch Genuss bakterienhaltiger Fische der Familie Scombroidei (z. B. Makrele, Thunfisch)

...skop [zu gr. *σκοπεῖν* = betrachten, beschauen]: Grundwort von substantivischen Zusammensetzungen mit der Bedeutung „Gerät zur optischen Untersuchung oder Betrachtung"; z. B.: Endoskop, Mikroskop.

...skopie: Grundwort von substantivischen Zusammensetzungen mit der Bedeutung „optische Untersuchung oder Betrachtung"; z. B.: Endoskopie

Skopolamin vgl. Scopolamin

Skorbut [aus gleichbed. mlat. *scorbutus*] *m;* -[e]s: Avitaminose C, die sich besonders in Zahnfleischblutungen, Skelettveränderungen, Störungen der Verknöcherung (vgl. Rosenkranz 2), Hautblutungen und in einer erhöhten Infektionsanfälligkeit äußert; vgl. auch Moeller-Barlow-Krankheit

Skoto|dinie [aus gr. *σκοτοδινία* = Schwindel] *w;* -, ...ien: = Vertigo

Skotom [zu gr. *σκότος* = Finsternis, Dunkelheit] *s;* -s, -e: Gesichtsfelddefekt, Abdunkelung bzw. Ausfall eines Teiles des Gesichtsfeldes (infolge Erkrankung des Sehnervs oder des papillomakulären Bündels)

skrofulös, in fachspr. Fügungen: **scrofulosus, ...osa, ...osum** [zu ↑Skrofulose]: zum Erscheinungsbild der Skrofulose gehörend; an Skrofulose leidend. **Skrofulose** [zu lat. *scrofulae* (Verkleinerungsbildung zu lat. *scrofa* = Mutterschwein) = Halsdrüsen, Halsgeschwülste] *w;* -, -n: tuberkulöse Haut- und Lymphknotenerkrankung bei Kindern

skrotal, in fachspr. Fügungen: **scrotalis, ...le** [zu ↑Skrotum]: zum Hodensack gehörend, ihn betreffend; z. B. in der Fügung ↑Hernia scrotalis. **Skrotum,** in der Nomenklatur der Anatomie nur: **Scrotum** [aus gleichbed. lat. *scrotum*] *s;* -s, ...ta: „Hodensack" (bildet eine schlaffe, faltige und fettarme Fortsetzung der äußeren Haut und wird durch eine bindegewebige Scheidewand in zwei Kammern getrennt, die die beiden Hoden enthalten)

Skybalon [von gr. *σκύβαλον* = Kot, Auswurf] *s;* -s, ...la (meist *Pl.*): harte Kotballen, „Schafkot"

Slow-Virus-In|fektion [*ßlo^u-wi...;* engl. *slow* = langsam] *w;* -, -en: Virusinfektion mit extrem langer Inkubationszeit (Monate bis Jahre), die klinisch durch chronisch zunehmende Funktionsstörungen gekennzeichnet ist

Sludge [*ßladsch;* aus gleichbed. engl. *sludge,* eigtl. = Schlamm] *m;* -[s], -s: körnige Entmischung des Blutes als Folge einer Paraproteinämie (bes. am Augenhintergrund zu beobachten)

Sm: chem. Zeichen für ↑Samarium

Small-Air|ways-Disease [*ßmål ä^rwe^iß disis;* engl. = Erkrankung der kleinen Luftwege] *w;* - - -, - - -s: Erkrankung der kleinsten Bronchien

Smeg|ma [von gr. *σμῆγμα* = das Schmieren, Reiben] *s;* -s: „Schmiere", Vorhautschmiere, talghaltige Absonderung der Vorhautdrüsen des männlichen Gliedes

Smeg|mo|lith [↑Smegma u. ↑...lith] *m;* -s u. -en, -e[n]: = Postholith

Smith-Petersen-Nagel [*ßmith-pit...;* nach dem amer. Chirurgen M. N. Smith-Petersen, 1886–1953]: Metallnagel mit drei Lamellen zur Nagelung von Oberschenkelhalsbrüchen

Smithwick-Operation [*ßmithwik...;* nach dem amer. Chirurgen R. H. Smithwick, 20. Jh.]: operative Durchtrennung der ↑Nervi splanchnici lumbales und Entfernung des Grenzstranges (bei Hypertonie)

Smoldering|leuk|ämie [*ßmo^uld^ering...;* zu engl. *to smolder* = glimmen, schwelen]: Vorstadium der Leukämie, charakterisiert durch Veränderungen der Knochenmarksfunktion (normale oder gesteigerte Zellbildung, aber defekte Hämatopoese)

Sn: chem. Zeichen für ↑Zinn

Snellen-Sehproben [nach dem niederl. Ophthalmologen Hermann Snellen, 1834 bis 1908]: Tafeln mit Buchstaben, Zahlen und hakenförmigen Zeichen in verschiedener Größe zur Prüfung der Sehschärfe

Sodbrennen vgl. Pyrosis

Sodium [zu span. *soda* = Natriumkarbonat] *s;* -s: in den angelsächsischen Ländern u. in Frankreich übliche Bez. für ↑Natrium

Sodoku [jap.] *s;* -: = Rattenbisskrankheit

Sodomie [nach der bibl. Stadt Sodom] *w;* -, ...ien: widernatürliche Unzucht mit Tieren

Sol [Kurzwort aus lat. *solutio* = Lösung] *s;* -s, -e: Kolloid in gelöstem Zustand

Solanin [zu lat. *solanum* = Nachtschatten] *s;* -s, -e: giftiges Alkaloid verschiedener Nachtschattengewächse

Solanismus [zu ↑Solanin] *m;* -, ...men: Solaninvergiftung

solaris, ...re [zu lat. *sol* = Sonne]: **1)** sonnenähnlich, strahlenförmig; z. B. in der Fügung ↑Plexus solaris (ältere Bez. für Plexus coeliacus). **2)** die Sonne betreffend, durch Sonnenstrahlen hervorgerufen; z. B. in der Fügung ↑Eczema solare

Solar|plexus [ugs. meist: *...plä...*] *m;* -, -: bes. in der medizinischen Umgangssprache übliche Bez. für ↑Plexus solaris (ältere Bez. für ↑Plexus coeliacus)

Sole [niederdt. Wort, stammverwandt mit dem dt. Wort *Salz*] *w;* -, -n: Kochsalzquelle, die mehr als 15 g Kochsalz im Liter Wasser enthält

sole|us, ...ea, ...e|um [zu lat. *solea* = Sandale; Seezunge, Scholle]: im Aussehen der Seezunge bzw. Scholle ähnlich; z. B. in der Fügung ↑Musculus soleus. **Sole|us** *m;* -, Solei [*...le-i*]: übliche Kurzbezeichnung für ↑Musculus soleus

solid, solide, in fachspr. Fügungen: **solidus, ...da, ...dum** [aus lat. *solidus* = dicht, fest]:

fest, nicht hohl (bezogen z. B. auf die Beschaffenheit von Tumoren); z. B. in der Fügung ↑Adamantinoma solidum

solitär, in fachspr. Fügungen: **solitarius, ...ria, ...rium** [aus lat. *solitarius* = allein stehend, einzeln]: einzeln, vereinzelt vorkommend (z. B. von Gallensteinen, Tuberkelknoten u. Ä.)

solubel, in fachspr. Fügungen: **solubilis, ...le** [aus lat. *solubilis* = auflöslich, zertrennbar]: [in flüssigen Medien] löslich (von Substanzen)

solum [lat.]: Adverb mit der Bedeutung „nur, ausschließlich"; z. B. in der Fügung ↑Albinismus solum bulbi

Solutio [zu lat. *solvere, solutum* = lösen, auflösen] *w;* -, ...io|nes: **1)** = Ablation. **2)** auch: **Solution** *w;* -, -en: chem. Lösung (einer festen Substanz in einer flüssigen). **Solutio retinae:** = Ablatio retinae

solutus, ...ta, ...tum [zu lat. *solvere, solutum* = lösen, auflösen]: (in einem flüssigen Medium) gelöst (z. B. von festen Substanzen)

Solvens [zu lat. *solvere* = lösen, auflösen] *s;* -, ...enzien [...*zi^{e}n*] u. ...entia (meist *Pl.*): schleimlösende Mittel

...som [aus gr. *σῶμα* = Leib, Körper]: **1)** Grundwort von substantivischen Zus. mit der Bed. „[kleiner] Körper"; z. B.: Chromosom. **2)** Grundwort von adjektivischen Zus. mit der Bed. „von einer bestimmten Körperbeschaffenheit"; z. B.: leptosom

Soma [aus gr. *σῶμα*, Gen.: *σώματος* = Leib, Körper] *s;* -s, -ta: **1)** Körper (im Gegensatz zum Geist). **2)** Gesamtheit der Körperzellen im Gegensatz zu den Keimzellen

somatisch [zu ↑Soma]: den Körper betreffend (im Gegensatz zu psychisch)

somato|gen [↑Soma u. ↑...gen]: körperlich bedingt (z. B. somatogene Krankheiten)

Somato|gramm [↑Soma u. ↑...gramm] *s;* -s, -e: Aufzeichnung der Werte für Länge und Gewicht in Bezug auf das Lebensalter

Somato|logie [↑Soma und ↑...logie] *w;* -: Lehre vom menschlichen Körper bzw. von den Körpereigenschaften (Anthropol.)

Somato|medin [Kurzbildung zu ↑Somatotropin u. ↑intermediär] *s;* -s, -e: unter dem Einfluss von Wachstumshormon in der Leber gebildete und freigesetzte Substanz, durch die das Wachstumshormon wirksam wird

Somato|sensibilität [↑Soma u. ↑Sensibilität] *w;* -: Empfindung für Gleichgewicht und Bewegung

Somato|skopie [↑Soma u. ↑...skopie] *w;* -, ...ien: wenig gebräuchliche Bezeichnung für: körperliche Untersuchung

Somato|statin [zu ↑Soma und gr. *στάσις* = das Stehen, der Stillstand] *s;* -s, -e: Neurohormon des Hypothalamus, das die Sekretion von Wachstumshormon in der Hypophyse regelt

Somato|statinom [↑Somatostatin u. ↑...om] *s;* -s, -e, in fachspr. Fügungen: **Somato|statinoma,** *Pl.:* -ta: Somatostatin produzierender Tumor im Pankreas

Somato|therapie [↑Soma u. ↑Therapie] *w;* -, ...ien: körperliche Behandlungsmaßnahmen bei psychischen Krankheiten (z. B. Elektrokrampf)

somato|trop [zu ↑Soma u. ↑...trop]; in der Fügung: **somato|tropes Hormon:** „Wachstumshormon", im Hypophysenvorderlappen gebildetes Polypeptidhormon, das das Wachstum der Körpersubstanzen und damit den Aufbaustoffwechsel fördert (Abk.: STH).

Somato|tropin *s;* -s, -e: = somatotropes Hormon

Somato|tropin-relea|sing-Hormon [...*rilising*...; zu ↑Somatotropin, engl. *to release* = freisetzen u. ↑Hormon] *s;* -s, -e: Hormon der Hypophyse, das die Bildung von Somatotropin steuert; Abk.: SRH

...somie [zu ↑Soma]: Grundwort von substantivischen Zusammensetzungen mit der Bedeutung „Körperbeschaffenheit; Körperbau"; z. B.: Makrosomie

Sommersprossen vgl. Epheliden

somnambul [zu lat. *somnus* = Schlaf u. lat. *ambulare* = umhergehen]: nachtwandelnd, mondsüchtig. **Somnambule** *m* u. *w;* -n, -n: Schlafwandler[in]. **Somnambulismus** *m;* -: „Schlafwandeln", Nachtwandeln, Dämmerzustand, in dem sich der Betroffene so verhält, als ob er wach wäre

Somni|ferum [zu lat. *somnifer* = Schlaf bringend, schläfrig machend] *s;* -s, ...ra: = Hypnagogum

Somni|fikum [zu lat. *somnus* = Schlaf u. lat. *facere* (in Zus. *-ficere*) = machen, tun] *s;* -s, ...ka: = Hypnagogum

Somni|loquie [zu lat. *somnus* = Schlaf u. lat. *loqui* = sprechen] *w;* -: Sprechen im Schlaf (z. B. in Träumen)

Somno|gra|phie [lat. *somnus* = Schlaf u. ↑...graphie] *w;* -, ...ien: Registrierung der während des Schlafes auftretenden Veränderungen der Körperfunktionen

somnolent [aus lat. *somnolentus* = schlaftrunken, schläfrig]: benommen, schlafsüchtig. **Somnolenz** *w;* -: krankhafte Schläfrigkeit, Benommenheit; geringgradige Bewusstseinstrübung z. B. bei Vergiftungen, Psychosen

Somogyi-Phänomen [...*dschi*...; nach dem amer. Biochemiker Michael Somogyi, 1883–1971]: durch zu hohe Insulindosen hervorgerufene Hypoglykämie mit anschließender reaktiver Hyperglykämie

Sonde [aus gleichbed. frz. *sonde*] *w;* -, -n: meist dünnes, stab- oder röhrenförmiges Instrument aus Metall, Gummi oder Kunststoff zur Einführung in Körperhöhlen oder Gewebe; dünner Schlauch zur künstlichen Ernährung

Sonder|päd|agogik: Heilpädagogik, Bez. für die Theorie und Praxis der Erziehung, Unterrichtung und sozialen Betreuung von Menschen, die in irgendeiner Hinsicht als behindert gelten

sondie|ren [zu ↑Sonde]: eine Sonde in Körperhöhlen einführen. **Sondie|rung** *w;* -, -en: Einführung einer Sonde in den Körper zu diagnostischen Zwecken

Sonitus au|rium [lat. *sonitus* = Schall, Klang; ↑Auris] *m;* - -: „Ohrenklingen", subjektiv empfundenes Geräusch bei Erkrankungen des Hörorgans

Sonnenbrand vgl. Dermatitis solaris

Sonnengeflecht: = Plexus coeliacus

Sonnenstich vgl. Insolation

Sono|gra|phie [lat. *sonus* = Schall u. ↑...graphie] *w;* -, ...ien: Ortung und Aufzeichnung krankhafter Veränderungen im Organismus mithilfe von Ultraschallwellen nach dem Echolotprinzip. **sono|graphisch**: mithilfe der Sonographie

sonor, in fachspr. Fügungen: **sonorus, ...ra, ...rum** [aus lat. *sonorus* = schallend, klingend]: tönend, klingend (z. B. vom Klopfschall über lufthaltigen Stellen; auch in der Fügung ↑Rhonchi sonori)

Soor [Herkunft unsicher] *m;* -[e]s, -e: „Schwämmchen", grauweißer Belag der Mundschleimhaut insbesondere bei Säuglingen (infolge Infektion mit Candidapilzen)

Sopor [aus lat. *sopor*, Gen.: *soporis* = tiefer Schlaf] *m;* -s: starke Benommenheit. **soporös**: stark benommen

Sordes [aus lat. *sordes* = Schmutz] *w;* -: wenig gebräuchliche Bezeichnung für: Schmutz; auch im Sinne von Eiter. **Sordes aurium** [↑Auris]: = Zerumen

Sorption [zu lat. *sorbere, sorptum* = schlürfen, etwas Flüssiges in sich aufnehmen] *w;* -, -en: Aufnahme einer Substanz (z. B. Plasma) durch eine andere (z. B. Aktivkohle)

Sou|ques-Phänomen [*ßuk...;* nach dem frz. Neurologen Alexandre Souques, 1860 bis 1944]: auf Pyramidenbahnläsion hindeutende Abspreizung der Finger eines gelähmten Arms

Soxhlet-Apparat [nach dem dt. Chemiker Franz Soxhlet, 1848–1929]: Apparat zum Keimarmmachen von Milch in strömendem Dampf

Sozial|medizin: Zweig der Medizin, der die Einwirkung sozialer Gegebenheiten auf die menschliche Gesundheit untersucht

Sozio|phobie [zum Adj. *sozial* u. ↑Phobie] *w;* -, ...ien: krankhafte Angst vor der sozialen Umgebung

Sozio|se [zum Adj. *sozial*] *w;* -, -n: Krankheitsbild infolge Störung in der frühkindlichen Sozialentwicklung

Sozio|therapie [zum Adj. *sozial* u. ↑Therapie] *w;* -, ...ien: Behandlung bestimmter Krankheiten mit dem Ziel der Wiedereingliederung des Patienten in die Gesellschaft

Spalding-Zeichen [*ßpålding...;* nach dem amer. Gynäkologen A. B. Spalding, 1874 bis 1942]: dachziegelartiges Übereinander-geschoben-Sein der Schädelkalottenknochen bei abgestorbener Frucht im Uterus

Spaltimpfstoff: Impfstoff, bei dem durch Spaltung der Viren bestimmte Ballaststoffe entfernt wurden

Spaltlampe: bei Augenuntersuchungen verwendete Beleuchtungseinrichtung, die das Licht durch eine spaltförmige Blende seitlich ins Auge gelangen lässt

Spaltpilz vgl. Schizomyzet

Spaltungsirresein vgl. Schizophrenie

Spaltwirbel vgl. Spina bifida

Spaltzunge vgl. Glossoschisis

spanischer Kragen vgl. Paraphimose

Spannungs|kopfschmerz: **1)** Kopfschmerz durch Muskelanspannung bei Belastung, Gefäßverengung und zentral gesteuerter Überempfindlichkeit gegen Schmerzen. **2)** durch chronische psychische Überlastung hervorgerufener diffuser, migräneähnlicher Kopfschmerz

spasmisch [zu ↑Spasmus]: krampfartig, verkrampft (vom Spannungszustand der Muskulatur)

Spasmo|an|algetikum [zu ↑Spasmus, ↑ ¹a... u. ↑Algesie] *s;* -s, ...ka: Spasmolytikum mit schmerzstillender Komponente

Spasmo|dermie [zu ↑Spasmus u. ↑Derma] *w;* -, ...ien: krampfhafte Reaktion der Haut (z. B. Gänsehaut)

spasmodisch [aus gr. *σπασμώδης* = krampfartig, Krämpfe verursachend]: = spasmisch

Spas|modynia crucia|ta [↑Spasmus u. ↑...odynie; ↑cruciatus] *w;* - -: neurologische Ausfallserscheinungen bei einseitiger Verletzung des Rückenmarks mit Krampfzuständen auf der Seite der Schädigung und Schmerzempfindungen auf der Gegenseite

spasmo|gen [↑Spasmus u. ↑...gen]: krampferzeugend (bezogen z. B. auf die Wirkung von Arzneimitteln)

Spasmo|lyse [zu ↑Spasmus u. gr. *λύειν* = lösen, auflösen] *w;* -, -n: Krampflösung, z. B. durch Anwendung von spasmolytischen Mitteln. **Spasmo|lytikum** *s;* -s, ...ka: krampflösendes Mittel. **spasmo|lytisch**: krampflösend (z. B. von Arzneimitteln)

spasmo|phil [↑Spasmus u. gr. *φίλος* = lieb; Freund]: zu Krämpfen neigend, an Spasmophilie leidend. **Spasmo|philie** *w;* -, ...ien: Stoffwechselstörung des Kindes mit Neigung zu Krämpfen infolge Hypokalzämie und pathologischer Erregbarkeit des Nervensystems

Spasmus [von gleichbed. gr. *σπασμός*] *m;* -, ...men (in fachspr. Fügungen: ...mi):

„Krampf“, Verkrampfung; im engeren Sinne: Muskelkrampf, Steigerung des Muskeltonus mit federndem Muskelwiderstand (vor allem beim Beginn von Bewegungen). **Spasmus glottidis** [↑Glottis]: Stimmritzenkrampf. **Spasmus mobilis:** Krampf mit schnellem Wechsel des Muskeltonus (z. B. bei ↑Chorea minor). **Spasmus nicticans:** chronischer Krampfzustand der Lidmuskeln, der sich als Blinzeln äußert. **Spasmus nutans:** = Epilepsia nutans. **Spasmus rotatorius:** „Drehkrampf“, krampfartige, drehende Kopfbewegungen, oft verbunden mit Nystagmus (Vorkommen bei organischen Hirnschädigungen)

spasticus vgl. spastisch. **Spastiker** [zum Stamm von ↑spastisch] *m;* -s, -: an einer spastischen Erkrankung Leidender. **spastisch,** in fachspr. Fügungen: **spasticus, ...ca, ...cum** [von gr. *σπαστικός* = mit Krämpfen behaftet]: krampfartig; mit Erhöhung des Muskeltonus einhergehend (z. B. von Lähmungen); an Spasmen leidend; z. B. in der Fügung ↑Dysphonia spastica. **spastischer Gang:** steifes, maschinenmäßiges Gehen mit durchgestreckten Knien bei spastischer Lähmung der Beinmuskulatur. **spastische Spinal|para|lyse:** fortschreitende spastische Lähmung der Beine bei Erkrankung der Pyramidenbahnen. **Spastizität** *w;* -: zusammenfassende Bez. für muskuläre, spinale und zerebral bedingte Spasmen

Spatium [aus lat. *spatium,* Gen.: *spatii* = Raum; Weite; Zwischenraum] *s;* -s, ...tien [...*iᵉn*], in fachspr. Fügungen: *s;* -, ...tia: Zwischenraum, Raum zwischen zwei benachbarten Gebilden (z. B. Organen) oder Lücke im Gefüge eines Gebildes (Anat.). **Spatia an|guli irido|cornea|lis** *Pl.:* winzige Lücken im faserigen Gewebe zwischen dem Vorderkammerwinkel des Auges und dem Venenring der Lederhaut. **Spatium epi|sclerale:** Lymphraum zwischen der Bindegewebskapsel des Auges und der Lederhaut des Augapfels. **Spatium inter|costale:** „Interkostalraum“, der längliche, schmale Raum zwischen zwei benachbarten Rippen (Abk.: ICR). **Spatia inter|globularia** *Pl.:* feine Zwischenräume im Zahnbein der Zahnwurzeln. **Spatia inter|ossea meta|carpi** *Pl.:* Zwischenräume zwischen den Mittelhandknochen. **Spatia inter|ossea meta|tarsi** *Pl.:* Zwischenräume zwischen den Mittelfußknochen. **Spatium inter|vaginale (oculi):** = Spatium episclerale. **Spatia inter|vaginalia (nervi optici)** *Pl.:* schmale Zwischenräume zwischen innerer und äußerer Scheide des Sehnervs. **Spatium latero|pharyn|ge|um** [zu ↑Latus u. ↑Pharynx]: seitlich vom Rachen gelegener Bindegewebsraum. **Spatium peri|chorio|idea|le:** von lockerem Bindegewebe erfüllter Raum zwischen Aderhaut und Lederhaut des Auges. **Spatium peri|lymphaticum:** Lymphraum zwischen häutigem und knöchernem Labyrinth. **Spatium perinei profundum:** Zwischenraum zwischen oberem und unterem Blatt der tiefen Dammfaszie. **Spatium perinei super|ficia|le:** Raum zwischen der oberen und der tiefen Dammfaszie. **Spatium peri|pharyn|ge|um** [zu ↑peri... u. ↑Pharynx]: an den Rachen anschließender Bindegewebsraum. **Spatium re|tro|peri|tonea|le:** von lockerem Bindegewebe erfüllter Raum zwischen Bauchfell und hinterer Wand der Bauchhöhle, in dem u. a. Nieren und Harnleiter, Bauchspeicheldrüse, Zwölffingerdarm, Grimmdarm und die großen Nervenstränge und Blutgefäße liegen. **Spatium re|tro|pharyn|ge|um** [zu ↑retro... u. ↑Pharynx]: hinter dem Rachen gelegener Bindegewebsraum. **Spatium re|tro|pubicum:** Raum zwischen Harnblase und Schambeinfuge. **Spatium sub|durale:** Raum zwischen ↑Dura und ↑Arachnoidea. **Spatia zonularia** *Pl.:* die feinen Zwischenräume zwischen den Fasern, an denen die Augenlinse aufgehängt ist

Species vgl. Spezies

specificus vgl. spezifisch

Speckhaut: speckartig aussehende Fibrinmasse, die sich bei der Blutgerinnung abscheidet

Speiche vgl. Radius

Speichel|dia|stase: = Ptyalin

Speichelfluss vgl. Ptyalismus

Speichelstein vgl. Ptyalolith

Speicherungskrankheit vgl. Thesaurismose

Speisebrei vgl. Chymus

Speiseröhre vgl. Ösophagus

Speisesaft vgl. Chylus

Spek|tro|skop [↑Spektrum u. ↑...skop] *s;* -s, -e: optisches Gerät zur Zerlegung des Lichts in seine Komponenten von verschiedener Wellenlänge. **Spek|tro|skopie** [↑...skopie] *w;* -: Beobachtung von Spektren mithilfe des Spektroskops (Anwendung bei laborchemischen Untersuchungen, zum Nachweis von Blut im Stuhl, von Porphyrin im Urin u. a.)

Spek|trum [aus lat. *spectrum* = Schemen, Erscheinung] *s;* -s, ...tren u. ...tra: Farbenband, das bei Zerstreuung (durch ein Prisma) von zusammengesetztem (weißem) Licht entsteht (d. h., wenn es in seine Komponenten von verschiedener Wellenlänge zerlegt wird; Phys.)

Spekulum [aus lat. *speculum* = Spiegel] *s;* -s, ...la: meist mit einem Spiegel versehenes trichter- oder doppelrinnenförmiges Untersuchungsinstrument aus Metall oder Kunststoff zur Untersuchung von Körperöffnungen bzw. Hohlorganen (z. B. der Nase, der Scheide)

Speleo|skopie [gr. *σπήλαιον* = Höhle u. ↑...skopie] *w;* -, ...ien: Untersuchung eines

Lungenhohlraums, z. B. einer Kaverne, mit dem Endoskop (Bronchoskop)

Speleo|stomie [gr. *σπήλαιον* = Höhle u. ↑...stomie] *w;* -, ...ien: operative Eröffnung und Spülung eines Lungenhohlraums, z. B. einer Kaverne, zur besseren und rascheren Abheilung

Spengler|san [nach dem Schweizer Chirurgen Carl Spengler, 1860–1937] *s;* -s: homöopathisch verdünnte Antigene von Bakteriengiften zusammen mit Antikörpern aus Blut von Kaninchen, die mit Bakterienstämmen immunisiert wurden (Außenseitermethode zur Behandlung chronischer Krankheiten)

Sperma [von gr. *σπέρμα*, Gen.: *σπέρματος* = Samen, Keim] *s;* -s, ...men u. -ta: Samenflüssigkeit (besteht aus einer großen Anzahl Samenfäden u. aus den verschiedenen Sekreten der Drüsen im Bereich der ableitenden Samenwege)

Sperm|arche [↑Spermium u. gr. *ἀρχή* = Anfang] *w;* -, -n: Zeitraum des ersten Samenergusses

spermaticus, ...ca, ...cum [zu ↑Sperma]: das Sperma betreffend, zu ihm gehörend

Spermatide [zu ↑Sperma] *w;* -, -n: noch unreife männliche Keimzelle

Spermatitis [zu ↑Sperma] *w;* -, ...itiden (in fachspr. Fügungen: ...itides): = Funikulitis

Spermato|genese [↑Sperma u. ↑Genese] *w;* -: = Spermiogenese

Spermato|gonie [...*nie*; zu ↑Sperma u. gr. *γονή* = Abstammung, Geschlecht] *w;* -, ...ien (meist *Pl.*): Ursamenzellen, kleine Zellen mit chromatinreichem Kern (durch ihre Teilung entstehen die Spermatozyten)

Spermator|rhö, auch: **Spermator|rhöe** [...*rö*; zu ↑Sperma u. gr. *ῥεῖν* = fließen] *w;* -, ...rrhöen: „Samenfluss", der ohne geschlechtliche Erregung erfolgt (Vorkommen bei funktionellen Genitalstörungen)

Spermato|zele [↑Sperma u. ↑...zele] *w;* -, -n: „Samenbruch", Zyste am Hoden, Nebenhoden oder Samenstrang, die mit Samen angefüllt ist

Spermato|zo|on [↑Sperma u. gr. *ζῷον* = Lebewesen] *s;* -s, ...zoa u. eindeutschend: ...zoen: = Spermium

Spermato|zyst|ek|tomie [↑Sperma, ↑Cystis u. ↑Ektomie] *w;* -, ...ien: operative Entfernung einer Samenblase

Spermato|zystitis [zu ↑Sperma u. ↑Cystis] *w;* -, ...itiden: Entzündung der Samenblasen (meist durch eine Gonorrhö verursacht)

Spermato|zysto|gra|phie [↑Sperma, ↑Cystis u. ↑...graphie] *w;* -, ...ien: röntgenographische Darstellung der Samenblasen unter Anwendung eines Kontrastmittels

Spermato|zyt [↑Sperma u. ↑...zyt] *m;* -en, -en (meist *Pl.*): Mutterzellen des Samens im Keimepithel des Hodenkanälchens

Spermat|urie [↑Sperma u. ↑...urie] *w;* -, ...ien: Ausscheidung von Sperma im Urin

Spermio|genese [↑Spermium u. ↑Genese] *w;* -, -n: Entwicklung der Samenzellen im Keimepithel des Hodenkanälchens

Spermio|gramm [↑Spermium u. ↑...gramm] *s;* -s, -e: bei der mikroskopischen Untersuchung der Samenflüssigkeit gewonnenes Bild (Anzahl, Gestalt und Beweglichkeit der Samenfäden)

Spermium [zu gr. *σπέρμειος* = zum Samen gehörend] *s;* -s, ...mien [...*iᵉn*] u. ...mia: Samenfaden, reife männliche Keimzelle

spermi|zid [zu ↑Spermium u. lat. *caedere* (in Zus.: *-cidere*) = niederhauen, töten]: Samen abtötend (von chem. oder anderen empfängnisverhütenden Mitteln gesagt). **Spermi|zid** *s;* -[e]s, -e: Samen abtötendes Mittel (als Paste, Creme, Gelee usw.) zur Empfängnisverhütung

Sperm|ovium [Kurzbildung zu ↑Spermium u. ↑Ovum] *s;* -s, ...vien [...*iᵉn*] u. ...via: von einem Samenfaden befruchtete Eizelle (Biol.)

Spezies, Species [...*i-eß;* aus lat. *species* = Sehen, Anblick; Gestalt; Art, Gattung] *w;* -, -: **1)** die einzelne Tier- oder Pflanzenart als Unterbegriff der Gattung (Biol.). **2)** bestimmte Teemischung aus Heilkräutern mit spezifischer Wirkung (Pharmakologie)

Spezi|fikum [zu spätlat. *specificus* = von besonderer Art, eigentümlich] *s;* -s, ...ka: Arzneimittel, das gegen eine bestimmte Krankheit oder einen bestimmten Krankheitserreger wirksam ist. **spezi|fisch**, in fachspr. Fügungen: **speci|ficus, ...ca, ...cum:** arteigen, kennzeichnend, eine kennzeichnende Begleiterscheinung einer bestimmten Krankheit (z. B. Syphilis) darstellend; z. B. in der Fügung ↑Alopecia specifica

Sphacelus [aus gr. *σφάκελος* = kalter Brand, Gangrän] *m;* -, ...li: seltene Bezeichnung für: Gangrän

sphaericus vgl. sphärisch

sphaero..., Sphaero... vgl. sphäro..., Sphäro...

sphae|ro|cyticus, ...ca, ...cum [zu ↑Sphärozyt]: mit dem Auftreten von ↑Sphärozyten einhergehend; z. B. in der Fügung ↑Anaemia sphaerocytica

sphaeroideus vgl. sphäroid

sphärisch, in fachspr. Fügungen: **sphaericus, ...ca, ...cum** [zu gr. *σφαῖρα* = Kugel]: rund, kugelförmig. **sphärische Ab|erration:** Abweichung paralleler Lichtstrahlen, die von den Rändern kugelförmiger Linsen kommen und damit nicht durch deren Brennpunkt gehen (Optik)

sphäro..., Sphäro..., in fachspr. Fügungen: **sphae|ro..., Sphae|ro...** [zu gr. *σφαῖρα* = Kugel]: Bestimmungswort von Zusammensetzungen mit der Bedeutung „kugelförmig; Kugel..."; z. B.: Sphärozyt

sphäro|id, in fachspr. Fügungen: **sphae|ro|ide|us, ...dea, ...de|um** [↑sphäro... u. ↑...id]:

kugelartig; z. B. in der Fügung ↑Articulatio sphaeroidea

Sphäro|id|gelenk: = Articulatio sphaeroidea

Sphäro|phakie [zu ↑sphäro... u. gr. *φακός* = Linse] *w;* -, ...ien: kugelförmige Vorwölbung der Augenlinse (Vorkommen bei Augenverletzungen und Linsenverlagerungen)

Sphäro|prote|in [↑sphäro... u. ↑Protein] *s;* -s, -e: aus runden, ovalen oder kugelförmigen Molekülen bestehender Eiweißköper

Sphäro|tri|chie [zu ↑sphäro... u. gr. *θρίξ*, Gen.: *τριχός* = Haar] *w;* -, ...ien: Auftreten von Drusen (1)

Sphäro|zyt [↑sphäro... u. ↑...zyt] *m;* -en, -en (meist *Pl.*): „Kugelzellen", bei bestimmten Krankheiten vorkommende kugelförmige rote Blutkörperchen

Sphäro|zytose [zu ↑Sphärozyt] *w;* -, -n: Erkrankung, die durch das Auftreten von Sphärozyten gekennzeichnet ist

spheno..., Spheno... [aus gr. *σφήν* = Keil]: Bestimmungswort von Zusammensetzungen mit der Bedeutung „keilförmig; Keil..."; z. B.: sphenoideus, Sphenozephalie

spheno|eth|mo|idalis, ...le [↑sphenoidalis (in der Fügung ↑Os sphenoidale) u. ↑ethmoidalis (in der Fügung ↑Os ethmoidale)]: zum Keilbein und Siebbein gehörend; z. B. in der Fügung ↑Sutura sphenoethmoidalis (Anat.)

spheno|frontalis, ...le [↑sphenoidalis (in der Fügung ↑Os sphenoidale) u. ↑frontalis (in der Fügung ↑Os frontale)]: zum Keilbein und Stirnbein gehörend; z. B. in der Fügung ↑Sutura sphenofrontalis (Anat.)

spheno|idalis, ...le, auch: **spheno|ides** u. **spheno|ide|us, ...dea, ...de|um** [zu ↑spheno... u. gr. *-ειδής* = gestaltet, ähnlich]: **1)** keilförmig; z. B. in der Fügung ↑Os sphenoidale. **2)** zum Keilbein gehörend; z. B. in der Fügung ↑Angulus sphenoidalis

spheno|maxillaris, ...re [zu ↑sphenoidalis (in der Fügung ↑Os sphenoidale) u. ↑Maxilla]: zum Keilbein u. Oberkiefer gehörend (Anat.)

spheno|oc|cipitalis, ...le [zu ↑sphenoidalis (in der Fügung ↑Os sphenoidale) u. ↑Occiput]: zum Keilbeinkörper und Hinterhauptsbein gehörend; z. B. in der Fügung ↑Synchondrosis sphenooccipitalis (Anat.)

spheno|palatinus, ...na, ...num [zu ↑sphenoidalis (in der Fügung ↑Os sphenoidale) u. ↑Palatum]: zum Keilbein und Gaumenbein gehörend; z. B. in der Fügung ↑Incisura sphenopalatina (Anat.)

spheno|parie|talis, ...le [*...ri-e...;* zu ↑sphenoidalis (in der Fügung ↑Os sphenoidale) u. ↑parietalis (in der Fügung ↑Os parietale)]: zum Keilbein und Scheitelbein gehörend; z. B. in der Fügung ↑Sinus sphenoparietalis (Anat.)

spheno|pe|trosus, ...osa, ...osum [zu ↑sphenoidalis (in der Fügung ↑Os sphenoidale) u. ↑petrosus (in der Fügung ↑Pars petrosa)]: zum Keilbein und Felsenbein gehörend (Anat.)

spheno|squa|mosus, ...osa, ...osum [zu ↑sphenoidalis (in der Fügung ↑Os sphenoidale) u. ↑Squama]: zum Keilbein und zur Schläfenbeinschuppe gehörend; z. B. in der Fügung ↑Sutura sphenosquamosa (Anat.)

Spheno|ze|phalie [zu ↑spheno... u. gr. *κεφαλή* = Kopf] *w;* -, ...ien: keilförmige Missbildung des Kopfes

spheno|zygomaticus, ...ca, ...cum [zu ↑sphenoidalis (in der Fügung ↑Os sphenoidale) u. ↑zygomaticus (in der Fügung ↑Os zygomaticum)]: zum Keilbein und Jochbein gehörend; z. B. in der Fügung ↑Sutura sphenozygomatica (Anat.)

sphincter [von gr. *σφιγκτήρ* = Schnur, Band; Ring-, Schließmuskel], Gen.: ...teris, *Pl.:* ...teres: erläuternder Bestandteil von fachspr. Fügungen mit der Bedeutung „ringförmig abschnürender, verschließender Muskel"; z. B. in der Fügung ↑Musculus sphincter ani externus. **Sphinkter** *m;* -s, ...tere: übliche Kurzbezeichnung für: Musculus sphincter

Sphinktero|tomie [↑Sphinkter u. ↑...tomie] *w;* -, ...ien: operative Eröffnung des ↑Musculus sphincter ductus choledochi

Sphyg|mo|gramm [gr. *σφυγμός* = Puls und ↑...gramm] *s;* -s, -e: durch den Sphygmographen selbsttätig aufgezeichnete Pulskurve.

Sphyg|mo|graph [↑...graph] *m;* -en, -en: Pulsschreiber, Gerät zur Aufzeichnung der Pulskurve. **Sphyg|mo|gra|phie** [↑...graphie] *w;* -, ...ien: apparative Aufzeichnung der Pulskurve

Sphyg|mo|mano|meter [gr. *σφυγμός* = Puls, gr. *μανός* = dünn, locker u. ↑...meter] *s;* -s, -: Gerät zur Messung des Blutdrucks. **Sphyg|mo|mano|me|trie** [↑...metrie] *w;* -, ...ien: indirekte Blutdruckmessung mit aufblasbarer Manschette

Spica [aus lat. *spica*, Gen.: *spicae* = Kornähre] *w;* -, ...cae: Verband in Form einer Kornähre (bei dem die einzelnen Lagen kreuzförmig übereinander gelegt werden)

Spider-Naevus [*ßpaidᵉrniwᵉß;* engl. *spider* = Spinne und engl. *naevus* = Nävus] *m;* -, -: = Naevus araneus

Spiegel|trinker: Bez. für einen ↑Deltaalkoholiker, der trinkt, damit sein Blutalkoholspiegel nicht absinkt

Spiegelung *w;* -, -en: direkte Untersuchung eines Organs oder einer Körperhöhle mithilfe eines ↑Endoskops

Spiegler-Tumor [nach dem östr. Chemiker und Dermatologen Eduard Spiegler, 1860 bis 1908]: = Zylindrom

Spikes [*ßpaikß;* aus gleichbed. engl. *spikes*] *Pl.:* **1)** „Spitzen", vorwiegend monophasische, isolierte Wellen im Eeg mit einem steilen Anstieg und Abfall sowie einer Dauer von weniger als 80 Millisekunden. **2)** Stacheln der äußeren Hülle des ↑Virions

Spina [aus lat. *spina,* Gen.: *spinae* = Dorn, Stachel; Rückgrat] *w;* -, ...nae: **1)** Dorn, Stachel, Höcker; spitzer oder stumpfer, meist knöcherner Vorsprung; knöcherne Leiste (Anat.; Med.). **2)** Rückgrat (Anat.). **Spina bi|fida:** „Spaltwirbel", angeborener Spalt in den Wirbelbögen, bes. der Lenden- und Kreuzwirbel. **Spina bi|fida aperta:** = Rhachischisis. **Spina bi|fida oc|culta:** angeborener, durch Weichteile überdeckter Spalt in den Wirbelbögen, besonders der Lenden- und Kreuzwirbel. **Spina bi|fida cystica:** angeborener Spalt in der Wirbelsäule mit Vorwölbung des Rückenmarks oder seiner Häute. **Spina helicis** [↑Helix]: kleiner knorpeliger Höcker an der Vorderseite der Ohrleiste. **Spina ilia|ca anterior in|ferior:** vorderer, unterer Darmbeinstachel, ein stumpfer knöcherner Vorsprung an der Vorderseite des Darmbeins nahe der Hüftpfanne (Ursprung des geraden Schenkelmuskels und eines sehr starken Bandes, das zum Oberschenkel führt). **Spina ilia|ca anterior superior:** vorderer, oberer Darmbeinstachel, das vorspringende vordere Ende des Darmbeinkamms (Ursprung des Schneidermuskels und des Leistenbandes). **Spina ilia|ca posterior inferior:** hinterer, unterer Darmbeinstachel, stumpfer knöcherner Vorsprung an der Rückseite des Darmbeins, etwas unterhalb des hinteren, oberen Darmbeinstachels (Ansatzstelle für die zum Kreuzbein führenden Bänder). **Spina ilia|ca posterior superior:** hinterer, oberer Darmbeinstachel, das vorspringende hintere Ende des Darmbeinkamms (Ansatzstelle für die zum Kreuzbein führenden Bänder). **Spina is|chia|dica:** „Sitzbeinstachel", nach innen gerichteter knöcherner Vorsprung am hinteren Rand des Sitzbeins (Ansatzstelle für ein zum Kreuzbein und Steißbein führendes Band). **Spina mentalis:** kleiner knöcherner Vorsprung an der Innenseite des Unterkiefers hinter dem Kinn (Ansatzpunkt von Zungenmuskeln). **Spina nasalis anterior (maxillae):** nach oben gerichteter spitzer Fortsatz am Kamm des Oberkieferknochens unterhalb der Nase. **Spina nasalis (ossis frontalis):** rauer Vorsprung in der Mitte des Nasenteils des Stirnbeins. **Spina nasalis posterior (ossis palatini):** kleiner, spitzer Vorsprung an der hinteren Oberseite des Gaumenbeins. **Spina ossis spheno|idalis:** kleiner Knochenwulst an der Unterseite des großen Keilbeinflügels (Ansatzpunkt des ↑Ligamentum pterygospinale und sphenomandibulare). **Spinae palatinae** *Pl.:* kleine Zacken an der Unterseite des Gaumenfortsatzes des Oberkieferknochens. **Spina scapulae:** „Schulterblattgräte", leicht schräg verlaufende, kräftige Knochenleiste an der Rückseite des Schulterblatts. **Spina su|pra mea|tum:** deutlich fühlbare Knochenleiste am Schläfenbein oberhalb und hinter der äußeren Öffnung des knöchernen Gehörgangs. **Spina troch|lea|ris:** spitzer Höcker, der gelegentlich aus einem Grübchen im Nasenwinkel des Stirnbeins herausragt. **Spina tympanica major:** der größere der beiden Vorsprünge des Schläfenbeins an der Oberseite des Gehörgangs, nahe dem Ansatz des Trommelfells. **Spina tympanica minor:** der kleinere der beiden Vorsprünge des Schläfenbeins an der Oberseite des Gehörgangs, nahe dem Ansatz des Trommelfells. **Spina ventosa:** „Winddorn", spindelförmige Auftreibung der Finger- und Zehenknochen bei Knochentuberkulose

spinal, in fachspr. Fügungen: **spinalis, ...le** [zu ↑Spina]: zur Wirbelsäule, zum Rückenmark gehörend; im Bereich der Wirbelsäule liegend oder erfolgend; z. B. in der Fügung ↑Ganglion spinale

Spinal|an|äs|thesie: Anästhesie durch Einspritzung eines Anästhetikums in die Rückenmarksflüssigkeit

spinale Kinderlähmung vgl. Poliomyelitis epidemica

Spinal|gan|glion: Nervenknoten im Bereich der hinteren Wurzel eines Rückenmarksnervs

Spin|algie [↑Spina u. ↑...algie] *w;* -, ...ien: Wirbelschmerz, Druckempfindlichkeit des Dornfortsatzes

Spinaliom [zu lat. *spina* = Dorn, Stachel] *s;* -s, -e: Stachelzellenkrebs, eine Geschwulst, die zu den Plattenepithelkrebsen gehört und sich von der Stachelzellenschicht ableitet

Spinal|para|lyse: erbliche Erkrankung des Rückenmarks, die im mittleren Lebensalter beginnt und langsam fortschreitend zu einer spastischen Lähmung führt

Spina|punktion: = Lumbalpunktion

Spindel vgl. Modiolus

Spindelhaare vgl. Pili moniliformes

Spindelzelle: spindelförmige Zelle des Bindegewebes (bei bestimmten Sarkomen vorkommend)

Spinnengewebsgerinnsel: Gerüst aus feinen, verzweigten Fibrinfäden, das sich im Liquor bei entzündlichen Vorgängen (z. B. bei ↑Meningitis tuberculosa) bildet

Spinnengewebshaut vgl. Arachnoidea

Spinnenzelle: 1) = Astrozyt. **2)** Zelle von spinnenähnlichem Aussehen bei Geschwülsten der quer gestreiften Muskulatur

spinös, in fachspr. Fügungen: **spinosus, ...osa, ...osum** [zu lat. *spina* = Dorn, Stachel]: stachelig, dornig; z. B. in der Fügung ↑Pelvis spinosa

Spin|therismus [zu gr. σπινθήρ = Funke] *m;* -, ...men: = Photopsie

spiralis, ...le [zu gr. *σπεῖρα* = Windung, Schneckenlinie]: spiralförmig, gewunden; z. B. in der Fügung ↑Lamina spiralis ossea

Spirem [zu gr. *σπεῖρα* = Windung, Schneckenlinie] *s;* -s, -e: sich in der ↑Mitose ausbildendes Chromatinknäuel (ein dünner, vielfach gewundener und aufgeknäuelter Faden aus Chromatin)

Spirille [Verkleinerungsbildung zu gr. *σπεῖρα* = Windung, Schneckenlinie] *w;* -, -n, in fachspr. Fügungen: **Spirillum** *s;* -s, ...lla: Schraubenbakterie, Gattung gewundener, starrer, begeißelter Mikroorganismen, die teilweise für den Menschen pathogen sind

spirilli|zid [zu ↑Spirille u. lat. *caedere* (in Zus. *-cidere*) = niederhauen; töten]: Spirillen abtötend. **Spirilli|zid** *s;* -[e]s, -e: Spirillen abtötendes Mittel

Spirillose [zu ↑Spirille] *w;* -, -n: Krankheit, die durch Spirillen hervorgerufen wird

Spiro|chäte [zu gr. *σπεῖρα* = Windung, Schneckenlinie u. gr. *χαίτη* = langes Haar] *w;* -, -n, in fachspr. Fügungen: **Spiro|chaeta,** *Pl.:* ...tae: alte Gattungsbezeichnung für spiralförmige, biegsame und bewegliche Mikroorganismen, die für den Menschen pathogen sein können. **Spiro|chae|ta pallida:** alte Bez. für ↑Treponema pallidum

Spiro|chätose [zu ↑Spirochäte] *w;* -, -n, in fachspr. Fügungen: **Spiro|chae|tosis,** *Pl.:* ...oses: durch Spirochäten hervorgerufene Erkrankung

Spiro|ergo|me|trie [zu lat. *spirare* = blasen; wehen; atmen u. ↑Ergometrie] *w;* -, ...ien: Messung der Kapazität der Sauerstoffaufnahme im Ruhezustand des Organismus und nach körperlicher Belastung mithilfe eines ↑Ergometers

Spiro|gra|phie [zu lat. *spirare* = blasen; wehen; atmen u. ↑...graphie] *w;* -, ...ien: apparative Aufzeichnung der bei der ↑Spirometrie gemessenen Atmungswerte

Spiro|meter [zu lat. *spirare* = blasen; wehen; atmen u. ↑...meter] *s;* -s, -: „Atemmesser", Messgerät, mit dem Atemvolumen, Reserveluft, Komplementärluft und Vitalkapazität bestimmt werden. **Spiro|me|trie** [↑...metrie] *w;* -, ...ien: Messung der verschiedenen Atmungswerte mit dem Spirometer (z. B. bei der Grundumsatzbestimmung). **spiro|me|trisch:** mithilfe der Spirometrie erfolgend

spissus, ...ssa, ...ssum [aus gleichbed. lat. *spissus*]: dicht, dick

Spitzblattern vgl. Varizelle

Spitzfuß vgl. Pes equinus

Spitzkopf vgl. Oxyzephalus

Spitzpocken vgl. Varizelle

splanchnicus, ...ca, ...cum [zu gr. *σπλάγχνα* = Eingeweide]: zu den Eingeweiden gehörend; z. B. in der Fügung ↑Nervi splanchnici lumbales

Splanchnik|ek|tomie [↑Splanchnikus und ↑Ektomie] *w;* -, ...ien: operative Entfernung eines Splanchnikusteils

Splanchniko|tomie [↑Splanchnikus und ↑...tomie] *w;* -, ...ien: operative Durchtrennung eines Splanchnikusastes

Splanchnikus *m;* -, ...nizi: übliche Kurzbezeichnung für ↑Nervus splanchnicus ...

splanchno..., Splanchno... [aus gr. *σπλάγχνα* = Eingeweide]: Bestimmungswort von Zusammensetzungen mit der Bedeutung „Eingeweide"; z. B.: Splanchnologie, Splanchnomegalie

Splanchno|logie, latinisiert: **Splanchnologia**[1] [↑splachno... u. ↑...logie] *w;* -: Lehre von den Eingeweiden; anatomische Nomenklatur der Eingeweideorgane

Splanchno|megalie [zu ↑splanchno... u. gr. *μέγας* (mit Stammerweiterung: *μεγαλο-*) = groß] *w;* -: abnorme Größe der Eingeweide

Splanchno|mi|krie [zu ↑splanchno... u. gr. *μικρός* = klein] *w;* -: abnorme Kleinheit der Eingeweide

Splanchno|ptose [↑splanchno... und gr. *πτῶσις* = das Fallen, der Fall] *w;* -, -n: = Enteroptose

Splen [von gr. *σπλήν* = Milz] *m;* -s, Splenes: seltene, meist nur in Zus. gebräuchliche Bezeichnung für: Milz; vgl. Lien

Splen|ek|tomie *w;* -, ...ien: operative Entfernung der Milz

splenicus, ...ca, ...cum [zu ↑Splen]: zur Milz gehörend

Splenisation [zu ↑Splen] *w;* -, -en: Veränderung des Lungengewebes zu milzartiger Beschaffenheit (bei der ↑Atelektase)

Splenitis [zu ↑Splen] *w;* -, ...itiden (in fachspr. Fügungen: ...itides): Milzentzündung

Splenium corporis callosi [von gr. *σπλήνιον* = Pflaster, Verband; ↑Corpus callosum] *s;* - - -, Splenia - -: rückwärtiger Wulst des Gehirnbalkens (Anat.)

splenius, ...nia, ...nium [zu gr. *σπλήνιον* = Pflaster, Verband]: einer Binde ähnlich, riemenförmig; z. B. in der Fügung ↑Musculus splenius capitis (Anat.)

spleno|gen [↑Splen u. ↑...gen]: durch die Milz verursacht, von der Milz ausgehend (von krankhaften Veränderungen)

Spleno|gramm [↑spleno... u. ↑gramm] *s;* -s, -e: Röntgenbild der Milz. **Spleno|graphie** [↑...graphie] *w;* -, ...ien: röntgenographische Darstellung der Milz nach Einspritzung eines Kontrastmittels

Spleno|hepato|megalie [zu ↑Splen, ↑Hepar u. gr. *μέγας* (mit Stammerweiterung: *μεγαλο-*) = groß] *w;* -, ...ien: gleichzeitige Vergrößerung von Milz und Leber

Splenom [zu ↑Splen] *s;* -s, -e: gutartige Milzgeschwulst

Spleno|megalie [zu ↑Splen u. gr. *μέγας* (mit Stammerweiterung: *μεγαλο-*) = groß] *w;* -, ...ien: krankhafte Milzvergrößerung

Spleno|pexie [zu ↑Splen u. gr. *πῆξις* = das Befestigen] *w;* -, ...ien: operative Anheftung der Milz an das Zwerchfell (bei ↑Lien mobilis)

Spleno|porto|gramm [↑Splen, ↑Porta (in der Fügung ↑Vena portae) u. ↑...gramm] *s;* -s, -e: bei der Splenoportographie gewonnenes Röntgenbild. **Spleno|porto|graphie** [↑...graphie] *w;* -, ...ien: röntgenographische Darstellung der Milz und der Pfortader nach Verabreichung eines Kontrastmittels

spleno|renal [zu ↑Splen u. ↑Ren]: Milz und Niere betreffend

Splenose [zu ↑Splen] *w;* -, -n: Auftreten von versprengtem Milzgewebe in anderen Organen oder in Körperhöhlen nach einem Milztrauma

Spleno|tomie [↑Splen u. ↑...tomie] *w;* -, ...ien: Milzoperation, operative Eröffnung der Milz

Spleno|zyt [↑Splen und ↑...zyt] *m;* -en, -en: veraltete Bezeichnung für ↑Monozyt

spodo|gen [gr. *σποδός* = Asche; Staub u. ↑...gen]: aus zerstörtem bzw. abgestorbenem Gewebe entstehend (z. B. von Tumoren)

Spondyl|ar|thritis [zu ↑Spondylus und gr. *ἄρθρον* = Glied; Gelenk] *w;* -, ...itiden (in fachspr. Fügungen: ...itides): Entzündung von Wirbelgelenken. **Spondyl|ar|thritis ankylo|poetica:** stetig fortschreitende Versteifung und Krümmung der Wirbelsäule nach vorn infolge chronischer Entzündung der Wirbelgelenke und der Iliosakralgelenke. **spondyl|ar|thritisch:** die Spondylarthritis betreffend

Spondyl|ar|throse [zu ↑Spondylus und gr. *ἄρθρον* = Glied; Gelenk]: Auftreten von chronisch degenerativen Veränderungen an den Wirbelgelenken

Spondylitis [zu ↑Spondylus] *w;* -, ...itiden (in fachspr. Fügungen: ...itides): Wirbelentzündung. **Spondylitis tuberculosa:** Wirbeltuberkulose, tuberkulöse Erkrankung der Wirbelkörper

Spondylo|dese [zu ↑Spondylus u. gr. *δεῖν* = binden] *w;* -, -n: operative Versteifung der Wirbelsäule

Spondyl|olis|thesis [↑Spondylus u. gr. *ὀλίσθησις* = das Ausgleiten und Fallen] *w;* -, ...sthesen (in fachspr. Fügungen: ...istheses): „Gleitwirbel", Verschiebung von Wirbeln aus ihrer normalen Lage

Spondylo|lyse [zu ↑Spondylus u. gr. *λύειν* = lösen, auflösen] *w;* -, -n: Lockerung und Lösung eines Wirbels infolge angeborener Spaltbildung im Bereich des Wirbelbogens

Spondylo|mye|litis [Kurzbildung aus ↑Spondylitis u. ↑Myelitis] *w;* -, ...itiden (in fachspr. Fügungen: ...itides): mit ↑Spondylitis einhergehende Rückenmarksentzündung

Spondylose [zu ↑Spondylus] *w;* -, -n, in fachspr. Fügungen: **Spondylosis,** *Pl.:* ...oses: degenerative, nicht entzündliche Erkrankung der Wirbelsäule bzw. der Wirbelkörper. **Spondylosis de|formans:** degenerative, nicht entzündliche Erkrankung der Wirbelkörper mit deformierenden, knöchernen Veränderungen (z. B. Ausbildung von knöchernen Randzacken u. Wülsten). **spondylotisch:** auf einer degenerativen Erkrankung der Wirbelsäule bzw. der Wirbelkörper beruhend

Spondylus [von gr. *σπόνδυλος* (Nebenform von gr. *σφόνδυλος*) = der runde Wirbelknochen, das Wirbelbein] *m;* -, ...li: seltene Bez. (meist nur in Zus.) für ↑Vertebra

Spon|gio|blast [gr. *σπογγιά* = Schwamm u. ↑...blast] *m;* -en, -en (meist *Pl.*): Vorstufen der Gliazellen (entstehen aus den Epithelzellen des Zentralkanals des Rückenmarks und der Hirnkammern)

Spon|gio|blastom [zu ↑Spongioblast] *s;* -s, -e: Hirngeschwulst aus ↑Spongioblasten

Spon|gio|plasma [gr. *σπογγιά* = Schwamm u. ↑Plasma] *s;* -s, ...men: Eiweißgerüst der jugendlichen, schwammartigen Blutzellen

spon|giös, in fachspr. Fügungen: **spongiosus, ...osa, ...osum** [zu gr. *σπογγιά* = Schwamm]: schwammig, schwammartig (bezogen auf die Beschaffenheit von Geweben, auch der Knochen). **Spon|gio|sa** *w;* -, ...sen u. ...sä: übliche Kurzbezeichnung für ↑Substantia spongiosa

spontan, in fachspr. Fügungen: **spontaneus, ...nea, ...ne|um** [aus lat. *spontaneus* = freiwillig, frei]: von selbst, ohne äußere Einwirkung entstehend; z. B. in der Fügung ↑Versio spontanea. **spontaner Ab|ort:** = Abortus spontaneus

Spontan|fraktur: ohne erkennbare Ursachen auftretender Knochenbruch

Spontan|heilung: Heilung eines Leidens ohne Behandlung

Spontan|pneu|mo|thorax: Eindringen von Luft in die Pleurahöhle ohne erkennbare Ursache

sporadisch [von gr. *σποραδικός* = verstreut]: vereinzelt auftretend; gelegentlich, selten vorkommend (von Krankheiten bzw. Krankheitsfällen)

Spore [aus gr. *σπορά* = das Säen, die Saat; der Samen] *w;* -, -n: **1)** gegenüber thermischen, chemischen und anderen Einwirkungen besonders widerstandsfähige Dauerform von Bakterien (Biol.). **2)** Keimzelle (Vermehrungsform) von Pilzen (Biol.)

Sporo|tri|chose [zu ↑Sporotrichum] *w;* -, -n, in fachspr. Fügungen: **Sporo|tri|chosis,** *Pl.:* ...oses: Pilzerkrankung des Haut- und Unterhautgewebes mit Geschwürbildung

Sporo|tri|chum [zu gr. *σπόρος* = das Säen, die Saat; der Samen u. gr. *θρίξ,* Gen.: *τριχός* = Haar] *s;* -s, (Arten:) ...cha: Gattung saprophytärer Fadenpilze (darunter für den Menschen pathogene Arten)

Sporozo|it [zu ↑Spore u. gr. *ζῷον* = Lebewesen] *m;* -en, -en: „Sichelkeim", virulentes Stadium des Malariaerregers (entsteht durch Kernteilung der befruchteten weiblichen Gameten)

Sporo|zo|on [↑Spore u. gr. *ζῷον* = Lebewesen] *s;* -s, ...zoen u. ...zoa (meist *Pl.*): „Sporentierchen", Klasse einzelliger Lebewesen, die sich durch Sporen vermehren (Erreger zahlreicher Krankheiten, u.a. der Malaria; Biol.)

Sporo|zyste [↑Spore u. ↑Zyste] *w;* -, -n: **1)** Larvenstadium der Saugwürmer. **2)** Entwicklungsstadium von Sporozoen, in dem Sporozoiten gebildet werden

Sport|medizin: Zweig der Medizin, der sich mit den Beziehungen zwischen den Funktionen des menschlichen Organismus und seinen Leistungen in den verschiedenen sportlichen Disziplinen sowie mit der Verhütung und Behandlung von Sportschäden und Sportverletzungen befasst

Spotting [*ßp...;* zu engl. *to spot* = flecken, sprenkeln] *s;* -s, -s: geringe Gebärmutterblutung, die auftritt, wenn die Produktion der Eierstockshormone unter die Norm absinkt

Sprach|therapie: psychotherapeutische Behandlung des Sprachverlustes, insbesondere nach Schlaganfall, z.B. durch Nachsprechen, Benennen von Objekten

Spray [*ßpreⁱ* oder *schpreⁱ;* aus gleichbed. engl. *spray,* eigtl. = Sprühregen, Gischt] *m;* -s, -s: Zerstäuber für Flüssigkeiten; auch: Sprühflüssigkeit

spreiten: sich ausbreiten, nach allen Richtungen wachsen; z.B. superfiziell spreitendes Melanom

Spreizfuß vgl. Pes transversoplanus

Sprengel-De|formität [nach dem dt. Chirurgen O.K. Sprengel, 1852–1915]: angeborene anomale Lage (Verlagerung nach oben) eines oder beider Schulterblätter

Sprue [*ßpru;* aus gleichbed. engl. *sprue*] *w;* -: fieberhafte Erkrankung mit periodisch auftretenden Fettstühlen, Zungenschwund und Blutarmut

Sprungbein vgl. Talus

Sprunggelenk, unteres bzw. **oberes** vgl. Articulatio talocalcaneonavicularis bzw. Articulatio talocruralis

Spulwurm vgl. Ascaris lumbricoides

Spuren|element: chem. Element (z.B. Kupfer, Jod, Brom), das nur in sehr kleiner Menge im Körper vorhanden und wirksam ist und dessen Fehlen (in der Nahrung) zu Mangelerscheinungen führt

spurius, ...ria, ...rium [aus lat. *spurius* = unehelich; unecht]: falsch, nicht echt, ein bestimmtes Krankheitsbild lediglich vortäuschend; z.B. ↑Aneurysma spurium

Sputum [zu lat. *spuere, sputum* = spucken, ausspucken] *s;* -s, ...ta: Auswurf, Gesamtheit der Sekrete der Schleimhaut der gesamten Luftwege, zusammen mit den Absonderungen aus der Mundhöhle und aus dem Nasen-Rachen-Raum (einschließlich der Nebenhöhlen), vermehrt vor allem bei entzündlichen Schleimhautveränderungen (kann schleimig, eitrig, serös oder blutig sein)

Squa|ma [aus lat. *squama,* Gen.: *squamae* = Schuppe] *w;* -, ...mae: **1)** „Schuppe", schuppenförmig gestalteter Teil bestimmter Schädelknochen (Anat.). **2)** Hautschuppe, sekundäre Hauteffloreszenz in Form von losen Hornzellenpartikeln. **Squa|ma frontalis:** „Stirnbeinschuppe, Stirnschuppe", der obere, gewölbte Teil des Stirnbeins. **Squama oc|cipitalis:** die platte, dreieckige Hinterhauptschuppe, Hauptteil des Hinterhauptbeins

squa|malis, ...le [zu ↑Squama]: zur Stirnschuppe bzw. Hinterhauptschuppe gehörend (Anat.)

squa|matus, ...ta, ...tum [zu ↑Squama]: Schuppen bildend, mit einer Schuppe (2) versehen (z.B. von Hauteffloreszenzen)

squa|mös, in fachspr. Fügungen: **squamosus, ...osa, ...osum** [zu ↑Squama]: schuppig, schuppenreich (bezogen z.B. auf Hautkrankheiten)

squa|moso|masto|ide|us, ...dea, ...de|um [zu ↑Squama u. ↑mastoideus (in der Fügung ↑Processus mastoideus)]: zur Schläfenbeinschuppe und zum Mastoidfortsatz gehörend; z.B. in der Fügung ↑Sutura squamosomastoidea (Anat.)

squarrosus, ...osa, ...osum [aus gleichbed. lat. *squarrosus*]: grindig, mit Schorf behaftet, borkig (bezogen auf Hautveränderungen)

Squeeze [*ßkwis;* engl. = Druck] *s;* -: Zusammenpressen des Penis zwischen Eichel und Penisschaft zur Verhinderung des krankhaften vorzeitigen Samenergusses (↑Ejaculatio praecox)

Sr: chem. Zeichen für ↑Strontium

SRH: Abk. für ↑Somatotropin-releasing-Hormon

Ssabanejeff-Operation [*ßa...*]: = Sabanejew-Operation

SSL: Abk. für ↑Scheitel-Steiß-Länge

stabil [aus lat. *stabilis* = fest, fest stehend]: fest stehend, beständig, sich nicht verändernd (im Gegensatz zu ↑labil). **Stabilisator** *m;* -en, -en: gerinnungshemmende Flüssigkeit für die Konservierung des Blutes

Stabsichtigkeit vgl. Astigmatismus

Stachelbecken vgl. Akanthopelvis

Stachelzelle: Epithelzelle mit stachelähnlicher Brücke zur Nachbarzelle

Stachelzellenkrebs vgl. Spinaliom

Stacke-Operation [nach dem dt. Otologen

Ludwig Stacke, 1859–1918]: Radikaloperation des Mittelohrs mit Entfernung von Hammer, Amboss und Trommelfell

Staging [*ßte̱ⁱdsching;* zu engl. *stage* = Bühne; Gerüst; Stadium] *s;* -s, -s: die Einstufung einer bösartigen Geschwulst in Bezug auf den Grad ihrer Bösartigkeit anhand ihrer Ausbreitung

Sta|gnatio̱n [zu lat. *stagnare, stagnatum* = stehen machen] *w;* -, -en: Stauung, Stockung (z. B. des Blutes in den Gefäßen). **sta|gnie̱ren:** stocken, sich stauen (z. B. vom Blut in den Gefäßen)

Sta̱hl-Ohr [nach dem dt. Psychiater F. K. Stahl, 1811–1873]: missgebildetes Ohr, bei dem die ↑Helix die ↑Scapha überragt

Stalag|mo|me̱ter [gr. *στάλαγμα* = Tropfen u. ↑...meter] *s;* -s, -: Gerät zur Messung der Oberflächenspannung einer Flüssigkeit, bei dem die Zahl der aus einem engen Glasrohr abfallenden Tropfen, die der Oberflächenspannung dieser Flüssigkeit umgekehrt proportional ist, ermittelt wird

Sta̦mm vgl. Truncus

Sta̦mm|gan|glion: Nervenknoten des Hirnstamms

Sta̦ndard|lösung: Lösung von bekanntem Gehalt, die zur Herstellung weiterer Verdünnungen benutzt wird

Stand-by-Prä|parat [*ßtändbai̱...;* engl. *to stand by* = zur Seite stehen, beistehen] *s;* -[e]s, -e: Medikament, das der Arzt einem Patienten zur Selbstbehandlung verordnet

Stand-by-Schrittmacher [*ßtändbai̱...;* engl. *stand by* = zur Seite stehen, beistehen]: Herzschrittmacher, der eine Mindestfrequenz garantiert, im Übrigen aber der Spontanfrequenz des Herzrhythmus folgt

Sta̦ngerbad [nach den dt. Gerbermeistern J. u. Heinrich Stanger, 19./20. Jh.]: hydroelektrisches Vollbad zum Eindringenlassen von Eichenrindenextrakt und anderen Badezusätzen in die Haut (zur Behandlung von Rheumatismus und Neuralgien)

Stannum vgl. Zinn

Staped|ek|tomie̱ [↑Stapes u. ↑Ektomie] *w;* -, ...i̱en: operative Entfernung des Steigbügels im Innenohr

stape̱dius, ...dia, ...dium [zu ↑Stapes]: zum Steigbügel des Innenohrs gehörend; z. B. in der Fügung ↑Nervus stapedius (Anat.)

Sta̱pes [aus mlat. *stapes,* Gen.: *stapedis* = Steigbügel] *m;* -, Stape̱des: „Steigbügel", das kleinste der drei Gehörknöchelchen in der Paukenhöhle (Anat.)

Sta|phy̱le [aus gr. *σταφυλή* = Weintraube; angeschwollenes Gaumenzäpfchen] *w;* -, -n: = Uvula

Sta|phyli̱tis [zu ↑Staphyle] *w;* -, ...iti̱den (in fachspr. Fügungen: ...i̱tides): Entzündung des Gaumenzäpfchens

sta|phylo..., Sta|phylo... vor Selbstlauten meist: **sta|phyl..., Sta|phyl...** [aus gr. *σταφυλή* = Weintraube; angeschwollenes Gaumenzäpfchen]: Bestimmungswort von Zusammensetzungen mit den Bedeutungen: **a)** „traubenförmig"; z. B.: Staphylokokkus; **b)** „das Gaumenzäpfchen betreffend"; z. B. Staphyloplastik; **c)** „Staphylokokken betreffend, durch Staphylokokken hervorgerufen"; z. B.: Staphylolysin

Sta|phylo|dermie̱ [zu ↑staphylo... u. ↑Derma] *w;* -, ...i̱en, in fachspr. Fügungen: **Sta|phylo|de̦rmia**[1], *Pl.:* ...iae: mit Furunkelbildung und Eiterausschlägen einhergehende Staphylokokkenerkrankung der Haut

sta|phylo̱|genes [↑staphylo... und das gr. Kompositionsglied *-γενής* = hervorbringend, verursachend; hervorgebracht, verursacht]: durch Staphylokokken hervorgerufen; z. B. ↑Folliculitis staphylogenes superficialis

Sta|phylo|ko̦k|kus [↑staphylo... und ↑Kokkus] *m;* -, ...kken u. **Sta|phylo|ko̦k|ke** *w;* -, -n, latinisiert: **Sta|phylo|co̦c|cus,** *Pl.:* ...coc|ci: grampositive, kugelförmige Kokken in traubenförmiger Anordnung (beim Menschen äußerst pathogen)

Sta|phylo|lysi̱n [zu ↑staphylo... u. gr. *λύειν* = lösen, auflösen] *s;* -s, -e: Stoffwechselprodukt der Staphylokokken, das rote Blutkörperchen aufzulösen vermag

Sta|phylo̱m [zu gr. *σταφυλή* = Weintraube] *s;* -s, -e, in fachspr. Fügungen: **Sta|phylo̱ma,** *Pl.:* -ta: „Beerengeschwulst" am Auge (durch Vorwölbung des Augeninhaltes)

Sta|phylo|myko̱se [↑staphylo... u. ↑Mykose]: *w;* -, -n: Erkrankung durch Infektion mit Staphylokokken (die nur im Erscheinungsbild gewisse Gemeinsamkeiten mit einer Mykose hat)

Sta|phyl|o̦nkus [↑staphylo... u. gr. *ὄγκος* = Masse; Umfang; das Aufgeschwellte] *m;* -: Geschwulst der ↑Uvula

Sta|phylo|pla̦stik [↑staphylo... u. ↑Plastik] *w;* -, -en: plastische Operation am Gaumen im Bereich der ↑Uvula

Sta|phylor|rha|phie̱ [zu ↑staphylo... u. gr. *ῥαφή* = Naht] *w;* -, ...i̱en: operative Vernähung einer Gaumenspalte im Bereich des Zäpfchens

Sta|phylo|schi̱sis [*...ß-ch...;* zu ↑staphylo... u. gr. *σχίζειν* = spalten] *w;* -, ...i̱sen: angeborene Spaltbildung im Bereich des hinteren Gaumens bzw. Zäpfchens

Sta|phylo|toxi̱n [↑staphylo... u. ↑Toxin] *s;* -s, -e: Giftstoff, der von Staphylokokken abgesondert wird

Sta̱r [in frühnhd. Zeit verselbstständigt aus dem zusammengesetzten Adjektiv *starblind* (ahd. *staraplint*), dessen erstes Glied zur Wurzel von *starren* gehört] *m;* -[e]s, -e: volkstümliche Bezeichnung für verschiedene Erkrankungen der Augenlinse. **gra̱uer Sta̱r** vgl. Katarakt. **grü̱ner Sta̱r** vgl. Glaukom. **schwa̦rzer Sta̱r** vgl. Amaurose

Star|brille: Brille zum Ausgleich des Augenlinsenausfalls nach einer Staroperation

Stark-Di|latator: Spreizinstrument aus Metall zur Dehnung bzw. Sprengung muskulärer Verengungen am Mageneingang

Stärke: **1)** vgl. Amylum. **2)** vgl. Glykogen

Starling-Gesetz [*ßta'ling;* nach dem engl. Physiologen E. H. Starling, 1866–1927]: Gesetz, nach dem beim menschlichen Herzen die Kraft der Ventrikelkontraktion der Länge der Herzmuskelfasern in der diastolischen Phase proportional ist

Starrkrampf vgl. Tetanus

Starrsucht vgl. Katalepsie

Stase [aus gr. *στάσις* = das Stehen, der Stillstand] *w;* -, -n: Stauung, Aufhören der Strömung in den Gefäßen eines Gewebes oder Organs als Primärstadium einer Entzündung

Staso|baso|phobie [zu gr. *στάσις* = das Stehen, der Stillstand, gr. *βάσις* = Tritt, Gang u. gr. *φόβος* = Furcht] *w;* -, ...ien: krankhafte Angst vor dem Stehen oder Gehen, ↑Abasie bzw. ↑Astasie auf neurotischer Grundlage

Stath|mo|kinetikum [zu gr. *σταθμός* = Pfosten; Standort u. gr. *κινεῖν* = bewegen] *s;* -s, ...ka: Arzneimittel, das die ↑Mitose hemmt

Station [aus lat. *statio* = das Stehen; der Aufenthaltsort, Standort] *w;* -, -en: Abteilung eines Krankenhauses. **statio|när: 1)** auf einer Krankenhausstation erfolgend (von ärztlichen Behandlungen; im Gegensatz zu ↑ambulant). **2)** in seinem Zustand unverändert bleibend, ohne Tendenz zur Besserung oder Verschlechterung (von chron. Erkrankungen)

statisch [aus gr. *στατικός* = stellend; zum Stillstehen bringend]: das Aufrechtstehen betreffend; das Gleichgewicht bzw. den Gleichgewichtssinn betreffend. **statisches Organ:** Gleichgewichtsorgan, Vestibularapparat des Innenohrs (der Vorhof mit den Bogengängen)

stato|akustisch, in fachspr. Fügungen: **stato|acusticus, ...ca, ...cum** [↑statisch u. ↑akustisch]: zum Gleichgewichtssinn und zum Gehör gehörend; z. B. in der Fügung ↑Nervus statoacusticus

Stato|konie [*...niᵉ;* zum Stamm von ↑statisch u. gr. *κονία* = Staub] *w;* -, -n, in der Nomenklatur der Anatomie nur: **Statoconia,** *Pl.:* ...iae (meist *Pl.*): Gehörsteinchen, Gehörsand, kleine prismatische Kristalle aus kohlensaurem Kalk im Gleichgewichtsorgan des Ohrs

Stato|lith [zum Stamm von ↑statisch und ↑...lith] *m;* -s u. -en, -e[n] (meist *Pl.*): = Statokonie

stato|motorisch, in fachspr. Fügungen: **stato|motorius, ...ria, ...rium** [↑statisch u. ↑motorisch]: den Gleichgewichtssinn und die Bewegung betreffend

Status [aus lat. *status* = Stehen; Stand; Zustand, Verfassung] *m;* -, - [*ßtátuß*]: **1)** allgemeiner Gesundheits- bzw. Krankheitszustand; der sich aus der ärztlichen Untersuchung ergebende Allgemeinbefund (z. B. über Veränderungen an bestimmten Organen). **2)** akutes Stadium bestimmter Krankheiten, in dem die charakteristischen Krankheitszeichen gehäuft bzw. in Form von Anfällen auftreten. **3)** anlagemäßig bedingte Neigung einer Person zu bestimmten Krankheiten. **Status an|ginosus:** durch rasche Aufeinanderfolge von Angina-pectoris-Anfällen gekennzeichnetes Krankheitsbild. **Status ar|thriticus:** durch rasche Aufeinanderfolge von Gichtanfällen charakterisierter Krankheitszustand. **Status asth|maticus:** akutes Asthmastadium mit rascher Wiederholung von Asthmaanfällen; andauernder Zustand von Atemnot bei ↑Asthma bronchiale. **Status dys|mye|linisatus:** vor der Geburt einsetzender Schwund des ↑Myelins in den Markscheiden von Hirnnervenfasern. **Status dys|vas|cularis:** angeborene Bindegewebsschwäche der Venenwand mit Neigung zu Krampfadern u. Blutergüssen. **Status epi|lepticus:** akutes Epilepsiestadium, in dem die epilept. Anfälle gehäuft auftreten. **Status mar|moratus:** vor der Geburt einsetzende Umwandlung von Ganglienzellen im Hirn in ein Geflecht feinster markhaltiger Nervenfasern. **Status prae|sens:** augenblicklicher Krankheitszustand. **Status varicosus:** konstitutionelle Neigung zu Krampfadern

Staub-Ef|fekt [nach dem Schweizer Pharmakologen Hans Staub, 1890–1967]: Wirksamwerden des Zuckerspiegelregulationsmechanismus im Versuch (Kohlenhydratzufuhr bewirkt zunächst einen Anstieg des Blutzuckerspiegels, der bald darauf durch vermehrte Insulinausschüttung wieder erniedrigt wird; eine erneute Kohlenhydratzufuhr bewirkt dagegen keinen od. nur einen geringen Blutzuckeranstieg, da der intakte Inselapparat nun sofort auf jede Blutzuckerspiegelerhöhung anspricht)

Staublunge vgl. Pneumokoniose

Staub-Traugott-Versuch [nach dem Schweizer Pharmakologen Hans Staub (1890–1967) u. dem dt. Mediziner Karl Traugott (19./20. Jh.)]: Test zur Diagnostizierung leichterer Diabetesfälle bzw. von Störungen des Kohlenhydratstoffwechsels auf der Grundlage des ↑Staub-Effektes (eine Funktionsschwäche des Inselapparates gibt sich in einem deutlichen Blutzuckeranstieg auch nach der zweiten Kohlenhydratbelastung zu erkennen)

Stauungs|papille: Anschwellung der ↑Papilla nervi optici bei krankhaft erhöhtem Druck im Schädelinneren infolge Vermehrung od. Verdrängung des ↑Liquor cerebrospinalis

STD: Abk. für ↑Sexually transmitted Diseases

Stea|dy State [*ßtädi ßteˈt;* engl. *steady* = fest, stabil u. engl. *state* = Zustand] *s;* --[s], --s: Fließgleichgewicht

Steal|effekt [*ßtil...;* engl. *to steal* = stehlen]: Anzapfphänomen, Entzugsphänomen, Erscheinung, dass einem ausreichend gefäßversorgten Bezirk durch Stromumkehr in Gefäßbrücken Blut entzogen und einem benachbarten minderdurchbluteten Versorgungsbereich zugeführt wird

Stear|rhö, auch: **Stear|rhöe** [*...rö;* zu gr. *στέαρ* = Fett, Talg u. gr. *ῥεῖν* = fließen] *w;* -, ...rrhöen: Fettstuhl, Fettdurchfall, reichlich Fettstoffe enthaltender Stuhl infolge schlechter Fettausnutzung im Darm (Vorkommen bei Pankreaserkrankungen)

Stea|tom [zu gr. *στέαρ,* Gen.: *στέατος* = Fett, Talg] *s;* -s, -e: = Atherom

Stea|to|pygie [zu gr. *στέαρ,* Gen.: *στέατος* = Fett, Talg u. gr. *πυγή* = Hinterer, Steiß] *w;* -, ...ien: starker Fettansatz am Steiß

Stea|tose [zu gr. *στέαρ,* Gen.: *στέατος* = Fett, Talg] *w;* -, -n: = Adipositas

Stea|to|zele [gr. *στέαρ,* Gen.: *στέατος* = Fett, Talg u. ↑...zele] *w;* -, -n: „Fettbruch", Bruchbildung mit Fett als Bruchsackinhalt

Stehltrieb vgl. Kleptomanie

Steigbügel vgl. Stapes

Steinkind vgl. Lithokelyphopädion

Steinmann-Nagel [nach dem Schweizer Chirurgen Fritz Steinmann, 1872–1932]: Vierlamellennagel zur Einrichtung von Knochenbrüchen

Steinschnitt vgl. Lithotomie

Steinschnittlage: bei Scheiden-, Damm- und Rektumoperationen bevorzugte Lagerung des Patienten auf dem Rücken, wobei die Beine stark angewinkelt und gespreizt werden und das Becken nach vorn gezogen wird (in dieser Lage wurden früher Blasensteinoperationen ausgeführt)

Steinthal-Stadien [nach dem dt. Chirurgen Karl Steinthal, 1859–1927] *Pl.:* die vier Stadien der Entwicklung des Mammakarzinoms (1. lokal begrenzte Geschwulst, 2. Infiltration des umgebenden Gewebes, 3. Befall der Lymphknoten, 4. allgemeine Metastasierung)

Steißbein vgl. Os coccygis

Steißbeinschmerz vgl. Kokzygodynie

Steiß-Fuß-Lage: Lage der Frucht in der Gebärmutter mit Voranliegen des Steißes und eines oder beider Füße (gehört zu den Beckenendlagen)

Steißhaken: geburtshilfliches Instrument, das bei Steißlagengeburten angewandt wird (ein halbrunder Metallhaken, der in die Leistenbeuge des Fetus eingelegt wird)

Steißlage: Lage des Fetus in den Geburtswegen, bei der der Steiß der vorangehende Teil ist

Stella [aus lat. *stella* = Stern] *w;* -, ...llae: stern- oder kreuzförmiger Verband. **Stella tho|racis** [↑Thorax]: stern- oder kreuzförmiger Verband am Brustkorb (z. B. bei Verletzungen). **stellatus ...ta, ...tum** [zu lat. *stella* = Stern]: sternförmig; z. B. in der Fügung ↑Ganglion stellatum

Stellatum *s;* -s, ...ta: übliche Kurzbezeichnung für: Ganglion cervicothoracicum (stellatum). **Stellatum|blockade**: Ausschaltung der Funktion des Ganglion cervicothoracicum (stellatum) durch Injektion entsprechender Substanzen

Stell|knorpel vgl. Cartilago arytaenoidea

Stell|re|flex: die Aufrechthaltung des Kopfes und die Normalstellung der Extremitäten herbeiführender Reflex des Bewegungsapparates, der vom extrapyramidalen System gesteuert wird

Stellwag-Zeichen [nach dem östr. Ophthalmologen Karl Stellwag von Charion, 1823–1904]: auf ↑Basedow-Krankheit hinweisende seltene und verlangsamte Lidschlagbewegung

steno..., Steno... [aus gr. *στενός* = eng]: Bestimmungswort von Zusammensetzungen mit der Bedeutung „Enge, Beklemmung; Verengung"; z. B.: Stenokardie, Stenothorax

Steno|kardie [zu ↑steno... u. ↑Kardia] *w;* -, ...ien: Herzbeklemmung, Herzangst bei ↑Angina pectoris. **steno|kardisch:** mit Herzbeklemmung verbunden (von Brustschmerzen)

Steno|korie [zu ↑steno... und gr. *κόρη* = Mädchen; Pupille] *w;* -, ...ien: = Miose

Steno|krota|phie [zu ↑steno... u. gr. *κρόταφος* = Schläfe] *w;* -, ...ien: Kopfmissbildung mit Verengung des Schädels im Bereich der Schläfengegend

sten|opäisch [↑steno... u. gr. *ὀπαῖος* = mit einer Öffnung, einem Loch versehen]; in der Fügung: **sten|opäische Brille:** Brille, die anstelle der Brillengläser Lochblenden hat (zur Verbesserung der Sehschärfe und der Schärfentiefe bei starkem Astigmatismus)

Stenose [zu gr. *στενός* = eng] *w;* -, -n: angeborene oder erworbene Verengerung eines Körperkanals oder einer Kanalöffnung. **ste|nosie|rend**: einengend; sich verengend, zu einer Stenose führend

Steno|thorax [↑steno... u. ↑Thorax] *m;* -[es], -e: enger, schmaler Brustkorb

stenotisch [zu gr. *στενός* = eng]: die Stenose betreffend; verengt (von Körperkanälen od. Körperkanalöffnungen)

Stent [zu engl. *to stent* = ausstrecken, ausspannen] *m* od. *s;* -s, -s: Instrument (Maschendraht aus rostfreiem Stahl) zur Wiedereröffnung von Gefäßverschlüssen (z. B. bei Herzinfarkt)

Ste|phanion [zu gr. *στέφανος* = Kranz] *s;* -s: Kreuzungspunkt von unterer Schläfenlinie und Kranznaht

Stepper|gang [zu engl. *to step* = einen Step tanzen]: charakteristischer Gang bei Lähmung des ↑Nervus peronaeus (das Bein wird beim Gehen stark angehoben und berührt zuerst mit der Fußspitze, dann mit der Ferse den Boden)

stercoralis vgl. sterkoral. **Stercus** vgl. Sterkus

stereo..., Stereo... [aus gr. *στερεός* = starr, hart; fest (bes. von geometrischen Körpern)]: Bestimmungswort von Zusammensetzungen mit der Bed. „feste Körper, ihre Gestalt od. Raumausdehnung betreffend; räumlich, dreidimensional"; z. B.: Stereoagnosie, Stereoamaurose, stereoskopisch

Stereo|agnosie [↑stereo... u. ↑Agnosie] *w;* -, ...ien: = Agnosia tactica

Stereo|amau|rose [↑stereo... u. ↑Amaurose] *w;* -, -n: durch das Fehlen des stereoskopischen Effektes beim Sehen charakterisierte Sehstörung

Stereo|am|bly|opie [↑stereo... u. ↑Amblyopie] *w;* -, ...ien: Schwäche des räumlichen Sehens

Stereo|logie [gr. *στερεός* = starr, hart; fest (bes. auf geometrische Körper bezogen) u. ↑...logie] *w;* -: räumliche Darstellung des Wachstums und Alterns von Körpergeweben. **stereo|logisch**: die Stereologie betreffend

Stere|op|sie [zu ↑stereo... u. gr. *ὄψις* = das Sehen; der Anblick] *w;* -: die Fähigkeit, mit beiden Augen räumlich zu sehen

Stereo|rönt|geno|gra|phie [↑stereo... und ↑Röntgenographie] *w;* -: Aufnahme stereoskopischer Röntgenbilder

stereo|skopisch [zu ↑stereo... u. gr. *σκοπεῖν* = betrachten, beschauen]: räumlich, dreidimensional, körperlich (vom beidäugigen Sehen bzw. von der [fotografischen] Wiedergabe räumlicher Objekte gesagt)

stereo|taktisch [zu ↑stereo... u. gr. *τάσσειν* = anordnen]; in der Fügung: **stereotaktische Operation:** Gehirnoperation, bei der nicht mit bloßem Auge am freigelegten Gehirn operiert wird, sondern mithilfe eines am Kopf des Patienten befestigten Zielgerätes eine Sonde oder eine Elektrode durch eine kleine in den knöchernen Schädel gebohrte Öffnung unter Schonung benachbarter empfindlicher Strukturen (Hirngewebe, Gefäße) millimetergenau zu einer tief liegenden Hirnbahn oder einem Nervenkern vorgeschoben wird, die aus therapeutischen Gründen unterbrochen oder ausgeschaltet werden sollen (der Operationsvorgang wird am Röntgenfernsehschirm kontrolliert). **Stereo|taxie** *w;* -, ...ien: radiologisches Verfahren bei stereotaktischen Operationen

steril [aus lat. *sterilis* = unfruchtbar]: **1)** = aseptisch. **2)** unfruchtbar, nicht fortpflanzungsfähig. **Sterilisation,** auch: **Sterilisierung** *w;* -, -en: **1)** Unfruchtbarmachung von Männern bzw. Frauen (z. B. durch Unterbindung der ableitenden Samenwege bzw. des Eileiters). **2)** Keimfreimachung von Operationsinstrumenten, Wäsche etc. durch Erhitzen auf Temperaturen über 100 °C im ↑Sterilisator. **Sterilisator** *m;* -s, ...toren: Gerät, in dem Gegenstände durch Erhitzen (z. B. in strömendem Wasserdampf) keimfrei gemacht werden. **sterilisie|ren: 1)** unfruchtbar machen, z. B. durch operative Unterbindung der ableitenden Samenwege beim Mann bzw. des Eileiters bei der Frau. **2)** keimfrei machen (z. B. Operationsinstrumente im Sterilisator). **Sterilität** *w;* -: **1)** Unfruchtbarkeit der Frau bzw. Zeugungsunfähigkeit des Mannes. **2)** Keimfreiheit (chirurgischer Instrumente, von Verbandsmaterial u. a.)

Sterin [zu gr. *στερεός* = starr, hart; fest] *s;* -s, -e, auch: **Sterin|körper:** in jeder tierischen und pflanzlichen Zelle vorhandene organische Verbindung (kompliziert gebauter aromatischer Alkohol; z. B. ↑Cholesterin)

sterisch [zu gr. *στερεός* = starr, hart; fest]: nennt man das Phänomen, dass eine chemische Reaktion verlangsamt abläuft oder verhindert wird (Chem.)

Sterko|bilin [zu ↑Sterkus und ↑Bilis] *s;* -s: Farbstoff, der sich im Kot findet und sich von den Gallenfarbstoffen ableitet (entsteht aus dem Urobilinogen über das Sterkobilinogen)

Sterko|bilino|gen [↑Sterkobilin und ↑...gen] *s;* -s: chem. Vorstufe des Sterkobilins (entsteht aus dem Urobilinogen und wird durch Dehydrierung zu Sterkobilin)

Sterko|bilin|urie [↑Sterkobilin und ↑...urie] *w;* -, ...ien: Ausscheidung von ↑Sterkobilin mit dem Harn

sterkoral, in fachspr. Fügungen: **stercoralis, ...le** [zu ↑Sterkus]: kothaltig; durch den Kot hervorgerufen; z. B. in der Fügung ↑Abscessus stercoralis. **Sterkoral|abs|zess:** = Abscessus stercoralis

Sterkus [aus lat. *stercus,* Gen.: *stercoris* = Kot, Mist, Dünger] *s;* -, Sterkora: = Fäzes

sternal, in fachspr. Fügungen: **sternalis, ...le** [zu ↑Sternum]: zum Brustbein gehörend (Anat.)

Stern|algie [↑Sternum u. ↑...algie] *w;* -, ...ien: Brustbeinschmerz, Schmerz im Bereich des Brustbeins (z. B. bei ↑Angina pectoris)

Sternal|linie: gedachte senkrechte Orientierungslinie durch die Mitte des Brustbeins

Sternal|mark: Knochenmark des Brustbeins

Sternal|punktion: Punktion des Brustbeins zur Entnahme von Knochenmark zur hämatologischen Untersuchung

Sternberg-Riesenzelle [nach dem östr. Pathologen Karl Sternberg, 1872–1935]: krankhaft veränderte Retikulumzelle mit großen Kernkörperchen bei ↑Lymphogranulomatose

Sternheimer-Malbin-Zellen [*ßtö̤nhaimᵉrmålbin...;* nach den zeitgen. amer. Ärzten Richard Sternheimer u. Barney Malbin]: = Glitzerzellen

sterno|clavicul̲aris, ...re [zu ↑Sternum u. ↑Clavicula]: zum Brust- u. Schlüsselbein gehörend; z.B. in der Fügung ↑Articulatio sternoclavicularis (Anat.)

sterno|clei|do|masto|i̲de|us, ...i̲dea, ...i̲deum [zu ↑Sternum, gr. *κλείς*, Gen.: *κλειδός* = Schlüssel; Schlüsselbein u. ↑mastoideus (in der Fügung ↑Processus mastoideus)]: vom Brustbein zum Warzenfortsatz verlaufend; z.B. in der Fügung ↑Musculus sternocleidomastoideus (Anat.)

sterno|cost̲alis, ...le [zu ↑Sternum und ↑Costa]: zum Brustbein u. zu den Rippen gehörend; z.B. in der Fügung ↑Articulationes sternocostales (Anat.)

sterno|hyo|i̲de|us, ...i̲dea, ...i̲de|um [zu ↑Sternum und ↑hyoideus (in der Fügung ↑Os hyoideum)]: vom Brustbein zum Zungenbein verlaufend; z.B. in der Fügung ↑Musculus sternohyoideus (Anat.)

Sterno|p̲agus [zu ↑Sternum u. gr. *πηγνύναι* = befestigen] *m;* -, ...gen u. ...gi: Doppelmissbildung, bei der die Paarlinge am Brustbein zusammengewachsen sind

sterno|peri|cardi̲a|cus, ...ca, ...cum [zu ↑Sternum u. ↑Perikard]: zum Brustbein und Perikard gehörend; z.B. in der Fügung ↑Ligamenta sternopericardiaca (Anat.)

sterno|thyreo|i̲de|us, ...i̲dea, ...i̲de|um [zu ↑Sternum u. ↑thyreoideus (in der Fügung ↑Cartilago thyreoidea)]: vom Brustbein zum Schildknorpel des Kehlkopfs verlaufend; z.B. in der Fügung ↑Musculus sternothyreoideus (Anat.)

Sterno|tomi̲e [↑Sternum u. ↑...tomie] *w;* -, ...i̲en: operative Eröffnung des Brustbeins

Stẹrnum [aus gr. *στέρνον* = Brust] *s;* -s, ...na: „Brustbein", länglicher, flacher Knochen in der Mittellinie der Brust, oben mit den beiden Schlüsselbeinen, seitlich mit den knorpeligen Enden der ersten sieben Rippenpaare gelenkig verbunden

Sternut̲atio [zu lat. *sternutare* = wiederholt, andauernd niesen] *w;* -, ...io̲|nes: = Ptarmus. **Sternut̲atio con|vulsi̲va:** anfallartig auftretendes Niesen mit Krämpfen der Muskulatur der oberen Atemwege. **Sternutato̲rium** *s;* -s, ...rien [...*iᵉn*] od. ...ria (meist *Pl.*): Niesmittel, Substanzen, die zum Niesen führen (z.B. Nieswurz)

Stẹrnzelle: 1) vgl. Kupffer-Sternzelle. **2)** vgl. Astrozyt

Stero|i̲d [zu gr. *στερεός* = starr, hart; fest u. ↑...id] *s;* -[e]s, -e (meist *Pl.*): Gruppe sterinähnlicher, biologisch wichtiger organischer Verbindungen (darunter z.B. Gallensäure und Geschlechtshormone)

Stero|i̲d|akne: nach langfristiger Anwendung von Steroiden auftretende ↑Akne

stero|id̲al [zu ↑Steroid]: ein Steroid enthaltend, auf der Grundlage eines Steroids

Stẹrtor [zu lat. *stertere* = schnarchen] *m;* -s: röchelndes Atemgeräusch bei abnormer Flüssigkeitsansammlung im Bereich der Atemwege. **stertoro̲s:** röchelnd, schnarchend (vom Atemgeräusch)

Ste|tho|gr̲aph [gr. *στῆθος* = Brust und ↑...graph] *m;* -en, -en: die Atembewegungen des Brustkorbs registrierendes und aufzeichnendes Gerät. **Ste|tho|gra|phi̲e** [↑...graphie] *w;* -, ...i̲en: **1)** grafische Aufzeichnung der Brustbewegungen bei der Atmung mithilfe des Stethographen. **2)** andere Bezeichnung für ↑Phonokardiographie

Ste|tho|sko̲p [gr. *στῆθος* = Brust und ↑...skop] *s;* -s, -e: „Höhrrohr", schallleitendes Holzrohr bzw. Gummischlauch (mit Membran) zur ↑Auskultation

STH = somatotropes Hormon

Stheni̲e [zu gr. *σθένος* = Stärke, Kraft] *w;* -, ...i̲en: Körperkraft, physische Kraftfülle. **sthe̲nisch:** kraftvoll, vollkräftig

Stịck|oxydul [Kunstbildung zu ↑Stickstoff u. ↑Oxid] *s;* -s: veralt. Bez. für ↑Lachgas

Stịckstoff, in der internationalen chem. Nomenklatur: **Ni|tro|ge̲nium** [zu lat. *nitrum* = Soda, Natron u. gr. *-γενής* = erzeugend, hervorbringend; erzeugt, hervorgebracht] *s;* -s: gasförmiger Grundstoff, der den Hauptbestandteil der Luft bildet und auf dem sich die Eiweißkörper aufbauen; Zeichen: N

Sti̲eda-Fraktur [nach dem dt. Chirurgen Alfred Stieda, 1869–1945]: Abrissfraktur des inneren Oberschenkelknorrens (Vorkommen bei schweren Kniegelenkszerrungen). **Sti̲eda-Schatten:** bandartiger Schatten auf dem Röntgenbild des Kniegelenks, der von Kalkeinlagerungen im Kniegelenk herrührt (insbes. nach Dehnung und Zerrung des inneren Seitenbandes)

Sti̲elstrahlen: Röntgenstrahlen, die nicht vom Brennfleck, sondern vom Stiel der Anode ausgehen (durch Sekundärelektronen hervorgerufen)

Sti̲erlin-Zeichen [nach dem dt. Röntgenologen u. Chirurgen Eduard Stierlin, 1878 bis 1919]: Vorhandensein kontrastmittelfreier Darmpartien bei der röntgenographischen Darmuntersuchung, was auf Geschwülste in diesem Bereich hinweist

Stiff-Man-Syn|drom [*ßtifmän...;* engl. *stiff man* = steifer Mann] *s;* -s, -e: fortschreitende irreversible Versteifung der Rumpf- und Extremitätenmuskulatur in Verbindung mit anfallsweise auftretenden tetaniformen Muskelspasmen

Stịg|ma [von gr. *στίγμα* = Stich] *s;* -s, ...men u. -ta: Mal, Kennzeichen, Wundmal; auch: auffälliges Krankheitszeichen, charakteristische, bleibende krankhafte Veränderung (die z. B. auf eine bestimmte Berufskrankheit hinweist). **Stig|matisation** *w;* -, -en: Auftreten von Hautblutungen und anderen psychogen bedingten Veränderungen bei hysterischen Personen

Still-Krankheit [nach dem engl. Pädiater G. F. Still, 1868–1941]: im Kindesalter auftretende chronische ↑Polyarthritis mit Lymphknotenschwellung, Milzschwellung u. Herzbeutelentzündung

Stimmband vgl. Ligamentum vocale

Stimmbruch vgl. Mutation

Stimmlippe vgl. Labium vocale

Stimmritze vgl. Rima glottidis

Stimulans [zu lat. *stimulare* = mit dem Stachel stechen; anstacheln, anreizen] *s;* -s, ...anzien [...*iᵉn*] u. ...antia (meist *Pl.*): (die Zentren im Gehirn, Drüsen mit innerer Sekretion usw.) anregende, reizende Arzneimittel. **stimulie|ren:** anregen, reizen (bezogen auf die Wirkung von Stimulanzien)

Stinknase vgl. Ozäna

Stipes laminariae [lat. *stipes* = Stamm; Stock, Stange; ↑Laminaria] *m;* - -, Stipites - (meist *Pl.*): Quellstifte zur langsamen Erweiterung des Gebärmutterhalskanals, die aus bei Feuchtigkeit aufquellendem Material (Tangarten) hergestellt sind

Stippchengallenblase vgl. Cholesteatose

Stirn vgl. Frons

Stirnbein vgl. Os frontale

Stirnglatze vgl. Glabella

Stirnhöhle vgl. Sinus frontalis

Stirnlage: Lage des Fetus in den Geburtswegen, bei der die Stirn der vorangehende Teil ist

Stirnnaht vgl. Sutura frontalis

Stirnschuppe vgl. Squama frontalis

Stoffel-Operation [nach dem dt. Chirurgen Adolf Stoffel, 1880–1937]: operative Durchtrennung der peripheren Äste eines motorischen Nervs bei spastischen Lähmungen

Stoffwechsel: Gesamtheit der Lebensvorgänge, bei denen der Organismus Stoffe (z. B. Aufbau-, Energiestoffe) von außen aufnimmt, sie in seinem Innern chem. umsetzt und andere Stoffe (Abbauprodukte, Sekrete) nach außen abgibt

Stokes-Furche [*ßtoᵘkß...;* nach dem ir. Arzt William Stokes, 1804–1878]: zwischen Leber und Rippen fühlbare furchenartige Einsenkung bei Verdrängung der Leber nach unten

Stokes-Kragen [*ßtoᵘkß...;* nach dem ir. Chirurgen Sir William Stokes, 1839–1900]: starkes Hervortreten der Venen am Hals und am Kopf bei Abflussstauung, z. B. bei Tumoren

Stoma [aus gr. *στόμα,* Gen.: *στόματος* = Mund] *s;* -s, -ta: **1)** Mundöffnung. **2)** (meist *Pl.*): kleinste Öffnungen der Blut- und Lymphgefäße, durch die Zellen hindurchtreten können. **3)** künstlich hergestellter Ausgang eines Hohlorgans (z. B. Darm, Harnblase) zur Körperoberfläche (dient der Entleerung von Ausscheidungen bei Funktionsuntüchtigkeit der betreffenden Organe)

stoma|chal [zu ↑Stomachus]: durch den Magen gehend; aus dem Magen kommend; den Magen betreffend. **Stoma|chikum** *s;* -s, ...ka: Mittel, das den Appetit und die Verdauung anregt und fördert (enthält vielfach Salzsäure und Enzyme). **Stoma|chus** [von gr. *στόμαχος* = Mündung, Öffnung; Schlund, Kehle; Magen] *m;* -, ...chi: = Ventriculus

Stoma|kaze [von gr. *στομακάκη* = eine Krankheit des Mundes, bei der die Zähne ausfallen, Skorbut] *w;* -, -n: seltene Bezeichnung für ↑Stomatitis ulcerosa

Stomatikum [zu gr. *στόμα,* Gen.: *στόματος* = Mund] *s;* -s, ...ka: Arzneimittel gegen Erkrankungen der Mundhöhle und des Zahnfleischs; Mittel zur Verbesserung der Mundhygiene

Stomatitis [zu gr. *στόμα,* Gen.: *στόματος* = Mund] *w;* -, ...itiden (in fachspr. Fügungen: ...itides): Entzündung der Mundschleimhaut. **Stomatitis aph|thosa:** Viruskrankheit der Mundschleimhaut mit Auftreten von Bläschen (Aphthen), Schmerzhaftigkeit der Schleimhaut, manchmal auch Fieber, Brechreiz und Erbrechen. **Stomatitis catarrhalis:** katarrhalische Entzündung der Mundschleimhaut. **Stomatitis oi|dica:** = Soor. **Stomatitis ulcero|mem|branacea:** = Stomatitis ulcerosa. **Stomatitis ulcerosa:** „Mundfäule", vom Zahnfleischrand ausgehende, gelegentlich im Verlauf anderer, die Infektabwehr schwächender Krankheiten auftretende geschwürige Entzündung der Mundschleimhaut

stomato..., Stomato... [aus gr. *στόμα,* Gen.: *στόματος* = Mund]: Bestimmungswort von Zusammensetzungen mit der Bedeutung „Mund, Mundhöhle"; z. B.: stomatogen, Stomatoschisis

stomato|gen [↑stomato... u. ↑...gen]: vom Mund bzw. von der Mundschleimhaut ausgehend (bezogen z. B. auf Krankheiten)

Stomato|loge [↑stomato... u. ↑...loge] *m;* -n, -n: Arzt mit speziellen Kenntnissen auf dem Gebiet der Stomatologie. **Stomato|logie** [↑...logie] *w;* -: Lehre von den Krankheiten der Mundhöhle. **stomato|logisch:** die Stomatologie betreffend

Stomato|mykose [↑stomato... u. ↑Mykose] *w;* -, -n: Pilzerkrankung der Mundhöhle

Stomato|plastik [↑stomato... u. ↑Plastik] *w;* -, -en: chirurgisch-plastische Operation zur Erweiterung einer zu engen Mundspalte

Stomato|schisis [*...ß-ch...;* zu ↑stomato... u. gr. *σχίζειν* = spalten] *w;* -, ...isen: „Hasenscharte", angeborene Spaltbildung im Bereich des Mundes

...stomie [zu gr. *στόμα* = Mund; Mündung]: Grundwort von substantivischen Zusammensetzungen mit den Bedeutungen: **a)** „[operative Herstellung einer] Mündung, Einmündung, künstliche[n] Verbindung zwischen Hohlorganen"; z. B.: Gastroduodenostomie; **b)** „Veränderung im Bereich der Mundhöhle"; z. B.: Xerostomie

Stoß|therapie: medikamentöse Therapie, bei der ein Medikament zu wiederholten Malen in hohen Einzeldosen verabreicht wird

Stoß|wellen|li|tho|trip|sie: extrakorporale Nierensteinzertrümmerung mit Stoßwellen, die durch eine Unterwasserfunkenentladung erzeugt werden (durch explosionsartiges Verdampfen des Wassers zwischen den Elektroden wird in der umgebenden Flüssigkeit eine Stoßwelle erzeugt, die auf den Stein gerichtet wird und ihn zertrümmert)

Stottern vgl. Dysarthria syllabaris

Strabismus [zu gr. *στραβίζειν* = schielen] *m; -*: Schielen, Abweichen der Augen oder eines Auges aus der Parallelstellung (zumeist angeboren, aber auch erworben). **Strabismus con|comitans:** „Begleitschielen", das Schielen schlechthin (mit normaler Beweglichkeit beider Augen). **Strabismus con|vergens** [zu ↑kon... und lat. *vergere* = sich neigen; nahekommen]: „Einwärtsschielen", Abweichen der Gesichtslinien der Augen oder eines Auges von den Parallelen weg nach innen (Vorkommen bei Übersichtigkeit, häufig angeboren). **Strabismus di|vergens:** „Auswärtsschielen", Abweichen der Gesichtslinien der Augen oder eines Auges nach außen (Vorkommen bei Kurzsichtigkeit höheren Grades, besonders aber angeboren). **Strabismus para|lyticus:** Lähmungsschielen, Schielen als Folge von Lähmungen der Augenmuskeln (geht mit Doppelbildern einher; Vorkommen angeboren und erworben). **Strabismus sursum vergens:** „Höhenschielen", sehr selten auftretende Abweichung einer oder beider Augenachsen in vertikaler Richtung von der Parallelstellung

Strabo [von gleichbed. gr. *στραβών*] *m; -s, -s*: Schielender

Strabo|meter [gr. *στραβός* = verdreht; schielend u. ↑...meter] *s; -s, -*: optisches Messgerät, mit dem die Abweichung der Augenachsen von der Parallelstellung (Schielwinkel) bestimmt wird. **Strabo|metrie** [↑...metrie] *w; -, ...ien*: Messung des Schielwinkels mit dem Strabometer

Strabo|tomie [gr. *στραβός* = verdreht; schielend u. ↑...tomie] *w; -, ...ien*: Schieloperation, operative Korrektur einer Fehlstellung der Augen (dabei wird in der Regel der zu kurze Augenmuskel durchtrennt oder der zu lange Augenmuskel verlagert)

Strahlen|genetik: Wissenschaft von den Wirkungen energiereicher Strahlungen auf die Chromosomen und Gene der Geschlechtszellen

Strahlenkater: nach Bestrahlung auftretende Allgemeinreaktionen des Körpers wie Mattigkeit, Kopfschmerzen usw.

Strahlenkrankheit: Bezeichnung für krankhafte Veränderungen und Reaktionen des menschlichen Organismus nach Einwirkung von ionisierenden Strahlen, z. B. nach therapeutischen Bestrahlungen sowie durch Traumen (Atombombe)

Strahlenpilz vgl. Aktinomyzet

Strahlen|pneu|monitis: entzündliche Reaktion von Lungenabschnitten als Folge einer Strahlenbehandlung

Stran|gulation [zu lat. *strangulare, strangulatum* = erwürgen, erdrosseln] *w; -, -en*: **1)** Abschnürung bzw. Abklemmung von Darmabschnitten durch mechanische Einwirkung (z. B. bei Brucheinklemmung). **2)** Abdrosselung der Luftröhre durch Zupressen des Halses (z. B. beim Erhängen od. Erwürgen)

Stran|gulations|ile|us: Darmverschluss bei Strangulation eines Darmabschnittes (Vorkommen bei Brucheinklemmung, Tumoren, Strikturen u. a.)

Strang|urie [von gleichbed. gr. *στραγγουρία*] *w; -, ...ien*: „Harnzwang", schmerzhaftes Wasserlassen (bei Entzündungen der Harnröhre und Harnblase)

Strassmann-Zeichen [nach dem dt. Gynäkologen P. F. Strassmann, 1866–1938]: = Nabelschnurzeichen

Strati|gramm [zu lat. *sternere, stratum* = hinstreuen, hinbreiten u. ↑...gramm] *s; -s, -e*: bei der Stratigraphie gewonnenes Röntgenbild. **Strati|gra|phie** [↑...graphie] *w; -, ...ien*: = Röntgenschichtverfahren

Stratum [zu lat. *sternere, stratum* = hinstreuen, hinbreiten] *s; -s*, Strata: flache, ausgebreitete Schicht von Zellen (Anat.). **Stratum basale (epi|dermidis)** [↑Epidermis]: die unterste Schicht der Oberhaut. **Stratum cere|brale (retinae):** die innere, lichtempfindliche Schicht der Netzhaut des Auges. **Stratum circulare (mem|branae tympani):** die aus Ringfasern bestehende tiefe Lage der Schleimhautschicht des Trommelfells. **Stratum circulare (tunicae mus|cularis coli):** die aus Ringfasern bestehende innere Lage der Muskelschicht des Grimmdarms. **Stratum circulare (tunicae mus|cularis intestini tenuis):** die aus Ringfasern bestehende innere Lage der Muskelschicht des Dünndarms. **Stratum circulare (tunicae mus|cularis recti):** die aus Ringfasern bestehende innere Lage der Muskelschicht des Mastdarms. **Stratum circulare (tunicae mus|cularis ventriculi):** die aus Ringfasern bestehende innere Lage der Muskelschicht des Magens. **Stratum corne|um (epi|dermidis)** [↑Epidermis]: die Hornschicht der Oberhaut, eine Lage abgestorbener u. abschilfernder Zellen. **Stratum corne|um un|guis:** die Hornschicht des Nagels. **Stratum cutane|um (mem|branae tympani):** die sehr dünne seitliche Hautschicht des Trommelfells. **Stratum cylin|dricum (epi|dermidis)** [↑Epidermis]: = Stratum basale (epidermidis). **Stratum fi|brosum:** bindegewebiger Anteil der Sehnenscheide. **Stratum gan|glio|nare nervi optici:** die Schicht der Netzhaut des Auges, aus der die Sehnervenfasern entspringen. **Stratum gan|glio|nare retinae:** die Nervenzellen enthaltende Schicht der Netzhaut des Auges. **Stratum germinativum un|guis:** die Keimschicht des Nagels, die Wachstumsschicht zwischen der Hornschicht und den tieferen Lagen der Oberhaut. **Stratum granulosum (cerebelli):** die tiefere Schicht der Kleinhirnrinde. **Stratum granulosum (epidermidis)** [↑Epidermis]: die körnige Zellen enthaltende Schicht zwischen ↑Stratum lucidum und ↑Stratum spinosum der Oberhaut. **Stratum granulosum (ovarii):** Zellschicht auf der Innenseite der Hülle eines heranreifenden Follikels. **Stratum grise|um colliculi superio|ris:** die dicke Schicht grauer Substanz der oberen Vierhügelplatte. **Stratum lon|gitudinale (tunicae mus|cularis coli):** die aus Längsfasern bestehende äußere Lage der Muskelschicht des Grimmdarms. **Stratum lon|gitudinale (tunicae mus|cularis intestini tenuis):** die aus Längsfasern bestehende äußere Lage der Muskelschicht des Dünndarms. **Stratum lon|gitudinale (tunicae mus|cularis recti):** die aus Längsfasern bestehende äußere Lage der Muskelschicht des Mastdarms. **Stratum lon|gitudinale (tunicae mus|cularis ven|triculi):** die aus Längsfasern bestehende Lage der Muskelschicht des Magens. **Stratum lucidum (epi|dermidis)** [↑Epidermis]: die durchscheinende Zellschicht unter der Hornschicht der Oberhaut. **Stratum moleculare (cerebelli):** die oberste Schicht der Kleinhirnrinde. **Stratum mucosum (mem|branae tympani):** Schleimhautschicht des Trommelfells. **Stratum neu|ro|epithelia|le (retinae):** die Stäbchen und Zapfen enthaltende äußere Lage der lichtempfindlichen Innenschicht der Netzhaut des Auges. **Stratum papillare (corii):** die obere Schicht der Lederhaut, deren warzenförmige Fortsätze in die Oberhaut hineinreichen. **Stratum pig|menti (bulbi oculi):** die Pigmentzellen enthaltende äußere Schicht der Netzhaut des Auges. **Stratum pig|menti corporis cilia|ris** [↑Corpus ciliare]: die Pigmentzellen enthaltende äußere Schicht des lichtunempfindlichen Teils der Netzhaut im Bereich des Corpus ciliare. **Stratum pig|menti iridis** [↑Iris]: die Pigmentzellen enthaltende äußere Schicht des lichtunempfindlichen Teils der Netzhaut im Bereich der Regenbogenhaut. **Stratum pigmenti retinae:** die Pigmentzellen enthaltende äußere Schicht des lichtempfindlichen Teils der Netzhaut. **Stratum radia|tum (mem|branae tympani):** die aus strahlenförmigen Fasern bestehende Lage der häutigen Schicht des Trommelfells. **Stratum reticulare (corii):** die untere, aus dichtem Gewebe bestehende Schicht der Lederhaut. **Stratum spinosum (epi|dermidis)** [↑Epidermis]: die Stachelzellen enthaltende Schicht zwischen ↑Stratum granulosum und der untersten Schicht der Oberhaut. **Stratum syn|ovia|le:** Gelenkschmiere sezernierende innere Schicht der Sehnenscheide. **Stratum zonale (thalami):** Gürtelschicht des Sehhügels, eine dünne Lage weißer Nervenfasern auf der Oberseite des Sehhügels

Strauss-Kanüle [nach dem dt. Mediziner Hermann Strauss, 1868–1944]: Metallkanüle mit kleinem, flügelartigem Griffansatz (Anwendung u. a. bei Bluttransfusionen)

Streckverband: bei Frakturen, Luxationen u. dgl. angewandte Form des Verbandes, die durch Schienen, durch Drahtextensionsvorrichtung o. Ä. eine ↑Extension des behandelten Gliedes bewirkt und somit die Verkürzung des Knochens bei der Heilung verhindert

Streifenkörper vgl. Corpus striatum

Strepitus [aus lat. *strepitus* = verworrenes Geräusch, Getöse] *m;* -, - [*ßtrépituß*]: knarrendes Geräusch. **Strepitus uterinus:** in der zweiten Schwangerschaftshälfte über der Gebärmutter auskultierbares Geräusch, hervorgerufen durch den Blutstrom in den erweiterten Gebärmutterschlagadern

strepto..., Strepto... [aus gr. *στρεπτός* = gedreht, geflochten; Halsband, Halskette]: Bestimmungswort von Zusammensetzungen mit der Bedeutung: **1)** „kettenförmig angeordnet"; z. B.: Streptokokke, Streptomyzet. **2)** „die Streptokokken betreffend, durch Streptokokken hervorgerufen"; z. B.: Streptodermie

Streptococcus vgl. Streptokokke

Strepto|dermie [zu ↑strepto... und ↑Derma] *w;* -, ...ien: Streptokokkenerkrankung der Haut

Strepto|kinase [↑strepto... u. ↑Kinase] *w;* -: von Streptokokken gebildetes Enzym, das Fibrin auflöst

Strepto|kok|ke [↑strepto... u. ↑Kokke] *w;* -, -n, auch: **Strepto|kok|kus** *m;* -, ...k|ken, latinisiert: **Strepto|coc|cus,** *Pl.:* ...c|ci: Gattung grampositiver, unbeweglicher, kugeliger, kettenförmig angeordneter Kokken (hauptsächlich Eitererreger). **Strepto|coc|cus viridans:** auf Blutplatten grün wachsender Streptokokkus, Erreger der ↑Endocarditis lenta

Strepto|lysin [zu ↑strepto... u. gr. *λύειν* = lösen, auflösen] *s;* -s, -e: von Streptokokken gebildetes Gift, das die Blutkörperchen und den Blutfarbstoff auflöst

Streptomycin vgl. Streptomyzin

Strepto|mykose [↑strepto... u. ↑Mykose] *w;* -, -n: Streptokokkenkrankheit der Haut (die nur im Erscheinungsbild gewisse Gemeinsamkeiten mit einer Mykose hat)

Strepto|myzet [zu ↑strepto... u. gr. *μύκης* = Pilz] *m;* -en, -en, latinisiert: **Strepto|myces,** *Pl.:* ...mycetes: Gattung grampositiver, nicht säurefester Bakterien, die zu den Strahlenpilzen gehören und den Großteil der Antibiotika liefern

Strepto|myzin, fachspr. meist: **Streptomycin** [zu ↑Streptomyzet] *s;* -s: aus Streptomyzeten gewonnenes ↑Antibiotikum (besonders gegen die Tuberkulose wirksam)

Strepto|thrix [↑strepto... u. gr. *ϑρίξ*, Gen.: *τριχός* = Haar] *w;* -: Gattung von Fadenpilzen, deren meiste Arten heute zu den ↑Aktinomyzeten gerechnet werden

Strepto|tri|chose [zu ↑Streptothrix] *w;* -, -n: Pilzerkrankung der Lunge durch Infektion mit Aktinomyzeten und gleichzeitige Infektion mit Anaerobiern (Krankheitsbild ähnlich der Aktinomykose)

Stress [*scht...* od. *ßt...;* aus gleichbed. engl. *stress,* eigtl. = Druck, Kraft] *m;* -es, -e: Bezeichnung für die im Zusammenhang mit einer psychischen oder physischen Überbeanspruchung oder mit einer [bevorstehenden] Erkrankung auftretenden unspezifischen Allgemeinreaktionen, die durch die hormonale Umstellung des Organismus bzw. seine Einstellung auf die krankmachenden Reize bedingt sind

Stress|in|kon|tinenz: unwillkürlicher Harnabgang bei plötzlicher Erhöhung des Druckes im Bauchraum (z. B. Husten, Niesen, Heben schwerer Lasten)

Stressor [zu ↑Stress] *m;* -s, ...oren: Bez. für jeden Faktor, der Stress auslöst

Stretching [*ßtretching;* engl. *to stretch* = strecken, dehnen] *s;* -s: Dehnungsgymnastik zur Beweglichkeitssteigerung und Elastizitätsverbesserung des Bewegungsapparates

Streustrahlen: Röntgenstrahlen, die von der vorgegebenen Richtung abweichen

Stria [aus lat. *stria,* Gen.: *striae* = Riefe, Vertiefung; Auskehlung; Streifen] *w;* -, Striae: „Streifen“: **a)** ein länglicher Saum oder eine längliche Furche; **b)** ein bandartiger Zug von Nervenfasern im Gehirn (Anat.). **Striae cutis** *Pl.:* Dehnungsstreifen an der Haut (z. B. bei Schwangeren infolge der Volumenzunahme des Unterleibs u. der Brüste auftretend). **Striae gravidarum** *Pl.:* = Striae cutis. **Stria lon|gitudinalis lateralis (corporis callosi)** [↑Corpus callosum]: der seitliche Längsstreifen des Gehirnbalkens, ein weißes Band von Nervenfasern. **Stria lon|gitudinalis media|lis (corporis callosi):** der mittlere Längsstreifen des Gehirnbalkens, ein weißes Band von Nervenfasern. **Stria mallea|ris:** die weiße Linie, die auf der Außenseite des Trommelfells von der Mitte nach oben verläuft. **Striae medullares ventriculi quarti** *Pl.:* Bündel weißer Nervenfasern am Boden der vierten Hirnkammer. **Stria medullaris thalami:** Bündel von Nervenfasern, die hinter dem Sehhügel vorbeiführen. **Stria ol|factoria:** ein Bündel von Nervenfasern, die von der Riechzone im oberen Teil der Nasenhöhle zum Gehirn ziehen. **Stria terminalis:** „Grenzstreif“, Bündel von Nervenfasern an der Grenze zwischen Sehhügel und Schweifkern. **Stria vascularis:** die gefäßhaltige Außenwand des häutigen Kanals der Ohrschnecke

striär [zu lat. *stria* = Riefe, Vertiefung; Streifen]: das ↑Corpus striatum betreffend

Stria|tum *s;* -s, ...ta: übliche Kurzbezeichnung für ↑Corpus striatum. **stria|tus, ...ta, ...tum** [zu lat. *stria* = Riefe, Vertiefung; Streifen]: streifenförmig, gestreift; z. B. in den Fügungen ↑Corpus striatum, ↑Alopecia striata transversalis

Strictura vgl. Striktur

Stridor [aus lat. *stridor* = Zischen, Schwirren, Pfeifen] *m;* -s: pfeifendes Atemgeräusch bei Verengung der oberen Luftwege

Striktur [zu lat. *stringere, strictum* = anziehen; zusammenziehen, -schnüren] *w;* -, -en, in fachspr. Fügungen: **Strictura,** *Pl.:* ...rae: Verengung eines Körperorgans (z. B. der Speise-, Harnröhre) durch Narben

strippen [aus engl. *to strip* = abziehen, abstreifen]: **1)** einen Blutpfropf mithilfe eines speziellen Instruments aus einem Blutgefäß entfernen. **2)** eine krankhaft veränderte Vene aus dem Organismus entfernen („herausziehen“). **Stripper** *m;* -s, -: Spezialinstrument zum Strippen eines Blutpfropfs oder einer Vene. **Stripping** *s;* -s, -s: **1)** instrumentelle Entfernung eines Blutpfropfs aus einem Blutgefäß. **2)** instrumentelle Entfernung einer krankhaft veränderten Vene

Strobo|skop [gr. *στρόβος* = Kreisel u. ↑...skop] *s;* -s, -e: Apparat zur Sichtbarmachung der Schwingungsbewegungen der Stimmlippen und der dabei auftretenden Formveränderungen bei der Stimmbildung

Stroke-Unit [*ßtroᵘk junit*; engl. *stroke* = Schlag u. engl. *unit* = Einheit] *w;* - -, - -s: spezielle Abteilung eines Krankenhauses für die Behandlung von Schlaganfallpatienten

Stroma [von gr. *στρῶμα* = Streu; Lager; Decke] *s;* -s, -ta: Grundgewebe in drüsigen Organen und Geschwülsten; Stützgerüst eines Organs (Anat.). **Stroma glandulae thyreoideae:** das bindegewebige Gerüst der Schilddrüse. **Stroma iridis** [↑Iris]: das Bindegewebsgerüst der Regenbogenhaut. **Stroma ovarii:** die von Bindegewebe durchsetzte Substanz des Eierstocks. **Stroma vitre|um:**

die festeren Teile des Glaskörpers, die die flüssigen Anteile umschließen

Stron|gylo|ides [zu gr. *στρογγύλος* = rund u. ↑...id] *m;* -: Gattung der Fadenwürmer. **Stron|gylo|ides stercoralis:** Zwergfadenwurm, in Bergwerken und Tunneln vorkommender Parasit, der den Dünndarm des Menschen befällt. **Stron|gylo|idose** *w;* -, -n: Dünndarmerkrankung durch Würmer der Gattung Strongyloides (insbes. Strongyloides stercoralis)

Strontium [nlat. Bildung zum Namen des Dorfes *Strontian* in Schottland] *s;* -s: chem. Grundstoff, Erdalkalimetall; Zeichen: Sr

Stroph|an|thin [zu ↑Strophanthus] *s;* -s, -e: stark giftiges, herzwirksames Glykosid aus Strophanthussamen

Stroph|an|thus [gr. *στροφή* = das Drehen, Wenden u. gr. *ἄνθος* = Blüte, Blume] *m;* -, (Arten:) Stroph|an|thi: afrik. Gattung der Hundsgiftgewächse, darunter Arten, die das Strophanthin liefern

Stro|phulus [Verkleinerungsbildung zu gr. *στρόφος* = geflochtenes Band; Flechte] *m;* -, ...li: = Lichen urticatus

Struma [aus lat. *struma*, Gen.: *strumae* = Anschwellung der Lymphknoten, bes. am Halse] *w;* -, ...mae: **1)** Kropf, Vergrößerung der Schilddrüse (infolge Gewebswucherung, entzündlicher Vorgänge o.Ä., meist mit hormonaler Unter- oder Überfunktion der Schilddrüse einhergehend). **2)** krankhafte Veränderung (Vergrößerung) von Eierstock, Vorsteherdrüse, Nebenniere oder Hypophyse. **Struma basedowia|na:** = Basedow-Krankheit. **Struma gelatinosa:** Vergrößerung der Schilddrüse durch krankhaft gesteigerte Einlagerung von ↑Kolloiden (2). **Struma ovarii:** ↑teratoide Geschwulst am Eierstock mit jodhaltigem, strumösem Gewebe. **Struma su|pra|renalis:** hauptsächlich aus Fettgewebe bestehendes Adenom der Nebenniere. **Struma vas|culosa:** Blähhals, mit vermehrter Gefäßbildung und starker Durchblutung verbundener Kropf

Strum|ek|tomie [↑Struma u. ↑Ektomie] *w;* -, ...ien: Kropfoperation, operative Entfernung von größeren Schilddrüsenteilen bei strumöser Vergrößerung der Schilddrüse

strumi|gen [↑Struma u. ↑...gen]: kropferzeugend (von bestimmten Substanzen gesagt)

strumi|priv [*...if*], in fachspr. Fügungen: **strumi|privus, ...va, ...vum** [*...iw...;* ↑Struma u. lat. *privus* = allein stehend; einer Sache beraubt]: nach Kropfentfernung [auftretend]; z.B. in der Fügung ↑Tetania strumipriva

Strumitis [zu ↑Struma] *w;* -, ...itiden (in fachspr. Fügungen: ...itides): Kropfentzündung

strumös, in fachspr. Fügungen: **strumosus, ...osa, ...osum** [zu ↑Struma]: gewuchert, kropfartig vergrößert (z.B. von Organen oder Geweben)

Strümpell-Bechterew-Marie-Krankheit [nach dem dt. Internisten Adolf Strümpell (1853–1925), dem russ. Neurologen W. M. Bechterew (1857–1927) u. dem frz. Arzt Pierre Marie (1853–1940)]: = Spondylarthritis ankylopoetica

Strych|nin [zum gr. Pflanzennamen *στρύχνος*] *s;* -s, -e: Alkaloid der Brechnuss (Strychnos nux-vomica), auch synthetisch hergestellt, das als ↑Analeptikum verwendet wird und bei Überdosierung zu Vergiftungen führt

Stuart-Faktor [*ßtjuᵃt...*], auch **Stuart-Power-Faktor** [*...pauᵉr...;* nach zwei amer. Patienten, bei denen der Nachweis erstmals gelang]: Faktor X der Blutgerinnung, α-Globulin, das durch Faktor VII aktiviert wird und an der Umwandlung von Prothrombin in Thrombin beteiligt ist; in der Leber gebildet

Stuccokeratosis vgl. Stukkokeratose

Studentenkrankheit: volkstümliche Bez. für ↑Mononucleosis infectiosa

Stufendiät: Abmagerungsdiät, die in Stufen durchgeführt wird: 2 Wochen 1 200 Kalorien pro Tag, dann 1 000 Kalorien pro Tag

Stuhl *m;* -[e]s, Stühle: vgl. Fäzes. **Stuhlgang** *m;* -[e]s: vgl. Defäkation

Stucko|keratose [ital. *stucco* = Stuck, Stuckarbeit u. ↑Keratose] *w;* -, -n, in fachspr. Fügungen: **Stuc|co|keratosis,** *Pl.:* ...oses: gutartige Hautveränderungen in Form linsengroßer, verhornender Papeln an den Extremitäten älterer Menschen

Stupor [zu lat. *stupere* = betäubt sein] *m;* -s: völlige körperliche und geistige Regungslosigkeit, krankhafter Stumpfsinn. **stuporös:** stumpfsinnig

Stu|prum [aus lat. *stuprum* = Schändung] *s;* -s, ...pra: Vergewaltigung, Notzucht

Sturge-Weber-Krankheit [*ßtöʳdsch...;* nach den engl. Ärzten W. A. Sturge (1850 bis 1919) u. F. P. Weber (1863–1962)]: Krankheitsbild mit gleichzeitigem Auftreten von halbseitigen Gesichtsnävi im Trigeminusgebiet, mit Glaukom des gleichseitigen Auges, Verkalkungen im Gehirn, Krampfanfällen und häufig Schwachsinn

Sturzgeburt: 1) Geburt, bei der das Kind nach normaler, d.h. mehrere Stunden dauernder Eröffnungsperiode innerhalb weniger Minuten aus der Gebärmutter ausgestoßen wird. **2)** Geburt, bei der alle Phasen des Geburtsvorgangs extrem verkürzt sind und das Kind bereits nach einigen Wehen und innerhalb weniger Minuten geboren wird

stylo|glossus, ...ssa, ...ssum [zu ↑styloideus (in der Fügung ↑Processus styloideus) und ↑Glossa]: zum Griffelfortsatz und zur Zunge gehörend; z.B. in der Fügung ↑Musculus styloglossus (Anat.)

stylo|hyo|ide|us, ...idea, ...ide|um [zu ↑styloideus (in der Fügung ↑Processus styloideus) und ↑hyoideus (in der Fügung ↑Os hyoideum)]: zum Griffelfortsatz und Zungenbein gehörend; z. B. in der Fügung ↑Ligamentum stylohyoideum (Anat.)

stylo|ide|us, ...idea, ...ide|um, auch: **styloides** [zu gr. *στῦλος* = Säule; Schreibgriffel u. gr. *-ειδής* = gestaltet, ähnlich]: **1)** griffelförmig, griffelähnlich; z. B. in der Fügung ↑Processus styloideus (Anat.). **2)** zum Griffelfortsatz gehörend (Anat.)

Stylo|iditis [zu ↑styloideus (in der Fügung ↑Processus styloideus)] *w;* -, ...itiden (in fachspr. Fügungen: ...itides): Entzündung des Griffelfortsatzes

stylo|mandibularis, ...re [zu ↑styloideus (in der Fügung ↑Processus styloideus) u. ↑Mandibula]: zum Griffelfortsatz und Unterkieferbein gehörend; z. B. in der Fügung ↑Ligamentum stylomandibulare

stylo|masto|ide|us, ...dea, ...de|um [zu ↑styloideus (in der Fügung ↑Processus styloideus) und ↑mastoideus (in der Fügung ↑Processus mastoideus)]: zum Griffelfortsatz und Warzenfortsatz gehörend; z. B. in der Fügung ↑Arteria stylomastoidea

Stylus [gr. *στῦλος* = Säule; Schreibgriffe] *m;* -, ...li: stäbchen- oder stiftförmiger Arzneiträger. **Stylus caus|ticus** [↑kaustisch]: „Ätzstift", stäbchenförmiges Gebilde zum Ätzen von schlecht heilenden Wunden oder Narben (enthält Höllenstein, Säuren u. a.)

Styp|sis [von gr. *στύψις* = das Zusammenziehen, das Dicht-, Festmachen] *w;* -: Blutstillung, Behebung bzw. Unterbindung einer Blutung (z. B. durch Gefäßunterbindung oder durch ↑Hämostyptika). **Styp|tikum** [zu gr. *στυπτικός* = zusammenziehend, verdichtend] *s;* -s, ...ka: **1)** = Hämostyptikum. **2)** = Antidiarrhoikum

sub..., Sub..., gelegentlich vor c angeglichen zu: **suc...,** vor f zu: **suf...,** vor g zu: **sug...,** vor k zu: **suk...,** vor p zu: **sup...,** vor r zu: **sur...,** vor z zu: **suk...** [aus lat. *sub* = unter, unterhalb]: Vorsilbe mit der Bedeutung „unter, unterhalb; von unten heran; nahebei"; z. B.: subacid, submental

sub|acid, auch: **sub|azid** [↑sub... u. ↑acidus]: vermindert säurehaltig, unternormal säurehaltig (z. B. vom Magensaft). **Sub|acidität,** auch: **Sub|azidität** *w;* -: verminderter Säuregehalt z. B. des Magensaftes

subacutus vgl. subakut

sub|akromial, in fachspr. Fügungen: **subacromialis, ...le** [zu ↑sub u. ↑Acromion]: unter der Schulterhöhe liegend

subakut, in fachspr. Fügungen: **sub|acutus, ...ta, ...tum** [↑sub... u. ↑akut]: weniger heftig, nicht akut verlaufend; z. B. in der Fügung ↑Appendicitis subacuta

Sub|aorten|stenose [↑sub..., ↑Aorta und ↑Stenose] *w;* -, -n: durch Hypertrophie des Herzmuskels entstehendes systolisches Abflusshindernis der Ausflussbahn der linken Herzkammer

sub|aqual [zu ↑sub... u. lat. *aqua* = Wasser]: unter Wasser befindlich, unter Wasser sich vollziehend (z. B. von Darmbädern)

sub|arach|no|idal, in fachspr. Fügungen: **sub|arach|no|idalis, ...le** [zu ↑sub... u. ↑Arachnoidea]: unter der Arachnoidea gelegen. **Sub|arach|no|idal|raum:** der zwischen Pia mater und Arachnoidea liegende, mit Liquor gefüllte Raum (Anat.)

sub|arcualtus, ...ta, ...tum [zu ↑sub... u. ↑Arcus]: unter einem Bogengang gelegen

sub|areo|lär [zu ↑sub... u. ↑Areola]: unter dem Warzenhof der weiblichen Brust gelegen (z. B. von Abszessen)

subazid vgl. subacid. **Subazidität** vgl. Subacidität

subcallosus vgl. subkallös

sub|chon|dral [zu ↑sub... u. gr. *χόνδρος* = Korn; Knorpel]: unter einem Knorpel befindlich

sub|chronisch [↑sub... u. ↑chronisch]: nicht so ausgeprägt chronisch verlaufend (von Krankheiten)

sub|clavius, ...via, ...vium [zu ↑sub... u. lat. *clavis* = Schlüssel]: unter dem Schlüsselbein liegend; z. B. in der Fügung ↑Ansa subclavia (Anat.)

subconjunctivalis vgl. subkonjunktival

subcostalis vgl. subkostal

subcutaneus vgl. subkutan

sub|delto|ide|us, ...dea, ...de|um [↑sub... u. ↑deltoideus]: unter dem ↑Musculus deltoideus gelegen (Anat.)

sub|dia|phrag|matisch [zu ↑sub... u. ↑Diaphragma]: unter dem Zwerchfell gelegen (z. B. von Abszessen)

sub|dural, in fachspr. Fügungen: **sub|duralis, ...le** [zu ↑sub... u. ↑Dura]: unter der harten Hirnhaut befindlich bzw. gelegen (z. B. von Hämatomen oder Abszessen). **Sub|dural|raum:** = Cavum subdurale

sub|endo|kardial [zu ↑sub... u. ↑Endokard]: unter dem Endokard gelegen

sub|ep|endymal [zu ↑sub... u. ↑Ependym]: unter dem Ependym befindlich bzw. gelegen

sub|epi|dermal [zu ↑sub... u. ↑Epidermis]: unter der Epidermis gelegen; z. B. subepidermale Blasenbildung

sub|epi|kardial [zu ↑sub... u. ↑Epikard]: unter dem Epikard gelegen

sub|fe|bril [zu ↑sub... u. ↑Febris]: leicht erhöht, aber noch nicht fieberhaft (bezogen auf die Körpertemperatur etwa zwischen 37,4 °C und 38 °C)

sub|fertil [↑sub... und ↑fertil]: vermindert fruchtbar. **Sub|fertilität** *w;* -: herabgesetzte Fruchtbarkeit

Sub|fraktion [↑sub... u. ↑Fraktion] *w;* -, -en: bestimmter Teil einer Fraktion

sub|hepatisch [zu ↑sub... u. ↑Hepar]: unter der Leber lokalisiert

Su|biculum pro|montorii [Verkleinerungsbildung zu lat. *subiex,* Gen.: *subicis* = Unterlage; ↑Promontorium] *s;* - -, ...la -: schmaler Knochenwulst oberhalb der kleinen Grube über dem Vorhoffenster in der Paukenhöhle (Anat.)

Sub|ikterus [↑sub... u. ↑Ikterus] *m;* -: schwache Gelbfärbung der Augenskleren bei leichter Erhöhung des Serumbilirubinspiegels

Sub|ile|us [↑sub... u. ↑Ileus] *m;* -, ...leen [*...le^e n*] oder ...lei [*...le-i*]: nahezu vollständiger Darmverschluss

sub|in|gui|na|lis, ...le [zu ↑sub... u. ↑Inguen]: unter der Leistengegend gelegen

Sub|in|volution [↑sub... u. ↑Involution] *w;* -, -en: teilweise bzw. ungenügende Rückbildung eines Organs (z.B. der Gebärmutter nach der Geburt)

su|bitus, ...ta, ...tum [aus gleichbed. lat. *subitus*]: plötzlich [eintretend]

sub|kallös, in fachspr. Fügungen: **subcallosus, ...osa, ...osum** [zu ↑sub... und ↑callosus (in der Fügung ↑Corpus callosum)]: unter dem Corpus callosum gelegen; z.B. in der Fügung ↑Area subcallosa

sub|kapital [zu ↑sub... u. ↑Caput]: unterhalb eines [Gelenk]kopfes (z.B. des Oberarmkopfes) liegend (z.B. von Frakturen)

sub|kap|sulär [zu ↑sub... u. ↑Capsula]: unter einer Organkapsel gelegen

Sub|klavia *w;* -: übliche Kurzbezeichnung für ↑Arteria subclavia

sub|klinisch [↑sub... u. ↑klinisch]: leicht verlaufend (von Krankheiten), sodass keine klinische Behandlung notwendig ist

sub|kon|junktival, in fachspr. Fügungen: **sub|con|junctivalis, ...le** [zu ↑sub... u. ↑Konjunktiva]: unter der Augenbindehaut gelegen (z.B. von Hämatomen)

sub|kortikal [zu ↑sub... u. ↑Kortex]: unter der Hirnrinde gelegen (z.B. von Sinneszentren)

sub|kostal, in fachspr. Fügungen: **subcostalis, ...le** [zu ↑sub... u. ↑Costa]: unter den Rippen liegend; z.B. in der Fügung ↑Arteria subcostalis (Anat., Med.)

sub|kutan [zu ↑sub... u. ↑Kutis]: **1)** unter die Haut bzw. in das unter der Haut liegende Fettgewebe [appliziert] (z.B. von Injektionen; Abk.: s.c.). **2)** in fachspr. Fügungen: **sub|cutane|us, ...nea, ...ne|um:** unter der Haut liegend bzw. sich vollziehend; z.B. in der Fügung ↑Adiponecrosis subcutanea neonatorum

Sub|kutis [↑sub... u. ↑Kutis] *w;* -: Unterhaut, Unterhautzellgewebe (besteht aus sehr lockerem Bindegewebe, in das Fettgewebe eingelagert ist)

Sub|latio retinae [lat. *sublatio* = Erhebung; Aufhebung; Wegnahme; ↑Retina] *w;* - -, ...iones -: = Ablatio retinae

sub|letal [↑sub... u. ↑letal]: fast tödlich (von Dosierungen gesagt)

sub|limis, ...me [aus lat. *sublimis* = hoch, erhaben, emporstehend]: ältere Bezeichnung für ↑superficialis

sub|lin|gual, in fachspr. Fügungen: **sub|lingua|lis, ...le** [zu ↑sub... u. ↑Lingua]: unter der Zunge liegend; z.B. in der Fügung ↑Glandula sublingualis (Anat.)

Sub|luxation [↑sub... u. ↑Luxation] *w;* -, -en: Teilverrenkung, unvollständige Verrenkung eines Gelenkes (mit noch teilweisem Kontakt der Gelenkflächen)

sub|mammär [zu ↑sub... u. ↑Mamma]: unter der weiblichen Brust lokalisiert (z.B. von Abszessen gesagt)

sub|mandibular und **sub|mandibulär,** in fachspr. Fügungen: **sub|mandibularis, ...re** [zu ↑sub... und ↑Mandibula]: unter dem Unterkiefer befindlich; z.B. in der Fügung ↑Glandula submandibularis (Anat.)

sub|maxillar u. **sub|maxillär,** in fachspr. Fügungen: **sub|maxillaris, ...re** [zu ↑sub... u. ↑Maxilla]: unter dem Oberkiefer gelegen

sub|menin|geal, in fachspr. Fügungen: **submenin|gea|lis, ...le** [zu ↑sub... u. ↑Meninx]: unter der Hirnhaut gelegen; unter der Hirnhaut auftretend (z.B.: von Blutungen)

sub|mental, in fachspr. Fügungen: **submentalis, ...le** [zu ↑sub... u. ↑Mentum]: unter dem Kinn gelegen; z.B. in der Fügung ↑Arteria submentalis (Anat.)

sub|mukös, in fachspr. Fügungen: **submucosus, ...osa, ...osum** [↑sub... u. ↑mucosus (in der Fügung ↑Tunica mucosa)]: unter der Schleimhaut gelegen; z.B. in der Fügung ↑Tela submucosa. **Sub|mukosa** *w;* -, ...sen: übliche Kurzbezeichnung für ↑Tela submucosa

sub|normal: unter der Norm liegend

sub|ok|zipital, in fachspr. Fügungen: **sub|oc|cipitalis, ...le** [zu ↑sub... u. ↑Occiput]: unter dem Hinterhauptsbein gelegen; unterhalb des Hinterhauptsbeins erfolgend (z.B. von einer Punktion); z.B. in der Fügung ↑Nervus suboccipitalis (Anat.)

Sub|ok|zipital|punktion: Punktion des Flüssigkeitsraums zwischen Kleinhirn und Medulla oblongata durch Einstechen einer Hohlnadel durch den Nacken unterhalb des Hinterhauptsbeins zur Entnahme von ↑Liquor cerebrospinalis (zur Verringerung krankhaft erhöhten Hirndrucks oder zur Liquoruntersuchung) oder zur Injektion eines Kontrastmittels (für die Röntgenuntersuchung des Wirbelkanals) oder eines Medikaments (z.B. bei ↑Meningitis)

sub|ok|zipito|breg|matikal, auch: **sub|okzipito|breg|matisch,** in fachspr. Fügungen: **sub|oc|cipito|breg|maticus, ...ca, ...cum** [zu ↑subokzipital u. ↑Bregma]: vom Hinterhaupt bzw. vom Hinterhauptsloch zum Scheitel verlaufend (z.B. als gedachte Orientierungslinie am kindlichen Schädel; Geburtsh.)

sub|peri|ostal [zu ↑sub... u. ↑Periost]: unter der Knochenhaut gelegen (z. B. von Hämatomen oder Abszessen)

sub|phrenisch, in fachspr. Fügungen: **subphrenicus, ...ca, ...cum** [zu ↑sub... und ↑Phrenes]: unter dem Zwerchfell gelegen (z. B. von Abszessen)

sub|pleu|ral [zu ↑sub... u. ↑Pleura]: unterhalb des Brustfells gelegen

sub|pubicus, ...ca, ...cum [zu ↑sub... und ↑Pubes]: unterhalb der Scham bzw. des Schambeins gelegen; z. B. in der Fügung ↑Angulus subpubicus (Anat.)

subscapularis vgl. subskapulär

sub|serös, in fachspr. Fügungen: **subserosus, ...osa, ...osum** [zu ↑sub... u. ↑Serosa]: unter der Serosa gelegen; z. B. in der Fügung ↑Tela subserosa (Anat.)

sub|skapulär u. **sub|skapular,** in fachspr. Fügungen: **sub|scapularis, ...re** [zu ↑sub... u. ↑Scapula]: unter dem Schulterblatt gelegen; z. B. in der Fügung ↑Nervus subscapularis (Anat.)

Sub|stanz [zu lat. *substare* = darunter sein, darin vorhanden sein] *w;* -, -en, in fachspr. Fügungen: **Sub|stantia,** *Pl.:* ...tiae: Stoff, Material, aus dem ein Organ[teil] oder Gewebe besteht (Anat.). **Sub|stantia alba:** die weiße Substanz des Nervensystems (aus dicht gelagerten Bündeln von Nervenfasern bestehend, die die Nervenerregung in Rückenmark und Gehirn leiten). **Sub|stantia alba (medullae spinalis):** die weiße Substanz, aus der die Rückenmarkstränge bestehen. **Sub|stantia com|pacta (ossis)** [↑ [1]Os]: die dichte u. feste Knochensubstanz. **Substantia corticalis (ossis)** [↑ [1]Os]: die harte äußere Rinde des Knochens. **Sub|stantia ferruginea:** in der Wand des vierten Hirnventrikels gelegener feiner Streifen rostfarbener Nervenzellen. **Sub|stantia gelatinosa (medullae spinalis):** gallertige Substanz im Hinterhorn des Rückenmarks. **Sub|stantia gelatinosa (sub|stantiae griseae):** gallertige Substanz im Inneren der grauen Substanz des Rückenmarks. **Sub|stantia glandularis (prostatae):** das Drüsengewebe der Vorsteherdrüse, dessen Ausführungsgänge in die Harnröhre münden. **Sub|stantia grisea:** die graue Substanz des Nervensystems (besteht aus Nervenzellen und wenigen Nervenfasern, enthält zahlreiche Blutgefäße). **Substantia grisea cen|tralis (cere|bri):** die den Hirnkanal, die Verbindung zwischen drittem und viertem Ventrikel, umgebende graue Substanz. **Sub|stantia grisea (medullae spinalis):** die im Inneren des Rückenmarks liegende graue Substanz, die von der weißen Substanz umgeben ist. **Sub|stantia inter|media cen|tralis:** das schmale Band grauer Substanz, das den Zentralkanal des Rückenmarks umgibt und nach beiden Seiten bis zur ↑Substantia intermedia lateralis reicht. **Sub|stantia inter|media lateralis:** die graue Substanz zwischen vorderer und hinterer Säule der grauen Substanz des Rückenmarks. **Sub|stantia lentis** [↑Lens]: das Material, aus dem der Kern der Augenlinse besteht. **Sub|stantia mus|cularis (pro|statae):** das muskulöse Stützgewebe der Vorsteherdrüse, das den Drüsenkörper durchsetzt. **Sub|stantia ni|gra:** eine Schicht dunkelgrauer Nervensubstanz, die das ↑Tegmentum (2) vom Schenkel des Hirnstiels trennt. **Substantia per|forata anterior:** Bezirk an der Unterseite des Gehirns beiderseits der Sehnervenkreuzung, der von zahlreichen kleinen Arterien durchzogen wird. **Sub|stantia perforata posterior:** Bezirk an der Unterseite des Gehirns zwischen den beiden Schenkeln des Hirnstiels und den ↑Corpora mamillaria. **Sub|stantia pro|pria corneae:** die zwischen vorderem und hinterem Blatt der Hornhaut gelegene durchsichtige Substanz. **Substantia pro|pria sclerae:** die zwischen äußerem und innerem Blatt der Lederhaut des Auges gelegene Substanz. **Sub|stantia reticularis (medullae ob|lon|gatae):** = Formatio reticularis (medullae oblongatae). **Substantia spon|gio|sa (ossis)** [↑ [1]Os]: die lockere innere Knochensubstanz

sub|stitu|ie|ren [aus lat. *substituere, substitutum* = unter etwas stellen; an die Stelle von etwas setzen]: einen im Organismus fehlenden lebenswichtigen Stoff (z. B. ein Hormon) medikamentös ersetzen. **Substitution** *w;* -, -en: medikamentöser Ersatz eines dem Organismus fehlenden lebensnotwendigen Stoffs. **Sub|stitutions|therapie:** Ersatzbehandlung, medikamentöser Ersatz eines dem Körper fehlenden lebensnotwendigen Stoffes (z. B. eines Hormons bei bestimmten Krankheitsbildern)

Sub|strat [zu lat. *substernere, substratum* = unterstreuen, unterbreiten] *s;* -[e]s, -e: Substanz, die Träger bestimmter chem., physiologischer, pathologischer, elektrischer u. a. Vorgänge ist; im engeren Sinne: **a)** Substanz, die bei fermentativen Vorgängen abgebaut wird (Biochem.); **b)** Nährboden für die Züchtung von Mikroorganismen oder Geweben

Sub|sultus tendinum [zu lat. *subsultare* = in die Höhe springen, hüpfen; ↑Tendo] *m;* --: „Sehnenhüpfen“, Bez. für schnellende Bewegungen (Zuckungen) der Sehnen bei großer körperlicher Schwäche und in der ↑Agonie

sub|superior, ...rius [↑sub... u. ↑superior]: der Zweitoberste, unter dem Obersten gelegen; z. B. ↑Ramus subsuperior (Anat.)

sub|talaris, ...re [zu ↑sub... u. ↑Talus]: unter dem Sprungbein gelegen; z. B. in der Fügung ↑Articulatio subtalaris (Anat.)

sub|temporal [zu ↑sub... u. ↑Tempora]: unter der Schläfe liegend (Anat.)
sub|tendine|us, ...nea, ...ne|um [zu ↑sub... u. ↑Tendo]: unter einer Sehne gelegen; z. B. in der Fügung ↑Bursa subtendinea (Anat.)
sub|thalamicus, ...ca, ...cum [zu ↑sub... u. ↑Thalamus]: unter dem Thalamus gelegen; z. B. in der Fügung ↑Nucleus subthalamicus (Anat.)
sub|total [↑sub... u. ↑total]: unvollständig, nicht gänzlich
Sub|toxikose [↑sub... u. ↑Toxikose] *w;* -, -n: nicht voll ausgeprägte Toxikose. **subtoxisch:** nicht in vollem Umfang giftig
Sub|traktion [zu lat. *subtrahere, subtractum* = unter etw. hervorziehen; abziehen] *w;* -, -en: Verfahren zur röntgenographischen Darstellung schwer erkennbarer Details bei kontrastarmen Objekten, bei dem zwei Aufnahmen unter verschiedenen Bedingungen (z. B. mit u. ohne Kontrastmittelfüllung) gemacht werden, von denen die eine als Positiv und die andere als Negativ so übereinander kopiert werden, dass sich die Helligkeitswerte identischer Strukturen (z. B. der Knochen- u. Weichteilumgebung) zu einem einheitlichen Grau überlagern und nur die abweichenden Einzelheiten deutlich hervortreten
sub|tro|chantär [zu ↑sub... u. ↑Trochanter]: unterhalb des Schenkelhalses gelegen
sub|un|gual, in fachspr. Fügungen: **sub|un-gua|lis, ...le** [zu ↑sub... u. ↑Unguis]: unter dem Nagel befindlich; z. B. in der Fügung ↑Exostosis subungualis
Sub|unit-Vak|zine [*sabjunit...;* engl. *subunit* = Untereinheit u. ↑Vakzine] *w;* -, -n: Impfstoff, der nur aus solchen Antigenen besteht, die im Organismus die Bildung schützender Antikörper anregen
sub|zellulär [zu ↑sub... u. ↑Cellula]: kleiner als eine Zelle
suc..., Suc... vgl. sub..., Sub...
succedaneus vgl. sukzedan
suc|centuria|tus, ...ta, ...tum [zu lat. *succenturiare* (eigtl. = ergänzend in die Zenturie einrücken lassen) = ergänzen, ersetzen]: als Ergänzung neben etwas befindlich, beigeordnet; z. B. ↑Placenta succenturiata
Succus vgl. Sucus
Succussio Hippo|cratis [zu lat. *succutere, succussum* = aufschütteln; erschüttern; nach dem altgr. Arzt Hippokrates, um 460 bis 377(?)] *w;* - -, ...io|nes -: Plätschergeräusch, das bei krankhafter Ansammlung von Flüssigkeit u. Luft im Pleuraraum über dem Brustkorb zu hören ist, wenn der Patient am Oberkörper gerüttelt wird (z. B. bei Hydrothorax u. Pleuritis exsudativa)
Sucus [aus lat. *sucus* = Saft] *m;* -, ...ci, in der Pharmakologie meist: **Suc|cus,** *Pl.:* Suc|ci: Pflanzensaft, flüssiger Extrakt aus Pflanzenstoffen (zu Heilzwecken)
Sudamen [zu lat. *sudare* = schwitzen] *s;* -s, Sudamina (meist *Pl.*): = Miliaria
Sudarium, auch: **Sudatorium** [zu lat. *sudare* = schwitzen] *s;* -s, ...rien [...*iᵉn*] und ...ria: Schwitzbad, Heißluftbad, heißes Wasserbad mit Zusätzen von schweißtreibenden Mitteln zur Anregung der Schweißabsonderung (z. B. zur Gewichtsabnahme und allgemeinen Entschlackung). **Sudation** *w;* -: Schwitzen, Schweißabsonderung durch die Schweißdrüsen der Haut. **Sudatorium** vgl. Sudarium
Sudden-Infant-Death-Syndrome vgl. plötzlicher Kindstod
Sudeck-Dys|tro|phie und **Sudeck-Syndrom** [nach dem dt. Chirurgen P. H. M. Sudeck, 1866–1945]: durch traumatische Einflüsse (Knochenbrüche, Quetschungen) hervorgerufene Dystrophie des Knochen- und Weichteilgewebes aufgrund einer abnormen Reaktion der Gefäßnerven
Sudor [aus gleichbed. lat. *sudor*] *m;* -s: Schweiß, wässerige Absonderung der Schweißdrüsen der Haut
sudoralis, ...le [zu ↑Sudor]: den Schweiß bzw. die Schweißabsonderung betreffend
Sudoration [zu ↑Sudor] *w;* -: = Sudation
sudori|fer, sudori|fera, sudori|ferum [zu ↑Sudor u. lat. *ferre* = tragen, bringen]: **1)** schweißtreibend (von Arzneimitteln u. a.). **1)** Schweiß absondernd; z. B. in der Fügung ↑Glandulae sudoriferae. **Sudori|ferum** *s;* -s, ...fera: schweißtreibendes Arzneimittel
sudori|parus, ...ra, ...rum [zu ↑Sudor u. lat. *parere* = gebären; erzeugen, hervorbringen]: die Schweißabsonderung betreffend; von den Schweißdrüsen ausgehend; z. B. in der Fügung ↑Abscessus sudoriparus
suf..., Suf... vgl. sub..., Sub...
suf|fizient [zu lat. *sufficere* = unterbauen; hinreichen, genug sein]: ausreichend, genügend (bezogen auf das Funktionsvermögen eines Organs, z. B. des Herzens); Gegensatz: insuffizient. **Suf|fizienz** *w;* -, -en: ausreichendes Funktionsvermögen eines Organs, z. B. des Herzens; Gegensatz: Insuffizienz
Suf|fokation [zu lat. *suffocare, suffocatum* = erwürgen, ersticken] *w;* -, -en: Erstickung, Unterbrechung der Atmung bzw. der Sauerstoffzufuhr (z. B. bei mechanischem Verschluss der Atemwege oder schwerer Rauchvergiftung).
suf|fokatorisch: auf Suffokation beruhend
Suf|fusion [zu lat. *suffundere, suffusum* = untergießen, unterlaufen lassen] *w;* -, -en: größere Blutunterlaufung bzw. Blutaustritt ins Gewebe der Haut
sug..., Sug... vgl. sub..., Sub...
Sug|gestion [zu lat. *suggerere, suggestum* = von unten herantragen; unter der Hand beibringen; eingeben] *w;* -, -en: das Übertragen bestimmter geistig-seelischer Vorstellungen

durch Worte oder Handlungen auf andere Personen, deren willensmäßige Antriebe dadurch beeinflusst werden (z. B. in der ↑Hypnose; vgl. Autosuggestion)

Sugillation [zu lat. *sugillare, sugillatum* = jmdn. braun und blau schlagen; stoßen] *w;* -, -en: = Suffusion

sui generis [lat. *suus* = sein; lat. *genus,* Gen.: *generis* = Geschlecht; Gattung]: von besonderer Art, für sich stehend, durch sich selbst eine Klasse bildend

Sui|zid [zu lat. *suus* = sein u. lat. *caedere* (in Zus. *-cidere*) = niederhauen, töten] *m* od. *s;* -[e]s, -e: Selbstmord. **sui|zidal:** selbstmörderisch, durch Selbstmord erfolgend. **Suizidalität** *w;* -: Neigung zum Selbstmord, Gefahr des Selbstmordes

suk..., Suk... vgl. sub..., Sub...

suk|kulent [aus lat. *succulentus* (Nebenform von lat. *suculentus*) = saftreich]: flüssigkeitsreich, saftreich (bezogen auf die Beschaffenheit von Geweben, vor allem von Drüsengewebe). **Suk|kulenz** *w;* -: Saftreichtum, Saftfülle (eines Gewebes, vor allem eines Drüsengewebes)

Suktion [zu lat. *sugere, suctum* = saugen, aussaugen] *w;* -, -en: Ansaugung, z. B. von Körperflüssigkeiten (Ergüssen) mittels Punktionsnadeln

suk|zedan, in fachspr. Fügungen: **succedane|us, ...nea, ...ne|um** [aus lat. *succedaneus* = an des anderen Stelle tretend]: nachfolgend, aufeinander folgend; z. B. in der Fügung ↑Caput succedaneum

Sulcus [aus lat. *sulcus,* Gen.: *sulci* = Furche; kleiner Graben] *m;* -, ...ci: Furche, Rinne, Rille; insbesondere: **a)** die Furchen der Körperoberfläche; **b)** die feinen Rillen der Haut; **c)** die Furchen zwischen den Gehirnwindungen (Anat.). **Sulcus ampullaris:** kleine Querfurche an der Außenseite der kolbenförmigen Erweiterung der Bogengänge des häutigen Labyrinths, Eintrittsstelle des ↑Nervus ampullaris. **Sulcus ant|helicis trans|versus** [↑Anthelix]: Querfurche im oberen Drittel der Rückseite der Ohrmuschel bzw. des Ohrknorpels. **Sulcus arteriae oc|cipitalis:** flache Furche im Schläfenbein, in der die Hinterhauptschlagader verläuft. **Sulcus arteriae sub|claviae:** Querfurche auf der Oberfläche der ersten Rippe, in der die ↑Arteria subclavia die Rippe kreuzt. **Sulcus arteriae temporalis mediae:** Furche in der Außenseite der Schläfenbeinschuppe, in der die mittlere Schläfenschlagader verläuft. **Sulcus arteriae verte|bralis:** Furche auf der Oberseite des rückwärtigen Bogens des ↑Atlas, in der die ↑Arteria vertebralis ein kurzes Stück waagrecht verläuft, bevor sie in den Schädel eintritt. **Sulci arterio|si (cranii)** *Pl.:* Gefäßfurchen in der Innenseite der Knochen des Schädeldachs, in denen die Hirnarterien verlaufen. **Sulcus au|riculae posterior:** die flache Vertiefung zwischen ↑Anthelix und ↑Antitragus der Ohrmuschel. **Sulcus basilaris (pontis)** [↑Pons]: flache Längsfurche an der Unterseite der Hirnbrücke, die dem Verlauf der ↑Arteria basilaris entspricht. **Sulcus bi|cipitalis lateralis:** Längsfurche am Oberarm entlang der Außenseite des ↑Musculus biceps brachii. **Sulcus bicipitalis media|lis:** Längsfurche an der Innenseite des Oberarms entlang dem körpernahen Rand des ↑Musculus biceps brachii, in der die Armschlagader verläuft. **Sulcus calcanei** [-...*e-i*]: Furche im Fersenbein, die zusammen mit dem ↑Sulcus tali den ↑Sinus tarsi bildet. **Sulcus calcarinus:** Furche an der Unterseite des Hinterhauptlappens zwischen Zungenlappen und Hirnzwickel. **Sulcus caroticus:** breite, flache, leicht s-förmig gekrümmte Furche an der Seitenfläche des Keilbeins, in der die ↑Arteria carotis interna liegt. **Sulcus carpi:** das von der Unterseite der Mittelhandknochen gebildete flache, konkave Längsgewölbe. **Sulcus centralis (cere|bri):** die Querfurche zwischen Stirnlappen und Scheitellappen des Hirns. **Sulci cere|bri** *Pl.:* die Furchen zwischen den Hirnwindungen. **Sulcus chiasmatis** [↑Chiasma]: Querrinne vor dem Türkensattel, Vereinigungsstelle der beiden ↑Tractus optici (Sehnervenkreuzung). **Sulcus cin|guli:** „Zwingenfurche", Furche in der Mittelfläche der rechten bzw. linken Hirnhälfte. **Sulcus circularis insulae:** die Umgrenzung der Hirninsel an ihren vorderen, oberen und hinteren Rändern. **Sulcus col|lateralis:** Längsfurche an der Unterseite des Gehirns zwischen ↑Gyrus occipitotemporalis lateralis einerseits und ↑Gyrus occipitotemporalis medialis bzw. ↑Gyrus parahippocampalis andererseits. **Sulcus coronarius (cordis)** [↑Cor]: Furche in der Außenwand des Herzens zwischen Vorhöfen und Herzkammern. **Sulcus corporis callosi** [↑Corpus callosum]: Furche über dem Hirnbalken. **Sulcus costae:** Längsfurche der Rippen, in der die Interkostalgefäße und Interkostalnerven verlaufen. **Sulcus cruris helicis** [↑Crus helicis]: Querfurche in der Mitte der Rückseite der Ohrmuschel bzw. des Ohrknorpels. **Sulci cutis** *Pl.:* Furchen zwischen den Hautleisten. **Sulcus eth|mo|idalis (ossis nasalis)** [↑Os nasale]: Längsrinne in der inneren Fläche des Nasenbeins, in der der vordere Siebbeinnerv liegt. **Sulcus frontalis inferior:** Furche zwischen der mittleren und unteren Stirnwindung des Vorderlappens. **Sulcus frontalis superior:** Furche zwischen der oberen und mittleren Stirnwindung des Vorderlappens. **Sulcus gingivalis:** Furche zwischen Zahnfleischrand und Zahn. **Sulcus glutaeus:** „Gesäßfurche", gebogene Querfurche, die das Gesäß von der Rückseite des Oberschenkels trennt. **Sulcus hamuli pterygo|idei**

[- - ...*e-i*]: Furche, in der sich die Sehne des Gaumensegelspanners um den häkchenförmigen Fortsatz des Keilbeins herumschlingt. **Sulcus hippo|campi:** Furche zwischen der gezähnten Hirnwindung und dem ↑Gyrus parahippocampalis des Schläfenlappens. **Sulcus hypo|thalamicus:** flache Furche an der Seitenwand des dritten Ventrikels. **Sulcus in|fra|orbitalis:** Furche auf der Oberseite des Oberkieferknochens, die in den ↑Canalis infraorbitalis übergeht. **Sulcus in|fra|palpe|bralis:** Furche, die vom inneren Augenwinkel unterhalb des unteren Augenlides schräg abwärts zur Wange zieht. **Sulcus inter|medius posterior (medullae spinalis):** Zwischenfurche des Rückenmarks, die zwischen der rückwärtigen Furche und der hinteren Seitenfurche liegt und nur im Halsteil des Rückenmarks vorhanden ist. **Sulcus inter|tubercularis (humeri):** Rinne zwischen großem und kleinem Oberarmhöcker. **Sulcus inter|ventricularis anterior (cordis)** [↑Cor]: Furche an der vorderen Außenwand des Herzens (deutet den Verlauf der Scheidewand zwischen beiden Herzkammern an). **Sulcus inter|ventricularis posterior (cordis)** [↑Cor]: Furche an der hinteren Außenwand des Herzens (deutet den Verlauf der Scheidewand zwischen beiden Herzkammern an). **Sulcus in|tra|parietalis** [- ...*ri-e*...]: Furche zwischen oberem u. unterem Seitenläppchen des Gehirns. **Sulcus la|crimalis (maxillae):** Tränenfurche im Stirnfortsatz des Oberkieferknochens (bildet mit der Tränenfurche des Tränenbeins die Tränensackgrube und mit dem Tränenbein den ↑Canalis nasolacrimalis). **Sulcus la|crimalis (ossis la|crimalis)** [↑Os lacrimale]: „Tränenfurche des Tränenbeins", senkrechte Längsfurche, die zusammen mit der Tränenfurche im Stirnfortsatz des Oberkieferknochens eine längliche Grube bildet, in der der Tränensack liegt. **Sulcus lateralis anterior (medullae ob|lon|gatae):** vordere Seitenfurche des verlängerten Rückenmarks. **Sulcus lateralis anterior (medullae spinalis):** vordere Seitenfurche des Rückenmarks, durch die die Nervenwurzeln austreten. **Sulcus lateralis (cere|bri):** tiefe Spalte zwischen Scheitellappen und Schläfenlappen des Gehirns. **Sulcus lateralis posterior (medullae ob|lon|gatae):** hintere Seitenfurche des verlängerten Rückenmarks. **Sulcus lateralis posterior (medullae spinalis):** hintere Seitenfurche des Rückenmarks, durch die die Nervenwurzeln eintreten. **Sulcus limitans:** Längsfurche, die die Flügelplatte und die Grundplatte des Rückenmarks beim Embryo begrenzt. **Sulcus limitans (fossae rhombo|ideae):** die rechte bzw. linke seitliche Längsfurche der Rautengrube des vierten Ventrikels. **Sulcus lunatus (cere|bri):** „Affenspalte", beim Menschen nur ausnahmsweise vorkommende Furche im Hinterhauptslappen. **Sulcus malleo|laris (tibiae):** Furche an der Rückseite des inneren Knöchels. **Sulcus ma|tricis un|guis** [↑Matrix unguis]: „Nagelfalz", die Spalte zwischen Hautwall und Nagelbett, in die der Nagel eingebettet ist. **Sulcus media|lis cruris cerebri** [↑Crus cerebri]: Längsfurche an der Unterseite des Hirnschenkels. **Sulcus medianus (fossae rhombo|ideae):** die mittlere Längsfurche der Rautengrube des vierten Ventrikels. **Sulcus media|nus lin|guae:** die Längsfurche in der Mitte des Zungenrückens. **Sulcus media|nus posterior (medullae ob|lon|gatae):** flache Furche an der Rückseite des verlängerten Rückenmarks. **Sulcus media|nus posterior (medullae spinalis):** flache Furche an der Rückseite des Rückenmarks. **Sulcus mento|labia|lis:** Querfurche zwischen Unterlippe u. Kinn. **Sulcus musculi sub|clavii:** Rinne am Schlüsselbein für den Ansatz des ↑Musculus subclavius. **Sulcus mylo|hyo|ide|us:** Furche an der Innenseite des Unterkieferastes. **Sulcus nasolabia|lis:** Furche, die rechts bzw. links der Oberlippe vom Nasenflügel zum Mundwinkel zieht. **Sulcus nervi pe|trosi majoris:** kleine Furche in der mittleren Schädelgrube, in der der große Felsenbeinnerv verläuft. **Sulcus nervi pe|trosi minoris:** kleine Furche in der mittleren Schädelgrube, in der der kleine Felsenbeinnerv verläuft. **Sulcus nervi radia|lis:** Furche im Schaft des Oberarmknochens, in der der Speichennerv verläuft. **Sulcus nervi spinalis:** Furche auf der Oberseite der beiden Querfortsätze der Halswirbel, in der die beiden ventralen Äste eines Halsnervs verlaufen. **Sulcus nervi ulnaris:** Furche im inneren Ellbogengelenkhöcker des Oberarmknochens, in dem der Ellbogennerv verläuft. **Sulcus ob|turatorius:** Furche im Schambein, in der der Hüftlochnerv und die Hüftlochgefäße liegen. **Sulcus occipitalis trans|versus:** eine kleine Furche im Hinterhauptlappen. **Sulcus oc|cipito|temporalis:** Längsfurche an der Innenseite des Schläfenlappens zwischen unterer Schläfenwindung und ↑Gyrus occipitotemporalis lateralis. **Sulcus oculo|motorius:** neue Bez. für ↑Sulcus medialis cruris cerebri. **Sulcus olfactorius (cavi nasi):** Riechfurche der Nasenhöhle, eine in der Nasenhöhle aufsteigende Rinne. **Sulcus ol|factorius (cere|bri):** Riechfurche des Gehirns, eine Längsfurche an der Unterseite des Stirnlappens. **Sulci orbitales** *Pl.:* eine Anzahl unregelmäßiger Furchen in der Unterseite des Stirnlappens. **Sulcus palatinus major (maxillae):** Furche im Oberkieferknochen, die zusammen mit dem ↑Sulcus palatinus major des Gaumenbeins den Kanal für den ↑Nervus palatinus major bildet. **Sulcus palatinus major (ossis palatini)** [↑Os palatinum]: Furche im Gaumenbein, die zusammen mit dem ↑Sulcus palatinus major des Oberkiefers den Kanal für den ↑Nervus palatinus major bildet. **Sulci palatini (maxillae)** *Pl.:* „Gaumenfurchen", Längsfurchen in der Unterseite des Gaumenfortsatzes des Oberkieferknochens. **Sulcus palato|vaginalis:** Furche im Gaumenflügelfortsatz des Keilbeins. **Sulci paracolici** *Pl.:* Bauchfelltaschen seitlich des absteigenden Grimmdarms. **Sulcus parie|to-oc|cipitalis** [- ...*ri-e*...]: Furche zwischen Hirnzwickel u. Vorzwickel u. damit zwischen Hinterhauptslappen und Scheitellappen (führt zum ↑Sulcus calcarinus). **Sulcus post|cen|tralis:** Querfurche hinter dem ↑Gyrus postcentralis an der Oberseite des Scheitellappens. **Sulcus prae|cen|tralis:** Querfurche vor dem ↑Gyrus praecentralis an der Oberseite des Frontallappens. **Sulcus prae-chias|matis** [zu ↑prä... u. ↑Chiasma]: neue Bez. für ↑Sulcus chiasmatis. **Sulcus promontorii:** Furche am Rande des ↑Promontoriums in der Paukenhöhle. **Sulcus pterygo-palatinus:** = Sulcus palatinus major (ossis palatini). **Sulcus pulmonalis (thoracis)** [↑Thorax]: eine der beiden von der Rückwand der Brusthöhle gebildeten großen, länglichen Mulden beiderseits der Wirbelsäule, in denen die rückwärtigen Teile der Lungen liegen. **Sulcus rhinalis:** Furche an der Unterseite der Hirnhemisphäre zwischen dem vorderen Teil des ↑Gyrus parahippocampalis und den übrigen Schläfenlappen. **Sulcus sclerae:** flache, elliptische Furche an der Vorderfläche des Augapfels an der Grenze zwischen Hornhaut und Lederhaut. **Sulcus sinus pe|trosi inferio|ris (ossis oc|cipitalis)** [↑Os occipitale]: flache Furche im basalen Teil des Hinterhauptbeins, in der der ↑Sinus petrosus inferior der harten Hirnhaut verläuft (paarig). **Sulcus sinus petrosi inferio|ris (ossis temporalis)** [↑Os temporale]: Furche im Felsenbeinteil des Schläfenbeins, in der der ↑Sinus petrosus inferior der harten Hirnhaut verläuft (paarig). **Sulcus sinus pe|trosi superio|ris:** Furche im Felsenbeinteil des Schläfenbeins, in der der ↑Sinus petrosus superior der harten Hirnhaut verläuft (paarig). **Sulcus sinus sagittalis superio|ris (ossis frontalis)** [↑Os frontale]: im Stirnbein gelegener Anfangsteil der Längsfurche in der Innenfläche des Schädeldachs, in der der ↑Sinus sagittalis superior der harten Hirnhaut nach hinten zum ↑Confluens sinuum zieht. **Sulcus sinus sagittalis superio|ris (ossis oc|cipitalis)** [↑Os occipitale]: im Hinterhauptbein gelegener Schlussteil der Längsfurche in der Innenfläche des Schädeldachs, in der der ↑sinus sagittalis superior der harten Hirnhaut zum ↑Confluens sinuum zieht. **Sulcus sinus sagittalis superio|ris (ossis parie|talis)** [↑Os parietale]: unter der Pfeilnaht der beiden Scheitelbeine gelegener Mittelteil der Längsfurche in der Innenfläche des Schädeldachs, in der der ↑sinus sagittalis superior der harten Hirnhaut von vorn nach hinten zum ↑Confluens sinuum zieht. **Sulcus sinus sigmo|idei (ossis oc|cipitalis)** [↑Os occipitale]: im Hinterhauptbein gelegener Teil der s-förmig gebogenen Furche, in der der ↑Sinus sigmoideus der harten Hirnhaut verläuft (paarig). **Sulcus sinus sigmo|idei (ossis parie|talis)** [↑Os parietale]: im unteren Teil des Scheitelbeins gelegener Abschnitt der s-förmig gebogenen Furche, in der der ↑Sinus sigmoideus der harten Hirnhaut verläuft (paarig). **Sulcus sinus sigmo|idei (partis pe|trosae ossis temporalis)** [↑Pars petrosa]: im Felsenbeinteil des Schläfenbeins gelegener Teil der s-förmig gebogenen Furche, in der der ↑Sinus sigmoideus der harten Hirnhaut verläuft (paarig). **Sulcus sinus trans|versi (ossis oc|cipitalis)** [↑Os occipitale]: flache Furche im Hinterhauptsbein, in der der ↑Sinus transversus der harten Hirnhaut liegt (paarig). **Sulcus spiralis ex|ternus:** Furche im Innern des Schneckenkanals oberhalb der Grundleiste. **Sulcus spiralis internus:** Furche am Spiralblatt im Innern des Schneckenkanals. **Sulcus sub|parie|talis** [- ...*ri-e*...]: Furche zwischen ↑Praecuneus und ↑Gyrus cinguli. **Sulcus su|pra|acetabularis** [zu ↑supra... u. ↑Acetabulum]: Rinne zwischen dem Rand der Hüftgelenkspfanne und der Darmbeinschaufel. **Sulcus tali:** Furche im Sprungbein, die zusammen mit dem ↑Sulcus calcanei den ↑Sinus tarsi bildet. **Sulcus temporalis inferior:** Längsfurche an der Außenseite des Schläfenlappens zwischen mittlerer und unterer Schläfenwindung. **Sulcus temporalis superior:** Furche an der Außenseite des Schläfenlappens zwischen mittlerer und oberer Schläfenwindung. **Sulci temporales trans|versi** *Pl.:* Furchen im Schläfenlappen nahe der Hirninsel. **Sulcus tendinis mus|culi fibularis** [↑Tendo]: = Sulcus tendinis musculi peronaei longi (calcanei). **Sulcus tendinis mus|culi flexoris hallucis lon|gi (calcanei)** [↑Tendo]: Furche an der Unterseite des Fersenbeins, in der die Sehne des langen Großzehenbeugers liegt. **Sulcus tendinis mus|culi flexoris hallucis lon|gi (tali)** [↑Tendo]: Furche am Sprungbein, in der die Sehne des langen Großzehenbeugers liegt. **Sulcus tendinis mus|culi peronaei lon|gi (calcanei)** [↑Tendo]: Furche an der Unterseite des Fersenbeins, in der die Sehne des langen Wadenbeinmuskels liegt. **Sulcus tendinis mus|culi peronaei lon|gi (ossis cuboidei)** [↑Tendo; ↑Os cuboideum]: Furche an der Unterseite des Würfelbeins, in der die Sehne des langen Wadenbeinmuskels bei bestimmten Fußstellungen liegt. **Sulcus terminalis (cordis)** [↑Cor]: flache Furche auf der Herzoberfläche, die dem Verlauf der ↑Crista terminalis entspricht. **Sulcus terminalis (lin|guae):** Querfurche auf dem Zungenrücken, die die Zunge von der Zungenwurzel trennt. **Sulcus tubae au|ditivae:** Furche an der Unterseite des Keilbeinkörpers, in der ein Abschnitt der Ohrtrompete verläuft. **Sulcus tympanicus (ossis temporalis)** [↑Os temporale]: schmale Rille im äußeren Gehörgang, in der das Trommelfell sitzt. **Sulcus venae cavae:** Furche auf der Rückseite der Leber, in der die untere Hohlvene verläuft. **Sulcus venae sub|claviae:** Querfurche auf der Oberfläche der ersten Rippe, in der die ↑Vena subclavia die Rippe kreuzt. **Sulcus venae umbilicalis:** Furche in der Leber des ↑Fetus, in der die Nabelvene verläuft. **Sulci venosi (cranii)** *Pl.:* Gefäßfurchen in der Innenseite der Knochen des Schädeldachs, in denen die Hirnvenen verlaufen. **Sulcus vomeris** [↑Vomer]: Rinne im Pflugscharbein, in der der Nasen-Gaumen-Nerv verläuft. **Sulcus vomero|vaginalis:** flache Furche am ↑Processus vaginalis des Flügelbeinfortsatzes am Keilbein

Sulcus-ulnaris-Syn|drom: Reizzustände im Bereich des ↑Sulcus nervi ulnaris infolge Druckschädigung des ↑Nervus ulnaris im Ellbogengelenk

Sulfo|hy|dro|genismus [zu ↑Sulfur u. ↑Hydrogenium] *m;* -, ...men: Vergiftung mit Schwefelwasserstoff

Sulfo|karbonismus [zu ↑Sulfur u. lat. *carbo,* Gen.: *carbonis* = Kohle] *m;* -, ...men: Vergiftung mit Schwefelkohlenstoff

Sulfon [zu ↑Sulfur] *s;* -s, -e: chem. Verbindung mit dem Radikal SO_2, die chemotherapeutische Wirksamkeit besitzt

Sulfon|amid [↑Sulfon u. ↑Amid] *s;* -[e]s, -e: Name chem. Verbindungen, die ↑bakteriostatisch auf viele grampositive und gramnegative Erreger wirken und als Chemotherapeutika (u. a. bei Harnwegsinfektionen) verwendet werden

Sulfur vgl. Schwefel

Sulko|tomie [↑Sulcus u. ↑...tomie] *w;* -, ...ien: operative Entfernung eines Sulcus

Sulkowitch-Probe [nach dem amer. Arzt H. W. Sulkowitch, geb. 1906]: Probe zur näherungsweisen Bestimmung des Kalziumgehaltes im Urin durch Schätzung anhand des Grades der Trübung, die im Urin nach dem Versetzen mit Sulkowitch-Reagenz (Oxalsäure, Essigsäure und Ammoniumsalz der Oxalsäure) auftritt

Summation [zu lat. *summare, summatum* = auf den Höhepunkt bringen] *w;* -, -en: Fähigkeit einer Serie von schwachen, „unterschwelligen" Reizen, ihre Wirkung zu summieren und damit einen Reflex auszulösen

Summations|effekt: Vortäuschung von Befunden auf dem Röntgenbild durch Überlagerung verschiedener Organ- bzw. Organteilschatten

Sumpffieber vgl. Malaria

sup..., Sup... vgl. sub..., Sub...

super..., Super... [aus lat. *super* = oben; über; darüber]: Präfix mit der Bedeutung „über, über–hinaus"; z. B.: superacid, Supersekretion

super|acid, auch: **super|azid** [↑super... u. ↑acidus]: übersäuert, übernormal säurehaltig (z. B. vom Magensaft). **Super|acidität,** auch: **Super|azidität** *w;* -: übermäßig hoher Säuregehalt z. B. des Magensaftes

Super|antigen [↑super... u. ↑Antigen] *s;* -s, -e: Eiweißkörper verschiedener Herkunft, der in geringsten Konzentrationen die Wirksamkeit von ↑T-Lymphozyten steigern kann

superciliaris vgl. superziliär

Super|cilium [aus gleichbed. lat. *supercilium,* Gen.: *supercilii*] *s;* -s, ...lia; eindeutschend auch: ↑Superzilium: **1)** „Augenbraue", bogenförmiger, mit kurzen Haaren besetzter Hautwulst über jedem Auge zwischen Stirn und Augenlid, der die Augen vor herabrinnendem Schweiß schützt. **2)** nur *Pl.:* die kurzen Haare auf der Augenbraue

Super|coi|ling [*...keu...;* ↑super... u. ↑Coiling] *s;* -s, -s: durch bestimmte Enzyme (z. B. ↑Gyrase) bewirkte Überverdrillung der ↑Desoxyribonukleinsäure (wodurch sich Bakterien natürlich vermehren können)

Super|fekundation [↑super... u. ↑Fekundation] *w;* -, -en, in fachspr. Fügungen: **Superfecundatio,** *Pl.:* ...io|nes: „Überschwängerung", Befruchtung von zwei Eiern aus dem gleichen weiblichen Zyklus (u. somit Zeugung von zweieiigen Zwillingen) durch verschiedene Männchen (auch für den Menschen nachgewiesen); im Gegensatz zur ↑Superfetation

Super|fetation [zu ↑super... u. ↑Fetus] *w;* -, -en, in fachspr. Fügungen: **Super|fetatio,** *Pl.:* ...io|nes: „Überfruchtung", Befruchtung von zwei (oder mehr) Eiern aus aufeinander folgenden Zyklen, wodurch zu einer bereits bestehenden Schwangerschaft eine neue hinzutritt (für den Menschen nicht gesichert); Gegensatz: ↑Superfekundation

super|fiziell, in fachspr. Fügungen: **superficia|lis, ...le** [zu lat. *superficies* = Oberfläche]: an oder unter der Körperoberfläche liegend, oberflächlich; z. B. in der Fügung ↑Arteria temporalis superficialis (Anat.)

Super|im|prä|gnation [↑super... u. ↑Imprägnation] *w;* -, -en: = Superfetation

Super|in|fektion [↑super... u. ↑Infektion] *w;* -, -en: erneute Infektion des Organismus mit dem gleichen Erreger bei noch nicht ausgebildeter Immunität

Super|in|volution [↑super... u. ↑Involution] *w;* -, -en: abnorm starke Rückbildung eines Organs, z. B. im Alter

superior, ...ius [aus lat. *superior* = oberer (Komparativ zu lat. *superus* = oben befindlich)]: der (die, das) Obere, weiter oben gelegen; z. B. in der Fügung ↑Angulus superior (Anat.)

super|poni̲e|ren [aus lat. *superponere* = darüber setzen, -legen]: übereinander lagern (z. B. Knochenbruchfragmente)

Super|se|kretio̲n [↑super... u. ↑Sekretion] *w;* -, -en: Übersekretion, vermehrte Absonderung von Drüsensekret (z. B. von Magendrüsensekret)

Su̲per|volt|therapie [↑super..., ↑Volt und ↑Therapie] *w;* -, ...ien [...*iᵉn*]: therapeutische Anwendung ionisierender Strahlungen mit einer Quantenenergie von mehr als 1 Million Volt

super|zili̲ä̲r, in fachspr. Fügungen: **superciliạ|ris, ...re** [zu ↑Supercilium]: zu den Augenbrauen gehörend. **Super|zi̲lium** *s;* -s, ...lien [...*iᵉn*]: eindeutschende Form für ↑Supercilium

Supinatio̲n [zu lat. *supinare, supinatum* = rückwärts beugen, rückwärts legen] *w;* -, -en: Auswärtsdrehung, z. B. der Hand, des Unterarms oder des Fußes, durch die ↑Supinatoren bewirkte Bewegung der Akren um die Längsachse einer Extremität von der Körpermittellinie weg nach außen; Gegensatz: ↑Pronation.

supina̲tor, Gen.: ...to̲ris, *Pl.:* ...to̲res: erläuternder Bestandteil von fachspr. Fügungen mit der Bedeutung „nach außen drehender Muskel". **Supina̲tor** *m;* -s, ...o̲ren: übliche Kurzbezeichnung für ↑Musculus supinator ...

supini̲e|ren: [Hand, Unterarm oder Fuß] auswärts drehen; Gegensatz: ↑pronieren

sup|portiv [...*tif;* zu engl. to *support* = unterstützen (von lat. *supportare* = herbeischaffen)]: unterstützend (von der Behandlung einer Krankheit gesagt)

Sup|posito̲rium [zu lat. *supponere, suppositum* = unterlegen, untersetzen] *s;* -s, ...rien [...*iᵉn*] u. ...ria: Zäpfchen, Arzneiform, bei der das Medikament zur rektalen Applikation (auch zur Einführung in die Scheide) in einen kleinen Kegel aus einer bei Körpertemperatur schmelzenden Grundmasse eingebettet ist

Sup|pressio̲n [zu lat. *supprimere, suppressum* = herunterdrücken; zurückhalten, hemmen] *w;* -, -en: Unterdrückung, Hemmung einer Blutung o. Ä. durch geeignete Maßnahmen.

sup|pressiv [...*if*]: die Suppression betreffend, unterdrückend. **Sup|prẹssor|zelle:** Zelle, die eine physiologische Reaktion des Organismus unterdrückt. **sup|primi̲e|ren**: unterdrücken (z. B. eine Blutung); hemmen

Sup|pu̲rans [zu lat. *suppurare* = schwären, eitern] *s;* -, ...ạnzien [...*iᵉn*] u. ...ạntia (meist *Pl.*): Mittel, die eine Eiterung ableiten bzw. die Einschmelzung eines Eiterherdes fördern (z. B. Ichthyol). **Sup|puratio̲n** *w;* -, -en: Eiterung, Einschmelzung eines entzündlichen, eitrigen Herdes. **sup|purativ** [...*if*], in fachspr. Fügungen: **sup|purativus, ...va, ...vum** [...*i̲w*...]: eiternd, eitrig; z. B. in der Fügung ↑Acrodermatitis suppurativa continua

su|pra..., Su|pra... [aus lat. *supra* = oben; oberhalb]: Präfix mit der Bedeutung „über, oberhalb"; z. B.: supraartikulär, suprakondylär

su|pra|apika̲l [zu ↑supra... u. ↑Apex]: oberhalb einer Organspitze (z. B. des Herzens) gelegen

su|pra|artikul̲ä̲r [zu ↑supra... u. ↑Articulus]: oberhalb eines Gelenks lokalisiert (z. B. von Knochenbrüchen)

supraclavicularis vgl. supraklavikulär

su|pra|hyo|i̲de|us, ...dea, ...de|um [↑supra... u. ↑hyoideus (in der Fügung ↑Os hyoideum)]: oberhalb des Zungenbeins liegend; z. B. in der Fügung ↑Musculi suprahyoidei (Anat.)

su|pra|klavikul̲ä̲r, auch: **su|pra|klavikula̲r,** in fachspr. Fügungen: **su|pra|clavicula̲ris, ...re** [zu ↑supra... u. ↑Clavicula]: oberhalb des Schlüsselbeins liegend; z. B. in der Fügung ↑Nervi supraclaviculares (Anat.)

Su|pra|klavikula̲r|punkt = Erb-Punkt (1)

su|pra|kondyl̲ä̲r, in fachspr. Fügungen: **su|pra|condyla̲ris, ...re** [zu ↑supra... u. ↑Condylus]: oberhalb eines Gelenkknorrens gelegen (z. B. von Oberarmbrüchen)

su|pra|leta̲l [↑supra... u. ↑letal]: über einer tödlichen Dosis liegend

su|pra|nu|kle|ä̲r [zu ↑supra... u. ↑Nukleus]: oberhalb eines Kerns im ZNS gelegen

su|pra|o̲pticus, ...ca, ...cum [↑supra... u. ↑Nervus opticus]: oberhalb des Sehstrangs gelegen; z. B. ↑Nucleus supraopticus

su|pra|orbita̲l, in fachspr. Fügungen: **su|pra|orbita̲lis, ...le** [zu ↑supra... u. ↑Orbita]: über der Augenhöhle befindlich, oberhalb der Augenhöhle; z. B. in der Fügung ↑Nervus supraorbitalis (Anat., Med.)

su|pra|poni̲ert [zu ↑supra... u. lat. *ponere, positum* = setzen, stellen]: über die gedachte Kauebene hinausreichend (von einzelnen Zähnen oder Zahngruppen im Einzelkiefer gesagt); Gegensatz: ↑infraponiert. **Su̲|pra|position** *w;* -, -en: vertikale Fehlstellung von Zähnen oder Zahngruppen im Einzelkiefer, die in ihrem Alveolaranteil verlängert sind und über die gedachte Kauebene hinausreichen; Gegensatz: ↑Infraposition

su|pra|pu̲bisch, in fachspr. Fügungen: **su|pra|pu̲bicus, ...ca, ...cum** [zu ↑supra... u. ↑Pubes]: oberhalb des Schambeins bzw. der Schamgegend gelegen (z. B. von Fisteln o. Ä.)

su|pra|radika̲l [↑supra... u. ↑radikal], in der Fügung: **su|pra|radika̲le Operatio̲n:** operative Entfernung von Organteilen (z. B.

Lymphknoten), die oberhalb des Operationsgebietes (z. B. weibliche Brust) liegen

su|pra|renal, in fachspr. Fügungen: **su|prarenalis, ...le** [zu ↑supra... u. ↑Ren]: **1)** über der Niere gelegen, oberhalb der Niere; z. B. in der Fügung ↑Plexus suprarenalis. **2)** die Nebenniere (Glandula suprarenalis) betreffend

su|pra|sellär [zu ↑supra... u. ↑Sella turcica]: oberhalb der Sella turcica gelegen

su|pra|skapulär und **su|pra|skapular,** in fachspr. Fügungen: **su|pra|scapularis, ...re** [zu ↑supra... u. ↑Scapula]: oberhalb des Schulterblattes liegend; z. B. in der Fügung ↑Nervus suprascapularis (Anat.)

su|pra|spinal, in fachspr. Fügungen: **su|praspinalis, ...le,** auch: **su|pra|spinatus, ...ta, ...tum** [zu ↑supra... u. ↑Spina]: oberhalb der Schulterblattgräte gelegen; z. B. in der Fügung ↑Ligamentum supraspinale (Anat.)

su|pra|sternal, in fachspr. Fügungen: **supra|sternalis, ...le** [zu ↑supra... u. ↑Sternum]: oberhalb des Brustbeins gelegen, befindlich

su|pra|tonsillär, in fachspr. Fügungen: **supra|tonsillaris, ...re** [zu ↑supra... und ↑Tonsille]: oberhalb der Gaumenmandel liegend (Anat., Med.)

su|pra|troch|lear, in fachspr. Fügungen: **supra|troch|lea|ris, ...re** [zu ↑supra... u. ↑Trochlea]: oberhalb der ↑Trochlea liegend; z. B. in der Fügung ↑Nervus supratrochlearis (Anat.)

su|pra|vaginal, in fachspr. Fügungen: **supra|vaginalis, ...le** [zu ↑supra... u. ↑Vagina]: oberhalb der Scheide liegend; z. B. in der Fügung ↑Portio supravaginalis; oberhalb der Scheide erfolgend (z. B. von Uterusamputationen)

su|pra|valvulär [zu ↑supra und ↑Valvula]: oberhalb einer Organklappe gelegen oder lokalisiert

su|pra|ven|trikulär [zu ↑supra... u. ↑Ventrikel]: oberhalb der Herzkammer gelegen

sur..., Sur... vgl. sub..., Sub...

Sura [aus gleichbed. lat. *sura,* Gen.: *surae*] *w;* -, Surae: Wade, muskuläre Rückseite des Unterschenkels (Anat.). **suralis, ...le:** zur Wade gehörend; z. B. in der Fügung ↑Nervus suralis (Anat.)

Surditas [zu lat. *surdus* = taub] *w;* -: seltene Bezeichnung für ↑Anakusis

Surdo|mutitas [Kurzbildung aus ↑Surditas und ↑Mutitas] *w;* -: „Taubstummheit", Fehlen des Hör- und Sprachvermögens, ausbleibende Entwicklung des Sprachvermögens bei angeborener oder im frühesten Kindesalter (vor dem 8. Lebensjahr) erworbener Taubheit

Sur|factant [*ßö'fäkt^ent;* engl. Kurzbildung aus *surface-active agent* = oberflächenaktiver Stoff] *s,* auch: *m;* -[s], -s: **a)** allg. Bez. für einen grenzflächenaktiven Stoff; **b)** in der Med. Bez. für eine von den Alveolarepithelien gebildete natürliche, grenzflächenaktive Substanz aus Lezithinabkömmlingen und Proteinen, die die Oberflächenspannung der Lungenalveolen herabsetzt und damit die Bildung von ↑Atelektasen verhindert

sursum [aus gleichbed. lat. *sursum*]: Adverb mit der Bedeutung „aufwärts, in die Höhe"; z. B. in der Fügung ↑Strabismus sursum vergens

su|spekt, in fachspr. Fügungen: **su|spectus, ...ta, ...tum** [zu lat. *suspicere, suspectum* = aufsehen; vermuten, argwöhnen]: verdächtig, eine Erkrankung vermuten lassend (von Symptomen, körperlichen Veränderungen u. a.)

sus|pendie|ren [aus lat. *suspendere, suspensum* = aufhängen]: **1)** [Glieder] aufhängen, hochhängen, hochlagern (Med.). **2)** [Teilchen in einer Flüssigkeit] fein verteilen, aufschwemmen (Chem.). **Sus|pension** *w;* -, -en: **1)** das Aufhängen, Hochhängen, Hochlagern [von Gliedern] (Med.). **2)** Aufschwemmung, feinste Verteilung fester Stoffe in Flüssigkeiten (Chem.)

Sus|pensorium [zu lat. *suspendere, suspensum* = aufhängen] *s;* -s, ...rien [...*i^en*]: Tragevorrichtung für erschlaffte, zu schwer herabhängende Glieder (z. B. Hodensack, weibliche Brust)

Sustentaculum talare [aus lat. *sustentaculum* = Grundpfeiler, Stütze; ↑talaris] *s;* - -, ...la ...ria: Höcker des Fersenbeins, der das Sprungbein stützt (Anat.)

Susurrus au|rium [lat. *susurrus* = Zischeln, Flüstern; Sausen; ↑Auris] *m;* - -, ...rri -: „Ohrensausen", subjektiv empfundenes Geräusch bei Innenohrerkrankungen

Sutur [zu lat. *suere, sutum* = nähen, zusammennähen] *w;* -, -en, in fachspr. Fügungen: **Sutura,** *Pl.:* ...rae: „Knochennaht", starre Verbindung zwischen Knochen in Form einer sehr dünnen Schicht faserigen Bindegewebes (Anat.). **Sutura coronalis:** „Kronennaht", „Kranznaht", Schädelnaht zwischen Stirnbein und Scheitelbein. **Suturae cranii** *Pl.:* „Schädelnähte", starre Verbindungen der Schädelknochen untereinander, meist nach den Knochen benannt, die in ihnen zusammenstoßen. **Sutura eth|mo|ido|la|crimalis** [zu ↑ethmoidalis (in der Fügung ↑Os ethmoidale) und ↑lacrimalis]: Verbindungsnaht zwischen Siebbein und Tränenbein. **Sutura eth|mo|ido|maxillaris:** Verbindungsnaht zwischen Siebbein und Oberkieferknochen. **Sutura frontalis:** „Stirnnaht", Verbindungsnaht zwischen rechter und linker Hälfte der Stirnbeinschuppe, die beim Erwachsenen meist bis auf den unteren Teil oder ganz verschwindet (bleibt sie ganz bestehen, wird sie auch als Sutura metopica bezeichnet). **Sutura fronto|eth|moidalis:** Verbindungsnaht zwischen Stirnbein und Siebbein. **Sutura fronto|la|crimalis:** Verbindungsnaht zwischen Stirnbein und Tränenbein. **Sutura fronto|maxillaris:** Verbindungsnaht zwischen Stirnbein und Oberkieferknochen. **Sutura fronto|nasalis:** Verbindungsnaht zwischen Stirnbein und Nasenbein. **Sutura fronto|zygomatica:** Verbindungsnaht zwischen Stirnbein und Jochbein. **Sutura in|cisiva:** Zwischenkiefernaht, Grenzlinie zwischen den miteinander verschmolzenen Oberkiefer- und Zwischenkieferknochen. **Sutura in|fra|orbitalis:** Knochennaht, die vom ↑Foramen infraorbitale zum ↑Sulcus infraorbitalis des Oberkieferknochens zieht. **Sutura inter|maxillaris:** Verbindungsnaht der beiden Oberkieferknochen. **Sutura inter|nasalis:** Verbindungsnaht zwischen dem rechten und dem linken Nasenbein. **Sutura la|crimo|con|chalis:** Knochennaht zwischen Tränenbein und knöcherner Nasenmuschel. **Sutura la|crimo|maxillaris:** Verbindungsnaht zwischen Tränenbein und Oberkieferknochen. **Sutura lamb|do|idea:** „Lambdanaht", Schädelnaht zwischen dem Hinterhauptsbein und den beiden Scheitelbeinen (von der Form des griechischen Buchstabens Lambda). **Sutura metopica:** = Sutura frontalis. **Sutura naso|maxillaris:** Verbindungsnaht zwischen Nasenbein und Oberkieferknochen. **Sutura oc|cipito|masto|idea:** rechte bzw. linke Schädelnaht zwischen Hinterhauptsbein und Schläfenbein in Verlängerung der Lambdanaht. **Sutura palatina media|na:** Verbindungsnaht zwischen den waagrechten Teilen der beiden Gaumenbeine. **Sutura palatina trans|versa:** Verbindungsnaht zwischen den Gaumenfortsätzen des Oberkieferknochens und den Gaumenbeinen. **Sutura palato|eth|mo|idalis:** Verbindungsnaht zwischen Gaumenbein und Siebbein. **Sutura palato|maxillaris:** Verbindungsnaht zwischen Gaumenbein und Oberkieferknochen. **Sutura parieto|masto|idea** [- *...ri-e...*]: Knochennaht zwischen Scheitelbein und Schläfenbein. **Sutura plana:** „glatte Naht", Knochennaht ohne Verzahnung. **Sutura sagittalis:** „Pfeilnaht", Schädelnaht in der Mittellinie des Kopfes zwischen den beiden Scheitelbeinen. **Sutura serrata:** „Sägenaht", Knochennaht mit sägeförmigen, verzahnten Rändern. **Sutura spheno|eth|mo|idalis:** Schädelnaht zwischen Keilbein und Siebbein. **Sutura spheno-frontalis:** (rechte bzw. linke) Schädelnaht zwischen Keilbein und Stirnbein. **Sutura spheno|maxillaris:** Verbindungsnaht zwischen Keilbein und Oberkieferknochen. **Sutura spheno|parie|talis** [- *...ri-e...*]: (rechte bzw. linke) Schädelnaht zwischen Keilbein und Scheitelbein. **Sutura spheno|squa|mosa:** (rechte bzw. linke) Schädelnaht zwischen Keilbein und Schläfenbein. **Sutura spheno-vomeria|na** [zu ↑sphenoidalis (in der Fügung ↑Os sphenoidale) u. ↑Vomer]: Verbindungsnaht zwischen Keilbein und Pflugscharbein. **Sutura spheno|zygomatica:** Verbindungsnaht zwischen Keilbein und Jochbein. **Sutura squamosa:** „Schuppennaht", Knochennaht, bei der sich die abgeschrägten Knochenränder überlappen. **Sutura squamosa (cranii):** Schädelnaht zwischen Schläfenbeinschuppe und Scheitelbein. **Sutura squa|moso|masto|idea:** Verbindungsnaht zwischen Schläfenbeinschuppe und Felsenbeinteil des Schläfenbeins (verschwindet beim Erwachsenen). **Sutura temporo|zygomatica:** Verbindungsnaht zwischen Schläfenbein und Jochbein. **Sutura zygomatico-maxillaris:** Verbindungsnaht zwischen Jochbein und Oberkieferknochen

Sv: Abk. für ↑Sievert

sy..., Sy... vgl. syn..., Syn...

Sycosis vgl. Sykose

Sydenham-Chorea [*ßaid^enhäm...;* nach dem engl. Arzt Thomas Sydenham, 1624 bis 1689]: = Chorea minor

Sykose [zu gr. *σῦκον* = Feige] *w;* -, -n, in fachspr. Fügungen: **Sycosis,** *Pl.:* Sycoses: ältere Bezeichnung für ↑Folliculitis barbae

syl..., Syl... vgl. syn..., Syn...

syl|labaris, ...re [zu gr. *συλλαβή* = das Zusammenfassen; die Silbe]: die Sprechsilben betreffend; z. B. ↑Dysarthria syllabaris

sym..., Sym... vgl. syn..., Syn...

Sym|biont [zu gr. *συμβιῶν* = zusammenleben] *m;* -en, -en: Lebewesen, das in Symbiose lebt (Zool.). **sym|biontisch:** = symbiotisch. **Sym|bio|se** *w;* -, -n: Zusammenleben von Organismen zu gegenseitigem Nutzen (Zool.). **Sym|bio|tikum** *s;* -s, ...ka: Arzneimittel, das sowohl gegen grampositive wie auch gegen gramnegative Erreger wirkt. **sym|bio|tisch:** **1)** die Symbiose betreffend. **2)** in der Fügung: **sym|bio|tisches Molekül:** Molekül, das unterschiedliche Wirkungen in sich vereinigt (von Arzneimitteln gesagt)

Sym|ble|pharon [↑syn... u. gr. *βλέφαρον* = Augenlid] *s;* -s: Verwachsung eines Augenlids mit dem Augapfel durch Brückenbildung der Augenbindehaut (z. B. nach Verätzungen oder Verbrennungen oder als Folge eines Trachoms)

Symbol|agnosie: Unfähigkeit, Symbole der Mitteilung (sprachlich-akustischer, mimischer, bildlicher Art o. Ä.) als solche zu verstehen (trotz uneingeschränktem Wahrnehmungsvermögen der Sinnesorgane)

Symbolo|phobie [zum FW *Symbol* u. gr. *φόβος* = Furcht] *w;* -, ...ien: krankhafte Angst vor bestimmten Ereignissen oder Handlungen, denen eine besondere symbolische Bedeutung beigelegt wird

Syme-Plastik [*ßaim...;* nach dem schott. Chirurgen James Syme, 1799–1870]: Schaffung eines prothesengerechten Amputationsstumpfes bei der Exartikulation eines Fußes im oberen Sprunggelenk durch Abdecken des Stumpfendes mit einem Hautlappen des Fersenbereichs

sym|me|trisch, in fachspr. Fügungen: **sym|me|tricus, ...ca, ...cum** [zu gr. *σύμμετρος* = nach etwas abgemessen; verhältnismäßig; gleichmäßig]: (auf beiden Körperseiten) gleichmäßig, spiegelbildlich auftretend; z. B. in der Fügung ↑Adenolipomatosis symmetrica

Sym|path|ek|tomie [↑Sympathikus u. ↑Ektomie] *w;* -, ...ien: operative Entfernung eines Teiles des Sympathikus (zur Ausschaltung krankhafter Einflüsse des vegetativen Nervensystems auf den Körper, z. B. von Schmerzen)

sympathicus vgl. sympathisch

Sympathikoblastom vgl. Sympathoblastom

Sym|pa|thiko|lyse [zu ↑Sympathikus u. gr. *λύειν* = lösen, auflösen] *w;* -, -n: Hemmung oder Aufhebung der Reizung sympathischer Nerven (durch Arzneimittel). **Sym|pa|thiko|lytikum**, auch: **Sym|pa|tho|lytikum** *s;* -s, ...ka: Arzneimittel, das die Reizung sympathischer Nerven hemmt oder aufhebt

Sym|pa|thiko|mimetikum, auch: **Sym|pa|tho|mimetikum** [zu ↑Sympathikus u. gr. *μιμεῖσθαι* = nachahmen] *s;* -s, ...ka: Arzneimittel, das im Organismus die gleichen Erscheinungen hervorruft, wie sie durch Erregung des ↑Sympathikus ausgelöst werden (u. a. Adrenalin, Noradrenalin)

sym|pa|thiko|ton: den Sympathikotonus betreffend, mit diesem zusammenhängend. **Sym|pa|thiko|tonie** [zu ↑Sympathikus u. gr. *τόνος* = das Spannen, Anspannen] *w;* -, ...ien: erhöhte Erregbarkeit des sympathischen Nervensystems. **Sym|pa|thiko|toniker** *m;* -s, -: an Sympathikotonie Leidender. **Sym|pa|thiko|tonikum** *s;* -s, ...ka: Arzneimittel, das das sympathische Nervensystem anregt. **Sym|pa|thiko|tonus** *m;* -: erhöhter Tonus des sympathischen Nervensystems

Sym|pa|thikus *m;* -, ...thizi: übliche Kurzbezeichnung für ↑Truncus sympathicus

sym|pa|thisch, in fachspr. Fügungen: **sym|pa|thicus, ...ca, ...cum** [zu gr. *συμπαθεῖν* = mit- oder zugleich leiden, empfinden]: **1)** zum vegetativen Nervensystem bzw. zum Sympathikus gehörend, diese betreffend. **2)** auf das ursprünglich nicht erkrankte andere Organ eines Organpaares (z. B. Augen) übergreifend; z. B. in der Fügung ↑Ophthalmia sympathica

Sym|pa|tho|blastom, auch: **Sym|pa|thiko|blastom** [↑Sympathikus u. ↑Blastom] *s;* -s, -e: Tumor, der vom Nebennierenmark oder von den Paraganglien des Sympathikus ausgeht und hormonal inaktiv ist (Vorkommen fast nur im Kindesalter)

Sym|pa|tho|gonie [...i^e; zu ↑Sympathikus u. gr. *γονή* = Abstammung, Geschlecht] *w;* -, -n (meist *Pl.*): unreife Nervenzellen des sympathischen Nervensystems

Sym|pa|tho|goniom [zu ↑Sympathogonie] *s;* -s, -e: bösartiger Tumor aus Sympathogonien, der zur Gruppe der Sympathoblastome gehört

Sympatholytikum vgl. Sympathikolytikum

Sympathomimetikum vgl. Sympathikomimetikum

Sym|phon|allaxis [zu gr. *σύμφωνος* = zusammentönend, -klingend u. gr. *ἀλλάττειν* = verändern; verwechseln, vertauschen] *w;* -, ...xes: Sprachstörung mit Vertauschen von Mitlauten

Sym|physe [aus gr. *σύμφυσις* = das Zusammenwachsen, Verwachsen] *w;* -, -n, in fachspr. Fügungen: **Sym|physis**, *Pl.:* ...yses: feste, faserig-knorpelige Verbindung zweier Knochenflächen (Anat.). **Sym|physis inter|verte|bralis:** bindegewebige Verbindung der Wirbelkörper. **Sym|physis manu|brio|ster|nalis** [zu ↑Manubrium u. ↑Sternum]: neue Bez. für ↑Synchondrosis manubriosternalis. **Sym|physis mentalis:** bindegewebige Verbindung zwischen linker und rechter Hälfte des Unterkiefers. **Sym|physis pubica:** „Schambeinfuge", die Vereinigung der vorderen Enden der oberen Schambeinäste

Sym|physeo|tomie [↑Symphyse u. ↑...tomie] *w;* -, ...ien: operative Durchtrennung der Schambeinfuge

sym|physia|lis, ...le [zu ↑Symphyse]: zur Schambeinfuge gehörend

Sym|plasma [↑Syn... u. ↑Plasma] *s;* -s: mehrkerniger Zellverband ohne wahrnehmbare Zellgrenzen

Sym|posion, auch: **Sym|posium** [von gr. *συμπόσιον* = Trinkgelage, Gastmahl] *s;* -s, ...sien [...$i^e n$]: Tagung bes. von Wissenschaftlern, auf der in zwanglosen Vorträgen und Diskussionen die Ansichten über ein bestimmtes Thema erörtert werden

Sym|ptom [aus gr. *σύμπτωμα* = Zufall; vorübergehende Eigentümlichkeit] *s;* -s, -e: Krankheitszeichen, für eine bestimmte Krankheit charakteristische, zu einem bestimmten Krankheitsbild gehörende krankhafte Veränderung. **sym|ptomatisch: 1)** die Symptome betreffend; nur auf die Symptome, nicht auf die Krankheitsursache einwirkend (z. B. von einer ärztlichen Behandlung). **2)** in fachspr. Fügungen: **sym|ptomaticus, ...ca, ...cum:** keine selbstständige Erkrankung darstellend, sondern als Symptom einer anderen Krankheit auftretend; z. B. in der Fügung ↑Anaemia symptomatica

Sym|ptomato|logie [↑Symptom u. ↑...logie] *w;* -: Lehre von den Krankheitszeichen

Sym|ptomen|kom|plex: = Syndrom

Sym|pus [↑syn... u. gr. *πούς* = Fuß] *m;* -:

Fehlbildung mit zusammengewachsenen unteren Extremitäten

syn..., Syn..., vor b, m, p angeglichen zu: **sym...,** vor l zu: **syl...,** in bestimmten Fällen verkürzt zu: **sy...** [aus gr. *σύν* = zugleich, zusammen; zusammen mit]: Vorsilbe mit der Bedeutung „mit, zusammen; gemeinsam; gleichzeitig mit; gleichartig"; z. B.: Synalgie, Synästhesie

Syn|adel|phus [↑syn... u. gr. *ἀδελφός* = Bruder] *m;* -, ...phi: missgebildete Zwillinge mit nur einmal ausgebildetem Rumpf, aber doppelt ausgebildeten Gliedmaßen

Syn|algie [↑syn... u. ↑...algie] *w;* -, ...ien: Mitempfinden von Schmerzen in einem nicht erkrankten Glied

Syn|ap|se [aus gr. *σύναψις* = Verbindung] *w;* -, -n, in fachspr. Fügungen: **Syn|ap|sis,** *Pl.:* ...ap|ses: **1)** Berührungsstelle der Grenzflächen zwischen Muskel und Nerv. **2)** Übergangsstelle vom zentripetalen zum zentrifugalen Ast eines Reflexbogens

Syn|ar|throse [zu ↑syn... u. gr. *ἄρθρον* = Glied, Gelenk] *w;* -, -n, in fachspr. Fügungen: **Syn|ar|throsis,** *Pl.:* ...oses: = Junktur

Syn|äs|thes|algie [↑Synästhesie und ↑...algie] *w;* -, ...ien: Auslösung eines Schmerzanfalls bei ↑Kausalgie von abgelegenen Hautzonen her

Syn|äs|thesie [aus gr. *συναίσθησις* = Mitempfindung] *w;* -, ...ien: [Mit]erregung eines Sinnesorgans durch einen nichtspezifischen Reiz, z. B. subjektives Wahrnehmen optischer Erscheinungen (Farben) bei akustischer und mechanischer Reizeinwirkung. **syn|äs|thetisch:** die ↑Synästhesie betreffend; durch einen nichtspezifischen Reiz erzeugt (z. B. von Sinneswahrnehmungen)

Syn|chilie [zu ↑syn... u. gr. *χεῖλος* = Lippe] *w;* -, ...ien: angeborene Verwachsung der Lippen

Syn|cholie [zu ↑syn... und gr. *χόλος* = Galle] *w;* -, ...ien: Ausscheidung von exogenen Substanzen (z. B. von Röntgenkontrastmitteln, Farbstoffen) mit der Galle in die Verdauungswege. **Syn|cholikum** *s;* -s, ...ka: exogene Substanz, die mit der Galle in die Gallenblase bzw. in den Darm ausgeschieden wird (z. B. Röntgenkontrastmittel zur Darstellung der Gallenblase)

Syn|chon|drose [zu ↑syn... u. gr. *χόνδρος* = Korn; Knorpel] *w;* -, -n, in fachspr. Fügungen: **Syn|chon|drosis,** *Pl.:* ...oses: „Knorpelfuge", feste, nicht gelenkartige Verbindung zweier Knochen, die durch Knorpelgewebe hergestellt wird (Anat.). **Syn|chon|droses cranii** *Pl.:* die Knorpelverbindungen der Schädelknochen. **Syn|chon|drosis in|tra|occipitalis anterior:** knorpelige Verbindung zwischen dem Mittelteil und den beiden Seitenteilen des Hinterhauptbeins beim Neugeborenen. **Syn|chon|drosis in|tra|oc|cipitalis posterior:** knorpelige Verbindung der Hinterhauptschuppe mit den beiden Seitenteilen des Hinterhauptbeins beim Neugeborenen. **Syn|chon|drosis manu|brio|sternalis:** die knorpelige Verbindung zwischen Handgriff und Körper des Brustbeins. **Syn|chondrosis pe|tro|oc|cipitalis:** die knorpelige Verbindung zwischen dem Körper des Hinterhauptbeins und dem Felsenbeinteil des Schläfenbeins, die die ↑Fissura petrooccipitalis ausfüllt. **Syn|chon|drosis spheno|occipitalis:** die knorpelige Verbindung zwischen Keilbeinkörper und Körper des Hinterhauptbeins. **Syn|chon|drosis spheno|petrosa:** die knorpelige Verbindung zwischen dem Unterrand des großen Keilbeinflügels und dem Felsenbeinteil des Schläfenbeins, die die ↑Fissura sphenopetrosa ausfüllt. **Syn|chon|droses sternales** *Pl.:* die knorpeligen Verbindungen zwischen Handgriff und Körper des Brustbeins sowie zwischen Schwertfortsatz und Körper des Brustbeins. **Syn|chon|drosis xi|pho|sternalis:** die knorpelige Verbindung zwischen Schwertfortsatz und Körper des Brustbeins

syn|chron [zu ↑syn... u. gr. *χρόνος* = Zeit]: gleichzeitig, im Rhythmus übereinstimmend (z. B. vom Puls und Herzschlag)

Syn|chysis [aus gr. *σύγχυσις* = Vermischung] *w;* -, ...chyses: in den Fügungen: **Syn|chysis corporis vi|trei** [- - ...*e-i;* ↑Corpus vitreum]: Verflüssigung des Glaskörpers im Auge, Veränderung des kolloidalen Gelzustandes (zumeist ein Alterungsprozess). **Syn|chysis scintillans:** Glaskörperglitzern, Augenglaskörperveränderung mit Einlagerung von Licht reflektierenden gelblichen Cholesterinkristallen

Syn|daktylie [zu ↑syn... u. gr. *δάκτυλος* = Finger; Zehe] *w;* -, ...ien: angeborene seitliche Verwachsung von zwei oder mehreren Fingern bzw. Zehen

Syn|desmo|logie, latinisiert: **Syn|desmologia**[1] [zu ↑Syndesmose u. ↑...logie] *w;* -: **1)** Gesamtheit der Bänder, die Knochen miteinander verbinden oder Eingeweide halten. **2)** systematisch geordnete Liste der knorpeligen und faserigen Knochenverbindungen, der Gelenke und der Knochenbänder mit ihren verbindlichen anatomischen Namen

Syn|desmo|phyt [zu ↑Syndesmose und ↑...phyt] *m;* -en, -en: von einem Ligament ausgehender knöcherner Auswuchs

Syn|desmose [zu gr. *σύνδεσμος* = Verbindung, Band] *w;* -, -n, in fachspr. Fügungen: **Syn|desmosis,** *Pl.:* ...oses: „Bandhaft", feste Verbindung zwischen Knochen durch faserige oder elastische Bänder (Anat.). **Syndesmosis radio|ulnaris** [zu ↑Radius u. ↑Ulna]: neue Bez. für ↑Articulatio radioulnaris. **Syndesmosis tibio|fibularis:** feste faserige Verbindung der unteren Enden von Schienbein und Wadenbein. **Syn|desmosis tym-**

pano|stapedia: faserige Verbindung zwischen der Fußplatte des Steigbügels und dem Vorhoffenster

Syn|det [aus engl. *syndet,* Kurzw. aus engl. *syn*thetic *det*ergent = synthetisches Detergens] *s;* -s, -s (meist *Pl.*): medizinische Seifen, die im Gegensatz zu den aus Fett gewonnenen Seifen synthetisch hergestellt werden

Syn|drom [zu gr. *σύνδϱομος* = zusammenlaufend] *s;* -s, -e: Symptomenkomplex, Krankheitsbild mit mehreren charakteristischen Symptomen

Syn|echie [zu gr. *συνέχειν* = zusammenhalten; verbinden] *w;* -, ...ien: Verwachsung von Regenbogenhaut und Augenlinse (hintere Synechie) bzw. Regenbogenhaut und Hornhaut (vordere Synechie)

Syn|ergie [zu gr. *συνεϱγεῖν* = mit jmdm. arbeiten, jmdm. helfen] *w;* -: Zusammenwirken mehrerer Muskeln oder Drüsen (zur Herbeiführung bestimmter Reaktionen des Organismus, z. B. einer Bewegung oder eines Stoffwechselvorgangs). **Syn|ergismus** *m;* -, ...men: **1)** = Synergie. **2)** Symbiose von Mikroorganismen. **3)** Zusammenwirken von mehreren Arzneimitteln in additiver oder potenzierender Weise. **Syn|ergist** *m;* -en, -en (meist *Pl.*): **1)** Bezeichnung für Organe (bes. Muskeln), die gleichsinnig zusammenwirken. **2)** Bezeichnung für Arzneimittel, die sich in additiver oder potenzierender Weise ergänzen. **syn|ergistisch:** zusammenwirkend (von Muskelgruppen, Drüsen, auch von Arzneimitteln u. Ä.)

syn|gen [↑syn... u. ↑...gen]: = isogen

Syn|kan|thus [↑syn... u. ↑Kanthus] *m;* -, ...thi: = Symblepharon

Syn|karyon [↑syn... u. gr. *κάϱυον* = Nuss; Fruchtkern] *s;* -s, ...ya: diploider Zellkern, der durch Verschmelzung von zwei Kernen entstanden ist (Biol.)

Syn|karzino|genese [↑syn..., gr. *καϱκίνος* = Krebs u. ↑Genese] *w;* -, -n: Zusammenwirken mehrerer Krebs erzeugender Faktoren bei der Entstehung eines Krebses

Syn|karzino|lyse [zu ↑syn..., gr. *καϱκίνος* = Krebs u. gr. *λύειν* = lösen, auflösen] *w;* -, -n: gleichzeitige Anwendung verschiedener Heilmittel zur Auflösung einer bösartigen Geschwulst

Syn|kinese [↑syn... u. gr. *κίνησις* = Bewegung] *w;* -, -n: unwillkürliche Mitbewegung von Muskeln bzw. Muskelgruppen, deren Mitbeteiligung an der Bewegung primär nicht erforderlich ist

Syn|klitismus [zu gr. *συγκλίνειν* = sich zusammen niederlegen, zusammenliegen] *m;* -, ...men: Einstellung des kindlichen Kopfes während der Geburt derart, dass die Pfeilnaht in der Führungslinie des Beckens verläuft

syn|kopal [zu gr. *συγκοπή* = das Zusammenschlagen, -prallen; plötzliche Ohnmacht]: in Form einer Synkope auftretend. **Syn|kope** [auch noch: *sünkope*] *w;* -, ...kopen: „Ohnmacht", meist kurz dauernde, mit plötzlichem Bewusstseinsverlust verbundene, jedoch harmlose Störung der Hirndurchblutung

Syn|ophrys [↑syn... u. gr. *ὀφϱύς* = Augenbraue] *w;* -: Zusammenwachsen der Augenbrauen

Syn|oph|thalmus [↑syn... u. gr. *ὀφθαλμός* = Auge] *m;* -, ...mi: = Zyklopie

Syn|opto|phor [zu ↑syn..., zum Stamm von ↑optisch u. zu ↑...phor] *s;* -s, -en u. **Syn|optoskop** [↑...skop] *s;* -s, -e: Stereoskop, mit dem die (motorische und sensorische) Koordinationsfähigkeit der Augen ermittelt wird (u. a. zur Messung des subjektiven Schielwinkels)

Syn|or|chidie [zu ↑syn... u. ↑Orchis] *w;* -, ...ien: angeborene Verwachsung beider Hoden

Syn|ostose [zu ↑syn... u. gr. *ὀστέον* = Knochen] *w;* -, -n, in fachspr. Fügungen: **Synostosis,** *Pl.:* ...oses: feste knöcherne Verbindung benachbarter Knochen oder Knochenteile (Anat.)

Syn|otie [zu ↑syn... u. gr. *οὖς,* Gen.: *ὠτός* = Ohr] *w;* -, ...ien: angeborene Schädelmissbildung, bei der die Ohren in der Gegend des Unterkiefers sitzen und miteinander verwachsen sind (meist zusammen mit ↑Agnathie auftretend)

Syn|ov|ek|tomie, auch: **Syn|ovial|ek|tomie** [zu ↑Synovialis u. ↑Ektomie] *w;* -, ...ien: operative Entfernung der ↑Membrana synovialis

Syn|ovia [zu ↑syn... u. lat. *ovum* = Ei] *w;* -: Gelenkschmiere, farblose, fadenziehende Flüssigkeit in den Gelenken (Anat.)

Synovialektomie vgl. Synovektomie

syn|ovia|lis, ...le [zu ↑Synovia]: die Gelenkschmiere betreffend, zu ihr gehörend; Gelenkschmiere absondernd; z. B. in der Fügung ↑Membrana synovialis. **Syn|ovia|lis** *w;* -, ...les: übliche Kurzbezeichnung für ↑Membrana synovialis. **Syn|ovia|litis** *w;* -, ...litiden (in fachspr. Fügungen: ...litides): = Synovitis

Syn|ovia|lom [zu ↑Synovialis] *s;* -s, -e: von der ↑Synovialis ausgehende Geschwulst

Syn|ovial|zotten: zottenartige Fortsätze der Synovialis an den Gelenkinnenflächen

Synoviitis vgl. Synovitis

Syn|ovi|or|these [Kurzbildung zu ↑synovialis (in der Fügung ↑Membrana synovialis) u. gr. *ὀϱθός* = gerade; richtig; recht] *w;* -, -n: therapeutische Maßnahme zur Heilung einer erkrankten Gelenkinnenhaut (Membrana synovialis) mit Chemikalien, Radionukliden oder Strahlen

Syn|ovitis od. **Syn|ovi|itis** [zu ↑Synovialis] *w;* -, ...itiden (in fachspr. Fügungen: ...itides):

Entzündung der Synovialis (eine Form der Gelenkentzündung)

Syn|psych|algie [↑syn... u. ↑Psychalgie] *w;* -, ...ien: Auslösung eines Schmerzanfalls bei ↑Kausalgie durch taktile, optische, akustische und emotionelle Reize

Syn|these [von gr. *σύνθεσις* = das Zusammenlegen; die Zusammensetzung] *w;* -, -n: Aufbau einer [komplizierten] chem. Verbindung aus einfacheren Stoffen (Chemie, insbes. Biochemie). **syn|thetisch**: die chem. Synthese betreffend; auf dem Wege der Synthese [entstanden]; künstlich (chemisch) hergestellt

Syn|topie [zu ↑syn... u. gr. *τόπος* = Ort, Stelle] *w;* -, ...ien: Lagebeziehung eines Organs zu benachbarten Organen

Syn|tropie [↑syn... u. ↑...tropie] *w;* -, ...ien: gemeinsames Auftreten zweier verschiedener Krankheiten

Syn|urie [↑syn... u. ↑...urie] *w;* -, ...ien: Ausscheidung von exogenen Substanzen (z. B. von Röntgenkontrastmitteln bei urographischen Röntgenuntersuchungen) durch den Urin

Syn|ze|phalus [zu ↑syn... u. gr. *κεφαλή* = Kopf] *m;* -, ...li: Zwillingsfehlbildung mit zusammengewachsenen Köpfen

syn|zytial: das Synzytium betreffend. **Synzytium** [zu ↑syn... u. gr. *κύτος* = Höhlung; Wölbung; Zelle] *s;* -s, ...ien [...*iᵉn*]: durch Teilung oder Verschmelzung von Zellen entstehender mehrkerniger Zellverband ohne Zellgrenzen (Biol.)

Sy|philid [zu ↑Syphilis] *s;* -[e]s, -e: syphilitischer Hautausschlag

Sy|philido|phobie [zu ↑Syphilis u. gr. *φόβος* = Furcht] *w;* -, ...ien: krankhafte Angst vor der Ansteckung mit Syphilis bzw. krankhafte Neigung, jede Störung im Allgemeinbefinden auf eine vermeintliche Syphiliserkrankung zu beziehen

Sy|philis [nach dem Titel eines lat. Lehrgedichts des 16. Jh., in dem die Geschichte eines an Syphilis erkrankten Hirten namens Syphilus erzählt wird] *w;* -: Geschlechtskrankheit, die durch ↑Treponema pallidum hervorgerufen und meist durch Geschlechtsverkehr übertragen bzw. konnatal erworben wird (chronisch in drei Stadien verlaufend und zu Veränderungen an Haut, inneren Organen, Knochen, Gehirn und Rückenmark führend)

syphiliticus vgl. syphilitisch. **Sy|philitiker** [zu ↑Syphilis] *m;* -s, -: an Syphilis Leidender. **sy|philitisch,** in fachspr. Fügungen: **sy-philiticus, ...ca, ...cum:** die Syphilis betreffend; auf Syphilis beruhend; z. B. in der Fügung ↑Acne syphilitica

Sy|philo|derma [↑Syphilis u. ↑Derma] *s;* -s, -ta: syphilitische Hauterkrankung, auf Syphilis beruhende Hautveränderungen

Sy|philo|id [↑Syphilis u. ↑...id] *s;* -[e]s, -e: syphilisähnliche Erkrankung, mildere Verlaufsform der Syphilis

Sy|philom [zu ↑Syphilis] *s;* -s, -e: = Gumma

Sy|philo|manie [↑Syphilis u. ↑Manie] *w;* -, ...ien: = Syphilidophobie

Sy|philose [zu ↑Syphilis] *w;* -, -n: allg. Bez. für eine syphilitische Erkrankung

Syrin|gitis [zu gr. *σῦριγξ*, Gen.: *σύριγγος* = Röhre; Höhle] *w;* -, ...itiden (in fachspr. Fügungen: itides): Entzündung der Ohrtrompete

syrin|go..., Syrin|go... [aus gr. *σῦριγξ*, Gen.: *σύριγγος* = Röhre; Höhle; auch = hohles Geschwür, Fistel]: Bestimmungswort von Zusammensetzungen mit den Bedeutungen: **1)** „röhrenförmiges Organ"; z. B. Syrinx = Ohrtrompete (Tuba auditiva). **2)** „Höhle, Hohlraum" (z. B. als Gewebsmissbildung); z. B.: Syringomyelie. **3)** „Fistel, offenes Geschwür"; z. B.: Syringotom

Syrin|go|bulbie [zu ↑syringo... u. lat. *bulbus* bzw. gr. *βολβός* = Zwiebel, zwiebelförmiges Gebilde] *w;* -, ...ien: = Syringomyelie im Bereich des Bulbus der ↑Medulla oblongata

Syrin|gom [zu gr. *σῦριγξ*, Gen.: *σύριγγος* = Röhre; Höhle; auch = hohles Geschwür, Fistel] *s;* -s, -e (meist *Pl.*): kleine Knötchen an Augenlidern oder Brust, die von Schweißdrüsen ausgehen

Syrin|go|mye|lie [zu ↑syringo... u. gr. *μυελός* = Mark] *w;* -, ...ien: Erkrankung des Rückenmarks mit Höhlenbildung im grauen Mark

Syrin|go|plastik [↑syringo... u. ↑Plastik] *w;* -, -en: chirurgisch-plastischer Verschluss einer Fistel

Syrin|go|tom [↑syringo... u. ...tom] *s;* -s, -e: chirurgisches Spezialmesser, das an seiner Spitze gekröpft ist und zur operativen Spaltung von Fisteln dient

Sysom [↑syn... u. ↑...som] *s;* -s, -e: missgebildete Zwillinge mit zusammengewachsenem Rumpf, aber getrennten Köpfen

System [von gr. *σύστημα* = ein aus mehreren Teilen zusammengesetztes Ganzes] *s;* -s, -e, in fachspr. Fügungen: **Systema,** *Pl.:* -ta: Organkomplex mit einheitlicher Gesamtfunktion im Organismus; Gesamtheit der an einer bestimmten Lebensfunktion beteiligten Organe und physiologischen Faktoren (z. B. Hormone, Enzyme); vgl. Apparat. **Systema digestorium:** = Apparatus digestorius. **Systema lym|phaticum:** die Gesamtheit der Lymphgefäße, der Lymphknoten und der Milz. **Systema nervosum:** „Nervensystem", die Gesamtheit aller Nervenzellen und Nervenbahnen, die der Steuerung, Koordinierung und Anpassung der Funktionen des Körpers und seiner Organe dienen. **Systema nervosum auto|nomicum:** „autonomes Nervensystem", derjenige Teil des Nervensystems, der die Funktion von Organen steuert, deren Tätigkeit weitgehend dem

Einfluss des Willens entzogen ist u. unbewusst abläuft. **Systema nervosum centrale:** „Zentralnervensystem", aus Hirn und Rückenmark bestehender Teil des Nervensystems (Abk.: ZNS). **Systema nervosum periphericum:** „peripheres Nervensystem", die nicht zum Hirn und Rückenmark bzw. zum autonomen Nervensystem gehörenden Nervenbahnen. **Systema re|spiratorium:** = Apparatus respiratorius. **Systema skeletale:** anat. Bez. für das Knochengerüst. **Systema uro|genitale:** = Apparatus urogenitalis

System|erkrankung: Krankheit, die ein ganzes System des Organismus befällt (z. B. das Blut bildende System). **systemisch:** ein Organsystem oder mehrere Organe in der gleichen Weise betreffend

Sy|stem|mykose: ↑Mykose, die, von einem zunächst lokal umgrenzten Haut- oder Schleimhautbefall ausgehend, innere Organe oder ganze Organsysteme (z. B. den Magen-Darm-Trakt) befällt

Sy|stole [*süßtole*, seltener auch: *süßtole*; von gr. *συστολή* = das Zusammenziehen; Vermindern] *w;* -, ...olen: Zusammenziehung eines muskulösen Hohlorgans, besonders des Herzmuskels. **Sy|stolikum** *s;* -s, ...ka: Zeitdauer der Systole. **sy|stolisch:** die Systole betreffend; bei der Systole auftretend

Szeno|test [zum FW *Szene*] *m;* -[e]s, -e u. -s: psychologischer Test zur Erhellung der Persönlichkeitsstruktur, bei dem der Proband mit Spielzeugfiguren u. Ä. szenische Vorgänge darzustellen hat

Szent-Györgyi-Quo|tient [*ßäntdjördji...*; nach dem ung. Biochemiker Albert von Szent-Györgyi, 1893–1986]: quantitatives Verhältnis der Kalium-, Phosphat- und Bikarbonationen in Körpergeweben und -flüssigkeiten zu den Kalzium-, Magnesium- und Wasserstoffionen, das von physiologischer Bedeutung für den Organismus ist (Zunahme der ersteren Gruppe verstärkt, Abnahme vermindert die nervöse Erregbarkeit)

Szinti|gramm [Kurzwort aus ↑Szintillation u. ↑...gramm] *s;* -s, -e: durch die Einwirkung der Strahlung radioaktiver Stoffe auf eine fluoreszierende Schicht erzeugtes Leuchtbild (das z. B. die Verteilung und Speicherung radioaktiver Indikatoren in den Körpergeweben beobachten lässt). **Szintigraph** [↑...graph] *m;* -en, -en: Gerät zur (fotograf.) Aufnahme von Szintigrammen. **Szinti|gra|phie** [↑...graphie] *w;* -, ...ien: Untersuchung und Darstellung innerer Organe mithilfe von Szintigrammen

Szintillation [zu lat. *scintillare, scintillatum* = Funken sprühen; funkeln, flimmern] *w;* -, -en: Auftreten von Lichtblitzen beim Auftreffen radioaktiver Strahlung auf fluoreszierende Stoffe (Phys.)

szir|rhös, in fachspr. Fügungen: **scir|rhosus, ...osa, ...osum** [zu ↑Szirrhus]: derb, schrumpfend (bezogen auf die Beschaffenheit von bösartig entartetem Gewebe). **Szirrhus,** in fachspr. Fügungen: **Scir|rhus** [von gr. *σκίρρος* = Verhärtung; verhärtetes Geschwür] *m;* -: harte Krebsgeschwulst, Krebs mit reichlichem, derbem und schrumpfendem Stroma

T

T: chem. Zeichen für ↑Tritium

T_3 = Trijodthyronin

T_4 = Tetrajodthyronin

Ta: chem. Zeichen für ↑Tantal

Tab [Kurzwort aus ↑Tablette] *w;* -, -s (meist *Pl.*): Bez. für „moderne" Tabletten, die in Wasser sehr schnell zerfallen und eine gut trinkbare Suspension bieten

Tabacosis vgl. Tabakose

Tabaksbeutelnaht: ringförmig eingestülpte Naht für den operativen Verschluss von Hohlorganen

Tabakose [zum FW *Tabak* gebildet] *w;* -, -n, in fachspr. Fügungen: **Tabacosis,** *Pl.:* ...oses: Tabakstaublunge, Ablagerung von Tabakstaub in der Lunge (bei Tabakarbeitern)

Tabanidae [zu lat. *tabanus* = Pferdebremse u. ↑...id] *Pl.:* „Bremsen", Fliegen (zool. Familie), deren Weibchen sich vom Blut der Warmblüter ernähren

Tabatie|re [aus frz. *tabatière* = Schnupftabakdose] *w;* -, -n: Trivialbez. für die Vertiefung, die sich beim seitlichen Abspreizen des Daumens zwischen den beiden Sehnen seiner Extensormuskeln an der Innenseite des Handgelenkrückens ausbildet (kann zum Schnupfen mit Schnupftabak beschickt werden)

Tabes [aus lat. *tabes,* Gen.: *tabis* = allmähliches Vergehen; Auszehrung] *w;* -: **1)** veralt. allg. Bezeichnung für: Auszehrung, Schwindsucht. **2)** übliche Kurzbezeichnung für: Tabes dorsalis. **Tabes dorsalis:** „Rückenmarksschwindsucht", Spätstadium der Syphilis mit Degeneration der Rückenmarkshinterstränge. **Tabes mes|arai|ca** [zu gr. *μεσάραιον* = Darmgekröse]: hochgradige Auszehrung bei Tuberkulose der Mesenteriallymphknoten

Tabes|zenz [zu lat. *tabescere* = allmählich vergehen, schwinden] *w;* -, -en: allg. Bezeichnung für: Auszehrung, Abzehrung (trophische Störung, die in schweren Fällen zur Kachexie führen kann)

Tabiker [zu ↑Tabes] *m;* -s, -: Tabeskranker, an Tabes dorsalis Erkrankter. **tabisch:** tabeskrank; die Tabes dorsalis betreffend

Ta|blette [aus frz. *tablette* = Arzneitäfelchen, eigtl. = Tafel; Holzbrett; Platte (zu lat. *tabula* = Tisch)] *w;* -, -n, in fachspr. Fügungen: **Tabuletta,** *Pl.:* ...ettae: meist weiße, unter hohem mechanischem Druck aus pulverförmiger Substanz in gewöhnlich flachzylindrische Form gepresste Arzneizubereitung. **Tabuletta ob|ducta** [lat. *obductus* = überzogen, bedeckt]: = Dragée. **ta|blettie|ren:** eine Ausgangssubstanz in Tablettenform bringen, zu Tabletten verarbeiten

Tabo|para|lyse [↑Tabes u. ↑Paralyse] *w;* -, -n: mit progressiver Paralyse verbundene Rückenmarksschwindsucht

Tabo|phobie [zu ↑Tabes u. gr. *φόβος* = Furcht] *w;* -, ...ien: krankhafte Angst, an Tabes dorsalis zu erkranken oder erkrankt zu sein

Tabula externa bzw. **interna** [lat. *tabula,* Gen.: *tabulae* = Brett; Tafel] *w;* -: äußere bzw. innere Platte des knöchernen Schädeldachs (Anat.)

Tabuletta vgl. Tablette

Taches bleues [*tasch blö;* frz. *tache* = Fleck und frz. *bleu* = blau] *Pl.:* blaue Flecke, die an Stichstellen von Filzläusen auftreten. **Taches noires** [*tasch noar;* frz. noir = schwarz] *Pl.:* kleine, mit einer schwarzen Kruste bedeckte Geschwüre, die von einem roten Hof umgeben sind (charakteristisch für Zeckenbiss)

ta|chy..., Ta|chy... [aus gr. *ταχύς* = schnell]: Bestimmungswort von Zus. mit der Bed. „schnell; beschleunigt; hastig"; z.B.: Tachykardie

Ta|chy|ar|rhyth|mie [↑tachy... u. ↑Arrhythmie] *w;* -, ...ien: unregelmäßige Herzschlagfolge mit einer Frequenz von über 100/Minute

ta|chy|kard: Tachykardie zeigend, mit stark beschleunigter Herztätigkeit. **Ta|chykardie** [zu ↑tachy... u. ↑Kardia] *w;* -, ...ien: stark beschleunigte Herztätigkeit, „Herzjagen"

Ta|chy|phagie [zu ↑tachy... u. gr. *φαγεῖν* = essen] *w;* -: hastiges Essen

Ta|chy|phylaxie [zu ↑tachy... u. gr. *φύλαξις* = Bewachung; Beschützung] *w;* -, ...ien: Erscheinung, dass die Wirkung bestimmter Medikamente nach wiederholter Verabreichung trotz immer größer werdender Dosen schnell abnimmt und schließlich ganz ausbleibt

Ta|chy|pnoe [↑tachy... u. gr. *πνοή* = Wehen, Hauchen; Atem] *w;* -: beschleunigte Atmung, Kurzatmigkeit

Ta|chy|syn|ethie [↑tachy... u. gr. *συνήθεια* = Angewöhnung] *w;* -, ...ien: sehr rasche Gewöhnung des Organismus an ein toxisches Heilmittel

Ta|chy|urie [↑tachy... u. ↑...urie] *w;* -, ...ien: krankhaft beschleunigte Ausscheidung von Harn, z.B. nach Aufnahme größerer Flüssigkeitsmengen

tacticus, ...ca, ...cum od. **tactilis, ...le,** eingedeutscht: **taktil** [zu lat. *tangere, tactum* = berühren]: den Tastsinn betreffend; mithilfe des Tastsinns [erfolgend]; z.B. in der Fügung ↑Agnosia tactica. **Tactus** *m;* -: „Tastsinn", die Fähigkeit des Organismus, Berührungsreize über die in der Haut vorhandenen Tastkörperchen aufzunehmen

¹Tae|nia [aus lat. *taenia,* Gen.: *taeniae* = Band; Binde; Streifen (von gleichbed. gr. *ταινία*)] *w;* -, ...iae: Gewebestreifen, Markstreifen, Gewebesaum (Anat.); eindeutschend auch: ↑Tänie. **Tae|nia chorio|idea (ven|triculi lateralis):** zarter Markstreifen am ↑Plexus chorioideus der seitlichen Hirnkammer. **Tae|niae coli** *Pl.:* drei fingerbreite bandartige Längsstreifen von Muskelfasern, die am Grimmdarm entlanglaufen (↑Taenia libera, ↑Taenia mesocolica, ↑Taenia omentalis). **Tae|nia fornicis** [↑Fornix]: Übergangssaum des Hirngewölbes in den ↑Plexus chorioideus. **Tae|nia libera:** bandartiger Längsstreifen von Muskelfasern an der freien, nicht angehefteten Seite des Grimmdarms. **Tae|nia meso|colica:** bandartiger Längsstreifen von Muskelfasern entlang der angehefteten Seite des Grimmdarms. **Taenia omentalis:** bandartiger Längsstreifen von Muskelfasern am Grimmdarm, entlang dem großen Netz. **Tae|nia rhomb|en|cephali:** = Taenia ventriculi quarti. **Tae|nia telae:** Übergangssaum des Nervengewebes des Gehirns in die ↑Ependymzellen des ↑Plexus chorioideus. **Tae|nia thalami:** Übergangssaum des Nervengewebes des Sehhügels in die ↑Ependymzellen der dritten Hirnkammer. **Tae|nia ven|triculi quarti:** Übergangssaum des Nervengewebes des Gehirns in die ↑Ependymzellen des ↑Plexus chorioideus im Bereich der vierten Hirnkammer

²Tae|nia [aus lat. *taenia* = Band; Binde; auch = Bandwurm (von gleichbed. gr. *ταινία*)] *w;* -, (Arten:) ...iae: eine Gattung der Bandwürmer; eindeutschend auch: ↑Tänie (Zool.). **Tae|nia saginata** [lat. *saginare, saginatum* = mästen]: Rinderbandwurm, etwa 4–10 m langer Bandwurm (mit vier Saugnäpfen, aber ohne Hakenkranz), der im Darm des Menschen (als Endwirt) schmarotzt und durch finnenhaltiges Rindfleisch übertragen wird. **Tae|nia solium** [Herleitung des Beiwortes *solium* unklar]: Schweinebandwurm, mit einem Hakenkranz bewehrter Bandwurm des Menschen (2–3 m lang)

Taeniasis vgl. Täniase

Tagblindheit vgl. Nyktalopie

Tages|chir|urgie: chirurgische Behandlung, bei der der Patient nur sehr kurzzeitig

(1–2 Tage) im Krankenhaus bleiben muss (bei kleinen Eingriffen wie Nabelbruch, Phimose)

Tages|klinik: Krankenhaus, in dem psychisch Kranke oder demente Patienten tagsüber aufgenommen und behandelt werden

Ta|glia|cozzi-Me|thode [*taljakotßi...;* nach dem ital. Chirurgen Gaspare Tagliacozzi, 1546–1599]: operatives Verfahren zur Deckung eines Nasendefektes mit einem Stiellappen vom Oberarm

Takata-Ara-Re|aktion [nach den jap. Pathologen Maki Takata u. Kijoschi Ara (beide 19./20. Jh.)]: Ausflockung von Eiweiß in Serum oder Liquor mittels Schwermetallverbindungen unter Verwendung von Sublimat (die Reaktion spricht auf Globulinvermehrungen an, wobei gleichzeitige Albuminverminderungen die Reaktion begünstigen)

taktil vgl. tactilis

Tal|algie [↑Talus und ↑...algie] *w;* -, ...ien: Fersenschmerz

talaris, ...re [zu ↑Talus]: zum Sprungbein gehörend

Tali|pes [↑Talus und lat. *pes,* Gen.: *pedis* = Fuß] *m;* -, Talipedes oder ...pedes: = Pes varus

Talipo|manus [Mischbildung aus ↑Talipes u. lat. *manus* = Hand] *w;* -, -: „Klumphand" (meist angeborene Deformierung der Hand)

Talkose [zu ↑Talkum] *w;* -, -n: Staublungenerkrankung infolge Ablagerung von Talkum oder Magnesiumsilikat in der Lunge

Talkum [von gleichbed. arab. *talk*] *s;* -s: Speckstein, Magnesiumsilikat (Bestandteil von Pudern)

Talma-Operation [nach dem niederl. Arzt Sape Talma, 1847–1918]: = Omentopexie

talo|calcaneo|navicularis, ...re [zu ↑Talus, ↑Calcaneus u. ↑navicularis (in der Fügung ↑Os naviculare)]: zum Sprungbein, Fersenbein u. Kahnbein gehörend (Anat.)

talo|calcane|us, ...nea, ...ne|um [zu ↑Talus u. ↑Calcaneus]: zum Sprungbein u. Fersenbein gehörend (Anat.)

talo|fibularis, ...re [zu ↑Talus u. ↑Fibula]: zum Sprungbein u. zum Wadenbein gehörend (Anat.)

talo|navicularis, ...re [zu ↑Talus u. ↑navicularis (in der Fügung ↑Os naviculare)]: zum Sprung- und Kahnbein gehörend (Anat.)

Talus [aus gleichbed. lat. *talus,* Gen.: *tali*] *m;* -, ...li: „Sprungbein", der oberste Fußwurzelknochen, der die Last des Körpers vom Schienbein auf das Fußgewölbe überträgt (Anat.)

Tampon [bei frz. Ausspr.: *~~tangpong~~,* bei dt. Ausspr.: *tampon;* aus frz. *tampon* = Pfropfen, Stöpsel] *m;* -s, -s: Watte-, Mullbausch. **Tamponade** [*tam...*] *w;* -, -n: Ausstopfung (z. B. von Wunden) mit Tampons. **tamponie|ren**: (bes. Wunden) mit Tampons ausstopfen

Tangier-Krankheit [*teindsch^er...;* nach der Insel Tangier vor der amer. Ostküste (Virginia), von der die ersten Patienten stammten]: Krankheitsbild, das durch Verminderung der Alphalipoproteine, erhebliche Speicherung von Cholesterinestern sowie Vergrößerung und orangegelbe Verfärbung der Tonsillen charakterisiert ist

Tan|gle [*täng^el;* engl. = Gewirr] *s;* -s, -s (meist *Pl.*): Eiweißfibrillen aus krankhaft veränderten Neurofibrillen, die durch Entgleisung bestimmter Vorgänge entstehen

Tänia|se [zu ↑²Taenia] *w;* -, -n, in fachspr. Fügungen: **Tae|nia|sis,** *Pl.:* ...ia|ses: Bandwurmleiden

Tänie [*...i^e*] *w;* -, -n: eindeutschende Form für ↑¹Taenia u. ↑²Taenia

Täni|fugum [zu ↑²Taenia u. lat. *fugare* = in die Flucht schlagen, vertreiben] *s;* -s, ...ga (meist *Pl.*): Mittel gegen Bandwürmer

Tantal [nach dem sagenhaften altgriech. König Tantalus] *s;* -s: metallisches chem. Element; Zeichen: Ta

Ta|pho|phobie [zu gr. τάφος = Leichenbestattung; Grab u. gr. φόβος = Furcht] *w;* -, ...ien: krankhafte Angst, lebendig begraben zu werden (Psychol., Med.)

Tapotement [*tapotm~~ang~~;* zu frz. *tapoter* = klapsen, klopfen] *s;* -s, -s: Massage in Form von Klopfungen und Klatschungen mit den Händen

tardiv [*...if*], in fachspr. Fügungen: **tardivus, ...va, ...vum** [*...iw...;* zu lat. *tardus* = langsam]: sich langsam entwickelnd, nur zögernd ausbrechend (von Krankheiten bzw. Krankheitssymptomen)

tardus, tarda, tardum [aus gleichbed. lat. *tardus*]: **1)** langsam, verlangsamt (z. B. vom Puls; ↑Pulsus tardus). **2)** verzögert, verspätet auftretend (z. B. in der Fügung ↑Climacterium tardum)

Target-Organe [*ta'git...;* engl. *target* = Zielscheibe] *Pl.:* zusammenfassende Bez. für Schilddrüse, Nebennierenrinde und Keimdrüsen als Zielorgane der Hypophysenvorderlappenhormone. **Target-Zellen**: „Schießscheibenzellen", rote Blutkörperchen, die in der Mitte eine Hämoglobinanhäufung aufweisen (Vorkommen bei bestimmten Anämien)

tarsal, in fachspr. Fügungen: **tarsalis, ...le** [zu ↑Tarsus]: **1)** zur Fußwurzel gehörend. **2)** zu einem Lidknorpel gehörend

Tars|algie [↑Tarsus u. ↑...algie] *w;* -, ...ien: Fußwurzelschmerz, Plattfußschmerz

Tarsal|tunnel|syn|drom: neurologische Störung des Fußes infolge chronischer Schädigung des ↑Nervus tibialis im Bereich des ↑Malleolus internus unter dem zur Ferse ziehenden Band

Tars|ek|tomie [↑Tarsus u. ↑Ektomie] *w;* -,

...ien: operative Entfernung von Fußwurzelknochen

tarselus, ...ea, ...elum [zu ↑Tarsus]: zur Fußwurzel gehörend (Anat.)

Tarsitis [zu ↑Tarsus] *w;* -, ...itiden (in fachspr. Fügungen: ...itides): Entzündung eines Lidknorpels

tarso|meta|tarse|us, ...ea, ...e|um [zu ↑Tarsus u. ↑Metatarsus]: zur Fußwurzel u. zum Mittelfuß gehörend (Anat.)

Tarsus [aus gr. ταρσός = breite Fläche; Fußsohle] *m;* -, Tarsi: **1)** Kurzbezeichnung für ↑Tarsus pedis. **2)** Lidfaserplatte, Lidknorpel. **Tarsus inferior (palpe|brarum):** Faserplatte im unteren Augenlid, die diesem die gebogene Gestalt und Elastizität verleiht. **Tarsus (pedis)** [↑Pes]: die aus Sprungbein, Fersenbein, Kahnbein, drei Keilbeinen und Würfelbein bestehende Fußwurzel. **Tarsus superior (palpe|brarum):** Faserplatte im oberen Augenlid, die diesem die gebogene Gestalt und Elastizität verleiht

Tart-Zelle [*ta'rt...;* angebl. nach einem Patienten namens Tart benannt] *w;* -, -n (meist *Pl.*): Granulozyt, der einen Monozyten phagozytiert hat (Vorkommen u.a. bei schweren auszehrenden Erkrankungen)

Taschenband vgl. Plica ventricularis

Tasi|kinesie [zu gr. τάσις = Spannung, Anspannung u. gr. κίνησις = Bewegung] *w;* -, ...ien: zwanghafter Drang zu ständiger Bewegung

Tastblindheit vgl. Stereoagnosie

Tastkörperchen vgl. Corpuscula tactus

Tätowie|rung [zu tahit. *tatau* = Zeichen; Malerei] *w;* -, -en: Einbringen von unlöslichen Farbstoffen in die Haut, z.B. durch Stichelungen oder kleine Hautschnitte

Tattoo [*t^etu;* engl. *tattoo* aus tahit. *tatau* = Zeichen, Malerei] *m* od. *s;* -s, -s: Tätowierung

Taubenbrust: Brustkorb mit vorspringendem Schwertfortsatzteil

Taubheit vgl. Surditas

Taubstummheit vgl. Surdomutitas

Taucherkrankheit vgl. Caissonkrankheit

Taufliege vgl. Drosophila

Taxis [aus gr. τάξις = die Anordnung] *w;* -, Taxes: seltene Bez. für: Einrichtung eines Knochen- oder Eingeweidebruchs

Tay-Sachs-Krankheit [*te^i-ßa...;* nach dem engl. Augenarzt Warren Tay, 1843–1944, und dem amer. Neurologen Bernard Sachs, 1854–1944]: = amaurotische Idiotie

Tb: 1) chem. Zeichen für ↑Terbium. **2)** Abk. für ↑Tuberkulose

Tbc, Tbk: = Tuberkulose

Tc: chem. Zeichen für ↑Technetium

Te: chem. Zeichen für ↑Tellur

Technetium [zu gr. τεχνητός = künstlich] *s;* -s: in der Natur nur in Spuren als radioaktives Zerfallsprodukt vorkommendes Schwermetall (das erste künstlich dargestellte chemische Element; eines seiner radioaktiven Isotope wird u.a. als Indikator für biochemische Untersuchungen verwendet); Zeichen: Tc

tectorius, ...ria, ...rium [zu lat. *tegere, tectum* = decken, bedecken]: ein Dach oder eine Bedeckung bildend (Anat.)

Tectum [aus lat. *tectum,* Gen.: *tecti* = Dach] *s;* -[s]; in der Fügung: **Tectum mes|en|cephali:** „Dach“, der rückwärtige Teil des Mittelhirns (Anat.)

Teerstuhl vgl. Meläna

Teg|men [aus lat. *tegmen,* Gen.: *tegminis* = Decke, Bedeckung] *s;* -s, ...mina: „Decke“, bedeckender Teil eines Organs oder Organteils (Anat.). **Teg|men tympani:** dünne Knochenlamelle des Felsenbeinteils des Schläfenbeins über der Paukenhöhle. **Teg|men ven|triculi quarti:** Dach der vierten Hirnkammer

teg|mentalis, ...le [zu ↑Tegmentum]: zu einem Tegmentum gehörend, bedeckend (Anat.)

Teg|mentum [aus lat. *tegmentum,* Gen.: *tegmenti* = Decke, Bedeckung] *s;* -s, ...ta: **1)** Decke, Dach, rückwärtige Bedeckung (eines Organs; Anat.). **2)** der rückwärtige Teil des Hirnschenkels hinter der ↑Substantia nigra (Anat.). **Teg|mentum rhomb|en|cephali:** der rückwärtige Teil der Hirnbrücke im Rautenhirn

Teich|op|sie [zu gr. τεῖχος = Mauer, Wall u. gr. ὄψις = Sehen; Anblick] *w;* -, ...ien: Zackensehen bei Augenflimmern

tel..., Tel... vgl. tele..., Tele...

Tela [aus lat. *tela,* Gen.: *telae* = Gewebe] *w;* -, Telae: Gewebe, Gewebsschicht, Gewebsblatt (Anat.). **Tela chorio|idea ven|triculi quarti:** Blatt der weichen Hirnhaut, das die Decke der vierten Hirnkammer bildet. **Tela chorio|idea ven|triculi tertii:** Blatt der weichen Hirnhaut, das die Decke der dritten Hirnkammer bildet. **Tela con|junctiva:** allg. Bezeichnung für: Bindegewebe. **Tela elastica:** allg. Bezeichnung für: elastisches Gewebe. **Tela sub|cutanea:** „Unterhautgewebe“, unterste der drei Hauptschichten der Haut, aus lockerem, meist fettreichem Bindegewebe bestehend. **Tela sub|mucosa:** „Unterschleimhautgewebe“, Bindegewebsschicht zwischen der Schleimhautoberfläche und der Muskelhaut bestimmter Organe. **Tela sub|mucosa (bron|chio|rum):** Bindegewebsschicht unter der Schleimhaut der Luftröhrenäste. **Tela sub|mucosa (coli):** Bindegewebsschicht unter der Schleimhaut des Grimmdarms. **Tela sub|mucosa (intestini tenuis):** Bindegewebsschicht unter der Schleimhaut des Dünndarms. **Tela sub|mucosa (oesophagi):** Bindegewebsschicht unter der Schleimhaut der Speiseröhre. **Tela sub|mucosa (pharyn|gis)** [↑Pharynx]: Bindegewebsschicht unter der Schleimhaut des

Rachens. **Tela sub|mucosa (recti):** Bindegewebsschicht unter der Schleimhaut des Mastdarms. **Tela sub|mucosa (tra|cheae):** Bindegewebsschicht unter der Schleimhaut der Luftröhre. **Tela sub|mucosa (ven|triculi):** Bindegewebsschicht unter der Schleimhaut des Magens. **Tela sub|mucosa (vesicae urinariae):** Bindegewebsschicht unter der Schleimhaut der Harnblase. **Tela sub|serosa:** lockere Gewebsschicht unter der Tunica serosa mancher Organe. **Tela sub|serosa (coli):** lockere Gewebsschicht unter der Tunica serosa des Grimmdarms. **Tela sub|serosa (hepatis)** [↑Hepar]: lockere Gewebsschicht unter der Tunica serosa der Leber. **Tela subserosa (intestini tenuis):** lockere Gewebsschicht unter der Tunica serosa des Dünndarms. **Tela sub|serosa (peritonaei visceralis):** lockere Gewebsschicht unter der Tunica serosa des die Baucheingeweide überziehenden Bauchfells. **Tela sub|serosa (peritonaei parietalis):** lockere Gewebsschicht unter der Tunica serosa des die Bauchwand überziehenden Bauchfells. **Tela sub|serosa (tubae uterinae):** lockere Gewebsschicht unter der Tunica serosa der Eileiter. **Tela subserosa (uteri):** lockere Gewebsschicht unter der Tunica serosa der Gebärmutter. **Tela sub|serosa (ven|triculi):** lockere Gewebsschicht unter der Tunica serosa des Magens. **Tela sub|serosa (vesicae felleae):** lockere Gewebsschicht unter der Tunica serosa der Gallenblase. **Tela sub|serosa (vesicae urinariae):** lockere Gewebsschicht unter der Tunica serosa der Harnblase

tele..., Tele..., vor Selbstlauten auch: **tel..., Tel...: 1)** [aus gr. *τέλος* = Ende; Ziel]: Bestimmungswort von Zus. mit der Bed. „Ende, End...; räumlicher Endpunkt; Ziel, Richtung; Abschluss eines Vorgangs; Endphase einer Entwicklung"; z. B.: Telencephalon. **2)** [aus gr. *τῆλε* = fern; weit]: Bestimmungswort von Zus., das eine räumliche oder zeitliche Entfernung oder eine Fernwirkung ausdrückt; z. B.: Telepathie

Teleangiectasia vgl. Teleangiektasie. **teleangiectaticus** vgl. teleangiektatisch

tele|an|gi|ec|todes [zu ↑Teleangiektasie u. gr. *-ειδής* = gestaltet, ähnlich]: mit Gefäßerweiterungen verbunden; z. B. in der Fügung ↑Lipoma teleangiectodes

Tele|an|gi|ek|tasie [↑tele... (1), ↑angio... u. ↑Ektasie] *w;* -, ...ien, in fachspr. Fügungen: **Tele|an|gi|ec|tasia**[1], *Pl.:* ...iae: bleibende, in verschiedenen Formen (z. B. in Malen) auf der Haut sichtbare Erweiterung der kleinsten Gefäße, der so genannten „Endgefäße". **Tele|an|gi|ec|tasia anularis:** ringförmige Erweiterung der Endgefäße

tele|an|gi|ek|tatisch, in fachspr. Fügungen: **tele|an|gi|ec|taticus, ...ca, ...cum** [zu ↑Teleangiektasie]: mit Erweiterung der kleinsten Haargefäße verbunden

Tele|curie|therapie [↑tele..., ↑Curie und ↑Therapie] *w;* -, ...ien: Fernbestrahlung des Körpers mit radioaktiven Stoffen

Tele|gamma|therapie [Kurzbildung aus ↑tele..., ↑Gammastrahlen u. ↑Therapie] *w;* -, ...ien: Fernbestrahlung mit Gammastrahlen

Telemann-Anreicherung: Methode zum Nachweis von Wurmeiern im Stuhl: Der Stuhl wird mit Wasser angereichert; nach Zusetzen von Salzsäure und Äther wird die Aufschwemmung geschüttelt, durch ein Sieb gegeben und zentrifugiert; die Eier finden sich im Bodensatz

Tele|me|trie [↑tele... u. ↑...metrie] *w;* -: Übertragung von Messwerten (z. B. Ekg) von einem Sender auf einen Empfänger

Tel|en|ce|phalon, eindeutschend auch: **Tel|en|ze|phalon** [↑tele... (1) u. ↑Encephalon] *s;* -s, ...la: „Endhirn": **a)** die beiden unter dem Schädelgewölbe gelegenen Großhirnhälften; **b)** der vordere Abschnitt des ersten Hirnbläschens beim Embryo

Tele|neu|ron [↑tele... (1) u. ↑Neuron] *s;* -s, ...ronen u. ...ren: peripheres motorisches Neuron

Telenzephalon vgl. Telencephalon

Tele|path [zu ↑tele... (2) u. gr. *πάθος* = Leiden; Krankheit; auch = Gefühl] *m;* -en, -en: für Telepathie empfänglicher Mensch. **Tele|pa|thie** *w;* -: „Fernfühlen", angebl. Fähigkeit bestimmter Menschen, seel. Vorgänge in anderen Menschen ohne Vermittlung der Sinnesorgane wahrzunehmen. **tele|pa|thisch:** die Telepathie betreffend

Tellur [zu lat. *tellus,* Gen.: *telluris* = Erde] *s;* -s: chem. Element, Halbmetall; Zeichen: Te

Telo|den|dron [gr. *τέλος* = Ende; Ziel u. gr. *δένδρον* = Baum] *s;* -s, ...dren: „Endbäumchen", Bez. für die feinsten Aufzweigungen der Fortsätze von Nervenzellen

Telo|mer [↑telo... u. gr. *μέρος* = Teil] *s;* -s, -e: das Ende eines Chromosomenarms (Biol.)

Telo|phase [gr. *τέλος* = Ende; Ziel u. ↑Phase] *w;* -, -n: letzte Phase der indirekten Kernteilung, bei der aus den Tochterkernen wieder gewöhnliche Kerne entstehen und der Zellleib sich durchschnürt (Biol.)

Temperantium [zu lat. *temperare* = mäßigen; mildern] *s;* -s, ...tia: Beruhigungsmittel

Tempora [aus lat. *tempus,* Gen.: *temporis* = Zeitabschnitt; Zeit] *Pl.:* „Schläfen", die Seitenpartien des Kopfes zwischen Ohr und Stirn (Anat.). **temporal**, in fachspr. Fügungen: **temporalis, ...le:** zu den Schläfen gehörend; z. B. in der Fügung ↑Os temporale

Temporalis *w;* -, ...les: übliche Kurzbez. für ↑Arteria temporalis

temporär [zu lat. *tempus,* Gen.: *temporis* = Zeitabschnitt; Zeit]: zeitweilig, vorübergehend (z. B. von Krankheitssymptomen)

temporo|mandibularis, ...re [zu ↑Tempora u. ↑Mandibula]: zum Bereich der Schläfen und des Unterkiefers gehörend

Ten|algie [gr. *τένων* = straffes Band; Sehne u. ↑...algie] *w;* -, ...ien, in fachspr. Fügungen: **Ten|algia**[1], *Pl.:* ...iae: Sehnenschmerz. **Tenalgia crepitans:** schmerzhaftes Sehnenknarren

Tenazität [zu lat. *tenax* = festhaltend; zäh] *w;* -: Widerstandsfähigkeit eines Mikroorganismus (z. B. eines Virus) gegenüber äußeren Einflüssen

tendine|us, ...ea, ...e|um, auch: **tendinosus, ...osa, ...osum** [zu ↑Tendo]: zu einer Sehne gehörend; sehnig; z. B. ↑Arcus tendineus

Tendinitis [zu ↑Tendo] *w;* -, ...itiden (in fachspr. Fügungen: ...itides): Sehnenentzündung

Tendinose [zu ↑Tendo] *w;* -, -n: schmerzhafte degenerative Sehnenerkrankung

tendinosus vgl. tendineus

Tendo [nlat. Bildung zu lat. *tendere* = spannen; ausdehnen] *m;* -s, ...dines: „Sehne", straffes, nur wenig dehnbares Bündel paralleler Bindegewebsfasern (verbindet Muskeln mit Knochen oder mit einer anderen Anheftungsstelle). **Tendo Achillis:** = Tendo calcaneus. **Tendo calcane|us:** Achillessehne (befestigt den Drillingsmuskel der Wade am Fersenbein). **Tendo con|junctivus** = Falx inguinalis. **Tendo crico|oe|so|phage|us:** sehnige Verbindung zwischen dem Ringknorpel des Kehlkopfs und der Speiseröhre. **Tendo mus|culi tri|cipitis surae:** = Tendo calcaneus

Tendo|myo|se [zu ↑Tendo u. gr. *μῦς,* Gen.: *μυός* = Maus; Muskel] *w;* -, -n: reflektorische schmerzhafte Veränderung einer Sehne samt ihrem Muskelanteil

Tendo|pa|thie [↑Tendo und ↑...pathie] *w;* -, ...ien: Sammelbez. für alle Sehnenerkrankungen

Tendo|peri|ostose [zu ↑Tendo u. ↑Periost] *w;* -, -n: degenerative Erkrankung einer Sehne samt Knochenhautanteil

Tendo|vaginitis [zu ↑Tendo u. ↑Vagina] *w;* -, ...itiden (in fachspr. Fügungen: ...itides): „Sehnenscheidenentzündung", Entzündung und Verdickung des fibrösen Gewebes der Sehnenscheiden

Tenesmus [von gr. *τεινεσμός* = gespannter, harter Leib, Hartleibigkeit] *m;* -, ...men: andauernder schmerzhafter Stuhl- oder Harndrang

Tennis|arm, Tennis|ellbogen: Tendinose im Bereich des Ellbogengelenks (häufig bei Tennisspielern)

Tennis|leg [*...läg;* engl. *leg* = Bein] *s;* -s, -s: Abriss des ↑Musculus gastrocnemius von der Sehnenplatte, wenn beim Tennisspielen bei maximaler Muskelanspannung eine Gegenkomponente hinzutritt

Teno|dese [zu gr. *τένων* = straffes Band; Sehne u. gr. *δεῖν* = binden] *w;* -, -n: operative Verankerung einer Sehne am Knochen bei Muskellähmung

Tenon-Kap|sel [*tenong...;* nach dem frz. Chirurgen J. R. Tenon, 1724–1816]: Bindegewebshülle des Augapfels. **Tenonitis** *w;* -, ...itiden (in fachspr. Fügungen: ...itides): Entzündung der Tenon-Kapsel

Teno|plastik [gr. *τένων* = straffes Band; Sehne u. ↑Plastik] *w;* -, -en: „Sehnenplastik", chirurgisches Verfahren zur Überbrückung eines Sehnendefektes bzw. zur Veränderung einer zu kurzen oder zu langen Sehne (erfolgt durch Verlängerung oder Verkürzung der Sehne oder durch freie Sehnentransplantation)

Tenor|rha|phie [zu gr. *τένων* = straffes Band; Sehne u. gr. *ῥαφή* = Naht] *w;* -, ...ien: operative Sehnennaht (vor allem nach Sehnenverletzungen)

Teno|tom [zu gr. *τένων* = straffes Band; Sehne u. gr. *τομός* = schneidend] *s;* -s, -e: spitzes, gekrümmtes Messer für Sehnenschnitte. **Teno|tomie** [↑...tomie] *w;* -, ...ien: operative Sehnendurchschneidung

TENS: Abk. für ↑transkutane elektrische Nervenstimulation

Tension [zu lat. *tendere, tensum* = spannen; ausdehnen] *w;* -, -en: Spannung, z. B. eines Muskels. **tensor,** Gen.: ...soris, *Pl.:* ...sores: erläuternder Bestandteil fachspr. Fügungen mit der Bed. „Spanner, Spannmuskel"; z. B.: Musculus tensor veli palatini. **Tensor** *m;* -s, ...soren: übliche Kurzbezeichnung für: Musculus tensor ... **tensus, tensa, tensum:** „gespannt" (von Organen, Geweben u. dgl. gesagt; Anat.); z. B. in der Fügung ↑Cutis tensa

Tentamen [aus gleichbed. lat. *temptamen* (Nebenform: *tentamen*), Gen.: *temptaminis*] *s;* -s, ...mina: Versuch. **Tentamen suicidii:** Selbstmordversuch

Tentorium cerebelli [lat. *tentorium,* Gen.: *tentorii* = Zelt; ↑Cerebellum] *s;* - -, ...ria -: „Kleinhirnzelt", Fortsatz der harten Hirnhaut zwischen Großhirn und Kleinhirn (über das Kleinhirn wie ein Dach ausgespannt; Anat.)

tenuis, tenue [*...nu-e;* aus gleichbed. lat. *tenuis*]: dünn, zart; z. B. in der Fügung ↑Intestinum tenue (Anat.)

terato|gen [gr. *τέρας,* Gen.: *τέρατος* = Wunderzeichen; Ungeheuer; Schreckbild u. ↑...gen]: Missbildungen hervorrufend (von Substanzen gesagt). **Terato|gen** *s;* -s, -e: Substanz, die zu Missbildungen der Leibesfrucht führt. **Terato|genese** [↑Genese] *w;* -, -n: Entstehung u. Entwicklung von körperlichen oder organischen Missbildungen während der Embryonalentwicklung im Mutterleib

terato|id [gr. *τέρας,* Gen.: *τέρατος* = Wunderzeichen; Ungeheuer; Schreckbild u. ↑...id]: einem ↑Teratom (im histologischen Aufbau) ähnlich (von Tumoren gesagt)

Terato|loge [gr. *τέρας,* Gen.: *τέρατος* =

Wunderzeichen; Ungeheuer; Schreckbild u. ↑...loge] *m;* -n, -n: Fachmann auf dem Gebiet der Teratologie. **Terato|logie** [↑...logie] *w;* -: Lehre von den körperlichen od. organischen Missbildungen. **terato|logisch:** missgebildet; die Teratologie betreffend

Teratom [zu gr. *τέρας,* Gen.: *τέρατος* = Wunderzeichen; Ungeheuer; Schreckbild] *s;* -s, -e, in fachspr. Fügungen: **Teratoma,** *Pl.:* -ta: „Wundergeschwulst", angeborene Geschwulst aus Geweben, die dem Standort fremd sind und sich aus Gewebsversprengungen entwickeln

Terato|spermie [zu gr. *τέρας,* Gen.: *τέρατος* = Wunderzeichen; Ungeheuer; Schreckbild u. ↑Sperma] *w;* -, ...ien: Ausscheidung einer Samenflüssigkeit mit über 30% missgestalteten Samenfäden

Terbium [nlat. Kurzbildung zum Namen des schwed. Ortes *Ytterby*] *s;* -s: metallisches chem. Element, seltene Erde; Zeichen: Tb

tere|brans [zu lat. *terebrare* = bohren, durchbohren]: sich in tiefere Schichten einbohrend, in die Tiefe wachsend; z. B. in der Fügung ↑Basalioma terebrans

teres [aus lat. *teres* = länglich rund]: länglich rund, glattrund (bes. von Muskeln gesagt); z. B. in der Fügung ↑Musculus teres major (Anat.)

terminal, in fachspr. Fügungen: **terminalis, ...le** [zu lat. *terminus* = Grenzzeichen; Grenze; Ende]: zum Ende gehörend; an einer Grenze verlaufend; z. B. in der Fügung ↑Nervi terminales. **terminale Strombahn:** feinste Verästelungen der Arterien u. Venen am Ende der Blutbahn in Präkapillar- und Kapillargefäße, die dem Stoffaustausch mit dem Gewebe dienen

Terminal|behaarung: voll ausgebildete, endgültige Behaarung des erwachsenen Menschen

Terminal|stadium: letztes Stadium des Lebens (vor dem Tod)

Terminatio [aus lat. *terminatio,* Gen.: *terminationis* = Begrenzung; Ende] *w;* -, ...iones; in der Fügung: **Terminatio|nes nervorum liberae** *Pl.:* „freie Nervenendigungen", die letzten, feinen Zweige der Fasern des peripheren Nervensystems, die in der Haut endigen

Termino|logie [↑Terminus u. ↑...logie] *w;* -, ...ien: Gesamtheit der in einem Fachgebiet üblichen Fachwörter u. Fachausdrücke u. die Lehre von ihnen. **termino|logisch:** die Terminologie betreffend, zu ihr gehörend

Terminus [aus lat. *terminus* = Grenzzeichen; Grenze; Ziel; Ende; (mlat. mit Bedeutungsübertragung = inhaltlich abgegrenzter, fest umrissener Begriff)] *m;* -, ...ni; meist in der gleichbed. Fügung: **Terminus technicus:** Fachwort, Fachausdruck, Fachbegriff

Termon [Kurzwort aus dem FW de*termin*ieren u. ↑Hor*mon*] *s;* -s, -e: hormonähnlicher Wirkstoff bei männlichen und weiblichen Gameten, der das Geschlecht der aus den Gameten entstehenden Zygoten beeinflusst (Biol.)

Terrain|kur [*tärä̲ng...*], auch: **Oertel-Terrainkur** [*ör...;* nach dem dt. Arzt M. J. Oertel, 1835–1897]: durch diätetische Maßnahmen ergänztes, planmäßig aufgebautes körperliches Training in Form von Spaziergängen über zunehmend längere und steiler ansteigende Strecken zur Behandlung bes. von Atmungs- und Kreislauferkrankungen

tertian, in fachspr. Fügungen: **tertia|nus, ...na, ...num** [zu lat. *tertius* = der dritte]: dreitägig, alle drei Tage auftretend (bezogen z. B. auf Fieberanfälle). **Tertia|na** *w;* -: übliche Kurzbezeichnung für ↑Febris tertiana bzw. ↑Malaria tertiana

tertiär [zu lat. *tertius* = der dritte]: an dritter Stelle, das dritte Stadium (eines Vorgangs oder einer Krankheit) betreffend

Tertiär|follikel vgl. Folliculi ovarici vesiculosi

Tertiär|prä|vention [↑tertiär u. ↑Prävention] *w;* -, -en: ärztliche Maßnahmen bei bestehenden Krankheiten, um ein Fortschreiten zu verhindern (z. B. ↑Rehabilitation)

tertius, ...tia, ...tium [aus gleichbed. lat. *tertius*]: der dritte; z. B. in der Fügung ↑Ventriculus tertius (cerebri)

Test [aus engl. *test* = Probe; Prüfung] *m;* -[e]s, -e u. -s: **1)** diagnostisches Untersuchungsverfahren (vor allem chemischer Art) zur Feststellung einer Krankheit oder einer Krankheitsbereitschaft (Med.). **2)** Prüfung von Arzneimitteln auf ihre Wirksamkeit. **3)** experimentelle Stichprobe, Untersuchung od. Prüfung zur Ermittlung von Fähigkeiten, charakterlichen Merkmalen usw. einer Person (Psychol.). **testen: 1)** einen Test (3) durchführen. **2)** die Wirksamkeit von Arzneistoffen prüfen

testicularis vgl. testikulär

Testiculus, Testikel vgl. Testis

Testikel|hormon: männliches Keimdrüsenhormon

testikulär, in fachspr. Fügungen: **testicularis, ...re** [zu lat. *testiculus* = Hoden]: zum Hoden gehörend, im Bereich des Hodens liegend bzw. auftretend; hodenartig; z. B. in der Fügung ↑Adenoma testiculare ovarii

Testis [aus gleichbed. lat. *testis,* Gen.: *testis*] *m;* -, Testes, dafür auch die Verkleinerungsbildung: **Testiculus** *m;* -, ...li, eingedeutscht: **Testikel** *m;* -s, -: „Hoden", Bezeichnung für die beiden im Hodensack gelegenen eiförmigen Keimdrüsen des Mannes, die die Samenfäden produzieren (Anat., Biol.). **Testis ab|dominalis:** „Bauchhoden" (vgl. Kryptorchismus). **Testis in|gui|nalis:** „Leistenhoden" (vgl. Kryptorchismus)

Testo|steron [Kunstw.] *s;* -s: Hormon der männlichen Keimdrüsen

Test|ovar und **Test|ovarium** [↑Testis und ↑Ovarium] *s;* -s, ...rien [...*iᵉn*]: = Ovotestis

Testudo [aus lat. *testudo,* Gen.: *testudinis* = Schildkröte] *w;* -, ...dines: „Schildkrötenverband", Verband zur Ruhigstellung des gebeugten Knie- oder Ellbogengelenks, wobei die Achterschlingen fächerförmig die benachbarten Gliedabschnitte umgreifen

tetanicus vgl. tetanisch

Tetanie [zu ↑Tetanus] *w;* -, ...ien, in fachspr. Fügungen: **Tetania**[1], *Pl.:* ...iae: Zustand neuromuskulärer Übererregbarkeit, hervorgerufen durch Störungen im Ionengleichgewichtszustand, vor allem des Kalziums (Vorkommen bei Rachitis, bei Unterfunktion der Nebenschilddrüsen und nach ↑Hyperventilation). **Tetania strumi|priva:** nach Entfernung oder Schädigung der Epithelkörperchen bei Kropfoperationen auftretende Tetanie

tetani|form [zu ↑Tetanus u. lat. *forma* = Gestalt, Form]: starrkrampfähnlich (bezogen auf Krampfzustände)

tetanisch, in fachspr. Fügungen: **tetanicus, ...ca, ...cum** [zu ↑Tetanus]: den Tetanus betreffend, auf Tetanus beruhend; vom Tetanus befallen

Tetanus [auch: *te...;* von gr. *τέτανος* = Spannung] *m;* -: Wundstarrkrampf, schwere Wundinfektionskrankheit, die durch das Toxin des Tetanusbazillus ausgelöst wird (Krankheitsbild mit ↑Risus sardonicus, Muskelkrämpfen, tonischer Starre, Fieber, Erstickungsanfällen und anderen Komplikationen)

Te|traden [aus gr. *τετράς,* Gen.: *τετράδος* = die Zahl 4, die Vierheit] *Pl.:* Bez. für Kokken, die in Vierergruppen angeordnet sind

Te|tra|jod|thyronin [zu gr. *τετρα-* = vier, ↑Jod u. ↑Thyreoidea] *s;* -s: = Thyroxin; Abk.: T_4

Te|tralgie [gr. *τετρα-* = vier u. ↑...algie] *w;* -, ...ien: Übergreifen einer ↑Kausalgie auf alle vier Extremitäten

Te|tra|parese [gr. *τετρα-* = vier u. ↑Parese] *w;* -, -n oder **Te|tra|plegie** [↑Plegie] *w;* -, ...ien: gleichzeitige Lähmung aller vier Gliedmaßen. **Te|tra|plegiker** *m;* -s, -: an allen vier Gliedmaßen gelähmter Mensch

te|tra|plo|id [Kurzw. aus gr. *τετρα-* = vier u. ↑haploid]: mit vierfachem Chromosomensatz ausgestattet (von Zellen oder Lebewesen gesagt; Genetik). **Te|tra|plo|idie** *w;* -, ...ien: Vervierfachung des Chromosomensatzes (Genetik)

Te|tra|somie [Kurzbildung zu gr. *τετρα-* = vier u. ↑Chromosom] *w;* -, ...ien: das vierfache Auftreten eines bestimmten Chromosoms im sonst diploiden Chromosomenbestand von Zellen oder Individuen, eine Chromosomenanomalie (Biol.)

Te|tra|vak|zine [gr. *τετρα-* = vier u. ↑Vakzine] *w;* -, -n: Vierfachvakzine zur kombinierten Schutzimpfung gegen Cholera, Typhus, Paratyphus A und B

Te|tra|zy|klin [zu gr. *τετρα-* = vier u. zum FW *Zyklus*] *s;* -s, -e (meist *Pl.*): Sammelbezeichnung für diejenigen Antibiotika, die in ihrer chem. Formel in vier Benzolringen übereinstimmen (z. B. Aureomycin). **te|tra-zyklisch:** auf vier Benzolringen aufgebaut (von chemischen Verbindungen gesagt)

Textor-Schnitt: bogenförmiger, querer Schnitt unterhalb der Kniescheibe zur Exartikulation des Unterschenkels im Kniegelenk

Textur [aus lat. *textura* = Gewebe] *w;* -, -en: Struktur des Gewebes

Textus nervosus [lat. *textus* = Gewebe; ↑nervös] *m;* - -, - [*täkßtus*] ...si: allg. Bez. für: Nervengewebe (Anat.)

Th: 1) chem. Zeichen für ↑Thorium. **2)** abkürzende Bez. für die Rückenmarkssegmente der Thorakalwirbelsäule (Th_1, Th_2 usw.). **3)** abkürzende Bez. für die zwölf Thorakalwirbel (Th 1, Th 2 usw.)

Thalam|en|ce|phalon, eindeutschend auch: **Thalam|en|ze|phalon** [↑Thalamus und ↑Encephalon] *s;* -s, ...la: „Thalamushirn", „Sehhügelhirn", Teil des Zwischenhirns, der aus ↑Thalamus, ↑Epithalamus und ↑Metathalamus besteht (Anat.)

thalamisch, in fachspr. Fügungen: **thalamicus, ...ca, ...cum** [zu ↑Thalamus]: zum Sehhügel gehörend

Thalamo|tomie [↑Thalamus u. ↑...tomie] *w;* -, ...ien: operative Ausschaltung der sensiblen Kerne im Bereich des Thalamus

Thalamus [von gr. *θάλαμος* = Schlafgemach; Kammer] *m;* -, ...mi: Sehhügel, der zwischen ↑Hypothalamus und ↑Epithalamus gelegene Hauptteil des Zwischenhirns, der an die dritte Hirnkammer und die beiden Seitenkammern angrenzt (dessen Kerne jedoch nur zu einem kleinen Teil Verbindungen zur Sehbahn besitzen; Anat.)

Thalass|ämie [gr. *θάλασσα* = Meer und ↑...ämie] *w;* -, ...ien, in fachspr. Fügungen: **Thalass|aemia**[1], *Pl.:* ..iae: Mittelmeeranämie, vorwiegend im Mittelmeerraum auftretende erbliche hämolytische Anämie. **Thalass|aemia major:** homozygot vererbbare Form der Thalassämie mit hochgradiger Anisozytose sowie Poikilozytose mit stärkster Missbildung der roten Blutkörperchen. **Thalass|aemia minima:** heterozygot vererbbare Form der Thalassämie mit wenig ausgeprägter Poikilozytose. **Thalass|aemia minor:** heterozygot vererbbare Form der Thalassämie mit Anisozytose und Poikilozytose

Thalasso|phobie [zu gr. *θάλασσα* = Meer u. gr. *φόβος* = Furcht] *w;* -, ...ien: krankhafte Angst vor größeren Wasserflächen (Psychol.)

Thallium [zu gr. θάλλειν = grünen; blühen] *s;* -s: metallisches chem. Element; Zeichen: Tl

Thanato|logie [gr. θάνατος = Tod u. ↑...logie] *w;* -: „Sterbensforschung", interdisziplinäres Forschungsgebiet, das sich mit den Fragen des Sterbens und des Todes befasst

Thanato|phobie [zu gr. θάνατος = Tod u. gr. φόβος = Furcht] *w;* -, ...ien: krankhafte Angst vor dem Tod (Psychol., Med.)

Theca [von gr. θήκη = Abstellplatz; Behältnis; Kasten] *w;* -, ...cae: bindegewebige Hülle eines Organs; eindeutschend auch: **Theka** (Anat.). **Theca ex|terna:** äußere, faserige Schicht der Theca folliculi. **Theca ex|terna (thecae folliculi):** neue Bez. für ↑Tunica externa (thecae folliculi). **Theca folliculi:** bindegewebige Hülle der Eierstockfollikel. **Theca interna:** innere, zell- und gefäßreiche Schicht der Theca folliculi, die beim reifen Eierstockfollikel ↑Östrogen produziert. **Theca interna (thecae folliculi):** neue Bez. für ↑Tunica interna (thecae folliculi)

Thei|leria [nlat. Bildung zum Namen des Schweizer Mikrobiologen Arnold Theiler, 1867–1936] *w;* -, (Arten:) ...iae: Gattung scheibenförmiger Schmarotzer in Erythrozyten

Theka *w;* -, ...ken: eindeutschende Schreibung für ↑Theca. **Theka|zellen:** Zellen der ↑Theca folliculi

Thel|algie [gr. θηλή = Mutterbrust; Brustwarze u. ↑...algie] *w;* -, ...ien: Schmerzen in den Brustwarzen

Thel|ar|che [gr. θηλή = Mutterbrust; Brustwarze u. gr. ἀρχή = Anfang] *w;* -, -n: Beginn der Mammaausbildung bei Mädchen

Thelitis [zu gr. θηλή = Mutterbrust; Brustwarze] *w;* -, ...itiden (in fachspr. Fügungen: ...itides): Entzündung der Brustwarzen

Thelor|rhagie [zu gr. θηλή = Mutterbrust; Brustwarze u. gr. ῥηγνύναι = reißen; bersten, springen; Analogiebildung nach ↑Hämorrhagie] *w;* -, ...ien: Blutung aus den Brustwarzen

Thely|tokie [zu gr. θῆλυς = weiblich u. gr. τόκος = Geburt; Nachkommenschaft] *w;* -, ...ien: Erzeugung ausschließlich weiblicher Nachkommen im Gegensatz zur ↑Arrhenotokie. **thely|tokisch:** nur weibliche Nachkommen habend

Thenar [aus gr. θέναρ = flache Hand, Handfläche] *s;* -s, Thenaria (eindeutschend: Thenare): Daumenballen, Muskelwulst der Handfläche an der Daumenwurzel (Anat.)

Theo|manie [gr. θεός = Gott u. ↑Manie] *w;* -, ...ien: religiöser Wahnsinn

Therapeut [zu gr. θεραπεύειν = dienen; bedienen; pflegen; heilen] *m;* -en, -en: seltene Bezeichnung für: behandelnder Arzt; Heilkundiger. **Therapeu|tik** *w;* -: Lehre von der Behandlung der Krankheiten. **Therapeu|tikum** *s;* -s, ...ka: Heilmittel. **therapeu|tisch:** die Behandlung von Krankheiten betreffend, zu einer Behandlung gehörend. **Therapie** *w;* -, ...ien, in fachspr. Fügungen: **Therapia,** *Pl.:* ...piae: Kranken-, Heilbehandlung. **Therapia magna sterilisans:** Heilung einer Infektionskrankheit mittels Abtötung der Erreger in vivo durch einmalige Verabreichung eines Arzneimittels

therm..., Therm... vgl. thermo..., Thermo...

Therm|an|äs|thesie [↑thermo... u. ↑Anästhesie] *w;* -, ...ien: Verlust der Temperaturempfindlichkeit (z. B. bei ↑Syringomyelie u. ↑Tabes dorsalis)

Therme [zu gr. θερμός = warm, heiß] *w;* -, -n: Heilquelle mit einer gleich bleibenden Temperatur über 20 °C

thermo..., Thermo..., vor Selbstlauten auch: **therm..., Therm...** [zu gr. θερμός = warm, heiß]: Bestimmungswort von Zus. mit der Bed. „Wärme, Wärmeenergie; Temperatur"; z. B.: Thermometer

Thermo|graph [↑thermo... u. ↑...graph] *m;* -en, -en: Apparat zur fortlaufenden Aufzeichnung der Körpertemperatur. **Thermo|graphie** [↑...graphie] *w;* -, ...ien: selbsttätige apparative Messung und Aufzeichnung der Körpertemperatur

Thermo|kaustik [zu ↑thermo... u. gr. καυστικός = brennend, sengend, ätzend] *w;* -, -en: Verschorfen von Gewebe durch Anwendung starker Hitze. **Thermo|kau|ter** [gr. καυτήρ = Verbrenner; Brenneisen] *m;* -s, -: elektrisches Glüheisen oder Schneidbrenner zur Vornahme von Operationen od. zur Verschorfung von Gewebe

Thermo|ko|agulation [↑thermo... u. ↑Koagulation] *w;* -, -en: Zerstörung krankhaften Gewebes mittels starker Hitze (z. B. Laserstrahlen)

thermo|labil [↑thermo... u. ↑labil]: nicht wärmebeständig (bezogen auf chemische Verbindungen, Lösungen u. a.)

Thermo|logie [↑thermo... u. ↑...logie] *w;* -: Wissenschaft von der Wärme, ihrer Bildung, Messung und therapeutischen Anwendung am Menschen

Thermo|meter [↑thermo... u. ↑...meter] *s;* -s, -: „Temperaturmessgerät", dessen Skala in gleichmaßigen Abständen (Grade) zwischen Gefrierpunkt (0° bei Celsius und Reaumur; 32° bei Fahrenheit) u. Siedepunkt (100° bei Celsius; 80° bei Reaumur; 212° bei Fahrenheit) des Wassers eingeteilt ist. **Thermo|metrie** [↑...metrie] *w;* -, ...ien: **a)** Hauttemperaturmessung mithilfe eines Thermometers; **b)** Hauttemperaturmessung mithilfe eines Tastfühlers, der die ermittelten Werte auf ein elektronisches Messgerät überträgt

thermo|phil [↑thermo... u. gr. φίλος = lieb; Freund]: „Wärme liebend" (bezogen z. B. auf Bakterien, deren günstigste Lebensbedingungen bei Temperaturen von mehr als 37°C liegen; Biol.)

Thermo|phor [zu ↑thermo... u. gr. *φορεῖν* = tragen, bringen] *m;* -s, -e: Wärme speicherndes Gerät (z.B. Wärmeflasche) bes. zur Wärmebehandlung

Thermo|plegie [zu ↑thermo... u. gr. *πληγή* = Hieb, Schlag] *w;* -, ...ien: = Hitzschlag

Thermo|regulation [↑thermo... u. ↑Regulation] *w;* -, -en: die Fähigkeit homöothermer Organismen, ihre Körpertemperatur unter wechselnden Umweltbedingungen und unterschiedlichen eigenen Stoffwechselleistungen bei geringen Schwankungen konstant zu halten

Thermo|re|zeptor [↑thermo... u. ↑Rezeptor] *m;* -s, ...toren: Nervenendigungen in der Haut und einigen Schleimhautpartien zur Aufnahme von Wärme- u. Kältereizen

thermo|stabil [↑thermo... u. ↑stabil]: „wärmebeständig", „hitzebeständig" (bezogen auf chem. Verbindungen, Lösungen u. a.)

Thermo|therapie [↑thermo... u. ↑Therapie] *w;* -, ...ien: Heilbehandlung durch Wärme

Thesau|rismose [zu gr. *θησαυρός* = Vorratskammer; Vorrat, Schatz] *w;* -, -n: Speicherungskrankheit, Bezeichnung für Krankheiten, die auf einer vermehrten Speicherung von Stoffwechselprodukten in Organen oder Zellen beruhen

Theta|wellen, auch: **ϑ-Wellen** [*ϑ (ϑῆτα)*, achter Buchstabe des gr. Alphabets]: langsam verlaufende Wellen (mit einer Frequenz von 4–7 Hz) der (im Elektroenzephalogramm aufgezeichneten) Hirnströme

Thi|amin [Kunstw.] *s;* -s: = Vitamin B_1

Thi|aminase [↑Thiamin u. ↑...ase] *w;* -, -n: Enzym, das Vitamin B_1 spaltet

Thie|mann-Krankheit [nach dem dt. Chirurgen T. Thiemann, geb. 1909]: aseptische Epiphysennekrose, Erkrankung der Epiphysen der Hand und des Fußes bei Kindern

Thiersch-Lappen [nach dem dt. Chirurgen Karl Thiersch, 1822–1895]: Epidermisplättchen zur Deckung von Hautdefekten

Thig|mo|taxis [gr. *θίγμα* = Berührung u. gr. *τάξις* = Ordnung; Anordnung; Aufstellung] *w;* -, ...xen: durch Berührungsreize ausgelöste Orientierungsbewegung lebenden Gewebes

Thiry-Fistel [nach dem östr. Physiologen Ludwig Thiry, 1817–1897]: operativ angelegte Darmfistel zur Gewinnung von Darmsaft

Thomas-Pessar [nach dem amer. Gynäkologen T. G. Thomas, 1831–1903]: schalenförmiger Mutterring zur Aufrichtung der Gebärmutter

Thoma-Zählkammer [nach dem dt. Pathologen Richard Thoma, 1847–1923]: graduierte Glasplatte zur Zählung von Blutzellen unter dem Mikroskop

Thomsen-Zeichen [nach dem dt. Orthopäden Wilhelm Thomsen, 1901–1974]: **1)** deutliches Hervortreten des Ischiasnervs in der Kniekehle bei ↑Ischias, wenn das Bein passiv im Hüftgelenk gebeugt wird. **2)** Auftreten eines Zerrungsschmerzes bei Epikondylitis, wenn die zur Faust geschlossene Hand passiv gebeugt wird

thoracalis vgl. thorakal

thoracicus, ...cica, ...cicum [zu ↑Thorax]: zum Brustkorb gehörend; z.B. in der Fügung ↑Nervus thoracicus

thoracoacromialis vgl. thorakoakromial

thoracodorsalis vgl. thorakodorsal

thorakal, in fachspr. Fügungen: **thoracalis, ...le** [zu ↑Thorax]: zum Brustkorb gehörend

Thorakal|wirbel vgl. Vertebrae thoracicae

thorako|akromial, in fachspr. Fügungen: **thoraco|acromia|lis, ...le** [zu ↑Thorax u. ↑Acromion]: zum Brustkorb u. zur Schulterhöhe gehörend; z.B. in der Fügung ↑Arteria thoracoacromialis (Anat.)

Thorako|bron|cho|tomie [↑Thorax, ↑Bronchus und ↑...tomie] *w;* -, ...ien: operative Eröffnung eines Bronchialastes nach Eröffnung des Brustkorbes

thorako|dorsal, in fachspr. Fügungen: **thoraco|dorsalis, ...le** [zu ↑Thorax und ↑Dorsum]: im Bereich des Brustkorbs u. des Rückens verlaufend od. sich ausbreitend; z.B. in der Fügung ↑Nervus thoracodorsalis (Anat.)

Thorako|gast|ro|schisis [*...ß-ch...;* ↑Thorax, ↑gastro... und gr. *σχίσις* = Spalten, Trennen] *w;* -, ...isen: angeborene Spaltbildung im Bereich der Brust- und Bauchwand

thorako|gen [↑Thorax und ↑...gen]: vom Brustkorb ausgehend (von Krankheiten gesagt)

Thorako|kaustik [↑Thorax und ↑Kaustik] *w;* -, -en: operative Durchtrennung von Verwachsungen des Lungenfells mit dem Brustfell unter Anwendung des ↑Thermokauters

Thorako|lyse [zu ↑Thorax u. gr. *λύειν* = lösen, auflösen] *w;* -, -n: operative Entfernung von Teilen der Rippen bei Brustwandstarre

Thorako|melus [↑Thorax und gr. *μέλος* = Glied] *m;* -, ...li: weniger gebräuchliche u. ungenaue Bezeichnung für ↑Thorakopagus

Thorako|me|trie [↑Thorax und ↑...metrie] *w;* -, ...ien: Messung des Brustkorbumfanges

Thorako|pagus [zu ↑Thorax u. gr. *πηγνύναι* = befestigen] *m;* -, ...gi u. ...gen: Doppelfehlbildung, bei der die Paarlinge am Brustkorb zusammengewachsen sind

Thorako|plastik [↑Thorax und ↑Plastik] *w;* -, -en: chirurgisches Behandlungsverfahren bei Lungenerkrankungen (vor allem bei Lungentuberkulose) in Form einer Resektion größerer Rippenstücke

Thorako|schisis [*...ß-ch...;* ↑Thorax u. gr. *σχίσις* = Trennen, Spalten] *w;* -, ...isen: angeborener mangelhafter Verschluss des Brustkorbs mit medianer Spaltbildung

Thorako|skop [↑Thorax und ↑...skop] *s;* -s, -e: optisches Instrument zur Ausleuchtung der Pleurahöhle. **Thorako|skopie** [↑...skopie] *w;* -, ...ien: Betrachtung der Brustfellhöhle mit dem ↑Thorakoskop

Thorako|tomie [↑Thorax und ↑...tomie] *w;* -, ...ien: operative Öffnung der Brusthöhle. **thorako|tomie|ren:** eine Thorakotomie durchführen

Thorako|zentese [zu ↑Thorax u. gr. *κεντεῖν* = stechen] *w;* -, -n: „Bruststich", Punktion des Brustfellraums

Thorax [von gr. *θώραξ*, Gen.: *θώρακος* = Brustharnisch; Brust] *m;* -[es], ...races (eingedeutscht: -e): Brust; Brustkorb, der Oberkörper zwischen Hals und Zwerchfell

Thorax|chir|urgie: Lehre von den tiefen chirurgischen Eingriffen am Brustkorb und von der operativen Behandlung der im Brustkorb gelegenen Organe

Thorium [nlat. Bildung zum Namen des altnord. Gottes *Thor*] *s;* -s: metallisches chem. Element; Zeichen: Th

Thormälen-Probe [nach dem dt. Arzt Johann Thormälen, 20. Jh.]: Methode zum Nachweis von ↑Melanin im Harn (Hinzufügen von Aceton zum Harn ruft bei Anwesenheit von Melanin eine Blaugrünfärbung hervor)

Thorn-Handgriff [nach dem dt. Gynäkologen Wilhelm Thorn, 1857–1913]: Methode zur Umwandlung einer Gesichtslage in eine Hinterhauptslage: Die in die Scheide eingeführte Hand des Arztes zieht das Hinterhaupt des Kindes nach unten, die andere Hand drückt von außen gegen die Brust des Kindes; ein Helfer drückt gleichzeitig den kindlichen Steiß zur Bauchseite hin

Thorn-Test [*thå'n...;* nach dem amer. Physiologen G. W. Thorn, geb. 1906]: Methode zur Bestimmung der Nebennierenfunktion: Nach Gabe von ↑ACTH fällt die Zahl der eosinophilen Zellen nicht oder nur wenig ab, wenn die Funktion der Nebennieren gestört ist

Thromb|ag|glutination [↑Thrombus und ↑Agglutination] *w;* -, -en: Zusammenballung der Blutplättchen zu einem Pfropf

Thromb|aph|ärese [Kurzbildung aus ↑Thrombozyt u. gr. *ἀφαίρεσις* = das Wegnehmen] *w;* -, -n: Entfernung von Thrombozyten aus dem Blutplasma mit Zellseparatoren zu therapeutischen Zwecken

Thromb|arteri|ek|tomie [↑Thrombus, ↑Arterie u. ↑Ektomie] *w;* -, ...ien: operative Entfernung von Gefäßabschnitten, die durch einen Blutpfropf verschlossen sind

Thromb|asthenie [Kurzbildung zu ↑Thrombozyt u. gr. *ἀσθενής* = kraftlos, schwach] *w;* -, ...ien: Funktionsminderwertigkeit der Thrombozyten

Thromb|ek|tomie [↑Thrombus u. ↑Ektomie] *w;* -, ...ien: operative Entfernung eines Blutpfropfes aus einem Blutgefäß

Thromb|elasto|gramm [Kurzbildung aus Thrombus, ↑elastisch u. ↑...gramm] *s;* -s, -e: Aufzeichnung der durch die Thrombelastographie gewonnenen Werte. **Thromb|elasto|graph** [↑...graph] *m;* -en, -en: Apparat für die ↑Thrombelastographie. **Thromb|elasto|gra|phie** [↑...graphie] *w;* -, ...ien: fortlaufende Registrierung der Bildung, Elastizität und Retraktion des Fibringerinnsels im Blut

Thrombembolie vgl. Thromboembolie

Thromb|end|arteri|ek|tomie [↑Thrombus, ↑endo..., ↑Arterie u. ↑...ektomie] *w;* -, ...ien: operative Entfernung eines Blutpfropfs aus einer Arterie einschließlich deren Innenwand

Thrombin [zu gr. *θρόμβος* = geronnene Blutmasse] *s;* -s: Enzym, durch dessen Einwirkung ↑Fibrinogen in ↑Fibrin übergeht

Thrombo|em|bolie, auch: **Thromb|em|bolie** [↑Thrombus u. ↑Embolie] *w;* -, ...ien: Embolie infolge Verschleppung eines Thrombus mit dem Blutstrom. **thromb[o]|em|bolisch:** die Thromboembolie betreffend, zu ihr gehörend

thrombo|gen [gr. *θρόμβος* = geronnene Blutmasse u. ↑...gen]: durch Thromben hervorgerufen. **Thrombo|gen** *s;* -s: = Prothrombin. **Thrombo|genese** [↑Genese] *w;* -, -n: Entstehung eines Thrombus

Thrombo|kinase [Kurzbildung aus ↑Thrombozyt u. ↑Kinase] *w;* -, -n: Faktor III der Blutgerinnung, vor allem in den Blutplättchen, aber auch in Gewebszellen vorkommende Kinase, die Prothrombin in Thrombin überführt

Thrombo|lyse [↑Thrombus u. ↑Lyse] *w;* -, -n: (meist) medikamentöse Auflösung eines Thrombus. **Thrombo|lytikum** *s;* -s, ...ka: Arzneimittel zur Auflösung eines Thrombus. **thrombo|lytisch:** Thrombolyse bewirkend; z. B. thrombolytische Behandlung

Thrombo|pa|thie [Kurzbildung aus ↑Thrombozyt u. ↑...pathie] *w;* -, ...ien: Sammelbezeichnung für alle krankhaften Veränderungen an den Blutplättchen

Thrombo|penie [Kurzbildung zu ↑Thrombozyt u. gr. *πένης* = arm] *w;* -, ...ien: Blutplättchenmangel. **thrombo|penisch:** die Thrombopenie betreffend

Thrombo|philie [zu ↑Thrombus u. gr. *φίλος* = lieb; Freund] *w;* -, ...ien: krankhafte Disposition des Blutes zur Bildung von Blutpfropfen

Thrombo|phlebitis [zu ↑Thrombus u. gr. *φλέψ*, Gen.: *φλεβός* = Ader] *w;* -, ...itiden (in fachspr. Fügungen: ...itides): Venenentzündung mit Ausbildung einer Thrombose. **Thrombo|phlebitis mi|grans:** kleinfleckige Rötung der Haut durch umschriebene oberflächliche Thrombophlebitiden (oft Frühstadium einer ↑Endangiitis obliterans). **Thrombo|phlebitis pro|funda:** entzündliche Veränderung und thrombotischer Verschluss der endo- oder subfaszial gelegenen Venen. **Thrombo|phlebitis super|ficia|lis:** akute Entzündung im Bereich des Hautvenennetzes

Thrombo|plastin [zu ↑Thrombus und gr. *πλάσσειν* = bilden, gestalten] *s;* -s, -e: andere Bez. für ↑Thrombokinase

Thrombose [zu ↑Thrombus] *w;* -, -n: teilweiser oder völliger Verschluss eines Gefäßlumens durch ortsständige Blutgerinnsel (im Gegensatz zur ↑Embolie). **Thrombosierung** *w;* -, -en: Verschluss eines Blutgefäßes durch einen Thrombus

Thrombo|sthenin [Kurzbildung zu ↑Thrombozyt u. gr. *σθένος* = Kraft, Stärke] *s;* -s: kontraktiles Blutplättchenprotein, durch das die Festigkeit der Plättchenmasse sowie ihr Haften an der Gefäßwand verstärkt werden

thrombotisch [zu ↑Thrombose]: die Thrombose betreffend, durch Thrombose verursacht

Thromb|oxan [Kurzbildung zu ↑Thrombozyt u. zum Stamm von ↑Oxid] *s;* -s, -e: in Thrombozyten gebildetes Hormon, das Plättchenaggregation, Gefäßkonstriktion und Ischämie bewirkt

Thrombo|zyt [↑Thrombus u. ↑...zyt] *m;* -en, -en (meist *Pl.*): „Blutplättchen", Formelemente des Blutes (scheibenförmige, farblose, dünne Zellbruchstücke), die die Blutgerinnung einleiten. **thrombo|zytär:** durch ein Blutgerinnsel verursacht; z. B. thrombozytäre Blutung

Thrombo|zyten|ag|gregations|hemmer: Substanz, die die Anlagerung von Thrombozyten aneinander verhindert (zur Thromboseprophylaxe)

Thrombo|zyten|funktions|hemmer: chemische Substanz, durch die die normale Funktion der Blutplättchen gehemmt wird

Thrombo|zyth|ämie [↑Thrombozyt und ↑...ämie] *w;* -, ...ien: Vermehrung der Thrombozyten mit hämorrhagischer Diathese und Neigung zu Thrombosen

Thrombo|zyto|lyse [zu ↑Thrombozyt u. gr. *λύειν* = lösen, auflösen] *w;* -, -n: Zerfall bzw. Auflösung der Blutplättchen

Thrombo|zyto|penie [zu ↑Thrombozyt u. gr. *πένης* = arm] *w;* -, ...ien: = Thrombopenie

Thrombo|zyto|poe|se [Thrombozyt u. gr. *ποίησις* = das Machen, Hervorbringen] *w;* -: Bildung bzw. Entstehung der Blutplättchen (im Knochenmark)

Thrombo|zytose [zu ↑Thrombozyt] *w;* -, -n: krankhafte Vermehrung der Thrombozyten im Blut

Thrombus [aus gr. *θρόμβος* = geronnene Blutmasse] *m;* -, ...ben: Blutpfropf innerhalb eines Blutgefäßes, bes. einer Vene. **roter Thrombus:** = Gerinnungsthrombus. **weißer Thrombus:** = Abscheidungsthrombus

Thulium [nlat. Bildung zum Namen der sagenhaften nordischen Insel *Thule*] *s;* -s: metallisches chemisches Element; Zeichen: Tm

thymicus, ...ca, ...cum [zu ↑Thymus]: zum Thymus gehörend, vom Thymus ausgehend

Thymitis [zu ↑Thymus] *w;* -, ...itiden (in fachspr. Fügungen: ...itides): Entzündung der Thymusdrüse

thymo|gen: **1)** [↑Thymus u. ↑...gen]: von der Thymusdrüse ausgehend (bezogen auf krankhafte Veränderungen). **2)** [gr. *θυμός* = Gemüt, Gemütswallung]: vom Gemüt ausgehend (bezogen auf krankhafte Verstimmungen)

Thymo|leptikum [Kurzbildung zu gr. *θυμός* = Gemüt, Gemütswallung u. ↑Analeptikum] *s;* -s, ...ka (meist *Pl.*): Arzneimittel zur Hebung der Gemütsverfassung. **thymoleptisch:** stimmungsaufhellend wirkend (von Arzneimitteln gesagt)

Thymom [zu ↑Thymus] *s;* -s, -e, in fachspr. Fügungen: **Thymoma,** *Pl.:* -ta: von der Thymusdrüse ausgehende Geschwulst

Thymo|path [gr. *θυμός* = Gemüt, Gemütswallung u. ↑...path] *m;* -en, -en: Gemütskranker. **Thymo|pa|thie** [↑...pathie] *w;* -, ...ien: Sammelbezeichnung für die Gemütskrankheiten. **thymo|pa|thisch:** die Thymopathie betreffend, an gestörtem Gemütsleben leidend

thymo|pharyn|ge|us, ...gea, ...ge|um [zu ↑Thymus u. ↑Pharynx]: die Thymusdrüse u. den Rachen betreffend

thymo|privus, ...va, ...vum [↑Thymus u. lat. *privus* = für sich bestehend; einer Sache beraubt, ohne]: durch Entfernung od. Schwund der Thymusdrüse bedingt (z. B. von krankhaften Veränderungen)

Thymus [aus gr. *θύμος* = Brustdrüse neugeborener Kälber] *m;* -, Thymi, verdeutlichend auch: **Thymus|drüse:** Bries, im oberen Brustraum hinter dem Brustbein liegendes drüsenartiges Gebilde ohne Ausführungsgang, das sich nach dem Kindesalter zurückbildet (Einfluss vor allem auf Stoffwechsel und Wachstum)

thyreo..., Thyreo..., dafür in der neuesten anat. Nomenklatur: **thyro..., Thyro...** [Kurzform aus ↑thyreoideus (in den Fügungen ↑Glandula thyreoidea und ↑Cartilago thyreoidea)]: Bestimmungswort von Zus. mit der Bed. „Schilddrüse, die Schilddrüse betreffend; Schildknorpel, mit dem Schildknorpel in Beziehung stehend"; z. B.: thyreogen, Thyreoaplasie

Thyreo|aplasie [↑thyreo... u. ↑Aplasie] *w;* -, ...ien: angeborenes Fehlen der Schilddrüse

thyreo|arytae|no|ide|us, ...ea, ...e|um [↑thyreo... und ↑arytaenoideus]: den Schildknorpel u. den Gießbeckenknorpel betreffend; z. B. in der Fügung ↑Musculus thyreoarytaenoideus (Anat.)

Thyreo|chon|dro|tomie [↑thyreo..., ↑chondro... u. ↑...tomie] *w;* -, ...ien: operative Durchtrennung des Schildknorpels

thyreo|epi|glotticus, ...ca, ...cum [zu ↑thyreo... u. ↑Epiglottis]: zum Schildknorpel und zur Epiglottis gehörend (Anat.)

thyreo|gen, in fachspr. Fügungen: **thyreogenes** [↑thyreo... u. ↑...gen]: von der Schilddrüse ausgehend, durch ihre Tätigkeit bedingt (bes. von Krankheiten gesagt)

Thyreo|globulin [Kurzbildung aus ↑Thyreoidea u. ↑Globulin] *s;* -s, -e: Hauptbestandteil des Schilddrüsenkolloids; enthält etwa 90% des an Protein gebundenen Jods

thyreo|glossus, ...ossa, ...ossum [zu ↑thyreo... u. ↑Glossa]: von der Schilddrüse zur Zunge verlaufend; z. B. in der Fügung ↑Ductus thyreoglossus (Anat.)

thyreo|hyo|ide|us, ...ea, ...e|um [↑thyreo... u. ↑hyoideus (in der Fügung ↑Os hyoideum)]: zum Schildknorpel u. Zungenbein gehörend (Anat.)

thyreo|idal [zu ↑Thyreoidea]: die Schilddrüse betreffend, von ihr ausgehend

Thyreo|idea *w;* -: übliche Kurzbezeichnung für ↑Glandula thyreoidea

Thyreo|id|ek|tomie [↑Thyreoidea u. ↑Ektomie] *w;* -, ...ien: operative Entfernung der Schilddrüse

thyreo|ide|us, ...ea, ...e|um [zu gr. *θυρεός* = Türstein; großer Schild u. gr. *-ειδής* = gestaltet, ähnlich]: schildförmig; in den Fügungen ↑Cartilago thyreoidea u. ↑Glandula thyreoidea (Anat.)

Thyreo|idismus [zu ↑Thyreoidea] *m;* -, ...men: **1)** Vergrößerung der Schilddrüse. **2)** Vergiftung durch Schilddrüsenpräparate

Thyreo|iditis [zu ↑Thyreoidea] *w;* -, ...itiden (in fachspr. Fügungen: ...itides): Entzündung der Schilddrüse

thyr[e]o|id|stimulie|rendes Hormon [zu ↑Thyreoidea u. ↑stimulieren]: = Thyreotropin; Abk.: TSH

thyreo|pharyn|ge|us, ...gea, ge|um [zu ↑thyreo... u. ↑Pharynx]: zum Schildknorpel und zur Schlundkopfnaht gehörend, vom Schildknorpel (Cartilago thyreoidea) zur Schlundkopfnaht (Raphe pharyngis) verlaufend; z. B. in der Fügung ↑Pars thyreopharyngea

thyreo|priv [...*if*], in fachspr. Fügungen: **thyreo|privus, ...va, ...vum** [...*iw...;* ↑thyreo... u. lat. *privus* = für sich bestehend; einer Sache beraubt, ohne]: schilddrüsenlos; nach Verlust der Schilddrüse bzw. nach Ausfall der Schilddrüsenfunktion auftretend (bes. von Krankheitserscheinungen)

Thyreo|statikum [zu ↑thyreo... u. gr. *στάσις* = Stehen; Stillstand] *s;* -s, ...ka: Stoff, der die Hormonbildung der Schilddrüse hemmt. **thyreo|statisch:** die Hormonbildung in der Schilddrüse hemmend

Thyreo|tomie [↑thyreo... u. ↑...tomie] *w;* -, ...ien: = Thyreochondrotomie

Thyreo|toxikose [↑thyreo... u. ↑Toxikose] *w;* -, -n: Überfunktion der Schilddrüse mit schwerem, toxischem Krankheitsbild. **thyreo|toxisch:** durch Schilddrüsenüberfunktion bedingt. **thyreo|toxische Krise:** = Coma basedowicum

thyreo|trop [↑thyreo... u. ↑...trop]: die Schilddrüse beeinflussend. **thyreo|tropes Hormon,** auch: **Thyreo|tropin** *s;* -s, -e: Hormon des Hypophysenvorderlappens für die Steuerung der Schilddrüsentätigkeit

Thyreo|tropin-relea|sing-Hormon [...*riliβing...;* zu ↑Thyreotropin, engl. *to release* = freisetzen u. ↑Hormon] *s;* -s, -e: Hormon der Hypophyse, das die Bildung von Thyreotropin steuert; Abk.: TRH

thyro..., Thyro... vgl. thyreo..., Thyreo...

Thyr|oxin [Kurzbildung zu ↑thyreoideus (in der Fügung ↑Glandula thyreoidea) u. gr. *ὀξύς* = scharf, spitz; sauer (in ↑Oxygenium)] *s;* -s: Hauptbestandteil des Schilddrüsenhormons, der insbes. den Grundumsatz, das Wachstum u. die Geschlechtsdifferenzierung beeinflusst

Ti: chem. Zeichen für ↑Titan

TIA: Abk. für ↑transitorische ischämische Attacke

Tibia [aus gleichbed. lat. *tibia,* Gen.: *tibiae*] *w;* -, ...iae: „Schienbein", der stärkere der beiden Unterschenkelknochen (Anat.). **tibia|lis, ...le:** zum Schienbein gehörend (Anat.)

tibio|calcane|us, ...nea, ...ne|um, auch: **tibio|calcanearis, ...re** [zu ↑Tibia und ↑Calcaneus]: zu Schienbein und Fersenbein gehörend, sie verbindend; z. B. in der Fügung ↑Pars tibiocalcanea (Anat.)

tibio|fibularis, ...re [zu ↑Tibia u. ↑Fibula]: zum Schien- u. Wadenbein gehörend (Anat.)

tibio|navicularis, ...re [zu ↑Tibia u. ↑navicularis (in der Fügung ↑Os naviculare)]: zu Schienbein und Kahnbein gehörend, sie verbindend; z. B. in der Fügung ↑Pars tibionavicularis (Anat.)

Tic [aus gleichbed. frz. *tic*] *m;* -s, -s, eindeutschend auch: **Tick** *m;* -[e]s, -s (auch: -e): nervöse Muskelzuckung, z. B. Kopfnicken, Blinzeln, Stirnrunzeln. **Tic convulsiv** [-*kongwülßif*]: nervöse Zuckungen im Bereich der Gesichtsmuskulatur. **Tic doulloureux** [- *dulurö;* frz. *douloureux* = schmerzhaft]: schmerzhafte nervöse Zuckungen im Bereich der Gesichtsmuskulatur bei Trigeminusneuralgie

Tiefen|dosis: Wirkungsdosis von Strahlen in einer bestimmten Gewebetiefe

Tiemann-Ka|theter [nach dem amer. Instrumentenmacher George C. Tiemann, 1793–1868]: Gummikatheter mit zugespitztem, gebogenem Schnabel (besonders für die männliche Harnröhre geeignet)

Tierfell|nävus: stark behaartes, dunkel pigmentiertes Muttermal

Tier|passage: Überimpfung infektiösen Materials von einem Tier auf ein anderes zum Zweck der Gewinnung eines für den Menschen abgeschwächten Impfstoffs

Tietze-Krankheit [nach dem dt. Chirurgen Alexander Tietze, 1864–1927]: = Chondropathia tuberosa

Tiffeneau-Test [*tif°no...*; nach dem frz. Pharmakologen Marc Tiffeneau, 1873 bis 1945]: Messung der Luftmenge, die eine Sekunde nach größtmöglicher Einatmung ausgeatmet werden kann

Tigerherz: tigerfellartig gefleckter Herzmuskel als Folge herdförmig umschriebener Fetteinlagerungen (z. B. bei Sauerstoffmangel)

ti|gro|id [zu gr. *τίγρις* = Tiger u. ↑...id]: tigerfellartig gefleckt (bezogen z. B. auf das Aussehen von Nervenzellen nach Einlagerungen von Nissl-Schollen im Neuroplasma)

Tinctura vgl. Tinktur

Tinea [aus lat. *tinea* = nagender Wurm, Holzwurm] *w;* -, ...eae: seltene Bezeichnung für: Pilzerkrankung der Haut; Hautflechte. **Tinea asbestina:** „Asbestflechte", Hautflechte mit asbestähnlich aufsplitternden Schuppen an der Kopfhaut. **Tinea barbae:** = Mentagra. **Tinea capitis** [↑Caput]: = Mikrosporie. **Tinea corporis** [↑Corpus]: = Epidermophytie. **Tinea im|bricata** [zu lat. *imbricare* = mit Hohlziegeln abdecken; hohlziegelförmig machen]: Hautkrankheit mit dachziegelartig angeordneten Schuppen. **Tinea ni|gra:** = Pityriasis nigra. **Tinea pedis** [↑Pes]: „Fußpilz", durch Dermatophyten hervorgerufene Pilzerkrankung der Füße, insbesondere im Bereich der Haut zwischen den Zehen. **Tinea un|guium** [↑Unguis]: = Onychomykose. **Tinea versi|color:** = Pityriasis versicolor

tin|gie|ren [aus lat. *ting[u]ere, tinctum* = benetzen; tränken; färben]: färben (z. B. Gewebeschnitte oder lebendes Gewebe im Rahmen einer Blutung). **Tinktion** *w;* -, -en: Färbung (z. B. von Gewebeschnitten oder lebendem Gewebe bei Blutungen)

Tinktur [zu lat. *ting[u]ere, tinctum* = benetzen; tränken; färben] *w;* -, -en, in fachspr. Fügungen: **Tinctura,** *Pl.:* ...rae: dünnflüssiger Auszug aus Drogen

Tinnitus [zu lat. *tinnire, tinnitum* = klingen, klingeln] *m;* -, -; in der Fügung: **Tinnitus aurium** [↑Auris]: „Ohrensausen", „Ohrenklingen", subjektiv empfundenes sausendes Geräusch in den Ohren bei Innenohrerkrankungen

Titan [nlat. Bildung zum Namen des altgr. Göttergeschlechts der Titanen (gr. *Τιτᾶνες*)] *s;* -s: metallisches chem. Element; Zeichen: Ti

Titer [aus frz. *titre* = Feingehalt des Goldes; Titer] *m;* -s, -: **1)** Gehalt einer Lösung an wirksamen Stoffen (Chem.). **2)** größte Verdünnung einer Lösung, bei der eine chem. Reaktion noch eintritt (Chem.)

Titillatus [zu lat. *titillare* = kitzeln] *m;* -: zum Niesen oder Husten reizendes Kitzelgefühl in Nase, Rachen oder Luftröhre

Ti|tration, auch **Ti|trie|rung** [zu ↑Titer] *w;* -, -en: Bestimmung des Gehaltes einer bestimmten Substanz in einer Lösung (Chem.). **ti|trie|ren**: eine ↑Titration durchführen

Titubatio [zu lat. *titubare* = wanken, taumeln] *w;* -, ...io|nes: Schwanken, Stand- und Gangstörung, Gleichgewichtsstörung (Vorkommen z. B. bei Kleinhirnerkrankungen)

Tl: chem. Zeichen für ↑Thallium

T-Lym|pho|zyt [*te...*; T ist Abk. für ↑*Th*ymus] *m;* -en, -en (meist *Pl.*): Lymphozyten, die im Thymus gebildet werden

Tm: chem. Zeichen für ↑Thulium

TNF: Abk. für ↑Tumor-Nekrose-Faktor

TNM-System (TNM Abk. für: ↑*T*umor, ↑*N*odi lymphatici u. ↑*M*etastase]: internationales System zur Einteilung der klinischen Stadien einer Krebserkrankung nach den drei Hauptkriterien: **1)** Flächenausdehnung und Tiefenwachstum des Tumors, sein Übergreifen auf benachbarte Organe; **2)** Befallensein der regionalen Lymphknoten; **3)** Ausbildung von Fernmetastasen in anderen Organen oder Körperregionen (damit werden die einzelnen Krankheitsfälle zu vergleichbaren Gruppen zusammengefasst, die die kritische Beurteilung von Behandlungsmethoden ermöglichen)

Tochtergeschwulst vgl. Metastase

Toga|virus [lat. *toga* = Bedeckung] *s;* -, ...ren (meist *Pl.*): zu den ↑Arborviren gehörende Gruppe von Viren, die mit einer charakteristischen Hülle umschlossen sind, darunter u. a. die Erreger von Gelbfieber und Enzephalitiden

Toko|dynamo|meter [gr. *τόκος* = das Gebären, gr. *δύναμις* = Vermögen, Kraft u. ↑...meter] *s;* -s, -: Apparat zur Messung u. Registrierung der Kräfte, die bei den Gebärmutterkontraktionen im Verlaufe der Geburtswehen aufgebracht werden

Toko|gra|phie [gr. *τόκος* = das Gebären u. ↑...graphie] *w;* -, ...ien: apparative Aufzeichnung des Wehenablaufs

Toko|logie [gr. *τόκος* = das Gebären u. ↑...logie] *w;* -: Lehre von den Geburtsvorgängen und der Geburtshilfe

Toko|lyse [zu gr. *τόκος* = das Gebären u. gr. *λύειν* = lösen, auflösen] *w;* -, -n: medikamentöse Hemmung der Wehentätigkeit.

Toko|lytikum *s;* -s, ...ka: Arzneimittel mit wehenhemmender Wirkung. **to|ko|lytisch**: die Wehentätigkeit hemmend (von Arzneimitteln)

Toko|pherol [zu gr. *τόκος* = das Gebären u. gr. *φέρειν* = tragen, bringen] *s;* -s: wirksamer Bestandteil des Vitamins E, das in vielen Pflanzen (z. B. Salat, Grünkohl, Spinat) und tierischen Organen vorkommt

Toleranz [zu lat. *tolerare* = tragen, erdulden] *w;* -, -en: begrenzte Widerstandsfähigkeit des Organismus gegenüber schädlichen äußeren Einwirkungen, insbes. gegenüber Giftstoffen oder Strahlen

Toleranz|stadium: drittes, für größere chirurgische Eingriffe geeignetes Stadium der Narkose, das bes. durch ↑Analgesie u. weitgehende Reflexlosigkeit charakterisiert ist

Tollens-Re|aktion [nach dem dt. Chemiker B. Ch. G. Tollens, 1842–1918]: **1)** Reaktion zum Nachweis von Glukuronsäure im Harn (bei Anwesenheit von Glukuronsäure färbt sich ein Ätherextrakt blaurot bis violett). **2)** Reaktion zum Nachweis von Pentosen und Galaktose im Harn (Harn wird mit Salzsäure und Phlorogluzin versetzt; bei Anwesenheit von Pentosen bzw. Galaktose kommt es zu Rotfärbung)

Tollkirsche vgl. Atropa belladonna

Tollwut vgl. Lyssa

...tomie, mit latinisierter Endung auch: **...tomia**[1] [zu gr. *τομή* = das Schneiden, der Schnitt]: Grundwort von zusammengesetzten weiblichen Hauptwörtern mit den Bedeutungen „operative Eröffnung eines Organs oder Körperteils; kunstgerechte Zergliederung eines Körpers, Körperteils oder Gewebes"; z. B.: Gastrotomie, Anatomie

Tomo|gramm [gr. *τομή* = das Schneiden, der Schnitt u. ↑...gramm] *s;* -s, -e: bei der Tomographie gewonnenes Röntgenbild. **Tomo|gra|phie** [↑...graphie] *w;* -, ...ien: = Röntgenschichtverfahren

Tomo|manie [gr. *τομή* = das Schneiden, der Schnitt u. ↑Manie] *w;* -, ...ien: krankhaftes Verlangen, andere zu operieren (vom Arzt gesagt) oder sich operieren zu lassen (vom Patienten gesagt)

Tonikum [zu gr. *τόνος* = das Spannen, die Anspannung] *s;* -s, ...ka: Kräftigungsmittel, Stärkungsmittel

[1]**tonisch** [zu gr. *τόνος* = das Spannen, die Anspannung]: kräftigend, stärkend (bes. von Medikamenten)

[2]**tonisch** [zu ↑Tonus]: durch eine anhaltende Muskelanspannung charakterisiert; bes. in der Fügung: **tonische Krämpfe:** lang dauernde, schmerzhafte Muskelkontraktion

tonisie|ren [zu gr. *τόνος* = das Spannen, die Anspannung]: allgemein kräftigen, stärken

Tono|gra|phie [Tonus u. ↑...graphie] *w;* -, ...ien: Messung u. Registrierung des Augeninnendrucks mithilfe des Tonometers

Tono|meter [↑Tonus u. ↑...meter] *s;* -s, -: Instrument zum Messen des Augeninnendrucks. **Tono|me|trie** [↑...metrie] *w;* -, ...ien: Messung des Augeninnendrucks mithilfe des Tonometers nach lokaler Betäubung

Tonsilla vgl. Tonsille

tonsillär, auch: **tonsillar**, in fachspr. Fügungen: **tonsillaris, ...re** [zu ↑Tonsille]: zu den Rachen- oder Gaumenmandeln gehörend, diese betreffend; z. B. in der Fügung ↑Fossa tonsillaris

Tonsille [aus lat. *tonsillae (Pl.)* = Mandeln im Halse] *w;* -, -n, in der anat. Nomenklatur, bes. in fachspr. Fügungen: **Tonsilla,** *Pl.:* ...llae: **1)** übliche Kurzbezeichnung für ↑Tonsilla palatina. **2)** mandelförmiger Gewebslappen oder ebensolches Organ aus lymphatischem Gewebe (Anat.) **Tonsilla cerebelli:** kleiner, rundlicher Lappen an der Unterseite des Kleinhirns auf der rechten und linken Seite der ↑Uvula (vermis). **Tonsilla lingua|lis:** „Zungenmandel", Anhäufung von Balgdrüsen und Lymphgewebe an der Zungenwurzel. **Tonsilla palatina:** „Gaumenmandel", rechts und links der Zungenwurzel in einer Nische zwischen vorderem und hinterem Gaumenbogen gelegenes Organ aus Lymphgewebe und Lymphfollikeln (stellt eine Abwehr- u. Schutzvorrichtung des Organismus dar). **Tonsilla pharyn|gea:** „Rachenmandel", Anhäufung von Lymphgewebe und Lymphfollikeln im Schlundgewölbe. **Tonsilla tubaria:** Ansammlung von Lymphgewebe an der Einmündung der Ohrtrompete in den Rachen

Tonsill|ek|tomie [↑Tonsille u. ↑Ektomie] *w;* -, ...ien: vollständige operative Herausschälung der Gaumenmandeln

Tonsillitis [zu ↑Tonsille] *w;* -, ...itiden (in fachspr. Fügungen: ...itides): „Mandelentzündung", insbes.: Entzündung der Gaumenmandeln

Tonsillo|tom [zu ↑Tonsille u. gr. *τομός* = schneidend] *s;* -s, -e: chirurgisches Instrument zum Abtragen der Gaumenmandeln. **Tonsillo|tomie** [↑...tomie] *w;* -, ...ien: teilweises operatives Kappen der Gaumenmandeln

tonsurans [zu lat. *tonsura* = das Scheren, Abscheren]: abscherend, eine Tonsur bewirkend; z. B. in der Fügung ↑Herpes tonsurans

Tonus [von gr. *τόνος* = das Spannen, die Anspannung] *m;* -, Toni: der durch Nerveneinfluss ständig wach gehaltene Spannungszustand der Gewebe, bes. der Muskeln

top..., Top... vgl. topo..., Topo...

Top|algie, auch: **Topo|algie** [↑topo... u. ↑...algie] *w;* -, ...ien: Schmerz an einer eng begrenzten Körperstelle ohne organische Ursache

Top|ek|tomie [↑topo... u. ↑Ektomie] *w;* -,

...ien: operative Entfernung eines kleinen, umschriebenen Teils der vorderen Hirnrinde als therapeutische Maßnahme bei Geisteskrankheiten

to|phös [zu lat. *tofus (tophus)* = lockere Steinart, Tuffstein]: tophusartig. **To|phus** *m;* -, To|phi: Knoten (meist entzündlicher Art). **To|phus ar|thriticus:** „Gichtknoten", umschriebene Ablagerung von Uratkristallen im Gewebe, bes. in der Umgebung von Gelenken. **To|phus syphiliticus:** knotenförmige Knochenauftreibung bei Syphilis

Topik [zu gr. τόπος = Ort, Platz, Stelle] *w;* -: Lehre von der Lage der einzelnen Organe im Organismus zueinander

Topikum [zu gr. τόπος = Ort, Platz, Stelle] *s;* -s, ...ka (meist *Pl.*): Arzneimittel bzw. therapeutisches Mittel zur lokalen äußerlichen Anwendung (z. B. Pflaster)

topisch [zu gr. τόπος = Ort, Platz, Stelle]: örtlich, äußerlich (bezogen auf die Anwendung und Wirkung von Arzneimitteln)

topo..., Topo..., vor Selbstlauten meist: **top..., Top...** [aus gr. τόπος = Ort, Platz, Stelle]: Bestimmungswort von Zus. mit der Bed. „umschriebener Bezirk des Körpers oder eines Organs; Lagebeziehung der einzelnen Organe im Gesamtorganismus; Gegend, freier Platz"; z. B.: Topektomie, Topophobie

Topoalgie vgl. Topalgie

Topo|chemie [↑topo... u. ↑Chemie] *w;* -: Wissenschaft vom Einfluss der Oberflächenstruktur (z. B. der Blutkörperchen) auf die chemische Aktivität der Stoffe

Topo|gnosie [zu ↑topo... u. gr. γνῶσις = das Erkennen] *w;* -, ...ien: Fähigkeit des Organismus, einen Berührungsreiz zu lokalisieren

Topo|gra|phie [↑topo... u. ↑...graphie] *w;* -, ...ien, dafür meist die Fügung: **topo|graphische Ana|tomie:** anatomische Darstellung der einzelnen Körperregionen u. der Lagebeziehungen zwischen den einzelnen Organen untereinander bzw. zwischen den einzelnen Organen u. dem Gesamtorganismus

Topo|logie [↑topo... u. ↑...logie] *w;* -: seltenere Bezeichnung für: topographische Anatomie

Topo|phobie [zu ↑topo... u. gr. φόβος = Furcht] *w;* -, ...ien: „Ortsangst", krankhaftes Bestreben, bestimmte Orte oder Plätze zu meiden (Vorkommen bei Neurosen)

torisch [zu lat. *torus* = Wulst]: wulstförmig geschliffen (z. B. von Brillengläsern)

Torkildsen-Drai|nage [nach dem norw. Neurochirurgen Arne Torkildsen, 20. Jh.]: operative Verbindung der Seitenventrikel des Gehirns mit der großen Zisterne durch ein Gummidrain zur Ableitung gestauter Hirnflüssigkeit

Torkular [aus lat. *torcular* = Kelter; Presse] *s;* -s: Blutleere nach Abdrücken der Schlagadern

Tormina [aus gleichbed. lat. *tormina*] *Pl.:* quälende Beschwerden, vor allem Leibschmerzen, Bauchgrimmen

Tornwaldt-Krankheit [nach dem dt. Arzt G. L. Tornwaldt, 1843–1910]: chronischer Katarrh der oberen Luftwege als Folge eines Rachenmandelabszesses

torpid [zu lat. *torpere* = betäubt sein, starr sein]: regungslos, stumpfsinnig; schlaff, träge; auch im Sinne von: unbeeinflussbar (z. B. von einem Krankheitsverlauf gesagt). **Torpidität** *w;* -: Trägheit, Schlaffheit; Gefühllosigkeit (Psychol.). **Torpor** *m;* -s: Regungslosigkeit; Gefühllosigkeit; Trägheit, Schlaffheit (z. B. eines Gewebes)

torquie|ren [aus lat. *torquere, tortum* = drehen]: ein Organ bzw. einen Organstiel oder einen Zahn um seine Achse drehen

Torr [Kurzwort aus dem Namen des ital. Physikers E. Torricelli, 1608–1647] *s;* -s, -: (in der BR Deutschland gesetzlich nicht mehr zulässige) Maßeinheit des Luftdrucks (Phys.)

Torré-Einschlusskörperchen [*tore...*]: bei Gelbfieber vorkommende, mit Eosin rot anfärbbare Kerneinschlusskörperchen in den Leberzellen

Torsion [zu lat. *torquere, tortum* = drehen] *w;* -, -en, in fachspr. Fügungen: **Torsio,** *Pl.:* ...io|nes: Drehung, Achsendrehung (bezogen auf ein Organ oder einen Organstiel). **Torsio uteri:** Drehung der Gebärmutter als Folge von Narbeneinziehungen und Schrumpfungen sowie von Tumoren in der Umgebung der Gebärmutter

Torsions|bruch: = Rotationsbruch

Torsions|dys|tonie, auch: **Torsions|spasmus:** drehende Bewegungen von Kopf und Hals, Armen und Rumpf mit Überstreckung der Wirbelsäule

Torti|kollis [zu lat. *tortus* = gedreht, gewunden; krumm u. lat. *collum* = Hals] *m;* -, in fachspr. Fügungen: **Torti|collis:** = Caput obstipum. **Torti|collis spasticus:** „spastischer Schiefhals", einseitiger Krampf der Hals- und Nackenmuskeln mit dadurch bedingter Schief- und Seitwärtsdrehung des Kopfes

Tortuo|sitas [zu lat. *tortuosus* = gewunden] *w;* -; in der Fügung: **Tortuo|sitas vasorum** [↑Vas]: Schlängelung der Blutgefäße der Augennetzhaut

Torulom [zu ↑Torulopsis u. ↑...om] *s;* -s, -e, in fachspr. Fügungen: **Toruloma,** *Pl.:* -ta: Geschwulst aus Pilzfäden von ↑Torulopsis neoformans

Torul|op|sis [lat. *torulus* = Wulst u. gr. ὄψις = Sehen; Anblick] *w;* -; in der Fügung: **Torul|op|sis neo|formans:** grampositiver hefeähnlicher Pilz, Erreger der ↑Torulose

Torulose [zu ↑Torulopsis] *w;* -, -n: durch

↑Torulopsis neoformans hervorgerufene Pilzinfektion von Gehirn, Lunge und Haut

Torulus [Verkleinerungsbildung zu lat. *torus* = Wulst] *m;* -, ...li; in der Fügung: **Toruli tactiles** *Pl.:* „Tastballen", an Nervenendigungen reiche, von Fettgewebe unterpolsterte Erhebungen der Haut an den Endgliedern der Finger und Zehen, der Handfläche und Fußsohle (Anat.)

Torus [aus lat. *torus,* Gen.: *tori* = Wulst] *m;* -, Tori: Wulst, Hautwulst, Schleimhautwulst (Anat.). **Torus inter|venosus:** = Tuberculum intervenosum. **Torus levatorius:** Schleimhautwulst im Rachen über dem Gaumensegelheber. **Torus palatinus:** nicht regelmäßig vorhandener Längswulst im harten Gaumen. **Torus tubarius:** Schleimhautwulst an der Einmündung der Ohrtrompete in den Rachen

total, in fachspr. Fügungen: **totalis, ...le** [zu lat. *totus* = ganz, völlig]: vollständig; z. B. in der Fügung ↑Albinismus totalis

Total|ex|stirpation: vollständige operative Entfernung eines Organs

totalis vgl. total

Total|kapazität: gesamtes Luftvolumen der Lunge

Totenflecke vgl. Livores

Totenkranz vgl. Corona mortis

Totenlade: durch Knochenneubildung entstehende Hülle, die bei Knocheneiterung den abgestorbenen Knochen aufnimmt

Totenstarre vgl. Rigor mortis

Totimpfstoff: Impfstoff aus abgetöteten (inaktivierten) Erregern

Toti-Operation [nach dem ital. Augenarzt Addeo Toti, 19./20. Jh.]: = Dakryorhinostomie

toti|potent [zu lat. *totus* = ganz u. lat. *potens,* Gen.: *potentis* = einer Sache mächtig, fähig]: = omnipotent. **Toti|potenz** *w;* -: = Omnipotenz

tou|chie|ren [*tusch...;* aus frz. *toucher* = berühren; befühlen]: **1)** mit dem Finger (durch Betasten) untersuchen. **2)** mit dem Ätzstift abätzen

Tourniquet [*turnike;* aus gleichbed. frz. *tourniquet*] *s;* -s, -s: Aderpresse, schlingenförmiges Instrument zum Abklemmen von Blutgefäßen

Tourniquet|syn|drom [*turnike...*]: nach lang dauernder Ischämie auftretender allg. Schockzustand mit Ödembildung

tox..., Tox... vgl. toxiko..., Toxiko...

Tox|ämie [↑toxiko... u. ↑...ämie], auch: **Toxhämie** u. **Toxik|ämie** *w;* -, ...ien: „Blutvergiftung", Zersetzung des Blutes durch Giftstoffe

toxi..., Toxi... u. **toxico..., Toxico...** vgl. toxiko..., Toxiko...

toxicus vgl. toxisch

Toxi|dermie [zu ↑toxiko... u. ↑Derma] *w;* -, ...ien: allg. Bezeichnung für: Hauterkrankung infolge Gifteinwirkung

toxi|gen, auch: **toxo|gen** [↑toxiko... und ↑...gen]: **1)** Giftstoffe erzeugend (z. B. von Bakterien). **2)** durch eine Vergiftung verursacht

toxik..., Toxik... vgl. toxiko..., Toxiko...

Toxikämie vgl. Toxämie

toxiko..., Toxiko..., vor Selbstlauten meist: **toxik..., Toxik...,** latinisiert: **toxic[o]..., Toxic[o]...,** sonst auch die Kurzformen: **toxi..., Toxi...,** seltener: **toxo..., Toxo...,** vor Selbstlauten meist: **tox..., Tox...** [aus gr. *τοξικόν* = Pfeilgift]: Bestimmungswort von Zus. mit der Bed. „Gift, Giftstoff; Vergiftung"; z. B.: Toxikologie, Toxämie, toxigen

Toxiko|loge [↑toxiko... u. ↑...loge] *m;* -n, -n: Fachwissenschaftler auf dem Gebiet der Toxikologie. **Toxiko|logie** [↑...logie] *w;* -: Lehre von den Giften und den Vergiftungen des Organismus. **toxiko|logisch:** die Toxikologie betreffend; giftkundig, giftsachverständig

Toxiko|manie [↑toxiko... u. ↑Manie] *w;* -, ...ien: Medikamentensucht, krankhaft gesteigertes Verlangen nach bestimmten Medikamenten, vor allem Betäubungsmitteln

Toxikose [zu gr. *τοξικόν* = Pfeilgift], selten auch: **Toxiko|nose** [gr. *νόσος* = Krankheit] u. **Toxo|nose** *w;* -, -n: Vergiftung, durch Giftstoffe hervorgerufene Krankheit

Toxikum [von gr. *τοξικόν* = Pfeilgift] *s;* -s, ...ka: Gift, Giftstoff

Toxin [zu gr. *τοξικόν* = Pfeilgift] *s;* -s, -e: Bez. für Giftstoffe, die von Bakterien, Pflanzen oder Tieren ausgeschieden werden (vgl. Exotoxin) oder beim Zerfall von Bakterien entstehen (vgl. Endotoxin)

Toxin|ämie [↑Toxin u. ↑...ämie] *w;* -, ...ien: Vergiftung des Blutes durch Toxine

toxisch in fachspr. Fügungen: **toxicus, ...ca, ..cum** [zu gr. *τοξικόν* = Pfeilgift]: giftig; auf einer Vergiftung beruhend. **Toxizität** *w;* -: Giftigkeit einer Substanz

toxogen vgl. toxigen

Toxo|id [↑toxiko... u. ↑...id] *s;* -[e]s, -e: entgiftetes Toxin, das jedoch noch Antitoxinbildung bewirkt

Toxo|kariasis *w;* -, ...riasen: Erkrankung durch Infektion mit Eiern des Hundespulwurms Toxocara canis, dessen Larven in verschiedene Körperorgane (z. B. Lunge, Leber, Augen) wandern und zu Fieber und Organdysfunktionen führen

Toxon [zu ↑Toxin] *s;* -s, -e: Lähmungen verursachendes Diphtheriegift

Toxonose vgl. Toxikose

Toxo|phobie [zu ↑toxiko... u. gr. *φόβος* = Furcht] *w;* -, ...ien: krankhafte Angst vor Vergiftungen

Toxo|plasma [↑toxiko... u. ↑Plasma] *s;* -s, (Arten:) -ta: Gattung gramnegativer, krankheitserregender Parasiten, die vorwiegend im Endothel bei Mensch u. Tier (insbes. Haustieren) schmarotzen

Toxo|plasmose [zu ↑Toxoplasma] *w;* -, -n: durch Toxoplasmaarten hervorgerufene Infektionskrankheit

Toxo|prote|in [↑toxiko... u. ↑Protein] *s;* -s, -e: giftiger Eiweißkörper

Trabekel [aus lat. *trabecula,* Gen.: *trabeculae* = kleiner Balken] *w;* -, -n, in fachspr. Fügungen: **Trabecula,** *Pl.:* ...lae: „Bälkchen", bälkchenartig vorspringendes Gewebsbündel, Längswulst aus Gewebsfasern (insbes. Muskelfasern; Anat.). **Trabeculae carneae (atrii dex|tri)** *Pl.:* = Musculi pectinati. **Trabeculae carneae (cordis)** [↑Cor] *Pl.:* Stränge von Muskelfasern an der Innenfläche beider Herzkammern, teils als Wülste auf der Herzwand, teils sich brückenartig aus dieser erhebend. **Trabeculae corporum cavernosorum (penis)** [↑Corpus cavernosum] *Pl.:* Stränge und Bänder von Muskelfasern, die die beiden Schwellkörper des männlichen Gliedes durchziehen und deren Hohlräume bilden. **Trabeculae corporis spongio|si (penis)** [↑Corpus spongiosum] *Pl.:* Stränge und Bänder von Muskelfasern, die den Schwammkörper des männlichen Gliedes durchziehen u. dessen Hohlräume bilden. **Trabeculae lie|nis** [↑Lien] *Pl.:* „Milzbälkchen", zahlreiche verästelte und untereinander verbundene Fasern, die von der Milzkapsel ins Innere der Milz ziehen und dieser als Stützgerüst dienen. **Trabecula septomarginalis:** bogenförmig vorspringender Muskelwulst zwischen der Vorderwand der rechten Herzkammer und der Kammerscheidewand (Moderatorband des Reizleitungssystems)

Trabekel|system: im Augenkammerwinkel liegende Verdichtungszone, durch die das Kammerwasser in den ↑Sinus venosus sclerae gelangt

trabekulär, in fachspr. Fügungen: **trabecularis, ...re** [zu ↑Trabecula]: zu einer ↑Trabekel gehörend

Trabekulo|tomie [Kurzbildung zu ↑Trabekelsystem u. ↑...tomie] *w;* -, ...ien: = Goniotomie

Tracer [*treⁱßᵉr;* aus engl. *tracer* = Aufspürer] *m;* -s, -: Bezeichnung für radioaktive Markierungsstoffe, mit deren Hilfe u. a. biochemische Vorgänge im Organismus verfolgt werden können

Tra|chea [zu gr. *τραχύς,* weibliche Form: *τραχεῖα* = rau, uneben] *w;* -, ...eae u. eindeutschend: ...een: die aus Knorpelspangen, Bindegewebe und Muskelhaut gebildete, mit Schleimhaut ausgekleidete Luftröhre (Anat.). **tra|cheal,** in fachspr. Fügungen: **tra|chea|lis, ...le:** zur Luftröhre gehörend, sie betreffend

Tra|cheal|kanüle: ↑Kanüle (2), die nach einer ↑Tracheotomie in die Luftröhre eingeführt wird

Tra|chei|tis [zu ↑Trachea] *w;* -, ...itiden (in fachspr. Fügungen: ...itides): Luftröhrenentzündung

Tra|chelor|rhektor [zu gr. *τράχηλος* = Hals, Nacken u. gr. *ῥήκτης* = Zerreißer, Spalter] *m;* -s, -: hakenförmiges Instrument zur Durchtrennung der Halswirbelsäule bei der ↑Embryotomie

Tra|cheo|bron|chitis [zu ↑Trachea und ↑Bronchus] *w;* -, ...itiden (in fachspr. Fügungen: ...itides): Entzündung der Luftröhre und der Bronchien

Tra|cheo|bron|cho|skopie [↑Trachea, ↑Bronchus u. ↑...skopie] *w;* -, ...ien: direkte Untersuchung der Luftröhre und der Luftröhrenäste

Tra|cheo|gramm [↑Trachea u. ↑...gramm] *s;* -s, -e: Röntgenkontrastbild der Luftröhre. **Tra|cheo|gra|phie** [↑...graphie] *w;* -, ...ien: röntgenographische Kontrastdarstellung der Luftröhre

Tracheo|malazie [↑Trachea u. ↑Malazie] *w;* -, ...ien: Erweichung der Luftröhrenknorpel

Tra|cheo|skop [↑Trachea u. ↑...skop] *s;* -s, -e: Luftröhrenspiegel. **Tra|cheo|skopie** [↑...skopie] *w;* -, ...ien: direkte oder indirekte Betrachtung der Luftröhre mit dem ↑Bronchoskop oder Kehlkopfspiegel. **tracheo|skopie|ren:** eine Tracheoskopie vornehmen

Tra|cheo|stenose [↑Trachea u. ↑Stenose] *w;* -, -n: Luftröhrenverengung

Tra|cheo|tomie [↑Trachea u. ↑...tomie] *w;* -, ...ien: „Luftröhrenschnitt", operative Eröffnung der Luftröhre. **tracheo|tomieren:** einen Luftröhrenschnitt durchführen

Tra|cheo|zele [↑Trachea u. ↑...zele] *w;* -, -n: „Luftröhrenbruch", bruchsackartige Vorwölbung der Luftröhrenschleimhaut

Tra|chom [zu gr. *τραχύς* = rau, uneben] *s;* -s, -e, in fachspr. Fügungen: **Tra|choma,** *Pl.:* -ta: ägyptische Augenkrankheit, langwierig verlaufende bakterielle Infektionskrankheit des Auges mit Ausbildung einer Bindehautentzündung, Follikelbildung in der Bindehaut und Vernarbungen

tra|chomatös, in fachspr. Fügungen: **tra|chomatosus, ...osa, ...osum** [zu ↑Trachom]: mit Trachom einhergehend, mit trachomartigen Erscheinungen verlaufend

Tra|chy|phonie [zu gr. *τραχύς* = rau u. gr. *φωνή* = Stimme] *w;* -, ...ien: Rauigkeit der Stimme

Tracking-Phänomen [*träk...;* zu engl. *to track* = folgen; Spuren hinterlassen] *s;* -s, -e: Erscheinung, dass Krankheiten bei Kindern (z. B. Hypertonie) die Tendenz zum Fortbestehen haben

Tractus [aus lat. *tractus* = das Ziehen, der Zug] *m;* -, - [*tráktuß*]; eindeutschend auch: ↑Traktus: **1)** Zug oder Bündel von Nervenfasern des Zentralnervensystems (Anat.). **2)** lang gestreckter Faserstrang, insbes. aus Muskelfasern (Anat.). **Tractus cerebello|ru-**

bralis: Nervenfasern, die vom rechten bzw. linken ↑Nucleus dentatus des Kleinhirns durch den ↑Pedunculus cerebellaris superior zum ↑Nucleus ruber der Gegenseite ziehen. **Tractus cerebello|thalamicus:** Nervenfasern, die vom rechten bzw. linken ↑Nucleus dentatus des Kleinhirns durch den ↑Pedunculus cerebralis superior am ↑Nucleus ruber vorbei zum ↑Thalamus der Gegenseite ziehen. **Tractus cortico|pontinus (mes|en|ce|phali):** Bündel von Nervenfasern, die von der Hirnrinde zu den Brückenkernen führen. **Tractus cortico|spinales (mes|en|ce|phali)** *Pl.:* = Tractus pyramidalis (mesencephali). **Tractus cortico|spinalis anterior (medullae spinalis):** = Tractus pyramidalis anterior (medullae spinalis). **Tractus cortico|spinalis lateralis (medullae spinalis):** = Tractus pyramidalis lateralis (medullae spinalis). **Tractus cortico|thalamici** *Pl.:* = Fasciculi corticothalamici. **Tractus dentato|olivaris:** = Tractus olivocerebellaris. **Tractus dorso|lateralis (funiculi lateralis medullae spinalis):** Nervenfaserbündel im hinteren Teil des Seitenstrangs des Rückenmarks. **Tractus ilio|tibia|lis:** vertikale Faserzüge, die die Muskelhaut an der Außenseite der Oberschenkelmuskulatur verstärken und bis zum Schienbeinkopf reichen. **Tractus lon|gitudinalis media|lis:** = Fasciculus longitudinalis medialis. **Tractus mamillo|teg|mentalis:** = Fasciculus mamillotegmentalis. **Tractus mes|en|ce|phalicus nervi tri|gemini:** im Mittelhirn gelegenes Faserbündel des V. Hirnnervs. **Tractus nervosi associa|tio|nis** *Pl.:* Nervenbahnen, die verschiedene Bezirke der gleichen Großhirnhemisphäre untereinander verbinden und der Verknüpfung von Vorstellungen dienen. **Tractus nervosi com|missurales** *Pl.:* Nervenbahnen, die Verbindungen von Bezirken der einen Großhirnhemisphäre mit Bezirken der anderen Hemisphäre herstellen. **Tractus nervosi pro|jectionis** *Pl.:* Nervenbahnen, die Bezirke der Großhirnhemisphären mit anderen Abteilungen des Gehirns und mit dem Rückenmark verbinden. **Tractus olfactorius:** „Riechbahn“, Strang von Nervenfasern in der Riechfurche des Stirnlappens des Großhirns. **Tractus olivocerebellaris:** Bündel von Nervenfasern, das von der Olive des verlängerten Rückenmarks zum Kleinhirn zieht. **Tractus opticus:** „Sehbahn“, Bündel von Nervenfasern, das vom Sehhügel zur Sehnervenkreuzung zieht. **Tractus pyramidalis:** „Pyramidenbahn“, Bündel von Nervenfasern, die von der Hirnrinde ins Rückenmark ziehen. **Tractus pyramidalis anterior (medullae spinalis):** der im Vorderstrang des Rückenmarks verlaufende Teil der Pyramidenbahn. **Tractus pyramidalis lateralis (medullae spinalis):** der im Seitenstrang des Rückenmarks verlaufende Teil der Pyramidenbahn. **Tractus pyramidalis (medullae ob|longatae):** der im verlängerten Rückenmark verlaufende Teil der Pyramidenbahn. **Tractus pyramidalis (mes|en|ce|phali):** der im Mittelhirn verlaufende Teil der Pyramidenbahn. **Tractus pyramidalis (pontis)** [↑Pons]: der in der Hirnbrücke verlaufende Teil der Pyramidenbahn. **Tractus reticulo|spinalis:** Bündel von Nervenfasern, die vom Netz des Hirnstammes in den Seitenstrang des Rückenmarks ziehen. **Tractus ru|bro|reticularis:** = Fasciculi rubroreticulares. **Tractus rubrospinalis:** Bündel von Nervenfasern, die vom roten Kern des Mittelhirns in den Seitenstrang des Rückenmarks ziehen. **Tractus solitarius (medullae ob|longatae):** Bündel von Nervenfasern im verlängerten Rückenmark. **Tractus spinalis nervi trigemini:** Bündel von Fasern des V. Hirnnervs in den oberen Halssegmenten des Rückenmarks und im verlängerten Rückenmark. **Tractus spino|cerebellaris anterior:** hinteres Bündel von Nervenfasern, die vom Seitenstrang des Rückenmarks zum Kleinhirn führen. **Tractus spino|cerebellaris posterior:** hinteres Bündel von Nervenfasern, die vom Seitenstrang des Rückenmarks zum Kleinhirn führen. **Tractus spino|tectalis:** Bündel von Nervenfasern, die aus dem Seitenstrang des Rückenmarks zum Vierhügelgebiet ziehen. **Tractus spino|thalamicus anterior:** Bündel von Nervenfasern, die aus dem Vorderstrang des Rückenmarks zum ↑Thalamus ziehen. **Tractus spino|thalamicus lateralis:** Bündel von Nervenfasern, die aus dem Seitenstrang des Rückenmarks zum ↑Thalamus ziehen. **Tractus spiralis foraminosus:** Reihe spiralförmig angeordneter kleiner Löcher im Boden des inneren Gehörganges, die dem Durchtritt von Zweigen des Hörnervs dienen. **Tractus systematis nervosi cen|tralis:** die Nervenbahnen des Zentralnervensystems (Züge oder Bündel von Nervenfasern im Gehirn und Rückenmark). **Tractus tecto|spinalis:** Bündel von Nervenfasern, die vom Vierhügelgebiet in den Seitenstrang des Rückenmarks ziehen. **Tractus teg|mentalis cen|tralis:** Bündel von Nervenfasern im Bereich des roten Kerns des Mittelhirns. **Tractus temporo|pontinus:** Bündel von Nervenfasern, die vom Schläfenlappen zu den Kernen der Großhirnbrücke ziehen. **Tractus thalamo|corticales** *Pl.:* = Fasciculi thalamocorticales. **Tractus thalamoolivaris:** = Tractus tegmentalis centralis. **Tractus vestibulo|spinalis:** Bündel von Nervenfasern, die von Kernen des verlängerten Rückenmarks in den Vorder- und Seitenstrang des Rückenmarks ziehen

Tragi: *Pl.* von ↑Tragus

tragicus, ...ca, ...cum [zu ↑Tragus]: zum ↑Tragus gehörend, im Bereich des Tragus

Tragus [von gr. *τράγος* = Ziegenbock] *m;* -, ...gi: **1)** Ohrecke, knorpeliger Vorsprung in der Mitte des Vorderrandes der Ohrmuschel (Anat.). **2)** nur *Pl.:* Haarbüschel, die bes. bei älteren Leuten auf dem Tragus (1) am Eingang des Gehörgangs wachsen

Traktion [zu lat. *trahere, tractum* = ziehen] *w;* -, -en: Ziehen, Zug (z. B. am kindlichen Kopf mit der geburtshilflichen Zange)

Traktions|di|vertikel: durch Zug von außen (z. B. Narben) entstehende Organausstülpung, bes. im Bereich der Speiseröhre

Trakto|tomie [↑Tractus u. ↑...tomie] *w;* -, ...ien: operative Durchtrennung des ↑Tractus spinalis (nervi trigemini)

Traktus: eindeutschende Schreibung für ↑Tractus

Trance [*trangß[e]*, selten auch: *tranß;* aus engl. *trance* = Verwirrung; Benommenheit (in der Aussprache französiert)] *w;* -, -n [*...ßen*]: Dämmerzustand, Übergangsstadium zum Schlaf

Tränendrüse vgl. Glandula lacrimalis

Tränenkanälchen vgl. Canaliculus lacrimalis

Tränen-Nasen-Gang vgl. Canaliculus nasolacrimalis

Tränen|papille vgl. Papilla lacrimalis

Tränen|punkt vgl. Punctum lacrimale

Tränensack vgl. Saccus lacrimalis

Tränensee vgl. Lacus lacrimalis

Tran|qui|lizer [*trängkwilaiser;* zu engl. *to tranquilize* = beruhigen] *m;* -s, - (meist *Pl.*): beruhigende Medikamente gegen Psychosen, Depressionen, Angst- und Spannungszustände

Tran|quillans [zu lat. *tranquillus* = ruhig, beruhigt] *s;* -, ...anzien [*...ien*] oder ...antia (meist *Pl.*): = Tranquilizer

trans..., Trans... [aus lat. *trans* = jenseits; über; über – hin]: Vorsilbe mit den Bedeutungen „hindurch; hinüber; an die Oberfläche des Organismus"; z. B. Transpiration, Transplantation

Trans|aminase [↑trans... u. ↑Aminase] *w;* -, -n: Enzym, das die Übertragung einer Aminogruppe von einer Substanz auf eine andere bewirkt

trans|anal [zu ↑trans... u. ↑Anus]: durch den After hindurch; z. B. transanale Operation

trans|dermal [zu ↑trans... u. ↑Derma]: durch die Haut hindurch erfolgend (von der Wirkung von Arzneimitteln; z. B. transdermale Nitrattherapie)

trans|dermales therapeu|tisches System: Methode der Verabreichung von Medikamenten mittels eines auf die Haut aufgebrachten Pflasters, aus dem der Wirkstoff gleichmäßig freigesetzt wird (zur Behandlung von Angina pectoris, Bluthochdruck u. a.); Abk.: TTS

Trans|duktion [zu lat. *traducere (transducere), traductum* = hinüberführen] *w;* -, -en: Übertragung eines Gens von einer Bakterienzelle zur anderen mithilfe von ↑Phagen

Trans|fektion [zu ↑trans... u. lat. *facere* (in Zus.: *-ficere), factum* (in Zus.: *-fectum*) = machen, bewirken] *w;* -, -en: Umstimmung von Genen, wodurch es zur Bildung der entsprechenden Antigene kommt (Biol.)

Trans|ferase [zu lat. *transferre* = übertragen u. ↑...ase] *w;* -, -n: Enzym, das die Übertragung eines chem. Bausteins von einer Substanz auf eine andere bewirkt

Trans|fer|faktor [engl. *transfer* = Übertragung]: Überträgersubstanz der zellvermittelten Immunität (zur Behandlung von Immundefektzuständen)

Trans|ferrin [zu ↑trans... u. lat. *ferrum* = Eisen] *s;* -s, -e: in der Leber gebildetes Protein, das Eisen binden kann

Trans|fixion [zu lat. *transfigere, transfixum* = durchstechen] *w;* -, -en, in fachspr. Fügungen: **Trans|fixio,** *Pl.:* ...io|nes: operative Durchstechung eines Organs. **Trans|fixio iridis** [↑Iris]: operative Durchstechung der Regenbogenhaut bei Glaukom

Trans|formation [zu lat. *transformare* = umformen] *w;* -, -en: Übertragung der genet. Information von einer Zelle auf die andere

trans|fundie|ren [aus lat. *transfundere, transfusum* = hinübergießen; übertragen]: Zeitwort zu Transfusion. **Trans|fusion** *w;* -, -en: „[Blut]übertragung", intravenöse Einbringung von Blut oder Blutbestandteilen, Blutersatzlösungen oder anderen Flüssigkeiten in den Organismus; intravenöse Blutübertragung von einem Organismus auf den anderen

trans|gen [zu ↑trans... u. ↑Gen]: aus übertragenen Genen bestehend; z. B. transgene Ratte

trans|hepatisch [zu ↑trans... u. ↑Hepar]: durch die Leber hindurch erfolgend; z. B. transhepatische Gallenwegsdrainage

trans|ient [aus engl. *transient* = vorübergehend, zu lat. *transire* = hinübergehen; vorübergehen]: = transitorisch

Trans|il|lumination [zu ↑trans... u. lat. *illuminare* = beleuchten] *w;* -, -en: Durchleuchtung des Organismus od. eines Körperteils mit einer starken Lichtquelle zur Feststellung krankhafter Veränderungen

Tran|sitivismus [zu lat. *transire, transitum* = hinübergehen] *m;* -: Erscheinung, dass Geisteskranke sich selbst für gesund, andere hingegen für geisteskrank halten

tran|sitorisch [aus lat. *transitorius* = vorübergehend]: kurz dauernd, vorübergehend

tran|sitorische isch|ämische Attacke: flüchtige zerebrale Ischämie, die maximal 24 Stunden dauert (Vorstufe des Schlaganfalls); Abk.: TIA

trans|kortikal [zu ↑trans... u. ↑Kortex]: die Verbindung zwischen den Feldern der Hirnrinde betreffend

trans|krani|al, auch: **trans|krani|ell** [zu ↑trans... u. ↑Cranium]: durch den Schädel hindurch erfolgend (von einer diagnostischen Untersuchung mit Schallwellen gesagt)

Tran|skriptase [↑Transkription u. ↑...ase] *w;* -, -n: Enzym, das die Transkription steuert (Biol.). **Tran|skriptase, re|verse** vgl. reverse Transkriptase

Tran|skription [zu lat. *transcribere, transcriptum* = umschreiben, übertragen] *w;* -, -en: Überschreibung der Basensequenz eines Gens oder mehrerer zusammengehörender Gene vom „Sinnstrang" der ↑Desoxyribonukleinsäure in die ↑Messenger-Ribonukleinsäure

trans|kutan [zu ↑trans... u. ↑Kutis]: durch die Haut hindurch (bezogen z. B. auf die Applikation von Salben)

trans|kutane elek|trische Nervenstimulation: von der Hautoberfläche aus erfolgende Nervenreizung mit schwachen Stromstößen (z. B. zur Schmerzbekämpfung); Abk.: TENS

Trans|lation [zu lat. *transferre, translatum* = hinübertragen, übertragen] *w;* -, -en: die „Übersetzung" der in der Basensequenz der m-RNS gespeicherten genetischen Information in die Aminosäuresequenz der zu bildenden Proteine (Genetik)

Trans|lokation [zu ↑trans... u. lat. *locare* = stellen, legen] *w;* -, -en: Form der ↑Chromosomenaberration, bei der ein Chromosomenstück nach dem Prinzip von Bruch und Wiedervereinigung seinen Platz wechselt

trans|luminal [zu ↑trans... und ↑Lumen]: durch die Gefäßlichtung hindurch erfolgend, innerhalb eines Blutgefäßes erfolgend; z. B. perkutane transluminale Koronarangioplastie

Trans|mineralisation [zu ↑trans... u. ↑Mineral] *w;* -, -en: Verminderung der im intrazellulären Raum gelösten Elektrolyte bei gleichzeitiger Zunahme der extrazellulär vorhandenen mineralischen Stoffe

Trans|missions|elek|tronen|mi|kro|skop [lat. *transmissio* = Übersendung, Übertragung] *s;* -s, -e: ↑Elektronenmikroskop, bei dem das abzubildende Objekt mittels Schallwellen abgetastet wird

Trans|mitter [durch engl. Vermittlung (engl. *to transmit* = übertragen) zu lat. *transmittere* = hinüberschicken] *m;* -s, -: = Neurotransmitter

trans|mural [zu ↑trans... und lat. *murus* = Mauer]: alle Wandschichten eines Organs betreffend

trans|öso|phage|al [zu ↑trans... u. ↑Ösophagus]: von der Speiseröhre aus, durch die Speiseröhre; z. B. transösophageale Echokardiographie

trans|papillär [zu ↑trans... und ↑Papille]: durch die ↑Papilla duodeni hindurch

Trans|parenz|liste [zu mlat. *transparere* = durchscheinen]: Preisvergleichsliste, vergleichende Zusammenstellung von Arzneimitteln in Bezug auf deren Preis; vgl. Negativliste, Positivliste

trans|peri|tone|al [zu ↑trans... u. ↑Peritoneum]: vom Bauchfell aus, durch das Bauchfell hindurch

Tran|spiration [zu ↑trans... u. lat. *spirare* = blasen; hauchen; ausatmen; ausduften] *w;* -, -en: Hautausdünstung, Schwitzen. **tran|spirie|ren:** ausdünsten, schwitzen

Trans|plantat [zu spätlat. *transplantare* = verpflanzen] *s;* -[e]s, -e: überpflanztes Gewebestück (z. B. Haut, Knochen, Gefäße, Nerven). **Trans|plantation** *w;* -, -en: **a)** Verpflanzung lebenden Gewebes von einer Stelle an eine andere im [gleichen] Organismus; **b)** Verpflanzung eines Organs oder Organteils (z. B. Herz, Niere, Augenhornhaut) von einem Organismus (= Spender) auf einen anderen (= Empfänger). **trans|plantie|ren:** lebendes Gewebe verpflanzen

Trans|position [zu lat. *transponere, transpositum* = versetzen] *w;* -, -en: angeborene Verlagerung z. B. von Blutgefäßen oder Eingeweiden auf die der normalen Lage entgegengesetzte Seite des Körpers

Trans|poson [zu engl. *to transpose* = umstellen, versetzen, weiter zu lat. *transponere, transpositum* = versetzen] *s;* -s, -s u. ...sonen: kleines DNS-Segment mit Resistenzgen, das von einem Plasmid auf ein anderes innerhalb derselben Bakterienzelle überspringen kann

trans|rektal [zu ↑trans... u. ↑Rektum]: vom Rektum aus, durch das Rektum hindurch

Trans|sexua|lismus [zu ↑trans... u. ↑sexual] *m;* -: psychische Identifizierung eines Menschen mit dem Geschlecht, das seinem eigenen körperlichen Geschlecht entgegengesetzt ist, mit dem Wunsch nach Geschlechtsumwandlung. **trans|sexu|ell:** im Sinne des Transsexualismus empfindend

Trans|sudat [zu ↑trans... und lat. *sudare* = schwitzen; ausschwitzen] *s;* -[e]s, -e: die bei der Transsudation abgesonderte Flüssigkeit. **Trans|sudation** *w;* -, -en: nicht entzündliche Absonderung von Flüssigkeit in Gewebslücken oder Körperhöhlen

trans|thorakal [zu ↑trans... und ↑Thorax]: durch den Brustkorb hindurch

Trans|uran [↑trans... und ↑Uran] *s;* -s, -e: künstlicher radioaktiver chem. Grundstoff mit einer höheren Ordnungszahl als Uran (Chem.)

trans|ure|thral [zu ↑trans... und ↑Urethra]: durch die Harnröhre hindurch erfolgend (z. B. von der Entfernung eines Steins)

trans|vaginal [zu ↑trans... u. ↑Vagina]: durch die Scheide hindurch erfolgend (z. B. von der Entfernung der Gebärmutter)

trans|venös [zu ↑trans... u. ↑Vene]: durch eine Vene hindurch erfolgend (z. B. von einem Katheter, der ins Herz eingeführt wird)

trans|versal, in fachspr. Fügungen: **trans-versalis, ...le** [zu lat. *transversus* = quer; schief]: quer verlaufend (z. B. von streifenförmigen Hautveränderungen)

trans|versarius, ...ria, ...rium, auch **transversus, ...versa, ...versum:** quer verlaufend (bes. von Muskelfasern)

Trans|verso|stomie [lat. *transversus* = quer liegend (in der Fügung ↑Colon transversum) u. ↑...stomie] *w;* -, ...ien: operative Herstellung einer künstlichen Verbindung zwischen Colon transversum und äußerer Bauchhaut

Trans|vestismus [zu ↑trans... u. lat. *vestire, vestitum* = kleiden], auch: **Transvestitismus** *m;* -: abnorme Neigung, Kleidungsstücke des anderen Geschlechts zu tragen. **Trans|vestit** *m;* -en, -en: jemand, der Kleidungsstücke des anderen Geschlechts trägt. **Transvestitismus** vgl. Transvestismus

trapezius, ...zia, ...zium [zu gr. *τραπέζιον* = ungleichseitiges Viereck (eigtl. = Tischchen)]: trapezförmig; z. B. in der Fügung ↑Musculus trapezius (Anat.). **Trapezius** *m;* -: übliche Kurzbez. für ↑Musculus trapezius

trapezo|ide|us, ...dea, ...de|um [zu gr. *τραπέζιον* = ungleichseitiges Viereck (eigtl. = Tischchen) u. gr. *-ειδής* = gestaltet, ähnlich]: trapezähnlich (z. B. in der Fügung ↑Os trapezoideum; Anat.)

Traube-Doppelton [nach dem dt. Internisten Ludwig Traube, 1818–1876]: unmittelbar auf das diastolische Geräusch folgender zweiter Herzton bei Schließunfähigkeit der Aortenklappe. **Traube-Hering-Wellen** [Ewald Hering, dt. Physiologe, 1834–1918]: wellenförmige Schwankungen des Blutdruckes während der Atmung. **Traube-Raum:** halbmondförmiger Raum im Brustkorb, begrenzt durch den linken Rippenbogen, den linken Leberrand, Herz u. Milz

Traubenhaut vgl. Uvea

Trauben|mole vgl. Mola hydatidosa

Traubenzucker vgl. Glucose

Trau|ma [aus gr. *τραῦμα*, Gen.: *τραύματος* = Wunde, Verletzung] *s;* -s, ...men u. -ta: **1)** Wunde, durch äußere Gewalteinwirkung entstandene Verletzung des Organismus (Med.). **2)** seelischer Schock, starke seelische Erschütterung, die unter Umständen einen Komplex bewirken kann (Psychol., Med.). **trau|matisch,** in fachspr. Fügungen: **trau|maticus, ...ca, ...cum:** zu einer Wunde gehörend, durch eine Verletzung entstanden; auf einen seelischen Schock zurückzuführen

Trau|mato|loge [↑Trauma und ↑...loge] *m;* -n, -n: Arzt mit Spezialkenntnissen auf dem Gebiet der Wundbehandlung. **Trau|matologie** [↑...logie] *w;* -: Wissenschaft und Lehre von der Wundbehandlung u. -versorgung

Trau|mato|pnoe [gr. *τραῦμα*, Gen.: *τραύματος* = Wunde, Verletzung u. gr. *πνοή* = Wehen; Hauchen; Atem] *w;* -: traumatisch bedingte Atemstörung mit teilweiser ↑Asphyxie (bei Brustkorbverletzungen mit Öffnung des Pleuraraumes)

Treitz-Grube [nach dem östr. Pathologen Wenzel Treitz, 1819–1872]: = Recessus duodenalis. **Treitz-Hernie** [...*i*e]: Eingeweidebruch, in dessen Bruchsack der Dünndarm liegt

Trélat-Spekulum [*trela...;* nach dem frz. Chirurgen U. Trélat, 1828–1890]: selbsthaltendes ↑Spekulum zur Untersuchung von Scheide und Mastdarm

Trema [aus gr. *τρῆμα*, Gen.: *τρήματος* = Loch, Öffnung] *s;* -s, -s u. -ta: Lücke zwischen den mittleren Schneidezähnen

Trematoda oder **Trematodes,** eindeutschend: **Trematoden** [zu gr. *τρηματώδης* = durchlöchert, mit vielen Löchern ausgestattet] *Pl.:* systematische Bez. für die Klasse der Saugwürmer (Zool.)

Tremor [aus lat. *tremor*, Gen.: *tremoris* = Zittern] *m;* -s, ...mores: Muskelzittern, motorische Reizerscheinung mit abnormen, unwillkürlichen Bewegungen

Trendelenburg-Lagerung [nach dem dt. Chirurgen Friedrich Trendelenburg, 1844 bis 1925]: Hochlagerung des Beckens (bei bestimmten Operationen). **Trendelenburg-Operation: 1)** operative Entfernung eines Embolus aus einer Lungenarterie. **2)** operative Entfernung eines Stückes der großen Rosenader bei Krampfadern. **3)** operative Entfernung eines Knochenstückes über dem Fußknöchel bei schlecht verheiltem Knöchelbruch. **Trendelenburg-Zeichen: 1)** für Hüftleiden charakteristisches Absinken des Beckens nach der gesunden Seite hin, wenn der Patient auf dem kranken Bein steht und das gesunde anhebt. **2)** charakteristisches Zeichen bei Krampfadern (wenn nach Hochlagerung des Beines und Ausstreichen des Blutes das Bein schnell gesenkt wird, füllt es sich nur bei Krampfadern sofort wieder mit Blut)

Trenn|di|ät: Schlankheitskur, die nicht auf einer Einschränkung der Nahrungsmenge basiert, sondern auf einer Trennung von Kohlenhydraten und Eiweiß innerhalb einer Mahlzeit (auf eine kohlenhydratreiche Mahlzeit folgt eine eiweißhaltige)

Trepan [aus gleichbed. frz. *trépan* (zu gr. *τρυπᾶν* = durchbohren)] *m;* -s, -e: Bohrgerät zur Durchbohrung der knöchernen Schädeldecke. **Trepanation** *w;* -, -en: operative Schädelöffnung mit dem Trepan. **trepanieren:** den Schädel mit dem Trepan aufbohren

Tre|phine [aus gleichbed. engl. *trephine*] *w;* -,

-n: kleine Ringsäge zur Entnahme kleiner Gewebsteilchen (z.B. aus Knochen oder aus der Hornhaut des Auges)

Tre|phon [zu gr. τρέφειν = ernähren] *s;* -s, -e (meist *Pl.*): von den weißen Blutkörperchen gebildete Wachstumsstoffe für das Gewebe

Trepo|nema [zu gr. τρέπειν = drehen, wenden u. gr. νῆμα = Faden] *s;* -s, (Arten:) -ta: Gattung gramnegativer, schraubenförmiger Mikroorganismen, die beim Menschen Krankheiten hervorrufen. **Trepo|nema pallidum:** wichtigste Treponemaart (Syphiliserreger)

TRH: Abk. für ↑Thyreotropin-releasing-Hormon

tri..., Tri... [zu gleichbed. lat. *tres (tria)* od. gr. τρεῖς (τρία)]: Bestimmungswort von Zus. mit der Bed. „drei, dreiteilig"; z.B.: Trisomie

Tria|ge [*triasch*ᵉ; aus gleichbed. frz. *triage,* zu frz. *trier* = (aus)sortieren] *w;* -, -n: Einteilung der Verletzten bei einer Katastrophe nach dem Schweregrad der Verletzungen

tri|an|gularis, ...re [zu lat. *triangulum* = Dreieck]: dreieckig. **Tri|an|gulum** *s;* -s, ...la: Dreieck, dreieckige Fläche

Trias [von gr. τριάς, Gen.: τριάδος = die Drei, die Dreizahl] *w;* -, Tria|den: Gruppe von jeweils drei Symptomen, die eine bestimmte Krankheit charakterisieren (z.B. in der Fügung ↑Merseburger Trias)

Tribade [von gleichbed. gr. τριβάς, Gen.: τριβάδος (zu gr. τρίβειν = reiben)] *w;* -, -n: weibliche Homosexuelle. **Tribadie** *w;* - u. **Tribadismus** *m;* -: = Amor lesbicus

Tri|basilar|syn|ostose [↑tri..., ↑basilar und ↑Synostose] *w;* -, -n: vorzeitige Verknöcherung der drei Schädelbasisknochen

Triboul|let-Probe [*tribulä...;* nach dem frz. Arzt Triboulet, geb. 1909]: Methode zum Nachweis von geschwürigen Darmkrankheiten (Stuhl wird nach Aufschwemmung und Filtrierung mit Sublimat und Essigsäure vermischt; bei Erkrankungen bildet sich ein bräunlicher Niederschlag)

tri|ceps [aus lat. *triceps,* Gen.: *tricipitis* = dreiköpfig]: dreiköpfig (von Muskeln gesagt); vgl. Trizeps

trich..., Trich... vgl. tricho..., Tricho...

Trich|algie [↑tricho... u. ↑...algie] *w;* -, ...ien: Berührungsschmerz im Bereich der Kopfhaare (Vorkommen bei Neuralgie der Kopfnerven)

Trich|auxis [↑tricho... u. gr. αὔξις = Zunahme, Vermehrung] *w;* -, ...xes: = Hypertrichose

Tri|chia|sis [aus gleichbed. gr. τριχίασις] *w;* -, ...ia|ses (eindeutschend: ...ia|sen): angeborene oder erworbene Fehlstellung der Augenwimpern nach innen, mit der Folge, dass die Wimpern auf der Hornhaut reiben (was zu Hornhauterkrankungen führen kann)

Trichi|lemmon [zu gr. θρίξ, Gen.: τριχός = Haar u. gr. λέμμα = Rinde, Schale] *s;* -s, -e: meist im Gesicht gelegener, von einem Haarfollikel umgebener Tumor

Tri|chine [zu gr. τρίχινος = aus Haaren] *w;* -, -n: parasitischer Fadenwurm (auf den Menschen durch infiziertes Fleisch übertragbar)

Tri|chinose [zu ↑Trichine] *w;* -, -n: durch Trichinen verursachte Erkrankung

tri|cho..., Tri|cho..., vor Selbstlauten meist: **trich..., Trich...** [aus gr. θρίξ, Gen.: τριχός = Haar]: Bestimmungswort von Zus. mit der Bed. „Haar, Körperbehaarung; haarförmig dünnes u. langes Gebilde"; z.B.: Trichotillomanie

Tri|cho|bezoar [↑tricho... u. ↑Bezoar] *m;* -s, -e: Bezoar aus verfilzten verschluckten Haaren

Tri|cho|gramm [↑tricho... u. ↑...gramm] *s;* -s, -e: „Haarbild", Aufzeichnung aller am Kopfhaar festgestellten Befunde

Tri|cho|kinese [zu ↑tricho... u. gr. κινεῖν = bewegen] *w;* -, -n: bandartige Abflachung der Haare und Abkrümmung um ca. 180 Grad mit Neigung zum Abbrechen

Tri|cho|klasie [zu ↑tricho... u. gr. κλάσις = das Zerbrechen] *w;* -, ...ien: extreme Brüchigkeit der Haare

Tri|chom [zu gr. θρίξ, Gen.: τριχός = Haar] *s;* -s, -e: durch starke Verlausung bedingte Verfilzung der Haare

Tri|cho|monas [↑tricho... u. gr. μονάς, Gen.: μονάδος = Einheit] *w;* -, (Arten:) ... monades u. eindeutschend: ...monaden: Gattung begeißelter Kleinlebewesen, die im Darm und in der Scheide leben und dort Krankheiten hervorrufen können

Tri|cho|monia|se [zu ↑Trichomonas] *w;* -, -n: Erkrankung durch Trichomonaden

Tri|cho|mykose [zu ↑tricho... u. gr. μύκης = Pilz] *w;* -, -n: durch niedere Pilze hervorgerufene Erkrankung der Haare

Tri|cho|nodose [zu ↑tricho... u. lat. *nodus* = Knoten] *w;* -, -n: spontanes Auftreten von Knoten und Schlingen im Haar

tri|cho|phyticus, ...ca, ...cum [zu ↑Trichophytie]: im Zusammenhang mit einer Trichophytie auftretend

Tri|cho|phytie [zu ↑Trichophyton] *w;* -, ...ien, in fachspr. Fügungen: **Tri|cho|phytia**[1], *Pl.:* ...iae: durch Trichophytonarten hervorgerufene Scherpilzflechte der Haut, der Haare oder der Nägel. **Tri|cho|phytia profunda:** durch Trichophytonarten verursachte Hautkrankheit, bei der die Pilze in die Tiefe der Haut eindringen

Tri|cho|phyton [↑tricho... u. gr. φυτόν = Gewächs, Pflanze] *s;* -s, (Arten:) ...ta: Gattung von pathogenen Fadenpilzen, die die Haut, die Haare und die Nägel befallen

Tri|cho|phytose [zu ↑Trichophyton] *w;* -, -n: aus einer Trichophytie hervorgehende Allgemeinerkrankung des Körpers

Tri|cho|ptilose [↑tricho... u. gr. πτίλωσις =

Befiederung] *w;* -, -n: krankhafte Brüchigkeit der Haare mit Aufspaltung u. Auffaserung der Haarkörper in Längsrichtung

Tri|chor|rhexis [↑tricho... u. gr. *ῥῆξις* = das Reißen, Durchbrechen] *w;* -: Reißen bzw. Brechen des Haares im Bereich von Knötchen, die am Haarschaft auftreten (am Bruchende erscheint das Haar aufgefasert bzw. aufgesplittert)

Tri|cho|schisis [*...ß-ch...;* ↑tricho... und gr. *σχίσις* = das Spalten] *w;* -, ...schisen: = Trichoptilose

Tri|chose [zu gr. *θρίξ*, Gen.: *τριχός* = Haar] *w;* -, -n: Sammelbezeichnung für alle Anomalien der Behaarung

Tri|cho|sporie [zu ↑Trichosporon] *w;* -, ...ien: durch Trichosporonarten hervorgerufene Pilzkrankheit der Haare

Tri|cho|sporon [zu ↑tricho... u. gr. *σπόρος* = das Säen, die Saat; der Samen] *s;* -s, (Arten:) ...ra: Gattung von pathogenen Sprosspilzen (Hefepilzen), die die Haare befallen können

Tri|cho|tillo|manie [zu ↑tricho..., gr. *τίλλειν* = rupfen, zupfen u. ↑Manie] *w;* -, ...ien: krankhafte Sucht, sich Kopf- und Barthaare auszureißen

Tri|chromasie [zu ↑tri... u. gr. *χρῶμα* = Haut; Hautfarbe; Farbe] *w;* -: normale Sehtüchtigkeit mit Erkennung der drei Grundfarben Rot, Grün und Blau

Trichterbecken: ähnlich einem Trichter spitz zulaufendes Becken (wobei der Beckenausgang am meisten verengt ist)

Trichterbrust: trichterförmige Einsenkung des Brustbeins

Trich|uria|sis [zu ↑Trichuris trichuria] *w;* -, ...ia|ses (eindeutschend: ...ia|sen): Peitschenwurmkrankheit, Erkrankung durch Befall mit Trichuris trichuria

Trich|uris trichi|ura [zu ↑tricho... u. gr. *οὐρά* = Schwanz] *w;* - -: Peitschenwurm, weltweit verbreitete Art der Fadenwürmer von 3–5 cm Länge mit peitschenschnurförmig verlängertem Vorderende, parasitieren v. a. in tropischen und subtropischen Regionen im Darm des Menschen und werden durch Aufnahme der Eier mit roher Pflanzenkost übertragen

tricuspidalis vgl. trikuspidal

Triefauge vgl. Lippitudo

Tri|en [zu ↑tri...] *s;* -s, -e (meist *Pl.*): Sammelbez. für chem. Verbindungen, die drei Doppelbindungen im Molekül enthalten

tri|fas|zikulär [zu ↑tri... u. ↑Faszikel]: drei Faszikel betreffend, von drei Faszikeln ausgehend

Tri|geminie [zu lat. *trigeminus* = dreifach] *w;* -, ...ien: Dreischlägigkeit des Pulses, eine Herzrhythmusstörung, bei der auf jede Systole zwei Extrasystolen folgen

¹Tri|geminus *m;* -, ...ni: übliche Kurzbezeichnung für ↑Nervus trigeminus

²Tri|geminus [aus lat. *trigeminus* = dreifach] *m;* -, ...ni (meist *Pl.*): Drillinge, drei gleichzeitig ausgetragene, kurz nacheinander geborene Kinder

Tri|geminus|neur|algie: Auftreten heftiger Schmerzanfälle im Bereich eines oder mehrerer Äste des Nervus trigeminus

Trig|ger|punkt [engl. *trigger* = Auslöser] *m;* -[e]s, -e, auch: **Trigger-point** [engl. *point* = Punkt] *m;* -s, -s: **a)** = Triggerzone; **b)** umschriebene, tastbar verhärtete Stelle im Muskel- oder Unterhautzellgewebe, die auf Druck schmerzhaft reagiert. **Trig|ger|zone** *w;* -, -n: umschriebene Region im Bereich des Innervationsgebiets sensibler Nerven, von der aus sich bei Neuralgie durch Druck oder Berührung eine (schmerzhafte) Reaktion auslösen lässt

Tri|glyzerid, fachspr.: **Tri|glycerid** [zu ↑tri..., Glyzerin (dies zu gr. *γλυκύς* = süß) u. ↑...id] *s;* -[e]s, -e (meist *Pl.*): zusammenfassende Bez. für die dreiwertigen Ester des Glyzerins (die natürlichen Fette und Öle bestehen im Wesentlichen aus Gemischen von Triglyzeriden)

Tri|gonum [zu gr. *τρίγωνος* = dreiwinklig, dreieckig] *s;* -s, ...na: dreieckige oder dreieckförmige Körperregion; dreieckiges Gebilde im Organismus (Anat.). **Tri|gonum caroticum:** der im Winkel zwischen Kopfnicker, Unterkieferast und vorderer Mittellinie des Halses gelegene dreieckige Bezirk. **Tri|gonum collaterale:** dreieckiger Bezirk am Grunde der seitlichen Hirnkammer im Winkel zwischen deren unterem und hinterem Horn. **Tri|gonum femorale:** dreieckige Region an der vorderen Innenseite des Oberschenkels unterhalb der Leistenbeuge. **Tri|gona fi|brosa (cordis)** [↑Cor] *Pl.:* zwei dreieckige Bezirke im Winkel von Aortenwurzel und Faserring der zweizipfligen Segelklappe zwischen linkem Vorhof und linker Herzkammer. **Tri|gonum habenulae:** kleines dreieckiges Feld am Zirbelstiel des Sehhügels. **Tri|gonum lumbale:** „Lendendreieck", kleine, dreieckige, mehr oder weniger deutlich ausgebildete, von Fettgewebe ausgefüllte Zone zwischen Darmbeinkamm und Rückenmuskulatur. **Tri|gonum lumbocostale:** dreieckige, spaltförmige Lücke beiderseits zwischen dem von der Wirbelsäule und dem von den Rippen ausgehenden Teil des Zwerchfells. **Tri|gonum nervi hypoglossi:** dreieckiger Bezirk am Grunde der vierten Hirnkammer, unmittelbar über dem Kern des Zungenfleischnervs im verlängerten Rückenmark. **Tri|gonum nervi vagi (ventriculi quarti):** dreieckiger Bezirk am Grund der vierten Hirnkammer, unmittelbar über dem Kern des ↑Nervus vagus im verlängerten Rückenmark. **Tri|gonum ol|factorium:** dreieckige Verbreiterung der Riechbahn an ihrer Einmündung in die Großhirnhemisphäre. **Tri|gonum omo|claviculare:** der im Winkel zwischen Kopfnicker, Schlüsselbein und Schulter gelegene dreieckige Halsbezirk. **Tri|gonum sterno|costale:** dreieckige, spaltförmige Lücke beiderseits zwischen dem vom Brustbein und dem von den Rippen ausgehenden Teil des Zwerchfells. **Trigonum sub|mandibulare:** dreieckige Halsregion unmittelbar unterhalb der Unterkieferäste. **Tri|gonum vesicae:** dreieckiger, von Falten freier Schleimhautbezirk am Grunde der Harnblase, in den die Harnleiter münden

tri|gonus, ...na, ...num [von gr. *τρίγωνος* = dreiwinklig, dreieckig]: dreieckig; z. B. in der Fügung ↑Os trigonum (Anat.)

tri|hemeral [zu ↑tri... u. gr. *ἡμέρα* = Tag]: die ersten drei Lebenstage des Neugeborenen betreffend. **Tri|hemeron** *s;* -s: die ersten drei Lebenstage des Neugeborenen

Tri|jod|thyronin [zu ↑tri..., ↑Jod u. ↑Thyreoidea] *s;* -s, -e: wichtigstes Schilddrüsenhormon, das pro Molekül 3 Atome Jod aufweist; Abk.: T_3

tri|krot [zu ↑tri... u. gr. *κρότος* = das Schlagen]: dreischlägig, dreigipflig (von der Pulswelle gesagt). **Tri|krotie** *w;* -: Dreigipfligkeit des Pulses

tri|kus|pidal, in fachspr. Fügungen: **tri|cuspidalis, ...le** [zu ↑tri... u. lat. *cuspis,* Gen.: *cuspidis* = Spitze]: drei Spitzen aufweisend, dreizipflig (von Körperteilen, insbes. von der Klappe zwischen rechtem Herzvorhof u. rechter Herzkammer). **Tri|kus|pidalis** *w;* -, ...les: = Trikuspidalklappe

Tri|kus|pidal|klappe: = Valva atrioventricularis dextra

Tri|kus|pidal|leiste: = Crista supraventricularis

Tri|labe [↑tri... u. gr. *λαβή* = Griff, Henkel] *w;* -, -n: Metallkatheter zur unblutigen Zertrümmerung von Harnblasensteinen

tri|lokulär, in fachspr. Fügungen: **tri|locularis, ...re** [zu ↑tri... u. lat. *loculus* = kleiner Raum]: dreikammerig, drei Kammern aufweisend (von einem missgebildeten Herzen gesagt)

Tri|menon [zu gr. *τρίμηνος* = dreimonatig] *s;* -s, ...na: Zeitraum von drei Monaten (v. a. in Bezug auf das Entwicklungsalter der Leibesfrucht und das Lebensalter von Säuglingen)

Tri|oxy|purin [↑tri..., ↑oxy... u. ↑Purin] *s;* -s: chem. Bez. für die Harnsäure

Tripel|impfung [aus frz. *triple* = dreifach (von gleichbed. lat. *triplus*)]: „Dreifachimpfung", gleichzeitige Impfung gegen drei Krankheiten (z. B. Masern, Mumps, Röteln)

Tri|plegie [↑tri... u. ↑Plegie] *w;* -, ...ien: Lähmung von drei Gliedmaßen

Tri|plett [aus gleichbed. frz. *triplet,* zu frz. *triple* = dreifach (von gleichbed. lat. *triplus*)] *s;* -s, -e u. -s: **1)** = Codon. **2)** Bez. für drei aufeinander folgende Extrasystolen

Tripper *m;* -s, -: vgl. Gonorrhö

Tri|pus coe|lia|cus [gr. *τρίπους* = Dreifuß] *m;* - -: Bezeichnung für diejenige Stelle des ↑Truncus coeliacus, an der sich dieser in die drei Äste ↑Arteria gastrica sinistra, ↑Arteria hepatica communis, ↑Arteria lienalis teilt (Anat.)

tri|que|trus, ...tra, ...trum [aus gleichbed. lat. *triquetrus*]: „dreieckig"; z. B. in der Fügung ↑Os triquetrum (Anat.)

Trismus [aus gr. *τρισμός* = das Schwirren; das Knirschen] *m;* -, Trismen: Kaumuskelkrampf, Kiefersperre

Tri|somie [Kurzbildung zu ↑tri... u. ↑Chromosom] *w;* -, ...ien: Auftreten eines überzähligen Chromosoms, das im diploiden Chromosomensatz nicht zweimal, sondern dreimal vorkommt (z. B. des Chromosoms 21 beim ↑Down-Syndrom)

Tri|sti|chia|sis [zu ↑tri... u. gr. *στίχος* = Reihe] *w;* -: Vorhandensein von drei Wimpernreihen übereinander (angeborene Anomalie)

Trit|an|omalie [gr. *τρίτος* = der dritte u. ↑Anomalie] *w;* -, ...ien: angeborene Farbensinnstörung in Form eines gestörten Unterscheidungsvermögens für Blau u. Grün

Trit|an|opie [gr. *τρίτος* = der dritte u. ↑Anopie] *w;* -, ...ien: Blaublindheit, Violettblindheit, fehlendes Unterscheidungsvermögen für Blauviolett (die „dritte" Grundfarbe des Farbenspektrums)

triticelus, ...ea, ...elum [zu lat. *triticum* = Weizen]: weizenkornähnlich; z. B. in der Fügung ↑Cartilago triticea

Tritium [zu gr. *τρίτος* = der dritte] *s;* -s: überschwerer, radioaktiver Wasserstoff, das dritte und seltenste der drei Isotope des Wasserstoffs; Zeichen: T

Trituration [zu lat. *tritura* = das Reiben] *w;* -, -en: feinste Zerreibung eines festen Stoffes (insbesondere einer Droge) zu Pulver, Pulverisierung

tri|valent [zu ↑tri... u. lat. *valentia* = Stärke]: mit drei Bindungen (von chemischen Substanzen; z. B. trivalente Impfstoffe)

Tri|zeps *m;* -es, -e: übliche Kurzbez. für: Musculus triceps ...

tri|zy|klisch [↑tri... und ↑zyklisch]: auf drei Benzolringen aufgebaut (von chemischen Verbindungen gesagt)

Tri|zyto|penie [↑tri..., ↑zyto... u. gr. *πενία* = Armut, Mangel] *w;* -, ...ien: Erkrankung, bei der gleichzeitig ↑Anämie, ↑Granulozytopenie und ↑Thrombozytopenie vorliegen

tro|chantär [zu ↑Trochanter]: den Trochanter betreffend

Tro|chanter [aus gleichbed. gr. *τροχαντήρ,* Gen.: *τροχαντῆρος,* eigtl. = Läufer, Umläufer] *m;* -s, ...teres; in den folgenden Fügungen: **Tro|chanter major:** „großer Rollhügel", der am äußeren, oberen Ende des Oberschenkelknochens, neben dem Oberschenkelkopf gelegene starke Knochenvorsprung, an dem die meisten Hüftmuskeln ansetzen. **Tro|chanter minor:** „kleiner Rollhügel", Knochenvorsprung an der Rückseite des Oberschenkelknochens, unterhalb des Oberschenkelkopfes und des großen Rollhügels; Ansatzpunkt des Lendenmuskels. **Tro|chanter tertius:** eine unterhalb des kleinen Rollhügels gelegentlich vorkommende Knochenerhebung

tro|chantericus, ...ca, ...cum [zu ↑Trochanter]: zum großen oder kleinen Rollhügel gehörend (Anat.)

Troch|lea [aus lat. *trochlea,* Gen.: *trochleae* = Flaschenzug, Winde (von gr. *τροχαλία* = Walze; Winde)] *w;* -, ...leae: „Rolle", Bezeichnung für verschiedene anatomische Strukturen, insbesondere an Knochen oder Muskeln, von walzenförmiger Gestalt, meist mit einer sattelartigen Vertiefung in der Mitte. **Troch|lea fibularis (calcanei)** [- - ...*e-i*]: = Trochlea peronaealis (calcanei). **Troch|lea humeri:** das rollenartige untere Gelenkende des Oberarmknochens. **Troch|lea mus|cularis:** „Muskelrolle", faserige oder knöcherne Struktur, die als Führungsrolle für Sehnen, die ihre Verlaufsrichtung ändern, dient. **Troch|lea (mus|culi obliqui superio|ris oculi):** aus Knorpel und Fasern bestehender Halbring am Nasen-Augen-Winkel des Stirnbeins, über dessen Sattel die Sehne des oberen, schrägen Augenmuskels läuft. **Troch|lea peronae|alis (calcanei)** [- - ...*e-i*]: Knochenwulst an der Unterseite des Fersenbeins, an dessen einer Seite die Sehne des langen, an dessen anderer Seite die Sehne des kurzen Wadenbeinmuskels entlangläuft. **Troch|lea phalan|gis** [↑Phalanx]: = Caput phalangis. **Troch|lea tali** [↑Talus]: „Talusrolle", die Gelenkfläche des Sprungbeins

troch|lea|ris, ...re [zu ↑Trochlea]: zu einer Trochlea gehörend; rollenartig; z. B. in der Fügung ↑Nervus trochlearis (Anat.)

tro|cho..., Tro|cho... [aus gr. *τρόχος* = Rad]: Bestimmungswort von Zus. mit der Bed. „Rad; radartig; radrundes, radförmiges Gebilde; Bewegung, Verschiebung"; z. B.: Trochoskop

tro|cho|ide|us, ...ea, ...e|um [zu ↑trocho... u. gr. *-ειδής* = gestaltet, ähnlich]: radförmig; z. B. in der Fügung ↑Articulatio trochoidea (Anat.)

Tracho|skop [↑trocho... u. ↑...skop] *s;* -s, -e: Röntgenapparat, der unter dem Untersuchungstisch verschoben werden kann

Tro|cho|ze|phalie [zu ↑trocho... u. gr. *κεφαλή* = Kopf] *w;* -, ...ien: abnorme Rundform des Schädels (eine Schädelmissbildung). **Tro|cho|ze|phalus** *m;* -, ...li u. ...phalen: „Rundkopf", Rundschädel

Trocken|chemie: Bez. für chemische Reaktionen (vor allem Schnelltests), die auf Teststreifen ablaufen; der Teststreifen selbst ist trocken, aber die Reaktion läuft im wässerigen Milieu ab

Trockenzellen|therapie: Verabreichung von gefriergetrocknetem, vor der Applikation aufgeschwemmtem Gewebe fetaler oder jugendlicher Tiere zu Heilzwecken; eine Weiterentwicklung der ↑Frischzellentherapie

Trokar [aus gleichbed. frz. *trocart (troisquarts),* eigtl. = dreikantig] *m;* -s, -e u. -s, auch: **Troi|cart** [*troakar*] u. **Trocart** [*trokar*] *m;* -s, -s: für Punktionen verwendetes chirurgisches Stechinstrument mit einer starken dreikantigen Nadel und einem Röhrchen (zum Auffangen des Punktats)

Tröltsch-Taschen [nach dem östr. Otologen A. F. Tröltsch, 1829–1890]: = Recessus membranae tympani

Trombicula [Verkleinerungsbildung zu ↑Trombidium] *w;* -, (Arten:) ...lae: Gattung der Laufmilben (Hautschmarotzer). **Trombicula au|tumnalis:** Erntemilbe, Trombiculaart, deren Vertreter vor allem im Herbst auftreten und einen stark juckenden Hautausschlag verursachen

Trombidio|se [zu ↑Trombidium] *w;* -, -n: = Trombikulose

Trombidium [Herkunft unsicher] *s;* -s, ...dien [...*i^e n*] u. ...dia: ältere Gattungsbezeichnung für ↑Trombicula

Trombikulose [zu ↑Trombicula] *w;* -, -n, in fachspr. Fügungen: **Trombiculosis,** *Pl.:* ...oses: durch Milbenlarven verschiedener Trombiculaarten hervorgerufene, juckende Hautkrankheit

Trommelfell vgl. Membrana tympani

Trommelfellentzündung vgl. Myringitis

Trommelschlägelfinger: Finger mit kolbigen Auftreibungen an den Endgliedern (Vorkommen bei Erkrankungen der Lungen und des Herzens, die mit chronischem Sauerstoffmangel verbunden sind)

Trommer-Probe [nach dem dt. Chemiker K. A. Trommer, 1806–1879]: Probe zum Nachweis von Zucker im Urin, bei der der Urin nach Ausfällung des Eiweißes mit Kalilauge und Kupfersulfatlösung erhitzt wird (bei Anwesenheit von Zucker bildet sich ein gelbroter Niederschlag)

Trömner-Re|flex [nach dem dt. Neurologen E. L. O. Trömner, 1868–1949]: gelegentlich als Pyramidenzeichen zu wertende reflektorische Beugung des zweiten bis vierten Fingers bei Beklopfen der Fingerkuppen

...trop [zu gr. *τρέπειν* = drehen, wenden; richten]: Grundwort von adjektivischen Zusammensetzungen mit der Bedeutung „auf etwas einwirkend; spezifisch gegen etwas gerichtet"; z. B.: gonadotrop, androtrop

Tropenfieber vgl. Malaria tropica

Tropen|medizin: Zweig der Medizin, der die gesamte Heilkunde unter dem besonderen krankheitsökologischen Aspekt der Verhältnisse in den tropischen Ländern umfasst

Tröpfchen|in|fektion: Übertragung von Infektionskrankheiten durch kleinste, keimbeladene Tröpfchen, die beim Husten oder Niesen der Atemluft beigemengt werden

Tropfenherz: tropfenförmiges, schmales, steil gestelltes Herz (bes. bei asthenischen Personen vorkommend)

troph..., Troph... vgl. tropho..., Tropho...

Troph|all|ergen [↑tropho... u. ↑Allergen] *s;* -s, -e (meist *Pl.*): als Allergen wirkendes Nahrungsmittel. **Troph|all|ergie** [↑Allergie] *w;* -, ...ien: Auftreten von allergischen Erscheinungen nach dem Genuss bestimmter Nahrungsmittel

Tro|phik [zu gr. τροφή = das Ernähren; die Nahrung] *w;* -: Ernährungszustand des Gewebes. **tro|phisch**: gewebsernährend; die Ernährung [des Gewebes] betreffend

tro|pho..., Tro|pho..., vor Selbstlauten meist: **troph..., Troph...** [zu gr. τροφή = das Ernähren; die Nahrung]: Bestimmungswort von Zusammensetzungen mit der Bedeutung „Ernährung; Nahrung"; z. B.: trophotrop, Trophödem

Tro|pho|blast [↑tropho... u. ↑...blast] *m;* -en, -en: ernährende Hülle des Embryos

Troph|ödem [↑tropho... u. ↑Ödem] *s;* -s, -e: auf Störungen der Gewebsernährung beruhende, chronisch verlaufende, schmerzlose Schwellung besonders der Beine (vorwiegend beim weiblichen Geschlecht in der Reifezeit auftretend)

Tro|pho|neu|rose [↑tropho... u. ↑Neurose] *w;* -, -n: Form der Neurose, die mangelhafte Gewebsernährung und damit Schwunderscheinungen an Organen zur Folge hat

tro|pho|trop [↑tropho... und ↑...trop]: auf den Ernährungszustand von Geweben bzw. Organen einwirkend

Tro|pho|zo|it [zu ↑tropho... u. gr. ζῷον = Lebewesen, Tier] *m;* -en, -en: vegetative Form der ↑Entamöbe

...tropie [zu gr. τρέπειν = drehen, wenden; richten]: Grundwort von substantivischen Zusammensetzungen mit der Bedeutung „spezifische Einwirkung (z. B. auf bestimmte Organe); bevorzugtes Auftreten (bei bestimmten Geschlechtern, Konstitutionstypen o. Ä.)"; z. B.: Androtropie, Gynäkotropie

Tropika *w;* -: übliche Kurzbezeichnung für ↑Malaria tropica. **tropisch,** in fachspr. Fügungen: **tropicus, ...ca, ...cum** [zum FW *Tropen*]: in den Tropen vorkommend; z. B. in der Fügung ↑Malaria tropica

Trousseau-Zeichen [*trußo...;* nach dem frz. Internisten Armand Trousseau, 1801–1867]: auf Tetanie hinweisende Erscheinung, dass die Kompression der Oberarmnervenbahnen zur charakteristischen Pfötchenstellung der Hand führt

Truncus [aus lat. *truncus,* Gen.: *trunci* = Stamm eines Baumes] *m;* -, ...ci: Hauptteil, Stamm: **a)** der Rumpf des menschl. Körpers, einschließlich Kopf und Hals; **b)** großer, meist kurzer Hauptteil eines Blutgefäßes, Lymphgefäßes, Nervs oder Organs (Anat.). **Truncus arterio|sus com|munis:** anomaler, dem Herzen entspringender Arterienstamm anstelle der getrennten Aorta u. ↑Arteria pulmonalis (angeborene Missbildung). **Truncus bra|chio|ce|phalicus:** der vom Aortenbogen nach oben abzweigende gemeinsame Stamm der Schlüsselbeinschlagader und Kopfschlagader der rechten Körperhälfte. **Truncus bron|cho|media|stinalis:** Lymphgefäß, in das die Abflüsse der Lymphknoten im Gebiet der Lunge, der Luftröhre und des Brustbeins münden. **Truncus cere|bri:** Sammelbezeichnung für das Großhirn mit Ausnahme des Hirnmantels (besteht aus: Linsenkern, Schweifkern, Sehhügelregion, Hirnschenkel, Brücke und verlängertem Mark). **Truncus coe|lia|cus:** Eingeweideschlagader, kurzes, dickes Gefäß, das an der Vorderseite der Bauchschlagader unterhalb des Zwerchfells entspringt u. sich in die Milzschlagader, die linke Magenschlagader u. die Leberschlagader gabelt. **Truncus corporis callosi** [↑Corpus Callosum]: der Stamm des Hirnbalkens zwischen beiden Großhirnhemisphären. **Truncus costo|cervicalis:** kurzer Ast der Schlüsselbeinschlagader, der sich im Allgemeinen in die tiefe Nackenschlagader und die oberste Rippenschlagader teilt. **Truncus (fasciculi atrio|ven|tricularis):** das ungeteilte Anfangsstück des His-Bündels, ein schmaler Muskelstreifen des Reizbildungs- und Reizleitungssystems des Herzens in und an der Scheidewand zwischen Vorhöfen und Herzkammern. **Truncus inferior (plexus bra|chialis):** der im Bereich des Schlüsselbeins gelegene untere Stamm des Armvenengeflechts. **Trunci intestinales** *Pl.:* kurze Lymphgefäße, in denen sich die Abflüsse der Lymphknoten der Verdauungsorgane vereinigen. **Truncus jugularis:** Lymphgefäß, in das die Abflüsse der tiefen Halslymphknoten münden. **Truncus linguo|facia|lis:** der kurze Stamm, in dem Gesichts- und Zungenschlagader gelegentlich gemeinsam aus der äußeren Kopfschlagader entspringen. **Trunci lumbales** *Pl.:* Lymphgefäße, zu denen die Abflüsse der Lymphknoten des Lendengebiets aufsteigen. **Truncus lumbo|sa|cralis:** dicker Nervenstamm, der aus dem fünften Lendennerv und aus Teilen des vierten Lendennervs entspringt u. im Becken mit weiteren Nervenästen das Kreuzbeingeflecht bildet. **Trunci lym|phatici** *Pl.:* die fünf Hauptäste des Lymphgefäßsystems. **Truncus medius**

(plexus bra|chia|lis): der im Bereich des Schlüsselbeins gelegene mittlere Stamm des Armvenengeflechts. **Trunci plexus (brachia|lis)** *Pl.:* die drei Stämme des Armnervengeflechts, in denen sich die vorderen Äste des fünften bis achten Halsnervs und des ersten Brustnervs vereinigen. **Truncus pulmonalis:** der aus der rechten Herzkammer entspringende kurze gemeinsame Stamm der rechten und linken Lungenschlagader. **Truncus sub|clavius:** Lymphgefäß, in das die Abflüsse der Lymphknoten der Achselhöhle münden. **Truncus superior (plexus bra|chia|lis):** der im Bereich des Schlüsselbeins gelegene obere Stamm des Armnervengeflechts. **Truncus sym|pa|thicus:** der Grenzstrang oder Stammstrang des sympathischen Teils des autonomen Nervensystems (besteht aus zwei Reihen von Ganglien beiderseits der Wirbelsäule, die durch Längs- und Querstränge untereinander und mit den Nerven der Wirbelsäule verbunden sind und Äste in alle Teile des Körpers entsenden). **Truncus thyreo|cervicalis:** kurzer Ast der Schlüsselbeinschlagader, der sich im Allgemeinen in die oberflächliche u. aufsteigende Halsschlagader, die obere Schulterblattschlagader und die untere Schilddrüsenschlagader teilt. **Truncus vagalis anterior** bzw. **posterior:** vorderer bzw. hinterer Vagusstamm, zu denen sich die Zweige des vom rechten u. linken zehnten Hirnnerv gebildeten Nervengeflechts der Speiseröhre vereinigen (treten mit der Speiseröhre durch das Zwerchfell und entsenden Zweige zu den Organen des Bauchraums)

trunkulär [zu ↑Truncus]: einen Gefäßstamm betreffend

Trypano|soma [gr. *τρύπανον* = Bohrer u. gr. *σῶμα* = Leib, Körper] *s;* -s, ...men (in fachspr. Fügungen: -ta): Gattung der Geißeltierchen mit zahlreichen Krankheitserregern (Blutparasiten). **Trypano|soma brucei** [*...e-i;* nach dem engl. Mediziner Sir David Bruce, 1855–1931]: durch ↑Glossina morsitans übertragener Erreger der Nagana. **Trypano|soma gambiense** [zum Namen des westafrikan. Flusses Gambia]: durch ↑Glossina palpalis (Tsetsefliege) übertragener Erreger der Schlafkrankheit

Trypano|somia|sis [zu ↑Trypanosoma] *w;* -, ...ia|sen (in fachspr. Fügungen: ...ia|ses): Schlafkrankheit, durch Trypanosomen hervorgerufene Infektionskrankheit, die vor allem durch Schlafsucht, nervöse Störungen und Auszehrung gekennzeichnet ist

Tryp|sin [vermutlich Kurzbildung zu gr. *τρύειν* = aufreiben, verzehren u. ↑Pepsin] *s;* -s: Eiweiß spaltendes ↑Enzym der Bauchspeicheldrüse

Tryp|sino|gen [↑Trypsin und ↑...gen] *s;* -s: chem. Vorstufe des ↑Trypsins

Tryp|tophan [zu ↑Trypsin u. gr. *φαίνεσθαι* = erscheinen] *s;* -s: essenzielle Aminosäure, die in den meisten Eiweißkörpern vorkommt

Tse|tse|fliege [auch: *tßę...;* Bantuspr.]: = Glossina palpalis. **Tse|tse|krankheit:** = Trypanosomiasis

TSH: Abk. für ↑thyr[e]oidstimulierendes Hormon

Tsu|tsu|gamuschi|krankheit [jap.; dt.]: fieberhafte Infektionskrankheit, die durch Milben übertragen wird und besonders in Japan auftritt

TTS: Abk. für ↑transdermales therapeutisches System

Tuba vgl. Tube

tubalis, ...le u. **tubar,** in fachspr. Fügungen: **tubarius, ...ia, ...ium** u. **tubaricus, ...ca, ...cum** und **tubaris, ...re** [zu ↑Tube]: zur ↑Tube gehörend, sie betreffend

Tubar|ab|ort vgl. Abortus tubarius

Tubar|gravidität: = Graviditas tubarica

tubaricus vgl. tubar. **tubaris** vgl. tubar. **tubarius** vgl. tubar

Tube [aus lat. *tuba,* Gen.: *tubae* = Röhre; Trompete] *w;* -, -n, in fachspr. Fügungen: **Tuba,** *Pl.:* Tubae; in den Fügungen: **Tuba auditiva:** „Ohrtrompete", teils knöcherne, teils knorpelige, mit Schleimhaut ausgekleidete, röhrenförmige Verbindung zwischen der Paukenhöhle des Ohrs und dem Rachen, die dem Druckausgleich zwischen Paukenhöhle und Außenluft dient. **Tuba pharyn|gotympanica:** = Tuba auditiva. **Tuba uterina:** „Eileiter", der mit Schleimhaut ausgekleidete Ausführungsgang der Eierstöcke, der in die Gebärmutter mündet

Tubendurchblasung vgl. Pertubation

Tubenmandel vgl. Tonsilla tubaria

Tuben|ruptur: Zerreißung des Eileiters (vor allem bei Tubargravidität)

Tuben|sterilisation: operative Durchtrennung oder Unterbindung der Eileiter zur Unfruchtbarmachung

Tuber [aus lat. *tuber,* Gen.: *tuberis* = Auswuchs am Körper; Höcker, Buckel] *s;* -s, -a: Höcker, Vorsprung, physiologische Anschwellung oder Verdickung eines Organs, bes. eines Knochens (Anat.). **Tuber calcanei** [- *...e-i*]: der hintere, untere Wulst des Fersenbeins. **Tuber cinere|um:** grauer Höcker an der Unterseite des ↑Hypothalamus, an dem der Stiel der ↑Hypophyse ansetzt. **Tuber frontale:** „Stirnhöcker", Vorwölbung des Stirnbeins beiderseits oberhalb des Augenbrauenwulstes. **Tuber is|chia|dicum:** „Sitzbeinhöcker", dicker Wulst an der rückwärtigen Unterseite des Sitzbeins (Ansatzpunkt mehrerer Muskeln). **Tuber maxillae:** „Oberkieferhöcker", rundlicher Höcker an der rückwärtigen Unterseite des Oberkiefers. **Tuber omentale (hepatis)** [↑Hepar]: rundliche Wölbung an der Unterseite des linken Leberlappens, der durch das kleine

Netz von der kleinen Kurvatur des Magens getrennt wird. **Tuber omentale (pan|creatis)** [↑Pankreas]: an das kleine Netz angrenzende rundliche Vorwölbung an der Oberseite der Bauchspeicheldrüse. **Tuber parie|tale** [-...*ri-e*...]: „Scheitelbeinhöcker", die flache, ausgedehnte Wölbung des Scheitelbeins oberhalb des Schläfenbeins. **Tuber vermis:** Klappenwulst des Kleinhirnwurms (vgl. Vermis) zwischen den beiden unteren halbmondförmigen Läppchen der Kleinhirnhemisphäre

tuberalis, ...le [zu ↑Tuber]: zu einem ↑Tuber gehörend (Anat.)

Tuberculoma vgl. Tuberkulom

Tuberculosis vgl. Tuberkulose

tuberculosus vgl. tuberkulös

Tuberculum vgl. Tuberkel

Tuber|gelenk|winkel: Winkel zwischen dem ↑Tuber calcanei und der Gelenkfläche des Sprunggelenks

Tuberkel [aus lat. *tuberculum* (Verkleinerungsbildung zu lat. *tuber* = Höcker, Buckel) = kleiner Höcker, kleine Geschwulst] *m;* -s, - (östr. auch: *w;* -, -n), in fachspr. Fügungen: **Tuberculum** *s;* -, ...la: **1)** Knötchen, knötchenförmige Geschwulst, insbes.: Tuberkuloseknötchen (Pathol.). **2)** kleiner Höcker, kleiner Vorsprung (insbes. an Knochen; Anat.). **Tuberculum ad|ductorium (femoris)** [↑Femur]: kleiner Höcker oberhalb des inneren Kniegelenkfortsatzes des Oberschenkelknochens, Ansatzstelle der Sehne des ↑Musculus adductor magnus. **Tuberculum anterius (atlantis)** [↑Atlas]: kleiner Höcker an der Frontseite des vorderen Bogens des ersten Halswirbels. **Tuberculum anterius thalami:** das rundliche vordere Ende des Sehhügels. **Tuberculum anterius (vertebrarum cervicalium):** Höcker an der Vorderseite der beiden Querfortsätze des dritten bis fünften und des siebten Halswirbels. **Tuberculum articulare (ossis temporalis)** [↑Os temporale]: Gelenkhöcker an der Wurzel des Jochbeinfortsatzes des Schläfenbeins, auf dem der Gelenkkopf des Unterkieferknochens gleitet. **Tuberculum au|riculae:** mehr oder weniger deutlich ausgebildeter Höcker auf dem inneren Saum der Krempe am rückwärtigen Rand der Ohrmuschel. **Tuberculum calcanei** [- ...*ne-i;* ↑Calcaneus]: Höcker an der Unterseite des Fersenbeins, an dem das ↑Ligamentum calcaneocuboideum plantare entspringt. **Tuberculum caroticum:** der kräftig entwickelte Höcker an der Vorderseite der beiden Querfortsätze des sechsten Halswirbels. **Tuberculum conoide|um:** Höcker an der Unterseite des verdickten Endes des Schlüsselbeins. **Tuberculum corniculatum:** kleiner Schleimhauthöcker im Kehlkopf, der sich über dem Hörnchenknorpel an der Spitze des Stellknorpels erhebt. **Tuberculum (coronae) dentis** [↑Dens]: Zahnhöcker auf der Kaufläche des Zahns. **Tuberculum costae:** an der Rückseite der Rippen zwischen Rippenhals und Rippenkörper gelegener kleiner Höcker, mit dem sich die Rippe an den Querfortsatz des zugehörigen Wirbels anlagert. **Tuberculum cunei|forme** [-...*e-i*...]: auf der Schleimhautfalte zwischen der Stellknorpelspitze u. dem seitlichen Kehldeckelrand gelegenes Höckerchen, unter dem gelegentlich ein kleiner, keilförmiger Knorpel liegt. **Tuberculum dorsale:** Knochenhöcker am unteren Ende der Speiche. **Tuberculum epiglotticum:** kleiner Höcker der Kehlkopfschleimhaut über dem Stiel des Kehldeckels. **Tuberculum fibulare tuberis calcanei** [- - - ...*ne-i*]: = Processus lateralis tuberis calcanei. **Tuberculum genitale:** „Geschlechtshöcker", Genitalhöcker, bindegewebiger Vorsprung an der Kloakenmembran des Embryos, der die Anlage der äußeren Genitalien darstellt. **Tuberculum iliacum:** = Spina iliaca anterior inferior. **Tuberculum in|fra|gleno|idale:** kleiner Höcker unterhalb der Gelenkpfanne des Schulterblatts, an dem die Sehne des langen Trizepskopfes ansetzt. **Tuberculum inter|condylare laterale (tibiae):** Höcker auf der Außenseite der Kniegelenkfläche des Schienbeins. **Tuberculum inter|condylare media|le (tibiae):** Höcker auf der Innenseite der Kniegelenkfläche des Schienbeins. **Tuberculum intervenosum:** kleiner Wulst zwischen den Einmündungen der beiden Hohlvenen in den rechten Vorhof des Herzens. **Tuberculum jugulare (ossis oc|cipitalis)** [↑Os occipitale]: kleiner Höcker auf der Innenseite des Hinterhauptsbeins, neben dem Hinterhauptsloch u. oberhalb des Kanals für den XII. Hirnnerv. **Tuberculum (labii superio|ris):** Höcker am unteren Ende der Nasenrinne, die auf der Mitte der Oberlippe von der Nasenscheidewand abwärts zieht. **Tuberculum laterale (pro|cessus posterio|ris tali):** der äußere der beiden Höcker an der Rückseite des Sprungbeinfortsatzes. **Tuberculum majus (humeri):** größerer Höcker hinten, seitlich am Oberarmknochen, an dem mehrere Muskeln ansetzen. **Tuberculum marginale (ossis zygomatici)** [↑Os zygomaticum]: gelegentlich am Hinterrand des Stirnbeinfortsatzes des Jochbeins vorkommender kleiner Höcker, an dem der Schläfenmuskel ansetzt. **Tuberculum media|le (pro|cessus posterio|ris tali):** der innere der beiden Höcker an der Rückseite des Sprungbeinfortsatzes. **Tuberculum mentale:** Höcker zu beiden Seiten der Mittellinie des Kinnvorsprungs. **Tuberculum minus (humeri):** kleiner Höcker an der Vorderseite des Oberarmknochens, an dem der ↑Musculus subscapularis ansetzt. **Tuberculum nu|clei cunea|ti** [- ...*e-i* -]: das gewölbte Ende der rechten bzw. linken seitlichen Hinterstrangbahn über dem zugehörigen Kern im verlängerten Rückenmark. **Tubẹrculum nụ|clei grạcilis** [- ...*e-i* -]: das gewölbte Ende der rechten bzw. linken oberen Hinterstrangbahn über dem zugehörigen Kern im verlängerten Rückenmark. **Tubẹrculum mụs|culi scalẹni anterio̱|ris:** kleiner Höcker vorn auf der ersten Rippe, an der der ↑Musculus scalenus anterior ansetzt. **Tubẹrculum obturato̱rium antẹrius:** der vordere der beiden kleinen Höcker des Schambeins am Hüftbeinloch. **Tubẹrculum ob|turato̱rium postẹrius:** der hintere der beiden kleinen Höcker des Schambeins am Hüftbeinloch. **Tubẹrculum ọssis mult|ạn|guli majo̱ris:** = Tuberculum ossis trapezii. **Tubẹrculum ọssis navicula̱ris:** = Tuberculum ossis scaphoidei. **Tubẹrculum ọssis sca|pho|i̱dei** [- - ...*de-i;* ↑Os scaphoideum]: Höcker an der Unterseite des Kahnbeins der Hand. **Tubẹrculum ọssis trapẹzii** [↑Os trapezium]: Höcker an der Unterseite des großen Vieleckbeins der Hand. **Tubẹrculum pharyn|gẹ|um:** kleiner Höcker an der Unterseite der Basis des Hinterhauptsbeins vor dem Hinterhauptsloch. **Tubẹrculum postẹrius (atlạntis)** [↑Atlas]: kleiner Höcker an der Rückseite des hinteren Bogens des ersten Halswirbels. **Tubẹrculum postẹrius (verte|bra̱rum cervica̱lium):** Höcker am äußeren Ende der beiden Querfortsätze des dritten bis siebten Halswirbels. **Tubẹrculum pu̱bicum:** „Schambeinhöcker", knöcherner Vorsprung am Schambein beiderseits der Schambeinfuge. **Tubẹrculum ra̱dii:** = Tuberositas radii. **Tubẹrculum rost|ra̱le:** = Tuberculum anterius thalami. **Tubẹrculum sẹllae (tụrcicae):** kleiner Höcker des Türkensattels vor der Hypophysengrube. **Tubẹrculum su|pra|gleno|ida̱le:** kleiner Höcker oberhalb des Randes der Gelenkpfanne des Schulterblatts, an dem die Sehne des langen Bizepskopfes ansetzt. **Tubẹrculum su|pra|tra̱gicum:** kleiner Höcker, der sich gelegentlich unmittelbar über der Ohrecke findet. **Tubẹrculum thyreo|i̱deum infẹrius:** kleiner Höcker am unteren Ende der Seitenleiste des Schildknorpels. **Tubẹrculum thyreo|i̱de|um supẹrius:** kleiner Höcker am oberen Ende der Seitenleiste des Schildknorpels. **Tubẹrculum tibia̱|le tu̱beris calca̱nei** [- - - ...*e-i*]: = Processus medialis tuberis calcanei

Tubẹrkel|bakterie vgl. Mycobacterium tuberculosis

Tubẹrkel|bazille = Tuberkelbakterie

tuberkula̱r [zu ↑Tuberkel]: knotig, mit Bildung von Tuberkeln einhergehend (von Organveränderungen)

Tuberkuli̱d [Kurzbildung aus ↑Tuberkulose u. ↑...id] *s;* -[e]s, -e: gutartige Hauttuberkulose

Tuberkuli̱n [zu ↑Tuberkel] *s;* -s: aus Toxinen der Tuberkelbakterien gewonnener Impfstoff (zu diagnostischen Zwecken)

Tuberkuli̱n|re|aktion: allergische, allgemeine und lokale Reaktion des Organismus auf die Applikation von ↑Tuberkulin auf bzw. in die Haut (leichte Temperaturerhöhung, Rötung, Quaddelbildung), die auf eine bestehende od. überstandene Infektion mit Tuberkelbakterien hinweist

tuberkulo|i̱d [Kurzbildung zu ↑Tuberkulose u. ↑...id]: einer Tuberkulose ähnlich

Tuberkulo̱m [zu ↑Tuberkel] *s;* -s, -e, in fachspr. Fügungen: **Tuberculo̱ma,** *Pl.:* -ta: Geschwulst aus tuberkulösem Gewebe

tuberkulö̱s, in fachspr. Fügungen: **tuberculo̱sus, ...o̱sa, ...o̱sum** [zu ↑Tuberkel]: an Tuberkulose leidend; die Tuberkulose betreffend, mit ihr zusammenhängend (von krankhaften Veränderungen)

Tuberkulo̱se [zu ↑Tuberkel] *w;* -, -n, in fachspr. Fügungen: **Tuberculo̱sis,** *Pl.:* ...o̱ses: durch Tuberkelbakterien hervorgerufene chronische Infektionskrankheit, die alle Organe und Systeme befallen kann. **Tuberculo̱sis cu̱tis:** Hauttuberkulose. **Tuberculo̱sis cu̱tis col|liqua|ti̱va:** Hauttuberkulose im Stadium der Erweichung und Geschwulstbildung. **Tuberculo̱sis cu̱tis lupo̱sa:** = Lupus vulgaris. **Tuberculo̱sis cu̱tis verruco̱sa:** „Schwindwarzen", Hauttuberkulose mit warzenförmigen Herden, die sich peripheriewärts ausbreiten und zentral narbig abheben. **Tuberculo̱sis licheno|i̱des:** gutartige flechtenähnliche Hauttuberkulose. **Tuberculo̱sis papulo|ne|cro̱tica:** Schwindpocken, Form der Hauttuberkulose mit Knötchen an der Streckseite der Gliedmaßen, die unter Narbenbildung abheilen

Tuberkulo|sta̱tikum [zu ↑Tuberkulose u. gr. στατικός = zum Stillstand bringend, hemmend] *s;* -s, ...ka: Arzneimittel gegen Tuberkulose, das hemmend auf das Wachstum von Tuberkelbakterien einwirkt. **tuberkulosta̱tisch:** das Wachstum von Tuberkelbakterien hemmend (von Arzneimitteln)

tuberö̱s, in fachspr. Fügungen: **tubero̱sus, ...o̱sa, ...o̱sum** [zu lat. *tuber* = Auswuchs am Körper; Höcker, Buckel]: höckerig, knotenartig, geschwulstartig (z. B. von Hautveränderungen)

Tubero̱sitas [zu lat. *tuber* = Auswuchs am Körper; Höcker, Buckel] *w;* -, ...ta̱tes: höckrige, raue Stelle an der Außenhaut eines Knochens als Ansatzpunkt für Muskeln und Sehnen (Anat.). **Tubero̱sitas coraco|i̱dea:** = Linea trapezoidea und ↑Tuberculum conoideum. **Tubero̱sitas cọstae secụndae:** = Tuberositas musculi serrati anterioris. **Tubero̱sitas costa̱lis:** = Impressio ligamenti costoclavicularis. **Tubero̱sitas delto|i̱dea:** an der Außenseite des Oberarmknochens oberhalb der Mitte gelegene raue Stelle, an der der Deltamuskel ansetzt. **Tubero̱sitas gluta̱e̱a:**

längliche raue Stelle an der Rückseite des Oberschenkelschaftes. **Tuberositas ilialca:** hinter und über der Berührungsfläche mit dem Kreuzbein gelegene raue Fläche am Darmbein, an der die zum Kreuzbein führenden Bänder ansetzen. **Tuberositas in|fra-articularis:** = Tuberculum infraglenoidale. **Tuberositas masseterica:** gelegentlich an der Außenseite des Unterkieferknochens vorkommende Leiste, an der der Kaumuskel ansetzt. **Tuberositas mus|culi serrati anterio|ris:** raue Fläche auf der zweiten Rippe, an der der ↑Musculus serratus anterior ansetzt. **Tuberositas ossis cubo|idei** [- - ...*e-i;* ↑Os cuboideum]: starker Knochenwulst an der Unterseite des Würfelbeins des Fußes. **Tuberositas ossis meta|tarsalis I** [↑Os metatarsale]: Knochenvorsprung an der Unterseite des dem ersten Keilbein zugekehrten Endes des ersten Mittelfußknochens. **Tuberositas ossis meta|tarsalis V** [↑Os metatarsale]: Knochenwulst an der Unterseite des dem Würfelbein zugekehrten Endes des fünften Mittelfußknochens. **Tuberositas ossis navicularis (pedis)** [↑Os naviculare]: an der Unterseite des Kahnbeins des Fußes gelegene raue Stelle, an der eine Sehne des hinteren Schienbeinmuskels ansetzt. **Tuberositas phalan|gis distalis** [↑Phalanx]: an der Unterseite des Knochens des letzten Finger- bzw. Zehenglieds gelegene raue Stelle, unter der der Tastballen liegt. **Tuberositas pterygo|idea:** an der Innenseite des Unterkiefers in der Nähe des Unterkieferwinkels gelegentlich vorkommende Rauigkeit, an der der innere Flügelmuskel ansetzt. **Tuberositas radii:** am inneren oberen Ende der Speiche gelegene raue Stelle, an der die Bizepssehne angreift. **Tuberositas sacralis:** raue Fläche an der oberen Rückseite des Kreuzbeins, an der die zum Darmbein führenden Bänder ansetzen. **Tuberositas supra|articularis:** = Tuberculum supraglenoidale. **Tuberositas tibiae:** am oberen Ende der vorderen Schienbeinkante gelegene raue Stelle, an der das Band der Kniescheibe angreift. **Tuberositas ulnae:** vorn am oberen Ende der Elle gelegene raue Stelle, an der der Armbeuger ansetzt. **Tuberositas un|gui-cularis (manus):** = Tuberositas phalangis distalis. **Tuberositas un|gui|cularis (pedis):** = Tuberositas phalangis distalis

tubo|ovarial, in fachspr. Fügungen: **tubo-ovaria|lis, ...le** [zu ↑Tube u. ↑Ovar]: zu Eierstock und Eileiter gehörend; im Bereich von Eierstock und Eileiter liegend (z. B. von Abszessen)

tubo|uterin [zu ↑Tube (in der Fügung ↑Tuba uterina) u. ↑Uterus]: zu Eierstock und Gebärmutter gehörend, im Bereich von Eierstock und Gebärmutter liegend

tubulär, in fachspr. Fügungen: **tubularis, ...re** [zu ↑Tubulus]: röhrenförmig; einen ↑Tubulus betreffend; z. B. in der Fügung ↑Adenoma tubulare ovarii

Tubulin [zu ↑Tubulus] *s;* -s, -e: Eiweißbestandteil eines Tubulus

Tubulisation [zu lat. *tubulus* = kleine Röhre] *w;* -, -en: operative Verbindung der Enden eines durchtrennten Nervs durch ein Röhrchen aus Gelatine oder ein Gefäßrohr

tubulo|inter|stiti|ell [zu ↑Tubulus (in der Fügung ↑Tubuli renales) u. ↑Interstitium]: im Zwischengewebe von Nierenkanälchen ablaufend; z. B. tubulointerstitielle Nierenerkrankung

Tubulo|pa|thie [↑Tubulus (in der Fügung ↑Tubuli renales) u. ↑...pathie] *w;* -, ...ien: Sammelbez. für alle krankhaften Vorgänge in den Nierenkanälchen

tubulös, in fachspr. Fügungen: **tubulosus, ...osa, ...osum** [zu ↑Tubulus]: = tubulär

Tubulus [aus lat. *tubulus,* Gen.: *tubuli* = kleine Röhre] *m;* -, ...li: sehr kleiner, schlauchförmiger Körperkanal (Anat.). **Tubuli renales** *Pl.:* mikroskopisch kleine Kanälchen in der Nierensubstanz. **Tubuli renales con|torti** *Pl.:* die gewundenen Abschnitte der Nierenkanälchen. **Tubuli renales recti** *Pl.:* die gestreckten Abschnitte der Nierenkanälchen. **Tubuli semini|feri con|torti** *Pl.:* die feinen, gewundenen Hodenkanälchen, aus denen die Hodenläppchen bestehen. **Tubuli semini|feri recti** *Pl.:* die geraden Endabschnitte der Hodenkanälchen, die sich im Bindegewebskörper des Hodens zum Hodennetz vereinigen

Tubus [aus lat. *tubus* = Röhre] *m;* -, ...ben u. -se: **1)** röhrenförmiger Aufsatz auf der Röntgenröhre zur Einengung des Strahlenfeldes. **2)** Röhre aus Metall, Gummi oder Kunststoff zur Einführung in die Luftröhre (z. B. für Narkosezwecke)

Tular|ämie [zum Namen der kaliforn. Landschaft *Tulare* u. ↑...ämie] *w;* -, ...ien: Hasenpest, auf den Menschen übertragbare Seuche bei wild lebenden Nagern (mit Fieber, Schmerzen, Erbrechen und Lymphknotenschwellungen einhergehend)

Tumes|zenz [zu lat. *tumescere* = schwellen, aufschwellen] *w;* -, -en, in fachspr. Fügungen: **Tumes|centia,** *Pl.:* ...iae: diffuse Anschwellung (z. B. von Geweben; im Gegensatz zur umschriebenen Anschwellung bei einem Tumor)

tumidus, ...da, ...dum [zu lat. *tumere* = geschwollen sein]: geschwollen, ödematös (z. B. von Geweben oder Organen)

Tumor [ugs. auch: ...or; zu lat. *tumere* = geschwollen sein] *m;* -s, ...oren (ugs. auch: ...ore, in fachspr. Fügungen: ...res): **1)** jede krankhafte Anschwellung eines Organs oder Organteils. **2)** Gewächs, Geschwulst, Gewebswucherung infolge Zellproliferation, entweder homologen Charakters (mit der gleichen Zellenart wie das Muttergewebe) und in der Regel gutartig oder heterologen Charakters (weniger differenzierte Zellen als das Muttergewebe aufweisend) und zu Metastasen neigend. **Tumor albus:** tuberkulöse Gelenkentzündung (mit Gelenkschwellung und Blässe der darüber liegenden Haut einhergehend)

Tumor|ek|tomie [↑Tumor u. ↑...ektomie] *w;* -, ...ien: operative Entfernung einer Geschwulst

tumori|gen [zu ↑Tumor u. ↑...gen]: die Fähigkeit habend, Tumoren hervorzurufen (von Zellen gesagt). **Tumori|genität** *w;* -: tumorigene Eigenschaft von Zellen

Tumor|immuno|logie [↑Tumor u. ↑Immunologie] *w;* -: Spezialgebiet der Medizin, das sich mit immunologischen Faktoren befasst, die Geschwülste beeinflussen

Tumor|marker [engl. *marker* = Kenn-, Merkzeichen] *m;* -s, -: Substanz, die entweder von der Tumorzelle selbst produziert oder deren Produktion durch das maligne Wachstum angeregt wird und deren Konzentration in Körperflüssigkeiten bestimmt werden kann (man schließt daraus auf die Ausdehnung und den Grad der Bösartigkeit einer Geschwulst)

Tumor-Nekrose-Faktor: Eiweißstoff, der von ↑Makrophagen nach Behandlung mit einem Membranbestandteil gramnegativer Bakterien gebildet wird und zu ↑Nekrosen bei bösartigen Geschwülsten führt; Abk.: TNF

tumorös [zu ↑Tumor]: tumorartig (z. B. von der Gewebsbeschaffenheit)

Tun|gia|sis [zu *Tunga penetrans,* dem wissenschaftlichen Namen des Sandflohs] *w;* -, ...iasen (in fachspr. Fügungen: ...ia|ses): juckende Hauterkrankung durch Befall mit dem Sandfloh

Tunica [aus lat. *tunica,* Gen.: *tunicae* = Untergewand für Männer und Frauen im alten Rom; Haut; Hülle] *w;* -, ...cae: Haut, Gewebsschicht; äußere Bedeckung von Organen bzw. Auskleidung von Hohlorganen; eindeutschend auch: ↑Tunika (Anat.). **Tunica ad|ventitia:** die aus Bindegewebe und elastischen Fasern bestehende äußere Hülle von Hohlleitern. **Tunica ad|ventitia (ductus de|ferentis):** die äußere Schicht der Wandung des Samenleiters. **Tunica ad|ventitia (oe|so|phagi):** die äußere Schicht der Wandung der Speiseröhre. **Tunica ad|ventitia (ureteris):** die äußere Schicht der Wandung des Harnleiters. **Tunica ad|ventitia (vasorum):** = Tunica externa (vasorum). **Tunica ad|ventitia (vesiculae seminalis):** die äußere Schicht der Wandung der Samenbläschen. **Tunica albuginea:** dichte, weiße, faserige Hülle bestimmter Organe. **Tunica albuginea corporum cavernosorum (penis)** [↑Corpus cavernosum]: die dichte, weiße, aus elastischen Fasern bestehende Hülle der Schwellkörper des männl. Gliedes. **Tunica albuginea corporis spon|gio|si (penis)** [↑Corpus spongiosum]: die dichte, weiße, aus elastischen Fasern bestehende Hülle des Schwammkörpers des männl. Gliedes. **Tunica albuginea (testis):** die dichte, weiße, unelastische Hülle des Hodens. **Tunica conjunctiva:** „Bindehaut", dünne, durchscheinende Schleimhaut des Augapfels und der Augenlider. **Tunica con|junctiva bulbi:** die Bindehaut des Augapfels, die die Hornhaut und den vorderen Teil der Lederhaut überzieht (der weiß durch die Bindehaut hindurchscheint). **Tunica con|junc|tiva palpebrarum:** die Bindehaut der Augenlider, die infolge starker Durchblutung rot erscheint. **Tunica dartos** [gr. *δαϱτός* = abgehäutet]: die unter der Außenhaut des Hodensacks liegende Fleischhaut aus glatten Muskelfasern. **Tunica ex|terna oculi:** = Tunica fibrosa bulbi. **Tunica ex|terna (thecae folliculi):** die faserige äußere Schicht der Hülle eines heranreifenden Eierstockfollikels. **Tunica ex|terna (vasorum):** die aus elastischen Fasern bestehende Außenwand der Blutgefäße. **Tunica fi|brosa:** „Faserhaut", die faserige Hülle bestimmter Organe. **Tunica fibrosa bulbi:** die aus Hornhaut und Lederhaut bestehende äußere Hülle des Augapfels. **Tunica fi|brosa (hepatis)** [↑Hepar]: die aus elastischen Fasern bestehende Hülle der Leber. **Tunica fi|brosa (lie|nis)** [↑Lien]: die aus elastischen Fasern bestehende Hülle der Milz. **Tunica fi|brosa oculi:** = Tunica fibrosa bulbi. **Tunica fi|brosa (renis)** [↑Ren]: = Capsula fibrosa (renis). **Tunicae funiculi spermatici** *Pl.:* die Gesamtheit der Hüllen des Samenstrangs. **Tunica interna bulbi:** die Nervenendigungen enthaltende innere Hautschicht des Augapfels; Netzhaut. **Tunica interna oculi:** = Tunica interna bulbi. **Tunica interna (thecae folliculi):** die gefäßreiche innere Schicht der Hülle eines heranreifenden Eierstockfollikels. **Tunica intima (vasorum):** die innere Schicht der Wandung der Blutgefäße. **Tunica media oculi:** = Tunica vasculosa bulbi. **Tunica media (vasorum):** die aus elastischen Fasern und Muskelfasern bestehende mittlere Schicht der Wandungen der Blutgefäße. **Tunica mucosa:** „Schleimhaut", Schleim erzeugende Hautschicht, mit der innere Organe und Eingeweide ausgekleidet sind. **Tunica mucosa (bron|chorum):** Schleimhaut, mit der die Äste der Luftröhre ausgekleidet sind. **Tunica mucosa cavi tympani:** Schleimhaut, mit der die Paukenhöhle u. ein Teil der Gehörknöchelchen überzogen sind. **Tunica mucosa (coli):** Schleimhaut, mit der der Grimmdarm ausgekleidet ist. **Tunica mucosa (ductus de|ferentis):** Schleimhaut, mit der der Samenleiter ausgekleidet ist. **Tunica mucosa (intestini tenuis):** Schleimhaut, mit der

der Dünndarm ausgekleidet ist. **Tunica mucosa (laryn|gis)** [↑Larynx]: Schleimhaut, mit der der Kehlkopf ausgekleidet ist. **Tunica mucosa lin|guae:** Schleimhautschicht, die die Zunge überzieht. **Tunica mucosa nasi:** Schleimhautschicht, mit der die Nasenhöhle ausgekleidet ist. **Tunica mucosa (oe|sophagi):** Schleimhaut, mit der die Speiseröhre ausgekleidet ist. **Tunica mucosa oris** [↑²Os]: Schleimhaut, mit der die Mundhöhle ausgekleidet ist. **Tunica mucosa (pharyn|gis)** [↑Pharynx]: Schleimhaut, mit der der Rachen ausgekleidet ist. **Tunica mucosa (recti):** Schleimhautschicht, mit der der Mastdarm ausgekleidet ist. **Tunica mucosa (tra|cheae):** Schleimhaut, mit der die Luftröhre ausgekleidet ist. **Tunica mucosa (tubae au|ditivae):** Schleimhaut, mit der die Ohrtrompete ausgekleidet ist. **Tunica mucosa (tubae uterinae):** Schleimhaut, mit der die Eileiter ausgekleidet sind. **Tunica mucosa (ureteris):** Schleimhaut, mit der der Harnleiter ausgekleidet ist. **Tunica mucosa (ure|thrae femininae):** Schleimhaut, mit der die Harnröhre der Frau ausgekleidet ist. **Tunica mucosa (uteri):** = Endometrium. **Tunica mucosa (vaginae):** Schleimhaut, mit der die weibliche Scheide ausgekleidet ist. **Tunica mucosa (ven|triculi):** Magenschleimhaut. **Tunica mucosa vesicae felleae:** Schleimhautschicht, mit der die Gallenblase ausgekleidet ist. **Tunica mucosa (vesicae urinariae):** Schleimhaut, mit der die Harnblase ausgekleidet ist. **Tunica mucosa (vesiculae seminalis):** Schleimhaut, mit der die Samenblase ausgekleidet ist. **Tunica mus|cularis:** „Muskelhaut", die meistens aus einer Längs- und einer Ringfaserschicht bestehende mittlere Hautschicht vieler Eingeweide. **Tunica muscularis (bron|chorum):** Muskelhaut der Luftröhrenäste. **Tunica mus|cularis (coli):** Muskelhaut des Grimmdarms. **Tunica muscularis (ductus de|ferentis):** Muskelhaut des Samenleiters. **Tunica mus|cularis (intestini tenuis):** Muskelhaut des Dünndarms. **Tunica mus|cularis (oe|so|phagi):** Muskelhaut der Speiseröhre. **Tunica mus|cularis (pharyn|gis)** [↑Pharynx]: Muskelhaut des Rachens. **Tunica mus|cularis (recti):** Muskelhaut des Mastdarms. **Tunica mus|cularis (tracheae):** Muskelhaut der Luftröhre. **Tunica mus|cularis (tubae uterinae):** Muskelhaut des Eileiters. **Tunica mus|cularis (ureteris):** Muskelhaut des Harnleiters. **Tunica muscularis (ure|thrae femininae):** Muskelhaut der Harnröhre der Frau. **Tunica mus|cularis uteri:** = Myometrium. **Tunica mus|cularis (vaginae):** die Muskelschicht der Scheide. **Tunica mus|cularis (ven|triculi):** die Muskelschicht der Magenwand. **Tunica mus|cularis vesicae felleae:** Muskelhaut der Gallenblase. **Tunica mus|cularis (vesicae urinariae):** Muskulatur der Harnblase. **Tunica muscularis (vesiculae seminalis):** Muskelhaut der Samenblase. **Tunica pro|pria (corii):** = Stratum reticulare (corii). **Tunica serosa:** „seröse Haut", die äußere der drei Hautschichten solcher Eingeweide, die frei in Körperhöhlen liegen (sondert eine wässrige Flüssigkeit ab, die ihre Oberfläche schlüpfrig erhält). **Tunica serosa (coli):** seröse Außenhaut des Grimmdarms. **Tunica serosa (hepatis)** [↑Hepar]: seröse Außenhaut der Leber. **Tunica serosa (intestini tenuis):** seröse Außenhaut des Dünndarms. **Tunica serosa (lie|nis)** [↑Lien]: seröse Außenhaut der Milz. **Tunica serosa (peritonaei):** seröse Haut des Bauchfells. **Tunica serosa (tubae uterinae):** seröse Außenhaut des Eileiters. **Tunica serosa uteri:** = Perimetrium. **Tunica serosa (ven|triculi):** seröse Außenhaut des Magens. **Tunica serosa (vesicae felleae):** seröse Außenhaut der Gallenblase. **Tunica serosa (vesicae urinariae):** seröse Außenhaut der Harnblase. **Tunica spon|gio|sa (urethrae):** venöses Schwellgewebe der Harnröhre. **Tunica submucosa:** unter der Schleimhaut gelegene Gewebsschicht. **Tunica sub|serosa (tubae uterinae):** = Tela subserosa (tubae uterinae). **Tunica testis:** die Gesamtheit der Hüllen des Hodens. **Tunica vaginalis testis:** seröse Haut, die Hoden und Nebenhoden unvollständig bedeckt. **Tunica vas|culosa bulbi:** die mittlere, gefäßreiche und pigmentierte Hautschicht des Augapfels, zu der Aderhaut, Ziliarkörper und Regenbogenhaut gehören

Tunika *w;* -, ...ken: eindeutschende Schreibung für ↑Tunica

Tunnelie|rung [zum FW *Tunnel*] *w;* -, -en: operative Schaffung von röhrenförmigen Höhlungen in Muskeln, die die Stifte für die Kraftübertragung vom Muskel auf die Prothese (z. B. zur Bewegung der ↑Sauerbruch-Hand) aufnehmen

Tunnelkrankheit vgl. Ankylostomiase

Turban-Stadieneinteilung [nach dem Schweizer Internisten Karl Turban, 1856 bis 1935]: Einteilung der Lungentuberkulose in drei Stadien (Stadium I: leichte Erkrankung von Teilen eines Lungenlappens; Stadium II: Erkrankung eines ganzen Lungenlappens; Stadium III: Erkrankung mehrerer Lungenlappen)

Turbidi|me|trie [lat. *turbidus* = unruhig, stürmisch; trübe u. ↑...metrie] *w;* -, ...ien: Messung des Trübungsgrades einer Flüssigkeit

turbinalis, ...le, auch: **turbinatus, ...ta, ...tum** [zu lat. *turbo,* Gen.: *turbinis* = Wirbel, Kreisel]: gewunden, wirbelförmig; z. B. in der Fügung ↑Os turbinatum (Anat.)

Türck-Bündel [nach dem östr. Neurologen Ludwig Türck, 1810–1868]: = Tractus temporopontinus

Turges|zenz [zu lat. *turgescere* = aufschwellen] *w;* -, -en: Volumenzunahme von Geweben bzw. Organen, bedingt durch vermehrten Blut- und Flüssigkeitsgehalt. **turgeszieren:** infolge erhöhter Blut- bzw. Flüssigkeitszufuhr anschwellen, anwachsen

Turgor [zu lat. *turgere* = strotzen; aufgeschwollen sein] *m;* -s: Flüssigkeitsdruck in einem Gewebe

Türkensattel vgl. Sella turcica

Turmschädel vgl. Turrizephalus

Turner-Syn|drom [*tö̱nᵉ...*], auch: **Ullrich-Turner-Syn|drom** [nach dem dt. Kinderarzt Otto Ullrich, 1894–1957, u. dem amer. Endokrinologen Henry H. Turner, 1892–1970]: durch angeborene Chromosomenstörungen (Monosomie oder strukturelle Veränderung der Geschlechtschromosomen) hervorgerufener, fast ausschließlich bei weiblichen Individuen auftretender Symptomenkomplex mit Minderwuchs, Gonadendysgenesie mit fehlender Sexualentwicklung (Sterilität) und multiplen Organdysplasien bei intakter Intelligenz

Turn-over [*törno̱ᵘwᵉr;* aus engl. *turnover* = das Umschlagen, die Umwandlung] *m* od. *s;* -s, -s: die stoffwechselmäßige Umsetzung eines Stoffs im Körper

Turri|ze|phalie [zu lat. *turris* = Turm u. gr. *κεφαλή* = Kopf] *w;* -, ...i̱en: Auftreten bzw. Ausbildung einer abnorm hohen Schädelform. **Turri|ze|phalus** *m;* -, ...li: „Turmschädel", angeborene Wachstumsanomalie, bei der sich eine abnorm hohe Schädelform ausbildet

Tussikulation [zu lat. *tussicula* (Verkleinerungsbildung zu lat. *tussis* = Husten) = leichter Husten] *w;* -, -en: Hüsteln

Tussi|me|trie [↑Tussis und ↑...metrie] *w;* -, ...i̱en: Aufzeichnung von Frequenz und Stärke des Hustens

Tussis [aus gleichbed. lat. *tussis*] *w;* -: Husten

Tutor [zu lat. *tueri, tu[i]tum* = ansehen; bewahren; schützen] *m;* -s, ...o̱ren: abnehmbare Schutzmanschette für Gelenke

tutus, ...ta, ...tum [aus lat. *tutus* = sicher, geschützt]: sicher

Tylom [zu gr. *τύλος* = Wulst; Schwiele] *s;* -s, -e, in fachspr. Fügungen: **Tyloma,** *Pl.:* -ta: „Schwiele", umschriebene, flächenhafte Verdickung der Hornschicht durch immer wiederkehrenden Druck (z. B. an Händen und Füßen)

Tylose [zu gr. *τύλος* = Wulst; Schwiele] *w;* -, -n, in fachspr. Fügungen: **Tylosis,** *Pl.:* ...o̱ses: Auftreten von Tylomen. **tylotisch:** schwielig (z. B. tylotisches Ekzem)

tympanicus, ...ca, ...cum [zu ↑Tympanum]: zur Paukenhöhle, zum Trommelfell gehörend; z. B. in der Fügung ↑Nervus tympanicus (Anat.)

Tympanie [zu gr. *τύμπανον* = Handpauke, Handtrommel] *w;* -, ...i̱en, in fachspr. Fügungen: **Tympania**[1], *Pl.:* ...iae: Ansammlung von Gasen in inneren Organen; im engeren Sinne: = Meteorismus. **Tympania uteri:** = Physometra

Tympanismus [zu gr. *τύμπανον* = Handpauke, Handtrommel] *m;* -, ...men: = Meteorismus

tympanitisch [zu gr. *τύμπανον* = Handpauke, Handtrommel]: trommelartig schallend (z. B. vom Klopfschall bei der Perkussion)

tympano|masto|i̱de|us, ...dea, ...de|um [↑Tympanum und ↑mastoideus (in der Fügung ↑Processus mastoideus)]: zur Paukenhöhle und zum Mastoidfortsatz gehörend (Anat.)

Tympano|plastik [↑Tympanum u. ↑Plastik] *w;* -, -en: operative Wiederherstellung des Schallleitungsapparates im Mittelohr

Tympano|sklerose [↑Tympanum und ↑Sklerose] *w;* -, -n: Sklerose der Gehörknöchelchenkette oder von Teilen derselben

Tympanum [von gr. *τύμπανον* = Handpauke, Handtrommel] *s;* -s, ...na: ältere Bezeichnung für ↑Cavum tympani

Tyndall|effekt [*ti̱ndᵉl...;* nach dem angloir. Physiker John Tyndall, 1820–1893] *m;* -[e]s, -e: Sichtbarwerden mikroskopisch kleiner Teilchen einer (z. B. kolloidalen) Dispersion in gerichtetem Licht als Folge der Beugung der Strahlen an den Teilchen (medizin. verwertet zur Untersuchung von Körperflüssigkeiten, z. B. von Augenkammerwasser, unter der Spaltlampe auf das Vorhandensein anomaler kolloidaler Substanzen hin). **Tyndallisation** *w;* -, -en: Verfahren zur fraktionierten Sterilisation sporenhaltigen Materials durch stufenweises Erhitzen auf 100 °C u. Wiederholung des Erhitzens nach Auskeimen der überlebenden Sporen, bis kein Wachstum der Bazillen mehr festzustellen ist (unsicheres Verfahren)

Typ [von gr. *τύπος* = Schlag; Gepräge; Form; Muster] *m;* -s, -en, auch: **Typus** *m;* -, Typen: bestimmte psychische Ausprägung einer Person, die mit einer Gruppe anderer Personen eine Reihe von Merkmalen gemeinsam hat (Psychol.)

Ty|phla|tonie [↑Typhlon u. ↑Atonie] *w;* -, ...i̱en: Erschlaffung des Blinddarms

Ty|phlek|tasie [↑Typhlon u. ↑Ektasie] *w;* -, ...i̱en: Erweiterung des Blinddarms

Ty|phlitis [zu ↑Typhlon] *w;* -, ...iti̱den (in fachspr. Fügungen: ...i̱tides): Blinddarmentzündung; vgl. aber: Appendizitis

Ty|phlon [zu gr. *τυφλός* = blind] *s;* -s, ...la: seltene Bezeichnung für ↑Intestinum caecum

Ty|phlo|tomie [↑Typhlon u. ↑...tomie] *w;* -, ...i̱en: „Blinddarmschnitt", operative Eröffnung des Blinddarms

Ty|pho|bazillose [zu ↑Typhus u. ↑Bazillus] *w;* -, -n, in fachspr. Fügungen: **Ty|pho|bacillosis,** *Pl.:* ...o̱ses: durch tuberkulöse Prozesse bedingte Temperaturerhöhung mit typhösem Krankheitsbild (ohne fassbare spezifische Organmanifestation)

Typhoid [↑Typhus und ↑...id] *s;* -[e]s, -e: typhusähnliche, jedoch nicht durch Typhusbakterien verursachte Erkrankung (z. B. Choleraformen)

Ty|pho|manie [↑Typhus u. gr. μανία = Raserei, Wahnsinn] *w;* -, ...ien: Auftreten von Fieberdelirien während des hochfieberhaften Krankheitsstadiums des Typhus

ty|phös, in fachspr. Fügungen: **ty|phosus, ...osa, ...osum** [zu ↑Typhus]: typhusartig; zum Typhus gehörend; z. B. ↑Ostitis typhosa

Ty|phus [aus gr. τῦφος = Rauch, Dampf, Qualm, Dunst; Umnebelung der Sinne] *m;* -, Ty|phi; in den Fügungen: **Ty|phus abdominalis:** Infektionskrankheit des Verdauungskanals mit Fieber, Schmerzen, Milzschwellung, Benommenheit, Apathie, Hauteffloreszenzen, Durchfällen und Darmgeschwüren. **Ty|phus ab|or|tivus:** stark abgekürzter, sonst jedoch typischer Verlauf des Typhus abdominalis. **Ty|phus ambulatorius:** fieberfreier Verlauf des Typhus abdominalis. **Ty|phus ex|an|thematicus:** „Fleckfieber", durch schwere typhöse Erscheinungen und Auftreten eines Exanthems mit punktförmigen Hautblutungen charakterisierte epidemische Rickettsiose. **Ty|phus levissimus** [lat. *levissimus* = sehr leicht]: Typhus abdominalis mit niedrigen Temperaturen und geringen Krankheitserscheinungen

Typing [*taiping;* zu engl. *to type* = einen bestimmten Typus darstellen, ein Muster sein für etwas] *s;* -s, -s: Einordnung einer bösartigen Geschwulst in Bezug auf den histologischen Typ

Typus vgl. Typ

Tyr|amin [gr. τυρός = Käse u. ↑Amin] *s;* -s, -e: biogenes Amin, das als lokales Gewebshormon u. a. blutdrucksteigernd wirkt (enthalten z. B. in Käse, Räucherfleisch, Wurst)

Tyrom [zu gr. τυρός = Käse] *s;* -s, -e, in fachspr. Fügungen: **Tyroma,** *Pl.:* -ta: käsige Lymphknotengeschwulst

Tyrosin [zu gr. τυρός = Käse] *s;* -s: aromatische Aminosäure, Baustein zahlreicher Eiweißverbindungen (z. B. des Kaseins) (ist u. a. an der Bildung von Thyroxin, Adrenalin u. Melanin im Organismus beteiligt)

Tyrosis [zu gr. τυρός = Käse] *w;* -, ...osen (in fachspr. Fügungen: ...oses): „Verkäsung", käsige Degeneration, bestimmte Entzündungsform, bei der das Gewebe zu einer käseartigen Masse zerfällt (z. B. bei Lungentuberkulose)

Tyson-Drüsen [*taisᵉn...;* nach dem engl. Anatomen Edward Tyson, 1650–1708]: = Glandulae praeputiales

T-Zellen: zu den Lymphozyten gehörende Zellen, die vorwiegend an der zellulären Immunität beteiligt sind und einige niedermolekulare Substanzen (Mediatoren) produzieren

U

U: chem. Zeichen für ↑Uran

Überbein vgl. Ganglion

Überbiss vgl. Psalidontie

Überfruchtung vgl. Superfetation

Übergangswirbel vgl. Assimilationswirbel

Überleitungsstörung: Verlangsamung der Reizleitung des Herzens infolge organischer Erkrankungen, medikamentöser Einwirkungen od. Vergiftungen (bei Störungen höheren Grades kommt es zum ↑atrioventrikulären Block)

Überleitungszeit: Zeit, die eine Vorhoferregung benötigt, um vom Vorhof zu den Herzkammern zu gelangen

Überschwängerung vgl. Superfekundation

ubiqui|tär [zu lat. *ubique* = wo es nur immer sei, überall]: überall verbreitet bzw. vorkommend (z. B. von Bakterien oder Krankheiten)

Uffelmann-Re|aktion [nach dem dt. Hygieniker Julius Uffelmann, 1837–1894]: Reaktion von Milchsäure mit Uffelmann-Reagenz (blaue Lösung von Karbolsäure und Eisenchlorid), die sich bei Anwesenheit von Milchsäure gelb färbt (zum Nachweis von Milchsäure im Magensaft)

Uhlenhuth-Verfahren [nach dem dt. Mediziner Paul Uhlenhuth, 1870–1957]: Methode zur Unterscheidung von menschlichem und tierischem Blut durch Präzipitation

Uhrglasnägel: übermäßige (uhrglasförmige) Wölbung der Finger- oder Zehennägel als Anzeichen einer chronischen Hypoxämie

UKW vgl. Ultrakurzwellen

Ulceratio vgl. Ulzeration

ulcero|mem|branace|us, ...cea, ...ce|um [zu ↑Ulkus und ↑Membran]: mit geschwürigen Schleimhautbelägen einhergehend; z. B. ↑Angina ulceromembranacea

ulcero|mutilans [zu ↑Ulkus u. lat. *mutilare* = verstümmeln]: mit Geschwürbildungen und Verstümmelungen einhergehend; z. B. in der Fügung ↑Acropathia ulceromutilans

ulcerosus vgl. ulzerös

Ulcus vgl. Ulkus

Ule [aus gr. οὐλή = vernarbte Wunde] *w;* -, -n: Narbe, Wundnarbe, nach Verletzung oder Durchtrennung von Gewebe entstehende bindegewebige Verhärtung

Ule|gyrie [zu ↑Ule u. ↑Gyrus] *w;* -, ...ien: narbige Verkleinerung der Hirnwindungen bei bestimmten Erkrankungen

[1]Ul|ek|tomie [↑Ule und ↑Ektomie] *w;* -, ...ien: operatives Ausschneiden einer Narbe

[2]Ul|ek|tomie [gr. *οὖλον* = Zahnfleisch u. ↑Ektomie] *w;* -, ...ien: operative Entfernung von erkranktem Zahnfleisch

Ul|ery|them [↑Ule u. ↑Erythem] *s;* -s, -e, in fachspr. Fügungen: **Ul|ery|thema,** *Pl.:* -ta: Erythem mit nachfolgender Narbenbildung und Atrophie der Haut

Ule|tomie [↑Ule u. ↑...tomie] *w;* -, ...ien: operativer Einschnitt in eine Narbe

Ulitis [zu gr. *οὖλον* = Zahnfleisch] *w;* -, ...itiden (in fachspr. Fügungen: Ulitides) = Gingivitis

Ulkus [aus lat. *ulcus,* Gen.: *ulceris* = Geschwür, Schwären] *s;* -, Ulzera, in fachspr. Fügungen: **Ulcus,** *Pl.:* Ulcera: „Geschwür", umschriebener, schlecht heilender Oberflächendefekt in der Haut oder Schleimhaut. **Ulcus callosum:** mit einem derben Bindegewebswall umgebenes Magengeschwür. **Ulcus corneae:** Hornhautgeschwür. **Ulcus cruris** [↑Crus]: Unterschenkelgeschwür. **Ulcus duodeni:** Duodenalulkus, Zwölffingerdarmgeschwür. **Ulcus durum:** „harter Schanker", syphilitischer Primäraffekt (zumeist am Genitale, aber auch an anderen Körperstellen). **Ulcus jejuni:** Dünndarmgeschwür. **Ulcus mixtum:** gleichzeitiges Vorhandensein eines weichen Schankers und einer Syphilisinfektion. **Ulcus molle:** „weicher Schanker", venerisches Geschwür, durch eine Hämophilusart verursachte Geschlechtskrankheit mit örtlicher Geschwürbildung u. Schwellung der benachbarten Lymphknoten. **Ulcus pene|trans:** Form des Ulcus ventriculi, bei der das Magengeschwür alle Schichten des Magens durchdringt und auf benachbarte Organe übergreift. **Ulcus pepticum jejuni:** durch Einwirkung des Magensaftes entstehendes Dünndarmgeschwür, das meist nach einer ↑Gastroenterostomie auftritt. **Ulcus per|forans:** in die Bauchhöhle durchbrechendes Magen- oder Darmgeschwür. **Ulcus phagedae|nicum:** schnell um sich greifendes Geschwür, vor allem am männlichen Glied. **Ulcus rodens:** oberflächlicher, geschwürig zerfallender Hautkrebs. **Ulcus sim|plex vesicae:** „Harnblasengeschwür", kleines, aber tief in die Blasenmuskulatur reichendes Geschwür. **Ulcus tere|brans:** = Basaliom. **Ulcus tropicum:** = Leishmaniosis furunculosa. **Ulcus ven|triculi:** Magengeschwür

Ulkus|nische: bei der röntgenologischen Untersuchung des Magens im Röntgenbild sichtbar werdende nischenförmige Ausbuchtung der Kontrastbreimasse, die den Krater eines Magengeschwürs ausfüllt u. damit das wichtigste Röntgenzeichen für das Vorhandensein eines Ulcus ventriculi darstellt

Ullrich-Turner-Syndrom vgl. Turner-Syndrom

Ulna [aus gleichbed. lat. *ulna,* Gen.: *ulnae*] *w;* -, Ulnae: Elle, Ellbogenknochen, Röhrenknochen des Unterarms, auf der Seite des Kleinfingers liegend (Anat.)

ulnar, in fachspr. Fügungen: **ulnaris, ...re** [zu ↑Ulna]: zur Elle gehörend; z. B. in den Fügungen ↑Arteria ulnaris, ↑Nervus ulnaris. **Ulnaris** *m;* -, ...res: übliche Kurzbezeichnung für ↑Nervus ulnaris

ulno|carpe|us, ...pea, ...pe|um [zu ↑Ulna u. ↑Carpus]: zur Elle u. Handwurzel gehörend; z. B. in der Fügung ↑Ligamentum ulnocarpeum (Anat.)

Ulo|glossitis [Kurzwort aus ↑Ulitis und ↑Glossitis] *w;* -, ...itiden (in fachspr. Fügungen: ...itides): Entzündung des Zahnfleischs und der Zunge

Ulo|karzinom [gr. *οὖλον* = Zahnfleisch u. ↑Karzinom] *s;* -s, -e: Krebs des Zahnfleischs

Ulose [zu ↑Ule] *w;* -, -n: Narbenbildung

ulo|trich [gr. *οὖλος* = ganz; dicht, fest; kraus u. gr. *θρίξ,* Gen.: *τριχός* = Haar]: wollhaarig, kraushaarig (von der Kopfbehaarung)

Ultima Ratio [↑ultimus; lat. *ratio* = Rechnung; Denken; Verfahren, Maßregel] *w;* - -: letztes zur Verfügung stehendes Mittel zur Behandlung einer Krankheit

Ultimum Re|fugium [↑ultimus; lat. *refugium* = Zuflucht] *s;* - -: letzte Zuflucht zu einer medizinischen Maßnahme

ultimus, ...ma, ...mum [aus lat. *ultimus* = Entferntester, Äußerster, Letzter]: der (die, das) Letzte

ul|tra..., Ul|tra... [aus lat. *ultra* = jenseits; darüber; über–hinaus]: erster Bestandteil von Zus. mit der Bedeutung „jenseits von, über – hinaus"; z. B.: Ultraschall, ultravisibel

ul|tra|dian [zu ↑ultra... u. lat. *dies* = Tag]: weniger als 24 Std. dauernd

ultra|hart: äußerst hart, äußerst durchdringend (von Strahlen gesagt)

Ul|tra|kurzwellen: Hochfrequenzschwingungen im Bereich von 1–10 m Wellenlänge (zur Bestrahlung, z. B. bei Entzündungen, verwendet); Abk.: UKW

ul|tra|radikal [↑ultra... u. ↑radikal]: mehr als gründlich, umfassender (von operativen Eingriffen)

Ul|tra|rot: = Infrarot

Ul|tra|schall *m;* -s: Bereich von Schallwellen, die den Hörbereich des menschlichen Ohres (über ca. 20 kHz) überschreiten (diese Wellen werden in der Medizin angewandt zur Wärmebildung im Gewebe, zur Vernebelung von Arzneimitteln, zur Entstaubung von Luft od. zur exakten Messung von Körperorganen)

Ul|tra|sono|gra|phie [↑ultra..., lat. *sonus* = Schall u. ↑...graphie] *w;* -, ...ien: = Doppler-Sonographie

Ul|tra|vio|lett: unsichtbare, im Spektrum an Violett anschließende Strahlung mit kurzer Wellenlänge (unter 400 nm) und starker chem. und biolog. Wirkung (Abk.: UV); man unterscheidet: **UVA** (320–400 nm), **UVB** (280–320 nm) und **UVC** (unter 280 nm)

ul|tra|visibel [↑ultra... u. ↑visibel]: (wegen seiner Kleinheit) unsichtbar, die Sichtbarkeitsgrenze bzw. das Auflösungsvermögen des Lichtmikroskops unterschreitend (Phys.)

Ultzmann-Ka|theter [nach dem östr. Urologen Robert Ultzmann, 1842–1889]: Katheter mit zahlreichen kleinen Öffnungen an der Katheterspitze (zur Blasenspülung)

Ulzeration [zu ↑Ulkus] *w;* -, -en, in fachspr. Fügungen: **Ulceratio,** *Pl.:* ...io|nes: Geschwürbildung. **ulzerie|ren:** geschwürig werden (z. B. von Haut- oder Schleimhautentzündungen)

ulzero|gen [zu ↑Ulkus und ↑...gen]: ein Geschwür erzeugend (von Substanzen gesagt)

ulzerös [zu ↑Ulkus], in fachspr. Fügungen: **ulcerosus, ...osa, ...osum:** geschwürig; z. B. in der Fügung ↑Angina ulcerosa

Umbauzonen vgl. Looser-Umbauzonen

Um|bilicus [aus gleichbed. lat. *umbilicus,* Gen.: *umbilici*] *m;* -, ...ci: „Nabel", narbiges, verwachsenes Relikt des fetalen Nabelschnuransatzes in der Bauchmitte (Anat.). **um|bilikal,** in fachspr. Fügungen: **umbilicalis, ...le** [zu ↑Umbilicus]: zum Nabel gehörend; z. B. in der Fügung ↑Anulus umbilicalis

Umbo [aus lat. *umbo,* Gen.: *umbonis* = (Schild)buckel; erhabene Rundung] *m;* -, Umbones; in der Fügung: **Umbo membranae tympani:** trichterförmige Einziehung in der Mitte des Trommelfells, hervorgerufen durch die Spitze des Hammergriffs (Anat.)

Umklammerungsreflex vgl. Moro-Reflex

Umlauf vgl. Panaritium

umschrieben vgl. zirkumskript

Umstechung vgl. Perizentese

Umstellungs|osteo|tomie: operative Durchtrennung eines in ungünstiger Stellung verheilten Knochenbruchs mit Verlagerung des Bruchspaltes an eine Stelle mit für die Funktion günstigeren Druckkräften

Umwelt|medizin *w;* -: Teilgebiet der Medizin, das sich mit dem Einfluss der Umwelt auf die Gesundheit befasst

unci|formis, ...me [zu lat. *uncus* = Haken, Widerhaken u. lat. *forma* = Gestalt, Form]: = uncinatus

uncinatus, ...ta, ...tum [zu lat. *uncinus* = Haken, Widerhaken]: hakenförmig; z. B. in der Fügung ↑Processus uncinatus (Anat.)

Un|coa|ting [*anko"ting;* zu engl. *un-* = ent- u. engl. *to coat* = bedecken] *s;* -s, -s: intrazelluläre Freisetzung der nackten viralen Nukleinsäure

Uncus [aus lat. *uncus,* Gen.: *unci* = Haken, Widerhaken] *m;* -, Unci: hakenförmige Hirnrindenvorwölbung am vorderen Ende des ↑Gyrus parahippocampalis (Anat.). **Uncus corporis:** hakenförmiger Fortsatz am seitlichen Rand der Halswirbelkörper

Undine-Syn|drom [nach der Nixe Undine, die ihrem ungetreuen Mann die Atmung nahm]: Störung der Atemregulation mit periodischem Atemstillstand

undulans [zu lat. *undula* = kleine Welle (Verkleinerungsbildung zu lat. *unda* = Welle)]: wellenförmig verlaufend; z. B. in der Fügung ↑Febris undulans. **undulie|ren:** wellenförmig verlaufen, auf- und absteigen (vom Fieber)

Unfruchtbarkeit vgl. Sterilität

Unfruchtbarmachung vgl. Sterilisation

Un|guentum [*ungg...;* aus lat. *unguentum* = Salbe, Salböl] *s;* -s, ...ta: Salbe, Arzneimittel zum Aufstreichen auf die Haut, bei dem die wirksamen Substanzen mit einer streichfähigen Grundmasse (Fett, Öl, Vaseline, Wachs) vermengt sind

un|gui|cularis, ...re [*ungg...;* zu ↑Unguis]: zum Nagel gehörend

Un|guis [*ungg...;* aus gleichbed. lat. *unguis*] *m;* -, Un|gues: Nagel, Hornplatte an den Enden der Finger und Zehen (Anat.). **Un|guis incarnatus:** mit den Seitenrändern in das Nagelbett eingewachsener Nagel

un|guli|formis, ...me [*ungg...;* zu lat. *ungula* = Klaue, Kralle; Huf u. lat. *forma* = Gestalt, Form]: hufeisenförmig (von Organveränderungen gesagt); z. B. ↑Ren unguliformis

uni..., Uni... [zu lat. *unus* = einer]: Bestimmungswort von Zusammensetzungen mit der Bedeutung „einzig, nur einmal vorhanden; einheitlich"; z. B.: unilateral

uni|cornis, ...ne [aus lat. *unicornis* = einhörnig]: mit einem Horn bzw. hornähnlichen Höcker versehen (von Organen; Anat.)

uni|lateral, in fachspr. Fügungen: **uni|lateralis, ...le** [↑uni... u. ↑lateral]: nur eine Körperseite betreffend

uni|lokulär, in fachspr. Fügungen: **uni|locularis, ...re** [zu ↑uni... u. lat. *loculus* = Plätzchen, kleines Gelass]: einkammerig, aus einer einzelnen blasenförmigen Zyste bestehend; z. B. in der Fügung ↑Echinococcus unilocularis

uni|pennatus, ...ta, ...tum [zu ↑uni... u. lat. *penna* = Feder]: einfach gefiedert, mit den Muskelfasern nur an einer Seite der Sehne (wie Federstrahlen) ansetzend (von Muskeln)

uni|polar, in fachspr. Fügungen: **uni|polaris, ...re** [zu ↑uni... u. dem FW *Pol*]: mit nur einem Pol versehen, einpolig (bes. von Nervenzellen mit einem einzelnen Nervenfortsatz)

Unitarier [...i^e^r; zu lat. *unitas* = Einheit; einheitliche Beschaffenheit] *m;* -s, -: Anhänger des Unitarismus. **Unitarismus** *m;* -: Lehre der Hämatologie, nach der alle weißen Blutkörperchen aus einer einheitlichen Stammzelle entstehen

uni|versal, in fachspr. Fügungen: **universalis, ...le** [aus lat. *universalis* = das Ganze, eine Einheit betreffend]: allgemein, gesamt; den ganzen Körper betreffend; z. B. in der Fügung ↑Albinismus universalis

Uni|versal|empfänger: Person mit der Blutgruppe AB, auf die Blut beliebiger Gruppenzugehörigkeit übertragen werden kann

Uni|versal|spender: Person mit der Blutgruppe 0, die an jedermann Blut spenden kann

Unk|tion [zu lat. *unguere, unctum* = salben; bestreichen] *w;* -, -en, in fachspr. Fügungen: **Unc|tio,** *Pl.:* ...io|nes: Einreibung, Einsalbung, Applikation von Salben, Cremes, Lösungen auf die Haut

Unna-Krankheit [nach dem dt. Dermatologen P. G. Unna, 1850–1929]: chronisches Ekzem mit dicken, fettigen, gelblichen Schuppen u. Borken

un|spezifisch: 1) nicht zu einem bestimmten, charakteristischen Krankheitsbild gehörend; nicht durch einen spezifischen Erreger hervorgerufen (z. B. von Entzündungen). **2)** nicht auf eine bestimmte Krankheit einwirkend, der allgemeinen Stimulation des Organismus dienend (z. B. von Reiztherapien)

Unterarm vgl. Antebrachium

Unterhaut vgl. Subkutis

Unterkiefer vgl. Mandibula

Unterkieferdrüse vgl. Glandula submandibularis

Unterleib vgl. Abdomen

Unterleibs|typhus vgl. Typhus abdominalis

Unterlippe vgl. Labium inferius

Unterschenkel vgl. Crus

Unterschenkelgeschwür vgl. Ulcus cruris

Unterzungendrüse vgl. Glandula sublingualis

Unverricht-Fistel [nach dem dt. Internisten Heinrich Unverricht, 1853–1912]: operativ angelegte Fistel am Brustkorb zur Entleerung und Abheilung eines tuberkulösen Pyopneumothoraxes

Uptake [*ăpte^i^k;* aus engl. *uptake* = das Aufnehmen] *s;* -s, -s: die Aufnahme (Resorption) chemischer Stoffe in Körpergewebe

ur..., Ur... vgl. uro..., Uro...

Ura|chus [aus gleichbed. gr. *οὐραχός*] *m;* -, ...chi: embryonaler Harngang (geht vom Scheitel der späteren Harnblase bis zum Nabel und bildet sich normalerweise bis zur Geburt zurück)

Ura|chus|fistel: bei unvollständigem Verschluss des ↑Urachus bestehen bleibender Fistelgang zwischen Harnblase und Nabel

Ur|ämie [↑uro... u. ↑...ämie] *w;* -, ...ien, in fachspr. Fügungen: **Ur|aemia**[1], *Pl.:* ...iae: Harnvergiftung des Organismus, wenn die mit dem Harn auszuscheidenden Stoffwechselschlacken, z. B. bei Nierenversagen, zurückgehalten werden. **ur|ämisch,** in fachspr. Fügungen: **ur|aemicus, ...ca, ...cum:** harnvergiftet; auf ↑Urämie beruhend; z. B. in der Fügung ↑Asthma uraemicum

Uran, in der internationalen chem. Nomenklatur: **Uranium** [nach dem Planeten *Uranus*] *s;* -s: chem. Grundstoff, radioaktives Metall; Zeichen: U

Uranismus [nlat. Bildung zu *Urania,* dem Beinamen der altgr. Liebesgöttin Aphrodite] *m;* -: frühere Bez. für männliche Homosexualität. **Uranist** *m;* -en, -en: frühere Bez. für Homosexueller

Urano|kolobom [gr. *οὐρανός* = Himmelsgewölbe; Gaumen u. ↑Kolobom] *s;* -s, -e: angeborene, nur teilweise ausgebildete Spalte im Bereich des harten Gaumens

Urano|plastik [gr. *οὐρανός* = Himmelsgewölbe; Gaumen u. ↑Plastik] *w;* -, -en: operative Beseitigung einer Gaumenspalte im Bereich des harten Gaumens

Urano|schisis [*...ß-ch...;* zu gr. *οὐρανός* = Himmelsgewölbe; Gaumen u. gr. *σχίζειν* = spalten] *w;* -, ...isen: „Gaumenspalte", angeborene Spaltung des harten Gaumens

Urat [zu gr. *οὖρον* = Harn] *s;* -[e]s, -e: Natrium- oder Kaliumsalz der Harnsäure. **uratisch:** die Harnsäure bzw. ihre Salze betreffend

Urato|hist|echie [zu ↑Urat, gr. *ἱστίον* = Gewebe u. gr. *ἔχειν* = haben, halten] *w;* -, ...ien: krankhafte Ansammlung von Harnsäure in den Körpergeweben

Urat|stein: aus harnsauren Salzen bestehender Stein in den Harnwegen

Urat|urie [↑Urat u. ↑...urie] *w;* -, ...ien: Ausscheiden harnsaurer Salze mit dem Harn

Urbanisie|rungs|trauma [zu lat. *urbanus* = städtisch u. ↑Trauma] *s;* -s, ...men u. -ta: Schädigung des Organismus durch ungünstige Zivilisationseinflüsse (z. B. Lärm)

Urdarm vgl. Zölenteron

Urea [zu gr. *οὖρον* = Harn] *w;* -: „Harnstoff", wichtigste Stickstoffverbindung im Harn, Endprodukt des Eiweißstoffwechsels

Urea|plasma [Kurzbildung aus ↑Urea und ↑Mykoplasma] *s;* -[s], ...men: Gattung pathogener Mikroorganismen, die v. a. bei Harnwegsinfektionen vorkommen. **Ureaplasma urea|lyticum:** Erreger der nichtgonorrhoischen ↑Urethritis

Urea|se [↑Urea u. ↑...ase] *w;* -, -n: Harnstoff spaltendes Enzym

Ur|ei vgl. Oogonium

Urese [zu gr. *οὐρεῖν* = Urin lassen, harnen] *w;* -, -n: das Harnen, Wasserlassen

Ureter [aus gr. *οὐρητήρ* = Uringang] *m;* -s, ...teren (auch -; in fachspr. Fügungen: -es): Harnleiter, paariges Hohlorgan, das den in den Nieren gebildeten Harn zur Blase ableitet. **Ureter du|plex:** doppelt angelegter (rechter bzw. linker) Harnleiter als angeborene Missbildung. **Ureter fissus:** gespaltener Harnleiter, Harnleiterspalte als angeborene Missbildung

Ureter|ek|tomie: operative Entfernung eines Harnleiters

uretericus, ...ca, ...cum [zu ↑Ureter]: zum Harnleiter gehörend (Anat.)

Ureteritis [zu ↑Ureter] *w;* -, ...itiden (in fachspr. Fügungen: ...itides): Harnleiterentzündung

Uretero|li|tho|tomie [↑Ureter..., ↑litho... u. ↑...tomie] *w;* -, ...ien: Entfernung eines Steins aus dem Harnleiter nach dessen operativer Eröffnung

Uretero|lyse [zu ↑Ureter u. gr. *λύειν* = lösen, auflösen] *w;* -, -n: operatives Herauslösen des Harnleiters (z. B. aus dem Nierenbecken)

Uretero|sig|mo|ideo|stomie [↑Ureter, ↑Sigmoid und ↑...stomie] *w;* -, ...ien: operative Einpflanzung des Harnleiters in das Sigmoid (z. B. bei bösartigen Blasenerkrankungen mit Abflussbehinderung)

Uretero|stomie [↑Ureter u. ↑...stomie] *w;* -, ...ien, in fachspr. Fügungen: **Uretero-stomia**[1], *Pl.:* ...iae: operative Einpflanzung des Harnleiters in ein anderes Organ. **Uretero|stomia cutanea:** operative Verbindung des Harnleiters mit der Körperoberfläche

Uretero|tomie [↑Ureter und ...tomie] *w;* -, ...ien: operative Eröffnung des Harnleiters

Uretero|zele [↑Ureter u. ↑...zele] *w;* -, -n: Vorwölbung eines Harnröhrenabschnitts in die Harnblase

Uretero|zysto|neo|stomie [↑Ureter, ↑Cystis u. ↑Neostomie] *w;* -, ...ien: operative Neueinpflanzung des Harnleiters in die Harnblase

Ure|thra [von gr. *οὐρήθρα* = Harngang] *w;* -, ...thren (latinisiert: ...thrae): Sammelbez. für die weibliche und männliche „Harnröhre". **Ure|thra feminina:** Harnröhre der Frau, der 2,5–4 cm lange, zwischen Klitoris und Vagina mündende Ausführungsgang der Harnblase. **Ure|thra mas|culina:** Harnröhre des Mannes, der 20–25 cm lange, Prostata und Penis durchziehende, an der Eichel mündende Ausführungsgang für den Harn und die Samenflüssigkeit

ure|thral, in fachspr. Fügungen: **ure|thralis, ...le** [zu ↑Urethra]: zur Harnröhre gehörend; z. B. in der Fügung ↑Glandulae urethrales

Ure|thrismus [zu ↑Urethra] *m;* -, ...men: „Harnröhrenkrampf", Krampf der Muskulatur in der Umgebung der Harnröhre

Ure|thritis [zu ↑Urethra] *w;* -, ...itiden (in fachspr. Fügungen: ...itides): Harnröhrenentzündung

Ure|throdynie [↑Urethra u. ↑...odynie] *w;* -, ...ien: [neuralgiforme] Schmerzen in der Harnröhre

ure|thro|gen [↑Urethra u. ↑...gen]: von der Harnröhre ausgehend (z. B. von Infektionen gesagt)

Ure|thro|gramm [↑Urethra u. ↑...gramm] *s;* -s, -e: Röntgenkontrastbild der Harnröhre.

Ure|thro|gra|phie [↑...graphie] *w;* -, ...ien: röntgenographische Untersuchung und Darstellung der (mit Kontrastmittel gefüllten) Harnröhre

Ure|thro|plastik [↑Urethra u. ↑Plastik] *w;* -, -en: plastisch-operative Behebung einer Harnröhrenmissbildung (Epispadie, Hypospadie o. Ä.)

Ure|thror|rhö, auch: **Ure|thror|rhöe** [...*rö;* zu ↑Urethra u. gr. *ῥεῖν* = fließen] *w;* -, ...rrhöen: „Harnröhrenfluss", krankhaft gesteigerte Sekretabsonderung aus der Harnröhre (z. B. bei Harnröhrentripper)

Ure|thro|skop [↑Urethra u. ↑...skop] *s;* -s, -e: mit einer Lichtquelle versehenes Instrument zur Untersuchung der Harnröhre. **Ure|thro|skopie** [↑...skopie] *w;* -, ...ien: endoskopische Untersuchung der Harnröhre

Ure|thro|tomie [↑Urethra u. ↑...tomie] *w;* -, ...ien: operative Eröffnung der Harnröhre

Ure|thro|zele [↑Urethra u. ↑...zele] *w;* -, -n: bruchsackartige Vorwölbung der Harnröhrenschleimhaut nach außen (bei Frauen vorkommend)

Ure|thro|zysto|gramm [↑Urethra, ↑Cystis u. ↑...gramm] *s;* -s, -e: bei der Urethrozystographie gewonnenes Röntgenbild. **Ure-thro|zysto|gra|phie** [↑...graphie] *w;* -, ...ien: Röntgenkontrastdarstellung von Harnröhre und Harnblase

Ure|thro|zysto|skopie [↑Urethra, ↑Cystis u. ↑...skopie] *w;* -, ...ien: direkte Untersuchung von Harnröhre und Harnblase mit einem entsprechenden Endoskop

[1]**uretisch** [zu ↑Urese]: = diuretisch

[2]**uretisch,** in fachspr. Fügungen: **ureticus, ...ca, ...cum** [zu ↑Ureter]: = uretericus

Ur|hi|drose [zu ↑Urea und gr. *ἱδρώς* = Schweiß] *w;* -, -n: Absonderung eines harnstoffreichen Schweißes

uricus, ...ca, ...cum [zu gr. *οὖρον* = Harn]: zum Harn gehörend, im Harn vorkommend (z. B. in der Fügung ↑Acidum uricum); die Harnsäure betreffend; durch Harnsäure hervorgerufen (z. B. in der Fügung ↑Arthritis urica)

...urie [zu gr. *οὖρον* = Harn]: Grundwort von substantivischen Zusammensetzungen mit der Bedeutung „[Ausscheidung mit dem] Harn; das Harnen"; z.B.: Pollakisurie

Urik|ämie [↑uricus (in der Fügung ↑Acidum uricum) u. ↑...ämie] *w;* -, ...ien: krankhafte Erhöhung der Harnsäure im Blut (z.B. bei urämischen Zuständen)

Uriko|lyse [zu ↑uricus (in der Fügung ↑Acidum uricum) u. gr. λύειν = lösen, auflösen] *w;* -, -n: der Abbau von Harnsäure im Körper

Uriko|pa|thie [↑uricus (in der Fügung ↑Acidum uricum) u. ↑...pathie] *w;* -, ...ien: allg. Bez. für: krankhaft vermehrtes Auftreten von Harnsäure im Körper

Uriko|statikum [zu ↑uricus (in der Fügung ↑Acidum uricum) u. gr. στάσις = Stehen; Stillstand] *s;* -s, ...ka: Arzneimittel, das die Bildung von Harnsäure hemmt

Urikos|urie [↑uricus (in der Fügung ↑Acidum uricum) u. ↑...urie] *w;* -, ...ien: vermehrte Ausscheidung von Harnsäure mit dem Urin. **Urikos|urikum** *s;* -s, ...ka: Substanz, die die renale Harnsäureausscheidung steigert. **urikos|urisch**: mit Urikosurie verbunden

Urin [aus gleichbed. lat. *urina,* Gen.: *urinae*] *m;* -s, -e, in fachspr. Fügungen: **Urina** *w;* -, ...nae: „Harn", die in den Nieren gebildete, durch die Harnleiter in die Harnblase geleitete, dort gesammelte und durch die Harnröhre nach außen entleerte klare, gelbliche Flüssigkeit, mit der ein Teil der Stoffwechselschlacken aus dem Körper entfernt wird. **Urina jumentosa** [zu lat. *iumentum* = Zugtier, Lasttier]: trüber, pferdeharnähnlicher Urin (bei verschiedenen Krankheiten). **Urina spastica:** wasserheller Harn, der nach Krampfanfällen entleert wird. **urinal,** in fachspr. Fügungen: **urinalis, ...le:** zum Harn gehörend. **Urinal** *s;* -s, -e: Harnflasche (zum Auffangen des Harns). **urinarius, ...ria, ...rium:** den Harn bzw. den Harnapparat betreffend; z.B. in der Fügung ↑Paraplegia urinaria. **urinie|ren:** harnen. **urinös,** in fachspr. Fügungen: **urinosus, ...osa, ...osum:** harnähnlich

Urlinde [Umbildung aus ↑Urninde] *w;* -, -n: frühere Bez. für eine lesbische Frau, die sexuell die aktive Rolle spielt

Urmund: Öffnung des ↑Zölenterons nach außen

Urniere vgl. Mesonephros

Urnierengang vgl. Ductus mesonephricus

Urninde [gelehrte Bildung zum Beinamen der altgr. Liebesgöttin Aphrodite *Urania*] *w;* -, -n: frühere Bez. für eine lesbische Frau. **Urning** *m;* -s, -e: = Uranist. **urnisch**: früher für gleichgeschlechtlich veranlagt

uro..., Uro..., vor Selbstlauten meist: **ur..., Ur...** [aus gr. οὖρον = Harn]: Bestimmungswort von Zusammensetzungen mit der Bedeutung „Harn"; z.B.: Urobilin, Urämie

Uro|bilin [zu ↑uro... u. ↑Bilis] *s;* -s: mit dem Harn ausgeschiedener Gallenfarbstoff, Abbauprodukt des Bilirubins

Uro|bilino|gen [↑Urobilin u. ↑...gen] *s;* -s: im Darm beim Abbau des ↑Hämoglobins entstehende farblose Vorstufe des ↑Urobilins

Uro|bilino|gen|urie [↑Urobilinogen und ↑...urie] *w;* -, ...ien: vermehrte Ausscheidung von ↑Urobilinogen im Harn

Uro|bilin|urie [↑Urobilin und ↑...urie] *w;* -, ...ien: vermehrte Ausscheidung von Urobilin im Harn

Uro|chezie [zu ↑uro... u. gr. χέζειν = seine Notdurft verrichten] *w;* -, ...ien: Urinabgang aus dem After (Vorkommen bei angeborenen Missbildungen mit Einmündung z.B. eines Harnleiters in den Darm oder bei schweren destruktiven Veränderungen im Bereich der ableitenden Harnwege und des Darms)

Uro|chrom [zu ↑uro... u. gr. χρῶμα = Haut; Hautfarbe; Farbe] *s;* -s: normaler Harnfarbstoff, Produkt des Eiweißstoffwechsels

Uro|chromo|gen [↑Urochrom und ↑...gen] *s;* -s: farblose Vorstufe des ↑Urochroms

Uro|do|chi|lum [↑uro... u. gr. δοχεῖον = Gefäß, Behälter] *s;* -s, ...ien: = Urinal

Ur|odynie [↑uro... u. ↑...odynie] *w;* -, ...ien: Auftreten von Schmerzen beim Wasserlassen (z.B. bei Entzündungen der Harnröhre und der Harnblase)

Uro|ery|thrin [zu ↑uro... u. gr. ἐρυθρός = rot] *s;* -s: bei bestimmten Blutkrankheiten auftretender Farbstoff im Harn, der den Harnsatz rot färbt („Ziegelmehlsediment")

Uro|flow [...*flo*ᵘ; ↑uro... u. engl. *flow* = Fließen, Strömen] *m;* -s, -s: Harnfluss

Uro|flow|me|trie [...*flo*ᵘ...; ↑uro..., engl. *flow* = das Fließen, der Fluss u. ↑...metrie] *w;* -, ...ien: apparative Messung des Harnflusses

uro|genital, in fachspr. Fügungen: **urogenitalis, ...le** [↑uro... u. ↑genital]: die Harn- und Geschlechtsorgane betreffend; z.B. in der Fügung ↑Apparatus urogenitalis

Uro|genital|ap|parat, Uro|genital|trakt: = Apparatus urogenitalis

Uro|gramm [↑uro... u. ↑...gramm] *s;* -s, -e: Röntgenkontrastbild des Harnapparats. **Uro|gra|phie** [↑...graphie] *w;* -, ...ien: röntgenographische Untersuchung und Darstellung der Nieren, Harnleiter, Harnblase und Harnröhre unter Verwendung von Kontrastmitteln

Uro|kinase [↑uro... und ↑Kinase] *w;* -, -n: „Urinaktivator", im normalen menschlichen Harn enthaltenes Enzym, das Fibrin auflöst (wird in der Niere gebildet)

Uro|la|gnie [zu ↑uro... u. gr. λάγνος = wollüstig, geil] *w;* -, ...ien: perverse geschlechtliche Befriedigung, die an den Harn des Partners (Zusehen beim Urinieren, Trinken des Urins) gebunden ist

Uro|li̱th [↑uro... u. ↑...lith] *m;* -s u. -en, -e[n]: „Harnstein", Konkrement im Bereich der ableitenden Harnwege (besteht aus Salzen, v. a. Phosphaten, Oxalaten und Uraten)

Uro|li|thi̱a|sis [zu ↑Urolith] *w;* -, ...ia̱|sen: Neigung zur Harnsteinbildung; Harnsteinleiden

Uro|lo̱ge [↑uro... u. ↑...loge] *m;* -n, -n: Facharzt für Krankheiten der Harnorgane. **Uro|logi̱e** [↑...logie] *w;* -: Wissenschaft und Lehre von den Krankheiten der Harnorgane. **Uro|lo̱gikum** *s;* -s, ...ka: Arzneimittel zur Behandlung von Erkrankungen der Harnwege. **uro|lo̱gisch:** die Urologie betreffend, mit den Mitteln der Urologie

Uro|me̱ter [↑uro... u. ↑...meter] *s;* -s, -: Harnwaage, Senkspindel zur Bestimmung des spezifischen Gewichts von Harn

Uro|muko|i̱d [↑uro..., ↑Mucus u. ↑...id] *s;* -[e]s, -e: von den Nierentubuli sezernierte Fasersubstanz, die für die Bildung von Harnsteinen verantwortlich gemacht wird

Uro|peni̱e [zu ↑uro... u. gr. πένης = arm] *w;* -, ...i̱en: verminderte Harnausscheidung

Uro|phobi̱e [zu ↑uro... und gr. φόβος = Furcht] *w;* -, ...i̱en: krankhafte Angst vor Harndrang zur Unzeit

Uro|poe̱|se [zu ↑uro... u. gr. ποιεῖν = machen, hervorbringen] *w;* -: die Harnbildung in den Nephronen der Niere. **uro|poe̱|tisch,** in fachspr. Fügungen: **uro|poe̱|ticus, ...ca, ...cum:** harnbildend; z. B. ↑Organa uropoetica

Uro|rose|i̱n [zu ↑uro... u. lat. *roseus* = rosenrot, rosenfarbig] *s;* -s: rosa Farbstoff des Harns, der im Dickdarm bei der Eiweißfäulnis entsteht

Uro|se̱p|sis [↑uro... und ↑Sepsis] *w;* -, ...se̱psen: durch Harnzersetzung od. eine Entzündung der Harnwege hervorgerufene Sepsis

Uro|skopi̱e [↑uro... u. ↑...skopie] *w;* -, ...i̱en: (chemische, mikroskopische) Urinuntersuchung

Uro|stomi̱e [↑uro... u. ↑...stomie] *w;* -, ...i̱en: = Ureterostomia cutanea

Uro|sym|pa|thi̱n [zu ↑uro... u. ↑Sympathikus] *s;* -s: blutdrucksteigernder Stoff, der mit dem Harn ausgeschieden wird

Uro|the̱l [Kurzbildung aus ↑uro... u. ↑Epithel] *s;* -s, -e u. -ien [...i^e^n]: Epithelschicht, mit der die Harnröhre innen ausgekleidet ist

Uro|thio̱n [↑uro... u. gr. θεῖον = Schwefel] *s;* -s: Farbstoff im Harn mit hohem Schwefelgehalt

U̱r|seg|mente *Pl.:* würfelförmige Zellansammlungen im Embryo, aus denen die Muskelplatten und Wirbelkörper entstehen

Urso|des|oxy|cho̱l|säure [Kunstw.]: Gallensäure, die eine Steigerung des Gallenflusses bewirkt

Urtica vgl. Urtika

Urticaria vgl. Urtikaria

urtica̱tus, ...ta, ...tum [zu ↑Urtika]: mit der Bildung von Quaddeln einhergehend; z. B. in der Fügung ↑Acne urticata

U̱rtierchen vgl. Protozoon

Urti̱ka [aus lat. *urtica* = Nessel, Brennnessel] *w;* -, ...kä, in fachspr. Fügungen: **Urti̱ca,** *Pl.:* ...cae: Quaddel; blasse oder rote Hauteffloreszenz, ein allergisch bedingtes Ödem der Haut

Urtika̱ria, in fachspr. Fügungen: **Urtica̱ria** [zu ↑Urtika] *w;* -: „Nesselsucht", Hautausschlag mit juckenden Quaddeln (entsteht bei Überempfindlichkeit gegenüber bestimmten Stoffen). **Urtica̱ria facti̱tia:** durch mechanische Hautreizung verursachte quaddelartige, flächenhafte Hautrötung (als allergische Reaktion; vgl. Dermographismus). **Urtica̱ria gan|grae|no̱sa:** „Hautgangrän", mit feuchtem Brand des betroffenen Gewebes einhergehender Nesselausschlag. **Urtica̱ria pig|mento̱sa:** Hautretikulose mit umschriebenen, gelblichen bis braunroten Hautinfiltraten, vor allem im Bereich des Stamms

urtikarie̱ll [zu ↑Urtikaria]: von einer Urtikaria ausgehend, auf einer Urtikaria beruhend (z. B. von Hautveränderungen)

U̱r|tinktur *w;* -, -en: mit Alkohol zubereiteter Saft oder Auszug aus Pflanzen (Homöopathie)

U̱rzeugung vgl. Abiogenese

Usu̱r [zu lat. *uti, usum* = gebrauchen, benutzen] *w;* -, -en: Abnutzung, Schwund von Knochen und Knorpeln an Stellen, die sehr beansprucht werden

Uter|algi̱e [↑Uterus u. ↑...algie] *w;* -, ...i̱en: Gebärmutterschmerz

uteri̱n, in fachspr. Fügungen: **uteri̱nus, ...na, ...num** [zu ↑Uterus]: zur Gebärmutter gehörend, die Gebärmutter betreffend; z. B. in der Fügung ↑Arteria uterina

Uteri̱n|geräusch: hörbares Geräusch über der schwangeren Gebärmutter (ab dem 4.–5. Schwangerschaftsmonat), das durch die Strömung des Blutes in den weiten Blutgefäßen der Plazenta hervorgerufen wird

Utero|gra̱mm [↑Uterus u. ↑...gramm] *s;* -s, -e: Röntgenkontrastbild der Gebärmutter.

Utero|gra|phi̱e [↑...graphie] *w;* -, ...i̱en: röntgenographische Untersuchung und Darstellung der Gebärmutter unter Verwendung eines Kontrastmittels

utero|ova̱ricus, ...ca, ...cum [zu ↑Uterus u. ↑Ovar]: zu Gebärmutter u. Eierstock gehörend

utero|plazenta̱r, in fachspr. Fügungen: **utero|placenta̱ris, ...re** [zu ↑Uterus u. ↑Plazenta]: Gebärmutter u. Plazenta betreffend; z. B. in der Fügung ↑Apoplexia uteroplacentaris

Utero|rekta̱l|fistel [zu ↑Uterus und ↑Rektum]: anomaler, unphysiologischer Verbindungsgang zwischen Gebärmutter und Mastdarm

utero|ton [zu ↑Uterus u. ↑Tonus]: den Tonus der Gebärmutter beeinflussend (von Medikamenten gesagt)

Utero|vesikal|fistel [zu ↑Uterus und ↑Vesica]: anomaler, unphysiologischer Verbindungsgang zwischen Gebärmutter und Harnblase

Uterus [aus lat. *uterus,* Gen.: *uteri* = Leib, Unterleib; Mutterleib; Gebärmutter] *m;* -, ...ri: „Gebärmutter", im weiblichen Unterleib gelegenes muskulöses Hohlorgan, das zur Aufnahme des befruchteten Eies und zur Entwicklung der Frucht dient. **Uterus arcua|tus:** Gebärmutter mit leicht eingebuchtetem Grund. **Uterus bi|cornis:** anomale Form der Gebärmutter mit Ausbildung zweier hornartiger Ausbuchtungen am oberen Gebärmutterende. **Uterus bi|partitus:** Gebärmutter, die in ihrem oberen Anteil zweigeteilt ist (angeborene Missbildung). **Uterus di|del|phys:** Gebärmutter, die doppelt ausgebildet ist (angeborene Missbildung). **Uterus infantilis:** unterentwickelte Gebärmutter. **Uterus septus:** Gebärmutter, die im Inneren durch eine Scheidewand in zwei Höhlen getrennt ist, während sie äußerlich normal ausgebildet ist (angeborene Missbildung)

Uterus|apo|plexie: Hämorrhagie der Gebärmutterschleimhaut infolge Brüchigkeit der Blutgefäße der Gebärmutter

utricularis, ...re [zu ↑Utrikulus]: zu einem ↑Utrikulus gehörend (Anat.)

utriculo|ampullaris, ...re [zu ↑Utrikulus u. ↑Ampulle]: zum Vorhofsäckchen und den Ampullen der häutigen Bogengänge des Innenohrs gehörend; z. B. in der Fügung ↑Nervus utriculoampullaris (Anat.)

utriculo|sac|cularis, ...re [zu ↑Utrikulus u. ↑Sacculus]: zu ↑Utrikulus und ↑Sacculus (des Innenohrs) gehörend (Anat.)

Utrikulus, in fachspr. Fügungen: **Utriculus** [aus lat. *utriculus* = kleiner Schlauch, Balg (Verkleinerungsbildung zu lat. *uter* = Schlauch)] *m;* -, ...li: **1)** Bez. für ein kleines, sackförmiges Organ (Anat.). **2)** das größere Vorhofsäckchen, aus dem die drei häutigen Bogengänge des Innenohrs entspringen. **Utriculus pro|staticus:** kleiner Blindsack, der in der Mitte des ↑Colliculus seminalis in die Harnröhre mündet und ein Homologon zum Uterus der Frau darstellt

Utrikulus|zyste: Hohlraum in der Vorsteherdrüse (Vorkommen vor allem bei Neugeborenen)

UV: Abk. für Ultraviolett

Uvea [zu lat. *uva* = Traube; traubenförmiges Gebilde] *w;* -, Uveae: zusammenfassende Bezeichnung für ↑Chorioidea, ↑Corpus ciliare und ↑Iris des Auges

Uveitis [zu ↑Uvea] *w;* -, ...itiden (in fachspr. Fügungen: ...itides): Entzündung der ↑Uvea

Uviol|milch [Kurzwort aus ↑*U*ltra *viol*ett]: Milch, die zur Erhöhung des Vitamin-D-Gehalts mit ultravioletten Strahlen behandelt wurde (besonders für Säuglinge)

Uvula [Verkleinerungsbildung zu lat. *uva* = Traube; traubenförmiges Gebilde] *w;* -, ...lae: Zäpfchen; kleines traubenförmiges Organ (Anat.). **Uvula (palatina):** „Gaumenzäpfchen", in der Mitte des hinteren, weichen Gaumens frei herabhängendes, zapfenförmiges Gebilde (bildet die Abgrenzung des Gaumens zum Rachen hin). **Uvula (palatina) bifida:** zweigeteiltes Gaumenzäpfchen (angeborene Missbildung). **Uvula (vermis):** Teil des Kleinhirnwurmes zwischen der Pyramide und dem ↑Nodulus. **Uvula vesicae:** Schleimhautwulst an der inneren Harnröhrenöffnung

Uvul|ek|tomie [↑Uvula u. ↑Ektomie] *w;* -, ...ien: operative Entfernung des Gaumenzäpfchens

Uvulitis [zu ↑Uvula] *w;* -, ...itiden (in fachspr. Fügungen: ...itides): Entzündung des Gaumenzäpfchens

Uvulo|tomie [↑Uvula u. ↑...tomie] *w;* -, ...ien: operative Entfernung bzw. Inzision des Gaumenzäpfchens

V

V: 1) chem. Zeichen für ↑Vanadin. **2)** Abk. für ↑Volt

V.: 1) Abk. für ↑Vena. **2)** Abk. für ↑Visus

Vac|cina [*wakz...;* zu lat. *vacca* = Kuh] *w;* -, ...nae: nach der Pockenschutzimpfung auftretende Hautpustel. **Vac|cina gan|graenosa:** von einer nicht abheilenden Impfpustel ausgehende virale Infektion benachbarter oder entfernterer Hautbezirke. **Vac|cina generalisata:** über den ganzen Körper verbreitet auftretende Impfpusteln nach einer Pockenschutzimpfung. **Vac|cina in|oculata:** Auftreten von Impfpusteln bei Kontaktpersonen von gegen Pocken geimpften Personen (infolge Übertragung des Pustelinhalts). **Vac|cina serpiginosa:** lymphogen entstehende Pusteln neben einer Impfpustel, die zu einem serpiginösen Geschwür zusammenfließen und dann narbenlos abheilen

vac|cinalis, ...le [*wakz...;* zu ↑Vaccina]: die Impfpusteln betreffend

vac|cini|formis, ...me [*wakz...;* zu ↑Vaccina u. lat. *forma* = Gestalt, Form]: impfpustelähnlich, einer Impfpustel vergleichbar (von Hauteffloreszenzen gesagt)

vagal, in fachspr. Fügungen: **vagalis, ...le** [zu ↑Vagus]: den ↑Truncus vagalis betreffend

Vagina [aus lat. *vagina,* Gen.: *vaginae* = Scheide; Hülle] *w;* -, ...nae u. eindeutschend: ...nen: Scheide, Hülle (Anat.): **1)** aus Haut und Bindegewebe- oder Muskelfasern bestehende Gleithülle oder Kanal. **2)** abgeplatteter, häutiger, muskelhaltiger Kanal, der sich von dem zwischen den kleinen Schamlippen liegenden Scheidenvorhof zum Gebärmutterhals erstreckt. **Vaginae bulbi** *Pl.:* Bezeichnung für die bindegewebigen Gleithüllen zwischen Augapfel und Fettkörper der Augenhöhle (sie reichen vom Augenstiel, wo sie mit der Lederhaut verwachsen sind, nach vorn bis unter die Bindehaut). **Vagina carotica:** Bindegewebe, das die im Hals gemeinsam mit dem ↑Nervus vagus und der Halsvene verlaufende Kopfschlagader umgibt. **Vagina ex|terna nervi optici:** feste äußere Hülle, die den Sehnerv in der Augenhöhle umgibt (steht mit der harten Hirnhaut in Verbindung). **Vaginae fibrosae digitorum manus** *Pl.:* faserige Verstärkungsbänder über den Sehnenscheiden der Finger. **Vaginae fi|brosae digitorum pedis** [↑Pes] *Pl.:* faserige Verstärkungsbänder über den Sehnenscheiden der Zehen. **Vagina fi|brosa tendinis** [↑Tendo]: faseriger äußerer Mantel der Sehnenscheide. **Vagina interna nervi optici:** feine innere Hülle, die den Sehnerv in der Augenhöhle umgibt (steht mit den weichen Hirnhäuten in Verbindung). **Vaginae mucosae** *Pl.:* = Vaginae synoviales. **Vagina mus|culi recti ab|dominis** [↑Abdomen]: Rektusscheide, die von den breiten Endsehnen der seitlichen Bauchmuskeln gebildeten ausgedehnten Sehnenplatten, die über und unter dem geraden Bauchmuskel liegen. **Vagina processus stylo|idei** [- - ...*de-i*]: von der ↑Pars tympanica des Schläfenbeins gebildete Halbrinne, in der die Basis des Griffelfortsatzes des Felsenbeinteils des Schläfenbeins liegt. **Vaginae syn|ovia|les** *Pl.:* allg. Bezeichnung für die aus zwei von Flüssigkeit erfüllten Schichten bestehenden schlüpfrigen Gleithüllen für Muskeln und Sehnen. **Vagina syn|ovia|lis communis musculorum flexorum (manus):** in der Handfläche gelegene gemeinsame Scheide für die Sehnen der Fingerbeuger. **Vaginae syn|ovia|les digitorum manus** *Pl.:* schlüpfrige innere Gleitschichten der Sehnenscheiden der Finger. **Vaginae syn|ovia|les digitorum pedis** [↑Pes] *Pl.:* schlüpfrige innere Gleitschichten der Sehnenscheiden der Zehen. **Vagina synovialis inter|tubercularis:** in der Rinne zwischen den beiden Höckern am Oberarmkopf gelegene Sehnenscheide für die lange Bizepssehne. **Vagina syn|ovia|lis musculorum fibularium communis:** = Vagina synovialis musculorum peronaeorum communis. **Vagina syn|ovia|lis mus|culi ob|liqui superio|ris:** schlüpfrige Gleithülle, in der der ↑Musculus obliquus superior des Auges über die ↑Trochlea läuft. **Vagina syn|ovia|lis mus|culorum peronae|orum com|munis:** unterhalb des äußeren Knöchels gelegene gemeinsame Scheide für die Sehne des langen und die Sehne des kurzen Wadenbeinmuskels. **Vagina syn|ovia|lis tendinis** [↑Tendo]: schlüpfrige innere Gleithülle der Sehnenscheide. **Vaginae syn|ovia|les tendinum digitorum manus** [↑Tendo] *Pl.:* an der Unterseite der Finger gelegene Scheiden für die Sehnen der Fingerbeuger. **Vaginae syn|ovia|les tendinum digitorum pedis** [↑Tendo; ↑Pes]: an der Unterseite der Zehen gelegene Scheiden für die Sehnen der Zehenbeuger. **Vagina syn|ovia|lis tendinis mus|culi flexoris carpi radia|lis** [↑Tendo]: an der Unterseite des Handgelenks vor dem Daumenballen gelegene Scheide für die Sehne des unter der Elle verlaufenden Mittelhandbeugers. **Vagina syn|ovia|lis tendinis mus|culi flexoris hallucis lon|gi** [↑Tendo; ↑Hallux]: die unterste der drei unterhalb des inneren Knöchels gelegenen Sehnenscheiden (in ihr verläuft die Sehne des langen Großzehenbeugers). **Vagina syn|ovia|lis tendinis mus|culi tibia|lis posterio|ris** [↑Tendo]: die oberste der drei unterhalb des inneren Knöchels gelegenen Sehnenscheiden (in ihr verläuft die Sehne des hinteren Schienbeinmuskels). **Vaginae tendinum digitorum pedis** [↑Tendo; ↑Pes] *Pl.:* = Vaginae synoviales tendinum digitorum pedis. **Vagina tendinum mus|culorum ab|ductoris lon|gi et ex|tensoris brevis pollicis** [↑Pollex]: erstes Sehnenfach des Handrückens (gemeinsame Scheide für die Sehne des langen Daumenspreizers und die Sehne des kurzen Daumenstreckers). **Vagina tendinum mus|culorum ex|tensorum carpi radia|lium** [↑Tendo]: zweites Sehnenfach des Handrückens (gemeinsame Scheide für die Sehnen des langen und des kurzen inneren Mittelhandstreckers). **Vagina tendinis mus|culi ex|tensoris carpi ulnaris** [↑Tendo]: sechstes Sehnenfach des Handrückens (Scheide für die Sehne des äußeren Mittelhandstreckers). **Vagina tendinum musculorum ex|tensoris digitorum et ex|tensoris indicis** [↑Index]: viertes Sehnenfach des Handrückens (gemeinsame Scheide der Sehnen des Muskels für die gleichzeitige Streckung des zweiten bis fünften Fingers und der Sehne des Muskels für die gesonderte Streckung des Zeigefingers). **Vagina tendinis mus|culi ex|tensoris digiti minimi** [↑Tendo]: fünftes Sehnenfach des Handrückens (Scheide der Sehne des Muskels für die gesonderte Streckung des kleinen Fingers). **Vagina tendinum mus|culi ex|tensoris digitorum pedis lon|gi** [↑Tendo; ↑Pes]: auf dem Fußrücken gelegene gemeinsame Scheide der Sehnen des langen Muskels für die Streckung der zweiten bis fünften Zehe. **Vagina tendinis mus|culi ex|tensoris hallucis lon|gi** [↑Hallux]: auf dem Fußrücken gelegene Scheide des langen Großzehenstreckers. **Vagina tendinis mus|culi ex|tensoris pollicis lon|gi** [↑Pollex]: drittes Sehnenfach des Handrückens (Scheide für die Sehne des langen Daumenspreizers). **Vagina tendinum mus|culorum fibularium com|munis** [↑Tendo]: = Vagina synovialis musculorum peronaeorum communis. **Vagina tendinis musculi fibularis lon|gi plantaris** [↑Tendo]: = Vagina tendinis musculi peronaei longi plantaris. **Vagina tendinis mus|culi flexoris carpi radia|lis** [↑Tendo]: = Vagina synovialis tendinis musculi flexoris carpi radialis. **Vagina tendinum mus|culorum flexorum com|munium [manus]:** = Vagina synovialis communis musculorum flexorum. **Vagina tendinum mus|culi flexoris digitorum pedis lon|gi** [↑Tendo; ↑Pes]: die mittlere der drei unterhalb des inneren Knöchels gelegenen Sehnenscheiden (in ihr verläuft die Sehne des langen Muskels für die Beugung der zweiten bis fünften Zehe). **Vagina tendinis mus|culi flexoris hallucis lon|gi** [↑Hallux]: = Vagina synovialis tendinis musculi flexoris hallucis longi. **Vagina tendinis mus|culi flexoris pollicis lon|gi** [↑Pollex]: von der Unterseite des Handgelenks zur Beugeseite des Daumens verlaufende Scheide für den langen Daumenbeuger. **Vagina tendinum musculorum peronae|orum communis** [↑Tendo]: = Vagina synovialis musculorum peronaeorum communis. **Vagina tendinis mus|culi peronaei lon|gi plantaris** [↑Tendo]: in der Fußsohle gelegene Scheide für das Endstück der Sehne des langen Wadenbeinmuskels. **Vagina tendinis mus|culi tibia|lis anterio|ris** [↑Tendo]: auf dem Fußrücken gelegene Scheide für die an der Innenseite des Mittelfußes ansetzende Sehne des vorderen Wadenbeinmuskels. **Vagina tendinis mus|culi tibia|lis posterio|ris** [↑Tendo]: = Vagina synovialis tendinis musculi tibialis posterioris. **Vagina vasorum** [↑Vas]: „Gefäßhülle", bindegewebige Hülle, in der manche Arterien (gelegentlich auch gemeinsam mit Venen und Nerven) verlaufen

vaginal, in fachspr. Fügungen: **vaginalis, ...le** [zu ↑Vagina]: zur weiblichen Scheide gehörend, die weibliche Scheide betreffend

Vaginatorium [zu ↑Vagina] *s;* -s, ...rien [...*iᵉn*]: feste Substanz (z. B. Tablette), die zum Zwecke der Schwangerschaftsverhütung in die Scheide eingeführt wird und sich dort auflöst

Vaginismus [zu ↑Vagina] *m;* -, ...men: funktionelle Genitalstörung der Frau mit Krampfzuständen der Scheideneingangsmuskulatur bei Einführung des männlichen Gliedes oder eines Fingers

Vaginitis [zu ↑Vagina] *w;* -, ...itiden (in fachspr. Fügungen: ...itides): Scheidenentzündung, -katarrh

Vagino|fixatio [zu ↑Vagina u. lat. *figere, fixum* = heften, befestigen] *w;* -, ...io|nes; in der Fügung: **Vagino|fixatio uteri:** operative Anheftung der Gebärmutter an die vordere Scheidenwand zur Behebung einer Gebärmutterknickung

Vagino|gramm [↑Vagina u. ↑...gramm] *s;* -s, -e: Röntgenbild der Scheide. **Vaginographie** [↑...graphie] *w;* -, ...ien: röntgenographische Darstellung der Scheide nach Kontrastmittelfüllung

Vagino|rektal|fistel [zu ↑Vagina u. ↑Rektum]: krankhafter, unnatürlicher Verbindungsgang zwischen weiblicher Scheide und Mastdarm

Vaginose [zu ↑Vagina] *w;* -, -n: allg. Bez. für krankhafte Veränderungen der Scheide

Vagino|skopie [↑Vagina u. ↑...skopie] *w;* -, ...ien: = Kolposkopie

Vagino|vesikal|fistel [zu ↑Vagina u. ↑Vesica]: krankhafter, unnatürlicher Verbindungsgang zwischen weiblicher Scheide und Harnblase

Vagitus [zu lat. *vagire* = quäken] *m;* -, -; in der Fügung: **Vagitus uterinus:** Schreien des Fetus im Uterus, ein extrem seltenes Phänomen, das nur dann vorkommt, wenn durch geburtshilfliche Maßnahmen Luft in den Uterus eindringt und das Kind in dieser Situation durch Verschlechterung der Sauerstoffversorgung zu atmen beginnt

Vago|tomie [↑Vagus und ↑...tomie] *w;* -, ...ien: operative Durchschneidung des Nervus vagus, meist im Bereich der Speiseröhre, therapeutisches (umstrittenes) Verfahren zur Behandlung von Magen- und Zwölffingerdarmgeschwüren

Vago|tonie [zu ↑Vagus u. ↑Tonus] *w;* -, ...ien: erhöhte Erregbarkeit des parasympathischen Nervensystems (Übergewicht über den Sympathikus). **Vago|toniker** *m;* -s, -: an Vagotonie Leidender. **Vago|tonikum** *s;* -s, ...ka: das parasympathische Nervensystem anregendes Mittel. **Vago|tonus** *m;* -: erhöhter Tonus des parasympathischen Nervensystems

vago|trop [↑Vagus und ↑...trop]: auf den ↑Nervus vagus wirkend und damit das parasympathische System steuernd (von Stoffen, insbes. Arzneimitteln)

Vagus *m;* -, ...gi: übliche Kurzbezeichnung für ↑Nervus vagus

Vakuo|le [zu lat. *vacuus* = leer] *w;* -, -n: Hohlraum im Plasma oder Kern von Zellen, der mit wässerigem oder dickflüssigem Inhalt gefüllt ist (Biol.)

Vaku|um [zu lat. *vacuus* = leer] *s;* -s, ...kua od. ...kuen [...*kuᵉn*]: luftverdünnter oder luftleerer Raum

Vaku|um|ex|traktor: Saugglocke, die bei schwierigen Geburten am vorangehenden

Teil des Kindes fixiert wird und mit der das Kind, ähnlich wie mit einer Zange, extrahiert wird

Vak|zin *s;* -s, -e: = Vakzine. **Vak|zination** [zu ↑Vakzine] *w;* -, -en: **1)** [Schutz]impfung, Einbringung von lebenden (meist abgeschwächten) oder abgetöteten Krankheitserregern in den Organismus zur Verhütung von Infektionskrankheiten. **2)** im engeren Sinne = Pockenschutzimpfung. **Vak|zine** [zu lat. *vacca* = Kuh] *w;* -, -n: Impfstoff aus lebenden oder toten Krankheitserregern. **vak|zinieren**: mit Vakzinen impfen. **Vakzinose** *w;* -, -n: Komplikationsfolge einer Pockenschutzimpfung (z. B. Enzephalomyelitis)

Valgisation, auch: **Valgisie|rung** [zu ↑valgus] *w;* -, -en: operative Beseitigung einer Einwärtskrümmung des Beins. **valgisieren**: eine Einwärtskrümmung des Beins operativ beseitigen

valgus, ...ga, ...gum [aus lat. *valgus* = säbelbeinig]: nach auswärts gedreht, krumm, x-förmig verbogen (von Gliedmaßen bzw. Fingern oder Zehen gesagt); z. B. in der Fügung ↑Genu valgum

vallatus, ...ta, ...tum [zu lat. *vallare, vallatum* = durch einen Wall schützen]: mit einem Wall (aus Gewebe) umgeben

Vallecula [Verkleinerungsbildung zu lat. *vallis* = Tal; Höhlung] *w;* -, ...lae: kleine Einbuchtung in einem Organ (Anat.). **Vallecula cerebelli:** flache, breite Spalte an der unteren Fläche des Kleinhirns, die die beiden Gehirnhälften voneinander trennt. **Vallecula epi|glottica:** Vertiefung beiderseits oberhalb des Kehlkopfes zwischen der seitlich und in der Mitte gelegenen Schleimhautfalte, die Zungengrund und Kehldeckel trennt

Valleix-Punkte [*waläkß...;* nach dem frz. Arzt F. L. J. Valleix, 1807–1855]: auf Druck schmerzhafte Hautpunkte bei Neuralgie (sie entsprechen dem Nervenverlauf und sind besonders dort vorhanden, wo der Nerv oberflächlich verläuft)

Vallum [aus lat. *vallum,* Gen.: *valli* = Verschanzung; Wall] *s;* -s, ...lla: Hautwulst (Anat.). **Vallum un|guis:** „Nagelwall", Hautwulst, der die Finger- und Zehennägel an der Seite und an der Wurzel umfasst

Valsalva-Versuch [nach dem ital. Anatomen A. M. Valsalva, 1666–1723]: **1)** Pressen bei geschlossenem Mund und geschlossener Nase nach tiefer Einatmung führt zum Eindringen von Luft durch die Ohrtrompete in die Paukenhöhle. **2)** Pressen nach tiefer Einatmung führt bei Schluckbewegungen zu Druckerhöhung im Brustkorb u. normalerweise zu einer Verkleinerung des Herzens

Valva [aus lat. *valva,* Gen.: *valvae* = Türflügel; Klapptür] *w;* -, ...vae: Klappe, anatomische Bezeichnung für klappenförmige Schleimhautgebilde zur Regulierung des Flüssigkeitsstromes im Organismus. **Valva aortae:** Aortenklappe, Klappenapparat am Anfang der Aorta aus drei halbmondförmigen Klappen, die während der ↑Diastole die Aorta gegen die Herzkammern verschließen. **Valva atrio|ven|tricularis dex|tra:** Klappenapparat zwischen rechtem Vorhof und rechter Herzkammer. **Valva atrio|ventricularis sinist|ra:** Klappenapparat zwischen linkem Vorhof und linker Herzkammer. **Valva ileo|cae|calis:** „Blinddarmklappe", aus zwei großen Schleimhautfalten bestehende Klappe an der Einmündungsstelle des Krummdarms in den Dickdarm (sie verhindert den Rückfluss von Darminhalt). **Valva mi|tralis:** = Valva atrioventricularis sinistra. **Valva tri|cus|pidalis:** = Valva atrioventricularis dextra. **Valva trunci pulmonalis:** Klappenapparat an der Austrittsstelle des ↑Truncus pulmonalis

valvär, auch: **valvulär,** in fachspr. Fügungen: **valvularis, ...re** [zu ↑Valva bzw. Valvula]: die Herz- oder Gefäßklappen betreffend

Valvula [Verkleinerungsbildung zu lat. *valva* = Türflügel; Klapptür] *w;* -, ...lae: anatomische Bezeichnung für eine kleine Klappe oder Schleimhautfalte. **Valvulae anales** *Pl.:* kleine Querfalten zwischen den Längsfalten der Schleimhaut oberhalb der Afteröffnung. **Valvula aortae:** = Valva aortae. **Valvula arteriae pulmonalis:** = Valva trunci pulmonalis. **Valvula bi|cus|pidalis:** = Valva atrioventricularis sinistra. **Valvula coli:** = Valva ileocaecalis. **Valvula foraminis ovalis** [↑Foramen ovale]: sichelförmige, häutige Klappe, die normalerweise das Foramen ovale nach der Geburt verschließt, indem sie sich an die Scheidewand des Herzvorhofs anlegt. **Valvula fossae navicularis:** niedrige, quere Schleimhautfalte an der hinteren Grenze der oberen Wand der ↑Fossa navicularis. **Valvula lym|phatica:** Klappenapparat der Lymphgefäße, die einen Rückfluss der Lymphe verhindern. **Valvula semilunaris anterior (trunci pulmonalis):** vordere, halbmondförmige Klappe an der rechten Herzkammer. **Valvula semi|lunaris dex|tra (aortae):** rechte, halbmondförmige Klappe der Aorta. **Valvula semi|lunaris posterior (aortae):** hintere, halbmondförmige Klappe am Anfangsteil der Aorta. **Valvula semilunaris sinist|ra (aortae):** linke Aortenklappe. **Valvula semi|lunaris sinist|ra (trunci pulmonalis):** linke, halbmondförmige Klappe an der Öffnung in der oberen vorderen Ecke des Herzventrikels. **Valvula sinus coronarii:** halbmondförmige, oft netzförmig durchbrochene Platte, die die Mündung der an der Rückwand des Herzens gelegenen Sammelvene in den rechten Vorhof unvollkommen verschließt. **Valvula spiralis:** = Plica spiralis. **Valvula tri|cus|pidalis:** = Valva atrioventricularis dextra. **Valvula venae ca-**

vae inferio|ris: häutige Falte, die vom unteren Rand der Mündung der unteren Hohlvene zum unteren Rand des ↑Foramen ovale zieht (sie leitet beim Fetus das Blut in das Foramen ovale). **Valvula venosa:** „Venenklappe“, Sammelbezeichnung für die im Inneren der Venen vorkommenden Klappen

valvulär, valvularis vgl. valvär

Valvulo|plastie [zu ↑Valvula u. gr. *πλάσσειν* = bilden, formen] *w;* -, ...ien: Dehnung einer krankhaft verengten Herzklappe mit einem an einem Katheter befestigten Ballon, der zur Engstelle vorgeschoben wird

Valvulo|tom [zu ↑Valvula u. gr. *τομός* = schneidend, teilend] *s;* -s, -e: chirurgisches Instrument zur operativen Spaltung der Herzklappen. **Valvulo|tomie** [↑...tomie] *w;* -, ...ien: operative Spaltung der Herzklappen

Vanadin, in der chem. Nomenklatur: **Vanadium** [nlat. Bildung zu *Vanadis,* dem Beinamen der altnord. Göttin Freyja] *s;* -s: metallisches chem. Element; Zeichen: V

Vanzetti-Zeichen [nach dem ital. Chirurgen Tito Vanzetti, 1809–1888]: charakteristischer gebeugter Gang bei ↑Ischias (Entlastungshaltung zur Schmerzminderung)

Vapor [aus lat. *vapor,* Gen.: *vaporis* = Dampf, Dunst] *m;* -s, Vapores: Dampf, Wasserdampf. **Vaporisation** *w;* -, -en: Anwendung von Wasserdampf zur Blutstillung (insbes. im Bereich der Gebärmutter)

variabel, in fachspr. Fügungen: **variabilis, ...le** [aus lat. *variabilis* = veränderlich]: veränderlich, nicht immer in der gleichen Form auftretend; z. B. in der Fügung ↑Chorea variabilis

Vari|algie [lat. *varius* = mannigfach; wechselnd u. ↑...algie] *w;* -, ...ien: wetterabhängiger, tageszeitlich wechselnder Schmerz

Variant-An|gina [*wäriᵉnt...;* engl. *variant* = abweichend] *w;* -, ...nen: = Prinzmetal-Angina

Varia|tion [zu lat. *varius* = mannigfach; buntfarbig; verschiedenartig; wechselnd] *w;* -, -en: Merkmalabweichung im Erscheinungsbild eines Individuums

Varicella vgl. Varizelle

Varicophlebitis vgl. Varikophlebitis

Varicosis vgl. Varikose

Variko|phlebitis [zu ↑Varix und gr. *φλέψ,* Gen.: *φλεβός* = Blutader] *w;* -, ...itiden, in fachspr. Fügungen: **Varico|phlebitis,** *Pl.:* ...itides: Entzündung einer oberflächlichen Krampfader

varikös, in fachspr. Fügungen: **varicosus, ...osa, ...osum** [zu ↑Varix]: krampfaderig. **Varikose** *w;* -, -n, in fachspr. Fügungen: **Varicosis,** *Pl.:* ...oses: allg. Bez. für: Krampfaderleiden. **Varikosität** *w;* -: Anhäufung von Krampfadern

Variko|zele [↑Varix und ↑...zele] *w;* -, -n: „Krampfaderbruch“, abnorme Erweiterung und krampfaderartige Schlängelung der Venen des Samenstrangs

Vario|la [zu lat. *varius* = mannigfach; buntfarbig, bunt gefleckt, scheckig] *w;* -, ...lae (meist *Pl.*): Pocken, Blattern, durch ein Virus hervorgerufene, äußerst ansteckende, gefährliche Infektionskrankheit mit Fieber, Kreuzschmerzen, Erbrechen und Exanthem (später Auftreten von Hautknötchen und Pusteln, die unter starker Narbenbildung abheilen). **Vario|la hae|mor|rhagica:** „schwarze Blattern“, u. a. durch Hämorrhagien gekennzeichnete bösartige Verlaufsform der Pocken. **Vario|la major:** = Variola. **Vario|la minor:** = Alastrim

vario|li|formis, ...me [zu ↑Variola u. lat. *forma* = Gestalt, Form]: pockenähnlich (vom Erscheinungsbild bestimmter Hautkrankheiten gesagt); z. B. in der Fügung ↑Acne necroticans varioliformis

Vario|lois [zu ↑Variola] *s;* -: leichtere Verlaufsform der Pockenerkrankung bei Pockengeimpften (wenn der Schutzeffekt der Impfung nicht genügt bzw. im Lauf der Zeit verloren ging)

Varisation, auch: **Varisie|rung** [zu ↑varus] *w;* -, -en: operative Beseitigung einer Auswärtskrümmung des Beins. **varisie|ren:** eine Auswärtskrümmung des Beins operativ beseitigen

Varix [aus gleichbed. lat. *varix,* Gen.: *varicis*] *w;* -, Varices (eindeutschend auch: Varizen), auch: **Varize** *w;* -, -n: Krampfader, Venenknoten, umschriebene, krankhafte Erweiterung einer Vene

Varizelle [fälschliche nlat. Verkleinerungsbildung zu ↑Variola] *w;* -, -n, in fachspr. Fügungen: **Varicella,** *Pl.:* ...llae (meist *Pl.*): Windpocken, Spitzpocken, Schafpocken, Schafblattern, durch ein Virus hervorgerufene Infektionskrankheit (vor allem im Kindesalter) mit Hautausschlag in Form von kleinen Bläschen, die mit Sekret gefüllt und von einem roten Hof umgeben sind

varus, vara, varum [aus lat. *varus* = auseinander gebogen; krummbeinig]: o-förmig gebogen bzw. gekrümmt (von Gliedmaßen oder Fingern und Zehen); z. B. in den Fügungen ↑Pes varus, ↑Coxa vara

Vas [aus lat. *vas,* Gen.: *vasis* = Gefäß] *s;* -, Vasa: allgemeine Bezeichnung für alle röhrenförmigen, Körpersäfte führenden Gefäße (z. B. Blutgefäße). **Vas af|ferens (glomeruli):** aus der ↑Arteria interlobularis kommendes und in den ↑Glomerulus der Niere führendes Gefäß. **Vasa af|ferentia (nodi lymphatici)** *Pl.:* die zuführenden Lymphgefäße. **Vas ana|stomoticum:** Ast oder Zweig, der Arterien, Venen oder Lymphgefäße miteinander verbindet. **Vasa au|ris internae** *Pl.:* die Blutgefäße des Innenohrs. **Vas capillare:** Bezeichnung für die kleinsten Blutgefäße, die Arterien und Venen verbinden (sie bilden ein stark verzweigtes Netzwerk und bestehen nur aus einer Gewebsschicht). **Vas col|laterale:** „Seitengefäß", Bezeichnung für Arterien und Venen, die im Allgemeinen dieselbe Verlaufsrichtung einhalten wie eine benachbarte größere Arterie oder Vene, diese aber nicht unmittelbar begleiten. **Vas communicans:** allgemeine Bezeichnung für ein Verbindungsgefäß. **Vas de|ferens:** gelegentliche Bezeichnung für ↑Ductus deferens. **Vas ef|ferens (glomeruli):** aus dem ↑Glomerulus der Niere austretendes Gefäß. **Vasa ef|ferentia (nodi lym|phatici)** *Pl.:* die aus den Lymphknoten austretenden Gefäße. **Vasa labyrin|thi** *Pl.:* = Vasa auris internae. **Vasa lym|phacea** *Pl.:* = Systema lymphaticum. **Vas lym|phaticum:** „Lymphgefäß", Bahn, in der sich die Lymphe ansammelt. **Vasa lym|phatica** *Pl.:* dünnwandige klappenhaltige Lymphgefäße. **Vasa lymphatica pro|funda** *Pl.:* Lymphgefäße, die zwischen den tieferen Muskelschichten oder im Innern der Eingeweide liegen. **Vasa lymphatica super|ficia|lia** *Pl.:* Lymphgefäße, die an der Oberfläche des Körpers oder der Organe von zusammengesetztem Bau (z.B. Eingeweide, Muskeln, Drüsen) liegen. **Vasa privata** *Pl.:* die den großen Kreislauf bildenden Blutgefäße der Lunge, die der Ernährung des Lungenparenchyms dienen (Arteriae u. Venae bronchiales). **Vas pro|minens:** Blutgefäß, das im häutigen Schneckenkanal des Ohrs verläuft. **Vasa pu|blica** *Pl.:* die den kleinen Kreislauf bildenden Blutgefäße der Lunge, die dem Gasaustausch dienen (Arteriae u. Venae pulmonales). **Vasa san|gui|nea retinae** *Pl.:* Blutgefäße der Netzhaut des Auges. **Vas spirale:** Blutgefäß, das zwischen dem knöchernen Spiralblatt u. dem schmaleren Knochenplättchen an der entgegengesetzten Wand der Ohrschnecke verläuft. **Vasa vasorum** *Pl.:* die in der Wand größerer Blutgefäße verlaufenden ernährenden Gefäße

Vas|algie [↑Vas u. ↑...algie] *w;* -, ...ien: Gefäßschmerz

vascularis vgl. vaskulär

Vascularitis, Vasculitis vgl. Vaskulitis

vasculosus vgl. vaskulös

Vas|culum [aus lat. *vasculum,* Gen.: *vasculi* = kleines Gefäß] *s;* -s, ...la: seltene Bezeichnung für: kleines Blutgefäß

Vas|ek|tomie [↑Vas (in der Fügung ↑Vas deferens) u. ↑Ektomie] *w;* -, ...ien: operative Entfernung eines Stückes des Samenleiters des Mannes (z.B. zur ↑Sterilisierung)

Vaseline [Kunstw. aus dt. *Wass*er u. gr. *ἔλαιον* = Öl] *w;* -, auch: **Vaselin** *s;* -s: aus Rückständen bei der Erdöldestillation gewonnene Salbengrundlage für pharmazeutische u. kosmetische Präparate

Vaselino|derm [zu ↑Vaseline und ↑Derma] *s;* -s, -e u. **Vaselino|derma,** *Pl.:* -ta: Hautwucherungen nach längerer Anwendung unreiner Vaseline

Vaselinom [zu ↑Vaseline] *s;* -s, -e: Geschwulst, die infolge Bindegewebswucherung um eingespritztes Vaselin entsteht

vas|kulär, in fachspr. Fügungen: **vas|cularis, ...re** [zu lat. *vasculum* = kleines Gefäß]: zu den Körpergefäßen gehörend, Gefäße enthaltend. **Vas|kularisation** *w;* -, -en: Neueinsprossung von Gefäßen in Binde- u. Narbengeweben. **Vas|kulitis,** auch: **Vaskularitis** *w;* -, ...itiden, in fachspr. Fügungen: **Vas|cul[ar]itis,** *Pl.:* ...itides: Entzündung im Bereich der feinsten arteriellen und venösen Blutgefäße

Vas|kulo|pa|thie [↑Vasculum u. ↑...pathie] *w;* -, ...ien: zusammenfassende Bez. für alle funktionellen Störungen im Bereich der kleinen Blutgefäße

vas|kulös, in fachspr. Fügungen: **vas|culosus, ...osa, ...osum** [zu ↑Vasculum]: gefäßreich (von Organen und Geweben gesagt)

vaso|aktiv [...*if;* ↑Vas u. ↑aktiv]: den Gefäßtonus (z.B. durch Kontraktion) beeinflussend (von Substanzen gesagt)

Vaso|di|latans [zu ↑Vas und lat. *dilatare* = breiter machen, ausdehnen] *s;* -, ...antia u. ...anzien [...*i*ᵉ*n*] (meist *Pl.*): Arzneimittel, das eine Gefäßerweiterung bewirkt. **Vaso|di|latation** *w;* -, -en: Erweiterung von Blutgefäßen infolge Erschlaffung der glatten Gefäßmuskulatur unter dem Einfluss des vegetativen Nervensystems. **Vaso|di|latator** *m;* -s, ...tatoren: **1)** gefäßerweiternder Nerv. **2)** Substanz, die gefäßerweiternd wirkt. **Vaso|di|latin** *s;* -s: in der Schleimhaut des Darms gebildete Substanz, die die Blutgefäße erweitert und den Blutdruck senkt

vaso|gen [zu ↑Vas u. ↑...gen]: von Blutgefäßen ausgehend; z.B. vasogene Blutung

Vaso|gra|phie [↑Vas und ↑...graphie] *w;* -, ...ien: röntgenographische Darstellung von Blutgefäßen nach Verabreichung eines Kontrastmittels

Vaso|kon|striktion [↑Vas u. ↑Konstriktion] *w;* -, -en: Gefäßverengerung, -zusammenziehung durch Kontraktion der glatten Gefäßmuskulatur (meist unter dem Einfluss des ↑Nervus vagus). **Vaso|kon|striktivum** *s;* -s, ...va: gefäßverengerndes Arzneimittel. **Vaso|kon|striktor** [↑Konstriktor] *m;* -s, ...toren: gefäßverengernder Nerv

vaso|labil [↑Vas u. ↑labil]: von bes. ausgeprägter Reaktionsbereitschaft im Sinne einer überschießenden Reaktion der Gefäßbahn bzw. des Vasomotorenzentrums

Vaso|ligatur [↑Vas u. ↑Ligatur] *w;* -, -en: operative Unterbindung von Blutgefäßen

Vaso|motion [zu ↑Vas u. lat. *movere, motum* = bewegen] *w;* -, -en: Gefäßbewegung, Dehnung bzw. Erweiterung sowie Zusammenziehung der Gefäßwandungen infolge Einwirkung der Gefäßnerven auf die Gefäßmuskulatur. **Vaso|motoren** *Pl.:* Gefäßnerven, die der glatten Gefäßmuskulatur Impulse zuführen (sie gehören dem vegetativen Nervensystem an). **vaso|motorisch,** in fachspr. Fügungen: **vaso|motoricus, ...ca, ...cum:** auf die Gefäßnerven bezüglich; von den Gefäßnerven gesteuert, durch sie ausgelöst

Vaso|neu|rose [↑Vas u. ↑Neurose] *w;* -, -n: „Gefäßneurose", vasomotorische Übererregbarkeit, z. B. bei vegetativer Dystonie (geht mit Erröten und Erblassen, Kopfschmerzen und Migräne einher)

Vaso|ok|klusion [↑Vas u. ↑Okklusion] *w;* -, -en: Embolisation einer Arterie oder Vene zur Behandlung von Blutungen

Vaso|pa|thie [↑Vas u. ↑...pathie] *w;* -, ...ien: allg. Bezeichnung für funktionelle Gefäßstörungen

Vaso|plegie [zu ↑Vas u. gr. *πληγή* = Schlag] *w;* -, ...ien: Gefäßlähmung, Ausfall der Gefäßfunktion infolge Lähmung der Gefäßnerven (z. B. bei schwerem Schock, Verbrennungen)

Vaso|pressin [zu ↑Vas u. lat. *premere, pressum* = drücken, pressen] *s;* -s: Hormon des Hypophysenhinterlappens von blutdrucksteigernder Wirkung. **vaso|pressorisch:** Blutgefäße verengend, blutdrucksteigernd

Vaso|pro|tektion [zu ↑Vas u. lat. *protegere, protectum* = bedecken, beschützen] *w;* -: Steigerung der Blutgefäßleistung durch Medikamente. **vaso|pro|tektiv** [*...tif*]: die Blutgefäßleistung steigernd (von Medikamenten gesagt)

Vaso|sklerose [↑Vas u. ↑Sklerose] *w;* -, -n: Blutgefäßsklerose

Vaso|spasmus [↑Vas u. ↑Spasmus] *m;* -, ...men: „Gefäßkrampf", krampfartige Zusammenziehung eines Blutgefäßes, z. B. bei Angina pectoris. **vaso|spastisch:** mit Vasospasmen verbunden

Vaso|tomie [↑Vas (in der Fügung ↑Vas deferens) u. ↑...tomie] *w;* -, ...ien: operative Durchschneidung des Samenleiters

vaso|trop [↑Vas u. ↑...trop]: bes. stark auf die Blutgefäße einwirkend (von Arzneimitteln gesagt)

vaso|vagal [zu ↑Vas u. ↑Vagus]: Blutgefäße und den ↑Nervus vagus betreffend (z. B. vasovagale Synkope)

vastus, ...ta, ...tum [aus lat. *vastus* = verwüstet; leer; ungeheuer groß]: sehr groß; z. B. ↑Musculus vastus medialis (Anat.)

Vater-Pacini-Körperchen [*...patschini...;* nach dem dt. Anatomen Abraham Vater (1684–1751) u. dem ital. Anatomen Filippo Pacini (1812–1883)] *Pl.:* = Corpuscula lamellosa. **Vater-Papille:** = Papilla duodeni major

VE: Abk. für ↑Voegtlin-Einheit

vegan [engl. zu *vegetarian* = Vegetarier]: nach den Regeln des Veganismus. **Veganer** *m;* -s, -: strenger Vegetarier, der auf tierische Produkte in jeder Form verzichtet. **Veganismus** *m;* -: ausschließliche Ernährung von Pflanzenkost

Vegetabilien [*...i^e n;* zu lat. *vegetare* = in Bewegung setzen; beleben] *Pl.:* pflanzliche Nahrungsmittel

vegetans [zu lat. *vegetare* = in Bewegung setzen; beleben]: wuchernd; z. B. in der Fügung ↑Dyskeratosis follicularis vegetans

Vegetarier [nach gleichbed. engl. *vegetarian* gebildet] *m;* -s, -: Person, die sich vorwiegend oder ausschließlich von pflanzlichen Lebensmitteln ernährt. **Vegetarismus** *m;* -: Ernährung von Pflanzenkost

Vegetation [aus mlat. *vegetatio* = Grünung, zu lat. *vegetare* = in Bewegung setzen; beleben] *w;* -, -en: **1)** Wucherung des lymphatischen Gewebes (Med.). **2)** Gesamtheit des Pflanzenbestandes einer bestimmten Gegend (Bot.)

vegetativ [*...tif*], in fachspr. Fügungen: **vegetativus, ...va, ...vum** [*...iw...;* zu lat. *vegetare* = in Bewegung setzen; beleben]: das autonome Nervensystem und seine Funktion betreffend. **vegetatives Nerven|system,** auch: **Vegetativum** *s;* -s, ...va: Eingeweidenervensystem, autonomes, gegenüber dem Zentralnervensystem selbstständiges Nervensystem mit weit verzweigtem Geflechtwerk aus markarmen Nervenfasern und zahlreichen Ganglienzellen (innerviert die Muskulatur der Eingeweide, Sinnesorgane, Drüsen, Blutgefäße, des Herzens und der Geschlechtsorgane; es besteht aus dem ↑Sympathikus und aus dem ↑Parasympathikus)

Vehikel [aus lat. *vehiculum* = Transportmittel; Fahrzeug] *s;* -s, -, in fachspr. Fügungen: **Vehiculum,** *Pl.:* ...la: Trägersubstanz für die Wirkstoffe einer Arzneizubereitung

Veillonella [*wäjon...;* nach dem frz. Bakteriologen Adrien Veillon, 1864–1931] *w;* -, (Arten:) ...llae: Gattung gramnegativer, unbeweglicher, anaerober Diplokokken

Veit-Smellie-Handgriff [*...ßmäli...;* nach dem dt. Gynäkologen G. A. C. von Veit (1824–1903) u. dem engl. Geburtshelfer W. Smellie (1697–1763)]: Handgriff zur Entwicklung des kindlichen Kopfes bei Beckenendlage: Mit einer Hand werden hakenförmig die Schultern des Kindes gefasst, der 2. Finger der anderen geht in den Mund des Kindes ein u. gibt dem Kopf des Kindes die gewünschte Einstellung u. Haltung

Veitstanz vgl. Chorea

Vektor [zu lat. *vehere, vectum* = tragen; fahren] *m;* -s, ...toren: **1)** gerichtete Größe (Phys.). **2)** Überträger von Krankheitserregern (z. B. Zecken, Stechmücken)

Vektor|kardio|graph: elektronisches Gerät zur Messung und Aufzeichnung der Veränderungen der Stärke und Richtung der Aktionsströme der Herzmuskelfasern während der Herzaktion. **Vektor|kardio|gra|phie**: Aufzeichnung der Veränderungen der Stärke und Richtung der Aktionsströme der Herzmuskelfasern während des zeitlichen Ablaufs der Herzaktion mithilfe des Vektorkardiographen (sie ermöglicht neben der Beurteilung der Herztätigkeit auch die Erfassung der Herzmaße und der Lage des Herzens im Körper)

vel [aus gleichbed. lat. *vel*]: Konjunktion mit der Bedeutung „oder"

velamentös, in fachspr. Fügungen: **velamentosus, ...sa, ...sum** [zu lat. *velamentum* = Hülle, Bedeckung]: mit Haut umhüllt, mit Gewebe umgeben; z. B. in der Fügung ↑Insertio velamentosa

Vellus [aus lat. *vellus* = Wolle; Pelz] *s;* -, Vellera: „Vlies", weiße Substanz, die den ↑Nucleus dentatus des Kleinhirns fellartig umgibt (Anat.)

Velpeau-Verband [*wälpo...;* nach dem frz. Chirurgen A. A. L. M. Velpeau, 1795 bis 1867]: Arm-Schulter-Verband bei Schlüsselbeinbruch (der Patient hält den Arm der verletzten Seite vor die Brust und fasst mit der Hand die gegenüberliegende Schulter; in dieser Stellung werden Bindentouren angelegt)

Velum [aus lat. *velum,* Gen.: *veli* = Segel] *s;* -s, Vela: „Segel", segelförmiges Gebilde oder Organ im Körper (Anat.). **Velum medullare anterius:** = Velum medullare superius. **Velum medullare inferius:** Marklamelle im oberen Teil des unteren Rautengrubendaches. **Velum medullare posterius:** = Velum medullare inferius. **Velum medullare superius:** Marklamelle zwischen rechtem und linkem Verbindungsstiel vom Kleinhirn zum Hirnstamm. **Velum palatinum:** „Gaumensegel", vgl. Palatum molle. **Velum semi|lunare dex|trum (valvulae aortae):** = Valvula semilunaris posterior. **Velum semilunare dex|trum (valvulae arteriae pulmonalis):** = Valvula semilunaris dextra (trunci pulmonalis). **Velum semi|lunare dorsale (valvulae arteriae pulmonalis):** = Valvula semilunaris sinistra (trunci pulmonalis). **Velum semi|lunare sinist|rum (valvulae aortae):** = Valvula semilunaris sinistra (aortae). **Velum semi|lunare sinist|rum (valvulae arteriae pulmonalis):** = Valvula semilunaris anterior (trunci pulmonalis). **Velum semi|lunare ventrale (valvulae aortae):** = Valvula semilunaris dextra (aortae)

Vena vgl. Vene

Venae sectio *w;* - -, - ...io|nes: operative Freilegung und Eröffnung einer oberflächlich gelegenen Vene zur Vornahme einer Infusion, ↑Transfusion oder Blutentnahme

Vene [aus lat. *vena,* Gen.: *venae* = Blutader] *w;* -, -n, in fachspr. Fügungen: **Vena,** *Pl.:* Venae: Blutader, Bezeichnung für diejenigen Blutgefäße, die (mit Ausnahme der vier Lungenvenen) im Gegensatz zu den Arterien sauerstoffarmes, verbrauchtes Blut von den Körperorganen u. der Körperperipherie zum Herzen zurückleiten (Abk. für die lat. Formen: V., *Pl.:* Vv.). **Venae adumbilicales** *Pl.:* = Venae paraumbilicales. **Venae anales** *Pl.:* = Venae rectales inferiores. **Vena ana|stomotica inferior:** Verbindungsvene zwischen ↑Vena cerebri media superficialis und ↑Sinus transversus. **Vena ana|stomotica superior:** Verbindungsvene zwischen ↑Vena cerebri media superficialis und ↑Sinus sagittalis superior. **Vena angularis:** das kurze Anfangsstück der Gesichtsvene im inneren Augenwinkel (entsteht aus der Vereinigung von ↑Vena supratrochlearis und ↑Vena supraorbitalis, die von der Stirn zum Nasenrücken ziehen). **Venae anonymae dex|tra et sinist|ra** *Pl.:* = Venae brachiocephalicae (dextra et sinistra). **Vena ap|pendicularis:** vom Wurmfortsatz des Blinddarms zur ↑Vena ileocolica verlaufende Blutader. **Vena aquae|ductus vestibuli:** vom Innenohr durch den ↑Aquaeductus vestibuli des Felsenbeins zum unteren Felsenbeinblutleiter führende kleine Vene. **Venae arci|formes (renis)** *Pl.:* = Venae arcuatae (renis). **Venae arcua|tae (renis)** *Pl.:* bogenförmige, an der Grenze zwischen Mark und Nierenrinde gelegene Blutadern, in die die ↑Venulae rectae aus dem Nierenmark und die ↑Venae interlobulares aus der Nierenrinde münden (sie leiten das venöse Blut weiter in die ↑Venae interlobares). **Venae articulares mandibulae** *Pl.:* = Venae articulares temporomandibulares. **Venae articulares temporo|mandibulares** *Pl.:* kleine Blutadern, die vom Venengeflecht am Unterkiefergelenk zur ↑Vena retromandibularis führen. **Venae atria|les** *Pl.:* aus der Wand des Herzvorhofs kommende Venenäste. **Venae atrio|ven|triculares** *Pl.:* aus dem Gebiet zwischen Herzvorhof und Herzkammer kommende Venenäste. **Venae au|ditivae internae** *Pl.:* = Venae labyrinthi. **Venae au|riculares anterio|res** *Pl.:* vom vorderen Teil der Ohrmuschel und vom Gehörgang zu den oberflächlichen Schläfenvenen verlaufende kleine Blutadern. **Vena au|ricularis posterior:** Blutader aus einem oberflächlichen Venengeflecht hinter dem Ohr (vereinigt sich mit der ↑Vena retromandibularis zur äußeren Halsvene). **Vena axillaris:** „Achselvene", starke Blutader, die aus der Vereinigung der ↑Vena basilica mit den Armvenen entsteht (sie verläuft über der Achselhöhle bis zur ersten Rippe; von da an heißt sie Schlüsselbeinvene). **Vena azygos:** an der Innenseite des Rumpfes rechts neben der Wirbelsäule nach oben führende Blutader (entspringt aus der rechten aufsteigenden Lendenvene, die Querverbindungen zur unteren Hohlvene besitzt, und mündet in die obere Hohlvene). **Vena basalis (cere|bri):** Blutader an der Unterseite des Gehirns (mündet in die große Hirnvene). **Vena basalis communis (dextra):** der aus der Vereinigung von oberer und unterer Lungengrundvene entstehende kurze Stamm, der in die rechte untere Lungenvene mündet. **Vena basalis communis (sinist|ra):** der aus der Vereinigung von oberer und unterer Lungengrundvene entstehende kurze Stamm, der in die linke untere Lungenvene mündet. **Vena basalis inferior (dextra):** die vom hinteren unteren Segment der rechten Lunge kommende rechte untere Lungengrundvene. **Vena basalis inferior (sinist|ra):** die vom hinteren unteren Segment der linken Lunge kommende linke untere Lungengrundvene. **Vena basalis superior (dex|tra):** die vom vorderen und seitlichen unteren Segment der rechten Lunge kommende rechte obere Lungengrundvene. **Vena basalis superior (sinist|ra):** die vom vorderen und seitlichen unteren Segment der linken Lunge kommende linke obere Lungengrundvene. **Vena basilica:** oberflächlich gelegene lange Blutader, die von der Rückseite des Handgelenks nach außen zur Beugeseite des Unterarms und Oberarms verläuft und sich vor der Achselhöhle mit den tiefer gelegenen Armvenen zur Achselvene vereinigt. **Venae basi|verte|brales** *Pl.:* venöse Blutleiter in der porösen Substanz der Wirbelkörper, durch die das Venengeflecht des Wirbelkanals mit dem Venengeflecht vor der Wirbelsäule in Verbindung steht. **Venae bra|chia|les** *Pl.:* „Oberarmvenen", Blutadern, die vom Ellbogen an die Ellen- und Speichenvenen fortsetzen, neben der Oberarmschlagader verlaufen und sich vor der Achselhöhle mit der ↑Vena basilica zur Achselvene vereinigen. **Venae bra|chiocephalicae (dex|tra et sinist|ra)** *Pl.:* die beiden kurzen, starken Venenstämme, die aus der Vereinigung der vom Hals kommenden inneren Drosselvene mit der Schlüsselbeinvene entstehen und sich ihrerseits zur oberen Hohlvene vereinigen. **Venae bron|chia|les** *Pl.:* von den kleineren Luftröhrenästen zu den ↑Venae brachiocephalicae, der ↑Vena azygos und der ↑Vena hemiazygos ziehende kleine Blutadern. **Vena bulbi penis:** beim Mann an der Wurzel des Gliedes vom verdickten hinteren Ende des Harnröhrenschwellkörpers zur ↑Vena pudenda interna verlaufende Blutader (sie entspricht der ↑Vena bulbi vestibuli der Frau). **Vena bulbi vestibuli:** bei der Frau vom Schwellkörper des Scheidenvorhofs zur ↑Vena pudenda interna verlaufende Blutader (sie entspricht der ↑Vena bulbi penis des Mannes). **Vena canaliculi coch|leae:** kleine Blutader, die von der Schnecke des Innenohrs in einem knöchernen Kanälchen zum Anfangsteil der inneren Halsvene verläuft. **Vena canaliculi vestibuli:** = Vena aquaeductus vestibuli. **Vena canalis pterygoidei** [- - ...*de-i*]: vom Rachengewölbe u. von der Ohrtrompete gemeinsam mit der gleichnamigen Schlagader durch den Flügelbeinkanal verlaufende Blutader, die in das Venengeflecht am Flügelbeinfortsatz des Keilbeins mündet. **Vena cava inferior:** untere Hohlvene (entsteht aus der Vereinigung der rechten und linken gemeinsamen Hüftvene, verläuft neben der Bauchschlagader aufwärts zum rechten Herzvorhof). **Vena cava superior:** obere Hohlvene, der aus der Vereinigung der beiden ↑Venae brachiocephalicae hervorgehende Venenstamm, der von der Vereinigungsstelle abwärts direkt in den rechten Herzvorhof führt und Blut aus Kopf, Hals, Armen und Brust zum Herzen leitet. **Venae cavernosae (penis)** *Pl.:* Blutadern, die von den Schwellkörpern des männlichen Gliedes zu den Venen auf der Oberseite und im Innern des Gliedes verlaufen. **Vena cen|tralis (glandulae su|prarenalis):** Hauptvene, zu der sich die Blutadern in der Nebenniere vereinigen (setzt sich außerhalb der Nebenniere in der Nebennierenvene fort). **Venae cen|trales (hepatis)** [↑Hepar] *Pl.:* kleine Blutadern in der Mitte der Leberläppchen, die das venöse Blut aus den Haargefäßen der Leber sammeln und den Lebervenen zuführen. **Vena cen|tralis retinae:** „zentrale Netzhautvene" (sammelt die Blutäderchen der Netzhaut, verlässt den Augapfel mit dem Sehnerv u. mündet in die obere Augenvene). **Vena cephalica:** oberflächlich gelegene lange Blutader, die von der Rückseite des Handgelenks nach innen zur Beugerseite des Unterarms und Oberarms verläuft und über der Achselhöhle in die Achselvene mündet. **Vena ce|phalica ac|cessoria:** oberflächlich gelegene Blutader, die von der Rückseite des Handgelenks allmählich nach innen zur Ellenbeuge verläuft, wo sie in die ↑Vena cephalica mündet. **Venae cerebelli inferio|res** *Pl.:* „untere Kleinhirnvenen", Blutadern, die von der Unterseite des Kleinhirns in den ↑Sinus occipitalis, ↑Sinus transversus, ↑Sinus sigmoideus u. ↑Sinus petrosus superior führen. **Venae cerebelli superio|res** *Pl.:* „obere Kleinhirnvenen", Blutadern, die von der Oberseite des Kleinhirns zum ↑Sinus rectus, ↑Sinus transversus, ↑Sinus petrosus superior und zur großen Hirnvene führen. **Venae cere|bri** *Pl.:* „Hirnvenen", an der Oberfläche, zum Teil auch in der Tiefe des Gehirns verlaufende dünnwandige und klappenlose Blutadern, die in die Blutleiter der harten Hirnhaut münden. **Vena cere|bri anterior:** „vordere Hirnvene", an der Stirnseite und der Innenseite der Großhirnhälften die gleichnamige Hirnarterie begleitende Blutader, die in die ↑Vena basalis mündet. **Venae cere|bri inferio|res** *Pl.:* „untere Hirnvenen“, Blutadern, die von der Unterseite des Gehirns in den ↑Sinus cavernosus, ↑Sinus transversus und ↑Sinus petrosus superior führen. **Venae cere|bri internae** *Pl.:* „innere Hirnvenen“, die beiden über der dritten Hirnkammer verlaufenden Blutadern, deren Anfang ↑Vena thalamostriata heißt und die sich zur großen Hirnvene vereinigen. **Vena cere|bri ma|gna:** „große Hirnvene“, kurze, starke Blutader, die aus der Vereinigung der beiden inneren Hirnvenen entsteht und in den ↑Sinus rectus mündet. **Vena cere|bri media pro|funda:** Blutader, die in der Tiefe der Seitenfurche der Großhirnhälften verläuft (mündet in die ↑Vena basalis). **Vena cere|bri media super|ficia|lis:** Blutader, die etwa in der Mitte der Außenseite der Großhirnhälften waagrecht nach vorn verläuft und dann zum ↑Sinus cavernosus abbiegt. **Venae cere|bri superio|res** *Pl.:* „obere Hirnvenen“, etwa 12 bis 15 große Blutadern, die in den Furchen der Großhirnhälften aufwärts zum Scheitel ziehen u. in den ↑Sinus sagittalis superior einmünden. **Vena cervicalis pro|funda:** Blutader, die vom Hinterhaupt durch die tiefe Nackenmuskulatur abwärts zieht (vereinigt sich vor der Einmündung in die ↑Vena brachiocephalica meist mit der schwächeren ↑Vena vertebralis). **Vena chorio|idea:** vom ↑Plexus chorioideus der seitlichen Hirnkammern zur inneren Hirnvene führende Blutader. **Venae chorio|ideae majores** *Pl.:* = Venae vorticosae. **Venae chorio|ideae minores** *Pl.:* = Venae ciliares. **Venae chorio|ideae oculi** *Pl.:* = Venae vorticosae. **Venae cilia|res** *Pl.:* Blutadern, die im Innern des Augapfels im ↑Corpus ciliare entspringen, durch die Lederhaut nach außen dringen u. teils in die Venen der Augenmuskulatur, teils in die obere Augenvene münden. **Venae circumflexae femoris fibulares** [↑Femur] *Pl.:* = Venae circumflexae femoris laterales. **Venae circum|flexae femoris laterales** [↑Femur] *Pl.:* Blutadern, die zwischen den Muskeln von der Außenseite des Oberschenkels im Bogen nach vorn zur tiefen Oberschenkelvene verlaufen. **Venae circum|flexae femoris media|les** [↑Femur] *Pl.:* Blutadern, die zwischen den Muskeln von der Innenseite des Oberschenkels im Bogen nach vorn zur tiefen Oberschenkelvene verlaufen. **Venae circum|flexae femoris tibiales** [↑Femur] *Pl.:* = Venae circumflexae femoris mediales. **Vena circum|flexa ilium pro|funda** [↑Ile]: tief gelegene, von hinten seitlich im Bogen zur inneren Hüftvene verlaufende Blutader. **Vena circum|flexa ilium super|ficialis** [↑Ile]: oberflächlich gelegene, von hinten seitlich im Bogen zur Oberschenkelvene verlaufende Hüftvene. **Vena colica dex|tra:** Blutader, die von dem auf der rechten Seite der Bauchhöhle gelegenen aufsteigenden Teil des Grimmdarms zur oberen Eingeweidevene verläuft. **Vena colica media:** Blutader, die vom mittleren, quer liegenden Teil des Grimmdarms zur oberen Eingeweidevene verläuft. **Vena colica sinist|ra:** Blutader, die von dem auf der linken Seite der Bauchhöhle gelegenen absteigenden Teil des Grimmdarms zur unteren Eingeweidevene verläuft. **Vena comitans:** „Begleitvene“, Vene, die dem Verlauf einer Schlagader folgt. **Venae comitantes arteriae bra|chia|lis** *Pl.:* = Venae brachiales. **Venae comitantes arteriae radialis** *Pl.:* = Venae radiales. **Venae comitantes arteriae ulnaris** *Pl.:* = Venae ulnares. **Vena comitans nervi hypo|glossi:** Begleitvene des Zungennervs (entsteht aus ↑Vena sublingualis und ↑Vena profunda linguae und mündet in die Zungenvene). **Venae conjunctivales** *Pl.:* kleine Blutadern der Augenbindehaut, die in die obere Augenvene münden. **Venae cordis** [↑Cor] *Pl.:* die Venen der Herzwand, die teils direkt ins Herz, teils über den ↑Sinus coronarius in den rechten Herzvorhof münden. **Venae cordis anteriores** [↑Cor] *Pl.:* kleine Venen an der Vorderwand der rechten Herzkammer. **Vena cordis ma|gna** [↑Cor]: „große Herzvene“, die Blut von der Vorderwand der rechten und linken Herzkammer dem ↑Sinus coronarius zuführt. **Vena cordis media** [↑Cor]: die auf der Rückseite des Herzens an der Grenze zwischen rechter u. linker Herzkammer nach oben ziehende Vene, die Blut von der Rückwand der beiden Herzkammern zum ↑Sinus coronarius führt. **Venae cordis minimae** [↑Cor] *Pl.:* sehr kleine Venen der Herzmuskulatur, die direkt in die Herzkammern und Herzvorhöfe münden. **Vena cordis parva** [↑Cor]: kleine Vene an der Rückseite des Herzens an der Grenze zwischen rechtem Vorhof und rechter Herzkammer. **Venae cordis ventra|les** [↑Cor] *Pl.:* = Venae cordis anteriores. **Vena coronaria ven|triculi:** „Magenkranzvene“, ältere Sammelbezeichnung für ↑Vena gastrica dextra et sinistra und ↑Vena praepylorica. **Venae corticales radiatae** *Pl.:* = Venae interlobulares (renis). **Vena cutanea:** feine, in der Haut beginnende und zu den tiefer gelegenen Venen führende Blutader. **Vena cystica:** von der Gallenblase zum rechten Ast der Pfortader führende Vene. **Venae digitales dorsales pedis** [↑Pes] *Pl.:* kleine Blutadern des Zehenrückens (münden in die Venen des Mittelfußrückens). **Venae digitales palmares** *Pl.:* Blutadern auf der Beugeseite der Finger. **Venae digitales plantares** *Pl.:* kleine Blutadern an der Unterseite der Zehen (münden in die Mittelfußvenen der Fußsohle). **Venae digitales volares** *Pl.:* = Venae digitales palmares. **Venae di|ploi-**

cae *Pl.:* die in der schwammartig porösen Mittelschicht der Schädelknochen verlaufenden Blutadern (mit Abflüssen sowohl zum Schädelinnern als auch zu den Venen an der Außenseite des Schädels). **Vena di|ploi|ca frontalis:** Blutader aus der porösen Mittelschicht des Stirnbeins (mündet im Schädelinnern in den ↑Sinus sagittalis superior und außen in die ↑Vena supraorbitalis oder in die ↑Vena supratrochlearis). **Vena di|ploi|ca oc|cipitalis:** Blutader aus der porösen Mittelschicht des Hinterhauptbeins (mündet im Schädelinnern in den ↑Sinus transversus oder außen in die Hinterhauptvene). **Vena di|ploi|ca temporalis anterior:** Blutader aus der porösen Mittelschicht des vorderen Teils des Scheitelbeins (mündet im Schädelinnern in den ↑Sinus sphenoparietalis und außen in eine der tiefen Schläfenvenen). **Vena di|ploi|ca temporalis posterior:** Vene aus der porösen Mittelschicht des Scheitelbeins (mündet hinter der Schläfe im Schädelinnern in den ↑Sinus transversus, außen in die ↑Vena auricularis posterior). **Vena dorsalis clitoridis pro|funda** [↑Klitoris]: die tiefer gelegene der drei Rückenvenen des weiblichen Kitzlers (mündet in das Venengeflecht an der Harnblase). **Venae dorsales clitoridis super|ficia|les** [↑Klitoris] *Pl.:* die beiden oberen Rückenvenen des weiblichen Kitzlers, die in die ↑Vena pudenda externa münden. **Venae dorsales lin|guae** *Pl.:* vom Zungenrücken zur Zungenvene führende Blutadern. **Vena dorsalis penis pro|funda:** die tiefer gelegene der drei Rückenvenen des männlichen Gliedes (mündet in das Venengeflecht an der Vorsteherdrüse). **Venae dorsales penis super|ficia|les** *Pl.:* die beiden oberen Rückenvenen des männlichen Gliedes, die in die ↑Vena pudenda externa münden. **Vena dorsalis ven|triculi (cordis) sinist|ri** [↑Cor]: = Vena posterior ventriculi sinistri (cordis). **Venae emissariae** *Pl.:* kleine, klappenlose Blutadern, die durch Öffnungen der Hirnschale hindurch Verbindungen zwischen den Blutleitern der harten Hirnhaut und den auf der Außenseite des Schädels gelegenen Venen herstellen und vorwiegend dem Abfluss venösen Blutes aus dem Schädelinnern dienen. **Vena emissaria condylaris:** Verbindungsvene, die vom ↑Sinus sigmoideus durch einen kurzen Kanal im Gelenkfortsatz des Hinterhauptbeins zur ↑Vena vertebralis führt. **Vena emissaria masto|idea:** Verbindungsvene, die vom ↑Sinus sigmoideus durch eine Öffnung im Warzenfortsatz des Schläfenbeins zur Hinterhauptvene führt. **Vena emissaria occipitalis:** Verbindungsvene, die vom ↑Confluens sinuum durch eine Öffnung des Hinterhauptbeins zur Hinterhauptvene führt. **Vena emissaria parie|talis:** Verbindungsvene, die vom ↑Sinus sagittalis superior durch eine Öffnung im Scheitelbein zu einer der an den Seiten des Scheitelbeins beginnenden Schläfenbeinvenen führt. **Venae en|ce|phali** *Pl.:* = Venae cerebri. **Vena epi|gast|rica in|ferior:** Blutader, die von der Innenseite der vorderen Bauchwand zur äußeren Hüftvene verläuft. **Vena epi|gast|rica super|ficia|lis:** Blutader, die von den äußeren Schichten der Bauchwand abwärts zur Oberschenkelvene zieht. **Venae epi|gast|ricae superio|res** *Pl.:* aus dem oberen Bauchraum zu den ↑Venae thoracicae internae führende Blutadern. **Venae epi|sclerales** *Pl.:* auf der Lederhaut des Augapfels gelegene Blutäderchen, die in die ↑Venae ciliares und ↑Venae vorticosae münden. **Venae eth|mo|idales** *Pl.:* Blutadern, die von den Siebbeinzellen zur oberen Augenvene ziehen. **Vena facia|lis:** „Gesichtsvene", Fortsetzung der im inneren Augenwinkel beginnenden ↑Vena angularis (führt schräg abwärts zur inneren Halsvene). **Vena facia|lis posterior:** = Vena retromandibularis. **Vena faciei pro|funda** [↑Facies]: „tiefe Gesichtsvene", Blutader, die vom Venengeflecht am Flügelbeinfortsatz des Keilbeins zur Gesichtsvene führt. **Vena femoralis:** „Oberschenkelvene", Blutader, die an der Innenseite des Oberschenkels zwischen der Muskulatur aufwärts zur Leistengegend verläuft und sich jenseits des Leistenbandes in der äußeren Hüftvene fortsetzt. **Venae fibulares** *Pl.:* = Venae peronaeae. **Venae frontales** *Pl.:* = Venae supratrochleares. **Venae gast|ricae breves** *Pl.:* kurze Blutadern, die vom Magengrund zur Milzvene ziehen. **Vena gast|rica dex|tra:** Blutader, die entlang der kleinen ↑Kurvatur des Magens nach rechts zieht und in die Pfortader mündet. **Vena gast|rica sinist|ra:** Blutader, die entlang der kleinen ↑Kurvatur des Magens nach links zieht und in die Pfortader mündet. **Vena gast|ro|epi|ploi|ca dex|tra:** Blutader, die am großen Netz entlang der großen ↑Kurvatur des Magens nach rechts verläuft und in die obere Eingeweidevene mündet. **Vena gast|ro|epi|ploi|ca sinist|ra:** Vene, die am großen Netz entlang der großen ↑Kurvatur des Magens nach links verläuft und in die Milzvene mündet. **Venae genus** [↑Genu] *Pl.:* kleine Blutadern, die vom Knie zur Kniekehle ziehen und dort in die Knievene münden. **Venae glutae|ae inferio|res** *Pl.:* Blutadern, die von der Gesäßmuskulatur unterhalb des ↑Musculus piriformis zur inneren Hüftvene ziehen. **Venae glutae|ae superio|res** *Pl.:* Blutadern, die von der Gesäßmuskulatur oberhalb des ↑Musculus piriformis zur inneren Hüftvene ziehen. **Venae hae|mor|rho|idales inferio|res** *Pl.:* = Venae rectales inferiores. **Vena hae|mor|rho|idalis media:** = Venae rectales mediae. **Vena hae|mor|rho|idalis superior:** = Vena rectalis superior. **Vena hemi|azygos:**

an der Innenseite des Rumpfes links neben der Wirbelsäule nach oben führende Blutader (entspringt aus der linken aufsteigenden Lendenvene, die Querverbindungen zur unteren Hohlvene besitzt; vereinigt sich in der Höhe des achten Brustwirbels mit der von oben kommenden ↑Vena hemiazygos accessoria, überquert die Wirbelsäule und mündet in die ↑Vena azygos). **Vena hemiazygos ac|cessoria:** auf der Innenseite des Rumpfes links neben der Wirbelsäule abwärts verlaufende Vene (beginnt unterhalb der linken Schlüsselbeinvene, mit der sie Verbindung haben kann, und vereinigt sich in Höhe des achten Brustwirbels mit der von unten kommenden ↑Vena hemiazygos, überquert die Wirbelsäule und mündet in die ↑Vena azygos). **Venae hepaticae** *Pl.:* „Lebervenen", größere und kleinere Blutadern der Leber, die sich zu größeren Gefäßen vereinigen und in die untere Hohlvene münden (sie leiten das der Leber von der Pfortader zugeführte venöse Blut u. das von der Leberschlagader zugeführte arterielle Blut über die untere Hohlvene zum rechten Herzvorhof ab). **Vena hypo|gast|rica:** = Vena iliaca interna. **Vena ileo|colica:** aus der Gegend am Krummdarm, Blinddarm und aufsteigenden Grimmdarm zur oberen Eingeweidevene ziehende Blutader. **Vena ilia|ca communis:** „gemeinsame Hüftvene", kurzer, starker Venenstamm, der durch die Vereinigung der äußeren und inneren Hüftvene einer Körperseite entsteht (beide Stämme bilden gemeinsam die untere Hohlvene). **Vena ilia|ca ex|terna:** „äußere Hüftvene", Fortsetzung der Oberschenkelvene (vereinigt sich mit der inneren Hüftvene zur gemeinsamen Hüftvene). **Vena ilia|ca interna:** „innere Hüftvene", Blutader, deren Einzugsgebiet in den Beckeneingeweiden und der Dammgegend liegt (vereinigt sich mit der äußeren Hüftvene zur gemeinsamen Hüftvene). **Vena ilio|lumbalis:** Blutader, deren Einzugsgebiet im Hüft- und Lendengebiet liegt (sie mündet in die innere Hüftvene oder in die gemeinsame Hüftvene; gelegentlich gabelt sie sich und mündet in beide). **Venae inter|capitulares** *Pl.:* zwischen den Köpfchen der Mittelhandknochen verlaufende Verbindungsvenen zwischen den Blutadern des Handrückens und der Handfläche. **Venae inter|costales anterio|res** *Pl.:* je zwölf aus den Zwischenrippenräumen beider Seiten nach vorn zu den ↑Venae thoracicae internae führende Blutadern. **Venae inter|costales posterio|res** *Pl.:* aus dem vierten bis elften Zwischenrippenraum nach hinten zur Wirbelsäule ziehende Blutadern, die auf der rechten Seite in die ↑Vena azygos, auf der linken Seite in die ↑Vena hemiazygos bzw. ↑Vena hemiazygos accessoria münden. **Vena inter|costalis superior dextra:** Blutader, die in der Regel aus der Vereinigung des zweit- und drittobersten der Blutgefäße entsteht, die aus den Zwischenrippenräumen der rechten Körperseite nach hinten zur Wirbelsäule führen (mündet in die ↑Vena azygos). **Vena inter|costalis superior sinist|ra:** Blutader, die in der Regel aus der Vereinigung des zweit- und drittobersten der Blutgefäße entsteht, die aus den Zwischenrippenräumen der linken Körperseite nach hinten zur Wirbelsäule führen (mündet in die linke ↑Vena brachiocephalica). **Vena inter|costalis su|prema:** die oberste der aus den Zwischenrippenräumen nach hinten führenden Blutadern (verläuft oberhalb der Lungenspitzen zur Wirbelsäule und mündet meist in die rechte bzw. linke ↑Vena brachiocephalica, links auch in die ↑Vena azygos). **Venae inter|lobares (renis)** *Pl.:* Blutadern der Nierenläppchen, die das venöse Blut aus den ↑Venae arcuatae sammeln und in die beiden Nierenvenen ableiten. **Venae inter|lobulares (hepatis)** [↑Hepar] *Pl.:* Verzweigungen der Pfortader zwischen den Leberläppchen (führen das nährstoffhaltige venöse Blut der Pfortader den Haargefäßen der Leberläppchen zu). **Venae interlobulares (renis)** [↑Ren] *Pl.:* aus den ↑Venulae stellatae und direkt aus den Haargefäßen der Nierenrinde entspringende feine Blutadern der Nierenläppchen, die in die bogenförmigen, an der Grenze zwischen Nierenmark und Nierenrinde gelegenen ↑Venae arcuatae münden. **Vena inter|ven|tricularis dorsalis cordis** [↑Cor]: = Vena cordis media. **Vena inter|verte|bralis:** eine der durch die Zwischenwirbellöcher aus der Wirbelsäule austretenden Blutadern, die vom Venengeflecht des Rückenmarks zu den örtlichen Venen ableiten. **Venae intestinales** *Pl.:* = Venae jejunales et ilei. **Venae jejunales et ilei** [- - - *ile-i*] *Pl.:* von Leerdarm und Krummdarm zur oberen Eingeweidevene verlaufende Blutadern. **Vena jugularis anterior:** „vordere Halsvene" (beginnt unter dem Kinn, verläuft am Hals abwärts und mündet meist in den untersten Abschnitt der äußeren Halsvene, sonst in die Schlüsselbeinvene oder in die ↑Vena brachiocephalica). **Vena jugularis ex|terna:** „äußere Halsvene", „äußere Drosselvene" (entsteht aus der Vereinigung der ↑Vena auricularis posterior mit der ↑Vena retromandibularis). **Vena jugularis interna:** „innere Halsvene", „innere Drosselvene" (bildet die Fortsetzung des im Schädelinneren gelegenen ↑Sinus sigmoideus, verläuft von der Durchtrittsstelle durch die Schädelbasis in der Tiefe des Halses abwärts und vereinigt sich mit der Schlüsselbeinvene zur ↑Vena brachiocephalica). **Vena jugularis super|ficia|lis dorsalis:** = Vena jugularis externa. **Vena jugularis super|ficia|lis ven|tralis:** = Vena jugularis anterior. **Venae labiales anterio|res (pudendi)** *Pl.:* bei der Frau von den großen Schamlippen zur ↑Vena pudenda externa verlaufende Blutadern (sie entsprechen den ↑Venae scrotales anteriores des Mannes). **Venae labia|les inferio|res** *Pl.:* „Unterlippenvenen", Blutadern, die von der Unterlippe zur Gesichtsvene führen. **Vena labia|lis mandibularis:** = Venae labiales inferiores. **Vena labia|lis maxillaris:** = Vena labialis superior. **Venae labia|les posterio|res (pudendi)** *Pl.:* bei der Frau von den Schamlippen zur ↑Vena pudenda interna verlaufende Blutadern (sie entsprechen den ↑Venae scrotales posteriores des Mannes). **Vena labialis superior:** „Oberlippenvene", Blutader, die von der Oberlippe zur Gesichtsvene führt. **Venae labyrin|thi** *Pl.:* kleine Blutadern, die vom Labyrinth des Innenohrs zum ↑Sinus petrosus inferior verlaufen. **Vena la|crimalis:** Blutader, die von der Tränendrüse zur oberen Augenvene zieht. **Vena laryn|gea inferior:** vom Kehlkopf zum Venengeflecht unter der Schilddrüse ziehende Vene. **Vena laryn|gea superior:** vom Kehlkopf zur inneren Halsvene ziehende Blutader. **Vena lie|nalis** [- *li-e...*]: „Milzvene", starke Blutader, die mit einigen Ästen aus der Milz entspringt und mehrere kleinere, vom Magen und der Bauchspeicheldrüse kommende Venen und die untere Eingeweidevene aufnimmt; sie vereinigt sich dann mit der oberen Eingeweidevene zur Pfortader. **Vena lin|gua|lis:** „Zungenvene", Blutader, deren Äste aus dem Zungengebiet kommen und die in die innere Halsvene mündet. **Vena lobi medii:** = Ramus lobi medii (pulmonis dextri). **Venae lumbales** *Pl.:* „Lendenvenen", von den Seiten nach hinten zur Lendenwirbelsäule verlaufende Venen, von denen die beiden oberen jeder Seite in die aufsteigende Lendenvene, die beiden unteren jeder Seite in die untere Hohlvene münden. **Vena lumbalis ascendens:** „aufsteigende Lendenvene", an der Innenwand des Rumpfes neben der Wirbelsäule aufsteigende Blutader, die sich rechts in der ↑Vena azygos, links in der ↑Vena hemiazygos fortsetzt (sie besitzt Querverbindungen zur unteren Hohlvene). **Vena mammaria interna:** = Venae thoracicae internae. **Venae maxillares** *Pl.:* „Oberkiefervenen", Blutadern, die vom Venengeflecht am Flügelbeinfortsatz des Keilbeins zur Ohrspeicheldrüse ziehen und sich in dieser mit dem gemeinsamen Endstück der oberflächlichen Schläfenvenen zur ↑Vena retromandibularis vereinigen. **Vena media|na ante|bra|chii:** von der Unterseite des Handgelenks zwischen ↑Vena cephalica und ↑Vena basilica zur Ellenbeuge ziehende Blutader, die dort in eine dieser beiden Venen oder in deren Verbindungsvene mündet oder aber sich gabelt und einen Ast als ↑Vena mediana basilica zur ↑Vena basilica, den zweiten Ast als ↑Vena mediana cephalica zur ↑Vena cephalica entsendet. **Vena media|na basilica:** derjenige der beiden Äste, in die sich gelegentlich die ↑Vena mediana antebrachii vor der Ellenbeuge gabelt und der zur ↑Vena basilica führt. **Vena media|na ce|phalica:** derjenige der beiden Äste, in die sich gelegentlich die ↑Vena mediana antebrachii vor der Ellenbeuge gabelt und der zur ↑Vena cephalica führt. **Vena media|na cubiti:** Verbindungsvene in der Ellenbeuge zwischen ↑Vena cephalica und ↑Vena basilica. **Venae media|stinales** *Pl.:* vom Mittelfell teils zu den beiden ↑Venae brachiocephalicae, teils zur ↑Vena azygos ziehende kleine Blutadern. **Venae meningeae** *Pl.:* kleine Blutadern, die von der harten Hirnhaut zur inneren Halsvene ziehen. **Venae menin|geae mediae** *Pl.:* Blutadern, die von der harten Hirnhaut zum Venengeflecht am Flügelbeinfortsatz des Keilbeins ziehen. **Venae mes|en|cephalicae** *Pl.:* gemeinsame Bez. für die Mittelhirnvenen. **Vena mes|enterica inferior:** „untere Eingeweidevene", auf der linken Seite der Bauchhöhle aufsteigende Vene, deren Einzugsgebiet am absteigenden Teil und am s-förmigen Endstück des Grimmdarms sowie am anschließenden oberen Teil des Mastdarms liegt, ferner an der Bauchspeicheldrüse und an der linken Seite des Magens (mündet in die Milzvene). **Vena mes|enterica superior:** „obere Eingeweidevene", auf der rechten Seite der Bauchhöhle aufsteigende Blutader, deren Einzugsgebiet am Zwölffingerdarm, Dünndarm, aufsteigenden und queren Teil des Grimmdarms, Pankreas und an der Magenunterseite liegt (sie bildet gemeinsam mit der Milzvene die Pfortader). **Venae meta|carpeae dorsales** *Pl.:* über den Mittelhandknochen liegende Blutadern des Handrückens. **Venae meta|carpeae palmares** *Pl.:* unter den Mittelhandknochen liegende Blutadern der Handfläche. **Venae meta|carpeae volares** *Pl.:* ältere Bezeichnung für ↑Venae metacarpeae palmares. **Venae meta|tarseae dorsales pedis** [↑Pes] *Pl.:* Blutadern des Mittelfußrückens (sie sammeln das Blut aus den Venen der Zehenrücken und leiten es in den Venenbogen des Fußrückens). **Venae meta|tarseae plantares** *Pl.:* Fußsohlenvenen im Bereich des Mittelfußes (sie sammeln das Blut aus den Venen der Unterseite der Zehen und leiten es in den Venenbogen der Fußsohle). **Venae musculo|phrenicae** *Pl.:* von der Muskulatur der Bauch- und Brustwand und vom Zwerchfell zu den ↑Venae thoracicae internae führende Blutadern. **Venae nasales ex|ternae** *Pl.:* „äußere Nasenvenen", Venen, die von der Außenseite der Nase zur Gesichtsvene verlaufen. **Vena naso|frontalis:** über dem inneren

Augenwinkel von der ↑Vena supraorbitalis abzweigende Blutader (führt über dem Augapfel in die Augenhöhle und setzt sich in der oberen Augenvene fort). **Vena obliqua atrii sinistri:** kleine Vene, die auf der Rückwand des linken Herzvorhofs schräg abwärts zum ↑Sinus coronarius verläuft. **Venae obturatoriae** *Pl.:* Venen, die vom Hüftgelenk und seiner Muskulatur durch die von Schambein und Sitzbein gebildete Öffnung des ↑Foramen obturatum in den Beckenraum eintreten und in die innere Hüftvene münden. **Vena occipitalis:** „Hinterhauptvene", Blutader, die aus der Kopfhaut des Hinterhaupts zum Venengeflecht an der Unterseite des Hinterhaupts führt. **Venae oesophageae** *Pl.:* von der Speiseröhre teils zur linken ↑Vena brachiocephalica, teils zur ↑Vena azygos bzw. ↑Vena hemiazygos ziehende kleine Blutadern. **Venae oesophageales** *Pl.:* neue Bez. für ↑Venae oesophageae. **Vena ophthalmica inferior:** untere Augenvene (verläuft am Boden der Augenhöhle nach hinten und mündet in die obere Augenvene oder direkt in den ↑Sinus cavernosus). **Vena ophthalmica superior:** „obere Augenvene" (beginnt über dem Augapfel als Fortsetzung der ↑Vena nasofrontalis und zieht zum ↑Sinus cavernosus). **Vena ovarica dextra:** „rechte Eierstocksvene", Blutader, die das venöse Blut des rechten Eierstocks der Frau vom Venengeflecht zwischen rechtem Eierstock und Gebärmutter zur unteren Hohlvene ableitet. **Vena ovarica sinistra:** „linke Eierstocksvene", Blutader, die das venöse Blut des linken Eierstocks der Frau vom Venengeflecht zwischen linkem Eierstock und Gebärmutter zur linken Nierenvene ableitet. **Vena palatina externa:** Blutader, die von den Mandeln und dem weichen Gaumen zur Gesichtsvene führt. **Venae palpebrales** *Pl.:* von den Augenlidern zur oberen Augenvene führende Blutleiter. **Venae palpebrales inferiores** *Pl.:* von den unteren Augenlidern zur Gesichtsvene führende Blutadern. **Venae palpebrales superiores** *Pl.:* von den oberen Augenlidern zur ↑Vena angularis, dem im inneren Augenwinkel gelegenen Anfangsstück der Gesichtsvene, führende Blutadern. **Venae pancreaticae** *Pl.:* von der Bauchspeicheldrüse teils zur oberen Eingeweidevene, teils zur Milzvene ziehende Blutadern. **Venae pancreaticoduodenales** *Pl.:* aus dem Gebiet von Bauchspeicheldrüse und Zwölffingerdarm zur oberen Eingeweidevene ziehende Blutadern. **Venae paraumbilicales** *Pl.:* kleine Blutadern, die von den Venen der Nabelregion der Bauchdecke zum linken Pfortaderast führen. **Venae parotideae** *Pl.:* kleine Blutadern, die von der Ohrspeicheldrüse zu den oberflächlichen Schläfenvenen verlaufen. **Venae pectorales** *Pl.:* von der Brustwand zur Schlüsselbeinvene führende Blutadern. **Venae perforantes** *Pl.:* Blutadern, die die tiefe Oberschenkelmuskulatur von hinten unten nach vorn aufwärts durchdringen und in die tiefe Oberschenkelvene münden. **Venae pericardiacae** *Pl.:* vom Herzbeutel teils zu den beiden ↑Venae brachiocephalicae, teils zur ↑Vena azygos ziehende kleine Blutadern. **Venae pericardiacophrenicae** *Pl.:* vom Herzbeutel u. vom Zwerchfell zur linken ↑Vena brachiocephalica ziehende kleine Blutadern. **Venae peronaeae** *Pl.:* „Wadenvenen", Blutadern, die von der Rückseite des Unterschenkels zu den hinteren Schienbeinvenen führen. **Vena petrosa:** vom ↑Flocculus zum ↑Sinus petrosus superior ziehende Blutader. **Venae pharyngeae** *Pl.:* vom Venengeflecht der Rachenmuskulatur zur inneren Halsvene führende Blutadern. **Vena phrenica abdominalis:** = Venae phrenicae inferiores. **Venae phrenicae inferiores** *Pl.:* vom Zwerchfell abwärts zur unteren Hohlvene führende Blutadern. **Venae phrenicae superiores** *Pl.:* vom Zwerchfell zur ↑Vena azygos führende kleine Blutadern. **Venae phrenicae thoracicae** *Pl.:* = Venae pericardiacophrenicae. **Vena poplitea:** „Knievene", Blutader, die aus der Vereinigung der vorderen und hinteren Schienbeinvene entsteht und durch die Kniekehle zum Oberschenkel zieht, wo sie sich als Oberschenkelvene fortsetzt. **Vena portae:** „Pfortader", kurze, starke Vene, die durch Vereinigung der oberen Eingeweidevene und der Milzvene entsteht und nährstoffhaltiges Blut aus den Verdauungsorganen zur Leber leitet (sie beginnt sich an der Leberpforte in immer feinere Äste zu verzweigen, die die Lebersubstanz durchziehen). **Vena posterior ventriculi sinistri:** von der Rückwand der linken Herzkammer aufwärts zum ↑Sinus coronarius führende Vene. **Venae praeauriculares** *Pl.:* = Venae auriculares anteriores. **Vena praepylorica:** von der Vorderseite des Magenpförtners zur Pfortader verlaufende Blutader. **Venae profundae clitoridis** [↑Klitoris] *Pl.:* kleine Blutadern, die aus der Tiefe des weiblichen Kitzlers zum Venengeflecht an der Blase führen. **Vena profunda femoris** [↑Femur]: „tiefe Oberschenkelvene", in der Tiefe der Oberschenkelmuskulatur aufwärts verlaufende Blutader (mündet in die Oberschenkelvene). **Vena profunda linguae:** „tiefe Zungenvene", Blutader aus der Tiefe der Zungenmuskulatur (vereinigt sich mit der ↑Vena sublingualis zur Begleitvene des Zungennervs, die in die Zungenvene mündet). **Venae profundae penis** *Pl.:* im Innern des männlichen Gliedes von den Schwellkörpern nach hinten verlaufende Blutadern, die in die tiefe Rückenvene des Gliedes münden. **Venae pudendae ex-**

ternae *Pl.:* von den äußeren Geschlechtsteilen zur Oberschenkelvene und zur ↑Vena saphena magna verlaufende Venen. **Vena pudenda interna:** Blutader, die Venen aus den äußeren Geschlechtsteilen aufnimmt und am Beckenboden zur inneren Hüftvene verläuft. **Venae pulmonales** *Pl.:* die vier Blutadern, die dem Herzen sauerstoffhaltiges Blut aus den Lungen zuführen. **Venae pulmonales dex|trae** *Pl.:* die beiden von der rechten Lunge zum linken Herzvorhof führenden Blutadern. **Vena pulmonalis inferior dex|tra:** die vom Unterlappen der rechten Lunge zum linken Herzvorhof führende rechte untere Lungenvene. **Vena pulmonalis inferior sinist|ra:** die vom Unterlappen der linken Lunge zum linken Herzvorhof führende linke untere Lungenvene. **Venae pulmonales sinist|rae** *Pl.:* die beiden von der linken Lunge zum linken Herzvorhof führenden Blutadern. **Vena pulmonalis superior dex|tra:** die vom Ober- und Mittellappen der rechten Lunge zum linken Herzvorhof führende rechte obere Lungenvene. **Vena pulmonalis superior sinist|ra:** die vom Oberlappen der linken Lunge zum linken Herzvorhof führende linke obere Lungenvene. **Venae radia|les** *Pl.:* „Speichenvenen", Blutadern, die die Speichenschlagader begleiten und sich am Ellbogen wie die Ellenvenen in den Oberarmvenen fortsetzen. **Venae rectales inferio|res** *Pl.:* aus der unteren Mastdarmgegend zur ↑Vena pudenda interna führende Blutadern. **Venae rectales mediae** *Pl.:* aus der mittleren Mastdarmgegend zur inneren Hüftvene führende Blutadern. **Vena rectalis superior:** aus der oberen Mastdarmgegend zur unteren Eingeweidevene führende Blutader. **Venae renales** *Pl.:* „Nierenvenen", zwei kurze, dicke Blutadern, die das venöse Blut aus der rechten bzw. linken Niere zur unteren Hohlvene ableiten. **Venae renis** [↑Ren] *Pl.:* Sammelbezeichnung für die im Inneren der Niere gelegenen ↑Venulae rectae, ↑Venulae stellatae, ↑Venae arcuatae, ↑Venae interlobulares und ↑Venae interlobares, die das venöse Blut aus Nierenmark und Nierenrinde sammeln und in die beiden Nierenvenen ableiten. **Vena re|tro|auricularis:** = Vena auricularis posterior. **Vena re|tro|mandibularis:** Blutader, die hinter dem Unterkieferast im oberen Teil der Ohrspeicheldrüse aus der Vereinigung des gemeinsamen Endstücks der oberflächlichen Schläfenvenen mit den Oberkiefervenen entsteht (sie besitzt eine unmittelbare Verbindung zur Gesichtsvene und bildet dann zusammen mit der hinteren Ohrvene die äußere Halsvene). **Venae sa|crales laterales** *Pl.:* „seitliche Kreuzbeinvenen" (verlaufen vom Venengeflecht des Kreuzbeins beiderseits der Körpermitte aufwärts zur inneren Hüftvene). **Vena sa|cralis media|na:** „mittlere Kreuzbeinvene" (verläuft von der Kreuzbeingegend annähernd in Körpermitte aufwärts und mündet in die linke gemeinsame Hüftvene). **Vena sa|phena accessoria:** Blutader, die von der Rückseite des Oberschenkels aufwärts zu dessen Innenseite zieht und dort in die ↑Vena saphena magna mündet. **Vena sa|phena ma|gna:** Vene, die vom Venennetz an der Innenseite des Fußes entlang der Innenseite des Unter- und Oberschenkels zur Leistenbeuge verläuft, wo sie in die Oberschenkelvene mündet. **Vena sa|phena parva:** Blutader, die vom Venennetz an der Außenseite des Fußes nach rückwärts zur Wade zieht, unterhalb der Kniekehle in die Muskulatur eindringt und in die Knievene mündet. **Vena scapularis dorsalis:** von der Schulter zur Schlüsselbeinvene führende Vene. **Venae scrotales anterio|res** *Pl.:* beim Mann aus dem Hodensack zur ↑Vena pudenda externa führende Blutadern (sie entsprechen den ↑Venae labiales anteriores (pudendi) der Frau). **Venae scrotales posterio|res** *Pl.:* beim Mann aus dem Hodensack zur ↑Vena pudenda interna verlaufende Blutadern; sie entsprechen den ↑Venae labiales posteriores (vestibuli) der Frau. **Vena septi pellucidi:** aus dem ↑Septum pellucidum zur inneren Hirnvene führende Blutader. **Venae sig|mo|ideae** *Pl.:* Blutadern, die vom s-förmigen Endstück des Grimmdarms zur unteren Eingeweidevene führen. **Vena spermatica dex|tra:** = Vena testicularis dextra. **Vena spermatica sinist|ra:** = Vena testicularis sinistra. **Venae spinales** *Pl.:* Netzwerk kleiner Blutadern, die venöses Blut vom Rückenmark zum inneren Venengeflecht des Wirbelkanals ableiten. **Vena spiralis modio|li:** die von der Schneckenachse des Innenohrs zu den Labyrinthvenen führende kleine Blutader. **Venae stellatae** *Pl.:* = Venulae stellatae (renis). **Vena sterno|clei|domasto|idea:** Blutader, die vom gleichnamigen Halsmuskel zur inneren Halsvene führt. **Vena stria|ta:** aus dem Streifenkörper des Großhirns zur ↑Vena basalis führende Blutader. **Vena stylo|masto|idea:** Blutader, die aus der Paukenhöhle durch das ↑Foramen stylomastoideum zur ↑Vena retromandibularis verläuft. **Vena sub|clavia:** „Schlüsselbeinvene", starke Vene für das gesamte Blut von Arm und Schulter, zum Teil auch von der Brustwand (Fortsetzung der Achselvene; sie reicht vom Seitenrand der ersten Rippe bis zur inneren Halsvene, mit der sie sich zur ↑Arteria brachiocephalica vereinigt). **Vena sub|costalis:** unter der zwölften Rippe nach hinten zur Wirbelsäule verlaufende Blutader (sie mündet dort in die aufsteigende Lendenvene, wo sie auf der rechten Seite in die ↑Vena azygos, auf der linken Seite in die ↑Vena hemiazygos übergeht). **Venae sub|cutaneae ab|dominis**

[↑Abdomen] *Pl.:* von der Haut der Bauchdecke zu den ↑Venae thoracicae internae führende Blutadern. **Vena sublingualis:** Blutader, deren Ursprünge im Mundboden, in der Unterseite und Seite der Zunge liegen (sie vereinigt sich mit der tiefen Zungenvene zur Begleitvene des Zungennervs, die in die Zungenvene mündet). **Vena submentalis:** Vene, die von der Unterseite des Kinns zur Gesichtsvene führt. **Vena supraorbitalis:** Vene, die von der über der Augenhöhle gelegenen Stirnpartie zur Nasenwurzel zieht und sich dort mit der ↑Vena supratrochlearis zur ↑Vena angularis vereinigt. **Vena suprarenalis dextra:** „rechte Nebennierenvene", Vene, die von der rechten Nebenniere in der Regel direkt in die untere Hohlvene führt, gelegentlich aber in die rechte Nierenvene mündet. **Vena suprarenalis sinistra:** „linke Nebennierenvene", Blutader, die von der linken Nebenniere zur linken Nierenvene führt. **Vena suprascapularis:** Blutader, die von der oberen Schulterregion zur äußeren Halsvene führt. **Venae supratrochleares** *Pl.:* zwei Venen, die von der Stirnmitte zur Nasenwurzel ziehen und sich dort mit der ↑Vena supraorbitalis zur ↑Vena angularis vereinigen. **Vena temporalis media:** „mittlere Schläfenvene", Blutader, die aus dem Schläfenmuskel zum gemeinsamen Endstück der oberflächlichen Schläfenvenen zieht. **Venae temporales profundae** *Pl.:* Blutadern, die aus der Tiefe des Schläfenmuskels zum Venengeflecht am Flügelbeinfortsatz des Keilbeins führen. **Venae temporales superficiales** *Pl.:* „oberflächliche Schläfenvenen", Blutadern, die vorwiegend aus der Schläfenregion des Kopfes und den seitlichen Partien des Schädeldaches stammen und sich vor dem Ohr zu einem gemeinsamen Endstück vereinigen, das die mittlere Schläfenvene und die Quervene des Gesichts aufnimmt, dann in die Ohrspeicheldrüse eindringt und sich dort mit den Oberkiefervenen zur ↑Vena retromandibularis vereinigt. **Vena terminalis:** = Vena thalamostriata. **Vena testicularis dextra:** „rechte Hodenvene", Blutader, die das venöse Blut des rechten Hodens von dem den rechten Samenstrang umgebenden Venengeflecht zur unteren Hohlvene ableitet. **Vena testicularis sinistra:** „linke Hodenvene", Blutader, die das venöse Blut des linken Hodens von dem den linken Samenstrang umgebenden Venengeflecht zur linken Nierenvene ableitet. **Vena thalamostriata:** am Sehhügel und Streifenkörper gelegener Anfangsteil der ↑Vena cerebri interna. **Venae thoracicae internae** *Pl.:* an der Innenseite der Vorderwand des Brustkorbs senkrecht nach oben verlaufende Blutadern, auf beiden Seiten meist je zwei, die sich dann in Höhe des dritten Rippenknorpels vereinigen und in die rechte bzw. linke ↑Vena brachiocephalica münden. **Vena thoracica lateralis:** auf der seitlichen Rumpfwand nach oben zur Achselvene verlaufende Blutader. **Vena thoracica longitudinalis dextra:** = Vena azygos. **Vena thoracica longitudinalis sinistra:** = Vena hemiazygos. **Vena thoracica longitudinalis sinistra accessoria:** = Vena hemiazygos accessoria. **Vena thoracoacromialis:** Blutader, die mit ihren Ästen neben der gleichnamigen Schlagader und deren Verzweigungen verläuft und meist in die Achselvene, seltener in die Schlüsselbeinvene mündet. **Venae thoracoepigastricae** *Pl.:* oberflächlich gelegene Blutadern der seitlichen Rumpfwand, die nach oben zur ↑Vena thoracica lateralis führen und nach unten Verbindung zur Oberschenkelvene haben. **Venae thymicae** *Pl.:* vom ↑Thymus zu den beiden ↑Venae brachiocephalicae ziehende kleine Venen. **Vena thyreoidea inferior:** vom unterhalb der Schilddrüse gelegenen Venengeflecht zur rechten bzw. linken ↑Vena brachiocephalica ziehende Vene. **Venae thyreoideae mediae** *Pl.:* von der Schilddrüse zur inneren Halsvene führende Blutadern. **Vena thyreoidea superior:** von der Oberseite der Schilddrüse zur inneren Halsvene führende Blutader. **Venae tibiales anteriores** *Pl.:* „vordere Schienbeinvenen", Blutadern, die vom Venengeflecht des Fußrückens in der Tiefe des Unterschenkels aufwärts führen und sich mit den weiter hinten gelegenen ↑Venae tibiales posteriores zur Knievene vereinigen. **Venae tibiales posteriores** *Pl.:* „hintere Schienbeinvenen", Blutadern, die in der Tiefe der Wade aufwärts ziehen und sich mit den weiter vorn gelegenen ↑Venae tibiales anteriores zur Knievene vereinigen. **Venae tracheales** *Pl.:* von der Luftröhre zu den beiden ↑Venae brachiocephalicae ziehende kleine Venen. **Venae transversae colli** *Pl.:* Blutadern, die vom Nacken seitwärts zur äußeren Halsvene führen. **Vena transversa faciei** [↑Facies]: Quervene des Gesichts, Blutader, die waagrecht nach hinten zum Ohr zieht und dort in das gemeinsame Endstück der oberflächlichen Schläfenvenen mündet. **Vena transversa scapulae:** = Vena suprascapularis. **Venae tympanicae** *Pl.:* kleine Blutadern, die aus der Paukenhöhle zum Venengeflecht am Unterkiefergelenk und weiter zur ↑Vena retromandibularis führen. **Venae ulnares** *Pl.:* „Ellenvenen", Blutadern, die die Ellenschlagader begleiten und sich am Ellbogen wie die Speichenvenen in den Oberarmvenen fortsetzen. **Vena umbilicalis sinistra:** aus dem Fetalstadium verbliebener Rest des linken Schenkels der Nabelvene. **Venae uterinae** *Pl.:* Blutadern, die vom Venengeflecht an der Gebärmutter zur inneren Hüftvene führen. **Venae ventriculares** *Pl.:* aus der

Herzkammerwand kommende Venenäste. **Vena vermis inferior:** vom unteren Teil des Kleinhirnwurms (Vermis) zum ↑Sinus rectus ziehende Blutader. **Vena vermis superior:** vom oberen Teil des Kleinhirnwurms (Vermis) zur ↑Vena cerebri magna ziehende Blutader. **Vena verte|bralis:** vom Hinterhauptbein und vom Venengeflecht des Hinterhaupts kommende Blutader (sie begleitet die gleichnamige Schlagader, meist als Geflecht, durch die Knochenringe der Querfortsätze der Halswirbel und mündet in die rechte bzw. linke ↑Vena brachiocephalica). **Vena verte|bralis ac|cessoria:** Vene, die gelegentlich aus dem die ↑Arteria vertebralis umgebenden Geflecht der ↑Vena vertebralis entspringt, durch den Knochenring des Querfortsatzes des siebten Halswirbels führt und in die ↑Vena brachiocephalica mündet. **Vena verte|bralis anterior:** kleine Blutader, die dem Venengeflecht an den Querfortsätzen der oberen Halswirbel entspringt und in den unteren Teil der ↑Vena vertebralis mündet. **Vena vesicae felleae:** ältere Bez. für ↑Vena cystica. **Venae vesicales** *Pl.:* Blutadern, die vom Venengeflecht an der Harnblase zur inneren Hüftvene ziehen. **Venae vestibulares** *Pl.:* kleine Venen, die vom Vorhof des Labyrinths zu den Labyrinthvenen führen. **Venae vorticosae** *Pl.:* „Wirbelvenen", vier Blutadern, die von der Aderhaut des Augapfels ausgehen, seitlich durch die Lederhaut nach außen dringen und in die obere Augenvene einmünden

Vene|ficium [aus lat. *veneficium* = Giftmischerei; Vergiftung] *s;* -s, ...cia, auch eindeutschend: **Vene|fizium** *Pl.:* ...zien [...*iᵉn*]: Giftmord

Ven|ek|tasie [↑Vene u. ↑Ektasie] *w;* -, ...ien: auf Erschlaffung der Gefäßwände beruhende Venenerweiterung

Venenentzündung vgl. Phlebitis

Venenklappen: taschenförmige Klappen der Veneninnenhaut (sie sind mit dem freien Rand herzwärts gerichtet und verhindern den Rückstrom des Blutes zur Peripherie)

Venenknoten vgl. Varix

venenös, in fachspr. Fügungen: **venenosus, ...osa, ...osum** [zu lat. *venenum* = Saft; kleiner Trank; Gift]: giftig

Venenstein vgl. Phlebolith

Venen|thrombose vgl. Phlebothrombose

Venenum [aus lat. *venenum* = Saft; kleiner Trank; Gift] *s;* -s, ...na: Gift

venerisch, in fachspr. Fügungen: **venere|us, ...rea, ...re|um** [zu lat. *venus,* Gen.: *veneris* = Anmut, Liebreiz; personifiziert: *Venus,* Gen.: *Veneris* = Göttin der Liebe; (übertragen:) geschlechtliche Liebe, Beischlaf]: durch Geschlechtsverkehr übertragen (von Krankheiten); die Geschlechtskrankheiten betreffend. **venerische Krankheiten:** Sammelbezeichnung für alle Krankheiten (wie ↑Syphilis, ↑Tripper), die vorwiegend durch Geschlechtsverkehr übertragen werden

Venero|loge [zu lat. *venus,* Gen.: *veneris* = Anmut, Liebreiz; personifiziert: *Venus,* Gen.: *Veneris* = Göttin der Liebe; (übertragen:) geschlechtliche Liebe, Beischlaf und ↑...loge] *m;* -n, -n: Arzt mit speziellen Kenntnissen auf dem Gebiet der Geschlechtskrankheiten. **Venero|logie** [↑...logie] *w;* -: Wissenschaft und Lehre von den Geschlechtskrankheiten

Veno|di|latation [zu ↑Vene u. lat. *dilatare* = ausdehnen, erweitern] *w;* -, -en: medikamentöse Erweiterung krankhaft verengter Venen. **Veno|di|latator** *m;* -s, ...tatoren (meist *Pl.*): venenerweiternde Substanzen, die als Koronartherapeutika verwendet werden

Veno|dynamikum [zu ↑Vene u. gr. *δύναμις* = Kraft] *s;* -s, ...ka: Arzneimittel, das die Venen elastisch hält

Veno|gramm [↑Vene und ↑...gramm] *s;* -s, -e: Röntgenbild bestimmter Venen. **Veno|graphie** [↑...graphie] *w;* -, ...ien: röntgenographische Darstellung bestimmter Venen nach Verabreichung eines Kontrastmittels. **veno|graphie|ren:** Venen nach Kontrastmittelgabe röntgenographisch darstellen

Veno|pa|thie [↑Vene u. ↑...pathie] *w;* -, ...ien: allg. Bez. für: Venenleiden

venös, in fachspr. Fügungen: **venosus, ...osa, ...osum** [zu ↑Vene]: **1)** zu einer Vene gehörend; venenreich; z. B. in der Fügung ↑Arcus venosus. **2)** (vom Blut:) sauerstoffarm und kohlensäurehaltig (und darum dunkelrot)

Veno|stase [zu ↑Vene u. ↑Stase] *w;* -, -n: Stockung der venösen Blutzirkulation

Venter [aus lat. *venter,* Gen.: *ventris* = Bauch, Leib] *m;* -[s], Ven|tres: „Bauch", bauchförmige Ausbuchtung eines Muskels (Anat.). **Venter anterior (mus|culi di|gastrici):** vorderer Bauch des ↑Musculus digastricus. **Venter frontalis (mus|culi oc|cipitofrontalis):** stirnwärts gelegener Bauch des Schädelhaubenmuskels, der von der Sehnenhaube des Kopfes zu den Augenbrauen führt. **Venter inferior (mus|culi omo|hyoidei)** [- - - ...*de-i*]: unterer Bauch des Schulter-Zungenbein-Muskels. **Venter oc|cipitalis (mus|culi oc|cipitofrontalis):** Hinterhauptsmuskel (er zieht die ↑Galea nach hinten und glättet die Stirn). **Venter posterior (mus|culi di|gast|rici):** hinterer Bauch des ↑Musculus digastricus. **Venter superior (mus|culi omo|hyo|idei)** [- - - ...*de-i*]: oberer Bauch des Schulter-Zungenbein-Muskels

Ventilation [zu lat. *ventilare* = schwingen; lüften] *w;* -, -en: Belüftung der Lungen, d. h. Versorgung mit Sauerstoff u. Abtransport von Kohlendioxid mithilfe der Atemmuskulatur

Ventil|pneu|mo|thorax: ↑Pneumothorax, der nur bei der Einatmung mit der Außenluft Verbindung hat (bei der Ausatmung verlegt ein ventilartiger Verschluss die Öffnung)

ven|tral, in fachspr. Fügungen: **ven|tralis, ...le** [zu lat. *venter,* Gen.: *ventris* = Bauch, Leib]: **1)** bauchwärts, nach vorn gelegen (Anat.). **2)** im Bauch lokalisiert, an der Bauchwand auftretend; z. B. in der Fügung ↑Hernia ventralis

ventricularis vgl. ventrikulär. **Ven|triculus** [aus lat. *ventriculus,* Gen.: *ventriculi* = kleiner Bauch; Magen] *m;* -, ...li: **1)** Magen, der auf die Speiseröhre folgende Teil des Verdauungstraktes, in dem die aufgenommene Nahrung in Speisebrei umgewandelt u. vorverdaut wird (Anat.). **2)** vgl. Ventrikel

Ven|tri|fixatio, auch: **Ven|tro|fixatio** [zu lat. *venter,* Gen.: *ventris* = Bauch, Leib u. lat. *figere, fixum* = heften, befestigen] *w;* -, ...iones; in der Fügung: **Ven|tri|fixatio uteri:** operative Anheftung der abgeknickten Gebärmutter an die vordere Bauchwand

Ven|trikel [aus lat. *ventriculus* = kleiner Bauch, Magen; Herzkammer] *m;* -s, -, in fachspr. Fügungen: **Ven|triculus,** *Pl.:* ...li: **1)** bauchartige Verdickung od. taschenförmige Ausstülpung eines Organs oder Körperteils (Anat.). **2)** Bezeichnung für die Herz- oder Gehirnkammern (Anat.). **Ventriculus cordis** [↑Cor]: „Herzkammer", Bezeichnung für die beiden den unteren Teil des Herzens bildenden, durch eine Scheidewand voneinander getrennten Haupthöhlen des Herzens, in denen die großen Körperarterien entspringen. **Ventriculus dexter (cordis)** [↑Cor]: „rechte Herzkammer". **Ven|triculus laryngis** [↑Larynx]: „Kehlkopftasche", seitliche Ausbuchtung zwischen Stimmbändern u. Taschenbändern. **Ven|triculus lateralis (cerebri):** Seitenkammer des Großhirns. **Ventriculus quartus (cere|bri):** der vierte Hirnventrikel, unterhalb des Kleinhirns gelegen (eine Erweiterung des Nervenrohrs im Bereich des Rautenhirns). **Ventriculus sinister (cordis)** [↑Cor]: „linke Herzkammer" (sie hat die dickste Wandung und ist durch drei Klappen verschließbar). **Ventriculus terminalis (medullae spinalis):** erweiterter Endabschnitt des Zentralkanals im spitz zulaufenden Ende des Rückenmarks. **Ventriculus tertius (cere|bri):** der unterhalb des Balkens gelegene dritte Hirnventrikel

Ven|trikel|drai|nage: operative Ableitung der gestauten Hirnflüssigkeit aus den Hirnkammern

Ven|trikel|punktion: ↑Punktion einer oder mehrerer Hirnkammern zu diagnostischen oder therapeutischen Zwecken

Ven|trikel|septum|de|fekt: meist angeborener Substanzdefekt der Herzkammerscheidewand; Abk.: VSD

ven|trikulär, in fachspr. Fügungen: **ventricularis, ...re** [↑zu Ventrikel]: einen Ventrikel betreffend, zu einem Ventrikel gehörend

Ven|trikulo|gramm [↑Ventrikel und ↑...gramm] *s;* -s, -e: Röntgenbild der Hirnkammern. **Ven|trikulo|gra|phie** [↑...graphie] *w;* -, ...ien: röntgenographische Darstellung der Hirnkammern nach Lufteinfüllung

Ven|trikulo|tomie [↑Ventrikel u. ↑...tomie] *w;* -, ...ien: operative Spaltung einer Herzkammer

Ven|trikulo|zentese [↑Ventrikel und gr. *κέντησις* = das Stechen] *w;* -, -n: operatives Durchstechen einer Hirnkammer (zur Behandlung des ↑Hydrozephalus)

Ventrofixatio vgl. Ventrifixatio

Venula [Verkleinerungsbildung zu lat. *vena* = Blutader] *w;* -, ...lae: kleinste, eben noch mit freiem Auge sichtbare Vene. **Venula macularis inferior:** kleine Vene, die an den unteren Rand des gelben Flecks in der Netzhaut des Auges zieht. **Venula macularis superior:** kleine Vene, die an den oberen Rand des gelben Flecks in der Netzhaut des Auges zieht. **Venula medialis retinae:** kleine Vene, die zur Mitte der Netzhaut des Auges führt. **Venula nasalis retinae inferior:** mittlerer, unterer Zweig der Zentralvene der Netzhaut des Auges. **Venula nasalis retinae superior:** mittlerer, oberer Zweig der Zentralvene der Netzhaut des Auges. **Venulae rectae medullares** *Pl.:* = Venulae rectae (renis). **Venulae rectae (renis)** *Pl.:* gestreckte Blutäderchen des Nierenmarks, die in die bogenförmigen, an der Grenze zwischen Mark und Nierenrinde gelegenen ↑Venae arcuatae münden. **Venula retinae media|lis:** = Venula medialis retinae. **Venulae stellatae (renis)** *Pl.:* unter der Nierenkapsel gelegene sternförmige Blutäderchen, die aus den Haargefäßen der Nierenrinde entspringen und in die ↑Venae interlobulares münden. **Venula temporalis retinae inferior:** seitlicher, unterer Zweig der Zentralvene der Augennetzhaut. **Venula temporalis retinae superior:** seitlicher, oberer Zweig der Zentralvene der Augennetzhaut

Venüle [Kurzwort aus *Vene* u. Kan*üle*] *w;* -, -n: Glasröhrchen mit eingeschmolzener Kanüle zur keimfreien Entnahme von Blut aus Körpervenen

Venusberg vgl. Mons pubis

Vera *w;* -: übliche Kurzbezeichnung für ↑Conjugata vera obstetricia

Veraguth-Falte [nach dem Schweizer Neurologen Otto Veraguth, 1870–1940]: von unten außen nach oben innen schräg verlaufende Hautfalte des oberen Augenlids (charakteristisch für Depressionen und Hiatushernien)

Veratmungs|rönt|genbild: Röntgenaufnahme, die beim Ein- und Ausatmen belichtet wird

verbal, in fachspr. Fügungen: **verbalis, ...le** [zu lat. *verbum* = Wort]: das geschriebene od. gesprochene Wort betreffend, auf Wörter bezüglich; z. B. in der Fügung ↑Agraphia verbalis. **verbale Alexie:** = Alexia verbalis. **verbale Amnesie:** = Amnesia verbalis

Verbi|geration [zu lat. *verbigerare* = schwatzen] *w;* -, -en: fortwährendes Wiederholen gleicher, meist unsinniger Wörter oder Sätze (Vorkommen bei ↑Schizophrenie)

Verblödung vgl. Demenz

Verbrauchs|ko|agulo|pa|thie: durch gesteigerten Verbrauch gerinnungsaktiver Substanzen (z. B. Fibrinogen) hervorgerufene Störung der Blutgerinnung

Verbrennung: **1)** vgl. Oxidation. **2)** vgl. Kombustion

Verbrühung: durch heiße oder kochende Flüssigkeiten verursachte ↑Kombustion

Verdauung vgl. Digestion

Verdauungskanal: Sammelbezeichnung für alle an der Verdauung beteiligten Organe (Mund, Speiseröhre, Magen und Darm)

Verdauungsstörung vgl. Dyspepsie

Verdünnungsversuch vgl. Volhard-Wasserversuch

Vereisung: Unempfindlichmachung umschriebener Hautbezirke durch Aufsprühen von Kohlensäureschnee oder Chloräthyl zur Vornahme kleiner operativer Eingriffe

Vererbung: Übertragung bestimmter, für eine Art charakteristische Eigenschaften auf die Nachkommen (Biol.)

Vererbungslehre vgl. Genetik

Vergiftung vgl. Intoxikation u. Toxikose

Verhaltens|medizin: interdisziplinäre Forschungsrichtung, die pathogenetische und pathophysiologische Erkenntnisse von Erkrankungen mit lernpsychologischen Überlegungen verknüpft und daraus Behandlungskonzepte ableitet

Verhaltens|therapeut: Person mit besonderen Kenntnissen auf dem Gebiet Verhaltenstherapie. **verhaltens|therapeu|tisch:** die Verhaltenstherapie betreffend. **Verhaltens|therapie:** psychotherapeutische Behandlung psychischer Auffälligkeiten

Verkalkung vgl. Kalzifikation

Verkäsung vgl. Tyrosis

Verknöcherung vgl. Ossifikation

Verkohlung: schwerster Grad der Verbrennung (die Wunden heilen immer mit Narbenbildung ab)

verlängertes Mark vgl. Medulla oblongata

Verletzung vgl. Trauma

Vermännlichung vgl. Virilismus

vermicularis, ...re [zu lat. *vermiculus* = Würmchen]: würmchenförmig; z. B. in der Fügung ↑Enterobius vermicularis

vermiculatus, ...ta, ...tum [aus lat. *vermiculatus* = wurmförmig; buntscheckig; wurmstichig]: ein wurmstichiges Aussehen habend (von der Haut); bes. in der Fügung ↑Atrophia vermiculata

vermi|form, in fachspr. Fügungen: **vermiformis, ...me** [zu lat. *vermis* = Wurm u. lat. *forma* = Gestalt, Form]: von wurmförmiger Gestalt, ein wurmartiges Aussehen habend; z. B. ↑Appendix vermiformis

vermi|fug [zu lat. *vermis* = Wurm u. lat. *fugare* = fliehen machen, vertreiben]: Eingeweidewürmer abtreibend (bezogen auf die Wirkung von Arzneimitteln). **Vermi|fugum** *s;* -s, ...ga (meist *Pl.*): Arzneimittel zum Abtreiben von Eingeweidewürmern

verminosus, ...osa, ...osum [zu lat. *vermis* = Wurm]: durch Eingeweidewürmer hervorgerufen (von Krankheiten)

Vermis [aus lat. *vermis* = Wurm] *m;* -: **1)** Bezeichnung für den wurmförmigen mittleren Teil des Kleinhirns, der die beiden Kleinhirnhälften verbindet (Anat.). **2)** = Helminthe

vermi|zid [zu lat. *vermis* = Wurm u. lat. *caedere* (in Zus. *-cidere*) = hauen, schlagen; töten]: wurmabtötend (von Arzneimitteln). **Vermi|zid** *s;* -[e]s, -e, auch latinisiert: **Vermicidum,** *Pl.:* ...da (meist *Pl.*): Arzneimittel zum Abtöten von Eingeweidewürmern

Vernix [nlat. Bildung zum roman. Wortstamm der in ital. *vernice* = Firnis, Lack u. gleichbed. frz. *vernis* vorliegenden Wörter, deren weitere Herkunft nicht gesichert ist] *w;* -; in der Fügung: **Vernix caseo|sa:** „Käseschmiere", „Fruchtschmiere", Belag auf der Haut der Neugeborenen, bestehend aus Talg, Epithelzellen, Wollhaaren und Cholesterin

ver|öden: krankhaft erweiterte Gefäße (z. B. Krampfadern) durch Injektion hypertoner Lösungen ausschalten. **Verödung** vgl. Sklerosierung

Verreibung vgl. Trituration

Verrenkung vgl. Luxation

Verriegelung *w;* -, -en: operative Einlagerung eines Knochenspans zwischen zwei Gelenkflächen (bei unheilbaren Gelenkschäden)

Verruca [aus lat. *verruca,* Gen.: *verrucae* = Auswuchs] *w;* -, ...cae: „Warze", kleine, umschriebene Hautwucherung aus verhornter Oberhaut. **Verruca ne|cro|genica:** „Leichentuberkel", etwa linsengroße, schlaffe und warzenartige Hauterhebung mit geröteter Umgebung (Vorkommen bei Leichenwärtern, Pathologen und Tierärzten durch Infektion mit fremden Tuberkelbakterien). **Verruca peruviana** [zum Namen des Landes Peru]: „Peruwarze", beim ↑Oroya-Fieber auftretende furunkelähnliche Hautwarze. **Verruca plana juvenilis:** besonders bei Kindern und Jugendlichen auftretende Flachwarze. **Verruca plantaris:** an Zehenballen und Ferse auftretende Warze. **Verruca senilis:** im Alter auftretende schwärzliche Warze mit zerklüfteter Oberfläche. **Verruca vulgaris:** „gewöhnliche Warze", halbkugeliges Knötchen mit zerklüfteter Oberfläche (insbesondere an den Händen auftretend)

verruci|formis, ...me [zu ↑Verruca und lat. *forma* = Gestalt, Form]: warzenähnlich (von Hauterhebungen gesagt)

verrukös, in fachspr. Fügungen: **verrucosus, ...osa, ...osum** [zu ↑Verruca]: warzenförmig, warzig

versatil [zu lat. *versare, versatum* = viel, oft drehen, hin und her drehen bzw. wenden]: lebhaftes Temperament, abnormen Bewegungsdrang zeigend

Verschneidung vgl. Kastration

Versicherungs|medizin: Spezialgebiet der Medizin, das sich mit den versicherungsrechtlichen und versicherungswirtschaftlichen Problemen der Krankheiten befasst

versi|color [aus gleichbed. lat. *versicolor*]: die Farbe wechselnd, schillernd; vielfarbig; z. B. in der Fügung ↑Pityriasis versicolor

Version [zu lat. *vertere, versum* = drehen, wenden] *w;* -, -en, in fachspr. Fügungen: **Versio,** *Pl.:* ...io|nes: **1)** selbsttätige oder durch einen manuellen Eingriff des Arztes ausgelöste Wendung des Fetus im Mutterleib (in eine andere Lage). **2)** Neigung eines Organs (insbes. der Gebärmutter) in Bezug auf die Körperachse. **Versio spontanea:** intrauterine Selbstwendung des Fetus aus einer Querlage in eine Längslage. **Versio uteri:** Neigung der Gebärmutter im Becken (wird bestimmt durch den Neigungswinkel, der sich aus der Längsachse des Gebärmutterkörpers und der Halsachse der Gebärmutter ergibt)

Verstauchung vgl. Distorsion

Versteinerung vgl. Petrifikation

Verstopfung vgl. Obstipation

vertäuben: **a)** die Hörfähigkeit eines Ohres durch künstlich erzeugte laute Geräusche vorübergehend ausschalten (bei Hörprüfungen); **b)** durch die Einwirkung starken Schalls vorübergehend taub werden

Verte|bra [aus lat. *vertebra,* Gen.: *vertebrae* = Gelenk; Wirbelbein des Rückgrats] *w;* -, ...brae: „Wirbel", Bezeichnung für die einzelnen Knochen der Wirbelsäule (Anat.). **Verte|brae cervicales** *Pl.:* die sieben Hals- oder Nackenwirbel; Abk.: C 1, C 2 usw. **Verte|brae coc|cygeae** *Pl.:* die (meist) vier Steißwirbel, von denen die letzten drei verwachsen sind. **Verte|bra larga** [lat. *largus* = reichlich (im Roman. mit Bedeutungsübertragung = weit; breit)]: anomaler, erheblich verbreiterter und in der Höhe verminderter Wirbelkörper. **Verte|brae lumbales** *Pl.:* die fünf Lenden- oder Bauchwirbel; Abk.: L 1, L 2 usw. **Verte|bra plana:** Wirbel, dessen Körper abgeplattet ist. **Verte|bra prominens:** der wegen seines vorspringenden Dornfortsatzes eigens benannte 7. Halswirbel. **Verte|brae sa|crales** *Pl.:* die fünf Kreuzbeinwirbel; Abk.: S 1, S 2 usw. **Verte|brae thoracicae** *Pl.:* die 12 Brust- oder Rückenwirbel; Abk.: Th 1, Th 2 usw.

verte|bra|gen [↑Vertebra u. ↑...gen]: von einzelnen Wirbeln bzw. von der Wirbelsäule ausgehend (von Erkrankungen gesagt)

verte|bral, in fachspr. Fügungen: **verte|bralis, ...le** [zu ↑Vertebra]: zu einem oder mehreren Wirbeln gehörend, einen Wirbel betreffend; aus Wirbeln bestehend; z. B. in der Fügung ↑Columna vertebralis

Verte|brat [zu ↑Vertebra] *m;* -en, -en (meist *Pl.*) oder **Verte|brate** *m;* -n, -n (meist *Pl.*): Wirbeltier, Vertreter des Stammes der Vertebraten (Biol.). **Verte|braten,** in der Nomenklatur der Zoologie: **Verte|brata** *Pl.:* Bezeichnung für den Tierstamm der Wirbeltiere (dazu gehören die höher entwickelten Tiere u. der Mensch; Biol.)

verte|bro|basilär [zu ↑vertebralis (in der Fügung Arteria vertebralis) u. ↑basilaris (in der Fügung Arteria basilaris)]: die Arteria vertebralis und Arteria basilaris betreffend (z. B. vertebrobasiläre Insuffizienz)

Vertex [aus lat. *vertex,* Gen.: *verticis* = Wirbel; Strudel; Scheitel] *m;* -, ...tices: Scheitel, Spitze eines Organs; speziell der höchstgelegene Teil des Schädelgewölbes (Anat.). **Vertex corneae:** Scheitelpunkt der Augenhornhaut, der mit dem Mittelpunkt zusammenfällt. **Vertex vesicae:** = Apex vesicae

verticalis vgl. vertikal

Vertige paralysant vgl. Gerlier-Krankheit

vertiginös, in fachspr. Fügungen: **vertiginosus, ...osa, ...osum** [zu lat. *vertigo,* Gen.: *vertiginis* = das Herumdrehen]: schwindelig; mit Schwindelzuständen oder Schwindelgefühl verbunden, darauf bezüglich. **Vertigo** *w;* -: „Schwindel", mit Schweißausbrüchen, Übelkeit u. a. objektiven Symptomen verbundener Zustand, der bes. durch Gleichgewichtsstörungen charakterisiert wird, wobei der Betroffene das subjektive Gefühl hat, dass sein eigener Körper oder die Umgebung um seinen Körper sich drehen (charakteristisches Zeichen bei verschiedenen Störungen oder Erkrankungen, z. B. bei allgemeiner Kreislaufschwäche, bei niedrigem Blutdruck, bei Gehirnerkrankungen)

vertikal, in fachspr. Fügungen: **verticalis, ...le** [zu lat. *vertex,* Gen.: *verticis* = Wirbel; Strudel; Scheitel]: **1)** senkrecht, lotrecht. **2)** zu einem ↑Vertex gehörend, auf ihn bezüglich

Vertrauens|arzt: Arzt, der in der Kranken- und Rentenversicherung tätig ist, die Arbeitsfähigkeit von Versicherten prüft, Versicherungsleistungen nachprüft und Rehabilitationsmaßnahmen einleitet; zur Behandlung ist er nicht berechtigt

Verum [zu lat. *verus* = wahr, wirklich] *s;* -s, Vera: Arzneimittel, das Wirkstoffe enthält (im Gegensatz zum ↑Placebo). **verus, vera, verum:** wirklich; voll und charakteristisch ausgeprägt (bes. von Krankheiten oder krankhaften Veränderungen gesagt); echt; wahr (z. B. in der Fügung ↑Costae verae)

Verweiblichung vgl. Feminierung

Verweil|ka|theter: Dauerkatheter, der über einen längeren Zeitraum in der Harnröhre liegen bleibt (z. B. nach operativen Eingriffen an der Harnröhre oder an der Blase sowie nach Verletzungen)

Verwirrtheit: fortschreitende Denkstörung mit Bewusstheitsstörung

Very-low-density Lipo|proteins [*wäri lo^w dänßiti lipopro^utins;* engl. *very* = sehr, engl. *low* = niedrig, engl. *density* = Dichte u. engl. *lipoproteins* = Lipoproteine] *Pl.*: Plasmalipoproteine im Dichtebereich von 0,9 bis 1,006 g/ml; Abk.: VLDL

Verzweigungsblock: im ↑Elektrokardiogramm durch Aufsplitterung der verbreiterten und flachen Kammeranfangsschwankung gekennzeichnete Leitungsstörung im Bereich der Verzweigungen des Reizleitungssystems des Herzens (meist als Folge von ausgedehnten Zerstörungen der peripheren Abschnitte des Erregungsleitungssystems)

Vesalius-Knochen [nach dem belg. Anatomen Andreas Vesalius, 1514–1564]: **1)** Sesambein in der Ursprungssehne des ↑Musculus gastrocnemius. **2)** Sesambein am äußeren Fußrand zwischen dem ↑Os cuboideum und dem fünften Mittelfußknochen

Vesania [zu lat. *vesanus* = wahnsinnig] *w; -*: veraltete allg. Bezeichnung für: Geisteskrankheit; Wahnsinn. **vesa|nus:** veraltet für: geisteskrank; wahnsinnig

Vesica [aus lat. *vesica*, Gen.: *vesicae* = Harnblase; Blase] *w; -*, ...cae: „Blase“, sackförmiges Hohlorgan, das mit Körpersäften angefüllt ist (Anat.). **Vesica fellea:** Gallenblase, birnenförmiges, etwa 8–12 cm langes Hohlorgan am vorderen Teil der unteren Leberfläche, das als Reservoir für die Gallenflüssigkeit dient. **Vesica urinaria:** Harnblase, sackförmiges, im Becken gelegenes Hohlorgan mit muskulösen Wandungen, das den durch die Harnleiter aus den Nieren kommenden Harn aufnimmt

vesicalis vgl. vesikal

vesicorenalis vgl. vesikorenal

vesicoureteralis vgl. vesikoureteral

vesicouterinus vgl. vesikouterin

vesico|vaginalis [zu ↑Vesica (in der Fügung ↑Vesica urinaria) u. ↑Vagina]: die Harnblase und die weibliche Scheide betreffend bzw. den Raum dazwischen

Vesicula [Verkleinerungsbildung zu lat. *vesica* = Harnblase; Blase] *w; -*, ...lae: **1)** kleines bläschenförmiges Organ, Bläschendrüse (Anat.). **2)** primäre Hauteffloreszenz, kleiner, über die Hautoberfläche vorragender, flüssigkeitsgefüllter Hohlraum (Med.). **Vesicula ophthalmica:** primäre Augenblase, gestieltes, hohles Bläschen, das beiderseits aus der Großhirnblase hervorwächst (sie stellt die erste Anlage des Auges dar). **Vesicula seminalis:** „Samenbläschen“, paarig vorhandener, vielfach gewundener, etwa 12 cm langer Drüsenschlauch am unteren Ende der männlichen Harnblase

vesicularis vgl. vesikulär

Vesiculitis vgl. Vesikulitis

vesiculosus vgl. vesikulös

vesikal, in fachspr. Fügungen: **vesicalis, ...le** [zu ↑Vesica]: zur Harnblase gehörend, sie betreffend

Vesikans [zu lat. *vesica* = Blase] *s; -*, ...anzien [...*i^en*] u. ...antia: Blasen ziehendes Mittel, Hautreizmittel, das zu Blasenbildung führt

Vesiko|rektal|fistel [zu ↑Vesica (in der Fügung ↑Vesica urinaria) u. ↑Rektum]: krankhafter, unnatürlicher Verbindungsgang zwischen Harnblase und Mastdarm

vesiko|renal, in fachspr. Fügungen: **vesicorenalis, ...le** [zu ↑Vesica (in der Fügung ↑Vesica urinaria) u. ↑Ren]: Harnblase und Niere betreffend

Vesiko|stomie [↑Vesica (in der Fügung ↑Vesica urinaria) u. ↑...stomie] *w; -*, ...ien: operative Eröffnung der Harnblase und Herstellung einer künstlichen Verbindung zwischen Harnblase und Körperoberfläche

Vesiko|umbilikal|fistel [zu ↑Vesica (in der Fügung ↑Vesica urinaria) und ↑Umbilicus]: krankhafter, unnatürlicher Verbindungsgang zwischen Harnblase und Nabel

vesiko|ureteral, in fachspr. Fügungen: **vesico|ureteralis, ...le** [zu ↑Vesica (in der Fügung ↑Vesica urinaria) u. ↑Ureter]: Harnblase und Harnleiter betreffend

vesiko|uterin, in fachspr. Fügungen: **vesicouterinus, ...na, ...num** [zu ↑Vesica (in der Fügung ↑Vesica urinaria) u. ↑Uterus]: Harnblase und Gebärmutter betreffend bzw. den Raum zwischen beiden Organen

Vesiko|vaginal|fistel [zu ↑Vesica (in der Fügung ↑Vesica urinaria) und ↑Vagina]: bei Frauen krankhafter, unnatürlicher Verbindungsgang zwischen Harnblase und Scheide

vesikulär, in fachspr. Fügungen: **vesicularis, ...re** [zu lat. *vesicula* = Bläschen]: bläschenartig; in den Lungenbläschen auftretend (z. B. vom Atemgeräusch)

Vesikulär|atmen: „Bläschenatmen“, normales, physiologisches Atemgeräusch, das über der gesunden Lunge vor allem während der Inspiration zu hören ist u. einen tiefen, brausenden Charakter hat

Vesikul|ek|tomie [↑Vesicula (in der Fügung ↑Vesicula seminalis) u. ↑Ektomie] *w; -*, ...ien: operative Entfernung der Samenbläschen

Vesikulitis [zu ↑Vesicula (in der Fügung ↑Vesicula seminalis)] *w;* -, ...itiden, in fachspr. Fügungen: **Vesiculitis,** *Pl.:* ...itides: Entzündung der Samenbläschen

Vesikulo|gramm [↑Vesicula (in der Fügung ↑Vesicula seminalis) u. ↑...gramm] *s;* -s, -e: Röntgenbild der Samenbläschen. **Vesikulo|gra|phie** [↑...graphie] *w;* -, ...ien: röntgenographische Darstellung der Samenbläschen nach Verabreichung eines Kontrastmittels

vesikulös, in fachspr. Fügungen: **vesiculosus, ...osa, ...osum** [zu ↑Vesicula]: bläschenförmig verändert, bläschenreich (von der Beschaffenheit der Haut)

Vesikulo|tomie [↑Vesicula (in der Fügung ↑Vesicula seminalis) u. ↑...tomie] *w;* -, ...ien: operative Spaltung der Samenbläschen

vestibular und **vestibulär,** in fachspr. Fügungen: **vestibularis, ...re** [zu ↑Vestibulum]: ein Vestibulum betreffend, von einem Vestibulum ausgehend; insbesondere: vom Vorhof des knöchernen Labyrinthes des Ohres ausgehend (z. B. von Krankheitsprozessen oder Kopfschmerzen)

Vestibular|ap|parat: Gleichgewichtsorgan im Ohr, bestehend aus dem Vorhofsäckchen und den häutigen Bogengängen

vestibulo|coch|lea|ris, ...re [zu ↑Vestibulum u. ↑Cochlea]: zum Vorhof des Labyrinths (mit dem Gleichgewichtsorgan) und zur Gehörgangsschnecke (mit dem Hörorgan) gehörend; dem Gleichgewichtssinn und dem Hörvermögen dienend; z. B. in der Fügung ↑Organum vestibulocochleare

vestibulo|gen [zu ↑Vestibulum u. ↑...gen]: vom Vorhof des Labyrinths (mit dem Gleichgewichtsorgan) ausgehend; z. B. vestibulogene Epilepsie

vestibulo|spinalis, ...le [zu ↑Vestibulum und ↑spinalis (in der Fügung ↑Medulla spinalis)]: zum Vorhof des Labyrinthes (mit dem Gleichgewichtsorgan) und zum Rückenmark gehörend; z. B. in der Fügung ↑Tractus vestibulospinalis (Anat.)

Vestibulum [aus lat. *vestibulum,* Gen.: *vestibuli* = Vorhof, Vorplatz] *s;* -s, ...la: „Vorhof", vor dem eigentlichen Organ liegender, den Eingang bildender Teil desselben (Anat.). **Vestibulum (au|ris):** Vorhof des knöchernen Labyrinthes des Ohres. **Vestibulum bursae omentalis:** Vorhof des Netzsackes, schmaler Gang, der in die ↑Bursa omentalis mündet. **Vestibulum laryngis** [↑Larynx]: Vorhof des Kehlkopfes. **Vestibulum nasi:** Vorhof der Nasenhöhle, trichterförmiger Raum über dem Nasenloch. **Vestibulum oris** [↑²Os]: der durch die geschlossenen Zahnreihen, die Lippen u. die Wangen begrenzte Vorhof der Mundhöhle. **Vestibulum vaginae:** „Scheidenvorhof", äußere Scham, bei Frauen Bezeichnung für den unterhalb der äußeren Harnröhrenmündung und des Scheideneinganges zwischen den beiden kleinen Schamlippen gelegenen Raum

Vestigium [aus lat. *vestigium* = Fußsohle; Fußspur; zurückgelassene Spur] *s;* -s, ...gia: Relikt eines Organs oder Organteils, das sich normalerweise im Laufe der fetalen Entwicklung zurückbildet. **Vestigium processus vaginalis:** durch den Leistenkanal verlaufende Bauchfellausstülpung, die sich im Laufe der fetalen Entwicklung nicht völlig verschließt

Veterinär [von lat. *veterinarius* = zum Zugvieh gehörend; Tierarzt] *m;* -s, -e: Tierarzt. **Veterinär|medizin:** Tierheilkunde

veterinär|medizinisch-technischer Assis|tent: medizinischer Assistenzberuf, bereitet für den Tierarzt, Zoologen oder Biochemiker Untersuchungen an Tieren oder tierischen Produkten vor oder führt diese selbst durch; Abk.: VTA

Via naturalis [lat. *via* = Weg; ↑naturalis] *w;* - -, Viae ...les: „der natürliche Weg", Bezeichnung für die natürlichen Passagen des Körpers, durch die Stoffe in den Körper gelangen u. durch die sie ihn verlassen können (z. B. der Darmtrakt); vgl. per vias naturales

Vibices [aus lat. *vibix,* Gen.: *vibicis* = Strieme, Schwiele] *Pl.:* kleine, streifenförmige Blutungen unter der Haut, häufig in der Umgebung von Follikeln

vi|brans [zu lat. *vibrare* = schwingen, schütteln]: zitternd, vibrierend; z. B. in der Fügung ↑Pulsus vibrans. **Vi|bration** *w;* -, -en: Durchschüttelung u. Durchrüttelung des Gewebes als Form der [manuellen] Massage bes. zur Lockerung von Muskelverkrampfungen. **Vibrator** *m;* -s, ...toren: Gerät zur Durchführung der Vibrationsmassage

Vi|brio [zu lat. *vibrare* = schwingen, schütteln] *m;* -s, ...io|nes u. (eindeutschend) ...io|nen: Gattung gramnegativer, begeißelter Kommabakterien (mit dem Choleraerreger)

Vi|brio|se [zu ↑Vibrio] *w;* -, -n, in fachspr. Fügungen: **Vi|brio|sis,** *Pl.:* ...io|ses: Erkrankung durch Bakterien der Gattung Vibrio

Vi|brissae [aus gleichbed. lat. *vibrissae*] *Pl.:* die Haare in den Nasenöffnungen

vicarius vgl. vikariierend

Vicq-d'Azyr-Bündel [*wikdasir...;* nach dem frz. Anatomen F. Vicq d'Azyr, 1748–1795]: = Fasciculus mamillothalamicus

Vieleckbein: 1) vgl. Os trapezium. **2)** vgl. Os trapezoideum

Vierhügel vgl. Corpora quadrigemina

Viertagefieber vgl. Febris quartana

vierte Geschlechtskrankheit vgl. Lymphogranuloma inguinale

vierte Krankheit vgl. Rubeola scarlatinosa

Vigil|ambulismus [zu lat. *vigil* = wach, munter u. lat. *ambulare* = umhergehen] *m;* -, ...men: ein dem ↑Somnambulismus analoger Zustand während des Wachseins (z. B. bei Hysterie)

Vigilanz [zu lat. *vigil* = wach, munter] *w;* -: **a)** Aufmerksamkeit; **b)** Zustand erhöhter Reaktionsbereitschaft (Psychol.). **Vigilia** *w;* -: Schlaflosigkeit

Vigou|roux-Zeichen [*wiguru...;* nach dem frz. Neurologen Auguste Vigouroux (19. Jh.)]: verminderter elektrischer Leitungswiderstand der Haut (z. B. bei Basedow-Krankheit)

vikari|ie|rend, in fachspr. Fügungen: **vicarius, ...ria, ...ri|um** [zu lat. *vicarius* = stellvertretend]: stellvertretend; den Ausfall eines Organs oder einer Organfunktion ausgleichend, die Funktion eines ausgefallenen Organs übernehmend. **vikari|ie|rende Hypertro|phie:** Hypertrophie eines Organs als Leistungsausgleich für den Ausfall eines anderen

Villi|kinin [zu ↑Villus u. gr. κινεῖν = bewegen] *s;* -s: Wirkstoff in der Darmschleimhaut, der die Bewegung der Darmzotten regelt

villös, in fachspr. Fügungen: **villosus, ...osa, ...osum** [zu ↑Villus]: zottenreich (bes. von den Schleimhautfalten des Magens oder Darms gesagt)

Villus [aus lat. *villus,* Gen.: *villi* = zottiges Haar; Zotte] *m;* -, Villi: „Zotte", Schleimhautfortsatz eines Organs oder Organteils (Anat.). **Villi intestinales** *Pl.:* „Darmzotten", kegel- u. fadenförmige Fortsätze der Dünndarmschleimhaut, die die Nahrungsstoffe aufsaugen. **Villi syn|ovia|les** *Pl.:* zellenartige, meist mikroskopisch kleine Fortsätze an der Innenschicht der Gelenke

Vinculum [aus lat. *vinculum,* Gen.: *vinculi* = Band; Fessel] *s;* -s, ...la: Faserband, Faserzug (Anat.). **Vinculum breve:** kurzer Faserzug am Ansatz der Fingersehnenscheiden. **Vinculum lon|gum:** langer Faserzug in der Höhe des Fingergrundgliedes. **Vincula tendinum (digitorum manus)** [↑Tendo] *Pl.:* Faserzüge zu den Sehnenscheiden der Finger. **Vincula tendinum (digitorum pedis)** [↑Pes] *Pl.:* Faserzüge zu den Sehnenscheiden der Zehen

vio|lent [aus gleichbed. lat. *violentus*]: gewaltsam, durch Gewalteinwirkung entstehend (z. B. von einer Blutung gesagt)

VIP [Kurzw. aus engl. *v*asoactive *i*ntestinal *p*olypeptide = gefäßaktives, intestinales Polypeptid] *s;* -s, -s: gastrointestinales Hormon, das auf die glatte Blutgefäßmuskulatur wirkt und in der Leber inaktiviert wird

Vipom [zu ↑VIP] *s;* -s, -e, in fachspr. Fügungen: **Vipoma,** *Pl.:* -ta: im Verdauungstrakt durch übermäßige Produktion von VIP hervorgerufene Geschwulst

Viraginität [zu lat. *virago,* Gen.: *viraginis* = mannhafte Jungfrau] *w;* -: männliches Sexualempfinden der Frau. **Virago** *w;* -, -s od. ...gines: „Mannweib", Frau mit den Zeichen der Viraginität

viral [zu ↑Virus]: durch Viren bedingt (z. B. viraler Infekt); aus Viren hergestellt, von Viren stammend (z. B. viraler Impfstoff)

Vir|ämie [↑Virus u. ↑...ämie] *w;* -, ...ien: Vorhandensein von Viren im Blut. **vir|ämisch:** die Virämie betreffend

Virchow-Drüse [*...cho...;* nach dem dt. Pathologen Rudolf Virchow, 1821–1902]: bei bösartigen Bauchgeschwülsten oberhalb des linken Schlüsselbeins tastbarer metastatischer Lymphknoten. **Virchow-Hassall-Körperchen** [*...häßᵉl...*]: = Hassall-Körperchen. **Virchow-Trias:** Gefäßwandschädigung, Blutgerinnungssteigerung und Hypostase als die drei wesentlichen Faktoren für die Pathogenese der Thrombose

Virginität [zu lat. *virgo,* Gen.: *virginis* = Jungfrau] *w;* -: Jungfräulichkeit. **Virgo** *w;* -, ...gines; fachspr. meist in der Fügung: **Virgo in|tacta:** „Jungfrau", weibliche Person, die noch keinen Geschlechtsverkehr hatte u. deren ↑Hymen noch unverletzt ist

viridans [zu lat. *viridare* = grün sein, grünen (lat. *viridis* = grün)]: grünend, grün, grünen Bewuchs (auf einem Substrat) bildend; z. B. in der Fügung ↑Streptococcus viridans

viril, in fachspr. Fügungen: **virilis, ...le** [zu lat. *vir* = Mann]: **1)** den Mann oder das männliche Geschlecht betreffend; männlich. **2)** charakteristische männliche Züge oder Eigenschaften aufweisend; vermännlicht (speziell von Frauen, aber auch von Knaben gesagt). **virilisie|ren:** vermännlichen. **Virilismus** *m;* -, auch: **Virilisie|rung:** *w;* -: **1)** Vermännlichung der Frau. **2)** vorzeitige Geschlechtsreife bei Knaben. **Virilität** *w;* -: männliche [Zeugungs]kraft, Mannbarkeit

Virion [zu ↑Virus] *s;* -s, Viria: einzelnes, infektiöses Virusteilchen, das außerhalb der Zelle liegt

Viro|id [↑Virus u. ↑...id] *s;* -[e]s, -e (meist *Pl.*): zirkulierende infektiöse Nukleinsäuren ohne Proteinhülle

Viro|loge [↑Virus u. ↑...loge] *m;* -n, -n: Virusforscher, Wissenschaftler auf dem Gebiet der Virologie. **Viro|logie** [↑...logie] *w;* -: Wissenschaft und Lehre von den Viren. **viro|logisch:** die Virologie betreffend

Viro|pexis [↑Virus u. gr. πῆξις = Befestigen, Verbinden] *w;* -: Aufnahme eines Virus in zytoplasmatische Vakuolen

Viro|statikum [zu ↑Virus u. gr. στάσις = das Stehen, der Stillstand] *s;* -s, ...ka: Arzneimittel, das hemmend auf das Wachstum und die Vermehrung von Viren einwirkt. **viro|statisch:** die Vermehrung von Viren hemmend (z. B. von Medikamenten)

Viro|zid [zu ↑Virus u. lat. *caedere* (in Zus. *-cidere*) = niederhauen, töten] *s;* -[e]s, -e: Substanz, die krankheitserregende Viren unwirksam macht

Viro|zyt [↑Virus u. ↑...zyt] *m;* -en, -en (meist *Pl.*): vergrößerte ↑Lymphozyten, die bei Viruserkrankungen auftreten

virulent [zu ↑Virus]: aktiv, schädlich, krank machend. **Virulenz** *w;* -; schädliche Aktivität von Krankheitserregern im Organismus bzw. die Gesamtheit ihrer krank machenden Eigenschaften

Virus [aus lat. *virus,* Gen.: *viri* = Schleim; Saft; Gift] *s* (ugs. auch: *m*); -, Viren (in fachspr. Fügungen: Viri): Gruppe kleinster Krankheitserreger (mit einem Durchmesser unter 0,3 µm), die bakteriendichte Filter passieren und nur auf lebendem Gewebe gedeihen (Erreger verschiedenster Infektionskrankheiten, z. B. der Röteln, Masern, Kinderlähmung, Pocken u. Tollwut)

Viscera vgl. Viszera. **visceralis** vgl. viszeral

visibel [aus lat. *visibilis* = sichtbar]: sichtbar, (der Größenordnung nach) im Sichtbarkeitsbereich des Lichtmikroskops liegend (z. B. von Mikroorganismen)

vis|kos, vis|kös, auch: **vis|zid,** in fachspr. Fügungen: **vis|cidus, ...da, ...dum** [zu lat. *viscum* = Mistel; Vogelleim]: klebrig, leimartig, zähflüssig (bezogen auf die Beschaffenheit von Flüssigkeiten)

Viskosi|pa|thie [zu ↑viskos u. ↑...pathie] *w;* -, ...ien: Störung der Verflüssigung einer Substanz (z. B. von Sperma)

Vis|kosität [zu ↑viskos] *w;* -: Zähflüssigkeit kolloidaler Lösungen o. Ä.

Viso|motorik, auch: **Visuo|motorik** [↑Visus u. ↑Motorik] *w;* -: Gesamtheit der willkürlichen Blickbewegungen

visuell, in fachspr. Fügungen: **visu|alis, ...le** [zu lat. *videre, visum* = sehen]: das Sehen, den Gesichtssinn betreffend; z. B. in der Fügung ↑Claudicatio visualis. **Visus** *m;* -: das Sehen, der Gesichtssinn; die Sehschärfe

Vis|zera [aus gleichbed. lat. *viscera,* Gen.: *viscerum*] *Pl.:* „Eingeweide", Sammelbezeichnung für die im Inneren der Schädel-, Brust-, Bauch- und Beckenhöhle gelegenen Organe. **vis|zeral,** in fachspr. Fügungen: **visceralis, ...le:** die Eingeweide betreffend

Vis|zeral|bögen: = Kiemenbögen

Vis|zero|megalie [zu ↑Viszera u. gr. *μέγας* (mit Stammerweiterung: *μεγαλο-*) = groß] *w;* -, ...ien: abnorme Vergrößerung der Eingeweide

Vis|zero|ptose [↑Viszera und gr. *πτῶσις* = das Fallen, der Fall] *w;* -, -n: krankhafte Senkung der Baucheingeweide

viszid vgl. viskos

Vita [aus lat. *vita,* Gen.: *vitae* = Leben] *w;* -: das Leben, die Lebensfunktion, die Lebenskraft. **Vita maxima:** größtmögliche Leistungsfähigkeit des Organismus. **Vita minima:** stark herabgesetzte Lebenstätigkeit des Organismus. **Vita re|ducta:** „reduziertes Leben", Zustand des Organismus bei Ausfall oder Funktionsstörung lebenswichtiger Organsysteme. **Vita sexualis:** Geschlechtsleben. **vital,** in fachspr. Fügungen: **vitalis, ...le:** das Leben betreffend; funktionstüchtig; lebenswichtig

Vital|färbung: Färbung frisch entnommener Zellen oder Gewebe ohne vorausgegangene Fixierung

Vital|kapazität: Fassungsvermögen der Lunge an Atemluft (etwa 3 500–5 000 ml), bestehend aus der Summe von Atemvolumen, inspiratorischem u. exspiratorischem Reservevolumen; Abk.: VK

Vital|organe *Pl.:* zusammenfassende Bez. für die lebenswichtigen Organe Herz, Lunge, Gehirn, Leber und Nieren

Vita|mer [Kurzbildung zu ↑Vitamin u. ↑Isomer] *s;* -s, -e (meist *Pl.*): organische Verbindungen mit definierter Vitaminaktivität, die sich jedoch strukturell von dem eigentlichen Vitamin unterscheiden können

Vit|amin [Kunstw. aus lat. *vita* = Leben u. ↑*Amin] s;* -s, -e: Sammelbezeichnung für verschiedene organische Verbindungen, die als Wirkstoffe für die Aufrechterhaltung der Lebensvorgänge im Organismus unentbehrlich sind. (Vitamine können, mit Ausnahme von Vitamin K, im Organismus nicht synthetisiert werden und müssen deshalb in ihrer wirksamen Form oder deren Vorstufen ständig mit der Nahrung dem Organismus zugeführt werden. Fehlen von Vitaminen oder unzureichende Vitaminversorgung führt zu Mangelerscheinungen, d. h. zur ↑Avitaminose oder ↑Hypovitaminose, ein Überangebot führt zur ↑Hypervitaminose.) **Vit|amin A:** Epithelschutzvitamin, hauptsächlich vorkommend in Milch, Butter, Leber sowie in Form der Karotine in Pflanzen, z. B. Karotten, Tomaten, Hagebutten (es ist Bestandteil des Sehpurpurs; Mangel an Vitamin A führt zu Nachtblindheit und Augenhornhauterweichung, Überangebot zu Krämpfen). **Vit|amin B_1:** hauptsächlich in den Keimanlagen von Pflanzen, in Hefe, Fleisch, Leber, Milch, Kartoffeln und Früchten vorkommendes Vitamin, das für den Kohlenhydratstoffwechsel, besonders im Nervensystem, wichtig ist (Mangel führt zu ↑Beriberi). **Vit|amin B_2:** hauptsächlich in Spinat, Birnen, Bananen, Fleisch, Leber, Milch und Eiern vorkommendes Vitamin, das in die Zellatmung eingreift (Mangel führt zu Wachstumsstörungen, Brüchigkeit der Nägel und Schrunden der Haut). **Vit|amin B_6:** hauptsächlich in Hefe, Getreidekeimlingen, Leber u. Kartoffeln vorkommendes Vitamin, das am Stoffwechsel der Aminosäuren beteiligt ist (Mangel führt zu Störungen im Eiweißstoffwechsel und zentralnervösen Störungen). **Vit|amin B_{12}:** hauptsächlich in der Leber u. im Darminhalt vorkommendes Vitamin (vgl. Extrinsic Factor), das mit anderen Wirkstoffen zusammen (vgl. Intrinsic Factor) bes. für die Bildung der roten Blutkörperchen unentbehrlich ist (Mangel führt zur ↑perniziösen Anämie). **Vit|amin C:** hauptsächlich in Orangen, Zitronen, Grapefruits, Tomaten, Hagebutten, Paprika, Kartoffeln und Frischgemüse vorkommendes Vitamin, das den gesamten Zellstoffwechsel aktiviert (Mangel führt u.a. zu ↑Skorbut). **Vit|amin D:** hauptsächlich in Milch, Butter, Eigelb, Leber und Lebertran vorkommendes Vitamin, das den Phosphorspiegel im Blut reguliert und bes. für die Mineralisation der Knochen und Zähne wichtig ist (Mangel führt zu ↑Rachitis und ↑Osteomalazie, Überangebot zu Störungen des Phosphor- und Kalziumhaushaltes). **Vit|amin E:** hauptsächlich in Getreidekeimlingen, Fleisch, Mehl und im Eidotter vorkommendes Vitamin, das unentbehrlich ist für die Funktion der Keimdrüsen, für den Ablauf der Schwangerschaft u. für die Funktionstüchtigkeit des Nervensystems und der Muskulatur (Mangel kann zu Sterilität und Fehlgeburten führen). **Vit|amin F:** in allen tierischen und pflanzlichen Fetten vorkommendes Vitamin, das den Blutcholesterinspiegel reguliert und die Fettablagerung in den Wänden der Blutgefäße verhindert (Mangel führt zu Wachstumsstillstand). **Vitamin H:** vorwiegend in Hefe, gerösteten Erdnüssen, Schokolade, getrockneten Erbsen und Pilzen vorkommendes Vitamin, das am Aufbau von Enzymen, ferner an der Harnstoffbildung und an der Purinsynthese beteiligt ist (Mangel führt zu ↑Seborrhö). **Vit|amin I:** hauptsächlich im Saft von Zitronen, in schwarzen Johannisbeeren und im Holunder vorkommendes Vitamin, das gegen Lungenentzündung wirken soll (der Vitamincharakter ist nicht gesichert). **Vit|amin K:** besonders in Spinat, Rosenkohl, Tomaten, Leber, Früchten, Milch u. Fleisch vorkommendes Vitamin, das auch von den Darmbakterien gebildet wird u. eine Rolle bei der Blutgerinnung spielt (Mangel führt zu Schleimhaut- und Hautblutungen). **Vitamin L:** Laktationsvitamin, hauptsächlich in Hefe und Rinderleber enthaltenes Vitamin (Mangel führt zu Laktationsstörungen). **Vit|amin M:** hauptsächlich in Hefe, Leber, grünen Blättern, Milch und Getreidekörnern vorkommendes Vitamin, das eine wichtige Rolle für Wachstum und Fortpflanzung sowie für die Blutbildung spielt. **Vit|amin P:** vor allem im Thymus, in Zitronen, Orangen, im Paprika, in Hagebutten und Johannisbeeren vorkommendes Vitamin, das für die Verminderung der Durchlässigkeit der Kapillaren verantwortlich ist u. außerdem entzündungshemmende u. antiallergische Eigenschaften hat. **Vit|amin T:** aus Termiten und anderen Insekten sowie aus Mehlkäferlarven isoliertes Vitamin unbekannter Struktur (es ist ein Wachstumshormon). **Vit|amin V:** besonders in grünem Gemüse, in der Milch u. im Eidotter vorkommendes Vitamin, das das Auftreten von Magengeschwüren verhindern soll

Vit|aminose [zu ↑Vitamin] *w;* -, -n: Sammelbez. für Krankheiten, die durch Fehlen, Unter- oder Überangebot bzw. Störung der Verwertung eines Vitamins entstehen; vgl. Avitaminose, Hypovitaminose, Hypervitaminose

vitellinus, ...na, ...num [zu lat. *vitellus* = Eidotter]: zum Eidotter gehörend (Biol.). **Vitellus** *m;* -, ...lli: Dotter, Eidotter, Nahrungs- und Reservematerial der Eizelle (Biol.)

Vitiligo [aus lat. *vitiligo,* Gen.: *vitiliginis* = krankhafter Hautausschlag, Hautflechte] *w;* -, ...ligines: Scheckhaut, erworbene Pigmentanomalie der Haut mit scharf begrenzten weißen Flecken

Vitium [aus lat. *vitium,* Gen.: *vitii* = Gebrechen, Schaden; Fehler] *s;* -s, ...tia: organischer Fehler oder Defekt; meist Kurzbez. für: Vitium cordis. **Vitium cordis** [↑Cor]: Herzfehler, Herzklappenfehler

Vi|trek|tomie [zu ↑vitreus (in der Fügung ↑Corpus vitreum) u. ↑Ektomie] *w;* -, ...ien: operative Entfernung des Glaskörpers (Corpus vitreum) des Auges, vor allem zur Behandlung der diabetischen Retinopathie

vi|tre|us, ...ea, ...e|um [zu lat. *vitrum* = Glas]: gläsern, glasig, glasartig; z.B. in der Fügung ↑Corpus vitreum

vivax [aus gleichbed. lat. *vivax*]: lebenskräftig; belebt; z.B. in der Fügung ↑Plasmodium vivax

Vivi|sektion [zu lat. *vivus* = lebendig u. ↑Sektion] *w;* -, -en: operativer Eingriff am lebenden, narkotisierten Tier (zu Forschungszwecken)

VK: Abk. für ↑Vitalkapazität

VLDL: = Very-low-density Lipoproteins

vocalis vgl. vokal

Voegtlin-Einheit [nach dem amer. Pharmakologen Carl Voegtlin, 19./20. Jh.]: standardisierte Mengeneinheit für Hormonpräparate von Hypophysenhinterlappenhormonen; Abk.: VE

Vogelgesicht vgl. Brachygnathie

Vogelmilbe vgl. Dermanyssus gallinae

Vogelsporn vgl. Calcar avis

Vogt-Erkrankung [nach dem dt. Neurologen Oskar Vogt, 1870–1959]: Bezeichnung für eine Gruppe erblich bedingter Erkrankungen des extrapyramidalen Systems (dazu gehören der ↑Status dysmyelinisatus im Pallidum und der ↑Status marmoratus im Striatum)

Voit-Kostmaß [nach dem dt. Physiologen Carl von Voit, 1831–1908]: statistisch ermittelter Wert für eine ausreichende Ernährung eines mittelschwer Arbeitenden pro Tag (118 g Eiweiß, 56 g Fett, 500 g Kohlenhydrate)

Vojta-Therapie [*woi...*; nach dem zeitgen. tschech. Neurologen V. Vojta]: krankengymnastische Behandlung bei frühkindlichen zerebralen Bewegungsstörungen mit dem Ziel, die pathologischen Bewegungen zu beseitigen

vokal, in fachspr. Fügungen: **vocalis, ...le** [zu lat. *vox,* Gen.: *vocis* = Stimme]: die Stimme, den Stimmapparat betreffend

Vola [aus lat. *vola,* Gen.: *volae* = die hohle Hand] *w;* -, ...lae; in den Fügungen: **Vola manus:** ältere anat. Bezeichnung für ↑Palma manus. **Vola pedis** [↑Pes]: ältere anat. Bezeichnung für ↑Planta pedis

Vol|ämie [Kurzwort aus ↑Volumen und ↑...ämie] *w;* -: Verhältnis der Gesamtblutmenge des Organismus zum Körpergewicht (normal etwa bei 75 ml pro kg Körpergewicht)

volar, in fachspr. Fügungen: **volaris, ...re** [zu ↑Vola]: = palmar

Volar|flexion: = Palmarflexion

volatil [von lat. *volatilis* = fliegend; flüchtig]: flüchtig, schnell verdunstend (von Stoffen wie Äther gesagt)

Volhard-Wasserversuch [nach dem dt. Internisten Franz Volhard, 1872–1950]: in zwei aufeinander folgenden Versuchen bestehende Methode zur Prüfung der Nierenfunktion: **a) Verdünnungsversuch:** Der Patient trinkt morgens auf nüchternen Magen in einem Zeitraum von 15 Minuten 1 500 ml Wasser oder dünnen Tee; innerhalb von 4 Stunden wird beim Gesunden (bei halbstündlichem Wasserlassen) die ganze Flüssigkeitsmenge, wenigstens aber $^2/_3$ davon, mit dem Harn ausgeschieden, wobei das spezifische Gewicht des Harns auf etwa 1,001 absinkt; **b) Konzen|trationsversuch:** Im Anschluss an den Verdünnungsversuch bekommt der Patient für 20 Stunden nur Trockenkost; das spezifische Gewicht des Harns steigt dann beim Gesunden auf etwa 1,026

Volkmann-Beckenstütze [nach dem dt. Chirurgen Richard von Volkmann, 1830 bis 1889]: Bänkchen zur Auflagerung des Beckens bei der Anlegung eines Beckengipsverbandes. **Volkmann-Dreieck:** dreieckförmiges Knochenstück am hinteren unteren Ende des Schienbeins, das bei Unfällen abbrechen kann

Volkmann-Kanäle [nach dem dt. Physiologen A. W. Volkmann, 1800–1877]: Gefäßkanäle im Knochen, die diesen quer und schräg durchziehen und in die ↑Havers-Kanäle münden

Volkmann-Kon|traktur [nach dem dt. Chirurgen Richard von Volkmann, 1830–1889]: Kontraktur und Atrophie eines Muskels, hervorgerufen durch Störungen der Blutzirkulation (z. B. durch zu enge Verbände). **Volkmann-Löffel:** scharfrandiger chirurgischer Metalllöffel zum Auskratzen eiternder Knochenherde. **Volkmann-Schiene:** Schiene aus einer Metallrinne mit Fußbrett zur starren Lagerung des Unterschenkels bei Beinverletzungen

Volt [nach dem ital. Physiker Alessandro Volta, 1745–1827] *s;* - u. - [e]s, -: internationale Bezeichnung für die Einheit der elektrischen Spannung; Zeichen: V

Volumen [von lat. *volumen,* Gen.: *voluminis* = was gerollt, gewickelt oder gewunden wird; Schriftrolle, Buch, Band] *s;* -s, - u. ...mina: Rauminhalt eines festen, flüssigen oder gasförmigen Körpers (Phys.). **Volumen pulmonum auctum** [↑Pulmo]: „Lungenblähung“, Vermehrung des Lungeninhaltes

Volu|me|trie [Kurzbildung aus ↑Volumen u. ↑...metrie] *w;* -, ...ien: Messung und Registrierung des Rauminhaltes z. B. von Ödemen

Volvulus [zu lat. *volvere* = drehen, wälzen, winden] *m;* -, ...li: Darmverschlingung, Drehung einer Darmschlinge um ihre Achse, um die Achse ihres Gekröses oder um eine andere Darmschlinge mit Abschnürung des Darmlumens und Strangulation der Darmgefäße

Vomer [aus lat. *vomer,* Gen.: *vomeris* = Pflugschar] *m;* -s, ...res: „Pflugscharbein“, flacher, rautenförmiger Knochen, der senkrecht in der Mittellinie der Nasenhöhle liegt und den hinteren Teil der Nasenscheidewand bildet (Anat.)

vomero|nasalis, ...le [zu ↑Vomer u. ↑Nasus]: zum Pflugscharbein u. zur Nase gehörend; z. B. in der Fügung ↑Cartilago vomeronasalis (Anat.)

vomero|vaginalis, ...le [zu ↑Vomer u. ↑vaginalis (in der Fügung ↑Processus vaginalis)]: zwischen Pflugscharbein und ↑Processus vaginalis des Keilbeins gelegen; z. B. ↑Canalis vomerovaginalis (Anat.)

vomie|ren [aus gleichbed. lat. *vomere, vomitum*]: sich erbrechen. **Vomitiv** [*...tif*] *s;* -s, -e oder **Vomitivum** [*...iw...*] *s;* -s, ...va und **Vomitorium** *s;* -s, ...ria oder ...rien [*...iᵉn*]: = Emetikum. **Vomitus** *m;* -: „Erbrechen“, plötzliche Entleerung des Mageninhalts durch die Speiseröhre und den Mund nach außen (z. B. als Folge eines Magenkrampfes oder einer akuten Magenerkrankung). **Vomitus biliosus:** „Galleerbrechen“, Erbrechen von gallehaltigem Mageninhalt (Vorkommen bei Pylorusatonie, Duodenumaffektionen, Gallenblasenentzündung und bei akuter Bauchspeicheldrüsenentzündung). **Vomitus cru|entus:** „Bluterbrechen“, Erbrechen des Mageninhalts mit Blutbeimischungen (z. B. bei blutenden Magengeschwüren u. bei blutenden Magentumoren). **Vomitus**

faeculentus: „Koterbrechen", Erbrechen des Mageninhalts mit Stuhlbeimischungen (bei schweren Stenosen des Magen-Darm-Kanals). **Vomitus gravidarum:** = Emesis gravidarum. **Vomitus matutinus:** morgendliches Erbrechen bei chronischer Magenschleimhautentzündung (bes. bei Alkoholikern)

Vorazität, auch: **Voracitas** [zu lat. *vorax* = gefräßig] *w;* -: = ^{2}Akorie

Vorderarm vgl. Antebrachium

Vorderhaupt[s]lage: Geburtslage, bei der das Vorderhaupt des kindlichen Kopfes führender Teil ist

Vorderhirn vgl. Prosencephalon

Vordersäule vgl. Columna anterior

Vorderwand|in|farkt: Herzinfarkt im Bereich der Vorderwand der rechten Herzkammer

Vorfall vgl. Prolaps

Vorhaut vgl. Präputium

Vorhautbändchen vgl. Frenulum praeputii

Vorhof: **1)** vgl. Atrium. **2)** vgl. Vestibulum

Vorhoffenster vgl. Fenestra vestibuli

Vorhofflattern: Herzrhythmusstörung mit krankhafter Erhöhung der Vorhofschlagfolge auf 250–350 Schläge pro Minute

Vorhofflimmern: Herzrhythmusstörung mit Reizbildungsstörungen im Bereich der Vorhöfe (Frequenz von mehr als 300–350 Schlägen pro Minute)

Vorhofsäckchen: **1)** vgl. Sacculus. **2)** vgl. Utriculus

Vorhof|septum|de|fekt: meist angeborener Substanzdefekt in der Scheidewand der beiden Herzvorhöfe

Vorhoftreppe vgl. Scala vestibuli

Vorlast *w;* -, -en: vgl. Preload

Vormilch vgl. Kolostrum

Vorsteherdrüse vgl. Prostata

Vortex [aus lat. *vertex (vortex),* Gen.: *verticis (vorticis)* = Wirbel, Strudel] *m;* -, ...tices: Faser-, Haarwirbel (Anat.); ↑Vertex. **Vortex cordis** [↑Cor]: „Herzwirbel", strudelförmige Anordnung der Muskelfasern an der Herzspitze. **Vortices pilorum** [↑Pilus] *Pl.:* „Haarwirbel", wirbelförmige Haaranordnung auf dem Scheitel und in der Achselhöhle

vorticosus, ...sa, ...sum [zu lat. *vertex (vortex),* Gen.: *verticis (vorticis)* = Wirbel, Strudel]: wirbelartig angeordnet; z. B. in der Fügung ↑Venae vorticosae

Voussure [*wußür^{e};* aus frz. *voussure* = Bogenrundung] *w;* -, -n: Herzbuckel, Vorwölbung des Brustkorbes über dem Herzen bei angeborenem oder im Kindesalter erworbenem Herzleiden

Vox [auch: *wokß;* aus gleichbed. lat. *vox,* Gen.: *vocis*] *w;* -, Voces: Stimme. **Vox anserina:** krächzende Stimme bei Lähmung des ↑Nervus laryngeus recurrens. **Vox cholerica** [Neubildung zu ↑Cholera]: heisere, klanglose Stimme bei ↑Cholera. **Vox clandestina** [lat. *clandestinus* = heimlich, verborgen]: Flüsterstimme

Vrolik-Krankheit [nach dem niederl. Mediziner William Vrolik, 1801–1863]: angeborene Knochenbrüchigkeit, die auf einer erblichen Schwäche der Knochenzellen beruht, sodass schon beim Fetus Spontanfrakturen auftreten

VSD: Abk. für ↑Ventrikelseptumdefekt

VTA: Abk. für ↑veterinärmedizinisch-technischer Assistent

vulgaris, ...re [aus gleichbed. lat. *vulgaris*]: gewöhnlich, gemein, allgemein; z. B. in der Fügung ↑Acne vulgaris

vulnerabel [zu lat. *vulnerare* = verwunden]: leicht verwundbar, verletzbar (von oberflächlich gelegenen Organen oder Gefäßen gesagt). **Vulnerabilität** *w;* -: Verwundbarkeit, Verletzbarkeit oberflächlich gelegener Organe oder Gefäße

Vulnus [aus gleichbed. lat. *vulnus,* Gen.: *vulneris*] *s;* -, Vulnera: „Wunde", durch Schnitt, Hieb, Stich, Einschuss oder Quetschung verursachte Weichteilverletzung. **Vulnus sclopetare** [zu mlat. *sclopetum* = Handschleuder; Handfeuerwaffe]: Schusswunde

Vulva [aus lat. *volva (vulva),* Gen.: *volvae (vulvae)* = Hülle; Gebärmutter] *w;* -, ...vae (eindeutschend: ...ven): die weibliche Scham, das äußere Genitale der Frau, bestehend aus den kleinen und großen Schamlippen, der Schamspalte und dem Scheidenvorhof

Vulv|ek|tomie [↑Vulva u. ↑Ektomie] *w;* -, ...ien: vollständige operative Entfernung des äußeren Genitales der Frau

Vulvismus [zu ↑Vulva] *m;* -, ...men: = Vaginismus

Vulvitis [zu ↑Vulva] *w;* -, ...itiden (in fachspr. Fügungen: ...itides): Entzündung der weiblichen Schamteile

vulvo|vaginal, in fachspr. Fügungen: **vulvovaginalis, ...le** [zu ↑Vulva u. ↑Vagina]: die äußeren weiblichen Schamteile u. die Scheide betreffend. **Vulvo|vaginitis** *w;* -, ...itiden (in fachspr. Fügungen: ...itides): Entzündung der äußeren weiblichen Schamteile einschließlich der Scheide

Vv.: Abk. für: Venae (vgl. Vene)

W

W: **1)** chem. Zeichen für ↑Wolfram. **2)** = Watt

Waaler-Rose-Test [*...ro"s...;* nach den zeitgenöss. Bakteriologen E. Waaler (Norwegen) und H. M. Rose (USA)]: Hämagglutinationstest, der auf der Hämagglutination des Blutserums mit Hammelblutkörperchen nach vorheriger Sensibilisierung mit einem Kaninchenambozeptor beruht (dient der Differenzialdiagnose zwischen primärer und sekundärer chronischer Polyarthritis)

Wabenlunge: Lunge mit angeborenen wabenähnlichen Hohlräumen

wächserne Biegsamkeit vgl. Flexibilitas cerea

Wachs|tums|hormon vgl. somatotropes Hormon

Wackelgelenk: **1)** vgl. Amphiarthrose. **2)** vgl. Schlottergelenk

Wade vgl. Sura

Wadenbein vgl. Fibula

Wahl-Zeichen [nach dem dt. Chirurgen Eduard von Wahl, 1833–1890]: geblähte und versteifte Darmschlingen bei fehlender Darmbewegung als Indiz für einen Darmverschluss

Walcher-Hängelage [nach dem dt. Gynäkologen G. A. Walcher, 1856–1935]: bestimmte Lage der Schwangeren bei der Entbindung auf dem Querbett, wobei das Gesäß über die Bettkante ragt und die Beine herunterhängen, wodurch der senkrechte Beckendurchmesser vergrößert wird

Waldenström-Krankheit [nach dem schwed. Biochemiker J. G. Waldenström, geb. 1906]: = Makroglobulinämie

Waldeyer-Rachenring [nach dem dt. Anatomen Wilhelm von Waldeyer-Hartz, 1836 bis 1921]: Bezeichnung für die ringförmig um den Schlundeingang angeordneten Organe (Gaumenmandel, Zungenmandel, Rachenmandel und Tubenmandel)

Waller-De|generation [*wål^er...;* nach dem engl. Physiologen A. V. Waller, 1816–1870]: Absterben jeder Nervenfaser, deren Verbindung mit der Ursprungszelle zerstört ist

Wallung *w;* -, -en: überschießende vasomotorische Reaktion der Hautgefäße, vor allem im Klimakterium

Wanderblinddarm vgl. Caecum mobile

Wanderdrang vgl. Poriomanie

Wanderherz vgl. Cor mobile

Wanderlappen: Hautlappen, der bei der Hautplastik nicht der Nachbarschaft des abzudeckenden Hautdefekts, sondern einer entfernteren Körperstelle entnommen wird und darum nicht unmittelbar übertragen werden kann (da der für die Ernährung des Hautstücks sorgende Lappenstiel nicht geschaffen werden kann), sondern über verschiedene Zwischeneinpflanzungen an die vorgesehene Stelle gebracht wird

Wanderleber vgl. Hepar mobile

Wandermilz vgl. Lien mobilis

Wanderniere vgl. Ren mobilis

Wange vgl. Bucca

Wangenbrand vgl. Noma

Wangenfettpfropf vgl. Bichat-Fettpfropf

Wanner-Zeichen [nach dem dt. Otologen Friedrich Wanner, 1870–1944]: Verkürzung der Dauer der Knochenschallleitung am Kopf, die auf eine Gehirnerkrankung hinweist, wenn eine Erkrankung des Labyrinths ausgeschlossen werden kann

Wanze vgl. Cimex

WaR: = Wassermann-Reaktion

Warburg-Atmungs|en|zym [nach dem dt. Biochemiker O. H. Warburg, 1883–1970]: an die Oberflächenstruktur der Zellen gebundenes Sauerstoff übertragendes Enzym aller Körperzellen (eine stickstoff- und eisenhaltige Substanz)

Wärme|au|to|anti|körper: Bez. für ↑Autoantikörper, die bei Körpertemperatur oder höheren Temperaturen auftreten

Wartegg-Zeichentest [nach dem dt. Psychologen und Psychotherapeuten Ehrig Wartegg, 1897–1983]: psychologischer Test zur Charakterbeurteilung, bei dem angefangene Zeichnungen aus freier Phantasie zu vollständigen Bildern zu ergänzen sind

Wartenberg-Zeichen [nach dem amer. Neurologen Robert Wartenberg, 1887 bis 1956]: Mitbewegung des Daumens bei Beugung des 2.–5. Fingers gegen Widerstand, was auf Gehirnerkrankung (Hemiplegie) hindeutet

Warze vgl. Verruca

Warzenfortsatz vgl. Processus mastoideus

Warzenhof vgl. Areola mammae

Warzenzellen vgl. Cellulae mastoideae

Wash-out-Peri|ode [*wåschaut...;* engl. *to wash out* = auswaschen]: Zeitspanne, während der ein Patient keine Arzneimittel erhält, damit die bisher eingenommenen Arzneimittel vollständig aus dem Organismus eliminiert werden

Wasserbruch vgl. Hydrozele

Wasserhaut vgl. Amnion

Wasserheilkunde vgl. Hydrotherapie

Wasser|in|toxikation: Krankheitsbild infolge Überschwemmung des Körpers mit großen Wassermengen durch Infusionen

Wasserkopf vgl. Hydrozephalus

Wasserkrebs vgl. Noma

Wassermann-Re|aktion [nach dem dt.

Bakteriologen A. P. von Wassermann, 1866 bis 1925]: dem Nachweis einer bestehenden syphilitischen Infektion dienende serologische Reaktion zwischen dem Patientenserum und einem Organextrakt unter Zuhilfenahme eines hämolytischen Systems als Indikator (wobei Hämolyse die negative Reaktion, fehlende Hämolyse dagegen die positive Reaktion kennzeichnet); Abk.: WaR

Wạsserpocken vgl. Varizelle

Wạsserscheu vgl. Hydrophobie

Wạsserstoff, in der internationalen chem. Nomenklatur: **Hy|dro|gẹnium** [zu ↑Hydro... u. gr. *-γενής* = hervorbringend, verursachend; hervorgebracht, verursacht] *s;* -s: gasförmiger chem. Grundstoff; Zeichen: H

Wạsserstoff|ionen|kon|zen|tration vgl. pH-Wert

Wạsserstoß: Anwendung des ↑Volhard-Wasserversuchs zur Ödembehandlung

Wạssersucht vgl. Hydrops

Wạsserversuch vgl. Volhard-Wasserversuch

Wạtt [nach dem engl. Ingenieur James Watt, 1736–1819] *s;* -s, -: Maßeinheit der [elektr.] Leistung; Zeichen: W

Waves [*wẹⁱws;* aus engl. *waves* = Wellen] *Pl.:* im Elektroenzephalogramm auftretende wellenförmige Potenziale

WBE: Abk. für ↑Weißbroteinheit

Wẹber-Chrịstian-Krankheit [nach dem engl. Arzt F. P. Weber (1863–1962) und dem amer. Arzt H. A. Christian (1876–1951)]: = Pannikulitis

Wẹber-Rạmstedt-Operation [nach dem engl. Arzt H. D. Weber (1823–1918) und dem dt. Chirurgen Conrad Ramstedt (1867–1963)]: = Pyloromyotomie

Wẹber-Versuch [nach dem dt. Physiologen E. H. Weber, 1795–1875]: Schallleitungsversuch, mit dem sich Erkrankungen des Gehörorgans lokalisieren lassen: Bei Mittelohrerkrankungen wird der Ton einer am Schädel angesetzten Stimmgabel im erkrankten Ohr länger, bei Innenohrerkrankungen kürzer gehört als im nicht erkrankten Ohr

Wẹchselfieber vgl. Malaria

Wẹchseljahre vgl. Klimakterium

Wẹchselschnitt: operative Eröffnung der Bauchhöhle, bei der die Schnittführung und die Schnittrichtung bei jeder Bauchdeckenschicht entsprechend dem Faserverlauf gewechselt werden

Wẹck|amin [Kunstw. aus dt. *weck*en und ↑*Amin*] *s;* -s, -e: der Müdigkeit und körperlich-geistigen Abspannung entgegenwirkendes, stimulierendes Kreislaufmittel

Wẹgener-Granulomatose [nach dem dt. Pathologen F. Wegener, geb. 1907]: Krankheitsbild mit septischem Verlauf, granulomatösen Entzündungen der inneren Nase, generalisierter Arterienentzündung, herdförmiger Glomerulonephritis und granulomatösen Veränderungen im Rachen und Kehlkopf

We̱gner-Krankheit [nach dem dt. Pathologen F. Wegner, 1843–1917]: syphilitische Knochen- und Knorpelentzündung bei Neugeborenen mit Zerstörung der Wachstumszentren der Knochen und dadurch vorgetäuschter Lähmung der Extremitäten.

We̱gner-Zeichen: zackenförmiger Verlauf der normalerweise geraden Wachstumslinie der Knochen (charakteristisches Zeichen bei syphilitischer Knochen- und Knorpelentzündung)

We̱he vgl. [1]Labor

We̱ichbrodt-Re|aktion [nach dem dt. Neurologen Raphael Weichbrodt, 19./20. Jh.]: Flockungsreaktion der Hirn-Rückenmarks-Flüssigkeit mit Sublimat, mit der das Vorhandensein von Globulinen im Liquor nachgewiesen werden kann

We̱ich|strahl|technik: Röntgenaufnahme mit niedriger Netzspannung (um 10 kV); vgl. Hartstrahltechnik

We̱il-Fẹlix-Re|aktion [nach den tschech. Bakteriologen Edmund Weil, 1880–1922, u. Arthur Felix, 1887–1956]: Reaktion zur Diagnose und Ermittlung bereits überstandener Fleckfiebererkrankungen mittels Prüfung der Agglutination eines Erregerstamms durch das Serum des Probanden

We̱il-Krankheit [nach dem dt. Mediziner Adolf Weil, 1848–1916]: = Icterus infectiosus

We̱inberg-Ghedi̱ni-Re|aktion: Komplementbindungsreaktion zum Nachweis einer Echinokokkenkrankheit

We̱isheitszahn vgl. Dens sophroneticus

We̱ißblütigkeit vgl. Leukämie

We̱ißbroteinheit: ältere Bez. für ↑Broteinheit

we̱ißes Blu̱tkörperchen vgl. Leukozyt

We̱ißfluss vgl. Fluor albus

We̱itsichtigkeit vgl. Hypermetropie

We̱itwinkel|glau|kom: Glaukom, das ohne Abflussbehinderung des Kammerwassers (normal weiter Kammerwinkel) entsteht; vgl. Engwinkelglaukom

Wẹltmann-Bạrrenscheen-Re|aktion [nach den östr. Medizinern Oskar Weltmann (1885–1934) und Hermann Barrenscheen (19./20. Jh.)]: Serumreaktion zum Nachweis des Reststickstoffs im Blut: Beim Vermischen des Blutserums mit Trichloressigsäure tritt je nach der vorhandenen Reststickstoffmenge eine mehr oder weniger intensive Grün- bis Gelbfärbung auf

Wẹltmann-Ko|agulatio̱ns|band [nach dem östr. Mediziner Oskar Weltmann, 1885 bis 1934]: auf der Veränderung der normalen Serumeiweißzusammensetzung beruhende Methode zum Nachweis entzündlicher Prozesse oder Geschwülste

Wẹnckebach-Bündel [nach dem niederl.-östr. Internisten K. F. Wenckebach, 1864 bis 1940]: gebündelte Muskelfasern, die vom rechten Vorhof des Herzens zur oberen Hohlvene ziehen. **Wẹnckebach-Periodik:** Anomalie des Herzrhythmus mit regelmäßigem Ausfall einer Kammererregung nach mehreren normalen Systolen

Wẹndung *w;* -, -en: geburtshilfliche Operation bei ungünstiger Kindslage, bei der die Leibesfrucht in eine für die Geburt günstige Lage gebracht wird

Wẹrdnig-Họffmann-Krankheit [nach dem östr. Neurologen Guido Werdnig, 1844 bis 1919, und dem dt. Neurologen Johann Hoffmann, 1857–1919]: fortschreitender Muskelschwund, bedingt durch Entartung der Vorderhornganglienzellen (beginnt im ersten Lebensjahr an den Becken-, Rumpf- und Oberschenkelmuskeln)

Wẹrlhof-Krankheit [nach dem dt. Arzt P. G. Werlhof, 1699–1767]: = Purpura thrombopenica

Wẹrnicke-Krankheit [nach dem dt. Psychiater und Neurologen Karl Wernicke, 1848–1905]: = Polioencephalitis haemorrhagica. **Wẹrnicke-Zen|trum:** das im oberen Schläfenlappen des Gehirns lokalisierte sensorische Sprachzentrum, das für das akustische Sprachverständnis zuständig ist

Wẹrtheim-Operation [nach dem östr. Gynäkologen Ernst Wertheim, 1864–1920]: vollständige operative Entfernung der Gebärmutter und ihrer Anhangsgebilde bei Krebs

We̲rth-Handgriff [nach dem dt. Gynäkologen Richard Werth, 1850–1918]: Methode zur künstlichen Beatmung Neugeborener, bei der die Beine des Kindes im Hüft- und Kniegelenk maximal gebeugt und anschließend wieder gestreckt werden

Wẹstergren-Me|thode [nach dem schwed. Internisten Alf Westergren, 19./20. Jh.]: die in der Praxis gebräuchlichste Methode zur Durchführung der ↑Blutkörperchensenkungsreaktion

Wẹst-Operation [nach dem amer. Otologen J. M. West, 19./20. Jh.]: = Dakryozystorhinostomie

Wẹstphal-Strụmpell-Pseu|do|sklerose [nach dem dt. Psychiater C. F. O. Westphal (1833–1900) u. dem dt. Neurologen Adolf von Strümpell (1853–1925)]: auf ↑Degeneratio hepatolenticularis beruhende hereditäre Erkrankung, gekennzeichnet durch Störungen des Kupferstoffwechsels und extrapyramidale Symptome

Wharton-Gang [*wå̲rtᵉn...;* nach dem engl. Arzt und Anatomen Thomas Wharton, 1614 bis 1673]: = Ductus submandibularis. **Wharton-Sulze:** gallertartiges Grundgewebe der Nabelschnur

Whipple-Krankheit [*wipᵉl...;* nach dem amer. Pathologen G. H. Whipple, 1878 bis 1976]: = Lipodystrophia intestinalis

Whipple-Operation [*wipᵉl...;* nach dem amer. Chirurgen A. O. Whipple, 1881 bis 1963]: operative Behandlung der Erkrankungen von Choledochus, Papilla Vateri, Pankreaskopf und Duodenum (entfernt werden $^2/_3$ des Magens, das gesamte Duodenum, $^2/_3$ des Pankreas, die Gallenblase, die Hälfte der Gallenwege und Teile des oberen Jejunums)

Whipple-Trias [*wipᵉl...;* nach dem amer. Pathologen G. H. Whipple, 1878–1976]: charakteristische Trias für ↑Insulinom: hypoglykämische Attacken im Hungerzustand, morgendliche Hypoglykämie und Abklingen der Symptome nach Glukosezufuhr

Whitehead-Operation [*wa̲ithäd...;* nach dem engl. Chirurgen Walter Whitehead, 1840–1913]: operative Entfernung eines größeren Bezirks der Rektalschleimhaut bei Aftervorfall und Hämorrhoiden

WHO [Abk. für engl. *W*orld *H*ealth *O*rganization = Weltgesundheitsorganisation] *w;* -: Weltgesundheitsorganisation, Sonderorganisation der UNO für übernationale Gesundheitsfürsorge

Widal-Reaktion vgl. Gruber-Widal-Reaktion

Wịdmark-Ạlkoholbestimmung [nach dem schwed. Physiologen Erik Widmark, 1889 bis 1945]: Titrationsmethode zur Blutalkoholbestimmung: Eine eingewogene Menge Blut wird in einem Kolben über Bichromatschwefelsäure ca. 2 Stunden auf 60 °C erhitzt; hierdurch wird die Alkoholmenge von der Säure aufgenommen; anschließend wird sie mit Natriumthiosulfat quantitativ bestimmt

Wie̲derbelebung vgl. Reanimation

Wie̲derkäuen vgl. Rumination

Wịgand-Mạrtin-Wịnckel-Handgriff [nach den dt. Gynäkologen J. H. Wigand (1769–1817), August Martin (1847–1933) und Franz von Winckel (1837–1911)]: bei Beckenendlagen angewandter spezieller geburtshilflicher Handgriff, der den Durchtritt des kindlichen Kopfes durch das kleine Becken ermöglichen soll

Wịldermuth-Ohr [nach dem dt. Neurologen Hermann Wildermuth, 1852–1907]: Missbildung des Ohrs in Form eines starken Vortretens der ↑Anthelix vor die ↑Helix (ein Degenerationszeichen)

Wilde-Schlinge [*wa̲ild...;* nach dem angloir. Chirurgen Sir William Wilde, 1815–1876]: schlingenförmiges Instrument zur Entfernung kleiner Hautgeschwülste (insbesondere aus dem Ohr). **Wilde-Schnitt:** operative Durchtrennung der Haut hinter dem Ohr (parallel zum Ansatz der Ohrmuschel) zur Schaffung eines Abflusses für den Eiter bei Warzenfortsatzentzündung

wildes Fleisch vgl. Caro luxurians

Willebrand-Krankheit [nach dem finn. Arzt E. A. von Willebrand, 1870–1949]: dominant erbliche Thrombopathie mit hämorrhagischer Diathese

Wilms-Amputations|plastik [nach dem dt. Chirurgen Max Wilms, 1867–1918]: chirurgisch-plastisches Verfahren bei Amputationen, wobei der Knochenstumpf, z. B. des Oberschenkels, mit einer kräftigen Sehne abgedeckt wird. **Wilms-Tumor:** Nierengeschwulst, ein embryonales Adenosarkom des frühen Kindesalters

Wilson-Block [*wilßᵉn...;* nach dem amer. Kardiologen F. N. Wilson, 1890–1952]: ↑atrioventrikulärer Block bei Erkrankung des rechten His-Bündel-Stammes des Reizleitungssystems im Herzen

Wilson-Krankheit [*wilßᵉn...;* nach dem engl. Neurologen S. A. K. Wilson, 1877 bis 1937]: = Degeneratio hepatolenticularis

Wimberger-Zeichen [nach dem zeitgen. östr. Röntgenologen Hans Wimberger]: im Röntgenbild sichtbare Auffaserung der Knochenrinde im oberen Teil des Schienbeins bei angeborener Syphilis

Wimper vgl. Zilie

Wimpertierchen vgl. Ziliaten

Winckel-Zeichen [nach dem dt. Gynäkologen Franz von Winckel, 1837–1911]: die Lösung der Plazenta anzeigende Erscheinung, dass die Nabelschnur bei Druck auf die Schamfuge von außen sich nicht mehr zurückzieht

Wind vgl. Flatus

Winddorn vgl. Spina ventosa

Windei vgl. Mole

Windpocken vgl. Varizelle

Winiwarter-Buerger-Krankheit [*...böʳgᵉr...;* nach dem östr. Chirurgen Alexander von Winiwarter (1848–1917) u. dem amer. Internisten Leo Buerger (1879–1943)]: = Endangiitis obliterans

Winkelmann-Operation vgl. Jabulay-Winkelmann-Operation

Winslow-Loch [nach dem dän.-frz. Anatomen Jacob Benignus Winslow, 1669–1760]: = Foramen epiploicum

Winter-Ab|ort|zange [nach dem dt. Gynäkologen Georg Winter, 1856–1946]: Fasszange mit löffelartigen Griffen zum Ausräumen einer Fehlgeburt

Winterschlaf: künstlich herbeigeführter lang dauernder Schlafzustand des Organismus (in Nachahmung des natürlichen Winterschlafs mancher Tiere) nach Herabsetzung der Körpertemperatur bis auf etwa 29 °C mithilfe von Eispackungen und Ganglioplegika (therapeutisch und Operationshilfe)

Wintrich-Schallwechsel [nach dem dt. Internisten Anton Wintrich, 1812–1882]: Veränderung der Tonhöhe des Klopfschalls über krankhaften Lungenhohlräumen beim Öffnen bzw. Schließen des Mundes

Wirbel vgl. Vertebra

Wirbel|ankylose: knöcherne Versteifung der Wirbelgelenke (Vorkommen u. a. bei der Bechterew-Krankheit)

Wirbelbogen|re|sektion vgl. Laminektomie

Wirbelentzündung vgl. Spondylitis

Wirbelgleiten vgl. Spondylolisthese

Wirbelkanal vgl. Canalis vertebralis

Wirbelsäule vgl. Columna vertebralis

Wirbelvenen vgl. Venae vorticosae

Wire-Loop [*waiᵉlup;* zu engl. *wire* = Draht u. engl. *loop* = Schlinge] *s;* -[s], -s (meist *Pl.*): krankhaft veränderte ↑Glomeruli, die in ihrer Form an Drahtschlingen erinnern

Wirsung-Gang [nach dem dt. Anatomen J. G. Wirsung, 1600–1643]: = Ductus pancreaticus

Wismut [Herkunft unsicher] *s;* -[e]s, in der internationalen chem. Nomenklatur: **Bismut** *s;* -[e]s, älter: **Bismutum** *s;* -s: chem. Grundstoff, Metall; Zeichen: Bi

Witzel-Fistel [nach dem dt. Chirurgen F. O. Witzel, 1856–1925]: operativ angelegter Verbindungsgang zwischen Magen oder Darm und äußerer Bauchwand (zur künstlichen Ernährung)

Witzelsucht vgl. Moria

Wochenbett vgl. Puerperium

Wochenfluss vgl. Lochien

Wöchnerin vgl. Puerpera

Wohlgemuth-Probe [nach dem dt. Internisten Julius Wohlgemuth, 1874–1948]: Probe zur Bestimmung der Konzentration der Diastase im Urin durch Ermittlung des Verdünnungsgrades, bei dem der Urin noch zugesetzte Stärke verdauen kann

Wolff-Chaikoff-Ef|fekt [*wolf-tscheⁱkof...;* nach den zeitgen. amer. Ärzten J. Wolff und I. L. Chaikoff]: bei Jodbehandlung der Hyperthyreose auftretende vorübergehende akute Hypothyreose durch verminderte Schilddrüsenhormonfreisetzung

Wolff-Gang [nach dem dt. Anatomen u. Physiologen C. F. Wolff, 1733–1794]: = Ductus mesonephricus. **Wolff-Körper:** = Mesonephros

Wolff-Parkinson-White-Syn|drom [*wolf-paʳkinsᵉn-wait...;* nach dem amer. Kardiologen Louis Wolff, 1898–1972, u. den engl. Kardiologen Sir John Parkinson, 1885 bis 1976, u. Paul D. White, 1886–1973]: Herzfunktionsstörung als Folge einer Reizleitungsstörung im Bereich des Herzens, im Ekg charakterisiert durch Verkürzung der Überleitungszeit und Verbreiterung des Kammerkomplexes im Anfangsteil; Kurzbez.: WPW-Syndrom

Wölfler-Operation [nach dem östr. Chirurgen Anton Wölfler, 1850–1917]: = Gastroenterostomia anterior

Wolfram [alte Zus. aus dem Tiernamen *Wolf* u. mhd. *ram* = Ruß, Schmutz] *s;* -s: chem. Grundstoff, Metall; Zeichen: W
Wolfsrachen vgl. Cheilognathopalatoschisis
Wollhaar vgl. Lanugo
Wollustkörperchen vgl. Corpuscula genitalia
wolynisch, in fachspr. Fügungen: **wolhynicus, ...ca, ...cum** [zum Namen der ukrain. Landschaft Wolynien]: in Wolynien vorkommend; z. B. in der Fügung ↑Febris wolhynica. **wolynisches Fieber:** = Febris quintana
Wortblindheit vgl. Alexie
WPW-Syn|drom: Kurzbez. für ↑Wolff-Parkinson-White-Syndrom
Wrisberg-Knorpel [nach dem dt. Anatomen H. A. Wrisberg, 1739–1808]: = Cartilago cuneiformis
WS: Abk. für: Wirbelsäule
Wucherbeule vgl. Granuloma venereum
Wuchereria [nlat., nach dem dt.-bras. Arzt Otto Wucherer, 1820–1873] *w;* -, (Arten:) ...ereriae: Gattung sehr dünner, langer Würmer (Filarien), die im Bindegewebe, Unterhautzellgewebe oder im Lymphsystem des Menschen schmarotzen können
Wundergeschwulst vgl. Teratom
Wundernetz vgl. Rete mirabile
Wundliegen vgl. Dekubitus
Wundrose vgl. Erysipel
Wundstarrkrampf vgl. Tetanus
Wundstupor: fehlendes Schmerzempfindungsvermögen im Bereich einer Wunde infolge Lähmung der in diesem Gebiet liegenden peripheren Nerven
Wund|toi|lette [*...toal...*] *w;* -, -n (*Pl.* selten): Reinigung von Riss- oder Quetschwunden ohne primäre Wundnaht
Würfelbein vgl. Os cuboideum
Wurm vgl. Vermis
Wurmfortsatz vgl. Appendix
Wurmkrankheit vgl. Helminthiase
Wurstvergiftung vgl. Botulismus
Wurzelfäden vgl. Fila radicularia
Wurzelhaut vgl. Periodontium
xanth..., Xanth... vgl. xantho..., Xantho...

X

Xanth|elasma [↑xantho... u. gr. ἔλασμα = plattenförmiges Gebilde] *s;* -s, -ta u. ...men: gelbe Flecken od. Knötchen an den Augenlidern durch Einlagerung von Cholesterin
Xan|thin [zu gr. ξανθός = gelb] *s;* -s: physiologisch wichtige Stoffwechselverbindung, die im Organismus beim Abbau der ↑Purine entsteht
Xan|thin|oxidase: Enzym (Aldehydoxidase), das Xanthin in Harnsäure überführt
Xan|thin|urie [↑Xanthin und ↑...urie] *w;* -, ...ien: vermehrte Ausscheidung von Xanthin im Urin
xan|tho..., Xan|tho..., vor Selbstlauten: **xanth..., Xanth...** [aus gr. ξανθός = gelb]: Bestimmungswort von Zus. mit der Bed. „gelb"; z. B.: Xanthochromie, Xanthelasma
Xan|tho|chromie [zu ↑xantho... und gr. χρῶμα = Haut; Hautfarbe; Farbe] *w;* -, ...ien: Gelbbraunfärbung der Gehirn-Rückenmarks-Flüssigkeit durch Beimengung von Blutfarbstoffen
xan|tho|derm [zu ↑xantho... und ↑Derma]: gelbhäutig, durch Xanthodermie charakterisiert (von Hautveränderungen). **Xan|tho|dermie** *w;* -, ...ien, in fachspr. Fügungen: **Xan|tho|dermia**[1], *Pl.:* ...iae: Gelbfärbung der Haut bei Xanthomen
Xan|thom [zu gr. ξανθός = gelb] *s;* -s, -e, in fachspr. Fügungen: **Xan|thoma,** *Pl.:* -ta: gutartige, gelb gefärbte Geschwulst der Haut, hervorgerufen durch Ansammlung von Cholesterin oder Lipoiden. **Xan|thoma tuberosum:** über Ellbogen und Kniegelenken vorkommende Geschwulst von gelblicher Farbe
Xan|thomatose [zu ↑Xanthom] *w;* -, -n, in fachspr. Fügungen: **Xan|thomatosis,** *Pl.:* ...oses: ausgedehnte Xanthombildung
Xanth|op|sie [zu ↑xantho... u. gr. ὄψις = Sehen; Anblick] *w;* -, ...ien: Gelbsehen aller Gegenstände bei gestörtem Farbensehen (als Folge von Vergiftungen)
Xan|tho|zyan|opie [zu ↑xantho..., zyano... u. gr. ὤψ, Gen.: ὠπός = Auge; Gesicht] und **Xan|tho|zyan|op|sie** [gr. ὄψις = Sehen; Anblick] *w;* -, ...ien: Form des gestörten Farbensehens, bei der nur die Farben Gelb und Blau richtig gesehen werden
X-Bein vgl. Genu valgum
X-Chromo|som: Geschlechtschromosom, im Chromosomensatz der Geschlechts- und Körperzellen enthaltenes Chromosom, das beim Vorkommen in der Samenzelle (↑Gynäkospermium) das Geschlecht des gezeugten Kindes als weiblich bestimmt (Biol.)
Xe: chem. Zeichen für ↑Xenon
Xeno|bio|tikum [zu gr. ξένος = Gast, Fremder; fremd u. gr. βίος = Leben] *s;* -s, ...ka (meist *Pl.*): körperfremde Substanzen (z. B. Medikamente), die im lebenden Organismus Stoffwechselreaktionen unterliegen
xeno|gen [gr. ξένος = Gast, Fremder; fremd u. ↑...gen]: von einem artfremden Individuum stammend (bes. von Transplantaten gesagt)
Xenon [zu gr. ξένος = Gast, Fremder; fremd] *s;* -s: chem. Grundstoff, Edelgas; Zeichen: Xe

Xe̱no|trans|plantat [gr. *ξένος* = Gast, Fremder; fremd u. ↑Transplantat] *s;* -[e]s, -e: Transplantat, das zwischen zwei artverschiedenen Individuen ausgetauscht wird

xer..., Xer... vgl. xero..., Xero...

Xerasi̱e [zu gr. *ξηρός* = trocken, dürr] *w;* -, ...i̱en: trockene, atrophische Nasenschleimhautentzündung bei Tuberkulose

xero..., Xero..., vor Selbstlauten: **xer..., Xer...** [aus gr. *ξηρός* = trocken, dürr]: Bestimmungswort von Zus. mit der Bed. „trocken"; z. B.: Xerodermie

Xero|dẹrma [↑xero... u. ↑Derma] *s;* -s, -ta; in der Fügung: **Xero|dẹrma pig|mentọsum:** erblich bedingtes ↑Atrophödem, das sich unter Lichteinwirkung entwickelt, zu Flecken- und Warzenbildung, Entzündungen und Karzinomen führt und meist schon in früher Kindheit tödlich endet

Xero|dermi̱e [zu ↑xero... u. ↑Derma] *w;* -, ...i̱en: Trockenheit der Haut

Xer|oph|thalmi̱e [zu ↑xero... u. gr. *ὀφθαλμός* = Auge] *w;* -, ...i̱en: Austrocknung der Binde- und Hornhaut des Auges (bei Bindehauterkrankungen, auch bei Avitaminose A)

Xero|radio|gra|phi̱e [↑xero... u. ↑Radiographie] *w;* -, ...i̱en: röntgendiagnostisches Verfahren auf elektrofotografischer Grundlage, bei dem ein durch Röntgenstrahlen erzeugtes Ladungsbild in einer Selenschicht sichtbar gemacht bzw. auf Papier übertragen wird (bes. in der Mammographie angewandt)

Xeros|algi̱e [↑Xerose u. ↑...algie] *w;* -, ...i̱en: Steigerung einer ↑Kausalgie durch Trockenheit und Hitze

Xerọse [zu gr. *ξηρός* = trocken, dürr] *w;* -, -n, in fachspr. Fügungen: **Xerọsis,** *Pl.:* ...ọses: Trockenheit der Schleimhäute der oberen Luftwege

Xero|stomi̱e [zu ↑xero... und gr. *στόμα* = Mund] *w;* -, ...i̱en: abnorme Trockenheit der Mundhöhle

xerọtisch [zu gr. *ξηρός* = trocken, dürr]: trocken, eingetrocknet, atrophisch (z. B. von Schleimhäuten bei ↑Xerasie)

X-Fuß vgl. Pes valgus

X-Hüfte vgl. Coxa valga

xi|pho|i̱des u. **xi|pho|i̱de|us, ...dea, ...deum** [gr. *ξίφος* = Schwert u. gr. *-ειδής* = gestaltet, ähnlich]: **1)** schwertförmig; z. B. in der Fügung ↑Processus xiphoideus (Anat.). **2)** zum Schwertfortsatz des Brustbeins gehörend (Anat.)

Xi|pho|pa̱gus [zu ↑xiphoideus (in der Fügung ↑Processus xiphoideus) u. gr. *πηγνύναι* = befestigen] *m;* -, ...gi u. ...gen: Doppelfehlbildung, bei der die Paarlinge am Schwertfortsatz des Brustbeins zusammengewachsen sind

xi|pho|sterna̱lis, ...le [zu ↑xiphoideus (in der Fügung ↑Processus xiphoideus) und ↑Sternum]: vom Schwertfortsatz zum Brustbeinkörper verlaufend (z. B. von bandartigen Verbindungen gesagt; Anat.)

X-Strahlen: im internationalen Schrifttum übliche Bezeichnung für ↑Röntgenstrahlen

X-Zehe vgl. Hallux valgus

Y

Y: chem. Zeichen für ↑Yttrium

YAG-Laser [*ja̱gle̱ⁱsᵉr;* YAG ist Abk. für *Y*ttrium-*A*luminium-*G*ranat] *m;* -s, -: ↑Laser, der (meist in Verbindung mit ↑Neodym) mit Yttrium-, Aluminium- und Granatkristallen arbeitet

Yaws [*jå̱s;* aus gleichbed. engl. *yaws*] *Pl.:* = Frambösie

Yb: chem. Zeichen für ↑Ytterbium

Y-Chromo|som: Geschlechtschromosom, das in allen Körperzellen männlicher Individuen enthalten ist und beim Vorkommen in der Samenzelle (↑Androspermium) das Geschlecht des gezeugten Kindes als männlich bestimmt (Biol.)

Yersi̱nia [nach dem schweiz. Tropenarzt A. Yersin, 1863–1943] *w;* -, (Arten:) ...niae: neuere Bez. für ↑Pasteurella

Yersinio̱|se [zu ↑Yersinia] *w;* -, -n, in fachspr. Fügungen: **Yersinio̱|sis,** *Pl.:* ...io̱ses: durch Bakterien der Gattung Yersinia hervorgerufene Infektion des Darmtrakts

...yl [zu gr. *ὕλη* = Gehölz, Wald; Stoff, Materie]: Nachsilbe von Fachwörtern aus dem Gebiet der organ. Chemie zur Bezeichnung einwertiger Kohlenwasserstoffradikale (z. B. ↑Methyl)

Yo̱ga, auch: **Jo̱ga** [aus sanskr. *yuga* = Joch (in welches der Körper gleichsam eingespannt wird)] *m* od. *s;* -[s]: aus Indien stammendes religiös-philosophisches Meditationssystem (Kombination von Meditation, Askese und bestimmten körperlichen Übungen) und die daraus abgeleiteten Selbsthilfeübungen

Yohimbi̱n [Bantusprache] *s;* -s: aus der Rinde eines westafrikan. Baumes gewonnenes, als ↑Aphrodisiakum verwendetes Alkaloid

Young-Hẹlmholtz-Theo|rie [*ja̱ng...;* nach dem engl. Arzt u. Physiker Thomas Young (1773–1829) u. dem dt. Physiker u. Physiologen H. L. F. von Helmholtz (1821–1894)]: Theorie des Farbensehens, nach der die Netzhaut drei verschiedene Elemente besitzen soll, deren Reizung die Empfindung von Rot, Grün bzw. Blauviolett bewirkt (durch gleichzeitige Reizung von zwei Elementen kommen die Mischfarben zustande)

Ytterbium [nlat. Bildung zum Namen des schwed. Fundortes Ytterby] *s;* -s: chem. Grundstoff, seltene Erde (Zeichen: Yb). **Yttrium** *s;* -s: chem. Grundstoff, seltene Erde; Zeichen: Y

Z

Zählkammer vgl. Thoma-Zählkammer und Schilling-Zählkammer

Zählzwang vgl. Arithmomanie

Zahn vgl. Dens

Zahnbein vgl. Dentin

Zähneknirschen vgl. Fremitus dentium

Zahnen vgl. Dentition

Zahnfäule vgl. Karies

Zahnfleisch vgl. Gingiva

Zahnhals vgl. Collum dentis

zäkal, in fachspr. Fügungen: **cae|calis, ...le** [zu ↑Zäkum]: zum Blinddarm gehörend; z. B. in der Fügung ↑Fossa caecalis

Zäko|pexie, auch: **Zöko|pexie** [zu ↑Zäkum u. gr. πῆξις = das Befestigen] *w;* -, ...ien: operative Anheftung des Blinddarms an die Bauchwand (bei sehr langem, Beschwerden verursachendem Blinddarm)

Zäko|stomie, auch: **Zöko|stomie** (↑Zäkum u. ↑...stomie] *w;* -, ...ien: operative Herstellung einer Blinddarmfistel, einer künstlichen Verbindung zwischen Zäkum und äußerer Bauchhaut (z. B. bei Darmunwegsamkeit unterhalb des Blinddarms)

Zäko|tomie, auch: **Zöko|tomie** [↑Zäkum u. ↑...tomie] *w;* -, ...ien: operative Öffnung des Blinddarms

Zäkum, auch: **Zökum** [zu lat. *caecus* = nicht sehend, blind] *s;* -s, ...ka, in fachspr. Fügungen: **Cae|cum,** *Pl.:* ...ca: **1)** Blinddarm, unterhalb der Einmündung des Dünndarms in den Dickdarm liegender, blind endigender Dickdarmteil mit dem Wurmfortsatz (Anat.). **2)** Blindsack, blind endigender Teil eines röhrenförmigen Organs (Anat.). **Caecum altum con|genitum:** Blinddarm, der in der Höhe des Zwölffingerdarms liegt (angeborene Lageanomalie). **Cae|cum cupulare:** Kuppelblindsack, Ende des Schneckenganges im Ohr. **Cae|cum mobile:** „Wanderblinddarm", abnorm beweglicher Blinddarm. **Cae|cum vestibulare:** Vorhofblindsack, Ende des Schneckenganges im Ohr

Zange vgl. Forzeps

Zangemeister-Handgriff [nach dem dt. Gynäkologen W. Zangemeister, 1871 bis 1930]: geburtshilflicher Handgriff zur Feststellung, ob zwischen kindlichem Kopf und mütterlichem Becken ein Missverhältnis besteht

Zäpfchen: 1) vgl. Suppositorium. **2)** vgl. Uvula

Zärul|op|sie, auch: **Zörul|op|sie** [zu ↑caeruleus (coeruleus) u. gr. ὄψις = Sehen; Anblick] *w;* -, ...ien, in fachspr. Fügungen: **Caerul|op|sia**[1], auch: **Coe|rul|op|sia**[1], *Pl.:* ...iae: = Zyanopsie

Zäsaren|hals: stiernackenförmige Anschwellung des ganzen Halses bei schwerem Verlauf der Diphtherie

Zaufal-Operation [nach dem östr. Otologen Emanuel Zaufal, 1837–1910]: operative Entfernung der hinteren, oberen Gehörgangswand und des Kuppelraums (um einen Zugang zum ↑Antrum mastoideum zu schaffen)

Zebo|ze|phalie [zu gr. κῆβος = Name einer geschwänzten Affenart u. gr. κεφαλή = Kopf] *w;* -, ...ien: „Affenköpfigkeit", angeborene Missbildung mit Fehlen des Riechhirns, Deformierung des Siebbeins, dicht nebeneinander stehenden Augen und flacher Nase. **Zebo|ze|phalus** *m;* -,...li: missgebildeter Fetus mit den Merkmalen der Zebozephalie

Zecke *w;* -, -n: vgl. Ixodes ricinus. **Zecken|en|ze|phalitis:** durch Zecken übertragene Hirnhautentzündung; vgl. Arborviren, vgl. Frühsommermeningoenzephalitis

Zehen vgl. Digiti pedis

Zehrflechte vgl. Lupus vulgaris

Zehrgrind vgl. Impetigo herpetiformis

Zehrrose vgl. Erythematodes

Zeichnen *s;* -s: Abgang von blutigem Schleim aus der Scheide bei beginnender Geburt (charakteristisches Anzeichen)

Zeis-Drüse [nach dem dt. Chirurgen Eduard Zeis, 1807–1868]: Talgdrüse, die in den Haarbalg einer Wimper mündet

Zeiss-Schlinge [nach dem dt. Urologen Ludwig Zeiss, 1900–1958]: Instrument zur Entfernung von Harnleitersteinen, das an der Mündung mit einer Fadenschlinge versehen ist (die um den Stein gelegt wird)

...zele [aus gr. κήλη = Geschwulst; Bruch]: Grundwort von substantivischen Zusammensetzungen mit der Bedeutung „Bruch, krankhaftes Hervortreten von inneren Organen bzw. deren Teilen oder von Körperflüssigkeit durch Gewebslücken"; z. B.: Hydrozele, Zephalozele

Zelle [aus lat. *cella* = Behältnis, Zelle] *w;* -, -n, in fachspr. Fügungen: **Cella,** *Pl.:* Cellae: kleinste Einheit jedes Organismus, bestehend aus Zytoplasma, Zellkern, Zentralkörperchen, Netzapparat und Zellwand (Biol.)

Zeller-Hautläppchen [nach dem östr. Chirurgen Simon Zeller, 1746–1816]: Hautläppchen, das bei der chirurgischen Behandlung einer Syndaktylie zur plastischen Deckung von Weichteillücken in Höhe der Fingergrundgelenke verwendet wird

Zellkern vgl. Nukleus

Zell|klon: Population von immunologisch kompetenten Zellen, die eine Immunantwort mit bestimmter Spezifität abgeben

Zellteilung vgl. Mitose

zellulär, auch: **zellular,** in fachspr. Fügungen: **cellularis, ...re** [zu ↑Cellula]: das Zellgewebe betreffend, zu ihm gehörend; zellenähnlich, aus Zellen gebildet

Zellular|pa|thologie: Lehre, nach der alle Krankheiten auf Störungen der Körperzellen bzw. ihrer Funktionen zurückzuführen sind (von Virchow begründet)

Zellular|therapie: Injektion körperfremder (tierischer) Zellen zum Zwecke der „Regeneration" von Organen und Geweben; vgl. Frischzellentherapie, Trockenzellentherapie

Zellulitis [zu ↑Cellula] *w;* -, ...itiden, in fachspr. Fügungen: **Cellulitis,** *Pl.:* ...itides: konstitutionell bedingte Veränderung des Unterhautbindegewebes im Oberschenkel- und Gesäßbereich bei Frauen

Zellulose, chem. fachspr.: **Cellulose** [zu ↑Cellula] *w;* -, -n: natürliches, von Pflanzen gebildetes Polysaccharid, Gerüstsubstanz aller Pflanzen (wird als unverdaulicher Füllstoff bestimmten Diätnahrungen zugesetzt)

Zement [aus lat. *caementum* = Bruchstein, Mauerstein] *s;* -[e]s, -e, in der Nomenklatur der Anatomie: **Cementum** *s;* -s, ...ta: die Zahnwurzeln überziehendes Knochengewebe (Anat.)

Zenker-Divertikel [nach dem dt. Pathologen F. A. von Zenker, 1825–1898]: umschriebene, nur einen kleinen Teil der Peripherie betreffende Ausstülpung der Speiseröhre im oberen Drittel, unterteilt in ↑Pulsionsdivertikel und ↑Traktionsdivertikel

Zentesimal|potenz [zu lat. *centesimus* = der Hundertste u. ↑Potenz] *w;* -, -en: heute kaum noch angewandte Verdünnungsfolge homöopathischer Arzneimittel im Verhältnis 1:100, 1:10 000, 1:1 000 000 usw.; Abk.: C (C_1, C_2, C_3 usw.); vgl. Dezimalpotenz

zen|tral, in fachspr. Fügungen: **cen|tralis, ...le** [zu ↑Zentrum]: in der Mitte gelegen, den Mittelpunkt bildend; zu einem ↑Zentrum gehörend; z. B. in der Fügung ↑Canalis centralis (Anat.). **Zen|tralisation** *w;* -, -en: Anpassung des Kreislaufs an erhöhte Anforderungen durch Drosselung der Blutzufuhr zu weniger wichtigen Körperabschnitten

Zen|tral|furche vgl. Sulcus centralis

Zen|tral|kanal vgl. Canalis centralis

Zen|tral|körperchen vgl. Zentriol

Zen|tral|nerven|system vgl. Systema nervosum centrale. **zen|tral|nervös:** das Zentralnervensystem betreffend, von ihm ausgehend

Zen|tral|skotom: vom ↑blinden Fleck (im Zentrum des Gesichtsfeldes) ausgehender Gesichtsfeldausfall, vor allem nach Schädigung des ↑papillomakulären Bündels

Zen|tral|vene vgl. Vena centralis. **zen|tral|venös:** die Zentralvene betreffend (z. B. zentralvenöser Druck)

zen|tri|fugal [zu ↑Zentrum u. lat. *fugere* = fliehen]: vom Zentrum zur Peripherie verlaufend (z. B. von den motorischen Nerven). **Zen|tri|fuge** *w;* -, -n: Gerät zum Ausschleudern von festen Bestandteilen aus Flüssigkeiten (mit dem z. B. das Harnsediment von der Harnflüssigkeit getrennt werden kann)

Zen|triol [Verkleinerungsbildung zu lat. *centrum* = Mittelpunkt] *s;* -s, -e: „Zentralkörperchen", meist doppelt im ↑Zentrosom einer Zelle vorkommende Zellorganelle, die sich noch vor der eigentlichen Kernteilung teilt, während dieser dann an die Zellpole wandert und die Ausbildung der Polstrahlen und der Kernspindel veranlasst (Biol.)

zen|tri|petal [zu ↑Zentrum und lat. *petere* = nach etwas greifen, etwas zu erlangen suchen]: von der Peripherie zum Zentrum ziehend, zum Mittelpunkt hingerichtet (z. B. von den sensiblen Nerven)

zen|trisch [zu ↑Zentrum]: den Mittelpunkt betreffend, im Mittelpunkt befindlich

Zen|tro|blast [↑Zentrum u. ↑...blast] *m;* -en, -en (meist *Pl.*): Vorstufe der ↑Zentrozyten. **zen|tro|blastisch:** die Zentroblasten betreffend, aus Zentroblasten bestehend; z. B. zentroblastisches Lymphom

Zen|tro|mer [↑Zentrum u. gr. *μέρος* = Teil] *s;* -s, -e: Ansatzstelle der (bei der Kernteilung sich ausbildenden) Spindelfasern am Chromosom (Biol.)

Zen|trosom [↑Zentrum u. ↑...som] *s;* -s, -e: hellerer Zytoplasmabezirk mit einem ↑Zentriol im Zentrum (Biol.)

Zen|tro|zyt [↑Zentrum u. ↑...zyt] *m;* -en, -en (meist *Pl.*): Zellen der Keimzentren der Lymphozyten. **zen|tro|zytisch:** die Zentrozyten betreffend, aus Zentrozyten bestehend; z. B. zentrozytisches Lymphom. **Zentro|zytom** *s;* -s, -e: von Zentrozyten ausgehende Geschwulst

Zen|trum [aus lat. *centrum* = Mittelpunkt (von gr. *κέντρον* = Stachel, Stachelstab; ruhender Zirkelschenkel; Mittelpunkt eines Kreises)] *s;* -s, ...|tren, in fachspr. Fügungen: **Cen|trum,** *Pl.:* ...|tra: **1)** Mittelpunkt, mittlerer Bezirk (z. B. eines Organs oder Organsystems; Anat.). **2)** Organgebiet (z. B. im Gehirn), in dem bestimmte [Sinnes]vermögen, nervöse Funktionen u. Ä. lokalisiert sind (Anat.). **Cen|trum semi|ovale:** weiße Substanz des Großhirns. **Cen|trum tendine-**

um: sehniger Teil des Zwerchfells. **Cen|trum tendine|um perinei:** derber Gewebsstrang in der Vereinigungsstelle der Dammmuskeln zwischen Mastdarm und Scheide

zephal..., Zephal... vgl. zephalo..., Zephalo...

Ze|ph[al]algie [↑zephalo... u. ↑...algie] *w;* -, ...ien, in fachspr. Fügungen: **Ce|ph[al]algia,** *Pl.:* ...iae: Kopfschmerz. **Ce|ph[al]algia syphilitica:** Kopfschmerz bei tertiärer Syphilis, meist nachts auftretend

Ze|phal|hämatom [↑zephalo... und ↑Hämatom] *s;* -s, -e: „Kopfblutgeschwulst", bei der Geburt auftretender subperiostaler Bluterguss am kindlichen Schädel mit guter Rückbildungstendenz

ze|phalo..., Ze|phalo..., vor Selbstlauten: **ze|phal..., Ze|phal...,** in fachspr. Fügungen: **ce|phal[o]..., Ce|phal[o]...,** [aus gr. *κεφαλή* = Kopf]: Bestimmungswort von Zusammensetzungen mit der Bedeutung „Kopf, Schädel"; z. B.: Zephalometrie, Zephalalgie

Ze|phalo|hy|dro|zele [↑zephalo... u. ↑Hydrozele] *w;* -, -n: Hirn-Wasser-Bruch, angeborenes, geschwulstartiges Vortreten von Teilen des Gehirns unter die Schädelhaut und Bildung erweiterter, flüssigkeitsgefüllter Subarachnoidalräume

Ze|phalo|me|trie [↑zephalo... u. ↑...metrie] *w;* -, ...ien: „Schädelmessung", Bestimmung von Schädelumfang und Schädeldurchmesser (Anthropol.)

Ze|phalon [zu gr. *κεφαλή* = Kopf] *s;* -s: seltene Bezeichnung für ↑Makrozephalus

Zephalosporin vgl. Cephalosporin

Ze|phalo|thorako|pagus [zu ↑zephalo..., ↑Thorax u. gr. *πηγνύναι* = befestigen] *m;* -, ...gi u. ...gen: Doppelfehlbildung, bei der die Paarlinge mit Kopf, Hals u. Brust verwachsen sind

Ze|phalo|tomie [↑zephalo... u. ↑...tomie] *w;* -, ...ien: = Kraniotomie

Ze|phalo|trip|sie [zu ↑zephalo... u. gr. *τρίβειν* = reiben, zerreiben] *w;* -, ...ien: Zertrümmerung des kindlichen Schädels in den Geburtswegen (bei abgestorbener Leibesfrucht), um ihn aus dem Mutterleib entfernen zu können

Ze|phalo|zele [↑zephalo... u. ↑...zele] *w;* -, -n: „Kopfbruch", Hervortreten von Schädelinhalt durch Lücken des Schädeldachs

Zerea|lien [...*iᵉn;* zu lat. *Cerealis* = der Göttin Ceres zugehörig] *Pl.:* Sammelbezeichnung für alle Getreidefrüchte (Weizen, Roggen, Mais usw.)

zerebellar, in fachspr. Fügungen: **cerebellaris, ...re** [zu ↑Cerebellum]: das Kleinhirn betreffend, zu ihm gehörend

zerebello|spinal, in fachspr. Fügungen: **cerebello|spinalis, ...le** [zu ↑Cerebellum und ↑spinalis (in der Fügung ↑Medulla spinalis)]: zum Kleinhirn und Rückenmark gehörend (Anat.)

Zerebellum: eindeutschende Schreibung für ↑Cerebellum

zere|bral, in fachspr. Fügungen: **cere|bralis, ...le** [zu ↑Cerebrum]: das Hirn betreffend, zu ihm gehörend

Zere|bralisation [zu ↑zerebral] *w;* -, -en: Ausbildung und Differenzierung des Gehirns in der Embryonal- und Fetalperiode

Zere|bral|parese: „Hirnlähmung" infolge Schädigung des Gehirns während der Zeit seiner Entwicklung (vor, während oder nach der Geburt), charakterisiert u. a. durch spastische Lähmungen, Athetose, Rigidität der Muskulatur, Ataxie, Sprachstörungen, Sehstörungen und Krampfanfälle, teils auch geistige Behinderung

Zere|bral|sklerose: Verhärtung der Gehirnsubstanz (fälschlich oft im Sinne von Hirnarteriosklerose gebraucht)

Zere|bral|therapeu|tikum: Substanz zur Behandlung von Leistungs-, Gedächtnis- und Konzentrationsdefiziten sowie von Verhaltensstörungen

Zere|bron [zu ↑Cerebrum] *s;* -s: in der weißen Substanz des Gehirns und im Nervengewebe vorkommendes ↑Zerebrosid

Zere|brosid [zu ↑Cerebrum] *s;* -[e]s, -e: stickstoffhaltiger, zu den Lipoiden gehörender Stoff im Gehirn, in der Milz, Leber, den Nieren und Blutzellen

zere|bro|spinal, in fachspr. Fügungen: **cere|bro|spinalis, ...le** [zu ↑Cerebrum u. ↑spinalis (in der Fügung ↑Medulla spinalis)]: Gehirn und Rückenmark betreffend, zu Gehirn und Rückenmark gehörend; z. B. in der Fügung ↑Liquor cerebrospinalis

zere|bro|vas|kulär [zu ↑Cerebrum u. ↑Vasculum]: die Hirnblutgefäße betreffend

Zere|brum: eindeutschende Schreibung für ↑Cerebrum

Zerkarie [zu gr. *κέρκος* = Schwanz] *w;* -, ...rien [...*iᵉn*], latinisiert: **Cercaria,** *Pl.:* ...iae: gabelschwänzige Larve des Leberegels, die von Süßwasserschnecken ausgeschieden wird und sich im Körper des Menschen zum ↑Schistosoma haematobium entwickelt

Zerrung vgl. Distorsion

Zertation [zu lat. *certare, certatum* = kämpfen, streiten] *w;* -: Erscheinung, dass Y-Samenfäden die Eizelle bei der Befruchtung schneller erreichen als X-Samenfäden (mit dieser Tatsache wird versucht, den Geburtenüberschuss an Knaben zu erklären)

Zerumen, in fachspr. Fügungen: **Cerumen** [nlat. Bildung zu lat. *cera* = Wachs] *s;* -s: Ohrenschmalz, Absonderung der Talgdrüsen des äußeren Gehörgangs. **zeruminal:** aus Ohrenschmalz bestehend, das Zerumen betreffend. **Zeruminal|drüsen:** = Glandulae ceruminosae

zervikal, in fachspr. Fügungen: **cervicalis, ...le** [zu ↑Cervix]: **1)** den Nacken, den Hals

betreffend, zu ihm gehörend; z. B. in der Fügung ↑Ganglion cervicale medium. **2)** den Gebärmutterhals betreffend, zu ihm gehörend; z. B. ↑Glandulae cervicales
Zervikal|kanal: = Canalis cervicis uteri
Zerviko|moto|gra|phie [zu ↑zervikal, lat. *motus* = Bewegung u. ↑...graphie] *w;* -, ...ien: Untersuchungsmethode zur Beurteilung der Funktion der Halswirbelsäule durch dreidimensionale Registrierung der Kopfbewegung
Zervix: eindeutschend für ↑Cervix
Zervix|karzinom: = Kollumkarzinom
Zervix|katarrh: = Zervizitis
Zervizitis [zu ↑Zervix] *w;* -, ...itiden, in fachspr. Fügungen: **Cervicitis,** *Pl.:* ...itides: Entzündung der Schleimhaut des Gebärmutterhalses
Zestoden, latinisiert: **Cestodes** [zu gr. *κεστός* = gestickter Gürtel; bandartiges Gebilde] *Pl.:* zoologische Ordnung der Bandwürmer (z.B. Rinderbandwurm, Schweinebandwurm, Hundebandwurm und Fischbandwurm)
Zetazismus [zu gr. *ζ (ζῆτα)* = sechster Buchstabe des gr. Alphabets] *m;* -, ...men: fehlerhaftes Aussprechen des z-Lautes
Zeugungsschwäche vgl. Impotentia generandi
Ziegelmehl|sediment vgl. Sedimentum lateritium
Ziegenpeter vgl. Parotitis epidemica
Ziehl-Neelsen-Färbung [nach dem dt. Neurologen Franz Ziehl (1857–1926) und dem dt. Pathologen F. K. A. Neelsen (1854 bis 1894)]: Färbemethode zum Nachweis säure- und alkoholfester Stäbchen, vor allem von Tuberkelbakterien (sie färben sich nach Behandlung mit Karbolfuchsin, Salzsäure und Methylen rot, während alle anderen Bakterien blau werden)
Zika|trix, in fachspr. Fügungen: **Cica|trix** [aus gleichbed. lat. *cicatrix,* Gen.: *cicatricis*] *w;* -: Narbe, bindegewebige Umwandlung des Gewebes nach Abheilung eines Substanzdefektes
zikatriziell [zu ↑Zikatrix]: narbig
ziliar, in fachspr. Fügungen: **cilia|ris, ...re** [zu ↑Cilium]: **1)** zu den Augenlidern bzw. -wimpern gehörend, an den Wimpern befindlich. **2)** zu dem Teil der ↑Chorioidea gehörend, der mit wimpernähnlichen Fortsätzen die Augenlinse umfasst; z. B. ↑Corpus ciliare
Ziliar|körper vgl. Corpus ciliare
Ziliar|muskel vgl. Musculus ciliaris
Ziliar|nerven vgl. Nervi ciliares
Ziliar|neur|algie: neuralgiforme Schmerzen im Bereich des Augapfels, der Augenhöhle und der Schläfe bei Erkrankungen des ↑Ganglion ciliare
Zilia|ten, latinisiert: **Cilia|ta** [zu lat. *cilium* = Augenlid, Wimper] *Pl.:* Wimpertierchen, mit Flimmerhaaren versehene Einzeller
Zilie [...i^e; aus lat. *cilium* = Augenlid, Wimper] *w;* -, -n: **1)** eindeutschende Schreibung für: Cilium. **2)** Flimmerhaar, feines Härchen des Flimmerepithels (z.B. der Bronchien). **3)** Flimmerhärchen der Ziliaten
Zilio|stase [↑Zilie u. gr. *στάσις* = das Stehen, der Stillstand] *w;* -: Einschränkung der Flimmerbewegung der Zilien eines Flimmerepithels (speziell der Bronchien)
Zilio|tomie [zu ↑ziliar (in der Zus. Ziliarnerven) u. ↑...tomie] *w;* -, ...ien: operative Durchtrennung der ↑Nervi ciliares
Zingul|ek|tomie [↑Cingulum u. ↑Ektomie] *w;* -, ...ien: operative Entfernung des ↑Cingulums (2)
Zink, in der internationalen chem. Nomenklatur: **Zincum** [latinisiert aus *Zink*] *s;* -s: chem. Grundstoff, Metall; Zeichen: Zn
Zinn, in der internationalen chem. Nomenklatur: **Stannum** [aus lat. *stannum,* Nebenform von lat. *stagnum* = eine Mischung aus Silber und Blei] *s;* -s: chem. Grundstoff, Metall; Zeichen: Sn
Zinn-Gefäßkranz [nach dem dt. Anatomen u. Botaniker J. G. Zinn, 1727–1759]: = Anulus tendineus communis
Zipperlein *s;* -s: volkstümlich veraltet, aber noch scherzhaft für: Fußgicht (vgl. Podagra)
Zirbeldrüse vgl. Corpus pineale
Zirbeldrüsen|tumor vgl. Pinealom
Zirconium vgl. Zirkonium
zirka|dian [zu lat. *circa* = um, gegen u. lat. *dies* = Tag]: eine 24-Stunden-Periodik aufweisend (von Lebensvorgängen gesagt)
Zirkelschnitt: kreisförmiger operativer Schnitt um ein zu amputierendes Glied herum
Zirkonium, in der internationalen chem. Nomenklatur: **Zirconium** [zum Edelsteinnamen *Zirkon* gebildet] *s;* -s: chem. Grundstoff, Metall; Zeichen: Zr
zirkulär, in fachspr. Fügungen: **circularis, ...re** [zu lat. *circulus* (Verkleinerungsbildung zu lat. *circus* = Kreis) = Kreislinie, Kreis, Ring]: kreisförmig; auch im Sinne von: periodisch wiederkehrend
Zirkular|vektion [zu lat. *circulus* (Verkleinerungsbildung zu lat. *circus* = Kreis) = Kreislinie, Kreis, Ring u. lat. *vehere, vectum* = tragen; fahren] *w;* -, -en: Drehung des Rumpfes bei fixiertem Kopf um die vertikale Achse (zur Feststellung der Raumempfindung)
Zirkulation [zu lat. *circulare, circulatum* = kreisförmig machen] *w;* -, -en: Kreislauf (z.B. des Blutes). **zirkulie|ren:** umlaufen (z.B. vom Blut)
zirkum..., Zirkum..., in fachspr. Fügungen: **circum..., Circum...** [aus lat. *circum* = ringsumher, ringsum]: erster Bestandteil von Zus. mit der Bedeutung „um – herum"; z.B.: zirkumanal, Zirkumzision

zirkum|anal, in fachspr. Fügungen: **circum-analis, ...le** [zu ↑zirkum... u. ↑Anus]: den After kreisförmig umgebend, um den After herum

Zirkum|duktion [zu lat. *circumducere, circumductum* = herumführen] *w;* -, -en: in fachspr. Fügungen: **Circum|ductio,** *Pl.:* ...iones: **1)** kreisförmige Bewegung in einem Gelenk (z.B. Armbewegung im Schultergelenk). **2)** halbbogenförmige Führung eines spastisch gelähmten Beins beim Gehen nach außen (bei ↑Hemiplegie)

Zirkum|ferenz [aus lat. *circumferentia* = Umkreis] *w;* -, -en, in fachspr. Fügungen: **Circum|ferentia,** *Pl.:* ...iae: Umfang, Ausdehnung, Ausmaß (Anat.). **Circum|ferentia articularis:** überknorpelter Umfang einer Gelenkfläche

Zirkum|klusion [zu lat. *circumcludere, circumclusum* = ringsum einschließen] *w;* -, -en: operativer Verschluss einer Arterie mittels Nadel und Faden

zirkum|skript, in fachspr. Fügungen: **circum|scriptus, ...ta, ...tum** [zu lat. *circumscribere, circumscriptum* = mit einem Kreis umschreiben]: umschrieben, deutlich abgegrenzt (bezogen z.B. auf Hauteffloreszenzen)

Zirkum|zision [zu lat. *circumcidere, circumcisum* = rings umschneiden] *w;* -, -en, in fachspr. Fügungen: **Circum|cisio,** *Pl.:* ...iones: **1)** ringförmige Resektion der zu langen oder zu engen Vorhaut des männlichen Gliedes. **2)** Umschneidung eines Geschwürs, z.B. eines Unterschenkelgeschwürs, wobei die Randteile des Geschwürs entfernt werden, um eine raschere Heilung zu ermöglichen

Zir|rhose [zu gr. *κιρρός* = gelb] *w;* -, -n, in fachspr. Fügungen: **Cir|rhosis,** *Pl.:* ...oses: narbige Schrumpfung eines Organs. **Cirrhosis hepatis** [↑Hepar]: = Leberzirrhose. **Cir|rhosis peri|chol|an|gitica:** Leberschrumpfung, die im Anschluss an eine Cholangitis oder Gallenstauung entsteht. **Cir|rhosis peri|tonaei:** chronische Bauchfellentzündung mit Verwachsungen und Schrumpfungen des Bauchfells. **Cir|rhosis pulmonum** [↑Pulmo]: Lungenverhärtung, bindegewebige Schrumpfungsvorgänge in der Lunge als Folge einer interstitiellen Lungenentzündung. **Cir|rhosis renum** [↑Ren]: „Schrumpfniere", degenerative Nierenerkrankung mit Bindegewebswucherung innerhalb der Niere, Verkleinerung der Niere, Verschmälerung der Rindenzone und Schwund des Nierenparenchyms. **Cirrhosis ven|triculi:** Verhärtung u. Schrumpfung der Magenwandung als Folge einer sklerotischen Gastritis. **zir|rhotisch,** in fachspr. Fügungen: **cir|rhoticus, ...ca, ...cum:** geschrumpft, verhärtet (bezogen auf Gewebsveränderungen als Folge einer Zirrhose)

Zisterne [aus lat. *cisterna,* Gen.: *cisternae* = Wasserbehälter unter der Erde] *w;* -, -n, in fachspr. Fügungen: **Cisterna,** *Pl.:* ...nae: Erweiterung, Höhle, Hohlraum in Organen (Anat.). **Cisterna cerebello|medullaris:** Erweiterung des Liquorraums an der Hirnbasis zwischen dem Kleinhirn u. der ↑Medulla oblongata (eignet sich für Punktionen u. Liquorentnahme). **Cisterna chiasmatis** [↑Chiasma]: Erweiterung des Liquorraums an der Hirnbasis im Bereich der Sehnervenkreuzung. **Cisterna chyli:** Erweiterung am Anfang des ↑Ductus thoracicus an der Vorderfläche des ersten Lendenwirbels (stellt den Zusammenfluss der großen Lymphgefäße der unteren Extremitäten dar). **Cisterna fossae lateralis cere|bri:** umschriebene Erweiterung des Subarachnoidalraums im Bereich der ↑Fossa lateralis cerebri. **Cisterna inter|peduncularis:** umschriebene Erweiterung des Subarachnoidalraums zwischen den ↑Pedunculi cerebri. **Cisterna sub-arachno|idalis:** umschriebene, liquorgefüllte Erweiterung des Subarachnoidalraums zwischen der weichen Hirnhaut und der Spinngewebshaut

Zisterno|gramm [↑Zisterne u. ↑...gramm] *s;* -s, -e: bei der Zisternographie gewonnenes Röntgenbild. **Zisterno|gra|phie** [↑...graphie] *w;* -, ...ien: röntgenographische Kontrastdarstellung der Gehirnzisternen

Zitronensäure vgl. Acidum citricum

Zitterlähmung vgl. Paralysis agitans

Zittern vgl. Tremor

Zn: chem. Zeichen für ↑Zink

ZNS [Abk. für: *Z*entral*n*erven*s*ystem]: = Systema nervosum centrale

Zökopexie vgl. Zäkopexie

Zökostomie vgl. Zäkostomie

Zökotomie vgl. Zäkotomie

Zökum vgl. Zäkum

Zöl|enteron, latinisiert: **Coel|enteron** [gr. *κοιλία* = Bauchhöhle und ↑Enteron] *s;* -s, ...ra: Darmleibeshöhle, embryonaler Urdarm im Stadium der Gastrulation

Zölia|kie [zu gr. *κοιλία* = Bauchhöhle] *w;* -, ...ien, in fachspr. Fügungen: **Coe|lia|cia**[1], *Pl.:* ...iae: chronische Erkrankung des Darmtraktes mit charakteristischen Durchfällen und Störungen des Stoffhaushaltes (bes. im späten Säuglingsalter)

Zölia|ko|gra|phie [↑coeliacus (in der Fügung ↑Truncus coeliacus) u. ↑...graphie] *w;* -, ...ien: röntgenographische Darstellung des Truncus coeliacus nach Kontrastmittelgabe

Zölio|ana|stomose [gr. *κοιλία* = Bauchhöhle u. ↑Anastomose] *w;* -, -n: operative Vereinigung der Bauchhöhlen von zwei Tieren (experimentelle Med.)

Zölio|myom|ek|tomie [gr. *κοιλία* = Bauchhöhle, ↑Myom und ↑Ektomie] *w;* -, ...ien: Entfernung von Gebärmuttergeschwülsten durch Eröffnung der Bauchhöhle von der Scheide aus

Zölio|skopie [gr. *κοιλία* = Bauchhöhle u. ↑...skopie] *w;* -, ...ien: = Laparoskopie

Zölio|tomie [gr. *κοιλία* = Bauchhöhle u. ↑...tomie] *w;* -, ...ien, in fachspr. Fügungen: **Coe|lio|tomia**[1], *Pl.:* ...iae: operative Eröffnung der Bauchhöhle. **Coe|lio|tomia vaginalis anterior:** Eröffnung der Bauchhöhle vom vorderen Scheidengewölbe aus. **Coe|lio-tomia vaginalis posterior:** Eröffnung der Bauchhöhle vom hinteren Scheidengewölbe aus. **Coe|lio|tomia ven|tralis:** Eröffnung der Bauchhöhle von den Bauchdecken aus

Zölom [aus gr. *κοίλωμα* = das Ausgehöhlte, die Vertiefung] *s;* -s, -e, latinisiert: **Coeloma,** *Pl.:* -ta: embryonale Leibeshöhle, aus der später die großen Leibeshöhlen (Peritoneal-, Pleura- und Perikardialhöhle) hervorgehen

Zölo|sit [zu gr. *κοιλία* = Bauchhöhle u. gr. *σῖτος* = Speise; Analogiebildung nach ↑Parasit] *m;* -en, -en (meist *Pl.*): „Darmparasiten", im Darm schmarotzende Würmer (z. B. Bandwürmer, Askariden)

Zön|adel|phus [gr. *κοινός* = gemeinsam u. gr. *ἀδελφός* = Bruder] *m;* -, ...phi: Doppelmissbildung, bei der die Paarlinge spiegelbildlich ausgebildet sind

zonal, in fachspr. Fügungen: **zonalis, ...le** [zu ↑Zone]: gürtelförmig; z. B. in der Fügung ↑Stratum zonale (Anat.)

Zön|äs|thesie, auch: **Kön|äs|thesie** [zu gr. *κοινός* = gemeinsam u. gr. *αἴσθησις* = Empfindung] *w;* -, ...ien: die vitale Empfindung der eigenen Körperfühlsphäre. **zön-äs|thetisch,** auch: **kön|äs|thetisch:** die Zönästhesie betreffend

Zone [von gr. *ζώνη* = Gurt, Gürtel, Leibbinde] *w;* -, -n, in fachspr. Fügungen: **Zona,** *Pl.:* Zonae: umschriebener Bezirk, Gürtel, bestimmte Gegend des Körpers. **Zona haemor|rho|idalis:** Bezeichnung für den Teil des Afters, in dem die Venenknoten liegen. **Zona in|certa:** Bezirk grauer und weißer Substanz zwischen ↑Nucleus subthalamicus und ↑Thalamus. **Zona orbicularis:** Gürtel ringförmiger, bindegewebiger Fasern, die den Schenkelhals umgreifen, ohne an ihm befestigt zu sein (Teil des ↑Ligamentum iliofemorale)

Zono|gra|phie [↑Zone u. ↑...graphie] *w;* -, ...ien: röntgenographisches Untersuchungsverfahren, bei dem nur ein eng begrenzter Abschnitt des Körpers dargestellt wird

Zonula [Verkleinerungsbildung zu lat. *zona* = Gürtel] *w;* -, ...lae; in der Fügung: **Zonula cilia|ris:** Strahlenbändchen, Aufhängeapparat der Augenlinse (besteht aus zugfesten, homogenen Fasern verschiedener Dicke)

zonularis, ...re [zu ↑Zonula]: zur ↑Zonula ciliaris des Auges gehörend; z. B. in der Fügung ↑Spatia zonularia

zoo..., Zoo... [aus gr. *ζῷον* = Lebewesen, Tier]: Bestimmungswort von Zusammensetzungen mit der Bedeutung „Tier, lebendiges Wesen"; z. B.: Zoologie, Zoonose

Zoo|an|thropie [zu ↑zoo... u. gr. *ἄνθρωπος* = Mensch] *w;* -, ...ien: krankhafte Vorstellung, in ein Tier verwandelt zu sein

Zoo|an|thropo|nose [↑zoo..., ↑anthropo... u. gr. *νόσος* = Krankheit] *w;* -, -n: **1)** im engeren Sinne: von Tieren auf den Menschen übertragbare Infektionskrankheit. **2)** = Zoonose (2)

Zoo|erastie [zu ↑zoo... u. gr. *ἐραστής* = Liebhaber] *w;* -, ...ien: = Sodomie

zoo|gen [↑zoo... u. ↑...gen]: durch Tiere hervorgerufen (von Krankheiten gesagt)

Zoo|logie [↑zoo... u. ↑...logie] *w;* -: Wissenschaft und Lehre von den tierischen Lebewesen. **zoo|logisch:** die Zoologie betreffend

Zoo|nose [↑zoo... u. gr. *νόσος* = Krankheit, Seuche] *w;* -, -n: **1)** im engeren Sinne svw. Tierseuche. **2)** Sammelbez. für Infektionskrankheiten, die gleichermaßen bei Tieren und bei Menschen vorkommen und sowohl vom Tier auf den Menschen als auch vom Menschen auf Tiere übertragen werden können

Zoo|parasit [↑zoo... u. ↑Parasit] *m;* -en, -en: tierischer Parasit

Zoo|philie [zu ↑zoo... u. gr. *φιλεῖν* = lieben] *w;* -, ...ien, in fachspr. Fügungen: **Zoophilia**[1], *Pl.:* ...iae: = Sodomie

Zoo|phobie [zu ↑zoo... und gr. *φόβος* = Furcht] *w;* -, ...ien: krankhafte Angst vor Tieren

Zoo|spermie [zu ↑zoo... u. ↑Sperma] *w;* -, ...ien: Anwesenheit beweglicher Samenfäden im Ejakulat

Zoo|sterin [↑zoo... u. ↑Sterin] *s;* -s, -e: im tierischen und menschlichen Organismus vorkommende Sterinkörper (z. B. Cholesterin)

Zoo|toxin [↑zoo... u. ↑Toxin] *s;* -s, -e: von Tieren stammender Giftstoff (z. B. Schlangengift)

Zörulopsie vgl. Zärulopsie

zoster [von gr. *ζωστήρ* = Gürtel], *Gen.:* ...teris, *Pl.:* ...teres: erläuternder Bestandteil von fachspr. Fügungen mit der Bedeutung „gürtelförmig, Gürtel...". **Zoster** *m;* -: übliche Kurzbezeichnung für ↑Herpes zoster

Zotten vgl. Villi intestinales

Zottengeschwulst vgl. Papillom

Zottenhaut vgl. Chorion

Zr: chem. Zeichen für ↑Zirkonium

Zuckerharnruhr vgl. Diabetes mellitus

Zuckerkandl-Organ [nach dem dt. Anatomen Richard Zuckerkandl, 1849–1910]: netzartig angeordnete Gruppen chromaffiner Zellen am Ursprung der unteren Gekröseschlagader

Zuckerstich vgl. Bernard-Zuckerstich

Zunge vgl. Lingua
Zungenbändchen vgl. Frenulum linguae
Zungenbein vgl. Os hyoideum
Zungenkrampf vgl. Glossospasmus
Zungenlähmung vgl. Glossoplegie
Zungen|struma: Hyperplasie von versprengtem ektopischem Schilddrüsengewebe am Zungengrund
Zungenwürmer: Wurmspinnen, seltene, kleine, bandwurmähnliche Parasiten in der Nasen- und Stirnhöhle
Zweifel-Nadelhalter [nach dem dt. Gynäkologen Paul Zweifel, 1848–1927]: zangenartiges Metallinstrument zum Festhalten und Führen der chirurgischen Nadel bei Operationen
Zweifel-Zange [nach dem dt. Gynäkologen Erwin Zweifel, 19./20. Jh.]: geburtshilfliche, leicht und handlich gebaute Zange mit zwei gekrümmten, perforierten Löffeln (Anwendung bei der so genannten „hohen Zange", wenn eine Schnittentbindung nicht mehr möglich ist)
Zwerchfell vgl. Diaphragma
Zwerchfellbruch vgl. Diaphragmatozele
Zwerchfellnerv vgl. Nervus phrenicus
Zwergbandwurm vgl. Hymenolepis nana
Zwergbecken vgl. Pelvis nana
Zwergfadenwurm vgl. Strongyloides stercoralis
Zwergflechte vgl. Erythrasma
Zwergkopf vgl. Nanozephalus
Zwergwuchs vgl. Nanosomie
Zwickel vgl. Cuneus
Zwiemilchernährung: Ernährung des Säuglings teils mit Frauenmilch, teils mit Kuhmilch
Zwilling *m;* -s, -e (meist *Pl.*): zwei gleichzeitig ausgetragene, kurz nacheinander geborene Kinder. **ein|eiige Zwillinge:** aus einer einzigen befruchteten Eizelle entstandene Zwillinge, die sich im Geschlecht u. in den Erbanlagen gleichen (Abk.: EZ). **zwei|eiige Zwillinge:** Zwillinge, die aus zwei verschiedenen, gleichzeitig befruchteten Eizellen entstanden sind u. verschiedene Erbanlagen u. entweder gleiches Geschlecht (Abk.: ZZ) oder verschiedenes Geschlecht (vgl. Pärchenzwillinge) besitzen
Zwischenhirn vgl. Dienzephalon
Zwischenkiefer vgl. Os incisivum
Zwischenknorpelscheibe vgl. Discus articularis
Zwischenwirbelscheibe vgl. Discus intervertebralis
Zwischenzellen vgl. Leydig-Zwischenzellen
Zwitter vgl. Hermaphrodit
Zwölffingerdarm vgl. Duodenum
Zwölffingerdarmgeschwür vgl. Ulcus duodeni
zyan..., Zyan... vgl. zyano..., Zyano...
Zyan|[h]i|drose [zu ↑zyano... u. gr. ἱδρώς = Schweiß] *w;* -, -n, in fachspr. Fügungen: **Cyan|[h]i|drosis,** *Pl.:* ...oses: Absonderung eines blau gefärbten Schweißes, eine Form der Chromidrosis, bei der die Färbung durch den Gehalt an chemischen Stoffen (Eisen, Kupfer u. a.) bedingt ist
Zyan|kali, auch: **Zyan|kalium** [↑zyano... u. ↑Kalium] *s;* -s: Salz der Blausäure (sehr giftig)
zya|no..., Zya|no..., vor Selbstlauten u. h meist: **zyan..., Zyan...,** in fachspr. Fügungen: **cyan[o]..., Cyan[o]...** [zu gr. κυάνεος = dunkelblau, schwarzblau]: Bestimmungswort von Zusammensetzungen mit der Bedeutung „blau, bläulich gefärbt"; z. B.: Zyanoderma, Zyan[h]idrose
Zya|no|derma, in fachspr. Fügungen: **Cyano|derma** [↑zyano... und ↑Derma] *s;* -[s], -ta: Blaufärbung der Haut
Zya|no|pa|thie [↑zyano... u. ↑...pathie] *w;* -, ...ien, in fachspr. Fügungen: **Cya|no|pathia**[1], *Pl.:* ...iae: Blausuchtleiden, allgemeine Bezeichnung für Leiden, die mit Zyanose einhergehen
Zyan|op|sie [zu ↑zyano... u. gr. ὄψις = Sehen; Anblick] *w;* -, ...ien, in fachspr. Fügungen: **Cyan|op|sia**[1], *Pl.:* ...iae: „Blausehen", Störung des Farbensehens (Chromatopsie), bei der alle Gegenstände blau erscheinen (Vorkommen z. B. nach Staroperationen sowie nach Alkohol- und Nikotinvergiftungen)
Zya|nose [zu gr. κυάνεος = dunkelblau, schwarzblau] *w;* -, -n, in fachspr. Fügungen: **Cyan|osis,** *Pl.:* ...oses: bläuliche Verfärbung der Haut und der Schleimhäute bei vermindertem Sauerstoffgehalt des Blutes. **Cya|nosis e frigore** [lat. *e, ex* = aus, von ... her, aufgrund u. lat. *frigus,* Gen.: *frigoris* = Kälte, Frost]: bläuliche Verfärbung der Haut nach Kälteschädigung der Venen. **zya|notisch,** in fachspr. Fügungen: **cya|noticus, ...ca, ...cum:** bläulich verfärbt (von der Haut oder von Schleimhäuten gesagt); z. B. in der Fügung ↑Dermatopathia cyanotica
Zyan|urie [↑zyano... u. ↑...urie] *w;* -, ...ien: Ausscheidung eines blau gefärbten Urins (nach Applikation bestimmter Medikamente bzw. Kontrastmittel)
Zyg|apo|physe [gr. ζυγόν = Joch und ↑Apophyse] *w;* -, -n, in fachspr. Fügungen: **Zygapo|physis,** *Pl.:* ...yses: Gelenkfortsatz des Wirbelkörpers (Anat.). **zyg|apo|physealis, ...le:** die Zygapophyse betreffend, zu ihr gehörend
Zygoma [aus gr. ζύγωμα = Jochbogen; Türbogen] *s;* -s, -ta: = Os zygomaticum
zygomatico|facia|lis, ...le [zu ↑zygomaticus (in der Fügung ↑Os zygomaticum) u. ↑Facies]: zum Jochbein und Gesicht gehörend; z. B. in der Fügung ↑Foramen zygomaticofaciale (Anat.)
zygomatico|maxillaris, ...le [zu ↑zygomaticus (in der Fügung ↑Os zygomaticum) u.

↑Maxilla]: zwischen Jochbein und Oberkiefer gelegen oder verlaufend; z. B. in der Fügung ↑Sutura zygomaticomaxillaris (Anat.)

zygomatico|orbitalis, ...le [zu ↑zygomaticus (in der Fügung ↑Os zygomaticum) u. ↑Orbita]: zum Jochbein und zur Augenhöhle gehörend; z. B. in der Fügung ↑Foramen zygomaticoorbitale (Anat.)

zygomatico|temporalis, ...le [zu ↑zygomaticus (in der Fügung ↑Os zygomaticum) u. ↑Tempora]: zum Jochbein und zur Schläfe gehörend; z. B. in der Fügung ↑Foramen zygomaticotemporale (Anat.)

zygomaticus vgl. zygomatisch. **Zygomatikum** *s;* -s: übliche Kurzbezeichnung für ↑Os zygomaticum. **zygomatisch,** in fachspr. Fügungen: **zygomaticus, ...ca, ...cum** [zu ↑Zygoma]: jochbogenähnlich; zum Jochbogen des Schädels gehörend; z. B. in den Fügungen ↑Os zygomaticum, ↑Nervus zygomaticus (Anat.)

Zygote [zu gr. *ζυγόν* = Joch] *w;* -, -n: die befruchtete Eizelle nach Verschmelzung der beiden Geschlechtskerne (Biol.)

zykl..., Zykl... vgl. zyklo..., Zyklo...

Zy|klen|ze|phalie [zu ↑zyklo... u. ↑Encephalon] *w;* -, ...ien: Missbildung mit Verschmelzung der Großhirnhälften

zy|klisch [zu ↑Zyklus]: einen Kreislauf betreffend, periodisch wiederkehrend (z. B. von bestimmten Formen des Irreseins); vgl. zirkulär

Zy|klitis [zu gr. *κύκλος* = Kreis, Umkreis; Auge] *w;* -, ...itiden, in fachspr. Fügungen: **Cy|clitis,** *Pl.:* ...itides: Entzündung des Strahlenkörpers im Auge. **Cy|clitis heterochromica:** chronische Entzündung des Strahlenkörpers mit Farbunterschieden zwischen rechter und linker Regenbogenhaut. **Cy|clitis plastica:** Entzündung des Strahlenkörpers mit Abscheidung von Fibrin in die vordere Augenkammer. **Cy|clitis purulenta:** eitrige Entzündung des Strahlenkörpers. **Cy|clitis serosa:** einfache Entzündung des Strahlenkörpers mit serösen Absonderungen

zy|klo..., Zy|klo..., vor Selbstlauten auch: **zykl..., Zy|kl...,** in fachspr. Fügungen: **cy-cl[o]..., Cy|cl[o]...** [aus gr. *κύκλος* = Kreis, Umkreis; Auge; Kreislauf]: Bestimmungswort von Zusammensetzungen mit den Bedeutungen: **1)** „kreisförmig, zu einem kreisförmigen Gebilde verschmolzen"; z.B.: Zyklenzephalie, Zyklopie. **2)** „zum Ziliarkörper des Auges gehörend, ihn betreffend"; z. B.: Zyklokeratitis, Zykloplegie. **3)** „zu einem ↑Zyklus gehörend, periodisch wiederkehrend"; z. B.: zyklothym

Zy|klo|chorio|iditis [zu ↑zyklo... u. ↑Chorioidea] *w;* -, ...itiden, in fachspr. Fügungen: **Cy|clo|chorio|iditis,** *Pl.:* ...itides: Entzündung des Strahlenkörpers und der Aderhaut des Auges

Zy|klo|dia|lyse [↑zyklo... u. gr. *διάλυσις* = Auflösung, Trennung] *w;* -, -n: operative Ablösung des Strahlenkörpers

zy|klo|id [Kurzbildung zu ↑zyklothym u. ↑...id]: die Symptome des manisch-depressiven Irreseins in leichterem Grade zeigend

Zy|klo|keratitis [Kurzbildung aus ↑Zyklitis u. ↑Keratitis] *w;* -, ...titiden, in fachsprachl. Fügungen: **Cy|clo|keratitis,** *Pl.:* ...titides: Entzündung des Strahlenkörpers und der Hornhaut des Auges

Zy|klono|path [Kurzbildung aus ↑Zyklonose u. ↑...path] *m;* -en, -en: Person, die an einer Witterungsneurose leidet

Zy|klo|nose [↑zyklo... u. gr. *νόσος* = Krankheit] *w;* -, -n, in fachspr. Fügungen: **Cy|clonosis,** *Pl.:* ...oses: Witterungsneurose, Krankheitserscheinung bei wetterfühligen Personen (z. B. die Föhnkrankheit im Voralpenland)

Zy|klo|oxy|genase [↑zyklo..., ↑Oxygenium u. ↑...ase] *w;* -, -n: Enzym, das durch ↑Arachidonsäure in ↑Prostaglandin umgewandelt wird

Zy|klo|phorie [zu ↑zyklo... u. gr. *φορεῖν* = tragen, bringen] *w;* -, ...ien: Form des latenten Schielens, bei der das Auge infolge mangelnder Koordination der die Rollbewegung bewirkenden Muskeln um die Längsachse verdreht ist

Zy|klopie [zu gr. *κύκλωψ*, Gen.: *κύκλωπος* = rundäugig; Einäugiger, Zyklop] *w;* -, ...ien: angeborene Missbildung des Gesichtes mit Verschmelzung beider Augenhöhlen zu einer einheitlichen Höhle

Zy|klo|plegie [↑zyklo... u. ↑Plegie] *w;* -, ...ien: Akkomodationslähmung des Auges, insbes. Lähmung des Ziliarmuskels (Vorkommen bei verschiedenen Krankheiten wie Diphtherie, Botulismus u. a., auch posttraumatisch). **Zy|klo|plegikum** *s;* -s, ...ka: Arzneimittel zur Behandlung der Zykloplegie

Zy|klo|spasmus [↑zyklo... u. ↑Spasmus] *m;* -, ...men: Krampf der Akkomodationsmuskulatur des Auges

zy|klo|thym [zu ↑zyklo... u. gr. *θυμός* = Leben; Empfindung; Gemüt]: von extrovertierter, geselliger, dabei aber Stimmungsschwankungen unterworfener Wesensart, wie sie für den ↑pyknischen Konstitutionstyp charakteristisch ist. **Zy|klo|thyme** *m* od. *w;* -n, -n: Person mit zyklothymem Charakter und Temperament. **Zy|klo|thymie** *w;* -: Wesensart, Charakter, Temperament der Zyklothymen

Zy|klo|tomie [↑zyklo... und ↑...tomie] *w;* -, ...ien: operative Durchtrennung oder Einkerbung des Ziliarmuskels

Zy|klo|ze|phalie [zu ↑zyklo... u. gr. *κεφαλή* = Kopf] *w;* -, ...ien: = Zyklopie

Zy|klus [von gr. *κύκλος* = Kreis; Kreislauf] *m;* -, Zy|klen: Kreislauf, periodisch ablaufendes Geschehen, insbes. die periodischen Regelblutungen der Frau. **anovulatorischer Zy|klus** vgl. anovulatorisch

Zylinder [von gr. *κύλινδρος* = Walze, Rolle, länglich runder Körper] *m;* -s, -: walzenförmiger Körper, insbes. Bezeichnung für die im Harn auftretenden geformten Substanzen; vgl. Harnzylinder

Zylinder|epi|thel: aus hohen, zylindrischen Zellen bestehendes Epithel (z. B. im Magen, in der Gallenblase)

Zylin|drom [zu ↑Zylinder] *s;* -s, -e, in fachspr. Fügungen: **Cylin|droma,** *Pl.:* -ta: gallertige Geschwulst an den Speichel- und Schleimdrüsen der Mundhöhle mit zylindrischen Hohlräumen

Zylin|drurie [↑Zylinder u. ↑...urie] *w;* -, ...ien: Ausscheidung von ↑Harnzylindern im Urin

Zymase [gr. *ζύμη* = Sauerteig, die Gärung verursachender Stoff u. ↑...ase] *w;* -, -n: Sammelbezeichnung für alle an der alkoholischen Gärung beteiligten Enzyme

zymisch [zu gr. *ζύμη* = Sauerteig, die Gärung verursachender Stoff]: die Gärung betreffend, durch Gärung entstanden (von chem. Vorgängen bzw. Stoffen)

Zymo|gramm [Kurzbildung aus ↑Enzym u. ↑...gramm] *s;* -s, -e: Aufzeichnung aller im Serum oder Gewebe vorhandenen Enzyme

Zyst|adenom [↑Zyste u. ↑Adenom] *s;* -s, -e, in fachspr. Fügungen: **Cyst|adenoma,** *Pl.:* -ta: Geschwulst bes. im Eierstock, die vom Drüsenepithel ausgeht und zystische Erweiterungen aufweist (teilweise mit Sekretretention)

Zyst|algie [↑Cystis u. ↑...algie] *w;* -, ...ien: Schmerzempfindung in der Harnblase

Zyste [aus gr. *κύστις* = Harnblase; Beutel, Blase] *w;* -, -n: mit Flüssigkeit gefüllter Hohlraum im Gewebe

Zyst|ek|tasie [↑Cystis u. ↑Ektasie] *w;* -, ...ien: Erweiterung der Harn- od. Gallenblase

Zyst|ek|tomie [↑Cystis u. ↑Ektomie] *w;* -, ...ien: operative Entfernung der Harn- oder Gallenblase

Zysten|leber: Leber mit zahlreichen Hohlräumen (angeborene Missbildung)

Zysten|lunge: Lunge mit zahlreichen Hohlräumen (angeborene Missbildung)

Zysten|mamma: Brustdrüse mit zahlreichen Hohlräumen (angeborene Missbildung)

Zysten|niere: Niere mit zahlreichen Hohlräumen (angeborene Missbildung)

Zystiko|tomie [↑Zystikus u. ↑...tomie] *w;* -, ...ien: operative Eröffnung des ↑Ductus cysticus

Zystikus *m;* -, ...tizi: übliche Kurzbezeichnung für ↑Ductus cysticus

Zystin [zu ↑Cystis] *s;* -s: schwefelhaltige Aminosäure, Hauptbestandteil aller Hornsubstanzen, ferner in Nieren- und Harnblasensteinen vorkommend

Zysti|ne|phrose [zu ↑Zyste u. gr. *νεφρός* = Niere] *w;* -, -n: Vorhandensein einer ↑Zystenniere

Zystinose [zu ↑Zystin] *w;* -, -n: Speicherung von Zystin im Gewebe als Symptom einer angeborenen Stoffwechselstörung

Zystin|urie [↑Zystin u. ↑...urie] *w;* -, ...ien: Ausscheidung von Zystin im Urin (anlagebedingte Störung des spezifischen tubulären Rückresorptionsmechanismus der Niere)

zystisch, in fachspr. Fügungen: **cysticus, ...ca, ...cum: 1)** [zu ↑Zyste]: mit Zystenbildung einhergehend; Zysten bildend (z. B. von Tumoren). **2)** [zu ↑Cystis]: zur Blase gehörend; z. B. ↑Ductus cysticus

Zystitis [zu ↑Cystis] *w;* -, ...itiden, in fachspr. Fügungen: **Cystitis,** *Pl.:* ...itides: Entzündung der Harnblase. **Cystitis colli:** Entzündung des Halsteiles der Harnblase. **Cystitis cystica:** Harnblasenentzündung mit Ausbildung von Zysten in der Harnblasenschleimhaut

Zysti|zerkose [zu ↑Zystizerkus] *w;* -, -n: Erkrankung durch Befall verschiedener Organe (Augen, Gehirn, Muskulatur, Bindegewebe) mit Bandwurmfinnen (hauptsächlich des Schweinebandwurms)

Zysti|zerkus [gr. *κύστις* = Harnblase; Beutel u. gr. *κέρκος* = Schwanz] *m;* -, ...ken, latinisiert: **Cysti|cercus,** *Pl.:* ...ci: Finne des Schweinebandwurms (vgl. Taenia solium)

Zysto|gra|phie [↑Cystis u. ↑...graphie] *w;* -, ...ien: röntgenographische Untersuchung und Darstellung der Harnblase nach Kontrastmittelapplikation

Zystom [zu ↑Zyste] *s;* -s, -e, in fachspr. Fügungen: **Cystoma,** *Pl.:* -ta: = Zystadenom

Zysto|me|trie [↑Cystis u. ↑...metrie] *w;* -, ...ien: Messung des Ruhe-, Füllungs- und Entleerungsdrucks der Harnblase

Zysto|pye|litis [zu ↑Cystis u. gr. *πύελος* = Trog, Wanne; Becken] *w;* -, ...itiden: Entzündung von Blase und Nierenbecken

Zysto|skop [↑Cystis u. ↑...skop] *s;* -s, -e: „Blasenspiegel", mit einer Lichtquelle versehenes röhrenförmiges Instrument zur Untersuchung der Harnblase. **Zysto|skopie** [↑...skopie] *w;* -, ...ien: Blasenspiegelung, optische Untersuchung der Harnblase mithilfe des Zystoskops

Zysto|spasmus [↑Cystis u. ↑Spasmus] *m;* -, ...men: „Blasenkrampf", Krampf der Muskulatur in der Blasenwandung

Zysto|stomie [↑Cystis u. ↑...stomie] *w;* -, ...ien: Anlegen einer Blasenfistel, operative Herstellung einer künstlichen Verbindung zwischen der Harnblase und der äußeren Haut oberhalb der Symphyse (z. B. zur Ableitung des Urins bei krankhaften Abflussbehinderungen im Bereich der Harnröhre)

Zysto|tomie [↑Cystis u. ↑...tomie] *w;* -, ...ien: operative Eröffnung der Harnblase

Zysto|ure|thritis [zu ↑Cystis u. ↑Urethra] *w;* -, ...itiden, in fachspr. Fügungen: **Cysto|ure-thritis,** *Pl.:* ...itides: Entzündung von Harnblase und Harnröhre

Zysto|zele [↑Cystis u. ↑...zele] *w;* -, -n: Blasenvorfall, Vorfall von Teilen der Harnblase in einen anderen Bruchsack (z. B. bei Leistenbruch), in die Harnröhre oder (bei Frauen) in die Scheide

zyt..., Zyt... vgl. zyto..., Zyto...

...zyt [aus gr. *κύτος* = Höhlung; Wölbung]: Grundwort von substantivischen Zusammensetzungen mit der Bedeutung „Zelle"; z. B.: Leukozyt, Phagozyt

Zyt|aph|ärese [↑zyto... u. gr. *ἀφαίρεσις* = das Wegnehmen] *w;* -, -n: Entfernung von Zellen aus dem Plasma zu therapeutischen Zwecken

zyto..., Zyto..., vor Selbstlauten auch: **zyt..., Zyt...** [aus gr. *κύτος* = Höhlung; Wölbung]: Bestimmungswort von Zusammensetzungen mit der Bedeutung „Zelle"; z. B.: Zytoblast; Zytaphärese

Zyto|archi|tektonik [↑zyto... u. ↑Architektonik] *w;* -: Anordnung und Aufbau der Nervenzellen im Bereich der Großhirnrinde

Zyto|blast [↑zyto... u. ↑...blast] *m;* -en, -en (meist *Pl.*): **1)** Bezeichnung für den Zellkern. **2)** = Mitochondrium

Zyto|blastom [↑zyto... u. ↑Blastom] *s;* -s, -e: bösartige Geschwulst aus unreifen Gewebszellen

Zyto|chemie [↑zyto u. ↑Chemie] *w;* -: Wissenschaft vom chemischen Aufbau der Zellen und von den chemischen Vorgängen, die sich in den Zellen abspielen

Zyto|chrom [zu ↑zyto... und gr. *χρῶμα* = Haut; Hautfarbe; Farbe] *s;* -s, -e (meist *Pl.*): häminartige Farbstoffe, die in fast allen Zellen vorhanden sind und bei der Oxidation die Rolle v. Enzymen spielen

Zyto|dia|gnostik [↑zyto... u. Diagnostik] *w;* -, -en: mikroskopische Untersuchung von Körpergeweben, Körperflüssigkeiten und Körperausscheidungen auf das Vorhandensein anomaler Zellformen (z. B. zur Erkennung bösartiger Gewebserkrankungen)

Zyto|genetik [zyto... u. ↑Genetik] *w;* -: Wissenschaft von den Zusammenhängen zwischen erblichem Verhalten und Feinbau der Zelle

Zyto|kin [zu ↑zyto... u. gr. *κινεῖν* = bewegen] *s;* -s, -e (meist *Pl.*): Zellprodukte, die physiologisch den Ablauf der Immunantwort regulieren (z. B. Interferon, Lymphokin, Monokin)

Zyto|klasie [zu ↑zyto... u. gr. *κλάσις* = Zerbrechen; Bruch] *w;* -, ...ien: Auseinanderbrechen von Zellen unter dem Einfluss schädigender physikalischer Einwirkungen

Zyto|loge [↑zyto... u. ↑...loge] *m;* -n, -n: Wissenschaftler auf dem Gebiet der Zytologie. **Zyto|logie** [↑...logie] *w;* -: Wissenschaft und Lehre von der Zelle, ihrem Aufbau und ihren Funktionen. **zyto|logisch:** die Zytologie betreffend

Zyto|lyse [zu ↑zyto... u. gr. *λύειν* = lösen, auflösen] *w;* -, -n: Abbau, Auflösung von Zellen, z. B. von Blutzellen durch Hämolysine. **Zyto|lysin** *s;* -s, -e (meist *Pl.*): Substanzen bzw. Antikörper mit der Fähigkeit, Zellen aufzulösen (z. B. Hämolysine). **Zyto-lytikum** *s;* -s, ...ka: chem. Substanz, die (krankhaft veränderte) Zellen auflöst (insbes. zur Krebsbehandlung)

Zyto|megalie [zu ↑zyto... u. gr. *μέγας* (mit Stammerweiterung: *μεγαλο-*) = groß] *w;* -, ...ien: „Einschlusskörperchenerkrankung", Virusinfektion bei Kindern, charakterisiert durch auffallend große Zellen in drüsigen Organen, vor allem in den Speicheldrüsen

Zyto|me|trie [↑zyto... u. ↑...metrie] *w;* -, ...ien: „Zellmessung", Bestimmung der Zellgröße (z. B. von Blutkörperchen) unter einem Mikroskop mit Skalenvorrichtung

Zyto|mor|pho|logie [↑zyto..., gr. *μορφή* = Gestalt u. ↑...logie] *w;* -: Lehre von der Gestalt und vom Bau der Zellen

zyto|pa|tho|gen [↑zyto..., ↑patho... und ↑...gen]: zellschädigend (insbes. von Krankheitserregern gesagt). **Zyto|pa|tho|geni-tät** *w;* -: zellschädigende Eigenschaft bes. von Krankheitserregern

Zyto|pa|tho|logie [↑zyto... u. ↑Pathologie] *w;* -: die Wissenschaft von den krankhaften Veränderungen der Zellen

Zyto|pemp|sis [↑zyto... u. gr. *πέμψις* = das Schicken] *w;* -: Durchschleusung von extrazellulärer Substanz durch eine Zelle hindurch in Form eines kontinuierlichen Aufnahme-Abgabe-Prozesses

Zyto|penie [zu ↑zyto... u. gr. *πένης* = arm] *w;* -, ...ien: Sammelbezeichnung für alle Formen eines abnormen, krankhaften Schwundes von Blutzellen

Zyto|plasma [↑zyto... und ↑Plasma] *s;* -s, ...men: der von der Zellmembran umgebene Teil der Zelle ohne den Zellkern

Zyto|pro|tektion [zu ↑zyto... u. lat. *protegere, protectum* = bedecken, beschützen] *w;* -, -en: durch Arzneimittel erfolgender Schutz der Zellen vor Schädigungen. **zyto|pro-tektiv** [...*tif*]: die Zellen schützend (von Arzneimitteln gesagt)

Zyto|re|duktion [↑zyto u. ↑Reduktion] *w;* -, -en: Verminderung von (bösartigen) Zellen, z. B. durch Medikamente. **zyto|re|duktiv:** die Zytoreduktion betreffend

Zyto|sol [Kurzbildung zu ↑zyto... u. lat. *solvere, solutum* = lösen, auflösen] *s;* -s, -e: der Teil des ↑Zytoplasmas, der durch Zentrifugation nicht weiter auftrennbar ist; enthält zahlreiche Enzyme und Enzymsysteme

Zyto|stase [↑zyto... u. gr. *στάσις* = Stehen; Stillstand] *w;* -, -n: medikamentöse Hemmung der Entwicklung und Vermehrung schnell wachsender Zellen (z.B. Krebszellen). **Zyto|statikum** *s;* -s, ...ka (meist *Pl.*): Substanzen, vor allem chemischer Natur, die die Entwicklung und Vermehrung schnell wachsender Zellen hemmen (z.B. radioaktive Isotope, Antimetaboliten, Hormone u.a.; zur Behandlung von Tumoren). **zyto|statisch**: im Sinne eines Zytostatikums wirkend, das Zellwachstum hemmend

Zyto|toxin [↑zyto... u. ↑Toxin] *s;* -s, -e: „Zellgift", Substanz, die die Zelle schädigt. **zytotoxisch**: zellvergiftend, zellschädigend (von chemischen Substanzen, die auf die Zellsubstanz bzw. auf die physiologischen Zellvorgänge einwirken). **Zyto|toxizität** *w;* -: zytotoxische Eigenschaft chemischer Substanzen

Zyto|tropho|blast [↑zyto... u. ↑Trophoblast] *m;* -en, -en: = Trophoblast

Zyto|tropismus [zu ↑zyto... u. gr. *τρέπειν* = drehen; wenden] *m;* -, ...men: Angewiesensein bestimmter Kleinlebewesen (z.B. Viren) auf lebende Zellen, die sie zum Leben u. zur Vermehrung benötigen

zyto|zid [zu ↑zyto... u. lat. *caedere* (in Zus. *-cidere*) = niederhauen, töten]: Zellen abtötend (z.B. von Viren gesagt)

Zyto|zym [zu ↑zyto... u. gr. *ζύμη* = Sauerteig, die Gärung verursachender Stoff] *s;* -s: = Thrombokinase

ZZ vgl. Zwillinge